CB141246

# Zugaib
# Obstetrícia

5ª
edição

# Zugaib Obstetrícia

Editor
Marcelo Zugaib

Editora associada
Rossana Pulcineli Vieira Francisco

5ª edição

manole

*Copyright* © Editora Manole Ltda., 2023, por meio de contrato com o editor.

Editora: Patrícia Alves Santana
Editora de arte: Anna Yue

Capa e projeto gráfico: Hélio de Almeida
Editoração eletrônica: Formato Estúdio

CIP-BRASIL. CATALOGAÇÃO NA PUBLICAÇÃO
SINDICATO NACIONAL DOS EDITORES DE LIVROS, RJ

Z86
5. ed.

Zugaib obstetrícia / editor Marcelo Zugaib ; editora associada Rossana Pulcineli Vieira Francisco ; editores setoriais Alice Maganin ... [et al.]. - 5. ed. - Barueri [SP] : Manole, 2023.

Inclui bibliografia e índice
ISBN 9786555769333

1. Obstetrícia. I. Zugaib, Marcelo. II. Francisco, Rossana Pulcineli Vieira. III. Maganin, Alice.

CDD: 618.2
23-83443 CDU: 618.2

Meri Gleice Rodrigues de Souza - Bibliotecária - CRB-7/6439

Todos os direitos reservados.
Nenhuma parte deste livro poderá ser reproduzida, por qualquer processo, sem a permissão expressa dos editores.
É proibida a reprodução por xerox.

A Editora Manole é filiada à ABDR – Associação Brasileira de Direitos Reprográficos.

1ª edição – 2008
2ª edição – 2012
3ª edição – 2016
4ª edição – 2020
5ª edição – 2023

Editora Manole Ltda.
Alameda América, 876 – Tamboré
Santana de Parnaíba
06543-315 – SP – Brasil
Fone: (11) 4196-6000
www.manole.com.br | https://atendimento.manole.com.br

Impresso no Brasil | *Printed in Brazil*

Créditos das imagens
Ilustrações: Sirio José Braz Cançado, Renata Ribak
Retratos: Fátima Lódo Andrade da Silva
Fotos: páginas xiv-1, 32-33, 188-189, 318-319, 564-565, 1220-1221, 1330-1331 – iStock/Getty Images; páginas 840-841 – Adobe Stock.
Capa: Getty Images

A Medicina é uma área do conhecimento em constante evolução. Os protocolos de segurança devem ser seguidos, porém novas pesquisas e testes clínicos podem merecer análises e revisões. Alterações em tratamentos medicamentosos ou decorrentes de procedimentos tornam-se necessárias e adequadas. Os leitores são aconselhados a conferir as informações sobre produtos fornecidas pelo fabricante de cada medicamento a ser administrado, verificando a dose recomendada, o modo e a duração da administração, bem como as contraindicações e os efeitos adversos. É responsabilidade do médico, com b ase na sua experiência e no conhecimento do paciente, determinar as dosagens e o melhor tratamento aplicável a cada situação. Os autores e os editores eximem-se da responsabilidade por quaisquer erros ou omissões ou por quaisquer consequências decorrentes da aplicação das informações presentes nesta obra.
Durante o processo de edição desta obra, foram empregados todos os esforços para garantir a autorização das imagens aqui reproduzidas. Caso algum autor sinta-se prejudicado, favor entrar em contato com a Editora.

Dedicamos este livro a
Bussâmara Neme e
Nicholas Assali

# Sobre os editores

## EDITOR

**Marcelo Zugaib**
Professor Titular Aposentado da Disciplina de Obstetrícia do Departamento de Obstetrícia e Ginecologia da Faculdade de Medicina da Universidade de São Paulo. Ex-*Research Fellow* em Medicina Reprodutiva da *University of California* – Los Angeles.

## EDITORA ASSOCIADA

**Rossana Pulcineli Vieira Francisco**
Professora Associada da Disciplina de Obstetrícia do Departamento de Obstetrícia e Ginecologia da Faculdade de Medicina da Universidade de São Paulo.

## EDITORES SETORIAIS

**Alice de Ofir Maganin**
Médica Assistente da Clínica Obstétrica do Hospital das Clínicas da Faculdade de Medicina da Universidade de São Paulo.

**Carlos Tadashi Yoshizaki**
Doutor em Ciências pela Faculdade de Medicina da Universidade de São Paulo. Médico Assistente e Chefe da Seção Técnica de Pronto Atendimento e Centro Obstétrico da Divisão de Obstetrícia do Hospital Universitário da Universidade de São Paulo.

**Carolina Burgarelli Testa**
Médica Assistente e Diretora Técnica do Centro Obstétrico da Clínica Obstétrica do Hospital das Clínicas da Faculdade de Medicina da Universidade de São Paulo.

**Cristiane de Freitas Paganoti**
Médica Assistente da Clínica Obstétrica do Hospital das Clínicas da Faculdade de Medicina da Universidade de São Paulo. Mestre e Doutora em Medicina pela Faculdade de Medicina da Universidade de São Paulo.

**Danielle Domingues Mangabeira Albernaz**
Médica Assistente da Clínica Obstétrica do Hospital das Clínicas da Faculdade de Medicina da Universidade de São Paulo.

**Fábio Roberto Cabar**
Livre-docente, Doutor e Mestre pela Faculdade de Medicina da Universidade de São Paulo. Bacharel em Direito e Advogado pela Faculdade de Direito da Universidade de São Paulo. Diretor Institucional de *Compliance* do Hospital das Clínicas da Faculdade de Medicina da Universidade de São Paulo.

**Fernanda Cristina Ferreira Mikami**
Doutora em Medicina pela Universidade de São Paulo. Médica Assistente e Diretora Técnica da Clínica Obstétrica do Hospital das Clínicas da Faculdade de Medicina da Universidade de São Paulo.

**Fernanda Spadotto Baptista**
Mestre em Ciências pela Faculdade de Medicina da Universidade de São Paulo. Médica Assistente do Grupo de Tromboses e Trombofilias na Gestação e do Grupo Hipertensão na Gestação da Clínica Obstétrica do Hospital das Clínicas da Faculdade de Medicina da Universidade de São Paulo. Diretora do Ambulatório de Gestação de Alto Risco da Clínica Obstétrica do Hospital das Clínicas da Faculdade de Medicina da Universidade de São Paulo.

**Gilmar de Souza Osmundo Junior**
Mestre em Ciências pela Faculdade de Medicina da Universidade de São Paulo. Médico Assistente da Clínica Obstétrica do Hospital das Clínicas da Faculdade de Medicina da Universidade de São Paulo.

**Irene Yamamoto do Vale Quaresma**
Médica Assistente da Clínica Obstétrica do Hospital das Clínicas da Faculdade de Medicina da Universidade de São Paulo.

**Marcelo Zugaib**
Professor Titular Aposentado da Disciplina de Obstetrícia do Departamento de Obstetrícia e Ginecologia da Faculdade de Medicina da Universidade de São Paulo. Ex-*Research Fellow* em Medicina Reprodutiva da *University of California* – Los Angeles.

**Marco Aurélio Knippel Galletta**
Mestre e Doutor pela Faculdade de Medicina da Universidade de São Paulo. Professor Doutor do Departamento de Obstetrícia e Ginecologia da Faculdade de Medicina da Universidade de São Paulo. Responsável pelo Setor de Neuropsicopatologia e Gravidez do Hospital das Clínicas da Faculdade de Medicina da Universidade de São Paulo.

**Maria de Lourdes Brizot**
Professora Associada da Disciplina de Obstetrícia do Departamento de Obstetrícia e Ginecologia da Faculdade de Medicina da Universidade de São Paulo. *Philosophy Doctor* pela *University of London* – Londres.

**Maria Rita de Figueiredo Lemos Bortollotto**
Doutora pela Faculdade de Medicina da Universidade de São Paulo. Coordenadora da Enfermaria de Alto Risco da Clínica Obstétrica do Hospital das Clínicas da Faculdade de Medicina da Universidade de São Paulo.

**Mariana Azevedo Carvalho**
Doutora em Ciências pela Faculdade de Medicina da Universidade de São Paulo. Médica Assistente da Clínica Obstétrica do Hospital das Clínicas da Faculdade de Medicina da Universidade de São Paulo. Especialista em Medicina Fetal pela *Université Paris XI* – Paris.

**Mário Henrique Burlacchini de Carvalho**
Professor Associado da Disciplina de Obstetrícia do Departamento de Obstetrícia e Ginecologia da Faculdade de Medicina da Universidade de São Paulo. Ex-*Research Fellow* em Medicina Fetal do *Harris Birthright Research Center for Fetal Medicine* – Londres.

**Pedro Paulo Pereira**
Doutor em Obstetrícia e Ginecologia pela Faculdade de Medicina da Universidade de São Paulo. Diretor do Pronto-Socorro de Obstetrícia do Hospital das Clínicas da Faculdade de Medicina da Universidade de São Paulo.

**Rafaela Alkmin da Costa**
Doutora em Medicina pela Universidade de São Paulo. Médica Assistente da Clínica Obstétrica do Hospital das Clínicas da Faculdade de Medicina da Universidade de São Paulo.

**Rossana Pulcineli Vieira Francisco**
Professora Associada da Disciplina de Obstetrícia do Departamento de Obstetrícia e Ginecologia da Faculdade de Medicina da Universidade de São Paulo.

**Seizo Miyadahira**
Doutor em Medicina pela Faculdade de Medicina da Universidade de São Paulo. Livre-Docente em Obstetrícia pelo Departamento de Obstetrícia e Ginecologia da Faculdade de Medicina da Universidade de São Paulo.

**Silvio Martinelli**
Médico Assistente da Clínica Obstétrica do Hospital das Clínicas da Faculdade de Medicina da Universidade de São Paulo. Professor Responsável pela Disciplina de Obstetrícia da Universidade Metropolitana de Santos.

**Tatiana Assunção Zaccara**
Doutora em Ciências pela Faculdade de Medicina da Universidade de São Paulo. Médica Assistente da Clínica Obstétrica do Hospital das Clínicas da Faculdade de Medicina da Universidade de São Paulo.

**Tiago Pedromonico Arrym**
Médico Assistente da Clínica Obstétrica do Hospital das Clínicas da Faculdade de Medicina da Universidade de São Paulo.

**Veridiana Freire Franco**
Médica Assistente da Clínica Obstétrica do Hospital das Clínicas da Faculdade de Medicina da Universidade de São Paulo.

**Victor Bunduki**
Professor Livre-Docente e Associado da Disciplina de Obstetrícia do Departamento de Obstetrícia e Ginecologia da Faculdade de Medicina da Universidade de São Paulo. Médico Assistente Estrangeiro da *Université Paris Descartes* – Paris.

# Sumário

## Seção 1
## Considerações gerais

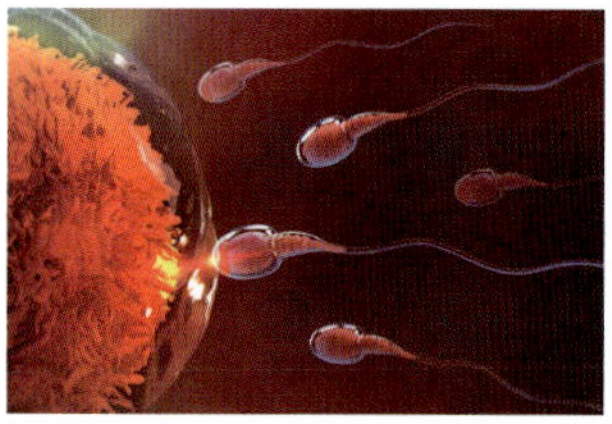

Marcelo Zugaib, Seizo Miyadahira, Tatiana Assunção Zaccara



## Seção 2
## Anatomia e fisiologia

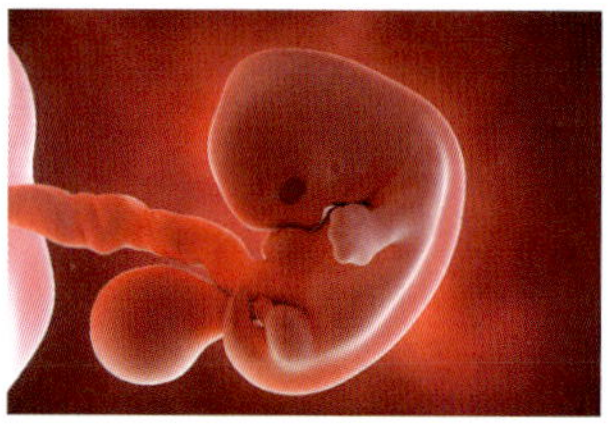

Cristiane de Freitas Paganoti, Fábio Roberto Cabar, Fernanda Cristina Ferreira Mikami, Rafaela Alkmin da Costa, Rossana Pulcineli Vieira Francisco, Tatiana Assunção Zaccara, Victor Bunduki



## Seção 3
## Pré-natal

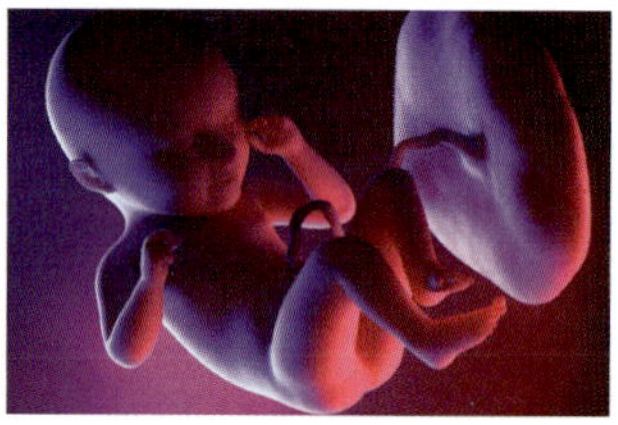

Fernanda Spadotto Baptista, Maria de Lourdes Brizot, Mário Henrique Burlacchini de Carvalho, Rossana Pulcineli Vieira Francisco, Tatiana Assunção Zaccara



## Seção 4
## Parto e puerpério

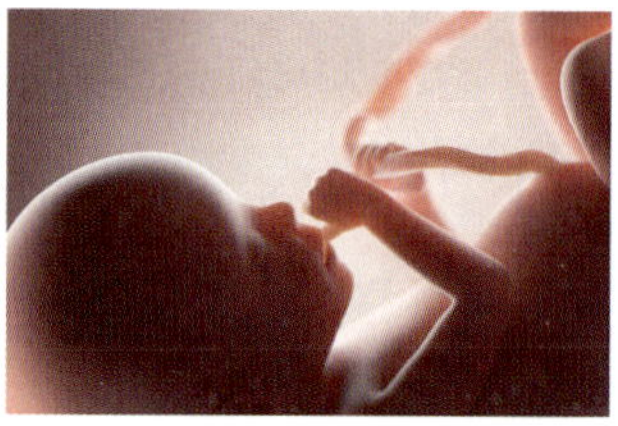

Carlos Tadashi Yoshizaki, Gilmar de Souza Osmundo Junior, Pedro Paulo Pereira, Rossana Pulcineli Vieira Francisco, Seizo Miyadahira, Silvio Martinelli, Victor Bunduki

## Seção 5
## Intercorrências obstétricas

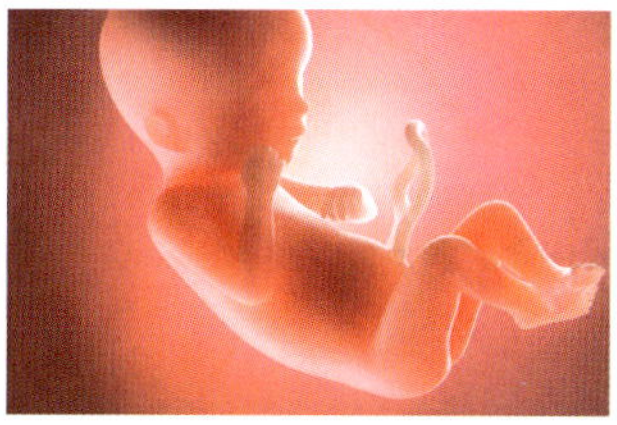

Alice de Ofir Maganin, Carlos Tadashi Yoshizaki, Carolina Burgarelli Testa, Cristiane de Freitas Paganoti, Fernanda Cristina Ferreira Mikami, Marco Aurélio Knippel Galletta, Maria de Lourdes Brizot, Maria Rita de Figueiredo Lemos Bortolotto, Mário Henrique Burlacchini de Carvalho, Pedro Paulo Pereira, Rossana Pulcineli Vieira Francisco, Seizo Miyadahira, Silvio Martinelli, Tiago Pedromonico Arrym, Victor Bunduki



## Seção 6
## Intercorrências clínico-cirúrgicas

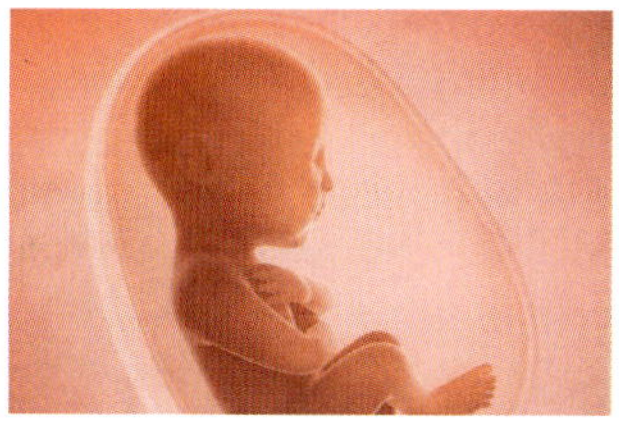

Carlos Tadashi Yoshizaki, Carolina Burgarelli Testa, Cristiane de Freitas Paganoti, Danielle Domingues Mangabeira Albernaz, Fernanda Cristina Mikami, Fernanda Spadotto Baptista, Gilmar de Souza Osmundo Junior, Irene Yamamoto do Vale Quaresma, Marco Aurélio Knippel Galletta, Maria Rita de Figueiredo Lemos Bortolotto, Pedro Paulo Pereira, Rafaela Alkmin da Costa, Rossana Pulcineli Vieira Francisco, Tiago Pedromonico Arrym, Veridiana Freire Franco



## Seção 7
## Medicina fetal

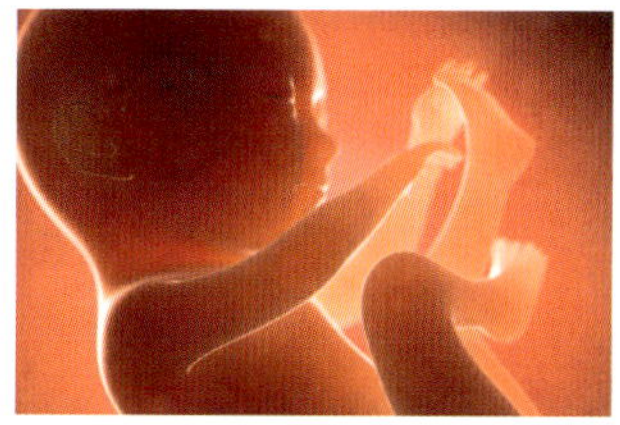

Gilmar de Souza Osmundo Junior, Mariana Azevedo Carvalho, Mário Henrique Burlacchini de Carvalho, Victor Bunduki



## Seção 8
## Aspectos éticos e jurídicos da obstetrícia

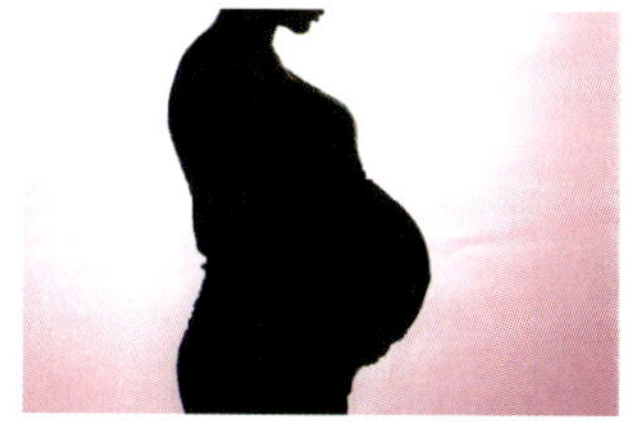

Fábio Roberto Cabar, Marcelo Zugaib

# Apresentação

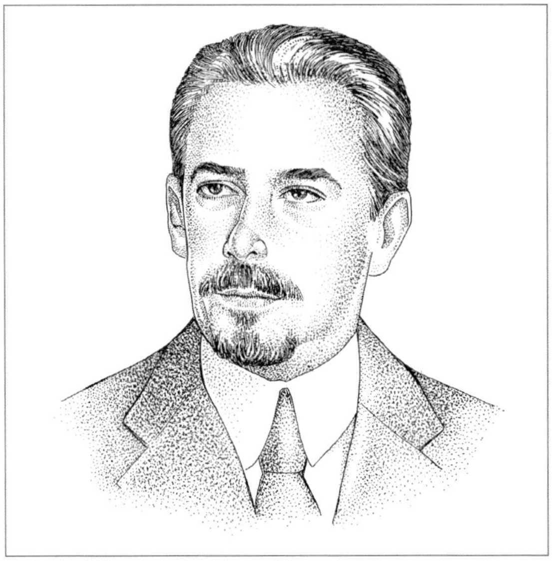

**Sylvio Azambuja de Oliva Maya**
Primeiro Professor Catedrático da Clínica Obstétrica da Faculdade de Medicina e Cirurgia de São Paulo (1917-1925).

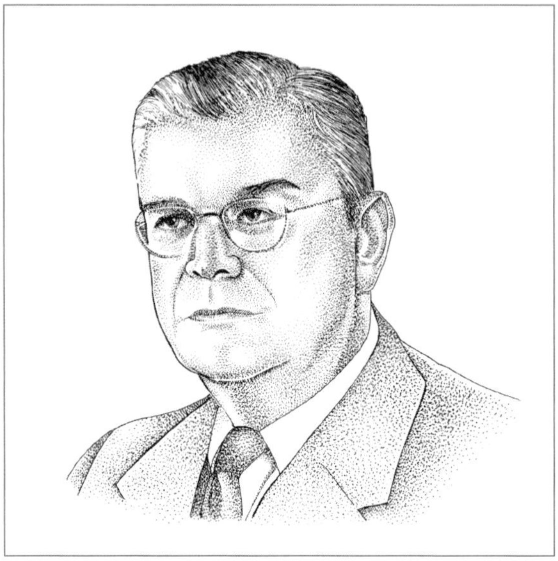

**Raul Carlos Briquet**
Segundo Professor Catedrático da Clínica Obstétrica e Puericultura Neonatal da Faculdade de Medicina e Cirurgia de São Paulo (1925-1953).

As sementes da Clínica Obstétrica da Faculdade de Medicina da Universidade de São Paulo foram plantadas na transição entre os séculos XIX e XX, quando a saúde pública passou a ganhar atenção efetiva do Estado Brasileiro.

O ensino médico do Império Brasileiro previa, em 1832, a existência de um curso de parteiras ministrado pelo professor de partos de cada faculdade de medicina. Já no final do século, em 1884, uma reforma determinava a Obstetrícia como disciplina dos cursos médicos.

À época, no entanto, São Paulo não dispunha de faculdade de medicina (privilégio este da Bahia e do Rio de Janeiro) e, nestes casos, era comum que o curso se agregasse às escolas de farmácia, tal como ocorria com os cursos de Odontologia.

Assim, em 26 de abril de 1900, por meio do Decreto Estadual n. 780, a Escola Livre de Farmácia de São Paulo foi autorizada a aplicar os exames de habilitação de dentistas e parteiras, enquanto não surgissem cursos específicos dessas áreas no Estado paulista.

Já no ano seguinte, em março, a Escola anexou os cursos de Odontologia e de Obstetrícia, passando a chamar-se Escola de Farmácia, Odontologia e Obstetrícia, sendo reconhecida e subvencionada pelo Governo Estadual.

O curso de Obstetrícia ministrado em 2 anos contava com dois professores: Bráulio Joaquim Gomes (professor do primeiro ano, lecionava anatomia, noções de embriologia e obstetrícia) e Sylvio Azambuja de Oliva Maya (professor do segundo ano, lecionava clínica obstétrica). Um total de 17 alunos do curso de Obstetrícia diplomou-se desde a fundação da Escola até o ano de 1918.

Em 1894, Bráulio Gomes (que viria a ser professor do curso) deparou-se na rua com uma parturiente humilde e, penalizado diante do sofrimento dela, levou-a a sua casa, onde lhe deu assistência ao parto. Ainda no mesmo dia, organizou uma reunião entre senhoras e, assim, foi fundada a Associação Protetora da Mãe Pobre, financiada por donativos particulares, cujo objetivo era acolher gestantes em estado de gravidez avançada e ampará-las du-

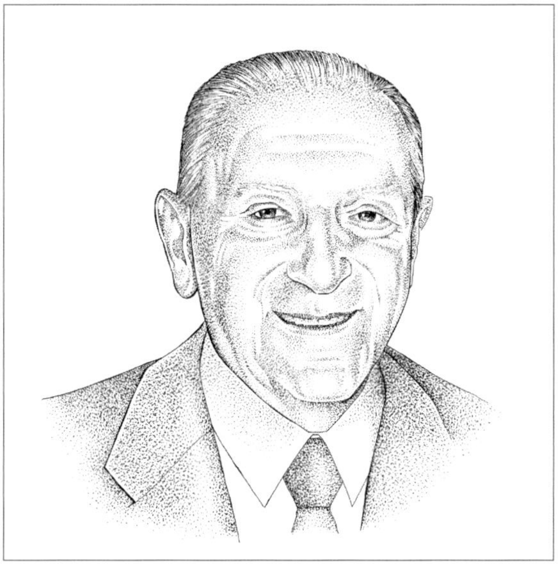

**Bussâmara Neme**

Terceiro Professor Titular da Clínica Obstétrica da Faculdade de Medicina da Universidade de São Paulo (1972-1985).

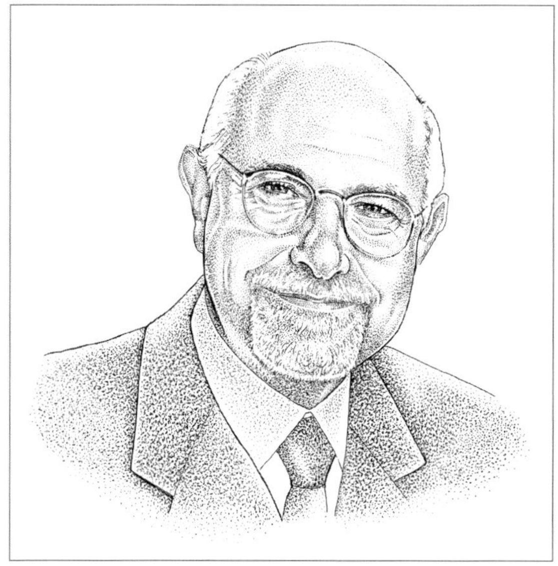

**Marcelo Zugaib**

Quarto Professor Titular da Clínica Obstétrica da Faculdade de Medicina da Universidade de São Paulo (1986-2023).

rante o parto, além de prestar socorro aos recém-nascidos em seus primeiros dias de vida.

Esta maternidade iniciou suas atividades na antiga rua Antonio Prado (hoje Dr. Bráulio Gomes), sendo transferida em 1897 para a Ladeira Santa Ifigênia. Posteriormente, em 1904, em um terreno na rua Frei Caneca, seria iniciada a construção de um hospital destinado às mães carentes.

Desde 1899, o diretor clínico desta maternidade era Sylvio Maya (que também viria a ser professor do curso de Obstetrícia da Escola de Farmácia, Odontologia e Obstetrícia), e, sob sua direção e em novo prédio, o nosocômio passou a atender também às mulheres das camadas mais ricas da população em quartos diferenciados. Surgia, então, a Maternidade São Paulo, que, em 1908, inaugurava seu próprio curso de enfermagem, que visava formar enfermeiras aptas a cuidados obstétricos, ginecológicos e neonatais. Em 1912, ainda sob a mesma direção, fundava-se ali a Escola de Parteiras de São Paulo, separando-se da Escola de Farmácia e Odontologia.

Nessa época, Sylvio Maya já tinha a seu lado Raul Carlos Briquet, formado em 1911, aos 25 anos. Em 1914, Briquet defendeu sua tese de livre-docência e foi nomeado médico-interno por Maya.

Em 1913, ocorria a aula inaugural da Faculdade de Medicina e Cirurgia de São Paulo, comandada por Arnaldo Vieira de Carvalho. Este, por sua vez, encontrou na Escola de Parteiras de Sylvio Maya e na Maternidade São Paulo o ambiente ideal para o ensino de Obstetrícia.

Assim, em 1917, a Faculdade de Medicina e Cirurgia de São Paulo iniciava o ensino da cadeira de Obstetrícia, em um pequeno prédio anexo situado nos fundos da Maternidade São Paulo, contando com 12 leitos e tendo como seu primeiro catedrático Sylvio Maya, que seria substituído, em 1925, por Raul Briquet.

Sob o comando do visionário Raul Briquet, a Clínica Obstétrica foi transferida para nova sede e, desde 1932, já possuía corpo clínico próprio composto por especialistas que se agregavam na atenção à mulher no ciclo gravídico-

-puerperal. Em 1934, a Faculdade de Medicina e Cirurgia de São Paulo passava a integrar a Universidade de São Paulo.

Entre 1940 e 1943, foi o médico-interno da Clínica Obstétrica Bussâmara Neme que viria a acompanhar Briquet por 13 anos, até 1953.

Em 1944, a Clínica Obstétrica da já então Faculdade de Medicina da Universidade de São Paulo mudou-se para o recém-construído prédio do Hospital das Clínicas, onde viveu uma fase de profícua produção acadêmica.

Em 1953, surpreendendo a todos, Raul Briquet foi diagnosticado enfermo e em momentos terminais. Faleceu em setembro do mesmo ano, apenas 2 dias após indicar Bussâmara Neme para professor assistente da Clínica Obstétrica.

Ainda que viesse a ser Professor de diversas outras instituições, B. Neme havia determinado a si próprio o objetivo de suceder Briquet em sua Clínica de origem.

No entanto, por força do destino e em decorrência de disputas políticas, apenas em 1972 foi realizado o concurso de substituição de Raul Briquet para Professor Titular da Faculdade de Medicina da Universidade de São Paulo, tendo Neme como único candidato.

Os longos anos desprovidos de uma figura de Professor Titular privaram a Clínica Obstétrica da totalidade de seu potencial acadêmico. Ao assumir a Titularidade da Clínica Obstétrica, Neme reergueu-a à sua posição de destaque no cenário da Obstetrícia Nacional. Com base nos conceitos herdados de Briquet, Neme iniciou a divisão setorial da Clínica Obstétrica, impulsionando o desenvolvimento do saber em cada um dos seus setores.

Quando assumiu o cargo de Professor Titular, Neme já havia conhecido Marcelo Zugaib, que o acompanhava desde 1970 como acadêmico da Casa Maternal e da Infância, por ele chefiada.

Ao seu lado, Zugaib tornou-se residente, professor assistente, professor adjunto da Clínica Obstétrica. Orientado e incentivado por Neme, Zugaib tornou-se *fellow* junto a Nicholas Assali na *University of California*, em Los Angeles, durante os anos de 1977 a 1979.

Em 1985, Neme aposentou-se após 13 anos no comando da Clínica Obstétrica, deixando-a sob a regência de Marcelo Zugaib. No ano seguinte, realizado o concurso para Professor Titular, Zugaib deixou a interinidade para assumir a Titularidade em definitivo.

No comando da Clínica Obstétrica nos últimos 38 anos, Zugaib sedimentou a herança de Briquet e Neme, ampliando consideravelmente sua estruturação setorial, característica agora marcante desta instituição e que assegura o desenvolvimento, o ensino e a prática de uma Obstetrícia modernizada e cientificamente amparada. Durante sua permanência no cargo, Zugaib incorporou a missão de revitalizar as instalações físicas da Clínica Obstétrica, sonho acalentado por Briquet, mas não concretizado em razão de sua morte prematura. Essa saga que durou inacreditáveis 25 anos culminou em um ambiente moderno e acolhedor que a todos dele usufruem, por meio de uma Maternidade Terciária incrustada em um Hospital de Especialidades.

Se Sylvio Maya, em seus curtos anos de mandato, produziu publicações de referência na área obstétrica, a história que o sucedeu não as consagrou. A ele devem-se todas as conquistas que iniciaram o ensino da Obstetrícia no Estado de São Paulo e que levaram à fundação da Clínica Obstétrica.

Foi o seu sucessor, no entanto, que se sagrou distinguido autor e difusor do conhecimento e da linha de pensamento que caracterizava a Clínica Obstétrica da época.

Notável intelectual, Briquet publicou em sua vida inúmeras obras nas mais diversas áreas, destacando-se entre elas, na área médica, *Obstetrícia operatória* (1932), *Obstetrícia normal* (1939) e *Patologia da gestação* (1948).

Contudo, a continuidade dessas publicações, quando ocorreu, deu-se por meio de discípulos que estavam sob a influência de outras escolas obstétricas que não a da Clínica Obstétrica da Faculdade de Medicina da Universidade de São Paulo.

Neme, por sua vez, foi o responsável por difundir a Filosofia Obstétrica de Briquet nas inúmeras escolas pelas quais passou. Após sua aposentadoria na Clínica Obstétrica, publicou, em 1995, a primeira edição de seu livro, *Obstetrícia básica*, escrito com a colaboração de médicos de todas as escolas que chefiou. Embora seja seu legado maior, seu livro não se tornou a propagação da doutrina que Briquet imprimiu em sua própria escola, mas sim o resultado da difusão de sua visão após modificações por diferentes linhas de pensamento.

Nesse contexto, uma década após assumir a direção da Clínica Obstétrica do Hospital das Clínicas da Faculdade de Medicina da Universidade de São Paulo, o convívio diuturno com uma equipe jovem e dedicada e a solidez do pensamento obstétrico construído por Maya, Briquet e Neme dão origem à obra *Protocolos Assistenciais da Clínica Obstétrica*. Passados 12 anos, já na 3ª edição do livro de protocolos, Zugaib dá prosseguimento ao livro-síntese do pensamento obstétrico da Faculdade de Medicina da Universidade de São Paulo, coordenando esta obra, ampliada em forma de um tratado de Obstetrícia, que chega à quinta edição.

Em cinquenta anos de militância nesta instituição, 45 deles como docente e 38 deles como Professor Titular de Obstetrícia, Zugaib deixa como legado uma Clínica Obstétrica sólida, com infraestrutura excelente e que se coloca na pesquisa e na assistência no estado da arte do conhecimento obstétrico.

Pela terceira vez, esta edição traz a participação de Rossana Francisco como editora associada. Na sua trajetória na Clínica Obstétrica, Rossana tem atuado em consonância com Zugaib, compartilhando os fundamentos que definem esta escola e convivendo com eles; foi residente, professora-doutora, professora-associada e Chefe de Clínica.

Por ocasião da aposentadoria de Zugaib ocorrida no outono de 2023, o conselho do Departamento de Obstetrícia e Ginecologia alçou Rossana à condição de Regente da Disciplina de Obstetrícia. Ela assume, assim, a responsabilidade de continuar zelando pelo pensamento obstétrico desta escola, que se atualiza constantemente pelo progresso decorrente de suas próprias pesquisas.

*Zugaib obstetrícia* representa justamente a continuidade do pensamento iniciado por Maya, engrandecido por Briquet, mantido e amplificado por Neme e definitivamente consolidado por Zugaib como uma Escola Obstétrica agora secular, pioneira e de liderança.

Seguindo a constante transformação da Clínica Obstétrica, que representa toda a força e o conhecimento dos médicos assistentes do Hospital das Clínicas e dos docentes da Disciplina de Obstetrícia do Departamento de Obstetrícia e Ginecologia da Faculdade de Medicina da USP, esta quinta edição procura repetir o sucesso das anteriores, já esgotadas, e mantém a sua característica de contínua atualização científica.

O conteúdo, organizado por editores setoriais, continua representando o resultado da fusão e da solidificação dos princípios de todos aqueles que estiveram e que estão em ação na Clínica Obstétrica desde o seu surgimento. Permanece, portanto, o amálgama do conhecimento, do pensamento e da atitude de cada um de seus membros, organizado e propagado ao longo do tempo pelos respectivos chefes de setores que, regidos pelo Professor Titular, compõem a Clínica Obstétrica.

Decorridas mais de duas décadas no novo século, o pensamento da Clínica Obstétrica está definitivamente adequado a esta nova era. Dinâmica, esta atualização chega já incluindo em seu conteúdo fontes de informação publicadas apenas meses antes de seu lançamento.

Extensa e integralmente revisada, esta edição continua primando pela avaliação minuciosa com atualizações, novos tópicos e mesmo aperfeiçoamento textual em relação ao original. A bibliografia encontra-se disponível para o leitor de forma classificada, permitindo avaliar a qualidade dos elementos estudados quando da composição de cada capítulo. O índice remissivo possibilita a busca não apenas por palavras-chave, mas também por tópicos e subtópicos.

O *website* na internet continua ativo, oferecendo aos leitores acesso à totalidade das imagens em alta resolução.

Dessa forma, este lançamento dá continuidade editorial à difusão da Filosofia da Clínica Obstétrica da Faculdade de Medicina da Universidade de São Paulo e demonstra que a mais antiga Escola Paulista de Obstetrícia continua, desde seus primórdios, geração após geração, por mérito de todos os seus componentes e sob orientação de seus Professores Titulares, destacando-se como uma entre as melhores.

## REFERÊNCIAS

1. Dicionário histórico-biográfico das ciências da saúde no Brasil. Disponível em: http://www.dichistoriasaude.coc.fiocruz.br. Acesso em: 2/05/2023.
2. Neme B. Evolução histórica da Clínica Obstétrica da USP. Palestra proferida na Congregação da FMUSP, em 29/06/2007.
3. Neme B. Uma vida universitária. São Paulo: Sarvier; 2011.

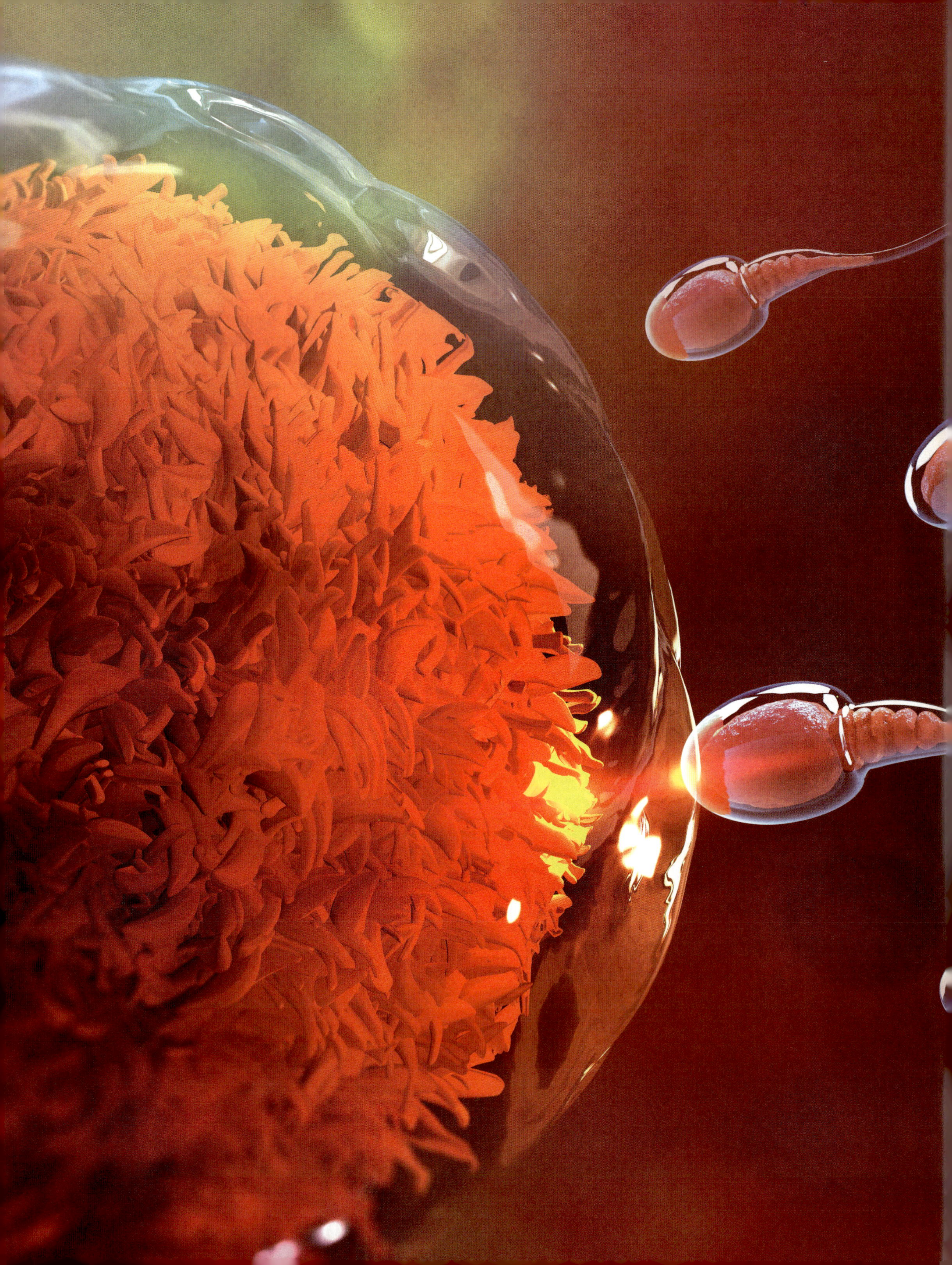

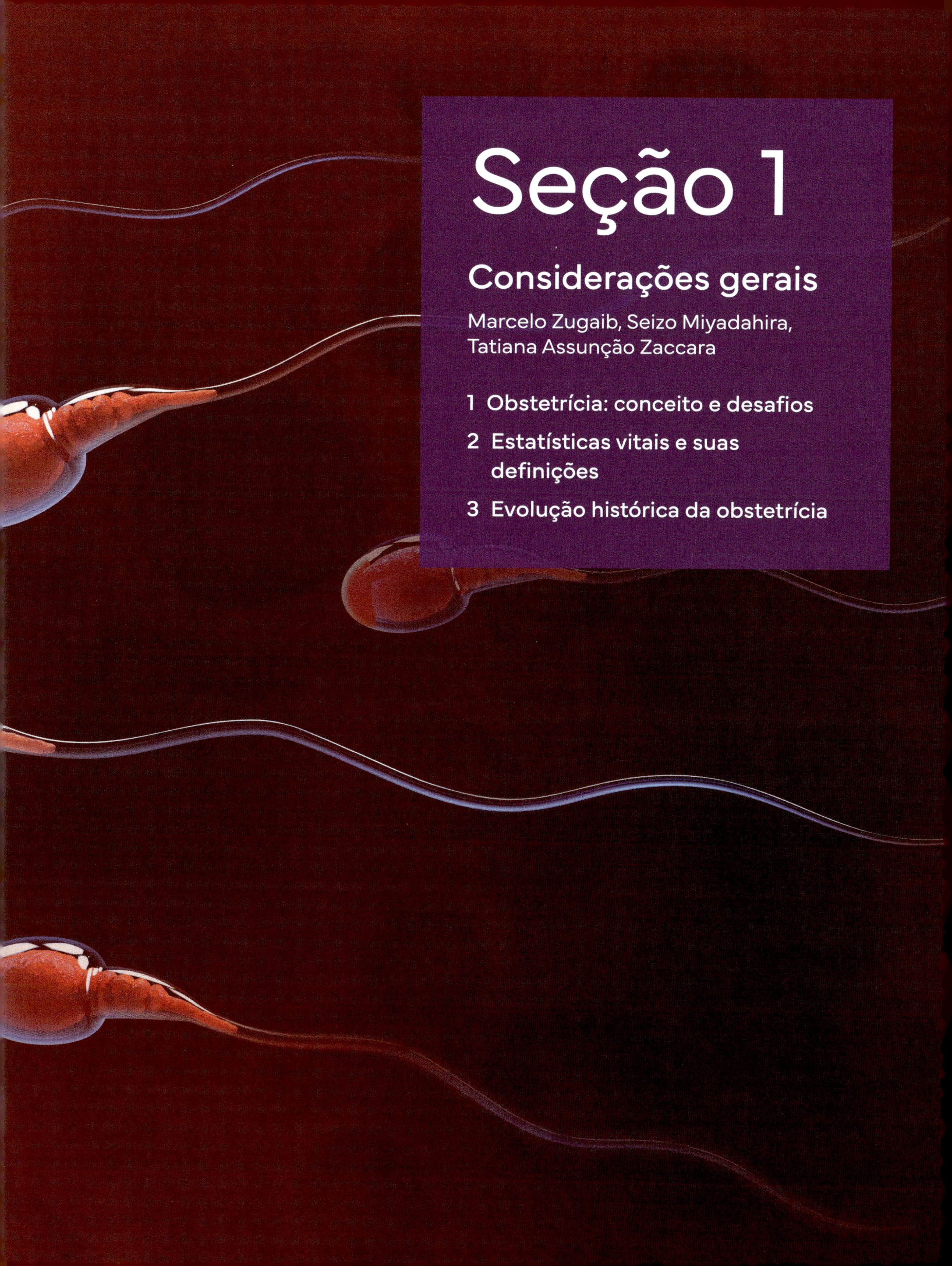

# Seção 1

## Considerações gerais

Marcelo Zugaib, Seizo Miyadahira,
Tatiana Assunção Zaccara

# Capítulo 1

# Obstetrícia: conceito e desafios



## CONCEITO

O termo "obstetrícia" deriva da palavra latina *obstetrix*, originária do verbo *obstare* ("ficar ao lado" ou "em face de"), e significa "a mulher que está ao lado, assistindo a parturiente". São sinônimos de obstetrícia a tocologia, do grego *tokos* ("parto") e *logos* ("teoria" ou "tratado"), e a maiêutica, do grego *maieutikós* ("que se refere ao parto"), sendo a raiz *maia* referente a parteira, ama ou avó.[14] Dessa maneira, durante muito tempo, a obstetrícia foi tida e vista, por leigos, médicos e até alguns profissionais da especialidade, como sinônimo de "arte de fazer partos", exigindo do tocólogo apenas o conhecimento de técnicas extrativas complexas e delicadas.

Nos últimos tempos, com o avanço dos métodos diagnósticos, a obstetrícia sofreu rápida transformação e tornou-se evidente que a especialidade vai muito além do domínio da técnica cirúrgica.

O processo gravídico passou a ser valorizado antes mesmo da fecundação; e o período preconcepcional, a ser considerado uma oportunidade ímpar em que várias orientações e abordagens são essenciais para a obtenção dos melhores resultados maternos e perinatais.

O conhecimento profundo da fisiologia do estado gravídico e das doenças clínicas e obstétricas é fundamental para a condução correta do atendimento pré-natal. A responsabilidade por uma assistência pré-natal adequada é cada vez maior, porque a importância desse período não é mais de interesse exclusivo da especialidade, mas também de outras áreas da medicina, como a pediatria e a clínica médica. Desde a década de 1990, vários estudos demonstraram que diversas doenças da infância e da idade adulta podem ter origem ainda na vida intrauterina, como as doenças cardiovasculares, a hipertensão arterial, o diabetes tipo 2, a obesidade e a depressão. Dessa maneira, sabe-se que determinados eventos durante a vida intrauterina desempenham papéis críticos na programação de nossos sistemas biológicos.[13] Tamanha complexidade exige que aspectos sociais, culturais, nutricionais e emocionais da mulher gestante também passem a ser considerados durante a assistência pré-natal, tarefa para profissionais qualificados que possuam interesse, conhecimento e experiência.[15]

Assim, a obstetrícia deve ser considerada uma especialidade médica eminentemente clínica, com término cirúrgico, que se ocupa com os períodos preconcepcional e gestacional, com o parto e com o puerpério.

## DESAFIOS

### AUMENTO DAS TAXAS DE CESÁREA

Embora um dos principais objetivos da especialidade seja conseguir um parto por via vaginal, optando pela realização da operação cesariana apenas em condições materno-fetais que assim o exijam, as taxas de cesárea vêm aumentando consideravelmente tanto em países desenvolvidos como naqueles em desenvolvimento. As taxas nesses países subiram muito e, nos Estados Unidos da América (EUA), por exemplo, passaram de 5% em 1965 para 26,1% em 2002.[3] Em Portugal, no ano de 1999, verificou-se taxa de 53,1% de operações cesarianas nos hospitais particulares, em contraposição à de 27,9% nos hospitais públicos.[4] Não há consenso entre os autores quanto à taxa ideal de cesáreas. Na América Latina, essa taxa supera os 40% e, no Brasil, é de 48,5%, segundo os dados de 2008. No Brasil e no estado de São Paulo, em 2009, os nascimentos por cesárea ocorreram em 50,1 e 58,02% dos casos, respectivamente.[21]

Em 2015, a Organização Mundial da Saúde (OMS) publicou uma declaração sobre as taxas de cesárea na qual afirma que, em nível populacional, taxas de cesárea maiores que 10% não estão associadas com redução da mortalidade materna e neonatal. Nesse documento, aponta ainda que são necessários mais estudos que avaliem as consequências das operações cesarianas na morbidade materna e do recém-nascido. Outro fato importante é a sugestão da utilização da classificação de Robson (Figura 1) como instrumento padrão para avaliar, monitorizar e comparar as taxas de cesárea ao longo do tempo em um mesmo hospital e em diferentes hospitais. Essa classificação permite uma avaliação de diferentes grupos de pacientes nos quais poderá haver maior ou menor probabilidade de ocorrência de cesárea.[21,22]

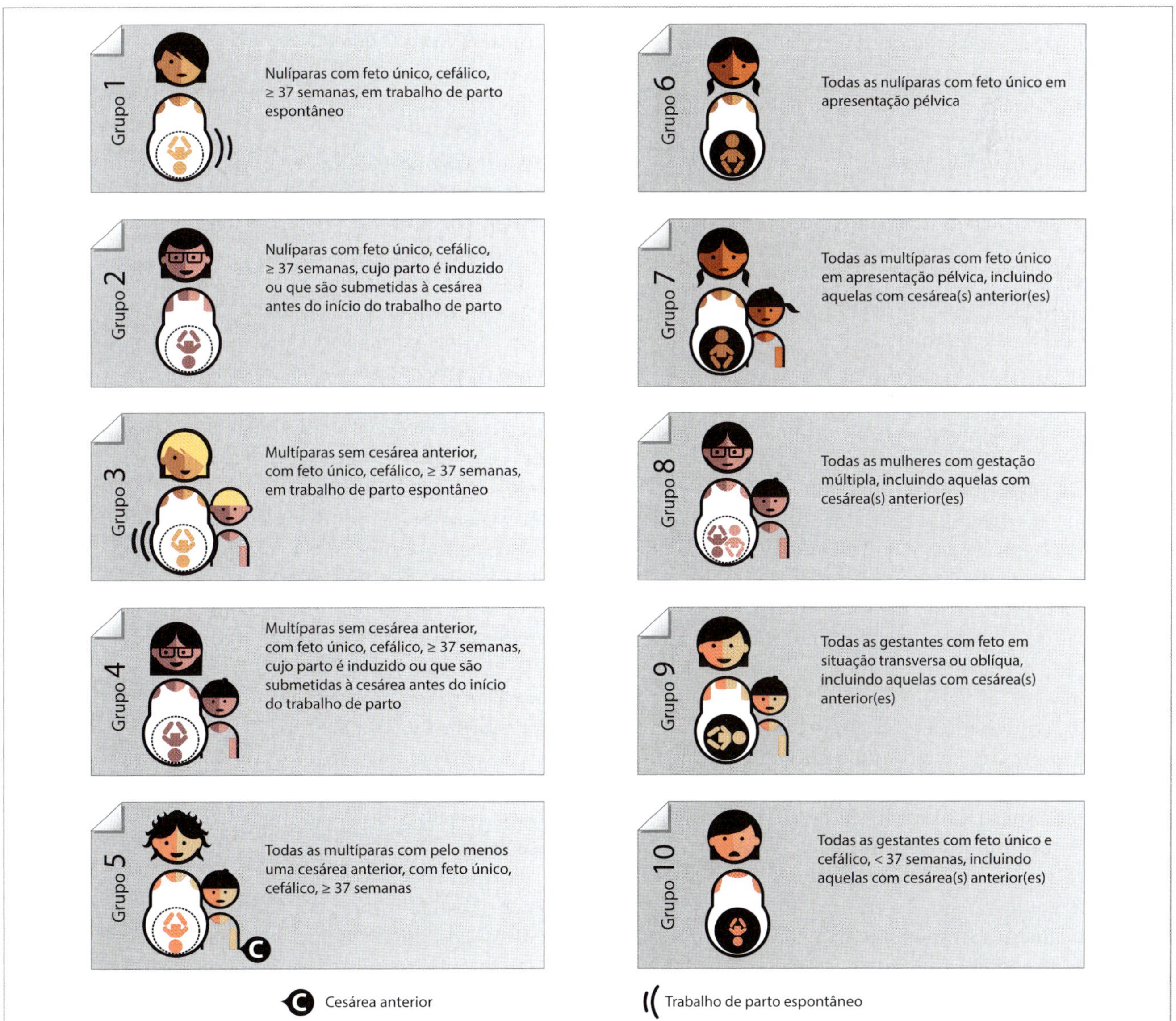


**FIGURA 1.** Classificação de Robson. (Figura adaptada de Robson[16].)

## INOVAÇÕES TECNOLÓGICAS

Desde a década de 1980, observou-se uma tendência de maior participação tecnológica na assistência pré-natal e no parto, com a incorporação de grande número de exames complementares à prática obstétrica. Surgiram vários métodos de avaliação da saúde fetal: monitorização eletrônica do feto, ultrassonografia, perfil biofísico fetal, cardiotocografia computadorizada e Dopplervelocimetria. O emprego da ultrassonografia aliada à genética permitiu o reconhecimento do feto normal ou anormal e da necessidade de análises bioquímicas, cromossômicas ou moleculares em tecidos fetais. Os equipamentos ultrassonográficos sofisticaram-se, possibilitando a avaliação das características tanto estruturais como funcionais do feto em imagens tridimensionais estáticas e em tempo real. Não há dúvida de que a ultrassonografia e alguns desses exames são de grande valia em muitas situações; entretanto, observa-se um abuso na solicitação desses exames, sobretudo das ultrassonografias, o que aumenta consideravelmente os custos e os resultados falso-positivos.

Diante de tantas inovações, torna-se importante reconhecer aquelas que, de fato, farão diferença no atendimento e que estejam dentro dos recursos econômicos disponíveis. O profissional deve estar atento e preparado para decidir sobre a validade e a relevância de cada exame.

Por outro lado, a sociedade também tem sua parcela de responsabilidade, porque não consegue distinguir com clareza a necessidade de determinados exames. Muitas pacientes acreditam que receber um bom atendimento significa serem submetidas a vários exames, de preferência sofisticados. É a cultura da excessiva valorização da tecnologia e da desvalorização da atividade médica.[11]

Há que se considerar também a influência da atual tecnologia da informação. A oferta abundante de informações médicas na internet permite que as pacientes acessem dados que até então eram exclusivos dos médicos. Apesar de, com isso, conseguirem interagir melhor com o médico em uma consulta, em alguns casos, essas informações, às vezes incorretas, são utilizadas para questionar, contestar e sugerir procedimentos e exames complementares. Com a popularização de ferramentas de interação, como listas de discussão, *blogs* e outros serviços de rede social, as pessoas interagem cada vez mais de acordo com interesses comuns.[2] Quando esses interesses envolvem discussões de tratamentos médicos e utilização de medicamentos, as informações trocadas não têm embasamento terapêutico e, quando levam à automedicação, podem gerar riscos à saúde. A expectativa é de que a tecnologia da informação não substitua o médico, mas que estabeleça um novo ponto de equilíbrio na relação médico-paciente.[17]

## EXERCÍCIO DA PROFISSÃO

Atualmente, no Brasil, raríssimos são os médicos que vivem da clínica particular. Mais de 97% prestam serviços aos planos de saúde, que são disponibilizados a mais de 38 milhões de pessoas por empresas privadas com as quais têm vínculo empregatício.[11] Esses planos foram criados por empresários para suprir a ineficiência do sistema público de saúde. No entanto, nenhum dos interessados envolvidos, ou seja, pacientes, médicos e empresários, estão contentes com a situação atual.

Os empresários, obviamente, criaram esse sistema visando ao lucro, em que os benefícios oferecidos pelos planos estão diretamente ligados aos custos com a saúde de cada um dos associados. Nos últimos anos, porém, os planos de saúde têm enfrentado muitas dificuldades financeiras. Os usuários não têm a percepção de que os custos individuais dependem dos sinistros do grupo, ou seja, um determinado exame realizado pelo usuário aumenta o custo total, que é dividido entre os indivíduos do grupo. A situação vem se complicando ainda mais com a incorporação de novos serviços e novas tecnologias. Como muitos desses novos procedimentos não constam em contrato, os planos de saúde não se sentem obrigados a pagá-los.

Do lado dos médicos, os valores pagos pelas suas consultas são aviltantes. Para cobrir as despesas dos consultórios, os profissionais têm que atender um número exagerado de pacientes.

A boa prática médica é trabalhosa e exige dedicação. Não é possível tratar adequadamente pacientes obedecendo a horários rígidos de 10 a 15 minutos por consulta. Nessa situação, a possibilidade de erro diagnóstico é maior, o que pode predispor o médico a solicitar exames desnecessários, já que não há tempo suficiente para a realização de uma boa anamnese e de um bom exame físico.

Quanto aos procedimentos médicos, a situação é a mesma. No passado (década de 1990), metade do desembolso com um paciente internado em hospital era destinada ao pagamento dos honorários médicos, e a outra para cobrir os custos hospitalares. Nos dias de hoje, porém, há uma grande desproporção. Os honorários médicos correspondem a aproximadamente 5% do total da conta e os outros 95% são referentes ao custo hospitalar e aos exames diagnósticos.[11]

O resultado dessas distorções é que os usuários dos planos de saúde se queixam muito da falta de atenção dos médicos e do pouco tempo das consultas, além de perceberem que, cada vez mais, uma parcela maior de seu salário é desviada para o pagamento do plano. Como consequência, a tendência é haver menor número de segurados e aumentar a procura por serviços públicos de saúde, que, por sua vez, não suportam o incremento da demanda e o impacto de novos custos.

O desafio que se impõe para equacionar essas questões é gigantesco e envolve sacrifícios para todos os envolvidos.

## FORMAÇÃO DO OBSTETRA

A análise da assistência à saúde materna no Brasil revela uma situação de crise profunda cujas raízes já se mostram na formação do indivíduo que pretende exercer a profissão de médico no futuro.

O ensino médio é falho no preparo para o ensino superior. Na maioria das vezes, não oferece uma competência mínima das ciências e das humanidades. Para agravar o quadro, muitos alunos não sabem o que querem e não seguem sua real vocação. É notória a imaturidade cada vez maior dos alunos que iniciam o curso médico, capazes intelectualmente, mas ainda sem experiência de vida, de contato mais amplo com pessoas de fora do seu círculo social e familiar. Essa imaturidade e a falta de vocação prejudicam a formação do médico.

As diretrizes curriculares editadas em 2014 pelo Ministério da Educação e Cultura (MEC) definem que

> [...] o graduado em medicina terá formação geral, humanista, crítica, reflexiva e ética, com capacidade para atuar nos diferentes níveis de atenção à saúde, com ações de promoção, prevenção, recuperação e reabilitação da saúde, nos âmbitos individual e coletivo, com responsabilidade social e compromisso com a defesa da cidadania, da dignidade humana, da saúde integral do ser humano e tendo como transversalidade em sua prática, sempre, a determinação social do processo de saúde e doença.[20]

Em suma, o estudante deve adquirir competência técnica, mas também deve ter uma formação humanística e ética, além de atuar de forma socialmente responsável. Para isso, os docentes e médicos que convivem com os estudantes têm uma responsabilidade muito grande, pois devem não apenas ensinar na sua área de conhecimento, mas também servir de modelo de conduta moral.

Contudo, o que se observa é o desmantelamento dos cursos de graduação em medicina. O problema se inicia com a abertura indiscriminada de escolas médicas, que em sua maioria não possuem condições para a assistência à saúde e, menos ainda, para o ensino médico. Nessas faculdades, é comum a falta de infraestrutura adequada, como hospitais-escola, bibliotecas e laboratórios devidamente equipados e corpo docente preparado. Além disso, a falta de definição de conteúdos e de estratégias pedagógicas adequadas colabora para uma piora progressiva do ensino médico.[6] Excepcionalmente, algumas dessas escolas conseguem formar médicos com conteúdo técnico adequado, mas, quando isso ocorre, observa-se com frequência uma formação desintegrada, fora do contexto social e, portanto, não sintonizada com o compromisso do bom atendimento médico.[1] Dessa maneira, a ênfase do processo educativo é dada à doença e à abordagem *high tech*, ofuscando-se a importância da história clínica e do exame físico, que passam a ser considerados procedimentos *low tech* pelos alunos em formação.

A qualidade da formação de médicos tem sido avaliada, no estado de São Paulo, pelo Conselho Regional de Medicina do Estado de São Paulo (Cremesp). O índice de reprovação do exame praticamente dobrou desde sua primeira edição, em 2005, passando de 31 para 61% em 2008;[19] um crescimento de 97% em 4 anos. Dados de 2012 a 2014 mostram que o percentual de reprovações mantém-se superior a 55%. A partir de 2014, o exame de conhecimentos médicos realizado pelo Cremesp tornou-se obrigatório e a declaração de realização do exame passou a fazer parte dos documentos exigidos para a inscrição no Cremesp.[18] Essa iniciativa é importante para que se consiga maior representatividade das escolas médicas, porém ainda são necessárias medidas corretivas objetivas para que essa situação seja revertida. Outro importante problema no processo de formação do médico é o fato de que, em muitos cursos de medicina, não ocorre a verificação contínua do aprendizado ao longo do curso para corrigir falhas, e evidenciar e eliminar dúvidas. Os alunos são aprovados sem serem devidamente avaliados. Diante dessa situação, além da melhora no tipo de avaliação durante o curso de medicina, também se impõe um exame final efetuado por um órgão externo qualificado.

O atendimento obstétrico pulverizado e descentralizado que vem ocorrendo nas grandes cidades, como São Paulo, também tem prejudicado o preparo adequado dos futuros obstetras. Constitui grande desafio a centralização da assistência ao parto em algumas maternidades de grande porte com foco para o ensino. Com isso, não apenas a formação do médico seria melhorada como também se desvalorizariam as casas de parto, consideradas por muitos como verdadeiros absurdos.

Depois de formados, os médicos têm que enfrentar a deficiência de vagas para a residência médica, considerada um prolongamento essencial para o processo de formação. Como apenas 40% dos formados conseguem vaga para residência, o profissional passa a desempenhar sua atividade em subempregos, uma vez que a residência médica não é obrigatória para o exercício da profissão. Assim, o risco para o médico e para o paciente passa a ser grande. Acredita-se que essa situação seja uma das razões para a elevação do número de denúncias de erros médicos nos últimos anos.

O atual modelo de residência médica em obstetrícia e ginecologia também apresenta inúmeras falhas. O principal problema é que nesse meio há poucos serviços com boa infraestrutura de ensino para oferecer o estágio. Na maioria dos serviços, os médicos residentes trabalham demais e são utilizados como mão de obra barata. Outro aspecto é a duração da residência médica nessa especialidade, que atualmente é de 3 anos, tempo suficiente para a aquisição de conhecimentos básicos e para a obtenção do título de especialista, mas que necessita ser complementado para o exercício das subespecialidades. A aquisição contínua de novos conhecimentos na especialidade é imprescindível para a formação e a atualização profissional.

## MEDICINA DEFENSIVA

Considerando-se o estado de São Paulo, as denúncias contra médicos têm aumentado progressivamente.[9] Em um estudo que objetivou quantificar o número de processos ético-profissionais na especialidade de obstetrícia e ginecologia, observou-se que, de 4.138 processos disciplinares instaurados pelo Cremesp contra médicos, no período de janeiro de 1994 a dezembro de 2004, 503 casos (12,16%) eram relacionados ao exercício dessa especialidade. Observou-se, ainda, que apenas 37,64% dos médicos denunciados possuíam residência médica credenciada pelo MEC e apenas 26,76% tinham o título de especialista, o que denota a deficiência no aprimoramento para o exercício da obstetrícia e da ginecologia. Além disso, cerca de dois terços dos médicos denunciados apresentavam como característica a sobrecarga de trabalho, com maior número de empregos, de pacientes atendidas e de plantões em condições adversas.[7] O despreparo do profissional, o descuido e a falta de condições adequadas para desempenhar a função dificultam o registro adequado de todas as informações, exames e hipóteses diagnósticas levados em conta na tomada de uma determinada conduta. Com o prontuário incompleto, a defesa do médico torna-se mais difícil.

Diante desse quadro médico sombrio, surge a medicina defensiva, que sugere ao médico ser mais cuidadoso com os aspectos citados e faz com que ele solicite uma série de exames complementares como proteção para possíveis ações legais, prática que encarece a medicina e não traz, necessariamente, benefícios às pacientes.[10] Um estudo realizado nos EUA entrevistou 824 médicos especialistas na Pensilvânia e concluiu que 93% deles praticavam a medicina defensiva para se proteger de possíveis processos judiciais, elevando significativamente os custos para a sociedade.[5]

Na verdade, a melhor prática médica ainda é aquela exercida com competência e responsabilidade ética, incluindo a solicitação dos exames necessários para cada caso, independentemente do número, mas que tenham base científica. Dessa forma, pautado em princípios sólidos, visando sempre à promoção da saúde individual e coletiva de forma responsável, e, amparado pelo estabelecimento de uma efetiva e adequada relação médico-paciente, o obstetra encontrará enfim sua posição na sociedade que se anuncia neste início de século, contribuindo para o seu desenvolvimento e a satisfação de todos.

### PONTOS-CHAVE

- Um dos grandes desafios da prática obstétrica moderna é lidar com o aumento das taxas de cesárea, que decorre da conjunção de múltiplos fatores socioeconômicos, como o despreparo do profissional para realizar o parto vaginal, o temor de processos judiciais, o aumento das gestações gemelares, opções das gestantes no exercício de sua autonomia, entre outros.
- As inovações tecnológicas, apesar de serem valiosas em gestações de alto risco, são muitas vezes mal utilizadas por despreparo do obstetra e por falta de esclarecimento da sociedade ou, ainda, como meio de defesa do profissional.
- O exercício livre da profissão é cada vez mais difícil, pois, ao se tornar assalariado e ao se vincular à medicina de grupo, o relacionamento médico-paciente fica prejudicado. Médicos e pacientes passaram a ser explorados e a medicina vem sofrendo progressiva mercantilização.
- As deficiências na formação do obstetra estão presentes já no curso de graduação em medicina de inúmeras faculdades despreparadas e continuam na residência médica, em que o ensino é falho e não visa à boa formação do profissional.
- O despreparo do profissional e as condições adversas de trabalho predispõem aos processos judiciais. O surgimento da medicina defensiva, com a solicitação de exames complementares desnecessários para facilitar a defesa do médico, não melhora a prática médica e, pelo contrário, encarece a medicina e prejudica a sociedade.

## REFERÊNCIAS BIBLIOGRÁFICAS


### Artigo de revisão

1. Dichi JB, Dichi I. Agonia da história clínica e suas consequências para o ensino médico. Rev Bras Educ Med 2006; 30(2): 93-7.

### Artigos originais

2. de Souza JF, Marinho CLC, Guilam MCR. Consumo de medicamentos e internet: análise crítica de uma comunidade virtual. Rev Assoc Med Bras 2008; 54(3): 225-31.
3. Martin JA, Hamilton BE, Sutton PD. Births: final data for 2002. National Center for Health Statistics. National Vital Statistics Reports 2003; 52(10).
4. Reynolds A, Ayres de Campos D, Costa MA, Santos C, Campos I, Montenegro N. Influência de três medidas organizativas na redução da taxa de cesarianas de um hospital de apoio perinatal diferenciado. Acta Med Port 2004; 17(3): 193-8.
5. Studdert DM, Mello MM, Sage WM et al. Defensive medicine among high-risk specialist physicians in a volatile malpractice environment. JAMA 2005; 293(21): 2609-17.

## Editoriais/cartas ao editor

6. Amaral E, de Azevedo GD, Abbade J. O ensino e aprendizado de ginecologia e obstetrícia na graduação: desafios e tendências. Rev Bras Ginecol Obstet 2007; 29(11): 551-4.
7. Boyacian K, Camano L. O perfil dos médicos denunciados que exercem ginecologia e obstetrícia no estado de São Paulo. Rev Assoc Med Bras 2006; 52(3): 144-7.
8. Martins MA. Ensino médico. Rev Assoc Med Bras 2006; 52(5): 282.

## Livros

9. Conselho Regional de Medicina do Estado de São Paulo. Ética em ginecologia e obstetrícia. 3.ed. São Paulo: Cremesp; 2004.
10. Conselho Regional de Medicina do Estado de São Paulo. Medicina defensiva. 21.ed. São Paulo: Cremesp; 2002.
11. Lottenberg C. A saúde brasileira pode dar certo. São Paulo: Atheneu; 2007.
12. Martins-Costa SH, Ramos JGL, Hammes LS, Serrano YLG. Cesariana. In: Freitas F, Martins-Costa SH, Ramos JGL, Magalhães JA, editores. Rotinas em obstetrícia. 5.ed. Porto Alegre: Artmed; 2006. p. 282-301.
13. Matthews SG, Phillips DIW. Neuroendocrine programming of adult disease: current perspectives and future directions. In: Hogdson DM, Coe CL, editores. Perinatal programming. London: Taylor & Francis Group; 2006. p. 61-71.
14. Rezende J. Obstetrícia: conceito, etimologia, propósitos, súmula histórica. In: Obstetrícia. 10.ed. Rio de Janeiro: Guanabara Koogan; 2005. p. 1-27.
15. Tedesco JJA. A grávida: suas indagações e as dúvidas do obstetra. São Paulo: Atheneu; 1999. p. 3-13.

## Revisão sistemática/metanálise

16. Robson MS. Classification of caesarean sections. Fetal matern Med Rev 2001; 12: 23-39.

## Tese

17. Silva MW. Navegar é preciso: avaliação de impactos do uso da internet na relação médico-paciente. Dissertação (Mestrado). São Paulo: Faculdade de Saúde Pública da USP; 2006.

## *Websites*

18. Conselho Regional de Medicina do Estado de São Paulo. Exame do Cremesp: resultados do exame de 2014. Disponível em: http://www.cremesp.org.br/pdfs/Exame%20do%20Cremesp%202014.pdf. Acesso em: 28/03/2023.
19. Guimarães L. Em busca do rumo certo. Jornal da Febrasgo 2007; 84(3): 6-7. Disponível em: http://www.febrasgo.com.br/extras/downloads/jornal/JornalFebrasgo_84.pdf. Acesso em: 28/03/2023.
20. Ministério da Saúde. Conselho Nacional de Educação. Câmara de Educação Superior. Resolução n. 3, de 20 de junho de 2014. Institui diretrizes curriculares nacionais do curso de graduação em medicina e dá outras providências. Diário Oficial da União, 23 de junho de 2014. Disponível em: https://www.gov.br/saude/pt-br/acesso-a-informacao/acoes-e-programas/pnsp/legislacao/resolucoes/rces003_14.pdf/view. Acesso em: 28/03/2023.
21. Ministério da Saúde. Sistema Único de Saúde. DataSUS. Proporção de partos cesáreos. Disponível em: http://tabnet.datasus.gov.br/cgi/tabcgi.exe?idb2010/f08.def. Acesso em: 28/03/2023.
22. Organização Mundial da Saúde. Declaração da OMS sobre taxas de cesáreas, 2015. Disponível em: http://apps.who.int/iris/bitstream/10665/161442/3/WHO_RHR_15.02_por.pdf. Acesso em: 28/03/2023.

# Capítulo 2

# Estatísticas vitais e suas definições



## CONCEITO

As estatísticas vitais se referem a eventos ou fatos vitais e compreendem o conjunto das informações obtidas a partir do registro sistemático dos dados de natalidade, morbidade, mortalidade e sobrevivência de determinada população. Esses indicadores são de interesse fundamental para a área da saúde, pois têm como objetivo avaliar as condições de vida de uma população. Sua análise permite observar a evolução dos indicadores ao longo do tempo, os fatores determinantes das tendências observadas e o desenvolvimento de novos conhecimentos, possibilitando o delineamento de ações em saúde.

## ESTATÍSTICAS VITAIS NACIONAIS

Desde o final do século XIX, o Brasil dispõe de dados de sobrevivência e morte ligados aos nascimentos. Entretanto, no passado, essas informações retratavam os eventos de maneira fragmentada e, geralmente, referiam-se apenas às capitais dos estados. Os primeiros dados de mortalidade publicados são de 1944 e se referiam aos óbitos ocorridos nos municípios desde 1929.

No início da década de 1970, já existiam mais de quarenta tipos de atestados de óbito, o que motivou a elaboração de um modelo único de declaração de óbito e a determinação dos fluxos dos documentos e da periodicidade com a qual os dados deveriam ser computados.[17]

Assim, em 1975, foi criado o Sistema de Informações sobre Mortalidade, que passou a funcionar com um documento padronizado (declaração de óbito) e fluxo bem definido, cujo objetivo é captar os dados sobre óbitos no país a fim de fornecer informações a respeito da mortalidade a todas as instâncias do sistema de saúde. Esses dados são coletados pelas secretarias municipais de saúde, por meio de busca ativa nas unidades notificadoras. Passam por uma fase de revisão e processamento e são organizados em bases de dados estaduais pelas secretarias estaduais de saúde. Estas bases são então enviadas ao Ministério da Saúde, para constituir a base de dados de abrangência nacional.

Em 1994, começou a ser desenvolvido um novo módulo, com codificação automatizada das causas básicas presentes nos diagnósticos elencados na declaração de óbito. Uma nova versão dessa declaração foi implementada em 1998, com o desenvolvimento de um programa informatizado, e entrou em vigor em 1999.[17] A captação de estatísticas de óbito e a qualidade da declaração têm melhorado bastante desde o início dos anos 2000, mas ainda é necessário aprimorar os sistemas existentes, especialmente nas grandes cidades.[14,19]

Em 1990, foi implantado o Sistema de Informações sobre Nascidos Vivos, do Ministério da Saúde, que tem como objetivo reunir as informações epidemiológicas referentes aos nascimentos informados em todo o território nacional. Implementado de forma lenta e gradual, suas bases de dados são atualizadas pelas secretarias estaduais de saúde e, assim como no Sistema de Informações sobre Mortalidade, enviadas ao Ministério da Saúde. A base desse sistema é a declaração de nascimento, que deve ser preenchida para todos os recém-nascidos vivos no país, seguindo as orientações do Estatuto da Criança e do Adolescente (ECA) (Lei n. 8.069/90). O art. 10, IV, do ECA estabelece a obrigatoriedade do fornecimento da declaração de nascimento por qualquer hospital ou estabelecimento de saúde, público ou particular, na qual devem constar as intercorrências do parto e do desenvolvimento do recém-nascido. Essa declaração deve ser preenchida em três vias:

- A primeira permanece no estabelecimento de saúde para ser recolhida posteriormente pela secretaria estadual de saúde.
- A segunda é entregue à mãe ou responsável legal para que seja levada ao cartório quando a criança for registrada.
- A terceira deve ser entregue ao serviço de saúde no qual a criança receberá os primeiros cuidados.

Essa declaração contém cerca de trinta variáveis que permitem a obtenção de um perfil epidemiológico a partir de informações como idade da mãe, sexo do recém-nascido, peso ao nascer, duração da gestação, grau de instrução da mãe, índice de Apgar, tipo de parto, paridade e estabelecimento onde ocorreu o parto. Muitas dessas informações também estão presentes na declaração de óbito, o que permite a obtenção de coeficientes específicos para análises mais minuciosas na área da saúde materno-infantil.

## DEFINIÇÕES

- Morte materna: morte de uma mulher durante a gestação ou até 42 dias após o término da gestação. Esse conceito independe da duração e da localização da gravidez e não engloba os óbitos acidentais ou incidentais. Pode-se classificar a morte materna pela natureza de sua causa e pelo tempo relativo à gestação:
  - Morte materna obstétrica direta: resultante de complicações obstétricas na gravidez, no parto ou no puerpério em decorrência de intervenções, omissões, tratamento incorreto ou uma cadeia de eventos resultantes de qualquer uma das causas citadas.
  - Morte materna obstétrica indireta: morte durante a gravidez, o parto ou o puerpério resultante de doenças preexistentes ou que se desenvolveram durante a gravidez em razão de seus efeitos fisiológicos.
  - Morte materna obstétrica tardia: morte de uma mulher por causas obstétricas diretas ou indiretas que ocorre entre 42 dias e 1 ano após o término da gravidez. Embora esse conceito não faça parte da definição original de morte materna, surgiu como nova categoria na 10ª revisão da *Classificação estatística internacional de doenças e problemas relacionados à saúde* (CID-10), da Organização Mundial da Saúde (OMS), pois, com os avanços tecnológicos ocorridos na medicina, é possível que mulheres que venham a morrer por causas obstétricas tenham sua vida prolongada, sob cuidados intensivos, para além de 42 dias após o parto.
  - Morte materna não obstétrica: morte de uma gestante ou puérpera até o 42º dia após o parto por causas acidentais ou incidentais, não relacionadas à gravidez ou a seu manejo. É considerada tardia quando ocorre entre o 43º dia de puerpério e 1 ano após o parto ou abortamento. Essa definição também surgiu de uma categoria acrescentada à CID 10, e mantida na CID-11, com o objetivo de permitir melhor registro estatístico de outras causas de óbito que também podem acometer mulheres no ciclo gravídico-puerperal.
- Coeficiente de mortalidade materna: resultado da relação entre as mortes obstétricas diretas e indiretas e o número total de nascidos vivos em determinado local e período, considerando-se 100 mil nascidos vivos (Figura 1).
  - Coeficiente de mortalidade materna específica: obtido pela relação entre a mortalidade materna em determinada variável (raça, cor, estado civil, causa do óbito etc.) e o número de nascidos vivos (específico ou geral) em determinado local e período, considerando-se 100 mil nascidos vivos.
- *Near miss* materno ou "quase perda" materna: refere-se à situação em que mulheres que apresentam complicações potencialmente letais durante a gravidez, o parto ou o puerpério (até 42 dias após o término da gestação) somente sobrevivem em razão do acaso ou do cuidado hospitalar. Essas mulheres, às quais se pode atribuir o

$$\text{Coeficiente de mortalidade materna} = \frac{\text{Nº de óbitos de mulheres residentes, por causas ligadas a gravidez, parto e puerpério}}{\text{Nº de nascidos vivos de mães residentes}} \times 100.000$$

$$\text{Coeficiente de mortalidade materna específica} = \frac{\text{Nº da variável (raça, cor, estado civil, causa do óbito etc.)}}{\text{Nº de nascidos vivos (específicos ou geral)}} \times 100.000$$

**FIGURA 1.** Mortalidade materna: método de cálculo. Nº: número.

conceito de *near miss*, são de grande interesse para o estudo da morbidade e da mortalidade materna, uma vez que constituem um grupo muito maior e com melhor fonte de informação que os casos de morte materna. Por isso, o estudo do *near miss* materno tem sido utilizado para auditar a qualidade do cuidado obstétrico do ponto de vista hospitalar e como grupo de comparação em estudos de casos de morte materna. As Tabelas 1 e 2 expõem as condições potencialmente ameaçadoras à vida e *near miss* materno segundo classificação da OMS.[1,4,12,13]

**TABELA 1. Condições potencialmente ameaçadoras à vida segundo a classificação da Organização Mundial da Saúde (OMS)**

| |
|---|
| **Distúrbios hemorrágicos** |
| • Descolamento prematuro de placenta |
| • Placenta acreta, increta ou percreta |
| • Gestação ectópica |
| • Hemorragia pós-parto |
| • Rotura uterina |
| **Distúrbios hipertensivos** |
| • Pré-eclâmpsia grave |
| • Eclâmpsia |
| • Hipertensão grave |
| • Encefalopatia hipertensiva |
| • Síndrome HELLP |
| **Indicadores de gravidade no manejo clínico** |
| • Transfusão sanguínea |
| • Acesso venoso central |
| • Histerectomia |
| • Admissão em unidade de terapia intensiva |
| • Internação hospitalar prolongada (mais de 7 dias pós-parto) |
| • Intubação não relacionada a procedimento anestésico |
| • Reabordagem cirúrgica |
| • Intervenção cirúrgica |
| **Outros distúrbios sistêmicos** |
| • Endometrite |
| • Edema pulmonar |
| • Insuficiência respiratória |
| • Convulsões |
| • Sepse |
| • Choque |
| • Contagem de plaquetas < 100.000/mcL |
| • Crise tireotóxica |

HELLP: *hemolysis, elevated liver enzymes, low platelet count*.
Tabela adaptada de Say et al., 2009.[10]

**TABELA 2. Critérios de inclusão de *near miss* materno segundo classificação da Organização Mundial da Saúde (OMS)**

| |
|---|
| **Critérios clínicos** |
| • Cianose aguda |
| • Padrão respiratório de *gasping* |
| • Frequência respiratória maior que 40 ou menor que 6 movimentos por minuto |
| • Choque (estado persistente de pressão arterial sistólica menor que 90 mmHg e diastólica menor que 60 mmHg com pulso de pelo menos 120 batimentos por minuto, apesar de reposição volêmica agressiva de pelo menos 2 litros) |
| • Oligúria (diurese menor que 30 mL/hora por 4 horas ou 400 mL em 24 horas) não responsiva à reposição volêmica ou diuréticos |
| • Coagulopatia clínica (ausência de coagulação de punção periférica intravenosa após 7-10 minutos) |
| • Perda de consciência (escala de coma de Glasgow menor que 10) por mais de 12 horas |
| • Perda de consciência associada à ausência de pulso ou batimentos cardíacos |
| • Acidente vascular cerebral (déficit neurológico que persiste por mais de 24 horas ou que é interrompido pelo óbito da paciente dentro de 24 horas) |
| • Paralisia completa |
| • Icterícia na presença de pré-eclâmpsia |
| **Critérios laboratoriais** |
| • Saturação de oxigênio menor que 90% por mais de 60 minutos |
| • Relação da pressão arterial de oxigênio/fração inspirada de oxigênio menor que 200 mmHg |
| • Creatinina sérica maior ou igual a 300 mcmol/L ou 3,5 mg/dL |
| • Bilirrubina sérica maior que 100 mcmol/L ou 6,0 mg/dL |
| • pH menor que 7,1 |
| • Lactato maior que 5 |
| • Plaquetopenia grave (contagem de plaquetas menor que 50.000/mcL) |
| • Perda de consciência associada a glicosúria e cetonúria |
| **Critérios de manejo clínico** |
| • Uso contínuo de drogas vasoativas (como dopamina, epinefrina ou norepinefrina) |
| • Histerectomia por infecção ou hemorragia |
| • Transfusão de 5 unidades ou mais de concentrado de hemácias |
| • Intubação e ventilação por 60 minutos ou mais não relacionada a procedimento anestésico |
| • Diálise por insuficiência renal aguda |
| • Ressuscitação cardiopulmonar |

Tabela adaptada de Say et al., 2009.[10]

- Período perinatal: inicia-se com 22 semanas completas (154 dias) de gestação, época em que o peso de nascimento é de aproximadamente 500 g, e termina com 7 dias completos após o nascimento (Figura 2).
- Período neonatal: inicia-se no nascimento e termina após 28 dias completos do nascimento. Pode ser subdividido em neonatal precoce, do nascimento até o sétimo dia de vida, e neonatal tardio, entre o oitavo e 28 dias completos de vida.
- Peso ao nascer: a primeira medida de peso (em gramas) do recém-nascido. O peso a ser considerado é aquele medido durante a primeira hora de vida, antes que ocorra a habitual perda de peso pós-natal.
  - Baixo peso ao nascer: peso de nascimento inferior a 2.500 g.
  - Muito baixo peso ao nascer: peso de nascimento inferior a 1.500 g.
  - Peso extremamente baixo ao nascer: peso de nascimento inferior a 1.000 g.
- Nascido vivo: produto conceptual que, após a extração ou expulsão do corpo materno, independentemente da duração da gestação, respira ou apresenta outro sinal de vida, como batimento do coração, pulsação do cordão umbilical ou movimentos efetivos dos músculos de contração voluntária, cortado ou não o cordão umbilical e desprendida ou não a placenta.[21]
- Recém-nascido pré-termo: recém-nascido com menos de 37 semanas completas (menos de 259 dias) de gestação.
- Recém-nascido a termo: recém-nascido entre 37 e 42 semanas completas (259 a 294 dias) de gestação.
- Recém-nascido pós-termo: recém-nascido com mais de 42 semanas completas (mais de 294 dias) de gestação.
- Óbito fetal: definido pela OMS como morte de produto da concepção antes da expulsão ou da extração completa do corpo materno, independentemente da idade gestacional.
- Abortamento: expulsão ou extração do feto antes de 22 semanas ou pesando menos de 500 g.
- Natimorto: ausência de sinais de vida ao nascer, a partir do término da 22ª semana (154 dias) de gestação.
- Coeficiente de natimortalidade: número de nascidos mortos a cada mil nascidos vivos e mortos (Figura 3).
- Coeficiente de mortalidade perinatal: número de nascidos mortos (após 22 semanas de gestação) somado ao número de mortes de crianças com 0 a 6 dias de vida a cada mil nascidos vivos e mortos (Figura 3).
- Coeficiente de mortalidade neonatal: número de mortes neonatais (de zero a 27 dias de vida) a cada mil nascidos vivos (Figura 3).
  - Coeficiente de mortalidade neonatal precoce: número de mortes de crianças com 0 a 6 dias de vida a cada mil nascidos vivos (Figura 3).
  - Coeficiente de mortalidade neonatal tardia: número de mortes de crianças com 7 a 27 dias de vida a cada mil nascidos vivos.
- Coeficiente de mortalidade pós-neonatal: número de mortes de crianças com 28 a 364 dias de vida a cada mil nascidos vivos.

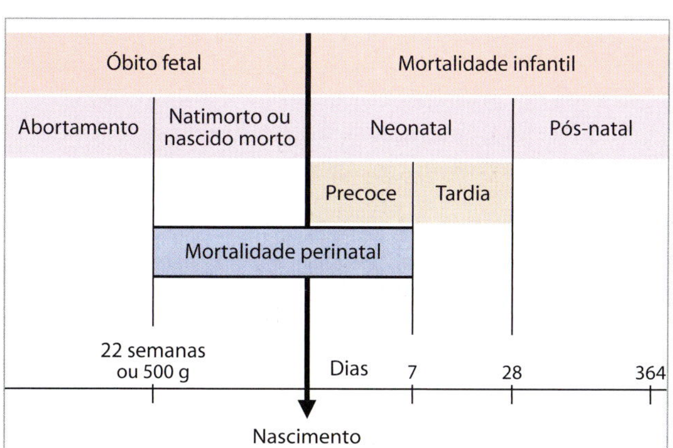


**FIGURA 2.** Períodos relacionados aos índices de mortalidade segundo a Organização Mundial da Saúde. (Figura adaptada de Leone et al.[16])

$$\text{Coeficiente de mortalidade perinatal} = \frac{\text{N}^{\underline{o}}\text{ de nascidos mortos} + \text{n}^{\underline{o}}\text{ de mortes de crianças com 0 a 6 dias de vida}}{\text{N}^{\underline{o}}\text{ de nascidos mortos} + \text{n}^{\underline{o}}\text{ de nascidos vivos}} \times 1.000$$

$$\text{Coeficiente de natimortalidade} = \frac{\text{N}^{\underline{o}}\text{ de nascidos mortos}}{\text{N}^{\underline{o}}\text{ de nascidos mortos} + \text{n}^{\underline{o}}\text{ de nascidos vivos}} \times 1.000$$

$$\text{Coeficiente de mortalidade neonatal tardia} = \frac{\text{N}^{\underline{o}}\text{ de óbitos de recém-nascidos de 7 a 27 dias completos de vida}}{\text{N}^{\underline{o}}\text{ total de nascidos vivos}} \times 1.000$$

$$\text{Coeficiente de mortalidade neonatal precoce} = \frac{\text{N}^{\underline{o}}\text{ de mortes de crianças com 0 a 6 dias de vida}}{\text{N}^{\underline{o}}\text{ de nascidos vivos}} \times 1.000$$

**FIGURA 3.** Natimortalidade, mortalidade perinatal e neonatal: método de cálculo. Nº: números.

- *Near miss* neonatal: refere-se ao recém-nascido que quase foi a óbito em decorrência de uma complicação grave, mas sobreviveu. Embora não haja uma definição padrão ou critérios de identificação com consenso internacional, o estudo desses casos pode avaliar a qualidade do atendimento neonatal e identificar fatores modificáveis no sistema de saúde.[15]
- Morte infantil: morte de crianças antes de completar 1 ano de vida.

## LIMITAÇÕES

Embora as estatísticas vitais sejam embasadas em eventos médicos, elas não devem ser consideradas fontes seguras para pesquisas clínicas detalhadas. O principal propósito desses dados, além da importância administrativa e legal, é mostrar os eventos vitais da saúde pública para a elaboração de taxas ou coeficientes com a finalidade de medir a qualidade de saúde de determinada população. Entretanto, nem sempre demonstram grande utilidade em esclarecer questões específicas normalmente avaliadas em pesquisas clínicas.[11] Muitas vezes, os dados apresentados não refletem a realidade do ponto de vista qualitativo (fidedignidade das informações) ou quantitativo (cobertura territorial).

Falta de informações, subnotificações, erros no preenchimento das declarações, perdas de dados na transmissão de informações e falhas de cobertura constituem as principais limitações desse sistema.[5,12] Entre 1995 e 1999, por exemplo, a cidade de São Paulo apresentou um total de 1.073.917 nascidos vivos e 609 casos confirmados de óbitos maternos, resultando em um coeficiente de mortalidade materna de 56,7:100.000 nascidos vivos no período. No entanto, o campo "morte materna" não havia sido preenchido em 35,3% dos casos de morte materna obstétrica direta e em 82,1% dos casos de morte materna obstétrica indireta.[20] Mesmo em países mais desenvolvidos, esses problemas ainda persistem. Há estudos internacionais que sugerem que os procedimentos obstétricos, as complicações do trabalho de parto e do parto e as complicações clínicas maternas e fetais, mesmo quando apresentados de maneira fácil para que os dados sejam coletados, são subnotificados.[6,8,9] Em um estudo no qual se comparou o registro de nascimentos com os dados colhidos em hospitais de uma região de Cleveland (Estados Unidos da América), entre 1993 e 1995, verificou-se a prevalência de placenta prévia em 0,7% pelos dados hospitalares e 0,4% pelos registros de nascimento.[3] Um estudo recente sobre sistemas de informação verificou que há dificuldade de se obter indicadores da mortalidade perinatal.

Nem sempre é possível conseguir taxas específicas de mortalidade fetal anteparto ou intraparto, dados sobre a idade gestacional na ocasião do óbito fetal e taxas de mortalidade neonatal na maioria dos estados brasileiros, em decorrência de falhas no preenchimento dos documentos.[2] No que se refere à idade gestacional, o grande número de falhas acontece porque os cálculos são baseados em datas menstruais, sem uma ultrassonografia no início da gestação que confirme a validade dessas datas. Além disso, a contagem das semanas pode gerar confusão; deve-se ter em mente que a data designada como "dia da última menstruação" corresponde ao primeiro dia da primeira semana de gestação – visto que nesse momento a mulher ainda não engravidou –, e já é considerado para o cálculo da idade gestacional.[16]

É importante que essas falhas relacionadas à produção e ao encaminhamento de dados sejam permanentemente corrigidas, pois essas informações são enviadas à OMS, que classifica os países-membros em três categorias, de acordo com a qualidade: alta, média e baixa. Atualmente, o Brasil se encontra no grupo de classificação média em termos de estatísticas de saúde.[7]

Deve-se destacar, ainda, a necessidade de se manter alerta ao realizar comparações entre determinados coeficientes de diferentes países. Há enorme diversidade de critérios utilizados na notificação de eventos nos diversos países. A OMS, na CID-10, redefiniu o período perinatal, estabelecendo seu início após 22 semanas completas de gestação e seu término com 7 dias completos depois do nascimento. A redução da idade gestacional de 28 para 22 semanas se deu pelo número crescente de sobreviventes com idade gestacional inferior a 28 semanas. No entanto, os parâmetros para a notificação e o registro dos óbitos fetais apresentam variações na idade gestacional mínima considerada. Em face dessa variação, a CID-11 propõe o uso de taxas que considerem apenas os óbitos de fetos com 1.000 g ou mais, ou seja, de 28 semanas ou mais, para possibilitar a comparação internacional.[18] Portanto, existem dois critérios CID-11, um doméstico e outro internacional. Quando utilizado o primeiro, o principal componente da mortalidade perinatal é o fetal, enquanto, ao se utilizar o segundo, o principal componente passa a ser o neonatal precoce.

### PONTOS-CHAVE

- As estatísticas vitais constituem uma importante fonte de informações para a avaliação da saúde de uma população.
- As limitações das estatísticas vitais incluem possíveis subnotificações de diagnósticos e procedimentos médicos, além da falta de uniformização das definições.
- As análises baseadas em estatísticas vitais permitem a realização de pesquisas epidemiológicas obstétricas e perinatais.

## REFERÊNCIAS BIBLIOGRÁFICAS


### Artigo de revisão

1. Souza JP, Cecatti G, Parpinelli MA, de Sousa MH, Serruya SJ. Revisão sistemática sobre morbidade materna *near miss*. Cad Saúde Pública 2006; 22(2): 1-9.

### Artigos originais

2. Almeida MF, Alencar GP, Novaes HMD, Ortiz LP. Sistemas de informação e mortalidade perinatal: conceitos e condições de uso em estudos epidemiológicos. Rev Bras Epidemiol 2006; 9(1): 1-14.
3. DiGiuseppe DL, Aron DC, Ranbom MA, Harper DL, Rosenthal GE. Reability of birth certificate data: a multi-hospital comparison to medical records information. Matern Child Health J 2002; 6: 169-79.
4. Filippi V, Brugha R, Browne E, Gohou V. Obstetric audit in resource poor settings: lessons from a multi-country project auditing "near miss" obstetrical emergencies. Health Policy Plann 2004; 19: 57-66.
5. Haraki CAC, Gotlieb SLD, Lautenti R. Confiabilidade do Sistema de Informações sobre Mortalidade em município do sul do estado de São Paulo. Rev Bras Epidemiol 2005; 8(1): 19-24.
6. Lydon-Rochelle MT, Holt VL, Cardenas V, Nelson JC, Easterling TR, Gardella C. The reporting of pre-existing maternal medical conditions and complications of pregnancy on birth certificates and in hospital discharge data. Am J Obstet Gynecol 2005; 193: 125-34.
7. Mathers CD, Ma Fat D, Inoue M, Rao C, Lopez AD. Counting the dead and what they died from: an assessment of the global status of cause of death data. Bulletin of the World Health Organization (WHO) 2005; 83(3): 171-9.
8. Reichman NE, Hade M. Validation of birth certificate data: a study of women in New Jersey's HealthStart program. Ann Epidemiol 2001; 11: 186-93.
9. Roohan PJ, Josberger RE, Acar J, Poornima D, Feder HM, Gagliano PJ. Validation of birth certificate data in New York state. J Community Health 2003; 28: 335-46.
10. Say L, Souza JP, Pattinson RC. Maternal near miss – towards a standard tool for monitoring quality of maternal health care. Best Pract Res Clin Obstet Gynecol 2009; 23(3): 287-96.
11. Schoendorf KC, Branum AM. The use of United States vital statistics in perinatal and obstetric research. Am J Obstet Gynecol 2006; 194(4): 911-5.
12. Silva AAM, Ribeiro VS, Borba Júnior AF, Coimbra LC, Silva RA. Avaliação da qualidade dos dados do Sistema de Informações sobre Nascidos Vivos em 1997-1998. Rev Saúde Pública 2001; 35(6): 508-14.
13. Souza JP, Cecatti G, Faundes A et al. Maternal near miss and maternal death in the World Health Organization's 2005 global survey on maternal and perinatal health. Bull World Health Organ 2010; 88: 113-9.

### Editoriais/cartas ao editor

14. Laurenti R, Jorge MHPM, Lebrão ML, Gotieb SLD, Almeida MF. Estatísticas vitais: contando os nascimentos e as mortes. Rev Bras Epidemiol 2005; 8(2): 1-3.
15. Say L. Near miss neonatal: uma abordagem potencialmente útil para a avaliação da qualidade do atendimento neonatal. J Pediatr 2010; 86(1): 1-3.

### Livros

16. Leone CR, Costa MTZ, Kahhale S. Mortalidade perinatal e neonatal. In: Marcondes E, Costa Vaz FA, Ramos JLA, Okay Y, editores. Pediatria básica. 9.ed. São Paulo: Sarvier; 2002. p. 252-5.
17. Ministério da Saúde. Fundação Nacional de Saúde. Manual de procedimento do Sistema de Informações sobre Mortalidade. Brasília; 2001.
18. Organização Mundial da Saúde. Classificação estatística internacional de doenças e problemas relacionados à saúde: 10ª revisão. Centro Colaborador para Doenças em Português. Universidade de São Paulo. São Paulo: Edusp; 1994.
19. Rede Interagencial de Informações para a Saúde. Indicadores e dados básicos. IDB-2004. Brasília; 2005.

### Tese

20. Vega CEP. Mortalidade materna na cidade de São Paulo de 1995 a 1999, com ênfase em hipertensão arterial. Tese (Doutorado). São Paulo: FMUSP; 2004.

### *Website*

21. Instituto Brasileiro de Geografia e Estatística. Notas técnicas. Disponível em: http://www.ibge.gov.br. Acesso em: 20/03/2023.

# Capítulo 3

# Evolução histórica da obstetrícia



## ORIGEM DA OBSTETRÍCIA

### ORIGEM DO TERMO OBSTETRÍCIA

O termo "obstetrícia" tem origem na palavra latina *obstetrix*, derivada do verbo *obstare*, que, por sua vez, significa "estar ao lado" ou "em face de"; ou pode também ter o significado de "mulher assistindo a parturiente".[29] Em 2005, Cunningham et al.[22] relataram a opinião de Owsei Temkim, do *Johns Hopkins Hospital*, que era convicto de que a palavra obstetrícia indicava "a mulher que está ao lado, assistindo a parturiente", embora isso não implicasse a presença ativa dessa mulher em relação ao parto.

### PRIMÓRDIOS DA PROFISSÃO

A origem da profissão tem vínculo com as intervenções obstétricas de tempos muito remotos, quando eram atribuições estritas do médico (sexo masculino), que consistiam em extrações fetais, sobretudo em casos de apresentação pélvica, para salvar a parturiente com parto obstruído.[10]

Registros antigos, no entanto, apontam importante papel da mulher leiga como assistente do parto. Encontra-se descrita, na mitologia antiga, a presença de deusas (sexo feminino) durante o parto, e não deuses (sexo masculino). Estudos antropológicos do século passado em tribos primitivas relatam a presença da figura da mãe (ou outra parente do sexo feminino). Além disso, figuras pré-históricas e desenhos egípcios antigos demonstram mulheres em parturição, sentadas ou de cócoras, e no *Velho Testamento* são relatados assentos de parturição e parteiras.[10]

O intrigante é que a obstetrícia, como profissão, tenha sua origem na evolução da espécie humana. Por que essa transformação? Rosenberg e Trevathan[2] propõem uma hipótese provocativa: atribuem a necessidade do acompanhamento no parto ao fato de o ser humano ser o único mamífero a caminhar sobre duas pernas e ainda, proporcionalmente ao seu corpo, ter o volume da cabeça muito grande. Diferentemente de outros mamíferos, que instintivamente resolvem, em episódio solitário, todas as etapas do trabalho de parto, as mulheres necessitam de assistência quando dão à luz. Os autores lembram que, além dessas características, a cabeça fetal, como em vários primatas, é muito justa à passagem pelo canal do parto, o que constitui um verdadeiro desafio. Desvios na relação entre o volume do objeto e a conformação e a magnitude do trajeto podem dificultar o trabalho de parto que, fisiologicamente, envolve fenômenos e mecanismos muito intrincados (ver Capítulo 18, "Mecanismo de parto", da Seção 4, "Parto e puerpério").[2]

Pela complexidade da parturição nos mamíferos bípedes, como é a do ser humano, mesmo comparando-se com outros primatas, a procura pela assistência à mulher em trabalho de parto é instintiva e compreensível, justificando, na plenitude, a existência da profissão obstetrícia.[2]

Segundo Eastman (*apud* Rezende),[29] o termo *midwifery* utilizado com o mesmo significado de *obstetrics* foi adotado de 1483 até fins do século XIX. Essa palavra advém de *mid*, que significa "com", e *wife*, "esposa"; portanto, "com a esposa". Já *midwife* é um termo mais antigo, conhecido desde 1303, e significa "parteira". O vocábulo grego *maia*, de igual significado designado por Hipócrates para médicos contemporâneos, correspondia ao indivíduo solicitado para resolver os casos mais complicados. Da mesma forma, os Chamberlen, inventores do fórcipe, foram conhecidos como *man-midwives*, termo que traduz "médico (figura masculina) com função de assistente do parto".[29]

## DEFINIÇÃO DA OBSTETRÍCIA COMO ESPECIALIDADE MÉDICA

A obstetrícia é o ramo que, com a evolução da medicina e de sua segmentação em especialidades, se ocupa da gestação, do parto e do puerpério; em suma, dos fenômenos da reprodução na mulher. Todos os percalços que assolam uma mulher grávida e o feto devem permanecer sob o abrigo e os cuidados do obstetra, que se encerram com o fim do período gravídico-puerperal. Como sinonímia, apresenta os termos tocologia (*tokos*, do grego, que significa "parto") e maiêutica (do grego *maieutikós*, "referente ao parto"). Raramente citada, tictologia, do verbo *ticten*, significa "parir".[29]

## OBSTETRÍCIA COMO ESPECIALIDADE AUTÔNOMA

Até 1929, essa especialidade era um ramo da cirurgia quando o *British College of Obstetricians and Gynaecologists* foi fundado, tendo como primeiro presidente William Blair-Bell. Após esse ato de simbolismo marcante, a especialidade conquistou sua autonomia, que se ampliou com o tempo.[10]

## EVOLUÇÃO HISTÓRICA DA OBSTETRÍCIA

A obstetrícia, como qualquer outra especialidade médica, passou por transformações avassaladoras registradas pela história da medicina em seus diversos estágios de desenvolvimento.

Nos tempos primitivos, nos quais a medicina tinha o caráter sacerdotal e de pajelança, e as doenças eram atribuídas a causas sobrenaturais, por "influências cósmico-telúricas" da "teoria miasmática",[35] as ações do médico limitavam-se à prática de magias e ritos de toda ordem em conjunção com prescrições empíricas de remédios tradicionais, a maioria fitoterápicos. As influências religiosas eram marcantes e exerciam sérias interferências sobre o comportamento da civilização.[22]

Nos primórdios da obstetrícia, as parteiras (aparadeiras, parteiras leigas) realizavam os partos nos hospitais, ou em domicílio, arcando com todas as funções que envolvem o atendimento global da parturiente, incluindo a assistência ao recém-nascido. A elas era delegada a responsabilidade pelas orientações acerca de vários assuntos, como cuidados com o corpo e doenças venéreas; elas também praticavam o abortamento ou colaboravam com o infanticídio.[1] A precariedade do atendimento à mulher no ciclo gravídico-puerperal era expressa nas altas taxas de mortalidade materna e perinatal dos tempos remotos até a descoberta das infecções puerperais, muito comuns até o século XIX.[4,35] Após o advento da antissepsia e dos antimicrobianos, houve decréscimo substancial nessas taxas.

O aprimoramento do conhecimento médico e a passagem do comando dos interesses obstétricos para a responsabilidade da medicina trouxeram progressos significativos ao atendimento das mulheres no ciclo gravídico-puerperal, embora os progressos alcançados pela obstetrícia fossem muito lentos quando comparados com outras especialidades médicas.[10,29] O conceito de que a gestação e a assistência ao parto, por demandarem pouca atenção, eram função assistencial que caberia a leigos tornou-se anacrônico.[29]

O advento da tocurgia com o surgimento do fórcipe e de outros instrumentos para o atendimento de casos complicados, além da operação cesariana, que ao longo dos tempos atingiu o estado atual de banalização pelos baixos riscos maternos e fetais, mudou radicalmente o panorama obstétrico.[10]

Segundo Rezende,[29] o paciente intrauterino (o feto), que antes marcava presença apenas pelo crescimento do ventre materno e de seus movimentos corporais, atualmente é examinado de maneira pormenorizada por meio da ultrassonografia. Doenças fetais diagnosticadas, assim como os distúrbios na função placentária e no crescimento fetal, compelem o médico a outra realidade. Sua responsabilidade durante o período pré-natal se hipertrofia. Fruto disso, a tocomática perde espaço e a medicina fetal adquire dimensões amplas, a despeito da desproporção entre os diagnósticos, que são numerosos, e as opções terapêuticas fetais, limitadas.[10]

Concomitantemente, as grandes transformações sociais estabeleceram novas regras no relacionamento humano. No contexto da saúde, a bioética surge como grande apaziguadora das situações de conflito decorrentes do reconhecimento dos direitos da cidadania, muito abrangentes atualmente. Também o abrigo de novos códigos do consumidor e as leis protetoras dos enfermos resultam em embate com as carências do setor de saúde, no Brasil. Reserva-se à bioética um espaço monumental em face das novas exigências na relação do médico com seus pacientes. Os referenciais norteadores da bioética apontam novos compromissos e responsabilidades nessa relação muito mais abrangente e completa. A figura hipocrática do médico, eivada de paternalismo e de muito autoritarismo, perde lugar, e as opções propedêuticas e terapêuticas passam a ser discutidas e, por obrigação, as alternativas são explicadas aos pacientes com maior clareza. Pela importância do exercício da autonomia do paciente e por seu respeito à equipe de saúde, as decisões sobre o caminho da semiologia e do tratamento passaram a ser feitas em parceria, com compartilhamento de responsabilidades.[24]

Nesse novo cenário, em obstetrícia, ganha singular interesse a discussão das situações desconfortáveis e sombrias surgidas em virtude dos diagnósticos de doenças fetais incompatíveis com a vida extrauterina digna e de qualidade. A interface com outros profissionais da saúde se torna inevitável, considerando-se a grande demanda de conhecimentos específicos criados diante das transformações sociais ocorridas em pouco tempo. A enfermagem, a psicologia e a fisioterapia ganham amplo espaço nessa interação para prestarem os cuidados às gestantes, no intuito de que suas necessidades sejam supridas integralmente.

As numerosas enfermidades clínicas e gestacionais que são gradativamente desvendadas acrescentam muito à sobrecarga do trabalho cotidiano do médico obstetra. Da mesma forma, a postergação da maternidade, em troca da estabilização econômica e da consolidação profissional das mulheres, em decorrência das consequentes maiores taxas de infertilidade, resultou em maior número de gestações oriundas da atuação da reprodução humana assistida. Isso acrescenta muito trabalho ao rol das obrigações femininas, já hipertrofiadas. Incrementam-se, assim, as demandas por um perfil profissional diferenciado e atento, de acordo com as transformações sociais.

## PERÍODOS HISTÓRICOS DA EVOLUÇÃO DA OBSTETRÍCIA

Na pré-história, por suposição, os partos eram eventos solitários, como o fazem os animais. O momento em que a mulher parturiente passou a ter a necessidade de um acompanhante constituiu o marco da origem da obstetrícia.[29] Por conveniência e didática, a evolução histórica da obstetrícia pode ser discriminada em períodos cujos limites são estabelecidos por acontecimentos marcantes. Os períodos descritos adiante obedecem às recomendações de Siebold.[31]

### Primeiro período

O primeiro período da história da obstetrícia inicia-se nos primórdios de sua origem e vai até o final do século V a.C.

É um período de início bastante incerto, coerente com as imprecisões nas datações da origem da medicina, em geral, e da obstetrícia, em particular. Nesse período, há escassos registros que, quando encontrados, necessitam de interpretações e de associação com outros hábitos culturais da civilização local. Admite-se que a tocologia era intuitiva, já que não se tem relato de quaisquer conhecimentos acerca da anatomia e da fisiologia. Em escavações realizadas por Hassan (1929), no Egito, na tumba de Akhet-Hetep, foi encontrado um monumento construído em homenagem a Peseshet, sua mãe, que teria sido a mais antiga médica de que se tem conhecimento. Como há registros de que exerceu a profissão no período da construção das pirâmides, conclui-se que viveu nos anos 2500 a.C.[29]

Nesse período, são escassos os registros da existência de médicas, embora houvesse a proibição da assistência masculina aos partos, segundo relata Sullivan.[3] No entanto, é incontestável a referência da ação de parteiras, como a anotação dos nomes de Séfora e Fuá no segundo livro do *Pentateuco* (também conhecido como obra de Moisés, o *Pentateuco* é composto pelos cinco primeiros livros da *Bíblia* cristã). Foram elas as primeiras a serem referidas como parteiras, não obstante outros relatos tenham deixado clara a existência de assistência de mulheres obstetrizes em partos de personalidades bíblicas.[29]

Apesar de não merecerem completa credibilidade, as anotações históricas dão conta de que, nesse primeiro período, as parteiras constituíam de fato a linha de frente no atendimento à parturiente. O auxílio dos médicos-sacerdotes que utilizavam manobras rudimentares e mutiladoras era solicitado apenas nos casos complicados. Nas embriotomias, eram utilizados instrumentos domésticos, como facas, ganchos etc. E assim aparecem os primeiros instrumentos embriotômicos e a cadeira obstétrica.[29]

Muitos têm atribuído a origem da obstetrícia ao vale do Rio Indus, onde, há 5 mil anos, existiu uma civilização. Várias figuras esculpidas na Era Paleolítica trazem imagens de mulheres grávidas e deusas da fertilidade, como a Vênus de Willendorf, datadas aproximadamente de 24000-22000 a.C. Em escavações de ruínas de Çatal Hüyük, cidade neolítica da Turquia, foram encontradas figuras de mulheres em parturição (6500-5700 a.C.).[28] No final desse período histórico, encontra-se a mais antiga documentação autêntica sobre a cesárea, no reinado de Numa Pompílio (714-672 a.C.), em Roma, realizada em vigência da *Lex Regia*, que ordenava a abertura do ventre de todas as mulheres que faleciam grávidas. Os funerais não ocorriam enquanto a lei não fosse cumprida.[29]

## Segundo período

O segundo período da história da obstetrícia vai desde Hipócrates (460-377 a.C.) até o século III da era cristã.[27] Expoente da civilização grega, Hipócrates, nascido na Ilha de Cós, viajou pela Grécia até o Oriente Médio. Diferenciou a religião da medicina. Seus aforismos constituíam compêndios de seus conhecimentos, bastante amplos, e muitos conceitos são respeitados ainda nos dias de hoje.[10] Na esfera obstétrica, esses aforismos fazem referências a vários tópicos: palpação abdominal na gestante, inspeção da genitália externa, sinais de gravidez, sinais do secundamento, diagnóstico da morte fetal pela galactorreia (sinal de Hipócrates), variedades de posições do polo cefálico e circulares de cordão. Registram-se, ainda, alguns conceitos equivocados, como a ideia de que o feto deve nascer pelas próprias forças e é melhor o prognóstico de gestações de 7 meses do que de 8 meses. O toque vaginal e o exame especular eram do seu domínio, conforme evidências nos seus escritos.[27,29] Sobre a assistência ao parto, o médico (homem) era solicitado apenas nas complicações, embora as obstetrizes fossem legalmente reconhecidas em seu papel social por Sócrates e Platão. Hipócrates pormenoriza embriotomias com evisceração fetal. Às parteiras, eram permitidas a prática do abortamento e a prescrição de medicamentos. O abortamento provocado não era punido e, pelo contrário, a tolerância da legislação estimulava sua difusão.[15,29]

Nesse período, a cadeira obstétrica era de amplo uso entre os gregos, propiciando à mulher a parturição em posição sentada ou reclinada, com espaldar de altura variável e braços com dispositivo de suporte para os puxos do segundo período do parto. A parteira permanecia de joelhos, à frente da parturiente.

Hipócrates difundiu os conhecimentos da medicina grega ensinando a arte obstétrica e fundou a Escola de Alexandria. Nesse período, Hierófilo (300 a.C.) descreveu os ovários e as tubas uterinas.[29]

A receptividade de Roma aos médicos gregos era péssima, pois os romanos tinham acabado de expulsá-los, poupando apenas os médicos que tinham prestado muitos serviços. Registra-se que Arcangathos, o primeiro médico grego a praticar a medicina em Roma, tinha o apelido de Carnifex, pela crueldade dos seus procedimentos. Asclepíades (56-28 a.C.) foi o primeiro médico a receber a cidadania romana.[11]

Celso (27 a.C.-50 d.C.), dotado de imensa cultura, era conhecido como "cícero da medicina". Em sua obra *De medicina*, faz recomendações sobre parto pélvico, exame obstétrico e retirada manual da placenta.[29]

Sorano (98-138), da Escola de Alexandria, junto a Rufo, seu contemporâneo, exerceu a obstetrícia em Roma. Foi o maior obstetra da Antiguidade, além de professor, clínico, cirurgião e ortopedista, durante os reinados de Trajano (98-117) e de Adriano (117-138). É de sua autoria o mais antigo tratado de partos, denominado *De morbis mulierum*, escrito em grego e difundido no século IV. Sorano preconizou versões cefálicas e podálicas, lutou contra a superstição e o sobrenatural, identificou tocopatias e distocias, recomendou os tempos da propedêutica minuciosamente (inspeção, palpação, exame especular e toque vaginal e retal) para o diagnóstico obstétrico[29] e descreveu os cuidados antenatais do trabalho de parto (sobretudo a conduta em manter a parturiente sobre o leito até o momento da expulsão, quando recomenda sua acomodação em cadeira de parto). Nessa época, a obstetriz (em oposição à parturiente) encoraja a paciente a realizar os puxos e, após o desprendimento, recebe a criança sobre papiro ou pano.[10]

No final do segundo período, destaca-se como anatomista Galeno (130-200), nascido em Pérgamo, na Ásia Menor, que põe em evidência a medicina tal qual Hipócrates. Na área obstétrica, teve atuação apagada.[30]

## Terceiro período

O terceiro período da história da obstetrícia inicia-se no século III e vai até o final do século XV.[27]

Trata-se de um período de grande estagnação e retrocesso da obstetrícia, o que coincide com a decadência e a divisão do Império Romano. Após 2 séculos do início desse período, cita-se Aécio (502-575), da Mesopotâmia, formado na Escola de Alexandria, que exerceu largamente a tocologia. Pertenceu à corte do imperador Justiniano, o Grande (527-565), e descreveu a mola hidatiforme. Seus conhecimentos obstétricos foram traduzidos na obra *Tetrabiblon*, de dezesseis volumes. Paulo, de Egina (625-690), foi outro destaque do período: fez uma classificação racional das distocias e escreveu a obra *De re medica*, da qual só restou o volume VII.[29]

Em razão do domínio e das grandes conquistas árabes, houve importante decadência da obstetrícia, que se estendeu a todas as áreas da medicina. Sem nenhuma tradição na área, os árabes foram à cata de textos gregos, elaboraram traduções e armazenaram esses escritos em bibliotecas de Córdoba e Toledo. Esses textos transformaram-se em grandes tesouros literários específicos, encontrados mais tarde pelos papas Silvestre II (930-1003) e Cremona (1114-1187). Avicena, Abu-Ali al Husayn ibn Abdallah ibn Sina (979-1037), filósofo árabe que era conhecido como "príncipe dos médicos", escreveu *Canon*, um texto enciclopédico em que descreve detalhes da anatomia gonadal feminina, trata de temas de esterilidade masculina e feminina, preconiza métodos anticoncepcionais para mulheres com doenças gonadais, ensina a provocar abortamento com injeções intrauterinas e dita cuidados de higiene pré-natal. Os conceitos emanados na obra são mais retrógrados do que os de Sorano e Celso.[29]

Do século XI até o fim da Idade Média, marco do final do terceiro período, a obstetrícia ficou inerte e até sofreu involução. Destacam-se, nesse final do período, parteiras como Constância Calenda, Mercuriade e Rebecca Guarna. Os atos médicos resumem-se à execução de embriotomias. No século XII, é relevante a proibição do abortamento provocado, pela Igreja Católica. Foi marcante também a posição dos médicos, meros clérigos, que não se aproximavam de gestantes normais, pois a eles era proibido qualquer ato propedêutico que implicasse palpação e toque, procedimentos considerados indecorosos à época. Essa postura tem repercussão até o período seguinte, no episódio que aconteceu na *Faculté de Médecine*, de Paris, no qual os cirurgiões, em manifesto, declararam solenemente que não iriam mais praticar a cirurgia, pois era conveniente conservar *pure et intacte la dignité de l'ordre des médecins* (em português, "pura e intacta a dignidade da ordem dos médicos"). Muito importante no período, ainda medieval, foi a iniciativa do imperador Constantino, em 335, de construir hospitais, o que foi estimulado pelo papa Inocêncio III no século XIII e por Mondino, um anatomista, em 1315.[29]

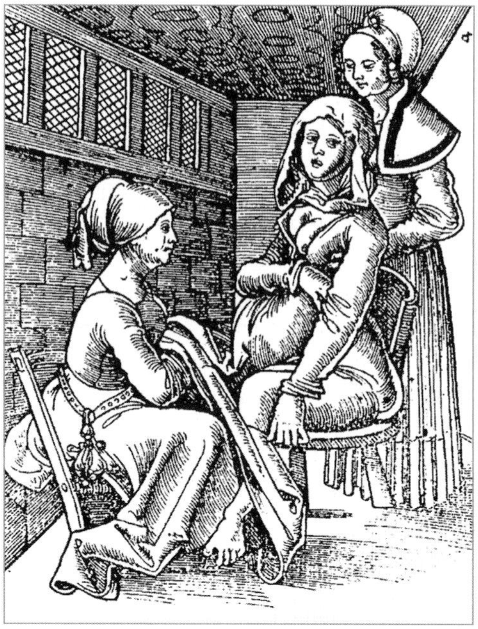

**FIGURA 1.** Ilustração do livro de Rösslin, de 1513 (parturiente, parteira e acompanhante). (Figura retirada de Rezende.[29])

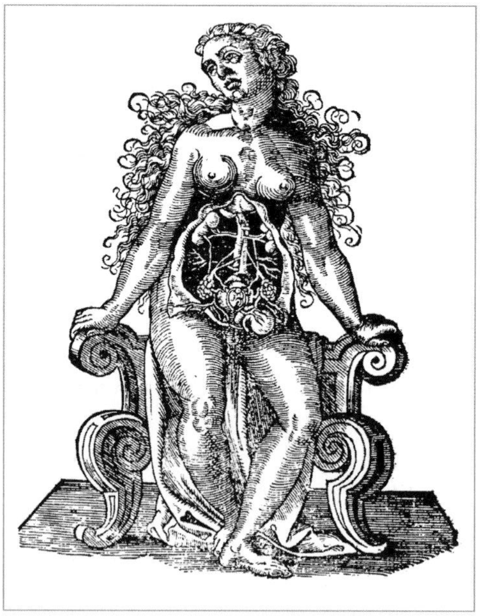

**FIGURA 2.** Ilustração do livro de Rueff, de 1554 (mulher grávida). (Figura retirada de Drife.[10])

## Quarto período

O quarto período da história da obstetrícia inicia-se no século XVI e termina no século XIX.[31] Abrange importantes períodos históricos, consolidados pelos marcos que os delimitam, e será descrito consoante os fatos mais marcantes, em relação à medicina, especialmente à obstetrícia.

### Renascimento da obstetrícia

Este período coincide com o Renascimento, época do verdadeiro ressurgimento da ciência e da arte obstétrica.[29] Em 1515, surge, a pedido da princesa Catarina, uma obra de grande sucesso escrita por Eucharius Rösslin, que era destinada às parteiras, *Der schwangeren Frauen und Hebammen Rosengarten* (em português, "O jardim de rosas da cuidadora de mulheres grávidas" ou simplesmente, "O jardim de rosas") (Figura 1). A tradução para o latim pelo filho de Rösslin, em 1532, sob o título de *De partu hominis*, teve cerca de cem edições. No prefácio do livro, Rösslin censura as obstetrizes no que se refere às suas superstições e desconhecimento.[10,29]

Em 1554, outra versão em latim (Figura 2) é publicada por Jacob Rueff (1500-1558), obstetra e cirurgião, em Zurique. O texto é aprimorado, mas apresenta tema central com semelhanças ao de Sorano. Nesse tratado, Rueff descreve um fórcipe denteado para extração de fetos mortos, conhecido no mundo árabe. O instrumento servia para manipulações internas e externas, com a finalidade de se transformar a apresentação cefálica em apresentação pélvica, modo de pés, para a ultimação do parto com a extração podálica. Nos partos pélvicos, para a liberação da cabeça derradeira, Rueff descreve a técnica de se pressionar o fundo uterino. Apesar de parecer muito primitivo para os dias atuais, deve-se lembrar de que o maior risco, nessas apresentações, era materno e que não se procedia à operação cesariana naquele período.[10]

## Estudos da anatomia humana

Embora sem atuação na tocomática, destaca-se também nesse período o grande anatomista Andreas Vesalius (1514-1564), com sua obra *De corporis humani fabrica*, em 1543, na Basileia. Deve-se a ele a denominação pelve, pela similaridade da bacia com o recipiente de mesmo nome, utilizado pelos barbeiros da época. Seu discípulo, Gabriel Fallopio (1523-1562), estudou as tubas uterinas, daí a denominação trompas de Falópio. Vesalius descreveu a decídua e o aparelho de sustentação do útero na pelve (Figura 3) e formulou as hipóteses da gênese dos prolapsos genitais.[29]

Destaca-se também, neste período, Giovanni Valverde, com a obra *La anatomia del corpo umano*, de 1586. Da mesma forma, o grande pintor Leonardo da Vinci (1452-1519), além de produzir obras-primas na pintura, tinha profundos conhecimentos de anatomia, tendo dissecado pessoalmente trinta cadáveres e confeccionado um tratado com mais de cem volumes, que permaneceu inédito até fins do século XIX na *Royal Library of Windsor*. Além de corrigir alguns conceitos prevalentes sobre a forma dos órgãos internos femininos, da Vinci conseguiu captar e reproduzir detalhes das membranas ovulares, denominando-as *amnius, allantoydea* e *secundina*.[29]

## Defesa da tocurgia

Na França, a tocurgia é defendida por Ambroise Paré (1509-1590), o grande restaurador da cirurgia, segundo Siebold,[31] tornando o país o mais importante centro de estudos. Paré descreveu muitos aspectos do ciclo gravídico-puerperal, como movimentos de nutação dos ossos pélvicos durante a parturição, e preceituou a correção das rupturas perineais e a laqueadura do cordão umbilical no nascimento. Ele ainda discorreu sobre embriotomias e manobras tocúrgicas, construiu modelos de espéculos, aceitou a operação cesariana *post mortem*, fundou a escola de parteiras em Paris[10,29] e escreveu duas obras com temas obstétricos. Foi sucedido por Guillemeau (1550-1609), que traduziu suas obras para o latim. Entre as parteiras, ganha grande destaque a discípula de Paré, Louise Bourgeois (1563-1636), que acompanhou o parto da rainha Maria de Médicis no nascimento de Luís XIII.[29]

Em 1581, a publicação da obra de François Rousset, que versava sobre a cesárea, é destaque de vanguarda sobre o tema. Sebizius traduziu a obra para o alemão, em 1583, e Gaspar Bauhin, para o latim, em 1586.[29]

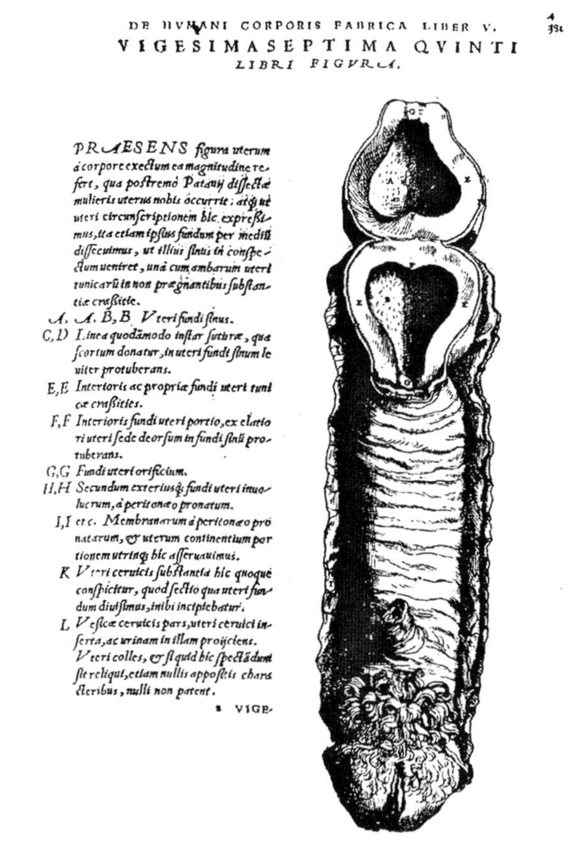


*Female organs of reproduction from Andreas Vesalius' Fabrica of 1543. The specimen illustrated, as bifid and split longitudinally, was from a parous woman who had been hanged. The legends may be translated: "A,A,B,B - Sinuses of the fundus uteri. C,D - A line, somewhat like a suture, projecting slightly into the fundus uteri. E,E - The thickness of the inner and proper tunic of the fundus uteri. F,F - A portion of the inner fundus uteri; projecting downward, from its surface. G,G - Orifice of the fundus uteri. H,H - Second and external covering of the fundus uteri reflected from the peritoneum. I,I et cetera - By this we indicate the membranes on both sides which are reflected from the peritoneum and contain the uterus. K - The substance of the cervix uteri, L - A part of the neck of the bladder." (The urethra is incorrectly shown opening into the vagina)*

**FIGURA 3.** Ilustração do livro de Vesalius, de 1543 (órgãos genitais femininos). (Figura retirada de Rezende.[29])

O século XVII consolida a escola francesa na obstetrícia. Surge a figura do *man-midwives* ou *accouchers*, ou seja, dos parteiros homens, antes proibidos. Em 1663, o cirurgião François Mauriceau (1637-1709) atendeu à esposa de Luiz XIV. Esse cirurgião ficou conhecido como o melhor *accouchers*, pela manobra de sua autoria chamada de manobra de Mauriceau-Smellie-Veit, destinada à resolução do encravamento da cabeça derradeira. Essa manobra consiste na introdução de um dedo no interior da cavidade oral fetal e, com leve tração, manutenção do polo cefálico do feto em flexão. Na realidade, essa manobra tinha sido descrita muitos anos antes por outro francês, Guillemeau. Mauriceau publicou um texto denominado *Trai-*

*té des maladies des femmes grosses et de celles qui sont accouchées* (em português, "Tratado das doenças da gravidez e do puerpério"), com tradução para vários idiomas. Simpatizava com parto em camas, em lugar das cadeiras de parto. Apesar de ser inovador, mantinha-se longe da operação cesariana, alegando ser sempre fatal à mãe.[10,13]

## Idealização do fórcipe e difusão

A história do fórcipe obstétrico é de longa data e possui várias versões. Nos escritos em sânscrito, nos anos de 1500 a.C., há evidências de instrumentos simples e pareados. No Egito, na Grécia, na Itália e na antiga Pérsia, várias escrituras e pinturas fazem referências ao fórcipe, que originariamente se destinava à extração de feto morto para salvar a vida da mãe.

O crédito para a invenção do fórcipe, no entanto, é dado a Peter Chamberlen, da Inglaterra. Modificações introduzidas posteriormente produziram mais de setecentos tipos diferentes do instrumento.

Os Chamberlen foram a família mais famosa de parteiros. William Chamberlen, o progenitor, refugiado da França em 1569, foi nomeado cirurgião da rainha e atendeu às esposas de James I e Charles I, no nascimento. Entretanto, Peter Chamberlen (1575-1628), o filho de William, desentendeu-se com colegas profissionais, inclusive William Harvey, e foi preso em 1612. Isso explica o retardamento da aplicação do fórcipe, que permaneceu secretamente com a família durante grande parte do século.[10]

O filho mais velho de Peter, também chamado Peter (1601-1683) (Figura 4), e por sua vez seu filho mais velho Hugh (1630-1720), mantiveram o segredo, uma tradição familiar. Hugh era contemporâneo de Mauriceau e traduziu a obra deste último para os parteiros da Inglaterra. Ofereceu o segredo do fórcipe para o governo francês em 1670, mas divulgou-o, em 1693, para Roger Roonhuysen, um holandês que se apossou do monopólio do instrumento e o manteve por mais 60 anos, em Amsterdã. Entretanto, o segredo não foi mantido.[10]

Na França, destacou-se André Levret (1703-1780), exímio conhecedor do fórcipe, que trabalhou para o seu aperfeiçoamento. Sua obra *L'Art des accouchements, démontré par des principes de physique et de mécanique* (em português, "A arte dos nascimentos, demonstrada pelos princípios da física e da mecânica"), publicada em 1753, teve várias edições.[10]

Com a quebra do segredo, o uso do fórcipe ficou restrito aos parteiros médicos que desfrutavam do aprendizado com a família Chamberlen, moradora de Essex, na Grã-Bretanha. Coube ao escocês William Smellie (1697-1763), no século XVIII, levar o método aos meios acadêmicos ingleses. Ele esteve na França para obter aprendizado, mas, frustrado com o ensino francês, voltou logo para a Inglaterra, onde resolveu estudar sozinho. Tornou-se o "mestre" dos parteiros ingleses, aperfeiçoando o fórcipe e sendo considerado o mais importante obstetra de todos os tempos e países, àquela época. Publicou, ajudado por Smollett, *A treatise on the theory and practice of midwifery* (em português, "Um tratado sobre a teoria e a prática das parteiras"). Desentendeu-se, porém, com as parteiras opositoras, de forma incisiva, entre elas Elizabeth Nihell. Em 1745, Smellie descreveu a aplicação correta do fórcipe na apresentação cefálica, independentemente da variedade de posição, no livro *A sett of anatomical table*, de 1754 (Figura 5).[10,12]

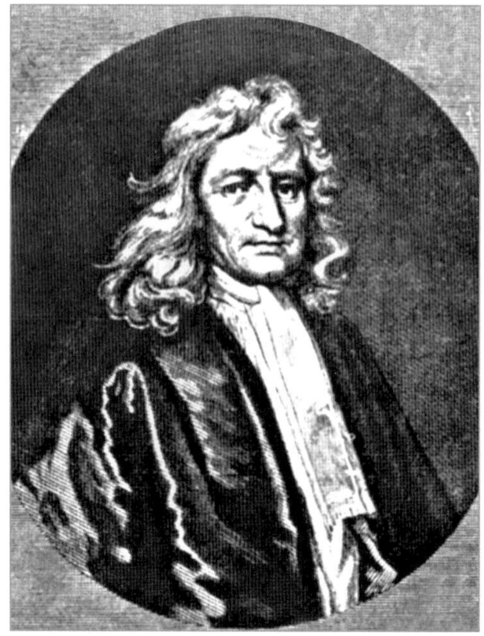

**FIGURA 4.** Peter Chamberlen (1601-1683).

Em 1845, James Simpson desenvolveu um fórcipe com curvatura cefálica e pélvica. Em 1920, Joseph De Lee, após apresentar um novo modelo, preconiza o fórcipe profilático. Nesse período, as mulheres eram submetidas a sedação profunda e o uso do dispositivo se tornou muito comum.[10]

## Consagração do obstetra (*man-midwives*)

O atendimento ao parto realizado nas componentes das cortes dos países europeus consagrou os parteiros e tornou-os famosos no meio. Assim, ainda no século XVIII, os *man-midwives* tornaram-se mais populares na Inglaterra. William Hunter (1718-1783), escocês 21 anos mais jovem que Smellie, graduou-se na *University of Glasgow*, estudou em Edimburgo e de lá foi para Londres juntar-se a ele.[12] Filho mais velho de um famoso cirurgião de nome John, era mais hábil no trato com a sociedade e aos 30 anos tornou-se cirurgião e parteiro do *Middlesex Hospital*. Aos 44 anos, fez consultoria para a rainha Charlotte, e aos 50 anos foi eleito para a *Royal Society*. Tornou-se famoso

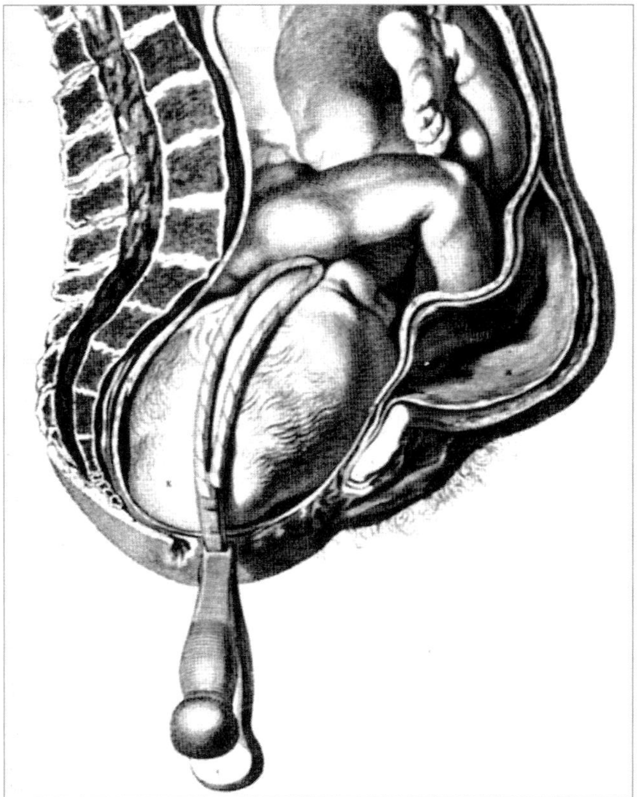

FIGURA 5. Ilustração do livro de Smellie, de 1754 (locação de fórcipe). (Figura retirada de Rezende.[29])

pela obra *Atlas of the human gravid uterus*[10] (em português, "Atlas do útero humano gravídico").

Hunter descreveu a circulação fetoplacentária em detalhes, incluindo o ducto venoso, o forame oval e o ducto arterioso. Quanto à placenta, distinguiu as duas circulações que, segundo ele, eram independentes: a uteroplacentária e a fetoplacentária. Tinha aversão ao uso do fórcipe.[12,29]

## Tocomática em reformulação

Voltando ao século XVII, destaca-se o holandês Henrick van Deventer (1651-1724), que se preocupou com as distocias, reformulou os tempos do trabalho de parto e detalhou as funções da bolsa das águas.[14]

Vários outros tocólogos tiveram proeminência no período em apreço. Podem-se citar o irlandês Fielding Ould (1710-1789), *man-midwives* preconizador da episiotomia, e Nicolau Puzos (1686-1753), precursor dos professores de obstetrícia, que preconizou a amniotomia para amenizar o sangramento provocado pela placenta de inserção viciosa (procedimento que tem seu nome).

Obsoleta nos dias atuais, a sinfisiotomia foi realizada pioneiramente em 1777, por Jean René Sigault, suscitando grande entusiasmo e polêmicas. Entre os opositores a essa cirurgia, sobressai Jean-Louis Baudelocque (1746-1810), o maior obstetra de seu tempo após o desaparecimento de Levret e Smellie. Foi parteiro das cortes europeias e, com sabedoria, soube dirimir dúvidas sobre a intervenção no andamento dos partos. Publicou dois livros: *Principes sur l'art des accouchemens* (em português, "Princípios sobre a arte dos partos"), em 1776, e *L'Art des accouchemens* (em português, "A arte dos partos"), em 1781. Baudelocque dominava como poucos a pelvimetria, particularmente a externa; condenou o feticídio terapêutico; defendeu com maestria o fórcipe; e ousou ao defender a cesárea.[16,29]

A escola alemã, nesse período, era representada pelos cirurgiões da *Universität Straßburg*, como Johann Georg Roederer (1726-1763) e seus discípulos. O ensino da prática obstétrica dissemina-se, assim, para toda a Europa. Friedrich Benjamin Osiander (1759-1822), germânico e opositor de Baudelocque, foi chefe da *Georg August Universität Göttingen*, na Alemanha; defendeu e estudou o fórcipe; e alongou os cabos do fórcipe de Levret. Introduziu a cesárea com incisão segmentar e proscreveu a craniotomia e a sinfisiotomia.[29] Professor em Heidelberg, Franz Karl Näegele (1778-1851) foi o maior tocólogo alemão e respeitável estudioso da pelve feminina e do fórcipe, modificado por ele em 1812. Planejou a obra *Lehrbuch der Geburtshilfe* (em português, "Tratado de obstetrícia"), que seu filho Hermann Franz Joseph publicou em 1843. Tornou-se famosa a sua regra (regra de Näegele) para o cálculo da data provável do parto, a partir da data da última menstruação (DUM).[10,29]

Em Viena, destaca-se o conservador e naturalista Lukas Bôer (1751-1835). Com formação na França e na Inglaterra, Lukas defende o parto sem intervenção.[29]

## Médicas parteiras, uma raridade

Apesar de ser uma profissão eminentemente masculina, destaca-se à época a francesa Marie-Louise La Chapelle (1769-1821), filha de Marie Dugès, cirurgiã. Embora não tenha sido grande devota do fórcipe, a manobra de volteio para a locação da segunda colher ganhou o seu nome, com registro na publicação de seu sobrinho, Antoine Dugès. Além disso, recomendou a dilatação total do colo como condição tanto de aplicabilidade do fórcipe quanto da realização de versão interna.[10,29]

## Ausculta dos batimentos cardíacos fetais

Após René Théophile Hyacinthe Laennec (1781-1826) inventar, em 1816, o estetoscópio e idealizar a ausculta no século XIX, foram alcançadas muitas conquistas no campo da propedêutica fetal. Seu auxiliar, Jean-Alexandre Lejumeau de Kergaradec (1787-1877), conseguiu auscultar os batimentos cardíacos fetais em 1821.[10,29]

## Febre puerperal

Febre puerperal era o nome dado a uma intercorrência gravíssima que ocorria nas maternidades, matando milhares de mães e crianças. Essa denominação descrevia a fase em que a enfermidade surgia: ela era observada no puerpério e determinava índices altíssimos de mortalidade materna. Da mesma forma que mães acometidas, os recém-nascidos também morriam, com sintomas parecidos. Nas epidemias graves, faleciam quase todas as mulheres que davam entrada nos hospitais. De maneira oposta, as mulheres que tinham os partos em domicílio, assistidos por parteiras, raramente eram acometidas por essa febre.

A contagiosidade da febre puerperal foi reconhecida por Alexander Gordon, graduado na *University of Aberdeen*, na Escócia, em 1775, cidade que viveu uma grave epidemia dessa moléstia entre 1789 e 1792, e foi descrita na obra desse médico, *Treatise on the epidemic of puerperal fever in Aberdeen* (em português, "Tratado sobre a epidemia de febre puerperal em Aberdeen"), de 1795. Em 1843, o norte-americano Oliver Wendell Holmes (1809-1894) postulou pela primeira vez a etiologia contagiosa da febre puerperal (Figura 6), papel que, mais tarde, em 1847, Semmelweis demonstraria cabalmente. Holmes publicou em Boston um relatório com o título *The contagiousness of puerperal fever* (em português, "A contagiosidade da febre puerperal"), sugerindo que havia transmissão de leito a leito dessa entidade febril por meio das mãos não lavadas dos médicos.[23]

Ignaz Philipp Semmelweis (1818-1865) (Figura 7) nasceu em Buda, na Hungria, que à época fazia parte do Império Austríaco. Foi para Viena para completar seus estudos em advocacia, mas resolveu cursar medicina auxiliado por Karl von Rokitansky (1808-1878). Após sua formação, em 1844, acabou como assistente na primeira clínica obstétrica do *Allgemeine Krankenhaus*, destinada a pacientes mais complicadas, encaminhadas da segunda clínica. A péssima fama dessa enfermaria consistia no fato de que a mortalidade materna era de três a dez vezes maior que na segunda clínica, onde as parturientes eram cuidadas por parteiras. Por serem muito contíguas, a brutal diferença não poderia ser explicada pelos alegados miasmas. Pacientemente, Semmelweis estudou os índices de mortalidade da clínica desde a sua fundação, em 1784. Verificou estabilidade desses índices até 1822 (1,2%) quando, coincidentemente com a introdução do laboratório de anatomia patológica, as taxas começaram a apresentar incrementos inexplicáveis (1,2 para 5,3%).[10,35]

Em 1840, houve a divisão em duas clínicas: a primeira seria de responsabilidade de médicos e estudantes, e a segunda seria cuidada pelas parteiras. Após constituição de várias comissões de estudos, houve a conclusão de que a febre puerperal era transmitida pelo toque genital efetuado pelos alunos que vinham das atividades no labo-

*Contagiousness of Puerperal Fever.* 529

sister in degradation when the seal of promised maternity is impressed upon her. The remorseless vengeance of the law, brought down upon its victim by a machinery as sure as destiny, is arrested in its fall at a word which reveals her transient claim for mercy. The solemn prayer of the liturgy singles out her sorrows from the multiplied trials of life, to plead for her in the hour of peril. God forbid that any member of the profession to which she trusts her life, doubly precious at that eventful period, should hazard it negligently, unadvisedly, or selfishly!

There may be some among those whom I address, who are disposed to ask the question, What course are we to follow in relation to this matter? The facts are before them, and the answer must be left to their own judgment and conscience. If any should care to know my own conclusions, they are the following; and in taking the liberty to state them very freely and broadly, I would ask the inquirer to examine them as freely in the light of the evidence which has been laid before him.

1. A physician holding himself in readiness to attend cases of midwifery, should never take any active part in the post-mortem examination of cases of puerperal fever.

2. If a physician is present at such autopsies, he should use thorough ablution, change every article of dress, and allow twenty-four hours or more to elapse before attending to any case of midwifery. It may be well to extend the same caution to cases of simple peritonitis.

3. Similar precautions should be taken after the autopsy or surgical treatment of cases of erysipelas, if the physician is obliged to unite such offices with his obstetrical duties, which is in the highest degree inexpedient.

4. On the occurrence of a single case of puerperal fever in his practice, the physician is bound to consider the next female he attends in labor, unless some weeks, at least, have elapsed, as in danger of being infected by him, and it is his duty to take every precaution to diminish her risk of disease and death.

5. If within a short period two cases of puerperal fever happen close to each other, in the practice of the same physician, the disease not existing or prevailing in the neighborhood, he would do wisely to relinquish his obstetrical practice for at least one month, and endeavor to free himself by every available means from any noxious influence he may carry about with him.

**FIGURA 6.** Texto sobre a febre puerperal de Oliver Wendell Holmes, publicado em 1847.

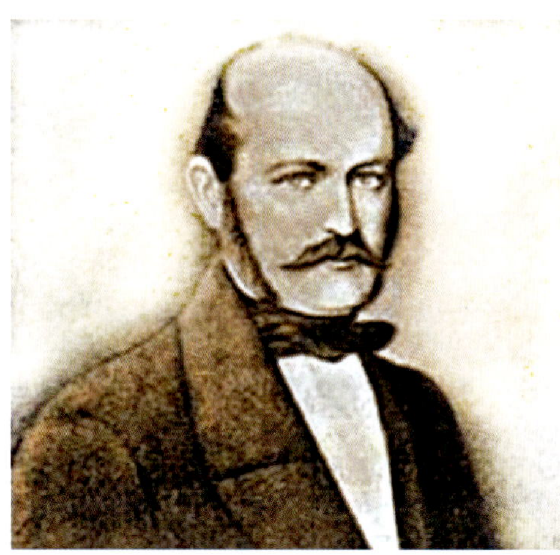

**FIGURA 7.** Ignaz Philipp Semmelweis (1818-1865).

ratório de anatomia patológica. Após essa constatação, o número de toques passou a ser muito limitado, principalmente para os alunos estrangeiros. Com isso, os índices de mortalidade caíram significativamente. Nesse período, Semmelweis estava afastado de suas atividades, mas pouco depois, quando retornou à clínica, a mortalidade voltou a subir e de forma assustadora e inesperada. A morte de um amigo por um ferimento acidental feito por um estudante em seu braço trouxe nova luz para o desvendamento do enigma. Ao saber que o laudo cadavérico de seu amigo era muito semelhante ao das pacientes, Semmelweis associou o ferimento com o toque efetuado pelos médicos e estudantes nas parturientes. Não teria o exame genital o mesmo papel do bisturi inoculando material cadavérico nas pacientes? Essa hipótese era reforçada pelo fato de as parteiras não terem contato com os cadáveres. Uma vez formulada a hipótese, Semmelweis partiu para a elaboração de medidas de controle e a posterior monitorização da sua eficácia. Dessa forma, afixou um cartaz com os seguintes dizeres: "A partir de hoje, 15 de maio de 1847, todo estudante ou médico é obrigado, antes de entrar nas salas da clínica obstétrica, a lavar as mãos com uma solução de ácido clórico, na bacia colocada na entrada. Esta disposição vigorará para todos, sem exceção." (Figura 8). A mortalidade, que havia subido em abril daquele ano para 18,27%, caiu, em junho, para 3,04%. Estava assim demonstrada a etiologia contagiosa da febre puerperal.[35]

## Anestesia obstétrica

Historicamente, 16 de outubro de 1846 é considerada a data em que se realizou a primeira intervenção cirúrgica com anestesia geral, quando, no anfiteatro cirúrgico do *Massachusetts General Hospital*, em Boston, o cirurgião John Collins Warren realizou uma cirurgia em um jovem de 17 anos, chamado Gilbert Abbot. O paciente foi anestesiado com éter pelo dentista William Thomas Green Morton, que utilizou um aparelho inalador por ele idealizado. A cirurgia foi imortalizada em quadro produzido pelo pintor Robert Hinckley (1853-1941), em 1882 (Figura 9). Na Inglaterra, a anestesia foi introduzida por Robert Liston, em 21 de dezembro de 1846, em cirurgia de amputação de perna no açougueiro Frederick Churchill.[29]

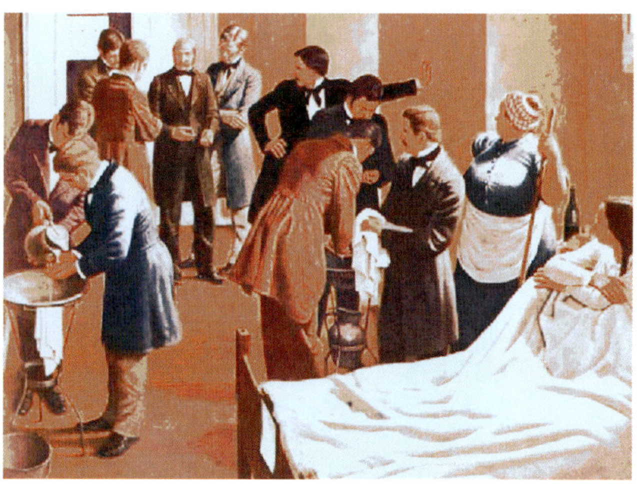

**FIGURA 8.** Lavagem das mãos instituída por Semmelweis na primeira clínica, em 1847. (Figura retirada de Fernandes.[35])

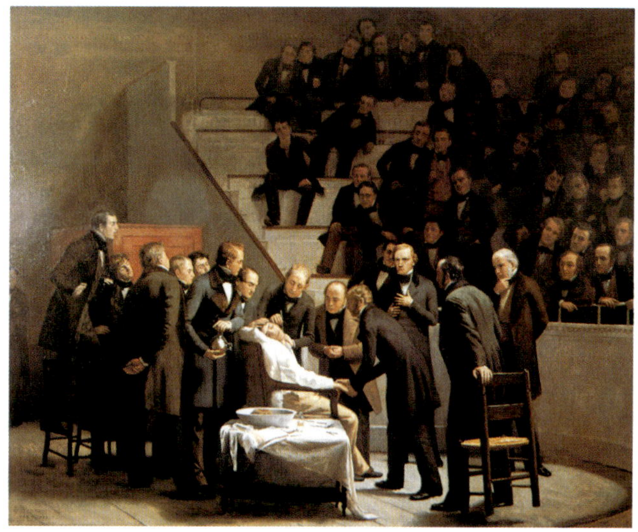

**FIGURA 9.** Primeira intervenção cirúrgica realizada sob anestesia geral.

Em obstetrícia, foi o médico escocês James Young Simpson (1811-1870) o introdutor da anestesia, substituindo o éter pelo clorofórmio, em 1847. Antes disso, Simpson e três colegas tinham inalado clorofórmio em 4 de novembro de 1847 e, 4 dias depois, administrado na paciente Sra. Carstairs, que ficou tão satisfeita que colocou o nome de Anesthesia em sua filha. Concomitantemente aos fatos, pelo interesse despertado, Simpson aprimorou-se em obstetrícia e, aos 28 anos, tornou-se chefe da obstetrícia na *University of Edinburgh* e, como tal, melhorou as condições para a aplicação do fórcipe. Como Semmelweis, lutou contra a contagiosidade da febre puerperal. Sua marca registrada foi a introdução da anestesia para a parturição. Não obstante a existência de muitas hostilidades advindas das comunidades médica e religiosa, o esforço despendido terminou por lograr êxito, pois a rainha Vitória foi submetida ao uso do clorofórmio ao dar à luz o príncipe Leopoldo, em 1853, amenizando, de certa forma, a polêmica com os opositores. O anestesista da rainha foi John Snow (1813-1858).[8,18,29]

### Antissepsia cirúrgica

Na década de 1860, Joseph Lister (1827-1912) (Figura 10), cirurgião e pesquisador inglês, iniciou uma nova era no campo da cirurgia quando demonstrou, em 1865, que o ácido carboxílico era um efetivo agente antisséptico. Usando a teoria dos germes de Pasteur, inaugurou a antissepsia, que viria a transformar a prática cirúrgica pela redução da infecção pós-operatória e da taxa de mortalidade associada. Em 1860, utilizou desinfetante para roupas cirúrgicas e, em 1867, realizou a primeira cirurgia asséptica.[37]

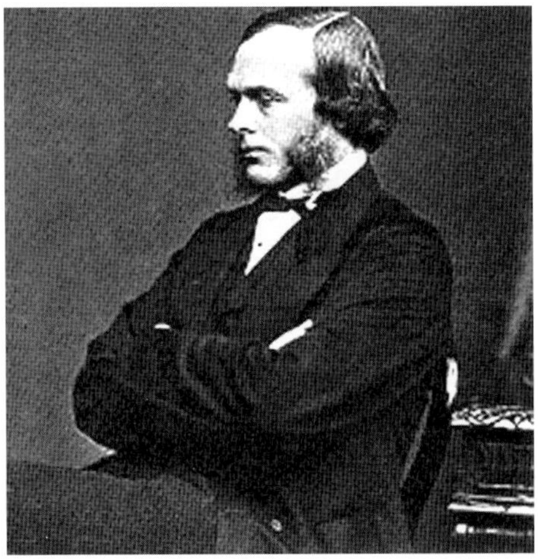

**FIGURA 10.** Joseph Lister (1827-1912).

### Ambiente (sala) de parto

Enquanto os médicos enfatizavam que o aprimoramento da obstetrícia acontecera somente porque eles adentraram a sala de parto, as parteiras, em postura contrária, opinavam que estes, ao conquistarem as salas de parto, procuraram descaracterizar os rituais femininos, com excesso de medicalização e interferências desnecessárias, nocivas ao processo natural.[29]

Ainda no século XIX, parentes e amigos continuavam a presenciar os nascimentos, adentrando as salas para encorajar a parturiente a superar as dificuldades do trabalho de parto. Participavam ativamente em todo o ritual e nos procedimentos, ajudando na tração do fórcipe e dos embriótomos.[1]

Na realidade, a participação ativa dos médicos, na maioria generalistas, dava-se nos casos em que era solicitada pelas parteiras. Muitas vezes, o profissional se via forçado a viajar muitas horas, quando solicitado, para dar assistência em zona rural, e lá permanecia dias, até o nascimento.[1]

### Cesárea

Dois fatos estimularam sobremaneira a difusão da técnica abdominal para o nascimento: a antissepsia e a anestesia. Ambas modificaram o prognóstico em relação ao conforto e à sobrevivência materna, e isso serviu de estímulo para a adesão ao método.

A primeira cesárea descrita nos tempos modernos é atribuída ao suíço Jacob Nufer, que, em 1500, obteve permissão das autoridades para operar sua esposa que estava em trabalho de parto por vários dias. O registro de que após a cesárea ela teve cinco partos vaginais com sucesso põe em dúvida a veracidade do fato.[10] Após esse registro, a primeira cesárea com sobrevivência da mãe foi realizada na Irlanda, por Mary Donally, em 1738. Posteriormente, na Inglaterra, também foi realizada por James Barlow, em 1793; e nos Estados Unidos da América (EUA), por John Richmond, em 1827. Todas as cesáreas, até esse período, tinham sido realizadas sem anestesia.

Até meados do século XIX, a mortalidade materna permanecia muito elevada, e a cesárea invariavelmente era combinada com histerectomia. Nos anos de 1880, com o advento da antissepsia, a cirurgia tornou-se conservadora. A incisão longitudinal no útero tornou-se rotina e passou a ser conhecida como cesárea clássica.

### Contrações de Braxton Hicks

John Braxton Hicks (1823-1897) (Figura 11) descreveu em 1872[7] contrações indolores que ocorriam no período gestacional, hoje conhecidas como fisiológicas. Na ocasião, atribuíam-se às contrações a função de preparo do feto para a vida extrauterina.

## Século XX: a obstetrícia na modernidade

Pode ser considerado o "quinto período", correspondendo à era moderna da medicina, que abrange do início do

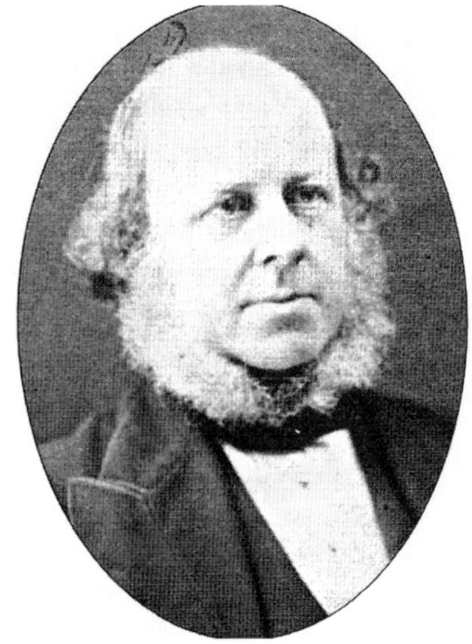

**FIGURA 11.** John Braxton Hicks (1823-1897).

século XX até o presente. É o período no qual ocorrem as maiores transformações introduzidas na humanidade, fruto dos grandes avanços tecnológicos, em todas as áreas de atuação do ser humano.

### Introdução dos cuidados pré-natais

Até o final do século XIX, as preocupações obstétricas limitavam-se ao parto. O início do século XX notabilizou-se por uma grande virada nesse enfoque, quando os cuidados antenatais começaram a ganhar relevo. Pioneiramente, John Ballantyne, em 1901, instituiu um leito na enfermaria para cuidados pré-natais, na *Royal Infirmary of Edinburgh*. Com o frutificar da ideia, foram abertas clínicas antenatais em Boston, Sidney e Edimburgo, respectivamente em 1911, 1912 e 1915.[29]

A complexidade e a magnitude do atendimento pré-natal ganharam corpo progressivamente com o incremento do saber obstétrico sobre as doenças maternas e as intercorrências obstétricas e, notadamente, com o avanço da propedêutica da gestação e as novas terapias conquistadas. Mudanças expressivas ocorreram com a introdução da semiologia fetal, muito enriquecida pela acurácia do diagnóstico por imagem, sobretudo da ultrassonografia, a partir da década de 1980. Justifica-se, hoje, a existência de grandes unidades de atendimento pré-natal, em ambiente ambulatorial, que abrigam numerosas especialidades, setores de diagnóstico por imagens e procedimentos diagnósticos e terapêuticos antenatais.

### Partos instrumentados

No século XX, os instrumentais cirúrgicos foram aprimorados. Tentativas de mudança do fórcipe de Simpson não foram suficientes para apresentações posteriores e transversas, pois, como a maioria dos dispositivos, este também era destinado quase exclusivamente para variedades anteriores.

O norueguês Cristian Kielland (1871-1941) (Figura 12), em 1916, apresentou um novo modelo de fórcipe (Figura 13), que mais tarde seria conhecido por seu nome (fórcipe de Kielland) e classificado como fórcipe rotacional, indicado para variedades posteriores e transversas.[20]

O uso desse fórcipe permaneceu controverso por toda a sua existência em virtude de seu uso exagerado, atribuído à pressa do médico pela sobrecarga de trabalho e pelo uso abusivo de sedação, antes pelo clorofórmio e hoje pela analgesia ou bloqueio de condução. A esse uso excessivo do fórcipe e da anestesia com clorofórmio foi atribuída alta taxa de mortalidade materna na Inglaterra, em 1935, semelhante à taxa do período da rainha Vitória (1837-1901).[20]

A vácuo-extração ou ventosa foi inventada por Tage Malmström, da Suécia, em 1953, e era considerada menos agressiva, sobretudo para a parturiente. Entretanto, a aceitação da comunidade britânica foi lenta. Na década de 1970, passou a substituir o fórcipe, gradativamente, em muitos serviços.[20]

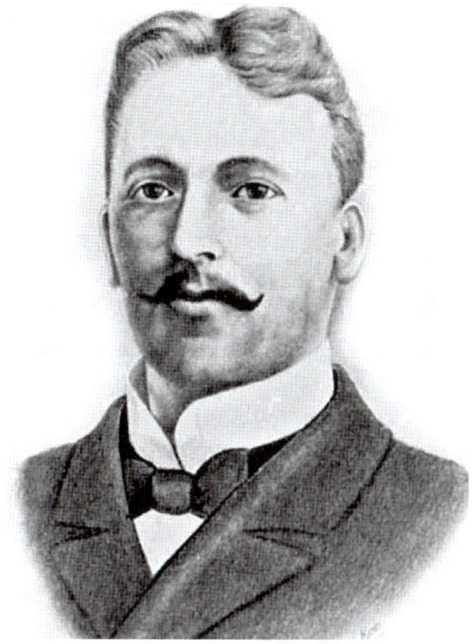

**FIGURA 12.** Cristian Kielland (1871-1941).

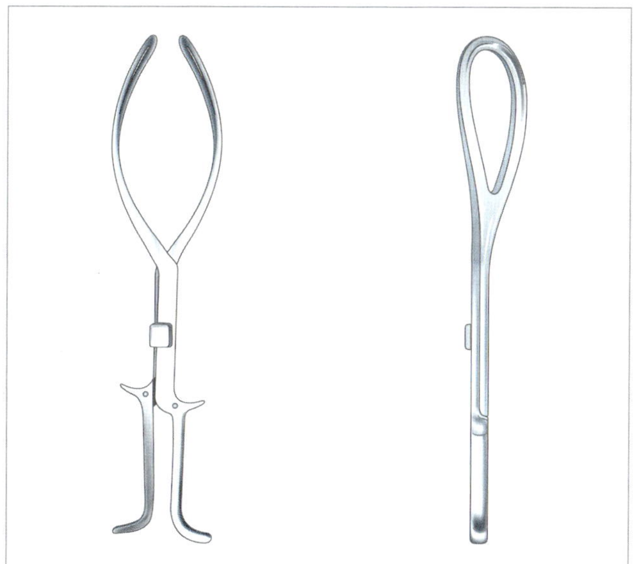

**FIGURA 13.** Fórcipe de Kielland.

### Doenças maternas e obstetrícia

A terapêutica de algumas doenças foi beneficiada com a descoberta de novos fármacos. Assim, ocorreram grandes mudanças, por exemplo, para as pacientes diabéticas com o descobrimento da insulina, em 1921, por Frederick Banting (laureado com o Prêmio Nobel de Medicina em 1923), em parceria com Charles Best. As mortalidades materna e perinatal caíram substancialmente algum tempo depois, com a incorporação da insulina ao tratamento das pacientes (disponibilidade comercial) em 1922, sobretudo para as portadoras do diabetes tipo 1.[21]

Em 1901, o cientista Landsteiner (1868-1943), ganhador do Prêmio Nobel de Medicina em 1930, descobriu os quatro tipos de sangue: A, B, AB e O. Isso revolucionou as transfusões de sangue a partir da descoberta das propriedades das aglutininas. Inteiramente dedicado à hematologia, Landsteiner continuou seus estudos e descobriu, em 1927 (em parceria com Levine), os grupos sanguíneos M e N. Em 1940, ao lado de Wiener, realizou pesquisas sobre os grupos sanguíneos em animais. Nesse ano, os dois cientistas injetaram em uma cobaia os glóbulos vermelhos do macaco Rhesus. Aos poucos, ela foi desenvolvendo anticorpos contra o antígeno recebido. Quando os anticorpos produzidos pela cobaia foram injetados no sangue do macaco, acabaram por destruir as hemácias do animal. Landsteiner e Wiener chamaram o antígeno de fator Rh (duas primeiras letras de Rhesus). Esse foi o grande passo para a compreensão e a terapêutica (muitos anos depois) dos casos em que se observava anasarca fetal, descritos em 1932.[26]

Após a descoberta do fator Rh, faltava a elaboração de um método que pudesse realizar o prognóstico e fazer a predição das complicações da doença hemolítica perinatal. Bevis,[6] em 1952, propôs o estudo da bilirrubina no líquido amniótico, obtido por amniocentese para esse fim. O passo seguinte foi a obtenção da imunoglobulina anti-D para a profilaxia da sensibilização pelo fator Rh. A terapêutica da forma grave de aloimunização só se tornou realidade com procedimentos guiados pela ultrassonografia para realização de transfusão intrauterina.[22,26]

Da mesma forma, a descoberta de antimicrobianos e, principalmente, da penicilina mudou radicalmente o tratamento e o prognóstico das doenças infecciosas, com destaque para a sífilis e suas consequências ao produto conceptual. Vale registrar que a penicilina foi descoberta em 1922, por Fleming, mas seu uso clínico ficou estabelecido apenas após a eclosão da Segunda Guerra Mundial, em 1939. Dessa maneira, o "flagelo do século", que alcunhava a sífilis, pôde ser tratado adequadamente, assim como seus efeitos sobre a gestante e sobre o produto conceptual.[10]

O advento das sulfas causou queda significativa da mortalidade materna. As taxas que oscilavam por volta de 25%, ao redor de 1930, com uso do prantosil (sulfonamida), no *Queen Charlotte's Hospital* em Londres, caíram para 8%, em 1935.[10]

### Descoberta da ocitocina

Em 1909, a descoberta de Henry Dale[9] de que extratos do lobo posterior da hipófise estimulavam as contrações uterinas foi o marco histórico da descoberta da ocitocina. O extrato conhecido como pituitrina passou a ser utilizado com muita frequência, após Stein[19] ter estabelecido a dose mínima para estimular as contrações uterinas.

### Novidades na avaliação neonatal

#### Introdução do escore de Apgar

Em 1953, a anestesista Virginia Apgar (1909-1974) (Figura 14), do Departamento de Anestesiologia da *Columbia University*, publicou uma obra sobre o método de avaliação das condições de nascimento, uma grande conquista para a neonatologia. Ela estabeleceu os cinco parâmetros até hoje utilizados: frequência cardíaca, esforço respiratório, irritabilidade reflexa, tônus muscular e cor. Para o estudo, foram avaliadas 2.096 crianças nascidas no *Sloane Hospital for Women*.[5]

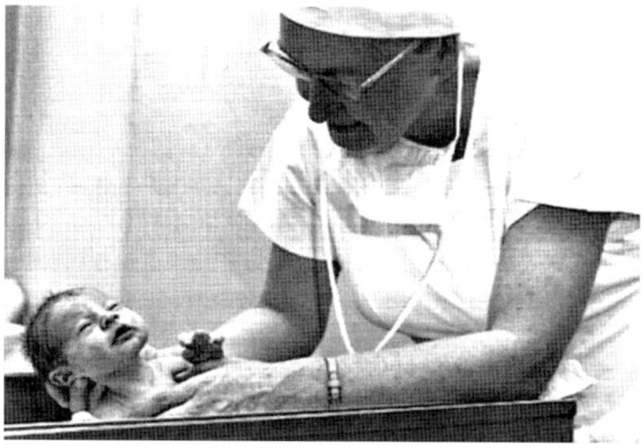

**FIGURA 14.** Virginia Apgar (1909-1974).

#### Propedêutica fetal e fisiologia fetal

A propedêutica fetal, particularmente a do bem-estar fetal, precursora da medicina fetal, foi beneficiada pelos grandes investimentos em pesquisas durante o trabalho de parto, na década de 1950. Destacaram-se Caldeyro-Barcia e Alvarez, no Uruguai; Hon, nos EUA; e Hammacher e Saling, na Alemanha.

No campo da fisiologia fetal, destacou-se o professor Nicholas Assali (1916-2004) (Figura 15), um brasileiro que se radicou nos EUA e lá liderou pesquisas nesse campo, em laboratórios experimentais, utilizando modelos animais cronicamente instrumentados. Nesses modelos animais, foram realizados estudos sobre a resposta hemodinâmica dos fetos à hipoxemia e os importantes resultados agregaram novos conhecimentos sobre o papel do sistema nervoso autônomo no controle circulatório, em condições fetais adversas, notadamente sob hipoxemia.

#### Ultrassonografia

O fato primordial da introdução da ultrassonografia, como método diagnóstico, em obstetrícia se deve aos irmãos Curie (Pierre e Jacques), que, em 1880, verificaram

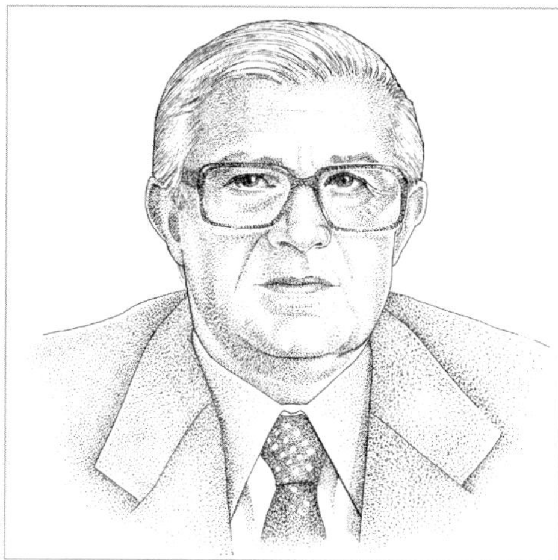

**FIGURA 15.** Nicholas Assali (1916-2004).

a produção de ondas sonoras de alta frequência por cristais de quartzo quando submetidos à aplicação de eletricidade. Essa descoberta resultou na elaboração do sonar (*sound navigation and ranging*) para detecção de obstáculos na navegação marítima e foi muito utilizada nesse tipo de transporte, posteriormente ao naufrágio do Titanic (1912), particularmente após a Primeira Guerra Mundial. Outro acontecimento fundamental foi a descoberta da possibilidade de se produzir amplificação eletrônica por meio da invenção do di-iodo e do tri-iodo, os quais permitiram a confecção de hidrofones, instrumentos largamente utilizados na navegação após 1915. Da mesma forma, a invenção do radar (*radio detection and ranging*) envolveu tecnologia que contribuiu para a construção de instrumentos de ultrassom aplicados à medicina, baseados na capacidade terapêutica das ondas ultrassônicas.[34,38]

A aplicação dessa grandeza física para o campo de diagnóstico teve início em 1930, quando os irmãos Karl e Friedrich Dussik testaram a possibilidade de se realizar o diagnóstico de tumores cerebrais. As pesquisas prosseguiram de tal sorte que, em 1950, havia mais de 6 mil artigos publicados a respeito do tema.[34,38] Assim, o primeiro aparelho de ultrassonografia surgiu em 1957, na Escócia, desenvolvido por Donald e Brown. Em 1959, Kossoff, Robinson e Garret, na Austrália, desenvolveram aparelhos modo B (*bright*). Em 1967, a Siemens produziu e lançou em escala comercial o aparelho ultrassonográfico denominado Vidoson®, destinado a exame pélvico e abdominal.[38] Apenas em 1972 foi introduzido o aparelho com aquisição de imagens em tons de cinza, com melhora substancial das imagens.[25] Em 1977, Fitzgerald e Drumm lançaram a ultrassonografia com o dispositivo Doppler.[17]

O advento desse método abriu portas para a obstetrícia, estabelecendo seu marco mais importante. Com ele, o diagnóstico pré-natal hipertrofiou-se, atingindo marcas inigualáveis em qualquer outra especialidade médica. Com o aprimoramento gradativo e a incorporação de tecnologia de mapeamento colorido de fluxo, estudos funcionais puderam se tornar realidade. A recente tecnologia em três dimensões (3D) abriu novos horizontes para o deleite de pesquisadores de todo o mundo. Atualmente, os novos procedimentos diagnósticos (invasivos e não invasivos) e terapêuticos, respaldados por grandes casuísticas e métodos científicos adequados, enriquecem a obstetrícia moderna, constituindo passos essenciais para a melhora e a solução de casos em desesperança no passado recente.

Desse modo, abriram-se as portas para o majestoso universo intrauterino e a medicina fetal despontou como uma importante área de atuação em obstetrícia que domina um grande segmento dessa especialidade. Indubitavelmente, sem essa ferramenta, o diagnóstico pré-natal estaria ainda em total anacronismo em relação a outras disciplinas médicas.

## EVOLUÇÃO HISTÓRICA DA OBSTETRÍCIA NO BRASIL

No Brasil, durante longo período, como nas atuais comunidades de baixíssima cultura e oportunidades limitadas, os partos e os cuidados de seu entorno, inclusive os relativos aos recém-nascidos, eram de responsabilidade das parteiras. Além desses cuidados, as parteiras, também conhecidas por "curiosas", ousavam avançar sobre outros temas, como cuidados com o corpo e doenças venéreas, além de praticar o abortamento e colaborar com o infanticídio. A maioria das parteiras do período colonial era mulata ou branca (portuguesas) e pertencia aos setores populares.[1]

Entre silvícolas, o parto ocorria em situações rudimentares, no entanto, a presença de assistente (uma mulher mais idosa e/ou o marido) era um fato relevante. Muito curioso era o "hábito puerperal" de o marido fazer "dieta" até a queda do coto umbilical. Nos partos distócicos, a expressão abdominal era a manobra indicada para solucioná-los, o que envolvia até os jesuítas quando socorriam índias em gritos de desespero pela dor incontida.[29]

Certamente, por constituir colônia portuguesa por vários séculos, o Brasil recebeu influências das práticas europeias também na área da saúde, por contiguidade às culturas advindas, em geral, da França e da Inglaterra. Embora em Portugal as inovações obstétricas fossem todas importadas, vários professores portugueses tiveram destaque em universidades europeias, como Tomás Rodrigues da Veiga, Pedro Vaz Castelo, Francisco Sanchez e Pedro Julião.[29]

O primeiro registro da presença de médico em solo brasileiro aponta o português, bacharel em artes e formado em medicina, mestre João Farás, também conhecido como Johannes Emenelaus, que aqui atracou com Pedro

Álvares Cabral, em 1500. Ele rumou, no entanto, para as Índias, como outros médicos da esquadra. No período dos governadores-gerais, citam-se os mestres Jorge Valadares e Jorge Fernandes, trazidos por Tomé de Souza, primeiro governador-geral do Brasil (1543-1553). Na administração de Duarte da Costa, o segundo governador-geral, Jorge Fernandes, foi substituído por Afonso Mendes, que trabalhou no Brasil de 1557 até 1572.[29]

Enquanto na Europa desde o século XVII acontecia a participação propriamente dita do médico na arte obstétrica, no Brasil isso ocorreu apenas após a fundação da primeira escola médica, em 1808, por Dom João VI. Efetivamente, a partir disso, o saber médico com discurso anatomopatológico penetrou nessa arte e determinou a definitiva presença da figura masculina no processo de gestar e partejar. A incorporação do conhecimento anatomopatológico propiciou atitudes ousadas, como a decisão por interromper uma gestação por risco para a saúde da mulher em situações de anormalidades anatômicas femininas (congênitas ou adquiridas) ou em situações patológicas envolvendo doenças maternas ou intercorrências mórbidas da gestação. No campo da terapêutica, foi inevitável o sincretismo dos recursos existentes, logicamente porque a farmacopeia primitiva era dominada por fitoterápicos, vários deles pertencentes à cultura popular. Entre os métodos abortivos, no século XIX, podem-se citar centeio espigado, sangria, sanguessugas, purgativos, diuréticos, excitantes e eletrogalvanismo.[1]

Sobre o assunto abortamento, Ermínio Cezar Coutinho, da Faculdade de Medicina da Bahia, em novembro de 1858, defendeu tese intitulada "Quais as circunstâncias que justificam a provocação ao aborto", na qual sugeria sinfisiotomia, histerotomia e embriotomia antes do termo nos casos de vício pélvico. Curiosamente, considerava um crime realizar a cesárea em virtude de ela ser quase sempre letal à mulher.[1,29]

Como marco na tocurgia brasileira, registra-se que o médico pioneiro nas operações cesarianas foi Francisco Furquim Werneck de Almeida (1846-1908), formado na Faculdade de Medicina do Rio de Janeiro, em 1869.[29]

## ESCOLA DE MEDICINA NO BRASIL

A primeira escola de medicina foi fundada em Salvador, Bahia, a pedido do barão de Goyana, José Correia Picanço, em 18 de fevereiro de 1808, por ordem de Dom João VI, em Carta Régia assinada por Dom Fernando José de Portugal, ministro do Reino. Ficou determinado que Picanço seria o responsável pelo planejamento do curso, cujos professores seriam selecionados entre os cirurgiões do Hospital Militar para ministrar cirurgia, anatomia e a arte obstétrica.[32]

Com a vinda de Dom João VI ao Rio de Janeiro, em 5 de novembro de 1808, criou-se a segunda escola de medicina do Brasil, por decreto. As disciplinas medicina operatória e arte obstétrica foram ministradas por Joaquim da Rocha Mazarem (1775-1849). Nascido em Chaves, Portugal, Joaquim veio com a corte portuguesa ao Brasil, lecionou no Rio de Janeiro e retornou a Portugal em 1822, publicando a seguir sua obra em obstetrícia *Compilação de doutrinas obstétricas em forma de compêndio* (1833). Nesse período, ministrava aulas no Hospital Nacional e Real de São José, como professor de obstetrícia no Departamento Médico-cirúrgico de Lisboa, onde atuou desde a sua fundação, em 1825.[36]

Até 1815, o ensino de obstetrícia na Faculdade de Medicina da Bahia estava totalmente mal-estruturado, a despeito da resolução de Dom João VI, que ordenara, na grade curricular, o ensino de arte obstétrica, além de cirurgia e anatomia. Em 1816, a escola foi transferida para a Santa Casa. Manuel Luiz Álvares de Carvalho passou a lecionar instruções cirúrgicas e obstetrícia, e José Avelino Barbosa, medicina prática e obstetrícia. No Rio de Janeiro, após reformas, Manuel Álvares da Costa Barreto passou a ensinar operações e arte obstétrica no mesmo período.[1]

Em 1832, inicia-se oficialmente o ensino de obstetrícia para mulheres nas duas faculdades de medicina. Em 1834, forma-se a mais famosa das parteiras, a francesa Maria Josefina Matilde Durocher (1808-1893), pela Faculdade de Medicina do Rio de Janeiro. Por alegar que exercia uma profissão masculina, ela se vestia como homem.[32]

## PRIMEIRAS MÉDICAS BRASILEIRAS

Dificuldades no cumprimento das matérias curriculares e na formação prática foram os marcos das duas faculdades de medicina. Em 1879, Leôncio de Carvalho fez uma importante reforma introduzindo frequência livre, matrícula de mulheres e o funcionamento do curso em locais estranhos à faculdade. Em 1887, formou-se a primeira médica no Brasil, Rita Lobato Velho Lopes, na Faculdade de Medicina da Bahia. No ano seguinte, formou-se a primeira médica no Rio de Janeiro, Ermelinda de Vasconcelos.[1]

## ESCOLAS OBSTÉTRICAS NO BRASIL

Na Bahia, a melhora na qualidade do ensino da obstetrícia e também da ginecologia deve-se aos esforços de Climério de Oliveira, que se empenhou junto ao governo federal na construção da maternidade, inaugurada em 30 de outubro de 1910. Hoje, essa maternidade é denominada Climério de Oliveira.[32] Enquanto isso, no Rio de Janeiro desponta a figura maiúscula de Fernando Magalhães (1878-1944) (Figura 16), criador da Escola Obsté-

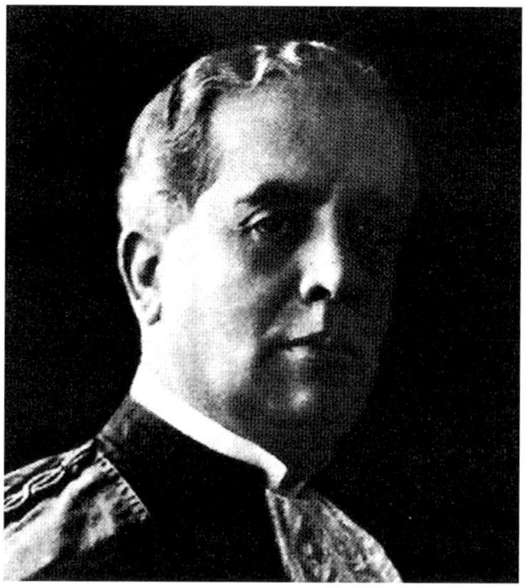

FIGURA 16. Fernando Magalhães (1878-1944).

trica Brasileira e professor extraordinário da Faculdade de Medicina do Rio de Janeiro.[29]

Em São Paulo, Raul Briquet (1887-1953) (Figura 17) foi figura de vanguarda que, além de atuar na obstetrícia, participou da psicologia, ciência que o cativou no início do século passado, quando ainda não existia faculdade de medicina no estado.

## ANESTESIA OBSTÉTRICA NO BRASIL

A anestesia geral chegou ao Brasil em 1847. Segundo informa Lycurgo Santos Filho,[29] em sua *História geral da medicina brasileira*, a primeira anestesia geral pelo éter foi praticada no Hospital Militar do Rio de Janeiro, pelo médico Roberto Jorge Haddock Lobo, em 25 de maio de 1847. Uma semana depois, foi utilizada por Domingos Marinho de Azevedo Americano em dois soldados, tendo sido anestesista o médico Leslie Castro, recém-chegado da Europa que trazia consigo o anestésico e o aparelho de eterização. Um dos soldados foi operado com sucesso, sem dor, de osteomielite fistulizada do processo mastoide; o outro era alcoólatra e a anestesia não foi eficiente. Em 1927, Leonidio Ribeiro fez uso do óxido nitroso. O ciclopropano foi utilizado pela primeira vez em 1936 por Álvaro de Araújo Aquino Sales. Em 1948, foi fundada a Sociedade Brasileira de Anestesiologia.[29]

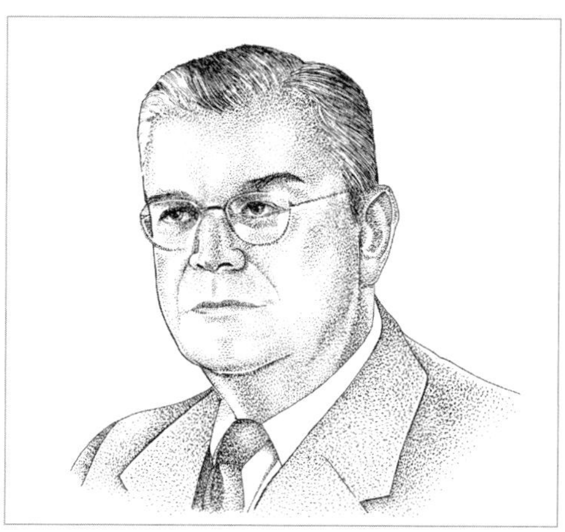

FIGURA 17. Raul Briquet (1887-1953).

Em obstetrícia, após exaustivo uso do clorofórmio, introduzido por Simpson em 1847, muito frequente até a década de 1950, a introdução da anestesia por condução, inicialmente a raquidiana e posteriormente a peridural, trouxe avanços que se perpetuam até os dias atuais. Para a assistência ao parto vaginal, a anestesia combinada (raquidiana associada à peridural contínua) está amplamente consolidada.[33]

## ULTRASSONOGRAFIA NO BRASIL

A introdução da ultrassonografia no Brasil ocorreu na década de 1970, coincidindo com um período de grandes mudanças na assistência médica. O governo militar no país desenvolveu uma política de saúde com características que produziram novos desdobramentos. Essas características consistiram, em primeiro lugar, em políticas que privilegiaram a expansão da medicina curativo-hospitalar em detrimento da preventiva. Em segundo lugar, privilegiou-se o crescimento da medicina privada e, como terceiro aspecto significativo, ao mesmo tempo expandiu-se a cobertura dos serviços e o acesso ao sistema previdenciário, o que produziu aumento do número de profissionais médicos e paramédicos e de clientes atendidos.[34]

Segundo Chazan,[34] a medicalização, tanto da gravidez quanto do parto, faz parte desse processo, como não poderia deixar de ser, e essa construção específica é produto de um longo processo histórico-social, para além dos aspectos descritos anteriormente.

Nos EUA, assim como em vários outros países, os exames ultrassonográficos passaram a ser realizados por técnicos e, ainda hoje, em importantes serviços são efetuados pela enfermagem especificamente treinada para o ato. Por outro lado, no Brasil, o fato de a ultrassonografia obstétrica ter sido introduzida por obstetras e de ser por eles considerada uma importante ferramenta diagnóstica, estreitamente associada à clínica, teve como consequência direta a determinação da ultrassonografia como ato médico.[34] Vale acrescentar que, na execução da ultrassonografia, são analisadas, de maneira dinâmica, inúmeras imagens e apenas algumas delas são documentadas e inseridas junto aos laudos. Dessa forma, essas imagens fotografadas representam apenas o cumprimento de um procedimento burocrático. O diagnóstico obstétrico é realizado durante a execução do ato, mediante a análise de imagens em quantidades infinitamente maiores do que aquelas fotografadas. Com isso, conclui-se que, diferentemente de outros procedimentos diagnósticos por imagem (radiografia, tomografia, ressonância nuclear magnética etc.), a ultrassonografia obstétrica não pode prescindir de um médico especialista na feitura do exame (por isso o reconhecimento da medicina fetal como área de atuação), tecnicamente competente para concretizar os inúmeros diagnósticos possíveis. Vale enfatizar que o laudo do exame ultrassonográfico é emitido de forma muito rápida, habitualmente, logo após o término do exame.

Portanto, como observado em todo o mundo, o diagnóstico pré-natal passou a ser demanda imperiosa para a gestante e seu médico e, para isso, a formação técnica tornou-se uma necessidade premente. Vários serviços de medicina fetal nos moldes estrangeiros passaram a existir em todo o território nacional, especialmente nas grandes metrópoles. As equipes constituídas, grande parte com formação no exterior, em centros de referência mundial, estão amplamente preparadas para realizar diagnósticos e terapêuticas de competência da medicina fetal, segundo o que estabelecem as diretrizes instituídas pelos especialistas no assunto.

### PONTOS-CHAVE

- O acompanhamento do parto, em tempos remotos, era responsabilidade exclusiva de mulheres leigas e parteiras.
- A obstetrícia, como profissão, inicia-se com a participação do médico (papel do gênero masculino) em intervenções para salvar a vida da parturiente. Essas intervenções restringiam-se a operações de extrações fetais, frequentemente mutiladoras.
- A tocurgia é de desenvolvimento relativamente recente, após o Renascimento.
- Os índices de mortalidade materna e fetal diminuíram apenas no final do século XIX, com o melhor conhecimento sobre a febre puerperal, a antissepsia e a anestesia.
- Apenas no século XX a obstetrícia foi reconhecida como especialidade autônoma.
- No século XX, a obstetrícia notabilizou-se por grandes mudanças tanto na tocurgia quanto na propedêutica materno-fetal.
- A ultrassonografia é o maior marco na história da especialidade obstétrica, pois trouxe benefícios fenomenais ao diagnóstico pré-natal e à terapêutica fetal.

## REFERÊNCIAS BIBLIOGRÁFICAS

### Artigos de revisão

1. Brenes AC. History of obstetrics in nineteenth-century, Brazil. Cad Saúde Pública 1991; 7: 135-49.
2. Rosenberg K, Trevathan W. Birth, obstetrics and human evolution. BJOG 2002; 109: 1199.
3. Sullivan R. Divine and rational: the reproductive health of women in ancient Egypt. Obstet Gynecol Surv 1997; 52: 635-42.

### Artigos originais

4. Adriaanse AH, Pel M, Bleker OP. Semmelweis: the combat against puerperal fever. Eur J Obstet Gynecol Reprod Biol 2000; 90: 153-8.
5. Apgar V. A proposal for a new method of evaluation of the newborn infant. Curr Res Anesth 1953; 32: 260-7.
6. Bevis D. The antenatal prediction of haemolytic disease of the newborn. Lancet 1952; 395-403.
7. Braxton Hicks J. On the contractions of the uterus throughout pregnancy: their physiological effects and their value in the diagnosis or pregnancy. Trans Obst Soc London 1872; 13: 216.
8. Cohen J. Doctor James Young Simpson, Rabbi Abraham De Sola and genesis. Obst Ginecol 1996; 88: 895.
9. Dale H. The action of extracts of the pituitary body. Biochem J 1909; 427.
10. Drife J. The start of life: a history of obstetrics. Postgrad Med J 2002; 78: 311-5.
11. Dumont M. Gynecology and obstetrics in Ancient Rome. Rev Fr Gynecol Obstet 1992; 87: 493-6, 499-505.
12. Dunn PM. Dr. William Hunter (1718-1783) and the gravid uterus. Arch Dis Child Fetal Neonatal 1999; 80: F76-7.
13. Dunn PM. François Mauriceau (1637-1709) and maternal posture for parturition. Arch Dis Child 1991; 66: 78-9.
14. Dunn PM. Henrick van Deventer (1651-1724) and the pelvic birth canal. Arch Dis Child Fetal Neonatal 1998; 79: F157-8.
15. Dunn PM. Hippocrates (460-c 356 BC) and the founding of perinatal medicine. Arch Dis Child 1993; 69: 540-1.
16. Dunn PM. Jean-Louis Baudelocque (1746-1810) of Paris and L'Art des accouchemens. Arch Dis Child Fetal Neonatal 2004; 89: F370-2.
17. Fitzgerald D, Drumm J. Non-invasive measurement of the fetal circulation using ultrasound: a new method. Br Med J 1977; 2: 1450-1.
18. Simpson D. Simpson and "the discovery of chloroform". Scott Med J 1990; 35: 149-53.
19. Stein A. Geburtshilfliche Tagesfragen über die Anwendung minimaler Dosen von Pituitrin zur Einleitung der Geburt am Ende der Schwangerschaft. Zentralbl Gynakol 1917; 41: 1152 apud Eskes TKAB, Longo L, editors. Classics in obstetrics and gynecology: innovative papers that have contributed to current clinical practice. New York: Parthenon, 1994.

### Livros

20. Baskett TF. On the shoulders of giants: eponymus and names in obstetrics and gynaecology. London: RCOG; 1996.
21. Cunningham F, Leveno K, Bloom S, Hauth J, Gilstrap III LC, Wenstrom K. Diabetes. In: Williams obstetrics. 22.ed. New York: McGraw-Hill; 2005.
22. Cunningham F, Leveno K, Bloom S, Hauth J, Gilstrap III LC, Wenstrom K. Williams obstetrics. 22.ed. New York: McGraw-Hill; 2005.
23. Eskes TKAB, Longo L, editores. Classics in obstetrics and gynecology: innovative papers that have contributed to current clinical practice. New York: Parthenon; 1994.
24. Fortes PA. Ética e saúde. São Paulo: Pedagógica e Universitária;1998.
25. Freitas P, Ferreira A, Mauad Filho F. Princípios físicos da ultra-sonografia. In: Mauad Filho F, editor. Ultra-sonografia na prática obstétrica. Rio de Janeiro: Revinter; 2006.
26. Kondo MM, Igai AMK. Aloimunização Rh. In: Zugaib M, editor. Medicina fetal. São Paulo: Atheneu; 1997.
27. Hippocrates. Hippocrates, Volume IV: Nature of man (Loeb Classical Library, N. 150). Cambridge: Harvard University Press; 1995.
28. O'Dowd MJ, Philip E. The history of obstetrics and gynecology. New York/London: Parthenon; 1994.
29. Rezende J. Obstetrícia: conceito, propósitos, súmula histórica. In: Obstetrícia. Rio de Janeiro: Guanabara Koogan; 2002.

30. Ricci J. Aetios of amida: the gynecology and obstetrics of the VI century. Philadelphia: Blakiston; 1950.
31. Siebold E. Essai d'une histoire de l'obstétricie. Paris: Steinhel; 1981.
32. Souza Filho J. O ensino da clínica obstétrica na Universidade da Bahia, Departamento de Obstetrícia e Ginecologia. Salvador: Universidade Federal da Bahia; 1967.
33. Torres MA, Moraes JE, Mathias R, Carvalho J. Analgesia e anestesia: aspectos obstétricos. In: Neme B, editor. Obstetrícia básica. São Paulo: Sarvier; 2006.

## Tese

34. Chazan LK. Pioneiros da ultra-sonografia obstétrica no Brasil: relatório de pesquisa de pós-doutorado. Rio de Janeiro: Universidade do Estado do Rio de Janeiro, Instituto de Medicina Social, 2008.

## *Websites*

35. Fernandes A. Semmelweis: uma história para reflexão. Disponível em: https://www.ccih.med.br/tag/semmelweis/. Acesso em: 28/03/2023.
36. International League of Antiquarian Booksellers. Mazarem JR. Compilação de doutrinas obstétricas em forma de compêndio para a instrucção dos que se dedicão ao estudo desta arte. Disponível em: https://dichistoriasaude.coc.fiocruz.br/iah/pt/verbetes/mazjoaro.htm. Acesso em: 28/03/2023.
37. Joseph Lister. Disponível em: http://pt.wikipedia.org/wiki/Joseph_Lister. Acesso em: 10/01/23.
38. Woo J. History of ultrasound in obstetrics and gynecology (Part 1). Disponível em: http://www.ob-ultrasound.net/history1.html. Acesso em: 28/03/2023.

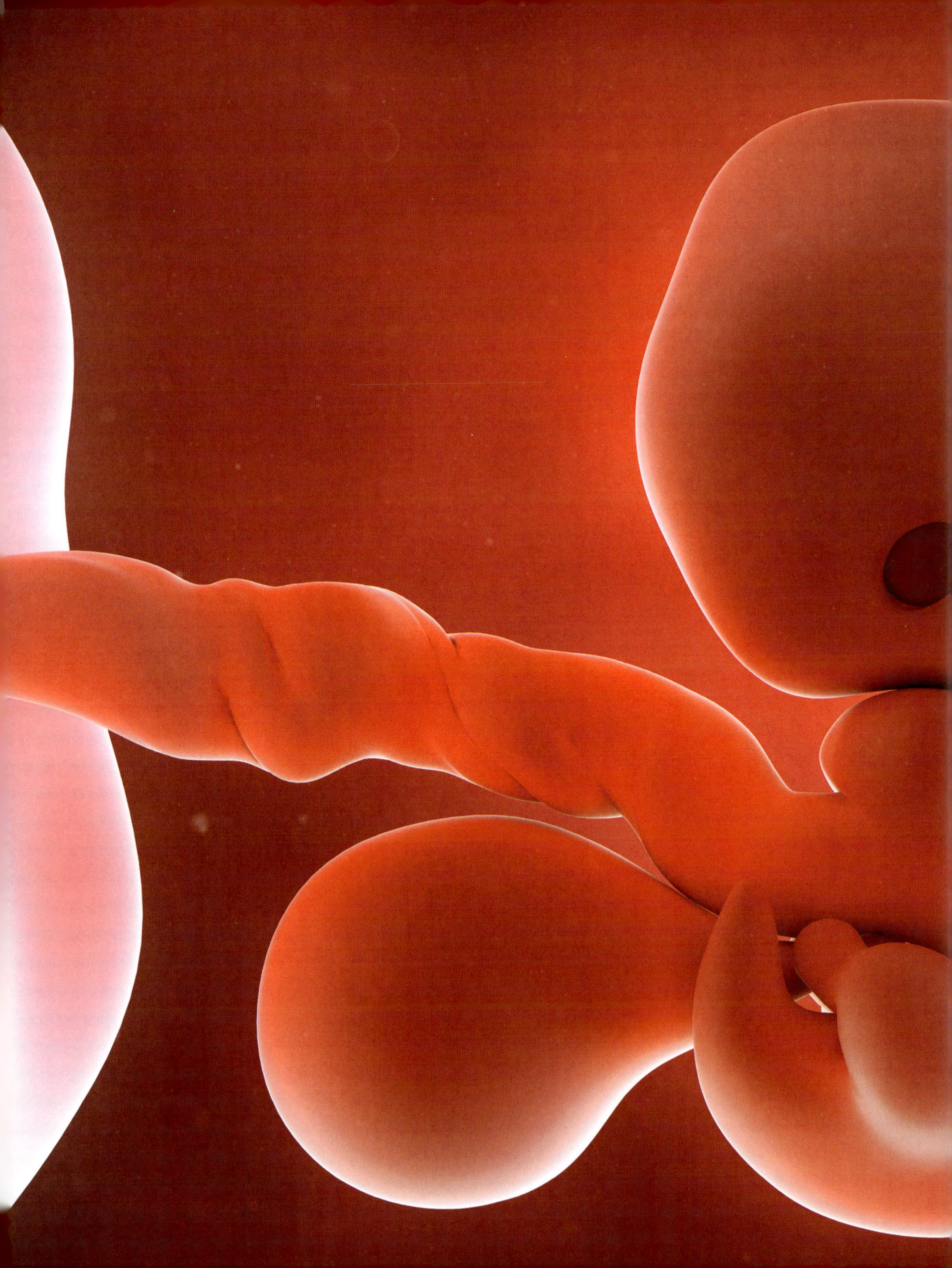

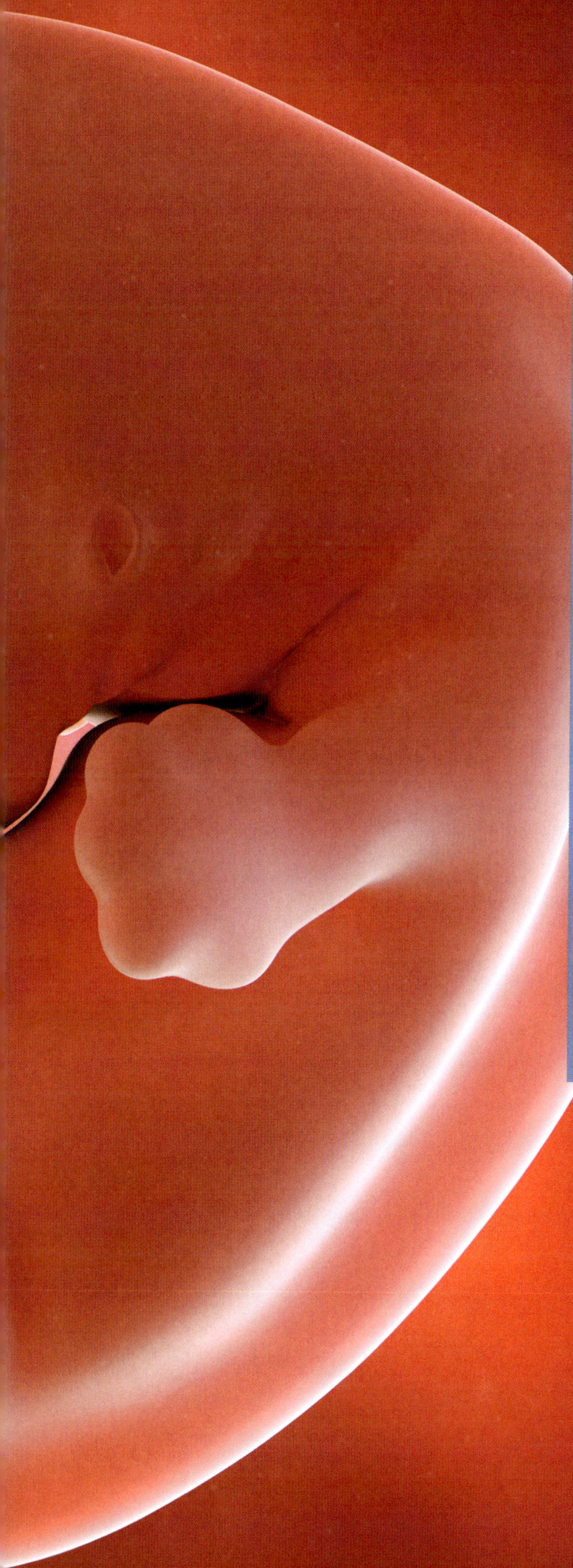

# Seção 2

## Anatomia e fisiologia

Cristiane de Freitas Paganoti, Fábio Roberto Cabar, Fernanda Cristina Ferreira Mikami, Rafaela Alkmin da Costa, Rossana Pulcineli Vieira Francisco, Tatiana Assunção Zaccara, Victor Bunduki

# Capítulo 4

# Anatomia da pelve feminina



## PAREDE ABDOMINAL

A parede abdominal, diferente de outros segmentos do corpo, não tem proteção óssea, sendo a coluna lombar a única parte do esqueleto situada nessa região. As porções posteriores e anterolaterais são eminentemente musculares e se adaptam às alterações impostas pela gravidez; contudo, a distensão nesse período pode determinar linhas violáceas (estrias gravídicas) que permanecem após o parto (linhas *albicans*). É imperativo o conhecimento das camadas dessa parede para um acesso cirúrgico seguro aos órgãos abdominais e pélvicos (Tabela 1 e Figura 1).

### REGIÕES DA PAREDE ABDOMINAL

A parede abdominal pode ser dividida superficialmente em três andares, com duas linhas imaginárias horizontais e duas verticais, totalizando nove áreas. As linhas horizontais divi-

| TABELA 1. Camadas da parede abdominal |
|---|
| **Pele** |
| **Tecido celular subcutâneo**<br>Fáscia de Camper (areolar)<br>Fáscia de Scarpa (lamelar) |
| **Parede musculoaponeurótica**<br>Bainha e músculo reto do abdome<br>Músculo oblíquo externo<br>Músculo oblíquo interno |
| **Fáscia transversal** |
| **Peritônio parietal** |

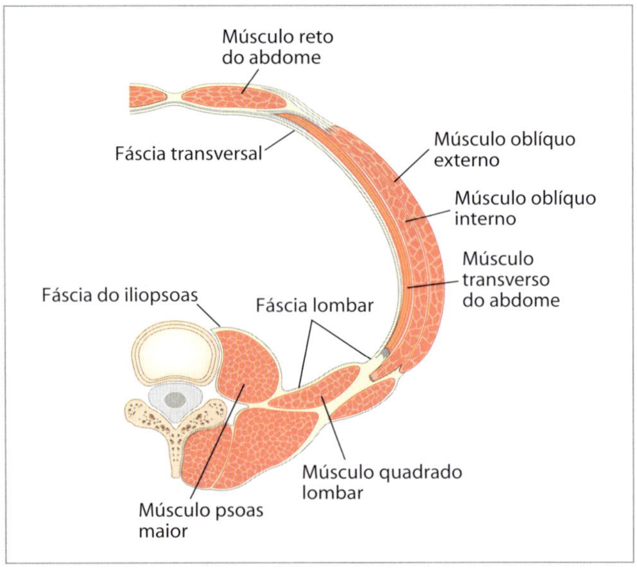


**FIGURA 1.** Corte transversal esquemático do abdome abaixo da cicatriz umbilical.

dem o abdome nos andares superior, médio e inferior, sendo que a linha superior tangencia os últimos arcos costais, configurando o limite inferior do epigástrio e sua divisão com o mesogástrio, enquanto a linha inferior passa pela espinha ilíaca anterossuperior bilateralmente. As duas linhas verticais continuam a partir da linha hemiclavicular até a linha horizontal inferior e depois seguem em orientação oblíqua até o tubérculo púbico. Dessa forma, no andar superior se situam o epigástrio (medianamente) e os hipocôndrios direito e esquerdo (lateralmente); no médio, situam-se o mesogástrio (medianamente) e os flancos direito e esquerdo (lateralmente); e no inferior, o hipogástrio (medianamente) e as fossas ilíacas direita e esquerda (lateralmente) (Figura 2).

Apesar de essas áreas não apresentarem uma estreita relação com os órgãos abdominais, seu conhecimento tem importância na descrição de lesões superficiais e/ou profundas e também na localização anatômica dos processos álgicos.

## Parede anterolateral do abdome

As principais funções da parede abdominal são:

- Proteção dos órgãos abdominais.
- Auxílio à musculatura dorsal nos movimentos do tronco e na manutenção da posição ereta.
- Estabilização da pelve durante o movimento e o repouso.

Para realizar essas funções, a parede abdominal apresenta alta resistência com o mínimo de espessura. Três pares de músculos laminares (oblíquo externo, oblíquo interno e transverso) se sobrepõem na parede anterolateral do abdome, com suas fibras orientadas em sentidos opostos, como se observa na Figura 3; e um segundo grupo de músculos, representado pelo reto do abdome e pelo piramidal, situa-se em um plano anteromedial. A Tabela 2 resume a origem, a inserção e a ação desses músculos na parede abdominal.

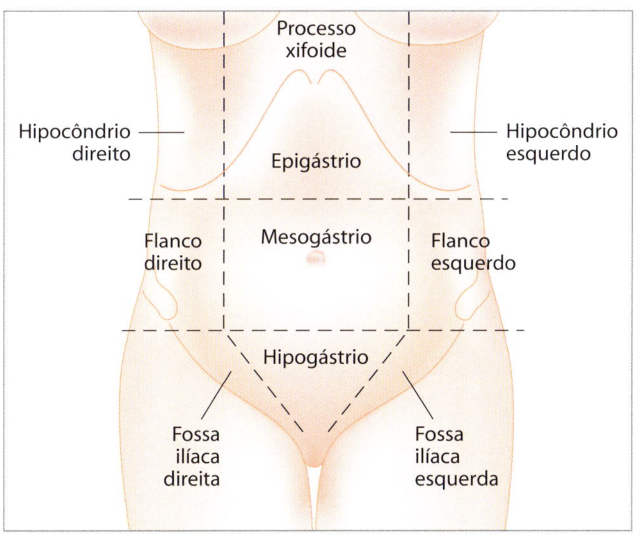


**FIGURA 2.** Esquema das áreas superficiais da parede abdominal.

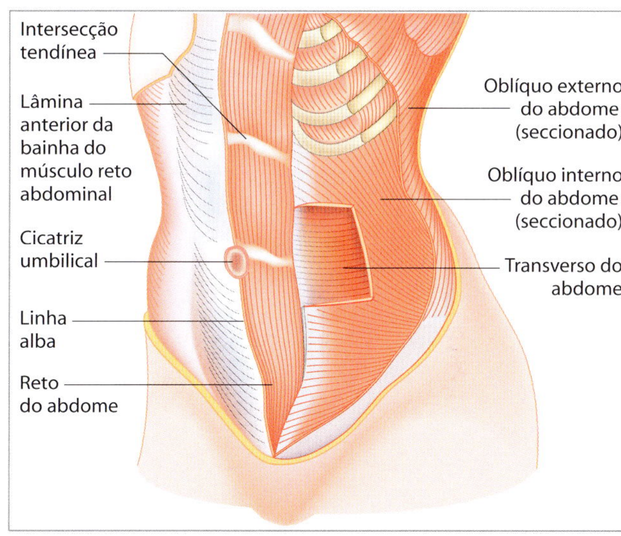


**FIGURA 3.** Músculos da parede anterolateral do abdome.

**TABELA 2.** Músculos da parede abdominal

| Músculo | Origem | Inserção | Ação |
|---|---|---|---|
| Oblíquo externo do abdome | Oito costelas inferiores | Crista ilíaca e linha alba | Compressão do abdome, rotação da região lombar e tração do tórax para baixo |
| Oblíquo interno do abdome | Crista ilíaca, ligamento inguinal e aponeurose toracolombar | Linha alba e cartilagem costal das últimas quatro costelas | Compressão do abdome, rotação da região lombar |
| Transverso do abdome | Crista ilíaca, ligamento inguinal, aponeurose toracolombar e cartilagem costal | Processo xifoide, linha alba e púbis | Compressão do abdome |
| Reto do abdome | Crista púbica e sínfise púbica | Cartilagem costal da quinta à sétima costelas e processo xifoide | Flexão da coluna vertebral |

### Bainha do músculo reto do abdome

O reto do abdome é o músculo de maior extensão na formação da parede abdominal e, por apresentar diversos ventres musculares separados por intersecções tendíneas, é denominado músculo poligástrico. Essas intersecções, cuja função é prover mais força muscular, são três ou quatro e localizam-se acima da cicatriz umbilical. Esse músculo é envolvido por uma capa aponeurótica denominada bainha do reto do abdome, que é formada pela aponeurose dos outros três músculos abdominais (oblíquos externo e interno e transverso). Essa bainha tem características diferentes acima e abaixo da linha arqueada, região marcada por uma linha curva em que a aponeurose desses músculos passa a constituir a porção anterior da bainha do músculo reto do abdome. Uma particularidade anatômica é que a aponeurose do músculo oblíquo interno se divide em anterior e posterior além de apresentar desdobramentos diferentes conforme o posicionamento em relação à linha arqueada (Figuras 1 e 4), assim tem-se:

- Acima da linha arqueada: na porção anterior, a capa aponeurótica ou bainha do músculo reto do abdome é formada pela fusão da aponeurose do oblíquo externo com o prolongamento anterior da divisão da aponeurose do oblíquo interno. Na porção posterior, ocorre fusão da aponeurose do transverso com a porção posterior da divisão da aponeurose do oblíquo interno.
- Abaixo da linha arqueada: as aponeuroses dos oblíquos externo e interno e do transverso se fundem e formam anteriormente a bainha do reto do abdome. Posteriormente ao músculo reto do abdome, encontra-se uma membrana fibrosa chamada fáscia transversal (Figura 4). Assim, abaixo da linha arqueada, a bainha do reto é composta pelas aponeuroses dos três músculos da parede anterolateral (Figuras 1 e 4) e, na porção posterior ao músculo, só resta a fáscia transversal.

## REGIÃO VULVOPERINEAL

A região vulvoperineal, ou simplesmente períneo, é uma região losângica situada entre a sínfise púbica e o cóccix. É constituída pelos órgãos genitais externos e pelo assoalho pélvico, além de se dividir em um trígono urogenital, anteriormente, e outro anal, posteriormente.

## ÓRGÃOS GENITAIS EXTERNOS

O sexo genético é determinado desde a fertilização, contudo, até a oitava semana de gestação, ambos os sexos se desenvolvem de modo semelhante (estágio indiferente).

Dessa forma, até esse período não há diferença entre os genitais externos masculinos e femininos: um falo proeminente se forma a partir do tubérculo genital e um sulco uretral se desenvolve no lado ventral do falo, circundado lateralmente por um par de pregas uretrais.

No embrião feminino, o crescimento do falo é inibido pela ausência de testosterona, formando-se, assim, o clitóris. As pregas uretrais permanecem sem se fundir para formar internamente os pequenos lábios (ou ninfas), assim como as intumescências labioescrotais, que dão origem aos grandes lábios. Dessa forma, os genitais externos da mulher estão completamente formados na 12ª semana de gestação.

Os órgãos genitais externos em conjunto são também denominados pudenda ou pudendo feminino ou, mais comumente, vulva. Esses órgãos incluem o monte púbico, os grandes e pequenos lábios, o vestíbulo da vagina, o clitóris e o hímen (Figura 5). A vulva é altamente vasculariza-

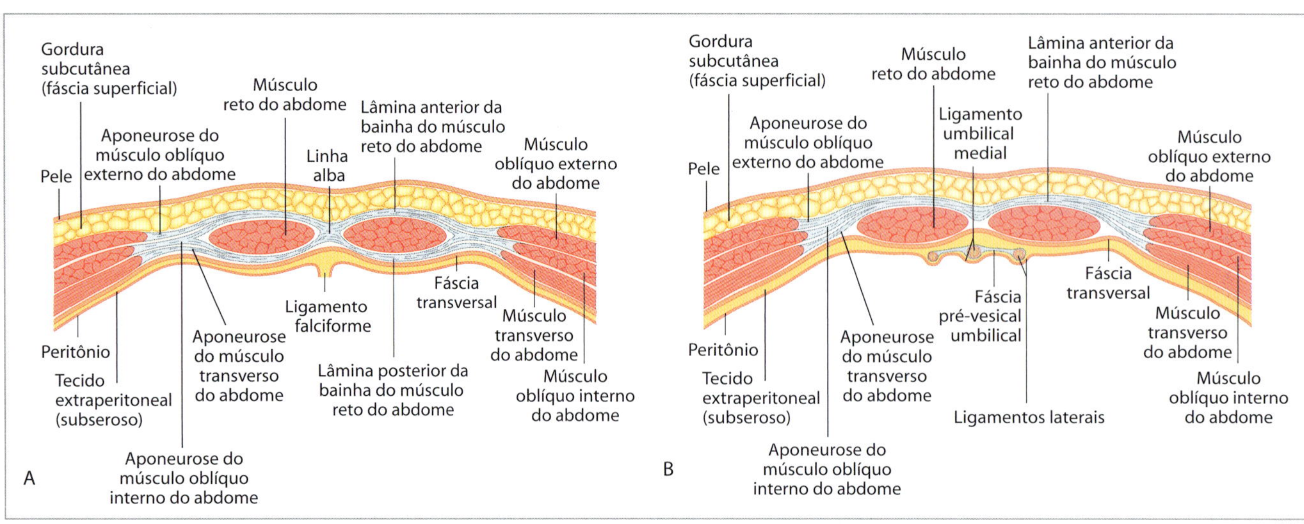


**FIGURA 4.** Formação da bainha do reto. A: acima da linha arqueada; B: abaixo da linha arqueada.

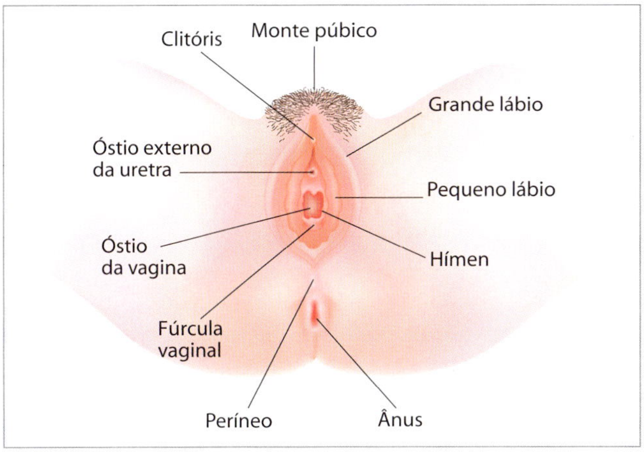


FIGURA 5. Órgãos genitais externos femininos.

da, o que lhe confere uma coloração característica. As modificações hormonais a tornam ainda mais vascularizada durante a gestação, o que altera sua coloração nessa fase da vida feminina. Assim, durante a gravidez a vulva fica edemaciada e azulada (sinal de Jacquemier) e a mucosa vaginal também sofre alteração em sua coloração, tornando-se mais violácea (sinal de Kluge). Essas alterações em conjunto são chamadas de sinal de Jacquemier-Kluge, que se torna evidente após a oitava semana de gestação. A artéria pudenda interna (ramo da artéria ilíaca interna, antigamente denominada artéria hipogástrica) e a externa (ramo da artéria femoral) são responsáveis pelo suprimento sanguíneo dessa região. A drenagem venosa se faz por veias que correspondem em nome e posição às artérias.

A vulva possui inervações simpática e parassimpática, responsáveis pela resposta motora, além de inervação somática, responsável pela sensibilidade. A estimulação parassimpática determina a dilatação das arteríolas do tecido erétil genital e a constrição do retorno venoso, enquanto o estímulo simpático causa redução do fluxo arterial para os tecidos eréteis, fazendo com que seus tamanhos diminuam até aqueles que tinham antes da estimulação parassimpática.

## Monte púbico

O monte púbico (monte de Vênus) é uma elevação mediana anterior à sínfise púbica e constituída principalmente por tecido adiposo. Após o amadurecimento puberal, ocorre o crescimento de pelos espessos com distribuição característica (Figura 5).

## Grandes lábios

Os grandes lábios são duas pregas cutâneas alongadas que delimitam entre si uma fenda, a rima do pudendo ou rima vulvar. A exemplo do monte púbico, após a puberdade, apresenta pelos espessos, embora suas faces internas (glabras) sejam livres de pelos e sem rugosidades ou saliências.

## Pequenos lábios

Essas estruturas são duas pequenas pregas cutâneas localizadas medialmente aos grandes lábios e revestidas por uma pele fina, lisa e úmida. O espaço entre os pequenos lábios é denominado vestíbulo da vagina.

## Vestíbulo da vagina

O vestíbulo da vagina é uma fenda longitudinal delimitada pelos pequenos lábios. Nele, observam-se: na parte superior, o óstio externo da uretra; na parte inferior, o óstio da vagina; e, lateralmente, os orifícios dos ductos das glândulas vestibulares (glândulas de Bartholin). Essas glândulas são responsáveis pela lubrificação vaginal durante a excitação sexual. Para fins obstétricos, ou seja, para a ampliação do canal de parto, caso seja iminente a rotura perineal, faz-se uma incisão cirúrgica a partir do óstio da vagina até o períneo (perineotomia) ou mediolateralmente ao períneo (episiotomia mediolateral).

## Clitóris

O clitóris é uma pequena projeção arredondada na porção superior dos pequenos lábios. Ele possui aproximadamente 2 cm de comprimento e 0,5 cm de diâmetro, com uma porção exposta (glande) e uma porção não exposta (corpos cavernosos). Esta última se fixa posteriormente ao arco púbico (ramos do clitóris).

## Hímen

O hímen é uma membrana de tecido conjuntivo que recobre parcialmente o óstio da vagina. Ele tem forma e tamanho variáveis, sendo frequentemente anular, possui uma única abertura e ocasionalmente pode apresentar várias pequenas aberturas (cribriforme), ou, mais raramente, ser completamente fechado (hímen imperfurado). Após a ocorrência de relação sexual, apenas pequenos fragmentos passarão a ser visualizados (carúnculas himenais).

Por se tratar de uma membrana de pequena espessura e vascularização reduzida, seu rompimento durante a cópula não é doloroso e não causa profusa hemorragia, como erroneamente é propagado. O desconforto das mulheres às primeiras relações está mais relacionado à falta de relaxamento dos músculos e estruturas vizinhas do que à própria lesão himenal.

## ASSOALHO PÉLVICO

O assoalho pélvico é composto pelos diafragmas pélvico e urogenital, como também pela fáscia endopélvica.

- Diafragma pélvico: é localizado acima do diafragma urogenital e constituído pelos músculos levantador do ânus e isquiococcígeo, com suas respectivas fáscias. O músculo levantador do ânus é uma lâmina muscular composta pelos feixes puborretal, pubococcígeo e ileococcígeo. O músculo isquiococcígeo tem forma de leque e auxilia o levantador do ânus em suas funções de sustentar as vísceras pélvicas e no ato de defecar. O diafragma pélvico não fecha totalmente a pelve, pois em sua porção medial há um espaço ovalado denominado hiato urogenital, pelo qual passam a uretra, a vagina e o reto (Figuras 6 a 8).
- Diafragma urogenital: encontra-se abaixo do diafragma pélvico, mais precisamente inferior ao hiato urogenital. É formado pelo músculo transverso superficial do períneo, com suas fáscias superior e inferior, e pelos músculos bulboesponjoso, isquiocavernoso e esfíncter externo do ânus (Figura 9). Na Tabela 3, estão resumidas a origem, a inserção e a ação dos músculos da abertura inferior da pelve.

A inervação do assoalho pélvico é dada pelos nervos pudendo e perineal, assim como pelos nervos retais inferiores e ramos perineais do nervo femorocutâneo posterior (Figura 7-A).

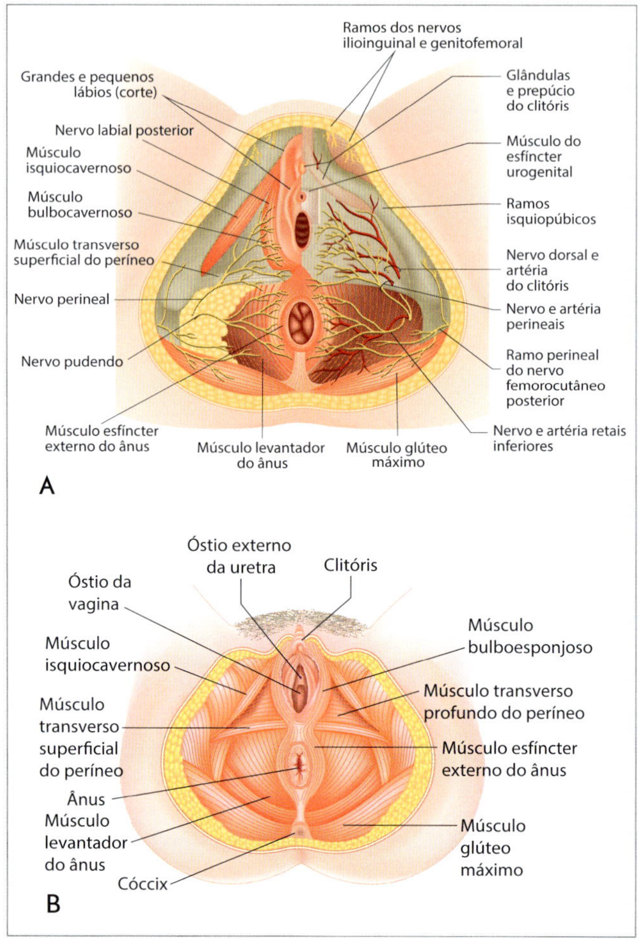


FIGURA 7. Musculatura pélvica. A: inervação e circulação (vasos); B: visão inferior.

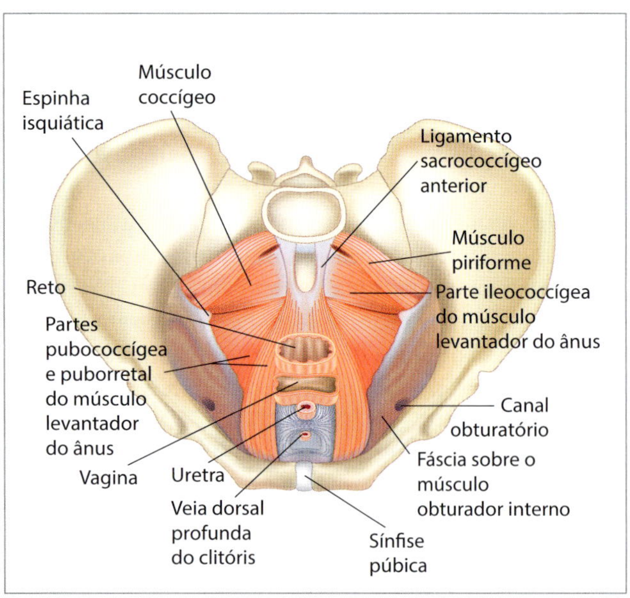


FIGURA 6. Musculatura pélvica: visão superior.

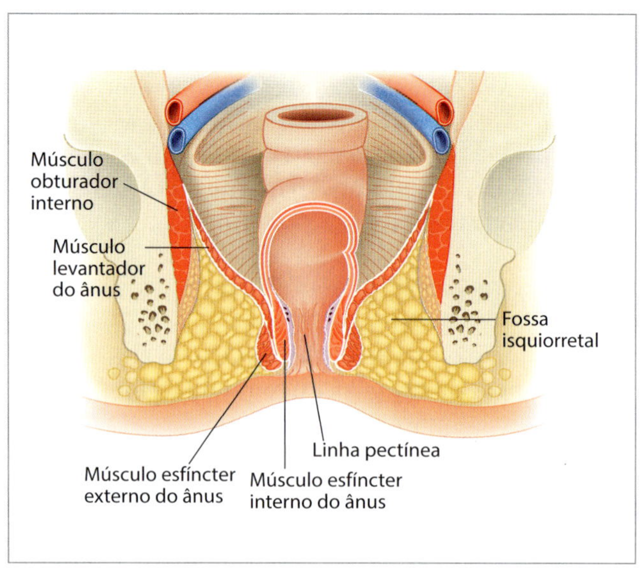


FIGURA 8. Representação esquemática do diafragma pélvico.

**TABELA 3. Aparelho de suspensão dos órgãos pélvicos**

| Diafragma | Músculo | Origem | Inserção | Ação |
|---|---|---|---|---|
| Pélvico | Levantador do ânus | Espinha isquiática e púbis | Cóccix | Sustentação das vísceras pélvicas; auxilia na defecação |
| | Isquiococcígeo | Espinha isquiática | Sacro e cóccix | Sustentação das vísceras pélvicas |
| Urogenital | Transverso superficial do períneo | Tuberosidade isquiática | Centro tendíneo do períneo | Sustentação das vísceras pélvicas |
| | Bulboesponjoso | Centro tendíneo do períneo | Raiz do clitóris | Constrição da uretra e da vagina |
| | Isquiocavernoso | Tuberosidade isquiática | Arco púbico e ramos do clitóris | Ereção do clitóris |

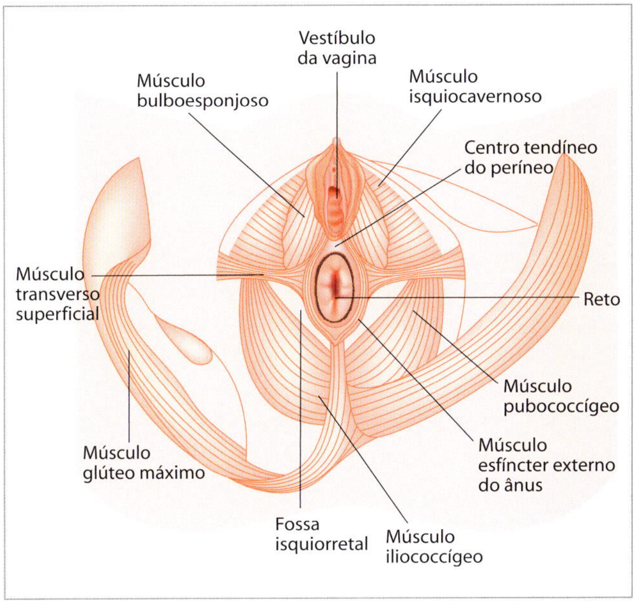


**FIGURA 9.** Representação esquemática do diafragma urogenital.

## ÓRGÃOS GENITAIS INTERNOS

### OVÁRIOS

Semelhantes a amêndoas, os dois ovários localizam-se lateralmente ao útero e são responsáveis pela produção dos gametas femininos. São estruturas não peritonizadas, exceto por seu terço inferior na inserção do mesovário, que os fixa ao ligamento largo do útero. Os ovários estão fixados à parede laterossuperior do útero pelo ligamento próprio do ovário e à parede abdominal posterior por pregas peritoneais. Os vasos ovarianos atingem os ovários pelo ligamento suspensor do ovário, também denominado infundíbulo pélvico.

Seu comprimento varia de 2,5 a 5 cm no diâmetro longitudinal, com espessura de 1 a 1,5 cm e largura de 1,5 a 3 cm. O seu revestimento se dá por um epitélio cúbico simples e a túnica albugínea fica imediatamente abaixo. Os ovários possuem uma parte interna, denominada porção medular, responsável pela nutrição e pela atividade endócrina ovariana; e uma porção periférica, chamada de cortical, em que ocorre a foliculogênese.

### TUBAS UTERINAS

As duas tubas uterinas possuem um óstio externo (óstio abdominal), que se abre na cavidade abdominal e é responsável pela captação do oócito; e um interno (óstio uterino), que se comunica com a cavidade uterina. Dividem-se em quatro porções: intramural ou intersticial, ístmica, ampular e infundibular, na qual se encontram as fímbrias (Figura 10).

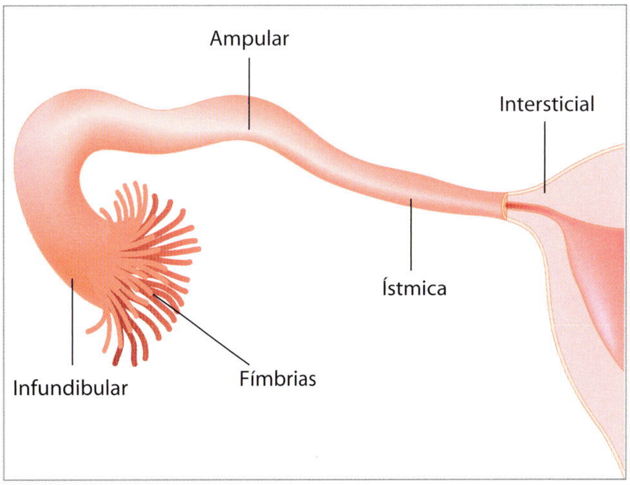


**FIGURA 10.** Esquema anatômico das porções da tuba uterina e fímbrias.

A porção ístmica é a maior das porções tubárias, sendo delgada na proximidade do útero (porção intramural) e gradativamente mais alargada à medida que se aproxima da porção ampular, onde o espermatozoide fecunda o oócito.

As tubas uterinas têm de 10 a 12 cm de comprimento e livre mobilidade anatômica. Elas se fixam ao ligamento largo do útero por meio de uma prega peritoneal que envolve toda a tuba denominada mesossalpinge. Entre as lâminas da mesossalpinge, encontram-se artérias, veias, nervos e vasos linfáticos tubários.

A parede tubária é formada por três camadas (túnicas): mucosa (mais interna), muscular e serosa. A túnica mucosa é constituída por epitélio colunar simples, com células ciliadas e secretoras; a muscular, por fibras musculares lisas com disposição helicoidal, cuja principal função é facilitar a captação do oócito e o transporte do zigoto até a cavidade uterina; e a serosa tem função de revestimento e proteção.

## ÚTERO

Na mulher não grávida, o útero se localiza na cavidade pélvica, entre a bexiga urinária (anteriormente) e o reto (posteriormente). Embora a forma, a posição e o tamanho do útero se modifiquem com a evolução da gestação, no estado pré-gravídico, seus diâmetros são 7 cm no eixo longitudinal, 5 cm no eixo transverso e 2,5 cm no sentido anteroposterior.

O órgão é dividido em fundo, corpo, istmo e cérvix (colo do útero). O corpo do útero comunica-se lateralmente com as tubas uterinas e a porção que fica acima dessas comunicações é o fundo. O istmo é uma região estreita e curta, contínua com a cérvix, que corresponde, por sua vez, à parte mais externa do útero e se insere na vagina, constituindo-se de uma porção supravaginal e outra intravaginal. O canal cervical se abre na vagina por uma pequena abertura denominada orifício externo do canal cervical ou orifício externo do útero. A extremidade superior do canal cervical termina em uma abertura denominada orifício interno do canal cervical ou orifício externo do canal do istmo; e, por fim, o istmo termina em uma abertura no corpo uterino chamada de orifício interno do canal do istmo. Essas divisões se tornam mais evidentes durante a gestação, pois o istmo é incorporado à cavidade e, assim, o orifício interno desse canal passa a ser denominado orifício interno obstétrico (Figura 11). O epitélio de revestimento do canal cervical é o colunar simples, porém sofre modificação (metaplasia) para epitélio escamoso estratificado não queratinizado nas proximidades do óstio externo do cérvix (junção escamocolunar).

Na porção superoposterior da cérvix, encontram-se dois fortes ligamentos conhecidos como uterossacros, cuja função é fixar o colo uterino à região sacral. Na parte alta de cada lado, localizam-se os ligamentos cardinais ou cervicais laterais – na prática clínica, são chamados de paramétrios – que se estendem até a parede lateral da pelve e têm a função de fixar o útero na porção mediana da pelve. Assim, favorecem o processo de parturição e impedem que os órgãos intra-abdominais desçam pelo hiato genital. Entre a parede anterior do colo do útero e a parede posterior da bexiga encontra-se o ligamento cervicovesical; e entre a bexiga e o púbis, o ligamento vesicopúbico; entre a parede posterior do colo uterino e o reto, o ligamento cervicorretal; e do reto ao sacro, o ligamento retossacral. Esses ligamentos juntos constituem o retináculo do útero, ou coroa radiada de Freund, considerado o sistema de sustentação ou de apoio dos órgãos genitais femininos internos.

O útero é constituído de massa muscular lisa (miométrio) e envolto em sua maior parte pelo peritônio (camada fina denominada perimétrio). O miométrio é compos-

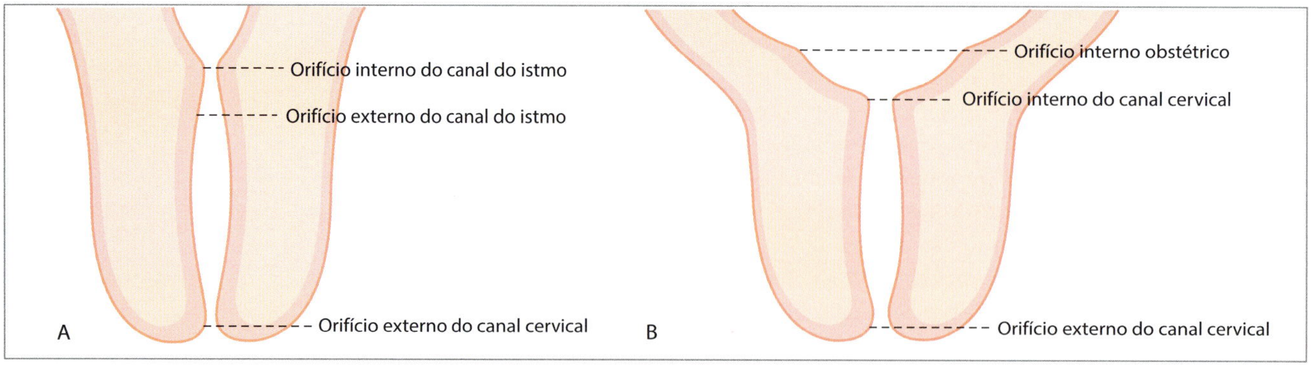


**FIGURA 11.** Canal cervical e istmo antes da gestação (A) e durante a gestação (B). Representam a mesma estrutura anatômica as denominações: orifício interno do canal do istmo (ou orifício interno do istmo) e orifício interno obstétrico; e orifício externo do canal do istmo (ou orifício externo do istmo) e orifício interno do canal cervical.

to por três camadas mal definidas, dispostas em sentido longitudinal, circular e espiral, com a finalidade principal de facilitar seu desenvolvimento durante o período gestacional e a expulsão do concepto durante a parturição.

O revestimento interno da cavidade uterina (endométrio) é uma mucosa especial que responde às variações hormonais do ciclo ovulatório feminino e se renova todos os meses. O endométrio está dividido em duas camadas:

- Basal: mais profunda, formada por tecido conjuntivo denso e responsável pela renovação mensal do endométrio.
- Funcional: renovada ciclicamente, possui os estratos esponjoso (formado por glândulas endometriais em desenvolvimento, estroma de tecido conjuntivo frouxo, vasos e nervos) e compacto (revestido por epitélio cúbico ou colunar simples, que se invagina no estroma subjacente formando as glândulas endometriais e que sofrem a influência hormonal).

Na menstruação, há eliminação do estrato esponjoso e de boa parte do estrato compacto da camada funcional, enquanto a camada basal e a parte remanescente do estrato compacto reepitelizam a cavidade uterina.

O útero se fixa à parede pélvica por quatro pares de ligamentos. Os ligamentos largos do útero são pregas de peritônio que se estendem das paredes da pelve e do assoalho da pelve para as paredes laterais do útero. As pregas retouterinas, que também são continuações do peritônio, encurvam-se ao longo da parede lateral da pelve em ambos os lados do reto para ligar o útero ao sacro. Os ligamentos transversos do colo (cardinais) são faixas fibrosas dentro do ligamento largo que se estendem lateralmente do colo do útero e da vagina através do assoalho da pelve para se fixarem à parede da pelve. Os ligamentos transversos do colo contêm algumas fibras de músculo liso, além de vasos e nervos que vão para o colo do útero e para a vagina. O quarto par é constituído pelos ligamentos redondos do útero, que são de fato prolongamentos dos ligamentos uterovarianos. Cada um deles se estende da margem lateral do útero, logo abaixo da tuba uterina, para a parede lateral da pelve e, de maneira semelhante ao trajeto do ducto deferente no homem, adentra o canal inguinal da parede abdominal para se fixar nos tecidos profundos do grande lábio do pudendo.

## VAGINA

A vagina é um órgão tubular (com uma cavidade virtual), ímpar e mediano, que vai do colo uterino ao vestíbulo da vagina. Mede de 8 a 10 cm e possui duas origens embriológicas: a porção mais interna origina-se dos ductos de Müller, e a mais externa, do seio urogenital. A maior porção da vagina encontra-se acima do diafragma pélvico. Em sua parte mais interna, fixada ao colo uterino, estão os fórnices vaginais anterior, posterior e laterais.

A vagina é formada por uma túnica mucosa, outra muscular e mais uma adventícia. A mucosa é revestida por epitélio pavimentoso, estratificado e não queratinizado. O epitélio vaginal responde às oscilações hormonais do ciclo ovulatório da mulher na menacme. As células vaginais são ricas em glicogênio, o que confere o pH ácido (4 a 4,5) característico da secreção vaginal na presença de bacilos de Döderlein.

## SUPRIMENTOS VASCULAR, LINFÁTICO E NERVOSO DA PELVE FEMININA

Os órgãos genitais internos femininos recebem todo o seu suprimento sanguíneo arterial a partir das duas artérias uterinas e das duas ovarianas. As primeiras derivam das artérias ilíacas internas direita e esquerda; e as artérias ovarianas, das paredes laterais da aorta (Figura 12).

A artéria uterina tem direção anteroinferior, ao longo da parede pélvica lateral, próximo ao ureter. Ao aproximar-se do colo do útero, curva-se medialmente e cruza o ureter anteriormente. Em seu trajeto, é acompanhada por suas veias homônimas, tributárias das veias ilíacas internas. Na base do ligamento largo, emite ramos para o ureter e penetra na parede uterina; de cada lado, na região ístmica do útero, emite dois ramos vaginais e cervicais e adquire trajeto ascendente e tortuoso na parede lateral do útero, o que lhe permite acompanhar o crescimento do útero na gestação. Ao atingir a região fúndica, emite ramo para essa região e divide-se em ramos terminais, um ovariano e um tubário. O ramo ovariano se anastomosa por inosculação com o ramo terminal da artéria ovariana no mesovário, de onde partem pequenos vasos que atingem o hilo ovariano. O ramo tubário se anastomosa com o ramo tubário da artéria ovariana na mesossalpinge.

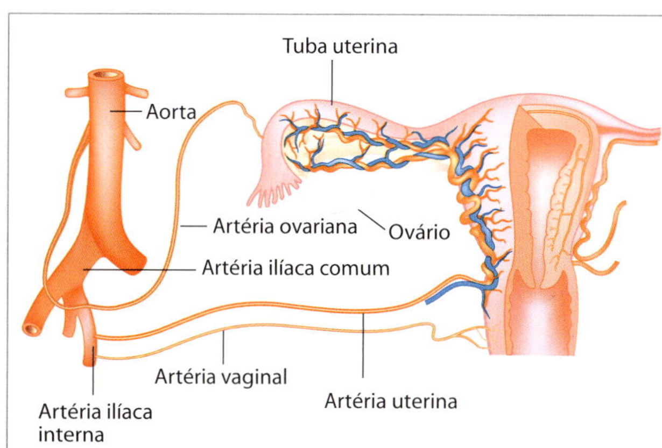


**FIGURA 12.** Irrigação arterial do útero e dos ovários.

A artéria ovariana tem trajeto descendente oblíquo em direção à cavidade pélvica no interior do ligamento suspensor do ovário. No estreito superior da pelve, cruza anteriormente os vasos ilíacos comuns e o ureter, penetrando no mesovário e na mesossalpinge.

A drenagem venosa acompanha o padrão de distribuição do sistema arterial; contudo, a veia ovariana direita desemboca na veia cava inferior, e a esquerda, na veia renal esquerda.

A drenagem linfática do fundo e da parte superior do corpo uterino, das tubas e dos ovários é feita pelo ligamento suspensor do ovário para os linfonodos lombares, localizados nos polos inferiores dos rins. Alguns vasos linfáticos drenam para os linfonodos inguinais superficiais, seguindo o trajeto do ligamento redondo do útero. Os vasos linfáticos da parte inferior do corpo e do colo uterino como também da parte superior da vagina, drenam para os linfonodos ilíacos comuns, para-aórticos, e para o tronco lombar de cada lado. Já a parte inferior da vagina e os demais órgãos genitais externos têm sua drenagem linfática para os linfonodos inguinais superficiais.

A inervação dos genitais internos femininos é feita pelos componentes simpático e parassimpático do sistema nervoso autônomo. As fibras pré-ganglionares simpáticas originam-se entre as vértebras T10 e T12 e as fibras pós-ganglionares partem dos gânglios mesentéricos superior e inferior, formando, anteriormente à vértebra L5, o plexo hipogástrico superior. Desse plexo saem os nervos hipogástricos, que descem para a cavidade pélvica acompanhando medialmente as artérias ilíacas internas e seus ramos. Na parte mais inferior, o nervo hipogástrico forma o plexo hipogástrico inferior, ou plexo pélvico. Esse plexo possui também fibras pré-ganglionares parassimpáticas, cuja origem se dá entre S2 e S4 (nervos esplâncnicos pélvicos). Admite-se que as fibras simpáticas inervam a musculatura lisa dos vasos sanguíneos, enquanto as parassimpáticas estão mais relacionadas à inervação da musculatura lisa dos órgãos pélvicos.

Os impulsos nervosos originados nas vísceras pélvicas são normalmente inconscientes e a dor relacionada a essas vísceras segue sobretudo pela porção sacral parassimpática, ou seja, pelos nervos esplâncnicos laterais. A parte central da dor visceral segue pelo trato espinotalâmico lateral até o tálamo, de onde se dirige ao córtex no giro pós-central, tornando-se consciente.

## ANATOMIA DA PELVE ÓSSEA

### PELVE ÓSSEA

A pelve ou bacia é dividida em pelve maior e menor – esta é chamada de bacia obstétrica. Essas duas são separadas pela linha inominada, uma margem óssea encurvada que vai do promontório sacral (articulação da vértebra L5 com a S1) até a margem superior da sínfise púbica. Assim, a linha terminal delimita a abertura superior da pelve menor, ou bacia obstétrica.

A pelve é constituída por quatro ossos que possuem forma anelar e através dos quais o peso do corpo é transmitido para os membros inferiores (Figuras 13 e 14): o sacro, localizado na região posterior; o cóccix, que juntamente ao sacro forma a parte inferior da coluna vertebral; e os dois ossos ilíacos, lateralmente.

Esses ossos articulam-se por meio de três articulações (sínfise púbica, articulação sacroilíaca e articulação sacrococcígea):

- O sacro localiza-se entre os dois ossos ilíacos e se articula com eles por meio da articulação sacroilíaca. Jun-

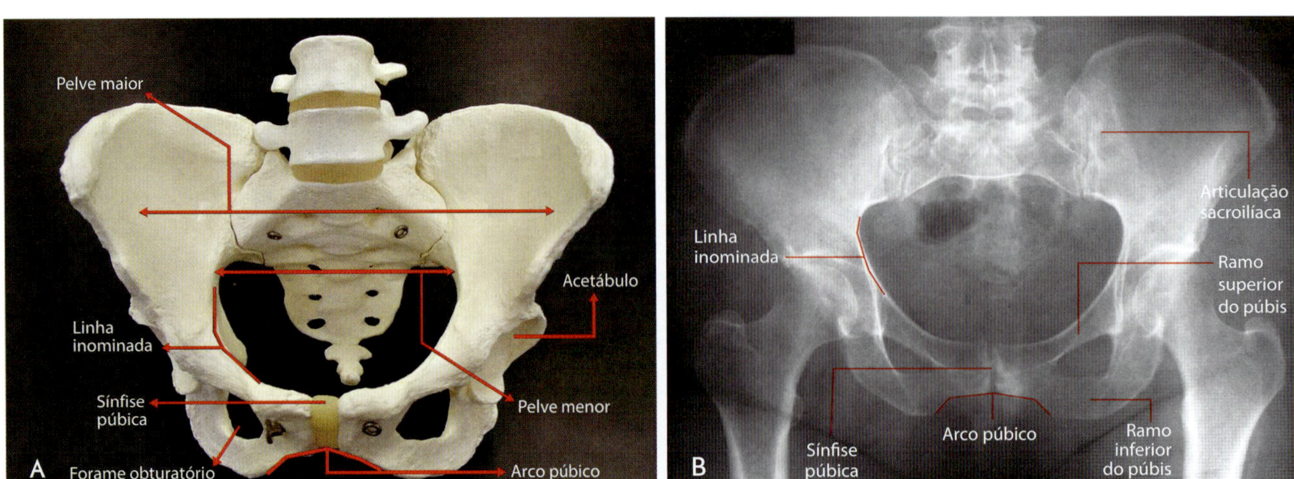


**FIGURA 13.** Modelo anatômico (A) e imagem radiográfica de pelve feminina (B).

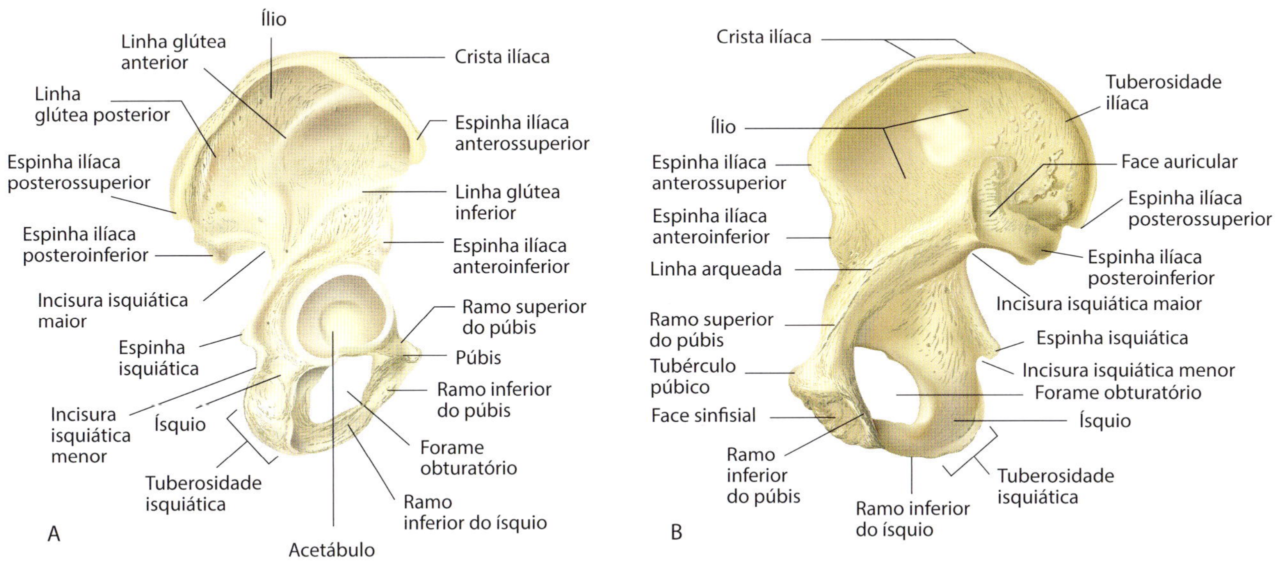


**FIGURA 14.** Faces lateral (A) e medial (B) do osso do quadril.

tamente à vértebra L5, constitui o ângulo sacrovertebral, cujo vértice é denominado promontório sacral. Sua face anterior, voltada para a pelve, é côncava e apresenta algumas diferenças anatômicas de acordo com os vários tipos de bacia.

- O cóccix é formado pela fusão de quatro vértebras rudimentares e se une ao sacro por meio da articulação sacrococcígea, que apresenta grande mobilidade durante o parto.
- O osso ilíaco é constituído pela fusão de três ossos (ílio, ísquio e púbis) em um processo que se completa entre os 15 e os 16 anos de idade. Na face lateral externa desse osso, em que ocorre a ossificação desses três ossos, há uma depressão circular grande denominada acetábulo. Essa depressão é o ponto de articulação da pelve com os membros inferiores.

O ílio é o maior dos ossos pélvicos. Ele se localiza na região mais superior e possui uma crista e quatro ângulos (espinhas) que servem para inserções musculares e são importantes pontos de reparo em anatomia de superfície. A crista ilíaca forma a proeminência do quadril e termina anteriormente na espinha ilíaca anterossuperior; logo abaixo está a espinha ilíaca anteroinferior. Posteriormente, a crista ilíaca termina na espinha ilíaca posterossuperior, abaixo da qual se localiza a espinha ilíaca posteroinferior; mais abaixo está a incisura isquiática maior, junto à qual passa o nervo isquiático. Medialmente à porção posterior da crista ilíaca, encontra-se a tuberosidade ilíaca (ponto de inserção do ligamento sacroilíaco), e na face medial do ílio está a face auricular rugosa, que se articula com o sacro. Sua face anterior é lisa e côncava, denominada fossa ilíaca.

O ísquio é o osso posteroinferior do quadril. Medialmente, encontra-se a espinha isquiática, ponto de reparo importante na avaliação da descida fetal durante o trabalho de parto. Imediatamente acima e abaixo desse processo anatômico, localizam-se a incisura isquiática maior e a menor, respectivamente. Inferiormente, encontra-se a tuberosidade isquiática, que sustenta o peso do corpo na posição sentada. Anteriormente, há um grande forame denominado obturatório, formado pelos ramos anteroinferior e posteroinferior do ísquio junto ao ramo inferior do púbis, no qual há uma membrana cuja função é a inserção muscular (membrana obturatória).

O púbis é o osso anterior do quadril. Possui ramos superior e inferior que sustentam o corpo do púbis, que se articula, por sua vez, com o púbis contralateral (sínfise púbica).

## DIÂMETROS DA BACIA

No estudo dos diâmetros da bacia, a pelve é considerada dividida em bacia maior e menor (obstétrica). Do ponto de vista obstétrico, para a avaliação da via de parto é necessário apenas o conhecimento das dimensões da bacia menor.

### Bacia maior

A bacia maior é limitada lateralmente pelas fossas ilíacas internas e posteriormente pela coluna vertebral. O limite anterior se faz com os músculos da parede anterior do abdome. No estudo da bacia maior, consideram-se os diâmetros transversos e anteroposterior:

- Diâmetros transversos: o diâmetro biespinha estende-se da espinha ilíaca anterossuperior de um lado à do lado oposto e mede 24 cm; o diâmetro bicrista vai do ponto mais alto da crista ilíaca de um lado até o lado oposto, medindo 28 cm (Figura 15).
- Diâmetro anteroposterior: o diâmetro sacropúbico externo, ou *conjugata* externa (diâmetro de Baudelocque), estende-se da fosseta situada abaixo do processo espinhoso da última vértebra lombar (L5) até a borda superior da sínfise púbica e mede 20 cm (Figura 15).

## Bacia menor

A bacia menor é também denominada, obstetricamente, escava, escavação ou, ainda, bacia obstétrica. Didaticamente, quando da abordagem obstétrica, ela é dividida nos estreitos superior, médio e inferior (Figura 15 e Tabela 4). Esses estreitos são denominados no sentido da progressão do produto conceptual e a divisão tem importância na diferenciação dos tipos de distocias ósseas, que são causadas por alterações na bacia obstétrica.

### Estreito superior

É delimitado, no sentido posteroanterior, pelo promontório sacral, pela borda anterior da asa do sacro, pela articulação sacroilíaca, pela linha inominada, pela eminência ileopectínea e pela borda superior da sínfise púbica. Apresenta dois diâmetros anteroposteriores, dois diâmetros transversos e dois oblíquos. O diâmetro anterior, com menor interesse obstétrico, é traçado do promontório até a borda superior da sínfise púbica, cujo nome é diâmetro promontossuprapúbico (*conjugata vera* anatômica) e mede 11 cm. Entretanto, como diâmetro anterior e de maior in-

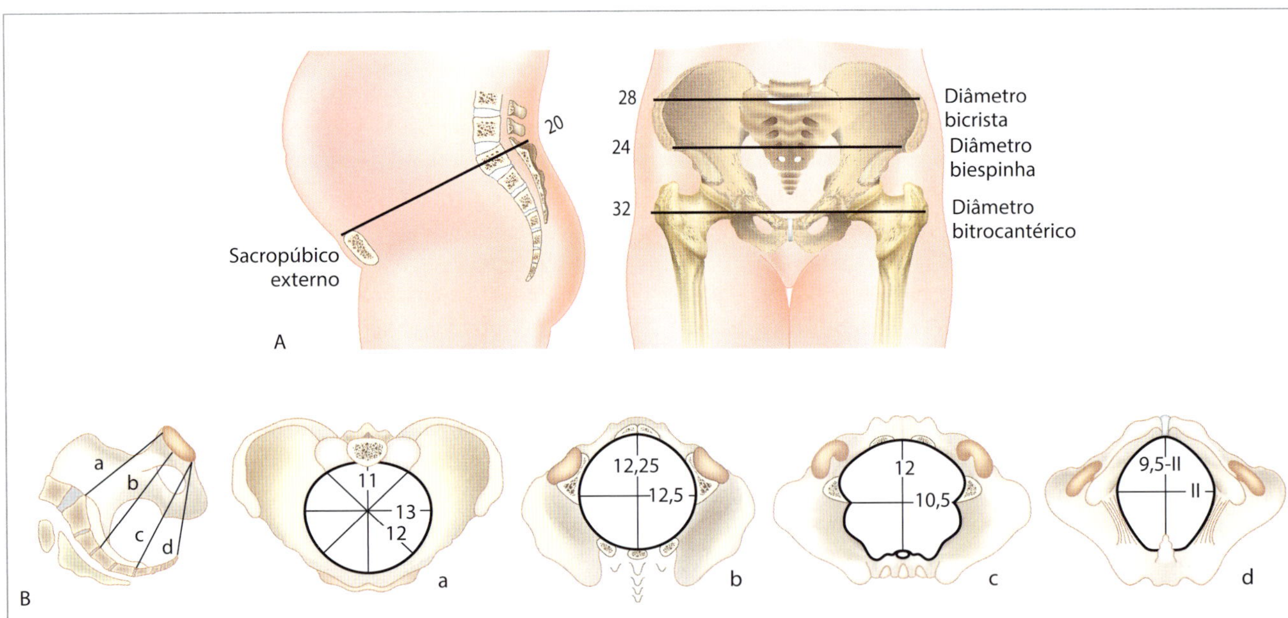


**FIGURA 15.** Dimensões dos principais diâmetros da bacia maior (A) e da bacia menor (B). B: corte sagital da pequena pelve; a: estreito superior da bacia, visto de cima; b: plano de maiores dimensões da escavação, visto de baixo; c: estreito médio, visto de baixo; d: estreito inferior, visto de baixo.

**TABELA 4. Principais diâmetros dos estreitos da bacia obstétrica**

| Estreito | Diâmetros anteroposteriores | Diâmetros transversos | Diâmetros oblíquos |
|---|---|---|---|
| Superior | *Conjugata vera* anatômica<br>*Conjugata vera* obstétrica | Diâmetro transverso máximo<br>Diâmetro transverso médio | Primeiro oblíquo<br>Segundo oblíquo |
| Médio | Sacro médio púbico | Diâmetro bi-isquiático | – |
| Inferior | Diâmetro cóccix-subpúbico<br>Diâmetro sagital posterior | Diâmetro bituberoso | – |

teresse obstétrico, medindo de 10,5 a 11 cm, deve ser conhecido o diâmetro promontopúbico mínimo (*conjugata vera* obstétrica ou diâmetro útil de Pinard), traçado do promontório à face posterior da sínfise púbica, mais precisamente até o ponto retrossinfisário de Crouzat, situado 3 a 4 mm abaixo da borda superior da sínfise púbica. Observa-se, então, que a *conjugata vera* obstétrica é mais curta que a anatômica e pode impedir a passagem da apresentação ainda que passe o diâmetro promontossuprapúbico e, por isso, constitui o verdadeiro diâmetro útil.

Os diâmetros transversos são denominados máximo, do ponto mais afastado da linha inominada de um lado à linha do lado oposto, com 13 a 13,5 cm; e médio, que se estende na mediana da *conjugata vera* anatômica e mede 12 cm. Os diâmetros oblíquos, também chamados de diâmetros de insinuação, vão de uma eminência ileopectínea de um lado à articulação sacroilíaca contralateral e recebem dos autores franceses o nome de direito e esquerdo, de acordo com a eminência ileopectínea de onde partem; e dos germânicos, nomenclaturas conforme a articulação sacroilíaca. Uma nomenclatura mais simples e bastante aceita propõe denominar: primeiro oblíquo, o que parte da eminência ileopectínea esquerda, e segundo oblíquo, o que sai da eminência ileopectínea direita. Eles medem aproximadamente 12 cm cada e o primeiro é discretamente maior que o segundo. Eles são nomeados de acordo com a frequência de insinuação, ou seja, o primeiro é assim denominado porque é mais frequente ocorrer insinuação neste oblíquo do que no segundo, de acordo com as variedades de apresentação mais prevalentes.

### Estreito médio

É delimitado no sentido posteroanterior pela concavidade do osso sacro (precisamente entre as vértebras S4 e S5), passa pelo processo transverso da vértebra S5, pela borda inferior dos ligamentos sacroisquiáticos e pelas espinhas isquiáticas, e segue anteriormente até a margem inferior da sínfise púbica. Dois diâmetros devem ser citados: o sacromediopúbico (anteroposterior), que vai do meio da concavidade do osso sacro (S4/S5) até o meio da face posterior da sínfise púbica, medindo 12 cm; e o bi-isquiático (transverso), que se estende de uma espinha isquiática à outra, mede 10,5 cm e é o ponto de maior estreitamento do canal de parto.

### Estreito inferior

É delimitado, no sentido posteroanterior, pela ponta do cóccix e estende-se pela borda inferior do grande ligamento sacroisquiático, pela face interna da tuberosidade isquiática e pela borda inferior do ramo isquiopúbico, até atingir a borda inferior da sínfise púbica. Esse estreito é representado por dois triângulos, tendo como base uma linha que passa pelas tuberosidades isquiáticas. O anterior tem seu ápice no meio da borda inferior da sínfise púbica, e o posterior o tem na ponta do cóccix. Existe um diâmetro anteroposterior traçado da ponta do cóccix ao meio do diâmetro bituberoso denominado diâmetro sagital posterior (com 7,5 cm) que não possui interesse obstétrico. Contudo, o diâmetro cóccix-subpúbico, que se estende da ponta do cóccix à borda inferior da sínfise púbica e mede 9,5 cm, é de interesse obstétrico e, na fase final da expulsão fetal após a retropulsão do cóccix, amplia-se em 2 a 3 cm, recebendo o nome de *conjugata exitus*. Já o diâmetro transverso se situa entre as duas faces internas da tuberosidade isquiática, mede 11 cm e é chamado de bituberoso.

## TIPOS DE BACIA

De maneira didática e segundo classificação tradicional estabelecida por Caldwell e Moloy em 1933, há quatro tipos de bacia, classificados com base na forma do estreito superior: ginecoide, antropoide, androide e platipeloide (Figura 16). As diferenças entre eles estão expressas na Tabela 5.

A raça, as condições socioeconômicas, a atividade física, as características nutricionais da infância e da adolescência, além do *habitat*, interferem na formação da bacia. Assim, as bacias das negras tendem para o tipo antropoide, sendo a *conjugata vera* obstétrica mais longa que o diâmetro transverso do estreito superior. Esse tipo de bacia é favorável ao parto graças à maior amplitude da hemipelve posterior. As mulheres urbanas têm uma tendência maior a bacias ovaladas, ao passo que as campestres têm tendência a bacias arredondadas. Nos meios urbanos, a criança, no período de osteogênese, fica mais tempo sentada, acentuando-se assim a curvatura dos ossos pélvicos, que se tornam mais frágeis, enquanto no campo a posi-

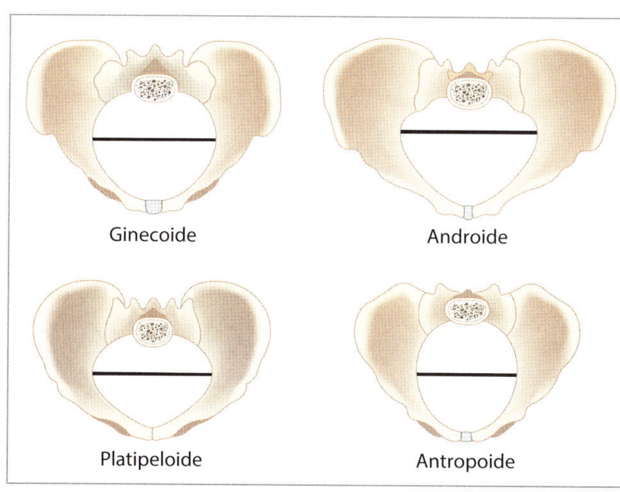


**FIGURA 16.** Tipos de bacia. Os traços pretos mostram a localização do diâmetro transverso máximo de cada um dos tipos de bacia.

**TABELA 5. Principais características dos quatro tipos de bacia obstétrica**

| Tipo de bacia | Ginecoide | Antropoide | Androide | Platipeloide |
|---|---|---|---|---|
| Frequência | 50-62% | 11-25% | 18,5-20% | 5-8% |
| Estreito superior | Arredondado | Elíptico (maior diâmetro no sentido anteroposterior) | Triangular | Ovalado (maior diâmetro no sentido transverso) |
| Diâmetro anteroposterior | Grande | Predominante | Pequeno | Menor |
| Sacro | Largo, côncavo e com inclinação média | Estreito e longo | Estreito, plano, longo e inclinado para a frente | Largo, curto e côncavo |
| Ângulo subpúbico | Médio | Levemente estreitado | Estreitado | Amplo |
| Occipício fetal à insinuação | Anterior | Posterior | Posterior | Transverso |
| Diâmetro bituberoso | Grande | Pequeno | Estreitado | Aumentado |
| Prognóstico | Excelente | Ocorrendo insinuação, evolui bem | Distocia crescente com a descida | Distocia maior na insinuação, amenizada depois |

ção "de cócoras" é mais frequente. Essa posição possibilita maior amplitude da bacia em um período no qual os ilíacos ainda apresentam grande plasticidade. Dessa forma, em virtude da miscigenação e das mudanças de hábito, sabe-se hoje que existem outras formas mistas de bacias obstétricas, e não apenas as quatro formas típicas.

## EXAME CLÍNICO DA BACIA OBSTÉTRICA

A avaliação da pelve feminina é essencial para a elaboração de um real prognóstico do parto. Basicamente, o exame da bacia se resume à avaliação dos diâmetros (pelvimetria) e da morfologia pélvica (pelvigrafia) (Tabela 6). A avaliação clínica da bacia por meio de toque ginecológico deve ser efetuada de preferência no final do pré-natal, já próximo do termo, para que se obtenha melhor avaliação incluindo a totalidade das modificações gravídicas, até mesmo a das partes moles maternas.

### Pelvimetria

A pelvimetria pode ser externa ou interna conforme a mensuração dos diâmetros pélvicos externos e internos, podendo ser realizada com pelvímetros, cujo uso está praticamente abandonado, ou por meio do toque mensurador.

- Pelvimetria externa: do ponto de vista prático, a pelvimetria externa se resume à medida do diâmetro bituberoso do estreito inferior. A paciente deve estar em posição ginecológica, com as coxas hiperfletidas sobre a bacia. Assim, as margens internas das tuberosidades isquiáticas são localizadas bilateralmente e mede-se a distância entre elas com fita métrica (Figura 17).
- Pelvimetria interna: neste caso, o estreito superior é aferido indiretamente por meio da *conjugata diagonalis*, de cujo valor se subtrai 1,5 cm (relação de Smellie) para obter a *conjugata vera* obstétrica. Na prática clínica, a avaliação é feita por meio do toque ginecológico mensurador. Introduzindo o dedo indicador, aplica-se seu extremo sobre a saliência do promontório, que na maioria das vezes é inatingível. Se for inatingível, deduz-se que a *conjugata diagonalis* é maior que 12 cm e que a *conjugata vera* obstétrica é maior que 10,5 cm e, portanto, não se espera distocia de estreito superior. Uma vez atingido o promontório, marca-se, com o dedo da outra mão, o ponto de encontro entre a face anterior do púbis e a mão que já o tocava. Retirada a mão que rea-

**TABELA 6. Sinopse da avaliação clínica da bacia obstétrica**

| | | Estreito superior | Estreito médio | Estreito inferior |
|---|---|---|---|---|
| Pelvimetria | Externa | – | – | Diâmetro bituberoso |
| | Interna | *Conjugata diagonalis* | – | – |
| Pelvigrafia | Externa | Arco subpúbico | – | – |
| | Interna | Arco anterior | Espinha isquiática | – |

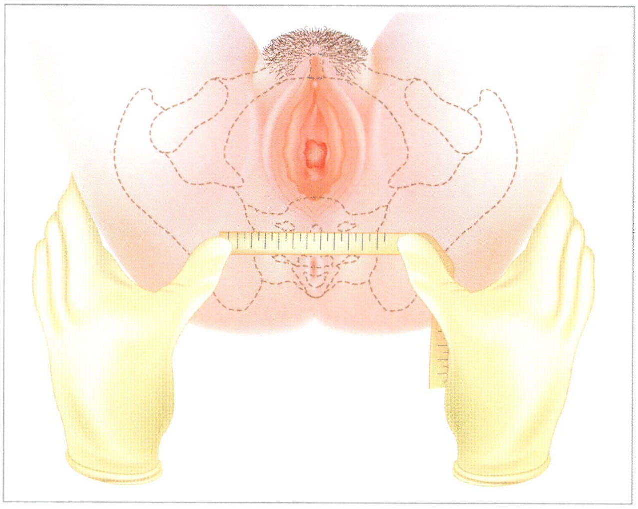

**FIGURA 17.** Pelvimetria externa.

liza o toque de dentro da vagina, mede-se com o pelvímetro a *conjugata diagonalis* (Figura 18). Uma maneira de se adquirir informações sobre o estreito inferior é, na retirada da mão ao fim do toque vaginal, obter-se a medida do ângulo subpúbico que indiretamente dá ideia do diâmetro bituberoso. Se o ângulo for estimado em maior que 90°, estima-se que o bituberoso terá mais de 11 cm e estará, portanto, normal.

## Pelvigrafia

É interessante conhecer a forma e a configuração de certas regiões pélvicas, visto que essas informações orientam o prognóstico do parto.

### Pelvigrafia externa

A pelvigrafia externa avalia o ângulo subpúbico, também denominado arcada púbica ou arco subpúbico. Anatomicamente, representa o ápice do triângulo anterior do estreito inferior. A base desse triângulo mede de 10,5 a 11 cm (diâmetro bituberoso) e é aferida pela pelvimetria externa; a altura é de 8 cm e o ângulo deve ser maior ou igual a 90° para facilitar a adaptação do polo cefálico. Quanto maior o ângulo, maior será essa adaptação.

Com a paciente em posição ginecológica, aplica-se a face palmar dos polegares, em abdução, sobre o ramo isquiopúbico, tocando os extremos dos dedos embaixo do ligamento arqueado. Assim, o examinador pode conceber uma representação da forma, do tamanho e das proporções do ângulo subpúbico (Figura 19).

No passado, fazia parte da pelvigrafia externa a avaliação do quadrilátero de Michaelis (projeção cutânea do sacro). O quadrilátero de Michaelis tem como reparo superior o processo espinhoso da vértebra L5; inferiormente, a extremidade superior do sulco interglúteo; e, bilateralmente, as espinhas ilíacas posterossuperiores (Figura 20). A diagonal longitudinal avalia a simetria pélvica e a diagonal transversa divide o losango em dois triângulos, superior e inferior. A diminuição da altura do triângulo superior é típica das bacias achatadas, nas quais o diâmetro anteroposterior do estreito superior é diminuído.

### Pelvigrafia interna

A pelvigrafia interna tem por objetivo avaliar a configuração interna da pelve. Nela, analisa-se o estreito superior por meio do arco anterior, e o estreito médio por meio da caracterização da espinha isquiática (Figura 21).

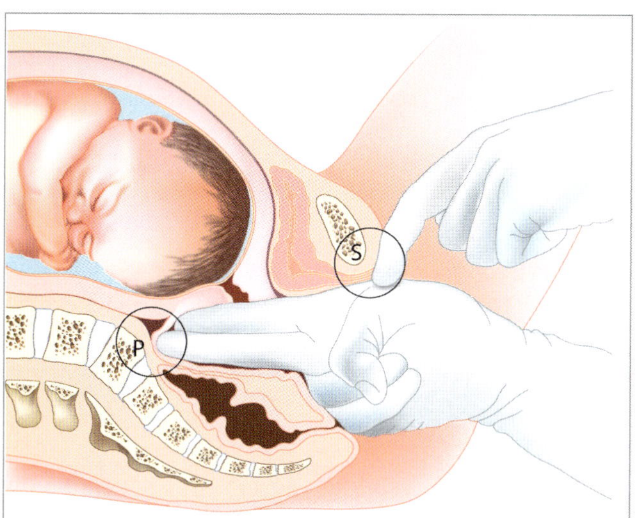


**FIGURA 18.** Pelvimetria interna: toque mensurador. P: promontório; S: sínfise púbica.

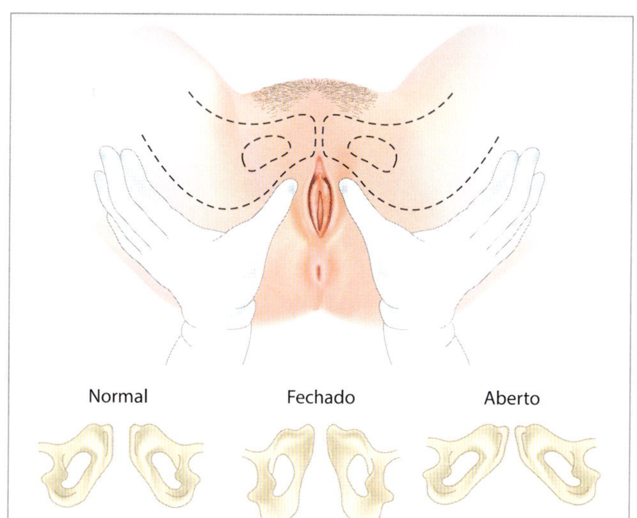


**FIGURA 19.** Pelvigrafia externa: avaliação do ângulo subpúbico.

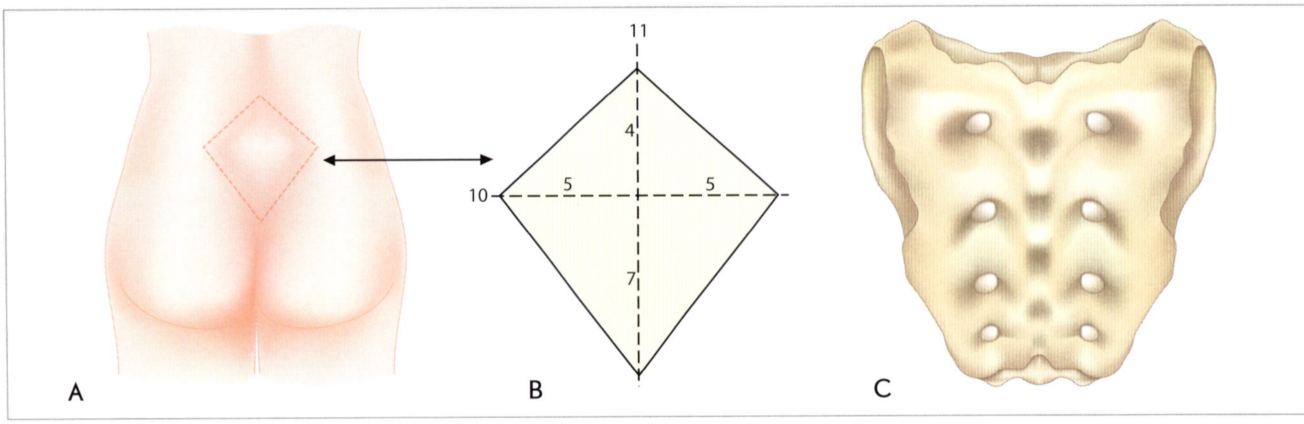


**FIGURA 20.** Quadrilátero de Michaelis: avaliação materna (A), dimensões (B) e sacro (C).

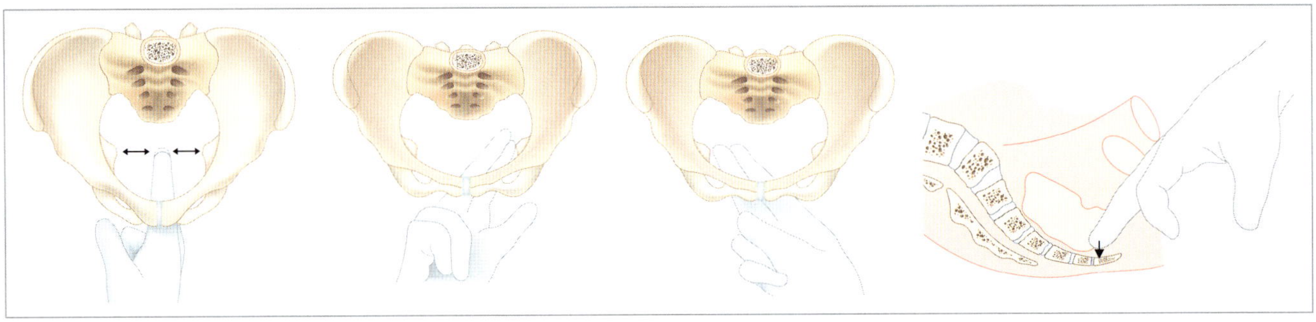

**FIGURA 21.** Principais tempos da pelvigrafia interna.

O arco anterior é representado pela porção anterior da pelve menor, que possui raio médio de 6 cm. Nas bacias achatadas, esse raio mede mais que 6,5 cm, e nas bacias regularmente estreitadas em seu diâmetro transverso é menor que 5 cm. A avaliação do arco permite verificar as possibilidades de adaptação do polo cefálico ao estreito superior. Já no estreito médio, busca-se avaliar a maior ou menor saliência das espinhas isquiáticas, uma maneira indireta de verificar o estreitamento dessa região.

## PONTOS-CHAVE

- As principais funções da parede abdominal são proteção dos órgãos abdominais, auxílio dos movimentos do tronco e da manutenção da posição ereta e estabilização da pelve.
- A parede abdominal é formada, de cada lado, pelos músculos oblíquos externo e interno, pelo músculo transverso e, anteriormente, pelos músculos reto do abdome e piramidal.
- Os órgãos genitais externos incluem o monte púbico, os grandes e pequenos lábios, o vestíbulo da vagina, o clitóris e o hímen.
- O diafragma pélvico é constituído pelos músculos levantador do ânus e isquiococcígeo. O levantador do ânus é composto por três feixes: puborretal, pubococcígeo e ileococcígeo.
- O diafragma urogenital, imediatamente inferior ao diafragma pélvico, é formado pelos músculos transverso superficial do períneo, bulboesponjoso, isquiocavernoso e esfíncter externo do ânus.
- Os órgãos genitais internos incluem os ovários, as tubas uterinas e o útero. Na gravidez, o istmo é incorporado à cavidade uterina e o orifício interno do seu canal passa a ser denominado orifício interno obstétrico.
- Os órgãos genitais internos femininos recebem suprimento sanguíneo das duas artérias uterinas e das duas artérias ovarianas. As primeiras derivam das artérias ilíacas internas e as artérias ovarianas são ramos da aorta.
- A pelve menor é dividida em estreitos: superior, médio e inferior. Os diâmetros com importância no exame da bacia são o diâmetro promontopúbico mínimo (*conjugata vera* obstétrica), no estreito superior; o bi-isquiático, no estreito médio; e o cóccix-subpúbico, no inferior.
- No exame da bacia, a pelvimetria externa se resume à medida do diâmetro bituberoso do estreito inferior; e a pelvimetria interna, à medida da *conjugata diagonalis* para o estreito superior. A pelvigrafia externa avalia o ângulo subpúbico; e a interna, o arco anterior do estreito inferior além do diâmetro cóccix-subpúbico, que aumentará cerca de 1,5 cm se a retropulsão do cóccix ocorrer de forma satisfatória.

## LEITURA ADICIONAL

### Artigos originais

1. Abramson D, Roberts SM, Wilson PD. Relaxation of the pelvic joints in pregnancy. Surg Obstet Gynecol 1934; 58: 595.
2. Adam PH, Alberge AY, Castellano S, Kassab M, Escude B. Pelvimetry by digital radiography. Clin Radiol 1985; 36(3): 327-30.
3. Adam PH, Alberge AY, Castellano S, Kassab M, Escude B. Racial variations in normal ureteric course. Clin Radiol 1985; 36(4): 373-5.

4. Block E. Quantitative morphological investigation of the follicular system in women. Acta Anat 1952; 14: 108.
5. Borell U, Fernstrom I. Movements at the sacroiliac joints and their importance to changes in pelvic dimensions during parturition. Acta Obstet Gynecol Scand 1957; 36: 42.
6. Caldwell WE, Moloy HC. Anatomical variations in the female pelvis and their effect in labor with a suggested classification. Am J Obstet Gynecol 1933; 26: 479-505.
7. Caldwell WE, Moloy HC, D'Esopo DA. Further studies on the pelvic architecture. Am J Obstet Gynecol 1934; 28: 482.
8. Caldwell WE, Moloy HC, Swenson PC. The use of the roentgen ray in obstetrics: roentgen pelvimetry and cephalometry; technique of pelviroentgenography. Am J Roentgenol 1939; 41: 305.
9. Koff AK. Development of the vagina in the human fetus. Contrib Embryol 1933; 24: 59.


## Livros


10. Cunningham FG, Leveno KJ, Bloom SL et al. Williams' obstetrics. 24.ed. New York: McGraw-Hill; 2011.
11. Dângelo JG, Fattini CA. Abdome. In: Anatomia humana sistêmica e segmentar para o estudante de medicina. 2.ed. São Paulo: Atheneu; 1987. p. 545-9.
12. Delascio D, Guariento A. Bacia obstétrica. In: Briquet R. Obstetrícia normal. 3.ed. São Paulo: Sarvier; 1981.
13. Steer CM. Clinical examination of the pelvis. In: Sciarra JJ, Gerbie AB, editores. Gynecology and obstetrics. Hagestown: Harper & Row; 1984.
14. van de Graff KM. Sistema genital feminino. In: Anatomia humana. 6.ed. Barueri: Manole; 2003. p. 725-53.

# Capítulo 5

# Ovulação, implantação e embriogênese



## INTRODUÇÃO

O conhecimento dos processos biológicos reprodutivos da mulher é necessário para o obstetra e ginecologista. As alterações no ciclo menstrual, na ovulação, na fertilização e na implantação são interdependentes e podem prejudicar a qualidade da vida reprodutiva do casal.

O ciclo menstrual é determinado pela duração, pela quantidade e pela qualidade do desenvolvimento folicular e, normalmente, pode variar em uma mesma mulher. A duração do ciclo varia de 25 a 35 dias, na maioria das mulheres, até aproximadamente os 40 anos de idade. Aos 25 anos, aproximadamente 40% das mulheres têm ciclo menstrual de 25 a 28 dias, chegando a 60% aos 35 anos. Próximo à menopausa, o intervalo entre as menstruações aumenta.[29] Por volta dos 38 anos, quando a mulher apresenta cerca de 25 mil folículos, inicia-se uma perda folicular que se acentua nos 10 a 15 anos que antecedem a menopausa.

As variações na duração do ciclo menstrual, da menstruação e da intensidade do fluxo são comuns nos extremos da vida reprodutiva. A prevalência de ciclos anovulatórios é maior em mulheres com menos de 20 ou após os 40 anos.[19] Nos primeiros 5 a 7 anos da menacme, o ciclo menstrual é longo, tornando-se gradualmente mais regular e curto. Os ciclos mais curtos ocorrem por volta dos 40 a 42 anos. A duração do ciclo menstrual também varia de acordo com o índice de massa corporal (IMC) da mulher. Tanto o IMC baixo como o elevado estão associados a aumento no intervalo do ciclo menstrual.[40,42] Ciclos menstruais irregulares ocorrem em aproximadamente 20% das mulheres. A duração do ciclo menstrual está relacionada ao dia da ovulação. Em ciclos com duração de 25 dias, a ovulação ocorre por volta dos dias 10 a 12, enquanto nos ciclos menstruais de 35 dias, a ovulação ocorre 10 dias mais tarde.

Para fertilização espontânea, é necessária a ocorrência da ovulação (Figura 1). Assim, o obstetra deve avaliar o ciclo menstrual da paciente e identificar suas variações, que podem ocasionar dificuldades no seu processo reprodutivo.

## OVÁRIO HUMANO

A função fisiológica do ovário é a liberação periódica de gametas (oócitos) e a produção de hormônios esteroides (estradiol e progesterona). Ambas as atividades são integradas em um processo contínuo e repetitivo de maturação folicular, ovulação, formação do corpo lúteo e regressão folicular.[52]

O ovário é formado pelo córtex, pela medula central e pelo hilo. O córtex, também chamado túnica albugínea, é a parte mais externa do ovário e na sua porção interna encontram-se os folículos envoltos por tecido estromal;

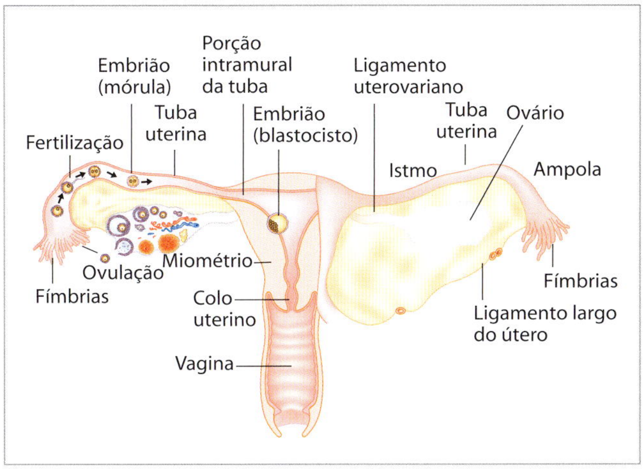


**FIGURA 1.** Sistema genital feminino. (Figura adaptada de Junqueira e Carneiro.[50])

a medula central é derivada das células mesonéfricas; e o hilo está em contato com o mesovário, que é rico em vasos e nervos e participa da esteroidogênese.

Na vida fetal, o desenvolvimento ovariano ocorre em quatro estágios:

- Indiferenciado.
- Diferenciado.
- Multiplicação gonadal e formação de oócitos.
- Formação folicular.

O estágio indiferenciado ocorre entre 5 e 6 semanas gestacionais. A fase diferenciada começa entre 6 e 8 semanas e continua com a multiplicação gonadal e a formação de oócitos. Ao final do terceiro estágio, ocorre rápida multiplicação mitótica de células germinativas, chegando a 6 a 7 milhões de oogônias por volta de 16 a 20 semanas de gestação. Este é o pico do número de oogônias dos ovários. Na primeira divisão mitótica, as oogônias dão origem aos oócitos ou oócito primário. Os oócitos primários começam a primeira divisão meiótica antes do nascimento, mas o término da prófase só ocorre na adolescência. A formação folicular se dá com 18 a 20 semanas de gestação, quando o córtex ovariano é invadido por vasos sanguíneos originários da camada medular.[14]

Os oócitos primários permanecem em prófase suspensa até o início da maturidade sexual e dos ciclos reprodutivos, durante a puberdade. O conteúdo total de células germinativas cai para 1 a 2 milhões por ocasião do nascimento, como resultado da depleção ovariana. Nunca mais haverá período igual a esse no que tange à queda da população de células germinativas. Na puberdade, cada ovário possui de 300 a 500 mil oócitos. Durante os 35 a 40 anos da vida reprodutiva, 400 a 500 folículos serão selecionados para ovulação e formação do corpo lúteo. Todo o ciclo menstrual é resultado de uma complexa interação entre o eixo hipotálamo-hipófise-ovário e os fatores autócrinos e parácrinos (Figura 2).

## CICLO MENSTRUAL

### NEUROENDOCRINOLOGIA

O sistema nervoso central tem participação ativa na regulação do ciclo menstrual por meio do hipotálamo e da glândula hipófise. Os hormônios esteroides e os peptídios produzidos no folículo dominante são os responsáveis pelo controle do ciclo menstrual, ficando o hipotálamo e a hipófise responsáveis pela operação de todo o mecanismo.

O hipotálamo produz hormônios inibidores e estimuladores. O hormônio liberador da gonadotrofina (GnRH) é produzido de forma cíclica e pulsátil no hipotálamo, sendo controlado por mecanismos de *feedback*. Sua secreção pulsátil é mais frequente e apresenta menor amplitude durante a fase folicular, quando comparada à da fase lútea.[6] As células produtoras do GnRH são oriundas do bulbo olfatório e ficam localizadas no núcleo arqueado do hipotálamo. O ciclo menstrual normal requer a manutenção da liberação pulsátil do GnRH em frequência e amplitude normais.[44]

A dopamina, sintetizada nos núcleos paraventricular e arqueado, é um inibidor do GnRH e da prolactina. A serotonina é produzida no mesencéfalo e atua influenciando a frequência e a amplitude da liberação do GnRH. O neuropeptídio Y é produzido pelos neurônios hipotalâmicos e regulado pelos esteroides gonadais. Sua função é estimular a liberação pulsátil do GnRH e, na hipófise, potencializar a resposta da gonadotrofina ao GnRH.[13]

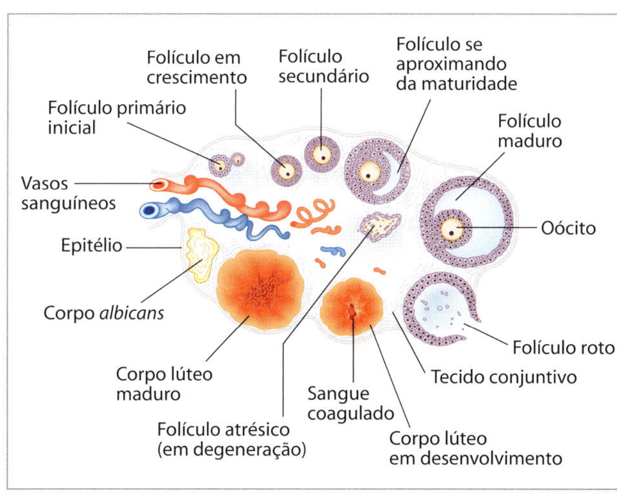


**FIGURA 2.** Ovário e folículos em seus diversos estágios de desenvolvimento. (Figura adaptada de Junqueira e Carneiro.[50])

A porção lateral da hipófise produz o hormônio folículo-estimulante (FSH) e o hormônio luteinizante (LH), e é responsiva à estimulação pulsátil do GnRH. A hipófise tem regulação autócrina e parácrina, com produção de citocinas e fatores de crescimento. O GnRH estimula a síntese e a secreção de gonadotrofinas, assim como activina, inibina e folistatina. A activina aumenta e a folistatina suprime a atividade do GnRH.[27]

Os opioides são importantes para a função e a ciclicidade menstrual. O estradiol e a progesterona aumentam a secreção de endorfinas, sendo seus níveis mais baixos durante a menstruação e mais elevados na fase lútea.[8] A redução do pulso de LH está ligada ao aumento das endorfinas. Os opioides endógenos, principalmente a betaendorfina, inibem a secreção de gonadotrofinas pela supressão da liberação hipotalâmica do GnRH. Alterações no nível basal dos opioides podem levar a um estado hipogonadotrófico semelhante aos observados com níveis elevados de prolactina, exercício físico e outras condições que causam amenorreia hipogonadotrófica (Figura 3).[38]

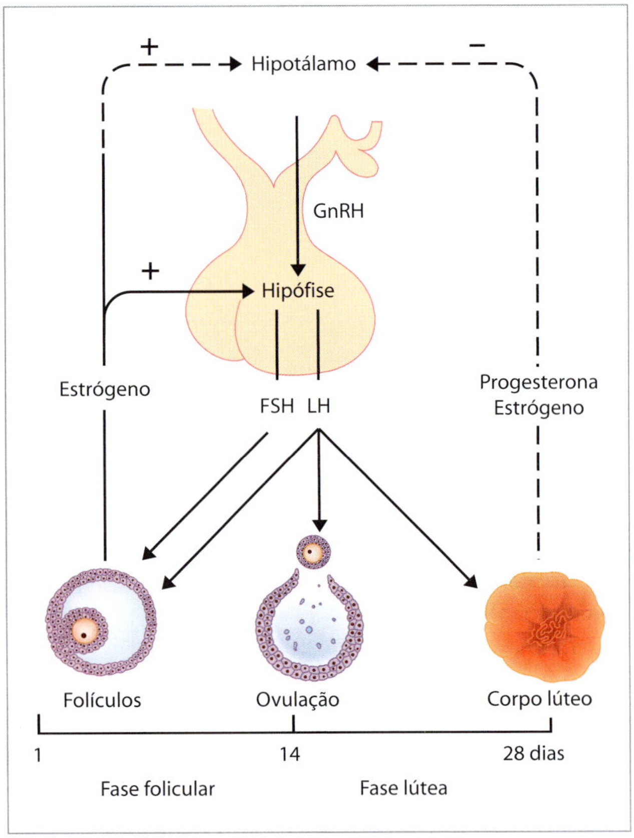


**FIGURA 3.** Representação do eixo hipotálamo-hipófise-ovário na regulação do ciclo menstrual. FSH: hormônio folículo-estimulante; GnRH: hormônio liberador da gonadotrofina; LH: hormônio luteinizante. (Figura adaptada de Junqueira e Carneiro.[50])

## FASES DO CICLO MENSTRUAL

O ciclo menstrual é dividido em três fases (folicular, ovulatória e lútea), com base nas alterações ovarianas e na produção hormonal características de cada fase.

### Fase folicular

Nessa fase, os folículos são preparados para a ovulação, chegando ao final com um folículo maduro dominante. O processo dura aproximadamente 10 a 14 dias e resulta da ação sequencial de hormônios e peptídios autócrinos e parácrinos sobre o folículo.

O folículo primordial mede aproximadamente 20 μm de diâmetro interno e 50 μm de diâmetro externo. A formação dos folículos começa por volta de 20 semanas gestacionais, o que significa que eles já estarão formados logo após o nascimento. Os folículos permanecem no estágio diplóteno da prófase na primeira divisão meiótica e são rodeados por uma camada única de células da granulosa até a puberdade. O folículo destinado a ovular é recrutado logo nos primeiros dias do ciclo menstrual. O crescimento inicial do folículo é independente da estimulação gonadotrófica. A ação do FSH sobre o folículo ovariano é responsável pela seleção do folículo dominante.[38] Os níveis elevados de FSH circulante evitam a apoptose folicular e a consequente evolução para atresia. Os primeiros sinais do desenvolvimento folicular são o aumento do tamanho e a transformação da forma da célula granulosa de escamosa para cuboide e a formação de *gap junctions*. Com a multiplicação das células granulosas, o folículo primordial torna-se folículo primário. Quando a granulosa está com 3 a 6 camadas, formam-se a teca interna (próxima à lâmina basal) e a teca externa (Figura 4).[25]

O folículo pré-antral é caracterizado pelo crescimento do oócito e pela formação da zona pelúcida que contorna o oócito. O FSH estimula a produção de aromatase, que converte andrógenos em estrógenos nas células da granulosa. Juntos, o FSH e o estrógeno aumentam os receptores de FSH das células da granulosa, promovendo seu crescimento celular e sua proliferação.[47] Sob a influência sinérgica do estrógeno e do FSH, ocorre aumento na produção de fluido folicular, que é acumulado nos espaços intercelulares das células da granulosa, eventualmente formando cavidades, entrando na fase antral. A granulosa que envolve o oócito agora é chamada de *cumulus oophorus*. Na presença do FSH, o estrógeno passa a ser a substância predominante do fluido folicular. Inversamente, na ausência do FSH ocorre predomínio de andrógenos.[35,36] Assim, o estrógeno e o FSH são essenciais para o acúmulo de células da granulosa e o contínuo crescimento folicular. Os folículos antrais com as maiores taxas de prolifera-

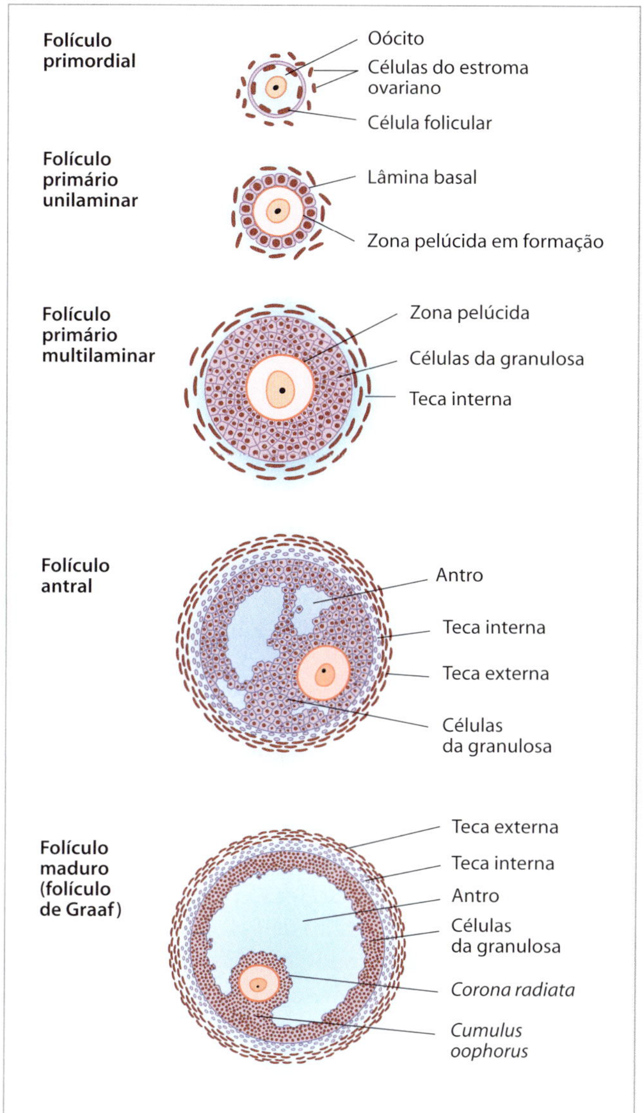


**FIGURA 4.** Tipos de folículos ovarianos: do primordial ao maduro (folículo de Graaf). (Figura adaptada de Junqueira e Carneiro.[50])

ção de células da granulosa contêm as maiores concentrações de estrógeno e as menores relações andrógeno/estrógeno, e são os que provavelmente contêm o melhor oócito. Nos folículos pré-antral e antral, os receptores de LH estão presentes apenas nas células da teca e os receptores de FSH, nas células da granulosa.[30,46] As células intersticiais da teca, localizadas na teca interna, contêm receptores de LH que, em resposta à estimulação hormonal pelo LH, produzem andrógenos, que podem ser convertidos para estrógenos sob a influência do FSH, processo conhecido como aromatização.

O sucesso da conversão para um folículo com predomínio de estrógeno marca a seleção do folículo destinado a ovular, processo que, com raras exceções, apenas um folículo alcança.[5] Esse processo é resultante de duas ações estrogênicas: a interação local entre FSH e estrógeno dentro do folículo e o efeito do estrógeno na secreção hipofisária de FSH. Enquanto o estrógeno exerce ação estimulante para o FSH no interior do folículo maduro, no eixo hipotálamo-hipófise há uma ação de *feedback* negativo para o FSH. A consequência da queda dos níveis circulantes de FSH é o declínio no número de receptores de FSH nos folículos menos desenvolvidos, o que provoca a redução da proliferação e da função das células da granulosa, tornando o ambiente intrafolicular androgênico com consequente atresia folicular. Esse processo de atresia envolve apoptose e é mediado por fatores de crescimento local, como o fator de necrose tumoral (TNF), produzido pelas células da granulosa, o qual inibe a estimulação de estrógeno mediada pelo FSH, com exceção do folículo dominante[37] – aquele que sobreviveu às consequências da supressão do FSH pela produção local de estrógeno. O acúmulo de células da granulosa observado no folículo dominante é acompanhado pelo desenvolvimento da vascularização da teca, que, por volta do nono dia do ciclo menstrual, é duplicada no folículo dominante em relação aos folículos antrais.[37] Isso permite um maior acesso de gonadotrofinas ao folículo, mantendo a responsividade deste ao FSH e promovendo seu desenvolvimento. O folículo expressa o fator de crescimento endotelial vascular, que é um potente indutor da angiogênese no folículo dominante e no corpo lúteo.[39,41]

Para a ocorrência da ovulação e a manutenção do corpo lúteo, a granulosa deve adquirir receptores de LH. O estímulo para o aparecimento desses receptores na granulosa vem do FSH. Com o aumento dos níveis intrafoliculares de estrógeno, o FSH induz o aparecimento de receptores de LH e, a partir de então, o LH também passa a criar seus próprios receptores nas células da granulosa. A ação do LH no folículo pré-ovulatório é fundamental para que ocorram um ótimo desenvolvimento folicular e o fornecimento de um oócito de boa qualidade.[26,28]

No estágio do folículo antral dominante, diversos fatores de crescimento (proteína-1 fosforilada ligada ao fator de crescimento insulina-símile) e peptídios (inibina, activina, folistatina) participam da resposta folicular às gonadotrofinas. A inibina B, secretada pelas células da granulosa em resposta ao FSH, inibe a secreção hipofisária de LH. A activina originada da hipófise e da granulosa aumenta a produção de FSH e potencializa sua ação. Os fatores de crescimento também aumentam a ação do FSH e do LH.

No folículo pré-ovulatório, as células da granulosa estão aumentadas e adquirem inclusões lipídicas, enquanto a teca se torna vacuolada e ricamente vascularizada. Ocorre aumento dos níveis de estrógeno, atingindo seu pico máximo 24 a 36 horas antes da ovulação. Nesse momento, o LH começa a predominar e promove a luteinização da granulosa no folículo dominante, estimulando a produção de progesterona. Por sua vez, o LH também estimula o surgimento de receptores de progesterona no folículo dominante. O aumento da progesterona facilita o *feedback* positivo do estrógeno e participa da ocorrência do pico do FSH. O LH estimula as enzimas P450scc e P450c, que participam da produção de andrógenos pelas células da teca.[20] O período pré-ovulatório está associado ao aumento dos níveis plasmáticos de 17-alfa-hidroxiprogesterona; no entanto, esse hormônio não tem nenhuma função na regulação do ciclo menstrual.

Após a ovulação, algumas células da teca tornam-se luteinizadas como parte da formação do corpo lúteo e perdem a atividade da P450c17. Outras células podem manter a enzima produzindo andrógenos. As células da teca têm como função a produção de andrógenos e, sob sua ação, no meio do ciclo ocorre aumento de 15% de androstenediona e 20% de testosterona.[21] A produção de andrógeno tem ação intrafolicular, o que pode causar a morte das células da granulosa, contribuir para a ocorrência de atresia folicular e promover, como efeito sistêmico, o aumento da libido (Figura 4).

A fase de crescimento folicular no ovário coincide com a denominada fase proliferativa endometrial no útero. Em decorrência da ação estrogênica, ocorrem a reconstrução e o crescimento do endométrio, o qual passa de 0,5 para 3,5 a 5 mm de espessura. Há aumento importante do número de células ciliares e microvilosidades.

## Ovulação

A ovulação pode ser variável de um ciclo para outro em uma mesma mulher. Em geral, ocorre entre 10 e 12 horas após o pico de LH e 24 a 36 horas após o pico de estradiol. A concentração de LH deve ser mantida por pelo menos 14 a 27 horas para completa maturação do oócito.

O LH tem como atividades principais promover o estímulo para continuação da divisão celular do oócito na meiose I, a luteinização das células da granulosa e a síntese de progesterona e prostaglandina dentro do folículo.

A progesterona aumenta a atividade de enzimas proteolíticas, que são responsáveis, juntamente às prostaglandinas, pela digestão e rotura da parede folicular. Além disso, a progesterona influencia o aumento do FSH no meio do ciclo, responsável pela liberação de oócito do folículo. O aumento da progesterona provoca *feedback* negativo na produção do LH. Nessa fase, o folículo apresenta o *cumulus oophorus* bem desenvolvido e o fluido intrafolicular abundante e rico em prostaglandinas, plasminogênio e colagenases.[23,32]

Após a ovulação, o endométrio sofre ação combinada do estrógeno e da progesterona. A proliferação endometrial cessa 3 dias após a ovulação,[43] provavelmente pela ação da progesterona. A primeira evidência histológica da ovulação é o aparecimento de vacúolos intracitoplasmáticos de glicogênio subnuclear no epitélio glandular por volta dos dias 17 e 18 do ciclo.

## Fase lútea

A função lútea normal requer um folículo pré-ovulatório bem desenvolvido, com boa estimulação de FSH e liberação contínua de LH. A fase inicial é marcada por ativa angiogênese estimulada pelo fator de crescimento endotelial vascular. A regressão do corpo lúteo está associada à diminuição desse fator de crescimento e da angiopoetina 1 e ao aumento da expressão da angiopoetina 2, que causa luteólise. A progesterona, o estradiol e a inibina A agem centralmente, suprimindo a liberação de gonadotrofinas e o crescimento do novo folículo. A regressão do corpo lúteo pode envolver ação luteolítica decorrente da produção de estrógeno, além das alterações locais de prostaglandinas, óxido nítrico, endotelina e outros fatores.[15,34]

A perda do corpo lúteo resulta em redução dos níveis circulantes de estradiol, progesterona e inibina. A redução dos níveis de estradiol e progesterona permite um progressivo e rápido aumento da secreção pulsátil de GnRH e a liberação da hipófise do efeito de *feedback* negativo. O aumento do GnRH, combinado com a redução da inibina A e do estradiol, provoca maior liberação de FSH, quando comparada à de LH. Esse aumento do FSH permite o surgimento do folículo dominante.

O endométrio sofre alterações importantes do sétimo ao 13º dias pós-ovulação (dias 21 a 27 do ciclo). Após o início desse período, as glândulas secretoras estão tortuosas e distendidas, com pouco estroma intersticial. O processo de deciduação começa na fase lútea, sob o efeito da progesterona e é mediada por fatores parácrinos e autócrinos. As células deciduais controlam a invasão do trofoblasto e os produtos da decídua participam na regulação autócrina e parácrina dos tecidos maternos e fetais.[15]

Quando o oócito não é fertilizado, o corpo lúteo começa a involuir e degenera cerca de 10 a 12 dias após a ovulação, transformando-se em corpo *albicans*, assim chamado por sua superfície esbranquiçada e por seu aspecto atrésico.

O endométrio menstrual é relativamente fino e denso. Representa um estágio transitório entre a fase mais proliferativa e a mais esfoliativa do ciclo menstrual (Figura 5). A queda dos níveis de estrógeno e progesterona inicia três eventos endometriais: reações vasomotoras,

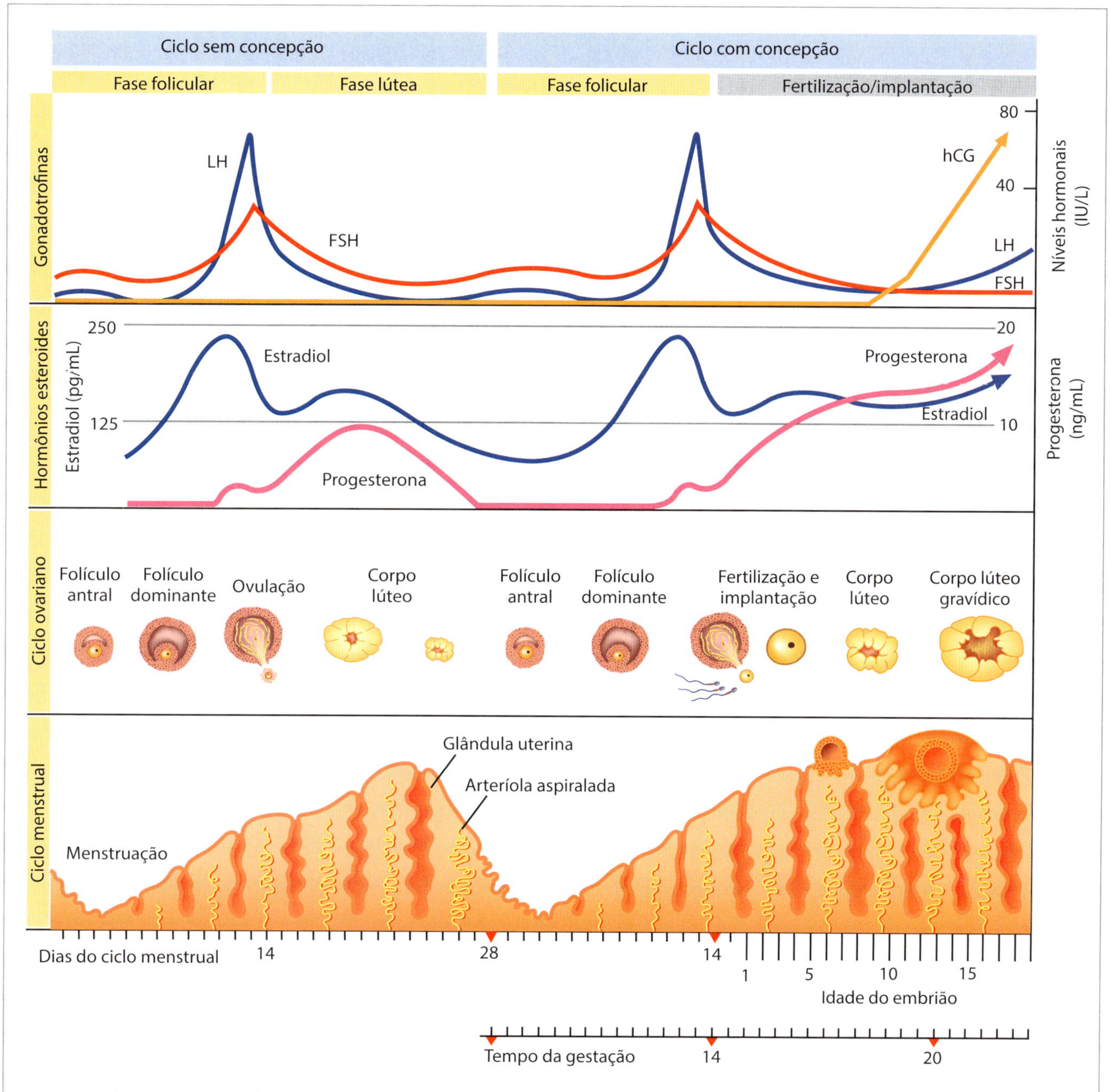


**FIGURA 5.** Ilustração das inter-relações entre o ciclo menstrual, o ciclo ovariano, a produção de hormônios esteroides e as gonadotrofinas. FSH: hormônio folículo-estimulante; hCG: gonadotrofina coriônica humana; LH: hormônio luteinizante. (Figura adaptada de Cunningham et al.[49])

perda tecidual e menstruação. Ocorrem diminuição da espessura do tecido e respostas vasomotoras das arteríolas espiraladas. Seguem-se isquemia adicional com necrose de células e lesões nos vasos, levando ao fluxo menstrual. Existe um ponto de clivagem natural entre as camadas basal e a esponjosa do endométrio e, uma vez rompido, o estroma frouxo, vascular, edematoso da camada esponjosa descama-se e colapsa. O fluxo menstrual cessa como resultado dos efeitos combinados da vasoconstrição prolongada, colapso tecidual, estase vascular e reparação induzida pelo estrógeno.

## FERTILIZAÇÃO

Quando ocorre a fertilização, seguem-se a clivagem do zigoto e a blastogênese. O oócito é fertilizado e então completa a segunda divisão meiótica; e o corpo lúteo cresce, formando o corpo lúteo gravídico, que aumenta sua produção de hormônios. A degeneração do corpo lúteo é impedida pela produção da gonadotrofina coriônica humana (hCG), que é secretada pelo sinciciotrofoblasto, rico em LH. O corpo lúteo permanece funcionalmente ativo pelas primeiras 12 semanas de gestação, época em que a placenta já assumiu a produção de estrógeno e progesterona necessária para a manutenção da gestação.

## TRANSPORTE DO OÓCITO

No momento da ovulação, o oócito está rodeado de células da granulosa (*cumulus oophorus*), que são responsáveis pela sua aderência à parede folicular. O transporte do ovo envolve o tempo entre a ovulação e a formação da mórula dentro do útero. As fímbrias tubárias que se localizam perto da superfície do ovário captam o óvulo e levam-no para o infundíbulo. Quando chegam à ampola, os cílios movem-se de forma sincronizada em direção ao útero, levando o óvulo. Em geral, o tempo de transporte do oócito é de 3 dias.[4] Já o tempo para fertilização do oócito é de 12 a 24 horas.

## TRANSPORTE DO ESPERMATOZOIDE

Os espermatozoides necessitam de 72 dias, a partir do início da espermatogênese, para chegar ao epidídimo. Eles atravessam o muco cervical, entram no útero e chegam às tubas uterinas em minutos. Dos milhões de espermatozoides ejaculados, apenas cem ou menos alcançam o oócito. Para ocorrer a fertilização, os espermatozoides devem sofrer processo de capacitação. A capacitação é caracterizada pela habilidade do espermatozoide de sofrer reação acrossômica e pela capacidade de ligar-se à zona pelúcida e adquirir hipermotilidade.[11] O término da capacitação permite que ocorra a reação acrossômica,[1] que envolve a quebra e a modificação da membrana do espermatozoide e da membrana acrossômica, provocando a liberação de enzimas (hialuronidase e acrosina) necessárias para a fusão com a membrana celular do oócito.

A maioria dos espermatozoides humanos não sobrevive por mais de 48 horas no trato genital feminino. Em geral, a gravidez ocorre quando o coito acontece até 3 dias após a ovulação[45] (Figura 6).

## FASES DA FERTILIZAÇÃO

A fertilização ocorre na ampola da tuba uterina, região mais comprida e larga. Quando o oócito não é fertilizado nesse local, ele avança lentamente até o útero, onde sofre degeneração e é reabsorvido. A fertilização pode ocorrer em outras porções da tuba uterina, porém não no útero. Existe evidência de que o contato do espermatozoide com o oócito não ocorre ao acaso. O aumento do *cumulus oophorus* no folículo pré-ovulatório aumenta a chance de o oócito encontrar pelo menos um espermatozoide ao nível da ampola. O espermatozoide passa pelo *cumulus* sem a liberação das enzimas acrossômicas.

Na primeira fase da fertilização, ocorre a passagem do espermatozoide pela *corona radiata* que envolve a zona pelúcida de um oócito, facilitada pela enzima hialuronidase liberada pelo acrossoma e pelos movimentos da cauda do espermatozoide.[16] O contato inicial do espermatozoide

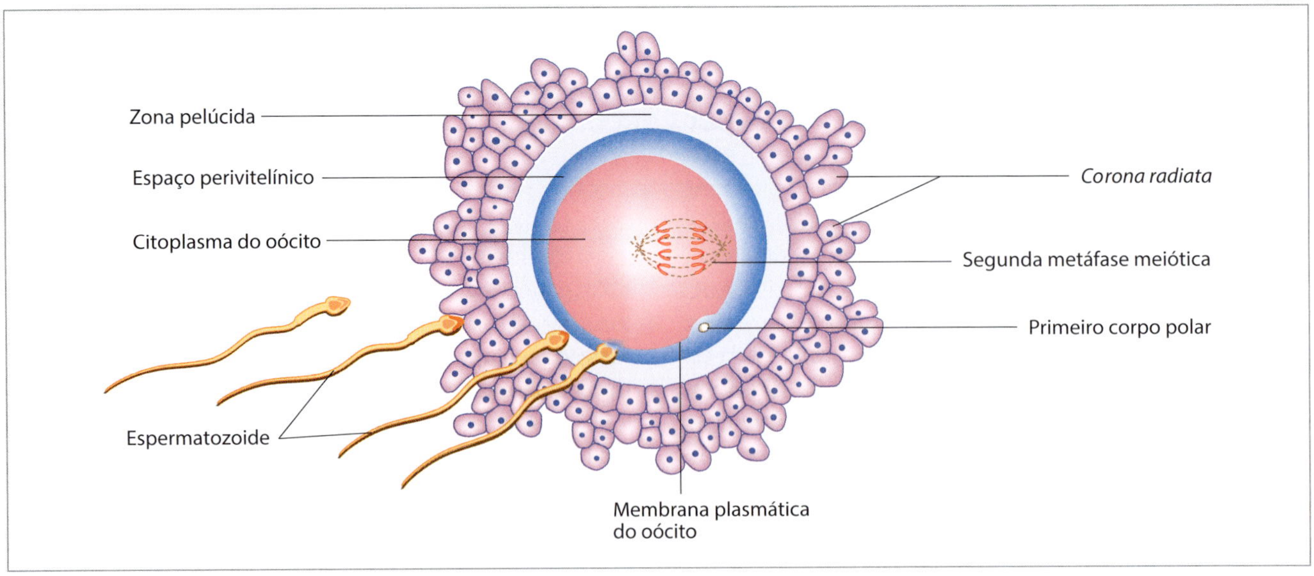


**FIGURA 6.** Diagrama demonstrando a reação acrossômica e um espermatozoide penetrando em um oócito. (Figura adaptada de Moore e Persaud.[51])

com o oócito é mediado por receptores. A zona pelúcida secreta glicoproteínas (ZP1, ZP2, ZP3): a ZP3 é o ligante primário do espermatozoide e a mais abundante das glicoproteínas; e a ZP2 aparece após a reação acrossômica e protege o oócito contra a penetração de outro espermatozoide na zona pelúcida (reação da zona).

A penetração na zona pelúcida por um espermatozoide é a fase mais importante do início da fertilização. Ocorre liberação de estearase, acrosina e neuraminidase, que formam um caminho mais fácil para o espermatozoide alcançar o oócito. Tendo o espermatozoide penetrado na zona pelúcida, ocorrem mudanças que a tornam impermeável a outros espermatozoides. Acredita-se que a reação da zona pelúcida resulte da ação de enzimas lisossômicas liberadas pelos grânulos do córtex perto da membrana plasmática do oócito. O conteúdo desses grânulos, liberado no espaço pré-vitelínico, também causa mudança na membrana plasmática do oócito, tornando-a impermeável aos espermatozoides.[10,18]

Posteriormente, ocorre fusão das membranas plasmáticas do oócito e do espermatozoide. A cabeça e a cauda do espermatozoide penetram o citoplasma do oócito, mas sua membrana plasmática fica para trás.

Depois da entrada do espermatozoide, o oócito, que estava parado na metáfase da segunda divisão meiótica, termina essa divisão e forma um oócito maduro e um segundo corpo polar. Ocorre a formação do pronúcleo feminino. Dentro do oócito, o núcleo do espermatozoide fica maior e forma o pronúcleo masculino. Nesse momento, a cauda do espermatozoide se degenera e não é possível distinguir morfologicamente o pronúcleo feminino do masculino. As membranas dos pronúcleos se dissolvem, os cromossomos se condensam e se dispõem para que ocorra a divisão mitótica da célula (a primeira divisão de clivagem). O oócito fertilizado, ou zigoto, é um embrião unicelular. A combinação de 23 cromossomos de cada pronúcleo forma o zigoto com 46 cromossomos (Figura 7).

## CLIVAGEM DO ZIGOTO

A clivagem resulta em rápido aumento do número de células (blastômeros), consequência de repetidas divisões mitóticas. Primeiro, o zigoto divide-se em dois blastômeros que, por sua vez, dividem-se em quatro, depois oito e assim por diante. A cada divisão, as células tornam-se menores. A clivagem ocorre na tuba e, depois do estágio de nove células, os blastômeros mudam de forma e aderem firmemente uns aos outros, formando uma bola compacta. Quando o número de blastômeros chega a 16, esse conjunto passa a ser chamado de mórula. As células internas da mórula são rodeadas por uma camada de células que formam a camada celular externa.[51]

Cerca de 4 dias após a fertilização, a mórula forma, em seu interior, um espaço cheio de fluido denominado cavidade blastocística. Com o aumento do fluido nessa cavidade, os blastômeros são separados em duas partes:

- Trofoblasto: camada celular externa que dá origem embrionária à placenta.
- Embrioblasto: massa celular interna formada por um grupo de blastômeros, de localização central, que dá origem ao embrião.

Nesse estágio de desenvolvimento, o embrião é chamado blastocisto. O embrioblasto faz uma saliência na cavidade blastocística e o trofoblasto forma a parede do blastocisto. Após o blastocisto flutuar cerca de 2 dias nas secreções uterinas, a zona pelúcida se degenera gradualmente e desaparece, possibilitando seu rápido crescimento (Figura 8).[9]

Cerca de 6 dias após a fertilização, o blastocisto fixa-se ao epitélio do endométrio, geralmente do lado adjacente à massa celular interna, o polo embrionário.

## INVASÃO E PLACENTAÇÃO

Na segunda semana após a ovulação, inicia-se a formação da placenta.[3] Nessa fase, o trofoblasto está formado no seu sítio de implantação por massas de citotrofoblasto e sinciciotrofoblasto e ocorre invasão dos vasos sanguíneos maternos. A invasão trofoblástica se dá na parede das artérias espiraladas, formando sacos sinusoidais que vão remodelar a vascularização uterina e facilitar as trocas materno-fetais.

O citotrofoblasto é a parte interna e celular, mononucleada, composta por células mitoticamente ativas, que formam novas células do trofoblasto e migram para a crescente massa do sinciciotrofoblasto. Já o sinciciotrofoblasto (trofoblasto sincicial) é uma camada externa que consiste em uma massa protoplasmática, multinucleada, em rápida expansão, na qual não se observam limites celulares.

No fim da primeira semana, o blastocisto está implantado superficialmente na camada compacta do endométrio e nutre-se dos tecidos maternos erodidos. O sinciciotrofoblasto expande-se com rapidez na parte adjacente ao polo embrionário. O sinciciotrofoblasto produz enzimas que erodem os tecidos maternos, permitindo que o blastocisto se aninhe no endométrio. No sétimo dia, na superfície do embrioblasto voltada para a cavidade do blastocisto, aparece uma camada de células chamada de hipoblasto, que provém da delaminação do embrioblasto.[51] Os vilos primários formam-se no fim da segunda semana. A partir daí, eles começam a ramificar-se, e o mesênquima penetra nos vilos primários, formando um eixo central de tecido mesenquimatoso frouxo. Nessa fase, o saco coriônico está recoberto

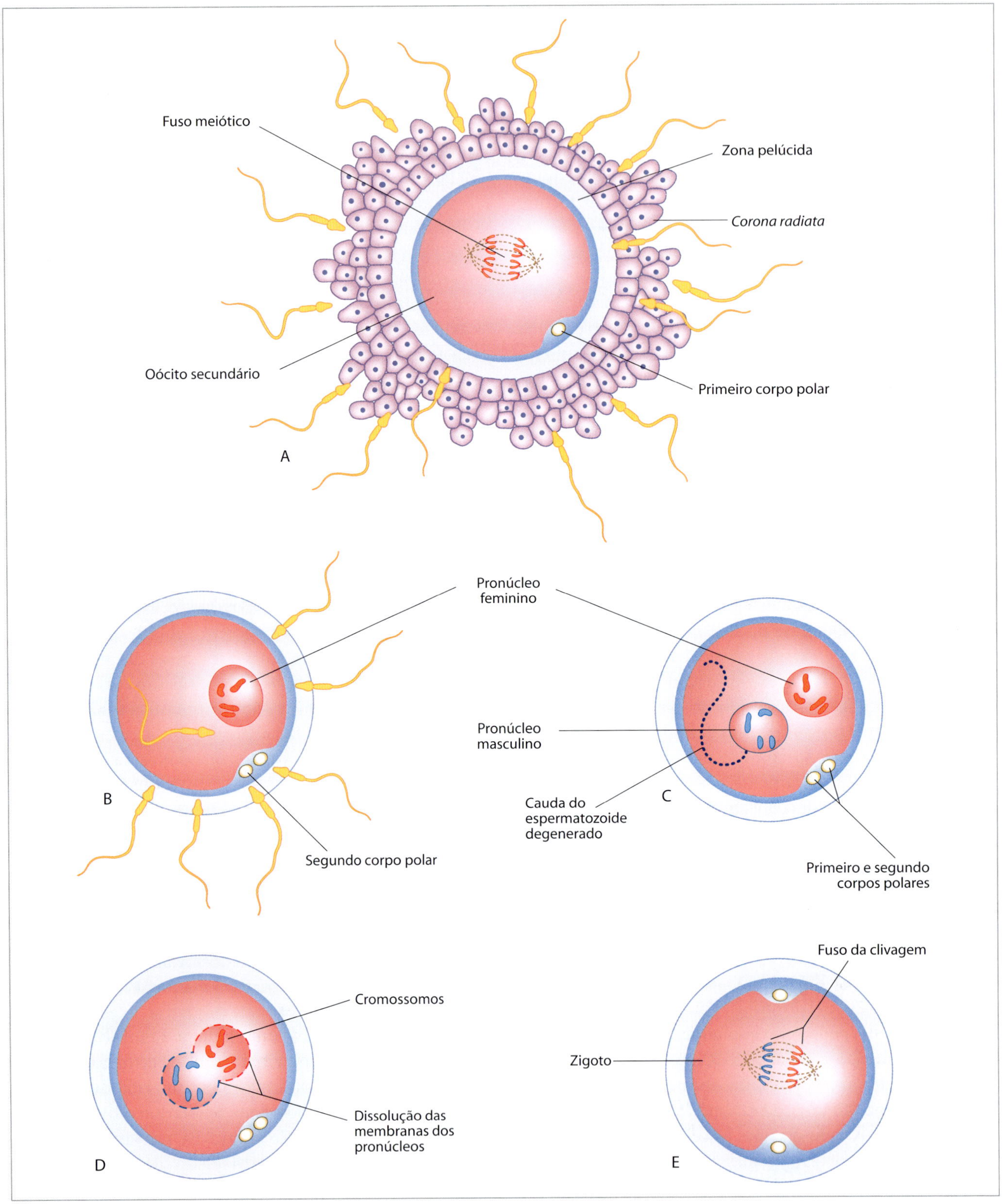


**FIGURA 7.** Ilustração da sequência de eventos da fertilização, desde o momento em que o espermatozoide entra em contato com a membrana plasmática do oócito secundário até a formação do zigoto. A: oócito secundário rodeado por vários espermatozoides; B: a *corona radiata* desapareceu e o espermatozoide penetrou o oócito; C: a cabeça do espermatozoide formou o pronúcleo masculino; D: os pronúcleos estão se fundindo; E: o zigoto formou-se com 46 cromossomos, denominado diploide. (Figura adaptada de Moore e Persaud.[51])

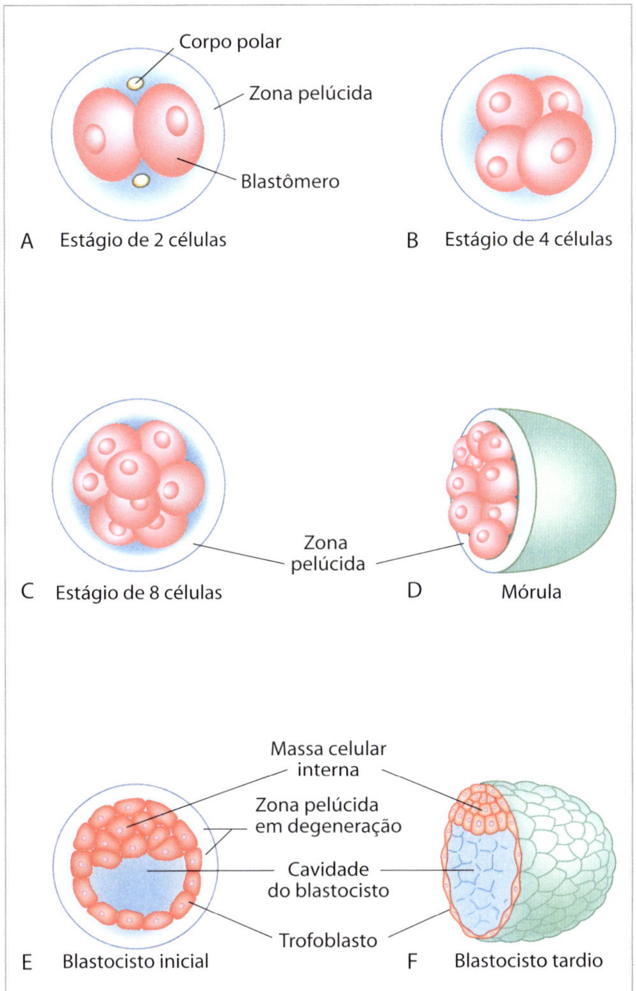


**FIGURA 8.** Clivagem do zigoto e formação do blastocisto. (Figura adaptada de Moore e Persaud.[51])

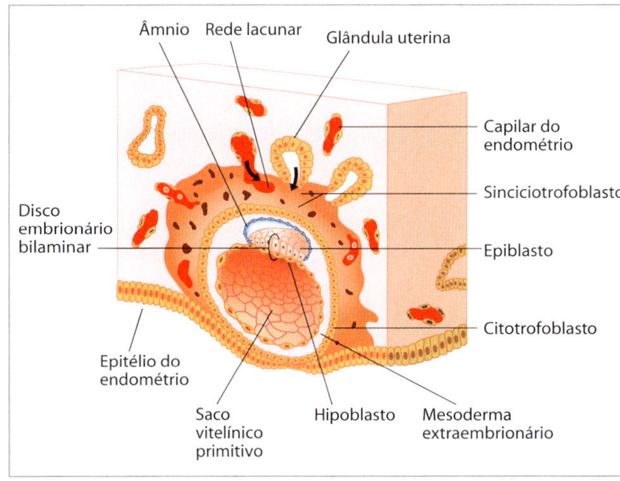


**FIGURA 9.** Ilustração de um blastocisto com aproximadamente 9 dias implantado no endométrio. (Figura adaptada de Moore e Persaud.[51])

pelos vilos secundários. Quando os vasos sanguíneos se tornam identificáveis nas vilosidades coriônicas, elas são chamadas de terciárias. Os capilares das vilosidades se fundem formando redes arteriocapilares, que também se unem ao coração do embrião por meio de vasos. Ao final da terceira semana, o sangue do embrião começa a fluir pelos capilares das vilosidades coriônicas. Forma-se a capa citotrofoblástica pela proliferação e pela união do citotrofoblasto com o sinciciotrofoblasto (Figura 9).

## DISCO EMBRIONÁRIO, CAVIDADE AMNIÓTICA E SACO VITELÍNICO

A implantação do blastocisto termina durante a segunda semana do desenvolvimento embrionário. O embrioblasto sofre mudanças em sua massa celular interna, dando origem ao disco embrionário bilaminar composto pelo epiblasto e pelo hipoblasto (Figura 9). O disco embrionário dá origem às camadas germinativas de todos os tecidos e órgãos do embrião. Ainda na segunda semana, formam-se as estruturas extraembrionárias: cavidade amniótica, saco vitelínico, pedículo do embrião e saco coriônico.

O sinciciotrofoblasto começa a produzir a hCG, que mantém a atividade do corpo lúteo ovariano durante a gravidez e constitui a base para os testes de gravidez.

Na implantação do blastocisto, aparece uma pequena cavidade na massa celular interna, que constitui o primórdio da cavidade amniótica. Logo, os amnioblastos se separam do epiblasto e forma-se uma membrana delgada, denominada âmnio, que envolve a cavidade amniótica.

O embrioblasto é formado pelo epiblasto e pelo hipoblasto. O epiblasto é a camada mais espessa, composto por células colunares altas voltadas para a cavidade amniótica, que forma o assoalho dessa cavidade, contínuo com o âmnio na periferia. Já o hipoblasto, ou endoderma primitivo, é composto por pequenas células cuboides adjacentes à cavidade celômica e forma o teto dessa cavidade.

A membrana e a cavidade celômica se modificam rapidamente, formando o saco vitelínico primitivo. Nessa fase, o disco embrionário fica entre a cavidade amniótica e o saco vitelínico. As células do endoderma do saco vitelínico dão origem a uma camada de tecido conjuntivo frouxo, o mesoderma extraembrionário, que envolve o âmnio e o saco vitelínico.[2,22] O celoma extraembrionário é uma cavidade cheia de fluido que envolve o âmnio e o saco vitelínico, exceto no local em que estes se prendem ao cório pelo pedículo do embrião. Com a formação do celoma, o saco vitelínico primitivo diminui de tamanho, dando origem ao saco vitelínico secundário definitivo. Este contém fluido e pode desempenhar papel no transporte seletivo de nutrientes para o disco embrionário.

Com a implantação do embrião, as células do tecido conjuntivo do endométrio sofrem uma reação denominada decidual. Ao acumularem glicogênio e lípides no citoplasma, as células tornam-se congestas e, por isso, são denominadas células da decídua. A função primordial da reação decidual é criar um local imunologicamente privilegiado para o concepto (Figura 10).[51]

## SACO CORIÔNICO

No final da segunda semana, surgem os vilos primários, decorrentes de proliferações de células do citotrofoblasto, que produz extensões celulares que penetram no sinciciotrofoblasto. Essas extensões celulares formam os vilos primários, que representam o estágio inicial do desenvolvimento de vilosidades coriônicas da placenta. O celoma extraembrionário divide o mesoderma extraembrionário em duas camadas:

- Mesoderma somático extraembrionário: responsável pelo revestimento do trofoblasto e do âmnio. Juntas, as duas camadas constituem o cório.
- Mesoderma esplâncnico extraembrionário: envolve o saco vitelínico.

O cório forma a parede do saco coriônico (saco gestacional) e no seu interior encontram-se o embrião, o saco amniótico e a vesícula vitelínica suspensos pelo pedículo. O celoma extraembrionário passa a ser chamado de cavidade coriônica.[7,12]

## DESENVOLVIMENTO EMBRIONÁRIO

### LINHA PRIMITIVA

O desenvolvimento do embrião a partir do disco embrionário começa no início da terceira semana. A gastrulação é o processo pelo qual o disco embrionário bilaminar é convertido em um disco embrionário trilaminar e representa o início da morfogênese. Inicialmente, ocorre a formação da linha primitiva na superfície do epiblasto do disco embrionário, na extremidade caudal do embrião. Enquanto a linha primitiva se alonga pela adição de células na extremidade caudal, a extremidade cefálica prolifera, formando o nó primitivo. O aparecimento da linha primitiva torna possível identificar o eixo cefalocaudal do embrião, as extremidades cefálica e caudal, as superfícies dorsal e ventral e os lados direito e esquerdo. Pouco depois do aparecimento da linha primitiva, as células abandonam sua superfície profunda e formam uma malha frouxa de tecido conjuntivo embrionário, denominado mesênquima ou mesoblasto. O mesênquima forma os tecidos de sustentação do embrião. A linha primitiva forma ativamente o mesoderma até o início da quarta semana, tornando a produção do mesoderma mais lenta a partir de então. Ao final da quarta semana, a linha primitiva desaparece, permanecendo uma estrutura insignificante na região sacrococcígea (Figura 11).

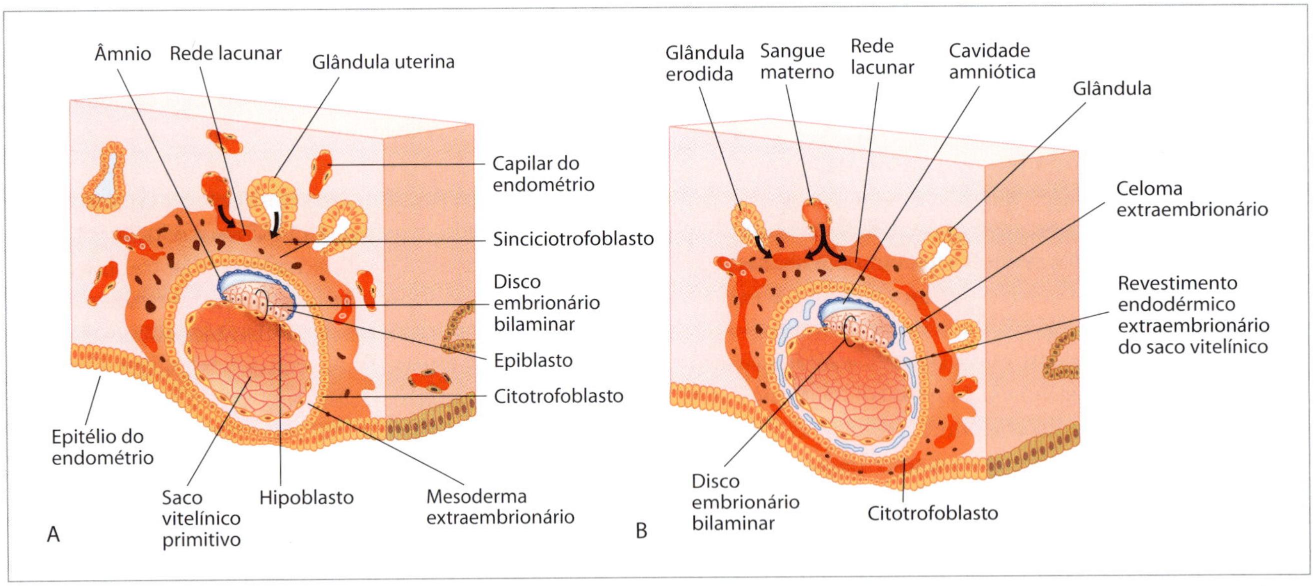


**FIGURA 10.** Demonstração de dois blastocistos implantados com 10 dias (A) e 12 dias (B). Nota-se a formação do disco embrionário, do saco vitelínico e da cavidade amniótica. (Figura adaptada de Moore e Persaud.[51])

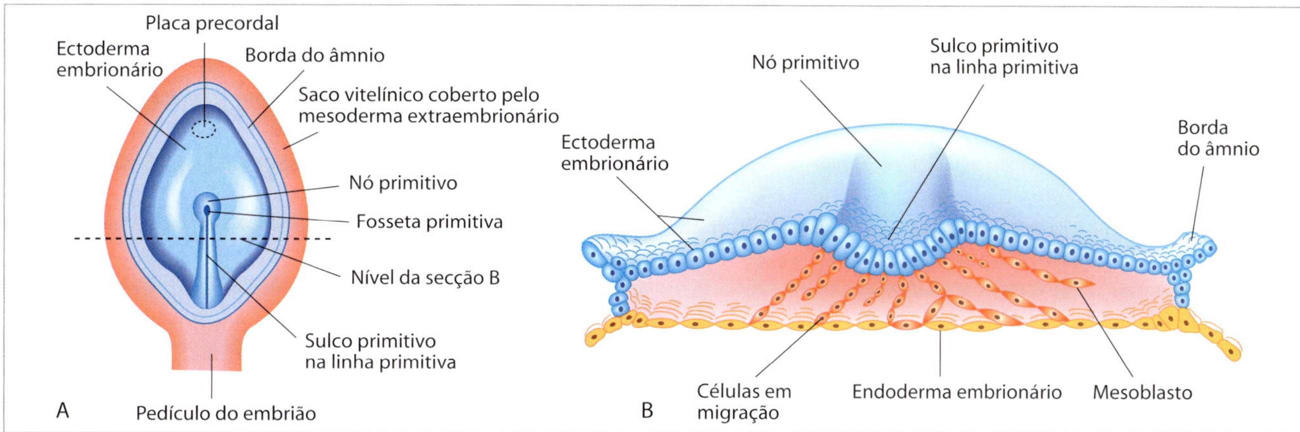


**FIGURA 11.** A: vista dorsal de um embrião com 16 dias; B: corte transversal da metade cefálica do disco embrionário mostrando a migração das células mesenquimais da linha primitiva, para formar o mesênquima ou mesoblasto. (Figura adaptada de Moore e Persaud.[51])

## FORMAÇÃO DA NOTOCORDA

No início da terceira semana, as células mesenquimais provenientes do nó primitivo da linha primitiva formam o processo da notocorda. A notocorda é um bastão celular que se forma pela transformação do processo da notocorda. O processo da notocorda se alonga pela invaginação de células provenientes da fosseta primitiva formando o canal da notocorda. Os restos do processo da notocorda, após sua fusão com o endoderma intraembrionário do saco vitelínico subjacente, formam a placa da notocorda. A parte proximal do canal da notocorda persiste, temporariamente, como o canal neuroentérico, que forma uma comunicação transitória entre as cavidades dos sacos amniótico e vitelínico. A placa da notocorda se dobra e forma a notocorda, que é o eixo primitivo do embrião em torno do qual se forma o esqueleto axial.[31]

## FORMAÇÃO DO TUBO NEURAL

A placa neural aparece como um espessamento proximal do ectoderma em relação ao nó primitivo. A formação da placa neural é induzida pela notocorda em desenvolvimento. Na placa neural, formam-se o sulco neural longitudinal e as pregas neurais nas laterais. As pregas neurais representam a primeira evidência de desenvolvimento do encéfalo. A fusão das pregas neurais forma o tubo neural, primórdio do sistema nervoso central (SNC). A formação do tubo neural é um processo denominado neurulação (Figura 12).[51]

## FORMAÇÃO DA CRISTA NEURAL

A crista neural é formada pela migração das células neuroectodérmicas, que ocorre dorsolateralmente entre o ectoderma da superfície e o tubo neural. A crista neural dá origem aos gânglios sensitivos dos nervos cranianos e espinhais (Figura 12).

## FORMAÇÃO DOS SOMITOS

Os somitos são agregados compactos de células mesenquimais que migram e dão origem às vértebras, às costelas e à musculatura axial. No final da quinta semana, estão presentes de 42 a 44 pares de somitos.

## FORMAÇÃO DOS VASOS SANGUÍNEOS E DO SANGUE

O aparecimento do primeiro vaso sanguíneo ocorre na parede da vesícula vitelínica, do alantoide e do cório. O alantoide aparece por volta do dia 16 como um pequeno divertículo de forma alongada (evaginação) da parede caudal do saco vitelínico que penetra no pedículo do embrião. Logo após, os vasos surgem no embrião como agregados celulares de mesênquima, denominados ilhotas sanguíneas. Os vasos primitivos unem-se a outros vasos e formam o sistema cardiovascular primitivo. No final da terceira semana, o coração primitivo é formado por tubos endoteliais que já se fundiram e se uniram aos vasos do embrião, saco vitelínico, cório e pedículo do embrião. Os hemocitoblastos, que são células sanguíneas primitivas, derivam das células endoteliais dos vasos sanguíneos da vesícula vitelínica e do alantoide.

Nas primeiras 5 semanas, forma-se a maioria dos órgãos e sistemas do corpo a partir das três camadas germinativas (endoderma, mesoderma e ectoderma) (Tabela 1).

No início da quarta semana, o dobramento no plano mediano e horizontal converte o disco embrionário acha-

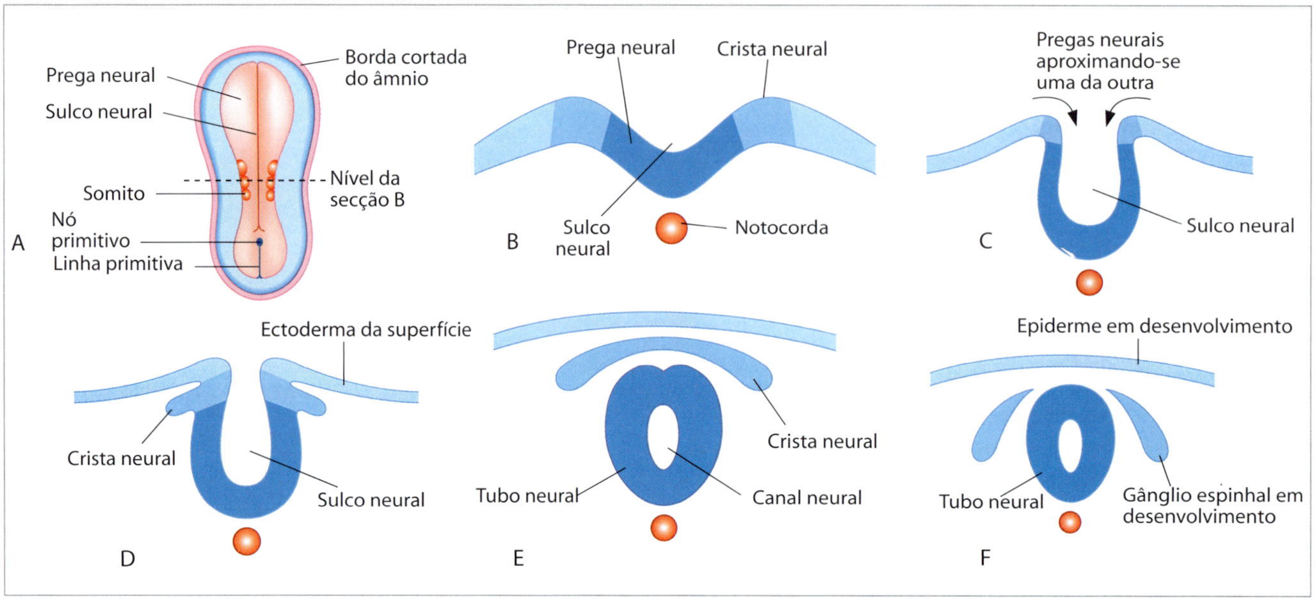


**FIGURA 12.** Formação progressiva do sulco neural, das pregas neurais, do tubo neural e da crista neural em embrião na terceira semana após a fecundação. (Figura adaptada de Moore e Persaud.[51])

**TABELA 1.** Tecidos, órgãos e sistemas, de acordo com a camada germinativa que os origina

| Ectoderma | Mesoderma | Endoderma |
|---|---|---|
| Sistema nervoso periférico<br>Epitélios sensoriais<br>Olhos<br>Aparelho auditivo<br>Nariz<br>Epiderme e anexos (pele, unhas e pelos)<br>Glândulas mamárias<br>Hipófise<br>Glândulas subcutâneas<br>Esmalte dos dentes | Tecido conjuntivo<br>Tecido cartilaginoso<br>Tecido ósseo<br>Músculos estriados e lisos<br>Coração<br>Vasos sanguíneos<br>Vasos linfáticos<br>Rins<br>Ovários<br>Testículos<br>Ductos genitais<br>Membranas serosas (pericárdio, peritônio e pleura)<br>Baço<br>Córtex da adrenal | Epitélio dos sistemas respiratório e digestório<br>Parênquima das tonsilas<br>Tireoide e paratireoide<br>Timo<br>Fígado<br>Pâncreas<br>Revestimento epitelial da bexiga e parte da uretra<br>Revestimento epitelial da cavidade timpânica e tuba auditiva |

tado em um embrião cilíndrico, em forma de "C". A formação da cabeça, da cauda e das pregas laterais é uma sequência contínua de eventos que provoca a constrição entre o embrião e o saco vitelínico. Durante o dobramento, o saco vitelínico é incorporado pelo embrião e dá origem ao intestino primitivo (anterior, médio e posterior). O saco vitelínico permanece unido ao intestino médio por meio do pedículo vitelínico. Durante o dobramento no plano horizontal, formam-se os primórdios das paredes lateral e ventral do corpo. Ao expandir-se, o âmnio envolve o pedículo do embrião, o pedículo vitelínico e o alantoide, formando o revestimento epitelial do cordão umbilical.

Ao final da oitava semana, o embrião tem características humanas, com a formação do coração, encéfalo, fígado, somitos, membros, orelhas, nariz e olhos (Figura 13).

## SONOEMBRIOLOGIA

A sonoembriologia estuda a formação das diversas estruturas embrionárias e fetais com a utilização da ultrassonografia. No primeiro trimestre da gestação, a via ultrassonográfica mais adequada para visualização das estruturas embrionárias até 8 semanas é a transvaginal.

O encéfalo fetal sofre diversas modificações morfológicas no primeiro e início do segundo trimestres. Por volta de 8 semanas, com apenas 16 mm de comprimento, é possível identificar o rombencéfalo como uma estrutura hipoecoica na porção posterior do encéfalo, enquanto anteriormente se identifica outra estrutura hipoecoica em forma de "Y", correspondente ao prosencéfalo, e entre essas duas estruturas observa-se o mesencéfalo. Com 8 semanas, o rombencéfalo é a maior estrutura cerebral identificada. Com 9 semanas, o prosencéfalo se desenvolve mais rápido, dividindo-se em duas estruturas: o telencéfalo, que dará origem aos ventrículos laterais e plexos coroides, e o diencéfalo, que originará o tálamo e o terceiro ventrículo. A partir de 11 semanas, a principal estrutura fetal visível à ultrassonografia são os plexos coroides, que aparecem como uma imagem semelhante às asas de

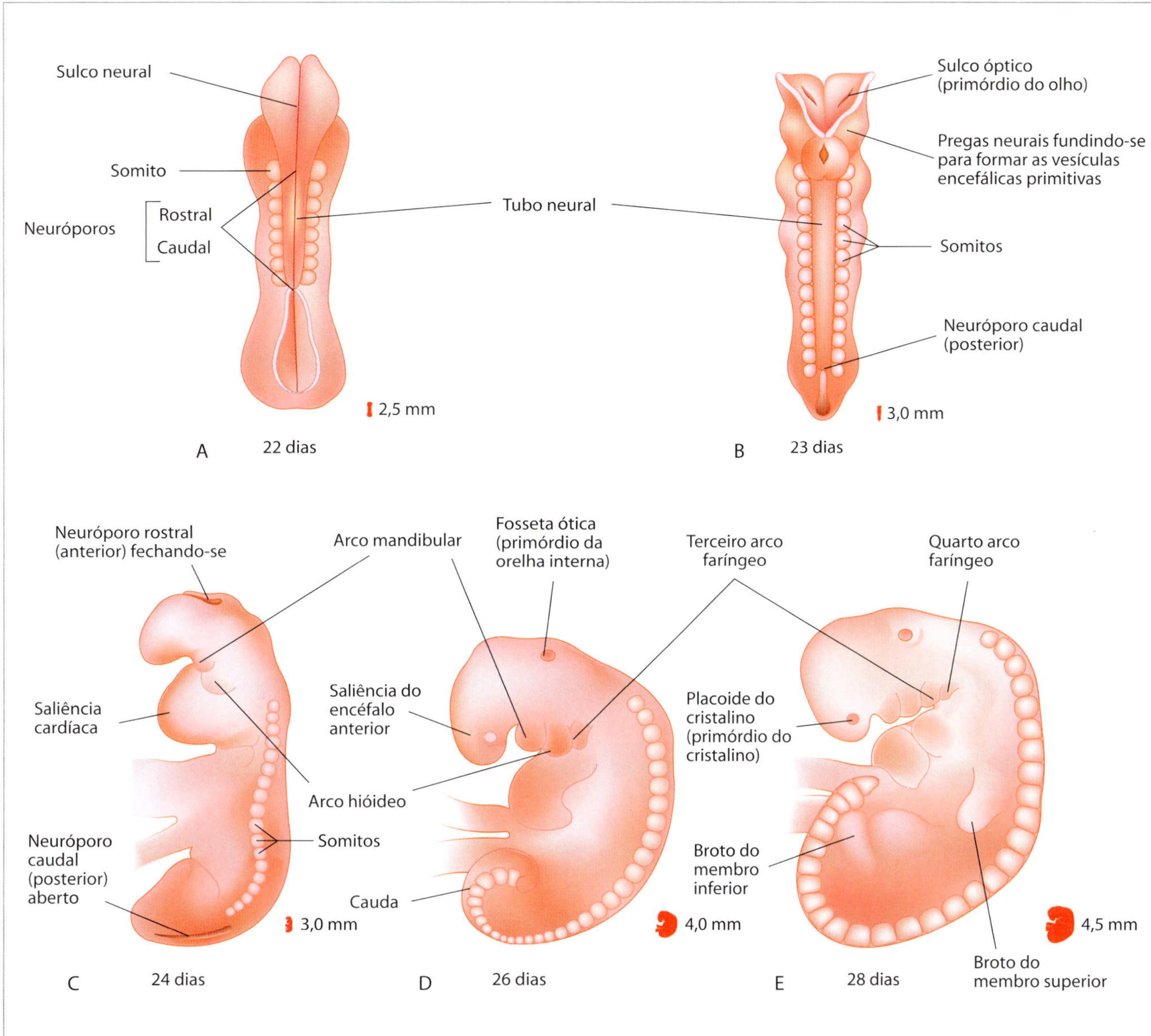


**FIGURA 13.** A e B: desenhos de vistas dorsais de embriões no início da quarta semana mostrando 8 e 12 somitos. C, D e E: vistas laterais dos embriões mostrando 16, 27 e 33 somitos, respectivamente. Normalmente, o neuróporo rostral está fechado com 25 a 26 dias e o neuróporo caudal, no final da quarta semana. (Figura adaptada de Moore e Persaud.[51])

uma borboleta. No final do primeiro trimestre, é possível identificar a cisterna magna e o cerebelo.[33]

A coluna fetal começa a ser identificada à ultrassonografia com 8 semanas de gestação; no entanto, apenas entre 11 e 12 semanas é possível visualizá-la melhor, pois já se apresenta mais calcificada. Estudos recentes propõem a identificação de espinha bífida no primeiro trimestre pela avaliação do quarto ventrículo por meio da translucência intracraniana e da obliteração da cisterna magna, em corte sagital do polo cefálico.[17,48]

A formação da face envolve a migração da crista neural para o arco branquial na quarta semana. A migração insuficiente para o primeiro arco branquial é a principal causa de anomalias da face e da mandíbula. As duas proeminências maxilares se fundem na linha média com a porção contralateral em 6 a 7 semanas. O nariz e os lábios atingem sua formação final em 11 semanas gestacionais. Na ultrassonografia realizada no período de 11 a 14 semanas, já é possível examinar as órbitas e, no interior delas, os cristalinos como estruturas pequenas em forma de anel. A maxila e a mandíbula são vistas como estruturas hiperecoicas.

As quatro câmaras cardíacas podem ser visualizadas com 12 semanas. Os rins são inicialmente formados na pelve, em posição ventral ao sacro. Por volta de 12 semanas gestacionais, migram para sua localização definitiva. Nessa fase, são vistos como estruturas hiperecoicas com 12 semanas de gestação. A bexiga fetal é visualizada a partir de 11 semanas como uma estrutura anecoica localizada na pelve fetal, medindo menos de 7 mm no seu eixo longitudinal. Medidas acima de 15 mm podem estar relacionadas com uropatia obstrutiva baixa.

Até 10 semanas gestacionais, é possível visualizar herniação fisiológica do intestino fetal. A partir de 11 semanas, com o feto medindo cerca de 45 mm de comprimento cabeça-nádegas, a presença de onfalocele deve ser suspeita de malformação da parede abdominal.

## PONTOS-CHAVE

- A duração do ciclo menstrual é determinada pela duração, pela quantidade e pela qualidade do desenvolvimento folicular e, normalmente, pode variar em uma mesma mulher.
- O ciclo menstrual dura de 25 a 35 dias, na maioria das mulheres.
- O desenvolvimento folicular inicial ocorre independentemente da influência hormonal.
- O hormônio folículo-estimulante e o estrógeno aumentam o número de receptores de hormônio folículo-estimulante no folículo, estimulando a proliferação das células da granulosa.
- A seleção do folículo dominante é feita em um período que varia do quinto ao sétimo dias do ciclo; consequentemente, os níveis periféricos de estradiol começam a aumentar significativamente no sétimo dia do ciclo menstrual.
- A progesterona aumenta a atividade das enzimas proteolíticas que, associadas às prostaglandinas, promovem a digestão e a rotura da parede folicular.
- A gonadotrofina coriônica humana, no início da gravidez, é responsável pela manutenção do corpo lúteo até a placenta assumir a esteroidogênese.
- A capacitação é caracterizada pela capacidade de o espermatozoide sofrer reação acrossômica, ligar-se à zona pelúcida e adquirir hipermotilidade.
- A permanência do embrião na ampola tubária por aproximadamente 80 horas é importante para permitir a preparação endometrial para implantação.
- A divisão celular se inicia imediatamente após a fertilização.
- O embrião atinge a cavidade uterina na fase da mórula e multiplica-se para 30 a 300 blastômeros antes da implantação.
- Nas primeiras 5 semanas, forma-se a maioria dos órgãos e sistemas do corpo.

## REFERÊNCIAS BIBLIOGRÁFICAS


### Artigos de revisão

1. Acosta AA. Process of fertilization in the human and its abnormalities: diagnostic and therapeutic possibilities. Obstet Gynecol Surv 1994; 49(8): 567-76.
2. Bianchi DW, Wilkins-Haug LE, Enders AC, Hay ED. Origin of extraembryonic mesoderm in experimental animals: relevance to chorionic mosaicism in humans. Am J Med Genet 1993; 46(5): 542-50.
3. Burrows TD, King A, Loke YW. Trophoblast migration during human placental implantation. Hum Reprod Update 1996; 2(4): 307-21.
4. Croxatto HB, Ortiz ME. Egg transport in the fallopian tube. Gynecol Invest 1975; 6(3-4): 215-25.
5. Goodman AL, Hodgen GD. The ovarian triad of the primate menstrual cycle. Recent Prog Horm Res 1983; 39: 1-73.
6. King JA, Millar RP. Evolutionary aspects of gonadotropin-releasing hormone and its receptor. Cell Mol Neurobiol 1995; 15(1): 5-23.
7. Loke YW, King A, Burrows TD. Decidua in human implantation. Hum Reprod 1995; 10(Suppl 2): 14-21.
8. Micevych PE, Eckersell CB, Brecha N, Holland KL. Estrogen modulation of opioid and cholecystokinin systems in the limbic-hypothalamic circuit. Brain Res Bull 1997; 44(4): 335-43.
9. Oura C, Toshimori K. Ultrastructural studies on the fertilization of mammalian gametes. Int Rev Cytol 1990; 122: 105-51.
10. Wassarman PM. The biology and chemistry of fertilization. Science 1987; 235(4788): 553-60.
11. Zaneveld LJ, De Jonge CJ, Anderson RA, Mack SR. Human sperm capacitation and the acrosome reaction. Hum Reprod 1991; 6(9): 1265-74.

### Artigos originais

12. Abadia-Molina AC, Ruiz C, Montes MJ, King A, Loke YW, Olivares EG. Immune phenotype and cytotoxic activity of lymphocytes from human term decidua against trophoblast. J Reprod Immunol 1996; 31(1-2): 109-23.
13. Acher R, Chauvet J, Rouille Y. Dynamic processing of neuropeptides: sequential conformation shaping of neurohypophysial preprohormones during intraneuronal secretory transport. J Mol Neurosci 2002; 18(3): 223-8.
14. Ammini AC, Pandey J, Vijyaraghavan M, Sabherwal U. Human female phenotypic development: role of fetal ovaries. J Clin Endocrinol Metab 1994; 79(2): 604-8.
15. Anasti JN, Kalantaridou SN, Kimzey LM, George M, Nelson LM. Human follicle fluid vascular endothelial growth factor concentrations are correlated with luteinization in spontaneously developing follicles. Hum Reprod 1998; 13(5): 1144-7.
16. Bercegeay S, Jean M, Lucas H, Barriere P. Composition of human zona pellucida as revealed by SDS-PAGE after silver staining. Mol Reprod Dev 1995; 41(3): 355-9.
17. Chaoui R, Benoit B, Mitkowska-Wozniak H, Heling KS, Nicolaides KH. Assessment of intracranial translucency (IT) in the detection of spina bifida at the 11-13-week scan. Ultrasound Obstet Gynecol 2009; 34: 249-52.
18. Chen C, Sathananthan AH. Early penetration of human sperm through the vestments of human eggs in vitro. Arch Androl 1986; 16(3): 183-97.
19. Chiazze Jr. L, Brayer FT, Macisco Jr. JJ, Parker MP, Duffy BJ. The length and variability of the human menstrual cycle. JAMA 1968; 203: 377-80.
20. Collins RL, Hodgen GD. Blockade of the spontaneous midcycle gonadotropin surge in monkeys by RU 486: a progesterone antagonist or agonist? J Clin Endocrinol Metab 1986; 63(6): 1270-6.
21. Couzinet B, Brailly S, Bouchard P, Schaison G. Progesterone stimulates luteinizing hormone secretion by acting directly on the pituitary. J Clin Endocrinol Metab 1992; 74(2): 374-8.
22. Enders AC, King BF. Formation and differentiation of extraembryonic mesoderm in the Rhesus monkey. Am J Anat 1988; 181(4): 327-40.
23. Espey LL, Tanaka N, Adams RF, Okamura H. Ovarian hydroxyeicosatetraenoic acids compared with prostanoids and steroids during ovulation in rats. Am J Physiol 1991; 260(2 Pt 1): E163-9.
24. Faddy MJ, Gosden RG, Gougeon A, Richardson SJ, Nelson JF. Accelerated disappearance of ovarian follicles in mid-life: implications for forecasting menopause. Hum Reprod 1992; 7(10): 1342-6.
25. Gougeon A. Dynamics of follicular growth in the human: a model from preliminary results. Hum Reprod 1986; 1(2): 81-7.

26. Jia XC, Hsueh AJ. Homologous regulation of hormone receptors: luteinizing hormone increases its own receptors in cultured rat granulosa cells. Endocrinol 1984; 115(6): 2433-9.
27. Kaiser UB, Lee BL, Carroll RS, Unabia G, Chin WW, Childs GV. Follistatin gene expression in the pituitary: localization in gonadotropes and folliculostellate cells in diestrous rats. Endocrinol 1992; 130(5): 3048-56.
28. Kessel B, Liu YX, Jia XC, Hsueh AJ. Autocrine role of estrogens in the augmentation of luteinizing hormone receptor formation in cultured rat granulosa cells. Biol Reprod 1985; 32(5): 1038-50.
29. Klein NA, Battaglia DE, Fujimoto VY, Davis GS, Bremner WJ, Soules MR. Reproductive aging: accelerated ovarian follicular development associated with a monotropic follicle-stimulating hormone rise in normal older women. J Clin Endocrinol Metab 1996; 81(3): 1038-45.
30. Kobayashi M, Nakano R, Ooshima A. Immunohistochemical localization of pituitary gonadotrophins and gonadal steroids confirms the 'two-cell, two-gonadotrophin' hypothesis of steroidogenesis in the human ovary. J Endocrinol 1990; 126(3): 483-8.
31. Luckett WP. Origin and differentiation of the yolk sac and extraembryonic mesoderm in presomite human and Rhesus monkey embryos. Am J Anat 1978; 152(1): 59-97.
32. Lumsden MA, Kelly RW, Templeton AA, van Look PF, Swanston IA, Baird DT. Changes in the concentration of prostaglandins in preovulatory human follicles after administration of hCG. J Reprod Fertil 1986; 77(1): 119-24.
33. Malinger G, Kidron D, Schreiber L, et al. Prenatal diagnosis of malformations of cortical development. Ultrasound Obstet Gynecol 2007; 29: 178-91.
34. McClure N, Macpherson AM, Healy DL, Wreford N, Rogers PA. An immunohistochemical study of the vascularization of the human Graafian follicle. Hum Reprod 1994; 9(8): 1401-5.
35. McNatty KP, Makris A, De Grazia C, Osathanondh R, Ryan KJ. Steroidogenesis by recombined follicular cells from the human ovary in vitro. J Clin Endocrinol Metab 1980; 51(6): 1286-92.
36. McNatty KP, Smith DM, Makris A, Osathanondh R, Ryan KJ. The microenvironment of the human antral follicle: interrelationships among the steroid levels in antral fluid, the population of granulosa cells, and the status of the oocyte in vivo and in vitro. J Clin Endocrinol Metab 1979; 49(6): 851-60.
37. Montgomery Rice V, Limback SD, Roby KF, Terranova PF. Differential responses of granulosa cells from small and large follicles to follicle stimulating hormone (FSH) during the menstrual cycle and acyclicity: effects of tumour necrosis factor-alpha. Hum Reprod 1998; 13(5): 1285-91.
38. Petraglia F, D'Ambrogio G, Comitini G, Facchinetti F, Volpe A, Genazzani AR. Impairment of opioid control of luteinizing hormone secretion in menstrual disorders. Fertil Steril 1985; 43(4): 534-40.
39. Ravindranath N, Little-Ihrig L, Phillips HS, Ferrara N, Zeleznik AJ. Vascular endothelial growth factor messenger ribonucleic acid expression in the primate ovary. Endocrinol 1992; 131(1): 254-60.
40. Rowland AS, Baird DD, Long S et al. Influence of medical conditions and lifestyle factors on the menstrual cycle. Epidemiol 2002; 13(6): 668-74.
41. Suzuki T, Sasano H, Takaya R, Fukaya T, Yajima A, Nagura H. Cyclic changes of vasculature and vascular phenotypes in normal human ovaries. Hum Reprod 1998; 13(4): 953-9.
42. Symons JP, Sowers MF, Harlow SD. Relationship of body composition measures and menstrual cycle length. Ann Hum Biol 1997; 24(2): 107-16.
43. Tabibzadeh S. Proliferative activity of lymphoid cells in human endometrium throughout the menstrual cycle. J Clin Endocrinol Metab 1990; 70(2): 437-43.
44. van Goor F, LeBeau AP, Krsmanovic LZ, Sherman A, Catt KJ, Stojilkovic SS. Amplitude-dependent spike-broadening and enhanced Ca(2+) signaling in GnRH-secreting neurons. Biophys J 2000; 79(3): 1310-23.
45. Wilcox AJ, Weinberg CR, Baird DD. Timing of sexual intercourse in relation to ovulation: effects on the probability of conception, survival of the pregnancy, and sex of the baby. N Engl J Med 1995; 333(23): 1517-21.
46. Yamoto M, Shima K, Nakano R. Gonadotropin receptors in human ovarian follicles and corpora lutea throughout the menstrual cycle. Horm Res 1992; 37(1): 5-11.
47. Yong EL, Baird DT, Hillier SG. Mediation of gonadotrophin-stimulated growth and differentiation of human granulosa cells by adenosine-3',5'-monophosphate: one molecule, two messages. Clin Endocrinol 1992; 37(1): 51-8.

## Editorial/carta ao editor

48. Chaoui R, Nicolaides KH. From nuchal translucency to intracranial translucency: towards the early detection of spina bifida. Ultrasound Obstet Gynecol 2010; 35(2): 133-8.

## Livros

49. Cunningham FG, Leveno KJ, Bloom SL, et al. Williams' obstetrics. 24.ed. New York: McGraw-Hill; 2014.
50. Junqueira LC, Carneiro J. Histologia básica. 10.ed. Rio de Janeiro: Guanabara Koogan; 2004.
51. Moore KL, Persaud TVN. Embriologia clínica. 6.ed. Rio de Janeiro: Guanabara Koogan; 2000.
52. Speroff L. The ovary: embriology and development. In: Speroff L, Fritz A, editores. Clinical gynecologic endocrinology and infertility. 7.ed. Philadelphia: Lippincott Williams & Wilkins; 2004. p. 97-111.

# Capítulo 6

# Placenta, sistema amniótico e cordão umbilical



## PLACENTA

O desenvolvimento fetal depende da função placentária adequada. A placenta é um órgão singular da gestação que possui diversas funções, como favorecer trocas gasosas materno-fetais, assegurando o aporte de oxigênio ao feto e a eliminação de gás carbônico; permitir o transporte de nutrientes ao feto e a excreção de metabólitos; e garantir a produção local de hormônios e enzimas, que são essenciais ao estabelecimento e à manutenção da gestação. Outra função importante relaciona-se à tolerância imunológica aos antígenos paternos.

A implantação e a formação placentária são dependentes de um complexo mecanismo de interação entre células maternas e fetais.

A placenta humana é do tipo hemocoriônica, na qual sangue materno entra em contato direto com as células do trofoblasto que recobrem os vasos fetais. O cório ovular fica em contato direto com o sangue materno. A forma da placenta é discoidal, diferenciando-se, assim, de outras (difusas, cotiledonárias e zonárias) encontradas em diferentes espécies de mamíferos. É também deciduada, pois o cório penetra na intimidade da decídua, facilitando as trocas materno-ovulares. Por ocasião do parto, ocorre fragmentação da decídua e uma parte permanece na mãe, enquanto a parte aderida ao cório fica junto à placenta após o secundamento.

### DESENVOLVIMENTO DA PLACENTA

O desenvolvimento placentário começa logo após a fertilização. Depois de 4 dias, o zigoto já está em fase de mórula e encontra-se no interior da cavidade uterina. Após a ovulação, o endométrio desenvolve um padrão típico secretor sob a atuação da progesterona produzida pelo corpo lúteo. O auge do desenvolvimento do endométrio ocorre cerca de 1 semana depois da ovulação, concomitante com o momento em que se espera que ocorra a implantação do ovo. Cinco dias após a concepção, a mórula começa a acumular líquido em seu interior e apresenta um concentrado celular em sua periferia, transformando-se em blastocisto. Nesse momento, o zigoto perde a "zona pelúcida" e, com isso, inicia a produção de componentes hormonais e inflamatórios que "preparam" a receptividade endometrial. Ela "toca" o endométrio (aposição) e inicia-se, assim, um processo de "rolagem" (adesão/*hatching*) até que ocorra a implantação definitiva (penetração). Todo esse processo é mediado por moléculas de adesão tanto endometriais como do blastocisto que respondem a um intrincado sistema de sinalização bioquímico e inflamatório.

No sexto dia após a concepção, com a implantação do blastocisto, as células trofoblásticas invadem o endométrio e iniciam a produção de gonadotrofina coriônica humana (hCG).[71] Esse mecanismo de erosão e invasão é ativamente realizado pelas células trofoblásticas, que exercem interação com o epitélio endometrial de modo que as microvilosidades do citotrofoblasto do polo embrionário se interdigitem com as microvilosidades do epitélio colunar do endométrio (Figura 1).[56,70]

Progressivamente, durante o processo de invasão, as membranas celulares de algumas células do citotrofoblasto somem, originando o sinciciotrofoblasto primitivo, que é uma massa citoplasmática com núcleos.[14] Ao mesmo tempo, uma camada de células bem estabelecida encobre o embrioblasto, dando origem ao citotrofoblasto primitivo.

No oitavo dia após a concepção, o blastocisto encontra-se praticamente incluído no estroma da decídua com sinciciotrofoblasto denso e compacto (Figura 2).[74] O ectoderma e o endoderma juntos formam o disco embrionário, que dará origem ao futuro embrião.

A penetração do blastocisto é maior por volta do nono dia após a concepção e ocorre o aparecimento de vacúolos no sinciciotrofoblasto, que rapidamente aumentam, fundem-se e originam lacunas, dando início ao estado lacunar do período pré-viloso (Figura 3). O sinciciotrofoblasto tem a função de produzir hormônios e de transportar nutrientes, metabólitos e gases.

Na forma de células isoladas na cavidade do blastocisto, surge inicialmente o mesênquima embrionário. Após esse período, começam a surgir células originárias da transição entre o ecto e o endoderma, sendo essas células denominadas mesoderma. Elas continuam a aumentar em número e, quando o mesoderma reveste por completo a cavidade, surgem, então, a cavidade coriônica e sua membrana, o cório, composto por trofoblasto e mesênquima.

Progressivamente, o blastocisto avança em sua penetração e o epitélio colunar do endométrio começa a reparar a solução de continuidade criada com a implantação, ou seja, neste momento o blastocisto encontra-se inteiramente dentro da decídua e fora da cavidade endometrial. Entre as lacunas, formam-se intercomunicações que aumentam de tamanho, sendo delimitadas por traves delgadas de sinciciotrofoblasto.

O sinciciotrofoblasto começa a produzir e ativar metaloproteinases, que são enzimas que invadem os vasos sanguíneos. O mecanismo de invasão é então controlado pela concentração tecidual de oxigênio e por fatores teciduais, angiogênicos e inflamatórios, como fator de crescimento do endotélio vascular (VEGF), angiopoetinas, fator de crescimento de fibroblastos, interleucina-6 e 8, fator induzido por hipoxia-1-alfa, fator inibidor tecidual 1 e 2, fator de crescimento hepatocítico e fator transformador de crescimento beta-1. A corrosão das paredes dos capilares sinusoides maternos começa com a ação angioclástica, que favorece a formação de soluções de continuidade com os endotélios, de modo que o sangue materno

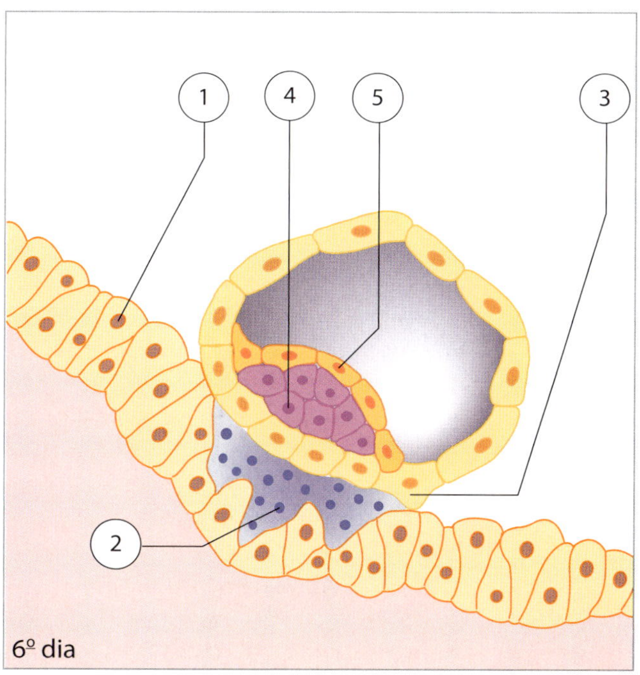


**FIGURA 1.** Implantação do blastocisto no sexto dia após a concepção: interação entre o trofoblasto e o epitélio uterino. 1: endométrio; 2: sinciciotrofoblasto; 3: citotrofoblasto; 4: embrioblasto; 5: endoderma.

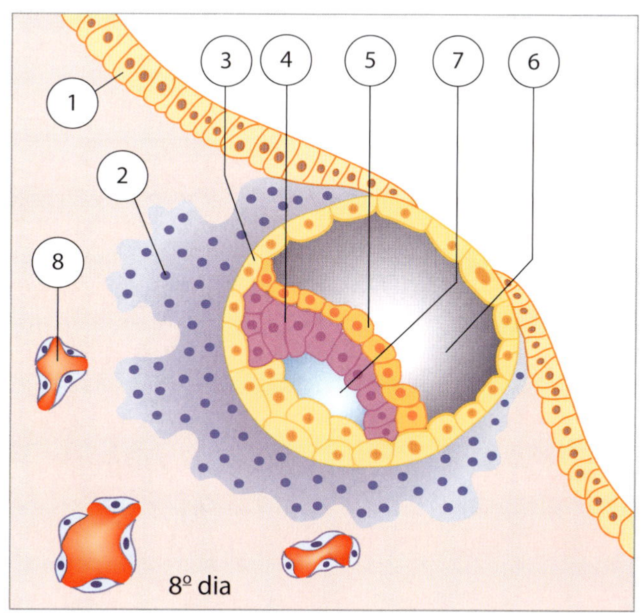


**FIGURA 2.** Implantação no oitavo dia após a concepção: blastocisto parcialmente incluído no estroma. 1: endométrio; 2: sinciciotrofoblasto; 3: citotrofoblasto; 4: ectoderma; 5: endoderma; 4 + 5: disco embrionário; 6: cavidade do blastocisto; 7: cavidade amniótica; 8: vasos maternos.

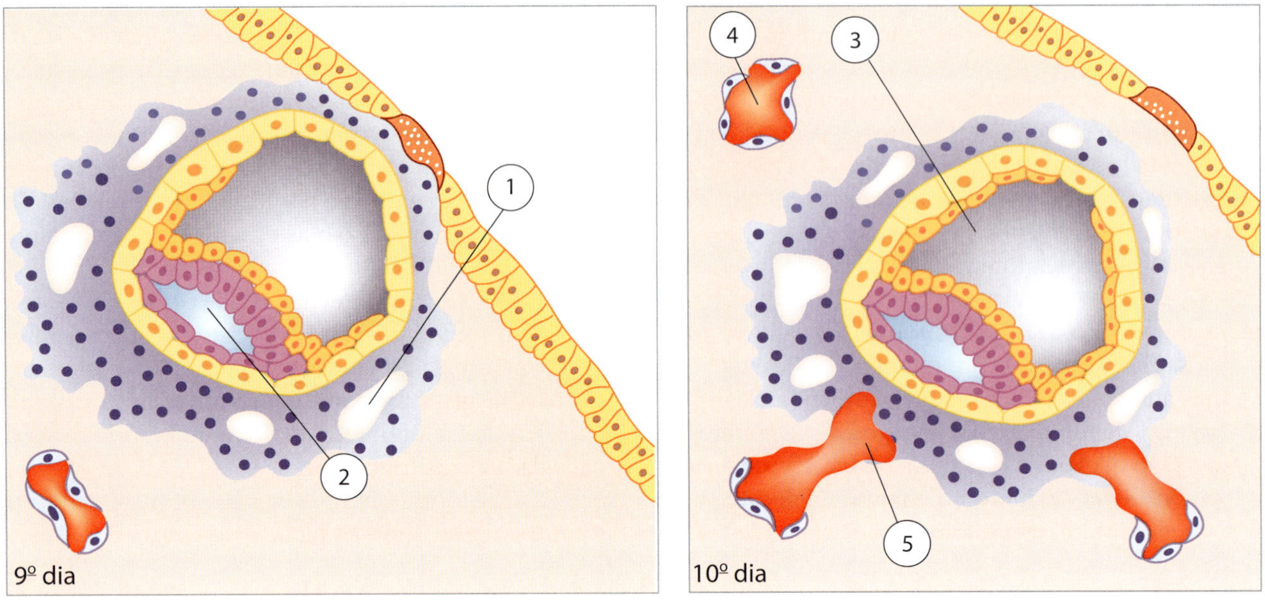


**FIGURA 3.** Implantação no nono e no décimo dias após a concepção: estado lacunar do período pré-viloso. 1: lacunas do trofoblasto; 2: cavidade amniótica; 3: cavidade exocelômica (saco vitelínico primitivo); 4: sinusoides maternos; 5: sangue materno fluindo para as lacunas.

ocupe as lacunas. O sinciciotrofoblasto chega aos vasos de maior calibre e isso origina as primeiras relações uteroplacentárias.[26] Entre o 12º e o 14º dias após a concepção, delineia-se o final do estado lacunar do período pré-viloso (Figura 4). Assim, a nutrição, que era histiotrófica, passa a ser hemotrófica.[36] Dessa maneira, estabelece-se um *shunt* arteriovenoso que diminuirá a resistência vascular periférica e o aumento do débito cardíaco materno.

O trofoblasto pode ainda ser dividido de outra forma: extraviloso e viloso. Apesar de ambos serem denominados trofoblasto, cada um desses caminhos leva a funções celulares diferentes.

Os vilos primários se desenvolvem ao final da segunda semana, aumentando a superfície de trocas, quando o sinciciotrofoblasto, acompanhado de uma camada do citotrofoblasto, invagina através do espaço lacunar na decí-

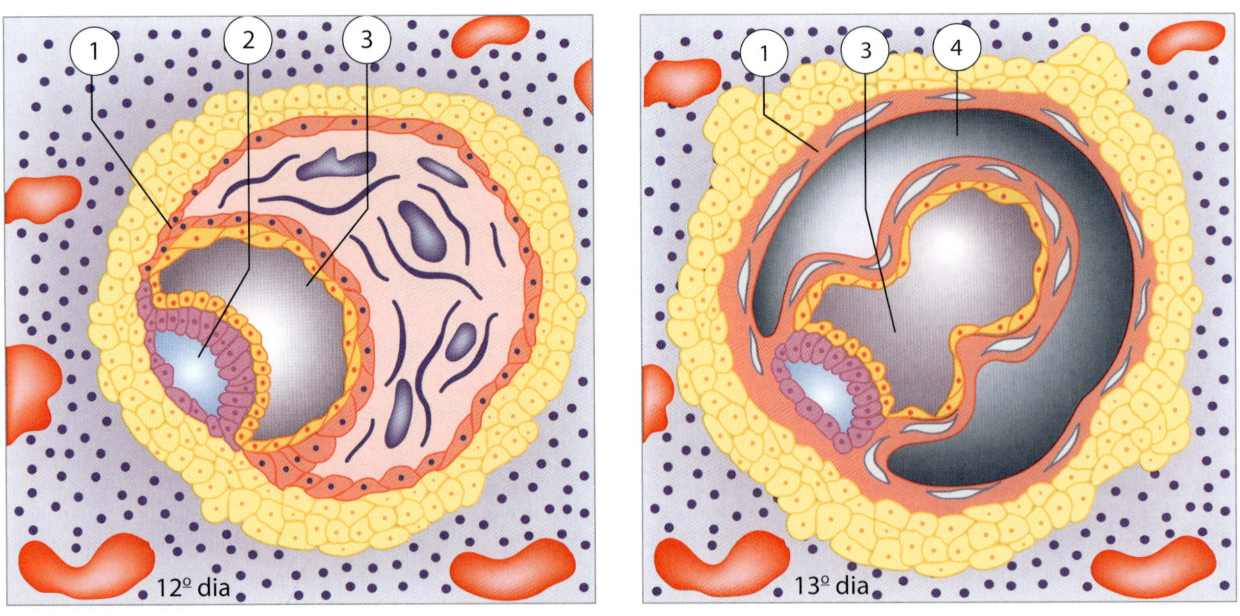


**FIGURA 4.** Implantação no 12º e no 13º dias após a concepção: aumento das lacunas e dos sinusoides maternos. 1: mesoderma extraembrionário; 2: cavidade amniótica; 3: vesícula vitelínica; 4: cavidade coriônica.

dua formando o vilo primário. Então, inicia-se o período viloso, que se estenderá até o quarto mês.[7] Com a união das lacunas, ocorre a formação de um labirinto complexo delimitado por colunas de citotrofoblasto, que originam o espaço interviloso.

Em sua fase inicial, o vilo primário é formado unicamente pelo trofoblasto. Derivado do mesoderma extraembrionário, o tecido mesenquimal entra nas colunas, constituindo o vilo secundário (Figura 5).

Começam a surgir vasos sanguíneos fetais por volta da terceira semana de gestação no mesoderma. Esses vasos evoluirão com a constituição de uma rede de capilares fetais. A existência de vasos nos vilos os caracteriza como terciários (Figura 6).

São chamadas de células hemangioblásticas as primeiras células precursoras do endotélio fetal no estroma viloso. Essas células compõem agregados celulares com a forma de cordões. À medida que as células formam pontes e aderências entre si, pequenos espaços intercelulares são formados, dando origem aos capilares.[37] O recrutamento das células hemangiogênicas se refere à ativação de fatores de crescimento fibroblástico e endotelial, os quais apresentam aumento de sua expressão no começo da gestação.[43,50,61]

Progressivamente, são formados os capilares fetais pela expansão focal dos espaços intercelulares centrais, que em seguida se unem, aumentando seu lúmen. Em torno do 28º dia, os cordões constituídos pelos hemangioblastos tornam-se visivelmente estabelecidos na maioria das vilosidades, com o lúmen envolvido por células endoteliais, que se tornam achatadas. Nessa fase, as células mesenquimais adicionais fixam-se aos tubos endoteliais e as

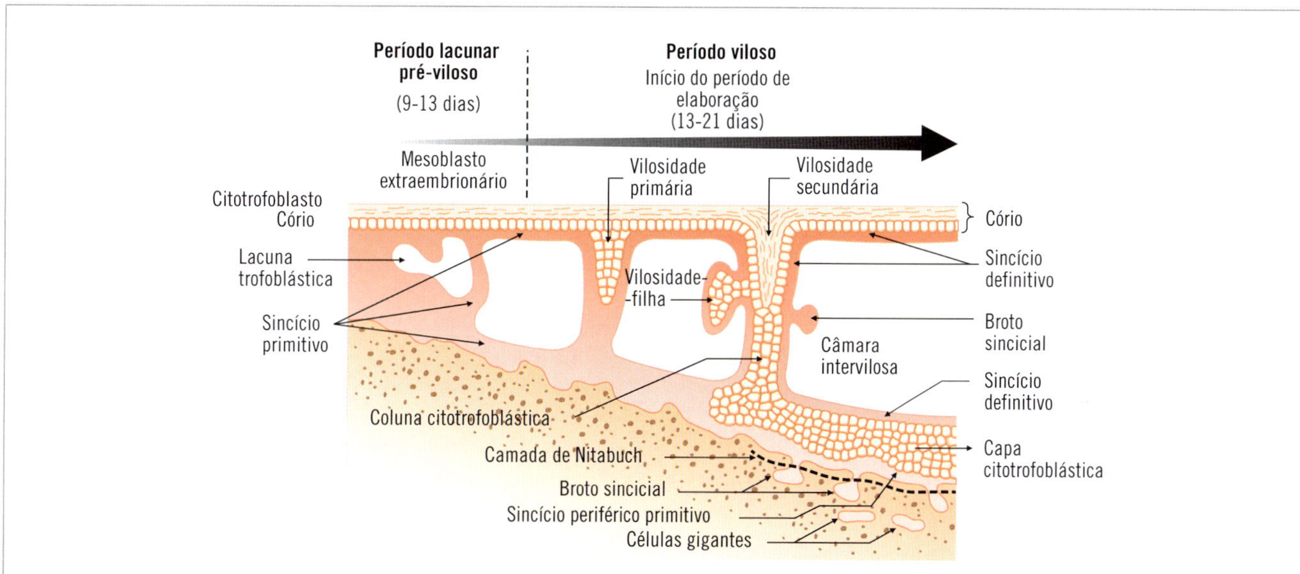


**FIGURA 5.** Evolução da placenta de 9 até 21 dias de gestação. (Figura adaptada de Wilkin.[76])

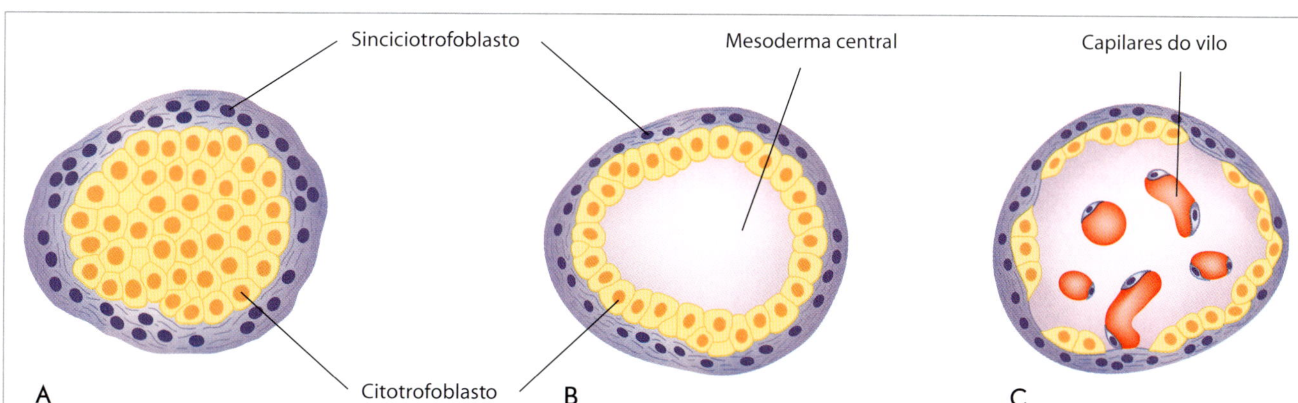


**FIGURA 6.** Esquema do desenvolvimento das vilosidades: corte transversal de troncos vilosos. A: vilo primário; B: vilo secundário; C: vilo terciário.

células hematopoéticas tornam-se visíveis no lúmen dos tubos, mas ainda não há conexão com a circulação embrionária, uma vez que isso irá ocorrer dias depois (entre o 32º e o 35º), com a união entre os capilares vilosos e os vasos alantoidianos (vasos primários do embrião) ligando o leito intraembrionário ao placentário.[13]

Quando os vasos sanguíneos fetais estão conectados com os vasos das vilosidades coriônicas, a circulação fetoplacentária se completa. A camada exterior das vilosidades é formada pelo sincício e a camada interior, pelo citotrofoblasto, chamado também de células de Langhans.

O citotrofoblasto viloso, ainda na terceira semana, alastra-se na parte distal da vilosidade, originando colunas compactas, cobertas pelo sincício, entrando na câmara intervilosa. São constituídas, assim, as chamadas vilosidades de ancoragem, que são estruturas não invadidas pelo mesênquima fetal e que se ancoram na decídua da placa basal. O citotrofoblasto dessas colunas se alastra em torno do ovo. Na face materna, a base do espaço interviloso consiste em células do citotrofoblasto dessas colunas, sincício e decídua basal.

Com o início do funcionamento do aparelho cardiovascular, por volta da quarta semana, o sistema intraembrionário já estará conectado ao saco vitelínico e aos vilos terciários (Figura 7).

Na parte externa do sinciciotrofoblasto, neste momento, o sangue materno inicia a troca de gases, nutrientes e metabólitos com os capilares fetais dentro das vilosidades terciárias. O embrião passa a receber nutrientes do sangue materno oriundos das artérias uteroplacentárias, finalizando o período de nutrição por difusão. Dessa maneira, forma-se a barreira placentária composta pelas seguintes estruturas:

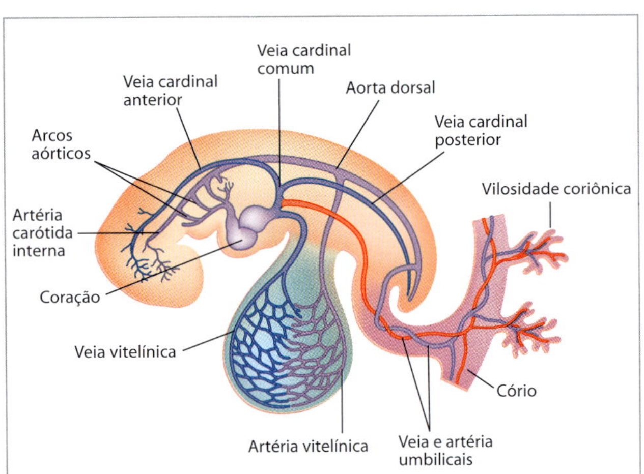


**FIGURA 7.** Principais vasos do embrião ao final da quarta semana de gestação. (Figura adaptada de Kulay Jr. et al.[73])

- Camada contínua de sinciciotrofoblasto.
- Camada de citotrofoblasto (completa inicialmente, mas que a partir do segundo trimestre se torna descontínua).
- Lâmina basal trofoblástica.
- Tecido conjuntivo derivado do mesoderma extraembrionário.
- Endotélio capilar fetal.

Como já citado anteriormente, além dos marcadores angiogênicos e inflamatórios que regulam a invasão trofoblástica, o ambiente de baixa oxigenação em que ocorre o desenvolvimento placentário no primeiro trimestre parece exercer o comando do crescimento do trofoblasto extraviloso, fazendo a regulação de processos de invasão e diferenciação.[6] A pressão parcial de oxigênio ($pO_2$) intraplacentária é duas a três vezes inferior entre 8 e 10 semanas se comparada com o período após 12 semanas.[48] Existe aumento contínuo e independente da $pO_2$ decidual com o avanço da gravidez, devendo refletir o maior volume do fluxo de sangue materno. No primeiro trimestre, o gradiente de oxigênio regula o desenvolvimento e a função do tecido placentário, influenciando a proliferação e a diferenciação do citotrofoblasto na forma invasiva e a vasculogênese vilosa. A proliferação trofoblástica é favorecida pela baixa tensão de oxigênio e a elevada tensão promove diferenciação na forma invasiva.[9,45]

## Decídua

Decídua ou caduca referem-se ao endométrio transformado durante a gravidez pela placentação. São identificadas, até o quarto mês, topograficamente, três partes da decídua com base na sua localização anatômica (Figura 8): decídua basal, que corresponde à zona de implantação, muito vascularizada, que irá ser a porção materna da placenta; decídua capsular, que é a parte do endométrio que é "levantada" com o desenvolvimento do ovo, além de ser mal perfundida e sem vascularização, constituindo o cório liso; e decídua parietal ou *vera*, que é o resto do endométrio que cobre toda a cavidade uterina, com exceção da região correspondente à implantação.

Pode ser denominada decídua marginal, ainda, a porção do endométrio periférica à decídua basal e que corresponde à borda placentária.

Por volta de 16 semanas, em razão da expansão crescente do ovo e da fusão das decíduas capsular e parietal, ocorre a obliteração da cavidade uterina.

A decídua e o endométrio têm estruturas similares, podendo-se encontrar três camadas: a compacta, a esponjosa e a basal. Juntas, as camadas compacta e esponjosa formam a camada funcional. Já a camada basal, semelhante ao que acontece no mecanismo da menstruação, é a res-

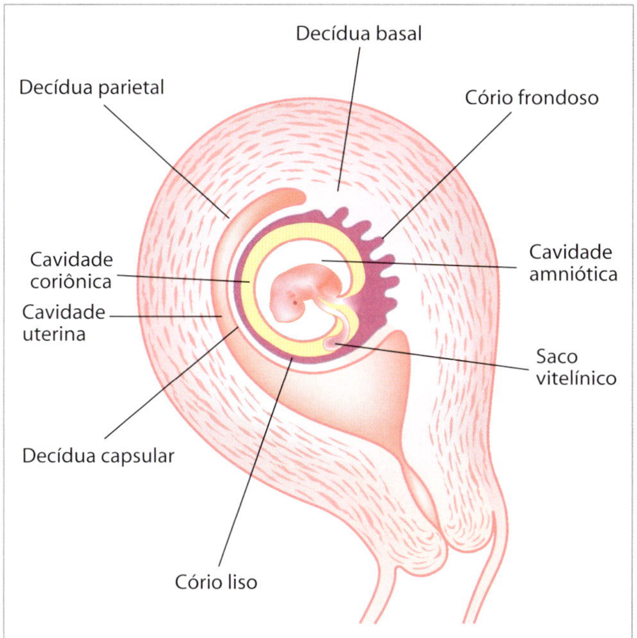


FIGURA 8. Esquema demonstrando as decíduas e as porções do cório.

ponsável pelo restabelecimento endometrial após a dequitação no parto.[75]

## Desenvolvimento do cório

As vilosidades estão localizadas, no início, em torno de toda a superfície do blastocisto. Seu desenvolvimento ocorre somente nas porções mais vascularizadas destinadas a constituir a futura placenta. As partes mais vascularizadas e conectadas diretamente com o embrião desenvolvem-se formando o cório frondoso, também chamado de cório placentário.

O suporte sanguíneo para o cório voltado para a cavidade endometrial restringe-se com o crescimento dos tecidos embrionários e extraembrionários e, assim, as vilosidades que estão em contato com a decídua capsular regridem, interrompem seu crescimento e degeneram, dando origem ao cório liso. Dessa forma, o cório liso se torna contíguo à decídua materna (exceto aquela ocupada pela placenta). Essa parte do cório transforma-se na membrana fetal avascular que, colada ao âmnio, constituirá as membranas; por isso, essa parte também é chamada de cório membranoso (Figura 8).

Formado por citotrofoblasto e células mesenquimais, o cório constitui com o âmnio uma camada que dificilmente ultrapassa a espessura de 1 mm. O cório fica separado do âmnio pela cavidade exocelômica até o final do terceiro mês. Posteriormente a esse período, essas camadas mantêm íntimo contato, constituindo a membrana corioamniótica.

O desenvolvimento fetal favorece a união da decídua capsular com a decídua parietal, que se fundem, obliterando a cavidade coriônica.

## Constituição dos troncos vilosos

Os pedículos vasculares que constituem os eixos dos troncos vilosos de primeira ordem partem da face fetal da placenta (placa coriônica). Trata-se da parte de cada vilo terciário primitivo hipertrofiado localizado na placa coriônica, teto da câmara intervilosa. Em torno de vinte a quarenta pedículos vilosos se mantêm no cório frondoso após a formação do cório liso. Esses pedículos formam-se na placa coriônica e vão para a placa basal placentária (vilosidades-tampão). As vilosidades-filhas livres desenvolvem-se radialmente em todas as direções, na extremidade coriônica da vilosidade-tampão, a maioria dirigindo-se no sentido da placa basal. Nessa fase de desenvolvimento placentário, essas vilosidades são da ordem de 1 milhão, em torno de 25 a cinquenta para cada vilosidade-mãe.

Situado na placa coriônica, cada vilo terciário primitivo se hipertrofia, formando o tronco viloso de primeira ordem que, por sua vez, vai se dicotomizar, originando troncos vilosos de segunda ordem, que também se dicotomizam e dão origem aos troncos vilosos de terceira ordem. Cotilédone fetal é o nome atribuído ao conjunto de todos esses troncos vilosos dependentes entre si (Figura 9).

Os eixos dos troncos vilosos de primeira ordem, constituídos pelos pedículos vasculares, partem da face fetal da placenta e se aprofundam na câmara intervilosa (Figura 10). Os troncos de segunda ordem originados daqueles de primeira ordem ficam dispostos paralelamente

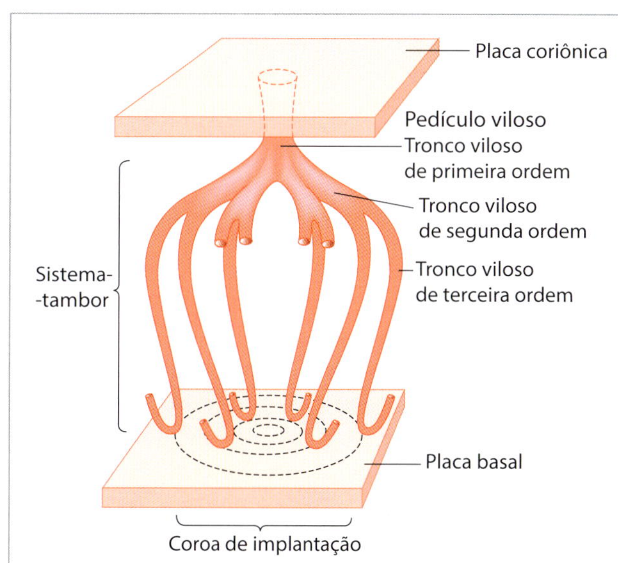


FIGURA 9. Esquema de um cotilédone fetal.

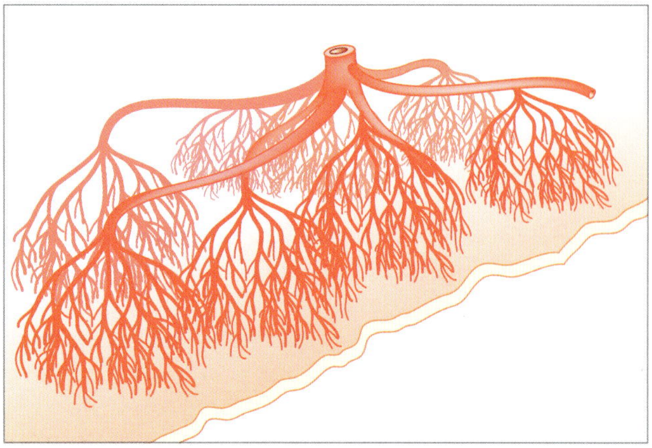

FIGURA 10. Pedículos vasculares que constituem os eixos dos troncos vilosos de primeira ordem que se aprofundam na câmara intervilosa.

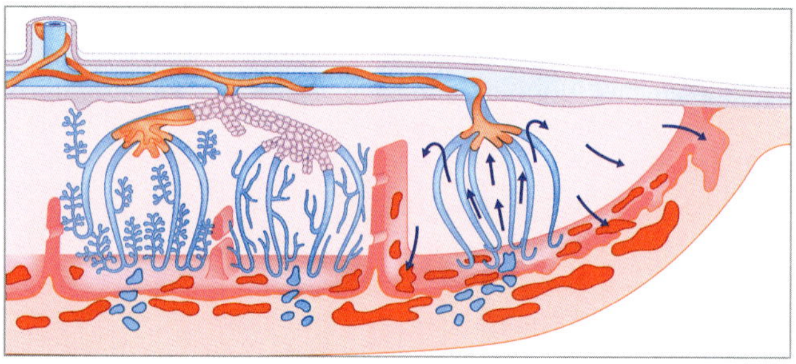

FIGURA 11. Desembocadura das artérias espiraladas no centro do sistema-tambor.

à placa coriônica. De cada tronco de segunda ordem partem vinte a cinquenta troncos de terceira ordem, que se localizam paralelamente uns aos outros até atingirem a placa basal, onde se inserem. Nesse ponto, os troncos se curvam, retornam em direção à câmara intervilosa e terminam após curto trajeto, dando origem a numerosos ramos terminais dirigidos para a placa coriônica. Denominados terminais ou de reabsorção, os troncos vilosos de terceira ordem ocupam dois terços basais do espaço interviloso. O centro de cada lóbulo permanece relativamente vazio, pois as vilosidades estão inseridas na placa basal, mais acumuladas na periferia. A constituição desse espaço central decorre da própria hemodinâmica do sangue da mãe, uma vez que as artérias espiraladas terminam preferencialmente no espaço central do lóbulo (sistema-tambor). O conjunto das inserções dos troncos de terceira ordem na placa basal constitui as coroas de implantação, caracterizando o estabelecimento do sistema-tambor (Figura 11).

A placenta tem cerca de vinte a quarenta cotilédones, número que se mantém estável em toda a gestação. O desenvolvimento da placenta acontece pela hipertrofia desses cotilédones e em razão do distanciamento progressivo dos troncos vilosos de terceira ordem entre si e caracteriza o sistema-tambor pelo arranjo simétrico dos troncos vilosos ao redor de um eixo mediano. Em geral, os cotilédones periféricos são de pequeno porte e formados por um só sistema-tambor, ao passo que os cotilédones do centro são maiores e podem ser formados por até cinco desses sistemas.

Com múltiplas ramificações, a arborização dos sistemas-tambor se projeta para a periferia e é composta por dezenas de vilosidades que partem em ângulo agudo dos troncos vilosos de segunda e terceira ordem. Com o desenvolvimento dos cotilédones fetais, há extensão da superfície e da densidade da placenta. Entre 12 e 40 semanas, estima-se que cada cotilédone amplie em torno de quinhentas vezes o seu volume, pelo prolongamento dos troncos vilosos e pela reprodução de novos troncos de segunda e de terceira ordem.

De acordo com o estágio evolutivo da posição dos sistemas-tambor dos vasos fetais e a estrutura do tecido conjuntivo, as vilosidades da placenta podem ser caracterizadas em:

- Troncos vilosos.
- Vilos intermediários maduros.
- Vilos intermediários imaturos.
- Vilos mesenquimais.

Localizados na região central, os troncos vilosos são responsáveis pela estabilidade mecânica do sistema, sendo compostos por artéria e veia centrais, estroma e capilares pouco desenvolvidos.

Ocupando aproximadamente metade do volume das vilosidades, os vilos intermediários maduros apresentam vasos, na maioria capilares fetais, em meio a tecido conjuntivo frouxo, representando 95% de todos os vilos terminais, e apresentam alta atividade enzimática, endócrina e metabólica.

Com grande quantidade de tecido conjuntivo reticular, rico em células de Hofbauer e pobre em fibras, os vilos intermediários imaturos contêm arteríolas, vênulas e capilares delgados. As células de Hofbauer são macrófagos fetais e realizam atividade secretória ativa, fornecendo fatores que regulam o crescimento e a particularização do próprio tecido conjuntivo e dos vasos fetais. Além disso, através da produção de várias citocinas, os vilos estão implicados na regulação parácrina das células trofoblásticas, levando a um fenótipo imunossupressor, essencial para a manutenção da gestação. Essas vilosidades encontram-se no centro da árvore vilosa, prevalecem na placenta imatura, e são precursoras dos troncos vilosos.

Intensamente vascularizados, os vilos terminais são ramificações finais da árvore vilosa, com capilares sinusoidais dilatados, apresentam a mínima distância de difusão feto-materna (4 micra), representam 30 a 40% da árvore vilosa e formam o principal local de difusão placentária.

Já os vilos mesenquimais representam estágio transitório na diferenciação dos vilos intermediários imaturos em troncos vilosos e derivam dos brotos sinciciais. Eles têm aspecto delgado e são encontrados em locais restritos. São pobres em capilares fetais e têm tecido conjuntivo com grandes células sem ramificações e numerosas células de Langhans.

A placenta conserva, a partir do quarto mês até o termo, a estrutura geral desenvolvida até este momento. Apesar disso, algumas mudanças são notadas: o citotrofoblasto coriônico interrompe sua proliferação, evidenciando sinais de degeneração; e o citotrofoblasto localizado nas vilosidades, aos poucos, torna-se rarefeito, fazendo o sincício subsistir de forma isolada, unido ao endotélio capilar, constituindo a membrana sinciciocapilar. Também se observam as ilhotas citotrofoblásticas, que são aglomerados avasculares de células pequenas e arredondadas. Essas ilhotas limitam, na periferia, os sistemas-tambor cotiledonares, confluindo e constituindo tabiques celulares sem continuidade. Parte da placa basal incorpora-se à base desses tabiques com o progressivo espessamento da placenta, o que origina os septos intercotiledonares (Figura 12).

Há um aumento contínuo da área placentária pelo aumento das vilosidades periféricas entre a 25ª e a 36ª semanas. No entanto, nas últimas 4 semanas esse mecanismo é reduzido, o que diminui a superfície de trocas materno-fetais.

## Invasão trofoblástica do endométrio

No primeiro trimestre, as células trofoblásticas da placenta são elevadamente invasivas, constituindo colunas celulares que se prolongam pelo endométrio até o miométrio. Essa invasão é importante para a formação da placenta hemocoriônica. Esse aspecto é decorrente da capacidade do trofoblasto de expelir enzimas proteolíticas que digerem a matriz extracelular, assim como da ativação de proteinases existentes no próprio endométrio.

A grande mudança que ocorre na vasculatura materna é um dos aspectos mais marcantes da invasão trofoblástica. É na primeira metade da gravidez que esse processo ocorre, com grande importância para se entender o processo da circulação uteroplacentária. As mudanças ocorrem por duas populações de trofoblastos extravilosos, o trofoblasto intersticial, que envolve as arteríolas espiraladas maternas, e o trofoblasto intravascular, que entra no lúmen dessas artérias (Figura 13).[27,35] O processo angiogênico do trofoblasto extraviloso redunda da incursão das arteríolas espiraladas, com oclusão e remodelação endotelial. A remodelação da vasculatura visa ao estabelecimento de condições para a troca adequada de moléculas-chave entre as circulações materna e fetal. Fator de crescimento endotelial vascular, fator indutor de hipoxia-1-alfa em células trofoblásticas e a expressão de interleucina-6 (IL-6) integram o controle da migração e da invasão trofoblástica.[39]

Constituindo a porção maior do leito placentário, o trofoblasto intersticial entra na decídua e no miométrio adjacente, unindo-se em torno das arteríolas espiraladas.[69] Aparentemente, a sua função está relacionada ao preparo do vaso, a fim de favorecer a incursão pelo trofoblasto intravascular.[58] Por sua vez, o trofoblasto intravascular entra pelo lúmen vascular e procede à destruição do endotélio por apoptose, e à invasão e ao aniquilamento da camada média vascular. A musculatura lisa passa a ser substituída por material fibrinoide e tecido conjuntivo.[4] Em seguida, as arteríolas espiraladas regeneram seu endotélio. A importância desse processo é fundamental, a fim de que se estabeleça circulação uteroplacentária ade-

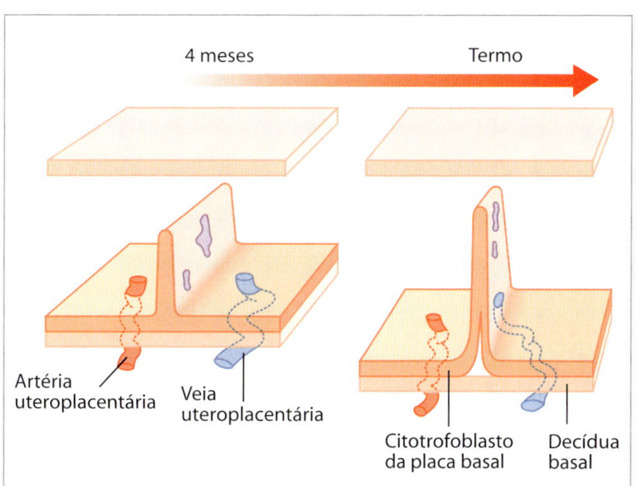


**FIGURA 12.** Esquema do desenvolvimento dos septos intercotiledonares entre o quarto mês e o termo da gestação. (Figura adaptada de Wilkin.[76])

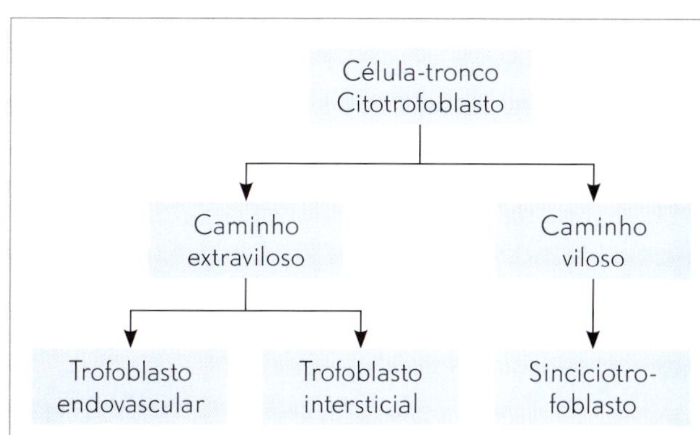


**FIGURA 13.** Vias de diferenciação e função do trofoblasto. (Figura adaptada de Gude et al.[11])

quada.[19] São cruciais para que a correta função placentária favoreça o desenvolvimento do produto conceptual a criação, a maturação e a manutenção da rede vascular uteroplacentária.

Ao longo da gestação, o desenvolvimento desses vasos uteroplacentários é descrito em etapas ou ondas de invasão. Antes da 12ª semana após a fertilização, ocorre a primeira fase, que consiste na invasão e na modificação das arteríolas espiraladas da decídua, cuja borda chega ao miométrio. A segunda fase ocorre entre a 12ª e a 16ª semanas pós-fertilização e envolve a invasão da porção intramiometrial das arteríolas, convertendo-as em arteríolas dilatadas, vasos de baixa resistência da circulação uteroplacentária.[13]

Esse processo vascular deriva de um intrincado balanço de fatores angiogênicos, antiangiogênicos, citocinas, metaloproteinases, moléculas do processo principal de histocompatibilidade, antígenos leucocitários e fatores de crescimento, que cada dia mais são implicados na fisiopatologia da doença. Em 1995, Kahhale e Zugaib já expunham que, quando a placentação se dá de forma insuficiente, os fatores produzidos pela placenta, em decorrência da isquemia trofoblástica, poderiam ser implicados no surgimento da pré-eclâmpsia, chamando-os de "endotoxina placentária".[72]

As gestantes produzem uma variante do receptor para o fator de crescimento endovascular denominada *fms-like tyrosine kinase* solúvel (sFlt1). Esse receptor, presente na corrente sanguínea – daí o nome "solúvel" –, possibilita a ligação com o fator de crescimento endovascular (VEGF), mas não promove a resposta biológica intracelular que o receptor presente na membrana provoca. Outra molécula que reage com o sFlt1 é uma variante do fator de crescimento produzida pela placenta, denominada fator de crescimento placentário (PlGF). O VEGF e o PlGF são potentes estimuladores da expansão vascular, mecanismo essencial para o desenvolvimento da unidade uteroplacentária. Estudos apontam que mulheres com pré-eclâmpsia apresentam níveis mais elevados de sFlt1 e mais baixos de PlGF e VEGF quando comparadas a mulheres com gestações sem complicações. Os níveis circulantes de sFlt1 e PlGF mostram-se alterados várias semanas antes do aparecimento da doença clínica e correlacionam-se com sua gravidade. Dessa forma, o sFlt1 apresenta efeito antiangiogênico.[17,53,55,59] Em tese apresentada à Universidade de São Paulo, Costa[79] correlaciona esse mecanismo e a dosagem desses marcadores com a predição de pré-eclâmpsia promovida por invasão placentária inadequada.

Não é observado sangue materno no espaço interviloso quando ocorre gestação precoce;[47] assim, o desenvolvimento placentário ocorre em ambiente desprovido de oxigênio.[49,60] Banhando de modo direto o sinciciotrofoblasto, o sangue materno entra nessa cavidade pelas arteríolas espiraladas. Algumas vilosidades do cório frondoso se estendem até a placa coriônica na decídua, constituindo os vilos de ancoragem. Apesar disso, a maioria das vilosidades se arboriza e finaliza livremente no espaço interviloso, não atingindo a decídua. Os baixos níveis de oxigênio favorecem a diferenciação trofoblástica, o que, desse modo, auxilia a proliferação.[45]

As vilosidades dividem-se repetidamente com o desenvolvimento da placenta, dando origem a contínuas subdivisões e número maior de vilosidades pequenas. Cada tronco ou vilosidade principal e suas ramificações formam o lóbulo placentário, ou cotilédone, que é suprido por um ramo da artéria coriônica, e para cada lóbulo há uma simples veia, de forma que este forma a unidade funcional da estrutura placentária.

## CRESCIMENTO DA PLACENTA

Geralmente, a placenta é redonda ou ovalada e possui duas faces: a materna, ligada à parede uterina (placa basal), e a fetal, em contato com a cavidade amniótica (placa coriônica). É importante ressaltar que entre as duas faces encontra-se a câmara intervilosa.

Há correlação entre o peso fetal e o da placenta, que cresce com o curso da gravidez, porém de forma que o ganho ponderal placentário não segue o ganho ponderal fetal.[24] De acordo com a idade gestacional, as curvas do peso fetal e da placenta se distanciam a partir da 16ª semana.

A velocidade de crescimento da placenta ultrapassa a do crescimento fetal no primeiro trimestre. Já por volta da 17ª semana de gestação, a placenta tem peso equivalente ao peso do feto. No termo, o peso dela equivale a cerca de um sexto do peso fetal (300 a 600 g em placentas normais).[40,68] Nota-se também que o seu volume médio no termo é de 460 mL, com desvio-padrão de 100 mL. Observa-se que a superfície média medida pelo método planimétrico é de 248 $cm^2$.

### Placa coriônica

O âmnio recobre a face fetal da placenta (Figura 14). Encontra-se sob essa membrana uma camada tecidual rica em células que se alonga unindo-se à geleia de Wharton do cordão umbilical. O cordão umbilical é inserido na superfície fetal da placenta, que pode ter localização central, excêntrica ou marginal. Observa-se distribuição radial simétrica ou radicular (assimétrica) dos vasos sanguíneos de acordo com o tipo de inserção do cordão.[12]

Em cada tronco viloso, há uma artéria e uma veia. Geralmente, a artéria emite uma artéria colateral que se fraciona em dois ramos, que se dividem formando um plexo

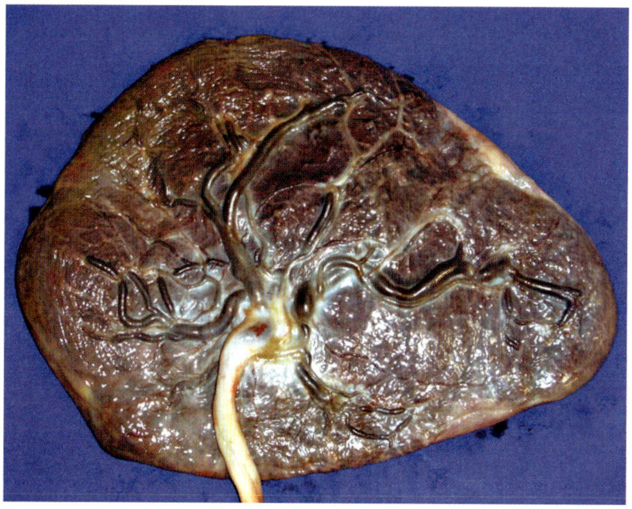

FIGURA 14. Face fetal da placenta.

vascular localizado logo abaixo do revestimento sincicial do tronco, entrando em contato com a veia do tronco viloso por numerosas vênulas curtas. Cada cotilédone é uma unidade vascular fetal independente do ponto de vista da mecânica circulatória. No termo, cerca de duzentos cotilédones de diferentes tamanhos compõem a placenta. Não há anastomoses vasculares com vilosidades adjacentes.

## Câmara intervilosa

Banhando as vilosidades, a câmara intervilosa é o espaço interposto entre as duas placas placentárias e onde circula o sangue materno. Inicialmente, as paredes dessa câmara são formadas por tecido trofoblástico. Em seguida, elas se revestem de placas fibrinoides (fibrinoide de Rohr na placa basal e fibrinoide de Langhans na placa coriônica).

A camada interior dos vilos terciários forma-se pelos elementos citotrofoblásticos ou pela camada de Langhans. Já a superfície da camada exterior dos vilos terciários é recoberta por cobertura epitelial constituída por uma camada externa sincicial e encontra-se em contato com o sangue materno da câmara intervilosa. A partir do final do primeiro trimestre, essas células tornam-se raras por causa da degeneração ou de sua transformação em elementos sinciciais, restando poucas até o termo. O estroma das vilosidades é constituído por tecido conjuntivo frouxo com células estreladas ou fusiformes. As chamadas células de Hofbauer, reniformes, que têm aspecto de histiócitos e citoplasma apresentando inclusões lipídicas, encontram-se no estroma.[22]

O sistema capilar tridimensional, cujas vilosidades estão desassociadas umas das outras por um sistema capilar labiríntico, é formado pelo chamado espaço interviloso. Mesmo no termo, com o aumento da árvore vilositária fetal e com a dinâmica do sangue materno que circula nele, a estrutura e o volume do espaço interviloso sofrem contínuas modificações. Seu volume é de cerca de 40% do parênquima placentário, todavia é questionável se isso tem relação com o espaço funcionante *in vivo*.[74] No final da gravidez, a área de superfície vilosa tem entre 12 e 14 m$^2$, o que acarreta uma área extensa de íntima interface materno-fetal.[70]

## Placa basal

Na borda da placa basal da placenta estão inseridas as membranas ovulares, sendo que a superfície materna (placa basal) é de cor vinhosa e apresenta de dez a 38 lobos (cotilédones maternos) de tamanhos aproximadamente iguais, delimitados por septos originados da placa basal (Figura 15).

Os elementos trofoblásticos dessa placa, no termo, somem quase inteiramente e a camada de substância fibrinoide derivada da junção dos elementos de origem fetal e células da decídua (camada de Nitabuch) passa a formar, em vários locais, a parede basal da câmara intervilosa. Os elementos sinciciais, a partir do quarto mês, penetram a decídua basal, entrando no miométrio. Sem atingir a placa coriônica, os septos intercotiledonares lançam-se na câmara intervilosa e subdividem de modo parcial a câmara em seções, cada uma contendo uma árvore cotiledonar completa. Através da placa basal, ocorrem o suprimento arterial e a drenagem venosa do espaço interviloso. É importante para a compreensão da patologia da placenta o conhecimento do sistema vascular placentário.[74]

Considera-se o sistema vascular extrafetal a parte fetal da placenta, cuja evolução ocorre por fatores maternos e fetais. A circulação intervilosa materna é responsável pela nutrição das primeiras vilosidades volumosas. Com desenvolvimento autóctone da periferia das vilosidades, o

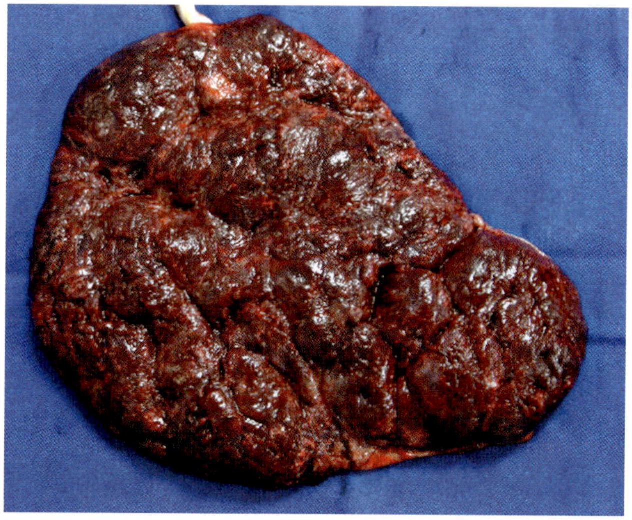

FIGURA 15. Face materna da placenta.

sistema vascular embrionário avança em direção ao estroma viloso extraembrionário. A constituição da membrana sinciciocapilar ocorre por meio da diferenciação funcional da superfície das vilosidades, encarregada das trocas metabólicas materno-fetais. Como resultado, há importante aumento da superfície total de trocas que desempenhará uma função significativa na nutrição e na oxigenação fetal.

A placenta, com o progresso da gestação, começa a apresentar não só mudanças quantitativas, com aumento das placas, da sua espessura e de seu volume, mas também mudanças na qualidade de sua estrutura geral.

## MATURAÇÃO PLACENTÁRIA

A maturação placentária ocorre com a arborização das ramificações das vilosidades, quando os vilos terminais ficam menores e mais numerosos, com diminuição do volume do citotrofoblasto. Os vasos fetais próximos à superfície da vilosidade tornam-se salientes, uma vez que há o adelgaçamento do sincício. Com o avançar da gestação, o estroma viloso também passa por mudanças. Inicialmente, as células do tecido conjuntivo estão desagregadas por grande quantidade de matriz intercelular. Gradualmente, o estroma vai tornando-se denso e as células, mais próximas. A infiltração pelas células de Hofbauer (macrófagos fetais) também ocorre. Na evolução da gestação, essas células aumentam em número até a 36ª semana e prosseguem em seu estado de maturação.

As alterações histológicas incluem a diminuição da espessura do sincício, a redução da camada do citotrofoblasto, a diminuição do estroma, o aumento do número de capilares fetais e a aproximação desses capilares em relação à superfície vilosa e acompanham o crescimento e a maturação placentária, relacionando-se com uma maior eficiência no transporte e nas trocas materno-fetais. No quarto mês, a continuidade aparente da camada de citotrofoblasto é desfeita, de modo que, no termo, o obstáculo placentário é reduzido a apenas uma tênue camada de sincício, com mínimo tecido conjuntivo sobre os capilares fetais (Figura 5).

Podem ocorrer o espessamento da lâmina basal, a obliteração de certos vasos fetais e o depósito de fibrina na superfície das vilosidades ou no espaço interviloso, com o passar da gestação, principalmente se esta estiver associada a algumas doenças, atrapalhando o transporte e a função placentários.

## CIRCULAÇÃO DE SANGUE FETAL E MATERNO NA PLACENTA

A íntima aproximação do leito capilar fetal e do sangue materno garante a função da placenta. A face fetal da placenta é coberta pelo âmnio, embaixo do qual estão os vasos fetais coriônicos, sendo dividida em lóbulos irregulares (cotilédones) delimitados por sulcos produzidos por septos, que são constituídos de tecido fibroso com esparsos vasos presos principalmente nas bases. Esses septos nem sempre atingem a placa coriônica, dando origem, dessa forma, a partições incompletas. O exame da secção transversal da placenta evidencia gradativamente o âmnio, o cório, as vilosidades coriônicas e espaços intervilosos, e a placa basal (decídua).

O sangue fetal com pouco oxigênio corre para a placenta pelas duas artérias umbilicais, já o sangue oxigenado retorna da placenta para o feto pela única veia umbilical. A partir da inserção do cordão umbilical na placenta, os vasos umbilicais separam-se frequentemente abaixo do âmnio e, em seguida, nas vilosidades, constituindo, como resultado, grande rede de capilares em suas fragmentações terminais.

Chamam-se vasos umbilicais, que penetram a face fetal da placenta, os vasos coriônicos ou vasos da superfície placentária. Ao cruzar por cima das veias coriônicas, as artérias coriônicas são facilmente reconhecidas. Cada artéria de tronco supre um cotilédone e os ramos perfurantes dessas artérias constituem as artérias de tronco, que passam para a placa coriônica. A camada muscular lisa da parede vascular fica menor e o calibre do vaso torna-se maior ao entrar na placa coriônica. A perda da musculatura lisa se prolonga até os ramos de artérias de tronco, acontecendo o mesmo com a parede das veias.

É pelas artérias uterinas e ovarianas que o sangue materno chega ao útero. Um ramo da artéria ilíaca interna, a artéria uterina entra na base do ligamento largo e, ao chegar à cérvix, fraciona-se em dois ramos: o descendente, que perfunde as porções inferior do colo uterino e superior da vagina; e o ascendente, que rodeia o útero e emite um ramo para a porção superior do colo e outros para o útero. Na tuba, fraciona-se, então, em três outros ramos: o ovariano, que se anastomosa com o ramo terminal da artéria ovariana; o tubário, que perfunde a tuba; e o fúndico, que se destina ao fundo uterino (Figura 16).

Ao ladear o útero, o ramo ascendente da artéria uterina lança ramos que entram no miométrio e se fracionam em outros dois – as artérias arqueadas anterior e posterior – que passam pelas faces anterior e posterior do útero, anastomosando-se, diversas vezes, com as artérias do lado contrário. As artérias radiais partem das artérias arqueadas, que perfuram o miométrio em ângulo reto, atingem o endométrio e se fracionam, dando origem às artérias basais, que irrigam o terço basal do endométrio, e às arteríolas espiraladas, que continuam até a decídua (Figura 17).

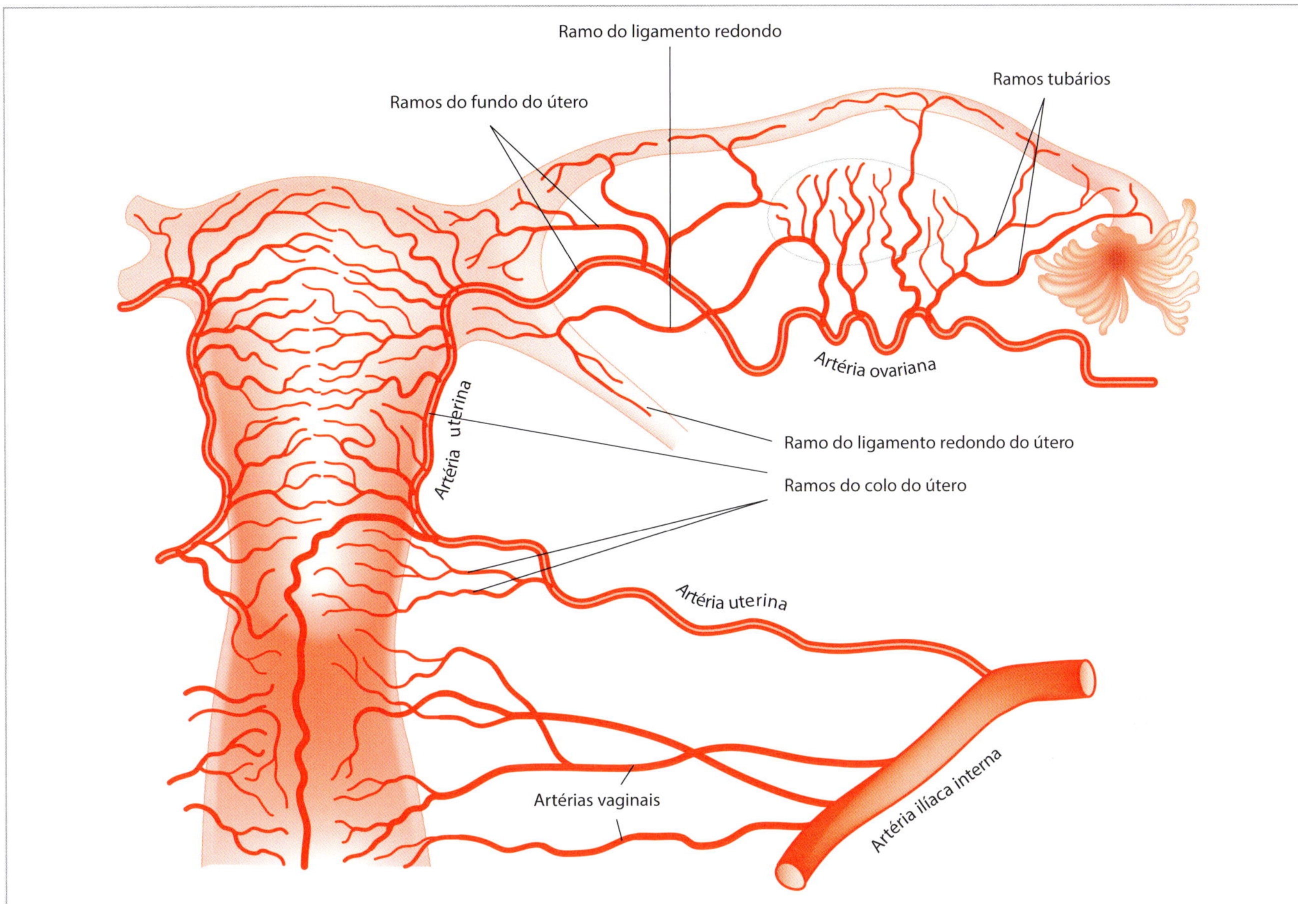


FIGURA 16. Esquema do sistema arterial do útero.

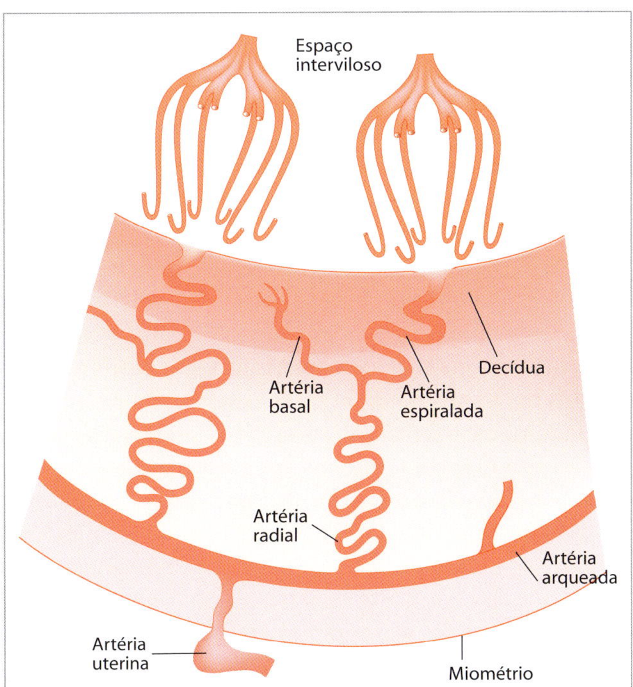


FIGURA 17. Suprimento arterial da placenta humana.

Com numerosas anastomoses, o sistema de veias endometriais constitui um plexo fino e percorre um caminho paralelo à lâmina basal antes de desembocar nas veias miometriais. As veias são comprimidas na contração uterina, contendo o colapso do espaço interviloso. As veias do miométrio apresentam distribuição semelhante à das artérias radiais e arqueadas e, na linha mediana, anastomosam-se com as veias do lado contrário.

No termo, a homeostase fetal depende da efetividade da circulação uteroplacentária, que provê em torno de 600 mL/min de sangue materno.[70] Estudos tentam definir os princípios que favorecem o ajuste do fluxo sanguíneo materno para o espaço interviloso, a fim de compreender como o sangue sai da circulação materna e flui pelos espaços limitados pelo sincício, voltando em seguida pelas veias maternas. Sabe-se que as seguintes etapas envolvem a fisiologia da circulação uteroplacentária: o sangue materno entra na placa basal e encaminha-se para a placa coriônica impelido pela pressão arterial materna, acontecendo, posteriormente, a dispersão lateral; ele banha a superfície externa das vilosidades coriônicas; e a sua drenagem acontece por meio dos orifícios venosos da placa basal, de modo que o sangue volta pelas veias uterinas (Figura 18).

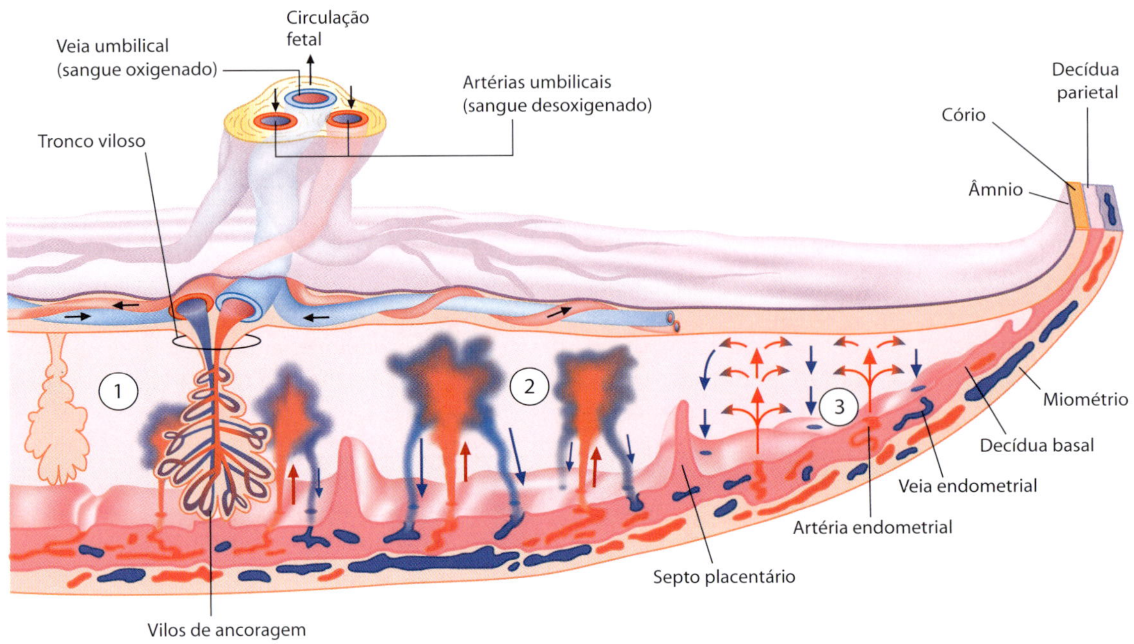


**FIGURA 18.** Esquema da circulação de sangue materno e fetal na placenta de termo. 1: circulação do sangue fetal nos troncos vilosos – nota-se que as veias placentárias (vasos azuis) contêm sangue arterializado (conteúdo vascular vermelho), ao passo que nas artérias placentárias (vasos vermelhos) circula sangue desoxigenado (conteúdo vascular azul); 2: circulação do sangue materno no espaço interviloso – as artérias e veias se abrem no espaço interviloso, em toda a extensão da decídua basal; o sangue materno rico em oxigênio é liberado no espaço interviloso; e, após as trocas com os vilos placentários, já empobrecido, é recolhido pelo sistema de veias endometriais; 3: esquema indicando o trajeto do fluxo de sangue materno.

O processo de invasão trofoblástica das artérias espiraladas torna a resistência nos vasos uteroplacentários baixa, possibilitando maior perfusão uterina impelida pela pressão arterial materna. Sem percorrer canais específicos, o sangue da mãe irriga fortuitamente a placenta, favorecendo as trocas materno-fetais. De modo perpendicular em relação à parede uterina, as artérias espiraladas chegam ao espaço interviloso. Apesar disso, as veias são paralelas à parede. Quando há contração uterina, esse arranjo promove o fechamento das veias, permitindo o represamento do sangue no espaço interviloso, o que é importante para a manutenção do oferecimento de oxigênio ao feto. Então, forma-se, principalmente no terceiro trimestre da gestação, entre o miométrio e a decídua basal, um plexo venoso, que desempenhará importante papel no processo de clivagem da placenta na dequitação.

A barreira placentária não assegura integridade total do afastamento que ocorre entre a circulação materna e a fetal. Células fetais são encontradas no sangue materno em condições normais e atualmente são utilizadas em testes diagnósticos fetais com sangue materno periférico. Leucócitos maternos e plaquetas também cruzam essa barreira, passando para a circulação do feto.[38] Tais ocorrências também são comprovadas quando na mulher são descobertos leucócitos fetais que contêm o cromossomo Y, muitos anos após o parto.[33] As consequências clínicas e as perspectivas diagnósticas da existência de células fetais na corrente sanguínea materna estão em debate, uma vez que podem estar relacionadas ao desenvolvimento de doenças autoimunes.[51]

## IMUNOLOGIA DA INTERFACE MATERNO-FETAL

O mecanismo pelo qual o organismo materno não ativa seu sistema imune contra um "enxerto" semialogênico fetal ainda não é totalmente compreendido. Este tema tornou-se extremamente interessante principalmente após a descoberta da tolerância imunológica adquirida. O trofoblasto possui particularidades do ponto de vista imunológico. É formado por células advindas do produto conceptual e que entram em contato direto com os tecidos e o sangue materno, sendo idêntico aos tecidos fetais em relação à composição genética. Suas características contribuem para manter essas células em ambiente imunologicamente desfavorável, principalmente as relacionadas à expressão dos antígenos do sistema do antígeno leucocitário humano (sistema HLA).[21]

A placenta sempre foi classificada como um órgão imunologicamente inerte, não sendo capaz de originar uma resposta imunológica materna. Apesar disso, estudos sobre a manifestação de antígenos dos complexos de histocompatibilidade no trofoblasto têm afirmado que os antígenos de complexos maiores de classes I e II não estão presentes no trofoblasto viloso no período de toda a gestação[23] e os de classe I expressam-se no citotrofoblasto invasivo. Os antígenos do sistema HLA equivalem aos análogos dos complexos de histocompatibilidade maior (MHC) em seres humanos.

Depende da invasão do trofoblasto a implantação normal na decídua materna e nas artérias espiraladas, a fim de propiciar o crescimento e o desenvolvimento do feto. É necessário que haja regulação da profundidade da invasão trofoblástica. Alguns estudos indicam que os linfócitos uterinos e a expressão de genes peculiares do sistema HLA de classe I no citotrofoblasto extraviloso atuam favorecendo e, em seguida, limitando esse processo de invasão.[16]

As células *natural killers* (NK) são as células do sistema imune materno mais frequentemente encontradas na decídua. Elas se tornaram um foco para os clínicos que tratam mulheres com história de infertilidade e abortamentos recorrentes, com base na noção equivocada de que elas são as responsáveis por dificultar a placentação ou matar o embrião. Atualmente, já se sabe que essas células NK uterinas se comportam de maneira diferente das presentes na corrente sanguínea. O trofoblasto produz quimioquinas específicas que atraem mais células NK uterinas à transição materno-fetal. Essas células parecem ser ativadas de formas diferentes por células do trofoblasto e dessa forma estimular a invasão trofoblástica com a produção de VEGF e fator de crescimento placentário ou inibi-la com a produção de interleucina-8 e proteína 10 induzida por interferona. O controle da "invasividade" do trofoblasto é essencial à gestação e correlaciona-se a doenças na sua falta (pré-eclâmpsia, restrição do crescimento fetal, abortamentos) ou em seu excesso (acretismo placentário).[15]

## Transporte placentário

O transporte de substâncias por meio da placenta ocorre por mecanismos diferentes, como difusão simples ou facilitada, transporte ativo com transferência enzimática ativa ou degradação enzimática, além de processos especiais, como a pinocitose ou a solução de continuidade nas vilosidades. A barreira placentária é vista como uma impossibilidade à troca através da placenta, cuja permeabilidade é maior até a 36ª semana de gestação, diminuindo em seguida até o parto.

As enzimas que permitem ou ativam a passagem de substâncias e participam da síntese de hormônios pela placenta estão contidas no citoplasma do sinciciotrofoblasto. Na membrana celular exterior da massa celular, em algumas porções do sincício, há uma orla em escova, em razão da existência de expressivo número de microvilosidades de tamanho e forma variáveis em contínuo movimento. Nas etapas iniciais do desenvolvimento, aceita-se que essas microvilosidades tenham a função de captar alguns tipos de materiais, sendo da mesma forma associadas à absorção de líquidos e macromoléculas.

É por meio do mecanismo de difusão simples ou de difusão facilitada que ocorre o transporte placentário.

A difusão simples é um acontecimento físico-químico, no qual as moléculas do soluto de concentração mais elevada transitam para o lado oposto, em um processo que tende a igualar as concentrações em ambos os lados da membrana, ou seja, ocorre em virtude da desigualdade de concentração entre dois solutos separados por uma membrana que é permeável a tais elementos. Nesse fenômeno, não há uso de energia, uma vez que ele é regulado apenas pelos gradientes de concentração dos solutos. A diferença de concentração da substância de ambos os lados da membrana é o que determina a velocidade da difusão, sendo, portanto, um processo físico-químico. À proporção que a gestação avança, a dimensão das trocas é maior e a espessura da barreira placentária diminui. Esses dois processos permitem a transferência pela difusão simples. As principais substâncias transportadas por esse mecanismo na placenta são o oxigênio e o dióxido de carbono.

O transporte dos principais gases ocorre por difusão simples. As membranas placentárias são extremamente permeáveis a esses gases lipossolúveis. Isso faz com que os fatores limitantes para essas trocas sejam o fluxo sanguíneo, a diferença de concentração e, no caso do oxigênio, sua diferença de afinidade pela hemoglobina materna e fetal.

Por sua vez, a difusão facilitada ocorre por meio de processo ativo, via proteínas transportadoras. Os elementos atravessam a barreira placentária depois de se unirem às proteínas transportadoras. Essencial ao desenvolvimento fetal, a glicose é transportada através de canais específicos denominados transportadores de glicose (GLUT), sendo o tipo 1 o mais frequente no trofoblasto humano. Nesse processo, a substância atravessa a barreira com maior velocidade e mais facilmente quando comparada à difusão simples, não existindo interação na direção do gradiente de concentração. O fator determinante da concentração de glicose fetal é o mecanismo de difusão facilitada na membrana basal ou, mais particularmente, a permeabilidade da membrana basal e a quantidade do GLUT-1.[31]

Para o transporte pelas membranas, os íons e as moléculas polares pequenas valem-se dos canais proteicos ou iônicos. Além de esses se formarem na membrana fosfolipídica, eles possibilitam a difusão de moléculas com tamanho e carga apropriados. Para os íons sódio ($Na^+$), potássio ($K^+$), cálcio ($Ca^{2+}$), magnésio ($Mg^{2+}$), cloro (Cl), bicarbonato ($HCO_3^-$) e fosfato ($HPO_4^-$), o transporte é rápido e altamente seletivo. Grande número dos canais continua aberto, mas quando os canais se fecham, estímulos específicos controlam sua abertura por meio de alterações no potencial elétrico da membrana.[8]

O transporte ativo exige consumo de energia, uma vez que se realiza contra o desnível de concentração e depende da atividade de outros constituintes da membrana, além de estar relacionado a um metabolismo ativo na barreira placentária. A associação das concentrações de substâncias mostra que esse tipo de transporte ocorre com aminoácidos, creatinina, fosfatos, ferro, lactato, cálcio, tiamina (vitamina B1), piridoxina, riboflavina e ácido ascórbico.

A pinocitose é um processo no qual as microvilosidades das células do sinciciotrofoblasto incorporam partes de plasma, realizando o transporte de macromoléculas em forma de pequenas gotas ou de inclusões citoplasmáticas, por invaginação da membrana. Esse processo acontece durante a transferência de grandes moléculas, por exemplo, a albumina e as imunoglobulinas (Ig).

### PROGRAMAÇÃO INTRAUTERINA DE DOENÇAS CRÔNICAS E CÂNCER NA VIDA ADULTA

O baixo peso ao nascer é universalmente classificado como preditor para o desenvolvimento de síndrome metabólica na vida adulta. Depois dessa constatação, inicialmente feita com o estudo de populações específicas na Inglaterra no período pós-guerra, a associação entre a nutrição na vida intrauterina e o desenvolvimento de doenças na vida adulta vem sendo amplamente estudada.[1,30,67]

Os sistemas e órgãos amadurecem durante alguns períodos curtos e específicos do desenvolvimento fetal. Nesses períodos, estímulos externos podem alterar os níveis de substâncias antioxidantes, a resposta inflamatória, o sistema imune, o número de células-tronco e os ajustes neuroendócrinos.[41]

A correlação entre o peso da placenta e do recém-nascido no parto tanto por via alta como baixa prediz uma maior chance de hipertensão arterial sistêmica e doença coronariana. A hipertensão de forma isolada se correlaciona com o baixo peso placentário. Existe também risco quando a relação peso placentário/peso fetal se modifica, com aumento do primeiro levando a maior chance de desenvolvimento de hipertensão e diabetes tipo 2. A hipótese fisiopatológica que explica esse evento é o fato de a placenta ter de aumentar seu volume e sua área a fim de compensar uma nutrição fetal inadequada. Esse fenômeno é reprodutível em estudos animais.[29,41]

Na mesma linha de pesquisa referente ao estudo do crescimento placentário, observou-se que a largura das placentas também varia. Pacientes que desenvolvem pré-eclâmpsia apresentam placentas mais estreitas. Dessa forma, iniciou-se o estudo da placenta como uma estrutura tridimensional e constatou-se que placentas com menor largura predizem doença coronariana, cardíaca, hipertensão e câncer de pulmão. A espessura placentária também foi correlacionada a maior chance de morte súbita por causa cardíaca na vida futura.[1,28]

O estudo da programação fetal baseada na nutrição intrauterina é um campo a ser ainda muito explorado e investigado.

## SISTEMA AMNIÓTICO

O sistema amniótico ou âmnico é formado por membranas fetais (âmnio e cório) e pelo líquido amniótico que, juntamente ao feto, completa o espaço chamado de cavidade amniótica, delimitada em seu interior pelo âmnio e em seu exterior pelo cório liso que, por sua vez, se relaciona com a decídua materna, sobretudo com o miométrio e o espaço extracelular materno.

A presença do líquido amniótico circundando o feto no período de seu desenvolvimento está relacionada a vários benefícios, entre eles: favorecer a movimentação fetal, proteger o feto contra traumatismos, evitar que o cordão umbilical fique vulnerável a eventos compressivos, manter a temperatura dentro da cavidade amniótica e propiciar o desenvolvimento do feto. No líquido amniótico, também são observadas propriedades antibacterianas que protegem o feto contra infecções. Ao longo da gestação, o líquido amniótico possibilita, ainda, o desenvolvimento normal dos sistemas respiratório, digestório, urinário e musculoesquelético fetais.

Durante a gestação, a avaliação do líquido amniótico oferece informações sobre a vitalidade e a maturidade do produto conceptual.[77] Com a evolução da gravidez, surgem hormônios, enzimas e substâncias diversas, evidenciando que esse líquido é metabolicamente ativo e está relacionado ao transporte de solutos e água, regulando a homeostase fetal.

O balanço entre a produção e a reabsorção do líquido amniótico é refletido pela regulação de seu volume, que é um processo dinâmico dependente da interação entre o feto, a placenta e o organismo materno. Nas primeiras semanas de gravidez, sua produção se dá principalmente pela passagem passiva de líquidos por meio da membrana amniótica, de acordo com o gradiente osmótico. Durante esse período, o líquido amniótico é formado basicamente por um ultrafiltrado do plasma materno.[25] No entanto, na segunda parte da gestação, diversos fatores controlam e regulam as vias de entrada e saída de fluidos na cavidade amniótica.

O volume de líquido amniótico no terceiro trimestre, tem ampla variação dentro da faixa de normalidade. Apesar disso, nota-se que seu volume aumenta gradativamente durante a gestação, chegando a valores máximos por volta de 34 semanas e diminuindo gradativamente até o termo.[34]

Em razão das constantes trocas entre a mãe e o feto, o compartimento amniótico apresenta fisiologia própria. As trocas materno-fetais, materno-amnióticos e amniótico-fetais determinam o fluxo de líquidos, solutos e nutrientes entre o organismo da mãe e o ovo e, posteriormente, o feto.[3]

A fim de manter o bem-estar fetal e o êxito da gestação, é necessária a manutenção da integridade da membrana amniótica. No termo, o âmnio é membrana resistente e flexível que forma a parte mais interna e cujos elementos protegem contra a rotura. É formado por um epitélio simples, com camada subjacente rica em células de Hofbauer, além de não possuir células musculares lisas, nervos, vasos linfáticos e vasos sanguíneos. Notam-se, ao exame microscópico, cinco camadas que nem sempre têm limites definidos. Essas camadas sucessivas (Figura 19), de dentro para fora, são:

- Epitélio amniótico: geralmente, é formado por uma camada de células epiteliais, que possui uma borda livre mostrando microvilosidades que expandem a superfície de trocas entre o âmnio e o líquido amniótico. No epitélio amniótico, notam-se muitos vacúolos no citoplasma, cujos núcleos são bem visíveis. Em sua porção basal, notam-se estruturas canaliculares, que se prolongam no citoplasma, tendo uma morfologia de intensa atividade celular. É possível que essa camada advenha do ectoderma embrionário.
- Membrana basal: trata-se de uma membrana fina e sensível de tecido conjuntivo localizada abaixo das células epiteliais amnióticas, às quais está fortemente presa.
- Camada compacta: é uma superfície densa e sem células, situada logo abaixo da membrana basal, à qual está aderida. Primariamente, é composta de colágeno intersticial I, III e V, o que aparentemente é um obstáculo à agressão inflamatória, uma vez que evidencia resistência à infiltração de leucócitos.
- Camada fibroblástica: além de ser complexa e de possuir maior espessura, é formada por fibroblastos e células de Hofbauer (macrófagos).

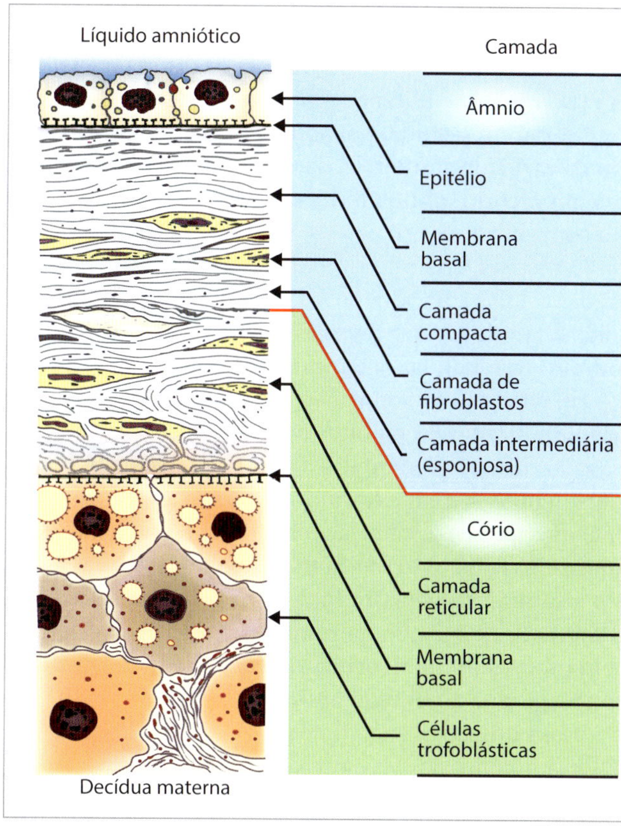


**FIGURA 19.** Ilustração das camadas das membranas fetais. (Figura adaptada de Parry et al.[18])

- Camada esponjosa: formada por estruturas resultantes do celoma extraembrionário, que se assemelham ao tecido colágeno, sendo bastante flexível e distensível. Além de ser a parte mais externa, é acelular, esponjosa e contígua com a outra membrana fetal, o cório.

## FORMAÇÃO, CIRCULAÇÃO E REABSORÇÃO DO LÍQUIDO AMNIÓTICO

É a partir de células epiteliais amniogênicas presentes perto do trofoblasto, inicialmente, que a cavidade amniótica evolui, entre o sétimo e o oitavo dias de desenvolvimento embrionário, no estágio de blastocisto. Pequenos espaços, nessa fase, confluem entre o citotrofoblasto e o ectoderma do disco germinativo, originando a cavidade amniótica.

Uma pequena vesícula inicialmente se forma na superfície dorsal do disco germinativo, que é recoberta por um epitélio plano e simples, originando o citotrofoblasto (amnioblasto). É nessa etapa que acontece o desenvolvimento da cavidade coriônica, que circunda a cavidade amniótica, na qual está contida o embrião. A cavidade amniótica também aumenta progressivamente de tamanho com o crescimento do embrião, para que seja possível acomodá-lo.

Nota-se, ao exame ultrassonográfico, em torno da sétima à oitava semana depois da data da última menstruação (DUM), a membrana amniótica cobrindo o embrião. Verifica-se, em seguida, por volta da 12ª semana, a expansão da cavidade amniótica, de modo que o âmnio se funde com o cório, obliterando a cavidade coriônica (celoma extraembrionário).

Tanto o ectoderma como o mesoderma são precursores das células componentes da membrana amniótica. O epitélio amniótico é metabolicamente ativo e produtor de inibidor tecidual da metaloproteinase-1, prostaglandina E2, citocinas (IL-8) e fibronectina fetal. Essas substâncias estão implicadas no mecanismo bioquímico do início do trabalho de parto. Além disso, o tecido produz peptídeo natriurético cerebral e hormônio liberador de corticotrofina, que apresentam função relaxante na musculatura lisa uterina. As células mesenquimais presentes nesse epitélio são responsáveis pela produção do colágeno necessário à elasticidade da membrana amniótica. Além disso elas também produzem interleucinas que conferem característica antibacteriana ao líquido amniótico.[71]

Nas primeiras semanas de gestação, a produção do líquido amniótico advém especialmente da passagem passiva de líquidos pela membrana amniótica. A água acompanha o gradiente osmótico originado, possivelmente, no transporte ativo de solutos por meio dessa membrana semipermeável. Por difusão simples, pequenos solutos atravessam a membrana. Algumas substâncias, como ureia, glicose e cloreto de sódio, espalham-se rapidamente pela membrana amniótica, no entanto, sua força osmótica é pequeníssima, atravessando, assim, as membranas com velocidades diferentes. Contrariamente, as substâncias de alto peso molecular, por exemplo, as proteínas, não são capazes de atravessar a membrana facilmente, uma vez que ela não é permeável a diversos compostos com peso molecular acima de 1.000 dáltons (por exemplo, a albumina), os quais possuem força osmótica ideal, a fim de realizar a transferência de água.[2] Isso explica a concentração de proteínas no líquido amniótico ser extremamente menor do que se pode notar no soro materno. O líquido amniótico durante esse período é formado essencialmente por um ultrafiltrado do plasma materno. Assim como não há evidências da secreção de água pela membrana tecidual em torno da cavidade amniótica, igualmente não há evidências do transporte ativo de água por meio das membranas.[3]

A composição do líquido amniótico, entre a décima e a vigésima semana, é semelhante à do plasma do sangue fetal e a sua quantidade relaciona-se diretamente ao peso do feto. É possível haver homeostase entre o plasma fetal e o líquido amniótico por meio da pele fetal.[2]

Entre 17 e 20 semanas de gestação, inicia-se a queratinização da pele fetal, que até então era formada por uma camada de poucas células bastante permeável a água, eletrólitos e ureia, transportados passivamente por essa barreira. Em etapa posterior à queratinização, a pele fetal passa a ser impermeável, o que reduz a sua participação na regulação do volume de líquido amniótico.

A diurese fetal e a deglutição desempenham, a partir da 20ª semana, participações mais significativas na dinâmica do líquido amniótico. A diurese fetal nesse período está por volta de 2 mL/h. Em média, o volume de líquido amniótico aumenta 10 mL/dia, chegando a 500 mL na 20ª semana de gestação.[64] As outras estruturas que também contribuem com a composição do líquido amniótico são a face fetal da placenta, o trato gastrointestinal, o sistema respiratório e o cordão umbilical.

O néfron fetal, no final do primeiro trimestre, mostra alguma capacidade excretora de água através da filtração glomerular. Há indícios de que os rins do feto atuam desde a 14ª semana de gestação. Apesar disso, a sua contribuição na constituição do líquido amniótico começa a partir de 20 semanas. A tendência de concentrar e modificar o pH da urina, mesmo na maturidade do feto, é totalmente limitada, fazendo com que a urina fetal seja hipotônica em relação ao plasma fetal, com baixa concentração de eletrólitos. A fração do débito cardíaco que perfunde os rins é relativamente baixa e a resistência vascular renal, elevada. À proporção que a urina assume aspectos próprios, ela perde sua isotonicidade em relação ao soro materno. A crescente adição de urina do feto no conteúdo da cavidade amniótica ocasiona osmolaridade gradativamente diminuída, chegando a valores entre 250 e 260 mOsm/kg de água próximo ao termo. Em virtude do fato de a urina fetal ser acentuadamente hipotônica (80 a 140 mOsm/kg de água), aceita-se que a osmolaridade do líquido amniótico seja modificada com o aumento da mistura deste com a urina. A urina fetal, em uma gestação tardia, contém enorme quantidade de creatinina, ureia e estriol conjugado, o que está relacionado à maior presença dos níveis desses solutos no líquido amniótico.[44,46]

Os pulmões do feto contribuem com a secreção de um fluido alveolar, sendo boa parte desse líquido deglutida antes de atingir a cavidade amniótica. Vale ressaltar que sua produção chega a atingir 200 a 400 mL/dia. Em fetos normais, a absorção de líquido no território pulmonar aparentemente não tem muita importância na regulação do volume total de líquido amniótico.[34]

A diurese e a deglutição fetais têm maior atuação na regulação do volume de líquido amniótico no terceiro trimestre. A diurese fetal nesse período está em torno de 620 a 1.200 mL, em 24 horas, e a deglutição chega a 200 a 1.000 mL nesse intervalo, com número variável de episódios por dia, que podem ter a duração de um ou vários minutos.[78] Um estudo, valendo-se da ultrassonografia tridimensional para calcular o volume vesical fetal, evidenciou produção de urina de 125 mL/h no termo,[62] apesar de a maioria dos estudos estimar diurese fetal de 30 a 50 mL/h.[46,52] A deglutição fetal é calculada pela inserção de isótopos na cavidade amniótica, verificando-se a quantidade destes no sistema digestório de fetos que morreram de imaturidade após o parto, ou ainda no mecônio e nas fezes após o nascimento. No começo da gestação, a deglutição fetal aparentemente tem menor influência no volume de líquido amniótico, uma vez que o volume deglutido é menor em relação ao total de líquido amniótico. Próximo ao termo, no entanto, o volume desse líquido aparentemente é regulado de modo substancial pela deglutição, fazendo com que a quantidade de líquido amniótico deglutida seja quase igual ao volume total. É importante ressaltar que a deglutição também tem expressiva contribuição para o crescimento e o desenvolvimento do sistema digestório.

Faz parte também da formação e da reabsorção do líquido amniótico a passagem intramembranosa de fluido, que está relacionada à transferência direta através das membranas fetais, entre o líquido amniótico na cavidade amniótica e o sangue fetal que perfunde a superfície fetal da placenta, a pele do feto e o cordão umbilical. No termo, esse meio de passagem pode chegar a um fluxo de 400 mL/dia.[42] Os canais de água proteicos da membrana celular, as aquaporinas, presentes na membrana corioamniótica e na placenta, fazem a reabsorção de fluidos pela via transmembranosa.[32,63,65]

A via transmembranosa presume a passagem direta de fluidos através das membranas fetais, entre a cavidade amniótica e o sangue materno que circula na parede uterina (decídua e miométrio). Em gestações humanas, o movimento de fluidos por essa via não foi estimado. No entanto, estudos atuais propõem que, em meios normais, essa via conduza somente 10 mL/dia próximo ao termo. O movimento livre de água cruzando o âmnio e o cório liso no terceiro trimestre pode ocorrer por mecanismo passivo ou por osmose do saco amniótico para o compartimento materno, mediado por gradiente químico entre o líquido amniótico hipotônico e o fluido materno isotônico. Por essa via, somente transferência muito pequena de líquido livre pode ocorrer, pois a vascularização do tecido materno perto do cório liso e do âmnio é rara.

Pode-se verificar também relação entre o volume plasmático materno e o volume de líquido amniótico, o que mostra que a perfusão uteroplacentária deve influenciar a regulação do volume de líquido amniótico. Alguns estudos experimentais em ovelhas evidenciaram que a desidratação materna pode levar à diminuição da diurese fetal.[20] O processo que permite essa ocorrência parece estar relacionado à hiperosmolaridade fetal vista nesses casos. O volume de líquido amniótico se normaliza quando a desidratação materna é tratada.[54] A osmolaridade do líquido amniótico é menor se comparada à materna, propondo que, durante a gravidez, há uma tendência a ocorrer fluxo de água da cavidade amniótica para a circulação materna.

Cerca de 95% do total do líquido é renovado por dia quando se aproxima o termo da gestação, levando-se em conta todos os meios de produção e absorção do líquido amniótico. Qualquer intervenção nesses processos reguladores pode resultar em mudanças importantes no volume de líquido amniótico (ver Capítulo 33, "Alterações do volume de líquido amniótico", da Seção 5, "Intercorrências obstétricas").[34]

Verifica-se, nos últimos anos, importante avanço nas investigações clínicas sobre o volume de líquido amniótico. Associada à aloimunização fetal, a concentração aumentada de bilirrubina apresenta origem fetal, com possível contribuição das fezes e da urina do feto. Metabólitos anormais relacionados a erros inatos do metabolismo, como síndrome adrenogenital e acidúria metilmalônica, igualmente podem ser vistos em concentração maior no líquido amniótico. Claramente, algumas enzimas são de origem fetal, permitindo seu uso para diagnóstico pré-natal de doença hereditária. A relação lecitina/esfingomielina na previsão da maturidade pulmonar fetal tem sua base na contribuição do fluido pulmonar. É preciso existir intercâmbio suficiente desse fluido dos pulmões para o líquido amniótico, refletindo-se no conteúdo de lípides na cavidade amniótica. Entretanto, visto o risco que a amniocentese para obtenção de amostra de líquido amniótico impõe à gestação, sua indicação e realização devem ser bastante criteriosas.

No exame pré-natal de doenças cromossômicas e genéticas, as células descamadas presentes no líquido amniótico demonstram ser úteis. Aceita-se que essas células tenham origem em quantidade variável a partir de todos os epitélios com os quais o líquido amniótico entra em contato (membranas fetais, pele, aparelho genitourinário, sistema respiratório e sistema digestório) e evidenciam a composição cromossômica e genética do feto.

## CARACTERÍSTICAS DO LÍQUIDO AMNIÓTICO

O líquido amniótico tem densidade de 1.006 kg/m³, e o seu pH é 7,0. Ele é claro e transparente nos primeiros meses de gestação, tornando-se turvo e opalescente no final dela, passando a conter partículas de origem fetal e amniótica. Encontra-se com cor vermelho-escura ou castanha na presença de feto morto e macerado; amarelada nos casos de sofrimento fetal crônico ou aloimunização feto-materna; e esverdeada quando tinto de mecônio, em caso de hipoxemia fetal, cuja gravidade pode ser avaliada pela intensidade da tonalidade observada.

Até a 14ª semana de gestação, verifica-se que microscopicamente o líquido amniótico é praticamente acelular. A quantidade de células aumenta gradativamente a partir de então e até a 32ª semana, sendo possível notar brusco aumento da 37ª semana em diante. Além de pelos e fragmentos de células da vulva e do vestíbulo da vagina em fetos femininos, células polimorfonucleares, macrófagos e células anucleadas, as células evidenciadas são dos tipos epidérmicas, de descamação, e epiteliais do sistema urinário fetal.

Encontram-se no líquido amniótico proteínas, glicose, fosfolípides, ureia, bilirrubinas, vitaminas, ácido úrico, imunoglobulinas, hormônios (prolactina, cortisol, insulina, hCG, hormônio somatotrófico coriônico, progesterona, estrógenos) e muitas enzimas. Sua composição química evidencia que 98 a 99% do seu conteúdo é água, e 1 a 2%, componentes sólidos representados por substâncias orgânicas e inorgânicas. Há também endotelina 1, fator epidérmico de crescimento e paratormônio, provavelmente relacionados ao crescimento e ao desenvolvimento fetal. Há total equilíbrio dinâmico entre mãe e feto, uma vez que qualquer doença ou mesmo a idade gestacional podem mudar muito a composição do líquido amniótico. A contribuição materna diminui progressivamente e a fetal aumenta durante o desenvolvimento da gestação.

Ressalta-se, também, a existência de elementos inorgânicos no líquido amniótico, como potássio, cálcio, magnésio, cloro, bicarbonato e fósforo. No decorrer da gravidez, esses elementos não sofrem mudanças relevantes. Entre a décima e a 16ª semanas, a concentração de eletrólitos é semelhante à do plasma materno em relação ao sódio e ao potássio. No entanto, o cloro mostra-se em maior concentração. As concentrações de sódio e cloro no líquido amniótico no termo diminuem e as taxas de zinco, ferro, chumbo, bismuto e cobre são inferiores às presentes no soro materno.

A creatinina e o ácido úrico evidenciam gradual aumento na gravidez, mas a ureia continua constante, sendo um pouco menor durante segunda metade da gestação e subindo no final, quando o feto está maduro.

Desde a décima semana, a bilirrubina é medida no líquido amniótico normal. Da 18ª à 25ª semanas, sua concentração aumenta e, depois, diminui até a 36ª semana. Valores maiores no início e na metade da gravidez podem levar à suspeita de aloimunização.

Com o passar da gestação, a taxa de proteínas no líquido amniótico é baixa e apresenta tendência a diminuir. As proteínas, em sua grande maioria, são de origem materna, ainda que alguns elementos (por exemplo, alfafetoproteína) advenham do feto. São formadas por uma fração globulínica (alfa-1, alfa-2, beta e gama) e uma fração albumínica. Provavelmente, as imunoglobulinas A (IgA) e G (IgG) presentes no líquido amniótico são de origem fetal.

Geralmente, as concentrações dos diferentes aminoácidos diminuem com a idade gestacional, mesmo que alguns (serina, taurina e etanolamina) mostrem tendências contrárias. É possível detectar anomalias de desenvolvimento fetal a partir do estudo dos aminoácidos.

Com exceção dos fosfolípides, que aumentam com a proximidade do termo, variando de 3,15 mg/100 mL entre a 27ª e a 33ª semana para 5,2 mg/100 mL entre a 34ª e a quadragésima semana.[57] Os lípides apresentam-se em concentração constante durante a gravidez.

No líquido amniótico, a concentração de glicose é menor que a encontrada no sangue materno, ficando menor gradativamente durante a gestação e atingindo no termo valores médios de 20 mg/100 mL. Particularmente, os ácidos orgânicos diminuem na primeira metade da gravidez até o termo. Já o ácido cetônico e o pirúvico apresentam valores variáveis, provavelmente por causa da presença de enzimas que transformam o ácido pirúvico em ácido láctico.

## CORDÃO UMBILICAL

Como regra, o cordão umbilical possui duas artérias e uma veia e o seu comprimento varia muito. São considerados curtos os menores que 30 cm e longos, os com mais de 100 cm.[71] Os curtos podem ter predisposição à separação da placenta no parto, à rotura e à anoxia no momento da descida do feto no parto, em decorrência da tração excessiva;[66] e, no puerpério, podem provocar inversão uterina. Já os extremamente longos podem ter predisposição à torção e às circulares de cordão.

### DESENVOLVIMENTO DO CORDÃO UMBILICAL

No começo da gravidez, as vesículas vitelínica e alantoidiana são proeminentes. Com o desenvolvimento do disco embrionário, sobretudo da sua superfície dorsal, o embrião encurva-se ventralmente e a parte dorsal da vesícula vitelínica incorpora-se ao embrião para a formação da vesícula biliar. O alantoide se projeta para a base na parede caudal e posteriormente para a parede anterior.

Com o avanço da gravidez, a vesícula vitelínica se reduz e o seu pedículo adota forma alongada. Por volta da metade do terceiro mês, com a obliteração do celoma extraembrionário, o âmnio funde-se ao cório e recobre a superfície placentária e lateral do pedúnculo. Este último, então, passa a ser chamado de cordão umbilical ou funículo.

No termo da gravidez, o cordão possui duas artérias e uma veia. Geralmente, a veia umbilical direita sofre precoce redução e desaparece durante a embriogênese, permanecendo apenas a veia umbilical esquerda original. A análise de secções do cordão nas proximidades da inserção no abdome fetal mostra, por vezes, um ducto remanescente do alantoide. Esse ducto, na porção intra-abdominal, estende-se do umbigo até o intestino e costuma atrofiar-se e desaparecer. Caso permaneça patente, forma o divertículo de Meckel.

## ESTRUTURA E FUNÇÃO

Em seu plano fetal ou placa coriônica, o cordão umbilical estende-se do abdome fetal até a placenta. Em sua parte exterior, ele é aparentemente esbranquiçado, sendo recoberto pelo âmnio. O diâmetro do funículo, no termo, tem entre 0,8 e 2 cm, e seu comprimento médio é de 55 cm, com variação entre 30 e 100 cm.

Os vasos umbilicais possuem tortuosidades que com frequência originam nodulações na superfície do cordão ou acúmulos focais de geleia, constituindo os falsos nós. A matriz extracelular do cordão é formada por tecido conjuntivo denominado geleia de Wharton. As duas artérias têm diâmetro inferior em relação à veia. O cordão é espiralado, fato que parece estar relacionado à prevenção de fenômenos compressivos. A torção do cordão pode se dar ao longo de toda a sua extensão, mas é geralmente observada na extremidade do feto.

### PONTOS-CHAVE

- A função placentária envolve a promoção das trocas gasosas materno-fetais, a transferência de nutrientes ao feto e a excreção de metabólitos, além da produção local de hormônios e enzimas.
- O contato do sangue materno com o sangue fetal se faz por intermédio da barreira placentária, que se estabelece com o surgimento dos vilos terciários.
- A invasão trofoblástica do endométrio causa modificações na vasculatura materna e é um processo de fundamental importância para que se estabeleça adequada circulação uteroplacentária.
- O ambiente de baixa oxigenação em que ocorre o desenvolvimento placentário no primeiro trimestre parece exercer importante controle no crescimento do trofoblasto extraviloso, regulando processos de invasão e diferenciação.
- A placenta não é um órgão imunologicamente inerte, pois a expressão de antígenos influencia o processo de invasão trofoblástica.
- A regulação do volume de líquido amniótico é um processo dinâmico que depende da interação entre o feto, a placenta e o organismo materno, refletindo o balanço entre produção e reabsorção.
- As trocas materno-fetais, materno-amnióticas e amniótico-fetais estabelecem o fluxo de líquidos, solutos e nutrientes entre o organismo materno e o ovo, e, posteriormente, o feto.
- A placenta pode influenciar o risco para o aparecimento de doenças, principalmente as cardiovasculares, na vida adulta.

## REFERÊNCIAS BIBLIOGRÁFICAS

### Artigos de revisão

1. Barker DJ, Thornburg KL. Placental programming of chronic diseases, cancer and lifespan: a review. Placenta 2013; 34(10): 841-5.
2. Brace RA. Amniotic fluid volume regulation. Clin Obstet Gynecol 1997; 40(2): 280-9.
3. Brace RA. Progress toward understanding the regulation of amniotic fluid volume: water and solute fluxes in and through the fetal membranes. Placenta 1995; 16: 1-18.
4. Brosens JJ, Pijnenborg R, Brosens IA. The myometrial junctional zone spiral arteries in normal and abnormal pregnancies: a review of the literature. Am J Obstet Gynecol 2002; 187(5): 1416-23.
5. Burton GJ, Jauniaux E, Charnock-Jones DS. The influence of the intrauterine environment on human placental development. Int J Dev Biol 2010; 54(2-3): 303-12.
6. Caniggia I, Winter JL. Hypoxia inducible factor-1: oxygen regulation of trophoblast differentiation in normal and pre-eclamptic pregnancies: a review. Placenta 2002; 23(A): S47-57.
7. Castellucci M, Kosanke G, Verdenelli F, Huppertz B, Kaufmann P. Villous sprouting: fundamental mechanisms of human placental development. Hum Reprod Update 2000; 6(5): 485-94.
8. Catterall W. Structure and function of voltage-gated ion channels. Am Rev Biochem 1995; 64: 493.
9. Charnock-Jones DS, Burton GJ. Placental vascular morphogenesis. Baillieres Best Pract Res Clin Obstet Gynaecol 2000; 14(6): 953-68.
10. Cross JC. Formation of the placenta and extraembryonic membranes. Ann NY Acad Sci 1998; 857: 23.
11. Gude NM, Roberts CT, Kalionis B et al. Growth and function of the normal human placenta. Thrombosis research 2004; 114(5-6): 397-407.
12. Kaplan C. Postpartum examination of the placenta. Clin Obstet Gynecol 1996; 39: 535.
13. Kaufmann P, Mayhew TM, Charnock-Jones DS. Aspects of human fetoplacental vasculogenesis and angiogenesis: II – changes during normal pregnancy. Placenta 2004; 25(2-3): 114-26.
14. Mayhew TM. Villous trophoblast of human placenta: a coherent view of its turnover, repair and contributions to villous development and maturation. Histol Histopathol 2001; 16(4): 1213-24.
15. Moffett A, Colucci F. Uterine NK cells: active regulators at the maternal-fetal interface. J Clin Investigation 2014; 124(5): 1872-9.
16. Moffett-King A. Natural killer cells and pregnancy. Nat Rev Immunol 2002; 2: 656.
17. Mustafa R, Ahmed S, Gupta A et al. A comprehensive review of hypertension in pregnancy. J Pregnancy 2012; 2012: 105918.
18. Parry S, Strauss JF III. Premature rupture of the fetal membranes. N Engl J Med 1998; 338(10): 663-70.
19. Pijnenborg R, Vercruysse L, Hanssens M. The uterine spiral arteries in human pregnancy: facts and controversies. Placenta 2006; 27(9-10): 939-58.
20. Sherer DM, Langer O. Oligohydramnios: use and misuse in clinical management. Ultrasound Obstet Gynecol 2001; 18: 411-9.
21. Thellin O, Coumans B, Zorzi W, Igout A, Heinen E. Tolerance to the foeto-placental 'graft': ten ways to support a child for nine months. Curr Opin Immunol 2000; 12(6): 731-7.
22. Vince GS, Johnson PM. Immunobiology of human uteroplacental macrophages: friend and foe? Placenta 1996; 17: 191.
23. Weetman AP. The immunology of pregnancy. Thyroid 1999; 9: 643.
24. Yetter JF. Examination of the placenta. Am Fam Physician 1998; 57(5): 1045.

### Artigos originais

25. Abramovich DR, Page KR. Pathways of water exchange in the fetoplacental unit at mid-pregnancy. J Obstet Gynecol Br Commonw 1972; 79: 1099-102.

26. Arnholdt H, Meisel F, Fandrey K, Lohrs U. Proliferation of villous trophoblast of the human placenta in normal and abnormal pregnancies. Virchows Arch B Cell Pathol Incl Mol Pathol 1991; 60(6): 365-72.
27. Ashton SV, Whitley GS, Dash PR et al. Uterine spiral artery remodeling involves endothelial apoptosis induced by extravillous trophoblasts through Fas/FasL interactions. Arterioscler Thromb Vasc Biol 2005; 25(1): 102-8.
28. Barker DJ, Larsen G, Osmond C et al. The placental origins of sudden cardiac death. Int J Epidemiology 2012; 41(5): 1394-9.
29. Barker DJ, Thornburg KL, Osmond C et al. The surface area of the placenta and hypertension in the offspring in later life. Int J Develop Biology 2010; 54(2-3): 525-30.
30. Barker DJ, Winter PD, Osmond C et al. Weight in infancy and death from ischaemic heart disease. Lancet 1989; 2(8663): 577-80.
31. Barta E, Drugan A. Glucose transport from mother to fetus: a theoretical study. J Theor Biol 2010; 263(3): 295-302.
32. Beall MH, Wang S, Yang B, Chaudhri N, Amidi F, Ross MG. Placental and membrane aquaporin water channels: correlation with amniotic fluid volume and composition. Placenta 2007; 28(5-6): 421-8.
33. Bianchi DW, Zickwolf GK, Weil GJ. Ale fetal progenitor cells persist in maternal blood for as long as 27 years postpartum. Proc Natl Acad Sci USA 1964; 93: 705.
34. Brace RA, Wolf EJ. Normal amniotic fluid volume changes throughout pregnancy. Am J Obstet Gynecol 1989; 161: 382-8.
35. Burrows TD, King A, Loke YW. Expression of adhesion molecules by endovascular trophoblast and decidual endothelial cells: implications for vascular invasion during implantation. Placenta 1994; 15(1): 21-33.
36. Burton GJ, Jauniaux E, Watson AL. Maternal arterial connections to the placental intervillous space during the first trimester of human pregnancy: the Boyd collection revisited. Am J Obstet Gynecol 1999; 181(3): 718-24.
37. Dempsey EW. The development of capillaries in the villi of early human placentas. Am J Anat 1972; 134(2): 221-37.
38. Desai R, Creger W. Maternofetal passage of leukocytes and platelets in man. Blood 1963; 21: 665.
39. Dubinsky V, Poehlmann TG, Suman P, Gentile T, Markert UR, Gutierrez G. Role of regulatory and angiogenic cytokines in invasion of trophoblastic cells. Am J Reprod Immunol 2010; 63(3): 193-9.
40. Dy CL, Chari RS, Russell LJ. Updating reference values for placental weights in Northern Alberta. Am J Obstet Gynecol 2004; 190(5): 1458-60.
41. Eriksson J, Forsen T, Tuomilehto J et al. Fetal and childhood growth and hypertension in adult life. Hypertension 2000; 36(5): 790-4.
42. Faber JJ, Anderson DF. Regulatory response of intramembranous absorption of amniotic fluid to infusion of exogenous fluid in sheep. Am J Physiol 1999; 277: R236-42.
43. Ferriani RA, Ahmed A, Sharkey A, Smith SK. Colocalization of acidic and basic fibroblast growth factor (FGF) in human placenta and the cellular effects of bFGF in trophoblast cell line JEG-3. Growth Factors 1994; 10(4): 259-68.
44. Gagnon R, Harding R, Brace RA. Amniotic fluid and fetal urinary responses to severe placental insufficiency in sheep. Am J Obstet Gynecol 2002; 186: 1076-84.
45. Genbacev O, Zhou Y, Ludlow JW, Fisher SJ. Regulation of human placental development by oxygen tension. Science 1997; 277(5332): 1669-72.
46. Hedriana HL, Moore TR. Accuracy limits of ultrasonographic estimation of human fetal urinary flow rate. Am J Obstet Gynecol 1994; 171: 989-92.
47. Hustin J, Schaaps JP. Echographic [corrected] and anatomic studies of the maternotrophoblastic border during the first trimester of pregnancy. Am J Obstet Gynecol 1987; 157(1): 162-8.
48. Jauniaux E, Watson A, Burton G. Evaluation of respiratory gases and acid-base gradients in human fetal fluids and uteroplacental tissue between 7 and 16 weeks' gestation. Am J Obstet Gynecol 2001; 184(5): 998-1003.
49. Jauniaux E, Watson AL, Hempstock J, Bao YP, Skepper JN, Burton GJ. Onset of maternal arterial blood flow and placental oxidative stress. A possible factor in human early pregnancy failure. Am J Pathol 2000; 157(6): 2111-22.
50. Khaliq A, Li XF, Shams M et al. Localisation of placenta growth factor (PIGF) in human term placenta. Growth Factors 1996; 13(3-4): 243-50.
51. Lambert NC, Evans PC, Hashizumi TL et al. Cutting edge: persistent fetal microchimerism in T lymphocytes is associated with HLA-DQA1*0501: implications in autoimmunity. J Immunol 2000; 164(11): 5545-8.
52. Lee SM, Park SK, Shim SS, Jun JK, Park JS, Syn HC. Measurement of fetal urine production by three-dimensional ultrasonography in normal pregnancy. Ultrasound Obstet Gynecol 2007; 30(3): 281-6.
53. Levine RJ, Maynard SE, Qian C et al. Circulating angiogenic factors and the risk of preeclampsia. N Engl J Med 2004; 350(7): 672-83.
54. Magann EF, Doherty DA, Chauhan SP, Barrilleaux SP, Verity LA, Martin JN. Effect of maternal hydration on amniotic fluid volume. Obstet Gynecol 2003; 101(6): 1261-5.
55. Makris A, Thornton C, Thompson J et al. Uteroplacental ischemia results in proteinuric hypertension and elevated sFLT-1. Kidney Intern 2007; 71(10): 977-84.
56. Maruo T, Ladines-Llave CA, Matsuo H, Manalo AS, Mochizuki M. A novel change in cytologic localization of human chorionic gonadotropin and human placental lactogen in first-trimester placenta in the course of gestation. Am J Obstet Gynecol 1992; 167(1): 217-22.
57. Pfister RE, Ramsden CA, Neil HL, Kyriakides MA, Berger PJ. Volume and secretion rate of lung liquid in the final days of gestation and labour in the fetal sheep. J Physiol 2001; 535(3): 889-99.
58. Pijnenborg R, Bland JM, Robertson WB, Brosens I. Uteroplacental arterial changes related to interstitial trophoblast migration in early human pregnancy. Placenta 1983; 4(4): 397-413.
59. Robinson CJ, Johnson DD, Chang EY et al. Evaluation of placenta growth factor and soluble Fms-like tyrosine kinase 1 receptor levels in mild and severe preeclampsia. Am J Obstet Gynecol 2006; 195(1): 255-9.
60. Rodesch F, Simon P, Donner C, Jauniaux E. Oxygen measurements in endometrial and trophoblastic tissues during early pregnancy. Obstet Gynecol 1992; 80(2): 283-5.
61. Shore VH, Wang TH, Wang CL, Torry RJ, Caudle MR, Torry DS. Vascular endothelial growth factor, placenta growth factor and their receptors in isolated human trophoblast. Placenta 1997; 18(8): 657-65.
62. Touboul C, Boulvain M, Picone O, Levaillant JM, Frydman R, Senat MV. Normal fetal urine production rate estimated with 3-dimensional ultrasonography using the rotational technique (virtual organ computer-aided analysis). Am J Obstet Gynecol 2008; 199(1): 57.e1-5.
63. Wang S, Kallichanda N, Song W, Ramirez BA, Ross MG. Expression of aquaporin-8 in human placenta and chorioamniotic membranes: evidence of molecular mechanism for intramembranous amniotic -fluid resorption. Am J Obstet Gynecol 2001; 185(5): 1226-31.
64. Wladimiroff JW, Campbell S. Fetal urine-production rates in normal and complicated pregnancy. Lancet 1974; 2: 151-4.
65. Zhu XQ, Jiang SS, Zhu XJ, Zou SW, Wang YH, Hu YC. Expression of aquaporin 1 and aquaporin 3 in fetal membranes and placenta in human term pregnancies with oligohydramnios. Placenta 2009; 30(8): 670-6.

## Diretriz

66. Hargitai B, Marton T, Cox PM. Examination of the human placenta. J Clin Pathol 2004; 57: 785.

## Editorial/carta ao editor

67. Barker DJ. Developmental origins of chronic disease. Public health 2012; 126(3): 185-9.

## Livros

68. Barcellos JM, Nahoum JC. Patologia da placenta, das membranas e do cordão umbilical. In: Rezende J. Obstetrícia. 10.ed. Rio de Janeiro: Guanabara Koogan; 2005.
69. Bernischke K, Kaufmann P. Pathology of the human placenta. 4.ed. New York: Springer; 2000.
70. Boyd JD, Hamilton WJ. The human placenta. Cambridge: Heffer and Sons; 1970.
71. Cunningham FG, Leveno KJ, Bloom SL, Hauth JC, Gilstrap III LC, Wenstrom KD, editores. Williams obstetrics. 24.ed. New York: McGraw-Hill; 2014.
72. Kahhale S, Zugaib M. Fisiopatologia da pré-eclâmpsia. In: Kahhale S, Zugaib M, editores. Síndromes hipertensivas na gravidez. Rio de Janeiro: Atheneu; 1995. p. 15-30.
73. Kulay Jr L, Kulay MNC, Simões MJ, Samama M. Placenta humana. In: Neme B, editor. Obstetrícia básica. 3.ed. São Paulo: Sarvier; 2006.
74. Prata Martins JA. Placentologia: placenta, membranas, cordão umbilical. São Paulo: Roca; 1986.
75. Rezende J. Obstetrícia. 10.ed. Rio de Janeiro: Guanabara Koogan; 2005.
76. Wilkin P. Pathologie du placenta. Paris: Masson; 1965.
77. Zugaib M, Miyadahira S, Nomura RMY, Francisco RPV. Avaliação do volume de líquido amniótico. In: Zugaib M, Miyadahira S, Nomura RMY, Francisco RPV, editores. Vitalidade fetal: propedêutica e avaliação. São Paulo: Atheneu; 2000. p. 127-39.
78. Zugaib M, Nomura RMY. Sistema amniótico. In: Neme B, editor. Obstetrícia básica. 3.ed. São Paulo: Sarvier; 2006.

## Tese

79. Costa RA. Dosagem seriada dos fatores reguladores de angiogênese soluble fms-like tyrosine kinase-1 (s-Flt1) e placental growth factor (PlGF) para predição de pré-eclampsia e pré-eclâmpsia superajuntada. São Paulo: FMUSP; 2014.

# Capítulo 7

# Endocrinologia e imunologia da gestação



## ENDOCRINOLOGIA DA GESTAÇÃO

Durante a gestação, os hormônios são produzidos e secretados por glândulas endócrinas maternas, por glândulas endócrinas fetais e pela placenta. Observam-se complexas inter-relações entre esses três compartimentos, e a produção de hormônios pela placenta determina, direta ou indiretamente, adaptações fisiológicas em praticamente todo o organismo materno, inclusive em seu sistema endócrino.

### SISTEMA ENDÓCRINO MATERNO

#### Hipófise

Durante a gestação, a hipófise materna sofre mudanças anatômicas e funcionais. Observa-se aumento significativo do volume glandular de mais de 100%, especialmente de seu lobo anterior,[62] potencialmente capaz de comprimir o quiasma óptico e reduzir o campo visual. Na prática, essa redução, quando existe, é mínima.

Estudos histológicos que utilizaram técnicas modernas de coloração, eletromicroscopia e métodos imunológicos mostraram que a hiperplasia e a hipertrofia das células acidófilas produtoras de prolactina (prolactinócitos ou lactótrofos) são as responsáveis pelo aumento da hipófise durante a gestação. Em mulheres não gestantes, os prolactinócitos representam 1% das células acidófilas da hipófise, enquanto no termo da gestação representam cerca de 40% dessas células.[60]

Após a implantação embrionária, a hipófise materna desempenha pouca influência na evolução da gestação. Dessa forma, é possível o desenvolvimento normal de gestação e parto em mulheres hipofisectomizadas, desde que elas recebam corticosteroides, hormônios da tireoide e vasopressina.[14] Sabe-se que a prolactina é o único hormônio hipofisário que apresenta aumento gradual de sua produção durante a gestação: de 18,4 a 30 ng/mL no primeiro trimestre e de 128,4 para 207,3 ng/mL no termo da gestação. A causa desse aumento não está totalmente esclarecida, porém, admite-se que os altos níveis séricos dos estrógenos promovam a hiperplasia dos prolactinócitos hipofisários e estimulem a liberação de prolactina por essas células.[2,28,33]

O hormônio hipotalâmico estimulador da tireotrofina é um neurotransmissor presente no cérebro, especialmente no hipotálamo, com a função de estimular a síntese e a secreção do hormônio estimulante da tireoide (TSH) ou tireotrofina. A concentração de hormônio hipotalâmico estimulador da tireotrofina não se altera durante a gestação normal, mas por ser capaz de atravessar a placenta, esse hormônio pode estimular a secreção de TSH pela hipófise fetal.[103]

O hormônio adrenocorticotrófico (ACTH) é produzido pelas células cromóforas da adeno-hipófise, e o TSH é secretado pelas células basófilas da adeno-hipófise; ambos, durante a gestação, apresentam produção inalterada. A secreção de ACTH não hipofisário, de origem placentária, aumenta progressivamente no decorrer da gestação (Figura 1). Os níveis de ACTH materno e placentário apresentam aumento importante após 16 a 20 semanas de gestação, com especial aumento do ACTH e do cortisol plasmático por ocasião do parto. Apesar do aumento dos hormônios placentários, a secreção persiste de acordo com o ritmo circadiano materno durante toda a gravidez.

A produção do hormônio liberador da gonadotrofina (GnRH) pelo hipotálamo é suspensa durante a gestação e a secreção dos hormônios folículo-estimulante (FSH) e luteinizante (LH) é extremamente reduzida, não havendo resposta a estímulos do GnRH.

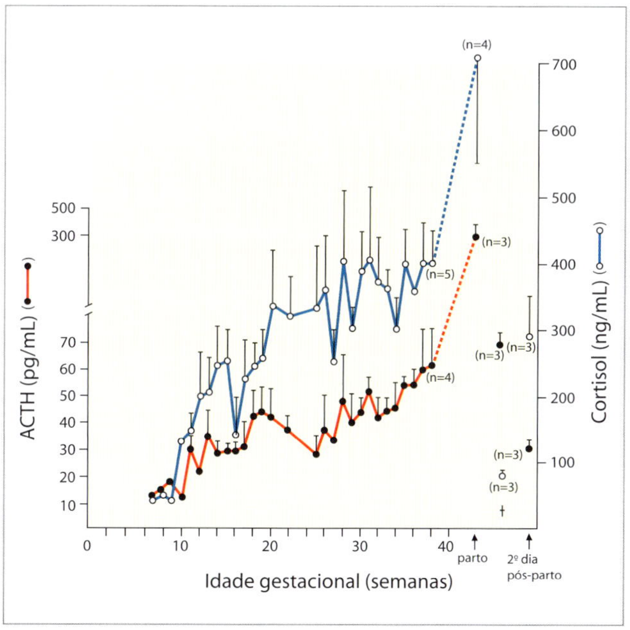


**FIGURA 1.** Concentração plasmática do hormônio adrenocorticotrófico (ACTH) materno e do cortisol na gestação normal. Amostras obtidas de cinco gestantes, semanalmente, entre as 8 e 9 horas da manhã, e de três pacientes durante o trabalho de parto e no segundo dia de puerpério. Dosagens adicionais foram realizadas no sangue do cordão umbilical dos três recém-nascidos desses casos. A concentração plasmática média do ACTH é representada pelos círculos cheios e do cortisol plasmático, pelos círculos abertos. As barras verticais representam o desvio-padrão da média. As linhas pontilhadas representam as concentrações hormonais durante o trabalho de parto. (Figura adaptada de Carr et al.[42])

A concentração sérica de hormônio do crescimento (GH), também denominado somatotrofina hipofisária, aumenta durante a gestação: no primeiro trimestre é de 0,5 a 7,5 ng/mL e, depois, mantém aumento gradual atingindo valor máximo de cerca de 14 ng/mL com 28 semanas de gestação.

A hipófise posterior diminui durante a gravidez.[51] Os níveis de arginina vasopressina (AVP) no plasma materno permanecem baixos durante a gestação, e acredita-se que não tenham um papel fundamental na gravidez humana. Já os níveis maternos de ocitocina aumentam progressivamente no sangue e acompanham o aumento dos níveis séricos maternos de estradiol e progesterona.[82] Os receptores uterinos de ocitocina também aumentam ao longo da gravidez, resultando em um aumento de 100 vezes na ligação da ocitocina a termo no miométrio.[26]

## Tireoide

O volume da glândula tireoide aumenta durante a gestação. Esse volume é inversamente proporcional às concentrações de TSH sérico. A tireoide materna sofre hiperplasia e hipertrofia dos ácinos glandulares, com aumento acentuado de sua vascularização e, em geral, presença de sopro vascular à ausculta. Ocorre aumento na produção dos hormônios tireoidianos, tiroxina (T4) e tri-iodotironina (T3), que se dá pela presença de fatores estimulantes da tireoide de origem placentária – gonadotrofina coriônica humana (hCG) e TSH coriônico.

O TSH materno apresenta queda transitória no primeiro trimestre, em decorrência dessa estimulação secundária da tireoide pela hCG. A avaliação sequencial do TSH materno entre 8 e 14 semanas revela que seu nadir coincide com o pico da hCG (Figura 2). Na maioria das gestantes, esse efeito é transitório e não possui significado clínico. Na segunda metade da gravidez, os níveis do TSH retornam aos valores pré-gestacionais.

Em resposta aos altos níveis séricos de estrógenos verificados no período gravídico, as células hepáticas sintetizam maiores quantidades de proteínas transportadoras de hormônios, especialmente de globulina transportadora de T4. A gestante mantém-se eutireóidea, pois, apesar de a concentração total de hormônios estar aumentada, estes se encontram ligados à globulina transportadora de T4; e assim o T4 livre se mantém em taxas normais.

## Paratireoides

A principal função do paratormônio (PTH) é corrigir a hipocalcemia. Ele é rapidamente liberado das glândulas paratireoides em resposta à redução do íon cálcio plasmático.

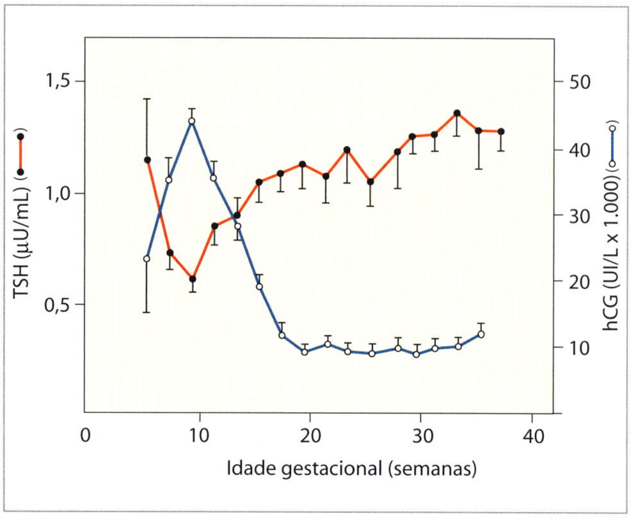


**FIGURA 2.** Concentração materna do hormônio estimulante da tireoide (TSH) sérico e da gonadotrofina coriônica humana (hCG) em função da idade gestacional. (Figura adaptada de Glinoer et al.[57])

Na gestação, ocorre aumento da depuração do cálcio e, consequentemente, diminuição da concentração sérica desse íon. Os menores valores são observados entre 28 e 32 semanas de gestação, quando induzem hiperplasia das paratireoides e elevados níveis séricos do PTH. A redução dos níveis plasmáticos de cálcio materno é decorrente da hemodiluição gravídica, do aumento da taxa de filtração glomerular e da maior transferência de cálcio da mãe para o feto através da placenta, por mecanismo ativo. Para a osteogênese fetal, durante toda a gestação são necessários 32 g de cálcio.

## Pâncreas

O pâncreas materno executa importante função endócrina na regulação metabólica materno-fetal. As demandas nutricionais do feto exigem mudanças no controle metabólico materno, traduzidas por alterações estruturais e funcionais no pâncreas da gestante.

Na gestação normal, observam-se hipertrofia e hiperplasia das ilhotas pancreáticas, hiperinsulinismo e progressivo aumento da resistência à insulina.

As altas concentrações séricas maternas de estrógenos e progesterona induzem maior atividade das células pancreáticas, o que leva a um aumento da secreção de insulina, com consequentes hipertrofia e hiperplasia das ilhotas pancreáticas. No primeiro trimestre de gestação, os níveis séricos basais de insulina são menores ou iguais aos da mulher não grávida, porém, esses níveis aumentam progressivamente a partir do segundo trimestre.[97]

As concentrações dos estrógenos, da progesterona, do hormônio lactogênico placentário e dos corticosteroides aumentam gradualmente durante a gestação (Figura 3) e levam a maior resistência periférica à insulina, provavelmente por exercerem efeito sobre o número de receptores do hormônio pancreático. Sabe-se que o aumento da concentração sérica de insulina observado durante a gestação é resultado do aumento da secreção pancreática desse hormônio e não da redução em sua depuração metabólica, pois a meia-vida da insulina não se altera no período gestacional e, por ser destruída por potentes insulinases, também não atravessa a placenta.[113]

Fisiologicamente, observa-se hipoglicemia relativa após o jejum noturno e antes do desjejum em gestantes normais. Se há restrição alimentar posterior, ocorre aumento moderado dos lípides plasmáticos e moderada hipoaminoacidemia.[97]

O glucagon, hormônio produzido pelas células alfa das ilhotas pancreáticas, tem ação fundamentalmente catabólica, promovendo glicogenólise e lipólise. A produção pancreática de glucagon aumenta com o estímulo dos aminoácidos e diminui após a ingestão de glicose. Na gestação, há redução significativa da secreção de glucagon após ingestão de 100 g de glicose, maior do que a verificada em mulheres não grávidas, o que facilita o anabolismo.[97]

O principal papel da insulina e do glucagon é o controle das concentrações séricas de glicose, aminoácidos e ácidos graxos, e a regulação dessas concentrações durante a gestação é dada pelas necessidades fetais. O metabolismo dos aminoácidos está alterado durante o período gestacional para suprir as necessidades maternas. Além disso, situações de hipoglicemia, hipoinsulinemia e hipercetonemia não causam aumento na neoglicogênese materna. Na

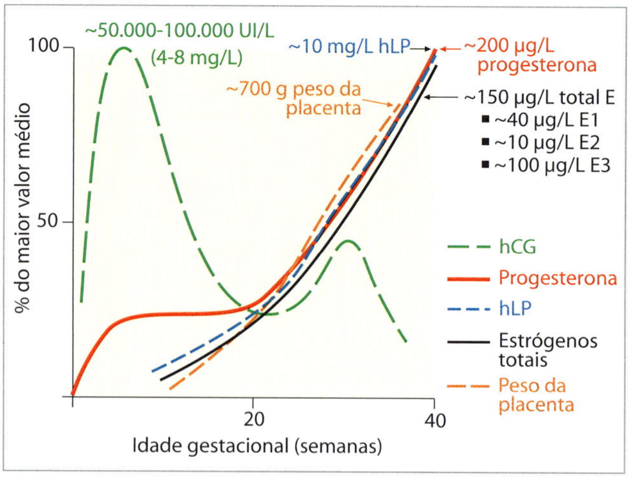


**FIGURA 3.** Hormônios maternos na gestação humana. Total E: estrógenos totais; E1: estrona; E2: estradiol; E3: estriol; hCG: gonadotrofina coriônica humana; hLP: hormônio lactogênico placentário. (Figura adaptada de Austin et al.[113])

gestante normal, ainda que o nível de glicose sérica esteja discretamente diminuído, há maior oferta deste nutriente para o feto graças à sua transferência placentária por difusão facilitada. As necessidades energéticas maternas são supridas pelo aumento crescente dos ácidos graxos, em decorrência da ação lipolítica do hormônio lactogênico placentário ou hormônio somatotrófico coriônico.

Desde que haja uma dieta adequada ao longo da gestação, essas alterações no metabolismo energético são benéficas para o feto e inócuas para a mãe. Por outro lado, mesmo um modesto jejum pode causar cetose, o que é potencialmente prejudicial ao feto.

## Córtex da adrenal

O volume das glândulas adrenais praticamente não se altera no período gestacional. Estudos histológicos revelam hiperplasia da zona fasciculada, especialmente de sua porção interna.[94]

Os glicocorticoides são hormônios produzidos na zona fasciculada das glândulas adrenais. A concentração sérica do cortisol no terceiro trimestre de gestação apresenta-se três vezes maior em relação à observada nas não grávidas.[94] O cortisol plasmático total passa de 14 μg% no início da gestação para 35 μg% na gravidez avançada, e a variação diurna na secreção desse hormônio é mantida durante todo o período.[50]

Concomitantemente com o aumento da secreção de cortisol, observa-se também aumento na produção das proteínas transportadoras desse hormônio, com a concentração da globulina transportadora do cortisol (transcortina) duplicada no primeiro trimestre e triplicada no terceiro trimestre da gestação. No plasma, o cortisol se apresenta ligado à transcortina (75 a 84%) e à albumina (11 a 15%) e com uma fração livre (6,9 a 8,1%).[56] A atividade biológica desse hormônio se faz pelo cortisol livre, que também se eleva desde o primeiro trimestre e dobra sua concentração no terceiro trimestre, atingindo 1,125 μg%. Os níveis elevados de estrógenos verificados durante a gestação são os responsáveis pelo aumento significativo na síntese hepática da transcortina. A união do cortisol à transcortina, ao reduzir sua depuração, duplica a meia-vida do cortisol plasmático;[37] e o efeito resultante dessas alterações é o aumento gradual do cortisol plasmático livre.[97] Esse evento provavelmente contribui para maior resistência tecidual à insulina e aminoacidúria.

O cortisol livre atravessa facilmente a placenta, mas a porção ligada a proteínas apresenta velocidade de transferência placentária três vezes menor. Isso explica o fato de que o nível de cortisol materno é de oito a dez vezes maior que o verificado no feto.[40] A placenta é rica em 11-beta-hidroxidesidrogenase, enzima responsável pela conversão do cortisol em cortisona.[34] A presença dessa enzima na placenta e nos tecidos fetais, ao lado da concentração elevada de transcortina materna, explica o fato de que a relação entre cortisol não conjugado e cortisona é de 0,5 no soro fetal e de 7,5 no soro materno.[43] Os glicocorticoides sintéticos atravessam a placenta; por outro lado, os corticosteroides não fluorados, como prednisona e prednisolona, são inativados na placenta e não alcançam a circulação fetal.[17]

A aldosterona sérica, produzida pela zona glomerular das glândulas adrenais, está significativamente elevada na gestação. Esse aumento se dá pela maior produção hormonal (de oito a dez vezes maior que no período não gravídico) e não por alteração em sua depuração plasmática ou na fração hormonal ligada a proteínas transportadoras. O pico na produção de aldosterona é atingido por volta de 20 semanas e se mantém até o parto. O substrato da renina apresenta-se aumentado por influência dos estrógenos sobre a síntese hepática, e o aumento da renina e de seu substrato determina o incremento da atividade da renina e da angiotensina.[56]

A despeito dessas alterações, a gestante normal exibe poucos sinais de hiperaldosteronismo. Não há nenhuma tendência a hipocalemia ou hipernatremia, e a pressão arterial sistêmica no meio da gestação, quando a alteração no sistema renina-angiotensina-aldosterona é máxima, tende a ser menor que no período fora da gestação. O aumento concomitante da angiotensina II como resultado do aumento da atividade da renina plasmática aparentemente não produz hipertensão arterial em virtude da redução da sensibilidade do sistema vascular materno à angiotensina. Ainda no primeiro trimestre, a angiotensina exógena provoca menor aumento da pressão arterial na gestante do que na mulher não grávida. Fica claro que os altos níveis de renina, angiotensina e aldosterona observados nas gestantes estão sujeitos ao controle normal de retroalimentação, pois respondem de maneira adequada a alterações na postura, ingestão de sódio e sobrecarga ou restrição de água, de forma semelhante ao que é observado na não grávida. Finalmente, nas pacientes com doença hipertensiva específica da gestação (DHEG), os níveis séricos de renina, angiotensina e aldosterona são menores que na gestante normal, excluindo, portanto, qualquer papel etiológico primário do sistema renina-angiotensina-aldosterona nessa doença.

A produção do mineralocorticoide 11-deoxicorticosterona aumenta durante a gestação, atingindo níveis plasmáticos oito a dez vezes maiores no termo das gestações do que em não gestantes. Ao contrário do que ocorre em não gestantes, a produção da 11-deoxicorticosterona não é influenciada pelo ACTH ou pela administração de glicocorticoides. A fonte de 11-deoxicorticosterona parece ser a conversão a partir da progesterona nos tecidos periféricos.

A produção dos andrógenos pelas adrenais e pelos ovários está discretamente aumentada na gestação normal. A ligação desses hormônios a suas proteínas transportadoras (globulinas transportadoras dos hormônios sexuais – SHBG) parece ser o fator mais importante no estabelecimento de seus níveis séricos. A testosterona se liga avidamente à globulina transportadora desse hormônio, aumentando a concentração total de testosterona ao fim do primeiro trimestre, porém, determinando níveis de testosterona livre menores do que os observados no estado não gravídico. O sulfato de deidroepiandrosterona (DHEA-S) não se liga à SHBG e sua concentração plasmática diminui durante a gestação. A dessulfatação do sulfato de deidroepiandrosterona pela placenta e a conversão da deidroepiandrosterona (DHEA) em estrógenos pela unidade fetoplacentária são fatores importantes no aumento da depuração da DHEA.

## Ovários

Em torno do 22º dia do ciclo menstrual do mês em que ocorreu a fecundação, o corpo lúteo apresenta exuberante desenvolvimento. Esse período coincide com a fase de implantação do blastocisto no endométrio materno (Figura 4). A hCG produzida pelas células trofoblásticas do embrião inibe a luteólise, mantendo o corpo lúteo funcionante, enquanto a progesterona, principal hormônio sintetizado pelo corpo lúteo, é responsável pela manutenção da gestação.

Com a evolução da gravidez, acredita-se que o corpo lúteo gravídico atinja seu desenvolvimento máximo no fim do primeiro trimestre. Da mesma forma, sabe-se que essa estrutura hormonal é indispensável para a manutenção da gestação durante as primeiras 8 semanas. A retirada do corpo lúteo ou de todo o ovário que o contém nas primeiras semanas da gestação leva, inevitavelmente, a sua interrupção.

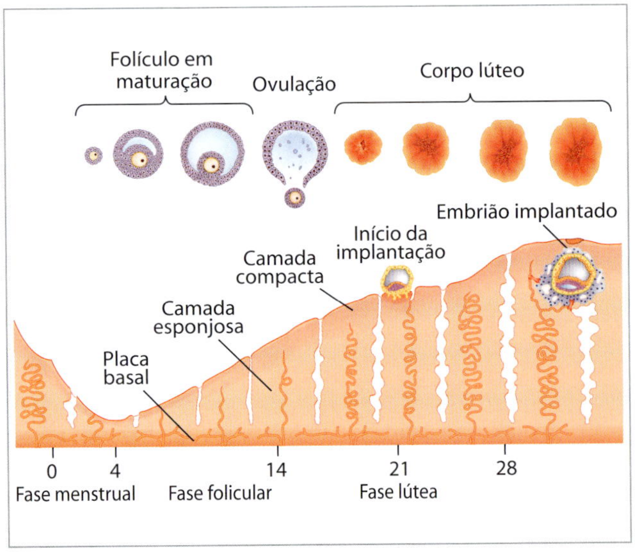


**FIGURA 4.** Desenvolvimento do corpo lúteo e alterações da mucosa uterina. A atividade secretória do endométrio aumenta gradualmente devido à maior produção de progesterona pelo corpo lúteo.

No final do período embrionário, o corpo lúteo materno atinge maior vascularização e suas células se apresentam hiperplasiadas e hipertrofiadas. A intensa atividade secretora da progesterona se relaciona a crescentes níveis séricos de hCG. Após 8 semanas de gestação, a placenta assume a produção de progesterona e, com a queda da produção da hCG, o corpo lúteo involui significativamente.

# ENDOCRINOLOGIA DA PLACENTA

As células placentárias derivadas do tecido trofoblástico sintetizam e secretam extraordinária quantidade e diversidade de hormônios, com produção e secreção semelhantes às do hipotálamo, da hipófise, dos ovários, das adrenais e das paratireoides do indivíduo adulto.

A placenta produz fatores liberadores dos hormônios hipofisários, como GnRH, hormônio hipotalâmico estimulador da tireotrofina, hormônio liberador da corticotrofina (CRH) e hormônio liberador do GH (GHRH), e sintetiza também a somatostatina coriônica, de efeito inibitório sobre a secreção de GH.

Sabe-se que o tecido trofoblástico, além de sintetizar a hCG (similar ao LH) e o hormônio lactogênico placentário (similar à prolactina e ao GH hipofisários), produz também o ACTH coriônico (similar ao ACTH hipofisário), a proteína relacionada ao hormônio paratireoidiano (similar ao hormônio paratireoidiano hipofisário) e o hormônio tireotrófico coriônico (similar ao TSH). A placenta, como os ovários e as adrenais, produz esteroides em grande quantidade. São produzidos apenas estrógenos e progesterona, uma vez que a ausência das enzimas 21-hidroxilase, 17-hidroxilase e 17,20-desmolase no tecido trofoblástico inviabiliza a síntese de corticosteroides e andrógenos como DHEA, androstenediona e testosterona.

Os hormônios placentários regulam o crescimento e a diferenciação do próprio trofoblasto, influenciam o crescimento e a homeostase fetal, modulam a reação imunológica materna diante do produto conceptual, regulam as alterações cardiovasculares e nutricionais maternas, protegem o feto de infecções e preparam o organismo materno para o parto e a lactação.

## Hormônios proteicos

As vilosidades coriônicas produzem hCG e hormônio lactogênico placentário. Estudos recentes sinalizam a possibilidade de ocorrer também a produção de hormônio tireotrófico coriônico, hormônio corticotrófico coriônico e fatores liberadores e inibidores similares aos secretados pelo hipotálamo materno.

## Gonadotrofina coriônica humana

A hCG é também conhecida como gonadotrofina coriônica ou gonadotrofina placentária. Desde 1927, ficou demonstrado que o sangue e a urina de mulheres gestantes continham um hormônio que era capaz de induzir hiperemia ovariana e formação de corpo lúteo.[27] Acreditava-se, entretanto, que essa substância era produzida na hipófise da gestante. Foi chamada primeiramente de prolan A, e somente em 1932 ficou caracterizada a procedência placentária da substância, razão pela qual foi dado o nome de gonadotrofina coriônica humana. Pesquisas realizadas posteriormente utilizando métodos histoquímicos, imunológicos e microscopia eletrônica indicaram, de forma definitiva, que a hCG se forma no sinciciotrofoblasto.[70,85,102,109,110] Sabe-se, na atualidade, que existe correlação entre maiores concentrações séricas de hCG e o maior número de células trofoblásticas, o que ocorre entre 8 e 10 semanas de gestação. As vilosidades coriônicas são responsáveis pela maior parcela da produção de hCG, e órgãos fetais como fígado, pulmão, ovário, testículo e, sobretudo, os rins, ainda que em menores quantidades, também sintetizam o hormônio.[59,70,84]

A hCG é uma glicoproteína com peso molecular da ordem de 36.000 a 40.000 dáltons (Figura 5). A parte proteica representa 70% da molécula e a porção glicídica, os outros 30%.[4,31] A porção proteica contém 237 aminoácidos distribuídos em duas cadeias (subunidades alfa e beta), que se ligam de maneira não covalente.[4,20]

Os hormônios glicoproteicos hipofisários (FSH, LH, TSH) também são constituídos por subunidades alfa e beta: a subunidade alfa desses hormônios tem idêntica estrutura química àquela apresentada pela hCG e a subunidade beta determina as diferenças estruturais e biológicas entre esses hormônios polipeptídicos.[89,105]

A subunidade alfa do hCG e o LH hipofisário, na espécie humana, são indistinguíveis, e as subunidades beta desses hormônios possuem extensa identidade. Apenas os 30 últimos aminoácidos presentes na extremidade carboxílica da subunidade beta são característicos da hCG, não sendo encontrados em nenhuma outra subunidade de nenhum outro hormônio, nem na do LH.[41]

Graças a essa semelhança estrutural entre as subunidades alfa, a hCG apresenta reação imunológica cruzada com as subunidades alfa dos demais hormônios glicoproteicos. A identidade dos anticorpos produzidos se dá, também, com os hormônios completos (presença das duas cadeias unidas).[20,31,99] Existem soros específicos para a hCG que contêm anticorpos para a subunidade beta desse hormônio. Por radioimunoensaio, esses soros podem discriminar a hCG do LH produzido pela hipófise.

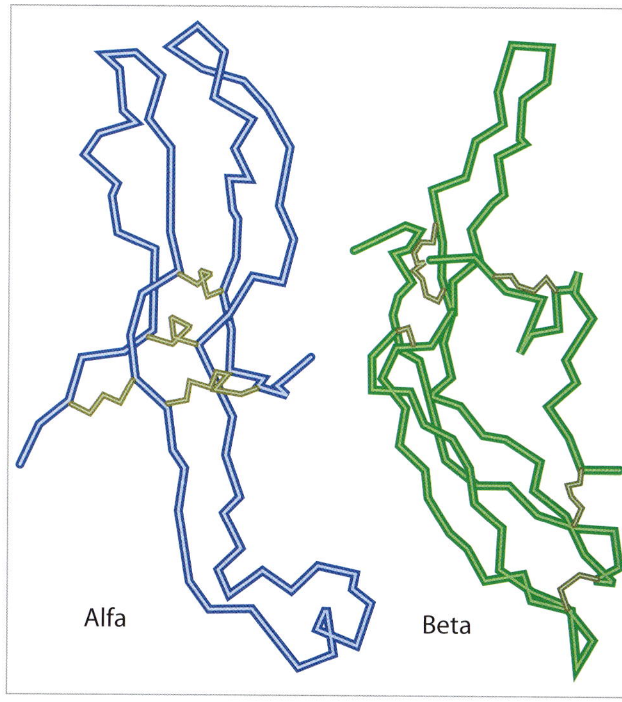


**FIGURA 5.** Desenho esquemático das subunidades alfa e beta da molécula da gonadotrofina coriônica humana (hCG). (Figura adaptada de *The McGill Physiology Virtual Lab*.[122])

As subunidades da hCG, quando separadas, não apresentam atividade biológica intrínseca. Admite-se que a subunidade alfa tem pelo menos duas funções: proteger o hormônio da depuração rápida e, ao se associar à subunidade beta, ser capaz de assumir conformação apropriada para se acoplar ao receptor específico do hormônio.[106]

O índice de depuração metabólica da hCG é de aproximadamente 3 mL/min, ou seja, em 24 horas cerca de 4 L de plasma são depurados da hCG. O rim responde por 30% dessa depuração, entre 6 e 8% do hormônio circulante são excretados de forma biologicamente ativa e mais de 80%, metabolizados no corpo da gestante. A hCG tem meia-vida plasmática de 12 a 36 horas, maior que a dos outros hormônios glicoproteicos. Isso ocorre, possivelmente, pela grande quantidade de carboidratos presente na molécula (cerca de 30%), sobretudo o ácido siálico (que sozinho constitui 10%). São os carboidratos que conferem à hCG alto grau de resistência à degradação metabólica e à excreção renal.[35,88,111]

A hCG é produzida pelas vilosidades coriônicas desde fases muito precoces da gestação, sendo possível sua detecção inclusive antes que se observe o atraso menstrual.

Nas primeiras semanas, os níveis do hormônio dobram a cada 1,7 a 2 dias e atingem valores máximos entre 60 e 80 dias de gravidez, quando são detectadas concentrações de 50.000 a 150.000 UI/mL na urina. Depois, há gradual declínio até concentrações de 3.000 a 10.000 UI/mL, as quais permanecem praticamente inalteradas até o termo da gestação. A concentração sérica atinge de 500.000 a 1.000.000 UI/mL no seu pico, caindo para valores de 80.000 a 120.000 UI/mL no termo. As curvas de concentração de hCG na urina e no plasma materno se comportam de maneira semelhante às curvas de concentração desse hormônio placentário no sangue do cordão umbilical, no plasma fetal e no líquido amniótico. A hCG produzida pelas células trofoblásticas é quase toda transferida para a circulação materna (90%), e apenas uma pequena fração (10%) é levada ao feto pela veia umbilical. A concentração de hCG no sangue do cordão umbilical do feto representa apenas 1:570-800 da concentração hormonal observada no sangue materno na gestação próxima ao termo.

No início da gestação, a hCG atua na manutenção morfológica e funcional do corpo lúteo (função luteotrófica semelhante ao LH hipofisário). As células luteinizadas do corpo lúteo contêm receptores com alta afinidade para a hCG; o estímulo para a síntese de progesterona pelo corpo lúteo se faz pelo sistema monofosfato de adenosina cíclico (AMP cíclico).

Alguns autores defendem que a hCG protege o embrião da rejeição imunológica materna. *In vitro*, a hCG inibe a produção de anticorpos pelos linfócitos estimulados pela fito-hemaglutinina. Com base nessas observações e também pela constatação de altas concentrações de hCG na superfície do trofoblasto voltado para a decídua, foi sugerido que a hCG desempenharia importante papel imunossupressor *in vivo*. Mais estudos precisam ser realizados para confirmação desse fato.

A hCG tem atividade tireotrófica intrínseca, com apenas 1:4.000 da potência do TSH humano. Na presença de níveis muito elevados desse hormônio, como observado na doença trofoblástica gestacional, essa atividade tireotrófica intrínseca pode ser suficiente para provocar hipertireoidismo clínico.[66,68]

A transformação genital inicial do feto masculino, interna e externa, se faz por ação da testosterona e de seu derivado, a di-hidrotestosterona. Admite-se que a hCG possa agir na gônada fetal, sendo importante nessa diferenciação sexual; ela estimularia, a partir de 7 semanas de gestação, as células de Leydig dos testículos do feto a produzirem andrógenos na primeira metade da gestação. Existem também estudos indicando que a esteroidogênese no córtex da adrenal do feto depende da hCG.[71,116] Jaffe et al.[74] comprovaram que a hCG regula a formação de DHEA na adrenal do feto, e Huhtaniemi et al.[71] verificaram o mesmo fato em relação à testosterona produzida no testículo do produto conceptual.

A hCG é, possivelmente, o primeiro sinal da presença de tecido trofoblástico no organismo materno; sua identificação constitui ferramenta importante no diagnóstico precoce de gestação. A pesquisa da subunidade beta por radioimunoensaio é o teste mais específico e sensível para tal finalidade, pois tem sensibilidade de 5 a 40 mUI/mL de plasma, com tempo de execução de 1 a 2 horas. Com esse teste, o diagnóstico de gestação pode ser feito antes mesmo do atraso menstrual. A sua realização exige material de dosagem sofisticado, substâncias radioativas e técnicos diferenciados e, por isso, o teste não está à disposição em todos os laboratórios.[87] Esse teste é importante ferramenta para o diagnóstico precoce de gestação em pacientes inférteis, naquelas propensas a abortamento muito precoce e para o diagnóstico de gravidez ectópica. Essa técnica se impõe, ainda, para monitorizar as concentrações séricas do hormônio na doença trofoblástica, sem risco de reação cruzada com o LH, contribuindo também para a detecção precoce da recidiva do coriocarcinoma em pacientes tratadas.[118]

Há outros testes que também podem ser utilizados para o diagnóstico de gestação e se baseiam na inibição da hemaglutinação pela hCG na urina ou no plasma, em lâmina ou tubo. Esses exames não discriminam a hCG do LH e, portanto, são menos específicos do que o radioimunoensaio para a subunidade beta. Esses exames são de execução mais rápida e têm menor sensibilidade; consequentemente, os resultados falso-negativos são mais frequentes. Tornam-se positivos de 16 a 90 dias após a concepção e são úteis na prática clínica diária, por serem mais baratos e de execução mais simples. O método por radioimunoensaio é vantajoso por ser qualitativo e quantitativo, ao passo que os exames baseados na inibição da hemaglutinação pela hCG apenas fornecem resultados qualitativos.

## Hormônio lactogênico placentário

O hormônio lactogênico placentário humano apresenta os seguintes sinônimos: hormônio somatotrófico coriônico, somatotrofina coriônica, coriossomatotrofina e somatotrofina placentária.

Desde a década de 1960, sabe-se da existência de uma substância proteica na placenta humana que é dotada de propriedades da prolactina.[72] Posteriormente, essa substância foi isolada e detectada também no sangue periférico e da placenta de gestantes,[75] e foi denominada hormônio lactogênico placentário humano ou hormônio somatotrófico coriônico.

Esse hormônio é uma proteína homogênea constituída de 184 a 190 aminoácidos com peso molecular de aproximadamente 22.000 dáltons.[53] Assemelha-se estruturalmente à prolactina e ao GH. O hormônio lactogênico placentário e o GH têm, na extremidade carboxílica de suas moléculas, de 96 a 99% de aminoácidos idênticos; por causa disso, esses dois hormônios apresentam reações cruzadas em testes de radioimunoensaio e radiorreceptor e em bioensaio.

O hormônio lactogênico placentário é produzido pelo sinciciotrofoblasto, de onde é transferido para o sangue materno em grande proporção (90%). Pequena parte (10%) passa para a circulação fetal pelo cordão umbilical. O líquido amniótico apresenta concentração desse hormônio pouco maior que a encontrada no sangue materno, o que sugere que o hormônio atinge a câmara amniótica não só pela urina fetal, mas também pelas membranas ovulares.[13,30] Esse hormônio pode ser encontrado no sangue e na urina de gestantes normais, mulheres com doença trofoblástica gestacional ou naquelas com alguns tipos de tumores ovarianos.[117] Além disso, o hormônio lactogênico placentário já foi encontrado no sangue de homens e mulheres com carcinoma broncogênico, hepatocarcinoma, linfoma e feocromocitoma, e em carcinoma testicular.[104]

Esse hormônio pode ser detectado no trofoblasto já na terceira semana após a ovulação, e no plasma materno a partir de 4 semanas após a fecundação. As concentrações sanguíneas aumentam gradualmente até 35 a 37 semanas e, então, estabilizam-se ou podem sofrer ligeira diminuição até o fim da gestação. Entre o primeiro e o terceiro trimestres, sua concentração aumenta cerca de mil vezes: em torno de 20 a 40 dias de gestação, sua concentração é de 7 a 10 ng/mL de plasma e, nas últimas semanas, atinge valores médios de 5,4 μg/mL de plasma.[65,114] A produção diária pelo sinciciotrofoblasto é da ordem de 1 a 4 g no termo da gestação, constituindo a maior atividade biossintética da placenta. A concentração de hormônio lactogênico placentário no sangue materno está diretamente relacionada com o peso fetal e da placenta.[118] Da mesma forma, nas gestações múltiplas os níveis séricos são mais elevados quando comparados àqueles observados em gestações únicas.[114] A concentração de hormônio lactogênico placentário no sangue materno é cerca de trezentas vezes maior que a medida no sangue da veia umbilical.[112]

Após o parto, o hormônio lactogênico placentário rapidamente desaparece da circulação materna, pois sua meia-vida é de 21 a 33 minutos.[29] No terceiro trimestre da gestação, existe apenas pequena quantidade de hormônio lactogênico placentário excretada pela urina, que corresponde a 0,001% da produção diária. Não se sabe onde o hormônio é metabolizado, mas presume-se que seja no fígado.[101]

Esse hormônio tem pequena capacidade de estimular o crescimento quando comparado ao GH. Em indivíduos normais ou com hipopituitarismo, a administração de doses adequadas de hormônio lactogênico placentário não mostrou resposta semelhante à obtida com o GH.

Os fatores que regulam a síntese de hormônio lactogênico placentário não são completamente conhecidos. Alguns autores acreditam que a hipoglicemia consequente ao jejum prolongado ou à injeção de insulina eleva a concentração de hormônio lactogênico placentário, principalmente nos dois últimos trimestres da gestação.[114] O hormônio lactogênico placentário exerce efeito metabólico importante: assegura as demandas nutricionais do feto, apresenta efeito lipolítico e facilita a mobilização dos ácidos graxos livres. Sabe-se, também, que o hormônio lactogênico placentário é responsável pelo aumento da resistência periférica materna à ação da insulina, especialmente no fim da gestação, fato que propicia maior disponibilidade de glicose para as necessidades energéticas do feto.[64]

A hipoglicemia induzida pelo jejum observada na gestação é decorrente da difusão facilitada da glicose da mãe para o feto e não pela redução da neoglicogênese no organismo materno. A secreção de insulina pelo pâncreas materno aumenta na gestação normal, o que compensa o efeito contrainsulínico do hormônio lactogênico placentário. Em consequência, os metabolismos proteico e glicídico mantêm-se normais.

A avaliação seriada da concentração plasmática de hormônio lactogênico placentário constitui índice de função placentária e já foi utilizada para monitorizar a evolução da gestação de alto risco. Em gestantes diabéticas, a dosagem do hormônio lactogênico placentário pouco auxilia na previsão de óbito fetal. Gestações associadas à restrição do crescimento fetal (RCF) podem apresentar concentrações séricas de hormônio lactogênico placentário abaixo de 4 μg/mL após 30 semanas de gestação. Parece que quanto mais baixa for a concentração desse hormônio em qualquer semana da gestação, maior será o risco de insuficiência placentária e de óbito fetal.[24] As determinações do hormônio lactogênico placentário plasmático foram amplamente substituídas pela monitorização fetal realizada por meio de ultrassonografia e outros exames que têm se mostrado mais sensíveis na avaliação da vitalidade do feto.

## Hormônio tireotrófico coriônico

O hormônio tireotrófico coriônico recebe também as denominações tireotrofina coriônica ou placentária, coriotireotrofina e tireotrofina coriônica humana. Há mais de 30 anos, foi isolada a substância produzida pelo trofoblasto que possuía atividade tireotrófica e apresentava semelhança estrutural, imunológica e biológica com o TSH hipofisário.

O soro da gestante tem efeito estimulante sobre a tireoide durante toda a gestação. Entretanto, a secreção do hormônio tireotrófico coriônico é maior no fim do primeiro trimestre e se assemelha à curva de secreção da hCG. Esse hormônio é uma glicoproteína com peso molecular de aproximadamente 30.000 dáltons e se diferencia dos outros hormônios glicoproteicos por não compartilhar com eles a mesma subunidade alfa.

Sua concentração placentária é baixa e variável, oscilando entre 0,003 e 18,5 unidades por 500 g do órgão. A potência estimulante da tireoide desse hormônio placentário é muito menor que a do TSH hipofisário humano.[67]

## Hormônio adrenocorticotrófico coriônico e peptídeos afins

O ACTH, também conhecido como adrenocorticotrofina, é um hormônio polipeptídico formado por 39 aminoácidos que se origina de grande molécula precursora denominada pró-opiomelanocortina (Figura 6). Esse precursor é sintetizado na hipófise e possivelmente no trofoblasto, e enzimas o fragmentam em moléculas menores, biologicamente ativas. O ACTH e os peptídeos relacionados (hormônio estimulante de melanócitos, betaendorfina, fragmento terminal N) ainda constituem temas de pesquisas endócrinas.

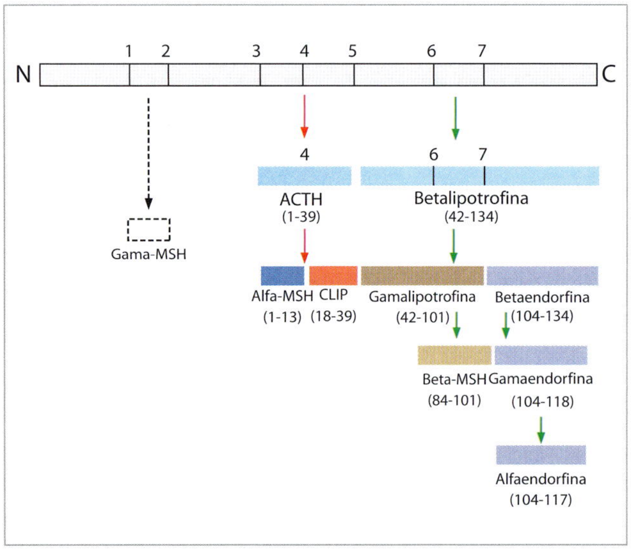


**FIGURA 6.** Proteína precursora pró-opiomelanocortina. Os sítios de clivagem são indicados pelos números 1 a 7. O hormônio adrenocorticotrófico (ACTH) e a betalipotrofina são produtos gerados nas células corticotróficas da adeno-hipófise, sob controle do hormônio do crescimento (GH). Os peptídeos hormônio estimulante de melanócitos (alfa-MSH), *corticotropin-like intermediate lobe peptide* (CLIP), gamalipotrofina e betaendorfina são produtos gerados no lobo intermediário da hipófise sob o controle da dopamina. Alfa-MSH, beta-MSH e gama-MSH são referidos genericamente como hormônios melanotróficos. O número entre parênteses abaixo de cada hormônio indica os aminoácidos da pró-opiomelanocortina presentes em cada um. O fragmento terminal N do ACTH recebe a numeração 1.

As células trofoblásticas humanas em cultivo são capazes de sintetizar uma glicoproteína de alto peso molecular e com características fisicoquímicas semelhantes às da pró-opiomelanocortina. Outros estudos que analisaram extratos placentários e culturas de trofoblasto utilizando métodos de radioimunoensaio, métodos histoquímicos e biológicos demonstraram que a placenta é capaz de sintetizar o ACTH e os peptídios correlatos.[83,93,112] Sob a influência parácrina do CRH placentário liberado pelo citotrofoblasto adjacente, o ACTH placentário é secretado pelo sinciciotrofoblasto e atinge a circulação materna. Após administração de dexametasona à gestante, não se observa queda da taxa de cortisol circulante, comportamento que reforça a existência de outra fonte de produção de ACTH além da hipófise.[55] Também foi demonstrada a presença, na placenta, de substâncias derivadas da pró-opiomelanocortina: corticotrofina, lipotrofina e alfaendorfina, substâncias que seriam sintetizadas no trofoblasto. A atividade biológica do ACTH placentário é reduzida.[115] De maneira geral, as funções biológicas dessas substâncias endócrinas ainda são pouco conhecidas, particularmente na gestação. Supõe-se que o ACTH placentário aumente a produção de substratos básicos, como o colesterol e a pregnenolona nas adrenais maternas, e que esses substratos sejam utilizados na esteroidogênese nas vilosidades coriônicas.[112] O ACTH produzido pela placenta seria também o responsável pela relativa resistência à supressão da retroalimentação negativa dos glicocorticoides sobre a produção de ACTH durante a gestação.[55,112]

As concentrações de alfaendorfina permanecem relativamente baixas durante a gestação, com nível sérico médio de 15 pg/mL. Há aumento nesses níveis durante o parto, com valores que atingem cerca de 70 pg/mL no período de dilatação e 113 pg/mL no período expulsivo. O sangue do cordão umbilical do recém-nascido tem alfaendorfina com concentração de 105 pg/mL, sugerindo secreção dessa substância pela placenta e/ou pela hipófise fetal.[58] A hipoxia e a acidose podem aumentar a secreção de ACTH e de alfaendorfina.

## Hormônios coriônicos similares aos fatores liberadores e inibidores hipotalâmicos

No tecido trofoblástico, existem hormônios análogos aos sintetizados pelo hipotálamo. Estudos com extratos de placenta revelaram a presença de GnRH hipofisário nas células trofoblásticas. Posteriormente, foi constatado que o tecido placentário cultivado *in vitro* apresentava aumento significativo no conteúdo de GnRH e que essa substância estimulava a secreção de hCG. Siler-Khodr[23] encontrou não apenas o GnRH, mas também o hormônio hipotalâmico estimulador da tireotrofina e o CRH no tecido placentário. A placenta, portanto, não produz apenas fatores liberadores, mas também fatores inibidores, pois a somatostatina é fator inibidor do GH.[78,107] Similar ao GnRH, essa substância, que é extraída da placenta, aumenta a secreção de LH e hCG. O encontro de receptores para o GnRH no tecido trofoblástico sugere a possibilidade de mecanismo de autorregulação na síntese de hCG pela placenta, da mesma forma que a hCG regularia a esteroidogênese nas vilosidades coriônicas.[46,77]

Os estudos realizados por imuno-histoquímica revelaram que o sítio de produção dos hormônios liberadores e inibidores similares aos hipotalâmicos é o citotrofoblasto das vilosidades coriônicas.[107]

O CRH placentário é similar ao peptídeo hipotalâmico. Tendo em vista essa semelhança, o CRH placentário é facilmente mensurável no líquido amniótico e no plasma materno. A produção desse hormônio é mais importante no citotrofoblasto durante o primeiro trimestre, mas também pode ser detectada na decídua. A detecção do CRH no plasma materno aumenta rapidamente com 20 semanas de gestação, atingindo elevados níveis no termo. Apesar de a concentração no plasma fetal ser inferior à observada no plasma materno, existe significativa correlação entre ambos. O CRH placentário estimula a liberação do ACTH placentário com padrão dose-resposta *in vitro*.[97]

Esse hormônio participa da maturação pulmonar fetal no terceiro trimestre, estimulando a produção de glicocorticoides fetais. Quando a circulação uteroplacentária se encontra reduzida, a secreção de CRH e ACTH placentários aumenta.[97] O CRH é também potente vasodilatador uteroplacentário e é liberado para a circulação fetal pelo mecanismo de resposta ao estresse, em condições de RCF. O CRH estimula, ainda, a síntese de prostaglandinas nas membranas e na placenta.

## Hormônios esteroides

Além dos hormônios glicoproteicos anteriormente apresentados, a placenta produz também hormônios esteroides como as progesteronas constituídas por 21 átomos de carbono (C-21 – pregnenolona e progesterona). O esquema da esteroidogênese está apresentado na Figura 7. A ausência da enzima 11-hidroxilase impossibilita a produção placentária de corticosteroides; da mesma forma, a ausência de 17-hidroxilase e 17,20-desmolase no tecido trofoblástico impede a transformação das progesteronas (C-21) em andrógenos (C-19).

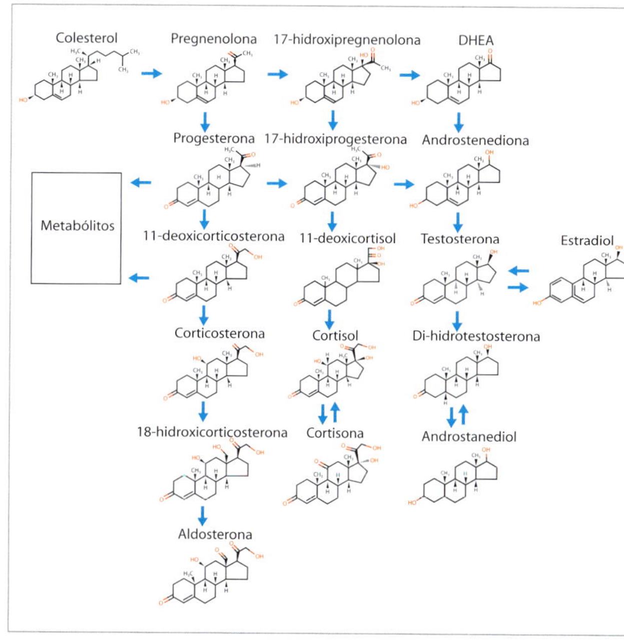


**FIGURA 7.** Esquema da esteroidogênese humana. DHEA: deidroepiandrosterona.

A placenta sintetiza também estrógenos (C-18) como o estradiol, a estrona e, principalmente, o estriol. Para a realização dessa função, ela precisa receber precursores androgênicos da mãe e do feto.

## Progesterona

Durante a gestação, a secreção de progesterona pelo sinciciotrofoblasto é progressivamente crescente. O corpo lúteo é o responsável pela maior quantidade de progesterona produzida nas primeiras 6 a 8 semanas da gestação. À medida que o trofoblasto se desenvolve, a progesterona placentária é produzida em concentrações crescentes, de tal modo que a partir dessa época a progesterona de origem ovariana já é dispensável para a evolução normal da gestação. A partir dessa época, o corpo lúteo e as adrenais materna e fetal produzem pequena quantidade de progesterona.

O colesterol é a matéria-prima para a produção da progesterona. A lipoproteína transportadora de colesterol de baixa densidade (LDL) é utilizada pela placenta para a síntese desse esteroide, sendo fornecida principalmente pela mãe e, em menores quantidades, pelo feto. No sinciciotrofoblasto, esse substrato sofre hidrólise e libera o colesterol que, por ação da 20-hidroxilase e da 22-hidroxilase, é hidroxilado nos carbonos 20 e 22. Por ação da 20,22-desmolase, ocorre, em seguida, a perda da cadeia lateral de C-22 a C-27, sendo transformada em pregnenolona.

Essas reações químicas ocorrem nas mitocôndrias do sinciciotrofoblasto. A pregnenolona abandona a mitocôndria e, por ação das enzimas 3-beta-hidroxiesteroidedesidrogenase e da 4,5-isomerase, transforma-se em progesterona.

A secreção de progesterona é de aproximadamente 250 mg/dia. A concentração plasmática desse hormônio é de 100 e 300 ng/mL no termo da gestação. A concentração de progesterona na placenta apresenta pequenas variações, mas permanece relativamente constante em torno de 2 μg/g do órgão.[25]

A progesterona apresenta meia-vida curta na circulação materna. Quando o corpo lúteo e o trofoblasto são removidos, a curva de desaparecimento do hormônio no sangue materno apresenta dois componentes distintos: o primeiro, com vida média de 6 minutos, e o segundo, com vida média de 95 minutos. Esse fato sugere que a progesterona se distribui em dois compartimentos no organismo materno. É possível que o primeiro compartimento seja o plasma (do qual o hormônio é rapidamente depurado) e o segundo seja a gordura e/ou o tecido intersticial (dos quais a progesterona é removida de maneira mais lenta). O tempo de renovação desse hormônio é da ordem de 3 a 4 minutos e sua metabolização se faz principalmente no fígado materno. Ao passar pelo fígado, esse hormônio origina inúmeros metabólitos que são conjugados ao ácido glicurônico ou ao ácido sulfúrico. Desses metabólitos, 30% são excretados pelas vias biliares para o intestino delgado e, depois de hidrolisados pela flora intestinal, grande parte é reabsorvida e volta para a circulação. Os outros 70% dos metabólitos são encaminhados pelo fígado para a circulação sanguínea. Pequena porção é excretada pelos rins, eliminada pela sudorese, pelas vias respiratórias e pelas fezes. É possível que alguns metabólitos desse hormônio permaneçam no tecido adiposo e só sejam eliminados após o parto. A excreção de pregnandiol urinário aumenta gradualmente com a evolução da gestação em cerca de 1 mg/semana. No feto, a progesterona é metabolizada nas adrenais e no fígado. O hormônio, nas adrenais fetais, é transformado em 16-alfa-hidroxiprogesterona, 17-alfa-hidroxiprogesterona, cortisol, sulfato de deoxicorticosterona e corticosterona. No fígado, aparecem a pregnenolona, o pregnandiol, a 20-alfadesidroxiprogesterona e seus conjugados.[115]

A progesterona é imprescindível para o estabelecimento e a progressão da gestação (Tabela 1). Ela determina alterações eletrostáticas nas microvilosidades das células endometriais, que são responsáveis por assegurar o contato destas com o embrião. O hormônio atua também bioquimicamente, induzindo a produção de enzimas como a fosfatase alcalina e a catepsina ácida. A catepsina é responsável pela decomposição do colágeno, o que facilita a implantação.

A insuficiência na produção de progesterona pelo corpo lúteo contribui para o fracasso da implantação. Além disso, a progesterona promove um estado de quiescência da musculatura uterina, possibilitando o estiramento progressivo das fibras musculares e inibindo a contração miometrial. Em algumas espécies animais, o determinismo do parto é dado pelo declínio da concentração sanguínea de progesterona. A administração exógena desse hormônio pode retardar o parto indefinidamente.

| TABELA 1. Funções da progesterona placentária |
|---|
| Facilita a implantação |
| Mantém a quiescência do miométrio |
| Estimula o crescimento das glândulas mamárias |
| Inibe a lactogênese durante a gestação |
| Aumenta a ventilação pulmonar materna |
| Promove o relaxamento da musculatura lisa das vias urinária, digestória e biliar |
| Aumenta a excreção tubular de sódio |

A progesterona, junto a outros hormônios, estimula o crescimento das glândulas mamárias, sobretudo dos elementos alveolares, e inibe a formação da lactoalbumina pelas células glandulares. Junto aos estrógenos, inibe os receptores de prolactina na mama, explicando por que, a despeito das altas concentrações de prolactina durante a gestação, não ocorre a lactogênese.[104] Ativa também os centros respiratórios presentes no sistema nervoso central (SNC), provocando aumento da ventilação pulmonar durante a gestação. A hiperventilação tem a finalidade de atender às elevadas demandas de oxigênio pelos organismos materno e fetal nesse período.[63]

Além da musculatura uterina, a progesterona causa também o relaxamento da musculatura lisa das vias urinária, digestória e biliar. Promove, ainda, a excreção tubular de sódio ao competir com os receptores da aldosterona nas células dos túbulos distais dos rins; como resultado dessa excreção de sódio, é acionado o sistema renina-angiotensina-aldosterona com consequente alteração da secreção de aldosterona até que a perda temporária do sódio seja equilibrada. Assim, o aumento das concentrações séricas de progesterona é acompanhado de maior produção de aldosterona.

Estudos mostraram que esse hormônio apresenta atividade imunossupressora *in vitro*, bloqueando a resposta dos linfócitos ao estímulo com a fito-hemaglutinina. É possível que a alta concentração de progesterona durante a gestação contribua para a tolerância imunológica do útero ao tecido trofoblástico.[100]

As aplicações clínicas da determinação das concentrações de progesterona e de seus metabólitos são de pouca utilidade. Essa determinação da concentração hormonal no organismo materno é inadequada para a avaliação do bem-estar fetal, pois o produto conceptual pouco participa da produção de progesterona. Concentrações muito baixas de pregnandiol na urina (0,5 a 1 mg/24 horas) indicariam morte ovular, mas as dosagens dessa substância são pouco indicativas da função placentária. Pregnandiol urinário abaixo de 2 mg/24 horas seria indicativo de mau prognóstico em gestações com ameaça de abortamento.[95]

No início da gravidez, concentrações séricas inferiores a 10 ng/mL estão associadas com gestação não evolutiva. Por sua vez, concentrações de progesterona superiores a 20 ng/mL são consistentes com gestações viáveis, e somente 1,5 a 2,5% das gestações anormais apresentam concentrações de progesterona acima de 25 ng/mL. Progesterona sérica inferior a 5 ng/mL apresentou 99,8% de especificidade na confirmação de gravidez anormal.[95]

## Estrógenos

Durante a gestação, a placenta produz de modo crescente e progressivo grande quantidade de estrógenos. O tecido trofoblástico não possui as enzimas fundamentais para a produção dos estrógenos a partir do colesterol, diferentemente do que ocorre com o corpo lúteo. Dessa forma, a produção estrogênica pela placenta ocorre a partir de precursores androgênicos (C-19), especialmente o DHEA-S (precursor do estradiol e da estrona) e o sulfato de 16-alfa-hidroxi-hidroepiandrosterona (precursor do estriol). Na gestação próxima do termo, 50% do DHEA-S é de origem materna e os 50% restantes têm origem fetal. Por sua vez, mais de 90% da 16-alfa-hidroxideidroepiandrosterona utilizada pela placenta tem origem na adrenal do feto (Figura 8).

A produção de estrógenos pela placenta pode ser comprovada por algumas observações, entre elas o fato de que a perfusão das células trofoblásticas com precursores marcados com isótopos radioativos determina o aparecimento, no líquido da perfusão, de estrógenos também com os isótopos radioativos. Além disso, a extração da placenta é acompanhada de rápida e acentuada queda dos estrógenos, que atingem níveis muito baixos no sangue e na urina da puérpera.

Ainda que mais de vinte estrógenos tenham sido isolados no sangue e na urina da gestante, os mais importantes são o estradiol, a estrona e o estriol. Todos os estrógenos naturais têm, como os demais hormônios esteroides naturais, o ciclopentanoperidrofenantreno (molécula constituída por 18 átomos de carbono) como esqueleto químico, além do anel alfa-aromático, com hidroxila no carbono 3 e átomo de oxigênio no carbono 17.

Como já mencionado, a placenta não possui as enzimas necessárias para a transformação das progesteronas

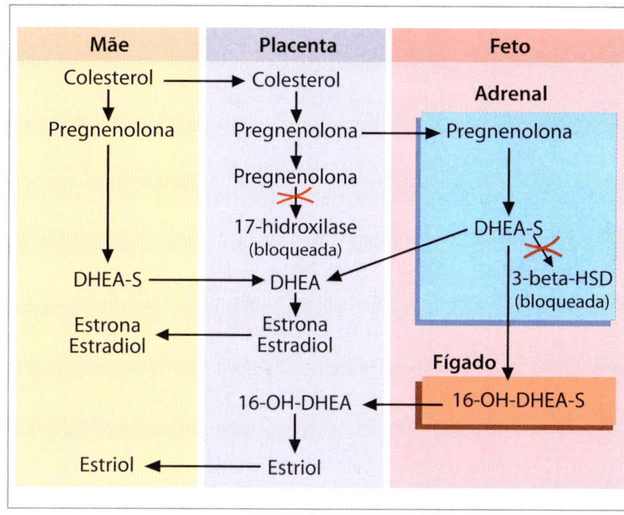


FIGURA 8. Esquema da produção de estrógenos e progesterona pela unidade fetoplacentária. 3-beta-HSD: 3-beta-hidroxiesteroidedesidrogenase; 16-OH-DHEA: 16-hidroxideidroepiandrosterona; 16-OH-DHEA-S: 16-hidróxi-sulfato de deidroepiandrosterona; DHEA: deidroepiandrosterona; DHEA-S: sulfato de deidroepiandrosterona. (Figura adaptada de Nieman.[1])

(pregnenolona e progesterona) em andrógenos (DHEA e androstenediona). O córtex da adrenal fetal é extremamente desenvolvido, especialmente às custas da parte mais interna, denominada zona X ou zona fetal. Grandes quantidades de DHEA, que é o principal precursor androgênico, são produzidas nessa região do órgão fetal, e posteriormente esse andrógeno é levado pela circulação umbilical até a placenta. Na placenta, ocorrerá a transformação em estrógenos. Essa "união" entre feto e placenta para produção de estrógenos, particularmente do estriol, foi denominada unidade fetoplacentária.[49]

A produção estrogênica (Figura 8) pela unidade fetoplacentária se dá da seguinte forma: a LDL materna chega ao sinciciotrofoblasto pela circulação sanguínea e é transformada em pregnenolona, e esta, por sua vez, em progesterona. Ainda na placenta, esses dois hormônios (C-21) não são transformados em andrógenos em virtude da ausência das enzimas 17-hidroxilase e 17,20-desmolase. Por meio da veia umbilical, grande parte da pregnenolona de origem placentária chega ao fígado fetal e rapidamente é transformada em sulfato de pregnenolona por ação da sulfoquinase, enzima abundante no tecido hepático do feto. A partir daí, pela circulação sanguínea fetal, o sulfato de pregnenolona alcança a zona X do córtex da adrenal e, por ação das enzimas 17-hidroxilase e 17,20-desmolase (abundantes na zona fetal do córtex da adrenal), perde a cadeia lateral e se transforma em DHEA-S. O DHEA-S recém-produzido não é transformado em sulfato de androstenediona na adrenal fetal, pois não há nesse órgão as enzimas 3-beta-hidroxiesteroidedesidrogenase e 4,5-isomerase. Por meio da circulação umbilical do feto, esse hormônio é levado de volta à placenta, onde é imediatamente dessulfatado enzimaticamente, transformando-se em hormônio livre. No sinciciotrofoblasto, a DHEA livre é transformada em androstenediona por ação da 3-beta-hidroxiesteroidedesidrogenase e da 4-5-isomerase. A enzima 17-desidrogenase transforma a androstenediona em testosterona. Esses dois andrógenos (C-19), submetidos à ação da aromatase (enzima abundante na placenta), são finalmente transformados em estrógenos: androstenediona em estrona e testosterona em estradiol, hormônios que são transferidos primordialmente para a mãe (Figura 8).

Pela ausência de 16-alfa-hidroxilase na placenta, não há transformação de estradiol ou estrona em estriol. Esse estrógeno é produzido pela unidade fetoplacentária da seguinte forma: grande parte do DHEA-S produzido na adrenal do concepto é levada ao fígado fetal por sua circulação sanguínea; lá, por ação da 16-alfa-hidroxilase (enzima abundante no fígado fetal), ocorre transformação em sulfato de 16-alfa-hidroxiepiandrosterona. Esse hormônio atinge o sinciciotrofoblasto por meio da circulação umbilical e é prontamente dessulfatado. A 16-alfa-hidroxideidroepiandrosterona resultante, por ação da 3-beta-hidroxiesteroidedesidrogenase e da 4,5-isomerase, e depois pela 17-desidrogenase, origina a 16-alfa-hidroxitestosterona. Esses dois andrógenos 16-hidroxilados, por ação da aromatase placentária, darão origem ao estriol.

Os métodos radioimunológicos são utilizados para a quantificação dos esteroides no plasma, na urina e no líquido amniótico com alto grau de sensibilidade e especificidade. Ocorre produção crescente e acentuada de estrógenos durante toda a gestação (Figura 9), de tal maneira que próximo ao termo há estado hiperestrogênico materno. Acredita-se que a maioria das gestantes normais produz, por dia, quantidade de estrógeno equivalente à produção estrogênica diária de mil mulheres na pré-menopausa e que a gestante produz mais estrógenos nos 9 meses de gestação que uma mulher no período ovulatório conseguiria produzir em mais de 150 anos. Enquanto a concentração de estradiol e estrona aumenta cem vezes durante a gestação, os níveis séricos de estriol aumentam mil vezes em relação aos níveis pré-gravídicos. As concentrações totais dos estrógenos variam muito não só de uma gestante para outra, como também na mesma mulher em diferentes gestações. No entanto, os métodos laboratoriais não coincidem, podendo apresentar análises díspares. No passado, acreditava-se que, apesar de todas as deficiências e dificuldades técnicas relacionadas à obtenção de dosagens seriadas, a determinação do estriol urinário era um dos métodos mais seguros e úteis para a confirmação do bem-estar fetal.

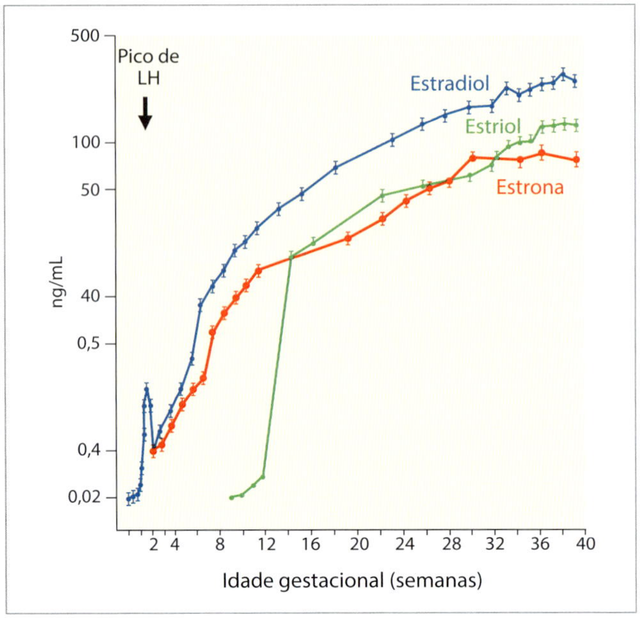


**FIGURA 9.** Concentração plasmática dos estrógenos (em ng/mL) na gestação. Os dados demonstram valores antes e depois do pico de hormônio luteinizante (LH), sendo a idade gestacional calculada a partir da data da última menstruação (DUM). (Figura adaptada de Yen.[121])

A determinação das concentrações de estriol plasmático apresenta algumas vantagens quando comparada à determinação das concentrações urinárias desse hormônio. Entre elas, pode ser citada a facilidade da coleta de sangue comparada com as dificuldades na obtenção de urina de 24 horas. A dosagem do estriol plasmático revela a concentração sérica hormonal naquele momento, enquanto a determinação na urina de 24 horas espelha as condições nas 24 horas anteriores.[8]

A concentração estrogênica no líquido amniótico aumenta à medida que a gestação evolui. O estriol é o estrógeno mais abundante no líquido amniótico, coincidindo com o que ocorre no plasma e na urina maternos, no cordão umbilical, no plasma e na urina fetais. A maior parte do estriol presente no líquido amniótico correlaciona-se melhor com a concentração presente no cordão umbilical do que com a observada no sangue materno; está sob a forma conjugada 3-sulfato de estriol e 16-glicusiduronato de estriol. A quantidade de estriol livre é pequena, pois essa molécula atravessa rapidamente as membranas ovulares e a placenta, enquanto o hormônio conjugado encontra maior dificuldade para difusão, o que gera seu acúmulo na cavidade amniótica e melhor caracteriza as condições da unidade fetoplacentária. A determinação do estriol amniótico é pouco prática para a vigilância do bem-estar fetal na gestação de alto risco, porque, por apresentar valores muito variáveis, exige dosagens seriadas e amniocenteses de repetição.

Os estrógenos livres liberados pela placenta na circulação materna e fetal têm sua molécula livre conjugada com ácido sulfúrico e/ou glicurônico nos fígados materno e fetal. Com a conjugação, a molécula livre do estriol transforma-se nos seguintes conjugados: estriol-3-glicuronídeo, estriol-16-glicuronídeo, estriol-3-sulfato e estriol-3-sulfato-16-glicuronídeo. O feto metaboliza o estriol em estriol-3-sulfato, que é hidrolisado pela sulfatase placentária em estriol não conjugado.

Quase todo o estriol fetoplacentário é secretado para a circulação sanguínea materna sob a forma de hormônio livre. Na circulação materna, o estriol livre tem meia-vida curta; a molécula é rapidamente conjugada no fígado (estriol-3-sulfato, estriol-16-glicuronídeo, estriol-3-sulfato-16-glicuronato), na mucosa intestinal (estriol-3-glicuronato) e, em menor extensão, nos rins (estriol-16-glicuronato). Os metabólitos conjugados são parcialmente excretados pelas vias biliares para o intestino e ali são hidrolisados pelas bactérias intestinais em estriol livre. Este é reabsorvido pela mucosa intestinal e parte é conjugada a estriol-3-glicuronato e redirecionada para o fígado. Somente o estriol conjugado é excretado pelos rins e pequena parcela do estriol é eliminada pelas fezes.

As funções do estriol na gestação ainda não são completamente esclarecidas. Trata-se de estrógeno de fraca ação biológica, com um centésimo da potência do estradiol e um décimo da potência da estrona. Contudo, a habilidade de aumentar o fluxo sanguíneo uteroplacentário é semelhante à do estradiol e da estrona. Além de atuarem sobre o fluxo uteroplacentário, os estrógenos apresentam outros efeitos, descritos na Tabela 2.

O esterol (15-alfa-hidroxiestriol) é um estrógeno derivado do estriol por hidroxilação do carbono 15. Esse hormônio já suscitou interesse para monitorização do bem-estar fetal nas gestações de alto risco com base na constatação de que a capacidade da 15-hidroxilação do estriol é característica do fígado fetal e praticamente não ocorre no organismo materno. Estudos posteriores indicaram que as determinações do esterol não apresentavam vantagens sobre as determinações do estriol na avaliação do bem-estar fetal.[8]

As avaliações dos estrógenos totais e especialmente do estriol plasmático ou urinário maternos ou no líquido amniótico foram utilizadas, no passado, em gestantes diabéticas, hipertensas crônicas, aloimunizadas pelo fator Rh, com RCF e em outras doenças clínicas ou obstétricas para determinação do risco para a saúde do concepto. Os resultados dos estudos mostraram opiniões discordantes sobre o valor das dosagens dos estrógenos para reduzir a morbidade e a mortalidade perinatais.[8]

| TABELA 2. Efeitos dos estrógenos fetoplacentários |
|---|
| Aumentam o fluxo sanguíneo uteroplacentário |
| Estimulam a formação da prolactina hipofisária, bloqueiam a ação dela nos receptores mamários e inibem a lactogênese durante a gestação |
| Estimulam a hipertrofia e a hiperplasia do miométrio e também sua atividade contrátil (efeito inotrópico positivo) |
| Estimulam a força contrátil do miocárdio (efeito inotrópico positivo), promovendo aumento do débito cardíaco com o avanço da gestação |
| Atuam nos hepatócitos estimulando a produção de proteínas transportadoras de hormônios (globulina transportadora de tiroxina, transcortina ou globulina transportadora de corticosteroides e de progesterona) |
| Atuam na produção de substrato de renina, colaborando para o aumento da atividade do sistema renina-angiotensina-aldosterona |
| Estimulam a despolimerização dos mucopolissacarídeos no tecido intersticial, induzindo a retenção hídrica e a embebição gravídica |

Os métodos biofísicos, como a cardiotocografia e a ultrassonografia, colocaram para segundo plano os métodos bioquímicos e as determinações hormonais, incluindo as dosagens do estriol, para a avaliação do bem-estar fetal nas gestações de alto risco.

## ENDOCRINOLOGIA FETAL

O conhecimento da endocrinologia fetal é ainda bastante incompleto. As informações derivam de observações de recém-nascidos com doenças congênitas ou de inferências resultantes de estudos experimentais realizados em mamíferos.

O desenvolvimento de métodos efetivos de cultura de células e as informações obtidas por meio de cordocentese trouxeram algum conhecimento da dinâmica dos eventos endócrinos ocorridos na vida intrauterina. O estudo do sistema endócrino fetal também é complicado pela multiplicidade da origem de vários hormônios. Ademais, além dos hormônios produzidos pelo organismo fetal, os diversos tecidos fetais contêm hormônios de origem materna e placentária.

O comportamento do sistema endócrino do adulto não pode ser extrapolado para o feto, pois os receptores, os órgãos-alvo, os moduladores e os reguladores hormonais se desenvolvem em diferentes momentos da vida intrauterina. Dessa forma, a função de determinado hormônio na fisiologia fetal em qualquer momento da gestação pode exibir pouca ou nenhuma relação com seu papel na vida extrauterina.

## Hormônios hipotalâmicos

Os núcleos hipotalâmicos se encontram totalmente diferenciados ao final do período embrionário, e a eminência média já está estruturada com 8 semanas de idade gestacional. Os neurotransmissores hipotalâmicos podem ser encontrados na eminência mediana já a partir de 12 semanas de gravidez. O GnRH pode ser detectado no cérebro de embriões de 4 a 5 semanas,[14] enquanto o hormônio hipotalâmico estimulador da tireotrofina e o fator liberador-inibidor da somatotrofina estão presentes entre 8 e 10 semanas de gravidez.

Durante o segundo trimestre, constata-se aumento significativo na secreção dos neurotransmissores hipotalâmicos e dos hormônios da adeno-hipófise, o que coincide com a maturação do sistema porta hipofisário fetal, elo funcional entre o hipotálamo e a hipófise. Nesse sistema, o sangue transita em ambos os sentidos. Entre 12 e 16 semanas de gestação, completa-se a conexão vascular entre o hipotálamo e a hipófise.[94]

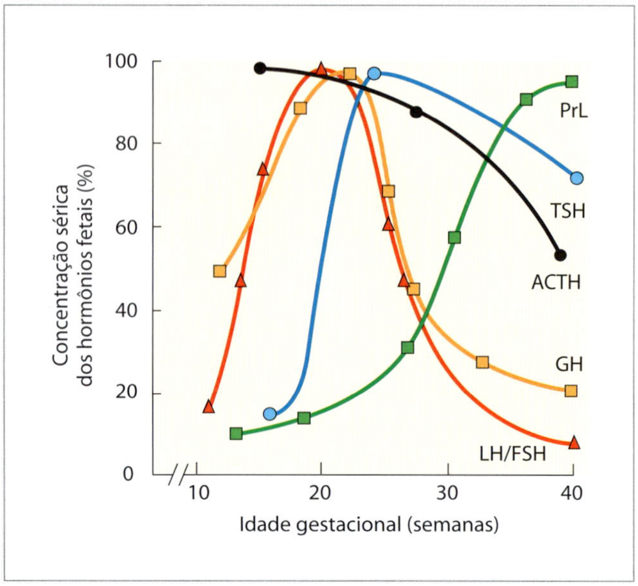


**FIGURA 10.** Concentração sérica dos hormônios hipofisários fetais. ACTH: hormônio adrenocorticotrófico; GH: hormônio do crescimento; LH/FSH: hormônio luteinizante/hormônio folículo-estimulante; PrL: prolactina; TSH: hormônio estimulante da tireoide. (Figura adaptada de Parker.[120])

## Hormônios hipofisários

As células características da adeno-hipófise (acidófilas, basófilas e cromófobas) já são reconhecidas precocemente no período embrionário, com 8 semanas de gestação. Todos os hormônios secretados pela adeno-hipófise do adulto já podem ser encontrados na adeno-hipófise do feto de 10 semanas (Figura 10).

A conexão circulatória direta entre o hipotálamo e a hipófise, conforme já mencionado, se dá por meio de um sistema porta que se estabelece completamente com o término da invasão dos vasos capilares em torno de 16 semanas de gestação. Isso significa que, até o final do primeiro trimestre, o sistema de retroalimentação entre o hipotálamo, a hipófise e os órgãos-alvo não funciona perfeitamente, e, por consequência, o papel da hipófise fetal na formação e no funcionamento dos vários órgãos-alvo é deficiente nesse período. Nenhum dos hormônios hipofisários é liberado em grandes quantidades na circulação fetal antes de 16 a 20 semanas de gestação.[94] A partir desse momento, observa-se aumento significativo na produção de GH e hormônio tireotrófico coriônico, com aumento simultâneo da captação de iodo pela tireoide fetal. A secreção do FSH também aumenta nesse período, alcançando maiores concentrações séricas em fetos do sexo feminino e menores concentrações teciduais e séricas quando o feto é do sexo masculino.[94]

O desenvolvimento das gônadas e das adrenais durante o primeiro trimestre da gestação parece ser controlado pela hCG, e o desenvolvimento da glândula tireoide nesse período ocorre independentemente da produção de TSH pelo feto. Dessa forma, sabe-se que as gonadotrofinas fetais não controlam os eventos na organogênese, porém, são essenciais para o desenvolvimento normal das gônadas já diferenciadas e da genitália externa.

O ACTH aumenta consideravelmente durante o segundo trimestre e adquire crescente importância no controle da maturação da adrenal fetal.

O aumento da secreção de prolactina pela hipófise fetal se dá após 20 semanas de gestação, mas a função do hormônio nesse período é ainda desconhecida.

O GH fetal pode ser detectado a partir de 18 semanas e sua secreção aumenta gradualmente até 29 semanas de gestação, permanecendo no mesmo nível até o termo.[14] O GH parece não ter grande influência no crescimento fetal, já que fetos anencéfalos, nos quais há quase completa ausência de GH, apresentam desenvolvimento normal no nascimento.[77]

Durante o terceiro trimestre, a maturação do sistema de retroalimentação hipotálamo-hipófise possibilita a modulação dos sinais de liberação hipotalâmica, gerando diminuição das concentrações séricas de todos os hormônios hipofisários fetais, com exceção da prolactina.

Com relação à neuro-hipófise, o desenvolvimento dos núcleos supraópticos e paraventriculares no hipotálamo já pode ser identificado com cerca de 12 semanas de gestação; nessa época, os axônios desses neurônios já alcançam a neuro-hipófise. O hormônio arginina-vasotocina, precursor do hormônio antidiurético (ADH – na espécie humana, corresponde à arginina-vasopressina) e da ocitocina, pode ser encontrado nesses núcleos hipotalâmicos entre 12 e 19 semanas da gestação,[119] período que coincide com o início da produção de ocitocina e de vasopressina na neuro-hipófise. A produção hormonal aumenta no termo e não há nenhuma evidência de controle de retroalimentação entre hipotálamo e neuro-hipófise. Durante o trabalho de parto, a concentração de ocitocina encontrada na artéria umbilical é maior do que aquela verificada na veia umbilical, sugerindo que a neuro-hipófise fetal poderia contribuir para o início ou a manutenção do trabalho de parto.[47]

## Tireoide fetal

A glândula tireoide fetal acompanha o estágio de desenvolvimento da hipófise. A organogênese tireoidiana ocorre mesmo na ausência de TSH detectável, e com 12 semanas a tireoide é capaz de concentrar iodo e sintetizar hormônios. É provável que a hCG e a tireotrofina coriônica influenciem a formação da tireoide fetal.[98]

A produção e a concentração sérica de hormônio hipotalâmico estimulador da tireotrofina, TSH e T4 livre aumentam a partir do segundo trimestre de gestação. A maturação do mecanismo de retroalimentação hipotálamo-hipófise-tireoide deve ocorrer por volta de 20 semanas e esse fato é sugerido pelo subsequente platô de TSH verificado nesse período.

O T3 fetal e o T3 reverso não são detectáveis até o terceiro trimestre de gestação. O hormônio produzido em maior quantidade durante a vida fetal é o T4. Ao nascimento, a conversão de T4 para T3 torna-se demonstrável.

A produção dos hormônios tireoidianos fetais ocorre independentemente dos sistemas maternos, existindo escassa transferência placentária de hormônios maternos para o feto. Isso evita que as doenças da tireoide materna afetem o compartimento fetal, porém, impede que a suplementação hormonal materna trate o hipotireoidismo fetal. Drogas antitireoidianas como a propiltiouracila atravessam a placenta e podem induzir hipotireoidismo e bócio no feto.

Os hormônios produzidos pela tireoide fetal são fundamentais para o crescimento somático e para o sucesso da adaptação neonatal.

## Paratireoides fetais

As paratireoides fetais são capazes de sintetizar o PTH já no fim do primeiro trimestre gestacional. Entretanto, a placenta transporta ativamente o cálcio para o compartimento fetal e o feto permanece com altas concentrações séricas desse íon durante toda a gestação. Esse fato contribui para a supressão do PTH e, consequentemente, os níveis séricos desse hormônio no cordão umbilical são baixos ou indetectáveis. As concentrações séricas de calcitonina estão elevadas, o que aumenta a formação óssea. Os teores de calciferol (vitamina D) são equiparáveis aos níveis maternos, porém, não parecem ser importantes para o metabolismo do cálcio no feto.

## Córtex da adrenal fetal

A adrenal fetal difere anatômica e funcionalmente do órgão adulto. O córtex é identificável precocemente (com 4 semanas de desenvolvimento embrionário) e a atividade esteroidogênica pode ser detectada na camada interna ao redor de 7 semanas de gestação.

Com 20 semanas, o córtex da adrenal encontra-se aumentado e é consideravelmente maior que seu tamanho relativo na vida extrauterina. Durante a gestação, esses órgãos ocupam aproximadamente 9,5% do volume total do corpo do feto e a maior parte do órgão é composta pela zona fetal, região que regride durante o período neonatal. A zona interna fetal é responsável pela produção da maioria dos esteroides secretados durante a vida fetal e compreende 80% da massa adrenal.[56]

A zona celular interna continua a crescer durante o segundo trimestre, enquanto a zona externa permanece relativamente indiferenciada. Próximo de 25 semanas de gestação, a zona definitiva se desenvolve mais rapidamente e começa a produzir esteroides, assumindo o principal papel na síntese desses hormônios apenas nas primeiras semanas de vida neonatal. Essa "transferência" de função é acompanhada pela involução da zona fetal, que é finalizada durante os primeiros meses de vida extrauterina.[56]

## Gônadas fetais

### Testículos

Os testículos podem ser detectados ao redor de 6 semanas de vida embrionária. As células que sintetizam a testosterona fetal são funcionais já durante esse estágio de desenvolvimento embrionário, já que a produção máxima de testosterona coincide com o período de maior produção de hCG pela placenta.

Já foi demonstrada a ação da hCG nos testículos fetais estimulando a liberação de testosterona, com papel fundamental na atividade das células intersticiais de Leydig, e que variações nas concentrações séricas de hCG são acompanhadas de modificações na população dessas células intersticiais testiculares.[71]

Também são importantes outras substâncias produzidas pelos testículos, especialmente o fator inibidor dos ductos müllerianos (produzidos pelas células de Sertoli e responsáveis pela inibição do desenvolvimento desses ductos) e o metabólito da testosterona reduzido, ou seja, a di-hidrotestosterona.

### Ovários

Os ovários são reconhecíveis por volta de 7 a 8 semanas de vida intrauterina, porém, o significado dos esteroides produzidos por eles permanece não esclarecido.

Ainda que o ovário fetal não tenha capacidade de produzir testosterona na primeira metade da gestação, essa gônada fetal parece ser competente em metabolizar andrógenos sem a participação de estrógenos a partir de 8 semanas de gestação. Especula-se que os estrógenos possam estimular, por ação local, o desenvolvimento dos folículos ovarianos.

## IMUNOLOGIA DA GESTAÇÃO

O produto conceptual apresenta características genéticas que em parte diferem daquelas presentes na mãe. Dessa forma, a gestante deve desenvolver tolerância imunológica ao tecido fetal, que expressa genes maternos e paternos, visando propiciar ao feto um ambiente imunologicamente seguro.[10,21] A prevenção para que não ocorra rejeição imunológica fetal requer alterações imunológicas e anatômicas no organismo materno, resultando em um estado adaptativo no qual as respostas imunológicas estão diminuídas ou mesmo suprimidas. Por outro lado, a imunidade inata (natural) permanece inalterada. O mecanismo de aceitação imunológica não está completamente esclarecido e é motivo de pesquisas médicas há décadas. Billingham e Medawar[32] foram os primeiros a pesquisar a resposta imunológica da gestação e propuseram quatro hipóteses que poderiam justificar a não rejeição do produto conceptual pelo organismo materno:

- Primeira hipótese: que o feto fosse imunologicamente neutro, não sendo capaz de causar nenhuma resposta imunológica no organismo materno.
- Segunda hipótese: que o útero representava local especial e privilegiado quanto às reações imunológicas, o que facilitaria a adaptação ao feto.
- Terceira hipótese: que a placenta era barreira neutra e não permitia que fatores imunológicos agressivos maternos atingissem o feto.
- Quarta hipótese: pressupunha um estado de imunossupressão fisiológica da gestação que seria responsável pela aceitação do feto e seus anexos.

Essas hipóteses ainda hoje continuam sendo estudadas.

Nos dias atuais, sabe-se que a placenta não representa barreira inerte entre a circulação materna e fetal,[5] e que essa estrutura permite a interação imunológica entre mãe e concepto, gerando respostas específicas que podem ser medidas e permitem a sobrevivência do feto.[3]

O estudo e o entendimento da imunologia dos transplantes foram o ponto de partida para o esclarecimento da imunologia da reprodução. Ao se entender o produto conceptual como um transplante que também está submetido às condições de rejeição ou aceitação, algumas características da imunotolerância gravídica tornaram-se mais claras. Nos dias atuais, métodos sofisticados de investigação imunológica são utilizados com o intuito de definir os mecanismos de imunorregulação da gestação normal, bem como das alterações que podem estar presentes naquelas que terminam em abortamento ou, ainda, nas situações nas quais há falhas subsequentes de implantação em tratamentos de fertilização *in vitro*.

## ALOIMUNIDADE E AUTOIMUNIDADE

As células trofoblásticas, precursoras da formação da placenta, geram resposta inflamatória na parede uterina durante a primeira fase de implantação embrionária. Essa resposta será benéfica à gestação quando ocorrer produção de citocinas (mediadores da inflamação) favoráveis ao crescimento e ao desenvolvimento do concepto. Esse tipo de resposta inflamatória é do tipo TH2.[92]

Para a ocorrência de resposta TH2, faz-se necessário, inicialmente, o reconhecimento de antígenos paternos presentes no embrião, especialmente os antígenos de histocompatibilidade leucocitária (antígeno leucocitário humano – HLA). Alguns autores acreditavam que o não reconhecimento desses antígenos pelo sistema imunológico materno, mesmo quando eles estão presentes no embrião, possa levar à destruição do produto conceptual em estágios iniciais da gestação.[92] Esses mesmos autores defendem que a similaridade entre o HLA materno e o paterno seja o fator responsável por esse não reconhecimento imunológico. A semelhança parcial do HLA materno e paterno parece desencadear respostas imunológicas em que não há atividade de citocinas. Essas respostas imunológicas seriam mais agressivas, provocando maior incidência de perdas gestacionais.

As células trofoblásticas humanas expressam antígenos do sistema HLA de classe I, dentre os quais se destaca o HLA-G. A regulação da expressão de moléculas HLA de classe I específicas em subpopulações de células trofoblásticas protege o feto contra células imunológicas maternas programadas para atacar células que expressem antígenos do sistema HLA de classe I estranhos (paternos).[11,15] Esses antígenos determinam importantes funções imunológicas, como a produção de citocinas, a supressão de fatores não favoráveis ao desenvolvimento embrionário e, também, a produção de fatores de crescimento. Todas essas funções, determinadas em parte pelo HLA, possibilitam que a placenta seja órgão privilegiado e resistente a ataques imunológicos envolvendo linfócitos, anticorpos citotóxicos e complexos antígeno-anticorpo. A placenta é, entretanto, permeável aos anticorpos do tipo imunoglobulina G (IgG), que podem se ligar a receptores placentários chamados Fc e ser transportados para o embrião desde estágios iniciais da gestação.

O trofoblasto extraviloso que migra em direção à decídua não expressa nenhum dos antígenos HLA-A e HLA-B de classe Ia, que são estimulantes primários de rejeição; ao contrário, eles possuem um único padrão de moléculas de HLA de classe Ib, com predomínio HLA-E, HLA-F e HLA-G. Os genes que codificam antígenos HLA-G e HLA-E apresentam poucos alelos em comparação com o HLA-A e o HLA-B.[11,15]

A pequena variedade de alelos existentes dificulta a rejeição, pois, com poucos alelos disponíveis, é mais provável que os antígenos expressos sejam todos muito parecidos ou idênticos e, portanto, menos sujeitos ao reconhecimento imunológico como antígenos estranhos.

O HLA-G e o HLA-E deprimem a resposta imunológica pela interação com os receptores de inibição leucocitária das células *natural killer* uterinas e dos macrófagos, e com o receptor das células CD8+. As consequências dessas interações incluem a ativação de canais nas células *natural killer* e macrófagos que interferem nas funções letais dessas células.

Normalmente, a presença das células trofoblásticas junto à decídua uterina faz com que diversos linfócitos migrem para esse local, resultando em adequado suporte para o crescimento celular. Essas células inflamatórias liberam substâncias que suprimem a atividade citotóxica e produzem hormônios esteroides e proteínas com ação imunossupressora. Essas proteínas têm a capacidade de regular a expressão gênica do trofoblasto, induzindo o sistema imunológico materno a produzir anticorpos direcionados contra antígenos paternos. Esses anticorpos suprimem as células *natural killer* e sua atividade citotóxica.

Alguns autores acreditam que mulheres que vivenciam abortamentos de repetição, repetidos insucessos em tratamentos de reprodução assistida de alta complexidade (fertilização *in vitro*) ou ainda casais com diagnóstico de infertilidade sem causa aparente podem apresentar algumas alterações nesses mecanismos de imunoproteção do concepto, possibilitando o estabelecimento de processos autoimunes e aloimunes que não permitem o desenvolvimento adequado do tecido trofoblástico.

O sinciciotrofoblasto é tecido diretamente exposto ao sangue materno. Esse tecido se desenvolve a partir do citotrofoblasto por agregação e fusão celular. Envolve completamente o feto, funciona como membrana biológica de diálise e faz camuflagem e proteção fetal contra agentes citotóxicos. As células do citotrofoblasto se agrupam em forma de colunas, ancorando a placenta à decídua materna; o citotrofoblasto extraviloso migra e se infiltra no tecido uterino materno, expressando HLA-G.[86] O trofoblasto intravascular, que também expressa HLA-G, se encontra na intimidade dos vasos deciduais e uterinos, permitindo que essas estruturas vasculares apresentem menor resistência durante o período gestacional pela substituição das camadas íntima e média.

A decídua uterina representa o endométrio modificado pela gestação. É um tecido com diversas funções biológicas, nutritivas, estruturais e imunológicas. Na decídua se desenvolvem grupos de linfócitos e células *natural killer* com função imunossupressora, de estímulo de crescimento e de processamento de antígenos.[91]

Nos estágios iniciais da gestação, podem ser encontradas as seguintes células inflamatórias na decídua materna: células *natural killer* (80%), linfócitos T e macrófagos.[54] Essas células definem o tipo de resposta imunológica que acontecerá na decídua com a presença do trofoblasto (que exibe componentes maternos e paternos): resposta tipo TH1, citotóxica, que não é favorável ao desenvolvimento da placenta, ou resposta tipo TH2, supressora, que possibilita o crescimento do tecido trofoblástico e o posterior desenvolvimento da gestação.[6,7] A gestação que evolui com sucesso representa um relativo comprometimento imunológico, pois a aceitação das células embrionárias pelo organismo materno se deve, em parte, à supressão da citotoxicidade celular.[61] No início da gestação, a concentração das células *natural killer* no sangue periférico é significativamente menor em grávidas que em não grávidas.[81]

Alguns estudos sugerem que, em mulheres com abortamentos de repetição ou com repetidos insucessos em tratamento de fertilização *in vitro*, a decídua e o tecido trofoblástico funcionariam como alvos para a ação citotóxica das células *natural killer*, as mais abundantes na decídua. Normalmente, o trofoblasto é resistente à lise celular induzida por essas células inflamatórias que estão presentes no sangue materno e na decídua. Entretanto, quando as células *natural killer* deciduais são ativadas pela interleucina 2

(IL-2), um mediador inflamatório, pode ocorrer lesão das células trofoblásticas.[38,39,52] Além disso, a atividade dessas células inflamatórias e a invasão trofoblástica poderiam ser controladas por receptores ativadores e inibidores de células *natural killer* presentes na decídua materna.

Estudos realizados com células *natural killer* de sangue periférico em mulheres com abortamento de repetição ou falhas sucessivas de reprodução assistida mostraram que mulheres que compartilhavam com seus maridos alelos do sistema HLA apresentavam aumento no número e na atividade das células *natural killer*. Alguns autores defendem que, nesses casos, a terapia imunológica melhoraria significativamente o resultado gestacional.[79,80] Os resultados dos estudos ainda são controversos e as explicações para tal indicação são pouco esclarecedoras.

Os linfócitos T presentes na decídua uterina são mais facilmente ativados por antígenos do sistema HLA paternos, diferentemente daqueles encontrados no sangue periférico.[54,70,90] São os antígenos embrionários que ativam os linfócitos T, especialmente os linfócitos T CD4+ e CD8+. Para que se estabeleça a tolerância embrionária, parece ser importante a manutenção, pelo endométrio, da proporção de linfócitos T CD8+ e da relação CD4+/CD8+. Quando essa proporção fica desequilibrada, a gestação não evolui. Observou-se que a porcentagem de linfócitos CD8+ endometriais estava significativamente reduzida e a relação CD4+/CD8+, aumentada, em mulheres que vivenciaram abortamentos de repetição.[16]

As subpopulações de linfócitos T no sangue periférico se modificam durante a gestação e o puerpério. A quantidade absoluta de linfócitos T CD3+, CD4+ e CD8+ diminui durante a gestação, e as proporções e as quantidades absolutas de linfócitos T CD3+ aumentam transitoriamente no pós-parto. Já foi sugerido que essas mudanças nas quantidades dos linfócitos poderiam indicar supressão imunológica na gestação e elevação no período puerperal.[73]

No miométrio e no endométrio, existe grande número de macrófagos.[9] Os fatores de crescimento uterinos estimulados pelos estrógenos atraem mais macrófagos durante a gestação (Figura 11), aumentando a população local em até 45%.[12,36] Após a implantação do embrião, os macrófagos são redistribuídos pela decídua distante do local de implantação. Os esteroides ovarianos parecem controlar a produção de moléculas efetoras dos macrófagos ativados. A perda do controle da atividade dos macrófagos poderia acarretar resultados reprodutivos desfavoráveis.

A produção de anticorpos maternos direcionados contra antígenos paternos durante a gestação já está bem documentada. Antígenos paternos, anticorpos contra antígenos paternos e complexos antígeno-anticorpo são detectados no soro materno desde fases iniciais da gestação.[96]

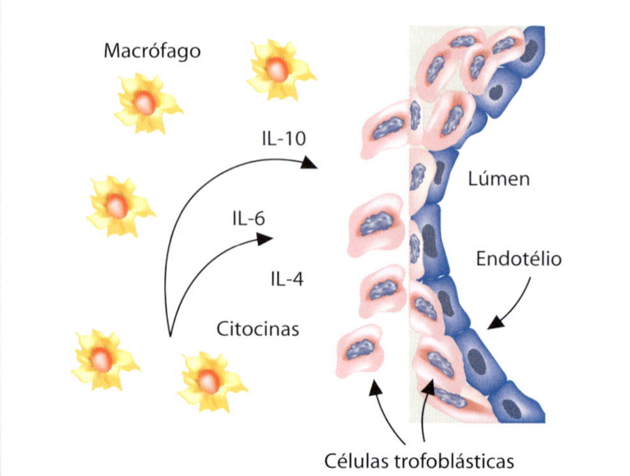


**FIGURA 11.** Resposta imunológica dos macrófagos na gestação normal. Distribuição dos macrófagos no estroma ao redor do trofoblasto e liberação de substâncias imunorreguladoras. IL-4: interleucina 4; IL-6: interleucina 6; IL-10: interleucina 10. (Figura adaptada de Mor et al.[19])

Sabe-se que a resposta aloimune materna é dirigida contra antígenos do sistema HLA do feto de origem paterna;[96] entretanto, o papel dos anticorpos anti-HLA paterno na manutenção imunológica da gestação é ainda discutível. Parece haver evidência de que mulheres que apresentam compatibilidade de HLA com seus parceiros não são capazes de produzir aloanticorpos e sofrem abortamentos de repetição.

O antígeno do sistema HLA é encontrado no trofoblasto extraviloso e nos linfócitos periféricos T e B. A produção do HLA é uma etapa importante na diferenciação do citotrofoblasto e no sucesso da invasão desse tecido no útero materno.[18] Parece que o HLA atua como molécula protetora contra o ataque das células *natural killer* deciduais, permitindo a sobrevivência fetal no tecido materno.[44,48]

As proteínas TJ6 são proteínas imunomoduladoras que têm importante papel na indução da tolerância imunológica materna ao embrião. Essas moléculas estão presentes no útero e nos linfonodos durante a gestação.[22] Apresentam-se na membrana celular dos linfócitos B na gravidez normal e, quando essa expressão se faz nas células *natural killer*, há associação com resultado gestacional desfavorável.[45] Acredita-se que a progesterona produzida em altas concentrações no início da gestação estimule a produção dessas proteínas.

Em suma, pode-se dizer que, do ponto de vista imunológico, a gestação em humanos teve que desenvolver a capacidade de lidar com as células *natural killer* citotóxicas, inativando-as localmente. Em gestações que terminam em abortamento, essas células são observadas em maior número, com atividade citotóxica exacerbada, e induzem necrose da decídua que está em contato com as células trofoblásticas.

Do ponto de vista da autoimunidade, a gestação é um período de contato com excessivo volume de autoantígenos, representados pelos produtos fetais, com os quais o organismo materno deve interagir. Essa situação cria condição que facilita o aparecimento de autoanticorpos em proporções maiores que nos homens, especialmente após o início da vida reprodutiva. Em particular, destacam-se os anticorpos antifosfolipídicos, responsáveis por síndrome imunológica com potencial para comprometer a capacidade reprodutiva da mulher (ver Capítulo 46, "Doenças do tecido conjuntivo", da Seção 6, "Intercorrências clínico-cirúrgicas").

## PONTOS-CHAVE

- Durante a gestação, os hormônios são produzidos e secretados por glândulas endócrinas maternas, por glândulas endócrinas fetais e pela placenta.
- Os hormônios placentários regulam o crescimento e a diferenciação do próprio trofoblasto, influenciam o crescimento e a homeostase fetal, modulam a reação imunológica materna diante do produto conceptual, regulam as alterações cardiovasculares e nutricionais maternas, protegem o feto de infecções e preparam o organismo materno para o parto e a lactação.
- Além dos hormônios glicoproteicos, a placenta produz também hormônios esteroides como as progesteronas e os estrógenos. Para a realização dessa função, necessita receber precursores androgênicos da mãe e do feto.
- O conhecimento da endocrinologia fetal é ainda bastante incompleto. As informações derivam de observações de recém-nascidos com doenças congênitas ou de inferências resultantes de estudos experimentais realizados em mamíferos.
- O embrião apresenta características genéticas que diferem daquelas presentes na mãe. O mecanismo da aceitação imunológica materna não está completamente esclarecido.
- A gestação representa, além de sobrecarga de aloantígenos, contato com excessivo volume de autoantígenos, representados pelos produtos fetais.

## REFERÊNCIAS BIBLIOGRÁFICAS


### Anal de congresso

1. Nieman LK. The endocrinology of pregnancy. In: Annals of the Serono Symposia in Reproductive Endocrinology. p. 250.

### Artigos de revisão

2. Andersen JR. Prolactin in amniotic fluid and maternal serum during uncomplicated human pregnancy. Dan Med Bull 1982; 29: 266-74.
3. Beer AE, Billingham RE. Immunobiology of mammalian reproduction. Adv Immunol 1971; 14: 1-84.
4. Canfield RE, Morgan FJ, Kammerman S, Bell JJ, Agosto GM. Studies of human chorionic gonadotropin. Recent Progr Horm Res 1971; 27: 121-64.
5. Chaouat G, Kolb JP, Wegmann TG. The murine placenta as an immunological barrier between the mother and the fetus. Immunol Rev 1983; 75: 31-60.
6. Chaouat G, Menu E. Maternal T cell reactivity in pregnancy? Curr Top Microbiol Immunol 1997; 222: 103-26.
7. Chaouat G, Tranchot Diallo J, Volumenie JL et al. Immune suppression and Th1/Th2 balance in pregnancy revisited: a (very) personal tribute to Tom Wegmann. Am J Reprod Immunol 1997; 37: 427-34.
8. Hagerman DD. Clinical use of plasma total estriol measurements in late pregnancy. J Reprod Med 1979; 23: 179-84.
9. Hunt JS. Immunologically relevant cells in the uterus. Biol Reprod 1994; 50: 461-6.
10. Hunt JS. Stranger in a strange land. Immunol Rev 2006; 213: 36-47.
11. Hunt JS, Langat DK, McIntire RH, Morales PJ. The role of HLA-G in human pregnancy. Reprod Biol Endocrinol 2006; 4(1): S10.
12. Hunt JS, Robertson SA. Uterine macrophages and environmental programming for pregnancy success. J Reprod Immunol 1996; 32: 1-25.
13. Josimovich JB, Archer DF. The role of lactogenic hormones in the pregnant woman and the fetus. Am J Obstet Gynecol 1977; 129: 777-80.
14. Kaplan SL, Grumbach MM, Aubert ML. The ontogenesis of pituitary hormones and hypothalamic factors in the human fetus. Rec Progr Horm Res 1976; 32: 161-243.
15. Le Bouteiller P, Mallet V. HLA-G and pregnancy. Rev Reprod 1997; 2(1): 7-13.
16. Lea RG, Clark DA. Macrophages and migratory cells in endometrium relevant to implantation. Baillieres Clin Obstet Gynaecol 1991; 5: 25-59.
17. Levy RA. O uso de drogas anti-reumáticas na gravidez. Rev Bras Reumatol 2005; 45(3): 124-33.
18. Miller L, Hunt JS. Sex steroid hormones and macrophage function. Life Sci 1996; 59: 1-14.
19. Mor G, Abrahams VM. Potential role of macrophages as immunoregulators of pregnancy. Reproduct Bio Endocrinol 2003; 1: 119.
20. Pierce JC. The subunits of pituitary thyrotrophin: their relationship to other glycoprotein hormone. Endocrinol 1971; 89: 1331-4.
21. Poole JA, Claman HN. Immunology of pregnancy: implications for the mother. Clin Rev Allergy Immunol 2004; 26(3): 161-70.
22. Roitt IM. The role of autoantigens in the driving of autoimmune diseases. Immunol Ser 1993; 59: 119-29.
23. Siler-Khodr TM. Hypothalamic-like peptides of the placenta. Semin Reprod Endocrinol 1983; 1: 321-4.
24. Spellacy WN. Human placental lactogen in high-risk pregnancy. Clin Obstet Gynecol 1973; 16: 298-312.
25. Tulchinsky D, Hobel CJ. Plasma human chorionic gonadotropin, estrone, estradiol, estriol, progesterone, and 17 alpha-hydroxyprogesterone in human pregnancy. 3. Early normal pregnancy. Am J Obstet Gynecol 1973; 117: 884-93.
26. Zeeman GG, Khan-Dawood FS, Dawood MY. Oxytocin and its receptor in pregnancy and parturition: current concepts and clinical implications. Obstet Gynecol 1997; 89: 873-83.

### Artigos originais

27. Ascheim S, Zondec B. Hypophysenvorderlappenhormon und Ovarialhormon im Harn von Schwangeren. Klin Wonchenschr 1927; 6: 1322.
28. Aubert ML, Grumbach MM, Kaplan SL. Heterologous radioimmunoassay for plasma human prolactin (HPRL): values in normal subjects, puberty, pregnancy and pituitary disorders. Acta Endocrinol 1974; 77: 460-76.

29. Beck EL. Radioimmunologic measurement of human placental lactogen in plasma by a double antibody method during normal and diabetic pregnancies. J Clin Endocrinol 1965; 25: 1457-61.
30. Beck JS, Gordon RL, Donald D, Melvin JM. Characterization of antisera to a growth hormone-like placental antigen (human placental lactogen): immunofluorescence studies with these sera on normal and pathological syncyciotrophoblast. J Pathol 1969; 97: 545-55.
31. Bellisario R, Carlsen RB, Bahl OP. Human chorionic gonadotropin; linear and amino acid sequence of the alpha-subunit. J Biol Chem 1973; 248: 6796-809.
32. Billingham RE, Medawar PB. Desensitization to skin homografts by injections of donor skin extracts. Ann Surg 1953; 137: 444-9.
33. Biswas S, Rodeck CH. Plasma prolactin level during pregnancy. Br J Obstet Gynaecol 1976; 83: 683-7.
34. Blanford AT, Murphy BE. In vitro metabolism of prednisolone, dexamethasone, betamethasone and cortisol by the human placenta. Am J Obstet Gynecol 1977; 127: 264-7.
35. Braunstein GD, Grodin JM, Vaitukaitis J, Ross GT. Secretory rates of human chorionic gonadotropin by normal trophoblast. Am J Obstet Gynecol 1973; 115: 447-50.
36. Bulmer JN, Rodeck C, Adinolfi M. Immunohistochemical characterization of cells retrieved by transcervical sampling in early pregnancy. Prenat Diagn 1995; 15: 1143-53.
37. Burke CW. Biologically active cortisol in plasma of destrogen-treated and normal subjects. Br Med J 1969; 2: 798-800.
38. Burrows TD, King A, Loke YW. The role of integrins in adhesion of decidual NK cells to extracellular matrix and decidual stromal cells. Cell Immunol 1995; 166: 53-61.
39. Burrows TD, King A, Smith SK, Loke YW. Human trophoblast adhesion to matrix proteins: inhibition and signal transduction. Hum Reprod 1995; 10: 2489-500.
40. Campbell AL, Murphy BE. The maternal-fetal cortisol gradient during pregnancy and at delivery. J Clin Endocrinol Metab 1977; 45: 435-40.
41. Carlsen RB, Bahl OP, Swaminathan N. Human chorionic gonadotropin: linear amino acid sequence of beta-subunit. J Biol Chemi 1971; 248: 6810-27.
42. Carr Br, Parker Jr CT, Madden JD, et al. Maternal plasma adrenocorticotropin and cortisol relationships throughout human pregnancy. Am J Obstet Gynecol 1981; 139: 416.
43. Cawson MJ, Anderson AB, Turnbull AC, Lampe L. Cortisol cortisone and 11-deoxycortisol in human umbilical and maternal plasma in relation to the onset of labor. J Obstet Gynaecol Br Comwh 1974; 81: 737-45.
44. Chumbley G, King A, Robertson K, Holmes N, Loke YW. Resistance of HLA-G and HLA-A2 transfectants to lysis by decidual NK cells. Cell Immunol 1994; 155: 312-22.
45. Coulam CB, Beaman KD. Reciprocal alteration in circulating TJ6+ CD19+ and TJ6+ CD56+ leukocytes in early pregnancy predicts success or miscarriage. Am J Reprod Immunol 1995; 34: 219-24.
46. Currie AJ, Fraser HM, Sharpe RM. Human placental receptors for luteinizing hormone releasing hormone. Biochem Biophys Res Commun 1981; 99: 332-8.
47. Dawood MY, Wang CF, Gupta R, Fuchs F. Fetal contribution to oxytocin in human labor. Obstet Gynecol 1978; 52: 205-9.
48. Deniz G, Christmas SE, Brew R, Johnson PM. Phenotypic and functional cellular differences between human CD3- decidual and peripheral blood leukocytes. J Immunol 1994; 152: 4255-61.
49. Diczfaluzy E. Endocrine function of the human feto-placental unit. Fed Proc 1964; 33: 791.
50. Doe RP, Fernandez R, Seal US. Measurement of corticosteroid-binding globulin in man. J Clin Endocrinol Metab 1964; 24: 1029-39.
51. Elster AD, Sanders TG, Vines FS et al. Size and shape of the pituitary gland during pregnancy and post partum: measurement with MR imaging. Radiology 1991; 181: 531-5.
52. Ferry BL, Starkey PM, Sargent IL, Watt GM, Jackson M, Redman CW. Cell populations in the human early pregnancy decidua: natural killer activity and response to interleukin-2 of CD56-positive large granular lymphocytes. Immunology 1990; 70: 446-52.
53. Friesen H. Purification of the placental factor with immunologic and chemical similitary to human growth hormone. Endocrinology 1965; 76: 369-81.
54. Geiselhart A, Dietl J, Marzusch K et al. Comparative analysis of the immunophenotypes of decidual and peripheral blood large granular lymphocytes and T cells during early human pregnancy. Am J Reprod Immunol 1995; 33: 315-22.
55. Genazzani AR, Fraioli F, Hurlimann J, Fioretti P, Felber JP. Immunoreactive ACTH and cortisol plasma levels during pregnancy. Detection and partial purification of corticotrophin-like placental hormone: the human chorionic corticotrophin (HCC). Clin Endocrinol 1975; 4: 1-14.
56. Gibson M, Tulchinsky D. The maternal adrenal. In: Tulchinsky D, Ryan KJ, editors. Maternal fetal endocrinology. Philadelphia: WB Saunders, 1980.
57. Glinoer D, de Nayer P, Bourdoux P, et al. Regulation of maternal thyroid during pregnancy. J Clin Endocrinol Metab 1990; 71: 276.
58. Goland RS, Wardlaw SL, Stark RI, Frantz AG. Human plasma beta-endorphin during pregnancy, labor, and delivery. J Clin Endocrinol Metab 1981; 52: 74-8.
59. Goldsmith PC, McGregor WG, Raymoure WJ, Kuhn RW, Jaffe RB. Identification of cellular sites of chorionic synthesis in human fetal kidney and liver. J Clin Endocrinol Metab 1983; 57: 654-61.
60. Goluboff LG, Ezrin C. Effect of pregnancy on the somatotroph and the prolactin cell of human adenohypophysis. Clin Endocrinol Metab 1969; 29: 1533-8.
61. Gonik B, Loo LS, West S, Kohl S. Natural killer cell cytotoxicity and antibody-dependent cellular cytotoxicity to herpes simplex virus-infected cells in human pregnancy. Am J Reprod Immunol Microbiol 1987; 13: 23-6.
62. Gonzalez JG, Elizondo G, Saldivar D, Nanez H, Todd LE, Villarreal JZ. Pituitary gland growth during normal pregnancy: an in vivo study using magnetic resonance imaging. Am J Med 1988; 85: 217-20.
63. Goodland RL, Pommerenke WT. Cyclic fluctuations of the alveolar carbon dioxide tension during the normal menstrual cycle. Fertil Steril 1952; 3: 394-401.
64. Grumbach MM, Kaplan SL, Abrams CL, Bell JJ, Conte FA. Plasma free fatty acid response to the administration of chorionic "growth hormone-prolactin". J Clin Endocrinol Metab 1966; 26: 478-82.
65. Grumbach MM, Kaplan SL, Sciarra JJ, Burr IM. Chorionic growth-hormone prolactin (CGP): secretion, disposition, biologic activity in man and postulated function as the "growth-hormone" of the second half of pregnancy. Ann NY Acad Sci 1968; 148: 501-31.
66. Harada A, Hershman JM, Reed AW et al. Comparison of thyroid stimulators and thyroid hormone concentrations in the sera of pregnant women. J Clin Endocrinol Metab 1979; 48: 793-7.
67. Hennen G. Human chorionic thyrotropin: further characterization and study of its secretion during pregnancy. J Clin Endocrinol Metab 1968; 29: 581-6.
68. Higgins HP, Hershman JM, Kenimer JG, Patillo RA, Bayley TA, Walfish P. The thyrotoxicosis of hydatiform mole. Ann Int Med 1978; 83: 307-11.
69. Ho HN, Chao KH, Chen CK, Yang YS, Huang SC. Activation status of T and NK cells in the endometrium throughout menstrual cycle and normal and abnormal early pregnancy. Hum Immunol 1996; 49: 130-6.
70. Huhtaniemi IT, Korenbrot CC, Jaffe RB. Content of chorionic gonadotropin in human fetal tissues. J Clin Endocrinol Metab 1978; 46: 994-7.

71. Huhtaniemi IT, Korenbrot CC, Jaffe RB. hCG binding and stimulation of testosterone biosynthesis in the human fetal testis. J Clin Endocrinol Metab 1977; 44: 963-7.
72. Ito Y, Higashi K. Classic pages in obstetrics and gynecology: studies on the prolactin-like substance in human placenta. Am J Obstet Gynecol 1974; 120: 426.
73. Iwatani Y, Amino N, Tachi J et al. Changes of lymphocyte subsets in normal pregnant and postpartum women: postpartum increase in NK/K (Leu 7) cells. Am J Reprod Immunol Microbiol 1988; 18: 52-5.
74. Jaffe RB, Seron-Ferre M, Huhtaniemi I, Korenbrot C. Regulation of the primate fetal adrenal gland and testis in vitro and in vivo. J Steroid Biochem 1977; 8: 479-90.
75. Josimovich JB, MacLaren JA. Presence in the human placenta and term serum of a highly lactogenic substance immunologically related to pituitary growth hormone. Endocrinology 1962; 71: 209-20.
76. Katz HP, Grumbach MM, Kaplan SL. Diminished growth hormone response to arginine in the puerperium. J Clin Endocrinol Metab 1969; 29: 1414-9.
77. Khodr G, Siler-Khodr TM. The effect of luteinizing hormone-releasing factor on human chorionic gonadotropin secretion. Fertil Steril 1978; 30: 301-4.
78. Kumasaka T, Nishi N, Yaoi Y et al. Demonstration of immunoreactive somatostatin-like substance in villi and decidua in early pregnancy. Am J Obstet Gynecol 1979; 134: 39-44.
79. Kwak JY, Gilman-Sachs A, Beaman KD, Beer AE. Autoantibodies in women with primary recurrent spontaneous abortion of unknown etiology. J Reprod Immunol 1992; 22: 15-31.
80. Kwak JY, Gilman-Sachs A, Beaman KD, Beer AE. Reproductive outcome in women with recurrent spontaneous abortions of alloimmune and autoimmune causes: preconception versus postconception treatment. Am J Obstet Gynecol 1992; 166: 1787-95.
81. Kwak JY, Kwak FM, Ainbinder SW, Ruiz AM, Beer AE. Elevated peripheral blood natural killer cells are effectively downregulated by immunoglobulin G infusion in women with recurrent spontaneous abortions. Am J Reprod Immunol 1996; 35: 363-9.
82. Leake RD, Weitzman RE, Glatz TH et al. Plasma oxytocin concentrations in men, nonpregnant women, and pregnant women before and during spontaneous labor. J Clin Endocrinol Metab 1981; 53: 730-3.
83. Liotta A, Osathanondh R, Ryan KJ, Krieger DT. Presence of corticotrophin in human placenta. Demonstration of in vitro synthesis. Endocrinology 1977; 101: 1552-8.
84. McGregor WG, Kuhn RW, Jaffe RB. Biologically active chorionic gonadotropin synthesis by the human fetus. Science 1983; 220: 306-8.
85. Midgley Jr. AR, Pierce Jr. GB. Immunohistochemical localization of human chorionic gonadotropin. J Exp Med 1962; 115: 289-94.
86. Mincheva-Nilsson L, Baranov V, Yeung MM, Hammarstrom S, Hammarstrom ML. Immunomorphologic studies of human decidua-associated lymphoid cells in normal early pregnancy. J Immunol 1994; 152: 2020-32.
87. Mishell Jr. DR, Nakamura RM, Barberia JM, Thorneycroft IH. Initial detection of human chorionic gonadotropin in serum in normal gestation. Am J Obstet Gynecol 1974; 118: 990-1.
88. Morell AG, Gregoriadis G, Scheinberg IH, Hickman J, Ashwell G. The role of sialic acid in determination the survival of glycoproteins in the circulation. J Biol Chem 1971; 246: 1461-7.
89. Morgan FJ, Canfield RE, Vaitukaitis JL, Ross GT. Properties of the subunits of human chorionic gonadotropin. Endocrinology 1974; 94: 1601-6.
90. Mowbray J, Jalali R, Chaouat G et al. Maternal response to paternal trophoblast antigens. Am J Reprod Immunol 1997; 37: 421-6.
91. Ober C, Rosinsky B, Grimsley C, Van der Ven K, Robertson A, Runge A. Population genetic studies of HLA-G: allele frequencies and linkage disequilibrium with HLA-A1. J Reprod Immunol 1996; 32: 111-23. Errata em J Reprod Immunol 1997; 33(1): 89-90.
92. Ober C, Steck T, van der Ven K et al. MHC class II compatibility in aborted fetuses and term infants of couples with recurrent spontaneous abortion. J Reprod Immunol 1993; 25: 195-207.
93. Odagiri ED. Human placental immunoreactive corticotrophin, lipotropin and beta-endorphin: evidence for a common precursor. Proc Natl Acad Sci USA 1971; 76: 2027.
94. Oliver C, Mical RS, Porter JC. Hypothalamic-pituitary vasculature: evidence of retrograde blood flow in the pituitary stalk. Endocrinology 1977; 101: 598-604.
95. Radwanska E, Frankenberg J, Allen EI. Plasma progesterone levels in normal and abnormal early human pregnancy. Fertil Steril 1978; 30: 398-402.
96. Ribbing SL, Hoversland RC, Beaman KD. T-cell suppressor factors play an integral role in preventing fetal rejection. J Reprod Immunol 1988; 14: 83-95.
97. Rosenthal HE, Slaunwhite Jr. WR, Sandberg AA. Transcortin: a corticosteroid-binding protein of plasma. X cortisone: a progesterone interplay and unbound levels of these steroida in pregnancy. J Clin Endocrinol Metab 1969; 29: 352-67.
98. Shepard TH. Onset of function in the human fetal thyroid: biochemical and radioautographic studies from organ culture. J Clin Endocrinol Metab 1967; 27: 945-58.
99. Shome B, Parlow AF. Human follicle stimulating hormone (hFSH): first proposal for aminoacid sequence of the alpha-subunit (hFSH-a) and first demonstration of its identity with the alpha-subunit of human luteinizing hormone (hLH-a). J Clin Endocrinol Metab 1974; 39: 199-202.
100. Siiteri PK, Febres F, Clemens LE, Chang RJ, Gondos B, Stites D. Progesterone and maintenance of pregnancy: is progesterone nature's immunosuppressant? Ann N Y Acad Sci 1977; 286: 384-97.
101. Taylor AL, Lipman RL, Salam A, Mintz DH. Hepatic clearance of human growth hormone. J Clin Endocrinol 1972; 34: 395-9.
102. Thied HA, Choate UW. Chorionic gonadotropin localization in the human by immunofluorescent staining demonstration of hCG in the trophoblast and amnion epithelium of immature and mature placenta. Obstet Gynecol 1964; 22: 433-8.
103. Thorpe-Beeston JG, Nicolaides KH, Snijders RJ, Butler J, McGregor AM. Fetal thyroid-stimulatin hormone response to maternal administration of thyrotropin-realising hormone. Am J Obstet Gynecol 1991; 164: 1244-5.
104. Turkington RW, Hill RL. Lactose synthetase: progesterone inhibition of the induction of alpha-lactalbumin. Science 1969; 163: 1458-60.
105. Vaitukaitis JL. Changing placental concentrations of hCG and its subunits during gestation. J Clin Endocrinol Metab 1974; 38: 755-60.
106. Vaitukaitis JL, Braunstein GD, Ross GT. A radioimmunoassay which specifically measures human chorionic gonadotropin in the presence of human luteinizing hormone. Am J Obstet Gynecol 1972; 113: 751-8.
107. Watkins WB, Yen SS. Somatostatin in cytotrophoblast of the immature human placenta: localization by immunoperoxidase cytochemistry. J Clin Endocrinol Metab 1980; 50: 969-71.
108. Weintrab D, Rosen SW. Ectopic production of human chorionic somatommamotropin (HCS) in patients with cancer. Clin Res 1970; 18: 375-9.
109. Wislock GB, Bennett HS. The histochemical age changes in normal and pathological villii. Endocrinology 1943; 38: 90.
110. Wynn RM, Davies J. Comparative electron microscopy of the hemochorial villose placenta. Am J Obstet Gynecol 1965; 91: 533-49.
111. Yen SS, Llerena O, Little B, Pearson OH. Disappearance rate of endogenous luteinizing hormone and chorionic gonadotropin in man. J Clin Endocrinol 1968; 28: 1763-7.


## Editorial/carta ao editor


112. Rees LH, Burke CW, Chard T, Evans SW, Letchworth AT. Possible placental origin of ACTH in normal human pregnancy. Nature 1975; 254: 620-2.

## Livros

113. Austin CR, Short RV, editores. Reproduction in mammals: hormonal control of reproduction. 2.ed. Cambridge: Cambridge University Press; 1984.
114. Grumbach MM. Human chorionic somatommamotropin (HCS). In: Berson SA, Yallow RS, editores. Methods in investigative and diagnostic endocrinology. Amsterdam: Nonh Holland; 1973.
115. Halbe HW. Endocrinologia da gravidez: placenta e sistema endócrino materno. In: Halbe HW. Ginecologia endócrina. São Paulo: Roca; 1981.
116. Jaffe RB. Protein hormones of the placenta, decidua and fetal membranes. In: Yen SS, Jaffe RB, editores. Reproductive endocrinology: physiology patholophysiology and clinical management. Philadelphia: WB Saunders; 1986.
117. Jaffe RB. The endocrinology of pregnancy. In: Yen SS, Jaffe RB, editores. Reproductive endocrinology: physiology, pathophysiology and clinical management. Philadelphia: WB Saunders; 1978.
118. Josimovich JB. Fisiologia hormonal da gravidez: hormônios esteróides da placenta e hormônios polipeptídicos da placenta e hipófise. In: Gold JJ, Josimovich JB, editores. Ginecologia endócrina. Rio de Janeiro: Guanabara Koogan; 1982.
119. Leake RD, Weitzman A. The fetal-maternal neurohypophyseal system. In: Tulchinsky D, Ryan KJ, editores. Maternal-fetal endocrinology. Philadelphia: WB Saunders; 1980.
120. Parker, Jr CR. The endocrinology of pregnancy. In: Carr BR, Blackwell RE, editores. Textbook of reproductive medicine. Norwalk: Appleton & Lange; 1993. p. 28.
121. Yen SSC. Endocrine-metabolic adaptations in pregnancy. In: Yen SSC, Jaffe RB, Barbieri RL, editores. Reproductive endocrinology: physiology, pathophysiology and clinical management. 3.ed. Philadelphia: WB Saunders; 1991. p. 947.

## *Website*

122. The McGill Physiology Virtual Lab. Biochemical/molecular techniques. Disponível em: http://www.medicine.mcgill.ca/physio/vlab/Other_exps/endo/reprod_horm.htm. Acesso em: 15/03/2023.

# Capítulo 8

# Desenvolvimento fetal



## INTRODUÇÃO

Na atualidade, além da preocupação com a saúde da gestante na assistência pré-natal, a medicina materno-fetal tem observado mais atentamente a integridade e o bem-estar do concepto, por meio da garantia de um ambiente intrauterino saudável, tendo como intenção final colaborar para o nascimento de um indivíduo íntegro.

A fisiologia e a fisiopatologia fetal têm sido objeto frequente das pesquisas da obstetrícia moderna, buscando determinar a influência do ambiente externo no prognóstico pós-natal de curto e longo prazos, bem como a relação desse prognóstico com as ocorrências durante a gestação, buscando antecipar doenças possíveis para o período pós-nascimento.

Didaticamente, o desenvolvimento do concepto se divide em dois períodos, embrionário e fetal. A embriogênese corresponde à formação da maioria dos órgãos e sistemas, tem início com a fertilização e dura de 2 a 7 semanas. Depois desse período, inicia-se a fase fetal, com o início correspondendo a cerca de 10 semanas depois da última menstruação, quando o feto já apresenta características morfológicas de um ser humano, com rápida distinção dos órgãos e tecidos.

## DESENVOLVIMENTO DO PRODUTO CONCEPTUAL

### ESTIMATIVA DA IDADE GESTACIONAL

A determinação da idade gestacional, em razão dos variados termos e parâmetros utilizados, pode ser fonte de confusão.

O dia exato da fertilização, ou concepção, é difícil de ser definido. Assim, convencionou-se que a idade gestacional é determinada pelo tempo decorrido a partir da data (primeiro dia) da última menstruação (DUM) até o presente momento. De maneira geral, a última menstruação ocorre cerca de 2 semanas antes da ovulação e da fertilização, e quase 3 semanas antes da implantação do blastocisto; no entanto, a DUM tem sido usada porque a maioria das mulheres sabe aproximadamente quando ocorreu seu último período, ao passo que poucas sabem o dia exato da concepção. Assim, a partir da DUM, faz-se o cálculo da idade gestacional somando-se todos os dias desde a DUM até o dia presente e dividindo-se por 7 (número de dias em 1 semana) e contando-se as semanas completas seguidas pelos dias restantes (p. ex., 47 dias após a DUM, a idade gestacional é de 6 semanas e 5 dias).

A gestação humana tem duração média de 280 dias ou 40 semanas entre a DUM e o nascimento, o que corresponde a 10 períodos de 28 dias ou 9 meses e 10 dias.

Há que se destacar, no entanto, que uma vez que as mulheres têm ciclos menstruais de diferentes durações, esse cálculo pode ser impreciso.

Nesse cenário, o advento da ultrassonografia de primeiro trimestre trouxe maior precisão à determinação da idade gestacional (ver Capítulo 13, "Ultrassonografia", da Seção 3, "Pré-natal"). Como resultado, o *American College of Obstetricians and Gynecologists* (ACOG), o *American Institute of Medical Ultrasound* e a *Society for Maternal-Fetal Medicine*, juntos, recomendam o seguinte:

1. A ultrassonografia do primeiro trimestre é o método mais preciso para estabelecer ou reafirmar a idade gestacional.
2. Nas concepções alcançadas com a tecnologia de reprodução assistida, esta idade gestacional é utilizada.
3. Quando a ultrassonografia estiver disponível, deve-se estabelecer a idade gestacional e a data provável do parto (DPP) a partir da comparação entre as idades gestacionais calculadas a partir da DUM e da ultrassonografia do primeiro trimestre, e ambas devem ser registradas em prontuário e no cartão de pré-natal após discussão com a gestante. A medida do comprimento cabeça-nádegas (CCN) do concepto no primeiro trimestre é bastante precisa, variando em cerca de 5 dias. Assim, no período até 8 semanas e 6 dias de gestação, quando houver diferença superior a 5 dias entre idade gestacional calculada pela DUM e idade gestacional calculada pela ultrassonografia, ou quando essa diferença for superior a 7 dias após 9 semanas de gestação, deve-se considerar a idade gestacional e a DPP estabelecidas pela ultrassonografia.
4. A melhor estimativa obstétrica da idade gestacional no parto será registrada na certidão de nascimento.

Para as gestantes que recorrem à reprodução assistida, técnica que vem recebendo mais aprimoramento e é procurada principalmente por mulheres que postergam a maternidade ou têm dificuldade para engravidar naturalmente, o cálculo é mais preciso e é feito somando-se 266 dias à data da coleta dos óvulos e da fertilização *in vitro* (FIV) acrescidos de 14 dias da idade embrionária. Quando se trata de fecundação por embrião congelado, são acrescentados 3 a 5 dias, pois a fertilização foi realizada anteriormente.

## FASES DE DESENVOLVIMENTO DO PRODUTO CONCEPTUAL

### Ovo, zigoto e blastocisto

A fertilização compreende uma série de eventos que se iniciam com o contato entre um espermatozoide e um ovócito e culminam na formação do ovo ou zigoto. Cerca de 3 dias após a fertilização, após sofrer uma série de divisões mitóticas, o zigoto é chamado mórula e penetra no útero após percorrer a tuba uterina.

A mórula se converte, então, em blastocisto, que originará o embrião. Ao final da primeira semana após a fertilização, o blastocisto está implantado superficialmente no endométrio. Sua implantação se completa ao final da segunda semana, quando se inicia a formação do embrião.

### Embrião

O período embrionário tem início na terceira semana após a fertilização e duração de 6 semanas. Nesta fase, a gonadotrofina coriônica humana (hCG) se torna positiva. Em um intervalo de 6 semanas após a DUM, já é possível perceber o saco gestacional, cujo diâmetro médio deve ser de aproximadamente 10 cm, e também se verifica o comprimento do embrião, que deve ser de aproximadamente 3 a 4 mm. Com 8 semanas de gestação, a cabeça do embrião apresenta-se desproporcionalmente volumosa em comparação ao tronco, já com o coração desenvolvido, e o embrião mede cerca de 16 a 18 mm de comprimento.

### Feto

O período fetal começa a ser contado a partir da nona semana depois da DUM. É quando acontecem o crescimento e a maturação de todas as estruturas originadas no período embrionário. No início desse período, o feto já tem cerca de 4 cm de comprimento e as características humanas passam a ser reconhecidas, com membros superiores e inferiores bastante distintos.

Ao final da 12ª semana, o útero costuma ser palpável acima da sínfise púbica e o comprimento cabeça-nádegas já mede entre 6 e 7 cm. Os centros de ossificação do crânio e dos ossos longos aparecem, e os dedos das mãos e dos pés também já podem ser identificados. Pele e unhas se desenvolvem, e rudimentos de cabelo aparecem. A genitália externa começa a mostrar sinais definitivos do gênero (masculino ou feminino). As alças intestinais retornam para o interior da cavidade abdominal, que inicialmente estava herniada pelo cordão umbilical. O feto inicia movimentos espontâneos.

Na 16ª semana de gestação, o feto pesa cerca de 150 g e mede aproximadamente 12 cm. Em vez do comprimento cabeça-nádegas, passa-se a utilizar a combinação de diâmetro biparietal, circunferência cefálica, circunferência abdominal e comprimento do fêmur para estimar o peso fetal. Nesta fase, já é possível identificar o sexo pela genitália externa, que está diferenciada.

Na 20ª semana, o peso do feto deve atingir cerca de 300 g, a pele fetal perde a transparência e o corpo todo é revestido por uma leve lanugem.

A partir da 24ª semana, depósitos de gordura começam a aparecer e a pele se mostra enrugada. O feto tem peso estimado de aproximadamente 630 g.[15] A sobrevivência nesta fase ainda é frágil, em virtude de os sistemas nervoso central (SNC) e respiratório estarem pouco distintos, mesmo que muitos dos órgãos já estejam em pleno funcionamento. Neste período, tem início a secreção de surfactante pelos pneumócitos. A cabeça ainda é proporcionalmente grande.

Com cerca de 26 semanas, os olhos se abrem. O fígado e o baço atuam como importantes sítios de hematopoiese.

A partir da 28ª semana, o peso fetal médio passa de 1 kg e a pele se mostra fina, avermelhada e coberta pela *vernix* caseosa, uma substância lipídica esbranquiçada. A sobrevida em caso de nascimento atinge 90%. Com 34 semanas, o peso salta para perto de 2,2 kg e o comprimento cabeça-nádegas, para 28 cm.

Com 36 semanas de gestação, por conta da deposição de gordura subcutânea, o corpo se torna mais rotundo e a pele, menos enrugada. Finalmente, com 40 semanas, o peso chega próximo a 3,5 kg, com o desenvolvimento quase completo.

As principais medidas (comprimento cabeça-nádegas e peso) fetais esperadas e os marcos estão demonstrados nas Tabelas 1 e 2.

## FISIOLOGIA FETAL

A partir de meados do século XX, a ciência voltou a dar mais atenção à vida intrauterina, promovendo estudos acurados a respeito da fisiologia fetal com o intuito de conhecer melhor a influência do desenvolvimento fetal na vida futura. O objetivo é melhor compreender a influência dos fenômenos patológicos sobre o desenvolvimento normal do ser humano e, assim, promover o conhecimento sobre a possibilidade de implementar medidas terapêuticas neste período para garantir uma melhor qualidade de vida.

**TABELA 1.** Crescimento em comprimento e em peso no período fetal

| Idade gestacional (semanas) | Comprimento cabeça-nádegas (cm) | Peso (g) |
|---|---|---|
| 11-14 | 5-8 | 10-45 |
| 15-18 | 9-14 | 60-200 |
| 19-22 | 15-19 | 250-450 |
| 23-26 | 20-23 | 500-820 |
| 27-30 | 24-27 | 900-1.300 |
| 31-34 | 28-30 | 1.400-2.100 |
| 35-38 | 31-34 | 2.200-2.900 |
| 39-40 | 35-36 | 3.000-3.400 |

Tabela adaptada de Sadler.[193]

**TABELA 2.** Marcos do desenvolvimento na vida fetal

| Evento | Idade gestacional (semanas) |
|---|---|
| Aparecimento das papilas gustativas | 9 |
| Deglutição | 12 |
| Movimentos torácicos | 16-18 |
| Movimentos de sucção | 26 |
| Audição | 26-28 |
| Sensibilidade dos olhos à luz | 30 |

Tabela adaptada de Sadler.[193]

## SANGUE FETAL

### Hematopoiese

As células sanguíneas são produzidas inicialmente na vesícula vitelínica; em seguida, passam a ser produzidas pelo fígado; e, finalmente, pelo baço e pela medula óssea do feto.[154] A concentração de hemoglobina chega a 12 g/dL[62] na metade da gestação, aumenta com o desenvolvimento do feto e atinge 18 g/dL no termo.[14]

Enquanto no adulto a hemoglobina é composta por duas cadeias alfa e duas cadeias beta, cada uma com uma molécula heme para transporte de oxigênio; no feto, a hemoglobina é um tetrâmero composto por dois pares de duas cadeias distintas de peptídeos, precursoras das cadeias alfa e beta, dividindo-se em quatro tipos: gama, delta, épsilon e zeta. A hemoglobina é produzida em diferentes fases da vida intrauterina, sendo composta, no período embrionário, pelas cadeias zeta e épsilon; no período fetal, pelas cadeias alfa e gama; e, por fim, no período pós-nascimento, pelas cadeias alfa, beta e delta. Na Tabela 3, podem ser visualizados os tipos de hemoglobina e as concentrações encontradas no sangue durante as fases de desenvolvimento do ser humano.

As primeiras hemoglobinas produzidas, ainda na fase embrionária, são chamadas Gower I, Gower II, Portland I e Portland II. A hemoglobina F passa a ser produzida pelo fígado do feto depois que este começa a fazer a eritropoiese, sendo predominante no sangue fetal até a 8ª semana de gestação. Duas semanas depois, inicia-se a produção da hemoglobina A, que se eleva progressivamente acompanhando o desenvolvimento da gestação.[156]

A concentração de hemoglobina F, mais prevalente na fase fetal, reduz nas últimas semanas de vida intrauterina até representar perto de três quartos do total no nascituro e continua a reduzir significativamente durante o primei-

**TABELA 3. Tipos de hemoglobina e concentrações no sangue**

| Tipo | Local e período de produção | Hemoglobina | Cadeias globínicas | % no sangue fetal |
|---|---|---|---|---|
| Embrionária | Vesícula vitelínica | Gower I | 2 zeta, 2 épsilon | – |
| | 2-7 semanas | Gower II | 2 alfa, 2 épsilon | – |
| | | Portland I | 2 zeta, 2 gama | – |
| | | Portland II | 4 zeta | – |
| Fetal | Fígado (e baço) | Hemoglobina F | 2 alfa F, 2 gama | 60-85% |
| | 7 semanas até o termo | Hemoglobina de Bart | 4 gama | < 1% |
| Adulta | Medula óssea | Hemoglobina A | 2 alfa, 2 beta | 15-40% |
| | A partir de 15 semanas | Hemoglobina A2 | 2 alfa, 2 delta | < 1% |

Tabela adaptada de DeCherney et al.[187]

ro ano de vida, até ser encontrada em pequena quantidade nos eritrócitos de adultos.[183]

Na vida fetal, os eritrócitos se apresentam nucleados e aumentados, diminuindo de proporção e perdendo o núcleo conforme avança o crescimento.

Antes de ser definitivamente produzida pelos rins, a eritropoietina é produzida pelo fígado. A sua produção é diretamente influenciada por substâncias como a testosterona, os estrógenos, as prostaglandinas, o hormônio tireoidiano e as lipoproteínas.[89,90] A eritropoiese fetal pode ser estimulada pela deficiência de ferro materno, como ocorre em mães com anemia ferropriva. Nos cordões umbilicais de recém-nascidos dessas mulheres, podem ser encontradas grandes concentrações de eritropoietina.[118]

No momento do nascimento a termo, quando se faz o clampeamento do cordão umbilical, estima-se que o volume de sangue fetoplacentário esteja em torno de 125 mL/kg. O recém-nascido apresenta cerca de 78 mL/kg de sangue, enquanto cerca de 45 mL/kg de sangue ficam represados na placenta.[186]

## Transporte de oxigênio

A pressão parcial de oxigênio ($pO_2$) do sangue fetal é significativamente menor (30 mmHg) do que a $pO_2$ do sangue materno no espaço interviloso (50 mmHg). Além de particularidades do sistema cardiovascular fetal, algumas características permitem que o feto se desenvolva em baixas concentrações sanguíneas de oxigênio, com destaque para três aspectos significativos envolvidos na compensação da baixa $pO_2$ no sangue fetal: as características da hemoglobina fetal, sua concentração no sangue fetal e o efeito Bohr.

A curva de dissociação de oxigênio da hemoglobina fetal se desvia para a esquerda, o que permite, a uma dada $pO_2$, que a hemoglobina fetal transporte até 20 a 30% a mais de oxigênio em comparação com a curva de dissociação da hemoglobina materna (Figura 1).

Além disso, o transporte de oxigênio em ambiente de baixa $pO_2$ é impelido pela menor fixação do 2,3-difosfoglicerato às cadeias gama da hemoglobina fetal no eritrócito fetal, tornando maior a afinidade do oxigênio pela hemoglobina. Por conseguinte, a concentração de hemoglobina no feto é cerca de 50% maior que a concentração de hemoglobina materna, permitindo maior capacidade de transporte de oxigênio.

O efeito Bohr, em contrapartida, aumenta o transporte de oxigênio, pois a hemoglobina é capaz de transportar mais oxigênio em baixa pressão parcial de dióxido de carbono ($pCO_2$). Portanto, com grandes quantidades de dióxido de carbono, o sangue fetal retorna para a placenta e o dióxido de carbono se difunde facilmente do sangue fetal para o materno. O sangue fetal se torna mais alcali-

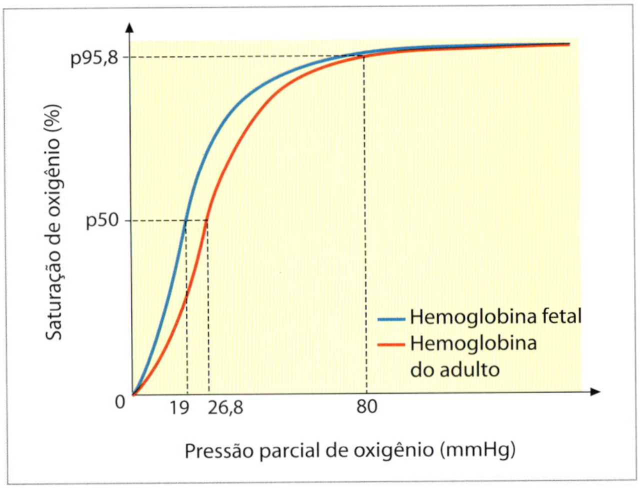


**FIGURA 1.** Curva de dissociação do oxigênio. A curva da hemoglobina fetal desviada para a esquerda indica maior afinidade com o oxigênio.

no em virtude da perda do dióxido de carbono e o sangue materno, mais ácido. A capacidade de combinação do sangue fetal com o oxigênio aumenta e a do sangue materno diminui com essas modificações, fazendo com que os efeitos se somem e, assim, facilitem as trocas gasosas.

### Fatores de coagulação

Embora não se observe boa produção de fatores pró-coagulantes pelo feto, ele está de alguma forma protegido de hemorragias, pois não se tem registro de intercorrências graves, nem mesmo em feto submetido a processos invasivos.

Desde a 5ª semana de gestação, o fibrinogênio com menor grau de agregação que no adulto se manifesta, mesmo apresentando composição semelhante. Em razão da presença de trombina, o organismo fetal leva mais tempo que o adulto para converter o fibrinogênio em fibrina.

Ao nascimento, a concentração de fibrinogênio ainda é inferior à encontrada no adulto. Mesmo estando presentes desde a vida fetal, os fatores de coagulação permanecem baixos logo após o nascimento, mas se estabelecem rapidamente com algumas semanas de vida.

A produção de outros fatores pró-coagulantes, fibrinolíticos e proteínas anticoagulantes se inicia perto da 12ª semana, ainda relativamente baixa se comparada à de um adulto, como no caso do fibrinogênio e dos fatores II, VII, IX, X, XI, XII e XIII. Aconselha-se a administração de vitamina K ao recém-nascido na intenção de aumentar os fatores dependentes de sua produção.

## SISTEMA CARDIOVASCULAR FETAL

O sistema cardiovascular fetal é dependente da placenta, com a qual interage por meio de duas artérias e uma veia, responsáveis pelo transporte de oxigênio e de nutrientes da gestante para o feto, bem como pelo retorno do sangue empobrecido. Essas particularidades morfológicas e funcionais diferenciam a circulação da vida intrauterina da vida adulta.

### Circulação fetal

A circulação do feto tem comunicações que se perdem depois do nascimento. Por conta dessas comunicações, muitas vezes ocorrem misturas de sangue oxigenado com não oxigenado, que, em razão da relativa baixa concentração de oxigênio, não chegam a afetar o desenvolvimento e conseguem nutrir adequadamente os órgãos e tecidos em formação[194] (Figura 2).

Uma das primeiras vias de comunicação presentes no feto é o ducto venoso, entre a veia umbilical e a veia cava inferior, que controlam a quantidade de sangue oxigena-

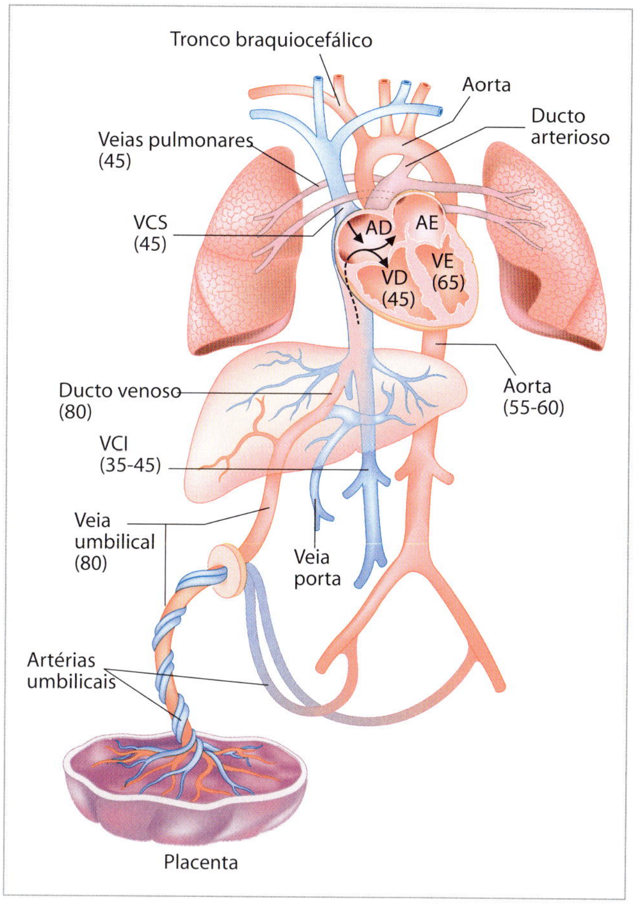


**FIGURA 2.** Esquema da circulação fetal. Entre parênteses, está indicada a saturação percentual de oxigênio no sangue fetal. AD: átrio direito; AE: átrio esquerdo; VCI: veia cava inferior; VCS: veia cava superior; VD: ventrículo direito; VE: ventrículo esquerdo. (Figura adaptada de Assali et al.[185])

do vindo da placenta e prosseguem para a veia cava inferior, que realiza cerca de um terço do retorno venoso do coração. A partir da veia cava inferior são realizados aproximadamente 70% de todo o retorno.[98,153] Estudos experimentais com ovelhas demonstraram que, em situações normais, perto da metade do sangue vindo da veia umbilical segue para a veia cava inferior e a outra metade, para o sistema venoso porta-hepático.[163] Fibras musculares dispostas na entrada do ducto venoso controlam a dispersão do fluxo entre a circulação hepática e a veia cava inferior e são as responsáveis pelo fechamento funcional dessa via de comunicação depois do nascimento.[17] A grande relevância do ducto venoso diz respeito ao fato de ele permitir a condução do sangue bastante oxigenado para o coração do feto.

A monitoração por ultrassonografia com Dopplervelocimetria permite a detecção de anomalias na circulação fetal por meio da observação do fluxo que percorre o ducto venoso.[104] Uma grande variação é manifestada pela quantidade do fluxo que passa pela veia umbilical e é conduzida ao ducto venoso. Na metade da gravidez, é de cerca de 30% e reduz para 20% com aproximadamente 30 semanas de gestação; depois desse período, mantém-se relativamente constante até o termo.[126] Nas situações de hipoxemia, observa-se elevação do fluxo conduzido ao ducto venoso em decorrência da baixa oxigenação fetal.[76,125]

A segunda via de comunicação vascular existente somente na vida fetal é o forame oval, que faz a comunicação entre os átrios direito e esquerdo, possibilitando a passagem do sangue vindo da veia cava inferior para o átrio esquerdo e deste para a circulação coronariana e para o sistema nervoso central. Depois de atingir a *crista dividens*, o forame oval recebe o maior volume de sangue proveniente da veia cava inferior.[34,163] Na sequência, o ventrículo direito e o tronco da artéria pulmonar, com menor fluxo sanguíneo, se unem à veia cava superior em direção ao ventrículo direito e ao tronco da artéria pulmonar. Já na parede posterolateral do átrio direito, através da *crista interveniens*, o volume sanguíneo que passa pelo átrio direito é conduzido ao ventrículo direito.

As veias cavas superior e inferior, sem o alinhamento definitivo da vida adulta, desembocam no átrio direito (Figura 3), que é responsável pela distribuição preferencial do sangue.

A terceira via de comunicação existente somente na vida fetal é o canal arterial, que também pode ser chamado ducto arterial ou ainda ducto arterioso. O tecido pulmonar necessita de pouco volume de sangue oxigenado e, por conta disso, a maior parte do sangue que passa pela artéria pulmonar é direcionada à aorta descendente através do canal arterial. Os pulmões do feto não exercem a função respiratória em razão da elevada resistência do fluxo sanguíneo oferecida pela circulação pulmonar.

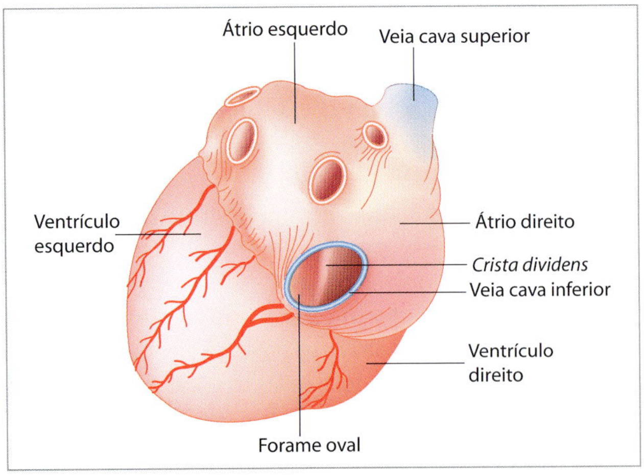


**FIGURA 3.** Vista posterior do coração fetal humano, com a parede da veia cava inferior seccionada para expor a *crista dividens*. As veias cavas superior e inferior desembocam desalinhadamente no átrio direito. (Figura adaptada de Zugaib et al.[195])

A baixa $pO_2$ é um fator decisivo para a manutenção da permeabilidade do canal arterial, controlada pela ação vasoconstritora do oxigênio. A inervação do canal é reduzida em razão da falta de participação neuronal na regulação do calibre. Além disso, as prostaglandinas E1 e E2, produzidas na parede do canal arterial, nos pulmões fetais e na placenta, são fundamentais para o relaxamento da parede do canal arterial e para a manutenção da sua permeabilidade. O uso de anti-inflamatórios durante a gravidez inibe a produção das prostaglandinas no feto, podendo causar o fechamento do canal arterial e uma consequente hipertensão mesmo antes do nascimento.

A frequência cardíaca do feto é controlada autonomicamente por baro e quimiorreceptores encontrados no arco aórtico que detectam as variações da pressão arterial e da concentração de oxigênio. O átrio esquerdo recebe sangue rico em oxigênio misturado a pequeno volume de sangue pouco oxigenado retornado por meio das veias pulmonares aos pulmões e conduzido ao ventrículo esquerdo e à aorta, para suprir órgãos nobres, o miocárdio e o sistema nervoso central.

A estrutura do coração fetal tem particularidades que o diferem do coração do adulto. Destacam-se os fatos de serem compostos por 60% de elementos não contráteis, contra 30% do adulto,[106] e de que as células do miocárdio do feto podem se dividir, apresentando hiperplasia. Um complexo de três proteínas (troponinas C, I e T) regula as contratilidades musculares estriada e cardíaca. Em caso de lesão celular do miocárdio, ocorre liberação de troponinas pelos cardiomiócitos, com consequente elevação dos níveis de troponina T cardíaca, que já pode ser identificada em 12 a 48 horas. Fetos que apresentam pulsações da veia umbilical intra-abdominal e alterações no ducto venoso à Dopplervelocimetria (o que indica aumento da pressão venosa sistêmica do feto[136,137,151]) também podem apresentar aumento da concentração de troponina T após o nascimento. Por sua vez, experimentos com animais mostraram que a retirada de cálcio da troponina C leva a alterações no mecanismo de relaxamento da fibra miocárdica do feto.[37] Assim, ocorre menor enchimento passivo precoce do coração, de modo que a contração atrial ativa se torna a maior responsável pelo esvaziamento atrial no coração fetal. Essas alterações demonstram que o relaxamento miocárdico fetal difere do adulto.[162]

Diferentes volumes sistólicos fetais são ejetados pelos ventrículos esquerdo e direito no sistema arterial. O ventrículo direito responde por aproximadamente dois terços do débito cardíaco total e o ventrículo esquerdo responde pelo restante. Os ventrículos do adulto trabalham em série, ao passo que os ventrículos fetais trabalham em paralelo. Assim, no feto, o débito cardíaco é o produto do volume sistólico de ambos os ventrículos pela frequência cardíaca. Entre 11 e 20 semanas de gestação, o débito cardíaco combinado do feto se eleva de 9 para 121 mL/min e, na 38ª semana, atinge 1.900 mL/min.[34] A ecocardiografia fetal pode estimar o débito cardíaco, bem como seus desvios, e predizer resultados adversos em gestações de alto risco.[146]

O volume sistólico é controlado pelo retorno venoso e pelo sistema simpático-adrenal. O volume diastólico final aumenta quando o retorno venoso também aumenta, conforme a lei de Frank-Starling, em que a força contrátil do miocárdio é proporcional ao comprimento inicial de suas fibras. Apesar disso, no feto foram observadas algumas limitações ao aumento do volume de ejeção.[59] O coração do adulto aumenta o volume de ejeção até certo platô, a partir da elevação da pré-carga. No feto, o miocárdio atinge o platô mais precocemente, pois a resposta ao aumento do volume de ejeção ocorre de forma limitada, levando a prejuízo na resposta à elevação pré-carga.[176] O pericárdio, os pulmões e a parede torácica manifestam pouca complacência na vida fetal, quando acontece a dilatação das vias aéreas, e, junto a características do miocárdio fetal, ainda imaturo, podem promover essa limitação. Por outro lado, há aumento do volume sistólico decorrente do aumento da frequência cardíaca estimulada pelo sistema simpático-adrenal. Assim, a elevação da frequência cardíaca fetal tem papel fundamental no aumento do débito cardíaco fetal.[105]

## Saturação de oxigênio no sangue fetal

O maior percentual de saturação de oxigênio na circulação do feto é registrado na veia umbilical e no ducto venoso (80%) e o menor percentual, na veia cava inferior infra-hepática (35 a 40%). O átrio e o ventrículo direitos, assim como o tronco da artéria pulmonar, registram a saturação de 55% depois de receberem sangue rico em oxigênio vindo do ducto venoso. O átrio e o ventrículo esquerdos e a aorta ascendente mostram o índice de saturação de 65%. A aorta descendente apresenta índices de saturação de oxigênio de 55 a 60% depois de ser irrigada pelo fluxo do canal arterial (ver Figura 2).

## Distribuição do fluxo sanguíneo fetal

O ventrículo esquerdo ejeta sangue para o sistema nervoso central, o miocárdio e a parte superior do corpo do feto, enquanto o suprimento de sangue dos órgãos abaixo do canal arterial provém de ambos os ventrículos. A resistência vascular de cada órgão estabelece a disseminação do sangue recebido, e este fluxo costuma ser expresso em porcentagem do débito cardíaco.

A circulação fetoplacentária irriga a placenta com alta quantidade de sangue, variando entre 23 e 60% do débito cardíaco, e diminui conforme a gestação se aproxima do termo.

A circulação pulmonar, por sua vez, é responsável por 4 a 25% do débito cardíaco e vai aumentando conforme progride a gestação. Fatores como as prostaglandinas F1-alfa e F2-alfa, a adrenalina e a noradrenalina são regulados pelo fluxo de sangue que chega aos pulmões, tornando maior a resistência das arteríolas pulmonares, cujo relaxamento se dá por ação das bradicininas, da histamina, da acetilcolina, do isoproterenol e das prostaglandinas E1 e E2. A resistência da circulação pulmonar acontece de modo inversamente proporcional à $pO_2$ e ao pH do sangue da artéria pulmonar.

Estudos experimentais demonstraram que o fluxo sanguíneo dirigido ao miocárdio fetal pela circulação coronariana é maior que no adulto, correspondendo ao dobro para cada 100 g de miocárdio. Inversamente, em condições normais ou de hipoxemia, a concentração arterial de oxigênio mantém a oferta e o consumo de oxigênio relativamente constantes. Quando a $pO_2$ diminui para perto da metade dos valores normais, o fluxo coronariano aumenta em duas a três vezes.[18]

O mecanismo de regulação do fluxo sanguíneo cerebral permanece controverso, mas muitos autores concordam que a elevação da $pCO_2$ e a diminuição da $pO_2$ do sangue arterial provocam aumento do fluxo sanguíneo e queda da resistência vascular cerebral.[6,131] No que se refere às variações fisiológicas da $pO_2$, quando há aumento das variações, o fluxo de sangue se eleva significativamente e a capacidade de resposta cerebral permanece mínima.[120,153] Assim ocorre a chamada centralização hemodinâmica fetal, que é o fenômeno de redistribuição e priorização dos órgãos nobres.

## Regulação autonômica da frequência cardíaca fetal

Embora a contração automática seja propriedade intrínseca das fibras musculares cardíacas, o ritmo cardíaco está sob controle do sistema nervoso autônomo fetal.[71] A presença de fibras nervosas no coração e nos grandes vasos é fundamental para esse controle, somando-se à capacidade de liberar neurotransmissores e ao desenvolvimento do miocárdio e de seus receptores.[77]

O sistema nervoso simpático passa a ser funcional de forma mais precoce que o parassimpático.[135,197] Os tônus simpático e parassimpático são gerados pela intensidade basal da atividade desses sistemas, que transmitem impulsos autonômicos ao organismo provenientes de impulsos reflexos viscerais da medula espinhal, do tronco encefálico e do hipotálamo, gerados em outras partes do corpo. A partir do terceiro trimestre do desenvolvimento fetal, as vias anatômicas do sistema nervoso autônomo se definem precocemente, controlando razoavelmente a frequência cardíaca.

Os nervos simpáticos se propagam marcadamente no miocárdio ventricular do feto e os nervos vagais (ou parassimpáticos) se propagam principalmente sobre os nós sinoatrial e atrioventricular e menos para o miocárdio.[59]

A acetilcolina, um neurotransmissor liberado nas sinapses ganglionares e nas junções neuroefetoras do sistema parassimpático, produzida a partir da estimulação do sistema parassimpático, participa da diminuição da frequência rítmica do nó sinoatrial e da redução da excitabilidade das fibras juncionais atrioventriculares, proporcionando lentificação da transmissão do impulso cardíaco para os ventrículos. Por sua vez, experimentos com animais demonstraram que a atropina é responsável pelo bloqueio dos receptores muscarínicos, o que impossibilita a atuação do sistema parassimpático.[97] Esses receptores, ativados pela acetilcolina, foram inicialmente categorizados como receptores muscarínicos ou nicotínicos.

Um neurônio pré-ganglionar constitui a via simpática, com apresentação do corpo celular na coluna intermediolateral da medula espinhal torácica. Os axônios desse neurônio fazem sinapses com neurônios pós-ganglionares a partir da cadeia ganglionar simpática.

Um número variável de nervos cardíacos torácicos se origina no plexo cardíaco e, juntamente com os axônios originários do gânglio cervical, formam os nervos cardíacos superior, médio e inferior. A elevação da excitabilidade de todas as partes do coração e o aumento da força de contração do miocárdio se dão por conta da adrenalina liberada pela estimulação simpática nas terminações pós-ganglionares. Em razão da resposta orgânica, as adrenalinas alfa e beta são consideradas receptores adrenérgicos. A ativação dos receptores alfa é responsável pela vasoconstrição, enquanto a vasodilatação e o aumento da frequência cardíaca são o resultado da ativação dos receptores beta.

A funcionalidade do sistema nervoso simpático tem o desenvolvimento mais precoce do que a do parassimpático, o que possibilita que o efeito do tônus adrenérgico sobre a frequência cardíaca seja maior que o do tônus colinérgico. Em razão do amadurecimento do sistema efetor, com o avanço da gestação, há um aumento significativo da resposta pressórica à adrenalina e à noradrenalina.

A partir do terceiro trimestre, ambos os sistemas passam a interferir com a mesma potência na frequência cardíaca do feto. O tônus simpático se mantém constante e praticamente inalterado durante toda a gestação; por outro lado, a influência exercida pelo tônus parassimpático aumenta de forma constante ao longo da gravidez, o que explica a redução gradativa da frequência cardíaca fetal à medida que a gravidez progride.[169]

## Reflexos cardiovasculares

Os reflexos autonômicos são responsáveis pela regulação das funções viscerais do feto. A pressão arterial, o débito cardíaco e a frequência cardíaca fetal são reguladas por reflexos do sistema cardiovascular, derivados de barorreceptores e quimiorreceptores que pertencem exclusivamente à vida intrauterina.

### Reflexo barorreceptor

O reflexo barorreceptor é o principal mecanismo de regulação da pressão arterial e se inicia com a incitação dos barorreceptores, receptores de pressão localizados nas paredes das grandes artérias sistêmicas, como o arco da aorta e as carótidas internas (seios carotídeos). A distensão da parede vascular incita essas terminações nervosas ramificadas que, por sua vez, transmitem impulsos para o bulbo. Uma vez que a pressão arterial se eleva, esses receptores são ativados, inibem o centro vasoconstritor bulbar e estimulam o centro vagal.[117] A consequência desse mecanismo é a vasodilatação periférica, com consequente redução da frequência cardíaca do feto, provocando a queda da pressão arterial e provocando o mecanismo inverso.

### Reflexo quimiorreceptor

Presentes na vida intrauterina, principalmente no terceiro trimestre da gestação, os quimiorreceptores são a primeira linha de defesa fetal contra a hipoxemia.[92] Trata-se de pequenas estruturas alojadas no arco aórtico (corpúsculos aórticos) e na bifurcação das artérias carótidas (corpúsculos carotídeos). Os receptores sensitivos dessas estruturas respondem à hipoxemia e ao excesso de dióxido de carbono ou de íon hidrogênio (acidemia) gerando impulsos que são transmitidos a fim de elevar a pressão arterial.

Em estudos com fetos de ovelhas, foi demonstrada a atividade dos quimiorreceptores aórticos a partir do registro da atividade elétrica aferente no nervo vago.[160] Essa experiência conseguiu observar, ainda, que a denervação aórtica elimina as respostas induzidas pela administração de gases com baixa concentração de oxigênio.

## Alterações cardiovasculares no nascimento

Os vasos umbilicais, o forame oval, o ducto venoso e o canal arterial colapsam ou se contraem logo após o nascimento e o desaparecimento do território placentário desencadeia alterações no sistema cardiovascular. Ocorrem a vasodilatação arteriolar pulmonar, a elevação do fluxo sanguíneo para os pulmões e uma queda da pressão da artéria pulmonar decorrente da expansão dos alvéolos e da saturação da hemoglobina causada pelo oxigênio. Como consequência, a resistência vascular periférica aumenta e a resistência da circulação pulmonar reduz em razão do maior aporte de sangue aos pulmões, resultando na redução e na inversão dos fluxos que passam pelo canal arterial e pelo forame oval. Ocorre também a obliteração do ducto venoso, que começa a se fechar poucas horas depois do nascimento e está totalmente fechado depois de 2 a 3 semanas, formando o ligamento venoso. A contração da musculatura lisa promove o fechamento das artérias umbilicais e dá origem aos ligamentos umbilicais laterais, e a obliteração da veia umbilical origina o ligamento redondo do fígado. A ventilação pulmonar e o contato direto do ar com a geleia de Wharton provocam elevação da $pO_2$, fatores decisivos para esse processo de fechamento das artérias umbilicais.

O forame oval começa a se fechar funcionalmente nas primeiras horas depois do nascimento, em razão do maior retorno de sangue dos pulmões ao átrio esquerdo e da condução do sangue do átrio direito para o ventrículo direito e para os pulmões. A oclusão anatômica do forame oval acontece no decorrer dos primeiros 5 anos de vida em 50% dos casos.

A inversão do fluxo no canal arterial em virtude da elevação da pressão na aorta e da redução do tronco da artéria pulmonar promove a perfusão pulmonar após o nascimento.[86] Nas primeiras 24 horas de vida, o canal arterial se fecha por conta da constrição e da interrupção do fluxo promovidas pelo contato das paredes arteriais com o sangue rico em oxigênio, afetando diretamente a sua musculatura. O canal arterial obliterado origina o ligamento arterioso.

## SISTEMA IMUNE

Na literatura médica, diversos estudos têm relatado o aparecimento de respostas imunes fetais a partir de 13 semanas de gestação. Sabe-se, no entanto, que no termo o sangue do cordão umbilical possui apenas cerca de metade dos componentes imunológicos que podem ser encontrados no adulto.

Os anticorpos maternos da classe imunoglobulina G (IgG) começam a ser transferidos ao feto com cerca de 16 semanas de gestação, e essa transferência aumenta à medida que a gestação se aproxima do termo. Após o nascimento, o recém-nascido inicia lentamente a produção de IgG, sendo que níveis de IgG idênticos ao do adulto só serão alcançados após os 3 anos de idade.

Os anticorpos da classe imunoglobulina M (IgM) são produzidos em pequena quantidade em fetos normais, mas apenas aos 9 anos de vida a criança atinge níveis de IgM no sangue idênticos ao do adulto. Os anticorpos IgM não atravessam a barreira placentária e, portanto, não são transferidos da mãe para o feto. Todo IgM encontrado no feto ou neonato é aquele que eles mesmos produzem. Portanto, na presença de elevados níveis de IgM no feto ou no neonato, a suspeita diagnóstica de infecção congênita (como rubéola, citomegalovírus ou toxoplasmose) deve ser considerada.

A partir de 9 semanas, os fetos podem apresentar produção de linfócitos B no fígado e no sangue e, a partir de 12 semanas, no baço. Os linfócitos T só são liberados pelo timo a partir de 14 semanas de gestação. Apesar disso, o recém-nascido apresenta baixa resposta imune em decorrência da imaturidade dessas células.

## SISTEMA RESPIRATÓRIO

Desde a 24ª semana de gestação, as estruturas pulmonares têm a capacidade de executar trocas gasosas, o que torna possível a sobrevivência de recém-nascidos prematuros extremos, em razão da capacidade de executar uma função respiratória eficiente. Além disso, a maturidade pulmonar é um importante preditor do desfecho neonatal.

### Desenvolvimento pulmonar

O desenvolvimento pulmonar passa por cinco períodos distintos: embrionário, pseudoglandular, canalicular, sacular e alveolar.[195] O último período se inicia somente depois do nascimento e não finaliza antes dos 8 anos de vida (Figuras 4 e 5).

- Período embrionário: tem início entre 26 e 28 dias após a fecundação, com o aparecimento do botão pulmonar.

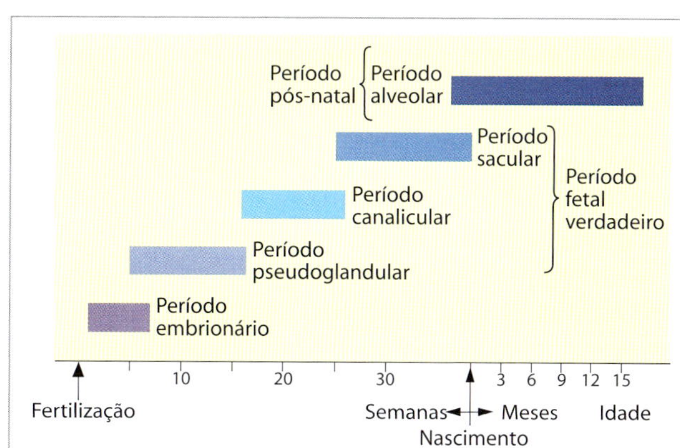


**FIGURA 4.** Períodos e duração do desenvolvimento pulmonar fetal e pós-natal. (Figura adaptada de Burri.[8])

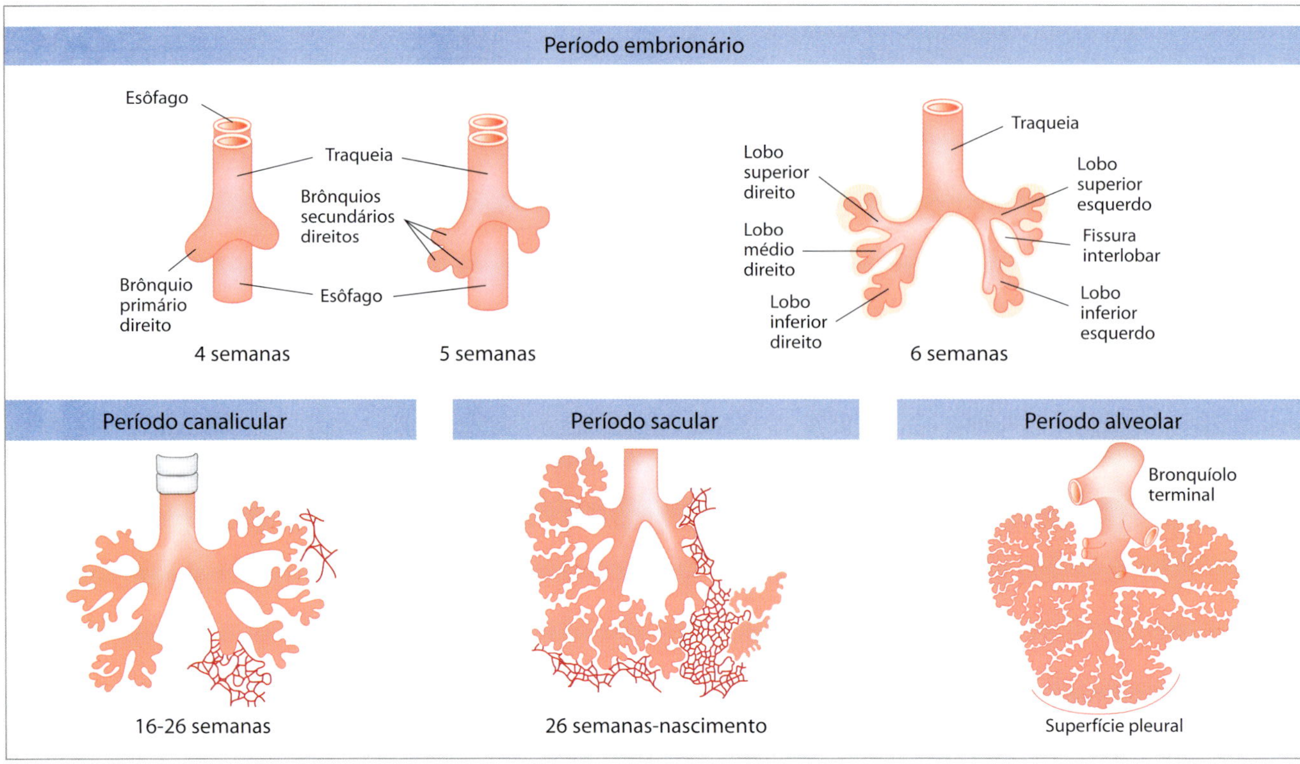


**FIGURA 5.** Fases sucessivas do desenvolvimento pulmonar.

Essa estrutura se divide em dois brotos que se ramificam posteriormente para formar os brônquios principais. Todos os segmentos broncopulmonares estão formados por volta da 6ª semana a partir da fecundação.

- Período pseudoglandular: caracterizado pela formação de todos os condutos aéreos e pelo surgimento dos ácinos primitivos. Um epitélio colunar alto recobre as porções proximais das vias aéreas e um epitélio cuboide recobre as porções distais. Essas células ricas em glicogênio revestem a árvore brônquica, e essa reserva tem sido posteriormente associada à síntese das substâncias surfactantes. Os ramos axiais dos segmentos broncopulmonares assumem um aspecto morfológico semelhante ao do pulmão do adulto com 16 semanas de gestação. Ao final deste período, a maioria das estruturas pulmonares está formada, com exceção das unidades de trocas gasosas.
- Período canalicular: entre a 16ª e a 26ª semana, surgem as primeiras estruturas associadas ao bronquíolo terminal, como as estruturas saculares e as diversas gerações de bronquíolos respiratórios. A partir de 24 semanas, algumas células do revestimento do ácino distinguem-se em pneumócitos tipos I e II. Os primeiros revestem os alvéolos e os do tipo II são ricos em corpúsculos lamelares e têm um complexo de Golgi desenvolvido. Os corpúsculos lamelares são estruturas que armazenam lipídes a serem utilizados na produção de substâncias surfactantes. Ao final deste período, esses compostos garantem ao pulmão fetal a capacidade de efetuar trocas gasosas, ainda que imaturo.
- Período sacular: tem início na 26ª semana e permanece ativo até o termo da gestação, quando as vias aéreas deixam de ser um conjunto de sacos terminais e diferenciam-se em ductos alveolares e alvéolos. A ampliação do espaço respiratório é marcante e a superfície destinada às trocas gasosas tem aumento imediato. As vias aéreas tornam-se mais vascularizadas e o epitélio de revestimento, mais fino, sofre adelgaçamento.
- Período alveolar: caracterizado pela formação dos alvéolos maduros, que ocorre depois do nascimento. Sabe-se, no entanto, que os recém-nascidos podem apresentar cerca de 5% dos alvéolos já maduros. O número de alvéolos tem maior aumento até os 2 anos de vida e a completa formação e maturação alveolar se dá somente aos 8 anos de vida.

Outro fator relevante no desenvolvimento normal da arquitetura pulmonar fetal é o sistema de fibras de colágeno dos pulmões.[112] No segundo trimestre, as fibras elásticas pulmonares ainda são escassas nos ácinos e com 23 a 24 semanas de gestação, os pulmões ainda são imaturos. No pulmão maduro, as fibras elásticas e o colágeno tecidual atuam significativamente na expansão e na retração pulmonar.

O pulmão fetal é preenchido por um líquido (fluido alveolar), que colabora substancialmente com a produção do líquido amniótico. Sua produção atinge 200 a 400 mL/dia,[95] mas seu volume sofre pouca variação durante a gestação. Ele tem pH mais baixo do que outros fluidos biológicos e é quimicamente composto por baixas concentrações de proteínas e de bicarbonato e elevados níveis de cloro. Em estágios precoces da gestação, observa-se secreção de cloreto pelo epitélio pulmonar e, ao final da gravidez, há elevadas concentrações de potássio e surfactante.[60]

A produção de fluido pulmonar diminui nitidamente ao final da gestação. Nas semanas antes do parto, ocorre diminuição da produção de surfactantes aparentemente decorrente de modificações na expressão de canais de íons, com a ativação dos canais de sódio em pneumócitos tipos I e II e deslocamento do sódio para o interior da célula, o que provoca alterações no potencial de membrana e reverte a direção do fluxo de cloro.[29,31]

## Sistema surfactante pulmonar

Para que ocorram ventilação pulmonar efetiva e troca de gases nos alvéolos pulmonares, o sistema surfactante é essencial. As substâncias surfactantes promovem a redução da tensão superficial na parede dos alvéolos, evitando seu colapso na expiração e permitindo sua adequada expansão durante a inspiração. Essas substâncias, compostas por proteínas (10 a 20%) e lípides (80 a 90%), são produzidas nos pneumócitos tipo II, nos quais o citoplasma é composto por 18 a 24% de grandes corpos lamelares, responsáveis pelo armazenamento das substâncias surfactantes.

Os corpos lamelares são ejetados dos pneumócitos tipo II por meio de exocitose e são transportados pelo lúmen alveolar, formando a mielina tubular. Os corpos lamelares e a mielina tubular são considerados surfactantes. Evidências apontam que proteínas transportadoras identificadas em tecido pulmonar e em cultura de pneumócitos tipo II são responsáveis por levar fosfolípides dos locais de síntese para os corpos.[147]

A capacidade dos pulmões do feto de produzir surfactantes determina o que se denomina maturidade pulmonar. Ao nascimento, a primeira inspiração do recém-nascido produz a interface ar-tecido no alvéolo pulmonar, promovendo então a liberação de surfactante dos corpos lamelares, que é dissipado no alvéolo para garantir a prevenção do colapso na expiração.

Os compostos de fosfatidilcolinas (lecitinas) compõem aproximadamente 80% dos fosfolípides do sistema surfactante e têm como principal elemento ativo uma lecitina específica chamada dipalmitoilfosfatidilcolina, que representa 50% de sua constituição. Entre 8 e 15% dos fosfolípides são compostos por fosfatidilglicerol. A Tabela 4 mostra a composição dos fosfolípides no lavado pulmonar do recém-nascido.

**TABELA 4. Composição dos fosfolípides no lavado pulmonar humano de recém-nascido**

| Fosfolípides | Lavado pulmonar humano (%) |
|---|---|
| Fosfatidilcolina<br>• Saturada<br>• Insaturada | 67,5<br>49,7<br>17,8 |
| Fosfatidilglicerol | 10,0 |
| Fosfatidiletanolamina | 5,3 |
| Esfingomielina | 4,0 |
| Fosfatidilserina | 1,6 |
| Fosfatidilinositol | 3,6 |
| Outros | 8,0 |

Tabela adaptada de Gilfillan et al.[108]

Por sua vez, a lecitina é o principal representante tensoativo do sistema surfactante. Tanto a lecitina quanto os corpos lamelares podem ser pesquisados no líquido amniótico. A partir de 30 semanas de gestação, a produção de lecitina acelera e por volta de 35 semanas, chega a atingir 50% do total de lípides (Figura 6). Neste mesmo período, tem início a produção do fosfatidilglicerol, relacionada aos níveis do fosfatidilinositol, cujo precursor é semelhante. Os níveis de fosfatidilinositol se elevam até cerca de 35 semanas de gestação, quando começam a cair, ao mesmo tempo em que se observa o início da pro-

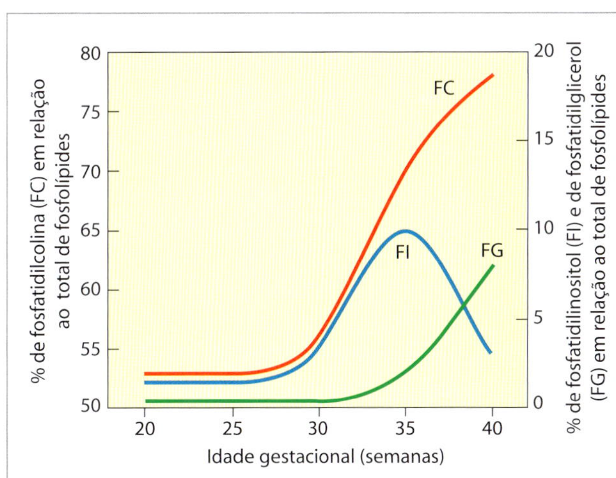


**FIGURA 6.** Relação entre as concentrações de lecitina ou dipalmitoilfosfatidilcolina (FC), fosfatidilinositol (FI) e fosfatidilglicerol (FG) no líquido amniótico, em função da idade gestacional. (Figura adaptada de Cunningham et al.[186])

dução de fosfatidilglicerol. Um indicador da maturidade pulmonar do feto é a elevação da concentração de lecitina em comparação com a de esfingomielina (relação lecitina/esfingomielina).

A interação de várias organelas intracelulares com as apoproteínas na biossíntese de surfactantes pelos pneumócitos tipo II compõe os fosfolípides.[168] Fundamentalmente, são os elementos que promovem a diminuição da tensão superficial no alvéolo e as apoproteínas surfactantes, identificadas como A, B, C e D (SP-A, SP-B, SP-C e SP-D, respectivamente), facilitam a produção do filme superficial.[140] A apoproteína SP-A é sintetizada nos pneumócitos do tipo II e participa como reguladora da imunidade natural. Na atividade de superfície e para o processamento dos surfactantes, há a participação da SP-B. Já a apoproteína SP-C participa do metabolismo e da função dos surfactantes. Por fim, a SP-D tem funcionalidade na imunidade local.[26]

## Regulação da produção de surfactante

Sabe-se que o cortisol produzido na adrenal fetal estimula a síntese de surfactante. A administração de glicocorticoides também estimula a ativação de diversas enzimas envolvidas na síntese dos surfactantes. Liggins[132] tratou ovelhas prenhas com glicocorticoides e constatou a aceleração da maturação pulmonar. Outros estudos com animais constataram a maturação anatômica do tecido pulmonar com a presença precoce de corpos lamelares, mesmo na ausência de glicogênio e com o estreitamento da membrana capilar alveolar.

Assim, tem sido praticada a administração de corticosteroides (p. ex., betametasona) a gestantes para acelerar a maturação pulmonar do feto. Alguns fatores envolvidos nesse processo são:

- Fator fibroblástico pneumocítico: provoca a maturação do pneumócito tipo II, fazendo com que seja mais receptivo ao cortisol.
- Prolactina: tem ação semelhante à do cortisol.
- Estrógenos: controlam a fabricação de prolactina.
- Agonistas beta-adrenérgicos: aceleram a maturação pulmonar.
- Fatores de crescimento: promovem aumento do surfactante e interferência na produção de SP-A.
- Insulina: tem ação deletéria por impedir a ação dos corticosteroides e a fabricação de SP-A e SP-B.
- Trabalho de parto: aumenta a fabricação de corticosteroides.
- Andrógenos: têm ação adstringente na fabricação de surfactante.

Na vigência de corioamnionite, neonatos prematuros podem apresentar resposta inadequada ao surfactante, possivelmente relacionada ao desenvolvimento de displasia broncopulmonar.[75,184]

## Movimentos respiratórios fetais

O feto inicia movimentos pulmonares a partir de 11 semanas de gestação, equivocadamente chamados de movimentos respiratórios, pois não há troca gasosa nos pulmões fetais. Esses movimentos são normais e acontecem até o termo da gestação,[1] indicando o processo de amadurecimento do centro respiratório cerebral e preparando a musculatura do sistema respiratório para desempenhar sua função depois do nascimento.

Observações realizadas por ultrassonografia evidenciaram que os movimentos pulmonares realizados pelo feto são rápidos, com pequena amplitude e frequência entre 1,0 e 1,5 movimento/s. Observações episódicas demonstraram que esses movimentos acontecem em cerca de 30 a 40% do tempo total,[157] em decorrência do processo de amadurecimento dos grupos neuronais específicos e da integridade das estruturas supraespinhais do sistema nervoso central.[23,24] Florido et al.[103] observaram os movimentos pulmonares fetais entre a 30ª e a 38ª semanas de gestação e registraram que eles ficam mais lentos e curtos entre 30 e 32 semanas, não tendo identificado padrões distintos depois desse período, o que sugere que o amadurecimento dos motoneurônios ocorre entre 33 e 36 semanas de gestação. Por outro lado, pode ocorrer um padrão mais raro de frequência de 10 a 15 movimentos/min, muitas vezes chamado "soluço fetal" pelas gestantes.

Os movimentos pulmonares do feto envolvem a retração da caixa torácica e a expansão do abdome na inspiração, em razão da contração do diafragma, sem a participação da musculatura intercostal, ao contrário do que acontece na respiração após o nascimento. Essas características conferem aos movimentos pulmonares do feto um padrão paradoxal, semelhante ao de uma criança com obstrução das vias aéreas.

Durante os movimentos pulmonares, pode ser verificada significativa diminuição na resistência vascular pulmonar.[84] Mudanças no padrão de movimentos pulmonares, por sua vez, estão relacionadas ao ritmo circadiano e a distúrbios fetais em humanos. Movimentos pulmonares ausentes ou diminuídos podem ser um alerta para problemas como hipoxemia, hipoglicemia,[145,146] parto pré-termo, infecção ou sofrimento fetal.[180,196] Estudos evidenciaram que o aumento da frequência dos movimentos pulmonares do feto está relacionado à hiperglicemia materna, seja por alimentação ou pela administração de solução de glicose à gestante,[111] seja pelo desbalanço glicêmico em gestantes diabéticas.[152]

## Adaptação respiratória no nascimento

A reação do sistema nervoso central a estímulos externos e à alteração repentina da pressão e da temperatura leva à primeira respiração do recém-nascido, nos primeiros 10 segundos de vida, usualmente ofegante. Por ser preenchida por fluido pulmonar, a entrada de ar na árvore brônquica necessita de pressão de abertura satisfatória para ser maior que a tensão superficial e a resistência tecidual.

A adequada ação dos surfactantes na primeira expiração afeta diretamente a capacidade de reter o ar nos pulmões. Os alvéolos menores possuem maior pressão intraluminar e tendem a colabar na ausência de surfactante, pois o ar passa para os alvéolos maiores, que têm menor pressão intra-alveolar. Para que uma mesma pressão seja mantida tanto nos alvéolos menores quanto nos alvéolos maiores, é necessária a presença do surfactante para permitir a retenção do ar ao final da expiração.

Ao final da gestação, ocorre maior concentração de catecolaminas e de outros hormônios. Como consequência, o epitélio alveolar passa a reabsorver sódio e líquidos, alterando a secreção de cloro e líquidos para os espaços alveolares.[66] Após o nascimento, ocorre reabsorção do fluido alveolar em resposta ao aumento da tensão de oxigênio. A entrada do ar nos pulmões, com a primeira respiração efetiva, leva à expansão dos alvéolos e à consequente queda da pressão intratorácica.

## SISTEMA NERVOSO CENTRAL

Conhecer amplamente as etapas de desenvolvimento do sistema nervoso central é imprescindível para o entendimento dos mecanismos fisiopatológicos de eventos que podem comprometer a integridade neurológica do feto. Esse conhecimento pode auxiliar, ainda, no diagnóstico das anormalidades e em seu tratamento, bem como na avaliação de malformações.

### Indução dorsal

Na primeira etapa de desenvolvimento do sistema nervoso central, a formação da porção caudal do tubo neural e a neurulação caracterizam a indução dorsal. A placa ectodérmica embrionária (placa neural) forma o tubo neural, na chamada neurulação, entre a 3ª e a 4ª semanas de gestação. A formação do tubo neural se dá pela placa que se invagina e se fecha dorsalmente, formando posteriormente o encéfalo e a medula espinhal. Além do tubo neural, a crista neural também se desenvolve a partir da placa neural e originará os gânglios espinhais das raízes sensitivas e dos nervos cranianos, aos gânglios do sistema autônomo, às células de Schwann e a uma parte das meninges.

As células das porções caudais passam a produzir vacúolos que coalescem e contatam o tubo neural, entre 28 e 32 dias após a fertilização, iniciando um processo de canalização que se segue até a 7ª semana, quando é iniciada a diferenciação retrógrada com regressão da massa celular caudal.

### Medula espinhal

A medula espinhal se origina da porção caudal do tubo neural, localizada logo abaixo do 4º par de somitos. Por volta da 9ª semana de gestação, as paredes laterais do tubo neural passam a se espessar progressivamente, diminuindo o tamanho do lúmen central até se transformar em um pequeno canal central.

Inicialmente, a parede do tubo neural é composta pelo neuroepitélio colunar espesso e pseudoestratificado. Essas células neuroepiteliais constituem a zona ventricular (camada ependimária), que irá originar todos os neurônios e células da macroglia (astrócitos e oligodendrócitos). A zona marginal, composta por células neuroepiteliais, transforma-se progressivamente em substância branca da medula espinhal, com o crescimento dos axônios originários dos corpos das células nervosas da medula espinhal, dos gânglios espinhais e do encéfalo (Figura 7).

Neurônios primitivos chamados de neuroblastos promovem a diferenciação das células neuroepiteliais da zona ventricular, que constituem então uma zona intermediária entre a ventricular e a marginal (Figura 7). Essas células passam por processos citoplasmáticos e, então, modificam-se em neurônios.

Após a formação dos neuroblastos, os glioblastos ou espongioblastos, células de suporte do sistema nervoso central, irão se distinguir das células neuroepiteliais. Essas células de suporte migram da zona ventricular para a zona intermediária e depois para a zona marginal. Alguns glioblastos se transformam em oligodendroblastos e depois em oligodendrócitos, ao passo que outros se convertem em astroblastos e posteriormente em astrócitos.

A transformação das células neuroepiteliais em células ependimárias ocorre após o término da formação de neuroblastos e glioblastos e leva à origem do epêndima no canal central da medula espinhal.

Os neurônios unipolares originários das células da crista neural formarão os gânglios espinhais (ou gânglios de raízes dorsais).

O mesênquima origina as pequenas células da micróglia, espalhadas pelas substâncias branca e cinzenta. Alguns estudos, porém, afirmam que a micróglia é formada por monócitos provenientes da circulação durante o período fetal.

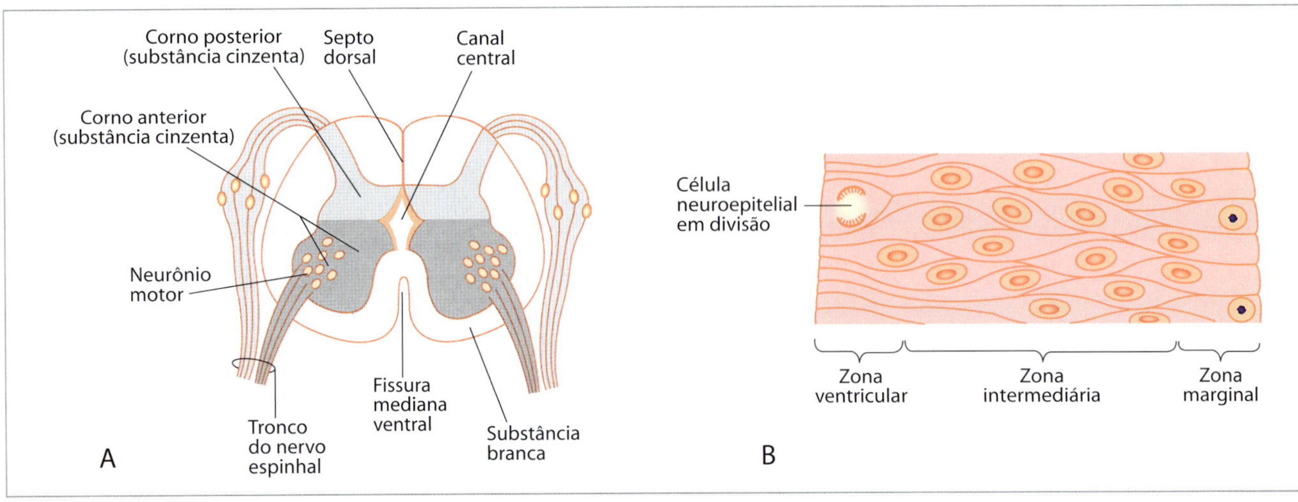


**FIGURA 7.** Representação do desenvolvimento da medula espinhal. A: secção transversa do tubo neural em embrião de 9 semanas; B: secção da parede da medula espinhal em desenvolvimento mostrando as três zonas.

O mesênquima origina a meninge primitiva, membrana que circunda o tubo neural. A camada interna dessa membrana comporá a pia-máter e a aracnoide que, em conjunto, formam a leptomeninge. O espaço subaracnóideo irá se formar pela união dos espaços entre a pia-máter e a aracnoide. O espessamento da camada externa da meninge primitiva irá formar a dura-máter.

Ao longo da 5ª semana de gestação, pode-se observar o início da produção de liquor.

## Encéfalo fetal

O encéfalo do feto se origina pela porção cranial do tubo neural, logo acima do 4º par de somitos. A fusão das dobras neurais na região cranial e o fechamento do neuróporo rostral formam três vesículas encefálicas primárias, a partir das quais se forma o encéfalo (Figura 8). A primeira vesícula é chamada prosencéfalo (encéfalo anterior); a segunda, mesencéfalo (encéfalo médio); e a terceira, rombencéfalo (en-

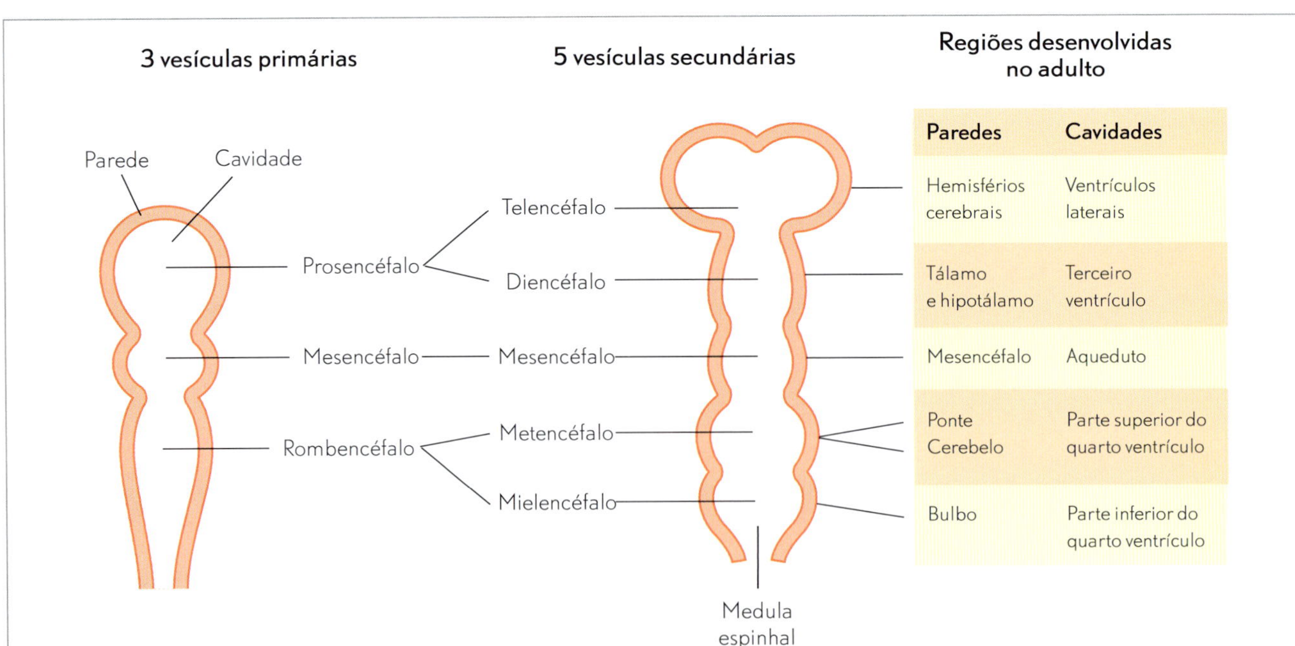


**FIGURA 8.** Diagrama esquemático das vesículas cerebrais indicando as regiões do encéfalo desenvolvidas no adulto. (Figura adaptada de Moore e Persaud.[191])

céfalo posterior). O telencéfalo (hemisférios cerebrais) e o diencéfalo (tálamo e hipotálamo) são formados a partir do prosencéfalo ao longo da 5ª semana de gestação. O metencéfalo (ponte e cerebelo) e o mielencéfalo (bulbo) são formados a partir do rombencéfalo, enquanto o mesencéfalo se forma a partir do mesencéfalo primitivo.[191]

Durante a 4ª semana de gestação, verifica-se rápido crescimento do encéfalo embrionário, resultando em flexão do mesencéfalo e cervical. Após esse processo, ocorre o afilamento do teto do rombencéfalo, resultante do crescimento desigual do encéfalo entre as flexões, em direções opostas, a partir do encéfalo posterior.

No início, a estrutura básica da medula espinhal em desenvolvimento é detida pelo encéfalo; entretanto, as flexões cerebrais apresentam variação no contorno das secções transversais dos diferentes níveis do encéfalo.

## Rombencéfalo

A flexão cervical delimita os limites entre o encéfalo posterior e a medula espinhal. A ponte se formará a partir do mesmo local da flexão, dividindo o encéfalo posterior em mielencéfalo (porção caudal) e metencéfalo (porção rostral). O mielencéfalo formará o bulbo; e o metencéfalo, a ponte e o cerebelo; enquanto o 4º ventrículo se origina na cavidade do rombencéfalo (Figura 9).

A medula espinhal tem estrutura e desenvolvimento semelhantes aos da porção caudal do mielencéfalo. O lúmen do tubo neural forma um pequeno canal central. A migração de neuroblastos do mielencéfalo para a zona marginal forma as áreas de substância cinzenta denominadas núcleo grácil (medial) e núcleo cuneiforme (lateral), associados aos tratos que levam esses mesmos nomes. Na porção superior do mielencéfalo, os neuroblastos geram os neurônios motores e compõem os núcleos e as colunas celulares de neurônios eferentes e aferentes, viscerais e somáticos.

No metencéfalo, formam-se a ponte e o cerebelo, e a sua cavidade delimita a parte superior do 4º ventrículo. Os neuroblastos formam os núcleos de neurônios motores, os quais se organizam em colunas bilateralmente. O cerebelo inicialmente se projeta para o 4º ventrículo, cresce e se funde na linha média, depois toma sua forma definitiva a partir do espessamento da parte dorsal.

Alguns neuroblastos migram da zona intermediária para a marginal, transformando-se nos neurônios do córtex cerebelar. A proliferação dos neuroblastos gera os núcleos da ponte, os núcleos cocleares e vestibulares e o núcleo sensitivo do nervo trigêmeo.

## Plexo coroide e liquor

A tela coroide é produzida a partir de uma camada de pia-máter derivada do mesênquima em associação com o epêndima e recobre o teto do 4º ventrículo. A propagação ativa da pia-máter promove a invaginação da tela coroide para o interior do 4º ventrículo, onde se diferencia em plexo coroide. O mesmo processo ocorre no teto do 3º ventrículo e nas paredes mediais dos ventrículos laterais. O plexo coroide é responsável pela secreção do fluido ventricular, o qual se converterá em liquor e mais tarde envolverá o encéfalo, a medula espinhal e as meninges. A absorção do liquor é realizada pelas granulações aracnóideas dos seios venosos durais.

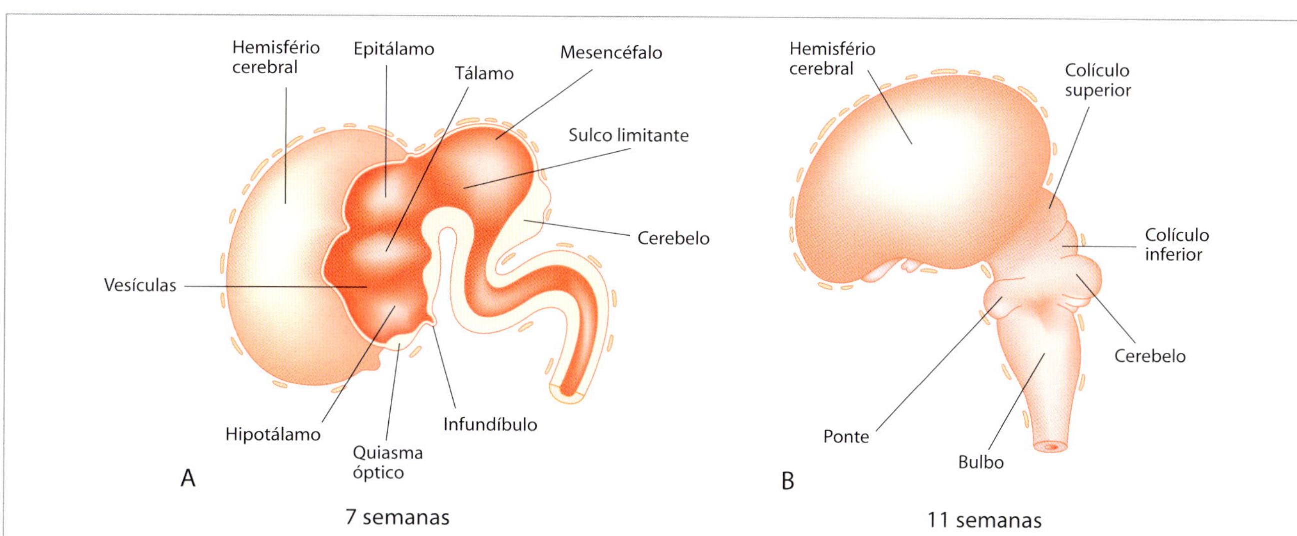


**FIGURA 9.** Representação esquemática do encéfalo em desenvolvimento. A: seção mostrando a superfície medial do prosencéfalo e mesencéfalo; B: visão externa do encéfalo. (Figura adaptada de Moore e Persaud.[191])

## Mesencéfalo

O mesencéfalo apresenta poucas mudanças durante o desenvolvimento do encéfalo. O aqueduto cerebral (aqueduto de Sylvius) é resultado do estreitamento do canal neural que conecta o 3º e o 4º ventrículos. Os núcleos colículos inferiores e superiores, relacionados, respectivamente, aos reflexos auditivos e visuais, se desenvolvem a partir da migração dos neuroblastos para o teto do mesencéfalo. Esses núcleos também formam o tegumento e a substância nigra. O crescimento das fibras originárias do encéfalo forma os pedúnculos cerebrais, que são protuberantes por conta da elevação das fibras descendentes.

## Prosencéfalo

Depois do fechamento do neuróporo rostral, surgem as duas vesículas ópticas, em cada lado do encéfalo superior, antecessoras à retina e ao nervo óptico. O crescimento dorsal do 2º par de divertículos produz as vesículas encefálicas, também chamadas vesículas cerebrais, e as suas cavidades formarão os ventrículos laterais. A porção anterior do prosencéfalo forma o telencéfalo e a porção posterior, o diencéfalo, no início do desenvolvimento dos hemisférios cerebrais. As cavidades do telencéfalo e do diencéfalo influenciam a formação do 3º ventrículo (ver Figura 9).

O epitálamo, o tálamo e o hipotálamo são formados nas paredes do 3º ventrículo do diencéfalo. A glândula pineal se forma por meio de um divertículo na porção caudal do teto do diencéfalo.

A hipófise, ou glândula pituitária, é formada pelo teto ectodérmico da bolsa de Rathke e pelo neuroectoderma do diencéfalo.

Em princípio, as vesículas cerebrais se comunicam amplamente com o 3º ventrículo em suas paredes laterais através do forame interventricular.

O diencéfalo, o mesencéfalo e o rombencéfalo são cobertos sucessivamente pela expansão gradual dos hemisférios cerebrais.

A expansão do assoalho de cada hemisfério acontece mais lentamente que a expansão das paredes corticais, assim cada hemisfério apresenta o formato de um "C". Processo semelhante ocorre com os ventrículos laterais.

O corpo estriado resulta de uma tumefação proeminente no assoalho de cada hemisfério cerebral, no decorrer da 6ª semana de gestação. A cápsula interna surge da passagem de fibras originárias do córtex e de fibras que se direcionam a ele pelo corpo estriado, com a diferenciação do córtex cerebral.

Os grupos de fibras denominados comissuras cerebrais fazem conexões entre as áreas correspondentes estabelecidas entre os hemisférios. Primeiramente, formam-se as comissuras anterior e hipocampal. A comissura anterior conecta o bulbo olfatório e as áreas relacionadas de um hemisfério cerebral ao outro. Da mesma maneira, as formações do hipocampo são conectadas pela comissura hipocampal. A deficiência de ferro pode prejudicar o desenvolvimento do hipocampo, área cerebral relacionada à memória.[19]

A maior comissura cerebral é o corpo caloso, que cruza a região da lâmina terminal, distendendo-se sobre o teto do diencéfalo e ligando as áreas neocorticais. O quiasma óptico, que se desenvolve na parte ventral da lâmina terminal, é constituído por fibras das metades mediais da retina, que se cruzam e se unem ao trato óptico do lado oposto.

## Diferenciação do córtex cerebral

As paredes dos hemisférios cerebrais apresentam, inicialmente, três zonas típicas do tubo neural (ventricular, intermediária e marginal) e, posteriormente, surge a zona subventricular. A migração das células da zona intermediária para a zona marginal forma as camadas corticais. O centro medular, que é um grande volume de substância branca situados centralmente, é formado pelos axônios dos neurônios da substância cinzenta; sendo que a substância cinzenta se localiza perifericamente.

A superfície dos hemisférios inicialmente é lisa. Um complexo padrão de sulcos e giros é gerado com o crescimento gradual, tornando possível o aumento da superfície do córtex cerebral sem aumentar a caixa craniana excessivamente (Figura 10).

## Migração dos neurônios corticais

A migração dos neurônios corticais da camada germinativa para a lâmina cortical é um processo considerado complexo.[43] A geração de neurônios corticais acontece na primeira metade da gestação, em especial a partir da 5ª semana de gestação, e eles migram até aproximadamente 22 semanas. Depois de alcançar a lâmina cortical, os neurônios começam a se distinguir, estendendo o campo dendrítico e determinando conexões axonais. Nos últimos 2 meses da gravidez, o córtex chega à forma final, com sulcos e giros.

As células vão da zona intermediária para a zona cortical, auxiliadas por células gliais radiais, que orientam os neuroblastos no processo de migração. Estudos mais atuais supõem que aconteça também a migração de uma parcela importante por caminhos tangenciais, de forma independente, não somente ao longo da glia radial.[93,173] O conhecimento dos genes que medeiam o processo completo do desenvolvimento do córtex cerebral ainda é desconhecido, pois se trata de uma complexa e intrincada sinalização molecular.[42,79,109]

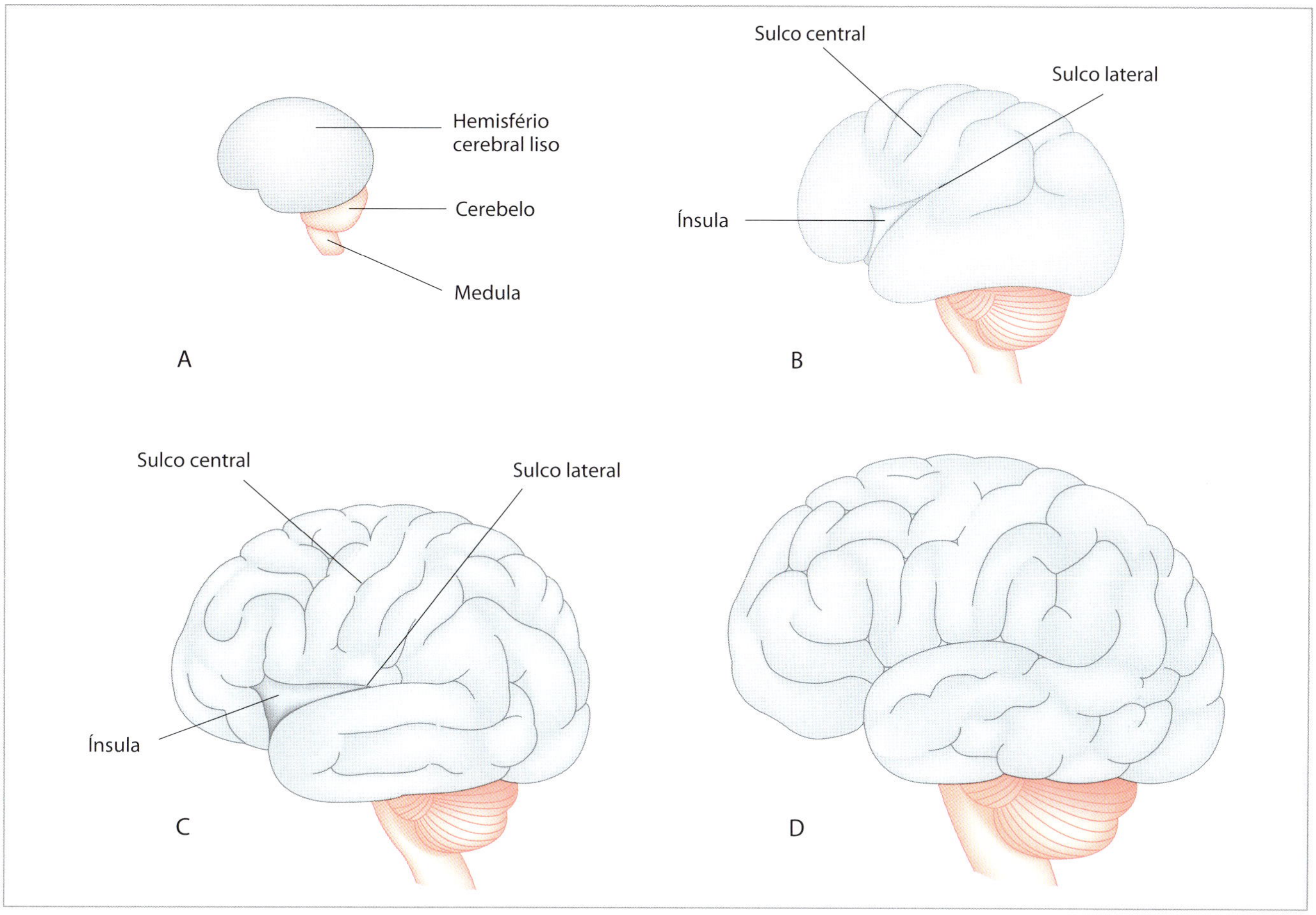


**FIGURA 10.** Vista lateral do hemisfério cerebral esquerdo demonstrando os estágios sucessivos de desenvolvimento dos sulcos e giros. A: 13 semanas; B: 26 semanas; C: 35 semanas; D: recém-nascido. (Figura adaptada de Moore e Persaud.[191])

As células de Cajal-Retzius são responsáveis pela secreção de reelina, uma glicoproteína da matriz extracelular que se conecta a diversos receptores de superfície das células e que tem importante papel na migração de neurônios corticais.[87,88] A função exata que exercem sobre esse processo não é conhecida; no entanto, sabe-se que, para que a migração dos neurônios ocorra corretamente nas camadas horizontais, o caminho precisa ser corretamente indicado pela integridade da expressão proteica dos neurônios da lâmina cortical.[55,113,164] A expressão de reelina promove um sinal de parada para que essa migração não ultrapasse a lâmina cortical, invadindo a zona marginal.[51]

Depois do surgimento da lâmina cortical, a zona ventricular neocortical deixa de gerar células de Cajal-Retzius e passa a gerar neurônios.[143] Com o aumento progressivo do córtex, a contagem celular passa a apresentar estabilidade da densidade de células reelina-positivas na zona marginal.[141] Entre 13 e 24 semanas, surgem células reelina-positivas compostas por neurônios imaturos em maior número, que chegam por migração tangencial. Depois de 24 semanas, as células de Cajal-Retzius se degeneram.[142]

## Organização

A partir do 6º mês de gestação, acontecem eventos na diferenciação dendrítica e dos axônios, paralelamente ao desenvolvimento das conexões sinápticas. Os neurônios passam a apresentar certo alinhamento, orientação e estratificação. São elaboradas as ramificações axonais e dendríticas, ocorrendo o estabelecimento de conexões sinápticas e a proliferação e a diferenciação de células da glia. A ramificação axonal e a arborização expandem a área de conexões sinápticas progressiva e dinamicamente.

## Mielinização

A mielinização dos neurônios começa no segundo trimestre de gestação, prosseguindo pela adolescência até a fase de adulto jovem. Esse processo se inicia no sistema nervoso periférico, com as raízes motoras e, depois, as sensitivas. Na sequência, a mielina passa a surgir também no sistema nervoso central e em alguns grandes tratos, sendo que a mielinização dos aferentes acontece antes da dos eferentes. A mielinização das áreas de associação dos hemisférios cerebrais acontece tardiamente, depois do nascimento.

## Estados comportamentais do feto

Como reflexo da atividade advinda do sistema nervoso central, são estabelecidos padrões de atividade neural, de coordenação central e do estado comportamental do feto. Com isso, as variáveis fisiológicas e comportamentais do feto são expressadas em período não inferior a 3 minutos. Assim, é possível observar anormalidades no estado comportamental do feto em casos de lesão neurológica grave e traçar um esboço por meio de exame neurológico ainda no ambiente intrauterino.

A definição de critérios para a existência de estados comportamentais do feto foi descrita por Nijhuis et al.,[150] com base em uma analogia com os estados comportamentais identificados em recém-nascidos. Esses estados foram categorizados em quatro grupos, divididos conforme as características dos três parâmetros principais (movimentos corporais, movimentos oculares e frequência cardíaca fetal), e acrescentando um "F" para diferenciá-los dos recém-nascidos.

- Estado 1F – inatividade ou quiescência: pode sofrer interferência de breves movimentos grosseiros; ausência de movimentos oculares; frequência cardíaca fetal estável, com variabilidade inferior a 10 bpm; e acelerações isoladas relacionadas a movimentos fetais.
- Estado 2F – frequentes movimentos de pequena amplitude (cabeça, face ou extremidade): movimentos oculares presentes; frequência cardíaca fetal com variabilidade entre 10 e 15 bpm; e frequentes acelerações durante os movimentos.
- Estado 3F – movimentos corporais grosseiros ausentes: movimentos oculares presentes; frequência cardíaca fetal estável, com variabilidade maior que no estado 1F; e ausência de acelerações.
- Estado 4F – frequentes movimentos corporais grosseiros: movimentos oculares presentes; frequência cardíaca fetal instável com variabilidade superior a 25 bpm; e frequentes acelerações com amplitude de 25 a 30 bpm, geralmente com taquicardia mantida.

Outras variáveis com padrão episódico, como os movimentos respiratórios e bucais do feto, não são utilizadas na definição dos estados comportamentais.

Os movimentos pulmonares fetais são mais facilmente observados a partir das 11 semanas de gestação, mas não acontecem continuamente e estão sob influência de diversas condições.[177] São regulares nos estados 1F e 3F, irregulares em 2F e 4F, e inexistentes por até 2 horas perto do termo.[157]

Os movimentos de sucção e deglutição podem ser reconhecidos a partir da 12ª semana. Os movimentos bucais específicos ou de sucção são regularmente observados no estado 1F, sendo mais efetivos no estado 3F, enquanto nos estados 2F e 4F apresentam-se irregulares.

Além desses dados, também é fundamental para interpretação da regulação da frequência cardíaca fetal e da cardiotocografia.[128] O reconhecimento de padrão silente à cardiotocografia pode ser um espelho do estado comportamental fisiológico 1F ou demonstrar hipoxia fetal.[119] Para que se faça diferenciação adequada entre essas duas situações, sugere-se prolongar o tempo de realização da cardiotocografia (o período de estado 1F teve duração máxima relatada de 37 minutos[121]) ou aplicar estímulos externos (p. ex., um estímulo sônico).

A compreensão do comportamento fetal é uma ferramenta útil na avaliação e na investigação de lesões cerebrais preexistentes, mesmo na inexistência de protocolos de estudos nesse sentido. Essas observações exigem longo tempo de observação para conclusões fidedignas.[48] O desenvolvimento de métodos mais confiáveis de investigação do comportamento fetal é necessário para a evolução dessa área de conhecimento.

# SISTEMA DIGESTÓRIO

## Trato gastrointestinal

A formação do trato gastrointestinal (Figura 11) se inicia na 4ª semana de gestação, a partir do momento em que a parte dorsal da vesícula vitelínica é incorporada ao embrião, derivada do endoderma do intestino primitivo, que por sua vez deriva em boa parte do epitélio e das glândulas do sistema digestório. O epitélio das extremidades cranial e caudal do trato derivam do ectoderma do *stomodeum* (boca primitiva) e do *proctodeum* (abertura anal).[191] A musculatura, o tecido conjuntivo e outras camadas que formam a parede do sistema digestório têm origem no mesênquima esplâncnico.

A deglutição fetal é iniciada entre 10 e 12 semanas de gestação e, neste mesmo período, o intestino delgado inicia o peristaltismo e o transporte ativo de glicose, com absorção de parte considerável do fluido deglutido. Estima-se que o esvaziamento gástrico e as mudanças na composição do líquido amniótico possam provocar o mecanismo de deglutição fetal, embora não se conheça ainda a forma pela qual ocorre esse estímulo.[58,167]

Entende-se que o esvaziamento gástrico seja impulsionado pela distensão do estômago, primariamente, e que o movimento do líquido amniótico pelo trato gastrointestinal favoreceria o desenvolvimento e o crescimento do

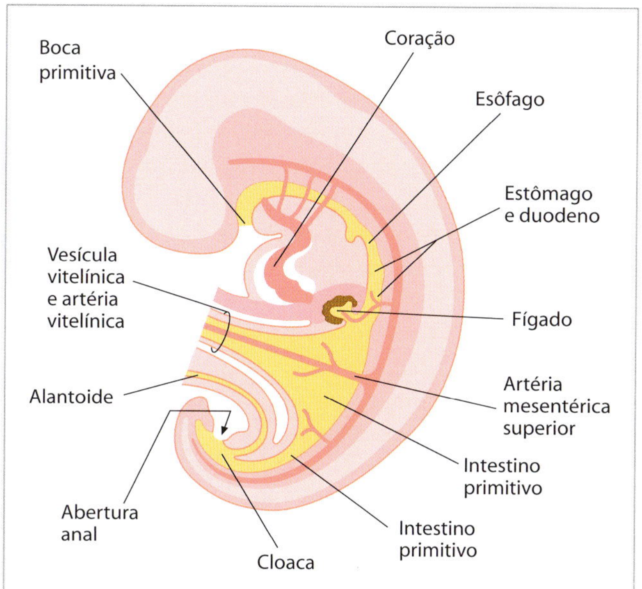


**FIGURA 11.** Secção sagital de embrião de 4 semanas mostrando o sistema digestório primitivo e seu suprimento sanguíneo. O intestino primitivo é constituído por um longo tubo estendendo-se ao longo do comprimento do embrião. Seus vasos sanguíneos são derivados dos vasos que suprem a vesícula vitelínica. (Figura adaptada de Moore e Persaud.[191])

sistema tubular, gerando condições para que ocorra a alimentação depois do nascimento.

O volume deglutido pelo feto é pequeno no início da gestação, o que faz com que o processo de deglutição não exerça papel significativo na uniformização do volume de líquido amniótico. Após 26 semanas, no entanto, o fluido deglutido passa a regular o volume de líquido amniótico.

O intestino delgado e o estômago do feto apresentam menor dosagem de enzimas digestivas e de ácido clorídrico no início da gestação. A partir das 11 semanas, pode-se identificar a presença de fator intrínseco e, a partir das 16 semanas, o de pepsinogênio.[35]

O mecônio, descrito como o conteúdo do intestino do feto, contém muitos produtos de secreção, por exemplo, glicerofosfolípides dos pulmões, células fetais descamadas, lanugem, cabelos e *vernix* caseoso, e ainda pode conter fragmentos deglutidos e não digeridos que estavam no líquido amniótico. A presença de biliverdina confere ao mecônio o aspecto verde-escuro.

Há dois mecanismos principais para a liberação de mecônio. O primeiro é o peristaltismo normal do intestino do feto maduro no termo da gestação. O segundo é decorrente da hipoxia fetal e leva ao aumento da atividade parassimpática, com consequente estímulo colinérgico do cólon descendente e liberação de mecônio para a cavidade amniótica.[2,33,70]

## Fígado

No início da 4ª semana de gestação, o fígado, a vesícula biliar e as vias biliares são gerados a partir da porção ventral da região inferior do intestino primitivo anterior (Figura 12).[191] Da 5ª à 10ª semanas, ocorre um rápido aumento das proporções do fígado, que passa a ocupar considerável espaço na cavidade abdominal. Os lobos direito e esquerdo já estão presentes a partir da 5ª semana e os lobos caudado e quadrado se formam, respectivamente, na 6ª e na 7ª semanas. Com 12 semanas, o lobo esquerdo se apresenta duas vezes maior que o direito; com 36 sema-

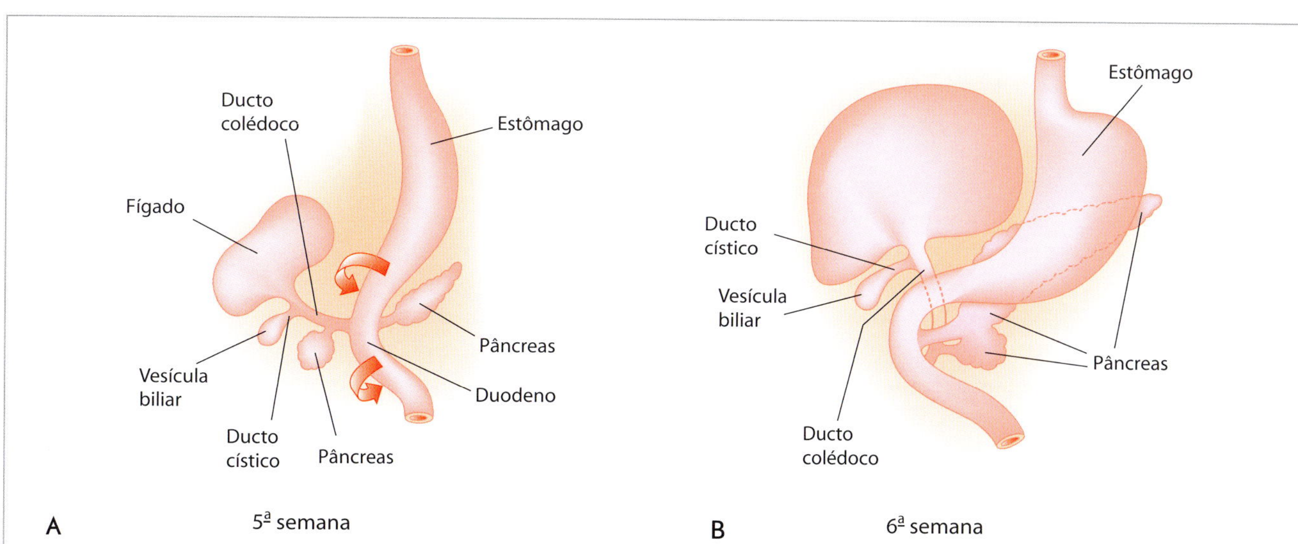


**FIGURA 12.** Desenvolvimento do duodeno, do fígado, do pâncreas e das vias biliares na quinta e sexta semanas. O pâncreas desenvolve-se em duas porções que se fundem englobando os ductos biliares (colédoco). (Figura adaptada de Moore e Persaud.[191])

nas, apresenta-se apenas 10% maior e, ao nascimento, ambos têm o mesmo volume. A proporção se inverte com 5 dias de vida, quando o lobo direito se torna 10% maior que o esquerdo.[56]

A quantidade de sangue oxigenado recebida pelo fígado no período intrauterino é o fator que determina seu desenvolvimento e sua segmentação funcional.[11] O sangue rico em oxigênio da veia umbilical garante o início do suprimento sanguíneo do lobo esquerdo, enquanto o abastecimento de sangue para o lobo direito vem do seio portal (muito oxigenado) e da veia porta (pouco oxigenado). Em condições normais, a distribuição de oxigênio é idêntica para os dois lobos, mas em caso de hipoxemia o lobo esquerdo passa a consumir menos oxigênio que o lobo direito.[30]

Estudos com ovelhas apontaram aumento do fluxo sanguíneo para o ducto venoso quando o feto está em hipoxemia aguda, em razão da grande resistência vascular no território hepático que, em resposta às catecolaminas circulantes (noradrenalina e adrenalina), desvia o fluxo.[158]

Os sinusoides hepáticos primordiais são formados pela anastomose dos cordões hepáticos. O mesênquima origina o tecido hematopoiético e as células de Kupffer do fígado. Com a progressão da idade gestacional, ocorre aumento gradativo das enzimas hepáticas. A bilirrubina livre tem pouca capacidade de ser metabolizada pelo fígado, sendo o metabolismo hepático menos eficiente em decorrência de sua imaturidade.

A produção de bilirrubina é maior no feto, em razão de os eritrócitos terem meia-vida mais curta, se comparado ao que acontece na vida adulta. A placenta movimenta a bilirrubina do feto para a circulação materna, sendo que apenas uma pequena fração será conjugada pelo fígado, a qual será expelida para o trato intestinal e oxidada para a biliverdina. Depois da 12ª semana de gestação, a bilirrubina não conjugada passa a ser expelida no líquido amniótico e transferida para a placenta.

O fígado apresenta tamanho consideravelmente grande entre a 7ª e a 9ª semanas, em razão da hematopoiese, correspondendo a 10% de todo o peso do feto.

O colesterol do feto, em sua maioria produzido pelo fígado, integra as membranas celulares, tem participação no desenvolvimento do sistema nervoso central e é precursor dos hormônios esteroides, o que faz dele um componente primordial para seu desenvolvimento.[69] A síntese hepática suporta a grande necessidade de LDL-colesterol pela adrenal do feto.

### Pâncreas

O pâncreas do feto se desenvolve a partir do botão pancreático de células endodérmicas que surgem da porção caudal do intestino primitivo anterior, entre as camadas do mesentério ventral. Uma rede de túbulos (ductos primitivos) se forma a partir do parênquima pancreático, que tem sua origem no endoderma dos botões pancreáticos. Paralelamente, na porção terminal desses túbulos, formam-se os ácinos.

As ilhotas pancreáticas se formam a partir de grupos celulares que se separam dos túbulos e se formam entre os ácinos.[28] Grânulos contendo insulina são identificados a partir da 9ª e da 10ª semanas de gestação. A partir da 12ª semana, pode-se detectar insulina no plasma fetal, enquanto o glucagon só é detectado no plasma a partir de 15 semanas, embora no pâncreas fetal já seja identificado desde a 8ª semana.[181] O pâncreas fetal é capaz, portanto, de responder à hiperglicemia produzindo insulina.

Há variações na resposta de secreção de insulina pelo pâncreas fetal a diferentes concentrações de glicose. Ao final da gestação, tanto a secreção de insulina basal quanto a fração incitada pela glicose são reguladas pela hiperglicemia sustentada. Por outro lado, a secreção de insulina é significativamente maior na ocorrência de episódios agudos de hiperglicemia. Na hipoglicemia, ocorre redução da secreção de insulina basal e da secreção estimulada pela glicose. Em caso de grandes concentrações de aminoácidos, ocorre equilíbrio da secreção de insulina pelos mesmos.[27]

Depois das 14 semanas, tem sido identificada amilase no líquido amniótico,[91] mas a maiorias das outras enzimas está presente somente depois de 16 semanas, com as quantidades aumentando conforme a idade gestacional.[175]

## APARELHO UROGENITAL

### Desenvolvimento dos rins e das vias urinárias

O pronefro, o mesonefro e o metanefro, três conjuntos de órgãos excretores, são formados no período embrionário. Em 2 semanas, o pronefro involui por ser essencialmente rudimentar.[191] O mesonefro demonstra alguma funcionalidade ao redor da 5ª semana de gestação, porém se degenera após aproximadamente 11 semanas. O metanefro se forma a partir da interação do botão ureteral e do blastema, entre 9 e 12 semanas.[44] O mesoderma intermediário participa no desenvolvimento dos rins e dos ureteres, ao passo que a bexiga e a uretra se desenvolvem a partir do seio urogenital e parte da bexiga se desenvolve a partir do alantoide (Figuras 13 e 14).

Depois da 14ª semana de gestação, a alça de Henle já é funcional e parte dos néfrons está formada, possibilitando o início da reabsorção tubular.[170] Até a 36ª semana, são formados novos néfrons. Como resultado, o feto produz urina, porém hipotônica se comparada ao plas-

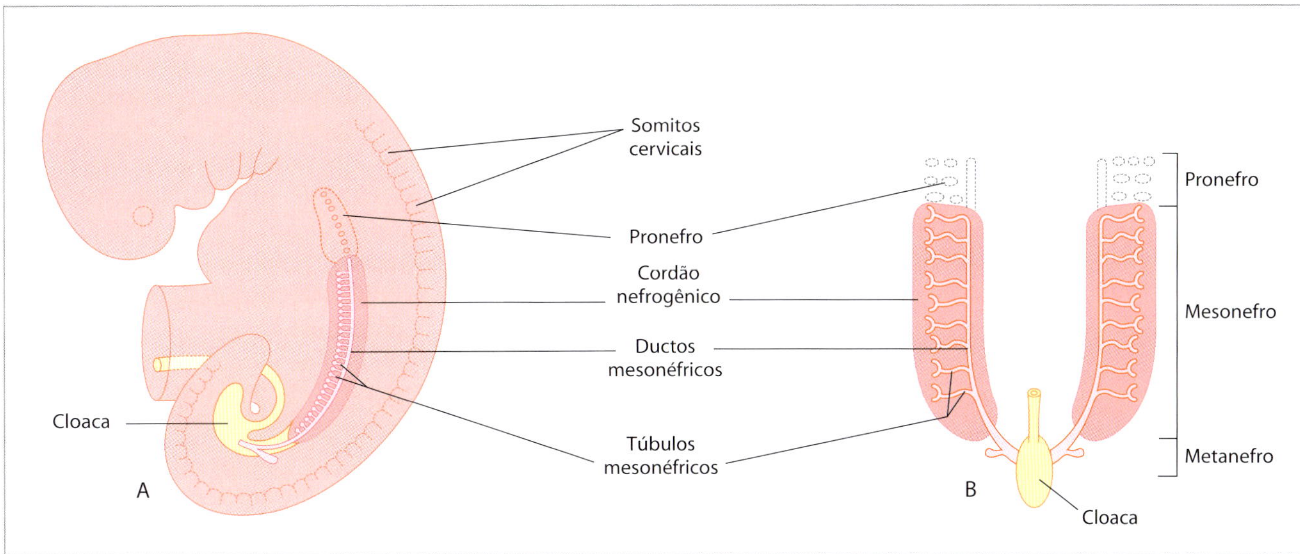


**FIGURA 13.** Órgãos do aparelho urogenital em desenvolvimento em embrião na quinta semana. A: vista lateral; B: vista anteroposterior. Os túbulos mesonéfricos foram dispostos lateralmente ao ducto mesonéfrico para esquematização do desenho. (Figura adaptada de Moore e Persaud.[191])

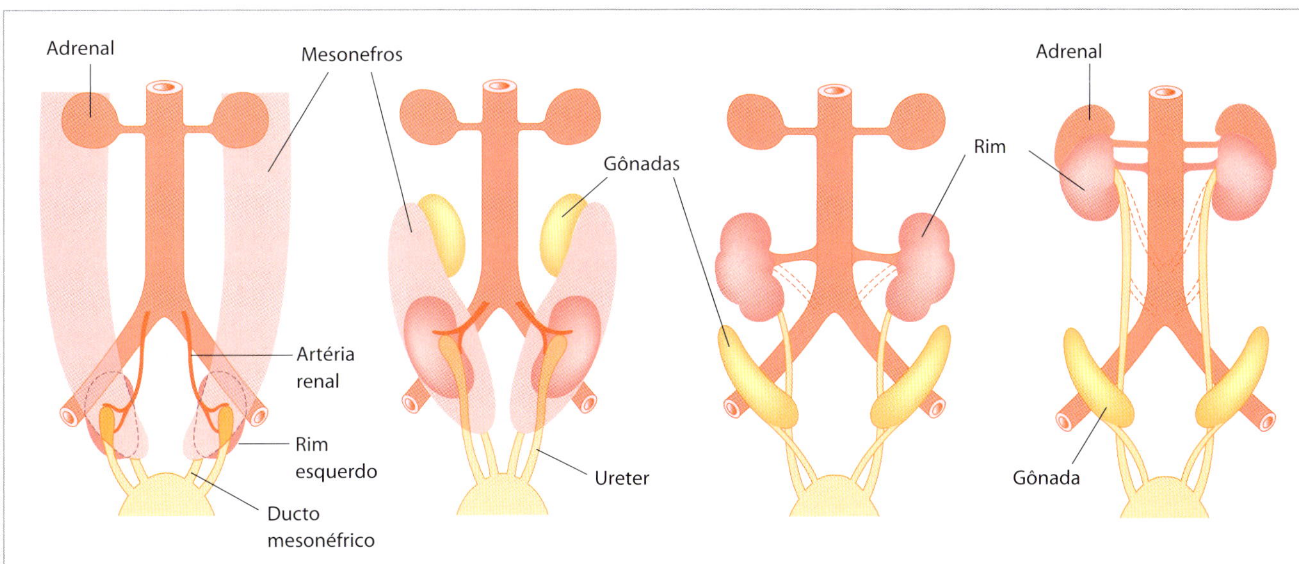


**FIGURA 14.** Desenvolvimento do rim entre a sexta e a nona semanas demonstrando a rotação medial e ascensão renal da pelve para o abdome. (Figura adaptada de Moore e Persaud.[191])

ma fetal e com baixas concentrações de eletrólitos, pois há restrição da capacidade renal do feto de concentrá-la ou modificar seu pH.

A organogênese renal está significativamente relacionada à angiotensina II, por isso o uso de inibidores da enzima conversora da angiotensina, que bloqueiam o sistema renina-angiotensina-aldosterona, pode levar a anormalidades renais no feto. Os receptores AT2 apresentam considerável expressão no rim em desenvolvimento, principalmente no mesênquima indiferenciado.[122] Com a maturação renal, há aumento da expressão de receptores AT1, que se encontram espalhados difusamente no córtex do rim e no glomérulo fetal em desenvolvimento.[178] Tanto os receptores AT1 quanto os AT2 participam do desenvolvimento dos néfrons, e os AT2 ainda estão relacionados à apoptose e à inibição do crescimento tubular. A organogênese renal recebe interferência de alguns elementos de crescimento estimulados pela angiotensina.[67]

A produção de urina e o fluxo sanguíneo renal controlam vários elementos em formação, como o sistema nervoso simpático, o sistema renina-angiotensina-aldosterona, as prostaglandinas, a calicreína e o peptídeo atrial natriurético. A taxa de filtração glomerular aumenta proporcionalmente à evolução da idade gestacional, passando de 0,1 mL/min na semana 12 para 0,3 mL/min na semana 20. Já a diurese do feto é praticamente invariável ao fim da gestação, de aproximadamente 27 mL/h ou 650 mL/dia, podendo ser corrigida pelo peso do feto.[182]

## Diferenciação sexual

No momento da fertilização, o gênero cromossômico do feto, que faz a diferenciação sexual do fenótipo em formação, é determinado.

Há quatro critérios, no entanto, para a definição do gênero: cromossômico, gonadal, fenotípico e psicológico.

- Gênero cromossômico: distingue-se a partir do cromossomo, sendo indivíduos do gênero masculino aqueles que apresentam cromossomos sexuais XY e do gênero feminino aqueles que apresentam cromossomos sexuais XX.
- Gênero gonadal: refere-se ao aparelho reprodutor, ou seja, as mulheres têm ovários, enquanto os homens têm testículos.
- Gênero fenotípico: refere-se aos genitais, ou seja, o grupo feminino, além dos ovários, tem vulva, vagina, útero e tubas uterinas; o grupo masculino, além dos testículos, tem pênis, próstata, vesículas seminais, ductos deferentes e epidídimos.

Os critérios para definição do gênero costumam ser concordantes para um mesmo indivíduo; no entanto, a sequência do processo de diferenciação sexual, que habitualmente é ordenada e sequencial (o desenvolvimento da gônada para ovário ou testículo é direcionado pelo gênero cromossômico e a gônada específica daquele gênero determinará o desenvolvimento fenotípico) pode ser afetada por anormalidades.[10]

### Estabelecimento do gênero cromossômico

O gênero cromossômico é constituído no momento em que o espermatozoide fertiliza o óvulo. Como este apresenta sempre o cromossomo X, o espermatozoide instituirá o gênero a partir de seu cromossomo sexual (X ou Y). A composição XX dos cromossomos sexuais é uma característica feminina, enquanto a XY é masculina.

O cromossomo Y possui determinantes genéticos essenciais para o desenvolvimento do gênero masculino, por exemplo, a diferenciação dos cordões seminíferos e das células intersticiais, cuja ausência levará ao desenvolvimento do tipo feminino. Por outro lado, alguns genes existentes no cromossomo X também são necessários para que o desenvolvimento masculino seja considerado normal. Os autossomos, outros tipos de cromossomos, participam com genes primordiais para o desenvolvimento fenotípico masculino ou feminino, indicado por padrão autossômico recessivo encontrado em alguns casos de disgenesia gonadal pura 46,XX (com gônadas em fita). Em alguns casos de disgenesia gonadal 46,XY (macho genético que se diferencia como fêmea com gônadas em fita), foi encontrada como causa da disgenesia uma mutação de gene ligada ao cromossomo X.

No braço curto do cromossomo Y, na região denominada *sex-determining region* (SRY), expressa-se um gene associado à geração dos testículos. Esse mesmo gene codifica a transcrição de um fator que modula a taxa de transcrição dos genes envolvidos na diferenciação gonadal (como o gene SRY, que é específico do cromossomo Y), sendo que após a fertilização, no zigoto, sua expressão já pode ser observada. Os genes *dose-dependent sex reversal*, expressos no cromossomo X, e outros genes autossômicos ainda não identificados, também participam do desenvolvimento dos testículos.[64]

A diferenciação e o desenvolvimento normais do gênero fenotípico são bastante complexos e seus componentes não podem ser esclarecidos somente pela composição dos cromossomos sexuais.

### Estabelecimento do gênero gonadal

As gônadas apresentam três tipos principais de células: germinativas, de suporte e intersticiais. As primeiras originam-se da endoderme do saco vitelínico, fora do embrião. As células de suporte derivam do epitélio das cristas gonadais, que se diferenciam em células de Sertoli nos testículos e, nos ovários, em células da granulosa.

As gônadas primitivas e as células germinativas da endoderme do saco vitelínico já estão evidentes nos embriões com 5 semanas de gestação, mesmo período em que iniciam a migração em direção ao epitélio celômico das cristas gonadais, por meio de movimentos ameboides, replicando-se nesse trajeto diversas vezes (Figura 15). No epitélio, infiltram-se no mesênquima e formam o blastema gonadal indiferenciado, contendo os três tipos de células gonadais.

Entre a 5ª e a 6ª semanas de gestação, podem ser observados cordões de epitélio celômico, projetando-se para o interior da gônada e separando o mesênquima em faixas. Os cordões se desenvolvem rapidamente e pode-se encontrar, entre eles, grandes células germinativas primitivas. Com o tempo, ocorre a redução do tamanho dessas células e elas se mostram evidentes no interior dos cordões sexuais. A fase indiferenciada do desenvolvimento gonadal estará terminada entre a 6ª e a 7ª semanas de gestação.

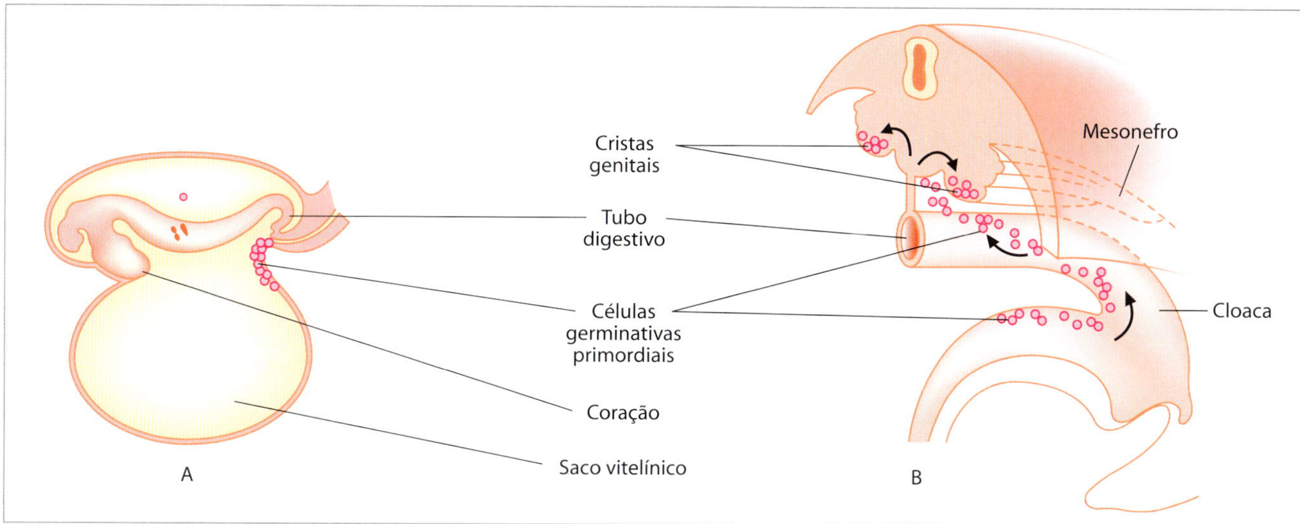


**FIGURA 15.** O esquema representa embrião de 3 semanas. A: origem das células germinativas na parede do saco vitelínico; B: via migratória das células germinativas primordiais a partir do saco vitelínico até o mesentério dorsal da crista gonadal. (Figura adaptada de Wilson e Goldstein.[65])

### Diferenciação testicular

A partir da gônada primitiva não diferenciada acontece a diferenciação dos testículos em sucessivas fases, depois da 6ª semana de gestação. Inicialmente, ocorre o desenvolvimento dos cordões sexuais, que originarão os túbulos seminíferos, e depois a transformação das células superficiais em tecido conjuntivo leva à formação da albugínea. Os cordões sexuais originam também a *rete testis* e os túbulos retos. As células de Sertoli são diferenciadas precocemente nos túbulos seminíferos. As células germinativas fazem o processo de meiose somente na puberdade, mas permanecem se multiplicando. Por volta da 8ª semana, ocorre a diferenciação das células intersticiais ou de Leydig.

### Diferenciação ovariana

A falta de diferenciação em testículos ocasiona a autenticação das glândulas sexuais responsáveis pela origem dos ovários. Com a multiplicação das células germinativas, as glândulas continuam aumentando e permanecem abaixo do epitélio superficial, junto às células epiteliais (células da pré-granulosa), conhecidas também como cordões sexuais secundários. Todos os cordões sexuais da fase indiferenciada são então deslocados para a região central do hilo. Nessa fase, tornam-se rarefeitas e se desenvolvem as células mesenquimais encontradas entre os cordões sexuais secundários na camada externa, uma região celular ativa e rica em células germinativas.

O desenvolvimento do estroma e o estágio de formação folicular se iniciam na sequência. Os oócitos encapsulados por um anel de células da pré-granulosa propiciam o início da formação de folículos e, posteriormente à expansão do estroma pelo ovário primitivo, os folículos primários desenvolvem uma cápsula de células do estroma, que em seguida se diferenciam em células de teca. As células da pré-granulosa são transformadas em células da granulosa e, com 32 semanas de gestação, os ovários completam a sua diferenciação.

## Estabelecimento do gênero fenotípico

O aparelho urogenital se desenvolve de maneira indiferente até a 8ª semana de gestação, sendo constituído pelos ductos mesonéfricos de Wolff e paramesonéfricos de Müller (precursores dos órgãos reprodutivos internos) e pelo seio e pelo tubérculo urogenitais (precursores da genitália externa). Após a 8ª semana, quando se inicia a função endócrina das gônadas, ocorre diferenciação do desenvolvimento anatômico e funcional.

Nesse período, a regressão dos ductos de Müller marca o início do desenvolvimento do aparelho genital masculino. O surgimento das células de Leydig e o início da síntese de testosterona provocam o crescimento e a diferenciação do mesonefro (ductos de Wolff). A *rete testis* é formada a partir da porção elevada dos ductos de Wolff conectada aos túbulos seminíferos, o epidídimo se forma pelo alongamento e enrolamento da porção caudal, e o ducto deferente se forma a partir de uma fina camada muscular formada pela porção central. A vesícula seminal é originada pela dilatação dos ductos de Wolff na terminação do seio urogenital, enquanto o ducto ejaculatório deriva de um segmento dos ductos de Wolff entre a vesícula seminal e a uretra. A uretra superior é originada da porção superior do seio urogenital, e a próstata e a uretra membranosa derivam da porção inferior (Figura 16).

A virilização dos ductos de Wolff e do seio urogenital marca o início da formação da genitália externa masculina, com aproximadamente 10 semanas de gestação. O tubérculo e as pregas genitais alongam-se e fundem-se na fenda uretral, unindo as duas protuberâncias urogenitais em uma estrutura única, denominada escroto ou bolsa testicular, resultando na formação da uretra peniana (Figura 17). Com 90 dias de gestação, a anatomia dos órgãos genitais masculinos internos e externos deve estar completada, a não ser pelo crescimento da genitália e pela migração dos testículos para a bolsa testicular, que são os dois eventos mais tardios, dependentes da produção de andrógenos.

Para a constituição da gônada feminina, o útero e as tubas uterinas formam-se por meio da diferenciação dos ductos de Müller (paramesonéfricos) e, ainda, pela regressão dos ductos de Wolff. A fusão das porções caudais dos ductos de Müller na 8ª semana de gestação dá origem ao útero. A seguir, o septo temporário que se forma na cavidade uterina desaparece. A vagina inicia sua formação a partir da união da terminação caudal dos ductos de Müller ao seio urogenital, com consequente proliferação de células da placa uterovaginal, ao redor da 9ª semana. No 4º mês de gestação, a placa uterovaginal se alonga, canalizando-se e dando origem à vagina. Assim, aproximadamente quatro quintos da parte superior da vagina são formados a partir dos ductos de Müller e o quinto restante, na parte inferior, é formado a partir do seio urogenital.

Na 7ª semana, tem início o desenvolvimento da genitália externa feminina. A fúrcula vaginal posterior provém do dobramento caudal do tubérculo genital e da fusão das porções posteriores das protuberâncias genitais. Os grandes lábios se formam a partir do crescimento das porções laterais das protuberâncias genitais, enquanto os pequenos lábios provêm das pregas uretrais (que ladeiam o orifício urogenital), que se mantêm afastadas. Desse modo, a vagina e a uretra se abrem a partir da maior parte do seio urogenital, que permanece exposto à superfície, como uma fenda.

Entre 10 e 11 semanas, não há crescimento distinto da genitália externa, portanto, o tamanho do falo se assemelha nos fetos de ambos os gêneros. O crescimento da genitália externa masculina se dará mais tardiamente, por ação dos andrógenos.

## Controle endócrino da diferenciação sexual

Inicialmente, no processo de diferenciação sexual, o gênero cromossômico determina o desenvolvimento gonadal e, posteriormente, orienta a diferenciação sexual fenotípica. Para a formação da genitália feminina, com a regressão dos ductos de Wolff e a persistência dos ductos de Müller, não é necessária a estimulação de hormônios

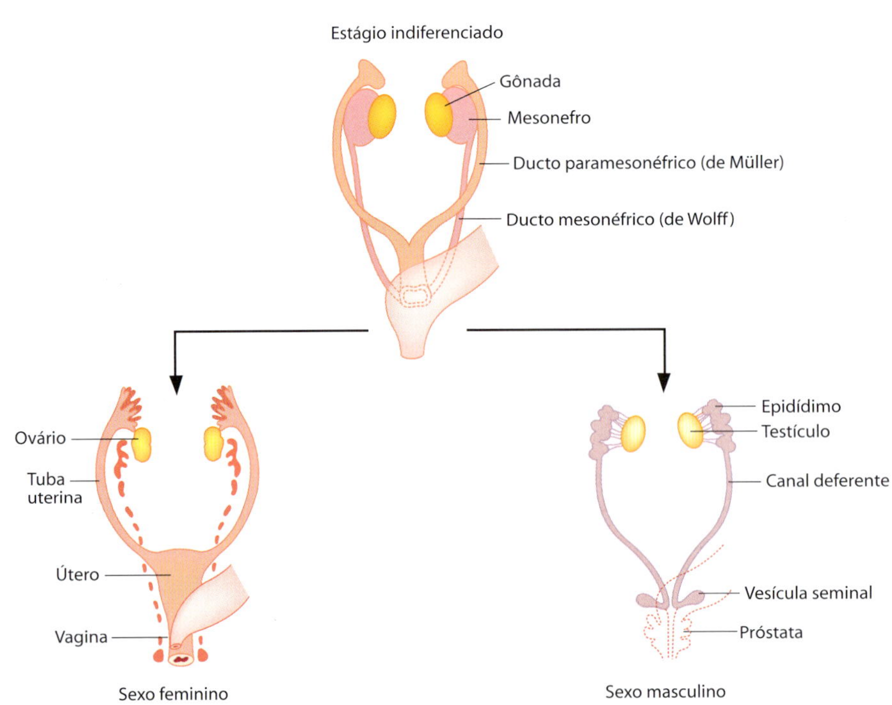


**FIGURA 16.** Formação dos órgãos genitais internos em embriões feminino e masculino. (Figura adaptada de Wilson.[194])

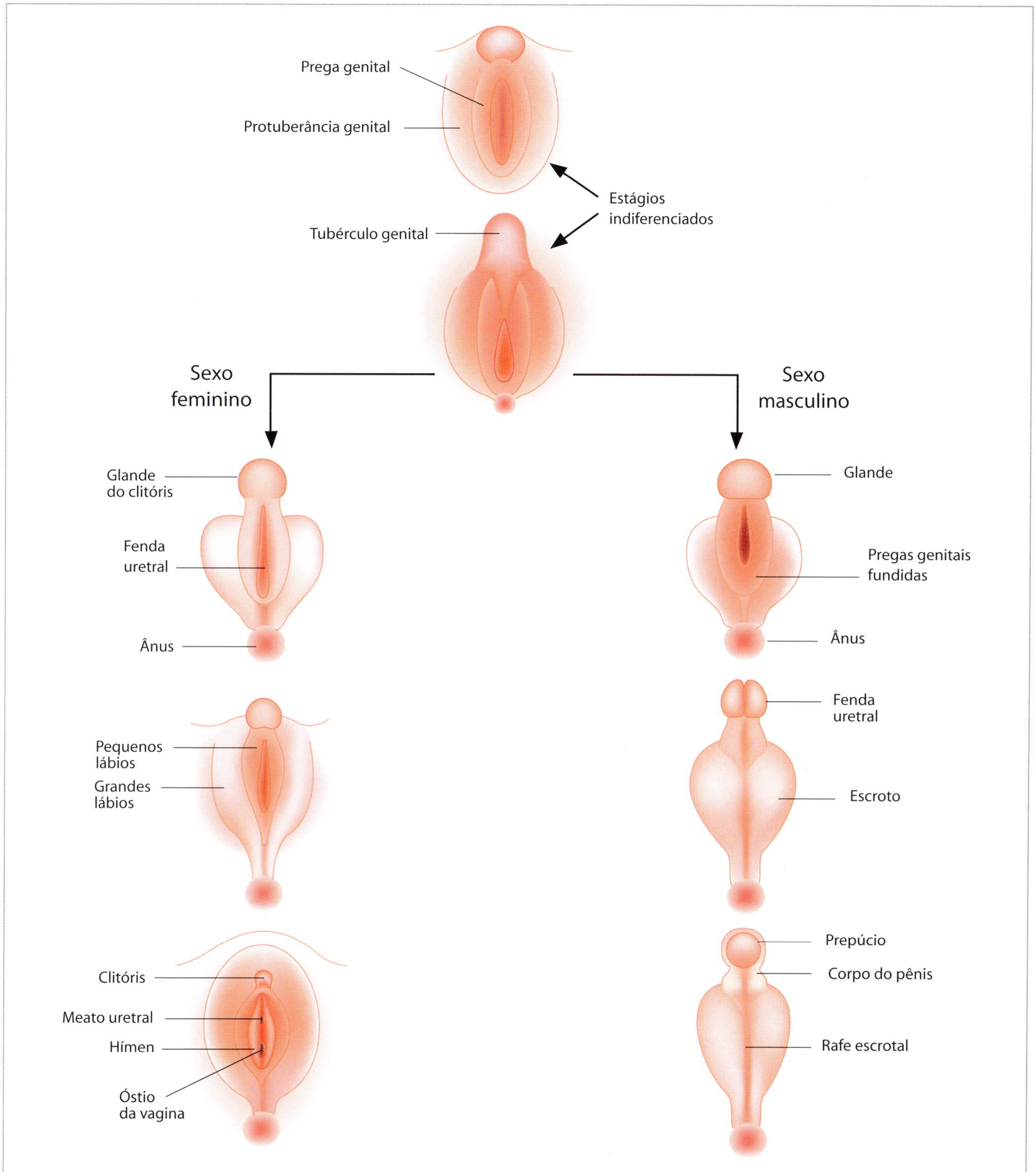


**FIGURA 17.** Formação dos órgãos genitais externos nos embriões feminino e masculino. (Figura adaptada de Wilson.[194])

gonadais. Porém, para que o sistema genital masculino tenha sua diferenciação, é necessária a presença de hormônios testiculares; na ausência desses hormônios, o genital se desenvolverá naturalmente para o fenótipo feminino.

As células de Sertoli produzem, nos túbulos seminíferos, uma glicoproteína chamada substância inibidora mülleriana, secretada pelos testículos fetais, que promoverá a regressão dos ductos de Müller. Ao redor da 7ª semana, os túbulos seminíferos surgem nas gônadas fetais, antes da diferenciação das células de Leydig (local de produção da testosterona), e entre a 9ª e a 10ª semanas, a regressão dos ductos de Müller estará completada, antes mesmo de se iniciar a secreção de testosterona. A ação da substância inibidora mülleriana se faz localmente, de modo que, se o testículo estiver ausente, o ducto de Müller persistirá do mesmo lado.

Aparentemente, a produção de testosterona nos testículos tem estímulo inicial pela gonadotrofina coriônica e, posteriormente, pelo hormônio luteinizante (LH) produzido pela hipófise do feto. Os ductos deferentes, os epidídimos e as vesículas seminais têm o desenvolvimento garantido pela testosterona que atua diretamente nos ductos de Wolff, enquanto a testosterona que atinge a circulação fetal atuará na diferenciação da genitália externa.

## SISTEMA HIPOTÁLAMO-HIPÓFISE

O eixo hipotálamo-hipófise já está organizado durante o período fetal. O sistema nervoso central regula a liberação dos hormônios hipotalâmicos que regulam a função hipofisária, enquanto os hormônios hipofisários atuam sobre os órgãos-alvo por meio da circulação existente durante a vida intrauterina.

A maturação de sistemas e órgãos vitais fetais (p. ex., pulmões, fígado e sistema nervoso central) e a regulação da homeostase fetal dependem da integridade desse eixo. Tardiamente, em conjunto com a placenta, o eixo hipotálamo-hipófise participa, indiretamente, do desencadeamento do trabalho de parto.

### Desenvolvimento da unidade hipotalâmica-hipofisária fetal

O hipotálamo tem origem na parte ventral do diencéfalo, com todos os seus núcleos diferenciados e plenamente desenvolvidos em cerca de 14 semanas após a concepção (Tabela 5).

A neuro-hipófise primitiva pode ser identificada na 5ª semana de gestação e o trato hipofisário supraóptico está completo com 60 dias de gravidez, formado por axônios de neurônios neurossecretores. A partir da 8ª semana, forma-se a eminência média, que será penetrada pelos plexos capilares do sistema porta hipotálamo-hipófise somente depois de 20 semanas de gestação.

Por volta da 4ª semana, é possível a identificação da adeno-hipófise, que se origina no ramo anterior da bolsa de Rathke (Figura 18). Na 5ª semana, sua parede posterior entra em contato com o processo infundibular para formar a neuro-hipófise. A bolsa de Rathke se divide em dois ramos, formando a adeno-hipófise pela parte anterior e o lobo intermediário da hipófise pela posterior.[46] A diferenciação das células basófilas é iniciada na 8ª semana e das acidófilas, entre 9 e 12 semanas. Com 14 semanas, a adeno-hipófise já está formada e, ao fim da gestação, tem seu peso aumentado em cerca de 20 vezes.

O sistema porta hipotálamo-hipófise faz a conexão funcional entre o hipotálamo e a adeno-hipófise, sendo um sistema venoso capilar pelo qual a adeno-hipófise recebe os fatores secretados pelo hipotálamo. Por volta das 13 semanas, já se estabelece a vascularização da adeno-hipófise primitiva.

**TABELA 5. Desenvolvimento do hipotálamo e da hipófise fetais**

| Período após a concepção | Hipotálamo | Hipófise | Circulação do sistema porta hipotálamo-hipófise |
|---|---|---|---|
| 3 semanas | Aparecimento do prosencéfalo | | |
| 4 semanas | | Aparecimento da bolsa de Rathke | |
| 5 semanas | Diferenciação do diencéfalo | Parede posterior da bolsa de Rathke em contato com o infundíbulo<br>Hipófise em cultura pode secretar GH, PRL, FSH, LH e ACTH | |
| 8 semanas | Formação da eminência média | Células basófilas | Capilares na bolsa de Rathke |
| 10 semanas | | Células acidófilas | |
| 13 semanas | | | Vascularização da adeno-hipófise |
| 14 semanas | Formação e diferenciação completa do hipotálamo | Hipófise completamente formada | |
| 20 semanas | | | Capilares penetram a eminência média (plexo primário) e ocorre a formação do plexo secundário |

ACTH: hormônio adrenocorticotrófico; FSH: hormônio folículo-estimulante; GH: hormônio do crescimento; LH: hormônio luteinizante; PRL: prolactina.
Tabela adaptada de Zugaib e Kanas.[195]

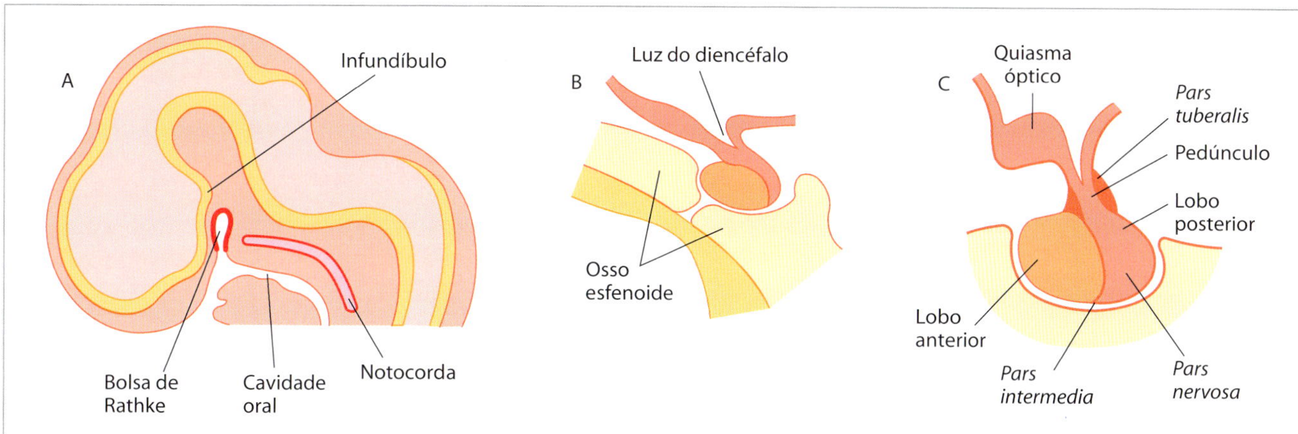


**FIGURA 18.** Desenvolvimento da hipófise em embriões. A: 6 semanas, corte sagital da cabeça; B: 11 semanas; C: 16 semanas, esquema demonstrando a hipófise. (Figura adaptada de Junqueira e Zago.[190])

A conexão vascular funcional entre o hipotálamo e a adeno-hipófise já pode ser demonstrada a partir da 20ª semana, depois da penetração vascular da eminência média. Antes disso, porém, a hipófise pode ser controlada pela secreção hipotalâmica, uma vez que a adeno-hipófise encontra-se justaposta ao hipotálamo e a simples difusão de peptídeos hipotalâmicos pode influenciar a secreção da hipófise.

## Ontogênese dos hormônios e neurotransmissores

### Hipotálamo

Aproximadamente com 12 semanas de gestação, pode-se detectar atividade hormonal do eixo hipotálamo-hipófise. O controle da expressão da pró-opiomelanocortina (precursora do hormônio adrenocorticotrófico – ACTH) e da secreção do ACTH pela hipófise é realizado, a partir de 12 semanas, pelo hormônio liberador da corticotrofina (CRH), que ainda regula o crescimento dos corticotrofos da hipófise, a diferenciação adrenocortical e a maturação do eixo hipotálamo-hipófise, e também atua como potente vasodilatador da circulação fetoplacentária. O determinismo do parto está intimamente relacionado com o aumento da CRH materna e fetal no final da gestação.[40]

Em embriões com 4 a 5 semanas de gestação, pode-se verificar a presença do hormônio liberador da gonadotrofina (GnRH), porém, a regulação da liberação de gonadotrofinas é iniciada somente no segundo trimestre, quando, a partir da 16ª semana, podem ser detectadas fibras contendo GnRH na eminência média. Os neurônios que detêm as formas de GnRH relevantes ao eixo hipotálamo-hipófise são gerados, inicialmente, a partir de células progenitoras do compartimento nasal, do placoide olfatório medial (fora do sistema nervoso central),[63] que depois migram para o cérebro. No adulto, o sistema secretor de GnRH está disperso no prosencéfalo e no hipotálamo, o que pode explicar a síndrome de Kallmann, na qual há hipogonadismo hipogonadotrófico e anosmia por migração incompleta dos neurônios do placoide olfatório para o cérebro.[16]

O hormônio hipotalâmico estimulador da tireotrofina (TRH), detectado no embrião entre 4 e 5 semanas de gravidez, é responsável pela estimulação da síntese de hormônio estimulante da tireoide (TSH) e de prolactina. Entre 8 e 22 semanas, o hipotálamo fetal apresenta TRH em quantidades crescentes.

A somatostatina é detectável no hipotálamo a partir de 11 semanas, sendo secretada pelo hipotálamo na circulação porta para inibir a síntese de hormônio do crescimento (GH).

A noradrenalina e a serotonina podem ser detectadas no hipotálamo fetal em pequena concentração, entre 10 e 24 semanas, representando a metade do que será identificado no adulto. A dopamina também pode ser encontrada no hipotálamo do feto, entre 10 e 15 semanas, em elevadas concentrações, pois trata-se de um neurotransmissor importante para a regulação da prolactina em humanos, inibindo sua liberação. Até o momento, as características anatômicas dos neurônios dopaminérgicos no hipotálamo não estão detalhadamente conhecidas.[6]

### Neuro-hipófise

A arginina-vasopressina, ou hormônio antidiurético (ADH, que na espécie humana é análoga à arginina-vasotocina), e a ocitocina são dois hormônios neuro-hipofisários muito semelhantes entre si identificados em feto humano. Esses hormônios têm sua síntese no corpo das células nervosas dos núcleos hipotalâmicos supraóptico e paraventricular.

No adulto, há predomínio da síntese de ocitocina no núcleo paraventricular, enquanto no núcleo supraóptico predomina a síntese de ADH. Cada neurônio hipotalâmico tem a capacidade de produção de apenas um tipo de hormônio, estendendo seus longos axônios até a neuro-hipófise e a eminência média. Os peptídeos precursores são sintetizados no retículo endoplasmático desse neurônio neurossecretor e transportados em grânulos pelo axônio, para serem armazenados nas terminações nervosas na neuro-hipófise, onde serão liberados na vigência de despolarização neuronal. A ocitocina e o ADH têm meia-vida curta, variando entre 3 e 6 minutos, sendo rapidamente removidos da circulação.

A arginina-vasopressina é encontrada no hipotálamo fetal entre 11 e 19 semanas e é, possivelmente, gerada por células ependimárias encontradas no desenvolvimento da hipófise, desaparecendo progressivamente com a evolução da gestação. A diminuição do fluxo de água do compartimento materno para o fetal na membrana amniótica parece estar relacionada com seu funcionamento. A arginina-vasopressina pode se tratar, ainda, de um precursor primitivo de hormônios mais especializados.

O ADH é detectado na neuro-hipófise fetal a partir de 11 semanas, e até a 16ª semana registra aumento de cerca de 1 mil vezes. Estudos em ovelhas demonstraram que o ADH pode ser um fator primário na liberação do ACTH pela adeno-hipófise, em conjunto com o CRH, mas seu papel ainda não está bem estabelecido.[78] Sabe-se que um fator desencadeante da liberação de ADH é a hipotensão fetal, cuja resposta é parcialmente mediada por barorreceptores arteriais. Essa resposta é bastante expressiva, visto que ocorre aumento da concentração plasmática fetal de 2 a 5 pg/mL para concentrações próximas a 1.000 pg/mL. Considerando-se a resposta à hipoxia, observa-se aumento relativamente menor, com concentrações plasmáticas de cerca de 30 a 50 pg/mL.[68] A secreção fetal do ADH aparentemente é estimulada pelo trabalho de parto[39,123] e, em estudos experimentais, altas taxas desse hormônio no plasma fetal estiveram relacionadas ao sofrimento fetal.[94,99,102,110]

A ocitocina pode ser detectada na hipófise fetal a partir de 11 semanas, em concentrações crescentes ao longo da gestação; no entanto, ainda são desconhecidos seus níveis plasmáticos. Estudos com fetos de ovelhas detectaram, ao final da gestação, aumento da expressão do RNA mensageiro da ocitocina no hipotálamo e a demonstração de que a ocitocina possa causar a liberação do ACTH na adeno-hipófise.[138] Registrou-se aumento das taxas de ocitocina no cordão umbilical durante o trabalho de parto; por outro lado, a hipoxia parece não influenciar na sua produção.

É inexistente a possibilidade de haver passagem de ocitocina e ADH para a placenta em humanos.

### Adeno-hipófise

A adeno-hipófise, ou hipófise anterior, registra a manifestação de cinco tipos celulares diferentes, encarregados da liberação de seis hormônios proteicos: tireotrofos, produtores do TSH; lactotrofos, produtores de prolactina; corticotrofos, produtores do ACTH; somatotrofos, produtores do GH; e gonadotrofos, produtores de LH e hormônio folículo-estimulante (FSH).

O ACTH é o principal hormônio controlador do crescimento adrenocortical e da sua diferenciação e esteroidogênese. Tem atuação por fatores de crescimento, como o fator de crescimento vascular endotelial e o fator de crescimento epidérmico, ou por mediadores locais, coordenando o crescimento adrenocortical e a angiogênese. Pode ser detectado no plasma do feto com 12 semanas de gestação, e atinge a sua máxima concentração com 34 semanas, com consequente queda ao fim da gestação. As concentrações encontradas no adulto, portanto, são sempre menores que as registradas no feto.[47]

A adeno-hipófise fetal passa a liberar GH *in vitro* a partir da 5ª semana de gestação. A concentração máxima de GH é verificada entre 25 e 30 semanas, sem apresentar alteração até o termo, e aparentemente sem registrar transferência placentária. Supõe-se que o hormônio lactogênico placentário elimine parte da concentração do GH no plasma materno, uma vez que seus níveis são sempre bastante inferiores aos do feto. Alguns relatos de comprimento normal em fetos anencéfalos, em fetos com ausência da hipófise e em crianças com hipopituitarismo idiopático demonstraram as limitações desse hormônio no crescimento fetal.[32]

Entre a 5ª e a 6ª semanas, podem ser detectadas na adeno-hipófise fetal células que produzem prolactina, havendo significativo aumento das concentrações de prolactina entre 15 e 23 semanas. Após esse período, o crescimento do conteúdo hipofisário dessas células torna-se mais lento e semelhante ao do recém-nascido.

Com 15 semanas de gestação, os lactotrofos perfazem 10% da população celular total da hipófise. Mantêm-se em crescimento e chegam a 15 e 30%, nas semanas 20 e 36, respectivamente, e a 40% no termo. A concentração média de prolactina no sangue do cordão umbilical chega a 168 ng/mL no termo, maior que a materna, que ao final da gestação atinge valores 7 a 10 vezes mais altos que os de não gestantes.

O LH pode ser detectado na hipófise a partir de 10 semanas de gestação, aproximadamente, mas a cultura celular de material de hipófise já demonstra capacidade de secreção do LH a partir de 5 a 7 semanas. A concentração de LH na hipófise aumenta rapidamente entre 10 e 27 semanas, mantendo-se constante a partir de então. Nos fetos do sexo feminino, as concentrações máximas de LH são encontradas entre 15 e 19 semanas, enquanto nos fetos do sexo masculino são detectadas entre 20 e 24 semanas. Pode-se detectar LH plasmático a partir das 14 semanas e sua concentração atinge níveis máximos na metade da gestação, decaindo sucessivamente até o termo.

O FSH pode ser detectado na hipófise do feto a partir da 10ª semana e também demonstra dismorfismo sexual, situação em que os fetos femininos apresentam maior concentração hipofisária desse hormônio. A concentração de FSH aumenta entre 10 e 25 semanas, mantendo-se constante após essa fase. Esse hormônio pode ser detectado no plasma fetal a partir de 10 semanas, atingindo pico, nos fetos femininos, entre 20 e 29 semanas, decaindo a seguir e apresentando baixa concentração no sangue de cordão umbilical.

A diferenciação sexual independe da ação do LH e do FSH, porém ambos são importantes para o desenvolvimento e a diferenciação dos testículos e ovários e também da genitália externa do feto masculino.

O TSH pode ser detectado na hipófise do feto entre a 8ª e a 10ª semanas de gestação, com baixa concentração até a 18ª semana, momento em que ocorre aumento progressivo até 28 semanas. O pico no plasma fetal é atingido com 30 semanas, diminuindo até o termo, quando chega ao valor de 9 mcg/mL.

## ADRENAL

A adrenal do feto apresenta tamanho relativamente maior em relação ao corpo, por conta de seu crescimento atípico e de sua alta atividade esteroidogênica, e possui diferenças funcionais e anatômicas em comparação com a do adulto. No feto, os hormônios produzidos pela adrenal ajustam a maturação dos órgãos, a homeostasia intrauterina, os sistemas relevantes para a vida extrauterina e, em algumas espécies, o momento do parto. A adrenal deve ter sua maturação adequada para que possa cumprir seu crucial papel depois do nascimento, após a separação da placenta.

### Córtex da adrenal

#### Desenvolvimento e crescimento

O córtex da adrenal é o produto do epitélio celômico dorsal do embrião e apresenta cinco fases de desenvolvimento: condensação do epitélio celômico (entre a 3ª e a 4ª semanas); migração e proliferação das células do epitélio celômico (da 4ª à 6ª semanas); diferenciação morfológica das células corticais em duas zonas distintas (entre a 8ª e a 10ª semanas); desaparecimento e regressão da zona fetal (nos primeiros 3 meses depois do nascimento); e estabelecimento do padrão adulto (entre 10 e 20 anos de idade). O desenvolvimento da adrenal humana é contínuo, iniciando-se aproximadamente na 4ª semana de gestação e se completando somente na vida adulta.[172]

Em razão de sua generosa vascularização, o córtex da adrenal do feto facilita a entrada dos hormônios na circulação. Uma ampla rede de capilares sinusoidais na porção central da zona fetal é desenvolvida aproximadamente na 9ª semana, perdurando por todo o período intrauterino. O ACTH modula a angiogênese adrenal pela estimulação da expressão de fatores angiogênicos vasculares endoteliais específicos.[115]

A zona fetal, após fase de grande crescimento e desenvolvimento, chega a representar, ao termo, 80% do volume da glândula. Após o nascimento, sofrerá rápida regressão, desaparecendo até a 6ª semana de vida. A zona definitiva inicia sua diferenciação após o parto. No adulto, o córtex da adrenal apresenta três camadas: zona glomerulosa, zona fasciculada e zona reticular.

As células da zona fetal desenvolvem-se para exercerem a função da esteroidogênese no primeiro trimestre, enquanto as da zona definitiva se mantêm imaturas. No segundo trimestre, as células da zona definitiva, compostas por pequena faixa de células basofílicas, com características estruturais de células em estado proliferativo, iniciam seu desenvolvimento. Suas camadas mais profundas formam cordões arqueados, que emitem digitações para a borda externa da zona fetal. O córtex da adrenal está completamente desenvolvido no início do terceiro trimestre, apresentando aproximadamente 3 a 4 g no termo.[41]

Estudos ultraestruturais têm identificado uma terceira zona, entre a fetal e a definitiva, com células de características intermediárias.[139,161] Essa região foi chamada de zona transicional, contendo células capazes de sintetizar cortisol a partir da segunda metade da gravidez, que são semelhantes às células da zona fasciculada da adrenal do adulto. As zonas glomerulosa e fasciculada são constituídas, respectivamente, pelas zonas definitiva e transicional, ao redor da 30ª semana de gestação. No termo, o córtex da adrenal fetal é semelhante a uma forma rudimentar do córtex da adrenal adulto.

O ACTH secretado pela adeno-hipófise fetal é o principal fator regulador do crescimento do córtex da adrenal; no entanto, existem indicações de que esse hormônio não atue diretamente nessa regulação. Durante o segundo e o terceiro trimestres, ocorre rápido crescimento da zona fetal, com elevada produção de esteroides; e após o nascimento há involução dessa zona, apesar da exposição da glândula ao ACTH. Entre os agentes envolvidos na regulação do crescimento e da atividade cortical adrenal estão os fatores de crescimento produzidos localmente na adrenal fetal e as substâncias geradas pela placenta. Há indícios, ainda, de que o fator de crescimento insulina-símile esteja envolvido no crescimento adrenal.[96]

Sabe-se que há uma relação entre o crescimento da zona fetal e a diferenciação e a hipertrofia de células que derivam da zona definitiva. Há uma migração centrípeta de células com conteúdo lipídico da zona definitiva para a zona fetal, sugerindo que é da zona definitiva que derivam as células da zona cortical profunda, por conter células germinativas.

Técnicas que identificam o acúmulo de DNA clivado puderam constatar que o índice de núcleos apoptóticos é mais elevado nas áreas centrais da zona fetal quando comparado com o da zona definitiva. Essa constatação sugere que o córtex da adrenal fetal seja um órgão dinâmico, de cuja periferia proliferam células que migram centripetamente e se diferenciam conforme o compartimento cortical especializado, provavelmente proliferando dentro desses compartimentos até seguirem para a senescência e a apoptose ao atingirem a região central do córtex (Figura 19).

O microambiente extracelular é relevante na coordenação da proliferação, conforme apontam os estudos, bem como da migração e da diferenciação das zonas da adrenal fetal. Há uma expressão diferenciada dos componentes da matriz extracelular conforme as zonas específicas.[81] A laminina, cuja expressão é encontrada na periferia da glândula, parece estimular a proliferação celular na zona definitiva, ao mesmo tempo que a fibronectina parece promover a apoptose, uma vez que está confinada à zona fetal com abundante expressão no centro da glândula.[83]

A regulação da apoptose parece se dar pela ação de activinas ou de angiotensina II, por meio dos receptores AT2, que têm grande expressão na zona fetal. As activinas possuem ampla expressão, inclusive em células da adrenal, e participam ativamente da grande variedade de funções celulares, da produção de esteroides e da apoptose nas camadas centrais do córtex da adrenal.[82]

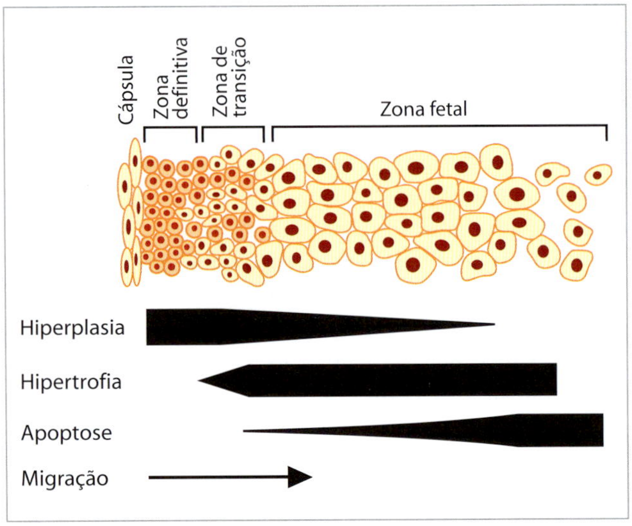


**FIGURA 19.** Estrutura esquemática do crescimento e da migração celular na glândula adrenal fetal humana, no segundo trimestre. A hiperplasia ocorre na zona definitiva, a hipertrofia, na zona fetal e a apoptose, nas áreas centrais da zona fetal. As células migram da periferia para o centro da glândula. (Figura adaptada de Mesiano e Jaffe.[41])

## Desenvolvimento funcional

A esteroidogênese se inicia entre a 6ª e a 8ª semanas. Constatou-se que as concentrações de cortisol, corticosterona e aldosterona são mais altas na artéria umbilical do que na veia umbilical, com base em estudos com o sangue de cordão umbilical de fetos analisados com 10 a 20 semanas de gestação, demonstrando que há produção desses esteroides pelo feto.

A existência de estrógenos na circulação materna, particularmente o estriol, corrobora que há atividade esteroidogênica nas adrenais do feto. Em casos de óbito fetal ou de feto anencéfalo, o estriol torna-se indetectável. A presença de baixas concentrações de estriol na circulação materna ao redor da 8ª semana indica a produção de sulfato de deidroepiandrosterona (DHEA-S) pelo feto. Por volta da 12ª semana, há rápida elevação dos níveis de estriol na circulação materna, com aumento próximo a 100 vezes, coincidindo com o início da hipertrofia da zona fetal e a secreção de ACTH pela hipófise fetal. Por toda a gestação, pode-se detectar a produção de DHEA-S pelo feto que, entre o segundo e o terceiro trimestres, se eleva de forma considerável, chegando a registrar 200 mg/dia próximo ao termo. Um aspecto relevante da esteroidogênese da adrenal fetal é a precária atividade da 3-beta-hidroxiesteroide-desidrogenase (3-beta-HSD), possibilitando a conversão dos D5-3-hidroxiesteroides nos correspondentes D4-3-cetoesteroides, ou seja, pregnenolona para progesterona, 17-hidroxipregnenolona (17-OH-Preg) para 17-hidroxiprogesterona (17-OH-Prog) e deidroepiandrosterona (DHEA) para androstenediona (D4A). A progesterona também atua como intermediário fundamental na síntese de corticosteroides.

A pregnenolona é produzida pela extração do colesterol da adrenal ligado à lipoproteína de baixa densidade (LDL) da circulação fetal pela adrenal. A pregnenolona é convertida em sulfato de D5-pregnenolona, que é secretado ou convertido na adrenal a sulfato de 17-hidroxi-D-5-pregnenolona e, na sequência, em DHEA-S. A deficiência que há na zona fetal da adrenal em 3-beta-HSD impossibilita a metabolização dos compostos sulfatados D5 para seus correspondentes compostos D4, acarretando maior secreção de compostos sulfatados D5 para a circulação fetal. A expressão da 3-beta-HSD se inicia nas zonas transicional e definitiva com cerca de 24 semanas de gestação, e se eleva até o final da gravidez,[139] momento em que a glândula adquire a capacidade de sintetizar o cortisol por substrato próprio.[149] A queda da capacidade de proliferação celular coincide com o aumento da expressão da 3-beta-HSD, demonstrando a diferenciação funcional dessas células.

A grande atividade da 3-beta-HSD na placenta permite a transformação dos compostos D5 em progesterona e 17-OH-Preg, que, ao regressarem à circulação fetal, são extraídas e convertidas em glicocorticoides pela zona fetal da adrenal.

A capacidade de produzir mineralocorticoides e glicocorticoides é obtida, respectivamente, a partir das zonas definitiva e transicional. A zona fetal, por sua vez, deve desenvolver precursores estrogênicos com 19 átomos de carbono (C19). Em razão da ausência da enzima citocromo P450 17-hidroxilase (CYP17), a placenta é incapaz de converter a pregnenolona em esteroides C19.

A formação de estrógenos a partir do DHEA-S pode seguir duas vias metabólicas distintas. A via principal se dá pela 16-hidroxilação no fígado fetal, transformando-se em sulfato de 16-hidroxideidroepiandrosterona (16-OH-DHEA-S), que se transforma em estriol na placenta em virtude da ação da sulfatase e da aromatase. Já a via alternativa é a chegada na placenta, de modo direto, do DHEA-S da adrenal fetal, que, por meio da ação da sulfatase, transforma-se em DHEA, aromatizada para estrona (E1) e estradiol (E2). A adrenal materna secreta, também, DHEA-S, que fica acessível para a aromatização placentária (Figura 20).

## Medula da adrenal fetal

### Desenvolvimento e crescimento

Neuroblastos provenientes da crista neural originam a medula da adrenal. Esses neuroblastos da crista ao longo da aorta migram para a formação dos gânglios simpáticos paravertebrais, replicam-se e culminam na formação de ilhotas que penetram em estruturas que formarão a medula da adrenal. Essas estruturas progressivamente são encapsuladas pelo córtex da adrenal. Paralelamente, observa-se a formação de vasos com fluxo sanguíneo do córtex para a medula.

As células armazenadoras de catecolaminas, ou cromafins, são diferenciadas a partir de neuroblastos, durante a morfogênese, e identificadas depois da 8ª semana da gestação. Há um aumento progressivo do conteúdo de catecolaminas pelas adrenais. O desenvolvimento da inervação esplâncnica e a maturação da capacidade secretora do córtex da adrenal são aspectos envolvidos no grau de maturação da medula da adrenal, relacionada à capacidade de secreção de catecolaminas.

A noradrenalina é a catecolamina predominante no feto e indica a falta de maturidade glandular. Seus índices aumentam proporcionalmente ao avanço da gestação e diminuem depois do nascimento, quando ocorre um incremento significativo da adrenalina.

Na vida intrauterina, a medula da adrenal é a principal responsável pela produção de catecolaminas. Nas terminações nervosas adrenérgicas e dentro de massas de células cromafins extramedulares para-aórticas, conhecidas como órgão de Zuckerkandl, há síntese adicional de catecolaminas.

A medula da adrenal atinge seu desenvolvimento completo somente aos 3 anos de idade, e sua principal fase de evolução ocorre depois do nascimento.

### Desenvolvimento funcional

A síntese e a secreção de duas catecolaminas, a adrenalina e a noradrenalina, são as principais funções da medula da adrenal. As catecolaminas, compostos fenólicos di-hidroxilados e instáveis, são sintetizadas no sistema nervoso central, na medula da adrenal e nas terminações nervosas simpáticas.

No sistema nervoso autônomo, as catecolaminas exercem a função de neurotransmissores; todavia, quando produzidas pela medula da adrenal, circulam de maneira sistêmica, exercendo a função de hormônios.

O hipotálamo posterior regula a secreção da medula da adrenal, uma vez que envia impulsos nervosos por meio dos nervos esplâncnicos, provocando a liberação de catecolaminas pela medula. O sistema simpático atinge maiores níveis de atividade em situações de estresse, sendo observado incremento da atividade medular.

A concentração materna de catecolaminas é de no máximo 20% da transferência placentária em razão de a placenta conter as principais enzimas responsáveis pela sua degradação.

Diversas situações em que o tônus simpático predomina levam à liberação de catecolaminas. Observou-se aumento das catecolaminas fetais (noradrenalina e adrenalina) durante o trabalho de parto por meio de análise de sangue obtido do couro cabeludo fetal ou do cordão umbilical após o nascimento. Há também influência do metabolismo de carboidratos, via sistema adenilciclase, pelas catecolaminas. A administração de adrenalina ao recém-nascido provoca aumento da glicemia e diminuição dos níveis de glicogênio. Além disso, a atividade simpático-adrenal provoca a glicogenólise, que auxilia a manutenção de níveis adequados de glicemia neonatal.

A adaptação do recém-nascido ao ambiente extrauterino requer alta produção de calor, uma função vital que parece ser mediada por catecolaminas. A geração de calor pelo recém-nascido parece ser mediada pelo metabolismo do tecido adiposo, que é controlado pelo sistema simpático-adrenal.[3] A noradrenalina é a mediadora da conversão de triglicérides em glicerol e ácidos graxos não esteri-

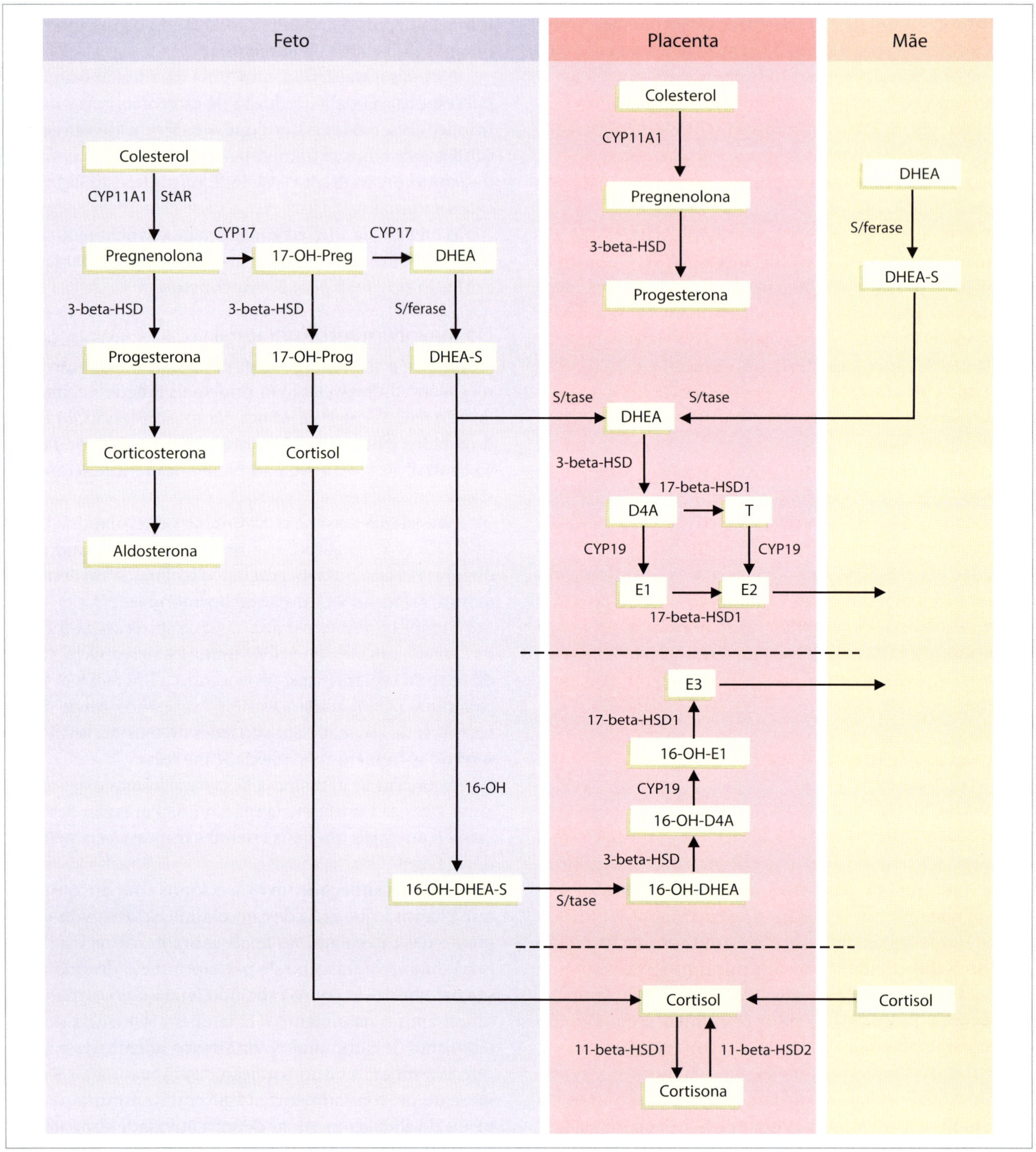


**FIGURA 20.** Organograma da esteroidogênese pela adrenal fetal e placenta. 3-beta-HSD: 3-beta-hidroxiesteroide-desidrogenase; 11-beta-HSD1: 11-beta-hidroxiesteroide-desidrogenase 1; 11-beta-HSD2: 11-beta-hidroxiesteroide-desidrogenase 2; 16-OH: 16-hidroxilase; 16-OH-D4A: 16-hidroxiandrostenediona; 16-OH-DHEA: 16-hidroxideidroepiandrosterona; 16-OH-DHEA-S: sulfato de 16-hidroxideidroepiandrosterona; 16-OH-E1: 16-hidroxiestrona; 17-beta-HSD1: 17-beta-hidroxiesteroide-desidrogenase 1; 17-OH-Preg: 17-hidroxipregnenolona; 17-OH-Prog: 17-hidroxiprogesterona; CYP11A1: colesterol desmolase; CYP17: enzima citocromo P450 17 hidroxilase; CYP19: enzima citocromo P450 aromatase; D4A: androstenediona; DHEA: deidroepiandrosterona; DHEA-S: sulfato de deidroepiandrosterona; E1: estrona; E2: estradiol; E3: estriol; S/tase: sulfatase; S/ferase: sulfotransferase; StAR: proteína reguladora da esteroidogênese aguda; T: testosterona. (Figura adaptada de Coulter.[13])

ficados no feto e no recém-nascido, modulando a resposta termogênica dos adipócitos.

A adrenalina também promove a síntese e a liberação de surfactantes pelos pneumócitos do tipo II, por meio do aumento da atividade da adenilciclase. A administração de glicocorticoides estimula a maturação pulmonar fetal, muito provavelmente por estimular a liberação de adrenalina pela medula da adrenal fetal.

Estudos com ovelhas demonstraram aumento considerável de catecolaminas plasmáticas em resposta à hipoxia, mesmo depois da secção dos nervos esplâncnicos, evidenciando que a resposta da medula da adrenal fetal à hipoxia independe do sistema nervoso central. O sistema simpático-adrenal fetal tem a capacidade de aumentar a frequência cardíaca do feto em condições de estresse intrauterino por meio da liberação de grandes quantidades de adrenalina e noradrenalina.

## TIREOIDE

Os hormônios tireoidianos apresentam papel fundamental no crescimento e no desenvolvimento de vários órgãos e tecidos nos períodos fetal e neonatal, e a maturação da função tireoidiana acontece durante toda a gestação, estendendo-se até depois do nascimento. O TSH representa um importante fator de estimulação do crescimento da tireoide e da produção hormonal.

### Desenvolvimento da tireoide

A glândula tireoide provém de invaginações e proliferações do endoderma da cavidade bucofaríngea primitiva. É formada pela contribuição de três esboços primordiais: um ímpar, mediano, original do endoderma ventral mediano da cavidade bucofaríngea primitiva; e outros laterais e pareados, formados a partir de prolongamentos caudais dos arcos branquiais.[195]

O esboço principal ou primordial mediano surge entre o segundo e o terceiro arcos branquiais, a partir do primeiro divertículo a ser formado pela glandular da faringe (perceptível a partir de 16 a 17 dias após a concepção). Este divertículo origina o parênquima funcional tireoidiano, que produz tri-iodotironina (T3) e tiroxina (T4), que se torna bilobado durante seu desenvolvimento. Depois de conseguir manter uma proliferação celular significativa, a conexão com a faringe termina por volta do 38º ao 40º dia e é chamada ducto tireoglosso. A tireoide se posiciona na região cervical anterior baixa entre o 45º e o 50º dias de gestação.

Os lobos laterais da tireoide primitiva incorporam as porções laterais provenientes do corpo do último arco branquial para formar as células C ou parafoliculares produtoras de calcitonina. A glândula tem posição e forma definitivas ao fim da 7ª semana de gestação, pesando 1 a 2 mg.

### Função tireoidiana fetal

A Figura 21 demonstra a inter-relação temporal e a concentração sérica relativa dos hormônios tireoidianos fetais. Em torno da 10ª semana de gestação, tem início a síntese dos hormônios tireoidianos. O coloide já pode ser encontrado na tireoide fetal. Culturas de tecido tireoidiano são capazes de acumular iodo e efetuar síntese hormonal. O TSH pode ser isolado em materiais de abortamento a partir da 10ª semana, porém mantém baixa concentração sérica até a 20ª semana. O aumento dos níveis desse hormônio na hipófise e na circulação fetal, no segundo trimestre, coincide com o desenvolvimento da circulação porta hipotalâmico-hipofisária, tornando mais fácil a modulação da secreção de TSH pelo TRH. O aumento da secreção hipotalâmica de TSH, mesmo com altos níveis séricos de T4 livre, resulta da imaturidade da ferramenta de *feedback* negativo do sistema que coordena a liberação de TSH e TRH. Uma rápida elevação da síntese dos hormônios tireoidianos é o resultado do incremento da atividade hipotalâmico-hipofisária a partir de 20 semanas de gestação.[9]

A tiroxina (T4) e a globulina ligadora de tiroxina (TBG) são detectáveis no plasma fetal entre 8 e 10 semanas, com aumento de suas concentrações até cerca de 35 a 37 semanas, quando se estabelece um platô com concentração de T4 de cerca de 10 mg/mL.[114] Com a evolução da gestação,

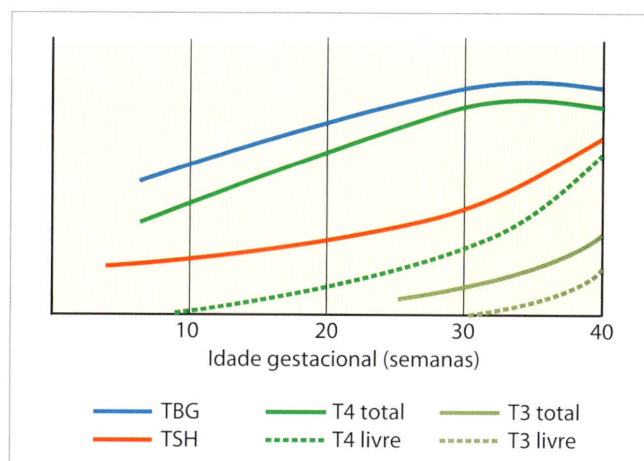


**FIGURA 21.** Concentração sérica relativa dos diversos hormônios participantes da regulação da função tireoidiana ao longo da vida fetal até o nascimento. T3 livre: tri-iodotironina livre; T3 total: tri-iodotironina total; T4 livre: tiroxina livre; T4 total: tiroxina total; TBG: globulina ligadora de tiroxina; TSH: hormônio estimulante da tireoide. (Figura adaptada de Cunningham et al.[186])

ocorrem a maturação do fígado fetal e a melhora de sua capacidade de resposta ao estímulo estrogênico, levando ao aumento progressivo da TBG. A resposta da tireoide fetal ao TSH aumenta progressivamente no terceiro trimestre da gestação, de modo que os níveis de T4 livre são crescentes a partir de 18 semanas até 37 semanas.

A habilidade de alterar a captação ou o deslocamento de iodo para o interior da tireoide do feto é adquirida, de acordo com as variações da oferta de iodo, após as 37 semanas, independentemente das modificações nos níveis de TSH.

No terceiro trimestre, acontece a maturação dos mecanismos de metabolismo periférico dos hormônios tireoidianos; sendo que o T3 fetal e o T3 reverso são detectáveis nesse período, após serem produzidos por meio da deiodação do T4 nos tecidos periféricos. Já o T4 é produzido exclusivamente pela tireoide. As concentrações de T3 fetal aumentam progressivamente após 30 semanas, chegando a 50 ng/dL ao termo. O T3 reverso tem concentração elevada durante todo o terceiro trimestre, com redução próxima ao termo por consequência do aumento do cortisol.

Alterações significativas na função e no metabolismo da tireoide acontecem imediatamente após o nascimento, quando ocorre uma liberação aguda de TSH em razão da diferença de temperatura entre o ambiente intrauterino e o externo, atingindo um pico nos primeiros 30 minutos e diminuindo nas primeiras 24 horas. Com relação aos níveis séricos de T3 e T4, ocorre aumento progressivo com pico entre 24 e 36 horas de vida.

### Tireoide e desenvolvimento neurológico fetal

Os hormônios tireoidianos são muito importantes para o crescimento adequado e o desenvolvimento do sistema nervoso central do feto durante toda a vida intrauterina e no período neonatal.[49,130] O desenvolvimento do sistema nervoso do feto se divide em três fases, que acontecem sob a influência dos hormônios tireoidianos:

- A fase I, período que antecede a síntese de hormônios tireoidianos pelo feto, acontece nas primeiras 10 a 12 semanas de gestação. Nesse período, o feto exposto aos hormônios tireoidianos maternos apresenta neurogênese cerebral e migração neuronal significativas, porém não se sabe o real papel dos hormônios tireoidianos nesse processo.
- A fase II se inicia com cerca de 12 semanas e vai até o nascimento. É marcada pela ativação da tireoide fetal, com síntese e liberação de hormônios. Nesse período, em que o desenvolvimento cerebral necessita de concentrações normais de hormônios provindos tanto da produção fetal quando da oferta materna, ocorrem a maturação e adiferenciação neuronal fetal, o crescimento axonal, o desenvolvimento das sinapses, a ontogênese dendrítica, a neurogênese cerebelar, a gliogênese e a mielinização.
- Por fim, a fase III se processa durante o primeiro ano de vida, na qual o encéfalo depende da produção de hormônios tireoidianos. Níveis normais de hormônios tireoidianos são necessários para a continuidade da mielinização e da gliogênese iniciadas na fase II. O período compreendido entre o nascimento e os 2 anos de vida é crítico para o desenvolvimento neurológico e tem participação essencial dos hormônios tireoidianos.

Estudos evidenciaram que os hormônios tireoidianos regulam enzimas associadas à síntese de mielina, participam do desenvolvimento da orelha média, inclusive no período antenatal, e atuam na regulação da síntese de proteínas específicas em neurônios.[53]

Estudos atuais têm demonstrado e confirmado a relevância dos hormônios tireoidianos para o desenvolvimento cerebral do feto durante o segundo e o terceiro trimestres.[12,54] Segundo achados mais recentes, a oferta de hormônios tireoidianos é um dos eventos biológicos relevantes controlados pelo concepto para assegurar o desenvolvimento do córtex cerebral.[45] Outros estudos demonstraram a presença de receptores nucleares para hormônios tireoidianos em amostras de córtex cerebral de fetos com 9 semanas, reforçando a necessidade de um suprimento ideal de hormônios tireoidianos para o neurodesenvolvimento fetal.[116,124]

## FETO DE TERMO

### CABEÇA FETAL

Para a adequada assistência ao parto, é fundamental, nas apresentações cefálicas, o conhecimento dos parâmetros anatômicos da cabeça do feto e sobre sua posição na pelve materna. Dois ossos frontais, dois parietais, dois temporais, o osso occipital e as asas do osso esfenoide formam o crânio. Esses ossos são separados por intervalos membranosos (suturas) cujas confluências delimitam pequenos espaços (fontanelas).[188,192]

A Figura 22 demonstra as suturas mais relevantes na prática obstétrica, que são:

- Sutura occipitoparietal ou lambdoide: entre a margem posterior dos ossos parietais e o osso occipital.
- Sutura interparietal ou sagital: entre os dois ossos parietais.
- Sutura frontal ou metópica: entre os dois ossos frontais.
- Sutura frontoparietal ou coronária: entre os ossos parietal e frontal.

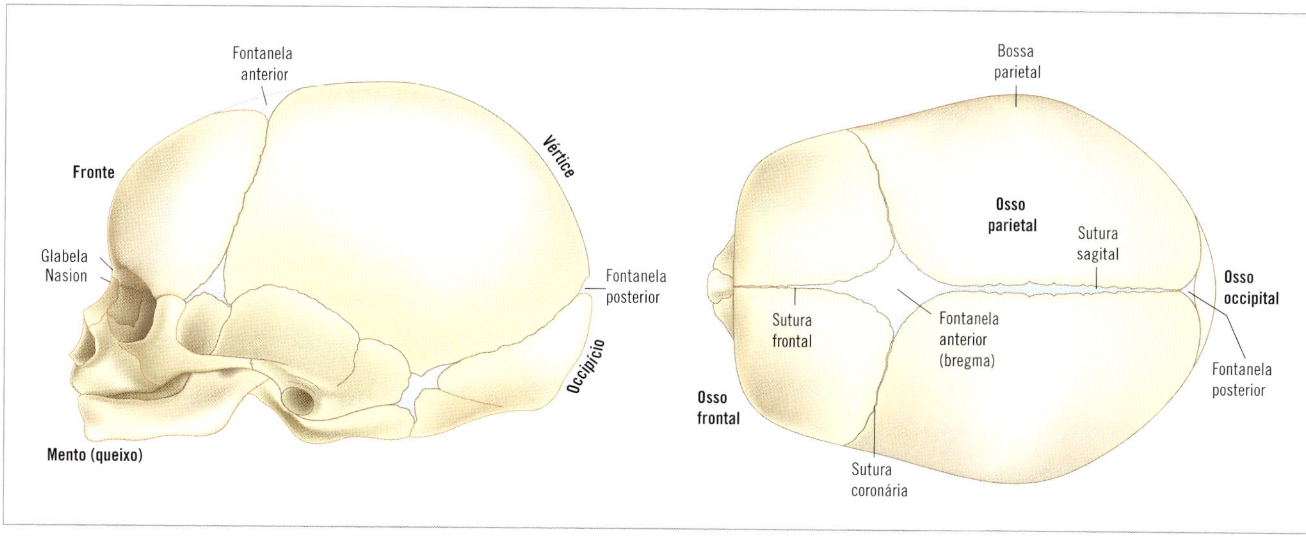


FIGURA 22. Suturas e fontanelas da cabeça fetal.

As principais fontanelas da prática obstétrica incluem (ver Figura 22):

- Fontanela bregmática ou anterior: também conhecida como fontanela quadrangular em razão do tamanho e do formato. É gerada pelas confluências das suturas sagital, coronariana e metópica, e apresenta ângulos de aproximadamente 90°, sendo o ângulo anterior o mais agudo. Mede cerca de 3 cm no diâmetro transverso e 4 cm no sentido anteroposterior, representando a maior fontanela do crânio fetal. Não desaparece durante o parto, mesmo com as modificações do polo cefálico, e é um excelente ponto de reparo para avaliação da apresentação e da variedade de posição.
- Fontanela lambdoide ou posterior: é triangular e deriva da confluência da sutura sagital com a occipitoparietal. Sua forma pode ser alterada pela sobreposição dos ossos parietais sobre o osso occipital quando o parto transcorre com grande moldagem do polo cefálico, tornando-se angular e notada somente pelos limites dos ossos parietais (sinal do compasso de Varnier).
- Outras fontanelas: não desempenham função significativa na assistência ao parto. São descritas as fontanelas mediofrontal e obélio no sentido anteroposterior, e as fontanelas laterais anteriores (ptérios) e posteriores (astérios).

O estudo dos mecanismos das medidas de determinadas circunferências e diâmetros da cabeça fetal também apresenta relevância. Os diâmetros mais frequentes são:[188]

1. Diâmetros anteroposteriores (Figura 23):
   - Occipitofrontal: medida do occipício até a raiz do nariz; é de 12 cm.

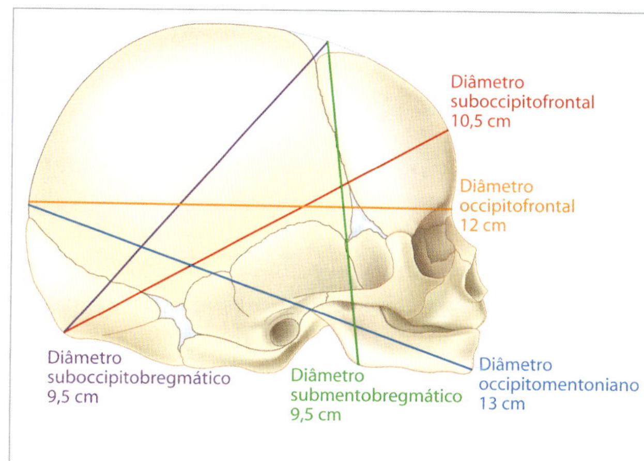


FIGURA 23. Diâmetros anteroposteriores e verticais da cabeça fetal.

   - Occipitomentoniano: medida linear da ponta do occipício ao mento; corresponde a 13 cm (boca fechada) ou 13,5 cm (boca aberta). É o maior diâmetro cefálico anteroposterior.
   - Suboccipitofrontal: percorre desde o suboccipício até a bossa frontal; mede 10,5 cm.
   - Suboccipitobregmático: medida do suboccipício até o bregma; mede 9,5 cm.
2. Diâmetros transversos (Figura 24):
   - Biparietal: medida transversa de uma bossa parietal a outra; é de 9,5 cm.
   - Bitemporal: percorre de uma têmpora a outra; mede 7,5 cm.
   - Bimalar: percorre de um processo zigomático a outro; com 7 cm.

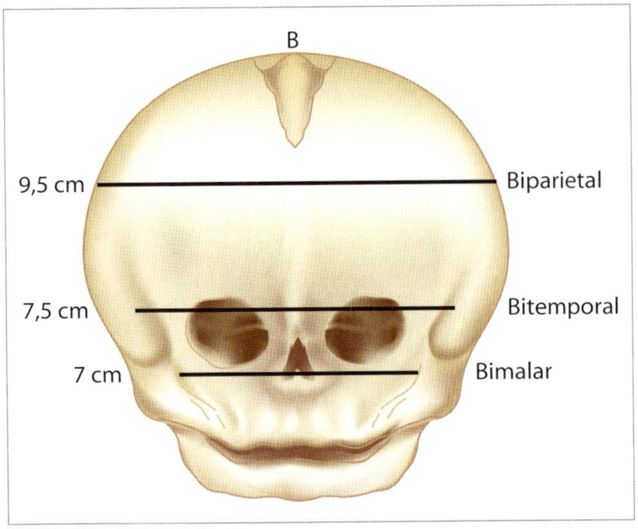


**FIGURA 24.** Diâmetros transversos da cabeça fetal.

3. Diâmetro vertical:
   - Submentobregmático (ou hiobregmático, ou ainda traqueobregmático): percorre do submento até o bregma; mede 9,5 cm.

No mecanismo do parto, a descrição de duas outras formações especiais oferece relevância para o cavalgamento ósseo, que são o osso epactal e o ossículo de Kerkríngio (ou de Kerckring). O primeiro se localiza entre o ângulo superior do occipício e a porção escamosa, e contribui para a moldagem óssea. O outro está localizado na margem posterior do forame magno e auxilia principalmente o deslizamento do occipício sob os parietais, além da moldagem.

A cruz de Santo André, considerada uma formação especial e bastante resistente, apresenta o osso esfenoide no centro, os ramos anteriores compostos pelas asas do esfenoide e pela porção escamosa dos ossos temporais e os ramos posteriores constituídos pela porção petrosa dos ossos temporais de cada lado. Esse osso precisava ser fraturado para a realização da embriotomia quando esta era realizada.[192]

A charneira occipital de Budin é uma última formação especial que merece destaque. Está localizada na base do crânio, próxima à porção escamosa do osso occipital. É dividida em duas hemipartes simétricas com relação à linha média que incluem a formação idêntica de duas porções cartilaginosas, uma externa e outra interna, e uma porção média entre elas, central e fibrosa. A função de cada hemiparte é análoga a um amortecedor, permitindo, durante o trabalho de parto, a redução dos diâmetros do crânio, com deslizamento da porção escamosa do occipital sobre as outras peças do crânio.

### Cintura escapular

A cintura escapular é equivalente aos ombros do feto. Possui as seguintes características:

- Circunferência biacromial: mede 34 cm e corresponde ao diâmetro biacromial.
- Circunferência esternodorsal ou torácica: mede 32 cm e corresponde à parte do tronco fetal na altura da porção média do osso esterno.
- Diâmetro biacromial: encontra-se entre os dois acrômios, mede 12 cm, mas durante o parto apresenta redução para 9 cm, em razão do desprendimento do dorso.

### Cintura pélvica

A cintura pélvica equivale ao quadril fetal. Tem as seguintes características:

- Diâmetro bitrocantérico: mede 9 cm e estende-se de um trocânter maior ao outro.
- Circunferência sacrotibial: relacionada ao quadril nas apresentações pélvicas completas, na altura do sacro e das tíbias.
- Circunferência sacrofemoral: equivale ao quadril nas apresentações pélvicas incompletas, modo de nádegas ou agripina, na altura do sacro e dos fêmures, sendo menor que a circunferência sacrotibial.

## PROGRAMAÇÃO FETAL DAS DOENÇAS

Nas últimas duas décadas, estudos conhecidos como "origem fetal das doenças", "programação fetal" ou "hipótese de Barker" apresentaram uma relação entre o peso ao nascer e o risco de desenvolvimento de doenças cardiovasculares. Nos dias atuais, a hipótese foi denominada "origem desenvolvimentista da saúde e da doença", do inglês *developmental origins of health and disease* (DOHaD).

Vários estudos têm procurado estabelecer a relação entre o peso ao nascer e a influência de fatores genéticos e ambientais, e o risco na vida adulta de hipertensão arterial, obesidade, doença coronariana e *diabetes mellitus* tipo 2. As teorias que os embasam pressupõem a existência de uma correlação inversa entre o desenvolvimento dessas doenças e o peso no momento do nascimento.

Com base em observações de diferentes populações, sabe-se que fenômenos epigenéticos influenciam diferentemente a resposta de indivíduos expostos aos mesmos estímulos. Em contrapartida, sabe-se também que a suscetibilidade posterior do organismo a determinadas doenças crônicas pode ser influenciada por eventos precoces na vida. A capacidade de um organismo se desenvolver de diferentes formas na dependência de certas condições ambientais, também chamada de plasticidade desenvolvimentista, é base conceitual para essa teoria.

O período intrauterino e as condições de vida do feto nesse período, de alguma forma, estão relacionadas à origem de muitas das doenças da vida adulta (Tabela 6). O chamado *catch-up*, representado pelo rápido ritmo de crescimento em crianças que nascem pequenas para a idade gestacional, parece estar relacionado com consequências deletérias em longo prazo.[100]

**TABELA 6.** Distúrbios metabólicos e doenças da vida adulta que estão associadas com distúrbios nutricionais no feto

| |
|---|
| **Doenças metabólicas**<br>Dislipidemia<br>Intolerância à glicose<br>Obesidade<br>*Diabetes mellitus* tipo 2 |
| **Doenças cardiovasculares**<br>Hipertensão arterial<br>Aterosclerose<br>Doença coronariana |
| **Osteoporose** |
| **Câncer**<br>Câncer de mama |
| **Doença pulmonar obstrutiva crônica** |
| **Insuficiência renal crônica** |
| **Síndrome dos ovários policísticos** |
| **Doenças psiquiátricas**<br>Esquizofrenia |

Há muitos estudos sobre os efeitos da programação cardíaca com modelos animais e poucos com seres humanos. Múltiplos estímulos foram apontados como capazes de incentivar a programação fetal, gerando mudanças em múltiplos órgãos e sistemas (Figura 25). Modelos experimentais controlados demonstraram que a desnutrição, a nutrição excessiva, a hiperglicemia e o estresse materno, além da hipoxia fetal, estiveram associados à programação desenvolvimentista de doenças.[85,129,134]

## Programação do sistema cardiovascular

A hipótese de Barker expressa o conceito de que o sistema cardiovascular é influenciado precocemente, durante o desenvolvimento fetal, e a resposta adaptativa é amplificada na infância por meio de fatores ambientais.

Barker e Osmond,[73] no Reino Unido, iniciaram as pesquisas que levariam a essa hipótese. Publicaram, em 1986, estudo que analisou taxas de mortalidade por doença cardíaca isquêmica durante os anos de 1968 a 1978 e verificaram a correlação com a mortalidade infantil entre os anos de 1921 a 1925, sugerindo a existência de um fator independente. Barker et al.,[74] por sua vez, analisaram 10.636 homens nascidos entre 1911 e 1930 e verificaram associação entre a redução da mortalidade por doença coronariana e

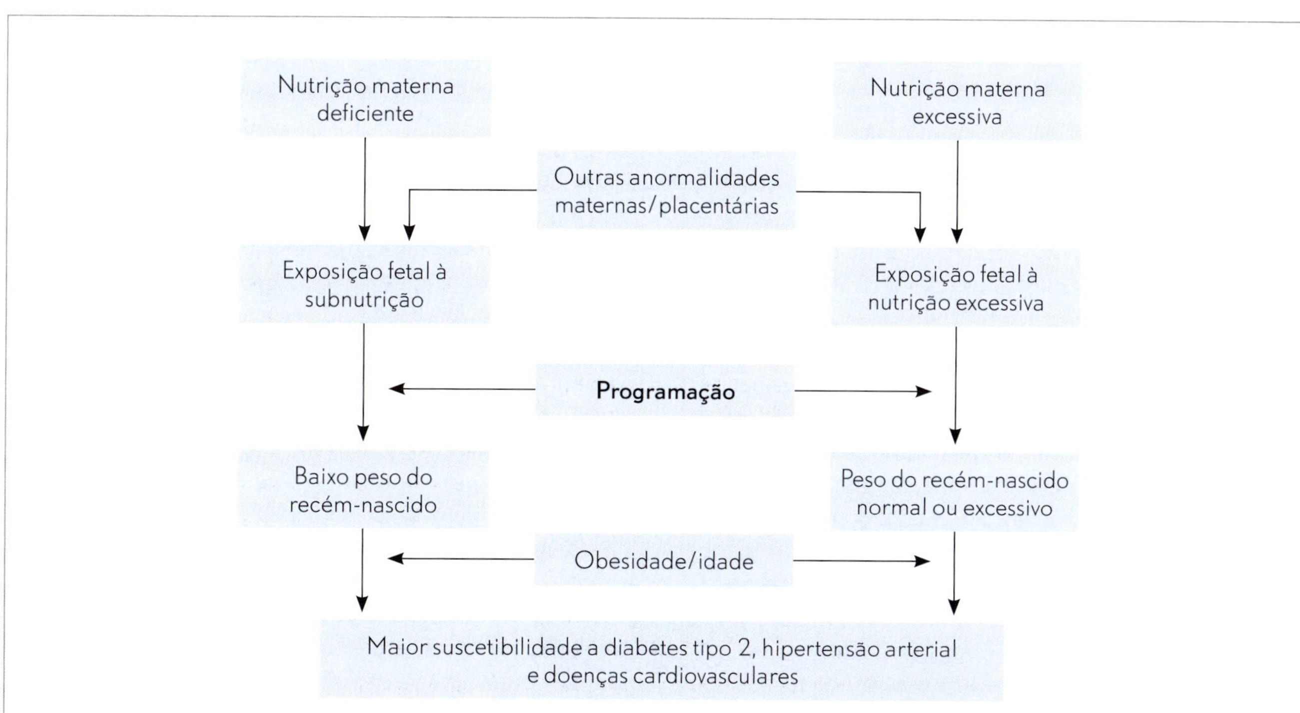


**FIGURA 25.** Esquema representativo dos efeitos da nutrição materna na saúde de um indivíduo.

o peso ao nascimento. Em 1990, Barker et al.,[72] compilaram dados epidemiológicos de 449 indivíduos de ambos os sexos nascidos entre 1935 e 1943, verificando associação entre o baixo peso do nascituro e a hipertensão arterial. Os mesmos autores, ao fim da Segunda Guerra Mundial, estudaram mais de 2 mil crianças nascidas entre 1944 e 1945, em meio à miséria e à fome, e verificaram maior mortalidade, pior perfil lipídico e maiores índices de obesidade e de doença coronariana, principalmente quando a exposição ocorreu entre o primeiro e o segundo trimestres da gestação.[57]

Esses estudos originaram a hipótese do fenótipo poupador (*thrifty phenotype hypothesis*),[25] na qual foi descrita a capacidade de o feto otimizar o uso de energia em condições de desnutrição. Para outros fatores, o estudo conclui que o favorecimento metabólico de determinados órgãos produz modificações persistentes no crescimento e na função dos tecidos, afetando órgãos e sistemas pelo ineficiente suprimento de energia e de nutrientes ao organismo fetal, interferindo no funcionamento e tornando os indivíduos mais suscetíveis às doenças. A desnutrição pode afetar permanentemente o número de células do organismo, além de poder alterar a distribuição dos tipos celulares, o padrão de secreção hormonal, a atividade metabólica e a estruturação dos órgãos.[36]

A teoria de Barker foi confirmada por vários estudos posteriores, que também correlacionaram a origem da doença coronariana na vida adulta com o baixo peso ao nascer, assim como a de outras doenças, como diabetes tipo 2, hipertensão arterial e doença cardiovascular.[101,137,148]

## Programação da obesidade

Houve um aumento da prevalência de obesidade nas últimas décadas, tornando-se atualmente um verdadeiro problema de saúde pública. Alguns estudos vêm considerando a obesidade na vida adulta como resultado de eventos precoces da vida intra e extrauterina. Desde a concepção até o nascimento, o organismo manifesta um crescimento celular acelerado, com replicação e diferenciação de tecidos, muito vulneráveis às alterações ambientais. Segundo a hipótese do fenótipo poupador, a adaptação fetal às situações de desnutrição causa alterações permanentes no crescimento e na função dos tecidos, alterando definitivamente o metabolismo da glicose e a secreção da insulina. Depois do nascimento, se o feto desnutrido encontra um ambiente de nutrição satisfatória ou abundante, as alterações já estabelecidas elevarão o risco de diabetes tipo 2, obesidade e síndrome metabólica no adulto.[38]

Apesar da existência dessa hipótese, ainda não se tem conclusões satisfatórias sobre a associação entre baixo peso ao nascer e um futuro desenvolvimento de obesidade. Estudos com ratos submetidos à desnutrição no período intrauterino observaram o desenvolvimento de adipócitos com maior sensibilidade à insulina e com maior número de receptores, gerando alta resistência à insulina, intolerância à glicose e obesidade.[50] Foi verificada, também, reprogramação da função mitocondrial.[61,155]

A situação inversa, em que há nutrientes em excesso, também é prejudicial ao feto, que pode crescer exageradamente de acordo com o aumento de transporte de glicose e outros nutrientes pela placenta, predispondo a doenças como o *diabetes mellitus*. O pâncreas do feto pode ser estimulado a liberar altas quantidades de insulina, ao receber, por meio da circulação, maiores ofertas de glicose e aminoácidos, assim como grandes concentrações de fator de crescimento insulina-símile (IGF) que podem ser produzidas pelo fígado. A macrossomia resulta dessa hiperinsulinemia, que incentiva o crescimento do tecido adiposo fetal e outros tecidos responsivos à insulina.[80] A predisposição à obesidade na vida adulta nesses casos vem da maior adiposidade.

A associação entre o peso no nascimento e a saúde do indivíduo na vida adulta não pode ser considerada linear, apresentando-se graficamente com curva em forma de "U", pois os fetos grandes para a idade gestacional também apresentam um risco maior para doenças na vida adulta.[51] Estudos em ratos também mostraram que uma maior exposição a dieta rica em gordura e em ácidos graxos saturados incentiva o nascimento de descendentes com hiperglicemia e hiperinsulinemia, alterando a capacidade secretora das células beta do pâncreas.[10,42,73]

## Mecanismos epigenéticos

No período em que os órgãos e sistemas se diferenciam, foram observadas evidências de que os mecanismos epigenéticos possam ser responsáveis pela expressão dos genes tecido-específicos, caracterizando a plasticidade. Durante o período crítico de desenvolvimento, todo estímulo ou problema que aconteça pode acarretar resposta que promova mudanças permanentes na estrutura ou no funcionamento do organismo.[21] O potencial genético de cada indivíduo determina a regulação do crescimento e do desenvolvimento fetal; entretanto, esses também podem ser influenciados pelo ambiente no qual o feto se desenvolve, dependendo diretamente da oferta de oxigênio e nutrientes.

Gluckman e Hanson[20] descrevem esse processo como indução fenotípica, pois o termo "programação" relaciona-se mais à determinação genética e traços de indução fenotípica determinam a habilidade de o organismo se adaptar a mudanças no ambiente. Diferenças estruturais dos tecidos e mudanças estáveis na transcrição de genes, geradas pela indução de modificações no fenótipo, levam a substituições nas atividades das vias metabólicas e do controle da homeostasia.[7] O rápido aumento de peso entre o nascimento e a idade escolar ou a pré-adolescência, observado em crianças de baixo peso ao nascer, predispõe ao desenvolvimento de doenças crônicas, com padrões de crescimento específicos, com o *catch-up* precoce e tardio. O fenômeno epigenético se refere a qualquer regulação de genes sem mudanças envolvidas na sequência do DNA e que possa persistir por uma ou mais gerações. Tal fenômeno busca determinar como a função do genoma atinge mecanismos que regulam a forma como os genes são processados.

Os estudos da relação entre a origem das doenças e os fenômenos epigenéticos são realizados com modelos experimentais. As principais alterações epigenéticas já descritas são modificação de histonas, metilação do DNA, silenciamento do RNA e *imprinting*, cada uma delas específica para determinados genes ou tipos celulares, geralmente estáveis durante a divisão mitótica das células e, portanto, continuam por toda a vida.[133]

O crescimento somático do feto diminui como forma de adaptação à carência nutricional. Adaptações imediatas podem causar mudanças no fenótipo e/ou ser prejudiciais em longo prazo, associando-se a maior risco de doenças crônicas cardiovasculares ou metabólicas. O ganho de peso compensatório após o nascimento pode gerar, ainda, efeito cumulativo, aumentando ainda mais o risco para as doenças na vida adulta.

O desenvolvimento adequado do produto conceptual é o resultado da saúde materna e da manutenção adequada da oferta de nutrientes e oxigênio e é fundamental para reduzir os riscos de doenças até a vida adulta.

## PONTOS-CHAVE

- O conhecimento sobre a fisiologia e a fisiopatologia fetal permite avaliar o bem-estar fetal, com o propósito de assegurar a integridade e adequado ambiente para o crescimento e o desenvolvimento.
- As suturas e fontanelas desempenham importante papel no estudo do mecanismo de parto, nas apresentações cefálicas e na assistência ao parto.
- Para que as necessidades do organismo fetal sejam supridas, apesar das baixas concentrações de oxigênio, a circulação fetal apresenta intercomunicações e fluxos preferenciais.
- Na primeira expiração após o nascimento, a capacidade do recém-nascido de reter o ar nos pulmões depende da ação dos surfactantes, que preservam a mesma pressão nos alvéolos de diferentes dimensões.
- O eixo hipotálamo-hipófise-adrenal é essencial para a regulação da homeostase fetal e para a diferenciação e a maturação de órgãos e sistemas vitais, além de atuar com a placenta na determinação do momento da parturição.
- Os hormônios tireoidianos são essenciais para o crescimento e o desenvolvimento do encéfalo fetal não apenas no período neonatal, mas também durante o período intrauterino.
- A geração e a migração de neurônios corticais são processos complexos e bem regulados, que ocorrem principalmente na primeira metade da gestação. Quando atingem a camada correta na lâmina cortical, os neurônios começam sua diferenciação.
- O peso ao nascimento, tanto baixo quanto excessivo, pode influenciar no desenvolvimento de doenças cardiovasculares ao longo da vida, hipótese denominada "origem desenvolvimentista da saúde e da doença".

## REFERÊNCIAS BIBLIOGRÁFICAS

### Artigos de revisão


1. Abu-Shaweesh JM. Maturation of respiratory reflex responses in the fetus and neonate. Semin Neonatol 2004; 9(3): 169-80.
2. Ahanya SN, Lakshmanan J, Morgan BL, Ross MG. Meconium passage in utero: mechanisms, consequences, and management. Obstet Gynecol Surv 2005; 60(1): 45-56.
3. Asakura H. Fetal and neonatal thermoregulation. J Nippon Med Sch 2004; 71(6): 360-70.
4. Barker DJ. Fetal origins of coronary heart disease. BMJ 1995; 311(6998): 171-4.
5. Baschat AA. Arterial and venous Doppler in the diagnosis and management of early onset fetal growth restriction. Early Hum Dev 2005; 81: 877-87.
6. Ben-Jonathan N, Hnasko R. Dopamine as a prolactin (PRL) inhibitor. Endocr Rev 2001; 22(6): 724-63.
7. Burdge GC, Hanson MA, Slater-Jefferies JL, Lillycrop KA. Epigenetic regulation of transcription: a mechanism for inducing variations in phenotype (fetal programming) by differences in nutrition during early life? Br J Nutr 2007; 97(6): 1036-46.
8. Burri PH. Fetal and postnatal development of the lung. Ann Rev Physiol 1984; 46: 617-28.
9. Burrow GN, Fisher DA, Larsen PR. Maternal and fetal thyroid function. N Engl J Med 1994; 331(16): 1072-8.
10. Cederroth CR, Pitetti JL, Papaioannou MD, Nef S. Genetic programs that regulate testicular and ovarian development. Mol Cell Endocrinol 2007; 265-6: 3-9.
11. Champetier J, Yver R, Tomasella T. Functional anatomy of the liver of the human fetus: applications to ultrasonography. Surg Radiol Anat 1989; 11(1): 53-62.
12. Chan SY, Vasilopoulou E, Kilby MD. The role of the placenta in thyroid hormone delivery to the fetus. Nat Clin Pract Endocrinol Metab 2009; 5(1): 45-54.
13. Coulter CL. Functional biology of the primate fetal adrenal gland: advances in technology provide new insight. Clin Exp Pharmacol Physiol 2004; 31(8): 475-84.
14. Dame C, Juul SE. The switch from fetal to adult erythropoiesis. Clin Perinatol 2000; 27(3): 507-26.
15. Duryea EL, Hawkins JS, McIntire DD, Casey BM, Leveno KJ. A revised birth weight reference for the United States. Obstetrics and Gynecology 2014; 124(1): 16-22.
16. Ebling FJ. The neuroendocrine timing of puberty. Reproduction 2005; 129(6): 675-83.
17. Edelstone DI. Regulation of blood flow through the ductus venosus. J Dev Physiol 1980; 2: 219-38.
18. Gardiner HM. Response of fetal heart to changes in load: from hyperplasia to heart failure. Heart 2005; 91: 871-3.
19. Georgieff MK. The role of iron in neurodevelopment: fetal iron deficiency and the developing hippocampus. Biochem Soc Trans 2008; 36(6): 1267-71.

20. Gluckman PD, Hanson MA. Metabolic disease: evolutionary, developmental and transgenerational influences. Nestlé Nutr Workshop Ser Pediatr Program 2005; 55: 17-27.
21. Gluckman PD, Hanson MA, Cooper C, Thornburg KL. Effect of in utero and early-life conditions on adult health and disease. N Engl J Med. 2008; 359(1): 61-73.
22. Grant DA. Ventricular constraint in the fetus and newborn. Can J Cardiol 1999; 15: 95-104.
23. Greer JJ, Funk GD. Perinatal development of respiratory motoneurons. Respir Physiol Neurobiol 2005; 149(1-3): 43-61.
24. Greer JJ, Funk GD, Ballanyi K. Preparing for the first breath: prenatal maturation of respiratory neural control. J Physiol 2006; 570(3): 437-44.
25. Hales CN, Barker DJ. Type 2 (non-insulin-dependent) diabetes mellitus: the thrifty phenotype hypothesis. Diabetologia 1992; 35(7): 595-601.
26. Hallman M, Haataja R, Marttila R. Surfactant proteins and genetic predisposition to respiratory distress syndrome. Semin Perinatol 2002; 26(6): 450-60.
27. Hay Jr. WW. Recent observations on the regulation of fetal metabolism by glucose. J Physiol 2006; 572(1): 17-24.
28. Holemans K, Aerts L, Van Assche FA. Lifetime consequences of abnormal fetal pancreatic development. J Physiol 2003; 547(1): 11-20.
29. Jain L, Eaton DC. Physiology of fetal lung fluid clearance and the effect of labor. Semin Perinatol 2006; 30(1): 34-43.
30. Jensen A, Berger R. Fetal circulatory responses to oxygen lack. J Dev Physiol 1991; 16(4): 181-207.
31. Kemp PJ, Kim KJ. Spectrum of ion channels in alveolar epithelial cells: implications for alveolar fluid balance. Am J Physiol Lung Cell Mol Physiol 2004; 287(3): L460-4.
32. Kerrigan JR, Rogol AD. The impact of gonadal steroid hormone action on growth hormone secretion during childhood and adolescence. Endocr Rev 1992; 13(2): 281-98.
33. Kimble RM, Trudenger B, Cass D. Fetal defaecation: is it a normal physiological process? J Paediatr Child Health 1999; 35(2): 116-9.
34. Kiserud T. Physiology of the fetal circulation. Semin Fetal Neonatal Med 2005; 10(6): 493-503.
35. Lebenthal A, Lebenthal E. The ontogeny of the small intestinal epithelium. J Parenter Enteral Nutr 1999; 23(5): S3-6.
36. Lenfant C. Low birth weight and blood pressure. Metabolism 2008; 57(2):S32-5.
37. Mahoney L. Calcium homeostasis and control of contractility in the developing heart. Sem Perinatol 1996; 20: 510-9.
38. Martin-Gronert MS, Ozanne SE. Maternal nutrition during pregnancy and health of the offspring. Biochem Soc Trans 2006; 34(5): 779-82.
39. Mastorakos G, Ilias I. Maternal and fetal hypothalamic-pituitary--adrenal axes during pregnancy and postpartum. Ann N Y Acad Sci 2003; 997: 136-49.
40. McLean M, Smith R. Corticotrophin-releasing hormone and human parturition. Reproduction 2001; 121(4): 493-501.
41. Mesiano S, Jaffe RB. Developmental and functional biology of the primate fetal adrenal cortex. Endocr Rev 1997; 18(3): 378-403.
42. Meyer G. Genetic control of neuronal migrations in human cortical development. Adv Anat Embryol Cell Biol 2007; 189: 1: 1-111.
43. Meyer G. Human neocortical development: the importance of embryonic and early fetal events. Neuroscientist 2001; 7(4): 303-14.
44. Moritz KM, Wintour EM. Functional development of the meso- and metanephros. Pediatr Nephrol 1999; 13(2): 171-8.
45. Morreale de Escobar G, Obregon MJ, Escobar del Rey F. Role of thyroid hormone during early brain development. Eur J Endocrinol 2004; 151(3): U25-37.
46. Mullis PE. Transcription factors in pituitary development. Mol Cell Endocrinol 2001; 185(1-2): 1-16.
47. Ng PC. The fetal and neonatal hypothalamic-pituitary-adrenal axis. Arch Dis Child Fetal Neonatal Ed 2000; 82(3): F250-4.
48. Nijhuis-van der Sanden MW, Eling PA, Otten BJ. A review of neuro-psychological and motor studies in Turner syndrome. Neurosci Biobehav Rev 2003; 27(4): 329-38.
49. Obregon MJ, Escobar del Rey F, Morreale de Escobar G. The effects of iodine deficiency on thyroid hormone deiodination. Thyroid 2005; 15(8): 917-29.
50. Ozanne SE, Hales CN. Early programming of glucose-insulin metabolism. Trends Endocrinol Metab 2002; 13(9): 368-73.
51. Pearlman AL, Faust PL, Hatten ME, Brunstrom JE. New directions for neuronal migration. Curr Opin Neurobiol 1998; 8(1): 45-54.
52. Pettitt DJ, Jovanovic L. Birth weight as a predictor of type 2 diabetes mellitus: the U-shaped curve. Curr Diab Rep 2001; 1(1): 78-81.
53. Porterfield SP, Hendrich CE. The role of thyroid hormones in prenatal and neonatal neurological development: current perspectives. Endocr Rev 1993; 14(1): 94-106.
54. Raymond J, LaFranchi SH. Fetal and neonatal thyroid function: review and summary of significant new findings. Curr Opin Endocrinol Diabetes Obes 2010 Feb; 17(1):1-7.
55. Rice DS, Curran T. Mutant mice with scrambled brains: understanding the signaling pathways that control cell positioning in the CNS. Genes Dev 1999; 13(21): 2758-73.
56. Ring JA, Ghabrial H, Ching MS, Smallwood RA, Morgan DJ. Fetal hepatic drug elimination. Pharmacol Ther 1999; 84(3): 429-45
57. Roseboom TJ, van der Meulen JH, Ravelli AC, Osmond C, Barker DJ, Bleker OP. Effects of prenatal exposure to the Dutch famine on adult disease in later life: an overview. Mol Cell Endocrinol 2001; 185(1-2): 93-8.
58. Ross MG, Nijland MJ. Development of ingestive behavior. Am J Physiol 1998; 274(4 Pt 2): R879-93.
59. Rychik J. Fetal cardiovascular physiology. Pediatr Cardiol 2004; 25: 201-9.
60. Saumon G, Basset G. Electrolyte and fluid transport across the mature alveolar epithelium. J Appl Physiol 1993; 74(1): 1-15.
61. Simmons R. Perinatal programming of obesity. Semin Perinatol 2008; 32(5): 371-4.
62. Tavassoli M. Embryonic and fetal hemopoiesis: an overview. Blood Cells 1991; 17(2): 269-81.
63. Tobet SA, Bless EP, Schwarting GA. Developmental aspect of the gonadotropin-releasing hormone system. Mol Cell Endocrinol 2001; 185(1-2): 173-84.
64. Wilhelm D, Palmer S, Koopman P. Sex determination and gonadal development in mammals. Physiol Rev 2007; 87(1): 1-28.
65. Wilson JD, Goldstein JL. Classification of hereditary disorders of sexual development. Birth Defects Orig Artic Ser 1975; 11(4): 1-16.
66. Wilson SM, Olver RE, Walters DV. Developmental regulation of lumenal lung fluid and electrolyte transport. Respir Physiol Neurobiol 2007 Dec 15; 159(3): 247-55.
67. Wolf G. Angiotensin II and tubular development. Nephrol Dial Transplant 2002; 17(9): 48-51.
68. Wood CE, Tong H. Central nervous system regulation of reflex responses to hypotension during fetal life. Am J Physiol 1999; 277(6 Pt 2): R1541-52.
69. Woollett LA. Maternal cholesterol in fetal development: transport of cholesterol from the maternal to the fetal circulation. Am J Clin Nutr 2005; 82(6): 1155-61.

### Artigos originais

70. Acosta R, Oyachi N, Lee JJ, Lakshmanan J, Atkinson JB, Ross MG. Mechanisms of meconium passage: cholinergic stimulation of electromechanical coordination in the fetal colon. J Soc Gynecol Investig 2005; 12(3): 169-73.
71. Assali NS, Brinkman CR, Woods Jr. JR, Dandavino A, Nuwayhid B. Development of neurohumoral control of fetal, neonatal, and

adult cardiovascular functions. Am J Obstet Gynecol 1977; 129(7): 748-59.

72. Barker DJ, Bull AR, Osmond C, Simmonds SJ. Fetal and placental size and risk of hypertension in adult life. BMJ 1990; 301(6746): 259-62.
73. Barker DJ, Osmond C. Infant mortality, childhood nutrition, and ischaemic heart disease in England and Wales. Lancet 1986; 1(8489): 1077-81.
74. Barker DJ, Winter PD, Osmond C, Margetts B, Simmonds SJ. Weight in infancy and death from ischaemic heart disease. Lancet 1989; 2(8663): 577-80.
75. Been JV, Rours IG, Kornelisse RF, Jonkers F, de Krijger RR, Zimmermann LJ. Chorioamnionitis alters the response to surfactant in preterm infants. J Pediatr 2010; 156(1): 10-15.e1.
76. Bellotti M, Pennati G, De Gasperi C, Bozzo M, Battaglia FC, Ferrazzi E. Simultaneous measurements of umbilical venous, fetal hepatic, and ductus venosus blood flow in growth-restricted human fetuses. Am J Obstet Gynecol 2004; 190: 1347-58.
77. Booth LC, Malpas SC, Barrett CJ, Guild SJ, Gunn AJ, Bennet L. Is baroreflex control of sympathetic activity and heart rate active in the preterm fetal sheep? Am J Physiol Regul Integr Comp Physiol 2009 Mar; 296(3): R603-9.
78. Brooks AN, White A. Activation of pituitary-adrenal function in fetal sheep by corticotrophin-releasing factor and arginine vasopressin. J Endocrinol 1990; 124(1): 27-35.
79. Bystron I, Rakic P, Molnar Z, Blakemore C. The first neurons of the human cerebral cortex. Nat Neurosci 2006; 9(7): 880-6.
80. Catalano PM, Thomas A, Huston-Presley L, Amini SB. Increased fetal adiposity: a very sensitive marker of abnormal in utero development. Am J Obstet Gynecol 2003; 189(6): 1698-704.
81. Chamoux E, Bolduc L, Lehoux JG, Gallo-Payet N. Identification of extracellular matrix components and their integrin receptors in the human fetal adrenal gland. J Clin Endocrinol Metab 2001; 86(5): 2090-8.
82. Chamoux E, Breault L, Lehoux JG, Gallo-Payet N. Involvement of the angiotensin II type 2 receptor in apoptosis during human fetal adrenal gland development. J Clin Endocrinol Metab 1999; 84(12): 4722-30.
83. Chamoux E, Narcy A, Lehoux JG, Gallo-Payet N. Fibronectin, laminin, and collagen IV as modulators of cell behavior during adrenal gland development in the human fetus. J Clin Endocrinol Metab 2002; 87(4): 1819-28.
84. Chemello K, Zielinsky P, Nicoloso LH, de Morais MR. Behavior of pulmonary venous flow during fetal respiratory movements. Congenit Heart Dis 2009; 4(4): 265-8.
85. Corstius HB, Zimanyi MA, Maka N et al. Effect of intrauterine growth restriction on the number of cardiomyocytes in rat hearts. Pediatr Res 2005; 57(6): 796-800.
86. Crossley KJ, Allison BJ, Polglase GR, Morley CJ, Davis PG, Hooper SB. Dynamic changes in the direction of blood flow through the ductus arteriosus at birth. J Physiol 2009; 587(19): 4695-704.
87. D'Arcangelo G, Miao GG, Chen SC, Soares HD, Morgan JI, Curran T. A protein related to extracellular matrix proteins deleted in the mouse mutant reeler. Nature 1995; 374(6524): 719-23.
88. D'Arcangelo G, Nakajima K, Miyata T, Ogawa M, Mikoshiba K, Curran T. Reelin is a secreted glycoprotein recognized by the CR50 monoclonal antibody. J Neurosci 1997; 17(1): 23-31.
89. Dame C, Fahnenstich H, Freitag P, Hofmann D, Abdul-Nour T, Bartmann P et al. Erythropoietin mRNA expression in human fetal and neonatal tissue. Blood 1998; 92(9): 3218-25.
90. David RB, Lim GB, Moritz KM, Koukoulas I, Wintour EM. Quantitation of the mRNA levels of Epo and EpoR in various tissues in the ovine fetus. Mol Cell Endocrinol 2002; 188(1-2): 207-18.
91. Davis MM, Hodes ME, Munsick RA, Ulbright TM, Goldstein DJ. Pancreatic amylase expression in human pancreatic development. Hybridoma 1986; 5(2): 137-45.
92. Dawes GS, Lewis BV, Milligan JE, Roach MR, Talner NS. Vasomotor responses in the hind limbs of foetal and new-born lambs to asphyxia and aortic chemoreceptor stimulation. J Physiol 1968; 195: 55-81.
93. DeDiego I, Smith-Fernandez A, Fairen A. Cortical cells that migrate beyond area boundaries: characterization of an early neuronal population in the lower intermediate zone of prenatal rats. Eur J Neurosci 1994; 6(6): 983-97.
94. DeVane GW, Naden RP, Porter JC, Rosenfeld CR. Mechanism of arginine vasopressin release in the sheep fetus. Pediatr Res 1982; 16(6): 504-7.
95. Duenhoelter JH, Pritchard JA. Fetal respiration: quantitative measurements of amnionic fluid inspired near term by human and rhesus fetuses. Am J Obstet Gynecol 1976; 125(3): 306-9.
96. Dumitrescu A, Aberdeen GW, Pepe GJ, Albrecht ED. Developmental expression of cell cycle regulators in the baboon fetal adrenal gland. J Endocrinol 2007; 192(1): 237-47.
97. Edelstone DI, Merick RE, Caritis SN, Mueller Heubach E. Umbilical venous blood flow and its distribution before and during autonomic blockade in fetal lambs. Am J Obstet Gynecol 1980; 138: 703-7.
98. Edelstone DI, Rudolph AM, Heymann MA. Liver and ductus venosus blood flows in fetal lambs in utero. Circ Res 1978; 42: 426-33.
99. Endo C, Fujimori K, Takanashi A, Ishida T, Yamada J, Sato A et al. Endocrinological and biophysical responses to further reduction in oxygenation following sustained hypoxemia in fetal goats. J Matern Fetal Med 1999; 8(4): 184-9.
100. Eriksson JG, Forsén T, Tuomilehto J, Winter PD, Osmond C, Barker DJ. Catch-up growth in childhood and death from coronary heart disease: longitudinal study. BMJ 1999; 318(7181): 427-31.
101. Fall CH, Osmond C, Barker DJ, Clark PM, Hales CN, Stirling Y et al. Fetal and infant growth and cardiovascular risk factors in women. BMJ 1995 Feb 18; 310(6977): 428-32.
102. Fletcher AJ, Gardner DS, Edwards CM, Fowden AL, Giussani DA. Development of the ovine fetal cardiovascular defense to hypoxemia towards full term. Am J Physiol Heart Circ Physiol 2006; 291(6): H3023-34.
103. Florido J, Cortes E, Gutierrez M, Soto VM, Miranda MT, Navarrete L. Analysis of fetal breathing movements at 30-38 weeks of gestation. J Perinat Med 2005; 33(1): 38-41.
104. Francisco RP, Miyadahira S, Zugaib M. Predicting pH at birth in absent or reversed end-diastolic velocity in the umbilical arteries. Obstet Gynecol 2006; 107: 1042-8.
105. Frasch MG, Müller T, Hoyer D, Weiss C, Schubert H, Schwab M. Nonlinear properties of vagal and sympathetic modulations of heart rate variability in ovine fetus near term. Am J Physiol Regul Integr Comp Physiol 2009; 296(3): R702-7.
106. Friedman WF. The intrinsic physiologic properties of the developing heart. Prog Cardiovasc Dis 1972; 15: 87-111.
107. Gerber RT, Holemans K, O'Brien-Coker I, Mallet AI, van Bree R, Van Assche FA et al. Cholesterol-independent endothelial dysfunction in virgin and pregnant rats fed a diet high in saturated fat. J Physiol 1999; 517 (2): 607-16.
108. Gilfillan AM, Chu AJ, Smart DA, Rooney SA. Single plate separation of lung phospholipids including disaturated phosphatidylcholine. J Lipid Res 1983; 24(12): 1651-6.
109. Giros A, Morante J, Gil-Sanz C, Fairen A, Costell M. Perlecan controls neurogenesis in the developing telencephalon. BMC Dev Biol 2007; 7: 29.
110. Giussani DA, McGarrigle HH, Spencer JA, Moore PJ, Bennet L, Hanson MA. Effect of carotid denervation on plasma vasopressin levels during acute hypoxia in the late-gestation sheep fetus. J Physiol 1994; 477(1): 81-7.
111. Goodman JD. The effect of intravenous glucose on human fetal breathing measured by Doppler ultrasound. Br J Obstet Gynaecol 1980; 87(12): 1080-3.
112. Haidar A, Ryder TA, Wigglesworth JS. Failure of elastin development in hypoplastic lungs associated with oligohydramnios: an electronmicroscopic study. Histopathology 1991; 18(5): 471-3.

113. Howell BW, Hawkes R, Soriano P, Cooper JA. Neuronal position in the developing brain is regulated by mouse disabled-1. Nature 1997; 389 (6652): 733-7.
114. Hume R, Simpson J, Delahunty C, Van Toor H, Wu SY, Williams FL et al. Human fetal and cord serum thyroid hormones: developmental trends and interrelationships. J Clin Endocrinol Metab 2004; 89(8): 4097-103.
115. Ishimoto H, Ginzinger DG, Jaffe RB. Adrenocorticotropin preferentially up-regulates angiopoietin 2 in the human fetal adrenal gland: implications for coordinated adrenal organ growth and angiogenesis. J Clin Endocrinol Metab 2006; 91(5): 1909-15.
116. Iskaros J, Pickard M, Evans I, Sinha A, Hardiman P, Ekins R. Thyroid hormone receptor gene expression in first trimester human fetal brain. J Clin Endocrinol Metab 2000; 85(7): 2620-3.
117. Itskovitz J, LaGamma EF, Rudolph AM. Baroreflex control of the circulation in chronically instrumented fetal lambs. Circ Res 1983; 52: 589-96.
118. Jaime-Perez JC, Herrera-Garza JL, Gomez-Almaguer D. Sub-optimal fetal iron acquisition under a maternal environment. Arch Med Res 2005; 36(5): 598-602.
119. Jensen EC, Bennet L, Guild SJ, Booth LC, Stewart J, Gunn AJ. The role of the neural sympathetic and parasympathetic systems in diurnal and sleep state-related cardiovascular rhythms in the late-gestation ovine fetus. Am J Physiol Regul Integr Comp Physiol 2009 Oct; 297(4): R998-1008.
120. Jones MD, Sheldon RE, Peeters LL, Makowski EL, Meschia G. Regulation of cerebral blood flow in the ovine fetus. Am J Physiol 1978; 235: H162-6.
121. Junge HD. Behavioral states and state related heart rate and motor activity patterns in the newborn infant and the fetus antepartum – a comparative study. I. Technique, illustration of recordings, and general results. J Perinat Med 1979; 7(2): 85-107.
122. Kakuchi J, Ichiki T, Kiyama S, Hogan BL, Fogo A, Inagami T et al. Developmental expression of renal angiotensin II receptor genes in the mouse. Kidney Int 1995; 47(1): 140-7.
123. Keller-Wood M, Powers MJ, Gersting JA, Ali N, Wood CE. Genomic analysis of neuroendocrine development of fetal brain-pituitary-adrenal axis in late gestation. Physiol Genomics 2006; 24(3): 218-24.
124. Kester MH, Martinez de Mena R, Obregon MJ, Marinkovic D, Howatson A, Visser TJ et al. Iodothyronine levels in the human developing brain: major regulatory roles of iodothyronine deiodinases in different areas. J Clin Endocrinol Metab 2004; 89(7): 3117-28.
125. Kiserud T, Ozaki T, Nishina H, Rodeck C, Hanson MA. Effect of NO, phenylephrine and hypoxemia on the ductus venosus diameter in the fetal sheep. Am J Physiol 2000; 279: H166-71.
126. Kiserud T, Rasmussen S, Skulstad SM. Blood flow and degreee of shunting through the ductus venosus in the human fetus. Am J Obstet Gynecol 2000; 182: 147-53.
127. Kocylowski RD, Dubiel M, Gudmundsson S, Sieg I, Fritzer E, Alkasi O et al. Biochemical tissue-specific injury markers of the heart and brain in postpartum cord blood. Am J Obstet Gynecol 2009; 200(3): 273.e1-25.
128. Lange S, Van Leeuwen P, Schneider U, Frank B, Hoyer D, Geue D et al. Heart rate features in fetal behavioural states. Early Hum Dev 2009; 85(2): 131-5.
129. Langley-Evans SC, Welham SJ, Jackson AA. Fetal exposure to a maternal low protein diet impairs nephrogenesis and promotes hypertension in the rat. Life Sci 1999; 64(11): 965-74.
130. Lavado-Autric R, Auso E, Garcia-Velasco JV et al. Early maternal hypothyroxinemia alters histogenesis and cerebral cortex cytoarchitecture of the progeny. Clin Invest 2003; 111(7): 1073-82.
131. Li H, Gudmundsson PO. Acute centralization of blood flow in compromised human fetuses evoked by uterine contractions. Early Hum Dev 2006; 82: 747-52.
132. Liggins GC. Premature delivery of foetal lambs infused with glucocorticoids. J Endocrinol 1969; 45(4): 515-23.
133. Lillycrop KA, Slater-Jefferies JL, Hanson MA, Godfrey KM, Jackson AA, Burdge GC. Induction of altered epigenetic regulation of the hepatic glucocorticoid receptor in the offspring of rats fed a protein-restricted diet during pregnancy suggests that reduced DNA methyltransferase-1 expression is involved in impaired DNA methylation and changes in histone modifications. Br J Nutr 2007; 97(6): 1064-73.
134. Lim K, Zimanyi MA, Black MJ. Effect of maternal protein restriction in rats on cardiac fibrosis and capillarization in adulthood. Pediatr Res 2006; 60(1): 83-7.
135. Longin E, Gerstner T, Schaible T, Lenz T, Konig S. Maturation of the autonomic nervous system: differences in heart rate variability in premature vs. term infants. J Perinat Med 2006; 34: 303-8.
136. Mäkikallio K, Vuolteenaho O, Jouppila P, Räsänen J. Ultrasonographic and biochemical markers of human fetal cardiac dysfunction in placental insufficiency. Circulation 2002; 105(17): 2058-63.
137. Martyn CN, Barker DJ, Jespersen S, Greenwald S, Osmond C, Berry C. Growth in utero, adult blood pressure, and arterial compliance. Br Heart J 1995; 73(2): 116-21.
138. Matthews SG. Hypothalamic oxytocin in the developing ovine fetus: interaction with pituitary-adrenocortical function. Brain Res 1999; 820(1-2): 92-100.
139. McNutt NS, Jones AL. Observations on the ultrastructure of cytodifferentiation in the human fetal adrenal cortex. Lab Invest 1970; 22(6): 513-27.
140. Mendelson CR, Chen C, Boggaram V, Zacharias C, Snyder JM. Regulation of the synthesis of the major surfactant apoprotein in fetal rabbit lung tissue. J Biol Chem 1986; 261(21): 9938-43.
141. Meyer G, Goffinet AM. Prenatal development of reelin-immunoreactive neurons in the human neocortex. J Comp Neurol 1998; 397(1): 29-40.
142. Meyer G, Gonzalez-Hernandez T. Developmental changes in layer I of the human neocortex during prenatal life: a DiI-tracing and AChE and NADPH-d histochemistry study. J Comp Neurol 1993; 338(3): 317-36.
143. Meyer G, Wahle P. The paleocortical ventricle is the origin of reelin-expressing neurons in the marginal zone of the foetal human neocortex. Eur J Neurosci 1999; 11(11): 3937-44.
144. Mirghani HM, Weerasinghe DS, Ezimokhai M, Smith JR. The effect of maternal fasting on the fetal biophysical profile. Int J Gynaecol Obstet 2003; 81(1): 17-21.
145. Mirghani HM, Weerasinghe SD, Smith JR, Ezimokhai M. The effect of intermittent maternal fasting on human fetal breathing movements. J Obstet Gynaecol 2004; 24(6): 635-7.
146. Molina FS, Faro C, Sotiriadis A, Dagklis T, Nicolaides KH. Heart stroke volume and cardiac output by four-dimensional ultrasound in normal fetuses. Ultrasound Obstet Gynecol 2008; 32(2): 181-7.
147. Morgenroth K, Bolz J. Morphological features of the interaction between mucus and surfactant on the bronchial mucosa. Respiration 1985; 47(3): 225-31.
148. Morley R, Lister G, Leeson-Payne C, Lucas A. Size at birth and later blood pressure. Arch Dis Child 1994; 70(6): 536-7.
149. Narasaka T, Suzuki T, Moriya T, Sasano H. Temporal and spatial distribution of corticosteroidogenic enzymes immunoreactivity in developing human adrenal. Mol Cell Endocrinol 2001; 174(1-2): 111-20.
150. Nijhuis JG, Prechtl HF, Martin Jr. CB, Bots RS. Are there behavioural states in the human fetus? Early Hum Dev 1982; 6(2): 177-95.
151. Nomura RM, Cabar FR, Costa VN, Miyadahira S, Zugaib M. Cardiac troponin T as a biochemical marker of cardiac dysfunction and ductus venosus Doppler velocimetry. Eur J Obstet Gynecol Reprod Biol 2009; 147(1): 33-6.
152. Nomura RMY, Martins AN, Teshima LK, Miyadahira S, Zugaib M. Movimentos respiratórios fetais em gestações com diabetes mellitus pré-gestacional. Rev Bras Ginecol Obstet 2007; 29(7): 352-7.

153. Olofsson JF. Restrained cerebral hyperperfusion in response to superimposed acute hypoxemia in growth-restricted human fetuses with established brain-sparing blood flow. Early Hum Dev 2006; 82: 211-6.
154. Pahal GS, Jauniaux E, Kinnon C, Thrasher AJ, Rodeck CH. Normal development of human fetal hematopoiesis between eight and seventeen weeks' gestation. Am J Obstet Gynecol 2000; 183(4): 1029-34.
155. Park HK, Jin CJ, Cho YM et al. Changes of mitochondrial DNA content in the male offspring of protein-malnourished rats. Ann N Y Acad Sci 2004 Apr; 1011: 205-16.
156. Pataryas HA, Stamatoyannopoulos G. Hemoglobins in human fetuses: evidence for adult hemoglobin production after the 11th gestational week. Blood 1972; 39(5): 688-96.
157. Patrick J, Campbell K, Carmichael L, Natale R, Richardson B. Patterns of human fetal breathing during the last 10 weeks of pregnancy. Obstet Gynecol 1980; 56(1): 24-30.
158. Paulick RP, Meyers RL, Rudolph CD, Rudolph AM. Umbilical and hepatic venous responses to circulating vasoconstrictive hormones in fetal lamb. Am J Physiol 1991; 260(4 Pt 2): H1205-13.
159. Pennati G, Corno C, Costantino ML, Bellotti M. Umbilical flow distribution to the liver and the ductus venosus in human fetuses during gestation: an anatomy-based mathematical modeling. Med Eng Phys 2003; 25(3): 229-38.
160. Ponte J, Purves MJ. Types of afferent nervous activity which may be measured in the vagus nerve of the sheep foetus. J Physiol 1973; 229: 51-76.
161. Ratcliffe J, Nakanishi M, Jaffe RB. Identification of definitive and fetal zone markers in the human fetal adrenal gland reveals putative developmental genes. J Clin Endocrinol Metab 2003; 88(7): 3272-7.
162. Reed KL, Meijboom EJ, Sahn DJ, Scagnelli SA, Valdes-Cruz LM, Shenker L. Cardiac Doppler flow velocities in human fetuses. Circulation 1986; 73(1): 41-6.
163. Reuss ML, Rudolph AM, Heymann MA. Selective distribution of microspheres injected into the umbilical veins and inferior venae cavae of fetal sheep. Am J Obstet Gynecol 1981; 141(4): 427-32.
164. Rice DS, Sheldon M, D'Arcangelo G, Nakajima K, Goldowitz D, Curran T. Disabled-1 acts downstream of Reelin in a signaling pathway that controls laminar organization in the mammalian brain. Development 1998; 125(18): 3719-29.
165. Rudolph AM, Heymann MA. The circulation of the fetus in utero. Circ Res 1967; 21: 163-84.
166. Sase M, Miwa I, Sumie M et al. Gastric emptying cycles in the human fetus. Am J Obstet Gynecol 2005; 193(3 Pt 2): 1000-4.
167. Sase M, Miwa I, Sumie M, Nakata M, Sugino N, Ross MG. Ontogeny of gastric emptying patterns in the human fetus. J Matern Fetal Neonatal Med 2005; 17(3): 213-7.
168. Seidner SR, Smith ME, Mendelson CR. Developmental and hormonal regulation of SP-A gene expression in baboon fetal lung. Am J Physiol 1996; 271(4 Pt 1): L609-16.
169. Serra V, Bellver J, Moulden M, Redman CW. Computerized analysis of normal fetal heart rate pattern throughout gestation. Ultrasound Obstet Gynecol 2009 Jul; 34(1): 74-9.
170. Smith FG, Lumbers ER. Comparison of renal function in term fetal sheep and newborn lambs. Biol Neonate 1989; 55(4-5): 309-16.
171. Stabile I, Nicolaides KH, Bach A et al. Complement factors in fetal and maternal blood and amniotic fluid during the second trimester of normal pregnancy. Br J Obstet Gynaecol 1988; 95: 281.
172. Sucheston ME, Cannon MS. Development of zonular patterns in the human adrenal gland. J Morphol 1968; 126(4): 477-91.
173. Tanaka DH, Maekawa K, Yanagawa Y, Obata K, Murakami F. Multidirectional and multizonal tangential migration of GABAergic interneurons in the developing cerebral cortex. Development 2006; 133(11): 2167-76.
174. Taylor PD, McConnell J, Khan IY et al. Impaired glucose homeostasis and mitochondrial abnormalities in offspring of rats fed a fat-rich diet in pregnancy. Am J Physiol Regul Integr Comp Physiol 2005; 288(1): R134-9.
175. Terada T, Nakanuma Y. Expression of pancreatic enzymes (alpha-amylase, trypsinogen, and lipase) during human liver development and maturation. Gastroenterology 1995; 108(4): 1236-45.
176. Thornburg KL, Morton MJ. Filling and arterial pressures as determinants of left ventricular stroke volume in unanesthetized fetal lambs. Am J Physiol 1986; 251: H961-8.
177. Timor-Tritsch IE, Dierker Jr. LJ, Hertz RH, Chik L, Rosen MG. Regular and irregular human fetal respiratory movement. Early Hum Dev 1980; 4(3): 315-24.
178. Tufro-McReddie A, Johns DW, Geary KM et al. Angiotensin II type 1 receptor: role in renal growth and gene expression during normal development. Am J Physiol 1994; 266(6 Pt 2): F911-8.
179. Vimpeli T, Huhtala H, Wilsgaard T, Acharya G. Fetal cardiac output and its distribution to the placenta at 11-20 weeks of gestation. Ultrasound Obstet Gynecol 2009 Mar; 33(3): 265-71.
180. Vintzileos AM, Campbell WA, Ingardia CJ, Nochimson DJ. The fetal biophysical profile and its predictive value. Obstet Gynecol 1983; 62(3): 271-8.
181. von Dorsche HH, Reiher H, Hahn HJ, Falt K, Falkmer S. Tissue cultivation as a method for preservation of human foetal islet parenchyma: a correlated biochemical, immunohistochemical and morphometric investigation. Diabetes Res 1987; 5(4): 157-61.
182. Wladimiroff JW, Campbell S. Fetal urine-production rates in normal and complicated pregnancy. Lancet 1974; 1(7849): 151-4.
183. Zitnik G, Peterson K, Stamatoyannopoulos G, Papayannopoulou T. Effects of butyrate and glucocorticoids on gamma- to beta-globin gene switching in somatic cell hybrids. Mol Cell Biol 1995; 15(6): 3461.

## Editorial/carta ao editor

184. Jobe AH, Kallapur SG. Chorioamnionitis, surfactant, and lung disease in very low birth weight infants. J Pediatr 2010; 156(1): 3-4.

## Livros

185. Assali NS, Bekey GA, Morrison LW. Fetal and neonatal circulation. In: Assali NS, editor. Biology of gestation. New York: Academic Press; 1968. v. II, p. 51-142.
186. Cunningham FG, Leveno KJ, Bloom SL, Hauth JC, Gilstrap III LC, Wenstrom KD. Williams obstetrics. 22.ed. New York: McGraw-Hill; 2005.
187. DeCherney AH, Nathan L. Current obstetric & gynecologic diagnosis & treatment. 9.ed. New York: McGraw-Hill; 2003.
188. Delascio D, Guariento A. Obstetrícia normal. 3.ed. São Paulo: Sarvier; 1981.
189. Gitlin D. Development and metabolism of the immune globulins. In: Kaga BM, Stiehm ER, editores. Immunologic incompetence. Chicago: Year Book; 1971.
190. Junqueira LCU, Zago D. Desenvolvimento do sistema nervoso. In: Junqueira LCU, Zago D, editores. Fundamentos de embriologia humana. 2.ed. Rio de Janeiro: Guanabara Koogan; 1977. p. 177.
191. Moore KL, Persaud TVN. The developing human: clinically oriented embryology. 5.ed. Philadelphia: WB Saunders; 1993. 493p.
192. Neme B, Neme E. Fatores do parto: feto de termo. In: Neme B, editor. Obstetrícia básica. 3.ed. São Paulo: Sarvier; 2006. p. 129-32.
193. Sadler TW. Langman's medical embryology. 13.ed. Wolters Kluwer; 2015.
194. Wilson JD. Embriology of the genital tract. In: Harrison JH, Gittes RF, Perlmutter AD. Urology. 4.ed. Philadelphia: WB Saunders; 1979. p. 1469.
195. Zugaib M, Kanas M. Fisiologia fetal aplicada. São Paulo: Roca; 1986.

### Revisão sistemática/metanálise

196. Honest H, Bachmann LM, Sengupta R, Gupta JK, Kleijnen J, Khan KS. Accuracy of absence of fetal breathing movements in predicting preterm birth: a systematic review. Ultrasound Obstet Gynecol 2004; 24(1): 94-100.

### Tese

197. Zugaib M. Contribuição ao estudo do controle autonômico das funções cardiovasculares fetais e neonatais. Dissertação (Mestrado). São Paulo: FMUSP; 1980.

# Capítulo 9

# Repercussões da gravidez no organismo materno



## ADAPTAÇÕES DO ORGANISMO MATERNO À GRAVIDEZ

O organismo feminino sofre mudanças anatômicas e funcionais durante a gravidez, adaptando-se para a presença do feto em desenvolvimento. Essas alterações se dão nas esferas molecular, bioquímica, hormonal, celular e tecidual dos mais variados órgãos e sistemas. Por esse motivo, o conhecimento das alterações fisiológicas do organismo materno é de importância fundamental para a boa prática obstétrica, de modo que seja possível reconhecer os desvios da normalidade.

Diferenciar os aspectos normais da gravidez dos processos patológicos nem sempre é fácil. Assim, é possível se deparar com situações de má adaptação do organismo materno à presença do feto, de manifestação de doenças latentes, de intercorrências patológicas ligadas especificamente ao período gestacional e de piora de doenças previamente existentes. Nesses casos, as gestações serão consideradas de alto risco e merecem atenção especial na assistência pré-natal. Com o conhecimento das alterações gravídicas fisiológicas, é possível prever os momentos de descompensação clínica e, assim, antecipar-se em relação aos cuidados necessários para cada gestante.

Já no início da gestação, a presença de células trofoblásticas no ambiente intrauterino altera a homeostase local e, em seguida, por meio da produção celular de hormônios e outras substâncias, o funcionamento de quase todos os sistemas maternos se adapta à nova condição. A placenta é um órgão que aumenta de forma progressiva sua capacidade de produção, em termos de quantidade e variedade dessas substâncias. A função da placenta é especialmente endócrina, produzindo moléculas muito similares, se não idênticas, aos hormônios gerados por todas as glândulas do organismo. A produção de estrógenos e de progestógenos em altos níveis leva, respectivamente, a fenômenos angiogênicos e vasodilatadores.

Além do componente endócrino, a placenta também atua na resposta vascular, por meio da elaboração de maior quantidade de prostaciclina, comparativamente à produção de tromboxano, de renina, de angiotensina e de hormônios adrenais que agem na quantidade e na composição dos derivados do sangue e na reatividade vascular.

Consequentemente, é possível observar alterações essenciais para a adaptação do organismo materno à gravidez, em especial relacionadas aos sistemas circulatório (hematológico e cardiovascular) e endócrino (abrangendo também o metabolismo). As manifestações dessas adaptações em outros órgãos e sistemas são consideradas modificações do organismo materno à gestação e podem ser classificadas como locais (presentes nos órgãos genitais e/ou sexuais) ou gerais (que surgem nos sistemas digestório, urinário, respiratório, nervoso, esquelético e em pele e anexos).

O objetivo do presente capítulo é descrever as adaptações a que o organismo materno é submetido, decorrentes da presença e do funcionamento da unidade fetoplacentária (maiores detalhes no Capítulo 7, "Endocrinologia e imunologia da gestação", da Seção 2, "Anatomia e fisiologia"). A partir da apresentação dessas adaptações, serão analisadas suas manifestações nos diferentes sistemas para, finalmente, evidenciá-las no sistema genital, em que se observam as modificações anatômicas mais exuberantes.

## SISTEMA CIRCULATÓRIO

Na gestação, a divisão do estudo desse sistema em hematológico e cardiovascular tem fins puramente didáticos. É quase impossível descrever as adaptações cardiovasculares sem antes apreciar as transformações por que passa o sistema hematológico. São consideradas, portanto, adaptações do sistema circulatório à gravidez. Da mesma forma, mecanismos endócrinos e metabólicos estão intimamente ligados às adaptações do sistema circulatório e, por isso, alguns deles serão citados já neste momento, para melhor compreensão.

### Adaptações hematológicas do organismo materno

A primeira adaptação circulatória observada na gestante se constitui de alterações do volume e da constituição do sangue. O volume sanguíneo materno aumenta consideravelmente durante a gravidez, atingindo valores 30 a 50% maiores do que os níveis pré-gestacionais.[103] As variações relacionadas ao aumento da volemia se associam a diferenças individuais e à quantidade de tecido trofoblástico, sendo maior em gestações múltiplas e menor em gestações com predisposição a insuficiência placentária. Assim, observa-se aumento volêmico mais discreto em pacientes que apresentam restrição de crescimento fetal (RCF) e hipertensão arterial sistêmica (HAS).[8,16,67,75]

O papel da hipervolemia no organismo materno está associado ao aumento das necessidades de suprimento sanguíneo nos órgãos genitais, especialmente em território uterino, cuja vascularização apresenta-se maior na gestação. Além disso, tem função protetora para gestante e feto em relação à redução do retorno venoso, comprometido com as posições supina e ereta, e também para as perdas sanguíneas esperadas no processo de parturição.[138]

#### Volume sanguíneo e plasmático

O aumento da volemia materna decorre do acréscimo de volume plasmático e, em menor proporção, da hiperplasia celular. Em geral, o aumento de volume plasmático é da ordem de 45 a 50% em comparação com os valores da mulher não gestante, enquanto o volume de células vermelhas se eleva em cerca de 30%, estabelecendo, portanto, estado de hemodiluição. Consequentemente, a viscosidade plasmática está menor, o que reduz o trabalho cardíaco.[150] Esses processos adaptativos se iniciam já no primeiro trimestre de gestação, por volta da sexta semana, com expansão mais acelerada no segundo trimestre, para, finalmente, reduzir sua velocidade e estabilizar-se nas últimas semanas do período gravídico. Dessa forma, observa-se aumento de 15% do volume plasmático ao fim do primeiro trimestre e de aproximadamente mais 25% ao fim do segundo trimestre.[4,43] O aumento da massa eritrocitária acompanha as velocidades de acréscimo observadas para o volume plasmático (Figura 1).

A fisiologia da hipervolemia materna ainda não foi completamente elucidada, mas parece se tratar do surgimento de novo equilíbrio entre fatores envolvidos na retenção e na excreção de sódio e água, resultantes da vasodilatação sistêmica e do aumento da capacitância dos vasos.[95] O sistema renina-angiotensina-aldosterona tem maior atividade na gestação de forma a suplantar a ação de mecanismos excretores, como o aumento da filtração glomerular e do peptídeo atrial natriurético.[16]

Fora do ciclo gravídico-puerperal, elevações agudas da volemia ativam receptores de volume e barorreceptores presentes nos átrios e em grandes vasos, assim como a baixa osmolaridade plasmática provoca a excitação de quimiorreceptores do hipotálamo anterior. Esses estímulos acarretam secreção de peptídeo atrial natriurético, que atua em receptores presentes nos rins, adrenais e vasos, promovendo excreção de sódio e água, além de vasodilatação.[4] Durante a gravidez, apesar do aumento pro-

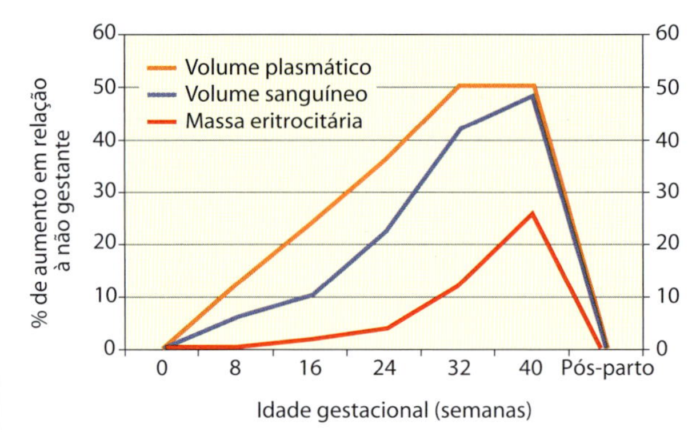


FIGURA 1. Alterações do volume sanguíneo total, do volume plasmático e da massa eritrocitária ao longo da gravidez e no pós-parto imediato. (Figura adaptada de Takiuti.[156])

gressivo dos níveis séricos de peptídeo atrial natriurético, o aumento lento da volemia torna os receptores menos sensíveis ao seu estímulo, permitindo o acúmulo de sódio e água pelo organismo materno.[157] Assim, a atividade do sistema renina-angiotensina-aldosterona suplanta os mecanismos de manutenção da volemia.[16]

## Eritrócitos

Apesar da hemodiluição fisiológica observada na gestante, o volume eritrocitário absoluto apresenta aumento considerável. Em média, mulheres grávidas possuem 450 mL a mais de eritrócitos, com maior incremento no terceiro trimestre.[103] A produção de hemácias está acelerada, provavelmente, em função do aumento dos níveis plasmáticos de eritropoetina, o que é confirmado pela discreta elevação do número de reticulócitos apresentado pelas gestantes.[4,49] A vida média dessas células é menor durante a gestação.[28]

A concentração de hemoglobina se encontra reduzida durante a gravidez, resultado da hemodiluição previamente discutida. Considerando-se que a produção eritrocitária seja maior no terceiro trimestre, essa redução relativa dos valores de hemoglobina é menor no fim da gravidez.[4] Desse modo, gestantes com hemoglobina menor que 11 g/dL no primeiro e no terceiro trimestres ou 10,5 g/dL no segundo trimestre seriam consideradas anêmicas.[121,143] Apesar de essa variação ocorrer, é consenso utilizar valores de hemoglobina inferiores a 11 g/dL para a definição de anemia na gestação.[32] Da mesma forma, o hematócrito, cujos valores normais em não gestantes estão entre 38 e 42%, chega a nível fisiológico de 32% durante a gravidez (Figura 2).[4, 135]

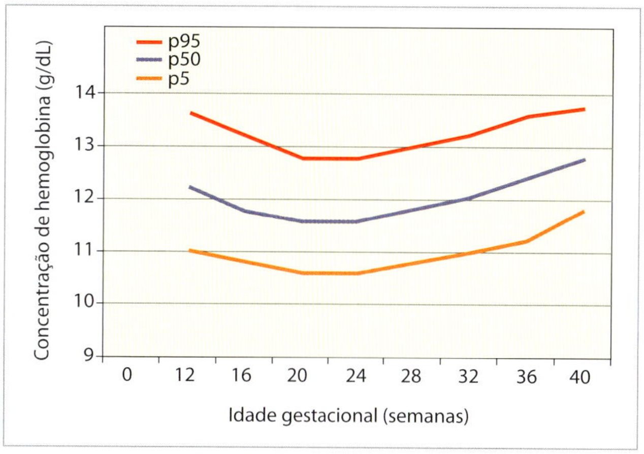


**FIGURA 2.** Mediana, percentis 5 e 95 da concentração de hemoglobina em gestantes normais que recebem suplementação de ferro ao longo da gravidez. (Figura adaptada de *Centers for Disease Control and Prevention*.[128])

## Leucócitos

Existe aumento da produção da maioria dos elementos figurados do sangue na gravidez. A leucocitose pode estar presente na gravidez normal, com valores de leucócitos totais entre 5.000 e 14.000/mm$^3$. Durante o parto e o puerpério imediato, os valores de leucócitos se elevam de modo significativo, podendo chegar a 29.000/mm$^3$ – achado possivelmente relacionado à atividade das adrenais no momento de estresse.[4,94] O aumento dos níveis sanguíneos de leucócitos ocorre principalmente à custa de células polimorfonucleares. Apesar do maior número de neutrófilos, sua função se encontra deprimida, com diminuição de fenômenos quimiotáxicos e da expressão de moléculas de aderência[135] (maiores detalhes no Capítulo 7, "Endocrinologia e imunologia da gestação", da Seção 2, "Anatomia e fisiologia").

As proteínas inflamatórias da fase aguda apresentam aumento em todo o período gestacional. A proteína C reativa apresenta níveis plasmáticos mais elevados no momento próximo ao parto.[122] A velocidade de hemossedimentação, por sua vez, eleva-se pelo aumento de fibrinogênio e de globulinas no sangue, perdendo seu valor em investigações diagnósticas na gravidez.[142]

## Plaquetas e sistema de coagulação

Os níveis plaquetários estão discretamente reduzidos na gravidez normal. Parte desse evento ocorre pelo fenômeno da hemodiluição, mas o consumo de plaquetas também está envolvido nesse processo, e certo grau de coagulação intravascular no leito uteroplacentário pode ser uma justificativa para esse achado.[153] O aumento da produção de tromboxano A2 está associado à maior agregação plaquetária e, assim, à redução da contagem plaquetária. Um discreto aumento do baço também pode ser responsável pela queda observada no número de plaquetas na gravidez.[139] Por essa razão, considera-se plaquetopenia na gestação uma contagem inferior ou igual a 100.000/mm$^3$.[4,73,119] A contagem de plaquetas volta a aumentar logo depois do parto e continua subindo por 3 a 4 semanas até retornar aos valores basais.[4,106]

Praticamente todos os fatores de coagulação apresentam-se elevados na gestação, com exceção dos fatores XI e XIII. Fibrinogênio e dímero D têm seus níveis elevados em até 50% com o decorrer da gravidez. Os valores de normalidade dessas substâncias estão alterados e sua interpretação laboratorial deve ser cuidadosa. Dessa forma, valores de referência entre 300 e 600 mg/dL são considerados mais adequados para avaliação da dosagem de fibrinogênio.[4,138]

A atividade fibrinolítica parece estar reduzida na gestação à custa da elevação de inibidores dos ativadores de plasminogênio (precursor da plasmina, que remove fibrina, metabólito final da cascata de coagulação), PAI-1 e PAI-2, e do inibidor da fibrinólise ativado pela trombina (*thrombin activatable fibrinolytic inhibitor* – TAFI).[4,82,131]

Outras proteínas que possuem função anticoagulante colaboram para o estado de hipercoagulabilidade da gestação. A resistência à proteína C ativada e a diminuição dos níveis plasmáticos de proteína S estão entre os fatores que se somam ao incremento da coagulabilidade do organismo materno.[4,121]

Especula-se que todas essas alterações do mecanismo de coagulação sejam mediadas por processos hormonais relacionados aos altos níveis de estrógeno e progesterona oriundos do tecido placentário, uma vez que desaparecem 1 hora após a dequitação.[153]

### Metabolismo do ferro

As necessidades de ferro durante o ciclo gravídico-puerperal aumentam consideravelmente. O consumo e a perda de ferro que ocorrem nessa fase não permitem que a gestante mantenha os níveis de hemoglobina e os estoques desse elemento dentro do intervalo de normalidade. Uma série de eventos contribui para esse estado de deficiência de ferro: consumo pela unidade fetoplacentária, utilização para produção de hemoglobina e de mioglobina para aumento da massa eritrocitária e da musculatura uterina, e depleção por perdas sanguíneas e pelo aleitamento.[135] Por esse motivo, a não ser que haja suplementação adequada, a maioria das gestantes apresentará anemia ferropriva.[147]

No período periparto, uma gestação no termo com feto único deve exigir, em média, 900 a 1.000 mg de ferro livre total. A demanda por ferro é maior na segunda metade da gravidez, chegando a uma necessidade de 6 a 7 mg/dia no terceiro trimestre.[150] Mesmo em gestantes com grave deficiência de ferro, a produção de hemoglobina fetal permanece intacta; no entanto, nesses casos, além de anemia materna grave, há depleção das reservas de ferro na gestante e no produto conceptual.

## Adaptações cardiovasculares do organismo materno

As adaptações cardiovasculares se instalam logo no início da gestação. Antes mesmo das principais modificações da circulação do território uteroplacentário, observa-se novo equilíbrio circulatório na grávida. As gestantes hígidas toleram bem essas alterações; enquanto as portadoras de cardiopatia, hipertensão arterial ou distúrbio hiperdinâmico, como hipertireoidismo, porém, podem apresentar descompensação clínica já no primeiro trimestre, diante da sobrecarga hemodinâmica.

## Adaptações hemodinâmicas

Após a expansão volêmica, outras adaptações circulatórias devem ocorrer no organismo materno para comportar esse incremento de conteúdo sanguíneo.[17] Na gravidez, o aumento da frequência cardíaca basal, geralmente em 15 a 20 bpm, e a elevação do volume sistólico determinam aumento do débito cardíaco.[17,104,158] O débito cardíaco de gestantes normais chega a ser 50% maior que de mulheres não grávidas. Esse processo se inicia por volta da quinta semana de gravidez, estabiliza-se por volta de 24 semanas e atinge seu ápice no pós-parto imediato, com incremento de 80% no débito cardíaco. Esse aumento final no pós-parto imediato possivelmente ocorre pelo aumento do retorno venoso e, portanto, da pré-carga, após a descompressão dos vasos pélvicos pelo útero, o que ocorre com o nascimento do concepto (Figura 3).[17,20] A postura da gestante pode exercer grande influência no débito cardíaco, especialmente nas últimas semanas da gravidez em função do grande volume uterino. A posição supina pode reduzir o débito cardíaco em 25 a 30%, em comparação com o decúbito lateral esquerdo, em decorrência da compressão da veia cava e da redução do retorno venoso.[41]

As alterações esperadas seguem as relações entre os parâmetros hemodinâmicos definidos por:

$$\uparrow \text{débito cardíaco} = \uparrow \text{volume sistólico} \times \uparrow \text{frequência cardíaca}$$

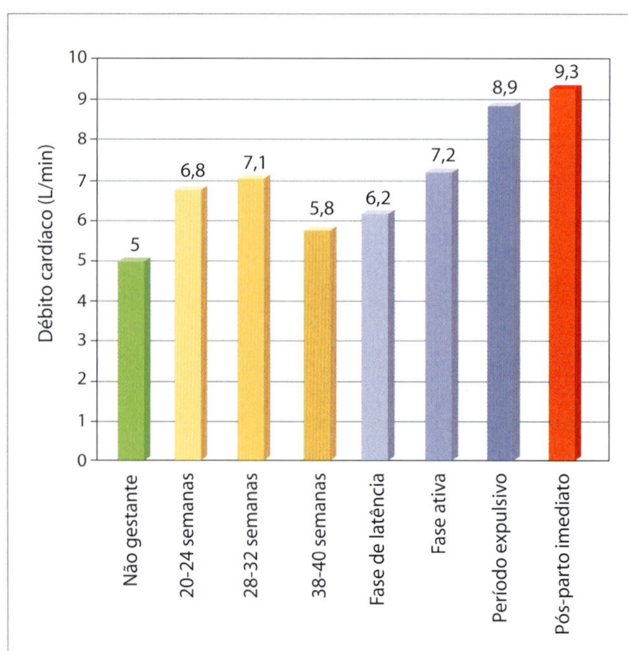


**FIGURA 3.** Débito cardíaco (em L/min) em mulheres não gestantes (verde), ao longo da gravidez (amarelo), durante o trabalho de parto (azul) e no pós-parto imediato (vermelho). (Figura adaptada de Cunningham et al.[138])

A terceira adaptação circulatória acontece em nível bioquímico. O aumento relativo da produção de prostaciclina, em comparação à produção de tromboxano A2, ocasiona vasodilatação sistêmica.[147] Em associação aos altos níveis de progesterona presentes no período gestacional, a prostaciclina não só gera, como também mantém a vasodilatação generalizada que se observa na gestante. A refratariedade vascular aos estímulos vasoconstritores de angiotensina II e de catecolaminas ocorre pela ação dessas substâncias.[17,65] Além desses fatores, a produção endotelial de óxido nítrico apresenta aumento no período gestacional e colabora localmente para a vasodilatação periférica. Em adição a essa vasodilatação, o surgimento da circulação uteroplacentária, de baixa resistência, contribui para diminuir a resistência vascular periférica.[104,115]

A redução da resistência vascular periférica é tão acentuada que é capaz de reduzir a pressão arterial sistêmica, apesar do aumento do débito cardíaco.[34] Considera-se, portanto, que o decréscimo da pressão arterial sistêmica resulte dos seguintes determinantes:

↓ pressão arterial sistêmica = ↓↓ resistência vascular periférica X ↑ débito cardíaco

A queda da pressão arterial sistêmica média é mais acentuada no segundo trimestre e retorna para níveis pré-gravídicos próximo ao parto. Essa redução acontece mais à custa da pressão arterial diastólica – que em geral diminui em 5 a 15 mmHg – do que da pressão arterial sistólica – que sofre queda de 3 a 5 mmHg.[17,124] Durante as contrações uterinas do trabalho de parto, a pressão arterial se eleva, o que é desencadeado pelo aumento do débito cardíaco e pela ação das catecolaminas liberadas pelo estímulo da dor (Figura 4).[153]

O aumento da pressão venosa nos membros inferiores é justificado pela compressão das veias pélvicas pelo útero volumoso. Por essa razão, há maior chance de a gestante apresentar hipotensão, edema, varizes e doença hemorroidária.[17,86] A compressão uterina também pode ocorrer sobre vasos maiores, como a veia cava inferior, quando a gestante se encontra na posição supina a partir da segunda metade da gravidez. A redução da pré-carga nessas ocasiões provoca hipotensão seguida de bradicardia por reflexo vagal, podendo se manifestar com quadro de lipotimia (síndrome da hipotensão supina).[17,148]

As adaptações circulatórias se iniciam com 6 semanas de gestação e estão completamente instaladas entre o fim do primeiro trimestre e o início do segundo. A distribuição do fluxo sanguíneo se modifica durante a gravidez e vai sendo desviada com prioridade para útero, rins, mamas e pele (Figura 5).[142]

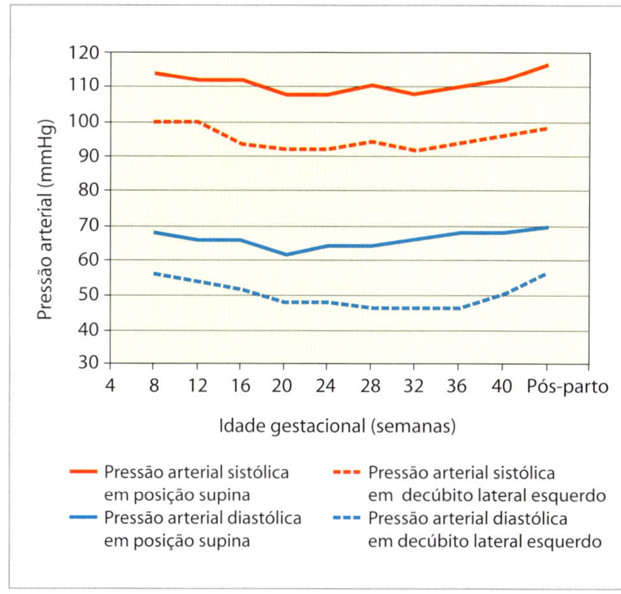


**FIGURA 4.** Comportamento da pressão arterial sistêmica ao longo da gestação na posição supina e em decúbito lateral esquerdo. (Figura adaptada de Cunningham et al.[138])

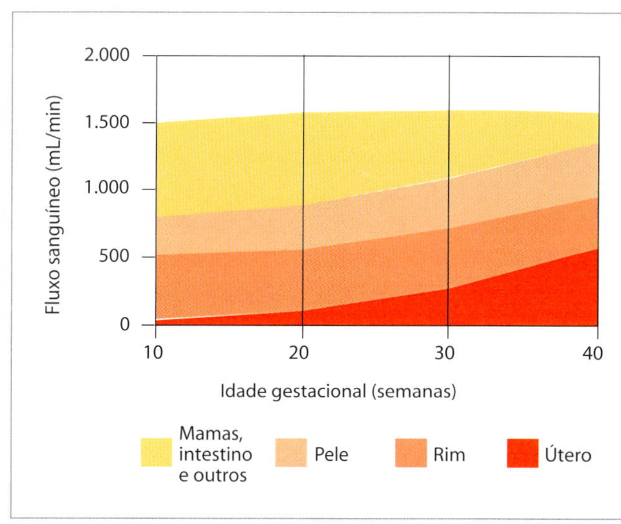


**FIGURA 5.** Distribuição do débito cardíaco nos diferentes compartimentos do organismo materno ao longo da gravidez. (Figura adaptada de Takiuti.[156])

## Coração

Com o decorrer da gravidez, o diafragma se eleva pelo aumento do volume abdominal. Esse deslocamento altera a posição cardíaca, que está intimamente relacionada à localização do diafragma. Assim, o coração se apresenta desviado para cima e para a esquerda, ligeiramente rodado para a face anterior do tórax.[17,145]

Além desse deslocamento, o volume do órgão está maior como um todo, em função do aumento do volume sistólico e da hipertrofia dos miócitos.[153] Pequenas alterações do ritmo cardíaco são frequentes, em especial as extrassístoles ventriculares e taquicardias paroxísticas supraventriculares.[132] O sopro cardíaco sistólico é comum em decorrência da redução da viscosidade sanguínea e do aumento do débito cardíaco.[55] Cerca de 90% das gestantes apresentam sopro sistólico leve; 20%, sopro diastólico; e 10%, sopro contínuo, consequente à hipervascularização local das mamas.[55]

Por razão das modificações anatômicas e funcionais do coração, pode haver alterações eletrocardiográficas fisiológicas nas ondas T e Q, no segmento ST e desvio do eixo cardíaco para a esquerda de 15° a 20°. Orienta-se, portanto, cuidado especial na interpretação e no diagnóstico de alterações do eletrocardiograma (ECG) e de cardiomegalia em gestantes.[156]

## SISTEMA ENDÓCRINO E METABOLISMO

As adaptações endócrinas e metabólicas do organismo materno visam garantir o aporte nutricional para o desenvolvimento saudável do feto, de termo e com peso adequado. Para que isso ocorra, uma variedade de transformações funcionais das glândulas maternas coexistirá com um novo órgão que apresenta importante função endócrina: a placenta. A produção hormonal placentária é de tal ordem complexa e múltipla que é quase impossível relatá-la por completo.

A produção placentária de substâncias similares aos hormônios maternos gera um novo equilíbrio dos eixos hipotálamo-hipófise-adrenal, hipotálamo-hipófise-ovário e hipotálamo-hipófise-tireoide. Da mesma forma, sua produção hormonal própria, como a do hormônio lactogênico placentário, altera o metabolismo da gestante no decorrer da gravidez, adequando-o ao momento de desenvolvimento ou crescimento fetal. Assim, depara-se com duas fases distintas: uma primeira etapa de anabolismo materno, que dura pouco mais da metade da gestação; e uma segunda etapa de catabolismo materno e anabolismo fetal, que se inicia ao fim da primeira metade e segue até o término da gravidez.

As primeiras adaptações do organismo materno discutidas neste item estarão relacionadas a alterações da produção hormonal de hipófise, tireoide, paratireoides, adrenais e ovários maternos; elas se encontram resumidas na Tabela 1. O estudo das adaptações do pâncreas endócrino é melhor abordado se associado às alterações metabólicas, intensas nesse período da vida feminina, como será visto adiante.

**TABELA 1. Resumo das principais alterações hormonais observadas na gestação**

| Hormônios | Alteração na gestação |
|---|---|
| Hipofisários | |
| • Prolactina | Aumento |
| • GH | Aumento a partir do segundo trimestre (fonte placentária) |
| • TSH | Redução no primeiro trimestre, normalizando no segundo e no terceiro trimestres |
| • ACTH | Aumento |
| • FSH e LH | Redução |
| • MSH | Aumento |
| • ADH | Níveis mantidos, mas com menor limiar para liberação |
| • Ocitocina | Aumento no parto |
| Tireoidianos | |
| • T3 e T4 total | Aumento |
| • T4 livre | Discreto aumento no primeiro trimestre, normalizando no segundo e no terceiro trimestres |
| Paratireoidianos | |
| • PTH | Redução no primeiro trimestre, platô e aumento discreto no terceiro trimestre |
| • Calcitonina | Aumento |
| Adrenais | |
| • Cortisol | Aumento |
| • Aldosterona | Aumento |
| • Andrógenos | Redução de DHEA-S e aumento de androstenediona e de testosterona |
| Ovarianos | |
| Progesterona | Aumento |
| Estrógeno | Aumento |
| Andrógenos | Aumento de androstenediona e de testosterona |
| Relaxina | Aumento |

ACTH: hormônio adrenocorticotrófico; ADH: homônio antidiurético; DHEA-S: sulfato de deidroepiandrosterona; FSH: hormônio folículo estimulante; GH: hormônio do crescimento; LH: hormônio luteinizante; MSH: hormônio melanotrófico; PTH: paratormônio; T3: tri-iodotironina; T4: tiroxina; TSH: hormônio estimulante da tireoide.

### Adaptações endócrinas do organismo materno

#### Hipotálamo

O hipotálamo exerce importante papel no sistema endócrino por ação parácrina e autócrina, atuando na regulação da atividade da hipófise. Durante a gravidez, as concentrações de diversos hormônios produzidos pelo hipotálamo têm aumento na circulação periférica, apesar de não serem tipicamente detectadas fora do período gestacional. Isso decorre da produção placentária de variantes idênticas aos hormônios hipotalâmicos, como hormônio liberador da gonadotrofina (GnRH), hormônio liberador da corticotrofina (CRH), hormônio hipotalâmico estimulador da tireotrofina (TRH), somatostatina e hormônio liberador do hormônio do crescimento (GHRH).[36]

## Hipófise

Durante a gestação normal, a hipófise aumenta de tamanho à custa de hipertrofia e hiperplasia da sua porção anterior, a adeno-hipófise, especialmente dos lactótrofos, promovidas pela ação estimulante do estrógeno.[1] Seu volume e peso chegam a dobrar ao fim da gravidez, sem maiores complicações quando a gestação e o parto cursam de forma tranquila.[70] A expansão volumétrica pode, no entanto, acarretar falência da glândula quando ocorre sangramento profuso no período periparto e isquemia hipofisária (síndrome de Sheehan).[24]

Com relação à adeno-hipófise, observa-se aumento considerável da produção de prolactina, que chega a níveis dez vezes maiores que em mulheres não gestantes (cerca de 200 ng/mL). A elevação desse hormônio tem por finalidade preparar as glândulas mamárias para a produção de leite no pós-parto. Por causa desse aumento fisiológico, não se dosa a prolactina para o acompanhamento das doenças hipofisárias durante a gravidez.[1] A produção e a secreção de hormônio do crescimento (GH), por sua vez, permanecem normais no primeiro trimestre, mas, com o aumento da secreção desse hormônio pelo sinciciotrofoblasto, os níveis séricos de GH aumentam ao longo da gestação.[33,139]

A fração alfa da gonadotrofina coriônica humana (hCG), por sua semelhança molecular com a fração alfa do hormônio estimulante da tireoide (TSH), estimula a função tireoidiana, o que, por meio de retroalimentação negativa, reduz a produção e a secreção hipofisária de TSH. Essas alterações são evidentes no primeiro trimestre da gravidez, com retorno a níveis normais de TSH no segundo e no terceiro trimestres.[18] Os altos níveis de progesterona parecem aumentar a produção e a secreção do hormônio melanotrófico da hipófise (MSH). Os níveis de hormônio adrenocorticotrófico (ACTH) aumentam progressivamente em função da produção hipofisária e placentária.[108] Por outro lado, a produção placentária de esteroides sexuais leva ao decréscimo da secreção de gonadotrofinas hipofisárias.[33]

Os hormônios produzidos pela neuro-hipófise são o hormônio antidiurético (ADH, que, na espécie humana, corresponde à arginina-vasopressina) e a ocitocina. Os níveis de ocitocina mantêm-se constantes durante a gestação, elevando-se na fase ativa e no período expulsivo do trabalho de parto.[135] De acordo com a hemodiluição fisiológica da gravidez, a gestante experimenta nível de osmolaridade sanguínea mais baixo para desencadear a liberação de ADH pelo mecanismo de sede. No entanto, não há alteração dos níveis circulantes de ADH, apenas um novo equilíbrio do limiar determinante de sua liberação.[30]

## Tireoide

A regulação da tireoide está evidentemente alterada na gravidez em razão de três modificações do organismo materno:

- Redução dos níveis séricos de iodo pelo aumento da taxa de filtração glomerular e pelo consumo periférico.
- Aumento da produção e da glicosilação da globulina transportadora de hormônios tireoidianos (TBG, do inglês *thyroxine-binding globulin*) com consequente aumento das frações ligadas dos hormônios.
- Estimulação direta dos receptores de TSH pelo hCG.

Essas alterações provocam sobrecarga funcional da tireoide, mas não costumam causar aumento volumétrico acentuado da glândula, de forma que a presença de bócio merece investigação quando presente.[5,9] O aumento da depuração renal de iodo associado à ingestão baixa ou limítrofe desse elemento pode ocasionar deficiência na produção hormonal materna e fetal.[138] Políticas nacionais de iodação do sal de cozinha limitam o surgimento de deficiência de iodo, o que pode ocorrer, contudo, em gestantes que fazem dietas restritivas.

A glicosilação da TBG é estimulada pela crescente produção de estrógenos pela placenta, o que diminui sua metabolização hepática e, consequentemente, aumenta seus níveis circulantes. Isso faz com que as formas ligadas de tri-iodotironina (T3) e tiroxina (T4) tenham aumento fisiológico. Atenção especial deve ser dada quanto à avaliação laboratorial desses hormônios, que exige valores de referência adequados para sua interpretação (Figura 6).[127]

## Paratireoides

A função das paratireoides está intimamente ligada ao metabolismo do cálcio. A demanda de cálcio na gestação é maior em função da unidade fetoplacentária, que absorve cálcio e outros elementos do organismo materno para a formação do esqueleto fetal. Na lactante, as demandas são ainda maiores, pelo alto teor de cálcio no leite materno, que deve suprir as necessidades do recém-nascido, exigindo um aporte materno de cálcio de 300 a 1.000 mg/dia durante a lactação.[11,23,29]

O produto conceptual consome, em média, cerca de 300 mg/dia de cálcio na gravidez, concentrados no terceiro trimestre, o que resulta em um total de 25 a 30 g durante toda a gravidez. O aumento da filtração glomerular, por

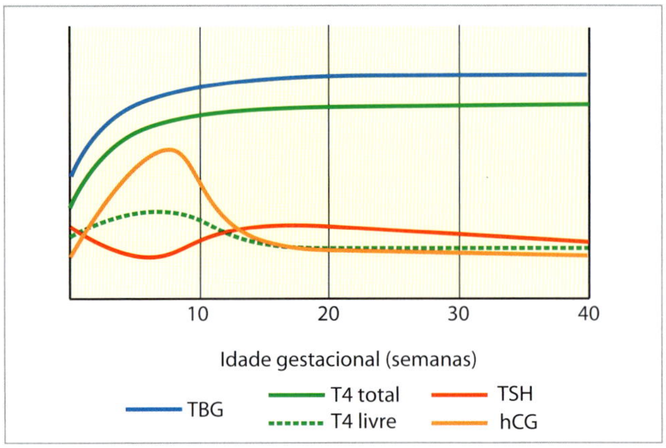


**FIGURA 6.** Comportamento da função tireoidiana materna ao longo da gestação. hCG: gonadotrofina coriônica humana; T4: tiroxina; TBG: globulina transportadora de hormônios tireoidianos; TSH: hormônio estimulante da tireoide. (Figura adaptada de Cunningham et al.[138])

sua vez, contribui para maior excreção de cálcio urinário.[23] A hemodiluição materna leva a um decréscimo na concentração de albumina, a qual se liga a aproximadamente 50% do cálcio total. Essas alterações fisiológicas levam a um decréscimo do nível sérico de cálcio total, sem alterar, contudo, os níveis de cálcio iônico e de cálcio corrigido pela albumina.[11] Dessa forma, não se observa benefício na suplementação desse elemento em gestações normais, mas deve-se considerá-la em situações como adolescência, gemelidade, intervalo entre partos curto e doenças intestinais disabsortivas.

O paratormônio (PTH) apresenta redução dos níveis séricos no primeiro trimestre, que depois voltam a aumentar progressivamente ao longo da gestação.[139] Os efeitos adaptativos que mantêm o equilíbrio do metabolismo do cálcio, a despeito da diminuição na produção de PTH pela paratireoide, estão relacionados, principalmente, à elevação observada do calcitriol (di-hidroxicolecalciferol ou vitamina D3 ativada), resultante da estimulação da atividade da 1-alfa-hidroxilase renal por estrógeno, hormônio lactogênico placentário e proteína relacionada ao paratormônio (PTH-rP), produzidos pela placenta.[11] Consequentemente, com o aumento do calcitriol, ocorre maior absorção de cálcio pelo sistema digestório.[29] As alterações fisiológicas do metabolismo de cálcio estão representadas na Figura 7.

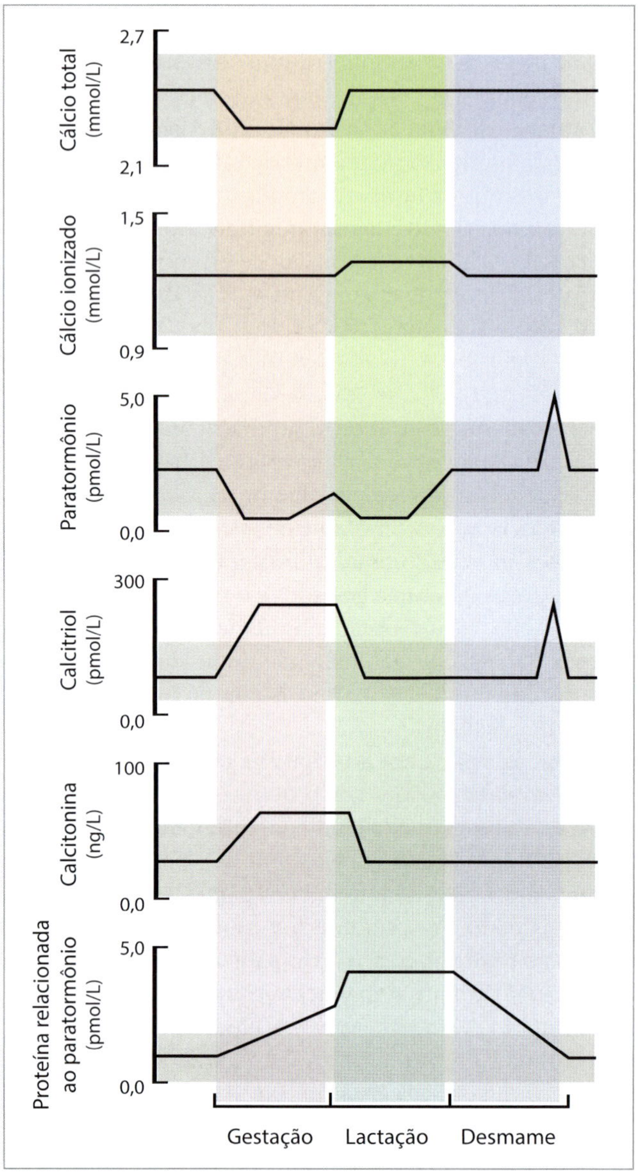


**FIGURA 7.** Alterações fisiológicas do metabolismo de cálcio na gravidez. (Figura adaptada de Kovacs.[22])

## Adrenais

O aumento generalizado das atividades do eixo hipotálamo-hipófise-adrenal e do sistema renina-angiotensina-aldosterona faz da gravidez um período de hipercortisolismo e hiperaldosteronismo. O aumento do cortisol sérico decorre da redução de sua excreção e do aumento de sua meia-vida. Tem relação direta com a unidade fetoplacentária, que produz CRH e ACTH, e, no terceiro trimestre, os níveis de cortisol chegam a ser três vezes maiores que os níveis basais.[92] Na presença de ambiente com altos níveis de progesterona, ocorre refratariedade da resposta tecidual ao cortisol.

O hiperaldosteronismo relativo, por sua vez, mantém o balanço eletrolítico de sódio, de acordo com as alterações do volume plasmático. Os níveis circulantes e excretados de andrógenos adrenais, como o sulfato de deidroepiandrosterona (DHEA-S), encontram-se reduzidos, possivelmente pelo consumo e pela metabolização em estrógeno placentário.[138] Os níveis maternos de androstenediona e de testosterona, por sua vez, encontram-se maiores na gestação.[139]

### Ovários

Durante a gravidez normal, a função endócrina ovariana está relacionada à produção de progesterona pelo corpo lúteo. Sua importância se limita até a sétima semana de gravidez, pois está associada à manutenção da gestação até o período em que o trofoblasto cresce suficientemente para sua autonomia hormonal.[54] A produção de outras substâncias como a relaxina se associa a mecanismos de relaxamento sistêmico das fibras de colágeno e musculares, responsáveis pela acomodação da gestação e pelo processo de parturição.[123] A relaxina também está envolvida na fisiopatologia do parto pré-termo e das alterações da cérvix, mas não tem relação com o processo de embebição gravídica presente no sistema articular.[89] A produção de andrógenos (androstenediona e testosterona) está elevada, mas não acarreta maiores repercussões, já que a placenta possui mecanismos de proteção fetal, convertendo esses hormônios em estradiol.[61]

## Adaptações metabólicas do organismo materno

O período gestacional submete o metabolismo materno a intensas mudanças em curto intervalo de tempo. As demandas energéticas são as mais evidentes, reservando-se ao metabolismo hidroeletrolítico papel secundário e associado às alterações circulatórias. O ganho de peso materno decorre, em grande parte, do acúmulo de componente hídrico intra e extravascular, e em menor proporção, do acúmulo de componentes energéticos e estruturais (carboidratos, lípides e proteínas). O ganho de peso total se distribui de forma proporcionalmente diferente nos diversos segmentos do organismo, preferencialmente alocado no território uterino e fetoplacentário, nas mamas e nas estruturas vasculares (Tabela 2).[141]

A necessidade calórica total durante a gravidez é estimada em aproximadamente 80.000 kcal.[142] As demandas gestacionais não são constantes e diferem de acordo com os diversos trimestres e compartimentos, sendo maiores quanto mais avançada for a gravidez, de forma que o aporte calórico adicional é estimado em 85 kcal/dia, 285 kcal/dia e 475 kcal/dia, respectivamente, no primeiro, segundo e terceiro trimestres da gestação.[139] Na primeira fase de anabolismo materno, que se estende da concepção até 24 a 26 semanas de gestação, o aporte energético é direcionado para reservas maternas. Na segunda fase, de catabolismo materno, tanto o aporte energético ingerido como as reservas maternas são direcionados ao crescimento do feto.[142]

O ganho de peso materno adequado varia conforme a classificação de peso da mulher no início da gestação de acordo com seu índice de massa corporal (IMC) pré-gestacional (Tabela 3).

### Metabolismo dos carboidratos e lípides

A gravidez normal gera um deslocamento do equilíbrio entre o metabolismo materno de carboidratos e o de lípides, os quais ganham mais relevância no metabolismo energético durante o período gestacional. Dessa forma, observa-se redução da glicemia em jejum e da glicemia basal materna em favor do armazenamento de gordura, glicogênese hepática e transferência de glicose para o feto.[126] Essas alterações são observadas na fase anabólica da gestação e são desencadeadas pelos hormônios sexuais placentários (estrógeno e progesterona).

A partir da segunda metade da gravidez, inicia-se o período catabólico, com lipólise, neoglicogênese e resistência

**TABELA 2.** Aumento cumulativo de peso nos diferentes compartimentos do organismo materno em gestações com feto único

| Tecidos e fluidos | Aumento cumulativo do peso (g) | | | |
|---|---|---|---|---|
| | 10 semanas | 20 semanas | 30 semanas | 40 semanas |
| Feto | 5 | 300 | 1.500 | 3.400 |
| Placenta | 20 | 170 | 430 | 650 |
| Líquido amniótico | 30 | 350 | 750 | 800 |
| Útero | 140 | 320 | 600 | 970 |
| Mama | 45 | 180 | 360 | 405 |
| Sangue | 100 | 600 | 1.300 | 1.450 |
| Fluido extravascular | 0 | 30 | 80 | 1.480 |
| Reservas maternas (gordura) | 310 | 2.050 | 3.480 | 3.345 |
| **Total** | 650 | 4.000 | 8.500 | 12.500 |

Tabela adaptada de Hytten.[141]

**TABELA 3.** Recomendação de ganho de peso materno de acordo com o IMC pré-gestacional, segundo recomendações do *Institute of Medicine*[122]

| IMC pré-gestacional | Primeiro trimestre (total) | Segundo e terceiro trimestres | Total |
|---|---|---|---|
| Baixo peso (< 18,5 kg/m²) | 2,3 kg | 0,5 kg/semana | 12,7-18,1 kg |
| Adequado (18,5-24,9 kg/m²) | 1,6 kg | 0,4 kg/semana | 11,3-15,9 kg |
| Sobrepeso (25-29,9 kg/m²) | 0,9 kg | 0,3 kg/semana | 6,8-11,3 kg |
| Obesidade (≥ 30 kg/m²) | - | 0,3 kg/semana | 5-9,1 kg |

IMC: índice de massa corporal.

periférica à insulina, a qual é secundária à produção placentária de hormônios diabetogênicos, como GH, CRH, progesterona e, especialmente, hormônio lactogênico placentário (hLP), também chamado de somatomamotropina coriônica.[14] É a partir de 30 semanas gestacionais que a mulher começa a mobilizar suas reservas energéticas para se adequar ao crescimento fetal. Para garantir o aporte de glicose necessário visando o crescimento e o desenvolvimento do produto conceptual, ocorre aumento da resistência periférica à insulina, criando um ambiente de hiperglicemia pós-prandial e consequente hiperinsulinemia, resultante da hipertrofia e da hiperplasia das células beta pancreáticas mediadas pela prolactina e pelo hLP (Figura 8).[102]

A hiperglicemia visa satisfazer a maior necessidade energética do feto no terceiro trimestre, favorecendo o transporte de glicose pela placenta, que ocorre por difusão facilitada. Para manter o desvio de glicose para o produto conceptual, o metabolismo da gestante passa a utilizar mais lípides como fonte energética.[15] Em jejum, especialmente quando muito prolongado, as concentrações plasmáticas de ácidos graxos, triglicérides e colesterol aumentam, podendo causar cetonemia mais facilmente.[126] Diz-se, portanto, que a gestante apresenta um estado de jejum acelerado.[139]

A redução da sensibilidade à insulina é um fenômeno materno observado de forma mais evidente a partir de 26 semanas de gestação, período em que há aumento progressivo do nível de hLP. É nesse momento, portanto, que qualquer desequilíbrio no metabolismo de carboidratos pode gerar quadro de *diabetes mellitus* gestacional, em especial se a oferta de glicose no sangue materno ultrapassar a capacidade pancreática de produção de insulina.[144] Entre outras substâncias, além do hLP, participam desse processo fisiológico a prolactina, o fator de necrose tumoral, a leptina e a adiponectina. A sensibilidade periférica à insulina apresenta redução de 40 a 70% durante a gestação.[138]

O tecido adiposo também exerce papel ativo na regulação do metabolismo materno, adaptando-o às necessidades fetoplacentárias. Na gravidez, ocorre aumento dos níveis de colesterol total e suas frações, além dos triglicérides. O tecido adiposo produz uma família de proteínas chamadas adipocinas, dentre as quais se destacam a leptina e a adiponectina. Essas proteínas estão envolvidas no metabolismo lipídico, no centro regulador de saciedade, na sensibilidade à insulina e também em processos inflamatórios e cardiovasculares. Na gravidez normal, existe um aumento da leptina, com pico no segundo trimestre.

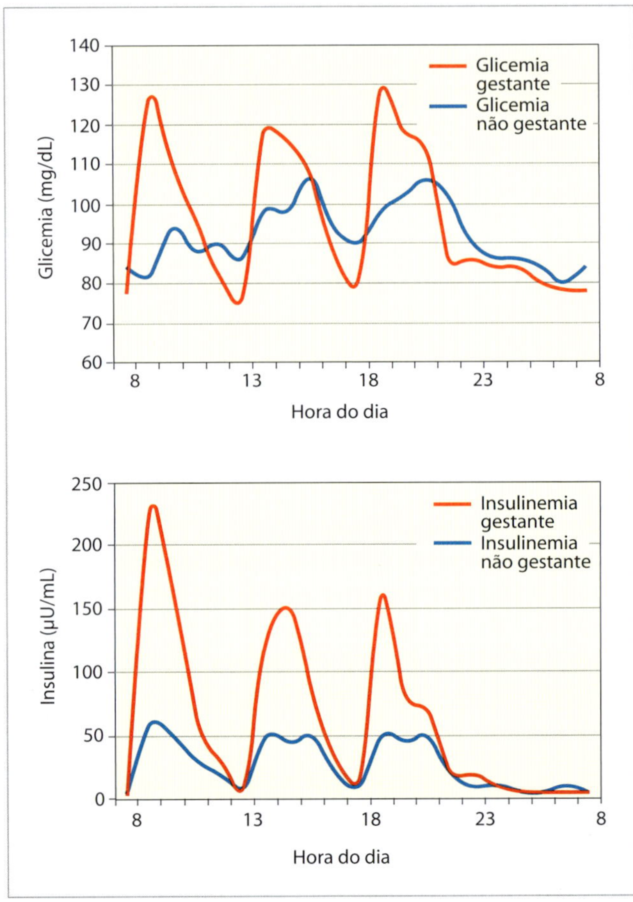


**FIGURA 8.** Ritmo circadiano de glicemia e secreção de insulina em gestantes no terceiro trimestre e em não gestantes. (Figura adaptada de Phelps et al.[102])

Apesar disso, o apetite e a ingestão alimentar são maiores na gravidez porque as gestantes desenvolvem resistência relativa à leptina no centro de saciedade do sistema nervoso central. Já os níveis de adiponectina se encontram menores durante a gestação, o que contribui para a diminuição da sensibilidade à insulina.[24]

Glicosúria leve (até +/4+ ou 250 mg/dL) pode estar presente em um número considerável de gestantes, mas sem maiores significados, pois está relacionada ao aumento fisiológico da filtração glomerular e à diminuição da reabsorção tubular renal. É importante ressaltar que níveis maiores que o esperado são motivo de alerta e investigação para diabetes.[144]

### Metabolismo proteico

Existe aumento do balanço nitrogenado materno total com acúmulo de aproximadamente 1.000 g de proteína no termo da gestação. Metade desse acúmulo é direcionada ao feto e a seus anexos, sendo a outra metade destinada a suprir as necessidades da musculatura uterina hipertrofiada, do desenvolvimento mamário, da hipervolemia plasmática e da hiperplasia dos eritrócitos.[141,147]

Acredita-se que o incremento de aminoácidos no organismo materno esteja relacionado ao melhor aproveitamento dietético e à menor taxa de excreção. No entanto, esse incremento não pode ser avaliado no compartimento intravascular, uma vez que suas concentrações plasmáticas se encontram reduzidas pela hemodiluição gestacional. A insulina exerce importante função no armazenamento de aminoácidos para reservas maternas e, com o desenvolvimento da capacidade fetal de produzi-la, também para reservas do concepto.[153]

Com relação às proteínas plasmáticas, observam-se aumento da albumina total e redução de sua concentração plasmática. Os níveis circulantes de gamaglobulina também estão maiores, mas em pequena proporção, o que aumenta a relação albumina-globulina.[90] Outras proteínas como fibrinogênio e alfa e betaglobulinas também apresentam níveis aumentados.[153]

## MODIFICAÇÕES SISTÊMICAS DO ORGANISMO MATERNO

As modificações gravídicas sistêmicas são manifestações da presença da unidade fetoplacentária e das adaptações circulatórias, endócrinas e metabólicas do organismo materno sobre os diversos órgãos e sistemas. Assim, refletem basicamente alterações que podem ser mecânicas (pela presença anatômica do feto e de seus anexos), vasculares ou endócrinas.

## PELE E ANEXOS

A produção placentária de estrógenos leva à proliferação da microvasculatura de todo o tegumento, fenômeno conhecido como angiogênese.[47] Associado ao estado hiperprogestogênico, ocorre vasodilatação de toda a periferia do organismo. Observam-se, assim, eventos vasculares da pele e dos anexos, como eritema palmar, telangiectasias, hipertricose e aumento de secreção sebácea e da sudorese. As telangiectasias são mais comuns ao redor dos olhos e ocorrem quase exclusivamente em áreas drenadas pela veia cava superior: pescoço, face, parte superior do tórax, braços e mãos. Cerca de 90% das lesões regridem em torno de três meses após o parto.[32] A alopecia é rara, mas pode ocorrer por causa das alterações hormonais.[32,135,138,147,151]

A hiperpigmentação da pele da gestante também está relacionada aos altos níveis de progesterona, que parecem aumentar a produção e a secreção do hormônio melanotrófico da hipófise. Agindo sobre moléculas de tirosina da pele, induz a produção excessiva de melanina, o que provoca máculas hipercrômicas denominadas cloasmas ou melasmas[32] (Figura 9). É a alteração pigmentar mais comum na gestação, podendo acometer até 75% das gestantes, sendo identificados três padrões clínicos: centro-facial, malar e mandibular. A irradiação solar pode contribuir para a manutenção dessa hiperpigmentação, o que torna ainda mais importante o uso de filtro solar durante a gestação como medida preventiva.[32]

Entre os locais de maior incidência estão face, fronte, projeção cutânea da linha alba (que passa a ser denominada linha *nigra*), aréola mamária e regiões de dobras (Figura 10). Podem piorar com a exposição solar e costumam desaparecer após a gravidez. O sinal de Hunter nada mais é que a pigmentação periareolar que determina o surgimento da aréola secundária nas gestantes. Mais raramente, podem surgir as linhas de demarcação pigmentares, transições bem delimitadas entre pele mais clara e pele mais escura, que ocorrem principalmente no tronco e nos membros inferiores e tendem a sumir ao término da gestação.[32,47,97,135,153] As estrias são mais frequentes no período gestacional. Como não há alteração da qualidade das fibras colágenas nem da constituição da epiderme, atribui-se sua ocorrência à hiperfunção das glândulas adrenais, portanto, ao hipercortisolismo típico da gravidez. Os fatores de risco para o desenvolvimento de estria são história familiar e, marcadamente, ganho de peso excessivo na gestação. A distensão da pele do abdome, das mamas e do quadril pode provocar o aparecimento de estrias nessas regiões (Figura 11) e até o momento não há comprovação de tratamentos eficazes.[32,47,111,138,153]

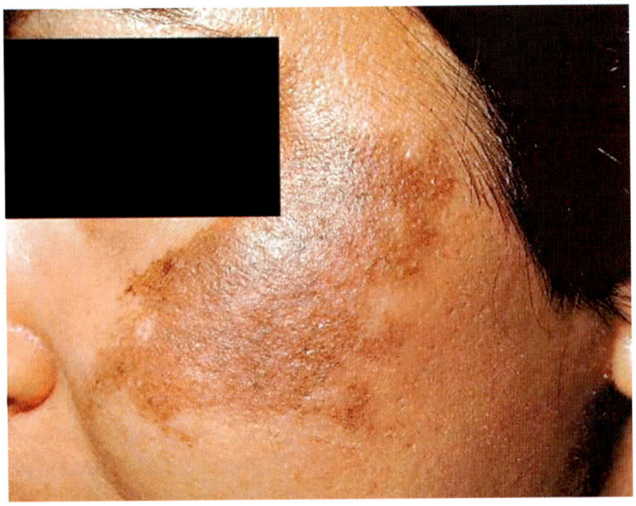

**FIGURA 9.** Melasma ou cloasma gravídico: hiperpigmentação da pele da gestante, mais frequente na face.

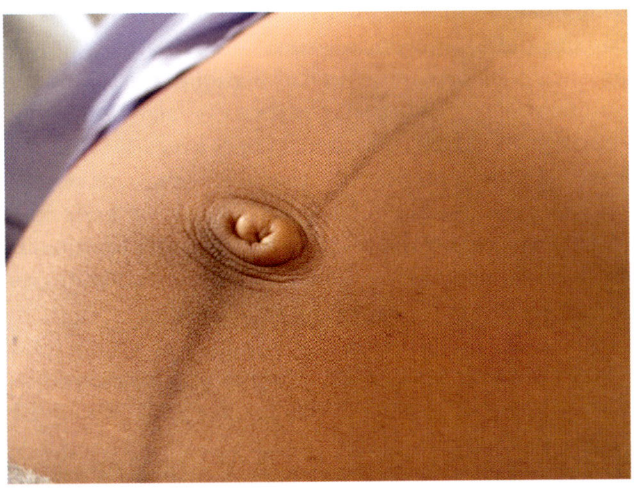

**FIGURA 10.** Linha *nigra*: hiperpigmentação da projeção cutânea da linha alba durante o período gestacional.

## SISTEMA ESQUELÉTICO

As articulações, de modo geral, sofrem processo de relaxamento durante a gravidez, com acúmulo de líquido também denominado embebição gravídica.[135] Ao contrário do que se acreditava, os níveis de estrógeno, progesterona e relaxina parecem não estar envolvidos nesse fenômeno.[89] Nas articulações dos membros inferiores, a embebição gravídica pode predispor a gestante a dores crônicas, entorses, luxações e até fraturas.[6,153]

Durante a gravidez, observa-se que as articulações da bacia óssea (sínfise púbica, sacrococcígea e sinostoses sacroilíacas) se apresentam com maior elasticidade, aumentando a capacidade pélvica e modificando a postura e a deambulação da gestante, o que prepara o organismo para a parturição. Essas modificações, por sua vez, parecem estar associadas à ação da relaxina e são mais evidentes na sínfise púbica, em que os ramos ósseos podem estar afastados até 2 cm.[135] Em geral, os ligamentos estão mais frouxos e são mais complacentes à movimentação.[6] Tais modificações são imprescindíveis para o fenômeno de expulsão fetal, pois elas permitem o aumento dos diâmetros e estreitos da pelve materna.[6]

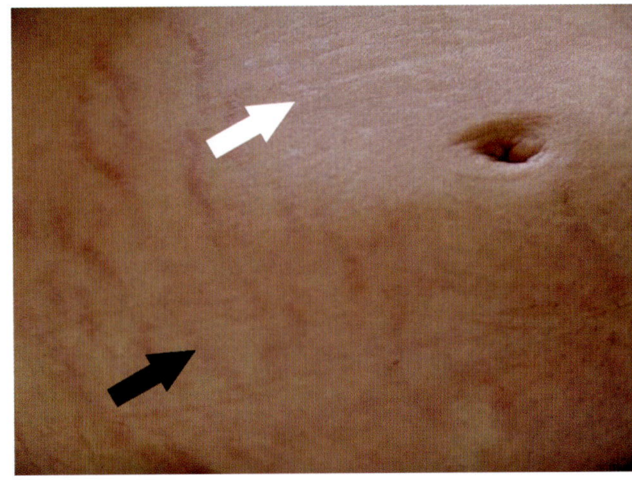

**FIGURA 11.** Estrias abdominais em puerpério imediato. Efeito do cortisol associado à distensão localizada durante a gestação. Notar estrias antigas com aspecto nacarado (seta branca) e estrias recentes com aspecto violáceo (seta preta).

O aumento do volume abdominal e das mamas desvia anteriormente o centro de gravidade materno. Por instinto, a gestante direciona o corpo todo posteriormente, de forma a compensar e encontrar novo eixo de equilíbrio que permita que ela se mantenha ereta. Por essa razão, surgem hiperlordose e hipercifose da coluna vertebral, aumento da base de sustentação, com afastamento dos pés e diminuição da amplitude dos passos durante a deambulação (marcha anserina).[6,135,153] Existe, dessa forma, participação de novos grupos musculares que não são rotineiramente utilizados. Além disso, o aumento da flexão cervical causa compressão de raízes cervicais que originam os nervos ulnar e mediano, acarretando fadiga muscular, dores lombares e cervicais, e parestesias de extremidades (Figura 12).[53]

As alterações mecânicas são o principal fator desencadeante da dor lombar, queixa comum e que afeta cerca de 60% das gestantes.[6] Tipicamente, a queixa se acentua com a progressão da gestação e se resolve após o parto. Também, principalmente em decorrência das alterações mecânicas, as gestantes podem apresentar dor pélvica, que inclui dor na sínfise púbica, dor na articulação sacroilíaca

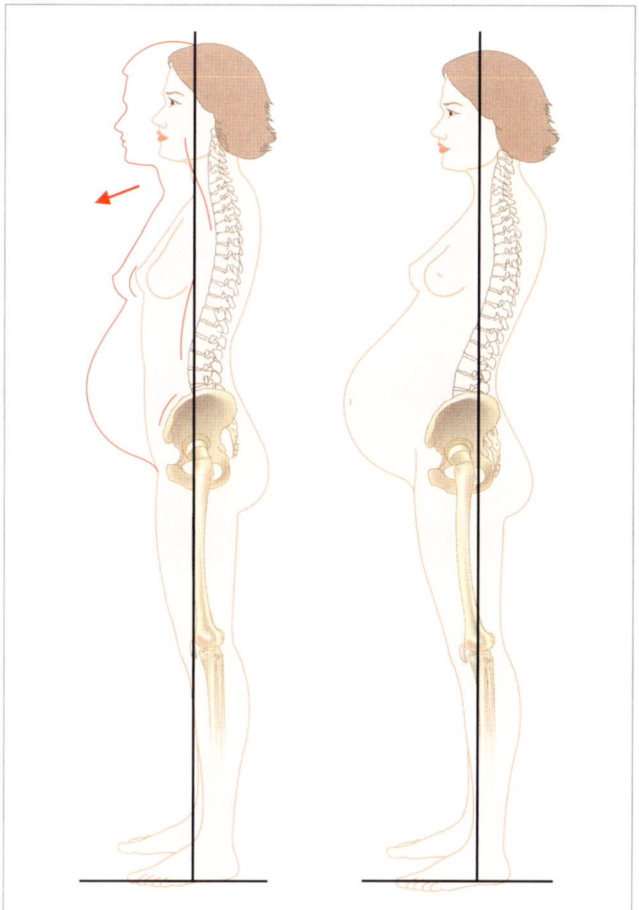

FIGURA 12. Mudança do centro de gravidade da gestante com o progressivo aumento do volume abdominal e com a embebição gravídica das articulações.

uni ou bilateralmente e síndrome da dor da cintura pélvica, quando há acometimento das três articulações. Da mesma forma, a dor pélvica usualmente regride após o parto.[6]

## SISTEMA DIGESTÓRIO

Muitas gestantes se queixam do aumento de apetite e sede. A resistência à ação da leptina e as alterações da secreção de ADH, em nível de osmolaridade distinto da não grávida, parecem ser as explicações para tais alterações de sensibilidade na gestante. Mudanças nas preferências alimentares são comuns e podem chegar a configurar verdadeiras perversões do paladar, com desejos de ingerir terra, sabão, carvão, entre outros, situação denominada pica ou malacia.[114,153]

Náuseas e vômitos são ocorrências muito prevalentes no primeiro trimestre e desaparecem ao longo da gravidez. Por vezes, podem ser de difícil manejo, acompanhados de perda significativa de peso, o que configura hiperêmese gravídica. Dados recentes associam tal entidade a altos níveis de hCG circulante e alterações laboratoriais da função tireoidiana. Os aspectos emocionais e psíquicos da paciente também exercem efeito no quadro clínico.[127] A sialorreia, ou secreção salivar exacerbada, é desencadeada por estímulo neurológico do quinto par craniano (nervo trigêmeo) e do nervo vago, e relaciona-se mais à dificuldade de deglutição decorrente das náuseas do que propriamente ao aumento de secreção salivar.[135,153]

As adaptações vasculares orais decorrentes dos altos níveis de esteroides sexuais circulantes causam hipertrofia e hipervascularização gengival. Tal fato resulta em gengiva edemaciada e facilmente sangrante, o que dificulta a limpeza local. O pH salivar é mais baixo, podendo propiciar proliferação bacteriana. Esses dois fatos podem aumentar o risco de ocorrência de cáries, mas apenas naquelas mulheres em que os hábitos de higiene são deficientes.[7,135] A hipertrofia gengival acentuada com proliferação das papilas intermediárias e dos vasos locais pode eventualmente formar pseudotumores ou granulomas, os quais são denominados epúlides gravídicos.[7,135]

Sabe-se que a progesterona é um potente relaxante de fibras musculares lisas. O estrógeno, por sua vez, age como indutor dos efeitos progestogênicos no organismo materno. Esses efeitos levam a relaxamento do esfíncter esofágico inferior e redução de seu peristaltismo com aumento da incidência de refluxo gastroesofágico (40% a 85%).[7,120] A patogênese do refluxo durante a gestação parece envolver fatores mecânicos e intrínsecos, e acredita-se que ele esteja associado tanto à redução da pressão do esfíncter esofágico inferior quanto à inibição das respostas adaptativas do esfíncter.[7] A pirose é, portanto, queixa comum da gestante. A maioria dos estudos relata um aumento da prevalência de sintomas do primeiro para o terceiro trimestre, com alívio pós-parto.[77]

A hipotonia da vesícula biliar, por sua vez, predispõe ao surgimento de litíase biliar, em especial pela associação com o aumento do colesterol total desde o início da gestação.[7,145]

A contratilidade da musculatura lisa dos intestinos também se encontra reduzida, causando obstipação.[135] A permanência prolongada do bolo fecal no lúmen intestinal expõe os alimentos ao contato com enzimas digestivas por tempo mais prolongado e aumenta a absorção de água, o que contribui para piora da obstipação.[147]

As alterações hepáticas e pancreáticas desencadeadas pela gravidez são eminentemente funcionais e relacionadas ao metabolismo energético. A função hepática permanece igual à da não grávida, com exceção do transporte intraductal de sais biliares, que se apresenta parcialmente inibido, efeito secundário às ações do estrógeno e da progesterona. As concentrações séricas de fosfatase alcalina são significativamente mais elevadas (até duas a quatro vezes o normal) no terceiro trimestre, principalmente devido à síntese placentária de fosfatase alcalina.[7] Os níveis séricos de gama glutamiltransferase são significativamente reduzidos.[7] As outras provas bioquímicas hepáticas tendem a continuar dentro dos limites da normalidade, de maneira que o achado de aumento das transaminases séricas, das bilirrubinas ou dos ácidos biliares durante a gravidez pode ser patológico e deve ser investigado. Esses fenômenos parecem estar envolvidos no processo de coléstase gravídica e prurido gestacional.[25,109] O tempo de protrombina se mantém inalterado durante a gravidez e ocorre aumento do nível sérico de fibrinogênio ao final da gestação.[7,99]

Com o aumento do volume uterino, ocorrem alterações anatômicas que desviam o estômago e o apêndice para cima e para a direita de sua localização habitual, e os intestinos para a esquerda. Por vezes, o apêndice cecal ocupa o flanco direto, dificultando o diagnóstico clínico de apendicite na gravidez.[138]

Sintomas intestinais e anorretais, como inchaço abdominal, obstipação, incontinência e doença hemorroidária, são comuns durante a gravidez e o pós-parto, sendo mais prevalentes que em mulheres não grávidas.[7,45]

## SISTEMA RESPIRATÓRIO

As vias aéreas superiores apresentam modificações significativas durante a gestação. Ocorrem ingurgitamento e edema da mucosa nasal, que acarretam maior frequência de obstrução, sangramento e rinite durante a gravidez. O edema da mucosa também acomete a laringe e a faringe, diminuindo o lúmen dessas vias, o que pode, inclusive, representar maior dificuldade de entubação orotraqueal nessas mulheres.[36,38]

Alterações anatômicas da caixa torácica podem ser notadas tão logo se inicia a gestação. Assim, observam-se elevação diafragmática de aproximadamente 4 cm e maior capacidade de excursão desse músculo, que aumenta em cerca de 2 cm.[19] A amplitude de movimento do diafragma se reduz ao longo da gravidez devido ao aumento do volume abdominal que ocorre com o crescimento uterino. A caixa torácica apresenta aumento de 5 a 7 cm em sua circunferência e 2 cm em seu diâmetro anteroposterior, com consequente ampliação dos ângulos costofrênicos (de até 35°) (Figura 13).[10,13,19,38]

A capacidade vital é a soma das reservas pulmonares expiratória e inspiratória e do volume corrente. Na grávida, não se nota modificação da capacidade vital, mas

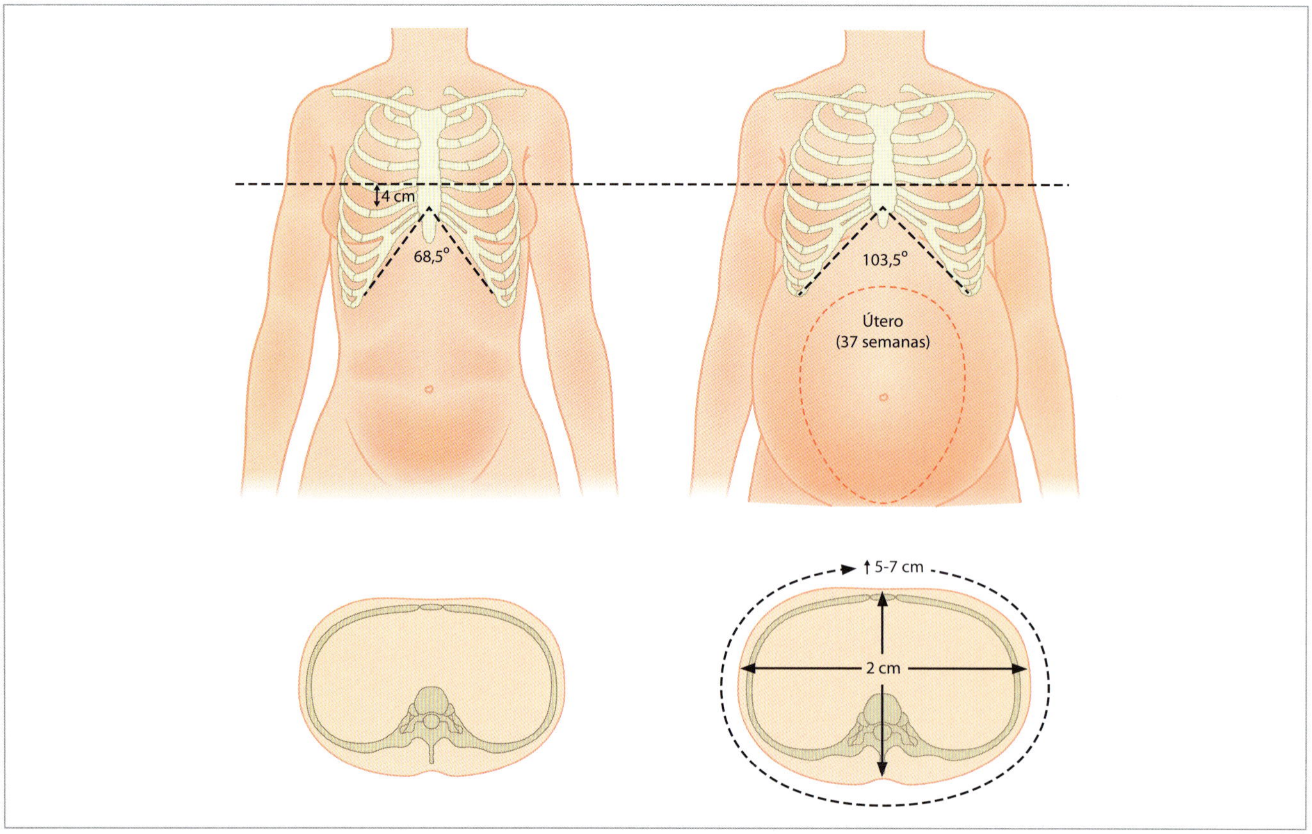


**FIGURA 13.** Alterações anatômicas da caixa torácica durante a gravidez. (Figura adaptada de Hegewald et al.[19])

ocorre readaptação dos volumes distribuídos nos seus diversos componentes. Dessa forma, presencia-se aumento do volume corrente com redução da reserva expiratória e preservação da reserva inspiratória. A elevação do volume corrente pretende suprir as demandas de oxigênio, que sofrem aumento por conta da maior massa eritrócitária e da quantidade total de hemoglobina circulante. O oxigênio que participa das trocas pulmonares excede em 20 a 30% as novas necessidades. A hemodiluição e a queda da hemoglobina induzem o aumento do volume corrente para compensar o fato de que a frequência respiratória em si não se altera, mas as necessidades de oxigênio estão maiores, e esse aumento do volume corrente também determina aumento do volume-minuto.[38,145,146]

Na capacidade inspiratória, reconhece-se o conjunto volume corrente e reserva inspiratória, enquanto a capacidade residual funcional é definida como a soma da reserva expiratória e do volume residual. Durante a gestação, ocorre deslocamento de volume entre essas duas capacidades, com acréscimo na capacidade inspiratória (pelo aumento do volume corrente, como visto anteriormente) e redução da capacidade residual funcional à custa da diminuição de seus dois componentes.[66] A capacidade pulmonar total (somatório das duas capacidades já relatadas) está reduzida na gravidez em aproximadamente 200 mL em razão da elevação do diafragma à custa da redução do volume residual (Figura 14).[10,13,38,133]

A frequência respiratória sofre pouca ou nenhuma mudança na gravidez normal, mas o aumento de volume corrente estabelece situação de hiperventilação. Consequentemente, ocorre queda da pressão parcial de dióxido de carbono ($pCO_2$), o que gera um gradiente entre gestante e feto, facilitando a excreção fetal. Ao mesmo tempo, o aumento do pH desvia a curva de dissociação de oxigênio para a esquerda, o que dificulta a liberação de oxigênio para os tecidos maternos. A discreta alcalose respiratória crônica é compensada pelo aumento da excreção renal de bicarbonato, com redução de seus níveis circulantes (de 26 para 22 mmol/L) e pela produção de 2,3-difosfoglicerato, que retorna a curva de dissociação de oxigênio para a direita, garantindo liberação suficiente de oxigênio para o feto.[38,118,139]

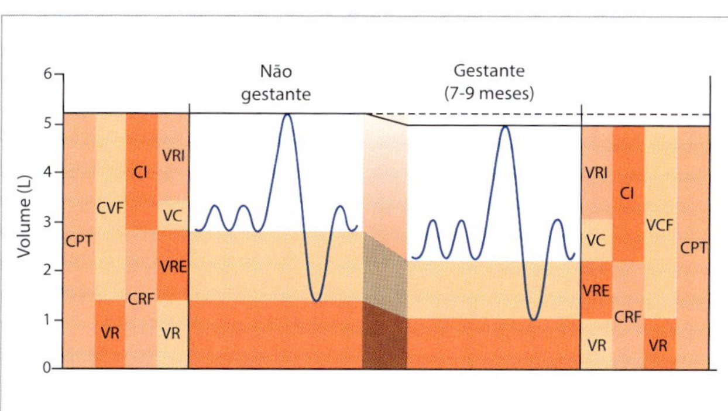


**FIGURA 14.** Alterações dos volumes pulmonares durante a gestação. CI: capacidade inspiratória; CPT: capacidade pulmonar total; CRF: capacidade residual funcional; CVF: capacidade vital forçada; VC: volume corrente; VR: volume residual; VRE: volume de reserva expiratória; VRI: volume de reserva inspiratória. (Figura adaptada de Hegewald et al.[19])

Todo esse mecanismo favorece a condução aérea pulmonar e reduz as resistências aérea e vascular. A facilidade da movimentação do ar nas estruturas brônquicas e alveolares é resultado de ação da progesterona, que tem efeito direto na musculatura lisa dos brônquios, além do centro respiratório, diminuindo o limiar de estímulo desse centro pelo dióxido de carbono e aumentando a ventilação.[50]

Essas alterações do sistema respiratório causam à gestante sensação de dispneia, queixa comum que pode estar associada somente à conscientização da respiração.[93]

Vale ressaltar que afecções das vias aéreas superiores também podem ser motivo de dificuldade respiratória, como a congestão nasal. A própria gravidez promove edema e hipervascularização da mucosa, responsáveis por um quinto das queixas típicas de rinite.[87] Doenças cardíacas e pulmonares devem ser descartadas quando a dispneia é intensa ou apresenta piora progressiva.

## SISTEMA URINÁRIO

Anatomicamente, os rins apresentam aumento de cerca de 1 cm em seus diâmetros durante a gestação. Modificações vasculares das arteríolas renais são fruto das adaptações circulatórias maternas descritas previamente. Assim, o aumento da volemia em associação com a redução da resistência vascular periférica provoca elevação do fluxo plasmático glomerular, com consequente aceleração do ritmo de filtração glomerular.[37,48,110] Essas alterações podem ser observadas logo na décima semana de gestação, com aumento gradativo ao longo da gravidez e redução discreta próxima ao termo.[57] O fluxo plasmático glomerular chega a um acréscimo de 50 a 80% dos níveis pré-gravídicos, enquanto o acréscimo do ritmo de filtração glomerular aumenta entre 40 e 50% já no final do primeiro trimestre.[27,36,37]

A osmolaridade plasmática também se modifica na gravidez por conta da ativação do sistema renina-angiotensina-aldosterona e da redução do limiar para secreção de ADH. A liberação de ADH e o mecanismo de sede são, portanto, desencadeados por menores níveis osmóticos. Esses fatos denotam menor capacidade renal de concentrar urina. As grávidas, em geral, filtram maiores quantidades de sódio e água no glomérulo, o que é compensado por maior reabsorção tubular desses elementos, resultado da ação da aldosterona e do ADH.[37,138,153]

Da mesma forma que a pressão arterial, as taxas de fluxo plasmático glomerular e ritmo de filtração glomerular também sofrem grande influência da posição materna. Por essa razão, observa-se depuração renal até 20% menor em posição supina que em decúbito lateral.[48] Ao contrário do que ocorre em mulheres não grávidas, o padrão de excreção urinária é maior à noite em função do repouso em decúbito, com maior mobilização dos fluidos extravasculares e menor capacidade de reabsorção de água livre.[59,142] Dessa forma, é muito comum a queixa de noctúria durante a gravidez. Essas alterações se devem, em grande proporção, à influência da postura materna sobre o débito cardíaco, que se apresenta particularmente maior nas ocasiões em que a gestante se encontra em decúbito lateral esquerdo, principalmente no terceiro trimestre.[41]

Os fatores etiológicos dessas modificações relacionam-se não somente às adaptações circulatórias, mas também a substâncias que alterarão o funcionamento renal, como o óxido nítrico, a endotelina e a relaxina.[40,98] Embora conhecida como potente vasoconstritor, acredita-se que o papel da endotelina nos vasos renais seja de estabilização do tônus vascular.[58] A relaxina, por sua vez, é produzida pelo corpo lúteo e age na osmolaridade plasmática, aumentando o ritmo de filtração glomerular.[37,156]

Todo esse intrincado sistema de modificações transforma a função renal, de forma que a avaliação de exames laboratoriais em gestantes requer novos parâmetros de referência. A interpretação deve ser cuidadosa, na medida em que valores geralmente considerados normais podem denotar anormalidade em gestantes, indicando investigação mais detalhada.[143] Por outro lado, alguns achados anormais fora do período gestacional, como glicosúria e proteinúria, justificadas tanto pelo aumento do ritmo de filtração glomerular como pela redução da reabsorção tubular, podem ser considerados fisiológicos na gestação.[36,37,139] A Tabela 4 compara os valores de diferentes testes da função renal em mulheres não gestantes e em gestantes.

Alterações do sistema urinário coletor são evidentes na gravidez. Fatores hormonais como a progesterona provocam hipotonia da musculatura dos ureteres e da bexiga, causando discreta hidronefrose e aumento do volume residual vesical.[88] Fatores mecânicos, como aumento do plexo vascular ovariano direito, dextrorrotação e compressão extrínseca uterina, predispõem à acentuação da hidronefrose do lado direito e à redução da capacidade vesical, demonstrada por meio de polaciúria fisiológica da gravidez.[37,71,153]

**TABELA 4. Comparação entre os valores de referência dos diferentes testes para avaliação da função renal entre não gestantes e gestantes**

| Teste de função renal | Valores de referência em não gestantes | Valores de referência em gestantes |
|---|---|---|
| Ureia | 20-40 mg/dL | 7-30 mg/dL |
| Creatinina | 0,7-1,2 mg/dL | 0,5-0,9 mg/dL |
| *Clearance* de creatinina | 90-120 mL/min | 135-155 mL/min |
| Microalbuminúria | Negativa | 5-30 mg em 24 horas |
| Proteinúria | < 0,05 mg/dL em amostra isolada ou negativa em 24 h | Até 300 mg em 24 horas |

A bexiga se encontra mais elevada ao longo da gestação, com retificação do trígono vesical, provocando refluxo vesicoureteral. Incontinência urinária é queixa comum, embora mecanismos protetores estejam mais desenvolvidos, como aumento do comprimento absoluto e funcional da uretra e aumento da pressão intrauretral máxima.[37,77] Durante o trabalho de parto, a compressão da apresentação fetal sobre a bexiga acarreta edema e microtraumas na mucosa, aumentando as chances de hematúria e infecção.[138]

As modificações gravídicas do sistema urinário aumentam o risco de formação de cálculos e de infecções do trato urinário, estas últimas muito frequentes na gestação.[147,153]

## SISTEMA NERVOSO CENTRAL

As principais queixas das gestantes quanto ao sistema nervoso central (SNC) relacionam-se a discretas alterações de memória e de concentração, geralmente no último trimestre, e sonolência.[81] Acredita-se que a sonolência esteja associada aos altos níveis de progesterona, hormônio conhecidamente depressor do SNC e à alcalose respiratória causada pela hiperventilação.[77,153] Estudos apontam que a memória verbal e a velocidade de processamento estão menores quando em comparação a mulheres não gestantes.[132] A lentificação geral do SNC é comum e progressiva, podendo corresponder a alterações vasculares das artérias cerebrais média e posterior.[125]

As modificações do padrão e da qualidade do sono não só aumentam a fadiga da grávida ao fim da gestação, como também podem colaborar para quadros psíquicos de *blues* puerperal ou até de depressão.[117] Apesar de os episódios de apneia do sono serem menos frequentes, a posição supina piora a oxigenação da gestante, o que gera episódios de dispneia paroxística noturna.[85]

O psiquismo da mulher se modifica no ciclo gravídico-puerperal. Assim, manifestações como hiperêmese gravídica, enxaquecas e alguns distúrbios psiquiátricos (episódios conversivos ou isolados de hipomania e depressão) possivelmente se relacionam com alterações vasculares e hormonais exclusivas da gravidez.[153] É importante ressaltar que, por se tratar de um momento único de vivência psicológica, a maternidade pode ser acompanhada de inseguranças e dificuldades emocionais. É papel do obstetra que assiste a gestante atentar para suas necessidades psíquicas a fim de aliviar suas apreensões e orientar para que seja uma experiência rica e agradável, solicitando auxílio especializado toda vez que julgar pertinente.[135]

### VISÃO, OLFATO E AUDIÇÃO

Modificações da acuidade visual podem estar presentes e decorrer de alterações da córnea, como edema localizado e opacificações pigmentares. A pressão intraocular costuma estar reduzida pelo aumento da velocidade de reabsorção do humor aquoso.[35] As alterações retinianas da conformação vascular ao exame de fundo de olho, por sua vez, são motivo de investigação, já que não estão presentes em gestante hígida, podendo denotar acometimento localizado por síndrome hipertensiva.[138]

Como já discutido, a mucosa nasal apresenta-se edemaciada e hipervascularizada e a hiposmia pode ser uma queixa da gestante. A acuidade auditiva também pode estar discretamente comprometida, com regressão após o parto. Zumbidos e vertigem são queixas raras, mas que estão presentes em gestantes cujas modificações vasculares locais foram mais acentuadas.[47,153]

## MODIFICAÇÕES LOCAIS DO ORGANISMO MATERNO

As modificações locais do organismo materno são aquelas que estão confinadas ao sistema genital feminino e, portanto, espacialmente mais próximas do produto conceptual, com exceção das mamas. Por essa razão, as modificações anatômicas e funcionais são localmente mais intensas e conferem ao sistema genital da gestante alteração de suas dimensões, coloração, posição, forma e consistência. Embora todos os órgãos do sistema genital sofram modificações substanciais, as alterações são mais proeminentes no útero, particularmente as relacionadas à circulação uteroplacentária, à hipervascularização local e ao aumento volumétrico do órgão.

### ÚTERO

As modificações uterinas são as mais pronunciadas, já que é durante a gravidez que o útero exerce plenamente sua capacidade funcional e anatômica: participar da formação do concepto e do mecanismo de parto. Assim, com o aumento progressivo da capacidade volumétrica e o incremento considerável da vascularização, o útero retém o feto durante todo o seu crescimento e desenvolvimento, para finalmente servir de força motora para sua expulsão durante o trabalho de parto. Para que todas essas funções sejam atingidas conforme as expectativas, torna-se necessário que o útero sofra importantes adaptações.

#### Modificações gravídicas

Assim como ocorre com outros órgãos genitais, a coloração uterina passa a ser violácea, por causa do aumento da vascularização e da vasodilatação venosa. A retenção hídrica do espaço extravascular, por sua vez, torna a consistência do útero amolecida, em especial na região de implantação ovular, onde as influências mecânicas e humorais são mais diretas e, portanto, mais intensas. A consistência uterina se modifica na vigência de contração uterina ou aumento do tônus muscular, o que pode ser notado pela palpação abdominal a partir da segunda metade da gravidez.[135,147]

As alterações de volume e peso são marcantes, visto que fora do período gestacional o útero normal é um órgão compacto, que pesa aproximadamente 60 a 70 g, com capacidade interna de até 10 mL e dimensões aproximadas de 7 cm de comprimento, 4 a 5 cm de largura e 2 a 3 cm de espessura (1 a 2 cm entre a cavidade e a serosa) e, no termo da gestação, apresenta-se como um órgão com peso de 700 a 1.200 g, capacidade total de 5 L (podendo chegar a 20 L em determinadas situações) e dimensões de comprimento, largura e espessura de aproximadamente 30, 24 e 22 cm, respectivamente.[135,138,147,153]

Embora retorne a posição, forma e consistência pré-gestacionais após o puerpério, com redução significativa de suas dimensões, o útero mantém tamanho pouco maior progressivamente a cada gestação. O útero origina-se da fusão dos ductos de Müller e divide-se em porções e camadas. Para melhor compreensão, cada uma das partes (corpo, istmo e colo) será abordada de forma separada.[153] Em relação às camadas uterinas, observam-se:[135]

- Uma mais externa, o peritônio visceral, que recobre o corpo uterino em quase toda sua extensão.
- Uma mais interna, o endométrio, que sofre reação decidual para se adaptar à presença da placenta e do concepto.
- Uma intermediária e mais espessa, o miométrio, que é a camada em que ocorre o maior número de modificações para que haja aumento da capacidade e do volume uterinos.

O endométrio se modifica com alterações celulares em toda sua extensão, formando a decídua basal, onde se implanta o embrião; a decídua parietal, presente na porção da cavidade uterina em que não houve implantação; e a decídua reflexa, que envolve o concepto e se funde à parietal com 16 semanas de gestação, momento a partir do qual o feto ocupa toda a cavidade uterina (Figura 15).[135]

As dimensões, a forma e a posição do útero alteram-se ao longo da gravidez de forma sincrônica e progressiva. Assim, nota-se que até 12 semanas o útero é um órgão intrapélvico, com forma assimétrica decorrente da implantação localizada do embrião (sinal de Piskacek). A partir disso e até 20 semanas de gestação, assume a forma esférica e deixa de se localizar exclusivamente na região pélvica para se tornar um órgão abdominal. É nesse momento que o peso uterino e o amolecimento dos tecidos adjacentes levam-no a ocupar os fórnices laterais da vagina (sinal de Noble-Budin) (Figura 16).[135,138,147,153]

Com o contínuo crescimento uterino, a anteversoflexão reduz-se, aliviando os sintomas de polaciúria, o que se acompanha de dextrorrotação do útero, fenômeno no qual o útero se desvia para a direita e gira, levando a borda esquerda para a região anterior e a direita para a posterior. Justifica-se a dextrorrotação uterina pela presença do colo sigmoide à esquerda, o que pode levar à estase urinária por compressão do ureter ipsilateral e prolongamento da histerotomia para a esquerda nas cesáreas.[135,153]

No início da segunda metade da gestação, em decorrência da hipertrofia das fibras musculares uterinas, pode haver comprometimento vascular com isquemia relativa. Por essa razão, o útero sofre fenômeno de conversão,

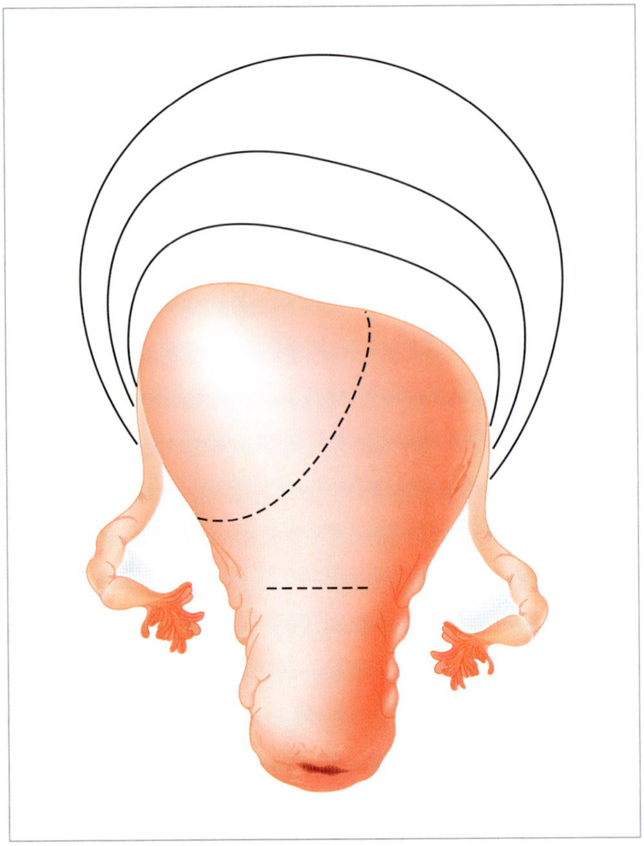

**FIGURA 16.** Sinal de Piskacek: assimetria uterina decorrente da implantação localizada do embrião, que pode ser notada ao toque vaginal combinado. Nota-se a projeção de crescimento e modificação da forma uterina nas semanas consecutivas.

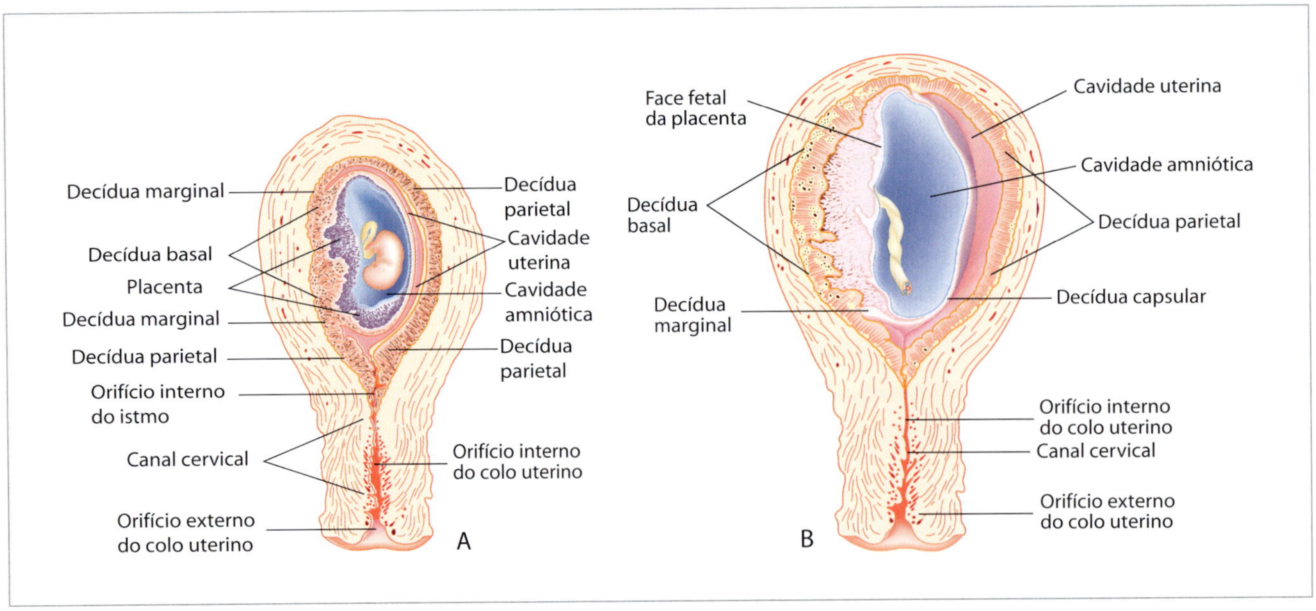


**FIGURA 15.** Útero gravídico antes (A) e depois (B) de 16 semanas de gestação evidenciando a obliteração das decíduas.

ou seja, de mudança de forma para melhor suprimento sanguíneo local, com alongamento dessas fibras. A forma esférica do útero se transforma, assim, em cilíndrica, por conta do crescimento do concepto, com incorporação do istmo à cavidade uterina (ver "Istmo e segmento inferior"). Novo momento de isquemia relativa ocorre próximo ao parto, quando as fibras musculares atingem sua capacidade máxima de distensão.[68,135,147,153]

## Miométrio

O miométrio é composto por fibras musculares, colágeno e matriz extracelular. As fibras colágenas correspondem a 40 a 50% dessa composição.[135] As alterações de sua fração solúvel e da matriz extracelular causam afastamento das fibras musculares que, simultaneamente à retenção hídrica da embebição gravídica sistêmica, justificam as modificações de sua consistência.[52,60]

As fibras musculares do miométrio uterino se modificam substancialmente na gravidez, caracterizando-se três tipos de alterações: hiperplasia, hipertrofia e alongamento. A hiperplasia ocorre com menor frequência, sendo restrita às primeiras semanas de gestação. A hipertrofia é uma modificação mais intensa, aumentando em dez vezes o diâmetro da fibra muscular, que passa de 50 a 500 micras. O alongamento ocorre na segunda metade da gravidez e se relaciona ao estiramento da cavidade uterina pela presença do concepto (Figura 17).[152]

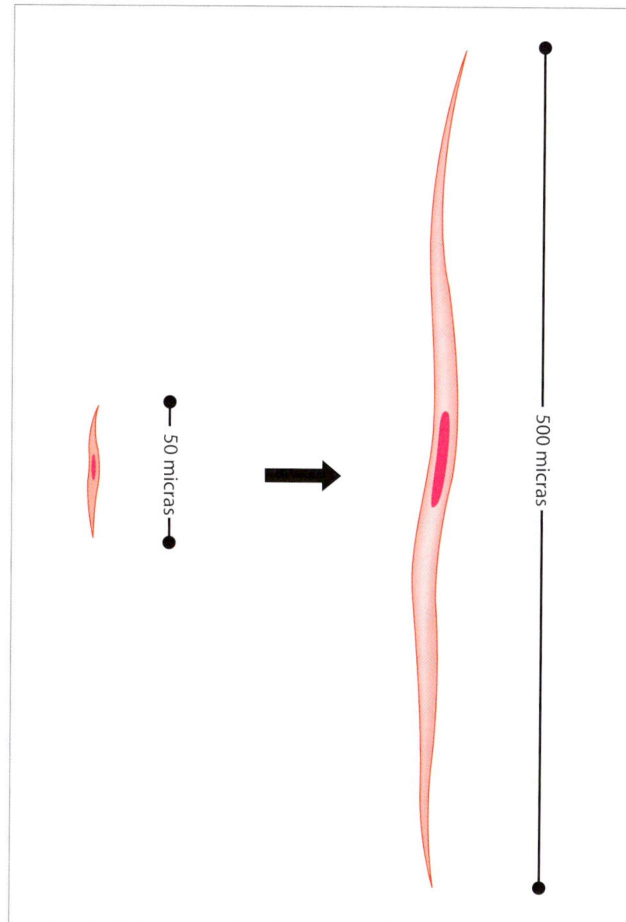


**FIGURA 17.** Hipertrofia da fibra muscular do útero gravídico em relação à fibra muscular do útero de uma mulher não grávida.

A disposição das fibras musculares do miométrio se dá de forma a convergir dois sistemas de fibras, que se originam de forma circular em torno das tubas uterinas e se encontram na região mediana. Esses sistemas envolvem todo o útero e se cruzam para formar, entre as fibras de um lado e de outro, ângulos mais agudos (quanto mais superiores) ou mais obtusos (quanto mais próximos da cérvix). Essa disposição pode ser explicada pela origem embrionária do útero proveniente da fusão de dois ductos (de Müller), cujo início ocorre na porção mais inferior, o que posteriormente dará origem ao colo uterino. Além disso, a ontogênese do útero também justifica a presença do marca-passo das contrações uterinas próximo a um dos óstios tubários do órgão, assim como a direção do tríplice gradiente descendente (Figura 18).[69]

O arranjo muscular apresenta outras peculiaridades quando observado ao corte transversal. Em sua distribuição, as fibras musculares partem de determinado local na espessura do órgão e se dirigem para o interior, próximo à cavidade uterina, apresentando, portanto, diferentes comprimentos (Figura 19). Esse complexo arranjo das fibras musculares (de fora para dentro e de cima para baixo) permite que o útero se distenda e cresça em todas as suas dimensões, como uma espiral estirada (Figuras 20 e 21). Da mesma forma, após o parto essa distribuição permite a involução uterina, funcionando como ligaduras mecânicas da intensa vascularização local (Figura 22). Além dessa camada muscular, observa-se outra mais delgada e menos importante em relação ao aumento uterino, que se localiza mais superficialmente, em direção paralela aos ligamentos redondos e largos, envolvendo o corpo uterino em arcos longitudinais anteroposteriores (camada externa). Outra camada submucosa e também delgada acompanha as estruturas musculares das tubas uterinas, dos ligamentos redondos e dos ligamentos cardinais/paramétrios (camada média) (Figura 21).[69,135,147,153]

## Vascularização e inervação

O útero é o órgão em que ocorre o fenômeno de hipervascularização mais intenso. O fluxo sanguíneo local, que fora do período gestacional é de 50 mL/min, chega a valores entre 500 e 700 mL/min.[91] A perfusão uterina é extremamente abundante, com surgimento de novos vasos

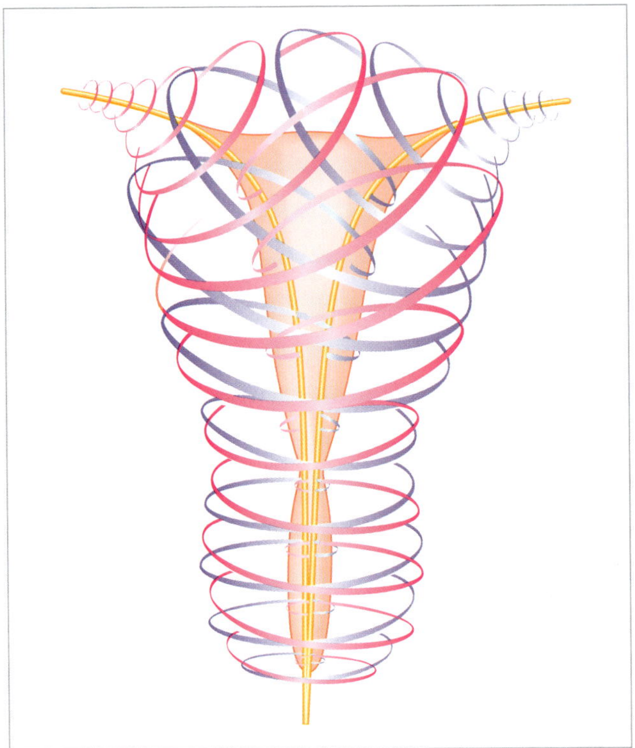

**FIGURA 18.** Disposição das fibras musculares miometriais. Sistemas espirais de fibras que se cruzam formando ângulos na porção mediana do útero. (Figura adaptada de Briquet.[136])

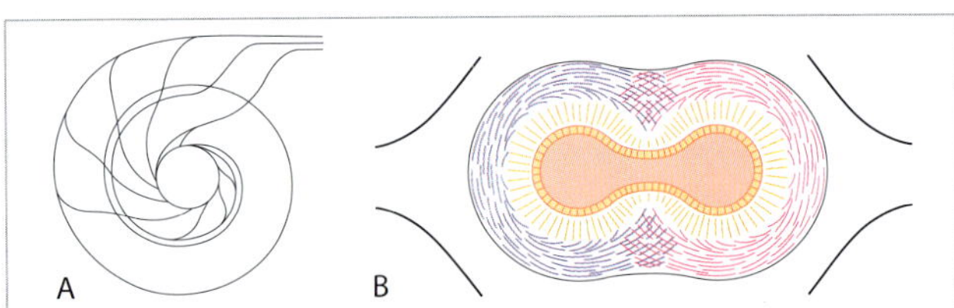


**FIGURA 19.** Corte transversal de fibras miometriais. A: direção (de fora para dentro) dessas fibras; B: intersecção mediana das fibras miometriais de ambos os lados. (Figura adaptada de Briquet.[134])

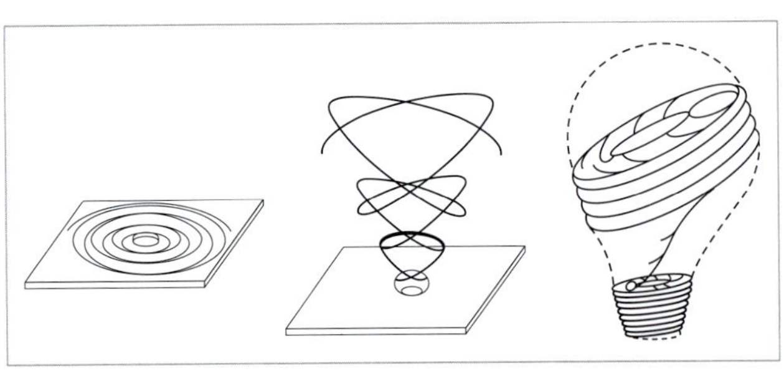

**FIGURA 20.** Arranjo espacial das fibras miometriais que permite distensão e crescimento uterinos em todas as suas dimensões, como uma espiral estirada. (Figura adaptada de Briquet.[134])

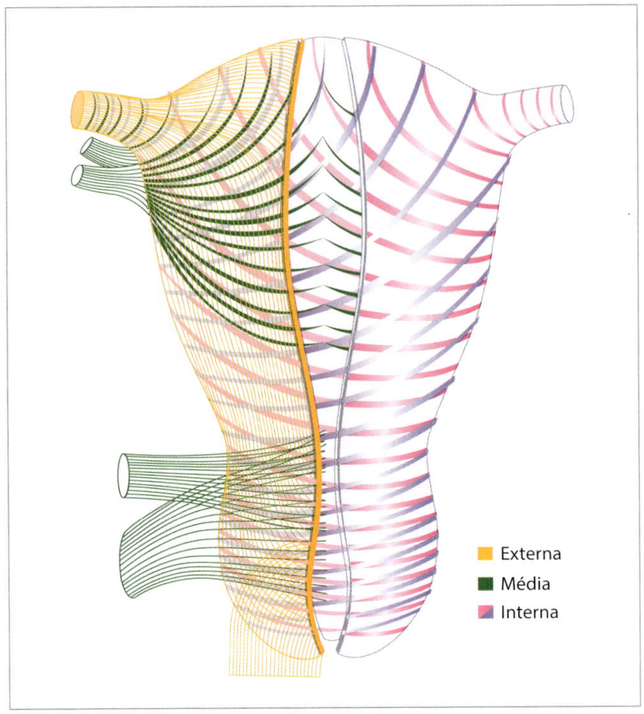


**FIGURA 21.** Arranjo das fibras musculares miometriais das diferentes camadas do miométrio. (Figura adaptada de Briquet.[136])

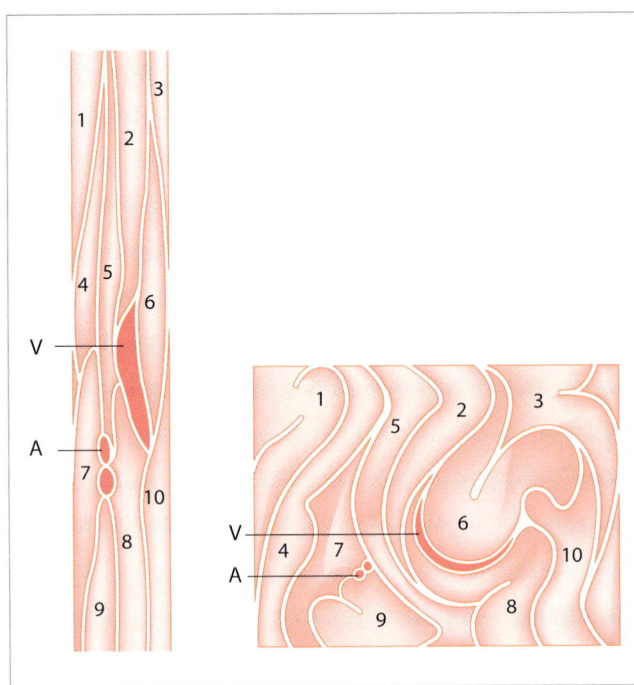


**FIGURA 22.** Redução do comprimento das fibras musculares miometriais após o parto, resultante da contração miometrial. Função de ligadura vascular, também denominada miotamponamento. Deve-se observar a relação numérica entre as fibras. A: artéria; V: veia. (Figura adaptada de Briquet.[134])

e aumento da capacidade dos já existentes. As principais artérias que participam do suprimento sanguíneo do útero são as uterinas (ramos das artérias ilíacas internas, antigamente denominadas artérias hipogástricas) e as ovarianas (ramos diretos da aorta, responsáveis por até um terço da perfusão do órgão).[135,183] No início da gravidez, o útero recebe 3 a 6% do débito cardíaco; chegando, no termo, a cerca de 12%.[63] Na região ístmica, os ramos das artérias uterinas distribuem-se transversalmente ao útero e paralelamente às fibras musculares locais. Por esse motivo, a histerotomia segmentar transversa é preferencialmente utilizada, com o intuito de reduzir as perdas sanguíneas e, com lesão de menor número de fibras musculares, proporcionar cicatrização de melhor qualidade.[147]

As drenagens venosa e linfática também apresentam maior fluxo, grande número de anastomoses e o diâmetro das veias é capaz de equivaler ao de um dedo.[135] O aumento do calibre e da capacidade de distensão das veias se deve à redução da quantidade de elastina e da concentração de terminações nervosas adrenérgicas em suas paredes.[100] O local de inserção placentária modifica a drenagem venosa: se a placenta estiver inserida no corpo ou segmento uterinos, seu retorno venoso será realizado em maior parte pela veia uterina ipsilateral, enquanto as placentas fúndicas serão drenadas pelas veias ovarianas (Figura 23).[153]

A transferência de oxigênio e nutrientes da gestante para o produto conceptual ocorre entre dois compartimentos vasculares diferentes, mas interligados, que sofrem influências diversas, mas têm relação entre si: o compartimento uteroplacentário e o fetoplacentário. A elevação dos níveis séricos de estrógeno e de progesterona ao longo da gravidez aumenta o fluxo sanguíneo do compartimento uteroplacentário por meio da vasodilatação.[79,96] O compartimento fetoplacentário, por sua vez, contribui para esse mesmo mecanismo por meio das ondas de invasão trofoblástica, que aumentam o número de vasos fetoplacentários e destroem a camada média das arteríolas espiraladas, transformando-as em uteroplacentárias.[116] Observam-se, dessa forma, o aumento do fluxo e a redução da resistência das artérias uterinas, o que pode ser verificado na Dopplervelocimetria desses vasos.[31]

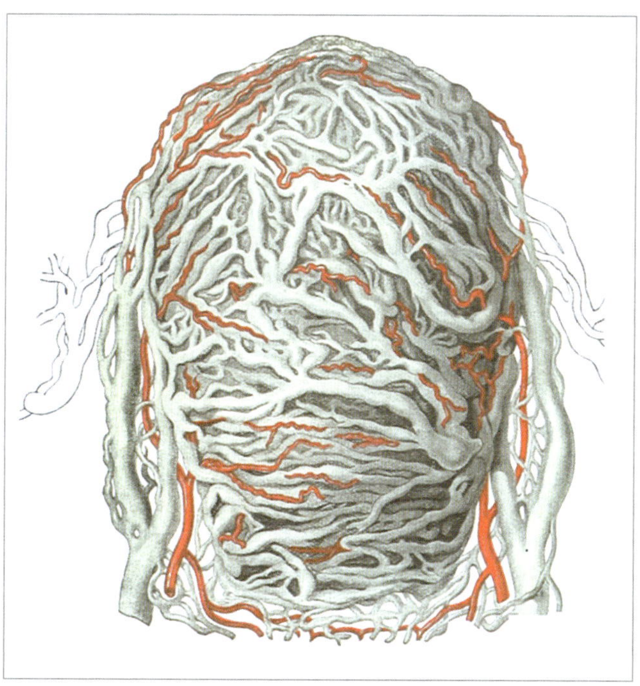

FIGURA 23. Vascularização do útero gravídico. (Figura adaptada de Bumm.[137])

Diversos estudos demonstraram o efeito de outras substâncias sobre o leito vascular uteroplacentário. É interessante notar que a refratariedade vascular sistêmica às catecolaminas (adrenalina, noradrenalina e isoxsuprina) não se observa nos vasos uteroplacentários, mais sensíveis à infusão dessas drogas. O oposto ocorre em relação à angiotensina, uma vez que os vasos uterinos mostram-se mais refratários que os vasos sistêmicos à ação dessa substância na gravidez.[42,113] Determinados eventos, como a presença de contração uterina ou o aumento do tônus miometrial, reduzem a perfusão placentária, o que pode provocar a diminuição do aporte de oxigênio para o compartimento fetoplacentário em situações críticas.[2]

A inervação uterina se dá pelo sistema nervoso autônomo, por meio de fibras aferentes (sensitivas) e eferentes (motoras ou secretoras, simpáticas e parassimpáticas). As fibras nervosas aferentes e as sinapses eferentes se reúnem em plexos ou gânglios. O mais importante desses gânglios, pela quantidade de fibras e localização, é o plexo de Frankenhauser, também denominado plexo uterovaginal, situado posteriormente aos ligamentos uterossacros. O plexo de Frankenhauser é responsável pela atividade contrátil involuntária das musculaturas uterina, tubária e vaginal. Outras condensações de fibras nervosas de valor essencial são os plexos hipogástrico e pélvico e os nervos pré-sacro e pélvico.[153] Além da inervação simpática e parassimpática, observa-se determinado automatismo uterino pelas inúmeras experiências de denervação local e pelas observações da manutenção e há até melhora do padrão das contrações uterinas em pacientes submetidas à anestesia raquidiana (Figura 24).[159,160]

## Istmo e segmento inferior

O istmo é a região que, na mulher não grávida, corresponde à porção inferior ao corpo uterino e superior à cérvix. Caracteriza-se por endométrio menos espesso e limita-se superiormente pelo orifício interno do istmo (orifício in-

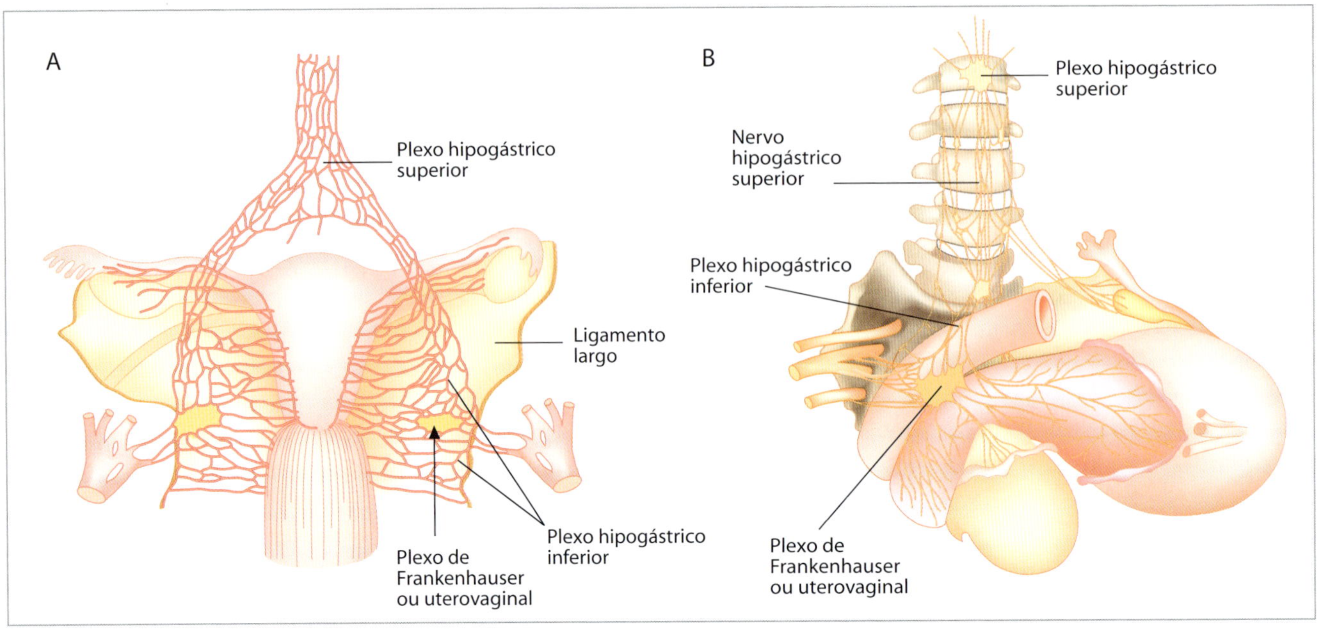


**FIGURA 24.** Inervação uterina (A) e plexo de Frankenhauser ou uterovaginal (B). (Figura B adaptada de Briquet.[136])

terno anatômico) e inferiormente pelo orifício externo do istmo, que coincide com o orifício interno do colo uterino (ou orifício interno obstétrico) (Figura 25).[153]

A alteração da consistência do istmo, com consequente edema e amolecimento do local, coincide com o alongamento da região e, ao toque vaginal combinado, é possível notar aumento da anteversoflexão uterina (sinal de Hegar), responsável pela polaciúria comum no início da gestação[135] (Figura 26). Durante a gravidez, o istmo, posteriormente transformado em segmento infe-

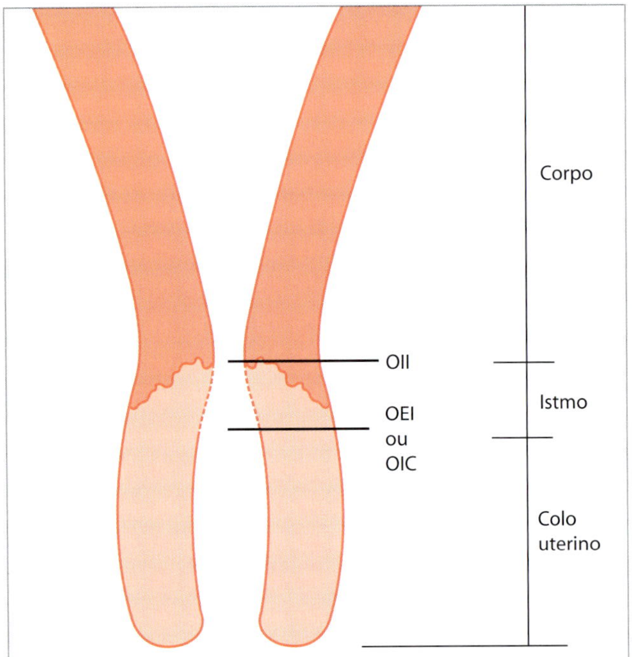


**FIGURA 25.** Istmo do útero e suas relações com o corpo e o colo uterino. OII: orifício interno do istmo; OEI: orifício externo do istmo; OIC: orifício interno do canal cervical.

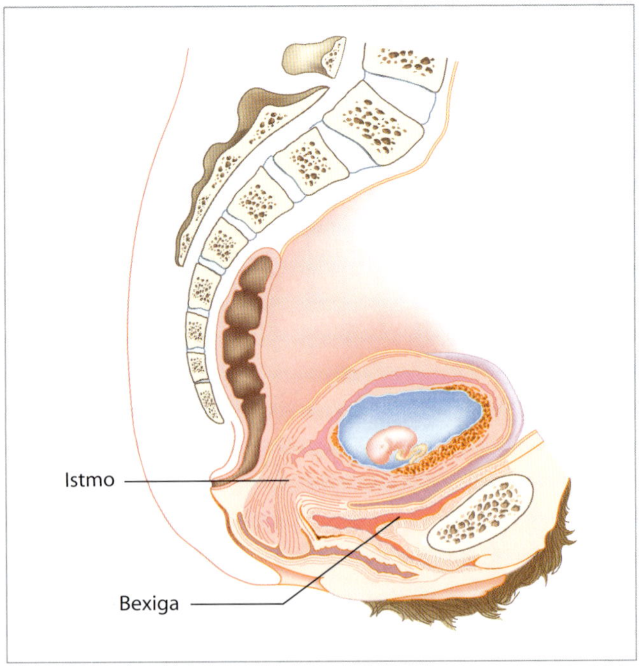


**FIGURA 26.** Sinal de Hegar: amolecimento do istmo uterino com acentuação da anteversoflexão uterina, resultando em compressão vesical. (Figura adaptada de Briquet.[134])

rior, sofre as mesmas modificações de hipertrofia, hiperplasia e alongamento das fibras musculares, aumento do tecido conjuntivo e hipervascularização, o que impossibilita diferenciá-lo macroscopicamente do corpo uterino ao fim da gestação.[135]

O istmo se alonga entre 8 e 12 semanas de gestação, para posteriormente incorporar-se ao corpo uterino com até 16 semanas, por meio de dilatação do orifício interno anatômico. É nessa ocasião que essa porção uterina passa a ser denominada segmento inferior.[151] Com a incorporação do istmo ao corpo uterino, encontra-se dificuldade para definir seu limite superior. Classicamente, esse limite é denominado anel de Bandl, mas parâmetros escolhidos como marcadores de sua localização, como a veia circular e o início da região de descolamento do peritônio visceral, falharam em determiná-la.[112,135]

A incorporação do segmento inferior à cavidade uterina contribui para alteração da forma do útero de esférica para cilíndrica, marcando o momento de finalização do crescimento e desenvolvimento do órgão para dar lugar à distensão e ao aumento de sua capacidade interna.[153]

A importância do segmento inferior reside no fato de ser o local da maioria das histerotomias realizadas em cesáreas transversas e, principalmente, por abrigar a apresentação fetal (Figura 27).[135,153]

## Colo uterino

O colo uterino é a porção inferior do útero, composto por dois tipos de epitélios e de estrutura formada por tecido conjuntivo denso, com elementos musculares e conjuntivos. Caracteriza-se por estrutura cilíndrica, cujo interior é ocupado pelo canal cervical com seus respectivos orifícios interno (ou obstétrico) e externo, o qual pode ser visualizado ao exame especular de rotina. A endocérvix é formada por epitélio cilíndrico glandular que recobre o canal cervical, enquanto a ectocérvix se constitui de epitélio pavimentoso estratificado não queratinizado, localizado na porção vaginal do colo. Durante a gravidez, os epitélios do colo uterino ficam espessados, passando de 1 a 3 mm para de 3 a 6 mm de espessura.[64]

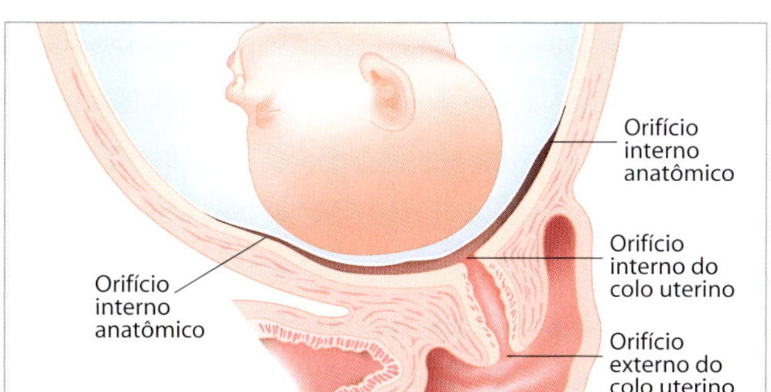


**FIGURA 27.** Apresentação fetal ocupando o segmento inferior do útero, incorporado à cavidade uterina. (Figura adaptada de Briquet.[134])

O arcabouço estrutural da cérvix, por sua vez, é composto por fibras musculares em muito menor proporção do que se encontra no miométrio. Em contrapartida, possui grande quantidade de fibras colágenas e elásticas. Essa estrutura densa é responsável pela contenção e pela manutenção do feto e das membranas ovulares no interior da cavidade uterina, além de anômala quando existe incompetência cervical.[135,147,153]

Na gestação normal, ocorrem modificações no colo uterino secundárias às alterações hormonais e vasculares, embora menos pronunciadas que as alterações uterinas. A presença de ectopia do epitélio endocervical e sua exposição ao conteúdo vaginal mais ácido provocam metaplasia escamosa do epitélio cilíndrico. É ocorrência comum em situações em que há elevados níveis de progesterona circulante.[135,153] A eversão da mucosa da endocérvix é mais frequente em primíparas, enquanto a exposição do epitélio colunar, por causa da dilatação residual do canal cervical, reserva-se como causa comum de metaplasia escamosa em multíparas.[51,155]

O aumento da vascularização modifica a coloração habitualmente rósea do colo uterino para violácea.[135,138] Ocorre reação decidual em células estromais que, em conjunto com o edema local, confere ao colo uterino consistência amolecida.[62] É a partir de 16 semanas de gestação que o amolecimento do colo uterino modifica sua consistência, passando de uma consistência semelhante à da cartilagem nasal para uma consistência similar à do lábio (regra de Goodell).[135]

A hipertrofia glandular da endocérvix desencadeia maior produção de muco, espesso e viscoso, denominado rolha de Schröeder. Sua cristalização não costuma ocorrer na grávida, apresentando aspecto amorfo à microscopia por causa dos altos níveis de progesterona. No entanto, pode eventualmente se cristalizar na presença de líquido amniótico. O muco cervical da gestante é rico em imunoglobulinas e citocinas, funcionando mecânica e imunologicamente como proteção contra a ascensão de microrganismos.[83] Sua eliminação acontece na presença de dilatação de qualquer ordem (prematura ou oportuna, por contrações ou incompetência cervical).

Por causa da hipervascularização local, é comum sangramento durante a manipulação do colo uterino, como na coleta da colpocitologia oncótica e na amnioscopia. O risco de surgimento de lesões intraepiteliais cervicais parece maior em razão da hiperplasia das camadas celulares, ectopias cervicais frequentes e alterações imunológicas típicas da gestação. Quando existem, essas lesões regridem mais frequentemente, sobretudo no pós-parto.[153] O aumento da vascularização pode ser visualizado à colposcopia e, por isso, cuidados na interpretação do exame colposcópico devem ser tomados para evitar conclusões errôneas e resultados falso-positivos.

Ao fim da gravidez e durante o parto, a cérvix passa por processo de colagenólise e desestruturação do tecido conjuntivo, que sustenta o arcabouço do colo uterino, na intenção de prepará-lo para esvaecimento e dilatação.[12,80] Uma série de substâncias participam desse processo, como prostaglandinas, ácido hialurônico, enzimas proteolíticas (colagenases e elastases), mediadores inflamatórios e água. Esses elementos, produzidos por fibroblastos presentes no estroma cervical, promovem retenção hídrica local, com afastamento e degradação das fibras de elastina e colágeno, além da desestabilização da matriz extracelular com aumento das glicosaminoglicanas – componentes glicídicos das proteoglicanas presentes na matriz extracelular.[26,153] Essas alterações bioquímicas levam a modificações histológicas com completa reorganização estrutural da cérvix durante a formação do canal de parto, reconstituindo-se completamente ao fim do puerpério (Figura 28).[3,56,155]

## OVÁRIOS

Os ovários têm importância crucial no início da gravidez, mais especificamente até a sétima semana. É nessa etapa que o corpo lúteo, que geralmente se mantém por 2 semanas após a ovulação ou durante a segunda metade do ciclo menstrual, transforma-se em corpo lúteo gravídico. Seu crescimento e manutenção são assegurados pelos altos níveis de hCG produzidos pelas células trofoblásticas.[135,147]

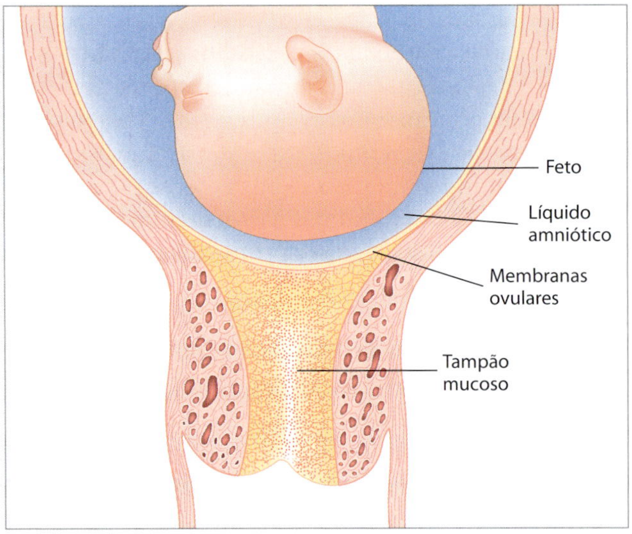


**FIGURA 28.** Colo uterino de gestante com hiperplasia glandular. (Figura adaptada de Briquet.[136])

O principal papel do corpo lúteo gravídico é fornecer progesterona em níveis suficientes para a deciduação do endométrio, com consequente nidação do blastocisto, até o momento em que o trofoblasto seja capaz de produzir progesterona de forma autônoma e em quantidades adequadas para a manutenção da gestação. O corpo lúteo gravídico começa a regredir no primeiro trimestre (por volta de 12 semanas), por conta da redução e da estabilização dos níveis circulantes de hCG.[135,138,147]

É possível encontrar reação decidual em focos esparsos em ambos os ovários. A explicação para tal fenômeno se deve à presença de tecido endometrial levado por menstruação retrógrada ou pela presença de remanescentes embrionários.[78] A ovulação, o recrutamento e a maturação folicular são processos que ficam estagnados durante toda a gravidez e só voltam a ocorrer meses após o parto, a depender do aleitamento materno.[135,138,147]

O aumento da vascularização local demonstra plexo vascular ovariano dilatado. A rede venosa local apresenta aumento tanto do número como do calibre desses vasos. O pedículo vascular ovariano, responsável por um terço do suprimento sanguíneo uterino na gravidez, tem seu diâmetro praticamente triplicado (de 0,9 cm para 2,6 cm).[74]

Reações ovarianas podem ocorrer em diversas situações relacionadas à gravidez. Assim, podem-se verificar cistos tecaluteínicos, que são formações císticas grandes e múltiplas, geralmente bilaterais e de dimensões maiores. Esses cistos são consequência de estimulação folicular excessiva e são mais frequentes em ocasiões em que há altos níveis circulantes de hCG, como neoplasia trofoblástica gestacional, gestações múltiplas e aloimunização RhD.[44] Eles não devem ser cirurgicamente abordados, a não ser que ocorra algum tipo de complicação, pois tendem a regredir após o parto. Raramente esses cistos produzem andrógenos a ponto de causar virilização materna e/ou de fetos do sexo feminino.[42,46]

## TUBAS UTERINAS E LIGAMENTOS

As tubas uterinas, que no início da gravidez são praticamente perpendiculares ao maior eixo uterino, estiram-se por conta do crescimento do útero e por ele são levadas a ocupar posição vertical, paralela ao corpo uterino. Ocorre, dessa forma, hipertrofia muscular, embora discreta. A vascularização local é intensa, como nos ovários, alterando a cor das tubas, especialmente das fímbrias.[135,147,153] A reação de deciduação irregular e descontínua é vista na camada interna, com perda do aparelho ciliar dessas células.[72] No puerpério, as tubas uterinas apresentam hipotrofia semelhante à encontrada em mulheres após a menopausa, da mesma forma que todo o sistema genital feminino, por causa da diminuição dos níveis hormonais.[149]

Os ligamentos largos e redondos do útero se encontram hipertrofiados e congestos, assim como os paramétrios. Dependendo da localização placentária, os ligamentos redondos, assim como os anexos, podem se apresentar estirados na face oposta à da inserção da placenta (sinal de Palm). Nas inserções placentárias na face anterior do útero, os ligamentos redondos e os anexos estarão voltados para região posterior do órgão. De forma análoga, nas inserções posteriores, os ligamentos e anexos estarão voltados para diante do corpo uterino, podendo, eventualmente, ser palpados no termo em gestantes magras (Figura 29).[135,147,153]

## VAGINA

A hipervascularização local provoca hiperemia e edema da mucosa vaginal. Já no início da gestação, a coloração avermelhada se torna arroxeada pela retenção sanguínea nos vasos venosos, o que se denomina sinal de Kluge. O aumento do diâmetro das artérias vaginais permite sentir sua pulsação nos fórnices laterais (sinal de Osiander). Ocorre hipertrofia das células musculares, bem como do tecido conjuntivo, o que, em conjunto com o acúmulo hídrico, aumenta a espessura e elasticidade da mucosa vaginal. Essas alterações levam à redução da rugosidade mucosa e garantem a distensão necessária do órgão para formação do canal de parto em momento oportuno.[135,147]

Os elevados níveis de progesterona circulante promovem alterações celulares locais similares às do período secretor do ciclo menstrual, contudo, mais intensas e duradouras. Por esse motivo, o acúmulo de glicogênio e a maior descamação celular servem de substrato para proliferação de *Lactobacillus acidophilus*. O consumo do excesso de glicogênio por esses microrganismos gera maior produção de ácido láctico, com consequente diminuição do pH da vagina. O pH vaginal, que na gravidez encontra-se em torno de 3,5 a 6, tem papel protetor contra infecções bacterianas locais, mas pode predispor a infecções fúngicas.[138,147]

Os esfregaços vaginais apresentam células ovoides com núcleo vesicular, típicas da gestação, denominadas células naviculares.[135] Essas células representam alterações da camada intermediária, que descama de forma abundante, simultaneamente às células superficiais. Variações cíclicas, normalmente apreciadas nas citologias realizadas fora da gravidez, deixam de existir.[138,147] Na gestação, a camada basal apresenta hipertrofia celular e a camada intermediária é mais espessa e mais frouxa por causa do acúmulo de água e glicogênio, enquanto a camada superficial é mais delgada pela descamação mais intensa.[135]

## VULVA

A vulva da mulher grávida experimenta as mesmas modificações relacionadas a alterações vasculares e pigmentares que a vagina. É comum que a pele da raiz das coxas e dos grandes lábios se apresente com manchas hipercrômicas. A coloração arroxeada decorrente da hipervascularização local é denominada sinal de Jacquemier-Chadwick. Em gestantes com predisposição, em particular em multíparas, é possível encontrar varizes vulvares, que por vezes podem dificultar a realização de episiotomia ou peri-

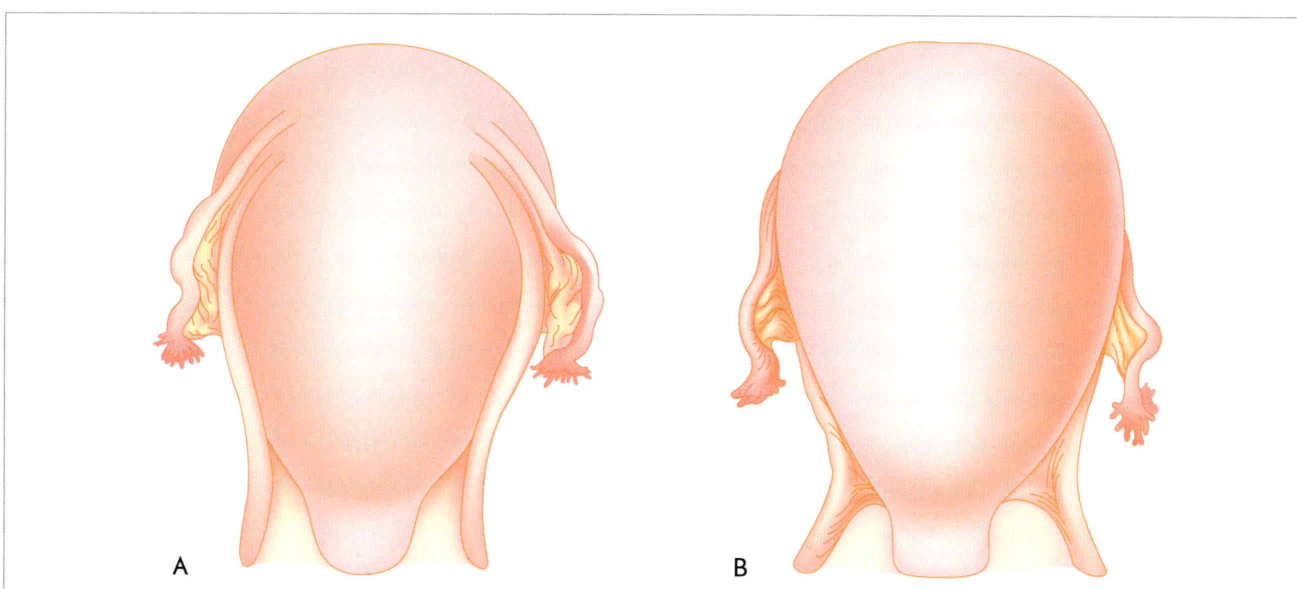


**FIGURA 29.** Sinal de Palm: retesamento dos ligamentos redondos e anexos, com deslocamento destes para a face contrária à da inserção placentária. A: placenta inserida posteriormente; B: placenta inserida anteriormente.

neotomia. A retenção de líquidos no espaço extravascular causa edema do vestíbulo vaginal, que funciona como coxim protetor no momento do parto.[135,147,153]

## MAMAS

As modificações das glândulas mamárias são evidentes desde o início da gestação. A gestante se queixa com frequência de dor e hipersensibilidade mamária já no primeiro trimestre e costuma apresentar melhora com o decorrer da gravidez. A produção hormonal de estrógeno e de progesterona pela unidade placentária e a produção de prolactina pela hipófise materna promovem o crescimento e o desenvolvimento mamário necessários para o processo de lactação no pós-parto. É por meio de mecanismos de hiperplasia e diferenciação celular que essas moléculas modificarão por completo a mama, único órgão que não retorna às suas características pré-gravídicas depois de terminado o período puerperal.[135,147,153]

O aumento volumétrico das mamas é observado a partir da sexta semana de gravidez. O mamilo se torna mais pigmentado e sensível. A papila se apresenta mais saliente, pois está com maior capacidade erétil. A hiperpigmentação areolar faz com que o mamilo tenha cor acastanhada, com surgimento de coloração externa aos limites originais da aréola mais clara que ela, contudo, mais escura que a pele das mamas. A esse contorno de limites imprecisos que circunda a aréola dá-se o nome de aréola secundária ou sinal de Hunter. Há hipertrofia das glândulas sebáceas do mamilo, que formam elevações visíveis, os tubérculos de Montgomery (Figura 30).[135,147,152]

A pele das mamas pode apresentar estrias secundárias aos elevados níveis de cortisol associados à distensão local. A hipervascularização do tecido glandular torna visível a rede venosa sob a pele, chamada de rede de Haller (Figura 31). A partir da segunda metade da gravidez, é possível visualizar a saída de colostro pelas papilas à expressão mamária.[135,147,152] Parece não haver relação entre o volume pré-gravídico das mamas e sua capacidade de produção láctea.[140]

Na espécie humana, o desenvolvimento estrutural e funcional das mamas só ocorre por completo após a gestação e a lactação. Essa glândula tem papel fundamental na nutrição e na imunidade do recém-nascido, com plasticidade surpreendente ao adaptar a quantidade e a qualidade da produção láctea ao número de neonatos e à necessidade de cada recém-nascido de acordo com a idade gestacional de nascimento.[154] Detalhes a respeito da mamogênese, da lactogênense e da lactopoese serão abordados no Capítulo 27, "Amamentação", da Seção 4, "Parto e puerpério".

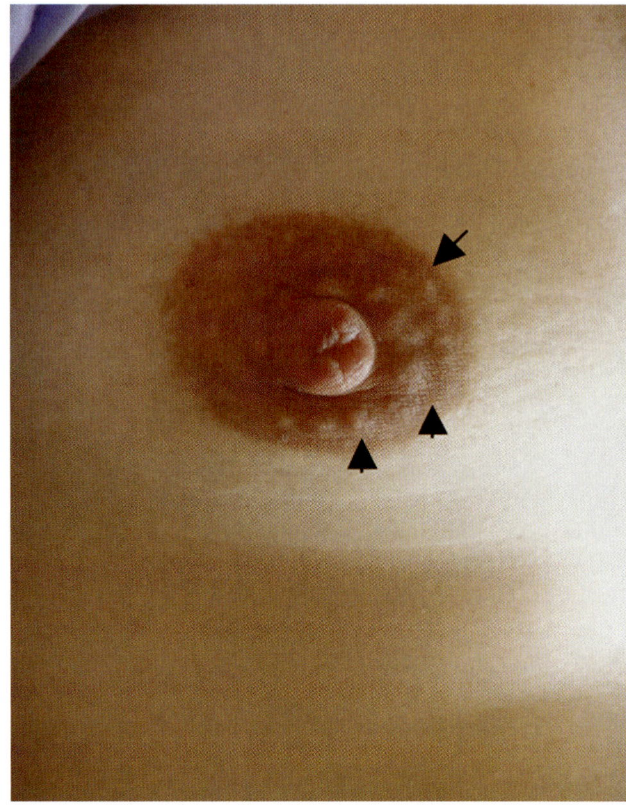

**FIGURA 30.** Tubérculos de Montgomery (setas).

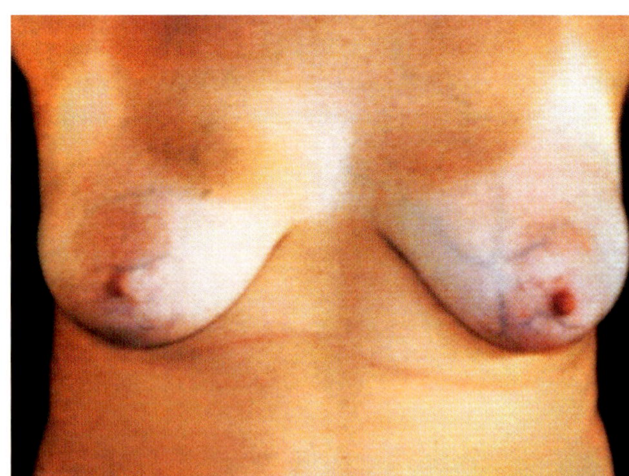

**FIGURA 31.** Rede de Haller. (Figura retirada de Auerbach et al.[130])

A Tabela 5 resume as principais adaptações do organismo materno à gestação descritas neste capítulo.

**TABELA 5. Resumo das adaptações do organismo materno à gestação**

| Local/sistema | Repercussão |
|---|---|
| Cardiovascular | A. Coração<br>• ↑ Volume sistólico<br>• ↑ FC em 15-20 bpm<br>• Deslocado para cima e para a esquerda pela elevação do diafragma<br>• Sopro sistólico → ↑ DC + ↓ viscosidade sanguínea<br>• Extrassístoles ventriculares e taquicardias paroxísticas<br>• Alterações fisiológicas ao ECG<br>B. Débito cardíaco<br>• ↑ Após 5 sem, estabiliza com 24 sem e ápice no pós-parto imediato<br>• ↑ 50%<br>• Posição supina ↓ DC em 25-30%<br>C. Resistência vascular periférica<br>• Vasodilatação sistêmica → progesterona, prostaciclina, óxido nítrico<br>• Refratariedade vascular à ação vasoconstritora<br>• Circulação uteroplacentária<br>• Fluxo sanguíneo<br>– ↑ Pele, rins, útero, mamas<br>– ↓ Membros inferiores<br>D. Pressão arterial<br>• ↓ Marcante no 2º trimestre<br>• ↓ PAS em 3-5 mmHg e ↓ PAD em 5-15 mmHg |
| Hematológicas | A. Volume plasmático<br>• ↑ 45-50% a partir de 6 sem e pico 30-34 sem<br>• Hipervolemia → ↓ viscosidade sanguínea → hemodiluição fisiológica<br>• Ação sistema renina-angiotensina-aldosterona<br>B. Eritrócitos:<br>• ↑ 30% → ↑ demanda $O_2$<br>• ↑ Eritropoietina → reticulocitose leve<br>• Anemia fisiológica (Hb < 11 mg/dL)<br>C. Leucócitos:<br>• Leucocitose relativa → ↑ NØ<br>• ↓ Quimiotaxia e adesão celular<br>• Supressão imunidade celular e humoral<br>• ↑ PCR e VHS<br>D. Fatores de coagulação:<br>• ↓ Discreta de plaquetas → hemodiluição + ↑ tromboxano A2 + ↑ discreto do baço<br>• ↑ Fibrinogênio e dímero D<br>• ↑ Agentes pró-coagulantes<br>• ↑ Atividade dos fatores VII, VIII, IX e de von Willebrand<br>• ↓ Sistema fibrinolítico, fatores XI e XIII<br>• ↑ Resistência anticoagulante endógena, ↓ proteína S e cofator da proteína C<br>• Maior predisposição a TVP, TEP e CIVD |
| Respiratório | • Ingurgitamento e edema da mucosa nasal<br>• Elevação do diafragma e maior capacidade de excursão muscular<br>• Broncodilatação<br>• ↑ Caixa torácica<br>• ↓ Capacidade pulmonar total<br>• ↓ Capacidade do volume residual funcional<br>• ↑ Volume corrente, ↓ reserva expiratória e preservação da reserva inspiratória<br>• ↑ Consumo/captação de $O_2$<br>• Hiperventilação com ↓ $pCO_2$ |
| Sistema nervoso central | • Discretas alterações de memória e concentração<br>• Sonolência → progesterona, alcalose respiratória<br>• ↓ Memória verbal e velocidade de processamento<br>• Modificação do psiquismo |

*(continua)*

**TABELA 5. Resumo das adaptações do organismo materno à gestação *(continuação)***

| Local/sistema | Repercussão |
|---|---|
| Urinário | • Hipertrofia renal<br>• ↑ Fluxo plasmático renal 50-80%<br>• ↑ Vascularização renal + ↓ RV → ↑ TFG 40-50% → perda de nutrientes, ↓ U/Cr, glicosúria<br>• Compressão/obstrução de ureteres<br>• ↓ Tônus vesical |
| Gastrointestinal | • Constipação, hemorroidas<br>• Náuseas/vômitos, sialorreia<br>• Pirose → ↓ tônus/relaxamento do esfíncter esofágico inferior, deslocamento estômago, ↑ pressão intra-abdominal<br>• Hipertrofia e hipervascularização gengival → ↑ estrógeno e progesterona<br>• ↑ Fosfatase alcalina, ↓ albumina<br>• Alteração na motilidade da vesícula biliar → litíase |
| Metabólico | • Ganho ponderal → de acordo com IMC<br>• Retenção hídrica<br>• ↑ Absoluto de proteínas, ↓ albumina<br>• Hiperinsulinemia, hipoglicemia em jejum, hiperglicemia pós-prandial<br>• ↑ Lipídeos<br>• ↑ Sódio, ↓ cálcio total e manutenção do cálcio iônico, ↑ necessidade de ferro, ↓ iodo<br>• Alcalose respiratória por hiperventilação – compensada |
| Endócrino | A. Aumento dos seguintes hormônios: PRL, GH, ACTH, MSH, ocitocina (parto), T3 e T4 totais, T4 livre (1º trim), PTH (3º trim, discreto), calcitonina, cortisol, aldosterona, andostenediona, testosterona, progesterona, estrógeno, relaxina<br>B. Redução dos seguintes hormônios: TSH, FSH, LH, PTH (1º trim), DHEA-S<br>C. Níveis mantidos: ADH (menor limiar para liberação), T4 livre (2º e 3º trim) |
| Osteoarticular | • Lordose lombar e marcha anserina<br>• Compressão radicular e lombalgia<br>• Desconforto/dormência de membros superiores<br>• Maior mobilidade das articulações pélvicas → relaxamento dos ligamentos articulares |
| Cutâneas | • Estrias → ↑ cortisol<br>• Telangiectasias → ↑ estrógeno<br>• Eritema palmar → ↑ estrógeno<br>• Hipertricose → ↑ estrógeno<br>• ↑ Secreção sebácea e sudorese → ↑ estrógeno<br>• Cloasma/linha *nigra* → ↑ estrógeno/progesterona → ↑ MSH → ↑ estímulo nos melanócitos |
| Mamas | • Mastalgia<br>• Aréolas primárias hiperpigmentadas (sinal de Hunter)<br>• Hipertrofia de glândulas sebáceas do mamilo (tubérculos de Montgomery)<br>• ↑ Vascularização → rede de Haller |
| Útero | • Crescimento → hipertrofia e hiperplasia<br>• Hipertrofia e hiperplasia dos ligamentos de sustentação uterina<br>• ↑ Vascularização de vasos linfáticos<br>• Sinal de Hegar → flexão do corpo uterino sobre o colo decorrente de amolecimento do útero, sobretudo na região do istmo<br>• Sinal de Piskacek → assimetria uterina decorrente da nidação (abaulamento e amolecimento do local)<br>• Sinal de Noble-Budin → preenchimento do fundo de saco pelo útero gravídico |
| Colo uterino | • Arroxeado e amolecido → edema + ↑ vascularização<br>• Ectocérvice friável e sangrante<br>• Muco cervical viscoso e mais espesso que não cristaliza (rolha de Schröeder)<br>• Proteção pelo tampão mucoso<br>• Regra de Goodell → amolecimento do colo uterino percebido ao toque vaginal |

*(continua)*

**TABELA 5. Resumo das adaptações do organismo materno à gestação *(continuação)***

| Local/sistema | Repercussão |
|---|---|
| Vagina/vulva | • Sinal de Kluge → arroxeamento da mucosa vaginal<br>• Sinal de Osiander → pulsação da artéria vaginal<br>• Sinal de Jacquemier-Chadwick → arroxeamento da mucosa vulvar<br>• Hipertrofia de células musculares e papilas da mucosa<br>• ↑ Secreção vaginal<br>• pH vaginal mais ácido |

↑: aumento; ↓: diminuição; ACTH: hormônio adrenocorticotrófico; ADH: hormônio antidiurético; bpm: batimentos por minuto; CIVD: coagulação intravascular disseminada; Cr: creatinina; DC: débito cardíaco; DHEA-S: sulfato de deidroepiandrosterona; ECG: eletrocardiograma; FSH: hormônio foliculestimulante; GH: hormônio de crescimento; Hb: hemoglobina; IMC: índice de massa corpórea; LH: hormônio luteinizante; MSH: hormônio melanotrófico; NØ: neutrófilos; $O_2$: oxigênio; PAD: pressão arterial diastólica; PAS: pressão arterial sistólica; $pCO_2$: pressão de gás carbônico; PCR: proteína C-reativa; PRL: prolactina; PTH: paratormônio; RV: resistência vascular; sem: semanas; TEP: tromboembolismo pulmonar; TFG: taxa de filtração glomerular; TSH: hormônio tireotrófico; TVP: trombose venosa profunda; U: ureia; VHS: velocidade de hemossedimentação.

## PONTOS-CHAVE

- Durante a gravidez, o organismo materno passa por um período de adaptações à presença da unidade fetoplacentária, em especial aquelas relacionadas aos sistemas circulatório (hematológico e cardiovascular) e endócrino (abrangendo também o metabolismo).
- As manifestações sistêmicas dessas adaptações em outros órgãos e sistemas são consideradas modificações do organismo materno à gravidez. Cabe importância particular ao sistema genital, em razão da abundância e da intensidade das alterações observadas.
- A principal alteração do sistema circulatório é o aumento considerável da volemia, particularmente do volume de plasma, com instalação de hemodiluição.
- As adaptações maternas hemodinâmicas surgem no primeiro trimestre e estão completamente instaladas até a metade da gravidez, sendo aumento do débito cardíaco e redução da pressão arterial sistêmica as mais importantes.
- Na gravidez normal, existe refratariedade vascular sistêmica à ação da angiotensina II e das catecolaminas.
- Existem dois períodos distintos na gestação quanto ao metabolismo materno: o primeiro, do início até 24 semanas, de anabolismo; o segundo, após 24 semanas, de catabolismo materno e anabolismo fetal.
- Na segunda metade da gestação, as reservas energéticas maternas são mobilizadas para transferência ao feto, visando ao seu crescimento ponderal. Nesse processo, papel primordial é dado à resistência periférica à insulina, cuja elevação é mais intensa a partir de 26 semanas de gestação.
- As modificações do sistema genital feminino incluem coloração arroxeada e consistência amolecida, de forma generalizada, em função dos fenômenos de hipervascularização e embebição gravídica.
- No útero, as modificações são mais intensas, com alterações também da posição, da forma e do volume. A organização das fibras miometriais é peculiar, pois confere ao órgão grande capacidade de crescimento e distensão.
- As mamas são os únicos órgãos do sistema genital a se desenvolverem por completo após a gestação e o parto, não retornando às características pré-gravídicas mesmo após o puerpério.

## REFERÊNCIAS BIBLIOGRÁFICAS

### Artigos de revisão


1. Andersen JR. Prolactin in amniotic fluid and maternal serum during uncomplicated human pregnancy. Dan Med Bull 1982; 29(6): 266-74.
2. Assali NS, Nuwayhid B, Zugaib M. Control of the uteroplacental circulation in health and disease. Eur J Obstet Gynecol Reprod Biol 1978; 8(1): 43-55.
3. Aubard Y, Chinchilla AM, Dubayle G, Cantaloube M, Gana J, Baudet J. The cervix uteri in pregnancy. J Gynecol Obstet Biol Reprod 1998; 27(8): 755-64.
4. Bauer KA. Maternal adaptations to pregnancy: hematologic changes. In: Barss VA, ed. UpToDate. Waltham, Mass.: UpToDate, 2022. Disponível em: https://www.uptodate.com/contents/maternal-adaptations-to-pregnancy-hematologic-changes. (Acesso em: 20/03/2023.)
5. Berghout A, Wiersinga W. Thyroid size and thyroid function during pregnancy: an analysis. Eur J Endocrinol 1998; 138(5): 536-42.
6. Bermas BL. Maternal adaptations to pregnancy: musculoskeletal changes and pain. In: Chakrabarti A, ed. UpToDate, 2022. Disponível em: https://www.uptodate.com/contents/maternal-adaptations-to-pregnancy-musculoskeletal-changes-and-pain. (Acesso em: 20/03/2023.)
7. Bianco A. Maternal adaptations to pregnancy: gastrointestinal tract. In: Barss VA, ed. UpToDate, 2022. Disponível em: https://www.uptodate.com/contents/maternal-adaptations-to-pregnancy-gastrointestinal-tract. (Acesso em: 20/03/2023.)
8. Brown MA, Gallery EDM. Volume homeostasis in normal pregnancy and pre-eclampsia: physiology and clinical implications. Baillieres Clin Obstet Gynaecol 1994; 8(2): 287-310.
9. Burrow GN. Thyroid function and hyperfunction during gestation. Endocr Rev 1993; 14(2): 194-202.
10. Camann WR, Ostheimer GW. Physiological adaptations during pregnancy. Int Anesthesiol Clin 1990; 28(1): 2-10.
11. Cooper MS. Disorders of calcium metabolism and parathyroid disease. Best Pract Res Clin Endocrinol Metab 2011; 25(6): 975.
12. Danforth DN, Buckingham JC. Connective tissue mechanisms and their relation to pregnancy. Obstet Gynecol Surv 1964; 19: 715-32.
13. Elkus R, Popovich J. Respiratory physiology in pregnancy. Clin Chest Med 1992; 13(4): 555-65.
14. Freinkel N. Banting lecture 1980 of pregnancy and progeny. Diabetes 1980; 29(12): 1023-35.

15. Freinkel N, Dooley SL, Metzger BE. Care of the pregnant woman with insulin-dependent diabetes mellitus. N Engl J Med 1985; 313(2): 96-101.
16. Gallery EDM, Brown MA. Control of sodium excretion in human pregnancy. Am J Kidney Dis 1987; 9(4): 290-5.
17. Gersh BJ. Maternal adaptations to pregnancy: cardiovascuar and hemodinamic changes. In: Barss VA, ed. UpToDate. Waltham, Mass.: UpToDate, 2022. Disponível em: https://www.uptodate.com/contents/maternal-adaptations-to-pregnancy-cardiovascular-and-hemodinamic-changes. (Acesso em: 20/03/2023.)
18. Glinoer D. The regulation of thyroid function in pregnancy: pathways of endocrine adaptation from physiology to pathology. Endocr Rev 1997; 18: 404-33.
19. Hegewald MJ, Crapo RO. Respratory physiology in pregnancy. Clin Chest Med 2011; 1-13.
20. Hunter S, Robson SC. Adaptation of the maternal heart in pregnancy. Br Heart J 1992; 68(6): 540-3.
21. Kelestimur F. Sheehan's syndrome. Pituitary 2003; 6(4): 181-8.
22. Kovacs CS. Calcium and bone metabolism disorders during pregnancy and lactation. Endocrinol Metab Clin N Am 2011; 40: 795-826.
23. Kovacs CS, Fuleihan GE-H. Calcium and bone disorders during pregnancy and lactation. Endocrinol Metab Clin N Am 2006; 35: 21-51.
24. Ladyman SR, Augustine RA, Grattan DR. Hormone interactions regulating energy balance during pregnancy. J Neuroendocrinol 2010; 22(7): 805-17.
25. Lammert F, Marschall HU, Glantz A, Matern S. Intrahepatic cholestasis of pregnancy: molecular pathogenesis, diagnosis and management. J Hepatol 2000; 33(6): 1012-21.
26. Liggins GC. Ripening of the cervix. Semin Perinatol 1978; 2(3): 261-71.
27. Lindheimer MD, Davison JM, Katz AI. The kidney and hypertension in pregnancy: twenty exciting years. Semin Nephrol 2001; 21(2): 173-89.
28. Lurie S, Mamet Y. Red blood cell survival and kinetics during pregnancy. Eur J Obstet Gynecol Reprod Biol 2000; 93(2): 185.
29. Mestman JH. Parathyroid disorders of pregnancy. Sem Perinatol 1998; 22(6): 485-96.
30. Molitch ME. Pituitary diseases in pregnancy. Sem Perinatol 1998; 22(6): 457-70.
31. Palmer SK, Zamudio S, Coffin C, Parker S, Stamm E, Moore LG. Quantitative estimation of human uterine artery blood flow and pelvic blood flow redistribution in pregnancy. Obstet Gynecol 1992; 80(6): 1000-6.
32. Pomeranz MK. Maternal adaptations to pregnancy: skin and related structures. In: Barss VA, ed. UpToDate. Waltham, Mass.: UpToDate, 2022. Disponível em: https://www.uptodate.com/contents/maternal-adaptations-to-pregnancy-skin-and-related-structures. (Acesso em: 20/03/2023.)
33. Shehata HA, Ahmed K. Other endocrine disorders in pregnancy. Curr Obstet Gynaecol 2004; 14: 387-94.
34. Sullivan JM, Ramanathan KB. Management of medical problems in pregnancy: severe cardiac disease. N Engl J Med 1985; 313(5): 304-9.
35. Sunness JS. The pregnant woman's eye. Surv Ophthalmol 1988; 32(4): 219-38.
36. Tan EK, Tan EL. Alterations in physiology and anatomy during pregnancy. Best Pract Res Clin Obstet Gynaecol 2013; 27: 791-802.
37. Thadihani RI. Maternal adaptations to pregnancy: renal and urinary tract physiologhy. In: Chakrabarti A, ed. UpToDate. Waltham, Mass.: UpToDate, 2022. Disponível em: https://www.uptodate.com/contents/maternal-adaptations-to-pregnancy-renal-and-urinary-tract-physiology. (Acesso em: 20/03/2023.)
38. Weinberger SE. Maternal adaptations to pregnancy: dyspnea and other physiologic respiratory changes. In: Barss VA, ed. UpToDate. Waltham, Mass.: UpToDate, 2022. Disponível em: https://www.uptodate.com/contents/maternal-adaptations-to-pregnancy-dyspnea-and-other-physiologic-respirstory-changes. (Acesso em: 20/03/2023.)
39. World Health Organization. Nutritional anaemias. Report of a WHO Group of Experts. WHO Technical Report Series 1972; 503: 1-29.

### Artigos originais

40. Abram SR, Alexander BT, Bennett WA, Granger JP. Role of neuronal nitric oxide synthase in mediating renal hemodynamic changes during pregnancy. Am J Physiol Regul Integr Comp Physiol 2001; 281(5): R1390-3.
41. Almeida FA, Pavan MV, Rodrigues CI. The haemodynamic, renal excretory and hormonal changes induced by resting in the left lateral position in normal pregnant women during late gestation. BJOG 2009; 116: 1749-54.
42. Amoah C, Yassin A, Cockayne E, Bird A. Hyperreactio luteinalis in pregnancy. Fertil Steril 2011; 95(7):2429.e1-3.
43. Bernstein IM, Ziegler W, Badger GJ. Plasma volume expansion in early pregnancy. Obstet Gynecol 2001; 97(5Pt1): 669-72.
44. Bidus MA, Ries A, Magann EF, Martin JN. Markedly elevated beta-hCG levels in a normal singleton gestation with hyperreactio luteinalis. Obstet Gynecol 2002; 99(5 Pt 2): 958-61.
45. Bradley CS, Kennedy CM, Turcea AM et al. Constipation in pregnancy: prevalence, symptoms, and risk factors. Obstet Gynecol 2007; 110: 1351-7.
46. Bradshaw KD, Santos-Ramos R, Rawlins SC, MacDonald PC, Parker CR. Endocrine studies in a pregnancy complicated by ovarian theca lutein cysts and hyperreactio luteinalis. Obstet Gynecol 1986; 67(3): 66S-9S.
47. Carrara HHA, Duarte G. Semiologia obstétrica. Medicina 1996; 29: 88-103.
48. Chesley LC, Sloan DM. The effect of posture on renal function in late pregnancy. Am J Obstet Gynecol 1964; 89: 754-9.
49. Clapp JF, Little KD, Widness JA. Effect of maternal exercise and fetoplacental growth rate on serum erythropoietin concentrations. Am J Obstet Gynecol 2003; 188(4): 1021-5.
50. Contreras G, Gutierrez M, Beroiza T et al. Ventilatory drive and respiratory muscle function in pregnancy. Am Rev Respir Dis 1991; 144(4): 837-41.
51. Coppleson M, Reid BL. A colposcopic study of the cervix during pregnancy and the puerperium. J Obstet Gynaecol Br Commonw 1966; 73(4): 575-85.
52. Cretius K, Schwalm H.Various studies on the biochemistry of the human uterus. Bull Soc R Belge Gynecol Obstet 1967; 37(2): 85-100.
53. Crisp WE, DeFrancesco S. The hand syndrome of pregnancy. Obstet Gynecol 1964; 23: 433-7.
54. Csapo AI, Pulkkinen MO, Wiest WG. Effects of luteectomy and progesterone replacement therapy in early pregnant patients. Am J Obstet Gynecol 1973; 115(6): 759-65.
55. Cutforth R, MacDonald CB. Heart sounds and murmurs in pregnancy. Am Heart J 1966; 71(6): 741-7.
56. Danforth DN. The morphology of the human cervix. Clin Obstet Gynecol 1983; 26(1): 7-13.
57. Davison JM, Hytten FE. Glomerular filtration during and after pregnancy. J Obstet Gynaecol Br Commonw 1974; 81(8): 588-95.
58. Davison JM, Hytten FE. The effect of pregnancy on the renal handling of glucose. Br J Obstet Gynaecol 1975; 82(5): 374-81.
59. Davison JM, Vallotton MB, Lindheimer MD. Plasma osmolality and urinary concentration and dilution during and after pregnancy: evidence that lateral recumbency inhibits maximal urinary concentrating ability. Br J Obstet Gynaecol 1981; 88(5): 472-9.
60. Dessouky DA. Fine structural changes of the uterine smooth muscle cell boundary during gestation. Am J Obstet Gynecol 1969; 103(8): 1117-24.
61. Edman CD, Toofanian A, MacDonald PC, Gant NF. Placental clearance rate of maternal plasma androstenedione through pla-

cental estradiol formation: an indirect method of assessing uteroplacental blood flow. Am J Obstet Gynecol 1981; 141(8): 1029-37.

62. Epperson JW, Hellman LM, Galvin GA, Busby T. The morphological changes in the cervix during pregnancy, including intraepithelial carcinoma. Am J Obstet Gynecol 1951; 61(1): 50-61.
63. Flo K, Wilsgaard T, Vartun A, Acharya G. A longitudinal study of the relationship between maternal cardiac output measured by impedance cardiography and uterine artery blood flow in the second half of pregnancy. BJOG 2010; 117: 837-44.
64. Fluhmann CF. The glandular structures of the cervix uteri during pregnancy. Am J Obstet Gynecol 1959; 78: 990-1004.
65. Gant NF, Daley GL, Chand S, Whalley PJ, MacDonald PC. A study of angiotensin II pressor response throughout primigravid pregnancy. J Clin Invest 1973; 52(11): 2682-9.
66. Gee JB, Packer BS, Millen JE, Robin ED. Pulmonary mechanics during pregnancy. J Clin Invest 1967; 46(6): 945-52.
67. Gibson HM. Plasma volume and glomerular filtration rates in pregnancy and their relation to differences in fetal growh. J Obstet Gynaecol Br Commonw 1973; 80(12): 1067-74.
68. Gillespie EC. Principles of uterine growth in pregnancy. Am J Obstet Gynecol 1950; 59(5): 949-59.
69. Goerttler K. Die Architektur der Muskelwand des menschlichen Uterus und ihre funktionelle Bedeutung. Beiträge zur Anatomie funktioneller Systeme. Morph Jb 1930; 65: 45-60.
70. Gonzalez JG, Elizondo G, Saldivar D, Nanez H, Todd LE, Villarreal JZ. Pituitary gland growth during normal pregnancy: an in vivo study using magnetic resonance imaging. Am J Med 1988; 85(2): 217-20.
71. Harrow BR, Sloane JA, Salhanick L. Etiology of the hydronephrosis of pregnancy. Surg Gynecol Obstet 1964; 119: 1042-8.
72. Hashimoto M, Shimoyama T, Kosaka M et al. Electron microscopic studies on the epithelial cells of the human fallopian tube (report II). J Jpn Obstet Gynecol Soc 1964; 11: 92-100.
73. Hayashi M, Inoue T, Hoshimoto K, Hirabayashi H, Negishi H, Ohkura T. The levels of five markers of hemostasis and endothelial status at different stages of normotensive pregnancy. Acta Obstet Gynecol Scand 2002; 81(3): 208-13.
74. Hodgkinson CP. Physiology of the ovarian veins during pregnancy. Obstet Gynecol 1953; 1(1): 26-37.
75. Hytten F. Blood volume changes in normal pregnancy. Clin Haematol 1985; 14(3): 601-12.
76. Ignarro LJ, Buga GM, Wood KS, Byrns RE, Chaudhuri G. Endothelium-derived relaxing factor produced and released from artery and vein is nitric oxide. Proc Natl Acad Sci USA 1987; 84(24): 9265-9.
77. Iosif S, Ingemarsson I, Ulmsten U. Urodynamic studies in normal pregnancy and in puerperium. Am J Obstet Gynecol 1980; 137(6): 696-700.
78. Israel SL, Rubenstone A, Meranze DR. The ovary at term: decidua-like reaction and surface cell proliferation. Obstet Gynecol 1954; 3(4): 399-407.
79. Jauniaux E, Johnson MR, Jurkovic D, Ramsay B, Campbell S, Meuris S. The role of relaxin in the development of the uteroplacental circulation in early pregnancy. Obstet Gynecol 1994; 84(3): 338-42.
80. Junqueira LC, Zugaib M, Montes GS, Toledo OM, Krisztan RM, Shigihara KM. Morphologic and histochemical evidence for the occurrence of collagenolysis and for the role of neutrophilic polymorphonuclear leukocytes during cervical dilation. Am J Obstet Gynecol 1980; 138(3): 273-81.
81. Keenan PA, Yaldoo DT, Stress ME, Fuerst DR, Ginsburg KA. Explicit memory in pregnant women. Am J Obstet Gynecol 1998; 179(3 Pt 1): 731-7.
82. Ku DH, Arkel YS, Paidas MP, Lockwood CJ. Circulating levels of inflammatory cytokines (IL-1 beta and TNF-alpha), resistance to activated protein C, thrombin and fibrin generation in uncomplicated pregnancies. Thromb Haemost 2003; 90(6): 1074.
83. Kutteh WH, Franklin RD. Quantification of immunoglobulins and cytokines in human cervical mucus during each trimester of pregnancy. Am J Obstet Gynecol 2001; 184(5): 865-72.
84. Larsson A, Palm M, Hansson LO, Axelsson O. Reference values for clinical chemistry tests during normal pregnancy. BJOG 2008; 115: 874-81.
85. Lee KA, Zaffke ME, McEnany G. Parity and sleep patterns during and after pregnancy. Obstet Gynecol 2000; 95(1): 14-8.
86. Lees MM, Taylor SH, Scott DB, Kerr mg. A study of cardiac output at rest throughout pregnancy. J Obstet Gynaecol Br Commonw 1967; 74(3): 319-28.
87. Mabry RL. Rhinitis of pregnancy. South Med J 1986; 79(8): 965-71.
88. Marchant DJ. Alterations in anatomy and function of the urinary tract during pregnancy. Clin Obstet Gynecol 1978; 21(3): 855-61.
89. Marnach ML, Ramin KD, Ramsey PS, Song SW, Stensland JJ, An KN. Characterization of the relationship between joint laxity and maternal hormones in pregnancy. Obstet Gynecol 2003; 101(2): 331-5.
90. Mendenhall HW. Serum protein concentrations in pregnancy: concentrations in maternal serum. Am J Obstet Gynecol 1970; 106(3): 388-99.
91. Metcalfe J, Romney SL, Ramsey LH, Reid DE, Burwell CS. Estimation of uterine blood flow in normal human pregnancy at term. J Clin Invest 1955; 34(11): 1632-8.
92. Migeon CJ, Bertrand J, Wall PE. Physiological disposition of 4-C14-cortisol during late pregnancy. J Clin Invest 1957; 36(9): 1350-62.
93. Milne JA, Howie AD, Pack AI. Dyspnoea during normal pregnancy. Br J Obstet Gynaecol 1978; 85(4): 260-3.
94. Molberg P, Johnson C, Brown TS. Leukocytosis in labor: what are its implications? Fam Pract Res J 1994; 14(3): 229.
95. Nadel AS, Ballerman BJ, Anderson S, Brenner BM. Interrelationships among atrial peptides, renin, and blood volume in pregnant rats. Am J Physiol 1988; 254(5 Pt 2): R793.
96. Naden RP, Rosenfeld CR. Systemic and uterine responsiveness to angiotensin II and norepinefhrine in estrogen-treated nonpregnant sheep. Am J Obstet Gynecol 1985; 153(4): 417-25.
97. Nakama T, Hashikawa K, Higuchi M et al. Pigmentary demarcation lines associated with pregnancy. Clin Exp Dermatol 2009; 34: e573-6.
98. Novak J, Danielson LA, Kerchner LJ et al. Relaxin is essential for renal vasodilation during pregnancy in conscious rats. J Clin Invest 2001; 107(11): 1469-75.
99. O'Boyle AL, O'Boyle JD, Magann EF et al. Anorectal symptoms in pregnancy and the postpartum period. J Reprod Med 2008; 53: 151-4.
100. Page KL, Celia G, Leddy G, Taatjes DJ, Osol G. Structural remodeling of the rat uterine veins in pregnancy. Am J Obstet Gynecol 2002; 187(6): 1647-52.
101. Palmer RM, Ferrige AG, Moncada S. Nitric oxide release accounts for the biological activity of endothelium-derived relaxing factor. Nature 1987; 327(6122): 524-6.
102. Phelps RL, Metzger BE, Freinkel N. Carbohydrate metabolism in pregnancy: diurnal profiles of plasma glucose, insulin, free fatty acids, triglycerides, cholesterol, and individual amino acids in late normal pregnancy. Am J Obstet Gynecol 1981; 140(7): 730-6.
103. Pritchard JA, Adams RH. Erythrocyte production and destruction during pregnancy. Am J Obstet Gynecol 1960; 79: 750-7.
104. Robson SC, Hunter S, Boys RJ, Dunlop W. Serial study of factors influencing changes in cardiac output during human pregnancy. Am J Physiol 1989; 256: H1060.
105. Rosenfeld CR, DeSpain K, Word RA, Liu XT. Differential sensitivity to angiotensin II and norepinephrine in human uterine arteries. J Clin Endocrinol Metab 2012; 97(1): 138.
106. Saha P, Sttot D, Atalla R. Haemostatic changes in the puerperium '6 weeks postpartum' (HIP Study): implication for maternal thromboembolism. BJOG 2009; 116: 1602-12.
107. Salvatore CA. Cervical mucus crystallization in pregnancy. Obstet Gynecol 1968; 32(2): 226-31.

108. Sasaki A, Shinkawa O, Yoshinaga K. Placental corticotropin-releasing hormone may be a stimulator of maternal pituitary adrenocorticotropic hormone secretion in humans. J Clin Invest 1989; 84: 1997-2001.
109. Simon FR, Fortune J, Iwahashi M, Gartung C, Wolkoff A, Sutherland E. Ethinyl estradiol cholestasis involves alterations in expression of liver sinusoidal transporters. Am J Physiol 1996; 271(6 Pt 1): G1043-52.
110. Sims EA, Krantz KE. Serial studies of renal function during pregnancy and the puerperium in normal women. J Clin Invest 1958; 37(12): 1764-74.
111. Soltanipour F, Delaram M, Taavoni S, Haghani H. The effect of olive oil and the Saj® cream in prevention of striae gravidarum: a randomized controlled clinical trial. Complement Ther Med 2014; 22(2): 220-5.
112. Stieve H. Der Scheidenteil der menschlischen Gerbärmutter; seine Veränderungen während der Schwangerschaft. Ztschr Mikrosk Anat Forsch 1927; 11: 291.
113. Tabsh K, Nuwayhid B, Erkkola R et al. Hemodynamic responses of the pelvic vascular bed to vasoactive stimuli in pregnant sheep. Biol Neonate 1981; 39(1-2): 52-60.
114. Taggart N. Food habits in pregnancy. Proc Nutr Soc 1961; 20: 35-40.
115. Takiuti NH, Carvalho MH, Kahhale S, Nigro D, Barbeiro HV, Zugaib M. The effect of chronic nitric oxide inhibition on vascular reactivity and blood pressure in pregnant rats. São Paulo Med J 1999; 117(5): 197-204.
116. Teasdale F. Numerical density of nuclei in the sheep placenta. Anat Rec 1976; 185(2): 181-96.
117. Trakada G, Tsapanos V, Spiropoulos K. Normal pregnancy and oxygenation during sleep. Eur J Obstet Gynecol Reprod Biol 2003; 109(2): 128-32.
118. Tsai CH, Leeuw NK. Correlation between 2,3-diphosphoglycerate and red cell mass in the third trimester of pregnancy. Acta Obstet Gynecol Scand 1985; 64(4): 303-5.
119. Tygart SG, McRoyan DK, Spinnato JA, McRoyan CJ, Kitay DZ. Longitudinal study of platelet indices during normal pregnancy. Am J Obstet Gynecol 1986; 154(4): 883-7.
120. Ulmsten U, Sundstrom G. Esophageal manometry in pregnant and nonpregnant women. Am J Obstet Gynecol 1978; 132(3): 260-4.
121. Walker MC, Garner PR, Keely EJ, Rock GA, Reis MD. Changes in activated protein C resistance during normal pregnancy. Am J Obstet Gynecol 1997; 177(1): 162-9.
122. Watts DH, Krohn MA, Wener MH, Eschenbach DA. C-reactive protein in normal pregnancy. Obstet Gynecol 1991; 77(2): 176-80.
123. Weiss G, Goldsmith LT, Sachdev R, von Hagen S, Lederer K. Elevated first-trimester serum relaxin concentrations in pregnant women following ovarian stimulation predict prematurity risk and preterm delivery. Obstet Gynecol 1993; 82(5): 821-8.
124. Wilson M, Morganti AA, Zervoudakis I, Letcher RL, Romney BM, Von Oeyon P. Blood pressure, the renin-aldosterone system and sex steroids throughout normal pregnancy. Am J Med 1980; 68(1): 97-104.
125. Zeeman GG, Hatab M, Twickler DM. Maternal cerebral blood flow changes in pregnancy. Am J Obstet Gynecol 2003; 189(4): 968-72.
126. Zugaib M, Monaci J, Toma O, Sancovski M, Neme B. Excursão de 24 horas e ritmo diurnal da glicemia em gestantes normais próximas do termo. Rev Paul Med 1985; 103(1): 7-10.

## Diretrizes

127. American College of Obstetricians and Gynecologists. Thyroid disease in pregnancy. ACOG Practice Bulletin. Int J Gynaecol Obstet 2002; 79: 171.
128. Centers for Disease Control and Prevention. CDC criteria for anemia in children and childbearing-aged women. MMWR 1989; 38: 400.
129. Institute of Medicine and National Research Council. Weight gain during pregnancy: reexamining the guidelines. Washington: National Academic Press; 2009.

## Livros

130. Auerbach KG, Riordan J. Atlas clínico da amamentação. Rio de Janeiro: Revinter; 2000. 84 p.
131. Baker PN, Cunningham FG. Platelet and coagulation abnormalities. In: Lindheimer ML, Roberts JM, Cunningham FG, editores. Chesley's hypertensive disease in pregnancy. 2.ed. Stanford: Appleton and Lange; 1999. 349 p.
132. Barnes CG. Medical disorders in obstetric practice. 4.ed. Oxford: Blackwell; 1974.
133. Bonica JJ. Maternal respiratory changes during pregnancy and parturition. In: Marx GF, editor. Parturition and perinatology. Philadelphia: FA Davis; 1973. p. 2-19.
134. Briquet R, editor. Obstetrícia normal. São Paulo: Sarvier; 1956.
135. Briquet R, editor. Obstetrícia normal. 3.ed. São Paulo: Sarvier; 1994.
136. Briquet R, editor. Obstetrícia normal: edição atualizada, revisada e ampliada. Barueri: Manole; 2011.
137. Bumm E. Lição 6. In: Tratado completo de obstetrícia. 5.ed. Barcelona: Francisco Seix; 1906.
138. Cunningham FG, Leveno KJ, Bloom SL, Hauth JC, Gilstrap III LC, Wenstrom KD. Maternal physiology. In: Williams' obstetrics. 23.ed. New York: McGraw-Hill; 2010. p. 107-35.
139. Cunningham FG, Leveno KJ, Bloom SL, Hauth JC, Gilstrap III LC, Wenstrom KD. Maternal physiology. In: Williams' obstetrics. 24.ed. New York: McGraw-Hill; 2014. p. 46-77.
140. Hytten FE. Lactation. In: The clinical physiology of the puerperium. London: Farrand; 1995. 59 p.
141. Hytten FE. Weight gain in pregnancy. In: Hytten FE, Chamberlain G, editores. Clinical physiology in obstetrics. 2.ed. Oxford: Blackwell; 1991. p. 173-4.
142. Hytten FE, Leitch I. The physiology of human pregnancy. 2.ed. Philadelphia: Davis; 1971.
143. Lindheimer MD, Grunfeld J-P, Davison JM. Renal disorders. In: Barran WM, Lindheimer MD, editores. Medical disorders during pregnancy. 3.ed. St Louis: Mosby; 2000. p. 39.
144. Maganha CA. Diagnóstico e endocrinologia da gestação. In: Zugaib M, Ruocco R, editores. Pré-natal. 3.ed. São Paulo: Atheneu; 2006. p. 53-4.
145. Martin C. Physiology changes during pregnancy: the mother. In: Quilligan EJ, Kretchmer N, editores. Fetal and maternal medicine. New York: Willey; 1980.
146. Moore PJ. Maternal physiology during pregnancy. In: De Cherney AH, Pernoll ML, editores. Current obstetrics and gynecologic diagnosis and treatment. Norwalk: Appleton & Lange; 1994.
147. Neme B, editor. Obstetrícia básica. São Paulo: Sarvier; 2005. p. 32-47.
148. Page EW, Ville CA, Villee DB. Human reproduction: the core content of obstetrics, gynecology and perinatal medicine. 2.ed. Philadelphia: WB Saunders; 1976.
149. Pauerstein CJ. The fallopian tube. Philadephia: Lea & Febiger; 1974.
150. Pritchard JA, Scott DE. Iron demands during pregnancy. In: Hallberg L, Harwerth HG, Vanotti A, editores. Iron deficiency pathogenesis, clinical aspects, therapy. New York: London Academy Press; 1970. 173 p.
151. Reid DE, Ryan KJ, Benirschke K. Principles and management of human reproduction. Philadephia: WB Saunders; 1972.
152. Reynolds SEM. Physiology of the uterus. 2.ed. New York: Hafner; 1965.
153. Rezende J. Repercussões da gravidez sobre o organismo. In: Obstetrícia. 10.ed. Rio de Janeiro: Guanabara Koogan; 2005. p. 143-73.
154. Ruoco RMSA. Lactação e promoção da aleitamento materno. In: Zugaib M, Ruocco R, editores. Pré-natal. 3.ed. São Paulo: Atheneu; 2006. p. 369-70.

155. Singer A. The cervical epithelium during pregnacy and the puerperium. In: Jordan AJ, Singer A, editores. The cervix. London: WB Saunders; 1976.
156. Takiuti NH. Alterações anatômicas e funcionais maternas normais induzidas pela gravidez. In: Zugaib M, Ruocco R, editores. Pré-natal. 3.ed. São Paulo: Atheneu; 2006. p. 79-88.

## Revisão sistemática/metanálise

157. Castro LC, Hobel CL, Gornbein J. Plasma levels of atrial natriuretic peptide in normal and hypertensive pregnancies: a meta-analysis. Am J Obstet Gynecol 1994; 171(6): 1642-51.

## Teses

158. Borges VTM. Estudo longitudinal das alterações hemodinâmicas e estruturais cardíacas em gestantes sem patologia. Dissertação (Mestrado). Botucatu: Faculdade de Medicina de Botucatu da Universidade Estadual Paulista, 1997.
159. Neme B. Efeitos da raquianestesia sobre as contrações do útero grávido humano. Tese (Livre-docência). Rio de Janeiro: Faculdade de Medicina da Universidade Federal do Rio de Janeiro, 1960.
160. Rozas A. Contribuição para o estudo da raquianalgesia do parto. Tese (Doutorado). São Paulo: Faculdade de Ciências Médicas de Sorocaba da Pontifícia Universidade Católica, 1970.

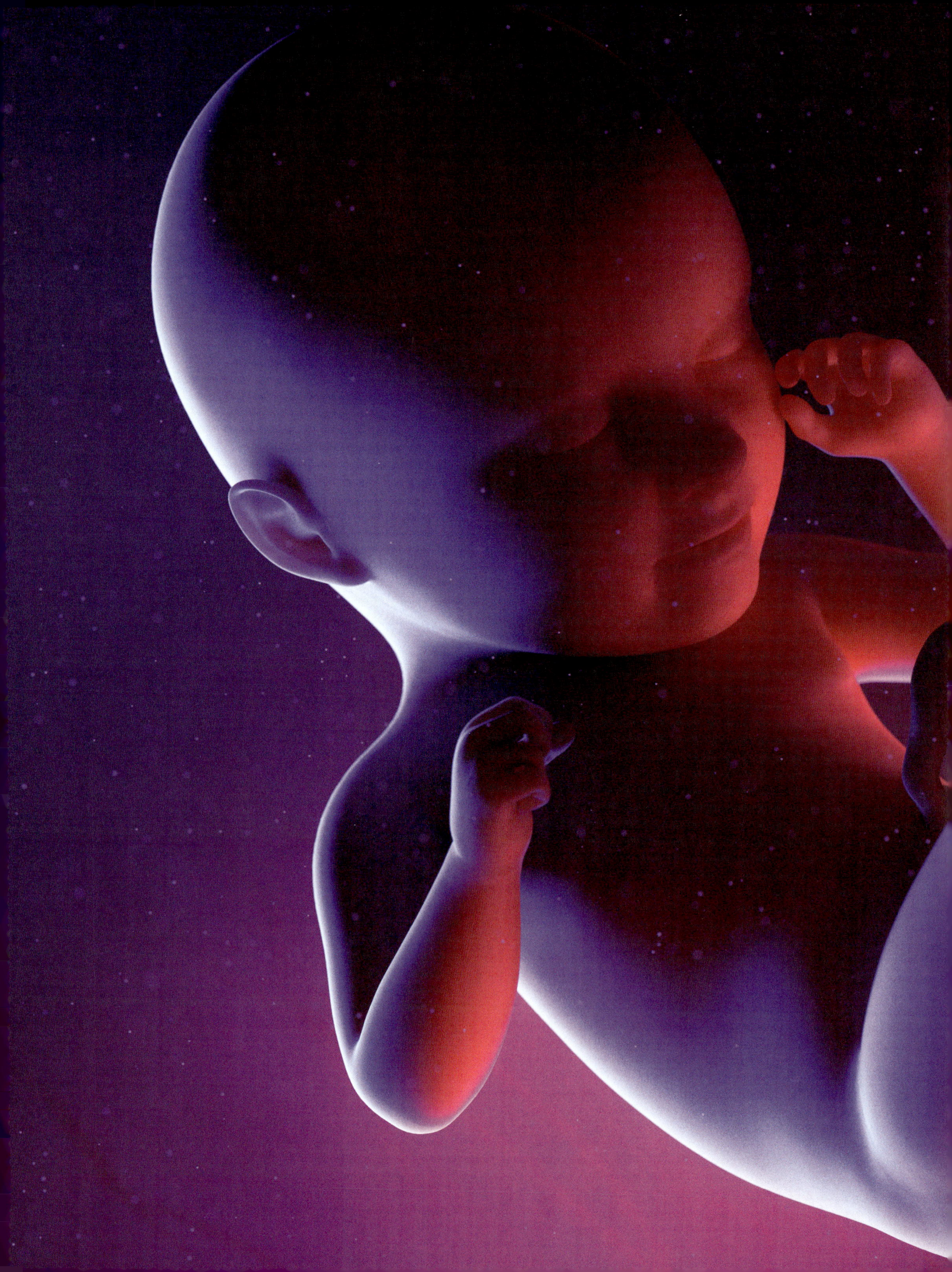

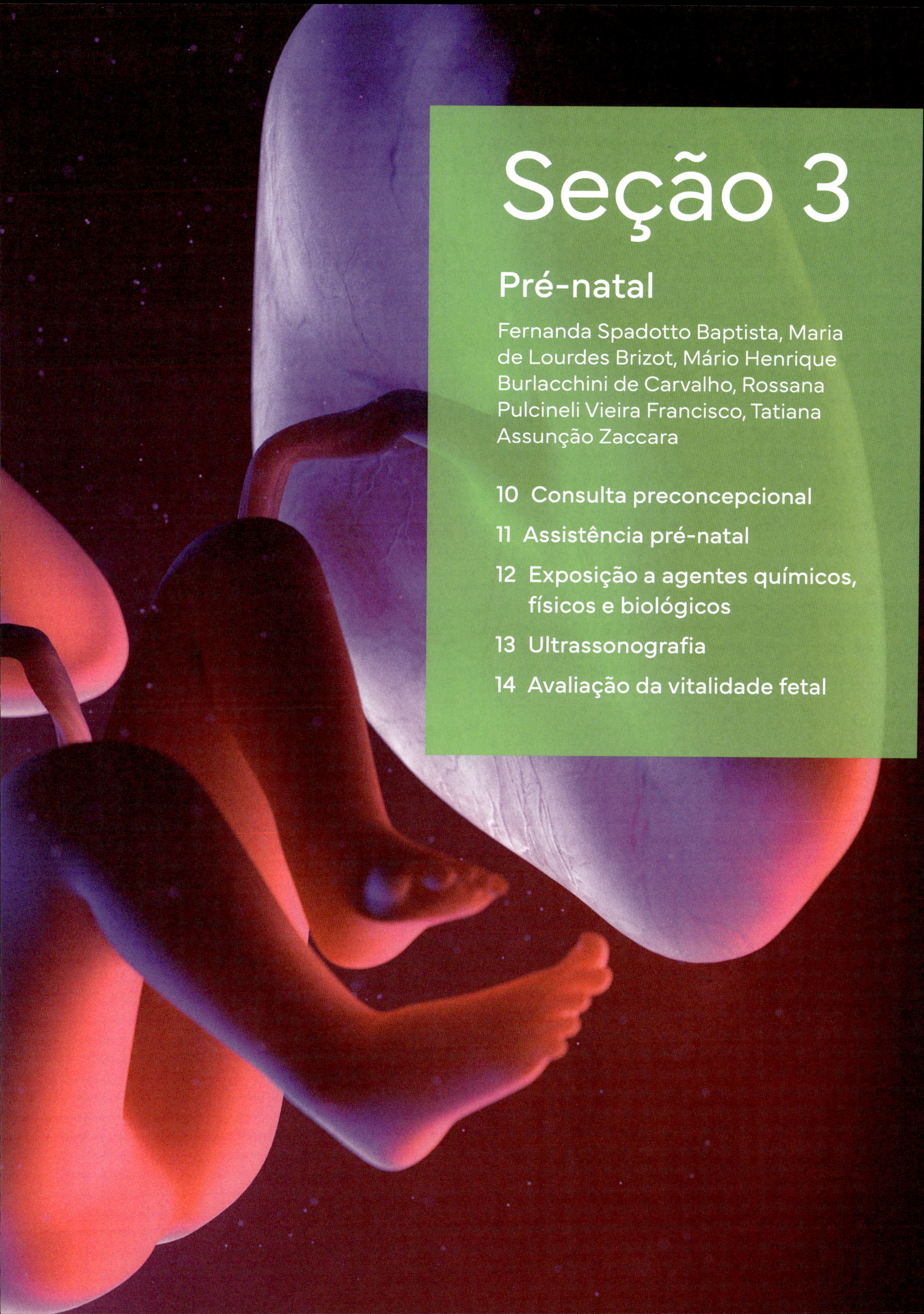

# Seção 3

## Pré-natal

Fernanda Spadotto Baptista, Maria de Lourdes Brizot, Mário Henrique Burlacchini de Carvalho, Rossana Pulcineli Vieira Francisco, Tatiana Assunção Zaccara

# Capítulo 10

# Consulta preconcepcional



## INTRODUÇÃO E CONCEITOS

O aconselhamento preconcepcional se refere a um processo de identificação de riscos relacionados a aspectos social, comportamental, ambiental e biomédico em um casal com impacto na fertilidade e nos resultados gestacionais. Esse processo engloba educação, aconselhamento e intervenção, de preferência, antes da gestação, visando reduzir esses riscos e auxiliar na escolha do momento ideal para ocorrência da gestação. Um exemplo da importância da consulta preconcepcional, até mesmo superior ao período pré-natal, é na prevenção das malformações congênitas. A mulher deve receber as orientações antes da gestação visto que as primeiras 10 semanas gestacionais são as de maior risco para teratogênese e muitas grávidas só iniciam o pré-natal após essa fase.[60,61]

Existem barreiras para a implementação da consulta preconcepcional que envolvem a não priorização dessa consulta dentro da vida do indivíduo, falta de informação e mesmo aspectos econômicos relacionados ao sistema de saúde, como não pagamento dessas consultas pelos seguros de saúde e dos testes de rastreamento disponíveis.[37]

A consulta preconcepcional deve fazer parte da rotina de assistência às mulheres em idade fértil que vão a uma consulta ginecológica independentemente do interesse em engravidar naquele momento. Essa abordagem é importante visto que, segundo dados relativos aos Estados Unidos, aproximadamente 45% das gestações são não planejadas,[27] 30% das gestantes realizam sua primeira visita de pré-natal após 14 semanas de gestação – perdendo a oportunidade de utilizar o ácido fólico na prevenção dos defeitos abertos do tubo neural – e muitas das medidas profiláticas estabelecidas durante o pré-natal são de ação e efeito lento, necessitando ser implementadas antes ou logo no início da gestação.[28,54] Além disso, faltam profissionais adequadamente treinados e motivados para realização dessas consultas.

No Brasil, não há estatísticas da época de início do pré-natal; no entanto, segundo dados do DataSUS, em 2010, do total de 2.836.805 nascidos vivos, apenas 61% (1.733.492 nascidos vivos) tiveram sete ou mais consultas de pré-natal. Conforme o número de consultas realizadas, é possível inferir que o início do pré-natal no Brasil ainda é tardio.[74]

## CONSULTA PRECONCEPCIONAL

Esta consulta deve ser oferecida a todas as mulheres em idade reprodutiva que comparecem a exame ginecológico de rotina. Além da explicação nas consultas rotineiras, também deve ser oferecido nas consultas pré-nupciais planejamento familiar, após um teste de gravidez negativo, na avaliação de infecções sexualmente transmissíveis e na consulta de puerpério. A consulta preconcepcional deve incluir o parceiro sempre que possível. Nesse momento, devem-se questionar os planos reprodutivos do casal. Essa consulta deve ser composta por anamnese, exame físico geral e ginecológico e exames complementares.[54]

O aconselhamento pode ser estruturado em três pilares:

- Identificação dos riscos relacionados à mãe, ao feto e à gestação.
- Orientação à gestante direcionada a esses riscos.
- Intervenções visando a melhora no desfecho da gestação.

A consulta preconcepcional deve incluir o parceiro sempre que possível. Nesse momento, deve-se questionar os planos reprodutivos do casal. Essa consulta deve ser composta por anamnese, exame físico geral e ginecológico e exames complementares.

## IDENTIFICAÇÃO DE RISCOS

A maioria dos fatores de risco é identificada durante anamnese ou exame físico geral e ginecológico e deve ser abordada de forma padronizada para que a coleta de dados permita a realização de pesquisas populacionais eficientes.[64] Existem diversos questionários impressos e informatizados com o objetivo de facilitar e padronizar a avaliação dos riscos.[2]

A abordagem durante a consulta preconcepcional deve ser ampla, envolvendo diversos aspectos da saúde materno-fetal. Após a avaliação dos riscos, as intervenções são direcionadas no sentido de educar e preparar a paciente, fornecendo opções terapêuticas para as condições mórbidas maternas e eventual encaminhamento a especialistas.

Para algumas condições obstétricas (prematuridade, baixo peso ao nascer), a eficácia do aconselhamento preconcepcional ainda não está bem estabelecida. No entanto, para algumas doenças específicas, a intervenção antes da concepção demonstrou ser eficaz. O controle do *diabetes mellitus*, a suplementação de ácido fólico e o cuidado em evitar exposição a agentes teratogênicos são alguns exemplos de medidas que melhoram os resultados gestacionais.[5,37,69,71]

### Doenças maternas

É fundamental identificar e tratar doenças maternas antes do início da gestação. Sabe-se que a evolução da gestação é melhor quando doenças crônicas como *diabetes mellitus*, fenilcetonúria e doenças autoimunes, como lúpus eritematoso sistêmico (LES),[33,68] são adequadamente controladas. Algumas medicações também podem ser substituídas (ácido valproico, inibidores da enzima conversora da angiotensina, hipoglicemiantes orais, entre outros) ou mesmo suspensas (ácido retinoico, dietilestilbestrol, metotrexato), dependendo do risco de teratogenicidade e do benefício de seu uso (Tabela 1). O uso de medicações na gestação, principalmente no período da organogênese, deve ser ponderado, visto que 98% das medicações liberadas para uso não têm seu risco teratogênico bem estabelecido. Ainda nessa fase, especial atenção deve ser dada ao peso da paciente (avaliação do índice de massa corporal – IMC), com orientações sobre hábitos nutricionais.[69]

Os efeitos da gestação nas doenças e das doenças na gestação e no feto devem ser bem esclarecidos para o casal (Tabela 2):

- *Diabetes mellitus*: para mulheres com diagnóstico de diabetes em uso de hipoglicemiante oral, recomenda-se substituir a medicação por insulina. O risco de malformações fetais está diretamente relacionado aos níveis de hemoglobina glicada (HbA1C). Níveis abaixo de 6%, no momento da concepção e durante a organogênese, reduzem o risco de malformações fetais.[9] O bom controle glicêmico pré-gestacional está associado à melhora dos resultados obstétricos e neonatais.
- Hipertensão arterial sistêmica: na presença de hipertensão, deve-se obter o controle dos níveis pressóricos antes da gestação. As complicações gestacionais são mais comuns quanto mais grave for a hipertensão, quando houver lesão em órgãos-alvo ou quando a hipertensão for secundária a outra doença. O uso de inibidores da enzima conversora da angiotensina e diuréticos deve ser evitado na gestação, substituindo-se por pindolol ou metildopa.[64]
- Asma: pacientes com asma podem utilizar corticosteroides inalatórios ou sistêmicos, uma vez que o contro-

| TABELA 1. Substâncias de categoria X, segundo classificação da *Food and Drug Administration*, que devem ser suspensas ou substituídas durante a gestação |
|---|
| Varfarina |
| Isotretinoína |
| Ácido valproico |
| Antagonistas do ácido fólico (metotrexato, pirimetamina ou trimetoprima) |
| Lítio |
| Ouro |
| Dietilestilbestrol |
| Talidomida |
| Vacinas de vírus vivos (inclusive vírus atenuados) |
| Antineoplásicos |

**TABELA 2. Principais comorbidades, riscos e orientações preconcepcionais**

| Doença | Riscos maternos e fetais | Orientação preconcepcional |
|---|---|---|
| Diabetes pré-gestacional | Piora da nefropatia diabética<br>Piora da retinopatia diabética<br>Abortamento<br>Malformação fetal | Tratamento da retinopatia e da nefropatia diabética previamente à gestação<br>Controle glicêmico rigoroso: HbA1C < 6% |
| Hipotireoidismo | Abortamento<br>Alterações no desenvolvimento neuronal fetal | Controle clínico: TSH < 4 mUI/L |
| Hipertireoidismo | Abortamento<br>Insuficiência placentária | Controle clínico: medicamentoso, ablação cirúrgica ou radioiodoterapia |
| Obesidade | Macrossomia<br>Pré-eclâmpsia<br>*Diabetes mellitus* gestacional<br>Cesáreas | Melhor controle de peso possível antes da gestação |
| Obesidade tratada por gastroplastia redutora | Abortamento<br>Restrição do crescimento fetal | Intervalo de pelo menos 1 ano após a cirurgia |
| Hipertensão arterial sistêmica | Óbito materno<br>Abortamento<br>Insuficiência placentária<br>Óbito fetal | Melhor controle pressórico possível antes da gestação<br>Troca de medicações com potencial teratogênico (inibidores da enzima conversora da angiotensina) |
| Síndrome de Eisenmenger<br>Coarctação de aorta com envolvimento valvar grave<br>Síndrome de Marfan com dilatação de aorta | Óbito materno | Contraindicação à gestação |
| Outras cardiopatias | Piora do quadro clínico materno<br>Abortamento<br>Insuficiência placentária<br>Óbito fetal | Controle clínico materno adequado (caso seja necessário algum tratamento cirúrgico, deverá ser realizado antes da gestação) |
| Doença renal crônica (creatinina > 1,4 mg/dL) | Piora da função renal materna com aumento da morbidade materna e fetal | Esclarecimento sobre os riscos<br>Em caso de indicação de transplante renal, realizá-lo antes da gestação (melhor prognóstico) |
| Lúpus eritematoso sistêmico | Reativação da doença com aumento da morbidade materna e fetal | Intervalo de pelo menos 2 anos após o quadro inicial e por no mínimo 6 meses de controle clínico |
| Fenilcetonúria | Anomalias congênitas fatais<br>Restrição do crescimento fetal<br>Microcefalia<br>Déficit do desenvolvimento neurológico da criança | Dieta restritiva de fenilalanina pelo menos 3 meses antes da concepção |

HbA1C: hemoglobina glicada; TSH: hormônio estimulante da tireoide.

le da asma é fundamental para evitar hipoxia fetal ou distúrbios respiratórios na mãe. Recomenda-se a menor dose possível de medicação capaz de promover o controle das crises.

- Tireoidopatias: o diagnóstico de tireoidopatias antes da gestação torna necessários o controle e a monitorização da função tireoidiana durante toda a gestação. Tanto o hipertireoidismo quanto o hipotireoidismo podem afetar a gravidez. O diagnóstico do hipotireoidismo subclínico também deve ser considerado para orientação prévia e durante a gestação.
- Epilepsia: a epilepsia deve estar bem controlada previamente, com ajuste do tipo e da dose da medicação. O acompanhamento com um neurologista é imprescindível. Dá-se preferência à monoterapia, sempre que possível com uso de fenobarbital, que apresenta menores riscos fetais.
- Cardiopatias: as cardiopatias maternas são de elevado risco gestacional. Antes de engravidar, a paciente deve ter sua doença bem controlada para atingir a melhor classe funcional possível. Uma avaliação com cardiologista e orientações sobre os riscos que envolvem a ges-

tação são fundamentais. Na presença de hipertensão pulmonar primária, as taxas de mortalidade materna podem atingir 50%.

- Doenças autoimunes: o sucesso gestacional é superior nas mulheres com LES quiescente por pelo menos 6 meses antes da gestação e função renal normal (ou estável, próxima ao normal). Pacientes com LES devem ser avaliadas quanto à associação com autoanticorpos antinúcleo, anti-RO e anti-SS. Esses anticorpos estão associados a bloqueio cardíaco completo fetal e neonatal, que ocorre em 1 a 2% das gestantes com LES e esses autoanticorpos, assim como em até 15% das gestantes com antecedente de filho com bloqueio cardíaco completo secundários a esses anticorpos. Pacientes com púrpura trombocitopênica trombótica devem ser orientadas quanto ao risco de passagem transplacentária de anticorpos contra plaquetas que podem atingir o feto.[5]
- Síndrome antifosfolípide: não há base científica para pesquisa dos anticorpos anticardiolipina e anticoagulante lúpico após um abortamento precoce ou mesmo como rotina para todas as gestantes.[4,7]
- Distúrbios psiquiátricos: doenças maternas psiquiátricas devem ser identificadas e tratadas apropriadamente, além do risco de violência doméstica e ausência de suporte social, visto que quando não diagnosticadas e tratadas levam a importante sofrimento materno e a consequências variadas, como baixa adesão ao pré-natal, distúrbios nutricionais, uso de drogas e dificuldades de relacionamento com o recém-nascido. A paciente deve aguardar a resolução do quadro psiquiátrico para programar sua gestação, o que pode levar de 6 a 12 meses. As drogas utilizadas no tratamento psiquiátrico podem afetar o feto (ver Capítulo 12, "Exposição a agentes químicos, físicos e biológicos", da Seção 3, "Pré-natal"). O acompanhamento psicológico para gestantes com antecedente de doença psiquiátrica é benéfico.[6,16]
- Nefropatias: mulheres com doença renal crônica têm maior risco quando transplantadas ou quando hipertensão arterial e proteinúria intensa estão presentes. Essas pacientes devem ser acompanhadas por um nefrologista no período preconcepcional. Quando as nefropatias estão bem controladas, o desfecho da gestação pode ser favorável.
- Fenilcetonúria: pacientes com fenilcetonúria não tratadas têm maior risco de gestação com restrição do crescimento fetal (RCF) e anomalias congênitas fetais. Essas pacientes devem ser orientadas a adotar dietas com restrição de fenilalanina por pelo menos 3 meses antes da gestação.[69]

## Idade materna

A idade materna avançada (a partir de 35 anos) está associada a aumento dos riscos gestacionais, tanto pelo aumento do risco de problemas genéticos no feto (cromossomopatias fetais) como pela presença de doenças maternas prévias. Ocorre aumento principalmente dos riscos de trissomias, dentre elas a trissomia do cromossomo 21 (síndrome de Down). Com o avanço da idade materna, também há maior chance de aparecimento de doenças de evolução crônica, como diabetes, hipertensão arterial sistêmica e câncer, que poderão complicar a gestação. Em estudo realizado na Clínica Obstétrica do HC-FMUSP, idade materna acima de 40 anos foi fator de risco para óbito fetal. Por isso, o casal deve ser esclarecido quanto aos perigos de postergar a gestação.[73]

Na adolescência, as mulheres devem ser desencorajadas a engravidar, por não estarem preparadas psicologicamente para assumir as funções de mãe. Além disso, a gestação prejudica a formação educacional e profissional das gestantes adolescentes. Do ponto de vista biológico, há aumento da taxa de cesáreas por problemas no desenvolvimento da pelve e das partes moles e menor adesão ao pré-natal, sendo comum ocultar dos familiares a gestação.

## História obstétrica e ginecológica

A história obstétrica e ginecológica é importante para identificar fatores que podem levar à infertilidade ou a complicações na gestação (Tabela 3). Anomalias uterinas podem

**TABELA 3. Avaliação de antecedentes obstétricos e ginecológicos**

| |
|---|
| **História obstétrica prévia** |
| Data do parto |
| Idade gestacional do parto |
| Local do parto |
| Sexo do recém-nascido |
| Peso ao nascer |
| Tipo de parto – normal, cesárea (tipo de incisão), fórcipe |
| Tipo de anestesia |
| Duração do trabalho de parto |
| Resultado da gestação (abortamento, natimorto, gravidez ectópica etc.) |
| Complicações maternas, fetais, neonatais |
| **História ginecológica** |
| Idade da menarca |
| Data da última menstruação (DUM) |
| Intervalo e duração do ciclo menstrual |
| Método anticoncepcional |
| Anomalias uterinas |
| Antecedente de doenças ginecológicas (miomatose uterina, infecções sexualmente transmissíveis, doença inflamatória pélvica, síndrome dos ovários policísticos, hirsutismo etc.) |

estar associadas a abortamento habitual e prematuridade. Antecedente de um ou mais partos prematuros espontâneos é o principal fator de risco para parto prematuro. Com base nesses antecedentes, devem ser discutidos com o casal os riscos relacionados a futuras gestações, sobretudo no que diz respeito a abortamento, prematuridade, RCF, doença hipertensiva específica da gestação (DHEG) e mortalidade perinatal.

A avaliação de infertilidade é recomendada para casais que não conseguiram conceber após 12 meses de relação frequente e sem uso de método anticoncepcional. Essa investigação pode começar mais cedo, com base na história clínica e nos achados físicos do casal e em mulheres acima dos 35 anos[55] (Tabela 4).

## História familiar

Para os casais com risco de ter filhos com alguma doença genética, é preciso deixar claras as opções: não ter filhos, aceitar o risco, fazer diagnóstico durante o pré-natal (ultrassonografia morfológica, biópsia de vilosidades coriônicas ou amniocentese), inseminação artificial com diagnóstico pré-implantacional ou doação de oócito (Tabela 5). No Capítulo 63, "Aconselhamento genético", da Seção 7, "Medicina fetal", este tema será aprofundado.

## Uso de substâncias

As gestantes devem ser avaliadas de rotina para tabagismo, alcoolismo e uso de drogas, incluindo opioides e outras de uso não médico.[53,54] O tabagismo tem sido associado a abortamento, prematuridade, RCF, descolamento prematuro de placenta (DPP) e rotura prematura de membranas ovulares (RPMO), baixo peso fetal e maior mortalidade perinatal.[15,67] As gestantes que param de fumar ou reduzem o número de cigarros por dia aumentam as chances de sucesso da gestação.

O efeito mais estudado do tabagismo na gravidez é sobre o crescimento fetal. Observa-se aumento de 1,5 a 3,5 vezes no risco de RCF em gestantes tabagistas, quando comparadas a não tabagistas.[26,48] O risco de parto prematuro espontâneo, principalmente antes de 32 semanas de gestação, também é elevado 1,5 a 2,5 vezes na gestante tabagista.[21] A gestação é um fator motivador para suspensão do tabagismo, sendo observado que até 46% delas suspendem o fumo antes ou durante a gestação.[23] Preferencialmente, o cigarro deve ser interrompido antes da gestação, momento em que é possível fazer uso de goma de mascar ou adesivos de nicotina como medida auxiliar. Na gestação, esses métodos não são rotineiramente utilizados, no entanto, podem ser aceitos como terapia por conta de riscos significativos do tabagismo nesse período. A goma de mascar de nicotina é classe C da *Food and Drug Administration* (FDA) e o adesivo transdérmico, classe D.[70]

**TABELA 4. Indicações de avaliação da fertilidade em casais**

| |
|---|
| **Após 12 meses de relações sexuais frequentes e sem uso de anticoncepcionais ou preservativos**<br>Mulheres com idade abaixo de 35 anos sem fatores de risco para infertilidade |
| **Após 6 meses de relações sexuais frequentes e sem uso de anticoncepcionais ou preservativos**<br>Mulheres com idade entre 35 e 40 anos |
| **Iniciar avaliação imediata**<br>Mulheres com idade acima de 40 anos<br>Mulheres com oligomenorreia ou amenorreia<br>Mulheres com história de quimioterapia, radioterapia ou endometriose avançada<br>Mulheres com obstrução ou doença tubária<br>Mulheres com parceiro masculino com história de cirurgia de testículo ou virilha, caxumba, impotência ou outras disfunções sexuais, quimioterapia, radioterapia, história de subfertilidade com outro parceiro |

**TABELA 5. Antecedentes familiares que requerem encaminhamento para aconselhamento genético**

| |
|---|
| **História de anomalias congênitas**<br>Defeitos abertos do tubo neural<br>Cardiopatias congênitas<br>Fenda labial ou labiopalatina<br>Outras |
| **Cromossomopatias**<br>Síndrome de Down<br>Retardo mental (por exemplo, síndrome do X frágil)<br>Outras |
| **Idade materna ≥ 35 anos ou idade paterna avançada** |
| **Doenças hereditárias**<br>Hemoglobinopatias<br>Distrofia muscular<br>Fibrose cística<br>Coreia de Huntington<br>Hemofilia |
| **Doenças metabólicas (fenilcetonúria, diabetes)** |
| **Doenças renais** |
| **Etnia**<br>Judeus do Leste Europeu (Tay-Sachs)<br>Franco-canadenses (Tay-Sachs)<br>Mediterrâneos (anemia falciforme)<br>Caucasianos europeus, americanos e canadenses (fibrose cística) |
| **Consanguinidade** |
| **Abortamento habitual** |
| **Doença metabólica materna** |

A síndrome fetal do alcoolismo materno tem incidência de 10 a 50% entre as gestantes com grande ingestão de álcool (Tabela 6). Na gestação, recomenda-se abstinência ou ingestão mínima de álcool, pois ainda não está estabelecida a dose segura dessa substância para a gestante e para o feto.[46]

| TABELA 6. Quadro clínico da síndrome fetal do alcoolismo materno |
|---|
| **Desempenho neurointelectual**<br>QI médio de 63, disfunção motora fina, irritabilidade na infância, hiperatividade na adolescência |
| **Craniofacial**<br>Microcefalia, fissuras palpebrais pequenas, hipoplasia maxilar, nariz pequeno, lábio superior fino |
| **Esqueleto**<br>Anomalias articulares, linhas palmares alteradas, falanges distais pequenas, unhas do quinto dedo pequenas |
| **Cardíaca**<br>Comunicação interventricular, defeito do septo atrial |
| **Malformações menos frequentes**<br>Ptose, microftalmia, fenda labial, micrognatia, átrios profusos, pescoço alado e curto, anomalias vertebrais e de costelas, tetralogia de Fallot, coarctação da aorta, grandes lábios hipoplásicos, quarto e quinto metacarpos pequenos, meningomielocele, hidrocefalia |

QI: quociente de inteligência.

Os detalhes sobre as repercussões do álcool sobre a gravidez e o feto são abordados no Capítulo 12, "Exposição a agentes químicos, físicos e biológicos", da Seção 3, "Pré-natal".

As drogas ilícitas têm efeitos variáveis sobre a gestação, causando alterações da sociabilidade da gestante associadas aos efeitos produzidos pela própria substância utilizada.[35] As usuárias de drogas devem ser incluídas em programas de recuperação. Dentre as drogas ilícitas, a cocaína é a mais estudada na gestação e está associada a malformações fetais urológicas e cardíacas.

Os efeitos das diversas substâncias ilícitas e dos medicamentos na gravidez estão descritos no Capítulo 12, "Exposição a agentes químicos, físicos e biológicos", da Seção 3, "Pré-natal".

## Exposições ambientais

Uma avaliação detalhada da ocupação materna, dos hábitos, *hobbies*, animais de estimação e do ambiente doméstico pode chamar a atenção para agentes tóxicos. O contato com solventes orgânicos usados na indústria de manufatura e fezes de gatos, assim como a ingestão de carnes cruas ou malpassadas, podem ser danosos para o feto. Por outro lado, não existem evidências de que o contato com campos de irradiação eletromagnética relacionados a monitores de computador, cobertores aquecidos e fornos micro-ondas sejam prejudiciais à gestante ou ao feto.[13,14]

## Cafeína

O consumo de cafeína acima de 250 mg/dia está associado a uma modesta, mas estatisticamente significativa, redução na fertilidade, e o consumo acima de 500 mg/dia aumenta o risco de abortamento espontâneo.[20,22,49,63] Uma xícara média de café tem aproximadamente 100 mg de cafeína, já uma xícara de chá ou um copo de refrigerante tem em média 40 mg. O consumo de café também tem sido associado a um maior risco de óbito fetal: para quatro a sete xícaras, risco relativo de 1,4 (intervalo de confiança: 95%, 0,8-2,5), e para oito ou mais xícaras, risco relativo de 2,2 (intervalo de confiança: 95%; 1,0-4,7).[63] Quando o consumo é elevado, verifica-se discreta redução do peso ao nascer.[18] Por isso, no planejamento da gestação, deve ser evitado o consumo de cafeína superior a 250 mg/dia.

## Peso materno

A obesidade materna (IMC $\geq$ 30 kg/m$^2$) tem apresentado relação com redução da fertilidade[31] e complicações na gestação,[3] como diabetes, pré-eclâmpsia,[42,43] fenômenos tromboembólicos e malformações fetais.[50,51] Embora os efeitos da redução do peso materno pré-gravídico nos resultados da gestação não tenham sido bem estudados, o benefício geral da diminuição do peso para níveis adequados de IMC é inquestionável.

Mulheres com peso abaixo do esperado (IMC < 20 kg/m$^2$) antes de engravidar estão mais propensas a parto prematuro, baixo peso do recém-nascido e anemia materna.[5]

O acompanhamento de nutricionista e a prescrição de dietas alimentares especiais são importantes para o controle do peso. As dietas vegetarianas podem não ser suficientes para suprir os aminoácidos essenciais, o ferro e os lípides necessários à organogênese fetal. A alimentação vegetariana exclusiva parece estar associada à presença de hipospadias por causa do aumento na ingestão de fitoestrógenos.[38]

# EXAME FÍSICO

O exame físico deve ser completo e incluir o ginecológico. As pacientes devem ser examinadas em busca de alterações no estado geral, no peso, na pressão arterial, no volume da glândula tireoide, na ausculta cardíaca e pulmonar, na palpação do abdome e no aparelho musculoesquelético. O exame pélvico deve incluir a coleta do exame colpocitológico e, quando indicada, a pesquisa de gonorreia e clamídia por sua associação com abortamento e prematuridade.

## EXAMES COMPLEMENTARES

Uma avaliação do *status* sorológico das principais infecções que podem afetar o curso da gravidez faz parte da consulta preconcepcional. Essa avaliação facilitará a interpretação dos resultados das sorologias durante o pré-natal e permitirá que a mulher receba as imunizações necessárias, auxiliando, assim, na prevenção de malformações fetais (Tabela 7).

- Hemograma: rastrear anemias e hemoglobinopatias.
- Tipo sanguíneo do casal: rastrear incompatibilidade sanguínea e avaliar riscos de aloimunização RhD.
- Sorologias para vírus da imunodeficiência humana (HIV), hepatite B, rubéola, toxoplasmose e sífilis.
- Sorologia para hepatite C: para pacientes de risco.
- Glicemia: para pacientes com alto risco de diabetes (idade igual ou superior a 35 anos, obesidade, história familiar de primeiro grau de diabetes, história prévia de *diabetes mellitus* gestacional, macrossomia fetal, óbito fetal no termo anterior sem causa aparente).
- Sorologia para citomegalovírus: para pacientes que trabalham com crianças ou em unidades de diálise.
- Pesquisa de infecções sexualmente transmissíveis: gonorreia e clamídia.
- Pesquisa genética: para pacientes com história familiar de doenças hereditárias.
- Ultrassonografia pélvica: quando a mulher nunca realizou exame de ultrassonografia pélvica, orienta-se a solicitação desse exame como forma de identificação de anomalias do útero e anexos.
- Colpocitologia oncótica: a mulher deve ter realizado seu exame colpocitológico há menos de 1 ano para iniciar a gestação.

| TABELA 7. Exames complementares de rotina na consulta preconcepcional |
|---|
| Hemograma |
| Tipo sanguíneo do casal |
| Sorologias para vírus da imunodeficiência humana (HIV), rubéola, toxoplasmose e sífilis |
| Sorologia para hepatites B e C |
| Glicemia em jejum |
| Sorologia para citomegalovírus: para pacientes que trabalham com crianças ou em unidades de diálise |
| Pesquisa de infecções sexualmente transmissíveis: gonorreia e clamídia |
| Ultrassonografia pélvica |
| Colpocitologia oncótica |

### Exposição a agentes ionizantes

Exames de mamografia e radiografia (de tórax, dentária) devem ser prioritariamente programados antes da concepção.

## VITAMINAS

O uso de polivitamínicos não específicos, suplementos dietéticos não essenciais e preparações com ervas deve ser suspenso. A orientação deve ser para o uso de vitaminas com 400 μg de ácido fólico, de modo a prevenir os defeitos abertos do tubo neural.[65] As pacientes com antecedente de anencefalia ou meningomielocele e em uso de antiepilépticos devem utilizar ácido fólico preconcepcional na dose de 5 mg/dia. Para prevenir os defeitos abertos do tubo neural, recomenda-se a utilização do ácido fólico nos 3 meses que antecedem a gestação e nos 2 primeiros meses de gravidez; porém, diante de fatores de risco para essa condição, esse ácido deve ser ingerido não associado a outras vitaminas a fim de evitar superdosagem. Os polivitamínicos com concentrações de vitamina A acima de 5.000 UI devem ser evitados, pois doses acima de 10.000 UI são teratogênicas.[40] A associação da vitamina A com o betacaroteno tem sua potência diminuída.

## EXERCÍCIOS FÍSICOS

Atividade física leve a moderada não é prejudicial à gestante saudável nem ao feto, devendo ser encorajada.[10,47] Mulheres que praticam esportes regularmente antes da gestação podem continuar com suas atividades usuais durante ela.[5] Segundo o Colégio Americano de Obstetrícia e Ginecologia, recomenda-se na gestação e no puerpério pelo menos 30 minutos de exercício moderado, 5 dias por semana e somando um mínimo de 150 minutos semanais.[54] Gestantes de alta *performance* devem evitar a hipertermia, manter a hidratação adequada e o balanço energético para evitar implicações no crescimento fetal. No entanto, não é recomendado o início de atividades esportivas extenuantes durante a gravidez.

## IMUNIZAÇÃO

Idealmente, as mulheres, se não imunes, devem ser imunizadas contra as principais infecções de risco materno-fetal. Essas infecções variam de acordo com aspectos epidemiológicos da paciente, levando em consideração o país, os hábitos pessoais e alimentares, o trabalho etc. É orientado que as vacinações sejam feitas preferencialmente 3 meses antes da gestação. Incluem-se na lista as vacinas contra rubéola, tétano, difteria, varicela e caxumba.[25,30,45] A rubéola é o exemplo mais importante de prevenção de graves anomalias fetais, com a imunização materna anterior à gravidez.

Por causa dos altos índices de morbidade e mortalidade materna e neonatal causados pelo tétano adquirido na gestação, a vacinação para o tétano é recomendada para as gestantes, preferindo-se a administração após 20 semanas gestacionais e terminando preferencialmente 20 dias antes da data provável do parto. A vacinação da coqueluche nos últimos anos também entrou no calendário vacinal das gestantes, com a vacina tríplice bacteriana acelular do adulto (dTpa) idealmente entre 27 e 36 semanas.[75] O esquema de vacinação na gestação é apresentado no Capítulo 11, "Assistência pré-natal", da Seção 3, "Pré-natal".

As pacientes com risco de hepatite B (múltiplos parceiros sexuais, profissionais da área da saúde, mulheres em contato com pacientes portadores de hepatite B) também apresentam grande benefício materno-fetal com a imunização.[65]

A vacinação da doença respiratória aguda (gripe) causada pelo vírus A (H1N1) contém vírus inativado e não há contraindicações para sua administração na gestação. Por conta do quadro grave que gestantes desenvolvem diante dessa infecção, havendo coexistência entre a gestação e o período de oferta da vacinação, é fundamental que a gestante seja orientada a receber a dose; não há contraindicação à amamentação.[19] A vacinação contra a gripe reduz a incidência de complicações respiratórias graves.[58]

A vacina quadrivalente do papilomavírus humano (HPV) não contém vírus vivo e é classificada como categoria B pela FDA. No entanto, não deve ser aplicada durante a gestação em razão do número limitado de estudos que avaliam sua segurança nesse período. Se a gestante iniciar inadvertidamente a vacinação, esta deve ser suspensa e completada apenas após finalizada a gestação.[57,62] Os estudos realizados em gestantes não demonstraram malformações fetais em gestantes imunizadas com a vacina quadrivalente comparadas com o grupo-controle que não utilizou a vacina (Tabela 8).[29]

**TABELA 8. Infecções mais frequentes e respectivas condutas a serem tomadas**

| Infecção | Interpretação da sorologia | Conclusões e orientações |
|---|---|---|
| Vírus da imunodeficiência humana (HIV) | Não reagente | Orientar cuidados preventivos e formas de transmissão |
| | Reagente | Investigar parceiro<br>Orientar riscos de transmissão para o parceiro<br>Orientar sobre transmissão vertical (entre mãe e feto) e formas de redução do risco |
| Rubéola | IgG e IgM negativos | Vacinar<br>Evitar gestação por 3 meses após a vacinação |
| | IgG positivo e IgM negativo | Paciente imune |
| Hepatite A | Não reagente | Vacinar |
| | Reagente | Paciente imune |
| Hepatite B | Não reagente | Vacinar |
| | Reagente | Investigar parceiro (verificar se imune ou portador crônico)<br>Esclarecer risco de transmissão vertical |
| Toxoplasmose | IgG e IgM negativos | Suscetível<br>Fazer orientações higienodietéticas: evitar contato com gatos, em especial com suas fezes; não ingerir ovos e carnes crus; lavar as verduras de forma adequada; usar luvas nas atividades de jardinagem |
| | IgG positivo e IgM negativo | Imune |
| Sífilis | Não reagente | Orientar cuidados preventivos e formas de transmissão |
| | Reagente | Investigar parceiro<br>Realizar o tratamento completo prévio à gravidez |
| Tétano | | Caso a paciente nunca tenha sido imunizada, realizar imunização completa prévia à gestação futura (três doses)<br>Se já for imunizada e recebeu reforço nos últimos 10 anos, orientar profilaxia<br>Se já for imunizada e recebeu reforço há mais de 10 anos, administrar dose de reforço e orientar profilaxia |
| Febre amarela | | Habitantes de áreas de doença endêmica devem receber vacinação a cada 10 anos<br>Evitar gestação nos 3 meses subsequentes à vacinação |

IgG: imunoglobulina G; IgM: imunoglobulina M.

## OUTROS ASPECTOS

A consulta preconcepcional também é o momento de discutir aspectos relacionados ao intervalo entre as gestações e sobre quando iniciar o pré-natal, tirar dúvidas sobre os temores em relação à gravidez e aos direitos da gestante e da puérpera, além de estabelecer aspectos do relacionamento pessoal e conjugal, dispondo, inclusive, de equipe de psicologia para auxiliar o casal.

### PONTOS-CHAVE

- O aconselhamento preconcepcional deve ser oferecido a todas as mulheres que estejam planejando sua gravidez.
- O objetivo do aconselhamento preconcepcional é reduzir os riscos de efeitos adversos na gestante, no feto e no recém-nascido, promovendo educação em saúde, intervindo em fatores de risco e otimizando a saúde da gestante.
- Na consulta, a anamnese é uma etapa fundamental da coleta de dados para a identificação dos riscos. O exame físico geral e ginecológico e a propedêutica complementar são passos importantes para uma adequada consulta preconcepcional.
- As medicações em uso devem ser avaliadas e, se necessário, substituídas ou suspensas.
- Casais com história familiar de doenças genéticas devem ser encaminhados ao geneticista para aconselhamento.
- Orientações sobre tabagismo, alcoolismo, uso de drogas ilícitas e exposições ambientais devem ser fornecidas, ressaltando os efeitos na mãe e no feto.
- A avaliação do *status* vacinal antes da gestação é importante para realizar as orientações e a imunização prévia quando necessário.
- O uso de ácido fólico com início 3 meses antes da gestação e nos 2 primeiros meses desta deve ser preconizado para prevenção dos defeitos abertos do tubo neural, com a dose apropriada de acordo com seu risco.
- Mulheres devem ser encorajadas a manter o peso com índice IMC dentro do adequado, pois a obesidade aumenta o risco de infertilidade e de complicações materno-fetais.

## REFERÊNCIAS BIBLIOGRÁFICAS

### Artigos de revisão


1. Allaire AD, Cefalo RC. Preconceptional health care model. Eur J Obstet Gynecol Reprod Biol 1998; 78(2): 163-8.
2. Bernstein PS, Sanghvi T, Merkatz IR. Improving preconception care. J Reprod Med 2000; 45(7): 546-52.
3. Castro LC, Avina RL. Maternal obesity and pregnancy outcomes. Curr Opin Obstet Gynecol 2002; 14(6): 601-6.
4. Cohen D, Berger SP, Steup-Beekman G, Bloemenkamp KWM, Bajema IM. Diagnosis and management of the antiphospholipid syndrome. BMJ 2010; 340: 1125-32.
5. Frey KA. Preconception care by the nonobstetrical provider. Mayo Clin Proc 2002; 77(5): 469-73.
6. Frieder A, Dunlop AL, Culpepper L, Bernstein PS. The clinical content of preconception care: women with psychiatric conditions. Am J Obstet Gynecol 2008; 199: S328.
7. Giannakopoulos B, Passm F, Ioannou Y, Krilis SA. How we diagnose the antiphospholipid syndrome. Blood 2009; 113: 985-94.
8. Gregory KD, Johnson CT, Johnson TR, Entman SS. The content of prenatal care: update 2005. Womens Health Issues 2006; 16(4): 198-215.
9. Hogge JS, Hogge WA. Preconception genetic counselling. Clin Obstet Gynecol 1996; 39(4): 751-62.
10. Huch R, Erkkola R. Pregnancy and exercise – exercise and pregnancy: a short review. Br J Obstet Gynecol 1990; 97(3): 208-14.
11. Leuzzi RA, Scoles KS. Preconception counselling for the primary care physician. Med Clin North Am 1996; 80(2): 337-74.
12. Moos MK, Cefalo RC. Preconceptional health promotion: a focus for obstetric care. Am J Perinatol 1987; 4(1): 63-7.
13. Shaw GM. Adverse human reproductive outcomes and electromagnetic fields: a brief summary of the epidemiologic literature. Bioelectromagnetics 2001; (5): S5-18.
14. Shaw GM, Croen LA. Human adverse reproductive outcomes and electromagnetic field exposures: review of epidemiologic studies. Environ Health Perspect 1993; 101(4): 107-19.
15. U.S. Department of Health and Human Services. The health consequences of smoking – 50 years of progress: a report of the Surgeon General. Department of Health and Human Services, Centers for Disease Control and Prevention, National Center for Chronic Disease Prevention and Health Promotion, Office on Smoking and Health, 2014.
16. Yonkers KA, Wisner KL, Stewart DE et al. The management of depression during pregnancy: a report from the American Psychiatric Association and the American College of Obstetricians and Gynecologists. Obstet Gynecol 2009; 114: 703-13.


### Artigos originais


17. Adams MM, Bruce FC, Shulman HB et al. Pregnancy planning and pre-conception counselling: the PRAMS Working Group. Obstet Gynecol 1993; 82(6): 955-9.
18. Bracken MB, Triche EW, Belanger K, Hellenbrand K, Leaderer BP. Association of maternal caffeine consumption with decrements in fetal growth. Am J Epidemiol 2003; 157(5): 456-66.
19. Callaghan WM, Chu SY, Jamieson DJ. Deaths from seasonal influenza among pregnant women in the United States, 1998-2005. Obstet Gynecol 2010; 115: 919.
20. Clausson B, Granath F, Ekbom A et al. Effect of caffeine exposure during pregnancy on birth weight and gestational age. Am J Epidemiol 2002; 155(5): 429-36.
21. Cnattingius S, Forman MR, Berendes HW, Graubard BI, Isotalo L. Effect of age, parity, and smoking on pregnancy outcome: a population-based study. Am J Obstet Gynecol 1993; 168(1 Pt 1): 16-21.
22. Cnattingius S, Signorello LB, Anneren G et al. Caffeine intake and the risk of first-trimester spontaneous abortion. N Engl J Med 2000; 343(25): 1839-45.
23. Colman GJ, Joyce T. Trends in smoking before, during, and after pregnancy in ten states. Am J Prev Med 2003; 24: 29-35.
24. Dicker D, Feldberg D, Samuel N et al. Spontaneous abortion in patients with insulin-dependent diabetes mellitus: the effect of preconceptional diabetic control. Am J Obstet Gynecol 1988; 158(5): 1161-4.
25. Enders G, Miller E, Cradock-Watson J, Bolley I, Ridehalgh M. Consequences of varicella and herpes zoster in pregnancy: prospective study of 1739 cases. Lancet 1994; 343(8912): 1548-51.
26. Eskenazi B, Bergmann JJ. Passive and active maternal smoking during pregnancy, as measured by serum cotinine, and postnatal smoke exposure: effects on physical growth at age 5 years (part I). Am J Epidemiol 1995; 142(9): S10-8.
27. Finer LB, Zolna MR. Declines in unintended pregnancy in the United States, 2008-2011. N Engl J Med 2016; 374: 843-52.
28. Finer LB, Zolna MR. Unintended pregnancy in the United States: incidence and disparities, 2006. Contraception 2011; 84(5): 478.
29. FUTURE II Study Group. Quadrivalent vaccine against human papillomavirus to prevent high-grade cervical lesions. N Engl J Med 2007; 356: 1915.

30. Glantz JC, Mushlin AI. Cost-effectiveness of routine antenatal varicella screening. Obstet Gynecol 1998; 91(4): 519-28.
31. Grodstein F, Goldman MB, Cramer DW. Body mass index and ovulatory infertility. Epidemiol 1994; 5(2): 247-50.
32. Hoyert DL, Mathews TJ, Menacker F et al. Annual summary of vital statistics: 2004. Pediatrics 2006; 117(1): 168-83.
33. Kitzmiller JL, Gavin LA, Gin GD et al. Preconception care of diabetes: glycemic control prevents congenital anomalies. Jama 1991; 265(6): 731-6.
34. Marbury MC, Linn S, Monson R et al. The association of alcohol consumption with outcome of pregnancy. Am J Public Health 1983; 73(10): 1165-8.
35. Mazza D, Chapman A, Michie S. Barriers to the implementation of preconception care guidelines as perceived by general practitioners: a qualitative study. BMC Health Serv Res 2013; 13: 36.
36. Miller Jr. JM, Boudreaux MC. A study of antenatal cocaine use: chaos in action. Am J Obstet Gynecol 1999; 180(6 Pt 1): 1427-31.
37. Milunsky A, Jick H, Jick SS et al. Multivitamin/folic acid supplementation in early pregnancy reduces the prevalence of neural tube deffects. Jama 1989; 262(20): 2847-52.
38. North K, Golding J. A maternal vegetarian diet in pregnancy is associated with hypospadias. The ALSPAC Study Team. Avon Longitudinal Study of Pregnancy and Childhood. BJU Int 2000; 85(1): 107-13.
39. Platt LD, Koch R, Hanley WB et al. The international study of pregnancy outcome in women with maternal phenylketonuria: report of a 12-year study. Am J Obstet Gynecol 2000; 182(2): 326-33.
40. Rothman KJ, Moore LL, Singer MR, Nguyen US, Mannino S, Milunsky A. Teratogenicity of high vitamin A intake. N Engl J Med 1995; 333(21): 1369-73.
41. Shiono PH, Klebanoff MA, Nugent RP et al. The impact of cocaine and marijuana use on low birth weight and preterm birth: a multicenter study. Am J Obstet Gynecol 1995; 172(1): 19-27.
42. Sibai BM, Ewell M, Levine RJ et al. Risk factors associated with preeclampsia in healthy nulliparous women. The Calcium for Preeclampsia Prevention Study Group. Am J Obstet Gynecol 1997; 177(5): 1003-10.
43. Sibai BM, Gordon T, Thom E et al. Risk factors for preeclampsia in healthy nulliparous women: a prospective multicenter study. The National Institute of Child Health and Human Development Network of Maternal-Fetal Medicine Units. Am J Obstet Gynecol 1995; 172(2 Pt 1): 642-8.
44. Simpson NE, Dallaire L, Miller JR et al. Antenatal diagnosis of neural tube defects in Canada: extension of a collaborative study. Can Med Assoc J 1979; 120(6): 653-7.
45. Smith WJ, Jackson LA, Watts DH, Koepsell TD. Prevention of chickenpox in reproductive-age women: cost-effectiveness of routine prenatal screening with postpartum vaccination of susceptibles. Obstet Gynecol 1998; 92(4 Pt 1): 535-45.
46. Sood B, Delaney-Black V, Covington C et al. Prenatal alcohol exposure and childhood behavior at age 6 to 7 years: dose-response effect (part I). Pediatrics 2001; 108(2): E34.
47. Spatling L, Fallenstein F, Huch A, Huch R, Rooth G. The variability of cardiopulmonary adaptation to pregnancy at rest and during exercise. Br J Obstet Gynecol 1992; 99(8): 1-40.
48. Spinillo A, Capuzzo E, Nicola SE et al. Factors potentiating the smoking-related risk of fetal growth retardation. Br J Obstet Gynecol 1994; 101(11): 954-8.
49. Stanton CK, Gray RH. Effects of caffeine consumption on delayed conception. Am J Epidemiol 1995; 142(12): 1322-9.
50. Watkins ML, Rasmussen SA, Honein MA, Botto LD, Moore CA. Maternal obesity and risk for birth defects. Pediatrics 2003; 11 (5 Pt 2): 1152-8.
51. Watkins ML, Scanlon KS, Mulinare J, Khoury MJ. Is maternal obesity a risk factor for anencephaly and spina bifida? Epidemiology 1996; 7(5): 507-12.
52. Zaman K, Roy E, Arifeen SE et al. Effectiveness of maternal influenza immunization in mothers and infants. N Engl J Med 2008; 359: 1555.


## Diretrizes


53. American College of Obstetrics and Gynecology. ACOG Committee Opinion N. 711: Opioid use and opioid use disorder in pregnancy. Obstet Gynecol 2017; 130: e81-94.
54. American College of Obstetrics and Gynecology. ACOG Committee Opinion N. 762: Prepregnancy counseling. Obstet Gynecol 2019; 133(1): e78-e89.
55. American College of Obstetricians and Gynecologists Committee on Gynecologic Practice and Practice Committee. Female age-related fertility decline. Committee Opinion N. 589. Fertil Steril 2014; 101: 633.
56. American College of Obstetricians and Gynecologists. Clinical management guidelines for obstetrician-gynecologists. ACOG Practice Bulletin. Obstet Gynecol 2003; 102(1): 203-13.
57. American College of Obstetricians and Gynecologists. Human papillomavirus vaccination. ACOG Committee Opinion N. 704. Obstet Gynecol 2017; 129:173-8.
58. American College of Obstetricians and Gynecologists. Influenza vaccination during pregnancy. ACOG Committee Opinion N. 732. Obstet Gynecol 2018; 131: e109-14.
59. American College of Obstetricians and Gynecologists. Neural tube defects. Practice Bulletin N. 187. Obstet Gynecol 2017; 130: e279-90.
60. American College of Obstetricians and Gynecologists. Preconceptional care. ACOG Technical Bulletin. Int J Gynecol Obstet 1995; 50(2): 201-7.
61. Johnson K, Posner SF, Biermann J et al. United States recommendations to improve preconception health and health care: a report of the CDC/ATSDR Preconception Care Work Group and the Select Panel on Preconception Care. MMWR Recomm Rep 2006; 55(RR-6): 1-23.
62. Markowitz LE, Dunne EF, Saraiya M, Chesson HW, Curtis CR, Gee J, et al. Human papillomavirus vaccination: recommendations of the Advisory Committee on Immunization Practices (ACIP). Centers for Disease Control and Prevention (CDC) [published erratum appears in MMWR Recomm Rep 2014; 63: 1182]. MMWR Recomm Rep 2014; 63 (RR-05): 1-30.


## Editorial/carta ao editor


63. Cnattingius S, Ekbom A, Granath F, Rane A. Caffeine intake and the risk of spontaneous abortion. Food Chem Toxicol 2003; 41(8): 1202-3.


## Livros


64. Bunduki VSA. Cuidados pré-concepcionais visando à promoção da saúde do embrião. In: Zugaib M, Ruocco R, editores. Pré-natal. 3.ed. São Paulo: Atheneu; 2005. p. 396.
65. Hase E. Imunização na gravidez. In: Zugaib M, Ruocco R, editores. Pré-natal. 3.ed. São Paulo: Atheneu; 2005. p. 396.
66. Peixoto S, Mendes ETR, Pellini EAJ. Orientação preconcepcional. In: Peixoto S, editor. Pré-natal. 3.ed. São Paulo: Roca; 2004. p. 1290.


## Revisões sistemáticas/metanálises


67. Castles A, Adams EK, Melvin CL, Kelsch C, Boulton ML. Effects of smoking during pregnancy. Five meta-analyses. Am J Prev Med 1999; 16: 208-15.
68. Hayslett JP. The effect of systemic lupus erythematosus on pregnancy and pregnancy outcome. Am J Reprod Immunol 1992; 28(3-4): 199-204.
69. Korenbrot CC, Steinberg A, Bender C, Newberry S. Preconception care: a systematic review. Matern Child Health J 2002; 6(2): 75-88.
70. Lumley J, Chamberlaim C, Dowswell T, Oliver S, Oakley L, Watson L. Interventions for promoting smoking cessation during pregnancy. Cochrane Database Syst Rev 2009; 8(3): CD001055.

71. National Institutes of Health Consensus Development Conference Statement. Phenylketonuria: screening and management. Pediatrics 2001; 108(4): 972-82.
72. Ray JG, O'Brien TE, Chan WS. Preconception care and the risk of congenital anomalies in the offspring of women with diabetes mellitus: a meta-analysis. QJM 2001; 94(8): 435-44.

## Tese

73. Schupp TR. Gravidez após os 40 anos de idade: análise dos fatores prognósticos para resultados maternos e perinatais adversos. Tese (Doutorado). São Paulo: Universidade de São Paulo, 2006.

## *Websites*

74. Brasil. Ministério da Saúde. DataSUS: informações de saúde (Tabnet). Disponível em: http://tabnet.datasus.gov.br. Acesso em: 17/03/2023.
75. Brasil. Ministério da Saúde. Calendário Nacional de Vacinação. Disponível em: http://www.saude.gov.br/saude-de-a-z/vacinacao/calendario-vacinacao#gestante. Acesso em: 17/03/2023.

# Capítulo 11

# Assistência pré-natal

## INTRODUÇÃO

O objetivo da assistência pré-natal é assegurar o nascimento de uma criança saudável, reduzindo-se tanto quanto possível os riscos para a mãe. Toda a assistência deve se embasar na prevenção, na identificação precoce ou no tratamento específico das gestantes classificadas como de alto risco, ou seja, aquelas cuja gravidez, por problemas prévios de saúde ou pelo desenvolvimento de intercorrências durante a gestação, apresentam alta probabilidade de ter evolução complicada.

A Organização Mundial da Saúde (OMS) definiu que a proteção à maternidade tem por objetivo salvaguardar a saúde das mulheres durante a gestação e o aleitamento, ensinar a elas os cuidados a serem dispensados às crianças, permitir o parto vaginal e dar à luz filho sadio.[93]

Sendo assim, está entre os objetivos da assistência pré-natal atender aos interesses maternos e fetais. Para que isso ocorra, é importante que o pré-natal seja de início precoce, assíduo, com a participação de equipe adequadamente treinada e especializada e que haja retaguarda para internações.[93]

Alguns pontos são cruciais para que o pré-natal possa atingir seus objetivos:

- Estimativa precoce e acurada da idade gestacional.
- Identificação de pacientes de risco para complicações.
- Avaliação constante do estado de saúde da mãe e do feto.
- Diagnóstico e terapêutica precoces, se possível, para prevenção e redução da morbidade e da mortalidade.
- Educação e comunicação com os pais.

O número de gestantes que iniciam o pré-natal no primeiro trimestre de gestação é um dos parâmetros utilizados para avaliar a qualidade da assistência materno-fetal. Nos Estados Unidos da América (EUA), em 2006, foram registrados mais de 4,2 milhões de nascimentos e 50 milhões de consultas de pré-natal, resultando em uma média de 12,3 consultas por gestação. No entanto, 12% das gestantes ainda recebem um pré-natal deficiente e metade delas começa o pré-natal tardiamente. As principais causas identificadas para o início tardio foram fatores sociais, étnicos (negras e hispânicas iniciam o pré-natal mais tarde), idade materna e incapacidade de pagar pela consulta. Diversos estudos mostram resultados controversos em relação à eficácia do pré-natal.[41,42] Em uma revisão sistemática de estudos observacionais e randomizados, não houve evidência de que a realização do pré-natal melhorou os resultados obstétricos.[7] Estudos randomizados também demonstraram que a melhoria da qualidade da assistência (consultas extras, educação em saúde, visitas domiciliares, contatos telefônicos e suporte psicológico) não acarretou melhores resultados quando comparada ao pré-natal de rotina.[34,65] Outros estudos, no entanto, demonstram que a influência do pré-natal nos resultados obstétricos está relacionada a fatores socioeconômicos e outros que dificultam o acesso ao pré-natal. Nota-se que as gestantes de baixo padrão socioeconômico têm menor acesso ao pré-natal e, por conseguinte, é nessa classe social que se observam as maiores taxas de complicações perinatais. Do mesmo modo, são as gestantes de classes sociais menos favorecidas que mais necessitam das políticas sociais oferecidas no pré-natal na maioria dos países em desenvolvimento.[28] Entre os benefícios observados com a assistência pré-natal estão: redução da mortalidade materna; redução pela metade das taxas de prematuridade; e redução das taxas de óbito fetal e da mortalidade neonatal, principalmente para os casos de placenta prévia, restrição do crescimento fetal e gestação prolongada.[89]

Assim, é possível afirmar que a assistência pré-natal não é uma intervenção simples, mas representa um conjunto de medidas e intervenções durante a gestação que, em geral, não são uniformemente adotadas pelos diversos obstetras. A diversidade de rotinas pré-natais leva a uma dificuldade na avaliação da qualidade da assistência prestada. A observação do número de consultas é um método objetivo de avaliação de qualidade, no entanto, não esclarece o nível de assistência oferecida. O pré-natal, para ser considerado de qualidade, deve estar organizado de forma a permitir acesso fácil das gestantes a profissionais capacitados, oferecer espaço físico adequado e disponibilizar serviço de apoio diagnóstico e terapêutico, incluindo medicamentos básicos (vitaminas, analgésicos, cremes vaginais etc.). Em estudo realizado no Hospital Universitário da USP, envolvendo 11.442 gestantes, foi observado que 73,6% delas tiveram algum tipo de assistência pré-natal. A incidência de óbito fetal entre as gestantes sem pré-natal foi maior do que no grupo que recebeu os cuidados.[92]

É importante identificar, durante o pré-natal, as mulheres que apresentam risco aumentado para complicações clínicas ou gestacionais e anomalias fetais. A identificação precoce dessas mulheres propicia a oportunidade de discussão acerca do planejamento do acompanhamento pré-natal. Esse processo deve ser iniciado antes do pré-natal, na consulta de aconselhamento preconcepcional (ver Capítulo 10, "Consulta preconcepcional", da Seção 3, "Pré-natal").

## CONSULTA PRÉ-NATAL

A consulta pré-natal, assim como uma consulta clínica, é composta de anamnese, exame físico e avaliação dos exames complementares. As consultas são divididas em primeira consulta e acompanhamento. A primeira consulta é o contato inicial da paciente gestante com seu obstetra, momento em que serão estabelecidas as relações de confiança e empatia, e tem como objetivos principais:

- Definir a condição de saúde da mãe e do concepto.
- Estimar a idade gestacional.
- Iniciar o planejamento do acompanhamento pré-natal.

Nessa primeira consulta, devem ainda ser discutidos:

- Número e frequência das consultas pré-natais.
- A rotina da consulta pré-natal (aferição do peso materno e da pressão arterial, medida da altura uterina, ausculta dos batimentos cardíacos fetais, número de ultrassonografias e necessidade de exames vaginais).
- Orientação sobre como localizar o médico fora do horário comercial.
- Orientação sobre quando procurar a emergência/pronto-socorro.
- Responsabilidades da gestante e expectativas em relação ao desenvolvimento gestacional e ao momento do parto.

Essa discussão deverá ser mais profunda nas gestações de alto risco. A partir daí serão agendadas as consultas de retorno ou acompanhamento. Para padronizar e facilitar a rotina das consultas, podem ser utilizados modelos de prontuários em papel ou eletrônicos, que estão disponíveis comercialmente (Figura 1).

## ANAMNESE

Durante a anamnese, obtêm-se informações detalhadas de aspecto social e clínico e de antecedentes familiares. A utilização de fichas padronizadas de atendimento e/ou prontuários informatizados auxilia na coleta das informações que serão úteis na avaliação dos riscos gestacionais. A história clínica da paciente inclui:

- Informações demográficas e pessoais.
- Antecedentes clínicos pessoais e familiares.
- Antecedentes ginecológicos e menstruais.
- Antecedentes obstétricos.
- História obstétrica atual.
- Informações e riscos psicossociais.

### Informações demográficas e pessoais

Nesta fase, obtêm-se as seguintes informações: nome, idade materna, etnia, estado civil, profissão, religião, nacionalidade, naturalidade e procedência. Esses dados são importantes para a avaliação dos riscos gestacionais. A idade materna ideal para a gestação é dos 20 aos 29 anos, pois é a época de maior fertilidade da mulher. Nos extremos da vida reprodutiva (adolescência e após os 35 anos), as complicações obstétricas e a mortalidade perinatal são maiores.[90]

A adolescência é definida pela OMS como a fase da vida compreendida entre 10 e 19 anos. As gestantes adolescentes têm maior incidência de anemias, doença hipertensiva específica da gestação, prematuridade, baixo peso ao nascer e desproporção cefalopélvica. A idade materna acima dos 35 anos está associada à maior incidência de malformações fetais e aneuploidias.[60,61]

### Antecedentes clínicos pessoais e familiares

Deve-se perguntar ativamente sobre o histórico de doenças prévias, curadas ou em tratamento, e, em caso afirmativo, obter uma história detalhada. É preciso ainda perguntar à paciente sobre o uso de medicamentos, histórico de imunizações e cirurgias, hábitos e vícios, prática e frequência de atividade física. Questioná-la sobre seus antecedentes familiares é importante para identificar fatores que podem aumentar o risco da gestação atual.

### Antecedentes ginecológicos e menstruais

A história ginecológica e menstrual inclui menarca, características dos últimos ciclos menstruais, como periodicidade e duração, tratamentos ginecológicos clínicos e cirúrgicos, métodos de anticoncepção e data do último exame colpocitológico.

### História obstétrica atual e pregressa

A história obstétrica atual inclui a estimativa da idade gestacional, data provável do parto e intercorrências na gestação. O cálculo da data provável do parto é feito com base no conhecimento da data da última menstruação (DUM). Adicionam-se 7 dias ao primeiro dia da última menstruação e subtraem-se 3 meses do mês, segundo a regra de Näegele. Por exemplo, se a data da última menstruação foi 16 de julho, a data provável do parto será 23 de abril; a data da última menstruação de 5 de novembro dá uma data provável do parto em 12 de agosto do ano seguinte.

A datação acurada da gestação é crucial no acompanhamento do pré-natal, especialmente para determinação do início da monitorização fetal. A idade gestacional menstrual deve ser confirmada por meio da ultrassonografia no primeiro trimestre. Alguns fatores podem contribuir para erro de data, como incerteza da DUM, ciclos menstruais irregulares, gestação em uso de anticoncepcionais hormonais ou com intervalo menor que 3 meses da sua suspensão, ou gestação no curso do aleitamento materno. Nesses casos, deve ser seguida a datação ultrassonográfica, conforme explicado em "Datação da gestação", no Capítulo 13, "Ultrassonografia" da Seção 3, "Pré-natal".

**CLÍNICA OBSTÉTRICA DO HOSPITAL DAS CLÍNICAS DA FACULDADE DE MEDICINA DA USP AMBULATÓRIO**

ETIQUETA

Cliente: ______ Médico: ______
Registro: ______ Data: ______ G C ______
Idade: ___ Cor: ☐ Br ☐ Pr ☐ Am ☐ Pa
Estado Civil: ☐ Cas ☐ Sol ☐ Viú ☐ Amas. ☐ Out Procedência: ______
Escolaridade: ☐ An ☐ Lê ☐ 1º G I ☐ 1º G C ☐ 2º G I ☐ 2º G C ☐ SI ☐ SC Profissão: ______
Gestação programada: ☐ S ☐ N Desejada: ☐ S ☐ N Aceita: ☐ S ☐ N
Em não sendo desejada, porque ocorreu?

**QUEIXA / MOTIVO DA CONSULTA**

**ANTECEDENTES FAMILIARES**

| | | | | | | | | | | | |
|---|---|---|---|---|---|---|---|---|---|---|---|
| Hipertensão | ☐ N | ☐ S | Cardiopatia | ☐ N | ☐ S | Epilepsia | ☐ N | ☐ S | Psicopatia | ☐ N | ☐ S |
| Eclâmpsia | ☐ N | ☐ S | Hemopatia | ☐ N | ☐ S | Tuberculose | ☐ N | ☐ S | Trombose | ☐ N | ☐ S |
| Diabetes | ☐ N | ☐ S | Gemelidade | ☐ N | ☐ S | Neoplasia | ☐ N | ☐ S | ______ | ☐ N | ☐ S |

Especifique: ______

**ANTECEDENTES PESSOAIS E HÁBITOS**

| | | | | | | | | | | | |
|---|---|---|---|---|---|---|---|---|---|---|---|
| Hipertensão | ☐ N | ☐ S | Epilepsia | ☐ N | ☐ S | Tuberculose | ☐ N | ☐ S | Alergia | ☐ N | ☐ S |
| Diabetes | ☐ N | ☐ S | Sífilis | ☐ N | ☐ S | Pneumopatia | ☐ N | ☐ S | Colagenose | ☐ N | ☐ S |
| Cardiopatia | ☐ N | ☐ S | Nefropatia | ☐ N | ☐ S | Transfusão | ☐ N | ☐ S | Psicopatia | ☐ N | ☐ S |
| Hemopatia | ☐ N | ☐ S | Infertilidade | ☐ N | ☐ S | Cir. Pélvica | ☐ N | ☐ S | ______ | ☐ N | ☐ S |

Especifique: ______

Alcoolismo: ☐ N ☐ S Tabagismo ☐ N ☐ S ___ nº cigarros / dia Drogas ilícitas ☐ N ☐ S - Especifique ______
Medicamentos antes das gestação: ______

**ANTECEDENTES GINECOLÓGICOS**

Menarca: ______ Ciclos: ___/___ Regular: ☐ N ☐ S
Ginecopatias: ______
Contracepção: ______ Última C.C.O Data ___/___/___ Resultado ______

**ANTECEDENTES OBSTÉTRICOS**

GESTA: ______ PARA: ______ ABORTAMENTO ESPONTANÊO ______ INTENCIONAIS ______

| gest. | parto | IG | peso RN | sexo | idade | Intercorrências |
|---|---|---|---|---|---|---|
| 1º | | | | | | |
| 2º | | | | | | |
| 3º | | | | | | |
| 4º | | | | | | |
| 5º | | | | | | |
| 6º | | | | | | |

Filhos vivos: ______ Natimortos: ______ Neomortos precoces: ______ Neomortos tardios: ______
Partos vaginais: ______ Cesárias: ______ Término gestação anterior: ___/___/___ Maior RN: ______ g
Outros Antecedentes: ______

**GESTAÇÃO ATUAL**

DUM: ______ DPP: ______ IG: ______ CONFIÁVEL: ☐ N ☐ S
Medicamentos e intercorrências nesta gestação: ______

**CURVA DE PESO**

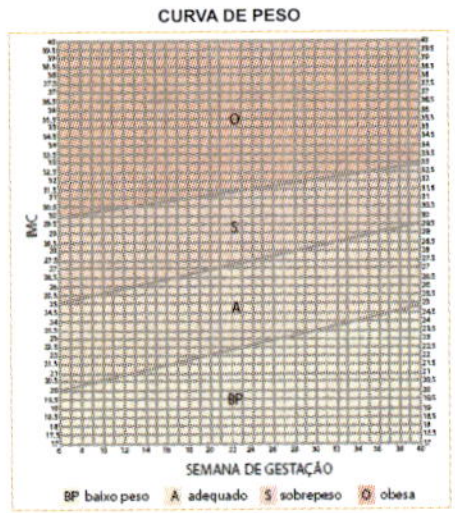


**Curva de Altura Uterina**

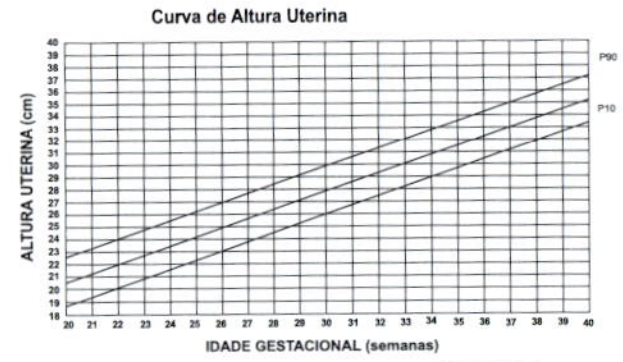


Nº -Vitalidade ☐ Avaliação da Vitalidade Fetal

| Data | CTG | PBF | ILA | DOPPLERVELOCIMETRIA A/B UMB | PI UMB | PI ACM | A/B UTE | A/B UTD |
|---|---|---|---|---|---|---|---|---|
| | | | | | | | | |

**SEGUIMENTO PRÉ NATAL**

| DATA | IG | PESO | ADEQ. | PA | AU | ADEQ. | MF | FCF | EDEMA | EXAMINADOR |
|---|---|---|---|---|---|---|---|---|---|---|
| | | | | | | | | | | |

**INTERROGATÓRIO SOBRE OS DIVERSOS APARELHOS E SISTEMAS**

CARDIOVASCULAR: ______
RESPIRATÓRIO: ______
DIGESTIVO: ______
GÊNITURINÁRIO: ______
OUTROS: ______

**EXAME FÍSICO ( 1ª CONSULTA)**

GERAL: ______ PESO ATUAL: ______ PESO PRÉ - GRAVIDICO: ______
ALTURA: ______
ESPECIAL - ♡: ______ Diag. Nutric: ______
PULMÕES: ______ PA: ______
ABDOME: ______ Frequência Cardíaca ______
MMII: ______ EDEMA: ______

**EXAME OBSTÉTRICO**

Mamas: ______ AU: ______ Compatível: ☐ N ☐ S
Cicatrizes: ______ FCF: ______
Especular e toque: ______
Observações: ______

**HIPÓTESES DIAGNÓSTICAS**

**CONDUTA NA 1ª CONSULTA**

**ULTRASSONOGRAFIA**

| DATA | IGm | IGUSG | Apresent. | Plac. | VLA | Peso | Percentil | Observações |
|---|---|---|---|---|---|---|---|---|
| | | | | | | | | |

**ANTITETÂNICA**

1º Dose: ______ 2º Dose: ______ Reforço: ______

**EXAMES**

Tipagem sang.: ______ PAI: ______ Hb: ______ g/dl Ht: ______ %
URINA I: ______ FEZES: ______ C.C.O. ______

| SOROLOGIA: DATA | HIV | RSS | TOXO | RUBÉOLA | HEP.B | HEP. C |
|---|---|---|---|---|---|---|
| | | | | | | |

GLICEMIA: ( / ) ______ TESTE SOBRECARGA 50g: ( / ) ______ GTT ( / ) ______

| DATA | IG | PESO | ADEQ. | PA | AU | ADEQ. | MF | FCF | EDEMA | EXAMINADOR |
|---|---|---|---|---|---|---|---|---|---|---|
| | | | | | | | | | | |

**FIGURA 1.** Modelo de prontuário utilizado na assistência pré-natal da Clínica Obstétrica do HC-FMUSP.

Em relação aos antecedentes obstétricos, deve-se elencar o número de gestações, a via de parto (abdominal ou vaginal), a idade gestacional no parto, o peso do recém-nascido, o ano de ocorrência dos eventos obstétricos, a idade do(s) filho(s) e as intercorrências clínicas e obstétricas em gestações e partos anteriores. Quando houver antecedente de abortamento, deve-se avaliar se o evento foi precoce ou tardio, espontâneo ou intencional, e se houve necessidade de intervenção (curetagem uterina ou aspiração manual intrauterina). No caso de gestação ectópica, é importante analisar quais tratamentos foram instituídos (laparotomia, laparoscopia com salpingectomia ou salpingostomia, medicamentoso ou expectante). Em pacientes com antecedente de mola hidatiforme, devem-se obter as informações quanto ao tipo de mola (parcial ou completa) e se houve necessidade de quimioterapia para neoplasia trofoblástica gestacional.

A paridade de uma paciente consiste na caracterização numérica discriminada de seus antecedentes gestacionais, ou seja, o número total de gestações e a discriminação dentre elas de quais evoluíram além da fase de abortamento, ou seja, para além de 20 semanas gestacionais.

Assim, denomina-se nuligesta a mulher que nunca engravidou e também não está grávida no momento da consulta. Primigesta é a mulher que se encontra atualmente na primeira gestação ou apresenta apenas uma gestação pregressa em sua vida. A partir da segunda gestação, seja ela atual ou já pregressa, a paciente é considerada multigesta e habitualmente discrimina-se, na terminologia, o número total de gestações da paciente, por exemplo secundigesta para quem já engravidou duas vezes ou quartigesta para quem já engravidou quatro vezes, seja a última gestação atual ou pregressa.

A paciente é considerada nulípara quando nenhuma de suas gravidezes ultrapassou 20 semanas. Esse conceito é aplicável tanto a paciente nuligesta, que nunca engravidou, quanto a qualquer paciente que já tenha engravidado, tenha essa gravidez resultado em abortamento precoce, abortamento tardio, doença trofoblástica gestacional ou gestação ectópica. Assim, por definição, toda paciente nuligesta é também nulípara, e uma paciente que tenha apresentado uma gestação ectópica e um abortamento tardio será secundigesta nulípara.

A paciente que apresentou apenas uma gravidez além de 20 semanas será primípara, e aquelas com duas ou mais gravidezes além desse marco serão multíparas. A grande multípara é a mulher que apresentou mais de cinco gestações com mais de 20 semanas de evolução. É importante ressaltar que a contagem da paridade não depende do número de fetos da gestação, da idade gestacional de resolução ou da ocorrência de feto vivo ou morto ao término da gestação. Assim, uma paciente que engravidou uma vez e deu à luz gêmeos com 35 semanas e uma paciente que engravidou uma vez e apresentou um óbito fetal de 27 semanas são ambas primigestas primíparas.

Por fim, todas as gestações que não evoluem além de 20 semanas são coletivamente agrupadas para fins de antecedentes obstétricos, como abortamentos, independentemente da etiologia. Retomando o exemplo anterior, a paciente que engravidou e apresentou uma gestação ectópica e um abortamento tardio será secundigesta, nulípara, com dois abortos. Em termos de anotação de prontuário médico, esses antecedentes costumam ser anotados com abreviações das primeiras letras, assim essa paciente seria 2G 0P 2A. A primigesta com gestação atual é 1G 0P 0A, e aquela que já deu à luz é 1G 1P 0A, e assim por diante.

### Informações e riscos psicossociais

O *American College of Obstetricians and Gynecologists* (ACOG) e a *American Medical Association* recomendam em suas diretrizes que os médicos interroguem rotineiramente todas as gestantes sobre violência doméstica.[72,75-77] Os clínicos devem estar preparados para reconhecer as marcas e características do abuso, como hematomas, lesões não usuais, depressão, início tardio do pré-natal, absenteísmo elevado no pré-natal e cancelamento de visitas em cima da hora com justificativas curtas.

Outros aspectos psicológicos que podem ser avaliados incluem: gestação programada ou não, barreiras potenciais para o pré-natal (dificuldade de comunicação, transporte inacessível, dificuldades de deixar os filhos, constrangimentos financeiros e ausência de licenças profissionais), ambiente familiar estável, saúde mental do casal, nível de estresse, tabagismo, etilismo ou uso de drogas ilícitas.

Após a coleta de toda a história clínica, é gerada uma lista completa de problemas. Essa relação será útil para o planejamento do pré-natal e a prevenção de complicações maternas e fetais.

## EXAME FÍSICO

O exame físico completo deve ser realizado na primeira consulta da gestação. Esse exame inclui inspeção geral da pele, verificação de mucosas, temperatura, peso, estatura, ausculta cardíaca e respiratória, palpação do pescoço e abdominal e exame das extremidades.

O exame obstétrico inclui medida da altura uterina e ausculta dos batimentos cardíacos fetais com o sonar Doppler, que passa a ser possível entre 9 e 12 semanas de gestação (Figura 2). A ausculta com o estetoscópio de Pinard é possível a partir de 16 semanas gestacionais (Figura 3).

A avaliação do crescimento fetal é feita pela medida da altura uterina. A paciente deve estar em decúbito dor-

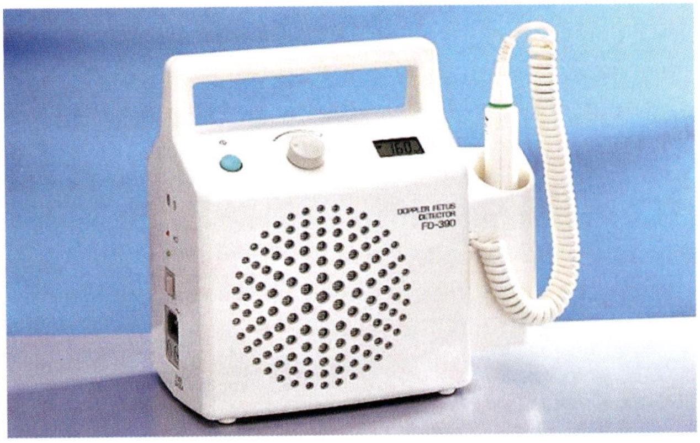

**FIGURA 2.** Sonar Doppler utilizado no ambulatório de obstetrícia do HC-FMUSP para ausculta dos batimentos cardíacos fetais durante consultas de pré-natal.

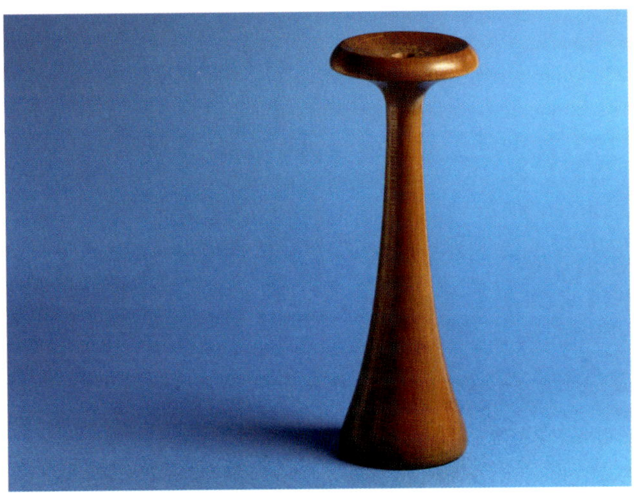

**FIGURA 3.** Estetoscópio de Pinard utilizado para ausculta dos batimentos cardíacos fetais.

sal, com os membros em extensão e a bexiga vazia. A medida é realizada com fita métrica entre a sínfise púbica e o fundo uterino. A medida encontrada é colocada na curva de altura uterina de acordo com a idade gestacional. Em seguida, deve-se realizar uma avaliação para verificar se essa medida está normal (Figura 4). Na Clínica Obstétrica do HC-FMUSP, utiliza-se a curva de Martinelli, desenvolvida e testada entre as pacientes do ambulatório de obstetrícia (Figura 5).[44,45] A altura uterina auxilia no rastreamento das alterações do crescimento fetal, das alterações no volume de líquido amniótico e de gestação múltipla, quando não está disponível a ultrassonografia. A sensibilidade da medida da altura uterina abaixo do percentil 10 para o diagnóstico da restrição do crescimento fetal é de 78% e a especificidade, de 77%.[44]

O exame de vulva e vagina inclui inspeção, exame especular com visualização do colo uterino e toque vaginal. No exame ginecológico, devem-se avaliar possíveis lesões

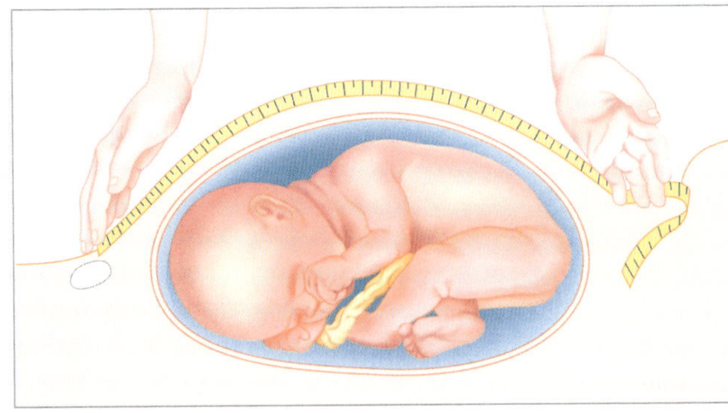

**FIGURA 4.** Ilustração da medida da altura uterina da sínfise púbica (esquerda) ao fundo uterino (direita).

sexualmente transmissíveis e secreções patológicas; no toque, avaliam-se comprimento, consistência e dilatação do colo uterino. O exame das mamas também é obrigatório no pré-natal, tanto em busca de alterações patológicas mamárias quanto para avaliação e preparo do mamilo para a amamentação (ver Capítulo 27, "Amamentação", da Seção 4, "Parto e puerpério").

Nas consultas de acompanhamento, o exame clínico completo não precisa ser repetido nas gestantes de baixo risco. Rotineiramente, nas consultas de acompanhamento avaliam-se peso materno, pressão arterial e altura uterina e realiza-se ausculta dos batimentos cardíacos fetais. O exame dos demais sistemas é realizado diante de alguma queixa clínica, assim como o exame especular e o toque digital, que devem ser realizados sempre que houver queixa de perdas vaginais ou contrações, respectivamente.

## PERIODICIDADE DAS CONSULTAS

O número de consultas preconizado pela OMS para uma boa assistência pré-natal é de seis ou mais. É sabido que

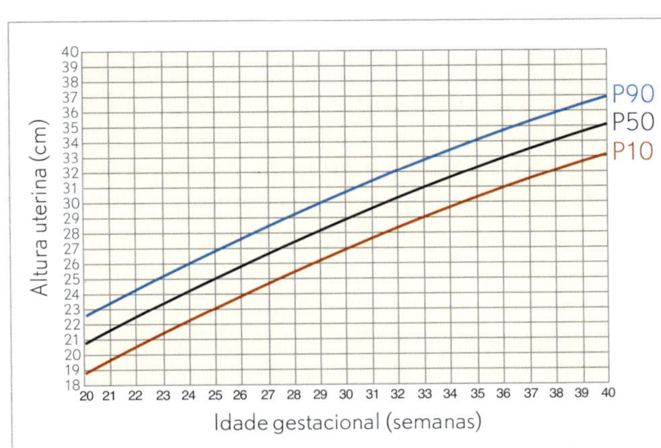


**FIGURA 5.** Curva da evolução da altura uterina durante a gestação. P: percentil. (Figura adaptada de Martinelli et al.[45])

o número, por si só, não pode representar um indicador de qualidade do pré-natal. É necessário que as consultas sejam organizadas, com equipe treinada, e que o sistema de saúde disponha de infraestrutura de apoio adequada para acompanhamento da gravidez.

Nas gestantes de baixo risco, após a realização da primeira consulta, o retorno é agendado para 15 dias depois para avaliação dos exames complementares solicitados.[91] A partir de então, as consultas têm periodicidade mensal até 28 semanas, e a cada 2 a 3 semanas até 36 semanas. A partir de 36 semanas gestacionais até a ocorrência do parto, o retorno ao pré-natal é semanal. Gestantes de alto risco necessitam de retornos mais frequentes de acordo com a doença de base.

## EXAMES LABORATORIAIS

Os exames laboratoriais têm importante papel na assistência pré-natal, como forma de rastreamento e prevenção de possíveis doenças. Solicita-se na primeira consulta o perfil pré-natal, que inclui:

- Tipo sanguíneo ABO e fator RhD.
- Pesquisa de anticorpos irregulares (inclusive para pacientes RhD-positivo).
- Hemograma.
- Ferritina.
- Sorologia para rubéola.
- Sorologia para toxoplasmose.
- Sorologia para hepatites B e C.
- Sorologia para sífilis.
- Sorologia para vírus da imunodeficiência humana (HIV).
- Glicemia em jejum.
- Hormônio estimulante da tireoide (TSH).
- Urina tipo I.
- Urocultura.
- Protoparasitológico de fezes (três amostras).
- Colpocitologia oncótica (Papanicolaou).
- Ultrassonografia.

No acompanhamento do pré-natal, são solicitados os seguintes exames:

- Mensalmente: pesquisa de anticorpos irregulares (ou Coombs indireto): para as gestantes RhD-negativo com parceiro RhD-positivo ou RhD-desconhecido.
- A cada dois meses: sorologia para toxoplasmose no caso de a gestante apresentar imunoglobulinas M (IgM) e G (IgG) negativas.
- Entre 24 e 28 semanas de gestação:
  - Teste de tolerância oral à glicose de 75 g se a glicemia em jejum na primeira consulta for inferior a 92 mg/dL.
  - Ecocardiografia fetal nas pacientes com indicação (detalhada em "Ecocardiografia fetal", no Capítulo 13, "Ultrassonografia", da Seção 3, "Pré-natal").
- No terceiro trimestre:
  - Hemograma.
  - Ferritina.
  - Sorologia para sífilis e para HIV.
  - No caso de a gestante apresentar fatores de risco para hepatite, a sorologia de hepatites B e C é repetida.
  - Pesquisa de colonização vaginal e perianal por *Streptococcus agalactiae* entre 35 e 37 semanas.

A seguir, serão descritos alguns aspectos relativos aos exames laboratoriais de rotina. No entanto, os detalhes sobre as doenças relacionadas são encontrados em capítulos específicos.

### TIPO SANGUÍNEO E PESQUISA DE ANTICORPOS IRREGULARES

A caracterização do tipo sanguíneo e do fator RhD faz parte do rastreamento da doença hemolítica perinatal. A incompatibilidade ABO não tem repercussão na vida intrauterina, podendo ser causa de icterícia neonatal de resolução, em geral, rápida.

Se a gestante for RhD-negativo, é imprescindível identificar o tipo sanguíneo do parceiro. Se o parceiro também for RhD-negativo, a pesquisa é encerrada, se RhD-positivo, é imprescindível a realização da pesquisa de anticorpos irregulares maternos para avaliar possível sensibilização da gestante. Diante do resultado negativo, o exame é repetido mensalmente. Se a pesquisa desses anticorpos se mostrar positiva, é seguido o protocolo de aloimunização RhD (ver Capítulo 41, "Doença hemolítica perinatal", da Seção 5, "Intercorrências obstétricas").

Quando o tipo sanguíneo do parceiro é desconhecido, a propedêutica é a mesma realizada em caso de parceiro RhD-positivo.

Sabe-se atualmente que é possível ocorrer sensibilização materna a antígenos eritrocitários outros que não os do sistema RhD. Embora a maioria desses casos se correlacione com o antecedente de transfusão sanguínea ou uso de hemoderivados, é possível ocorrer sensibilização espontânea em gestação pregressa. Por isso, recomenda-se a realização da pesquisa de anticorpos irregulares na primeira consulta pré-natal até para pacientes sabidamente RhD-positivo. Para essas mulheres, diferentemente das pacientes RhD-negativo, quando não sensibilizadas a outros antígenos, não é necessário repetir o exame na gestação em curso.[70]

### HEMOGRAMA

O hemograma fornece a concentração de hemoglobina, o hematócrito, as características de volume e forma das hemácias, os números absoluto e diferencial dos leucócitos e o número total de plaquetas. Na gravidez, valores menores que 11 g/dL de hemoglobina são considerados indicativos de anemia, que deverá ser pesquisada e tratada de acordo com sua etiologia (ver Capítulo 44, "Doenças hematológicas", da Seção 6, "Intercorrências clínico-cirúrgicas").[97]

A contagem leucocitária deve ser interpretada de acordo com os dados clínicos da gestante. Leucogramas seriados são necessários para avaliar corretamente quaisquer achados laboratoriais de leucocitose ou leucopenia, sem correspondência clínica. Na gestação, é esperada leucocitose à custa do aumento dos neutrófilos, com a contagem total de leucócitos não excedendo 14.000/mm$^3$.

O número absoluto de plaquetas é utilizado para o rastreamento de alterações plaquetárias subclínicas ou que ainda não tiveram diagnóstico. É esperada uma queda discreta no número de plaquetas como consequência da hemodiluição da gestação.

## FERRITINA

A dosagem de ferritina permite a identificação da deficiência de ferro e, consequentemente, do risco aumentado de anemia por causa da necessidade aumentada de ferro no ciclo gravídico-puerperal. Valores abaixo de 30 mcg/L são compatíveis com deficiência de ferro (ver Capítulo 44, "Doenças hematológicas", da Seção 6, "Intercorrências clínico-cirúrgicas").

## SOROLOGIAS

### Sífilis

Na gestação, a identificação da infecção sifilítica em geral é feita pelos testes sorológicos, uma vez que a maioria das gestantes não apresenta sinais e sintomas. Na sífilis primária, os testes diretos, como a microscopia direta de campo escuro para visualização da motilidade das espiroquetas, têm alta sensibilidade.[5] Nos testes sorológicos, existem os testes treponêmicos – *fluorescent treponemal antibody absorption test* (FTA-Abs), ensaio imunoenzimático (Elisa) e *microhemaglutination assay for treponemal pallidum antibody* (MHA-TP) – e não treponêmicos – VDRL e *rapid plasma reagin* (RPR).

Idealmente, o rastreamento deveria ser sempre iniciado por um teste do tipo treponêmico, por conta de sua alta especificidade, ou seja, o resultado negativo é capaz de excluir em definitivo a presença da doença. Testes treponêmicos são realizados com antígenos treponêmicos específicos, permitindo a detecção de anticorpos contra o *Treponema pallidum*. Os testes têm alta sensibilidade e especificidade, no entanto, tendem a permanecer positivos por toda a vida após contato com o agente. Quando o teste treponêmico é positivo, realiza-se assim um teste não treponêmico, como o VDRL, que identifica anticorpos contra antígeno não treponêmico (reagina), dirigido contra uma estrutura fosfolipídica do *Treponema pallidum*. Títulos superiores a 25% são sugestivos de infecção recente pelo treponema. O VDRL também pode ser utilizado para acompanhamento da resposta ao tratamento. O VDRL pode apresentar reações cruzadas (falso-positivos) em indivíduos com doenças infecciosas ou doenças autoimunes, mas as taxas relatadas na literatura são baixas, inferiores a 1%. Em geral, torna-se positivo a partir da segunda semana, após a cura da lesão primária (cancro duro), tornando-se mais elevado na fase secundária.[12,16]

No HC-FMUSP, o rastreamento é inicialmente feito pelo teste treponêmico com metodologia Elisa e, se positivo, é realizado o VDRL. O Ministério da Saúde preconiza o rastreamento pelo VDRL e, se positivo, indica a realização do FTA-ABs para confirmação. Se o FTA-ABs for negativo, deve-se investigar colagenoses.[79] O VDRL é um teste que disponibiliza o resultado em 60 minutos e tem baixo custo (ver Capítulo 59, "Infecções sexualmente transmissíveis", da Seção 6, "Intercorrências clínico-cirúrgicas").

### Toxoplasmose

A investigação laboratorial deve começar pela detecção dos anticorpos IgG e IgM por meio do método Elisa. Para gestantes suscetíveis (IgG e IgM negativas), o acompanhamento sorológico deve ser bimestral até 36 semanas de idade gestacional. As pacientes suscetíveis devem ser orientadas com medidas higienodietéticas preventivas da infecção.

Gestantes com pesquisa de IgG positiva e IgM negativa são consideradas imunes e não necessitam da repetição do exame.

A infecção aguda é caracterizada pela soroconversão das imunoglobulinas em pacientes suscetíveis, sendo necessário encaminhamento das pacientes para tratamento e acompanhamento em serviço especializado. No HC-FMUSP, quando a IgM for positiva por método Elisa, realiza-se a confirmação do resultado na mesma amostra por imunofluorescência indireta (IFI). Nos casos de infecção aguda, a IgG costuma apresentar títulos crescentes nas primeiras semanas após exposição, sendo que os de IgM podem ou não decrescer. Em paciente com resultado de IgG e IgM positivas no primeiro trimestre, deve ser realizado o teste de avidez para determinar se a infecção ocorreu antes (alta avidez) ou durante a gestação (baixa avidez) (ver Capítulo 66, "Infecções congênitas", da Seção 7, "Medicina fetal").

### Rubéola

O rastreamento da rubéola é realizado pela pesquisa de IgG e IgM específicas por meio do método Elisa. Se a pesquisa da IgM for positiva, a paciente deve ser encaminhada para avaliação de medicina fetal para correta orientação e acompanhamento. Se a sorologia é negativa, ela é considerada suscetível e deve ser orientada para que, mediante qualquer exposição suspeita, repita a sorologia quantitativa o mais precocemente possível e seja vacinada no puerpério, caso mantenha-se suscetível. Os anticorpos IgM surgem durante a fase aguda da primoinfecção – em geral em um período que varia de 3 a 5 dias após o *rash* cutâneo –, persistindo por até 4 semanas. Quanto mais sensível for o método laboratorial utilizado, por mais tempo a IgM poderá permanecer positiva.[97] Pacientes com pesquisa de IgG positiva e de IgM negativa são consideradas imunes.

## Hepatite B

A pesquisa de hepatite B é feita para todas as gestantes (exceto as previamente vacinadas) na primeira consulta do pré-natal. O laboratório inicialmente pesquisa o anticorpo contra antígenos do nucleocapsídio (*core*) do vírus da hepatite B (anti-HBc) (IgG e IgM). O anticorpo anti-HBc surge no início do quadro clínico, nos primeiros 4 meses, sendo de início IgM e posteriormente IgG. É marcador de infecção presente, cobrindo a janela imunológica entre a negativação do antígeno de superfície do vírus da hepatite B (AgHBs) e a positivação do anticorpo contra o AgHBs (anti-HBs). A pesquisa positiva é complementada pela pesquisa de AgHBs, anti-HBs, antígeno e do vírus da hepatite B (AgHBe) e anticorpo contra o AgHBe (anti-HBe) (ver Capítulo 55, "Doenças hepáticas, biliares e pancreáticas", da Seção 6, "Intercorrências clínico-cirúrgicas").

A sorologia de hepatite B é repetida na gestação quando há exposição a risco de infecção.

## Hepatite C

Para o diagnóstico de hepatite C, pode ser realizado teste para detecção dos anticorpos totais antivírus da hepatite C (VHC) ou dois testes por Elisa (de diferentes *kits*) para o VHC. Se a pesquisa for positiva, é recomendada a realização de um teste confirmatório pela técnica de *Imuno blot* (*recombinant immunoblot assay* de terceira geração: 3,0) ou pela pesquisa do vírus por técnica de reação em cadeia da polimerase (PCR).[87]

A sorologia de hepatite C é repetida na gestação quando há exposição a risco de infecção.

## HIV

O rastreamento do HIV é realizado pelo método Elisa, que detecta anticorpos para HIV 1 e 2.[95] Segundo o Ministério da Saúde, o resultado positivo no Elisa exige coleta de segunda amostra. Somente quando novamente positivo na segunda amostra, é realizado o exame de Western Blot para confirmação diagnóstica (ver Capítulo 59, "Infecções sexualmente transmissíveis", da Seção 6, "Intercorrências clínico-cirúrgicas").

Diante do resultado positivo, a gestante será acompanhada pelo especialista conforme protocolo. O rastreamento por esse fluxograma apresenta especificidade de 99,4% com falso-positivo de 0,001%.[11] Diante de resultado negativo, o exame é repetido obrigatoriamente no terceiro trimestre, independentemente de qualquer situação de risco, visando aos cuidados pré e pós-parto.

## Citomegalovírus

Sorologia solicitada apenas para pacientes que compõem o grupo de risco para a infecção – trabalhadoras da área da saúde ou de creches e escolas infantis, imunossuprimidas e cuidadoras de pacientes imunossuprimidos.

# GLICEMIA EM JEJUM E TESTE DE TOLERÂNCIA À GLICOSE ORAL DE 75 g

Valores de glicemia em jejum abaixo de 92 mg/dL são considerados normais. Nesse caso, recomenda-se a aplicação universal do teste de tolerância à glicose oral de 75 g entre 24 e 28 semanas. Os valores de normalidade da curva glicêmica são:

- Jejum: < 92 mg/dL.
- 1 hora após sobrecarga: < 180 mg/dL.
- 2 horas após sobrecarga: < 153 mg/dL.

Se a gestante apresentar alteração em pelo menos um valor da curva, é considerada diabética gestacional.

No primeiro trimestre, valores de glicemia em jejum entre 92 e 125 mg/dL definem o diagnóstico de *diabetes mellitus* gestacional, enquanto valores de 126 mg/dL ou maiores são considerados alterados e determinam o diagnóstico de diabetes não diagnosticado previamente à gravidez (*overt diabetes*), sendo as gestantes abordadas de maneira semelhante àquelas com diabetes prévio à gestação. Nessa situação, solicita-se a hemoglobina glicada (HbA1C) com os objetivos de avaliar o risco de malformação fetal e confirmar o diagnóstico de *diabetes mellitus*. Caso a HbA1C apresente valores superiores a 6,5%, confirma-se o diagnóstico. Na discordância entre esses exames (glicemia em jejum e HbA1C), após o parto, a paciente deverá realizar o teste de tolerância oral à glicose para estabelecimento de diagnóstico definitivo[71,78] (ver Capítulo 50, "*Diabetes mellitus*", da Seção 6, "Intercorrências clínico-cirúrgicas").

## HORMÔNIO ESTIMULANTE DA TIREOIDE

O rastreamento para tireoidopatias na gestação é realizado com dosagem de hormônio estimulante da tireoide (TSH). Caso haja alteração, a pesquisa é complementada com dosagem de tiroxina (T4)[46] (ver Capítulo 51, "Doenças endócrinas", da Seção 6, "Intercorrência clínico-cirúrgicas").

## URINA TIPO I E UROCULTURA

São avaliadas as características gerais, a presença de elementos anormais e a microscopia do sedimento. A preferência é que seja a urina da manhã, pois é concentrada (densidade > 1,025), ácida (pH < 6,5) e a proteinúria é negativa (ou inferior a 0,05 g/L), assim como a glicose, os corpos cetônicos e as bilirrubinas.

A urocultura solicitada na primeira consulta tem por objetivo o rastreamento da bacteriúria assintomática, condição que deve ser tratada em gestantes.

## PROTOPARASITOLÓGICO DE FEZES

O protoparasitológico de fezes identificará os protozoários e parasitas para que se proceda ao tratamento adequado, se possível ainda na gravidez, segundo o permitido pelo protocolo específico (ver Capítulo 60, "Doenças infecciosas parasitárias", da Seção 6, "Intercorrências clínico-cirúrgicas"). É importante lembrar que muitos diagnósticos clínicos e/ou laboratoriais de anemias na gestação podem ter como única causa parasitoses intestinais.

## COLPOCITOLOGIA ONCÓTICA

A colpocitologia oncótica pode ser colhida rotineiramente na primeira consulta, independentemente de outras queixas e sem riscos para a gestação. Essa coleta permite também que o obstetra observe se há ectopia ou outras lesões cervicais, vaginais ou vulvares. No caso de serem observadas quaisquer alterações macroscópicas e/ou na presença de alterações celulares à citologia, o estudo colpocitológico é complementado por colposcopia e vulvoscopia, com a realização de biópsia dirigida quando necessário.

## CULTURA PARA *STREPTOCOCCUS AGALACTIAE* (GRUPO B)

O estreptococo do grupo B faz parte da flora gastrointestinal e está presente na vagina ou no ânus de 10 a 30% das gestantes de forma transitória, intermitente ou crônica. Sua importância na perinatologia se deve à alta taxa de complicações no recém-nascido relacionadas às gestantes colonizadas. A transmissão vertical chega a 50% nos recém-nascidos, na primeira hora de vida, quando a gestante apresenta cultura vaginal ou anal positiva durante o pré-natal, e mais da metade dos casos de sepse neonatal grave em recém-nascidos a termo tem o estreptococo do grupo B como responsável.[59] A pesquisa é feita com material coletado por *swab* no introito vaginal e perianal. Segundo o *Centers for Disease Control and Prevention* (CDC), o exame deveria ser realizado para todas as gestantes entre 35 e 37 semanas de gestação para que seja realizada profilaxia da infecção neonatal antes do parto[39,81,83] (ver Capítulo 36, "Prematuridade", da Seção 5, "Intercorrências obstétricas").

## ULTRASSONOGRAFIA

A ultrassonografia na gestação é uma ferramenta indispensável na assistência pré-natal. Na maioria dos países desenvolvidos, esse exame faz parte do acompanhamento pré-natal, porém existe questionamento sobre a influência da ultrassonografia nos resultados perinatais.[1]

Entre os principais benefícios da ultrassonografia obstétrica estão a datação correta da gestação, o diagnóstico da gestação não evolutiva, o diagnóstico precoce da gestação múltipla, a detecção de malformações fetais, o diagnóstico das alterações placentárias, do cordão umbilical e do crescimento fetal, além de ser um reforço psicológico aos pais com a visualização das imagens fetais[21,38,66,85,86] (ver Capítulo 13, "Ultrassonografia", da Seção 3, "Pré-natal").

Na Clínica Obstétrica do HC-FMUSP, são preconizados quatro exames de ultrassonografia para as pacientes de baixo risco (Tabela 1).

**TABELA 1.** Exames ultrassonográficos e época de realização em gestações de baixo risco da Clínica Obstétrica do HC-FMUSP

| Tipo de exame | Época de realização |
|---|---|
| Ultrassonografia obstétrica transvaginal | Até 10 semanas |
| Ultrassonografia morfológica do primeiro trimestre (medida da translucência nucal) | De 11 semanas e 3 dias a 13 semanas e 6 dias |
| Ultrassonografia morfológica do segundo trimestre | De 20 a 24 semanas |
| Ultrassonografia obstétrica | Após 34 semanas |

## NUTRIÇÃO

### IMPORTÂNCIA

O estado nutricional da mulher deve ser avaliado preferencialmente no período preconcepcional, e as modificações alimentares necessárias também devem ser iniciadas antes da gestação. O estado nutricional materno adequado é considerado um fator importante na redução da morbidade e da mortalidade materno-infantil. A maioria dos estudos em gestação tem relatado histórias de povos que, por alguma razão, passaram por restrições alimentares, como no caso da privação de alimentos que ocorreu durante a Segunda Guerra Mundial. Um estudo realizado sobre a Holanda ocupada pela Alemanha demonstrou que as gestantes com restrição calórica prolongada, com ingestão de 450 kcal/dia, apresentaram em média 250 g de redução de peso nos recém-nascidos. A média de peso ao nascer voltou a crescer com a normalização da alimentação.[89]

A incidência de complicações na gestação é maior nos extremos do ganho de peso. O ganho inferior ao ideal para a faixa de índice de massa corporal (IMC) está associado à restrição do crescimento fetal e ao parto prematuro;[24,57] os ganhos superiores estão associados à macrossomia fetal e ao aumento de duas vezes na taxa de cesáreas.[62,63,82]

## CONTROLE PONDERAL

Existem evidências de que o ganho de peso materno na gravidez influencia o peso ao nascer. Dessa forma, a avaliação ponderal faz parte da rotina da assistência pré-natal. O peso materno é examinado de forma absoluta, assim como o ganho mensal e a relação peso/estatura. A relação peso/estatura é o método mais padronizado de avaliação ponderal, utilizando o IMC. O Ministério da Saúde adota a curva do IMC de acordo com a idade gestacional (curva de Atalah): ele é calculado em cada consulta e colocado no gráfico de acordo com a idade gestacional. O gráfico é dividido em quatro faixas: baixo peso, peso adequado, sobrepeso e obesidade (Figura 6).[79] Na Clínica Obstétrica do HC-FMUSP, não se utilizam mais o nomograma e o gráfico de curva de peso/idade gestacional de Rosso, em que a faixa A é classificada como baixo peso; a B, peso ideal; e a C, sobrepeso (Figuras 7 e 8).

O ganho ponderal médio ideal da grávida é de aproximadamente 12,5 kg. O feto, a placenta e o aumento ute-

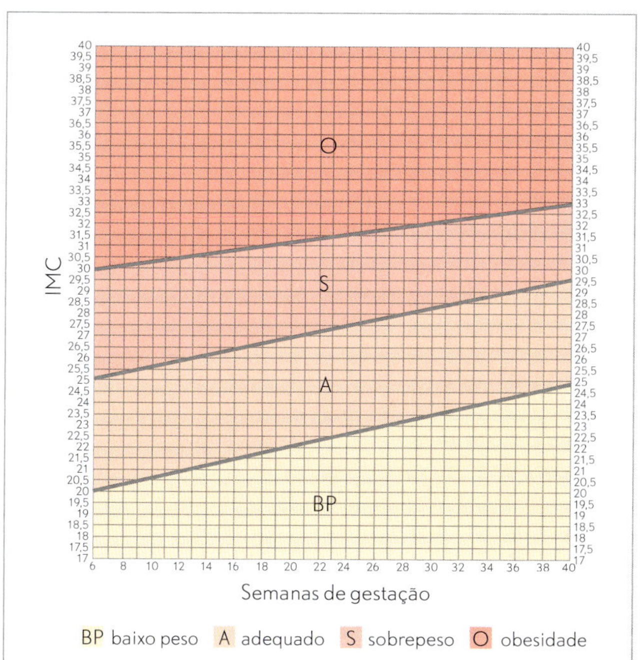


FIGURA 6. Gráfico de acompanhamento nutricional da gestante de acordo com o índice de massa corporal (IMC) e a idade gestacional. (Figura adaptada de Atalah et al.[14])

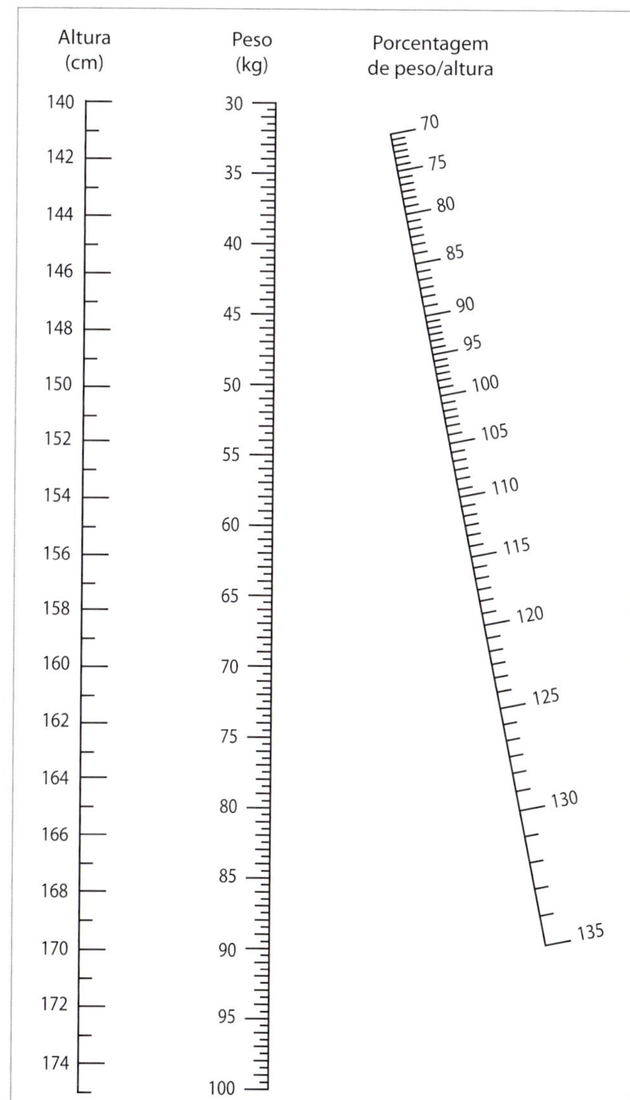


FIGURA 7. Nomograma de Rosso para cálculo da porcentagem do peso materno em relação ao peso ideal/altura. (Figura adaptada de Rosso.[55])

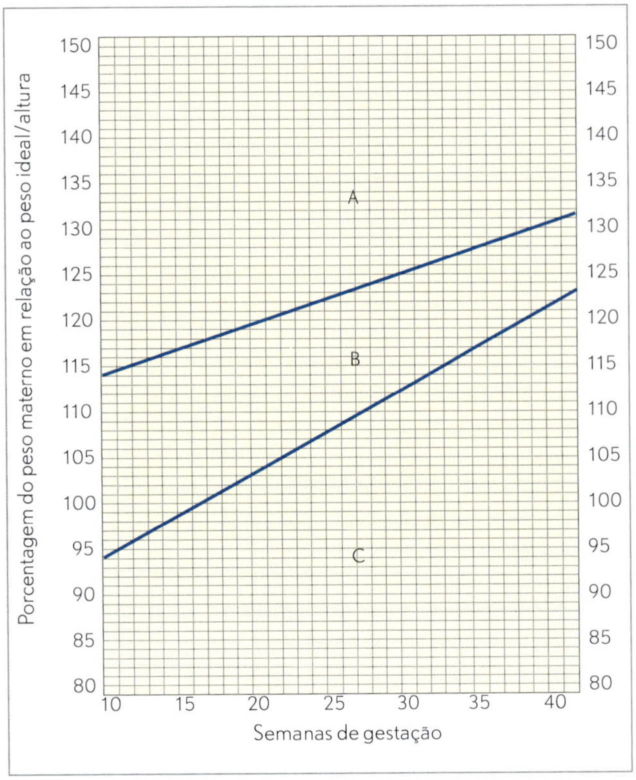


**FIGURA 8.** Curva de ganho ponderal segundo valores do nomograma de Rosso por idade gestacional. A: peso baixo; B: peso normal; C: sobrepeso. (Figura adaptada de Mardones et al.[40])

rino e das mamas representam aproximadamente 9 kg, sendo o restante tecido gorduroso materno. Segundo o *Institute of Medicine* dos EUA, o ganho ponderal pode variar na gestação de acordo com o IMC no início da gestação (Tabela 2). O ganho ponderal máximo recomendado para as obesas é de até 9,1 kg.[17,19,25]

O ganho semanal para a gestante com peso ideal é de aproximadamente 400 g no segundo e o terceiro trimestres. Ganho menor que 1 kg ou maior que 3 kg em 1 mês é sugestivo de mudanças nos hábitos alimentares ou de outros fatores que possam contribuir para alterações no peso, como a retenção hídrica na pré-eclâmpsia. As gestantes com ganho de peso inadequado se beneficiam de acompanhamento nutricional especializado e individualizado.

O ganho de peso excessivo durante a gestação e a manutenção no pós-parto são fatores predisponentes para obesidade no futuro e recorrência do ganho acentuado em uma futura gestação. Por sua vez, as gestantes que retornaram ao seu peso pré-gravídico até o sexto mês pós-parto têm menor risco de obesidade quando comparadas às mulheres que não recuperaram seu peso.[54]

**TABELA 2.** Ganho de peso ideal de acordo com o índice de massa corporal no início da gestação ou pré-gravídico

| Índice de massa corporal (IMC) | Classificação | Ganho ponderal ideal |
|---|---|---|
| <19,8 kg/m² | Baixo peso | 12,5-18 kg |
| 19,9-26 kg/m² | Peso normal | 11,5-16 kg |
| 26-29 kg/m² | Sobrepeso | 7-11,5 kg |
| >29 kg/m² | Obesidade | 7-9,1 kg |

Tabela adaptada de *American College of Obstetricians and Gynecologists*.[74]

## NECESSIDADES DIÁRIAS

As recomendações das necessidades diárias foram construídas arbitrariamente, com dois desvios-padrão acima da ingestão normal da população geral. Recomenda-se um aumento de 300 kcal/dia na ingestão sobre os níveis pré-gestacionais. A quantidade de calorias representa o principal fator nutricional determinante do peso ao nascer.[36]

A placenta e o feto consomem aproximadamente 1 kg de proteína durante a gestação, e a maioria desse consumo ocorre nos últimos 6 meses da gestação. Dessa forma, a grávida necessita ingerir de 5 a 6 g/dia adicionais de proteína, em relação à sua dieta pré-gestacional. A principal diferença em relação à fonte proteica animal ou vegetal é a concentração de aminoácidos essenciais ou indispensáveis. Os alimentos animais são considerados mais completos e com qualidade proteica superior, pois contêm todos os nove aminoácidos essenciais de que o organismo necessita para crescer e regenerar os tecidos.[89] A dieta vegetariana é usualmente incompleta, por ser deficiente em um ou mais aminoácidos essenciais; em razão disso, é necessária uma suplementação com produtos de soja e complementos alimentares.

## RESTRIÇÕES ALIMENTARES

Alguns alimentos devem ser limitados ou mesmo evitados durante a gestação por conta de seu potencial tóxico. Entre eles, estão alguns peixes, cafeína, carnes cruas, frutas e vegetais não lavados e produtos não pasteurizados.

A exposição ao metilmercúrio pela ingestão de peixes contaminados pode causar alterações no desenvolvimento do sistema nervoso central do feto, as quais podem provocar prejuízos no desenvolvimento intelectual e psicomotor.[7,48] Na gestação, deve-se evitar alimentos à base de tubarão, peixe-espada e cavala. A ingestão de crustáceos, salmão, linguado, atum e bacalhau deve ser limitada para não mais de 340 g/semana. Não se deve ingerir esses peixes mais de uma vez na mesma semana. Não devem ser ingeridos mais de 170 g/semana de peixes cozidos, originários de águas doces. Deve-se limitar o consumo de atum a 120 g/semana.[48,69]

## VITAMINAS E SUPLEMENTOS DIETÉTICOS

Os componentes específicos ingeridos como suplementos dietéticos não parecem ter efeito significativo sobre o peso ao nascer e a placenta.[46,99] A suplementação de proteínas não apresentou associação com o aumento do peso ao nascer, porém foi observada uma menor incidência de recém-nascidos de baixo peso e morte neonatal.[99] As dietas hipercalóricas estão associadas a aumento do peso ao nascer em mulheres com desnutrição.[37,68] A suplementação de micronutrientes não tem efeito significativo sobre o peso ao nascer ou a duração da gestação em mulheres bem nutridas.[29,53] No entanto, dois estudos realizados com gestantes desnutridas, no Nepal,[51] e contaminadas com HIV, na Tanzânia,[27] mostraram que a suplementação com micronutrientes aumenta o peso ao nascer dos recém-nascidos e prolonga a evolução da gestação. Uma revisão sistemática demonstrou que a suplementação com ferro e ácido fólico em pacientes com baixa e média renda em países em desenvolvimento está associada a menores taxas de baixo peso ao nascer e pequenos para a idade gestacional.[98]

A deficiência de ferro é a principal causa de anemia. No decorrer da gestação, ocorre aumento das necessidades de ferro, por causa da captação de 15 a 20% do ferro total do plasma materno pela placenta e pelo feto, além da expansão da volemia. Os sais de ferro, provenientes apenas da dieta, passam a ser insuficientes após 20 semanas para a maioria das gestantes. Dessa forma, recomenda-se sua suplementação desde 12 semanas de gestação até o período de amamentação.[96] A partir do segundo trimestre, é recomendada a suplementação de 40 a 60 mg/dia de ferro elementar, que corresponde a 200 a 300 mg de sulfato ferroso ou do ferro quelato glicinato.

Na gestação, observa-se também um aumento das necessidades de ácido fólico, o que pode estar relacionado aos seguintes fatores: diminuição da absorção, inadequada utilização ou maior demanda desse nutriente pelo organismo. Para prevenção dos defeitos abertos do tubo neural em pacientes sem antecedentes, recomenda-se suplementação de 400 a 800 mcg/dia e, em pacientes com fatores de risco, 4 mg/dia (antecedente pessoal, uso de medicação anticonvulsivante, entre outros). Para esse fim, a suplementação deve ser iniciada 3 meses antes da gestação e continuar nos 2 primeiros meses. Entretanto, como a deficiência de ácido fólico está associada à maior incidência de anemia megaloblástica,[35] na Clínica Obstétrica do HC-FMUSP, recomenda-se suplementação de 5 mg/dia de folato durante toda a gestação.

A ingestão de polivitamínicos contendo vitamina A deve ser evitada, pois a alimentação já supre a necessidade diária da gestante. A ingestão de vitamina A em doses superiores a 10.000 UI/dia é teratogênica.[52] A suplementação de cálcio é recomendada na dose de 600 mg/dia apenas para gestantes que não consumam produtos lácteos. As gestantes veganas necessitam de maiores doses de suplementação de vitaminas B12 e D. A vitamina B6 é recomendada para gestantes com nutrição inadequada (usuárias de drogas, adolescentes e nos casos de gestação múltipla). A necessidade de vitamina C na gestação é de 80 a 85 mg/dia e pode ser obtida pela alimentação (Tabela 3).

**TABELA 3. Necessidades diárias de vitaminas e minerais na gestação**

| Vitaminas e minerais | Necessidade diária |
|---|---|
| Ferro | 30 mg |
| Zinco | 15 mg |
| Cobre | 2 mg |
| Cálcio | 250 mg |
| Vitamina B6 | 2 mg |
| Folato | 0,4 mg |
| Vitamina C | 50 mg |
| Vitamina D | 5 mcg (200 UI) |

## IMUNIZAÇÕES

Preferencialmente, as mulheres deveriam ser imunizadas antes da gestação, no entanto, muitas vezes a vacinação é feita durante a assistência pré-natal. Em geral, as vacinas produzidas com vírus vivos atenuados (Tabela 4) são contraindicadas na gestação. As pacientes não imunizadas devem ser orientadas a tomar a vacina de rubéola, caxumba e sarampo (tríplice viral) no puerpério. Mulheres não grávidas que receberam alguma dessas vacinas devem esperar um intervalo de 28 dias para uma gestação. Essa recomendação é mais uma precaução, uma vez que não foram observadas até o momento malformações fetais em

**TABELA 4. Vacinas com vírus vivo atenuado contraindicadas na gestação**

| |
|---|
| Sarampo |
| Caxumba |
| Rubéola |
| Poliomielite |
| Varicela |

gestações nas quais as mulheres receberam essas vacinas sem saberem estar grávidas.

A imunização para poliomielite somente é recomendada para casos de risco de exposição aumentado, como viagem da gestante não imunizada para áreas de alta prevalência da doença ou quando profissionais estabelecem algum contato com o poliovírus. Em adultos, a preferência é pela vacina com vírus vivos inativos (Salk), duas doses subcutâneas com intervalo de 4 a 8 semanas e a terceira dose em um período de 6 a 12 meses após a segunda dose.[89]

A vacinação do tétano é rotineiramente recomendada na gestação como forma de diminuir as taxas de mortalidade neonatal e infantil.[23] O tétano adquirido durante a gestação está associado a altos índices de morbidade e mortalidade materna (30 a 70%) e neonatal (60%). A vacina de eleição é a tríplice bacteriana acelular (dTpa, contendo toxoides contra o tétano e a difteria e componente *pertussis* acelular), a partir de 20 semanas, também com o objetivo de oferecer imunidade passiva ao lactente contra a coqueluche. Deve-se realizar vacinação com intervalo de pelo menos 1 mês antes da data provável do parto, evitando-se a aplicação no primeiro trimestre. Os esquemas de vacinação preconizados pelo Ministério da Saúde estão resumidos na Tabela 5.[80] As gestantes com história vacinal prévia desconhecida ou com vacinação incompleta, após sofrerem ferimentos grandes ou contaminados, devem receber, além da vacina contra tétano e difteria, a imunoglobulina hiperimune na dose de 250 UI por via intramuscular (Tabela 5).

As vacinas com bactérias inativadas para pneumococo e meningococo não têm suas indicações alteradas pela gestação. A vacina do pneumococo é constituída por polissacarídeo polivalente e considerada segura e imunogênica na gestante. A vacina é administrada em dose única e recomendada para mulheres com cardiopatia, asplenia, doença metabólica renal, pneumopatas, tabagistas e imunodeprimidas. A vacina para o meningococo é um polissacarídeo quadrivalente, aplicada em dose única e recomendada, principalmente, nos surtos epidêmicos.[89]

Diante da necessidade após exposição ao agente, não há contraindicação para a gestante receber imunoglobulinas para hepatite B e raiva. Detalhes sobre as rotinas para prevenção da hepatite B estão descritos no Capítulo 55, "Doenças hepáticas, biliares e pancreáticas", da Seção 6, "Intercorrências clínico-cirúrgicas". A profilaxia da raiva deve ser feita somente após avaliação das autoridades de saúde pública. A vacina é composta de vírus mortos e, em geral, aplicada com a imunoglobulina.

A vacinação da gripe (influenza) não é contraindicada na gestação. Composta de vírus vivo inativo, está indicada na época de maior incidência de gripe, quando a gestante estiver no segundo ou terceiro trimestre da gestação. Em situações de epidemia, pode ser aplicada mesmo no primeiro trimestre da gestação para redução dos riscos maternos.[89]

A vacina da febre amarela é composta de vírus vivo atenuado e não deve ser aplicada de rotina em gestantes, no entanto, caso a paciente viaje para área endêmica de febre amarela, o benefício da aplicação da vacina deve ser considerado em detrimento do risco.

A Tabela 6 resume as imunizações que podem ser realizadas na gestação.

**TABELA 5. Esquema vacinal para tétano, difteria e coqueluche na gestação**

| Situação vacinal | Conduta |
|---|---|
| Esquema desconhecido ou não vacinadas | Uma dose de dTpa a partir de 20 semanas de gestação e duas doses de dT com intervalo mínimo de 30 dias entre as administrações |
| Esquema incompleto (uma dose prévia) | Uma dose de dTpa a partir de 20 semanas de gestação e uma dose de dT com intervalo mínimo de 30 dias |
| Esquema incompleto (duas doses prévias) | Uma dose de dTpa a partir de 20 semanas de gestação |
| Esquema completo com pelo menos 3 doses de vacina com componente tetânico | Uma dose de dTpa a partir de 20 semanas de gestação |

dT: dupla bacteriana – difteria e tétano; dTpa: tríplice bacteriana acelular do tipo adulto – difteria, tétano e coqueluche acelular.

**TABELA 6. Imunizações sem contraindicações na gestação**

| |
|---|
| Tétano, dT e dTpa |
| Influenza |
| Hepatites A e B |
| Pneumococo |
| Meningococo |
| Raiva |
| Covid-19* |

* Checar recomendações atualizadas do Ministério da Saúde sobre esquemas vacinais.
dT: dupla bacteriana – difteria e tétano; dTpa: tríplice bacteriana acelular do tipo adulto – difteria, tétano e coqueluche acelular.

## PRINCIPAIS QUEIXAS NA GESTAÇÃO

### NÁUSEAS E VÔMITOS

Náuseas e vômitos são queixas comuns na primeira metade da gestação, usualmente permanecendo até 16 semanas gestacionais. Estima-se que até 75% das gestantes apresentem esses sintomas em algum grau de intensidade.[35] Apesar de a etiologia desses sintomas ainda ser desconhecida, acredita-se que esteja relacionada à elevação súbita dos níveis de gonadotrofina coriônica humana (hCG) e estrógeno. O tratamento não traz alívio completo dos sintomas na maioria das vezes, sendo, em geral, paliativo. Recomendam-se refeições em pequenas quantidades e fracionadas. O odor de alimentos estimulantes agrava os sintomas e deve ser evitado. O agravamento do quadro pode provocar desidratação, distúrbio hidroeletrolítico e cetose, o que é chamado hiperêmese gravídica (ver Capítulo 32, "Hiperêmese", da Seção 5, "Intercorrências obstétricas").

## LOMBALGIA

A lombalgia é relatada por aproximadamente 70% das gestantes,[67] podendo piorar de intensidade com o decorrer da gestação. A presença de obesidade é um fator de risco. Para reduzir a incidência e a intensidade da lombalgia, é importante orientar as gestantes a utilizarem travesseiros no dorso ao sentar e evitarem o uso de sapatos de salto alto e atividades físicas extenuantes. Nos casos de lombalgia de forte intensidade, é imperioso afastar causas orgânicas (hérnia de disco, osteoartrite vertebral, osteoporose e artrite séptica) antes de atribuí-la apenas à gestação.[49,50] O tratamento é feito com calor local, analgésicos simples e fisioterapia, além das orientações posturais.

## VARIZES

As varizes de membros inferiores estão associadas a predisposição genética, posição supina prolongada, gestação e idade avançada. Em geral, a varicosidade se torna mais proeminente com o crescimento uterino, o ganho ponderal materno e o maior tempo de permanência na posição ortostática, como decorrência do aumento da compressão das veias cava inferior, femorais e pélvicas pelo útero. Os sintomas podem variar de alterações estéticas, como aparecimento acentuado das veias nos membros inferiores, até desconforto grave e dor. O tratamento das varizes limitadas ao membro inferior é feito com repouso com membros elevados e meias elásticas. O tratamento cirúrgico durante a gestação não é recomendado, a não ser em casos muito graves que necessitam de esclerose ou mesmo ligadura das veias. As varicosidades da vulva não requerem tratamento e raramente apresentam ruptura espontânea com sangramento profuso.[89]

## DOENÇA HEMORROIDÁRIA

A doença hemorroidária pode ter sua primeira manifestação na gestação ou ser exacerbada e agravada durante a gravidez. Está relacionada ao aumento da pressão nas veias retais pela obstrução do retorno venoso causada pelo aumento uterino e pela constipação, que também é comum. O tratamento consiste em correção da constipação intestinal, alívio dos sintomas com anestésicos tópicos e compressas mornas. Raramente, há necessidade de abordagem cirúrgica da trombose hemorroidária.[89]

## PIROSE

A pirose é um dos sintomas mais comuns na gestação. Decorre do refluxo de conteúdo gástrico na porção baixa do esôfago, resultado da compressão uterina sobre o estômago e do relaxamento do esfíncter inferior esofágico. Em geral, são sintomas leves que melhoram com fracionamento das refeições, evitando a posição muito plana ao deitar e com uso de antiácidos, como hidróxido de alumínio ou magnésio isolados ou em combinação. Deve-se evitar a ingestão de alimentos gordurosos e contendo cafeína, pois eles relaxam o esfíncter esofágico inferior.

## PICA

Gestantes podem experimentar desvios de apetite para alimentos estranhos, como gelo (5%), lixo (14%) e terra (64%), sintoma denominado pica. Apesar de ser comumente associado à anemia ferropriva na gestação, pode ocorrer sem alterações prévias compatíveis com a deficiência de ferro; porém, a permanência prolongada do sintoma pode desencadear anemia, dificultando a distinção entre causa e efeito. A razão de chance de pacientes com pica apresentarem anemia foi de 2,35 maior que gestantes sem o sintoma.[47]

## SIALORREIA

A hipersalivação na gestação pode ser secundária à estimulação das glândulas salivares pela ingestão de amido. No entanto, na maioria dos casos a etiologia é incerta e pode ter componente psicossomático.

## OBSTIPAÇÃO

A obstipação é muito comum e piora à medida que a gestação evolui, podendo surgir apenas no terceiro trimestre. Sua etiopatogenia é desconhecida, e a progesterona pode exercer efeito inibidor sobre a musculatura colônica. Como tratamento, orienta-se o aumento do consumo de legumes, verduras e frutas para hidratação; se isso não for suficiente, prescrevem-se formadores de bolo fecal que contenham psílio hidrofílico muciloide ou farelo de trigo. Deve-se evitar prescrever óleos minerais porque eles reduzem a absorção de vitaminas lipossolúveis.[87]

### FADIGA E SONOLÊNCIA

Esses sintomas são mais comuns no início da gestação e, em geral, regridem espontaneamente por volta do quarto mês. Sua etiologia é atribuída ao efeito da progesterona sobre o sistema nervoso central.

### CEFALEIA

A cefaleia é mais comum no início da gestação e pode estar associada a condições patológicas, como sinusite, erros de refração, enxaquecas e doenças hipertensivas (no segundo e no terceiro trimestres). No entanto, a maioria dos casos não tem causa e melhora a partir da metade da gestação.[89]

### LEUCORREIA

Comumente, as gestantes desenvolvem aumento do fluxo vaginal não patológico. O aumento da secreção de muco pelas glândulas endocervicais em resposta ao hiperestrogenismo e o aumento da vascularização levando a um aumento na transudação pela mucosa são, sem dúvida, fatores contribuintes para o fluxo vaginal aumentado. É importante o exame ginecológico para afastar infecções como tricomoníase, vaginose bacteriana e candidíase (ver Capítulo 59, "Infecções sexualmente transmissíveis", da Seção 6, "Intercorrências clínico-cirúrgicas").

### CANDIDÍASE VAGINAL

É possível encontrar *Candida albicans* em culturas de conteúdo vaginal, em cerca de 25% das gestantes próximo ao termo. Entre as gestantes do pré-natal da Clínica Obstétrica do HC-FMUSP, a incidência em culturas vaginais foi de aproximadamente 20%.[18,100] A gravidez propicia a proliferação desse patógeno em decorrência da umidade aumentada no meio vaginal, associada à redução do pH vaginal e à alteração da imunidade celular. A progesterona facilita a aderência do fungo às paredes vaginais e propicia seu crescimento. Outros fatores de risco para candidíase são: obesidade, uso de roupas justas de material sintético (por exemplo, *lycra*), diabetes, imunodepressão e outras infecções vaginais. A colonização assintomática não requer tratamento. Quando apresenta sintomas de corrimento acentuado, branco em flocos ou grumoso, pruriginoso, com irritação vulvar, o tratamento medicamentoso é preconizado. Para confirmação etiológica, pode-se realizar exame bacterioscópico direto pela coloração do Gram e cultura vaginal para fungos, que é mais específica. Os cremes vaginais à base de nistatina, miconazol e clotrimazol são eficazes no tratamento da candidíase na gestação, devendo o uso ser estendido em comparação a não gestantes. A recorrência da infecção é possível, sendo necessário repetir o tratamento. O miconazol e o clotrimazol pertencem à categoria C de riscos durante a gestação, podendo ser usados por via oral quando há nítido benefício. A *Candida albicans* é o agente mais comum da candidíase vaginal, chegando a até 90% dos casos, sendo menos frequentes a *Candida glabrata* e outras.[20,31]

## OUTROS ASPECTOS

### EXERCÍCIO FÍSICO

Em geral, não é necessário que a gestante limite o exercício físico, desde que não corra o risco de acidentes ou de fadiga. É recomendada avaliação médica antes do início das atividades. Na ausência de contraindicações, a gestante deve ser orientada a manter atividades regulares com intensidade moderada por 30 minutos ou mais diariamente. As atividades de risco para queda e acidentes no abdome devem ser evitadas. A gestação não é o momento para iniciar novos exercícios aeróbios ou intensificar o treinamento (Tabela 7).[73]

### TRABALHO

As gestantes de baixo risco que trabalham em atividades sem risco potencial podem continuar com suas atividades até o momento do parto. No entanto, as atividades que demandam esforço físico devem ser reduzidas, especialmente nas gestações de alto risco.

As atividades que demandam maior esforço físico e maior permanência em pé, como aquelas exercidas por caixas, dentistas, médicas, empregadas domésticas, entre outras, estão associadas a maior taxa de partos prematuros. Os aspectos legais relacionados à gestação e ao trabalho são discutidos no Capítulo 72, "Direitos da mulher no ciclo gravídico-puerperal", da Seção 8, "Aspectos éticos e jurídicos da obstetrícia".

### ATIVIDADE SEXUAL

Teoricamente, a atividade sexual pode estimular o parto por estimulação física do segmento inferior do útero, liberação endógena de ocitocina como resultado do orgasmo, ação da prostaglandina do sêmen e exposição aumentada a agentes infecciosos. Na ausência de complicações gestacionais (sangramento, placenta prévia, rotura prematura de membranas ovulares, entre outras), a atividade sexual na gestação não é contraindicada.[89]

| TABELA 7. Orientações sobre exercícios durante a gestação e o período pós-parto |
|---|
| As grávidas podem continuar a se exercitar com atividades leves a moderadas. O exercício regular, pelo menos 3 vezes por semana, é preferido à atividade intermitente |
| As mulheres devem evitar realizar exercícios na posição supina. Esta posição está associada ao débito cardíaco diminuído na maioria das grávidas. Ficar em pé durante períodos prolongados e sem se movimentar também é desaconselhado |
| As grávidas devem estar atentas à diminuição do oxigênio disponível durante um exercício aeróbio. Devem ser orientadas a modificar a intensidade dos exercícios de acordo com os sintomas. As gestantes devem parar as atividades quando se sentirem fatigadas e não devem se exercitar até a exaustão. Os exercícios com peso podem, sob determinadas circunstâncias, ser continuados em intensidades similares àquelas anteriores à gestação. Os exercícios sem peso, como o ciclismo e a natação, minimizam o risco de lesões e facilitam a continuação das atividades |
| As alterações posturais da gestação devem servir como contraindicações relativas para os tipos de exercício nos quais a perda de equilíbrio pode ser prejudicial ao bem-estar materno e fetal, especialmente no terceiro trimestre. Qualquer tipo de exercício envolvendo risco potencial para trauma abdominal (mesmo leve) deve ser evitado |
| A gestação requer um adicional de 300 kcal/dia para manter a homeostase metabólica. Assim, as mulheres que se exercitam durante a gestação devem ser particularmente cuidadosas a fim de garantir uma dieta adequada |
| As mulheres grávidas que se exercitam no primeiro trimestre devem aumentar a dissipação de calor, garantindo hidratação adequada, uso de roupas leves e a realização do exercício em condições ambientais ótimas |
| Muitas alterações fisiológicas e morfológicas da gestação persistem por 4 a 6 semanas após o parto. Assim, as rotinas de exercício pré-parto devem ser retomadas gradualmente e baseadas na capacidade física |

Tabela adaptada de *American College of Obstetricians and Gynecologists*.[73]

## DIREÇÃO DE VEÍCULO E CINTO DE SEGURANÇA

As gestantes devem continuar a utilizar cintos de segurança de três pontos. A parte inferior do cinto deve ser colocada abaixo do útero e a superior, entre as mamas e lateralmente ao útero. A Associação Brasileira de Medicina do Tráfego não recomenda que as gestantes dirijam nas seguintes circunstâncias: a partir de 36 semanas de gestação, em condições de calor demasiado, quando os pés estão muito edemaciados, na presença de náuseas, vômitos, ameaça de abortamento, hipertensão e hemorragias.[94]

## VIAGEM DE AVIÃO

Os aviões comerciais são seguros para mulheres com gestação não complicada. Os batimentos cardíacos fetais não são afetados durante o voo, desde que a mãe e o feto estejam sadios.[22,33] A quantidade de radiação cósmica recebida durante o voo é inferior à faixa de risco (2 mrem). A *International Commission on Radiological Protection* recomenda a exposição anual máxima à radiação de 100 mrem.[9,56] Pilotos e comissários de bordo podem exceder esse limite.

A adaptação materna à alta altitude inclui hemoconcentração, aumento da frequência cardíaca e da pressão arterial e diminuição da capacidade aeróbica pela redução da pressão parcial de oxigênio.[33] Por essas razões e pela impossibilidade de dar assistência adequada diante de uma urgência, algumas precauções são recomendadas:

- As gestantes com complicações clínicas ou obstétricas devem evitar voos.
- Durante o voo, a gestante deve se manter hidratada, mover os membros regularmente e manter os cintos afivelados abaixo do abdome para se proteger de turbulências inesperadas.
- Recomenda-se o uso de meias elásticas.
- A suplementação com oxigênio deve ser administrada para gestantes que não tolerem a cabine, mesmo pressurizada.

As cabines de passageiros estão pressurizadas para corresponderem a altitudes de 5.000 a 8.000 pés (de 1.524 a 2.438 m). A pressão de oxigênio nessas altitudes varia de 132 a 118 mmHg, respectivamente.[13] As gestantes podem ser expostas a essas altitudes em outras situações, como em montanhas e voos de balão.

## USO DE COSMÉTICOS NA GESTAÇÃO

A gravidez e o puerpério representam períodos de mudanças para a pele e suas estruturas anexas, como cabelos, unhas e mucosa. Essas alterações incluem as fisiológicas, assim como a modificação de dermatoses preexistentes e o surgimento de dermatoses específicas da gestação (ver Capítulo 58, "Doenças dermatológicas", da Seção 6, "Intercorrências clínico-cirúrgicas").[8] Todas essas situações podem trazer potenciais prejuízos estéticos para a gestante, com repercussões emocionais e somáticas.

Consequentemente, emerge um compromisso do obstetra com a paciente de ter o conhecimento dos cosméticos que são disponibilizados para as gestantes, com olhar atento ao benefício real e à eficácia do produto, além da segurança oferecida para o feto. É relevante sempre considerar que a exposição aos agentes teratogênicos geralmente é mais lesiva durante o primeiro trimestre da gestação, além do que durante a gravidez há aumento do fluxo sanguíneo em diferentes regiões da pele (principalmente mãos e pés), levando ao aumento da absorção de substâncias tópicas aplicadas.

O uso de hidratantes pode ser liberado quando os produtos não contiverem cafeína, ureia ou cânfora. O uso de protetores solares deve ser recomendado por conta da maior chance de hiperpigmentação durante a gestação, sendo que devem ser evitados aqueles que apresentarem em sua formulação 4-metilbenzilideno cânfora (4-MBC), 3-benzilideno cânfora (3-BC) ou octocrileno (OC).[58]

Os xampus e condicionadores capilares são seguros para o uso durante toda a gravidez, com a ressalva da possibilidade de dermatite de contato. Na literatura, as suposições de associação entre tinturas de cabelo, o surgimento de tumores fetais e o aumento da taxa de abortamento espontâneo (especialmente nas profissionais, como cabeleireiras) não se confirmaram.[30] Não há estudos randomizados em gestantes, mas é aconselhável a liberação desses produtos após o segundo trimestre, evitando sempre aqueles que contenham amônia, chumbo ou outros metais pesados em sua composição e dando preferência às tinturas temporárias (tonalizantes) longe da raiz capilar. Não há dados sobre a segurança dos produtos integrantes nas técnicas de alisamento e permanente capilar durante a gestação e o puerpério – a realização desses procedimentos deve ser evitada. O uso de formol é considerado infração sanitária (adulteração ou falsificação) pela Agência Nacional de Vigilância Sanitária (Anvisa) e pela legislação brasileira, sendo proscrito inclusive fora do período gestacional.

Como não há estudos sobre o efeito da água oxigenada na gestação, o uso dessa substância para o clareamento de pelos deve ser evitado nesse período, principalmente nos primeiros 3 meses. Os cremes depilatórios contêm tioglicolato de cálcio e sulfato de bário, que não têm segurança comprovada, e por isso também devem ser evitados na gravidez.[64] A aplicação de *laser* para depilação também não tem suporte científico durante a gestação e, além disso, existe risco potencial maior de hipercromia pós-inflamatória e edema; dessa forma, não é recomendado.

A maioria dos produtos de maquiagem pode ser usada pelas gestantes, porém, existem algumas ressalvas. As mulheres predispostas à acne devem evitar o uso de cosméticos com base oleosa. Os produtos de beleza que contenham substâncias proibidas na gestação, como os retinoides, mercúrio e chumbo, também não devem ser utilizados.[3]

A cada dia, esses e outros produtos são expostos na prática clínica para o uso em gestantes. As orientações puramente proibitivas já não são mais aceitas, e atualizações frequentes sobre o uso de cosméticos devem ser feitas pelos obstetras para o benefício assistencial da gestante, não somente sob o prisma físico, mas também emocional e social.

## ALEITAMENTO

Entre os princípios da assistência pré-natal, estão o incentivo e a orientação ao aleitamento materno. Durante as consultas, o obstetra deve identificar os conceitos maternos sobre a amamentação e se a mulher já se decidiu sobre o assunto. Nas pacientes com filhos anteriores, deve avaliar o aleitamento dos seus filhos e os motivos da interrupção. Como visto, o exame das mamas é obrigatório no pré-natal.

O pré-natal é o momento de informar às gestantes sobre eventuais dificuldades, maneiras de superá-las e preparação das mamas e suas variações anatômicas. Deve-se tentar remover as ideias contrárias à amamentação, por meio da conscientização dos familiares sobre a necessidade de aderir ao aleitamento materno, mostrando seu impacto na saúde materno-infantil. Os aspectos relacionados ao aleitamento são discutidos em detalhes no Capítulo 27, "Amamentação", da Seção 4, "Parto e puerpério".

### PONTOS-CHAVE

- A assistência pré-natal tem por objetivo assegurar o nascimento de uma criança saudável e a redução dos riscos maternos.
- O pré-natal deve ser oferecido a todas as gestantes.
- É recomendado que o número de consultas pré-natais seja de no mínimo seis.
- O pré-natal é dividido em primeira consulta e consultas de acompanhamento. Na primeira consulta, deve-se definir a condição de saúde da mãe e do feto, estimar a idade gestacional do feto e iniciar o planejamento do acompanhamento pré-natal.
- O exame físico deve ser geral, com avaliação de todos os aparelhos e sistemas e exame obstétrico-ginecológico.
- São exames de rotina pré-natal: hemograma, ferritina, tipo sanguíneo ABO e do fator RhD, pesquisa de anticorpos irregulares, hormônio estimulante da tireoide, glicemia em jejum, sorologia para toxoplasmose, rubéola, vírus da imunodeficiência humana, sífilis, hepatites B e C, urina tipo I, urocultura, protoparasitológico de fezes e colpocitologia oncótica, teste de tolerância à glicose oral, cultura para estreptococos do grupo B.
- Para as gestações de baixo risco, são preconizados quatro exames de ultrassonografia na gestação.

- O adequado estado nutricional materno é considerado fator importante na redução da morbidade e da mortalidade materno-infantil.
- O ganho ponderal médio ideal na gestação é de 12,5 kg, sendo o ganho médio de 400 g/semana no segundo e terceiro trimestres da gestação.
- Recomenda-se a suplementação de 30 mg/dia de ferro elementar (a partir do segundo trimestre) e 5 mg/dia de folato, para prevenir anemias (desde o primeiro trimestre).
- A vacinação de tétano e coqueluche é rotineiramente recomendada na gestação a fim de diminuir as taxas de mortalidade neonatal e infantil.

## REFERÊNCIAS BIBLIOGRÁFICAS

### Artigos de revisão


1. Bofill JA, Sharp GH. Obstetric sonography: who to scan, when to scan, and by whom. Obstet Gynecol Clin North Am 1998; 25(3): 465-78.
2. Camargo M. A sífilis avança. Progride o diagnóstico? Rev Assoc Med Bras 1988; 34: 19-23.
3. Choi CM, Berson DS. Cosmeceuticals. Semin Cutan Med Surg 2006; 25: 163-8.
4. Fitzpatrick DL, Russell MA. Diagnosis and management of thyroid disease in pregnancy. Obstet Gynecol Clin North Am 2010; 37(2): 173-93.
5. Genç M, Ledger WJ. Syphilis in pregnancy. Sex Transm 2008; 76: 73-9.
6. Harada M. Congenital minamata disease: intrauterine methylmercury poisoning. Teratology 1978; 18(2): 285-8.
7. Khan-Neelofur D, Gulmezoglu M, Villar J. WHO Antenatal Care Trial Research Group. Who should provide routine antenatal care for low-risk women, and how often? A systematic review of randomized controlled trials. Paediatr Perinat Epidemiol 1998; 12(2): 7-26.
8. Martin AG, Leal-Khouri S. Physiologic skin changes associated with pregnancy. Int J Dermatol 1992; 31: 375-8.
9. Sinclair WK. Trends in radiation protection: a view from the National Council on Radiation Protection and Measurements. Health Phys 1988; 55(2): 149-57.
10. Wagner RK, Calhoun BC. The routine obstetric ultrasound examination. Obstet Gynecol Clin North Am 1998; 25(3): 451-63.
11. Walmsley S. Opt in or opt out: what is optimal for prenatal screening for HIV infection? CMAJ 2003; 168(6): 707-8.
12. Wolff T, Shelton E, Sessions C, Miller T. Screening for syphilis infection in pregnant women: evidence for the U.S. Preventive Services Task Force reaffirmation recommendation statement. AUSO Ann Intern Med 2009; 150(10): 710-6.


### Artigos originais


13. Artal R, Fortunato V, Welton A et al. A comparison of cardiopulmonary adaptations to exercise in pregnancy at sea level and altitude. Am J Obstet Gynecol 1995; 172(4 Pt 1): 1170-8; 1178-80.
14. Atalah ES, Castillo CL, Castro RS, Aldea AP. Propuesta de un nuevo estándar de evaluación nutritional de enbarazadas. Rev Med Chile 1997; 125(12): 1429-36.
15. Auerbach M, Abernathy J, Juul S, Short V, Derman R. Prevalence of iron deficiency in first trimester, nonanemic pregnant women. J Matern Fetal Neonatal Med 2021; 34(6): 1002-5.
16. Barsanti C, Valderato F, Diniz EMA, Succi RCM. Diagnóstico de sífilis congênita: comparação entre testes sorológicos na mãe e no recém-nascido. Rev Soc Bras Med Trop 1999; 32(6): 605-11.
17. Bianco AT, Smilen SW, Davis Y, Lopez S, Lapinski R, Lockwood CJ. Pregnancy outcome and weight gain recommendations for the morbidly obese woman. Obstet Gynecol 1998; 91(1): 97-102.
18. Carvalho MHB, Bittar RE, Maganha PPAS, Fonseca EVS, Zugaib M. Incidência de colonização vaginal por Streptococcus agalactiae na população geral de gestantes. Rev Ginecol Obstet 2001; 12(3): 108-11.
19. Cogswell ME, Serdula MK, Hungerford DW, Yip R. Gestational weight gain among average-weight and overweight women: what is excessive? Am J Obstet Gynecol 1995; 172(2 Pt 1): 705-12.
20. Cotch MF, Hillier SL, Gibbs RS, Eschenbach DA. Vaginal Infections and Prematurity Study Group. Epidemiology and outcomes associated with moderate to heavy Candida colonization during pregnancy. Am J Obstet Gynecol 1998; 178(2): 374-80.
21. Crane JP, LeFevre ML, Winborn RC et al. Routine Antenatal Diagnostic Imaging with Ultrasound Study Group. A randomized trial of prenatal ultrasonographic screening: impact on the detection, management, and outcome of anomalous fetuses. Am J Obstet Gynecol 1994; 171(2): 392-9.
22. Demicheli V, Barale A, Rivetti A. Vaccines for women for preventing neonatal tetanus. Cochrane Database Syst Rev 2015; (7): CD002959.
23. Daniell WE, Vaughan TL, Millies BA. Pregnancy outcomes among female flight attendants. Aviat Space Environ Med 1990; 61(9): 840-4.
24. Dietz PM, Callaghan WM, Cogswell ME, Morrow B, Ferre C, Schieve LA. Combined effects of prepregnancy body mass index and weight gain during pregnancy on the risk of preterm delivery. Epidemiology 2006; 17(2): 170-7.
25. Edwards LE, Hellerstedt WL, Alton IR, Story M, Himes JH. Pregnancy complications and birth outcomes in obese and normal-weight women: effects of gestational weight change. Obstet Gynecol 1996; 87(3): 389-94.
26. Ewigman B, LeFevre M, Hesser J. A randomized trial of routine prenatal ultrasound. Obstet Gynecol 1990; 76(2): 189-94.
27. Fawzi WW, Msamanga GI, Spiegelman D et al. A randomized trial of multivitamin supplements and HIV disease progression and mortality. N Engl J Med 2004; 351(1): 23-32.
28. Foster DC, Guzick DS, Pulliam RP. The impact of prenatal care on fetal and neonatal death rates for uninsured patients: a "natural experiment" in West Virginia. Obstet Gynecol 1992; 79(1): 40-5.
29. Friis H, Gomo E, Nyazema N et al. Effect of multimicronutrient supplementation on gestational length and birth size: a randomized, placebo-controlled, double-blind effectiveness trial in Zimbabwe. Am J Clin Nutr 2004; 80(1): 178-84.
30. Gallicchio L, Miller S, Greene T, Zacur H, Flaws JA. Cosmetologists and reproductive outcomes. Obstet Gynecol 2009; 113: 1018-26.
31. Glover DD, Larsen B. Longitudinal investigation of candida vaginitis in pregnancy: role of superimposed antibiotic use. Obstet Gynecol 1998; 91(1): 115-8.
32. Honein MA, Paulozzi LJ, Mathews TJ, Erickson JD, Wong LY. Impact of folic acid fortification of the US food supply on the occurrence of neural tube defects. Jama 2001; 285(23): 2981-6.
33. Huch R, Baumann H, Fallenstein F, Schneider KT, Holdener F, Huch A. Physiologic changes in pregnant women and their fetuses during jet air travel. Am J Obstet Gynecol 1986; 154(5): 996-1000.
34. Klerman LV, Ramey SL, Goldenberg RL, Marbury S, Hou J, Cliver SP. A randomized trial of augmented prenatal care for multiple-risk, Medicaid-eligible African American women. Am J Public Health 2001; 91(1): 105-11.
35. Lacroix R, Eason E, Melzack R. Nausea and vomiting during pregnancy: a prospective study of its frequency, intensity, and patterns of change. Am J Obstet Gynecol 2000; 182(4): 931-7.
36. Lechtig A, Delgado H, Lasky RE et al. Maternal nutrition and fetal growth in developing societies: socioeconomic factors. Am J Dis Child 1975; 129(4): 434-7.

37. Lechtig A, Habicht JP, Delgado H, Klein RE, Yarbrough C, Martorell R. Effect of food supplementation during pregnancy on birthweight. Pediatrics 1975; 56(4): 508-20.
38. LeFevre ML, Bain RP, Ewigman BG, Frigoletto FD, Crane JP, McNellis D. Routine Antenatal Diagnostic Imaging with Ultrasound Study Group. A randomized trial of prenatal ultrasonographic screening: impact on maternal management and outcome. Am J Obstet Gynecol 1993; 169(3): 483-9.
39. Lijoi D, Capua ED, Ferrero S et al. The efficacy of 2002 CDC guidelines in preventing perinatal group B Streptococcal vertical transmission: a prospective study. Arch Gynecol Obstet 2007; 275(5): 373-9.
40. Mardones F, Rosso P. A weight gain chart for pregnant women designed in Chile. Matern Child Nutr 2005; 1(2): 77-90.
41. Martin JA, Hamilton BE, Sutton PD. Births: Final Data for 2006. Natl Vital Stat Rep 2009; 54: 7.
42. Martin JA, Hamilton BE, Ventura SJ. Births: Final Data for 2000. Natl Vital Stat Rep 2002; 50: 1.
43. Martin JA, Kochanek KD, Strobino DM, Guyer B, MacDorman MF. Annual summary of vital statistics, 2003. Pediatrics 2005; 115(3): 619-34.
44. Martinelli S, Zugaib M. Predição da restrição do crescimento fetal pela medida da altura uterina. Rev Bras Ginecol Obstet 2004; 26(5): 383-9.
45. Martinelli S, Zugaib M. Proposta de nova curva de altura uterina para gestações entre 20 e 42 semanas. Rev Bras Ginecol Obstet 2001; 23(4): 234-41.
46. Mathews F, Yudkin P, Neil A. Influence of maternal nutrition on outcome of pregnancy: prospective cohort study. BMJ 1999; 319(7206): 339-43.
47. Miao D, Young SL, Golden CD. A meta-analysis of pica and micronutrient status. Am J Hum Biol 2015; 27(1): 84-93.
48. Myers GJ, Davidson PW, Cox C et al. Prenatal methylmercury exposure from ocean fish consumption in the Seychelles Child Development Study. Lancet 2003; 361(9370): 1686-92.
49. Noren L, Ostgaard S, Johansson G, Ostgaard HC. Lumbar back and posterior pelvic pain during pregnancy: a 3-year follow-up. Eur Spine J 2002; 11(3): 267-71.
50. Noren L, Ostgaard S, Nielsen TF, Ostgaard HC. Reduction of sick leave for lumbar back and posterior pelvic pain in pregnancy. Spine 1997; 22(18): 2157-60.
51. Osrin D, Vaidya A, Shrestha Y et al. Effects of antenatal multiple micronutrient supplementation on birthweight and gestational duration in Nepal: double-blind, randomised controlled trial. Lancet 2005; 365(9463): 955-62.
52. Radhika MS, Bhaskaram P, Balakrishna N, Ramalakshmi BA, Devi S, Kumar BS. Effects of vitamin A deficiency during pregnancy on maternal and child health. BJOG 2002; 109(6):689-93.
53. Ramakrishnan U, Neufeld LM, Gonzalez-Cossio T et al. Multiple micronutrient supplements during pregnancy do not reduce anemia or improve iron status compared to iron-only supplements in Semirural Mexico. J Nutr 2004; 134(4): 898-903.
54. Rooney BL, Schauberger CW. Excess pregnancy weight gain and long-term obesity: one decade later. Obstet Gynecol 2002; 100(2): 245-52.
55. Rosso P. A new chart to monitor weight gain during pregnancy. Am J Clin Nutr 1985; 41(3): 644-52.
56. Saenger EL. The National Council on Radiation Protection and Measurements: problems and prospects. Am J Roentgenol 2000; 175(6): 1509-11.
57. Schieve LA, Cogswell ME, Scanlon KS et al. NMIHS Collaborative Study Group. Prepregnancy body mass index and pregnancy weight gain: associations with preterm delivery. Obstet Gynecol 2000; 96(2): 194-200.
58. Schlumpf M, Cotton B, Conscience M, Haller V, Steinmann B, Lichtensteiger W. In vitro and in vivo estrogenicity of UV screens. Environ Health Perspect 2001; 109(3): 239-44.
59. Schrag SJ, Zywicki S, Farley MM et al. Group B streptococcal disease in the era of intrapartum antibiotic prophylaxis. N Engl J Med 2000; 342(1): 15-20.
60. Snijders RJ, Holzgreve W, Cuckle H, Nicolaides KH. Maternal age-specific risks for trisomies at 9-14 weeks' gestation. Prenat Diagn 1994; 14(7): 543-52.
61. Snijders RJ, Noble P, Sebire N, Souka A, Nicolaides KH. Fetal Medicine Foundation First Trimester Screening Group. UK multicentre project on assessment of risk of trisomy 21 by maternal age and fetal nuchal-translucency thickness at 10-14 weeks of gestation. Lancet 1998; 352(9125): 343-6.
62. Stotland NE, Cheng YW, Hopkins LM, Caughey AB. Gestational weight gain and adverse neonatal outcome among term infants. Obstet Gynecol 2006; 108(3 Pt 1): 635-43.
63. Stotland NE, Hopkins LM, Caughey AB. Gestational weight gain, macrosomia, and risk of cesarean birth in nondiabetic nulliparas. Obstet Gynecol 2004; 104(4): 671-7.
64. Tyl RW, Price CJ, Marr MC et al. Developmental toxicity evaluation of sodium thioglycolate administered topically to Sprague-Dawley (CD) rats and New Zealand White rabbits. Birth Defects Res B Dev Reprod Toxicol 2003; 68: 144-61.
65. Villar J, Farnot U, Barros F et al. The Latin American Network for Perinatal and Reproductive Research. A randomized trial of psychosocial support during high-risk pregnancies. N Engl J Med 1992; 327(18): 1266-71.
66. Waldenstrom U, Axelsson O, Nilsson S et al. Effects of routine one-stage ultrasound screening in pregnancy: a randomised controlled trial. Lancet 1988; 2(8611): 585-8.
67. Wang SM, Dezinno P, Maranets I et al. Low back pain during pregnancy: prevalence, risk factors, and outcomes. Obstet Gynecol 2004; 104(1): 65-70.
68. Winkvist A, Habicht JP, Rasmussen KM. Linking maternal and infant benefits of a nutritional supplement during pregnancy and lactation. Am J Clin Nutr 1998; 68(3): 656-61.

## Comunicação pessoal

69. Leketsos C. Should pregnant women avoid eating fish? Lessons from the Seychelles. Lancet 2003; 261: 1667.

## Diretrizes

70. American Academy of Pediatrics/American College of Obstetricians and Gynecologists. Guidelines for perinatal care. 6.ed. Illinois/Washington: AAP/ACOG; 2007.
71. American Diabetes Association. Standards of medical care in diabetes, 2011. Diabetes Care 2011; 34: S11-61.
72. American Medical Association. Diagnostic and treatment guidelines on domestic violence. Arch Fam Med 1992; 1(1): 39-47.
73. American College of Obstetricians and Gynecologists. Exercise during pregnancy and the postpartum period. ACOG Technical Bulletin 1994; 189.
74. American College of Obstetricians and Gynecologists. Nutrition during pregnancy. ACOG Technical Bulletin. Int J Gynaecol Obstet 1993; 43(1): 67-74.
75. American College of Obstetricians and Gynecologists. Psychosocial risk factors: perinatal screening and intervention. ACOG Committee Opinion. Obstet Gynecol 2006; 108(2): 469-77.
76. American College of Obstetricians and Gynecologists. Psychosocial risk factors: perinatal screening and intervention. ACOG Educational Bulletin. Int J Gynaecol Obstet 2000; 69(2): 195-200.
77. American College of Obstetricians and Gynecologists. The importance of preconception care in the continuum of women's health care. ACOG Committee Opinion. Obstet Gynecol 2005; 106(3): 665-6.
78. International Association of Diabetes/Pregnancy Study Groups. Recommendations on the diagnosis and classification of hyperglycemia in pregnancy. Diabetes Care March 2010; 33: 676-82.
79. Ministério da Saúde. Secretaria de Atenção à Saúde. Manual técnico: pré-natal e puerpério: atenção qualificada. Brasília, 2006. p. 40-68.

80. Ministério da Saúde. Secretaria de Vigilância em Saúde. Departamento de Vigilância Epidemiológica. Coordenação Geral do Programa Nacional de Imunizações. Informe técnico para implantação da vacina adsorvida difteria, tétano e coqueluche (pertussis acelular) tipo adulto – dTpa. Brasília: Ministério da Saúde; 2014.
81. Morantz CA. CDC updates guidelines for prevention of perinatal group B streptococcal disease. Am Fam Physician 2003; 67(5): 1121, 1125-6, 1129-30.
82. Parker JD, Abrams B. Prenatal weight gain advice: an examination of the recent prenatal weight gain recommendations of the Institute of Medicine. Obstet Gynecol 1992; 79(5 Pt 1): 664-9.
83. Schrag S, Gorwitz R, Fultz-Butts K, Schuchat A. Prevention of perinatal group B streptococcal disease: revised guidelines from CDC. MMWR Recomm Rep 2002; 51(RR-11): 1-22.

## Editoriais/cartas ao editor

84. Birkhead GS, Tesoriero J, Warren B, Wade N. Re: "Named reporting and mandatory partner notification in New York State: the effect on consent for perinatal HIV testing". J Urban Health 2003; 80(1): 167-8.
85. Clementi M, Stoll C. The Euroscan study. Ultrasound Obstet Gynecol 2001; 18(4): 297-300.
86. Levi S. Mass screening for fetal malformations: the Eurofetus study. Ultrasound Obstet Gynecol 2003; 22(6): 555-8.

## Livros

87. Alves EA. Queixas gerais e específicas comuns na gravidez. In: Zugaib M, Ruocco R, editores. Pré-natal. 3.ed. São Paulo: Atheneu; 2005. p. 315-21.
88. Andrade J. Hepatites virais. In: Zugaib M, Bittar RE, editores. Protocolos assistenciais: Clínica Obstétrica da FMUSP. 6.ed. São Paulo: Atheneu; 2022.
89. Cunningham G, Leveno K, Bloom SL, Hauth JC, Rouse DJ, Spong CY. Preconceptional counseling. In: Williams' obstetrics. 24.ed. New York: McGraw-Hill; 2014. p. 156-66.
90. Cunningham G, Leveno K, Bloom SL, Hauth JC, Rouse DJ, Spong CY. Prenatal care. In: Williams' obstetrics. 24.ed. New York: McGraw-Hill; 2014. p. 167-93.
91. Kondo AM. A consulta pré-natal. In: Zugaib M, Ruocco R, editores. Pré-natal. 3.ed. São Paulo: Atheneu; 2005. p. 295-8.
92. Machado TRS. A efetividade da assistência pré-natal e os benefícios materno-fetais. In: Zugaib M, Ruocco R, editores. Pré-natal. 3.ed. São Paulo: Atheneu; 2005. p. 1-4.
93. Neme B, Zugaib M. Assistência pré-natal. In: Neme B, editor. Obstetrícia básica. 3.ed. São Paulo: Sarvier; 2005. p. 104-19.
94. Pereira PP. Aspectos legais a serem considerados para a gestante. In: Zugaib M, Ruocco R, editores. Pré-natal. 3.ed. São Paulo: Atheneu; 2005. p. 21-4.
95. Ruocco R. Infecção pelo HIV. In: Bittar RE, Zugaib M, editores. Protocolos assistenciais: Clínica Obstétrica da FMUSP. 6.ed. São Paulo: Atheneu; 2022.
96. Ruocco RM. Nutrição e ganho ponderal. In: Zugaib M, Ruocco R, editores. Pré-natal. 3.ed. São Paulo: Atheneu; 2005. p. 268-85.
97. Ruocco R. Os exames pré-natais de rotina. In: Zugaib M, Ruocco R, editores. Pré-natal. 3.ed. São Paulo: Atheneu; 2005. p. 299-314.

## Revisões sistemáticas/metanálises

98. Haider BA, Bhutta ZA. Multiple-micronutrient supplementation for women during pregnancy. Cochrane Database Syst Rev 2012; 11: CD004905.
99. Kramer MS. Balanced protein/energy supplementation in pregnancy. Cochrane Database Syst Rev 2000; 2: CD000032.

## Tese

100. Longo e Pereira L. Infecções cervicovaginais na gestação: prevalência dos agentes etiológicos, fatores de risco e associação com bacteriúria assintomática. Dissertação (Mestrado). São Paulo: FMUSP; 1997.

# Capítulo 12

# Exposição a agentes químicos, físicos e biológicos



## TERATOGÊNESE

A teratologia é o ramo da ciência que estuda todos os aspectos do desenvolvimento pré-natal anormal, incluindo o estudo das causas e a patogênese dos defeitos congênitos.[102] Um conceito fundamental em teratologia é que certos estágios do desenvolvimento embrionário são mais vulneráveis que outros. Estima-se que cerca de 7 a 10% dos defeitos sejam resultantes de ações disruptivas de drogas, vírus ou fatores ambientais,[104,105] as quais podem ser prevenidas.

Anomalia congênita é qualquer anormalidade estrutural presente no nascimento, a qual pode ser macroscópica, microscópica, na superfície externa ou interna do corpo.[93] Existem quatro tipos clinicamente significativos de anomalias: malformação, disrupção, deformação e displasia.

Malformação é o defeito morfológico que resulta de processo de desenvolvimento intrínseco anormal, ou seja, o desenvolvimento potencial da estrutura era anormal na concepção ou em fases precoces da embriogênese. O desenvolvimento anormal de uma região em desenvolvimento pode resultar em malformações complexas ou múltiplas. Por exemplo, defeitos associados a uma anomalia cromossômica podem incluir anormalidades de vários órgãos – sistema nervoso central (SNC), face, esqueleto etc. O impacto desse processo de desenvolvimento intrínseco anormal é manifestado em múltiplas regiões de desenvolvimento.

Disrupção é o defeito no desenvolvimento que resulta de fatores extrínsecos (exposição a agentes teratogênicos) ou intrínsecos (estado de deficiência física, química ou biológica), produzindo quebra ou interferência do processo de desenvolvimento originalmente normal. A disrupção não é hereditária; entretanto, a composição genética materna ou fetal pode predispor ou influenciar o desenvolvimento da disrupção.

Deformação é a forma ou posição anormal de determinada parte do corpo, causada por forças mecânicas que atuam naquela parte do corpo durante o desenvolvimento. Exemplos de deformações são gestações complicadas por oligoâmnio, em que a compressão intrauterina pode levar a alterações no posicionamento dos pés (pé torto).

Displasia é o processo e a consequência da desistogênese, ou seja, da formação anormal do tecido. Todas as anormalidades relacionadas à histogênese são classificadas como displasias. A displasia não tem causa específica e frequentemente afeta vários órgãos por causa da natureza do distúrbio celular subjacente.

As causas de malformações congênitas podem ser divididas em três categorias, como indica a Tabela 1.[6]

TABELA 1. Causas das malformações congênitas e contribuição em relação ao percentual do total das malformações

| Causas das malformações congênitas | Total de malformações |
|---|---|
| Desconhecida<br>• Poligênica<br>• Multifatorial (interações genéticas e do meio)<br>• Erros espontâneos do desenvolvimento<br>• Interações sinergísticas de teratógenos | 65-75% |
| Genética<br>• Doenças genéticas autossômicas e ligadas ao sexo<br>• Anomalias cromossômicas<br>• Mutações novas | 15-25% |
| Ambientais | 10% |
| • Condições maternas: alcoolismo, diabetes, endocrinopatias, fenilcetonúria, tabagismo, desnutrição | 4% |
| • Agentes infecciosos: rubéola, toxoplasmose, sífilis, herpes simples, citomegalovírus, zika vírus, varicela-zóster, encefalite equina venezuelana, parvovírus B19 | 3% |
| • Problemas mecânicos (deformações): constrição de banda amniótica e constrição de cordão umbilical | 1-2% |
| • Agentes químicos, drogas, altas doses de radiação ionizante, hipertermia | < 1% |

## MECANISMOS

Certos agentes, denominados teratógenos, podem causar disrupções após sua exposição. Teratógeno é qualquer agente que provoque uma anomalia congênita ou aumente a incidência de anomalias numa população.[104] O embrião é mais sensível aos agentes teratogênicos durante o período de diferenciação rápida.

O mecanismo exato pelo qual drogas, agentes químicos ou outros fatores ambientais interferem no desenvolvimento embrionário e provocam anomalias é ainda obscuro. Muitos estudos mostram que certas influências hereditárias e ambientais podem afetar adversamente o desenvolvimento embrionário, alterando processos fundamentais no compartimento intracelular, na superfície da célula, na matriz extracelular e no ambiente embrionário e fetal.[105] Sugere-se que a resposta celular inicial pode ocorrer de várias formas (genética, molecular, bioquímica, biofísica), resultando em diferentes sequências de mudanças celulares (morte celular, falha da interação-indução celular, redução da biossíntese de substratos, impedimento dos movimentos morfogenéticos e disrupção mecânica). Eventualmente, esses tipos diferentes de lesões patológicas poderiam levar ao defeito final (óbito intrauterino, anomalias do desenvolvimento, restrição do crescimento fetal ou distúrbio funcional).[4]

Conforme demonstrado na Tabela 1, as etiologias conhecidas da teratogênese incluem fatores genéticos e ambientais que afetam o embrião durante o desenvolvimento (por exemplo, drogas, agentes químicos, radiação, hipertermia, infecções, metabolismo materno anormal ou fatores mecânicos). Esses fatores apresentam diferentes processos patológicos que resultam no desenvolvimento anormal.[98] As malformações congênitas de etiologia genética apresentam espectro de processos patológicos resultantes da deficiência ou anormalidade de determinado gene, deleção cromossômica ou excesso de cromossomos. As alterações provenientes desse processo são determinadas antes da concepção ou, pelo menos, antes da diferenciação, pois as alterações herdadas ou adquiridas estão presentes em todas ou quase todas as células do embrião. Embora fatores relacionados ao meio possam modificar o desenvolvimento do embrião geneticamente anormal, a anomalia genética é o fator que mais contribui para o processo patológico. Já os fatores relacionados ao meio e que podem causar malformações congênitas contribuem para cerca de 10% das malformações e são importantes porque a exposição a esses agentes pode ser prevenida.[98]

## AVALIAÇÃO DO POTENCIAL TERATOGÊNICO

A teratogênese de um agente (por exemplo, droga ou agente químico) deve ser avaliada em três importantes princípios: período crítico do desenvolvimento, dose ou magnitude da exposição e genótipo do embrião.

### Período crítico do desenvolvimento

O estágio de desenvolvimento do embrião determina a sua suscetibilidade ao teratógeno. O período mais crítico é quando a divisão celular, a diferenciação celular e a morfogênese estão nos seus picos. As alterações graves, que levam a malformações maiores, ocorrem mais frequentemente durante o período embrionário, até 8 semanas pós-concepção ou 10 semanas pós-menstrual, pois se trata do período de formação dos tecidos e órgãos. É importante lembrar que, durante as duas primeiras semanas do desenvolvimento embrionário, os teratógenos danificam todas ou quase todas as células, resultando em morte celular, ou danificam poucas células, o que permite que o embrião se recupere e se desenvolva sem defeitos ("fenômeno do tudo ou nada").[4,98] O período da organogênese (do 18º ao 60º dias de gestação) é aquele em que os teratógenos provocam maior dano.

O período fetal é caracterizado pela histogênese que envolve o crescimento, a diferenciação celular e a migração neuronal. Os agentes teratogênicos, nessa fase, podem reduzir a população celular por causarem morte celular e inibição da divisão ou da diferenciação celular.[4,98] A atuação dos agentes teratogênicos no período fetal é menor, mas dependendo do agente ou da exposição, também pode levar a defeitos funcionais (retardo mental) ou anomalias congênitas menores (hipoplasia de dígitos e defeito da orelha externa). Alguns microrganismos (por exemplo, *Toxoplasma gondii*) causam graves anomalias congênitas, principalmente do sistema nervoso central e dos olhos, quando ocorre a infecção fetal. Quando a infecção ocorre no período embrionário, frequentemente provoca óbito do embrião. O tipo de anomalia congênita depende de que órgão está mais suscetível no momento da ação do teratógeno (Figura 1). O conhecimento do período do desenvolvimento embrionário, conforme demonstrado na Figura 1, é importante quando se quer descobrir a causa do defeito congênito. Entretanto, não se pode considerar que todas as anomalias são resultantes de um único evento que ocorreu no período crítico. Da mesma forma não se pode determinar exatamente o dia em que a anomalia foi causada, tudo o que se pode dizer é que o agente teratogênico teria que ter afetado o desenvolvimento antes do final do período crítico para a formação do determinado órgão.

## Dose ou magnitude da exposição

Estudos em animais mostram que existe relação dose-resposta aos agentes teratogênicos, ou seja, quanto maior for a exposição durante a gestação, mais grave será o efeito fenotípico. Deve-se considerar que doses necessárias para provocar anomalias em animais são muito maiores do que em humanos. Por isso, os conhecimentos obtidos com estudos em animais não podem ser diretamente aplicados em humanos. A interpretação da dose-respos-

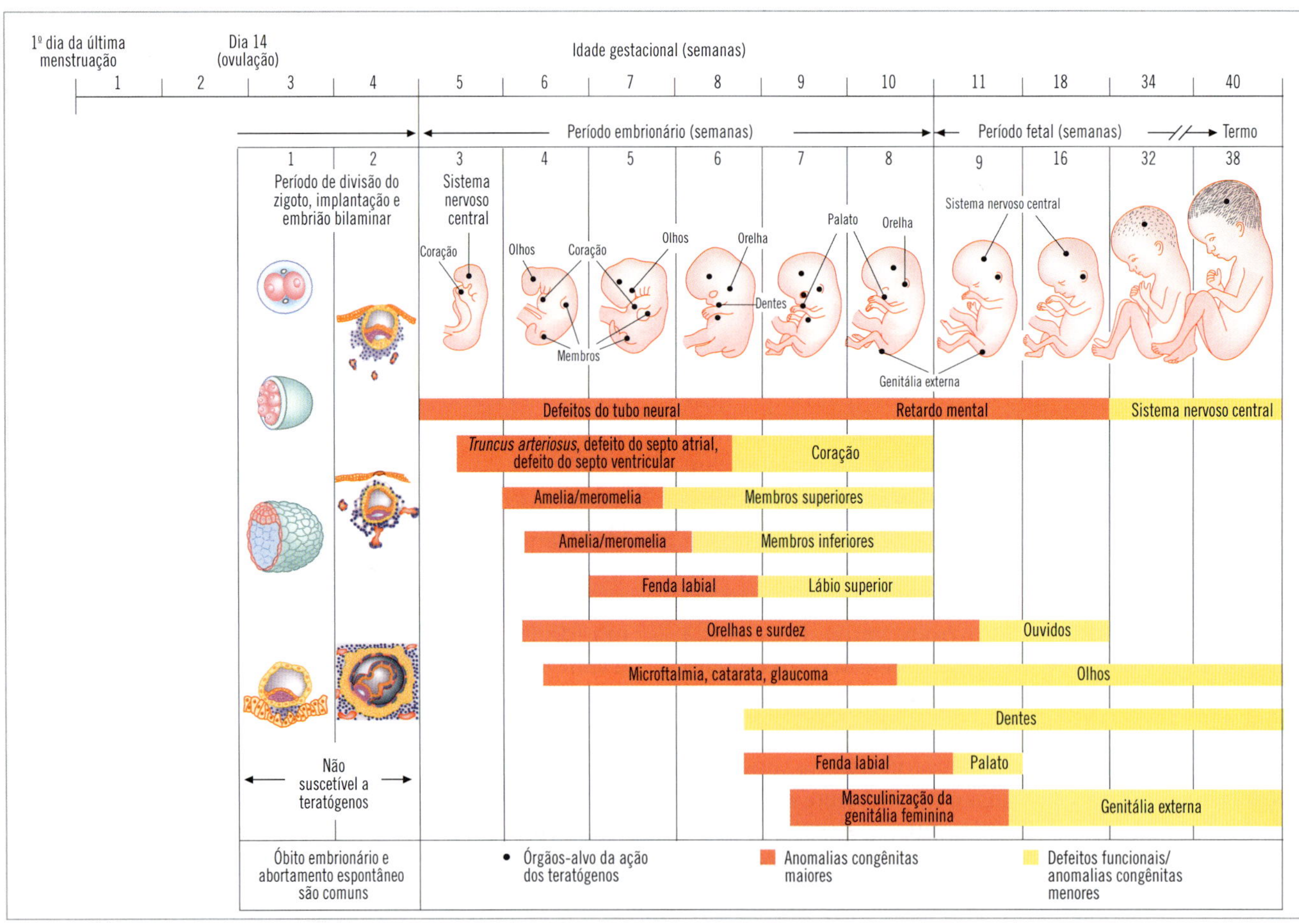


**FIGURA 1.** Ilustração esquemática das fases embrionária e fetal do desenvolvimento demonstrando os órgãos suscetíveis a teratógenos nos diferentes períodos. Em vermelho, verifica-se o período mais sensível aos agentes, no qual as malformações maiores ocorrem (ausência de membros, por exemplo). Em amarelo, o período menos sensível, em que os defeitos menores são induzidos (hipoplasia dos dígitos, por exemplo). (Figura adaptada de Moore et al.[101])

ta pode ser afetada e, portanto, alguns aspectos devem ser considerados, como:

- A concentração do metabólito ativo pode ser mais importante do que a dosagem do produto químico original.
- A exposição crônica em baixas doses pode contribuir para o risco teratogênico.
- A gestação pode alterar a distribuição e o metabolismo da droga.
- Pode ser difícil determinar se a condição (doença) materna contribui para a etiologia da malformação associada ao tratamento da condição (por exemplo, fatores etiológicos que levam à epilepsia associada à exposição de difenilidantoína podem contribuir para o mau desenvolvimento fetal).
- Meia-vida longa do agente teratogênico, que pode provocar alterações fetais, mesmo após alguns meses de interrupção do uso ou da exposição (por exemplo, substâncias lipossolúveis como os policlorados e etretinatos).[4,98]

A dose limiar é a dosagem abaixo da qual a incidência de morte, malformação, restrição de crescimento ou o déficit funcional não é maior do que aquela que ocorre nos controles. O limiar de exposição é geralmente uma a duas vezes abaixo da dose teratogênica capaz de provocar morte ou malformação do embrião.[4,98]

As alterações fisiológicas na gestação e a bioconversão dos componentes das drogas e agentes químicos podem influenciar nos seus efeitos teratogênicos, por afetarem a farmacocinética (absorção, distribuição corporal, forma ativa e excreção) desses componentes.[4,98]

O feto e a placenta também contribuem para a alteração da farmacocinética das drogas. A maioria das drogas atravessa a placenta, mas a transferência depende do tamanho molecular, da dose, da idade gestacional e do efeito farmacogenético modificador da disposição da droga.[33] Um aspecto muito importante que deve ser enfatizado em relação à passagem transplacentária é que o agente teratogênico pode afetar o embrião ou o feto, de forma direta ou indireta, por ser capaz de produzir efeitos no embrião ou nas membranas extraembrionárias expostas ao organismo materno, e não apenas por atravessar a barreira placentária.

Além disso, o uso de drogas durante a gestação tem como particularidade o aumento progressivo da exposição fetal às drogas e seus metabólitos. Um mecanismo fundamental para o entendimento é o fato de que as drogas atravessam a barreira placentária, atingem o concepto que, de alguma maneira, metaboliza e as excreta no líquido amniótico. Após esse primeiro ciclo, o feto pode vir a deglutir novamente os metabólitos ativos ou não dessas drogas e novamente processá-los em nível hepático, excretando-os mais uma vez no líquido amniótico. Esses ciclos sucessivos aumentariam a exposição fetal, bem como o potencial teratogênico.[34]

### Genótipo do embrião

A suscetibilidade aos teratógenos depende do genótipo do produto conceptual e da maneira como ele interage com os fatores do meio.[108] Diferenças genéticas podem interferir na resposta aos agentes teratogênicos, de forma que o genótipo do embrião determine quando um agente vai afetar seu desenvolvimento.

## DROGAS

As drogas apresentam capacidades teratogênicas variáveis quando comparadas umas às outras. Algumas causam graves disrupções do desenvolvimento se administradas durante o período da organogênese, como a talidomida. Outras produzem retardo mental, restrição do crescimento ou outras anomalias quando usadas excessivamente durante o desenvolvimento do produto conceptual, como o álcool.

A utilização de drogas, prescritas ou não, durante a gestação é muito grande. Em torno de 40 a 90% das gestantes consomem pelo menos uma droga na gestação, e algumas utilizam até quatro drogas, excluindo-se os polivitamínicos; a metade destas ingere-as no primeiro trimestre da gravidez. Apesar disso, menos de 1% das anomalias congênitas é causado por drogas e agentes químicos,[6] porque apenas algumas possuem efeitos teratogênicos comprovados.

A *Food and Drug Administration* (FDA) classifica as drogas em relação ao seu risco durante a gestação.[89] Essa classificação é utilizada internacionalmente, conforme demonstrado na Tabela 2. Entretanto, existe uma resolução da FDA de 2014, ainda em implantação, que além de ser obrigatório classificar as drogas quanto às categorias, determina que o fabricante do medicamento deverá deixar claras nas bulas as informações sobre: dose, tempo de exposição e riscos (maternos, fetais e neonatais), tanto para mulheres quanto para homens em idade reprodutiva.[91]

Muitas das informações sobre a segurança do uso das drogas na gestação são provenientes de relatos de casos ou de estudos retrospectivos não controlados; portanto, é melhor a grávida evitar o uso de medicações no primeiro trimestre, especialmente durante as primeiras 8 semanas após a concepção – 10 semanas da data da última menstruação (DUM) –, a menos que exista forte indicação para o uso da droga, e, nesse caso, apenas se apresentar razoável segurança para o feto. Isso porque, eventualmente, mesmo as drogas com estudos bem controlados e nos quais não se identificaram riscos teratogênicos para o embrião humano podem causar outros agravos, como redução do peso ao nascimento (a maconha, por exemplo).

No aconselhamento, é importante esclarecer que mesmo as drogas sabidamente teratogênicas (por exemplo, talidomida e isotretinoína, que aumentam o risco mais de duas vezes) não afetam a maioria dos indivíduos expostos. O risco de malformações congênitas é de aproximadamente 3% e a exposição a uma droga teratogênica aumenta esse risco em cerca de 2% ou no máximo duplica-o ou triplica-o.[17,59]

Em relação à segurança da utilização da droga para a criança, durante a amamentação, utiliza-se a classificação proposta por Weiner et al.:[107] S para segura; NS para não segura; U para sem estudos (*unknown*); S? para drogas cujos resultados dos estudos são conflitantes e não permitem uma conclusão.

## TERATÓGENOS CONHECIDOS

### Álcool

O álcool é um dos teratógenos mais frequentes, com a prevalência de crianças afetadas, pelo consumo materno, na ordem de 0,5 a 2:1.000 nascimentos. As crianças nascidas de mães alcoólatras apresentam alterações bem específicas, como restrição de crescimento, retardo mental e anomalias como microcefalia, fissura palpebral pequena, prega epicantal, hipoplasia maxilar, nariz pequeno com filtro hipoplásico, lábio superior fino, prega palmar anormal, anomalias de articulações e cardiopatias.[54,61,103] Essas alterações são conhecidas como Síndrome Alcoólica Fetal, condição extremamente grave com risco de morte fetal em até 17% das vezes, descrita em 1973 por Jones et al.[22,54] Em 1980, o *Research Society on Alcoholism Fetal Alcohol Study Group* definiu os critérios para diagnóstico da síndrome (Figura 2), que englobam retardo no crescimento antes ou depois do parto, alterações do SNC e fácies característica (Figura 3).[83,116] Mesmo na ausência desses achados clássicos da síndrome, a exposição ao álcool pode produzir outras alterações funcionais, neurológicas e comportamentais (hiperatividade, déficit de atenção, déficit na coordenação motora, função psicossocial pobre e alterações cognitivas nas habilidades matemáticas, na fluência verbal e na memória espacial). Essa gama de alterações que podem ocorrer nos filhos de usuárias frequentes de álcool é definida como espectro de alterações do alcoolismo fetal.[13] Na vida adulta, fetos expostos tendem a ter mais comprometimento de habilidades de convívio social relacionadas a leis, sexualidade e abuso de álcool e drogas.[19,21]

Os danos provocados pelo uso excessivo de álcool estão relacionados à ação específica nas moléculas que regulam os processos-chave do desenvolvimento (por exemplo, células L1 de adesão molecular, álcool desidrogenase e catalase). Esses danos interferem no desenvolvimento precoce dos neurônios serotoninérgicos da linha média, interrompem a regulação da sinalização para outras estruturas do SNC, alteram os fatores tróficos que regulam a neurogênese e a sobrevida celular ou provocam morte celular excessiva pelo estresse oxidativo ou ativação de proteases.[13] Além disso, o álcool parece ter efeitos específicos no material genético fetal, promovendo alterações epige-

**TABELA 2. Classificação das drogas quanto ao risco durante a gestação, segundo a *Food and Drug Administration* (FDA)**

| Categoria da droga (percentual de drogas nesta categoria) | Interpretação |
|---|---|
| A (0,7%) | Estudos adequados e controlados não demonstraram risco para o feto no primeiro trimestre da gestação e não existe evidência de risco no restante da gestação |
| B (19%) | Estudos em animais não demonstraram dano fetal; entretanto, não existem estudos bem controlados em gestações humanas; ou estudos em animais demonstraram efeito adverso, mas estudos adequados em gestações humanas não demonstraram risco fetal |
| C (66%) | Risco não descartado. Estudos em animais demonstraram efeitos adversos e não existem estudos adequados em gestações humanas; ou não existem estudos em animais e em gestações humanas; entretanto, o benefício potencial do uso da droga pode justificar o risco potencial |
| D (7%) | Evidência positiva de risco. Estudos adequadamente controlados ou observacionais em gestações humanas demonstraram risco para o feto; entretanto, o benefício potencial pode superar o risco |
| X (7%) | Contraindicação na gestação. Estudos adequadamente controlados ou observacionais em animais ou gestações humanas demonstraram risco fetal que claramente supera qualquer benefício possível à paciente |

Tabela adaptada de *Food and Drug Administration*[89] e Weiner et al.[107]

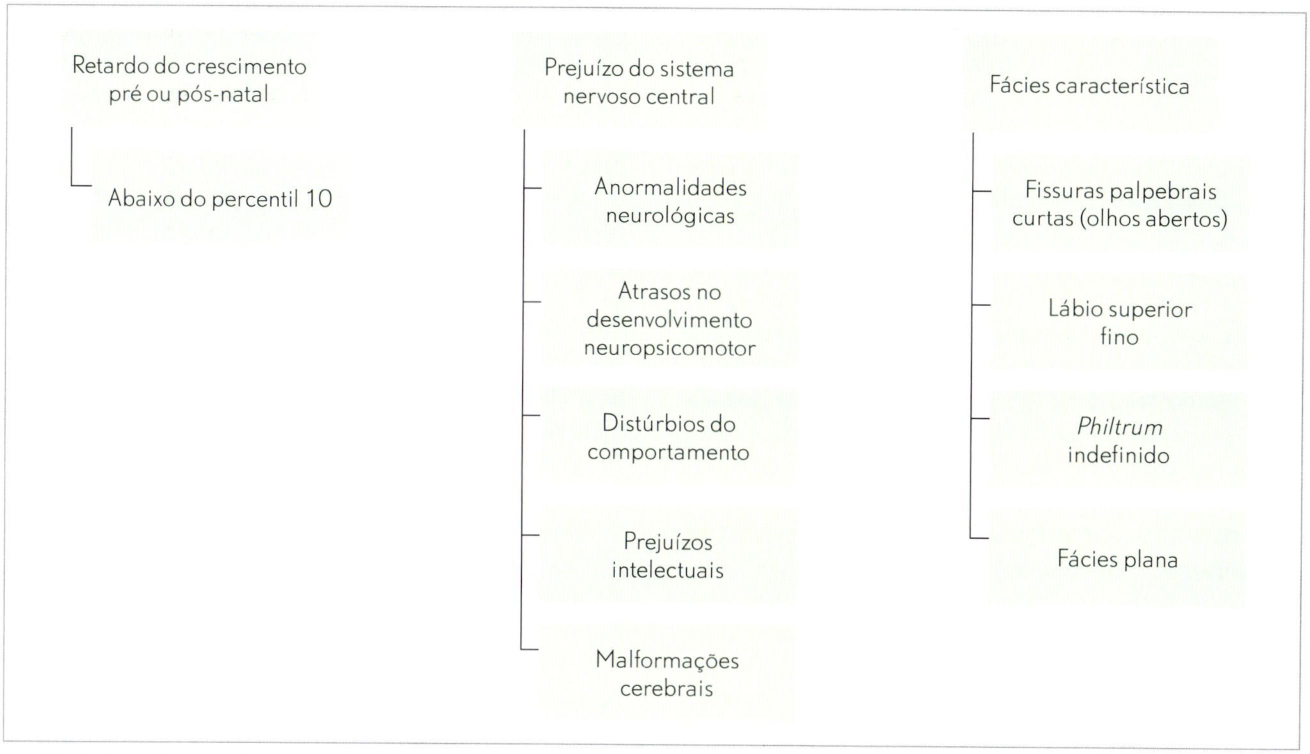


**FIGURA 2.** Critérios diagnósticos da Síndrome Alcoólica Fetal, estabelecidos e padronizados pelo *Research Society on Alcoholism Fetal Alcohol Study Group*. (Figura adaptada de *National Institute of Alcohol Abuse and Alcoholism*.[116])

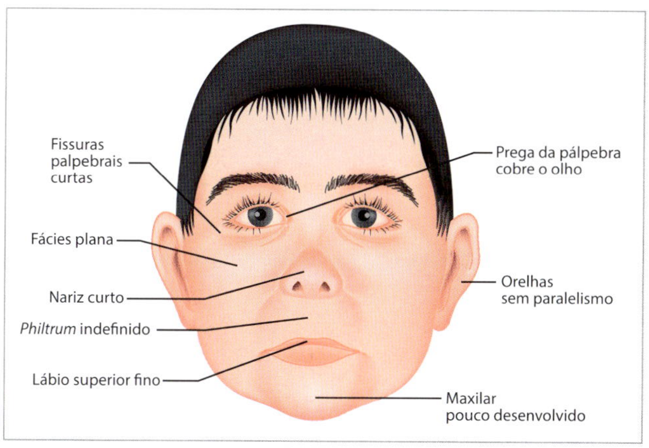


**FIGURA 3.** Alterações faciais observadas na Síndrome Alcoólica Fetal. (Figura adaptada de *National Institute of Alcohol Abuse and Alcoholism*.[116])

néticas com manifestações ao longo de toda a vida. O mecanismo mais comum dessas alterações seria a metilação de DNA por interferência principalmente com o metabolismo da metionina, fundamental para esse processo. Essas alterações acontecem não só no DNA fetal, mas também no DNA do óvulo e do esperma.[20,28]

Muito se fala a respeito dos efeitos danosos do álcool para o desenvolvimento fetal, porém deve-se lembrar que existem efeitos nocivos também ao organismo materno na vigência do abuso dessa substância. O álcool pode produzir, na mãe, alterações hemodinâmicas sistêmicas (aumento da pressão arterial, frequência cardíaca, hipoxia, acidose), alterações no sistema endócrino (aumento de cortisol, hormônio adrenocorticotrófico, vasopressina), aumento da reatividade vascular e, ainda, alterações na circulação placentária, como alteração do fluxo uteroplacentário, angiogênese e remodelação vascular.[27]

A dose limiar diária de ingesta de álcool em que a gestante não expõe o feto a risco não está bem estabelecida. Entretanto, estudos demonstram que doses abaixo de 15 mL/dia (um drinque) de álcool absoluto não levariam a riscos teratogênicos.[41] Alterações leves foram descritas com doses de dois drinques diários (30 mL de álcool absoluto) em fases iniciais da gestação. A síndrome alcoólica fetal geralmente ocorre em mulheres que ingerem de quatro a cinco (de 60 a 70 mL de álcool absoluto) ou mais drinques por dia.[99] As mulheres alcoólatras com ingestão de oito ou mais drinques por dia durante a gestação apresentam um risco de 30 a 50% de ter filho com a síndrome alcoólica fetal.[53] Autores alertam que o consumo de álcool pelo pai também pode atingir o feto, seja por danos ao material genético espermático, ou por incentivar o consumo de álcool pela mãe.[99]

O álcool é excretado no leite materno, mas a quantidade que passa para o neonato é muito pequena para causar grandes impactos. O álcool é considerado droga de categoria X se usado em grande quantidade na gestação. Durante a amamentação, é classificado como droga S. Entretanto, a recomendação da *American Council on Science and Health* é a não ingestão de álcool durante todo o período da gestação e puerpério.[83,116]

## Anticonvulsivantes

O risco de malformações maiores em filhos de mães usuárias de anticonvulsivantes é de 4 a 8%, comparado a 2 a 4% na população geral. Os fatores de risco incluem doses diárias elevadas e a politerapia. Portanto, o risco dessas drogas pode ser minimizado com a monoterapia e a utilização de menor quantidade efetiva, o que significa que elas podem ser administradas em doses divididas para minimizar os seus picos sanguíneos.

As malformações mais comuns são os defeitos faciais e cardíacos. O mecanismo de teratogênese dessas drogas parece estar relacionado ao efeito direto na membrana celular, no acúmulo de radicais livres (que possuem efeito carcinogênico, mutagênico e outros efeitos tóxicos), no metabolismo do folato e no metabolismo da vitamina K.

A seguir, descrevem-se as drogas anticonvulsivantes mais utilizadas e as malformações mais associadas a cada tipo de droga.

### Fenitoína

As malformações associadas à utilização dessa droga constituem a síndrome da fenitoína fetal, caracterizada por: restrição de crescimento, atraso no desenvolvimento, defeitos cardíacos, alterações craniofaciais (microcefalia, hipertelorismo, ptose palpebral, fenda labiopalatina), dismorfismo facial (nariz pequeno com filtro largo, prega epicântica), hipoplasia de unhas ou falanges distais. É considerada droga das categorias D na gestação e S na lactação. Deve ser usada na gestação e na lactação somente se o benefício justificar o risco fetal.[107]

### Carbamazepina

O padrão das alterações da carbamazepina é o mesmo da síndrome da hidantoína fetal (descritas anteriormente para a fenitoína), podendo apresentar também anoftalmia, espinha bífida e pé torto.

É considerada droga das categorias D na gestação e S na lactação. Deve ser usada na gestação somente se o benefício justificar o risco fetal. Outros anticonvulsivantes são preferidos.[107]

### Ácido valproico

Esse ácido é utilizado no tratamento de convulsões. Ele está associado a defeito aberto do tubo neural, anomalias cardíacas, defeitos da face e dismorfismo facial, microcefalia, hidrocefalia, anomalias genitourinárias e esqueléticas, atresia duodenal, retardo mental e autismo.[6] O risco dos defeitos é potencializado pela deficiência de folato.

É considerada droga das categorias D na gestação e S na lactação. Deve ser usada na gestação e na lactação somente se o benefício justificar o risco perinatal.[107]

### Fenobarbital

O fenobarbital é largamente utilizado como sedativo e anticonvulsivante. Ele está associado a fenda labiopalatina, malformações cardíacas e do sistema urinário, além de malformações menores, hemorragia e dependência no recém-nascido e alterações no desenvolvimento e no comportamento.[99] É considerada droga das categorias D na gestação e S? na lactação. Deve ser usada na gestação e na lactação somente se o benefício justificar o risco perinatal.[107]

### Trimetadiona e parametadiona

Essas drogas são utilizadas para o tratamento de epilepsia do tipo pequeno mal. O uso dessas drogas está associado a microcefalia, dismorfismo facial, implantação baixa de orelhas, palato em ogiva, dentes irregulares, malformações cardíacas, malformações do aparelho genitourinário, atresia esofágica, malformação do sistema nervoso central, retardo mental e atraso grave no desenvolvimento. São consideradas drogas da categoria D e contraindicadas no primeiro trimestre da gestação. Recomenda-se a substituição por outras drogas.[99]

### Lamotrigina

A lamotrigina é um anticonvulsivante utilizado como terapia adjuvante no tratamento de convulsões parciais. Essa droga diminui os níveis de folato pela inibição da di-hidrofolato redutase (enzima necessária para a síntese de ácidos nucleicos e proteínas). Estudos em humanos e animais, utilizando dosagens baixas, sugerem baixo risco. É considerada droga das categorias C na gestação e S na lactação.[107]

### Topiramato

O topiramato é um agente antiepiléptico, indicado na terapia adjuvante em pacientes com convulsões parciais, convulsões tônico-clônicas e convulsões associadas com a síndrome de Lennox-Gastaut. Em animais, foram observadas alterações dose-dependentes como malformações craniofaciais e de extremidades e restrição do crescimento. A experiência é muito limitada em gestações humanas. É considerada droga das categorias C na gestação e S na lactação. Deve ser usada na gestação somente se não existir outra medicação alternativa para controle das convulsões.[107]

## Anticoagulantes cumarínicos (varfarina)

Os anticoagulantes podem ser necessários durante a gestação para o controle de doenças tromboembólicas e em gestantes com próteses valvares cardíacas não biológicas. Os anticoagulantes cumarínicos apresentam baixo peso molecular e, portanto, atravessam a barreira placentária. A heparina de baixo peso molecular é segura para o feto, pois é composta por moléculas grandes que não atravessam a placenta e pode ser administrada ambulatorialmente. A varfarina é administrada por via oral a pacientes crônicas; entretanto, é teratogênica e, quando utilizada no primeiro trimestre, está associada a 6 a 8% de risco de embriopatia caracterizada por hipoplasia nasal grave, calcificação anormal nas cartilagens e ossificação prematura dos ossos (pontilhado ósseo na radiografia).[77,114] Essas alterações nas vértebras e nos ossos longos são semelhantes à condrodisplasia punctata, que é um grupo de alterações gênicas decorrentes de defeitos hereditários na osteocalcina. A embriopatia é dose-dependente, e doses diárias acima de 5 mg no primeiro trimestre estão associadas a índices elevados de abortamento, além das malformações descritas anteriormente.[77]

A utilização dessa droga no segundo trimestre também está associada a malformações decorrentes principalmente de hemorragias com alteração do crescimento e desenvolvimento dos locais afetados, podendo causar agenesia do corpo caloso, atrofia cerebelar e displasia ventral da linha média com microftalmia, atrofia óptica e cegueira, além de atraso no desenvolvimento e retardo mental. Seu uso é contraindicado no primeiro trimestre e deve ser evitado na gestação, a não ser que o benefício materno recomende ou que não haja alternativa terapêutica.[107]

## Retinoides

Os retinoides, especialmente a vitamina A, são essenciais para o crescimento normal, a diferenciação dos tecidos, a reprodução e a visão. Os congêneres da vitamina A, incluindo retinol, retinal, ácido trans-retinoico (tretinoína) e ácido 13-cis-retinoico (isotretinoína), são todos teratogênicos.

### Vitamina A

Existem duas formas de vitamina A na natureza: o betacaroteno, que é precursor da provitamina A (é encontrado em frutas e vegetais e nunca demonstrou causar malformações), e o retinol, que é a vitamina A pré-fabricada. Altas doses de suplementação com vitamina A foram associadas a malformações. As doses para produzir defeitos congênitos seriam acima de 25.000 UI/dia. O *American College of Obstetricians and Gynecologists* (ACOG) recomenda que durante a gestação não se exceda a dosagem de 5.000 UI/dia.[82] É considerada droga das categorias A na gestação e S na lactação.

#### Isotretinoína

A isotretinoína é um isômero da vitamina A (o ácido retinoico 13-cis) e é efetiva no tratamento da acne, por estimular a diferenciação celular das células epiteliais. A utilização dessa droga no primeiro trimestre está associada a alta taxa de abortamento e malformação fetal. Por causa da meia-vida curta (12 horas), as anomalias não estão aumentadas quando ocorre a parada do uso da droga antes da concepção.[46] As malformações mais comumente associadas são anomalias do SNC (hidrocefalia, cegueira por acometimento do nervo óptico, defeitos na retina, microftalmia, defeitos na fossa posterior e no cerebelo), defeitos craniofaciais (microtia ou anotia, implantação baixa de orelhas, hipertelorismo, ponte nasal baixa, microcefalia, micrognatia e agenesia ou estenose do canal auricular externo), defeitos cardiovasculares (transposição dos grandes vasos, tetralogia de Fallot, defeito do septo interventricular ou interatrial), defeitos no timo (ectopia, hipoplasia ou aplasia) e outros (redução de membros, diminuição do tônus muscular e anomalias de comportamento).[17] É considerada droga das categorias X na gestação e NS na lactação. Seu uso, mesmo tópico, é contraindicado na gestação e na lactação.[107]

### Etretinato

O etretinato é uma droga utilizada para tratar psoríase. É um potente teratógeno causador de malformações dos membros e dígitos, defeitos do tubo neural, microcefalia, dismorfismo facial e defeitos esqueléticos. É considerada droga das categorias X na gestação e U na lactação. Seu uso é contraindicado na gestação.[107]

### Tretinoína

A tretinoína é indicada para o tratamento de acne vulgar e leucemia promielocítica aguda. O uso oral no primeiro trimestre é teratogênico e as malformações mais encontradas são do sistema nervoso central, craniofacias, cardiovasculares, do timo e deficiência dos hormônios paratireoidianos. Na gestação, é considerada droga das categorias D quando a apresentação é oral e C quando tópica. Na lactação, pertence à categoria U. Seu uso é contraindicado no primeiro trimestre e deve ser evitado na gestação, a não ser que o benefício materno recomende ou que não haja alternativa terapêutica.[107]

## Hormônios

Nas primeiras 9 semanas de gestação, as estruturas primordiais que darão origem à genitália externa são bipotentes. Entre 9 e 14 semanas, os testículos secretam andrógenos, e o feto do sexo masculino desenvolve o fenótipo da genitália externa masculina. Os ovários não secretam andrógenos e, portanto, o feto do sexo feminino continua desenvolvendo o fenótipo feminino, que se completa até 20 semanas.[106] A exposição exógena a hormônios sexuais antes de 7 semanas completas geralmente não tem efeito nas estruturas externas. Entretanto, entre 7 e 12 semanas, os tecidos genitais femininos respondem à exposição exógena de andrógenos e podem levar à masculinização. Os tecidos continuam a responder à exposição hormonal até 20 semanas, podendo levar à masculinização parcial ou genitália ambígua.

### Andrógenos

A hiperplasia congênita das adrenais é um exemplo de exposição fetal a andrógenos, em razão da deficiência congênita de 21-hidroxilase, que impede a formação dos precursores do cortisol. O acúmulo de andrógenos provoca a masculinização da genitália externa feminina e o crescimento anormal da genitália masculina.

A exposição intrauterina a andrógenos (testosterona e derivados, acetato de medroxiprogesterona, noretindrona, danazol) no primeiro trimestre leva à hipertrofia do clitóris, fusão completa ou parcial dos lábios e agenesia de vagina. A exposição em qualquer idade gestacional provoca hipertrofia do clitóris. Os andrógenos são considerados drogas das categorias X na gestação e NS na lactação. Seu uso é contraindicado na gestação e lactação.[107]

### Estrógenos

A maioria dos compostos estrogênicos não afeta o desenvolvimento embrionário. Como exemplo, há os anticoncepcionais orais hormonais que não estão associados a malformações congênitas.

- Dietilestilbestrol: estrógeno sintético utilizado no passado para prevenção de problemas reprodutivos, como abortamento, parto prematuro, óbito intrauterino e pré-eclâmpsia. As alterações descritas em filhas de gestantes expostas a essa droga foram malformações de corpo e do colo uterino (hipoplasia da cavidade do corpo e do colo uterino; constrição da cavidade uterina), adenose vaginal, adenocarcinoma de células claras da vagina e do colo uterino, anomalias estruturais do colo uterino e vagina, defeito das tubas uterinas. Foi descrito que em filhos as alterações poderiam ser de hipospádia, criptorquidia, microfalo e hipoplasia testicular. É considerada droga das categorias X na gestação e NS na lactação. Seu uso é contraindicado na gestação e lactação.[99]

### Progestágenos

Os progestágenos formalmente contraindicados na gestação (categoria X) e lactação (categoria NS) são: noretindrona, norgestrel, noretinodrel, levonorgestrel e medroxiprogesterona. Embora a progesterona e muitos de seus análogos não tenham o potencial de masculinizar ou feminilizar o feto, alguns progestágenos são derivados da testosterona e sua propriedade androgênica pode levar à masculinização da genitália feminina. Genitália ambígua de fetos do sexo masculino e do sexo feminino e mudança no comportamento psicossexual de meninos expostos a essas drogas foram descritas. Outras malformações (cardíacas e de membros) foram relatadas em associação com essas drogas; entretanto, os dados são controversos e não foram confirmados. Não foram descritas malformações associadas à progesterona primária e à 17-hidroxiprogesterona.[99]

## Antineoplásicos

Muitos agentes quimioterápicos apresentam risco teórico de teratogênese.

### Ciclofosfamida

A ciclofosfamida é um agente antineoplásico alquelante. As malformações descritas em fetos expostos no primeiro trimestre são: hipoplasia de dígitos de mãos e pés, fenda palatina, artéria coronária única, ânus imperfurado, restrição de crescimento e microcefalia. Essas alterações são decorrentes de alterações no DNA das células sobreviventes. É considerada droga das categorias D na gestação e NS na lactação. Seu uso é contraindicado no primeiro trimestre da gestação e na lactação.[99]

### Metotrexato

O metotrexato é um antagonista do ácido fólico. Sua utilização no primeiro trimestre da gestação está associada a várias malformações denominadas síndrome do metotrexato-amnopterina fetal. O período crítico da exposição é entre 6 e 8 semanas pós-concepção (de 8 a 10 semanas após a última menstruação), e a dose crítica é de 10 mg ou mais por semana. As características da síndrome são: restrição de crescimento, diminuição da ossificação do crânio, implantação baixa de orelhas, micrognatia, anomalia de membros e retardo mental. A exposição no segundo e terceiro trimestres pode estar associada a toxicidade e óbito fetal. Embora essa droga possa permanecer nos tecidos, a gestação após tratamento com metotrexato não demonstrou maior risco para malformações. O metotrexato é considerado droga das categorias X na gestação e NS na lactação. Seu uso é contraindicado na gestação e lactação.[99]

## Antibióticos

### Tetraciclinas

As tetraciclinas atravessam a barreira placentária e se depositam nos ossos e dentes, nos locais de ativação da calcificação. Essa categoria de drogas inclui: tetraciclina, doxiciclina, oxitetraciclina e minociclina. O uso de 1 g de tetraciclina ao dia no segundo e terceiro trimestres pode provocar descoloração marrom-amarelada dos dentes e diminuição do crescimento dos ossos longos. Essas alterações são decorrentes da ação quelante da droga, que forma um complexo com o ortofosfato de cálcio e se incorpora nos ossos e dentes que se encontram no processo de calcificação. Nos dentes, esse complexo causa descoloração, uma vez que a remodelação e a troca de cálcio não ocorrem após se completar a calcificação. Os dentes deciduais começam a se calcificar por volta do quinto e do sexto mês de gestação e o uso das tetraciclinas após esse período provoca descoloração. As tetraciclinas são consideradas drogas das categorias D durante a gestação e S na lactação. O uso oral ou parenteral deve ser contraindicado no segundo e terceiro trimestres ou evitado sempre que possível.[99]

### Aminoglicosídeos

A ototoxicidade e nefrotoxicidade descritas em prematuros e adultos que utilizaram essas drogas não foram descritas em fetos expostos. A gentamicina é considerada droga das categorias C durante a gestação e S na lactação. São drogas amplamente utilizadas durante a gestação e lactação, sem evidências de toxicidade para mãe ou feto.[107] A estreptomicina é considerada droga da categoria D na gestação; entretanto, em geral, a incidência de ototoxicidade congênita é baixa, especialmente com dosagens cuidadosas e na exposição limitada.[99]

### Sulfonamidas

As sulfonamidas fazem parte de uma ampla classe de agentes antibacterianos, com diferenças na biodisponibilidade, mas com mecanismo de ação similar no período fetal e neonatal, e são consideradas um grupo único. Podem provocar hiperbilirrubinemia se forem utilizadas próximo ao termo. As sulfonamidas são consideradas drogas das categorias C durante a gestação e U na lactação. Recomenda-se não utilizar próximo ao parto, por causa do potencial de toxicidade no neonato. Quanto ao trimetoprim, deve-se evitar seu uso no primeiro trimestre em razão da possibilidade de teratogênese (malformações cardiovasculares, do sistema urinário e do tubo neural).[99]

## Antifúngicos

### Griseofulvina

A griseofulvina é um antifúngico oral indicado para o tratamento de micoses da pele, unhas e couro cabeludo. São descritos casos controversos de gemelidade imperfeita com o uso da droga. Estudos em animais relatam anomalias do SNC e do sistema esquelético. É considerada droga das categorias C durante a gestação e U na lactação. Como existe uma preocupação do seu uso durante a gestação, outras opções devem ser escolhidas nesse período.[107]

### Fluconazol

O fluconazol é um antifúngico usado para candidíase e meningite criptocócica. Os dados são limitados e demonstraram teratogênese associada ao uso contínuo de 400 mg ou mais diariamente no primeiro trimestre. As malformações observadas são similares às descritas na síndrome de Antley-Bixler: anomalias do crânio (braquicefalia, trigonocefalia, craniossinostose, desproporção craniofacial e fontanela anterior alargada), alterações faciais (hipoplasia maxilar, exotropia, lobos da orelha pequenos e micrognatia), esqueléticas (fêmur curvo ou fraturado, clavículas, costelas e ossos longos finos com osteopenia difusa) e cardíacas (tetralogia de Fallot, hipoplasia de artéria pulmonar, forame oval patente e ducto arterioso patente). O fluconazol é considerado droga das categorias C durante a gestação e NS na lactação. Deve ser usado durante a gestação ou lactação somente se o benefício justificar o risco fetal.[99]

### Itraconazol

Os dados disponíveis não apontam que essa droga seja teratogênica para malformações maiores; entretanto, malformações menores não foram adequadamente investigadas. Existem relatos de defeitos de membros com o uso dessa droga na gravidez. Como a teratogênese do fluconazol demonstrou ser dose-dependente, recomenda-se não utilizar o itraconazol durante a organogênese. Caso tenha ocorrido exposição inadvertida à droga no primeiro trimestre ou se ela precisar ser utilizada nesse período da gestação, a gestante deve ser tranquilizada de que o risco para o embrião ou feto, se é que existe, é provavelmente muito baixo. É considerada droga das categorias C durante a gestação e U na lactação.[107]

## Antivirais

A ribavirina é disponibilizada em apresentação oral, intravenosa e inalatória para tratar infecções respiratórias principalmente em crianças e adolescentes. A droga é altamente teratogênica em todos os estudos em animais, com malformações como hidrocefalia e de extremidades. É considerada droga da categoria X durante a gestação e NS na lactação, não devendo ser utilizada nesses períodos.[107]

## Antimaláricos

### Quinino

O uso de quinino no primeiro trimestre, em tentativas de abortamento com doses altas (até 30 g), foi associado a malformações do sistema nervoso central, de extremidades, de face, do coração, do sistema digestório, do aparelho genitourinário e vertebral e surdez relacionada à hipoplasia do nervo auditivo. É considerada droga das categorias X durante a gestação e S na lactação. Como em doses terapêuticas não foram descritas malformações, seu uso somente deve ser recomendado na gestação para o tratamento de malária por *Plasmodium falciparum* resistente à cloroquina.[99]

## Tabaco

O cigarro contém mais de 3 mil diferentes compostos; entre os teratógenos estão a nicotina, cotinina, cianida, tiocianato, monóxido de carbono, cádmio, chumbo e vários hidrocarbonetos. Embora essas e outras substâncias químicas presentes no cigarro representem risco para a gestação, a maior preocupação está relacionada à nicotina e ao monóxido de carbono. Essas substâncias, além de serem fetotóxicas, têm efeitos vasoativos ou reduzem os níveis de oxigênio. A nicotina promove a liberação de adrenalina, que resulta em redução marcante do fluxo sanguíneo uterino e aumenta a resistência vascular placentária.

O tabagismo na gestação está associado às seguintes complicações: gravidez ectópica, abortamento espontâneo, baixo peso ao nascimento, parto prematuro, placenta prévia, descolamento prematuro de placenta e rotura prematura das membranas ovulares (RPMO). As alterações relacionadas são dependentes da quantidade de cigarros consumidos por dia. Os estudos que avaliam a cessação do tagabismo no início da gestação relatam que, nesses casos, o peso ao nascimento foi normal.[44]

Alguns estudos demonstram também associação do cigarro (20 cigarros/dia) com anomalias congênitas, como gastrósquise, onfalocele, atresia de intestino delgado, fenda labial e palatina, hidrocefalia, microcefalia e anomalias de mãos.[50] Algumas dessas malformações são provavelmente associadas ao efeito vasoativo do tabaco. O fumo é considerado droga das categorias X na gestação e U na lactação, e, portanto, é contraindicado nesses dois períodos. Efeitos na vida adulta ou na infância tardia de fetos expostos ao tabaco intraútero têm sido relatados em trabalhos recentes. Esses efeitos incluiriam doenças respiratórias como asma e infecções de repetição após 2 anos de vida, dermatite atópica e até mesmo artrite reumatoide juvenil.[49,52] Alterações neurológicas clínicas como cefaleia crônica ou alterações de comportamento relacionadas à diminuição dos controles inibitórios também são descritas.[38,39]

A cessação do tabagismo diminui o risco de complicações obstétricas. As formas que podem ser utilizadas para cessar de fumar são a não farmacológica e a farmacológica (bupropiona e vareniclina). A primeira é a preferida; entretanto, quando a paciente é altamente dependente, pode ser necessária a substituição dos produtos da nicotina e outros agentes. Para substituir os produtos da nicotina, podem ser utilizados gomas ou adesivos transdérmicos; entretanto, a utilização desses meios não foi adequadamente estudada durante a gestação. Uma preocupação no uso dessas alternativas é sobre o potencial de redução do fluxo sanguíneo no útero e aumento da resistência vascular uterina, que provocam restrição do crescimento e outras complicações. O sistema de adesivos parece mais efetivo do que as gomas de mascar. Por sua vez, os adesivos liberam continuamente nicotina no sangue materno que pode atravessar a placenta. Portanto, a abordagem mais segura para o embrião/feto seria a não farmacológica, mas as opções de adesivos e gomas podem ser usadas quando outras medidas falharem. Pelo menos, esses produtos evitam a exposição ao monóxido de carbono e a outros componentes tóxicos da fumaça do cigarro.[99] O uso do adesivo deve ser descontinuado à noite para diminuir a exposição.[81]

## Cocaína

A cocaína é derivada das plantas *Erythroxylon coca* e *Truxillo coca*. Esse alcaloide tem efeito anestésico tópico, vasoconstritor local e estimulante do SNC, por meio de ação simpaticomimética via dopamina. A vida média da cocaína é de aproximadamente 40 a 60 minutos, após administração intravenosa ou intranasal. O *crack* é a forma alcaloide, altamente purificada que, quando utilizada, produz rápido aumento na concentração sanguínea e tem meia-vida similar à administração intravenosa. A cocaína é metabolizada primeiramente pelo plasma e pela colinesterase hepática em metabólitos solúveis em água (benzoilecogonina e ecogonina metil éster), que são excretados na urina. Os fetos e as gestantes têm baixos níveis plasmáticos de atividade da colinesterase e, portanto, são mais sensíveis aos efeitos da cocaína. A cocaína apresenta baixo peso molecular, é lipossolúvel, apresenta uma base fraca e, portanto, atravessa a placenta por difusão.

O uso de cocaína durante a gestação foi associado ao descolamento prematuro de placenta, trabalho de parto prematuro, abortamento, restrição de crescimento fetal e malformações fetais (microcefalia, porencefalia, cistos subependimário e periventricular, atresia de íleo, anomalias cardíacas, malformações do sistema urinário, Síndrome *Prune Belly*, anomalia de membros, alterações cognitivas e atraso no desenvolvimento). Muitas das anomalias fetais são decorrentes das disrupções vasculares causadas pela droga (ação vasoconstritora que provoca a redução no suprimento uterino com consequente hipoxia e infarto em órgãos fetais, além do efeito vasoativo direto no feto). O uso até o terceiro trimestre ocasiona na mãe a incidência de arritmia, crises hipertensivas e convulsões, e o feto pode apresentar síndrome de abstinência pela retirada da droga após o nascimento (ver o item "Drogas ilícitas").[1] As crianças que foram expostas intraútero apresentam alteração do desenvolvimento cognitivo, demonstrando menor habilidade: visual-espacial, para matemática, para conhecimentos gerais e menor probabilidade de terem um quociente de inteligência (QI) acima da média. Outro aspecto é que, por se tratar de droga que pode ser administrada por via intravenosa, tem uma alta prevalência de usuárias soropositivas para o vírus HIV, o que confere um agravo às condições da gestação. É considerada droga das categorias X na gestação e NS na lactação.[99,110]

## Talidomida

A talidomida é um agente imunomodulador usado no tratamento do eritema nodoso hansênico, que é manifestação da hanseníase. No final da década de 1959, essa droga era usada para tratar ansiedade, insônia e náusea matutina em gestantes. O desastre da talidomida demonstrou que a exposição fetal à droga durante um período crítico do desenvolvimento resulta em graves defeitos de membros e outros órgãos. As malformações associadas à talidomida foram primeiramente publicadas no início da década de 1960.[62,66] Incluem redução de membros (amelia, focomelia, aplasia ou hipoplasia de ossos longos), hemangioma facial, atresia esofágica ou duodenal, anomalias da orelha externa, surdez, malformação do aparelho genitourinário e malformações do sistema cardiovascular. O período crítico de exposição é de 20 a 36 dias após a concepção (34 a 50 dias após a última menstruação). A dose materna crítica é de pelo menos 100 mg.[99] O risco de malformações após a exposição no período crítico é de 20 a 50%. O mecanismo da teratogênese da talidomida é desconhecido, mas há indícios de que há disrupção de genes específicos envolvidos no desenvolvimento normal dos membros.

Essa droga é indicada no tratamento de várias condições (com aprovação da FDA); entretanto, seu uso é extremamente controlado para que não seja utilizada inadvertidamente por mulheres que tenham risco de engravidar. É droga das categorias X na gestação e U na lactação. O uso da talidomida é contraindicado na gestação e, em alguns países, a interrupção da gestação pode ser realizada quando a gravidez ocorreu após exposição inadvertida à droga.

## Inibidores da enzima conversora da angiotensina

A enzima conversora da angiotensina é uma dipeptidilcarboxipeptidase que catalisa a conversão do decapeptídeo angiotensina I biologicamente inativo em octapeptídeo ativo angiotensina II. A angiotensina II é um dos vasoconstritores mais potentes. Os inibidores da enzima conversora da angiotensina (captopril, enalapril e lisinopril) são utilizados no tratamento da hipertensão arterial. Esses agentes anti-hipertensivos, quando utilizados no segundo e terceiro trimestres, parecem ter também efeito hipotensor e de hipoperfusão no feto, provocando hipoperfusão renal com anúria, oligoâmnio, hipoplasia pulmonar, restrição de crescimento, membros relativamente curtos e mau desenvolvimento do crânio. Trabalhos mais recentes mostram aumento da incidência de malformações fetais também quando esses medicamentos são utilizados no primeiro trimestre (risco relativo 2,71; intervalo de confiança 95%: 1,72-4,27), principalmente no sistema cardiovascular e no sistema nervoso central (defeitos do septo atrioventricular, estenose pulmonar, persistência do canal arterial, espinha bífida, microftalmia).[26] São classificadas como categoria D na gestação e S durante a lactação, sendo seu uso desaconselhado na gestação.[99]

## Antagonistas seletivos dos receptores da angiotensina II

Esses agentes, como o valsartan e o losartan, bloqueiam seletivamente a ligação da angiotensina II nos receptores AT1, tendo como resultado final o mesmo efeito dos inibidores da enzima conversora da angiotensina. Essas drogas são classificadas nas categorias C no primeiro trimestre da gestação e D no segundo e terceiro trimestres. Levam às mesmas alterações fetais descritas para os inibidores da enzima conversora da angiotensina, e na lactação são classificadas como drogas U. Recomenda-se seu uso apenas quando o benefício justificar o risco potencial.[99]

## Misoprostol

O misoprostol é um análogo sintético da prostaglandina E1, utilizado para prevenir úlcera gástrica induzida por agentes anti-inflamatórios não hormonais. É contraindicado no primeiro trimestre da gestação por induzir abortamento e provocar malformações, e no segundo e terceiro trimestres por promover contrações uterinas. Entretanto, possui boa ação quando administrado por via vaginal em baixas doses (25 μg), na maturação cervical e na indução do parto no segundo e terceiro trimestres. O uso no primeiro trimestre está associado à síndrome de Mobius (paralisia facial congênita, com ou sem anomalia dos membros) e a alterações do SNC (porencefalia ou hidrocefalia). O mecanismo envolvido nessas alterações pode estar relacionado à indução das contrações uterinas intensas, resultando em disrupção vascular, hemorragia e morte celular. O misoprostol é classificado como droga das categorias X na gestação e U na lactação.[99]

## DROGAS COMUMENTE UTILIZADAS NA GESTAÇÃO

### Analgésicos

Os analgésicos não hormonais derivados do paracetamol são seguros durante a gestação, enquanto os derivados de salicilatos em doses baixas (40 a 150 mg) parecem ser seguros nos dois primeiros trimestres da gestação. O uso de ácido acetilsalicílico no terceiro trimestre, próximo ao termo, pode apresentar sangramento excessivo na mãe e no feto. Doses altas no terceiro trimestre também podem levar ao fechamento do ducto arterial. Alguns estudos sugerem a associação de ácido acetilsalicílico (AAS) com gastrosquise e atresia de intestino delgado, quando utilizada no primeiro trimestre. Os analgésicos são classificados nas categorias D, quando utilizados em dose completa no primeiro e terceiro trimestres, e S na lactação.[107] Na necessidade de analgésico ou antipirético, os salicilatos devem ser substituídos pelo paracetamol, que é droga da categoria B.

Os anti-inflamatórios não hormonais, como ibuprofeno, naproxeno e cetoprofeno, não são considerados teratogênicos; entretanto, quando utilizados no terceiro trimestre, podem levar ao fechamento precoce do ducto arterioso pela ação de inibidores da prostaglandina sintetase; por isso, devem ser evitados após 34 semanas de gestação. Esses anti-inflamatórios são classificados como drogas das categorias B na gestação e S na lactação.

Os inibidores da cicloxigenase ou oxigenase-2 são indometacina e celecoxibe. A indometacina é considerada droga da categoria B; entretanto, deve ser evitada principalmente após 34 semanas, pelo risco de fechamento precoce do ducto arterioso, hemorragia intraventricular, enterocolite necrosante e efeitos no rim fetal. Os inibidores da cicloxigenase-2 são das categorias C na gestação e S na lactação, devendo ser utilizados na gestação somente se o benefício justificar o risco potencial.[107]

Os analgésicos opioides comumente usados são meperidina, morfina, codeína, propoxifeno, oxicodona e hidrocodona. Esses agentes não foram associados a anomalias congênitas; entretanto, a maioria dos neonatos nascidos de mães em uso crônico dessas drogas apresenta síndrome da abstinência caracterizada por irritabilidade, tremor, disfunção gastrintestinal, depressão respiratória, febre, sucção pobre e convulsões. Essas drogas são das categorias B na gestação e S na lactação; o uso crônico e em altas doses no terceiro trimestre deve ser evitado.

Os derivados da ergotamina são vasoconstritores e apresentam atividade ocitócica; portanto, são contraindicados durante a gestação. A utilização de doses baixas e esporádicas para enxaqueca não parece ser fetotóxica ou teratogênica. A utilização frequente ou em altas doses pode ser teratogênica por causa dos efeitos de disrupção vascular (semelhantes aos da síndrome de Mobius).[107] É droga das categorias X na gestação e NS na lactação.

### Anestésicos

#### Anestesia geral

Todos os agentes utilizados para anestesia geral atravessam a barreira placentária. Os agentes anestésicos disponíveis até o momento não demonstraram teratogênese nas exposições durante a gestação. Os agentes já avaliados e que se apresentam seguros são óxido nitroso, etomidato, sevoflurano e tiopental, que pertencem à categoria C na classificação das drogas durante a gestação. Outros anestésicos, como halotano, enflurano, desflurano, isoflurano e cetamina, pertencem à categoria B.[99] Também não foi observado efeito teratogênico para os miorrelaxantes curare e succinilcolina.[12] Para a exposição aos agentes da categoria C, o mais recomendado seria postergar procedimentos cirúrgicos eletivos até após a gestação ou, pelo menos, após o período da organogênese. Apesar de não haver estudos confirmatórios de riscos de abortamento e restrição de crescimento ou malformações fetais mediante exposição aos gases anestésicos, recomenda-se que mulheres que desejam engravidar e trabalham em centros cirúrgicos onde ficam expostas aos gases anestésicos devam ser afastadas da exposição ao óxido nitroso e a outros gases anestésicos.[99]

#### Anestesia locorregional

Vários agentes anestésicos são usados para analgesia espinhal ou epidural. Não foram descritas malformações associadas à exposição de lidocaína ou outras aminoamidas. Fazem parte desse grupo de agentes a lidocaína, bupivacaína e ropivacaína, que são utilizadas para anestesia cirúrgica locorregional e pertencem às categorias B na gestação e S na lactação.[99]

### Anticoagulantes

A heparina é um anticoagulante não teratogênico, por ter alto peso molecular e não atravessar a barreira placentária. Mesmo as heparinas de baixo peso molecular (enoxaparina, dalteparina) não atravessam a placenta. Portanto, são as drogas de escolha para a anticoagulação na gestação. A heparina é droga das categorias C na gestação e S na lactação. A enoxaparina é droga das categorias B na gestação e S na lactação.[99]

Os agentes trombolíticos também podem ser utilizados com segurança relativa na gestação, no que diz respeito ao feto. Esses agentes encontram-se nas categorias B (uroquinase) e C (estreptoquinase, alteplase, reteplase e tenecteplase). A utilização de todos esses agentes requer monitorização materna adequada, uma vez que não se pode descartar a possibilidade de esses agentes trombolíticos interferirem na implantação placentária (levando a hematomas ou descolamentos e hemorragias).[99]

## Antieméticos

Náuseas e vômitos ocorrem em aproximadamente 80% das mulheres no primeiro trimestre da gestação. Após o desastre da talidomida, muitos antieméticos passaram a ser evitados durante a gestação, apesar da evidência de segurança de muitas dessas drogas. A doxilamina combinada com piridoxina (vitamina B6) e diciclomina (antiespasmódico) foi retirada do mercado há mais de 20 anos, após declaração de associação com teratogênese, mesmo que a exposição à combinação dessa droga no primeiro trimestre não tenha sido associada a aumento de malformações maiores ou menores. Os anti-histamínicos (antagonistas dos receptores H1 – doxilamina, ciclizina, buclizina e prometazina) e a fenotiazina (clorpromazina e proclorperazina) não demonstram associação com malformações congênitas. Dados seguros são mais limitados quanto ao droperidol e à ondansetrona e, portanto, essas drogas não devem ser usadas como medicação de primeira escolha. O tratamento complementar inclui antiácidos, antagonistas dos receptores de H2 (ranitidina, cimetidina) e inibidores da bomba de prótons (por exemplo, o omeprazol, que é um antissecretor). Não existem evidências que associem as malformações congênitas com esses três grupos de drogas. A experiência com o uso de omeprazol em gestações humanas é limitada e, inicialmente, os antagonistas dos receptores de H2 foram recomendados como primeira escolha, mas o uso de omeprazol vem aumentando por causa de sua eficácia no controle dos sintomas, sem ter demonstrado evidências de risco no primeiro ou em outros trimestres da gestação. As drogas antieméticas são categorizadas como A (doxilamina), B (ciclizina, dimenidrinato, meclizina, dolasetrona, metoclopramida, ondansetrona, alosetrona) e C (buclizina, domperidona, droperidol, prometazina, procloperazina) na gestação e S na lactação.[99]

## Metformina

No passado, os hipoglicemiantes orais eram contraindicados para o controle do diabetes na gestação. Mais recentemente, a metformina tem sido usada em mulheres gestantes com síndrome dos ovários policísticos que tomaram essa droga para auxiliar na fertilidade. Estudos nessas mulheres que utilizaram a metformina demonstram diminuição das taxas de abortamentos espontâneos, com resultados normais da gestação, redução do risco de desenvolver *diabetes mellitus* gestacional durante a gestação e crescimento normal sem evidência de teratogênese. A metformina é considerada droga das categorias B na gestação e S na lactação.[107]

## Drogas respiratórias

A Tabela 3 apresenta a classificação das drogas utilizadas no tratamento de afecções do sistema respiratório.[99]

A maioria dos antiasmáticos pode ser utilizada com segurança durante a gestação e pertence às categorias B e C.

## Anti-hipertensivos

As doenças hipertensivas são as complicações clínicas mais comuns na gestação e continuam sendo a principal causa de mortalidade e morbidade maternas e perinatais. Nenhuma das medicações anti-hipertensivas descritas a seguir é teratogênica; entretanto, estudos constataram que em animais normotensos altas doses podem provocar a hipotensão grave, com efeitos fetais adversos.

- A metildopa (antiadrenérgico) é o anti-hipertensivo mais utilizado para tratamento das síndromes hipertensivas na gestação e seu uso há muitos anos não demonstrou nenhum prejuízo materno ou fetal. A metildopa é considerada droga da categoria B.
- A hidralazina é droga relativamente segura quando utilizada nas emergências hipertensivas por curto tempo (categoria C).
- O nitroprussiato de sódio, quando utilizado por pouco tempo, não permitindo acúmulo excessivo de cianeto no fígado fetal, é considerado droga da categoria C.
- A clonidina (antagonista alfa-adrenérgico) é considerada droga da categoria C.[99]

### Antagonistas beta-adrenérgicos

Os betabloqueadores são utilizados primeiramente para o tratamento das síndromes hipertensivas na gestação. Alguns deles são também utilizados no tratamento de angina precordial crônica, arritmias cardíacas e hipertireoidismo. O uso dessas drogas é relativamente seguro, apesar de poucas informações no primeiro trimestre e de possí-

TABELA 3. Relação das drogas utilizadas em afecções respiratórias e categoria, segundo a *Food and Drug Administration*

| Drogas | Categoria |
|---|---|
| Antiasmáticos | |
| • Simpaticomiméticas (adrenérgicas) | |
| – Adrenalina | C |
| – Fenoterol | B |
| – Terbutalina | B |
| – Salbutamol | C |
| – Albuterol | C |
| – Metaproterenol | C |
| – Efedrina | C |
| • Broncodilatadores | |
| – Teofilina | C |
| – Aminofilina | C |
| – Salmeterol | C |
| • Anti-inflamatórios (inalatórios)* | |
| – Cromoglicato de sódio | B |
| • Glicocorticoides | |
| – Beclometasona (inalatórios) | C |
| – Triancinolona (inalatórios) | C |
| – Prednisona | C (no primeiro trimestre, D) |
| – Metilprednisolona | C (no primeiro trimestre, D) |
| Expectorantes | |
| • Cloreto de amônio | B |
| • Guaifenesina | B |
| • Os que contêm iodo (iodeto de potássio, por exemplo) | X (contraindicados) |
| Antitussígenos | |
| • Codeína | C (em uso prolongado ou altas doses no termo, D) |
| • Dextrometorfano | C |
| • Hidrocodona | C (em uso prolongado ou altas doses no termo, D) |
| Mucolíticos | |
| • N-acetilcisteína | B |

* Inibem a liberação de histamina.

vel associação com restrição de crescimento fetal (quando utilizadas no segundo e terceiro trimestres, sobretudo aquelas que não possuem atividade simpaticomimética intrínseca), talvez pela redução da perfusão placentária. Hipotensão leve e hipoglicemia neonatal também foram associadas ao uso de betabloqueadores antes do parto. As drogas são propranolol, labetalol, metoprolol, nadolol, timolol (que pertencem às categorias C e D quando utilizadas no segundo e terceiro trimestres, respectivamente), pindolol (que pertence à categoria B) e atenolol (pertencente à categoria D).[99,107]

### Bloqueadores dos canais de cálcio

Esses bloqueadores são utilizados para tratar as síndromes hipertensivas na gestação. O uso desse grupo de drogas na gestação humana é limitado. Essas drogas pertencem à categoria C e, portanto, devem ser utilizadas quando o benefício justificar o risco potencial. Fazem parte desse grupo: nifedipino, verapamil, anlodipino, diltiazem e nicardipina. Reações adversas graves (bloqueio neuromuscular) foram descritas quando o nifedipino foi associado ao sulfato de magnésio. Como o nifedipino pode potencializar a ação bloqueante muscular do sulfato de magnésio, essa associação não deve ser utilizada.[99]

## Diuréticos

Os diuréticos não são normalmente recomendados na gestação, por poderem levar a hipovolemia, que pode ter repercussão no crescimento fetal. Entretanto, nas gestantes com hipertensão arterial crônica, a continuação do uso pré-gestacional de diuréticos tiazídicos (clorotiazida e hidroclorotiazida) em baixas doses não é prejudicial. Os diuréticos tiazídicos não foram associados a malformações congênitas; entretanto, quando utilizados próximo ao parto, podem provocar trombocitopenia neonatal, sangramento e distúrbio eletrolítico.

A hidroclorotiazida é droga da categoria B, e a clorotiazida pertence à categoria C se for utilizada em gestante com hipertensão arterial na gestação.[99]

A acetazolamida é um diurético com ação na inibição da anidrase carbônica. Essa droga é indicada para o tratamento do glaucoma e da epilepsia e para a prevenção da náusea provocada pela altitude. É medicação da categoria C, devendo ser utilizada na gestação somente se o benefício justificar o risco perinatal potencial.[99]

Outros diuréticos, como espironolactona (categoria D), furosemida (categoria C) e ácido etacrínico (categoria B), devem ser utilizados na gestação somente se o benefício justificar o risco perinatal potencial, pelo risco ou pela pequena experiência de uso na gestação.[99]

## Antimicrobianos

Infecções bacterianas, virais, fúngicas e parasitárias podem ocorrer durante a gestação e necessitam de agentes antimicrobianos para o tratamento. Na prática, todo agente antimicrobiano atravessa a barreira placentária e pode provocar efeitos adversos no feto. Muitos dos antimicrobianos não foram adequadamente testados durante a gestação; entretanto, outros foram utilizados durante muitos anos em gestantes, sem que fossem observados efeitos adversos, podendo ser utilizados durante a gestação quando indicados.

Os agentes antimicrobianos são divididos em antibacterianos, antifúngicos, antivirais e antiparasitários.

## Agentes antibacterianos

Pertencem a esse grupo penicilinas, cefalosporinas, macrolídeos, aminoglicosídeos, tetraciclinas, outros antibióticos antibacterianos e antituberculose. A classificação desses agentes, segundo a FDA, durante a gestação e no que se refere ao seu uso na lactação está demonstrada na Tabela 4.

Os aminoglicosídeos, as tetraciclinas e as sulfonamidas apresentam risco teratogênico e foram discutidos anteriormente neste capítulo.

## Agentes antifúngicos

A maioria das drogas pertencentes a esse grupo é da categoria C. A candidíase vaginal é frequente na gestação, e clotrimazol (B na gestação e S na lactação), miconazol (C na gestação e U na lactação) e nistatina (B na gestação e S na lactação) são as drogas mais indicadas para o tratamento tópico. A anfotericina B (categorias B na gestação e S na lactação) é a droga sistêmica de escolha para outras infecções micóticas. O econazol pertence às categorias C na gestação e S? na lactação. Para o cetoconazol, os estudos em animais apontam malformações e riscos para o feto; entretanto, não há estudos bem conduzidos e os relatos são conflitantes em relação ao risco de malformações ou abortamento. O cetoconazol é classificado nas categorias C na gestação e S na lactação, e somente deve ser usado se os benefícios justificarem o risco potencial.

- O uso de terbinafina (categorias B na gestação e NS na lactação) deve ser evitado pela falta de dados em gravidezes humanas.
- O terconazol (categorias C na gestação e U na lactação) deve ser usado na gestação somente se os benefícios justificarem o risco potencial.[107]

## Agentes antivirais

Os agentes antivirais atuam inibindo a replicação intracelular do vírus por meio de sua ação no RNA e DNA. A experiência com o uso desses agentes aumentou muito com a síndrome da imunodeficiência adquirida (Aids). Fazem parte do grupo dos antirretrovirais:

- Inibidores da transcriptase reversa nucleosídeos e não nucleosídeos: zidovudina, nevirapina, estavudina, lamivudina, abacavir, adenofovir (categoria C duran-

**TABELA 4.** Classificação dos diferentes antibacterianos, drogas pertencentes aos grupos, categoria de risco segundo a *Food and Drug Administration* (FDA) e classificação quanto ao uso na lactação

| Agente antibacteriano | Drogas | FDA | Lactação |
|---|---|---|---|
| Penicilinas | Amoxacilina, ampicilina, carbenicilina, dicloxacilina, oxacilina, cloxacilina, penicilina G, penicilina G benzatina, penicilina G procaína, penicilina V | Todas as drogas B | Todas as drogas S |
| Cefalosporinas | Cefaclor, cefazolina, cefametazol, cefoxitina, ceftriaxona, cefalexina, cefalotina, cefadroxila, cefoperazona, cefonicida, cefotaxima | Todas as drogas B | Todas as drogas S |
| Macrolídeos | Estearato de eritromicina, azitromicina | B | S |
| | Claritromicina,* diritromicina* | C | U |
| Outros antibióticos | Bacitracina, cloroexidina, clavulanato de potássio, clindamicina, nitrofurantoína, hexaclorofeno, lincomicina, metronidazol,** vancomicina | B | S |
| | Cloranfenicol,* novobiocina | C | U |
| Quinolonas*** | Ácido nalidíxico, moxifloxacina | Todas as drogas C | Todas as drogas S |
| Fluoroquinolonas*** | Ciprofloxacina, enoxacina, levofloxacina, lomefloxacina, norfloxacina, ofloxacina, esparfloxacina | Todas as drogas C | Todas as drogas S |
| Antituberculose | Etambutol | B | Todas as drogas S |
| | Ácido paraminossalicílico, isoniazida | C | Todas as drogas S |
| | Apreomicina, cicloserina, etionamida, pirazinamida, rifampicina, rifapentina | C* | Todas as drogas S |

* Utilizar somente se o benefício justificar o risco potencial.
** Contraindicado no primeiro trimestre.
*** Devem ser utilizadas somente se o benefício justificar o risco e evitadas no primeiro trimestre.
Tabela adaptada de *Food and Drug Administration*,[89] Briggs et al.[99] e Weiner et al.[107]

te a gestação), didanosina e tenofovir (categoria B na gestação).

- Inibidores das proteases: efavirenz, amprenavir, indinavir, lopinavir (categoria C durante a gestação), nelfinavir, ritonavir e saquinavir (categoria B na gestação).
- Inibidores da ligação ou fusão do vírus da imunodeficiência humana (HIV) às células hospedeiras: enfuvirtida (categoria B na gestação).

A única droga antiviral contraindicada formalmente na gestação é o efavirenz (teratogênese em primatas).[99,107] Em estudo realizado na Clínica Obstétrica do HC-FMUSP, no qual foram descritas as alterações estruturais e/ou funcionais em fetos expostos à terapia antirretroviral, em pacientes HIV-positivo, também não foi evidenciada associação desses agentes com malformações congênitas.[115]

Os antivirais inibidores da produção de ribonucleotídeos, usados no tratamento de infecções pelos vírus da família *Herpesviridae*, são aciclovir e valaciclovir, que pertencem às categorias B na gestação e S na lactação, e ganciclovir (categorias C na gestação e S? na lactação). Os antivirais indicados para prevenção e tratamento de infecção por influenza A e B são a amantadina, zanamivir e oseltamivir, que pertencem às categorias C na gestação e U na lactação, com a recomendação de serem usados nessas fases se o benefício justificar o risco potencial.[99,107]

As interferonas são proteínas e glicoproteínas com ação antiviral, antineoplásica e imunomoduladora. As alfainterferonas (alfainterferona n3, alfainterferona NL, alfainterferona 2a e alfainterferona 2b) pertencem às categorias C na gestação e U na lactação, e a recomendação é que sejam utilizadas se o benefício justificar o risco potencial.[99,107]

Outros agentes antivirais, como vidarabina e iodoxuridina, pertencem às categorias C na gestação e S? na lactação, com recomendação de uso se o benefício justificar o potencial teratogênico.[99,107]

## Agentes antiparasitários

As infecções parasitárias são frequentes na gestação, geralmente assintomáticas e podem não necessitar de tratamento nessa fase. Nas infecções vaginais (tricomoníase e vaginose bacteriana), pode ser utilizado o metronidazol (categorias B na gestação e S na lactação). O lindano é indicado para tratar escabiose e pediculose e pertence às categorias B na gestação e S? na lactação, assim como a permetrina. A piretrina com piperonil butoxida (categorias C na gestação e S? na lactação) é indicada no tratamento da pediculose. O mebendazol e o albendazol são anti-helmínticos pertencentes à categoria C na gestação e S na lactação. A ivermectina, que é indicada para tratamento de várias parasitoses, pertence às categorias C na gestação e S? na lactação e seu uso deve ser evitado nesses períodos.[99,107]

### Antiprotozoários

- A pentamidina pertence às categorias C na gestação e NS na lactação.
- A espiramicina (categorias C na gestação e S? na lactação) é antimicrobiano macrolídio indicado nas infecções por toxoplasmose e criptosporidiose.
- A nitazoxanida (categorias B na gestação e S? na lactação) é indicada no tratamento de diarreia por *Cryptosporidium parvum* e *Giardia lamblia*.
- O atovaquone pertence às categorias C na gestação e U na lactação; para a utilização dessa droga, devem-se considerar benefício e risco.[99,107]

### Anti-helmínticos

Albendazol, mebendazol, tiabendazol e pamoato de pirantel pertencem à categoria C na gestação. O praziquantel e a piperazina pertencem às categorias B na gestação e S? na lactação. O tratamento das parasitoses intestinais, na gestação, somente é recomendado quando o parasita está causando doença clínica ou problema de saúde pública. Na ausência de manifestação clínica, o tratamento deve ser postergado para após a gestação.[99,107]

### Antimaláricos

A maioria desses agentes pertence à categoria C de drogas na gestação, com exceção do quinino, que é X (contraindicado). Faz parte desse grupo a cloroquina, medicamento de primeira linha para o tratamento e quimioprofilaxia da malária e amebíase. Em altas doses, é também eficiente para artrite reumatoide e lúpus eritematoso sistêmico. É considerada droga das categorias C durante a gestação e S na lactação. Essa droga só deverá ser utilizada na gestação se o benefício justificar o risco fetal.[107]

A mefloquina é utilizada na profilaxia e no tratamento da malária. É considerada droga das categorias C durante a gestação e S na lactação. Só deve ser usada na gestação se o benefício justificar o risco fetal.[107]

As demais drogas, como hidroxicloroquina, mefloquina, primaquina e quinidina, também pertencem à categoria C na gestação.[99,107]

## Cafeína

A cafeína é um estimulante do SNC. Trata-se da droga mais popular, pois é encontrada em várias bebidas de consumo (café, chás, achocolatados e bebidas com cola). Não é produto teratogênico. Quando usada em quantidades moderadas, não apresenta associação com malformações congênitas, abortamento espontâneo, baixo peso no nascimento e parto prematuro. Duas xícaras regulares de café contêm aproximadamente 454 mg de cafeína, e o consumo excessivo corresponde a doses diárias maiores do que estas que poderiam provocar restrição de crescimento, abortamento espontâneo e aumento da infertilidade. Doses acima de 454 mg demonstraram aumento significativo dos níveis maternos de adrenalina, mas não de noradrenalina e dopamina. A exposição fetal a altas doses pode provocar no recém-nascido sintomas da síndrome da abstinência com taquiarritmia, contração atrial prematura, tremores finos e taquipneia.[99] Em doses regulares e normais, a cafeína pode ser usada durante a gestação e a amamentação, sem risco de danos.

### Medicamentos cardíacos

A maioria das medicações cardíacas utilizadas demonstrou relativa segurança em relação ao risco de malformação fetal e é classificada nas categorias B (encainida, lidocaína) e C (acetidigitoxina, adenosina, bretílio, deslanosídeo, digitálicos, digitoxina, digoxina, flecainide, gitalin, lanatosídeo C, procainamida, quinidina, propafenona), com exceção da amiodarona, que pertence à categoria D.[99,107]

Os digitálicos (glicosídeos cardíacos) são prescritos na insuficiência cardíaca, fibrilação atrial ou *flutter* e taquicardias supraventriculares. Os estudos não demonstraram associação de malformações quando se utilizam digitálicos. A digoxina é indicada na insuficiência cardíaca e nas arritmias (fibrilação atrial, taquicardia paroxística). Trata-se do antiarrítmico mais seguro para ser usado na gestação. A digoxina é também indicada no tratamento de taquicardia supraventricular fetal (indiretamente via materna ou diretamente no feto, intramuscular ou no cordão umbilical) e na ausência de hidropsia. Quando a hidropsia está presente, dá-se preferência à flecainida. A digoxina é droga da categoria C.[99,107]

A quinidina é um antiarrítmico usado nas taquicardias supraventriculares e em algumas arritmias ventriculares. É droga de segurança relativa para o feto, já que em doses terapêuticas raramente apresenta efeito ocitócico, mas em altas doses pode levar ao abortamento. A quinidina pertence à categoria C.

Os betabloqueadores também são indicados para tratar taquicardia supraventricular e ventricular, e não demonstraram ser teratogênicos.

A amiodarona é estruturalmente similar à tiroxina e pode provocar hipotireoidismo fetal e neonatal (com bócio); portanto, essa droga deve ser utilizada apenas nos casos de arritmias refratárias a outros tratamentos.[99]

### Antitireoidianos

As drogas antitireoidianas são as de escolha para o tratamento da tireotoxicose na gravidez e interferem na síntese dos hormônios tireoidianos. Fazem parte desse grupo a propiltiouracila, o tiamazol (também denominado metimazol) e carbamizol, que são drogas das categorias D na gestação e S na lactação. Anomalias congênitas como *aplasia cutis* foram associadas à utilização de metimazol e carbamizol. Descreveram-se anomalias específicas em conceptos expostos ao metimazol durante as primeiras 7 semanas embrionárias (9 semanas menstruais), as quais foram caracterizadas como embriopatia do metimazol (cabelos ralos, atresia de coanas, atresia esofágica com fístula traqueoesofágica, anomalias faciais discretas, mamilos hipoplásicos ou ausentes, atraso no desenvolvimento). Portanto, a droga de escolha durante a gestação e lactação é a propiltiouracila.[99,107]

### Agentes tireoidianos

Essas drogas são utilizadas no tratamento do hipotireoidismo e a maioria é classificada nas categorias A (levotiroxina, liotironina, associação de tri-iodotironina e tiroxina sintéticas) e C (tireotrofina, protirrelina) na gestação. A levotiroxina (categorias A na gestação e S na lactação) é a droga de escolha no tratamento do hipotireoidismo durante a gestação.[99,107]

## PSICOTRÓPICOS

### Benzodiazepínicos

Os tranquilizantes menores podem ser necessários para tratar mulheres com distúrbio de ansiedade ou que se encontram em surtos psicóticos. O diazepam é a droga mais utilizada para esses fins. Fazem parte desse grupo diazepam, clonazepam, alprazolam e midazolam, que são drogas classificadas na categoria D. A exposição a essas drogas no primeiro trimestre deve ser evitada, por causa das controvérsias em relação ao risco de teratogênese. As malformações seriam de extremidades e fenda labiopalatina e alterações faciais decorrentes do comprometimento do sexto e sétimo pares de nervos cranianos (abducente e facial, respectivamente).

A utilização dessas drogas no terceiro trimestre, em período próximo ao parto, em doses altas excedendo 30 a 40 mg de diazepam pode provocar hipotonia, letargia e dificuldades de sucção no recém-nascido, além da síndrome da abstinência, que é caracterizada por tremores, irritabilidade, hipertonicidade, diarreia, vômito e sucção vigorosa. Caso seja necessário utilizar essas drogas, deve-se seguir o princípio de manipular a menor dose possível para atingir o efeito desejado.

### Antidepressivos

Os antidepressivos são na maioria drogas da categoria C, com exceção de bupropiona, maprotilina (categoria B) e paroxetina (categoria D), apresentando, portanto, segurança relativa no uso durante a gestação. Essas drogas são inibidores seletivos da recaptura da serotonina (fluoxetina, paroxetina, citalopram, sertralina, nefazodona, trazodona, venlafaxina) ou tricíclicos (amitriptilina, imipramina, iprindol, dibenzepina, clomipramina, doxepina, trimipramina, nortriptilina, opipramol, protriptilina) ou tetracíclicos (maprotilina, mirtazapina) ou inibidores da monoaminoxidase (isocarboxazida, fenelzina, iproniazida, mebanazina, nialamida, tranilcipromina). Os antidepressivos inibidores da recaptura de serotonina e os tricíclicos não demonstraram teratogênese e, portanto, podem ser utilizados durante a gestação.

A paroxetina é classificada como droga D, uma vez que se observou maior associação com defeitos cardíacos, quando comparada a outros antidepressivos.[18]

A exposição aos inibidores seletivos da recaptura de serotonina no terceiro trimestre pode estar relacionada a complicações neonatais, como hipoglicemia, taquipneia, hipotermia e choro fraco ou ausente, e à síndrome da abstinência (irritabilidade, tremores, choro constante, tônus aumentado, convulsões). Por conta desses riscos no terceiro trimestre, deve-se lidar com cautela, tentando escolher a melhor droga ou reduzindo a dose. É fundamental lembrar que a dosagem está sendo reduzida num período em que a gestante se encontra muito vulnerável.

As investigações em gestação humana são escassas em relação aos antidepressivos inibidores da monoaminoxidase e aos tetracíclicos; portanto, não devem ser os de primeira escolha na gestação.

## Antipsicóticos

A maioria das drogas desse grupo pertence à categoria C, com exceção do lítio (categorias D na gestação e S? na lactação) e clozapina (categorias B na gestação e S? na lactação). Muitas delas pertencem ao grupo das fenotiazinas e por muito tempo foram utilizadas como antieméticos, além de antipsicóticos. Pela longa prática no uso dessas drogas, a maioria é considerada relativamente segura. São psicotrópicos: as fenotiazinas (flufenazina, proclorperazina e promazina são drogas da categoria U na lactação; acetofenazina, clorpromazina, butaperazina, carfenazina e haloperidol são drogas S? na lactação; o droperidol é droga S na lactação); o agonista da dopamina e o antagonista dos receptores da serotonina (aripripazol é droga S?); os bloqueadores dos receptores dopaminérgicos (pimozida, piperacetazina, trifluoperazina e triflupromazina são drogas S? na lactação; a proclorperazina é droga S na lactação); e os derivados do benzisoxazol (risperidona – poucos dados em gestação humana). A exposição no terceiro trimestre aos derivados fenotiazínicos pode levar a sintomas extrapiramidais no recém-nascido (irritabilidade, movimentos distônicos em membros, principalmente os superiores, e hipertonicidade).

A clorpromazina não foi associada a malformações quando utilizada em baixas doses. Ocasionalmente e pelo seu longo tempo de uso como antipsicótico, alguns autores defendem-na como droga de escolha durante a gestação.

O lítio é indicado no tratamento de episódios maníacos do transtorno afetivo bipolar. Essa droga deveria ser evitada no primeiro trimestre pelo risco de malformações cardiovasculares, polidrâmnio, bócio e espinha bífida. A utilização próxima ao termo também pode levar à toxicidade no neonato (cianose, hipotonia, bradicardia, convulsões, *diabetes insipidus*, depressão da tireoide e bócio). Com base em experiências clínicas e em comparação com as drogas alternativas, o haloperidol é a droga de escolha no tratamento da psicose aguda ou crônica. O lítio é das categorias D na gestação e NS na lactação e o haloperidol é das categorias C na gestação e U na lactação.[99,107]

## Imunossupressores

Os agentes imunossupressores são indicados nas doenças autoimunes e na profilaxia e no tratamento da rejeição pós-transplante de órgãos. Os mais utilizados são os corticosteroides (dexametasona e prednisona).

A azatioprina, utilizada para profilaxia de rejeição de transplante, artrite reumatoide e doenças imunológicas como o lúpus eritematoso sistêmico, é também droga de escolha nas doenças inflamatórias intestinais. Outras drogas imunossupressoras são a ciclosporina (usada para prevenir rejeição de transplantes cardíacos, hepáticos e renais), micofenolato mofetil, tacrolimo e sirolimo A maioria desses agentes pertence às categorias C (ciclosporina, tacrolimo, micofenolato mofetil e sirolimo), B (corticosteroides) e D (azatioprina). Os riscos relacionados ao uso da azatioprina são restrição de crescimento e pancitopenia, e não foram descritas malformações em fetos de gestantes tratadas com essa droga.[99,107]

## Drogas ilícitas

O abuso de múltiplas substâncias é muito comum, o que dificulta a identificação dos efeitos específicos de cada droga. Além disso, existe certo receio da gestante para assumir para o médico do pré-natal o uso dessas substâncias, o que dificulta ainda mais a quantificação da exposição. O pré-natal de mulheres que engravidam sob o uso de drogas ilícitas tem maiores taxas de complicações, por menor adesão das pacientes e maior incidência de problemas psiquiátricos, violência doméstica e distúrbios de alimentação.[110] A cocaína e o *crack* já foram aqui abordados. A seguir, outras drogas consumidas entre as gestantes serão descritas.

## Maconha

A maconha (*Cannabis*) é uma substância natural com propriedades alucinógenas. O haxixe é a forma potente concentrada da maconha. O principal ingrediente psicoativo da maconha é o delta-9-tetraidrocanabinol, que está disponível na forma oral (dronabinol) como antiemético. É droga da categoria X, contraindicada na gestação e na amamentação. A maconha potencializa o efeito do álcool e pode estar associada a aumento do risco de defeito do septo interventricular. Seu uso isolado não foi relacionado a malformações; entretanto, afeta o neurodesenvolvimento na infância e adolescência (diminuição da habilidade de resolver problemas, distração, hiperatividade, impulsividade e delinquência, e externalização de problemas). Nos recém-nascidos, pode provocar efeitos-rebote leves similares aos dos narcóticos.[99]

Recentemente, surgiu uma forma sintética e mais concentrada da *Cannabis*, cujo uso é muito comum entre jovens de até 20 anos, conhecida popularmente como "K2" ou "*spice*". O uso abusivo dessa substância pode ocasionar crises de ansiedade e uma gama enorme de alterações comportamentais, culminando com convulsões e perda da consciência. Não existem estudos populacionais em gestantes, por se tratar de droga nova; no entanto, estudos em ratos mostram alterações graves na decidualização, na implantação, na placentação e nas trocas entre o embrião e a decídua, sugerindo potencial teratogênico com graves consequências para a gestação e o feto.[74]

## Anfetaminas

As anfetaminas são estimulantes simpaticomiméticos que produzem estimulação poderosa no sistema nervoso central, com ação periférica nos receptores alfa e beta-adrenérgicos. Quando utilizadas em altas doses, como drogas ilícitas, provocam restrição do crescimento, parto prematuro e danos cerebrais (porencefalia, hidrocefalia). Essas drogas pertencem às categorias C na gestação e NS na lactação.[107]

## *Ecstasy*

Também chamada de "pílula do amor", "*love*" ou "Eva", trata-se de um derivado das anfetaminas (3,4-metilenodioximetanfetamina) muito usado entre adultos jovens, com crescente aumento do consumo na última década. Não confere efeitos teratogênicos maiores (categora C na gestação e categoria NS na lactação). As mulheres usuárias podem ter piora das suas condições sociopsicológicas, e até 30% delas podem desenvolver distúrbios psiquiátricos. Para o feto exposto durante a vida intrauterina, podem acontecer alterações no desenvolvimento motor fino com aparecimento de tremores e alterações da memória.[32]

## Heroína

A exposição a esse narcótico não demonstrou maior associação com malformações. Trata-se de droga lipossolúvel de fácil passagem pela barreira placentária, sendo recuperada no líquido amniótico até 1 hora após sua administração.[99] É considerada droga da categoria B; entretanto, sua utilização no terceiro trimestre e em doses elevadas e contínuas (categoria D) pode provocar baixo peso ao nascimento, mecônio em líquido amniótico e síndrome de abstinência no recém-nascido (irritabilidade, agitação, choro, distúrbio respiratório, febre, vômitos, diarreia, sudorese e convulsão), com risco de mortalidade perinatal em torno de 37%.[99,107] A chance de o feto ter síndrome de abstinência chega até a 90% se a mãe utilizar a droga até 1 semana antes do parto, por isso alguns autores advogam que deva acontecer uma suspensão gradual da droga, preferencialmente entre 14 e 28 semanas da gestação, e em alguns casos a substituição por metadona pode ser um recurso.[99]

## Metadona

A metadona é um opioide narcótico utilizado no tratamento de viciados em heroína. É droga da categoria B e não teratogênica; entretanto, o uso no termo ou em altas doses a classifica como categoria D, pelo risco de trombocitose, aumento da mortalidade perinatal e risco da síndrome de abstinência.[99]

## Lisergida

A lisergida ou dietilamida do ácido lisérgico (LSD) é uma amina alcaloide e agente químico alucinógeno. É considerada droga da categoria C.[99]

A teratogenese é descrita se usada em gestações incipientes e também é responsável por danos ao material cromossômico espermático em pais usuários. Alguns autores postulam, ainda, que aumenta a incidência de abortamentos entre as mulheres.[37,78]

## Fenciclidina

A fenciclidina é um alucinógeno que também é conhecido como "pó de anjo". É uma droga que pertence à categoria X e, portanto, contraindicada durante a gestação, por causa das alterações no comportamento do recém-nascido (depressão, hipertonia, irritabilidade, reflexos de sucção pobres, dificuldades à amamentação). O desenvolvimento mental e psicomotor na idade de 2 anos foi semelhante ao grupo-controle.[99]

## ADOÇANTES ARTIFICIAIS

### Aspartame

O aspartame pertence às categorias B na gestação e S na lactação, e passa para as categorias C na gestação e NS na lactação quando a gestante ou o neonato apresentam fenilcetonúria. Portanto, os adoçantes com aspartame devem ser evitados por essas gestantes. A deficiência da atividade da fenilalanina hidroxilase promove o acúmulo de fenilalanina no sangue, provocando a toxicidade do feto e do recém-nascido, com risco de retardo mental.[99]

### Ciclamato

O ciclamato pertence às categorias C na gestação e U na lactação. Os estudos em humanos são limitados e as suspeitas de possíveis efeitos adversos não foram confirmadas.[99]

### Sacarina

A sacarina pertence às categorias C na gestação e U na lactação. Os estudos em animais sugerem baixo risco, mas dados em humanos são limitados.[99]

# AGENTES QUÍMICOS

Nos últimos anos, têm havido preocupações em relação à possibilidade de teratogênese decorrente de fatores químicos no meio ambiente, incluindo poluição industrial e aditivos em alimentos. A maioria desses agentes não foi correlacionada com teratogênese em humanos.

## MONÓXIDO DE CARBONO

O gás tóxico, inodoro e incolor apresenta afinidade até trezentas vezes maior com a hemoglobina quando comparada à afinidade do oxigênio com a hemoglobina. Quando presente na circulação sanguínea, o monóxido de carbono reduz o transporte de oxigênio aos tecidos e a intoxicação aguda pode ser fatal e provocar cefaleia, fadiga, efeitos cardíacos e alterações neurológicas. Esse gás é encontrado na combustão de processos industriais, de veículos automotores e na fumaça de cigarro. No feto, os danos ao SNC foram descritos com exposições muito altas, mas o risco parece ser baixo, apesar das controvérsias.[6]

## CHUMBO

Presente em abundância nos locais de trabalho e no meio ambiente, o chumbo atravessa a placenta e pode se acumular nos tecidos fetais. A exposição ao chumbo ocorre por meio de solos contaminados, contatos com tintas à base de chumbo e exposição ocupacional (na fabricação de cristais, de cerâmicas, de plásticos e em artesanatos que utilizam chumbo). Exposições a doses muito altas podem provocar abortamentos, anomalias fetais (marcas na pele e não descida dos testículos em fetos do sexo masculino), restrição de crescimento, deficiências funcionais e atraso no desenvolvimento. Entretanto, o efeito teratogênico não está estabelecido para exposições a doses muito baixas, ou seja, concentrações no sangue materno abaixo de 20 μg%.[6]

## MERCÚRIO

O mercúrio é um metal pesado e extremamente tóxico. Trata-se de poluente de alto risco em água e alimentos aquáticos. Pode ser encontrado após a queima de combustíveis fósseis, indústria de cloro-soda, equipamentos eletrônicos, fabricação de tintas, entre outros. Sua aplicação é em pilhas, odontologia e medicina. É produto neurotóxico, e o indivíduo intoxicado apresenta fraqueza, fadiga e incapacidade de concentração, perda de visão e audição, coma e morte.

O metilmercúrio é considerado um teratógeno que causa atrofia cerebral, espasticidade, convulsões e retardo mental.[7] A doença de Minamata, que foi descrita em crianças nascidas de mães cuja dieta principal na gestação consistia em peixe (predador) com altos níveis de mercúrio orgânico, é caracterizada por paralisia cerebral, microcefalia, retardo mental, cegueira e hipoplasia cerebelar.[65] Outras contaminações foram descritas por contaminação de milho e trigo, por causa da utilização de agentes químicos contendo mercúrio, como pesticidas. A exposição a baixos níveis de mercúrio foi associada a alterações em teste de memória visual aos 6 meses de idade.[67] Os níveis de mercúrio presentes no meio ambiente provavelmente não representam risco teratogênico; entretanto, a redução da quantidade de ingesta de peixes carnívoros tem sido sugerida a fim de não exceder a exposição máxima permitida, a qual estaria muito abaixo dos níveis de efeitos tóxicos do mercúrio.[6]

## BIFENIL POLICLORADO

Outro produto químico que pode contaminar peixes é o bifenil policlorado. Envenenamento ocorreu em casos com adulteração de produtos alimentares ou peixes provindos de águas contaminadas por produtos industriais. Os riscos são similares àqueles causados pela contaminação com chumbo. As alterações observadas são restrição do crescimento, descoloração da pele, calcificação anormal da calota craniana, baixo desenvolvimento cognitivo, redução da inteligência, pigmentação da gengiva, das unhas, dos dentes e da região inguinal, e hipoplasia de unhas.[6]

A exposição ocupacional de gestantes pode ocorrer, uma vez que o bifenil policlorado pode estar presente em equipamentos hidráulicos, plásticos e produtos de borracha, em pigmentos, papéis, fábrica de motores, interruptores, transformadores e outros produtos eletrônicos.

### SOLVENTES ORGÂNICOS

Os solventes orgânicos são utilizados nos ambientes comercial e domiciliar para dissolver outras substâncias. Os solventes incluem álcool, tíner para pintura, lacas, removedores de esmalte, tintas, desengordurantes e removedores de verniz. A exposição a solventes orgânicos, no primeiro trimestre da gestação, pode aumentar o risco de defeitos cardíacos, espinha bífida, pé torto e surdez.[6]

#### Tolueno

Também chamado de metilbenzeno, é o solvente orgânico de maior uso domiciliar e em locais de trabalho. As fontes de tolueno nos locais de trabalho incluem fábricas de calçados, tintas, impressoras, adesivos e laboratórios. A embriopatia decorrente da exposição a doses altas ou ingesta (em viciados em tolueno) pode provocar abortamento espontâneo, dismorfismo facial, asfixia fetal, baixo peso no nascimento e retardo mental.[6]

#### Gasolina

A embriopatia decorrente da ingesta de gasolina, em viciados em gasolina, causa defeitos faciais e retardo mental.[6]

## AGENTES FÍSICOS

### RADIAÇÃO EXTERNA

As formas de radiação não são idênticas. Os efeitos da radiação externa com raios X, gama ou alfa são diferentes daqueles por radioisótopos.

Os efeitos biológicos das radiações ionizantes em humanos são decorrentes de processos físicos e químicos que ocorrem após a passagem de radiação pela matéria viva.[11] Esse processo envolve mudanças moleculares, celulares e teciduais de todo o organismo. Os efeitos da exposição à radiação podem ser classificados em determinados e estocásticos. Os determinados ocorrem principalmente acima de uma dose-limite e são manifestados como danos clínicos resultantes da morte celular, embora os danos a células individualmente possam se estabelecer com doses menores. Os efeitos estocásticos ocorrem algum tempo após a exposição e consistem em dano do material nuclear celular, o que pode causar câncer induzido por radiação ou mutação, que pode ser transmitida aos descendentes dos indivíduos expostos.[11]

Dados sobre câncer induzido por radiação são demonstrados por estudos dos sobreviventes da bomba atômica no Japão e por acidentes nucleares (Chernobyl, por exemplo) ou ocupacionais.[5,58,70] Nos casos de doenças hereditárias induzidas por radiação, não existem estudos em humanos e os riscos estimados são baseados em estudos em animais.

O termo rad é usado como unidade da dose de radiação absorvida pelo tecido. O efeito da radiação ionizante na gestação, como para todos os teratógenos, também depende da idade gestacional na ocasião da exposição e não somente da dose fetal absorvida. O período mais crítico ocorre no período embrionário e se estende ao período fetal, principalmente até 15 semanas pós-concepção. O tipo de comprometimento inclui abortamento, malformações (microcefalia, fenda palatina, microftalmia, catarata, estrabismo, degeneração de retina, hipospádia, hipoplasia da genitália, malformações esqueléticas), restrição do crescimento, retardo mental e rebaixamento do QI. Quanto maior for a quantidade de radiação no período descrito, maior será o dano. As alterações do SNC e o retardo mental grave são mais comuns quando ocorrem entre 3 e 11 semanas pós-concepção. A restrição do crescimento, a microcefalia e o retardo mental foram mais observados após um período de 10 a 20 semanas após a concepção. Não foram relatadas anomalias após 20 semanas de concepção; após 25 semanas o SNC torna-se relativamente radiorresistente e as alterações funcionais são muito improváveis.[30,51]

O limite de dose de radiação fetal é de 5 rad, e pessoas expostas a valores inferiores a este apresentam o mesmo risco da população não exposta. A dose de radiação a partir da qual o risco de malformação passa a ser substancialmente aumentado é acima de 15 rad. Na maioria dos exames diagnósticos realizados, a dose de radiação fetal é menor do que 5 rad. Os exames que provocam maior dosagem de radiação fetal são o enema baritado (7 rad), a tomografia de pelve e abdome (2,5 e 0,88 rad, respectivamente) e os procedimentos de medicina nuclear. Uma radiografia simples de tórax em gestante de primeiro trimestre resulta em exposição do embrião a aproximadamente 0,001 rad.[100] A exposição a raios X durante a gestação não é indicação para interrupção da gestação. Para as gestantes expostas a doses de radiação maiores do que 5 rad, o acompanhamento ultrassonográfico durante a gestação é recomendado. Nos casos em que existe suspeita de grande exposição, pode-se encaminhar a paciente para calcular a dose de radiação (físico em radiação – medicina nuclear); dessa forma, o aconselhamento pode ser mais bem direcionado. A orientação é que durante a gestação seja evitada a exposição a agentes radioativos.

## ISÓTOPOS RADIOATIVOS

A distribuição dos radioisótopos administrados ou dos componentes contendo os radioisótopos é determinada por vários fatores, como passagem placentária, afinidade aos tecidos e natureza da radiação emitida (partícula alfa, partícula beta ou raio gama). Estimar a dose de radioisótopo absorvida e o dano ao embrião ou feto é complexo, porque o radioisótopo pode se localizar em órgãos-alvo específicos, podendo ou não atravessar a placenta; a distribuição da radiação pode não ser seletiva, o metabolismo do elemento pode ser afetado pela doença ou pelo genótipo, e a taxa de radiação aumenta com o tempo.

O iodo radioativo deve ser evitado durante a gestação, a menos que a sua utilização seja essencial para a mãe e caso não haja tratamento substituto. O iodo radioativo apresenta risco para a tireoide fetal, principalmente no período em que esta começa a concentrar iodo, entre 10 e 12 semanas de gestação. A afinidade da tireoide fetal pelo iodo é maior do que a da tireoide materna. Alguns estudos relatam efeito fetal com doses terapêuticas (ablativas) de 131I administradas às gestantes, incluindo destruição total da tireoide fetal.[40,73] Portanto, a exposição do feto ao iodo deve ser evitada durante a gestação, pelo risco de disfunção tireoidiana.

Outros isótopos radioativos inorgânicos, como potássio, sódio, fósforo, césio, tálio, selênio, crômio, ferro e estrôncio, atravessam a placenta. Estudos em animais demonstraram que o fósforo e o estrôncio, quando em altas doses, provocam anomalias e óbito do embrião.[72] Esses isótopos são pouco utilizados em diagnóstico ou tratamento e, quando o são, geralmente são ligados a complexos macromoleculares que não atravessam a placenta, ou atravessam em quantidades mínimas.

Em casos de exposição durante a gestação, deve ser calculada a dose de exposição e o aconselhamento deve se basear no isótopo utilizado, na idade gestacional da exposição e na dosagem.

## ULTRASSONOGRAFIA

A ultrassonografia em biomedicina pode causar efeitos adversos em pacientes, tanto por meio do efeito térmico como pelo não térmico (por exemplo, mecânico). Em geral, os dados disponíveis são insuficientes para concluir que existe relação de causa entre ultrassonografia obstétrica e efeito não térmico adverso para o feto. As interações acústicas que podem produzir efeitos biológicos sem causar um grau significativo de aquecimento constituem o mecanismo não térmico. Os resultados produzidos por mecanismos não térmicos são frequentemente denominados efeitos mecânicos, embora isso possa incluir processos que ocorrem secundariamente à ação mecânica direta do feixe acústico no tecido, como os radicais livres ou as ondas de choque geradas por cavidades inertes.[9]

A ação dos mecanismos não térmicos inclui ainda cavitação acústica, forças de radiação e feixes acústicos. Enquanto a cavitação pode ser destrutiva, sua ocorrência é extremamente improvável na ausência de gases estabilizados no corpo. Embora os outros mecanismos possam ocorrer intraútero, eles não demonstraram provocar efeitos adversos.

Portanto, conclui-se que o risco de dano fetal induzido por ultrassonografia diagnóstica não térmica, se utilizada sob os limites da FDA (frequência menor que 100 $mW/cm^2$), é muito pequeno ou desprezível.[90]

O mecanismo térmico é decorrente de interações acústicas que afetam o tecido, aquecendo-o acima da temperatura fisiológica normal. A temperatura corporal humana média é de 36,8 ± 0,4 °C,[64] e a temperatura do feto humano é 0,3 a 0,5 °C maior do que a materna.[2] Os tecidos biológicos absorvem ultrassom e podem resultar em aquecimento acima da temperatura fisiológica, podendo perturbar o processo fisiológico normal, alterando, por exemplo, as reações metabólicas ou a migração neuronal, ou mesmo promovendo a morte celular. A emissão acústica dos aparelhos de ultrassonografia diagnóstica é suficiente para aquecer tecidos fetais. A magnitude da elevação da temperatura aumenta progressivamente do modo-B para o Doppler colorido, para os Doppler de modo espectral, e com aumento da exposição do tempo no mesmo local. O aquecimento é maior próximo aos ossos; portanto, o aquecimento de algumas estruturas aumenta com a progressão da ossificação durante a gestação.

Estudos em animais demonstraram que os efeitos térmicos adversos são possíveis em qualquer idade gestacional, mas a magnitude e a gravidade dos efeitos são maiores durante a organogênese. Informações obtidas sobre os efeitos fetais, em estudos com elevação natural da temperatura corporal materna, são utilizadas para estimar os riscos fetais à elevação da temperatura fetal. Portanto, o risco de dano fetal com elevações míninas de sua temperatura é muito pequeno, mas nunca é zero. Por exemplo, a elevação, por exposição, estimada em 1 °C acima da temperatura basal fetal durante 5 minutos tem risco de aproximadamente 0,004% para anomalias discretas e de aproximadamente 0,048% para anomalias maiores. O risco aumenta linearmente com a duração da exposição, mas exponencialmente com a elevação da temperatura, e a presença de febre materna aumenta o risco acima do normalmente associado com diagnóstico ultrassonográfico ou outras formas de aquecimento. Estudos que avaliaram os efeitos da temperatura materna acima de 38,3 °C, por pelo menos 24 horas, no primeiro e início do segundo trimestres (período da organogênese e proliferação e migração neuronal), demonstram maior risco para anencefalia, microcefalia e deficiência mental.[14] Para exames de ultrassonografia obstétrica diagnóstica, a elevação da temperatura fetal de 1 a 1,5 °C poderia ser aplicada por qualquer duração de tempo, sem preocupação de risco por efeito térmico.

Os estudos epidemiológicos não demonstram associação entre exposição ao exame ultrassonográfico diagnóstico durante a gestação e baixo peso no nascimento, câncer nas crianças, dislexia ou desenvolvimento neurológico alterado na infância. Entretanto, constatou-se maior associação com não destros (canhotos) em crianças do sexo masculino[57,97,113] Vale lembrar que não existem estudos epidemiológicos realizados com aparelhos produzidos após 1990, e nas últimas décadas a emissão acústica dos aparelhos de ultrassonografia aumentou em dez a quinze vezes.[15] Portanto, o exame ultrassonográfico deveria ser utilizado de maneira prudente, mantendo os impulsos acústicos e a exposição fetal em níveis bem baixos, próximos ao menor nível que permita a realização adequada do exame (respeitando o princípio do "mínimo possível realizável" ou, em inglês, *"as low as reasonable achievable"* – origem para a sigla pela qual o princípio é mais conhecido, Alara).[29]

## RESSONÂNCIA NUCLEAR MAGNÉTICA

Estudos epidemiológicos em humanos demonstraram que exposição a ondas de radiofrequência eletromagnéticas, dentro dos níveis determinados pelo *Institute of Electrical and Electronics Engineers* dos Estados Unidos da América (EUA), não causam dano ao produto conceptual, mas recomenda-se evitar o uso de contraste paramagnético (gadolínio), uma vez que, se no compartimento fetal, esse contraste não mais conseguirá ser excretado pela placenta.[16]

# AGENTES BIOLÓGICOS

Durante a vida pré-natal, o embrião e o feto estão expostos a uma variedade de microrganismos. Em muitos casos, o feto é resistente à agressão, em outros pode ocorrer o abortamento ou óbito, e, ainda, a criança pode nascer com restrição de crescimento, anomalias congênitas ou doenças neonatais. Existem agentes virais, bactérias e parasitas, como a rubéola, o citomegalovírus, o herpes-vírus, o parvovírus, o zika vírus, a sífilis, a toxoplasmose, a varicela-zóster, entre outros. Os efeitos letais ou no desenvolvimento causados pelo agente infeccioso são resultantes de inibição mitótica, citotoxicidade direta ou necrose. O processo de reparo pode resultar em metaplasia, cicatrização ou calcificação que provocam danos, pois interferem na histogênese. A passagem transplacentária de agentes infecciosos (infecção fetal) não necessariamente resulta em dano fetal (malformação, restrição de crescimento ou óbito). Portanto, o feto pode ser infectado, mas nem sempre é afetado (sem sequelas).

Neste tópico, serão abordados os agentes menos teratogênicos. Os de maior teratogenicidade (rubéola, toxoplasmose, citomegalovírus, parvovírus, sífilis, varicela e zika vírus) serão discutidos no Capítulo 59, "Infecções sexualmente transmissíveis", da Seção 6, "Intercorrências clínico-cirúrgicas", e no Capítulo 66, "Infecções congênitas", da Seção 7, "Medicina fetal".

## INFECÇÕES VIRAIS

### Sarampo

O sarampo é uma infecção respiratória viral. Quando adquirida na gestação, essa infecção pode manifestar sintomas mais graves e aumentar as complicações maternas. O sarampo aumenta os riscos de abortamento ou óbito intrauterino, parto prematuro, óbito perinatal e sarampo congênito. Não foi descrita associação com malformação congênita.

O sarampo pode ser prevenido com a vacinação. A vacina com vírus vivo atenuado é administrada entre 12 e 15 meses de vida. A imunidade pós-vacinação persiste em cerca de 80% dos adultos que foram imunizados na infância; portanto, a mulher na fase reprodutiva tem chance de se contaminar. As crianças e os adultos que foram expostos ao vírus do sarampo e que não têm imunidade podem ser protegidos com vacinação até 2 dias após a exposição ou receber imunização passiva com gamaglobulina dentro de 5 dias. A vacinação durante a gestação não demonstrou risco fetal; entretanto, ela deve ser evitada, uma vez que a vacina contém uma forma atenuada do vírus vivo.[25,43]

### Caxumba

A caxumba (ou parotidite infecciosa) é infecção aguda causada por vírus RNA (paramixovírus).

Estudos epidemiológicos não demonstraram aumento de malformações congênitas em filhos de gestantes que tiveram infecção por caxumba na gestação, em qualquer dos trimestres. Embora alguns relatos de caso descrevam associação de caxumba com anomalias congênitas envolvendo coração, olhos, estruturas das orelhas e aparelho genitourinário, é controversa a associação de miocardiopatia fetal, especialmente fibroelastose endocárdica, com caxumba na gestação. Essa infecção aumenta o risco de abortamento espontâneo e óbito intrauterino. A infecção perinatal, decorrente da transmissão vertical, é rara; alguns relatos de caso referem distúrbios respiratórios e hipertensão pulmonar.[25,71] A vacina contra caxumba é administrada entre 12 e 15 meses de vida.

## Poliomielite

O vírus da pólio é um vírus RNA do grupo enterovírus. Os efeitos da passagem transplacentária do vírus na gestação foram estudados e publicados na era anterior à imunização em larga escala. A transmissão ocorre mais frequentemente nas fases mais tardias da gestação, provocando abortamento, óbito fetal e poliomielite congênita (paralisia do recém-nascido). A poliomielite como fator de risco para esquizofrenia, em adultos expostos na fase intrauterina ao vírus, é controversa.[3,25,87]

A poliomielite é prevenida por meio de vacinação. Em 1955, a vacina Salk, composta por poliovírus inativado, foi aprovada. A vacina Sabin, que é a vacina oral feita de vírus vivo atenuado, foi introduzida em 1962. A administração das vacinas, com vírus vivo atenuado ou inativado, em qualquer fase da gestação, não parece causar nenhum dano ou risco ao desenvolvimento embrionário ou fetal.[3,25,87]

## Coxsackie

O coxsackie pertence à classe dos enterovírus. A transmissão vertical, durante o parto, pode ocorrer em 30 a 50% das gestantes que apresentaram soroconversão na gestação. A taxa de transmissão transplacentária é desconhecida.[25]

Existe controvérsia em relação a um possível dano pancreático, com consequente *diabetes mellitus* do tipo 1, nas crianças de mães expostas a esse vírus durante a gestação. A infecção por coxsackie foi associada a maior risco de abortamento precoce e anomalias cardíacas. As manifestações neonatais da infecção fetal por coxsackie B no final da gestação são *rash* maculopapular e outras lesões de pele, pneumonia, miocardite e meningoencefalite. Essas alterações podem ser graves e algumas vezes fatais.[25,45]

## Influenzas A e B

São vírus RNA da família *Orthomyxoviridae*. No adulto, as complicações geralmente não são graves; entretanto, na gestante o comprometimento pulmonar pode ser grave. Existem controvérsias em relação aos riscos fetais, na exposição a esses vírus, em relação a abortamento espontâneo, defeitos abertos do tubo neural e predisposição à esquizofrenia. A vacina é de vírus inativado e considerada segura durante a gestação.

O ACOG recomenda a vacinação a todas as gestantes em qualquer trimestre da gestação durante o período de risco da infecção.[88] Existem agentes antivirais específicos para o tratamento das influenzas A e B (amantadina, rimantadina, zanamivir e oseltamivir). Essas drogas estão classificadas na categoria C; entretanto, seu benefício supera a falta de dados ainda não disponíveis em humanos.[99]

A influenza A (H1N1) (popularmente conhecida como "gripe suína") é causada por um subtipo do vírus influenza A denominado H1N1.[5,35]

Da mesma forma que o observado em pandemias de gripe influenza anteriores, a pandemia causada pelo influenza A (H1N1) também demonstrou que gestantes e seus produtos conceptuais apresentam risco potencial aumentado de complicações. Em relação à população não grávida, as gestantes apresentam maior risco de: internação, apresentação clínica do tipo síndrome respiratória aguda grave, sepse e óbito, e em muitas vezes as gestantes com evoluções graves não apresentam qualquer história de doença prévia ao quadro gripal. A suscetibilidade às complicações, na gravidez, é em razão das adaptações pulmonares e imunológicas, favorecendo as infecções respiratórias e diminuindo a resposta às infecções.[35]

Além dessas complicações gerais, estudos demonstram associação da influenza na gestação com complicações da gestação, como abortamento, parto prematuro, baixo peso no nascimento e óbito fetal.[111] Ainda não está bem estabelecido se há aumento de risco para anomalias congênitas em gestantes com influenza, embora alguns estudos tenham descrito anomalias como fenda labial, defeitos do tubo neural, hidrocefalia e defeitos cardíacos em gestantes que apresentaram quadro clínico no primeiro trimestre da gestação.[63,112] Defeitos que poderiam estar relacionados à hipertermia, uma vez que esse risco pode ser atenuado com o uso de antitérmicos.

Não foram demonstrados riscos maiores de complicações, associadas à vacina para influenza com vírus inativado, em gestantes quando comparado à população geral. Além da vacina, medidas de proteção e higiene são sempre recomendadas à população de risco (evitar contato com indivíduos doentes, lavar as mãos com água e sabão frequentemente, cobrir boca e nariz quando tossir ou espirrar). Na vigência do quadro clínico é recomendada a introdução de antivirais, em específico o oseltamivir, que é um inibidor da neuraminidase viral e que, apesar de ser droga da classe C, seu benefício concreto de uso supera os riscos teóricos envolvendo a droga; estudos recentes não demonstraram risco aumentado de teratogênese.[36]

As recomendações da OMS e do Ministério da Saúde brasileiro são para que os grupos de risco continuem recebendo abordagem propedêutica e terapêutica igual à da época pandêmica, ou seja, as gestantes devem continuar recebendo a medicação antiviral (oseltamivir) quando apresentarem quadros clínicos suspeitos compatíveis com síndrome gripal ou síndrome respiratória aguda grave, pois o benefício da exposição materno-fetal à medicação supera quaisquer riscos teóricos de prejuízos ao concepto.

## Hepatites

A inflamação viral do fígado pode ser causada por diferentes vírus, denominados vírus das hepatites A, B, C, D e E. Todos causam hepatite aguda ou de curto prazo. Os vírus das hepatites B, C e D podem causar hepatite crônica. O vírus B é um vírus DNA e os outros são vírus RNA.

### Vírus da hepatite A

O vírus da hepatite A (VHA) é um enterovírus da família *Picornaviridae*. A transmissão vertical do VHA é considerada rara. A vacina de VHA inativado pode ser usada para prevenção.

### Vírus da hepatite B

O vírus da hepatite B (VHB) é um vírus DNA da família *Hepadnaviridae*. A transmissão vertical do VHB pode ocorrer durante a gestação ou no parto, principalmente se a infecção ocorrer na segunda metade da gestação, provocando hepatite fetal, que pode se tornar crônica quando o neonato não for tratado. A infecção por VHB na gestação não parece estar relacionada a malformações fetais ou piora do prognóstico fetal. A vacinação contra o VHB na gestação e a utilização de imunoglobulina da hepatite B são procedimentos seguros em relação ao feto.[25,45]

### Vírus da hepatite C

O vírus da hepatite C (VHC) é um vírus RNA da família *Flaviviridae*. É transmitido por sangue e hemoderivados. A transmissão vertical é baixa, mas possível, estando mais relacionada à carga viral e proporcional à viremia materna. A taxa de transmissão vertical é estimada em cerca de 4%, sendo maior nas gestantes HIV-positivo com VHC. No momento, não existe vacina para a hepatite C. São raros os estudos que avaliam gestantes com hepatite C aguda, em relação ao prognóstico fetal e gestacional, e os resultados são controversos. Parece que nos recém-nascidos expostos à transmissão vertical, a hepatite C crônica e o estado de portador crônico são raros, uma vez que muitos desses vão se tornar RNA-VHC negativos nos primeiros anos de vida.[25,48,75]

### Vírus da hepatite D

O vírus da hepatite D (VHD), também denominado vírus delta, é um vírus RNA. O VHD é uma cópia defeituosa do VHB e, portanto, pode se disseminar em humanos somente em sua presença, sendo transmitido por sangue e hemoderivados. Os fatores de risco para infecção são os mesmos da hepatite B.[25]

### Vírus da hepatite E

O vírus da hepatite E (VHE), conhecido como hepatite epidêmica não A e não B. No momento, não existe vacina contra o VHE. A transmissão do VHE para o feto parece ser alta, ou seja, maior do que 50%.[25,56,60]

## Febre amarela

A febre amarela é doença infecciosa transmitida por mosquitos contaminados por vírus RNA (flavivírus). Os riscos da doença para a gestação e o feto são desconhecidos. O tratamento é sintomático e existe vacina de vírus vivo atenuado. O risco dessa vacina durante a gestação é incerto, uma vez que os dados em relação à associação com malformações são controversos.

A administração da vacina é contraindicada durante a gestação, a não ser que não se possa evitar a exposição a uma epidemia. Nesses casos, a vacinação deverá ser feita no segundo ou terceiro trimestres. No caso de exposição inadvertida à vacina, durante a gestação deve-se tranquilizar a paciente.[23,99]

## Dengue

O vírus da dengue pertence à família *Flaviviridae* e é disseminado pela picada do mosquito *Aedes*. A gestação não aumenta o risco de adquirir a dengue; entretanto, a doença pode ser grave na gestação, com consequências devastadoras. Portanto, o diagnóstico errôneo ou o retardo no diagnóstico pioram o prognóstico. Os testes diagnósticos sorológicos – imunoglobulinas G (IgG) e M (IgM) – confirmam a infecção.[8]

Em relação ao maior risco de parto prematuro e óbito fetal, os estudos são controversos. A associação com defeito aberto do tubo neural foi referida em um estudo, podendo estar relacionada à ação da febre no desenvolvimento do tubo neural. Os estudos publicados até o momento incluem casuísticas pequenas, o maior não atingindo 100 casos; portanto, muito ainda poderá ser esclarecido em relação às repercussões da doença na gestação e no produto conceptual. A transmissão vertical e as repercussões neonatais são maiores quando a infecção ocorre no terceiro trimestre ou próximo ao termo. O recém-nascido pode apresentar febre, o início varia de 1 a 11 dias com duração de 5 dias, e outros sintomas são trombocitopenia e hepatomegalia.[47] A vacina da dengue ainda está em fase de teste, e o tratamento da doença é feito apenas por meio de sintomáticos. Quando necessário, os componentes sanguíneos ou a albumina devem ser transfundidos. Tanto no período pré-termo como no termo, a conduta obstétrica deve ser conservadora, uma vez que o risco de hemorragia mediante procedimentos cirúrgicos é elevado, a menos que exista uma indicação obstétrica para realização do parto.[8]

As gestantes devem evitar viagens para áreas endêmicas, devendo utilizar repelentes quando estão na área de risco. Quando na gestação há suspeita precoce da doença, o diagnóstico rápido e o acompanhamento adequado da mãe e do feto são importantes para o sucesso da conduta.[8]

### Monkeypox

O monkeypox é uma doença zoonótica causada por vírus pertencente à família *Poxviridae*, gênero *Orthopoxvirus* e espécie Monkeypox virus (MPX).[84,85,92] Foi primeiramente descoberto em macacos de laboratório em 1958. Após o primeiro caso em humano na década de 1970, tornou-se endêmico na África ocidental e na bacia do Congo.[69,79,109] Em maio de 2022, um surto de monkeypox foi identificado, com acometimento em indivíduos de diversos países. Após documentação de transmissão comunitária em países não endêmicos, a OMS declarou em 21 de maio de 2022 a existência de um surto global emergente de infecção pelo vírus.[85] As publicações sobre MPX e gravidez são escassas e, por ser um vírus do mesmo grupo da extinta varíola (*Orthopoxvirus*), que sabidamente aumentava a morbidade e a mortalidade materna e fetal em gestantes não vacinadas, essa população é considerada de risco.[42,84,94,96] Entre os poucos relatos existentes na literatura, um artigo recente mostra a descrição de quatro casos em gestantes na República Democrática do Congo, sendo duas gestantes com caso moderado a grave no primeiro trimestre que evoluíram com abortamento, um caso moderado a grave com 18 semanas de gestação que evoluiu com óbito fetal e sinais de transmissão placentária (lesões maculopapulares difusas, hidropsia, hepatomegalia e alterações placentárias e de membranas) e apenas um caso com apresentação clínica leve, com 16 semanas de gestação, que após cura das lesões chegou a termo, com nascimento de recém-nascido saudável.[96] A OMS reconhece a transmissão materno-fetal, a partir da passagem placentária, originando a doença congênita, e/ou contágio no contato íntimo, durante e após o parto.[42,87,94,96]

## INFECÇÕES POR PROTOZOÁRIOS

### Malária

A malária é causada por protozoário do gênero *Plasmodium* e transmitida pela picada do mosquito *Anopheles*. Quatro espécies do parasita infectam o homem: *P. falciparum*, *P. vivax*, *P. ovale* e *P. malariae*. Desses, o *P. falciparum* é o que causa maior morbidade e mortalidade. A transmissão horizontal por meio do vetor é a forma mais comum de adquirir a malária; entretanto, esta pode também se dar por transfusão de sangue e derivados contaminados e pela transmissão vertical na gestação. A transmissão pode ocorrer durante a gestação ou o parto. A prevalência de malária congênita (diagnóstico no sangue de cordão ou sangue periférico do recém-nascido) é em torno de 10 a 32% quando são utilizados métodos diagnósticos moleculares sensíveis como reação em cadeia da polimerase.[55]

A ocorrência de ataques febris da malária durante a gestação pode predispor à infecção congênita. O mecanismo envolvido pode estar relacionado ao aumento da friabilidade da placenta, em resposta aos episódios de febre aguda. Esses ataques febris são mais frequentes em mulheres infectadas com baixos níveis de imunidade à malária e, portanto, a infecção congênita deveria ser mais frequente nas áreas de baixa transmissão, regiões não endêmicas (por conta da menor resposta imunológica do hospedeiro). Outros mecanismos sugeridos para a transmissão vertical são: infecção placentária, que compromete a integridade da placenta, e anemia materna. A infecção fetal pode estar associada a parto prematuro, restrição de crescimento fetal e aumento no risco de abortamento e óbito intraútero. A infecção congênita pode aumentar a suscetibilidade à malária e 7% dos neonatos de mães não imunes podem desenvolver malária congênita. Os recém-nascidos infectados têm maior probabilidade de desenvolver anemia nos primeiros 6 meses de vida.

Nas regiões não endêmicas, os nascidos infectados podem apresentar sintomas semelhantes à sepse, com febre, anemia hemolítica, plaquetopenia, icterícia e esplenomegalia. Outros sintomas são: cianose, regurgitação, irritabilidade e anorexia. Geralmente, no nascimento eles são assintomáticos com os sintomas se manifestando entre o 10º e o 30º dias de vida ou em alguns casos após alguns meses do nascimento.[24]

É importante o diagnóstico neonatal precoce, pois a infecção pode ser letal, em nascidos de mães não imunes. A cloroquina é a droga de escolha no tratamento da malária, e nos casos resistentes a essa droga, a mefloquina por via oral é indicada. Nos casos graves ou complicados, o tratamento deve ser via parenteral com artemisininas ou quinino (categoria D, entretanto pode ser usada quando o benefício materno supera o risco fetal). A utilização das artemisininas (artesunato) e seus derivados é investigada no tratamento da malária no segundo trimestre da gestação. Ainda não existem dados suficientes para confirmar sua segurança e eficácia durante a gestação.

Para a prevenção durante a gestação, além da primeira ação, que é a diminuição dos focos do mosquito, podem ser usados inseticidas repelentes contendo N,N-dietil-3-metilbenzamina, que é seguro na gestação. Para as gestantes que residem nas regiões endêmicas, a OMS recomenda a utilização de tratamento preventivo intermitente, com sulfadoxina-pirimetamina a partir do início do segundo e terceiro trimestres.[95] Para as gestantes que vão para áreas endêmicas, a profilaxia é feita com cloroquina, na dose de 500 mg, por via oral, uma vez por semana; esse procedimento deve iniciar-se 1 a 2 semanas antes da viagem, até 4 semanas após o retorno para áreas não endêmicas.[86] No primeiro trimestre, deve ser evitada viagem para áreas endêmicas resistentes à cloroquina, e após esse período a profilaxia com mefloquina é introduzida.[86]

### Doença de Chagas

A doença de Chagas é causada pelo protozoário *Trypanosoma cruzi* transmitido para várias espécies de mamíferos pela picada do triatomídio "barbeiro", que libera excretas que contêm o agente na forma tripomastigota, ou pela transfusão de sangue infectado. Outra forma de contaminação é pela transmissão materno-fetal (transplacentária), que ocorre em 1 a 12% das gestantes infectadas.[80] O nível de parasitemia materna e as alterações do sistema imunológico são fatores que potencialmente contribuem para aumentar o risco de transmissão vertical. A fase aguda da doença é o primeiro contato do parasita com o hospedeiro, que é seguida pela fase crônica em que 30 a 40% dos indivíduos infectados apresentam sintomas clínicos. Os órgãos acometidos são: coração (alteração do ritmo, insuficiência cardíaca, tromboembolismo) e trato gastrointestinal (destruição do plexo de Auerbach – megaesôfago e megacolo). Os sintomas frequentes são disfagia, regurgitação, constipação crônica e dor abdominal. Entretanto, 60 a 70% dos pacientes ficam na fase intermitente da doença, caracterizada por baixa parasitemia, presença de anticorpos anti-*Trypanosoma cruzi* e ausência de sinais clínicos e de sintomas. A transmissão congênita pode ocorrer em qualquer fase da doença materna, mas o risco é maior na fase aguda quando a parasitemia é intensa e persistente.

Na fase crônica, a parasitemia é intermitente e a transmissão também pode ocorrer. A transmissão vertical é mais frequente entre 19 e 26 semanas de gestação e pode ocorrer em gestações subsequentes. A infecção congênita ocorre em aproximadamente 2 a 10% dos recém-nascidos de mães infectadas. O diagnóstico da infecção fetal pode ser feito por pesquisa de IgM específica, identificação do organismo, detecção de seus antígenos, genoma do parasita no sangue fetal, líquido amniótico ou ascite.[68] A infecção fetal pode provocar hidropsia, ascite, óbito fetal, baixo peso ao nascimento e prematuridade. Cerca de 50% dos recém-nascidos infectados apresentam sintomas e sinais, como síndrome do desconforto respiratório, hepatomegalia, esplenomegalia, alterações neurológicas, anasarca e petéquias, e podem evoluir para óbito.[76] A redução dos parasitas dos tecidos acometidos diminui a resposta inflamatória e contribui para a resolução da doença. A prevenção inclui a eliminação do triatomídeo e o uso de repelentes.

## INFECÇÕES BACTERIANAS

As infecções bacterianas, como pneumonia, meningite, tétano, difteria e tuberculose, não apresentam risco fetal ou neonatal específico, a não ser o relacionado à gravidade da doença materna no que se refere ao bem-estar da gestante e, consequentemente, fetal. Para todas essas infecções, existem vacinas que podem ser indicadas em situações de risco (pneumococo, meningococo) ou administradas de rotina (tétano), durante a gestação.

## FATORES MATERNOS

Quando não controladas, algumas doenças maternas podem provocar efeitos fetais.

- Endocrinopatias secretoras de corticosteroides: as gestantes com doença de Cushing podem ter filhos com hiperadrenocorticismo, embora malformações anatômicas não tenham sido observadas.[6]
- Endocrinopatias androgênicas: tumores de adrenal podem levar à masculinização de feto do sexo feminino.
- *Diabetes mellitus*: quando não controlado no período embrionário, aumenta o risco de abortamento espontâneo e malformações (hipoplasia caudal e femoral – regressão caudal e cardiopatia congênita).[6]
- Fenilcetonúria materna: as pacientes não tratadas apresentam risco elevado de abortamento, microcefalia e retardo mental.[6]
- Deficiência de iodeto: pode resultar em bócio congênito e retardo mental.
- Deficiência de zinco: há controvérsias em relação à maior associação com restrição de crescimento fetal, menor duração da gestação e malformações, como defeitos abertos do tubo neural e fenda labiopalatina.[31]
- Deficiência de ácido fólico: aumento da incidência de defeitos abertos do tubo neural e outras malformações.
- Desnutrição materna: maior risco para defeitos abertos do tubo neural, abortamento e restrição de crescimento fetal.
- Compressão uterina e disrupção vascular: essas alterações são mais comuns em gestações múltiplas, defeito anatômico do útero, banda amniótica, miomas gigantes que comprimem a cavidade uterina. As alterações fetais observadas são: pé torto, *aplasia cutis*, assimetria craniana, malformação de orelha, aplasia muscular, re-

dução de membros, fenda labial e fenda palatina, onfalocele e gastrósquise.[6]

A Tabela 5 resume o potencial teratogênico de algumas drogas e agentes.

## FONTES DE INFORMAÇÃO SOBRE TERATOGÊNESE DE DROGAS

Informações sobre a segurança na utilização de medicamentos ou substâncias na gestação e amamentação podem ser obtidas em:

- http://www.safefetus.com (em inglês);
- http://www.otispregnancy.org (*Organization of Teratology Information Specialists* – em inglês).

### PONTOS-CHAVE

- A maioria das malformações congênitas é de causa desconhecida.
- Os agentes teratogênicos contribuem para um porcentual muito pequeno dos casos de malformações congênitas, entretanto sua importância é justamente o fato de poderem ser evitados.
- A exposição aos agentes teratogênicos segue o princípio toxicológico de dose-resposta.
- Para todas as drogas, existe um limiar abaixo do qual não existe efeito teratogênico, independentemente da idade gestacional em que ocorreu a exposição.
- Mesmo os agentes teratogênicos mais potentes podem não produzir todos os tipos de malformações, pois levam a tipos específicos de anomalias.
- Para determinar o risco e o tipo de efeito deletério, é necessário conhecer em que estágio do desenvolvimento embrionário ocorreu a exposição ao agente teratogênico.
- O período da embriogênese e da migração celular é o mais suscetível à ação dos agentes que causam malformações e alterações no desenvolvimento.
- Quando possível, deve-se evitar o uso de drogas na gestação, principalmente no primeiro trimestre, pois mesmo aquelas com risco não comprovado não estão isentas de um potencial efeito teratogênico.
- Na utilização das drogas, deve-se utilizar a menor dosagem ou o número de drogas necessárias para obter o efeito desejado.
- Nas exposições para diagnóstico (radiação, ultrassonografia e ressonância nuclear magnética), deve-se respeitar o princípio do "mínimo possível".
- É recomendável orientar as imunizações antes da concepção, para evitar os riscos de teratogênese relacionados às infecções congênitas.
- Deve-se sugerir prevenção e imunização ou orientar nos casos de viagens para áreas de risco de doenças endêmicas infecciosas.
- Deve-se tratar doenças maternas de base em que o mau controle possa levar à teratogênese.
- É importante orientar a gestante em relação à nutrição e à necessidade de complementação de vitaminas.

**TABELA 5. Resumo do potencial teratogênico de algumas drogas ou agentes**

| Teratógenos | | | Prováveis teratógenos | Prováveis não teratógenos |
|---|---|---|---|---|
| Radiação<br>• Iodeto radioativo<br>Procedimentos invasivos<br>• Amniocentese < 12 semanas<br>• BVC < 11 semanas<br>Desequilíbrios metabólicos<br>• Alcoolismo<br>• Cretinismo endêmico<br>• *Diabetes mellitus*<br>• Deficiência de ácido fólico<br>• Fenilcetonúria<br>• Hipertermia<br>• Doenças reumáticas<br>• Síndrome de Sjögren<br>• Tumores virilizantes<br>Infecções<br>• Citomegalovírus<br>• Herpes-vírus I e II<br>• Parvovírus B19 | • Vírus da rubéola<br>• Toxoplasmose<br>• Vírus da varicela<br>• Zika<br>Drogas e agentes químicos ambientais<br>• Ácido valproico<br>• Aminopterina<br>• Anticoagulantes cumarínicos<br>• Azul de metileno (intra-amniótico)<br>• Bussulfano<br>• Bifenilos policlorados<br>• Cocaína<br>• Ciclofosfamida<br>• Dietilestilbestrol<br>• Etretinato<br>• Fenobarbital<br>• Fenitoína<br>• Fluconazol | • Hormônios androgênicos<br>• Iodetos<br>• Isotretinoína<br>• Inibidores da enzima conversora da angiotensina<br>• Indometacina e anti-inflamatórios não hormonais<br>• Lítio<br>• Mercúrio orgânico<br>• Metimazol<br>• Metotrexato<br>• Misoprostol<br>• Penicilamina<br>• Tetraciclinas e derivados<br>• Talidomida<br>• Tolueno<br>• Trimetadiona | Carbamazepina<br>Chumbo<br>Deficiência de zinco<br>Dissulfiram<br>Ergotamina<br>Alcoolismo social<br>Estreptomicina<br>Tabagismo<br>Primidona<br>Quinino (altas doses)<br>Vitamina A (altas doses)<br>Monkeypox | Anestésicos<br>Aspartame<br>AAS<br>Anticoncepcionais orais<br>Espermicidas<br>Hidroxiprogesterona<br>LSD<br>Maconha<br>Medroxiprogesterona<br>Metronidazol<br>Ondas eletromagnéticas<br>Progesterona<br>Ultrassom<br>Vacina da rubéola |

AAS: ácido acetilsalicílico; BVC: biópsia de vilosidades coriônicas; LSD: lisergida (ácido lisérgico dietilamida).
Tabela adaptada de Weiner et al.[107]

## REFERÊNCIAS BIBLIOGRÁFICAS

### Artigos de revisão

1. Albright BB, Rayburn WF. Substance abuse among reproductive age women. Obstet Gynecol Clin North Am 2009; 36(4): 891-906.
2. Asakura H. Fetal and neonatal thermoregulation. J Nippon Med Sch 2004; 71: 360-70.
3. Aylward RB, Sutter RW, Heymann DL. OPV cessation: the final step to a "Polio-free" world. Science 2005; 625-6.
4. Beckman DA, Brent RL. Mechanism of teratogenesis. Annual Rev Pharmacol Toxicol 1984; 24: 483.
5. Bozzo P, Djokanovic N, Koren G. H1N1 Influenza in pregnancy: risks, vaccines and antivirals. J Obstet Gynecol Can 2009; 31(12): 1172-5.
6. Brent RL. Environmental causes of human congenital malformations: the pediatrician's role in dealing with these complex clinical problems caused by a multiplicity of environmental and genetic factors. Pediatrics 2004; 113: 957-68.
7. Burbacher TM, Rodier PM, Weiss B. Methylmercury developmental neurotoxicity: a comparison of effects in humans and animals. Neurotoxicol Teratol 1990; 12: 191.
8. Carrol ID, Toovey S, Van Gompel A. Dengue fever and pregnancy: a review and comment. Trav Med Infec Dis 2007; 5: 183-8.
9. Church CC, Miller MW. Quantification of risk from fetal exposure to diagnostic ultrasound. Prog Bioph Mol Biol 2007; 93: 331-53.
10. Cosset JM. Secondary cancer after radiotherapy. Radioprotection 1997; 32: C1241-7.
11. De Santis M, Gianantonio ED, Straface G et al. Ionizing radiations in pregnancy and teratogenesis: a review of literature. Reproduct Toxicology 2005; 20: 323-9.
12. Friedman JM. Teratogen update: anesthetic agents. Teratology 1988; 37: 69.
13. Goodlett CR, Horn KH, Zhou FC. Alcohol teratogenesis: mechanisms of damage and strategies for intervention. Exp Biol Med 2005; 230: 394-406.
14. Graham JM, Edwards MJ. Teratogen update: gestational effects of maternal hyperthermia due to febrile illnesses and resultant patterns of defects in humans. Teratology 1998; 58: 209-21.
15. Henderson J, Whittingham TA, Dunn T. A review of the acoustic output of modern diagnostic ultrasound equipment. BMUS Bull 1997: 10-4.
16. Heynick LN, Merrit JH. Radiofrequency fields and teratogenesis. Bioelectromagnetics Suppl 2003; 6: S174-86.
17. Koren G, Pastuszak A, Ito S. Drugs in pregnancy. N Engl J Med 1998; 338: 1128-37.
18. Kyle PM. Drugs and the fetus. Curr Opin Obstet Gynecol 2006; 18: 93-9.
19. Lebel C, Mattson SN, Riley EP et al. A longitudinal study of the long-term consequences of drinking during pregnancy: heavy in utero alcohol exposure disrupts the normal processes of brain development. J Neurosci 2012; 32(44): 15243-51.
20. Lo CL, Zhou FC. Environmental alterations of epigenetics prior to the birth. Int Rev Neurobiol 2014; 115: 1-49
21. Mattson SN, Riley EP. A review of the neurobehavioral deficits in children with fetal alcohol syndrom or pre-natal exposure to alcohol. Alcohol Clin Exp Res 1998; 22(2).
22. May PA, Gossage JP. Maternal risk factors for fetal alcohol spectrum disorders. Alcohol Res Health 2011; 34(1): 16-23.
23. McGovern LM, Boyce TG, Fischer PR. Congenital infections associated with international travel during pregnancy. Int Soc Trav Med 2007; 14: 117-28.
24. Menendez C, Mayor A. Congenital malaria: the least known consequence of malaria in pregnancy. Sem Fetal Neonat Medic 2007; 12: 207-13.
25. Ornoy A, Tenenbaum A. Pregnancy outcome following infections by coxsackie, echo, measles, mumps, hepatitis, polio and encephalitis viruses. Reproduct Toxicol 2006; 21: 446-57.
26. Podymow T, August P. Update on the use of antihypertensive drugs in pregnancy. Hypertension. 2008; 51(4): 960-9.
27. Ramadoss J, Magness RR. Vascular effects of maternal alcohol consumption. Am J Physiol Heart Circ Physiol 2012; 303(4): H414-21.
28. Resendiz M, Chen Y, Oztürk NC, Zhou FC. Epigenetic medicine and fetal alcohol spectrum disorders. Epigenomics 2013; 5(1): 73-86.
29. Salvensen KA. Epidemiological prenatal ultrasound studies. Prog Bioph Mol Biol 2007; 93: 295-300.
30. Schull WJ, Otake M. Cognitive function and prenatal exposure to ionizing radiation. Teratology 1999; 59: 222-6.
31. Shah D, Sachdev HPS. Zinc deficiency in pregnancy and fetal outcome. Nutr Reviews 2006; 64(1): 15-30.
32. Singer LT, Moore DG, Fulton S et al. Neurobehavioral outcomes of infants exposed to MDMA (Ecstasy) and other recreational drugs during pregnancy. Neurotoxicol Teratol 2012; 34(3): 303-10.
33. Syme MR, Paxton JW, Keelan JA. Drug transfer and metabolism by the human placenta. Clin Pharmacokinet 2004; 43: 487-514.
34. Szeto HH. Kinetics of drug transfer to the fetus. Clin Obstet Gynecol 1993; 36(2): 246-54.
35. Tamma PD, Ault KA, del Rio C, Steinhoff MC, Halsey NA, Omer SB. Safety of influenza vaccination during pregnancy. Am J Obstet Gynecol 2009 Dec; 201(6): 547-52.
36. Tanaka T, Nakajima K, Murashima A, Garcia-Bournissen F, Koren G, Ito S. Safety of neuraminidase inhibitors against novel influenza A (H1N1) in pregnant and breast feeding women. CMAJ 2009; 181 (1-2): 55-8.
37. Tuchmann-Duplessis H; The teratogenic risk. Am J Ind Med 1983; 4(1-2): 245-58.

### Artigos originais

38. Arruda MA, Guidetti V, Galli F, Albuquerque RC, Bigal ME. Prenatal exposure to tobacco and alcohol are associated with chronic daily headaches at childhood: a population-based study. Arq Neuropsiquiatr 2011; 69(1): 27-33.
39. Bennett DS, Mohamed FB, Carmody DP et al. Response inhibition among early adolescents prenatally exposed to tobacco: an fMRI study. Neurotoxicol Teratol 2009; 31(5): 283-90.
40. Book S, Goldman M. Thyroidal adioiodine exposure of the fetus. Health Phys 1975; 29: 874.
41. Callaghan FVO, Callaghan MO, Najman JM, Wlliams GM, Bor W. Maternal alcohol consumption during pregnancy and physical outcomes up to 5 years of age: a longitudinal study. Early Hum Devel 2003; 71: 137-48.
42. Chen N, Li G, Liszewski MK, et al. Virulence differences between monkeypox virus isolates from West Africa and the Congo basin. Virology. 2005; 340(1): 46-63.
43. Chiba ME, Sato M, Suzuki M, Honda Y, Yaegashi N. Measles infection in pregnancy. J Infect 2003; 47(1): 40-4.
44. Cliver SP, Goldenberg RL, Lutter R et al. The effect of cigarette smoking on neonatal anthropometric measurements. Obstet Gynecol 1995; 85: 625.
45. Dahlquist G, Ivarsson SA, Lindberg B, Forsgren M. Maternal enteroviral infection during pregnancy as a risk factor for childhood IDDM: a population based case-control study. Diabetes 1996; 44: 408-13.
46. Dai WS, Hsu MA, Itri LM. Safety of pregnancy after discontinuation of isotretinoin. Arch Dermatol 1989; 125: 362.
47. Figueiredo LT, Carlutti RH, Duarte G. Prospective study with infants whose mothers had dengue during pregnancy. Rev Inst Med Trop Sao Paulo 1994; 36(5): 417-21.
48. Floreani A, Paternoster D, Zappala F et al. Hepatitis C virus infection in pregnancy. Br J Obstet Gynaecol 1996; 103(4): 325-8.

49. Fríguls B, García-Algar O, Puig C, Figueroa C, Sunyer J, Vall O. Perinatal exposure to tobacco and respiratory and allergy symptoms in first years of life. Arch Bronconeumol 2009; 45(12): 585-90.
50. Honein MA, Paulozzi LJ, Watkins ML. Maternal smoking and birth defects: validity of birth certificate data for effect stimulation. Public Health Rep 2001; 116: 327.
51. International Commission on Radiological Protection. Doses to the embryo and fetus from intakes of radionuclides by the mother: a report. Ann ICRP 2001; 31(1-3): 19-515.
52. Jaakkola JJ, Gissler M. Maternal smoking in pregnancy as a determinant of rheumatoid arthritis and other inflammatory polyarthropathies during the first 7 years of life. Int J Epidemiol 2005; 34(3): 664-71.
53. Jacobson JL, Jacobson SW, Sokol RJ et al. Teratogenic effects of alcohol on infant development. Alcohol Clin Exp Res 1993; 17: 174.
54. Jones KL, Smith DW, Streissguth AP, Myrianthopoulos NC. Outcome in offspring of chronic alcoholic women. Lancet 1974; 1: 1076.
55. Kamwendo DD, Dzinjalamala FK, Snounou G et al. Plasmodium falciparum: PCR detection and genotyping of isolates from peripheral, placental, and cord blood of pregnant Malawian women and their infants. Trans R Soc Trop Med Hyg 2002; 96: 145-9.
56. Khuroo MS, Kamili S. Aetiology, clinical course and outcome of sporadic acute viral hepatitis in pregnancy. J Viral Hepat 2003; 10: 61-9.
57. Kieler H, Cnattingius S, Haglund B, Palmgren J, Axelsson O. Sinistrality: a side-effect of prenatal sonography – a comparative study of young men. Epidemiology 2001; 12: 618-23.
58. Klugbauer S, Lengfelder E, Demidchik EP, Rabes HM. High prevalence of RET rearrangement in thyroid tumors of children from Belarus after the Chernobyl reactor accident. Oncogene 1995; 11(1-2): 1459-67.
59. Koren G, Pastuszak A. Prevention of unnecessary pregnancy termination by counseling women on drug, chemical, and radiation exposure during the first trimester. Teratology 1990; 41: 657-61.
60. Kumar A, Beniwal M, Kar P, Sharma JB, Murthy NS. Hepatitis E in pregnancy. Int J Gynecol Obstet 2004; 85: 240-4.
61. Lemoine P, Harroussean H, Borteyrn JP. Les enfants de parents alcooliques: anomalies observées: a propos de 127 cas. Quest Med 1968; 25: 477-82.
62. Lenz W. Thalidomide and congenital abnormalities. Lancet 1962; 1: 45.
63. Luteijn JM, Addor MC, Arriola L, Bianchi F, Garne E, Khoshnood B, Nelen V, Neville A, Queisser-Luft A, Rankin J, Rounding C, Verellen-Dumoulin C, de Walle H, Wellesley D, Wreyford B, Yevtushok L, de Jong-van den Berg L, Morris J, Dolk H. The Association of H1N1 Pandemic Influenza with Congenital Anomaly Prevalence in Europe: An Ecological Time Series Study. Epidemiology 2015; 26(6): 853-61.
64. Mackowiak PA, Wasserman SS, Levine MM. A critical appraisal of 98.6 degrees F, the upper limit of the normal body temperature, and other legacies of Carl Reinhold August Wunderlich. J Am Med Assoc 1992; 268: 1578-80.
65. Matsumoto HG, Goyo L, Takevchi T. Fetal minamata disease: a neuropathological study of two cases of intrauterine intoxication by a methyl mercury compound. J Neuropathol Exp Neurol 1965; 24: 563.
66. McBride WG. Thalidomide and congenital abnormalities. Lancet 1961; 2: 1358.
67. Oken E, Wright RO, Kleinman KP et al. Maternal fish consumption, hair mercury, and infant cognition in a US cohort. Environ Health Perspect 2005; 113: 1376-80.
68. Okumura M, Santos VA, Camargo ME, Schultz R, Zugaib M. Prenatal diagnosis of congenital Chagas' disease (American trypanosomiasis). Prenat Diagn 2004; 24: 179-81.
69. Pittman PR, Martin JW, Kingebeni PM, et al. Clinical characterization of human monkeypox infections in the Democratic Republic of the Congo. medRxiv. 2022. Disponível em: https://www.medrxiv.org/content/10.1101/2022.05.26.22273379v1. Acesso em: 23/09/2022.
70. Roman E, Doyle P, Ansell P, Bull D, Beral V. Health of children born to medical radiographers. Occup Environ Med 1996; 53(2): 73-9.
71. Siegel M. Congenital malformations following chickenpox, measles, mumphs, and hepatitis: result of a cohort study. JAMA 1973; 226(13): 1521-4.
72. Sikov MR, Noonan TR. Anomalous development induced in embryonic rat by the maternal administration of radiophosphorous. Am J Anat 1958; 103: 137.
73. Stoffer SS, Hamber JI. Inadvertent 131I therapy for hyperthyroidism in the first trimester of pregnancy. J Nucl Med 1976; 17: 146.
74. Sun X, Dey SK, Synthetic cannabinoids and potential reproductive consequences. Life Sci 2014; 97(1): 72-7.
75. Syriopoulou V, Nikolopolou G, Daikos GL et al. Mother to child transmission of hepatitis C virus: rate of infection and risk factor. Scand J Infect Dis 2005; 37(5): 350-3.
76. Torrico F, Vega CA, Suarez E et al. Are maternal re-infection with Trypanosoma cruzi associated with higher morbidity and mortality of congenital Chagas disease? Tropical Medicine and International Health 2006; 5: 628-35.
77. Vitale N, DeFeo M, De Santo LS et al. Dose-dependent fetal complications of warfarin in pregnancy women with mechanical heart valves. J Am Coll Cardiol 1999; 33: 1637.
78. Warren RJ, Rimoin DL, Sly WS. LSD exposure in utero. Pediatrics 1970; 45(3): 466-9.
79. Yinka-Ogunleye A, Aruna O, Dalhat M, et al. Outbreak of human monkeypox in Nigeria in 2017-18: a clinical and epidemiological report. Lancet Infect Dis. 2019; 19(8): 872-9.


## Comunicação pessoal


80. Carlier Y, Torrico F. Congenital infection with Trypanosoma cruzy: from mechanisms of transmission to strategies for diagnosis and control. Rev Sociedade Brasileira de Medicina Tropical 2003; 36: 767-71.


## Diretrizes


81. American College of Obstetricians and Gynecologists. Smoking cessation during pregnancy. ACOG Committee Opinion. Obstet Gynecol 2005; 106(4): 883-8.
82. American College of Obstetricians and Gynecologists. Vitamin A supplementation during pregnancy. ACOG Committee Opinion, 1995.
83. Bertrand J, Floyd LL, Weber MK. Guidelines for identifying and referring persons with fetal alcohol syndrome. Division of Birth Defects and Developmental Disabilities, National Center on Birth Defects and Developmental Disabilities, Centers for Disease Control and Prevention (CDC). MMWR Recomm Rep 2005; 54(RR-11): 1-14.
84. Brasil. Ministério da Saúde. Departamento de Saúde Materno-Infantil. Coordenação-Geral de Saúde Perinatal e Aleitamento Materno. Nota Técnica n. 46/2022-CGPAM/DSMI/SAPS/MS. Nota Técnica de recomendações sobre monkeypox no ciclo gravídico-puerperal. 01 ago 2022. Disponível em: https://egestorab.saude.gov.br/image/?file=20220801_O_SEIMS-0028381567-NotaTecnicagraviadsmonkeypoxfinal_1567282545601784855.pdf. Acesso em: 14/03/2023.
85. Centers for Disease Control and Prevention. 2022 monkeypox outbreak global map [Internet]. Disponível em: https://www.cdc.gov/poxvirus/monkeypox/response/2022/world-map.html. Acesso em: 25/07/2022.
86. Centers for Disease Control and Prevention. Health information for international travel, 2003-2004. Atlanta: Department of Health and Human Services, 2003.
87. Centers for Disease Control and Prevention. Progress towards global eradication of poliomyelitis, 2002. MMWR 2002; 52: 336-9.
88. Centers for Disease Control and Prevention. Receipt of influenza vaccine during pregnancy among women with live births: Georgia and Rhode Island, 2004-2007. MMWR Morb Mortal Wkly Rep 2009 Sep 11; 58(35): 972-5.

89. Food and Drug Administration. Department of Health and Human Services. Center for Drug Evaluation and Research. Disponível em: https://www.fda.gov/fda-organization/center-drug-evaluation-and-research-cder. Acesso em: 23/09/2022.
90. Food and Drug Administration. Information for manufacturers seeking marketing clearance of diagnostic ultrasound systems and transducers. Rockville: Center for Devices and Radiological Health, 1997.
91. Food and Drug Administration. Department of Health and Human Services. Content and format of labeling for human prescription drug and biological products; requirements for pregnancy and lactation labeling. 2014. Disponível em: https://s3.amazonaws.com/public-inspection.federalregister.gov/2014-28241.pdf. Acesso em: 23/09/2022.
92. International Committee on Taxonomy of Viruses. Current ICTV taxonomy release. Disponível em: https://ictv.global/taxonomy. Acesso em: 25/07/2022.
93. Spranger J, Benirschke K, Hall JG et al. Errors of morphogenesis: concepts and terms: recommendations of an international working group. J Pediatr 1982; 100(1): 160-5.
94. World Health Organization. Clinical management and infection prevention and control for monkeypox: interim rapid response guidance, 10 June 2022 [Internet]. Disponível em: https://www.who.int/publications/i/item/WHO-MPX-Clinical-and-IPC-2022.1. Acesso em: 24/07/2022.
95. World Health Organization. Guidelines for the treatment of malaria. 3.ed. Geneva, 2015. Disponível em: https://apps.who.int/iris/bitstream/handle/10665/162441/9789241549127_eng.pdf?sequence=1&isAllowed=y. Acesso em: 23/09/2022.

## Editoriais/cartas ao editor

96. Khalil A, Samara A, O'brien P, et al. Opinion Monkeypox and pregnancy: what do obstetricians need to know? Ultrasound Obstet Gynecol. 2022; 60: 22-7.
97. Kieler H, Cnattingius S, Palmgren J, Haglund B, Axelsson O. First trimester ultrasound scans and left-handedness. Epidemiology 2002; 13: 370.

## Livros

98. Brent RL, Beckman DA. Principles of teratology. In: Evans MI, editor. Reproductive risks and prenatal diagnosis. Norwalk: Appleton & Lange; 1991. p. 43-68.
99. Briggs GG, Freeman RK, Yaffe SJ. A reference guide to fetal and neonatal risk: drugs in pregnancy and lactation. 11.ed. Philadelphia: Lippincott Williams & Wilkins; 2011.
100. Holmes LB. Teratogens. In: Behrman RE, editor. Nelson textbook of pediatrics. 14.ed. Philadelphia: WB Saunders; 1992.
101. Moore KL, Persaud TVN. Defeitos congênitos humanos. In: Embriologia clínica. 7.ed. Rio de Janeiro: Elsevier; 2004. p. 173-207.
102. Moore KL, Persaud TVN. The developing human: clinically oriented embryology. 5.ed. Philaldelphia: WB Saunders; 1993.
103. Mulvihill JL. Fetal alcohol syndrome. In: Server JL, Brent RL, editores. Teratogen update: environmentally induced birth defect risks. New York: Alan R Liss; 1986.
104. Persaud TVN. Environmental causes of human birth defects. Springfield: Charles C Thomas; 1990.
105. Persaud TVN, Chudley AE, Skalko RG. Basic concepts in teratology. New York: Alan R Liss; 1985.
106. Speroff L, Glass RH, Kase NG. Normal and abnormal sexual development. In: Speroff L, Fritz MA, editores. Clinical gynecologic endocrinology and infertility. 5.ed. Baltimore: Williams and Wilkins; 1994. p. 321.
107. Weiner CP, Buhimschi C. Drugs for pregnant and lactating women. Philadelphia: Churchill Livingstone; 2004.
108. Wilson JG. Environment and birth defects. London: Academic Press; 1973.

## Revisões sistemáticas/metanálises

109. Beer EM, Bhargavi Rao V. A systematic review of the epidemiology of human monkeypox outbreaks and implications for outbreak strategy. PLoS Negl Trop Dis. 2019; 13(10): e0007791.
110. Behnke M, Smith VC; Committee on Substance Abuse; Committee on Fetus and New-born Prenatal substance abuse. Short and long-term effects on the exposed fetus. Pediatrics 2013; 131(3).
111. Fell DB, Savitz DA, Kramer MS, Gessner BD, Katz MA, Knight M, Luteijn JM, Marshall H, Bhat N, Gravett MG, Skidmore B, Ortiz JR. Maternal influenza and birth outcomes: systematic review of comparative studies. BJOG 2017; 124(1): 48-59.
112. Luteijn JM, Brown MJ, Dolk H. Influenza and congenital anomalies: a systematic review and meta-analysis. Hum Reprod 2014; 29(4): 809-23.
113. Salvensen KA, Eik-Nes SH. Ultrasound during pregnancy and birthweight, childhood malignancies and neurological development. Ultrasound Med Biol 1999; 25: 1025-31.
114. van Driel D, Wesseling J, Sauer PJJ, Touwen BCL, van der Veer E, Heymans HAS. Teratogen update: fetal effects after in utero exposure to coumarins – overview of cases, follow-up findings, and pathogenesis. Teratology 2002; 66: 127-40.

## Tese

115. Lopes MAB. Estudo exploratório: ultra-sonografia, ecocardiografia fetal e resultados perinatais em gestantes portadoras do HIV em uso de terapia anti-retroviral. Tese (Doutorado). São Paulo: FMUSP, 2002.

## *Website*

116. National Institute on Alcohol Abuse and Alcoholism. Alcohol Health & Research World, 1994. Disponível em: https://www.ncbi.nlm.nih.gov/pmc/journals/3737/. Acesso em: 21/03/2023.

# Capítulo 13

# Ultrassonografia

# INTRODUÇÃO

## IMPORTÂNCIA E HISTÓRICO

O exame ultrassonográfico é um método diagnóstico não invasivo, sem liberação de radiações ionizantes e não deletério para o feto, a gestante e o operador envolvido.

Desde a sua introdução, durante a década de 1960, é possível avaliar o número de fetos e o local da placentação. Com o advento da escala de cinza, as estruturas fetais foram mais facilmente delineadas, possibilitando o diagnóstico de anormalidades morfológicas fetais durante o pré-natal. Além disso, as medidas de cabeça, abdome e extremidades foram estabelecidas conforme a idade gestacional e tornaram-se indispensáveis para melhor datação da gestação e análise do crescimento fetal.

O uso da ultrassonografia no rastreamento de malformações e cromossomopatias fetais, principalmente a partir da década de 1990, tornou sua aplicação na gestação mais universal e de início mais precoce. Junta-se a isso a melhoria dos equipamentos de ultrassonografia e de suas sondas, permitindo a visibilização de estruturas morfológicas antes não visibilizadas e a definição da imagem mais precisa.

É de conhecimento corrente que a frequência de malformações na população geral é de 3 a 5%, enquanto somente 10 a 15% desses achados são encontrados em população de risco.[36,50] Portanto, o exame ultrassonográfico atua no esclarecimento pontual de uma hipótese clínica diagnóstica, no rastreamento da população em geral e no aconselhamento nas situações de risco especial.

Não existem evidências científicas para analisar o número de exames ultrassonográficos na rotina do pré-natal, de baixo risco, em relação aos benefícios do prognóstico materno e gestacional. O Colégio Americano de Obstetrícia e Ginecologia recomenda o exame ultrassonográfico para todas as gestantes.[138] O número de exames realizados não é consenso entre as sociedades, podendo variar na dependência do tipo de população estudada: baixo ou alto risco. O Ministério da Saúde escreve sobre a realização da ultrassonografia morfológica do 2° trimestre entre 20 e 24 semanas.[164] Na Clínica Obstétrica do HC-FMUSP, preconizam-se os exames: ultrassonografia obstétrica transvaginal no período embrionário, ultrassonografia morfológica do primeiro trimestre, ultrassonografia morfológica do segundo trimestre e ultrassonografia obstétrica para avaliar o crescimento fetal no terceiro trimestre. Cada exame tem objetivos e importância específicos, que serão descritos neste capítulo.

## DATAÇÃO DA GESTAÇÃO

A datação da gestação deve ser determinada pela idade gestacional menstrual, nos casos de sua compatibilidade com a biometria do feto. No entanto, em cerca de 10 a 45% das mulheres, a data da última menstruação (DUM) não é conhecida ou não é confiável, quer porque elas apresentam ciclos irregulares, quer porque engravidam logo após a descontinuação do uso de anticoncepcional oral.[35] Da mesma forma, em até 10% das mulheres com ciclos regulares de 28 dias, que têm certeza da DUM, pode existir uma discrepância de mais de 7 dias entre a idade gestacional menstrual e a ultrassonográfica precoce.[5]

### Primeiro trimestre

A primeira estrutura ultrassonográfica que pode ser utilizada para estimar a idade gestacional é a medida do saco gestacional, utilizando-se o diâmetro médio, que é calculado pela soma das medidas dos diâmetros transverso, longitudinal e anteroposterior dividida por três (Figura 1). Entretanto, essa medida não é muito precisa para avaliar a idade gestacional (erro de até 2 semanas) e, portanto, ela é utilizada apenas quando o embrião ainda não é visualizado.[80]

Assim que o embrião é visualizado, a idade gestacional pela ultrassonografia deve ser determinada por sua medida (Figura 2). Antes de 9 a 10 semanas de gestação, é o tamanho do embrião que se está medindo, e não o comprimento cabeça-nádegas. A medida do comprimento cabeça-nádegas pode ser utilizada para determinar a idade gestacional até 13 semanas e 6 dias. A medida do comprimento cabeça-nádegas até 13 semanas e 6 dias é o método mais preciso para datação ou confirmação da idade gestacional. Para medir o comprimento cabeça-nádegas, utiliza-se o corte longitudinal do feto e os *calipers* são posicionados na parte externa do polo cefálico e na parte externa da nádega (Figura 3). Os membros e a ve-

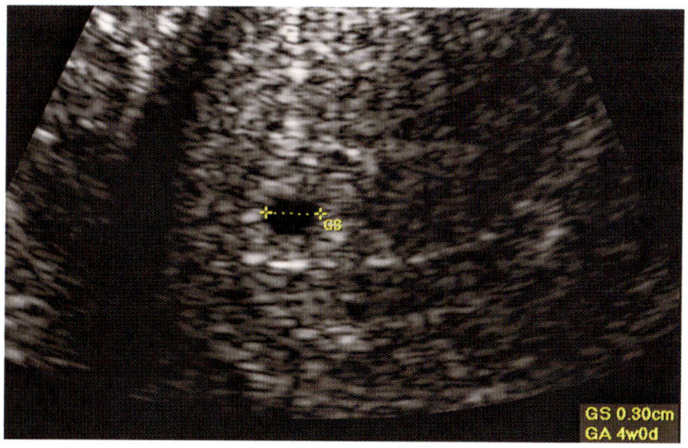


**FIGURA 1.** Medida do saco gestacional para estimativa da datação da gestação, quando o embrião ainda não é visualizado. Diâmetro médio do saco gestacional de 3 mm, o que corresponde a 4 semanas de gestação.

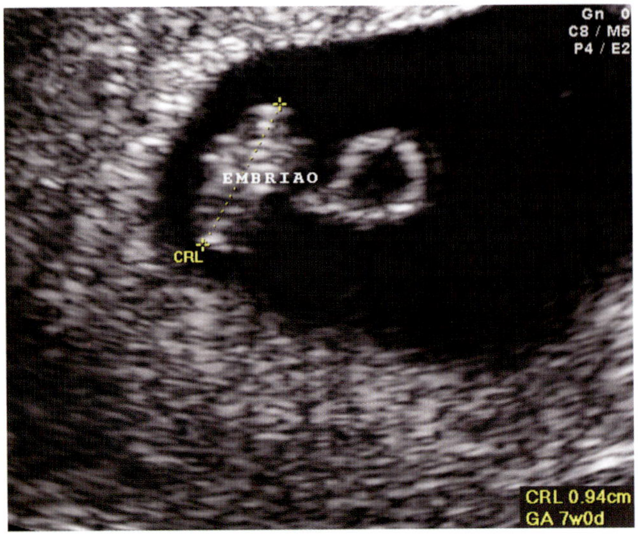


**FIGURA 2.** Medida do embrião com 7 semanas.

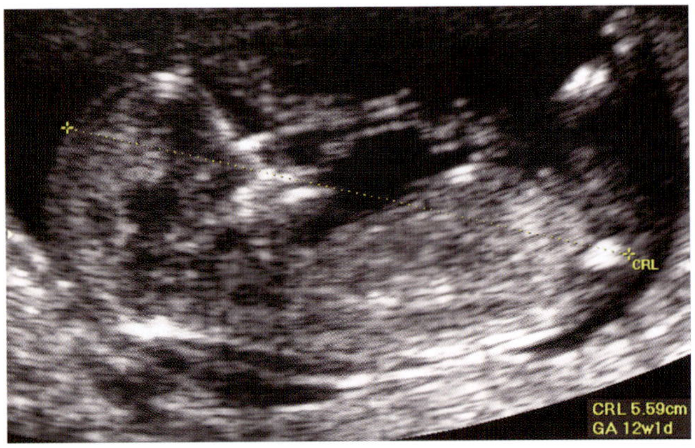


**FIGURA 3.** Corte sagital do feto demonstrando a medida do comprimento cabeça-nádegas; os *calipers* são posicionados na parte externa do polo cefálico e na parte externa da nádega.

sícula vitelínica não devem ser incluídos na medida do comprimento cabeça-nádegas.

Ainda existem fatores que podem afetar o tamanho do embrião e levar a erros na estimativa da idade gestacional: medidas errôneas (inclusão da vesícula vitelínica), diferenças na taxa de crescimento entre indivíduos e variação na época em que o crescimento se inicia. A variação biológica do comprimento cabeça-nádegas no início da gestação é pequena. Alguns autores afirmam que fetos de sexo feminino podem ter comprimento cabeça-nádegas menor que fetos de sexo masculino, assim como os fetos de mães com *diabetes mellitus* tipo 1 são, na maioria das vezes, menores.[93] Fetos portadores de trissomia do cromossomo 18 e triploidia podem apresentar restrição de crescimento já no primeiro trimestre.[81]

O melhor parâmetro ultrassonográfico de análise da datação da gestação é a medida do comprimento cabeça-nádegas no primeiro trimestre. Em 1975, Robinson e Fleming foram os primeiros a relatar a utilidade da medida do comprimento cabeça-nádegas na datação da gestação, com desvio de ± 2,7 a ± 4,7 dias.[109]

## Segundo e terceiro trimestres

Após 14 semanas de gestação, a biometria de vários parâmetros isoladamente ou de múltiplos parâmetros pode ser utilizada para a estimativa da idade gestacional. Portanto, o diâmetro biparietal, a circunferência cefálica, a circunferência abdominal e o comprimento do fêmur são utilizados. A acurácia desses parâmetros, na estimativa da datação da gestação, foi extensivamente avaliada em vários estudos.[8,11,23,60,111]

A medida do diâmetro biparietal foi o primeiro método ultrassonográfico para datar a gestação, pois tem os melhores limites que podiam ser obtidos com a resolução limitada dos primeiros aparelhos de ultrassonografia. Muitas curvas e tabelas foram elaboradas avaliando a sua medida na predição da idade gestacional menstrual. Todos os estudos demonstraram que abaixo de 20 semanas o diâmetro biparietal apresenta boa acurácia na predição da idade gestacional e que a partir dessa idade a variabilidade aumenta muito. A concordância de variabilidade também difere muito entre os estudos no terceiro trimestre, variando de ± 2,0[82] a ± 4,1[23] semanas, com média de 3,5 semanas.

A medida da circunferência cefálica é calculada pela medida do diâmetro biparietal e do diâmetro occipitofrontal, ou diretamente pelo aparelho. A medida da circunferência cefálica apresenta como vantagem o fato de a medida, com raras exceções, não ser afetada pelo formato da cabeça. Em exames abaixo de 28 semanas de gestação, é o parâmetro que apresenta a menor variabilidade na estimativa da idade gestacional.

A medida da circunferência abdominal é o melhor parâmetro para a estimativa do peso fetal e o pior para a estimativa da idade gestacional.[23,60,82]

A medida do comprimento do fêmur após 28 semanas de gestação parece ser o melhor parâmetro isolado para datar a gestação.[75] O fêmur não deve ser utilizado para datação da gestação nas doenças em que se encontrar acometido, como é o caso das displasias esqueléticas. Outros ossos longos também foram avaliados para estimar a idade gestacional e demonstraram acurácia semelhante à do fêmur; entretanto, como o fêmur é o osso mais longo e mais facilmente visualizado à ultrassonografia, ele é o mais utilizado para esse fim.

Outros parâmetros ultrassonográficos, como diâmetro cerebelar, comprimento do pé, diâmetro binocular e comprimento de outros ossos longos, foram avaliados na determinação da idade gestacional. Elaboraram-se tabelas das medidas desses parâmetros na gestação; entretanto, a utilização destes não adicionaria benefício em relação aos quatro parâmetros já bem estabelecidos. Alguns deles, como o cerebelo, podem até ser úteis nos casos em que há restrição do crescimento fetal (RCF), uma vez que vários estudos relatam que sua medida não se altera nessas condições.[55]

### Relações biométricas

As medidas dos parâmetros anteriormente mencionados são combinadas para estabelecer relações com o controle interno de qualidade e ajudar no diagnóstico de desvios de crescimento. O índice cefálico (diâmetro biparietal/diâmetro occipitofrontal × 100) demonstra alterações de formato de cabeça (braquicefalia, dolicocefalia); há outras relações, como comprimento do fêmur/circunferência abdominal, comprimento do fêmur/diâmetro biparietal e circunferência cefálica/circunferência abdominal. Quando uma relação está anormal, o primeiro procedimento é questionar a acurácia e a qualidade das medidas obtidas, para posteriormente considerar a possibilidade de alteração no crescimento.

Vários estudos demonstram que a utilização de múltiplos parâmetros ultrassonográficos fetais apresenta melhor acurácia, maior precisão e menor erro máximo para o cálculo da idade gestacional, sobretudo quando eles são comparados aos parâmetros isolados.[6] Entretanto, para a utilização de múltiplos parâmetros, deve-se ficar atento para os casos em que há discrepância muito grande de algum deles, e nesse caso este deve ser eliminado da estimativa, como nos casos de displasias esqueléticas com alteração do comprimento do fêmur e quando se constata microcefalia ou hidrocefalia que alteram o diâmetro biparietal ou a circunferência cefálica. Essas discrepâncias podem ser percebidas diretamente na biometria ou nas relações entre os parâmetros biométricos (por exemplo, quando a relação comprimento do fêmur/circunferência cefálica é baixa, isso pode sugerir fêmur curto; e quando é alta, sugere microcefalia. Nesses casos deve-se, portanto, excluir o fêmur e a medida cefálica, respectivamente, da estimativa da datação). Outros achados no terceiro trimestre podem ser utilizados para auxiliar a redução do erro da estimativa ultrassonográfica. Esses achados incluem o grau de calcificação placentária (placenta graus II ou III), o padrão das alças intestinais (presença de haustrações, Figura 4), os pontos de ossificação da epífise distal do fêmur (presente após 32 a 33 semanas gestacionais), proximal da tíbia (presente após 35 a 36 semanas gestacionais) e proximal do úmero (presente após 37 a 38 semanas gestacionais).

A Tabela 1 resume os aspectos mais importantes em relação à datação da gestação.

## BIOMETRIA

Em 1970, pesquisadores propuseram a utilização do exame ultrassonográfico para obter a estimativa da biometria e do peso fetal.

A realização da biometria fetal é parte importante da rotina de avaliação da gestação no segundo e terceiro tri-

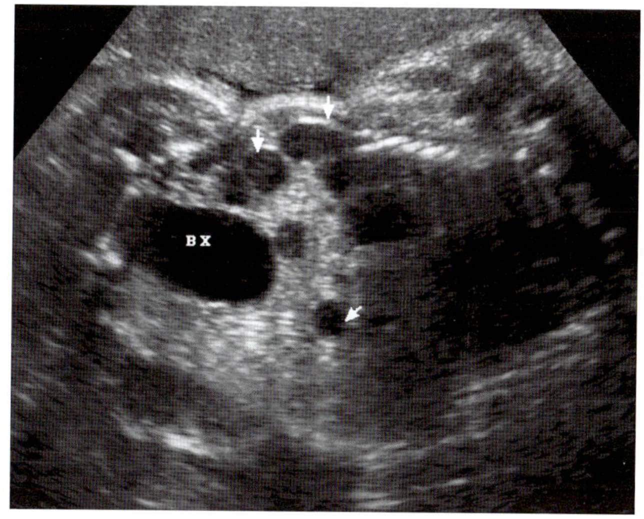


**FIGURA 4.** Presença de haustrações intestinais (setas) em feto de terceiro trimestre. BX: bexiga.

**TABELA 1.** Redatação da gestação baseada na ultrassonografia obstétrica[137]

| Idade gestacional de realização da ultrassonografia | Parâmetro ultrassonográfico | Diferença de dias entre a idade gestacional menstrual e a ultrassonográfica, que suporta a redatação |
|---|---|---|
| Até 8 sem. 6 dias | CCN | > 5 dias |
| 9 sem. a 13 sem. 6 dias | CCN | > 7 dias |
| 14 sem. a 15 sem. 6 dias | DBP, HC, AC, FL | > 7 dias |
| 16 sem. a 21 sem. 6 dias | DBP, HC, AC, FL | > 10 dias |
| 22 sem. a 27 sem. 6 dias | DBP, HC, AC, FL | > 14 dias |
| 28 sem. ou mais | DBP, HC, AC, FL | > 21 dias |

AC: *abdominal circumference*/circunferência abdominal; CCN: comprimento cabeça-nádegas; DBP: diâmetro biparietal; DUM: data da última menstruação; FL: *femur lenght*/comprimento do fêmur; HC: *head circunference*/circunferência cefálica; USG: ultrassonografia.

mestres. As medidas referentes ao feto podem ser avaliadas pela estimativa ultrassonográfica do peso fetal ou pela avaliação dos parâmetros ultrassonográficos comparativamente a exames prévios do mesmo feto. De qualquer forma, tanto o peso quanto os parâmetros biométricos fetais apresentam na literatura curvas e tabelas de normalidade para diferentes populações.

Serão descritos aqui os parâmetros básicos da biometria que podem ser utilizados para datação da gestação, a partir de 14 semanas, a saber: diâmetro biparietal, circunferência cefálica, circunferência abdominal e comprimento do fêmur.

Para a medida do diâmetro biparietal, o polo cefálico é visualizado em corte axial transverso. Os pontos de reparo intracranianos incluem a foice do cérebro (anterior e posterior), o cavo do septo pelúcido, os núcleos talâmicos e os ventrículos laterais. O diâmetro biparietal é medido perpendicularmente à foice do cérebro, a partir da superfície externa da calota craniana mais próxima ao transdutor até a margem interna da calota craniana oposta (Figura 5).[118] Também pode ser medido da calota externa até a externa, o que dependerá de qual curva de referência será utilizada.

A medida da circunferência cefálica é obtida a partir da mesma imagem axial usada para medir o diâmetro biparietal. Essa medida pode ser feita diretamente pelos aparelhos de ultrassonografia mediante uma elipse que o examinador ajusta ao contorno da cabeça fetal (Figura 6), ou então pela fórmula: circunferência cefálica = (D1 + D2) × 1,57, considerando D1 o menor eixo da cabeça fetal, medido a partir das superfícies externas, e D2, o maior eixo (diâmetro occipitofrontal), medido da mesma forma. O D1 é um diâmetro de dimensões muito próximas ao diâmetro biparietal, visto que D1 deve ser medido da superfície externa à superfície externa oposta, ao passo que, como já exposto, o diâmetro biparietal é medido da superfície externa à superfície interna oposta. Evidência recente sugere que o posicionamento dos calipers externo-externo facilita a padronização e a reprodutibilidade.[92]

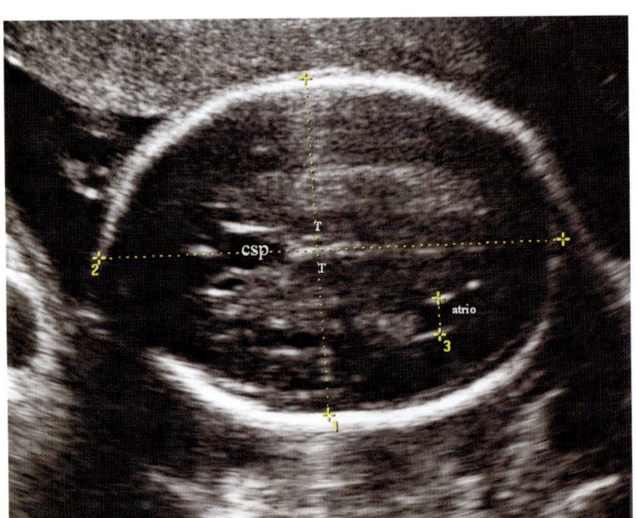


**FIGURA 5.** Corte transverso do polo cefálico demonstrando a medida dos diâmetros biparietal (1) e occipitofrontal (2). Os pontos de reparo são o cavo do septo pelúcido (csp), os núcleos talâmicos (T) e os ventrículos laterais (átrio).

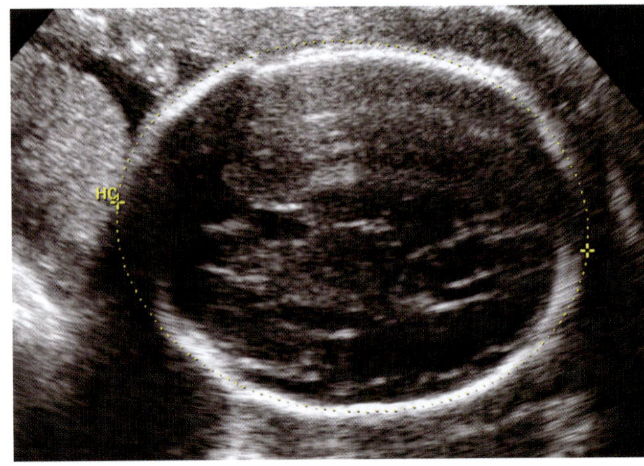


**FIGURA 6.** Corte transverso do polo cefálico demonstrando a medida da circunferência cefálica mediante ajuste de elipse ao contorno craniano.

A medida da circunferência abdominal é feita a partir de uma imagem axial transversa do abdome fetal ao nível do fígado, a qual deve ser a mais arredondada possível. Os pontos de reparo intra-abdominais incluem a junção da veia porta esquerda com a veia porta direita e o estômago fetal. Como ocorre na circunferência cefálica, os aparelhos de ultrassonografia podem determinar também diretamente a circunferência abdominal, mediante uma elipse que o examinador ajusta ao contorno do abdome fetal, ou pela obtenção do diâmetro transverso do abdome (D1) e do diâmetro anteroposterior (D2) (Figura 7). Em seguida, é calculado o valor dessa circunferência utilizando-se a fórmula do cálculo do perímetro de uma elipse (já adaptada para este uso):[61] circunferência abdominal = (D1 + D2) × 1,57. Esta adaptação da fórmula matemática permite a medida de qualquer circunferência biológica, admitindo-se que são todas elipses, em função de seus dois diâmetros, o maior e o menor, tomados sempre perpendicularmente entre si. A mesma fórmula, conforme colocado anteriormente, é utilizada no cálculo da circunferência cefálica.

Na medida do comprimento do fêmur, o transdutor é alinhado ao longo do eixo longitudinal do osso, preferencialmente paralelo ao osso; mede-se a porção ossificada da diáfise (Figura 8). A medida obtida por incidência oblíqua pode levar a valores errôneos.[15]

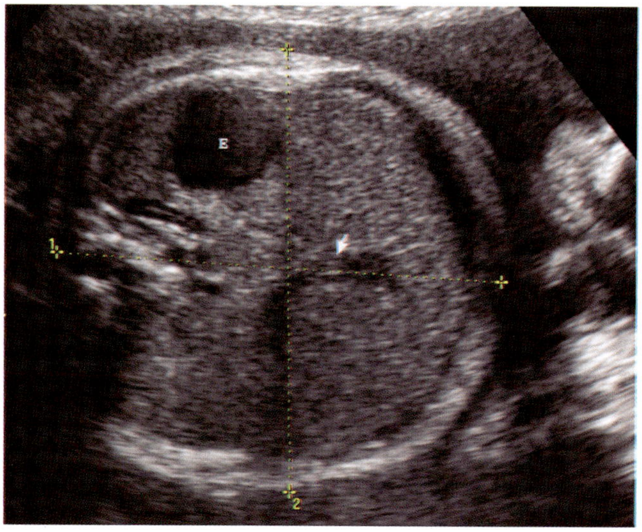

FIGURA 7. Corte transverso do abdome fetal demonstrando a obtenção dos dois diâmetros para cálculo da circunferência abdominal. Os pontos de reparo intra-abdominais incluem a junção da veia porta direita com a veia porta esquerda (seta) e o estômago fetal (E).

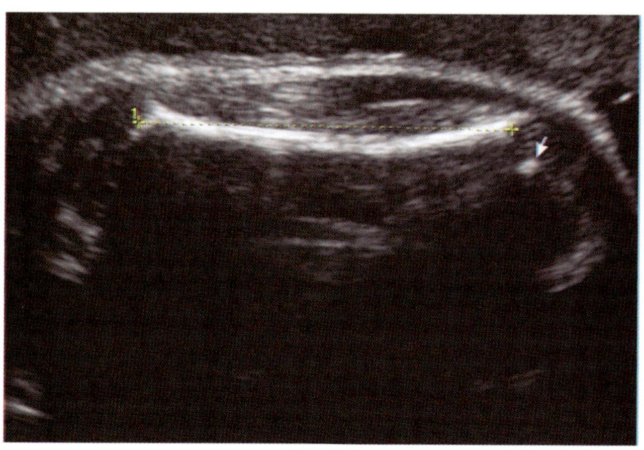

FIGURA 8. Comprimento do fêmur. Mede-se o comprimento da diáfise. Não deve ser incluído o centro de ossificação da epífise (seta).

## ESTIMATIVA DO PESO FETAL

A estimativa do peso fetal é importante para o seguimento de muitas complicações obstétricas, auxiliando na determinação da probabilidade de sobrevivência neonatal, na escolha da via de parto e em alguns locais na necessidade de encaminhamento para centros especializados.

O primeiro relato de sucesso na predição do peso fetal pelo exame ultrassonográfico foi publicado em 1975, em que Campbell e Wilkin,[35] utilizando uma fórmula matemática, obtiveram a estimativa do peso fetal a partir de uma única medida da circunferência abdominal.

Desde então, várias fórmulas matemáticas foram desenvolvidas utilizando diversas combinações entre os parâmetros biométricos fetais, como diâmetro biparietal, circunferência cefálica, circunferência abdominal e comprimento do fêmur. Diversos estudos relatam a superioridade do exame ultrassonográfico em relação à estimativa clínica na acurácia da avaliação da biometria fetal, principalmente em gestação pré-termo.[41,89]

Várias fórmulas para predição do peso fetal utilizando a combinação das medidas ultrassonográficas foram criadas.[35,59,119,130] A maioria é uma função polinomial ou exponencial relacionando o diâmetro biparietal e/ou a circunferência cefálica e/ou a circunferência abdominal e/ou o comprimento do fêmur. Portanto, a combinação desses parâmetros biométricos pode ser utilizada de acordo com a necessidade. No caso de feto anencéfalo, o peso pode ser estimado por meio do comprimento do fêmur e da circunferência abdominal.

Em concordância com alguns estudos na literatura, em estudo realizado na Clínica Obstétrica do HC-FMUSP, que avaliou a estimativa do peso fetal até 24 horas antes do parto, concluiu-se que a melhor fórmula é a de Hadlock, que utiliza quatro parâmetros: diâmetro biparietal, circunferência cefálica, circunferência abdominal e comprimento do fêmur.[59] Observou-se uma variação do peso estimado em relação ao peso no nascimento de até 10% em 79,2% dos casos e de até 15% em 92,4% dos casos.[162] O erro percentual foi maior nos fetos com peso inferior a 1.000 g.

A utilização de curvas e tabelas de peso e dos parâmetros biométricos fetais específicos para a população avaliada é fundamental para uma adequada análise do padrão de crescimento fetal. Existem várias curvas de estimativa de peso na gestação e no nascimento; as mais conhecidas e utilizadas são, respectivamente, as de Fenton, Intergrowth-21 e da OMS.[59,79,98,158] O ideal seria que cada população tivesse sua curva de referência.

Em gestações múltiplas, o padrão de crescimento fetal é semelhante ao das únicas até 28 semanas de gestação. Após essa idade gestacional, o percentil 10 da tabela de peso dos fetos de gestações únicas corresponde ao percentil 50 da tabela para gêmeos.[1]

Pesquisas têm sido realizadas na investigação da utilização da ultrassonografia tridimensional na estimativa do peso fetal, tanto em termos de acurácia na estimativa do peso fetal quanto no desenvolvimento de fórmulas específicas para o cálculo do peso.[22,115] Entretanto, esse método ainda não é aplicado na rotina prática para esse objetivo.

## AVALIAÇÃO DA PLACENTA E DO CORDÃO UMBILICAL

A primeira imagem de gestação à ultrassonografia é o aspecto hiperecoico do endométrio, que corresponde à reação decidual.[7] O saco gestacional, entre 4 e 5 semanas de gestação, encontra-se circundado pelas vilosidades coriônicas, o que é visualizado à ultrassonografia como um anel hiperecoico. A partir de 6 semanas de gestação, pode-se visualizar o saco gestacional implantado na cavidade uterina, com sua porção vilosa em contato com a decídua basal e sua porção de vilos atrofiados (cório liso), do lado oposto ao da implantação.[157] Com 7 semanas, ao exame transvaginal,[7] e entre 9 e 10 semanas, ao exame transabdominal,[157] visualiza-se a placenta na forma de um pequeno espessamento, de aspecto granular difuso típico, que corresponde aos ecos acústicos refletidos pela árvore vilosa banhada de sangue materno.[157] A placenta mantém esse aspecto até o final do segundo trimestre, quando se inicia o processo de deposição de cálcio. No fim de 12 semanas, com a fusão do córion e do âmnio, forma-se uma membrana avascular que recobre a cavidade amniótica. A porção dessa membrana que recobre o córion é denominada placa coriônica, que é visualizada à ultrassonografia na forma de uma linha ecoica distinta.[157]

A divisão da placenta com o miométrio pode ser bem definida por uma rede de canais vasculares na junção do miométrio com a placenta, chamada de complexo subplacentário. A visualização desse complexo, na forma de uma linha hipoecoica, auxilia no diagnóstico de falsas localizações placentárias, que são causadas por artefatos que podem mimetizar placentas anteriores, ou ainda por contrações miometriais ou miomas confundidos com massas placentárias.[33,86] A maioria dos autores concorda que essa junção só se encontra bem definida após 10 semanas de gestação.[69,133]

### Localização placentária

Um dos primeiros estudos ultrassonográficos da placenta foi realizado por Campbel e Kohorn,[2] em 1968, com o objetivo de definir a localização da placenta no útero. A placenta pode se desenvolver em qualquer lugar ao longo da superfície endometrial da cavidade uterina onde o blastocisto se implantou. Entretanto, se a implantação acontecer em cima do orifício interno do colo, consequências graves podem ocorrer com a gestação.

### Placenta prévia

A placenta prévia é definida pela presença de tecido placentário inserido, total ou parcialmente, no segmento inferior do útero, situado ou não à frente da apresentação fetal, após 28 semanas de gestação.[153] A incidência de placenta prévia no termo da gestação varia de 0,2 a 1,2%.[54,126] O risco de placenta prévia é de 4,5% na presença de uma cesárea anterior e aumenta para 44,9% em gestantes com quatro cesáreas anteriores.[17] São fatores de risco para placenta prévia: história de cesárea, curetagens ou cirurgias uterinas, tabagismo, idade materna avançada, multiparidade, gestação múltipla e uso de cocaína.

Tradicionalmente, a placenta prévia era classificada em quatro tipos:

- Centrototal: quando a placenta recobre completamente o orifício interno do colo (Figuras 9 e 10).

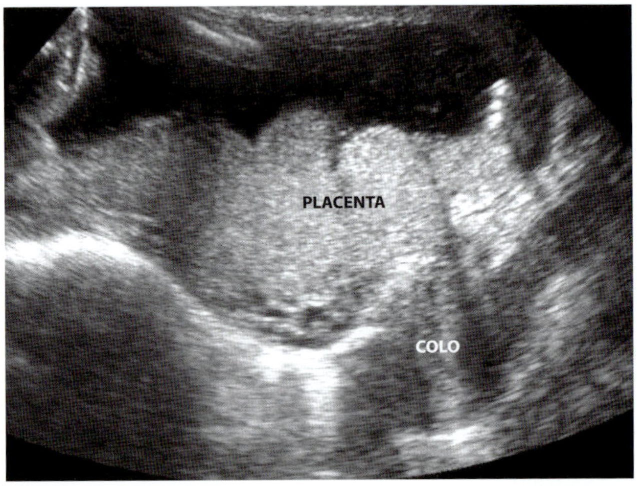


**FIGURA 9.** Avaliação transabdominal de placenta prévia centro-total assimétrica. Evidencia-se a placenta localizada mais posteriormente e recobrindo completamente o orifício interno do colo.

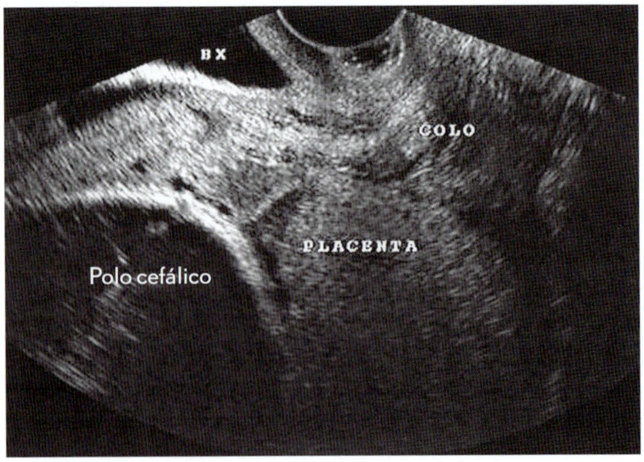


**FIGURA 10.** Mesmo caso da imagem anterior, avaliado pela via transvaginal demonstrando a bexiga materna (BX) em relação à placenta prévia centro-total assimétrica.

- Centroparcial: quando a placenta recobre parcialmente o orifício interno do colo, o que é observado quando o colo se encontra dilatado.
- Marginal: a placenta atinge, mas não ultrapassa o orifício interno do colo.
- De inserção baixa: a placenta encontra-se no segmento uterino inferior, próximo, mas sem atingir o orifício interno do colo.

Atualmente, utiliza-se a seguinte classificação:

- Placenta prévia: a placenta recobre total ou parcialmente o orifício interno do colo uterino (anteriormente denominada placenta prévia centrototal ou centroparcial).
- Placenta de inserção baixa: a borda placentária se insere no segmento inferior do útero, não chega a atingir o orifício interno e se localiza em um raio de 2 cm de distância dessa estrutura anatômica (anteriormente denominada placenta prévia marginal).

A maioria dos casos de placenta prévia é diagnosticada durante o exame ultrassonográfico de rotina no segundo trimestre. Embora a avaliação abdominal da placenta seja frequentemente realizada, vários estudos demonstram a superioridade da avaliação transvaginal pelos seguintes motivos:

- A via abdominal exige repleção vesical, que resulta na aproximação das paredes anterior e posterior do útero no segmento inferior, gerando uma falsa imagem de placenta prévia em algumas placentas normalmente posicionadas.
- O transdutor transvaginal está posicionado de forma mais próxima à região anatômica avaliada e apresenta maior frequência, determinando imagens de melhor resolução do que a via abdominal.
- O orifício interno do colo está frequentemente posicionado de forma a não ser visualizado adequadamente pela via transabdominal.
- A apresentação fetal pode obscurecer a visualização da borda inferior da placenta na via abdominal e dificultar a avaliação.

A ultrassonografia transvaginal é segura no diagnóstico de placenta prévia, porque o transdutor se distancia em média de 2 a 3 cm do orifício interno do colo.

Em estudo realizado na Clínica Obstétrica do HC-FMUSP, foi avaliada a predição de placenta prévia nos primeiro (11 semanas a 13 semanas e 6 dias) e segundo trimestres da gestação (20 a 24 semanas). Observou-se que, quando a placenta recobriu e ultrapassou em 23 mm ou mais o orifício interno do colo uterino no primeiro trimestre, a probabilidade de placenta prévia no termo foi de 8% com sensibilidade de 83,3%. As placentas prévias centro-totais apresentaram média de placenta recobrindo e ultrapassando o orifício interno do colo em 31 e 25 mm, respectivamente, para os primeiro e segundo trimestres; já para as placentas de inserção marginal esses valores foram de 23 e 2 mm.[91]

## Determinação do grau placentário

Vários autores estudaram o aspecto placentário à ultrassonografia, principalmente em relação à presença de pontos ecoicos no parênquima placentário, secundários ao depósito de cálcio.[12,58] Entretanto, foi o estudo de Grannum et al.[58] o responsável pela introdução da análise da calcificação placentária na rotina do exame ultrassonográfico:

- Grau 0: presença de placa coriônica lisa e textura placentária homogênea (Figura 11).
- Grau I: presença de ondulação na placa coriônica e textura placentária com pontos ecoicos esparsos (calcificações) (Figura 12).
- Grau II: presença de imagens hiperecoicas lineares na placa basal (calcificações) (Figura 13).
- Grau III: presença de calcificações em todo o contorno dos cotilédones (Figura 14).

Grannum et al.[58] sugeriram que a presença de placenta grau III era um sinal ultrassonográfico de alta sensibilidade para determinar a maturidade pulmonar fetal, o que posteriormente foi descartado por outros autores.[101]

O depósito de cálcio é um processo fisiológico que ocorre durante toda a gestação. Durante os 6 primeiros meses, a calcificação é microscópica, e placas macroscópicas aparecem no terceiro trimestre, mais frequentemente após 33 semanas. O cálcio é primariamente depositado na placa basal e nos septos. Pode também ser encontrado nos espaços intervilosos e subcoriônicos. Placas de cálcio são detectadas à ultrassonografia como focos hiperecoi-

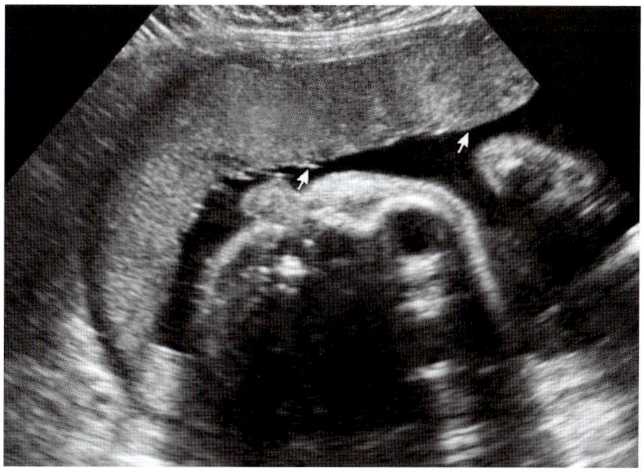

**FIGURA 11.** Placenta grau 0, em que a placa coriônica é lisa (setas) e a textura placentária, homogênea.

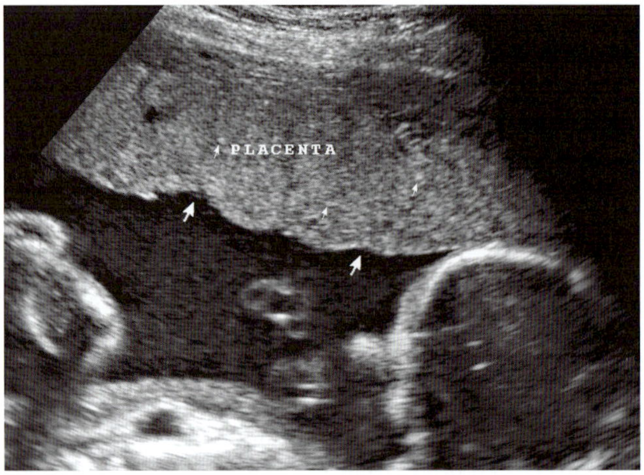


**FIGURA 12.** Placenta grau I, com presença de ondulação na placa coriônica (setas maiores) e textura placentária com pontos ecoicos esparsos (setas menores na placenta – calcificações).

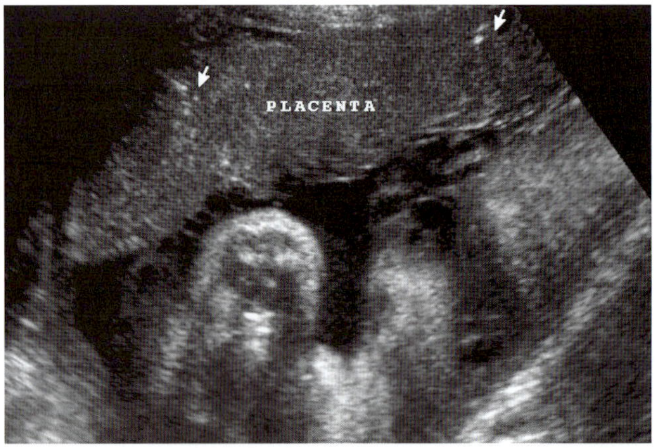


**FIGURA 13.** Placenta grau II, com presença de imagens hiperecoicas lineares na placa basal e no parênquima (setas).

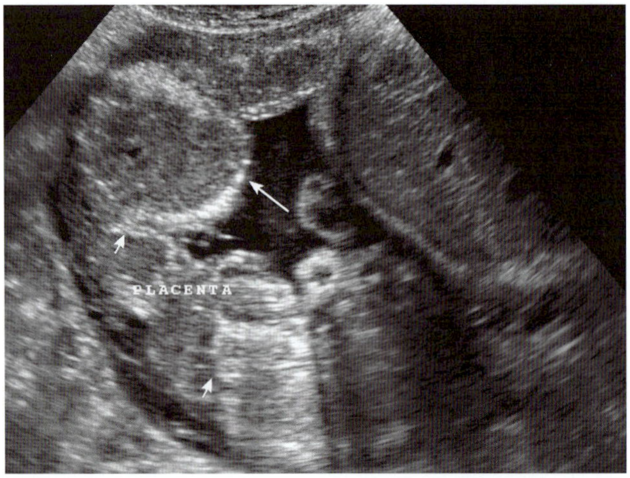


**FIGURA 14.** Placenta grau III, com presença de calcificações em torno dos cotilédones (setas).

cos que não produzem sombras acústicas significativas. A configuração circular vista em placentas com calcificação intensa é resultado da calcificação do septo.

A incidência de calcificação placentária aumenta com a evolução da gestação, iniciando-se após 23 semanas. Após 33 semanas, aproximadamente 90% das placentas apresentam algum grau de calcificação.[161] Não existe aumento da calcificação em placentas de gestações pós-termo. A calcificação placentária é mais comum em gestantes com baixa paridade e, provavelmente, está relacionada ao grau de cálcio sérico materno. Alguns autores observaram uma associação significativa entre a calcificação prematura da placenta e o tabagismo materno.[31] A maior calcificação placentária também parece estar relacionada a partos na primavera e no verão, quando o nível sérico de cálcio aumenta.[161]

A graduação da placenta descrita por Grannum et al.[58] é baseada no aumento fisiológico de calcificação placentária durante a gestação. Entretanto, ainda não se demonstrou uma correlação entre essa calcificação e o resultado perinatal, por exemplo, maturidade pulmonar, sofrimento fetal, restrição do crescimento fetal ou outras complicações perinatais.[147] Não existem provas de que a calcificação placentária tenha significado clínico ou patológico.[4,12] Alguns estudos demonstram que, quando o grau III está presente em idade gestacional abaixo de 34 semanas, pode estar associado a restrição do crescimento fetal, diminuição do volume de líquido amniótico, maior frequência de mecônio e sofrimento fetal intraparto.[42,103,104] Dudley et al.,[48] em um estudo com 1.019 pacientes, observaram poucos casos de placenta de grau III no termo, e, por esses achados, os autores não julgam que a placenta de grau III seja uma evolução fisiológica do desenvolvimento placentário. No mesmo estudo, também foi observado que a idade gestacional média no parto é significativamente menor em gestações com placenta de grau III. Em estudo realizado na Clínica Obstétrica do HC-FMUSP, que avaliou a distribuição do grau placentário em gestantes normais, observou-se que, após 37 semanas de gestação, aproximadamente 60% das placentas são de grau II; 20%, de grau III; e 20%, de grau I.[161]

## Espessura placentária

Com a evolução dos aparelhos de ultrassonografia e, consequentemente, melhor resolução da imagem ultrassonográfica, outros aspectos placentários puderam ser avaliados. Entre eles está a avaliação da espessura e do aspecto placentários.

A medida da espessura placentária é sempre realizada na maior área de visualização placentária e no plano perpendicular ao seu maior eixo. Não existe, entretanto, consenso na literatura quanto ao local mais adequado para realizar a medida, já que ela pode ser feita na inserção do cordão, na sua porção central ou no local mais espesso (Figura 15).[68,72]

A espessura placentária tende a aumentar com um padrão linear até 30 semanas, quando então ocorre uma diminuição gradativa da velocidade do crescimento. Os estudos realizados não observaram espessura placentária superior a 40 mm em nenhum estágio da gestação.[49,68] Entretanto, em estudo realizado na Clínica Obstétrica do HC-FMUSP, realizou-se avaliação da espessura placentária em gestações únicas sem doenças maternas ou fetais e observou-se que a espessura placentária máxima (percentil 95 para a idade gestacional) corresponderia à idade gestacional + 13, quando abaixo de 20 semanas; e idade gestacional + 17, após 20 semanas. Dessa forma, a espessura placentária máxima com 19 semanas seria de 32 mm (19 + 13), e com 28 semanas de 45 mm (28 + 17).[160]

As placentas espessadas (Figura 16) podem estar relacionadas a doenças fetais, como infecção congênita (sífilis, toxoplasmose, citomegalovírus, parvovírus), anemia fetal e hidropsia fetal. É controversa sua relação com doenças maternas, como anemia e diabetes.

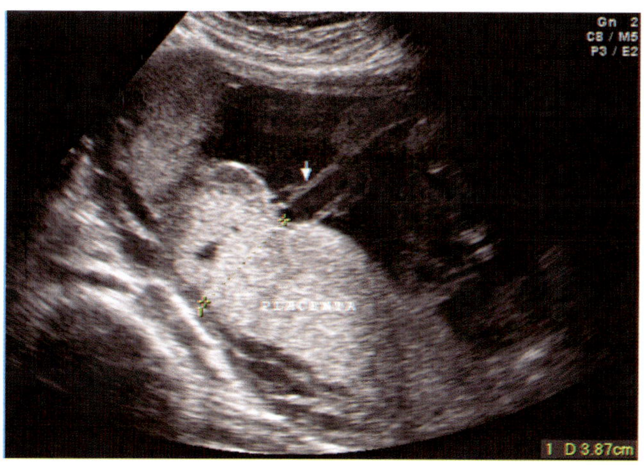

**FIGURA 15.** Medida da espessura placentária na inserção do cordão (seta) no plano perpendicular ao seu maior eixo.

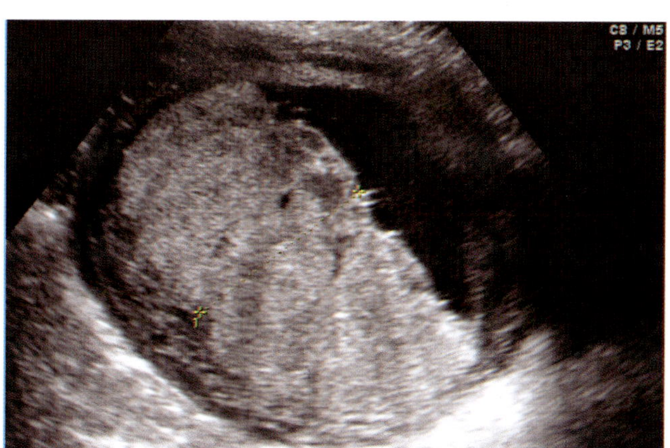

**FIGURA 16.** Placenta espessada em gestação de 32 semanas.

## Aspecto placentário (áreas anecoicas ou hipoecoicas)

Alguns estudos descrevem imagens anecoicas no parênquima placentário, correlacionando-as com estudo anatomopatológico da placenta, propondo diagnóstico diferencial para cada imagem, assim como sua interferência na gestação. Entretanto, muitas dessas alterações não foram correlacionadas a complicações fetais ou maternas, o que pode ser decorrente da carência de estudos que abordem os aspectos placentários ou do fato de não serem descritos os aspectos placentários na avaliação ultrassonográfica de rotina.

- Trombose intervilosa: pode estar presente em 20 a 50% das gestações a termo não complicadas.[145] A trombose intervilosa aparece inicialmente como área anecoica circundada de tecido com aspecto ultrassonográfico normal. Essas áreas evoluem progressivamente com halo ecoico, podendo se tornar, tardiamente, uma imagem francamente ecoica com pequenos espaços anecoicos no seu interior, por causa da degeneração vilosa. Variam de 2 a 3 cm e apresentam fluxo sanguíneo, ao Doppler colorido, na periferia da lesão.
- Placenta *jelly-like*: descrita como placenta espessada, com aspecto hipoecoico e irregular e, à pressão abdominal com o transdutor do aparelho de ultrassonografia, apresenta estremecimento semelhante ao da gelatina. Em todos os casos, grandes espaços anecoicos (> 1 cm) são observados com fluxo turbulento em seu interior. Ao exame microscópico, é descrita a presença de trombose subcoriônica extensa e de depósito subcoriônico maciço de fibrina.[71] Esse tipo de placenta pode estar associado a restrição do crescimento fetal e hipertensão materna.
- Placenta tipo queijo suíço: é descrita como placenta espessada, variando de 45 a 60 mm entre 20 e 22 semanas gestacionais, apresentando imagens anecoicas difusamente distribuídas pelo parênquima, com diferentes tamanhos e formas.[71] À microscopia, descreve-se a presença de displasia do mesênquima, sem hiperplasia trofoblástica.
- Cisto decidual do septo placentário: descrito, ao exame ultrassonográfico, como uma lacuna redonda, de conteúdo anecoico, sem fluxo sanguíneo. Ao exame macroscópico, observa-se no interior dessa cavidade um conteúdo gelatinoso, e à microscopia não se observam alterações. A presença de cisto isolado não tem significado clínico; entretanto, quando ocorre hemorragia extensa dentro do cisto ou compressão e necrose extensa da vilosidade adjacente, essas ocorrências podem even-

tualmente comprometer a função placentária e levar à restrição do crescimento fetal.[52]

- Lagos placentários: trata-se de imagens descritas como grandes espaços anecoicos, maiores de 1 cm no maior diâmetro, localizados logo abaixo da placa coriônica ou no interior do parênquima placentário, circundados por tecido de aspecto ultrassonográfico normal. À microscopia, essas áreas são referidas como rarefação vilosa, cisto septal e trombose intervilosa[63,72] (Figura 17). Alguns estudos descrevem a associação desse achado com restrição do crescimento fetal; entretanto, quando não há associação com doença materna de base, apenas lagos grandes com extenso comprometimento placentário parecem apresentar essa associação.
- Infartos: aproximadamente 86% dos infartos apresentam-se isoecoicos, ou seja, não são visíveis à ultrassonografia, por causa da presença de sangue no local. O restante apresenta-se com aspecto hipo ou anecoico.[63]
- Cistos subcoriônicos: trata-se de imagens anecoicas na placa coriônica na forma arredondada ou oval, as quais se localizam próximas à inserção do cordão e são estáveis de um exame para o outro.[51] Quando apresentam massa ecoica em seu interior, esses cistos são associados a trombo-hematoma na avaliação microscópica (Figura 18).[44]

Em estudo realizado na Clínica Obstétrica do HC-FMUSP, em que se avaliou o prognóstico da gestação na presença de placenta *jelly-like*, placenta com lagos placentários e placenta espessada em gestações sem doenças maternas ou fetais, observou-se maior número de recém-nascidos pequenos para a idade gestacional e prematuridade nas placentas *jelly-like* e naquelas com lagos.[105,160]

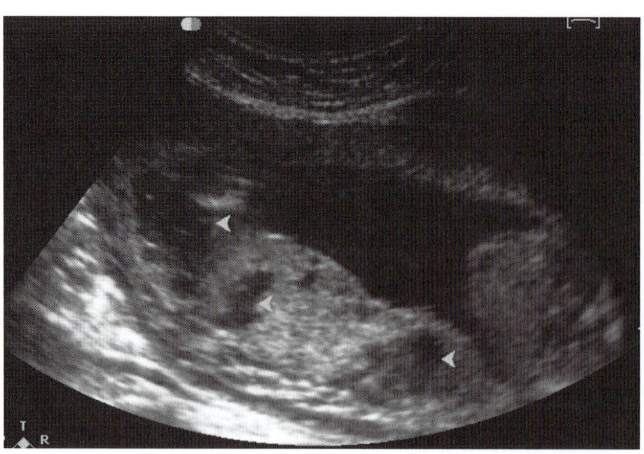

**FIGURA 17.** Placenta com lagos. As setas apontam imagens anecoicas medindo mais de 10 mm no parênquima placentário.

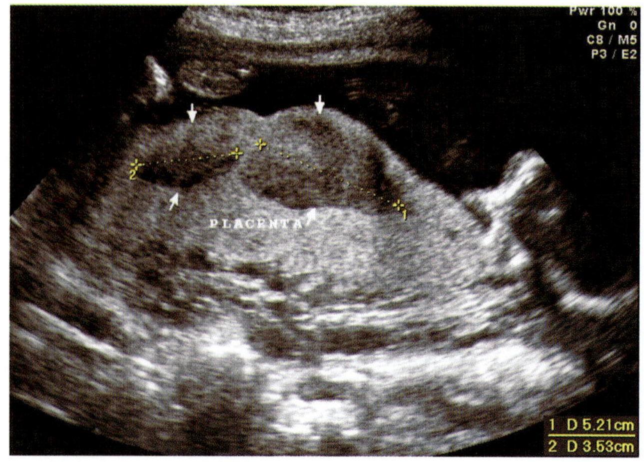


**FIGURA 18.** Cistos subcoriônicos (setas), imagens hipoecoicas abaixo da placa coriônica.

## Acretismo placentário

A placenta acreta é uma aderência anormal da placenta à parede uterina, causada pela deciduação inadequada (ausência parcial ou total da decídua) do leito placentário em endométrio hipoplásico, levando à inserção direta da placenta no miométrio. A placenta que está aderida ao miométrio, mas não o invade, é chamada de acreta; quando invade o miométrio, é denominada increta; e quando, além do miométrio, invade a serosa e eventualmente órgãos adjacentes, como a bexiga, é denominada placenta percreta.[143] A expressão placenta acreta é frequentemente utilizada para definir as três condições.

A frequência dessas alterações de invasão placentária é de 78% para a placenta acreta, 17% para a increta e 5% para a percreta.[28] A incidência de placenta acreta vem aumentando. Em estudo de levantamento de casos, no período de 1985-1994, verificou-se incidência de 1:2.510 partos; já outro levantamento de 20 anos (1982-2002) demonstrou incidência de 1:533 gestações.[90,134] Outros autores referem que, na presença de placenta prévia, o risco de acretismo placentário aumenta de 3% quando não há cesáreas anteriores para 11% com uma cesárea anterior, 40% com duas cesáreas anteriores, 60% com três cesáreas anteriores e 67% com quatro cesáreas anteriores.[121] Os fatores de risco para acretismo placentário são: multiparidade, cesáreas anteriores, curetagens, miomas submucosos e sinéquia uterina.[28]

O diagnóstico da placenta acreta é vital, em razão dos extensivos preparos do parto que devem ser realizados para minimizar morbidade e mortalidade maternas. A suspeita diagnóstica é usualmente feita por ultrassonografia e pode ser confirmada por ressonância magnética. A vigilância em torno da placenta acreta é particularmente indicada nos casos de placenta anterior que recobre a cicatriz da cesárea.

Na Tabela 2, apontam-se os sinais ultrassonográficos sugestivos de placenta acreta.[3,43]

| TABELA 2. Sinais ultrassonográficos sugestivos de placenta acreta |
|---|
| Presença de áreas anecoicas (lacunas) esparsas na placenta |
| Presença de miométrio afilado |
| Perda da definição do espaço entre o miométrio e a placenta, ou seja, obliteração do espaço interviloso hipoecoico |
| Protrusão do tecido placentário na bexiga |
| Aumento da vascularização entre a serosa uterina e a bexiga |
| Fluxo turbulento ao Doppler nas áreas anecoicas |

Segundo relatos de Comstock et al.,[43] a presença de espaços vasculares na placenta é o sinal ultrassonográfico mais preditivo de placenta acreta, com sensibilidade de 79% e valor preditivo positivo de 92%. Esses autores relatam que o risco de placenta acreta aumenta progressivamente com o número de lacunas vasculares. Já a obliteração do espaço retroplacentário apresenta sensibilidade de 57%; entretanto, as sensibilidades aumentam após 20 semanas de gestação, atingindo 93 e 80%, respectivamente para as lacunas e a obliteração do espaço retroplacentário. Outra observação dos autores é que a aparência de compressão na bexiga pode ocorrer em placentas acretas sem ser increta ou percreta; portanto, esse achado não é patognomônico de invasão da bexiga (Figuras 19 e 20).

## Descolamento prematuro de placenta

O descolamento prematuro de placenta (DPP) é o termo clínico utilizado para definir a separação prematura da placenta, normalmente inserida, do miométrio. Esse descolamento está associado a sangramento. A incidência de descolamento prematuro de placenta varia de 0,5 a 1,5% em todos os partos, com uma taxa de mortalidade perinatal de 17 a 60%.[25,120] As gestações gemelares, a rotura prolongada de membranas, a corioamnionite, a hipertensão arterial crônica, a pré-eclâmpsia, a eclâmpsia, o uso de cocaína e o tabagismo estão associados com uma maior incidência de descolamento prematuro de placenta.[112]

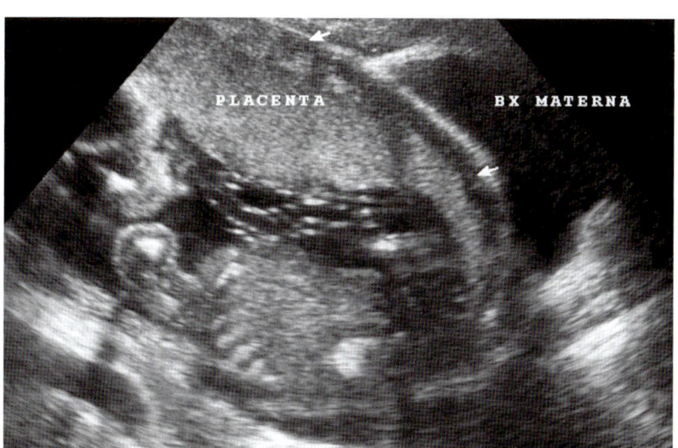


FIGURA 19. Imagem de placenta prévia lateral, porém normalmente aderida (sem acretismo associado), demonstrando a definição do espaço entre o miométrio e a placenta, ou seja, o espaço interviloso hipoecoico (setas). BX: bexiga.

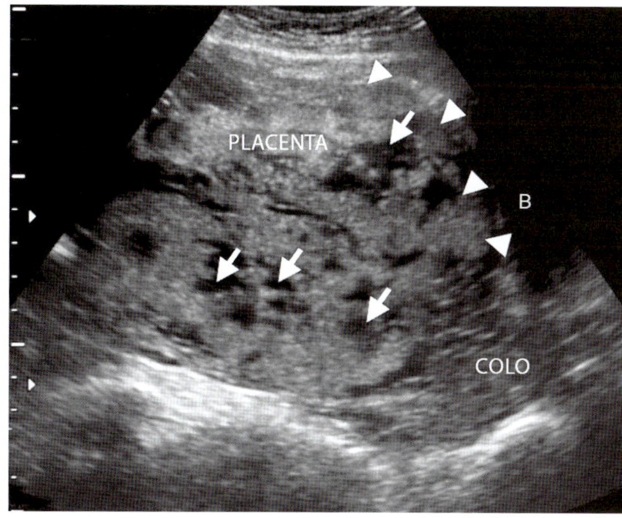


FIGURA 20. Imagem de placenta prévia demonstrando as lacunas (setas) no parênquima placentário e a perda da definição do espaço entre o miométrio (pontas de seta) e a placenta, ou seja, não se visualiza o espaço hipoecoico demonstrado na imagem anterior (espaço interviloso). B: bexiga materna.

A utilização da ultrassonografia no diagnóstico de descolamento prematuro de placenta é limitada, uma vez que em apenas 25% dos casos é possível detectar o hematoma retroplacentário.[45] Entretanto, nos casos em que as manifestações clínicas não são evidentes, o exame ultrassonográfico pode ser realizado para diagnóstico diferencial com outras entidades que possam cursar com sangramento no terceiro trimestre, como a placenta prévia.[24] A eficiência do diagnóstico ultrassonográfico depende da localização da placenta e do tempo entre o início do sangramento e a formação do hematoma.[95] Os achados ultrassonográficos da placenta descolada podem ser normais ou mostrar evidência de hemorragia periplacentária. A classificação ultrassonográfica da hemorragia periplacentária é baseada em três localizações anatômicas: subcoriônica, pré-placentária e retroplacentária.[95] A hemorragia aguda apresenta aspecto ultrassonográfico de imagem hiperecoica ou isoecoica em relação à placenta normal, frequentemente se tornando hipoecoica na primeira semana e anecoica na segunda semana após o descolamento; esses são os achados de descolamento prematuro de placenta crônico, que podem não apresentar clínica exuberante a ponto de se indicar intervenção obstétrica.

A mortalidade fetal parece estar diretamente relacionada com a porcentagem de descolamento da placenta, com 75% de mortalidade perinatal em descolamentos maiores que 50%.[97] A localização retroplacentária e o hematoma maior do que 60 mL estão associados com mau prognóstico perinatal. O cálculo do volume do hematoma, que é determinado pela elipse, demonstra apenas uma estimativa grosseira do volume sanguíneo perdido; portanto, o prognóstico individual de cada paciente, baseado no volume do hematoma, é limitado.[97]

## TUMORES NÃO TROFOBLÁSTICOS

### Primários

Existem dois tumores não trofoblásticos primários da placenta: teratoma e corioangioma. O teratoma é um tumor raro,[94] já que na literatura são poucos os casos descritos. Ainda há controvérsias se sua origem é placentária ou proveniente da diferenciação de um feto amorfo em uma gestação gemelar.[76,88,132] Os teratomas são geralmente encontrados entre o âmnio e o cório[143] e, apesar de apresentarem pouca importância clínica, Williams et al.[132] relataram um caso com sangramento vaginal e parto prematuro, chamando a atenção para esse tipo de tumor como diagnóstico diferencial de massas sólidas placentárias com áreas císticas e calcificações.

O corioangioma é uma malformação vascular caracterizada por proliferação excessiva de células endoteliais, encontrada em aproximadamente 1% das placentas cuidadosamente examinadas. A etiologia ainda é desconhecida, mas alguns autores como Reshetnikova et al.[107] encontraram uma maior incidência em gestantes expostas a grandes altitudes, provavelmente decorrente de hipoxia hipobárica. O corioangioma raramente tem repercussão clínica, no entanto, quando extenso, pode provocar placentomegalia, polidrâmnio, hidropsia, sangramento, trombocitopenia ou insuficiência cardíaca congestiva do feto.[107] Na síndrome alcoólica fetal, observam-se maior prevalência de corioangiomas, infarto extenso e trombose intervilosa.[18] Pequenos tumores ocorrem dentro do parênquima placentário, enquanto tumores de grande volume, maiores do que 5 cm, podem se projetar na superfície fetal, levando a complicações maternas e fetais. Podem também provocar insuficiência placentária por isquemia induzida por pressão, levando ao infarto.[18] No entanto, o aumento da mortalidade perinatal é mínimo.[144] A aparência microscópica é de proliferação dos capilares no interior de estroma frouxo. No exame ultrassonográfico, o corioangioma é frequentemente observado na inserção do cordão umbilical, e o Doppler pode demonstrar fluxo proeminente nos numerosos vasos de médio e grande calibre. As zonas hipoecoicas ou anecoicas podem representar grandes vasos, trombose ou hemorragia, cuja diferenciação pode ser auxiliada pelo Doppler. As zonas hiperecoicas podem representar fibrose, septos vasculares ou, mais raramente, hemorragia aguda. O diagnóstico diferencial do corioangioma inclui hematoma intraplacentário ou subcoriônico, mola parcial, teratoma ou metástases.

### Neoplasias secundárias

As neoplasias que mais frequentemente apresentam metástase para a placenta são: melanoma, carcinoma mamário e carcinoma pulmonar.

### Avaliação ultrassonográfica do cordão

O pedículo umbilical e o saco vitelínico são vistos claramente no início da oitava semana de gestação, adjacentes à parede abdominal anterior do feto em desenvolvimento. No corte longitudinal, o cordão é visualizado como uma série de linhas paralelas, e, no corte transversal, as artérias e a veia serão identificadas como três formações circulares anecoicas, sendo a veia sempre a maior de todas (Figura 21).

A inserção do cordão na placenta pode ser demonstrada como uma área anecoica em forma de V ou U. O local da inserção do cordão na placenta é variável: frequentemente, aparece na posição central, mas inserções excêntricas podem ocorrer. Em 5 a 6% das gestações, a inserção poderá ser marginal ou velamentosa, provavelmente resultante de atrofia focal de parte da placenta. Esse conceito é denominado trofotropismo, que corresponde ao processo

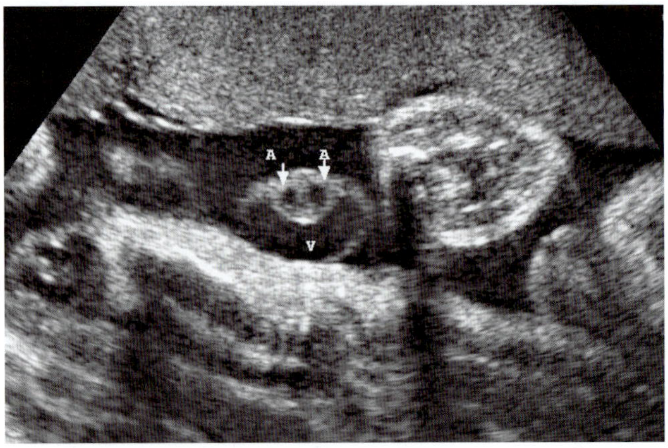


**FIGURA 21.** Corte transverso do cordão umbilical demonstrando os três vasos – duas artérias (A) e uma veia (V).

de aumento ou atrofia da placenta, dependente dos vários fatores que determinam a perfusão endometrial. Na inserção velamentosa, o cordão insere-se predominantemente nas membranas fetais, e sua incidência varia de 0,09 a 1,8%. Essa inserção é mais frequente nas gestações múltiplas, embora possa ter também como fatores de risco primiparidade e idade materna acima de 35 anos.[66] Também foi referida associação de inserção velamentosa com aumento da massa placentária.[66] A associação com anomalias fetais varia de 5,9 a 8,5%. As anomalias mais frequentes são atresia do esôfago, uropatias obstrutivas, luxação congênita do quadril, formato assimétrico da cabeça, espinha bífida, defeito do septo interventricular, fenda palatina e trissomia do cromossomo 21.[66] A RCF e o parto prematuro podem estar associados em 7,5 e 17,2%, respectivamente, das inserções velamentosas. O diagnóstico ultrassonográfico pode ser aventado na presença de dificuldade de se estabelecer uma relação entre a inserção do cordão umbilical e a massa placentária. Na presença de oligoâmnio, alguns segmentos do cordão podem se tornar difíceis de serem visualizados. O Doppler colorido pode permitir uma melhor avaliação do cordão nesses casos. Depois de estabelecer o diagnóstico, deve-se realizar o exame ultrassonográfico detalhado para excluir outras malformações fetais e avaliar a vitalidade fetal.

## ANORMALIDADES DO CORDÃO

### *Vasa praevia*

A *vasa praevia* é uma anormalidade rara do desenvolvimento coriônico, em que vasos placentários desprotegidos da placenta ou do cordão umbilical atravessam o segmento inferior do útero sobre a membrana amniótica que recobre o orifício interno do colo a frente da apresentação fetal. Essa condição é observada entre 1:1.000 e 1:5.000 partos e está associada com alta taxa de mortalidade fetal, variando de 50 a 60% com membranas íntegras (pela compressão) e entre 70 e 100% após a rotura das membranas ovulares (por exsanguinação).

Não existe risco materno, com exceção dos casos de descolamento prematuro de placenta. A *vasa praevia* está usualmente associada com lobo placentário acessório, inserção velamentosa do cordão, placentas de inserção baixa, placenta sucenturiada, gestações múltiplas e banda amniótica.[62] O diagnóstico de *vasa praevia* é raramente realizado antes do início de sangramento vaginal, mas o exame ultrassonográfico transabdominal e, principalmente, o transvaginal, além do Doppler colorido no termo da gestação, podem ser importantes no diagnóstico. A visualização do orifício interno do colo uterino depende das condições técnicas do exame e da insinuação fetal. Na eventualidade de o feto prejudicar a visualização, pelo exame abdominal, do orifício interno do colo uterino, a mobilização deste não deve ser realizada, pelo risco de laceração dos vasos; nesse caso, indica-se o exame transvaginal.

O aspecto ultrassonográfico se constitui de imagens lineares ecoicas ou hipoecoicas que atravessam o orifício interno do colo e, ao Doppler colorido, apresentam fluxo. Em quatro relatos de casos de diferentes autores, somente em um caso não houve associação com placenta sucenturiada. A idade gestacional média do diagnóstico foi de 26 semanas e meia, e, em todos os casos, os autores utilizaram o exame transvaginal e Doppler para confirmação diagnóstica.[62]

### Anormalidades de tamanho do cordão

Embora a média de comprimento do cordão seja de 55 cm, valores entre 30 e 120 cm podem ser considerados normais. Extremos podem ocorrer desde os casos com cordão praticamente inaparente até aqueles com mais de 300 cm.[142] Cordões excessivamente longos podem predispor à oclusão vascular por trombose, nós verdadeiros e prolapso do cordão durante o trabalho de parto. No entanto, cordões excessivamente curtos podem raramente levar ao descolamento prematuro da placenta, à inversão uterina ou à hemorragia intrafunicular. Embora anormalidades do comprimento do cordão possam predispor a um número significativo dessas complicações, é impossível determinar o comprimento do cordão antes do parto com as técnicas usuais de ultrassonografia. É possível ter apenas uma estimativa aproximada do tamanho do cordão.

### Anormalidades da espiralação do cordão

Os vasos no cordão apresentam trajeto espiralado que está associado aos movimentos fetais e o protegem contra compressão (Figuras 22 e 23). A espiralação anormal do cordão (hipoespiralado ou hiperespiralado), avaliado na anatomia patológica ou no segundo trimestre da gestação, foi associado ao mau prognóstico da gestação. A ausência de percurso espiralado está presente em 5% dos nascimentos vivos e em 18% dos óbitos fetais. Portanto, a ausência de espiralação foi associada à maior incidência de morbidade e mortalidade perinatais, parto prematuro, sofrimento fetal intraparto, malformações e cromossomopatias.[135] Presença de cordão hiperespiralado também foi associada a trissomias, fetos pequenos para a idade gestacional, hipoxia fetal e artéria umbilical única.[135] O método aceito para avaliar o grau de espiralação do cordão é o índice de espiralação do cordão (IEC), definido como a fração de espiral completa por centímetro

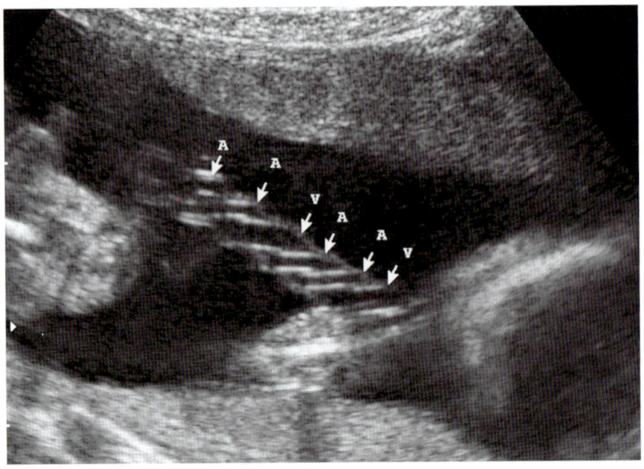


**FIGURA 22.** Corte longitudinal do cordão umbilical demonstrando a espiralação dos vasos do cordão. A: artéria umbilical; V: veia umbilical.

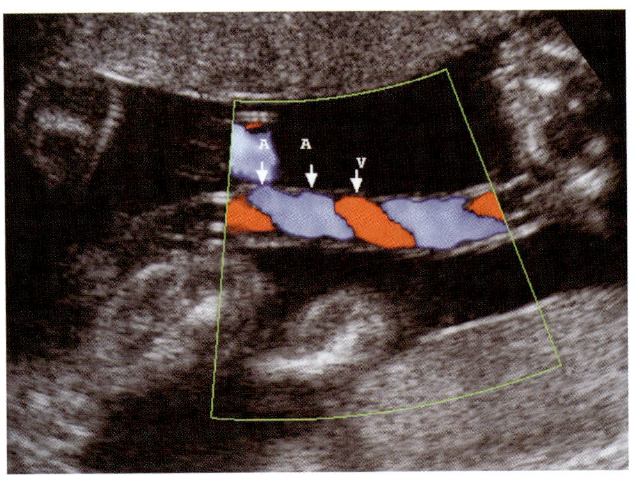


**FIGURA 23.** Doppler colorido do cordão umbilical demonstrando a espiralação dos vasos. A: artéria (azul); V: veia (vermelho).

do cordão. Usando esse critério, os estudos referem valores de 0,2 e 0,4 para medidas pós-natal (medida anatomopatológica) e pré-natal (medida ultrassonográfica). Entretanto, para comparar os resultados de vários estudos, os valores considerados alterados são os que se encontram abaixo do percentil 10 (hipoespiralado) ou acima do percentil 90 (hiperespiralado), para a idade gestacional. Os estudos acerca desse processo são recentes, significando que maiores investigações serão necessárias para definir a real importância dessa observação pré-natal como fator prognóstico da gestação.[135]

## Anormalidades da posição do cordão

Normalmente, o cordão umbilical repousa sobre a parede abdominal anterior ou próximo dos membros fetais; em alguns casos, podem ocorrer circulares cervicais ou nos membros. O cordão pode ainda situar-se entre a apresentação e o segmento uterino inferior (apresentação funicular). As más posições de cordão mais importantes incluem prolapsos, nós, circulares cervicais e biacromiais. Kamina e Tourris,[78] em uma série de 1.750 partos, encontraram quatro prolapsos, 232 circulares cervicais e 13 nós verdadeiros. Walker e Pye[129] constataram uma incidência de 17% de circulares cervicais no parto.

A presença de uma circular cervical é usualmente um sinal de pequeno significado clínico. Existe controvérsia sobre se é um dado que deve ou não ser relatado à paciente ou ao obstetra. No entanto, a presença de múltiplas circulares associada com diminuição de movimentação fetal ou teste cardiotocográfico de repouso alterado pode apresentar significado clínico. Estudos com Doppler podem ser úteis para verificar evidência de aumento de resistência do fluxo arterial ou diminuição do fluxo venoso. Esses achados sugerem uma maior vigilância das condições fetais.

Uma proporção significativa do índice de mortalidade em gêmeos monoamnióticos é atribuída a acidentes com o cordão, mais frequentemente formação de nós verdadeiros entre os dois cordões, o que pode causar oclusão e hipoxia de um ou ambos os fetos. A incidência de nó verdadeiro de cordão, descrita no pós-parto, varia de 0,3 a 2,1%.[124] Na presença de nó verdadeiro de cordão, a razão de chances de óbito fetal foi de 3,93 e de baixo escore de Apgar no primeiro minuto, de 1,73.[16]

Os nós falsos representam uma variz ou redundância da veia umbilical, são raramente descritos nas estatísticas de nascimento, resultando em uma falha na determinação da sua real incidência.

## Artéria umbilical única

A literatura descreve três prováveis mecanismos responsáveis pela alteração da morfogênese do cordão umbilical que podem provocar a existência de artéria umbilical única: atrofia ou atresia da artéria umbilical normal derivada do alantoide, interrupção no desenvolvimento da artéria umbilical derivada do alantoide e falha ou regressão da vascularização de origem vitelínica, vista em condições raras, como em casos de sirenomelia. A atresia e a atrofia são as causas mais frequentes.

A incidência de artéria umbilical única é de aproximadamente 1% entre os nascimentos em gestações únicas, 5% entre os gemelares e 2,5% entre os abortos espontâneos.[142]

A suspeita de artéria umbilical única ao exame ultrassonográfico ocorre quando se visualizam somente dois vasos umbilicais, não se demonstrando a aparência típica dos três vasos na avaliação transversal do cordão (Figuras 21 e 24), semelhante à "face do Mickey Mouse". A

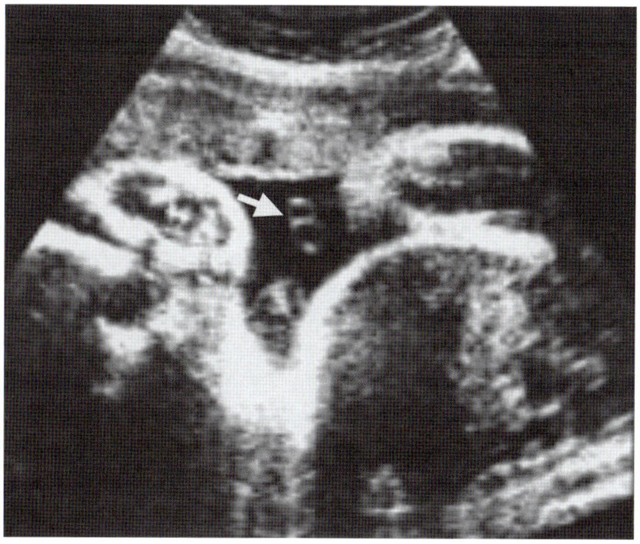

FIGURA 24. Corte transverso do cordão umbilical demonstrando dois vasos (seta).

sensibilidade do diagnóstico antenatal ultrassonográfico varia, entre os autores, de 65 a 94%.[37,74] O diagnóstico de artéria umbilical única não deve ser realizado com o exame de apenas uma ou duas alças do cordão, mas de diversos segmentos deste. Em caso de dúvida, uma avaliação em corte longitudinal de todo o cordão umbilical é mandatória. Rosenak et al.[110] relatam um caso de convergência das artérias umbilicais, que apareciam como artéria umbilical única em determinados cortes e como cordão normal em outros segmentos.

Os fetos com artéria umbilical única podem apresentar risco maior de:

- Anomalias estruturais fetais, identificadas ou não ao exame ultrassonográfico. As mais frequentemente observadas são as malformações geniturinárias, gastrintestinais, musculoesqueléticas, do sistema nervoso central, do sistema cardiovascular etc.
- Anomalias placentárias.
- Anomalias cromossômicas, já que a artéria umbilical única é encontrada em 9 a 11% dos fetos com aneuploidia.
- Síndromes genéticas.
- Restrição do crescimento fetal.
- Baixo peso fetal ao nascimento.
- Prematuridade.
- Óbito fetal, abortamento espontâneo e óbito neonatal.
- Alterações placentárias (infartos, inserção velamentosa do cordão, corioangiomas).

A artéria umbilical única também é mais frequentemente observada em gestantes com ascendência africana, japonesa e do leste europeu. Algumas condições materno-fetais estão associadas com maior incidência de artéria umbilical única, como diabetes, epilepsia, hipertensão, pré-eclâmpsia, hemorragia anteparto, polidrâmnio e oligoâmnio.

Na presença de artéria umbilical única e na ausência de malformações fetais ao exame ultrassonográfico, alguns autores não recomendam alterar a conduta obstétrica; porém, como outras complicações podem estar associadas, sugere-se:

- Exame ultrassonográfico detalhado na busca de sinais associados com aneuploidias ou síndromes genéticas.
- Ecocardiografia fetal.
- Análise de cariótipo fetal, somente nos casos de artéria umbilical única com outras anomalias associadas.
- Monitorização fetal por meio de exame ultrassonográfico seriado para avaliação do crescimento e da vitalidade.
- Exame detalhado do recém-nascido.

Em estudo realizado na Clínica Obstétrica do HC-FMUSP, o número de vasos no cordão umbilical foi avaliado prospectivamente em 779 gestações únicas no primeiro trimestre (11 a 14 semanas) e no segundo trimestre (20 a 24 semanas) por meio da ultrassonografia. Comparando-se o diagóstico ultrassonográfico com o pós-natal, houve concordância moderada da ultrassonografia do primeiro trimestre (kappa = 0,52) e concordância alta do exame realizado no segundo trimestre (kappa = 0,89). Sensibilidade, especificidade, valor preditivo positivo e valor preditivo negativo da ultrassonografia no primeiro e no segundo trimestres foram, respectivamente: 57,1; 98,9; 50; 99,2 e 86,6; 99,9; 92,9 e 99,7%.[83]

## Massas do cordão umbilical

As massas do cordão umbilical são relativamente raras e têm etiologias diversas, que incluem nós falsos e verdadeiros, cistos verdadeiros (cisto de âmnio, cisto alantoide, cisto onfalomesentérico), cistos falsos ou pseudocistos (cisto da geleia de Wharton), aneurismas ou varizes e neoplasias como hemangiomas ou teratomas.

- Nó falso: sem importância clínica, representa uma varize ou redundância da veia umbilical. Ao exame ultrassonográfico, ele é reconhecido por uma protrusão vascular irregular do cordão.
- Nó verdadeiro: acredita-se que se forma pela movimentação excessiva do feto e, quando apertado, pode levar à oclusão vascular e consequente óbito intraútero.
- Hematoma: de ocorrência rara, em geral aparece tardiamente na gestação ou durante o trabalho de parto.[47,108] Dippel[47] relata uma incidência de 1:550 partos. Frequentemente, decorre da rotura da parede da veia, podendo também ser secundário a trauma mecânico entre os tecidos maternos e fetais, à tração sobre um cordão curto ou sobre uma circular cervical, ou à rara

fragilidade congênita da parede venosa.[46] O hematoma pode ser de causa iatrogênica, após a cordocentese. No exame ultrassonográfico, pode aparecer como massa hipoecoica ou hiperecoica, o que dependerá de a lesão ser recente ou tardia (Figura 25). O hematoma de cordão pode estar associado com uma mortalidade perinatal que varia de 26 a 50%.[155] O óbito intrauterino possivelmente ocorre pela compressão da veia umbilical, em razão do aumento da pressão provocado pelo sangue extravasado e retido na geleia de Wharton.

- Cisto verdadeiro de cordão: os cistos verdadeiros são revestidos de epitélio e podem se originar do âmnio e dos ductos alantoides ou onfalomesentéricos remanescentes, enquanto os cistos falsos (pseudocistos) são resultantes da liquefação focal ou do edema da geleia de Wharton e não possuem revestimento epitelial (Figuras 26 e 27). O cisto verdadeiro e o pseudocisto possuem o mesmo aspecto ultrassonográfico, e a diferenciação desses dois tipos só é possível pelo exame histopatológico. As massas umbilicais císticas, quando detectadas no primeiro trimestre da gestação, na maioria das vezes regridem espontaneamente, e o resultado da gestação é um feto normal.[122] Entretanto, a persistência desses cistos no segundo e no terceiro trimestres parece ter grande associação com malformações estruturais e anomalias cromossômicas fetais.[122] Portanto, massas umbilicais císticas persistentes do primeiro trimestre da gestação ou diagnosticadas no segundo ou terceiro trimestres indicam exame ultrassonográfico detalhado para exclusão de malformações fetais. Na presença de malformações fetais associadas, deve-se investigar o cariótipo fetal.[122] Os cistos verdadeiros, mesmo quando de tamanho grande, geralmente não comprometem a circulação fetal, embora casos isolados de acidentes causados pelos cistos indiquem a necessidade de vigilância dos fetos que apresentem qualquer lesão no cordão.[122]

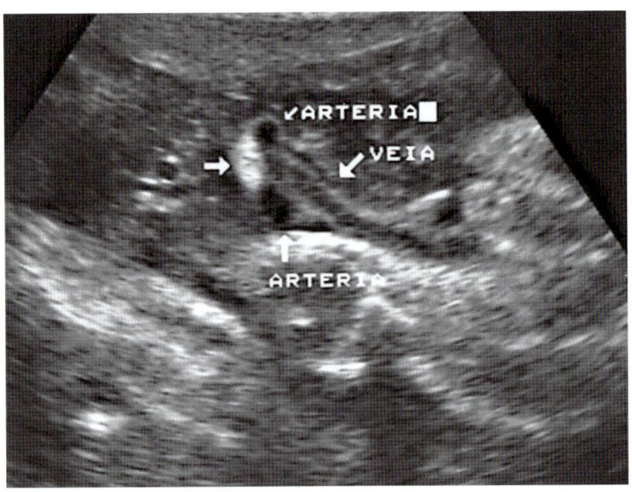


**FIGURA 25.** Hematoma de cordão (imagem hiperecoica apontada pela seta) pós-procedimento de transfusão intrauterina.

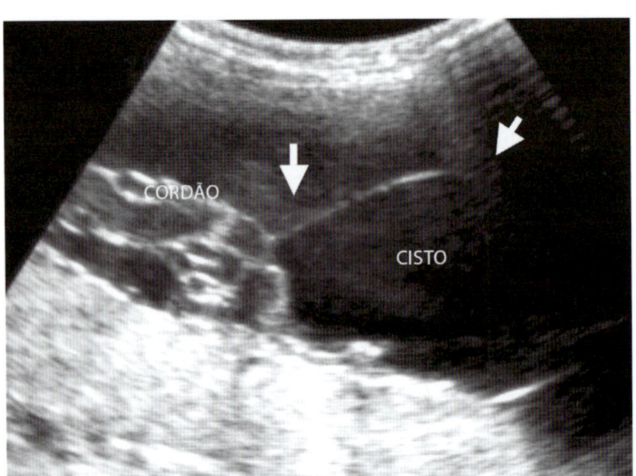


**FIGURA 26.** Cisto na inserção placentária do cordão.

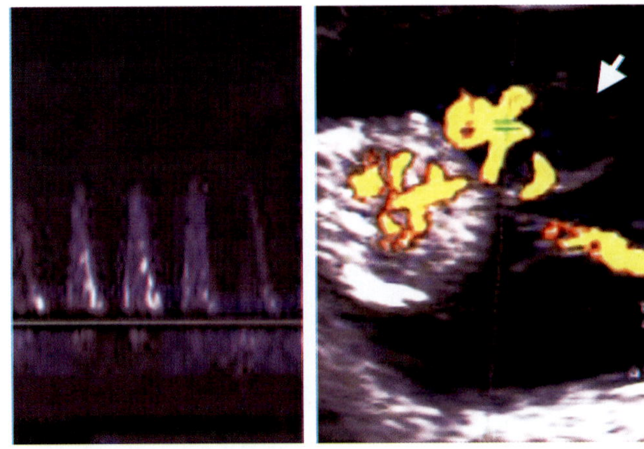

**FIGURA 27.** Cisto (seta) alantoide na inserção abdominal do cordão. O Doppler demonstra o fluxo nas artérias umbilicais.

- Neoplasias: as neoplasias são raras e incluem os angiomixomas, mixossarcomas, cistos dermoides ou teratomas, sendo mais comum o angiomixoma. Sua localização preferencial é próxima à margem placentária. Os hemangiomas são raros, mas podem ser vistos como uma massa hiperecoica no cordão.[20]
- Hérnia umbilical: no exame ultrassonográfico, pode ser reconhecida como uma protrusão da parede anterior do abdome na região da inserção normal dos vasos umbilicais. A hérnia umbilical está associada com trissomia do cromossomo 21, hipotireoidismo congênito, mucopolissacaridose e síndrome de Beckwith-Wiedemann. É uma das anormalidades mais frequentes da primeira infância, mais comum na raça negra e em crianças nascidas com baixo peso. Geralmente, não tem importância clínica e fecha espontaneamente até a idade de 3 anos.

## INDICAÇÕES DO EXAME ULTRASSONOGRÁFICO NA GESTAÇÃO

As indicações incluem as situações em que o exame pode ser benéfico, mas não se restringem a elas:[136]

- No primeiro trimestre, têm como objetivos confirmar gravidez intrauterina, avaliar suspeita de gestação ectópica, definir causa de sangramento vaginal, avaliar dor pélvica, estimar idade gestacional, diagnosticar e avaliar gestações múltiplas, confirmar atividade cardíaca, avaliar massas pélvicas e/ou uterinas, avaliar suspeita de mola hidatiforme, rastrear anomalias cromossômicas, detectar malformações graves (anencefalia) e guiar biópsia de vilosidades coriônicas.
- No segundo e terceiro trimestres, os objetivos são estimar a datação da gestação; avaliar crescimento fetal, sangramento vaginal, dor pélvica ou abdominal e massas pélvicas; confirmar suspeitas de mola hidatiforme, gravidez ectópica, gestação múltipla e óbito fetal; determinar a apresentação fetal; verificar discrepância entre tamanho uterino e idade gestacional menstrual; avaliar suspeita de anormalidade uterina; guiar procedimentos invasivos fetais (amniocentese, cordocentese); avaliar bem-estar fetal; avaliar anormalidade no volume do líquido amniótico; verificar suspeita de descolamento prematuro de placenta; auxiliar na versão externa; verificar amniorrexe prematura e/ou parto prematuro; acompanhar anomalia fetal; realizar o acompanhamento de placenta de inserção baixa ou prévia; avaliar condição fetal nos casos com início de acompanhamento pré-natal tardio; rastrear malformações fetais e anomalias cromossômicas.
- As indicações e os aspectos relacionados à ultrassonografia tridimensional são discutidos no Capítulo 69, "Propedêutica complementar", da Seção 7, "Medicina fetal".

## ULTRASSONOGRAFIA NO PERÍODO EMBRIONÁRIO

### SISTEMATIZAÇÃO DO EXAME

Em idades gestacionais precoces, a melhor via para avaliação da gestação é a vaginal. Na Tabela 3, demonstram-se as estruturas que devem ser analisadas no exame ultrassonográfico na fase embrionária.

O espessamento decidual é o primeiro sinal indireto e ultrassonográfico da gestação, podendo ser visualizado à ultrassonografia transvaginal no final de 4 semanas. Embora presente na gestação inicial, também pode ser encontrado na gestação ectópica e no final da fase lútea. Portanto, o espessamento decidual não é critério precoce de diagnóstico de gestação.[14]

| TABELA 3. Parâmetros que devem ser avaliados no exame ultrassonográfico no período embrionário |
|---|
| Localização da gestação |
| Saco gestacional |
| Vesícula vitelínica |
| Embrião |
| Número de embriões e corionicidade |
| Frequência cardíaca embrionária |
| Datação da gestação |
| Viabilidade da gestação |
| Sinais ultrassonográficos de hematoma ou descolamento placentário |
| Útero (avaliar eventuais miomas, septos ou malformações uterinas) |
| Ovários, anexos e cavidade pélvica |

### AVALIAÇÃO DAS ESTRUTURAS EMBRIONÁRIAS

#### Saco gestacional

O saco gestacional é o primeiro sinal diagnóstico de gestação intrauterina, podendo ser visualizado à ultrassonografia transvaginal com 4 semanas e 3 dias a partir da DUM e ao exame transabdominal após 5 semanas de gestação.[13] O saco gestacional aparece como uma estrutura arredondada, anecoica, de aspecto cístico e circundada por halo hiperecoico. No início da gestação, o saco gestacional localiza-se na parte superior da cavidade endometrial (Figura 28). O chamado pseudossaco, presente na gestação ectópica, é representado por uma imagem anecoica (que corresponde a

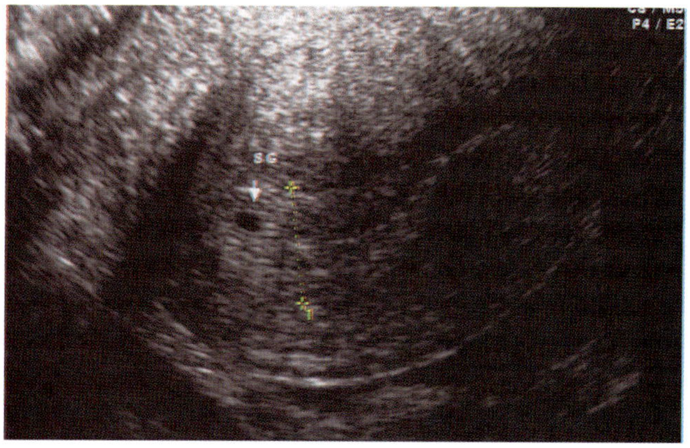


FIGURA 28. Imagem demonstrando gestação inicial em que se observam a reação decidual de 12 mm e o saco gestacional (SG) na parte superior do endométrio.

coleção líquida), alongada, geralmente localizada na região mediana da cavidade endometrial e sem reação decidual.[156]

Na gestação inicial, o saco gestacional é ocupado por duas cavidades repletas de fluidos: a cavidade amniótica (mais interna) e a exocelômica (coriônica), preenchidas respectivamente pelos fluidos amniótico e celômico, de composição bioquímica e acidobásica diferentes, formando dois compartimentos (Figura 29).[77] O saco gestacional cresce aproximadamente 1 mm/dia. Até 9 semanas de gestação, o espaço exocelômico é maior do que a cavidade amniótica, quando esta passa a aumentar gradativamente ocupando todo o saco gestacional e, com isso, o espaço exocelômico desaparece após 12 semanas de gestação. O saco gestacional mantém a forma arredondada até um tamanho aproximado de 10 mm, quando começa a tomar uma forma elíptica. O saco gestacional é circundado por proeminente anel ecoico de espessura igual ou maior do que 2 mm, representando as vilosidades coriônicas e a decídua.[146] Quando atinge o diâmetro de 10 mm, pode-se visualizar, circundando esse anel, um halo hipoecoico correspondente à pequena quantidade de líquido entre as decíduas capsular e parietal (sinal do duplo halo).[96]

Os níveis séricos maternos da fração beta da gonadotrofina coriônica humana (beta-hCG), a partir dos quais todas as gestações tópicas e viáveis deveriam ser evidenciadas pela ultrassonografia transvaginal, são de 500 a 1.000 mUI/mL, de acordo com o segundo padrão internacional, ou 1.000 a 2.000 mUI/mL, de acordo com o terceiro padrão internacional. A associação dos níveis da beta-hCG no sangue materno com o exame ultrassonográfico é importante no diagnóstico diferencial entre uma gestação normal tópica e uma gestação ectópica ou anormal.[27]

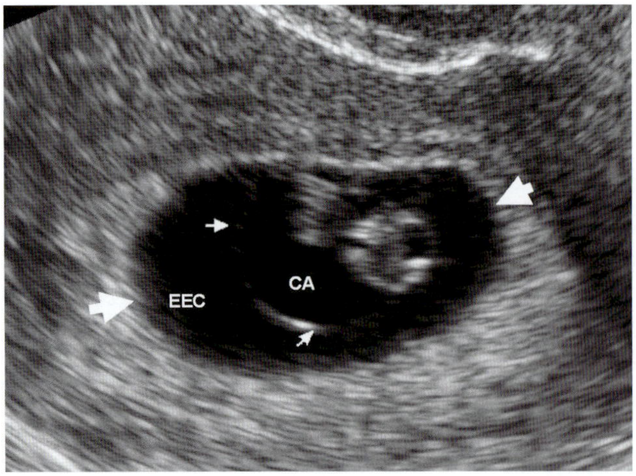


**FIGURA 29.** Gestação inicial. O saco gestacional (cavidade coriônica – delimitada pelas setas maiores) é ocupado por duas cavidades repletas de fluidos: a cavidade amniótica (CA – delimitada pelas setas menores) e o espaço exocelômico (EEC).

Um diâmetro médio do saco gestacional menor que o esperado para a idade gestacional pode ser preditivo de um prognóstico reservado, mesmo na presença de atividade cardíaca fetal. Em gestações com menos de 9 semanas, a presença de saco gestacional inferior ao esperado pode estar relacionada com fetos triploides e com trissomia do cromossomo 16.[46]

## Vesícula vitelínica

A vesícula vitelínica é a primeira estrutura a ser identificada à ultrassonografia após o saco gestacional (Figura 30). Tem funções de nutrição, endócrinas, metabólicas, imunológicas, excretoras e de hematopoese iniciais do embrião. No início de 5 semanas de gestação, com um saco gestacional de 8 a 10 mm à ultrassonografia transvaginal, a vesícula vitelínica é visualizada como uma estrutura circular, excêntrica, com conteúdo líquido, bem definida, medindo aproximadamente 3 a 4 mm de diâmetro. A medida da vesícula vitelínica aumenta gradativamente entre 6 e 12 semanas, quando então começa a declinar (variando de 4 a 9 mm). Portanto, o desaparecimento da vesícula vitelínica em gestações normais é um evento espontâneo do desenvolvimento embrionário. Vários estudos tentaram correlacionar o aspecto e o tamanho da vesícula vitelínica com o prognóstico do embrião; entretanto, somente um pequeno número das gestações iniciais anormais cursa com alteração da sua forma, aspecto ultrassonográfico e dimensão.[149] A maioria das gestações anormais, mesmo aquelas com cariótipo alterado, apresenta vesícula vitelínica de tamanho normal.[70,149] Jauniaux et al.[70] descrevem que as alterações da vesícula vitelínica observadas à ultrassonografia são decorrentes de um desenvolvimento alterado ou da morte do embrião, em vez de ser a causa primária da falha da gestação.

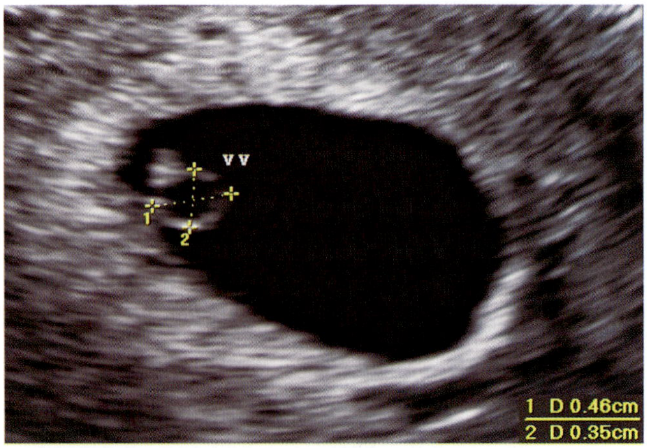


**FIGURA 30.** Imagem demonstrando vesícula vitelínica (VV) em gestação de 5 semanas. O embrião encontra-se adjacente à vesícula vitelínica.

## Desenvolvimento do embrião

Embora o embrião já esteja presente no final de 4 semanas de gestação, ele só é visualizado à ultrassonografia transvaginal no final de 5 semanas. Nessa fase, ele aparece como uma linha hiperecoica, medindo 2 a 3 mm, e adjacente à vesícula vitelínica[27] (Figura 31). A atividade cardíaca pode ser visualizada e medida pelo modo-M, com 5 semanas de gestação e com o embrião medindo em torno de 2 a 5 mm, agora mais afastado da vesícula vitelínica. Nessa fase, o diâmetro médio do saco gestacional é de aproximadamente 15 a 20 mm. Na Figura 32, é demonstrada a imagem de um embrião de 6 semanas.

Com 7 semanas de gestação, o tamanho do embrião varia de 7 a 12 mm, e o diâmetro da vesícula vitelínica é em torno de 5 mm. A partir dessa fase, o embrião cresce aproximadamente 1 mm/dia. Quando ele atinge o tamanho de 12 mm, já é possível distinguir a cabeça do tronco e visualizar uma área hipoecoica no polo cefálico, que corresponde ao rombencéfalo. Em razão disso, deve-se tomar o devido cuidado para não confundi-lo com anomalia do sistema nervoso central.[13]

Com 8 semanas, o comprimento do embrião varia de 13 a 20 mm e os membros já podem ser visualizados como pequenos apêndices (Figuras 33 e 34). Os movimentos embrionários também já podem ser identificados. Nessa fase, já se pode localizar a implantação placentária, assim como a inserção do cordão umbilical. A cavidade do rombencéfalo pode ser melhor visualizada nessa fase (Figura 35), e, com a alta resolução de alguns aparelhos, em algumas ocasiões, consegue-se até imagem da coluna vertebral (Figura 36).

Com 9 semanas, o embrião assume a forma típica em C e o comprimento cabeça-nádega é maior do que 20 mm

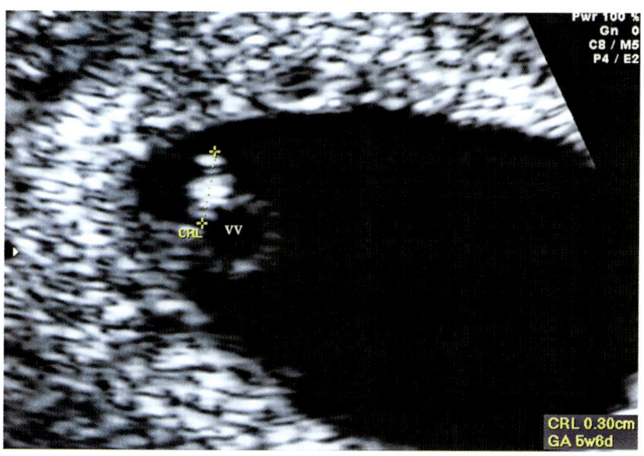


**FIGURA 31.** Medida de embrião de 5 semanas e 6 dias (3 mm). Ao lado, visualiza-se imagem cística anecoica correspondente à vesícula vitelínica (VV).

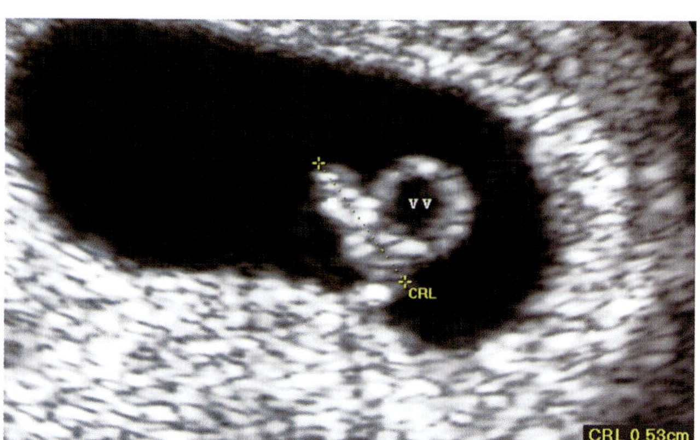


**FIGURA 32.** Embrião medindo 5,3 mm, correspondendo a 6 semanas e 2 dias. VV: vesícula vitelínica.

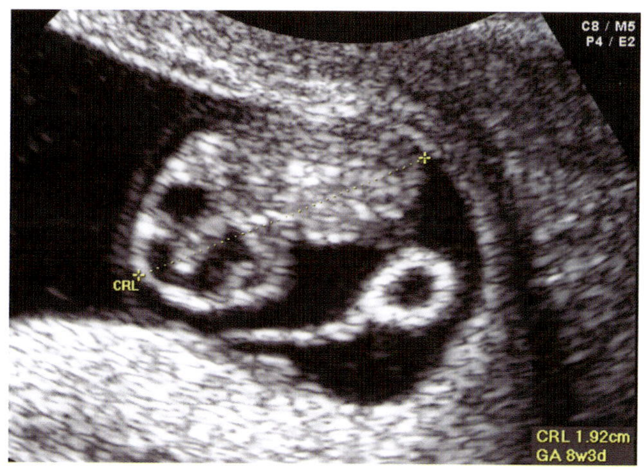


**FIGURA 33.** Biometria de embrião de 8 semanas e 3 dias (19,2 mm).

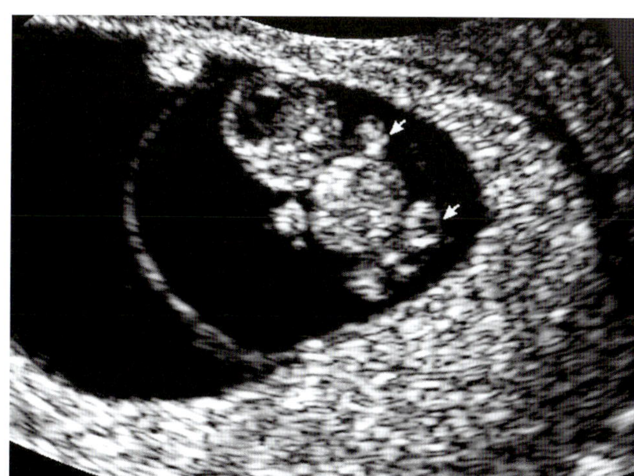

**FIGURA 34.** Aspecto ultrassonográfico de embrião de 8 semanas. As setas apontam os membros.

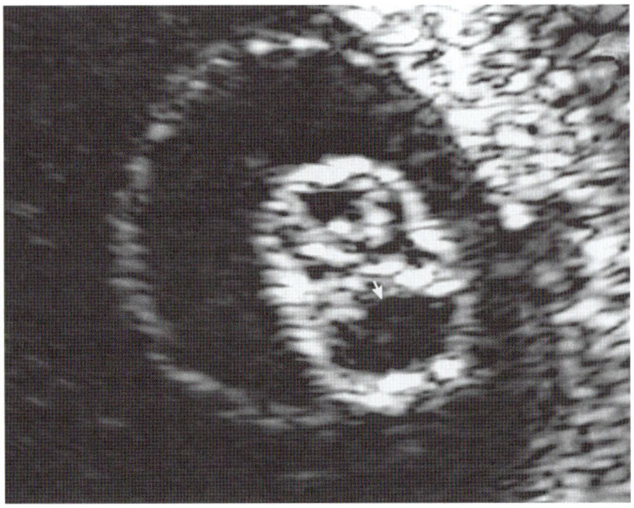

FIGURA 35. Corte transverso do polo cefálico de embrião de 8 semanas demonstrando o rombencéfalo (seta).

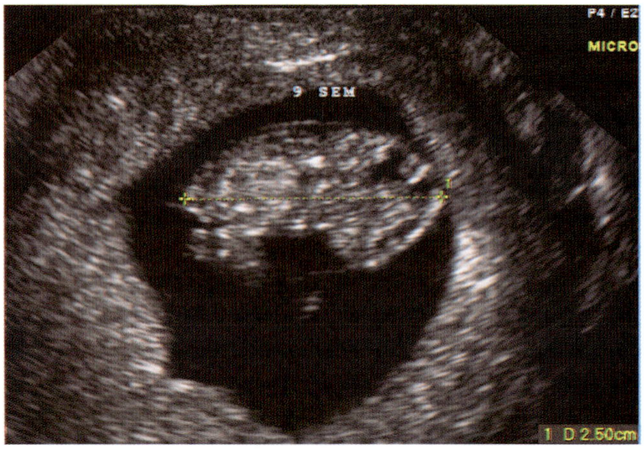



FIGURA 37. Medida do embrião de 9 semanas. Nessa fase, inicia-se a delimitação do comprimento cabeça-nádegas.

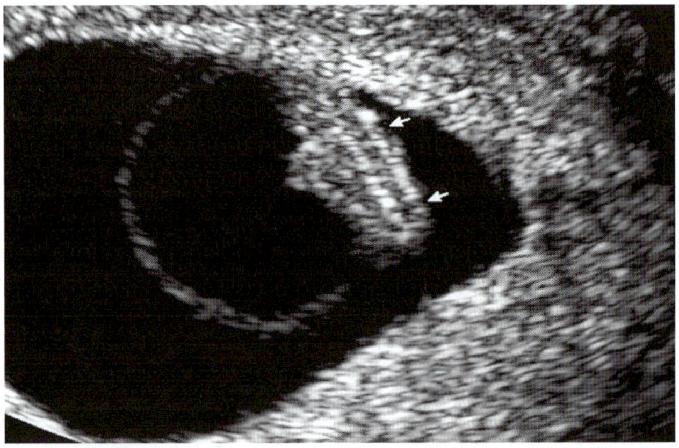

FIGURA 36. Embrião de 8 semanas. As setas apontam para a região da coluna (dorso).

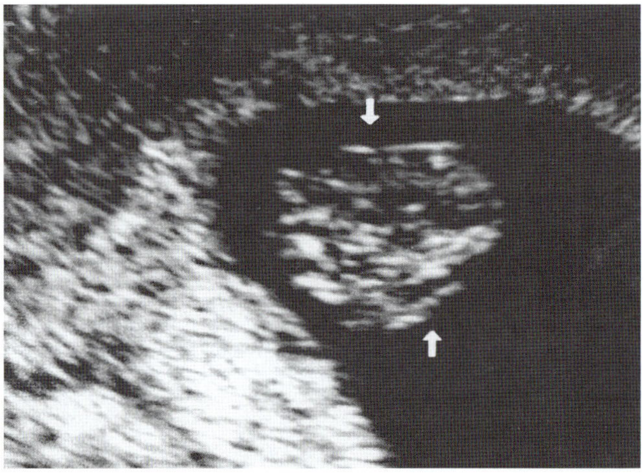

FIGURA 38. Corte transverso do polo cefálico de embrião com 9 semanas, em que não se visualizam os plexos coroides e a linha média. Com 11 semanas, confirma-se o diagnóstico de acrania-exencefalia. (Figura retirada de Machado et al.[85])

(21 a 31 mm) (Figura 37). O polo cefálico representa mais de um terço de todo o corpo, e no encéfalo estruturas como a foice cerebral e os plexos coroides podem ser visualizados. A alteração dessas estruturas pode sugerir anomalias do polo cefálico, como acrania (Figura 38).[85] A herniação fisiológica do conteúdo intestinal pode ser observada na região da inserção do cordão umbilical na parede abdominal anterior. Essa herniação pode persistir até o final de 12 semanas (onfalocele fisiológica), quando o desenvolvimento da parede abdominal se completa.[127,128]

Com 10 semanas, o comprimento cabeça-nádegas está entre 32 e 41 mm, e o embrião se apresenta de forma mais curva. Os plexos coroides preenchem os ventrículos laterais e são as estruturas mais proeminentes do polo cefálico, com forma semelhante a uma borboleta. No final de 10 semanas, algumas vezes, o estômago pode ser identificado no abdome. Os três segmentos dos membros inferiores e superiores, assim como os seus movimentos, já podem ser visualizados.

## Frequência cardíaca

Teoricamente, a atividade cardíaca deveria sempre ser visualizada em embrião medindo mais do que 2 mm (Figura 39). Entretanto, em cerca de 5 a 10% dos embriões entre 2 e 4 mm não se evidenciam os batimentos cardíacos, embora essa gestação vá evoluir normalmente.[84,139] Nesses casos, recomenda-se repetir o exame em 1 semana. A frequência cardíaca embrionária/fetal varia em uma média de 125 bpm com 6 semanas, alcança uma média de 175 bpm com 9 semanas e diminui gradualmen-

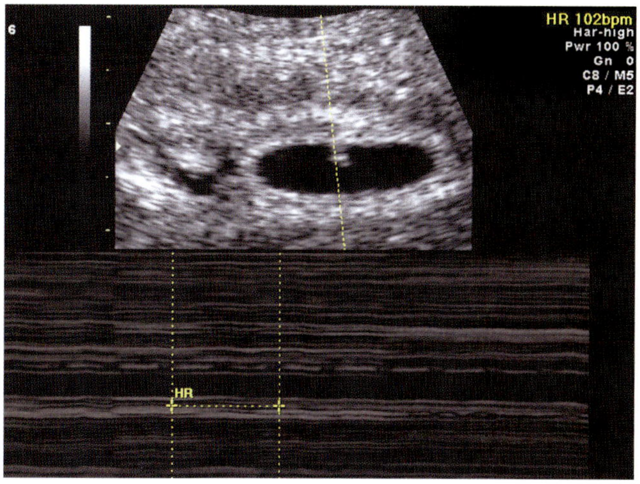


FIGURA 39. Registro em modo-M da frequência cardíaca embrionária em gestação de 5 semanas (102 bpm).

te para 161 bpm com 14 semanas.[114] Vale lembrar que a frequência cardíaca embrionária pode estar abaixo de 100 bpm com 5 ou 6 semanas, uma vez que os limites inferiores da curva nessa fase da gestação podem chegar a 90 bpm. Frequências cardíacas embrionárias abaixo de 85 bpm foram associadas a abortamento.[125] Em estudo realizado na Clínica Obstétrica do HC-FMUSP, avaliou-se a frequência cardíaca embrionária em 261 casos, dos quais 12 evoluíram para abortamento e, entre estes, sete apresentaram frequência cardíaca embrionária anormal (fora do intervalo de confiança de 95%). Em quatro dos casos em que houve abortamento havia frequência cardíaca embrionária abaixo de 85 bpm e em três havia taquicardia (Figura 40).[142]

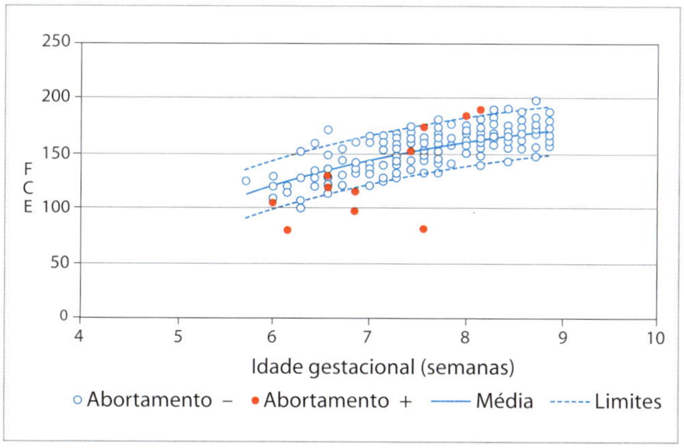


FIGURA 40. O gráfico demonstra a distribuição da frequência cardíaca embrionária (FCE) em relação à idade gestacional. Os pontos em azul referem-se aos casos com evolução normal e os pontos em vermelho, aos casos que evoluíram para abortamento ou quando, posteriormente, diagnosticou-se anomalia cromossômica. (Figura adaptada de Brizot et al.[142])

## Determinação da corionicidade

Nas gestações múltiplas, é imprescindível que a determinação da corionicidade seja estabelecida desde essa fase. Os sacos gestacionais são visualizados de forma independente nas dicoriônicas (Figura 41) e como único nas monocoriônicas (Figura 42). A amnionicidade muitas vezes é difícil de ser esclarecida. Quando se constatam dois embriões com duas vesículas vitelínicas, a gestação é considerada diamniótica; quando se verifica apenas uma vesícula vitelínica, a gestação pode ser monoamniótica ou diamniótica, devendo-se, portanto, evidenciar a membrana que divide as duas bolsas.

## OVÁRIOS, ÚTERO E ANEXOS

O útero deve ser examinado para pesquisa de eventuais miomas ou anomalias uterinas (útero bicorno, útero sep-

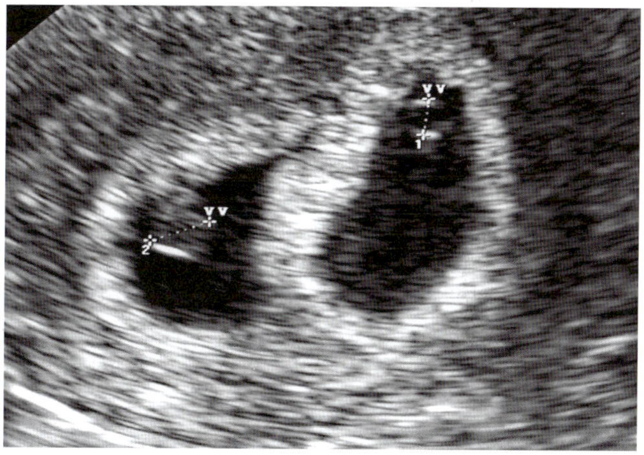


FIGURA 41. Gestação gemelar dicoriônica e diamniótica. Distintamente, observam-se duas cavidades gestacionais, delimitadas pelo cório espessado, e duas vesículas vitelínicas (VV).

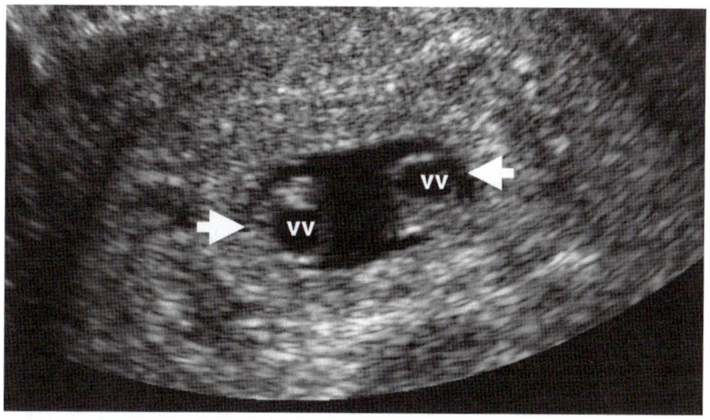


FIGURA 42. Gestação gemelar monocoriônica e diamniótica. Observam-se cavidade gestacional única (delimitada pelas setas) e duas vesículas vitelínicas (VV).

tado) (Figura 43). A sua posição e o seu tamanho também devem ser descritos.

Os ovários devem ser examinados, mesmo nos casos de gestação tópica, principalmente para descartar a presença de tumorações que necessitem de acompanhamento. A existência do corpo lúteo deve ser registrada, e geralmente ele se apresenta como imagem cística anecoica ou hipoecoica com fluxo em seu contorno (Figura 44).

Os anexos devem ser examinados para se avaliar possível gestação ectópica coexistente (heterotópica), ou líquido livre na cavidade.

## HEMATOMA SUBCORIÔNICO

A hemorragia subcoriônica é mais frequentemente observada na primeira metade da gestação, em geral correspondendo à rotura dos vasos da margem placentária e usualmente associada a um bom prognóstico perinatal. Em contrapartida, a hemorragia retroplacentária ocorre em geral no segundo trimestre da gestação, é causada por lesão da vascularização retroplacentária e apresenta um prognóstico fetal mais reservado.

O sangramento vaginal ocorre em 25% das gestações, sendo o principal sinal no abortamento.[57] A incidência de abortamento espontâneo é de 15 a 20% de todas as gestações clinicamente reconhecidas, e várias são as prováveis causas, que envolvem fatores maternos, fetais, placentários e externos.

A presença de hematoma subcoriônico é observada em aproximadamente 15 a 22% dos casos clínicos compatíveis com ameaça de abortamento, ou seja, com sangramento vaginal e colo impérvio.[26,57,100] Independentemente do quadro clínico, essa condição é diagnosticada pela ultrassonografia em 0,5[117] a 22%[26] das gestações.

À ultrassonografia, o hematoma subcoriônico aparece como uma imagem hipoecoica localizada entre o saco gestacional e a parede interna da cavidade uterina (Figura 45).[26,57]

Os hematomas podem ser classificados pelo seu tamanho de duas maneiras:

- Comparando-se o tamanho do hematoma com o do saco gestacional:[21,46] pequeno (quando a dimensão do hematoma é menor ou igual a um terço do tamanho do saco gestacional), médio (quando a dimensão do hematoma varia de um terço até a metade do tamanho do saco gestacional) e grande (quando a dimensão do hematoma é maior que a metade do saco gestacional).[100]
- Calculando-se o volume do hematoma pela multiplicação de seus diâmetros (longitudinal, transversal e anteroposterior) entre si e por uma constante de 0,52,[26,100,113] o hematoma é considerado: pequeno (quando o volume é menor ou igual a 10 mL), médio (quando o volume varia de 10 a 30 mL) e grande (quando o volume é maior que 30 mL).[100]

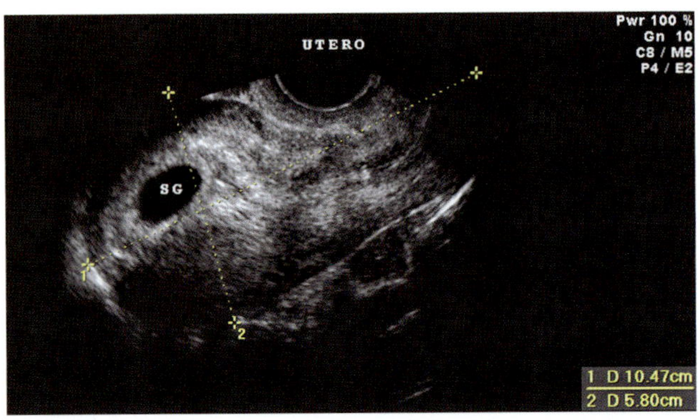


**FIGURA 43.** Imagem do útero em gestação inicial demonstrando o aspecto normal do miométrio e medidas uterinas (longitudinal e anteroposterior). SG: saco gestacional.

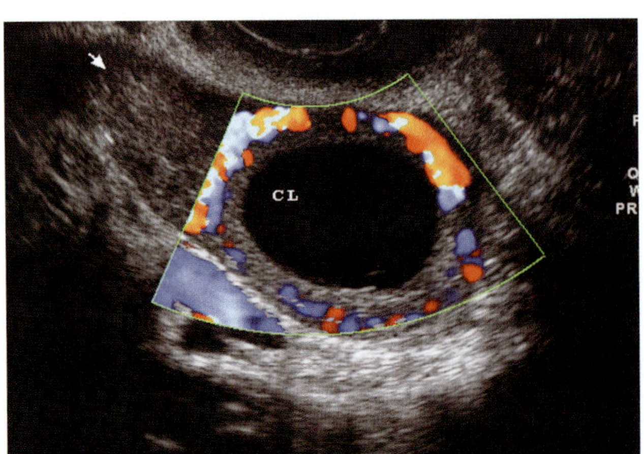


**FIGURA 44.** Imagem do ovário demonstrando o cisto de corpo lúteo (CL) com vascularização ao Doppler.

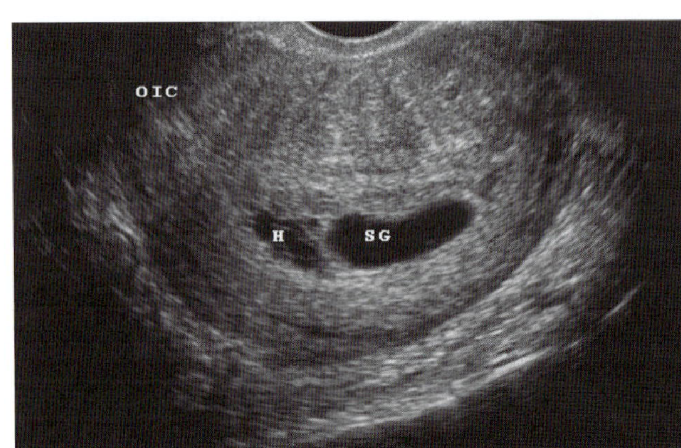


**FIGURA 45.** Imagem hipoecoica anterior ao orifício interno do colo (OIC) e sugestiva de hematoma (H). SG: saco gestacional.

Sauerbrei et al.[113] observaram perdas fetais em aproximadamente 93% dos casos com hematoma de volume maior do que 60 mL e envolvendo mais de 50% do saco gestacional.

Alguns autores acreditam que a localização do hematoma também influi no prognóstico da gestação. Os hematomas localizados abaixo da inserção do cordão umbilical, mesmo de tamanho pequeno, têm pior prognóstico quando comparados com hematoma grande localizado na região oposta à inserção do cordão umbilical.[148]

O significado clínico dessa entidade é controverso. Alguns autores referem que a associação do quadro clínico de sangramento e a imagem ultrassonográfica de hematoma subcoriônico está relacionada a uma maior taxa de abortamento espontâneo, óbito intraútero e parto prematuro.[26,57,100,113] Nesses casos, a incidência de abortamento espontâneo observada variou de 8 a 17,3%.[19,100] Maso et al.[87] relatam que o risco de abortamento em gestações abaixo de 9 semanas, com hematomas diagnosticados à ultrassonografia, é 2,4 vezes maior que nas gestações sem esse achado. Já Johns et al.[73] observaram que o principal fator de risco para a má evolução obstétrica é o histórico de sangramento vaginal durante o primeiro trimestre, independentemente da presença de coleções à ultrassonografia.

## DIAGNÓSTICO DE ABORTAMENTO

Abortamento é definido como a interrupção da gestação antes de 20 semanas ou quando o feto pesa menos do que 500 g. Os achados ultrassonográficos podem sugerir os seguintes diagnósticos no primeiro trimestre da gestação: aborto retido, abortamento completo, abortamento incompleto e gestação anembrionada.

### Aborto retido

A ultrassonografia de primeiro trimestre também permite o diagnóstico da morte do embrião, nos casos em que ela nem sequer se manifestou clinicamente. É o chamado aborto retido. O diagnóstico de certeza de aborto retido só é possível quando se visualiza um embrião com comprimento cabeça-nádegas superior a 5 mm, que não apresenta batimentos cardíacos. A visualização dos batimentos cardíacos, teoricamente, deveria ser evidenciada no embrião de 2 mm; entretanto, em torno de 5 a 10% dos embriões entre 2 e 4 mm não demonstram atividade cardíaca, embora progridam como gestação normal.[87,148] Por segurança, diante da ausência de detecção da frequência cardíaca fetal em embriões medindo entre 5 e 7 mm, está recomendada a repetição do exame em 7 a 10 dias para confirmação diagnóstica de aborto retido. Uma simples observação de frequência cardíaca baixa não indica necessariamente mau prognóstico; todavia, um contínuo declínio da atividade cardíaca embrionária está associado a óbito do embrião.

### Abortamento completo

O diagnóstico de abortamento completo é realizado nos casos em que existe um diagnóstico prévio de gravidez, acompanhado de sangramento vaginal abundante, com eliminação do ovo (que pode ou não ser observado pela paciente) seguido da diminuição das cólicas e do sangramento. Ao exame ultrassonográfico, não há evidência de conteúdo intrauterino. Entretanto, em alguns casos, pode haver a presença de conteúdo ecoico e/ou líquido, o que dificulta o diagnóstico diferencial entre sangue, coágulos, decídua ou restos ovulares. Nesses casos, é importante o acompanhamento clínico e ultrassonográfico dessas pacientes. Considera-se abortamento completo quando o eco endometrial é linear e com espessura de até 15 mm.

### Abortamento incompleto

O diagnóstico de abortamento incompleto é realizado nas pacientes com queixa de sangramento vaginal, geralmente com colo uterino pérvio e imagem ultrassonográfica de conteúdo intrauterino de aspecto amorfo e heterogêneo, com presença ou não de líquido e com espessura acima de 15 mm (Figura 46). Nas gestações mais avançadas, podem-se identificar estruturas fetais.

### Gestação anembrionada

Em alguns casos, o desenvolvimento do embrião não chega sequer a ocorrer, ou acontece a sua reabsorção antes da própria detecção ultrassonográfica. Nesses casos, embora existam critérios ultrassonográficos para determinar a não viabilidade da gestação, isso raramente é possível com a realização de um único exame de ultrassonografia. Portanto, caso não apresentem os critérios *major* descritos a seguir, é mais prudente repetir a avaliação ultrassonográfica após o intervalo de 7 a 10 dias, para o diagnóstico de certeza da gestação anembrionada (Figura 47). Os critérios considerados *major* para esse diagnóstico são ausência da vesícula vitelínica com saco gestacional medindo 20 mm de diâmetro (via transabdominal) ou 8 mm (via transvaginal) e ausência de embrião com diâmetro médio do saco gestacional maior do que 25 mm (via transabdominal) ou 16 mm (via transvaginal).[96] Entre os critérios *minor* estão irregularidade do contorno do saco gestacional, reação decidual pouco ecoica, espessura da reação decidual menor do que 2 mm e ausência do sinal do duplo halo. Segundo Nyberg et al., seriam necessários três critérios *minor* ou um *major* para o diagnóstico de abortamen-

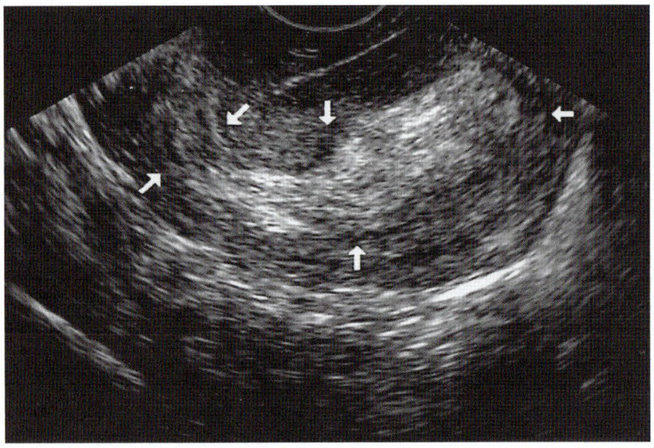

**FIGURA 46.** Imagem demonstrando conteúdo uterino (setas) heterogêneo sugestivo de restos ovulares em cavidade uterina.

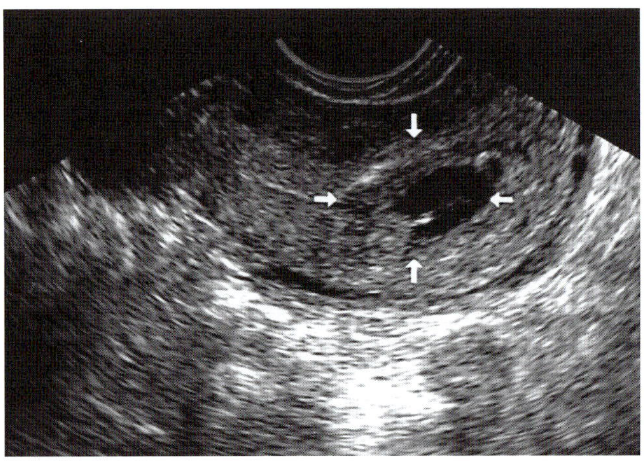

**FIGURA 47.** Saco gestacional de contornos irregulares, embrião e vesícula vitelínica não visualizados, o que sugere gestação anembrionada. As setas delimitam o saco gestacional irregular.

to, com uma possível margem de erro de até 2 mm para as medidas estabelecidas.[96]

## DIAGNÓSTICO DE GRAVIDEZ ECTÓPICA

A existência de embrião com batimentos cardíacos presentes, fora da cavidade uterina, é sinal patognomônico de gravidez ectópica. Contudo, esse sinal está presente em apenas 15 a 28% dos casos. Pode haver outros sinais ultrassonográficos, como a imagem de anel tubário, que corresponde a uma imagem anecoica com halo hiperecoico em região anexial paraovariana, semelhante a um saco gestacional que não contém embrião ou vesícula vitelínica e que pode estar presente em 19 a 89% dos casos.[32,53,106] A presença de imagem anexial sólida ou complexa, que corresponde a hematossalpinge ou hematoma pélvico, e a presença de líquido livre na cavidade peritoneal também constituem sinais ultrassonográficos que podem ocorrer na gravidez ectópica.

A Dopplervelocimetria também pode auxiliar no diagnóstico da gravidez ectópica quando se encontra um fluxo de alta velocidade e baixa resistência, o qual é denominado fluxo placentário ou peritrofoblástico. No entanto, esse achado tem baixa especificidade e pode estar presente em cisto do corpo lúteo, tumores de ovário ou abscessos tubo-ovarianos.

Algumas imagens ultrassonográficas podem dificultar o diagnóstico da gravidez ectópica, como é o caso do pseudossaco gestacional. Trata-se de uma imagem anecoica, intrauterina, que corresponde à coleção líquida e pode ser confundida com saco gestacional tópico. A ação hormonal sobre o endométrio pode provocar reação decidual, com espessamento endometrial, conhecida como reação de Arias-Stella. Deve-se ainda mencionar que a coexistência de uma gestação tópica com uma ectópica (heterotópica), embora raríssima enquanto ocorrência espontânea, não deve ser esquecida, principalmente nos casos após reprodução assistida, situação em que é significativamente mais frequente.

Maiores detalhes sobre diagnóstico e conduta são discutidos no Capítulo 30, "Gravidez ectópica", da Seção 5, "Intercorrências obstétricas".

## DIAGNÓSTICO DE DOENÇA TROFOBLÁSTICA GESTACIONAL

No exame ultrassonográfico, o útero está repleto de material de aspecto ultrassonográfico heterogêneo que contém múltiplas imagens anecoicas e, algumas vezes, vesículas anecoicas de diferentes tamanhos (mola completa, em que não se observa feto; Figura 48). As vesículas aumentam com o avançar da gestação. No início da gravidez, a ultrassonografia transvaginal é muito útil no diagnóstico da mola hidatiforme.

Outro aspecto é a mola parcial, em que existe feto, que pode ser doente ou normal, coexistindo com uma placenta molar. No caso de uma gravidez gemelar, pode-se ter um feto normal e o outro ser ou uma mola completa (nesse caso existe apenas um feto no útero) ou ser mola parcial e, nesse caso, existem dois fetos no útero, o saudável e o da mola parcial.[154] Nesse caso, verifica-se útero com um feto com placenta normal e uma massa com aspecto de mola hidatiforme (Figura 49).

Na mola parcial ou incompleta, são visualizadas áreas de mola intercaladas com áreas de vilosidades normais. Ao exame ultrassonográfico, visualiza-se uma placenta aumentada com lesões anecoicas difusas e um feto que pode ser anormal, triploide.[154] Nesses casos, é importante investigar o cariótipo fetal.

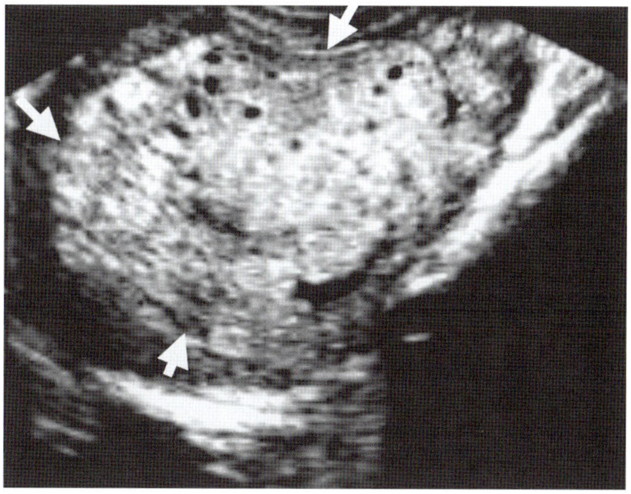

FIGURA 48. Mola completa. A cavidade uterina é toda ocupada por imagem hiperecoica com vários pontos anecoicos sugestivos de mola.

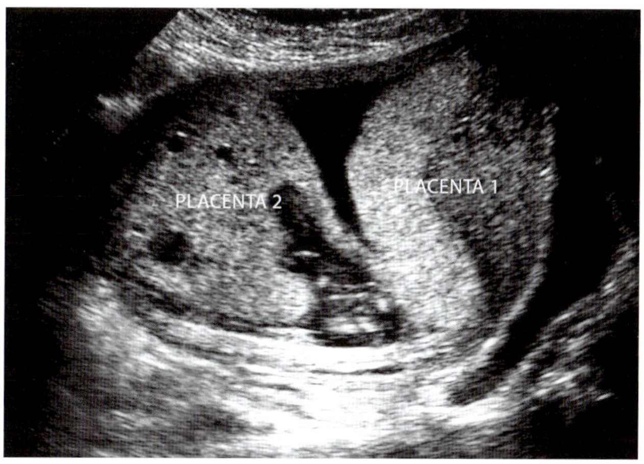


FIGURA 49. Gestação gemelar em que uma placenta e um feto são normais (placenta 1). Na outra placenta (2), há espessamento e inúmeras imagens císticas, que sugerem aspecto de mola parcial, e verifica-se que o feto apresenta restrição de crescimento grave precoce. Nesse caso, o feto anormal evolui para óbito ainda no primeiro trimestre.

Nos casos de mola, os anexos devem ser examinados para pesquisa de cistos tecaluteínicos, que estão presentes em 20 a 50% dos casos de moléstia trofoblástica gestacional.

Maiores detalhes sobre diagnóstico e conduta são discutidos no Capítulo 31, "Doença trofoblástica gestacional", da Seção 5, "Intercorrências obstétricas".

Em estudo na Clínica Obstétrica do HC-FMUSP, no qual foram avaliados os achados ultrassonográficos em gestantes com ameaça de abortamento no primeiro trimestre, obteve-se o seguinte resultado: em 53,4% dos casos foi diagnosticada gestação viável e, em 46,6%, gestação inviável. Abortamento incompleto foi identificado em 19%, abortamento completo em 8,5%, aborto retido em 7,7%, gestação anembrionada em 6,1%, gestação ectópica em 4,5% e mola hidatiforme em 0,8%. Concluiu-se que, diante da ameaça de abortamento, é importante realizar exame ultrassonográfico para definir o quadro.[131]

## ULTRASSONOGRAFIA MORFOLÓGICA DE PRIMEIRO TRIMESTRE

### SISTEMATIZAÇÃO DO EXAME

A ultrassonografia morfológica deve ser realizada em um período que varia de 11 a 13 semanas e 6 dias. A melhor idade gestacional, dentro desse período estipulado, é a de 12 semanas, porque não é tão precoce para avaliar a morfologia fetal e é excelente também para avaliar a medida da translucência nucal e outros marcadores de anomalias cromossômicas. Na Tabela 4, são demonstradas as estruturas que devem ser avaliadas nesse período da gestação.

#### Determinação da corionicidade

O primeiro trimestre é o melhor período, algumas vezes o único, para determinar a corionicidade de gestações múltiplas, pois é nesse estágio que ela é facilmente definida. Nessa fase de 11 a 14 semanas completas, duas placentas separadas definem a gestação dicoriônica (Figura 50). Quando existe massa placentária única, elas podem ser dicoriônicas, com placentas próximas, ou monocoriônicas. Na massa placentária única, a presença da projeção do cório em direção

| TABELA 4. Parâmetros que devem ser avaliados no exame morfológico do primeiro trimestre (11 a 13 semanas e 6 dias) |
|---|
| Frequência cardíaca fetal |
| Número de fetos, corionicidade e amnionicidade |
| Biometria fetal<br>• Avaliação do comprimento cabeça-nádegas e do diâmetro biparietal |
| Parâmetros para o rastreamento de anomalias cromossômicas<br>• Translucência nucal, osso nasal, ducto venoso, regurgitação tricúspide |
| Morfologia fetal |
| Placenta e cordão umbilical |
| Sinais ultrassonográficos de hematoma ou descolamento placentário |
| Útero (avaliar eventuais miomas, septos ou malformações uterinas) |
| Ovários, anexos e cavidade pélvica |

à membrana amniótica é patognomônica de gestação dicoriônica (sinal do lambda) (Figura 51). Quando a membrana se insere de forma abrupta no cório (sinal do T), define-se a gestação monocoriônica (Figura 52).

## RASTREAMENTO DE ANOMALIAS CROMOSSÔMICAS

Os parâmetros que podem ser examinados para o rastreamento de anomalias cromossômicas nessa fase da gestação (de 11 a 13 semanas e 6 dias) incluem: medida da translucência nucal, avaliação do osso nasal, avaliação do fluxo sanguíneo no ducto venoso e regurgitação tricúspide, além de outros parâmetros. Detalhes sobre técnica de obtenção, sensibilidade e aplicabilidade desses parâmetros estão descritos pormenorizadamente no Capítulo 64, "Rastreamento das anomalias cromossômicas", da Seção 7, "Medicina fetal".

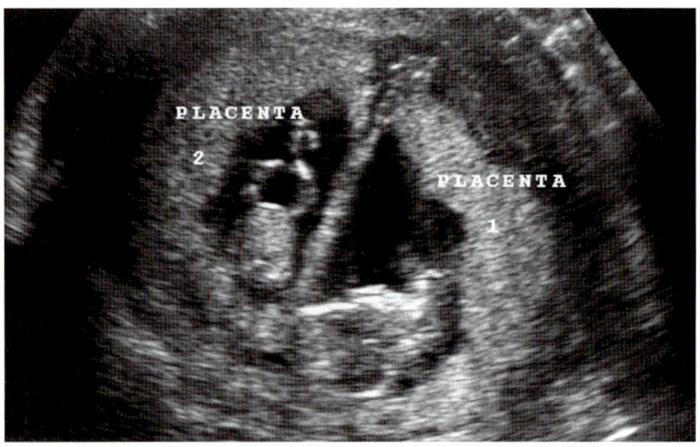


**FIGURA 50.** Gestação gemelar dicoriônica e diamniótica, de 12 semanas. Visualizam-se duas placentas separadas e distintas.

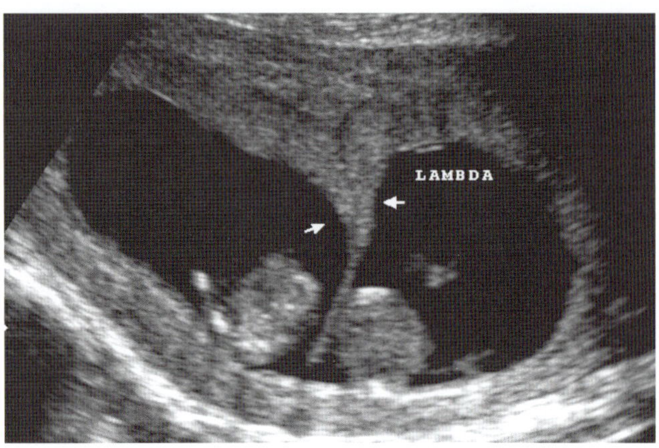


**FIGURA 51.** Observam-se massa placentária única e a projeção do cório em direção à membrana amniótica, sinal do lambda, o que caracteriza gestação dicoriônica.

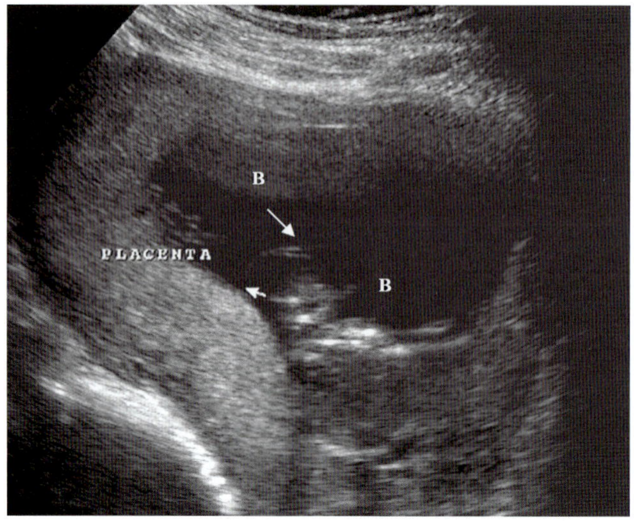


**FIGURA 52.** Gestação gemelar, com massa placentária única, de 12 semanas. A membrana amniótica se insere de forma abrupta no cório (ponta de seta – sinal do T), caracterizando gestação monocoriônica. A seta maior aponta a continuidade da membrana. B: bolsa amniótica 1 e bolsa amniótica 2.

## AVALIAÇÃO DA MORFOLOGIA FETAL

A partir de 11 semanas, o embrião passa a ser denominado feto e o comprimento cabeça-nádegas mede mais do que 42 mm. Daí em diante, a visualização anatômica de seus vários segmentos torna-se mais nítida e é possível diagnosticar algumas malformações. A calcificação da calota craniana já pode ser identificada, e no encéfalo os plexos coroides ocupam um terço dos ventrículos laterais e o forame magno é demonstrado próximo à base do crânio. O maxilar e a mandíbula podem ser visualizados. Os ossos longos dos membros superiores e inferiores podem ser individualizados. Alguns órgãos internos como estômago, bexiga e, em algumas ocasiões, rins podem ser identificados.[123]

Com 12 e 13 semanas, já se evidenciam mais nitidamente toda a anatomia externa e os órgãos internos. O cerebelo, a fossa posterior, os tálamos e as órbitas estão mais bem definidos do que antes. A avaliação da fossa posterior em corte sagital mediano do polo cefálico (o mesmo da obtenção da TN), com visibilização do tronco cerebral, IV ventrículo e cisterna magna, tem se mostrado promissora na suspeita e diagnóstico de espinha bífida já no primeiro trimestre. Em relato de 6 casos suspeitos no primeiro trimestre da gestação em gestantes de baixo risco, 5 foram confirmados pela avaliação detalhada da coluna no mesmo exame e 1 caso em retorno ultrassonográfico com 15 semanas.[40] O melhor parâmetro utilizado para suspeita de meningomielocele já no primeiro trimestre é a relação da medida tronco cerebral/

tronco cerebral-osso occipital, que deve ser menor que 1. Medidas iguais ou superiores a 1 da relação levam à suspeita de meningomielocele e o exame deve ser complementado por via transvaginal para avaliação da coluna fetal (Figura 53).

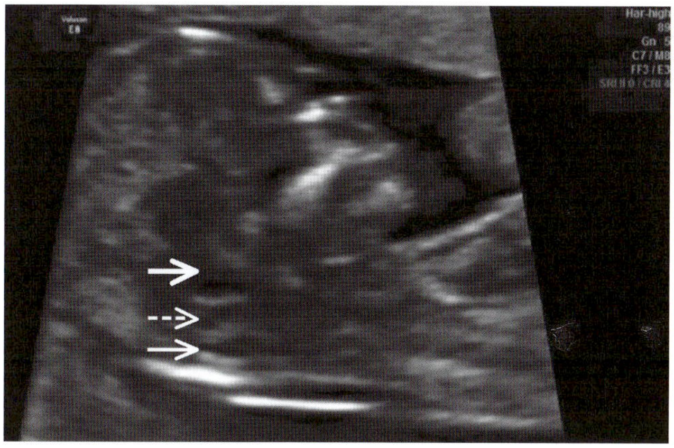

FIGURA 53. Imagem parassagital mediana do polo cefálico de feto de 12 semanas demonstrando cérebro posterior normal. Seta cheia – tronco cerebral; seta pontilhada – 4º ventrículo ou translucência intracraniana e seta fina – cisterna magna.

O palato anterior pode ser visualizado. Os dígitos das mãos e algumas vezes dos pés já podem ser identificados e contados. O diafragma pode ser visualizado. O estômago, os rins e a bexiga podem ser visualizados na maioria das vezes. Deve-se procurar obter as artérias renais com o uso do power Doppler. As costelas e a coluna vertebral já estão bem definidas e podem ser avaliadas.

O coração também é visualizado com nitidez maior do que com 12 semanas e é possível avaliar as quatro câmaras e, em alguns casos, detectar anomalias cardíacas.[123,146]

A morfogênese fetal já está completa com 11 semanas e mais de 80% das malformações desenvolvem-se antes desse período.[150] Vários são os estudos na literatura relatando detecção de malformações no primeiro trimestre da gestação, e isso é possível pela melhor resolução dos aparelhos e pela introdução da avaliação morfológica fetal nesse período da gestação.

A avaliação da morfologia pode ser feita por via abdominal ou vaginal, contanto que se obtenha resolução adequada para avaliar todas as estruturas que podem ser examinadas nessa fase da gestação.

## Avaliação do polo cefálico

Os parâmetros do polo cefálico a serem avaliados são:

- Integridade da calota craniana, tentando descartar anencefalia e outros defeitos de fechamento do crânio (Figura 54).
- No corte transverso do polo cefálico, avaliar a integridade da foice cerebral e os plexos coroides (Figura 54), que nessa fase se assemelham a uma borboleta, descartando malformação do tipo holoprosencefalia.
- Avaliar a fossa posterior, na qual com 12 a 13 semanas já se evidenciam o cerebelo e a cisterna magna (Figura 55).
- Avaliação da fossa posterior em corte sagital do polo cefálico (o mesmo da obtenção da TN), com visibilização de tronco cerebral, 4º ventrículo e cisterna magna. O melhor parâmetro utilizado para suspeita de meningomielocele já no primeiro trimestre é a relação da medida tronco cerebral/tronco cerebral-osso occipital, que deve ser menor que 1. Medidas iguais ou superiores a 1 da relação levam à suspeita de meningomielocele e o exame deve ser complementado por via transvaginal para avaliação da coluna fetal.[140]

## Avaliação da face

- Corte transverso demonstrando as cavidades orbitárias e, quando possível, o cristalino (Figura 56).
- Corte sagital do polo cefálico e da face para avaliação da translucência nucal (mais aprofundado no Capítulo 64, "Rastreamento das anomalias cromossômicas", da Seção 7, "Medicina fetal").
- Corte sagital da face e avaliação da presença ou ausência do osso nasal (mais aprofundado no Capítulo 64, "Rastreamento das anomalias cromossômicas", da Seção 7, "Medicina fetal").
- Avaliação do perfil da face.

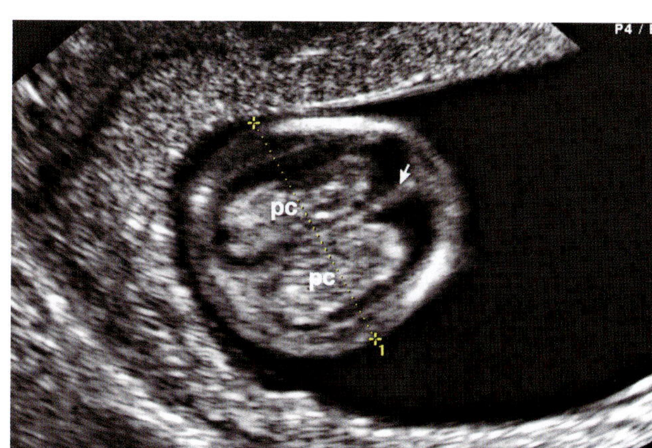


FIGURA 54. Corte transverso do polo cefálico demonstrando a integridade do crânio e da linha média (seta) e os plexos coroides (PC).

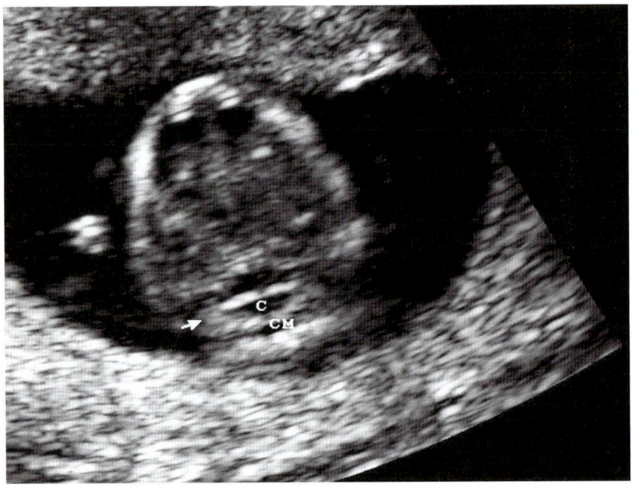


**FIGURA 55.** Corte transverso do polo cefálico demonstrando a fossa posterior: cerebelo (seta e C) e cisterna magna (CM) em feto com 12 semanas.

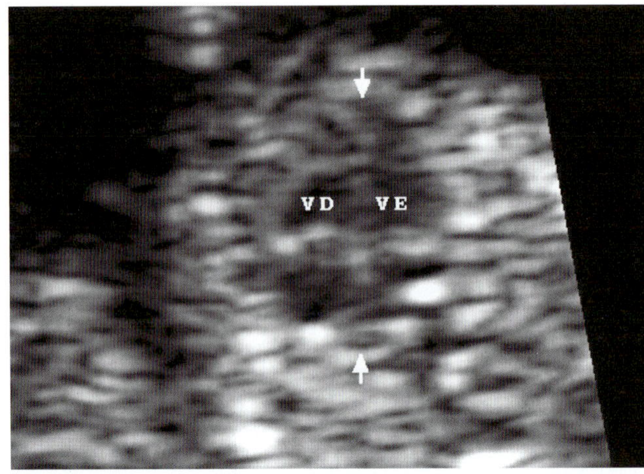


**FIGURA 57.** Corte transverso do coração (entre as setas) demonstrando as quatro câmaras em feto com 12 semanas de gestação. VE: ventrículo esquerdo; VD: ventrículo direito.

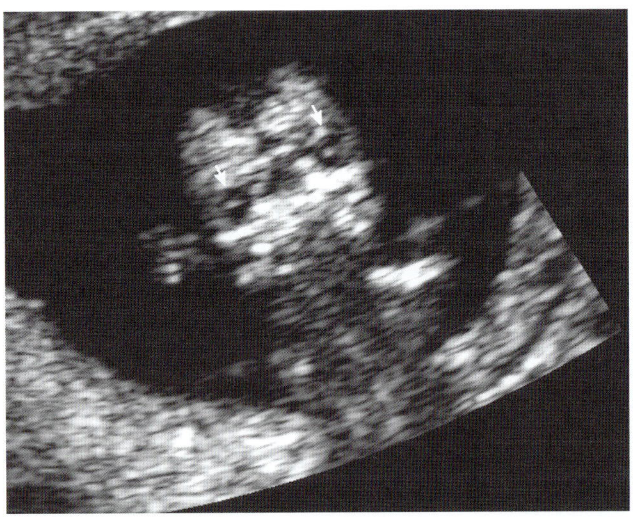

**FIGURA 56.** Corte coronal da face demonstrando as órbitas e os cristalinos (setas) em feto com 12 semanas.

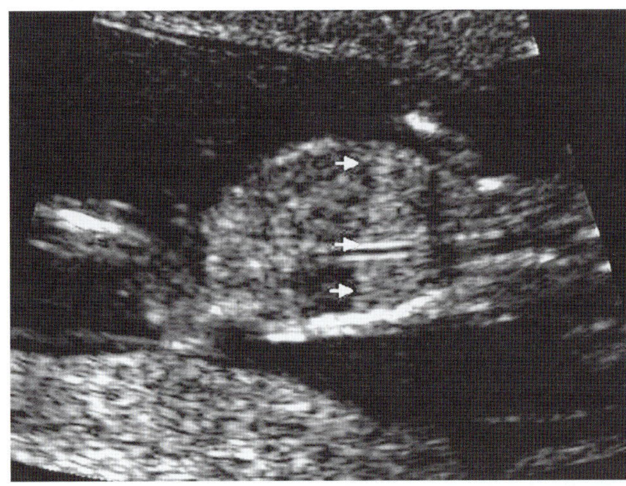

**FIGURA 58.** Corte coronal demonstrando a linha do diafragma (setas) em feto com 12 semanas de gestação.

## Avaliação do tórax

- Corte transverso do tórax e avaliação das quatro câmaras cardíacas e proporção do coração comparado com o tórax (Figura 57).
- Descendo com o corte transverso, compara-se a lateralidade do coração com a do estômago.
- Avaliação coronal do tórax e identificação do diafragma (Figura 58).

## Avaliação do abdome

- Corte transverso do abdome e identificação do estômago (Figuras 59 e 60).
- Corte transverso do abdome com visualização da parede abdominal e da inserção do cordão umbilical (Figura 59). O fechamento da parede abdominal já se completou com 12 semanas, ou seja, a herniação fisiológica do intestino já retornou para a cavidade abdominal.

## Avaliação dos rins e da bexiga

No primeiro trimestre, os rins têm aparência hiperecoica com centro hipoecoico, que representa urina na pelve renal. Esse aspecto hiperecoico ajuda na diferenciação das glândulas adrenais que apresentam aspecto hipoecoico. A bexiga deve ser sempre visualizada a partir de 13 semanas.

As malformações do sistema urinário já descritas com diagnóstico precoce são: agenesia renal bilateral, rim po-

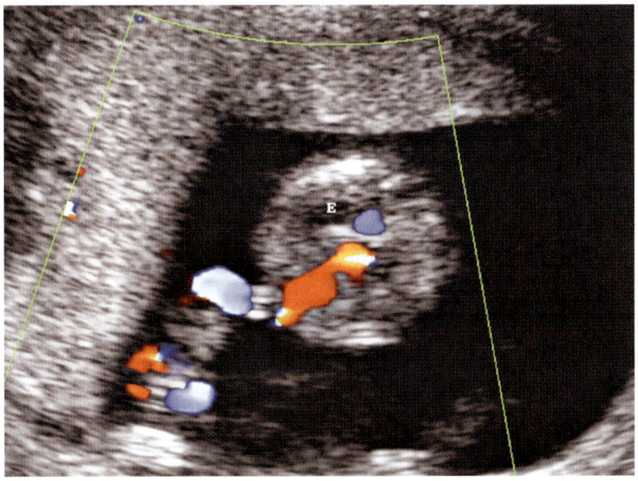


FIGURA 59. Corte transverso do abdome com visualização do estômago (E) e da inserção do cordão umbilical (Doppler colorido).

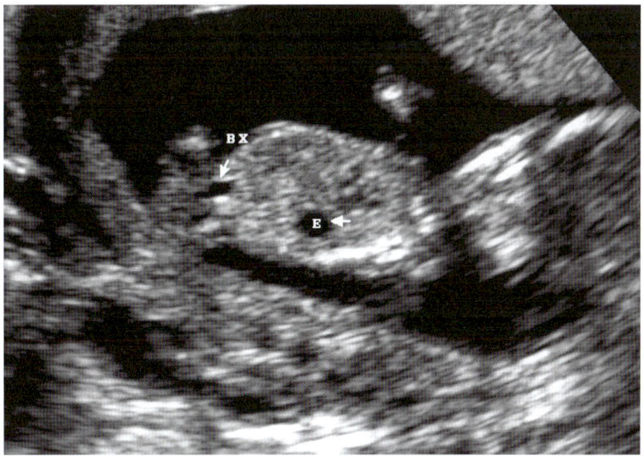


FIGURA 60. Corte coronal do abdome e da pelve demonstrando o estômago (E) e a bexiga (BX) em feto com 12 semanas.

licístico do tipo infantil, rim multicístico, hidronefrose e megabexiga.

A bexiga é avaliada na visão coronal da pelve fetal e, para facilitar sua visualização, pode-se utilizar o Doppler colorido para identificar as artérias vesicais (Figuras 60 e 61). No primeiro trimestre, a visualização de imagem em região pélvica sugestiva de bexiga não descarta a possibilidade de agenesia renal bilateral.[29,30] Para se aferir o tamanho da bexiga, ela deve ser medida no seu maior eixo longitudinal; considera-se medida normal valor inferior a 7 mm (Figura 62).

A suspeita de megabexiga é, portanto, feita quando a bexiga se apresenta aumentada de tamanho, com dilatação proximal da uretra, hidroureter ou hidronefrose e volume de líquido amniótico diminuído. O diagnóstico pela ultrassonografia pode ser feito a partir de 11 semanas. Sebire et al.[116] relatam que em 15 casos de megabexiga, diagnosticados no período de 11 a 14 semanas de gestação, o diâmetro longitudinal variou de 8 a 32 mm. Em três casos, foram observadas anomalias cromossômicas, dos quais dois apresentavam a translucência nucal aumentada. No grupo com cariótipo normal e diâmetro longitudinal da bexiga medindo de 8 a 12 mm, na maioria dos casos, houve resolução espontânea do quadro sem nenhuma repercussão renal. Naqueles casos com megabexiga grave (diâmetro longitudinal da bexiga > 17 mm), todos evoluíram para uropatia obstrutiva e displasia renal.

## Avaliação da coluna vertebral

Nesse tipo de avaliação, deve-se obter corte sagital e coronal da coluna vertebral (Figura 63). Malformações gros-

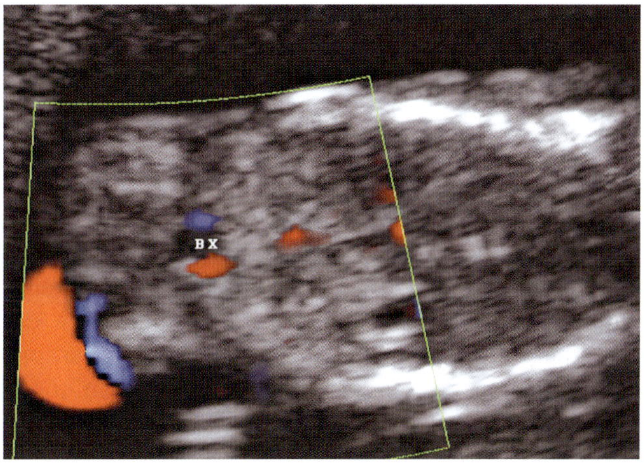


FIGURA 61. Demonstração com o Doppler colorido das duas artérias umbilicais contornando a bexiga (BX) em feto de 12 semanas.

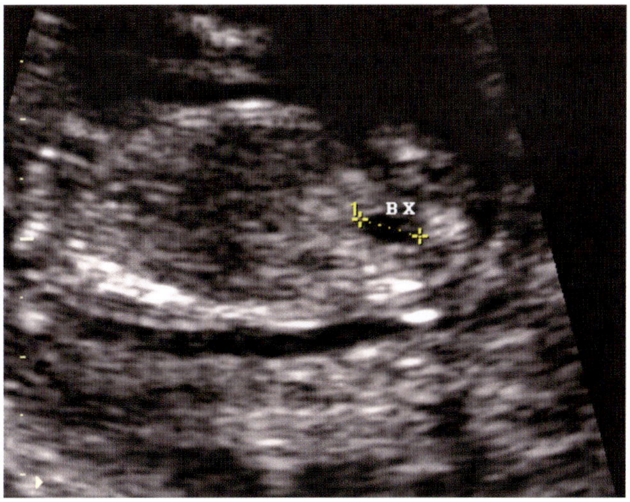


FIGURA 62. Mensuração da bexiga (BX) no seu maior eixo longitudinal, em feto de 12 semanas.

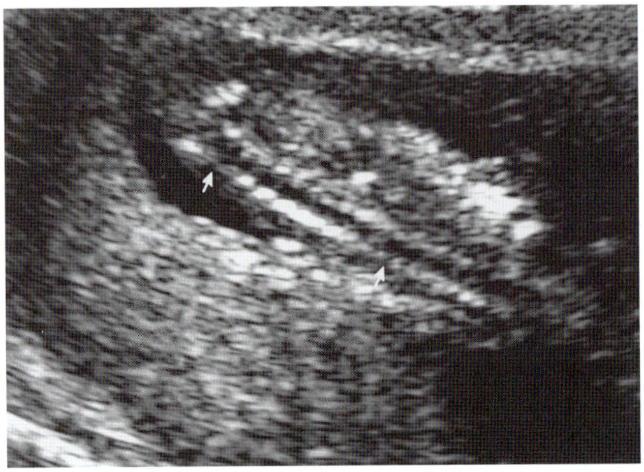

FIGURA 63. Corte coronal da coluna vertebral (setas) em feto de 12 semanas.

seiras na coluna vertebral são passíveis de detecção nessa fase da gestação, como agenesia de sacro e defeito extenso na coluna; entretanto, espinhas bífidas de tamanho moderado ou pequeno podem não ser detectadas.

### Avaliação das extremidades

Nessa avaliação, deve-se identificar os quatro membros com todos os seus segmentos e avaliar o posicionamento das mãos e dos pés e os dígitos das mãos (Figuras 64 e 65).

Em relação às malformações diagnosticadas ou suspeitadas nessa fase da gestação, é importante lembrar que se conhece pouco sobre história natural das malformações no período entre 11 e 14 semanas; portanto, muito cuidado deve ser tomado ao se fechar o diagnóstico, principalmente em casos de alterações funcionais, como obstruções urinárias baixas, que podem se resolver de maneira espontânea. Diante de uma situação duvidosa, é sempre mais prudente aguardar reavaliação posterior.

## ULTRASSONOGRAFIA MORFOLÓGICA DO SEGUNDO TRIMESTRE (18 A 24 SEMANAS)

### SISTEMATIZAÇÃO DO EXAME

O exame morfológico de rotina no segundo trimestre pode ser realizado a partir de 18 semanas de gestação; entretanto, a avaliação feita entre 20 e 24 semanas gestacionais parece ser mais adequada. Isso porque com a avaliação do exame morfológico de primeiro trimestre já se consegue diagnosticar algumas malformações graves; além disso, aguardar até pelo menos 20 semanas contribui para melhor visualização das estruturas fetais e menor interferência materna (panículo adiposo ou cicatrizes abdominais).

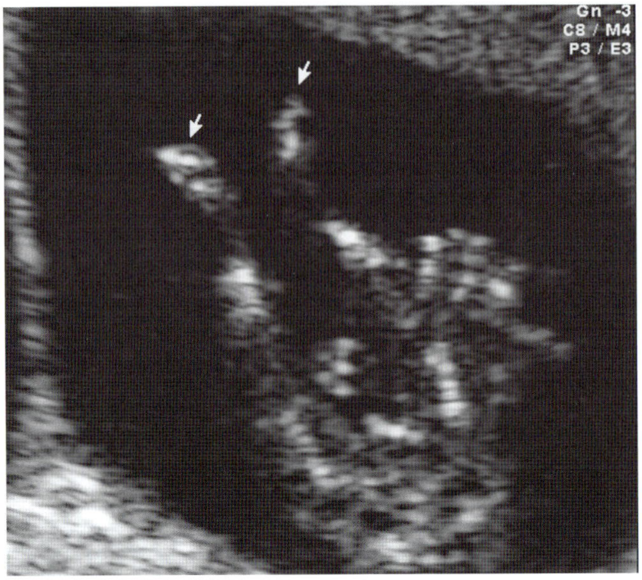


FIGURA 64. Vista dos membros inferiores com todos os segmentos; as setas apontam para os pés.

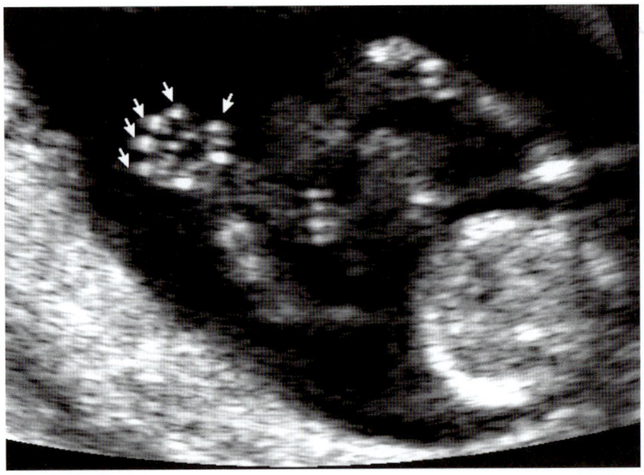

FIGURA 65. Mão direita com visualização de todos os dígitos em feto de 12 semanas.

As avaliações morfológicas em outros períodos da gestação poderão ser necessárias em casos de risco ou quando o exame realizado não foi satisfatório por causa das limitações fetais ou maternas. Na Tabela 5, demonstram-se as estruturas que devem ser avaliadas no exame morfológico de segundo trimestre.

### MEDIDAS ADICIONAIS

Além da biometria básica (diâmetro biparietal, diâmetro occipitofrontal, circunferência cefálica, circunferência abdominal e comprimento do fêmur), descritas anteriormente, para avaliar a idade gestacional e estimar o peso, acrescenta-se nessa fase a medida de outras estruturas que

| TABELA 5. Parâmetros que devem ser avaliados no exame morfológico do segundo trimestre (18-24 semanas) |
|---|
| Número de fetos |
| Atividade cardíaca |
| Biometria fetal |
| Medidas adicionais |
| Morfologia fetal |
| Cordão umbilical |
| Líquido amniótico |
| Placenta |
| Comprimento do colo uterino |
| Útero |

podem ajudar no diagnóstico de malformações fetais ou na avaliação comparativa em exames subsequentes. Essas estruturas são: corno posterior do ventrículo cerebral lateral (Figura 66), cerebelo, cisterna magna, prega nucal (Figura 67), osso nasal, úmero, diâmetro anteroposterior das pelves renais e pés (Figura 68).

## MORFOLOGIA FETAL

No exame ultrassonográfico morfológico de segundo trimestre, entre 18 e 24 semanas de gestação, alguns elementos mínimos devem ser avaliados, como se descreverá a seguir. Entretanto, diante do diagnóstico de malformações ou história clínica materna que exija avaliação de outras estruturas, esta deve ser mandatória.

- Crânio: examinar a integridade e a forma, medir o diâmetro biparietal e a circunferência cefálica.
- Encéfalo: examinar os ventrículos cerebrais, plexos coroides, estruturas da linha média, cavo do septo pelúcido, fossa posterior (cerebelo e cisterna magna), medir o corno posterior do ventrículo lateral.
- Face: examinar o perfil, as órbitas, os cristalinos, o osso nasal, os lábios e o palato (Figuras 69 a 71).
- Pescoço: medir a espessura da prega nucal.
- Coluna: examinar em toda a sua extensão (cervical, torácica, lombar e sacral) nos cortes longitudinal, coronal e transversal (Figura 72).
- Tórax: avaliar o parênquima pulmonar e, no corte sagital do tórax, examinar a integridade do diafragma e o formato do tórax.

Na avaliação do coração, devem-se incluir a frequência e o ritmo, o *situs* e o rastreamento de cardiopatia por meio da avaliação das seguintes estruturas:[152]

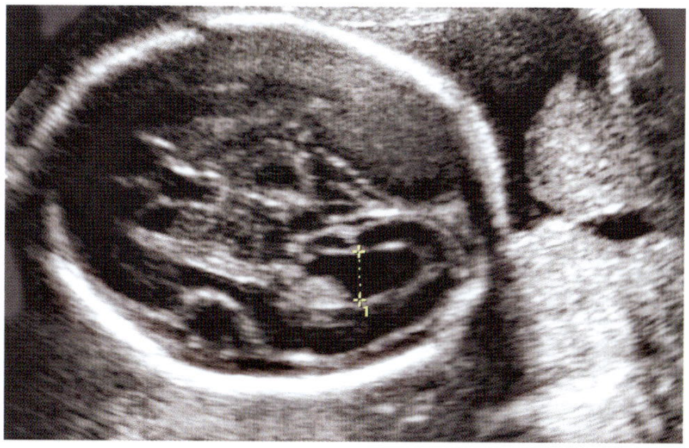

**FIGURA 66.** Plano de corte transventricular do polo cefálico (no nível do cavo do septo pelúcido e dos tálamos) demonstrando o corno posterior do ventrículo lateral (átrio) e a maneira correta de posicionar os *calipers* para obter sua medida.

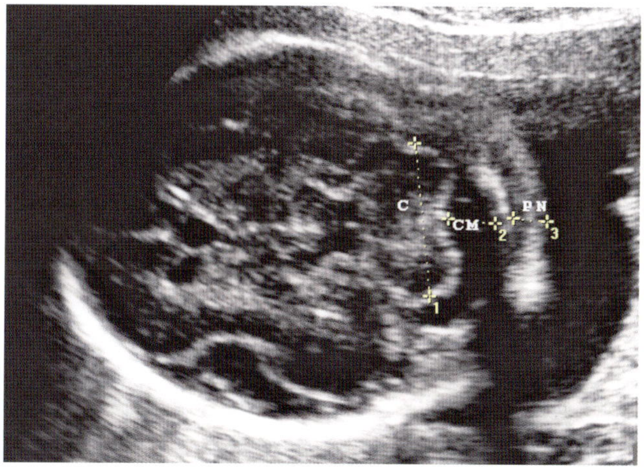


**FIGURA 67.** Plano transcerebelar com identificação do cerebelo (C), cisterna magna (CM) e prega nucal (PN), tendo como pontos de reparo anteriormente o cavo do septo pelúcido e os tálamos.

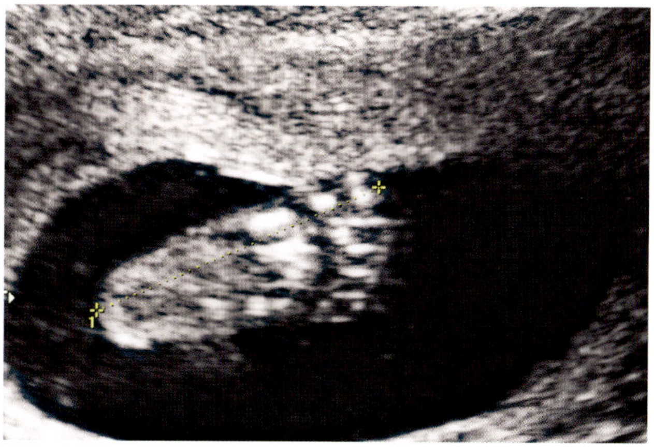

**FIGURA 68.** Medida do comprimento do pé.

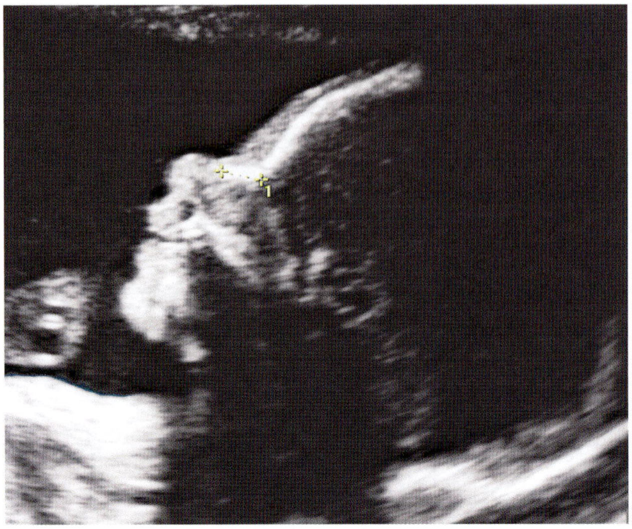

FIGURA 69. Perfil do feto demonstrando o osso nasal.

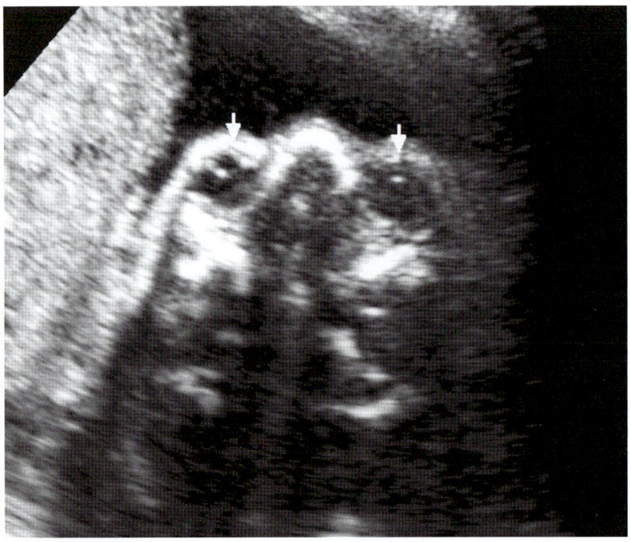

FIGURA 70. Corte transverso na face no nível das órbitas. As setas apontam os cristalinos.

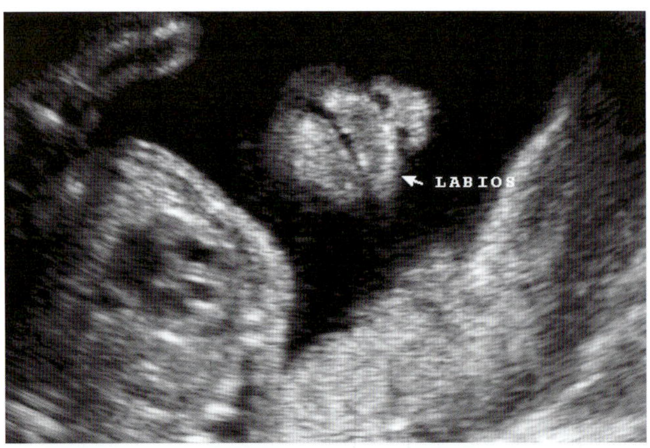


FIGURA 71. Corte coronal dos lábios evidenciando lábio superior, lábio inferior e nariz.

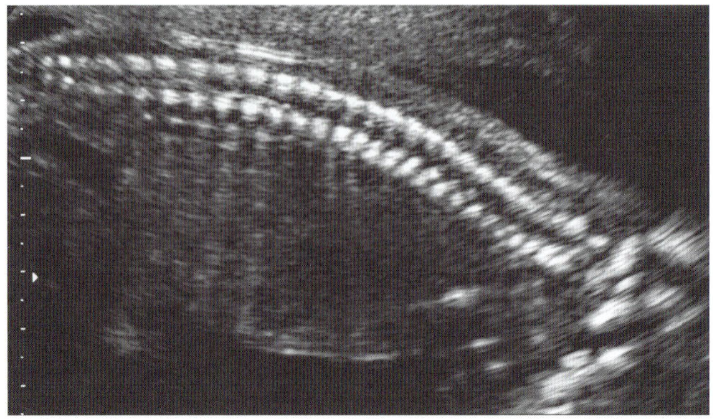

FIGURA 72. Corte sagital da coluna vertebral demonstrando os centros de ossificação normais.

- Coração:
  - Posição das quatro câmaras: analisar a presença das quatro cavidades cardíacas, átrios direito e esquerdo, ventrículos direito e esquerdo. Essas cavidades deverão ter dimensões e espessura proporcionais (Figura 73).
  - Posição de saída da aorta ou eixo longo: analisar a aorta emergindo do ventrículo esquerdo. Essa posição pode ser comparada a um pé de bailarina, em que a sapatilha representa o ventrículo esquerdo e o tornozelo, a aorta (Figura 74).
  - Posição de saída da artéria pulmonar ou eixo curto: essa posição pode ser comparada a uma margarida, em que o miolo representa a aorta em corte transversal, que é o centro do corte, e a artéria pulmonar ao lado, vista longitudinalmente (Figura 75).
  - Posição dos três vasos: no mesmo corte se observam a artéria pulmonar, a aorta e transversalmente a veia cava superior (Figura 76).

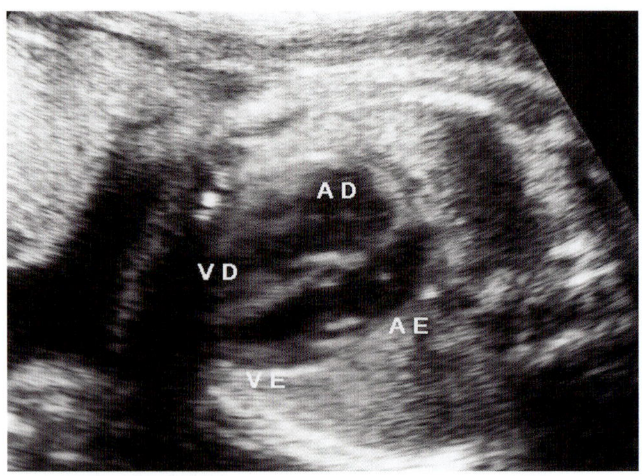


FIGURA 73. Corte transverso do coração demonstrando as quatro câmaras. AD: átrio direito; AE: átrio esquerdo; VD: ventrículo direito; VE: ventrículo esquerdo.

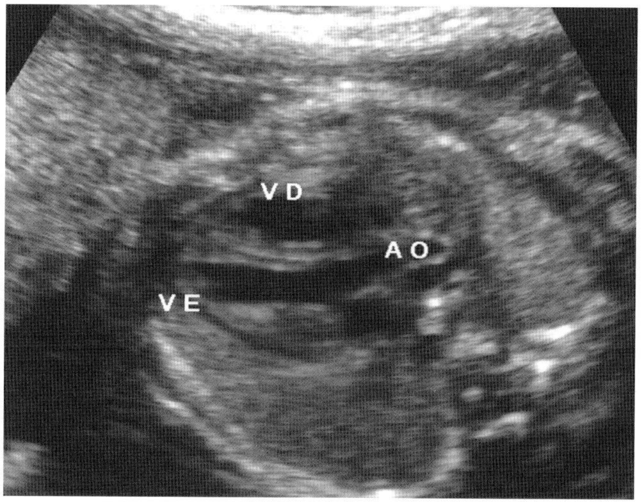


**FIGURA 74.** Corte da saída da aorta (AO) do ventrículo esquerdo (VE), representando o sinal do "pé da bailarina". VD: ventrículo direito.

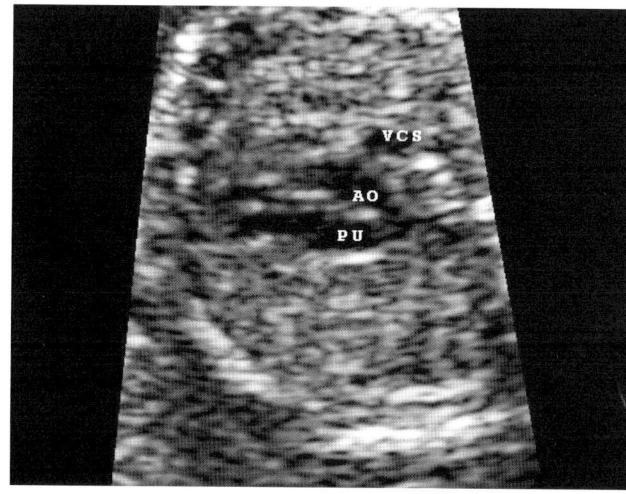


**FIGURA 76.** Corte no plano dos três vasos demonstrando a relação da artéria pulmonar (PU), da aorta (AO) e da veia cava superior (VCS). Observar que o diâmetro da artéria pulmonar é maior do que o da aorta, que é maior do que o da veia cava superior.

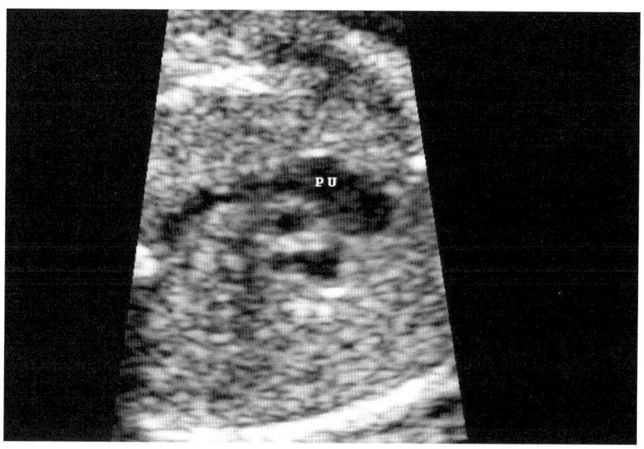


**FIGURA 75.** Corte da saída da artéria pulmonar (PU) do ventrículo direito.

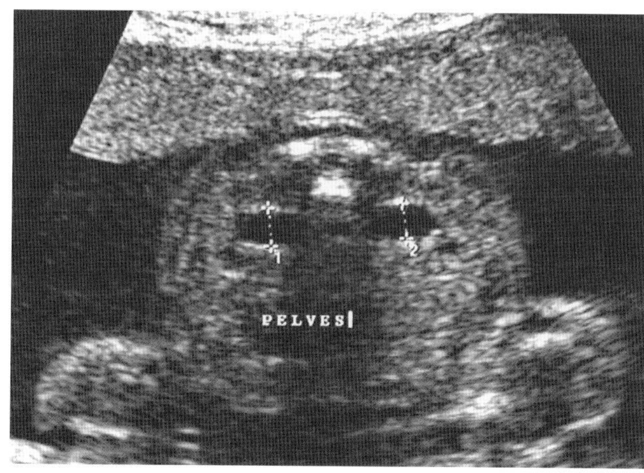


**FIGURA 77.** Corte transverso no nível dos rins. As medidas delimitam a dilatação piélica por meio da medida do diâmetro anteroposterior da pelve renal bilateralmente.

- Abdome: no corte transverso, avaliar localização, presença e tamanho do estômago e da vesícula biliar. Avaliar integridade da parede abdominal e inserção do cordão umbilical. No corte transverso, avaliar os rins (Figura 77). No corte transverso ou longitudinal, demonstrar a bexiga urinária. Nesse caso, pode-se utilizar o Doppler colorido para identificar as artérias vesicais, demonstrando porção intra-abdominal do cordão umbilical com duas artérias (Figura 78).
- Extremidades: avaliar a presença de todos os ossos longos (incluindo a forma e aspecto ultrassonográfico e os movimentos das articulações). Medir o fêmur. Avaliar a posição das pernas e dos pés (Figura 79) e os dígitos (Figura 80). Avaliar posicionamento das mãos e os dígitos. O osso mais frequentemente medido é o fêmur, pela sua utilização na biometria. O úmero e o pé também são medidos com certa frequência, porque podem ser utilizados no rastreamento de anomalias cromossômicas. Não há obrigatoriedade de medir todos os ossos longos, exceto quando o fêmur estiver curto, o que pode sinalizar displasia esquelética. Entretanto, a incorporação da biometria de todos os ossos reduz a possibilidade de que a avaliação individual deles seja esquecida.
- Genitália: a avaliação da genitália raramente apresenta indicação médica, como nas doenças ligadas ao sexo e nos casos de suspeita de genitália ambígua. Em gestação múltipla com massa placentária única sem exame prévio de primeiro trimestre determinando a corionicidade,

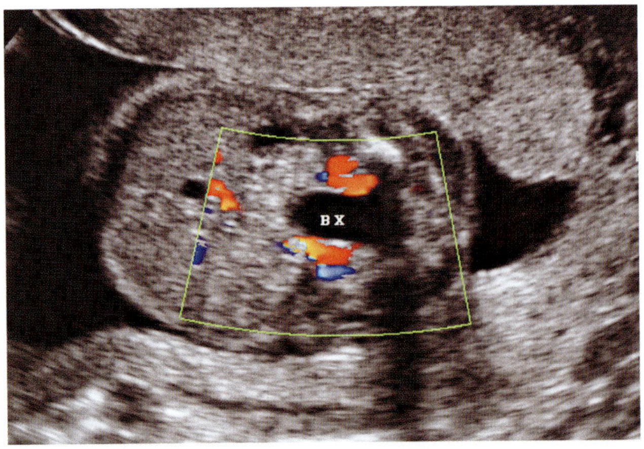


**FIGURA 78.** Vista da bexiga urinária (BX). O Doppler colorido demonstra as duas artérias vesicais contornando a bexiga fetal.

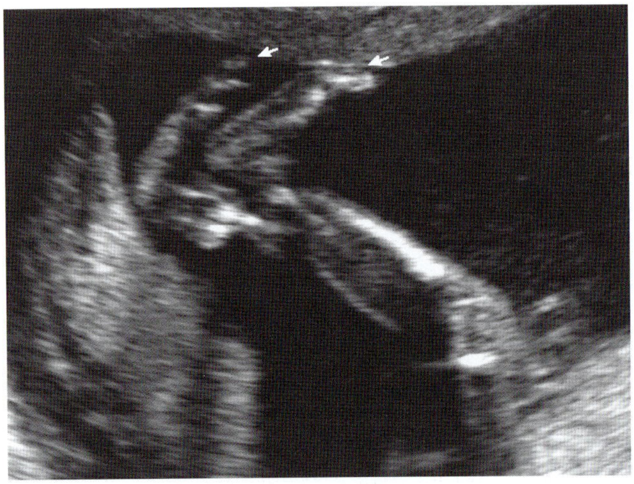

**FIGURA 79.** Demonstração do posicionamento adequado dos pés. Observa-se ângulo preservado dos pés com as pernas. As setas apontam para os pés.

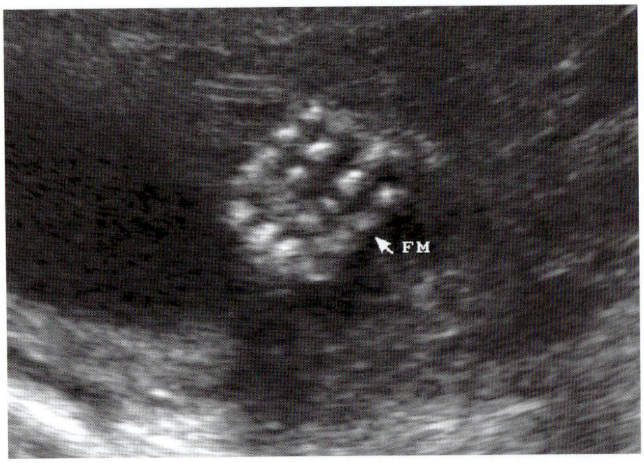


**FIGURA 80.** Demonstração dos dígitos das mãos. Na maioria das vezes, o polegar não se encontra no mesmo ângulo que os demais dígitos, não aparecendo, portanto, na mesma imagem. FM: falange média do quinto dígito.

sexos diferentes definem a gestação como dicoriônica, o que representa informação útil para o obstetra.

- Cordão umbilical: o cordão umbilical deve ser examinado conforme descrito anteriormente neste capítulo.
- Volume de líquido amniótico: pode ser avaliado de forma subjetiva e sua acurácia é boa quando o operador é experiente. Formas objetivas e semiquantitativas de avaliar quantidade de líquido amniótico podem ser aplicadas por meio da medida do maior bolsão vertical e do índice do líquido amniótico (ILA).
- Placenta: a descrição da localização da placenta em relação ao orifício interno do colo deve ser feita. A avaliação do grau, do aspecto e da espessura deve ser realizada conforme discutido anteriormente neste capítulo.

Os detalhes sobre as malformações que podem ser diagnosticadas nessa fase da gestação se encontram descritos no Capítulo 65, "Malformações fetais", da Seção 7, "Medicina fetal".

## AVALIAÇÃO DO COLO UTERINO

Existem evidências de que a avaliação do colo uterino é útil na predição de parto prematuro. A avaliação do comprimento do colo uterino pode ser realizada pelas vias transabdominal e transvaginal; entretanto, a avaliação pela via vaginal apresenta maior acurácia e melhor reprodutibilidade do que a transabdominal. Para avaliação do comprimento do colo, é necessário seguir padronização técnica.[65]

A paciente, com a bexiga vazia, deve ser posicionada com as coxas abduzidas, para permitir uma gama completa de movimentos durante o exame:

- Utiliza-se proteção descartável para cobrir o transdutor e gel lubrificante.
- A sonda é introduzida delicadamente no fórnice vaginal anterior para se obter visão sagital do colo.
- Identificação do orifício interno, do orifício externo, do canal cervical e da mucosa endocervical. A mucosa endocervical deve ser usada para se definir o nível do orifício interno. Deve-se tomar cuidado para distinguir entre o canal cervical e o segmento inferior uterino espessado, que se juntam na linha média, o que pode dar a falsa impressão de colo mais longo.
- Evitar pressão indevida sobre o colo uterino com a sonda, pois isso poderá alongar falsamente o colo.
- A ampliação da imagem deve ser de tal maneira que o colo ocupe pelo menos 75% da tela.
- Medir a distância entre os orifícios interno e externo. Três imagens (e medidas) são obtidas durante um período de aproximadamente 3 minutos e registra-se a menor medida obtida.

- Registrar a presença de afunilamento no orifício interno. A mucosa endocervical fornece uma definição precisa do grau de afunilamento. Ocasionalmente, um segmento inferior do útero espessado pode falsear um funil, e isso pode ser identificado pela ausência de mucosa estendendo-se ao longo das paredes do funil. Observar também a possível presença de alterações dinâmicas no colo, definidas pelo aparecimento e desaparecimento do afunilamento durante o exame (Figura 81).

Outros componentes da cérvix podem ser medidos e avaliados, como a presença e o tamanho do funil no orifício interno do colo, o comprimento da porção fechada e residual do colo e o total (comprimento do funil mais comprimento do colo fechado). Alguns estudos recomendaram quantificar essas modificações da cérvix usando várias técnicas. Entretanto, foi observado que o método mais simples e reprodutível em sensibilidade e valores preditivos parece ser o comprimento do colo residual fechado.[159] O esvaecimento do colo se inicia no orifício interno e progride em direção caudal. Junto à dilatação do orifício interno, membranas e líquido amniótico podem protruir na porção proximal do canal endocervical, o que é denominado funil ou imagem em dedo de luva (Figuras 82 e 83). Com a progressão do trabalho de parto, no tempo apropriado, todo o canal fica preenchido por membranas e líquido; se as membranas permanecerem intactas, elas podem ser visualizadas de forma saliente na vagina. Como parte da avaliação ultrassonográfica do colo, todo funil ou dilatação deve ser referido. O afunilamento é um processo transitório e, portanto, não deve amedrontar o examinador. O funil falso pode ocorrer quando o segmento uterino inferior se contrai, formando um funil acima do colo, que tem comprimento normal, o que não apresenta significância clínica. Pode ser aplicada pressão extrínseca sobre o fundo uterino ou região suprapúbica para evidenciar o fenômeno do afunilamento cervical. Embora o colo também possa ser avaliado por via transperineal, a acurácia da via transvaginal é superior, pois gases intestinais podem prejudicar a avaliação do colo pela primeira via.[9]

Curvas da medida do colo uterino durante a gestação foram elaboradas. Entretanto, os níveis de corte que estimam o colo curto variam, nos diferentes estudos e serviços, de 15 a 30 mm.[64,65,67] As indicações para avaliação do colo uterino, a medida de corte utilizada na Clínica Obstétrica do HC-FMUSP e sua predição para parto prematuro são discutidas no Capítulo 36, "Prematuridade", da Seção 5, "Intercorrências obstétricas".

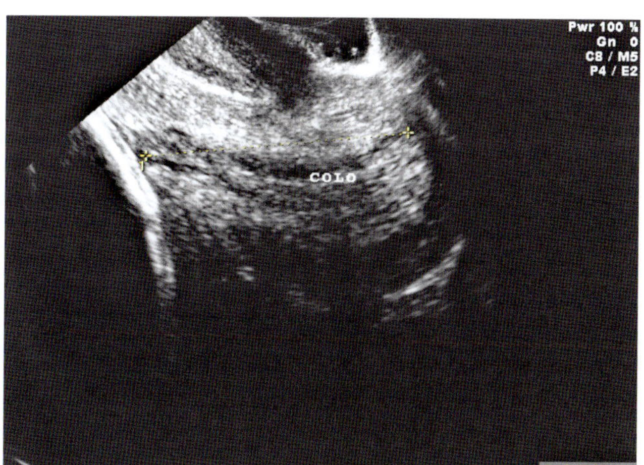


**FIGURA 81.** Comprimento do colo uterino delimitado pelos orifícios interno e externo.

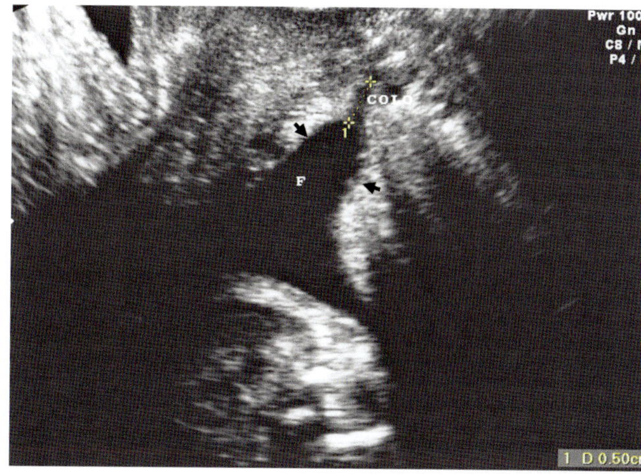


**FIGURA 82.** Colo uterino curto de 5 mm em gestação de 20 semanas, com presença de sinal do funil (F) (entre setas).

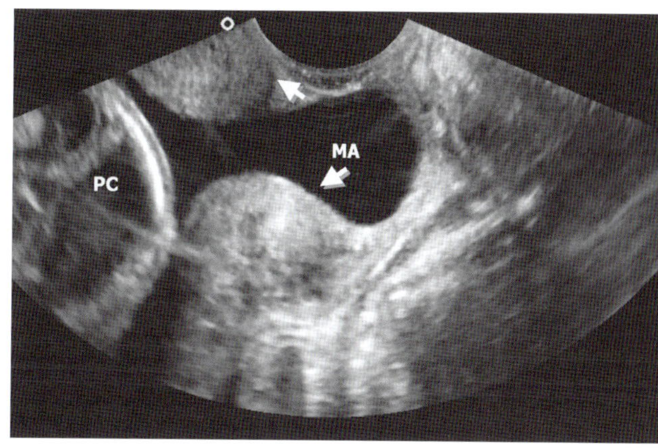


**FIGURA 83.** Colo uterino dilatado com membrana amniótica (MA) protruindo na vagina. As setas apontam para os limites do orifício externo do colo. PC: polo cefálico.

## DOPPLERVELOCIMETRIA DAS ARTÉRIAS UTERINAS

O Doppler é um recurso ultrassonográfico não invasivo para a avaliação da hemodinâmica. O estudo das artérias uterina e umbilical fornece informação sobre a perfusão uteroplacentária e fetoplacentária, respectivamente, enquanto a avaliação pelo Doppler de órgãos selecionados é útil para identificar alterações hemodinâmicas secundárias à hipoxemia fetal. Em gestações normais, a resistência ao fluxo da artéria uterina diminui com a evolução da gestação, e isso reflete de certo modo a invasão trofoblástica das artérias espiraladas e sua conversão em vasos de baixa resistência. De forma semelhante, ocorre uma diminuição na resistência ao fluxo sanguíneo nas artérias umbilicais secundária ao amadurecimento progressivo da placenta e ao aumento do número de vilosidades terciárias.

A invasão trofoblástica inadequada nas artérias espiraladas está associada com o risco subsequente de desenvolver pré-eclâmpsia ou restrição do crescimento fetal. Uma série de estudos de rastreamento envolvendo a avaliação da resistência ao fluxo nas artérias uterinas, no período de 20 a 24 semanas de gestação, examinou o valor do estudo Doppler na identificação das gestações sob risco de desenvolver as complicações da placentação inadequada. Os parâmetros Dopplervelocimétricos utilizados pelos estudos foram: média dos índices de pulsatilidade ou resistência das duas artérias uterinas aumentados e/ou presença de incisuras protodiastólicas. Sensibilidades de 45 para 5% de falso-positivo foram referidas para predição de pré-eclâmpsia.[10,99]

Em suma, a utilização do Doppler das artérias uterinas no rastreamento de pré-eclâmpsia, restrição do crescimento e mau prognóstico da gestação tem ótimo valor quando os parâmetros estão normais e tranquiliza a gestante. Entretanto, quando os parâmetros estão alterados, a sensibilidade é baixa para sua aplicabilidade na rotina e em grande escala.

## ULTRASSONOGRAFIA OBSTÉTRICA DO TERCEIRO TRIMESTRE

### SISTEMATIZAÇÃO DO EXAME

A ultrassonografia obstétrica de rotina do terceiro trimestre pode ser realizada após 34 semanas de gestação. Nessa fase, é possível estimar e projetar o peso no nascimento, além de avaliar outros parâmetros, que são descritos na Tabela 6. A avaliação do crescimento fetal toma como base a biometria em relação à datação prévia da gestação e o peso fetal estimado. Para a interpretação de crescimento adequado, pequeno ou grande para a idade gestacional, o leitor poderá se reportar ao Capítulo 35, "Restrição do crescimento fetal", da Seção 5, "Intercorrências obstétricas".

| TABELA 6. Parâmetros que devem ser avaliados no exame ultrassonográfico obstétrico de terceiro trimestre (após 34 semanas) |
|---|
| Número de fetos |
| Atividade cardíaca |
| Apresentação fetal |
| Biometria fetal |
| Crescimento fetal |
| Morfologia fetal |
| Bem-estar fetal |
| Cordão umbilical |
| Volume de líquido amniótico |
| Placenta |
| Útero |

### Avaliação do bem-estar fetal

Durante a avaliação ultrassonográfica, enquanto se faz a biometria e se avaliam outros parâmetros, o bem-estar fetal deve ser observado pela presença de movimentos corporais e respiratórios, tônus e líquido amniótico.

### Avaliação da morfologia fetal

Nessa fase da gestação, os órgãos internos devem ser avaliados nos exames de rotina, pois se trata de estruturas que podem ter apresentado alguma alteração em relação ao exame morfológico realizado no segundo trimestre ou podem existir alterações relacionadas a esses órgãos que se apresentam no terceiro trimestre. Devem ser avaliados principalmente encéfalo, coração, pulmão, rins e trato gastrintestinal. Quando se detecta uma alteração nesse exame, deve-se tentar fazer a avaliação morfológica fetal completa, dentro das limitações da idade gestacional presente. Outro aspecto é que nem sempre se consegue avaliar de maneira adequada os órgãos internos em fase mais avançada da gestação, provavelmente por causa da posição fetal ou do volume de líquido amniótico.

### Avaliação do volume de líquido amniótico

Esse tipo de avaliação é parte integrante do exame ultrassonográfico e pode ter um caráter objetivo ou subjetivo. A avaliação subjetiva do volume de líquido amniótico é usualmente realizada em período inferior a 20 semanas.

Entretanto, as técnicas que quantificam o volume de líquido amniótico tornam a análise mais acurada e facilitam o acompanhamento da gestação.

Chamberlain et al.[38,39] introduziram o conceito da avaliação do líquido amniótico pela medida do maior bolsão. Posteriormente, foi introduzida a medida do ILA. Essa técnica promove a divisão imaginária do útero em quatro quadrantes, somando-se as medidas do maior bolsão vertical de líquido amniótico, livre de partes fetais ou do cordão umbilical, de cada quadrante.[102] Maiores detalhes em relação aos valores de normalidade do maior bolsão e do índice de líquido amniótico estão descritos no Capítulo 33, "Alterações do volume de líquido amniótico", da Seção 5, "Intercorrências obstétricas".

### Avaliação da placenta

Avaliar o grau placentário. Indicar a localização da placenta e sua relação com o colo uterino. É importante lembrar que, na falta de esclarecimento pela via abdominal, utiliza-se a via transvaginal.

### Cordão umbilical

A descrição da presença de circular cervical nos laudos foi discutida no início deste capítulo.

### Avaliação do útero

Na presença de miomas, deve-se descrever a relação com o segmento inferior e o tamanho, para que o obstetra possa avaliar as condições de parto.

## ECOCARDIOGRAFIA FETAL

A ecocardiografia fetal é o estudo anatômico e funcional do coração fetal, feito preferencialmente entre 22 e 28 semanas de idade gestacional. Trata-se de um exame especializado que é feito por cardiologista treinado em ecocardiografia pediátrica e fetal, com a finalidade de obter imagens bidimensionais de alta resolução para a definição da anatomia. Para que isso ocorra, é necessário que o sistema também esteja equipado com modo-M, Doppler pulsátil, contínuo e mapeamento de fluxo colorido, para as análises hemodinâmica e funcional.[152,153]

### INDICAÇÕES ABSOLUTAS PARA A ECOCARDIOGRAFIA FETAL ESPECIALIZADA

As indicações para a ecocardiografia fetal estão intimamente relacionadas com o reconhecimento de possíveis fatores etiológicos e grupos de risco para as cardiopatias congênitas. Sabendo-se que o risco de cardiopatia na população de baixo risco é em torno de 1%, define-se como população de alto risco as gestantes que apresentam risco maior que 1% e pertençam a um dos grupos apresentados na Tabela 7.[152,153]

**TABELA 7. Grupos de risco para malformação cardíaca fetal**

| |
|---|
| **Fatores de risco maternos** |
| Doença materna metabólica (diabetes, fenilcetonúria) |
| Exposição materna a substâncias cardioteratogênicas (álcool, antiepiléticos, lítio e vitamina A) |
| Infecção (rubéola, citomegalovírus e coxsackie) |
| Exposição a radiação ionizante |
| **Fatores de risco fetais** |
| Suspeita de cardiopatia na ultrassonografia obstétrica |
| Presença de distúrbios do ritmo cardíaco |
| Hidropsia fetal não imune |
| Malformações extracardíacas com associação aumentada com cardiopatia |
| Translucência nucal aumentada |
| Anomalia cromossômica/cariótipo fetal alterado |
| **Fatores de risco familiares** |
| História familiar de cardiopatia congênita |
| Filho ou feto previamente afetado por cardiopatia |
| História familiar de herança monogênica/síndromes mendelianas |
| Recusa de procedimento invasivo diagnóstico para cariótipo fetal em casos de idade materna avançada, teste de rastreamento bioquímico alterado e risco familiar de doença genética |

Tabela adaptada de Lopes.[152]

### INDICAÇÕES RELATIVAS PARA A ECOCARDIOGRAFIA FETAL

Consideram-se indicações relativas para a ecocardiografia fetal gestações de baixo risco em que existe uma possibilidade aumentada para a cardiopatia fetal. No entanto, dados de literatura ainda são inconsistentes e controversos em definir a real incidência:

- Idade materna avançada ou acima de 35 anos.
- Gestações resultantes de fertilização *in vitro*.

### PERÍODO DE REALIZAÇÃO

Embora possa ser realizada a partir do final do primeiro trimestre, 28 semanas em que são obtidas as melhores imagens do coração fetal; no entanto, com o objetivo de rastreamento de síndromes e malformações, essa idade gestacional é tardia. Dessa forma, a ecocardiografia pode ser indicada na mesma época da ultrassonografia morfológica, entre 20 e 24 semanas. Para as gestantes de risco muito alto, pode ser realizada a ecocardiografia fetal transvaginal, entre 12 e 16 semanas de gestação (cariótipo fetal alterado, translucência nucal aumentada, mais de um filho anterior com cardiopatia).[152]

## CONDUTA NAS CARDIOPATIAS FETAIS

### Cardiopatias congênitas

Após a ecocardiografia, deve-se realizar uma consulta de aconselhamento para a obtenção de esclarecimentos sobre a gravidade, o prognóstico e o planejamento do parto com equipe multidisciplinar. Deve-se solicitar ainda análise do cariótipo fetal.

É fundamental realizar acompanhamento mensal nos casos de cardiopatia que tenham bom prognóstico pós-natal, além de acompanhamento quinzenal para os casos mais graves e com potencial para desenvolvimento de hidropsia.

Deve-se realizar planejamento do parto em hospital especializado em cardiologia pediátrica e cirurgia cardíaca infantil. Embora a cardiopatia fetal não seja indicação de parto operatório, em virtude de o planejamento do parto envolver uma grande equipe multidisciplinar, frequentemente se opta por cesárea eletiva.

### Arritmias cardíacas

A frequência cardíaca fetal normal é em torno de 90 bpm com 5 semanas de gestação, 180 bpm com 8 semanas de gestação e 160 bpm com 11 semanas. Após o primeiro trimestre, a frequência cardíaca cai para níveis de 140 ± 20 bpm e em torno de 20 semanas, e para 130 ± 20 bpm próximo do termo. As arritmias são decorrentes de automaticidade anormal, de condução anormal ou da combinação de ambas. As arritmias fetais são divididas em três grandes grupos: ritmos irregulares (basicamente extrassístoles), bradicardias e taquicardias.[152,153]

As extrassístoles atriais, independentemente da frequência, são benignas e não necessitam de tratamento, pois cessam de modo espontâneo antes ou após o parto; não é indicação de parto operatório (trata-se provavelmente de uma imaturidade do sistema de condução que se corrige com a evolução da gestação).[153]

### Bradicardias

Considera-se bradicardia fetal a frequência cardíaca igual ou inferior a 100 bpm. As bradicardias podem ser decorrentes de compressão do cordão umbilical ou da cabeça fetal, hipotensão e convulsão materna, bloqueio anestésico paracervical, administração materna de propranolol ou reserpina e bloqueio atrioventricular.[153]

A bradicardia fisiológica transitória do segundo trimestre é um fenômeno fisiológico relacionado com o tônus vagal. Por isso, não há necessidade de acompanhamento. São períodos fugazes de desaceleração da frequência, podendo cair para 40 bpm e ter duração que varia de 15 segundos a 1 minuto.[153]

O bloqueio atrioventricular total é uma arritmia rara, determinada pela alteração na condução do impulso elétrico cardíaco entre átrio e ventrículo, atrasando ou impossibilitando a sua transmissão na forma total. Quando ocorre bloqueio atrioventricular total com anatomia cardíaca normal, devem-se adotar os seguintes procedimentos:[152,153]

- Solicitar dosagem materna de anticorpos anti-RO, os mais relacionados ao bloqueio atrioventricular congênito em mulheres portadoras de doenças autoimunes.
- Frequência cardíaca fetal acima de 55 bpm: acompanhar por ecocardiografia mensal ou quinzenal e cesárea com a maturidade. A Dopplervelocimetria obstétrica não tem valor, haverá diástole zero ou próxima a zero sempre, resultante do período diastólico longo e não necessariamente de sofrimento fetal. A cardiotocografia também não tem valor.
- Frequência cardíaca fetal abaixo de 55 bpm (com ou sem hidropsia): se houver maturidade, interromper a gestação por cesárea; se o feto for imaturo, pode-se tentar o uso de simpaticomiméticos para elevar a frequência cardíaca fetal (salbutamol ou terbutalina) e dexametasona em doses anti-inflamatórias para diminuir a miocardite. Da mesma forma, a Dopplervelocimetria obstétrica e a cardiotocografia perdem seu valor.[152]

Quando se trata de bloqueio atrioventricular com cardiopatia complexa e síndrome de isomerismo atrial, o prognóstico é reservado e o índice de óbito se aproxima de 100%.

### Taquicardias

As taquicardias podem ser sinusal, supraventricular, *flutter* e ventricular:

- Na taquicardia sinusal, a frequência cardíaca encontra-se em torno de 180 bpm e às vezes é intermitente. Tem como causas hipoxia fetal, ansiedade materna, ingestão materna de atropina, escopolamina ou isoxsuprina, infecção por citomegalovírus, entre outros.
- A taquicardia supraventricular apresenta frequência cardíaca acima de 200 bpm, com intervalos regulares entre os batimentos. Pode ser não sustentada (paroxística) ou sustentada (contínua) e pode causar insuficiência cardíaca fetal, hidropsia e morte súbita.

- No *flutter*, a frequência cardíaca atrial é de 300 a 500 bpm. A condução para o ventrículo é sempre acompanhada de bloqueio atrioventricular variável com consequente irregularidade na frequência cardíaca ventricular, em torno de 200 a 300 bpm.[152,153] Pode também levar à insuficiência cardíaca e hidropsia.
- As taquicardias ventriculares são raríssimas em vida fetal, existindo na literatura apenas alguns relatos de casos. O diagnóstico é feito por meio da demonstração de três ou mais extrassístoles ventriculares consecutivas. É indicada resolução da gestação para tratamento imediato na presença de sinais de insuficiência cardíaca, desde que haja maturidade pulmonar. Amiodarona ou mexiletina administradas por via oral são opções teóricas que poderiam ser usadas nos casos de imaturidade pulmonar com ou sem sinais de insuficiência cardíaca.[152,153]

A conduta a ser adotada diante das taquicardias é:[152,153]

- Não sustentada (intermitente, sendo o período de ritmo normal predominante):
  - Dose de ataque: 1 mg (quatro comprimidos) de digoxina, por via oral, para a gestante durante 3 dias ou até o controle da taquicardia (desde que a digoxinemia materna não ultrapasse 2,5 mg/mL ou não haja sintomas de intoxicação digitálica).[152]
  - Dose de manutenção: 0,25 a 0,5 mg/dia (um a dois comprimidos) até o parto.
- Sustentada (mantida, sendo o ritmo taquicárdico predominante):
  - Dose de ataque: iniciar com 1,5 mg (seis comprimidos) de digoxina, por via oral, para a gestante no primeiro dia, reduzindo para 1,25 mg no segundo dia, e 1 mg no terceiro dia, completando os 3 dias de dose de ataque. Caso a taquicardia persista, obrigatoriamente, na manhã do quarto dia, deverá ser dosada a digoxinemia materna para orientar doses seguintes, pois existe o risco de intoxicação digitálica. Caso a taquicardia tenha sido controlada, reduz-se para dose de manutenção. A digoxinemia materna não deverá ultrapassar 2,5 mg/mL. O eletrocardiograma materno é também solicitado nos casos de risco de intoxicação digitálica.
  - Dose de manutenção: 0,5 mg/dia (dois comprimidos) até o parto.
  - Em caso de falha terapêutica com digoxina, a segunda opção é flecainida ou amiodarona.[153]

## NEUROSSONOGRAFIA FETAL

O exame neurossonográfico é a avaliação detalhada do cérebro fetal. Além dos planos comumente avaliados na ultrassonografia morfológica (transventricular, transtalâmico e transcerebelar), são acrescentados os planos sagital, parassagital e coronal, que incluem os planos transfrontal, transcaudado, transtalâmico e transcerebelar. É realizado preferencialmente entre 28 e 34 semanas e são utilizadas as vias abdominal e transvaginal (Tabela 8).

As principais indicações para o exame neurossonográfico estão na Tabela 9.

**TABELA 8. Planos neurossonográficos**

| |
|---|
| **Axial ou transversal** |
| • Transventricular<br>• Transtalâmico<br>• Transcerebelar |
| **Sagital** |
| • Mediano<br>• Paramediano |
| **Coronal** |
| • Transfrontal<br>• Transcaudado<br>• Transtalâmico<br>• Transatrial<br>• Transcerebelar |
| **Coluna** |
| • Longitudinal<br>• Coronal<br>• Axial |

**TABELA 9. Principais indicações para exame neurossonográfico**

| |
|---|
| **I – Antecedente de malformação fetal do SNC** |
| • Familiar<br>• Pessoal<br>• Gestação prévia |
| **II – Suspeita de malformação fetal do SNC no exame atual** |
| • Ventricular<br>• Fossa posterior<br>• Estruturas da linha média<br>• Cistos<br>• Outras<br>• Coluna (meningomielocele) |
| **III – Malformações extracranianas** |
| • Faciais<br>  – Oculares<br>• Rabdomiomas cardíacos<br>• Síndromes genéticas<br>• Achados suspeitos de associação a síndromes genéticas |

(continua)

**TABELA 9. Principais indicações para exame neurossonográfico (*continuação*)**

| IV – Risco de lesão do SNC durante a gestação |
|---|
| • Doenças maternas (fenilcetonúria, trombocitopenia aloimune)<br>• Infecções (CMV, toxoplasmose, zika, varicela, sífilis, rubéola)<br>• Anemia fetal, TIU, trombocitopenia fetal<br>• Risco de lesão hipóxico-isquêmica<br>– Complicações da monocorionicidade (STT, TAPS, RCFS, óbito de um feto)<br>– Cardiopatia fetal ductodependente<br>– Insuficiência placentária<br>• Uso de drogas ilícitas<br>• Medicamentos teratogênicos (anticoagulantes orais, antiepilépticos, antimetabólicos e retinoides)<br>• Radiação |

CMV: citomegalovírus; RCFS: restrição do crescimento fetal seletiva; SNC: sistema nervoso central; STT: síndrome da transfusão feto-fetal; TAPS: sequência da anemia-policitemia em gêmeos; TIU: transfusão intrauterina.

## PONTOS-CHAVE

- A acurácia da biometria fetal na estimativa da idade gestacional diminui com a evolução da gravidez, e o primeiro trimestre é o melhor período para datação ultrassonográfica da gestação.
- Uma vez estabelecida a datação da gestação, os exames ultrassonográficos subsequentes servirão de parâmetro de crescimento e não devem ser utilizados para alterar a idade gestacional previamente determinada.
- A via preferencial para realização do exame ultrassonográfico no período embrionário é a transvaginal.
- A melhor idade gestacional para realização do exame morfológico de primeiro trimestre é com 12 semanas.
- O melhor período para realização da avaliação morfológica de segundo trimestre é entre 20 e 24 semanas.
- A descrição da localização placentária em relação ao orifício interno do colo deve constar em todas as avaliações ultrassonográficas de segundo e terceiro trimestres.
- A avaliação do colo uterino para predição da prematuridade deve ser feita em todas as gestantes entre 20 e 24 semanas por via transvaginal.
- A ecocardiografia fetal e a neurossonografia fetal são exames de imagem fetal indicados para situações específicas.

## REFERÊNCIAS BIBLIOGRÁFICAS

### Artigos de revisão


1. Alexander GR, Michael K, Martin J, Papiernick E. What are the fetal growth patterns of singletons, twins and triplets in the United States? Clin Obstet Gynecol 1998; 41: 115-25.
2. Campbell S, Kohorn EI. Placental localization by ultrasonic compound scanning. J Obstet Gynaecol Br Commonw 1968; 75: 1007-13.
3. Comstock CH. Antenatal diagnosis of placenta accrete: a review. Ultrasound Obstet Gynecol 2005; 26: 89-96.
4. Fox H. Pathology of the placenta. Clin Obstet Gynecol 1986; 13: 501-7.
5. Geirsson RT. Ultrasound instead of last menstrual period as the basis of gestational age assignment. Ultrasound Obstet Gynecol 1991; 1: 212.
6. Hadlock FP, Deter LR, Harrist RB et al. Estimating fetal age: computer-assisted analysis of multiple fetal growth parameters. Radiology 1984; 152: 497.
7. Kuhlman RS, Warsof S. Ultrasound of the placenta. Clin Obst Gynecol 1996; 39: 519-39.
8. Ott WJ. Accurate gestational dating: revisited. Am J Perinatol 1994; 11: 404-8.
9. Owen J, Iams JD. What we learned about cervical ultrasound. Semin Perinatol 2003; 27: 194-203.
10. Papageorgiou AT, Yu CK, Nicolaides KH. The role of uterine artery Doppler in predicting adverse pregnancy outcome. Best Prac Res Clin Obstet Gynecol 2004; 18: 383-96.
11. Persson PH, Weldner BM. Reliability of ultrasound fetometry in estimating gestational age in the second trimester. Acta Obstet Gynecol Scand 1986; 65: 481.
12. Spirt BA, Gordon LP. The placenta as an indicator of fetal maturity: fact and fancy. Semin Ultrasound 1984; 5: 290-7.
13. Takeutchi H. Transvaginal ultrasound in the first trimester of pregnancy. Early Hum Dev 1992: 29: 381.
14. Yeh HC, Goldman JD, Carr L et al. Intradecidual sign: US criteria of early intrauterine pregnancy. Radiology 1986; 161: 463.


### Artigos originais


15. Abramowicz J, Jaffe R. Comparison between lateral and axial ultrasonic measurements of the fetal femur. Am J Obstet Gynecol 1988; 159: 921.
16. Airas U, Heinonen S. Clinical significance of true umbilical knots: a population-based analysis. Am J Perinatol 2002; 19(3): 127-32
17. Ananth CV, Wilcox AJ, Savitz DA, Bowes Jr. WA, Luther ER. Effect of maternal age and parity on the risk of uteroplacental bleeding disorders in pregnancy. Obstet Gynecol 1996; 88: 511-6.
18. Baldwin VJ, MacLeod PM, Benirschke K. Placental findings in alcohol abuse in pregnancy. Birth Defects 1982; 18(3A): 89.
19. Ball RH, Ade CM, Schoenhorn JA. The clinical significance of ultrasonographically detected subchorionic hemorrhages. Am J Obstet Gynecol 1989; 174: 996.
20. Barnson AJ et al. Hemangioma of the cord: further cause of raised maternal serum and liquor alphafetoprotein. Br Med J 1980; 281: 1251.
21. Bennet GL, Bromley B, Lieberman E, Benacerraf BR. Subchorionic hemorrhage in the first trimester pregnancies: prediction of pregnancy outcome with sonography. Radiology 1996; 200: 803.
22. Bennini JR, Marussi EF, Barini R, Faro C, Peralta CF. Birth-weight prediction by two- and three-dimensional ultrasound imaging. Ultrasound Obstet Gynecol 2010; 35(4): 426-33.
23. Benson CB, Doubilet PM. Sonographic prediction of gestational age: accuracy of second and third trimester fetal measurements. AJR 1991; 157: 1275.
24. Biskup I, Malinowski W. Ultrasound in abruptio placentae praecox of the second twin "boomerang phenomenon": case report. Acta Obstet Gynecol Scand 1994; 73: 515-6.
25. Bond AL, Edersheimt TG, Curry L, Druziin ML, Hutson JM. Expectant management of abruptio placentae before 35 weeks gestation. Am J Perinatol 1989; 6: 121.
26. Borlum KG, Thomsen A, Clausen I, Eriksen G. Long term prognosis of pregnancies with intrauterine hematomas. Obstet Gynecol 1989; 74: 231-3.
27. Bree RL, Edwards M, Boehm-Velez M. Transvaginal sonography in the evaluation of normal early pregnancy: correlation with hCG level. Am J Roentgenol 1989; 153: 75.
28. Breen JL, Neubecker R, Gregori CA, Frankin Jr. JE. Placenta accreta, increta and percreta: a survey of 40 cases. Obstet Gynecol 1977; 49: 43.

29. Bronshtein M, Amir A, Achiron R et al. First and early second trimester diagnosis of fetal urinary anomalies using transvaginal sonography. Prenat Diag 1996; 10: 653.
30. Bronshtein M, Amir A, Achiron R et al. The early prenatal diagnosis of renal agenesis: techinics and possible pitfalls. Prenat Diagn 1994; 3: 291.
31. Brown HL, Miller JM, Khawli O, Gabert HA. Premature placental calcification in maternal cigarette smokers. Obstet Gynecol 1988; 71: 914-7.
32. Cacciatore B, Stenman UH, Ylöstalo P. Diagnosis of ectopic pregnancy by vaginal ultrasonography in combination with a discriminatory serum hCG level of 1000 IU/l (IRP). Br J Obstet Gynaecol 1990; 97: 904-8.
33. Callen PW, Filly RA. The placenta-subplacental complex: a specific indicator of placental position on ultrasound. J Clin Ultrasound 1980; 8: 21.
34. Campbell S, Warsof SL, Little D, Cooper DJ. Routine ultrasound screening for the prediction of gestational age. Obstet Gynecol 1985; 65: 613.
35. Campbell S, Wilkin D. Ultrasonic measurement of fetal abdomen circumference in the estimation of fetal weight. Br J Obst Gynaecol 1975; 82: 689-97.
36. Carvalho MHB, Brizot ML, Lopes LM, Chiba CH, Miyadahira S, Zugaib M. Detection of fetal structural abnormalities at the 11 to 14 week's ultrasound scan. Prenat Diagn 2002; 22: 1-4.
37. Catanzarite VA, Hendricks SK, Maida C, Westbrook C, Cousins L, Schrimmer D. Prenatal diagnosis of the two-vessel cord: implications for patient counseling and obstetric management. Ultrasound Obstet Gynecol 1995; 5: 98-105.
38. Chamberlain PF, Manning FA, Morrison I, Harman CR, Lange IR. Ultrasound evaluation of amniotic fluid volume: the relationship of increased amniotic fluid volume to perinatal outcome. Am J Obstet Gynecol 1984; 150: 250-4.
39. Chamberlain PF, Manning FA, Morrison I, Harman CR, Lange IR. Ultrasound evaluation of amniotic fluid volume: the relationship of marginal and decreased amniotic fluid volumes to perinatal outcome. Am J Obstet Gynecol 1984; 150: 245-9.
40. Chaoui R, Benoit B, Heling KS, Kagan KO, Pietzsch V, Sarut Lopez A, Tekesin I, Karl K. Prospective detection of open spina bifida at 11-13 weeks by assessing intracranial translucency and posterior brain. Ultrasound Obstet Gynecol 2011; 38: 722-726.
41. Chauhan SP, Lutton TC, Bailey KJ, Morrison JC. Intrapartum prediction of birth weight: clinical versus sonographic estimation based on femur length alone. Obstetric Gynecol 1993; 81: 695-7.
42. Chitlange SM, Hazari KT, Joshi JV, Shah RK, Mehta AC. Ultrasonographically observed preterm grade III placenta and perinatal outcome. Int J Gynecol Obstet 1990; 31: 325-8.
43. Comstock CH, Love Jr. JJ, Bronsteen RA et al. Sonographic detection of placenta accrete in the second and third trimesters of pregnancy. Am J Obstet Gynecol 2004; 190: 1135-40.
44. Deans A, Jauniaux E. Prenatal diagnosis and outcome of subamniotic hematoma. Ultrasound Obstet Gynecol 1998; 11: 319-23.
45. Degani S, Lewinsky R, Shapiro I, Sharf M. Fetal and uteroplacental flow velocity waveforms in the expectant management of placental abruption. Gynecol Obstet Invest 1990; 30: 59-60.
46. Dickey RP, Gasser R, Olar TT et al. Relationship of initial chorionic sac diameter to abortion an abortus karyotype based on new growth curves for the 16th to 49th post-ovulation day. Hum Reprod 1994; 9: 559.
47. Dippel AL. Hematomas of the umbilical cord. Surg Gynecol Obstet 1940; 70: 51.
48. Dudley NJ, Fagan DG, Lamb MP. Ultrasonographic placental grade and thickness: associations with early delivery and low birthweight. Br J Radiol 1993; 66: 175-7.
49. Elchalal U, Ezra Y, Levi Y et al. Sonographically thick placenta: a marker for increased perinatal risk – a prospective cross-sectional study. Placenta 2000; 21: 268-72.
50. Eurocat Working Group. Survellance of congenital anomalies in Europe 1980-1992: report 6. Brussels: European Union Project, Institute of Higiene and Epidemiology, 1995.
51. Ferrara N, Menditto C, DiMarino MP, Cicarelli A, Gerosolima G, Menditto V. Subchorionic placental cyst: histopathological and clinical aspects in two cases. Pathological 1996; 5: 439-43.
52. Fleisher AC, Kurtz AB, Wapner AJ et al. Elevated alpha-fetoprotein and a normal fetal sonogram: association with placental abnormalities. AJR 1988; 150: 881-3.
53. Fleischer AC, Pennell RG, McKee MS et al. Ectopic pregnancy: features at transvaginal sonography. Radiology 1990; 174: 375-8.
54. Gallagher P, Fagan CJ, Bedi DG, Winsett MZ, Reyes RN. Potential placenta previa: definition, frequency, and significance. Am J Radiol 1987; 149: 1013-5.
55. Goldstein I, Reece EA. The fetal transverse cerebelar diameter/abdominal circumference ration can be used to assess small-for-gestational-age fetuses. Prenatal Neonatal Med 1996; 1: 50-6.
56. Goldstein SR. Significance of cardiac activity on endovaginal ultrasound in very early embryos. Obstet Gynecol 1992; 80: 670-2.
57. Goldstein SR, Subramanian BR, Nagesh B et al. Subchorionic bleeding in thretened abortion: sonografic findings and significance. Am J Roentgenol 1983; 141: 975.
58. Grannum RA, Berkowitz RL, Hobbins JC. The ultrasonic changes in the maturing placenta and their relationship to fetal pulmonic maturity. Am J Obstet Gynecol 1979; 133: 915-22.
59. Hadlock FP, Harrist RB, Carpenter RJ, Deter RL, Park SK. Sonographic estimation of fetal weight. Radiology 1984; 150: 535-40.
60. Hadlock FP, Harrist RB, Martinez-Pyer J. How accurate is second trimester fetal dating? J Ultrasound Med 1992; 10: 557-61.
61. Hadlock FP, Kent WR, Loyd JL et al. An evaluation of two methods for measuring fetal head and body circumferences. J Ultrasound Med 1982; 1: 359.
62. Harding JA, Lewis DF, Major CA, Crade M, Patel J, Nageote MP. Color flow Doppler: a useful instrument in the diagnosis of vasa previa. Am J Obstet Gynecol 1990; 163: 1566-8.
63. Harris RD, Simpson WA, Pet LR, Marin-Padilla M, Crow HC. Placental hypoechoic-anechoic areas and infarction: sonographic-pathologic correlation. Radiology 1990; 176: 75-80.
64. Hassan SS, Romero R, Berry SM et al. Patients with an ultrasonographic cervical length < 15 mm have nearly a 50% risk of early spontaneous preterm delivery. Am J Obstet Gynecol 2000; 182: 1458-67.
65. Heath VC, Southall TR, Souka AP, Elisseou A, Nicolaides KH. Cervical length at 23 weeks of gestation: prediction of spontaneous preterm delivery. Ultrasound Obstet Gynecol 1998; 12: 312-7.
66. Heinoken S, Ryynanen M, Kirkinen P, Saarikoski S. Perinatal diagnostic evaluation of velamentous umbilical cord insertion: clinical, Doppler and ultrasonic findings. Obstet Gynecol 1996; 87(1): 112-7.
67. Hibbard JU, Tart M, Moawad AF. Cervical length at 16-22 weeks' gestation and risk for preterm delivery. Obstet Gynecol 2000; 96: 972-8.
68. Hoddick WK, Mahony BS, Callen PW, Filly RA. Placental thickness. J Ultrasound Med 1985; 4: 479-82.
69. Hoogland HJ, Haan J, Martins CB. Placental size during early pregnancy and fetal outcome: a preliminary report of a sequencial ultrasonographic study. Am J Obstet Gynecol 1980; 138: 441-3.
70. Jauniaux E, Jurkovic D, Henriet Y et al. Development of the secondary human yolk sac: correlation of sonographic and anatomic features. Human Reprod 1991; 6: 1.160.
71. Jauniaux E, Moscoso G, Campbell S, Gibb D, Driver M, Nicolaides K. Correlation of ultrasound and pathologic findings of placental anomalies in pregnancies with elevated maternal serum a-fetotoprotein. Eur J Obstet Gynecol Reprod Biol 1990; 37: 219-30.
72. Jauniaux E, Ramsay B, Campbell S. Ultrasonographic investigation of placental morphologic characteristics and size during the second trimester of pregnancy. Am J Obstet Gynecol 1994; 170: 130-7.

73. Johns J, Hyett J, Jauniaux E. Obstetric outcome after threatened miscarriage with and without a hematoma on ultrasound. Obstet Gynecol 2003; 102: 483-7.
74. Jones TB, Sorokin Y, Bhatia R, Zador IE, Bottoms SF. Single umbilical artery: accurate diagnosis? J Obstet Gynecol 1993; 169: 38-40.
75. Jones TB, Wolfe HM, Zandor IE. Biparietal diameter and femur length discrepancies: are maternal characteristics important? Ultrasound Obstet Gynecol 1991; 1: 405-9.
76. Joseph TJ, Vogt PJ. Placental teratomas. Obstet Gynecol 1973; 41: 574.
77. Jurkovic D, Jauniaux E, Campbell S et al. Coelocentesis: a new technique for early prenatal diagnosis. Lancet 1993; 341: 1623.
78. Kamina P, DeTourris H. The diagnosis of umbilical cord complications with the help of ultrasonic tomography. Electromedica 1977; 7: 50.
79. Kiserud T, Piaggio G, Carroli G, Widmer M, Carvalho J, Neerup Jensen L, et al. The World Health Organization Fetal Growth Charts: a multinational longitudinal study of ultrasound biometric measurements and estimated fetal weight. PLoS Med 2017; 14(1): e1002220.
80. Kohorn EI, Kaufman M. Sonar in the first trimester of pregnancy. Obstet Gynecol 1974; 44: 473.
81. Kuhn P, Brizot M, Pandya PP et al. Crown-rump length in chromosomally abnormal fetuses at 10 to 13 weeks' gestation. Am J Obstet Gynecol 1995; 172: 32.
82. Kurtz AB, Wapner RJ, Kurtz RJ et al. Analysis of biparietal diameter as an accurate indicator of gestational age. J Clin Ultrasound 1980; 8: 318.
83. Lamberty CO, Carvalho MHB, Miguelez M, Liao AW, Zugaib M. Ultrasound detection rate of single umbilical artery in the first trimester of pregnancy. Prenat Diagn 2011; 31(9): 865-8.
84. Levi CS, Lyons EA, Zhen XH, Lindsay DJ, Holt SC. Endovaginal US: demonstration of cardiac activity in embryos of less than 5 mm in crown-rump length. Radiology 1990; 176: 71-4.
85. Machado RCA, Brizot ML, Carvalho MHB, Waissman AL, Bunduki V, Zugaib M. Sonographic markers of exencephaly below 10 weeks' gestation. Prenatal Diagnosis 2005; 25: 31-3.
86. Marx M, Casola G, Scheible W, Deutch A. The subplacental comples: further sonographic observations. J Ultrasound Med 1985; 4: 459-61.
87. Maso G, D'Ottavio G, Seta F, Sartore A, Picolli A, Mandruzzato G. First-trimester intrauterine hematoma and outcome of pregnancy. Obstet Gynecol 2005; 105: 339-44.
88. Meinhard K, Dimitrov S, Nicolov A, Dimitrova V, Vassilev N. Placental teratoma: a case report. Pathol Res Pract 1999; 195(9): 649-51.
89. Miller DA, Chollet JA, Goodwin TM. Clinical risk factors for placenta previa-placenta accreta. Am J Obstet Gynecol 1997; 177: 210-4.
90. Miller JM, Kissling GA, Brown HL, Gabert HA. Estimated fetal weight: applicability to small and large for gestacional-age fetus. J Clin Ultrasound 1988; 16: 95-7.
91. Mustafá SA, Brizot ML, Carvalho MHB, Watanabe L, Kahhale S, Zugaib M. Transvaginal ultrasonography in predicting placenta previa at delivery: a longitudinal study. Ultrasound Obstet Gynecol 2002; 20: 356-9.
92. Napolitano R, Donadono V, Ohuma EO, Knight CL, Wanyonyi SZ, Kemp B, Norris T, Papageorghiou AT. Scientific basis for standardization of fetal head measurements by ultrasound: a reproducibility study. Ultrasound Obstet Gynecol 2016; 48: 80-85.
93. Nelson LH. Comparison of methods for determining crown-rump measurement by real time ultrasound. J Clin Ultrasound 1981; 9: 67.
94. Nickell KA, Stocker JT. Placental teratoma: a case report. Pediatr Pathol 1987; 7: 645.
95. Nyberg DA, Cyr DR, Mack LA, Wilson DA, Shulman WP. Sonographic spectrum of placental abruption. AJR 1987; 148: 161-4.
96. Nyberg DA, Laing FC, Filly RA. Threatened abortion: sonographic distintion of normal and abnormal gestation sacs. Radiology 1986; 158: 397.
97. Nyberg DA, Mack LA, Benedetti TJ, Cyr DR, Shuman WP. Placental abruption and placental hemorrhage: correlation of sonographic findings with fetal outcome. Radiology 1987; 164: 357-61.
98. Papageorghiou AT, Ohuma EO, Altman DG, et al, for the International Fetal and Newborn Growth Consortium for the 21st Century (INTERGROWTH-21st). International standards for fetal growth based on serial ultrasound measurements: the Fetal Growth Longitudinal Study of the INTERGROWTH-21st Project. Lancet 2014; 384: 869-79.
99. Papageorgiou AT, Yu CKH, Bindra R, Pandis G, Nicolaides KH. Multicenter screening for preeclampsia and fetal growth restriction by transvaginal uterine artery Doppler at 23 weeks of gestation. Ultrasound Obstert Gynecol 2001; 18: 441-9.
100. Pedersen JF, Mantoni M. Prevalence and significance of subchorionic hemorrhage in threatened abortion: a sonografic study. Am J Roentgenol 1990; 154: 535.
101. Petrucha RA, Platt LD. Relationship of placental grade to gestational age. Am J Obstet Gynecol 1982; 114: 733-5.
102. Phelan JP, Ahn MO, Smith CV, Rutherford SE, Anderson E. Amniotic fluid index measurement in pregnancy. J Reprod Gynecol 1984; 150: 245-9.
103. Proud J, Grant AM. Third trimester placental grading by ultrasonography as a test of fetal wellbeing. Br Med J 1987; 294: 1641-4.
104. Quinlan RW, Cruz AC. Ultrasonic placental grading and fetal pulmonarity. Am J Obstet Gynecol 1982; 42: 110-1.
105. Reis NSV, Brizot ML, Schultz R, Nomura RMY, Zugaib M. Placental lakes on sonographic examination: correlation with obstetric outcome and pathologic findings. J Clin Ultrasound 2005; 33: 67-71.
106. Rempem A. Vaginal sonography in ectopic pregnancy: a prospective evaluation. J Ultrasound Med 1988; 7: 381-6.
107. Reshetnikova OS, Burton GJ, Milovanov AP, Fokin EI. Increased incidence of placental chorioangioma in high-altitude pregnancies: hypobaric hypoxia as a possible etiologic factor. Am J Obstet Gynecol 1996; 174: 557-61.
108. Roberts-Thomson ME. The hazards of umbilical cord haematoma. Med J Aust 1973; 1: 648.
109. Robinson HP, Fleming JEE. A critical evaluation of sonar "crown-rump length" measurements. Br J Obstet Gynaecol 1975; 82: 702-10.
110. Rosenak D, Meizner I. Prenatal sonographic detection of single and double umbilical artery in the same fetus. J Ultrasound Med 1994; 13(12): 995-6.
111. Rossavik IK, Fishburne JI. Conceptional age, menstrual age, and ultrasound age: a second trimester comparison of pregnancies of known conception date with pregnancies dated from the last menstrual period. Obstet Gynecol 1989; 73: 243.
112. Saftlas AF, Olson DR, Atrash HK, Rochat R, Rowley D. National trends in the incidence of abruptio placentae, 1979-1987. Obstet Gynecol 1991; 78: 1081-6.
113. Sauerbrei EE, Pham DM. Placental abruption and subchorionic hemorrhage in the first half pregnancy: US appearance and clinical outcome. Radiology 1986; 160: 109.
114. Schats R, Jansen CAM, Wladimiroff JW. Embryonic heart activity: appearance and development in early human pregnancy. Br J Obstet Gynecol 1990; 97: 989-94.
115. Schild RL, Maringa M, Siemer J, Meurer B, Hart N, Goecke TW et al. Weight estimation by three-dimensional ultrasound imaging in the small fetus. Ultrasound Obstet Gynecol 2008; 32(2): 168-75.
116. Sebire NJ, Van Kaseinberg C, Rubio C et al. Fetal megacystis at 10-14 weeks of gestation. Ultrasound Obstet Gynecol 1996; 8: 387.

117. Seki H, Kuromaki K, Takeda S, Kinoshita K. Persistent subchorionic hematoma with clinical simptoms until delivery. Int J Gynaecol Obst 1998; 631: 23-8.
118. Shepard M, Filly RA. A standardize plane for biparietal diameter measurement. J Ultrasound Med 1982; 1: 145.
119. Shepard MJO, Richards VA, Berkowitz RL, Hobbins JC. An evaluation of two equations for predicting fetal weight by ultrasound. Am J Obstet Gynecol 1982; 142: 47-54.
120. Sholl JS. Abruptio placentae, clinical management in non-acute cases. Am J Obstet Gynecol 1987; 156: 40-51.
121. Silver RM, Landon MB, Rouse DJ, et al. Maternal morbidity associated with multiple repeat cesarean deliveries. Obstet Gynecol 2006;107(6):1226-32.
122. Smith GN, Walter M, Johnston S, Ash K. Sonographic finding of persistent umbilical cord cystic masses is associated with lethal aneuploidy and/or congenital anomalies. Prenat Diagn 1996; 16: 1141-7.
123. Souka AP, Pilalis A, Kavalakis I et al. Screening for major structural abnormalities at the 11 to 14-week ultrasound scan. Am J Obstet Gynecol 2006; 194(2): 393-6.
124. Spellacy WN, Gravem H, Fish RO. The umbilicalcord complications of true knots, nuchal coils and Cord around the body. AM J Obstet Gynecol 1966, 94; 1136-1142
125. Stefos TI, Lolis DE, Sotiriades AJ et al. Embryonic heart rate in early pregnancy. J Clin Ultrasound 1998; 26: 33-6.
126. Taipale P, Hiilesmaa V, Ylöstalo P. Transvaginal ultrasonography at 18-23 weeks in predicting placenta previa at delivery. Ultrasound Obstet Gynecol 1998; 12: 422-5.
127. Timor-Tritsch IE, Monteagudo A, Preisner DB. High frequence transvaginal sonographic examination for the potential malformation assessment of the 9-week to 14-week fetus. J Clin Ultrasound 1992; 20: 231.
128. Timor-Tritsch IE, Warren WB, Preisner DB. First trimester midgut herniation: a high frequency transvaginal sonographic study. Am J Obstet Gynecol 1989; 161: 831.
129. Walker CW, Pye BG. The length of the umbilical cord: a statistical report. Br Med J 1960; 1: 546.
130. Warsof SL, Gohari P, Berkowitz RL, Hobbins JC. The estimation of fetal weigth by computer-assisted analysis. Am J Obstet Gynecol 1977; 128: 881-5.
131. Watanabe LC, Brizot ML, Pereira PP, Mustafá SA, Miyadahira S, Zugaib M. Achados ultra-sonográficos em pacientes com ameaça de abortamento no primeiro trimestre da gestação. Rev Bras Ginecol Obstet 2000; 22(5): 275-9.
132. Williams VL, Williams RA. Placental teratoma: prenatal ultrasonographic diagnosis. J Ultrasound Med 1994; 13: 587-9.
133. Wolf H, Oosting H, Trefferes E. Placental volume measurement by ultrasonography: evolution of the method. Am J Obstet Gyneco 1987; 156: 1191-4.
134. Wu S, Kocherginsky M, Hibbard JU. Abnormal placentation: twenty-year analysis. Am J Obstet Gynecol 2005; 192: 1458-61.


## Comunicação pessoal


135. Sebire NJ. Pathophysiological significance of abnormal umbilical cord coiling index. Ultrasound Obstet Gynecol 2007; 30: 804-6.


## Diretrizes


136. ACOG Practice Bulletin. Ultrasonography in Pregnancy. Obstet Gynecol 2009; 113: 451-61.
137. American College of Obstetricians and Gynecologists. Methods for estimating the due date. Committee Opinion N. 700. Obstet Gynecol 2017; 129e150-4.
138. Committee on Practice Bulletins. Obstetrics and the American Institute of Ultrasound in Medicine. Practice Bulletin N. 175: Ultrasound in Pregnancy. Obstet Gynecol 2016; 128:e241.
139. Pettker CM, Goldberg ID, El-Sayed YY, Copel JA. Committee on Obstetric Practice, the American Institute of Ultrasound in Medicine, and the Society for Maternal-Fetal Medicine. Committee Opinion n. 700: Methods for Estimating the Due Date. Obstet Gynecol 2017; 129(5): e150-e154.
140. Salomon LJ, Alfirevic Z, Bilardo CM, Chalouhi GE, Ghi T, Kagan KO, et al. ISUOG practice guidelines: performance of first-trimester fetal ultrasound scan.Ultrasound Obstet Gynecol 2013; 41(1): 102-13.


## Editorial/carta ao editor


141. Detecting open spina bifida at the 11-13 week scan by assessing intracranial translucency and the posterior brain region: mid-sagittal or axial plane? Ultrasound Obstet Gynecol 2011; 38: 609-612.


## Livros


142. Brizot ML, Watanabe LC, Izzo COM, Pereira PP, Miyadahira S, Zugaib M. Ultrasound features in predicting early pregnancy loss. In: Kurjak A, Chervenak FA, Carrera JM, editors. The embryo as a patient. New York: Parthenon; 2001. p. 143.
143. Fleischer AC, Finberg HJ, Graham DF. Sonography of the umbilical cord and intrauterine membranes. In: Fleischer AC, Manning FA, Jeanty P, Romero R, editors. Sonography in obstetrics and gynecology: principles and practice. USA: Appleton & Lange; 1991. p. 203-22.
144. Fox H. Non-trophoblastic tumors of the placenta. In: Fox H, editor. Pathology of the placenta. Philadelphia: WB Saunders, 1978. p. 343.
145. Fox H. Nontrophoblastic tumors of the placenta. In: Perrin EDVK, editor. Pathology of the placenta. London: Churchill Livingstone; 1984. p. 199-209.
146. Fox H. Pathology of the placenta. 2. ed. London: Saunders; 1997.
147. Gruboeck K, Zosmer N, Jurkovic D. Ultrasound features of early pregnancy development. In: Jurkovic D, Jauniaux E, editors. Ultrasound and early pregnancy. New York: Parthenon; 1996. p. 41.
148. Hadlock FP, Athey PA. Sonography of the placenta. In: Lavery JP, editor. The human placenta: clinical perspectives. Rockville: Aspen; 1987. p. 101-3.
149. Jauniaux E, Gavril P, Nicolaides KH. Ultrasonographic assessment of early pregnancy complications. In: Jurkovic D, Jauniaux E, editors. Ultrasound in early pregnancy. New York: Parthenon; 1996. p. 53.
150. Jauniaux E, Moscoso JG. Morphology and significance of the human yolk sac. In: Barnea E, Hustin J, Jauniaux E, editors. The first twelve weeks of gestation. Heidelberg: Springer-Verlag; 1992. p. 192.
151. Jones KL. Smith's recognizable patterns of human malformation. 4.ed. London: WB Saunders, 1988.
152. Lopes LM. Ecocardiografia fetal. In: Zugaib M, Bittar RE, editores. Protocolos assistenciais. 3.ed. São Paulo: Atheneu; 2007. p. 89.
153. Lopes LM, Zugaib M. Arritmias fetais. In: Lopes LM, Zugaib M, editores. Atlas comentado de cardiologia fetal. São Paulo: Lilian Maria Lopes; 2003.
154. Martins P. Placentologia. São Paulo: Roca; 1986. p.140.
155. Okumura M. Moléstia trofoblástica gestacional. In: Okumura M, Zugaib M, editores. Ultra-sonografia em obstetrícia. São Paulo: Sarvier; 2002. p. 81.
156. Romero R, Pilu G, Jeanty P, Ghidini A, Hobbin J. Meconium peritonitis. In: Prenatal diagnosis of congenital anomalies. Norwalk: Appleton & Lange; 1988. p. 243-5.
157. Schaaps JP. Ultrasound features of the early gestational sac. In: Barnea ER, Hustin J, Jauniaux E, editors. The first twelve weeks of gestation. Heidelberg: Springer-Verlag; 1992, p. 65.
158. Spirt BA, Gordon LP. Sonography of the placenta. In: Fleisher A, Manning FA, Jeanty P, Romero R, editors. Sonography in obstetrics and gynecology: principles and practice. 5. ed. New York: Prentice-Hall International; 1996. p. 173-202.

## Revisões sistemáticas/metanálises

159. Fenton TR, Kim JH. A systematic review and meta-analysis to revise the Fenton growth chart for preterm infants. BMC Pediatr 2013; 13: 59.
160. Leitich H, Briunbauer M, Kaider A, Egarter C, Husslein P. Cervical length and dilatation of the internal cervical of detected by vaginal ultrasonography as markers for preterm delivery: a syxtematic review. Am J Obstet Gynecol 1999; 181: 1465-72.

## Teses

161. Reis NSV. Aspectos placentários anormais no exame ultra-sonográfico: relação com resultados perinatais e achados anatomopatológicos da placenta. Tese (Doutorado). São Paulo: FMUSP, 2003.
162. Reis NSV. Distribuição da espessura e do grau de calcificação placentária em gestações normais entre 10 e 40 semanas. Dissertação (Mestrado). São Paulo: FMUSP, 1999.
163. Ricci AG. Estimativa ultra-sonográfica e clínica do peso fetal. Dissertação (Mestrado). São Paulo: FMUSP, 2006.

## *Website*

164. Ministério da Saúde. Secretaria de Atenção Primária à Saúde. Departamento de Ações Programáticas. Malformações fetais e aconselhamento pré-natal. In: Manual da gestação de alto risco. Ministério da Saúde, 2022. p. 606-10. Disponível em: http://189.28.128.100/dab/docs/portaldab/publicacoes/manual_gestacao_alto_risco.pdf. Acesso em: 6/03/2023.

# Capítulo 14

# Avaliação da vitalidade fetal



## INTRODUÇÃO

O prognóstico de gestações de alto risco tem melhorado sensivelmente por conta da adequação do controle terapêutico de doenças maternas e do maior entendimento dos métodos de avaliação do bem-estar fetal. São minimizados os riscos maternos, leva-se a gestação mais próxima ao termo e, assim, pode-se escolher o melhor momento para o parto de forma segura para o binômio materno-fetal.

A propedêutica para avaliação da vitalidade fetal inclui, além de métodos clínicos como a observação de movimentação fetal, a cardiotocografia, o perfil biofísico fetal e a Dopplervelocimetria. Estudos têm confirmado que não há benefícios na utilização de métodos de propedêutica armada para avaliação de vitalidade fetal em gestações de baixo risco.[18,51] Assim, com exceção da observação dos movimentos fetais e da ausculta dos batimentos cardíacos fetais, que ocorrem em todas as consultas médicas durante o pré-natal, os métodos aqui descritos aplicam-se ao acompanhamento de gestações de alto risco.

Os exames utilizados para avaliar a vitalidade fetal não são invasivos e se utilizam da predição do sofrimento fetal, e não da confirmação desse diagnóstico; por isso, ainda há muito que se estudar nessas situações. Resultados normais dos exames de vitalidade fetal asseguram a continuidade da gestação até o mais próximo possível do termo, o que depende ainda do controle clínico materno. Resultados anormais desses testes deverão levar a um raciocínio clínico que inclua sempre a reflexão sobre eventuais danos decorrentes da hipoxia e da prematuridade.

## INDICAÇÕES

Os exames para a avaliação da vitalidade fetal são indicados em situações em que exista risco de comprometimento da oxigenação fetal e podem ser apresentados em três grupos:

- Doenças maternas: listadas a seguir, encontram-se as doenças maternas que representam a grande maioria das indicações de avaliação da vitalidade fetal. Nas demais doenças, deve-se avaliar cada caso, considerando-se o risco de sofrimento fetal.
  - Síndromes hipertensivas: hipertensão arterial crônica, pré-eclâmpsia, hipertensão arterial crônica com pré-eclâmpsia sobreposta, síndrome HELLP, iminência de eclâmpsia e eclâmpsia.
  - Endocrinopatias: *diabetes mellitus* e doenças tireoidianas.
  - Cardiopatias: congênitas e adquiridas.
  - Pneumopatias: asma e enfisema pulmonar.
  - Doenças do tecido conjuntivo: lúpus eritematoso sistêmico (LES), artrite reumatoide e dermatomiosite.

  - Nefropatias: insuficiência renal crônica, síndrome nefrótica e transplante renal.
  - Hemopatias: anemias carenciais, anemias hemolíticas (hemoglobinopatias), anemia falciforme e coagulopatias.
  - Trombofilias: congênitas e adquiridas.
  - Desnutrição materna.
  - Neoplasias malignas.
- Intercorrências da gestação:
  - Restrição do crescimento fetal (RCF).
  - Pós-datismo.
  - Antecedentes obstétricos desfavoráveis: natimorto de causa desconhecida, RCF e descolamento prematuro de placenta (DPP).
  - Alterações do volume de líquido amniótico: oligoâmnio e polidrâmnio.
  - Rotura prematura de membranas ovulares (RPMO).
  - Gemelidade, síndrome da transfusão feto-fetal e gêmeos discordantes.
  - Placenta prévia.
- Doenças fetais:
  - Anemias fetais: aloimunização Rh e hidropsia fetal não imune.
  - Cardiopatias fetais: bloqueios cardíacos (bloqueio atrioventricular total), arritmias e malformações cardíacas.
  - Malformações e infecções fetais.

## MÉTODOS BIOFÍSICOS DE AVALIAÇÃO DA VITALIDADE FETAL

Os principais métodos biofísicos para avaliação da vitalidade fetal são a Dopplervelocimetria, a cardiotocografia e o perfil biofísico fetal. A Dopplervelocimetria tem por objetivo a avaliação indireta da função placentária (visando ao diagnóstico de insuficiência placentária) e da resposta fetal à hipoxemia. Quando se apresenta anormal, na maioria dos casos representa processo crônico desenvolvido no decorrer da gestação. As alterações na cardiotocografia e no perfil biofísico fetal representam diminuição da oxigenação do sistema nervoso central (SNC). Essa redução pode ser mais frequente em casos em que já está instalada a insuficiência placentária, mas pode também denotar insulto agudo, mesmo em situações nas quais a Dopplervelocimetria for normal.

## DOPPLERVELOCIMETRIA

A Dopplervelocimetria é um estudo ultrassonográfico da velocidade do fluxo sanguíneo nos vasos do corpo humano, arteriais ou venosos, baseado no princípio físico do efeito Doppler. Tem sido utilizada para avaliar a circulação materna (artérias uterinas), fetoplacentária (artérias umbilicais) e fetal (artéria cerebral média – ACM, aorta abdominal, artérias renais, ducto venoso e seio transverso). Essa tecnologia disponibiliza, de forma não invasiva, possibilidade única de estudo da hemodinâmica fetal em resposta ao déficit de oxigenação. É considerada um procedimento seguro na gestação, não tendo sido associada a nenhum dano materno ou fetal, ou mesmo a alterações cognitivas na infância. É um procedimento que deve ser utilizado em gestações com risco para insuficiência placentária.[45,54]

### Bases físicas da Dopplervelocimetria

O chamado efeito Doppler pode ser definido como sendo o princípio físico no qual se verifica a alteração da frequência das ondas sonoras refletidas quando o objeto (corpo) refletor se move em relação a uma fonte de onda sonora. As hemácias em movimento dentro dos vasos, ao encontrarem uma onda sonora, comportam-se como corpos refletores. O estudo por meio do Doppler registra o movimento do sangue no sistema cardiovascular. A diferença entre a frequência do som transmitido e a daquele refletido é chamada deslocamento de frequência Doppler.

Assim, a frequência emitida submete-se a um deslocamento proporcional à velocidade do movimento das hemácias circulantes. Se o deslocamento de Doppler e o ângulo da incidência do feixe são conhecidos e assumindo-se que a frequência do transdutor e a velocidade do som no tecido permanecem relativamente constantes, a velocidade da circulação sanguínea pode ser determinada tendo-se como base a equação que determina a frequência Doppler (Figura 1), ou seja, $v = fd \times c/2 \times ft \times \cos\theta$, em que v é a velocidade da corrente sanguínea, fd é a frequência Doppler, c é a velocidade de propagação do ultrassom no sangue, ft é a frequência do ultrassom transmitido e $\theta$ é o ângulo de incidência do feixe de ultrassom. Essa equação é a base para a aplicação clínica do princípio de Doppler.

### Modalidades de aparelhos de ultrassonografia com dispositivo Doppler

#### Doppler contínuo

O Doppler contínuo restringe-se à identificação e à monitorização da frequência cardíaca fetal. Inicialmente, aplicou-se essa modalidade para a obtenção de sonogramas de artérias umbilicais, mas foi gradualmente substituído pelo Doppler pulsado.

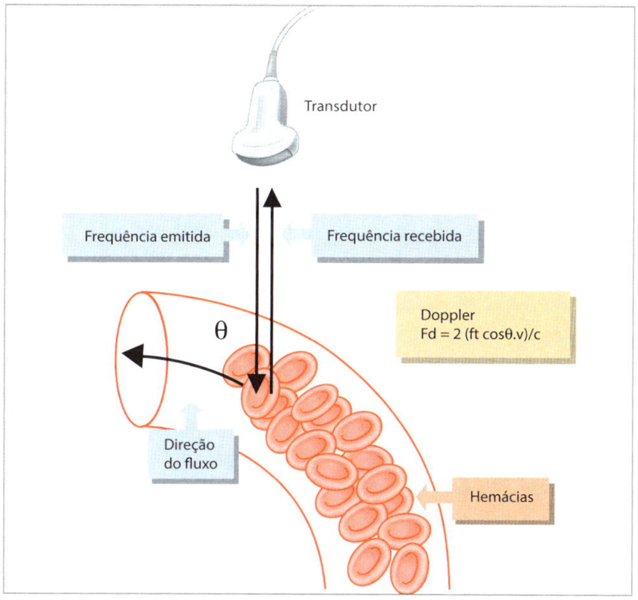


FIGURA 1. Esquema representativo da incidência de um feixe acústico sobre um vaso sanguíneo. c: velocidade de propagação do ultrassom no sangue (1.540 m/s); fd: frequência Doppler; ft: frequência emitida pelo transdutor; θ: ângulo de incidência entre o feixe da ultrassonografia e o eixo do vaso em estudo; v: velocidade da corrente sanguínea.

### Doppler pulsado

O Doppler pulsado é geralmente empregado em conjunto com a ultrassonografia bidimensional, em tempo real. Apresenta como grande vantagem o fato de que transmite ondas curtas de ultrassom (pulsos) a intervalos regulares e recebe o sinal refletido no resto do tempo, comparando-o com aquele transmitido. A onda pulsada permite ao Doppler medir uma região específica dentro de um campo de imagem, possibilitando assim a medida da velocidade dentro dos vasos selecionados. Portanto, ao se acionar o recurso Doppler, tem-se a informação hemodinâmica de determinada circulação. Essa tecnologia Doppler é também conhecida como Doppler espectral ou Doppler duplex.

### Mapeamento colorido do fluxo sanguíneo

O mapeamento colorido do fluxo sanguíneo permite a avaliação hemodinâmica qualitativa, que inclui a identificação da presença do fluxo sanguíneo e a direção deste.

## Obtenção de sonogramas

Alguns cuidados básicos devem ser adotados quando da obtenção do sonograma de determinado vaso:

- Identificar com precisão o vaso a ser estudado, fazendo uso de mapeamento colorido do fluxo sanguíneo, se necessário.
- Verificar se a frequência cardíaca fetal se situa em níveis normais (110 a 160 bpm). Bradicardia e taquicardia podem alterar os sonogramas, falseando seus resultados.
- Certificar-se da ausência de movimentação respiratória fetal, pois a presença desses movimentos altera a pressão intratorácica e, consequentemente, a hemodinâmica fetal.[9]
- Determinar o local de incidência do feixe acústico sobre as artérias umbilicais, pois quanto mais próximo à placenta, menor será a resistência.[9]
- Fixar o filtro de janela em 50 Hz, reduzindo a interferência de vasos e tecidos adjacentes sem ocasionar perda de informações dos sonogramas analisados.
- Ajustar a janela de amostra ao lúmen do vaso sanguíneo a ser avaliado.

Na Clínica Obstétrica do HC-FMUSP, preconiza-se:

- Artérias umbilicais: a avaliação deve ser realizada próximo à inserção do cordão umbilical na placenta (3 a 5 cm) (Figura 2). A avaliação em alça livre de cordão umbilical pode ser realizada visto que algumas curvas de normalidade foram baseadas nesta porção do cordão umbilical. Deve-se, porém, considerar que a resistência em alça livre será maior que aquela observada próxima à inserção do cordão umbilical na placenta.
- Artérias cerebrais médias (ACM): quando visualizado o polígono de Willis, detectam-se facilmente as ACM e os ramos mais calibrosos da artéria carótida interna. O local de incidência do feixe acústico preconizado é na emergência do vaso, sendo escolhido sempre o vaso situado no hemisfério mais próximo ao transdutor (Figura 3).
- Ducto venoso: em corte transversal do abdome fetal, quando visualizada a veia umbilical, nota-se a origem do ducto venoso onde ocorre fluxo turbulento e onde seu sonograma deve ser obtido (Figura 4).

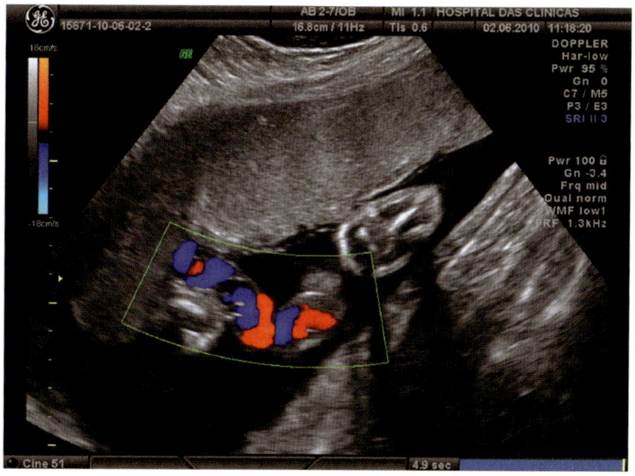

FIGURA 2. Local de incidência do feixe acústico sobre as artérias umbilicais (inserção placentária do cordão umbilical).

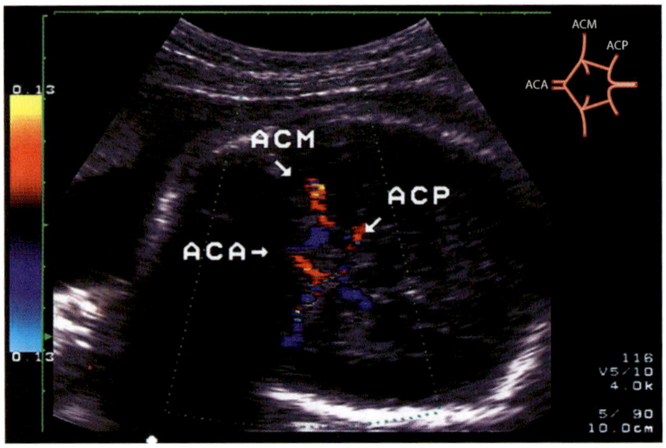


**FIGURA 3.** Local de incidência do feixe acústico sobre a artéria cerebral média (ACM). No destaque, representação esquemática do polígono de Willis. ACA: artéria cerebral anterior; ACP: artéria cerebral posterior.

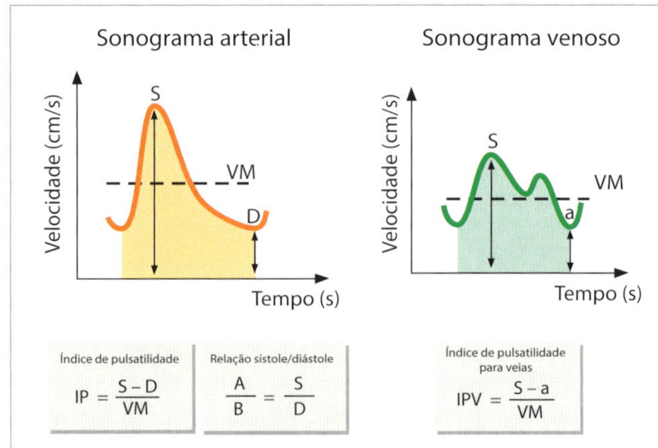


**FIGURA 5.** Esquema de sonogramas arterial e venoso. a: contração atrial; D: diástole; IP: índice de pulsatilidade; IPV: índice de pulsatilidade para veias; S: sístole; VM: velocidade média.

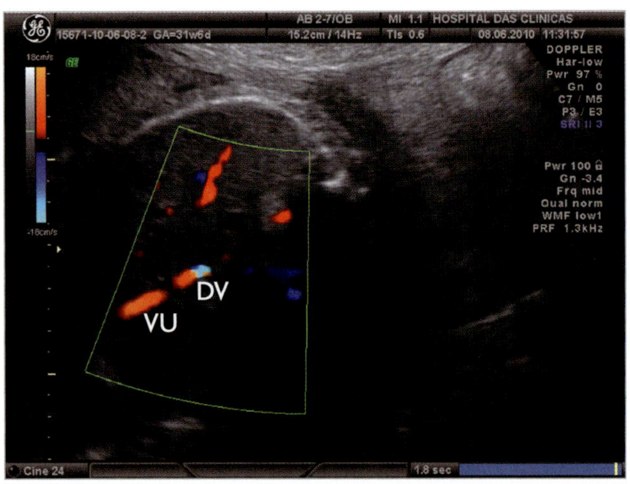


**FIGURA 4.** Local de incidência do feixe acústico sobre o ducto venoso. DV: ducto venoso; VU: veia umbilical.

## Interpretação dos sonogramas

A maioria dos índices utilizados para avaliação dos sonogramas leva em consideração velocidades máximas, velocidades mínimas e a avaliação de todo o ciclo cardíaco com estudo da velocidade média (Figura 5). O estudo do sonograma pode ser feito de forma qualitativa (forma da onda) ou quantitativa (utilização de índices).

Os índices mais utilizados são:

- Índice de pulsatilidade (sístole – diástole/velocidade média).[21]
- Índice de pulsatilidade para veias (sístole – contração atrial/velocidade média).[22]
- Relação sístole/diástole (também conhecida como relação A/B, em que "A" representa a sístole e "B" a diástole).[41]
- Índice de resistência (sístole – diástole/sístole).[47]

Cada vaso de interesse apresenta curva de normalidade correspondente e relacionada à respectiva idade gestacional. É importante salientar que a variação intra e interobservador em estudos de Dopplervelocimetria tem sido descrita como inferior a 10%.[43] O estudo da forma da onda tem sua aplicabilidade na identificação da incisura protodiastólica nas artérias uterinas (Figura 6) e na identificação de fluxo ausente ou reverso nas artérias umbilicais (Figura 7) e no ducto venoso (Figura 8).

## Modificações fisiológicas observadas na Dopplervelocimetria de artérias umbilicais durante a gestação

Na avaliação da Dopplervelocimetria de artérias umbilicais no primeiro trimestre, habitualmente não se observa fluxo diastólico. Espera-se que, após a 14ª semana de gestação, o fluxo diastólico já tenha se tornado positivo, refletindo a diminuição da resistência placentária decorrente da primeira onda de invasão trofoblástica. Com a evolução da gestação e, portanto, da placentação, ocorre gradual aumento do fluxo diastólico.

## Indicações e aplicabilidade da Dopplervelocimetria

### Avaliação da ocorrência de insuficiência placentária

A Dopplervelocimetria dos vasos que destinam seus fluxos à placenta (artérias uterinas e umbilicais) é utilizada para estudo da função desse órgão. Sua indicação está reservada às gestações que possam evoluir com insuficiência placentária.[45]

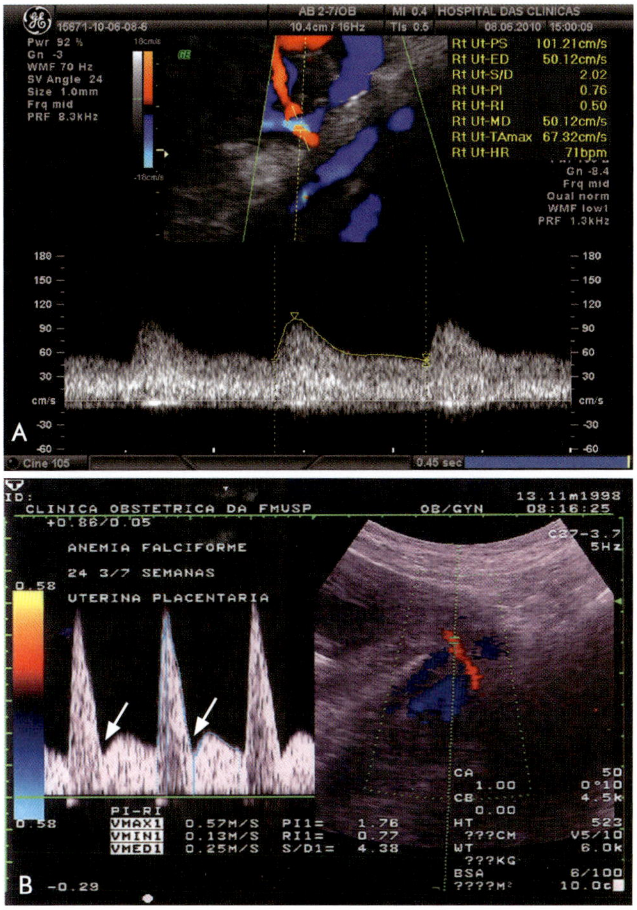


FIGURA 6. Imagens de Dopplervelocimetria de artérias uterinas demonstrando sonogramas com fluxo de baixa resistência (A) e fluxo de alta resistência (B), com incisura protodiastólica (setas).

Avaliando revisão sistemática envolvendo dezesseis estudos e cerca de 10 mil gestações de alto risco, observou-se que a utilização da Dopplervelocimetria de artérias umbilicais foi associada com redução nas mortes perinatais (razão de chances: 0,71; intervalo de confiança: 95%, 0,52-0,98).[50]

Entre as doenças maternas que mais se relacionam à insuficiência placentária, pode-se citar: hipertensão arterial em todas as suas formas; *diabetes mellitus* tipos 1 e 2; trombofilias congênitas e adquiridas; cardiopatias, principalmente as cianóticas e aquelas com grave comprometimento funcional desse órgão; lúpus; e pneumopatias restritivas graves. No entanto, estudos em gestações de baixo risco demonstraram não haver benefícios para o prognóstico fetal ao se utilizar essa tecnologia como rotina na assistência pré-natal.[18,51]

Assim, a função placentária pode ser investigada por meio da circulação uteroplacentária (representada pelas artérias uterinas) e da circulação fetoplacentária (representada pelas artérias umbilicais).

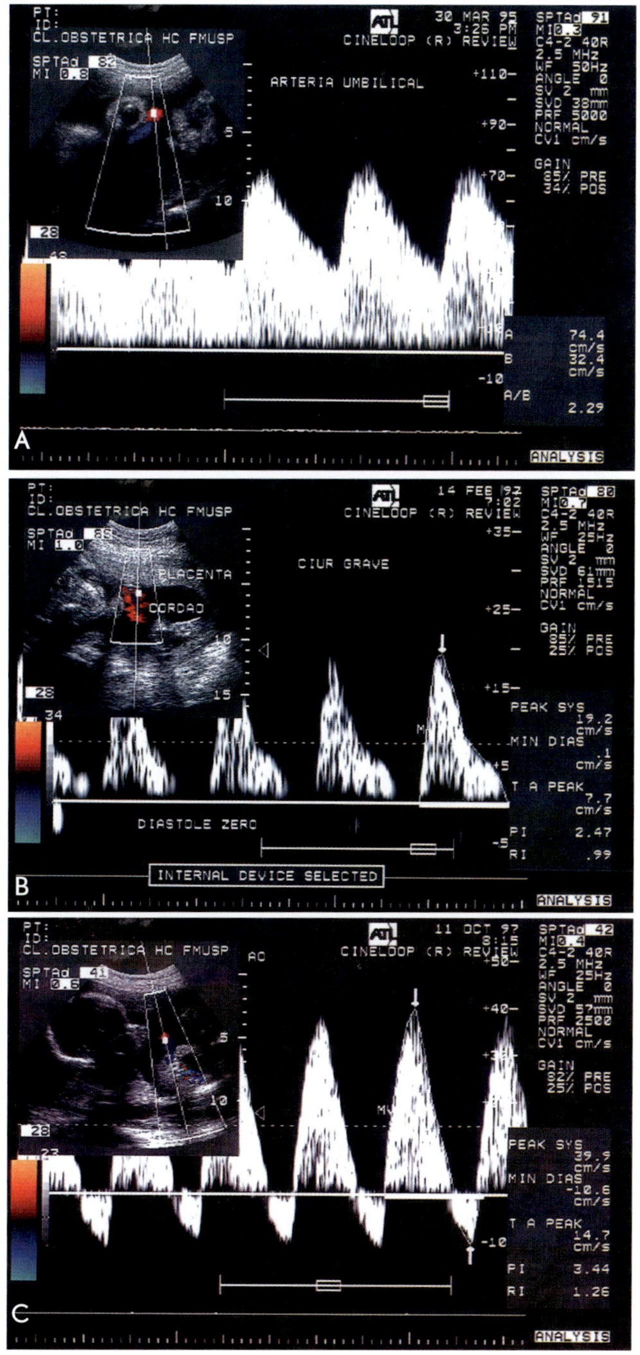


FIGURA 7. Imagens de Dopplervelocimetria de artérias umbilicais. A: sonograma normal; B: diástole zero; C: diástole reversa.

Na Clínica Obstétrica do HC-FMUSP, preconiza-se a avaliação da Dopplervelocimetria de artérias uterinas e umbilicais apenas em gestações de alto risco para insuficiência placentária. A Dopplervelocimetria de artérias uterinas é geralmente realizada na 25ª semana de idade gestacional e a primeira avaliação das artérias umbilicais, em torno de 20 a 25 semanas. Na Figura 6-A é pos-

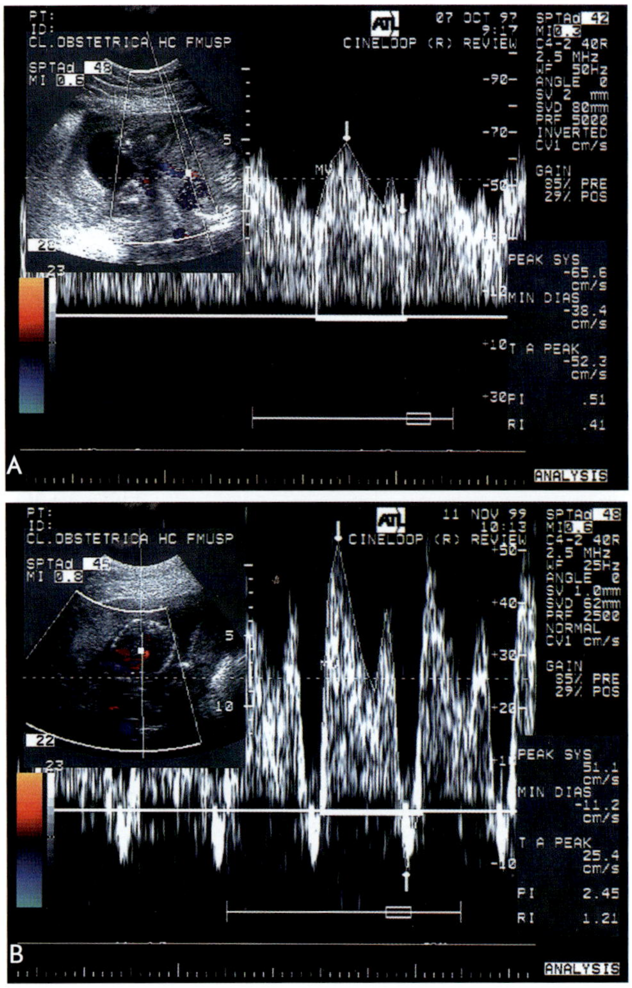

FIGURA 8. Imagem de Dopplervelocimetria do ducto venoso normal (A) e alterado (B), com fluxo reverso na contração atrial (setas).

sível observar Dopplervelocimetria de artérias uterinas com resultado normal, ou seja, fluxo diastólico elevado.

## Dopplervelocimetria de artérias uterinas

Os resultados anormais na Dopplervelocimetria das artérias uterinas se associam a invasão trofoblástica inadequada, que determina a manutenção de alta resistência vascular.[23,25] Essas anormalidades se relacionam a maior frequência de RCF e de pré-eclâmpsia[29] e são verificadas no sonograma por:

- Índices Dopplervelocimétricos elevados (índice de pulsatilidade acima do percentil 95 de curva de normalidade).
- Incisura protodiastólica em ambas as artérias, que persistam após 24 semanas de gestação (Figura 6).

Apesar de haver associação entre resultados anormais na Dopplervelocimetria de artérias uterinas e resultados perinatais adversos, o valor preditivo do teste é baixo, o que limita sua utilização na prática clínica.[1,7,19]

## Dopplervelocimetria das artérias umbilicais

A Dopplervelocimetria das artérias umbilicais reflete a resistência placentária, que pode estar aumentada por placentação inadequada, infartos e/ou tromboses no leito placentário.[4,24]

Essas alterações podem ser dimensionadas pelos altos valores nos seus índices Dopplervelocimétricos (índice de pulsatilidade, relação sístole/diástole) e ainda, em análise qualitativa do sonograma, pela diminuição ou ausência de fluxo diastólico final ou até mesmo por fluxo diastólico reverso nas artérias umbilicais.

Descreve-se que aumentos nas relações sístole/diástole de artérias umbilicais começam a ser observados quando aproximadamente 30% da área placentária se apresenta comprometida, e que o fluxo ausente ou reverso nas artérias umbilicais ocorre quando pelo menos 70% da placenta apresenta lesões em sua vasculatura.[31,42] Na Figura 7, podem ser observados sonogramas de artérias umbilicais anormais, com fluxo diastólico ausente ou reverso.

## Diástole zero ou reversa nas artérias umbilicais

Apesar de ser evento raro, mesmo quando avaliadas gestações de alto risco (aproximadamente 2%), o fluxo ausente ou reverso nas artérias umbilicais assume importância em razão da gravidade da insuficiência placentária representada por essa condição.[3,6]

A detecção de fluxo ausente ou reverso é associada a resultado perinatal adverso, sobretudo por sua mortalidade, sendo relatadas taxas de óbito fetal de 170:1.000 e de óbito neonatal de 280:1.000.[46]

## Avaliação da hemodinâmica fetal

Quando identificada a presença de anormalidades na Dopplervelocimetria de artérias umbilicais, por resultados de índices anormais (com fluxo diastólico ainda positivo) ou pelo diagnóstico de fluxo ausente ou reverso, deve-se considerar a ocorrência de insuficiência placentária.

Pode-se, assim, inferir a existência de menor oferta de nutrientes, o que levará a RCF e diminuição da oferta de oxigênio com hipoxemia e consequente desencadeamento de resposta hemodinâmica fetal.

As adaptações do sistema hemodinâmico fetal têm por primeiro objetivo a redistribuição do fluxo sanguíneo para priorizar áreas nobres, como cérebro, coração e adrenais, em detrimento de músculos, vísceras e rins.[36] Essa fase da resposta hemodinâmica à hipoxia é conhecida como centralização da circulação fetal e pode ser avaliada pela Dopplervelocimetria do território arterial.

Apesar de trazer informações evolutivas sobre a resposta fetal à diminuição da oferta de oxigênio, o fenômeno descrito como centralização da circulação fetal não se relaciona ao prognóstico do recém-nascido, particularmente no que se refere ao diagnóstico de acidose no nascimento. Trata-se, portanto, de um mecanismo de defesa fetal.

Considerando-se a sequência de alterações na Dopplervelocimetria que é desencadeada pela hipoxemia, observa-se que, após as modificações no território arterial, ocorrem anormalidades no território venoso fetal.

### Território arterial: artéria cerebral média

O território arterial é o primeiro a se alterar diante da hipoxemia fetal. É necessária muita cautela na análise da centralização da circulação fetal quando se avalia isoladamente esse território. Valores anormais observados no estudo de qualquer um dos vasos arteriais, como aorta ou artérias renais, não são indicativos de resolução obstétrica.

A ACM tem sido o vaso escolhido para estudo do território arterial fetal, visto que a obtenção de sonograma é fácil e tem boa reprodutibilidade. Mediante hipoxemia, observa-se, nesse vaso, aumento do fluxo sanguíneo na diástole com consequente diminuição dos índices de pulsatilidade (Figura 9). Na Clínica Obstétrica do HC-FMUSP, utiliza-se a curva de Arduini e Rizzo[11] para o diagnóstico de anormalidades na Dopplervelocimetria da ACM e, portanto, de centralização da circulação fetal.

Fato importante a ser mencionado em relação à ACM é a sua utilização nos casos de RCF com Dopplervelocimetria de artérias umbilicais dentro do limite da normalidade. Suspeita-se, nesses casos, que exista lesão placentária em percentual inferior a 30% da área placentária. Nessas situações, apesar de não serem observadas anormalidades na Dopplervelocimetria das artéria umbilicais, haveria uma redução da oferta de oxigênio que poderia ativar os mecanismos de resposta hemodinâmica fetal. Apesar disso, a avaliação da ACM nesses casos ainda deve ser vista como um sinal de alerta e não como um indicativo da necessidade de resolução da gestação.[16] Nesses casos, podem-se utilizar tanto o índice de pulsatilidade da artéria cerebral média de forma isolada como o índice cerebroumbilical.[2]

É importante citar também a importância da Dopplervelocimetria da artéria cerebral média (velocidade no pico sistólico) para predição e acompanhamento de casos de anemia fetal (abordado com profundidade no Capítulo 41, "Doença hemolítica perinatal").

### Território venoso: veia cava inferior, ducto venoso e veia umbilical

A tentativa de manutenção de fluxo sanguíneo adequado para as áreas nobres é marcada não só pela vasodilatação de áreas essenciais, mas também pela vasoconstrição dos demais territórios. A vasoconstrição periférica leva ao aumento da pressão nas câmaras cardíacas, seguido de alterações no território venoso fetal. Considerando-se a padronização e a reprodutibilidade, a maioria dos estudos tem elegido o ducto venoso para representar o território venoso. As anormalidades nesse território são associadas à acidose no nascimento, o que deixa clara a importância da análise quando o objetivo é determinar o melhor momento para o parto.[13,14,20] Estudos desse vaso relacionam-se ainda a outros resultados pós-natais, que incluem a mortalidade neonatal e a sobrevida livre de sequelas.[10,12] Na Clínica Obstétrica do HC-FMUSP, tem sido utilizada, como apoio para decisão do melhor momento para o parto, a curva de probabilidade de acidose no nascimento descrita por Francisco et al.[20] (Figura 10).

### Acompanhamento das gestações com diagnóstico de insuficiência placentária

Os casos com insuficiência placentária que ainda exibem fluxo diastólico final positivo na Dopplervelocimetria das

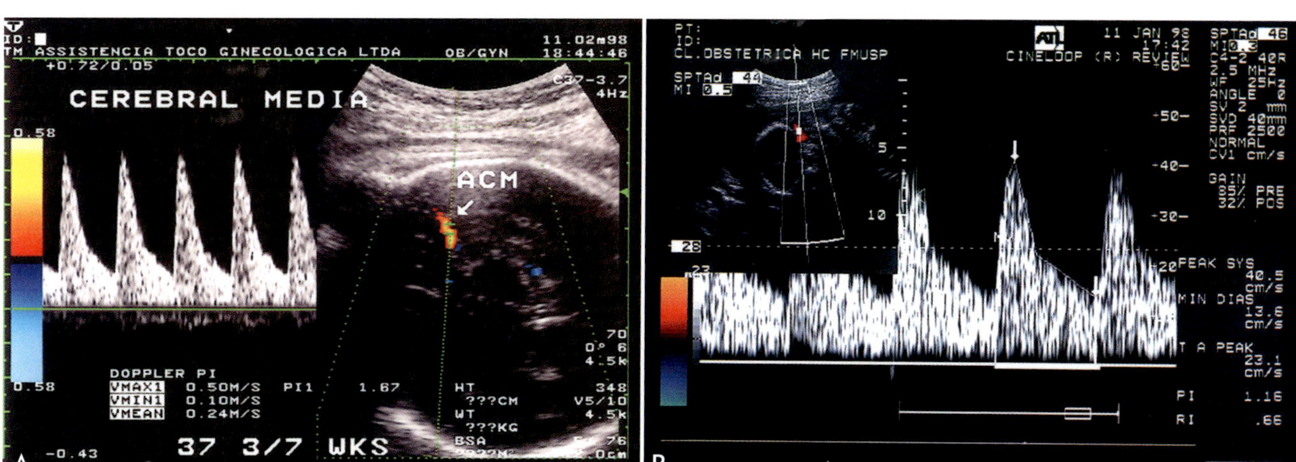


FIGURA 9. A: sonograma normal de artéria cerebral média (ACM); B: sonograma alterado de ACM. Observa-se aumento do fluxo diastólico e diminuição do índice de pulsatilidade (IP), denotando centralização da circulação fetal.

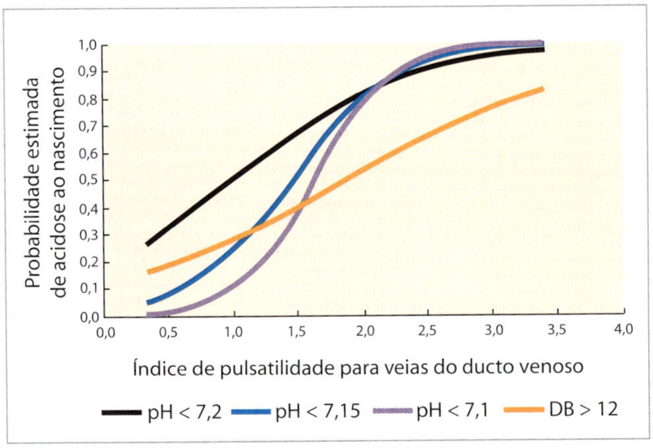


**FIGURA 10.** Probabilidade de ocorrência de acidose segundo o índice de pulsatilidade para veias do ducto venoso. DB: déficit de bases. (Figura adaptada de Francisco et al.[20])

artérias umbilicais e cujos fetos apresentam ACM normal poderão ter acompanhamento ambulatorial duas vezes por semana, desde que a doença materna se apresente estável. Caso ocorra diagnóstico de centralização da circulação fetal, deve-se proceder à internação para avaliação diária da vitalidade fetal e controle clínico materno. Em estudo realizado na Clínica Obstétrica do HC-FMUSP, observa-se que quando a idade gestacional é superior a 34 semanas, a avaliação do perfil biofísico fetal demonstra importante relação com a acidose no nascimento, o que reforça a importância da realização desse exame para essas pacientes.[56]

As gestantes nas quais se verifica fluxo ausente ou reverso nas artérias umbilicais serão internadas para avaliação diária da vitalidade fetal ou parto. É importante salientar que, por tratar-se de gestações em que invariavelmente os fetos são muito prematuros, devem-se utilizar todos os métodos de avaliação da vitalidade fetal descritos neste capítulo a fim de postergar o momento do parto pelo maior tempo possível, mantendo-se a segurança de não expor o feto às sequelas da hipoxemia (Figura 11).

O acompanhamento dessas gestações acontecerá até que se observe motivo para seu término, que poderá ou não ser precedido da administração antenatal de corticosteroides para maturação pulmonar (ver Capítulo 36, "Prematuridade", da Seção 5, "Intercorrências obstétricas").

O momento para término da gestação, portanto, poderá ser:

- Imediato (não precedido da administração antenatal de corticosteroides para maturação pulmonar): impossibilidade de controle da doença materna (risco de morte materna), ducto venoso com valor de índice de pulsatilidade para veias superior a 1,5, perfil biofísico fetal inferior ou igual a 6 (se o perfil biofísico fetal for igual a 6, o exame pode ser repetido em até 6 horas e a resolução está indicada se o resultado for igual ou inferior a 6) e desacelerações tardias de repetição.
- Mediato (após uso de corticosteroide antenatal): ducto venoso com valor de índice de pulsatilidade para

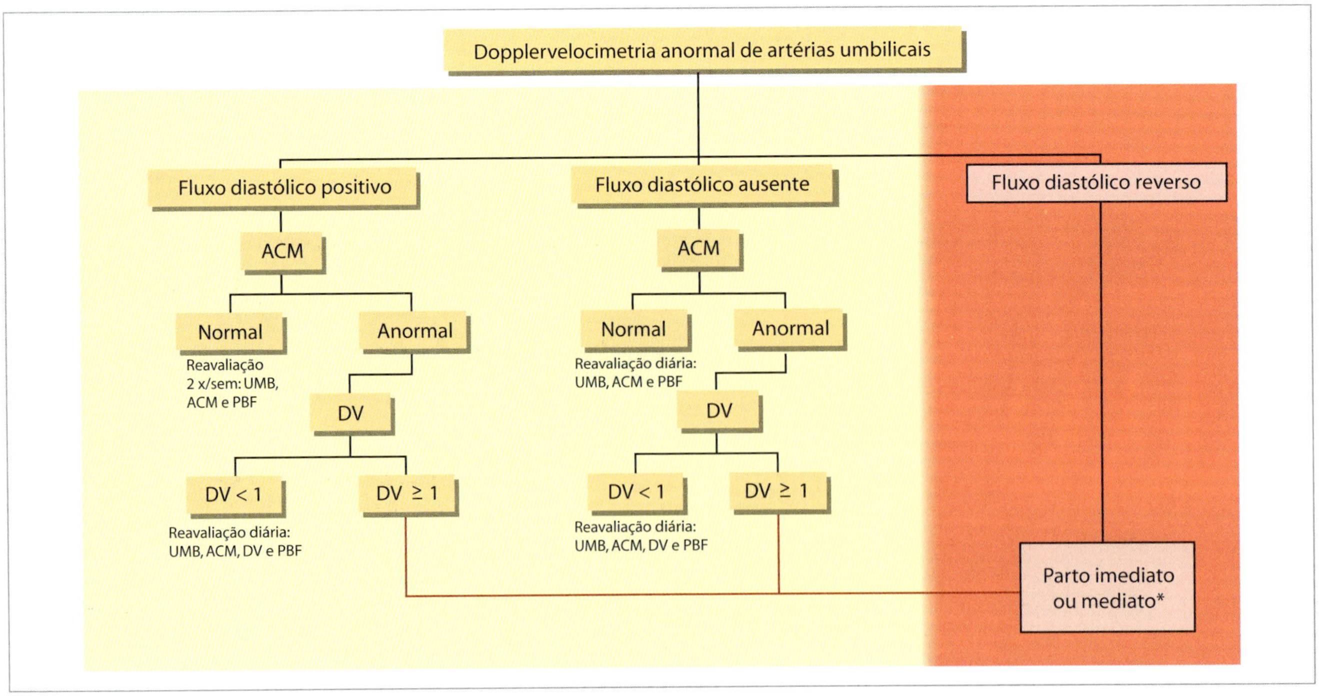


**FIGURA 11.** Acompanhamento de gestações com insuficiência placentária. ACM: artéria cerebral média; DV: ducto venoso; PBF: perfil biofísico fetal; UMB: artérias umbilicais. * Condições descritas no texto.

veias entre 1 e 1,5 e oligoâmnio. Os casos de diástole reversa deverão ser avaliados de forma individualizada, contemplando os outros parâmetros da vitalidade fetal para que se decida pelo uso ou não da corticoterapia antenatal.

A escolha de valores do índice de pulsatilidade para veias do ducto venoso entre 1 e 1,5 para indicação do uso de corticosteroide visando à maturação pulmonar fetal tem por objetivo permitir que, ao se optar pelo uso dessa medicação, seja possível realizar o ciclo completo (12 mg/dia de betametasona por 2 dias consecutivos).

Estudo realizado na Clínica Obstétrica do HC-FMUSP comprova que aguardar até que o fluxo do ducto venoso seja ausente ou reverso aumenta consideravelmente o risco de óbito fetal e a morbidade neonatal.[10] Por outro lado, a utilização de corticosteroide antenatal é extremamente benéfica, reduzindo o óbito neonatal em até 60% e também o número de doses de surfactante a serem administradas no período neonatal.[55]

É importante esclarecer que, após a utilização de corticosteroide, ocorre diminuição dos índices de pulsatilidade das artérias umbilicais e do ducto venoso.[35] Essa aparente melhora da condição hemodinâmica fetal geralmente tem duração de 3 a 8 dias com retorno às condições anteriores ao uso desse medicamento ou até piores que as iniciais. Assim, indicada a resolução da gestação, o parto deverá ocorrer 24 horas após a segunda dose de betametasona, visto que não há benefício na manutenção da gestação, especialmente quando a idade gestacional é mais avançada (acima de 28 semanas).

## CARDIOTOCOGRAFIA ANTEPARTO

A cardiotocografia é um método de avaliação de vitalidade fetal que se fundamenta na análise de parâmetros que possibilitam estudar os efeitos da hipoxemia no SNC e, consequentemente, no comportamento da frequência cardíaca fetal. É um método relativamente simples, não invasivo e bastante difundido. São várias as modalidades de execução desse teste, nas quais se incluem a cardiotocografia intraparto (abordada no Capítulo 19, "Assistência ao trabalho de parto", da Seção 4, "Parto e puerpério"), a de repouso e aquela definida como estimulada.

Esse método apresenta como principais problemas na sua aplicabilidade as variações na interpretação quando se utiliza a análise visual e o alto custo e a imprecisão no reconhecimento de desacelerações quando se opta pela cardiotocografia computadorizada. É um teste útil para as situações em que existe maturidade cardíaca e neurológica fetal desde que haja viabilidade de condições de sobrevida extrauterina.

### Cardiotocografia de repouso

A cardiotocografia de repouso é também conhecida como *nonstress test*. Esse método utiliza parâmetros descritos inicialmente para a análise da monitorização intraparto, principalmente no estudo e na classificação das desacelerações, que têm sua fisiopatologia pormenorizada no Capítulo 19, "Assistência ao trabalho de parto", da Seção 4, "Parto e puerpério". Deve-se ressaltar que quedas da frequência cardíaca fetal podem ser observadas em fetos prematuros, em decorrência da imaturidade no equilíbrio dos sistemas simpático e parassimpático. Por outro lado, a presença de desacelerações – principalmente as tardias – no período anteparto e, portanto, relacionadas a contrações de Braxton Hicks, traduz baixa reserva fetal em oxigênio. O intervalo de tempo para repetição do exame será determinado pelas condições maternas e fetais, podendo ser semanal, diário ou até mesmo ser necessária mais de uma avaliação durante o período de 24 horas.[38]

### Parâmetros da frequência cardíaca fetal

A grande variabilidade intra e interobservador existente na interpretação dos traçados tem motivado a utilização de parâmetros bem determinados no estudo da frequência cardíaca fetal.[15,34] Em 1997, o *National Institute of Child Health and Human Development* publicou consenso de cardiotocografia, no qual definiu esses parâmetros (Tabela 1).[44]

**TABELA 1. Parâmetros da cardiotocografia anteparto**

| | |
|---|---|
| **Linha de base** | |
| Normal | 110-160 bpm |
| Bradicardia | < 110 bpm |
| Taquicardia | > 160 bpm |
| **Variabilidade** | |
| Ausente | Indetectável |
| Mínima | < 5 bpm |
| Moderada (normal) | 6-25 bpm |
| Aumentada | > 25 bpm |
| Padrão sinusoidal | Monótono, de ritmo fixo e regular, caracteriza-se por ondas em forma de sino com amplitudes de 5 a 15 bpm |
| **Acelerações transitórias (aumento abrupto da frequência cardíaca fetal)** | |
| < 32 semanas | > 10 bpm e > 10 s |
| ≥ 32 semanas | > 15 bpm e > 15 s |
| **Desacelerações** | |
| Desacelerações precoces | |
| Desacelerações tardias | |
| Desacelerações variáveis ou umbilicais | |

Tabela adaptada de *National Institute of Child Health and Human Development Research Planning Workshop*.[44]

## Linha de base

A linha de base consiste na média aproximada dos valores da frequência cardíaca fetal, avaliada em qualquer segmento de 10 minutos do traçado cardiotocográfico, excluindo-se os segmentos em que a variação da frequência cardíaca fetal apresente diferenças superiores a 25 bpm, acelerações e desacelerações (Figura 12). Na Clínica Obstétrica do HC-FMUSP, considera-se linha de base aquela que representa pelo menos 50% do traçado avaliado.[48]

A linha de base é considerada normal quando está entre 110 e 160 bpm. Ao se observar taquicardia fetal (frequência cardíaca fetal superior a 160 bpm), devem-se investigar possíveis causas. A causa mais grave é a hipoxia fetal crônica que surge em virtude da estimulação do componente simpático do sistema nervoso autônomo. Outras situações associadas à taquicardia fetal são: hipertermia materna (a frequência cardíaca fetal se eleva em 10 bpm a cada grau centígrado de elevação da temperatura materna acima de 37°C), infecção ovular, uso de drogas parassimpaticolíticas (atropina) e uterolíticas (isoxsuprina, orciprenalina e ritodrina), excesso de atividade fetal e taquiarritmias, nas quais a frequência cardíaca fetal basal geralmente apresenta valores superiores a 200 bpm (Figuras 13 e 14).

A bradicardia (frequência cardíaca fetal inferior a 110 bpm) tem como causas mais comuns o pós-datismo e o uso de drogas betabloqueadoras pela gestante. Algumas arritmias, como o bloqueio atrioventricular fetal, também cursam com bradicardia importante, em que se observam os níveis mais baixos de frequência cardíaca fetal (de 50 a 60 bpm) (Figura 15). Nos casos terminais de sofrimento fetal, também pode ser observada bradicardia, que denota acometimento fetal grave.

Observa-se também que o comportamento da frequência cardíaca fetal sofre influências da idade gestacional; assim, com a progressão da gestação, há, frequentemente, diminuição da linha de base e aumento na frequência e na amplitude de acelerações transitórias.

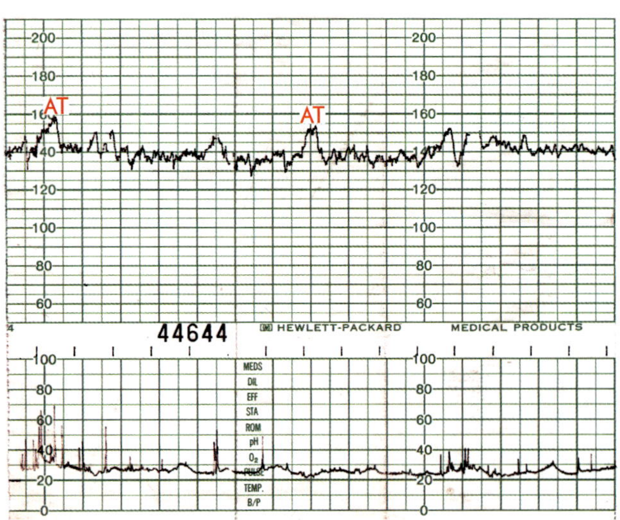


**FIGURA 12.** Linha de base normal e variabilidade normal. AT: acelerações transitórias.

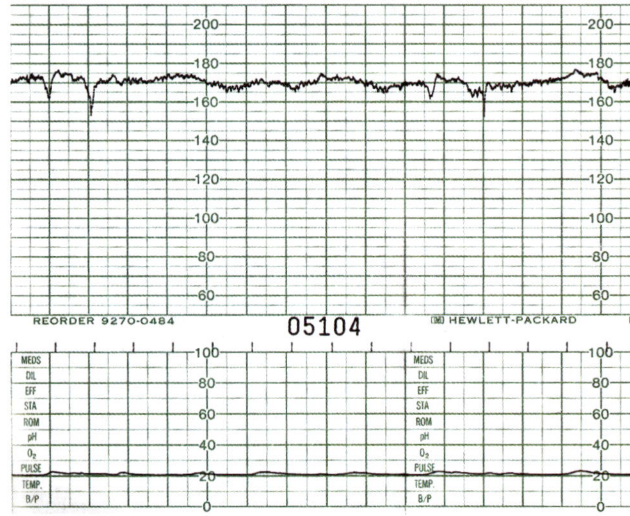


**FIGURA 13.** Taquicardia. Linha de base: 170 bpm.

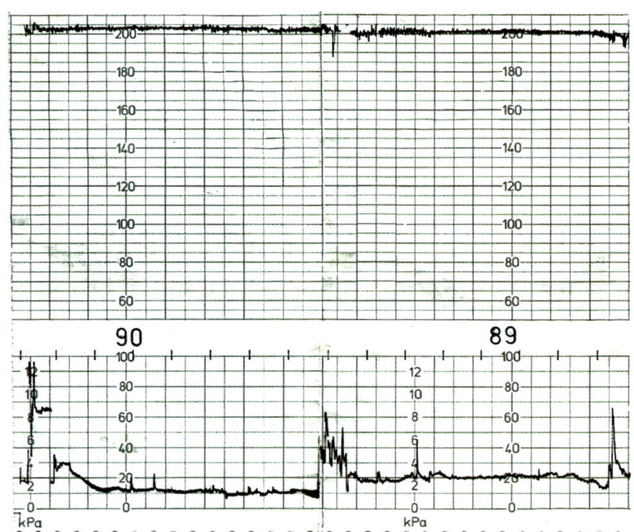


**FIGURA 14.** Taquicardia. Linha de base: 200 bpm (variabilidade indetectável).

## Variabilidade

Definida como oscilação da linha de base da frequência cardíaca fetal, a variabilidade é determinada pela interação do sistema nervoso autônomo simpático com o parassimpático.

A diminuição na variabilidade pode ser verificada em situações como hipoxia, sono fisiológico fetal e ação de drogas (barbitúricos, opioides e tranquilizantes). Na prematuridade, ela é comum por causa da imaturidade do componente parassimpático do sistema nervoso autônomo (Figura 16).

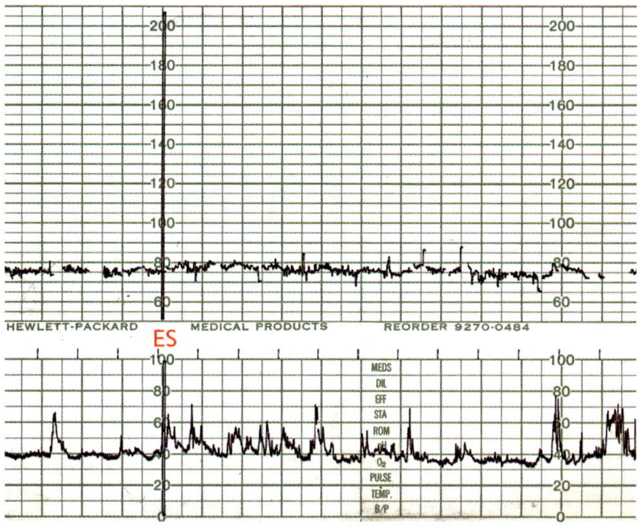


FIGURA 15. Linha de base: bradicardia (75 bpm) com bloqueio atrioventricular confirmado por ecocardiografia fetal. ES: estímulo sônico.

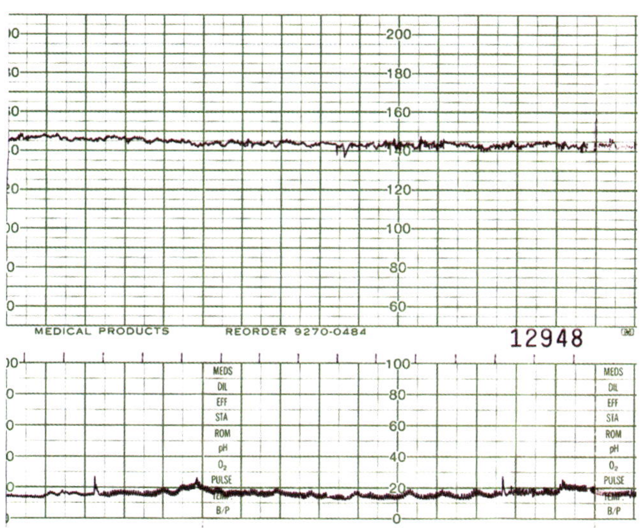


FIGURA 16. Variabilidade diminuída (< 5 bpm).

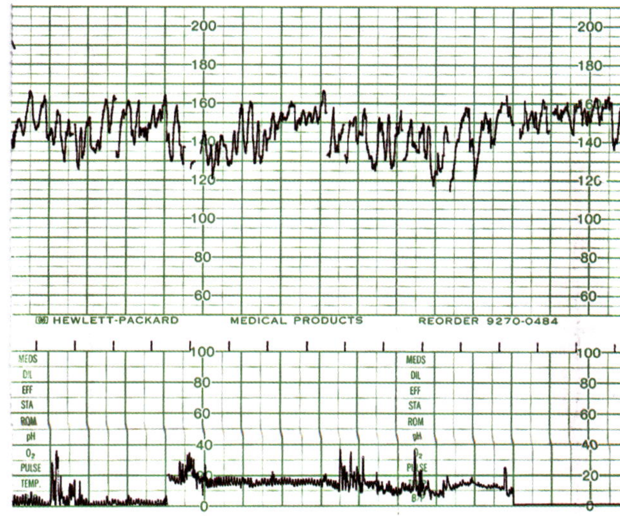


FIGURA 17. Variabilidade aumentada (> 25 bpm).

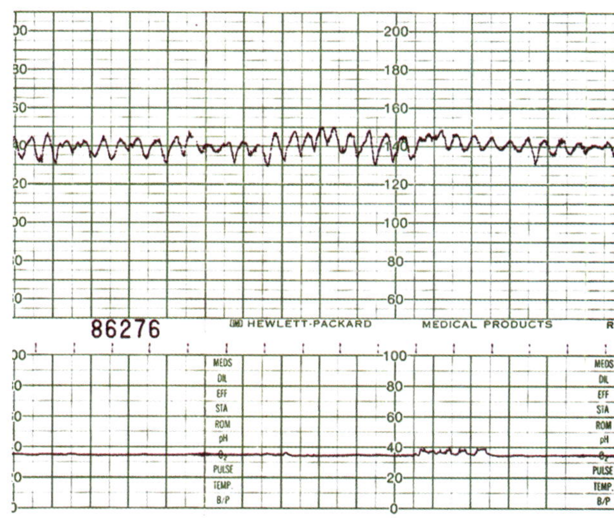


FIGURA 18. Padrão sinusoidal.

O aumento da variabilidade está relacionado à movimentação excessiva do feto e pode também ser verificado na hipoxemia aguda (Figura 17).

O padrão sinusoidal se caracteriza por ondas em forma de sino, com amplitudes de 5 a 15 bpm, padrão monótono, ritmo fixo e regular, e que não se alteram mesmo após aplicação de estímulos. É comum em fetos hidrópicos de gestantes aloimunizadas graves (Figura 18).

## Acelerações transitórias

De acordo com a classificação proposta pelo *National Institute of Child Health and Human Development*,[44] a aceleração transitória é definida como ascensão abrupta (intervalo entre o início da aceleração e o pico inferior a 30 segundos) da frequência cardíaca fetal, cujo acme é superior ou igual a 15 bpm em relação à linha de base, com duração mínima de 15 segundos e máxima inferior a 2 minutos. Em idade gestacional inferior a 32 semanas, as acelerações são definidas quando o pico atinge 10 bpm, com duração superior ou igual a 10 segundos. Conceitua-se aceleração prolongada quando sua duração é igual ou superior a 2 minutos e inferior a 10 minutos. Quando superior a 10 minutos, é considerada mudança da linha de base.

## Desacelerações

As desacelarações são classificadas em: desacelerações precoces, tardias (Figura 19) e variáveis (umbilicais) (Figura 20). Relacionam-se temporalmente com as contrações uterinas e

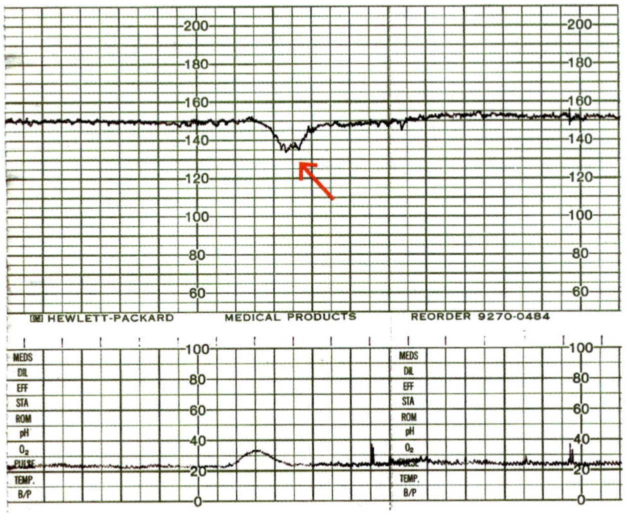


**FIGURA 19.** Desaceleração tardia (seta).

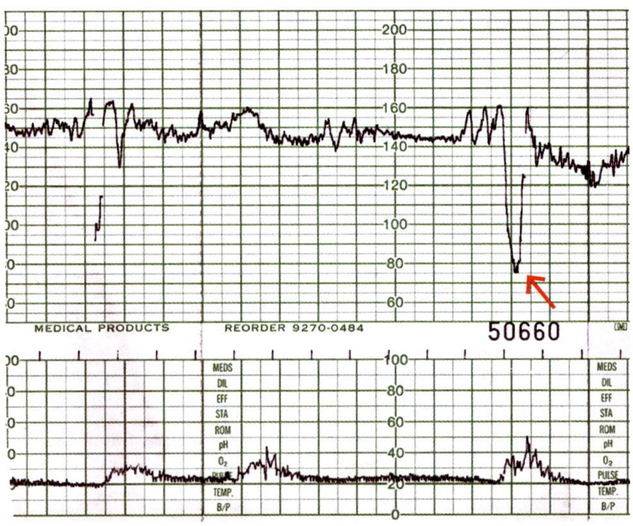


**FIGURA 20.** Desaceleração variável (seta) ou umbilical.

estão descritas em detalhes no Capítulo 19, "Assistência ao trabalho de parto", da Seção 4, "Parto e puerpério".

As desacelerações precoces não são habituais no período anteparto, pelo fato de as contrações de Braxton Hicks não possuírem como característica o tríplice gradiente descendente nem a intensidade das contrações de trabalho de parto, o que faz com que, mesmo em condições de oligoâmnio ou membranas rotas, seja rara a ocorrência desse tipo de desaceleração.

Descreve-se ainda, à semelhança da aceleração prolongada, a desaceleração prolongada, que é a queda da frequência cardíaca fetal de natureza rápida ou lenta, de amplitude variável, mas superior a 15 bpm, com duração de 2 a 10 minutos, e posterior retorno à linha de base. Quando a desaceleração tem duração superior ou igual a 10 minutos, é considerada mudança na linha de base. É frequentemente associada a hipotensão materna e/ou hipertonia uterina (Figura 21).

## Interpretação da cardiotocografia

Os parâmetros descritos podem ser interpretados utilizando-se índices que incluam a avaliação dos diversos componentes da frequência cardíaca fetal. Na Clínica Obstétrica do HC-FMUSP, utiliza-se o índice cardiotocométrico de Zugaib e Behle,[48] algo modificado, levando-se em consideração o consenso do *National Institute of Child Health and Human Development*[44] de 1997 (Tabela 2). O índice cardiotocométrico é o somatório das diversas pontuações distribuídas. Com base nesses valores, o feto é classificado em: ativo (índices 4 e 5 – normal), hipoativo (índices 2 e 3 – suspeito) e inativo (índices 0 e 1 – anormal).

## Cardiotocografia estimulada

A cardiotocografia estimulada visa primordialmente alterar o estado de sono para o de vigília, sendo, portanto, complemento da cardiotocografia de repouso quando esta exibe resultado suspeito. Assim, teria também importância na discriminação de fetos com boa oxigenação que estejam apenas em período de sono daqueles que real-

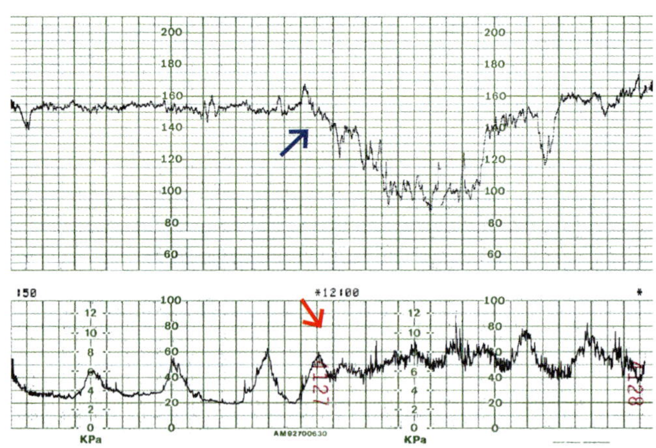

**FIGURA 21.** Desaceleração prolongada (seta azul) consequente a hipertonia uterina (seta vermelha).

**TABELA 2. Índice cardiotocométrico modificado**

| Parâmetro | Normal | Pontuação |
|---|---|---|
| Linha de base | 110-160 bpm | 1 |
| Variabilidade | 6-25 bpm | 1 |
| Acelerações transitórias | 1 | 2 |
| Desacelerações | Nenhuma | 1 |

Tabela adaptada de Zugaib e Behle.[48]

mente apresentam alterações na frequência cardíaca decorrentes da hipoxemia.[40,52,53] O estímulo ao feto poderá ser vibroacústico (sônico), mecânico (movimentação do polo cefálico) ou vibratório.

### Teste da estimulação sônica

Na Clínica Obstétrica do HC-FMUSP, opta-se pelo teste de estimulação sônica utilizando-se fonte que tem por característica frequências de 500 a 1.000 Hz e pressão sonora de 110 a 120 dB.

#### Execução do teste

Após análise do traçado basal e caracterização da hipoatividade ou da inatividade fetal, adapta-se a fonte sonora (buzina) sobre o abdome materno na região correspondente ao polo cefálico fetal. Pressiona-se suavemente o dispositivo, que é acionado por pelo menos 3 segundos. A interpretação da resposta cardíaca fetal é baseada na resposta cardioaceleratória.

- Feto reativo: quando há resposta cardíaca com aumento da frequência cardíaca maior que 20 bpm, perdurando por mais de 180 segundos (considera-se o término da resposta quando há retorno para a linha de base por 30 segundos ou mais) (Figura 22). Quando, após essa resposta inicial, observa-se a presença de aceleração transitória, ou seja, comportamento ativo, a resposta é ainda chamada de bifásica (Figura 23). A ausência de aceleração transitória após a estimulação constitui a resposta monofásica.
- Feto hiporreativo: quando a amplitude for menor que 20 bpm e/ou a duração for menor que 3 minutos (Figura 24).

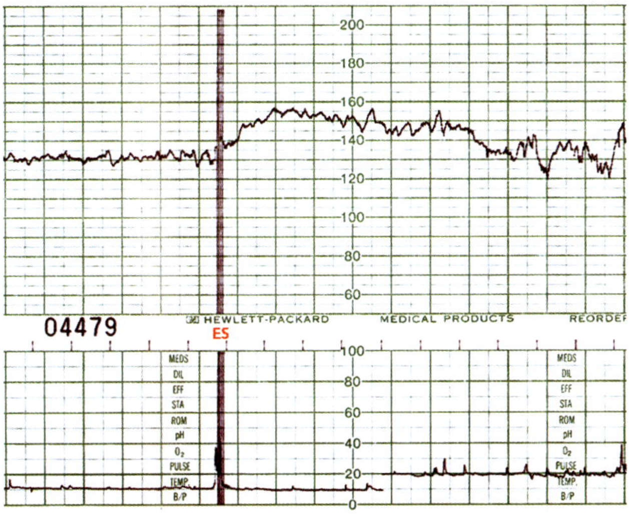

**FIGURA 22.** Cardiotocografia com resultado hipoativo/reativo. ES: estímulo sônico.

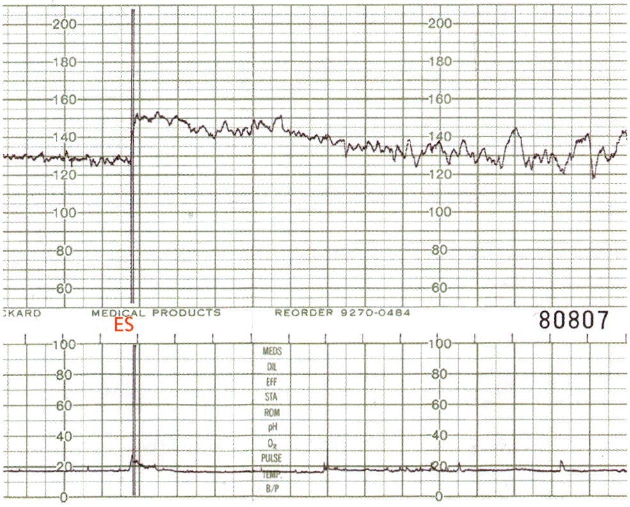

**FIGURA 23.** Cardiotocografia com acelerações transitórias após o estímulo sônico (ES).

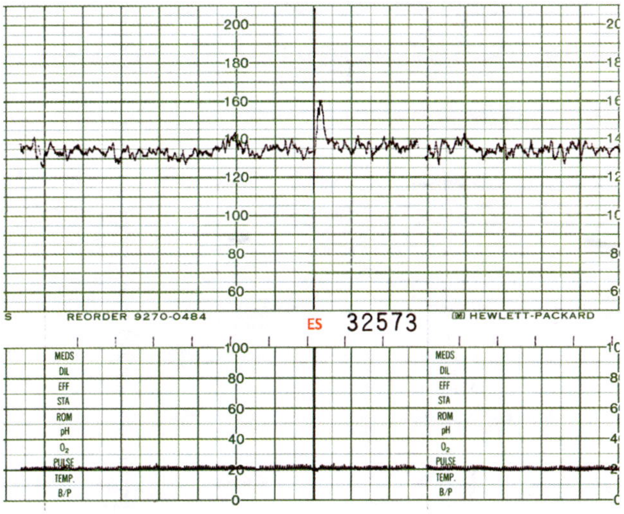

**FIGURA 24.** Cardiotocografia com resultado hipoativo/hiporreativo. ES: estímulo sônico.

- Feto não reativo: quando não se verifica resposta cardíaca fetal (Figura 25).

### Cardiotocografia com sobrecarga

O teste de sobrecarga mais utilizado é o teste de Pose, que consiste em sobrecarga de contrações produzidas pela infusão de ocitocina. Tem sido cada vez menos utilizado por causa da introdução rotineira de outros métodos de avaliação da vitalidade fetal menos invasivos, como o perfil biofísico fetal, que conferem menor risco e maior benefício para o estudo do bem-estar fetal.

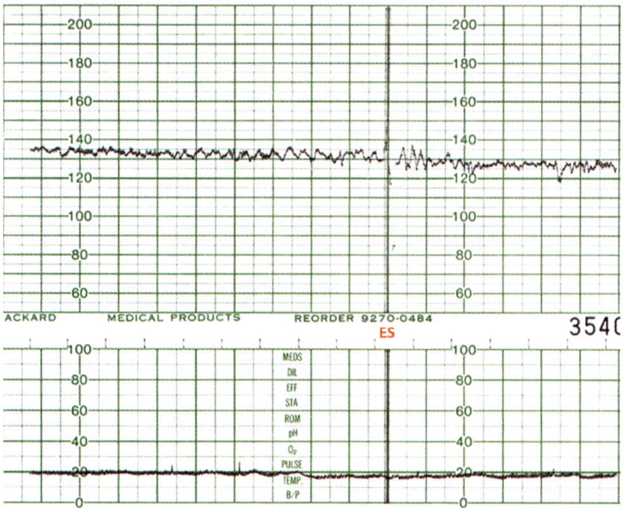

**FIGURA 25.** Cardiotocografia com resultado hipoativo/não reativo. ES: estímulo sônico.

## Cardiotocografia computadorizada

A cardiotocografia computadorizada permite a avaliação da variação de curto prazo (em inglês, *short-term variation* – STV). Valores inferiores ou iguais a 3 são correlacionados à acidemia fetal e, portanto, são utilizados para indicação de parto. Pode ser um parâmetro importante de avaliação fetal, especialmente em idades gestacionais mais precoces e quando são utilizadas as drogas que interferem na variabilidade da frequência cardíaca fetal.

## Interpretação clínica da cardiotocografia

Os resultados anormais na cardiotocografia são descritos como indicativos de resolução da gestação, mas sua análise deve ser feita com parcimônia, levando-se em consideração o quadro clínico materno e fetal. Esses resultados têm trazido muita discussão, sobretudo quando se trata de fetos de idade gestacional precoce, em que o parto prematuro iatrogênico implica risco de morte e de sequelas graves, e a cardiotocografia de repouso, utilizada de forma isolada, exibe taxas de falso-positivos de 50 a 60%.

# PERFIL BIOFÍSICO FETAL

O perfil biofísico fetal proposto por Manning et al.[28] é um método de propedêutica do bem-estar fetal que estuda atividades biofísicas fetais e a estimativa do volume de líquido amniótico. Baseia-se na hipótese de que as atividades biofísicas fetais são um reflexo do grau de oxigenação do SNC e tem por objetivo associar variáveis antes analisadas separadamente para melhorar a predição do sofrimento fetal. Para sua execução, são necessários dois aparelhos que têm se tornado cada vez mais acessíveis: cardiotocógrafo e ultrassom.

## Indicações

Este método é indicado como complemento a:

- Cardiotocografias normais: resultado normal na cardiotocografia não exclui a possibilidade de oligoâmnio, tornando necessária a avaliação do índice de líquido amoniótico (ILA) nesses casos. Quando são estudados apenas a cardiotocografia e o ILA, está-se executando o perfil biofísico fetal simplificado.
- Cardiotocografias suspeitas ou anormais: para diminuir os resultados falso-positivos da cardiotocografia e os partos prematuros iatrogênicos. Assume grande importância quando se avaliam situações nas quais as anormalidades da frequência cardíaca fetal são decorrentes de prematuridade extrema, arritmias cardíacas fetais ou da utilização de medicações pela mãe que, por passagem transplacentária, sejam capazes de interferir no comportamento da frequência cardíaca fetal, como betabloqueadores e sedativos.

## Variáveis que compõem o perfil biofísico fetal

### Marcadores agudos

Os marcadores agudos do perfil biofísico fetal são: frequência cardíaca fetal, movimentos respiratórios fetais, movimentos corporais fetais e tônus fetal. Esses marcadores correspondem a parâmetros que têm o seu comportamento controlado por áreas específicas no SNC e seu desenvolvimento completado em diferentes idades gestacionais (Tabela 3). Segundo a teoria da hipoxemia gra-

**TABELA 3. Atividades biofísicas e suas áreas de controle**

| Atividade biofísica | Área de controle (SNC) | Idade gestacional (de visualização) |
|---|---|---|
| Tônus | Córtex (área subcortical) | 7,5-8,5 semanas |
| Movimentos corporais fetais | Núcleo cortical | 8-9 semanas |
| Movimentos respiratórios fetais | Assoalho do quarto ventrículo | 11 semanas |
| Cardiotocografia de repouso (aceleração transitória) | Hipotálamo posterior e medula | 20 semanas |

SNC: sistema nervoso central.

dual, a sensibilidade desses centros à hipoxemia respeita a ordem inversa do desenvolvimento embrionário, obedecendo à teoria da hipoxia gradual. Dessa forma, a frequência cardíaca fetal é o primeiro parâmetro a se alterar e, a seguir, os movimentos respiratórios fetais, os movimentos corporais fetais e por último o tônus. Observa-se ainda que, levando em consideração essa teoria, caso a cardiotocografia seja normal, é possível realizar apenas a medida do ILA (marcador crônico), o que constitui o perfil biofísico fetal simplificado e que, neste caso, confere tão bons resultados como quando se inclui a avaliação de todos os marcadores agudos.[32]

## Marcador crônico

O marcador crônico do perfil biofísico fetal é o líquido amniótico. Após a segunda metade da gestação, os principais responsáveis pela produção do líquido amniótico são os pulmões e, sobretudo, os rins do feto. Diante da hipoxemia crônica e após o desencadeamento do fenômeno da centralização da circulação fetal, ocorre redução da perfusão sanguínea desses órgãos, acarretando menor diurese e, assim, diminuição do volume de líquido amniótico.[17,33] O volume de líquido amniótico aferido originalmente pelo maior bolsão em medida vertical tem sido atualmente estimado por meio do ILA[37,39] (ver Capítulo 33, "Alterações do volume de líquido amniótico", da Seção 5, "Intercorrências obstétricas").

## Descrição dos parâmetros biofísicos

Cada um dos cinco parâmetros anteriormente citados – frequência cardíaca fetal, movimentos respiratórios fetais, movimentos corporais fetais, tônus fetal e líquido amniótico – descritos a seguir recebe, para composição do perfil biofísico fetal, a pontuação 0 ou 2, o que dependerá do fato de terem sido ou não atingidos os critérios preestabelecidos.

### Frequência cardíaca fetal

No HC-FMUSP, consideram-se normais: padrão ativo (presença de pelo menos uma aceleração transitória em 10 minutos de traçado), padrão reativo ao estímulo sônico (aumento de pelo menos 20 bpm fetais, com duração igual ou superior a 3 minutos) ou padrão hiporreativo bifásico (no qual se observam acelerações transitórias após resposta ao estímulo sônico).

### Variáveis ultrassonográficas

As variáveis ultrassonográficas (movimentos respiratórios fetais, movimentos corporais fetais, tônus e volume de líquido amniótico) deverão ser identificadas ou não em um período máximo de 30 minutos consecutivos (duração máxima do tempo do exame); a média de tempo necessário para a observação dessas variáveis, porém, é inferior a 5 minutos.[26] A observação das variáveis agudas por período consecutivo de 30 minutos tem por objetivo evitar as possíveis influências do ciclo sono/vigília e esse intervalo de tempo deverá sempre ser respeitado antes de determinar a anormalidade de uma dessas variáveis.

#### *Movimentos respiratórios fetais*

Os movimentos respiratórios fetais são considerados paradoxais, pois, ao contrário da respiração em meio aéreo, quando ocorre o rebaixamento do diafragma, observa-se retração, e não expansão, da caixa torácica. Esses movimentos do tronco fetal são facilmente observados por meio da ultrassonografia do tórax fetal (corte sagital), em que são visualizados os movimentos em gangorra com afastamento e aproximação dos arcos costais. É importante salientar que eles ocorrem em episódios intercalados por momentos de pausa respiratória e sofrem influência de alguns fatores: podem estar ausentes na hipoxia, na infecção ovular e na hipoglicemia, e exacerbados na hiperglicemia e no uso excessivo de bebidas que contenham cafeína. Considera-se normal a presença de um episódio de movimentos respiratórios com duração de 30 segundos.

#### *Movimentos corporais fetais*

A atividade motora fetal pode ser visualizada por meio de ultrassonografia no primeiro trimestre e inclui movimentação de tronco, membros, face e polo cefálico. Estudos que correlacionaram a visualização dos movimentos corporais fetais por meio de ultrassonografia e a percepção materna destes verificaram que 50% dos movimentos de membros e 80% daqueles que incluem o tronco e os membros são perceptíveis.[8]

Os movimentos corporais fetais podem ser classificados em: simples ou isolados (movimentos de flexão e extensão de membros), rotação (movimentos do tronco), estiramento (movimentos coordenados de troncos e membros) e movimentos respiratórios.

Podem ser inibidos por fatores como sono fisiológico, drogas sedativas, curare, tabagismo e hipoxia fetal, ou estimulados pela contração uterina e mesmo por estímulos externos como o estímulo sônico ou motor. A ocorrência de um movimento rápido e amplo ou de três movimentos corporais lentos caracteriza a normalidade dessa atividade biofísica.

#### *Tônus*

O tônus é a primeira atividade biofísica a se desenvolver e a última a desaparecer na avaliação por meio do perfil biofísico fetal. É verificado pela atitude fetal de flexão ou pela presença de movimentação corporal satisfatória. Na ausência de movimentos corporais fetais, deve-se avaliar o tônus pela visualização dos movimentos de abertura e fechamento das mãos e pela constatação dos movimentos palpebrais ou de sucção.

*Volume de líquido amniótico*

Inicialmente, na elaboração do perfil biofísico fetal, utilizou-se para avaliação dessa variável a medida do maior bolsão de líquido amniótico. Para esse volume ser classificado como normal, é necessário que atinja valores superiores ou iguais a 2,0 cm. Uma alternativa para a avaliação do volume de líquido amniótico é a utilização do ILA, pois ele permite o estudo de toda a cavidade uterina.[37] Consideram-se normais valores de ILA superiores a 5,0 cm.

## Interpretação do perfil biofísico fetal

Para cada uma das variáveis consideradas normais, são atribuídos 2 pontos; para as anormais, 0. O valor total do teste varia de 0 a 10 pontos. A interpretação clínica e a conduta de acordo com os escores obtidos encontram-se na Tabela 4.

A indicação de conduta ativa, quando os valores do perfil biofísico fetal são inferiores a 6, é fundamentada no fato de que, abaixo desse valor, há associação com acidose no nascimento, marcador considerado padrão-ouro para diagnóstico de sofrimento fetal. Na literatura, descreve-se que a morbidade neonatal aumenta significativamente e de forma inversamente proporcional aos valores do perfil biofísico fetal.[5,27,30] Confirmando-se os resultados encontrados na literatura, estudaram-se 842 gestações de alto risco que realizaram o perfil biofísico fetal até 7 dias antes do parto, no setor de vitalidade fetal da Clínica Obstétrica do HC-FMUSP. Observou-se que os escores de perfil biofísico fetal de valor igual a 4 apresentam relação com acidose no nascimento, o que confirma a ocorrência do sofrimento fetal. Observaram-se ainda, nesses casos, maior incidência de índices de Apgar de 1º e 5º minutos inferiores a 7, maiores taxas de internação em unidade de terapia intensiva (UTI) neonatal e óbito neonatal (Tabela 5).

A indicação da resolução da gestação deve sempre considerar a idade gestacional e o risco de morte e de sequelas neonatais. Assim, os escores de perfil biofísico fetal iguais a 6 podem indicar a resolução da gestação quando a idade gestacional é superior a 34 semanas, mas também podem ser reavaliados após 6 horas, com utilização de traçado de cardiotocografia mais longo, quando a idade gestacional é próxima à viabilidade (25 semanas, no HC-FMUSP). É importante que se leve em consideração o quadro clínico materno, a estabilização ou não da

**TABELA 5.** Distribuição dos casos segundo os resultados neonatais, de acordo com escores do perfil biofísico fetal em estudo realizado no HC-FMUSP (1991-1996)

| Resultados neonatais | Escores do PBF | | | |
|---|---|---|---|---|
| | 4 (n = 25) | 6 (n = 144) | 8 (n = 407) | 10 (n = 266) |
| Apgar 1 < 7 | 14 (56%) | 37 (25,7%) | 79 (19,4%) | 48 (18,0%) |
| Apgar 5 < 7 | 8 (32%) | 8 (5,5%) | 22 (5,4%) | 3 (1,1%) |
| pH < 7,20 | 19 (76%) | 35 (24,3%) | 105 (25,8%) | 48 (18,0%) |
| UTI neonatal | 10 (40%) | 30 (20,8%) | 82 (20,1%) | 34 (12,8%) |
| Óbito neonatal | 6 (24%) | 8 (5,5%) | 13 (3,2%) | 0 (0,0%) |

PBF: perfil biofísico fetal; UTI: unidade de terapia intensiva.

**TABELA 4.** Interpretação e conduta de acordo com o resultado do perfil biofísico fetal

| Índice do PBF | Interpretação | Conduta |
|---|---|---|
| 8 ou 10<br>ILA normal | Baixo risco para hipoxemia crônica e aguda | Conservadora |
| 8<br>ILA ≤ 5,0 cm | Baixo risco para hipoxemia aguda<br>Provável hipoxemia crônica | Seguir protocolo de oligoâmnio (ver Capítulo 33, "Alterações do volume de líquido amniótico", da Seção 5, "Intercorrências obstétricas") |
| 6/10<br>ILA normal | Possível hipoxemia aguda<br>Baixo risco para hipoxemia crônica | Considerar repetição em 6 horas<br>Se persistir PBF ≤ 6: resolução |
| 6/10<br>ILA ≤ 5,0 cm | Provável hipoxemia crônica e aguda | Resolução na viabilidade |
| 4/10 ou 2/10 ou 0/10 | Provável hipoxemia crônica se ILA ≤ 5,0 cm | Resolução a partir da viabilidade fetal |

* Viabilidade: idade gestacional ≥ 25 semanas. Se a idade gestacional estiver entre 24 e 25 semanas, levar em consideração a doença materna e a estimativa de peso fetal. Em razão da alta mortalidade, a decisão deve ser tomada respeitando-se a opinião da gestante e de seu parceiro.
ILA: índice de líquido amniótico; PBF: perfil biofísico fetal.

doença causadora das alterações e a coexistência de outras alterações em exames fetais, como a RCF ou outras anormalidades na Dopplervelocimetria.

## CONSIDERAÇÕES FINAIS

A aplicação de testes de avaliação da vitalidade fetal sempre tem por objetivo assegurar que determinada gestação possa continuar em segurança ou determinar a execução do parto, ainda que prematuro. Deve-se lembrar que essa decisão leva em conta os riscos do sofrimento fetal e, portanto, de óbito intrauterino ou de sequelas da hipoxia, bem como os riscos inerentes à prematuridade. Assim, quanto mais prematuro for o feto, mais testes poderão e deverão ser agregados para que se tenha a menor possibilidade de indicação iatrogênica de parto.

Deve-se ainda considerar o conceito de viabilidade (idade gestacional a partir da qual 50% ou mais dos recém-nascidos sobrevivem), que deverá ser estabelecido com a unidade de neonatologia e será de grande importância na decisão do momento ideal para o parto.

Algumas anormalidades nos testes de avaliação da vitalidade fetal indicam a necessidade de término imediato da gestação, como desacelerações tardias de repetição, índices de perfil biofísico fetal inferiores a 6, diástole reversa nas artérias umbilicais e valores de índice de pulsatilidade para veias de ducto venoso superiores a 1,5. Em outras, pode-se considerar a utilização de corticoterapia antenatal para maturação pulmonar fetal: oligoâmnio e valores de índice de pulsatilidade para veias de ducto venoso entre 1 e 1,5. Nas resoluções imediatas ou mediatas, quando a idade gestacional é igual ou superior a 25 semanas (viabilidade no HC-FMUSP), é relativamente tranquila a indicação do parto em razão da sobrevida de mais de 50% dos recém-nascidos. Torna-se, porém, difícil decidir quando se trata de feto com idade gestacional muito precoce e anormalidades graves da vitalidade fetal.

Cumpre, assim, ressaltar a importância do atendimento multidisciplinar que envolva obstetra, neonatologista e psicólogo para que os pais possam ter entendimento da gravidade do quadro apresentado no momento da resolução, bem como dos riscos de morte e de sequelas e dos momentos difíceis que virão com o nascimento de um prematuro extremo.

Dessa forma, há necessidade do desenvolvimento de estudos que visem não só ao acompanhamento dessas gestações, mas que também possam, no futuro, propor tratamentos capazes de evitar, minimizar ou até mesmo reverter a insuficiência placentária.

### PONTOS-CHAVE

- A avaliação da vitalidade fetal é ferramenta útil e necessária no acompanhamento de gestações de alto risco para insuficiência placentária.
- As gestantes de baixo risco não apresentam benefício da incorporação dos métodos biofísicos da avaliação fetal na rotina pré-natal, exceto em casos de gestações com 40 semanas ou mais (ver Capítulo 42, "Pós-datismo e gestação prolongada", da Seção 5, "Intercorrências obstétricas").
- As anormalidades na Dopplervelocimetria de artérias uterinas associam-se a maior risco de restrição do crescimento fetal e pré-eclâmpsia, porém com baixos valores preditivos positivos.
- A sequência de alterações hemodinâmicas observadas na Dopplervelocimetria em resposta à diminuição na oferta de oxigênio é: anormalidades em artérias umbilicais, na artéria cerebral média e, posteriormente, no ducto venoso.
- A centralização da circulação fetal não se relaciona a acidose no nascimento e não é por si só indicação para resolução da gestação.
- O índice de pulsatilidade para veias do ducto venoso relaciona-se a acidose no nascimento e resultados perinatais adversos.
- As acelerações transitórias constatadas na cardiotocografia refletem boa oxigenação fetal.
- A sequência de alterações no perfil biofísico fetal diante da diminuição da oferta de oxigênio é: cardiotocografia, movimentos respiratórios, movimentos corporais e tônus.
- A diminuição do volume de líquido amniótico traduz comprometimento crônico da função placentária.

## REFERÊNCIAS BIBLIOGRÁFICAS


### Artigos de revisão

1. Chien PF, Arnott N, Gordon A, Owen P, Khan KS. How useful is uterine artery Doppler flow velocimetry in the prediction of preeclampsia, intrauterine growth retardation and perinatal death? An overview. BJOG 2000; 107(2): 196-208.
2. DeVore GR. The importance of the cerebroplacental ratio in the evaluation of fetal well-being in SGA and AGA fetuses. Am J Obstet Gynecol 2015; 213: 5.
3. Francisco RP, Nomura RM, Miyadahira S, Zugaib M. Absent or reversed diastole to umbilical arteries Doppler flow velocities. Rev Assoc Med Bras 2001; 47(1): 30-6.
4. Kingdom J, Huppertz B, Seaward G, Kaufmann P. Development of the placental villous tree and its consequences for fetal growth. Eur J Obstet Gynecol Reprod Biol 2000; 92(1): 35-43.
5. Manning FA. Fetal biophysical profile. Obstet Gynecol Clin North Am 1999; 26(4): 557-77.
6. Maulik D. Management of fetal growth restriction: an evidence-based approach. Clin Obstet Gynecol 2006; 49(2): 320-34.
7. Papageorghiou AT, Yu CK, Nicolaides KH. The role of uterine artery Doppler in predicting adverse pregnancy outcome. Best Pract Res Clin Obstet Gynaecol 2004; 18(3): 383-96.
8. Vries JI de, Fong BF. Normal fetal motility: an overview. Ultrasound Obstet Gynecol 2006; 27(6): 701-11.

### Artigos originais

9. Abramowicz JS, Warsof SL, Arrington J, Levy DL. Doppler analysis of the umbilical artery: the importance of choosing the placental end of the cord. J Ultrasound Med 1989; 8(4): 219-21.
10. Alves SK, Francisco RP, Miyadahira S, Krebs VL, Vaz FA, Zugaib M. Ductus venosus Doppler and postnatal outcomes in fetuses

with absent or reversed end-diastolic flow in the umbilical arteries. Eur J Obstet Gynecol Reprod Biol 2008; 141(2): 100-3.
11. Arduini D, Rizzo G. Normal values of pulsatility index from fetal vessels: a cross-sectional study on 1556 healthy fetuses. J Perinat Med 1990; 18(3): 165-72.
12. Baschat AA, Cosmi E, Bilardo CM et al. Predictors of neonatal outcome in early-onset placental dysfunction. Obstet Gynecol 2007; 109(2 Pt 1): 253-61.
13. Baschat AA, Galan HL, Bhide A et al. Doppler and biophysical assessment in growth restricted fetuses: distribution of test results. Ultrasound Obstet Gynecol 2006; 27(1): 41-7.
14. Baschat AA, Guclu S, Kush ML, Gembruch U, Weiner CP, Harman CR. Venous Doppler in the prediction of acid-base status of growth-restricted fetuses with elevated placental blood flow resistance. Am J Obstet Gynecol 2004; 191(1): 277-84.
15. Beaulieu MD, Fabia J, Leduc B et al. The reproducibility of intrapartum cardiotocogram assessments. Can Med Assoc J 1982; 127(3): 214-6.
16. Coelho JH, Martinelli S, Bittar RE, Francisco RP, Zugaib M. Avaliação da artéria cerebral média na restrição de crescimento fetal de início tardio. Femina 2014; 42(2): 83-6.
17. Cohn HE, Sacks EJ, Heymann MA, Rudolph AM. Cardiovascular responses to hypoxemia and acidemia in fetal lambs. Am J Obstet Gynecol 1974; 120(6): 817-24.
18. Doppler French Study Group. A randomised controlled trial of Doppler ultrasound velocimetry of the umbilical artery in low risk pregnancies. Br J Obstet Gynaecol 1997; 104(4): 419-24.
19. Dugoff L, Lynch AM, Cioffi-Ragan D et al. First trimester uterine artery Doppler abnormalities predict subsequent intrauterine growth restriction. Am J Obstet Gynecol 2005; 193(3 Pt 2): 1208-12.
20. Francisco RP, Miyadahira S, Zugaib M. Predicting pH at birth in absent or reversed end-diastolic velocity in the umbilical arteries. Obstet Gynecol 2006; 107(5): 1042-8.
21. Gosling RG, King DH. Arterial assessment by Doppler-shift ultrasound. Proc R Soc Med 1974; 67(6 Pt 1): 447-9.
22. Hecher K, Campbell S, Snijders R, Nicolaides K. Reference ranges for fetal venous and intracardiac blood flow parameters. Ultrasound Obstet Gynecol 1994; 4: 381-90.
23. Khong TY, De Wolf F, Robertson WB, Brosens I. Inadequate maternal vascular response to placentation in pregnancies complicated by pre-eclampsia and by small-for-gestational age infants. Br J Obstet Gynaecol 1986; 93(10): 1049-59.
24. Krebs C, Macara LM, Leiser R, Bowman AW, Greer IA, Kingdom JC. Intrauterine growth restriction with absent end-diastolic flow velocity in the umbilical artery is associated with maldevelopment of the placental terminal villous tree. Am J Obstet Gynecol 1996; 175(6): 1534-42.
25. Lin S, Shimizu I, Suehara N, Nakayama M, Aono T. Uterine artery Doppler velocimetry in relation to trophoblast migration into the myometrium of the placental bed. Obstet Gynecol 1995; 85(5 Pt 1): 760-5.
26. Manning FA, Baskett TF, Morrison I, Lange I. Fetal biophysical profile scoring: a prospective study in 1184 high-risk patients. Am J Obstet Gynecol 1981; 140(3): 289-94.
27. Manning FA, Morrison I, Lange IR, Harman CR, Chamberlain PF. Fetal assessment based on fetal biophysical profile scoring: experience in 12620 referred high-risk pregnancies: perinatal mortality by frequency and etiology. Am J Obstet Gynecol 1985; 151(3): 343-50.
28. Manning FA, Platt LD, Sipos L. Antepartum fetal evaluation: development of a fetal biophysical profile. Am J Obstet Gynecol 1980; 136(6): 787-95.
29. Matijevic R, Johnston T. In vivo assessment of failed trophoblastic invasion of the spiral arteries in pre-eclampsia. Br J Obstet Gynaecol 1999; 106(1): 78-82.
30. Moore TR. Superiority of the four-quadrant sum over the single-deepest-pocket technique in ultrasonographic identification of abnormal amniotic fluid volumes. Am J Obstet Gynecol 1990; 163(3): 762-7.
31. Morrow RJ, Adamson SL, Bull SB, Ritchie JW. Effect of placental embolization on the umbilical arterial velocity waveform in fetal sheep. Am J Obstet Gynecol 1989; 161(4): 1055-60.
32. Nageotte MP, Towers CV, Asrat T, Freeman RK. Perinatal outcome with the modified biophysical profile. Am J Obstet Gynecol 1994; 170(6): 1672-6.
33. Nicolaides KH, Peters MT, Vyas S, Rabinowitz R, Rosen DJ, Campbell S. Relation of rate of urine production to oxygen tension in small-for-gestational-age fetuses. Am J Obstet Gynecol 1990; 162(2): 387-91.
34. Nielsen PV, Stigsby B, Nickelsen C, Nim J. Intra and inter-observer variability in the assessment of intrapartum cardiotocograms. Acta Obstet Gynecol Scand 1987; 66(5): 421-4.
35. Nozaki AM, Francisco RP, Fonseca ES, Miyadahira S, Zugaib M. Fetal hemodynamic changes following maternal betamethasone administration in pregnancies with fetal growth restriction and absent end-diastolic flow in the umbilical artery. Acta Obstet Gynecol Scand 2009: 88(3): 350-4.
36. Peeters LL, Sheldon RE, Jones Jr. MD, Makowski EL, Meschia G. Blood flow to fetal organs as a function of arterial oxygen content. Am J Obstet Gynecol 1979; 135(5): 637-46.
37. Phelan JP, Ahn MO, Smith CV, Rutherford SE, Anderson E. Amniotic fluid index measurements during pregnancy. J Reprod Med 1987; 32(8): 601-4.
38. Pillai M, James D. The development of fetal heart rate patterns during normal pregnancy. Obstet Gynecol 1990; 76(5 Pt 1): 812-6.
39. Rutherford SE, Phelan JP, Smith CV, Jacobs N. The four-quadrant assessment of amniotic fluid volume: an adjunct to antepartum fetal heart rate testing. Obstet Gynecol 1987; 70(3 Pt 1): 353-6.
40. Smith CV, Nguyen HN, Phelan JP, Paul RH. Intrapartum assessment of fetal well-being: a comparison of fetal acoustic stimulation with acid-base determinations. Am J Obstet Gynecol 1986; 155(4): 726-8.
41. Stuart B, Drumm J, Fitzgerald DE, Duignan NM. Fetal blood velocity waveforms in normal pregnancy. Br J Obstet Gynaecol 1980; 87(9): 780-5.
42. Wilcox GR, Trudinger BJ, Cook CM, Wilcox WR, Connelly AJ. Reduced fetal platelet counts in pregnancies with abnormal Doppler umbilical flow waveforms. Obstet Gynecol 1989; 73(4): 639-43.

## Diretrizes

43. Barnett SB, Maulik D. Guidelines and recommendations for safe use of Doppler ultrasound in perinatal applications. J Matern Fetal Med 2001; 10(2): 75-84.
44. National Institute of Child Health and Human Development Research Planning Workshop. Electronic fetal heart rate monitoring: research guidelines for interpretation. Am J Obstet Gynecol 1997; 177(6): 1385-90.
45. Practice bulletin n. 145: antepartum fetal surveillance. Obstet Gynecol 2014; 124: 182.

## Livros

46. Maulik D. Absent end diastolic velocity in the umbilical artery and its clinical significance. In: Doppler ultrasound in obstetrics and gynecology. 2.ed. New York: Springer; 2005.
47. Pourcelot L. Applications clinique de lèxamen Doppler transcutane. In: Pourcelot L, editor. Velocimetric ultrasonore Doppler. Paris: Inserm; 1974. p. 213-40.
48. Zugaib M, Behle I. Monitoração fetal eletrônica. São Paulo: Roca; 1981.

## Revisões sistemáticas/metanálises

49. Alfirevic Z, Neilson JP. Doppler ultrasound for fetal assessment in high risk pregnancies. Cochrane Database Syst Rev 2010; (1): CD000073.

50. Alfirevic Z, Stampalija T, Gyte GM. Fetal and umbilical Doppler ultrasound in high-risk pregnancies. Cochrane Database Syst Rev 2013; 11: CD007529.
51. Bricker L, Neilson JP. Routine Doppler ultrasound in pregnancy. Cochrane Database Syst Rev 2000; (2): CD001450.
52. Tan KH, Sabapathy A. Fetal manipulation for facilitating tests of fetal wellbeing. Cochrane Database Syst Rev 2001; (4): CD003396.
53. Tan KH, Smyth R. Fetal vibroacoustic stimulation for facilitation of tests of fetal wellbeing. Cochrane Database Syst Rev 2001; (1): CD002963.
54. Torloni MR, Vedmedovska N, Merialdi M, et al. Safety of ultrasonography in pregnancy: WHO systematic review of the literature and meta-analysis. Ultrasound Obstet Gynecol 2009; 33: 599.


## Teses


55. Pereira, LCP. Ciclo único de betametasona para maturação pulmonar fetal em gestações com diástole zero ou reversa: impacto em resultados pós-natais. Tese [Doutorado]. São Paulo: Faculdade de Medicina da Universidade de São Paulo, 2007. 120p.
56. Ribeiro RL. Predição de acidemia ao nascimento em gestações com Dopplervelocimetria anormal e fluxo diastólico positivo das artérias umbilicais. Dissertação [Mestrado]. São Paulo: Faculdade de Medicina da Universidade de São Paulo, 2009. 108 p.

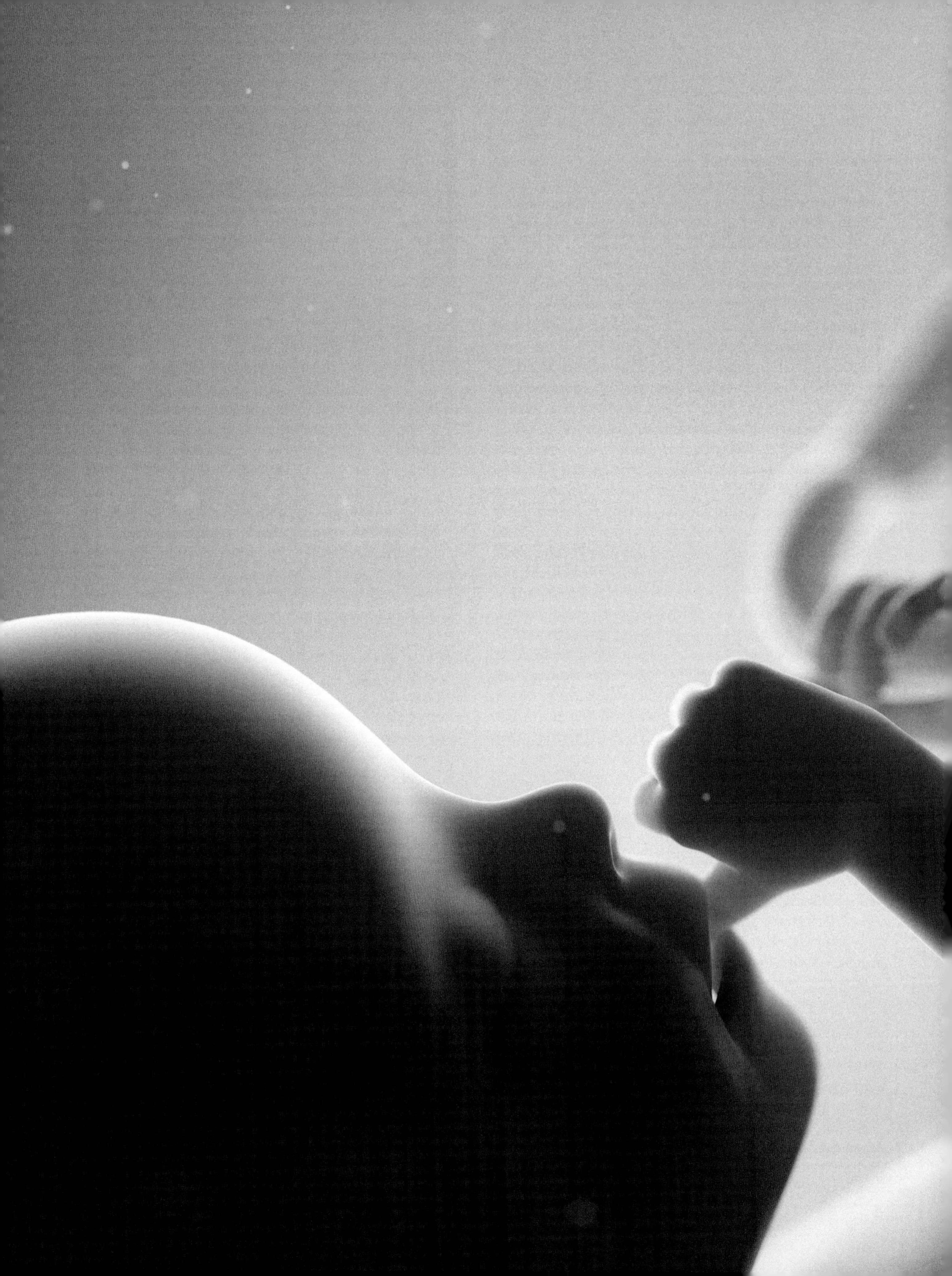

# Seção 4

## Parto e puerpério

Carlos Tadashi Yoshizaki, Gilmar de Souza Osmundo Junior, Pedro Paulo Pereira, Rossana Pulcineli Vieira Francisco, Seizo Miyadahira, Silvio Martinelli, Victor Bunduki

# Capítulo 15

# Contratilidade uterina



## INTRODUÇÃO

Chegada a hora do parto, o útero, que é o continente para o feto e seus anexos, tem a função de fazer progredir o produto da concepção por meio de suas contrações. Além de, no decorrer de um parto normal, o estudo da contratilidade uterina ter sua maior importância em três situações: para a inibição de contrações nos casos de trabalho de parto prematuro; para a indução do trabalho de parto em casos em que seja necessária a resolução do parto; e, finalmente, no período pós-parto para o miotamponamento e para a regressão do útero no dias seguintes ao nascimento, razão pela qual a contratilidade uterina no puerpério também será brevemente analisada neste capítulo. Classicamente, participam da mecânica do parto o conteúdo uterino em si, ou seja, o feto e seus anexos, a passagem materna representada pela bacia obstétrica e o motor, representado pelas contrações uterinas durante o trabalho de parto.[3,8,35,38,40-42,45,48,60] A contratilidade uterina nos casos de trabalho de parto prematuro será detalhada no Capítulo 36, "Prematuridade", da Seção 5, "Intercorrências obstétricas".

O evento de contratilidade uterina com ritmo só é possível por ser precedido por notáveis modificações na estrutura miometrial, as quais determinam hipertrofia e hiperplasia das células.[26,33,34,64] O miométrio é, de fato, composto por células musculares lisas que apresentam grau máximo de diferenciação no sistema muscular. Essas fibras musculares estão dispersas dentro da matriz extracelular, formada principalmente por fibras colágenas. A unidade geradora de contração uterina é formada por um complexo proteico (actina-miosina) disposto em fuso dentro do citoplasma.[6] Assim, essas fibras estão dispostas em feixes e envoltas por uma matriz de tecido conjuntivo composta por colágeno, cuja principal função é facilitar a transmissão das forças contráteis geradas pelos feixes musculares.

## FISIOLOGIA DAS CONTRAÇÕES UTERINAS

### UNIDADE CONTRÁTIL MIOMETRIAL

A contração uterina depende da interação dos componentes do complexo proteico entre si, que é modulada pela ação da enzima cínase da cadeia leve de miosina. Essa enzima é influenciada por três sistemas reguladores: cálcio, calmodulina e monofosfato de adenosina cíclico (AMP cíclico). Os dois primeiros formam um complexo que ativa a cínase da cadeia leve de miosina, enquanto o AMP cíclico inibe a sua atividade enzimática. Por sua vez, a cínase da cadeia leve de miosina, quando ativada, modula a fosforilação da miosina, ao nível da cadeia leve, permitindo dessa forma uma interação das duas proteínas do complexo e possibilitando a contração local. Esses três sistemas reguladores da cínase da cadeia leve de miosina estão inter-relacionados e respondem a ações hormonais e a agentes farmacológicos. A progesterona, principal hormônio da gravidez, consolida as ligações do cálcio no retículo sarcoplasmático, reduzindo assim a fração livre disponível de cálcio intracelular e, consequentemente, elevando o limiar de excitabilidade da fibra miometrial.[6] Esse fato torna o útero quiescente e foi descrito como bloqueio progestagênico.[25,44] De forma inversa, as prostaglandinas também modulam o fluxo de cálcio por meio de alterações na permeabilidade da membrana celular, o que leva ao aumento dos níveis intracelulares de cálcio e favorece a contração das fibras.[5,7,47] Somado a isso, as células musculares comunicam-se umas com as outras via conexões proteicas denominadas *gap junctions* (conexinas) (Figura 1). Essas conexões facilitam a sincronização e a transmissão dos estímulos eletrofisiológicos, aumentam em número com a progressão da gestação e estão sob a influência dos esteroides placentários, sendo o estrógeno o principal responsável pelo aumento da concentração dessas proteínas de conexão.[10,23]

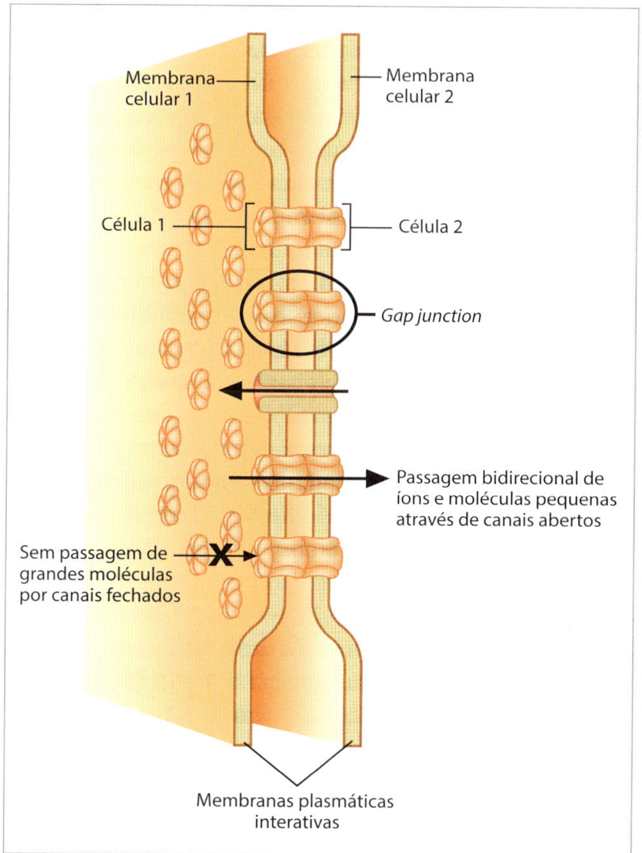


**FIGURA 1.** Comunicação entre as células musculares através das *gap junctions*. (Figura adaptada de Cunningham et al.[65])

Entre as principais características das células musculares miometriais, podem ser citadas a sua baixa sensibilidade a estímulos dolorosos, a excitabilidade, a capacidade elástica, a tonicidade e a capacidade contrátil.[1,12-14,18,20-22]

- Sensibilidade dolorosa: é discreta no colo e no corpo uterino. A queixa dolorosa relatada pelas pacientes relaciona-se, na cesárea, ao manuseio do peritônio. Durante o parto por via vaginal, ela coincide com a contração e resulta da projeção da apresentação fetal contra o segmento inferior e da compressão dos órgãos vizinhos. Contrações com intensidade de 40 a 50 mmHg não são identificadas pelas gestantes.
- Excitabilidade: as fibras miometriais podem ser excitadas. A resposta uterina a eventos estressantes está relacionada à produção de catecolaminas (adrenalina e noradrenalina) e é seguida por alterações da contratilidade, por vezes associadas ao trabalho de parto prematuro.
- Elasticidade: a capacidade elástica do miométrio é representada pelas características de extensibilidade e retratilidade.
  - Extensibilidade: diz respeito à capacidade de adaptação da parede miometrial às alterações do conteúdo uterino ao longo da gestação e, principalmente, no trabalho de parto.
  - Retratilidade: por outro lado, a redução abrupta do volume de líquido amniótico (rotura das membranas ovulares) é seguida pelo encurtamento das fibras contráteis miometriais (com aumento de sua espessura), mantendo-se praticamente inalterado o tônus uterino. Na expulsão fetal, à medida que a apresentação avança pelo canal de parto, a parede uterina, por causa da retratilidade, mantém-se adaptada sobre o corpo fetal. Após a expulsão do feto, a parede adapta-se sobre a placenta. Depois da dequitação, ainda em razão da retratilidade, as fibras miometriais comprimem os vasos que as atravessam, garantindo a hemostasia local (o que caracteriza clinicamente o chamado "globo vivo de Pinard").
- Tonicidade: é representada pela pressão intrauterina no intervalo de duas contrações. Pode estar alterada para mais (hipertonia) ou para menos (hipotonia). Apesar do aumento ou da redução moderada do conteúdo uterino, normalmente seus valores pouco se alteram.
- Contratilidade: o útero apresenta atividade contrátil durante toda a gestação (Tabela 1). Essas contrações são de dois tipos: de alta frequência e baixa amplitude (tipo A),[11] geralmente localizadas, com frequência de 1 contração/min e intensidade de 2 a 4 mmHg; e de alta amplitude (contrações de Braxton Hicks ou tipo B), cuja intensidade é de 10 a 20 mmHg e se difundem de forma parcial ou total pelo útero. Sua frequência aumenta progressivamente com a evolução

**TABELA 1. Características da contratilidade uterina durante a gestação**

| |
|---|
| **Contrações do tipo A** |
| Intensidade de 2 a 4 mmHg |
| Alta frequência e baixa amplitude |
| Geralmente localizadas |
| Frequência de 1 contração/min |
| **Contrações do tipo B (Braxton Hicks)** |
| Intensidade de 10 a 20 mmHg |
| Difundem-se de forma parcial ou total pelo útero |
| A frequência aumenta com a evolução da gestação |
| Antes de 28 semanas de gestação, estão ausentes (útero quiescente) |
| Ocorre aumento da frequência após 28 semanas de gestação |
| Maior aumento nas quatro semanas que precedem o parto |

da gestação, tendo acréscimo máximo nas quatro semanas que antecedem o parto. Antes de 28 semanas de gestação, elas são quiescentes e, a partir de então, há aumento gradual e coordenado na frequência e na intensidade. O início do trabalho de parto é marcado pela ocorrência de duas contrações a cada 10 minutos, com intensidade de 20 a 40 mmHg.[19]

## ANÁLISE QUALITATIVA E QUANTITATIVA DAS CONTRAÇÕES UTERINAS

Caldeyro-Barcia e Poseiro[17,21] sugeriram que o útero, durante o parto, realiza trabalho que poderia ser medido pela soma total das pressões intrauterinas obtidas em cada contração (trabalho uterino total), e seu valor estimado é de 7.000 mmHg para multíparas, chegando a 10.000 mmHg para primíparas.

Uma maneira mais simples de avaliar o trabalho uterino durante o parto é por meio da atividade uterina expressa pelo produto entre a intensidade e a frequência de contrações em 10 minutos, cuja unidade de medida é denominada Unidade Montevidéu (mmHg/10 minutos). Dessa forma, a análise quantitativa da pressão amniótica avalia as contrações uterinas quanto a sua intensidade e sua frequência em determinado intervalo. O tônus uterino representa a menor pressão entre duas contrações. A intensidade de cada contração é dada pela elevação que ela determina na pressão amniótica acima do tônus uterino, e a frequência corresponde ao número de contrações no período de 10 minutos (Figura 2).[21]

As contrações são percebidas pela palpação quando sua intensidade é superior a 10 mmHg. Dessa forma, o início e o fim das ondas contráteis não podem ser percebidos, o que determina uma subquantificação clínica. A duração clínica da contração uterina (em média 70 segundos, podendo variar de 40 a 100 segundos) é mais curta que a duração real (200 segundos). As contrações uterinas

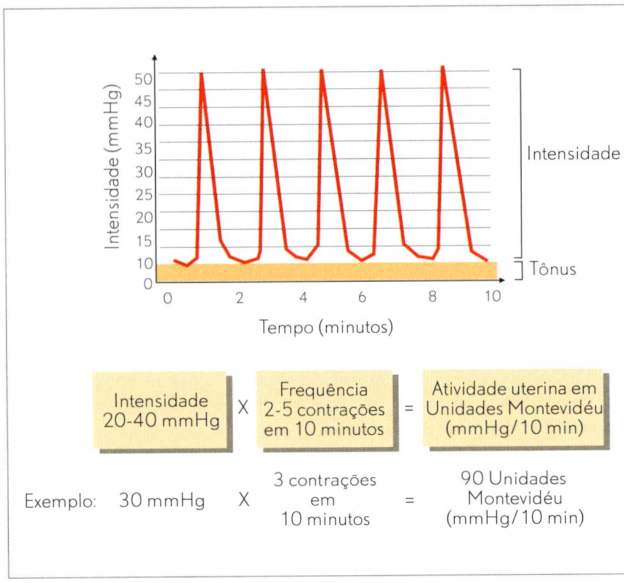


**FIGURA 2.** Análise quantitativa da pressão amniótica segundo a escala de Montevidéu. (Figura adaptada de Rezende.[66])

tornam-se dolorosas quando a intensidade é superior a 15 mmHg, valor suficiente para dilatar e distender o útero moldando indiretamente o canal de parto. Esse efeito sobre o útero permanece por cerca de 60 segundos, ao menos em sua forma palpável. O tônus uterino é inferior a 10 mmHg (Figura 3).[16,21] Contudo, em algumas situações patológicas, ele pode ser superior a 30 mmHg, tornando as contrações imperceptíveis. A principal delas é o descolamento prematuro da placenta, em que não se observa o tônus uterino de repouso.[17,20]

# CONTRAÇÕES NO CICLO GRAVÍDICO-PUERPERAL

## CONTRAÇÕES UTERINAS DURANTE A GESTAÇÃO

Durante a gestação, o miométrio apresenta crescimento constante e, em virtude do bloqueio progestagênico, há baixa frequência de contrações.[17,25] Até por volta de 28 semanas de gestação, as contrações predominantes são as do tipo A, quando então as do tipo B tornam-se mais frequentes, atingindo incremento máximo quatro semanas antes do início do trabalho de parto.[17,21,22,28] Ambos os tipos de contrações estão sujeitos ao bloqueio progestagênico e essas contrações não são dolorosas, sendo admitido por alguns autores que sua principal função é estimular a circulação fetal. Já o seu efeito sobre a formação e preparo do segmento inferior, que será ulteriormente constituído, não está claro.[50,54,63] Um fator importante é que o maior incremento do peso fetal se dá a partir de 28 se-

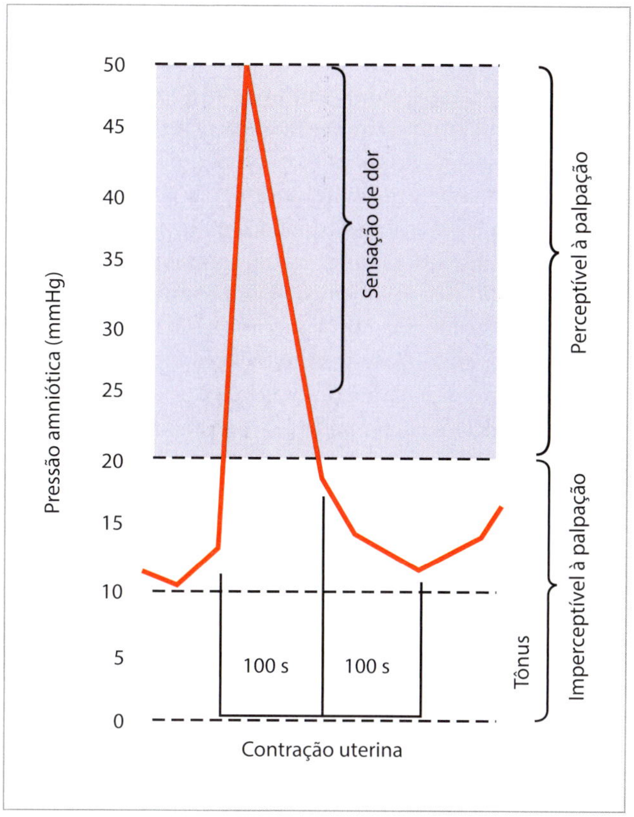


**FIGURA 3.** Correlação entre o registro da pressão amniótica e os achados clínicos durante o trabalho de parto. (Figura adaptada de Rezende.[66])

manas de gestação, o que coincide com a maior frequência das contrações de Braxton Hicks (tipo B).

Nas últimas semanas de gravidez, as contrações de Braxton Hicks apresentam frequência maior e, em consequência disso, ocorrem distensão do segmento inferior do útero e pequeno grau de encurtamento cervical, o que justifica a percepção de diminuição do volume do abdome nessa fase (queda do ventre). Constituem motivo frequente de queixas por parte das gestantes, e a conduta frente a queixas de incômodo por causa dessas contrações é simplesmente a administração de antiespasmódicos (escopolamina, por exemplo) e o repouso relativo. Assim, essas contrações absolutamente fisiológicas devem ser bem distinguidas das contrações dolorosas que de fato modificam o colo, constituindo trabalho de parto. A principal distinção, além da sensação dolorosa, é a ausência de ritmo nas contrações de Braxton Hicks e a sua cessação com a tomada de uterolítico ou com o repouso.[62]

## CONTRAÇÕES UTERINAS DURANTE O PARTO

O diagnóstico de trabalho de parto se firma diante de contrações uterinas regulares e da modificação cervical progressiva. O início desse trabalho é considerado quando a dilatação atinge 2 cm, estando a atividade uterina compreendida entre 80 e 120 Unidades Montevidéu.

As contrações uterinas se iniciam na parte superior do útero, local em que são mais intensas, e se propagam com intensidade decrescente pelo corpo do útero até atingir o segmento inferior. A essas três características das contrações uterinas intraparto Alvarez e Caldeyro-Barcia[12] deram o nome de tríplice gradiente descendente. Reynolds et al.,[55] do Johns Hopkins Hospital, em Baltimore, haviam anteriormente dado a essas características o nome de dominância fúndica. A manutenção desse tríplice gradiente descendente é fundamental para o adequado desenrolar do trabalho de parto.

Durante a fase de dilatação, a frequência das contrações uterinas é de duas a três em 10 minutos, com intensidade de aproximadamente 30 mmHg; já no período expulsivo, pode chegar a cinco contrações em 10 minutos, com intensidade de 50 mmHg. Nessa fase, soma-se às contrações uterinas a contração voluntária da musculatura abdominal, denominada puxo, cuja função é aumentar a pressão abdominal e facilitar a expulsão do feto.[2,26]

A cada contração uterina, durante o trabalho de parto, admite-se que sejam impulsionados do território placentário cerca de 300 mL de sangue, determinando aumento do retorno venoso ao coração e consequente incremento do volume ejetado na sístole cardíaca. Soma-se a esse incremento, após a expulsão do feto, a diminuição da pressão exercida pelo útero gravídico sobre a veia cava inferior. Esses fenômenos devem ser observados de forma cuidadosa, sobretudo em pacientes cardiopatas ou com síndromes hipertensivas graves, pois o aumento súbito do retorno venoso pode predispor a quadro de edema pulmonar agudo.

## CONTRAÇÕES UTERINAS NO PUERPÉRIO

Após a expulsão fetal, o útero continua a apresentar contrações rítmicas cuja função é propiciar a dequitação fisiológica. Todavia, essas contrações são indolores e, após duas ou três contrações, a placenta é impelida para o canal de parto. Esse primeiro momento do secundamento constitui o chamado tempo corpóreo e dura entre 6 e 10 minutos. As contrações que ocorrem no puerpério imediato têm como principal função auxiliar a dequitação e a hemostasia. Esse fenômeno de miotamponamento determina a "laqueadura viva" dos vasos uterinos e faz com que o útero fique devidamente contraído, o que foi denominado globo de segurança por Pinard, citado por Rezende.[66] Decorridas as primeiras 12 horas após o parto, registra-se uma contração em 10 minutos, e nos dias subsequentes sua intensidade e sua frequência reduzem-se. Vale salientar que, durante as mamadas, a sucção do leite determina a liberação de ocitocina, o que causa aumento na frequência das contrações e ocasionalmente pode provocar desconforto na puérpera (dor de tortos).[63]

## DETERMINISMO DO PARTO

Na primeira metade da gestação, o útero se expande por hiperplasia e hipertrofia celular, ocorrendo em seguida acomodação da unidade fetoplacentária e crescimento contínuo por estiramento do miométrio. Com a progressão da gravidez, o útero apresenta contrações de dominância não fúndica,[12,55] e então, mais próximo ao parto, há início da dominância fúndica e coordenação das contrações.

O processo de amadurecimento cervical que ocorre algumas semanas antes da dominância fúndica envolve diminuição da concentração total de colágeno; alteração da solubilidade do colágeno, dependendo da degradação e também da síntese das fibras de colágeno com estrutura mais fraca, e aumento da colagenólise. Associada a esta situação existe franca resposta inflamatória caracterizada pela maior concentração de macrófagos, neutrófilos e eosinófilos e pelo aumento de interleucinas (IL-8) e prostaglandinas.[4,51] A ativação uterina é realizada pelas uterotropinas, cuja principal função é tornar o útero responsivo aos estímulos contráteis determinados pelas uterotoninas (Tabela 2). As uterotropinas são representadas pelos receptores da ocitocina, receptores de prostaglandinas, *gap junctions*, IL (1-beta, 6 e 8) e cicloxigenase (COX). As uterotoninas incluem as prostaglandinas e a ocitocina.

Levando em conta o exposto, a gênese do trabalho de parto não pode ser considerada apenas em termos de contratilidade miometrial. É preciso incluir as alterações bioquímicas no tecido conjuntivo, que determinam o amadurecimento e o esvaecimento cervical.

Entre as mais importantes teorias existentes para explicar o determinismo do parto, podem ser citadas a ocitócica, a da gangorra, a da prostaglandina e a fetal.

**TABELA 2. Relação das substâncias envolvidas nas contrações uterinas**

| |
|---|
| **Uterotropinas** |
| Receptores de ocitocina |
| Receptores de prostaglandinas |
| *Gap junctions* (conexinas) |
| IL 1-beta, 6 e 8 |
| Cicloxigenase |
| **Uterotoninas** |
| Prostaglandinas |
| Ocitocina |

IL: interleucinas.

## TEORIA OCITÓCICA

A ocitocina é um peptídio com nove aminoácidos produzido no hipotálamo e armazenado na neuro-hipófise que, durante a gestação, também é produzido pela decídua. Ao se ligar a um receptor de membrana nas células miometriais, ativa a formação do trifosfato de inositol, segundo mensageiro, que libera cálcio armazenado no retículo sarcoplasmático[37] e dessa forma deflagra contrações uterinas. A ocitocina é inativada rapidamente na circulação sanguínea por uma enzima denominada ocitocinase. Sua concentração sérica é máxima por volta da 36ª semana de gestação e não declina até o parto.[15,37] Entretanto, sua eficácia maior ocorre em uma fase mais avançada do trabalho de parto,[15] pois antes do parto é observado um acréscimo dos receptores miometriais de ocitocina.[46] Apesar de a ocitocina ser importante hormônio no controle da efetividade das contrações uterinas e de seu uso exógeno gerar contrações e determinar indução do trabalho de parto, a deflagração fisiológica do trabalho parece não ser determinada por uma maior liberação endógena desse hormônio. Sua participação é importante na expulsão do feto e na dequitação.

O acetato de atosibana é um bloqueador dos receptores da ocitocina cuja eficácia valida, ao menos em parte, a teoria de que a ocitocina tem, juntamente com outros hormônios, papel relevante no desencadear do trabalho de parto (teoria ocitócica). Tem sido usado recentemente e é objeto de inúmeros estudos comparativos com tratamentos mais antigos.

O efeito da ocitocina na contratilidade uterina decorre da ativação de receptores da ocitocina na presença de produção aumentada de estrógenos e prostaglandinas. A atosibana é um peptídio de cadeia curta que ocupa o receptor da ocitocina, competindo com esta. Tendo uma molécula bastante parecida com a ocitocina, compete com o hormônio natural e funciona como agonista parcial fraco. Isso se deve ao fato de sua ligação com o receptor da ocitocina ser mais estável e duradoura do que a que ocorre com a ocitocina, cuja ligação com o receptor é fugaz. Como resultado, ocorre diminuição da liberação de cálcio intracelular (armazenado no retículo sarcoplasmático) das células miometriais com influxo reduzido de cálcio do espaço extracelular. Ainda, o acetato de atosibana suprime a liberação mediada por ocitocina das prostaglandinas E e F da decídua.[58] Assim, o acetato de atosibana é um bloqueador/agonista parcial fraco dos receptores de ocitocina bastante específico e sem os efeitos adversos de outras drogas que agem indistintamente em múltiplos órgãos e sistemas quando administrados com o fim de inibir as contrações uterinas.

A escolha da droga uterolítica com certeza é complexa e é abordada no Capítulo 36, "Prematuridade", da Seção 5, "Intercorrências obstétricas", mas seguramente o bloqueador do receptor de ocitocina é uma opção válida e que respeita, para seu objetivo, um dos grandes componentes da fisiologia da contração uterina, que é o mecanismo via ocitocina.[67]

## TEORIA DA GANGORRA

A teoria da gangorra foi proposta por Csapo e afirma que o parto ocorre em virtude do estiramento miometrial crescente determinado pelo crescimento do concepto.[30,31] Esse estímulo contínuo que desencadearia o mecanismo regulador básico da distensão/contração miometrial na gestação, dado pela clássica lei de Frank-Starling, em que a distensão excessiva da fibra muscular leva a sua contração reflexa, é inibido pela alta concentração de progesterona, que mantém o útero refratário às contrações. Uma vez que ocorre diminuição da concentração de progesterona, o parto é deflagrado. A prostaglandina só deflagraria o parto diante de baixas concentrações de progesterona.[29] A teoria da gangorra prevê que tanto o volume uterino excessivo como a deficiência de progesterona predispõem à deflagração do parto prematuro.[32] Uma vez que não há queda de progesterona antes do trabalho de parto nos seres humanos, essa teoria não apresenta suporte científico na literatura moderna.

Em contrapartida, evidências atuais sugerem que possa haver modificações locais nos receptores de progesterona, o que poderia interferir nesse estado de quiescência uterina.[6,39] No momento do parto, há aumento da expressão de IL-8 e de *gap junctions*, proteínas que estão sob inibição progestagênica, e um outro fator, chamado de Kappa B, que também pode agir como antiprogesterona, anulando o efeito desta e permitindo maior expressão tanto da IL-8 como da enzima cicloxigenase-2 (COX-2).[5,7] Concomitantemente, há evidências de que gestantes com parto prematuro espontâneo apresentam diminuição da atividade da enzima 15-desidrogenase hidroxiprostaglandina, que é ativada pela progesterona e cuja principal função é metabolizar as prostaglandinas produzidas pelas membranas fetais.[57,61] Além disso, estudos clínicos randomizados demonstraram que a suplementação de progesterona em gestantes com risco elevado para o parto prematuro se associa à redução de 40 a 60% de partos pré-termo.[36,49] Estudos experimentais mostraram ainda que a progesterona aumenta o limiar de excitabilidade uterina.[24]

## TEORIA PROSTAGLANDÍNICA

As prostaglandinas são produzidas pela decídua, pelo miométrio e pelas membranas fetais, principalmente pelo âmnio. O ácido araquidônico, precursor das prostaglandinas, é liberado pelos fosfolípides das membranas celulares (Figura 4). O segundo estágio na síntese das prostaglandinas é marcado pela redução/oxidação desse ácido pela ação da enzima COX. Há duas formas dessa enzima: a cicloxigenase-1 COX-1, produzida durante toda a gravidez, e a COX-2, cuja produção está aumentada em resposta à ação das citocinas e dos fatores de crescimento mais marcadamente no período próximo ao parto. Esta última é responsável pela liberação de prostaglandinas pelas membranas fetais. Ainda assim, concomitantemente com a ação das COX-1 e COX-2, há evidências de que o aumento da sensibilidade uterina seja decorrente, mais provavelmente, de um incremento na expressão de receptores estimulantes específicos para as prostaglandinas.[5]

## TEORIA FETAL

A mensagem fetal para o determinismo do parto foi bem descrita por Liggins[43] ao demonstrar que, em ovelhas, o eixo hipotálamo-hipófise-adrenal do concepto se relacionava com o trabalho de parto e que este é precedido por um incremento na síntese de estrógeno, com consequente diminuição na concentração sérica de progesterona. A enzima que medeia essa reação é a 17-alfa-hidroxilase placentária; entretanto, a placenta humana não possui essa enzima. A síntese dos esteroides placentários, em especial a progesterona e o estrógeno, apresenta duas vias distintas: a produção de progesterona

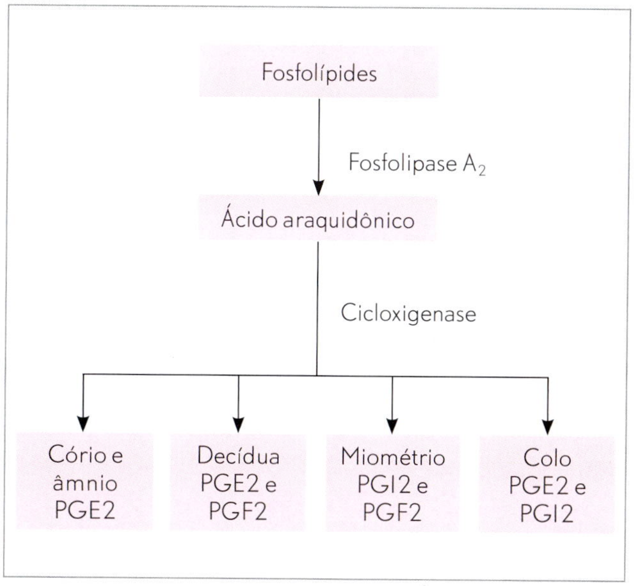


**FIGURA 4.** Síntese de prostaglandinas. PGE2: prostaglandina E2; PGF2: prostaglandina F2; PGI2: prostaciclina.

tem como substrato o colesterol materno; e a produção de estrógeno tem como substrato a deidroepiandrosterona (DHEA), produzida na adrenal fetal. Na espécie humana não há associação entre a queda da progesterona e o trabalho de parto, e não há provas científicas do envolvimento do feto na deflagração do trabalho de parto. Todavia, acredita-se que a participação do feto nesse processo esteja mais relacionada a modificações locais nas membranas fetais do que a uma mensagem fetal propriamente dita.[6,7,23,39,59] É interessante salientar que há produção de hormônio corticotrófico pela placenta em níveis elevados durante o parto, e talvez esse hormônio possa fazer parte do mecanismo que, junto a outros fatores, deflagra o trabalho de parto. O aumento do cortisol leva à ativação da 17-alfa-hidroxilase e da 17,20-liase, enzimas dependentes do citocromo p450. O fato final comum é que esse desequilíbrio tem como uma de suas consequências o aumento das prostaglandinas com modificações cervicais e aumento da contratilidade uterina.[9,52,53,56,58]

## CONSIDERAÇÕES FINAIS

O conhecimento preciso do mecanismo de início do trabalho de parto continua incompleto nos dias atuais. O melhor conhecimento dos mecanismos de contratilidade uterina, que culminam com a deflagração do trabalho de parto, auxiliariam sobremaneira na proposição de condutas direcionadas para evitar ou tratar o trabalho de parto prematuro ou nos casos em que há necessidade de induzir o parto (indicações maternas, fetais ou pós-datismo). Indubitavelmente, é mais fácil conseguir induzir o trabalho de parto do que interrompê-lo, quando em curso.

As drogas utilizadas para se obter contratilidade são basicamente de três tipos: estimulantes do receptor de ocitocina, prostaglandinas e bloqueadores de receptores de progesterona. Assim, por essas vias farmacológicas, chega-se à indução do trabalho de parto. Por outro lado, para se efetivar o bloqueio do trabalho de parto seriam necessários conhecimentos mais completos tanto do ponto de vista fisiológico quanto do bioquímico. A criação de novas estratégias de cessação da atividade uterina é um desafio para os anos a seguir, já que a prematuridade continua a ser umas das mais graves complicações obstétricas, independentemente de todos os avanços e considerações da obstetrícia e da neonatologia.

### PONTOS-CHAVE

- As fibras musculares do miométrio são lisas e apresentam grau máximo de diferenciação.
- A unidade geradora de contrações é um complexo proteico (actina-miosina) disposto em fuso dentro do citoplasma, cuja interação entre suas partes é modulada pela enzima cínase da cadeia leve de miosina. O cálcio e a calmodulina ativam a cínase da cadeia leve de miosina, enquanto o monofosfato de adenosina cíclico inibe a sua atividade.
- A cínase da cadeia leve de miosina ativada modula a fosforilação da miosina na sua cadeia leve, deflagrando a interação das duas proteínas (actina e miosina).
- Durante a gestação, há contrações de alta frequência e baixa amplitude (tipo A) e contrações de alta amplitude (contrações de Braxton Hicks ou tipo B).
- As contrações tipo A apresentam frequência de 1 contração/min e intensidade de 2 a 4 mmHg e as do tipo B têm intensidade de 10 a 20 mmHg, e se difundem parcial ou totalmente pelo útero. Sua frequência aumenta com a progressão da gestação.
- A Unidade Montevidéu mede a atividade uterina e é expressa pelo produto entre a intensidade e a frequência de contrações em 10 minutos (mmHg/10 minutos).
- O trabalho de parto é marcado pelo surgimento de duas contrações em 10 minutos, com intensidade de 20 a 40 mmHg. As contrações são perceptíveis à palpação quando sua intensidade é superior a 10 mmHg e tornam-se dolorosas quando com intensidade superior a 15 mmHg.
- O tríplice gradiente descendente caracteriza-se pelo sentido descendente de propagação das contrações uterinas, com maior duração no seu ponto de origem e intensidade decrescente à medida que se aproximam do segmento uterino.

## REFERÊNCIAS BIBLIOGRÁFICAS

### Artigos de revisão

1. Alvarez BA. Symposium on advances in the study of uterine contractility: introduction. Gac Med Mex 1964; 94(4): 325.
2. Brennand JE, Calder AA. Labor and normal delivery: induction of labor. Curr Opin Obstet Gynecol 1991; 3(6): 764-8.
3. Bulletti C, de Ziegler D. Uterine contractility and embryo implantation. Curr Opin Obstet Gynecol 2006; 18(4): 473-84.
4. Fuchs AR, Fuchs F. Endocrinology of human parturition: a review. Br J Obstet Gynaecol 1984; 91(10): 948-67.
5. Makino S, Zaragoza DB, Mitchell BF, Robertson S, Olson DM. Prostaglandin F2alpha and its receptor as activators of human decidua. Semin Reprod Med 2007; 25(1): 60-8.
6. Mesiano S. Myometrial progesterone responsiveness. Semin Reprod Med 2007; 25(1): 5-13.
7. Olson DM, Ammann C. Role of the prostaglandins in labour and prostaglandin receptor inhibitors in the prevention of preterm labour. Front Biosci 2007; 12: 1329-43.

8. Pulkkinen MO. Regulation of uterine contractility. Acta Obstet Gynecol Scand Suppl 1970; 1(suppl 1): 19-41.
9. Riley SC, Challis JR. Corticotrophin-releasing hormone production by the placenta and fetal membranes. Placenta 1991; 12(2): 105-19.
10. Ticconi C, Belmonte A, Piccione E, Rao CH. Feto-placental communication system with the myometrium inpregnancy and parturition: the role of hormones, neurohormones, inflammatory mediators, and locally active factors. J Matern Fetal Neonatal Med 2006; 19(3): 125-33.


### Artigos originais


11. Alvarez H, Caldeyro-Barcia R. Contractilidad uterina normal e anormal en el parto. Triangulo 1948; 2: 41.
12. Alvarez H, Caldeyro-Barcia R. The normal and abnormal contractile waves of the uterus during labour. Gynaecologia 1954; 138(2): 190-212.
13. Alvarez H, Caldeyro-Barcia R, Amador Fernandez R. Uterine contractions in labor. Ginecol Obstet Mex 1951; 6(2): 113-34.
14. Alvarez H, Caldeyro-Barcia R, Poseiro JJ. Effect of morphine on uterine contractions. Obstet Ginecol Lat Am 1953; 11(6): 175-87.
15. Ances IG. Observations on the level of blood oxytocinase throughout the course of labor and pregnancy. Am J Obstet Gynecol 1972; 113(3): 291-5.
16. Bengtsson LP, Csapo AI. Oxytocin response, withdrawal, and reinforcement of defense mechanism of the human uterus at midpregnancy. Am J Obstet Gynecol 1962; 83: 1083-93.
17. Caldeyro-Barcia R. Oxytocin in pregnancy and labour. Acta Endocrinol Suppl 1960; 34(suppl 50): 41-9.
18. Caldeyro-Barcia R, Alvarez H. New findings on physiology, physiopathology, and pharmacology of the human uterus. Ann Fac Med Univ Repub Montev Urug 1953; 38(9-10): 383-400.
19. Caldeyro-Barcia R, Alvarez H, Poseiro JJ. Action of morphine on the contractility of the human uterus. Arch Int Pharmacodyn Ther 1955; 101(2): 171-88.
20. Caldeyro-Barcia R, Pose SV, Alvarez H. Uterine contractility in polyhydramnios and the effects of withdrawal of the excess of amniotic fluid. Am J Obstet Gynecol 1957; 73(6): 1238-54.
21. Caldeyro-Barcia R, Poseiro JJ. Oxytocin and contractility of the pregnant human uterus. Ann NY Acad Sci 1959; 75: 813-30.
22. Caldeyro-Barcia R, Theobald GW. Sensitivity of the pregnant human myometrium to oxytocin. Am J Obstet Gynecol 1968; 102(8): 1181.
23. Carvajal JA, Vidal RJ, Cuello MA, Poblete JA, Weiner CP. Mechanisms of paracrine regulation by fetal membranes of human uterine quiescence. J Soc Gynecol Investig 2006; 13(5): 343-9.
24. Chanrachakul B, Pipkin FB, Warren AY, Arulkumaran S, Khan RN. Progesterone enhances the tocolytic effect of ritodrine in isolated pregnant human myometrium. Am J Obstet Gynecol 2005; 192(2): 458-63.
25. Csapo A. Progesterone block. Am J Anat 1956; 98(2): 273-91.
26. Csapo A. The mechanism of effect of the ovarian steroids. Recent Prog Horm Res 1956; 12: 405-31.
27. Csapo A, de Mattos CE, Sousa Filho MB. Placental location and the character of clinical labor. Am J Obstet Gynecol 1963; 87: 793-803.
28. Csapo A, Sauvage J. The evolution of uterine activity during human pregnancy. Acta Obstet Gynecol Scand 1968; 47(2): 181-212.
29. Csapo AI. Effects of progesterone, prostaglandin F2alpha and its analogue ICI 81008 on the excitability and threshold of the uterus. Am J Obstet Gynecol 1976; 124(4): 367-78.
30. Csapo AI. Prostaglandins and the initiation of labor. Prostaglandins 1976; 12(1): 149-64.
31. Csapo AI. The onset of labour. Lancet 1961; 2: 277-80.
32. Csapo AI. The 'see-saw' theory of parturition. Ciba Found Symp 1977; 47: 159-210.
33. Csapo AI, Pulkkinen MO, Kaihola HL. The effect of luteectomy-induced progesterone-withdrawal on the oxytocin and prostaglandin response of the first trimester pregnant human uterus. Prostaglandins 1973; 4(3): 421-9.
34. Csapo AI, Pulkkinen MO, Wiest WG. Effects of luteectomy and progesterone replacement therapy in early pregnant patients. Am J Obstet Gynecol 1973; 115(6): 759-65.
35. Czekanowski R. Correlation between the contractility of the non-pregnant human uterus and the perfusion pressure in the vascular bed. Ginekol Pol 1974; 45(4): 403-13.
36. da Fonseca EB, Bittar RE, Carvalho MH, Zugaib M. Prophylactic administration of progesterone by vaginal suppository to reduce the incidence of spontaneous preterm birth in women at increased risk: a randomized placebo-controlled double-blind study. Am J Obstet Gynecol 2003; 188(2): 419-24.
37. Dierickx K, Vandesande F. Immunocytochemical demonstration of separate vasopressin-neurophysin and oxytocin-neurophysin neurons in the human hypothalamus. Cell Tissue Res 1979; 196(2): 203-12.
38. Guiloff E, Ibarra-Polo AA, Gomez-Rogers C. Effect of oxytocin on the contractility of the human oviduct in vivo. Fertil Steril 1974; 25(11): 946-53.
39. Hardy DB, Janowski BA, Corey DR, Mendelson CR. Progesterone receptor plays a major antiinflammatory role in human myometrial cells by antagonism of nuclear factor-kappa B activation of cyclooxygenase 2 expression. Mol Endocrinol 2006; 20(11): 2724-33.
40. Husson JF. Prostaglandins and their role in the physiology of reproduction. Gynecol Obstet (Paris) 1971; 70(3): 361-8.
41. Ibarra-Polo AA, Guiloff E, Gomez-Rogers C. Contractility of the human fallopian tube in vivo: reproducibility and iatrogenicity of a method. Fertil Steril 1974; 25(11): 940-5.
42. Kissler S, Siebzehnruebl E, Kohl J et al. Uterine contractility and directed sperm transport assessed by hysterosalpingoscintigraphy (HSSG) and intrauterine pressure (IUP) measurement. Acta Obstet Gynecol Scand 2004; 83(4): 369-74.
43. Liggins GC. Premature delivery of foetal lambs infused with glucocorticoids. J Endocrinol 1969; 45(4): 515-23.
44. Lima JR, Montenegro CA. Tocometry in obstetric practice: the development of a pneumatic system. Am J Obstet Gynecol 1972; 112(2): 304-7.
45. Maia H, Lopes AC, Coutinho EM. Contractility of the human fallopian tube. Basic Life Sci 1974; 4(B): 139-45.
46. Mamamtavrishvili ID, Kintraia P, Kintraia NP, Gotsiridze EG, Bakradze MM. Molecular mechanisms of regulation uterine contractile activity during pregnancy and labor in mammals. Georgian Med News 2006; 138: 16-22.
47. Mandi G, Sarkar SN, Mishra SK, Raviprakash V. Effects of calcium channel blocker, mibefradil, and potassium channel opener, pinacidil, on the contractile response of mid-pregnant goat myometrium. Indian J Exp Biol 2005; 43(9): 795-801.
48. McGaughey Jr. HS, Brame RG, Bueno-Montana M, Cornell G, Harbert Jr. GM. Uterine contractility. Pac Med Surg 1967; 75(2): 113-7.
49. Meis PJ, Klebanoff M, Thom E et al. Prevention of recurrent preterm delivery by 17 alpha-hydroxyprogesterone caproate. N Engl J Med 2003; 348(24): 2379-85.
50. Mueller A, Siemer J, Renner S et al. Perfused non-pregnant swine uteri: a model for evaluating transport mechanisms to the side bearing the dominant follicle in humans. J Reprod Dev 2006; 52(5): 617-24.
51. Nissenson R, Fluoret G, Hechter O. Opposing effects of estradiol and progesterone on oxytocin receptors in rabbit uterus. Proc Natl Acad Sci USA 1978; 75(4): 2044-8.
52. Petraglia F, Calza L, Giardino L et al. Maternal decidua and fetal membranes contain immunoreactive neuropeptide Y. J Endocrinol Invest 1993; 16(3): 201-5.
53. Petraglia F, Sutton S, Vale W. Neurotransmitters and peptides modulate the release of immunoreactive corticotropin-releasing factor from cultured human placental cells. Am J Obstet Gynecol 1989; 160(1): 247-51.

54. Reynolds SR. Hemodynamic characteristics of the fetal circulation. Am J Obstet Gynecol 1954; 68(1): 69-80.
55. Reynolds SR, Heard OO, Bruns P, Hellman LM. A multichannel strain-gage tokodynamometer: an instrument for studying patterns of uterine contractions in pregnant women. Bull Johns Hopkins Hosp 1948; 82: 446.
56. Riley SC, Walton JC, Herlick JM, Challis JR. The localization and distribution of corticotropin-releasing hormone in the human placenta and fetal membranes throughout gestation. J Clin Endocrinol Metab 1991; 72(5): 1001-7.
57. Sangha RK, Walton JC, Ensor CM, Tai HH, Challis JR. Immunohistochemical localization, messenger ribonucleic acid abundance, and activity of 15-hydroxyprostaglandin dehydrogenase in placenta and fetal membranes during term and preterm labor. J Clin Endocrinol Metab 1994; 78(4): 982-9.
58. Sanu O, Lamont RF. Critical appraisal and clinical utility of atosiban in the management of preterm labor. Therapeuthics and Clinical Risk Management 2010; 6: 191-9.
59. Sooranna SR, Grigsby P, Myatt L, Bennett PR, Johnson MR. Prostanoid receptors in human uterine myocytes: the effect of reproductive state and stretch. Mol Hum Reprod 2005; 11(12): 859-64.
60. Suzumura M, Honma T. Uterine contractility in pregnancy. Sanfujinka No Jissai 1967; 16(2): 170-4.
61. van Meir CA, Sangha RK, Walton JC, Matthews SG, Keirse MJ, Challis JR. Immunoreactive 15-hydroxyprostaglandin dehydrogenase (PGDH) is reduced in fetal membranes from patients at preterm delivery in the presence of infection. Placenta 1996; 17(5-6): 291-7.
62. Verdenik I, Pajntar M, Leskosek B. Uterine electrical activity as predictor of preterm birth in women with preterm contractions Eur J Obstet Gynecol 2001; 95: 149-53.

## Livros

63. Alberts B. Molecular biology of the cell. New York: Garland; 1997.
64. Assali N. Pathophysiology of gestation. New York: Academic Press; 1972.
65. Cunningham FG, Leveno KJ, Bloom SL et al. Physiology of labor. In: Williams' obstetrics. 24.ed. New York: McGraw-Hill; 2014. p. 136-72.
66. Rezende J. O parto: estudo clínico e assistência. In: Obstetrícia. 10.ed. Rio de Janeiro: Guanabara Koogan; 2005. p. 337-62.

## Revisão sistemática/metanálise

67. Wex J, Connolly M, Rath W. Atosiban versus betamimetics in the treatment of preterm labour in Germany: an economic evaluation. BMC Pregnancy and Childbirth 2009; 9: 23-31.

# Capítulo 16

# Fases clínicas do parto



## PARTURIÇÃO

O parto é caracterizado por contrações das fibras miometriais, cujas principais funções são a dilatação cervical e a expulsão do feto através do canal de parto. Essas contrações são dolorosas, porém, antes do seu início, o útero sofre modificações fisiológicas e bioquímicas locais concomitantes ao aumento da frequência de contrações indolores (contrações de Braxton Hicks), até que o verdadeiro trabalho de parto seja deflagrado. O processo fisiológico que regula tais modificações não possui um marco bem definido como as fases clínicas do parto, contudo, pode ser dividido em quatro etapas:[1-3,8]

- Quiescência (fase 1).
- Ativação (fase 2).
- Estimulação (fase 3).
- Involução (fase 4).

A quiescência (fase 1) é caracterizada por relativa ausência de resposta a agentes que determinam a contratilidade uterina. Ela se inicia com a implantação do zigoto e perdura por quase toda a gestação. Apesar de algumas poucas contrações serem observadas nesse período, elas não modificam a estrutura cervical nem causam dilatação do colo uterino. A ativação (fase 2) prepara o útero e o canal cervical para o trabalho de parto e dura aproximadamente 6 a 8 semanas.[1,3,8] Esta preparação determina algumas modificações cervicais e caracteriza-se pela descida do fundo uterino. Esse processo é seguido pela estimulação (fase 3), que pode ser clinicamente dividida em três períodos (dilatação, expulsão e dequitação) e cujo fenômeno mais importante são as contrações uterinas efetivas. Para um adequado trabalho de parto, essas contrações devem apresentar uma frequência regular entre duas e cinco contrações a cada 10 minutos, intensidade de 20 a 60 mmHg (média de 40 mmHg) e duração entre 30 e 90 segundos (média de 60 segundos).[7,15,16] Finalmente, a involução (fase 4) destaca-se pelo retorno ao estado pré-gravídico (puerpério). Seu início ocorre após a dequitação e é caracterizado por uma contração persistente que promove a involução uterina. A Figura 1 apresenta de forma esquemática todos os eventos citados.

Neste capítulo, serão estudados mais profundamente os períodos clínicos do parto que ocorrem na fase de estimulação da parturição (fase 3): dilatação (primeiro período), expulsão (segundo período) e dequitação (terceiro período). Alguns autores denominam a primeira hora do puerpério, erroneamente, quarto período, com o objetivo de destacar a necessidade de maior vigilância, pois é nessa fase que ocorrem as principais complicações hemorrágicas do pós-parto. O objetivo da separação do trabalho de parto em fases clínicas, ainda que exista varia-

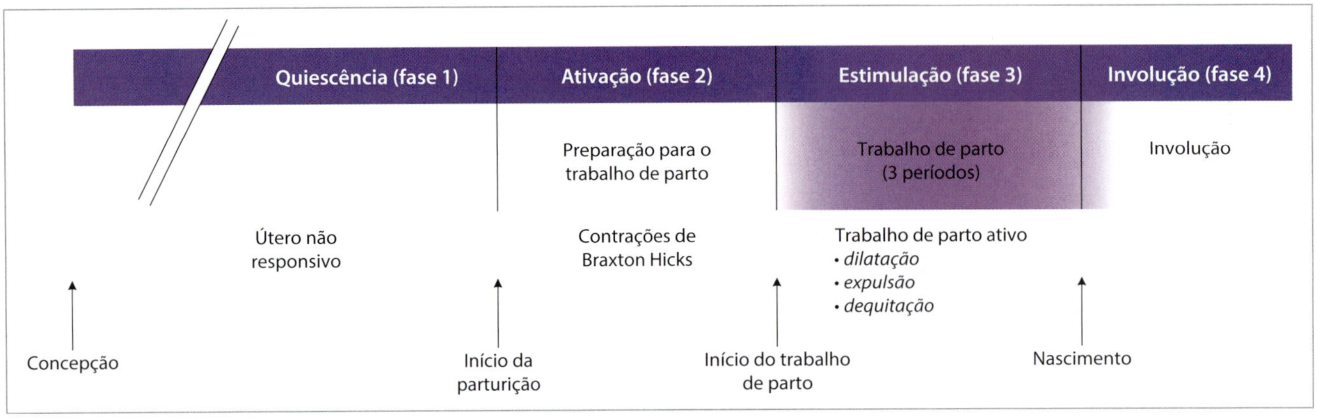


**FIGURA 1.** Esquema das fases de parturição e fases clínicas do parto. (Figura adaptada de Cunningham et al.[27])

ção em serviços e escolas no mundo todo, é importante, pois trata-se de diferenciar o que é normal do que é anormal e guiar o obstetra nos casos em que intervenções ativas no manejo do trabalho de parto se fizerem necessárias.

## DILATAÇÃO

A fase de dilatação, ou primeiro período, inicia-se com as primeiras contrações dolorosas, cuja principal ação é a modificação da cérvix. Assim, esse período começa com as primeiras modificações cervicais e termina com a dilatação completa do colo uterino (10 cm), de modo a permitir a passagem fetal. Essas modificações abrangem dois fenômenos distintos: o esvaecimento do colo e a dilatação cervical propriamente dita.

O esvaecimento do colo e a dilatação cervical são fenômenos distintos. Nas primíparas, ocorrem nessa ordem, sucessivamente: primeiro o esvaecimento, de cima para baixo, e depois a dilatação do orifício externo; já nas multíparas, são simultâneos (Figura 2).

O esvaecimento ou apagamento do canal cervical consiste na incorporação do colo à cavidade uterina, terminando com a formação de um degrau ao centro da abóbada cervical. Esse processo ativo é decorrente de alterações bioquímicas que levam à fragmentação e à redisposição das fibras de colágeno e à alteração na concentração de glicosaminoglicanas. Próximo ao termo, ocorre aumento de infiltrado inflamatório no canal cervical decorrente de mudanças locais que promovem a maturação cervical e da lise de fibras de colágeno.[12,18] Em modelos animais, a colagenólise está sob a influência de prostaglandinas, principalmente da prostaglandina E2, e de alguns hormônios esteroides placentários.[14,17,20,21] A progesterona inibe a invasão e a ativação de polimorfonucleares no estroma cervical, e essa ação anti-inflamatória pode ter relação com seu efeito inibidor sobre o esvaecimento cervical.[4,11,13] Por outro lado, as drogas antiprogesterona, como o RU-486, provocam esvaecimento cervical em qualquer época da gestação.[9,19]

A dilatação do orifício externo do colo tem como principal finalidade ampliar o canal de parto e completar a continuidade entre útero e vagina. À medida que a dilatação cervical progride, surge um espaço entre o polo cefálico e as membranas ovulares (âmnio e cório), no qual ficará coletado o líquido amniótico (bolsa das águas), cuja função é auxiliar as contrações uterinas no deslocamento do istmo. A bolsa das águas se forma no polo inferior do ovo no decorrer do trabalho de parto, e sua rotura causa a saída parcial do seu conteúdo líquido, ocorrendo, via de regra, no período em que a dilatação cervical é maior que 6 cm. Todavia, essa rotura pode ser precoce (no início do trabalho de parto). Quando a rotura ocorre contem-

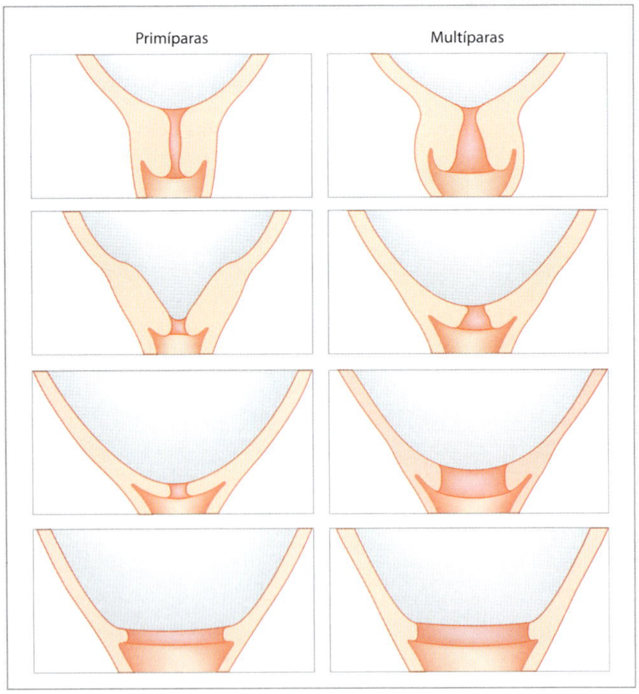


**FIGURA 2.** Esvaecimento e dilatação do colo uterino. (Figura adaptada de Deláscio et al.[29])

porânea à expulsão do feto, é denominada nascimento de feto empelicado. Faz-se mister ratificar que a rotura das membranas ovulares antes do trabalho de parto (RPMO, também chamada amniorrexe prematura) é erroneamente denominada por muitos "bolsa rota", visto que esse termo deve ser utilizado apenas durante o trabalho de parto, quando a "bolsa das águas" se forma.

A dilatação cervical é representada por uma curva sigmoide dividida em fase latente e fase ativa, sendo esta última composta, segundo Friedman citado por Deláscio e Guariento,[30] de três subdivisões (Figura 3):

- Aceleração: em que a velocidade de dilatação começa a modificar-se e a curva se eleva.
- Dilatação ou aceleração máxima: quando a dilatação passa de 2 a 3 cm para 8 a 9 cm.
- Desaceleração: que precede a dilatação completa.

A fase latente apresenta como característica contrações mais eficazes (em termos de coordenação e intensidade) sem, contudo, determinar modificações significativas na dilatação cervical. Apesar de ser difícil estabelecer exatamente a duração fisiológica do parto, o tempo é um dos parâmetros mais importantes para identificar alterações na sua evolução. Assim, de forma geral, segundo Friedman,[10] a fase latente normalmente dura 8 horas, porém com variações conforme a paridade e mesmo entre gestantes de mesma paridade. A dilatação nessa fase é em torno de 0,35 cm/h, e sua evolução e duração dependem das modificações que ocorrem nas duas semanas que precedem o parto.[32] Todavia, a fase latente será considerada

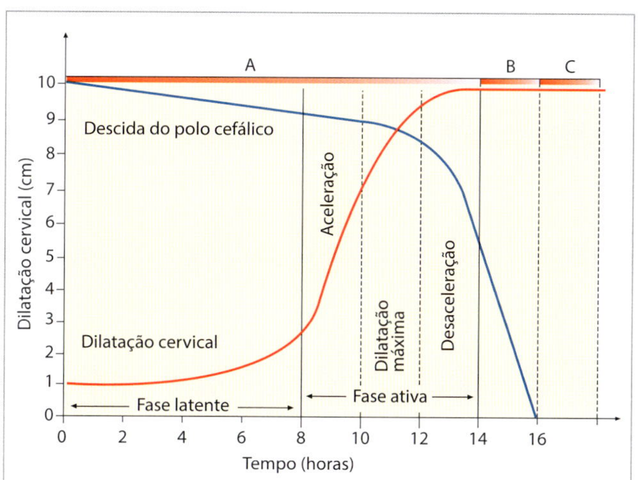


**FIGURA 3.** Curva sigmoide da dilatação cervical representando os períodos de dilatação (A), expulsão (B) e dequitação (C). O primeiro período (dilatação) é dividido em fase latente e fase ativa. Nesta última, há três subdivisões: aceleração, dilatação máxima e desaceleração. (Figura adaptada de Friedman.[31])

prolongada quando durar mais que 20 horas em primíparas e mais que 14 em multíparas.[26,30]

A fase ativa normalmente se inicia com dilatação cervical de 4 cm e dura em média 6 horas nas primíparas, com velocidade de dilatação de cerca de 1,2 cm/h, e 3 horas nas multíparas, com velocidade de dilatação de 1,5 cm/h.[23,26,30,32]

Alguns estudos têm questionado se a curva que representa o trabalho de parto, proposta por Friedman na década de 1950, ainda é aplicável nos dias atuais. Considera-se que ocorreram mudanças nas características das gestantes (maior índice de massa corporal, idade materna mais elevada no primeiro parto) e também na prática clínica (maior uso de ocitocina e analgesia).

Zhang et al.[22] avaliaram retrospectivamente 62.415 partos vaginais de gestações únicas em apresentação cefálica e encontraram algumas diferenças em relação à curva de Friedman. Nota-se que, segundo Zhang et al.,[22] o percentil 95 do tempo necessário para que a dilatação progrida de 4 para 6 cm é maior que o descrito anteriormente, podendo chegar a até 10 horas na primípara (Tabela 1 e Figura 4). É importante destacar que nesse estudo praticamente 50% das gestantes utilizaram ocitocina e/ou analgesia e que, por isso, a evolução apresentada não representa a evolução natural do trabalho de parto sem intervenções.

## Diagnóstico de trabalho de parto

O diagnóstico de trabalho de parto está condicionado à presença de contrações uterinas com ritmo e características peculiares, combinadas a alterações progressivas no colo uterino (esvaecimento e dilatação) e à formação da bolsa das águas. Dessa forma, nesse diagnóstico não se deve considerar isoladamente a presença de contrações ou mesmo quantificar a dilatação cervical, mas sim todo o conjunto: a presença de contrações uterinas (pelo menos duas em 10 minutos) associada a dilatação cervical (pelo menos 2 cm), esvaecimento cervical e/ou modificações progressivas no colo uterino.[29]

# EXPULSÃO

Na segunda fase do parto, denominada expulsão ou segundo período, o feto é expelido do útero através do canal de parto por meio da ação conjugada das contrações uterinas e das contrações voluntárias dos músculos abdominais (puxos). Nesse período, ocorre a maioria dos fenômenos mecânicos do parto (tema mais aprofundado no Capítulo 18, "Mecanismo de parto", da Seção 4, "Parto e puerpério") e o canal de parto é completamente formado, ou seja, o segmento inferior do útero, o canal cervical totalmente dilatado e a vagina formam uma única cavidade. Assim, o segundo período tem início com a

**TABELA 1.** Tempo estimado para a dilatação cervical e o período expulsivo em nulíparas e multíparas

| Mudanças na cérvix | Nulíparas (média de tempo – percentil 95) | Multíparas (média de tempo – percentil 95) |
|---|---|---|
| • De 4 para 5 cm | 1,3 hora (6,4 horas) | 1,4 hora (7,3 horas) |
| • De 5 para 6 cm | 0,8 hora (3,2 horas) | 0,8 hora (3,4 horas) |
| • De 6 para 7 cm | 0,6 hora (2,2 horas) | 0,5 hora (1,9 hora) |
| • De 7 para 8 cm | 0,5 hora (1,6 hora) | 0,4 hora (1,3 hora) |
| • De 8 para 9 cm | 0,5 hora (1,4 hora) | 0,3 hora (1 hora) |
| • De 9 para 10 cm | 0,5 hora (1,8 hora) | 0,3 hora (0,9 hora) |
| Duração do segundo período | | |
| • Com analgesia epidural | 1,1 hora (3,6 horas) | 0,4 hora (2 horas) |
| • Sem analgesia epidural | 0,6 hora (2,8 horas) | 0,2 hora (1,3 hora) |

Nota-se que o percentil 95 de duração da dilatação de 4 para 6 cm é de quase 10 horas nas nulíparas.
Tabela adaptada de Zhang et al.[22]

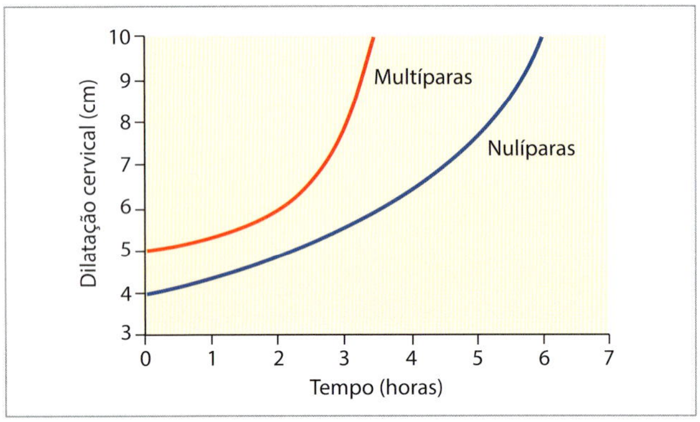


**FIGURA 4.** Curvas de evolução do trabalho de parto. (Figura adaptada de Zhang et al.[22])

dilatação completa e se encerra com a saída do feto. Uma vez completada a dilatação, o útero fica imobilizado pela ação de contenção dos ligamentos largo (lateralmente), redondo (superiormente) e uterossacro (posteriormente); e a resultante de força das contrações miometriais converge sobre o orifício interno do colo uterino, contra o qual a apresentação fetal é impelida (Figura 5).

A descida do polo cefálico pelo canal de parto é representada por uma curva hiperbólica (Figura 3) e compreende duas fases bem definidas: fase pélvica e fase perineal. A primeira caracteriza-se pela dilatação completa do colo uterino e pela apresentação acima do plano +3 de De Lee, enquanto a segunda apresenta a cabeça rodada e em um plano inferior a +3 de De Lee. A duração do período de expulsão está condicionada à proporção cefalopélvica e à eficiência contrátil do útero e da musculatura abdominal. Assim, pode durar em média 30 minutos nas multíparas e 60 minutos nas primíparas.[23] O *American College of Obstetricians and Gynecologists* (ACOG) e a *Society for Maternal-Fetal Medicine* (SMFM) apontam que é difícil determinar o intervalo máximo de tempo que seria seguro para a duração do segundo período. Avaliam que diante de vitalidade fetal normal o período expulsivo pode se prolongar por um tempo maior e consideram período expulsivo prolongado quando ultrapassa, em primíparas, 3 horas sem analgesia e, em multíparas, 2 horas sem analgesia. Rela-

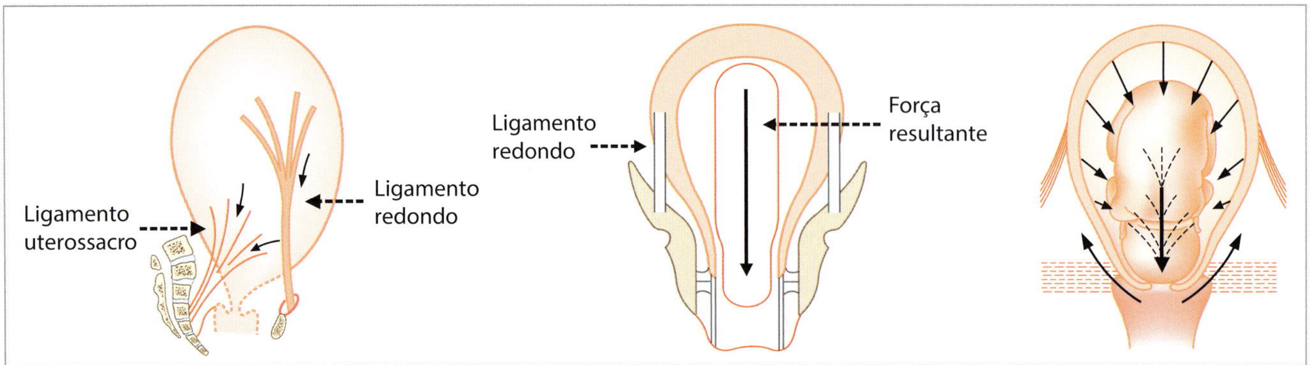


**FIGURA 5.** Representação esquemática da ação de contenção dos ligamentos uterinos e resultante das forças produzidas pela contração na expulsão fetal.

tam, ainda, que a duração do segundo estágio teria acréscimo de 1 hora em sua duração caso fosse realizada analgesia epidural.[23,24]

## DEQUITAÇÃO

Nesse período, também chamado secundamento ou dequitadura, o útero expele a placenta e as membranas (após o nascimento do feto). Assim, após descolamento de seu leito uterino, a placenta desce através do canal de parto e é expelida pela rima vulvar. Seu descolamento ocorre em virtude da diminuição do volume uterino depois da expulsão fetal, associada às contrações uterinas vigorosas e indolores (Figura 6).

Há dois tipos clássicos de descolamento, o central (também chamado de descolamento de Baudelocque-Schultze) e o marginal ou periférico (também chamado de descolamento de Baudelocque-Duncan), definidos, respectivamente, quando começam no centro ou lateralmente (Figura 6). Classicamente, no descolamento central, a primeira face placentária visualizada na rima vulvar é a face fetal, e no periférico visualiza-se na rima a face materna. O primeiro é mais frequente e apresenta sangramento após a dequitação, com formação de hematoma retroplacentário. O segundo, menos comum, tem escoamento de sangue antes da total expulsão da placenta.

A dequitação ocorre entre 10 minutos e 1 hora após o parto. Fisiologicamente, sabe-se que ela deve ocorrer dentro de 20 a, no máximo, 30 minutos. Porém, em 80% dos partos a dequitação se dá nos primeiros 10 minutos.[5,6,23,25,33]

## PRIMEIRA HORA PÓS-PARTO

Também indevidamente denominada quarto período de Greenberg, a primeira hora após o parto inicia-se imediatamente após a dequitação, sendo, dessa forma, a primeira hora do puerpério e não um verdadeiro quarto período clínico do parto. Nesse período, ocorrem a estabilização dos sinais vitais maternos e a hemostasia uterina.

Essa primeira hora caracteriza-se pela ocorrência dos fenômenos de miotamponamento, de trombotamponamento, pela indiferença miouterina e pela contração uterina fixa que a segue.

A redução do volume uterino causa angulação das artérias uterinas e ovariana, provocando diminuição da perfusão uterina. A contração do útero causa oclusão dos vasos miometriais (miotamponamento) e foi descrita por Pinard como ligaduras vivas, ou globo vivo de Pinard. O trombotamponamento é a segunda linha de defesa contra a hemorragia e tem como característica a formação de trombos nos grandes vasos uteroplacentários, os quais se prolongam pelos coágulos intrauterinos que recobrem o leito placentário. Segundo Greenberg, citado por Rezende,[33] a retirada desses coágulos intrauterinos após o final do parto é um processo não fisiológico e, portanto, deveria ser evitada. A indiferença miouterina é caracterizada por contração e relaxamento das fibras miometriais e ocorre na primeira hora pós-parto. Assim, pode haver enchimento e esvaziamento de sangue no interior do útero, e a hemostasia uterina depende, principalmente, do trombotamponamento nessa fase. Esse estado de indiferença uterina pode ser prolongado nos trabalhos de parto laboriosos, nas grandes multíparas e quando há distensão excessiva do útero, como acontece nas gestações múltiplas ou com fetos macrossômicos ou, ainda, na presença de polidrâmnio. A contração uterina fixa surge com o fim desse período (depois de 1 hora), e o maior tônus uterino mantém a hemostasia pós-parto, auxiliando no retorno do útero ao estado pré-gravídico.

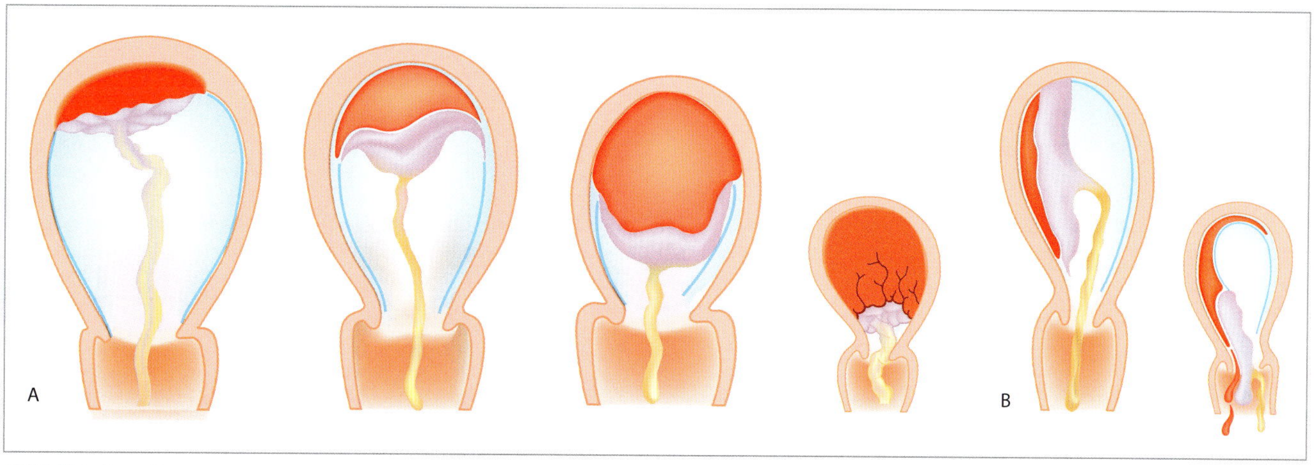


**FIGURA 6.** Representação esquemática dos tipos de dequitação. A: central (Baudelocque-Schultze); B: marginal (Baudelocque-Duncan).

## CONSIDERAÇÕES FINAIS

As fases clínicas clássicas do parto foram definidas nos casos em que existe um resultado normal para o recém-nascido e a mãe.[34] A progressão e a normalidade só podem ser estabelecidas definitivamente de maneira retrospectiva e em pacientes de baixo risco com resultados perinatais normais, o que torna particularmente difícil predizer em cada caso particular de acompanhamento do parto os parâmetros de progressão.

### PONTOS-CHAVE

- Durante a gestação, a contratilidade uterina possui quatro fases: quiescência (fase 1), ativação (fase 2), estimulação (fase 3) e involução (fase 4).
- A quiescência (fase 1) da contratilidade uterina caracteriza-se por um estado de relativa refratariedade a agentes que determinam contrações miometriais.
- A ativação (fase 2) da contratilidade uterina é caracterizada por modificações cervicais e pela descida do fundo uterino.
- A estimulação (fase 3) da contratilidade uterina é o próprio trabalho de parto e se divide clinicamente em três estágios: dilatação, expulsão e dequitação.
- A involução (fase 4) da contratilidade uterina é marcada pelo retorno ao estado pré-gravídico com início 1 hora após o nascimento e por uma contração persistente que promove a involução uterina.
- A dilatação cervical, primeiro período da estimulação, é representada por uma curva sigmoide dividida em fase latente e fase ativa. A primeira dura 8 horas em média, e a segunda, em torno de 6 horas nas primíparas, com velocidade de dilatação de aproximadamente 1,2 cm/h, e 3 horas nas multíparas, com velocidade de dilatação de 1,5 cm/h.
- O segundo período da estimulação (expulsão) tem início com a dilatação completa e se encerra com a saída do concepto.
- A dequitação (terceiro período da estimulação, secundamento ou dequitadura) representa o descolamento e a saída da placenta após o nascimento do recém-nascido. O descolamento pode ser central (Baudelocque-Schultze) ou marginal (Baudelocque-Duncan).
- O assim chamado quarto período de Greenberg dura 1 hora, ocorrendo imediatamente após a dequitação, e caracteriza-se pelo miotamponamento e pelo trombotamponamento, responsáveis pela hemostasia uterina.
- A divisão do parto em fases clínicas tem o objetivo de ajudar o obstetra a identificar desvios da normalidade e possibilita propor ações corretivas quando necessário manejo ativo do trabalho de parto.

## REFERÊNCIAS BIBLIOGRÁFICAS


### Artigos de revisão

1. Casey ML, MacDonald PC. The endocrinology of human parturition. Ann N Y Acad Sci 1997; 828: 273-84.
2. Challis JRG. Mechanism of parturition and preterm labor. Obstet Gynecol Surv 2000; 55: 650-60.
3. Challis JRG, Matthews SG, Gibbs W, Lye SJ. Endocrine and paracrine regulation of birth at term and preterm. Endocr Rev 2000; 21: 514-50.
4. Jeffrey JJ. Collagen and collagenase: pregnancy and parturition. Semin Perinatol 1991; 15: 118-26.

### Artigos originais

5. Alvarez H, Caldeyro-Barcia R. Estudios sobre la fisiología de la actividad contráctil del útero humano. Arch Ginecol Uruguay 1948; 7: 7.
6. Alvarez H, Caldeyro-Barcia R. The normal and abnormal contractile waves of the uterus during labour. Gynaecologia 1954; 138: 190-212.
7. Caldeyro-Barcia R, Poseiro JJ. Oxytocin and contractility of the pregnant human uterus. Ann N Y Acad Sci 1959; 75: 813-30.
8. Casey ML, MacDonald PC. Transforming growth factor-beta inhibits progesterone-induced enkephalinase expression in human endometrial stromal cells. J Clin Endocrinol Metabol 1996; 81: 4022-7.
9. Fried G, Meister B, Radestad A. Peptide-containing nerves in the human pregnant uterine cervix: an immunohistochemical study exploring the effect of RU 486 (mifepristone). Hum Reprod 1990; 5: 870-6.
10. Friedman E. The graphic analysis of labor. Am J Obstet Gynecol 1954; 68: 1568-75.
11. Jeffrey JJ. Collagen synthesis and degradation in the uterine deciduoma: regulation of collagenase activity by progesterone. Coll Relat Res 1981; 1: 257-68.
12. Junqueira LC, Zugaib M, Montes GS, Toledo OM, Krisztan RM, Shigihara KM. Morphologic and histochemical evidence for the occurrence of collagenolysis and for the role of neutrophilic polymorphonuclear leukocytes during cervical dilation. Am J Obstet Gynecol 1980; 138: 273-81.
13. Koob TJ, Jeffrey JJ. Hormonal regulation of collagen degradation in the uterus: inhibition of collagenase expression by progesterone and cyclic AMP. Biochim Biophys Acta 1974; 354: 61-70.
14. Koob TJ, Jeffrey JJ, Eisen AZ, Bauer EA. Hormonal interactions in mammalian collagenase regulation. Comparative studies in human skin and rat uterus. Biochim Biophys Acta 1980; 629: 13-23.
15. Lima JR, Lippi UG. Monitoring of uterine contraction by registration of the intracavitary pressure for the rational management of labor. Matern Infanc (São Paulo) 1969; 28: 125-42.
16. Lima JR, Montenegro CA. Tocometry in obstetric practice: the development of a pneumatic system. Am J Obstet Gynecol 1972; 112: 304-7.
17. Mushayandebvu TI, Rajabi MR. Relaxin stimulates interstitial collagenase activity in cultured uterine cervical cells from nonpregnant and pregnant but not immature guinea pigs; estradiol-17 beta restores relaxin's effect in immature cervical cells. Biol Reprod 1995; 53: 1030-7.
18. Osman I, Young A, Ledingham MA et al. Leukocyte density and pro-inflammatory cytokine expression in human fetal membranes, decidua, cervix and myometrium before and during labour at term. Mol Hum Reprod 2003; 9: 41-5.
19. Radestad A, Bygdeman M, Green K. Induced cervical ripening with mifepristone (RU 486) and bioconversion of arachidonic acid in human pregnant uterine cervix in the first trimester: a double-blind, randomized, biomechanical and biochemical study. Contraception 1990; 41: 283-92.
20. Rajabi MR, Cybulsky AV. Phospholipase A2 activity is increased in guinea pig uterine cervix in late pregnancy and at parturition. Am J Physiol 1995; 269: E940-7.
21. Rajabi MR, Solomon S, Poole AR. Activation of protein kinase C stimulates collagenase production by cultured cells of the cervix of the pregnant guinea pig. Am J Obstet Gynecol 1992; 167: 194-200
22. Zhang J, Landy HJ, Branch DW et al. Contemporary patterns of spontaneous labor with normal neonatal outcomes. Obstet Gynecol 2010; 116: 1281.

### Diretrizes


23. American College of Obstetricians and Gynecologists. Dystocia and the augmentation of labor. ACOG Technical Bulletin 1995; 218.
24. Spong CY, Berghella V, Wenstrom KD et al. Preventing the first cesarean delivery: summary of a joint Eunice Kennedy Shriver National Institute of Child Health and Human Development, Society for Maternal-Fetal Medicine, and American College of Obstetricians and Gynecologists Workshop. Obstet Gynecol 2012; 120: 1181.


### Livros


25. Crowther C. Monitoring the progress of labor. In: Chalmers I. Effective care pregnancy. New York: Oxford Medical; 1991.
26. Cunningham FG, Leveno KJ, Bloom SL, Hauth JC, Gilstrap III LC, Wenstrom KD. Dystocia: abnormal labor. In: Williams' obstetrics. 22.ed. New York: McGraw-Hill; 2005. p. 495-524.
27. Cunningham FG, Leveno KJ, Bloom SL, Hauth JC, Gilstrap III LC, Wenstrom KD. Parturition. In: Williams' obstetrics. 23.ed. New York: McGraw-Hill; 2010. p. 136-72.
28. Cunningham FG, Leveno KJ, Bloom SL et al. Physiology of labor. In: Williams' obstetrics. 24.ed. New York: McGraw-Hill; 2014. p. 136-72.
29. Deláscio D, Guariento A. Evolução clínica do parto. In: Briquet R. Obstetrícia normal. 3.ed. São Paulo: Sarvier; 1981. p. 310-1.
30. Friedman EA. Dysfuctional labor. In: Quilligan EJ. Current therapy in obstetric and gynecology. Philadelphia: Saunders; 1980. p. 15-38.
31. Friedman EA. Labor: clinical evaluation and management. 2.ed. New York: Appleton-Century-Crofts; 1978. apud Deláscio D, Guariento A. Evolução clínica do parto. In: Briquet. Obstetrícia normal. 3.ed. São Paulo: Sarvier; 1981. p. 309-15.
32. Passini Jr R. Parto: fenômenos maternos. In: Neme B. Obstetrícia básica. 3.ed. São Paulo: Sarvier; 2005. p. 157-65.
33. Rezende J. O parto: estudo clínico e assistência. In: Obstetrícia. 10.ed. Rio de Janeiro: Guanabara Koogan; 2005. p. 337-62.


### Revisão sistemática/metanálise


34. Abalos E, Oladapo OT, Chamillard M, et al. Duration of spontaneous labour in "low-risk" women with "normal" perinatal outcomes: a systematic review. Eur J Obstet Gynecol Reprod Biol 2018; 223: 123-32.

# Capítulo 17

# Maturação cervical e indução do trabalho de parto



## INTRODUÇÃO

As taxas de indução do trabalho de parto têm aumentado significativamente nas últimas décadas e apresentam variações importantes quando considerados diferentes locais e até mesmo serviços diversos de um mesmo local. Nos Estados Unidos da América (EUA), estima-se que a indução do trabalho de parto foi empregada em 31,4% dos nascimentos.[38] A Organização Mundial da Saúde estima que 10% dos partos realizados no mundo são induzidos.[41]

Vários são os fatores associados ao sucesso da indução do trabalho de parto, destacando-se como características maternas a paridade, a idade, o peso e a estatura, e, como fatores fetais, o peso e a idade gestacional. Sabe-se, porém, que o mais importante fator preditor para o sucesso do trabalho de parto é a maturação cervical, que suplanta até os marcadores bioquímicos como a fibronectina fetal.[2] Avaliando individualmente cada uma das características do colo uterino, observa-se que as que mais se relacionam ao sucesso da indução, ou seja, ao parto vaginal, são a dilatação e o esvaecimento.[2]

Se o número de mulheres que serão submetidas à indução do trabalho de parto aumentou significativamente, também se observa um número maior de gestantes que ainda não passaram pelo processo fisiológico de maturação cervical, que é necessário para que o trabalho de parto seja deflagrado e evolua a contento.

## INDUÇÃO DO TRABALHO DE PARTO

A indução do trabalho de parto consiste na estimulação de contrações uterinas em paciente fora de trabalho de parto por meio de métodos específicos e com o objetivo de promover o trabalho de parto.[42] Deve ser considerada quando os benefícios do parto vaginal superam os potenciais riscos maternos e fetais. Entre os principais riscos podemos citar a atividade uterina aumentada e as anormalidades da frequência cardíaca fetal.[13,35,36]

### INDICAÇÕES

A indução do trabalho de parto tem por indicação situações maternas e fetais nas quais haja benefício com o término da gestação. As indicações mais comuns são rotura prematura de membranas ovulares (RPMO), gestação pós-termo e progressão ou impossibilidade de controle de doenças clínicas como pré-eclâmpsia e diabetes, havendo evidências na literatura do benefício dessa conduta em relação à conduta expectante.[5,7]

Além da indução do trabalho de parto por motivos médicos, há a indução eletiva, definida como aquela em que não há indicação médica para sua realização. Considerando-se os riscos fetais, relacionados ao termo precoce (idade gestacional de 37 a 38 semanas), esse tipo de indução nunca deve ser realizado antes de 39 semanas de idade gestacional.[30] A indução eletiva do trabalho de parto pode ocorrer em razão da solicitação materna (35%), da experiência negativa em parto anterior (19%), de cansaço da gestante (17%) e de ansiedade (15%).[15] Algumas associações e alguns estudos têm aceitado a prática da indução eletiva do trabalho de parto. O Colégio Americano de Obstetras e Ginecologistas (ACOG) e a Sociedade para Medicina Materno-fetal apontam que oferecer indução eletiva do trabalho de parto a pacientes de baixo risco, nulíparas, com mais de 39 semanas de gestação (com datação precisa da idade gestacional) seja uma opção razoável a ser discutida entre médicos e pacientes.[39]

É importante considerar que poderá ocorrer aumento das taxas de cesárea por distocia funcional e sofrimento fetal.[13,26] Na Clínica Obstétrica do HC-FMUSP, a indução do trabalho de parto é restrita aos casos que apresentam indicações médicas para o término da gestação antes do início espontâneo do trabalho de parto, não ocorrendo de forma eletiva.

Outra prática que tem sido discutida na literatura médica é a indução do trabalho de parto em casos de fetos grandes para a idade gestacional e com peso próximo a 4.000 g. Objetiva-se com isso evitar que o aumento semanal de peso fetal eleve também o risco de tocotraumatismos. Não há, porém, evidência de que essa conduta diminua os riscos maternos e fetais, sendo, portanto, questionável.

## CONTRAINDICAÇÕES

As contraindicações para indução do trabalho de parto estão apresentadas na Tabela 1.

Na Clínica Obstétrica do HC-FMUSP, a presença de uma cesárea anterior não é contraindicação absoluta para a indução do trabalho de parto desde que o colo uterino já tenha passado pelo processo de maturação cervical, que seja uma gestação única com apresentação cefálica, sem macrossomia fetal, e que o intervalo entre os partos seja maior que 12 meses. Da mesma forma, a macrossomia fetal (peso fetal estimado acima de 4.000 g) deve ser considerada contraindicação relativa, visto que há possibilidade de erro de 10 a 15% na estimativa do peso fetal e também há a necessidade de avaliação da bacia materna para que seja analisado o risco de desproporção cefalopélvica. Em muitas situações, a prova de trabalho de parto é indicada.

**TABELA 1. Contraindicações para a indução do trabalho de parto**

| |
|---|
| Gestação múltipla (gemelar monoamniótica, primeiro gemelar em apresentação que não seja cefálica, três ou mais fetos) |
| Antecedente de cesárea corporal ou segmento corporal |
| Duas ou mais cesáreas segmentares |
| Antecedente de rotura uterina |
| Cicatriz uterina anterior (miomectomias ou metroplastias) |
| Placenta prévia |
| Sofrimento fetal |
| Apresentações anômalas |
| Malformações uterinas |
| Vício pélvico e sinais de desproporção cefalopélvica |
| Infecção ativa por herpes genital |
| Sorologia positiva para vírus da imunodeficiência humana (HIV) sem tratamento ou com carga viral positiva |
| Carcinoma cervical invasivo |
| Vasa prévia ou prolapso ou procidência de cordão |

## MATURAÇÃO CERVICAL

Quando existem indicações para a antecipação do parto e não se observam contraindicações para que este ocorra por via vaginal, usualmente se opta pela indução do trabalho de parto. Contudo, deve-se sempre considerar a importância das condições do colo uterino, no início da indução do trabalho de parto, como fator preditor de desfecho favorável, que é o parto vaginal.

A maturação cervical consiste no processo pelo qual o colo uterino se altera de uma estrutura fechada, determinada a manter a gestação intrauterina, para uma estrutura macia, complacente, capaz de se dilatar e acomodar a passagem do feto. Essas mudanças são fisiológicas e precedem o início do trabalho de parto espontâneo. Bioquimicamente, a maturação cervical é um processo complexo no qual estão envolvidos vários tipos de glicosaminoglicanas, como heparina, sulfato de heparan, dermatan e sulfato de condroitina, e outras substâncias que agem na degradação do colágeno, como proteases e colagenases.

Uma das formas de se quantificar a maturação cervical é a utilização de índices como o descrito por Bishop em 1964, apresentado na Tabela 2.[12] Assim, considera-se que valores do índice de Bishop iguais ou superiores a 6 se associam a alta probabilidade de partos normais após a indução do trabalho de parto. Valores inferiores ou iguais a 6 denotam que a maturação cervical não foi completa, com baixa probabilidade de parto vaginal após a indução. Nesses casos, pode-se considerar a utilização de métodos artificiais para se atingir a maturação cervical. Outra proposta para avaliar a maturação cervical tem sido a utilização da ultrassonografia com o objetivo de diminuir a subjetividade e a variação interobservador quando se usa o exame clínico de toque digital. Os estudos têm analisa-

**TABELA 2. Índice de Bishop**

| | 0 | 1 | 2 | 3 |
|---|---|---|---|---|
| Dilatação | 0 | 1-2 cm | 3-4 cm | ≥ 5 cm |
| Esvaecimento (%) | 0-30 | 40-50 | 60-70 | 80 |
| Altura da apresentação | –3 | –2 | –1 ou 0 | +1 ou +2 |
| Consistência | Firme | Média | Amolecida | – |
| Posição | Posterior | Medianizada | Anteriorizada | – |

Tabela adaptada de Bishop.[12]

do sobretudo o comprimento do colo, seu orifício interno e o ângulo formado pelo eixo cervical e a parede do segmento inferior do útero à ultrassonografia, mas não demonstram superioridade em relação à avaliação clínica por meio do índice de Bishop.[14,29,41]

## MÉTODOS PARA MATURAÇÃO CERVICAL

Vários métodos são descritos como capazes de promover a maturação cervical, sendo classificados em farmacológicos ou mecânicos (Tabela 3).

### Métodos farmacológicos

Algumas drogas são descritas como capazes de promover a maturação cervical, entre elas a hialuronidase, a relaxina e o óxido nítrico; as prostaglandinas, porém, têm sido utilizadas com esse propósito há mais tempo, em vários países, e são consideradas os principais agentes nesse processo.

#### Prostaglandinas

Na Clínica Obstétrica do HC-FMUSP, o processo de maturação cervical é deflagrado utilizando-se prostaglandinas, sejam elas a E2 (dinoprostona) ou a E1 (misoprostol). As indicações e contraindicações da utilização desse método estão descritas na Tabela 4.

A prostaglandina E2 tem sido amplamente empregada e estudada como método para maturação cervical visando a aumentar a proporção de partos vaginais e reduzir o tempo necessário para a maturação cervical e para a indução do trabalho de parto. O uso dessa droga associa-se claramente à redução do intervalo entre o início da indução e o parto, bem como ao decréscimo dos índices de cesáreas, quando comparado a casos nos quais se utilizou somente a ocitocina. A prostaglandina E2 pode ser administrada pelas vias oral, endocervical e vaginal, sendo os melhores resultados obtidos com o uso endocervical e vaginal. As apresentações mais comumente distribuídas são gel e pessário, ambas aprovadas pela *Food and Drug Administration* (FDA) para maturação cervical. A apresentação endocervical contém 0,5 mg de dinoprostona diluído em 2,5 mL de gel. Já a formulação para inserção vaginal tipo pessário contém 10 mg da droga, que são liberados de forma lenta na proporção de aproximadamente 0,3 mg/h pelo período de 12 a 24 horas. A principal vantagem da apresentação para inserção vaginal é a possibilidade de remoção desta em casos de taquissistolia ou hipertonia uterina, podendo-se reverter essas complicações.

Antes da administração da prostaglandina E2, deve-se avaliar a vitalidade fetal por meio da cardiotocografia e do perfil biofísico fetal e, caso possível, realizar amnioscopia para afastar a presença de mecônio anteparto. Após assegurar-se da boa vitalidade fetal, realiza-se a aplicação da prostaglandina E2 (gel endocervical ou aplicação vagi-

**TABELA 3. Métodos para maturação cervical**

| Métodos farmacológicos |
|---|
| Prostaglandina E1 |
| Prostaglandina E2 |
| Relaxina |
| Óxido nítrico |
| Hialuronidase |
| **Métodos mecânicos** |
| Balão |
| Laminária |
| Descolamento de membranas |

**TABELA 4. Maturação cervical com prostaglandinas**

| Condições de utilização |
|---|
| Apresentação cefálica |
| Vitalidade fetal preservada |
| Ausência de vício pélvico |
| Ausência de sinais de desproporção cefalopélvica |
| Ausência de cirurgia uterina prévia |
| Paridade inferior a 5 |
| Inserção placentária normal |
| **Contraindicações** |
| Doença materna que se beneficie da interrupção imediata da gestação (síndrome HELLP) |
| Trabalho de parto já iniciado |
| Alergia ou hipersensibilidade ao medicamento |
| Sangramento vaginal |

nal), seguida pela monitorização fetal contínua (cardiotocografia) pelo período de 2 horas.

Em caso de utilização de gel endocervical, deve-se proceder à avaliação do colo uterino em intervalos de 6 horas; constatada a ausência de maturação cervical, pode-se repetir a aplicação do medicamento no máximo por três vezes (uma dose a cada 6 horas).

Quando usada a apresentação para inserção vaginal, a reavaliação do colo uterino acontecerá habitualmente depois de 12 a 24 horas da administração do medicamento.

A possibilidade de remoção da apresentação vaginal quando da ocorrência da hiperestimulação uterina realmente é uma boa alternativa para esse efeito colateral; é preciso, porém, avaliar que a retirada do medicamento irá comprometer a maturação cervical (caso esta ainda não tenha ocorrido) e, portanto, comprometerá também o sucesso na utilização da droga.

Ressalte-se ainda que as prostaglandinas não deverão ser empregadas em concomitância com a ocitocina por causa de seu efeito sinérgico, sendo recomendado que se aguarde um período de no mínimo 4 horas (prostaglandina E1), de 6 horas (prostaglandina E2 gel) e de 30 minutos após a remoção do dinoprostone fita vaginal para utilização da ocitocina.

O alto custo e as dificuldades de acondicionamento (necessidade de manter em refrigeração) da dinoprostona têm estimulado a procura de outros métodos capazes de promover a maturação cervical.

Uma proposta alternativa seria o uso do misoprostol, um análogo sintético da prostaglandina E1 disponível nas dosagens de 25 a 200 mcg e que apresenta como principais vantagens o baixo custo e a possibilidade de acondicionamento em temperatura ambiente. Tendo em vista que esse medicamento induz contrações uterinas mesmo em doses baixas (25 mcg), acredita-se que ele provoque a maturação cervical de forma indireta, devido à atividade uterina, característica que deve ser levada em consideração, uma vez que o processo de maturação cervical fisiológico ocorre fundamentalmente por alterações locais e independentes da contratilidade uterina. Apesar de o misoprostol ainda não ser aprovado pela FDA com o fim da maturação cervical, muitos estudos demonstram seu efeito na maturação cervical, havendo, porém, grandes discussões sobre a via de administração, a dose ideal e a segurança para o binômio materno-fetal. A apresentação mais comumente utilizada é a vaginal, seguida pela oral.

Na Clínica Obstétrica do HC-FMUSP, o misoprostol tem sido usado com o intuito de promover a maturação cervical. A via de administração empregada é a vaginal, levando-se em consideração a absorção e a manutenção da concentração plasmática estável verificada até 4 horas após a administração do medicamento. A dose de escolha é de 25 mcg, que possibilita importante diminuição dos riscos, principalmente de hipercontratilidade uterina.

Antes da administração do misoprostol, deve-se avaliar a vitalidade fetal por meio da cardiotocografia e do perfil biofísico fetal e, caso seja possível, realizar amnioscopia, afastando-se a presença de mecônio anteparto. Após assegurar-se da boa vitalidade do feto, realiza-se a aplicação do misoprostol 25 mcg no fórnice vaginal posterior. Após 1 hora da inserção do misoprostol, realiza-se a cardiotocografia pelo tempo em que durarem as contrações uterinas. A dinâmica uterina e o índice de Bishop devem ser reavaliados 4 horas depois da administração da primeira dose do medicamento. Caso a maturação cervical não tenha ocorrido e não se observem contrações uterinas rítmicas, pode-se aplicar mais uma ou duas doses da droga. Caso a indicação para a indução do trabalho de parto seja a rotura prematura de membranas ou a presença de oligoâmnio, iniciado o processo de maturação cervical, a cardiotocografia deverá ser contínua e a indução de trabalho de parto não deverá ser postergada para o dia seguinte, pelo maior risco de sofrimento fetal nestas circunstâncias.

Ensaio clínico randomizado apontou que o uso de misoprostol quando comparado ao de dinoprostona exibe de forma significativa menor tempo para que a fase ativa do trabalho de parto se inicie, menor necessidade de utilização da ocitocina[37] e menor intervalo de tempo entre o uso do medicamento e o parto. Nesse estudo, porém, a frequência de taquissistolia foi maior no grupo que utilizou o misoprostol (13,3 *versus* 4,4%). Outros estudos também apontam maior prevalência de atividade uterina aumentada associada a anormalidades da frequência cardíaca fetal nos casos em que se utilizou o misoprostol, quando comparados àqueles em que os agentes escolhidos para maturação cervical foram a prostaglandina E1 ou a ocitocina.[17,49] Ainda em relação à comparação entre a prostaglandina E1 e o misoprostol, verificou-se que a presença de líquido amniótico meconial é mais comum após a utilização deste último.[19]

Em comparação com a dilatação mecânica por balão, observou-se eficácia semelhante, mas com maior frequência de hiperestimulação uterina (taquissistolia e/ou hipertonia) nos casos em que foi utilizado o método farmacológico (9 *versus* 4%).[44]

## Métodos mecânicos

O mecanismo de ação de todos os métodos mecânicos é similar e envolve a liberação de prostaglandinas. Os principais riscos associados a esses métodos são infecção, sangramento, rotura de membranas e descolamento de placenta.

## Dilatadores osmóticos (laminárias)

Os dilatadores osmóticos são compostos de materiais hidrofílicos naturais ou sintéticos que, ao absorver água, aumentam gradativamente de espessura e promovem dilatação cervical (Figura 1). Os materiais mais comumente usados são as laminárias marinhas (*Laminaria japonica* ou *Laminaria digitata*) e os polímeros hidrofílicos sintéticos. Esse método tem como principal complicação a infecção (endometrite ou sepse neonatal),[3,17] que pode ser explicada pelo fato de que, mesmo após o processo habitual que visa à esterilização, agentes patogênicos podem ser encontrados nas laminárias marinhas.[31] Materiais hidrofílicos sintéticos teriam como vantagem a possibilidade de esterilização adequada presumindo-se, assim, sua segurança.[3] Outras complicações citadas são a retenção de partes dos dilatadores osmóticos e a ocorrência, embora rara, de reação anafilática e choque séptico após o uso de laminária marinha.[21-23]

## Cateter-balão de Foley transcervical

A utilização transcervical de cateter de Foley alocado próximo ao orifício interno do colo uterino, com o balão inflado, tem sido descrita há décadas como método capaz de promover a maturação cervical. A forma mais usada para a inserção da sonda de Foley é a realização de exame especular e introdução da sonda por visão direta. Após verificar que o cateter progrediu de forma a ultrapassar o orifício interno do colo uterino, infla-se o balão com 30 a 50 mL de solução salina ou água destilada. Os cateteres que se tem utilizado são os de espessura de 14 a 26 Gauges.[3] Estudos demonstram que usualmente a sonda é eliminada em 12 horas, mas caso isso não ocorra pode-se realizar a sua retirada.[16,33] Segundo descrições, é segura a manutenção da sonda no espaço extra-amniótico mesmo por um período superior a 24 horas.[9]

São poucos os efeitos colaterais relacionados ao uso desse método, tendo sido descritos rotura de membranas, sangramento e aumento de morbidade febril puerperal.[40] Esse método é utilizado na Clínica Obstétrica do HC-FMUSP em situações específicas, como em caso de uma cesárea prévia.

## Descolamento digital de membranas ovulares

O descolamento digital das membranas ovulares é um método clinicamente muito conhecido e utilizado tanto para a maturação cervical como para estimular o início do trabalho de parto espontâneo.[10,32] Consiste em toque vaginal no qual, ao se ultrapassar o orifício interno do colo, realiza-se movimento circular com o objetivo de separar as membranas amnióticas da parte inferior do segmento uterino. Aparentemente, o aumento de prostaglandinas no local e na circulação materna seria responsável pelo início das contrações uterinas. Em 2020, foi publicada uma metanálise de 40 estudos com mais de 6.500 pacientes na qual se observou que o descolamento digital de membranas foi associado com uma discreta diminuição nas taxas de necessidade de indução do trabalho de parto (23% *versus* 31%, RR 0,73, IC 95% 0,56-0,94) e aumento da taxa de início espontâneo do trabalho de parto (72% *versus* 60%, RR 1,21, IC 95% 1,08-1,34) sem afetar outros resultados maternos ou neonatais.[47]

# MÉTODOS PARA INDUÇÃO DO TRABALHO DE PARTO

A indução do trabalho de parto visa promover contrações uterinas capazes de dilatar o colo do útero, permitindo

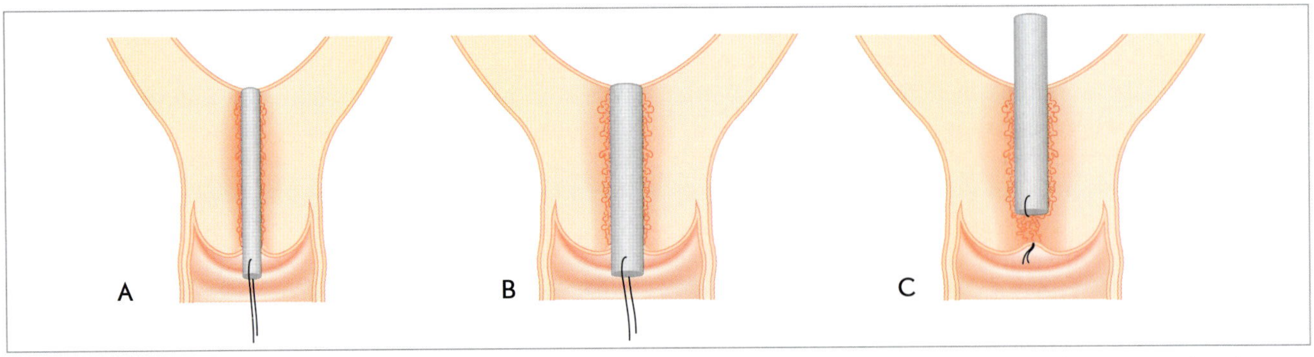


**FIGURA 1.** Inserção de laminária. A: laminária inserida corretamente – porção superior na região do orifício interno do colo uterino; B: laminária horas após a inserção – verifica-se aumento da espessura promovendo dilatação cervical; C: laminária inserida de forma incorreta – a parte superior da laminária ultrapassa o orifício interno do colo uterino com risco de rotura das membranas ovulares. (Figura adaptada de Cunningham et al.[43])

que ocorra o parto vaginal sem que haja sofrimento fetal. É importante ressaltar que a indução do trabalho de parto não deve se prolongar por vários dias. Induções de trabalho de parto que ultrapassaram 36 horas de duração estão associadas a maior risco de corioamnionite (14,2 *vs.* 4,7%, p < 0,001), endometrite (6,4 *vs.* 1,9%, p = 0,002) e hemorragia pós-parto (18,8 *vs.* 11,9%, p = 0,008).[34]

Alguns locais têm utilizado o misoprostol como indutor do trabalho de parto na dose de 25 mcg a intervalos de 4 a 6 horas até que se verifique a presença de trabalho de parto. Porém, o agente uterotônico mais utilizado para a indução e a condução do trabalho de parto é a ocitocina, um análogo sintético idêntico à ocitocina endógena que é um hormônio nonapeptídico cíclico sintetizado nos núcleos paraventriculares e supraóptico do hipotálamo e liberado de forma pulsátil pela neuro-hipófise.

## ADMINISTRAÇÃO DA OCITOCINA

Preconiza-se o uso da ocitocina sintética por via intravenosa, preferencialmente por infusão controlada por meio de bomba. Durante a infusão contínua, o tempo necessário para resposta da musculatura uterina é de 3 a 5 minutos.[28] A ocitocina é rapidamente metabolizada por várias enzimas, incluindo peptidases nos rins e a ocitocinase secretada pela placenta. Após a inativação, os metabólitos são excretados pela urina.

Desde a década de 1980, muito tem sido discutido sobre a utilização de protocolos de alta ou de baixa dosagem de ocitocina. Diferem principalmente quanto à dose inicial e à dose a ser aumentada em determinado intervalo de tempo (Tabela 5).[10] Altas doses de ocitocina têm sido relacionadas a maior frequência de hiperestimulação uterina, mas sem impacto significativo nos resultados neonatais, não sendo descritas também diferenças nas taxas de cesáreas.[10] A dose máxima de ocitocina tem sido arbitrariamente fixada em valores entre 20 e 40 mUI/min. Alguns pesquisadores, no entanto, acreditam que a dose possa ser aumentada até que se obtenham contrações eficazes.[25] É importante lembrar que infusões com dose igual ou maior que 20 mUI/min se associam a maior frequência de casos de intoxicação hídrica.[10]

**TABELA 5. Protocolos de altas e baixas doses de ocitocina**

| Tipos de protocolo | Dose inicial (mUI/min) | Dose a ser acrescida* (mUI/min) | Intervalo de tempo (minutos) |
|---|---|---|---|
| Baixas doses | 0,5-2,0 | 1-2 | 15-60 |
| Altas doses | 4-6 | 4-6 | 15-30 |

* O acréscimo deve ser realizado respeitando-se o intervalo de tempo descrito.

No HC-FMUSP, emprega-se protocolo de baixa dosagem, que se inicia com 2 mUI/min e, caso seja necessário, recebe acréscimo de mais 2 mUI/min em intervalos mínimos de 15 minutos. O protocolo utilizado no HC-FMUSP encontra-se descrito na Tabela 6.

## OCITOCINA E PRINCIPAIS COMPLICAÇÕES

### Hiperestimulação uterina

A presença de taquissistolia (definida como mais que 5 contrações em 10 minutos) e de hipertonia uterina é complicação comum do uso inadequado da ocitocina. É importante ressaltar que as complicações do aumento da atividade uterina têm grande importância tanto para a mãe quanto para o feto, que pode apresentar sinais de hipoxemia. Caso sejam observadas anormalidades na frequência cardíaca fetal ou atividade uterina exagerada demonstrada pela presença de taquissistolia ou hipertonia uterina, pode-se suspender a administração do medicamento, e em poucos minutos será observada resposta uterina, uma vez que a meia-vida da droga é de aproximadamente 5 minutos.[32] Ao descontinuar o uso da ocitocina, usualmente se reverte o quadro; às vezes, porém, pode ser necessário o uso de terbutalina, sobretudo nos casos em que se observam sinas de sofrimento fetal que não são minimizados ou abolidos com as medidas de ressuscitação intrauterina como decúbito lateral, administração de oxigênio e infusão de solução fisiológica.[10]

**TABELA 6. Protocolo de indução do trabalho de parto**

| |
|---|
| **Avaliação da vitalidade fetal**<br>Cardiotocografia e amnioscopia (quando possível) |
| **Preparo da solução**<br>5 UI de ocitocina (1 ampola)<br>500 mL de soro glicosado a 5%, formando uma solução com concentração de ocitocina de 10 mUI/mL |
| **Velocidade de infusão**<br>Inicia-se a indução com infusão de 2 mUI/min (12 mL/h em bomba de infusão ou 4 gotas/min)<br>Aumentam-se 2 mUI a cada 15 minutos até obter padrão de contração uterina adequado para a fase do trabalho de parto ou dose máxima de 32 mUI/min |
| **Monitorização da vitalidade fetal durante a indução**<br>Cardiotocografia contínua |
| **Registro da indução do trabalho de parto**<br>Preconiza-se o registro da dose de ocitocina, dos procedimentos realizados (amnioscopia, amniotomia) e do padrão cardiotocográfico em partograma, para melhor acompanhamento |

## Hiponatremia

A semelhança na estrutura da ocitocina e do hormônio antidiurético (ADH – na espécie humana, corresponde à arginina-vasopressina) pode levar à estimulação dos receptores de ADH nos rins. Os riscos parecem ser aumentados quando a dose administrada é superior a 20 mUI/min. A ativação dos receptores de ADH resulta em retenção hídrica e consequente hiponatremia dilucional. Os principais sinais e sintomas são confusão mental, convulsões, coma e insuficiência cardíaca congestiva. Apesar de grave, podendo inclusive evoluir para óbito, a hiponatremia é evento raro mesmo com altas dose de ocitocina, como 300 mUI/min.[28]

A interrupção da infusão de ocitocina e a correção dos distúrbios eletrolíticos usualmente revertem o quadro sem deixar sequelas.

## Hipotensão

A ocorrência de hipotensão associa-se à utilização de altas doses de ocitocina administrada em bólus. Contudo, ainda são necessários mais estudos que abordem de forma específica esse tema, de modo a elucidar melhor a ocorrência desse efeito colateral.

### PONTOS-CHAVE

- O processo de maturação cervical influencia de maneira significativa a evolução dos casos que necessitam de indução do trabalho de parto.
- Dos métodos disponíveis para maturação cervical, a prostaglandina E2 permanece como o mais seguro e mais utilizado, apesar do alto custo.
- Outros métodos citados são misoprostol, dilatadores osmóticos, cateter-balão de sonda de Foley transcervical e descolamento digital de membranas ovulares.
- A ocitocina é o principal e mais seguro método para indução do trabalho de parto.

## REFERÊNCIAS BIBLIOGRÁFICAS


### Artigos de revisão

1. Adair CD. Nonpharmacologic approaches to cervical priming and labor induction. Clin Obstet Gynecol 2000; 43(3): 447-54.
2. Crane JM. Factors predicting labor induction success: a critical analysis. Clin Obstet Gynecol 2006; 49(3): 573-84.
3. Gelber S, Sciscione A. Mechanical methods of cervical ripening and labor induction. Clin Obstet Gynecol 2006; 49(3): 642-57.
4. Keirse MJ. Natural prostaglandins for induction of labor and preinduction cervical ripening. Clin Obstet Gynecol 2006; 49(3): 609-26.
5. Mackenzie IZ. Induction of labour at the start of the new millennium. Reproduction 2006; 131(6): 989-98.
6. Mauldin JG, Newman RB. Prior cesarean: a contraindication to labor induction? Clin Obstet Gynecol 2006; 49(3): 684-97.
7. Mozurkewich E, Chilimigras J, Koepke E, Keeton K, King VJ. Indications for induction of labour: a best-evidence review. BJOG 2009; 116(5):626-36.
8. Rayburn WF. Prostaglandin E2 gel for cervical ripening and induction of labor: a critical analysis. Am J Obstet Gynecol 1989; 160(3): 529-34.
9. Sherman DJ, Frenkel E, Tovbin J, Arieli S, Caspi E, Bukovsky I. Ripening of the unfavorable cervix with extraamniotic catheter balloon: clinical experience and review. Obstet Gynecol Surv 1996; 51(10): 621-7.
10. Smith JG, Merrill DC. Oxytocin for induction of labor. Clin Obstet Gynecol 2006; 49(3): 594-608.
11. Wing DA, Lyons Gaffaney CA. Vaginal misoprostol administration for cervical ripening and labor induction. Clin Obstet Gynecol 2006; 49(3): 627-41.

### Artigos originais

12. Bishop EH. Pelvic scoring for elective induction. Obstet Gynecol 1964; 24: 266-8.
13. Cammu H, Martens G, Ruyssinck G, Amy JJ. Outcome after elective labor induction in nulliparous women: a matched cohort study. Am J Obstet Gynecol 2002; 186(2): 240-4.
14. Chandra S, Crane JM, Hutchens D, Young DC. Transvaginal ultrasound and digital examination in predicting successful labor induction. Obstet Gynecol 2001; 98(1): 2-6.
15. Dögl M, Romundstad P, Berntzen LD, Fremgaarden OC, Kirial K, Kjøllesdal AM, et al. Elective induction of labor: A prospective observational study. PLoS ONE 2018; 13(11): e0208098.
16. Ekele BA, Isah AY. Cervical ripening: how long can the Foley catheter safely remain in the cervical canal? Afr J Reprod Health 2002; 6(3): 98-102.
17. Evaldson GR, Fianu S, Jonasson A, Larsson B, Nord CE, Olund AR. Does the hygroscopic property of the laminaria tent imply a risk for ascending infection in legal abortions? A microbiological study. Acta Obstet Gynecol Scand 1986; 65(3): 257-61.
18. Hibbard JU, Shashoua A, Adamczyk C, Ismail M. Cervical ripening with prostaglandin gel and hygroscopic dilators. Infect Dis Obstet Gynecol 1998; 6(1): 18-24.
19. Kayani SI, Alfirevic Z. Uterine rupture after induction of labour in women with previous caesarean section. BJOG 2005; 112(4): 451-5.
20. Kazzi GM, Bottoms SF, Rosen MG. Efficacy and safety of *Laminaria digitata* for preinduction ripening of the cervix. Obstet Gynecol 1982; 60(4): 440-3.
21. Kim SH, Chang YH, Kim WK et al. Two cases of anaphylaxis after laminaria insertion. J Korean Med Sci 2003; 18(6): 886-8.
22. Knowles SR, Djordjevic K, Binkley K, Weber EA. Allergic anaphylaxis to laminaria. Allergy 2002; 57(4): 370.
23. Lin SY, Cheng WF, Su YN, Chen CA, Lee CN. Septic shock after intracervical laminaria insertion. Taiwan J Obstet Gynecol 2006; 45(1): 76-8.
24. Martin JA, Hamilton BE, Sutton PD, Ventura SJ, Menacker F, Munson ML. Births: final data for 2002. Natl Vital Stat Rep 2003; 52(10): 1-113.
25. Merrill DC, Zlatnik FJ. Randomized, double-masked comparison of oxytocin dosage in induction and augmentation of labor. Obstet Gynecol 1999; 94(3): 455-63.
26. Murthy K, Grobman WA, Lee TA, Holl JL. Trends in induction of labor at early-term gestation. Am J Obstet Gynecol 2011; 204: 435.e1.
27. Osterman MJ, Martin JA. Recent declines in induction of labor by gestational age. NCHS Data Brief 2014; 1.
28. Owen J, Hauth JC, Winkler CL, Gray SE. Midtrimester pregnancy termination: a randomized trial of prostaglandin E2 versus concentrated oxytocin. Am J Obstet Gynecol 1992; 167(4 Pt 1): 1112-6.
29. Pandis GK, Papageorghiou AT, Ramanathan VG, Thompson MO, Nicolaides KH. Preinduction sonographic measurement of cer-

vical length in the prediction of successful induction of labor. Ultrasound Obstet Gynecol 2001; 18(6): 623-8.
30. Practice Advisory: Clinical guidance for integration of the findings of the arrive trial: labor induction versus expectant management in low-risk nulliparous women. Disponível em: https://www.acog.org/clinical-guidance-and-publications/practice-advisories/practice-advisory-clinical-guidance-for-integration-of-the-findings-of-The-ARRIVE-Trial. Acesso em: 14/03/2023.
31. Sciscione AC, McCullough H, Manley JS, Shlossman PA, Pollock M, Colmorgen GH. A prospective, randomized comparison of Foley catheter insertion versus intracervical prostaglandin E2 gel for preinduction cervical ripening. Am J Obstet Gynecol 1999; 180(1 Pt 1): 55-60.
32. Seitchik J, Amico J, Robinson AG, Castillo M. Oxytocin augmentation of dysfunctional labor. Am J Obstet Gynecol 1984; 150(3): 225-8.
33. Thomas IL, Chenoweth JN, Tronc GN, Johnson IR. Preparation for induction of labour of the unfavourable cervix with Foley catheter compared with vaginal prostaglandin. Aust N Z J Obstet Gynaecol 1986; 26(1): 30-5.
34. Triebwasser JE, VanArtsdalen J, Kobernik EK, Seiler K, Langen ES. Assessing maternal and fetal risks associated with prolonged induction of labor. Am J Perinatol 2019; 36(5): 455-9.
35. Vahratian A, Zhang J, Troendle JF, Sciscione AC, Hoffman MK. Labor progression and risk of cesarean delivery in electively induced nulliparas. Obstet Gynecol 2005; 105(4): 698-704.
36. Vrouenraets FP, Roumen FJ, Dehing CJ, van den Akker ES, Aarts MJ, Scheve EJ. Bishop score and risk of cesarean delivery after induction of labor in nulliparous women. Obstet Gynecol 2005; 105(4): 690-7.
37. Wing DA, Brown R, Plante LA et al. Misoprostol vaginal insert and time to vaginal delivery: a randomized controlled trial. Obstet Gynecol 2013; 122: 201.

## Diretrizes

38. Centers for Disease Control and Prevention. Recent declines in induction of labor. Disponível em: https://www.cdc.gov/nchs/products/databriefs/db155.htm#:~:text=Induction%20rates%20for%20births%20at,race%20and%20Hispanic%20origin%20groups. Acesso em: 14/03/2023.
39. Committee on Obstetric Practice. Committee Opinion N. 688: Management of uboptimally dated pregnancies. Obstet Gynecol 2017; 129: e29.
40. Hadi H. Cervical ripening and labor induction: clinical guidelines. Clin Obstet Gynecol 2000; 43(3): 524-36.
41. World Health Organization. WHO global survey on maternal and perinatal health. Induction of labour data. Geneva, 2010.
42. World Health Organization. WHO recommendations: induction of labour at or beyond term. Geneva, 2018.

## Livro

43. Cunningham FG, Leveno KJ, Bloom SL et al. Williams' obstetrics. 24.ed. New York: McGraw-Hill; 2014.

## Revisões sistemáticas/metanálises

44. Boulvain M, Kelly A, Lohse C, Stan C, Irion O. Mechanical methods for induction of labour. Cochrane Database Syst Rev 2001(4): CD001233.
45. Boulvain M, Stan CM, Irion O. Membrane sweeping for induction of labour: review. Cochrane Database Syst Rev 2005; (1): CD000451.
46. Ezebialu IU, Eke AC, Eleje GU, Nwachukwu CE. Methods for assessing pre-induction cervical ripening. Cochrane Database Syst Rev 2015; 6: CD010762.
47. Finucane EM, Murphy DJ, Biesty LM, et al. Membrane sweeping for induction of labour. Cochrane Database Syst Rev 2020; 2: CD000451.
48. Hofmeyr GJ, Gulmezoglu AM. Vaginal misoprostol for cervical ripening and induction of labour. Cochrane Database Syst Rev 2003(1): CD000941.
49. Hofmeyr GJ, Gulmezoglu AM, Alfirevic Z. Misoprostol for induction of labour: a systematic review. Br J Obstet Gynaecol 1999; 106(8): 798-803.
50. Sanchez-Ramos L, Kaunitz AM. Misoprostol for cervical ripening and labor induction: a systematic review of the literature. Clin Obstet Gynecol 2000; 43(3): 475-88.

# Capítulo 18

# Mecanismo de parto



## INTRODUÇÃO

Dá-se o nome de mecanismo de parto ao conjunto de movimentos e fenômenos ativos e, principalmente, passivos do feto durante sua passagem pelo canal de parto. Assim, a progressão do trabalho de parto é mais ou menos facilitada de acordo com a relação entre as características de forma e tamanho da pelve materna e as do produto conceptual. As contrações uterinas são a força motriz do trabalho de parto, a qual impulsiona o feto através da pelve da gestante para alcançar a vulva e desprender-se, finalizando o ato de nascer.[34]

As apresentações cefálicas fletidas com variedade de posição anterior, além de mais comuns, são as que apresentam melhores características para a progressão dos mecanismos de parto. Outros tipos de apresentação fetal (fletidas transversas ou posteriores persistentes, defletidas e pélvicas) são considerados anômalos, por determinados autores, em função de sua baixa prevalência e por serem causas de trabalho de parto distócico.[37] Apesar de o mecanismo de parto estar dificultado nessas ocorrências, não há necessariamente impedimento para o parto vaginal. Como a presença de distocia durante o trabalho de parto pode ser resultado de mais de um fator (contrações, bacia e feto), é prudente considerar que a apresentação fetal é fator limitante, mas nem sempre determinante de um trabalho de parto de difícil progressão. O conhecimento das causas e particularidades do mecanismo de parto de tais apresentações auxilia na assistência à gestante e ao feto.[41]

O objetivo deste capítulo é descrever e ilustrar de forma didática os fenômenos mecânicos do parto nas apresentações mais frequentes e mais raras, considerando-se sempre a situação longitudinal como única condição possível de descrever tal mecanismo. A situação transversa e, portanto, todas as apresentações córmicas, por impossibilitarem a progressão para parto vaginal (exceto em gestações com fetos muito pequenos), receberão outro tipo de abordagem. As manobras obstétricas assistenciais do parto vaginal cefálico e de correção de distocias serão discutidas em outra oportunidade.

## RELAÇÕES UTEROFETAIS

Para descrever e estudar o mecanismo de parto, é necessário conhecer as relações espaciais entre o organismo materno e o produto conceptual, utilizando-se para isso nomenclatura e definições convencionadas. Tal nomenclatura orienta a documentação do parto e a comunicação entre os profissionais para que haja, posteriormente, entendimento dos acontecimentos.

## ATITUDE

Atitude consiste na relação das diversas partes fetais entre si. Assim, a atitude fetal depende da disposição dos membros e da coluna vertebral. Na maioria das vezes, o feto apresenta atitude de flexão generalizada durante toda a gestação e o parto. A coluna vertebral se curva ligeiramente, produzindo uma concavidade voltada para a face anterior do concepto, enquanto os membros se apresentam flexionados e anteriorizados. Assim, configura-se uma formação de aspecto oval ou ovoide, com duas extremidades representadas pelos polos cefálico e pélvico (Figura 1). Em situações anômalas, pode haver extensão da coluna com deflexão do polo cefálico, o que leva às apresentações defletidas de 1º, 2º e 3º graus. A ausência persistente de flexão de todos os membros é anormal e pode significar sofrimento fetal grave por perda do tônus muscular.[1]

## SITUAÇÃO

A situação consiste na relação entre o maior eixo da cavidade uterina e o maior eixo fetal. Essa relação dá origem a três possibilidades de situação fetal: longitudinal, transversa e oblíqua.[34]

## APRESENTAÇÃO

A apresentação é definida como a região fetal que ocupa a área do estreito superior e nela se vai insinuar. Para que exista apresentação, é necessário que o volume da região fetal seja capaz de encontrar obstáculo na sua passagem pelo canal pelvigenital; portanto, não existe apresentação antes do sexto mês ou quando a parte fetal é um membro, visto que os respectivos diâmetros são muito inferiores aos da bacia.

- Quando a situação fetal é longitudinal, há duas possibilidades de apresentação: cefálica ou pélvica, dependendo do polo fetal que ocupa a região inferior do útero.
- Nas situações transversas, por sua vez, duas outras possibilidades ocorrem, nas quais se distinguem as apresentações córmicas (ou de ombro), em que o dorso fetal se apresenta anterior ou posteriormente (Figura 2), ou as apresentações dorsais superior e inferior, em que o dorso fetal se apresenta superior ou inferiormente (nestes casos, o plano coronal fetal é perpendicular ao plano coronal materno), extremamente mais raras (Figura 3).[7]

Na gestação a termo, a situação longitudinal do feto é muito mais frequente que as situações transversas e oblíquas, assim como a apresentação cefálica fletida é mais comum do que as restantes. Esse fato se deve à teoria da acomodação formulada por Pajot, em 1870, que infere que "todo sólido de superfícies arredondadas e lisas, contido em outro que apresente alternativas de contração e resolução, procura acomodar-se à forma e às dimensões do continente". Assim ocorre com o feto ao fim da gravidez, ao coincidir seu maior eixo com o maior eixo uterino e ao acomodar o polo pélvico e os membros inferiores fletidos no fundo do útero, de maior volume e capacidade, e o polo cefálico no segmento inferior, ambos de menores dimensões.[34,37]

Quando uma parte fetal menor (por exemplo, um dos membros) se antepõe à apresentação durante o trabalho de parto, ocupando a vagina ou mesmo se exteriorizando pela vulva, denomina-se procidência ou prolapso. Existe ainda a possibilidade do que se chama de laterocidência, em que a pequena parte fetal em questão desce ao lado e junto de um dos polos fetais, conceituada nessa ocasião como apresentação composta (Figura 4).[41]

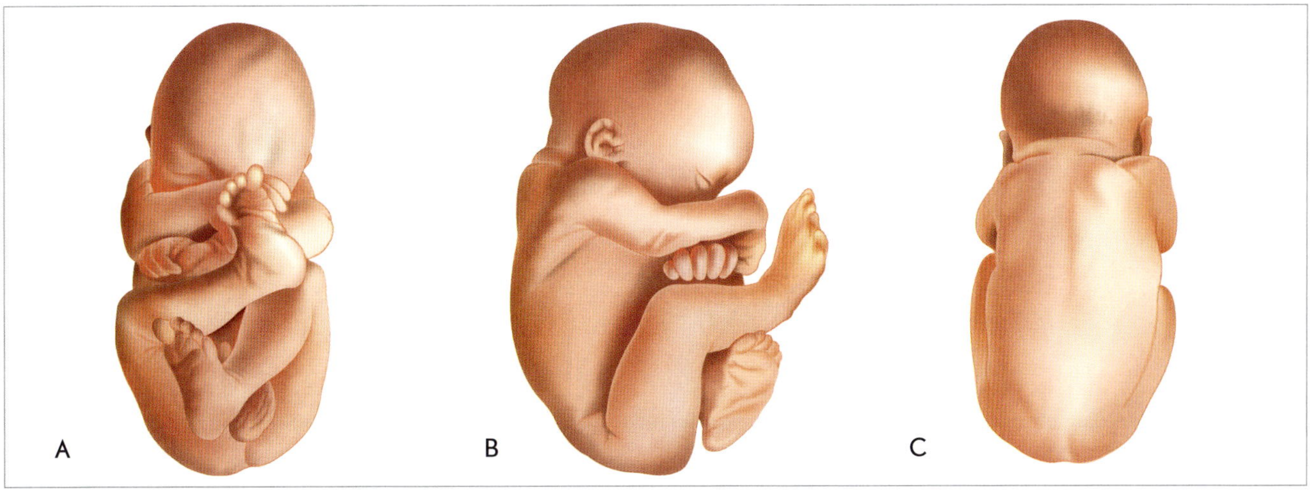


**FIGURA 1.** Atitude de flexão generalizada do feto normal de termo. (Figura adaptada de Delascio et al.[33])

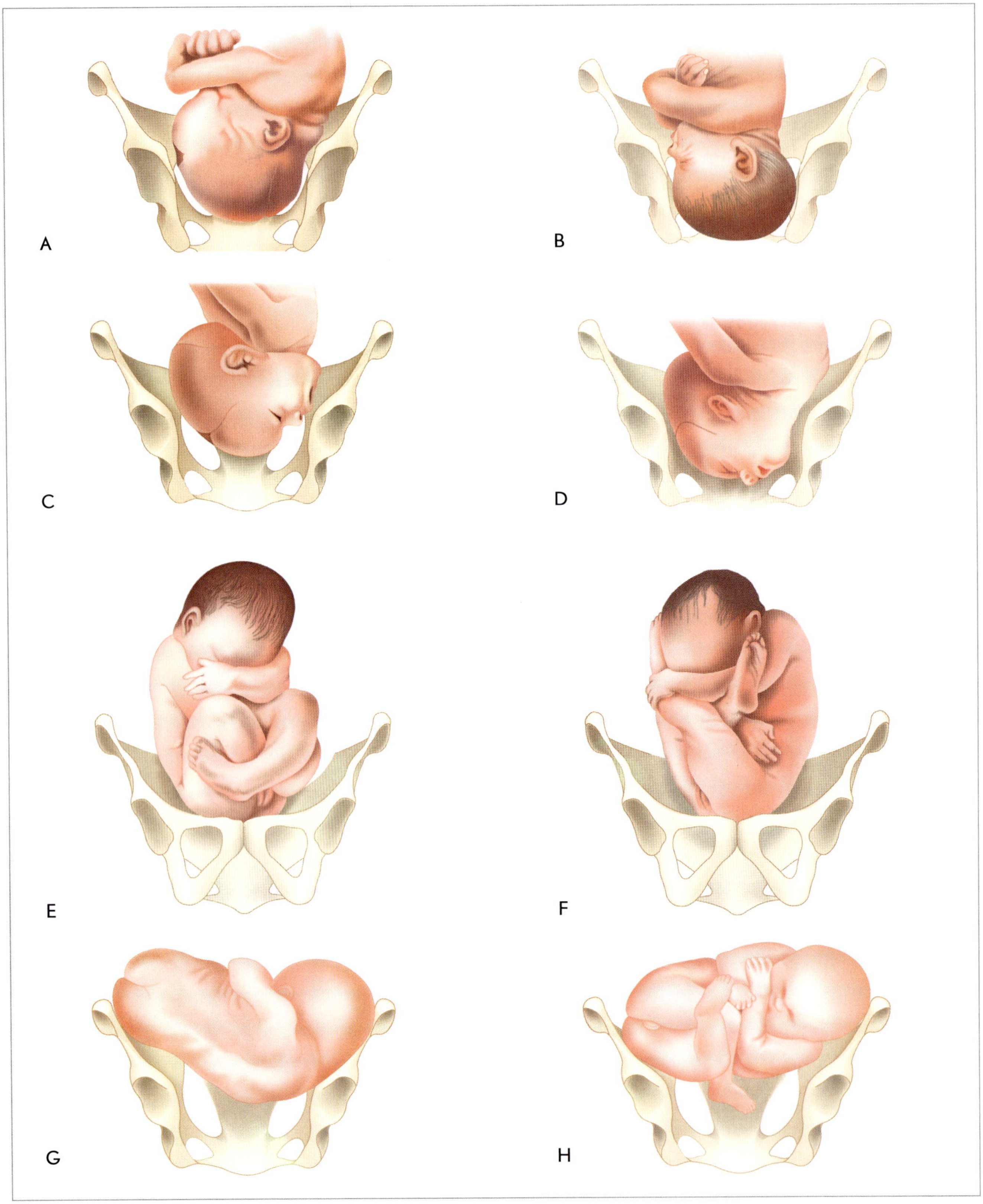


**FIGURA 2.** Apresentações no feto normal de termo. A: apresentação cefálica fletida; B: apresentação cefálica defletida de 1º grau; C: apresentação cefálica defletida de 2º grau; D: apresentação cefálica defletida de 3º grau; E: apresentação pélvica completa; F: apresentação pélvica incompleta; G: apresentação córmica dorsoanterior; H: apresentação córmica dorsoposterior. (Figura adaptada de Briquet.[29])

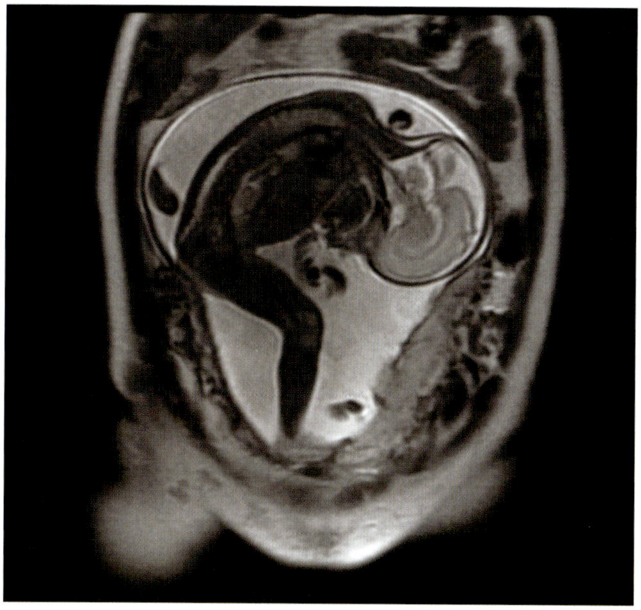

FIGURA 3. Situação transversa com apresentação dorsossuperior identificada em corte coronal do abdome materno em exame de ressonância nuclear magnética para avaliação de placenta prévia. A placenta prévia é condição predisponente para ocorrência de apresentações anômalas.

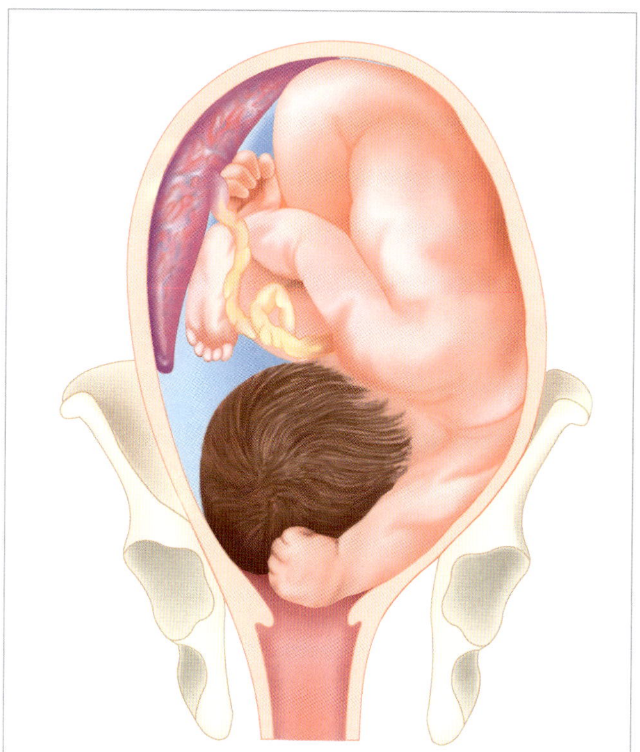

FIGURA 4. Apresentação composta: mão próxima ao polo cefálico. Insinuação ocorre com a mão do concepto junto à cabeça fetal. (Figura adaptada de Neme.[41])

A atitude fisiológica da cabeça fetal pressupõe que ela esteja flexionada, com o mento aconchegado ao esterno, o que se denomina apresentação cefálica fletida, de vértice ou de occipício. Pode acontecer que a cabeça apresente-se em extensão ou defletida, às custas de afastamentos do mento em relação ao esterno, de graus variados:

- No primeiro grau de deflexão, surge, no centro da área do estreito superior, como ponto de referência fetal, o bregma (apresentação de bregma).
- No segundo, surge a glabela como ponto de referência fetal (apresentação de fronte).
- No terceiro, é o mento que surge como ponto de referência fetal (apresentação de face).

Nas apresentações pélvicas, a atitude fisiológica do polo pélvico pressupõe as coxas fletidas e aconchegadas ao abdome, e as pernas fletidas junto às coxas. Assim, diz-se tratar de apresentação pélvica completa. As demais atitudes assumidas pelos membros inferiores dão origem às seguintes apresentações pélvicas:

- Modo de nádegas (ou agripina): os membros inferiores apresentam-se estirados e rebatidos de encontro à parede ventral do feto.
- Modo de joelhos e de pés: os joelhos e pés, por se tratarem de pequenas partes fetais, não são capazes de comprimir o colo uterino durante o trabalho de parto e, portanto, são considerados procidências ou procúbitos.[34]

A frequência de cada uma das apresentações está descrita na Tabela 1.

## POSIÇÃO E VARIEDADE DE POSIÇÃO

Adota-se a definição de posição fetal da escola alemã, que a descreve como a relação do dorso fetal com o lado

TABELA 1. Tipos de apresentação fetal e sua frequência

| | |
|---|---|
| **Situação longitudinal** | **99,5%** |
| Apresentação cefálica | 96,5% |
| • Cefálica fletida | 95,5% |
| • Cefálica defletida | 1,0% |
| Apresentação pélvica | 3,0% |
| • Pélvica completa | 2,0% |
| • Pélvica incompleta | 1,0% |
| **Situação transversa** | **0,5%** |
| Apresentação córmica | |
| • Dorsoanteriores | |
| • Dorsoposteriores | |

materno. Assim, diz-se que a posição fetal é esquerda (primeira posição) ou direita (segunda posição).[34] A finalidade da posição é buscar a melhor localização para ausculta cardíaca fetal durante o trabalho de parto, que será ipsilateral a seu dorso na maioria das vezes. Exceção é feita para as apresentações cefálicas defletidas de 3º grau, em que os batimentos cardíacos fetais são audíveis com maior nitidez na face anterior do tronco do concepto (Figura 5).

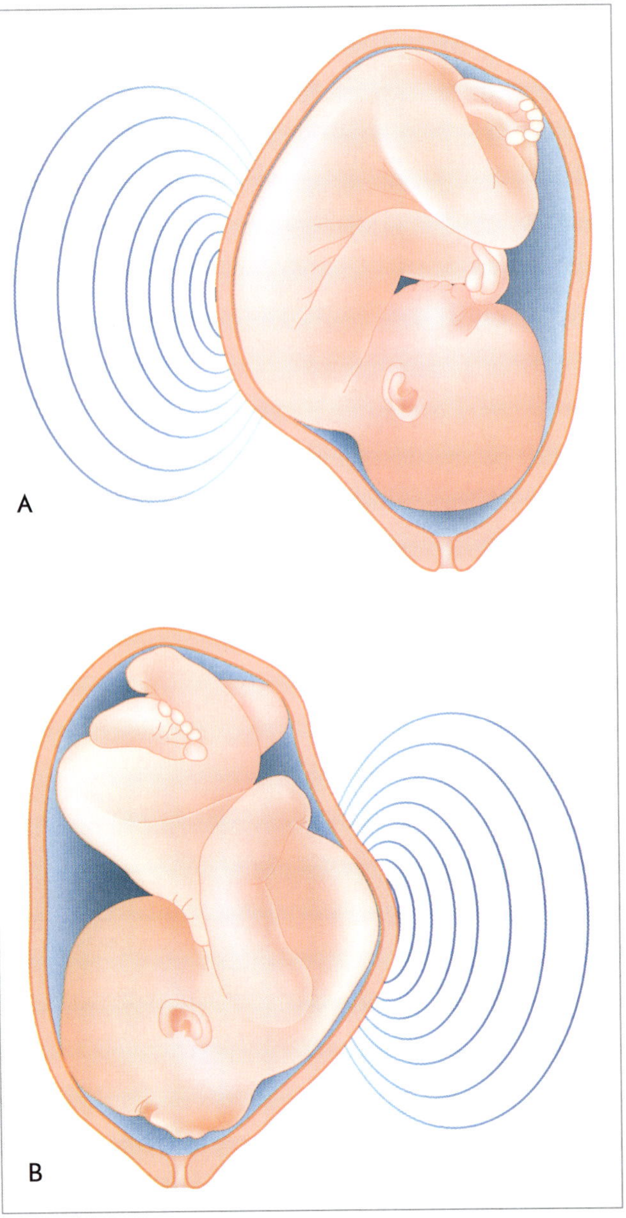


**FIGURA 5.** Propagação da ausculta cardíaca fetal de acordo com o grau de deflexão do polo cefálico. A: apresentação cefálica fletida; B: apresentação cefálica defletida de 3º grau. (Figura adaptada de Neme.[41])

A variedade de posição complementa a orientação espacial do concepto ao relacionar um ponto de referência da apresentação fetal com um ponto de referência ósseo da bacia materna, levando-se em consideração as faces anterior, posterior ou lateral da gestante.

Condicionou-se, para tal, o emprego de três letras como nomenclatura definidora de apresentação, posição e variedade de posições fetais (Figura 6):

- A primeira letra diz respeito ao ponto de referência da apresentação fetal: O (occipício), B (bregma), N (naso), M (mento), S (sacro) e A (acrômio).
- A segunda letra refere-se ao lado materno para o qual está voltado o ponto de referência fetal (posição): D (direita) e E (esquerda). É importante lembrar que essa letra é suprimida nas variedades anteroposteriores (sacral e púbica). De modo geral, as posições esquerdas são mais frequentes.
- A terceira letra indica a variedade de posição, conforme o feto esteja voltado para o ponto de referência ósseo da bacia materna: A (anterior) – eminência ileopectínea, T (transversa) – extremidade do diâmetro transverso, P (posterior ou púbis) – sinostose sacroilíaca ou púbis, S (sacro) – materno.[34]

Para a avaliação fetal durante o trabalho de parto, realiza-se toque vaginal procurando identificar a variedade de posição, tendo por base a relação entre pontos de reparo maternos e fetais. Pontos de reparo são acidentes ósseos reais, enquanto pontos de referência são convenções para nomear os pontos de reparo. Além da variedade de

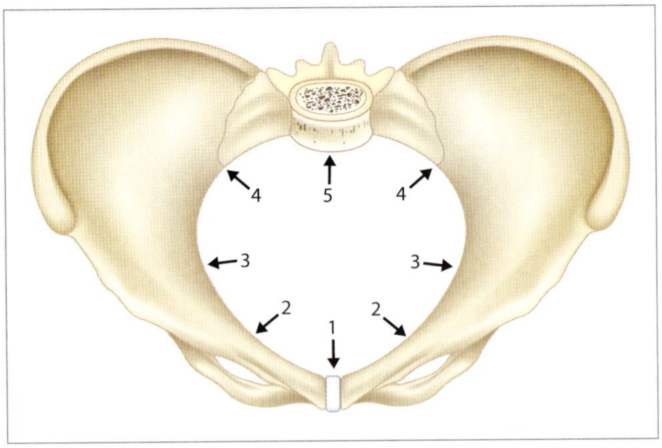


**FIGURA 6.** Pontos de referência da bacia materna e seus símbolos. 1: púbis; 2: eminência ileopectínea – variedades direita anterior e esquerda anterior; 3: extremidade do diâmetro transverso – variedades direita transversa e esquerda transversa; 4: articulação sacroilíaca – variedades direita posterior e esquerda posterior; 5: sacro. (Figura adaptada de Rezende.[44])

posição, pode-se lançar mão de outras referências fetais como as linhas de orientação, que são formações lineares da superfície da apresentação fetal tomadas por reparo e que coincidem com um dos diâmetros da bacia em determinado momento do trabalho de parto. Entre os pontos de referência, é muito importante diferenciar, ao exame clínico de toque vaginal, a fontanela lambdoide (em forma de "Y") e a fontanela bregmática (em forma de losango) para determinar corretamente a variedade de posição. Possuem relação com a variedade de posição, auxiliando a reconhecê-la na prática clínica, conforme a Figura 7 e Tabela 2:

- Sutura sagital: cefálicas fletidas.
- Sutura sagitometópica: cefálicas defletidas de 1º grau ou bregmáticas.
- Sutura metópica: cefálicas defletidas de 2º grau ou de fronte.
- Linha facial: cefálicas defletidas de 3º grau ou de face.
- Sulco interglúteo: pélvicas.[34]

## APRESENTAÇÃO CEFÁLICA FLETIDA

Em termos gerais, divide-se o mecanismo de parto em seis tempos. É importante salientar que essa divisão tem apenas fins didáticos, uma vez que esses tempos do mecanismo de parto se sobrepõem continuamente, configurando um movimento harmônico de espira, segundo Briquet. Os seis tempos do mecanismo de parto são descritos de forma generalizada, podendo-se extrapolá-los para outros tipos de apresentação. As descrições que se seguem trarão, portanto, apenas as particularidades de cada uma das apresentações e suas variações, considerando que o conceito básico dos movimentos que ocorrem a cada tempo é o mesmo para todas elas.

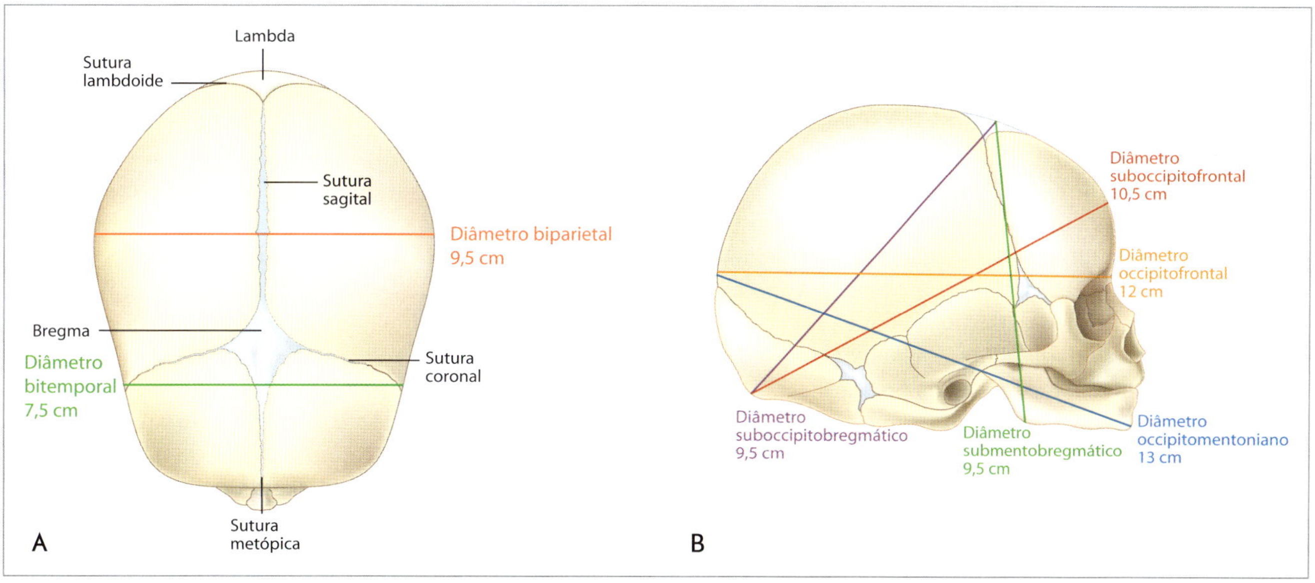


**FIGURA 7.** Crânio fetal: A: suturas, fontanelas e diâmetros de abóbada craniana; B: diâmetros anteroposteriores e verticais da cabeça fetal. (Figura adaptada de Briquet.[29])

**TABELA 2. Relação entre os pontos de reparo, pontos de referência e linhas de orientação das apresentações fetais**

| | Cefálica fletida | Bregma – defletida de 1º grau | Fronte – defletida de 2º grau | Face – defletida de 3º grau | Pélvica | Córmica |
|---|---|---|---|---|---|---|
| Região que se apresenta (ponto de reparo) | Occipício | Bregma | Fronte | Mentofacial | Região pélvica | Acrômio |
| Ponto de referência | Lambda | Ângulo anterior do bregma | Raiz do nariz (glabela) | Mento | Sacro | Acrômio |
| Linha de orientação | Sutura sagital | Sutura sagitometópica | Sutura metópica | Linha facial | Sulco interglúteo | Gradeado costal |

## INSINUAÇÃO

Insinuação é definida como a passagem do maior diâmetro da parte apresentada (cabeça ou polo pélvico), perpendicular à linha de orientação fetal, pelo estreito superior da bacia materna. Dessa forma, nas apresentações cefálicas o diâmetro de insinuação corresponde ao biparietal e nas apresentações pélvicas, ao bitrocantérico. A Tabela 2 determina o ponto de reparo, o ponto de referência, a linha de orientação e o diâmetro de insinuação das diferentes apresentações da situação longitudinal.[9,43]

Na maioria das mulheres, quando a parte fetal apresentada está insinuada, significa que o ponto de referência ósseo fetal está no nível das espinhas isquiáticas maternas (plano 0 de De Lee ou terceiro plano de Hodge) ou muito próximo dele. Exceção é feita para os casos em que a gestante apresenta pelve muito profunda ou muito rasa. A ocorrência de insinuação indica que o estreito superior é adequado para a passagem do feto, mas não permite inferir as características dos estreitos médio e inferior (Figura 8).[43]

A insinuação nas apresentações cefálicas fletidas varia conforme o tipo de bacia. Em 60% das gestantes, o feto orienta-se de tal forma a direcionar a sutura sagital no diâmetro transverso da bacia; em 18,5%, no primeiro oblíquo (articulação sacroilíaca direita a eminência ileopectínea esquerda); em 16%, no segundo oblíquo (articulação sacroilíaca direita a eminência ileopectínea direita); e em 5,5%, no diâmetro anteroposterior. As posições esquerdas são sempre mais frequentes que as direitas, representando aproximadamente dois terços das ocorrências em cada uma das variedades de posição.[33]

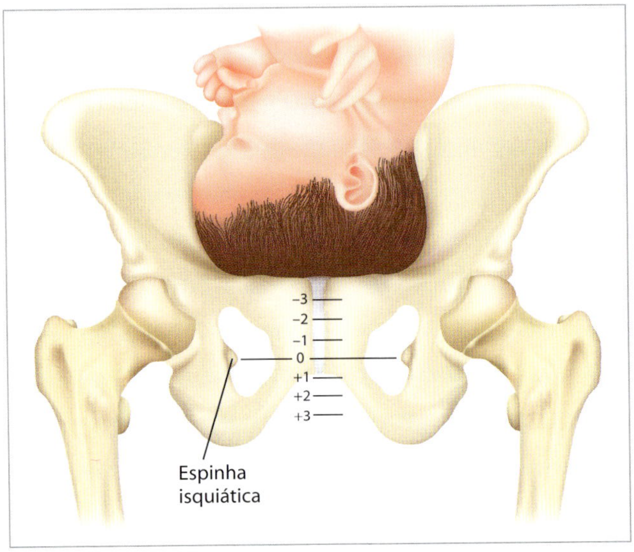


FIGURA 8. Planos de De Lee para acompanhamento da insinuação e da descida da apresentação fetal. (Figura adaptada de Delascio et al.[33])

No início, a cabeça fetal mostra-se em atitude indiferente ou semifletida, oferecendo o diâmetro occipitofrontal (12 cm) à passagem pelo estreito superior da bacia. Sucedendo-se as contrações e sendo impelido de encontro ao estreito superior, exagera-se a flexão e ocorre a substituição por diâmetros menores: suboccipitofrontal (10,5 cm) e suboccipitobregmático (9,5 cm). O mecanismo de flexão cefálica é resultante da pressão axial do feto. A articulação da cabeça com a coluna vertebral representa uma alavanca de braços desiguais: de um lado, o occipício (braço menor); do outro, a fronte (braço maior). Pressionado o fulcro dessa alavanca, pela contração uterina de cima para baixo, e havendo uma contrapressão representada pela resistência da parede pélvica ou do assoalho pélvico, ocorre a flexão (teoria de Zweifel) (Figura 9).[46]

Em primigestas a insinuação ocorre, na maioria das vezes, por volta de 15 dias antes do parto. Já em multíparas, a insinuação pode ocorrer a qualquer momento, desde antes do início do trabalho de parto até após a dilatação completa do colo uterino (segundo período). A ausência de insinuação em nulíparas requer exame cuidadoso no sentido de descartar desproporção cefalopélvica, apresentação anômala ou algo que possa estar bloqueando o canal de parto (tumores, placenta etc.). Na ausência dessas ocorrências, não há motivo para maiores preocupações, uma vez que a maioria dos casos irá evoluir normalmente para parto vaginal.[9]

### Assinclitismo e sinclitismo

Considerando que a articulação entre a cabeça e a coluna vertebral do feto é bastante móvel, o polo cefálico assume não só movimentos de flexão anteroposterior como também movimentos de flexão lateral. Durante o processo de insinuação, um dos ossos parietais atravessará o estreito superior da pelve antes do outro, aproximando a sutura sagital de um dos ossos do eixo anteroposterior da bacia materna (púbis ou sacro).

Dessa forma, quando a sutura sagital se aproxima da pube e o parietal posterior desce até ultrapassar o promontório materno, diz-se que há assinclitismo posterior. Ao contrário, quando a sutura sagital está mais próxima ao sacro, mais baixo está o parietal anterior, e o assinclitismo é chamado de anterior. Durante o trabalho de parto, existe um momento em que o parietal insinuado ultrapassa o ponto de referência da bacia óssea, trazendo a sutura sagital à mesma distância entre o púbis e o promontório, e a cabeça fica em sinclitismo nesse momento.[45]

Em jovens primíparas, a cabeça fetal mostra-se mais frequentemente em assinclitismo posterior, uma vez que as contrações uterinas e a contenção da prensa abdominal levam o corpo do feto em direção posterior. Com a pro-

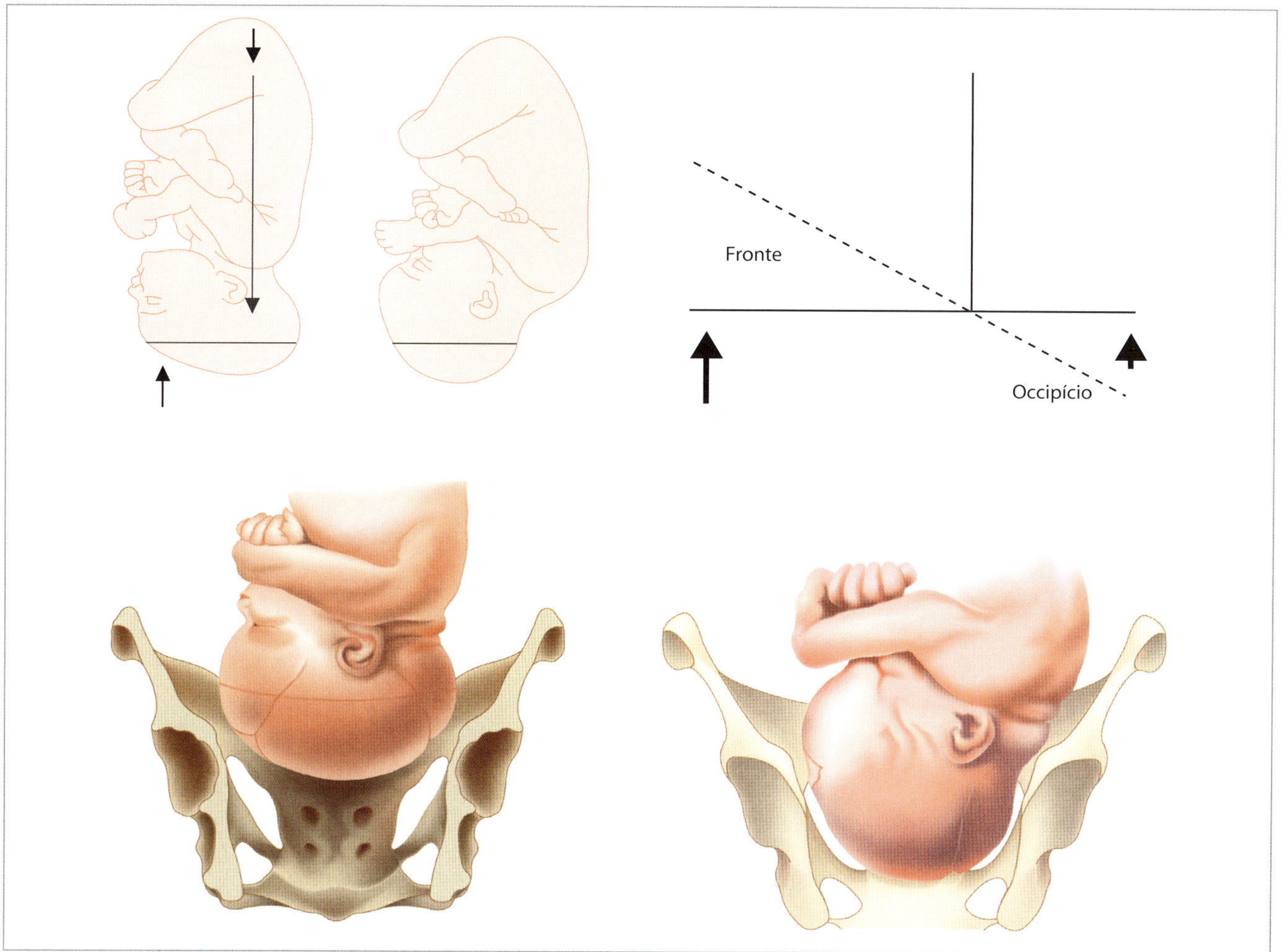


FIGURA 9. Representação gráfica da teoria de Zweifel: mecanismo de flexão cefálica. No diagrama, as setas indicam a intensidade e o sentido da força resultante da compressão da parede pélvica sobre o polo cefálico. (Figura adaptada de Briquet.[29])

gressão fetal, mudanças sucessivas de assinclitismo posterior a anterior vão facilitando a descida, permitindo à cabeça tomar vantagem nas áreas mais amplas da cavidade pélvica. Nas multíparas, sobretudo em portadoras de musculatura abdominal flácida, o útero permanece em anteversão acentuada e ocorre assinclitismo anterior, tão logo se inicie a insinuação (Figura 10).[33]

Moderados graus de assinclitismo, via de regra, são normais durante o trabalho de parto vaginal. Em situações de desproporção cefalopélvica, especialmente nas bacias platipeloides, o assinclitismo é acentuado, mantendo-se por todo o período de descida, o que pode impedir a rotação interna e, assim, causar o que se denomina distocia de rotação. O assinclitismo posterior é também denominado "obliquidade de Litzmann"; e o anterior, "obliquidade de Näegele".[41]

Além de flexão e assinclitismo, outro processo que contribui para o mecanismo de insinuação é o cavalgamento dos ossos do crânio fetal, fenômeno que reduz as dimensões do polo cefálico, posto que o maciço frontal e o occipital se locam por baixo dos parietais. Do mesmo modo, a borda interna de um dos parietais se sobrepõe à outra. O cavalgamento é mais acentuado nas cabeças com menor grau de ossificação e maior grau de deflexão, com exceção das de apresentações de face. Devido à grande capacidade plástica da cabeça fetal, esse mecanismo torna possível como que bipartir o polo cefálico em duas metades para, então, imprimi-las em direção ao canal de parto (teoria de Sellheim) (Figura 11).[45]

## DESCIDA

A descida ou progressão, também considerada segundo tempo do mecanismo de parto, é o momento definido pela passagem do polo cefálico (ou da apresentação fetal em geral) do estreito superior para o estreito inferior da

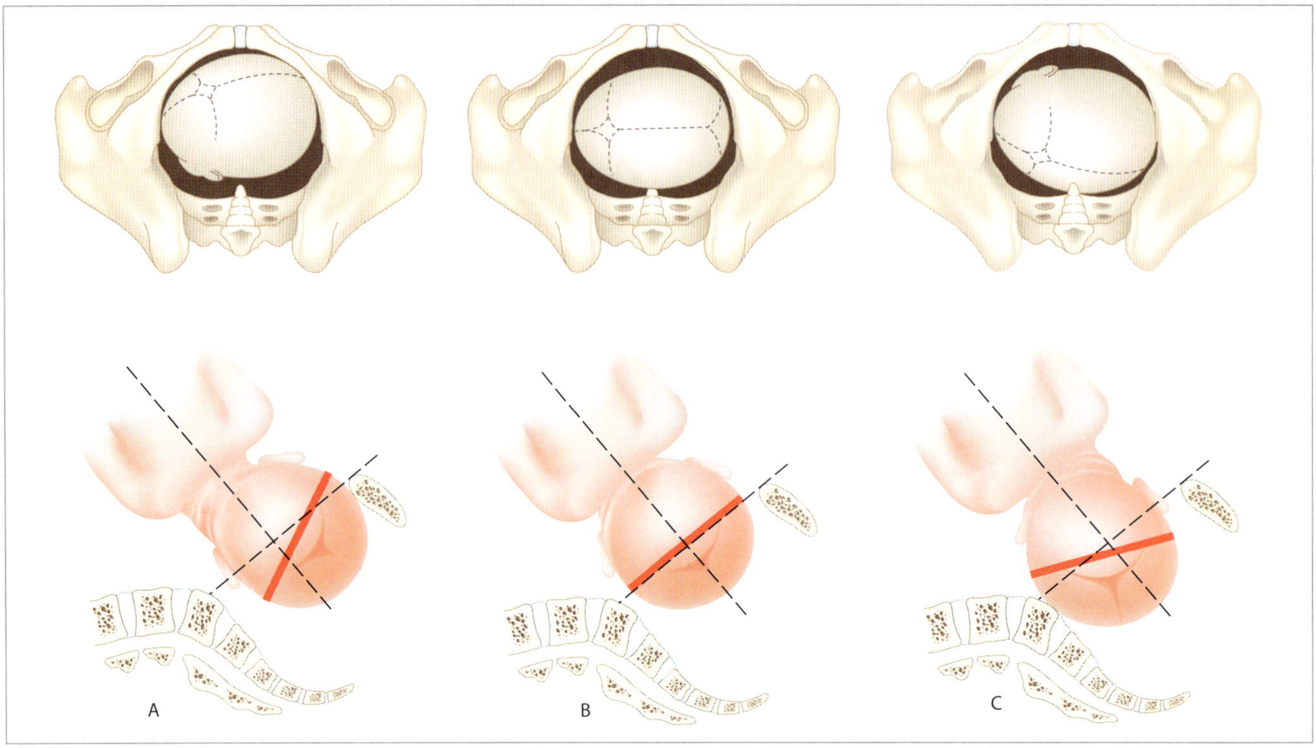


**FIGURA 10.** Mecanismos de assinclitismo posterior (A), sinclitismo (B) e assinclitismo anterior (C). (Figura adaptada de Briquet.[29])

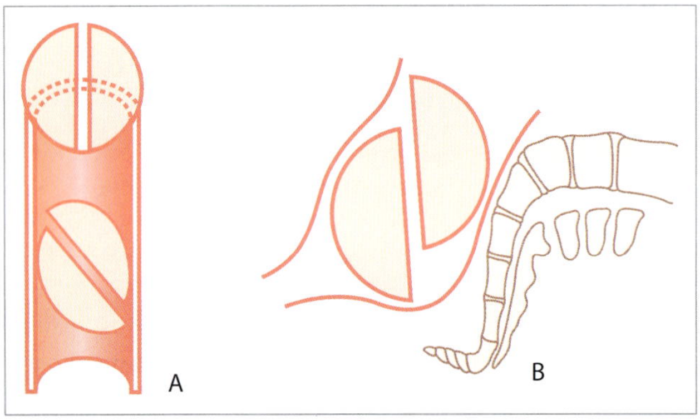


**FIGURA 11.** Mecanismo de bipartição dos ossos parietais relacionado ao processo de assinclitismo. A: todo corpo elipsoide excessivamente volumoso em relação ao calibre do conduto nele penetra dividindo-se em duas metades que se dispõem obliquamente, e passam sucessivamente; B: descida em primeiro lugar do parietal anterior na bacia achatada. (Figura adaptada de Briquet.[29])

pelve materna. A definição e o estudo desse momento do parto têm meramente fins didáticos, já que sempre ocorre de forma sincrônica com o primeiro e/ou terceiro tempo. Por essa razão, é de suma importância ter em mente que, enquanto a descida está ocorrendo, a insinuação pode não ter ocorrido ainda e a rotação interna está acontecendo concomitantemente. Como esse movimento é harmônico e complexo, acredita-se que a divisão desse tempo facilita o entendimento.[33] Na prática clínica, usa-se o esquema de De Lee, com os planos ditos em centímetros, a partir das espinhas isquiáticas (Figura 8):

- Móvel: > -3 cm.
- Ajustada ou fixada: -3, -2 ou -1 cm.
- Insinuada: 0 cm.
- Fortemente insinuada: +1, +2 ou +3 cm.
- Baixa: +4 ou +5 cm (já aflorando na vulva).[35]

O canal de parto não é um cilindro regular, possuindo uma curvatura em sua porção mais inferior. Assim, o feto tem que atravessar esse canal de modo a adaptar-se ao cilindro contingente, cujo eixo possui forma de "J". Para isso, ocorrem movimentos de flexão (anteroposterior e lateral, para reduzir os diâmetros), rotação e mecanismos de cavalgamento ósseo (Figura 12).

Em primíparas, ainda que a insinuação possa ocorrer antes do desencadeamento do trabalho de parto, a descida pode não ocorrer até a cervicodilatação se completar. Em multíparas, por sua vez, a descida usualmente começa com a insinuação. Contribuem para a descida um ou mais dos seguintes elementos: contração uterina, contração dos músculos abdominais, pressão do líquido amniótico e extensão do ovoide fetal, que se transforma em cilindro.[42]

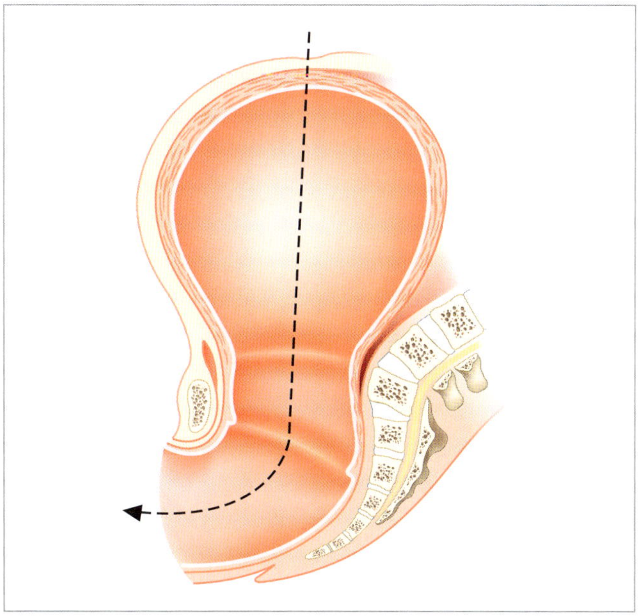

FIGURA 12. Canal de parto. Notar a curvatura inferior que confere ao trajeto a ser percorrido pelo feto o formato da letra J. (Figura adaptada de Rezende.[44])

## ROTAÇÃO INTERNA

O objetivo da rotação interna é coincidir o diâmetro anteroposterior do polo cefálico com o maior diâmetro da bacia materna. Os diâmetros com maiores proporções variam, dependendo do estreito em que se encontra a cabeça fetal. Assim, o estreito superior apresenta maior dimensão no sentido transverso; no estreito médio, o sentido anteroposterior é maior ou eles têm iguais proporções; e no inferior, o anteroposterior é maior.

Durante a descida do feto, ocorre movimento de rotação para locar o polo cefálico sob o púbis. Descreve-se assim um movimento de espira. A linha de orientação (sutura sagital) fica orientada na direção do maior diâmetro do estreito inferior (anteroposterior) ao terminar a descida.

A rotação normalmente traz o ponto de referência fetal para a frente, junto ao púbis, o que é denominado rotação anterior (ou púbica). Quando, excepcionalmente, o feto roda para trás, diz-se que ocorreu rotação posterior (ou sacra). O grau de rotação varia conforme a variedade de posição. Nas apresentações cefálicas fletidas, o occipício é o ponto de referência que irá percorrer a distância de um arco de circunferência, necessária para sua locação no subpúbis.[4] Dessa forma, será observada a rotação, em graus, conforme as seguintes variedades (Figuras 13 e 14):

- 45° nas anteriores (occipitoesquerda anterior e occipitodireita anterior).
- 90° nas transversas (occipitoesquerda transversa e occipitodireita transversa).
- 135° nas posteriores (occipitoesquerda posterior e occipitodireita posterior).[33]

Nas variedades de posição posteriores (occipitoesquerda posterior e occipitodireita posterior) é possível a ocorrência mais frequente de rotação posterior, em comparação com as variedades anteriores e transversas, descrevendo um arco curto de circunferência de 45°. Nessa condição, o occipício (ponto de referência) encontra-se na região sacral da bacia materna, tornando o desprendimento cefálico mais difícil e lento (Figura 15).[4]

Durante a rotação, o dorso fetal mantém-se a 45° da linha de orientação cefálica. Por essa razão, observa-se rotação do diâmetro biacromial de 90° nas variedades posteriores e 45° nas transversas. Nas variedades de posição anteriores, não há necessidade de rotação, já que as espáduas se encontram a 45° da sutura sagital.

As teorias que explicam a rotação interna invocam o princípio de mecânica segundo o qual um cilindro com zonas de flexibilidade desiguais (feto), deslizando dentro de outro cilindro encurvado (canal pelvigenital), exe-

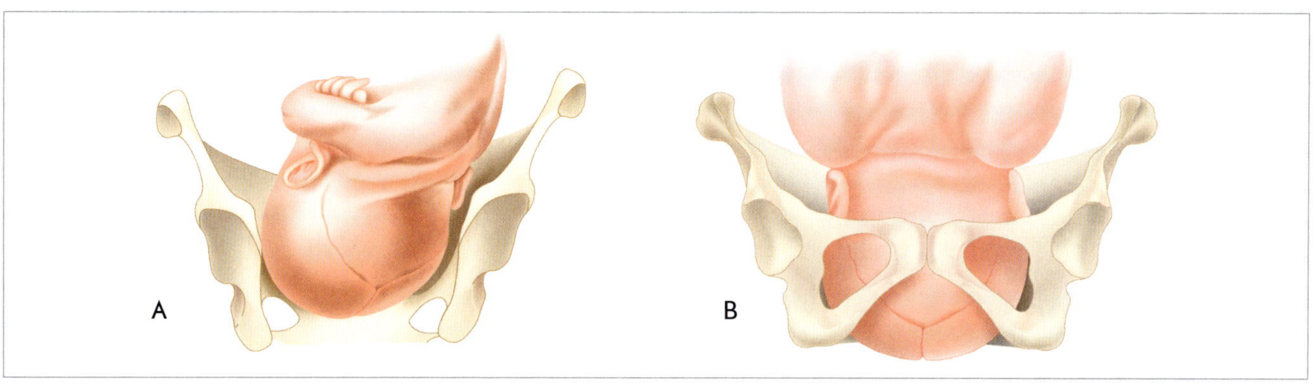


FIGURA 13. Rotação interna em apresentação cefálica fletida (A) para a variedade de posição occipitopúbica (B). (Figura adaptada de Briquet.[29])

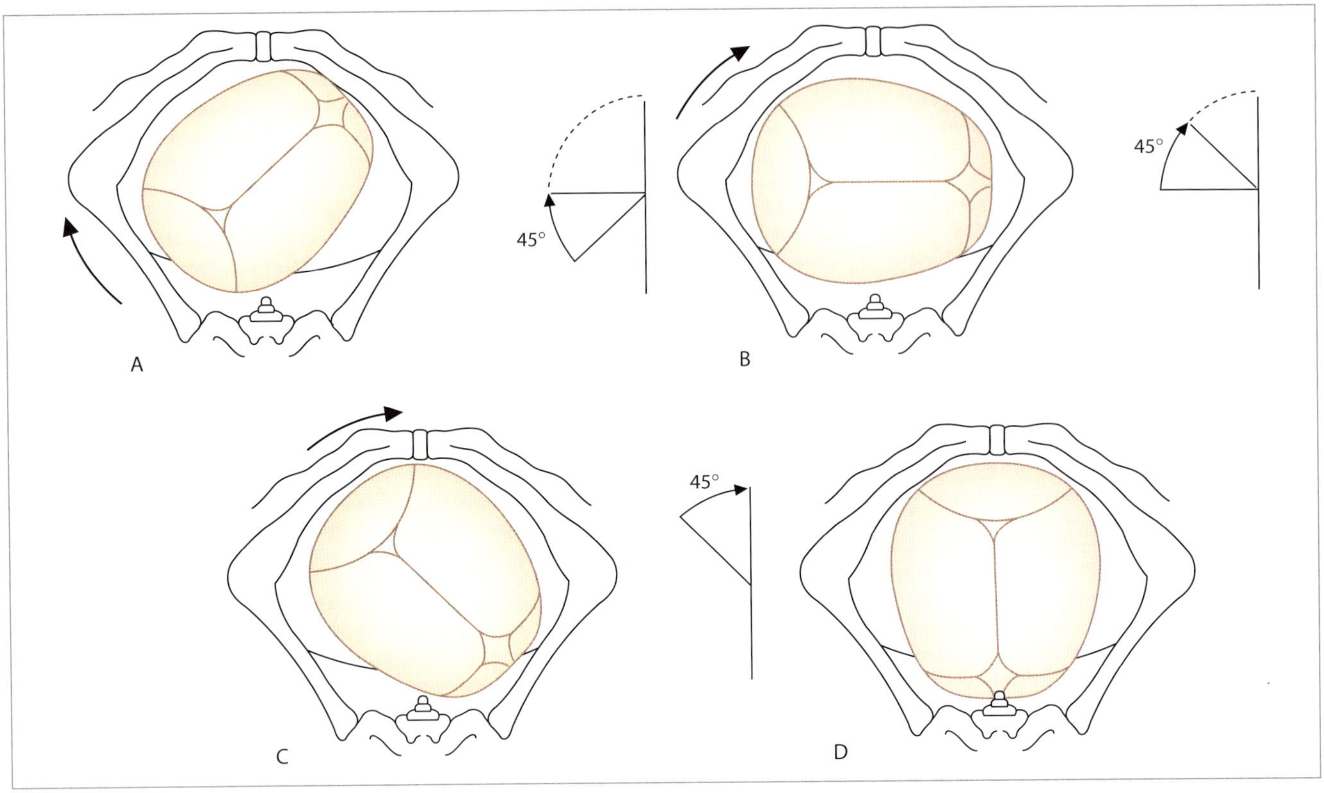


**FIGURA 14.** Rotação interna das variedades de posição posterior (A), transversa (B) e anterior (C) para a variedade occipitopúbica (D). (Figura adaptada de Neme.[41])

cuta movimento de rotação em torno de seu eixo longitudinal, para adaptar-se à curvatura do continente (eixo pélvico). No mecanismo de parto das apresentações cefálicas fletidas observa-se que a flexão da cabeça fetal é maior no sentido anteroposterior, enquanto a coluna vertebral apresenta maior flexibilidade no sentido lateral (teoria de Sellheim) (Figura 16).[45]

A conformação da bacia, sobretudo a forma do estreito inferior, o papel da chanfradura anterior da sínfise púbica (arco subpúbico), a constituição da musculatura do períneo e a contração dos músculos levantadores do ânus, explicam por que a rotação interna direciona o ponto de referência fetal para a frente. A importância da integridade dos músculos perineais pode ser comprovada pela maior incidência de variedades e rotações posteriores em multíparas.

A rotação interna é essencial para que ocorra ultimação do parto, exceto quando o feto é muito pequeno. Em aproximadamente dois terços das mulheres, a rotação interna completa-se no tempo que a cabeça chega ao assoalho pélvico e, em aproximadamente um quarto, é completada pouco depois, podendo não ocorrer em 5% das vezes.[14] Os principais fatores que impedem que essa rotação ocorra são contrações de baixa intensidade, ausência de flexão cefálica e fetos grandes. A analgesia peridural pode predispor às rotações incompletas, por diminuir a força da musculatura abdominal e relaxar a musculatura pélvica.[33]

## DESPRENDIMENTO CEFÁLICO

O desprendimento cefálico ocorre com a descida final da cabeça fetal em posição occipitopúbica, até que seja possível a locação do suboccipício no subpúbis materno. Como o polo cefálico está em flexão, é necessário que ocorra movimento de deflexão ou extensão da cabeça para ocorrer exteriorização do maciço frontal. Dessa forma, o diâmetro suboccipitobregmático (9,5 cm) ocupa o diâmetro anteroposterior do estreito inferior e a fronte do feto rechaça o cóccix, aumentando esse diâmetro de 9 para 11 cm, o que se denomina retropulsão coccígea. A região que se fixa ao subpúbis como ponto de apoio para o movimento de expulsão, também chamada hipomóclio, é o suboccipício, que se localiza 7 cm abaixo da fontanela lambdoide.[28]

Por meio de duas forças antagônicas (contração uterina e resistência perineal), o feto é impulsionado para baixo e para fora do canal de parto. Ao vencer tal resistência, a cabeça fetal desfere movimento abrupto de extensão, externando os diâmetros anteroposteriores do polo cefálico na sequência: suboccipitobregmático (9,5 cm), suboccipitofrontal (10,5 cm) e suboccipitomentoniano (9,5 cm).

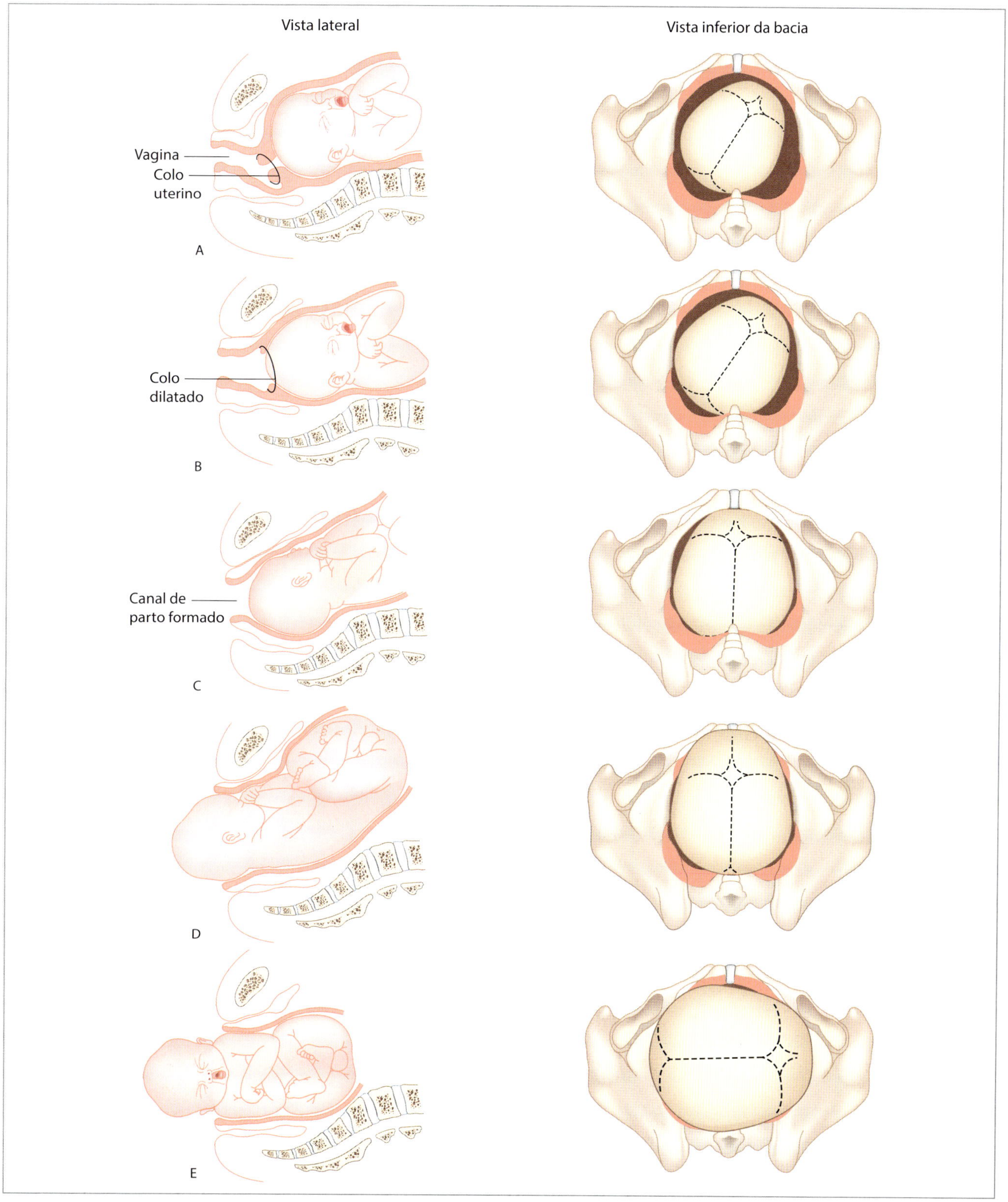


**FIGURA 15.** Evolução do trabalho de parto com rotação posterior. A: posição fetal no começo do trabalho de parto, com dilatação e esvaecimento cervical ainda discretos. A cabeça está alta; B: próximo ao final da fase de dilatação, o colo está esvaecido e quase todo dilatado. Iniciou-se a descida da apresentação fetal; C: no período expulsivo, forma-se o canal de parto, o polo cefálico desce e completa a rotação interna; neste caso, posicionando o occipício junto ao sacro materno; D: desprendimento da apresentação fetal; E: após o desprendimento do polo cefálico, ocorre a rotação externa.

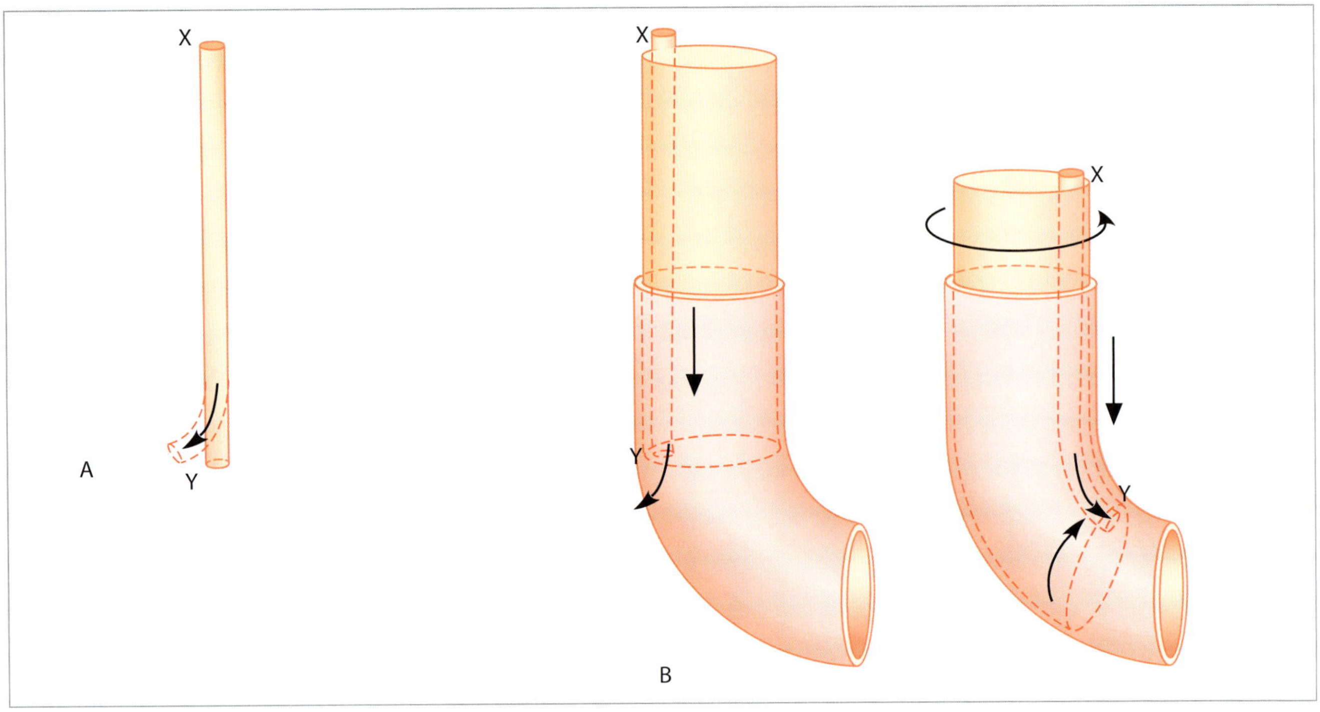


**FIGURA 16.** Teoria de Sellheim. A: a haste de aço representada é móvel apenas na direção da face XY; B: para se acomodar à curva inferior do cilindro continente durante a passagem, o cilindro conteúdo precisa, necessariamente, rodar para acomodar a haste em posição favorável ao seu sentido de mobilidade. A haste exerce, neste modelo, papel análogo ao da coluna vertebral no feto. (Figura adaptada de Briquet.[29])

Ocorre, portanto, a exteriorização do bregma, da fronte, do nariz e do mento do feto, sucessivamente (Figura 17).[41]

Nas rotações posteriores, em que o occipício se alinha com o sacro materno, a extensão a ser vencida pelo occipício é a parede posterior da pelve, que mede 10 a 15 cm, muito maior quando comparada à parede anterior (púbis), que mede 4 a 5 cm. Além disso, o diâmetro cefálico que solicita e comprime a fenda vulvar é o suboccipitofrontal, que mede 10,5 cm. Por esse motivo, o desprendimento cefálico em posição occipitossacra é lento, por vezes necessitando de auxílio instrumental com fórcipe. Nesses casos, a flexão cefálica acentua-se para que haja desprendimento do occipício com posterior deflexão do polo cefálico na direção do dorso materno, o que resulta no despren-

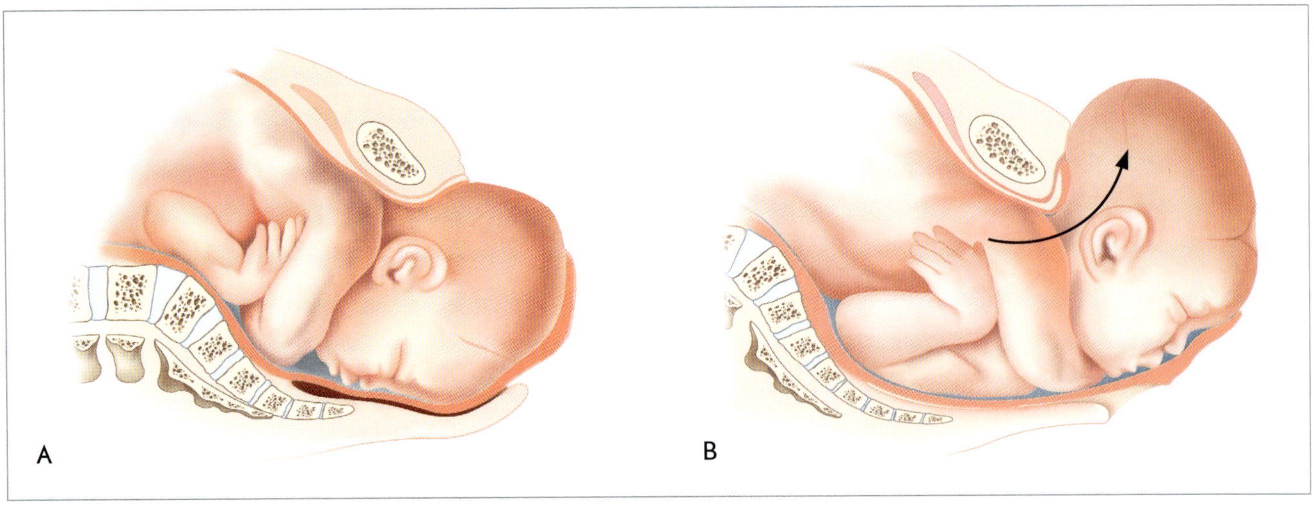


**FIGURA 17.** Desprendimento cefálico nas apresentações de vértice que realizaram rotação interna anterior: movimento de deflexão ou extensão do polo cefálico. (Figura adaptada de Briquet.[29])

dimento do maciço frontofacial. O hipomóclio é o ângulo anterior do bregma e, por vezes, é impossível distinguir tal mecanismo com o desprendimento cefálico das apresentações defletidas de 1º grau (Figura 18).[37,41]

## ROTAÇÃO EXTERNA

A rotação externa da cabeça fetal, também denominada movimento de restituição, leva o occipício a voltar-se para o lado materno que ocupava no interior do canal de parto. A sutura sagital apresenta-se em sentido transversal ao da fenda vulvar ao fim desse tempo. Nessa ocasião, as espáduas, que se insinuaram no diâmetro oblíquo oposto ao da cabeça fetal, rodam, trazendo o diâmetro biacromial para o diâmetro anteroposterior do estreito inferior. Esse movimento que ocorre com os ombros se deve, aparentemente, aos mesmos fatores que determinam a rotação interna da cabeça.

## DESPRENDIMENTO DO OVOIDE CÓRMICO

O desprendimento do ovoide córmico caracteriza-se pela exteriorização das cinturas escapular e pélvica do feto. São mecanismos associados porque um se segue ao outro, diferentemente de quando se considera o polo cefálico em relação às espáduas, em que o mecanismo é bem dissociado por ser a região cervical do feto dotada de grande flexibilidade.[12]

Após a rotação das espáduas, o ombro anterior fixa-se no subpúbis, apresentando a inserção braquial do deltoide como ponto de apoio, e desprende-se por movimento de abaixamento. Desprende-se então o ombro posterior por movimento de elevação e, em seguida, completa-se a expulsão da cintura escapular (Figura 19).

Posteriormente ao desprendimento dos ombros, o resto do ovoide é prontamente expelido, não apresentando maior resistência. Pode-se auxiliá-lo, se necessário, com

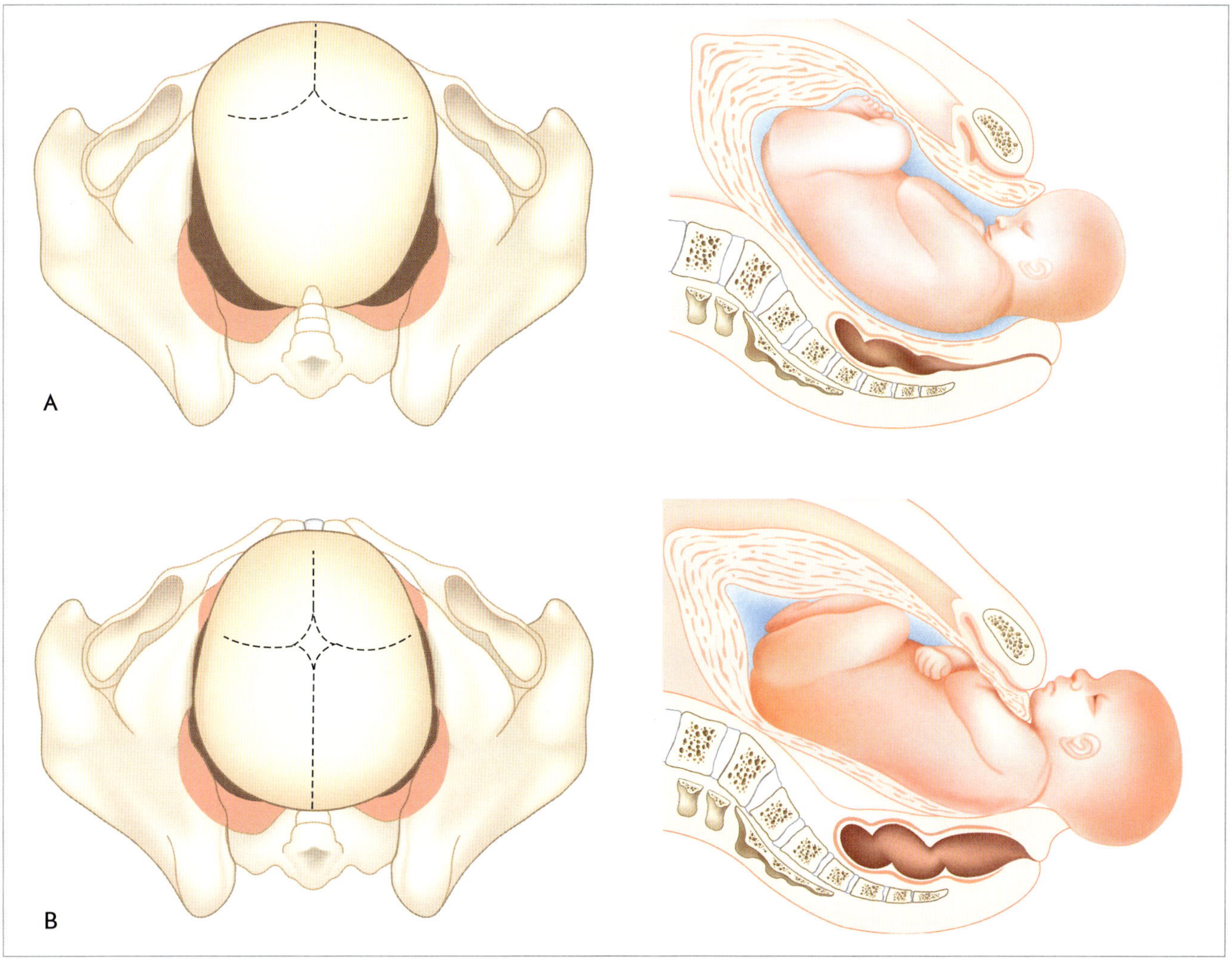


**FIGURA 18.** Desprendimento cefálico nas apresentações posteriores de vértice que realizaram rotação interna posterior: movimento de flexão seguido de extensão do polo cefálico. (Figura adaptada de Neme.[41])

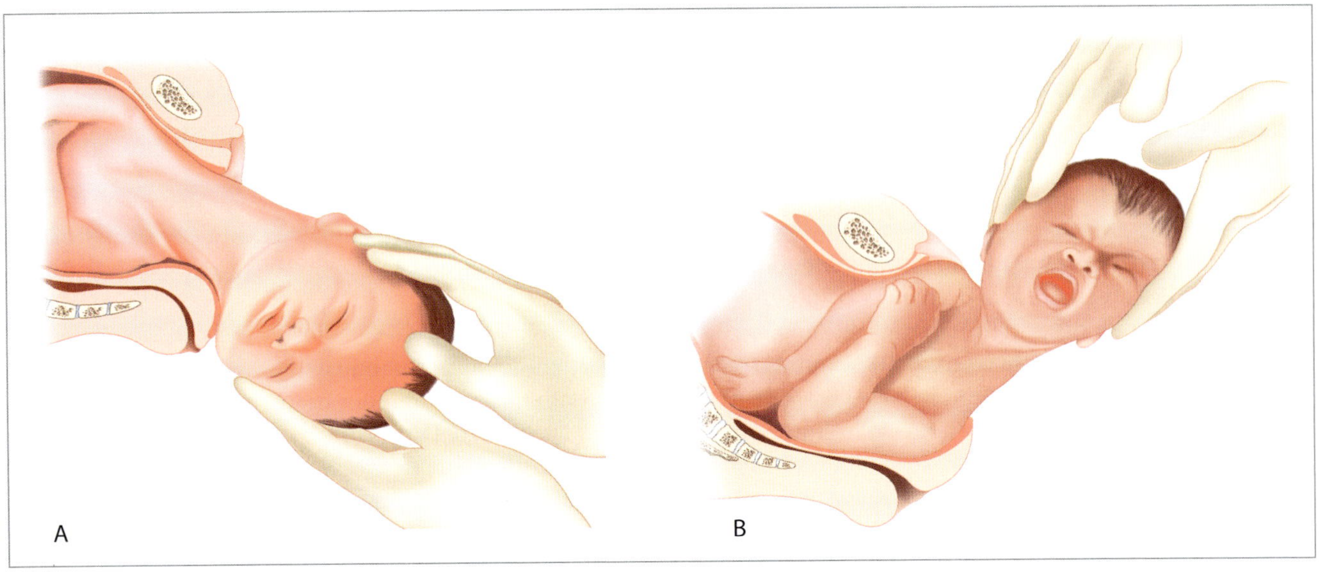


FIGURA 19. Desprendimento das espáduas nas apresentações cefálicas. A: desprendimento do ombro anterior; B: desprendimento do ombro posterior. (Figura adaptada de Briquet.[29])

inflexão lateral (em sentido ventral) e abaixamento e elevação dos quadris anterior e posterior.

Anormalidades de rotação e flexão do polo cefálico resultarão em apresentações cefálicas posteriores e defletidas, respectivamente.

## APRESENTAÇÃO CEFÁLICA DEFLETIDA

A determinação da apresentação fetal e da variedade de posição no curso do trabalho de parto é passo crucial na avaliação da gestante. A apresentação cefálica fletida ocorre em 95,5% das gestações e apresentações diversas pressupõem a existência de algum fator causal ou predisponente. Entre esses fatores estão fetos prematuros, gestações múltiplas, malformações uterinas, inserção anômala de placenta etc. O exame interno, realizado por meio do toque vaginal com cérvix dilatada, permite a identificação das apresentações pélvicas e defletidas que costumam ter superfície mais macia e irregular. A estimativa da apresentação fetal com colo uterino impérvio é possível, porém mais inexata. A ultrassonografia é ferramenta imprescindível nesses casos.[37]

As apresentações cefálicas defletidas geralmente derivam de cefálicas fletidas. A cabeça em atitude indiferente ou de semiflexão, em virtude da pressão axial, não evolui para flexão quando ocorre impedimento à descida do occipício. Isso ocorre em casos de bacias viciadas, contração ineficiente, anomalias de conformação da cabeça fetal e modificações na forma uterina, sobretudo quando o fundo uterino está muito desviado para um dos lados e arrasta consigo o tronco fetal, como ocorre nas grandes multíparas (Figura 20).[38]

Dessa forma, a deflexão do polo cefálico fetal origina determinada variedade de posição contralateral às posições fletidas anômalas. Observa-se, por exemplo, que as apresentações defletidas de 3º grau ou de face anteriores são mais frequentes, pois derivam das occipitoposteriores. Além disso, um determinado grau de deflexão pode evoluir para um grau maior à medida que as contrações se sucedem, propelindo a cabeça fetal em direção à escava. A maior parte do mecanismo de parto nas apresentações cefálicas defletidas coincide com o mecanismo de parto nas apresentações fletidas.[41]

### CEFÁLICA DEFLETIDA DE 1º GRAU

#### Etiologia

A etiologia é desconhecida, mas aventa-se a presença de fatores predisponentes. Os fatores de risco incluem mul-

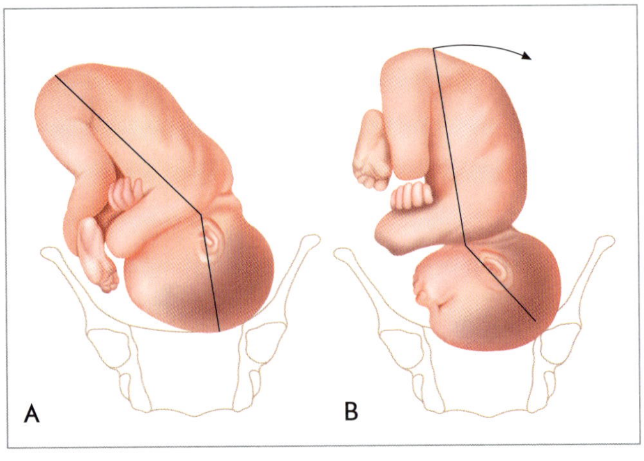


FIGURA 20. Mecanismo de extensão da coluna vertebral que dá origem a apresentações defletidas em grandes multíparas. (Figura adaptada de Briquet.[29])

tiparidade, desproporção cefalopélvica, braquicefalia fetal, bacias muito amplas ou feto pequeno. Acredita-se que grande parte das apresentações defletidas de 1º grau decorra de deflexão discreta das fletidas occipitoposteriores.[38]

### Diagnóstico

O diagnóstico de apresentação cefálica defletida de 1º grau é realizado intraparto, por meio do toque vaginal, com o qual se identifica a linha de orientação sagitometópica e a fontanela bregmática. O diâmetro transverso de insinuação é o biparietal. O diagnóstico diferencial é feito com as variedades occipitoposteriores, nas quais se toca o lâmbda e a linha sagital. Antes da insinuação, já a apresentação defletida de 1º grau pode acentuar ainda mais seu grau de deflexão, originando as defletidas de 2º e 3º graus. Assim, o diagnóstico se firma com a insinuação do polo cefálico e a persistência desse grau de deflexão (Figura 21).[39]

### Mecanismo de parto

O diâmetro anteroposterior de insinuação é o occipitofrontal, que mede 12 cm. A circunferência que se oferece ao trânsito mede, por sua vez, 34 cm. Os parâmetros mais amplos da cabeça fetal requerem acentuado grau de moldagem cefálica e solicitam intensamente a vagina, que pode se lacerar devido à distensão. A descida é lenta e se faz sem que se modifique a atitude da cabeça. O hipomóclio é um ponto variável entre a glabela e o limite do couro cabeludo; e quanto mais próximo ao bregma, melhor o prognóstico, já que a circunferência de desprendimento será menor. A cabeça desprende-se em dois tempos: flete e libera o occipício para em seguida defletir e exteriorizar a fronte e a face (Figura 22).[32]

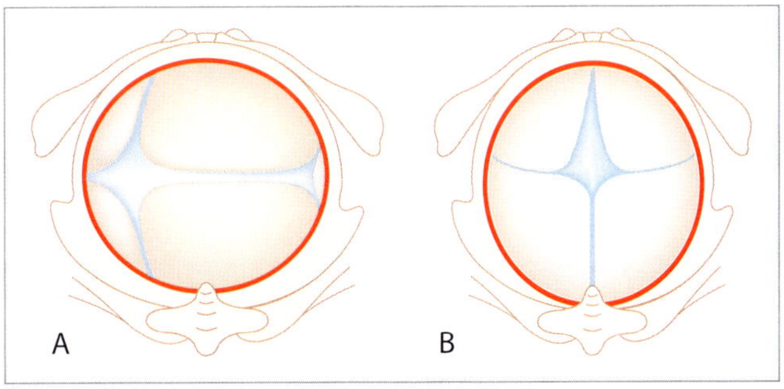


**FIGURA 21.** Apresentação defletida de 1º grau. Representação da sutura sagitometópica (linha de orientação) e fontanela bregmática (ponto de referência). Rotação bregmática direita transversa (A) para bregmática púbica (B). (Figura adaptada de Jaher.[39])

Essa apresentação é relativamente frequente e possui chance de evolução para parto vaginal. Justifica-se a opção pela condução do trabalho de parto de apresentações cefálicas defletidas de 1º grau em mulheres com bacia de dimensões adequadas e vitalidade fetal assegurada. Recomenda-se evitar o parto vaginal instrumentalizado e o uso indiscriminado de ocitócicos. Existe, contudo, maior risco de não evolução do parto e necessidade de parto cesáreo.[37]

## CEFÁLICA DEFLETIDA DE 2º GRAU

### Etiologia

Os fatores predisponentes repetem-se em relação às defletidas de 1º grau, acrescentando-se também causas como feto volumoso, feto pequeno, óbito fetal, dolicocefalia, polidrâmnio e placenta prévia. São extremamente raras e,

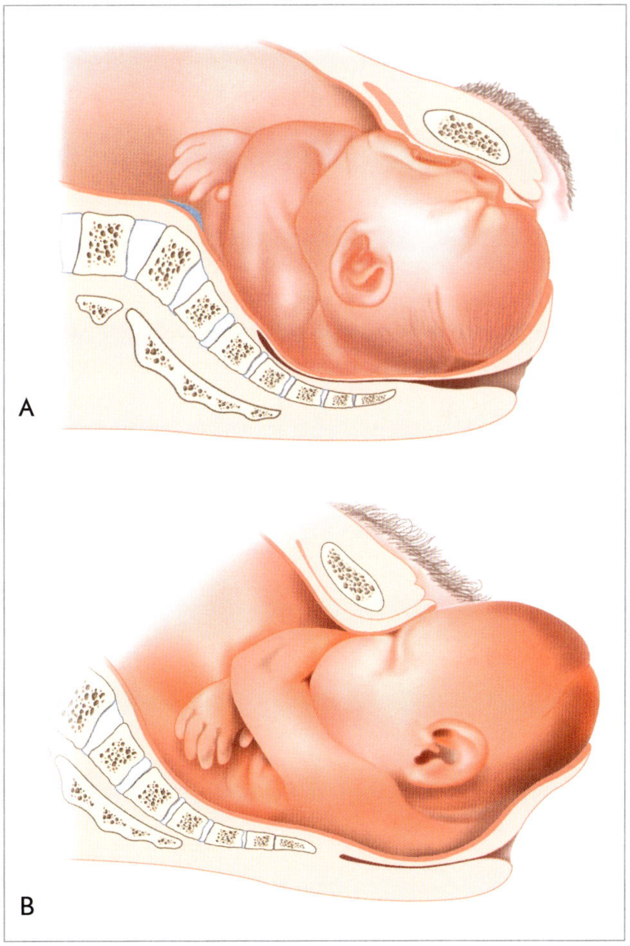


**FIGURA 22.** Mecanismo de flexão cefálica no desprendimento da cabeça nas apresentações cefálicas defletidas de 1º grau. (Figura adaptada de Danforth.[32])

a não ser em fetos muito pequenos ou macerados, não é possível a evolução para parto vaginal. Para que ocorra, a apresentação defletida de 2º grau deve ser transitória, evoluindo para apresentação fletida ou defletida de 1º ou 3º graus. O parto é distócico na quase totalidade dos casos.[33]

### Diagnóstico

No exame vaginal, é possível sentir a sutura metópica (como linha de orientação) e a glabela ou raiz do nariz, que corresponde ao ponto de referência fetal. O diâmetro transverso é o bitemporal, que, por possuir medida pouco extensa, não contribui para possíveis dificuldades. Em relação aos planos de De Lee, a apresentação situa-se sempre em nível mais alto (Figura 23).[37]

### Mecanismo de parto

A apresentação cefálica defletida de 2º grau ou de fronte é a que oferece o maior diâmetro em direção ao canal de parto. Assim, o diâmetro occipitomentoniano, que mede 13 a 13,5 cm em um feto a termo, não é capaz de realizar a insinuação do polo cefálico. Caso ocorra essa insinuação, será em feto pequeno, macerado ou à custa de extensos mecanismos de moldagem cefálica. Para que se suceda a descida, uma série de teorias aventa a necessidade de desnivelamento do mento ou do occipício, já que esses se encontram no mesmo nível e perpendiculares ao eixo da bacia materna. Nessa eventualidade, é mais provável que a apresentação evolua para as formas fletida ou defletida de 3º grau do que para um mecanismo próprio dessa apresentação.[41]

A rotação é custosa e muitas vezes a cabeça fetal permanece em variedade transversa. O hipomóclio é realizado locando-se a região da glabela ou raiz do nariz abaixo da sínfise púbica. Por mecanismos de flexão, desprendem-se os diâmetros subnasofrontal, subnasobregmático e subnaso-occipital. Apoiado o polo cefálico com a porção suboccipital na fúrcula vaginal, ocorre deflexão e desprende-se a porção restante da face (Figura 24).[36]

## CEFÁLICA DEFLETIDA DE 3º GRAU

### Etiologia

Não se sabe ao certo a etiologia da ocorrência das apresentações de face, mas é possível que estejam relacionadas a fatores que predisponham à extensão e/ou limitem a flexão cervical. Entre os fatores fetais estão hidrocefalia acentuada, tumores cervicais anteriores, excesso de líquido amniótico e rotura intempestiva das membranas ovulares. Dos fatores maternos já citados em outros graus de deflexão, a multiparidade é o mais importante, pois a flacidez da musculatura abdominal faz com que o dorso fetal fique pendente, o que predispõe à extensão cervical do feto.[43]

### Diagnóstico

Ao toque vaginal, reconhece-se a linha de orientação representada pela linha facial, na qual é possível sentir glabela, nariz, boca e mento – este é o ponto de referência fetal. No momento do diagnóstico, 60% das apresentações

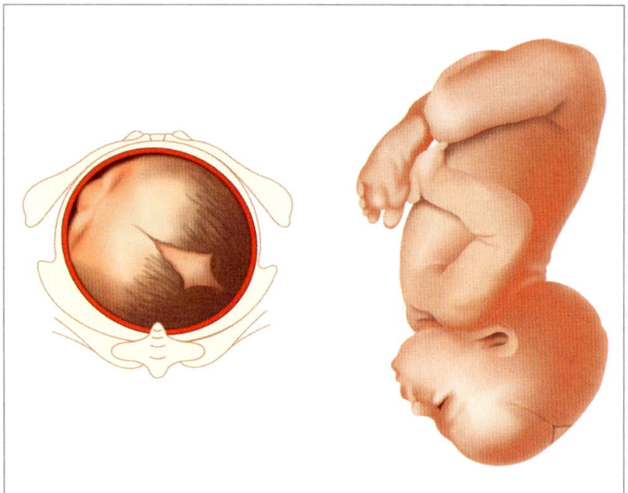

**FIGURA 23.** Apresentação cefálica defletida de 2º grau. Representação da sutura metópica, fontanela bregmática e raiz do nariz (linha de orientação e pontos de reparo). (Figura adaptada de Goffi et al.[37])

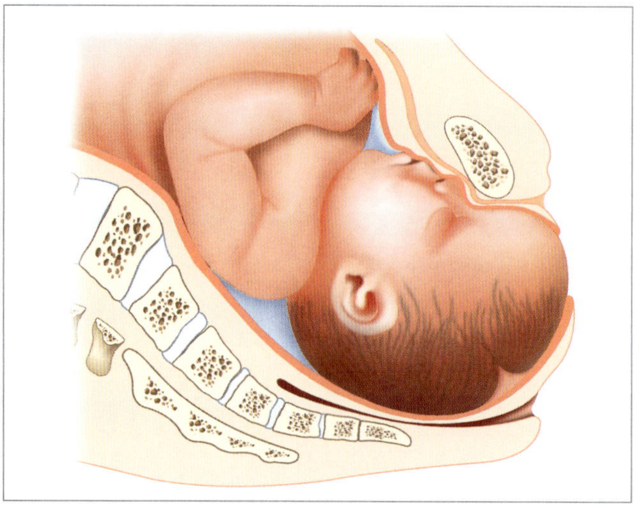

**FIGURA 24.** Ponto de hipomóclio nas apresentações cefálicas defletidas de 2º grau. Notar o posicionamento da raiz do nariz no subpúbis. (Figura adaptada de Friedmann.[36])

de face serão variedades mentoanteriores; 15%, mentotransversas; e 25%, mentoposteriores. No entanto, quase metade das ocorrências transversas e posteriores evoluirão para variedades anteriores. O diagnóstico diferencial é feito com as apresentações pélvicas, uma vez que ambas apresentam estruturas de consistência macia com orifício central ao exame de toque vaginal. Conforme a evolução do trabalho de parto, forma-se uma bossa serossanguína na face, podendo dificultar o diagnóstico diferencial com apresentação pélvica, contudo a pirâmide nasal nunca se infiltra, o que é útil para diferenciar do polo pélvico (Figura 25).[3]

## Mecanismo de parto

A insinuação faz-se por um aumento da deflexão, pois inicialmente se apresenta em fase frontal de deflexão. O diâmetro anteroposterior que se oferece é o mentorretrobregmático; e o transverso, bimalar. Conforme a insinuação cefálica progride, a deflexão aumenta e ocorre a substituição do diâmetro mentorretrobregmático pelo diâmetro submentobregmático, também chamado hiobregmático (9,5 cm). Em razão da menor extensão dos diâmetros insinuados, o parto nas apresentações de face costuma não apresentar dificuldades.[20]

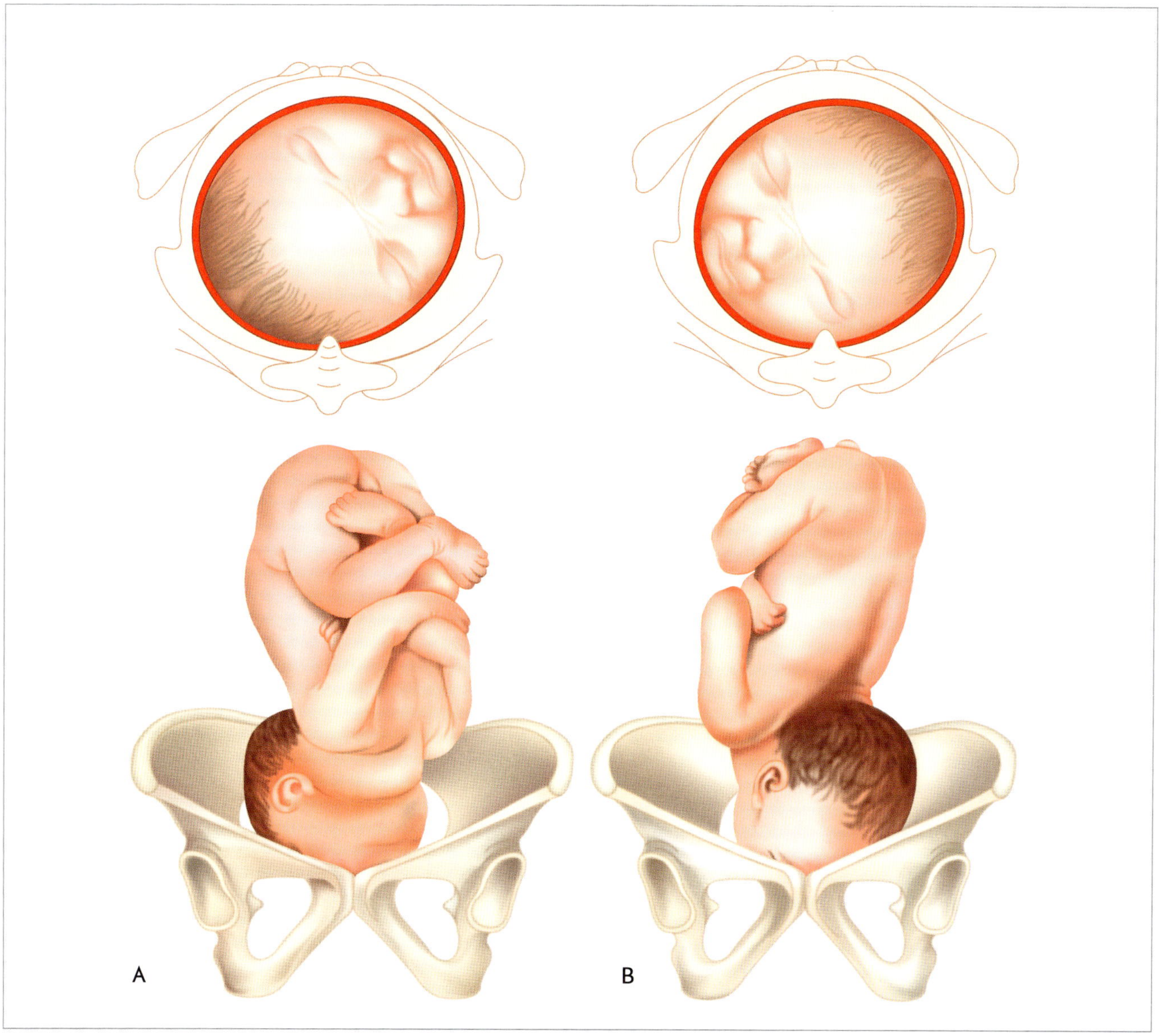


**FIGURA 25.** A: apresentação cefálica defletida de 3º grau em variedade de posição mento-esquerda anterior; B: apresentação cefálica defletida de 3º grau em variedade de posição mento-direita posterior. (Figura adaptada de Cruikshank e White.[3])

A descida nas variedades de posição mentoanteriores é curta, pois representa apenas a altura da sínfise púbica, sob a qual vem situar-se o mento. Nas mentoposteriores, porém, é imprescindível que ocorra a chamada rotação complementar de descida, que é de 90°. Sendo a distância que vai do mento ao manúbrio esternal menor que a altura do sacro, por mais que se distenda o pescoço, a cabeça não pode descer sem rodar, o que faria com que o mento se livrasse do côncavo sacral. Não ocorrendo tal fenômeno, é impossível a ultimação do parto (Figura 26).[37]

A rotação interna visa trazer o mento para a frente. Terminada a rotação, o diâmetro submentobregmático está em coincidência com o diâmetro anteroposterior do estreito inferior. O hipomóclio é realizado com o submento e o movimento de desprendimento é de flexão, com liberação sucessiva da face, da fronte, das regiões parietais e do occipício. A cabeça roda externamente em seguida, voltando o mento para o lado em que antes se situava (as variedades mento-esquerdas rodam o mento para a esquerda e as mento-direitas o fazem para a direita).[10]

## Fenômenos plásticos do polo cefálico

Os fenômenos plásticos do polo cefálico observados durante o mecanismo de parto são o cavalgamento ósseo e a bossa serossanguínea. O primeiro tem grande importância no processo de insinuação e descida, sobretudo nas apresentações defletidas de 1º e 2º graus, nas quais esse processo ocorre de forma acentuada. O segundo é consequente ao mecanismo de parto e tem valor no diagnóstico de parto distócico.

## Cavalgamento ósseo do polo cefálico

O cavalgamento ósseo tem por objetivo reduzir os diâmetros cefálicos, facilitando a adaptação e a descida da cabeça fetal pelo canal de parto. Ocorre pela grande plasticidade do polo cefálico, constituído por tábuas ósseas articuladas por suturas mais ou menos elásticas. Essas características conferem maleabilidade entre as partes ósseas do crânio, permitindo que uma porção se ajuste abaixo de outra, subtraindo a extensão das medidas cefálicas. Assim, observa-se mais frequentemente a locação dos ossos frontais e occipital sob os parietais e de um parietal sob o outro (Figura 27). Nos casos de malformações do crânio fetal, por exemplo, craniossinostose, a fusão precoce dos ossos leva à impossibilidade de ocorrência desse fenômeno, podendo impedir o parto vaginal.[5]

## Bossa serossanguínea

A bossa serossanguínea consiste na transudação dos vasos presentes entre a derme e o periósteo do crânio ou da face fetal, com instalação de infiltração local decorrente da pressão negativa gerada no centro do canal vaginal. Para que essa pressão negativa possa interferir na filtração plasmática local, é preciso que a bolsa das águas esteja rota. Durante o trabalho de parto, a bossa serossanguínea localiza-se no vértice da apresentação fetal e depende de sua variedade de posição. A bossa será tanto maior quanto mais prolongado for o período de trabalho de parto com membranas rotas (Figura 28). Mesmo as bossas grandes não apresentam significado clínico na saúde do neonato, desaparecendo dentro de 24 a 48 horas após o parto.[17]

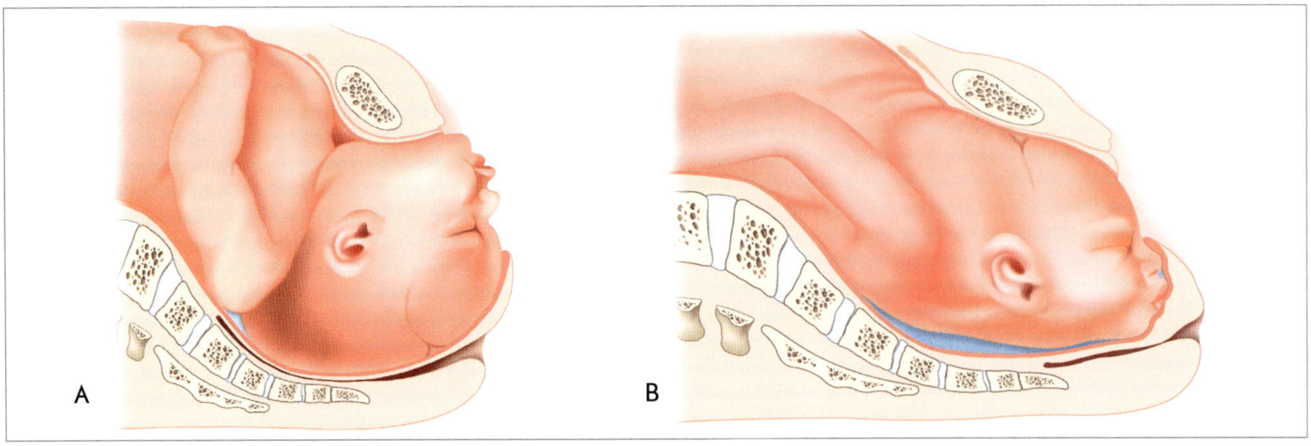


**FIGURA 26.** A: hipomóclio do desprendimento da cabeça nas apresentações cefálicas defletidas de 3º grau, rotação anterior (mentopúbicas); B: observar a impossibilidade do desprendimento cefálico nas mentossacras. (Figura adaptada de Goffi.[37])

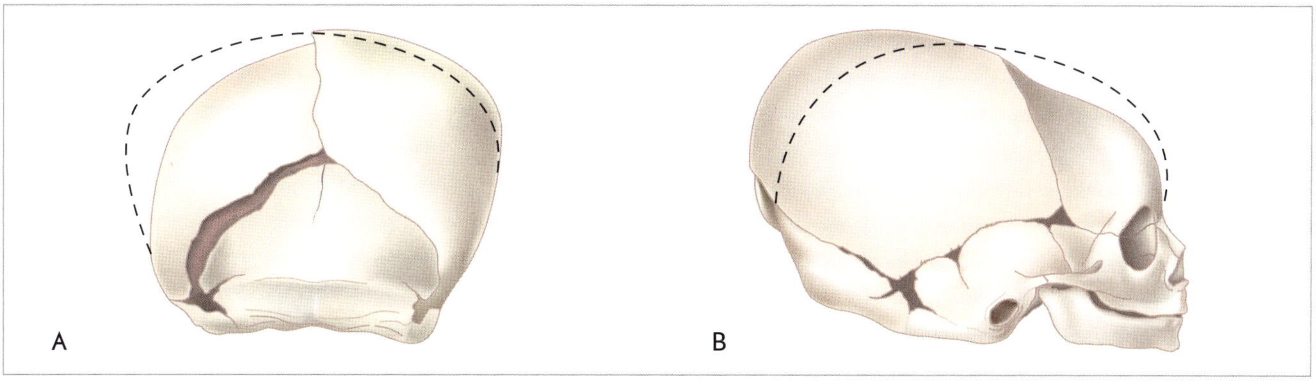


FIGURA 27. Mecanismo de cavalgamento dos ossos do crânio. (Figura adaptada de Briquet.[29])

O diagnóstico diferencial é feito principalmente com o céfalo-hematoma, que consiste na rotura de vasos e no extravasamento sanguíneo entre o periósteo e o osso craniano. O céfalo-hematoma é decorrente, na maioria das vezes, de tocotraumatismos durante o parto. Em razão de sua localização, respeita os limites das suturas, que são regiões em que há fixação do periósteo à tábua óssea, diferentemente da bossa. O céfalo-hematoma desaparece dentro de 1 a 2 meses.[19]

## APRESENTAÇÃO PÉLVICA

### CONSIDERAÇÕES GERAIS

A incidência de apresentação pélvica nas gestações a termo é de 3 a 4%. A frequência dessa apresentação é tanto maior quanto menor for a idade gestacional. Com 32 semanas de gestação, por exemplo, 16% dos fetos estarão em apresentação pélvica. A chance de ocorrer versão cefálica espontânea sempre existe, mas diminui com a idade gestacional, sendo equivalente a 25% a partir de 36 semanas. Diversos fatores contribuem com a versão cefálica espontânea ao longo do terceiro trimestre, a saber: desenvolvimento vertical do útero, ocorrência de contrações de Braxton Hicks, distensão progressiva do segmento inferior e aumento do tônus fetal.[44] Apesar de pouco frequente e mesmo em instituições que optem sempre pela via abdominal, o parto pélvico por via vaginal continuará a existir por situações como feto malformado ou morto, preferência da gestante e fase avançada do trabalho de parto na admissão da paciente. Por essa razão, o estudo e o conhecimento do mecanismo e da assistência ao parto pélvico vaginal são de extrema importância, no sentido de assegurar a saúde e o bem-estar materno e fetal.[23]

Existem três tipos de apresentações pélvicas que ocorrem nas seguintes frequências (Figura 29):

- Apresentação pélvica completa: o feto permanece em atitude de flexão generalizada, com as coxas fletidas sobre o tronco e as pernas fletidas sobre as coxas (5 a 10% das apresentações pélvicas).
- Apresentação pélvica no modo de nádegas ou agripina: o feto fica com as coxas fletidas sobre o tronco e as pernas estendidas, de tal forma que os pés se encontram próximos ao polo cefálico (50 a 70%).
- Apresentação pélvica incompleta ou modo de joelho ou de pé: o feto apresenta uma ou ambas as coxas estendidas, de tal forma que permaneçam um ou ambos os joelhos ou pés no estreito superior (10 a 40%).

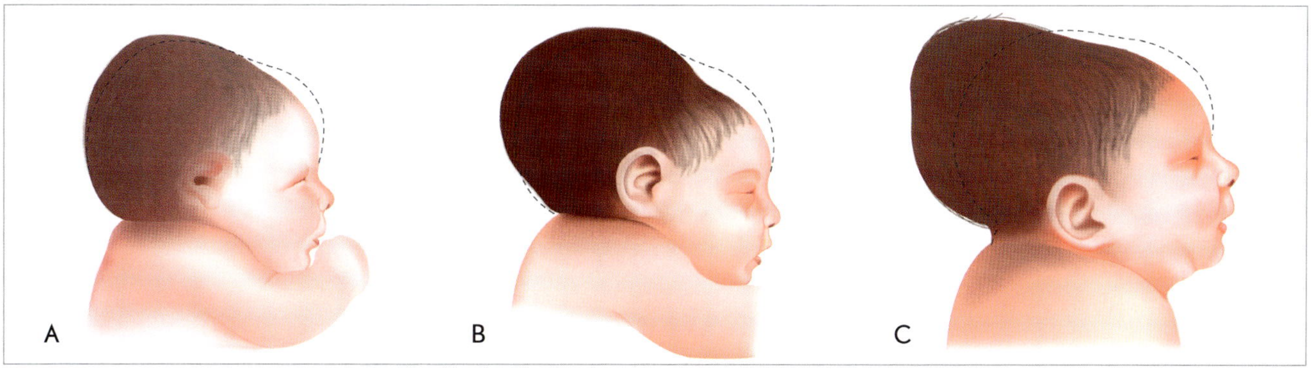


FIGURA 28. Bossa serossanguínea nas apresentações de vértice (fletidas).

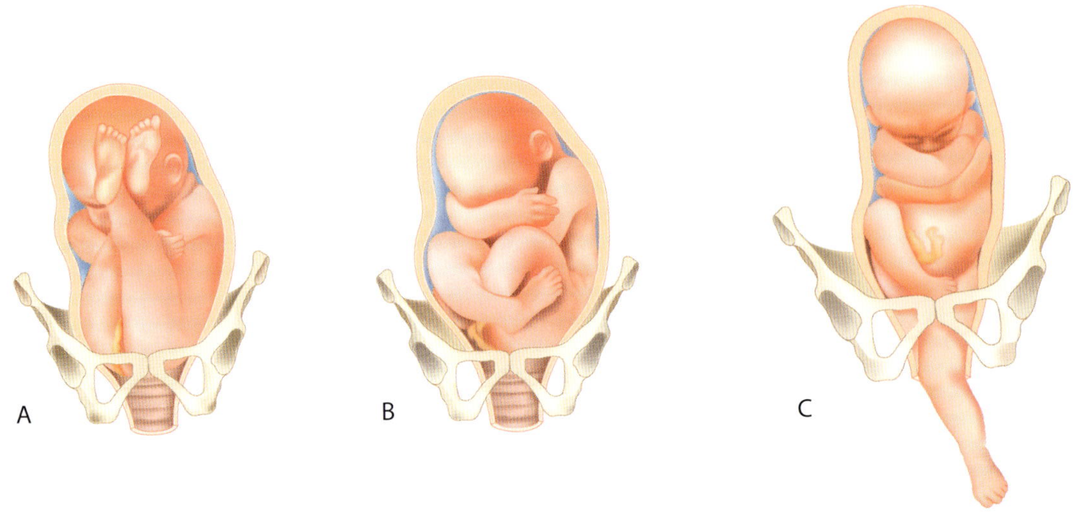


**FIGURA 29.** Tipos de apresentação pélvica. A: apresentação pélvica incompleta (modo de nádegas); B: apresentação pélvica completa; C: apresentação pélvica incompleta (modo de pé). (Figura adaptada de Briquet.[29])

Ao diagnosticar a apresentação pélvica durante o processo de trabalho de parto, o obstetra depara com duas preocupações: a existência de uma condição de base que predisponha a tal apresentação e evitar lesões durante o parto. Na admissão da gestante cujo feto está em apresentação pélvica, é mandatória a investigação da presença de fatores predisponentes para evitar complicações inerentes a esses fatores, sendo eles:[41]

- Malformações e anomalias de conformação da cavidade uterina (mioma, tumores etc.).
- Inserção anômala de placenta (prévia ou cornual).
- Multiparidade.
- Polidrâmnio.
- Malformação fetal (anencefalia, hidrocefalia ou teratoma sacrococcígeo).
- Gestação múltipla.
- Prematuridade.
- Restrição do crescimento fetal.
- Óbito fetal.
- Cordão curto.

A identificação de apresentação pélvica por meio de palpação abdominal pode ser difícil, necessitando de complementação ultrassonográfica para a confirmação diagnóstica. São achados de exame físico sugestivos de apresentação pélvica a escava ocupada incompletamente, a palpação de polo cefálico no epigástrio materno e a ausculta de foco cardíaco fetal acima da cicatriz umbilical materna. Eventualmente, o exame de toque vaginal pode revelar apresentação pélvica somente durante o trabalho de parto. O diagnóstico diferencial é feito com a apresentação cefálica defletida de 3º grau, pelas semelhanças entre as características das superfícies da face e das nádegas.

Estudos recentes mostraram que a cesárea eletiva reduz significativamente a mortalidade perinatal, a mortalidade neonatal e a ocorrência de morbidades neonatais graves, mas, por outro lado, não se associa à mortalidade materna ou a morbidades maternas graves.[18,21] Movidos por tais resultados, instituições e obstetras optam cada vez mais pela cesárea eletiva como via preferencial para parto pélvico, na tentativa de minimizar os possíveis danos que possam ocorrer durante o trabalho de parto e o parto. Por outro lado, a cesárea com data agendada reduz as chances de versão cefálica espontânea, que pode ocorrer inclusive após 40 semanas em até 20% dos casos. Para decisão pela via vaginal, recomenda-se que alguns cuidados sejam tomados no sentido de reduzir eventuais prejuízos, sendo que apenas 30% dos casos de apresentação pélvica cumprem os critérios para parto vaginal.[16,21] Preconiza-se, para isso, algumas regras descritas a seguir:[11,22,24-26,48]

- Ausência de contraindicação para parto vaginal.
- Ausência de malformação fetal (excetuando-se as malformações incompatíveis com a vida neonatal).
- Peso do concepto: permite-se o parto de conceptos com peso estimado entre 2.500 e 3.499 g.
- Idade gestacional maior que 36 semanas.
- Avaliação da flexão e do volume do polo cefálico, utilizando-se ultrassonografia para medida dos diâmetros occipitofrontal e biparietal (ângulo de extensão do polo cefálico menor que 90°).
- Avaliação da bacia com pelvimetria nas primíparas e avaliação do peso ao nascimento em gestações anteriores nas multíparas.

- Apresentação pélvica completa ou de nádegas: as pélvicas incompletas oferecem diâmetros acentuadamente menores ao colo.

O parto em apresentação pélvica é tido como o parto das dificuldades crescentes, porque os cintos de distocia, que vão sendo expulsos sucessivamente (cintura pélvica, cintura escapular e cabeça fetal), apresentam diâmetros cada vez maiores. Além disso, a cabeça fetal não sofre compressões por tempo suficiente para haver moldagem óssea. Por esse motivo, a versão cefálica externa pode ser uma solução para reduzir as taxas de parto vaginal pélvico ou de cesárea eletiva.

## VERSÃO CEFÁLICA EXTERNA

Versão cefálica externa é uma manobra de modificação da apresentação fetal córmica ou pélvica para cefálica. É um procedimento seguro desde que se observem as contraindicações e os cuidados necessários. A versão cefálica externa apresenta sucesso em cerca de dois terços dos casos, contudo, reduzindo aproximadamente pela metade o risco de parto cesáreo. Mesmo após versão cefálica com sucesso, a taxa de cesárea permanece duas vezes maior nessas pacientes que em pacientes com apresentação cefálica espontânea, sendo a distocia e o sofrimento fetal as principais indicações de cesárea nesse grupo.[49] Recomenda-se a realização da versão nos casos de apresentação pélvica próximo ou após o termo (36 a 37 semanas), podendo inclusive ser realizada no início do trabalho de parto.[8]

As contraindicações para a versão externa incluem:[8]

- Gestação múltipla.
- Presença de oligoâmnio.
- Alteração da vitalidade fetal.
- Restrição do crescimento fetal.
- Presença de placenta prévia.
- Malformações uterinas.

Podem ocorrer complicações durante o procedimento e, por isso, especial atenção deve ser oferecida aos quadros sugestivos de descolamento prematuro de placenta (DPP), sofrimento fetal, sangramento genital, compressão funicular, entre outros. Para evitar tais complicações, preconizam-se alguns cuidados a serem realizados antes e durante o procedimento:

- Certificar-se da apresentação fetal antes do procedimento com auxílio de ultrassonografia.
- Avaliar a vitalidade fetal antes do início da manobra.
- Localizar a inserção placentária, evitando sua manipulação.
- Garantir que não haja vício pélvico ou outras contraindicações ao parto vaginal.
- Suspender o procedimento se a paciente se queixar de dor intensa ou sangramento genital ou se houver grande resistência.
- Monitorizar o feto durante a manobra.
- Realizar o procedimento em ambiente hospitalar capacitado para parto de urgência, se houver complicação.

Não é necessário utilizar tocolíticos durante ou após a manobra. A técnica consiste em elevação delicada da apresentação (no caso, do polo pélvico) e apreensão dos dois polos, cada um com uma das mãos, reforçando a flexão cefálica. Desloca-se a pelve fetal para cima e a cabeça para baixo do abdome materno, suave e lentamente (Figura 30). Aguarda-se 1 a 2 horas para repetir a avaliação da vitalidade fetal após o procedimento e autoriza-se a alta hospitalar da paciente. Se realizada no início do trabalho de parto, recomenda-se a condução deste com amniotomia, se a altura da apresentação assim o permitir, facilitando o processo de insinuação do polo cefálico.[47]

## MECANISMO DE PARTO

O mecanismo das apresentações pélvicas em geral é o mesmo para os diferentes tipos, independentemente de ser a apresentação completa ou de nádegas. As manobras de extração fetal objetivam, necessariamente, evitar complicações e assegurar a saúde do recém-nascido. Os tempos do mecanismo de parto nessas apresentações diferem das apresentações cefálicas por conta da ordem de desprendimento das extremidades fetais. Assim, ocorrem insinuação, descida e rotação do polo pélvico, desprendimento das espáduas e desprendimento da cabeça.

Durante a insinuação, o diâmetro bitrocantérico ocupa um dos oblíquos do estreito superior, enquanto o diâmetro sacrotibial (pélvicas completas) ou o sacropúbico (agripinas) ocupa o diâmetro oblíquo perpendicular. O ponto de referência é o sacro; e a linha de orientação, o sulco interglúteo (Figura 31).

A rotação interna leva o diâmetro bitrocantérico para o diâmetro anteroposterior do estreito inferior. A rotação é sempre de 45°, já que nesses casos independe o lado para o qual o feto roda. Assim, o diâmetro bitrocantérico, que mede 12 cm, por aconchego dos tecidos moles chega a 9,5 cm, ocupando o diâmetro anteroposterior do estreito inferior da bacia materna. O hipomóclio é a região imediatamente acima da crista ilíaca. Desprende-se o quadril anterior seguido do posterior.[13]

Quando o parto é assistido, o diâmetro biacromial insinua-se em um dos diâmetros oblíquos, desce e roda 45°, colocando-se em sentido anteroposterior e assim se desprendendo. Os braços desprendem-se, em condições normais, junto ao tórax. Quando, no parto não assistido, dei-

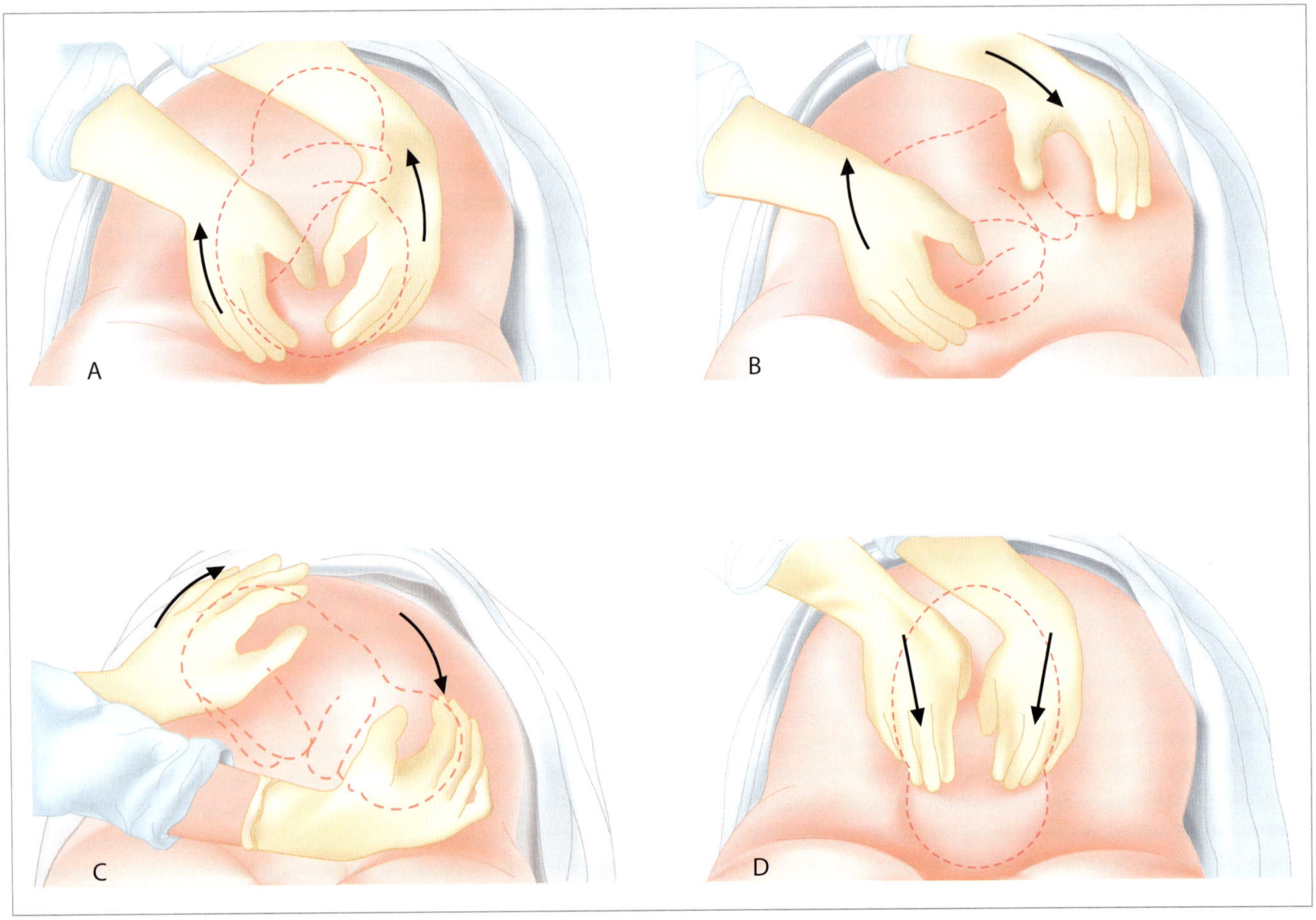


**FIGURA 30.** Manobra de versão cefálica externa na apresentação pélvica. (Figura adaptada de Hofmeyr et al.[47])

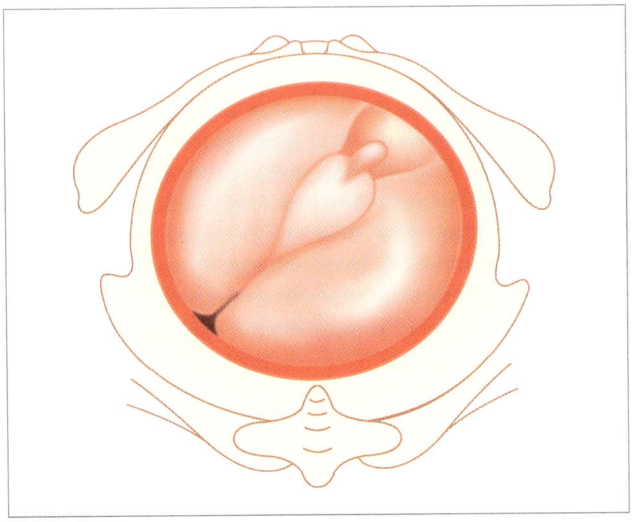

**FIGURA 31.** Representação de visão inferior em apresentação pélvica: o sulco interglúteo e o sacro são a linha de orientação e o ponto de reparo, respectivamente. Apresentação pélvica: variedade de posição sacrodireita posterior. (Figura adaptada de Danforth.[32])

xa-se pender o tronco fetal por ação da gravidade, ocorre rotação e consequente desprendimento do diâmetro biacromial alinhado ao diâmetro transverso da bacia materna.

A cabeça, quando tudo evolui normalmente, apresenta-se fletida. A rotação interna leva o suboccipício por baixo da pube, recalca o cóccix pela região frontal e desprende-se libertando, sucessivamente, mento, face e fronte (Figura 32).

A assistência nesses moldes deve contar com a paciência do obstetra, que deve aguardar a sequência dos diversos tempos, evitando o instintivo desejo de tracionar o feto. As vantagens do método consistem em fazer profilaxia dos acidentes, representados quase sempre pelas deflexões (dos braços e da cabeça) e ocasionados quando se exercem trações mal orientadas e violentas.[40]

## ASSISTÊNCIA AO PARTO PÉLVICO

Nas primíparas, recomenda-se fazer a episiotomia tardiamente. Se o polo pélvico chegar à vulva, não se tem necessariamente as condições para um parto vaginal, pois o colo poderá estar com dilatação menor que a total, o que ocorre mais frequentemente nas apresentações pél-

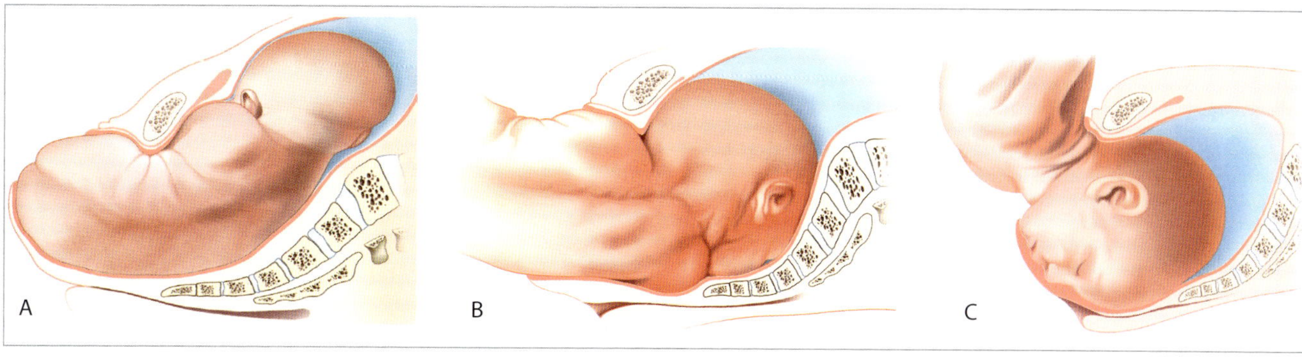


**FIGURA 32.** Mecanismo de parto nas apresentações pélvicas representando o desprendimento do polo pélvico (A), da cintura escapular (B) e do polo cefálico (C). (Figura adaptada de Briquet.[29])

vicas incompletas. Como o períneo da primípara possui tensão, as contrações uterinas, ao imprimir o feto contra ele, garantem a dilatação total do colo. Na multípara, o períneo é flácido e não retém o feto dentro da pelve materna. O colo incompletamente dilatado poderá ser o responsável pela deflexão dos braços e da cabeça, já que nesse caso não ocorre tanto esvaecimento.[41]

Quando a cabeça se encontra fletida e os braços juntos ao tórax, o feto habitualmente nasce bem e não são necessárias manobras assistenciais. Se, acidentalmente, o colo da primípara não se dilatar integralmente, acaba por romper-se ao nível das comissuras, por ser muito fino; mas não leva à deflexão dos braços e do polo cefálico.[33]

A manobra recomendada para o sucesso da expulsão fetal é a de Thiessen, que consiste em impedir o desprendimento da pelve fetal por duas ou três contrações, pressionando-se o períneo. O aumento da pressão interna promove a dilatação completa da cérvix e a condensação do ovoide fetal. Com a realização em seguida da episiotomia, a expulsão do feto ocorre em bloco.[43]

A assistência ao parto pélvico tem por objetivo um parto eutócico, devendo-se indicar resolução por via alta diante da ocorrência de distocias, em razão da possibilidade de desproporção fetopélvica e do maior risco de desfechos perinatais desfavoráveis.[27] Assim como na condução do parto cefálico, a progressão do trabalho de parto deve ser monitorada e registrada na forma de partograma. Recomenda-se, ainda, monitorização dos batimentos cardíacos fetais. Analgesia, especialmente peridural ou de duplo bloqueio, é útil pois, além de prover melhora da dor, evita que a paciente faça movimentos involuntários de puxo antes da dilatação total, assim como facilita a eventual execução de manobras pelo obstetra.

## Manobra de Bracht

Preconizada por Bracht, em Berlim, no ano de 1935, essa manobra consiste em atender ao parto em apresentação pélvica adotando uma atitude passiva, sem executar tração alguma, apenas orientando o feto, que é rebatido sobre o abdome da mãe. Evoluindo espontaneamente à medida que se sucedem as contrações, o polo pélvico vai sendo expulso. Em seguida, o obstetra deve envolver o polo pélvico com suas mãos, com os quatro últimos dedos aplicados sobre a região sacrococcígea de cada lado da coluna vertebral, e os polegares mantendo as coxas aconchegadas. Respeitando a lordose natural do feto, sem tracioná-lo, soergue-se o feto em torno do púbis da mãe. No momento oportuno, faz-se a alça no cordão. A não tração do feto evita a extensão dos braços e as espáduas desprendem-se em correspondência com as extremidades do diâmetro transverso (diferente do mecanismo clássico, no qual as espáduas se desprendem no sentido anteroposterior).[41]

Por último, o feto é rebatido progressivamente sobre o abdome da mãe e a cabeça também se desprende de modo espontâneo. Admite-se que a essa altura um auxiliar delicadamente exerça pressão sobre a cabeça fetal, por trás do púbis materno, para auxiliar a expulsão do polo cefálico. Cuidados com o desprendimento brusco da cabeça fetal na manobra de Bracht são recomendados, no sentido de se evitar eventuais hemorragias intracranianas (Figura 33).[43]

Nas apresentações pélvicas de nádegas, orienta-se realizar a manobra de Pinard, que consiste na transformação desse tipo de apresentação em pélvica completa. Dessa forma, toma-se a perna fetal anterior, imprimindo os dedos indicador e médio na face posterior do joelho fetal e o polegar na face anterior da coxa. Comprime-se suavemente o cavo poplíteo, levando à flexão da perna e alcançando-se o pé. Repete-se a manobra para a perna posterior, com opção de torná-la anterior por rotação axial fetal (Figura 34).[15]

## Anormalidades do mecanismo de parto nas apresentações pélvicas

Pelos mais variados motivos, o parto pélvico pode evoluir com dificuldades em um ou mais dos desprendimentos es-

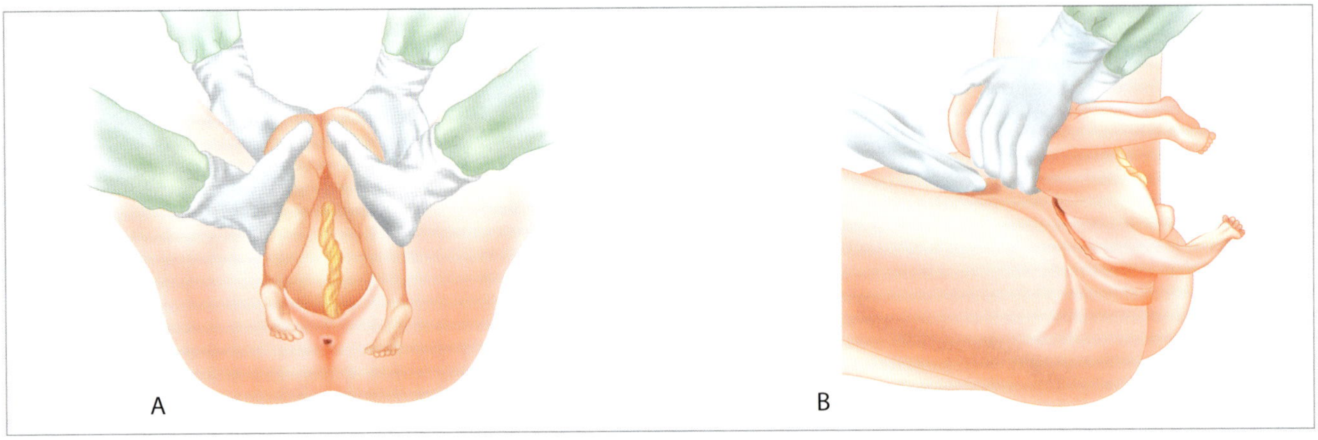


**FIGURA 33.** Manobra de Bracht. A: vista frontal; B: vista lateral. (Figura adaptada de Oxorn.[43])

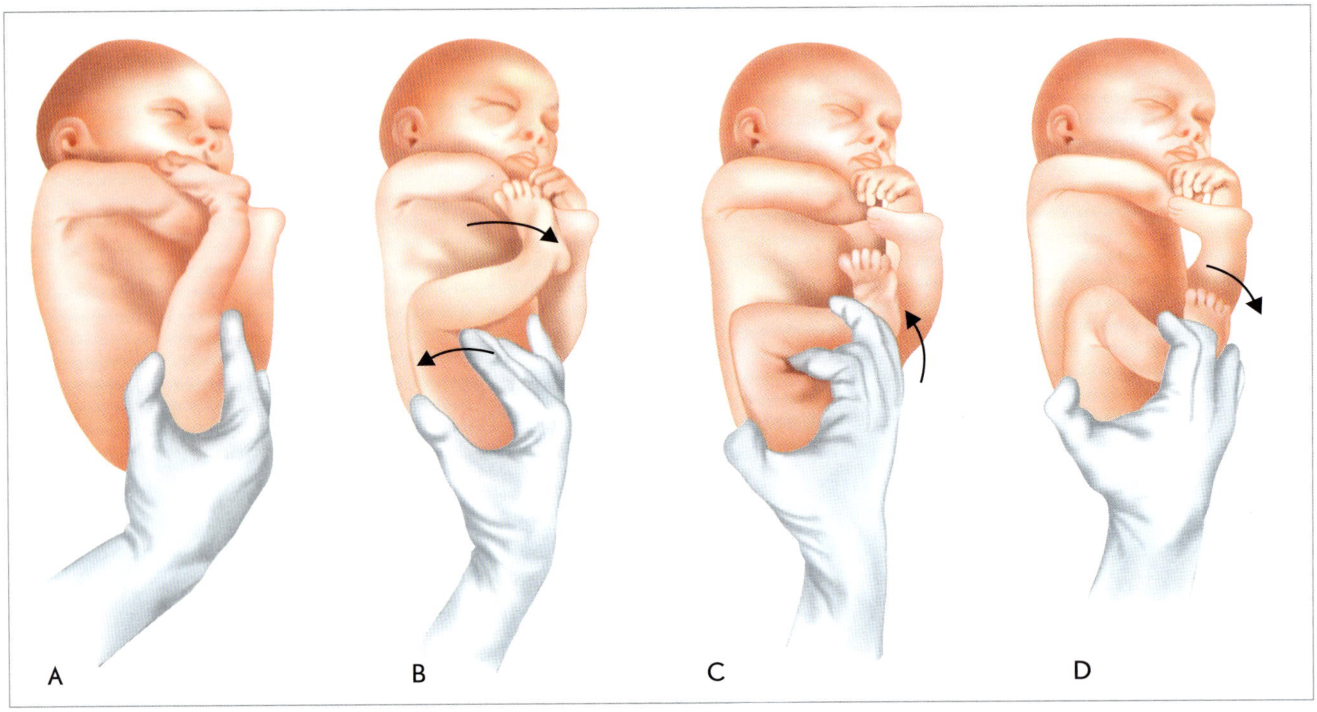


**FIGURA 34.** Manobra de Pinard para abaixamento do pé. (Figura adaptada de Gimovsky et al.[15])

perados. Orienta-se, antes de tudo, jamais tracionar o feto, de forma a impedir ou minimizar as deflexões que dificultariam sua expulsão. Eventualmente, a deflexão já existe e deve ser prontamente corrigida. As principais anormalidades que podem ocorrer no parto pélvico vaginal são:

- Rotação posterior do dorso: quando o dorso se volta para trás, a cabeça geralmente o acompanha e se deflete, criando dificuldades para sua liberação.
- Deflexão dos braços: normalmente os braços desprendem-se junto ao tórax; no entanto, se defletirem, aumenta a extensão do diâmetro biacromial e somam seu volume ao da cabeça derradeira, tornando impossível a saída, a não ser à custa de manobras especiais. Geralmente, o problema é criado por assistência inadequada, por trações excessivas ou contração uterina ineficiente.
- Deflexão da cabeça derradeira: se a cabeça deflete, afeta o promontório materno e não há possibilidade de descer e desprender-se, a menos que haja uma rotação complementar de descida, levando o mento para a frente.[26]

Pelo risco de ocorrerem tais anormalidades, é obrigatória a presença de um ou mais auxiliares na sala de parto para correção desses eventos, lançando-se mão de diversas manobras para o desprendimento das espáduas e da cabeça derradeira.

### Manobras para o desprendimento das espáduas

As espáduas costumam desprender-se com facilidade no parto pélvico se for mantida a posição fisiológica de flexão. A deflexão das espáduas ocorre quase sempre pela tração do feto por manobra intempestiva.

#### Manobra clássica de desprendimento das espáduas

A manobra clássica de desprendimento das espáduas é utilizada em casos de resistência do desprendimento com os braços flexionados. Ela consiste na apreensão de um dos braços fetais (anterior ou posterior), aplicando-se os dedos indicador e médio no úmero e o polegar na axila, tracionando o braço pela face anterior do tórax fetal (Figura 35).[41]

#### Manobra de Deventer-Müller

A manobra de Deventer-Müller se baseia em movimentos pendulares de abaixamento e elevação do corpo fetal, procurando fazer com que o ombro anterior se encaixe no subpúbis e, em seguida, desprenda com auxílio digital. O movimento seguinte, de elevação, torna possível a expulsão do ombro posterior. Caso o ombro anterior se apresente impactado, orienta-se em primeiro lugar iniciar a manobra com a tentativa de exteriorização do ombro posterior (Figura 36).[10]

#### Manobra de Rojas

A manobra de Rojas consiste na transformação da espádua posterior em anterior, por meio de tração, rotação axial e translação fetal. Ao realizar tal movimento, o braço posterior flexiona-se pela face anterior do tronco do feto, desprendendo-se no subpúbis. Durante a manobra,

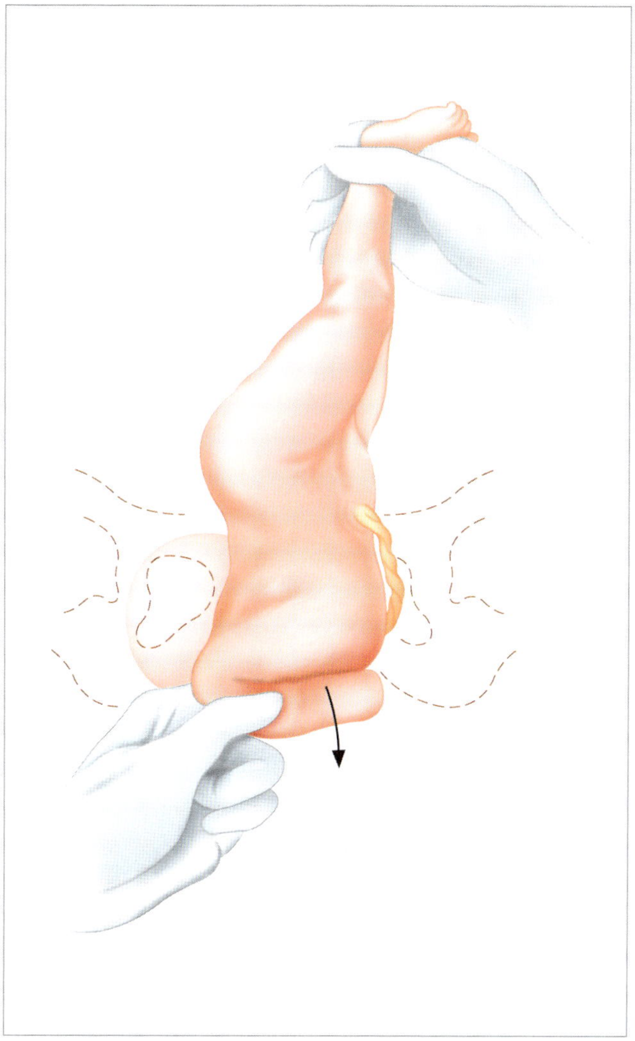

**FIGURA 35.** Manobra clássica de desprendimento das espáduas. (Figura adaptada de Neme.[41])

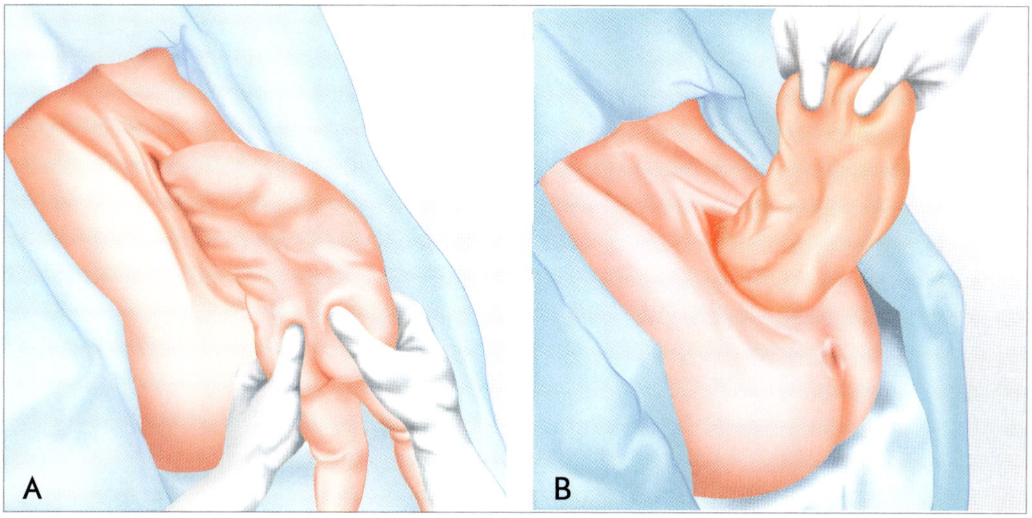


**FIGURA 36.** Manobra de Deventer-Müller. (Figura adaptada de Delascio et al.[33])

o obstetra deve fixar as mãos na pelve do feto, girando-o no sentido do dorso (dorso para face materna anterior) com um movimento helicoidal, formando um arco de 180°. A seguir, repete-se o movimento no outro sentido, para que se desprenda o outro ombro, agora posterior (previamente anterior). Essa manobra pode ser traumática, resultando em luxação de coluna cervical e sequelas neurológicas (Figura 37).[2,44]

### Manobra de Pajot

A manobra de Pajot está indicada nos casos em que não houve apenas deflexão dos braços, mas também o deslocamento destes para a face anterior ou posterior da cabeça fetal. Apreende-se o braço anterior com os dedos médio e indicador na face externa e o polegar no cavo axilar, realizando movimento de flexão do cotovelo e descida do braço pela região anterior da face e do tronco fetal. Se o braço anterior não for acessível, recomenda-se tornar o braço posterior em anterior, girando o dorso por trás, para evitar que o braço anterior passe para trás da cabeça fetal ("braço nucal") (Figura 38).[2]

### Desprendimento das espáduas nas rotações posteriores do dorso

Quando o dorso fetal roda para a posição posterior, não se recomendam as manobras em que se realiza rotação axial do feto. Nesses casos, aconselha-se apreender os membros inferiores do feto com uma das mãos, abaixando-se o tronco fetal para facilitar o acesso anterior ao canal vaginal pela outra mão. Assim, o obstetra irá buscar um dos braços fetais e trazê-lo para fora da vagina, abaixando-o sobre o tórax.[41]

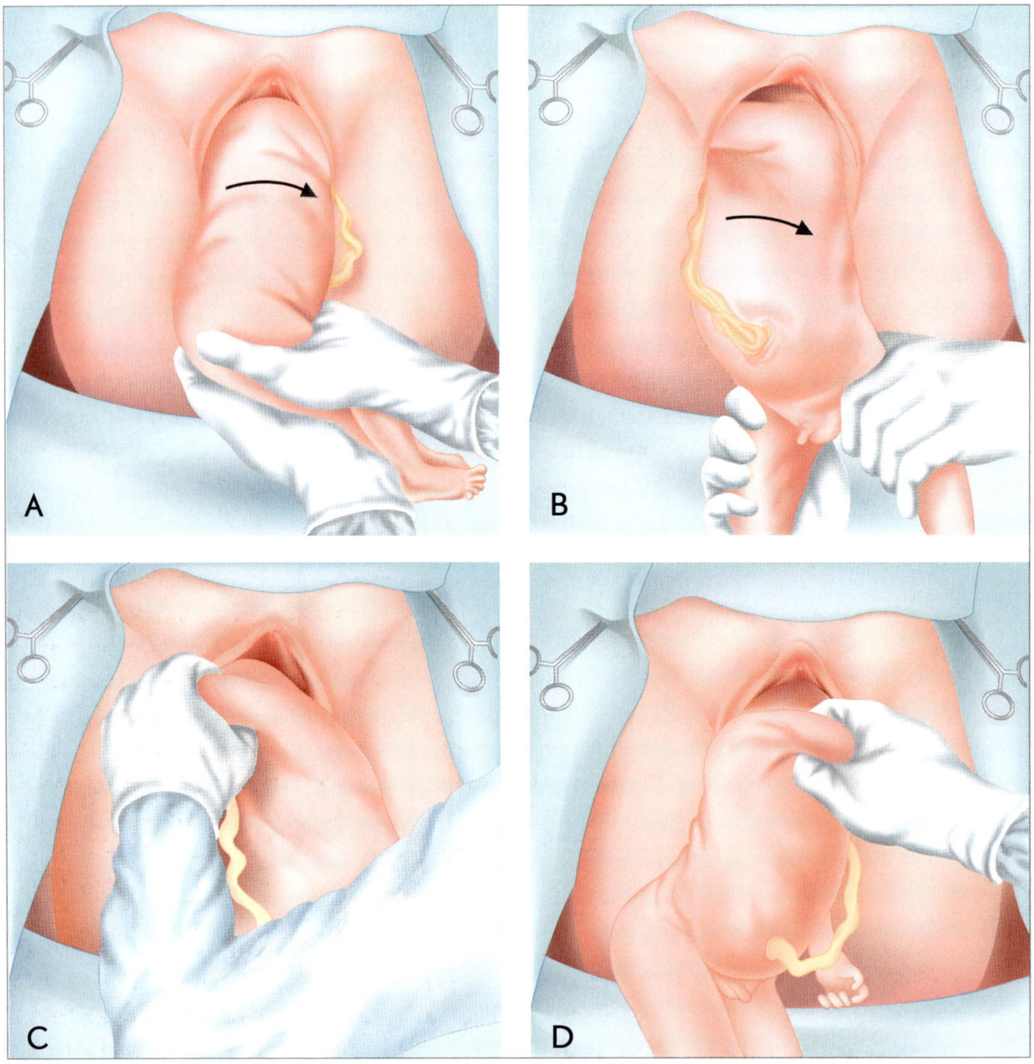


**FIGURA 37.** Manobra de Rojas. (Figura adaptada de Delascio et al.[33])

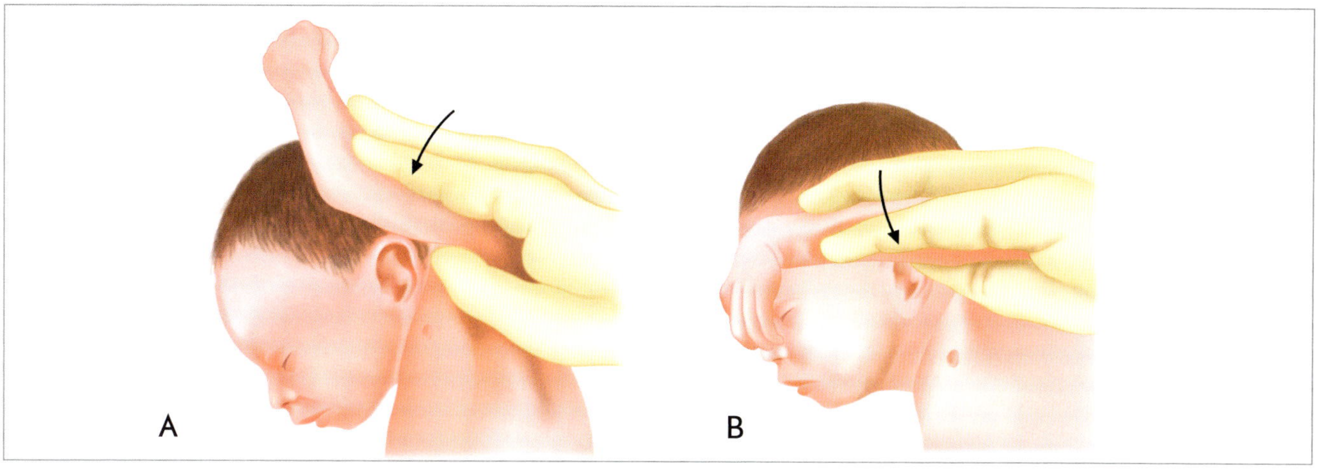


**FIGURA 38.** Manobra de Pajot. (Figura adaptada de Delascio et al.[33])

### Manobras para o desprendimento da cabeça derradeira

As dificuldades de extração da cabeça derradeira podem ocorrer por causa da não insinuação do polo cefálico ou, quando a insinuação acontece, do encravamento da cabeça nas partes moles ou estreitos médio e inferior. O desprendimento cefálico é o tempo mais difícil e arriscado do mecanismo do parto pélvico, por ser causa frequente de asfixia perinatal nessas apresentações. A manobra mais utilizada nesse tempo é a de Bracht, mas quando não há sucesso, pode-se lançar mão de outras manobras.

#### Manobra de Liverpool e de McRoberts

A manobra de Liverpool consiste em manter pendente o corpo fetal por 20 segundos, até que o polo cefálico desça e seja possível visualizar a raiz da nuca. Em seguida, segurando o feto pelos pés, eleva-se e traciona-se suavemente o corpo fetal, direcionando-o para o ventre materno, com consequente desprendimento cefálico. A manobra de McRoberts, também muito utilizada para distocia de biacromial, consiste na hiperflexão da coxa materna para aumentar a amplitude dos estreitos médio e inferior da bacia (Figura 39).[43]

#### Manobra de Mauriceau

A manobra de Mauriceau consiste em apreender o corpo fetal com uma das mãos sobre o dorso e os dedos indicador e médio em torno da região cervical. A outra mão deve segurá-lo pelo ventre, com os dedos indicador e médio locados no interior da boca fetal, mais propriamente na base da língua. Por meio de movimento de tração delicada, flexiona-se o tronco do feto para baixo e traz-se o mento de encontro ao esterno. Ao se visualizar a raiz do couro cabeludo, levanta-se o corpo do feto em direção ao ventre materno para que ocorra desprendimento cefálico (Figura 40).[41]

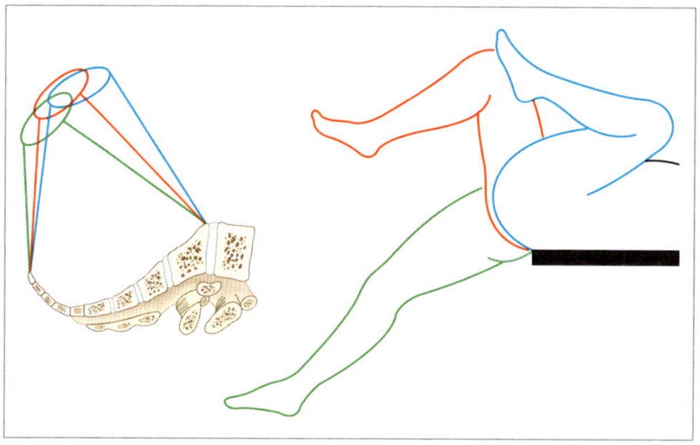

**FIGURA 39.** Manobra de McRoberts. (Figura adaptada de Oxorn.[43])

#### Manobra de Champetier-Ribes

A manobra de Champetier-Ribes é indicada para casos em que o polo cefálico ultrapassou o estreito superior. São necessários dois auxiliares para realizá-la, além do obstetra. O primeiro auxiliar imprimirá compressão abdominal suprapúbica, no sentido do estreito inferior; o segundo auxiliar segurará o feto pelos pés, exercendo leve tração; e o obstetra operador apreende o feto, como na manobra de Mauriceau, mantendo a flexão do polo cefálico. A seguir, o segundo auxiliar eleva o corpo do feto, direcionando sua face lateral para o ventre materno, enquanto o operador imprime pressão na base lateral do crânio do concepto de baixo para cima, de tal forma que ocorra assinclitismo posterior, com encaixamento do parietal posterior na porção côncava da curvatura do sacro. Repete-se a manobra com abaixamento do corpo fetal e pressão na base do crânio de cima para baixo, para haver deslocamento do parietal anterior para o subpúbis (Figura 41).[2]

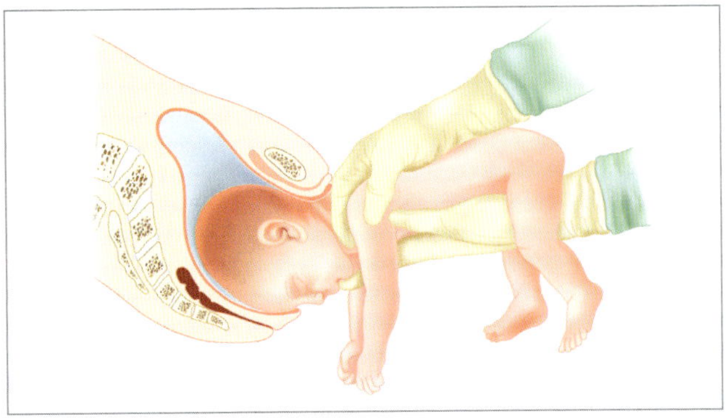

**FIGURA 40.** Manobra de Mauriceau. (Figura adaptada de Neme.[41])

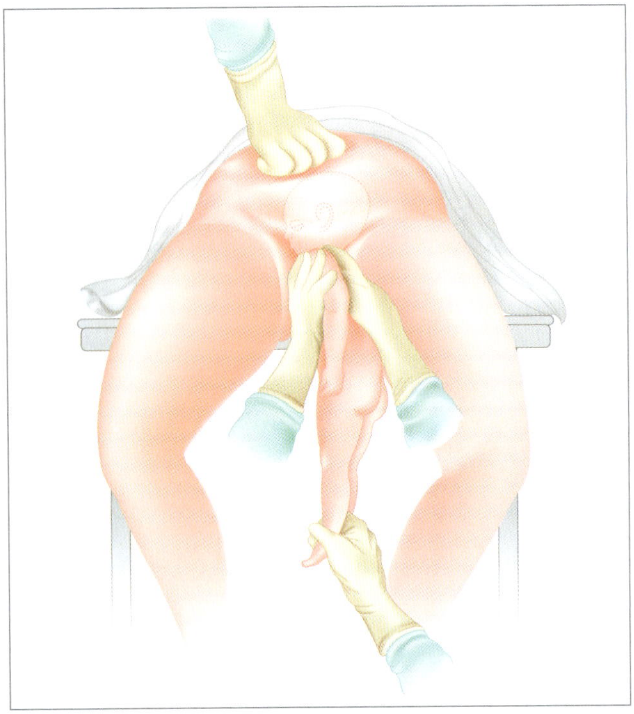

**FIGURA 41.** Manobra de Champetier-Ribes. (Figura adaptada de Collea.[2])

### Desprendimento da cabeça derradeira nas rotações posteriores do dorso

Nas rotações posteriores, o desprendimento da cabeça derradeira só irá ocorrer por meio de manobras. Inicialmente, orienta-se tentativa de realizar a manobra de Mauriceau invertida. Caso não surta efeito, indica-se a manobra de Praga invertida, na qual se eleva o feto pelos pés, apreendem-se os ombros pelo dorso e exerce-se tração para a frente até o desprendimento cefálico.

Na ausência de êxito com as manobras de desprendimento da cabeça derradeira, recomenda-se a tentativa de aplicação do fórcipe de Piper, descrita no Capítulo 22 "Fórcipe", da Seção 4, "Parto e puerpério".

## APRESENTAÇÃO CÓRMICA

As apresentações córmicas derivam de situação transversa, em que o maior eixo fetal é perpendicular ao maior eixo materno. Suas variações são determinadas de acordo com a face materna para a qual o dorso fetal se direciona. Assim, reconhecem-se as variedades de posição dorsoanterior, posterior, superior e inferior. A incidência das apresentações córmicas é baixa, em torno de 0,3%, sendo ainda mais raras as variedades dorsossuperior e inferior. Assim como as apresentações pélvicas, são mais frequentes quanto menor for a idade gestacional, por causa da maior proporção entre a capacidade uterina e o líquido amniótico, quando comparados ao volume fetal. O parto vaginal é impossível, salvo em situações nas quais o feto é muito pequeno.[41]

Os fatores predisponentes envolvidos na etiologia da apresentação córmica são os mesmos que levam à apresentação pélvica, sendo os de maior prevalência a multiparidade, a prematuridade e a rotura prematura de membranas ovulares. Em virtude da conformação da cavidade uterina e da posição do corpo fetal, a presença de pequenas partes fetais no colo uterino e, por vezes, na vagina, é comum, configurando a procidência de membro. O prolapso de cordão é acidente frequente, já que a parte fetal apresentada não ocupa todo o estreito superior. Da mesma forma, a rotura prematura de membranas ovulares ocorre proporcionalmente mais vezes.[6]

No exame interno, com colo uterino pérvio, é possível tocar o gradeado costal e uma das espáduas fetais (Figura 42). À palpação abdominal, observam-se, na gestante a termo, os polos pélvico e cefálico, paralelos e situados um em cada fossa ilíaca.[41]

### NOMENCLATURA

Na Clínica Obstétrica do HC-FMUSP, adota-se a nomenclatura criada por Briquet, que classifica as variedades de

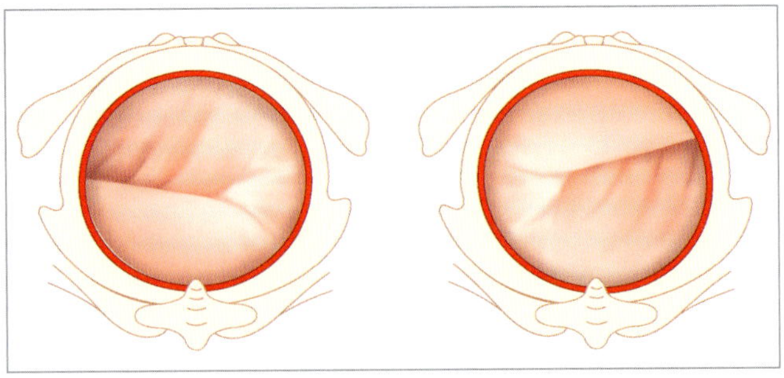

**FIGURA 42.** Linha de orientação da apresentação córmica: gradeado costal. (Figura adaptada de Danforth.[32])

posição das apresentações córmicas com três letras, relacionadas apenas a referências fetais. A primeira letra é sempre A, de acrômio; a segunda relaciona-se ao lado do acrômio fetal que ocupa o estreito superior (D, de direito; E, de esquerdo); e a terceira refere-se à orientação do dorso (A, de anterior, e P, de posterior). A variedade ADA, por exemplo, significa que o acrômio direito do feto ocupa a escava e que o dorso direciona-se para a frente (Figura 43).[33]

## MECANISMO DE PARTO

O parto nas apresentações córmicas é inerentemente distócico. É impossível ocorrer a passagem do feto pelo canal de parto nos casos de gestação a termo, ainda que morto. O mecanismo de parto é descrito por alguns autores, baseado em casos de óbito de fetos muito pequenos. A insinuação é realizada por uma das espáduas, seguida do tronco fetal que se dobra. Pode ocorrer flexão do tronco em diferentes regiões, com descida e desprendimento que se inicia próximo à pelve fetal ou ao polo cefálico. Se o desprendimento se iniciar pela espádua insinuada, com liberação do tronco e da cabeça fetais sincronicamente, denomina-se *conduplicato corpore* (Figura 44). Na maior parte das vezes, no entanto, ocorre encravamento fetal (Figura 45).[6]

Os riscos que advêm da escolha pela via vaginal são grandes, mesmo em casos de fetos pequenos. Se o feto já não estiver morto, o óbito é inexorável. Entre outras complicações associadas a esse tipo de parto estão: prolapso de cordão; asfixia neonatal; hipertonia, atonia e rotura uterina; endometrite; e óbito materno.[41]

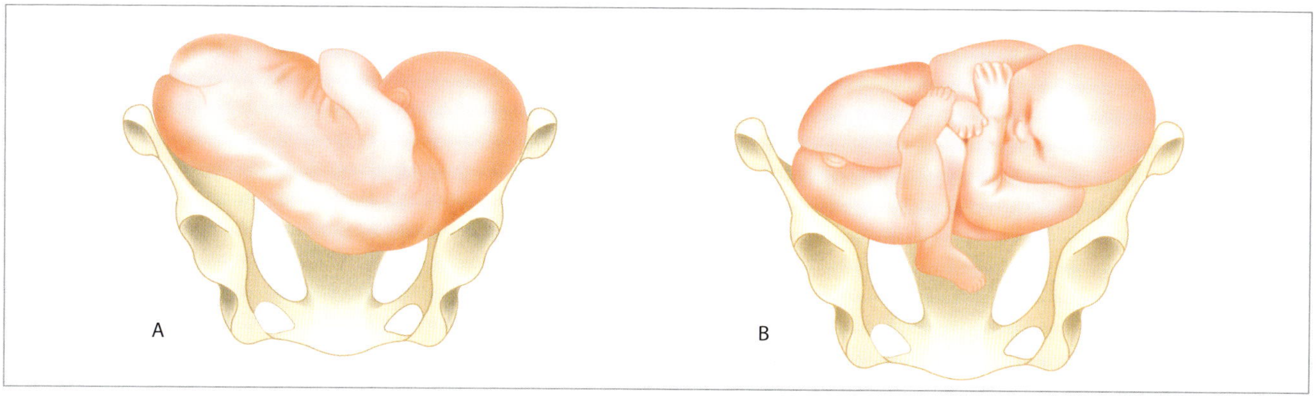


**FIGURA 43.** A: variedade de posição acromiodireita anterior; B: variedade de posição acromioesquerda posterior. (Figura adaptada de Delascio et al.[33])

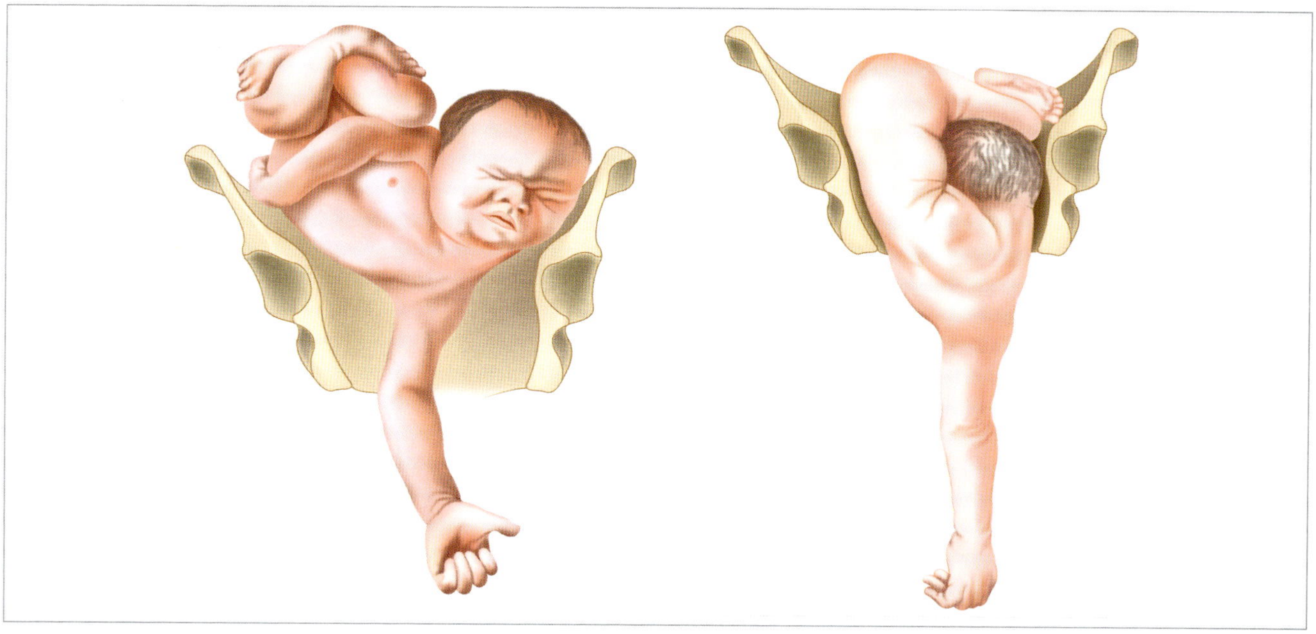

**FIGURA 44.** *Conduplicato corpore.* (Figura adaptada de Delascio et al.[33])

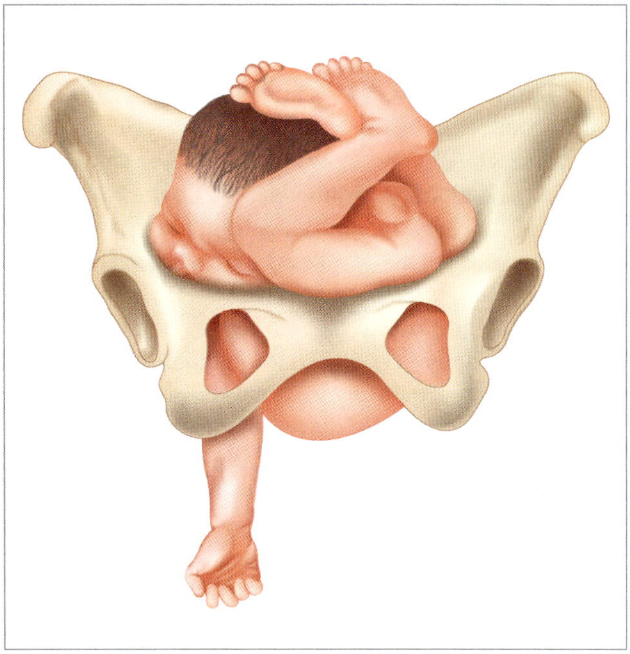

**FIGURA 45.** Encravamento fetal em apresentação córmica com dorso posterior. (Figura adaptada de Neme.[41])

Em feto vivo, a indicação de cesárea é mandatória como via de parto. A versão pélvica interna em trabalho de parto (Figura 46) reserva-se para feto morto. Preconiza-se a incisão segmentar transversa no útero e a extração pélvica do concepto. A via vaginal com embriotomia, nos casos de óbito fetal, já não é mais utilizada nos dias atuais.

## PONTOS-CHAVE

- O conhecimento do mecanismo de parto permite a condução do trabalho de parto de forma segura e o reconhecimento das diversas distocias e suas correções.
- As apresentações fetais menos frequentes não devem ser inicialmente consideradas anômalas, pois embora possam ser fator limitante não são, necessariamente, fator determinante de impossibilidade de parto vaginal.
- As relações uterofetais determinam a situação espacial do feto na cavidade uterina, relacionando-se aos pontos de referência maternos.
- A passagem pelo canal de parto é um processo que apresenta diversas dificuldades a serem vencidas pelo produto conceptual, sendo as dimensões do feto de termo muito próximas ou, por vezes, maiores em relação à bacia óssea materna.

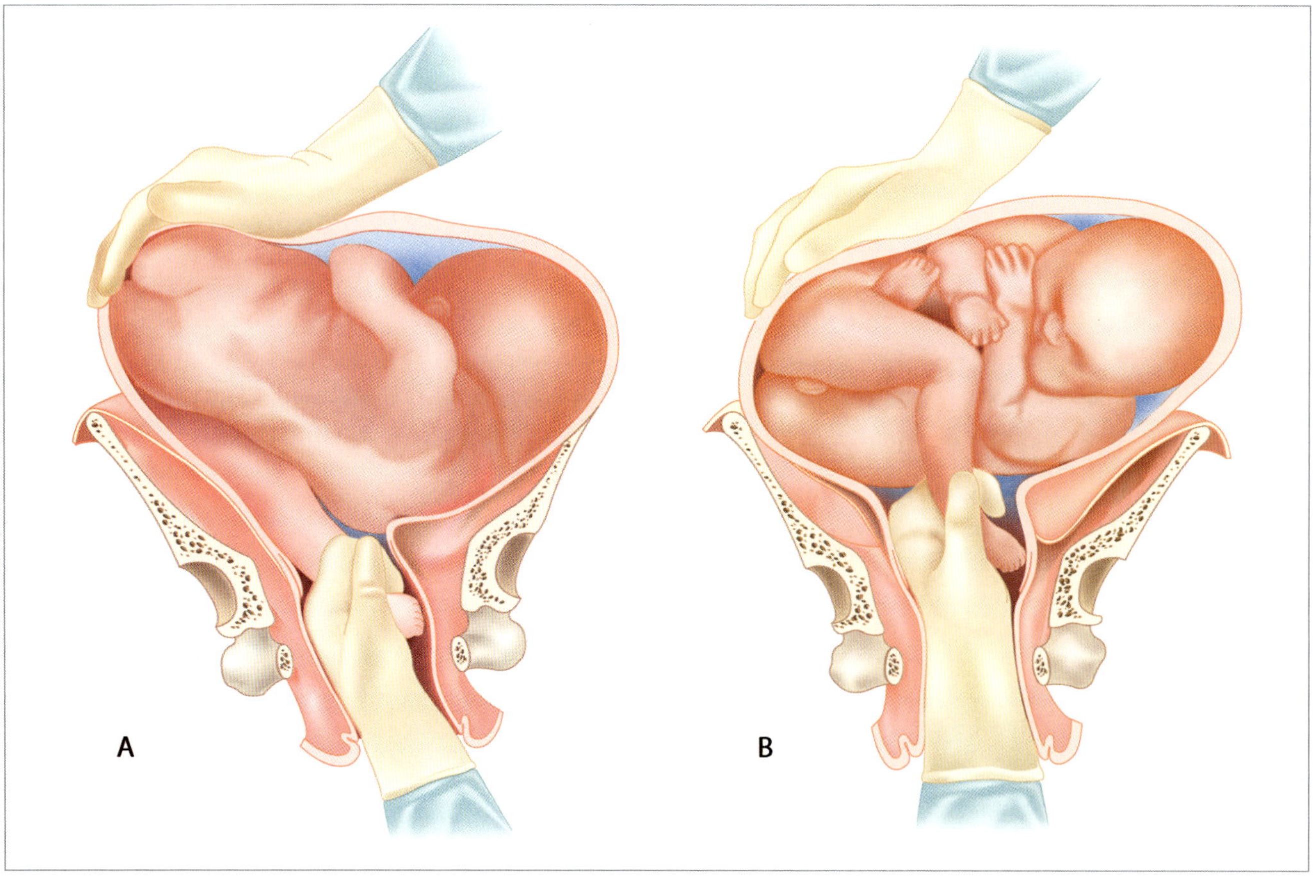


**FIGURA 46.** Manobra para versão pélvica interna. A: versão pélvica interna em feto com dorso anterior, por meio do pé inferior; B: versão pélvica interna em feto com dorso posterior, por meio do pé superior. (Figura adaptada de Briquet.[30])

- As apresentações cefálicas fletidas são as mais frequentes, contribuindo para mais de 95% das ocorrências. Seu mecanismo de parto é, portanto, considerado o mais fisiológico e serve de base para a avaliação das dificuldades inerentes a outros tipos de apresentação.
- A divisão do mecanismo de parto é meramente didática, pois se trata de processo que ocorre continuamente, por meio de movimento em espira.
- Nas apresentações defletidas de 1º grau, o parto ocorre à custa de intensa moldagem cefálica.
- As apresentações de face habitualmente não se correlacionam com partos complicados.
- Nas apresentações pélvicas, é fundamental conhecer as manobras que auxiliam no desprendimento das espáduas e no desprendimento da cabeça derradeira, momentos de dificuldade crescente no parto de conceptos com esse tipo de apresentação.
- As apresentações defletidas de 2º grau e córmicas não evoluem para parto vaginal, salvo raras exceções, que em geral envolvem feto morto ou muito pequeno.

## REFERÊNCIAS BIBLIOGRÁFICAS


### Artigos de revisão

1. Barnett E, Nairn A. A study of foetal attitude. Br J Radiol 1965; 38: 338-49.
2. Collea JV. Current management of breech presentation. Clin Obstet Gynecol 1980; 23(2): 525-31.
3. Cruikshank DP, White CA. Obstetric malpresentations: twenty years' experience. Am J Obstet Gynecol 1973; 116(8): 1097-104.
4. D'Esopo DA. The mechanism of internal rotation and its application to malrotation. Am J Obstet Gynecol 1959; 78: 530-8.
5. Lindgren L. The causes of foetal head moulding in labour. Acta Obstet Gynecol Scand 1960; 39: 46-62.
6. Seeds JW, Cefalo RC. Malpresentations. Clin Obstet Gynecol 1982; 25(1): 145-56.
7. Stevenson CS. Certain concepts in the handling of breech and transverse presentations in late pregnancy. Am J Obstet Gynecol 1951; 62(3): 488-505.
8. Zhang J, Bowes Jr. WA, Fortney JA. Efficacy of external cephalic version: a review. Obstet Gynecol 1993; 82(2): 306-12.

### Artigos originais

9. Auer ES, Simmons Jr. JM. The floating head in the primipara at term. Am J Obstet Gynecol 1949; 58(1): 291-5.
10. Benedetti TJ, Lowensohn RI, Truscott AM. Face presentation at term. Obstet Gynecol 1980; 55(2): 199-202.
11. Bingham P, Liliford RJ. Management of selected term breech presentation: assessment of the risks of selected vaginal delivery versus cesarean section for all cases. Obstet Gynecol 1987; 69: 965.
12. Borell U, Fernstrom I. Radiographic studies of the rotation of the foetal shoulders during labour. Acta Obstet Gynecol Scand 1958; 37(1): 54-61.
13. Brenner WE, Bruce RD, Hendricks CH. The characteristics and perils of breech presentation. Am J Obstet Gynecol 1974; 118(5): 700-12.
14. Calkins LA. The second stage of labor: the descent phase. Am J Obstet Gynecol 1944; 48(2): 798-802.
15. Gimovsky ML, Wallace RL, Schifrin BS, Paul RH. Randomized management of the nonfrank breech presentation at term: a preliminary report. Am J Obstet Gynecol 1983; 146(1): 34-40.
16. Goffinet F, Carayol M, Foidart JM et al. Is planned vaginal delivery for breech presentation at term still an option? Results of an observational prospective survey in France and Belgium. Am J Obstet Gynecol 2006; 194(4): 1002-11.
17. Goodall JR. The caput succedaneum. J Obstet Gynaecol Brit Emp 1933; 40: 1021-7.
18. Hannah ME, Hanna WJ, Hewson SA, Hodnett ED, Saigal S, Willian AR. Planned cesarean section versus planned vaginal birth for breech presentation at term: a randomised multicentric trial. Lancet 2000; 356: 1375-83.
19. Ingram Jr. MD, Hamilton WM. Cephalohematoma in the newborn. Radiology 1950; 55(4): 502-7.
20. Schwartz Z, Dgani R, Lancet M, Kessler I. Face presentation. Aust N Z J Obstet Gynaecol 1986; 26(3): 172-6.
21. Su M, Hannah WJ, Willan A, Ross S, Hannah ME. Term Breech Trial Collaborative Group. Planned caesarean section decreases the risk of adverse perinatal outcome due to both labour and delivery complications in the Term Breech Trial. BJOG 2004; 111(10): 1065-74.
22. Su M, McLeold L, Ross S et al. Factors associated with adverse perinatal outcome in the Term Breech Trial. Am J Obstet Gynecol 2003; 189: 740.

### Comunicação pessoal

23. Cibils LA. Point/counterpoint: management of a full-term fetus presenting by the breech. Obstet Gynecol Surv 1995; 50(11): 762.

### Diretrizes

24. American College of Obstetricians and Gynaecologists Committee on Obstetric Pratice. Mode of term singleton breech delivery. ACOG Committee Opnion. Obstet Gynecol 2006; 108: 235.
25. Camano L. Manual de orientação Febrasgo: assistência ao parto e tococirurgia. São Paulo: Ponto; 2002.
26. Künzel DW. Recommendations of the Figo Committee on Perinatal Health on guidelines for the management of breech delivery. Int J Obstet Gynecol 1994; 44(3): 297-83.
27. Royal College of Obstetricians and Gynaecologists. The management of breech presentation. RCOG Guideline 2006.

### Livros

28. Borell U, Fernstrom I. Mecanismo del parto. In: Kaser O, editor. Ginecologia y obstetrician. Barcelona: Salvat; 1970. p. 519-28.
29. Briquet R. Obstetrícia normal. São Paulo: Sarvier; 1956.
30. Briquet R. Obstetrícia operatória. Rio de Janeiro: Companhia Editora Nacional; 1932.
31. Calkins LA. Normal labor. Springfield: Thomas; 1955.
32. Danforth DN. Obstetrics and gynecology. Hagerstown: Harper e Row; 1977.
33. Delascio D, Guariento A. Fenômenos mecânicos do parto. In: Briquet R, editor. Obstetrícia normal. 3.ed. São Paulo: Sarvier; 1994. p. 317-36.
34. Delascio D, Guariento A. Relações uterofetais. In: Briquet R, editor. Obstetrícia normal. 3.ed. São Paulo: Sarvier; 1994. p. 181-9.
35. DeLee JB, Greenhill JP. The principles and practice of obstetrics. Philadelphia: WB Saunders; 1943.
36. Friedmann EA. Labor: clinical evaluation and management. 2.ed. New York: Appleton Century Crofts; 1978.
37. Goffi PS, Rezende J. Apresentações anômalas. In: Rezende J, editor. Obstetrícia. 10.ed. Rio de Janeiro: Guanabara Koogan; 2005. p. 1111-39.
38. Guimarães Filho A. Apresentações cefálicas defletidas (face, fronte e bregma). In: Rezende J, editor. Obstetrícia. Rio de Janeiro: Guanabara Koogan; 1974.
39. Jaher J. Présentations du front et du bregma. In: Encyclopédie médico-chirurgicale: obstetrique. Paris: Elsevier; 1968.
40. Leon J. Obstetricia practica: presentacion pelviana. Buenos Aires: El Ateneo; 1953.
41. Neme B. Obstetrícia básica. São Paulo: Sarvier; 2005. p. 140-57.
42. Olshausen R. Beitrag zur Lehre vom Mechanismus der Geburt. Stuttgart: Ferdinand Einke; 1901.
43. Oxorn H. Trabalho de parto. São Paulo: Rocca; 1989. 800 p.

44. Rezende J. Obstetrícia. 11.ed. Rio de Janeiro: Guanabara-Koogan; 2010.
45. Sellheim H. Die Geburt des Menschen. Wiesbaden: Bergmann; 1913.
46. Zweifel P. Lehrbuch der Geburtshilfe. 5.ed. Stuttgart: Enke; 1903.

### Revisões sistemáticas/metanálises

47. Hofmeyr GJ, Kulier R. External cephalic version for breech presentation at term. Cochrane Database of Syst Rev 1996; (1): CD00083.
48. Hoffmeyr GJ, Kulier R. Planned cesarean section for breech delivery. Cochrane Database Syst Rev 2003; CD000166.
49. Hundt M, Velzel J, de Groot CJ et al. Mode of delivery after successfull external cephalic version: a systematic review and meta-analysis. Obstet Gynecol 2014; 123: 1327.

# Capítulo 19

# Assistência ao trabalho de parto

## INTRODUÇÃO

O trabalho de parto e o parto são processos fisiológicos que culminam com o nascimento. Esse momento deve ser cercado por vários cuidados, que compreendem a atenção e o apoio clínico e psicológico não só à parturiente como também aos seus familiares. Trata-se de momento ímpar no qual a autonomia da gestante precisará ser respeitada, assim como os princípios da não maleficência e da beneficência. Assim, a relação médico/equipe de saúde e paciente precisará ser pautada em todos os princípios éticos e legais existentes, mas principalmente no respeito à mulher. Apesar de serem muito claros esses preceitos, frequentemente há denúncias sobre violência obstétrica, conceito legal que surgiu primeiro na Venezuela, em 2007. Define-se violência obstétrica como a apropriação do corpo e do processo reprodutivo da mulher por profissional de saúde, que é expressa por tratamento desumano, abuso de medicação e conversão de um processo natural em um processo patológico, com perda de autonomia e da liberdade de decidir de forma livre sobre seu corpo e sexualidade, levando a impacto negativo na sua qualidade de vida.[2]

É importante observar que esse conceito é bastante amplo e inclui desde a medicalização do processo fisiológico do parto até outras atitudes inadequadas e desrespeitosas com a mulher e que sejam executadas por quaisquer pessoas durante a atenção à gestante, parturiente e puérpera (funcionários e equipe de saúde).

A preparação para o parto tem início durante o pré-natal, quando se deve realizar a abordagem psicológica do casal e de toda a família do concepto. Assim, os vários focos de ansiedade podem ser dirimidos antes que se inicie o trabalho de parto e o parto propriamente dito. É imprescindível que a parturiente e seus familiares tenham um bom relacionamento com a equipe que irá atendê-la nesse momento, estabelecendo-se uma comunicação clara entre as partes para que a gestante seja informada sobre todos os procedimentos que irá enfrentar. Uma ferramenta bastante usada em outros países e que certamente contribui para a melhoria da comunicação entre a gestante e a equipe de saúde é o plano de parto.[31] Trata-se de uma programação, realizada com a gestante, sobre os procedimentos e opções que podem acontecer durante o trabalho de parto e o parto. A gestante deve expor seus desejos, dúvidas e expectativas e o médico(a) ou enfermeiro(a) deverá, fundamentado(a) em evidências científicas, fornecer informações claras e detalhadas sobre todo o processo de parturição. As consultas de pré-natal constituem ainda momento oportuno para a abordagem da possibilidade de a gestante ter um acompanhante durante o trabalho de parto, o parto e o puerpério imediato, o que, além de ser um direito assegurado pela Lei Federal n. 11.108/2005, é ainda de extrema relevância quando se objetiva a humanização da assistência ao trabalho de parto.

A Organização Mundial da Saúde (OMS) tem divulgado a importância de se garantir uma experiência positiva durante o parto. Nesse sentido, precisam ser observados os seguintes princípios: expectativa materna sobre esse momento, suporte recebido durante o trabalho de parto e o parto, envolvimento da gestante nas decisões, qualidade da relação médico-paciente (respeito, boa comunicação, cuidado contínuo e entendimento dos valores da mulher) e redução de intervenções desnecessárias.[39]

## DIAGNÓSTICO DE TRABALHO DE PARTO

O diagnóstico de trabalho de parto nem sempre é fácil. Uma das definições mais difundidas para esse processo é aquela que o conceitua como a presença de contrações uterinas rítmicas capazes de promover a dilatação e o esvaecimento cervical.[26]

O diagnóstico incorreto do trabalho de parto é um dos principais fatores de risco para o término deste em operação cesariana.[3,21] Assim, recomenda-se que, caso não possa afirmar tratar-se de trabalho de parto, o obstetra opte pela observação da parturiente, por uma ou duas horas até melhor definição do quadro clínico.

## AVALIAÇÃO INICIAL DA PARTURIENTE

Depois de realizar o diagnóstico de trabalho de parto, o obstetra procederá à abordagem inicial da parturiente, visando a programar todo o acompanhamento durante o trabalho de parto, o parto e o puerpério imediato.

Os cuidados iniciais dispensados à parturiente envolvem a anamnese dirigida à verificação da existência de doença prévia ou diagnosticada durante o pré-natal, o exame físico inicial e a avaliação da vitalidade fetal. A paciente deverá ser abordada quanto à possibilidade de colonização pelo estreptococo do grupo B, instituindo-se a profilaxia necessária em casos positivos ou com risco potencial (para abordagem mais detalhada, ver Capítulo 36, "Prematuridade", e Capítulo 37, "Rotura prematura das membranas ovulares", da Seção 5, "Intercorrências obstétricas").

### EXAME FÍSICO INICIAL

O exame físico inicial envolve exame físico geral materno, com verificação da pressão arterial, da frequência cardíaca, da temperatura e do peso; exame físico especial; e exame obstétrico, no qual se avaliam o padrão das contrações uterinas, a palpação obstétrica, o exame vaginal e a vitalidade fetal.

O exame obstétrico tem como objetivo principal avaliar os três parâmetros que interferem na evolução do trabalho de parto: o feto, o canal de parto (incluindo a avaliação da bacia obstétrica) e a dinâmica uterina. Mais especificamente, a avaliação vaginal deverá ter por meta averiguar as seguintes condições:

- Avaliação da integridade das membranas amnióticas: em casos em que se tenha suspeita de rotura de membranas, deverá ser efetuado primeiro o exame especular para confirmar ou afastar esse diagnóstico. Caso as membranas estejam rotas, é importante observar as características do líquido amniótico no que concerne à presença ou não de mecônio. Caso as membranas estejam íntegras, deve-se proceder à amnioscopia para visualização indireta do líquido amniótico e exclusão da presença de mecônio.
- Sangramento vaginal: verificar a presença e a quantidade de sangramento.
- Colo uterino: deverá ser quantificada a dilatação cervical (0 a 10 cm) e, ainda, deve-se estudar o esvaecimento cervical (Figura 1), o tipo de apresentação (região fetal que ocupa a área do estreito superior e nele irá se insinuar), a variedade de posição (relação entre o ponto de referência materno e o ponto de referência fetal) e a altura da apresentação em relação aos planos de De Lee (Figura 2) (ver Capítulo 18, "Mecanismo de parto", da Seção 4, "Parto e puerpério").
- Pelve materna: avaliar a presença de vício pélvico ou de anormalidades ósseas (ver Capítulo 4, "Anatomia da pelve feminina", da Seção 2, "Anatomia e fisiologia", e Capítulo 20, "Distocias", da Seção 4, "Parto e puerpério").

## CARDIOTOCOGRAFIA NA ADMISSÃO

A utilização da cardiotocografia como teste de rotina a ser realizado na admissão da paciente não traz benefícios ao prognóstico fetal e associa-se a maior número de cesáreas, não sendo recomendada.[18,23] Estudos demonstram que o resultado normal no teste admissional não prediz a ausência de anormalidades na cardiotocografia durante o trabalho de parto e além disso, não foi possível demonstrar redução da morbidade neonatal.[6,18,23]

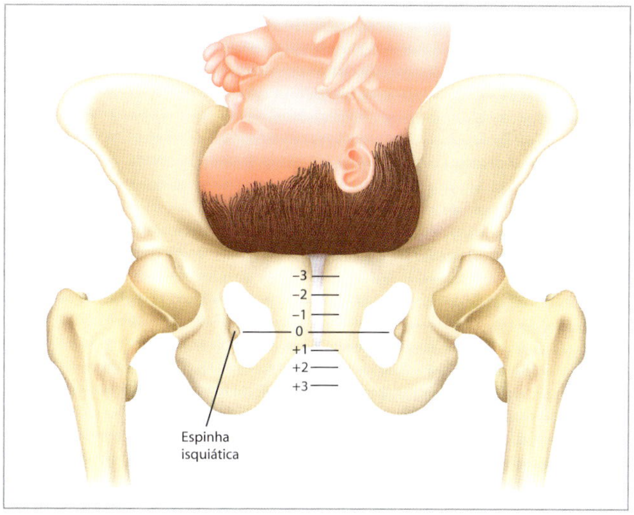


**FIGURA 2.** Descida da apresentação: planos de De Lee.

## EXAMES LABORATORIAIS

- Tipo sanguíneo ABO/fator Rh: é importante verificar se durante o atendimento pré-natal (habitualmente, na primeira consulta) foram verificados o tipo sanguíneo ABO e o fator Rh para, caso necessário, instituir a profilaxia anti-D no pós-parto.[29]
- Teste rápido para vírus da imunodeficiência humana (HIV) e teste rápido para sífilis: mulheres que não fize-

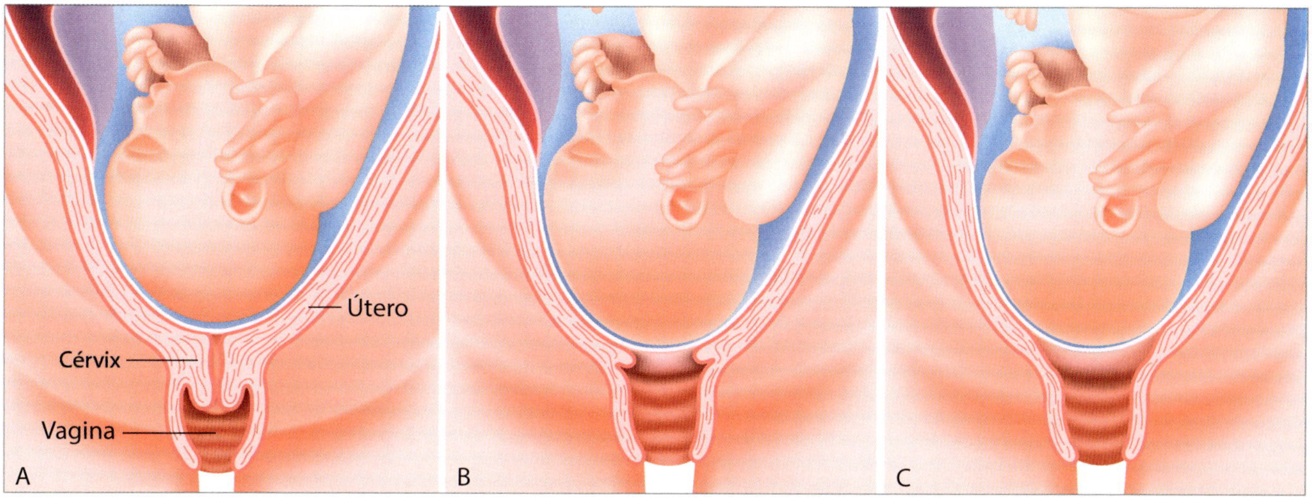


**FIGURA 1.** Dilatação e esvaecimento cervical. A: pequena dilatação sem esvaecimento cervical; B: esvaecimento e dilatação no primeiro período do trabalho de parto; C: dilatação e esvaecimento completos.

ram rastreamento adequado para HIV e sífilis poderão ter o benefício do teste rápido, que deve ser realizado rotineiramente. Caso o teste seja positivo para HIV, deverá ser iniciada a profilaxia da eventual transmissão vertical com antirretroviral, visto que a confirmação ou exclusão do diagnóstico (ensaio enzimático – Elisa e *Western Blot*) só acontecerá após o nascimento[8] (para abordagem mais detalhada do tema, ver Capítulo 59, "Infecções sexualmente transmissíveis", da Seção 6, "Intercorrências clínico-cirúrgicas").

### PREPARO DA PACIENTE

Não há evidências de que a utilização de enemas e de tricotomia perineal[12,45] seja benéfica e esses procedimentos não são preconizados na Clínica Obstétrica do HC-FMUSP.

## ASSISTÊNCIA AO PRIMEIRO PERÍODO DO TRABALHO DE PARTO

### POSIÇÕES DA PARTURIENTE

Atividades como andar e sentar-se em cadeira confortável são associadas a maior satisfação da mulher durante o período de dilatação. Há evidências de que realizar atividades físicas e adotar posição vertical no primeiro estágio do trabalho de parto reduzem o tempo de trabalho de parto, a frequência de cesáreas e a necessidade de anestesia epidural.[51] É importante salientar que a deambulação deve respeitar, além das condições clínicas maternas e fetais, as condições de dilatação cervical e a disposição individual de cada gestante.[1] Várias posições podem ser escolhidas pela gestante durante o trabalho de parto (Figuras 3 a 7).

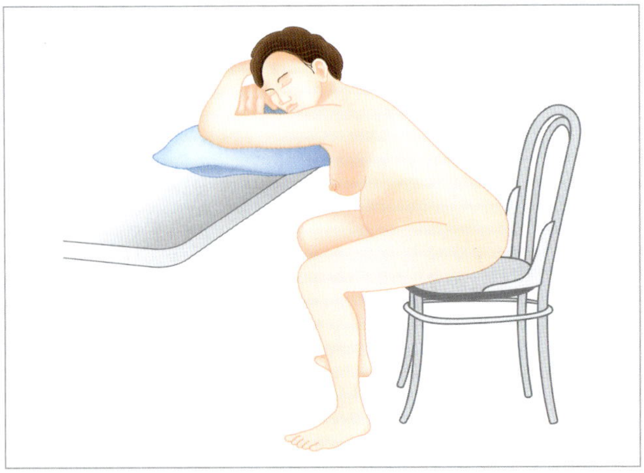

**FIGURA 3.** Posição sentada com apoio sobre almofada. (Figura adaptada de Bio et al.[5])

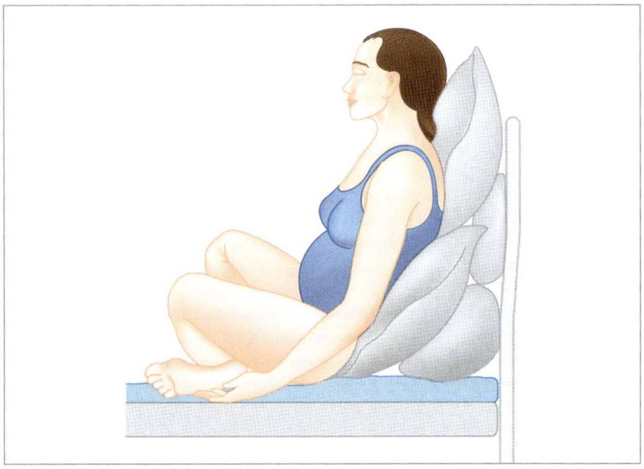

**FIGURA 5.** Posição sentada na cama apoiada em travesseiros. (Figura adaptada de Bio et al.[5])

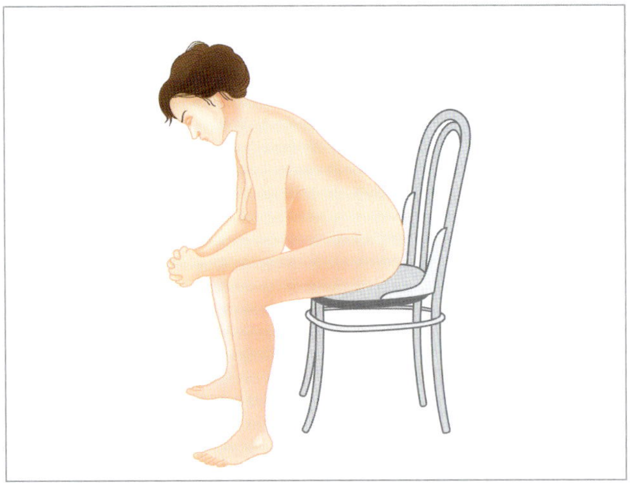

**FIGURA 4.** Posição sentada com apoio dos antebraços sobre os membros inferiores. (Figura adaptada de Bio et al.[5])

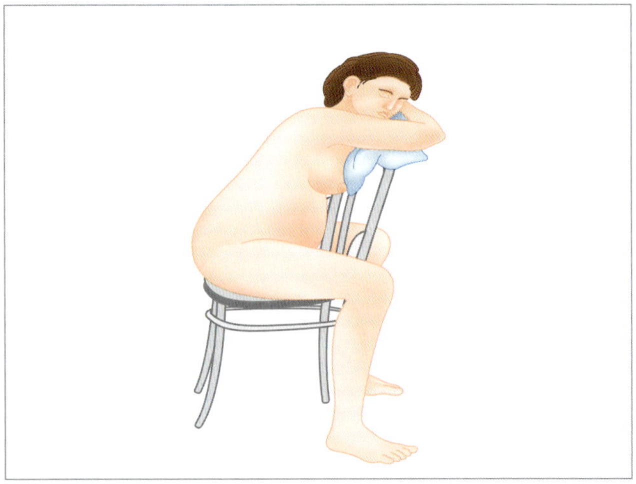

**FIGURA 6.** Posição sentada com apoio dos braços e da cabeça em almofada no espaldar da cadeira. (Figura adaptada de Bio et al.[5])

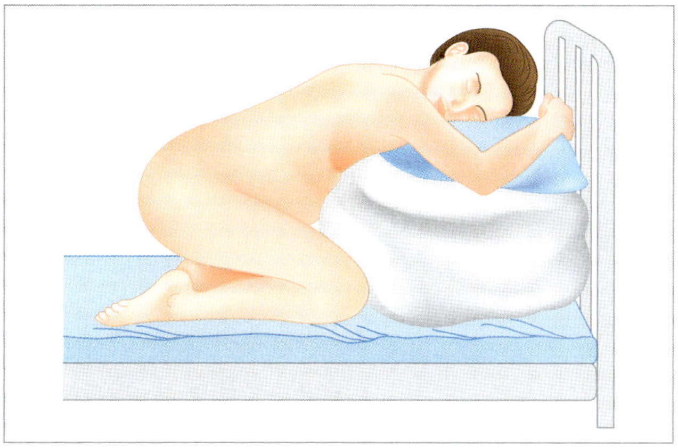

FIGURA 7. Posição ajoelhada para a frente com as pernas separadas e apoiada sobre travesseiros. (Figura adaptada de Bio et al.[5])

## ANALGESIA

A analgesia durante o trabalho de parto deve respeitar o limiar da dor, que é individual. Assim, ela deve ter por objetivo proporcionar conforto à parturiente. Vários métodos não farmacológicos e farmacológicos estão disponíveis e são abordados no Capítulo 21, "Analgesia e anestesia", da Seção 4, "Parto e puerpério". Há também a indicação de utilização de analgesia farmacológica nas situações em que se observam distocias funcionais ou caso exista alguma doença materna na qual a presença de dor possa comprometer o quadro clínico, como ocorre nas síndromes hipertensivas e nas cardiopatias.

## SINAIS VITAIS MATERNOS

Os sinais vitais como pulso, pressão arterial e temperatura são rotineiramente avaliados na admissão da gestante de baixo risco. Situações distintas em que se observe rotura de membranas podem necessitar de avaliações de temperatura e frequência cardíaca a intervalos menores (ver Capítulo 37, "Rotura prematura das membranas ovulares", da Seção 5, "Intercorrências obstétricas"). Da mesma forma, a ocorrência de síndromes hipertensivas torna necessária a avaliação da pressão arterial com maior frequência e pacientes portadoras de diabetes necessitam de controle por meio de glicemia capilar, para se evitar tanto a hipoglicemia como a hiperglicemia durante o trabalho de parto (ver Capítulo 50, "*Diabetes mellitus*", da Seção 6, "Intercorrências clínico-cirúrgicas").

## ALIMENTAÇÃO E FLUIDOS INTRAVENOSOS

Na Clínica Obstétrica do HC-FMUSP, considera-se adequado oferecer a possibilidade de ingestão de alimentos que produzam poucos resíduos, como líquidos adocicados, gelatinas e sorvetes de frutas durante o trabalho de parto. Não há evidências de que essa atitude aumente a morbidade materna e/ou neonatal em gestações de baixo risco.[53] Em algumas situações nas quais exista doença materna com risco de anestesia geral, pode-se optar pela pausa alimentar.

A administração rotineira de fluidos intravenosos não é uma prática justificável. Assim, a manutenção rotineira de acesso venoso deverá ocorrer apenas quando se fizer necessária, como em casos em que estão sendo administrados antibióticos, nas induções de trabalho de parto, nas distocias funcionais e quando se utiliza analgesia.

## ASSISTÊNCIA OBSTÉTRICA

O acompanhamento do trabalho de parto envolve, além de constante avaliação clínica da parturiente, individualizada segundo a presença ou não de doenças maternas, especial atenção às contrações uterinas, à dilatação do colo do útero, à descida da apresentação fetal, à condição das membranas ovulares e à monitorização da frequência cardíaca fetal.

O registro da evolução do trabalho de parto é necessário e recomendado pelo Ministério da Saúde. O partograma possibilita que se tenha um registro detalhado, de forma gráfica, de todos os parâmetros maternos e fetais de interesse durante a assistência ao trabalho de parto e permite, ainda, a identificação da evolução normal ou mesmo da ocorrência de qualquer tipo de distocia.

O detalhamento do partograma deverá ser maior ou menor na dependência de se estar registrando o acompanhamento de trabalhos de parto de gestações com ou sem intercorrências. Alguns itens básicos são comuns, como avaliação das contrações uterinas (frequência, intensidade); avaliação da frequência cardíaca fetal; e registro da dilatação cervical, da altura da apresentação e do uso de ocitócitos. Na Figura 8, são mostrados partogramas utilizados nos serviços hospitalares da Clínica Obstétrica do HC-FMUSP e do Hospital Universitário da USP. Claramente, pode-se notar que no Hospital Universitário, que é uma unidade de baixo risco, as avaliações são registradas a cada hora, enquanto no HC-FMUSP o registro da frequência cardíaca fetal é realizado a cada 15 minutos e outros itens são adicionados ao partograma.

### Contrações uterinas

As contrações uterinas podem ser avaliadas, de forma não invasiva, pela palpação abdominal ou por tocodinamômetro externo. Ambos os métodos são suficientes para a avaliação da frequência e da duração das contra-

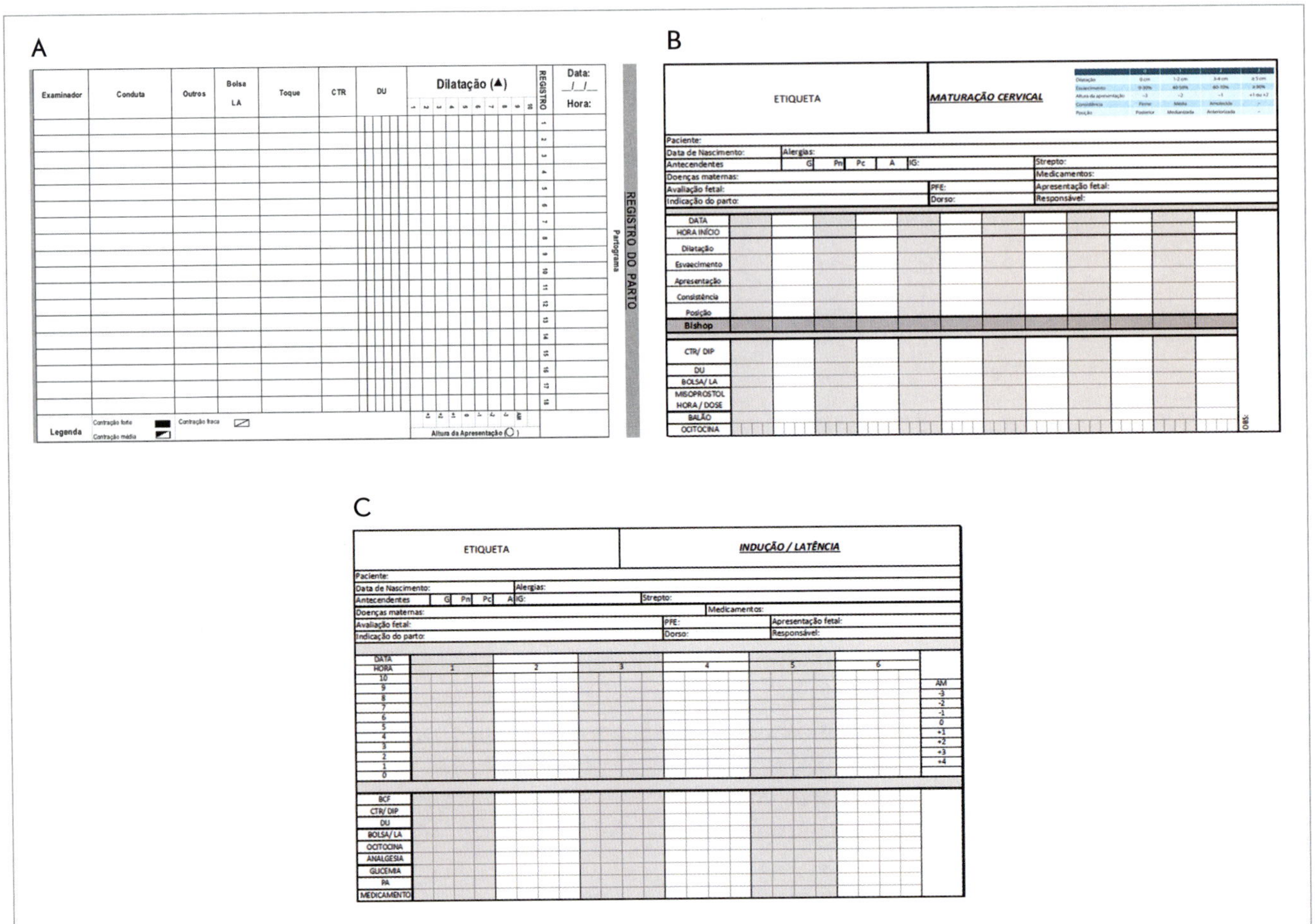


**FIGURA 8.** Partogramas. A: Hospital Universitário da USP (unidade de baixo risco); B e C: HC-FMUSP (unidade de alto risco). Bolsa LA: bolsa de líquido amniótico; CTR: cardiotocografia; DU: dinâmica uterina; PA: pressão arterial.

ções uterinas.[4] A análise quantitativa da intensidade das contrações uterinas poderá ser feita mediante a introdução de cateter intra-amniótico de pressão intrauterina. Contudo, não há evidências de que, para a assistência clínica à parturiente, esse método seja superior àqueles considerados não invasivos, como a palpação uterina, que permite análise qualitativa das contrações uterinas.

As anormalidades da contratilidade uterina e a conduta em cada uma dessas situações estão descritas no Capítulo 20, "Distocias", da Seção 4, "Parto e puerpério".

## Toque vaginal

No exame de toque vaginal, várias informações podem ser obtidas, com ênfase na dilatação do colo uterino, na condição das membranas ovulares, no tipo de apresentação, na variedade de posição e na descida da apresentação fetal.

O número de avaliações das condições do colo do útero não é estabelecido na literatura; porém, preconiza-se que seja realizada a quantidade mínima necessária para que se tenham informações sobre a evolução do trabalho de parto, sem que se aumente o risco de infecção intra-amniótica (Tabela 1).

| TABELA 1. Avaliação da cérvix uterina |
|---|
| Na admissão |
| Durante a fase de latência, em intervalos de 1 a 4 horas |
| Durante a fase ativa do trabalho de parto, a cada 1 ou 2 horas |
| Rotura de membranas espontânea ou artificial: para avaliar ocorrência de prolapso de cordão |
| Antes da analgesia intraparto, para fornecer orientações ao anestesista |
| Caso a paciente apresente puxos |
| Quando são verificadas anormalidades na frequência cardíaca fetal |

## Descida da apresentação

A descida da apresentação fetal em geral acompanha a dilatação cervical. A avaliação da progressão da descida da apresentação fetal possibilita que se diagnostiquem situações como a desproporção cefalopélvica, em que, a despeito da progressão da dilatação cervical, até mesmo para dilatação completa não ocorre descida da apresentação fetal.

## Condição das membranas ovulares: amniotomia

A verificação de que as membranas ovulares estão rotas conduzirá o obstetra a tomar medidas e cuidados necessários para evitar ou diagnosticar a presença de infecção ovular.

Discute-se muito o eventual benefício da amniotomia com a finalidade de diminuir o tempo da fase ativa do trabalho de parto. Alguns estudos consideram ser possível reduzir em 1 a 2 horas a fase ativa do trabalho de parto e, assim, reduzir também a necessidade de utilização da ocitocina.[15,16,48,54]

Na Clínica Obstétrica do HC-FMUSP, não se preconiza a amniotomia como rotina (a partir de 4 cm de dilatação) em trabalhos de parto com evolução normal. Esse procedimento fica então reservado a casos que cursam com distocia (ver Capítulo 20, "Distocias", da Seção 4, "Parto e puerpério"). Em algumas condições, os benefícios de se retardar a realização da amniotomia são claros, como em trabalhos de parto de fetos prematuros, presença de oligoâmnio e nas apresentações pélvicas.

Cuidado adicional deve ser tomado quando houver polidrâmnio ou quando a apresentação fetal se encontrar alta, situações em que o risco de prolapso de cordão é considerável.

Deve-se proceder à amniotomia no final da contração uterina, na parte superior da bolsa das águas (equivalente à posição de 12 horas do relógio); realizar o esvaziamento gradual da cavidade uterina e proceder à monitorização fetal com o objetivo de identificar sinais de compressões funiculares (desaceleração umbilical intraparto). Caso a paciente apresente sorologias positivas para hepatite B ou C ou ainda para o HIV, não deve ser realizada a amniotomia com o intuito de minimizar o risco da transmissão vertical (ver Capítulo 59, "Infecções sexualmente transmissíveis", da Seção 6, "Intercorrências clínico-cirúrgicas").

## Prolapso de cordão

Considera-se procidência ou procúbito de cordão umbilical a presença do funículo à frente da apresentação, desde que com membranas ainda íntegras; após rotura das mesmas, este evento constitui o prolapso de cordão.

O prolapso de cordão ocorre em 0,14 a 0,62% dos partos, incidência que não tem se modificado com o passar dos anos,[20] e se associa a taxas de mortalidade neonatal que variam de 36-162:1.000 nascimentos.[27]

A prevenção dessa complicação se baseia na identificação das pacientes de maior risco para esse evento. O prolapso de cordão é mais frequente em casos de apresentação fetal não cefálica, prematuridade, gestação múltipla e polidrâmnio; e ainda é relacionado a procedimentos obstétricos como amniotomia, amnioinfusão e aplicação de fórcipe.

Quando ocorre o prolapso de cordão, a manifestação clínica mais comum é a presença de desacelerações variáveis de repetição ou bradicardia.[20] Ao exame de toque vaginal, pode-se com facilidade tocar o cordão umbilical prolapsado.

Após diagnosticar o prolapso de cordão, deve-se realizar a cesárea imediatamente, evitando-se, por meio de toque vaginal, que a apresentação fetal (em geral, o polo cefálico) promova compressão do cordão umbilical. Os resultados neonatais geralmente são bons e dependem do pronto diagnóstico, da compressão a que o cordão foi submetido e do intervalo de tempo entre o diagnóstico e o parto.[24]

## Monitorização fetal intraparto

Os métodos mais comumente utilizados para monitorização fetal intraparto são ausculta intermitente dos batimentos cardíacos fetais com sonar Doppler e cardiotocografia contínua. O estetoscópio de Pinard não é adequado para ausculta dos batimentos cardíacos fetais durante as contrações uterinas e, por isso, não é indicado.

Quando se faz a opção pela ausculta intermitente, é importante que a observação compreenda a duração da contração e o primeiro minuto seguinte. Esse intervalo de tempo irá assegurar a possibilidade de identificar as desacelerações que são mais frequentes nesse período. A ausculta deve prosseguir até que sejam avaliadas de cinco a dez contrações consecutivas.

O *American College of Obstetricians and Gynecologists* (ACOG) preconiza que no primeiro período do trabalho de parto a ausculta seja realizada a cada 15 minutos e durante o segundo período (período expulsivo), a cada 5 minutos. Para cumprir esse objetivo, é necessário disponibilizar um profissional de saúde para cada duas pacientes.[36] Considera-se conveniente realizar a ausculta dos batimentos cardíacos fetais por período de 10 a 15 minutos consecutivos, o que irá compreender algumas contrações, com intervalo de 30 minutos a 1 hora.

A monitorização contínua da frequência cardíaca fetal em gestações de baixo risco não apresenta benefícios evidentes. Em gestações de alto risco para sofrimento fetal, a cardiotocografia intraparto contínua associa-se à diminuição das convulsões no período neonatal (risco relativo: 0,5; intervalo de confiança: 95%, 0,31-0,8); também se relaciona, porém, a maior frequência de partos operatórios (cesárea – risco relativo: 1,66; intervalo de confiança: 95%, 1,3-2,13; parto vaginal instrumental – risco relativo: 1,16; intervalo de confiança: 95%, 1,01-1,32).[44] Mesmo considerando-se o maior número de intervenções cirúrgicas, em gestações de alto risco para o sofrimento fetal é recomendada a utilização de monitorização contínua da frequência cardíaca fetal.[36]

## Cardiotocografia intraparto

Desde os estudos iniciais da monitorização eletrônica da frequência cardíaca fetal, realizados por Edward Hon,[17] em 1958, essa técnica passou a fazer parte da prática obstétrica e tem sido utilizada em inúmeros centros. A monitorização eletrônica da frequência cardíaca fetal tem por objetivo identificar fetos que apresentam sofrimento fetal, evitando-se assim possíveis danos cerebrais e o óbito fetal.

Para interpretação do registro cardiotocográfico, são utilizados os mesmos parâmetros descritos no consenso do *National Institutes of Health* (NIH), publicado em 1997[38] (ver Capítulo 14, "Avaliação da vitalidade fetal", da Seção 3, "Pré-natal"). Neste capítulo, será dada maior ênfase à descrição dos mecanismos fisiopatológicos das desacelerações, considerando que a definição destas foi inicialmente realizada durante o período intraparto.

Entende-se por desaceleração intraparto a queda transitória da frequência cardíaca fetal motivada por contrações uterinas. Utilizando-se o conceito de decalagem proposto por Caldeyro-Barcia et al.[9] (tempo, em segundos, transcorrido entre o acme ou pico da contração e o nadir da desaceleração, que corresponde à queda máxima da frequência cardíaca fetal), as desacelerações podem ser classificadas em precoces, tardias e umbilicais. Já Hon[17] define decalagem como o intervalo de tempo entre o início da contração e o início da desaceleração. A concordância entre essas duas definições ocorre em 90% dos casos; é aconselhável, porém, a utilização da definição proposta por Hon, visto que ao se optar por ela não haverá dificuldades para identificar a decalagem mesmo em registros cardiotocográficos nos quais não esteja claro o nadir da desaceleração, devido à perda de captação da frequência cardíaca fetal.

## Desacelerações precoces

A hipótese proposta por Caldeyro-Barcia et al.[9] explica a ocorrência da desaceleração precoce pela compressão da cabeça fetal secundária às contrações. Nessa situação, postula-se que exista aumento da pressão intracraniana, fato que levaria a redução no fluxo sanguíneo cerebral.[27] Na Clínica Obstétrica do HC-FMUSP, acredita-se, à semelhança do que propõem Paul et al.,[28] que a redução da oxigenação local estimula o centro vagal no assoalho do quarto ventrículo levando à diminuição da frequência cardíaca fetal, o que seria concomitante à queda local da pressão parcial de oxigênio ($pO_2$). Assim, na desaceleração precoce, a queda da frequência cardíaca fetal é coincidente com a contração uterina ou, caso apresente decalagem, será inferior a 15 segundos (Figura 9).

Esse tipo de desaceleração é comumente observado no período expulsivo, inclusive de partos eutócicos, e raramente ocorre com membranas íntegras, com a exceção de casos em que há oligoâmnio extremo. Essas desacelerações não são acompanhadas de hipoxia ou acidose fetal; portanto, sua observação não implica indicação de parto imediato.

## Desacelerações tardias

As desacelerações tardias são causadas por hipoxemia fetal resultante da redução do fluxo sanguíneo placentário em feto com baixa reserva de oxigênio. A $pO_2$ basal fetal (reserva fetal de oxigênio) situa-se habitualmente entre 23 e 30 mmHg, valores suficientes para que, mesmo com a redução do fluxo sanguíneo no espaço interviloso que ocorre nas contrações uterinas de duração e intensidade normais, a $pO_2$ se mantenha em níveis superiores a 18 mmHg (nível crítico de oxigênio) (Figura 10). Fetos com baixa reserva de oxigênio não suportam a redução do fluxo sanguíneo durante as contrações uterinas e têm sua $pO_2$ menor que 16 a 18 mmHg, o que estimularia o centro vagal no assoalho do quarto ventrículo levando à diminuição da frequência cardíaca fetal (Figuras 10 a 12). Na resposta fetal à hipoxemia, as desacelerações tardias podem ser precedidas por taquicardia inicial resultante da estimulação do sistema nervoso simpático, cujo limiar de resposta à hipoxemia é mais baixo que o do parassimpático. Essa resposta simpática com vasoconstrição em determinadas regiões tem por objetivo a proteção de órgãos nobres, conforme é descrito no mecanismo de centralização da insuficiência placentária crônica.

As desacelerações tardias são recorrentes e simétricas, e iniciam-se após o período de decalagem de 20 a 30 segundos (Figura 12). Mesmo em situações de hipoxia grave e crônica, são raríssimos os casos em que se supõe que haja ainda a participação de um componente de depressão miocárdica direta sobre o mecanismo fisiopatológico da desaceleração tardia. Esses casos correspondem a situações de fetos em estágios terminais.

Clinicamente, as desacelerações tardias associam-se à diminuição do pH fetal e a maior morbidade e mortalidade perinatal.[25] A presença de variabilidade diminuí-

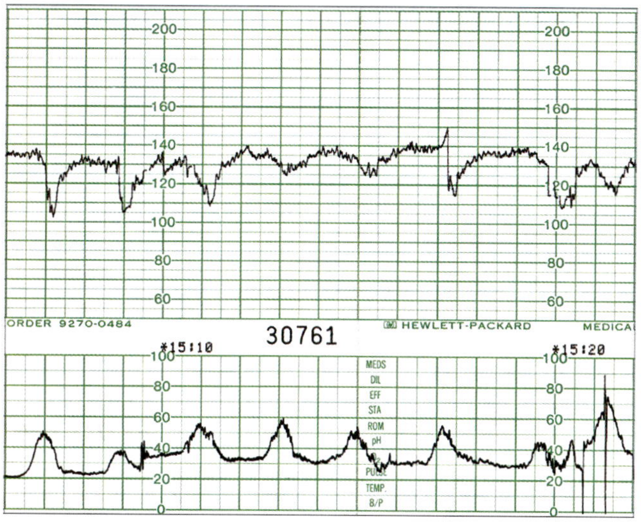

FIGURA 9. Desacelerações precoces.

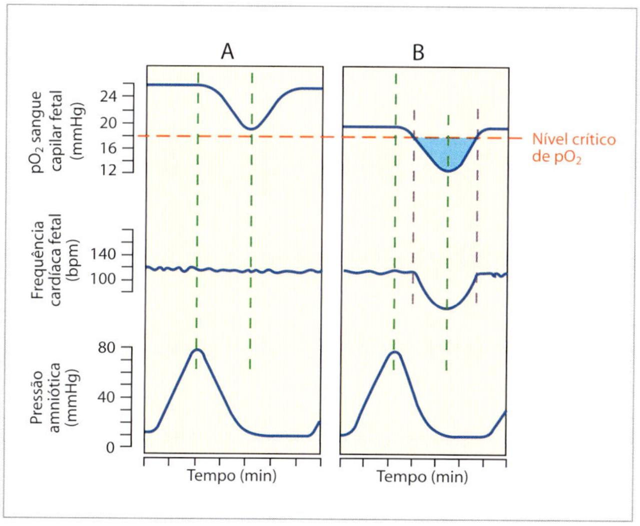


FIGURA 10. Efeitos fetais de uma contração uterina. A: condições normais; B: redução crônica do fluxo sanguíneo no espaço interviloso. Observar queda da pressão parcial de oxigênio ($pO_2$) abaixo do nível crítico (18 mmHg), que desencadeia queda da frequência cardíaca fetal. (Figura adaptada de Caldeyro-Barcia et al.[40])

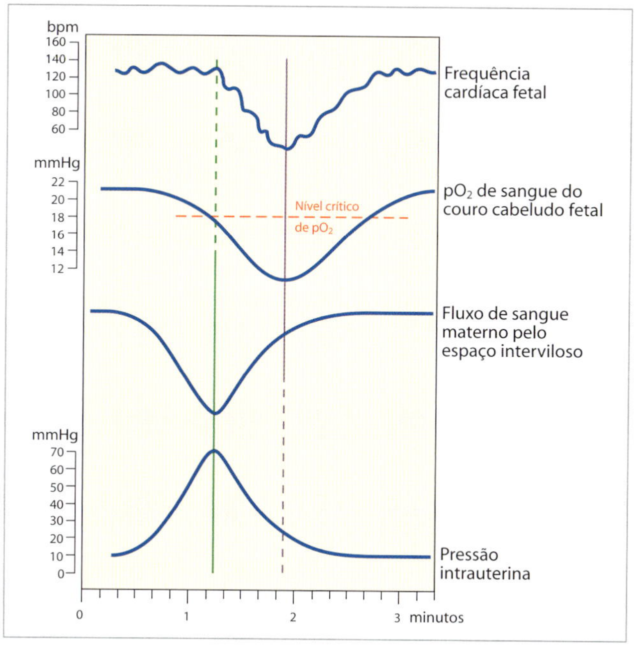


FIGURA 11. Representação esquemática da relação temporal entre uma contração uterina e seu efeito sobre o fluxo de sangue materno no espaço interviloso, pressão parcial de oxigênio ($pO_2$) no sangue do couro cabeludo e frequência cardíaca fetal. (Figura adaptada de Caldeyro-Barcia et al.[40])

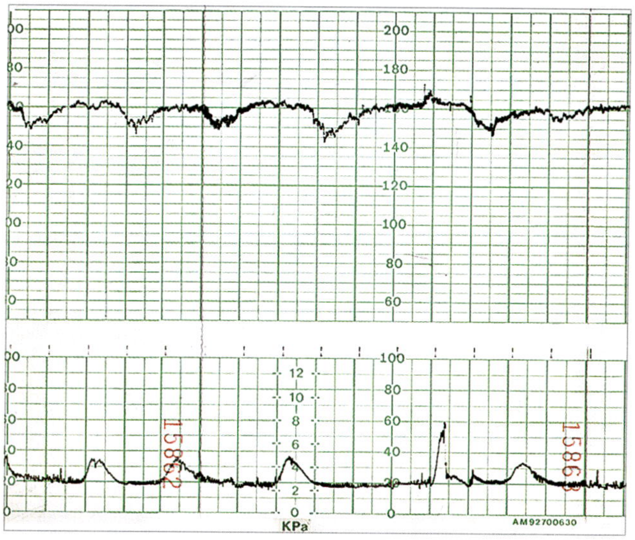

FIGURA 12. Desacelerações tardias.

da acompanhada de desacelerações tardias apresenta associação direta com a acidose ao nascimento.[38] Quanto mais frequentes forem as desacelerações, maior o risco de acidose metabólica (Tabela 2).[43]

## Desacelerações variáveis ou umbilicais

As desacelerações variáveis são recorrentes e não apresentam relação temporal, de forma fixa, com as contrações uterinas. Seu início e término são abruptos, podendo ser precedidas ou seguidas por pequenas acelerações resultantes de compressão transitória do cordão umbilical (compressão da veia umbilical) e denominadas acelerações-ombro (Figura 13).

A oclusão dos vasos umbilicais exclui o leito placentário de baixa resistência da circulação fetal e, assim, ocor-

**TABELA 2. Correlação entre frequência de desacelerações e acidose metabólica**

| Frequência de desacelerações tardias em relação às contrações uterinas | Frequência de acidose metabólica |
|---|---|
| 10-30% | 20% |
| 30-50% | 30-40% |
| > 50% | 80% |

Tabela adaptada de Zugaib e Behle.[43]

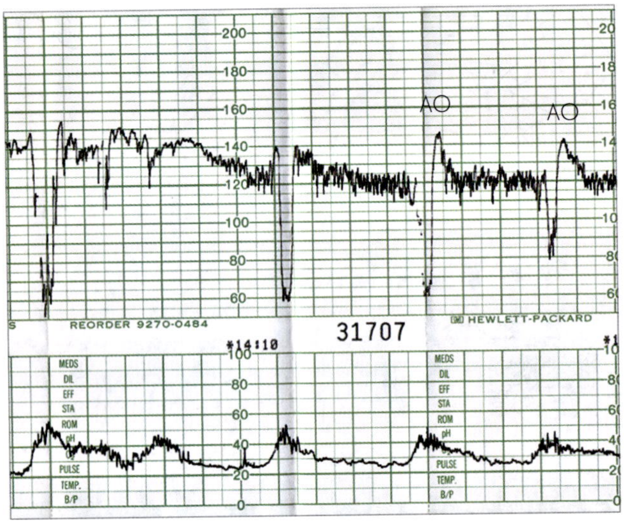


**FIGURA 13.** Desacelerações variáveis ou umbilicais. AO: acelerações-ombro.

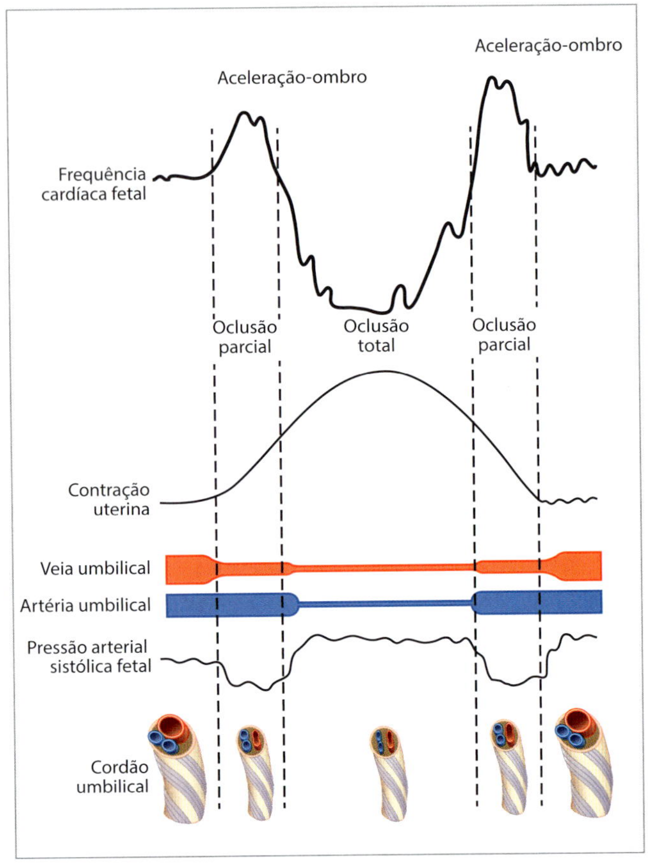


**FIGURA 14.** Representação esquemática dos eventos temporais durante a desaceleração do tipo umbilical. (Figura adaptada de Cunningham et al.[41])

rem aumento da resistência vascular periférica e aumento transitório da pressão arterial, que por um mecanismo reflexo estimula os barorreceptores com consequente redução da frequência cardíaca fetal (Figura 14).

Como consequências da interrupção intermitente das trocas materno-fetais, ocorrem a redução do nível de oxigênio e o acúmulo de dióxido de carbono no sangue fetal. Assim, poderá ser instalada acidose fetal mista na dependência da frequência e da duração dos episódios de compressão do cordão umbilical.

## ASSISTÊNCIA AO SEGUNDO PERÍODO DO TRABALHO DE PARTO

Quando a dilatação do colo uterino está completa, pode-se dizer que se iniciou o segundo período do trabalho de parto. Nessa ocasião, a descida da apresentação fetal promove a compressão do períneo, sobretudo dos músculos levantadores do ânus, e a paciente habitualmente relata sensação semelhante ao desejo de defecar. As contrações se tornam mais frequentes (5 contrações/10 minutos) e com maiores intensidade e duração.

A duração do segundo período do trabalho de parto é muito variável e o mais importante é garantir que durante todo o período expulsivo não exista sofrimento fetal, por meio da monitorização contínua da frequência cardíaca fetal.

## POSIÇÃO DA PARTURIENTE

Em relação ao momento do parto, parece haver benefício na utilização de posições verticalizadas (dorso elevado em pelo menos 45°), mas os estudos apontam para uma possibilidade de maior perda sanguínea.[49] Na Clínica Obstétrica do HC-FMUSP, tem-se utilizado a posição verticalizada (semissentada) sem que tenha sido observado aumento do risco de sangramento após o parto. Há, ainda, a possibilidade de utilização de outras posições para o parto, por escolha da parturiente, visando seu melhor conforto e bem-estar fetal.

## FORÇA EXPULSIVA

Esforços expulsivos (puxos) geralmente são desencadeados espontaneamente, porém podem ser encorajados quando a dilatação cervical é completa, ou seja, no período expulsivo de pacientes com analgesia. Deve-se manter monitorização contínua da frequência cardíaca fetal nesse período e, caso se observem desacelerações durante as contrações, é necessário que ocorra recuperação da frequência cardíaca fetal para níveis normais, quando houver retorno ao tônus uterino basal (Figura 15).

Orienta-se à paciente que, após inspiração profunda, realize puxo com duração de aproximadamente 10 segundos concomitantemente com a contração uterina. Normalmente, é possível a realização de três puxos em cada contração.

## CONTROLE DA VITALIDADE FETAL

Durante o período expulsivo, é comum a observação de desacelerações precoces. Preconiza-se que a ausculta fetal seja realizada a cada 5 minutos nesse estágio, o que, na prática clínica, é mais fácil de ser realizado por meio de cardiotocografia contínua.

## PREPARAÇÃO PARA O PARTO

A preparação para o parto inclui assepsia de monte púbico, sulcos genitocrurais e terços superiores da face interna da coxa, além das regiões vulvar, vaginal e anal. Depois, procede-se à colocação de campos esterilizados, reduzindo os riscos de infecção.

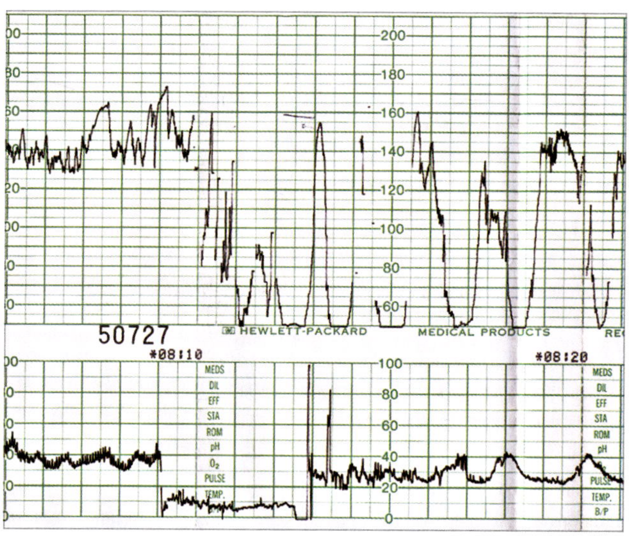


FIGURA 15. Cardiotocografia no período expulsivo.

# CUIDADOS NO PARTO

## PROTEÇÃO DO PERÍNEO

A proteção do períneo durante a expulsão fetal sempre foi uma preocupação dos obstetras. Alguns preconizam apenas a realização de pressão na região perineal, levando-a ao encontro da apresentação fetal, sem realização de episiotomia. Além disso, deve-se apoiar o polo cefálico a fim de evitar as lesões periuretrais. O objetivo dessa manobra é promover desprendimento lento do polo cefálico.

## EPISIOTOMIA E PERINEOTOMIA

Nos últimos anos, tem sido sugerido que a episiotomia deva ser realizada de forma restrita. Revisão sistemática demonstra que há evidências satisfatórias de que evitar a episiotomia de rotina diminua significativamente o trauma perineal, sem diferença em relação à dor e ao risco de trauma vaginal perineal grave, mas com aumento do risco de trauma perineal anterior.[46] Quanto à dor após o parto, alguns estudos observam maior incidência de dor quando realizada a episiotomia e outros não notam essa associação.[30,33,50] São conflitantes os dados sobre a função muscular perineal após a episiotomia. Acredita-se que muito da força da musculatura perineal pode ser recuperada ao longo do tempo e com o exercício da musculatura pélvica.

No HC-FMUSP, a episiotomia tem sido preconizada em casos de sofrimento fetal, parto operatório, distocia de biacromial e nos casos em que exista risco de lacerações perineais graves (terceiro e quarto grau). A episiotomia pode ser lateral, mediolateral ou mediana (perineotomia) (Figura 16). A técnica lateral foi praticamente abandonada por relacionar-se a maiores frequências de lesões de feixes musculares e de sangramento. Assim, tem-se por opção a realização da episiotomia mediolateral e da perineotomia. As vantagens e desvantagens desses dois tipos de incisão estão descritas na Tabela 3. Apesar das aparentes vantagens da perineotomia, esta só deve ser indicada quando se observa que o tamanho do feto e a distância entre a fúrcula vaginal e o ânus são suficientes para que não ocorram lacerações perineais de terceiro e de quarto graus. Em casos em que não seja possível ter a certeza de que não há risco dessas lacerações, de maneira geral opta-se pela episiotomia mediolateral direita. Esse procedimento abrange a pele, a mucosa vaginal, a aponeurose superficial do períneo e as fibras dos músculos bulboesponjoso e transverso superficial do períneo. Na perineotomia, são incisadas a mucosa vaginal, a pele e as fáscias superficial e profunda do períneo.

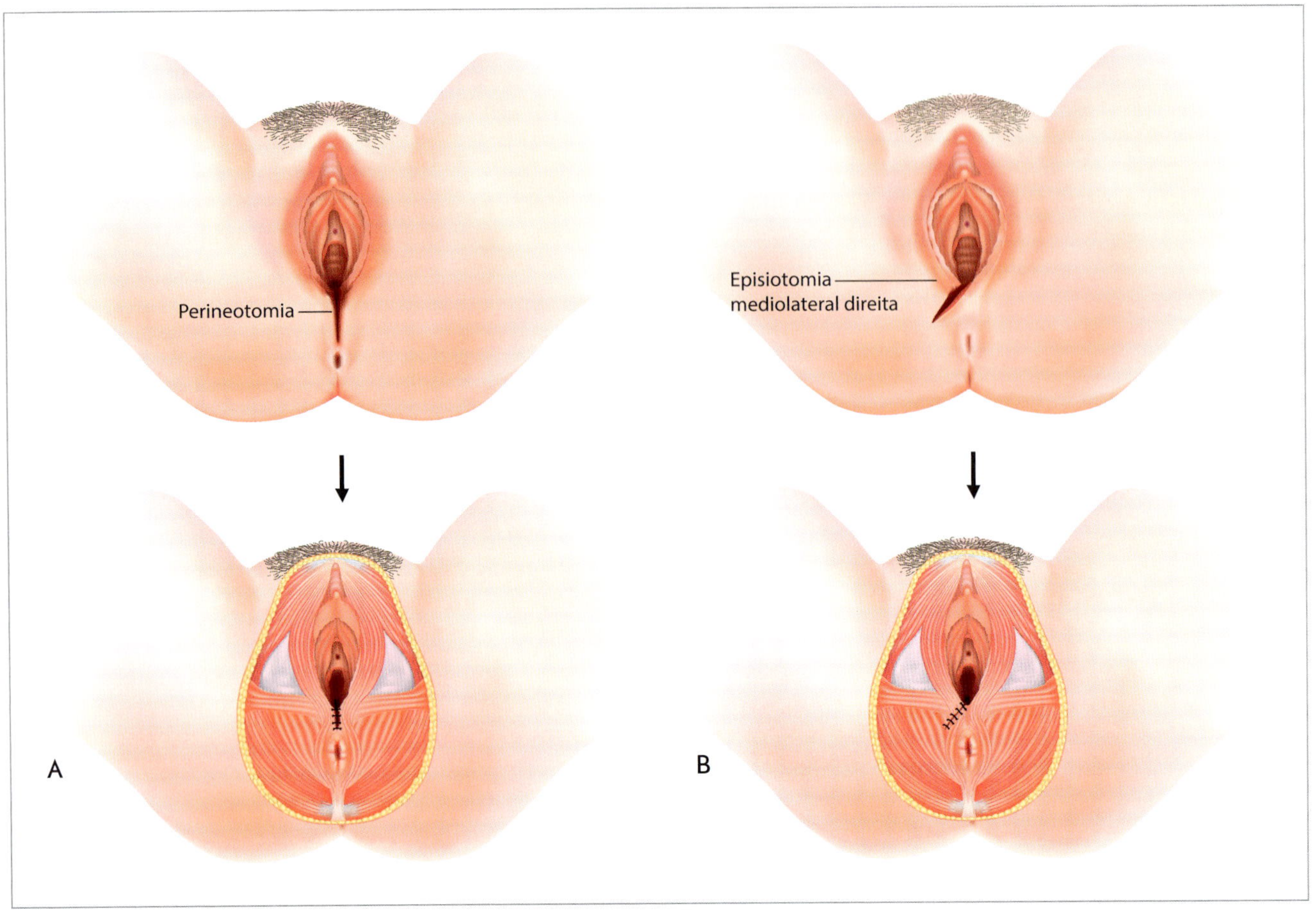


**FIGURA 16.** Tipos de episiotomia. A: perineotomia; B: episiotomia mediolateral direita.

**TABELA 3. Comparação entre episiotomia mediolateral e perineotomia**

| Características | Episiotomia mediolateral | Perineotomia |
|---|---|---|
| Sutura reparadora | Média dificuldade | Fácil |
| Lesão muscular | Maior | Menor |
| Dor no pós-parto | Maior | Menor |
| Resultado estético | Pior | Melhor |
| Risco de lacerações anais | Menor | Maior |
| Sangramento | Maior | Menor |

## DESPRENDIMENTO DO POLO CEFÁLICO

O desprendimento do polo cefálico deve ser lento e gradual. Para tanto, deve-se controlar a saída do polo cefálico com uma das mãos espalmada e apoiada no períneo e a outra favorecendo sua flexão. Manobras adicionais como as de Kristeller (compressão do fundo uterino) e Olshausen (dedo introduzido no reto materno para tentar auxiliar na saída do polo cefálico) são proscritas por aumentarem o risco de traumatismos maternos e fetais.

Após completar-se o desprendimento do polo cefálico, deve ser verificada a presença de circulares cervicais, que devem ser desfeitas passando-se a alça de cordão pelo polo cefálico ou pelos ombros. Caso essa manobra seja dificultada pela presença de circulares muito justas, pode ser feita a opção pela secção do cordão umbilical entre duas pinças.

## ASPIRAÇÃO DE LÍQUIDO AMNIÓTICO NA OROFARINGE E NA NASOFARINGE

Por muitos anos, a aspiração do líquido amniótico presente na orofaringe e/ou na nasofaringe foi prática rotineira na atenção ao recém-nascido de parto vaginal ou cesárea, sendo recomendada pelo *American College of Obstetricians and Gynecologists* e pela *American Academy of Pediatrics*.[35] O fundamento para utilização dessa prática clínica baseou-se na possibilidade de limpar as vias aéreas e com isso facilitar a entrada de ar pela traqueia, prevenir a aspiração de muco, sangue e líquido meconial e promover estimulação tátil e, com isso, o início do processo de respiração.[37] Uma das principais preocupações quando se está diante de líquido amniótico meconial, em especial mecônio espesso, é a ocorrência da síndrome de aspiração meconial, evento raro, mas de altas morbidade e mortalidade. Porém, a literatura carecia de estudos randomizados que avaliassem a eficácia dessas medidas. Assim, em 2004, Vain et al.[34] realizaram estudo que incluiu 2.514 gestações com líquido amniótico meconial, randomizadas para realizar ou não a aspiração de nasofaringe e orofaringe com o objetivo de verificar a eficácia desse procedimento na prevenção da síndrome de aspiração meconial. Os autores não observaram diferenças entre os grupos no que se refere a frequência de síndrome de aspiração meconial e necessidade de ventilação mecânica e oxigenoterapia, e concluíram que a aspiração de orofaringe e de nasofaringe não previne a síndrome de aspiração meconial e que os protocolos de conduta necessitariam ser revistos. Baseados na falta de evidência de benefícios da realização da aspiração de líquido amniótico de nasofaringe e orofaringe, o *American College of Obstetricians and Gynecologists* e a *American Academy of Pediatrics* posicionaram-se em 2010 recomendando que esse procedimento não seja realizado rotineiramente.

Na Clínica Obstétrica do HC-FMUSP, também não se preconiza a utilização rotineira desse procedimento.

### CUIDADOS NA ROTAÇÃO EXTERNA

A rotação externa, em geral, se processa de forma espontânea; caso não ocorra, pode ser guiada pelo obstetra, mantendo-se o princípio de observar a tendência natural exibida pelo feto, que irá promover a restituição da posição de insinuação do polo cefálico ao início do trabalho de parto.

### DESPRENDIMENTO DO BIACROMIAL E DO TRONCO

O desprendimento das espáduas deve ser lento e geralmente ocorrerá de forma espontânea. Caso necessário, o obstetra posicionará suas mãos espalmadas sobre os parietais fetais e realizará a tração do polo cefálico para baixo, com liberação do ombro anterior, e em seguida tracionará para cima, conseguindo a liberação do ombro posterior. À medida que progride a expulsão fetal, o obstetra deve dirigir uma de suas mãos pelo dorso fetal até conseguir apreender os maléolos do recém-nascido.

### CLAMPEAMENTO DO CORDÃO UMBILICAL

Geralmente, o clampeamento do cordão ocorre depois de um intervalo de 30 segundos a 3 minutos após o parto. Sabe-se que o clampeamento tardio do cordão faz com que o recém-nascido receba quantidade adicional de sangue oriundo da placenta, o que parece estar associado ao menor risco de transfusão sanguínea, melhor estabilidade circulatória, menos hemorragia intraventricular e menor risco de enterocolite necrotizante.[52] Estudo realizado com crianças aos 6 meses de idade demonstrou que aquelas em que o clampeamento do cordão ocorreu de forma tardia (média de 94 segundos após o nascimento) apresentavam maior reserva de ferro que aquelas que tiveram clampeamento logo após o nascimento (média de 17 segundos).[10] Apesar de ser clara a possibilidade desse recebimento adicional da oferta de sangue ao feto, deve-se analisar o contexto de cada caso, sobretudo quanto ao risco de ocorrer aumento da volemia e posterior icterícia do recém-nascido, o que é evidente em casos de restrição do crescimento fetal, *diabetes mellitus* e no gêmeo receptor na síndrome de transfusão fetofetal.

Após o clampeamento do cordão, pode ser realizada uma nova ligadura de alça de cordão, da qual se obtém amostra de sangue, para avaliação das condições de nascimento (pH e déficit de bases da artéria umbilical), determinação do tipo sanguíneo ABO e do fator RhD e demais exames que se façam necessários para o recém-nascido.

Estimulam-se o contato pele a pele na primeira hora e também o início precoce da amamentação. Os procedimentos com o recém-nascido devem ser postergados com o intuito de proteger esse momento. A avaliação do pH de artéria umbilical no momento do nascimento tem por objetivo verificar a relação entre as alterações da vitalidade fetal, tanto no período anteparto como no intraparto, e o estado acidobásico fetal, considerado padrão-ouro no diagnóstico do sofrimento fetal. A verificação da existência de acidose no nascimento assume importante papel nos processos legais, podendo auxiliar na confirmação da necessidade de interrupção da gestação e, nos casos em que o recém-nascido evolui com alterações neurológicas, na avaliação de até que ponto a hipoxia anteparto ou intraparto pode ou não ter contribuído para a instalação desse quadro.

## ASSISTÊNCIA AO TERCEIRO PERÍODO DO TRABALHO DE PARTO

Após o clampeamento do cordão, a atenção deve ser dirigida à dequitação. Não devem ser realizadas manobras para promover o descolamento da placenta de forma rápida, pois o tempo necessário para a dequitação é muito variável. Estima-se que a média de tempo necessário para a dequitação é de 5 minutos; em 90% dos casos, ela ocorre em até 15 minutos; e em 97% dos casos, ela termina após 30 minutos.[11,14] Descreve-se, ainda, aumento na incidência de complicações hemorrágicas quando é ultrapassado o tempo de 30 minutos.[11] Assim, deve-se observar de forma atenta a existência de sangramento abundante e, caso ocorra essa intercorrência, promover o manejo ativo do terceiro período, que pode incluir a extração manual da placenta.

Os sinais de descolamento da placenta são a elevação do fundo uterino em 2 a 3 cm com desvio para a direita (sinal de Schröeder), a forma discoide e globosa do útero quando avaliado em sentido anteroposterior (sinal de Calkins), a não transmissão da tração do cordão à mão que palpa o fundo do útero (sinal de Fabre), a ausência de propagação da percussão do fundo do útero até o cordão umbilical (sinal de Strassmann) e a elevação do útero por meio de palpação abdominal não acompanhada da movimentação do cordão umbilical (sinal de Küstner).

Na expulsão da placenta, notam-se a descida progressiva do cordão umbilical (sinal de Ahlfeld) com rotação deste (sinal de Hochenbichler), a sensação de peso retal conhecida como sinal da placenta (sinal de Calman ou sinal de Mickulicz-Radecki) e, ao toque vaginal, a identificação da presença de placenta em fórnice vaginal posterior (sinal de Garber).

Assim que a placenta se apresenta no introito vaginal, solicita-se à mulher que exerça pequena pressão abdominal para sua completa expulsão. Nesse momento, roda-se a placenta para que o desprendimento das membranas seja completo (manobra de Jacobs) (Figura 17). Após a retirada da placenta, deve-se avaliá-la procurando certificar-se de que a expulsão foi completa. Caso existam dúvidas a esse respeito, procede-se à curagem e à revisão da cavidade uterina.

Após o término da dequitação, deve-se revisar o canal do parto à procura de eventuais lacerações que serão suturadas, assim como a episiotomia. Pacientes que tenham antecedente de cesárea são submetidas à revisão do segmento uterino para afastar a hipótese de rotura da cicatriz de cesárea, que pode ser responsável por abundante sangramento no puerpério imediato.

## REPARAÇÃO DE LACERAÇÕES NO CANAL DE PARTO E EPISIORRAFIA

O canal de parto pode apresentar lacerações nas regiões cervical, vaginal e perineal. Lacerações cervicais devem ser suturadas com fio absorvível de curta duração, com pontos simples, enquanto as lesões vaginais são suturadas com pontos simples ou contínuos, de acordo com a extensão destas, utilizando também fio absorvível de curta duração.

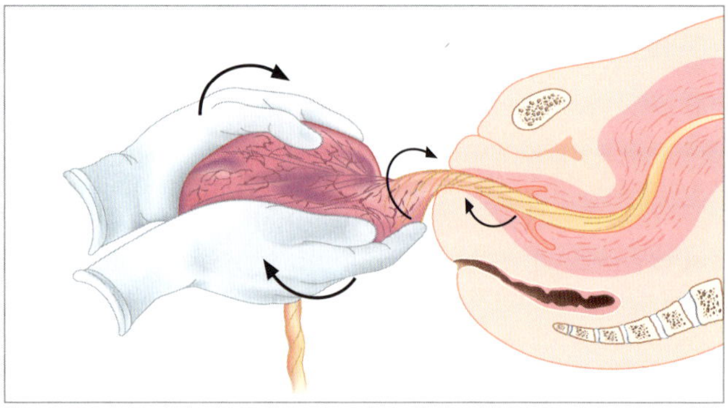

**FIGURA 17.** Manobra de Jacobs.

As lacerações perineais podem ser classificadas em:

- Primeiro grau: compromete a pele e a mucosa.
- Segundo grau: lesão de pele, mucosa e músculos transverso superficial do períneo e bulbocavernoso.
- Terceiro grau: atinge o esfíncter externo do ânus.
- Quarto grau: atinge o esfíncter interno do ânus e a mucosa retal (Figura 18).

A episiorrafia se inicia com a sutura da mucosa vaginal com pontos contínuos ancorados e, em seguida, realiza-se a sutura dos músculos e da pele do períneo, com pontos separados. A identificação de cada grupo muscular seccionado é fundamental para a reconstrução adequada do assoalho pélvico, em especial se houver secção de fibras musculares do levantador do ânus e do esfíncter externo do ânus.

## PUERPÉRIO IMEDIATO

O puerpério imediato compreende a primeira hora após o parto e tem importância no que concerne a observação de eventuais hemorragias.

Habitualmente, a infusão de ocitocina profilática iniciada após a dequitação e o próprio mecanismo fisiológico da retração uterina (globo de segurança de Pinard) são suficientes para conter o sangramento do leito placentário.

Recomenda-se a infusão de 10 UI de ocitocina diluídas em 500 mL de soro fisiológico ou glicosado a 5% nas primeiras 6 horas após a dequitação ou 10 unidades de ocitocina intramuscular. Caso ocorra sangramento excessivo, essa infusão pode ser realizada de forma mais rápida ou podem ser tomadas medidas adicionais (ver Capítulo 25, "Hemorragia pós-parto", da Seção 4, "Parto e puerpério").

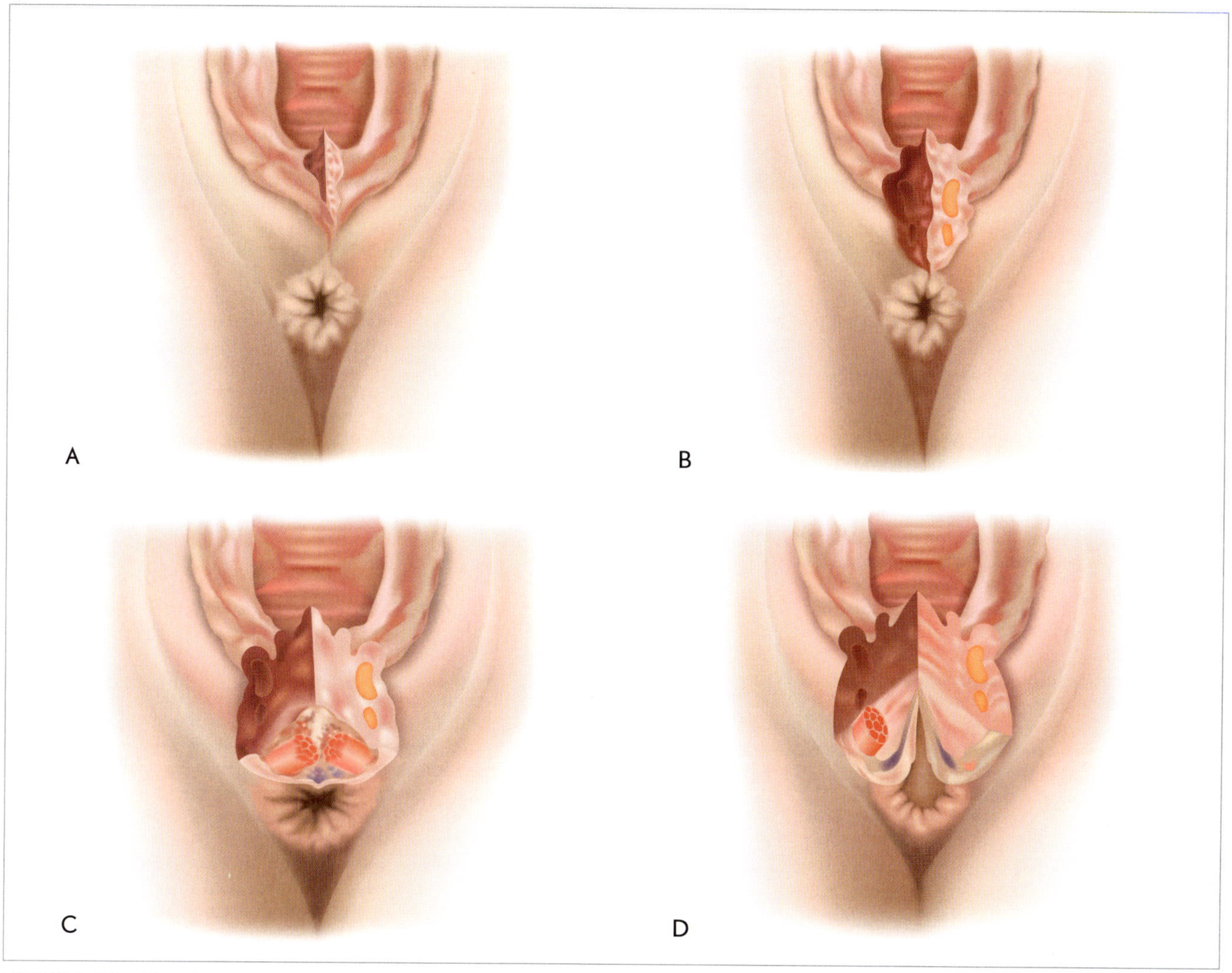


FIGURA 18. Classificação das lacerações perineais. A: primeiro grau; B: segundo grau; C: terceiro grau; D: quarto grau. (Figura adaptada de Cunningham et al.[41])

## PONTOS-CHAVE

- Define-se por trabalho de parto a presença de contrações uterinas rítmicas capazes de promover a dilatação e o esvaecimento cervical.
- A presença de um exame de cardiotocografia normal na admissão não exclui a possibilidade de surgir sofrimento fetal ao longo do restante do trabalho de parto.
- O teste rápido para o vírus da imunodeficiência humana deve ser oferecido a todas as gestantes.
- O partograma é uma ferramenta útil para o registro da evolução do trabalho de parto.
- O prolapso de cordão é intercorrência cuja prevenção deve ocorrer no momento da amniotomia.
- As gestantes de baixo risco não se beneficiam de registro cardiotocográfico contínuo durante o trabalho de parto.
- Desacelerações precoces não se associam à acidose no nascimento.
- Desacelerações tardias acompanhadas de diminuição da variabilidade representam baixa reserva fetal de oxigênio e são sinais de sofrimento fetal.
- As desacelerações variáveis de repetição podem ser relacionadas a acidose mista fetal.
- Não se recomenda a episiotomia de rotina.

## REFERÊNCIAS BIBLIOGRÁFICAS

### Artigos de revisão

1. Gupta JK, Nikodem C. Maternal posture in labour. Eur J Obstet Gynecol Reprod Biol 2000; 92(2): 273-7.
2. Pérez DGR. Obstetric violence: a new legal term introduced in Venezuela. Int J Gynaecol Obstet 2010; 111(3): 201-2.

### Artigos originais

3. Bailit JL, Dierker L, Blanchard MH, Mercer BM. Outcomes of women presenting in active versus latent phase of spontaneous labor. Obstet Gynecol 2005; 105(1): 77-9.
4. Bakker JJ, Verhoeven CJ, Janssen PF et al. Outcomes after internal versus external tocodynamometry for monitoring labor. N Engl J Med 2010; 362: 306.

5. Bio E, Bittar RE, Zugaib M. Influência da morbidade materna na duração da fase ativa do trabalho de parto. Rev Bras Ginecol Obstet 2006; 28(11): 671-9.
6. Blix E, Sviggum O, Koss KS, Oian P. Inter-observer variation in assessment of 845 labour admission tests: comparison between midwives and obstetricians in the clinical setting and two experts. BJOG 2003; 110(1): 1-5.
7. Bloom SL, McIntire DD, Kelly MA et al. Lack of effect of walking on labor and delivery. N Engl J Med 1998; 339(2): 76-9.
8. Bulterys M, Jamieson DJ, O'Sullivan MJ et al. Rapid HIV-1 testing during labor: a multicenter study. Jama 2004; 292(2): 219-23.
9. Caldeyro-Barcia R, Poseiro JJ, Negreirosdepaiva C et al. Effects of abnormal uterine contractions on a human fetus. Bibl Paediatr 1963; 81: 267-95.
10. Chaparro CM, Neufeld LM, Tena-Alavez G, Eguia-Liz-Cedillo R, Dewey KG. Effect of timing of umbilical cord clamping on iron status in Mexican infants: a randomised controlled trial. Lancet 2006; 367(9527): 1997-2004.
11. Combs CA, Laros Jr RK. Prolonged third stage of labor: morbidity and risk factors. Obstet Gynecol 1991; 77(6): 863-7.
12. Cuervo LG, Bernal del P, Mendoza N. Effects of high volume saline enemas versus no enema during labour: the N-Ma randomised controlled trial. BMC Pregnancy Childbirth 2006; 6: 8.
13. Diaz AG, Schwarcz R, Fescina R, Caldeyro-Barcia R. Vertical position during the first stage of the course of labor, and neonatal outcome. Eur J Obstet Gynecol Reprod Biol 1980; 11(1): 1-7.
14. Dombrowski MP, Bottoms SF, Saleh AA, Hurd WW, Romero R. Third stage of labor: analysis of duration and clinical practice. Am J Obstet Gynecol 1995; 172(4 Pt 1): 1279-84.
15. Fraser WD, Marcoux S, Moutquin JM, Christen A. Effect of early amniotomy on the risk of dystocia in nulliparous women. The Canadian Early Amniotomy Study Group. N Engl J Med 1993; 328(16): 1145-9.
16. Garite TJ, Porto M, Carlson NJ, Rumney PJ, Reimbold PA. The influence of elective amniotomy on fetal heart rate patterns and the course of labor in term patients: a randomized study. Am J Obstet Gynecol 1993; 168(6 Pt 1): 1827-32.
17. Hon EH. The electronic evaluation of the fetal heart rate: preliminary report. Am J Obstet Gynecol 1958; 75(6): 1215-30.
18. Impey L, Reynolds M, MacQuillan K, Gates S, Murphy J, Sheil O. Admission cardiotocography: a randomised controlled trial. Lancet 2003; 361(9356): 465-70.
19. Kilpatrick SJ, Laros Jr. RK. Characteristics of normal labor. Obstet Gynecol 1989; 74(1): 85-7.
20. Koonings PP, Paul RH, Campbell K. Umbilical cord prolapse: a contemporary look. J Reprod Med 1990; 35(7): 690-2.
21. McNiven PS, Williams JI, Hodnett E, Kaufman K, Hannah ME. An early labor assessment program: a randomized, controlled trial. Birth 1998; 25(1): 5-10.
22. Mendez-Bauer C, Arroyo J, Garcia Ramos C et al. Effects of standing position on spontaneous uterine contractility and other aspects of labor. J Perinat Med 1975; 3(2): 89-100.
23. Mires G, Williams F, Howie P. Randomised controlled trial of cardiotocography versus Doppler auscultation of fetal heart at admission in labour in low risk obstetric population. BMJ 2001; 322(7300): 1457-62.
24. Murphy DJ, MacKenzie IZ. The mortality and morbidity associated with umbilical cord prolapse. Br J Obstet Gynaecol 1995; 102(10): 826-30.
25. Myers RE, Mueller-Heubach E, Adamsons K. Predictability of the state of fetal oxygenation from a quantitative analysis of the components of late deceleration. Am J Obstet Gynecol 1973; 115(8): 1083-94.
26. O'Driscoll K, Foley M, MacDonald D. Active management of labor as an alternative to cesarean section for dystocia. Obstet Gynecol 1984; 63(4): 485-90.
27. Panter KR, Hannah ME. Umbilical cord prolapse: so far so good? Lancet 1996; 347(8994): 74.
28. Paul WM, Quilligan EJ, Maclachlan T. Cardiovascular phenomenon associated with fetal head compression. Am J Obstet Gynecol 1964; 90: 824-6.
29. Sherard III GB, Newton ER. Is routine hemoglobin and hematocrit testing on admission to labor and delivery needed? Obstet Gynecol 2001; 98(6): 1038-40.
30. Sleep J, Grant A, Garcia J et al. West Berkshire perineal management trial. Br Med J (Clin Res Ed) 1984; 289: 587.
31. Suárez-Cortés M, Armero-Barranco D, Canteras-Jordana M, Martínez-Roche ME. Use and influence of delivery and birth Plans in the humanizing delivery process. Rev Lat Am Enfermagem 2015; 23(3): 520-6.
32. Strauss RG, Mock DM, Johnson KJ et al. A randomized clinical trial comparing immediate versus delayed clamping of the umbilical cord in preterm infants: short-term clinical and laboratory endpoints. Transfusion 2008; 48: 658.
33. Thranov I, Kringelbach AM, Melchior E et al. Postpartum symptoms: episiotomy or tear at vaginal delivery. Acta Obstet Gynecol Scand 1990; 69: 11.
34. Vain NE, Szyld EG, Prudent LM et al. Oropharyngeal and nasopharyngeal suctioning of meconium-stained neonates before delivery of their shoulders: multicentre, randomised controlled. The Lancet 364(9434): 597-602.

## Diretrizes

35. American Academy of Pediatrics/American College of Obstetricians and Gynecologists. Guidelines for prenatal care. 4.ed. Elk Grove Village, 1997. p. 117-8.
36. American College of Obstetricians and Gynecologists. ACOG Practice Bulletin n. 106: intrapartum fetal heart rate monitoring: nomenclature, interpretation, and general management principles. Obstet Gynecol 2009; 114:192. Reaffirmed 2021.
37. International Consensus on Science Pediatrics. International guidelines for neonatal resuscitation: an excerpt from the guidelines 2000 for cardiopulmonary resuscitation and emergency cardiovascular care. 2000; 106: e29.
38. National Institute of Child Health Human Development Research Planning Workshop. Electronic fetal heart rate monitoring: research guidelines for interpretation. Am J Obstet Gynecol 1997; 177(6): 1385-90.
39. World Health Organization. WHO recommendations: intrapartum care for a positive childbirth experience. Geneva: World Health Organization; 2018.

## Livros

40. Caldeyro-Barcia R, Bauer CM, Pose SV, Poseiro JJ. Fetal monitoring in labor. In: Wallace HM, Gold EM, Lis EF, editores. Maternal child health practices. Springfield: Charles C. Thomas; 1973. p. 332-94.
41. Cunningham FG, Leveno KJ, Bloom SL et al. Williams' obstetrics. 24.ed. New York: McGraw-Hill; 2014.
42. Gabbe SG, Niebyl JR, Simpson JL, Landon MB, Galan HL, Jauniaux ERM, et al. Obstetrics: normal and problem pregnancies. 6.ed. Philadelphia: Elsevier Saunders; 2012.
43. Zugaib M, Behle I. Monitoração fetal eletrônica. São Paulo: Roca; 1981.

## Revisões sistemáticas/metanálises

44. Alfirevic Z, Devane D, Gyte GM. Continuous cardiotocography (CTG) as a form of electronic fetal monitoring (EFM) for fetal assessment during labour. Cochrane Database Syst Rev 2006; 3: CD006066.
45. Basevi V, Lavender T. Routine perineal shaving on admission in labour. Cochrane Database Syst Rev 2001; 1: CD001236.
46. Carroli G, Mignini L. Episiotomy for vaginal birth. Cochrane Database Syst Rev 2009; (1): CD000081.
47. Eason E, Labrecque M, Wells G, Feldman P. Preventing perineal trauma during childbirth: a systematic review. Obstet Gynecol 2000; 95: 464.

48. Fraser WD, Turcot L, Krauss I, Brisson-Carrol G. Amniotomy for shortening spontaneous labour. Cochrane Database Syst Rev 2000; 2: CD000015.
49. Gupta JK, Hofmeyr GJ, Shehmar M. Position in the second stage of labour for women without epidural anaesthesia. Cochrane Database Syst Rev 2012; 5: CD002006.
50. Hartmann K, Viswanathan M, Palmieri R et al. Outcomes of routine episiotomy: a systematic review. JAMA 2005; 293: 2141.
51. Lawrence A, Lewis L, Hofmeyr GJ, Styles C. Maternal positions and mobility during first stage labour. Cochrane Database Syst Rev 2013; 10: CD003934.
52. Rabe H, Diaz-Rossello JL, Duley L, Dowswell T. Effect of timing of umbilical cord clamping and other strategies to influence placental transfusion at preterm birth on maternal and infant outcomes. Cochrane Database Syst Rev 2012; 8: CD003248.
53. Singata M, Tranmer J, Gyte GM. Restricting oral fluid and food intake during labour. Cochrane Database Syst Rev 2013; 8: CD003930.
54. Wei S, Wo BL, Xu H et al. Early amniotomy and early oxytocin for prevention of, or therapy for, delay in first stage spontaneous labour compared with routine care. Cochrane Database Syst Rev 2009; (2): CD006794.

# Capítulo 20

# Distocias



## INTRODUÇÃO E DEFINIÇÕES

Distocia é por definição a anormalidade no desenrolar do trabalho de parto, sendo apontada nos Estados Unidos da América (EUA) como a indicação mais comum de cesárea em primigestas.[25] Tem como causa alterações em um ou mais dos três fatores determinantes para o sucesso do parto, a saber: a força, o trajeto e o objeto. As dificuldades em se determinar o fator causal da distocia levaram à utilização da expressão "falha na progressão do trabalho de parto", o que incluiria tanto as anormalidades na progressão da dilatação como as dificuldades de descida do polo cefálico.[25] Deve-se ressaltar que a identificação precisa dos fatores envolvidos na ocorrência da distocia é o que permitirá a correção das anormalidades e, assim, a evolução para o parto vaginal, influenciando diretamente a proporção de cesáreas.[17]

### RISCOS MATERNOS E FETAIS

A principal complicação associada ao diagnóstico de distocia é infecção, sobretudo a corioamnionite e suas consequências para o feto e para a mãe, e está diretamente relacionada à duração do trabalho de parto.[18] Outro fato descrito é a ocorrência de lesões no assoalho pélvico decorrentes de trabalho de parto prolongado, incluindo, em casos extremos, situações graves, como necroses musculares e fístulas.[9,10]

Para o feto, além do risco de infecção, as complicações observadas vão desde tocotraumatismos e sofrimento fetal até ocorrência de óbito perinatal.

## ANORMALIDADES NA FORÇA CONTRÁTIL

Neste grupo alocam-se as anormalidades relacionadas ao fator contrátil, denominadas distocias funcionais.

### DISTOCIA FUNCIONAL

Define-se distocia funcional como a presença de anormalidade do fator contrátil durante o trabalho de parto, o que influencia diretamente a progressão da dilatação cervical. Sua frequência tem sido referida como de até 37% em nulíparas com gestações de baixo risco.[14]

A assistência obstétrica adequada deverá antever as possíveis situações em que o risco de distocia funcional aumenta. É importante salientar ainda que a utilização da ocitocina de forma indiscriminada e indevida tem sido responsável pela ocorrência de anormalidades no trabalho de parto.[19]

Outro fator que tem influência determinante na evolução das contrações uterinas é o estado emocional da parturiente. A presença do acompanhante durante o trabalho de parto influencia positivamente a evolução deste.[18]

## Classificação

As principais classificações da distocia funcional fundamentam-se nos elementos da contração uterina ou na interpretação clínica do trabalho de parto.

Pela praticidade, na Clínica Obstétrica do HC-FMUSP tem sido utilizada a classificação proposta por Goffi[29] modificada (Tabela 1).

**TABELA 1. Classificação de Goffi modificada para distocia funcional**

| Distocia por hipoatividade |
|---|
| Primária<br>Secundária |
| **Distocia por hiperatividade** |
| Sem obstrução<br>Com obstrução |
| **Distocia por hipertonia** |
| Polissistolia<br>Superdistensão<br>Descolamento prematuro de placenta |
| **Distocia de dilatação** |

Tabela adaptada de Goffi.[29]

# QUADRO CLÍNICO E CONDUTA TERAPÊUTICA

## Distocia por hipoatividade

Essa forma de distocia caracteriza-se por trabalho de parto de evolução lenta, com contrações uterinas fracas e ineficientes. Deve-se verificar a possibilidade de falso trabalho de parto (contrações uterinas com intervalos e intensidade irregulares sem modificação do colo uterino). Nesse caso, deve-se avaliar a vitalidade fetal, pesquisar a presença de mecônio e orientar repouso domiciliar com antiespasmódico leve.

Na distocia por hipoatividade primária, o trabalho de parto se inicia de forma ineficaz e lenta. Em sua forma secundária, após início de contrações uterinas adequadas ou exageradas, ocorre diminuição significativa da atividade uterina. As contrações tornam-se fracas e com intervalo aumentado, por falta de estímulo uterino ou por exaustão. É muito importante que se caracterize de forma adequada a distocia funcional por hipoatividade. Alguns autores defendem que se postergue a utilização de medidas ocitócicas desde que possa ser observada essa progressão, mesmo que lenta.[24]

Na terapêutica dessa condição, utilizam-se medidas ocitócicas (administração de ocitocina e amniotomia) que promovam a adequação das contrações uterinas, estimulando-as.

A decisão pela amniotomia ou pela utilização de ocitocina dependerá da dilatação cervical e da altura da apresentação. Ressalte-se que as medidas tomadas requerem tempo para adaptação e adequação da atividade contrátil e, depois de regularizada a atividade uterina, espera-se que a dilatação volte a seguir o padrão de pelo menos 1 cm/h, na fase ativa do trabalho de parto. O intervalo de tempo entre uma medida e outra deve ser de 1 a 2 horas. Caso não haja progressão da dilatação após as medidas citadas, deve-se considerar a hipótese de incoordenação uterina e indicar analgesia. Em seguida, é preciso aguardar novamente um intervalo de 1 a 2 horas, no qual deverá ocorrer progressão da dilatação, mesmo que lenta.

## Distocia por hiperatividade

Nesse caso, a distocia se deve a atividade uterina exacerbada, traduzida pelo aumento na frequência e na intensidade das contrações uterinas. Com isso, torna-se de grande importância avaliar a presença ou não de processo obstrutivo que impeça a progressão do trabalho de parto, podendo então subdividir a distocia por hiperatividade em sem obstrução e com obstrução.

A distocia por hiperatividade sem obstrução é comum em grandes multíparas e caracteriza-se pela evolução rápida (menos que 3 horas) do trabalho de parto. É conhecida como parto taquitócico. As principais complicações descritas são, para a mãe, lacerações do canal de parto e, para o feto, maior risco de hemorragia intracraniana, em decorrência do rápido desprendimento do polo cefálico, e também de prolapso de cordão umbilical. A terapêutica para essa situação tem por objetivo evitar ou tratar possíveis traumas maternos e fetais decorrentes do trabalho de parto de curta duração, e para isso utiliza amniotomia tardia, analgesia precoce, revisão cuidadosa do canal de parto e observação rigorosa do recém-nascido. Esse tipo de distocia pode ainda ser causada de forma iatrogênica pela utilização indiscriminada de ocitocina. No Brasil, a pesquisa Nascer no Brasil aponta que a ocitocina foi utilizada em 38% dos partos de risco habitual, o que indica intensa medicalização do processo de parturição.[7,27]

A distocia por hiperatividade com obstrução ocorre quando existe processo obstrutivo impedindo o trânsito do feto pelo canal de parto, como ocorre na desproporção cefalopélvica. Nessa situação, as contrações uterinas tentam sem sucesso vencer esse obstáculo. Uma vez diagnosticada a presença dessa forma de distocia, deve-se indicar a cesárea, evitando-se assim a ocorrência de rotura uterina.

### Distocia por hipertonia

A hipertonia uterina, além de impedir a progressão da dilatação do colo uterino, dificulta a oxigenação do feto, sendo por isso imprescindível aumentar a vigilância da vitalidade fetal. Ela se subdivide em polissistolia, superdistensão e descolamento prematuro de placenta (DPP).

A polissistolia se caracteriza pela presença de mais de cinco contrações em 10 minutos, sendo subdividida em hiperestimulação e taquissistolia.

A hiperestimulação é marcada pela ocorrência de cinco ou mais contrações em 10 minutos ou contrações com duração superior a 2 minutos e intervalo inferior a 1 minuto entre as contrações, podendo estar ou não acompanhadas de alterações na cardiotocografia. O termo taquissistolia tem sido utilizado para definir o aumento do número de contrações uterinas (mais que cinco) sem alterações na frequência cardíaca fetal.[25]

A repetição das contrações uterinas com consequente diminuição do intervalo de tempo entre elas dificulta o relaxamento uterino e pode levar ao aumento do tônus do útero. Nessas situações, observa-se que, no intervalo entre as contrações, o relaxamento uterino não é completo. A presença da polissistolia pode ser idiopática ou mesmo provocada pelo uso inadequado de ocitocina.

Sabe-se que o decúbito lateral, por aumentar o aporte sanguíneo para o útero, favorece a regularidade e efetividade das contrações uterinas. Considerando-se que durante o trabalho de parto se preconiza decúbito lateral de maior conforto à gestante, preferencialmente à esquerda, o tratamento é feito por meio de analgesia.

O uso de ocitocina deve ser descontinuado, caso a paciente apresente polissistolia.

A superdistensão ocorre em casos de gestação múltipla e polidrâmnio, e em muitas situações leva à distocia funcional. Na gemelidade, o tratamento é iniciado com amniotomia e administração de ocitocina para corrigir as irregularidades da contração uterina. A amniocentese é a alternativa nos casos de polidrâmnio importante e deverá ser utilizada com drenagem lenta e progressiva do líquido amniótico, em virtude do risco de DPP.

O DPP classicamente é acompanhado de hipertonia; em caso de feto morto ou inviável, quando se objetiva parto vaginal, sua ocorrência pode dificultar a progressão do trabalho de parto.

A terapêutica indicada engloba amniotomia, analgesia e até mesmo o uso de ocitocina para que as contrações possam se sobrepor à hipertonia instalada.

### Distocia de dilatação

Essa forma de distocia tem por características a ausência de dilatação cervical ou a progressão lenta, apesar de a paciente apresentar contrações uterinas adequadas à fase do trabalho de parto. Trata-se de incoordenação de algum segmento uterino, sendo seu diagnóstico clínico muito difícil.

A terapêutica é feita com o uso de analgesia, amniotomia e ocitocina, quando necessário.

### Indicação de cesárea por distocia funcional

A cesárea está indicada quando a distocia funcional for diagnosticada, todas as medidas terapêuticas forem instituídas e mesmo assim não ocorrer progressão do trabalho de parto, constituindo-se, desse modo, um caso de distocia funcional não corrigível. Na Clínica Obstétrica do HC-FMUSP, esse tipo de distocia não corrigível foi o motivo da indicação de cesárea em 57 (6,1%) de 932 casos de cesárea no ano de 2019.

## ANORMALIDADES DO TRAJETO

As anormalidades do trajeto se traduzem pela presença de distocias ósseas ou de partes moles e representam estreitamentos da pelve capazes de diminuir sua capacidade e, com isso, dificultar ou impedir a passagem fetal.

### DISTOCIAS ÓSSEAS

Define-se por distocia óssea a presença de anormalidade na forma, na dimensão ou na inclinação da pelve que dificulte ou impossibilite o parto vaginal. As anormalidades ósseas da pelve podem ocorrer isolada ou simultaneamente nos estreitos superior, médio e inferior.

Para a avaliação da pelve óssea, inicialmente se propunha a utilização da pelvimetria, por meio da qual, com medidas externas e exames de toque vaginal, se estimavam as dimensões da pelve. A possibilidade de avaliação por meio de radiografias simples a partir de 1895 trouxe maior conhecimento sobre as dimensões da pelve, que passaram a ser mensuradas, embora esse método ainda apresentasse considerável variação. Posteriormente, surgiram na literatura estudos que utilizavam a ressonância nuclear magnética com o objetivo principal de predizer a ocorrência de desproporção cefalopélvica. Parece ser possível identificar pacientes com risco aumentado para essa desproporção; contudo, não se tem o mesmo resultado quando o objetivo é identificar aquelas para as quais a cesárea seria o método de escolha para resolução da gestação, não havendo, portanto, motivos para a utilização da ressonância nessa prática clínica.[23] Considerando-se ainda que durante o trabalho de parto o polo cefálico sofre um processo de moldagem, que promove redução de seus diâmetros, torna-se claro que a avaliação clínica ainda é a principal propedêutica a ser utilizada para avaliar a pelve óssea.

A seguir, estão descritos os principais pontos a serem avaliados a fim de determinar ou pelo menos inferir o risco da ocorrência da distocia óssea.

## Anormalidades (vícios) do estreito superior

Na avaliação do estreito superior, é importante o estudo dos diâmetros anteroposterior e transverso médio. Diâmetro anteroposterior inferior a 10 cm ou diâmetro transverso médio com menos de 12 cm são parâmetros da presença de vício do estreito superior. O diâmetro anteroposterior é obtido indiretamente medindo-se a *conjugata diagonalis*. Para sua mensuração, realiza-se exame de toque vaginal com o objetivo de palpar o promontório (Figura 1). Quando a ponta do dedo médio atinge o promontório, marca-se a parte proximal do dedo que entra em contato com o ângulo subpúbico, medindo-se a distância entre esses dois pontos. Subtraindo-se 1,5 cm da medida obtida, infere-se o valor do diâmetro anteroposterior ou *conjugata vera obstetrica* (ver Capítulo 4, "Anatomia da pelve feminina", da Seção 2, "Anatomia e fisiologia"). Assim, valores de *conjugata diagonalis* inferiores a 11,5 cm correspondem a diâmetros anteroposteriores inferiores a 10 cm e são utilizados para definir a presença de vício do estreito superior. Quando é impossível atingir o promontório, aceita-se que o diâmetro superior da pelve apresenta dimensões adequadas ao parto vaginal.

Na ocorrência de distocia de estreito superior, é comum que a apresentação se mantenha alta, apesar das contrações uterinas eficientes; observa-se também maior frequência de apresentações defletidas e de situação transversa (ver Capítulo 18, "Mecanismo de parto", da Seção 4, "Parto e puerpério"). Muitas vezes, o plano ósseo parietal apresenta-se mais alto que a borda superior da sínfise púbica (sinal de Müller).

## Anormalidades (vícios) do estreito médio

As anormalidades do estreito médio associam-se frequentemente a partos prolongados nos quais, apesar da insinuação do polo cefálico, da ocorrência de moldagem e das contrações uterinas efetivas ou até mesmo exacerbadas, não se obtém progresso no trabalho de parto. Para avaliação do estreito médio, é importante obter a medida de seu diâmetro transverso (bi-isquiático), que, clinicamente, na maioria das vezes coincide com o diâmetro bituberoso e, portanto, pode ser inferido pela mensuração deste (Figura 2). Para se obter a medida do bituberoso, deve-se localizar a borda interna das tuberosidades isquiáticas e medir a distância entre estas com fita métrica aplicada tangencialmente à borda superior do ânus. É importante ressaltar que as mensurações do bituberoso e do bi-isquiático não coincidem em todos os casos. Considera-se que medidas do bituberoso inferiores a 10 cm sejam um indício de distocia do estreito médio.[28]

Ainda na avaliação de casos que apresentam redução do estreito médio, é comum que se observem espinhas isquiáticas salientes e curvatura sacra reduzida, o que poderá ser avaliado pelo toque vaginal. Muitas vezes, o polo cefálico mantém-se retido no plano zero de De Lee, em varie-

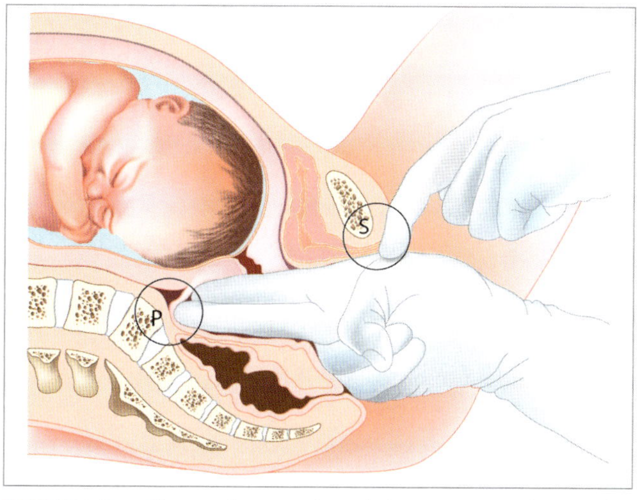


**FIGURA 1.** Determinação digital da *conjugata diagonalis*. P: promontório; S: sínfise púbica.

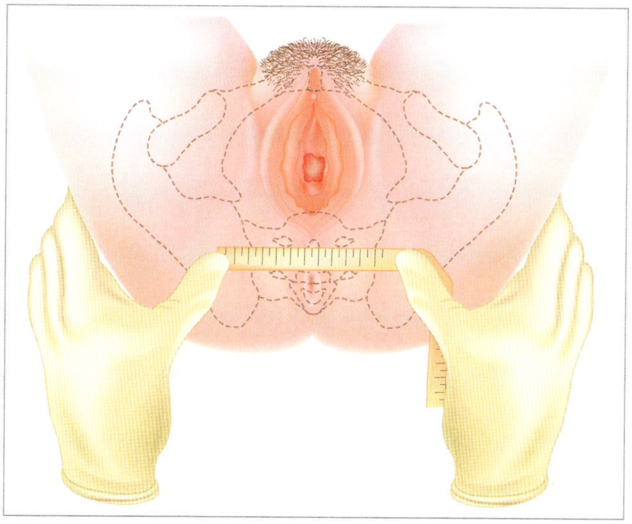

**FIGURA 2.** Mensuração do diâmetro bituberoso.

dades de posição occipitoposteriores ou occipitotransversas, apesar de haver contrações efetivas.

### Anormalidades (vícios) do estreito inferior

A distocia de estreito inferior como achado isolado é rara. Na maioria das vezes, observa-se ocorrência concomitante com anormalidades ósseas do estreito médio. Essa forma de distocia deve ser considerada quando o bituberoso se encontra com medida inferior a 8 cm.

### Avaliação da pelve óssea e via de parto

Apesar de a avaliação da pelve óssea permitir o diagnóstico de vício pélvico, em várias situações somente a prova do trabalho de parto poderá determinar se o parto vaginal é possível ou se a melhor opção é a cesárea. Deve-se ainda dar atenção especial a situações em que a parturiente refere antecedente de fratura pélvica. Nessas situações, muitas vezes, torna-se necessário um estudo pormenorizado da pelve, com avaliação do local da fratura, do processo cicatricial e de possíveis sequelas que possam interferir no canal de parto. Somente após essa análise é que se pode definir a via de parto ou decidir pela prova do trabalho de parto.

Os parâmetros para definição de vício pélvico, baseados na biometria da pelve menor ou bacia obstétrica, são: *conjugata vera obstetrica* menor que 10 cm (estreito superior), bi-isquiático com menos de 9,5 cm (estreito médio) e bituberoso menor que 8 cm (estreito inferior).

## DISTOCIAS DE PARTES MOLES

A distocia de partes moles é a presença de anormalidades em um dos integrantes do canal de parto – colo, vagina e vulva –, de tal modo que impeça a progressão do trabalho de parto.

### Vulva e períneo

São situações capazes de dificultar a evolução do parto: veias varicosas, estenose vulvar, edema de vulva e condiloma acuminado extenso. Raramente essas condições serão impedimento para a via baixa, mas em geral se associam a maior risco de sangramento e infecções.

### Vagina

A presença de septos vaginais pode dificultar ou impedir a progressão do parto vaginal: septos transversos geralmente impedem o parto vaginal, enquanto os longitudinais, caso não se desloquem com a passagem do feto, podem ser seccionados.[12]

A abordagem desse tipo de anomalia genital antes da gestação é a ideal, pode facilitar o parto vaginal e inclui a pesquisa de malformações uterinas associadas. Há relatos bem-sucedidos de ressecção do septo durante a gestação e mesmo durante o trabalho de parto.[5]

### Colo

As alterações cervicais que podem estar associadas à ocorrência de distocias são hipertrofia do colo do útero, estenose cervical e edema de colo. A estenose cervical em geral decorre de processos cirúrgicos (conização ou cerclagem) ou cicatriciais. O edema de colo é resultante da compressão do colo entre o polo cefálico e a parede óssea materna e pode ser verificado em casos em que existe algum grau de vício pélvico.

### Tumores prévios

Denomina-se tumor prévio a presença de tumoração que se antepõe à apresentação, impedindo ou dificultando a progressão do feto pelo canal de parto. Os tumores que mais comumente têm esse efeito são os miomas, o carcinoma de colo de útero e os tumores de ovário.

# ANORMALIDADES DO OBJETO

Algumas situações envolvendo o feto podem determinar evolução anormal do trabalho de parto.

## TAMANHO FETAL

O tamanho fetal poderá impedir a progressão normal do trabalho de parto tanto em situações de peso fetal acima de 4.000 g como nos casos em que, mesmo com peso fetal inferior ao descrito, ocorre desproporção entre o objeto (feto) e o trajeto (pelve), constituindo a desproporção cefalopélvica.

No momento do parto e mesmo na avaliação pré-natal, alguns sinais demonstram que o crescimento fetal pode estar acima do esperado: por exemplo, a medida da altura uterina acima do percentil 95 para determinada idade gestacional, a presença de edema de membros inferiores e edema suprapúbico e polo cefálico móvel, com dificuldade de insinuação.

A fim de avaliar a proporcionalidade entre o polo cefálico e o estreito superior, podem-se realizar algumas manobras, sendo as mais conhecidas as de Pinard e de Müller.

Na palpação mensuradora de Pinard, a cabeça fetal é abaixada em direção à escavação pélvica por meio da palpação abdominal. Com a outra mão, palpa-se o púbis e o parietal anterior, verificando-se se o polo cefálico conseguiu adentrar o estreito superior (Figura 3).

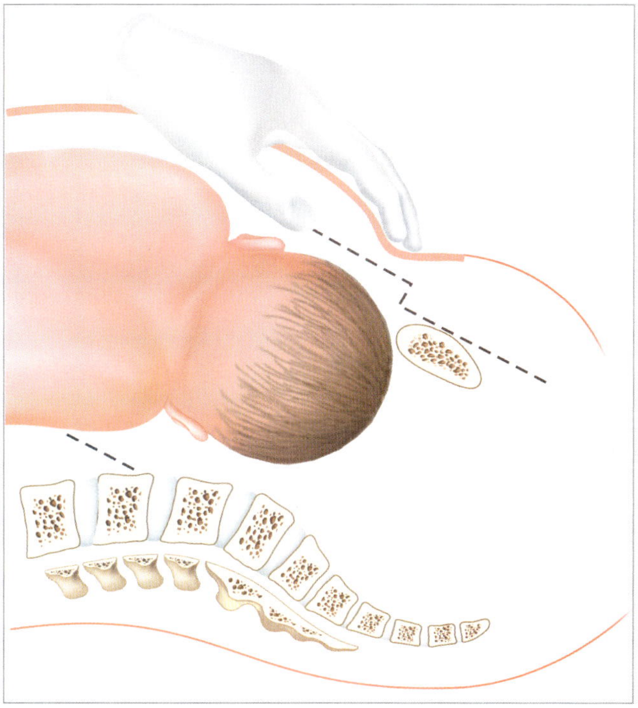

FIGURA 3. Palpação mensuradora de Pinard.

O toque palpatório de Müller consiste em forçar a entrada do polo cefálico no estreito superior da pelve e, por avaliação simultânea da via vaginal, observar a descida do polo e suas relações com a pelve.

Além dos sinais descritos, a ultrassonografia também permite estimar o peso fetal, podendo assim ser utilizada como mais um dado a ser avaliado na escolha da via de parto.

Considere-se, porém, que para algumas mulheres, mesmo nos casos em que o peso fetal estimado pela ultrassonografia se situa acima de 4.000 g, apenas a prova de trabalho de parto poderá determinar se é possível a sua evolução para o parto vaginal. No ano de 2019, na Clínica Obstétrica do HC-FMUSP, a desproporção cefalopélvica foi indicação de cesárea em (3%) dos 932 casos de cesárea. A maior preocupação nesses casos é o fato de que, quando os valores de peso fetal se encontram acima de 4.000 g, há maior risco de distocia de biacromial.

## DISTOCIA DE BIACROMIAL

A distocia de biacromial se dá quando a apresentação é cefálica e o polo cefálico já se desprendeu, mas os ombros não se soltam e não se observam quaisquer outras dificuldades.

Apesar de rara, é uma complicação grave, com incidência inferior a 1% dos partos, mas aumenta consideravelmente para valores próximos de 6% em casos de fetos com peso superior a 4.000 g.[16,22] São descritos como fatores associados a essa intercorrência a obesidade materna, o pós-datismo e o *diabetes mellitus* gestacional.[15,22,30] É importante ressaltar que mesmo em fetos de peso inferior a 4.000 g a distocia de biacromial pode ocorrer, principalmente quando existe algum grau de desproporção entre o feto e a pelve materna.

### Riscos maternos e fetais

A distocia de biacromial associa-se a complicações maternas, entre as quais as mais comumente descritas são lacerações do canal de parto, atonia uterina com hemorragia, disjunção da sínfise púbica e, eventualmente, rotura uterina.

As complicações fetais são lesões de plexo braquial e fratura de clavícula e úmero, podendo evoluir para óbito intraparto ou neonatal. O plexo braquial inicia-se na região do pescoço, estende-se pela região axilar e em geral é lesado pela tração excessiva durante o trabalho de parto, o que pode ocorrer em até 15% dos recém-nascidos de gestações em que ocorreu a distocia de biacromial.[1] Em grande parte dos casos ocorre resolução em 6 a 12 meses, mas casos severos podem precisar de cirurgia, com risco de dano permanente em até 10% das vezes.[30]

### Mecanismo da distocia de biacromial

A impacção dos ombros ocorre quando o diâmetro biacromial entra na pelve alinhado com o diâmetro anteroposterior do estreito superior (Figura 4). Geralmente, não há dificuldade de passagem da espádua posterior

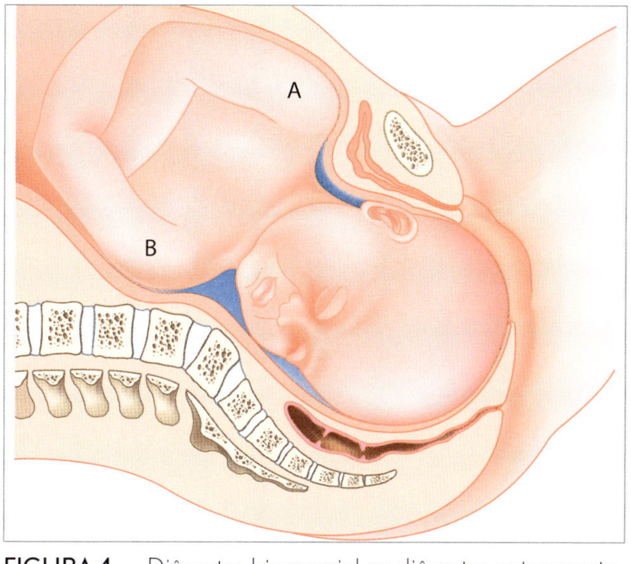


FIGURA 4. Diâmetro biacromial no diâmetro anteroposterior da pelve. A: ombro anterior; B: ombro posterior.

pelo promontório; porém, a espádua anterior fica encravada na sínfise púbica.

## Medidas preventivas

Embora a distocia de biacromial seja imprevisível, algumas medidas podem ser tomadas a fim de diminuir os riscos da ocorrência dessa grave complicação. Algumas medidas preventivas podem ser tomadas durante o acompanhamento pré-natal, como o controle do ganho de peso materno, a pesquisa de *diabetes mellitus* gestacional e a identificação de fetos macrossômicos pelo exame clínico e ultrassonográfico.

Na literatura, encontram-se propostas de indução do trabalho de parto em gestantes cujo feto tenha peso estimado acima de 4.000 g, com o objetivo de evitar que, com a continuidade da gestação, ocorra maior ganho de peso e, com isso, maior risco de distocia de biacromial; porém, não há evidências do efeito protetor dessa medida.[31]

## Assistência à distocia de biacromial

A dificuldade de prever e prevenir a ocorrência da distocia de biacromial faz com que todas as atenções se voltem para as manobras que podem ser utilizadas na tentativa de resolver essa grave situação. Os procedimentos relacionados a seguir são difíceis e devem ser realizados pelo obstetra de maior experiência no local:

- Comunicar a gestante sobre a necessidade de realização de manobras para a extração fetal.
- Não tracionar a cabeça: essa atitude pode levar à distensão do plexo braquial ou do bulbo, com graves complicações neurológicas.
- Esvaziar a bexiga.
- Ampliar a episiotomia.
- Realizar a manobra de McRoberts, que consiste na hiperflexão e abdução das coxas, com consequente deslocamento cranial da sínfise púbica e retificação da lordose lombar, liberando-se o ombro impactado (Figura 5). São necessários dois auxiliares para a execução dessa manobra.
- Realizar pressão suprapúbica (manobra de Rubin), com pressão contínua sobre o ombro anterior do feto, que desliza sob a sínfise púbica (Figura 5).
- Tentar girar os ombros fetais do diâmetro sagital para o diâmetro oblíquo. Dessa maneira, o ombro posterior e o anterior poderão ser desprendidos respectivamente do sacro e do púbis (Figura 6).
- Para desprender o ombro posterior, pode-se utilizar a manobra de Jacquemier. Após suspender o polo cefálico, introduz-se a mão pela concavidade do sacro, apreende-se o antebraço e, por deslizamento, este é retirado pela face anterior do tórax (Figura 7). Em seguida, abaixa-se

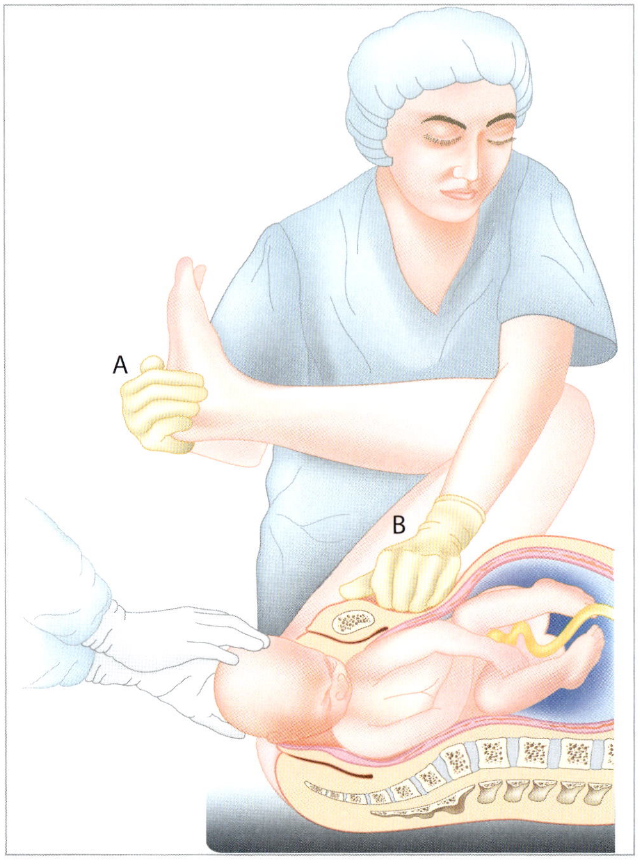


**FIGURA 5.** Assistência à distocia de biacromial. Nota-se que o auxiliar promove hiperflexão e abdução da coxa (A: manobra de McRoberts) e, ao mesmo tempo, exerce pressão suprapúbica sobre o ombro anterior impactado (B: manobra de Rubin). São necessários dois auxiliares, um de cada lado da paciente, para correto posicionamento dos membros inferiores.

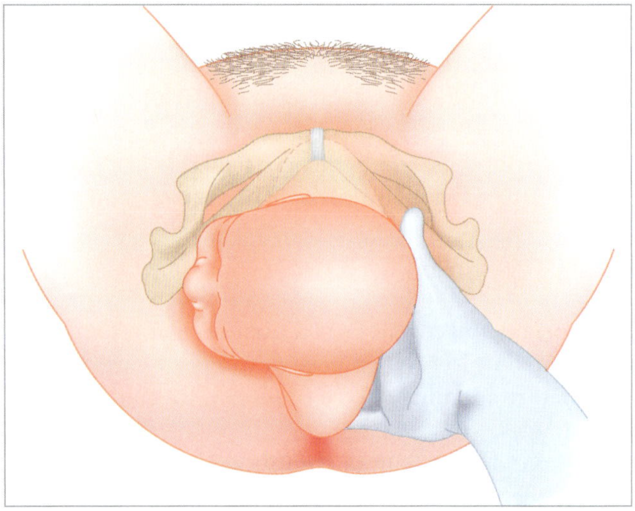

**FIGURA 6.** Rotação do diâmetro biacromial do diâmetro anteroposterior da pelve para o oblíquo.

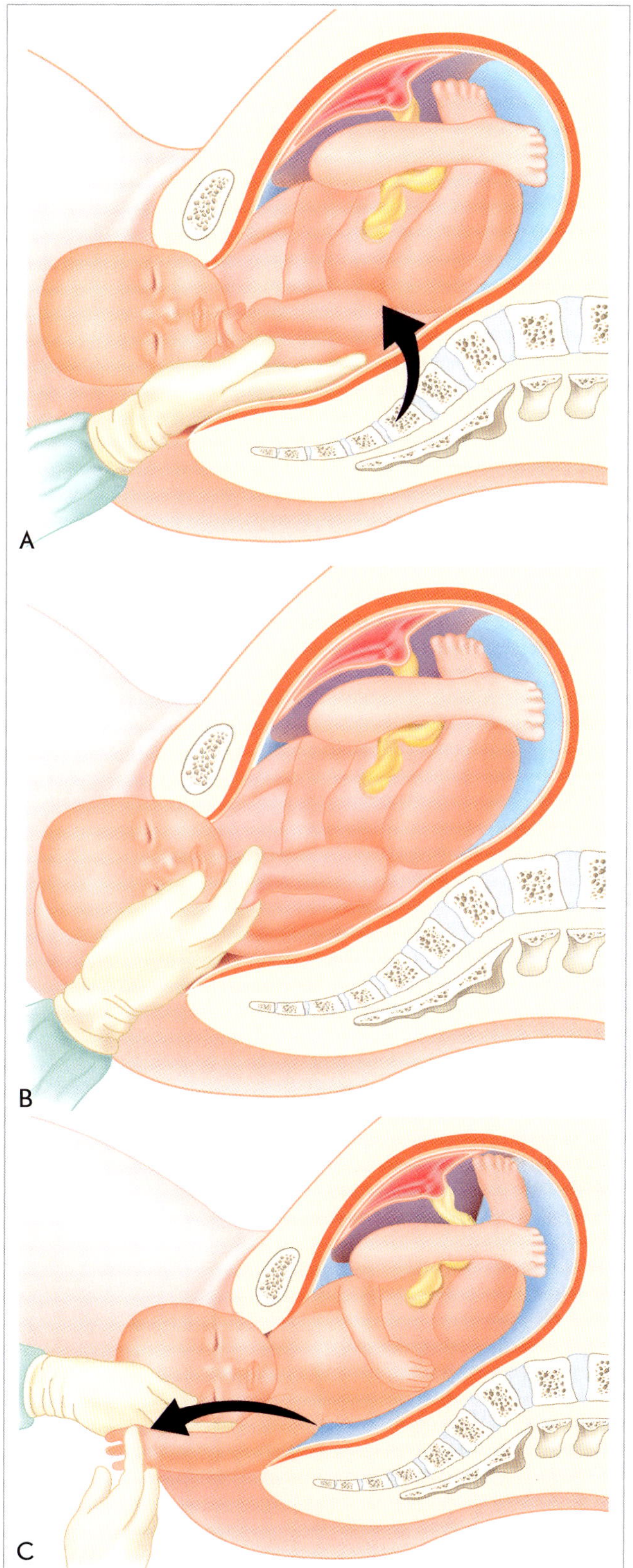


FIGURA 7. Extração do ombro e braço posteriores (manobra de Jacquemier). A: introdução da mão pela concavidade do sacro; B: apreensão do antebraço; C: retirada do braço posterior pela face anterior do tórax.

o tronco, que liberará o ombro anterior. Se houver dificuldade em liberar o ombro anterior, deve-se segurar o polo cefálico com uma das mãos e o braço posterior com outra, enquanto um auxiliar desloca o dorso do feto para o lado e roda o feto em 180°, para o lado do dorso, a fim de transformar o braço posterior em anterior (manobras de Ahlfeld e Barnum).

- Outra opção é a manobra de Woods. O obstetra deve girar o tronco em 180°, em sentido horário. Após o ombro posterior ser liberado, roda-se o tronco em sentido anti-horário, 180°, soltando-se o outro ombro (Figura 8).
- Como alternativa, pode-se utilizar a manobra de Matthes. A paciente deve adotar a posição genupeitoral. Nessa posição, o ombro posterior torna-se anterior, permitindo que o braço seja facilmente apreendido e trazido para fora da vagina pela mão do obstetra. Se o dorso

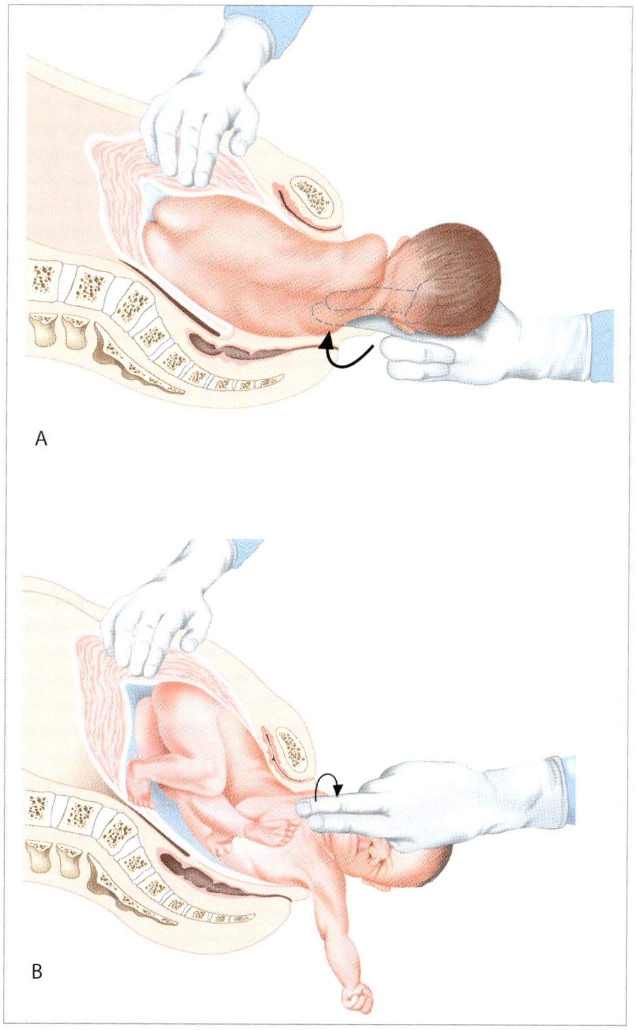


FIGURA 8. Manobra de Woods. A: gira-se o tronco fetal em 180°, em sentido horário; B: após o ombro posterior ser liberado, roda-se o tronco em sentido anti-horário, 180°, soltando-se o outro ombro.

do feto está à direita, introduz-se a mão direita; se estiver à esquerda, a mão esquerda. Retirado o braço sacral, promove-se uma rotação de 180°, levando-o para o púbis. Desprende-se o ombro anterior, agora sacral, retira-se o braço e finaliza-se o parto.

Manobras que diminuem o diâmetro biacromial:

- Fratura de clavícula: deve-se exercer pressão no meio da clavícula, de preferência a anterior.
- Clidotomia: utiliza-se tesoura para cortar a clavícula.

Quando for impossível alcançar o ombro, a cesárea está indicada. Diante dessa situação, deve-se rodar a cabeça para a variedade occipitopúbica, fleti-la e reintroduzi-la lentamente na pelve materna, até as espinhas isquiáticas (manobra de Zavanelli). Para um bom relaxamento uterino, recomenda-se o uso de terbutalina subcutânea (0,25 mg).

## ANORMALIDADES DE SITUAÇÃO E APRESENTAÇÃO

Anormalidades de situação e de apresentação são raras durante o trabalho de parto. A situação transversa e a apresentação pélvica, em alguns serviços, constituem indicação de versão externa; em outros, de cesárea. Apresentações de face ou de fronte e apresentações compostas devem ser reavaliadas durante a prova de trabalho de parto, visto que poderá ocorrer mudança na apresentação. No caso de variedades de posição persistentes (occipitotransversa e occipitoposterior), há a possibilidade de rotação para a variedade occipitopúbica por meio de aplicação de fórcipe. Observe-se que, caso não haja correção da apresentação ou existam dificuldades na rotação ou extração do polo cefálico, o obstetra não deverá hesitar em indicar a cesárea.[3]

### Situação transversa

Define-se situação transversa como aquela em que o maior eixo fetal é perpendicular ao maior eixo do útero, ou ainda quando o feto se situa obliquamente ao eixo uterino. Ela está relacionada com multiparidade, prematuridade, placenta prévia, polidrâmnio e anormalidades da pelve óssea. O diagnóstico pode ser facilmente presumido pela palpação abdominal (manobra de Leopold): não se palpa nenhum polo no fundo uterino; porém, é fácil identificar o polo cefálico em uma das fossas ilíacas e o polo pélvico na outra. No início do trabalho de parto, não se percebe nenhuma parte apresentada quando se realiza o toque vaginal; no entanto, com o progredir do trabalho, pode-se identificar o acrômio ao exame de toque vaginal, ou até mesmo é possível ocorrer prolapso de membro superior. A ultrassonografia, além de permitir a confirmação da situação transversa, torna-se importante por possibilitar a identificação de casos de placenta prévia e outras causas mais raras da persistência dessa situação, como os tumores pélvicos. A progressão do trabalho de parto dificulta muito a extração fetal, mesmo quando se opta pela cesárea, havendo maior frequência de hemorragia e infecção materna. Portanto, uma vez iniciado o trabalho de parto e diagnosticada a situação transversa, deve-se recomendar cesárea a fim de prevenir complicações maternas e fetais.[20]

### Apresentação pélvica

A apresentação pélvica no início do trabalho de parto ocorre em aproximadamente 3 a 4% das gestações. A decisão pela via vaginal é controversa e deve-se levar em consideração os riscos materno-fetais.[6] O *American College of Obstetricians and Gynecologists* (ACOG), em um parecer, salienta que o parto pélvico por via vaginal só deverá ocorrer de forma planejada e com consentimento da parturiente após o esclarecimento de todos os riscos possíveis.[26] Apesar de alguns autores afirmarem que o parto vaginal pode ser uma boa opção, se indicado apenas em casos favoráveis, em condições maternas adequadas, na ausência de malformações e depois de avaliado o peso fetal, para a maioria dos casos a recomendação é pela cesárea eletiva.[11,13] Uma opção que tem sido oferecida à gestante é a versão externa seguida ou não de indução do trabalho de parto. A versão externa cefálica é um procedimento no qual a apresentação fetal pélvica é modificada para apresentação cefálica por meio de rotação fetal guiada por manipulação do abdome materno (Figura 9). Estima-se que em 60% dos casos a versão ocorra de forma segura e eficaz, o que reduz as taxas de cesárea nesse grupo de pacientes.[32]

### Apresentação de face

A apresentação de face representa o grau máximo de deflexão do polo cefálico. Nela se observa que o occipício está em contato com o dorso fetal e o mento é a parte que se apresenta.

Sua frequência é de 1:600 a 1:800 partos a termo.[2,8] Os fatores que se associam a ela são multiparidade, macrossomia, pelve do tipo platipeloide, desproporção cefalopélvica e prematuridade.[8,21]

O parto é possível quando a variedade de posição é a mentoanterior; nesse caso, o trabalho de parto geralmente é mais prolongado, mas o progresso é contínuo. É importante que se tenha atenção quanto ao ris-

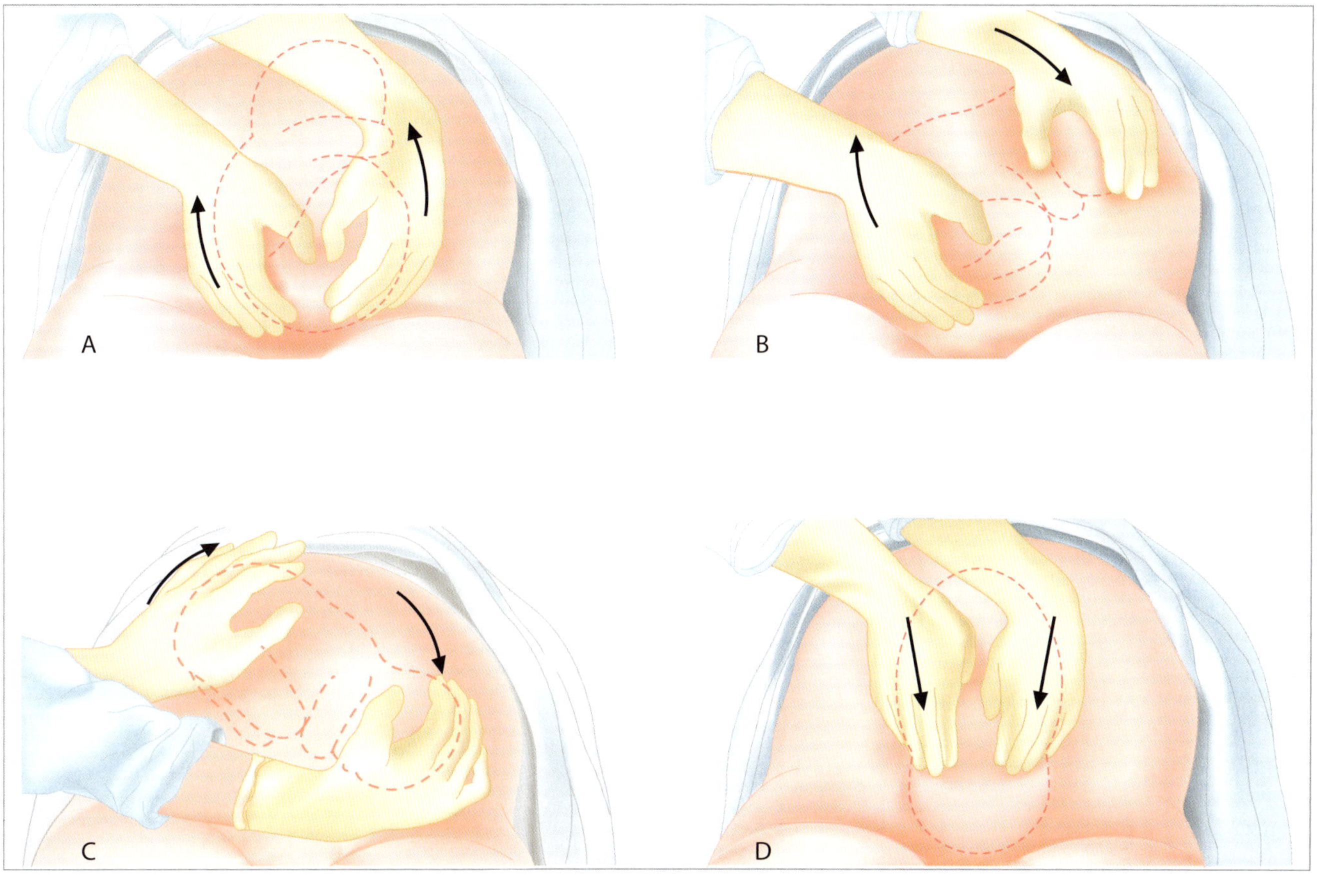


**FIGURA 9.** Manobra de versão cefálica externa na apresentação pélvica. (Figura adaptada de Hofmeyr et al.[33])

co aumentado de lacerações maternas e de edema de face fetal, principalmente com a rotura precoce da bolsa das águas.

Quando o mento se encontra voltado para o sacro (variedade de posição mentoposterior), o que ocorre em até 30% dos casos, o parto vaginal só é possível se durante a evolução do trabalho de parto ocorrer rotação e a variedade de posição mudar de mentoposterior para mentoanterior (tema mais profundado no Capítulo 18, "Mecanismo de parto", da Seção 4, "Parto e puerpério").

## Apresentação de fronte

A apresentação de fronte ou cefálica defletida de 2º grau não permite a insinuação e, portanto, o parto vaginal. O ponto de referência é o naso. Frequentemente, durante o trabalho de parto em apresentações desse tipo, a cabeça se flete para apresentação cefálica fletida ou se deflete totalmente, tornando-se uma apresentação de face, sendo possível a progressão para o parto vaginal. Assim, não é incorreto tentar uma prova de trabalho de parto; porém, deve-se estar atento ao risco aumentado de lacerações extensas maternas e de sofrimento e óbito fetal.[4]

## Apresentação composta

A apresentação composta é aquela em que um ou mais membros entram simultaneamente com o polo cefálico ou com o polo pélvico na pelve materna e está associada a maior risco de prolapso de cordão. A combinação mais frequente é de cabeça e mão fetais. Em geral, essa apresentação ocorre quando existe um fator que impede a insinuação completa da cabeça ou das nádegas fetais ou nos casos em que a rotura das membranas ovulares aconteceu quando a parte a ser apresentada estava alta. Durante o trabalho de parto, deve-se suspeitar de apresentação composta se a evolução se mostrar prolongada e não ocorrer insinuação, ou a cabeça fetal permanecer alta. O toque vaginal permite o diagnóstico pela percepção da presença do membro procidente ou prolapsado. A evolução do caso dependerá da presença ou não de prolapso de cordão, da apresentação fetal e do bem-estar e tamanho do feto. Muitas vezes, com o progresso do trabalho de parto, a parte apresentada avança pela pelve e o membro que se encontra em procidência tende a regredir para fora da pelve, permitindo a evolução para o parto vaginal. Há ainda a possibilidade de se tentar a redução manual da parte prolapsada. Nos casos em que não houver redução do membro, deve-se optar pela cesárea.

## Variedade de posição occipitoposterior ou occipitotransversa

Essa é a denominação que se dá à persistência da posição occipitoposterior ou occipitotransversa a despeito da progressão da dilatação, e está relacionada ao período expulsivo prolongado.

Diante da ocorrência da variedade de posição occipitoposterior ou occipitotransversa, a evolução do trabalho de parto poderá ser de uma das seguintes formas:

- Rotação para a variedade de posição occipitopúbica (90% dos casos).
- Rotação inversa para a variedade de posição occipitossacra.
- Parada em variedade de posição occipitoposterior ou occipitotransversa.

As principais causas para a persistência da cabeça fetal nessas variedades de posição são pelves que apresentam estreitamento do diâmetro transverso, como as classificadas em antropoides, e distocia funcional de hipoatividade. O diagnóstico é facilmente realizado pelo toque vaginal e, nos casos em que se verifica a presença de bossa que dificulte a identificação das suturas e das fontanelas, pode-se avaliar a localização da orelha, inferindo-se assim o tipo de apresentação.

Como medida facilitadora da rotação da cabeça fetal, pode-se orientar o decúbito lateral homônimo à apresentação e, em algumas situações, pode-se indicar a utilização do fórcipe de Kielland (Capítulo 22, "Fórcipe", da Seção 4, "Parto e puerpério").

### PONTOS-CHAVE

- A distocia funcional não corrigível é uma das principais indicações para cesárea.
- A classificação da distocia funcional em hipoatividade, hiperatividade e incoordenação permite ações no intuito de corrigi-la.
- A cesárea deve ser indicada se houver persistência da distocia funcional mesmo depois de tomadas todas as medidas cabíveis.
- A distocia óssea mais comum é a de estreito médio.
- A desproporção cefalopélvica associa-se à distocia de biacromial.
- Situações, posições e variedades de posição anormais devem ser avaliadas quanto a possibilidade de parto vaginal ou necessidade imediata de cesárea.

## REFERÊNCIAS BIBLIOGRÁFICAS


### Artigos de revisão

1. Baxley EG, Gobbo RW. Shoulder dystocia. Am Fam Physician 2004; 69(7): 1707-14.
2. Duff P. Diagnosis and management of face presentation. Obstet Gynecol 1981; 57(1): 105-12.
3. Stitely ML, Gherman RB. Labor with abnormal presentation and position. Obstet Gynecol Clin North Am 2005; 32(2): 165-79.

### Artigos originais

4. Bhal PS, Davies NJ, Chung T. A population study of face and brow presentation. J Obstet Gynaecol 1998; 18(3): 231-5.
5. Blanton EN, Rouse DJ. Trial of labor in women with transverse vaginal septa. Obstet Gynecol 2003; 101(5 Pt 2): 1110-2.
6. Carcopino X, Shojai R, D'Ercole C, Boubli L. French trainees in obstetrics and gynaecology theoretical training and practice of vaginal breech delivery: a national survey. Eur J Obstet Gynecol Reprod Biol 2006.
7. Carmo L, Pereira AP, Domingues RM et al. Obstetric interventions during labor and childbirth in Brazilian low-risk women. Cad Saude Publica 2014; 30 Suppl 1: S1-16.
8. Cruikshank DP, White CA. Obstetric malpresentations: twenty years' experience. Am J Obstet Gynecol 1973; 116(8): 1097-104.
9. Donnelly V, Fynes M, Campbell D, Johnson H, O'Connell PR, O'Herlihy C. Obstetric events leading to anal sphincter damage. Obstet Gynecol 1998; 92(6): 955-61.
10. Fitzpatrick M, Harkin R, McQuillan K, O'Brien C, O'Connell PR, O'Herlihy C. A randomised clinical trial comparing the effects of delayed versus immediate pushing with epidural analgesia on mode of delivery and faecal continence. BJOG 2002; 109(12): 1359-65.
11. Goffinet F, Carayol M, Foidart JM et al. Is planned vaginal delivery for breech presentation at term still an option? Results of an observational prospective survey in France and Belgium. Am J Obstet Gynecol 2006; 194(4): 1002-11.
12. Haddad B, Louis-Sylvestre C, Poitout P, Paniel BJ. Longitudinal vaginal septum: a retrospective study of 202 cases. Eur J Obstet Gynecol Reprod Biol 1997; 74(2): 197-9.
13. Herbst A, Kallen K. Influence of mode of delivery on neonatal mortality and morbidity in spontaneous preterm breech delivery. Eur J Obstet Gynecol Reprod Biol 2006.
14. Kaergaard H, Olsen J, Ottese B, Dykes AK. Incidence and outcomes of dystocia in the active phase of labor in term nulliparous women with spontaneous labor onset. Acta Obstet Gynecol Scand 2009; 88(4): 402-7.
15. Kwik M, Seeho SK, Smith C, McElduff A, Morris JM. Outcomes of pregnancies affected by impaired glucose tolerance. Diabetes Res Clin Pract 2007; 77(2): 263-8.
16. Piasek G, Starzewski J, Chil A et al. Analysis of labour and perinatal complications in case of foetus weight over 4000 g. Wiad Lek 2006; 59(5-6): 326-31.
17. Rahnama P, Ziaei S, Faghihzadeh S. Impact of early admission in labor on method of delivery. Int J Gynaecol Obstet 2006; 92(3): 217-20.
18. Rouse DJ, McCullough C, Wren AL, Owen J, Hauth JC. Active-phase labor arrest: a randomized trial of chorioamnion management. Obstet Gynecol 1994; 83(6): 937-40.
19. Satin AJ, Leveno KJ, Sherman ML, Brewster DS, Cunningham FG. High versus low-dose oxytocin for labor stimulation. Obstet Gynecol Scand 1992; 80(1): 111-6.
20. Seffah JD. Maternal and perinatal mortality and morbidity associated with transverse lie. Int J Gynaecol Obstet 1999; 65(1): 11-5.

21. Shaffer BL, Cheng YW, Vargas JE, Laros Jr. RK, Caughey AB. Face presentation: predictors and delivery route. Am J Obstet Gynecol 2006; 194(5): 10-2.
22. Srofenyoh EK, Seffah JD. Prenatal, labor and delivery characteristics of mothers with macrosomic babies. Int J Gynaecol Obstet 2006; 93(1): 49-50.
23. Zaretsky MV, Alexander JM, McIntire DD, Hatab MR, Twickler DM, Leveno KJ. Magnetic resonance imaging pelvimetry and the prediction of labor dystocia. Obstet Gynecol 2005; 106: 919-26.
24. Zhang J, Landy HJ, Branch DW et al. Contemporary patterns of spontaneous labor with normal neonatal outcomes. Obstet Gynecol 2010; 116: 1281.


## Diretrizes


25. American College of Obstetricians and Gynecologists. Dystocia and augmentation of labor. ACOG Practice Bulletin. Obstet Gynecol 2003; 102(6): 1445-54.
26. American College of Obstetricians and Gynecologists. Mode of term singleton breech delivery. ACOG Committee Opinion. Obstet Gynecol 2006; 108(1): 235-7.


## Editorial/carta ao editor


27. Souza JP, Pileggi-Castro C. Sobre o parto e o nascer: a importância da prevenção quaternária. Cad Saúde Pública 2014; 30(supl.1): S11-3.


## Livros


28. Cunningham FG, Leveno KJ, Bloom SL, Hauth JC, Gilstrap III LC, Wenstrom KD. Williams obstetrics. 2.ed. New York: McGraw-Hill, 2005.
29. Goffi PS. Assistência ao parto. 2.ed. São Paulo: Rumo, 1978.


## Revisões sistemáticas/metanálises


30. Athukorala C, Middleton P, Crowther CA. Intrapartum interventions for preventing shoulder dystocia. Cochrane Database Syst Rev 2006(4): CD005543.
31. Boulvain M, Stan C, Irion O. Elective delivery in diabetic pregnant women. Cochrane Database Syst Rev 2001(2): CD001997.
32. Grootscholten K, Kok M, Oei SG et al. External cephalic version-related risks: a metaanalysis. Obstet Gynecol 2008; 112: 1143.
33. Hofmeyr GJ, Kulier R. External cephalic version for breech presentation at term. Cochrane Database of Syst Rev 1996; (1): CD00083.

# Capítulo 21

# Analgesia e anestesia

## INTRODUÇÃO

A dor do parto é frequentemente a mais intensa dor experimentada durante a vida de uma mulher. Em 1847, o obstetra escocês James Simpson utilizou pela primeira vez o éter como medicação para minimizar o desconforto das parturientes, sendo duramente censurado com alusões a ditos bíblicos do *Gênesis* que dizem que a mulher deveria dar à luz em sofrimento. Essas discussões ultrapassaram as barreiras éticas e religiosas, entrando em considerações científicas a respeito de possíveis efeitos adversos de tal analgesia para a mãe, o feto e o trabalho de parto.[53]

Daquela data até a década de 1970, o alívio da dor do parto realizou-se primariamente por meio da administração parenteral de medicações, em especial sedativos e opioides. Somente depois disso foram popularizadas as técnicas regionais de analgesia, principalmente a técnica peridural e mais recentemente suas variações, em especial a analgesia de bloqueio combinado raquiperidural. As técnicas de condução ou bloqueios espinhais também foram e ainda são alvo de controvérsias a respeito de sua interferência no trabalho de parto.[4]

## ANALGESIA PARA O PARTO VAGINAL

### CONSIDERAÇÕES SOBRE A ETIOLOGIA DA DOR DO PARTO

A sensação dolorosa do parto tem origem em diferentes vias, dependendo da fase do trabalho de parto:

- Durante o primeiro período, ou período de dilatação, a dor origina-se especialmente de estímulos nociceptivos aos receptores químicos e mecânicos existentes no colo uterino e no miométrio. Os mecanorreceptores respondem especialmente ao estiramento do colo uterino e também às modificações pressóricas geradas pelas contrações. Os quimiorreceptores respondem à liberação de mediadores inflamatórios gerados pela lesão das miofibrilas, como serotonina, histamina, bradicinina, acetilcolina e íons potássio. Essa dor é do tipo visceral, sob a forma de cólicas, é difusamente percebida e sua via aferente alcança o sistema nervoso central (SNC) nos níveis de L1 a T10. A partir de 3 a 4 cm de dilatação, a dor torna-se mais intensa, atingindo também as fibras sacrais S2 a S4.[4]
- O segundo período do parto, ou período expulsivo, tem predomínio da dor de origem somática, pela tração e pela distensão do assoalho pélvico e do períneo. Esses estímulos aferentes são transportados especialmente pelo nervo pudendo até os níveis S2 a S4 da medula, além de outros nervos que recebem estímulos dessa região, como o ilioinguinal, o cutâneo posterior da coxa e o genitofemoral. Essa dor é de característica aguda e bem localizada.[4]

A dor do parto aumenta a ansiedade e a resposta do estresse materno, o que se traduz em um aumento dos níveis de catecolaminas circulantes (Figura 1).[55] Estudos experimentais demonstram que o aumento das catecolaminas está associado a diminuição do fluxo sanguíneo uterino, incoordenação contrátil e alterações cardiotocográficas, levando a ciclo vicioso em que o aumento da dor gera alterações na dinâmica do parto, e vice-versa. A sensação dolorosa aumenta ainda o volume corrente e a frequência respiratória, causando hipocapnia e alcalose respiratória. Esses estudos também demonstram que a administração de analgesia reduz a circulação de catecolaminas, especialmente a adrenalina, que apresenta efeito inibidor da contratilidade uterina.[36]

A experiência dolorosa do parto pode ser muito diversa, não apenas pela grande variabilidade dos fatores bio-

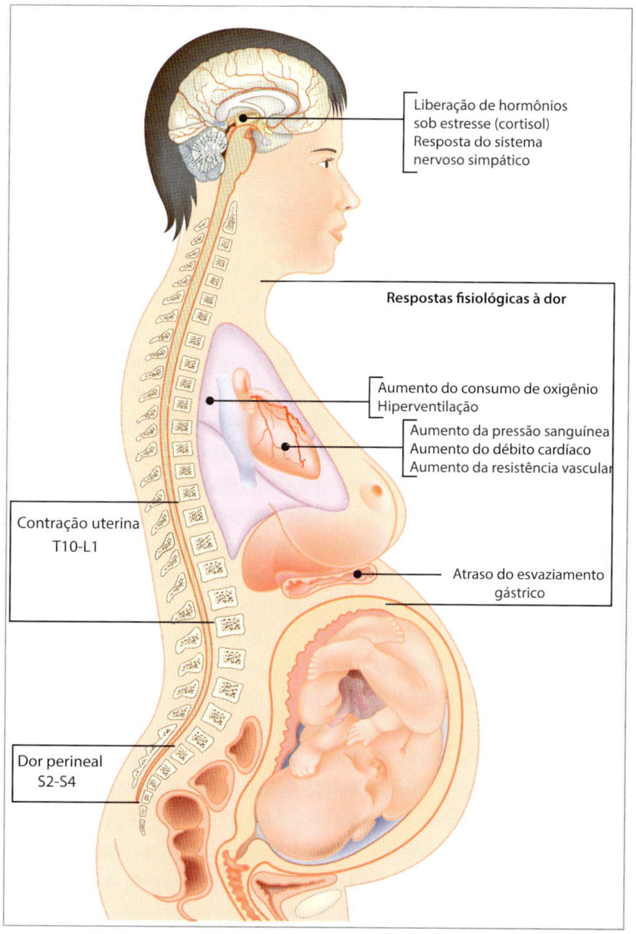


**FIGURA 1.** Origens da dor durante o parto e respostas fisiológicas maternas. (Figura adaptada de Cunningham et al.[46])

lógicos envolvidos, mas também pela vivência materna de experiências anteriores, pelo estado emocional em que a paciente se encontra e por suas crenças e expectativas. O alívio satisfatório pode ser obtido de maneiras diferentes para as gestantes; no entanto, o emprego de técnicas para minimizar a dor do parto é benéfico e essencial para uma adequada assistência a todas as parturientes. Além da redução da resposta de estresse materno, minimizando sua interferência na dinâmica do parto, o adequado alívio da dor torna a gestante mais colaborativa e contribui para uma melhor experiência da parturição. Outro ponto importante é a facilitação das manobras obstétricas, da revisão e da sutura do canal de parto por parte do obstetra.

## MÉTODOS DE ANALGESIA OBSTÉTRICA

### Métodos não farmacológicos

#### Educação antenatal

A educação antenatal consiste na orientação individual ou em grupo de gestantes e de seus acompanhantes com a finalidade de informar sobre o processo de trabalho de parto e o parto, as práticas comuns no atendimento da gestante do serviço, o início da paternidade e a amamentação. Essa orientação individual ou em grupo pode diminuir a ansiedade e ajudar no controle da dor, incluindo medidas de autoajuda.

A interpretação de estudos observacionais sobre o efeito da educação antenatal na dor do trabalho de parto e o uso de medicações é limitada em razão do viés de seleção (as gestantes desse grupo tendem a ser mais motivadas) e da falta de grupo controle adequado.

Em estudo randomizado com 1.193 mulheres em que um grupo realizou 9 horas de treinamento de educação antenatal e outro grupo não realizou o treinamento de educação antenatal, mantendo a rotina de pré-natal, as mulheres que receberam a educação antenatal tiveram significativamente menor probabilidade de receber a analgesia peridural durante o parto (risco relativo 0,84; IC 95%: 0,73-0,97), mas não foram menos propensas a necessitar de medicação para o alívio da dor.[28] A frequência de intervenções médicas e as avaliações de autorrelato das experiências do parto foram semelhantes em ambos os grupos. O treinamento englobou palestras e discussões sobre o início do trabalho de parto, o processo de nascimento, a pessoa de suporte, os métodos de alívio da dor, as intervenções no parto, o medo do parto e um filme sobre o parto.

#### Técnica de respiração

Na técnica de respiração, é importante evitar a hiperventilação. Assim, quando a frequência respiratória aumenta de cinco a vinte vezes mais que o normal, pode resultar em alcalose respiratória.[8] Essa excessiva hiperventilação materna produz acentuada queda na pressão parcial de dióxido de carbono no sangue arterial, vasoconstrição uterina e menor liberação de oxigênio para o feto.[48]

A técnica correta de respiração se dá quando a gestante percebe a necessidade de acelerar a respiração durante o auge de cada contração, alterando o tipo de respiração de arquejante lenta para a técnica de aceleração e desaceleração. A gestante, então, utiliza a respiração torácica – rápida e superficial –, que acelera e desacelera de acordo com a duração e a intensidade de cada contração, reduzindo-a quando a contração começa a diminuir.[8]

Recomenda-se, igualmente, que ela inspire profundamente ao final da contração e, em seguida, expire lentamente e relaxe como em um suspiro. A respiração lenta e profunda fornece uma boa troca de oxigênio e de dióxido de carbono antes e depois da respiração superficial realizada durante a contração.[56]

#### Exercícios de relaxamento

Os exercícios de relaxamento têm como objetivo permitir que as mulheres reconheçam as partes do corpo e suas sensações, principalmente as diferenças entre relaxamento e contração, assim como as melhores posições para relaxar durante o trabalho de parto.[44]

O objetivo das técnicas de relaxamento é reduzir a ansiedade e a tensão muscular. Alguns estudos indicam que o relaxamento diminui o consumo de oxigênio, a frequência cardíaca e respiratória, a concentração de lactato no sangue arterial e a atividade do sistema nervoso simpático. Em geral, as técnicas de relaxamento distraem a paciente, aumentam sua sensação de controle da dor e facilitam o sono e o repouso. Embora esses métodos possam reduzir a angústia, eles não aliviam a dor propriamente, porém promovem a distração, o que desvia o foco da dor.[50]

#### Ambiente

O ambiente ideal para o manejo da dor no trabalho de parto e no parto tem que ser confortável e privado, além de oferecer área para caminhar, tomar banho e descansar.

Em revisão sistemática de estudos randomizados comparando o centro de parto normal hospitalar *versus* unidade hospitalar com atendimento convencional do trabalho de parto e do parto, observou-se que na gestante que foi assistida no centro de parto normal hospitalar houve maior probabilidade de que a mulher não usasse analgesia/anestesia de parto (risco relativo 1,17; IC 95%: 1,01-1,35; cinco ensaios, n = 7.842) e que essas pacientes geralmente têm um parto vaginal espontâneo (risco relativo 1,04; IC 95%: 1,02-1,06; 8 ensaios, n = 10.218), realizam a amamentação de 6 a 8 semanas (risco relativo 1,04; IC 95%: 1,02-1,06; 1 ensaio, n = 1.147) e têm uma opinião mais positiva sobre a assistência do seu trabalho de parto e parto (risco relativo 1,96; IC 95%: 1,78-2,15; dois ensaios, n = 1.207).[63]

O parto realizado em centro de parto normal está associado a menores taxas de intervenções médicas durante o trabalho de parto e o parto e a níveis mais elevados de satisfação, sem aumentar o risco para as mães ou seus bebês. A limitação desses achados é de que as gestantes que participaram dos estudos podem não representar a maioria das parturientes, revelando um viés de seleção.

### Apoio contínuo no trabalho de parto

O termo "apoio contínuo no trabalho de parto" se refere à permanência de acompanhante junto à gestante no trabalho de parto e no parto, o que no Brasil é um direito garantido por lei. Durante o trabalho de parto, o acompanhante pode ajudar a mulher a lidar melhor com a dor e a ansiedade e melhorar os desfechos obstétricos. As parturientes que receberam apoio contínuo tiveram maior probabilidade de terem um parto vaginal espontâneo (risco relativo 1,08; IC 95%: 1,04-1,12) e menor probabilidade de receberem analgesia intraparto (risco relativo 0,90; IC 95%: 0,84-0,96) ou de se sentirem insatisfeitas (risco relativo 0,69; IC 95%: 0,59-0,79). Além disso, a duração do trabalho de parto das mulheres que receberam apoio contínuo foi mais curta (-0,69 hora, IC 95%: -1,04 a -0,34 horas), e sua probabilidade de ter parto cesárea foi menor (risco relativo 0,75; IC 95%: 0,64-0,88), assim como de ter parto vaginal instrumental (risco relativo 0,90; IC 95%: 0,85-0,96), de necessitarem de analgesia regional (risco relativo 0,93; IC 95%: 0,88-0,99) ou de terem um recém-nascido com Apgar de 5 minutos baixo (risco relativo 0,62; IC 95%: 0,46-0,85).[58]

### Movimentação e posição materna

A gestante de baixo risco em trabalho de parto deve, sempre que possível, deambular, movimentar-se e mudar de posição para a forma mais confortável. As dimensões da pelve variam com as diferentes posições maternas, dessa forma essas mudanças de posição podem ajudar a aliviar a dor do trabalho de parto.[29]

Em 2013, em revisão sistemática de ensaios clínicos controlados avaliando a posição da gestante e a sua mobilidade no primeiro estágio do trabalho de parto, a deambulação e a posição ereta no primeiro estágio do trabalho de parto apresentaram redução na duração do trabalho de parto, no risco de parto cesárea e na necessidade de anestesia peridural, e não foram associados com maior intervenção ou efeitos negativos. No entanto, a heterogeneidade e os viéses dos trabalhos limitam a qualidade desses dados.[65]

### Bola de parto

A bola de parto, também conhecida como bola suíça, bola obstétrica ou bola de Bobath, permite a mudança de posição, diminuindo a sensação dolorosa da contração uterina; estimula movimentos espontâneos e não habituais; permite que a mulher se movimente para a frente e para trás (cadeira de balanço); e ajuda na rotação e na descida fetal.[8]

Em ensaio clínico randomizado que comparou a dor (medida pela escala analógica visual, pela escala de resposta verbal e pela escala de intensidade da dor atual) e a autoeficácia (medida com o inventário da autoeficácia do parto) em 48 gestantes que utilizaram o exercício com a bola de parto para conforto e para a movimentação em comparação com 39 gestantes que receberam cuidados habituais do serviço no momento do trabalho de parto, ambos com 4 a 8 cm de dilatação, observou-se que as gestantes que utilizaram a bola obstétrica apresentaram diferença estatisticamente significativa em relação ao parto com melhor avaliação da autoeficácia e da dor.[17]

As mulheres do grupo experimental praticaram a utilização da bola de parto no período anteparto. Durante o trabalho de parto, elas passaram mais tempo em uma posição vertical, tinham uma duração mais curta na primeira fase do trabalho de parto e apresentaram uma maior satisfação na participação de seus parceiros do que as mulheres no grupo de atendimento habitual.[17]

Um segundo ensaio clínico randomizado avaliou sessenta nulíparas que utilizaram ou não a bola de Bobath durante o trabalho de parto. O grupo que utilizou a bola de parto não tinha orientação prévia e foi instruído a sentar-se na bola de parto durante 30 minutos, balançando para a frente e para trás ou em um círculo por 30 minutos. O grupo-controle recebeu cuidados de rotina, que consistiam em reclinar a cama. A dor foi medida por uma escala visual analógica. Os escores de dor no grupo que utilizou a bola de parto foram significativamente menores em 30, 60, e 90 minutos. Não houve diferenças nas contrações ou na duração da fase ativa do trabalho de parto entre os dois grupos.[38]

### Hidroterapia

A hidroterapia se refere ao banho de imersão ou de aspersão. Ao entrar na água aquecida, o calor e a flutuação ajudam a liberar a tensão muscular e podem conferir uma sensação de bem-estar. A água quente proporciona uma estimulação confortante aos nervos da pele, o que promove vasodilatação, reversão da resposta nervosa simpática e redução de catecolaminas.[8]

A recomendação para iniciar a hidroterapia é de que a gestante esteja na fase ativa do trabalho de parto para evitar a diminuição das contrações secundárias ao relaxamento muscular. As membranas amnióticas podem estar íntegras ou rotas. A paciente é encorajada a permanecer na banheira ou no chuveiro enquanto quiser e estiver confortável. A temperatura da água não deve exceder a temperatura corporal para evitar aumento da temperatura corporal materna e o tempo de banho é tipicamente limitado entre 1 e 2 horas.[52]

Em 2018, em uma revisão sistemática de estudos randomizados em que avaliaram a segurança e a eficácia do banho de imersão em água durante o primeiro estágio do trabalho de parto, observou-se pequena redução no uso de anestesia regional no grupo de pacientes que utilizou o banho de imersão em água comparado com o grupo-controle que não utilizou o banho de imersão em água (RR 0,91; IC 95%: 0,83-0,99; 5 ensaios). Não foram observadas diferenças significativas no uso de narcóticos ou no resultado da analgesia na duração do trabalho de parto, na taxa de parto cirúrgico, no trauma perineal ou nos resultados neonatais.[60]

Em outra revisão sistemática, os banhos não aumentaram o risco de infecção materna ou neonatal, mesmo em mulheres com ruptura das membranas.[69]

Há relatos de que o banho de imersão por mais de 2 horas pode prolongar o trabalho de parto e diminuir as contrações uterinas por suprimir a produção de ocitocina. Postula-se que, durante o banho de imersão, a pressão hidrostática da água sobre o tecido subcutâneo edemaciado da gestante faz com que o fluido seja movido para o espaço intravascular, que leva ao aumento do volume sanguíneo.[32] Isso resulta em aumento da produção de fator natriurético atrial (FAN), que finalmente suprime a produção de vasopressina pela glândula pituitária e um efeito acompanhado é a supressão da produção de ocitocina. Esse fenômeno foi corroborado em um estudo avaliando a imersão na água durante o trabalho de parto em onze mulheres. Em 15 minutos e em 45 minutos após a imersão na água, houve diminuição da vasopressina e níveis de oxitocina ($P < 0,05$) em comparação com os níveis pré-imersão.[12]

Imersão em água no segundo estágio do trabalho de parto e o parto na água não foram estudados extensiva-mente. Uma pesquisa avaliando o desfecho de 4.032 recém-nascidos de partos realizados em água revelou dois casos de aspiração de água e cinco casos de cordões umbilicais apertados.[19] Relatos de casos têm também descrito essas complicações, bem como infecções maternas e neonatais, dificuldades na termorregulação neonatal, desconforto respiratório neonatal, afogamentos e quase-afogamento, convulsões e asfixia perinatal.[13-16,18,25,31,35]

Um parecer do comitê do *American College of Obstetricians and Gynecologists* (ACOG) e da *American Academy of Pediatrics* (AAP) concluiu que "a prática da imersão em água na segunda fase do trabalho de parto (parto subaquático) deve ser considerada como um método experimental que só deve ser realizado no contexto de um ensaio clínico concebido de forma adequada com o devido consentimento informado".[40]

O *American College of Nurse-Midwives* (ACNM) posicionou-se sobre o mesmo tema e concluiu que "o trabalho de parto e o parto na água podem ser oferecidos com segurança para as mulheres com gravidez não complicada e deve ser realizado em ambiente hospitalar, por profissionais qualificados".[39]

### Massagem

A massagem é uma terapêutica simples, de baixo custo, que, associada à respiração, à melhor posição e à deambulação, pode ser de grande valia no processo de nascimento e pode ser realizada com o uso de bola de tênis, automassagem e massagens praticadas pelo acompanhante.[8] A massagem é utilizada durante o trabalho de parto para aumentar a sensação de relaxamento e reduzir a dor.[75]

### Acupuntura

A acupuntura envolve colocação de agulhas em pontos específicos do corpo. Para a dor do trabalho de parto, a colocação das agulhas depende do grau e da localização da dor, do estágio do trabalho de parto, do nível de cansaço materno, da tensão, da ansiedade e de uma variedade de outros fatores.[30] Não há riscos conhecidos para a acupuntura quando praticada por profissionais treinados com agulhas descartáveis. Revisões sistemáticas da acupuntura para o alívio da dor no trabalho de parto, no entanto, variam em suas conclusões sobre os benefícios do procedimento.[59,72,73]

### Acupressão

Acupressão, ou *shiatsu*, é uma alternativa mais simples para a acupuntura. A pressão é feita com os dedos nos pontos de acupuntura.

Em metanálise de quatro estudos clínicos randomizados de acupressão para o manejo da dor no trabalho de parto, verificou-se que a intensidade da dor foi significativamente menor no grupo acupressão em comparação com o grupo placebo (toque leve) ou em comparação com um grupo combinado (toque leve ou sem tratamento); no entanto, não houve diferença significativa entre os grupos de intervenção e o grupo-controle no uso da analgesia farmacológica.[73]

Um ponto comum é o *spleen* 6 em cada tíbia. Esse ponto está localizado quatro dedos acima do maléolo medial e a pressão é aplicada na tíbia e diagonalmente para a frente. O ponto é o mais sensível da área circundante.

Três estudos randomizados controlados de acupressão no ponto *spleen* 6 encontraram benefícios ao diminuir dores do parto e em dois estudos também observou-se que a duração do trabalho de parto foi encurtada.[22,24,26]

### Hipnose

A hipnose é um estado de profundo de relaxamento com uma mente alerta. Cada estado hipnótico ou "transe" é caracterizado por maior receptividade a uma comunicação verbal e não verbal que é comumente apresentada por meio da sugestão. A hipnose utilizada para o parto é quase sempre auto-hipnose: a hipnoterapia ensina a mulher a induzir o estado de hipnose em si mesma durante o trabalho de parto.

Em revisão sistemática de estudos randomizados de hipnose (com ou sem o uso concomitante de métodos farmacológicos para o alívio da dor) em relação ao grupo-placebo, ou seja, sem nenhum tipo de tratamento ou qualquer outro medicamento analgésico ou técnica para o manejo da dor durante o trabalho de parto, o uso da hipnose resultou em uma redução nos pedidos de analgesia farmacológica (risco relativo 0,73; IC 95%: 0,57-0,94; 8 ensaios, n = 2.916 mulheres).[66] Não houve diferenças nos resultados adversos obstétricas ou neonatais entre hipnose e grupos de controle, assim como não houve diferença na satisfação materna com o alívio da dor ou a experiência do parto. No entanto, em um pequeno ensaio clínico, observou-se que a intensidade da dor e a duração da fase ativa do trabalho de parto foram significativamente menores no grupo da hipnose.

A hipnose é contraindicada em pessoas com graves distúrbios psicológicos ou qualquer com história de psicose.[49]

### Estimulação elétrica transcutânea

A estimulação elétrica transcutânea é a transmissão de impulsos elétricos de baixa tensão para a pele via eletrodos de superfície a partir de um gerador portátil alimentado por bateria. Para aliviar as dores do parto, um par de eletrodos é geralmente colocado paravertebralmente ao nível de T10 a L1 e outro ao nível de S2 a S4. A gestante controla a intensidade da corrente girando um botão e varia o padrão de estimulação com um interruptor digital do aparelho.

Uma revisão sistemática de ensaios clínicos utilizando a estimulação elétrica transcutânea para o alívio da dor durante o trabalho de parto (dezenove ensaios randomizados, com 1.671 mulheres) incluiu quinze ensaios em que a estimulação elétrica transcutânea foi aplicada nas costas, dois ensaios com aplicação em pontos de acupuntura e dois ensaios com aplicação no crânio. No geral, não houve diferença significativa entre os grupos da estimulação elétrica transcutânea e os grupos-controle, embora as gestantes que receberam a estimulação elétrica transcutânea nos pontos de acupuntura tenham sido menos propensas a apresentar dor intensa (risco relativo 0,41; IC 95%: 0,32-0,55).[61]

### Musicoterapia

A musicoterapia utiliza a música como estímulo auditivo para diminuir a percepção da dor. Alguns investigadores defendem que a utilização da música potencializa os resultados por ser considerada um meio muito eficaz como foco de atenção, sendo, portanto, um meio de distração que não reduz a dor, mas causa um estímulo agradável ao cérebro, desviando a atenção da mãe na hora da dor.[6]

O efeito da música usada no trabalho de parto como método não farmacológico para o alívio da dor pode interferir no ciclo vicioso de medo-tensão-dor, de forma relaxante, visando à quebra desse ciclo e, consequentemente, a minimizar a dor.[76]

Em revisão sistemática de ensaios clínicos avaliando a musicoterapia para o alívio da dor, observou-se melhora na intensidade da dor na fase latente do trabalho de parto.[74]

### Aromaterapia

A aromaterapia é a ciência do uso de óleos essenciais altamente concentrados ou essências destiladas a partir de plantas a fim de utilizar suas propriedades terapêuticas.[54] Apesar de incerto, seu mecanismo de ação parece estimular a produção de substâncias relaxantes, estimulantes e sedativas endógenas.[73]

Em metanálise de dois estudos clínicos randomizados (n = 535 mulheres), utilizando a aromaterapia para o alívio da dor no trabalho de parto, não se observou diferença entre os grupos em relação à intensidade da dor ou à utilização de analgésicos para alívio da dor.[71]

## Métodos farmacológicos

### Sistêmicos

São recomendados métodos farmacológicos sistêmicos para prover analgesia durante o parto em situações em que não se dispõe de instalação de analgesia de condução ou quando há contraindicação a esses métodos de analgesia, como sepse, hemorragia materna ativa, infecção no local de punção e coagulopatia. As drogas mais utilizadas nesses casos são a petidina, a morfina, a fentanila, a alfentanila e a remifentanila. Nos casos em que é possível a administração por meio de bomba de infusão controlada pela paciente, essa via deve ser preferida. A meperidina é usualmente empregada em doses de 50 a 100 mg, por via intramuscular, ou 25 a 50 mg, pela via intravenosa. A maior incidência de depressão respiratória nos neonatos é observada nos partos ocorridos após 2 a 3 horas da administração, quando se dá a máxima transferência da droga. Se a evolução do trabalho de parto indica que o nascimento ocorrerá dentro desse intervalo de tempo, idealmente deve-se evitar a administração do opioide. Caso não seja possível, o neonatologista deve ser comunicado e manter disponível o suporte para casos de depressão respiratória.

## Técnicas regionais: peridural e analgesia raquiperidural

Atualmente, as técnicas de bloqueio regional de condução são consideradas o padrão-ouro para o alívio da dor do parto. Na Clínica Obstétrica do HC-FMUSP, no período entre 2001 e 2003, 77% das parturientes deram à luz sob analgesia de condução.

A técnica tradicional de peridural, aplicada desde 1970, vem sofrendo diversas modificações ao longo dos anos com a introdução dos opioides e o uso de infusões contínuas para complementação após a dose inicial, o que permitiu diminuir significativamente as doses de anestésicos locais empregadas e melhorou a mobilidade das parturientes sob analgesia.

A associação entre o uso da peridural e o aumento dos índices de cesárea foi por muito tempo discutida na literatura. Os estudos que mostravam essa associação foram feitos com doses de anestésicos locais muito maiores do que as empregadas atualmente e comparando a analgesia neuraxial com placebo ou opioides parenterais; além disso, apresentavam diversos vieses em seus grupos-controle, principalmente envolvendo o fato de serem compostos por mulheres que apresentavam condições desfavoráveis ao parto vaginal (por exemplo, desproporção cefalopélvica), as quais relatam dor precocemente e necessitam de analgesia mais potente para aliviar a dor. Isso selecionou pacientes com mais dor e maiores chances de distocia no grupo peridural, o que provavelmente influenciou os resultados. Em vários desses estudos, houve considerável proporção de mudança no tratamento inicial, proposto pela randomização (*crossover*).[37,62] O grupo que recebeu a analgesia peridural apresentou características diferentes do grupo-controle, sendo composto mais frequentemente por parturientes nulíparas que procuravam o hospital no início do trabalho de parto com apresentação fetal alta, pouca dilatação cervical, bacia desfavorável ao parto e recém-nascidos com peso superior aos do grupo-controle.

Em estudos mais recentes, com doses menores de anestésicos, não se evidencia essa associação. O que se verifica é um discreto aumento na necessidade de partos instrumentados em comparação com o uso de opioides parenterais, não havendo diferença na proporção de partos cesáreos ou qualquer piora nos resultados neonatais.[57] No entanto, em virtude da grande diferença na qualidade analgésica dos bloqueios de condução em relação aos opioides, essa comparação tem pouca validade.

A analgesia neuraxial é classificada como superior ao uso exclusivo de analgésicos parenterais para alívio da dor do parto, ficando a indicação para uso dos analgésicos parenterais reservada aos casos em que há contraindicação para as técnicas de bloqueio regional.

No início da década de 1990, foi introduzida no arsenal da analgesia obstétrica a técnica de bloqueio combinado raquiperidural, mais conhecida no Brasil como técnica de duplo bloqueio. Essa modalidade de analgesia utiliza dose inicial de anestésicos locais e/ou opioides no espaço subaracnoide e a subsequente associação da analgesia peridural, com posicionamento do cateter nesse espaço, para administração das complementações necessárias (Figura 2). A técnica mais frequentemente utilizada para esse procedimento, a dupla punção, é conhecida como agulha através de agulha.

O uso do bólus intratecal resulta em rápido alívio da dor e diminuição significativa do bloqueio motor, se comparado à técnica peridural, e, além disso, não causa prejuízo a motricidade, dando à parturiente a possibilidade de continuar a deambulação.[4]

Em estudo realizado no Hospital Universitário da USP, entre 77 gestantes randomizadas para analgesia obstétri-

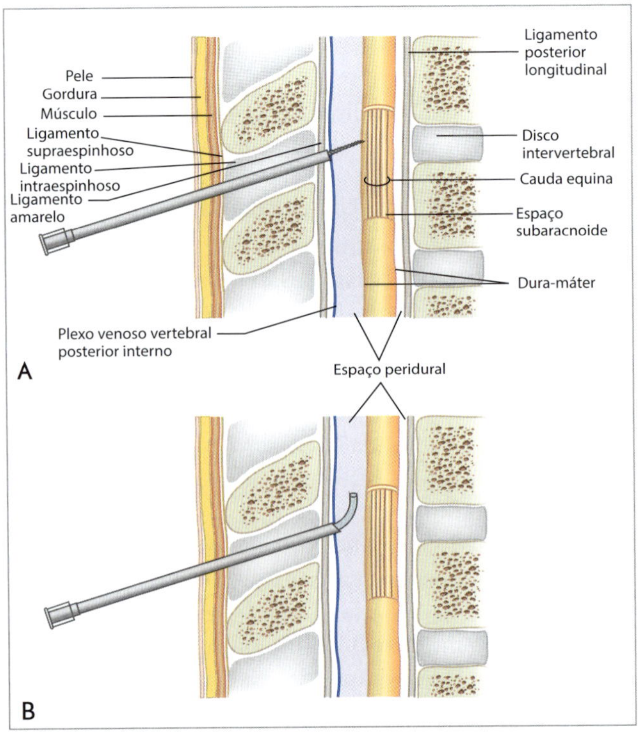


**FIGURA 2.** Analgesia neuroaxial. A: técnica de bloqueio combinado raquiperidural; B: analgesia epidural. (Figura adaptada de Cunningham et al.[46])

ca pelas técnicas peridural ou pelo bloqueio combinado, encontrou-se alívio mais rápido da dor no grupo que recebeu bloqueio combinado. A incidência de hipertonia uterina (17 comparado com 6; $p < 0,018$) e de anormalidades da frequência cardíaca fetal (13 comparado com 2; $p < 0,01$) foi significativamente maior no grupo de analgesia combinada raquiperidural, comparado com o grupo de analgesia peridural. Nos dois grupos, a média de cesáreas foi semelhante à proporção geral de partos por essa via no serviço referido, havendo discreto aumento de partos por fórcipe no grupo submetido a analgesia peridural, dado que não foi estatisticamente significativo.[9,41] Apesar da grande popularidade alcançada atualmente pela técnica do duplo bloqueio, alguns pontos relacionados a sua administração ainda permanecem sob investigação. Vários estudos prospectivos e retrospectivos têm demonstrado associação entre a administração do duplo bloqueio e alterações da cardiotocografia fetal, sobretudo com bradicardia.[10,34,42,43] Em 2002, foi publicada metanálise sobre o assunto envolvendo 24 estudos randomizados que compararam opioides intratecais com ou sem anestésicos locais a outros regimes que não utilizam opioides intratecais. Assim, foram comparadas 2.020 mulheres que receberam duplo bloqueio com 1.493 do grupo-controle. A incidência de bradicardia fetal foi significativamente aumentada no grupo intratecal, com risco relativo de 1,81 (intervalo de confiança: 95%, 1,04-3,14).[67] No entanto, observou-se que essas alterações são transitórias, não havendo nesses fetos maior frequência de acidose, menores índices de Apgar ou necessidade de cesáreas de urgência. Acredita-se que as anormalidades cardiotocográficas estejam relacionadas à predominância da atividade alfa-adrenérgica após o duplo bloqueio, o que levaria a aumento das contrações uterinas, com hipertonia relativa. Essa hipótese, no entanto, não foi comprovada até o momento.[10,34,42,43,67]

Estudo realizado na Clínica Obstétrica do HC-FMUSP, com 52 gestantes submetidas à técnica de duplo bloqueio no ano de 2003, encontrou 31 casos (59,6%) de alterações cardiotocográficas e 28 casos de aumento na frequência de contrações nos 30 minutos que sucederam a analgesia, comparados aos 30 minutos que a precederam. A anormalidade mais frequente na cardiotocografia foi a ocorrência de desacelerações tardias em 14 (45,2%) dos 31 casos anormais. Com exceção de dois casos que evoluíram para cesárea por suspeita de sofrimento fetal, as alterações foram transitórias e regrediram após manobras como mudança de decúbito, diminuição da infusão de ocitocina e oferta de oxigênio para a mãe, e em 41 (78,8%) das 52 gestações, o parto ocorreu por via vaginal.[1]

A punção do espaço subaracnoide concomitante à instalação de cateter no espaço peridural traz como complicações potenciais risco de migração do cateter peridural, passagem de drogas através do ponto de punção da dura-máter e maior possibilidade de complicações infecciosas (meningite) em decorrência da invasão do espaço subaracnoide. Até a presente data, no entanto, não se observou maior incidência dessas complicações quando a técnica é comparada com a analgesia peridural nos trabalhos publicados.

Diversos estudos mostraram que tanto a técnica peridural como a de duplo bloqueio proporcionam alívio adequado da dor do parto. A última revisão da base de dados da *Cochrane Foundation* a respeito do assunto, publicada em 2009, comparou os resultados de analgesia por essas técnicas e ressaltou que ambas apresentam excelente alívio da dor, embora tenham sido observados maiores índices de satisfação materna com o duplo bloqueio. Não foi observada diferença estatística entre as duas técnicas em relação à mobilidade no trabalho de parto, às taxas de cefaleia, ao índice de cesáreas ou aos efeitos adversos no recém-nascido.[70]

A técnica combinada apresenta vantagens claras quando é realizada no final do primeiro ou no segundo período do parto, quando o alívio da dor precisa ser rápido e a analgesia perineal é mais requisitada. Nessa fase, a técnica peridural isolada necessita de considerável dose de anestésico local para atingir adequadamente as fibras sacrais, o que compromete a mobilidade materna e dificulta os puxos. Por outro lado, a técnica peridural pode ser a escolha em situações nas quais exista alta probabilidade de evolução para cesárea, pois a confiabilidade do posicionamento do cateter peridural é maior nessa técnica.

A técnica peridural também deveria ser procedimento de escolha nas pacientes que apresentam maior instabilidade hemodinâmica, como aquelas com pré-eclâmpsia ou cardiopatia, pois o início de ação mais lento da peridural proporciona maior segurança nesses casos, com menor risco de hipotensão. No entanto, a grande maioria das parturientes, em especial as primíparas, solicita analgesia em uma fase em que ambas as técnicas são equivalentes, exigindo escolha individualizada por parte do obstetra e do anestesista, levando em consideração os custos e a experiência da equipe.

Na Clínica Obstétrica do HC-FMUSP, a analgesia de condução é indicada conforme a solicitação da parturiente, independentemente da dilatação cervical. Estudos recentes demonstram que a analgesia administrada em fases precoces do trabalho de parto, abaixo de 4 ou 5 cm de dilatação, não está associada a incremento na necessidade de cesárea ou aumento do tempo de duração do trabalho de parto. Essa prática atualmente é recomendada pelo *American College of Obstetricians and Gynecologists* (ACOG), não havendo dilatação mínima indicada para o início da analgesia.[2,33]

## CONTRAINDICAÇÕES À ANALGESIA DE CONDUÇÃO NO TRABALHO DE PARTO

A analgesia regional deverá ser evitada nas situações listadas na Tabela 1.

| TABELA 1. Contraindicações à analgesia de bloqueio regional durante o trabalho de parto |
|---|
| Infecção no local da punção |
| Hipotensão ou hipertensão arterial acentuada |
| Hipovolemia por anemia ou desidratação |
| Uso de anticoagulantes e neuroplégicos |
| Doenças medulares ou neurológicas acometendo a região |
| Recusa da paciente |

## COMPLICAÇÕES DA ANALGESIA DE CONDUÇÃO DURANTE O TRABALHO DE PARTO

As complicações da analgesia podem ser imediatas ou tardias. Entre as imediatas, a mais frequente é a hipotensão materna, definida como pressão sistólica inferior a 100 mmHg ou redução de 25% na média pressórica prévia ao bloqueio. Ela ocorre por causa da vasodilatação periférica induzida pela administração da droga, e está associada à redução do estímulo doloroso. De maneira geral, leves quedas na pressão arterial não têm efeito considerável sobre o feto; no entanto, a ocorrência de hipotensão grave pode reduzir o fluxo placentário a ponto de determinar alterações cardiotocográficas ou até comprometer fetos com reserva de oxigênio limítrofe.

Habitualmente, a expansão volêmica materna com soluções isotônicas como Ringer lactato ou solução fisiológica simples precedendo o início do bloqueio é suficiente para evitar quedas graves na pressão arterial materna; porém, deve ser evitada a hiperidratação, que pode diminuir substancialmente a contratilidade uterina. Caso ocorra hipotensão após o bloqueio, deve-se administrar bólus adicionais de cristaloide e/ou pequenas doses de vasopressores como a efedrina (5 a 10 mg).[64]

Além da hipotensão, as complicações imediatas incluem retenção urinária e algumas mais graves, extremamente raras, como convulsões ou parada cardíaca induzidas pelo anestésico local, especialmente se houver injeção inadvertida de drogas no espaço raquidiano ou na circulação sistêmica em dose calculada para administração peridural.

Entre as complicações tardias, a mais comum é a cefaleia pós-punção, embora sua incidência tenha sido bastante reduzida após o advento das agulhas "em ponta de lápis". A incidência da cefaleia varia de 0,3 a 7%, dependendo do tipo e do calibre da agulha utilizada na punção. Outras complicações mais raras incluem dor lombar transitória, meningite ou abscesso peridural e déficit neurológico permanente.[23] Em metanálise com 1,1 milhão de pacientes, foram encontrados seis casos de hematoma peridural, onze casos de infecção no espaço peridural e três casos de lesão neurológica persistente, além de 254 casos de alterações neurológicas transitórias com resolução em até 1 ano.[68]

## ESCOLHA DAS DROGAS E DAS DOSES

As doses indicadas na literatura são extremamente variáveis, a ponto de se poder afirmar que, para ambas as técnicas, não existe uma padronização. Apesar disso, há consenso de que se devem empregar as menores doses que aliviem a dor, tanto dos anestésicos locais quanto dos opioides. Assim, a escolha das drogas varia de acordo com a disponibilidade do serviço e a experiência da equipe.

A complementação por meio do cateter peridural pode ser realizada sob infusão contínua de solução anestésica, complementada ou não com bólus intermitentes, a critério do anestesista ou da própria gestante (na técnica de peridural controlada pela paciente). No Brasil, faz-se mais comumente a complementação com bólus intermitentes sem infusão contínua basal, em virtude do alto custo dos dispositivos de infusão programada. A literatura tem demonstrado maiores índices de satisfação materna com a aplicação da técnica controlada pela parturiente; no entanto, trabalho publicado em 2004 mostrou aumento da proporção de cesáreas no grupo que utilizou essa técnica em comparação com a administração de bólus intermitentes.[20]

O protocolo vigente na Clínica Obstétrica do HC-FMUSP utiliza a bupivacaína em associação com a sufentanila, nas seguintes doses e concentrações:

- Bloqueio peridural: dose de ataque de 12,5 mg de bupivacaína a 0,125% com vasoconstritor, adicionada de 10 µg de sufentanila ou 50 µg de fentanila.
- Bloqueio combinado: dose de ataque espinhal de 2,5 mg de bupivacaína a 0,5% acrescida de 2,5-5 µg de sufentanila.

Em ambas as técnicas, a complementação é realizada, se possível, por meio da infusão contínua de solução peridural composta por bupivacaína a 0,0625% e sufentanila, 0,2 µg/mL, a 10 mL/h. Se essa dose for insuficiente, administra-se bólus de 1 a 2 mL de bupivacaína a 0,5%. Quando não está disponível infusão contínua, complementa-se com bólus intermitentes, segundo a requisição da parturiente, em doses variáveis, conforme a fase do trabalho de parto. Se a dilatação for de até 7 cm, a complementação é feita com bupivacaína a 0,125%; entre 8 e 9 cm, com bupivacaína a 0,25%; e no período expulsivo, a 0,5%.

## MONITORIZAÇÃO PÓS-ANALGESIA

Após a instalação do bloqueio, deve-se dar atenção especial aos seguintes pontos (Figura 3):

- Mesmo com a expansão volêmica prévia, a gestante deve ter a pressão arterial e a frequência cardíaca aferidas constantemente, corrigindo-se prontamente as alterações.
- A parturiente deve ser sempre mantida em posição que não comprometa seu estado hemodinâmico, evitando-se a posição supina.
- Nos casos em que se permitir deambulação da gestante, deve-se antes conferir a pressão arterial, o bloqueio motor e o equilíbrio da paciente, não sendo seguro que ela deambule sem supervisão.
- Em relação ao feto, dá-se preferência à monitorização contínua após a instalação do bloqueio, especialmente se houver alterações cardiotocográficas prévias e doenças maternas e/ou fetais. Sempre que forem observados padrões cardiotocográficos suspeitos, deve-se proceder às manobras de reanimação fetal intrauterina.

A progressão do trabalho de parto deve ser verificada em seguida, para que sejam identificados casos de prolapso de cordão ou descida muito rápida da apresentação fetal. Se essas não forem confirmadas, realiza-se suplementação de oxigênio, adequação do decúbito, suspensão da ocitocina e expansão volêmica. Se o padrão cardiotocográfico persistir alterado mesmo após essas medidas e houver suspeita de manutenção da hiperatividade uterina, pode ser necessária a correção com tocolíticos, como terbutalina ou nitroglicerina.

Habitualmente, as anormalidades cardiotocográficas ocorrem nos primeiros 30 minutos após a instalação do bloqueio, são de curta duração e resolvem-se espontaneamente ou com as medidas simples de correção citadas. A persistência das alterações a despeito das medidas de correção deve levar à suspeita de sofrimento fetal, com necessidade de resolução imediata da gestação pela via mais rápida.

## CONVERSÃO PARA CESÁREA

No caso de evolução desfavorável do parto vaginal, a complementação anestésica para operação cesariana pode ser realizada com bupivacaína a 0,5% ou lidocaína a 2%, combinadas com adrenalina. Por conta do início de ação mais

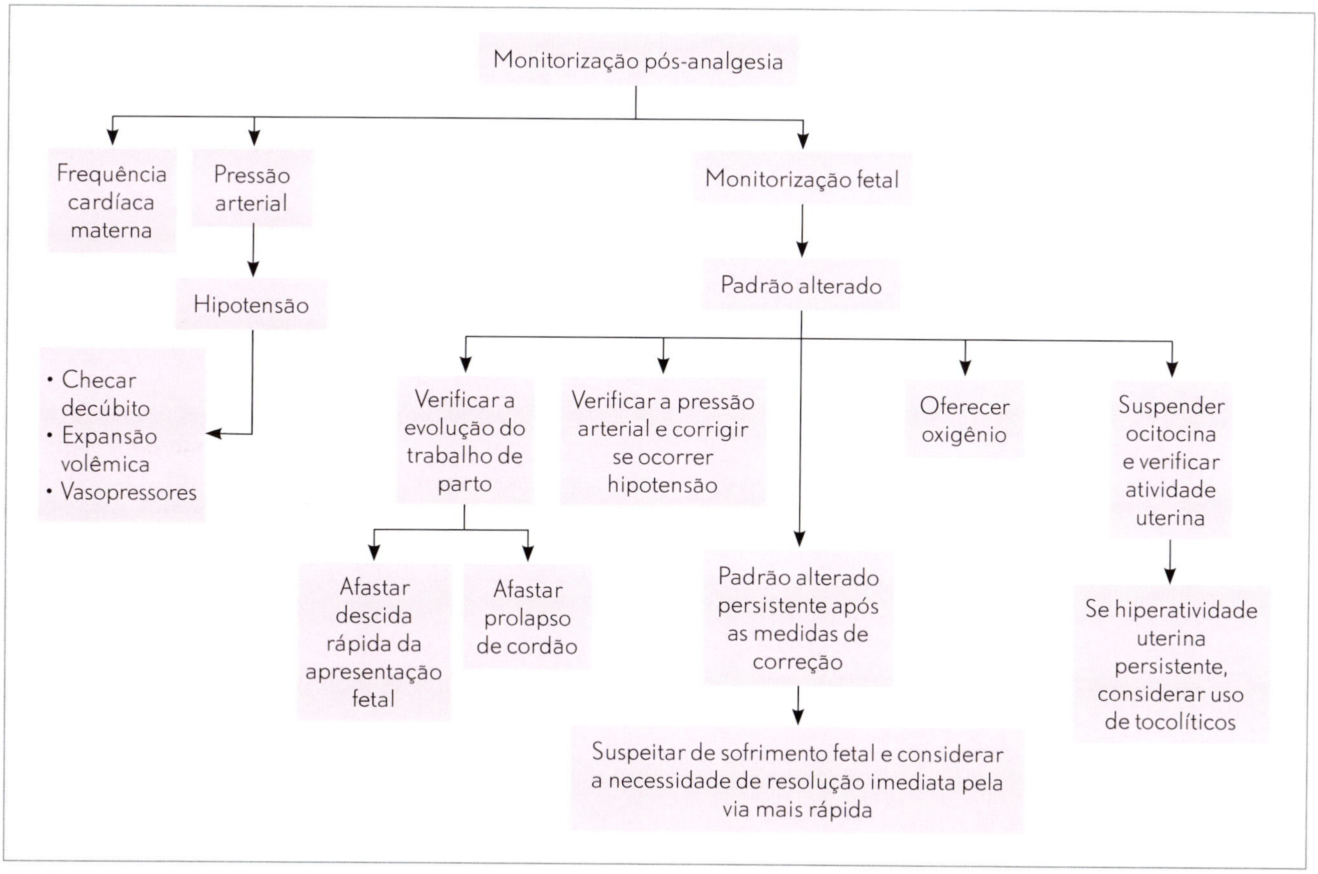


**FIGURA 3.** Algoritmo para monitorização pós-analgesia e reanimação fetal intrauterina.

rápido e da menor duração do bloqueio motor no pós-operatório, a preferência atualmente recai para o uso da lidocaína. Doses intermitentes de 5 mL a intervalos de 5 minutos podem ser empregadas com ambos os anestésicos locais, sendo suficientes 10 a 15 mL de volume total.[55]

## ANESTESIA PARA CESÁREA

As técnicas de eleição para a cesárea são as técnicas regionais, raquidiana ou peridural. A anestesia geral só é indicada em situações de contraindicação das demais técnicas.

A escolha entre raquidiana e peridural é feita com base nas condições clínicas da paciente e no tempo cirúrgico estimado. Atualmente, a anestesia raquidiana é a técnica escolhida por envolver menor volume de anestésico, maior segurança (menor toxicidade do anestésico local), maior rapidez na instalação e melhores condições operatórias para o obstetra. Como já comentado em relação à analgesia de parto, o advento de agulhas de menor calibre e biséis em formato de "ponta de lápis" reduziu drasticamente a incidência de cefaleia pós-punção com essa técnica.

Se existe, contudo, previsão de tempos cirúrgicos prolongados, a peridural é a melhor indicação. Nessa situação, em geral, uma vez que não haja contraindicação ao bloqueio simpático e a suas consequências, a anestesia peridural com cateter é realizada com doses intermitentes de anestésico local, consistindo na anestesia de escolha, já que determina menores alterações hemodinâmicas.

Antes da execução de qualquer técnica, todas as pacientes devem ser monitorizadas com cardioscópio, medição não invasiva da pressão arterial e oximetria de pulso. Além disso, elas devem receber expansão volêmica com 10 mL/kg de soluções cristaloides (500 mL de soro glicosado a 5% e o restante de solução de Ringer lactato), a partir da qual a infusão é reduzida, administrando-se durante o procedimento volume máximo de 1.500 mL.

### ANESTESIA PERIDURAL

Para a anestesia peridural, utiliza-se a agulha com bisel tipo Tuohy e, após dose-teste negativa, administram-se 125 a 150 mg de bupivacaína a 0,5%, combinadas com adrenalina, 50 µg de fentanila e 1,5 a 2 mg de cloridrato de morfina infundidos lentamente, em dose única, independentemente dos parâmetros antropométricos da paciente.

### ANESTESIA RAQUIDIANA

Na anestesia raquidiana, a agulha a ser utilizada é a de Whitacre, de calibre 27 gauges, que determina na população obstétrica incidência de cefaleia inferior a 2%. O anestésico local é a bupivacaína a 0,5%, hiperbárica (12 mg), associada a 10 a 20 µg de fentanila e 80 µg de morfina, injetados em aproximadamente 30 segundos.

Os episódios de hipotensão arterial devem ser tratados prontamente com efedrina em bólus de 5 a 10 mg por via intravenosa e administração de oxigênio, que deve ser mantida até o nascimento do concepto. Os tempos entre a incisão uterina e o nascimento devem ser os mais breves possíveis. A descompressão da veia cava inferior com desvio do útero para a esquerda (manualmente ou com a cunha modificada de Crowford) é obrigatória até a extração fetal, pois melhora o retorno venoso.

As técnicas descritas incluem baixas doses de morfina, que auxiliam no controle da dor pós-operatória. Para completa eficácia, entretanto, a analgesia deve incluir complementação com analgésicos menores, 1 g de dipirona sódica a cada 6 horas e anti-inflamatórios não hormonais, como o cetoprofeno ou o diclofenaco, por via sistêmica, nas primeiras 24 horas.

### ANESTESIA LOCAL

A realização de anestesia local tem a finalidade de permitir a incisão e o reparo da episiotomia quando esta for indicada ou a realização de sutura de lacerações existentes. Pode-se usar lidocaína a 2%, que tem efeito anestésico rápido e de duração média. Em geral, são suficientes 20 mL de solução.

#### Bloqueio do nervo pudendo

Deve-se fazer a infiltração quando a cervicodilatação for completa e a apresentação estiver baixa (+2). Há duas técnicas para o bloqueio do nervo pudendo: transperineal e transvaginal.

#### Técnica transperineal

A meia distância entre o ânus e a tuberosidade isquiática, faz-se uma botoeira. Depois, introduz-se através dela uma agulha de 20 Gauge com 9 cm de comprimento. Com um dedo-guia na vagina, a agulha é dirigida para a fossa isquiorretal, em direção à região posterior da espinha isquiática. Antes de injetar o anestésico, realiza-se aspiração para checar se não foi puncionado algum vaso sanguíneo. Caso isso ocorra, deve-se recuar a agulha e fazer nova aspiração. Injetam-se em seguida 3 a 4 mL do anestésico na região posterior do ápice da espinha. A agulha é então introduzida um pouco mais profundamente e mais 3 mL são injetados no canal. Depois, a agulha é introduzida um pouco além da espinha, na grande chanfradura sacroisquiática, onde 3 a 4 mL da solução devem ser injetados. Esta última injeção tem por objetivo atingir o nervo hemorroidário inferior na hipótese de que ele se origine como ramo separado do terceiro e do quarto nervos sacros (Figura 4).[47]

### Técnica transvaginal

A espinha isquiática é facilmente palpável através da vagina. A região onde o ligamento sacroespinhal se insere na vagina serve como ponto de referência para localizar o nervo pudendo.

Utilizando-se uma seringa de 10 mL e uma agulha de 20 Gauge com 9 cm de comprimento e protegendo a espinha isquiática com os dedos, a agulha é introduzida na vagina e posta em direção ao ápice da espinha isquiática. Ao mesmo tempo que se introduz lentamente a agulha através do ligamento sacroisquiático, exerce-se pressão sobre o êmbolo. Há uma nítida resistência à injeção, que cessa repentinamente. Isso indica que a agulha penetrou no espaço posterior ao ligamento, onde se encontram o nervo e os vasos sanguíneos pudendos. Deve-se proceder à aspiração para verificar se não houve punção de vaso sanguíneo, depois injetam-se 7 a 8 mL do anestésico (Figura 5).[47]

## GESTANTES DE ALTO RISCO

As gestantes de alto risco representam grande desafio para o anestesista. O melhor resultado do ato anestésico depende da avaliação precisa das condições clínicas dessas gestantes, do preparo adequado do anestesista e do conhecimento da interação das técnicas e drogas anestésicas com o organismo materno em situações clínicas específicas.[55]

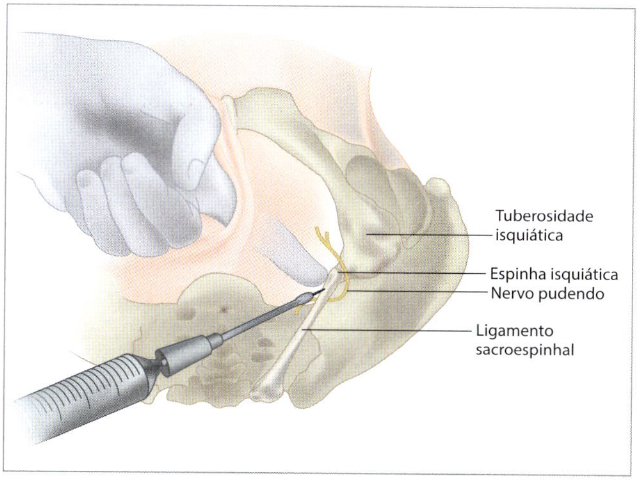


**FIGURA 4.** Técnica transperineal para bloqueio de nervo pudendo. (Figura adaptada de Cunningham et al.[46])

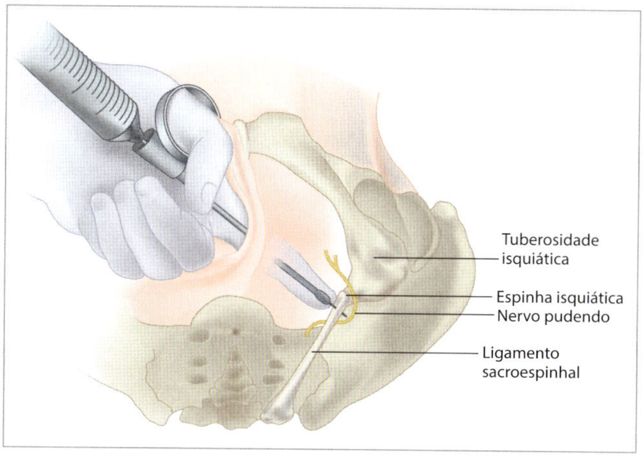


**FIGURA 5.** Técnica transvaginal para bloqueio de nervo pudendo. (Figura adaptada de Cunningham et al.[46])

A anestesia para a gestante de alto risco deve se basear em protocolos bem definidos de avaliação, preparo e conduta, a fim de que o melhor resultado materno-fetal seja obtido.

## SÍNDROMES HEMORRÁGICAS

As principais causas de hemorragia no terceiro trimestre da gravidez são a placenta prévia e o descolamento prematuro de placenta (DPP); e após o parto, a atonia uterina.

O maior desafio nesse grupo de pacientes é a estimativa da perda sanguínea e do estado hemodinâmico da gestante. Apesar da facilidade de estimativa desses parâmetros em algumas situações, em outras, como no DPP, pode haver dificuldade significativa. Deve haver adequada monitorização para cada caso. A diurese é um parâmetro importante na avaliação hemodinâmica, sendo a oligúria um sinal precoce de hipovolemia; em alguns casos, porém, somente a pressão venosa central poderá fornecer a informação correta. Outro aspecto fundamental no atendimento a essas gestantes é o preparo para grandes hemorragias, com duas vias de acesso venoso calibrosas estabelecidas e disponibilidade de hemoderivados para transfusão. A correção da volemia deve ser agressiva, com cristaloides e coloides.

## CURETAGEM UTERINA

Nos casos de curetagem uterina, a anestesia geral sob máscara é a técnica de eleição quando não há indicações precisas para anestesia regional e a paciente está em jejum de pelo menos 8 horas. Caso a paciente não esteja em jejum e não seja possível aguardá-lo, ou caso existam contraindicações à anestesia regional (por exemplo, hipovolemia), a entubação sob anestesia tópica é obrigatória. Quando a paciente está hemodinamicamente estável, utiliza-se a associação de alfentanila, propofol, óxido nitroso e oxigênio. Se houver instabilidade hemodinâmica, recomenda-se a associação de diazepam, cetamina, óxido nitroso e oxigênio.

A anestesia raquidiana é a técnica de escolha nos casos de mola, aborto retido, abortamento acima de 12 semanas de gestação e infecção ovular (excluindo-se o choque séptico). O bloqueio espinhal minimiza o risco de perfuração uterina, principalmente nos casos de maior volume uterino, pois não determina considerável ação uterolítica, o que pode ocorrer com alguns anestésicos gerais (inalatórios). O agente anestésico para essa anestesia é a bupivacaína hiperbárica a 0,5% na dose de 5 a 7,5 mg.

## PLACENTA PRÉVIA E DESCOLAMENTO PREMATURO DE PLACENTA

Em casos em que há placenta prévia ou DPP, se a paciente está hemodinamicamente estável, utiliza-se anestesia subaracnóidea ou peridural com bupivacaína; caso contrário, a anestesia geral com cetamina e/ou fentanila é indicada.

## DOENÇA HIPERTENSIVA ESPECÍFICA DA GESTAÇÃO

Precedendo o ato anestésico, a paciente que apresenta doença hipertensiva específica da gestação (DHEG) deve passar por um protocolo de atendimento que inclui correção da ventilação e da oxigenação, controle (profilaxia ou tratamento) do quadro convulsivo, controle da pressão arterial, adequação volêmica, correção de distúrbios do equilíbrio acidobásico e avaliação da coagulação. Devem-se utilizar, nesse período, drogas que determinem menor interação com a anestesia (evitar, sobretudo, bloqueadores dos canais de cálcio, em especial o nifedipino). A pressão arterial deve ser controlada para diminuir o risco de edema agudo de pulmão e hemorragia cerebral, principalmente durante a indução da anestesia geral, quando indicada. O controle da pressão arterial e a adequação volêmica são fundamentais para que as técnicas regionais sejam utilizadas com segurança. A administração de fluidos intravenosos deve ser cuidadosa, baseando-se na monitorização da diurese e da saturação periférica de oxigênio. Volumes maiores que 20 mL/kg de cristaloide só deverão ser administrados sob monitorização da pressão venosa central e da diurese.

Nos casos em evolução para o parto vaginal, a analgesia deve ser precoce e, se bem executada, melhora o fluxo sanguíneo uteroplacentário.[27]

Tanto a anestesia peridural como a raquidiana podem ser empregadas; entretanto, em casos graves, a técnica peridural contínua com doses intermitentes, por determinar bloqueio simpático gradativo, determina redução paulatina da pressão arterial e menor probabilidade de hipofluxo uteroplacentário.

Caso a anestesia geral seja indicada, sobretudo nos distúrbios da hemostasia e nas complicações neurológicas, ela deve proporcionar proteção neurovegetativa adequada. Os agentes utilizados são a fentanila em altas doses (15 μg/kg) associada ao etomidato (0,2 mg/kg).

## ASMA BRÔNQUICA

A avaliação criteriosa do quadro clínico de pacientes portadoras de asma brônquica é fundamental para a indicação da técnica anestésica. Previamente ao ato anestésico, independentemente do estado clínico e da técnica a ser utilizada, todas as pacientes deverão receber hidrocortisona na dose de 4 mg/kg por via intravenosa e beta-agonistas por via inalatória: fenoterol na dose de 2 *puffs* de 200 μg/*puff* ou salbutamol na dose de 2 *puffs* de 100 μg/*puff*.

Todas as pacientes, em crise ou não, devem receber analgesia para o parto vaginal. A analgesia deve ser instituída precocemente, com técnicas contínuas (peridural ou bloqueio combinado). O controle da dor e da hiperventilação materna facilitará o controle clínico da paciente.

Nos casos de cesárea, a técnica de eleição é a peridural, que pode ser utilizada em pacientes com asma leve e moderada e que não estejam em crise. O anestésico local é a bupivacaína a 0,5% com adrenalina, associadas a 50 μg de fentanila e 1 mg de morfina. A anestesia geral está indicada em todas as parturientes em crise e naquelas com diagnóstico de asma grave, mesmo que fora de crise. A crise deve ser preferencialmente controlada antes da indução anestésica, para minimizar os riscos materno-fetais. O agente de eleição é a cetamina, na dose de 2 mg/kg. Caso haja contraindicação à cetamina, ela deve ser substituída por associação de 5 μg/kg de fentanila e 0,2 mg/kg de etomidato, associados a enflurano em baixas concentrações.

## CARDIOPATIAS

A escolha da técnica anestésica deve se basear no conhecimento profundo da fisiopatologia de cada caso de cardiopatia, no exame clínico acurado e em exames complementares que contenham informações completas e detalhadas para o anestesista, como ecocardiograma com Doppler e eletrocardiograma realizados durante a gestação, preferencialmente no terceiro trimestre. Embora o anestesista possa traçar um plano geral para a indicação da anestesia, os casos devem ser analisados também pelo cardiologista e pelo obstetra, para eleger a técnica mais adequada.

Pacientes com indicação de anestesia regional incluem aquelas portadoras de estenose mitral, insuficiência mitral, insuficiência aórtica, miocardiopatias dilatadas, cardiopatias isquêmicas estáveis e comunicações intracavitárias sem repercussão hemodinâmica. A presença de hipertensão pulmonar associada a qualquer dessas situações contraindica a anestesia regional.

Pacientes com contraindicação para anestesia regional incluem aquelas portadoras de estenose pulmonar, estenose aórtica, estenose subaórtica hipertrófica, miocardiopatia hipertrófica, comunicações intracavitárias com repercussão hemodinâmica, hipertensão pulmonar primária ou secundária e aquelas anticoaguladas.

A analgesia de parto deve ser instituída o mais precocemente possível, para minimizar os agravantes hemodinâmicos da dor e da ansiedade. Todas as pacientes, independentemente do quadro clínico, podem receber alguma forma de analgesia regional, principalmente a analgesia combinada raquiperidural. Nos casos em que o bloqueio simpático está absolutamente contraindicado, pode-se utilizar apenas sufentanila no espaço subaracnoide seguido de infusão peridural de bupivacaína a 0,5%.

Nas cesáreas, as técnicas regionais exigem cuidados especiais. Elas devem ser precedidas de expansão volêmica moderada, no máximo de 5 mL/kg. O bloqueio do neuroeixo (raquidiano ou peridural) deve ser realizado sempre com a presença de cateter peridural, para que se possa utilizar a menor dose necessária para uma anestesia adequada, com as menores repercussões sistêmicas possíveis. A anestesia raquidiana tem indicações precisas, por exemplo, na paciente com doença de Chagas, que tolera mal as grandes doses de anestésico local utilizadas na técnica peridural. O anestésico local é a bupivacaína a 0,5%, hiperbárica, associada à fentanila e à morfina.

Nos casos de anestesia geral, as pacientes não devem receber expansão volêmica prévia à indução. Os agentes utilizados são fentanila, 15 μg/kg, e etomidato, 0,2 mg/kg. Os agentes halogenados devem ser utilizados com grande cuidado e sua escolha deve ser baseada na fisiopatologia de cada caso.

## BLOQUEIOS ESPINHAIS E DISTÚRBIOS DA COAGULAÇÃO

Pacientes no final da gestação apresentam vascularização bastante intensa no espaço peridural. Tanto na realização da anestesia raquidiana como da peridural, corre-se o risco de sangramentos para esse espaço. Pacientes com distúrbios da coagulação, plaquetopênicas ou que fazem uso de medicamentos anticoagulantes apresentam risco bastante elevado de desenvolver hematomas peridurais, que podem evoluir para lesões compressivas medulares e déficits neurológicos definitivos.

Nessas situações, existe contraindicação à anestesia de condução. Apesar de os limites para realização do bloqueio não estarem completamente definidos, ele é contraindicado nas seguintes situações:

- Contagem plaquetária inferior a 70.000.
- Última dose de heparina simples inferior a 4 horas (dose terapêutica).
- Última dose de heparina fracionada inferior a 12 horas (dose profilática).
- Última dose de heparina fracionada inferior a 24 horas (dose terapêutica).

O uso de ácido acetilsalicílico isolado não contraindica o bloqueio.

## CIRURGIAS DURANTE A GESTAÇÃO

A necessidade de anestesia e cirurgia ocorre em 1,5 a 2% de todas as gestações.[7,45,51] As cirurgias podem estar diretamente relacionadas à gravidez (cerclagem de colo uterino), indiretamente relacionadas (ressecção de cisto ovariano), ou não estar relacionadas à gestação (apendicite).[5] Deve-se tomar cuidado com as drogas utilizadas, sobretudo no primeiro trimestre da gestação, em razão do potencial efeito teratogênico.

### CERCLAGEM DE COLO UTERINO

Após expansão volêmica com 10 mL/kg de solução cristaloide, as técnicas regionais são as de escolha, tanto a raquidiana (7,5 mg de bupivacaína hiperbárica a 0,5%) quanto a peridural (75 mg de bupivacaína a 0,5%). Quando necessário, o uso de agentes tocolíticos betamiméticos só deve ser instituído após a estabilização da anestesia regional.

### OUTRAS CIRURGIAS

A anestesia regional deve ser sempre preferida. Caso a anestesia geral seja indicada, deve-se evitar anestesia superficial. Um agente halogenado até 1 concentração alveolar mínimo deve ser utilizado como parte da técnica, para diminuir a resistência vascular uterina e o tônus uterino, colaborando para melhorar a oxigenação fetal.

A monitorização da paciente deve ser rigorosa e incluir aferições da pressão arterial, oximetria de pulso, capnometria, cardioscopia, quantificação da diurese, avaliação da hemoglobina, do hematócrito, da glicemia e da vitalidade fetal.

Os valores mínimos de hemoglobina aceitáveis e a necessidade de transfusão sanguínea devem ser baseados na avaliação da vitalidade fetal. Deve-se lembrar, porém, que os anestésicos sistêmicos modificam o padrão cardiotocográfico, dificultando essa avaliação; ou seja, é normal que os fetos também fiquem anestesiados, fato que é usualmente comprovado pela diminuição da variabilidade da frequência cardíaca fetal.

Na ventilação mecânica, deve ocorrer normoventilação. A hipocapnia, por induzir à vasoconstrição, pode reduzir o fluxo uteroplacentário.[55]

## CEFALEIA PÓS-PUNÇÃO

É importante que a cefaleia pós-punção seja diferenciada de cefaleias por outras causas comuns no pós-operatório, como anemia e hipertensão arterial; deve ser classificada como incapacitante ou não. A paciente deve ser mantida em repouso no leito, com o objetivo de aliviar os sintomas, com hidratação oral ou parenteral, e associação de analgésicos e anti-inflamatórios de horário. É prudente aguardar pelo menos 24 horas após o aparecimento dos sintomas para reavaliação do quadro. Se houver melhora ou estabilização, a conduta deve ser expectante; se não houver melhora, a cefaleia for incapacitante ou houver piora, procede-se ao tampão sanguíneo (*blood patch*). Se desde o início a cefaleia for incapacitante, mesmo em repouso e com analgésicos, procede-se ao tampão sanguíneo, com 8 a 10 mL de sangue autólogo injetados no espaço peridural. A paciente deve ser orientada quanto à possibilidade de lombalgia e discreta elevação da temperatura corporal nas primeiras 24 a 48 horas. Solicita-se retorno para avaliação caso apareçam sinais e sintomas diferentes desses, ou se eles se prolongarem. Caso a cefaleia persista, o quadro deve ser reavaliado, afastando-se outros diagnósticos. Se não for obtido resultado satisfatório após essas condutas, é prudente solicitar a avaliação de um neurologista antes de qualquer outra medida para que seja afastada a possibilidade de hematoma subdural e trombose de seio sagital.[55]

## MORTE MATERNA

A anestesia geral está associada a maior risco de problemas nas vias aéreas entre as mulheres submetidas a cesáreas do que nas pacientes não obstétricas. A incidência de falha na entubação orotraqueal é estimada em 1:200-300 casos, quase dez vezes maior do que entre as não gestantes.[11,21] A maioria dos casos de morte materna relacionada à anestesia ocorre durante anestesia geral para cesárea. O risco de morte materna por complicações da anestesia geral é dezessete vezes maior quando comparada com a anestesia regional.

Em um estudo que analisou a morte materna nos Estados Unidos da América (EUA), entre 2000 e 2002, foram observados seis casos relacionados diretamente à anestesia, sendo quatro deles em anestesia para partos cesáreos em um total de 425 mil cesáreas. Em todos os casos, os óbitos foram associados à anestesia geral, sendo dois por entubação esofágica (cesárea de emergência), um por aspiração gástrica na indução anestésica de parto cesáreo, um por choque anafilático na anestesia para curetagem por abortamento incompleto e dois devidos a hipoventilação.[3]

### PONTOS-CHAVE

- Recomenda-se o oferecimento dos métodos não farmacológicos para alívio da dor no trabalho de parto que estão disponíveis no serviço. Eles podem ser combinados ou usados sequencialmente com outros métodos não farmacológicos ou farmacológicos para o alívio da dor.
- O adequado alívio da dor durante o trabalho de parto é essencial para uma assistência obstétrica de qualidade, pois minimiza a interferência da resposta do estresse materno na dinâmica do parto, estimula a cooperação da paciente e facilita as manobras obstétricas e a revisão do canal de parto.
- Os bloqueios de condução são o padrão-ouro para a analgesia obstétrica na atualidade. Quando disponíveis e não contraindicados, devem ser oferecidos à parturiente e instalados no momento em que ela solicitar, não havendo bases científicas para restringi-los baseado apenas na evolução cervical.
- A analgesia peridural ainda é a técnica-padrão de analgesia neuraxial durante o parto, e suas variações, especialmente o bloqueio combinado raquiperidural, têm mostrado algumas vantagens sobre a técnica tradicional, principalmente em relação à velocidade de alívio da dor. Ainda persistem dúvidas a respeito da associação dessa técnica com alterações cardiotocográficas e possivelmente com aumento transitório da atividade uterina. A escolha da técnica a ser utilizada deve ser individualizada, dependendo da fase do trabalho de parto, do nível de dor, da presença de comorbidades, dos custos, dos recursos disponíveis e da experiência da equipe, garantindo conforto e segurança para o binômio materno-fetal.
- Após a instalação de bloqueios de condução, a paciente deve ter a frequência cardíaca, a pressão arterial e o padrão de contratilidade uterina adequadamente monitorizados. A cardiotocografia fetal deve ser atentamente observada e, nos padrões anormais, é necessária tentativa de correção com manobras de reanimação intrauterina.
- A anestesia de gestantes que apresentam doenças clínicas ou obstétricas deve ser feita levando-se em consideração a fisiopatologia da entidade e suas possíveis interações com drogas e técnicas anestésicas, com especial cuidado na monitorização materna e fetal após instalação da analgesia.
- A anestesia geral está relacionada a maior risco de complicações e de morte materna em procedimentos obstétricos, devendo ser empregada apenas nos casos em que houver contraindicação às técnicas de bloqueio regional.

## REFERÊNCIAS BIBLIOGRÁFICAS


### Anal de congresso

1. Abrão KC, Francisco RPV, Miyadahira S et al. Relação entre as alterações de cardiotocografia observadas imediatamente após a anestesia de duplo bloqueio e resultados neonatais. In: Anais do X Congresso Paulista de Obstetrícia e Ginecologia, 2005.

### Artigos de revisão

2. American College of Obstetricians and Gynecologists. Obstetric analgesia and anesthesia. ACOG Practice Bulletin 2002; 36.
3. Cooper GM, McClure JH. Maternal deaths from anaesthesia: an extract from Why Mothers Die 2000-2002, the Confidential Enquiries into maternal deaths in the United Kingdom. Br J Anaesth 2005; 94 (4): 417-23.
4. Eltzschig HK, Lieberman ES, Camann WR. Medical progress: regional anesthesia and analgesia for labor and delivery. N Eng J Med 2003; 348(4): 319-32.
5. Kuczkowski MM. Non-obstetric surgery during pregnancy: what are the risks of anesthesia? Obstet Gynecol 2003; 59(1): 52-6.
6. Neto SIH. Musicoterapia e a maternidade. Nursing 2006; 16(210): 7-9.
7. Rosen MA. Management of anesthesia for the pregnant surgical patient. Anesthesiol 1999; 91: 1159-63.
8. Silva DAO, Ramos MG, Jordão VRV, Silva RAR, Carvalho JBL, Costa MMN. Uso de métodos não farmacológicos para o alívio da dor durante o trabalho de parto normal: revisão integrativa. Rev Enferm UFPE On-line 2013; 7(esp): 4161-70.

### Artigos originais

9. Abrão KC, Francisco RPV, Miyadahira S, Cicarelli DD, Zugaib M. Elevation of uterine basal tone and fetal heart rate abnormalities after labor analgesia: a randomized controlled trial. Obstet Gynecol 2009; 113(1): 41-7.
10. Albright GA, Forster RM. Does combined spinal-epidural analgesia with subarachnoid sufentanil increase the incidence of emergency cesarean delivery? Reg Anesth 1997; 22: 400-5.
11. Barnardo PD, Jenkins JG. Failed tracheal intubation in obstetrics: a 6-year review in a UK region. Anaesthesia 2000; 55: 690-4.
12. Benfield RD, Hortobágyi T, Tanner CJ, Swanson M, Heitkemper MM, Newton ER. The effects of hydrotherapy on anxiety, pain, neuroendocrine responses, and contraction dynamics during labor. Biol Res Nurs 2010; 12: 28-36.
13. Bowden K, Kessler D, Pinette M, Wilson E. Underwater birth: missing the evidence or missing the point? Pediatrics 2003; 112: 972.
14. Byard RW, Zuccollo JM. Forensic issues in cases of water birth fatalities. Am J Forensic Med Pathol 2010; 31: 258.
15. Eckert K, Turnbull D, MacLennan A. Immersion in water in the first stage of labor: a randomized controlled trial. Birth 2001; 28: 84.
16. Franzin L, Cabodi D, Scolfaro C, Gioannini P. Microbiological investigations on a nosocomial case of Legionella pneumophila pneumonia associated with water birth and review of neonatal cases. Infez Med 2004; 12: 69.
17. Gau ML, Chang CY, Tian SH, Lin KC. Effects of birth ball exercise on pain and self-efficacy during childbirth: a randomised controlled trial in Taiwan. Midwifery 2011; 27: e293.
18. Gilbert R. Water birth: a near-drowning experience. Pediatrics 2002; 110: 409.
19. Gilbert RE, Tookey PA. Perinatal mortality and morbidity among babies delivered in water: surveillance study and postal survey. BMJ 1999; 319: 483.
20. Halonen P, Sarvela J, Saisto T et al. Patient-controlled epidural technique improves analgesia for labor but increases cesarean delivery rate compared with the intermittent bolus technique. Acta Anaesthesiol Scand 2004; 48(6): 732-7.
21. Hawthorne L, Wilson R, Lyons G, Dresner M. Failed intubation revisited: 17-year experience in a teaching maternity unit. Br J Anaesth 1996; 76: 680-4.
22. Hjelmstedt A, Shenoy ST, Stener-Victorin E, Lekander M, Bhat M, Balakumaran L, et al. Acupressure to reduce labor pain: a randomized controlled trial. Acta Obstet Gynecol Scand 2010; 89: 1453-9.
23. Howell CJ, Dean T, Lucking L, Dziedzic K, Jones PW, Johanson RB. Randomised study of long term outcome after epidural versus non-epidural analgesia during labor. BMJ 2002; 325: 57.
24. Kashanian M, Shahali S. Effects of acupressure at the Sanyinjiao point (SP6) on the process of active phase of labor in nulliparas women. J Matern Fetal Neonatal Med 2009; 1-4.
25. Kassim Z, Sellars M, Greenough A. Underwater birth and neonatal respiratory distress. BMJ 2005; 330: 1071.
26. Lee MK, Chang SB, Kang DH. Effects of SP6 acupressure on labor pain and length of delivery time in women during labor. J Altern Complement Med 2004; 10: 959.
27. Lucas MJ, Sharma SK, Mclntire DD et al. A randomized trial of labor analgesia in women with pregnancy-induced hypertension. Am J Obstet Gynecol 2001; 185: 970-5.
28. Maimburg RD, Vaeth M, Dürr J, Hvidman L, Olsen J. Randomised trial of structured antenatal training sessions to improve the birth process. BJOG 2010; 117(8): 921-8
29. Michel SC, Rake A, Treiber K et al. MR obstetric pelvimetry: effect of birthing position on pelvic bony dimensions. Am J Roentgenol 2002; 179(4): 1063-7.
30. Nesheim BI, Kinge R, Berg B et al. Acupuncture during labor can reduce the use of meperidine: a controlled clinical study. Clin J Pain 2003; 19: 187-91.
31. Nguyen S, Kuschel C, Teele R, Spooner C. Water birth: a near--drowning experience. Pediatrics 2002; 110: 411.
32. Odent M. Can water immersion stop labor? J Nurse Midwifery 1997; 42: 414.
33. Ohel G, Gonen R, Vaida S et al. Early versus late initiation of epidural analgesia in labor: does it increase the risk of cesarean section? A randomized trial. Am J Obst Gynecol 2006; 194: 600-5.
34. Palmer CM, Maciulla JE, Cork RC, Nogami WM, Gossler K, Alves D. The incidence of fetal heart rate changes after intrathecal fentanyl labor analgesia. Anesth Analg 1999; 88: 577-81.
35. Pinette MG, Wax J, Wilson E. The risks of underwater birth. Am J Obstet Gynecol 2004; 190: 1211.
36. Segal S, Csavoy A, Datta S. The tocolytic effect of catecholamines in the gravid rat uterus. Anesth Analg 1998; 87(4): 864-9.
37. Sharma SK, Sidawi JE, Ramin SM, Lucas MJ, Leveno KJ, Cunningham FG. Cesarean delivery: a randomized trial of epidural versus patient-controlled meperidine analgesia during labor. Anesthesiology 1997; 87: 487-94.
38. Taavoni S, Abdolahian S, Haghani H, Neysani L. Effect of birth ball usage on pain in the active phase of labor: a randomized controlled trial. J Midwifery Womens Health 2011; 56: 137.

### Diretrizes

39. American College of Nurse-Midwives. Position statement. Hydrotherapy during labor and birth. Silver Spring: ACNM; 2014.
40. American College of Obstetricians and Gynecologists; American Academy of Pediatrics. Committee on Obstetric Practice. ACOG Committee Opinion. Immersion in water during labor and delivery. Obstet Gynecol 2014; 123: 912.

### Editoriais/cartas ao editor

41. Abrão KC, Francisco RPV, Zugaib M. Changes in cardiotochography following combined spinal-epidural labor analgesia. Rev Bras Ginecol Obstet 2009; 31(2): 51-3.
42. Clarke VT, Smiley RM, Finster M. Uterine hyperactivity after intrathecal injection of fentanil for analgesia during labor: a cause of fetal bradycardia? Anesthesiology 1994; 81: 1083.
43. Holdcroft A, Dob D. Regional analgesia for labor and fetal distress: culprit or innocent bystander? Obstetric Anesth Digest 2003; 23(3): 116-25.

## Livros


44. Branden PS. Enfermagem materno-infantil. 2.ed. Rio de Janeiro: Reichmann & Affonso Editores; 2000.
45. Cohen SE. Non-obstetric surgery during pregnancy. In: Chestnut DH, editor. Obstetric anesthesia: principle and practice. St. Louis: Mosby, 1999. p. 279-99.
46. Cunningham FG, Leveno KJ, Bloom SL et al. Williams' obstetrics. 24.ed. New York: McGraw-Hill; 2014.
47. Delascio D, Guariento A. Analgesia e anestesia. In: Briquet R. Obstetrícia normal. 3.ed. São Paulo: Sarvier; 1994.
48. Freitas F, Martins-Costa SH, Ramos JGL, Magalhães JA. Rotinas em obstetrícia. 6.ed. Porto Alegre: Artmed; 2011.
49. Kroger WS. Clinical and experimental hypnosis in medicine, dentistry, and psychology. 2.ed. Philadelphia: Lippincott, Williams & Wilkins; 1963.
50. Melson KA, Jaffe MS, Kenner C, Amlung S. Enfermagem materno-infantil: planos de cuidados. 3.ed. Rio de Janeiro: Reichmann & Affonso Editores; 2002.
51. Nuevo FR. Anesthesia for non-obstetric surgery in the pregnant patient. In: Birnbach DJ, Gatt SP, Datta S, editors. Textbook of obstetric anesthesia. New York: Churchill Livingstone, 2000. p. 289-98.
52. Ricci SS. Enfermagem materno-neonatal e saúde da mulher. Rio de Janeiro: Guanabara Koogan; 2008.
53. Simpson W. The works of Sir JY Simpson. Edinburgh: Adam & Charles Black, 1871.
54. Tiran D. Massage and aromatherapy. In: Tiran D, Mack S, editores. Complementary therapies for pregnancy and childbirth. 2.ed. New York: Balliere Tindall; 2000.
55. Torres MLA, Moraes JE. Analgesia e anestesia: aspectos obstétricos. In: Neme B, editor. Obstetrícia básica. São Paulo: Sarvier, 2005. p. 816-43.
56. Ziegel EE, Crnaley MS. Enfermagem obstétrica. 8.ed. Rio de Janeiro: Guanabara Koogan; 1985.


## Revisões sistemáticas/metanálises


57. Anim-Somuah M, Smyth R, Howell C. Epidural versus non-epidural or no analgesia in labour. Cochrane Database Syst Rev 2005; 4: CD000331.
58. Bohren MA, Hofmeyr GJ, Sakala C, Fukuzawa RK, Cuthbert A. Continuous support for women during childbirth. Cochrane Database Syst Rev 2017; 7.
59. Cho SH, Lee H, Ernst E. Acupuncture for pain relief in labour: a systematic review and meta-analysis. BJOG 2010; 117: 907.
60. Cluett ER, Burns E, Cuthbert A. Immersion in water in labour and birth. Cochrane Database Syst Rev 2018; 5(5): CD000111.
61. Dowswell T, Bedwell C, Lavender T, Neilson JP. Transcutaneous electrical nerve stimulation (TENS) for pain relief in labour. Cochrane Database Syst Rev 2009; (2): CD007214.
62. Halpern SH, Leighton BL, Ohlsson A, Barrett JF, Rice A. Effect of epidural versus parenteral opioid analgesia on the progress of labor: a meta-analysis. Jama 1998; 280: 2105-10.
63. Hodnett ED, Downe S, Walsh D. Alternative versus conventional institutional settings for birth. Cochrane Database Syst Rev 2012; 8.
64. Hofmeyr GJ, Cyna AM, Middleton P. Prophylactic intravenous preloading for regional analgesia in labour. Cochrane Database Syst Rev 2004; 4: CD000175.
65. Lawrence A, Lewis L, Hofmeyr GJ, Styles C. Maternal positions and mobility during first stage labour. Cochrane Database Syst Rev 2013; 8.
66. Madden K, Middleton P, Cyna AM, Matthewson M, Jones L. Hypnosis for pain management during labour and childbirth. Cochrane Database Syst Rev 2016; 2016(5): CD009356.
67. Mardirosoff C. Fetal bradycardia due to intratecal opioids for labor analgesia: a systematic review. BJOG 2002; 109: 274-81.
68. Ruppen W, Derry S, McQuay H, Moore A. Incidence of epidural hematoma, infection, and neurologic injury in obstetric patients with epidural analgesia anesthesia. Anesthesiol 2006; 105: 394-9.
69. Simkin PP, O'Hara M. Nonpharmacologic relief of pain during labor: systematic reviews of five methods. Am J Obstet Gynecol 2002; 186: S131.
70. Simmons SW, Cyna AM, Dennis AT, Hughes D. Combined spinal-epidural versus epidural analgesia in labour. Cochrane Database Syst Rev 2009; 1: CD003401.
71. Smith CA, Collins CT, Crowther CA. Aromatherapy for pain management in labour. Cochrane Database Syst Rev 2011; (7): CD009215.
72. Smith CA, Collins CT, Crowther CA, Levett KM. Acupuncture or acupressure for pain management in labour. Cochrane Database Syst Rev 2011; (7): CD009232.
73. Smith CA, Collins CT, Cyna AM, Crowther CA. Complementary and alternative therapies for pain management in labour. Cochrane Database Syst Rev 2006; 4: CD003521.
74. Smith CA, Levett KM, Collins CT, Armour M, Dahlen HG, Suganuma M. Relaxation techniques for pain management in labour. Cochrane Database Syst Rev 2018; 3(3): CD009514.
75. Smith CA, Levett KM, Collins CT, Dahlen HG, EE CC, Suganuma M. Massage, reflexology and other manual methods for pain management in labour. Cochrane Database Syst Rev 2018; 3(3): CD009290.


## Tese


76. Castro AVA. As repercussões da música na dor do trabalho de parto: contribuições para enfermagem obstétrica. Dissertação [Mestrado]. Rio de Janeiro: Universidade Federal do Rio de Janeiro; 2009.

# Capítulo 22

# Fórcipe



## INTRODUÇÃO

O fórcipe obstétrico é o instrumento destinado a auxiliar a extração fetal por meio da preensão do polo cefálico, diminuindo a duração do segundo período do parto. Alguns detalhes históricos sobre a utilização do fórcipe em obstetrícia podem ser encontrados no Capítulo 3, "Evolução histórica da obstetrícia", da Seção 1, "Considerações gerais".

Sabe-se que o pH do sangue fetal tende a diminuir gradativamente no período expulsivo e que, decorridos os primeiros 30 minutos deste, o feto desenvolve moderada acidose. Por outro lado, quando o feto apresenta desaceleração tardia, sua pressão parcial de oxigênio apresenta-se em níveis baixos (≤ 18 mmHg).[10,12,25,38,39] Nessas circunstâncias, quando existe a suspeita de sofrimento fetal, abreviar o período expulsivo por meio do uso de fórcipe é de enorme utilidade.

Nos Estados Unidos da América (EUA), cerca de um terço dos partos requer assistência cirúrgica no segundo período, seja fórcipe, vácuo-extração ou cesárea emergencial.[16] Apesar de a indicação de cesárea no segundo período de parto apresentar maior morbidade neonatal,[34,42] as últimas três décadas têm sido marcadas pelo aumento de sua indicação em detrimento do uso de fórcipe.[13,24,28] Por outro lado, no Reino Unido, a taxa de parto operatório vem se mantendo estável nos últimos anos, sendo de aproximadamente 10 a 13%.[34] No HC-FMUSP, a taxa de fórcipe foi de aproximadamente 15% no mesmo período. Houve, porém, redução dessas taxas, chegando a 6% no ano de 2014, taxa esta que se manteve estável até o ano de 2018.

Dennen,[7] ao comparar 9.237 extrações com 4.583 partos espontâneos, demonstrou menor índice de mortalidade perinatal no primeiro grupo (0,6%) do que no segundo (1,15%). Niswander e Gordon[22] acompanharam 29.577 recém-nascidos até o quarto ano de vida, comparando aqueles que haviam nascido por parto espontâneo com os que tinham sido submetidos a fórcipe profilático (isto é, aplicado ao polo cefálico já rodado e junto ao assoalho pélvico). Nos primeiros 8 meses de vida, avaliou-se o desenvolvimento motor e mental pela escala de Bayley, e no quarto ano de vida, por meio dos índices de motricidade fina e grosseira e do coeficiente de inteligência de Stanford-Binet. Nesse estudo clássico, a mortalidade neonatal foi três vezes maior nas crianças nascidas de parto vaginal espontâneo. A avaliação mental não apresentou diferença no oitavo mês de vida em relação aos dois grupos, todavia alterações na motricidade foram mais frequentes no grupo de parto espontâneo tanto no oitavo mês como no quarto ano de vida. Neme e Salomão[21] demonstraram que o esforço expulsivo maior nas primigestas determinava sobrecarga vascular na circulação fetal, passível de ocasionar roturas de vasos do fundo do olho no concepto de mães cujos partos foram espontâneos, e que o fórcipe profilático em primíparas poderia minimizar o trauma vascular ocular fetal decorrente da expulsão fetal.

Após esses estudos iniciais, vários outros demonstraram a segurança do fórcipe em relação ao produto conceptual.[2,4,9,18,20] Todavia, faz-se mister uma equipe bem treinada para a realização desses partos, uma vez que esses resultados estão relacionados com o nível de treino do obstetra.[4,8,16,26] Dessa forma, pode-se afirmar que a excelência na aplicação do fórcipe se faz por mãos bem treinadas.[30,33]

Em paralelo, na última década, a utilização de vácuo-extrator tem sido estudada em comparação com a aplicação de fórcipe. A vantagem apontada para a vácuo-extração é a menor morbidade materna, mas um aumento na prevalência de cefaloematomas e hemorragias retinianas do recém-nascido foi observado em revisão sistemática sobre o assunto.[1]

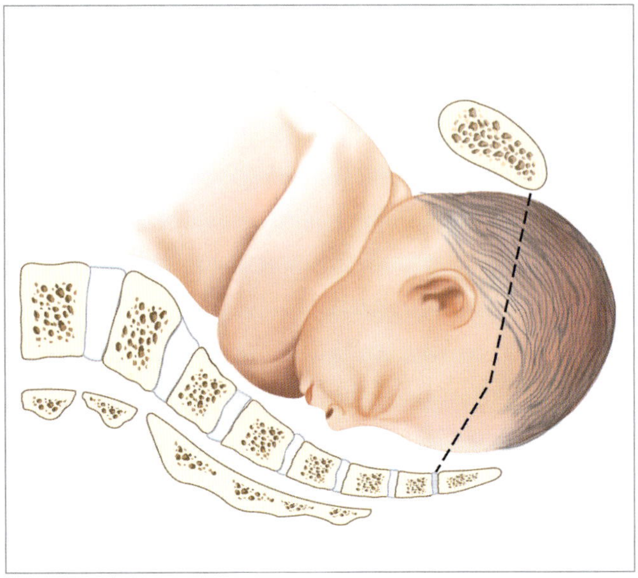

**FIGURA 1.** Situação do polo cefálico nas aplicações baixas de fórcipe. A parte óssea da cabeça situa-se no períneo, de forma que seu ponto mais baixo (couro cabeludo) é visível mesmo no intervalo das contrações. A sutura sagital está próxima ao diâmetro anteroposterior da pelve ou coincide com ele.

## TIPOS E FUNÇÕES DO FÓRCIPE

### CLASSIFICAÇÃO

O fórcipe pode ser classificado quanto à aplicação de acordo com o nível de descida e à variedade de posição da apresentação fetal. O conceito de fórcipe baixo foi definido em 1949, e era aquele aplicado em pacientes que apresentavam polo cefálico fetal visível em contato com o assoalho pélvico e sutura sagital no diâmetro anteroposterior.[37] Em 1952, Dennen[6] publicou os resultados de 3.883 partos e classificou o fórcipe baixo como sendo aquele em que a parte óssea da cabeça fetal está no períneo e tem seu ponto mais baixo visível entre as contrações. O diâmetro biparietal situa-se no plano de saída da pelve com a sutura sagital próxima ou coincidindo com os diâmetros anteroposteriores da saída fetal (Figura 1). Finalmente, em 1965, o *American College of Obstetricians and Gynecologists* (ACOG) se pronunciou e classificou os fórcipes em fórcipe baixo/de alívio (*outlet forceps*), fórcipe médio e fórcipe alto.

- A primeira categoria (baixo/de alívio) era o fórcipe empregado quando o polo cefálico era visível e tinha atingido o assoalho pélvico, e quando a sutura sagital se encontrava no diâmetro anteroposterior da pelve.
- O fórcipe médio foi definido como aquele aplicado após a insinuação (plano 0 de De Lee).
- O fórcipe alto era usado quando o polo cefálico se colocava entre os planos –1 e 0 de De Lee e o biparietal tangenciava o bi-isquiático.

A década de 1980 foi marcada pelas dúvidas no que se referia à segurança do fórcipe médio e, dessa forma, a classificação teve de ser redefinida para melhor avaliar qual tipo de fórcipe apresentava riscos significativos para o produto conceptual. Assim, em 1998, o ACOG redefiniu a conceituação de fórcipe baixo, denominando-o fórcipe de alívio (*outlet forceps*), e o fórcipe baixo passou então a ser aquele em que a apresentação estava insinuada, porém não havia atingido o plano +2 de De Lee. A mais recente classificação internacional em uso, com novas atualizações, publicada pelo ACOG e adotada também pela *American Academy of Pediatrics*, data de 2000 e está descrita na Tabela 1.[31,32]

Na Clínica Obstétrica do HC-FMUSP, considera-se o fórcipe como sendo de alívio quando, nas cefálicas fletidas, a rotação interna está completa e o polo cefálico atinge ao menos o plano +3 de De Lee. São denominadas abreviação do período expulsivo as situações em que a variedade de posição for anterior e a apresentação estiver pelo menos no plano +2 de De Lee. Por sua vez, será denominado fórcipe de rotação aquele aplicado às variedades transversas e posteriores persistentes que já tenham alcançado o plano +2 de De Lee.

### TIPOS DE FÓRCIPE

Os três fórcipes mais utilizados na prática clínica diária são os fórcipes de Simpson-Braun, de Kielland e de Piper. Este último, introduzido por Piper em 1924, é reservado para as apresentações pélvicas com cabeça derradeira encravada.

**TABELA 1. Classificação atual utilizada pela *American Academy of Pediatrics* e pelo *American College of Obstetricians and Gynecologists* dos tipos de fórcipe de acordo com o plano da apresentação e o grau de rotação do polo cefálico**

| Fórcipe | Critério |
|---|---|
| De alívio (*outlet forceps*) | O couro cabeludo é visualizado no introito vaginal, sem contudo entreabrir os grandes lábios<br>O polo cefálico atingiu o assoalho pélvico<br>A sutura sagital está no diâmetro anteroposterior ou nos diâmetros oblíquos anterior/posterior<br>A rotação não deve exceder 45° |
| Baixo (*low forceps*) | O polo cefálico está abaixo do plano +2 de De Lee e não atingiu o assoalho pélvico<br>Algum grau de rotação pode estar presente: ≤ 45° nas variedades oblíquas anteriores para occipitopúbica ou oblíquas posteriores para occipitossacra, ou > 45° |
| Médio (*midforceps*) | O polo cefálico está insinuado, porém não atingiu o plano +2 de De Lee |
| Alto (*high forceps*) | Não incluído na classificação |

De forma geral, o fórcipe apresenta uma colher, um ramo e um cabo (Figura 2). A colher apresenta a curvatura cefálica; o ramo, a zona articular; e o cabo, o local em que o tocólogo realiza a tração.

O fórcipe de Simpson-Braun apresenta articulação fixa por encaixe, as suas colheres são fenestradas e têm curvatura pélvica acentuada. Sua indicação limita-se às variedades oblíquas e pegas diretas (púbica e sacra).

O fórcipe de Kielland foi idealizado por Cristian Kielland, tendo sido divulgado no Brasil pela Clínica Obstétrica do HC-FMUSP, nas teses de Onofre Araújo, em 1922, e de Edwin Zink, em 1941, sendo o Dr. Gerd Frehse um de seus grandes mestres. Suas colheres apresentam curvatura pélvica menor que as do fórcipe de Simpson-Braun. A articulação é de deslize, do ramo direito sobre o esquerdo, o que facilita a correção do assinclitismo. Por essas características, a função de rotação é facilitada e esse é o fórcipe ideal para as variedades transversas.

Na Clínica Obstétrica do HC-FMUSP, o fórcipe de Kielland é utilizado para todas as variedades de posição. Em artigo clássico, em nosso meio, Frehse e Zugaib[11] descrevem detalhadamente a técnica operatória para o fórcipe de Kielland em cada variedade de apresentação. A técnica descrita nesse artigo continua válida até hoje e embasa o que se afirma neste capítulo sobre o fórcipe de Kielland.

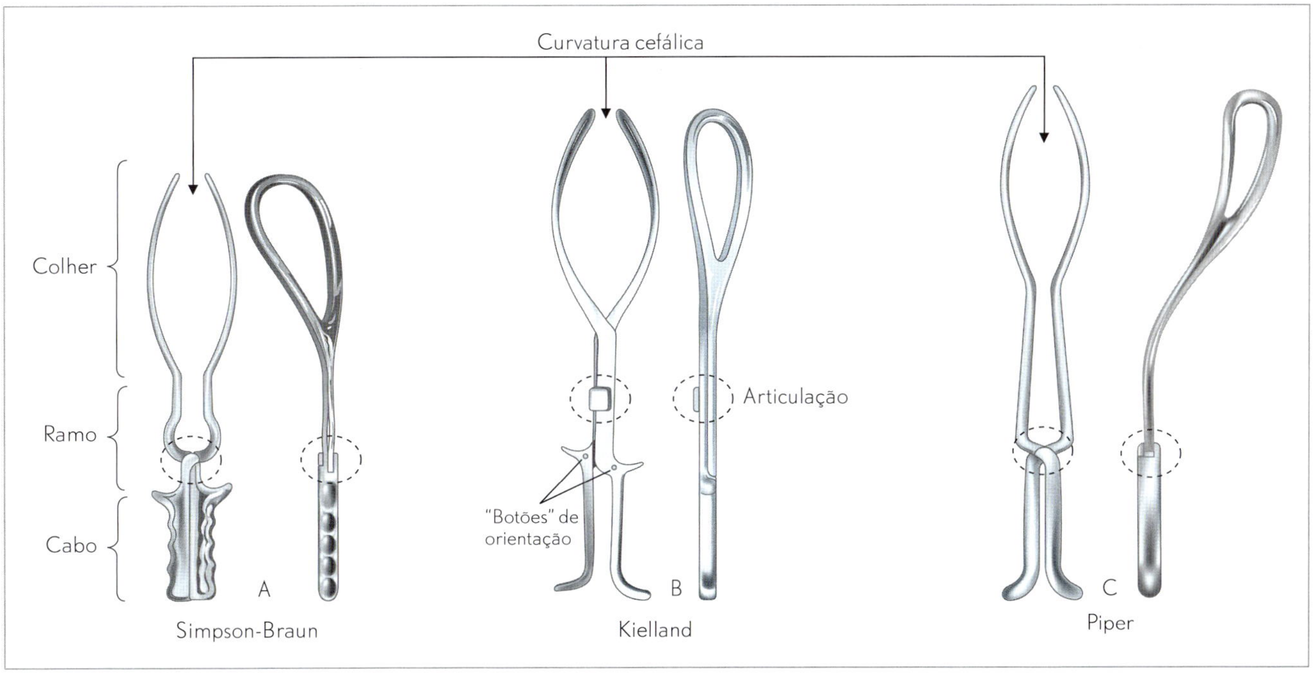


**FIGURA 2.** Fórcipes e seus constituintes. A: fórcipe de Simpson-Braun; B: fórcipe de Kielland; C: fórcipe de Piper. Nota-se no fórcipe de Kielland a presença de "botões" de orientação em seus cabos.

## FUNÇÕES DO FÓRCIPE

O fórcipe exerce três funções básicas: preensão, rotação e tração.

A função preensora deve observar os seguintes preceitos:

- As colheres devem ser aplicadas em pontos diametralmente opostos, sobre as regiões parietomalares. Caso não haja esse cuidado, as colheres podem deslizar horizontalmente (transvio horizontal) (Figura 3).
- A extremidade anterior das colheres nas apresentações fletidas deve ultrapassar a arcada zigomática bilateralmente; e nas defletidas, as bossas parietais. Caso contrário, as colheres podem deslizar verticalmente (transvio vertical) (Figura 4).
- As colheres devem ser aplicadas no sentido do diâmetro sagital, dispostas no meridiano lateral. A pega ideal é a parietomalar (Figura 5).

A função tratora deve observar os seguintes cuidados:

- Acompanhar o eixo da parte preensora das colheres (curvatura pélvica).
- Obedecer à linha de direção de Sellheim, ou seja, tração vertical do estreito superior para o médio, tração oblíqua do estreito médio para o inferior e tração ascendente para completar o desprendimento cefálico.
- Reproduzir o ritmo das contrações uterinas de parto, ou seja, a tração deve coincidir com as contrações e entre elas deve ser interrompida.
- Não ser excessiva, evitando-se sempre manobras intempestivas e exageradas, como apoiar os pés na mesa cirúrgica. A tração deve ser elegante e, de certa forma, suave.

A função rotatória pode ser exercida anterior (púbica) ou posteriormente (sacra), podendo ser de 45°, 90° e 135°. Existem duas técnicas de acordo com o fórcipe utilizado (Figura 6):

- Circundação ampla dos cabos: é indicada nos fórcipes com curvatura pélvica acentuada, como os de Simpson-Braun. Essa técnica evita lacerações de fundo de saco vaginal e deve ser realizada na bacia mole.
- Chave em fechadura: foi preconizada para ser utilizada nos fórcipes de pequena curvatura pélvica, como o de Kielland. Esse procedimento seria executado em um

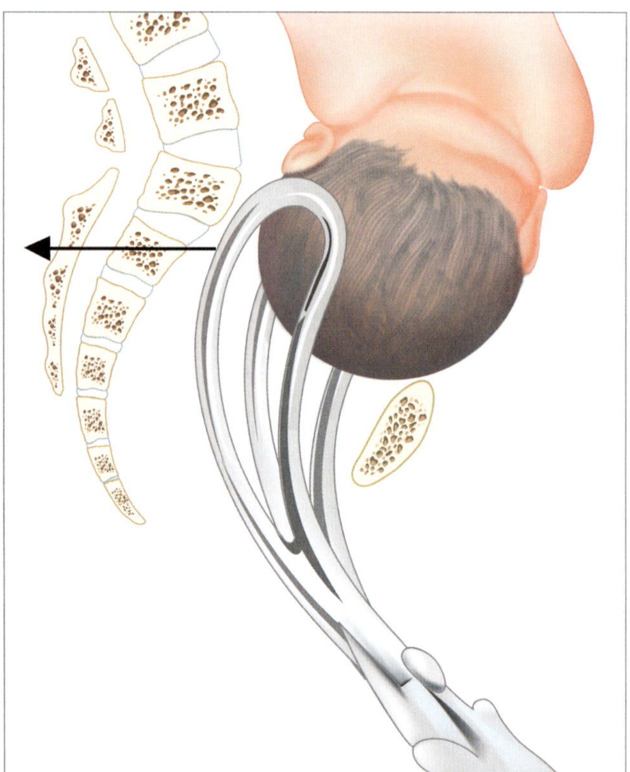

**FIGURA 3.** Locação incorreta do fórcipe com transvio horizontal. Posicionadas as colheres do fórcipe apenas na metade posterior da fronte e do occipício, a cabeça escapa para diante. (Figura adaptada de Bumm.[36])

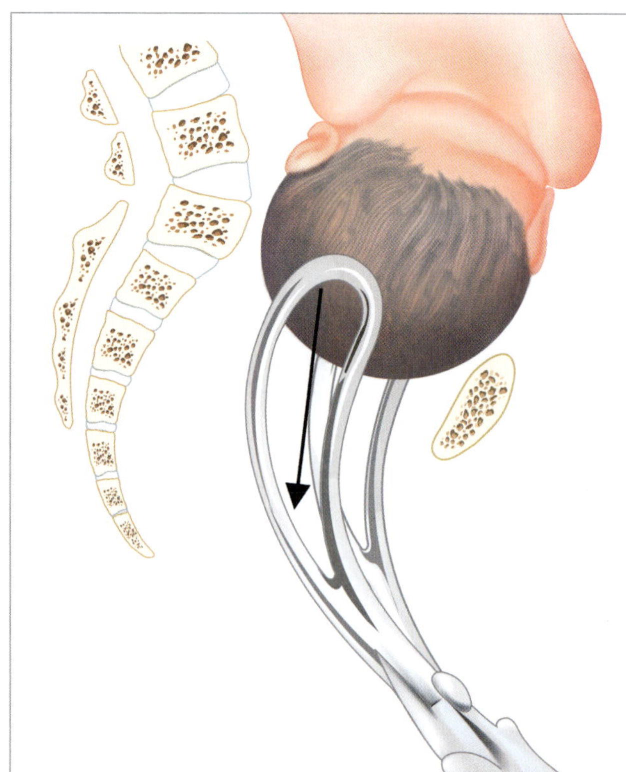

**FIGURA 4.** Locação incorreta do fórcipe com transvio vertical. Posicionadas as colheres do fórcipe apenas na porção mais alta da fronte e do occipício, não ocorre preensão adequada. (Figura adaptada de Bumm.[36])

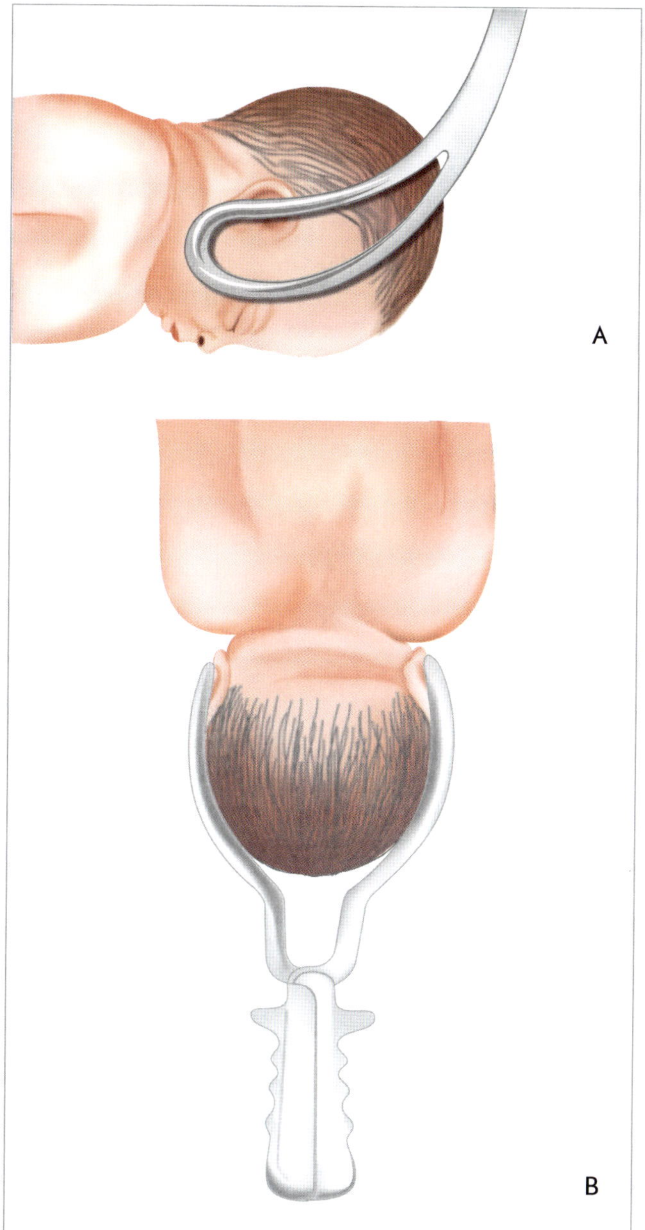


FIGURA 5. Desenho esquemático da aplicação correta do fórcipe de Simpson-Braun: pega regular na região parietomalar. A: visão lateral; B: visão superior. (Figura adaptada de Bumm.[36])

polo cefálico muito pequeno e muito móvel dentro da pelve materna. Essa técnica foi abandonada por haver aumento na frequência de traumatismos vaginais graves, constituídos de lacerações bilaterais das paredes vaginais laterais, desde o fundo de saco vaginal até a vulva.

- Abaixamento dos cabos: para se fugir do trauma descrito nas rotações tipo "chave em fechadura", utiliza-se simplesmente o abaixamento dos cabos contra o sacro materno, com consequente rotação para a apresentação

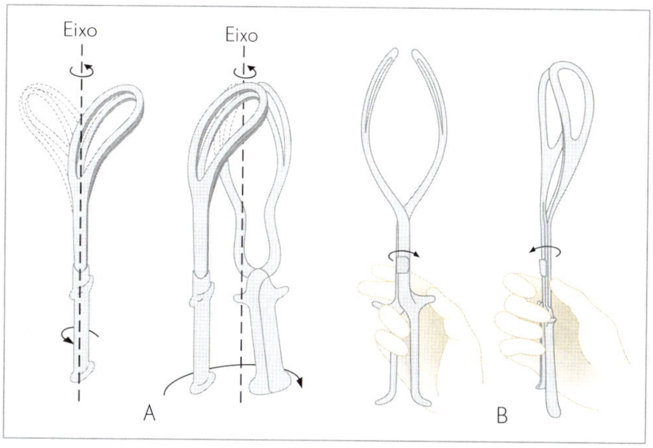


FIGURA 6. A: rotação por circundação do fórcipe de Simpson-Braun com curvatura pélvica acentuada; B: rotação por chave em fechadura do fórcipe de Kielland com curvatura pélvica pouco pronunciada.

occipitopúbica. É manobra fácil de executar e a rotação ocorre possibilitada pela forma em baioneta do fórcipe.

## INDICAÇÕES E CONDIÇÕES MATERNAS E FETAIS DE APLICABILIDADE

A principal indicação de fórcipe é para abreviar o fim do segundo período do trabalho de parto caso haja situações que gerem risco materno-fetal.[31,32]

As aplicações do fórcipe devem ser consideradas como qualquer procedimento cirúrgico, de modo que sua prática deve ser cercada das mesmas precauções de uma operação de porte médio. Além do operador, a equipe que assiste o caso deverá contar com um assistente (idealmente dois), um enfermeiro, um circulante, um anestesista e um neonatologista.

### INDICAÇÕES MATERNAS

As principais indicações maternas são doença cardíaca, comprometimento pulmonar, infecção amniótica, algumas condições neurológicas, exaustão, falha de progressão após determinado período de espera ou segundo período do parto prolongado, especialmente nas situações em que há sofrimento fetal concomitante. Nas primigestas, segundo observação de Zhang et al.,[29] a duração do período expulsivo foi de, em média, 1,1 hora para primíparas com analgesia e 0,6 hora para primíparas sem analgesia. Observe-se, no entanto, que quando analisado o percentil 95 esse tempo poderia ser 3,6 horas com analgesia e 2,8 horas sem analgesia. Em relação às multíparas, esse estudo aponta média e percentil 95 da duração do período expulsivo como 0,4 e 2 horas com analgesia e 0,2 e 1,3 hora sem analgesia.[29]

Nas situações em que se observa período expulsivo prolongado, a abreviação desse período deve ser realizada por meio do uso de fórcipe baixo ou de alívio. Por fim, apesar de não ser indicação rotineira a utilização de fórcipe em casos de cicatriz uterina, a colocação de fórcipe mostrou-se mais indicada do que a vácuo-extração, associando-se a menor taxa de hemorragia pós-parto e rotura uterina.[27]

## INDICAÇÕES FETAIS

As indicações fetais são todas aquelas associadas ao sofrimento fetal, que exige o fim do período expulsivo de forma rápida e segura. Prolapso de cordão umbilical, com cabeça insinuada nas apresentações cefálicas e cabeça derradeira nas pélvicas, são indicações menos frequentes.

## TENTATIVA DE FÓRCIPE

Em casos especiais, o obstetra vê-se na contingência de recorrer à tentativa de fórcipe em que posiciona as colheres e, antes de proceder à episiotomia, avalia as chances de preensão e descida com sucesso da apresentação, optando, então, por realizar a episiotomia ou retirar as colheres e indicar o parto cesáreo. Essa tentativa deve ser feita por obstetra treinado e a via vaginal jamais deverá ser indicada caso perceba falta de condições de progressão da apresentação ou caso a tentativa se mostre potencialmente lesiva para o binômio materno-fetal. Já no fórcipe falhado ou malogrado, o operador, após ter realizado todas as etapas, inclusive a episiotomia, só então se apercebe que não é possível a extração fetal, desistindo do propósito de ultimar o parto com o fórcipe e optando pela operação cesariana.

## CONDIÇÕES DE APLICAÇÃO DO FÓRCIPE

Entre as condições de aplicação do fórcipe, consideram-se as maternas e fetais, sendo três as condições maternas: colo completamente dilatado, bolsa das águas rota e estreitos médio e inferior compatíveis com o volume cefálico; e três as fetais: concepto vivo, cabeça insinuada e volume cefálico normal.

# TÉCNICA OPERATÓRIA

Durante a aplicação do fórcipe, a paciente deve estar em posição semissentada (elevação do dorso em pelo menos 45°), com as pernas hiperfletidas sobre o abdome, e a bexiga urinária deve estar vazia. A variedade de posição do polo cefálico deve ser muito bem conhecida antes da introdução do fórcipe. Nos parágrafos subsequentes, as denominações anatômicas esquerda e direita, assim como anterior e posterior, serão sempre definidas em relação à posição anatômica da parturiente.

## REGRAS GERAIS DE APLICAÇÃO

Na aplicação do fórcipe, duas regras gerais devem ser observadas (Tabela 2):

- Aplica-se o fórcipe no diâmetro pélvico perpendicular ao ocupado pela linha de orientação do polo cefálico.
- Nas pegas diretas, a primeira colher a ser aplicada é a esquerda; nas oblíquas, a posterior; e nas transversas, a anterior.

**TABELA 2. Sumário das regras gerais de aplicação do fórcipe**

| Variedade de posição | Primeira colher | Técnica |
|---|---|---|
| Occipitopúbica e occipitossacra | Esquerda | Pega direta |
| Esquerda anterior e direita posterior | Posterior | Manobra de Lachapelle (insere-se a colher às 9 horas e executa-se rotação de 45° no sentido horário) |
| Direita anterior e esquerda posterior | Posterior | Manobra de Lachapelle (insere-se a colher às 3 horas e executa-se rotação de 45° no sentido anti-horário) |
| Transversa direita | Anterior | Lachapelle-símile com migração pela face fetal |
| Transversa esquerda | Anterior | Volteio (em desuso) |

## TÉCNICA GERAL

De forma geral, a técnica para aplicação do fórcipe compreende basicamente quatro tempos: apresentação espacial, introdução das colheres, articulação e extração fetal.

- Apresentação espacial: é a orientação do fórcipe à vulva de modo que sua concavidade fique voltada para o ponto de referência fetal. Projeta-se assim, imaginariamente, a posição que o fórcipe assumirá após a completa introdução e articulação de seus cabos, antes da rotação. No fórcipe de Kielland, por ser a concavidade muito discreta, seus cabos são marcados por dois "botões" de orientação, os quais deverão ser posicionados espacialmente, concordando com o ponto de referência fetal ao qual o fórcipe é apresentado (por exemplo, alinhados com a pube na apresentação occipitopúbica ou alinhados com articulação sacroilíaca direita na apresentação occipitoposterior direita).

- Introdução das colheres: a introdução constitui-se de cinco subtempos (introdução da mão-guia, introdução da primeira colher, retirada da mão-guia, introdução da segunda mão-guia e introdução da segunda colher).
  - Introdução da mão-guia: a mão em fuso é introduzida lateralmente, situando-se entre a parede vaginal e a cabeça, até os dedos atingirem a orelha fetal. Caso a apresentação esteja muito baixa, não é necessário atingir as orelhas. Ressalta-se aqui que a mão-guia serve também para proteção das partes moles maternas contra a fricção da colher do fórcipe a ser introduzida.
  - Introdução da primeira colher: a introdução é conduzida pela mão que apreende o cabo do fórcipe, denominada por Briquet como mão preensora (sendo esta sempre oposta à mão-guia) e orientada pelos dedos da mão-guia. A primeira colher é introduzida até atingir a região parietomalar (pega regular).
  - Retirada da mão-guia: depois de locada a colher, retira-se a mão-guia com cuidado e entrega-se o cabo ao auxiliar, que o conservará fixo.
  - Introdução da segunda mão-guia: novamente em fuso, a mão é introduzida lateralmente na hemipelve, oposta àquela anterior. Não é necessário reconhecer a orelha anterior, apenas proteger o canal cervical.
  - Introdução da segunda colher: presa e conduzida pela mão preensora, enquanto o auxiliar segura o cabo da primeira colher do fórcipe, a segunda colher deve ser orientada num triplo movimento de abaixamento, translação e torção, o qual se denomina movimento espiroide de Lachapelle, ou simplesmente manobra de Lachapelle. A pega ideal é a parietomalar, oposta à pega anterior. Essa manobra só é válida para pegas oblíquas, não se aplicando em casos de pegas diretas, ou seja, nas variedades de apresentação occipitopúbica e occipitossacra.
- Articulação: a pega regular gera fácil articulação. A dificuldade de articulação se deve à ausência de paralelismo entre os cabos do fórcipe, o que deve ser corrigido pela rotação completa ou pela reaplicação da segunda colher, ou à pega occipitofrontal, impondo retirada da colher para nova introdução. Nas variedades esquerda posterior e direita anterior, é necessário desfazer o cruzamento dos ramos do fórcipe antes da articulação. Para isso, a mão esquerda apreende a colher direita, e a mão direita, que segura a colher esquerda, passa por cima dos cabos. Ao mesmo tempo em que a mão direita levanta o cabo da colher esquerda, a mão esquerda abaixa o da colher direita. Com o fórcipe descruzado, resta articulá-lo. Uma vez articulado o fórcipe, é necessária a revisão da pega. A pega ideal é a parietomalar, também denominada biparietal, bimalar ou parietojugal. São três os pontos de reparo na verificação da pega regular: pequena fontanela lambdoide equidistante das colheres e situada a um dedo transverso acima do plano dos ramos do fórcipe; sutura sagital equidistante e perpendicular em toda a sua extensão ao plano dos ramos do fórcipe; e não mais que uma polpa digital introduzida entre a fenestra e a cabeça do feto.
- Extração fetal: antes de proceder à extração fetal, é necessário realizar uma primeira tração de prova, cuja finalidade principal é melhor adaptar as colheres sobre as bossas parietais e evitar transvios. A seguir, a tração e a rotação cefálica, caso sejam necessárias, obedecerão aos preceitos já mencionados neste capítulo. Com o fórcipe de Simpson-Braun, esses dois tempos, por regra, são realizados em separado: primeiro a tração e depois a rotação por circundação na bacia mole. Com o fórcipe de Kielland, esses tempos podem ser feitos simultaneamente. Uma vez que a rotação esteja completa e o hipomóclio feito, as colheres devem ser retiradas cuidadosamente, de forma contrária à introdução (a última colher introduzida será a primeira a sair). A episiotomia prévia à locação das colheres facilita a introdução dessas por ampliar o canal de parto, porém há maior perda de sangue.

## PARTICULARIDADE TÉCNICA DOS FÓRCIPES

### Fórcipe de Simpson-Braun

A utilização do fórcipe de Simpson-Braun deve ser restrita às situações em que a rotação é de no máximo 45°, e as seguintes particularidades devem ser evidenciadas:

- Nas variedades oblíquas, a primeira colher é a posterior. Homônima nas posições anteriores (occipitoesquerda anterior e occipitodireita anterior) e antônima nas posteriores (occipitodireita posterior e occipitoesquerda posterior).
- Nas variedades occipitossacra e occipitopúbica, a primeira colher é a esquerda.
- O cabo deve ser segurado como um punhal.
- As manobras de rotação se fazem por circundação ampla dos cabos na bacia mole.

### Fórcipe de Kielland

O fórcipe de Kielland é o instrumento de escolha nas variedades transversas com ou sem assinclitismo. Por ser aplicável a todas as variedades, é o fórcipe de escolha na Clínica Obstétrica do HC-FMUSP.[11]

- Nas variedades transversas, a primeira colher a ser locada é a anterior mediante movimento migratório, reproduzindo a manobra de Lachapelle, volteando a face fetal.

- Nas variedades oblíquas e nas pegas direitas, a introdução é semelhante à introdução do fórcipe de Simpson-Braun.
- O cabo deve ser empunhado como uma espada.
- A rotação e a tração podem ser realizadas conjuntamente, reproduzindo um movimento elipsoide. A rotação deverá ser realizada por meio do abaixamento dos cabos contra o sacro materno, gerando uma rotação para a posição occipitopúbica. Essa manobra é considerada fácil quando realizada com o fórcipe de Kielland.[11]

## PARTICULARIDADE DAS DIVERSAS VARIEDADES DE POSIÇÃO

### Occipitopúbica e occipitossacra

Nas apresentações occipitopúbicas e occipitossacras, a pega é direta, introduzindo-se primeiro a colher esquerda. Nas occipitopúbicas, a tração será feita observando-se a linha de direção fetal (Sellheim), isto é, tracionando-se o polo cefálico suavemente para baixo com ligeira horizontalização até situar o suboccipício no subpúbis (local do hipomóclio). A seguir, realiza-se movimento de levantamento do polo cefálico, desprendendo-se a fronte e a face fetal. Nas occipitossacras e nas defletidas de 1º grau (bregmáticas), traciona-se o polo cefálico suavemente para baixo até situar as proximidades do bregma no subpúbis. Pelo levantamento da cabeça, desprende-se, na vulva, o occipício (após retropulsão do cóccix), e em seguida, pelo abaixamento dos cabos (com recuo do osso occipital), desprende-se a face fetal. A manobra deve ser delicada para evitar traumatismo no binômio materno-fetal, e por vezes a episiotomia deve ser ampliada. Faz-se mister salientar que, nas apresentações cefálicas defletidas de 1º grau, a rotação interna normalmente é púbica, apresentando o bregma para a arcada púbica e o occipício para o sacro. Em ambas as variedades podem ser realizados movimentos laterais (assinclitismos laterais) com o cabo que favorece o avanço dos parietais, sobretudo nos polos cefálicos maiores. Cabe ressaltar que nas apresentações bregmáticas e nas occipitossacras sempre se opta, na Clínica Obstétrica do HC-FMUSP, pela tentativa de rotação para a variedade de posição occipitopúbica.

### Variedades oblíquas

Nas variedades oblíquas, a rotação interna é mínima (≤ 45°) nas anteriores (esquerda anterior e direita anterior) e máxima (135°) nas oblíquas posteriores (direita posterior e esquerda posterior). Contudo, na direita anterior e na esquerda posterior é necessário desfazer o cruzamento dos cabos para a articulação destes. Vale ressaltar que nas rotações púbicas de difícil realização opta-se por rotação sacra, com extração fetal obedecendo aos preceitos descritos para as variedades occipitossacras. A rotação máxima deve ser realizada com fórcipe de curvatura pélvica pouco pronunciada, como o de Kielland.

### Variedades transversas

O fórcipe de escolha para as variedades transversas é o de Kielland, pois permite pega ideal e favorece a correção do assinclitismo e a rotação interna em 90°.

### Cabeça derradeira

Nas situações em que há cabeça derradeira, o instrumento de escolha é o fórcipe de Piper. A pega deve ser direta e em polo cefálico insinuado. As colheres devem ser locadas nas extremidades do diâmetro transverso da bacia, por baixo do feto. A primeira colher é a esquerda. Antes da aplicação do fórcipe, é necessário avaliar delicadamente a apresentação e, caso o polo cefálico esteja em um dos oblíquos, corrigi-lo com a introdução dos dedos indicador e médio na boca fetal e forçando delicadamente a rotação do occipício para a arcada púbica (mentossacra). A extração fetal se fará por tração para baixo, até o suboccipício atingir o subpúbis, e a seguir para cima, com desprendimento do mento e da face. Nas apresentações pélvicas em variedade mentopúbica, fenômeno extremamente raro, a introdução das colheres respeita as observações anteriormente descritas e a tração fetal se fará para cima, com desprendimento do occipício, da face e do mento.

## COMPLICAÇÕES

## NO PRODUTO CONCEPTUAL

Para o recém-nascido, a taxa de morbidade é de difícil mensuração, pois muitas vezes o fórcipe é aplicado justamente nos casos já com suspeita de sofrimento fetal. Algumas complicações, no entanto, são diretamente relacionadas e consequentes ao uso do fórcipe, como as lesões cutâneas relacionadas aos transvios de rotação e de tração (transvios horizontais e verticais), definidos quando ocorre o deslizamento do fórcipe sobre a apresentação. Na maior parte dos casos, essas escoriações cicatrizam espontaneamente, enquanto aquelas que tornam-se hemorrágicas devem ser suturadas prontamente.

Quando ocorrem pegas assimétricas, casos em que uma colher do fórcipe apoia e aperta o nervo facial de maneira errônea, há possibilidade de paralisia facial, que, na maioria das vezes, regride espontaneamente.

Entre as complicações mais raras e de gravidade também maior, quase sempre ligadas a aplicações intempestivas e mal indicadas, estão esmagamento dos nervos parietais, fraturas cranianas e lesões oculares (ainda que edema palpebral moderado possa ser observado com mais frequência e sem consequências).

O estado do recém-nascido e os índices de Apgar são diretamente relacionados à variedade de apresentação e, portanto, ao grau de dificuldade no emprego do instrumento, sendo as apresentações transversas as com maior probabilidade de sofrerem complicações.[35] Para a indicação relacionada ao sofrimento fetal com necessidade de abreviação do período expulsivo, existe um viés, pois o feto poderia já estar em sofrimento antes mesmo da aplicação do instrumento, o que dificulta o entendimento da parte de cada evento no resultado perinatal.

## COMPLICAÇÕES MATERNAS

As complicações maternas estão ligadas basicamente a dois eventos: gestos inadequados durante a aplicação e falhas ou complicações da ampliação do períneo por meio de episiotomia. Lesões leves, como fissuras perineais ou vaginais simples, são de fácil abordagem e não deixam sequelas. O esgarçamento do colo deve ser prontamente identificado e tratado, sendo sempre preconizada uma extensa revisão do canal de parto, com atenção especial aos lábios do colo uterino.[15] Lesões vaginais extensas devem ser abordadas com muita atenção, em especial nos casos de pegas difíceis e de fórcipes com grandes rotações (as transversas e as occipitossacras em que se optou por uma rotação para occipitopúbica). As roturas de esfíncter do ânus são mais raras e, se prontamente identificadas e suturadas com técnica adequada, têm grande possibilidade de não deixar sequelas.[3,19]

## CONSIDERAÇÕES FINAIS

O mau prognóstico do binômio materno-fetal há muito deixou de ser atribuído ao fórcipe, uma vez que a utilização do fórcipe alto está proscrita na prática clínica moderna. Apesar de alguns pediatras, neonatologistas e, particularmente, neuropediatras até hoje fazerem reparos e críticas com respeito à sua utilização, a maior parte da literatura demonstra resultados satisfatórios e esses reparos devem ser atribuídos ao mau uso do fórcipe, seja pela inexperiência do obstetra ou pela errônea indicação de sua aplicação.[19] Assim, faz-se mister que as atuais escolas obstétricas desmitifiquem a utilização do fórcipe por meio de treinamento adequado, tanto para partos vaginais como para partos operatórios por via vaginal.

## ANTIBIOTICOPROFILAXIA

Apesar de não haver suficientes dados na literatura para recomendar profilaxia antimicrobiana durante parto com fórcipe, no HC-FMUSP preconiza-se a profilaxia antimicrobiana semelhante à realizada durante as cesáreas. Vale ressaltar que uma metanálise da Fundação Cochrane que incluiu apenas um estudo randomizado com 393 pacientes apurou redução de 93% no risco de endometrite no grupo tratado; todavia, essa redução não apresentou diferença significativa entre os grupos com ou sem profilaxia (risco relativo: 0,07; intervalo de confiança: 95%, 0,00-1,21%).[14,40]

## ANALGESIA PÓS-PARTO

Na ausência de contraindicações, o paracetamol e o diclofenaco devem ser considerados na analgesia posterior ao parto com fórcipe.[23,33,34] É importante ressaltar ainda que a utilização de derivados da morfina nas analgesias de parto apresenta efeito analgésico residual no pós-parto, que pode ser potencializado por anti-inflamatório não hormonal.

### PONTOS-CHAVE

- O fórcipe obstétrico é um instrumento destinado a extrair fetos por meio da preensão do polo cefálico e ainda apresenta enorme utilidade na obstetrícia dos dias atuais.
- As funções do fórcipe são: preensão, rotação e tração.
- Os três fórcipes mais utilizados na prática clínica diária são o de Simpson-Braun, o de Kielland e o de Piper.
- O fórcipe de Simpson-Braun apresenta articulação fixa por encaixe, com colheres fenestradas e curvatura pélvica acentuada.
- A principal indicação do fórcipe de Simpson-Braun são as variedades oblíquas anteriores em que se deva proceder rotação de no máximo 45°.
- O fórcipe de Kielland possui curvatura pélvica menos pronunciada, com articulação por deslize que facilita a correção do assinclitismo.
- O fórcipe de Kielland é ideal para as rotações de 90° e 135°, sendo indicado principalmente nas variedades transversas. Pode ser utilizado também nas variedades oblíquas e anteriores em que se realiza a pega direta (púbica e sacra).
- As condições maternas para aplicabilidade do fórcipe incluem colo completamente dilatado, bolsa das águas rota e os estreitos médio e inferior compatíveis com o volume cefálico.
- As condições fetais para aplicabilidade do fórcipe são concepto vivo, cabeça insinuada e volume cefálico normal.
- Regras gerais de aplicação: aplica-se o fórcipe no diâmetro pélvico perpendicular ao ocupado pela linha de orientação do polo cefálico; nas pegas diretas, a primeira colher a ser aplicada é a colher esquerda; nas oblíquas, a posterior; e nas transversas, a anterior.

## REFERÊNCIAS BIBLIOGRÁFICAS


### Artigos de revisão

1. Johanson R, Menon V. Vacuum extraction versus forceps for assisted vaginal delivery. Cochrane Database Syst Rev 2010; (11): CD000224.
2. Scottish Home and Health Department. Department of Health and Social Service. Why mothers die: report on confidential enquiries into maternal deaths in the United Kingdom, 1994-1996. London: The Stationery Office, 1998.

### Artigos originais

3. Baumann P, Hammond AO, McNeeley SG, DeRose E, Kudish B, Hendrix S. Factors associated with anal sphincter laceration in 40923 primiparous women. Int Urogynecol J Pelvic Floor Dysfunct 2007; 18(9): 985-90.
4. Damron DP, Capeless EL. Operative vaginal delivery: a comparison of forceps and vacuum for success rate and risk of rectal sphincter injury. Am J Obstet Gynecol 2004; 191(3): 907-10.
5. De Lee J. The prophylactic forceps operation. Am J Obstet Gynecol 1920; 1: 34.
6. Dennen EH. A classification of forceps operations according to station of head in pelvis, including results in 3883 forceps deliveries. Am J Obstet Gynecol 1952; 63(2): 272-83.
7. Dennen EH. Techniques of application for low forceps. Clin Obstet Gynecol 1965; 8(4): 834-53.
8. Dupuis O, Moreau R, Silveira R et al. A new obstetric forceps for the training of junior doctors: a comparison of the spatial dispersion of forceps blade trajectories between junior and senior obstetricians. Am J Obstet Gynecol 2006; 194(6): 1524-31.
9. Dupuis O, Silveira R, Dupont C et al. Comparison of "instrument-associated" and "spontaneous" obstetric depressed skull fractures in a cohort of 68 neonates. Am J Obstet Gynecol 2005; 192(1): 165-70.
10. Francisco RY, Miyadahira S, Cunha CL, Zugaib M. Correlação entre testes para a avaliação da vitalidade fetal, pH da artéria umbilical e os resultados neonatais em gestações de alto risco. RBGO 2000; 22: 503-10.
11. Frehse G, Zugaib M. Contribuição à técnica de aplicação do fórcipe de Kielland. Ginecol Obst Bras 1988; 11(2): 79-93.
12. Gilstrap LC, Leveno KJ, Burris J, Williams ML, Little BB. Diagnosis of birth asphyxia on the basis of fetal pH, Apgar score, and newborn cerebral dysfunction. Am J Obstet Gynecol 1989; 161(3): 825-30.
13. Healy DL, Laufe LE. Survey of obstetric forceps training in North America in 1981. Am J Obstet Gynecol 1985; 151(1): 54-8.
14. Heitmann JA, Benrubi GI. Efficacy of prophylactic antibiotics for the prevention of endomyometritis after forceps delivery. South Med J 1989; 82(8): 960-2.
15. Hirsch E, Haney EI, Gordon TE, Silver RK. Reducing high order perineal laceration during operating vaginal delivery. Am J Obstet Gynecol 2008; 198(6): 668-74.
16. Leslie KK, Dipasquale-Lehnerz P, Smith M. Obstetric forceps training using visual feedback and the isometric strength testing unit. Obstet Gynecol 2005; 105(2): 377-82.
17. Mahony R, Behan M, O'Connel PR, O'Herlihy C. Effect of second vaginal delivery on anal function in patients at risk of occult anal sphincter injury after forceps delivery. Dis Colon Rectum 2008; 51(9): 1361-66.
18. Mathias L. Dos resultados materno-fetais no fórcipe de alívio. J Bras Ginec 1984; 97: 223.
19. Mazouni C, Porcu G, Bretelle F, Loundou A, Heckenroth H, Gamerre M. Risk factor for forceps delivery in nulliparous patients. Acta Obstet Gynecol Scand 2006; 85(3): 298-301.
20. Melki LA, Souza FM, Menezes AA. Fórcipe baixo: operação segura? Rev Bras Ginecol Obstet 1988; 10: 156.
21. Neme B, Salomão AJ. Efeito da assistência ao parto sobre o sistema vascular fetal: observações comparativas na aplicação do fórcipe de alívio e na manobra de Kristeller. Mat Inf 1972; 31: 21-42.
22. Niswander KR, Gordon M. Safety of the low-forceps operation. Am J Obstet Gynecol 1973; 117(5): 619-30.
23. Peter EA, Janssen PA, Grange CS, Douglas MJ. Ibuprofen versus acetaminophen with codeine for the relief of perineal pain after childbirth: a randomized controlled trial. CMAJ 2001; 165(9): 1203-9.
24. Poma PA. Vanishing forceps delivery. Am J Perinatol 1999; 16(5): 227-31.
25. Ramin SM, Gilstrap LC, Leveno KJ, Burris J, Little BB. Umbilical artery acid-base status in the preterm infant. Obstet Gynecol 1989; 74(2): 256-8.
26. Ramin SM, Little BB, Gilstrap LC. Survey of forceps delivery in North America in 1990. Obstet Gynecol 1993; 81(2): 307-11.
27. Rottenstreich M, Rotem R, Katz B, et al. Vacuum extraction delivery at first vaginal birth following cesarean: maternal and neonatal outcome. Arch Gynecol Obstet 2020; 301: 483-9.
28. Zahniser SC, Kendrick JS, Franks AL, Saftlas AF. Trends in obstetric operative procedures, 1980 to 1987. Am J Public Health 1992; 82(10): 1340-4.
29. Zhang J, Landy HJ, Branch DW et al. Contemporary patterns of spontaneous labor with normal neonatal outcomes. Obstet Gynecol 2010; 116: 1281.

### Diretrizes

30. Abrahams I. Guidelines for operative vaginal birth. J Obstet Gynaecol Can 2004; 26(11): 965.
31. American Academy of Pediatrics and American College of Obstetricians and Gynecologists. Guidelines for perinatal care. 5th ed. Washington: AAP and ACOG, 2002.
32. American College of Obstetricians and Gynecologists. Operative vaginal delivery. Washington: ACOG Practice Bulletin, 2000.
33. Cargill YM, MacKinnon CJ, Arsenault MY et al. Guidelines for operative vaginal birth. J Obstet Gynaecol Can 2004; 26(8): 747-61.
34. Gynaecologists RCoOa. Operative vaginal delivery. RCOG Guidelines 2011; 26.

### Livros

35. Barrier J, Grall F, Torre JF, Morin P, Bossart H. Les forceps. In: Vokaer R (ed.). Traité d'Obstétrique. Paris: Masson; 1985.
36. Bumm E. Tratado completo de obstetriccia: escrito para los estudiantes Y medicos. 5.ed. Barcelona: Francisco Seix; 1906.
37. Melki LAH. Obstetrícia operatória: fórcipe baixo. Rio de Janeiro: EPUC; 1991.
38. Zugaib M. Sofrimento fetal. São Paulo: Atheneu; 1993.
39. Zugaib M, Nomura RMY, Francisco RPV. Sofrimento fetal. São Paulo: Atheneu; 2000.

### Revisões sistemáticas/metanálises

40. Liabsuetrakul T, Choobun T, Peeyananjarassri K, Islam M. Antibiotic prophylaxis for operative vaginal delivery. Cochrane Database Syst Rev 2004(3): CD004455.
41. Roberts CL, Torvaldsen S, Cameron CA, Olive E. Delayed versus early pushing in women with epidural analgesia: a systematic review and meta-analysis. BJOG 2004; 111(12): 1333-40.

### *Website*

42. Births in Scotland report 2002. Scottish Health Statistics. Births 1981-2000. Disponível em: http://www.show.scot.nhs.uk. Acesso em 7/03/2023.

# Capítulo 23

# Cesárea

## INTRODUÇÃO

A operação cesariana é, provavelmente, uma das cirurgias mais antigas na história da medicina. Representa, também, há longa data, o procedimento cirúrgico realizado na mulher com maior frequência em todo o mundo.[18,52,120] Esses fatos conferem ao tema inegável importância no contexto da obstetrícia, desde a Antiguidade até os dias atuais.

Sua origem é desconhecida; porém, desde os mais remotos períodos da História, persiste rica em versões. Além de cada variante ter credibilidade muito limitada, pois esbarra em alguns registros circunstanciais em diferentes datas, as narrativas são cronologicamente paradoxais entre si. Contudo, constituem suposições que a História preserva a respeito do tema.

Ao longo da evolução histórica, essa cirurgia apresentou muitas mudanças consentâneas com os aperfeiçoamentos da tecnologia e a modernização da cultura dos povos; novos hábitos foram observados e incorporados com o passar dos anos.[10]

Na atualidade, o aumento nas taxas de cesáreas, a partir da década de 1970, vem alertando a comunidade científica. Os motivos desse incremento têm sido seriamente investigados, pois representa maior ônus financeiro e um possível aumento nas taxas de morbidade materna e perinatal consequentes ao procedimento. Entretanto, há de se reconhecer os amplos benefícios oferecidos pela realização dessa operação em numerosas situações obstétricas patológicas que podem ocorrer nos períodos ante e intraparto.[115] O leque de indicações para a cesárea foi ampliado paulatinamente, na proporção direta do incremento do conhecimento obstétrico e sustentado pelo grande avanço tecnológico alcançado, sobretudo, no século passado. As melhorias nas técnicas anestésicas, na antibioticoterapia profilática e na técnica cirúrgica, propriamente dita, aplicada à cesárea tornaram o procedimento de baixo risco materno, o que estimula sua indicação.[112]

A segurança conquistada possibilitou que surgissem novas aspirações femininas facilitadas pela evolução sociocultural, especialmente as relativas ao papel da mulher moderna, mais encorpado, em todas as áreas da atividade humana. A novidade é a opção pela via de parto, um direito outorgado às mulheres e consagrado na composição da cultura ocidental. O respeito à autonomia do cidadão estende-se à área da saúde, incluindo o direito à escolha da via de parto: vaginal ou abdominal.[95,110] Sob a proteção da quase absoluta segurança do ato operatório, a discussão das restrições à cirurgia tende a se resumir às consequências para futuras gestações e partos (rotura uterina, placenta prévia e placenta acreta),[17,104] que parecem ser pouco ponderáveis ao domínio da obstetrícia, por enquanto.

## CONCEITO

No parto que ocorre pela operação cesariana, ou cesárea, o nascimento se dá por meio de incisão cirúrgica abdominal, ou seja, laparotomia e incisão uterina (histerotomia). Essa concepção do termo cesárea não inclui a extração fetal da cavidade abdominal quando há rotura completa do útero e nas gestações abdominais.[118]

## HISTÓRICO

Embora se reconheça sua longevidade, a origem do termo cesárea permanece obscura. Poucos procedimentos cirúrgicos conservam tantas controvérsias, e apenas em tempos muito recentes houve mudança radical na proposição da cirurgia. Originalmente realizada nos estertores da vida materna, em parturiente moribunda, para proteger apenas a vida do feto, a cesárea transformou-se em cirurgia atual segura, frequentemente planejada[52] e muitas vezes realizada até por opção da gestante[68] ou comodidade médica,[22] sem nenhum amparo técnico. O subterfúgio utilizado costuma ser a salvaguarda do bem-estar e da saúde do binômio materno-fetal.

Aubard et al.,[24] em 1995, relataram que a origem da cesárea data da Era Clássica, ou possivelmente antes. Para os povos da Índia antiga, hebreus, gregos e romanos, a operação cesariana pós-morte materna era muito familiar, apresentando importante registro na Idade Média. O termo cesárea foi primeiramente utilizado durante o Renascimento, para designar a realização dessa cirurgia em uma mulher viva. Entretanto, até o século XIX permaneceu sem mudanças relevantes, como opção defendida com muita cautela pela maioria dos obstetras. Apenas com o advento do "tripé cirúrgico de ouro" (antissepsia, anestesia e antimicrobianos) a cesárea foi gradualmente reabilitada pelos trabalhos de Porro, Kherer e Sanger e da Escola Alemã.[52] E somente no início do século XX,[55] a incisão segmentar tornou-se norma e a indicação fetal começou a emergir.[24]

Em 2005, Lurie (*apud* Ecker e Frigoletto[45]), ao descrever os motivos das mudanças na cirurgia da Antiguidade ao período moderno, lembra também que a cesárea era universalmente proposta após a morte materna. Mesmo constituindo mito ou folclore, para várias sociedades antigas, muitas crianças nascidas dessa forma sobreviviam, mesmo que retiradas do ventre depois da morte da mãe. A partir do Renascimento, os objetivos do procedimento tomaram, gradativamente, rumos diferentes, havendo preocupação tanto com o filho quanto com a mãe. No entanto, as repercussões só foram sentidas dramaticamente no século XX, observando-se quedas acentuadas na morbidade e na mortalidade materna e perinatal. Atualmente, no início do século XXI, existem preocupações que não se limitam à segurança e à saúde do binômio materno-fetal, mas se estendem também aos desejos da mãe e suas preferências, além de contemplar os direitos da criança.[10]

Uzoigwe e Jeremiah, em 2006, ao pesquisarem a evolução da técnica cirúrgica aplicada à operação cesariana, encontraram registros em escritas médicas anciãs atribuídas a Galeno, Hipócrates e Soranus, que fazem menção ao procedimento. Porém, as evidências de que o ato cirúrgico era realmente realizado emanam apenas de textos observados em publicações na esfera legal. Os pesquisadores destacam que a evolução técnica ocorreu ainda sob forte controle da Igreja, no Renascimento, e sob influência das técnicas dos cirurgiões gerais de então, cujo progresso era concretizado pelo método de tentativa e erro.[18]

Quanto à origem do termo cesárea, mesmo com tantas obscuridades e incertezas, sugere-se que se sigam três principais vertentes de explanações históricas:

- A primeira pode ser considerada uma lenda segundo a qual Caio Júlio César teria nascido por meio dessa operação. Contudo, várias circunstâncias tornam essa versão improvável, pois sua mãe, Aurélia, viveu ainda vários anos após o nascimento de Júlio César, em um período em que as cesáreas ocorriam apenas depois da morte materna.[112,115,118]
- A segunda atribui a origem do termo cesárea às Leis Romanas, no século VIII d.C., tendo sido sugerido por Numa Pompilius (715-673 a.C.), que ordenava a execução do procedimento com o objetivo de salvar a criança (extração do feto do ventre materno por incisão abdominal), quando a morte da mãe ocorria nas últimas semanas da gestação. Essa *lex regia*, ou "lei do rei", mais tarde foi denominada *lex caesarea*, executada sob o mando imperial. Essa lei previa que, se uma mulher grávida falecesse, não poderia ser enterrada enquanto o feto não fosse extraído do seu ventre. Esse procedimento, *per se*, tornou-se conhecido como operação cesariana.[111,112,115,118]
- A terceira explanação afirma que a palavra cesárea teria derivado do verbo *caedere* (cortar), na Idade Média. Essa explicação parece ser a mais lógica, mas o período preciso em que foi aplicado pela primeira vez não é bem conhecido. Na língua inglesa, pelo fato de *section* derivar do latim *seco*, que também significa cortar, o termo *cesarean section* parece ser redundante e por isso deve-se usar *cesarean delivery* ou simplesmente cesárea, em língua portuguesa.[112,115,118]

## INCIDÊNCIA

A incidência de cesáreas é crescente em todo o mundo. Em 1937, um artigo sobre o número de partos ocorridos em 10 anos na cidade de Boston relatava que a incidência de cesáreas era por volta de 3%.[44] Recentes dados publicados em 2005, acerca do período que vai de 1989 a 2004, nos Estados Unidos da América (EUA), revelam uma incidência dez vezes maior, de aproximadamente 30%.[45] Em alguns países desenvolvidos europeus, a taxa de cesáreas sofreu acréscimo de apenas 5%. Em outros, as taxas de aumento atingiram até 50% dos anos 1970 até o final da década de 1990. Muitos fatores são responsáveis por essa mudança substancial, sendo os principais a melhora nas técnicas operatórias e anestésicas e as mudanças culturais do mundo moderno.[94] Além disso, como fonte de estímulo para a sua adesão, atribui-se à operação cesariana proteção contra a incontinência urinária de esforço, o prolapso genital e os distúrbios na esfera sexual.[98] Inegável também é o papel da cesárea por opção, defendida por muitos obstetras receptivos à autonomia da gestante na escolha da via de parto.[39] A redução do risco de injúria fetal, notadamente o sofrimento fetal, e a conveniência médica são outros fatores que também aumentam a taxa de cesáreas.[22]

Tentativas de se definir ou até impor a taxa ideal de cesáreas são fúteis e devem ser abandonadas,[41] porque no atual estágio de evolução cultural da sociedade moderna, a autonomia da paciente aflora de maneira muito soberana.[39] As taxas muito variáveis no mundo refletem o incontrolável montante de fatores que interferem na sua determinação, mesmo que na atenção à saúde de alguns países ou comunidades os respectivos órgãos oficiais imponham autoritariamente suas diretrizes.[41]

Nas últimas publicações, a Organização Mundial da Saúde (OMS) tem sido mais cuidadosa na recomendação sobre as taxas ideais de cesáreas e indica apenas que os efeitos em relação à mortalidade materna e perinatal não ficam evidentes quando a taxa populacional de operações cesarianas ultrapassa 10%, apontando ainda dois fatos relevantes: que não há estudos que avaliem a morbidade materna e perinatal e também que essas taxas não seriam adequadas para análise de serviços de saúde de forma individualizada.[126] Conclui-se que os órgãos oficiais que analisam a evolução dos indicadores de saúde atuais não podem estabelecer de forma segura quais seriam os índices ideais. O aumento nas taxas de cesáreas tem como contrapartida a diminuição da mortalidade e da morbidade em virtude do aprimoramento da medicina perinatal, a despeito de a prevalência da ideia de que a instrumentalização do parto representa riscos adicionais ao feto e à mãe. Sem desconsiderar outros aperfeiçoamentos, é inegável o robusto avanço na esfera dos direitos e, na saúde, o direito à ampla informação sobre os detalhes dos procedimentos, seus riscos e alternativas. A omissão dessas informações pode levar, muitas vezes, as gestantes a optarem pela via abdominal.[13]

Todavia, como argumentaram van Roosmalen e van der Does, em 1995, os riscos associados à cesárea variam de país para país, e por isso as indicações para essa cirurgia devem obedecer ao critério do melhor interesse à saúde da mulher e do seu filho, considerando-se o contexto local. Nas regiões em que existe ainda grande déficit tecnológico, a intervenção e o controle do Estado devem ser intensos, impondo normas restritivas para amenizar o abuso da indicação de cesáreas.[92]

## FATORES DE RISCO PARA CESÁREA

### INDUÇÃO DO PARTO

A indução do parto tem se associado ao aumento do risco de cesárea[45] em muitas circunstâncias, especialmente em nulíparas com colo desfavorável.[53] Tipicamente, esse aumento é considerado justificável se os benefícios para a mãe e para o feto forem evidentes.[96] Contudo, utilizando critérios pré-natais de avaliação de riscos para cesárea, Nicholson et al.,[72] em 2004, analisaram retrospectivamente dois grupos de risco gestacionais semelhantes e observaram menores taxas de cesárea naquele que se submeteu à indução do trabalho de parto em relação àquele de mulheres que tiveram trabalho de parto espontâneo. Portanto, não há consenso a respeito das consequências da indução do parto sobre as taxas de cesáreas.

### OLIGOÂMNIO

A hipoxemia fetal crônica desencadeia o processo de redistribuição do débito cardíaco fetal, culminando em isquemia renal e decréscimo da diurese fetal. Como consequência, ocorre diminuição da produção de líquido amniótico proporcional ao tempo e à intensidade da carência de oxigênio pelo feto. Esse mecanismo fisiopatológico, bastante claro no evento hipoxêmico fetal, enfatiza a importância desse parâmetro biofísico na condução dos casos com insuficiência placentária crônica. A vulnerabilidade funicular às compressões durante o trabalho de parto resulta em padrões cardiotocográficos anormais, indicativos, não raras vezes, de parto por via abdominal. Ghosh et al.,[49] em 2002, observaram aumento na quantidade de intervenções cirúrgicas devido ao sofrimento fetal, chegando a 50% nos casos com oligoâmnio.

### MECÔNIO

As intervenções obstétricas são mais frequentes quando a gravidez ou o trabalho de parto cursam com a presença do líquido amniótico tinto de mecônio. Becker et al.,[29] em 2006, estudando população de baixo risco, compararam dois grupos: um com mecônio e outro sem. Encontraram mecônio em 17,4% das cesáreas contra 9,6% nos partos vaginais, enquanto as manobras operatórias no parto vaginal ocorreram em 13,9% no grupo com mecônio e em 6,2% no grupo sem mecônio. Foi detectada acidemia nos recém-nascidos de 9,5% das pacientes com mecônio contra 3,7% nas pacientes sem líquido meconial.

Muitos serviços adotam a amnioinfusão como medida profilática para a síndrome de aspiração meconial,[87] conforme proposto por Miyazaki e Taylor em 1983.[71] Sood et al.,[87] em 2004, preconizaram a amnioinfusão como técnica para amenizar possíveis danos ao feto, principalmente em países em desenvolvimento, pois esse procedimento, quando realizado por via transcervical, é simples, pouco oneroso e seguro.

No Brasil, não houve adesão ao método, de forma que a conduta é estabelecida de acordo com as características do líquido amniótico tinto de mecônio, classificando-o em + ("cruzes"), de + até ++++. O mecônio espesso (+++ ou ++++) associa-se significativamente com maior morbidade pós-natal e, em virtude disso, indica-se a interrupção da gestação pela via mais rápida ou evitam-se grandes manobras obstétricas. Por outro lado, quando se depara com mecônio fluido (+ ou ++), dá-se preferência por permitir o avanço do trabalho de parto, com controle contínuo da frequência cardíaca fetal.

O fator predisponente mais importante para a gênese do mecônio é o oligoâmnio, que se relaciona com insuficiência placentária crônica, gestação prolongada e compressão funicular.

### IDADE MATERNA AVANÇADA

A idade materna avançada, com incidência crescente na atualidade, associa-se a uma série de morbidezes gestacionais e perinatais e, intrinsecamente envolvida com a sobrecarga emocional, permite discriminar as pacientes dessa categoria em um grupo muito peculiar, de modo a delinear cuidados especiais destinados a elas. Essa condição relaciona-se significativamente com maiores taxas de abortamentos (risco relativo: 2,0 entre 35 e 39 anos e 2,4 a partir dos 40 anos), anomalias cromossômicas (risco relativo: 4,0 entre 35 e 39 anos e 9,9 a partir dos 40 anos), anomalias congênitas (risco relativo: 1,4 entre 35 e 39 anos e 1,7 a partir dos 40 anos), *diabetes mellitus* gestacional (risco relativo: 1,8 entre 35 e 39 anos e 2,4 a partir dos 40 anos) e placenta prévia (risco relativo: 1,8 entre 35 e 40 anos e 2,8 após 40 anos). Pacientes entre 35 e 40 anos ainda exibem risco aumentado para macrossomia (risco relativo: 1,4). Já as mulheres acima dos 40 anos têm maior risco para descolamento prematuro de placenta (risco relativo: 2,3), prematuridade (risco relativo: 1,4), baixo peso ao nascimento (risco relativo: 1,6) e mortalidade perinatal (risco relativo: 2,2). Como consequência da morbidade citada, as taxas de cesárea também são significativamente altas (risco relativo: 1,6 entre 35 e 40 anos e 2,0 após 40 anos).[37]

### OBESIDADE

A obesidade materna está associada a maior frequência de pré-eclâmpsia, *diabetes mellitus* gestacional e macrossomia fetal. Em consequência desse fato, os partos operatórios são significativamente mais incidentes e, além disso, suas complicações são de maior monta. Por infortúnio, verifica-se também que o excesso de peso é muito frequente, atingindo mais de 70% dos casos na população americana. Assim, é pertinente instituir fortes e persuasivas intervenções médicas no sentido de uma atuação direta em consultas preconcepcionais para a adequada orientação sobre o peso antes e durante o período gestacional.[26]

### EXCESSO DE ROTAÇÃO AXIAL DO CORDÃO UMBILICAL (ESPIRAIS)

Os vasos do cordão umbilical distribuem-se espacialmente de forma helicoidal e seus espirais aumentam progressivamente com a evolução da gestação. O excesso de espirais (*hypercoiling of the cord*) está associado a aumento na incidência de restrição do crescimento fetal (RCF), desacelerações da frequência cardíaca fetal durante o trabalho de parto e trombose vascular com subsequente estenose dos vasos umbilicais. Não se sabe ainda se o excesso de espirais no cordão é uma doença em si, se é meramente uma sequela, ou ambas. Em razão da relação com as morbidades citadas, a probabilidade de término da gestação em parto operatório é maior quando comparada a gestações com número normal de espirais.[3]

## PREDIÇÃO DE PARTO OPERATÓRIO

A possibilidade de se estimar a probabilidade de ocorrência de partos operatórios é uma preocupação recente que surgiu sob a justificativa de poupar as parturientes com alto risco para cesárea dos inconvenientes do trabalho de parto – tornando desnecessário suportar um trabalho de parto prolongado e evitando a perda de tempo de toda a equipe assistencial envolvida. Adicionalmente, a aceitação cada vez mais frequente das cesáreas por demanda materna justifica o conhecimento e a utilização dos métodos que se propõem a predizer a ocorrência de cesárea.[42,50,97]

### PREDIÇÃO EM NULÍPARAS

A predição de parto operatório em nulíparas é especialmente vantajosa para as gestações de alto risco, notadamente quando há lenta evolução do trabalho de parto. Utilizando cinco variáveis (dilatação cervical, peso materno, idade gestacional, descida do polo cefálico após 2 horas de trabalho de parto e presença de pré-eclâmpsia) entre 22 passíveis de envolvimento, Wilkes et al.,[97] em 2003, estudando 325 nulíparas, conseguiram delinear grupos discriminando-os em quintis de probabilidade, sendo o mínimo de 5 e o máximo de 88% de cesáreas.

### PREDIÇÃO DO PARTO OBSTRUÍDO

É possível identificar a principal causa de desproporção cefalopélvica, isto é, os fetos macrossômicos. As variáveis que podem ser utilizadas para a predição de cesárea motivada por parto obstruído são: paridade, história de macrossomia anterior, altura uterina no termo e estatura da mãe.[50] Chen et al.,[35] em 2004, elaboraram duas fórmulas para possibilitar a estimativa da probabilidade de ocorrência de cesárea em termos globais (todas as indicações) e por desproporção cefalopélvica, tendo por base as variáveis idade materna, índice de massa corporal (IMC), estatura, ganho de peso na gestação, idade gestacional e peso de nascimento. Exceto pela estatura materna, que se associou indiretamente, todas as demais variáveis exibiram relação direta com a probabilidade de cesárea.[35]

### PREDIÇÃO CLÍNICA E POR MEIO DA ULTRASSONOGRAFIA TRANSPERINEAL

Há a possibilidade de realizar a identificação das mulheres com risco para o parto operatório, particularmente com indicações emergenciais. A combinação de dados clínicos e ultrassonográficos (transperineais) no momento do parto pode oferecer substrato para a elaboração de um método de predição da cesárea. Em 2006, Dietz et al.[42] estudaram 202 pacientes e sugeriram os seguintes parâmetros: IMC, idade materna, história de cesárea prévia, índice de Bishop, comprimento do colo, posição da bexiga (à manobra de Valsalva) e descida do polo cefálico. Todos esses parâmetros mostraram ter relação com o parto operatório. A utilização do método desenvolvido por esses autores é capaz de prever corretamente 87% dos casos. Ao propô-lo, Dietz et al. argumentam em favor da importância do planejamento do parto e do conhecimento prévio do possível desfecho para amenizar possíveis fatores que provoquem ansiedade materna, que é prejudicial para a interação da mãe com o recém-nascido.[42]

## PELVIMETRIA

### VANTAGENS

Nos áureos tempos em que a tocomática era soberana nos interesses obstétricos, a pelvimetria era praticada exaustivamente, valendo-se de diferentes métodos propedêuticos. Com o passar dos tempos, essa técnica perdeu totalmente a influência no aconselhamento das pacientes grávidas para o planejamento do parto, sendo este permitido a despeito da não realização da pelvimetria ou de esta apresentar resultados anormais. Portanto, atualmente, a realização da pelvimetria, clínica ou radiológica, é interpretada como perda de tempo e causa de desconforto desnecessário à paciente.[31]

### PELVIMETRIA RADIOLÓGICA

Thubisi et al.,[90] em 1993, na África do Sul, estudaram prospectivamente 144 mulheres com cesárea prévia para a tentativa de parto vaginal ou cesárea de repetição. Por meio de técnica radiológica, executaram a pelvimetria e observaram que as pacientes do grupo de estudo tiveram incidência de cesárea de repetição maior que o grupo-controle (sem pelvimetria). Concluíram que o estudo pelvimétrico por meio radiológico é dispensável porque interfere negativamente na tentativa de parto por via vaginal após cesárea, por ser pobre preditor de parto vaginal.

### PELVIMETRIA POR RESSONÂNCIA NUCLEAR MAGNÉTICA

Da mesma forma que outras técnicas de pelvimetria, apesar de sua maior precisão por ser de tecnologia mais avançada, a pelvimetria por imagem de ressonância nuclear magnética restringe-se à pesquisa.[54]

## PRINCIPAIS INDICAÇÕES DE CESÁREA

Tem-se verificado em todo o mundo aumento das taxas de operações cesarianas. As indicações para esse procedimento vêm crescendo substancialmente; por exemplo, quando a apresentação é pélvica, a preferência quase global tem sido pelo parto por via abdominal.[15,92] Acrescentam-se a isso os procedimentos da medicina reprodutiva, que resultam em incremento das gestantes que integram o grupo de alto risco (gestação múltipla, idade materna avançada etc.), levando ao crescimento das indicações operatórias.

Resumidamente, os tópicos seguintes ilustram os fatos que emergem para explicar esse aumento na taxa de cesáreas:[112]

- Diminuição da prole, muito evidente nas últimas décadas.
- Postergação da maternidade, o que acarreta aumento da idade média das nulíparas, que apresentam maiores riscos para parto operatório.
- Uso da monitorização eletrônica intraparto, que, se comparada à ausculta intermitente, aumenta a probabili-

dade de cesárea, apesar de se ter ciência dos altos índices de falso-positivos desse método propedêutico fetal.

- Os partos de fetos em apresentação pélvica são realizados por cesárea na quase totalidade das vezes.
- O aumento dos casos de indução do parto ocasiona incremento nos riscos para o parto operatório.
- Maior prevalência da obesidade, um fator de risco para a cesárea.[26]
- Medicina defensiva: pelo fato de a maioria dos casos em litígio judicial ocorrer em função de danos ocorridos durante partos vaginais, muitos obstetras abreviam o tempo de nascimento por operação cesariana.[95]
- Cesáreas eletivas para preservação do assoalho pélvico.
- Cesáreas eletivas por opção materna (respeito à autonomia).[39]

## CESÁREA DE EMERGÊNCIA

### SOFRIMENTO FETAL

Os partos nos grandes centros, em sua maioria, são monitorizados por meio da cardiotocografia. Há muito tempo, tem-se ciência dos altos índices de falso-positivos desse método de monitorização, o que faz com que alguns o abominem, pois aumenta a incidência de cesáreas. Embora haja outros métodos para se obter maior acurácia no diagnóstico do sofrimento fetal, como a aferição do pH durante o período intraparto, a cardiotocografia continua soberana, sem o auxílio de métodos complementares mais invasivos. Sua acurácia, porém, depende da experiência do usuário. Desafortunadamente, na maioria dos centros os obstetras utilizam os resultados anormais (mesmo que falsos) como diagnóstico para a indicação imediata do parto por via abdominal. As manobras de ressuscitação intrauterina são simplesmente negligenciadas. Isso é patente também em outros centros mais avançados, como atestam Chauhan et al.,[2] que verificaram as dificuldades na observância dos critérios do *American College of Obstetricians and Gynecologists* (ACOG) diante da situação de cesárea emergencial.

### ANORMALIDADES CARDIOTOCOGRÁFICAS

#### Desacelerações tardias ou DIP II

As desacelerações tardias (Figura 1) constituem a anormalidade cardiotocográfica que mais comumente aparece quando há hipoxemia e refletem melhor a queda da reserva fetal de oxigênio, durante o trabalho de parto. Sua presença é muito assustadora para os iniciantes e, por isso, constitui, ainda, motivo de muitas iatrogenias, já que determinam aos inexperientes intervenções imediatas desnecessárias (cesáreas). Quando se avalia o pH do sangue fetal (padrão-ouro do diagnóstico de sofrimento fetal) durante a evolução do parto, verifica-se a existência de altas taxas de resultados falso-positivos dos traçados com desacelerações tardias.

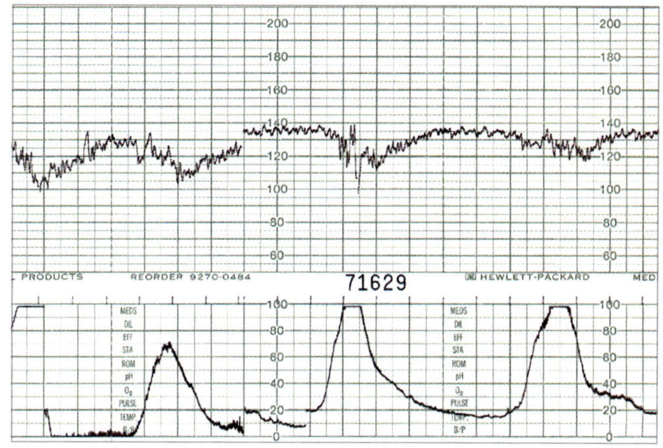

FIGURA 1. Desacelerações tardias, em caso de sofrimento fetal agudo intraparto com acidemia no nascimento (pH = 7,11).

Em um estudo de 20 mil nascimentos, Lagrew et al.,[59] em 2006, encontraram 126 cesáreas de emergência, das quais se sobressaíram os casos em que a cardiotocografia anormal foi a principal indicação.

#### Desacelerações variáveis graves

As desacelerações variáveis graves (Figura 2) surgem como consequência da compressão do funículo, tendo como principal fator predisponente o oligoâmnio, cuja etiologia é, sobretudo, a hipoxemia fetal oriunda de insuficiência placentária crônica. Essas desacelerações ganham a conotação

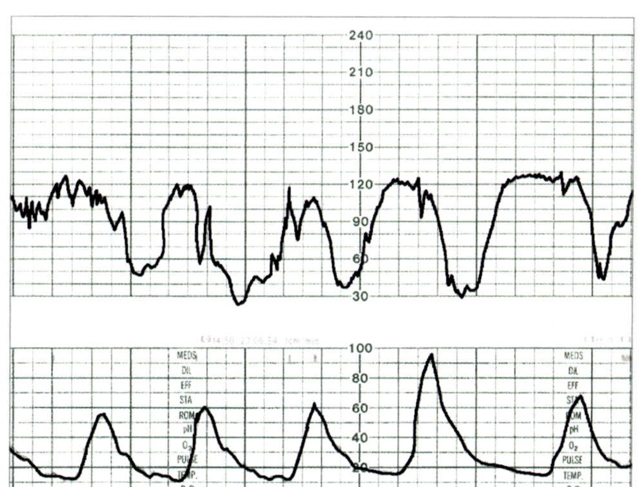

FIGURA 2. Desacelerações variáveis graves em caso de sofrimento fetal agudo e acidemia no nascimento (pH = 7,15).

de gravidade quando apresentam as seguintes características: duração maior que 1 minuto, recuperação em linha de base bradicárdica ou taquicárdica, morfologia em W e associação com desaceleração tardia. Quando apresentam essas características, ocorre maior associação com acidemia no nascimento, verificada no sangue do cordão umbilical.

A correção desse evento patológico da cardiotocografia intraparto pode ser realizada por meio da amnioinfusão, uma perspectiva testada em 1983, por Miyazaki e Taylor.[71] Muito discutida, porém, não ganhou credibilidade no território brasileiro. Salamalekis et al.,[84] em 2005, estudaram dois grupos de pacientes, um com e outro sem desacelerações variáveis e ambos controlados por oximetria de pulso. No grupo com desacelerações variáveis, houve maior proporção de acidemia, o que não foi previsto pela oximetria. Diante disso, deduz-se que, apesar de constituir prática antiga, com mais de 30 anos, a cardiotocografia se apresenta como a principal ferramenta para a vigilância do bem-estar fetal durante a segunda fase do trabalho de parto, a despeito dos equívocos em acurácia e eficácia.

### Bradicardias prolongadas

As bradicardias prolongadas (Figura 3) constituem uma das mais ominosas anormalidades cardiotocográficas durante o período intraparto. Representam um importante sinal para a indicação de cesárea emergencial, com tolerância mínima para o início do ato operatório.

## SÍNDROMES HEMORRÁGICAS AGUDAS

- Descolamento prematuro de placenta (DPP): embora nem sempre seja necessário realizar a operação cesariana, nos casos em que o feto é vivo e viável, a via abdominal é indicada.
- Placenta prévia com sangramento intenso: os eventos hemorrágicos agudos causados por placenta prévia configuram situação emergencial para o nascimento, uma vez que as complicações fetais são iminentes.
- Traumas maternos (acidentes em geral): os traumas maternos com consequências hemorrágicas ou traumas diretos sobre o abdome materno podem transformar-se em situações emergenciais que demandam pronta intervenção obstétrica por cesárea.

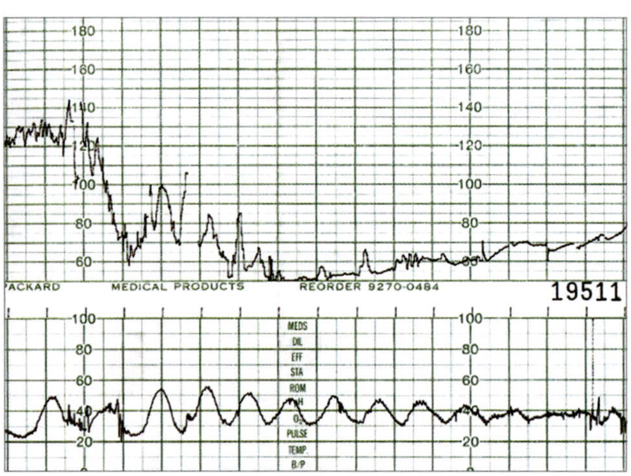


**FIGURA 3.** Bradicardia prolongada em caso de sofrimento fetal agudo por polissistolia em gestação de 40 semanas, com acidemia grave (pH = 6,86).

## IMINÊNCIA DE ROTURA UTERINA

A iminência de rotura uterina é diagnosticada por meio de sinais clínicos conhecidos (anel de Bandl alto – próximo à cicatriz umbilical – e distensão com retesamento dos ligamentos redondos).[115] É típica de parto obstruído, cuja etiologia é, em sua maioria, a desproporção cefalopélvica. Além das pacientes com parto obstruído, as parturientes com cicatriz uterina anterior também estão sujeitas à rotura uterina e, portanto, esse evento deve ser previsto, pois se trata de uma possibilidade real.[57]

## CESÁREA *POST MORTEM*

Quando há morte materna sob vigilância médica, o feto pode ser salvo se a intervenção operatória ocorrer até 20 minutos após o óbito. O êxito dessa intervenção depende de vários fatores, enumerados a seguir:

- Idade gestacional.
- Intervalo entre o óbito materno e a cesárea.
- Natureza e rapidez da morte materna (a morte lenta piora o prognóstico neonatal).

Embora seja muito raro, quando se trata de doenças maternas graves cuja letalidade esteja prevista, esse evento deve ser previamente discutido. O preparo, obrigatoriamente, exige o consentimento do responsável legal e/ou de familiares.[111]

## PROLAPSO DO CORDÃO UMBILICAL

Em geral, ocorre durante o trabalho de parto após a rotura de membranas, espontânea ou artificial. É um evento que apresenta uma série de fatores de risco:[115]

- Apresentação pélvica incompleta.[112]
- Polidrâmnio.
- Apresentação alta e móvel.

Nessas condições, para a profilaxia do evento, são necessários cuidados especiais durante a amniotomia ou procedimento de exame cuidadoso nos casos que são admitidos com as membranas rotas.

Quando há prolapso de cordão, a conduta é propiciar o parto por via rápida nas apresentações cefálicas e nas pélvicas, e permitir o parto vaginal quando as condições forem as ideais para essa via de parto. Tanto o transporte da parturiente da sala de admissão até a sala de parto quanto o procedimento anestésico e cirúrgico devem incluir o toque bidigital para soerguer a apresentação, objetivando a descompressão funicular.[115]

## DISTOCIA FUNCIONAL INCORRIGÍVEL

A distocia funcional é caracterizada por distúrbios da contratilidade uterina, resultando na não progressão do parto. Para sua correção, são instituídas várias medidas terapêuticas, como amniotomia, infusão de ocitocina, sedação e analgesia. Se todas as medidas adotadas forem infrutíferas, a indicação da operação cesariana torna-se imperiosa.[117]

## ACIDENTES DE PUNÇÃO (AMNIOCENTESE/CORDOCENTESE)

Os acidentes de punção na amniocentese de terceiro trimestre são extremamente raros na atualidade. Por outro lado, nos procedimentos de medicina fetal, sejam eles propedêuticos ou terapêuticos, a frequência de acidentes na cordocentese é maior. Após a viabilidade fetal, se houver esse acidente e os riscos de comprometimento do feto forem significativos, a resolução pela cesárea torna-se indispensável.[117]

## SOFRIMENTO FETAL POR INSUFICIÊNCIA PLACENTÁRIA CRÔNICA GRAVE

Nos casos de insuficiência placentária grave demonstradas por meio da ocorrência de diástole zero ou reversa no sonograma das artérias umbilicais, a anormalidade hemodinâmica mais relevante é diagnosticada mediante aferição dos índices de pulsatilidade venosa realizada pela Doplervelocimetria no ducto venoso. Os valores críticos desses índices indicam hipoxemia fetal grave. Como eles ocorrem usualmente na prematuridade extrema, com fetos de baixíssimo peso, o parto, invariavelmente, é por cesárea, que deve ser feita em caráter de urgência.[114]

## INTERVALO DE TEMPO ENTRE A INDICAÇÃO E O NASCIMENTO NAS CESÁREAS EMERGENCIAIS

O intervalo de tempo entre a indicação de uma cesárea de emergência e a sua execução tornou-se um importante aspecto na auditoria dos departamentos obstétricos e na administração clínica. O tempo admitido como padrão é de 30 minutos, que parece ser realístico para a maioria dos centros médicos. Entretanto, em hospitais de alta demanda esse padrão pode não ser atingido.[64] Observações de grandes contingentes de cesáreas emergenciais demonstraram que a maioria das indicações dessa via de parto em caráter de emergência (cardiotocografia anormal) se inicia mais de 30 minutos depois, sem prejuízo nos indicadores neonatais (índices de Apgar e pH do sangue do cordão umbilical). Por essa razão, um tempo maior pode ser proposto.[32]

# CESÁREAS ELETIVAS

A cesárea eletiva inclui a cirurgia planejada por uma série de razões maternas, fetais e placentárias (ou por demanda) e se distingue daquelas efetuadas em regime de urgência/emergência, que, por regra, são executadas após períodos variáveis de trabalho de parto.

## CAUSAS FETOANEXIAIS

### Malformações fetais[117]

- Gêmeos unidos (xifópagos): o volume resultante da junção de dois fetos cria, mesmo em gestações na prematuridade extrema, condição de absoluta desproporção fetopélvica, impedindo o parto por via vaginal.
- Ventriculomegalia: a indicação de cesárea restringe-se aos casos em que se delineia algum prognóstico para os fetos que apresentam macrocefalia ou para casos em que a desproporção cefalopélvica impede o parto por via vaginal.
- Espinha bífida: pode-se aconselhar o parto operatório em casos de espinha bífida com meningocele rota para a diminuição dos riscos de infecção. Além disso, como a neurocirurgia pode ser realizada imediatamente após o nascimento, a cesárea eletiva pode ser indicada para a melhor sincronização do tempo com o neurocirurgião.
- Onfalocele: a indicação de cesárea relaciona-se estritamente com o volume da onfalocele. Recomenda-se a via abdominal nas condições de onfalocele maior que 5 cm.
- Gastrosquise: a conduta para a via de parto restringe-se aos aspectos exclusivamente obstétricos. A via abdominal não apresenta vantagens sobre a evolução funcional do sistema digestório após a correção da falha da parede abdominal.

### Apresentações anômalas

- Apresentação pélvica: nos dias atuais, no Brasil, a indicação de cesárea nas apresentações pélvicas é rotineira,[112] ao contrário do que acontecia no passado, quando eram realizadas muitas manobras em razão do encravamento da cabeça derradeira (manobra de Mauriceau, manobra de Praga, fórcipe de Piper etc.), e o parto vaginal ocorria na maioria dos casos.[16,112]

- Apresentação córmica: no passado, antes do advento da cesárea segura, a apresentação córmica constituía importante causa de situação "transversa abandonada" no trabalho de parto,[115] embora a versão externa para a apresentação cefálica, nesses casos, habitualmente não seja difícil. Entretanto, nos casos em que existem malformações uterinas ou tumores prévios, esse procedimento fica impossibilitado. Nessas situações, é imperiosa a realização da cesárea, que deve ser efetuada em regime de urgência quando o diagnóstico ocorrer durante o trabalho de parto, ou eletivamente, se houver diagnóstico pré-natal.
- Apresentação cefálica defletida de 2º grau: nesse tipo de apresentação, também chamada de apresentação de fronte, o diâmetro de insinuação (occipitomentoniano = 13 cm), maior diâmetro do polo cefálico, impede a descida da apresentação, sendo necessária, para a finalização do parto, a operação cesariana.[116] Nas apresentações cefálicas defletidas com mento posterior persistente (3º grau) e bregmáticas posteriores (1º grau), a cesárea também está indicada por evoluírem de forma morosa e com riscos aumentados de tocotraumatismo fetal.[117]

## Macrossomia fetal

A fratura de clavícula diagnosticada no período neonatal está muito mais associada a recém-nascidos macrossômicos com 4.000 g ou mais de peso do que quando há distocia de ombros ou de biacromial.[27]

## Gestações múltiplas

As várias complicações nas gestações gemelares no que concerne ao nascimento, mormente no que se refere ao segundo gemelar, tornam-se uma tendência à indicação da via abdominal para o parto. Vários são os motivos que fazem dessa via a melhor para o nascimento:[1,45]

- Apresentações anômalas.
- Discordância de peso (diferença entre os gemelares maior que 20%), especialmente se o maior for o segundo feto.
- Gemelares monoamnióticos.
- Síndrome de transfusão fetofetal.
- Insuficiência placentária em um dos gemelares.
- Prematuridade extrema.

## Aloimunização fetomaterna

Nos fetos submetidos a transfusão sanguínea intrauterina devido a comprometimento anêmico fetal, o parto, via de regra, é programado e se realiza por via abdominal.

## Placenta prévia/acretismo placentário

O enfrentamento dos problemas hemorrágicos que ocorrem nos casos com placenta prévia é um dos eventos obstétricos mais contundentes e aterrorizantes. De frequência crescente nas últimas décadas, em paralelo com o aumento das taxas de cesáreas, a placenta prévia que recobre o orifício interno do colo do útero é motivo de muita preocupação porque se associa com o acretismo placentário. A importância clínica do acretismo placentário é diretamente proporcional ao aumento de sua incidência, como consequência da elevação nas taxas de cesáreas, que atingiram um pico de 29,1% nos EUA em 2004. Miller et al.,[70] em 1997, calcularam a incidência de 1:2.510 partos complicados por placenta acreta entre 1985 e 1994, após levantamento de 155.670 casos ocorridos em seu centro. Já em um estudo mais recente, Wu et al.[99] em 2005, estudando casos entre 1982 e 2002, observaram a incidência de placenta acreta em 1:533 gestações. Segundo o ACOG, a incidência aumentou dez vezes nos últimos 50 anos e, atualmente, ocorre em uma frequência de 1:2.500 partos.[104]

O parto cirúrgico é mandatório em ambas as situações, independentemente da intensidade do sangramento genital. O preparo pré-operatório deve ser muito mais elaborado na suspeita de acretismo placentário, pois envolve riscos muito grandes de hemorragias, por vezes fatais. Aconselha-se a assistência médico-obstétrica em nível terciário, com auxílio de radiologia intervencionista, que poderá usar balões previamente introduzidos nas artérias ilíacas internas e que são prontamente insuflados após o nascimento.[12] O procedimento a seguir é a histerectomia, que se realiza quando o sangramento já for menor, fato propiciado pela obstrução dos principais vasos que perfundem o território uterino.

# CAUSAS MATERNAS

## Fatores obstrutivos e tumores prévios

Atresia vaginal, condiloma acuminado volumoso, varizes vulvovaginais extensas e volumosas, estenose cicatricial do colo uterino, carcinoma invasivo e tumores uterinos ou ovarianos que constituem tumores prévios são as principais causas de obstrução da via de parto vaginal.[117]

## Intercorrências gestacionais graves

- Síndrome HELLP com fetos na prematuridade extrema e na viabilidade: nessas situações de extrema gravidade, as interrupções da gestação, por regra, ocorrem em idades gestacionais tão prematuras que impedem ou contraindicam a indução do parto.
- Indicações maternas de resolução da gestação com fetos de peso estimado inferior a 1.500 g: é protocolar a contraindicação de indução nos casos em que a estimativa de peso fetal seja menor que 1.500 g, independentemente das razões que levaram à indicação da interrupção da gestação.
- Iminência de eclâmpsia: nessa eventualidade, as condições cervicais desfavoráveis para o parto vaginal indicam a resolução por via abdominal.

## Doenças maternas

- Cardiopatias: apesar de a maioria dos casos de cardiopatia materna ser conduzida pelos parâmetros obstétricos, algumas gestantes com cardiopatias graves como a coartação da aorta e a síndrome de Marfan com aorta dilatada (raiz de aorta superior a 40 mm, no termo, antes do trabalho de parto) não suportam o trabalho de parto e, por isso, devem ser submetidas à cesárea eletiva, quando todas as condições clínicas e anestésicas puderem ser plenamente controladas e a maturidade fetal garantida (ver Capítulo 47, "Doenças cardiovasculares", da Seção 6, "Intercorrências clínico-cirúrgicas").
- Eclâmpsia e síndrome HELLP: quando existe a indicação de término da gestação, mas as condições cervicais não favorecem o parto vaginal.
- Doenças infecciosas:
  - Pacientes portadoras do vírus da imunodeficiência humana (HIV): a OMS e o Ministério da Saúde (Coordenação Nacional de DST/Aids) aconselham que a escolha da via de parto se restrinja aos aspectos obstétricos, respeitadas determinadas condições. Entretanto, pesquisas têm demonstrado que a transmissão vertical do HIV é significativamente menor quando se realiza cesárea eletiva antes do início do trabalho de parto, com membranas íntegras, efetuando-se a profilaxia com a administração de zidovudina conforme esquema bem delineado que se inicia 3 horas antes da intervenção. Nos casos controlados por meio de terapia antirretroviral específica (utilização de três drogas ativas combinadas) e carga viral baixa (< 1.000 cópias), permite-se que a via de parto obedeça estritamente os fatores obstétricos.[117]
  - Herpes genital: quando existem lesões ativas do herpes genital por ocasião do parto, a cesárea eletiva é a via recomendada. Após 4 horas da rotura das membranas, essa via de parto é de indicação questionável.[117]

## Cicatriz uterina prévia

Além das cicatrizes uterinas decorrentes de cesáreas anteriores, a miomectomia e outras intervenções uterinas (miometrectomia) que promovem enfraquecimento, teórico, de segmentos miometriais são motivo de impedimento ao parto vaginal devido ao risco de rotura uterina durante o trabalho de parto.[117]

## Cesáreas prévias

Embora atualmente alguns pesquisadores advoguem pela permissão de nascimento por parto vaginal após cesáreas anteriores,[88] está bastante arraigada na população obstétrica brasileira a indicação de cesárea em gestantes que realizaram previamente duas ou mais cesáreas.[115]

## Cesárea clássica anterior

Na cesárea denominada clássica, a incisão uterina é corporal e realizada excepcionalmente nas situações que dificultam a incisão na região segmentar: placenta prévia, miomas segmentares, prematuridade extrema etc. Em razão de nessa incisão as fibras miometriais serem seccionadas no sentido longitudinal, ocorre enfraquecimento de todo o miométrio, que se torna inadequado para suportar o processo de trabalho de parto. Em 2004, o ACOG, em seu boletim prático sobre o parto após cesáreas prévias, recomenda que não se tente a via vaginal em pacientes que foram submetidas a cesáreas com incisões longitudinais altas e nas em T.[105]

## Correção de incontinência anal, urinária e fístulas

Mulheres que sofreram correção de incontinência fecal decorrente de parto prévio com lesão do esfíncter anal, se submetidas a novo parto vaginal, apresentam riscos de incontinência anal definitiva. A cesárea pode prevenir essa anormalidade e também outras relacionadas a danos no diafragma pélvico, como a incontinência urinária de esforço. Da mesma forma, as gestantes com correção de fístulas urogenitais devem ser poupadas de um parto vaginal pelo risco de recidiva da lesão. As pacientes devem ser orientadas a respeito dos riscos e benefícios tanto de um parto vaginal posterior à correção cirúrgica dessas incontinências como da cesárea.[121]

## MEDICINA DEFENSIVA

A prática da medicina defensiva é uma atitude que ganha corpo, com adeptos cada vez mais numerosos, particularmente entre os obstetras. A questão que prevalece entre os pesquisadores desse assunto são as características do profissional no que concerne à sua experiência na especialidade e a seu conhecimento sobre a pressão jurídica existente no meio em que atua. Uma pesquisa realizada na Itália por Vimercati et al.,[95] em 2000, abordou vários aspectos relativos à assistência ao parto e também à percepção pessoal da medicina defensiva. A pesquisa demonstrou que todas as categorias de profissionais tinham essa percepção, diferindo apenas no percentual. Os mais experientes preocupavam-se menos. E essa percepção exercia influência na indicação do parto operatório.

Outra realidade é a constatação de que algumas interpelações judiciais, nos EUA e no Brasil, têm por base a alegação de falha na indicação de cesárea, sendo a operação executada tardiamente.[95]

## CESÁREA A PEDIDO (DEMANDA OU OPÇÃO)

A cesárea a pedido é definida como um nascimento por via abdominal de gestação com feto único, vivo e a termo, na ausência de qualquer fator médico ou obstétrico como indicação.[68] Esse tipo de procedimento pertence à seção das cesáreas eletivas. Esse conceito surgiu por volta de 1985, quando Feldman e Freiman, estimulados por um caso de sequela neurológica com complicação médico-legal, publicaram o artigo "*Prophilactic cesarean section at term*?".[48] Após sua proposição, a cesárea por demanda ou por opção permaneceu latente até os anos de 1990, quando ganhou força e atingiu as mais diferentes fontes midiáticas, forçando o pronunciamento oficial do ACOG e da Federação Internacional de Ginecologia e Obstetrícia (Figo) sobre esse tema.[19,119]

A Figo enfatiza que a cesárea por razões não médicas é eticamente não justificável.[80] Já a *Society of Obstetricians and Gynaecologists of Canada* afirma que a "cesárea deve ser reservada para gestações em que exista ameaça para a saúde da mãe e/ou do feto".[109] O ACOG estabelece que a "cesárea a pedido não deve ser realizada antes de 39 semanas de gestação e não é recomendada para mulheres que desejam vários filhos".[102] Considerando-se os quatro princípios bioéticos, somente o respeito à autonomia da paciente justifica a realização da cesárea por demanda, um referencial que apenas o ACOG coloca em pauta. Todos os argumentos que as pacientes apresentam para justificar o seu pedido relacionam-se com os princípios beneficência e não maleficência, e colocam em equivalência a magnitude dos riscos na cesárea e no parto vaginal. Se o referencial justiça (alocação justa dos recursos, acesso igualitário aos recursos destinados à saúde) for interpretado com rigor, a cesárea sem indicação médica não encontra respaldo ético.[80]

As taxas de cesáreas a pedido oscilam de 4 a 18% da totalidade das cesáreas e 14 a 22% de todas as eletivas. O motivo mais frequente é a tocofobia ou medo do nascimento da criança, relacionada a morte fetal, experiência traumática anterior com parto vaginal, lesões tocotraumáticas fetais ou injúrias no trato genital pelo parto.[19]

Para a plena fluência dessa problemática na prática obstétrica, os aspectos éticos e legais devem ser cuidadosamente trabalhados por meio do consentimento informado. Na gravidez, o atendimento aos desejos maternos não deve ser automaticamente respeitado, pois, para atender a um direito (autonomia), a decisão da gestante deve ser ponderada analisando-se os possíveis danos resultantes ao filho. Por isso, o médico deve ter o discernimento e a honestidade de explanar com detalhes, abordando os interesses da cliente e do feto, para que os acontecimentos fluam harmoniosamente.[6]

Entre as médicas obstetras em uma comunidade italiana, o índice de preferência pela cesárea a pedido é surpreendente, pois 62 a 81% delas preferem a cesárea eletiva, tendo como principal argumento a proteção perineal.[110]

## INFLUÊNCIAS DO MÉDICO

Não existem dúvidas de que a taxa de cesáreas a pedido varia conforme a concordância dos profissionais médicos envolvidos. Para se dimensionar a magnitude da influência da postura médica diante da cesárea de demanda, foi realizada uma pesquisa na Holanda. Para isso, foram enviadas, por via postal, cartas/questionários a 900 tocoginecologistas, de vários serviços. No questionário, além dos dados de identificação, o foco central era obter o conhecimento acerca do comportamento do obstetra mediante o pedido de cesárea. A concordância global observada de 17 a 81% na realização de cesárea a pedido nos diferentes serviços holandeses, foi justificada por três razões: respeito à autonomia da paciente, percepção de possibilidade de curso desfavorável para o parto vaginal por falta de motivação e litígio. As principais razões para a recusa foram risco maior de morbidade e mortalidade materna e falta de indicação para a cesárea. Os médicos com maior experiência foram aqueles que mais concordaram com a realização da cesárea a pedido. Identificou-se também que os médicos assentiram mais quando o pedido era imotivado, mas o pavor não compreensível estava claramente estampado no semblante das pacientes. Os autores concluem que, na Holanda, a mulher pode encontrar, em qualquer região, um obstetra que concorde com a execução da cesárea a pedido e que essa concordância aumenta com a idade do médico.[58]

## FATORES MATERNOS ENVOLVIDOS

Com a crescente aceitabilidade da cesárea por demanda materna, a questão que inquieta os estudiosos orbita nas razões pelas quais os fatores maternos levam a essa escolha. Obviamente, os aspectos emocionais recebem a primazia da investigação. Assim, Mancuso et al.,[68] em 2006, realizaram uma pesquisa em uma população do sul da Itália abordando os seguintes aspectos: dados demográficos, história obstétrica, estilo de vida e relacionamento com o médico assistente. Para o estudo, foram selecionadas 390 pacientes. As que manifestaram desejo de cesárea perfaziam 16,9% (66:390). Uma avaliação psiquiátrica foi realizada utilizando-se a escala de ansiedade de Hamilton e a escala de avaliação da depressão de Montgomery-Asberg. O desejo de cesárea foi relacionado com idade de 35 anos ou mais, alto nível de educação, infertilidade prévia, tabagismo, qualidade de informação e desejo de maior compreensão. A motivação mais frequente foi o nascimento seguro (90,9%). Os autores concluíram que a incidência de mulheres desejosas por cesárea é muito alta e, provavelmente, isso se deve a mudanças nas atitudes da sociedade. Apesar de não ter havido diferenças nas escalas de ansiedade e de depressão, os autores recomendam cuidadosa atenção aos aspectos psicológicos e acreditam que as informações personalizadas sobre a gravidez e o parto poderiam reduzir essa demanda materna.

## TÉCNICA PARA A OPERAÇÃO CESARIANA

Quanto à técnica aplicada à cesárea, os dois principais tópicos de preocupação são a segurança materna e os custos envolvidos com o procedimento. Todavia, vários estudos sobre as técnicas de execução da cirurgia têm focado o tempo despendido, a perda de sangue, a infecção da ferida operatória e o ônus envolvido em todo o processo.

Considerando-se que a operação cesariana é a cirurgia mais comum em obstetrícia, é muito importante que os aprendizes e os professores estejam muito bem familiarizados com as técnicas básicas e que a melhor delas seja adotada. Ao mesmo tempo, os cirurgiões devem se cercar de cuidados de autoproteção com relação aos vírus da hepatite B, da hepatite C e da imunodeficiência humana.[7]

## MEDIDAS PRÉ E INTRAOPERATÓRIAS

### Medidas gerais

Os preparos pré-operatórios estão diretamente relacionados à indicação da cesárea. Evidentemente, nos casos emergenciais, o foco principal é o bem-estar materno e fetal. Quanto à gestante, o equilíbrio hemodinâmico deve ser rigorosamente aferido e restabelecido, notadamente nas síndromes hemorrágicas. No sofrimento fetal agudo, em plena evolução do trabalho de parto, quando factíveis, as medidas de reanimação intrauterina devem ser instituídas como preparo para a cesárea.

Nas cesáreas eletivas, todos os preceitos cirúrgicos devem ser obedecidos, desde o jejum até as correções dos distúrbios orgânicos eventualmente presentes. Nos casos graves, as doenças presentes em cada situação devem ser abordadas no âmbito da especialidade (por exemplo, nas cardiopatias graves, é importante a avaliação do cardiologista). Já nos eventos com grande risco para hemorragias profusas durante o ato cirúrgico, é preciso providenciar medidas adequadas, como reserva de sangue para os casos de placenta prévia.

O suporte adequado de berçário com cuidados intensivos é importante quando se pretende intervir na prematuridade extrema. Não é aceitável a programação de cesáreas eletivas sem o respaldo de cuidados terciários da neonatologia nos casos cuja gravidade fetal ou materna exija interrupção precoce da gestação.

A tricotomia suprapúbica e a sondagem vesical são medidas rotineiras e, em diversos hospitais brasileiros, a desgermação da pele de toda a região abdominal também é medida rotineira protocolar. A Figura 4 ilustra os instrumentos cirúrgicos nas mesas principal e auxiliar.

Cumpre ao anestesista a avaliação pré-anestésica, e medidas cabíveis, diagnósticas e terapêuticas devem ser providenciadas quando necessárias. A Figura 5 ilustra um procedimento anestésico (anestesia raquidiana).

### Profilaxia de infecções

A profilaxia antimicrobiana para a operação cesariana tem sido uma prática geral assídua porque reduz significativamente a morbidade infecciosa materna.[123] Portanto, além de todos os cuidados de antissepsia adotados, a antibioticoprofilaxia deve ser medida rotineira.

Quanto ao momento da administração do antibiótico escolhido, o ACOG recomenda que esta seja efetuada até 60 minutos antes do início do procedimento. Como argumentos para essa conduta são apresentadas duas justificativas: diminuição das taxas de endometrite (5 *versus* 1%) e diminuição das taxas de todas as infecções pós-parto (11,5 *versus* 4,5%), resultados obtidos comparando-se a administração, respectivamente, após o clampeamento do cordão umbilical e 15 a 60 minutos antes da incisão cirúrgica (na pele). O antibiótico utilizado foi a cefazolina na dose de 1 g, via intravenosa.[101]

Na Clínica Obstétrica do HC-FMUSP, realiza-se a profilaxia antimicrobiana com dose única de cefazolina (1 a 2 g, por via intravenosa), administrada entre

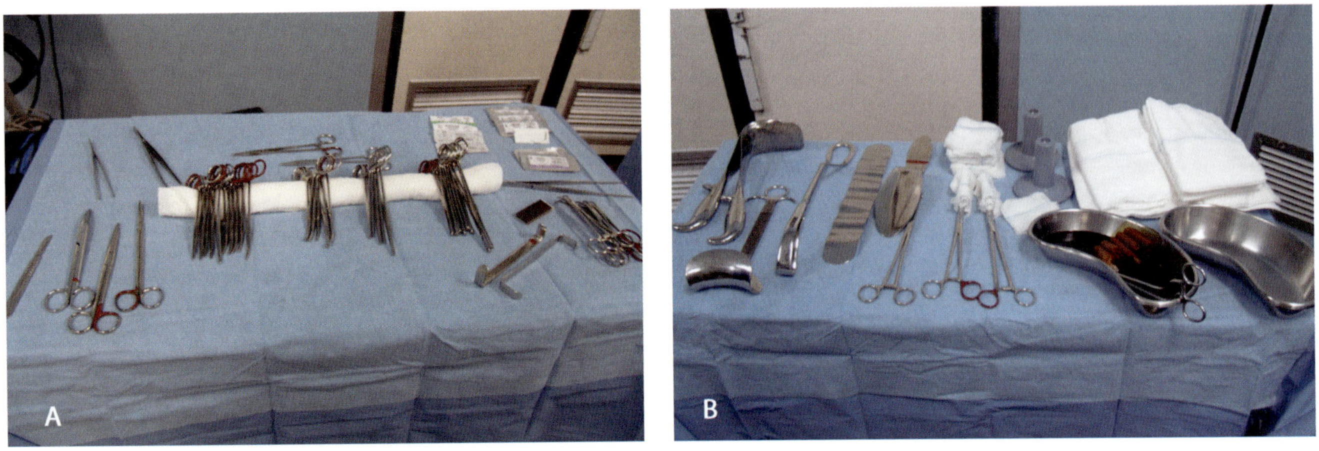


**FIGURA 4.** Mesas principal (A) e auxiliar (B) de instrumentais cirúrgicos para cesárea.

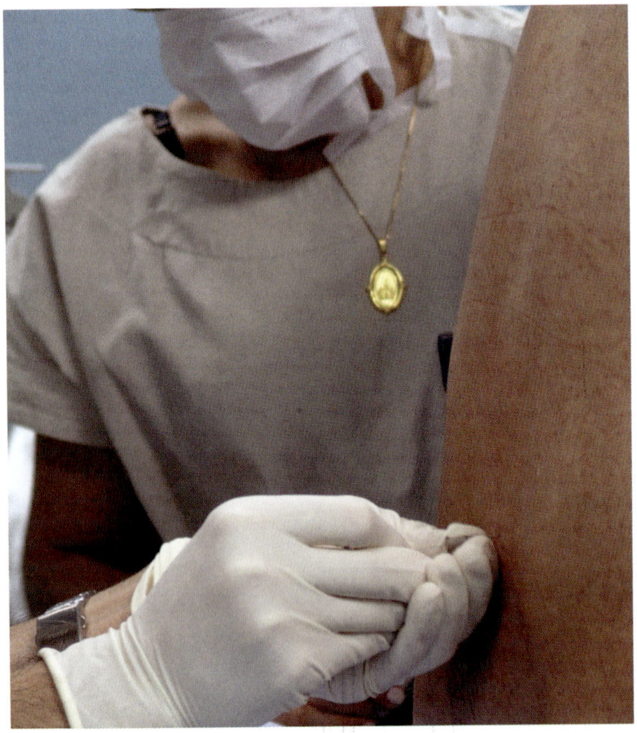

**FIGURA 5.** Anestesia raquidiana para cesárea.

30 e 60 minutos antes do procedimento cirúrgico. Nas pacientes alérgicas a antibióticos betalactâmicos, emprega-se clindamicina (600 mg, por via intravenosa). Essa conduta está pautada nos resultados dos estudos que evidenciam os benefícios da administração profilática de antibiótico antes do início da operação cesariana, sem causar quaisquer danos para a mãe e o recém-nascido.

Cardiopatas, particularmente as pacientes com valvopatias reumáticas, têm recomendação para profilaxia antimicrobiana diferenciada e de maior abrangência, pelos riscos adicionais de endocardite bacteriana.[117]

## INCISÃO ABDOMINAL

O tipo de incisão na pele é escolhido para otimizar o acesso ao evento cirúrgico com mínima morbidade materna e máximo efeito estético.[9]

### Incisão vertical (longitudinal)[112,117]

A incisão vertical, infraumbilical, é executada facilmente e de forma rápida (bisturi lâmina 22 ou 23). Os traumas sobre o tecido celular subcutâneo são ínfimos. Não há separação do plano muscular (músculos retos do abdome) em relação à aponeurose. Após a abertura da aponeurose (corte com bisturi e complementação com tesoura de Mayo), no sentido longitudinal, atinge-se o plano muscular e os músculos retos do abdome e piramidais são separados da linha média por divulsão digital ou com auxílio de uma tesoura de Mayo. A fáscia transversal e a gordura pré-peritoneal são então dissecadas, atingindo-se o peritônio parietal. Este é aberto em sua parte superior em relação à incisão cirúrgica, para evitar lesão vesical, pinçado com duas pinças de Kelly e seccionado com tesoura curva de dissecção (tesoura de Metzenbaum). É preciso ter cuidado com aderências de alças intestinais ou do omento maior durante esse ato, particularmente nas pacientes com cirurgias prévias.

Nos casos em que a rapidez na extração fetal for mandatória, por exemplo, nas cesáreas efetuadas sob anestesia geral, a incisão longitudinal pode ser a escolhida. Pelo menor trauma e, consequentemente, menor sangramento, as mulheres com distúrbios de coagulação (púrpura trombocitopênica, síndrome HELLP, entre outras) também devem ser submetidas a essa técnica de incisão abdominal. Já nos casos em que a incisão no útero necessita ser na região corporal alta, a incisão longitudinal pode ser a mais adequada. Um exemplo muito ilustrativo dessa situação é o acretismo placentário com placentação anterior, ampla.

## Incisão transversa

### Incisão de Pfannenstiel

A incisão de Pfannenstiel (Figura 6) é a técnica preferencial de abertura da parede abdominal. Até pouco antes do ano de 1900, a técnica usada era unicamente a vertical. Em 1896, Kustner e Rapin começaram a utilizar a incisão transversa, mas coube a Pfannenstiel popularizá-la.[77] Ele chamou a atenção para diminuição da incidência de hérnias incisionais em comparação à técnica vertical. Atualmente, a incisão vertical é reservada a poucos e específicos casos. A incisão transversa confere maior conforto e dificuldades respiratórias mais amenas, principalmente às inspirações profundas, e propicia risco excepcional de hérnias inguinais. Em contrapartida, essa incisão predispõe potencialmente a hematomas subaponeuróticos quando da hemostasia inadequada dos vasos perfurantes. Outra desvantagem é a parestesia prolongada provocada pela secção dos nervos sensitivos superficiais.[9,65]

Nessa técnica, a incisão na pele é transversa, suprapúbica (1 a 2 cm acima da borda do púbis), levemente arciforme com concavidade superior e tem extensão de 10 a 12 cm. A hemostasia é realizada de preferência com eletrocautério concomitantemente à abertura do tecido celular subcutâneo realizada por divulsão digital ou divulsão com afastadores de Farabeuf. O plano aponeurótico é aberto com corte inicial realizado com bisturi e complementado com tesoura Metzenbaum, lateralmente, 1 a 2 cm além da borda lateral da incisão na pele. Pinçando-se com pinça Kocher as bordas superiores e inferiores da aponeurose, disseca-se do plano muscular por meio de divulsão digital ou com bisturi, quando existe maior adesão entre os planos, como ocorre com pacientes que já foram submetidas previamente à cesárea (Figura 7-A). A hemostasia deve ser muito cuidadosa, em especial nas artérias perfurantes.

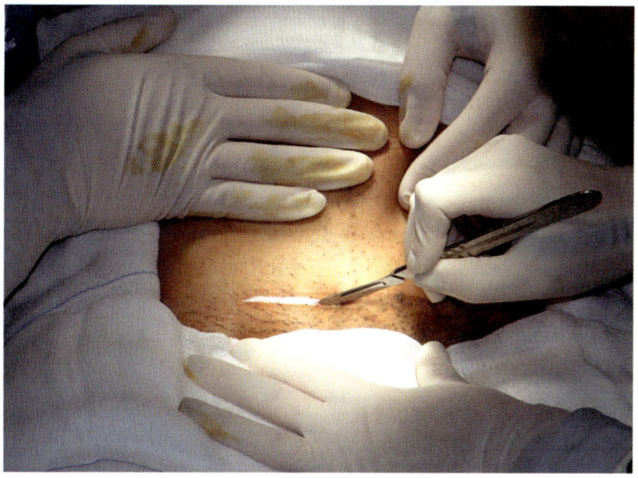

FIGURA 6. Incisão na pele, técnica de Pfannenstiel.

Procede-se, a seguir, ao afastamento dos músculos retos do abdome da linha média, chegando-se assim ao peritônio parietal. Este plano é aberto de maneira semelhante à usada na técnica vertical. É facultativa a introdução de compressas úmidas protetoras da cavidade abdominal nas goteiras parietocólicas. A abertura do peritônio visceral dá-se na prega vesicouterina.

A incisão no miométrio é feita transversalmente no segmento uterino (técnica introduzida por Kerr em 1926),[55] facilmente identificado por se apresentar bem adelgaçado no curso do trabalho de parto. Efetua-se um corte com bisturi, e com auxílio de uma pinça de Kelly curva, alcança-se a cavidade amniótica, aspirando-se a seguir o líquido amniótico. Complementa-se a histerotomia por divulsão digital ou com tesoura (Figura 7-B) antes de se proceder à extração do feto.[117]

Em condições especiais, a histerotomia pode ser corporal (cesárea clássica), quando o volume fetal for excessivo – como nos gêmeos unidos – na situação de placenta pré-

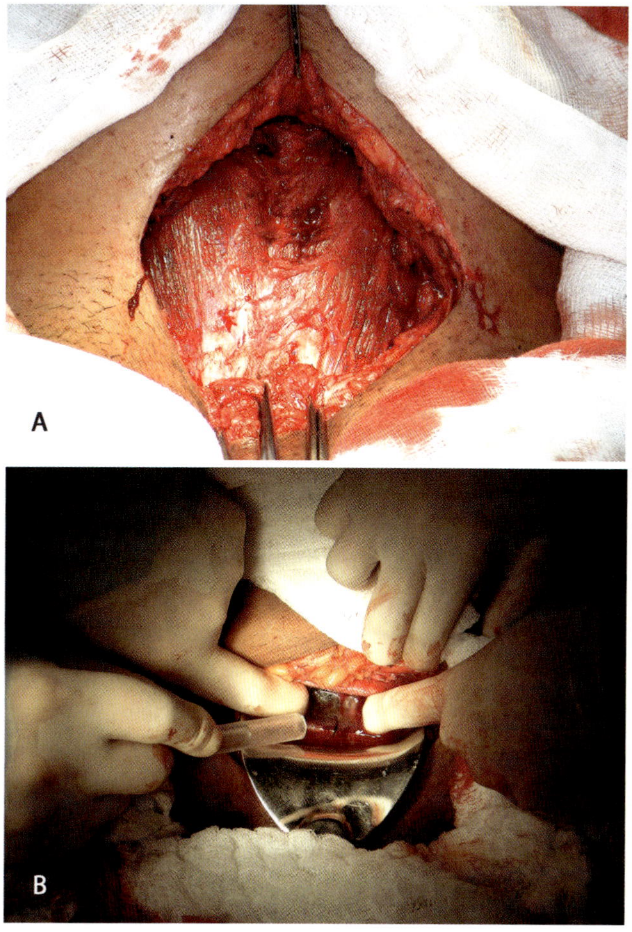

FIGURA 7. A: dissecção dos planos aponeurótico e muscular (músculos retos do abdome), na técnica de Pfannenstiel; B: abertura do miométrio por divulsão bidigital.

via ocupando toda a região segmentar e corporal baixa, na cesárea *post mortem* e na cesárea-histerectomia.

A histerotomia segmentocorporal é realizada com frequência na prematuridade extrema, situação em que o segmento uterino está mal preparado e espesso, dificultando o acesso à cavidade amniótica.

A extração fetal nas apresentações cefálicas é feita com auxílio de alavanca (Figura 8), que protege a histerotomia, amenizando os prolongamentos laterais da incisão cirúrgica. Imediatamente após o desprendimento do polo cefálico finaliza-se a extração fetal. O clampeamento do cordão umbilical é executada a seguir. Nas apresentações pélvicas, a extração podálica é semelhante à do parto pélvico por via vaginal. Já nas córmicas, dá-se preferência pela extração podálica em função da maior facilidade de apreensão dos membros inferiores do feto. Por vezes, há necessidade de se lançar mão de versão interna nas apresentações cefálicas altas em que se torna difícil apreender o polo cefálico. Isso é comum também na prematuridade extrema.

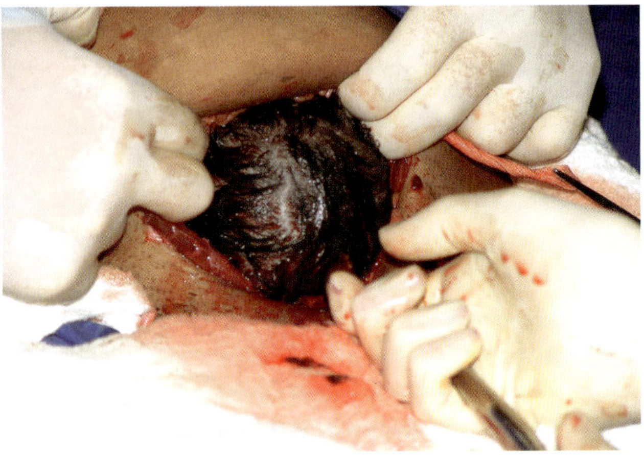

**FIGURA 8.** Uso da alavanca para extração do polo cefálico fetal.

A dequitação pode ser espontânea, mantendo-se tração controlada do cordão,[7] ou manual, sendo a última desvantajosa, pois há maior risco de endometrite puerperal após essa técnica.[25] A curagem uterina pode ser praticada para complementar a extração das membranas, embora não haja vantagem do ponto de vista da profilaxia de endometrite puerperal.[67] Nas parturientes Rh-negativo, a manipulação na dequitação deve ser mínima.

A histerorrafia é efetuada com pontos separados com fio n. 0 de poliglactina 910, fio de ácido poliglicólico ou ainda categute cromado (Figura 9-A). Nas incisões uterinas verticais, em função da maior espessura do miométrio, a sutura deve ser efetuada em duas ou três camadas.[9,117]

Quanto ao risco de rotura uterina após cesárea, a sutura em dupla camada apresenta vantagens sobre a sutura em camada simples. Bujold et al.,[33] em 2010, estudaram 96 casos com rotura uterina dos quais 36% se submeteram a sutura em camada única. O grupo-controle foi constituído por 288 casos, dos quais 20% foram de sutura em camada simples. Esses autores concluíram que o risco de rotura uterina em tentativas de partos vaginais posteriores era duas vezes maior do que na sutura em camada dupla.

O peritônio visceral deve ser suturado com os mesmos fios, de espessura menor (2-0). Após esse passo, a revisão das cavidades pélvica e abdominal deve ser cuidadosa. A retirada das compressas protetoras e a limpeza da cavidade são etapas obrigatórias. Inspecionam-se também os órgãos genitais internos. Eventuais miomas e tumores ovarianos podem ser diagnosticados. Enquanto os miomas sésseis ou com pedículo espesso não devem ser manipu-

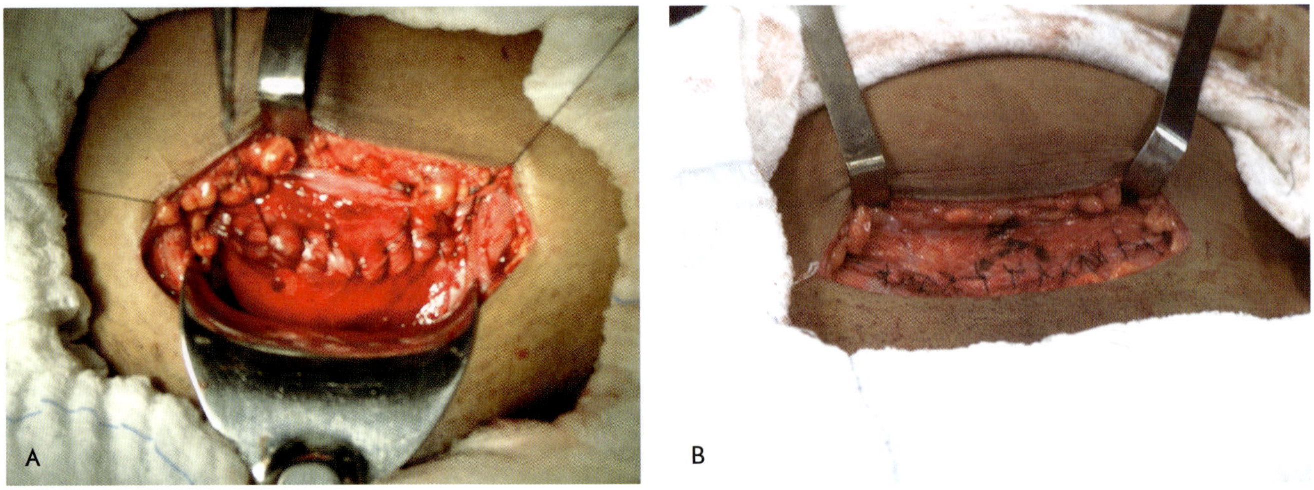


**FIGURA 9.** Sutura do miométrio (A) e da aponeurose (B) com pontos separados de poliglactina 0.

lados, os tumores de ovários devem ser adequadamente explorados e removidos.

Para o fechamento do peritônio parietal, utiliza-se o mesmo fio anterior. Em ambas as camadas, os pontos devem ser contínuos, em chuleio simples. Os músculos retos do abdome são aproximados com pontos separados, usando-se o mesmo fio.

Existem polêmicas quanto às vantagens do fechamento do peritônio. Alguns pesquisadores não veem vantagens no tempo despendido para o fechamento de ambas as camadas de peritônio.[119]

A sutura da aponeurose pode ser executada com pontos separados de náilon monofilamentar 0 (ou 1), poligalactina 0 ou fio de ácido poliglicólico 0 (Figura 9-B). A fáscia superficial e o tecido celular subcutâneo devem ser aproximados com pontos separados de catgut 2-0 ou poliglecaprone-25 (3-0).

Por fim, a pele pode ser suturada com pontos separados ou intradérmicos, usando-se náilon monofilamentar 3-0 ou 4-0 (Figura 10), ou fio de poliglecaprone incolor.

### Incisão de Maylard

A incisão de Maylard é outro tipo de incisão transversa, escolhida para se ter acesso pélvico lateral exuberante. Possibilita manter boa estética, mas predispõe a risco maior de hematoma causado pela lesão de vasos epigástricos.[9] Essa técnica inclui incisão muito ampla, com extremidades próximas às espinhas ilíacas e secção dos músculos retos do abdome. A incisão é mais alta quando comparada com a técnica de Pfannenstiel.

### Incisão de Cherney

A incisão de Cherney é outra técnica de abertura transversa do abdome, que permite ampla exposição da pelve da mulher, especialmente do espaço de Retzius.[36] *A priori*, é utilizada para cirurgias oncológicas, e só excepcionalmente é utilizada para a cesárea. Diferencia-se da técnica de Pfannenstiel porque há secção dos músculos retos do abdome.

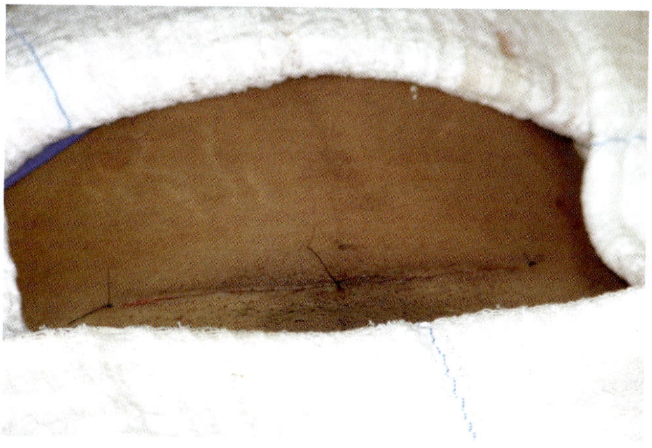

**FIGURA 10.** Aspecto final, após sutura da pele com pontos intradérmicos.

### Incisão de Joel-Cohen

Proposta por Joel-Cohen em 1972,[113] o tipo de incisão que leva seu nome obedece à técnica denominada cirurgia minimamente invasiva. Difere, porém, da técnica de Pfannenstiel porque a incisão é padronizada 3 cm acima da borda pubiana, e a abertura das diversas camadas constituintes da parede abdominal é realizada por meio de divulsão digital. Não há descolamento da aponeurose e a abertura do peritônio parietal é transversa e feita de forma brusca e grosseira, sem refinamento técnico. Não se suturam as camadas peritoneais e não se aproximam a fáscia superficial e o tecido celular subcutâneo. A sutura do miométrio é realizada em camada única. Vários estudos atribuem a essa técnica vantagens como menor tempo de cirurgia, menor perda sanguínea, menos dor pós-operatória, menor tempo de retorno das funções intestinais e menor tempo de internação.[7,120] Entretanto, os mesmos pesquisadores não encontraram diferença no que se refere à morbidade materna em longo prazo.[86]

## COMPLICAÇÕES

A cesárea é usualmente considerada muito segura, sendo um procedimento de baixo risco, tanto na opinião da equipe profissional como para o público leigo. Entretanto, muitas complicações maternas observadas nos períodos intraoperatório e puerperal, bem como nas gestações subsequentes, são mais frequentes quando o nascimento se dá por via abdominal. Isso é verdadeiro, por exemplo, quando se constata maior número de readmissões hospitalares após cesáreas do que quando o parto é realizado por via vaginal.[62] É estarrecedor verificar que, em 1937, 6% das primíparas faleciam após cesárea,[44] risco diminuído em pelo menos mil vezes na atualidade.[45]

A placentação inadequada e na região segmentar junto à cicatriz uterina anterior predispõe à ocorrência de acretismo placentário e placenta prévia.[57,81] Além dessas duas entidades obstétricas mais importantes, deve-se lembrar de outras como rotura uterina, gestação ectópica na cicatriz de cesárea, dor pélvica etc.

## ACRETISMO PLACENTÁRIO

A experiência vivida pelo obstetra diante da placenta acreta é certamente muito marcante. Quando mal diagnosticada, pode findar em um desastre e, quando adequadamente prevista, envolve muitos preparativos, além de elevada tensão perioperatória, que cristaliza essa odisseia na memória daqueles que vivenciam o drama.

Algumas das diversas complicações que podem suceder são: hemorragia intensa; coagulação intravascular disseminada; necessidade de histerectomia; lesão dos ureteres, da bexiga e de outros órgãos; síndrome da angústia respiratória do adulto; insuficiência renal;[12] reações adversas relacionadas à transfusão sanguínea; aloimunização;[8] sangramento para a cavidade peritoneal; sangramento para o retroperitônio; tromboflebite pélvica; síndrome de Ogilvie; infecção e deiscência da incisão abdominal; e até morte.[115] A perda sanguínea média no parto com placenta acreta é estimada em 3.000 a 5.000 mL.[8] Em diversos centros, ela é a principal causa de histerectomia periparto.[56] Em vista disso, é importante ter-se em mente a possibilidade de acretismo placentário diante de pacientes com cesáreas anteriores, pois a programação de cesárea eletiva após todos os cuidados pré-operatórios é mandatória nesses casos.[17,81]

## PLACENTA PRÉVIA

A incidência de placenta prévia aumenta em pacientes com cesárea anterior. De um total de 50.485 partos analisados, To et al.[17] encontraram 421 casos (0,83%) com placenta prévia, dos quais 43 (10,21%) tinham cesáreas anteriores. A incidência de placenta prévia foi significativamente maior nas pacientes que tinham feito cesárea anteriormente, em comparação com aquelas sem cicatriz uterina (1,31 *versus* 0,75%), com risco relativo de 1,64. O risco é maior conforme o aumento do número de cesáreas prévias. A incidência de placenta acreta foi de 1,18% entre as pacientes com placenta prévia, 80% dos casos em pacientes com cesárea anterior (risco relativo: 35). Os resultados do estudo confirmaram a associação da placenta prévia e do acretismo placentário com a história de partos abdominais anteriores.[17]

## LESÕES UROLÓGICAS

As lesões urológicas iatrogênicas são passíveis de acontecer em cirurgias ginecológicas e nas cesáreas. A bexiga e a porção terminal dos ureteres são os locais mais frequentemente lesados. As injúrias mais comuns são: cistotomia inadvertida, angulação e oclusão ureteral e lesão ureteral direta. Em quaisquer dessas situações, o diagnóstico e o reparo imediato do dano acarretam menor morbidade materna. O auxílio de um urologista é fundamental para o sucesso da cirurgia reconstrutora.[100] Embora não seja tão frequente, a lesão de bexiga, que é mais comum nos casos de múltiplas cesáreas, pode ter como consequências outras complicações, como infecções do trato urinário, cateterização vesical prolongada e formação de fístulas vesicovaginais e vesicouterinas.[78]

## CESÁREAS MÚLTIPLAS

Em 2006, Nisenblat et al.[74] estudaram em Haifa (Israel) um grupo de 277 mulheres que haviam realizado três ou mais cesáreas e as compararam com um grupo de 491 mulheres que haviam passado pela segunda cesárea. Os resultados mais significativos foram maior perda de sangue, dificuldades na extração fetal e aderências intra-abdominais no grupo de pacientes com três ou mais cesáreas. Placenta acreta (1,4%) e histerectomia (1,1%) também foram comuns, mas não de forma muito significativa.

## ROTURA UTERINA EM GESTAÇÕES SUBSEQUENTES

A rotura uterina é a complicação mais temida nas parturientes com cesáreas prévias, ganhando particular importância os casos selecionados para indução do parto, especialmente com o uso do misoprostol.[30]

Kwee et al.[57] publicaram, em 2006, um trabalho realizado com população holandesa, incluindo 89% de todas as maternidades daquele país, entre abril de 2002 e abril de 2003. Selecionaram 98 casos de rotura uterina, sendo 95 deles com história de cesárea anterior. Nesses casos, foram encontrados 18 fetos totalmente na cavidade abdominal e 13 parcialmente. Das 95 pacientes, 91 tinham sido submetidas a tentativa de parto vaginal após cesárea. Além disso, foram contabilizados 11 casos (11,7%) de mortes perinatais entre 94 fetos viáveis e 4 pacientes (4,1%) foram submetidas à histerectomia. Os autores enfatizaram a relevância da presença de cesárea anterior para a ocorrência de possíveis complicações, que devem ser plenamente explanadas anteriormente à internação.

## GRAVIDEZ ECTÓPICA NA CICATRIZ UTERINA DE CESÁREA

A gravidez ectópica em cicatriz de cesárea ocorre do lado externo da cavidade uterina, mas é completamente recoberta por tecido miometrial e por tecido fibroso, em geral na região do segmento uterino.[82] Essa é uma situação bastante inquietante em função dos profusos sangramentos provocados por essa enfermidade conforme o avanço da gestação (para mais detalhes, ver Capítulo 30, "Gravidez ectópica", da Seção 5, "Intercorrências obstétricas").[38]

## INCONTINÊNCIA URINÁRIA DE ESFORÇO

Um dos argumentos para a opção pela cesárea a pedido é a proteção do diafragma pélvico, diminuindo as chances de ocorrência de incontinência fecal, incontinência dos flatos e incontinência urinária.

Em 2007, Connolly et al.,[38] em um estudo com 3.205 pacientes da cidade de Boston, verificaram que pacientes com história de um ou mais partos vaginais tinham o dobro de chances de ter incontinência urinária de esforço do que aquelas que pariram por cesárea ou que nunca haviam dado à luz. Entre as submetidas a cesáreas e as que nunca tinham engravidado, porém, não houve diferença, assim como não houve entre as raças. Desse modo, os autores concluíram que o parto vaginal contribui para o aparecimento de incontinência urinária de esforço.

## DOR PÉLVICA

Almeida et al.[21] estudaram, em 2002, 199 pacientes com dor abdominal crônica. Usando a técnica da regressão logística, observaram que 67,2% das pacientes tinham cesárea prévia; 51,7%, aderências; 33,6%, endometriose; 31,9%, sequela de doença inflamatória pélvica; 6,9%, leiomioma; e 11,2%, varizes pélvicas. A conclusão a que chegaram foi que pacientes submetidas à cesárea apresentam risco aumentado de dor pélvica crônica (risco relativo: 3,7). Além disso, apontaram a possibilidade de a alta incidência de cesárea transformar-se, no Brasil, em problema público de monta.

## MORTALIDADE MATERNA

Beck e Vutuc,[28] em 1984, estudaram 55 casos de morte materna (de 1975 a 1982) posterior à realização de cesárea, correspondentes a 41,7% de todas as mortes maternas. Desses 55 casos, 45 mortes (82%) estavam diretamente relacionadas com a operação cesariana, 9 (16%) tinham como causa doença prévia grave e 1 não teve a causa esclarecida. Entre as mortes relacionadas com a cesárea, em 12 (27%) casos houve hemorragia grave; em 12 o diagnóstico foi de pré-eclâmpsia; em outros 12 a indicação da cesárea foi por motivo fetal; 6 casos eram de cesárea prévia e 3 de história obstétrica pobre.

Na Carolina do Norte (EUA), durante o período de 1992 a 1998, os partos por cesárea tiveram quatro vezes mais risco que os partos vaginais,[51] e Landon et al.,[60] em 2004, encontraram risco cinco vezes maior de morte materna em casos falhos de tentativa de parto vaginal após cesárea.

No entanto, em estudo populacional realizado em 2007, no Canadá,[63] não houve diferença estatística quanto à mortalidade materna entre pacientes que tiveram parto vaginal e aquelas que foram submetidas a cesárea eletiva.

## MORBIDADE MATERNA

A cesárea aumenta consideravelmente a morbidade materna quando comparada com o parto vaginal. As complicações mais frequentes são infecção puerperal, hemorragia e tromboembolismo.[34,112]

Em 2005, Liu et al.[62] analisaram 900.108 mulheres da população canadense, a fim de comparar a readmissão hospitalar após o parto. Um total de 16.404 mulheres (1,82%) foram readmitidas. Das mulheres que foram submetidas a cesárea, 2,7% foram readmitidas, ao passo que das que tiveram parto vaginal, 1,5% apresentaram necessidade de readmissão. Os motivos da reinternação após cesárea mais prevalentes foram infecções pélvicas ou da ferida cirúrgica, tromboembolismo, infecção puerperal e hemorragia pós-parto.

Em 2006, Silver et al.[85] analisaram 30.132 mulheres que se submeteram a cesárea, sendo 6.201 na primeira cesárea, 15.808 na segunda, 6.324 na terceira, 1.452 na quarta, 258 na quinta e 89 na sexta. Os efeitos da repetição da cesárea foram abordados com relação aos seguintes marcadores de morbidade materna: placenta acreta (presente em 0,24, 0,31, 0,57, 2,13, 2,33 e 6,74%, respectivamente) e histerectomia (presente em 0,65, 0,42, 0,90, 2,41, 3,49 e 8,99%, respectivamente). O risco de ocorrência de placenta acreta, consideradas somente as pacientes com placenta prévia (723 casos) e em função do número de cesáreas, foi de 3, 11, 40, 61 e 67%, respectivamente, para 0, 1, 2, 3 e 4 ou mais cesáreas anteriores. Os autores concluíram, assim, que em virtude do aumento de morbidade com as cesáreas sucessivas, nas gestações programadas, a possibilidade de parto vaginal após a operação cesariana e a cesárea de repetição e suas consequências devem ser discutidas com a paciente.

## TRANSFUSÃO SANGUÍNEA

Em 2006, Rouse et al.,[83] estudando 23.486 pacientes submetidas à primeira cesárea e 33.683 pacientes submetidas a cesáreas de repetição, constataram que, entre as que foram submetidas à primeira cesárea, a necessidade de transfusão se associou a anestesia geral, placenta prévia e anemia pré-operatória grave; já entre as mulheres com cesáreas sucessivas, a necessidade de transfusão foi relacionada com os mesmos fatores e também com número elevado de partos abdominais sofridos (cinco ou mais).

## DEISCÊNCIA/ROTURA DA CICATRIZ UTERINA

Nielsen et al.[73] realizaram, em 1989, um estudo prospectivo de 10 anos, no qual analisaram 24.644 pacientes, das quais 2.036 tinham cesárea prévia. A tentativa de parto vaginal foi efetuada em 1.008 dessas pacientes e 92,2% tiveram sucesso. A incidência de rotura uterina (inclui a rotura do peritônio visceral) nesse grupo foi de 0,6%, contra 0,4% em todo o grupo estudado, não se associando com a infusão de ocitocina ou o uso de misoprostol para indução do parto. A incidência de deiscência (peritônio visceral íntegro) foi de 4%. Os autores consideraram, assim, segura a tentativa de parto vaginal espontâneo após cesárea. Na Clínica Obstétrica do HC-FMUSP, não é praticada a indução do parto nos casos de incisão cirúrgica uterina anterior.

## INFLUÊNCIA DO MODO DE DEQUITAÇÃO NAS COMPLICAÇÕES INFECCIOSAS

### Endometrite

A dequitação manual, na cesárea, está associada a maior perda sanguínea e maior incidência de endometrite puerperal.[25] O parto abdominal, por si, implica aumento de morbidade, mesmo que feito de forma planejada. Esse risco parece ser maior nas cesáreas de repetição, não importando a forma de dequitação ocorrida.[43]

### Curagem de rotina

Em estudo envolvendo grupo de pacientes submetidas à cesárea com e sem curagem de rotina, no que se refere à ocorrência de endometrite puerperal, pesquisadores observaram 65 casos (10,5%) em 614 pacientes que foram submetidas à curagem e 66 (10,7%) em 616 mulheres que não passaram por esse procedimento. Esses pesquisadores concluíram que a curagem não protege a paciente submetida à cesárea contra endometrite.[67]

### Complicações fetais e neonatais

A incidência e o tipo de lesão fetal identificados durante e após a cesárea não são bem caracterizados. O mais comum é a laceração, com incidência de até 3%. Outros tipos de injúrias são inadequadamente estudados porque se restringem a pequenas casuísticas.[20] Vale enfatizar que muitas complicações sobre o concepto são oriundas de fatores que determinam também a própria indicação da cesárea. Assim, não são nada surpreendentes os traumas relacionados com os partos em apresentação pélvica. Alexander et al.,[20] em 2006, ao analisar 37.110 nascimentos por operação cesariana, encontraram 418 casos com lesões fetais, sendo elas em ordem decrescente de frequência: laceração de pele (11,3%), cefalematoma (7,3%), fratura de clavícula (2,4%), paralisia facial (0,3%), lesão do plexo braquial (0,2%), fratura de crânio (0,2%), fratura de ossos longos (0,2%), hemorragia intracraniana (0,1%) e outras (0,5%).

## PARTO VAGINAL APÓS CESÁREA

A frase "uma vez cesárea, sempre cesárea", pronunciada por Cragin,[40] em 1916, período em que a incisão uterina na cesárea era quase universalmente vertical, provocou na obstetrícia americana – e de outros países sob sua influência – condutas muito radicais de intervenção perante pacientes com cesárea prévia. Foi apenas em 1926 que Kerr[55] publicou sua recomendação de incisão segmentar, técnica que ele começou a praticar no ano de 1923. A convicção plena do equívoco cometido por tanto tempo só foi percebida em data próxima à década de 1980. A partir dos anos de 1970, as taxas de cesárea começaram a exibir incrementos preocupantes, razão pela qual muitos pesquisadores encetaram esforços para reverter essa tendência.

Em 1978, Merril e Gibbs,[69] da Universidade do Texas, em San Antonio, relataram que em 83% dos casos com cesárea anterior havia sido possível realizar partos por via vaginal. Esse relato serviu para acender o interesse para a tentativa de parto vaginal após cesárea, quando apenas 2% das mulheres americanas que haviam se submetido à cesárea planejavam parturir por vias naturais. Coincidentemente, nesse mesmo período, as taxas de cesárea nos EUA começaram a apresentar incremento exagerado, passando de 17 para 25% entre 1980 e 1988, um aumento de quase 50%, que era inédito nessa época.[112] Em 1988, o ACOG fez a primeira manifestação a respeito disso, recomendando que, na ausência de contraindicações, as gestantes que desejavam o parto vaginal poderiam tentá-lo, se a cesárea prévia tivesse sido executada pela técnica de incisão uterina segmentar transversa.[103] A partir de então, houve substancial crescimento das tentativas de parto vaginal após cesárea, atingindo um pico em 1996, ocasião em que quase 30% das mulheres com cesárea anterior davam à luz por parto vaginal, fruto de investimentos atualmente vistos como exagerados.[60,89,93] Entretanto, as taxas gerais de cesáreas nos EUA demonstravam uma evolução semelhante à curva da cesárea primária, fazendo crer que os partos vaginais após cesárea não tinham influência significativa nessa taxa global americana.[112] Em algumas instituições, o sucesso desse parto serviu para estabilizar as quantidades de cesáreas, que se mostravam crescentes.[79]

Conforme a realização de parto vaginal após cesárea se tornava popular, medidas de conscientização dos profissionais e da população de gestantes interessadas nos riscos do procedimento passaram a ser necessárias.[14,75] Contudo, muitos aspectos negativos no que se refere aos riscos e benefícios permaneciam ainda obscuros no alvorecer do século XXI.[4,61] Por isso, a necessidade de se estabelecerem diretrizes mais rigorosas para a seleção de pacientes tornou-se premente.[11,46] Métodos preditores do sucesso da tentativa de parto vaginal após cesárea também seriam bem-vindos, tendo como foco a diminuição das complicações, embora não sejam frequentes.[66]

Em 2004, o ACOG publicou um boletim prático com recomendações mais completas.[105]

## RECOMENDAÇÕES DO ACOG PARA A SELEÇÃO DE CANDIDATAS[105]

- Não ter histórico de mais que uma cesárea prévia segmentar transversa.
- A pelve materna deve se apresentar clinicamente adequada.
- É necessária a ausência de outras cicatrizes uterinas.
- O médico tem de estar disponível durante toda a evolução do trabalho de parto, pronto para qualquer intervenção emergencial.
- O anestesista e outros recursos humanos devem estar disponíveis para uma cesárea de emergência.

## PROTOCOLO CANADENSE

Ao mesmo tempo, com o intuito de elaborar um guia para o estabelecimento de diretrizes, uma força-tarefa canadense promoveu um estudo amplo sobre o parto vaginal após cesárea, abrangendo trabalhos publicados de janeiro de 1995 até fevereiro de 2004 e valendo-se do critério de avaliação dos níveis de evidência. Disso resultou um relatório de recomendações para a tentativa desse parto:

- A paciente deve ter no histórico apenas uma cesárea prévia, transversa segmentar, e é necessária discussão com a gestante sobre os riscos e os benefícios do procedimento. Um termo de consentimento faz parte da recomendação.
- A intenção da mulher que se submeterá à tentativa de parto vaginal após cesárea deve ser claramente documentada; e a cesárea anterior, assinalada em seus registros de pré-natal.
- Para um trabalho de parto seguro após cesárea prévia, a mulher deve parturir em um hospital com condições de efetuar operação cesariana de emergência. Todos os recursos obstétricos, anestésicos, pediátricos e humanos da sala de cirurgia devem estar disponíveis.
- Cada hospital deve ter por escrito seus protocolos, acessíveis aos médicos responsáveis, para uma possível cesárea de emergência.
- A monitorização contínua da frequência cardíaca fetal é recomendada.
- Os casos em que se suspeita de rotura uterina requerem pronta atenção para uma imediata laparotomia, a fim de diminuir a morbidade e a mortalidade materna e perinatal.
- A infusão de ocitocina não é contraindicada.
- A indução do parto com ocitocina pode estar associada com aumento de risco de rotura uterina e deve ser cuidadosa, realizada depois de adequado aconselhamento.
- A indução do parto com prostaglandina (dinoprostona) pode estar associada a aumento relevante do risco de rotura uterina e não deve ser usada, exceto em casos excepcionais e após adequado aconselhamento.
- A prostaglandina E1 (misoprostol) é associada a alto risco de rotura uterina e não deve ser usada.
- O cateter de Foley pode ser usado, com segurança, para o preparo do colo.
- Os dados disponíveis sugerem que a tentativa de parto em mulheres com mais do que uma cesárea pode ter êxito, mas é associada a alto risco de rotura uterina.
- Gestação múltipla não é contraindicação para a tentativa de parto vaginal após cesárea.
- Macrossomia suspeita não é contraindicação para a tentativa de parto vaginal com cesárea prévia.
- Mulheres que tiveram cesárea entre 18 e 24 meses antes da gestação atual devem ser aconselhadas sobre o risco de rotura uterina no trabalho de parto.
- Pós-datismo não é contraindicação para a tentativa de parto vaginal após cesárea.
- Todo esforço deve ser feito para se saber sobre qual foi a incisão uterina utilizada na cesárea prévia. Em situações de desconhecimento, as circunstâncias de como ocorreu a cesárea podem determinar a probabilidade do tipo de incisão. Se existirem evidências de que ela foi baixa e transversa segmentar, a tentativa do parto vaginal é aceita.

Para validar essas recomendações, houve a aprovação da *Clinical Practice Obstetrics and Executive Committees* da *Society of Obstetricians and Gynaecologists of Canada*.[106,107]

## ALEITAMENTO APÓS CESÁREA

O aleitamento após partos operatórios era considerado muito inadequado, fato atribuído ao estresse cirúrgico. Esse equívoco é muito antigo e deriva de preconceitos oriundos dos períodos de alta morbidade materna decorrente da cesárea. Entretanto, em observações recentes, a comparação dos diversos tipos de partos, instrumentalizados ou não, com relação ao aleitamento, exclusivo ou não, não demonstrou diferença significativa.[76]

## INFLUÊNCIA DAS CESÁREAS SOBRE A DEPRESSÃO PÓS-PARTO

A incidência e os fatores de morbidade com respeito à ocorrência de depressão não psicótica após o parto foram investigados em 50 mulheres, randomicamente selecionadas. O *blues* puerperal é diagnosticado por meio do questionário de sintomas de Kellner (*Kellner's symptomatic questionnaire*) e atinge dois terços das mulheres no período precoce do puerpério. As primíparas que tiveram partos traumáticos, como cesárea, e/ou que apresentavam história prévia de psicopatologia estão mais sujeitas ao *blues* puerperal.[23]

Em um estudo envolvendo apenas primíparas tendo como enfoque o primeiro contato com o filho após o parto, foi verificado efeito negativo dos partos instrumentalizados (cesáreas) nesse tópico. Esse impacto negativo pode perdurar por longo tempo e constitui revés emocional persistente.[91]

## DISCUSSÃO: CLASSIFICAÇÃO DAS CESÁREAS E DIMINUIÇÃO DE SUAS TAXAS

Considerando-se que a taxa populacional ideal de cesáreas seja de 10%, segundo os dados apresentados pela OMS,[126] a comunidade médica internacional tem se mobilizado para instituir medidas educativas para a diminuição das taxas exorbitantes de cesáreas verificadas em quase todo o mundo.[126] Por sua vez, entidades leigas têm se mobilizado, por meio da mídia, para estimular o parto natural utilizando-se de discursos extremamente críticos à atuação médica rotulada de inadequada pelo excesso de medicalização que se associa à falta de humanização, segundo esses grupos. Outro argumento apresentado para respaldar essas manifestações é a perda do protagonismo das parturientes quando submetidas à operação cesariana, transferindo-o à equipe médica.

Uma das questões fundamentais para se compreender as diferentes taxas de cesárea pelo mundo afora é a instituição de uma classificação que esclareça em quais situações foram realizadas essas cesáreas. Obviamente, a utilização dessa classificação por todos os serviços representativos das nações e seu acesso aos pesquisadores seria imprescindível. Nesse sentido, a classificação de Robson[122] utiliza cinco parâmetros (história obstétrica, início do trabalho de parto, posição fetal, número de fetos e idade gestacional) e classifica a forma de parturição nos dez grupos descritos a seguir:

- Nulíparas com feto único, cefálico, em trabalho de parto espontâneo e idade gestacional ≥ 37 semanas.
- Nulíparas com feto único, cefálico, parto induzido ou cesárea antes do início do trabalho de parto.
- Multíparas sem cesárea anterior, feto único, cefálico, ≥ 37 semanas, em trabalho de parto espontâneo.
- Multíparas sem cesárea anterior, feto único, cefálico, ≥ 37 semanas; o parto é induzido ou a cesárea é feita antes do início do trabalho de parto
- Multíparas com pelo menos uma cesárea anterior, feto único, cefálico, ≥ 37 semanas.
- Nulíparas com feto único em apresentação pélvica.
- Nulíparas com feto único em apresentação pélvica com cesárea(s) anterior(es).
- Gestações múltiplas, incluindo aquelas com cesárea(s) anterior(es).
- Situação transversa ou oblíqua, incluindo aquelas com cesárea(s) anterior(es).
- Feto único, cefálico, < 37 semanas, incluindo aquelas com cesárea(s) anterior(es).

Essa forma de classificação, proposta originalmente pelo médico Michael Robson, em 2001, agrupando as gestantes cesareadas conforme suas características obstétricas, permite a comparação entre taxas de cesáreas sem tantos vieses.

A *Society of Obstetricians and Gynaecologists of Canada*,[47] concordante e reconhecendo a importância dessa classificação, elaborou uma classificação modificada, porém com os mesmos dez grupos de Robson e os mesmos critérios.

Vogel et al.,[124] em trabalho envolvendo dados de 21 países (incluindo o Brasil) e publicado em 2015,[124] utilizaram a classificação de Robson para analisar as taxas anuais de cesáreas nos países participantes, conforme seus índices de desenvolvimento humano (IDH): muito alto/alto, médio e baixo. O estudo é comparativo, envolvendo dois períodos: 2004 a 2008 *versus* 2010 a 2011. Houve acréscimo da taxa total de 26,4 para 31,2% em todos os países, exceto no Japão. A elevação das taxas de cesáreas ocorreu na maioria dos grupos de Robson em todas as faixas de IDH. A indução do parto e a cesárea eletiva aumentaram em países com IDH muito alto/alto e IDH baixo. A cesárea de repetição ocorreu com maior frequência em países com IDH médio e baixo. Como estratégia para a diminuição das taxas de cesáreas, os autores sugerem esforço para evitar a primeira cesárea que não tenha indicação médica e melhor seleção dos casos para indução do parto e realização de cesárea eletiva.

Após estudos realizados por métodos rigorosos aceitos internacionalmente, a OMS[126] concluiu que:

1. A cesárea é uma intervenção efetiva para salvar a vida de mães e bebês, porém apenas quando indicada por motivos médicos.
2. Ao nível populacional, taxas de cesárea maiores que 10% não estão associadas com redução de mortalidade materna e neonatal.
3. A cesárea pode causar complicações significativas e às vezes permanentes, assim como sequelas ou morte, especialmente em locais sem infraestrutura e/ou capacidade de realizar cirurgias de forma segura e de tratar complicações pós-operatórias. Idealmente, uma cesárea deveria ser realizada apenas quando ela fosse necessária, do ponto de vista médico.
4. Os esforços devem se concentrar em garantir que cesáreas sejam feitas nos casos em que são necessárias, em vez de buscar atingir uma taxa específica de cesáreas.

5. Ainda não estão claros quais são os efeitos das taxas de cesárea sobre outros desfechos além da mortalidade, como morbidade materna e perinatal, desfechos pediátricos e bem-estar social ou psicológico. São necessários mais estudos para entender quais são os efeitos imediatos e de longo prazo da cesárea sobre a saúde.

No Brasil, o primeiro esforço governamental, sob a coordenação do Ministério da Saúde, para a diminuição das taxas de cesáreas resultou na Lei n. 9.263/1996, também conhecida como "Lei da laqueadura" (ver Capítulo 28, "Planejamento familiar", da Seção 4, "Parto e puerpério"). Essa lei constituiu o corolário de uma longa discussão a respeito da realização de grande número de cesáreas dentro do Sistema Único de Saúde (SUS) para a realização de esterilização tubária, onerando demasiadamente as taxas de cesárea em todo o Brasil.

Desde 6 de julho de 2015, está em vigor a Resolução Normativa n. 368, da Agência Nacional de Saúde Suplementar (ANS),[125] que dispõe sobre o direito de acesso à informação das beneficiárias aos percentuais de cirurgias cesáreas e de partos normais, por operadora, por estabelecimento de saúde e por médico, e sobre a utilização do partograma, do cartão da gestante e da carta de informação à gestante no âmbito da saúde suplementar.

Trata-se de uma ação que visa a evitar a opção pela cesárea eletiva que, por hipótese, seja motivada por comodidade médica. Por outro lado, vale ressaltar que a autonomia da gestante para escolher a via de parto deve ser respeitada, em todos os níveis de atendimento, seja nas instituições públicas, por meio do SUS, ou em âmbito da saúde suplementar.

### PONTOS-CHAVE

- A origem do termo cesárea não está definitivamente esclarecida.
- A refinada técnica cirúrgica (antissepsia, preparo de materiais, profilaxia antimicrobiana etc.) e a habilitação dos recursos humanos tornaram os riscos maternos e perinatais das cesáreas quase desprezíveis.
- O parto vaginal após cesárea é possível, embora sua aceitação esteja em decréscimo.
- A cesárea por demanda, por opção ou a pedido pode ser aceita pelo obstetra após ampla explanação à parturiente sobre os riscos e a morbidade materna e fetal.
- As taxas de morbidade e de mortalidade perinatal em decorrência de cesárea são baixas.
- As morbidades mais importantes provocadas diretamente pela cesárea são aumento dos riscos de ruptura uterina intraparto em gestação futura, placenta prévia e acretismo placentário.

## REFERÊNCIAS BIBLIOGRÁFICAS

### Artigos de revisão


1. Barrett JF, Ritchie WK. Twin delivery. Best Pract Res Clin Obstet Gynaecol 2002; 16: 43-56.
2. Chauhan SP, Magann EF, Scott JR, Scardo JA, Hendrix NW, Martin Jr. JN Emergency cesarean delivery for nonreassuring fetal heart rate tracings: compliance with ACOG guidelines. J Reprod Med 2003; 48: 975-81.
3. De Laat MW, Franx A, van Alderen ED, Nikkels PG, Visser GH. The umbilical coiling index: a review of the literature. J Matern Fetal Neonatal Med 2005; 17: 93-100.
4. Flamm BL. Vaginal birth after caesarean (VBAC). Best Pract Res Clin Obstet Gynaecol 2001; 15: 81-92.
5. Fylstra DL. Ectopic pregnancy within a cesarean scar: a review. Obstet Gynecol Surv 2002; 57: 537-43.
6. Harris LH. Counselling women about choice. Best Pract Res Clin Obstet Gynaecol 2001; 15: 93-107.
7. Hema KR, Johanson R. Techniques for performing caesarean section. Best Pract Res Clin Obstet Gynaecol 2001; 15: 17-47.
8. Hudon L, Belfort MA, Broome DR. Diagnosis and management of placenta percreta: a review. Obstet Gynecol Surv 1998; 53: 509-17.
9. Lee-Parritz A. Surgical techniques for cesarean delivery: what are the best practices? Clin Obstet Gynaecol 2004; 47: 286-98.
10. Lurie S. The changing motives of caesarean section: from the ancient world to the twenty-first century. Arch Gynecol Obstet 2005; 271: 281-5.
11. McMahon MJ. Vaginal birth after cesarean. Clin Obstet Gynecol 1998; 41: 369-81.
12. Oyelese Y, Smulian JC. Placenta previa, placenta accreta, and vasa previa. Obstet Gynecol 2006; 107: 927-41.
13. Rozenberg P. Evaluation of cesarean rate: a necessary progress in modern obstetrics. J Gynecol Obstet Biol Reprod 2004; 33: 279-89.
14. Schnitker KA. Uterine rupture during trial of labor: risk management recommendations. J Health Risk Manag 1999; 19: 12-6.
15. Stoll W. Indications for cesarean section. Schweiz Med Wochenschr 1990; 120: 255-9.
16. Tiran D. Breech presentation: increasing maternal choice. Complement Ther Nurs Midwifery 2004; 10: 233-8.
17. To WW, Leung WC. Placenta previa and previous cesarean section. Int J Gynaecol Obstet 1995; 51: 25-31.
18. Uzoigwe SA, Jeremiah I. Developments in caesarean section techniques: a review. Niger J Med 2006; 15: 24-9.
19. Wax JR, Cartin A, Pinette MG, Blackstone J. Patient choice cesarean: an evidence-based review. Obstet Gynecol Surv 2004; 59: 601-16.


### Artigos originais


20. Alexander JM, Leveno KJ, Hauth J, Landon MB, Thom E, Spong CY et al. Fetal injury associated with cesarean delivery. Obstet Gynecol 2006; 108: 885-90.
21. Almeida EC, Nogueira AA, Candido dos Reis FJ, Rosa e Silva JC. Cesarean section as a cause of chronic pelvic pain. Int J Gynaecol Obstet 2002; 79: 101-4.
22. Al-Mufti R, McCarthy A, Fisk NM. Survey of obstetricians' personal preference and discretionary practice. Eur J Obstet Gynecol Reprod Biol 1997; 73: 1-9.
23. Andreoli C, D'Addato F, Andreoli F, Malagnino F. Early puerperal depression: the puerperal blues. Minerva Ginecol 1989; 41: 173-6.

24. Aubard Y, Le Meur Y, Grandjean MH, Baudet JH. The history of cesarean section. Rev Fr Gynecol Obstet 1995; 90: 5-11.
25. Baksu A, Kalan A, Ozkan A, Baksu B, Tekelioglu M, Goker N. The effect of placental removal method and site of uterine repair on post-cesarean endometritis and operative blood loss. Acta Obstet Gynecol Scand 2005; 84: 266-9.
26. Batashki I, Topalovska D, Milchev N, Uchikova E, Terzhumanov R. Obesity and pregnancy. Akush Ginekol 2006; 45: 14-8.
27. Beall MH, Ross MG. Clavicle fracture in labor: risk factors and associated morbidities. J Perinatol 2001; 21: 513-5.
28. Beck A, Vutuc C. Mortality and fatality in cesarean section. Geburtshilfe Frauenheilkd 1984; 44: 421-4.
29. Becker S, Solomayer E, Dogan C, Wallwiener D, Fehm T. Meconium-stained amniotic fluid: perinatal outcome and obstetrical management in a low-risk suburban population. Eur J Obstet Gynecol Reprod Biol 2006.
30. Berghahn L, Christensen D, Droste S. Uterine rupture during second-trimester abortion associated with misoprostol. Obstet Gynecol 2001; 98: 976-7.
31. Blackadar CS, Viera AJ. A retrospective review of performance and utility of routine clinical pelvimetry. Fam Med 2004; 36: 505-7.
32. Bloom SL, Leveno KJ, Spong CY, Gilbert S, Hauth JC, Landon MB et al. Decision-to-incision times and maternal and infant outcomes. Obstet Gynecol 2006; 108: 6-11.
33. Bujold E, Goyet M, Marcoux S, Brassard N, Cormier B, Hamilton E et al. The role of uterine closure in the risk of uterine rupture. Obstet Gynecol 2010; 116(1): 43-50.
34. Burrows LJ, Meyn LA, Weber AM. Maternal morbidity associated with vaginal versus cesarean delivery. Obstet Gynecol 2004; 103: 907-12.
35. Chen G, Uryasev S, Young TK. On prediction of the cesarean delivery risk in a large private practice. Am J Obstet Gynecol 2004; 191: 617-25.
36. Cherney LS. New transverse incision. California and West Med 1943; 59: 215-8.
37. Cleary-Goldman J, Malone FD, Vidaver J, Ball RH, Nyberg DA, Comstock CH et al. Impact of maternal age on obstetric outcome. Obstet Gynecol 2005; 105: 983-90.
38. Connolly TJ, Litman HJ, Tennstedt SL, Link CL, McKinlay JB. The effect of mode of delivery, parity, and birth weight on risk of urinary incontinence. Int Urogynecol J Pelvic Floor Dysfunct 2007.
39. Cotzias CS, Paterson-Brown S, Fisk NM. Obstetricians say yes to maternal request for elective caesarean section: a survey or current opinion. Eur J Obstet Gynecol Reprod Biol 2001; 97: 15-6.
40. Cragin E. Conservatism in obstetrics. N Y Med J 1916; 104: 1.
41. Cyr RM. Myth of the ideal cesarean section rate: commentary and historic perspective. Am J Obstet Gynecol 2006; 194: 932-6.
42. Dietz HP, Lanzarone V, Simpson JM. Predicting operative delivery. Ultrasound Obstet Gynecol 2006; 27: 409-15.
43. Dimitrova V, Pandeva I, Tsankova M, Pranchev N. Post-operative complications following elective and emergency caesarean delivery. Akush Ginekol 2005; 44: 15-21.
44. Duncan CJ, Doyle JB. Cesarean section: a ten-year study of 703 cases at the Boston City Hospital. N Engl J Med 1937; 216: 1-5.
45. Ecker JL, Frigoletto FD. Cesarean delivery and the risk-benefit calculus. N Engl J Med 2007; 356: 885-8.
46. Elkousy MA, Sammel M, Stevens E, Peipert JF, Macones G. The effect of birth weight on vaginal birth after cesarean delivery success rates. Am J Obstet Gynecol 2003; 188: 824-30.
47. Farine D, Shepherd D. Classification of caesarean sections in Canada: the modified Robson criteria. J Obstet Gynaecol Can 2012; 34(10): 976-9.
48. Feldman GB, Freiman JA. Prophylactic cesarean section at term? N Engl J Med 1985; 312: 1264-7.
49. Ghosh G, Marsal K, Gudmundsson S. Amniotic fluid index in low-risk pregnancy as an admission test to the labor ward. Acta Obstet Gynecol Scand 2002; 81: 852-5.
50. Harper DM, Johnson CA, Harper WH, Liese BS. Prenatal predictors of cesarean section due to labor arrest. Arch Gynecol Obstet 1995; 256: 67-74.
51. Harper MA, Byington RP, Espeland MA. Pregnancy related death and health care services. Obstet Gynecol 2003; 102: 273-9.
52. Hillan EM. Caesarean section: historical background. Scott Med J 1991; 36: 150-4.
53. Johnson DP, Davis NR, Brown AJ. Risk of cesarean delivery after induction at term in nulliparous women with unfavorable cervix. Am J Obstet Gynecol 2003; 188: 1565-72.
54. Keller TM, Rake A, Michel SC, Seifert B, Efe G, Treiber K et al. Obstetric MR pelvimetry: reference values and evaluation of inter and intraobserver error and intraindividual variability. Radiology 2003; 227: 37-43.
55. Kerr JMM. The technique of cesarean section, with special reference to the lower uterine segment incision. Am J Obstet Gynecol 1926; 12: 729-34.
56. Kwee A, Bots ML, Visser GH, Bruinse HW. Emergency peripartum hysterectomy: a prospective study in the Netherlands. Eur J Obstet Gynecol Reprod Biol 2006; 124: 187-92.
57. Kwee A, Bots ML, Visser GH, Bruinse HW. Uterine rupture and its complications in the Netherlands: a prospective study. Eur J Obstet Gynecol Reprod Biol 2006; 128: 257-61.
58. Kwee A, Cohlen BJ, Kanhai HH, Bruinse HW, Visser GH. Caesarean section on request: a survey in the Netherlands. Eur J Obstet Gynecol Reprod Biol 2004; 113: 186-90.
59. Lagrew DC, Bush MC, McKeown AM, Lagrew NG. Emergent (crash) cesarean delivery: indications and outcomes. Am J Obstet Gynecol 2006; 194: 1638-43.
60. Landon MB, Hauth JC, Leveno KJ, Spong CY, Leindecker S, Varner MW et al. Maternal and perinatal outcomes associated with a trial of labor after prior cesarean delivery. N Engl J Med 2004; 351: 2581-9.
61. Leung AS, Farmer RM, Leung EK, Medearis AL, Paul RH. Risk factors associated with uterine rupture during trial of labor after cesarean delivery: a case-control study. Am J Obstet Gynecol 1993; 168: 1358-63.
62. Liu S, Heaman M, Joseph KS, Liston RM, Huang L, Sauve R et al. Risk of maternal postpartum readmission associated with mode of delivery. Obstet Gynecol 2005; 105: 836-42.
63. Liu S, Liston RM, Joseph KS, Heaman M, Sauve R, Kramer MS. Maternal mortality and severe morbidity associated with low-risk planned cesarean delivery versus planned vaginal delivery at term. Can Med Assoc J 2007; 176(4): 455-60.
64. Livermore LJ, Cochrane RM. Decision to delivery interval: a retrospective study of 1000 emergency caesarean sections. J Obstet Gynaecol 2006; 26: 307-10.
65. Luijendik RW, Jeekel J, Storm RK. The low transverse Pfannenstiel incision and the prevalence of incisional hernia and nerve entrapment. Ann Surg 1997; 225: 365-9.
66. Macones GA, Hausman N, Edelstein R, Stamilio DM, Marder SJ. Predicting outcomes of trials of labor in women attempting vaginal birth after cesarean delivery: a comparison of multivariate methods with neural networks. Am J Obstet Gynecol 2001; 184: 409-13.
67. Magann EF, Chauhan SP, Martin Jr. JN, Bryant KS, Bufkin L, Morrison JC. Does uterine wiping influence the rate of post-cesarean endometritis? J Matern Fetal Med 2001; 10: 318-22.
68. Mancuso A, De Vivo A, Fanara G, Settineri S, Triolo O, Giacobbe A. Women's preference on mode of delivery in Southern Italy. Acta Obstet Gynecol Scand 2006; 85: 694-9.
69. Merril BS, Gibbs CE. Planned vaginal delivery following cesarean section. Obstet Gynecol 1978; 52: 50.
70. Miller DA, Chollet JA, Goodwin TM. Clinical risk factors for placenta previa-placenta accreta. Am J Obstet Gynecol 1997; 177: 210-4.
71. Miyazaki FS, Taylor NA. Saline amnioinfusion for relief of variable or prolonged decelarations. Am J Obstet Gynecol 1983; 146: 670-6.

72. Nicholson JM, Kellar LC, Cronholm PF, Macones GA. Active management of risk in pregnancy at term in an urban population: an association between a higher induction of labor rate and lower cesarean delivery rate. Am J Obstet Gynecol 2004; 191: 1516-28.
73. Nielsen TF, Ljungblad U, Hagberg H. Rupture and dehiscence of cesarean section scar during pregnancy and delivery. Am J Obstet Gynecol 1989; 160: 569-73.
74. Nisenblat V, Barak S, Griness OB, Degani S, Ohel G, Gonen R. Maternal complications associated with multiple cesarean deliveries. Obstet Gynecol 2006; 108: 21-6.
75. Norman P, Kostovcik S, Lanning A. Elective repeat cesarean sections: how many could be vaginal births? CMAJ 1993; 149: 431-5.
76. Patel RR, Liebling RE, Murphy DJ. Effect of operative delivery in the second stage of labor on breastfeeding success. Birth 2003; 30: 255-60.
77. Pfannenstiel J. On the advantages of a transverse cut of the fascia above the symphysis for gynecological laparotomies, and advice on surgical methods and indications. Samml Klin Votr Gynakol 1897; 68-98.
78. Phipps M, Watabe B, Clemons JL, Weitzen S, Myers DL. Risk factors for bladder injury during cesarean delivery. Obstet Gynecol 2005; 105: 156-60.
79. Pridjian G, Hibbard JU, Moawad AH. Cesarean: changing the trends. Obstet Gynecol 1991; 77: 195-200.
80. Reilly DR. Caesarean section on maternal request: how clear medical evidence fails to produce ethical consensus. J Obstet Gynaecol Can 2009; 31(12): 1176-9.
81. Rieger L, Bernar T, Girschick G, Rudiger T, Steck T, Dietl J. Placenta praevia percreta: a serious complication after previous cesarean section. Zentralbl Gynakol 2003; 125: 189-91.
82. Rotas MA, Haberman S, Levgur M. Cesarean scar ectopic pregnancies. Obstet Gynecol 2006; 107: 1373-81.
83. Rouse DJ, MacPherson C, Landon M, Varner MW, Leveno KJ, Moawad AH et al. Blood transfusion and cesarean delivery. Obstet Gynecol 2006; 108: 891-7.
84. Salamalekis E, Bakas P, Saloum I, Vitoratos N, Creatsas G. Severe variable decelerations and fetal pulse oximetry during the second stage of labor. Fetal Diagn Ther 2005; 20: 31-4.
85. Silver RM, Landon MB, Rouse DJ, Leveno KJ, Spong CY, Thom EA et al. Maternal morbidity associated with multiple repeat cesarean deliveries. Obstet Gynecol 2006; 107: 1226-32.
86. Song SH, Oh MJ, Kim T, Hur JY, Saw HS, Park YK. Finger-assisted stretching technique for cesarean section. Int J Gynaecol Obstet 2006; 92: 212-6.
87. Sood M, Charulata D, Aggarwal N, Faridi MM. Amnioinfusion in thick meconium. Indian J Pediatr 2004; 71: 677-81.
88. Spaans WA, van der Vliet LM, Roell-Schorer EA, Bleker OP, van Roosmalen J. Trial of labour after two or three previous caesarean sections. Eur J Obstet Gynecol Reprod Biol 2003; 110: 16-9.
89. Srinivas SK, Stamilio DM, Stevens EJ, Peipert JF, Odibo AO, Macones GA. Safety and success of vaginal birth after cesarean delivery in patients with preeclampsia. Am J Perinatol 2006; 23: 145-52.
90. Thubisi M, Ebrahim A, Moodley J, Shweni PM. Vaginal delivery after previous caesarean section: is X-ray pelvimetry necessary? Br J Obstet Gynaecol 1993; 100: 421-4.
91. Van de Pol G, de Leeuw JR, van Brummen HJ, Bruinse HW, Heintz AP, van der Vaart CH. Psychosocial factors and mode of delivery. J Psychosom Obstet Gynaecol 2006; 27: 231-6.
92. Van Roosmalen J, van der Does CD. Caesarean birth rates worldwide: a search for determinants. Trop Geogr Med 1995; 47: 19-22.
93. Veridiano NP, Thorner NS, Ducey J. Vaginal delivery after cesarean section. Int J Gynaecol Obstet 1989; 29: 307-11.
94. Villar J, Valladares E, Woidvla D, Zavaleta N, Carroli G, Velazco A et al. Caesarean delivery rates and pregnancy outcomes: the 2005 WHO global survey on maternal and perinatal health in Latin America. Lancet 2006; 367: 1819-29.
95. Vimercati A, Greco P, Loizzi V, Loverro G, Selvaggi L. "Defensive medicine" in the choice of caesarean section. Acta Biomed Ateneo Parmense 2000; 71(1): 717-21.
96. Vrounenraets FPJM, Roumen FJME, Dehing CJG, van der Akker ESA, Aarts MJB, Scheve EJT. Bishop score and risk of cesarean delivery after induction of labor in nulliparous women. Obstet Gynecol 2005; 105: 690-7.
97. Wilkes PT, Wolf DL, Kronbach DW, Kunze M, Gibbs RS. Risk factors for cesarean delivery at presentation of nulliparous patients in labour. Obstet Gynecol 2003; 102: 1352-7.
98. Wu J, Hundley A, Visco A. Elective primary cesarean delivery: attitudes of urogynecology and materno-fetal medicine specialists. Obstet Gynecol 2005; 105: 301-6.
99. Wu S, Kocherginsky M, Hibbard JU. Abnormal placentation: twenty-year analysis. Am J Obstet Gynecol 2005; 192: 1458-61.
100. Yossepowitch O, Baniel J, Livne PM. Urological injuries during cesarean section: intraoperative diagnosis and management. J Urol 2004; 172: 196-9.


## Diretrizes


101. American College of Obstetricians and Gynecologists. Antimicrobial prophylaxis for cesarean delivery: Timing of administration. Committee Opinion Number 465, September 2010. Obstet Gynecol 2010; 116(3): 791-2.
102. American College of Obstetricians and Gynecologists. Cesarean delivery on maternal request. Obstet Gynecol 2007; 110: 1501-4.
103. American College of Obstetricians and Gynecologists. Guidelines for vaginal delivery after a previous cesarean birth. ACOG Comittee Opinion 1988; 64.
104. American College of Obstetricians and Gynecologists. Placenta accreta. ACOG Committee Opinion. Int J Gynaecol Obstet 2002; 266: 77-8.
105. American College of Obstetricians and Gynecologists. Vaginal birth after previous cesarean delivery. ACOG Practice Bulletin 2004; 54.
106. Martel MJ, MacKinnon CJ. Guidelines for vaginal birth after previous cesarean birth. J Obstet Gynaecol Can 2004; 26: 660-83; 684-6.
107. Martel MJ, MacKinnon CJ. Guidelines for vaginal birth after previous cesarean birth. J Obstet Gynaecol Can 2005; 27: 164-88.
108. National Institute of Health. Cesarean delivery on maternal request. National Institute of Health State-of-the-Science Conference Statement 2006; 27-9.


## Editoriais/cartas ao editor


109. Society of Obstetricians and Gynaecologists of Canada; Association of Women's Health, Obstetric and Neonatal Nurses of Canada; Canadian Association of Midwives; College of Family Physicians of Canada; Society of Rural Physicians of Canada. Joint policy statement on normal childbirth. SOGC clinical Practice Guideline No. 221, December 2008. J Obstet Gynaecol Can 2008; 30: 1163-5.
110. Tanquilli AL, Garzetti GG. A new ethical and clinical dilemma in obstetrics practice: caesarean section "on maternal request". Am J Obstet Gynecol 1997; 177: 245-6.


## Livros


111. Briquet R. Cesárea. In: Guariento AD, Delascio D, editores. Obstetrícia operatória. São Paulo: Sarvier; 1979.
112. Cunningham FG, Leveno KJ, Bloom SL, Hauth JC, Gilstrap III LC, Wenstrom KD. Caesarean delivery and peripartum hysterectomy. In: Williams' obstetrics. 22.ed. New York: McGraw-Hill; 2005.
113. Joel-Cohen S. Abdominal and vaginal hysterectomy: new techniques based on time and motion studies. In: Heinemann W, editor. London: Wilian Heinemann Medical Books; 1972.
114. Miyadahira S, Zugaib M. Hemodinâmica uteroplacentária, fetoplacentária e fetal. In: Neme B, editor. Obstetrícia básica. São Paulo: Sarvier; 2006.

115. Neme B. Intervenções durante o parto. In: Neme B, editor. Obstetrícia básica. São Paulo: Sarvier; 2006.
116. Neme B, Neme E. Parto: fenômenos mecânicos. In: Neme B, editor. Obstetrícia básica. São Paulo: Sarvier; 2006.
117. Pereira PP, Zugaib M. Assistência ao parto e tocurgia. Febrasgo: manual de orientação. São Paulo: Sogesp; 2001.
118. Rezende J. Operação cesariana. In: Rezende J, editor. Obstetrícia. Rio de Janeiro: Guanabara Koogan; 2005.

### Revisões sistemáticas/metanálises

119. Bamigboye AA, Hofmeyr GJ. Closure versus non-closure of the peritoneum at caesarean section. Cochrane Database Syst Rev 2003; CD000163.
120. Mathai M, Hofmeyr G. Abdominal surgical incisions for caesarean section. Cochrane Database Syst Rev 2007(1); CD004453.
121. McKenna DS, Ester JB, Fischer JR. Elective cesarean delivery for women with a previous anal sphincter rupture. Am J Obstet Gynecol 2003; 189: 1251-6.
122. Robson MS. Classification of caesarean sections. Fetal Matern Med Rev 2001; 12(1): 23-39.
123. Smail FM, Gyte GM. Antibiotic prophylaxis versus no prophylaxis for preventing infection after cesarean section. Cochrane Database Syst Rev 2010(1); CD007482.
124. Vogel JP, Betrán AP, Vindevoghel N et al.; WHO Multi-Country Survey on Maternal and Newborn Health Research Network. Use of the Robson classification to assess caesarean section trends in 21 countries: a secondary analysis of two WHO multicountry surveys. Lancet Glob Health 2015; 3(5): e260-70.

### *Websites*

125. Ministério da Saúde. Agência Nacional de Saúde Suplementar. Resolução Normativa n. 368, de 6 de janeiro de 2015. Dispõe sobre o direito de acesso à informação das beneficiárias aos percentuais de cirurgias cesáreas e de partos normais, por operadora, por estabelecimento de saúde e por médico e sobre a utilização do partograma, do cartão da gestante e da carta de informação à gestante no âmbito da saúde suplementar. Disponível em: https://www.ans.gov.br/component/legislacao/?view=legislacao&task=TextoLei&format=raw&id=Mjg5Mg. Acesso em: 20/03/2023.
126. Organização Mundial da Saúde. Declaração da OMS sobre taxas de cesáreas, 2015. Disponível em: http://apps.who.int/iris/bitstream/10665/161442/3/WHO_RHR_15.02_por.pdf. Acesso em: 20/03/2023.

# Capítulo 24

# Puerpério normal



## CONCEITO E DURAÇÃO

O puerpério, ou período pós-parto, tem início após a dequitação e se estende até 6 semanas completas após o parto.[93] Essa definição é baseada nos efeitos acarretados pela gestação em diversos órgãos maternos que, ao final desse período, já retornaram ao estado pré-gravídico. Entretanto, pelo fato de nem todos os sistemas maternos retornarem à condição primitiva até o término da sexta semana, alguns estudos postergam o final do puerpério para até 12 meses após o parto.[90] As mamas são uma exceção, pois atingem o desenvolvimento e a diferenciação celular completos no puerpério e não retornam ao estado pré-gravídico.

### CLASSIFICAÇÃO

Admitindo como tempo de duração normal do puerpério o período de 6 a 8 semanas, este pode ser dividido nos seguintes períodos:

- Puerpério imediato: até o término da segunda hora após o parto.
- Puerpério mediato: do início da terceira hora até o final do décimo dia após o parto.
- Puerpério tardio: do início do 11º dia até o retorno das menstruações, ou 6 a 8 semanas nas lactantes.

## MODIFICAÇÕES ANATÔMICAS E FISIOLÓGICAS

### INVOLUÇÃO UTERINA

Imediatamente após a dequitação, o útero inicia o processo de involução. A retração uterina é característica do miométrio, que permite ao órgão manter-se em tamanho reduzido após sucessivas contrações. Pelo fato de o útero contraído comprimir os vasos sanguíneos, o útero puerperal tem aparência isquêmica, se comparado ao útero hiperemiado da gestante. A contração uterina também é responsável pela constrição dos vasos intramiometriais, reduzindo o fluxo sanguíneo e prevenindo a hemorragia pós-parto. Além disso, vasos calibrosos obliteram-se (trombose), constituindo um mecanismo hemostático secundário para a prevenção da perda sanguínea.

O fundo uterino tipicamente atinge a cicatriz umbilical 24 horas após o parto, alcançando a região entre a sínfise púbica e a cicatriz umbilical depois de 1 semana (Figura 1). A involução uterina costuma ser mais rápida nas mulheres que amamentam e, habitualmente, no 12º dia após o parto, o fundo uterino localiza-se rente à borda superior da sínfise púbica. Na segunda semana pós-parto, o útero não é mais palpável no abdome; e atinge aproximadamente suas dimensões pré-gravídicas em cerca de 6 a 8 semanas de

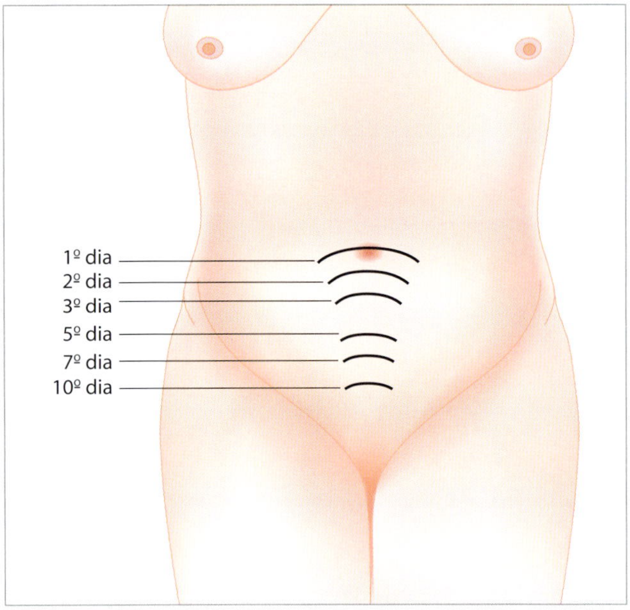


**FIGURA 1.** Modificações da posição do fundo uterino durante os primeiros 10 dias após o parto.

puerpério. O peso do útero decresce de aproximadamente 1.000 g logo após o parto para 60 g depois de 6 a 8 semanas. O número total de células musculares lisas não diminui de forma notável, mas há redução no tamanho dessas células. Esse processo é afetado pela paridade, pelo tipo de parto (o útero apresenta dimensões maiores em multíparas e após cesárea) e pela amamentação (o útero se mostra mais reduzido em mulheres que amamentam).[51] Apesar de consistir em etapa rotineira na avaliação da puérpera, não há evidências de que a avaliação clínica do volume uterino no pós-parto imediato seja preditiva de complicações.[13,26]

Após a dequitação, persiste a porção basal da decídua. Essa decídua se divide em duas novas camadas: superficial, que sofre descamação; e profunda, responsável pela regeneração do novo endométrio, o qual recobre por completo a cavidade endometrial até o 16º dia depois do parto.[69] Esse processo de regeneração da ferida placentária, associado às alterações involutivas que se processam simultaneamente, vincula-se à produção e à eliminação de quantidade variável de exsudatos e transudatos, denominados lóquios, que consistem microscopicamente em eritrócitos, leucócitos, porções de decídua, células epiteliais e bactérias. Nos primeiros dias, há quantidade de eritrócitos suficiente para que os lóquios sejam de cor vermelha (*lochia rubra*). Após 3 a 4 dias, os lóquios vão se tornando serossanguíneos, mais acastanhados, em razão da hemoglobina semidegradada (*lochia fusca*). Depois do 10º dia após o parto, pela incorporação de leucócitos e pela diminuição do volume da loquiação, eles assumem uma coloração amarelada (*lochia flava*) e, posteriormente, esbranquiçada (*lochia alba*).

O volume total da loquiação pode variar de 200 a 500 mL e sua duração é de aproximadamente 4 semanas, podendo-se estender, em cerca de 15% dos casos, a até 6 a 8 semanas após o parto.[54,76] Essa duração não é influenciada pela idade materna, pela paridade, pelo peso do recém-nascido ou pela amamentação. Também a administração rotineira de ocitocina além do pós-parto imediato não diminui a perda sanguínea, tampouco acelera a involução do útero.[52]

Mulic-Lutvica et al.,[50] em estudo prospectivo, realizaram exames seriados de ultrassonografia em 42 puérperas submetidas a partos vaginais de termo, sem complicações, nos dias 1, 3, 7, 14, 28 e 56 do pós-parto. O útero encontrava-se quase sempre retrovertido e vazio no puerpério imediato; e líquidos e detritos eram visualizados em toda a cavidade uterina na metade do período puerperal. O puerpério tardio foi caracterizado por uma cavidade vazia, revelada por uma tênue linha branca, com visualização ocasional de gás na cavidade endometrial.[78] Outro estudo com quarenta mulheres submetidas à avaliação ultrassonográfica 48 horas após o parto vaginal demonstrou que dezesseis delas possuíam material ecogênico no interior do útero. Entretanto, esse achado não esteve associado com a quantidade ou a duração do sangramento[72] e, portanto, isoladamente não deve modificar a conduta clínica de pacientes no puerpério que não tenham sangramento vaginal exagerado ou sinais de endometrite.[3,80]

## Involução do sítio placentário

Após a dequitação, há contração do local de implantação da placenta, com redução de suas proporções equivalente à metade de seu diâmetro original. A concomitante contração da camada muscular lisa das artérias deste local assegura a adequada hemostasia no puerpério imediato. Por volta do final da segunda semana, o diâmetro passa a 3 a 4 cm e o endométrio regenera-se a partir das glândulas e do estroma da decídua basal, acelerando o processo de esfoliação local.[80]

## Colo uterino

Após a expulsão fetal e a dequitação, o colo uterino encontra-se amolecido, com pequenas lacerações nas margens do orifício externo, que continua dilatado. Essa dilatação regride lentamente, permanecendo entre 2 e 3 cm nos primeiros dias após o parto, e menos de 1 cm com 1 semana de puerpério. À medida que a dilatação regride, o colo uterino torna-se progressivamente mais espesso, e faz-se a reconstrução do canal cervical. O orifício externo apresenta zona transversa de cicatrização (forma de fenda), permitindo distinguir, na maioria dos casos, a paciente com parto vaginal anterior daquela nulípara ou submetida a cesárea. O exame colposcópico nos primeiros dias posteriores ao parto pode revelar lacerações, equimoses e ulcerações. O reparo total do colo uterino e a reepitelização costumam ocorrer entre 6 e 12 semanas após o parto.

### Tubas uterinas

O epitélio das tubas uterinas durante a gestação é caracterizado pela predominância de células não ciliadas, por causa do desequilíbrio entre os altos níveis de progesterona e estrógeno. Após o parto, pela diminuição dos níveis de estrógeno e progesterona, há extrusão dos núcleos de células não ciliadas e diminuição de tamanho tanto de células ciliadas quanto de não ciliadas. As tubas uterinas removidas entre os dias 5 e 15 do período pós-parto demonstram sinais de salpingite aguda em 38% dos casos, porém, sem identificação de bactérias. A causa específica dessa inflamação é desconhecida. Também não há relação entre presença de processo inflamatório histológico nas tubas uterinas e endometrite puerperal ou outros sinais clínicos de salpingite.[25]

## VAGINA E VULVA

A vagina encontra-se alargada e lisa imediatamente após o parto. A redução de suas dimensões é gradual e raramente elas se igualam ao período pré-gravídico. A rugosidade da vagina reaparece na terceira semana de puerpério, vinculada à regressão do edema e da vascularização. O hímen que se rompeu sofre processo de cicatrização, dando origem a nódulos de mucosa fibrosados, as chamadas carúnculas himenais ou mirtiformes. A distensão da fáscia e o trauma (lacerações) decorrentes da passagem do feto pelo canal de parto resultam em frouxidão da musculatura pélvica, que pode não regredir ao estágio pré-gravídico.

## TREMORES

Tremores pós-parto são observados em 25 a 50% das pacientes após parto vaginal.[59] Iniciam-se entre 1 e 30 minutos após a dequitação e têm duração de 2 a 60 minutos. Sua patogênese ainda não está esclarecida: vários mecanismos foram propostos, incluindo hemorragia materno-fetal, microembolia amniótica, reação termogênica materna após a separação da placenta e hipotermia materna pós-parto e relacionada com a anestesia. Recomenda-se apenas terapia de suporte, já que se trata de evento autolimitado.

## PAREDE ABDOMINAL

No período pós-parto, a musculatura da parede abdominal encontra-se frouxa, mas readquire seu tônus normal, na maioria dos casos, várias semanas depois. Pode haver, no entanto, persistência da diástase do músculo reto do abdome. A pele também pode se manter frouxa, especialmente se houver rotura extensa de fibras elásticas.

## ALTERAÇÕES SANGUÍNEAS E PLASMÁTICAS

Durante a gestação, verifica-se aumento médio de 30% da massa eritrocitária em comparação com o período antenatal. Após o parto, perde-se em média 14% da série vermelha. Portanto, no puerpério, espera-se uma ascensão dos níveis de hemoglobina e de hematócrito da ordem de 15% sobre os níveis pré-gravídicos, mas pode haver grande variação desses resultados. Em relação à série branca, durante o trabalho de parto, tem início importante leucocitose, a qual se estende ao puerpério imediato. Essa taxa pode chegar a 25.000 leucócitos/mL, ou mesmo apresentar valores superiores, com aumento da concentração de granulócitos. Observam-se também plaquetocitose, linfocitopenia relativa e eosinopenia absoluta.

Modificações rápidas e importantes são observadas ainda na coagulação e na fibrinólise após o parto. Inicialmente, depois da dequitação, há queda do número de plaquetas, com elevação secundária nos primeiros dias do pós-parto, juntamente ao aumento da adesividade plaquetária. A concentração de fibrinogênio plasmático diminui durante o trabalho de parto, atingindo seu menor nível no primeiro dia de puerpério, mas em seguida volta a se elevar, igualando-se aos níveis pré-gestacionais entre o terceiro e o quinto dias após o parto. Verifica-se também padrão semelhante com o fator VIII e o plasminogênio.

## SISTEMA ENDÓCRINO

Após a dequitação, observa-se que o desaparecimento da fração beta da gonadotrofina coriônica humana (beta-hCG) segue uma curva biexponencial.[62] Os valores de hCG tipicamente retornam ao normal em 2 a 4 semanas após o parto, podendo levar um tempo maior.

A hCG e os esteroides sexuais estão em baixos níveis nas 2 ou 3 semanas iniciais do puerpério. Para as mulheres não lactantes, o retorno da menstruação após parto de termo varia de 7 a 9 semanas, com média de 45 dias para nova ovulação (variação de 25 a 72 dias).[37,48,68] Setenta por cento das pacientes irão apresentar menstruação até a 12ª semana depois do parto (Figura 2) e dessas, 25% serão precedidas por ovulação. Mulheres lactantes têm atraso no retorno da ovulação, já que a prolactina inibe a liberação pulsátil do hormônio liberador da gonadotrofina (GnRH) pelo hipotálamo.

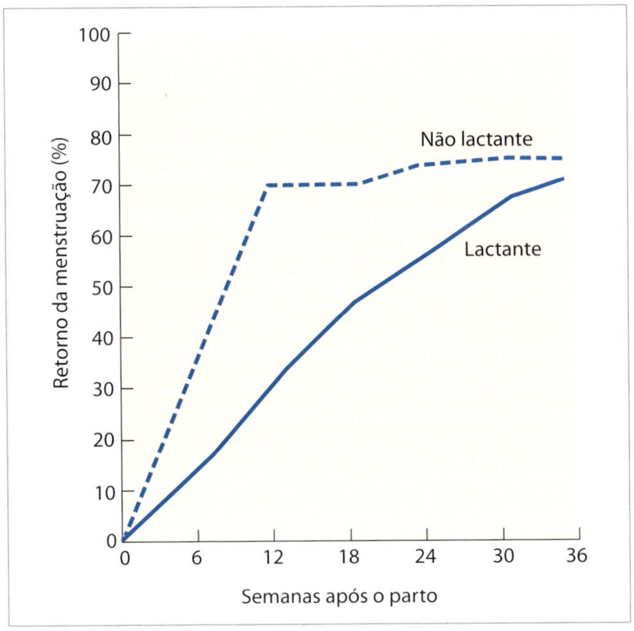


**FIGURA 2.** Tempo de retorno da menstruação no puerpério em multíparas lactantes e não lactantes. (Figura adaptada de Sharman.[94])

## Perda ponderal

Uma das alterações mais bem-vindas para a maioria das mulheres no puerpério é a perda do peso acumulado durante a gestação. Aproximadamente metade do ganho ponderal adquirido durante a gravidez é perdida nas primeiras 6 semanas após o parto.[38] Entretanto, apenas 28% das mulheres retornarão ao patamar anterior de peso nesse período.[6] A perda imediata de 4,5 a 6 kg é atribuída ao feto, placenta, líquido amniótico e perda sanguínea. O restante dessa perda ponderal ocorrerá entre 6 semanas e 6 meses após o parto, sendo maior nos primeiros 3 meses. Um estudo com 1.423 mulheres suecas constatou que houve aumento da proporção de mulheres com sobrepeso em comparação com os níveis pré-gravídicos (21 *versus* 13%).[52] Em outro estudo, a média de peso acumulada em pelo menos 6 meses após o parto variou de 1,5 a 3,8 kg.[16] Esse ganho de peso pode ser atribuído a vários fatores:

- Ganho excessivo de peso durante a gestação: mulheres com ganho ponderal além do recomendado pelo *United States Institute of Medicine* estão duas vezes mais propensas a acumular 9 kg ou mais após o parto.[55,68]
- Raça negra: mulheres da raça negra tendem a acumular mais peso em comparação com as brancas, mesmo com semelhantes índice de massa corporal (IMC) e ganho ponderal na gestação.[42,55]
- Obesidade: o peso acumulado no puerpério está diretamente relacionado com o aumento do IMC durante a gestação.[55]
- Interrupção do consumo de cigarros: mulheres que param de fumar durante a gravidez e que não voltam a fumar depois são mais propensas ao ganho de peso no pós-parto.[53]

Outros fatores que podem ter participação em maior acúmulo de peso após o parto são idade materna (adolescentes têm maior risco), paridade, etnia, estado civil, intervalo entre gestações e tempo de retorno à atividade profissional.[55] Apesar de muito difundida para esse fim, a amamentação pouco contribui para a perda ponderal no puerpério.[67]

Dieta e exercícios podem ajudar as mulheres a perder peso posteriormente ao parto, não havendo restrições mesmo para as lactantes. Um estudo com duração de 10 semanas, que começou na quarta semana após o parto, selecionou aleatoriamente quarenta mulheres lactantes, todas com sobrepeso, para um programa de restrição calórica e exercícios (45 minutos, quatro vezes por semana) ou dieta usual e exercícios não mais que uma vez por semana. O primeiro grupo apresentou redução ponderal maior (4,8 *versus* 0,8 kg), sem diferença nos parâmetros de crescimento dos recém-nascidos.[46] Também a amamentação proporciona maior gasto calórico e facilita a perda ponderal, mas não de forma expressiva.

## Alterações ósseas

Vários estudos relatam alterações da densidade óssea associadas à lactação e à amenorreia. Após o parto, há diminuição generalizada da densidade do osso, que na maioria das mulheres volta aos níveis pré-gravídicos entre 12 e 18 meses do período pós-parto.[58] A prática de exercícios físicos não parece melhorar a perda óssea, tampouco a suplementação de cálcio, já que não se trata de deficiência de cálcio.[45] Para quase todas as mulheres, a perda óssea é limitada e reversível.

# ALTERAÇÕES DERMATOLÓGICAS

Pode haver aparecimento de estrias, variando sua cor de vermelha a prateada. O cloasma habitualmente desaparece no puerpério, apesar de o período exato em que isso ocorre ser desconhecido. Durante a gravidez, há aumento na porcentagem de cabelos na fase anágena ou de crescimento, em comparação com a fase telógena ou de repouso. Essa taxa se inverte no pós-parto. O eflúvio telógeno é a queda de cabelos comumente observada entre 1 e 5 meses após o parto. Por coincidir com a fase de amamentação, esse fenômeno deu origem à infundada crença popular de que amamentar leva à queda de cabelos. Esse processo geralmente é autolimitado, com restauração dos padrões normais de crescimento dos cabelos entre 6 e 15 meses após o parto.[4]

### SISTEMA URINÁRIO

No puerpério imediato, a mucosa vesical encontra-se edemaciada em consequência do trabalho de parto e do parto em si. O fundo uterino contraído comprime os ureteres junto à sua porção de entrada na pequena pelve. A bexiga apresenta, além disso, maior capacidade, havendo frequentemente distensão excessiva e esvaziamento incompleto, demonstrado pela presença de urina residual após a micção. Podem contribuir para esse efeito o uso de analgésicos, especialmente durante anestesia epidural e bloqueios espinhais. Na maioria das puérperas, por meio de exames ultrassonográficos, foi demonstrada dilatação do sistema pielocalicial até a sexta semana pós-parto. Todas essas condições, no puerpério, constituem fatores predisponentes para infecção do trato urinário.

A retenção urinária é uma complicação também observada no pós-parto imediato. Sua frequência corresponde a cerca de 0,5% dos partos vaginais, com resolução da maior parte dos casos antes da primeira semana após o parto.[23] Pode ser definida como a ausência de micção espontânea depois de 6 horas do parto vaginal ou de 6 horas da remoção da sonda vesical de demora posterior à cesárea,[30] e pode ser decorrente da lesão do nervo pudendo durante o parto.[43] Os fatores de risco incluem primiparidade, parto instrumentado, primeiro e segundo períodos do parto prolongados, cesárea e anestesia epidural.[82]

Por outro lado, também pode ocorrer incontinência urinária no período pós-parto. A incidência oscila de 3 a 26%, entre 3 e 6 meses após o parto.[35,79,81] Existe certa dificuldade de se levantar a incidência exata, dadas as diferentes metodologias dos estudos e até mesmo a definição empregada de incontinência urinária. Estudo recente prospectivo, em que foram acompanhadas mais de 1.500 mulheres nulíparas, relatou que 47% delas apresentou queixa de incontinência urinária nos primeiros 12 meses após o parto.[28] Citam-se como fatores predisponentes a duração do segundo período do parto, a circunferência cefálica do feto, o peso de nascimento e a episiotomia.[75] Os partos vaginais também contribuem para o aumento do risco de incontinência urinária, com incidência variável, podendo chegar a 70%.[64] Granese e Adile[36] relataram que os principais fatores de risco para a incontinência urinária 3 meses após o parto são o parto vaginal, com o segundo período prolongado, e a prática da episiotomia. A incontinência urinária pós-parto também consiste em fator de risco para incontinência urinária por longo tempo. Um estudo longitudinal de acompanhamento de 12 anos relatou que 38% das mulheres persistiram com incontinência urinária.[47]

## MAMAS

### LACTAÇÃO

A amamentação exclusiva é recomendada para todos os recém-nascidos nos 6 primeiros meses de vida, devendo ser parcialmente continuada após esse período, com a inclusão de outros alimentos até pelo menos 12 meses após o parto, ou depois desse período, se possível. A Organização Mundial da Saúde (OMS) recomenda que essa amamentação parcial deva estender-se até pelo menos os 2 anos de idade.[97]

Apesar dessa recomendação, nos Estados Unidos da América (EUA), a amamentação é iniciada por apenas 70% das americanas e continuada até o sexto mês por um terço delas.[65] No Brasil, segundo dados do Ministério da Saúde, uma a cada duas mulheres amamenta até cerca de 10 meses após o parto.[19] Organizações internacionais estão em campanha para que o número de mulheres que iniciam a amamentação e a prolongam por pelo menos 6 meses atinja 75 e 50%, respectivamente. O *United States Department of Agriculture* estima que, se esse objetivo for alcançado, haverá economia de 3,6 bilhões de dólares pela redução ocasionada na morbidade dos lactentes.[22]

#### Colostro e leite

Durante a primeira metade da gestação, há proliferação das células epiteliais alveolares, formação de novos ductos e desenvolvimento da arquitetura lobular. Na segunda metade da gestação, diminui a proliferação e ocorre diferenciação epitelial para a atividade secretória.

O colostro, precursor do leite materno, consiste em uma secreção alcalina e amarelada que pode já estar presente nos últimos meses de gravidez ou, o mais tardar, surge nos primeiros 2 a 5 dias após o parto. Em comparação com o leite materno maduro, possui maior teor de minerais, proteínas, vitamina A e imunoglobulinas e menor concentração de carboidratos e gordura. Além de imunoglobulinas, outros fatores de proteção que podem ser encontrados no colostro e no leite são: complemento, macrófagos, linfócitos, lactoferrina, lactoperoxidase e lisozimas.

O leite materno maduro contém 7% de carboidratos (lactose), 3 a 5% de gorduras, 0,9% de proteínas e 0,2% de minerais. As principais proteínas do leite humano são a caseína, a alfalactoalbumina, a lactoferrina, a imunoglobulina A (IgA), a lisozima e a albumina. A maior parte dessas proteínas é única, não sendo encontrada em nenhuma outra espécie. O leite materno também contém uma variedade de enzimas que contribuem para a digestão do próprio leite, além de possuir todas as vitaminas, com exceção da vitamina K, em concentrações nutricionais adequadas. Por esse motivo, recomenda-se a suplementação de vitamina K ao recém-nascido logo após o nascimento, para a prevenção da doença hemorrágica. A composição do leite humano não é muito afetada por raça, idade, variações normais de dieta, restrição calórica moderada após o parto, perda de peso ou exercícios aeróbios.[87] Essa composição, em condições normais, também não apresenta grande variação entre as mamas.

## Endocrinologia da lactação

A lactação depende de um equilíbrio delicado entre vários hormônios, e a integridade do eixo hipotálamo-hipófise é essencial para seu início e manutenção. Participam desse processo, além da prolactina, a progesterona, o estrógeno, o hormônio lactogênico placentário, o cortisol e a insulina.[18] A progesterona inibe a biossíntese de lactose e alfalactoalbumina, enquanto o estrógeno antagoniza o efeito lactogênico da prolactina na glândula mamária, também pela inibição da secreção de alfalactoalbumina. O hormônio lactogênico placentário exerce efeito contrário ao da prolactina, ligando-se a receptores de prolactina nos alvéolos mamários. A lactação não se inicia antes da queda plasmática dos níveis de estrógeno, progesterona e hormônio lactogênico placentário depois do parto, quando o consequente aumento da alfalactoalbumina estimula a secreção de lactose, elevando seu teor no leite materno.

A manutenção da secreção láctea (galactopoese) depende de sucção regular do recém-nascido, com esvaziamento dos ductos e alvéolos mamários. Para esse mecanismo, contribuem o hormônio do crescimento (GH), o cortisol, a tiroxina (T4) e a insulina. Os níveis de prolactina não aumentam após o parto, em relação à gravidez, mas, sim, a cada sucção do recém-nascido.[49] Esse mesmo mecanismo de sucção que estimula a liberação de prolactina provavelmente também inibe a dopamina (fator inibidor da prolactina). No puerpério tardio, a concentração de prolactina iguala-se aos níveis pré-gravídicos e, no caso de interrupção da lactação, isso ocorre em média após 2 a 3 semanas. As alterações nas concentrações de prolactina, hormônio folículo-estimulante (FSH), hormônio luteinizante (LH), estradiol e progesterona estão representadas na Figura 3. A prolactina modifica a secreção de colostro para leite propriamente dito no período de aproximadamente 72 horas. Esse fenômeno também é conhecido como apojadura ou descida do leite e coincide com o ingurgitamento mamário típico desse período.

Para a ejeção láctea, também participa um segundo mecanismo endócrino (neuro-hipófise), originado pela sucção do recém-nascido, levando à secreção pulsátil de ocitocina, que estimula a contração da rede de células mioepiteliais nos alvéolos e nos pequenos ductos mamários, promovendo a saída do leite.

A produção e a ejeção do leite estão intimamente ligadas a fatores externos e emocionais que podem alterar a frequência e a amplitude dos pulsos de secreção de hormônios neuroendócrinos. A quantidade de leite também está relacionada à demanda, sendo maior em gestações gemelares. Em geral, quanto mais cedo se inicia a amamentação, maior a produção de leite.

## Contraindicações à amamentação

Existem poucas contraindicações à amamentação. Mulheres portadoras do vírus da imunodeficiência humana (HIV) ou do *human T-cell lymphotropic virus* (HTLV 1 e 2) não devem amamentar.[9,91] O uso de drogas ilícitas também representa uma contraindicação para a lactação, pela concentração dessas drogas no leite materno.[8]

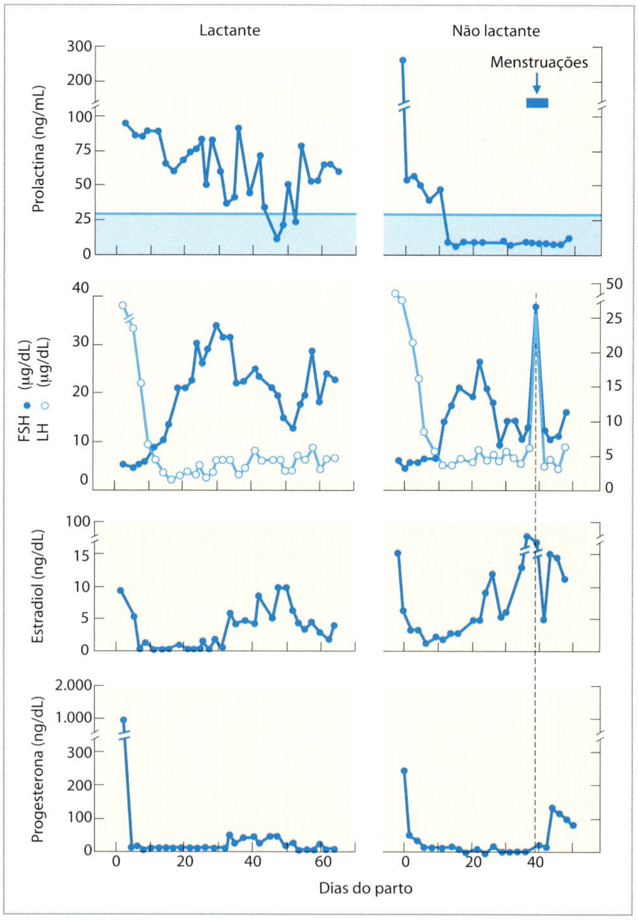


**FIGURA 3.** Concentrações séricas de prolactina (nível de não gestantes assinalado em azul claro), hormônio folículo-estimulante (FSH), hormônio luteinizante (LH), estradiol e progesterona em lactantes e não lactantes no período pós-parto. (Figura adaptada de Reyes et al.[61])

A maioria das drogas administradas para a mãe é excretada no leite materno, mas vários fatores podem influenciar sua excreção, como a concentração plasmática da droga, a concentração de proteínas, o pH do plasma e do leite, o grau de ionização, a solubilidade dos lípides e o peso molecular. Drogas que não devem ser administradas para a lactante incluem: agentes antineoplásicos e antimetabólicos (por exemplo, ciclofosfamida, mercaptopurina), alguns anticonvulsivantes (por exemplo, topiramato), alcaloides do ergot e amiodarona.[14] Outras drogas, como o lítio, devem ter seus níveis monitorizados no recém-nascido, caso haja necessidade de administrá-las à mãe. As medicações devem ser revistas caso a caso para a avaliação de potenciais contraindicações (Tabela 1).

Como regra, não se deve suspender a amamentação quando a lactante fizer uso de alguma medicação. É preciso observar a real necessidade do uso do medicamento e a menor dose que seja segura para o recém-nascido e efetiva para a mãe, além de aumentar o intervalo entre a administração da droga e as mamadas e orientar a paciente acerca dos possíveis efeitos colaterais esperados.

A galactosemia, um erro inato do metabolismo, consiste em contraindicação absoluta para a amamentação. Recém-nascidos portadores de galactosemia não são capazes de metabolizar a galactose, componente da lactose do leite materno. O acúmulo de galactose leva a sérias consequências, como alterações hepáticas, catarata e retardo mental. Para outros erros inatos do metabolismo, a lactação não está contraindicada, como no caso da fenilcetonúria, porém, devem-se monitorizar os níveis de fenilalanina desses recém-nascidos.

**TABELA 1. Medicações contraindicadas para a amamentação**

| Droga | Efeito relatado |
|---|---|
| Bromocriptina | Suprime a lactação; pode ser prejudicial à mãe |
| Cocaína | Intoxicação por cocaína |
| Ciclofosfamida | Possível imunossupressão; efeito não conhecido sobre o crescimento ou associação com carcinogênese; neutropenia |
| Ciclosporina | Possível imunossupressão; efeito não conhecido sobre o crescimento ou associação com carcinogênese |
| Doxorrubicina* | Possível imunossupressão; efeito não conhecido sobre o crescimento ou associação com carcinogênese |
| Ergotamina | Vômitos, diarreia, convulsões (em doses utilizadas para tratamento de cefaleia) |
| Lítio | Um terço a metade da concentração sanguínea terapêutica em RN – deve ser monitorizado o nível sérico no RN |
| Metotrexato | Possível imunossupressão; efeito não conhecido sobre o crescimento ou associação com carcinogênese; neutropenia |
| Fenciclidina | Alucinógeno potente |
| Fenindiona | Anticoagulante; aumento do TP e TTPA no RN |
| Iodo radioativo e outros elementos | Amamentação contraindicada por longos períodos |

* Alta concentração no leite materno.
RN: recém-nascido; TP: tempo de protrombina; TTPA: tempo de tromboplastina parcial ativada.
Tabela adaptada de *American Academy of Pediatrics/American College of Obstetricians and Gynecologists*.[86]

## ASSISTÊNCIA NO PUERPÉRIO

### HOSPITALAR

A grande maioria das pacientes permanece nos primeiros dias de puerpério em ambiente hospitalar. A nova mãe necessita de suporte emocional e tranquilidade durante o período pós-parto para garantir que ela adquira confiança e estreite os laços emocionais com o recém-nascido. As informações adquiridas com o médico que a visita auxiliam na confiança de poder cuidar bem de seu filho. O pai também deve ser encorajado a participar desses cuidados, não apenas para colaborar com a mãe, mas também para fortalecer a relação com o recém-nascido e com a família.

#### Cuidados e controles

Durante a internação, especialmente no primeiro dia de puerpério, a mãe deve ter aferidos a temperatura, a pressão arterial, os batimentos cardíacos e a frequência respiratória em intervalos regulares. Ela deve ser submetida a exame físico geral e especial, com avaliação de mamas, abdome, trato urinário, região perineal e membros inferiores. Deve-se monitorizar o sangramento vaginal e palpar o fundo uterino, para verificar se o útero está contraído. Pela maior probabilidade de hemorragia significativa logo após o parto, mesmo em se tratando de gestação de baixo risco, a puérpera deve ser avaliada cuidadosamente até pelo menos o término da primeira hora após a dequitação.

#### Queixas frequentes

Nos primeiros dias após o parto vaginal ou a cesárea, a puérpera pode queixar-se de desconforto por uma série de razões, incluindo cólicas abdominais, dor na episiorrafia ou na cicatriz cirúrgica abdominal, ingurgitamento mamário e, raramente, cefaleia após anestesia raquidiana. É aconselhável a administração de analgésicos e anti-inflamatórios a cada 6 ou 8 horas, a fim de minimizar esse desconforto.

As cólicas abdominais ocorrem em 50% das puérperas dentro das 48 horas do parto vaginal ou cesariana devido a contrações uterinas hipertônicas.[34] As dores são intermitentes e geralmente mais intensas durante a amamentação em consequência do efeito causado pela sucção, que libera ocitocina. São mais comuns em multíparas, em gestantes com sobredistensão uterina antes do nascimento (p. ex.: gestação múltipla, polidrâmnio) e em mulheres com antecedente de dismenorreia.

A dor na região da episiorrafia pode dificultar os movimentos da puérpera nos primeiros dias, e o uso de gelo local ou, em alguns casos, de *spray* anestésico, minimiza esse desconforto. Se este for muito intenso, deve-se atentar para um problema maior, como um hematoma, no primeiro dia, ou infecção, a partir do quarto dia do pós-parto. A episiorrafia deve ser avaliada como parte essencial do exame da puérpera.

Há poucas evidências científicas sobre qual o cuidado ideal com o períneo após o nascimento.[5] Deve-se realizar boa higiene perineal e, caso haja edema dessa região, recomenda-se a elevação dos pés da cama. Exercícios para a musculatura do assoalho pélvico podem ser benéficos para o fortalecimento desses músculos, mas não foi demonstrado que previnem o prolapso vaginal em intervalo curto de acompanhamento.[27]

## Dieta e deambulação

Tão logo seja possível, deve ser oferecida à mãe dieta geral, se não houver restrições dietéticas por alguma doença, encorajando-a também a deambular precocemente. A rápida deambulação é responsável por menor taxa de complicações urinárias e de obstipação, assim como menor risco de trombose venosa e de tromboembolismo pulmonar,[21] já que há hipercoagulação persistente nas primeiras 3 semanas após o parto.[66] Esse risco diminui gradativamente até atingir o risco basal, com 12 semanas de puerpério.[73]

## Alterações urinárias

Se houver retenção urinária, o tratamento inicial pode ser não invasivo, administrando-se analgésicos por via oral e permitindo que a paciente vá ao banheiro, tome um banho quente ou molhe as mãos em água fria corrente.[23] O tratamento farmacológico, porém, não se mostrou eficaz. Se a bexiga puder ser palpada por via abdominal (bexigoma), deve-se realizar o cateterismo vesical, caso a paciente seja incapaz de esvaziá-la. O volume urinário obtido na sondagem vesical pode orientar o acompanhamento da puérpera a seguir: cateterização intermitente ou sondagem vesical de demora por mais 24 horas. Em um estudo realizado por Burkhart, foram necessários cateterismos repetidos em uma a cada dez mulheres com volume urinário menor que 700 mL, duas de quatorze mulheres entre 700 e 1.000 mL e em cinco de 25 pacientes acima de 1.000 mL.[29]

## Doença hemorroidária

Outra queixa relativamente frequente das pacientes é o aparecimento ou o agravamento de doença hemorroidária. Em um estudo prospectivo, por meio de exames proctológicos, verificou-se uma taxa de 7,8% de hemorroidas externas trombosadas no final da gestação e 20% no período pós-parto.[24] Dessas pacientes, 91% notaram seu aparecimento no primeiro dia de puerpério. Partos traumáticos e recém-nascidos grandes podem ser considerados fatores de risco para o agravamento dessas afecções. Oito semanas depois do parto, a prevalência de doenças hemorroidárias relatada pelas pacientes foi de 30% e, depois de 6 meses, entre 13 e 25%.[74]

## Cuidado com as mamas

O alojamento conjunto (do recém-nascido com a mãe) durante a hospitalização deve ser encorajado, já que, juntamente à amamentação sob demanda, esteve associado à continuidade da amamentação,[44] especialmente em primíparas.[95] A ansiedade, especialmente em mulheres inexperientes, tem sido relatada como um dos motivos para a interrupção da lactação.[84]

Recomenda-se o uso de sutiãs com alças largas e firmes, para manter os ductos mamários em posição anatômica. Se o colostro já estiver presente no momento do parto, recomenda-se que a mãe amamente logo nas primeiras horas após o nascimento. A descida do leite ocorre somente entre o segundo e o terceiro dias do puerpério, com desconforto considerável às pacientes, que devem ser orientadas acerca da técnica correta de amamentação.

A presença de deformidades nos mamilos, assim como de traumas mamilares, geralmente ocasionados por posicionamentos e pega inadequados, pode dificultar o processo de amamentação, gerando ansiedade no casal. Os traumas mamilares incluem eritema, edema, fissuras, bolhas e equimoses. O tratamento desses traumas mamilares consiste no uso de analgésicos, do próprio leite materno ou de cremes para acelerar a cicatrização das mamas (vitamina A e calciferol – vitamina D, lanolina anidra modificada ou corticosteroides).[7]

Mastite é o processo inflamatório de um ou mais segmentos da mama (mais comumente o quadrante superior esquerdo), que pode ou não progredir para infecção bacteriana. As fissuras são, na maioria das vezes, a porta de entrada das bactérias. Essa infecção ocorre mais frequentemente na segunda ou terceira semana após o parto, e é raro que venha a aparecer depois da 12ª semana. O leite acumulado, a resposta inflamatória e o dano tecidual resultante favorecem a instalação da infecção, em geral causada pelo *Staphylococcus aureus*. Na mastite, a parte acometida da mama encontra-se dolorosa, hiperemiada, edemaciada e quente. Quando existe infecção, pode haver manifestações sistêmicas importantes, como mal-estar, febre alta (acima de 38 °C) e calafrios. O mais importante no tratamento da mastite é o esvaziamento adequado da mama; e a manutenção da amamentação está indicada por não oferecer riscos ao recém-nascido de termo sadio. Pode-se administrar também antibioticoterapia se os sintomas forem graves desde o início, se houver fissura mamilar visível ou abscesso e se não ocorrer melhora após 24 a 48 horas do início do quadro.[7] A presença de abscessos faz necessária a drenagem das coleções.

## Exames laboratoriais

Não se recomenda a avaliação de rotina da taxa de hemoglobina e do hematócrito após partos não complicados.[17] A determinação dessas taxas pode ser útil nos casos de anemia materna prévia ou de hemorragia. Do mesmo modo, a contagem de leucócitos também não é preditiva de infecção iminente, já que leucocitose de até 15.000/mL ocorre frequentemente em puérperas.[39,56] A avaliação laboratorial deve ser reservada para as pacientes com suspeita clínica de infecção.

## Vacinação

Antes da alta hospitalar, devem ser checadas a situação vacinal e as sorologias da mãe. Se necessário, a imunização para rubéola, hepatite B e coqueluche (dTpa) pode ser realizada no próprio hospital ou no puerpério tardio. Mulheres RhD-negativo, não sensibilizadas e com recém-nascido RhD-positivo, devem receber imunoglobulina anti-D preferencialmente até 72 horas depois do parto.

## Depressão

Infelizmente, muitas mulheres, após o parto, apresentam alterações de humor de curta ou longa duração.[2,20] Tanto a depressão como a psicose pós-parto podem comprometer a função materna de cuidar e até colocar em risco o recém-nascido. Uma variante da depressão, o *blues* puerperal consiste em uma situação transitória caracterizada por alteração leve e rápida do comportamento, seguida de tristeza, irritabilidade, ansiedade, diminuição da concentração, insônia e choro fácil. Cerca de 40 a 80% das puérperas podem desenvolver essas alterações de humor, em geral 2 ou 3 dias após o parto. Os sintomas tipicamente se acentuam no quinto dia de pós-parto e desaparecem depois de 2 semanas.[20] Na grande maioria dos casos, não é necessário nenhum tratamento, a não ser reconhecer o problema e tranquilizar a puérpera. Eventualmente, pode ser necessário o uso de benzodiazepínicos, em baixas doses, como o clonazepam ou o lorazepam, antes de dormir. Essas drogas devem ser administradas por curto período, já que chegam ao recém-nascido pelo leite materno. Se o *blues* puerperal persistir por mais de 2 semanas ou houver piora, deve-se proceder uma cuidadosa anamnese em busca de sintomas de depressão, presentes em quase 20% das puérperas.[41]

A depressão pós-parto tem incidência semelhante à da depressão comum em mulheres não grávidas, mas o início de novos episódios depressivos é maior nas 5 primeiras semanas de puerpério.[33] Antecedente de depressão (antes da gestação, do parto ou do puerpério) é o principal fator de risco para um novo episódio.[83] Não há associação entre depressão pós-parto e o tipo de parto.[57]

Os sintomas da depressão puerperal, em geral, costumam manifestar-se até 30 dias após o parto e incluem alterações somáticas, como distúrbios do sono, da energia, do apetite, do peso, da função gastrointestinal e da libido.[15] Sintomas adicionais que podem aparecer consistem em ansiedade extrema (ataques de pânico), irritabilidade, raiva, sentimentos de culpa e incapacidade de cuidar do recém-nascido.

O médico deve pesquisar sintomas sugestivos de depressão, já na primeira visita após o parto, e também no retorno seguinte (4 a 6 semanas de puerpério). Até o momento não existe um instrumento específico a fim de detectar a depressão pós-parto. Sendo assim, algumas escalas foram desenvolvidas para caracterizar esse problema. Uma delas é a Escala de Depressão Pós-Natal de Edimburgo (*Edinburgh Postnatal Depression Scale* – EPDS),[32] desenvolvida na Inglaterra, em 1987. Esse instrumento foi validado e adaptado em diversos países, entre eles o Brasil, onde tem caráter autoavaliativo e é específico para o pós-parto, além de ser considerado de fácil aplicação e interpretação (Tabela 2). O rastreamento deve ser feito independentemente se a paciente tem ou não antecedente de depressão ou outras alterações psiquiátricas.[92]

Para os casos leves e moderados de depressão pós-parto, a primeira abordagem de tratamento pode ser a terapia psicossocial (por exemplo, psicoterapia interpessoal, terapia comportamental e em grupo e terapia do cônju-

**TABELA 2. Escala de depressão pós-natal de Edimburgo**

Como você está se sentindo? Você teve um bebê recentemente e gostaríamos de saber como você está se sentindo nesse momento. Por favor, marque com um X a resposta que mais se assemelha ao que você tem sentido nesses últimos 7 dias, não apenas ao que você está sentindo hoje. Nos últimos 7 dias:

1. Eu me sinto apta para rir e ver o lado engraçado das coisas:
   a. Da mesma maneira que sempre consegui
   b. Menos do que antes
   c. Muito menos do que antes
   d. Nunca
2. Eu tenho procurado ver o lado divertido das coisas:
   a. Como eu sempre fiz
   b. Menos do que eu costumava fazer
   c. Muito menos do que o usual
   d. Dificilmente
3. Eu tenho me culpado desnecessariamente quando as coisas não dão certo:
   a. Nunca
   b. Não muito frequentemente
   c. Sim, às vezes
   d. Sim, na maior parte do tempo
4. Eu tenho me sentido preocupada e ansiosa sem nenhuma razão justificável:
   a. Nunca
   b. Dificilmente
   c. Sim, às vezes
   d. Sim, com muita frequência
5. Eu tenho sentido medo ou pânico sem nenhuma razão justificável:
   a. Nunca
   b. Não, não muito
   c. Sim, às vezes
   d. Sim, frequentemente
6. Tenho dificuldade em lidar com as coisas:
   a. Não, eu costumo enfrentá-las como de costume
   b. Não, na maior parte do tempo eu consigo enfrentá-las
   c. Sim, às vezes eu não consigo enfrentá-las
   d. Sim, na maior parte do tempo eu consigo enfrentá-las
7. Eu me sinto tão infeliz que tenho dificuldade para dormir:
   a. Nunca
   b. Raramente
   c. Sim, às vezes
   d. Sim, na maior parte do tempo
8. Eu me sinto triste ou infeliz:
   a. Nunca
   b. Raramente
   c. Sim, às vezes
   d. Sim, na maior parte do tempo
9. Eu tenho me sentido tão infeliz que começo a chorar:
   a. Nunca
   b. Apenas ocasionalmente
   c. Sim, às vezes
   d. Sim, na maior parte do tempo

*(continua)*

**TABELA 2. Escala de depressão pós-natal de Edimburgo *(continuação)***

10. O pensamento de causar dano a mim mesma ocorreu:
   a. Nunca
   b. Raramente
   c. Sim, às vezes
   d. Sim, na maior parte do tempo

Pontuação: a = 0; b = 1; c = 2; d = 3 (somar todos os 10 itens). Um escore de 12 ou mais identifica a maioria das mulheres com depressão pós-parto. Tabela adaptada de Cox et al.[32]

ge e familiar). Nos casos mais graves, deve ser administrado tratamento medicamentoso, com a terapia psicossocial como adjuvante.

A eletroconvulsoterapia também pode ser de grande auxílio para o tratamento de algumas formas de depressão pós-parto, com poucos efeitos adversos para a mãe e o recém-nascido.[12,60] Ela é particularmente útil quando o tratamento rápido se impõe, em casos de depressão grave com sintomas psicóticos, episódios de mania ou ainda para puérperas com risco maior de suicídio ou infanticídio. Além disso, pode ser usada para a lactante, já que não há efeitos sobre o leite materno.

## Alta hospitalar

Após parto vaginal não complicado, a puérpera poderá receber alta hospitalar em 24 horas e, em caso de cesárea, esta normalmente se prolonga para 48 horas.[89] No entanto, antes de deixar o hospital, a mãe deve ser orientada com relação às modificações esperadas no período pós-parto e aos cuidados que deverá ter consigo (mamas, períneo etc.) e com o recém-nascido. Alguns hospitais oferecem manuais de orientação para referência futura.

## Anticoncepção

Após 2 a 3 semanas do parto, mulheres que não amamentam podem fazer uso de anticoncepcionais de progesterona somente (pílulas, implantes, injeções) ou de métodos de barreira. O uso de anticoncepcionais hormonais orais (ACHO) combinados deve ser iniciado 28 dias depois do parto, segundo a maioria dos estudos (a ovulação pode retornar apenas 25 dias após o parto). O dispositivo intrauterino (DIU) pode ser inserido imediatamente depois do parto, apesar de ser maior a taxa de expulsão em comparação com a inserção mais tardia.[31] Se não foi feita a inserção precoce, deve-se esperar cerca de 6 semanas após o parto para posicioná-lo na cavidade uterina.

É preciso salientar que a amamentação tem eficácia limitada como método anticoncepcional após o terceiro mês do pós-parto. Das mulheres que amamentam exclusivamente, 93% não ovulam por 3 meses após o parto, e 88% por até 6 meses.[40] A amenorreia parece ser um bom preditor do sucesso da amamentação no atraso ao retorno da fertilidade. Mulheres que amamentam exclusivamente e mantêm-se amenorreicas estão 98% protegidas de uma nova gravidez pelos primeiros 6 meses.[96]

Para as lactantes, o uso de anticoncepcionais de progesterona somente, minipílulas ou medroxiprogesterona de depósito não afeta a qualidade tampouco diminui a produção de leite. Esses são os anticoncepcionais de escolha para mulheres lactantes segundo o *American College of Obstetricians and Gynecologists* (ACOG).[1] Apesar de sabidamente reduzirem a quantidade e a qualidade do leite materno, os ACHO combinados de estrógeno e progesterona podem ser utilizados eventualmente por mulheres que amamentam (Tabela 3). Na Clínica Obstétrica do HC-FMUSP, não são prescritos ACHO combinados para mulheres lactantes, apesar dessa recomendação.

| TABELA 3. Recomendações de anticoncepção para mulheres lactantes |
|---|
| ACHO à base somente de progesterona prescritos para serem iniciados de 2 a 3 semanas após o parto |
| Acetato de medroxiprogesterona de depósito com início a partir de 6 semanas do parto |
| Implantes hormonais de progesterona a partir da sexta semana do puerpério |
| Se forem prescritos ACHO combinados de estrógeno e progesterona, estes não devem ser iniciados antes da sexta semana após o parto, estando a lactação bem estabelecida e o estado nutricional do recém-nascido adequadamente monitorizado |

ACHO: anticoncepcionais hormonais orais.
Tabela adaptada de *American College of Obstetricians and Gynecologists*.[1]

### Licença-maternidade e licença-paternidade

A licença à gestante está garantida no art. 7°, XVIII, da Constituição Federal, sem prejuízo do emprego e do salário, com duração de 120 dias. A licença-maternidade pode se iniciar a partir de 28 dias antes do parto e mediante a apresentação do atestado médico pela empregada. Caso o parto seja antecipado, a licença é assegurada pelo mesmo período integral a partir da data indicada para afastamento, o que também ocorre para a licença iniciada depois, que não prejudicará o período a que tem direito. A licença-maternidade pode ser ampliada por 60 dias, desde que a empresa na qual a gestante trabalha faça parte do programa Empresa Cidadã. O mesmo direito vale para as empregadas que adotarem crianças com até 1 ano de idade. Quando a criança adotada tiver de 1 a 4 anos, a licença será de 60 dias, e de 30 dias para mulheres que adotarem crianças de 4 a 8 anos.

Para mulheres que estejam amamentando, até que o filho complete 6 meses de vida, há o direito a dois descansos especiais remunerados por dia, de 30 minutos cada um, durante a jornada de trabalho, podendo até ser prorrogado esse período em razão da necessidade e da saúde da criança.

Já a licença-paternidade confere ao empregado o direito de ausentar-se do serviço por 5 dias, por ocasião do nascimento do filho, mediante a apresentação da certidão de registro de nascimento (ver Capítulo 71, "Direitos da mulher no ciclo gravídico-puerperal", da Seção 8, "Aspectos éticos e jurídicos da obstetrícia").

## DOMICILIAR

### Exercícios da musculatura pélvica

A fisioterapia pélvica (exercícios com a musculatura pélvica) realizada durante a gestação ajuda a diminuir o risco imediato de incontinência urinária em mulheres sem incontinência prévia, mas ainda não mostra benefício comprovado no longo termo. No período pós-parto imediato, esses exercícios podem estar contraindicados em puérperas que sofreram lesões no músculo elevador do ânus durante o nascimento, pois podem prejudicar a recuperação na primeira fase pós-injúria. Por outro lado, aguardando duas semanas do parto, em mulheres com lesão de esfíncter anal, a fisioterapia pélvica parece melhorar sintomas de incontinência após 12 semanas pós-parto em comparação com o cuidado habitual.[70,77]

### Atividade sexual

A disfunção sexual é relatada por 41 a 83% das mulheres após 2 a 3 meses pós-parto.[11] Há, comumente, diminuição do interesse sexual nesse período. Em um estudo realizado 3 meses após o parto, 57% das pacientes relataram diminuição da libido.[63] Esse desinteresse é atribuído à fadiga, à dor e ao sangramento vaginal. Apesar disso, cerca de 80% das puérperas relatam retorno à atividade sexual cerca de 6 semanas depois do parto.

Também se verifica com frequência atrofia do epitélio vaginal e diminuição da lubrificação em mulheres que amamentam exclusivamente ou que utilizam anticoncepcionais somente de progesterona. Lubrificantes ou cremes tópicos à base de estrógeno podem ser usados para alívio dos sintomas decorrentes da atrofia vaginal.

## Tireopatias

Anormalidades da função tireoidiana são frequentemente encontradas no pós-parto. A taxa estimada de tireoidite pós-parto é de 5 a 10% dos casos. Como fatores predisponentes da tireoidite pós-parto, podem ser citados: detecção de anticorpos antitireoglobulina, antecedente de tireoidite pós-parto ou doença tireoidiana, *diabetes mellitus* tipo 1 e outras doenças autoimunes (ver Capítulo 51, "Doenças endócrinas", da Seção 6, "Intercorrências clínico-cirúrgicas").

## Retorno ambulatorial

O primeiro retorno solicitado deve acontecer entre 7 e 10 dias após o parto. Nesse momento, devem ser avaliadas as condições da episiorrafia em relação à deiscência, infecções e hematomas. Para as cesáreas, os pontos devem ser retirados e a cicatriz cirúrgica, avaliada quanto à presença de sinais sugestivos de infecção ou hematomas de parede.

Outro retorno de puerpério é agendado para 40 dias após o parto, ocasião em que a paciente recebe orientações anticoncepcionais e quanto ao retorno da atividade sexual. Devem ser discutidos com a paciente os problemas relacionados a essa nova fase, ressaltando-se questões relativas ao humor da puérpera, ao uso de anticoncepcionais, ao retorno à atividade sexual e às dificuldades na amamentação, entre outras. Também podem ser discutidos planos para uma nova gestação.[88] Ainda não se estabeleceu qual o intervalo ideal entre partos. Estima-se que o intervalo de 18 a 23 meses entre partos diminua as taxas de baixo peso de nascimento, de fetos pequenos para a idade gestacional e de parto prematuro.[85] Um intervalo entre o término da gestação anterior e o início da nova gestação inferior a 6 meses pode predispor a parto prematuro na nova gestação.[71]

### PONTOS-CHAVE

- A assistência oferecida à puérpera nos primeiros dias, em regime hospitalar, deve incluir suporte psicológico, exame físico completo e atenção especial à amamentação.
- Exames laboratoriais não são realizados rotineiramente após partos não complicados. Sempre que indicadas, imunizações e profilaxia da sensibilização pelo antígeno D (sistema Rh) devem ser oferecidas à puérpera.
- Antes da alta hospitalar, a mãe deve ser orientada quanto às modificações esperadas no período pós-parto e aos cuidados que deverá ter consigo (mamas, períneo etc.) e com o recém-nascido.
- No retorno ambulatorial após o parto, serão discutidos com a puérpera problemas relacionados a humor, uso de anticoncepcionais, retorno à atividade sexual e dificuldades na amamentação, entre outros.

## REFERÊNCIAS BIBLIOGRÁFICAS


### Artigos de revisão

1. American College of Obstetricians and Gynecologists. Breastfeeding: maternal and infant aspects. ACOG Educational Bulletin Number 258. Washington: American College of Obstetricians and Gynecologists; 2000.
2. Brockington I. Postpartum psychiatric disorders. Lancet 2004; 363(9405): 303-10.
3. Buisson P, Tomikowski J, Santarelli J, Kapitaniak B. Clinical and ultrasonographic study of uterine involution in postpartum physiology. Rev Fr Gynecol Obstet 1993; 88(1): 12-8.
4. Burke KE. Hair loss. What causes it and what can be done about it. Postgrad Med 1989; 85(6): 52-8, 67-73, 77.
5. Chiarelli P, Cockburn J. Postpartum perineal management and best practice. Aust Coll Midwives Inc J 1999; 12(1): 14-8.
6. Crowell DT. Weight change in the postpartum period. A review of the literature. J Nurse Midwifery 1995; 40(5): 418-23.
7. Giugliani ERJ. Aleitamento materno, transtornos da lactação, mastite, hipogalactia. J Pediatric 2004; 80(5): 147-54.
8. Howard CR, Lawrence RA. Breast-feeding and drug exposure. Obstet Gynecol Clin North Am 1998; 25(1): 195-217.
9. Lawrence RM, Lawrence RA. Given the benefits of breastfeeding, what contraindications exist? Pediatr Clin North Am 2001; 48(1): 235-51.
10. Lazarus JH. Thyroid disease in pregnancy and childhood. Minerva Endocrinol 2005; 30(2): 71-87.
11. Leeman LM, Rogers RG. Sex after childbirth: postpartum sexual function. Obstet Gynecol. 2012;119(3):647-55.
12. Miller LJ. Use of electroconvulsive therapy during pregnancy. Hosp Community Psychiatry 1994; 45(5): 444-50.
13. Montgomery E, Alexander J. Assessing postnatal uterine involution: a review and a challenge. Midwifery 1994; 10(2): 73-6.
14. Moretti ME, Lee A, Ito S. Which drugs are contraindicated during breastfeeding? Practice guidelines. Can Fam Physician 2000; 46: 1753-7.
15. Nonacs R, Cohen LS. Postpartum mood disorders: diagnosis and treatment guidelines. J Clin Psychiatry 1998; 59: 34-40.
16. Parker JD. Postpartum weight change. Clin Obstet Gynecol 1994; 37(3): 528-37.
17. Petersen LA, Lindner DS, Kleiber CM, Zimmerman MB, Hinton AT, Yankowitz J. Factors that predict low hematocrit levels in the postpartum patient after vaginal delivery. Am J Obstet Gynecol 2002; 186(4): 737-44.
18. Porter JC. Proceedings: hormonal regulation of breast development and activity. J Invest Dermatol 1974; 63(1): 85-92.
19. Rea MF. Reflexões sobre amamentação no Brasil: de como passamos a 10 meses de duração. Cad Saúde Pública 2003; 19(1): 37-45.
20. Steiner M. Postpartum psychiatric disorders. Can J Psychiatry 1990; 35(1): 89-95.
21. Toglia MR, Weg JG. Venous thromboembolism during pregnancy. N Engl J Med 1996; 335(2): 108-14.
22. Weimer J. The economic benefits of breastfeeding: a review and analysis. ERS Food Assistance and Nutrition Research Report 2001; 13.
23. Yip SK, Sahota D, Pang MW, Chang A. Postpartum urinary retention. Acta Obstet Gynecol Scand 2004; 83(10): 881-91.

### Artigos originais

24. Abramowitz L, Sobhani I, Benifla JL et al. Anal fissure and thrombosed external hemorrhoids before and after delivery. Dis Colon Rectum 2002; 45(5): 650-5.
25. Andrews MC. Epithelial changes in the puerperal fallopian tube. Am J Obstet Gynecol 1951; 62(1): 28-37.
26. Bergstrom S, Libombo A. Puerperal measurement of the symphysis-fundus distance. Gynecol Obstet Invest 1992; 34(2): 76-8.

27. Bo K, Hilde G, Staer-Jensen J, Siafarikas F, Tennfjord MK, Engh ME. Postpartum pelvic floor muscle training and pelvic organ prolapse: a randomized trial of primiparous women. Am J Obstet Gynecol 2015;212(1):38 e1-7.
28. Brown S, Gartland D, Perlen S, McDonald E, MacArthur C. Consultation about urinary and faecal incontinence in the year after childbirth: a cohort study. BJOG 2015;122(7):954-62.
29. Burkhart FL, Porges RF, Gibbs CE. Bladder capacity postpartum and catheterization. Obstet Gynecol 1965; 26: 176-9.
30. Carley ME, Carley JM, Vasdev G et al. Factors that are associated with clinically overt postpartum urinary retention after vaginal delivery. Am J Obstet Gynecol 2002; 187(2): 430-3.
31. Celen S, Moroy P, Sucak A, Aktulay A, Danisman N. Clinical outcomes of early postplacental insertion of intrauterine contraceptive devices. Contraception 2004; 69(4): 279-82.
32. Cox JL, Holden JM, Sagovsky R. Detection of postnatal depression. Development of the 10-item Edinburgh Postnatal Depression Scale. Br J Psychiatry 1987; 150: 782-6.
33. Cox JL, Murray D, Chapman G. A controlled study of the onset, duration and prevalence of postnatal depression. Br J Psychiatry 1993; 163: 27-31.
34. Fang X, Huan Y, Tao Y, Song Y, Du W, Liu Z et al. Incidence, severity, and determinants of uterine contraction pain after vaginal delivery: a prospective observational study. Int J Obstet Anesth 2021; 46: 102961.
35. Farrell SA, Allen VM, Baskett TF. Parturition and urinary incontinence in primiparas. Obstet Gynecol 2001; 97(3): 350-6.
36. Granese R, Adile B. Urinary incontinence in pregnancy and in puerperium: 3 months follow-up after delivery. Minerva Ginecol 2008; 60(1): 15-21.
37. Gray RH, Campbell OM, Zacur HA, Labbok MH, MacRae SL. Postpartum return of ovarian activity in nonbreastfeeding women monitored by urinary assays. J Clin Endocrinol Metab 1987; 64(4): 645-50.
38. Gunderson EP, Abrams B, Selvin S. Does the pattern of postpartum weight change differ according to pregravid body size? Int J Obes Relat Metab Disord 2001; 25(6): 853-62.
39. Hartmann KE, Barrett KE, Reid VC, McMahon MJ, Miller WC. Clinical usefulness of white blood cell count after cesarean delivery. Obstet Gynecol 2000; 96(2): 295-300.
40. Israngkura B, Kennedy KI, Leelapatana B, Cohen HS. Breastfeeding and return to ovulation in Bangkok. Int J Gynaecol Obstet 1989; 30(4): 335-42.
41. Josefsson A, Berg G, Nordin C, Sydsjo G. Prevalence of depressive symptoms in late pregnancy and postpartum. Acta Obstet Gynecol Scand 2001; 80(3): 251-5.
42. Keppel KG, Taffel SM. Pregnancy-related weight gain and retention: implications of the 1990 Institute of Medicine Guidelines. Am J Public Health 1993; 83(8): 1100-3.
43. Lee SJ, Park JW. Follow-up evaluation of the effect of vaginal delivery on the pelvic floor. Dis Colon Rectum 2000; 43(11): 1550-5.
44. Lindenberg CS, Cabrera Artola R, Jimenez V. The effect of early post-partum mother-infant contact and breast-feeding promotion on the incidence and continuation of breast-feeding. Int J Nurs Stud 1990; 27(3): 179-86.
45. Little KD, Clapp III JF. Self-selected recreational exercise has no impact on early postpartum lactation-induced bone loss. Med Sci Sports Exerc 1998; 30(6): 831-6.
46. Lovelady CA, Garner KE, Moreno KL, Williams JP. The effect of weight loss in overweight, lactating women on the growth of their infants. N Engl J Med 2000; 342(7): 449-53.
47. MacArthur C, Wilson D, Herbison P, Lancashire RJ, Hagen S, Toozs-Hobson P, et al. Urinary incontinence persisting after childbirth: extent, delivery history, and effects in a 12-year longitudinal cohort study. BJOG. 2015.
48. McLaren HC. The involution of the cervix. Br Med J 1952; 1(4754): 347-52.
49. McNeilly AS, Robinson IC, Houston MJ, Howie PW. Release of oxytocin and prolactin in response to suckling. Br Med J 1983; 286(6361): 257-9.
50. Mulic-Lutvica A, Bekuretsion M, Bakos O, Axelsson O. Ultrasonic evaluation of the uterus and uterine cavity after normal, vaginal delivery. Ultrasound Obstet Gynecol 2001; 18(5): 491-8.
51. Negishi H, Kishida T, Yamada H, Hirayama E, Mikuni M, Fujimoto S. Changes in uterine size after vaginal delivery and cesarean section determined by vaginal sonography in the puerperium. Arch Gynecol Obstet 1999; 263(1-2): 13-6.
52. Newton M, Bradford WM. Postpartal blood loss. Obstet Gynecol 1961; 17: 229-33.
53. Ohlin A, Rossner S. Maternal body weight development after pregnancy. Int J Obes 1990; 14(2): 159-73.
54. Oppenheimer LW, Sherriff EA, Goodman JD, Shah D, James CE. The duration of lochia. Br J Obstet Gynaecol 1986; 93(7): 754-7.
55. Parker JD, Abrams B. Differences in postpartum weight retention between black and white mothers. Obstet Gynecol 1993; 81(5): 768-74.
56. Partlow Jr. DB, Chauhan SP, Justice L, Magann EF, Martin RW, Morrison JC. Diagnosis of postpartum infections: clinical criteria are better than laboratory parameter. J Miss State Med Assoc 2004; 45(3): 67-70.
57. Patel RR, Murphy DJ, Peters TJ. Operative delivery and postnatal depression: a cohort study. BMJ 2005; 330(7496): 879.
58. Polatti F, Capuzzo E, Viazzo F, Colleoni R, Klersy C. Bone mineral changes during and after lactation. Obstet Gynecol 1999; 94(1): 52-6.
59. Ravid D, Gidoni Y, Bruchim I, Shapira H, Fejgin MD. Postpartum chills phenomenon: is it a feto-maternal transfusion reaction? Acta Obstet Gynecol Scand 2001; 80(2): 149-51.
60. Reed P, Sermin N, Appleby L, Faragher B. A comparison of clinical response to electroconvulsive therapy in puerperal and non--puerperal psychoses. J Affect Disord 1999; 54(3): 255-60.
61. Reyes FI, Winter JS, Faiman C. Pituitary-ovarian interrelationships during the puerperium. Am J Obstet Gynecol 1972; 114: 589.
62. Reyes FI, Winter JS, Faiman C. Postpartum disappearance of chorionic gonadotropin from the maternal and neonatal circulations. Am J Obstet Gynecol 1985; 153(5): 486-9.
63. Robson KM, Brant HA, Kumar R. Maternal sexuality during first pregnancy and after childbirth. Br J Obstet Gynaecol 1981; 88(9): 882-9.
64. Rortveit G, Daltveit AK, Hannestad YS, Hunskaar S. Urinary incontinence after vaginal delivery or cesarean section. N Engl J Med 2003; 348(10): 900-7.
65. Ryan AS, Wenjun Z, Acosta A. Breastfeeding continues to increase into the new millennium. Pediatrics 2002; 110(6): 1103-9.
66. Saha P, Stott D, Atalla R. Haemostatic changes in the puerperium '6 weeks postpartum' (HIP Study): implication for maternal thromboembolism. BJOG 2009; 116(12): 1602-12.
67. Schauberger CW, Rooney BL, Brimer LM. Factors that influence weight loss in the puerperium. Obstet Gynecol 1992; 79(3): 424-9.
68. Scholl TO, Hediger ML, Schall JI, Ances IG, Smith WK. Gestational weight gain, pregnancy outcome, and postpartum weight retention. Obstet Gynecol 1995; 86(3): 423-7.
69. Sharman A. Post-partum regeneration of the human endometrium. J Anat 1953; 87(1): 1-10.
70. Sigurdardottir T, Steingrimsdottir T, Geirsson RT, Halldorsson TI, Aspelund T, Bo K. Can postpartum pelvic floor muscle training reduce urinary and anal incontinence?: An assessor-blinded randomized controlled trial. Am J Obstet Gynecol 2020; 222(3): 247 e1-8.
71. Smith GC, Pell JP, Dobbie R. Interpregnancy interval and risk of preterm birth and neonatal death: retrospective cohort study. BMJ 2003; 327(7410): 313.

72. Sokol ER, Casele H, Haney EI. Ultrasound examination of the postpartum uterus: what is normal? J Matern Fetal Neonatal Med 2004; 15(2): 95-9.
73. Tepper NK, Boulet SL, Whiteman MK, Monsour M, Marchbanks PA, Hooper WC, et al. Postpartum venous thromboembolism: incidence and risk factors. Obstet Gynecol 2014; 123(5): 987-96.
74. Thompson JF, Roberts CL, Currie M, Ellwood DA. Prevalence and persistence of health problems after childbirth: associations with parity and method of birth. Birth 2002; 29(2): 83-94.
75. Viktrup L, Lose G. Epidural anesthesia during labor and stress incontinence after delivery. Obstet Gynecol 1993; 82(6): 984-6.
76. Visness CM, Kennedy KI, Ramos R. The duration and character of postpartum bleeding among breast-feeding women. Obstet Gynecol 1997; 89(2): 159-63.
77. Von Bargen E, Haviland MJ, Chang OH, McKinney J, Hacker MR, Elkadry E. Evaluation of postpartum pelvic floor physical therapy on obstetrical anal sphincter injury: a randomized controlled trial. Female Pelvic Med Reconstr Surg 2021; 27(5): 315-21.
78. Wachsberg RH, Kurtz AB. Gas within the endometrial cavity at postpartum US: a normal finding after spontaneous vaginal delivery. Radiology 1992; 183(2): 431-3.
79. Wijma J, Potters AE, de Wolf BT, Tinga DJ, Aarnoudse JG. Anatomical and functional changes in the lower urinary tract following spontaneous vaginal delivery. BJOG 2003; 110(7): 658-63.
80. Williams JW. Regeneration of the uterine mucosa after delivery with especial reference to the placental site. Am J Obstet Gynecol 1931; 22: 664.
81. Wilson PD, Herbison RM, Herbison GP. Obstetric practice and the prevalence of urinary incontinence three months after delivery. Br J Obstet Gynaecol 1996; 103(2): 154-61.
82. Yip SK, Sahota D, Pang MW, Day L. Postpartum urinary retention. Obstet Gynecol 2005; 106(3): 602-6.
83. Yonkers KA, Ramin SM, Rush AJ et al. Onset and persistence of postpartum depression in an inner-city maternal health clinic system. Am J Psychiatry 2001; 158(11): 1856-63.
84. Zanardo V, Gasparetto S, Giustardi A et al. Impact of anxiety in the puerperium on breast-feeding outcomes: role of parity. J Pediatr Gastroenterol Nutr 2009; 49(5): 631-4.
85. Zhu BP, Rolfs RT, Nangle BE, Horan JM. Effect of the interval between pregnancies on perinatal outcomes. N Engl J Med 1999; 340(8): 589-94.

## Diretrizes

86. American Academy of Pediatrics/American College of Obstetricians and Gynecologists. Guidelines for perinatal care. 4th ed. Washington: AAP/ACOG, 1997.
87. American Academy of Pediatrics Work Group on Breastfeeding. Breastfeeding and the use of human milk. Pediatrics 1997; 100: 1035.
88. McKinney J, Keyser L, Clinton S, Pagliano C. ACOG Committee Opinion No. 736: Optimizing Postpartum Care. Obstet Gynecol. 2018; 132(3): 784-5.
89. Ministério da Saúde. Parto, aborto e puerpério: assistência humanizada à mulher. Secretaria de Políticas de Saúde. Área técnica da mulher. Brasília, 2001.
90. Optimizing postpartum care. ACOG Committee Opinion N. 736. American College of Obstetricians and Gynecologists. Obstet Gynecol 2018; 131(5): e140-e50.
91. Read JS. Human milk, breastfeeding, and transmission of human immunodeficiency virus type 1 in the United States. American Academy of Pediatrics Committee on Pediatric Aids. Pediatrics 2003; 112(5): 1196-205.
92. Screening for perinatal depression. ACOG Committee Opinion N. 757. American College of Obstetricians and Gynecologists. Obstet Gynecol 2018; 132: e208-12.

## Livros

93. Hughes EC. Obstetric-gynecologic terminology. Philadelphia: American College of Obstetricians and Gynecologists, 1972.
94. Sharman A. Reproductive physiology of the post-partum period. Livingstone, 1966.

## Revisões sistemáticas/metanálises

95. Perez-Escamilla R, Pollitt E, Lonnerdal B, Dewey KG. Infant feeding policies in maternity wards and their effect on breast-feeding success: an analytical overview. Am J Public Health 1994; 84(1): 89-97.
96. Van der Wijden C, Kleijnen J, van den Berk T. Lactational amenorrhea for family planning. Cochrane Database Syst Rev 2003(4): CD001329.

## *Website*

97. World Health Organization. Global strategy for infant and young child feeding, 2003. Disponível em: https://www.who.int/publications/i/item/9241562218. Acesso em: 7/11/2022.

# Capítulo 25

# Hemorragia pós-parto



## INTRODUÇÃO

A esposa do imperador Shah Jahan, da Índia, Arjumand Banu, teve quatorze filhos e apresentou grave hemorragia pós-parto, falecendo em 1630. O amor de Shah Jahan por sua esposa era tão grande que ele ordenou a construção do mausoléu mais belo do mundo, o Taj Mahal, em sua homenagem, finalizado em 1652 e admirado até os nossos dias. Essa história chama a atenção para uma grave intercorrência obstétrica que ainda hoje consiste na maior causa de morte materna no mundo.[96] A hemorragia pós-parto, que pode suceder o parto vaginal ou a cesárea, nos casos mais graves leva a sérias complicações, como choque hipovolêmico, coagulopatia, insuficiência renal, síndrome de Sheehan e síndrome do desconforto respiratório do adulto.

## DEFINIÇÃO E CLASSIFICAÇÃO

As alterações fisiológicas verificadas durante a gestação, incluindo aumento de 40% no volume plasmático e de 25% no número de glóbulos vermelhos, ocorrem em antecipação à perda sanguínea do parto. Com a separação da placenta, a hemostasia do sítio placentário se processa por meio de vasoespasmo local e formação de trombos nos vasos uterinos. Mais importantes ainda para a hemostasia são a contração e a retração do miométrio, que comprime grande número de vasos.

Segundo a Federação Internacional de Ginecologia e Obstetrícia (Figo), a hemorragia pós-parto pode ser definida e diagnosticada clinicamente como sangramento excessivo que torna a paciente sintomática (visão turva, vertigem, síncope) e/ou resulta em sinais de hipovolemia (hipotensão, taquicardia ou oligúria).[112] Outras definições propostas podem ser problemáticas. A mais tradicional conceitua a hemorragia pós-parto como perda sanguínea maior que 500 mL após parto vaginal e maior que 1.000 mL após cesárea, depois do término do terceiro período do parto.[4] Estudos demonstraram que essa definição é inadequada, pois a perda sanguínea média relatada após o parto vaginal é de aproximadamente 400 a 600 mL e depois de cesárea, de 1.000 mL, havendo certa tendência a subestimar o volume de sangue perdido pelas pacientes.[22,74,88]

Outra definição clássica de hemorragia pós-parto consiste em queda maior do que 10% do hematócrito entre a admissão da gestante e o período pós-parto.[1] Essa definição também não tem se mostrado útil, pois clinicamente a perda de grande quantidade de sangue pode caracterizar uma emergência antes da observação da queda do hematócrito, e a hemoconcentração verificada no período pré-parto (pré-eclâmpsia, desidratação) pode levar a maior queda do hematócrito depois do parto sem estar relacionada com perda sanguínea excessiva.

Mais recentemente, o *American College of Obstetricians and Gynecologists* (ACOG) definiu hemorragia pós-parto como sangramento acima de 1.000 mL ou hemorragia acompanhada de sinais e sintomas de hipovolemia nas primeiras 24 horas após o parto (inclui sangramento intraparto), independentemente da via de parto.[95]

A quantidade de sangue perdido pode ser mais bem quantificada em estudos que avaliam o uso de drogas uterotônicas na prevenção da hemorragia pós-parto. Nesses estudos, após parto vaginal, menos de 2% das parturientes em que foi tomada a conduta ativa na prevenção da hemorragia teve perda sanguínea superior a 1.000 mL[106] e, após cesárea, essa taxa foi de 30%.[80] A hemorragia pós-parto é dita maciça quando o sangramento é superior a 2.000 mL, nas primeiras 24 horas, independentemente da via de parto ou que necessite de transfusão mínima de quatro concentrados de hemácias ou resulta em queda da hemoglobina igual ou maior a 4 g/dL ou que leve a distúrbio de coagulação.

A hemorragia pós-parto pode ser ainda classificada em primária, a mais comum, quando ocorre nas primeiras 24 horas após o parto; ou secundária, quando acontece entre 24 horas e 6 a 12 semanas de pós-parto.[16]

## INCIDÊNCIA

Em razão da dificuldade para se definir hemorragia pós-parto, a sua incidência precisa não é conhecida. De acordo com vários autores, ela é diagnosticada em 4 a 8% de todos os partos vaginais.[5,14,29] Utilizando a definição baseada no hematócrito, Combs et al.[29] relataram frequência de 3,9% em 9.500 partos vaginais. Quanto à cesárea, estima-se que cerca de 6% dos casos, nas primeiras 24 horas, evoluam para hemorragia pós-parto.[76]

Sabe-se que 60% de todas as mortes maternas ocorrem durante o período pós-parto e 45% desses óbitos incidem nas primeiras 24 horas depois do parto.[9] A hemorragia pós-parto é responsável por cerca de 25% de todas as mortes maternas registradas no planeta[112] e aproximadamente um terço das mortes maternas na África e na Ásia são secundárias a essa intercorrência. Sua ocorrência também contribui significativamente com os índices de mortalidade materna em países desenvolvidos, como os Estados Unidos da América (EUA), onde sua incidência é estimada entre 1 e 5%.[16,58] O risco de óbito materno depende não somente da quantidade de sangue perdida, mas também do estado prévio de saúde da mulher.

## ETIOLOGIA E FATORES DE RISCO

As principais causas de hemorragia pós-parto são atonia uterina (incapacidade do útero de contrair-se adequadamente), lacerações do canal de parto, retenção de fragmentos placentários e, mais raramente, distúrbios de coagulação. A Tabela 1 destaca essas principais causas (mnemônico dos "4 Ts").[6,97]

Como causa de hemorragia pós-parto primária, a atonia uterina está presente em cerca de 70% dos casos.[57] Vale lembrar que o fluxo sanguíneo médio uterino durante o parto é de 600 mL/min e, quando o miométrio é incapaz de contrair-se efetivamente, não há constrição das artérias espiraladas do útero, havendo sangramento profuso pela decídua, o que leva rapidamente a choque hipovolêmico. Os fatores de risco descritos para a atonia uterina incluem: segundo período do parto prolongado, parto instrumentado, sobredistensão uterina (macrossomia, gestação múltipla, polidrâmnio), uso de medicações (tocolíticos e anestésicos halogenados) e corioamnionite.

Além da atonia uterina, outras complicações obstétricas que podem estar associadas à hemorragia pós-parto são:

- Lacerações do períneo, da vagina ou do colo uterino.
- Coagulopatia dilucional (placenta prévia) ou de consumo (descolamento prematuro de placenta – DPP, sepse, embolia amniótica).
- Retenção placentária ou acretismo placentário.
- Inversão uterina.
- Rotura uterina.
- Deiscência de cicatriz de histerotomia.
- Laceração de histerotomia com acometimento de vasos uterinos.
- Hemostasia inadequada.

Outros fatores de risco que também têm sido associados à hemorragia pós-parto são obesidade, alta paridade e

**TABELA 1. Causas específicas de hemorragia pós-parto mnemônico dos "4 Ts"**

| "4 Ts" | Causa específica | Frequência relativa |
|---|---|---|
| Tônus | Atonia uterina | 70% |
| Trauma | Lacerações, hematomas, inversão e rotura uterina | 19% |
| Tecido | Retenção de tecido placentário, coágulos, acretismo placentário | 10% |
| Trombina | Coagulopatias congênitas ou adquiridas, uso de medicamentos anticoagulantes | 1% |

Tabela adaptada de OPAS, 2018.[97,98]

parto rápido.[94] Ressalte-se, porém, que a maioria das mulheres com hemorragia pós-parto não apresenta fatores de risco. Causas menos frequentes de hemorragia pós-parto são os defeitos congênitos da coagulação, como a doença de von Willebrand.

Em um estudo publicado por Sheiner et al.[83] avaliando 666 casos de hemorragia pós-parto e comparando-os com 645 controles, os fatores de risco obstétricos significativamente associados a hemorragia primária, em ordem decrescente e levando-se em consideração o risco relativo, foram:

- Retenção placentária (risco relativo: 3,5).
- Dificuldade de progressão durante o segundo período do parto (risco relativo: 3,4).
- Acretismo placentário (risco relativo: 3,3).
- Lacerações do canal de parto (risco relativo: 2,4).
- Partos instrumentados (risco relativo: 2,3).
- Macrossomia fetal (risco relativo: 1,9).
- Doenças hipertensivas (risco relativo: 1,6).
- Indução do parto com ocitocina (risco relativo: 1,4).

## DIAGNÓSTICO

O diagnóstico de hemorragia pós-parto em geral é óbvio, exceto nos casos de acúmulo de sangue na cavidade uterina ou em alguns eventos de rotura uterina com hemorragia intraperitoneal. Sempre que se suspeitar de sangramento aumentado no puerpério, independentemente do método de identificação utilizado, a abordagem terapêutica deve ser imediata e focada na causa da hemorragia. Os efeitos da hemorragia na mulher dependerão do volume de sangue prévio à gestação, do aumento desse volume durante a gravidez e do grau de anemia após o parto. Os sinais e sintomas relatados pelas pacientes, de acordo com a perda sanguínea no período pós-parto, podem ser avaliados conforme a Tabela 2. Usualmente, as puérperas hígidas manifestam os primeiros sinais de choque hipovolêmico somente após perdas volêmicas superiores a 20%.

**TABELA 2. Sinais e sintomas de acordo com a perda sanguínea no período pós-parto**

| Perda sanguínea | Pressão arterial média (mmHg) | Sinais e sintomas |
|---|---|---|
| 10-15% (500-1.000 mL) | Normal | Palpitações, vertigem, taquicardia |
| 15-25% (1.000-1.500 mL) | Pouco diminuída | Fraqueza, sudorese, taquicardia |
| 25-35% (1.500-2.000 mL) | 70-80 | Agitação, palidez, oligúria |
| 35-45% (2.000-3.000 mL) | 50-70 | Colapso, dispneia, anúria |

Alterações da pressão arterial poderão ocorrer tardiamente, quando grande quantidade de sangue já houver sido perdida.

A estimativa visual do sangramento é subjetiva e frequentemente subestima a perda sanguínea. Contudo, é uma metodologia simples, rápida e que pode surpreender um quadro hemorrágico em suas fases iniciais. A contagem do número de compressas utilizadas em qualquer procedimento cirúrgico é uma medida que auxilia os processos de segurança da paciente. Para se definir a perda volêmica por meio da pesagem das compressas sujas de sangue, deve-se pontuar que a densidade do sangue é de 1,04 a 1,06 g/cm$^3$, ou seja, densidade muito próxima à da água. Assim, do ponto de vista prático, pode-se dizer que 1 mL de sangue equivale a aproximadamente 1 g de peso. Devemos subtrair o peso das compressas sujas de sangue do peso estimado das compressas secas (em gramas) para determinar aproximadamente a perda sanguínea em mililitros.[101]

O índice de choque (IC) é um parâmetro clínico que reflete o estado hemodinâmico da paciente, podendo ser útil para prever a necessidade de transfusão maciça. O IC parece ser um marcador de instabilidade hemodinâmica mais precoce do que os marcadores tradicionais isoladamente (como frequência cardíaca e pressão arterial). Seu cálculo é feito por meio da divisão da frequência cardíaca pela pressão arterial sistólica da gestante/puérpera. Valores $\geq$ 0,9 em puérperas com hemorragia pós-parto sugerem perda sanguínea significativa. Na prática clínica, valores $\geq$ 1, ou seja, frequência cardíaca superior à pressão arterial sistólica, sinalizam necessidade de abordagem agressiva do quadro hemorrágico, incluindo a possibilidade de transfusão. À medida que o índice se eleva, também piora o prognóstico da paciente (Tabela 3).[97]

Pelo fato de a atonia uterina representar a maior causa de hemorragia pós-parto, deve-se inicialmente esvaziar a bexiga e realizar toque vaginal bimanual. O achado de útero amolecido e pouco contraído sugere a atonia como fator causal. Se há persistência do sangramento e o útero se encontra bem contraído, outros fatores devem ser considerados.[26] Deve-se descartar as lacerações pelo exame minucioso do canal de parto.

Hematomas do trato genital também podem levar à perda sanguínea significativa. Muitas vezes, esses hematomas não são reconhecidos por horas após o parto e, algumas vezes, surgem mesmo na ausência de lacerações vaginais ou perineais. Os sintomas mais frequentes são pressão pélvica ou retal e dor.

A retenção de fragmentos placentários consiste em outra causa de hemorragia pós-parto. Dequitação espontânea, inspeção da placenta com aparente integridade dos

**TABELA 3. Índice de choque na hemorragia pós-parto: valor, interpretação e considerações na abordagem**

$$\text{Índice de choque} = \frac{\text{frequência cardíaca}}{\text{pressão arterial sistólica}}$$

| Valor | Interpretação | Considerar/aventar |
|---|---|---|
| ≥ 0,9 | Risco de transfusão | Abordagem agressiva/ Transferência Hemotransfusão |
| ≥ 1,4 | Necessidade de terapêutica agressiva com urgência | Abordagem agressiva e imediata Abrir protocolo de transfusão maciça |
| ≥ 1,7 | Alto risco de resultado materno adverso | Abordagem agressiva e imediata Abrir protocolo de transfusão maciça |

Tabela adaptada de OPAS, 2018.[97]

cotilédones e ausência de cirurgia uterina prévia tornam o diagnóstico de retenção de restos placentários menos provável. A ultrassonografia da cavidade uterina, porém, auxilia nesse diagnóstico, especialmente quando se detecta massa ecoica intrauterina.[43]

Menos comumente, a hemorragia pós-parto pode ser causada por coagulopatia. Deve-se suspeitar de alterações da coagulação se houver antecedente pessoal ou familiar, ou mesmo em função do quadro clínico. Situações associadas a coagulopatia incluem: síndrome HELLP, DPP, óbito fetal, sepse e embolia amniótica. Também a hemorragia volumosa, de qualquer origem, poderá levar ao consumo de fatores de coagulação. Os seguintes exames laboratoriais devem ser solicitados diante da suspeita de coagulopatia: hemograma com plaquetas, tempo de protrombina, tempo de tromboplastina parcial ativada, fibrinogênio, produtos de degradação da fibrina e tipo sanguíneo. Na impossibilidade de dosar o fibrinogênio, em situações de urgência, pode-se realizar o teste de formação e dissolução do coágulo (ver Capítulo 40, "Descolamento prematuro de placenta", da Seção 5, "Intercorrências obstétricas").

## RECORRÊNCIA E PREVENÇÃO

Mulheres com episódio prévio de hemorragia pós-parto têm risco de recorrência de cerca de 15% em gravidez subsequente.[4,39,67]

As medidas de prevenção da hemorragia pós-parto devem ser incorporadas na rotina de todos os profissionais que assistem pacientes em trabalho de parto. A ocitocina após o parto é a principal ação de prevenção da hemorragia pós-parto, podendo reduzir em mais de 50% dos casos de hemorragia por atonia uterina.[97]

A conduta ativa do terceiro período do parto parece reduzir o risco de perda sanguínea materna. Além da administração de ocitocina logo após o nascimento, consiste em clampeamento umbilical oportuno, tração controlada do cordão, massagem uterina e contato pele a pele precoce.

Em um estudo clássico, foram selecionadas 1.795 pacientes para conduta expectante *versus* ativa do terceiro período.[72] As pacientes do grupo de conduta ativa recebiam 5 UI de ocitocina e 0,5 mg de ergometrina por via intramuscular logo após a liberação da espádua anterior, seguidas de tração umbilical controlada. Em comparação com o grupo submetido à conduta expectante, no de conduta ativa foram relatadas diminuição significativa de hemorragia pós-parto (6 *versus* 18%) e duração média menor do terceiro período (5 *versus* 15 minutos). Esses achados foram confirmados por revisão da *Cochrane Library*, incluindo cinco estudos controlados e randomizados que compararam a conduta ativa com a expectante no terceiro período do parto em mais de 6 mil mulheres.[109] A conduta ativa esteve associada a menores taxas de hemorragia materna, hemorragia pós-parto acima de 500 mL e dequitação prolongada. Os autores concluíram que a conduta ativa deve ser o procedimento de escolha após qualquer parto vaginal. Deve ser enfatizado que, se essa for a opção, o agente uterotônico só deve ser administrado após a extração do ombro anterior para assegurar que não haja distocia de biacromial.

## CONDUTA

Não há consenso na literatura quanto ao melhor tratamento para a hemorragia pós-parto.[108] Treinamentos e simulações periódicas, especialmente envolvendo médicos em formação, em cenários de situações de emergência, podem aumentar a aderência aos protocolos e melhorar a eficiência na tomada de decisões.[33]

Para que o tratamento da hemorragia pós-parto seja bem-sucedido, é necessário um bom trabalho em equipe, que, além do obstetra, deve ser integrada por enfermeiros, anestesista, hematologista e banco de sangue. O obstetra deve coordenar uma série de intervenções clínicas e cirúrgicas para o controle da hemorragia pós-parto e avaliar o sucesso ou insucesso de cada etapa, rapidamente passando para a seguinte, quando necessário. O sequenciamento do atendimento da hemorragia pós-parto pode ser verificado na Tabela 4. Se o tratamento for postergado, ocorrerá maior sangramento, o que aumentará o risco de coagulopatia dilucional, levando a maior taxa de histerectomia, aumento da morbidade por choque hipovolêmico e aumento da incidência de óbito materno.

## CONDUTA INICIAL

De forma ideal, todo serviço deve seguir algum protocolo de conduta para os casos de hemorragia pós-parto, o que irá impactar de forma significativa no resultado final.[84,85] A seguir, são explicados os procedimentos iniciais a serem realizados após o diagnóstico de hemorragia pós-parto:

- Massagem uterina bimanual: a manobra de Hamilton é a primeira manobra a ser realizada nos casos de atonia uterina, enquanto se realiza o uterotônico e aguarda-se o seu efeito. A bexiga deve ser esvaziada por meio de cateterismo intermitente ou contínuo, já que a repleção vesical pode interferir na contratilidade do segmento inferior mesmo se o fundo uterino mostrar-se contraído.[15] Uma das mãos fixa a porção posterior do útero, enquanto a outra é posicionada fechada pelo canal vaginal (anteriormente ao colo uterino), de modo que as duas paredes uterinas sejam comprimidas. Esse procedimento costuma ser eficaz no controle da hemorragia (Figura 1).
- Acesso venoso calibroso: para a administração de líquidos, sangue e medicações (Tabela 4).
- Tratamento medicamentoso (Tabelas 4 e 5):
  - Ocitocina: 10 a 40 UI em 1.000 mL de solução salina intravenosa contínua. Esquema sugerido: 5 UI lento (3 minutos) + 20 a 40 UI em 500 mL de SF com infusão de 250 mL/h e manutenção de 125 mL/h por 4 horas. Nos casos de atonia mais importante, avaliar manutenção de ocitocina até 24 horas (a uma velocidade de 67,5 mL/h ou 3 UI/h). Nesses casos, deve-se monitorar rigorosamente a paciente pelo risco de intoxicação hídrica.[97] A ocitocina age estimulando contrações na porção superior do corpo uterino. Tem um início de ação rápido, de cerca de 1 minuto, meia-vida curta, e pode ser administrada tanto por via intravenosa quanto por via intramuscular. Não se deve infundi-la em bólus, sem diluição, em razão do risco de hipotensão e arritmia cardíaca grave. A infusão prolongada pode levar a intoxicação hídrica.[94]
  - Metilergometrina: 0,2 mg por via intramuscular (nunca intravenosa) a cada 2 a 4 horas. Provoca contrações na porção superior e também no segmento inferior

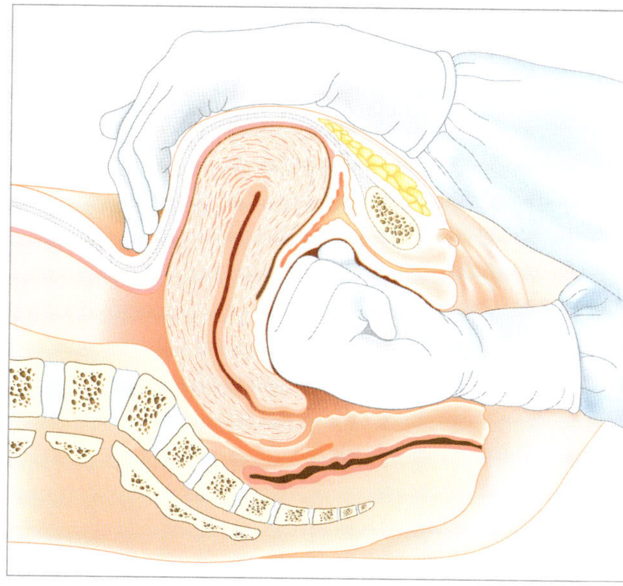

FIGURA 1. Massagem uterina bimanual. (Figura adaptada de Cunningham et al.[99])

| TABELA 4. Sequenciamento do atendimento da hemorragia pós-parto |
|---|
| **A. Ajuda/avaliação inicial** |
| • Verbalização clara do diagnóstico para equipe/comunicar ao acompanhante |
| • Chamar imediatamente obstetra/hospitalista/enfermeiro e técnico de enfermagem |
| • Estimar gravidade da perda volêmica inicial (sinais vitais, índice de choque, perda sanguínea) |
| • Avaliação rápida da etiologia (tônus, tecido, trauma e trombina) |
| **B. Básico/medidas gerais iniciais** |
| • Cateterização de 2 acessos venosos calibrosos (J 14 ou 16) e iniciar infusão de SF |
| • Fornecer oxigenoterapia em máscara facial (8-10 L/min) |
| • Elevação dos membros inferiores (Trendelenburg) |
| • Monitorização materna contínua |
| • Sondagem vesical de demora |
| • Avaliar necessidade de antibioticoterapia |
| • Solicitar exames: hemograma, ionograma, coagulograma, fibrinogênio, prova cruzada. Casos graves: lactato, gasometria |
| **C. Controle da volemia/reposição volêmica** |
| • Estimar gravidade da perda volêmica (IC ≥ 0,9 – avaliar necessidade de transfusão) |
| • Cristaloide – reavaliar resposta clínica de paciente a cada 500 mL infundidos |

*(continua)*

| TABELA 4. Sequenciamento do atendimento da hemorragia pós-parto *(continuação)* |
|---|
| • Transfusão – se instabilidade hemodinâmica e considerar após 1.500 mL de cristaloide e HPP grave |
| **D. Determinar etiologia: 4T – tônus, tecido, trajeto, trombina** |
| • Determinar tônus uterino – palpação uterina |
| • Revisão da cavidade uterina – restos placentários |
| • Revisão do canal do parto – lesão/hematoma: vagina, colo, segmento uterino |
| • Avaliar antecedente para coagulopatia |
| **E. Específicos e adjuvantes: tratamentos** |
| • Tratar causa da hemorragia |
| • Tratamento coadjuvante – ácido tranexâmico 1 g, EV, lento, em 10 minutos |
| **F. Foco na atonia: se atonia confirmada, associada ou enquanto se procura outro foco nas primeiras 3 horas** |
| • Compressão uterina bimanual – imediatamente, enquanto aguarda medicação |
| • Ocitocina – 5 UI, EV, lento + 20 UI (4 ampolas) diluídas em 500 mL de SF 0,9% a 250 mL/h |
| • Metilergometrina – 1 ampola 0,2 mg, IM |
| • Misoprostol – 800 mcg via retal |
| • Ácido tranexâmico 1 g, EV, lento, em 10 minutos, logo após início do sangramento e em concomitância com os uterotônicos, dentro das primeiras 3 horas |
| • Balão de tamponamento intrauterino – se falha do tratamento medicamentoso |
| **G. Geral: avaliação pós-abordagem inicial** |
| • Reavaliação da hemorragia e do estado hemodinâmico da paciente (IC) |
| • Transfusão de hemocomponentes, caso seja necessário (basear-se na clínica da paciente) |
| • Evitar hipotermia. Temperatura axilar a cada 15 minutos na 1ª hora. Manta térmica ou cobertores. Soro aquecido |
| • Se falha do tratamento conservador: avaliar tratamento cirúrgico |
| **H. Avaliar tratamento cirúrgico/laparotomia** |
| • Sutura compressiva – B-Lynch, Cho |
| • Ligadura de vasos – artérias uterinas, ovarianas, hipogástricas |
| • Histerectomia |
| • UTI de acordo com a gravidade |

EV: via endovenosa; HPP: hemorragia pós-parto; IC: índice de choque; IM: via intramuscular; J: jelco; UI: unidades internacionais; UTI: unidade de terapia intensiva. Tabela adaptada de OPAS, 2018.[97]

**TABELA 5. Drogas uterotônicas para o controle da hemorragia pós-parto**

| Droga | Via/dose | Frequência | Comentários |
|---|---|---|---|
| Ocitocina | IV: 10-40 UI em 1.000 mL de solução salina ou Ringer-lactato | Contínua | Evitar infusão rápida sem diluição por causa do risco de hipotensão |
| Metilergometrina | IM: 0,2 mg | A cada 2-4 horas | Contraindicada para pacientes hipertensas |
| Misoprostol | Via retal: 800-1.000 mcg | A cada 2 horas | Pode haver febre |

IM: via intramuscular; IV: via intravenosa.

do útero, com início de ação em 2 a 5 minutos. A administração da metilergometrina em bólus, por via intravenosa, pode levar a hipertensão grave, devendo-se evitar seu uso nos casos de hipertensão prévia, enxaqueca e síndrome de Raynaud. Alguns efeitos colaterais que podem ser observados são: náuseas, vômitos e cefaleia. Não ultrapassar 1 mg em 24 horas.

– Prostaglandina E1 (misoprostol): mostra-se também eficaz, apesar de os dados ainda serem limitados e as melhores dose e via de administração ainda não terem sido definidas.[104,105] As doses mais comumente utilizadas são: 800 a 1.000 mcg por via retal;[56,63] 200 mcg por via oral + 400 mcg por via sublingual;[89] e 200 mcg por via oral + 400 mcg por via sublingual + 400 mcg por via retal.[45] Quando administrado por via retal, o início de ação ocorre entre 15-20 minutos, sendo seu emprego eficaz em dezesseis de dezoito mulheres que não haviam respondido à ocitocina.[18,63] Efeitos adversos relacionados à administração de misoprostol incluem náuseas, vômitos e tremores, sendo mais frequentes quando realizada por via oral do que pela via retal.[94] A temperatura materna deve ser monitorizada, já que pode ocorrer febre acima de 40 °C com o emprego de misoprostol nessas doses. Pode ser administrado em mulheres com história de asma ou hipertensão.

- Ácido tranexâmico: trata-se de droga antifibrinolítica eficaz na prevenção e no tratamento de hemorragias em várias situações, como cirurgias e traumas. É útil porque a hiperfibrinólise e a queda do fibrinogênio são comuns nos estágios iniciais da hemorragia pós-trauma e também puerperal. O uso do ácido tranexâmico reduziu a mortalidade causada pelo sangramento em 20 a 30% em mulheres após o parto e não esteve associado a aumento de efeitos adversos.[91] Recomenda-se 1 grama (10 mL) por via endovenosa em 10 a 20 minutos, já que a infusão > 1 mL/minuto pode causar hipotensão. Se o sangramento persistir depois de 30 minutos, uma segunda dose de 1 grama pode ser administrada. Sua meia-vida é de 2 horas e o efeito antifibrinolítico dura cerca de 7 a 8 horas.[52,91]
- Infusão de cristaloides: reavaliar o estado hemodinâmico da paciente a cada 250-500 mL de cristaloides infundidos para definir: a resposta hemodinâmica à soroterapia (avaliação da gravidade) e a necessidade de manutenção ou não da infusão de líquidos (uso racional de cristaloides). Pacientes com quadro de hemorragia pós-parto importante e que já receberam 1.500 mL de cristaloides, e não apresentaram resposta adequada e sustentada, são candidatas a terapia transfusional. Tem sido ressaltado que os cristaloides a serem infundidos (soro fisiológico ou Ringer-lactato) devem estar aquecidos para se evitar a hipotermia.[97]
- Transfusão de hemoderivados: de acordo com a necessidade, a fim de se manter perfusão tecidual adequada e boa troca de oxigênio e prevenir a coagulopatia. A administração de líquidos e sangue deve ser baseada na estimativa da perda sanguínea e na probabilidade de persistência do sangramento. Em estudo com mais de 20.000 mulheres com hemorragia pós-parto, em 54% das vezes foi necessária transfusão sanguínea.[91]

## HEMORRAGIA NÃO RESPONSIVA A DROGAS UTEROTÔNICAS

Caso as medidas iniciais não surtam efeito imediato no controle da hemorragia, a paciente deve ser posicionada adequadamente para exame ginecológico, em sala cirúrgica, sob supervisão de anestesista, para revisão do canal de parto, e deve-se proceder às etapas explicadas a seguir para controle da hemorragia.

### Reparo de lacerações

Este exame deve ser feito em boas condições, com a paciente bem posicionada na mesa ginecológica, equipe preparada, boa iluminação, instrumental de revisão adequado e anestesia.

Procede-se à avaliação da vagina e do colo uterino para reparo de lacerações, se existentes, usando-se de preferência categute simples 0 ou 2-0, com sutura contínua ou em pontos separados (em áreas menos distensíveis). Após a sutura, sugere-se colocar tampão vaginal com nitrofurazona ou vaselina. A anestesia local pode não evitar o desconforto causado pelo exame à paciente, devendo em alguns casos ser empregada anestesia geral ou regional.

### Curagem e/ou curetagem uterina

Se o sangramento tiver origem na cavidade uterina, deve-se também realizar curagem e/ou curetagem uterina, e qualquer fragmento placentário retido tem de ser removido. A cavidade uterina também deve ser explorada em busca de soluções de continuidade que sugiram rotura uterina.

### Tamponamento uterino

Tampões uterinos também têm sido utilizados, com sucesso variável. A técnica adequada requer a colocação do tampão (compressa ou gaze) em toda a cavidade uterina.[12,44] Apesar de ser considerada perigosa e ineficaz por muitos obstetras, alguns estudos com pequeno número de casos relatam alta taxa de sucesso.[48,90] Antes de realizar o tamponamento, deve-se excluir definitivamente qualquer possibilidade de hemorragia secundária a lacerações de colo e vagina. A taxa de hemoglobina e o débito urinário também devem ser monitorizados, porque grande quantidade de sangue pode acumular-se atrás do tampão. É importante a avaliação clínica do fundo uterino no momento da colocação do tampão. Se, em momentos posteriores, o fundo se distanciar mais para cima em relação à sínfise púbica, é provável que esteja ocorrendo hemorragia oculta. Enquanto o tampão estiver posicionado na cavidade uterina (em geral por 24 horas), devem ser administrados antibióticos de largo espectro. Se não houver sucesso no controle da hemorragia com essa técnica, não é aconselhável nova tentativa de tamponamento.[54]

Também podem ser utilizados para o tamponamento a sonda de Foley, o balão de Sengstaken-Blakemore ou o balão de Bakri (capacidade de acomodar 400 a 500 mL de solução salina na cavidade uterina), como mostram as Figuras 2 e 3. Uma sonda de Foley número 24 com balão de 30 mL é guiada para o interior da cavidade uterina e preenchida com 60 a 80 mL de solução salina. Essa técnica propicia, além do tamponamento uterino, a drenagem do sangue da cavidade uterina. De modo semelhante, podem ser utilizados o balão de Sengstaken-Blakemore ou o de Bakri, com maior capacidade de tamponamento.[30,49,81] Estes últimos apresentam a vantagem de uma via de saída que permite a avaliação da continuidade do sangramento. Qualquer um desses dispositivos pode ser deixado no interior do útero por 12 a 24 horas. Durante o uso do balão, sugere-se realizar antibioticoprofilaxia (p. ex., cefazolina, 1 g, por via intravenosa, a cada 8 horas) e manter os uterotônicos. Recomenda-se encher o balão com líquidos mornos (ou pelo menos em temperatura ambiente), evitando líquidos frios ou gelados pelo risco de indução de hipotermia. Em um estudo com dezessete pacientes com hemorragia pós-parto significativa, o balão de Sengstaken-Blakemore reduziu a necessidade de cirurgia ou embolização, ou foi de grande valia para o controle do sangramento enquanto a paciente aguardava por tais procedimentos.[81] Em outro estudo, Doumouchtsis et al.[103] realizaram revisão sistemática de conduta conservadora não medicamentosa no manejo da hemorragia pós-parto. Entre 162 casos identificados de tamponamento uterino, houve sucesso no controle da hemorragia em 136 (84%). Em metanálise que analisou mais de 4.700 pacientes com hemorragia pós-parto, a taxa global de sucesso do tamponamento uterino foi de 85,9%, com melhor resultado na atonia uterina (87,1%) e na placenta prévia (86,8%).[111]

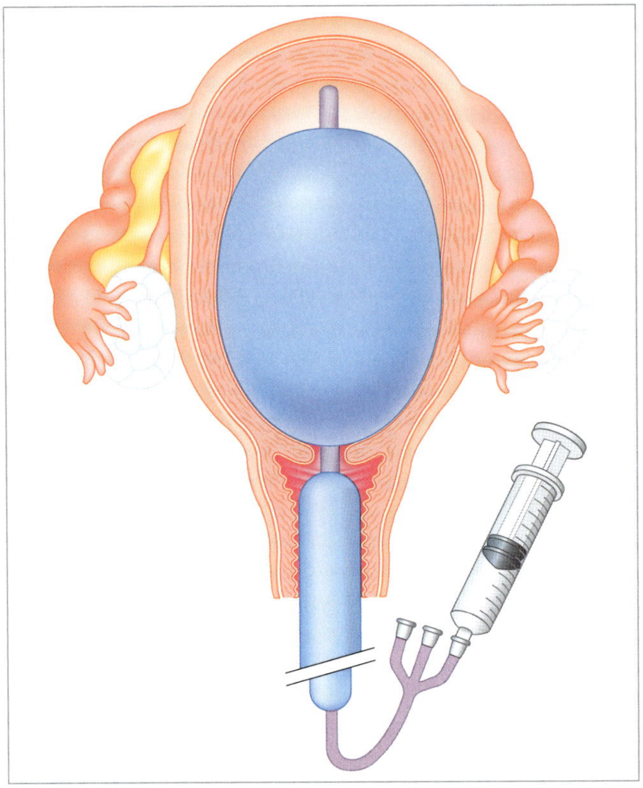

**FIGURA 2.** Balão de Sengstaken-Blakemore como colocado no tamponamento uterino.

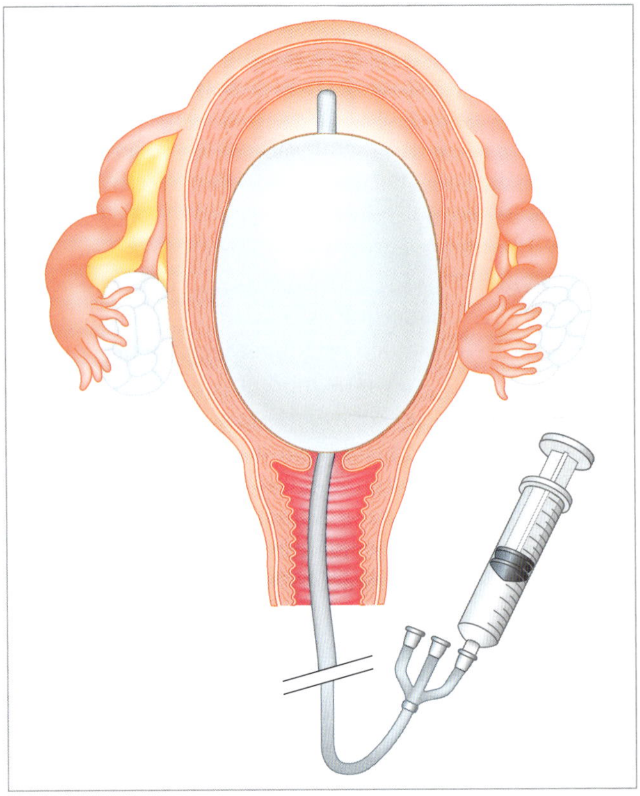

**FIGURA 3.** Balão de Bakri como colocado no tamponamento uterino.

## Embolização arterial

A embolização das artérias uterinas foi inicialmente descrita por Heaston et al.[42] para tratamento de hemorragia pós-parto não controlada pela histerectomia prévia e consiste em alternativa segura e efetiva à cirurgia para o controle da hemorragia uterina.[40,71,77] Se o procedimento não surtir efeito rápido, o passo seguinte será a ligadura de artérias uterinas. De modo contrário, a embolização pode ser extremamente difícil, ou mesmo impossível, depois de ter sido realizada sem sucesso a ligadura das artérias uterinas.[13,18] Deve-se levar em conta que a decisão envolvendo a embolização demanda mais tempo, mobilização de pessoal e equipamento apropriado, especialmente em situações de urgência. Se a paciente não estiver estável o suficiente para aguardar a embolização, deve-se realizar imediatamente a laparotomia. A coagulopatia, se presente, deve ser corrigida antes do início do procedimento, apesar de alguns médicos realizarem a embolização, em situações de emergência, ao mesmo tempo em que medidas são tomadas para a correção da coagulopatia.

A embolização percutânea é realizada sob visão fluoroscópica na sala de radiologia, sob anestesia apropriada. Devem ser administrados antibióticos de largo espectro por via intravenosa para redução do risco de infecção. Pela técnica de Seldinger,[79] introduz-se um cateter angiográfico na artéria femoral, progredindo-se o cateter até a bifurcação da aorta e, desta, até a artéria ilíaca interna (antigamente denominada artéria hipogástrica) ou até a artéria uterina. Uma angiografia diagnóstica é então realizada para a visualização do(s) local(is) de sangramento, evidenciado(s) pelo extravasamento do contraste radiológico. Um procedimento seletivo pode ser feito quando um único vaso aparece como o local do sangramento e este pode ser ocluído. Alternativamente, quando a área do sangramento for difusa ou um vaso único responsável pelo extravasamento não for identificado, uma artéria maior que supre múltiplos vasos menores na área em questão deve ser ocluída (Figura 4).

Utilizam-se diferentes agentes embolizantes, como a esponja de gelatina absorvível (*gelfoam*), o álcool polivinílico e, mais recentemente, as microsferas.[7] O agente de escolha para a embolização das artérias uterinas ou ilíacas internas é o *gelfoam*, material não solúvel em água que provém de uma gelatina purificada (carboidrato não antigênico), já que a duração da oclusão é temporária (2 a 6 semanas), mas suficiente para reduzir a hemorragia. O desenvolvimento lento de circulação arterial colateral se inicia poucas horas após a embolização, prevenindo a isquemia.[3,40] Caso haja descompensação hemodinâmica durante o procedimento, a paciente deve ser imediatamente encaminhada para laparotomia de urgência. Se houver tempo, uma oclusão angiográfica por balão pode ser de grande valia para temporariamente ocluir as artérias ilíacas internas ou ilíacas comuns (ou até mesmo a aorta) em situações em que a cirurgia seja inevitável. Foi realizada com sucesso a oclusão das artérias ilíacas internas com balão, sem embolização, por 48 horas, em dois casos para o controle da hemorragia, já que essas pacientes se encontravam hemodinamicamente instáveis.[68] Uma revisão descreveu taxa de sucesso de 95% para o controle da hemorragia pós-parto com a embolização arterial das artérias uterinas (5% dos casos necessitaram de histerectomia).[18] Em estudo de Kirby et al., a taxa clínica de sucesso, definida por parada do sangramento sem necessidade de nova embolização, laparotomia ou histerectomia, foi de 79% (controle da hemorragia em 34 dos 43 casos de hemorragia pós-parto primária).[51] Outra revisão relata taxas de sucesso que variam de 58 a 98%.[10] Em revisão sistemática recente de 20 estudos observacionais, um único procedimento de embolização teve sucesso na parada do sangramento em 89% dos casos, a necessidade de reintervenção ocorreu apenas em 4% e a histerectomia foi necessária em 7%, após a falha da embolização.[110]

Complicações graves após esse procedimento são pouco frequentes, com morbidade relatada de cerca de 6%, muito menor se comparado à laparotomia.[18,21] A febre pós-embolização é a complicação mais comum; outras menos frequentes incluem isquemia dos glúteos, perfuração vascular e infecção. Em geral, há retorno das ovulações e menstruações, já que útero e ovários foram preservados.[102] Há pouca informação disponível sobre o resultado de gestação posterior à embolização de artérias uterinas para controle de sangramento pós-parto.[69,70,77]

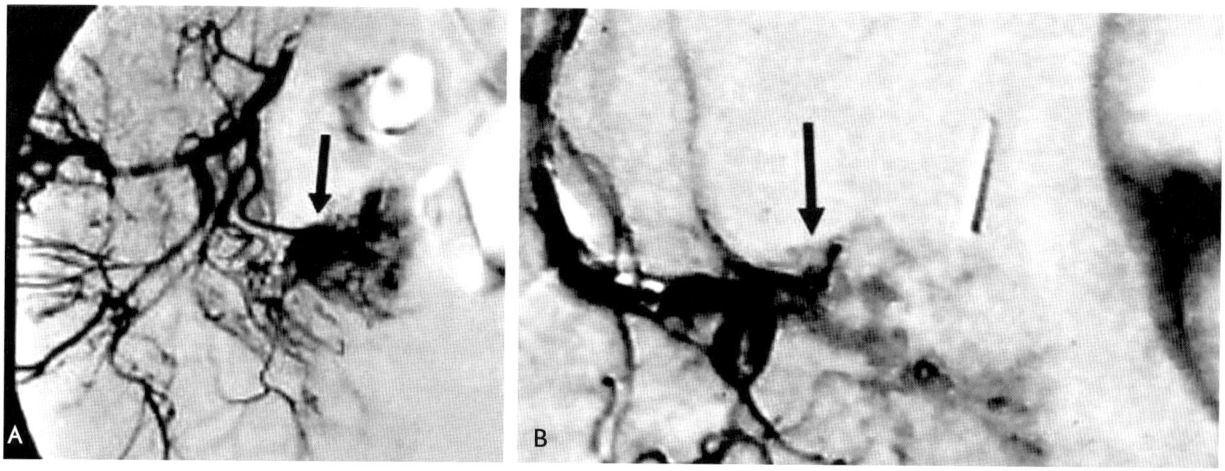


**FIGURA 4.** A: angiografia diagnóstica da artéria ilíaca interna direita em caso de hemorragia pós-parto – a seta indica área de extravasamento do contraste radiológico; B: angiografia diagnóstica da artéria uterina mostrando a oclusão da artéria uterina direita (seta) após embolização seletiva da artéria uterina. Esse procedimento obteve sucesso para o controle do sangramento pós-parto.

## Laparotomia

De preferência, a laparotomia deve ser realizada por meio de incisão mediana infraumbilical, para melhor exposição do campo cirúrgico. A atonia uterina e os locais de sangramento extrauterino, se presentes, em geral podem facilmente ser identificados. Pode-se proceder inicialmente à injeção intramiometrial (cornos uterinos) de ocitocina ou metilergometrina como um próximo passo na tentativa de reverter uma atonia uterina. Se um pequeno vaso for responsável pelo sangramento, deve ser imediatamente clampeado e ligado com fio de sutura adequado. Tanto a atonia uterina como o sangramento adjacente ao útero de difícil controle devem ser tratados pela ligadura de artérias uterinas, descrita a seguir.

## Ligadura de artérias uterinas

A ligadura bilateral de artérias uterinas para o controle da hemorragia pós-parto tornou-se o procedimento inicial de escolha quando se decide pela laparotomia.[64,66] Consiste em um procedimento mais atrativo, quando comparado à ligadura de artérias ilíacas internas, pelo fato de as artérias uterinas serem de mais fácil acesso; o procedimento, mais eficaz; e o local de dissecção, geralmente não tão próximo dos ureteres e dos vasos ilíacos.[65,66] Após a identificação do ureter, um fio de sutura com agulha curva (categute cromado 0 ou Vicryl® 0) é passado de cada lado da margem lateral do segmento inferior do útero, tão próximo quanto possível do colo uterino, retornando lateralmente pelo ligamento largo e passando rente aos vasos uterinos. Após a ligadura bilateral das artérias uterinas, observa-se o sangramento. Se essa medida não for suficiente para contê-lo, os vasos uterovarianos (ramo ascendente da artéria uterina e ramo da artéria ovariana) também devem ser ligados distalmente ao corno uterino, passando o fio de sutura pelo miométrio, medialmente a esses vasos (Figura 5). A ligadura de todos esses vasos tem sido eficaz no controle da hemorragia em mais de 90% dos casos.[20,58] Há apenas um caso descrito de falência ovariana e desenvolvimento de sinéquias intrauterinas após esse procedimento,[75] mas não existem relatos de necrose uterina ou insuficiência placentária em gestações subsequentes.

## Sutura de B-Lynch

Esta sutura comprime o útero, com resultado semelhante àquele obtido por meio da compressão uterina bimanual.[24] Relatos de casos têm apresentado bons resultados no controle da hemorragia pós-parto secundária à atonia uterina, quando outros métodos falharam.[24,37]

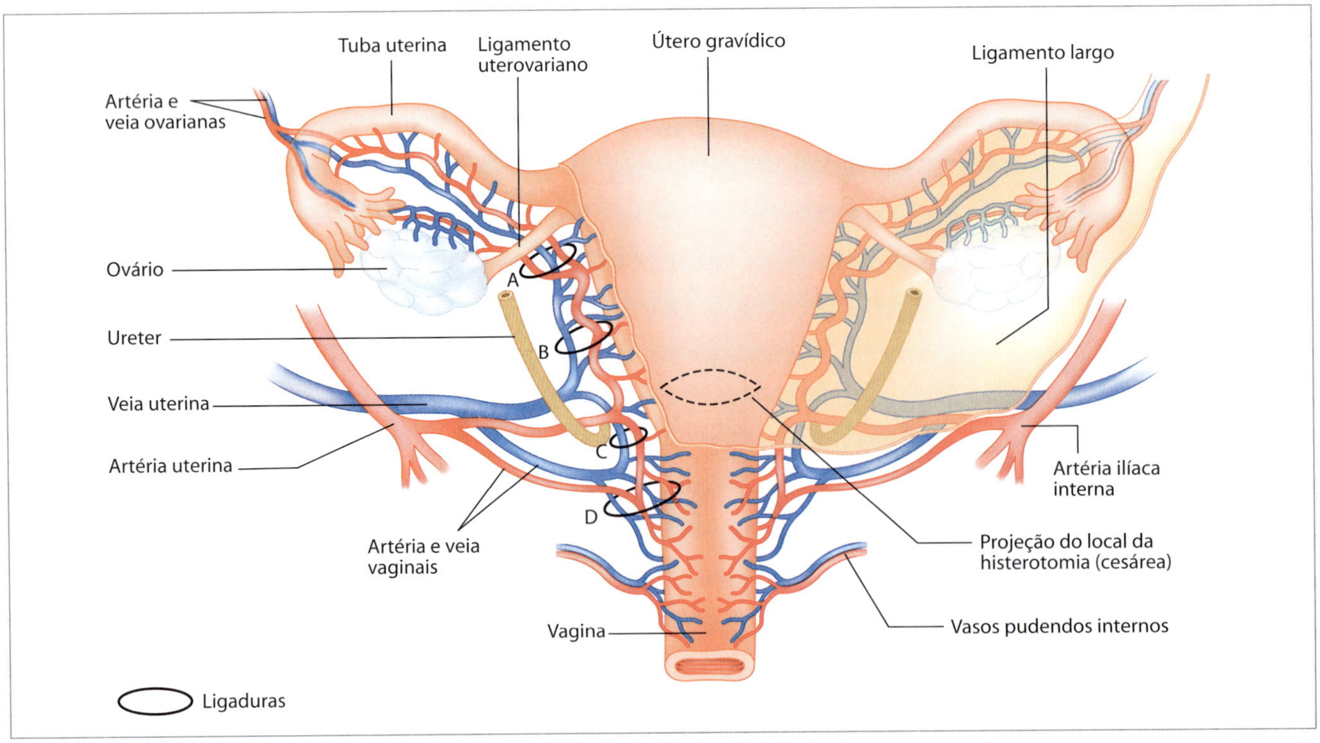


**FIGURA 5.** Visão posterior do útero. A: ligadura do ramo anastomótico da artéria ovariana; B: ligadura do ramo ascendente da artéria uterina; C: ligadura da artéria uterina; D: ligadura das artérias vaginais. (Figura adaptada de B-Lynch et al.[98])

A técnica é relativamente simples, de fácil execução e preserva o futuro reprodutivo da paciente. Não deve ser usada em casos de acretismo placentário e não diminui o risco de hemorragia pós-parto em gestações futuras.[38] Uma agulha grande de categute cromado 2 é usada para entrar e sair lateralmente na face anterior do segmento inferior do útero (Figura 6). O fio é levado posteriormente ao útero, passando a agulha nessa altura e convergindo de uma porção lateral à outra, agora na face posterior do segmento inferior. Ao sair, o fio é levado novamente para a porção anterior, passando pelo fundo uterino, e ancorado na face anterior do segmento inferior, paralelo e do lado oposto ao ponto inicial. Os fios são ligados, havendo efeito de compressão uterina. O sucesso dessa técnica foi também alcançado em outros estudos.[86]

## Outras suturas compressivas

Outras suturas foram descritas e representam modificações da sutura de B-Lynch. São suturas compressivas de pontos com fios absorvíveis que transfixam as paredes an-

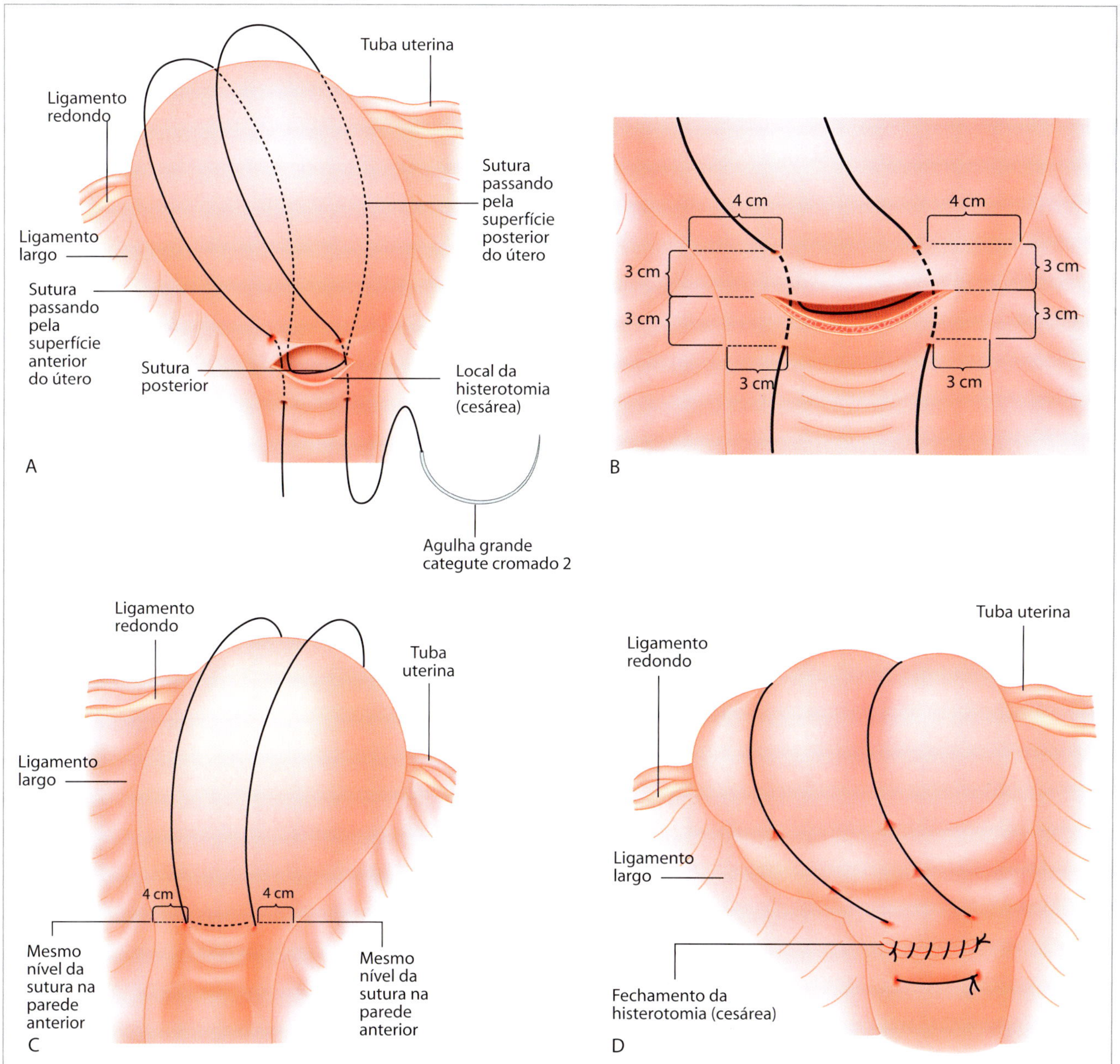


**FIGURA 6.** A: sutura de B-Lynch; B: distância entre os pontos; C: visão posterior; D: aspecto final com histerorrafia. (Figura adaptada de B-Lynch et al.[98])

terior e posterior do útero, aproximando-as firmemente. Pode-se utilizar as técnicas de Cho et al.[28] (Figura 7) ou de Hayman et al.[41] (Figura 8). Na primeira, são dois ou três pontos em X, com os nós anteriormente. Na segunda, são quatro a cinco pontos em alça, com nós no fundo uterino.

## Ligadura das artérias ilíacas internas

A ligadura bilateral das artérias ilíacas internas pode ser usada para controlar a hemorragia uterina.[36] A técnica não é simples, especialmente no caso de útero grande, incisão transversa pequena, pelve com grande quantidade de sangue e obstetra pouco habituado à exploração do espaço retroperitoneal. Por todas essas razões, a ligadura das artérias uterinas tem sido o procedimento de escolha.

De cada lado, o folheto anterior do ligamento largo é aberto com tesoura de Metzenbaum e o tecido retroareolar do retroperitônio é exposto. A artéria ilíaca externa é prontamente identificada na margem medial do músculo psoas e é seguida até a bifurcação da artéria ilíaca comum. O tecido que envolve a artéria ilíaca interna é dissecado até a bifurcação dessa artéria em troncos anterior e posterior, de maneira que o tronco anterior possa ser ligado seletivamente. Na prática, essa etapa é tão difícil que toda a artéria ilíaca interna geralmente é ligada cerca de 2 cm distalmente à sua origem. Deve-se ter muito cuidado para não realizar a ligadura da artéria ilíaca externa, pois haverá comprometimento da perfusão de todo o membro inferior ipsilateral à ligadura. A veia ilíaca interna também deve ser identificada antes de se realizar a ligadura arterial (Figura 9), já que a laceração dessa veia durante a dissecção pode levar a rápida perda de sangue.

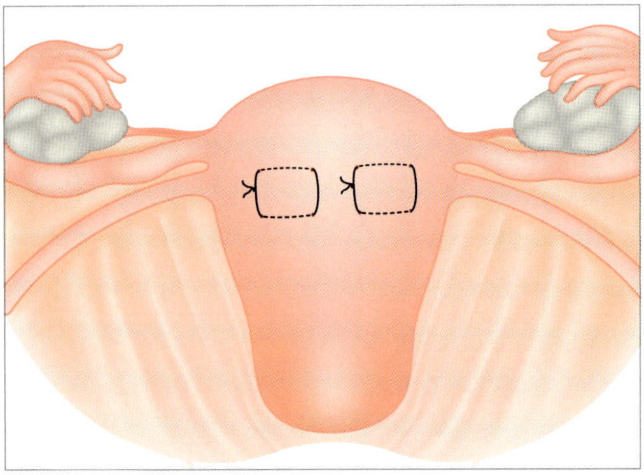

FIGURA 7. Técnica de Cho. (Figura adaptada de Cho et al.[28])

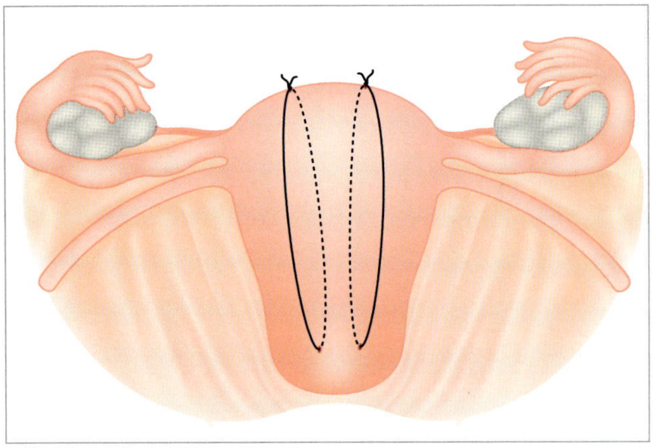

FIGURA 8. Técnica de Hayman. (Figura adaptada de Hayman et al.[41])

A ligadura das artérias ilíacas internas deve ser considerada somente quando a ligadura das artérias uterinas não surtir o efeito desejado. Se o obstetra não tiver muita experiência no manejo do retroperitônio, ele deverá omitir esse passo e realizar a histerectomia em seguida, a não ser que possa consultar prontamente algum cirurgião oncológico ou outro cirurgião familiarizado com essa técnica. Uma revisão de 49 gestações seguidas de ligadura das artérias ilíacas internas não mostrou aumento de complicações.[37]

Antes do fechamento da parede abdominal, a bexiga deve ser inspecionada e os ureteres, identificados. Se houver possibilidade de laceração vesical, pode-se fazer infusão de uma solução de índigo-carmim ou azul de metileno (5 mL) e solução salina (200 mL) pela sonda de Foley. A integridade da bexiga estará demonstrada se não houver extravasamento do líquido pela serosa.

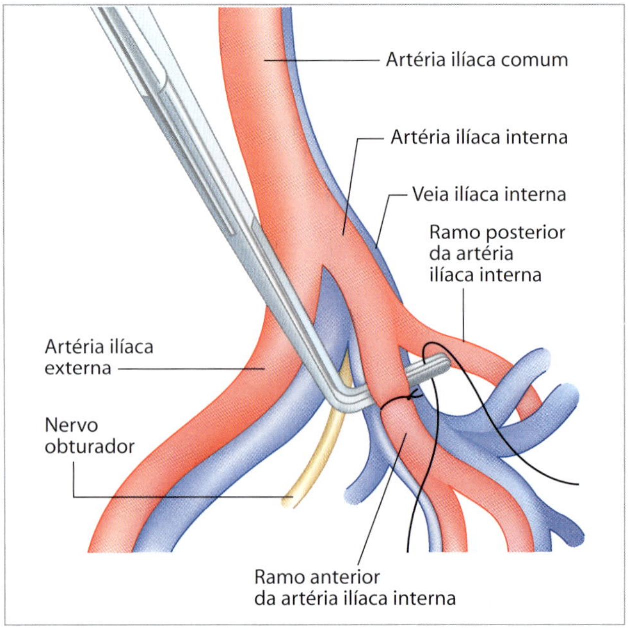


FIGURA 9. Ligadura da artéria ilíaca interna. (Figura adaptada de B-Lynch et al.[98])

Os ureteres devem ser identificados antes do fechamento da cavidade abdominal, por transiluminação do ligamento largo ou pela dissecção do retroperitônio. Este tem curso horizontal pelo peritônio, localiza-se 1 a 5 cm posteriormente aos vasos ovarianos e pode facilmente ser identificado anteriormente à bifurcação da artéria ilíaca comum (Figura 10).

### Histerectomia

Este método consiste no último recurso, mas não deve ser postergado nas situações mais graves, especialmente nos casos de coagulopatia e que requeiram imediato controle da hemorragia. Se houver indecisão para indicar a histerectomia, o sangramento excessivo poderá causar coagulopatia dilucional, dificultando muito o controle da hemorragia e aumentando os riscos do procedimento. A histerectomia pós-parto difere, em alguns aspectos, da histerectomia da não grávida, tornando muitas vezes o procedimento mais difícil. O colo uterino pode ser de difícil identificação nos casos de dilatação e esvaecimento pronunciados. Os vasos pélvicos ficam muito dilatados e varizes são encontradas com muita frequência na mesossalpinge; se houver sangramento intenso, o campo operatório pode ser de exploração mais complexa. O tamanho do útero e os tecidos mais friáveis também podem dificultar o procedimento. A histerectomia subtotal deve ser o método de escolha na maioria dos casos de histerectomia pós-parto, a não ser em situações em que haja indicação específica para a retirada do colo uterino, como neoplasia cervical, sangramento do colo uterino ou placenta prévia com acretismo.[73] As principais complicações associadas à histerectomia incluem lesões do trato urinário, coagulopatia e infecção. As complicações pós-operatórias relatadas em revisão de 5.185 casos foram morbidade febril (35%), hemorragia pós-operatória com nova intervenção (3,3%), fístulas urinárias (0,57%), tromboembolismo (< 1%) e obstrução intestinal (< 1%).[100] Em outra revisão, a lesão do trato urinário ocorreu em até 10% das histerectomias periparto de emergência.[92]

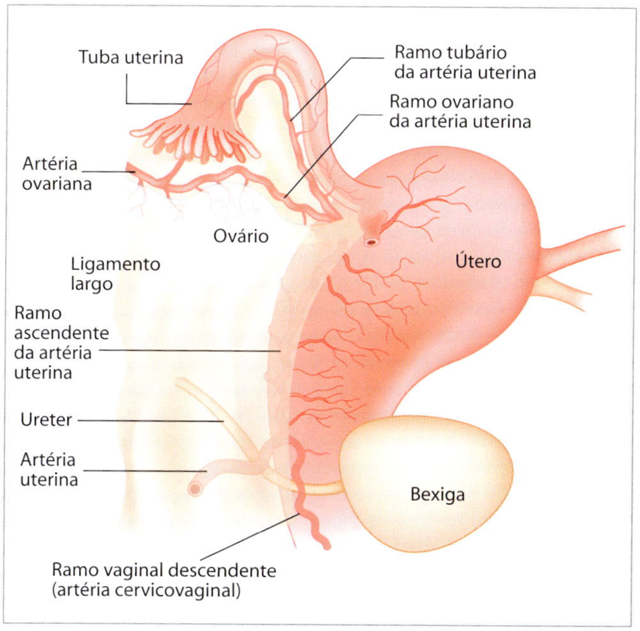


**FIGURA 10.** Identificação do ureter e dos vasos ilíacos. (Figura adaptada de Lee et al.[8])

### Fator VII:a ativado recombinante

Apesar de ter sido desenvolvido para o tratamento de hemofilia A ou B, o fator VII:a ativado recombinante tem sido usado com sucesso como agente hemostático universal para o tratamento de hemorragias em algumas situações, como na hemorragia pós-parto causada por atonia uterina.[27] Seu custo é bastante elevado e pode levar a aumento do risco de tromboembolismo naquelas pacientes em que foi administrado. Há relatos de que a dose a ser utilizada é de 60 mg/kg, com controle do sangramento em cerca de 10 minutos. Já em outro relato de caso, duas doses de 90 mg/kg em intervalo de 3 horas foram usadas em caso de hemorragia pós-parto complicada por coagulação intravascular disseminada.[60] Outros estudos descrevem doses de 90 a 100 mg/kg para hemorragia pós-parto ou sangramento contínuo após histerectomia para esse fim.[78]

Em estudo randomizado que avaliou pacientes com hemorragia pós-parto grave não responsiva ao tratamento com ocitocina, o uso do fator VII:a ativado resultou em 41% de redução da necessidade de embolização arterial, ligadura de artéria uterina ou ilíaca interna, ou histerectomia, independentemente do tipo de parto.[53]

## HEMORRAGIA PÓS-PARTO SECUNDÁRIA

Define-se hemorragia pós-parto secundária quando o sangramento uterino excessivo ocorre entre 24 horas e 6 semanas após o parto. Alguns estudos relatam pico de incidência entre 1 e 2 semanas após o parto.[34] Em países desenvolvidos, a frequência é de 0,5 a 2% do total de partos. A patogenia parece estar associada com atonia uterina secundária à presença de fragmentos placentários e/ou infecção, mas a causa exata em geral não é identificada. A quantidade de sangramento geralmente não é tão pronunciada quanto na hemorragia pós-parto primária, mas, assim como nesta, uma história prévia de hemorragia pós-parto secundária predispõe a taxa maior de recorrência.[32,87]

Não há estudos controlados que possam ser de auxílio na conduta. A terapia inclui o uso de agentes uterotônicos e/ou antibióticos. A curetagem uterina é, em geral, eficaz, mesmo quando não se identifica conteúdo representativo na cavidade uterina (fragmentos placentários, membranas).[46,50] As principais complicações descritas com esse procedimento são a perfuração uterina e as sinéquias intrauterinas. A perfuração uterina ocorre em 3% dos casos, segundo Hoveyda e Mackenzie.[46] Infelizmente, achados ultrassonográficos de acúmulo de fluido e detritos na cavidade uterina são comuns no útero em regressão e não diferenciam mulheres que necessitam de terapia clínica daquelas que precisam de cirurgia.[35,46,61]

## INVERSÃO UTERINA

A inversão uterina ocorre quando o fundo uterino se move para o interior da cavidade endometrial. Pode ser incompleta (o fundo se projeta para dentro da cavidade uterina), completa (o fundo invertido ultrapassa o orifício externo do colo uterino) ou prolapsada (o corpo uterino invertido ultrapassa o introito vaginal). Ela é classificada como aguda (até 24 horas após o parto), subaguda (até 30 dias de período pós-parto) ou crônica (mais de 30 dias após o parto). Se não for adequadamente reconhecida e tratada, a inversão uterina pode levar a hemorragia grave e choque, resultando em morte materna.

A incidência de inversão uterina é bastante variável, mas provavelmente é menor do que uma em 6 mil partos vaginais.[25,59,82] As duas principais causas são tração excessiva do cordão umbilical e pressão do fundo uterino, tipicamente ocorrendo nos casos de úteros relaxados e implantação fúndica da placenta.[55] Os fatores de risco incluem macrossomia, cordão curto, uso prolongado de ocitocina ou sulfato de magnésio, primiparidade, anomalias uterinas, remoção manual da placenta e acretismo placentário. A inversão pode até ocorrer espontaneamente, mesmo em um útero não puerperal. Neste último caso, há quase sempre um tumor polipoide uterino, em geral um leiomioma.[11]

O diagnóstico da inversão uterina é usualmente clínico. Na inversão incompleta, um defeito na área do fundo uterino pode ser percebido à palpação abdominal, e o fundo uterino pode ser palpado (pela vagina) no segmento inferior do útero ou visualizado pelo colo dilatado. Se a inversão for completa, o fundo uterino é palpado e/ou visualizado na vagina ou junto ao períneo. Tanto hemorragia intensa quanto hipotensão grave podem ocorrer. Exames de imagem – ultrassonografia e ressonância nuclear magnética (RNM) – também podem ser usados para confirmar a inversão uterina quando o diagnóstico clínico for duvidoso e a paciente estiver hemodinamicamente estável.[47]

O tratamento consiste na administração de uterolíticos seguida de manobra para restituir o útero à sua posição normal (manobra de Taxe). Se não houver sucesso com essa manobra, a terapêutica cirúrgica será o próximo passo. Imediatamente após o útero voltar à sua posição, agentes uterotônicos são administrados para prevenir a reinversão, diminuindo também a perda de sangue.

A demora no diagnóstico e no início do tratamento pode ser altamente prejudicial à paciente, com grande risco de choque. É necessário que haja apoio de anestesista e equipe de enfermagem e reposição rápida de líquidos e hemoderivados, de acordo com a necessidade. O relaxamento uterino pode ser conseguido administrando-se drogas betamiméticas (por exemplo, terbutalina). A nitroglicerina intravenosa possui um início de ação mais rápido (30 a 60 segundos) e um tempo de ação menor (60 a 120 segundos),[31] o que pode ser útil, já que após a reposição do útero à sua posição habitual será administrado um agente uterotônico. A dose necessária para o relaxamento uterino é variável (50 a 500 mg), com até três repetições de 25 a 250 mg, por via intravenosa.[17] A anestesia geral (por exemplo, com agente halogenado) pode levar ao relaxamento uterino como recurso final, facilitando os casos em que o procedimento cirúrgico também for necessário.

Depois de conseguir o relaxamento uterino, rapidamente se tenta reposicionar o útero. O método mais usado é aquele em que se procura mobilizar a parte uterina que inverteu por último. O fundo uterino é pressionado com a palma da mão, com os dedos em direção posterior e o polegar para cima, com pressão exercida em direção à cicatriz umbilical na área invertida (Figura 11). Não está estabelecido se a placenta deve ser removida antes de o útero ser reposicionado, pois muitos autores acreditam que esse procedimento resulta em maior sangramento e descompensação hemodinâmica.

Assim que o útero retorna à sua posição original e a placenta é retirada, agentes uterotônicos são administrados. O punho deve permanecer dentro da cavidade uterina, mantendo o útero em sua posição, até a ocorrência de contrações uterinas. O risco de recorrência ainda não está definido. Em uma série de quarenta casos de inversão uterina aguda pós-parto, não foi relatada recorrência em 26 gestações subsequentes.[25]

Se essa manobra não obtiver êxito, será necessário realizar correção cirúrgica. Os procedimentos de Huntington e de Haultain são os mais utilizados. Quando se opta pela técnica de Huntington, realiza-se laparotomia e são posicionados clampes nos ligamentos redondos cerca de 2 cm abaixo da depressão formada pelo útero invertido. Realiza-se leve tração para cima, repetindo-se esse procedimento até que toda a inversão esteja corrigida. Pelo método de Haultain, faz-se uma incisão na porção posterior do útero invertido, aumentando seu tamanho e permitindo a correção. Também foi relatado com sucesso o uso de ventosas para esse fim.[23]

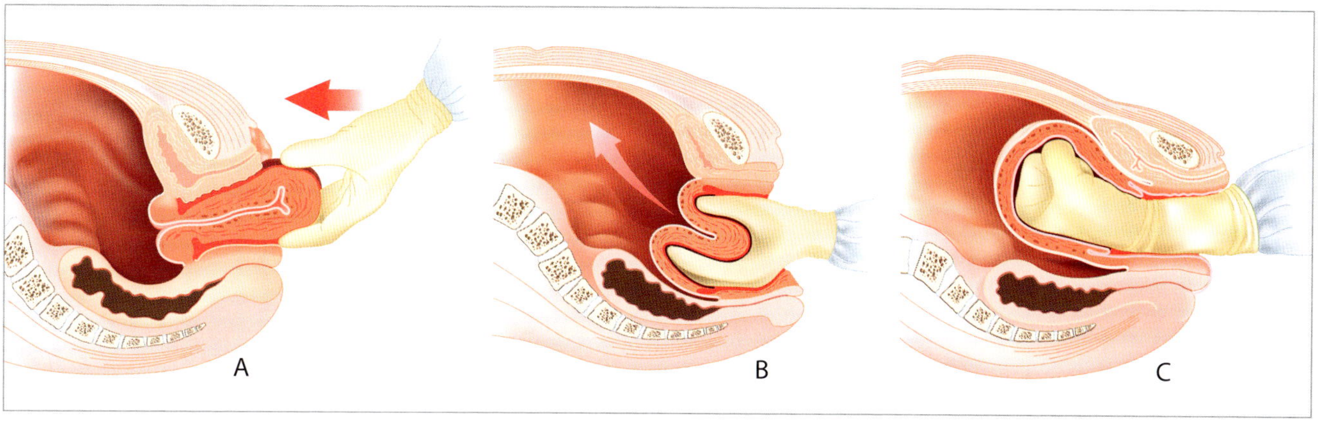


**FIGURA 11.** Manobra para tratamento da inversão uterina. A: o fundo uterino invertido é levado novamente para dentro da cavidade uterina; B: faz-se pressão no fundo uterino com a palma da mão, em direção à cicatriz umbilical; C: mantém-se o punho na cavidade uterina até a ocorrência de contrações. (Figura adaptada de Anderson et al.[2])

### PONTOS-CHAVE

- A hemorragia pós-parto consiste na maior causa de morte materna no mundo.
- As principais causas de hemorragia pós-parto são a atonia uterina, a retenção de fragmentos placentários e lacerações do canal de parto.
- Sinais de alerta, como alterações da pressão arterial e do pulso maternos, poderão ocorrer tardiamente, quando grande quantidade de sangue já houver sido perdida.
- O obstetra deve coordenar uma série de intervenções clínicas e cirúrgicas para o controle da hemorragia pós-parto e contar com o apoio de uma equipe multidisciplinar, incluindo enfermeiros, anestesista, hematologista e banco de sangue.
- Os procedimentos iniciais após o diagnóstico de hemorragia pós-parto incluem massagem uterina bimanual, drogas uterotônicas (ocitocina, metilergometrina e, se necessário, misoprostol), ácido tranexâmico e reposição de cristaloides. Se o útero encontra-se bem contraído, deve-se proceder à revisão do canal de parto para reparo de lacerações, se presentes, e à curetagem uterina.
- Deve-se considerar o tamponamento uterino (compressa, gaze, sonda de Foley, balão de Sengstaken-Blakemore ou balão de Bakri), se as medidas iniciais falharem.
- A embolização arterial pode ser realizada antes da terapia cirúrgica em pacientes hemodinamicamente estáveis se houver tempo, equipe apropriada e equipamento adequado.
- Os procedimentos cirúrgicos iniciais devem ser rápidos, relativamente fáceis e efetivos: sutura de B-Lynch e ligadura de artérias uterinas. A coagulopatia, se presente, deve ser corrigida o mais rapidamente possível.
- Mesmo sendo a histerectomia o último recurso, esta não deve ser postergada, especialmente em pacientes graves, com coagulopatia e que requeiram rápido controle do sangramento uterino.
- A inversão uterina deve ser corrigida logo após o diagnóstico com o uso de drogas uterolíticas seguido de tentativa manual de reposicionamento do útero. Se não houver êxito nessas medidas, a terapêutica cirúrgica deve ser empregada a seguir. Após o útero retornar à sua posição original, é recomendada a utilização de drogas uterotônicas para prevenir a reinversão e diminuir a perda sanguínea.

## REFERÊNCIAS BIBLIOGRÁFICAS

### Artigos de revisão


1. American College of Obstetricians and Gynecologists. Postpartum hemorrhage. ACOG Educational Bulletin. Int J Gynaecol Obstet 1998; 61(1): 79-86.
2. Anderson JM, Etches D. Prevention and management of postpartum hemorrhage. Am Fam Physician 2007; 75(6): 875-82.
3. Badawy SZ, Etman A, Singh M, Murphy K, Mayelli T, Philadelphia M. Uterine artery embolization: the role in obstetrics and gynecology. Clin Imaging 2001; 25(4): 288-95.
4. Bonnar J. Massive obstetric haemorrhage. Baillieres Best Pract Res Clin Obstet Gynaecol 2000; 14(1): 1-18.
5. Druelinger L. Postpartum emergencies. Emerg Med Clin North Am 1994; 12(1): 219-37.
6. Evensen A, Anderson JM, Fontaine P. Postpartum Hemorrhage: Prevention and Treatment. Am Fam Physician 2017; 95: 442.
7. Goodwin SC, Wong GC. Uterine artery embolization for uterine fibroids: a radiologist's perspective. Clin Obstet Gynecol 2001; 44(2): 412-24.
8. Lee NK, Kim S, Lee JW et al. Postpartum hemorrhage: clinical and radiologic aspects. Eur J Radiol 2010; 74(1): 50-9.
9. Li XF, Fortney JA, Kotelchuck M, Glover LH. The postpartum period: the key to maternal mortality. Int J Gynaecol Obstet 1996; 54(1): 1-10.
10. Likis FE, Sathe NA, Morgans AK et al. Management of postpartum hemorrhage. AHRQ Comparative Effectiveness Rev 2015.
11. Lupovitch A, England ER, Chen R. Non-puerperal uterine inversion in association with uterine sarcoma: case report in a 26-year old and review of the literature. Gynecol Oncol 2005; 97(3): 938-41.
12. Maier RC. Control of postpartum hemorrhage with uterine packing. Am J Obstet Gynecol 1993; 169(2 Pt 1): 317-23.
13. Mason BA. Postpartum hemorrhage and arterial embolization. Curr Opin Obstet Gynecol 1998; 10(6): 475-9.
14. Norris TC. Management of postpartum hemorrhage. Am Fam Physician 1997; 55(2): 635-40.
15. Quinones JN, Uxer JB, Gogle J, Scorza WE, Smulian JC. Clinical evaluation during postpartum hemorrhage. Clin Obstet Gynecol 2010; 53(1): 157-64.
16. Rajan PV, Wing DA. Postpartum hemorrhage: evidence-based medical interventions for prevention and treatment. Clin Obstet Gynecol 2010; 53(1):165-81.
17. Smith GN, Brien JF. Use of nitroglycerin for uterine relaxation. Obstet Gynecol Surv 1998; 53(9): 559-65.

18. Vedantham S, Goodwin SC, McLucas B, Mohr G. Uterine artery embolization: an underused method of controlling pelvic hemorrhage. Am J Obstet Gynecol 1997; 176(4): 938-48.

## Artigos originais

19. Abdel-Aleem H, El-Nashar I, Abdel-Aleem A. Management of severe postpartum hemorrhage with misoprostol. Int J Gynaecol Obstet 2001; 72(1): 75-6.
20. AbdRabbo SA. Stepwise uterine devascularization: a novel technique for management of uncontrolled postpartum hemorrhage with preservation of the uterus. Am J Obstet Gynecol 1994; 171(3): 694-700.
21. Alvarez M, Lockwood CJ, Ghidini A, Dottino P, Mitty HA, Berkowitz RL. Prophylactic and emergent arterial catheterization for selective embolization in obstetric hemorrhage. Am J Perinatol 1992; 9(5-6): 441-4.
22. Andolina K, Daly S, Roberts N. Objective measurement of blood loss at delivery: is it more than a guess? Am J Obstet Gynecol 1999; 180(S69).
23. Antonelli E, Irion O, Tolck P, Morales M. Subacute uterine inversion: description of a novel replacement technique using the obstetric ventouse. BJOG 2006; 113(7): 846-7.
24. B-Lynch C, Coker A, Lawal AH, Abu J, Cowen MJ. The B-Lynch surgical technique for the control of massive postpartum haemorrhage: an alternative to hysterectomy? Five cases reported. Br J Obstet Gynaecol 1997; 104(3): 372-5.
25. Baskett TF. Acute uterine inversion: a review of 40 cases. J Obstet Gynaecol Can 2002; 24(12): 953-6.
26. Bernath T, Carvalho MHB, Martinelli S, Kahhale S, Zugaib M. Mortalidade materna: as hemorragias no ciclo grávido-puerperal. Rev Ginec Obst 2001; 12(3): 135-41.
27. Bouwmeester FW, Jonkhoff AR, Verheijen RH, van Geijn HP. Successful treatment of life-threatening postpartum hemorrhage with recombinant activated factor VII. Obstet Gynecol 2003; 101(6): 1174-6.
28. Cho JH, Jun HS, Lee CN. Hemostatic suturing technique for uterine bleeding during cesarean delivery. Obstet Gynecol 2000; 96(1): 129-31.
29. Combs CA, Murphy EL, Laros Jr. RK. Factors associated with hemorrhage in cesarean deliveries. Obstet Gynecol 1991; 77(1): 77-82.
30. Condous GS, Arulkumaran S, Symonds I, Chapman R, Sinha A, Razvi K. The "tamponade test" in the management of massive postpartum hemorrhage. Obstet Gynecol 2003; 101(4): 767-72.
31. Dayan SS, Schwalbe SS. The use of small-dose intravenous nitroglycerin in a case of uterine inversion. Anesth Analg 1996; 82(5): 1091-3.
32. Dewhurst CJ. Secondary post-partum haemorrhage. J Obstet Gynaecol Br Common 1966; 73(1): 53-8.
33. Dillon SJ, Kleinmann W, Formina Y et al. Does simulation improve clinical performance in management of postpartum hemorrhage? Am J Obstet Gynecol 2021; 225(4): 435.e1-e8.
34. Dossou M, Debost-Legrand A, Dechelotte P, Lemery D, Vendittelli F. Severe secondary postpartum hemorrhage: a historical cohort. Birth 2015; 42(2): 149-55.
35. Edwards A, Ellwood DA. Ultrasonographic evaluation of the postpartum uterus. Ultrasound Obstet Gynecol 2000; 16(7): 640-3.
36. Evans S, McShane P. The efficacy of internal iliac artery ligation in obstetric hemorrhage. Surg Gynecol Obstet 1985; 160(3): 250-3.
37. Ferguson JE, Bourgeois FJ, Underwood PB. B-Lynch suture for postpartum hemorrhage. Obstet Gynecol 2000; 95(6 Pt 2): 1020-2.
38. Fuglsang J. Later reproductive health after B-Lynch sutures: a follow-up study after 10 years' clinical use of the B-Lynch suture. Fertil Steril 2014; 101(4): 1194-9.
39. Hall MH, Halliwell R, Carr-Hill R. Concomitant and repeated happenings of complications of the third stage of labour. Br J Obstet Gynaecol 1985; 92(7): 732-8.
40. Hansch E, Chitkara U, McAlpine J, El-Sayed Y, Dake MD, Razavi MK. Pelvic arterial embolization for control of obstetric hemorrhage: a five-year experience. Am J Obstet Gynecol 1999; 180(6 Pt 1): 1454-60.
41. Hayman RG, Arulkumaran S, Steer PJ. Uterine compression sutures: surgical management of postpartum hemorrhage. Obstet Gynecol 2002; 99(3): 502-6.
42. Heaston DK, Mineau DE, Brown BJ, Miller Jr. FJ. Transcatheter arterial embolization for control of persistent massive puerperal hemorrhage after bilateral surgical hypogastric artery ligation. Am J Roentgenol 1979; 133(1): 152-4.
43. Hertzberg BS, Bowie JD. Ultrasound of the postpartum uterus. Prediction of retained placental tissue. J Ultrasound Med 1991; 10(8): 451-6.
44. Hester JD. Postpartum hemorrhage and reevaluation of uterine packing. Obstet Gynecol 1975; 45(5): 501-4.
45. Hofmeyr GJ, Ferreira S, Nikodem VC et al. Misoprostol for treating postpartum haemorrhage: a randomized controlled trial. BMC Pregnancy Childbirth 2004; 4(1): 16.
46. Hoveyda F, Mackenzie IZ. Secondary postpartum haemorrhage: incidence, morbidity and current management. BJOG 2001; 108(9): 927-30.
47. Hsieh TT, Lee JD. Sonographic findings in acute puerperal uterine inversion. J Clin Ultrasound 1991; 19(5): 306-9.
48. Hsu S, Rodgers B, Lele A, Yeh J. Use of packing in obstetric hemorrhage of uterine origin. J Reprod Med 2003; 48(2): 69-71.
49. Japaraj RP, Raman S. Sengstaken-Blakemore tube to control massive postpartum haemorrhage. Med J Malaysia 2003; 58(4): 604-7.
50. King PA, Duthie SJ, Dong ZG, Ma HK. Secondary postpartum haemorrhage. Aust N Z J Obstet Gynaecol 1989; 29(4): 394-8.
51. Kirby JM, Kachura JR, Rajan DK et al. Arterial embolization for primary postpartum hemorrhage. J Vasc Interv Radiol 2009; 20(8): 1036-45.
52. Lakshmi SD, Abraham R. Role of Prophylactic Tranexamic Acid in Reducing Blood Loss during Elective Caesarean Section: A Randomized Controlled Study. J Clin Diagn Res 2016; 10: QC17.
53. Lavigne-Lissalde G, Aya AG, Mercier FJ et al. Recombinant human FVIIa for reducing the need for invasive second-line therapies in severe refractory postpartum hemorrhage: a multicenter, randomized, open controlled trial. J Thromb Haemost 2015; 13(4): 520-9.
54. Lester WM, Bartholomew RA, Colvin ED, Grimes Jr. WH, Fish JS, Galloway WH. Reconsideration of the uterine pack in postpartum hemorrhage. Am J Obstet Gynecol 1965; 93: 321-9.
55. Lipitz S, Frenkel Y. Puerperal inversion of the uterus. Eur J Obstet Gynecol Reprod Biol 1988; 27(3): 271-4.
56. Lokugamage AU, Sullivan KR, Niculescu I et al. A randomized study comparing rectally administered misoprostol versus syntometrine combined with an oxytocin infusion for the cessation of primary postpartum hemorrhage. Acta Obstet Gynecol Scand 2001; 80(9): 835-9.
57. Marshall AL, Durani U, Bartley A, et al. The impact of postpartum hemorrhage on hospital length of stay and inpatient mortality: a National Inpatient Sample-based analysis. Am J Obstet Gynecol 2017; 217: 344.e1.
58. Mbonye AK, Asimwe JB, Kabarangira J, Nanda G, Orinda V. Emergency obstetric care as the priority intervention to reduce maternal mortality in Uganda. Int J Gynaecol Obstet 2007; 96(3): 220-5.
59. Miras T, Collet F, Seffert P. Acute puerperal uterine inversion: two cases. J Gynecol Obstet Biol Reprod 2002; 31(7): 668-71.
60. Moscardo F, Perez F, de la Rubia J et al. Successful treatment of severe intra-abdominal bleeding associated with disseminated intravascular coagulation using recombinant activated factor VII. Br J Haematol 2001; 114(1): 174-6.
61. Mulic-Lutvica A, Bekuretsion M, Bakos O, Axelsson O. Ultrasonic evaluation of the uterus and uterine cavity after normal, vaginal delivery. Ultrasound Obstet Gynecol 2001; 18(5): 491-8.

62. Nizard J, Barrinque L, Frydman R, Fernandez H. Fertility and pregnancy outcomes following hypogastric artery ligation for severe post-partum haemorrhage. Hum Reprod 2003; 18(4): 844-8.
63. O'Brien P, El-Refaey H, Gordon A, Geary M, Rodeck CH. Rectally administered misoprostol for the treatment of postpartum hemorrhage unresponsive to oxytocin and ergometrine: a descriptive study. Obstet Gynecol 1998; 92(2): 212-4.
64. O'Leary JA. Uterine artery ligation in the control of postcesarean hemorrhage. J Reprod Med 1995; 40(3): 189-93.
65. O'Leary JL, O'Leary JA. Uterine artery ligation for control of postcesarean section hemorrhage. Obstet Gynecol 1974; 43(6): 849-53.
66. O'Leary JL, O'Leary JA. Uterine artery ligation in the control of intractable postpartum hemorrhage. Am J Obstet Gynecol 1966; 94(7): 920-4.
67. Oberg AS, Hernandez-Diaz S, Palmsten K, Almqvist C, Bateman BT. Patterns of recurrence of postpartum hemorrhage in a large population-based cohort. Am J Obstet Gynecol 2014; 210(3): 229 e1-8.
68. Oei SG, Kho SN, ten Broeke ED, Brolmann HA. Arterial balloon occlusion of the hypogastric arteries: a life-saving procedure for severe obstetric hemorrhage. Am J Obstet Gynecol 2001; 185(5): 1255-6.
69. Ornan D, White R, Pollak J, Tal M. Pelvic embolization for intractable postpartum hemorrhage: long-term follow-up and implications for fertility. Obstet Gynecol 2003; 102(5 Pt 1): 904-10.
70. Pelage JP, Le Dref O, Jacob D, Soyer P, Herbreteau D, Rymer R. Selective arterial embolization of the uterine arteries in the management of intractable post-partum hemorrhage. Acta Obstet Gynecol Scand 1999; 78(8): 698-703.
71. Pelage JP, Le Dref O, Mateo J et al. Life-threatening primary postpartum hemorrhage: treatment with emergency selective arterial embolization. Radiology 1998; 208(2): 359-62.
72. Prendiville WJ, Harding JE, Elbourne DR, Stirrat GM. The Bristol third stage trial: active versus physiological management of third stage of labour. BMJ 1988; 297(6659): 1295-300.
73. Punnonen R, Teisala K, Heinonen PK, Tuimala R, Pystynen P. Subtotal hysterectomy in emergency obstetrics. Ann Chir Gynaecol 1984; 73(5): 293-5.
74. Razvi K, Chua S, Arulkumaran S, Ratnam SS. A comparison between visual estimation and laboratory determination of blood loss during the third stage of labour. Aust N Z J Obstet Gynaecol 1996; 36(2): 152-4.
75. Roman H, Sentilhes L, Cingotti M, Verspyck E, Marpeau L. Uterine devascularization and subsequent major intrauterine synechiae and ovarian failure. Fertil Steril 2005; 83(3): 755-7.
76. Rouse DJ, Leindecker S, Landon M et al. The MFMU cesarean registry: uterine atony after primary cesarean delivery. Am J Obstet Gynecol 2005; 193(3 Pt 2): 1056-60.
77. Salomon LJ, deTayrac R, Castaigne-Meary V et al. Fertility and pregnancy outcome following pelvic arterial embolization for severe post-partum haemorrhage: a cohort study. Hum Reprod 2003; 18(4): 849-52.
78. Segal S, Shemesh IY, Blumental R et al. The use of recombinant factor VIIa in severe postpartum hemorrhage. Acta Obstet Gynecol Scand 2004; 83(8): 771-2.
79. Seldinger SI. Catheter replacement of the needle in percutaneous arteriography: a new technique. Acta Radiol 1953; 39(5): 368-76.
80. Sentilhes L, Sénat MV, Le Lous M et al. Tranexamic acid for the prevention of blood loss after cesarean delivery. N Engl J Med 2021; 384(17): 1623-34.
81. Seror J, Allouche C, Elhaik S. Use of Sengstaken-Blakemore tube in massive postpartum hemorrhage: a series of 17 cases. Acta Obstet Gynecol Scand 2005; 84(7): 660-4.
82. Shah-Hosseini R, Evrard JR. Puerperal uterine inversion. Obstet Gynecol 1989; 73(4): 567-70.
83. Sheiner E, Sarid L, Levy A, Seidman DS, Hallak M. Obstetric risk factors and outcome of pregnancies complicated with early postpartum hemorrhage: a population-based study. J Matern Fetal Neonatal Med 2005; 18(3): 149-54.
84. Shields LE, Wiesner S, Fulton J, Pelletreau B. Comprehensive maternal hemorrhage protocols reduce the use of blood products and improve patient safety. Am J Obstet Gynecol 2015; 212: 272.
85. Skupski DW, Brady D, Lowenwirt IP, et al. Improvement in Outcomes of Major Obstetric Hemorrhage Through Systematic Change. Obstet Gynecol 2017; 130: 770.
86. Smith KL, Baskett TF. Uterine compression sutures as an alternative to hysterectomy for severe postpartum hemorrhage. J Obstet Gynaecol Can 2003; 25(3): 197-200.
87. Thorsteinsson VT, Kempers RD. Delayed postpartum bleeding. Am J Obstet Gynecol 1970; 107(4): 565-71.
88. Ueland K. Maternal cardiovascular dynamics: VII – intrapartum blood volume changes. Am J Obstet Gynecol 1976; 126(6): 671-7.
89. Walraven G, Dampha Y, Bittaye B, Sowe M, Hofmeyr J. Misoprostol in the treatment of postpartum haemorrhage in addition to routine management: a placebo randomized controlled trial. BJOG 2004; 111(9): 1014-7.
90. Wei J, Dai Y, Wang Z et al. Intrauterine double-balloon tamponade vs gauze packing in the management of placenta previa: a multicentre randomized controlled trial. Medicine (Baltimore) 2020; 99(7): e19221.
91. WOMAN Trial Collaborators. Effect of early tranexamic acid administration on mortality, hysterectomy, and other morbidities in women with post-partum haemorrhage (WOMAN): an international, randomised, double-blind, placebo-controlled trial. Lancet 2017; 389(10084): 2105-16.
92. Zelop CM, Harlow BL, Frigoletto Jr. FD, Safon LE, Saltzman DH. Emergency peripartum hysterectomy. Am J Obstet Gynecol 1993; 168(5): 1443-8.


## Diretrizes


93. Abdul-Kadir R, McLintock C, Ducloy AS et al. Evaluation and management of postpartum hemorrhage: consensus from an international expert panel. Transfusion 2014; 54(7): 1756-68.
94. American College of Obstetricians and Gynecologists. Clinical management guidelines for obstetrician-gynecologists. ACOG Practice Bulletin. Obstet Gynecol 2006; 108(4): 1039-47.
95. Committee on Practice, B.O. (2017). Practice Bulletin N. 183: Postpartum Hemorrhage. Obstet Gynecol 130(4): e168-e186.
96. Lalonde A, Daviss BA, Acosta A, Herschderfer K. Postpartum hemorrhage today: ICM/Figo initiative 2004-2006. Int J Gynaecol Obstet 2006; 94(3): 243-53.
97. Organização Pan-Americana da Saúde. Recomendações assistenciais para prevenção, diagnóstico e tratamento da hemorragia obstétrica. Brasília: OPAS; 2018.


## Livros


98. B-Lynch C, Keith LG, Lalonde AB, Mahantesh K. A textbook of postpartum hemorrhage. Duncow: Sapiens; 2006.
99. Cunningham FG, Leveno JK, Bloom MD, Hauth JC, Gilstrap L, Wenstrom KD. Obstetrical hemorrhage. In: Williams' obstetrics. 22.ed. New York: McGraw-Hill; 2005.
100. Plauché WC, Morrison JC, O'Sullivan MJ. Peripartal histerectomy. In: Surgical obstetrics. 22.ed. Philadelphia: WB Saunders; 1992. p. 447.


## Revisões sistemáticas/metanálises


101. Diaz V, Abalos E, Carroli G. Methods for blood loss estimation after vaginal birth. Cochrane Database Syst Rev 2018; 9: CD010980.
102. Doumouchtsis SK, Nikolopoulos K, Talaulikar V, Krishna A, Arulkumaran S. Menstrual and fertility outcomes following the surgical management of postpartum haemorrhage: a systematic review. BJOG 2014; 121(4): 382-8.

103. Doumouchtsis SK, Papageorghiou AT, Arulkumaran S. Systematic review of conservative management of postpartum hemorrhage: what to do when medical treatment fails. Obstet Gynecol Surv 2007; 62(8): 540-7.
104. Hofmeyr GJ, Gulmezoglu AM, Novikova N, Lawrie TA. Postpartum misoprostol for preventing maternal mortality and morbidity. Cochrane Database Syst Rev 2013; 7: CD008982.
105. Hofmeyr GJ, Walraven G, Gulmezoglu AM, Maholwana B, Alfirevic Z, Villar J. Misoprostol to treat postpartum haemorrhage: a systematic review. BJOG 2005; 112(5): 547-53.
106. Jin XH, Li D, Li X. Carbetocin vs oxytocin for prevention of postpartum hemorrhage after vaginal delivery: a meta-analysis. Medicine (Baltimore) 2019; 98(47): e17911.
107. Khan KS, Wojdyla D, Say L, Gulmezoglu AM, Van Look PF. WHO analysis of causes of maternal death: a systematic review. Lancet 2006; 367(9516): 1066-74.
108. McCall SJ, Henriquez D, Edwards HM et al. A total blood volume or more transfused during pregnancy or after childbirth: individual patient data from six international population-based observational studies. PLoS One 2021; 16(1): e0244933.
109. Prendiville WJ, Elbourne D, McDonald S. Active versus expectant management in the third stage of labour. Cochrane Database Syst Rev 2000; 3: CD000007.
110. Ruiz Labarta FJ, Pintado Recarte MP, Alvarez Luque A, et al. Outcomes of pelvic arterial embolization in the management of postpartum haemorrhage: a case series study and systematic review. Eur J Obstet Gynecol Reprod Biol 2016; 206: 12.
111. Suarez S, Conde-Agudelo A, Borovac-Pinheiro A et al. Uterine balloon tamponade for the treatment of postpartum hemorrhage: a systematic review and meta-analysis. Am J Obstet Gynecol 2020; 222(4): 293.e1-e52.

### *Website*

112. World Health Organization. Attending to 136 million births, every year: make every mother and child count – the world report 2005. Disponível em: https://www.who.int/publications/i/item/9241562900. Acesso em: 24/1/2023.

# Capítulo 26

# Infecção puerperal



## DEFINIÇÃO, IMPORTÂNCIA E INCIDÊNCIA

A infecção puerperal, também denominada febre puerperal, é um termo genérico que representa qualquer infecção bacteriana do trato genital feminino no pós-parto. Apesar de a mortalidade por essa enfermidade ter diminuído nas últimas décadas, ela ainda é responsável por considerável número de mortes maternas. A sepse representa importante causa de mortalidade, sendo considerada a terceira ou quarta causa de morte materna.[60] Estima-se que a sepse puerperal seja responsável por aproximadamente 75 mil mortes maternas a cada ano, especialmente em países em desenvolvimento.[8] No período de 1993 a 2016, houve 2.389 casos de morte materna de mulheres residentes no município de São Paulo, se forem consideradas somente as causas diretas e indiretas. A infecção puerperal foi responsável por 153 casos (6,4%) e representou a quinta causa de óbito materno.[42]

A infecção puerperal é a principal causa de febre no puerpério e indica a presença de endometrite, endomiometrite ou endoparametrite. Dessa forma, com a finalidade de chamar a atenção para a ocorrência dessa enfermidade, procurou-se agrupar todos os estados febris puerperais sob a denominação de morbidade febril puerperal, a qual se conceitua como a ocorrência de temperatura de pelo menos 38 °C, excluídas as primeiras 24 horas de puerpério, por 2 dias quaisquer, durante os 10 dias iniciais do pós-parto, devendo a temperatura ser determinada por via oral, pelo menos quatro vezes ao dia, segundo técnica padrão.[49]

A incidência de infecção puerperal varia significativamente dependendo da população estudada, do tipo de parto e do uso de antibiótico profilático. Após parto vaginal, a incidência é de 0,9 a 3,9%. Contudo, após operação cesariana, pode ser superior a 10%, principalmente se analisados os dados de serviços universitários, que tratam de populações com menor nível socioeconômico.[48]

## FATORES DE RISCO

A cesárea, de forma isolada, tem sido considerada o principal fator de risco para o desenvolvimento de infecção puerperal, principalmente quando realizada após o início do trabalho de parto. A maior probabilidade de infecção após essa operação pode ocorrer em razão de necrose tecidual, maior perda sanguínea ou presença de bactérias em tecido cirúrgico traumatizado, vasos miometriais e cavidade peritoneal.[5] Ainda em relação à endometrite pós-cesárea, embora não se saiba a exata razão, mulheres com baixo nível socioeconômico apresentam maior risco de desenvolver infecção.[48] O uso de antibiótico profilático em cesárea, eletiva ou de urgência, diminui de forma importante a ocorrência de infecção puerperal.[58] Rotura prematura de membranas ovulares (RPMO), anemia, fórcipe médio, lacerações do canal de parto, trabalho de parto prolongado e infecção vaginal são fatores classicamente descritos como predisponentes para a ocorrência de endometrite após parto vaginal. Entretanto, esses fatores não são identificados na maioria dos casos de infecção puerperal.

## MICROBIOLOGIA

A infecção puerperal (endometrite) é polimicrobiana e, na maioria das vezes, as bactérias envolvidas são aquelas que habitam o intestino e colonizam o períneo, a vagina e o colo uterino (Tabela 1).[50] Geralmente, essas bactérias são pouco agressivas; contudo, podem se tornar virulentas na presença de hematomas e tecido cirúrgico desvitalizado. As bactérias mais frequentemente isoladas em casos de endometrite são: *Streptococcus agalactiae*, *Enterococcus* spp., *Escherichia coli*, *Bacteroides bivius* e *Bacteroides disiens*.[50]

## PATOGENIA

A cavidade uterina no pós-parto, em especial a área da ferida placentária, constitui região com grande potencial para desenvolvimento de infecção. A endometrite pós-parto origina-se a partir da ascensão, através do colo uterino, de bactérias que se encontram no trato genital inferior. Após a colonização do trato genital inferior, essas bactérias ascendem ao segmento inferior do útero e alcançam a área da ferida placentária. A existência de decídua necrótica e sangue na cavidade uterina são importantes meios de cultura para o crescimento bacteriano, especialmente para bactérias anaeróbias. Após a cesárea, além dos fatores mencionados, ainda contribui para o crescimento bacteriano a presença de trauma cirúrgico, hematoma na linha de sutura e corpo estranho (fio de sutura).[50]

A simples presença ou replicação de bactérias na decídua necrótica parece não ser suficiente para ocasionar endometrite pós-parto, sendo necessária a penetração bacteriana na camada basal residual da decídua. Quando os produtos da concepção retidos preservam continuidade com o sítio de inserção placentária, o acesso vascular fornecido consegue vencer a barreira basal. A operação cesariana, em consequência do trauma cirúrgico, também acarreta rotura da camada basal da decídua, facilitando a penetração bacteriana.

**TABELA 1. Bactérias encontradas em endometrite pós-parto**

| Gram-positivas | Gram-negativas |
|---|---|
| Aeróbicas<br>• Estreptococos (grupos A, B e D)<br>• *Enterococcus* (*faecium*, *faecalis*)<br>• *Staphylococcus aureus* | • *Escherichia coli*<br>• *Enterobacter* spp.<br>• *Klebsiella pneumoniae*<br>• *Proteus mirabilis*<br>• *Morganella morganii*<br>• *Gardnerella vaginalis* |
| Anaeróbicas<br>• *Peptostreptococcus* spp.<br>• *Peptococcus* spp.<br>• *Clostridium* spp. | • *Bacteroides bivius*<br>• *Bacteroides melaninogenicus*<br>• *Bacteroides disiens*<br>• *Bacteroides fragilis*<br>• *Fusobacterium* sp. |
| Outros<br>• *Mycoplasma hominis*<br>• *Chlamydia trachomatis*<br>• *Ureaplasma urealiticum* | |

## DIAGNÓSTICO

### CLÍNICO

O diagnóstico de endometrite pós-parto é clínico e baseia-se principalmente na presença de febre, uma vez excluídas com rapidez outras causas. A ocorrência de febre, especialmente se acima de 38,5 °C, ainda que nas primeiras 24 horas de puerpério, não deve ser ignorada, pois os estreptococos beta-hemolíticos dos grupos A (*Streptococcus pyogenes*) e B causam febre já nesse período. Esses microrganismos, especialmente os do grupo A, multiplicam-se rapidamente, ocasionando bacteriemia e choque séptico fulminante.[29,38,50,53] Por essa razão, pacientes com temperatura superior a 38,5 °C, mesmo nas primeiras 24 horas pós-parto, devem ser tratadas para endometrite, a menos que seja evidente a presença de outra causa de febre.[48,50,51] Pacientes com desidratação, atelectasia, ingurgitamento mamário e cistite geralmente não apresentam elevação de temperatura dessa proporção e por isso, após as primeiras 24 horas de puerpério, qualquer elevação de temperatura oral para pelo menos 38 °C deve ser valorizada.

Cerca de 10 a 20% das pacientes com endometrite têm sinais de bacteriemia (febre, tremores, calafrio, taquipneia e taquicardia). Então, pacientes que no pós-parto apresentem temperatura oral de pelo menos 38 °C e taquicardia devem ser consideradas como portadoras de infecção até que se prove o contrário.[4]

A presença de dor abdominal pode auxiliar nos casos de endometrite posterior a parto vaginal; contudo, após cesárea, a maioria das puérperas relata dor abdominal moderada, o que torna difícil a diferenciação entre um pós-parto fisiológico e um quadro de endometrite.[50] A presença de útero doloroso, pastoso e hipoinvoluído constitui a tríade clássica da endometrite pós-parto (tríade de Bumm).

A loquiação pode se tornar fétida e com aspecto purulento; entretanto, em casos de infecção por estreptococo beta-hemolítico do grupo A, é frequente a loquiação escassa e sem odor fétido, ou até mesmo a parada na eliminação de lóquios.[53]

## EXAMES SUBSIDIÁRIOS

- Hemograma: a leucocitose em casos de endometrite varia de 15.000 a 30.000 células/mm$^3$. Deve-se estar atento para o fato de que o aumento no número de leucócitos é um processo fisiológico do pós-parto e isoladamente não é indicativo de infecção.[36]
- Hemocultura: em casos de endometrite, em virtude de sua baixa positividade, elevado custo, pouca relação com a gravidade do caso e escolha de antibiótico empiricamente antes do resultado do exame – sua realização é tema controverso. Somente 10 a 20% das pacientes têm positividade no exame. Considera-se hemocultura positiva se ocorrer crescimento da mesma bactéria em dois frascos. O crescimento bacteriano em um único frasco, porém, deve ser interpretado como contaminação.[4] Entretanto, preconiza-se a realização de hemocultura nos casos que não respondem ao tratamento inicial feito de forma empírica, nas pacientes imunodeprimidas e nos casos de sepse.
- Cultura endocervical: a terapêutica clínica para endometrite pós-parto é empírica e em geral não se modifica com os resultados obtidos por culturas endometriais. Na prática clínica, não se dispõe de métodos para se obter espécimes endometriais sem que ocorra contaminação pela flora bacteriana cervical e vaginal. A obtenção de material não contaminado só é possível com o uso de cateteres de duplo ou triplo lúmen ou com aspiração do conteúdo endometrial.[21,23,30] A utilização desses métodos não encontra respaldo na prática clínica e somente deve ser realizada com o intuito de pesquisa.
- Exames de imagem: a ultrassonografia auxilia no diagnóstico de retenção dos produtos da concepção, abscessos, hematomas intracavitários e da parede abdominal. A utilização de tomografia computadorizada ou ressonância nuclear magnética fica reservada àquelas pacientes que não respondem de forma adequada ao tratamento antimicrobiano.

## TRATAMENTO

### CLÍNICO

O tratamento baseia-se na prescrição de antibióticos de largo espectro, uma vez que a infecção é polimicrobiana, com bactérias aeróbias e anaeróbias provenientes da flora intestinal e genital (Tabela 2). Em virtude do potencial de complicação, dá-se preferência a instituir o tratamento com a paciente internada. Em casos de endometrite não complicada, a antibioticoterapia parenteral deve ser administrada até a paciente tornar-se afebril por 24 a 48 horas. Após esse período, não há necessidade de manutenção de antibióticos, sequer por via oral, podendo a paciente ser liberada para controle ambulatorial.[19,48,50,62]

**TABELA 2. Principais antibióticos empregados no tratamento da endometrite e suas dosagens habituais**

| Antibiótico | Dose, via de administração e intervalo |
|---|---|
| Ampicilina | 1 a 2 g, IV, a cada 6 horas |
| Penicilina G cristalina | 4 milhões UI, IV, a cada 4 horas |
| Gentamicina | 1,5 mg/kg, IV, a cada 8 horas ou<br>3,5-5 mg/kg, IV, a cada 24 horas |
| Amicacina | 7,5 mg/kg, IV, a cada 12 horas |
| Ampicilina/ sulbactam | 1,5-3,0 g, IV, a cada 6 horas |
| Ceftriaxona | 1 g, IV, a cada 12 horas |
| Metronidazol | 500 mg, IV, a cada 8 horas |
| Clindamicina | 900 mg, IV, a cada 8 horas ou<br>600 mg, IV, a cada 6 horas |

IV: via intravenosa.

Atualmente, no HC-FMUSP, as combinações mais comumente utilizadas são:

- Clindamicina (900 mg, IV, a cada 8 horas ou 600 mg, IV, a cada 6 horas) em associação com gentamicina (3,5 a 5 mg, IV, a cada 24 horas). Ou
- Ampicilina/sulbactam (3 g, IV, a cada 6 horas).

Ambos os esquemas apresentam considerável taxa de sucesso e não existe predileção de um esquema em relação ao outro. Revisão sistemática que comparou diversos esquemas terapêuticos considerou a associação clindamicina/gentamicina apropriada para o tratamento da endometrite puerperal. Deve-se dar preferência ao regime terapêutico com boa atividade contra bactérias anaeróbicas resistentes à penicilina.[62] Esse tipo de associação tem sido empregado com sucesso, principalmente nos Estados Unidos da América (EUA), desde 1979, quando estudo prospectivo comparou a efetividade da clindamicina/gentamicina com a da penicilina G/gentamicina no tratamento da endometrite puerperal após operação cesariana.[20,62] A combinação clindamicina/gentamicina não é efetiva contra enterococos, devendo-se associar ampicilina ou vancomicina em casos de suspeita de infecção por esses microrganismos.[14,43,62]

Os aminoglicosídeos são utilizados de forma abrangente no tratamento das infecções do trato genital superior e a resistência a eles não é comum, recaindo a preferência sobre a gentamicina. Estudos relatam vantagens na administração desse antibiótico em dose única a cada 24 horas em comparação com a dose clássica a cada 8 horas, referindo ainda menor resistência bacteriana, taxas inferiores de nefrotoxicidade e ototoxicidade e economia substancial.[33,35,56] O emprego da gentamicina em dose única a cada 24 horas, no tratamento da infecção puerperal, é tão seguro e efetivo quanto o esquema clássico de três doses diárias.[62] Em pacientes com comprometimento da função renal, os aminoglicosídeos podem ser substituídos por uma cefalosporina de terceira ou quarta geração ou por aztreonam, um antibiótico monobactâmico com espectro de ação semelhante à dos aminoglicosídeos. Na paciente com índice de massa corpórea (IMC) 30 kg/m² ou superior, deve-se utilizar o peso ideal ajustado para o cálculo de gentamicina:

a) Peso ideal feminino = 49 + {0,67 × [altura (cm) – 152,4]}
b) Peso ideal ajustado = [peso atual (kg) – peso ideal (kg) × 0,25 + peso ideal (kg)]

A combinação sulbactam/ampicilina tem se mostrado eficaz no tratamento da endometrite pós-parto. O sulbactam é um inibidor irreversível da maioria das betalactamases que ocorrem em microrganismos resistentes à penicilina. O componente bactericida é a ampicilina, que age inibindo a síntese da parede celular. Alguns estudos evidenciaram que a monoterapia com sulbactam/ampicilina é tão efetiva quanto a associação clindamicina/gentamicina no tratamento da endometrite puerperal, com taxa de sucesso entre 80 e 90%.[31,37]

Metronidazol apresenta boa atividade contra as bactérias anaeróbicas e, geralmente, é utilizado em associação com ampicilina e gentamicina. A associação de ampicilina e gentamicina apresenta sinergismo positivo contra enterococos, entretanto esse esquema terapêutico não deve ser o de primeira escolha em mulheres que estão amamentando.

Os carbapenêmicos imipeném e meropeném apresentam excelente atividade contra as bactérias envolvidas na infecção puerperal. Por razões econômicas e para que se evite selecionar microrganismos resistentes, esses medicamentos ficam reservados para os casos graves em que houve falha de outros agentes terapêuticos.

A permanência da febre por período superior a 72 horas é considerada falha terapêutica, devendo-se excluir resistência bacteriana, infecção do sítio cirúrgico, hematomas, celulite pélvica, abscesso intracavitário, tromboflebite pélvica e febre como reação adversa ao uso de antibiótico. Nessa situação, são imprescindíveis o reexame clínico da paciente e a exclusão de foco infeccioso extragenital e, se colhidas previamente, devem-se analisar os resultados das culturas. A realização de exame de imagem é importante nos casos de resposta inadequada à antibioticoterapia inicial. O emprego de ultrassonografia é importante no diagnóstico de abscesso e hematomas, porém é pouco sensível para o diagnóstico de tromboflebite pélvica, para o qual a tomografia computadorizada e a ressonância magnética apresentam melhor acurácia.[41]

### CIRÚRGICO

O tratamento cirúrgico da infecção puerperal está indicado nas seguintes situações:

- Curetagem de restos placentários.
- Debridamento de material necrótico.
- Drenagem de abscessos.
- Histerectomia: indicada nas formas disseminadas, localizadas ou propagadas, refratárias ao tratamento clínico. Sempre que as condições técnicas permitirem, deve ser total e, se necessário, poderá ser radical, com retirada dos anexos e paramétrios, caso estejam comprometidos.

## PROFILAXIA

A administração profilática de antimicrobianos tem reduzido sobremaneira a incidência de morbidade febril puerperal. Em relação à endometrite puerperal, o emprego rotineiro de antibiótico profilático reduz a incidência de endometrite em cerca de 70%, tanto em cesárea eletiva quanto na de urgência.[16,62,63] A preferência recai na utilização de única dose de ampicilina ou de cefalosporina de primeira geração, não havendo benefício no emprego de antibióticos de largo espectro ou de múltiplas doses.[46,59]

A administração de antibiótico profilático, cerca de 30 a 60 minutos antes do início da cirurgia, sabidamente diminui a possibilidade de infecção do sítio cirúrgico por possibilitar maior concentração sanguínea e tecidual do antibiótico.[2] Neste caso, em particular, a cesárea representava uma exceção, uma vez que a profilaxia com antimicrobianos, classicamente, era realizada após o clampeamento do cordão umbilical. Os antibióticos geralmente utilizados em operação cesariana rapidamente atravessam a barreira placentária e poderiam mascarar a ocorrência de infecção neonatal, criar dificuldades para obter crescimento bacteriano após coleta de hemocultura e, ainda, ocasionar resistência bacteriana.

Entretanto, estudos bem controlados demonstraram que a administração profilática de antimicrobianos em cesárea, previamente à incisão, reduz significativamente a incidência de endometrite e infecção do sítio cirúrgico, sem comprometer a evolução do neonato, quando comparada com a administração tradicional após o clampeamento do cordão umbilical.[28,39] Estudo prospectivo randomizado envolvendo 367 pacientes divididas em dois grupos, de acordo com o momento da administração de antibiótico profilático (1 g de cefazolina), evidenciou que o grupo que recebeu antibiótico entre 15 e 60 minutos antes do início da cesárea apresentou redução estatisticamente significativa na incidência de endometrite (1%) e outras infecções pós-parto (4,5%) quando comparado ao grupo em que o antibiótico foi administrado após o clampeamento do cordão umbilical (5 e 11,5% respectivamente). Não houve diferença entre os dois grupos quanto à evolução do neonato.[39]

O *American College of Obstetricians and Gynecologists* (ACOG) preconiza que a profilaxia antimicrobiana seja administrada em todos os casos de operação cesariana, exceto para aquelas pacientes que já estejam recebendo medicação antimicrobiana (por exemplo, em caso de corioamnionite), e que esta profilaxia ocorra dentro dos 60 minutos que antecedem o início da cesárea. Nos casos de cesárea de urgência, o ACOG preconiza que a profilaxia antimicrobiana seja efetuada tão logo seja possível.[47] Tendo como base os resultados dos estudos que evidenciam os benefícios da administração profilática de antibiótico antes do início da operação cesariana, sem causar qualquer efeito deletério para mãe e recém-nascido, na Clínica Obstétrica do HC-FMUSP utiliza-se profilaxia antimicrobiana entre 30 e 60 minutos antes do procedimento cirúrgico, com dose única de cefazolina (2 g por via intravenosa; nas pacientes com peso de 120 kg ou mais, administram-se 3 g por via intravenosa). Nas pacientes alérgicas a antibióticos betalactâmicos, administra-se clindamicina (900 mg, por via intravenosa), associada à gentamicina (3,5 a 5 mg/kg por via intravenosa). Em paciente nefropata, substitui-se a gentamicina por ceftriaxona 2 g, por via intravenosa, em dose única. Como já mencionado anteriormente, nas pacientes com IMC de 30 kg/m$^2$ ou superior, deve-se utilizar o peso ideal ajustado para o cálculo da dose de gentamicina. Deve-se repetir a dose profilática apenas se o tempo cirúrgico exceder 2 meias-vidas do antibiótico utilizado ou quando o sangramento for de 1.500 mL ou maior.

Estudo multicêntrico, prospectivo, randomizado e placebo controlado avaliou, em 2.013 pacientes, os benefícios da administração intravenosa de 500 mg de azitromicina em associação ao antibiótico-padrão, cerca de 60 minutos antes de cesárea não eletiva. O grupo que recebeu azitromicina apresentou redução estatisticamente significativa de endometrite, infecção de sítio cirúrgico e outras infecções (RR 0,51; IC 95%, 0,38-0,68).[40] Ainda não há estudos randomizados que demonstrem os benefícios da associação de azitromicina em casos de cesárea eletiva. Com base nesses resultados, o ACOG avalia que a associação de azitromicina a antibiótico-padrão 60 minutos antes da cesárea pode ser uma opção para casos de cesárea não eletiva.[47]

Não há evidência científica de boa qualidade que apoie o emprego de antibiótico profilático em casos de parto normal. Na Clínica Obstétrica do HC-FMUSP, utiliza-se cefazolina 2 g intravenosa em casos de extração manual de placenta e também em casos de rotura perineal grave. Em situações de aplicação de fórcipe, o emprego de antibiótico profilático é opcional e deve ser individualizado para cada caso. Estudo de revisão sistemática e metanálise que envolveu 3.831 mulheres submetidas a partos vaginais operatórios (fórcipe ou vácuo-extração) demonstrou que a utilização de antibiótico profilático diminuiu de forma estatisticamente significativa a incidência de morbidade infecciosa de períneo superficial e profundo.[61]

O uso de antissepsia vaginal com o intuito de diminuir a incidência de infecção tem sido empregado com sucesso em algumas instituições. Estudo de revisão sistemática com metanálise constituído de 16 estudos com 4.837 pacientes evidenciou que, no subgrupo de pacientes em trabalho de parto ou com rotura de membranas ovulares, em que foi realizada a antissepsia vaginal previamente à realização da cesárea (a maioria com aplicação de esponja embebida com iodopovidona a 10% por 30 segundos), houve diminuição estatisticamente significativa de endometrite, de febre puerperal, mas não houve diminuição de infecção de sítio cirúrgico.[55] Outra revisão sistemática com metanálise envolvendo 11 estudos com 3.403 pacientes evidenciou redução estatisticamente significativa na incidência de endometrite naquelas pacientes que foram submetidas à antissepsia vaginal com iodopovidina ou com clorexidina quando comparadas com as pacientes que não foram submetidas à antissepsia vaginal ou aquelas em que foi usada solução salina. A qualidade da evidência foi considerada moderada (sistema GRADE de evidência), e a análise dos subgrupos demonstrou que a redução na endometrite foi mais pronunciada para os casos que se encontravam em trabalho de parto ou com rotura de membranas ovulares.[57]

Diferentes aspectos da técnica cirúrgica, como sutura uterina em uma ou duas camadas[26] e fechamento ou não do peritônio,[54] parecem não afetar a incidência de infecção puerperal.

## TROMBOFLEBITE PÉLVICA PUERPERAL

A tromboflebite pélvica puerperal é uma enfermidade rara, com incidência de 0,05 a 0,18%,[13,27] e alguns de seus aspectos ainda permanecem obscuros. Não se sabe ao certo se primeiro há formação do trombo e este se infecta, ou se a infecção pélvica puerperal favorece a formação de trombos, ou, ainda, se os dois fenômenos ocorrem simultaneamente.

A patogênese da tromboflebite pélvica pode ser explicada por estase venosa ou baixo fluxo sanguíneo, alteração da coagulação (hipercoagulabilidade) e lesão da camada íntima dos vasos.

Durante a gestação, o calibre das veias ovarianas aumenta cerca de três vezes, e após o parto ocorre queda considerável do fluxo sanguíneo por esses vasos. Além disso, a distensão venosa durante a gestação pode tornar as válvulas incompetentes, o que permite a ocorrência de varicosidades no sistema venoso. Com a queda de fluxo sanguíneo no pós-parto, pode haver estase venosa e até fluxo retrógrado em consequência da incompetência valvular, o que propicia a ocorrência de trombose.[3]

A gestação e o puerpério são situações de hipercoagulabilidade em decorrência do aumento dos fatores de coagulação (I, II, VII, IX e X) e também da adesividade plaquetária.[3]

Por último, a lesão da camada íntima das veias pode ser provocada por infecção ou trauma. Essa lesão ocorre secundariamente à endometrite e em consequência das extensas conexões existentes entre as veias ovarianas e os plexos venosos uterino e vaginal. Admite-se ainda que durante o parto vaginal ou na cesárea ocorra lesão venosa intimal, variando em extensão e grau de comprometimento. Desse modo, o próprio parto, em especial partos traumáticos ou cirúrgicos, pode ser desencadeante de lesão intimal e, consequentemente, da formação de trombo. Apesar de não haver consenso a respeito do fator desencadeador da lesão venosa ovariana, a hipótese da gênese infecciosa (endometrite) é a mais aceita, em detrimento da origem traumática do trombo e posterior invasão bacteriana.[3]

O diagnóstico de tromboflebite pélvica puerperal é difícil, pois, com exceção da tromboflebite da veia ovariana, em que se pode palpar uma massa dolorosa que se estende até a margem lateral do músculo reto do abdome, o exame físico é pouco elucidativo. Geralmente, a paciente se encontra em bom estado, porém apresenta febre persistente, que pode atingir até 40 °C, acompanhada de calafrios, a despeito do tratamento antibiótico adequado.

No passado, o diagnóstico dessa enfermidade era feito por meio do teste da heparina, que consiste no uso de dose plena de heparina e melhora ou cessação da febre entre 48 e 72 horas após o início do tratamento.[27] Atualmente, os métodos de imagem, em especial a tomografia computadorizada e a ressonância nuclear magnética, trouxeram um grande avanço nesse diagnóstico.[41] A ausência de imagem sugestiva de tromboflebite pélvica não pode excluir totalmente essa enfermidade, uma vez que vasos pélvicos de pequeno calibre como ramos uterinos e cervicais não são facilmente visualizados por meio da tomografia computadorizada e da ressonância magnética. Os achados da tomografia computadorizada evidenciam aumento do calibre da veia acometida, parede venosa espessada, edema perivascular e diminuição do lúmen do vaso (Figura 1).

Classicamente, o tratamento baseia-se no uso de antibióticos de largo espectro e heparinização plena, sendo o tempo de tratamento variável.[3,7] Os esquemas de antibioticoterapia utilizados são os mesmos empregados nos casos de endometrite. A heparina pode ser administrada por via endovenosa, como heparina não fracionada na dose inicial de 5.000 U, seguida de infusão contínua de 16 a 18 U/kg, devendo-se manter o tempo de tromboplastina parcial entre 1,5 a duas vezes do valor médio.[44] A heparina também pode ser administrada como heparina de baixo peso molecular (enoxaparina, 1 mg/kg, por via subcutânea, a cada 12 horas).[22] Alguns estudos, porém, não têm demonstrado os benefícios da terapêutica com heparina no tratamento dessa doença.[12,44]

Na Clínica Obstétrica do HC-FMUSP, o tratamento com antibióticos é mantido até que a paciente se encontre afebril por pelo menos 48 horas. O tempo de anticoagulação com heparina dependerá da extensão do trombo. Em pacientes com evidência de trombose venosa de ramos pélvicos, mantém-se heparina de baixo peso molecular por 2 semanas. Para os casos de trombose pélvica mais extensa (veia ovariana, veia ilíaca, veia cava) ou êmbolos sépticos, a anticoagulação com heparina de baixo peso molecular ou anticoagulante oral deverá permanecer por pelo menos 3 meses. Mais estudos são necessários para que se possa avaliar a necessidade e o tempo de anticoagulação nessa enfermidade.

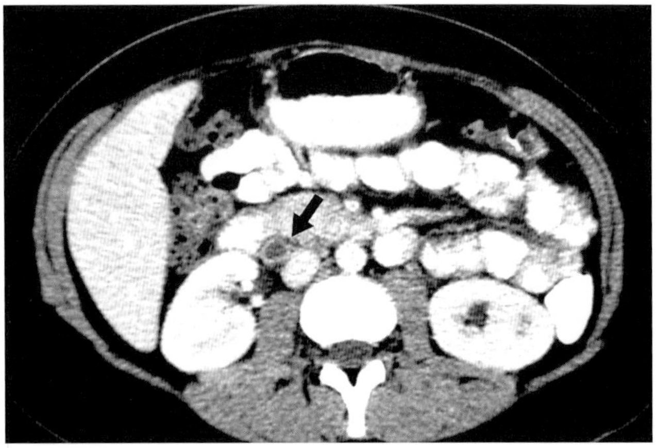

**FIGURA 1.** Aspecto na tomografia computadorizada (TC) de tromboflebite pélvica puerperal de veia ovariana direita (seta).

## INFECÇÃO DA PAREDE ABDOMINAL

A infecção da parede abdominal após operação cesariana representa uma das principais complicações do período puerperal. Ela pertence ao rol das infecções nosocomiais e ocorre em 3 a 16% das cesáreas, com média de 7%;[15] contudo, a administração profilática de antimicrobianos diminui a incidência para 2%.[6,10]

Tempo prolongado de internação, obesidade, *diabetes mellitus*, imunossupressão, tempo cirúrgico prolongado, desnutrição, má técnica cirúrgica e infecções em outros sítios são considerados os fatores predisponentes para infecção da parede abdominal.[9]

Os principais agentes microbianos estão representados na Tabela 3, sendo os mais prevalentes o *Staphylococcus epidermidis*, o *Staphylococcus aureus* e a *Escherichia coli*.[32]

**TABELA 3.** Agentes microbianos relacionados à infecção da ferida cirúrgica

| Frequentes | Infrequentes |
|---|---|
| *Staphylococcus epidermidis* | Micoplasma |
| *Staphylococcus aureus* | Anaeróbios |
| *Escherichia coli* | |
| Enterococos | |
| Enterobactérias | |
| Estreptococos | |

Em geral, a infecção da ferida cirúrgica manifesta-se em torno do quinto ao sétimo dias de pós-operatório; entretanto, se há envolvimento do estreptococo beta-hemolítico do grupo A, os sinais denunciadores de infecção podem aparecer precocemente, já dentro de 48 a 72 horas após a cirurgia.[51]

O início do processo é precedido de dor no local da incisão. Nas formas leves, observam-se edema, eritema, hipertermia local e ausência de manifestações sistêmicas. Febre, calafrio e queda do estado geral estão presentes nos casos mais graves. Na presença de celulite, ocorre acometimento difuso e extenso do tecido celular subcutâneo. A forma purulenta exsudativa é a mais típica e, geralmente, acompanhada de hiperemia e febre.

A forma mais grave de infecção da ferida cirúrgica é a fasciite necrosante (Figura 2), que, no entanto, representa uma forma rara de infecção, acometendo 1,8 mulher em cada mil cesáreas.[17] Ela constitui um quadro dramático, com mortalidade entre 20 e 50% dos casos, mesmo se utilizada antibioticoterapia de largo espectro.[18,24] O estreptococo beta-hemolítico do grupo A (*Streptococcus pyogenes*) e o *Staphylococcus aureus*, isoladamente ou em associação, são as principais bactérias envolvidas nessa enfermidade, que se caracteriza por acometimento difuso do tecido celular subcutâneo e da fáscia muscular associado a crepitação e extensas áreas de necrose tecidual.

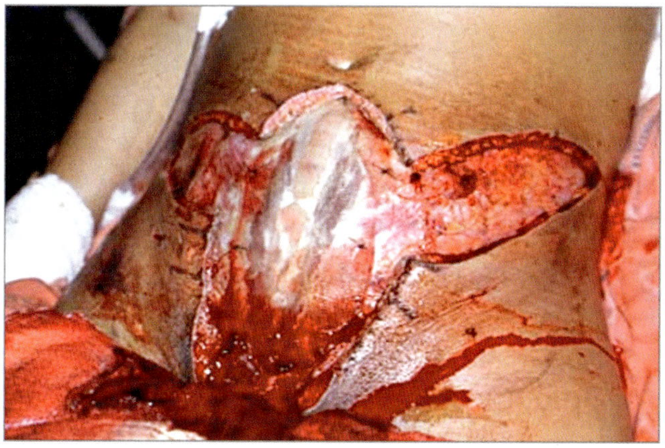

**FIGURA 2.** Debridamento cirúrgico em caso de fasciite necrosante.

O tratamento depende da forma clínica da infecção da ferida operatória pós-cesárea (Tabela 4).

## INFECÇÃO DE EPISIOTOMIA

A infecção de episiotomia é uma complicação infrequente, com incidência inferior a 1%.[11] Estudo envolvendo 20.000 partos evidenciou infecção de episiotomia em somente 0,05% dos casos.[36] A gravidade da infecção guarda relação direta com a profundidade da lesão. Na maioria das vezes, a infecção acomete de forma superficial a episiotomia, com presença de dor local, edema e hiperemia. Nos quadros mais extensos que apresentam formação de abscesso, notam-se ainda endurecimento do local acometido, drenagem de material purulento e manifestações sistêmicas.

O tratamento consiste na combinação de antibioticoterapia e debridamento da área afetada. Nos casos em que não há manifestação sistêmica e abscesso, prescreve-se antibiótico por via oral (amoxicilina, 500 mg, associada a clavulanato de potássio, 250 mg, a cada 8 horas, ou clindamicina, 300 mg, a cada 6 horas). Por outro lado, na presença de manifestação sistêmica, acompanhada ou não de abscesso, administra-se clindamicina (900 mg, a cada 8 horas, ou 600 mg, a cada 6 horas) associada a gentamicina (3,5 a 5 mg/kg, a cada 24 horas) ou ampicilina/sulbactam (3 g, a cada 6 horas). A abordagem cirúrgica consiste na exploração da lesão, retirada dos fios de sutura, debridamento extenso do tecido necrótico e hemostasia. O fechamento da lesão pode ser realizado por segunda intenção; contudo, o fechamento precoce, após a formação de tecido de granulação e ausência de sinais denunciadores de infecção, oferece resultados estéticos mais satisfatórios e rápida recuperação.[25,36]

**TABELA 4. Tratamento da infecção de parede abdominal**

| | |
|---|---|
| Formas leves | Tratamento ambulatorial, com retirada completa ou alternada dos pontos da pele<br>Não há necessidade de antibióticos e podem ser utilizados analgésicos e anti-inflamatórios |
| Celulite sem comprometimento sistêmico | Tratamento ambulatorial, com retirada completa ou alternada dos pontos da pele<br>Antibiótico, VO, por 7-10 dias: amoxicilina, 500 mg, associada a clavulanato de potássio, 250 mg, a cada 8 horas; ou clindamicina, 300 mg, nas doses de 2 cp a cada 6 horas ou 3 cp a cada 8 horas |
| Celulite com comprometimento sistêmico | Internação hospitalar, com remoção cirúrgica do tecido necrótico, com envio do material para cultura<br>Terapêutica antibiótica deve ser reorientada a depender dos resultados de bacterioscopia e cultura<br>Antibiótico, IV, por 7-10 dias: clindamicina, 900 mg, a cada 8 horas, ou 600 mg, a cada 6 horas, e gentamicina, 3,5-5 mg/kg, a cada 24 horas; ou ampicilina/sulbactam, 3 g, a cada 6 horas |
| Formas purulentas | Internação hospitalar<br>USG de partes moles e pelve, com avaliação de possíveis coleções, e TC se necessário<br>Abordagem cirúrgica para drenagem de coleções:<br>• coleções superficiais – curativos e reaproximação das bordas quando não houver mais processo infeccioso<br>• coleções profundas – se possível, prefere-se abordagem por radiologia intervencionista ou, após drenagem, fechamento da aponeurose com fios monofilamentados e aproximação das bordas se não houver comprometimento de tecidos superficiais<br>Antibiótico, IV, por 7-10 dias: clindamicina, 900 mg, a cada 8 horas, ou 600 mg, a cada 6 horas; e gentamicina, 3,5-5 mg/kg, a cada 24 horas; ou ampicilina/sulbactam, 3 g, a cada 6 horas |
| Fasciite necrosante | Internação hospitalar<br>Abordagem cirúrgica para debridamento tecidual<br>Antibiótico, IV, por 7-10 dias: penicilina cristalina, 4.000.000 UI, a cada 4 horas, e clindamicina 900 mg, a cada 8 horas, ou 600 mg, a cada 6 horas<br>Se a primeira abordagem for ineficaz, deve-se associar:<br>• opção 1: gentamicina 1,5 mg/kg/dose,* a cada 8 horas<br>• opção 2: ceftriaxona 1 g, a cada 12 horas |

cp: comprimido; IV: via intravenosa; TC: tomografia computadorizada; USG: ultrassonografia; VO: via oral.
* Para pacientes com índice de massa corporal (IMC) de 30 kg/m$^2$ ou mais, deve-se utilizar o peso ideal ajustado para cálculo da dose de gentamicina.

**PONTOS-CHAVE**

- A infecção puerperal ainda hoje é importante causa de óbito materno.
- Geralmente, trata-se infecção de caráter polimicrobiano, sendo que as bactérias envolvidas são as mesmas que habitam o intestino e colonizam a vulva, o períneo e a vagina.
- O diagnóstico é clínico. A presença de febre no pós-parto recente deve chamar a atenção para a ocorrência dessa enfermidade.
- Descartadas rapidamente outras causas de febre, deve-se instituir terapêutica com antibióticos de largo espectro.

## REFERÊNCIAS BIBLIOGRÁFICAS

### Artigos de revisão


1. Clark LA, Moon RE. Hyperbaric oxygen in the treatment of life-threatening soft-tissue infections. Respir Care Clin N Am 1999; 5(2): 203-19.
2. Classen DC, Evans RS, Pastonik SL, Horn SD, Menlove RL, Burke JP. The timing of prophylactic administration of antibiotics and the risk of surgical-wound infection. N Engl J Med 1992; 326(5): 281-6.
3. Dunnihoo DR, Gallaspy JW, Wise RB, Otterson WN. Postpartum ovarian vein thrombophlebitis: a review. Obstet Gynecol Surv 1991; 46(7): 415-27.
4. Faro S. Postpartum endometritis. Clin Perinatol 2005; 32(3): 803-14.
5. Maharaj D. Puerperal pyrexia: a review (part 1). Obstet Gynecol Surv 2007; 62(6): 393-9.
6. Mead PB. Prophylactic antibiotics and antibiotic resistance. Semin Perinatol 1977; 1(1): 101-11.
7. Munsick RA, Gillanders LA. A review of the syndrome of puerperal ovarian vein thrombophlebitis. Obstet Gynecol Surv 1981; 36(2): 57-66.
8. van Dillen J, Zwart J, Schutte J, van Roosmalen J. Maternal sepsis: epidemiology, etiology and outcome. Curr Opin Infect Dis 2010; 23(3): 249-54.


### Artigos originais


9. Andrews WW, Hauth JC, Cliver SP, Conner MG, Goldenberg RL, Goepfert AR. Association of asymptomatic bacterial vaginosis with endometrial microbial colonization and plasma cell endometritis in nonpregnant women. Am J Obstet Gynecol 2006; 195(6): 1611-6.
10. Andrews WW, Hauth JC, Cliver SP, Savage K, Goldenberg RL. Randomized clinical trial of extended spectrum antibiotic prophylaxis with coverage for ureaplasma urealyticum to reduce post-cesarean delivery endometritis. Obstet Gynecol 2003; 101(6): 1183-9.
11. Arona AJ, al-Marayati L, Grimes DA, Ballard CA. Early secondary repair of third- and fourth-degree perineal lacerations after outpatient wound preparation. Obstet Gynecol 1995; 86(2): 294-6.
12. Brown CE, Stettler RW, Twickler D, Cunningham FG. Puerperal septic pelvic thrombophlebitis: incidence and response to heparin therapy. Am J Obstet Gynecol 1999; 181(1): 143-8.

13. Brown TK, Munsick RA. Puerperal ovarian vein thrombophlebitis: a syndrome. Am J Obstet Gynecol 1971; 109(2): 263-73.
14. Brumfield CG, Hauth JC, Andrews WW. Puerperal infection after cesarean delivery: evaluation of a standardized protocol. Am J Obstet Gynecol 2000; 182(5): 1147-51.
15. Chaim W, Bashiri A, Bar-David J, Shoham-Vardi I, Mazor M. Prevalence and clinical significance of postpartum endometritis and wound infection. Infect Dis Obstet Gynecol 2000; 8(2): 77-82.
16. Chelmow D, Hennesy M, Evantash EG. Prophylactic antibiotics for non-laboring patients with intact membranes undergoing cesarean delivery: an economic analysis. Am J Obstet Gynecol 2004; 191(5): 1661-5.
17. Chelmow D, Huang E, Strohbehn K. Closure of the subcutaneous dead space and wound disruption after cesarean delivery. J Matern Fetal Neonatal Med 2002; 11(6): 403-8.
18. Dellinger EP. Severe necrotizing soft-tissue infections: multiple disease entities requiring a common approach. Jama 1981; 246(15): 1717-21.
19. Dinsmoor MJ, Newton ER, Gibbs RS. A randomized, double-blind, placebo-controlled trial of oral antibiotic therapy following intravenous antibiotic therapy for postpartum endometritis. Obstet Gynecol 1991; 77(1): 60-2.
20. DiZerega G, Yonekura L, Roy S, Nakamura RM, Ledger WJ. A comparison of clindamycin-gentamicin and penicillin-gentamicin in the treatment of post-cesarean section endomyometritis. Am J Obstet Gynecol 1979; 134(3): 238-42.
21. Eschenbach DA, Rosene K, Tompkins LS, Watkins H, Gravett MG. Endometrial cultures obtained by a triple-lumen method from afebrile and febrile postpartum women. J Infect Dis 1986; 153(6): 1038-45.
22. Garcia J, Aboujaoude R, Apuzzio J, Alvarez JR. Septic pelvic thrombophlebitis: diagnosis and management. Infect Dis Obstet Gynecol 2006; 2006: 15614.
23. Gibbs RS, O'Dell TN, MacGregor RR, Schwarz RH, Morton H. Puerperal endometritis: a prospective microbiologic study. Am J Obstet Gynecol 1975; 121(7): 919-25.
24. Golde S, Ledger WJ. Necrotizing fasciitis in postpartum patients: a report of four cases. Obstet Gynecol 1977; 50(6): 670-3.
25. Hankins GD, Hauth JC, Gilstrap III LC, Hammond TL, Yeomans ER, Snyder RR. Early repair of episiotomy dehiscence. Obstet Gynecol 1990; 75(1): 48-51.
26. Hauth JC, Owen J, Davis RO. Transverse uterine incision closure: one versus two layers. Am J Obstet Gynecol 1992; 167(4 Pt 1): 1108-11.
27. Josey WE, Staggers Jr. SR. Heparin therapy in septic pelvic thrombophlebitis: a study of 46 cases. Am J Obstet Gynecol 1974; 120(2): 228-33.
28. Kaimal AJ, Zlatnik MG, Cheng YW et al. Effect of a change in policy regarding the timing of prophylactic antibiotics on the rate of postcesarean delivery surgical-site infections. Am J Obstet Gynecol 2008; 199(3): 310.e1-5.
29. Lee VH, Sulis C, Sayegh RA. Puerperal group A Streptococcus infection: a case report. J Reprod Med 2005; 50(8): 621-3.
30. Martens MG, Faro S, Hammill H, Phillips LE, Riddle GD. Comparison of two endometrial sampling devices: cotton-tipped swab and double-lumen catheter with a brush. J Reprod Med 1989; 34(11): 875-9.
31. Martens MG, Faro S, Hammill HA, Smith D, Riddle G, Maccato M. Ampicillin/sulbactam versus clindamycin in the treatment of postpartum endomyometritis. South Med J 1990; 83(4): 408-13.
32. Martens MG, Kolrud BL, Faro S, Maccato M, Hammill H. Development of wound infection or separation after cesarean delivery. Prospective evaluation of 2431 cases. J Reprod Med 1995; 40(3): 171-5.
33. Nordstrom L, Ringberg H, Cronberg S, Tjernstrom O, Walder M. Does administration of an aminoglycoside in a single daily dose affect its efficacy and toxicity? J Antimicrob Chemother 1990; 25(1): 159-73.
34. Partlow Jr. DB, Chauhan SP, Justice L, Magann EF, Martin RW, Morrison JC. Diagnosis of postpartum infections: clinical criteria are better than laboratory parameter. J Miss State Med Assoc 2004; 45(3): 67-70.
35. Prins JM, Buller HR, Kuijper EJ, Tange RA, Speelman P. Once versus thrice daily gentamicin in patients with serious infections. Lancet 1993; 341(8841): 335-9.
36. Ramin SM, Ramus RM, Little BB, Gilstrap III LC. Early repair of episiotomy dehiscence associated with infection. Am J Obstet Gynecol 1992; 167(4 Pt 1): 1104-7.
37. Resnik E, Harger JH, Kuller JA. Early postpartum endometritis: randomized comparison of ampicillin/sulbactam versus ampicillin, gentamicin and clindamycin. J Reprod Med 1994; 39(6): 467-72.
38. Stefonek KR, Maerz LL, Nielsen MP, Besser RE, Cieslak PR. Group A streptococcal puerperal sepsis preceded by positive surveillance cultures. Obstet Gynecol 2001; 98(5 Pt 1): 846-8.
39. Sullivan SA, Smith T, Chang E, Hulsey T, Vandorsten JP, Soper D. Administration of cefazolin prior to skin incision is superior to cefazolin at cord clamping in preventing postcesarean infectious morbidity: a randomized, controlled trial. Am J Obstet Gynecol 2007; 196(5): 455.e1-5 (erratum in: Am J Obstet Gynecol 2007; 197(3): 333).
40. Tita AT, Szychowski JM, Boggess K, Saade G, Longo S, Clark E, et al.; C/SOAP Trial Consortium. Adjunctive azithromycin prophylaxis for cesarean delivery. N Engl J Med 2016; 375(13): 1231-41.
41. Twickler DM, Setiawan AT, Evans RS, Erdman WA, Stettler RW, Brown CE, Cunningham FG. Imaging of puerperal septic thrombophlebitis: proscpective comparison of MR imaging, CT, and sonography. Am J Roentgenol 1997; 169(4): 1039-43.
42. Vega CEP. Desafios na redução da mortalidade materna no Município de São Paulo/Chalenges to reduce maternal mortality in São Paulo City. Rev Med (São Paulo) 2018; 97(2): 235-43.
43. Walmer D, Walmer KR, Gibbs RS. Enterococci in post-cesarean endometritis. Obstet Gynecol 1988; 71(2): 159-62.
44. Witlin AG, Sibai BM. Postpartum ovarian vein thrombosis after vaginal delivery: a report of 11 cases. Obstet Gynecol 1995; 85 (5 Pt 1): 775-80.


## Diretrizes


45. American College of Obstetricians and Gynecologists. Antimicrobial prophylaxis for cesarean delivery: timing of administration. Committee Opinion Number 465, September 2010. Obstet Gynecol 2010; 116(3): 791-2.
46. American College of Obstetricians and Gynecologists Practice Bulletin. Prophylactic antibiotics in labor and delivery. Obstet Gynecol 2003; 102(4): 875-82.
47. American College of Obstetrician and Gynecologistis Practice Bulletin N. 199: Use of Prophylactic Antibiotics in Labor and Delivery. Obstet Gynecol 2018; 132(3): 103-19.
48. Ernest JM, Mead PB. Pospartum endometritis. In: Mead PB, Hager WD, Faro S, editors. Protocols for infectious diseases in obstetrics and gynecology. 2nd ed. Massachusetts: Blackwell Science, 2000. p. 44-50.
49. Mussey RD, DeNormandis RL, Adair FL. The American Committee on Maternal Welfare: its organization, purposes and activities. Am J Obstet Gynecol 1935; 28(1): 754-6.


## Livros


50. Gilstrap LC, Faro S. Pospartum endometritis. In: Gistrap LC, Faro S, editores. Infections in pregnancy. 2.ed. New York: Wiley; 1997. p. 65-78.
51. Gilstrap LC, Faro S. Soft-tissue infection. In: Gistrap LC, Faro S, editores. Infections in pregnancy. 2.ed. New York: Wiley; 1997. p. 95-111.
52. Monif GRG, editor. Doenças infecciosas em ginecologia e obstetrícia. Porto Alegre: Artes Médicas; 1992.

53. Pereira PP. Infecção puerperal. In: Zugaib M, Bittar RE, editores. Protocolos assistenciais da Clínica Obstétrica da FMUSP. 2.ed. São Paulo: Atheneu; 2003. p. 415-20.

## Revisões sistemáticas/metanálises

54. Bamigboye AA, Hofmeyr GJ. Closure versus non-closure of the peritoneum at caesarean section. Cochrane Database Syst Rev 2003; (4): CD000163.
55. Caissutti C, Saccone G, Zullo F, Quist-Nelson J, Felder L, Ciardulli A, et al. Vaginal cleansing before cesarean delivery: a systematic review and meta-analysis. Obstet Gynecol 2017; 130(3): 527-38.
56. Galloe AM, Graudal N, Christensen HR, Kampmann JP. Aminoglycosides: single or multiple daily dosing? A meta-analysis on efficacy and safety. Eur J Clin Pharmacol 1995; 48(1): 39-43.
57. Haas DM, Morgan S, Contreras K, Enders S. Vaginal preparation with antiseptic solution before cesarean section for preventing postoperative infections. Cochrane Database Syst Rev 2018; 17(7): CD007892.
58. Hofmeyr GJ, Smaill FM. Antibiotic prophylaxis for cesarean section. Cochrane Database Syst Rev 2010; 20(1): CD000933.
59. Hopkins L, Smaill F. Antibiotic prophylaxis regimens and drugs for cesarean section. Cochrane Database Syst Rev 2000; (2): CD001136.
60. Khan KS, Wojdyla D, Say L, Gülmezoglu AM, van Look PF. WHO analysis of causes of maternal death: a systematic review. Lancet 2006; 367(9516): 1066-74.
61. Liabsuetrakul T, Choobun T, Peeyananjarassri K, Islam QM. Antibiotic prophylaxis for operative vaginal delivery. Cochrane Data Sys Rev. 2020; 3: CD004455.
62. Mackeen AD, Packard RE, Ota E, Speer L. Antibiotic regimens for postpartum endometritis. Cochrane Database Syst Rev 2015; 2: CD001067.
63. Martins AC, Krauss-Silva L. Systematic reviews of antibiotic prophylaxis in cesareans. Cad Saúde Pública 2006; 22(12): 2513-26.

# Capítulo 27

# Amamentação

## INTRODUÇÃO

O processo de amamentação sofreu profundas mudanças entre 1950 e 1970, em razão da progressiva substituição do aleitamento materno por fórmulas lácteas. Esse fenômeno deveu-se sobretudo à pressão publicitária e aos interesses econômicos da indústria de alimentos no período. A importância do aleitamento materno só foi retomada na década de 1970, após estudos científicos comprovarem que os benefícios que oferece às crianças e lactantes são muito maiores em qualidade e quantidade se comparados aos do aleitamento artificial.[9]

Diante da grande quantidade de estudos realizados em aleitamento materno, tornou-se necessária uma definição mais homogênea de aleitamento, que permitisse comparar os resultados científicos. Em 1991, a Organização Mundial da Saúde (OMS) estabeleceu indicadores bem definidos de aleitamento materno, reconhecidos internacionalmente:

- Aleitamento materno: a criança recebe leite humano (direto da mama ou ordenhado).
- Aleitamento materno exclusivo: a criança recebe somente leite humano de sua mãe ou ama de leite; ou leite humano ordenhado, sem outros líquidos ou sólidos, com exceção de gotas ou xaropes contendo vitaminas, suplementos minerais ou medicamentos.
- Aleitamento materno predominante: a fonte predominante de nutrição da criança é o leite humano. No entanto, a criança pode receber água ou bebida à base de água (água adocicada, chás e infusões), sucos de frutas, solução de sais de reidratação oral, gotas ou xarope de vitaminas, minerais e medicamentos, e fluidos rituais (em quantidades limitadas).
- Aleitamento materno complementado: a criança recebe leite materno e outros alimentos sólidos, semissólidos ou líquidos, incluindo leites não humanos.[93]

A amamentação sofre constantemente influências socioculturais e, por isso, deixou de ser praticada universalmente a partir do século XX. Algumas consequências dessas mudanças já puderam ser observadas, como desnutrição e alta mortalidade infantil em áreas menos desenvolvidas.[9] As fontes tradicionais do aprendizado relacionado à amamentação (mulheres mais experientes da família) foram perdidas à medida que famílias extensas foram sendo substituídas por núcleos menores. Como consequência, as mulheres tornam-se mães com pouca ou nenhuma habilidade em levar adiante a amamentação, o que as deixa mais vulneráveis às dificuldades que surgem ao longo do processo.[10] A educação e o preparo de mulheres para a lactação durante o pré-natal comprovadamente contribuem com o sucesso do aleitamento, em especial entre as primíparas.[9]

Apesar de evidências científicas sustentarem a superioridade do leite materno sobre outros tipos de leite, ainda é baixo o número de mulheres que amamentam seus filhos de acordo com as recomendações da OMS e do Ministério da Saúde, que estabelecem, como ideal, o aleitamento materno de forma exclusiva até os 6 meses de vida e complementar até 24 meses de idade ou mais.[92,95]

## ANATOMIA E FISIOLOGIA DA MAMA

### ANATOMIA E DESENVOLVIMENTO DAS MAMAS

Durante o período embrionário humano, a formação das glândulas mamárias segue a memória filogenética dos mamíferos e caracteriza-se pelo surgimento da linha mamária, que corresponde a uma fita de tecido epidérmico que se estende da base axilar até a região inguinal. Esse arranjo tecidual é mais espesso em determinadas regiões que posteriormente irão se desenvolver em glândulas. Na espécie humana, a maior parte da linha mamária atrofia e desaparece, dando origem a apenas um par de glândulas. Em casos anômalos, remanescentes embrionários podem permanecer e presencia-se, nessas ocasiões, glândulas ou mamilos extranumerários na linha inguinoaxilar (Figura 1). É considerada, pela sua origem, glândula sudorípara modificada.[86]

O desenvolvimento das glândulas mamárias no sexo feminino inicia-se no período puberal e só atinge plenitude caso a mulher engravide e amamente, o que confere à gravidez e ao período de amamentação papel imprescindível no crescimento e na diferenciação das mamas. O tecido mamário começa seu desenvolvimento no início da puberdade, com crescimento dos componentes glandulares e da tumescência areolar (telarca) como resposta à atividade ovariana. Após aproximadamente 2 anos, ocorre a menarca, e o crescimento das mamas se modifica com o aumento do componente de gordura e aplainamento da aréola.[80]

Os limites anatômicos da mama adulta atingem superiormente o segundo ou o terceiro arco costal e inferiormente a sexta ou a sétima costela. O limite lateral é determinado pela linha axilar anterior e o medial pela borda lateral do esterno. As mamas possuem projeções axilares chamadas caudas de Spence. Posteriormente à glândula, estão os músculos peitorais maiores e menores, nos quais o tecido conjuntivo fibroso mamário se fixa, dando sustentação às glândulas (Figura 2).[80]

A mama adulta é composta de 15 a 20 lobos, unidades funcionalmente independentes entre si, que se subdividem em lóbulos em número variável (de 20 a 40 subunidades). Os lóbulos, por sua vez, são compostos por 10 a

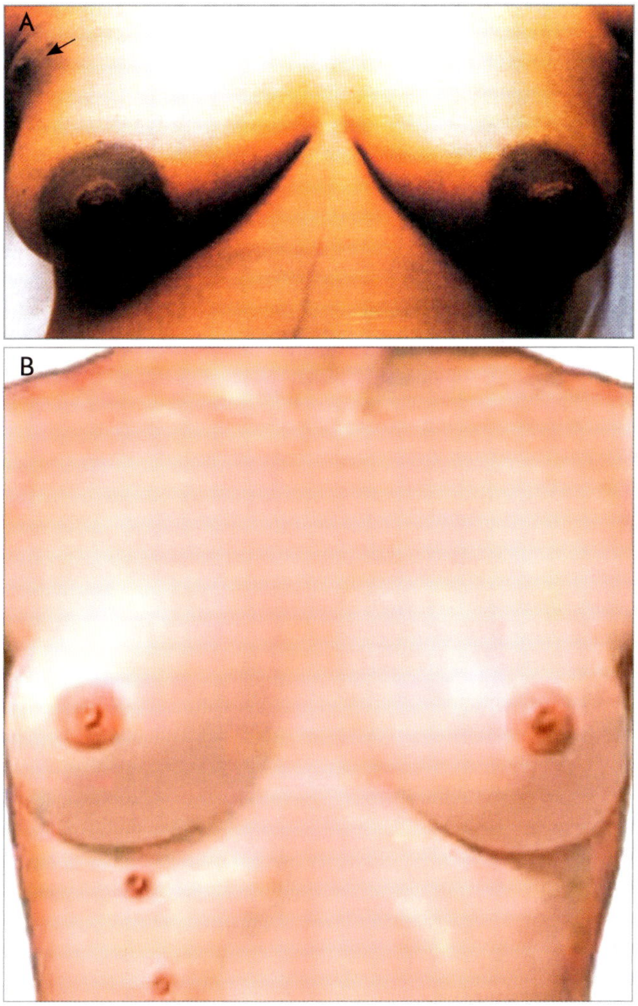


FIGURA 1. A: tecido mamário em região axilar (seta). B: notar detalhe da linha mamária. (Figura A retirada de Auerbach et al.[73])

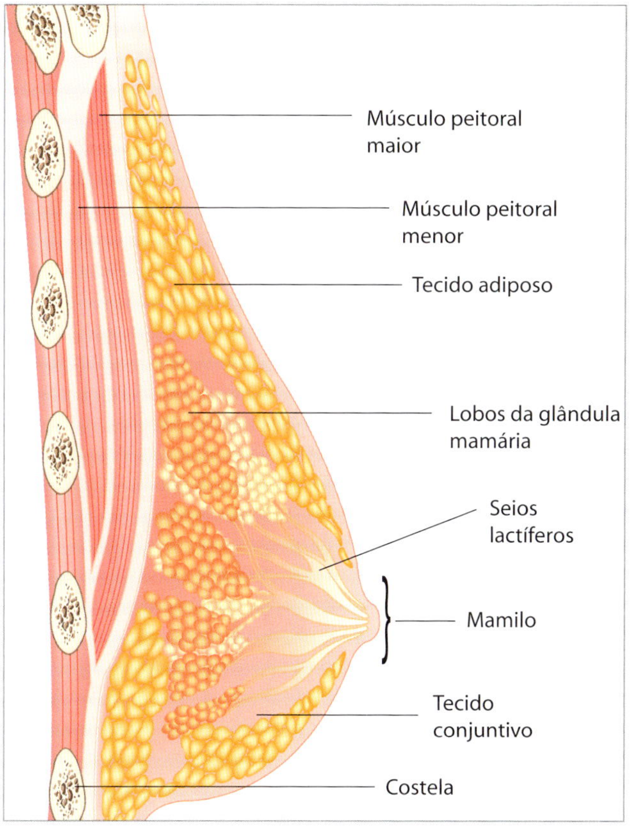


FIGURA 2. Anatomia mamária: organização estrutural macroscópica.

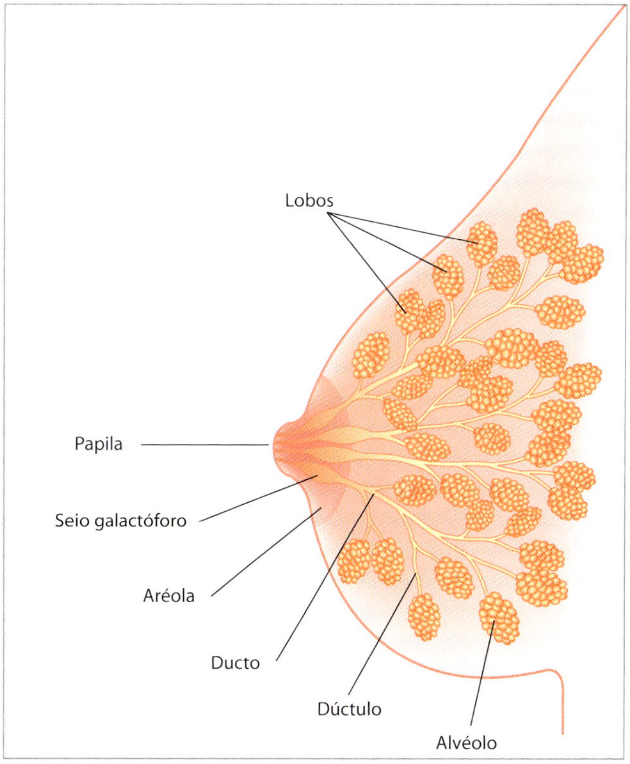


FIGURA 3. Anatomia mamária: estruturas relacionadas à lactação.

100 alvéolos, estruturas acinosas secretoras e saculiformes, cujas células são responsáveis pela produção láctea. Os alvéolos desembocam em reduzidas estruturas ductais – os dúctulos, que se reúnem em ductos maiores. Os ductos maiores, por sua vez, fundem-se para formar ductos principais que drenam as unidades maiores, os lobos. Os ductos principais apresentam dilatação na projeção da aréola, denominada seio galactóforo, cuja importância reside na participação do mecanismo de sucção das mamas pelo neonato. Exteriorizam-se na pele da papila mamária em pequenos orifícios (Figura 3).[82,86]

Entre os lóbulos e ductos, as mamas são preenchidas por tecido gorduroso e conjuntivo. A vascularização mamária permeia esse tecido extraglandular até as menores unidades alveolares, que externamente se revestem de capilares e de células mioepiteliais. As células mioepiteliais têm função contrátil, auxiliando na mobilização do leite dos alvéolos para os dúctulos (Figura 4).[82,86]

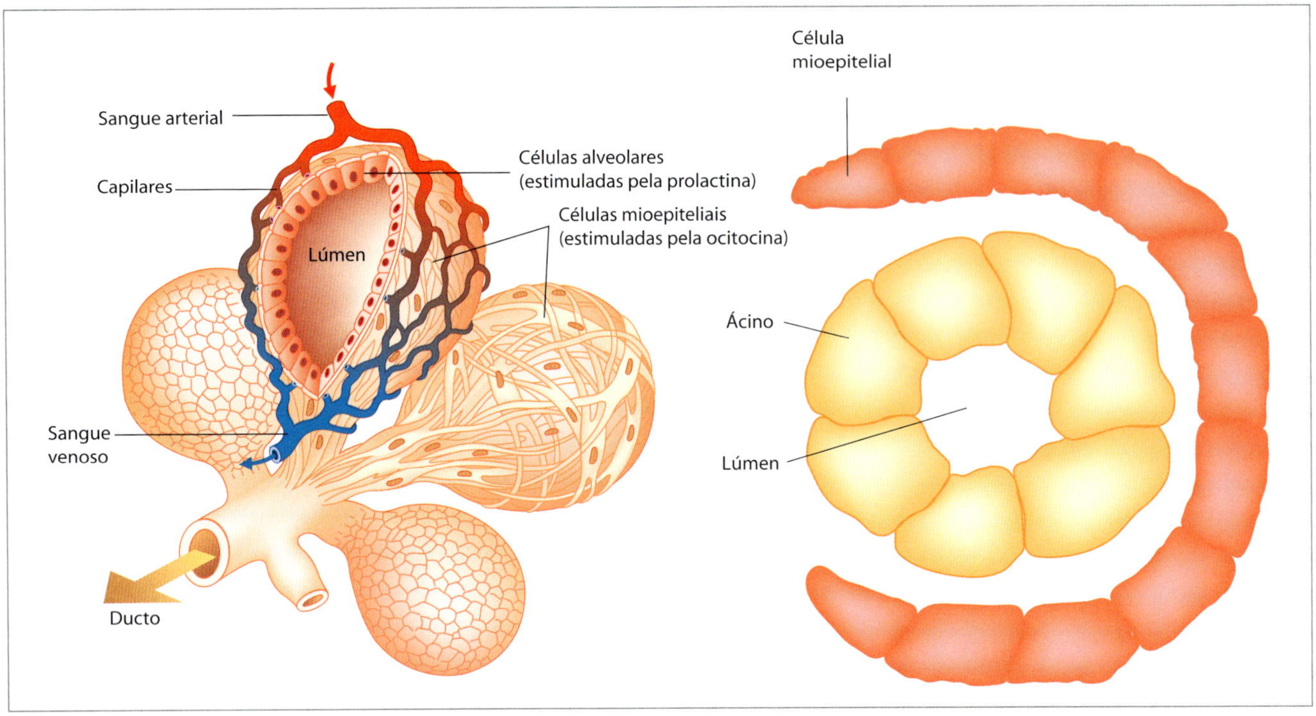


**FIGURA 4.** Organização microscópica do alvéolo. Detalhe das células mioepiteliais. (Figura adaptada de Cunningham et al.[75])

## MAMOGÊNESE E MODIFICAÇÕES GRAVÍDICAS

A gestação é o período no qual ocorrem desenvolvimento e diferenciação completos das glândulas mamárias. As alterações fisiológicas locais são exuberantes por causa dos altos níveis de esteroides sexuais. Os ductos lactíferos proliferam a partir da terceira semana de gravidez, levando ao aumento de tecido glandular, consideravelmente maior em relação ao tecido gorduroso e conjuntivo. Os altos níveis de estrógenos placentários desencadeiam proliferação celular, em especial das estruturas ductais, que não só aumentam em quantidade, como desenvolvem o lúmen em canalículos que não existiam previamente.[76,88]

Outros hormônios que participam da atividade mitótica dessas células são o hormônio do crescimento e a insulina. A progesterona, por sua vez, é responsável pela diferenciação das células terminais dos dúctulos em células acinosas (alvéolos). A prolactina torna essas células acinosas diferenciadas em células maduras, capazes de produzir os diferentes componentes do leite. Apesar dos altos níveis de prolactina durante a gravidez, sua ação é limitada pelos elevados teores circulantes de progesterona e de hormônio lactogênico placentário, cuja ligação com receptores alveolares possui maior afinidade (Figura 5).[21,82,86]

Esses fenômenos acentuam-se no segundo trimestre com o aumento da produção de prolactina, que estimula os processos secretórios dos alvéolos mamários. Nesse momento, as mamas já possuem capacidade plena de funcionamento. No terceiro trimestre, observam-se a redução dos componentes extraglandulares e o desenvolvimento ainda mais pronunciado das unidades lóbulo-acinosas. As mamas atingem capacidade máxima de produção e de secreção de proteínas, lactose e lípides, além de atividade exponencial de determinadas enzimas como a galactosiltransferase e a lactose sintetase.[86,88]

O aumento do volume mamário também se deve ao desenvolvimento vascular localizado, o que contribui para o surgimento de veias visíveis pela epiderme, denominadas rede de Haller. Os fenômenos vasculares são proeminentes desde o início da gestação, o que gera intumescimento e edema localizados (Figura 6).[82] A inervação do tegumento é extremamente abundante e está comprometida com os arcos reflexos neurais envolvidos na lactogênese e na galactocinese.[80,82,86]

As mudanças na coloração e pigmentação das aréolas mamárias são evidentes já no primeiro trimestre de gravidez. A proteção epitelial é reforçada pelo desenvolvimento das glândulas sebáceas do mamilo – os tubérculos de Montgomery –, que irão lubrificar e proteger a pele local, mantendo sua elasticidade (mais informações no Capítulo 9, "Repercussões da gravidez no organismo materno", da Seção 2, "Anatomia e fisiologia").[82,86]

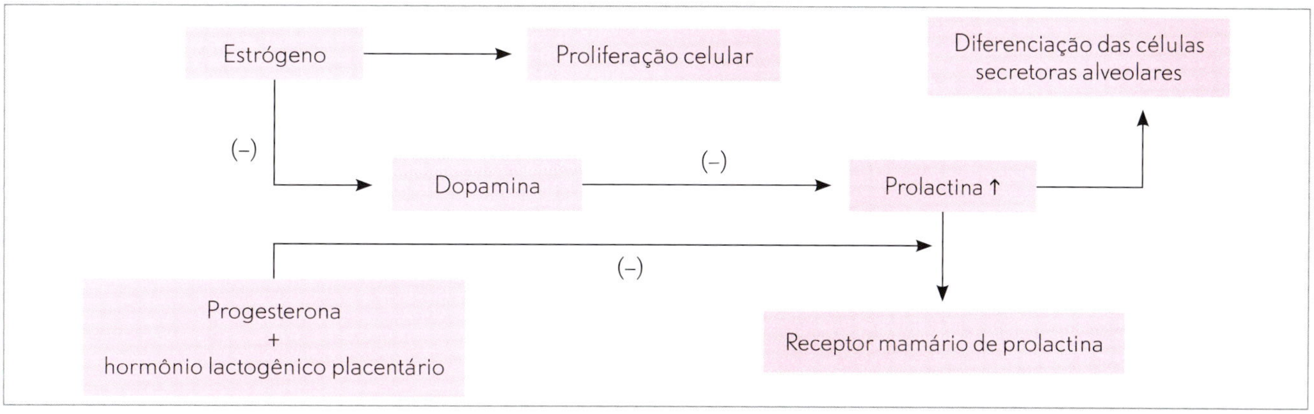


**FIGURA 5.** Início da lactogênese (etapa I). (–): Inibição.

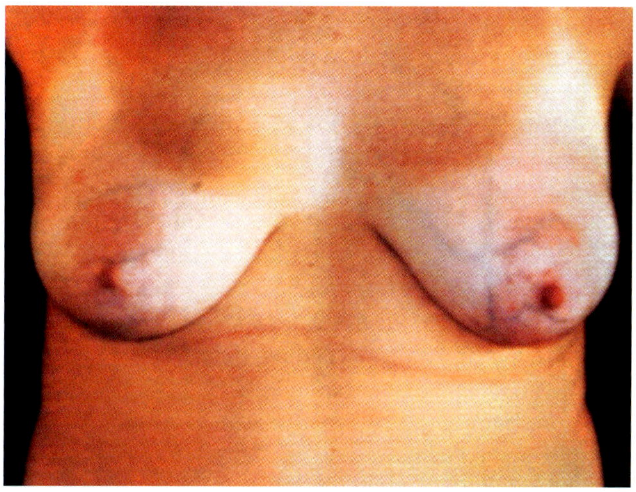

**FIGURA 6.** Rede de Haller. (Figura retirada de Auerbach et al.[73])

## FISIOLOGIA DA PRODUÇÃO E EJEÇÃO DO LEITE

O processo de lactação é mecanismo fisiológico específico dos mamíferos e compõe-se de uma série de eventos bioquímicos e teciduais de desenvolvimento e preparação das mamas, bem como de controle neuroendócrino da produção e excreção láctea. A amamentação é, por sua vez, processo em que o ato de nutrir o recém-nascido se reveste de significado emocional e se relaciona à construção inicial da relação entre mãe e filho, estreitando-se os vínculos afetivos. Apresenta, portanto, fatores influenciadores de natureza distinta, mais ligados aos aspectos psicológico e circunstancial que aos aspectos biológicos.[49]

### Lactogênese

A produção e secreção de colostro podem ser observadas, como visto, a partir do segundo trimestre de gestação, quando as glândulas mamárias atingiram maturidade para a produção láctea. Em algumas mulheres, isso ocorre já nesse momento e está presente na quase totalidade delas no período próximo ao parto. A lactogênese não ocorre durante a gravidez em razão do efeito inibitório do estriol, da progesterona e do hormônio lactogênico placentário sobre os efeitos da prolactina nos alvéolos.[78]

Com o parto e a dequitação, os níveis circulantes de estrógeno, hormônio lactogênico placentário e progesterona produzidos pela placenta decrescem de forma abrupta, possibilitando a ação da prolactina em seus receptores mamários (Figura 7).

A prolactina produz uma série de efeitos nas células alveolares:

- Diferenciação celular da fase pré-secretória para a fase secretória.
- Estímulo da síntese de RNA para produção de proteínas específicas do leite (caseína, alfalactoalbumina).
- Indução de enzimas catalisadoras (galactosiltransferase e lactose sintetase).[41,78]

A prolactina exerce seus efeitos na mama, modificando a secreção de colostro para leite propriamente dito no período de aproximadamente 72 horas. Esse fenômeno também é conhecido como apojadura ou "descida" do leite e coincide com ingurgitamento mamário típico desse período.

Os níveis de prolactina sobem em picos induzidos pela sucção do recém-nascido. Quanto menor for o intervalo entre as mamadas, menor será o tempo para o restabelecimento dos níveis de prolactina, mantendo o nível sérico desse hormônio e a produção adequada de leite. A secreção basal é progressivamente menor com picos relativamente maiores até o terceiro mês pós-parto, quando os níveis séricos circulantes se aproximam dos valores normais.[41]

Acredita-se que determinadas substâncias presentes no leite materno sejam responsáveis pela regulação autócri-

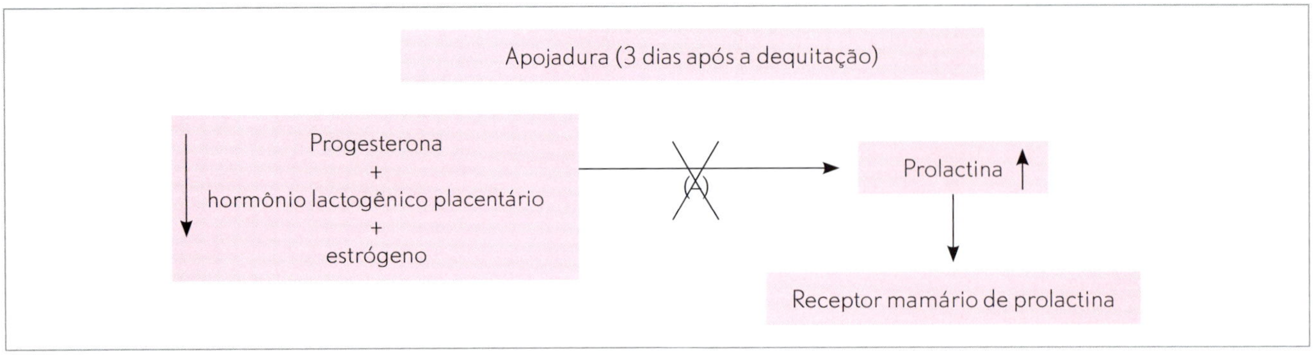


FIGURA 7. Lactogênese (etapa II).

na de sua produção, inibindo localmente a secreção láctea e alterando sua composição quando existe estase no sistema ductal. Assim, a produção de leite pelas glândulas mamárias depende não só da existência de um aparelho glandular desenvolvido, mas também da contínua e eficiente remoção do leite.[29]

## Lactopoese e galactocinese

A lactopoese relaciona-se com o conjunto de eventos que visa à manutenção da produção e da ejeção do leite. A galactocinese, por sua vez, é o mecanismo que descreve a excreção do leite durante a sucção das mamas pelo neonato.

A produção e a ejeção do leite são controladas por arcos reflexos neurais, iniciando-se em terminações nervosas livres no complexo areolopapilar. O estímulo dessas terminações nervosas leva informações pelas vias aferentes torácicas (de T4 a T6), com liberação de ocitocina pela hipófise posterior e prolactina pela hipófise anterior (Figura 8).[51]

A ejeção do leite é realizada pelo estímulo da ocitocina nas células mioepiteliais que circundam os alvéolos mamários e se contraem causando a excreção láctea. A ocitocina também age nas células da musculatura lisa areolar, promovendo compressão do seio lactóforo e ereção da papila, eventos que colaboram para o mecanismo de ejeção do leite. Além desses, os efeitos da ocitocina em outros órgãos podem ser observados durante o aleitamento, como as contrações uterinas que contribuem para a involução do útero.[51]

O reflexo de ejeção do leite é mais complexo que o reflexo liberador de prolactina, uma vez que é mais suscetível a influências de fatores psicoemocionais e ambientais. Assim, situações de desconforto, vergonha, ansiedade e dor provocam inibição imediata desse reflexo, reduzindo a quantidade de leite expelida.[18]

É também comprovada a presença de uma substância inibitória da produção de prolactina (fator inibidor da prolactina), cuja liberação está relacionada ao eixo neuroendócrino e, portanto, sujeita a modificações dependentes de estímulo emocional exógeno. Durante a sucção das mamas pelo recém-nascido, o estímulo dos nervos torácicos provoca a redução dessa substância, permitindo a secreção de prolactina (Figura 9).[82,86]

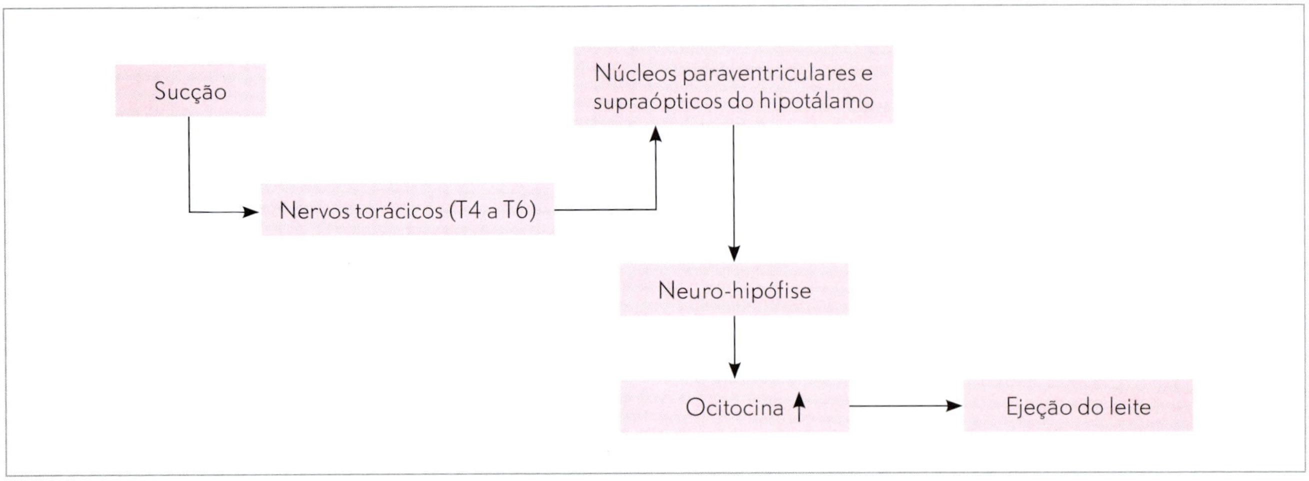


FIGURA 8. Lactopoese.

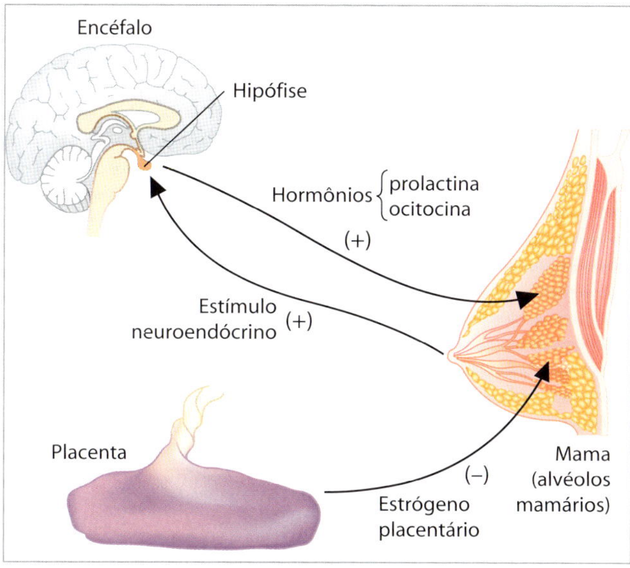


**FIGURA 9.** Controle neuroendócrino da produção e ejeção do leite. (+): estímulo; (–): inibição.

O pico de secreção de prolactina relaciona-se com o intervalo entre o parto e a primeira mamada e a frequência das mamadas consecutivas. Assim, quanto maior for o intervalo entre o parto e a primeira sucção das mamas pelo recém-nascido, menores serão o pico inicial e a secreção basal de prolactina, com menor produção láctea (Figura 10). Orienta-se, dessa forma, que a primeira pega não exceda 40 minutos do parto e que a frequência mínima seja por volta de 7 a 8 mamadas por dia. Preconiza-se a amamentação de livre demanda, e variações individuais são possíveis sem maiores prejuízos.[76] O aumento dos intervalos entre as mamadas ou a sucção ineficiente acarreta estase láctea e redução do fluxo vascular local. Esse fenômeno gera alterações celulares com destruição de tecido mamário e substituição por tecido conjuntivo e gordura. Em geral, essas alterações se completam após 3 meses da suspensão do aleitamento, embora boa parte dos tecidos glandulares permaneça até o período climatérico.[86]

## COMPOSIÇÃO DO LEITE

O leite produzido pelos mecanismos anteriormente citados fica armazenado no sistema canalicular das mamas, para ser, então, excretado no momento da sucção. Distinguem-se três tipos de secreção láctea no período puerperal, sucessivamente: o colostro, o leite de transição e o leite maduro.[82,86]

O colostro é um fluido cremoso, amarelado, mais denso que o leite, com composição altamente proteica e com baixo teor de gorduras. Sua excreção dura, em geral, 72 horas, mas pode variar de 1 a 7 dias. É de fácil digestão para o recém-nascido, além de conter grande quantidade de imunoglobulinas e células leucocitárias e epiteliais. As imunoglobulinas são transportadas do plasma materno para o leite e absorvidas pelo trato gastrointestinal do neonato. Estão protegidas da digestão porque se ligam a inibidores de enzimas proteolíticas.[84]

Após o fenômeno da apojadura, o leite materno apresenta aumento da quantidade de carboidratos e gorduras em sua composição, com redução relativa de proteínas. A quantidade de água contribui para 87% do volume de leite produzido e o teor calórico-energético varia de 600 a 750 kcal/dia. O volume de leite produzido aumenta progressivamente de 500 mL/dia, ao fim da primeira semana, e alcança rapidamente de 1 a 2 L/dia.[84]

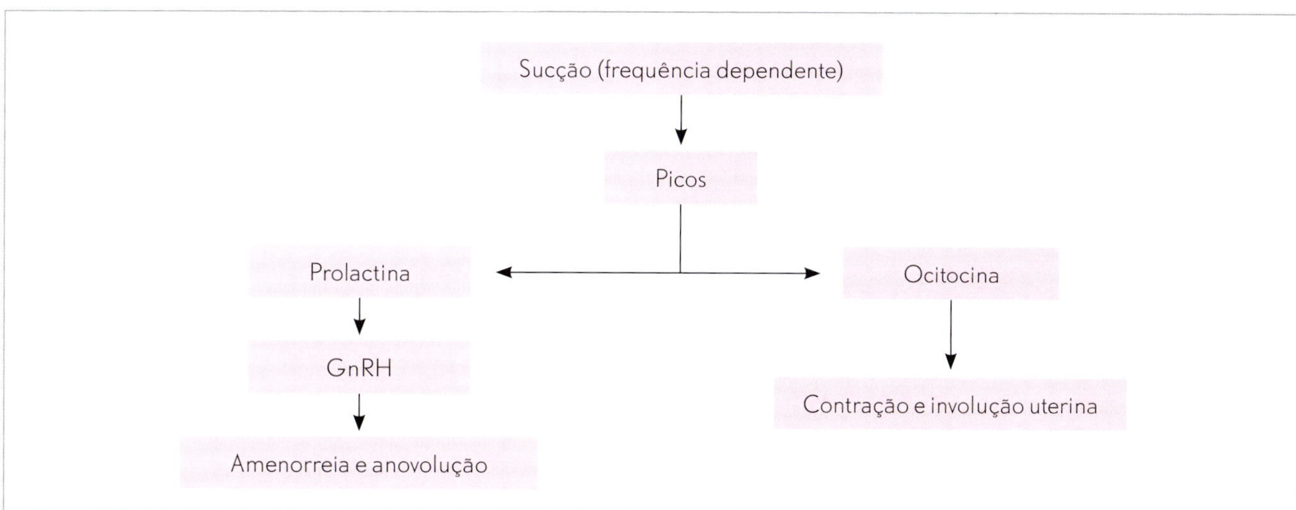


**FIGURA 10.** Efeitos da sucção sobre a produção hormonal hipofisária relacionada à lactopoese. GnRH: hormônio liberador da gonadotrofina.

A maior parte das gorduras do leite fica depositada nos alvéolos posteriores da mama. Por esse motivo, é necessário que a lactante esvazie completamente cada uma das mamas para garantir que o leite com maior teor de gordura seja ofertado para o recém-nascido. O teor de lípides no leite materno é progressivamente maior até o terceiro mês de lactação. Relaciona-se com a passagem de determinados tipos de ácidos graxos do plasma da lactante para o leite e com a produção de outros tipos nas células da glândula mamária.[53]

A lactose é o principal carboidrato presente no leite humano e deriva da união de alfalactoalbumina e glicose. Para a produção de lactose, papel de extrema importância é dado à prolactina, que estimula a ação de enzimas catalisadoras dessa reação, como a galactosiltransferase e a lactose sintetase.

As mamas também apresentam a capacidade de adaptação mediante situações fora do padrão habitual de lactação. Assim, em casos de gravidez múltipla, a produção de leite aumenta proporcionalmente à nova demanda estabelecida. Da mesma forma, a composição do leite é diferente em casos de recém-nascido pré-termo. O leite da puérpera que deu à luz recém-nascido pré-termo é 20% mais rico em proteínas, 50% mais rico em gorduras, apresenta níveis de imunoglobulina A (IgA) aumentados e possui 15% menos lactose, padrão este mais compatível com a imaturidade do sistema digestório dessas crianças.[7]

## EPIDEMIOLOGIA DO ALEITAMENTO MATERNO

### BENEFÍCIOS DO ALEITAMENTO MATERNO EXCLUSIVO

São muitas as vantagens da amamentação para a criança, a mãe, a família e a sociedade. Segundo a OMS, a prática da amamentação atualmente resguarda a saúde de 6 milhões de crianças a cada ano, prevenindo diarreia e infecções respiratórias agudas, além de ser responsável por um terço da diminuição da fertilidade observada nas últimas décadas.[9,93]

Sabe-se que crianças que não são amamentadas com leite materno apresentam maior risco de óbito por diarreia (risco 14,2 vezes maior), doenças respiratórias (3,6 vezes) e outros tipos de infecções (2,5 vezes), quando comparadas àquelas que recebem aleitamento materno exclusivo.[93] A *American Academy of Pediatrics* prevê, além dessas, outras vantagens que possivelmente conferem ao leite materno capacidade de proteção contra síndrome da morte súbita do lactente, *diabetes mellitus* tipo 1 e tipo 2, doença de Crohn, retocolite ulcerativa, linfoma, doenças alérgicas e outras doenças crônicas do aparelho digestório.[47]

Os benefícios para a saúde da lactante são muitos, demonstrando-se menor risco de câncer de mama, tanto antes quanto depois da menopausa. Há também evidências de proteção em relação a alguns tipos de neoplasias epiteliais de ovário. Ocorre rápida perda de peso materno, na vigência de amamentação exclusiva, fato que colabora para a prevenção da obesidade e de comorbidades que com ela caminham.[9,22]

Em populações nas quais a amamentação é prolongada e de livre demanda, os intervalos intergestacionais são maiores, uma vez que a amenorreia lactacional funciona como método anticoncepcional natural. Tal fato explica a queda da fertilidade em países em que os índices de aleitamento apresentaram ascensão nos últimos anos.[68]

O real impacto social e econômico do aleitamento materno é difícil de ser quantificado, mas óbvio de ser observado. A redução de gastos com mamadeiras e outros materiais consumidos com o aleitamento artificial tem importância fundamental para famílias carentes. Além disso, crianças que recebem leite materno adoecem menos, necessitando de menor número de atendimentos médicos, hospitalizações e medicamentos. Esses benefícios repercutem na sociedade como um todo, já que resultam em menores índices de abstenção dos pais no trabalho.[9]

### PREVALÊNCIA DO ALEITAMENTO MATERNO

No Brasil, a prevalência de amamentação vem aumentando a cada década. Índices de 49% de aleitamento materno aos 6 meses de idade na década de 1980 elevaram-se para 60%, na década de 1990. O incremento nesses índices, porém, não foi homogêneo em todo o país, sofrendo variações significativas de acordo com a região e as características socioeconômicas das diferentes populações estudadas. Por esse motivo, é imprescindível conhecer as características locais do padrão de aleitamento natural, a fim de avaliar fatores de risco para desmame precoce e contribuir para o planejamento em saúde, na formulação de ações educativas que favoreçam o aumento da prática da amamentação.[59,64]

Menos de 35% das crianças do mundo são exclusivamente alimentadas com leite materno nos primeiros 4 meses de vida, e as práticas de alimentação complementar são frequentemente inapropriadas e perigosas.[24]

Embora grandes esforços venham sendo dispensados nesse sentido, programas governamentais nacionais não conseguiram atingir as recomendações da OMS. A mediana de tempo de amamentação era de 2,5 meses em 1975; evoluiu para 5,5 meses, em 1989; e 7 meses, em 1996. Apesar de o período médio total de amamentação ser de

10 meses, o de aleitamento materno exclusivo é de apenas 23 dias. Essas estatísticas estão muito aquém da recomendação internacional, que preconiza o aleitamento exclusivo por 6 meses; e complementado, por 2 anos.[69]

As regiões brasileiras que possuem Hospital Amigo da Criança ou políticas bem estruturadas de incentivo à amamentação apresentam maior prevalência de aleitamento materno. Assim se comportam as estatísticas de Santos (43%) e Fortaleza (44%). Da mesma forma, a mediana de aleitamento materno mostrou-se maior em Florianópolis quando comparada a João Pessoa.[44,59]

No Estado de São Paulo, a frequência de aleitamento materno é bastante variável de acordo com a região e o município estudados. Em estudo observacional, apenas 27 municípios (32% das cidades estudadas) apresentaram prevalência de aleitamento materno exclusivo superior a 20%. Por sua vez, em 72 dos municípios estudados (85,7%) pôde-se observar prevalência de aleitamento materno predominante superior a 20%. Analisando-se esses dois indicadores, apenas dois municípios (1%) apresentaram prevalência inferior a 20%.[64]

As estatísticas norte-americanas de 2001 evidenciaram que 69,5% das mulheres amamentaram seus filhos no hospital e que 46,3% delas amamentaram exclusivamente com leite materno. Nesse mesmo ano, 32,5% das mulheres amamentaram seus filhos por 6 meses, e em apenas 17,2% o aleitamento foi exclusivo nesse período. Isso demonstra que, mesmo em países desenvolvidos, as taxas de aleitamento materno ainda são mundialmente reduzidas, em especial o aleitamento exclusivo. Por essa razão, conhecer as causas de desmame precoce possibilita a introdução de estratégias que visem ao estímulo da amamentação.[52]

## CAUSAS DE DESMAME PRECOCE

Os motivos mais frequentes de desmame precoce estão relacionados a queixas de redução ou ausência de leite, rejeição do lactente, trabalho materno, doença materna, dores ao amamentar, problemas na mama e doença da criança.[34,56,61]

Nos Estados Unidos da América (EUA), observou-se que o acentuado declínio no aleitamento materno entre o segundo e o terceiro mês de vida se devia ao retorno das mães às suas atividades de trabalho ou estudo, necessitando de suporte ambiental e social para continuar o aleitamento. Entre o terceiro e o quarto mês de vida da criança, as reduções das taxas de aleitamento materno exclusivo estavam associadas à crença, por múltiplas razões como contrastes sociais, culturais e ambientais identificados previamente, de que o aleitamento materno não promove nutrição suficiente aos seus filhos além dessa idade.[10]

Dado preocupante é constatado em relação ao fato de que metade das mães não recebe orientações sobre aleitamento materno antes do parto. Tal fato aponta para uma falha no acompanhamento das gestantes pelos profissionais da saúde durante a assistência médica no pré-natal e no pós-parto.[48]

Tem sido observado que algumas crianças desenvolvem preferência por bicos de mamadeira, apresentando uma maior dificuldade para aleitamento materno. Alguns autores acreditam que a diferença entre as técnicas de sucção da mama e dos bicos artificiais possa levar à confusão de sucção. As crianças que usam chupetas, em geral, são amamentadas menos frequentemente, o que pode prejudicar a produção de leite; no entanto, não existe uma relação bem estabelecida entre o uso de chupeta e a duração da amamentação.[82]

O trauma mamilar é importante causa de desmame e a sua prevenção é primordial, feita por meio de orientações sobre as técnicas de amamentação e os cuidados com os mamilos. Os mamilos planos ou invertidos podem dificultar o começo do aleitamento, mas não necessariamente o impedem. A dor e o desconforto para amamentar levam a lactante a reduzir a frequência e o tempo das mamadas, gerando ingurgitamento mamário, o que piora o quadro doloroso.[10]

Em estudo brasileiro, constatou-se que a mastoplastia redutora prévia tem importante impacto negativo nas taxas de aleitamento materno, em especial nas taxas de aleitamento exclusivo. Ao final do primeiro mês, 29% das mulheres submetidas a essa cirurgia estavam amamentando exclusivamente, em contraste com 77% das que não tinham antecedente de cirurgia mamária. Aos 3 meses, essas taxas eram de 12 e 55%, respectivamente. Esse impacto não parece estar presente nas cirurgias com colocação de prótese mamária em que não ocorre secção transversal dos ductos.[60]

Outras causas de desmame relacionam-se com aspectos emocionais do vínculo mãe-filho. As lactantes mais inseguras, ao ouvirem o choro do recém-nascido, ficam tensas, frustradas e ansiosas, o que pode inibir a produção de ocitocina e, consequentemente, dificultar a ejeção do leite. Isso faz com que as mamas fiquem mais ingurgitadas e dificultem a pega adequada, podendo instalar um ciclo de obstáculos à amamentação.[9]

Gianni et al.[36] obtiveram, em seu estudo, cinco variáveis que predizem a cessação da amamentação em crianças a termo do sétimo ao décimo dia de vida, cada uma delas com nível de risco, que somadas montam um escore (Tabela 1). Escores maiores ou iguais a 8 predizem alta chance de manutenção do aleitamento materno nesse período. Escores menores que 8 predizem maior risco para a cessação do aleitamento. Deduz-se, desse estudo,

**TABELA 1. Escore de risco para desmame precoce**

| Escore | 0 | 1 | 2 |
|---|---|---|---|
| Idade materna (anos) | < 21 | 21-24 | > 24 |
| Experiência anterior em amamentação | Falha | Nenhuma | Sucesso |
| Dificuldade na pega do mamilo | Toda mamada | Metade das mamadas | < 3 |
| Intervalos (horas) | > 6 | 3-6 | < 3 |
| Número de mamadeiras antes do questionamento | > 2 | 1 | 0 |

Somatório dos escores para cada parâmetro: se ≥ 8, baixo risco para desmame precoce; se < 8, alto risco para desmame precoce.

que esta última população se beneficiaria de orientações mais direcionadas sobre lactação, a serem realizadas por especialistas nos primeiros 4 dias após o parto.[39]

O trabalho fora do lar é considerado, por alguns, fator de risco para desmame precoce. Entretanto, outros estudos não mostraram diferença na idade de desmame entre mães trabalhadoras e mães não trabalhadoras, o que mostra que o trabalho materno não é causa direta de desmame. O trabalho fora de casa é um obstáculo, mas, para mães que realmente querem amamentar, não há impedimento.[65]

Em determinadas pesquisas, nota-se que a variável relacionada com a escolaridade materna apresenta associação com desmame precoce, isto é, quanto maior for a escolaridade, maior será a duração do aleitamento materno. Levanta-se a hipótese de que mulheres mais instruídas estão em fase de valorização do aleitamento materno exclusivo, enquanto mulheres menos esclarecidas ainda não foram sensibilizadas.[33]

Mulheres com baixo nível educacional, mães de crianças com baixo peso ao nascer, primíparas, tabagistas e portadoras de alergias têm grande risco de interrupção do aleitamento precocemente.[33] Estudos revelam que o tabagismo, além de alterar a produção láctea, também reduz a prevalência de aleitamento materno.[34,56]

## ESTRATÉGIAS PARA EVITAR O DESMAME PRECOCE

Durante a assistência pré-natal, as mulheres devem ser informadas dos benefícios da amamentação e das desvantagens do uso de leites não humanos. Recomendam-se orientações quanto às técnicas de amamentação, para aumentar a habilidade e confiança das futuras lactantes.

O contato precoce dos profissionais de saúde com a puérpera está associado a maior duração da amamentação, melhor interação mãe-filho, melhor controle de temperatura do recém-nascido, níveis mais altos de glicose e menor número de episódios de choro do neonato. Além disso, a sucção precoce da mama pode reduzir o risco de hemorragia pós-parto, ao liberar ocitocina, e de icterícia no recém-nascido, por aumentar a motilidade gastrointestinal.[48]

Sabendo da importância do aleitamento materno, o profissional da saúde tem papel fundamental em prevenir e manejar as dificuldades. Necessita, portanto, conhecê-las. Alguns estudos sugerem que o sucesso do aleitamento materno está associado com eventos das primeiras 2 semanas de vida, se não dos primeiros 3 a 5 dias. A orientação é muito importante nesse período para mães com dificuldades para amamentar. Os suplementos (água, chás e outros leites) devem ser evitados, pois há evidências de que seu uso está associado ao desmame precoce.[9] As mulheres que são encorajadas pelos seus médicos ou enfermeiros têm quatro vezes mais probabilidade de iniciar e manter aleitamento materno que mulheres que não foram encorajadas.[57]

Existem evidências de que alguns grupos populacionais poderiam ser priorizados pelos programas de incentivo à amamentação, por apresentarem maior chance de desmame precoce. O reconhecimento dessas parcelas populacionais é fundamental para estratégias de apoio ao aleitamento materno. Em relação à amamentação exclusiva, verificou-se que mães com baixa escolaridade, adolescentes e primíparas constituem categorias de risco para utilização de outros alimentos. O trabalho materno de forma geral não mostrou significância quando analisado com outras variáveis, mas a análise dos fatores associados ao aleitamento materno em menores de 1 ano mostrou que o trabalho informal e o desemprego influenciam o desmame precoce, ao passo que a escolaridade e a idade materna não são fatores significativos.[64]

Foi possível demonstrar que investimentos em promoção educacional sobre a importância da amamentação em grupos de risco resultam em aumento dos índices de aleitamento materno. Isso ocorreu em grupos de mulheres norte-americanas que historicamente tinham menor probabilidade de amamentar por questões demográficas e sociais: negras, jovens, baixo nível de educação e que faziam parte de programas sociais.[48]

Outro grupo de alto risco para o desmame precoce são as lactantes que apresentam dificuldades físicas e emocionais, incluindo: primíparas, mulheres com trabalho de parto longo ou submetidas a cesárea, multíparas que receberam medicação no trabalho de parto, sobrepeso materno, mulher com mamilo plano ou invertido e mães de crianças com comportamento pouco ativo nas primeiras 24 horas. Nesses casos, além de estratégias educacionais, impõe-se a presença de equipe de apoio para as atividades diárias nos primeiros dias pós-parto.[34]

Em São Paulo, observou-se que a licença-maternidade tem sido útil à maioria das trabalhadoras ao facilitar a amamentação, já que se trata de uma política de saúde que contribui para melhores resultados na manutenção do aleitamento.[64]

Em cidades com serviços de saúde mais bem estruturados, nas quais se incentivam os preceitos da iniciativa dos Hospitais Amigos da Criança, as taxas de aleitamento são maiores. Existe, assim, a necessidade crescente de implementação desses programas em regiões menos favorecidas, com o intuito de aumentar a prevalência do aleitamento materno.[44]

O desconhecimento da importância do aleitamento, a promoção inadequada de substitutos de leite e a falta de confiança materna são fatores que refletem a suspensão da amamentação precocemente. A orientação pré-natal e nos primeiros dias pós-parto é de suma importância para diminuição da ansiedade e para educação quanto às técnicas de aleitamento, o que reduzirá as taxas de insucesso.

É ponto fundamental que os profissionais da área da saúde, principalmente os que estão em contato com a mulher no período gestacional, no parto e no pós-parto, saibam identificar os fatores de risco e as intercorrências que possam levar ao desmame precoce. Atuando na prevenção desses fatores e orientando quanto ao aleitamento, é possível prevenir o desmame e promover o aleitamento materno.

O sucesso do aleitamento requer o suporte da família, de amigos e de profissionais da saúde. A educação e a informação são pontos cruciais para continuar uma tendência positiva em relação à amamentação.

## TÉCNICAS DE AMAMENTAÇÃO

### TÉCNICAS DE PREPARO DAS MAMAS

A técnica de preparo das mamas para o aleitamento inicia-se com as orientações realizadas no período pré-natal. Gestantes bem orientadas serão lactantes seguras de sua capacidade de amamentar. O conhecimento das alterações fisiológicas que a gravidez impõe sobre as glândulas mamárias é a arma mais importante que a gestante possui para reconhecer as anormalidades a tempo de corrigi-las, ao menos parcialmente. A prevenção de complicações é, por sua vez, ferramenta eficiente para o sucesso da amamentação.

O primeiro passo é realizar anamnese detalhada, com especial atenção para dados sociodemográficos que possam classificar a gestante como de risco para o desmame precoce. Durante as consultas de pré-natal, é também possível reconhecer as dificuldades experimentadas em gestações prévias ou inseguranças típicas da primigesta. O acesso ao nível de informações que a gestante possui e as suas expectativas e seus desejos em relação à amamentação irão orientar o obstetra quanto à abordagem, que deve ser direcionada, levando-se em conta as características de cada caso.[78]

O exame físico das mamas é de suma importância, pois é por meio dele que se podem diagnosticar as anormalidades anatômicas, prevendo suas possíveis complicações e corrigindo-as sempre que possível. A inspeção do mamilo fornecerá informação a respeito de lesões e oleosidade ou ressecamento da pele areolar, além de classificar o tipo de papila em normal, plana, pseudoinvertida ou invertida.[78,86]

Os cuidados dispensados com os mamilos devem incluir exposição solar e higiene com água. Recomenda-se evitar o uso de lubrificantes e sabonetes, os primeiros por exacerbar a oleosidade da pele local e os últimos por ressecá-la em demasia. O aumento da produção sebácea pelas glândulas da aréola fornece quantidade de lubrificação necessária e suficiente à futura lactante. Em relação às papilas normais, não é preciso nenhuma orientação adicional.[20,78]

A maior dificuldade associada à amamentação diz respeito às papilas planas, pseudoinvertidas e invertidas (ou umbilicadas) (Figura 11). As papilas invertidas não protraem, mesmo na vigência de exercícios e manobras, enquanto as pseudoinvertidas podem permanecer protraídas por algum tempo após manipulação ou sucção.[20] Para esses casos, orientam-se exercícios de rotação, tração e exteriorização, que irão aumentar a flexibilidade e a capacidade de exposição da papila (exercícios de Hoffman) (Figura 12).[40] Peças plásticas ou de silicone colocadas entre o mamilo e o sutiã podem auxiliar, na medida em que promovem compressão contínua da aréola e extrusão da papila (Figura 13).[13]

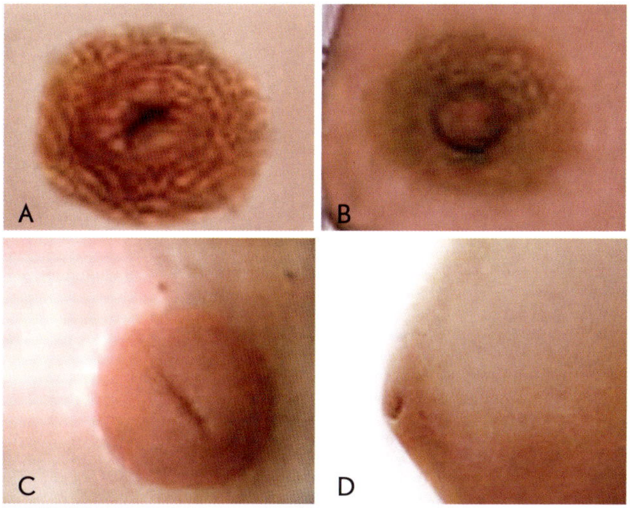


**FIGURA 11.** Mamilos pseudoinvertidos (A e B) e invertidos (C e D).

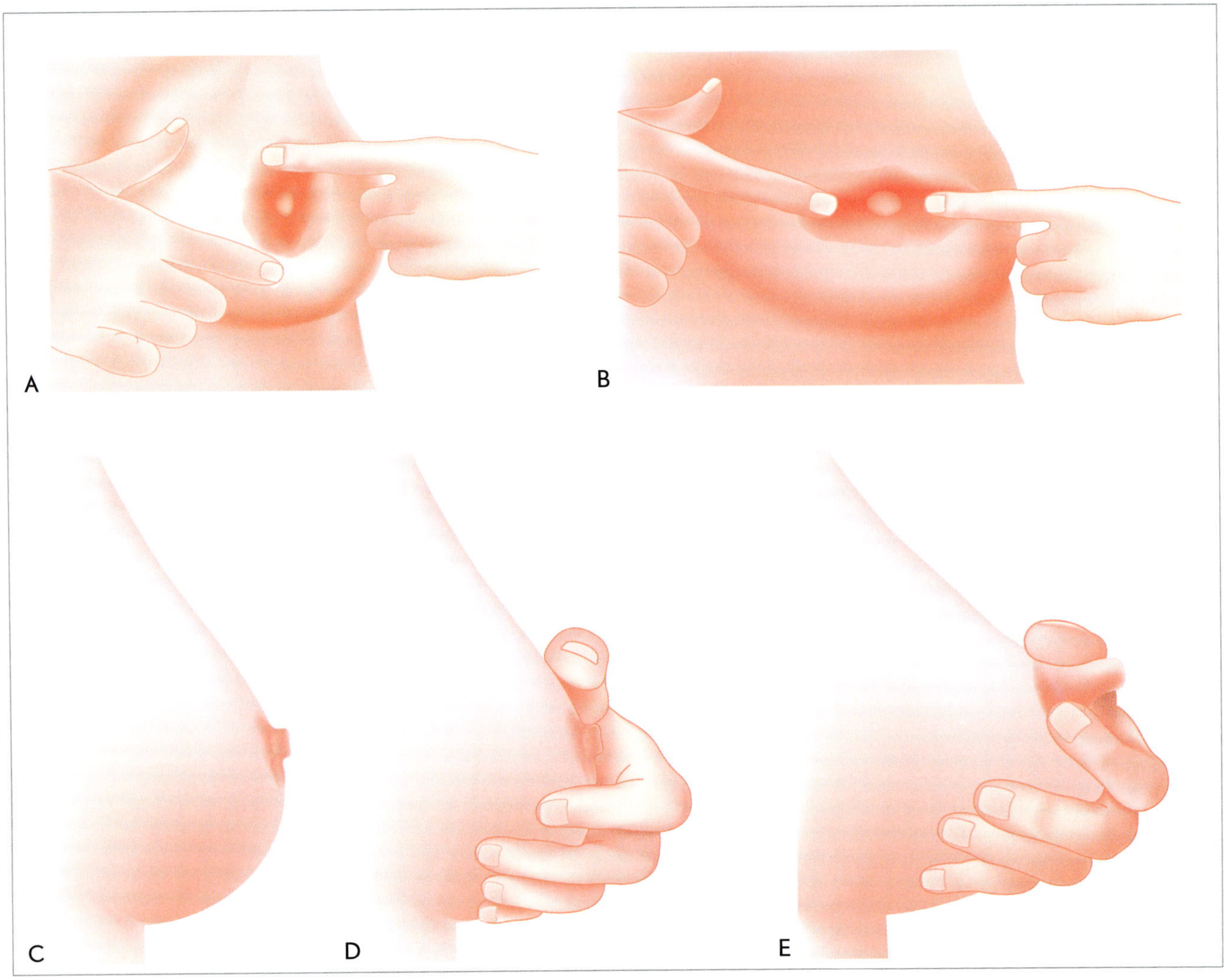


FIGURA 12. Exercícios de Hoffman.

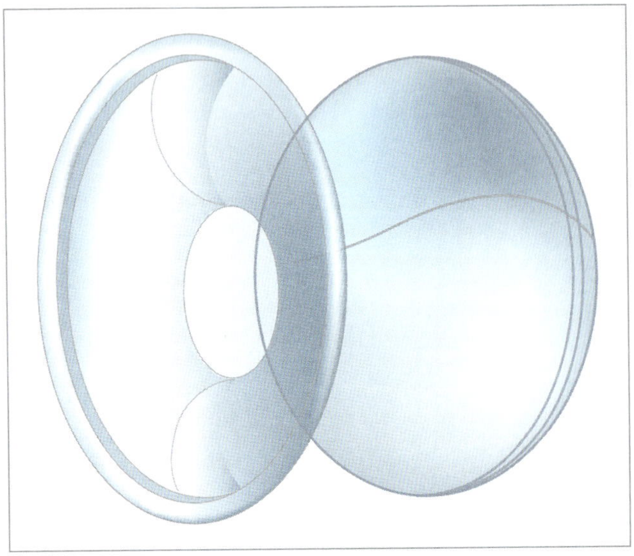

FIGURA 13. Intermediário de silicone.

É importante lembrar que esses cuidados com as mamas não possuem evidência científica de eficácia comprovada, mas contribuem para o compromisso materno com o aleitamento, com a autoestima e com os cuidados com o próprio corpo.[13,20] As orientações do pré-natalista para incentivar o aleitamento são medida de impacto na prevalência e na manutenção da amamentação, tão ou mais efetiva que as providências tomadas nos primeiros dias do pós-parto.

## TÉCNICAS QUE VISAM À PEGA CORRETA

As técnicas de amamentação visam à pega correta da boca do recém-nascido no mamilo da lactante, com consequente nutrição adequada da criança, sem prejuízo físico ou psicológico materno. A amamentação de forma incorreta leva à insatisfação do recém-nascido, com consequente choro do infante e ansiedade materna. A ansiedade materna, por sua vez, gera produção e liberação inadequadas de ocitocina com ingurgitamento mamário. O ingurgitamento mamário, por fim, dificulta ainda mais a pega do lactente, o que leva a um círculo vicioso. É por essa razão que o treinamento da gestante em relação à técnica de aleitamento é a orientação mais importante a ser fornecida durante o pré-natal e reforçada nos primeiros dias após o parto.[82]

Com intenção de assegurar o adequado controle neuroendócrino da lactação, bem como o aporte lácteo suficiente ao recém-nascido, deve-se iniciar o processo de aleitamento tão logo ocorra o nascimento do concepto e ambos, lactante e lactente, tenham condições físicas para tal. Dessa forma, a primeira mamada deve ocorrer, sempre que possível, na primeira hora pós-parto, para que o pico sérico de prolactina aconteça em sua plenitude e a secreção de ocitocina ocorra de forma apropriada.[20,80]

Orienta-se à lactante a amamentação de livre demanda, ou seja, ao neonato devem ser oferecidas as mamas toda vez que ele desejar (ou que a lactante assim julgar), e o tempo das mamadas deverá ser o necessário para o esvaziamento mamário, o que pode variar de poucos minutos a 1 hora. Assim, é importante alertar a puérpera que cada criança terá seu período de aprendizado e adaptação, e que toda paciência é necessária, já que não há regras definidas para se considerar anormal determinado comportamento. Entre 7 e 10 dias, a frequência das mamadas se torna mais regular – em torno de oito a doze vezes diárias; e o esvaziamento mamário, mais eficiente.[82,83]

O objetivo da boa técnica é permitir que o recém-nascido abocanhe toda ou boa parte da aréola e posicione a papila na região do palato duro, de forma que as gengivas fiquem na projeção dos seios lactóforos. Com isso, será possível a formação de pressão negativa pela língua e pelos movimentos de sucção, assim como compressão dos seios galactóforos pela gengiva. Na vigência de dificuldades, a boca do recém-nascido apreende apenas a papila, impedindo a formação da pressão negativa e do correto posicionamento da aréola na cavidade oral. Isso gera lesões mamilares, com consequente dor para amamentar, ingurgitamento e maior obstáculo à pega (Figura 14).[8]

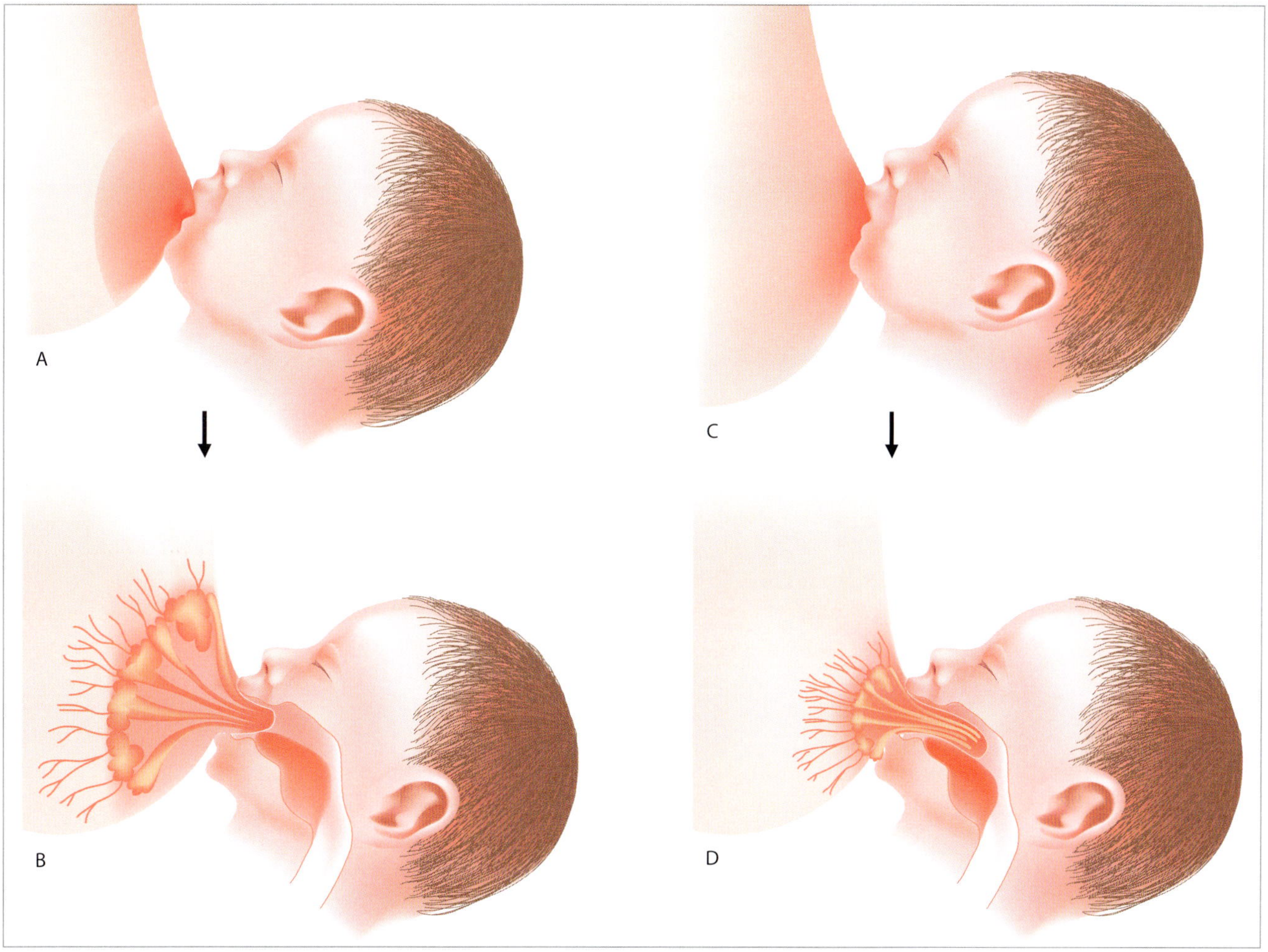


**FIGURA 14.** Pega incorreta (A e B) e pega correta (C e D).

Para garantir a técnica de amamentação adequada, é necessário que a postura materna e a do recém-nascido estejam apropriadas; e a posição da boca do neonato, correta em relação ao mamilo/mama. Recomenda-se que o ambiente seja agradável e confortável, permitindo a privacidade da lactante. As mamas devem ser alternadas em relação ao lado de início, já que a primeira mama oferecida é sempre esvaziada de maneira mais eficiente, pois a fome do lactente é sempre maior ao início da mamada. O esvaziamento completo de ao menos uma das mamas a cada mamada é desejável na medida em que assegura a ingestão do leite posterior, rico em lípides. Os cuidados de higiene incluem a lavagem das mãos e das mamas apenas com água, a fim de evitar a retirada da oleosidade das aréolas necessária para manter a integridade da pele.[8]

A seguir, apontam-se as orientações relacionadas com a técnica de pega adequada e com as posições corretas da lactante e do lactente.

- Posição da lactante: relaxada, confortável, bem apoiada, não curvada para trás, nem para a frente.
- Posição da mão na mama: polegar acima da aréola e indicador abaixo da aréola, como um C.
- Posição do lactente: todo o corpo deve estar voltado para a mãe, cinturas pélvica e escapular, pescoço e coluna vertebral alinhados. Evitar flexão dos membros entre o corpo da lactante e do lactente.
- Posição da boca e da face do lactente: boca centrada em frente ao mamilo, bem aberta; mento encostado na mama e o nariz afastado; lábios evertidos; língua sobre a gengiva inferior.
- Sucção: mais rápida no início, diminuindo a frequência progressivamente, com pausas ocasionais, irregular ao fim. As bochechas não se encovam e a deglutição é possível de ser ouvida.
- Fim da mamada: o recém-nascido solta espontaneamente a papila ou a lactante pode retirar o complexo areolopapilar, tracionando-o suavemente com os dedos indicador e médio (nunca afastar o neonato da mama para evitar traumas locais), ou colocar o dedo mínimo entre a boca do lactente e a aréola, com intuito de desfazer a pressão negativa de sucção. Colocar o lactente em posição vertical ou sentado para facilitar a eructação e evitar broncoaspiração (Figura 15).[8,81]

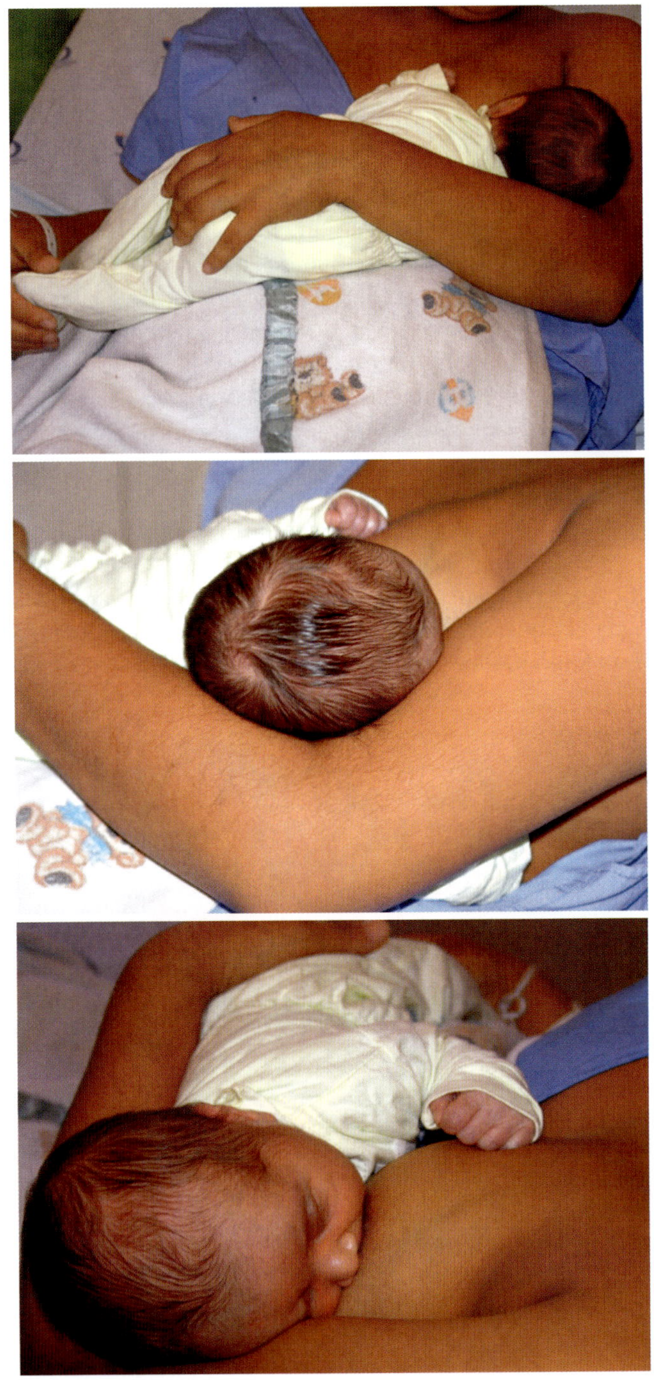

**FIGURA 15.** Postura correta materna e do recém-nascido. Nota-se alinhamento da coluna do recém-nascido com a cabeça, ventre voltado para o ventre materno e braços em torno do corpo da lactante.

A lactante deve variar regularmente as posições para que o recém-nascido comprima o mento e a língua em distintos locais da aréola e do mamilo, evitando, dessa forma, fissuras, traumas e dor.[8] Recomendam-se diferentes posições para aleitamento materno:

- Posição sentada (forma tradicional): o recém-nascido está de frente para a mãe, de tal maneira que seu abdome encosta no da mãe.
- Posição sentada inversa (bola de futebol americano): o corpo do lactente localiza-se abaixo da axila materna, com o ventre apoiado nas costelas da lactante. Apoia-se o corpo do recém-nascido no braço materno; e a cabeça, na mão (Figura 16).

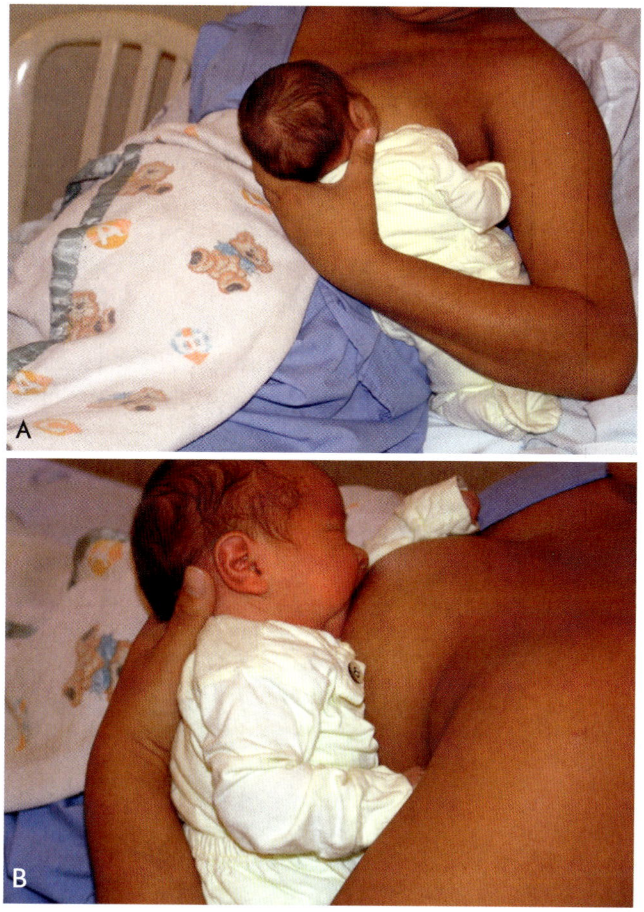

FIGURA 16. A: posição invertida para evitar lesão mamilar. B: o mento do recém-nascido encosta na mama, mas o nariz, não.

- Posição deitada: a puérpera e o lactente estão deitados de lado, de frente um para o outro. A lactante oferece a mama do lado sobre o qual está deitada.[81]

Em ocasiões em que a lactante não é capaz de amamentar momentânea ou permanentemente, recomenda-se a utilização da técnica do "copinho" para nutrir o lactente. Essa técnica consiste em oferecer leite por meio de pequeno recipiente plástico com o recém-nascido sentado. A adoção dessa medida evita a ocorrência da chamada "confusão do mamilo", que consiste na dificuldade de adaptação dos neonatos ao utilizar os bicos artificiais de mamadeiras concomitantemente ao aleitamento materno, pois estes exigem movimentos totalmente diferentes da musculatura oral e facial do recém-nascido.[82]

O papel do profissional de saúde que cuida de gestantes e lactantes é orientar quanto aos cuidados e às técnicas anteriormente discutidos durante o pré-natal e, principalmente, nos primeiros dias de vida do recém-nascido, pois é nesse período que o desmame ou o sucesso do aleitamento materno ocorrem. Ações de incentivo à amamentação são comprovadamente eficazes nos primeiros dias pós-parto, em que a lactante experimenta as dificuldades e tem oportunidade de dirimir suas dúvidas.

## TÉCNICAS DE ORDENHA E ARMAZENAMENTO DO LEITE HUMANO

As finalidades da ordenha e do armazenamento de leite humano são inúmeras. Pode-se, por exemplo, ordenhar o excesso de leite de mamas ingurgitadas para alívio da lactante, desprezando-o em seguida. Outra possibilidade seria ordenhar e armazenar o leite em ambiente domiciliar, para sua utilização em outro momento pelo próprio lactente, ou ainda utilizar o leite ordenhado para armazenamento especial em bancos de leite, para posterior doação a outros lactentes.

Quando a ordenha do leite é destinada a seu armazenamento, cuidados higiênicos são extremamente importantes para que não ocorra contaminação excessiva do leite, com consequente alteração de sua composição e potencial infecciosidade. A técnica para extração láctea deve, portanto, seguir determinados preceitos nesse sentido, seja para o armazenamento domiciliar, seja para o uso por bancos de leite.[1] Recomenda-se, preferencialmente, a ordenha manual, já que o risco de trauma é praticamente nulo. A seguir, indicam-se as recomendações necessárias para a ordenha de leite humano (Figura 17):

- Manter boa higiene, lavando bem as mãos e secando-as com toalha limpa.
- O uso de máscaras e gorros é dispensável em ambiente domiciliar.
- Massagear as mamas em movimentos circulares da base destas em direção ao mamilo.
- Estimular os mamilos com movimentos de exteriorização e tração suaves.
- Apoiar uma das mãos sob a mama, retificando os ductos.
- A outra mão deve segurar a transição entre a aréola e a mama em formato de "C" (polegar acima e indicador abaixo).

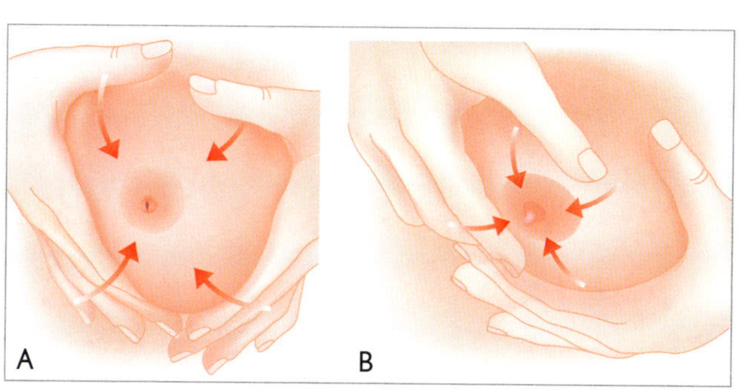

FIGURA 17. Massagem para ordenha mamária.

- Realizar movimentos de compressão e tração da mama e aréola até a extração láctea ocorrer.
- Desprezar os primeiros jatos, pois eles contêm maior número de bactérias, o que é decorrente da estase do leite nos ductos.
- Repetir os movimentos de extração, rodando a posição da mão que comprime para esvaziamento de todas as áreas.
- Alternar as mamas até a redução da quantidade de leite extraído ou a cada 5 minutos.
- Ao fim do processo, aplicar um pouco do leite nas aréolas. O leite posterior, por ser rico em lípides e imunoglobulinas, mantém a emulsão da pele, além de protegê-la contra contaminações.[70]

As técnicas de armazenamento do leite humano são de grande importância para os dias atuais, em que um número cada vez maior de mulheres trabalha fora de casa e necessita de novas rotinas para manter o aleitamento materno exclusivo no momento em que retornam às suas atividades habituais. Para manter as características do leite, alguns cuidados para armazenamento e uso domiciliar devem ser seguidos. O leite ordenhado e colhido com higiene adequada mantém a sua validade por 24 horas, quando guardado na geladeira; por 7 dias, no congelador; e 1 mês, no *freezer*, desde que o congelamento seja imediato. O intervalo de tempo entre a ordenha e o armazenamento deve ser o mais curto possível, não excedendo 2 horas, período no qual o crescimento bacteriano atinge níveis intoleráveis para o uso. Evita-se o aquecimento do leite em temperatura superior a 36 °C para que não ocorra a desnaturação das proteínas lácteas. O leite deve ser aquecido em temperatura de até 36 °C, colocando-o em "banho-maria" com água morna. Uma vez descongelado, não pode ser recongelado.[27]

## BANCO DE LEITE

Os bancos de leite são centros responsáveis por coleta, armazenamento e distribuição de leite doado. Fazem parte de complexos hospitalares de saúde materno-infantil, cuja finalidade é incentivar e dar suporte a políticas de aleitamento materno. Os produtos distribuídos (colostro, leite de transição, leite maduro, leite anterior e posterior) não podem ser comercializados pelos bancos de leite, já que se tratam de instituições sem fins lucrativos. O Brasil conta com uma rede de quase 200 bancos de leite, e mais de 50 deles estão localizados no estado de São Paulo.[80]

Consideram-se aptas para doação de leite as lactantes sadias que não sejam portadoras de doenças infectocontagiosas, distúrbios nutricionais ou que façam uso de medicação que contraindique a amamentação. Além disso, é imprescindível assegurar que o leite doado não comprometerá a oferta de leite ao próprio lactente. A doação é ato voluntário. Entre os recém-nascidos potencialmente receptores, estão os prematuros e recém-nascidos de baixo peso, os portadores de doenças intestinais (infecciosas ou não) e os recém-nascidos com doenças imunológicas e alérgicas. A distribuição segue indicações prioritárias e só pode ser realizada com prescrição e indicação médicas.[71]

O processo de coleta pode ocorrer no próprio centro de lactação hospitalar, como no domicílio da doadora, sempre seguindo as normas higiênico-sanitárias já descritas e utilizando materiais esterilizados. Neste último caso, realiza-se o reenvasilhamento do produto no banco de leite. A ordenha é seguida de pasteurização e armazenamento. A rigor, pasteuriza-se o leite humano a 62,5 °C por 30 minutos, temperatura e tempo capazes de inativar 100% dos vírus e das bactérias patogênicas – incluindo o vírus da imunodeficiência humana (HIV) – e 99% da flora saprófita.[46,71]

Após a pasteurização, prossegue-se com o resfriamento do leite até 5 a 7 °C, rapidamente, com o intuito de reduzir as perdas proteicas causadas pelo calor. A seguir, os frascos dos diferentes tipos de leite são rotulados e estocados. Existe grande preocupação em relação ao controle de qualidade desses produtos, que é feito regularmente em todas as suas esferas: físicas, químicas e microbiológicas. Sua distribuição segue normas internas e externas do banco de leite e a administração ao recém-nato deve preferencialmente utilizar a técnica do "copinho", evitando-se o uso de mamadeiras.[30]

## INDUÇÃO DA LACTAÇÃO E RELACTAÇÃO

A indução da lactação é a técnica de estimular essa função em todas as suas etapas em mulheres que não passaram por período gravídico-puerperal recentemente. É mais difundida e utilizada por mães adotivas, desejosas de amamentar seus filhos. Essa indução pode ser realizada por mulheres que já amamentaram ou por aquelas que nunca o fizeram. Diversos estudos têm demonstrado taxas de até 90% de sucesso com técnicas diferentes, mas todos estão de acordo com o fato de que a indução da lactação exige grande motivação por parte da futura lactante e encorajamento e apoio de profissionais afeitos a essas técnicas, uma vez que necessita de uso de medicamentos e/ou estímulos frequentes das mamas.[55]

As técnicas hormonais incluem o uso de anticoncepcionais hormonais orais (ACHO) combinados ou de terapia hormonal (que habitualmente é utilizada para fins de reposição hormonal no climatério) que contenham estrógeno e progesterona. Segundo o protocolo de Goldfarb e Newman,[77] recomenda-se a utilização desses hormônios por um período que varia de 2 a 6 meses antes da data em que se pretende iniciar a amamentação. Com 5 meses de antecedência, inicia-se o uso de domperidona, aumentando-se a dose lenta e progressivamente, para evitar intolerância, até 20 mg, quatro vezes ao dia. Uma segunda opção a essa droga é a metoclopramida. Ambas possuem ação central e inibem a secreção de dopamina, fato que permite a produção e a liberação da prolactina. Dois meses antes do começo do aleitamento, suspende-se abruptamente o uso do ACHO e iniciam-se as manobras mecânicas de ordenha mamária manual ou com "bombas" de sucção. Com o início da amamentação, complementa-se o esquema com o uso de ocitocina nasal, para auxiliar na ejeção do leite. Esse processo visa a mimetizar o comportamento de resposta tecidual das mamas aos hormônios, de forma mais próxima possível do que ocorre na gestante normal.[77]

Outras técnicas resumem-se na estimulação mecânica das mamas, por meio da sucção das glândulas pela criança ou artificialmente. Como estratégia para atingir esse intento, é descrito o uso de pequenos recipientes com leite, acoplados a diminutos tubos que se fixam ao complexo areolopapilar (translactação) (Figura 18). Com a sucção realizada pela criança, estimulam-se a produção e a ejeção de leite, além de preparar o lactente para o aleitamento nas mamas. Essa técnica também é utilizada por lactantes de recém-nascidos prematuros, portadoras de hipogalactia e por aquelas que suspenderam a amamentação temporariamente. Essas situações são denominadas processo de relactação.[14,31,89]

Independentemente da técnica utilizada (hormonal ou apenas mecânica), os resultados de indução da lactação são semelhantes. A produção de leite ocorre entre 1 e 4 semanas e a etapa de produção de colostro é omitida, com secreção de leite mais semelhante ao de transição ou maduro. A composição do leite produzido é similar ao leite de puérperas no que diz respeito à concentração de proteínas totais; difere, porém, nos níveis de imunoglobulinas, albumina e alfalactoalbumina. Não existem estudos sobre as concentrações de carboidratos e lípides.[45]

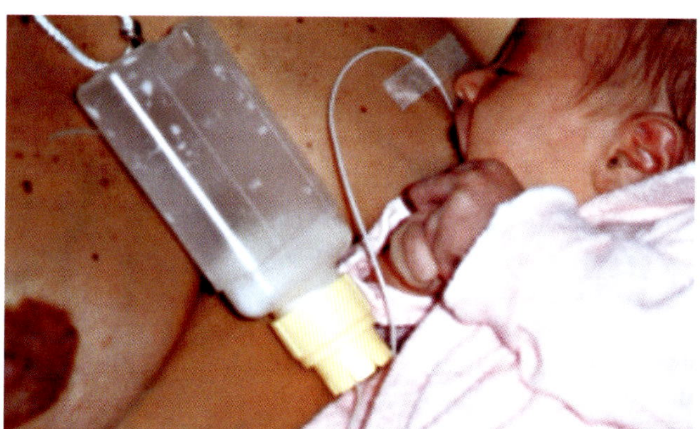

**FIGURA 18.** Técnica de translactação.

Embora nesses casos seja muito rara a ocorrência de mulheres que produzam leite em quantidade suficiente, também é rara a ocorrência de mulheres que não produzem nenhum leite. Se a lactante entende que a criança precisará de suplementação alimentar, poderá relaxar e aproveitar a experiência sem medo de comprometer o crescimento da criança. Profissionais de saúde devem enfatizar que a importância da amamentação reside nos aspectos positivos dessa experiência e nos vínculos afetivos entre mãe e filho que ela é capaz de gerar.

## INTERCORRÊNCIAS DA AMAMENTAÇÃO

Durante a amamentação, poderão surgir algumas intercorrências, como mamilos sensíveis e doloridos, ingurgitamento mamário, fissuras, mastites, abscessos, diminuição temporária do leite e ganho inadequado de peso do recém-nascido. Entre os fatores associados a essas intercorrências estão:

- Ansiedade da mãe e da família.
- Alimentação inadequada da mãe.
- Doenças maternas como febre, gripe, anemia, infecções e transtornos mentais.
- Uso de medicamentos que podem interferir na produção do leite materno.
- Ausência de orientação adequada.
- Falta de preparação das mamas no pré-natal.
- Inexistência de alojamento conjunto em maternidades e hospitais.
- Amamentação com técnica inadequada – tempo de sucção insuficiente com consequente esvaziamento incompleto das mamas, o que impede o estímulo à produção adequada do leite.
- Introdução precoce da mamadeira ou alimentação mista.

A principal consequência dessas intercorrências na lactação é o desmame precoce. Para evitá-lo, o profissional da saúde deverá supervisionar o aleitamento materno de todas as puérperas, detectando e intervindo precocemente em situações de risco.

### GANHO INADEQUADO DE PESO DO RECÉM-NASCIDO

Inúmeras são as causas de ganho de peso inadequado do recém-nascido, mas a técnica inadequada de amamentação é, sem dúvida, a principal delas. Especial atenção é recomendada para recém-nascidos prematuros, com baixo peso, filhos de mães diabéticas e com malformação da cavidade oral (fenda ou fissura labial e palatina). Essas crianças necessitam de cuidados especiais, já que podem apresentar fadiga muscular durante a sucção, maior risco de hipoglicemia e dificuldades anatômicas, respectivamente. Durante a internação, recomenda-se instruir as lactantes a utilizarem técnicas e estratégias especiais para cada problema.[80]

De forma geral, deve-se estimular o recém-nascido a esvaziar ao menos uma das mamas por completo, para garantir a oferta de leite posterior, rico em lípides e, portanto, em calorias. Aumentar a frequência das mamadas ou complementar com o próprio leite materno ordenhado, que deve ser oferecido por meio de "copinho" ou colher pequena, auxilia na nutrição de prematuros e recém-nascidos com baixo peso. É importante lembrar que o leite produzido pelas lactantes de recém-nascidos prematuros é diferente, com maiores concentrações de imunoglobulinas. Evita-se o uso de fórmulas lácteas para suplementação. Como a maioria dos casos se deve à técnica inadequada ou insegurança materna, a vigilância intensiva e o treinamento adequado devem ser sempre oferecidos à lactante.[80,82]

A ingestão inadequada de leite pode ser decorrente da produção insuficiente de leite ou do fracasso da criança para extrair o leite. A incapacidade de esvaziar a mama plena e regularmente acabará por resultar na diminuição da produção de leite. As causas de ingestão inadequada de leite são as seguintes:

- Rotinas impróprias de alimentação precoce são a causa mais comum de ingestão insuficiente de leite. Incluem a alimentação frequente, pega inadequada, separação materno-infantil, bem como a utilização de suplementos.
- Atraso na progressão da etapa II da lactogênese, para impedir o aumento previsto na produção de leite, que ocorre nos primeiros 5 dias de vida. Isso pode ser devido à retenção de fragmentos da placenta, insuficiência pituitária primária (por exemplo, deficiência de prolactina) ou cirurgia mamária prévia.

Em algumas crianças, anormalidades motoras ou neurológicas podem levar ao esvaziamento insuficiente das mamas.

### Investigação de causas do ganho de peso inadequado relacionadas ao aleitamento materno

O objetivo dessa investigação é verificar a produção e transferência de leite para o lactente. O tratamento inicial é focado em determinar a causa da oferta insuficiente de leite:

- Observação direta do aleitamento materno pode revelar tanto dificuldades maternas quanto neonatais ou técnica de amamentação inadequada (por exemplo, posição e pega da criança).
- Determinação do volume de leite antes e após a alimentação, quer por expressão manual quer por bomba, o que vai determinar se há produção inadequada ou falha de transferência de leite.

A intervenção primária depende da causa, mas na maioria das vezes envolve o reforço da eficácia e da frequência do aleitamento materno.[72]

## INGURGITAMENTO MAMÁRIO

O ingurgitamento mamário é, em geral, causado pelo esvaziamento insuficiente das mamas. A produção excessiva de leite ou hipergalactia também pode ocorrer, embora bem mais rara, provavelmente causada pelo desequilíbrio entre a produção e a secreção de dopamina e prolactina. Entre os fatores de risco para sua ocorrência, estão técnica inadequada de esvaziamento, anomalia anatômica dos mamilos, mamas muito pendentes (o que dificulta a retificação e o consequente esvaziamento dos ductos), dificuldades do recém-nascido e questões emocionais maternas.[94]

O ingurgitamento mamário surge mais frequentemente no período de apojadura, entre 1 e 5 dias após o parto, devido ao início da produção de leite, ao ajuste entre frequência e duração das mamadas e à demanda do recém-nascido. As mamas apresentam-se brilhantes, endurecidas e extremamente dolorosas, com distensão dos tecidos e aumento volumétrico evidente (Figura 19). O leite flui com dificuldade à expressão manual. O estiramento dos alvéolos incapacita-os de produzir mais leite, chegando à lesão tecidual quando ultrapassa o limite de contenção. Ocorre reação inflamatória com aumento da congestão vascular. Esse processo altera a conformação anatômica mamária que, com a dor que o acompanha, não permite a pega adequada do mamilo pelo re-

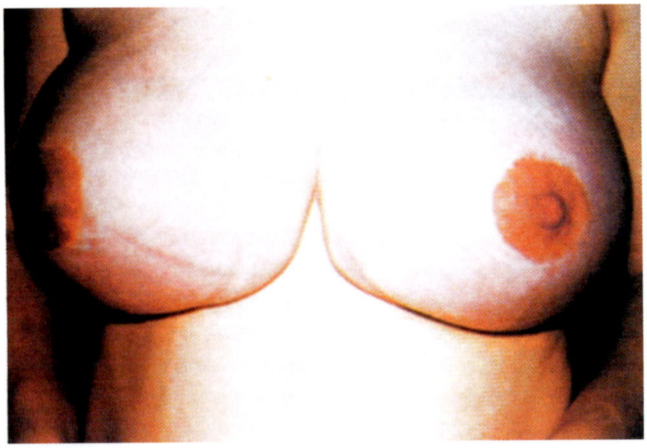

**FIGURA 19.** Ingurgitamento mamário. (Figura retirada de Auerbach et al.[73])

cém-nascido. A técnica inapropriada de amamentação, por sua vez, gera lesões ou fissuras mamilares. Ingurgitamento e fissura contribuem significativamente para o surgimento de mastite.[37]

Por essa razão, o tratamento adequado e precoce do ingurgitamento mamário é de grande valor para evitar complicações ainda mais graves. Para tratamento dessa afecção, deve-se manter o aleitamento exclusivo sob livre demanda, corrigir as possíveis falhas de técnica de amamentação, iniciar a mamada pela mama sadia, reduzir os intervalos das mamadas, massagear as mamas e ordenhá-las antes das mamadas, para permitir a pega adequada e, ao término, para esvaziar o excesso de leite. Devem-se evitar compressas e uso de produtos tópicos que, além de não possuírem eficiência comprovada, podem, ainda, causar lesões do tegumento.[10,80,86] Nos casos de hipergalactia, estimula-se a doação do excesso de leite se a lactante preencher os requisitos para doação.

Em casos mais graves, em que a distensão mamária é tal que não permite à lactante a manipulação das mamas, indica-se o uso de analgésico e anti-inflamatórios, ocitocina nasal, diuréticos tiazídicos e até inibidores da lactação em dose única (bromocriptina 5 mg ou cabergolina 0,25 mg), para auxiliar nas medidas de esvaziamento mamário. É importante lembrar que, quando do uso de inibidores da lactação, o recém-nascido não deve ser amamentado pelo período de 12 horas e todo leite ordenhado deve ser desprezado.[10,86]

## FISSURAS

A fissura ocorre quando a pega é inadequada, geralmente porque a mama está muito ingurgitada, ou quando a criança é muito pequena e sua boca não consegue envolver toda a aréola. Pode ocorrer sangramento, o que não impede a amamentação. Assim como no ingurgitamento mamário, os fatores de risco são os mesmos e a correção da técnica de aleitamento é mandatória. Se a fissura for muito grande e dolorosa, suspende-se a amamentação na mama mais afetada por um período de 24 a 48 horas e ordenha-se manualmente até seu esgotamento, para evitar o ingurgitamento. O leite ordenhado deve ser oferecido ao recém-nascido por meio de "copinho" ou colher pequena.[37,78]

Recomenda-se a alternância das posições do corpo do recém-nascido durante as mamadas e o início da amamentação pela mama sadia. As mamas devem ser expostas aos raios solares ou raios ultravioletas artificiais (lâmpada de 40 watts, à distância de 40 cm do mamilo, por 20 minutos, duas a três vezes ao dia), o que contribui para a cicatrização. Lavagens excessivas e uso de medicamentos ou produtos tópicos nos mamilos, como pomadas e cremes, devem ser evitados, porque não alteram o curso natural da lesão, além de retirar a oleosidade natural da pele, necessária para a recuperação local (Figura 20).[20,78,91]

Outros fatores que contribuem para os mamilos doloridos incluem obstrução de ductos lactíferos, infecções (por exemplo, candidíase), limpeza exagerada das mamas, uso

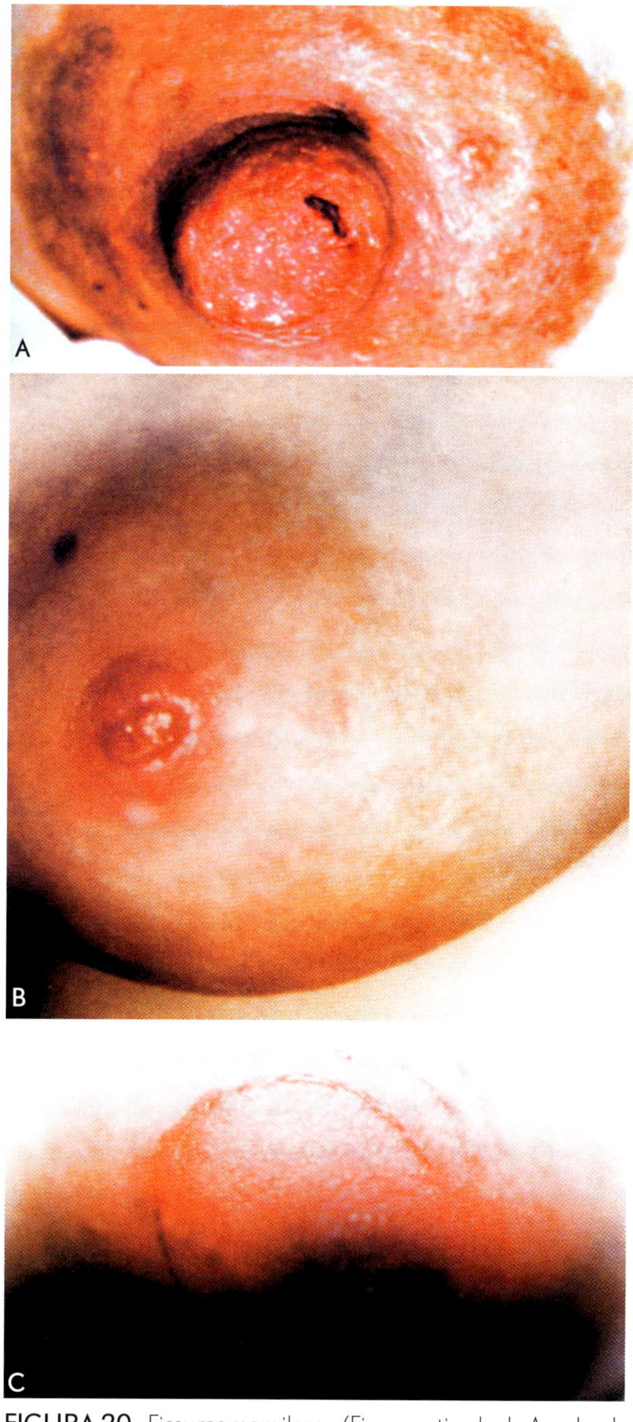


**FIGURA 20.** Fissuras mamilares. (Figura retirada de Auerbach et al.[73])

de produtos potencialmente irritantes e doenças da pele. O manejo de lactantes com trauma mamilar inclui o seguinte:

- Identificação de qualquer doença subjacente do mamilo e, se houver, o tratamento específico para o problema. Na avaliação, ajustar o posicionamento do lactente e realizar correção da técnica inadequada.
- Uso de lanolina purificada ou curativo de hidrogel.
- Uso de protetores de mamilos que evitam o atrito entre as mamadas (intermediários de silicone).[66]

Infecções da pele por candidíase são normalmente tratadas com terapia antifúngica tópica, normalmente nistatina. Na mulher em lactação, com infecção de pele por *Candida* sp., a absorção sistêmica de nistatina pela pele intacta e mucosas é baixa, e não deve haver nistatina detectada, nem no soro materno nem no leite. A aplicação tópica da nistatina suspensão oral também pode ser considerada, embora não existam dados disponíveis sobre seu uso em outras superfícies que não a oral, esofágica e de membranas mucosas. As suspensões orais são usadas em recém-nascidos e lactentes para aftas e são, portanto, seguras para uso na pele materna.[74,79]

## MASTITES

A mastite é uma condição inflamatória da mama, que pode ou não ser acompanhada de infecção. Quando a mastite ocorre durante o período de aleitamento, é chamada de mastite lactacional ou mastite puerperal. O tratamento não adequado e o atraso na sua instituição podem levar à evolução do quadro clínico para a formação de abscessos e, eventualmente, para sepse.[67,87] Essas complicações estão relacionadas a maior número de internações e tempo de hospitalização e, portanto, a maiores custos; além disso, podem ser ocasionalmente fatais.[11]

A remoção ineficiente de leite em razão de técnicas inadequadas de aleitamento é o principal fator predisponente para a instalação do quadro de mastite. Assim, a suspensão do aleitamento, como se acreditava ser necessária no passado, é atualmente contraindicada na maioria dos casos.[5,19]

### Incidência e fatores de risco

A incidência de mastite puerperal varia de 2 a 33%, mas, em geral, não ultrapassa 10%. Essa ampla variação na incidência se deve a diferenças nas definições de caso dos vários estudos. A mastite pode ocorrer durante todo o período de aleitamento; é mais frequente, porém, nas primeiras 7 semanas pós-parto. Cerca de 74 a 95% dos casos de mastite são observados nos primeiros 3 meses do período de amamentação.[67]

As taxas de recorrência variam de 4 a 8,5% de todas as lactantes. Em pacientes que apresentam antecedente de mastite em ciclos gravídico-puerperais prévios, a recorrência varia de 14,4 a 36,1%. Os abscessos mamários ocorrem em 5 a 11% dos casos de mastite, o que corresponde a uma incidência de 0,4 a 0,5% de todas as lactantes.[23]

Os principais fatores de risco estão relacionados a técnica inadequada de aleitamento, o que promove estase láctea, ingurgitamento mamário e lesões mamilares. As fissuras mamilares, como solução de continuidade do tegumento, funcionam como porta de entrada para a colonização e infecção dos ductos lactíferos. Algumas condições relacionam-se ao surgimento do quadro predisponente (Tabela 2).[19]

### Diagnóstico

O diagnóstico de mastite é clínico, podendo ser complementado com exames bacteriológicos e de imagem. Na vigência de mastite, a paciente apresenta queixas de dor mamária localizada, na maioria das vezes unilateral, acompanhada de hiperemia e hipertermia. No exame físico geral, pode haver febre, mialgia, anorexia, taquicardia e sinais de bacteriemia ou sepse nos quadros de maior gravidade. Ao exame das mamas, observam-se edema, infiltração e eritema localizados e mal delimitados (Figura 21). A presença de massa endurecida com ponto de flutuação sugere a presença de abscesso (Figura 22).[23]

O principal agente etiológico é o *Staphylococcus aureus*. Estão entre outros possíveis agentes encontrados *Staphylococcus* coagulase negativa, estreptococos dos grupos A e B beta-hemolíticos, *Escherichia coli*, bacteroides e bacilos Gram-negativos. Em geral, os microrganismos são prove-

**TABELA 2. Condições predisponentes para o surgimento de mastite**

| Condições maternas |
|---|
| Alterações da pele |
| Antecedente de mastite |
| Estresse/fadiga |
| Anemia/desnutrição |
| Alterações do mamilo (mamilos planos ou invertidos e fissuras) |
| Infecções (respiratórias, paroníquias, candidíase local) |
| Uso de pomadas, porta-seios e protetores mamilares |
| Antibióticos inadequados |
| Cirurgia mamária prévia |
| **Condições do lactente** |
| Fenda labial |
| Freio lingual curto |
| Palato alto (em ogiva) |
| Prematuridade |
| Doença grave |

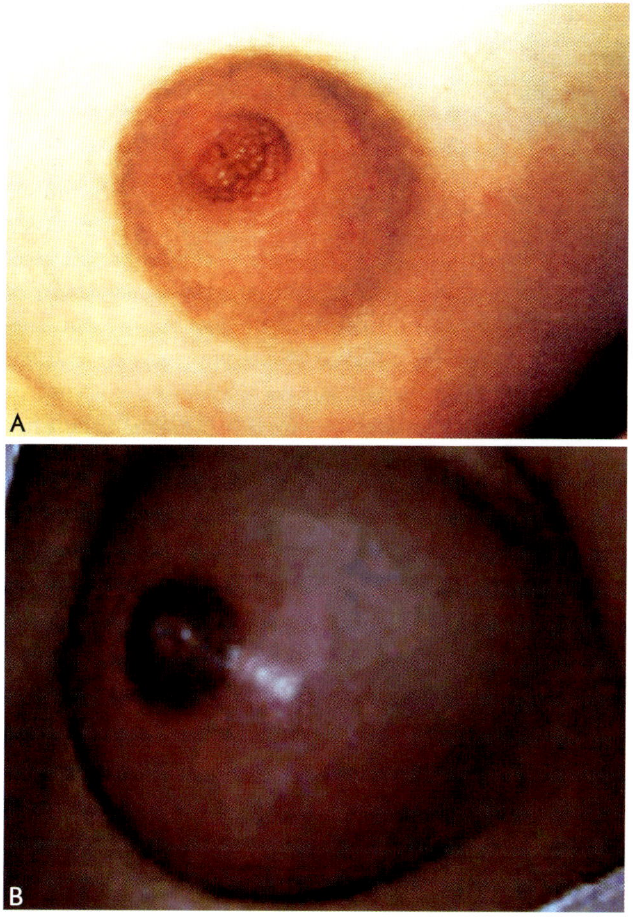

FIGURA 21. Mastite lactacional. (Figura retirada de Auerbach et al.[73])

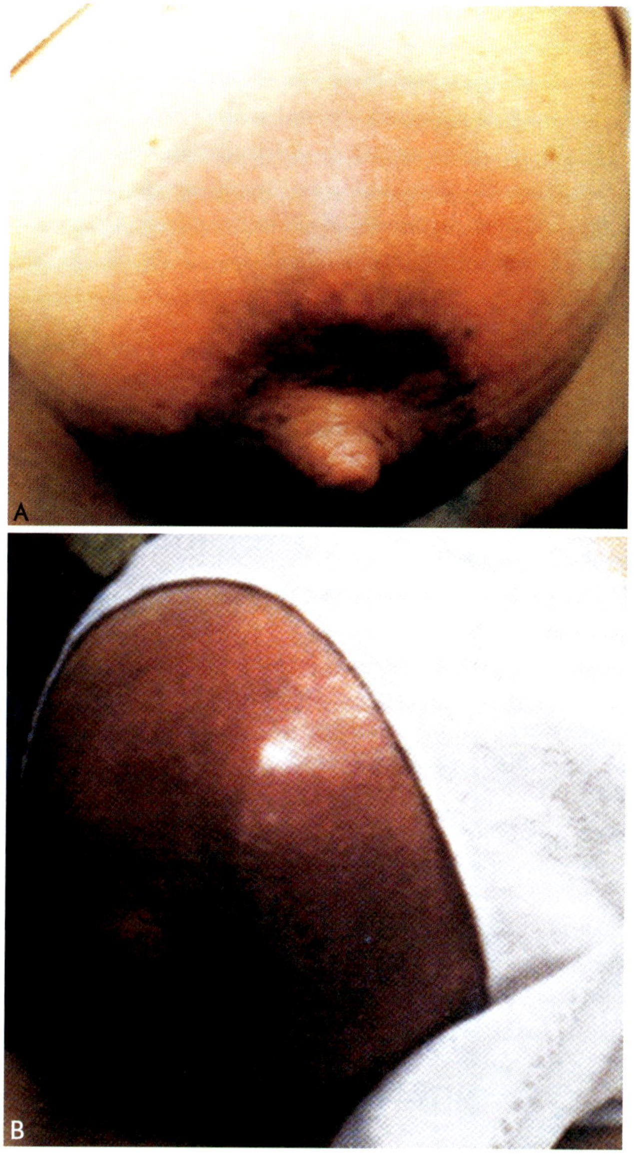

FIGURA 22. Abscesso mamário. (Figura retirada de Auerbach et al.[73])

nientes das floras nasal e cutânea materna e/ou da flora oral do lactente. Raramente a mastite pode ser causada por *Salmonella* spp., micobactérias, *Candida* sp. e criptococos.[67]

A bacterioscopia é ferramenta útil para orientar o diagnóstico etiológico e o tratamento nos casos refratários ou com apresentação clínica anômala. A cultura com antibiograma deve ser obtida por ordenha mamária, punção ou *swab* da lesão. Os exames de bacteriologia têm valor nos casos em que a resposta terapêutica não é adequada, reorientando o tratamento. Deve-se considerar que a cultura do leite ou da secreção da infecção é limitada, pois a flora encontrada na maioria dos casos de mastite é semelhante à flora do leite de pacientes que não apresentam infecção.[23]

A ultrassonografia das mamas contribui para o diagnóstico e tratamento definitivos, identificando edema no subcutâneo, septos ou múltiplas lojas, ectasia ductal, abscessos intra (na espessura da glândula) ou retromamários (entre a mama e os músculos), principalmente em mamas volumosas, ingurgitadas ou usuárias de prótese.[63]

A mamografia não é recomendada na fase aguda. A intensa dor, própria da mastite, pode ser acentuada pelo exame, além de não haver contribuição para o diagnóstico ou o tratamento, que é específico e urgente. A mamografia deve ser realizada posteriormente, na ausência de sinais flogísticos, conforme rotinas para rastreamento de câncer, preferencialmente após a ultrassonografia e completa resolução de coleções (abscessos ou cistos).[23,63]

## Diagnóstico diferencial

O principal diagnóstico diferencial é o ingurgitamento mamário pela sua alta frequência. Esse quadro apresenta-se em ambas as mamas, por vezes com eritema generalizado e distensão importante. Os vasos venosos e linfáticos estão aumentados e distendidos. Geralmente, ocorre nos primeiros 3 a 5 dias. Caso ocorra febre, ela não ultrapassa 39 °C, limita-se às primeiras 24 horas pós-parto e ocorre principalmente nas axilas, nem sempre confirmada pela medida oral.[11,19]

O carcinoma de mama localmente avançado também pode absceder, exigindo perspicácia e habilidade para o diagnóstico correto. Além de não apresentar resposta à antibioticoterapia, febre e leucocitose são pouco comuns. A punção aspirativa mostra hemorragia e a biópsia está indicada.[63]

Caso não haja resposta ao tratamento instituído, principalmente em pacientes com imunossupressão (diabéticas, lúpicas, transplantadas e portadoras de HIV), deve-se considerar a possibilidade de mastites específicas (tuberculose, sarcoidose, granulomatosa, actinomicose ou fúngica). Entre outras causas raras, estão mastite lúpica, fibrose em pacientes diabéticas e doença de Paget.[38]

## Tratamento

O tratamento da mastite é composto por medidas de suporte e antibioticoterapia. As medidas de suporte visam ao bem-estar materno e à interrupção do ciclo que predispõe e mantém o quadro clínico. Deve-se, portanto, manter a lactação para garantir a drenagem láctea, sem maiores riscos para o lactente.[11] O repouso e o aumento da hidratação oral são recomendados. A analgesia pode e deve ser instituída com analgésicos comuns (paracetamol ou dipirona), codeína ou anti-inflamatórios não hormonais. Não se recomendam compressas frias ou quentes pelo risco de lesão tecidual, sem benefício aparente.[19]

Os antibióticos devem erradicar o *Staphylococcus aureus*, via de regra produtor de penicilinase. O tratamento é, na maioria dos casos, ambulatorial. Utilizam-se dicloxacilina (500 mg), cefalexina (500 mg) ou clindamicina (300 mg) a cada 6 horas durante 10 a 14 dias, ou amoxicilina (800 mg) a cada 8 horas, por via oral, considerando-se que tratamentos por períodos mais curtos apresentam altas taxas de recorrência. A paciente deve ser reavaliada após 24 ou 48 horas do início do tratamento.[85]

Na dúvida diagnóstica, é possível orientar-se pelo exame bacterioscópico, de acordo com o estudo de Thomsem,[62] que propôs condutas baseadas na importância da drenagem láctea (Tabela 3).

Constatando-se baixo nível socioeconômico e intelectual, presença de abscesso grande ou septado, mastite recidivante, sinais de bacteriemia ou de sepse ou resposta insatisfatória ao tratamento ambulatorial, recomendam-se antibioticoterapia parenteral e internação hospitalar.

Em casos complicados, utiliza-se oxacilina 500 mg, por via intravenosa, a cada 6 horas, associada a 1 g de cefoxitina, por via intravenosa, a cada 8 horas. A oxacilina e a cefoxitina atuam sobre *Staphylococcus aureus*, Gram-negativos, aeróbios e anaeróbios. A cefazolina (1 g, por via intravenosa, a cada 8 horas) seria a segunda opção à oxacilina. Evolução clínica desfavorável e antibiograma demonstrando resistência do microrganismo ao antibiótico empregado indicam uso de vancomicina (1 g, por via intravenosa, a cada 12 horas). Outra opção para cobertura de anaeróbios são clindamicina (600 mg, por via intravenosa, a cada 6 horas) ou metronidazol (500 mg, por via intravenosa, a cada 8 horas).[85]

Caso haja eliminação de pus pelo mamilo ou dor intensa não controlada pelas medidas citadas, recomenda-se interromper temporariamente o aleitamento, utilizando bromocriptina (2,5 mg, duas vezes ao dia, até melhora dos sintomas) ou cabergolina (0,5 mg, dose única), com possibilidade de alta hospitalar e retorno à lactação. Dá-se preferência a este último esquema por apresentar baixa incidência de efeitos colaterais, comuns aos demais derivados dopaminérgicos do ergot, como cefaleia, náuseas, hipotensão arterial e dor abdominal.[67]

A presença de abscessos indica drenagem das lesões. A ultrassonografia identifica presença de lojas, avalia sua extensão e permite punção dirigida com agulha grossa, obtendo-se material para bacterioscopia e cultura.[58] Estudos atuais mostram resolução satisfatória, em esquema ambulatorial de tratamento, para casos de abscessos mamários menores que 5 cm (em seu maior diâmetro) com loja única. Nessas condições, realiza-se anestesia lo-

**TABELA 3. Condutas baseadas no exame bacterioscópico**

| Tipo | Bacterioscopia | Tempo médio de resolução do quadro | Conduta |
|---|---|---|---|
| Estase láctea | Bactérias < $10^3$/mL<br>Leucócitos < $10^6$/mL | 2 dias | Manter lactação |
| Inflamação (não infecciosa) | Bactérias < $10^3$/mL<br>Leucócitos > $10^6$/mL | 3,2 dias | Esvaziamento sistemático das mamas |
| Mastite infecciosa | Bactérias > $10^3$/mL<br>Leucócitos > $10^6$/mL | 2,1 dias | Esvaziamento mamário e antibioticoterapia |

cal com agulha fina (10 × 5 mm) em locais estratégicos, com prévia antissepsia, seguindo-se punção com agulha grossa (30 × 10 mm), guiada pela ultrassonografia e acoplada em frasco a vácuo, o que permite aspiração das lojas existentes. Recomenda-se a reavaliação da paciente em 48 horas e repete-se a punção se houver nova formação de coleção no local. Esse procedimento apresenta resolução satisfatória em 80 a 90% dos casos, além de melhores resultados estéticos e menores custos.[32,35]

Em caso de evolução clínica desfavorável, sinais de sepse, identificação de necrose extensa, abscessos volumosos (> 5 cm) e/ou septados e recidiva após segunda punção, não se deve protelar a drenagem cirúrgica sob anestesia geral. A incisão deve obedecer às linhas de força de Langer (periareolar, circum-areolar ou no sulco inframamário), preferencialmente sobre o ponto de flutuação. As lojas devem ser identificadas, exploradas no sentido radial, preservando-se os ductos. O pus e o tecido necrótico devem ser removidos, seguindo-se limpeza com soro fisiológico e obtenção de tecido para estudo anatomopatológico (Figura 23).[32,35]

Nos abscessos superficiais, coloca-se dreno laminar tipo Penrose, exteriorizado por meio da incisão. Nos profundos, utilizam-se drenos tubulares, exteriorizados por contra-aberturas nas proximidades da incisão cutânea. Nos abscessos localizados nos quadrantes inferiores ou retromamários, exteriorizam-se os drenos pelo sulco inframamário. Os drenos devem ser mobilizados de 2 a 3 cm por dia, enquanto houver eliminação de secreção. A cicatrização ocorre por segunda intenção, até ser conveniente a correção estética dos eventuais defeitos observados.[35,85]

### Profilaxia

A profilaxia da mastite se faz por meio da profilaxia da estase láctea e das lesões mamilares. Para os mamilos planos e invertidos, são orientados os exercícios de Hoffman, com movimentos circulares e de extrusão do mamilo (Figura 12). A ocitocina sintética em ampolas de 1 mL (5 UI) para uso intramuscular ou preparadas para nebulização nasal (4 UI) facilitam a contração das células mioepiteliais que circundam os alvéolos mamários, facilitando a ejeção do leite. O esvaziamento mamário sistemático garante a prevenção do ingurgitamento e das fissuras.[67,85,87]

## GALACTOCELE

A obstrução de um dos ductos lactíferos, idiopática ou por acúmulo e estase de leite, leva ao bloqueio da excreção láctea desse ducto com a formação de cisto de retenção. Em geral, não apresenta infecção, mas pode funcionar como fator predisponente. O quadro clínico se apresenta como nódulo ou cordão fibroelástico discretamente doloroso.

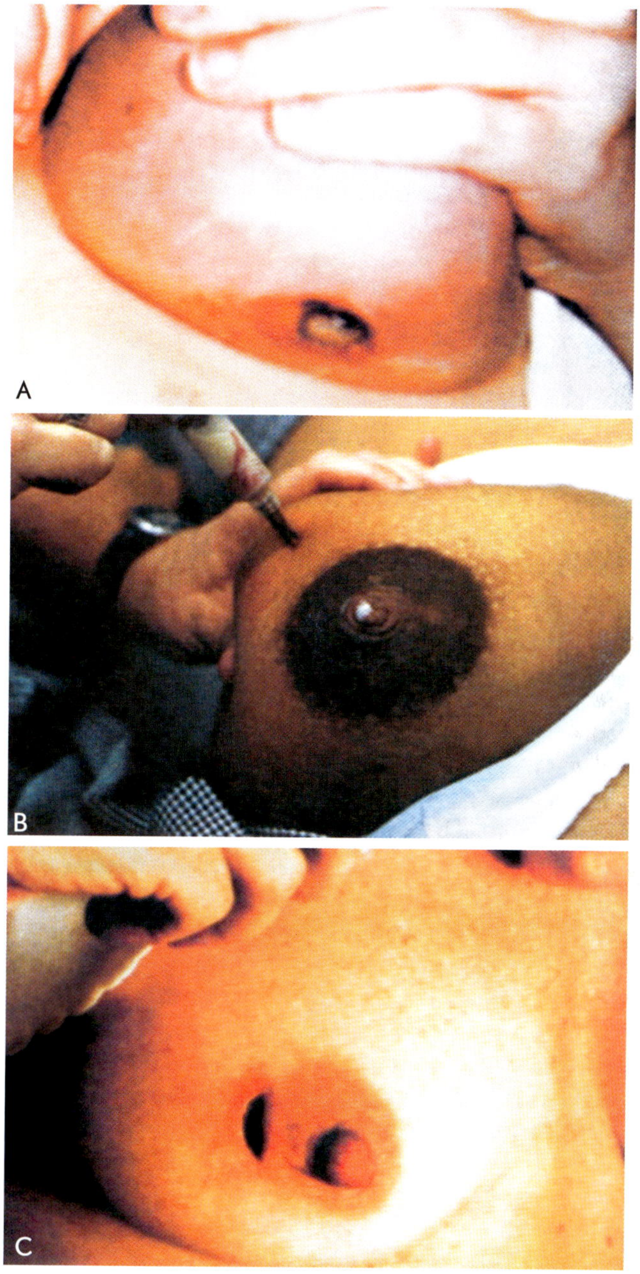


**FIGURA 23.** Diferentes formas de drenagem de abscesso mamário: espontânea (A), percutânea (B) e incisional (C). (Figura retirada de Auerbach et al.[73])

A ultrassonografia demonstra estrutura cística inespecífica. O tratamento inclui massagem localizada e revisão da técnica de amamentação. Quando possui grandes dimensões, a punção aspirativa por agulha fina tem finalidade diagnóstica e terapêutica (Figura 24).[80]

## HIPOGALACTIA E AGALACTIA

A hipogalactia é conceituada como produção insuficiente de leite materno. Embora seja queixa comum, apenas 10%

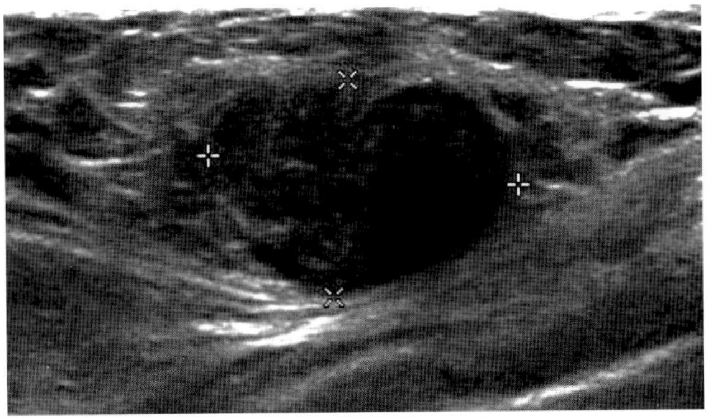

FIGURA 24. Aspecto ultrassonográfico de galactocele.

das lactantes apresentam hipogalactia verdadeira. A principal manifestação é o ganho de peso insuficiente do recém-nascido, o que acarreta suplementação do aleitamento com fórmulas lácteas, elevando-se as taxas de desmame.[25,82]

A ocorrência de hipogalactia se deve a fatores emocionais, associados ou não a elementos físicos da anatomia mamária. Transtornos psicológicos e sentimentos de medo, angústia, insegurança e ansiedade, além da crença de que a amamentação traz prejuízo estético, podem diminuir e até abolir o reflexo de ejeção do leite e, assim, reduzir a produção de prolactina e ocitocina. Quando outras causas são afastadas, suporte psicológico e orientação das técnicas de amamentação são os cuidados recomendados.[80,82]

As causas de hipogalactia relacionadas a fatores biológicos compreendem processos endócrinos (síndrome de Sheehan após hemorragia grave), distúrbios nutricionais, técnica de amamentação inadequada e alteração anatômica das mamas (traumas, cirurgias, queimaduras e hipoplasia mamária).[20] Cirurgias mamárias, em que incisões periareolares foram realizadas, podem causar secção transversal e comprometimento dos ductos mamários. As taxas de aleitamento materno nessas pacientes são nitidamente menores.[60]

A primeira conduta a ser proposta é reforçar as técnicas de amamentação com orientações adequadas. Sugere-se aumentar a ingesta hídrica e corrigir os possíveis distúrbios hemodinâmicos ou metabólicos. O uso de medicações para incremento da produção de leite não possui evidência científica. Por experiência clínica, utiliza-se a clorpromazina (50 mg, intramuscular, uma dose diária, por 3 dias), a sulpirida (100 mg/dia, por via oral) ou a metoclopramida (10 mg, por via oral, duas vezes ao dia, por 1 a 2 semanas). Embora raros, efeitos colaterais graves podem ocorrer, como sedação e liberação extrapiramidal.[54]

Por vezes, a correção da causa de hipogalactia é impossível, em especial as relacionadas a traumas ductais extensos. Amastia bilateral e síndrome de Sheehan configuram casos de agalactia (ou ausência de produção láctea) que são extremamente raros (menos de 1% das lactantes).[82]

## DROGAS NA AMAMENTAÇÃO

O uso de medicamentos durante o período de amamentação é motivo de preocupações constantes tanto por parte da lactante quanto de obstetras e pediatras. Grande parte das puérperas (de 80 a 90% delas) necessitará de algum tipo de medicação durante a lactação, em especial nos primeiros dias pós-parto. Ao contrário do que se acreditava, a maioria delas pode fazer uso dessas drogas sem risco para o lactente. Mesmo assim, a associação entre drogas e lactação é causa frequente de desmame precoce ou suspensão do tratamento. Precavendo-se com o conhecimento dos cuidados necessários, é possível manter a amamentação com segurança para essas mulheres.[6]

É preciso ter em mente que os recém-nascidos, principalmente os prematuros, apresentam imaturidade do desenvolvimento de alguns órgãos, o que pode causar maiores complicações quando expostos a determinadas drogas. Assim, a imaturidade intestinal pode permitir a passagem de substâncias cuja metabolização hepática e excreção renal ficam comprometidas pela falta de desenvolvimento desses órgãos. Da mesma forma, o epitélio alveolar das mamas da lactante contém um número muito maior de poros nos primeiros 2 a 3 dias de puerpério, facilitando a passagem de substâncias. Com o passar do tempo, esses poros se fecham e a passagem de substâncias ocorre por via transmembrana e transcelular. Do mesmo modo, os sistemas do neonato desenvolvem-se progressivamente.[80,82]

Mesmo considerando-se esses riscos, observa-se que a ocorrência de efeitos adversos no lactente é menor do que se esperava.[3,42] Apesar do conhecimento atual e da orientação adequada dessas mulheres, 30% delas optam por suspender a amamentação ou o tratamento, quando, por exemplo, a droga em questão é um antibiótico.[43]

A avaliação da concentração e do potencial efeito adverso de determinada droga no leite é realizada por meio da relação entre as concentrações no leite e no plasma maternos ou relação L/P (leite/plasma). Essa relação é menor que 1,0 para a enorme maioria de drogas conhecidas, o que denota concentração láctea da droga quase sempre inferior à concentração plasmática materna.[6] Deve-se observar que a relação depende das características farmacocinéticas da substância em questão, como peso molecular, gradiente de concentração, lipossolubilidade, ligação com proteínas plasmáticas e capacidade de ionização relacionada ao pH.

As moléculas com baixo peso molecular (entre 100 e 200 dáltons) e alta concentração no plasma materno atravessam facilmente a membrana celular, arrastadas pelo gradiente osmótico e hidrostático. As substâncias lipossolúveis e que não têm capacidade de ligação com proteínas plasmáticas apresentam-se em maior concentração no leite. Por fim, o grau de ionização das drogas relaciona-se com o pH do plasma, que é discretamente alcalino em relação ao leite materno. Dessa forma, as substâncias ácidas tendem a ficar mais ionizadas no plasma materno, o que dificulta sua passagem transmembrana para o leite. De forma inversa, as substâncias mais alcalinas atravessam a barreira plasma-leite com facilidade e se ionizam neste último. Nessas ocasiões, é possível haver uma concentração proporcionalmente maior no leite, elevando a relação L/P para valores maiores que 1,0.[4]

Baseada na farmacocinética das drogas e em relação à sua passagem para o leite, foi organizada uma classificação das substâncias em geral, para orientar clinicamente a decisão de utilizá-las ou não em lactantes. Especial atenção deve-se fornecer àquelas drogas ainda não bem estudadas, prescritas em altas doses e por tempo prolongado, o que pode diminuir a segurança de seu uso nesse período. De modo geral, classificam-se os fármacos da seguinte forma:

- Fármacos seguros: não apresentam efeitos adversos ao lactente.
- Fármacos moderadamente seguros: apresentam efeitos adversos pouco significativos ou não há estudo que comprove ou descarte malefício; existe o risco teórico.
- Fármacos pouco seguros: existe evidência de risco para o lactente. A relação entre risco e benefício deve ser avaliada com cautela.
- Fármacos contraindicados: apresentam risco de efeitos adversos graves. Indica-se a suspensão da droga ou do aleitamento, o que dependerá da necessidade do uso pela lactante.[12]

As Tabelas 4 a 8 resumem os fármacos mais conhecidos em relação a seus riscos de efeito adverso. Para efeito de simplificação, os fármacos moderadamente e pouco seguros estão classificados como de uso criterioso.

Além da passagem de drogas, o uso de determinadas medicações pode alterar a produção láctea. Embora não haja evidência científica de que essas drogas realmente elevem a produção de leite em puérperas normais, galactagogos como a domperidona e a metoclopramida podem ser usados com propriedade, principalmente em lactantes de neonatos prematuros. Por sua vez, as substâncias que reduzem o volume de leite produzido estão relacionadas a ação agonista nos receptores dopaminérgicos, o que suprime a produção de prolactina. São usadas, em geral, como inibidores da lactação, quando ela está indicada. Os mais conhecidos são os derivados do ergot (ergotamina, ergo-

**TABELA 4. Uso de analgésicos, antitérmicos, anti-inflamatórios e opioides na amamentação**

| Uso contraindicado | Uso criterioso | Uso seguro |
|---|---|---|
| Sais de ouro | Fenilbutazona<br>Indometacina<br>Dextropropoxifeno<br>Doses elevadas ou uso prolongado: morfina, codeína, petidina e salicilatos<br>Cetoprofeno<br>Ibuprofeno<br>Colchicina<br>Paracetamol<br>Dipirona<br>Uso de curta duração: morfina, codeína, petidina e salicilatos | Ácido mefenâmico<br>Ácido flufenâmico<br>Diclofenaco<br>Piroxicam<br>Naproxeno |

Uso criterioso: inclui os fármacos moderadamente e pouco seguros; uso seguro: fármacos cujo uso é permitido durante a amamentação.

**TABELA 5. Uso de hormônios e antagonistas na amamentação**

| Uso contraindicado | Uso criterioso | Uso seguro |
|---|---|---|
| Tamoxifeno<br>Andrógenos<br>Bromocriptina<br>Carbegolina<br>Misoprostol<br>Mifepristona<br>Doses elevadas: estrógenos | Hipoglicemiantes orais<br>Propiltiouracila<br>Carbamizol<br>Metimazol<br>Uso prolongado/ doses elevadas de corticosteroides<br>Ocitocina<br>Ergonovina | Adrenalina<br>Insulina<br>Tiroxina<br>Anticoncepcionais: progesterona (microdosagem), espermicidas, DIU com progesterona<br>Uso de curta duração: corticosteroides |

Uso criterioso: inclui os fármacos moderadamente e pouco seguros; uso seguro: fármacos cujo uso é permitido durante a amamentação.
DIU: dispositivo intrauterino.

**TABELA 6. Uso de medicamentos que atuam no sistema nervoso central durante a amamentação**

| Uso contraindicado | Uso criterioso | Uso seguro |
|---|---|---|
| Anfetaminas<br>Cocaína<br>Heroína<br>Lisergida (dietilamida do ácido lisérgico ou LSD)<br>Maconha | Antidepressivos: amitriptilina, imipramina, lítio, moclobemida, fluoxetina, maprotilina e paroxetina | Benzodiazepínicos: oxazepam e lorazepam<br>Anticonvulsivantes: carbamazepina e ácido valproico<br>Clomipramina |

(continua)

**TABELA 6. Uso de medicamentos que atuam no sistema nervoso central durante a amamentação *(continuação)***

| Uso contraindicado | Uso criterioso | Uso seguro |
|---|---|---|
| | Anticonvulsivantes: fenobarbital, butabarbital, primidona, fenitoína, etossuximida e clonazepam<br>Antipsicóticos: haloperidol, droperidol, pimozida, sulpirida, clorpromazina, levomepromazina, flufenazina, periciazina, tioridazina e pipotiazina<br>Derivados de ergotamina (antienxaqueca)<br>Antiparkinsonianos | |

Uso criterioso: inclui os fármacos moderadamente e pouco seguros; uso seguro: fármacos cujo uso é permitido durante a amamentação.

**TABELA 7. Uso de antimicrobianos na amamentação**

| Uso contraindicado | Uso criterioso | Uso seguro |
|---|---|---|
| – | Clindamicina, cloranfenicol, imipenem, sulfametoxazol, sulfonamidas, nitrofurantoína, ácido nalidíxico<br>Quinolonas: evitar ciprofloxacino, preferir norfloxacino<br>Antivirais<br>Escabicidas: lindano e monossulfiram<br>Antifúngicos: cetoconazol, itraconazol, terconazol, isoconazol, metronidazol, tinidazol e furazolidona<br>Antimaláricos | Penicilinas, ampicilina, amoxicilina, carbenicilina, oxacilina, cefalosporinas, aminoglicosídeos, aztreonam, teicoplanina, vancomicina, eritromicina, azitromicina, claritromicina, lincomicina, tetraciclinas, rifampicina, tuberculostáticos<br>Antivirais: aciclovir, idoxuridina<br>Escabicidas: exceto lindano e monossulfiram<br>Antimicóticos: miconazol, nistatina, fluconazol, clortrimazol, anfotericina B, griseofulvina |

*(continua)*

**TABELA 7. Uso de antimicrobianos na amamentação *(continuação)***

| Uso contraindicado | Uso criterioso | Uso seguro |
|---|---|---|
| | Pirimetamina<br>Anti-helmínticos<br>Clofazimina<br>Dapsona | Antiesquistossomóticos<br>Pentamidina<br>Antimoniato de meglumina |

Uso criterioso: inclui os fármacos moderadamente e pouco seguros; uso seguro: fármacos cujo uso é permitido durante a amamentação.

**TABELA 8. Uso de outros fármacos na amamentação**

| Uso contraindicado | Uso criterioso | Uso seguro |
|---|---|---|
| Amiodarona<br>Antineoplásicos: citotóxicos e imunossupressores<br>Substâncias radioativas<br>Fenindiona | Omeprazol, lansoprazol, pantoprazol<br>Teofilina, aminofilina<br>Iodetos e iodopovidona<br>Antitussígenos<br>Nafazolina e oximetazolina, fenilefrina<br>Carisoprodol<br>Clonidina<br>Pizotifeno<br>Reserpina<br>Bebidas alcoólicas<br>Nicotina | Antiácidos: cimetidina, ranitidina, famotidina, cisaprida, metoclopramida, bromoprida, alisaprida e domperidona<br>Anti-histamínicos: preferir loratadina<br>Descongestionantes mucolíticos: exceto iodetos<br>Broncodilatadores orais e inalatórios<br>Heparina, varfarina, dicumarol<br>Betabloqueadores: preferir propranolol e labetalol<br>Bloqueadores de canais de cálcio: nifedipino e verapamil<br>Anti-hipertensivos: metildopa, captopril e hidralazina<br>Diuréticos<br>Digitálicos<br>Lidocaína<br>Laxativos<br>Vitaminas<br>Imunoglobulinas<br>Vacinas |

Uso criterioso: inclui os fármacos moderadamente e pouco seguros; uso seguro: fármacos cujo uso é permitido durante a amamentação.

metrina e bromocriptina), cabergolina, estrógenos etc. Outros tipos de substâncias também têm capacidade de reduzir a galactogênese e a galactopoese, estando entre elas o álcool, a nicotina e os diuréticos.[80]

Para reduzir possíveis efeitos adversos ainda não conhecidos, orientam-se determinados cuidados, que são necessários no uso de drogas em lactantes:

- Verificar se o uso da droga é realmente necessário.
- Escolher o medicamento mais seguro.
- Medir o nível sérico da droga no recém-nascido quando houver suspeita de risco.
- Tomar o medicamento logo após as mamadas ou antes de a criança dormir (se longos períodos).
- Usar a menor dose possível para o controle da doença materna pelo menor tempo necessário.
- Orientar os possíveis efeitos colaterais.
- Caso ocorram efeitos adversos na criança, orientar a suspensão da droga e não do aleitamento. A paciente deve ser orientada a procurar serviço de saúde especializado nessa eventualidade.[2,83]

Como regra geral, qualquer droga que pode ser administrada com segurança a um neonato é provavelmente segura para uso em lactantes. Não se deve orientar a suspensão do aleitamento materno por causa do uso de medicamentos, pois a maioria deles não apresenta efeitos adversos para o recém-nascido ou na produção e no suprimento de leite. Também não se deve suspender o uso da droga sem atenção específica para a necessidade da mulher, para evitar rebote clínico de doenças graves. Recomenda-se, entretanto, cautela na introdução e no aumento das doses de medicamentos, procurando seguir os cuidados orientados anteriormente. Em caso de dúvida, informações *on-line* estão disponíveis em uma série de sites governamentais norte-americanos, como http://www.aap.org/breastfeeding e http://www.perinatology.com (em inglês).

## CONTRAINDICAÇÕES PARA O ALEITAMENTO MATERNO

### DOENÇAS INFECCIOSAS MATERNAS QUE COLOCAM O RECÉM-NASCIDO EM RISCO DURANTE O ALEITAMENTO

As doenças infecciosas maternas, na maioria das vezes, não são contraindicações para o aleitamento. O lactente pode estar submetido a risco em raras circunstâncias. Na vigência de sepse materna, por exemplo, bactérias podem alcançar o leite. Mesmo nesse caso, deve-se manter a amamentação enquanto a mãe recebe antibioticoterapia adequada, desde que haja condições clínicas e que a medicação seja compatível com o aleitamento. Se o agente infeccioso for altamente virulento, a amamentação deve ser temporariamente interrompida nas primeiras 24 horas de tratamento, evitando-se a suspensão permanente do processo de lactação.[17]

#### Vírus da imunodeficiência humana (HIV) e síndrome da imunodeficiência adquirida (Aids)

As gestantes HIV-positivo devem ser orientadas quanto aos riscos de transmissão do HIV durante a gestação e a lactação e aconselhadas a não amamentar seus recém-nascidos.[26]

#### Vírus linfotrófico humano de células T

A orientação é não amamentar se houver sorologia positiva para o *human T-cell lymphotropic virus* (HTLV 1 e 2). A infecção é epidêmica em partes do Brasil, nas Índias orientais, na África subsaariana e no sudoeste do Japão. A transmissão ocorre por contato sexual, contato com sangue ou hemoderivados, leite humano e raramente por transmissão transplacentária, casual ou contato doméstico. Conforme estudos realizados no Japão, o vírus pode ser inativado ao se congelar o leite humano; a carência de maiores informações, porém, contraindica seu uso mesmo nessas circunstâncias.[26]

#### Hepatites

Na ocorrência de hepatite aguda periparto ou pós-parto, orienta-se a suspensão da amamentação até que a causa da doença seja esclarecida. Estimado o risco potencial de transmissão e realizadas medidas preventivas apropriadas no recém-nascido, permite-se o uso do leite materno, que poderá ter sido ordenhado e congelado até a elucidação diagnóstica.

- Hepatite A: a infecção no último trimestre ou durante a amamentação não é uma contraindicação para o aleitamento materno, já que a transmissão vertical e a perinatal são raras. Orienta-se a lavagem adequada das mãos durante o período de transmissão, que é de até 3 semanas, bem como a aplicação de imunoglobulina e vacina do vírus de hepatite A para o recém-nascido.
- Hepatite B: a infecção materna pelo vírus da hepatite B (VHB) não é contraindicação para a amamentação. Os recém-nascidos de mães que são positivas para pesquisa do antígeno de superfície do vírus da hepatite B (Ag-HBs positivo) devem receber profilaxia por meio de imunoglobulina e vacinação para hepatite B (aplicadas em membros diferentes).
- Hepatite C: pode ser transmitida verticalmente, dependendo do genótipo do vírus da hepatite C (VHC), coinfecção pelo HIV (chegando a 100% de risco), doença hepática materna em atividade e títulos de RNA viral (VHC-RNA) no plasma materno. O risco de transmissão do VHC pelo leite materno é desconhecido.

Apesar de não representar contraindicação formal à amamentação, recomenda-se o esclarecimento dos potenciais riscos à lactante, que deverá decidir quanto ao aleitamento.[26]

## Citomegalovírus

Existe risco de transmissão do citomegalovírus pelo leite materno para lactentes prematuros e imunodeficientes. Os recém-nascidos prematuros citomegalovírus-soronegativos não devem receber leite humano de mães com sorologia positiva (de banco de leite ou da própria mãe). Para o recém-nascido a termo, o leite humano pode ser congelado a −20°C por 7 dias ou pasteurizado, para então ser oferecido ao recém-nascido nas primeiras semanas de vida. A infecção por citomegalovírus leva à progressão da doença em recém-nascidos de mães HIV-1-positivo.[26]

## Herpes-vírus

A infecção neonatal por exposição intrauterina ou intraparto pode ser grave ou letal. O aleitamento não está contraindicado, mesmo na vigência de infecção ativa, desde que não haja lesões herpéticas nas mamas. Na sua presença, interrompe-se a amamentação até a resolução da lesão. Recomendam-se a lavagem cuidadosa das mãos e a precaução de se evitar o contato direto com lesões ativas (em especial as orais e de face).[26]

## Varicela-zóster

A infecção congênita pode ser grave ou letal. A infecção materna no período periparto requer isolamento de contato temporário em relação ao neonato. Imunoglobulina específica para varicela-zóster deve ser aplicada no recém-nascido, independentemente do modo de alimentação. Se não houver lesões nas mamas, o leite materno pode ser ordenhado e dado ao recém-nascido assim que ele receber a imunoglobulina. Deve-se restabelecer a amamentação quando a mãe não estiver mais no período de transmissão (crostas nas lesões e sem novas lesões em 72 horas de observação), que geralmente é de 6 a 10 dias após o aparecimento do *rash*. Infecção materna após 1 mês do parto não requer suspensão do aleitamento, principalmente se o recém-nascido tiver recebido a vacina.[26]

## Sarampo

No caso de sarampo, recomenda-se realizar curto período de isolamento materno em relação ao recém-nascido (72 horas após o início do *rash*). O leite ordenhado pode ser oferecido ao lactente após este ter recebido imunoglobulina.[26]

## Doença de Lyme

A doença de Lyme é uma infecção transmitida pela picada do carrapato infectado pela espiroqueta *Borrelia burgdorferi*. Se a mãe for tratada adequadamente durante a gestação, o prognóstico será bom. Não há necessidade de isolar a mãe de seu recém-nascido ou de outras pessoas. Se a doença for diagnosticada no pós-parto, a mãe e o recém-nascido deverão ser tratados imediatamente, principalmente se houver sintomas como *rash* ou febre. A espiroqueta é transmitida pelo leite materno. Após o início do tratamento, a amamentação pode ser retomada. O tratamento é realizado com amoxicilina (25-50 mg/kg/dia) ou ceftriaxona, por pelo menos 14 dias.[16]

## Tuberculose

A lactante com suspeita de tuberculose ativa (escarro positivo) deve ser isolada do contato respiratório após o parto, independentemente do modo de alimentação do neonato. Esse contato coloca os recém-nascidos em risco de infecção. O leite materno, entretanto, não contém o bacilo tuberculoso. Pode, portanto, ser ordenhado e oferecido ao recém-nascido por meio de "copinho" ou seringa. Com o tratamento da mãe, após ser considerada não bacilífera (escarro negativo em aproximadamente 2 semanas de tratamento), a amamentação pode ser reiniciada. O uso profilático de isoniazida (10 mg/kg/dia) para o recém-nascido está indicado, sendo seguro e efetivo em prevenir a infecção por tuberculose.[16]

# RISCOS NUTRICIONAIS PARA O ALEITAMENTO MATERNO

As contraindicações nutricionais específicas ao aleitamento materno relacionam-se com necessidades nutricionais específicas. São exemplos:

- Galactosemia (deficiência de galactose-1-fosfato-uridiltransferase): o recém-nascido apresenta intolerância a lactose. Nos casos leves da doença, há deficiência parcial e a intolerância não é tão grave, a ponto de ser possível receber parte de sua alimentação por meio do leite materno.
- Fenilcetonúria: elevação dos níveis séricos de fenilalanina decorrente da inabilidade de metabolizar tirosina em fenilalanina. Recomenda-se o aleitamento artificial com leite sem fenilalanina, embora seja possível utilizar pequenas doses de leite humano, pobre em fenilalanina, para garantir o aporte de imunoglobulina nas primeiras semanas de vida.
- Doenças metabólicas maternas: lactantes com doença de Wilson (excesso de cobre) não devem amamentar devido ao tratamento com penicilamina (que se

liga a cobre, magnésio e ferro), pois essa substância pode chegar ao leite humano e, assim, acometer o recém-nascido.[50]

## RISCOS DA DIETA MATERNA NA AMAMENTAÇÃO

A adoção de dietas exclusivamente vegetarianas pode provocar deficiência de determinados elementos nutricionais disponíveis somente em proteínas de origem animal. Essa deficiência reflete-se na composição láctea a ser oferecida ao lactente. Na ausência de mudança dos hábitos alimentares, recomenda-se a suplementação de oligoelementos para o recém-nascido, principalmente as vitaminas B6 e B12.[17]

A dieta materna hipocalórica não contraindica a amamentação. O leite materno contém quantidades adequadas de nutrientes, já que os retira de reservas maternas. Dietas com restrição calórica excessiva (< 1.800 kcal/dia) não devem ser realizadas no período de aleitamento. Recomenda-se, nesses casos, aumentar o consumo de alimentos ricos em nutrientes, com o objetivo de alcançar ao menos 1.800 kcal/dia. Em casos individuais, podem ser utilizadas suplementação polivitamínica e mineral, suspensão do uso de inibidores do apetite e de dietas líquidas para perda de peso.[17]

A suplementação de cálcio está formalmente recomendada para lactantes que não ingerem esse nutriente, seja por opção, seja por intolerância a laticínios. Orienta-se o uso de 600 mg/dia de carbonato de cálcio, a ser ingerido com as refeições. A suplementação de vitamina D deve ser associada (400 UI/dia), especialmente em lactantes que apresentam dificuldades para exposição solar. Esses cuidados visam a evitar a perda excessiva de cálcio, cuja demanda é maior nesse período da vida da mulher.[50]

## OUTRAS CONTRAINDICAÇÕES POTENCIAIS AO ALEITAMENTO MATERNO

A maior parte da população não está exposta a agentes químicos como herbicidas, pesticidas e metais pesados. O dicloro-difenil-tricloroetano, apesar de ser capaz de passar ao leite humano em razão de seu alto conteúdo lipídico, não deve ser considerado motivo para cuidados especiais em gestantes e lactantes, pela baixa taxa de exposição.

- A exposição a metais pesados, como mercúrio, arsênico, cádmio e chumbo, está relacionada a fontes de água, leite bovino e alguns leites de fórmula contaminados. Os recém-nascidos alimentados com leite materno são expostos a menores riscos em razão dos baixos níveis desses elementos no leite materno, mesmo em áreas geográficas onde existe elevada contaminação.
- Exposição ao chumbo: é um metal pesado presente em tintas à base de chumbo e na poluição industrial. A passagem pelo leite humano é consideravelmente menor do que a passagem transplacentária. Se a dosagem sanguínea for < 40 mg/dL, a amamentação será considerada segura.
- Exposição ao mercúrio: a contaminação ocorre pela ingestão de peixes e frutos do mar contaminados. A maioria das intoxicações é diagnosticada pelas manifestações neurológicas clássicas. A amamentação está contraindicada se a mãe for sintomática e tiver níveis de mercúrio mensuráveis no sangue.
- Exposição ao cádmio: esse elemento atravessa a placenta e o leite. A contaminação pode ocorrer por exposição industrial ou ingestão de crustáceos contaminados.[17,50]

## INIBIÇÃO DA LACTAÇÃO

A inibição da lactação está indicada quando a amamentação é proibitiva. Raros são os eventos que contraindicam o aleitamento. Por vezes, a suspensão temporária é recomendada, com manutenção do esvaziamento mamário sistemático, em que a secreção láctea pode ser aproveitada ou dispensada, como visto em alguns tipos de infecção materna. Considera-se inibição primária da lactação quando as medidas são iniciadas tão logo ocorra o parto; quando ocorre após o estabelecimento do processo de lactação, ela é denominada secundária.

As principais indicações de supressão da lactação referem-se a puérperas portadoras de HIV e hepatite C; com doenças graves que necessitem de cuidados intensivos e que as impeçam de exercer atividades básicas de cuidado próprio; raros casos de uso imprescindível de medicações absolutamente incompatíveis com o aleitamento (drogas antineoplásicas, por exemplo); lesões mamárias extensas em que a excreção láctea não seja possível; e impossibilidade do lactente (erros inatos do metabolismo e óbito perinatal).[80]

Entre as técnicas recomendadas atualmente para inibição da lactação, estão as mecânicas e medicamentosas não hormonais. O uso de estrógenos em altas doses, que atuam sobre os receptores mamários de prolactina, não é mais recomendado, pelo alto risco de trombose e de rebote, com consequente ingurgitamento mamário. A restrição hídrica também deve ser evitada, já que a oferta de líquidos deve suprir as necessidades da puérpera. O uso de diuréticos, da mesma forma, também não é mais preconizado, pois, apesar de reduzir o volume de leite produzido, não é efetivo para a completa suspensão da produção láctea, além de causar efeitos colaterais, com depleção do volume intravascular.[90]

A primeira medida a ser instituída é o enfaixamento mamário, que deve ser realizado utilizando-se ataduras largas e elásticas, com compressão intensa sobre as mamas, porém sem restrição ou incômodo respiratório. Essa medida isolada é responsável por 70 a 80% de sucesso de supressão de lactação, devendo ser mantida por um período de 5 a 10 dias. Mesmo na ausência de êxito, é medida que deve ser sempre utilizada, uma vez que aumenta a resposta às medicações. Orienta-se a puérpera a não estimular o reflexo de ejeção de leite, evitando a manipulação do mamilo e o esvaziamento mamário, a não ser que o ingurgitamento seja extremamente intenso, a ponto de impedir o enfaixamento. Recomenda-se o uso de sutiãs apertados após o período de enfaixamento, para manter o efeito mecânico de inibição da produção láctea.[15]

Se as medidas mecânicas não surtirem efeito, deve-se utilizar medicações para inibição da lactação. As mais utilizadas são a bromocriptina (1,25 a 2,5 mg, por via oral, a cada 8 a 12 horas, por 10 a 14 dias) ou a cabergolina (dois comprimidos de 0,5 mg, por via oral, em dose única). Ambas são contraindicadas a pacientes hipertensas e cardiopatas. Efeitos adversos frequentes são relacionados à intolerância gástrica. Recomenda-se a associação sistemática de analgésicos, pois é frequente a coexistência de dor e desconforto durante os primeiros dias.[80]

## LEGISLAÇÃO E INICIATIVAS

### MÃE-CANGURU

O método mãe-canguru, também conhecido como cuidado mãe-canguru ou contato pele a pele, foi desenvolvido na Colômbia em fins da década de 1970, com o objetivo de efetivar a alta hospitalar precoce de recém-nascidos com baixo peso, por causa dos escassos recursos locais e da significativa incidência de morbidade e mortalidade perinatais. Atualmente, esse método é utilizado por vários países em todo o mundo, com a finalidade de aumentar os vínculos afetivos entre mãe e filho e promover o desenvolvimento neuropsicomotor do neonato.[28]

Atualmente, reconhece-se impacto positivo do método mãe-canguru sobre resultados perinatais em várias esferas do cuidado neonatal. Estudos recentes demonstram que o método se associa com proteção do aleitamento materno, redução do risco infeccioso e de doenças graves, além de maior ganho ponderal e controle térmico do recém-nascido. Embora não reduza a mortalidade perinatal, o método relaciona-se com bom desenvolvimento psicomotor e humanização do cuidado de recém-nascidos prematuros e de baixo peso ao nascer.[28]

Os cuidados com o recém-nascido consistem em colocá-lo em posição vertical sobre o corpo da mãe ou de outro familiar, mantendo o contato pele a pele, como a posição dos marsupiais. Assim que possível, recomenda-se a técnica de translactação, em que o aleitamento por sonda é realizado em associação à sucção das mamas.[80]

O método mãe-canguru pressupõe três etapas: a de unidade de terapia intensiva ou unidade intermediária, a de unidade-canguru e a fase ambulatorial. Na primeira delas, o recém-nascido permanece em unidade de cuidados intensivos com treinamento dos pais e familiares para a assistência ao neonato com baixo peso. Iniciam-se, quando possível, períodos de contato pele a pele. Se as condições forem favoráveis e o recém-nascido estiver com pelo menos 1.250 g de peso, e ganho ponderal de, no mínimo, 15 g/dia, inicia-se a segunda etapa ou de unidade-canguru. Nessa fase, a translactação é introduzida até que o recém-nascido seja capaz de se alimentar com aleitamento materno exclusivo. Para que a alta hospitalar seja efetivada, exigem-se os seguintes critérios: peso mínimo de 1.500 g e ganho de peso adequado nos 3 dias que antecedem a alta. Inicia-se a terceira etapa ou fase ambulatorial com retornos frequentes até que o recém-nascido atinja 2.500 g, quando é encaminhado à unidade ambulatorial pediátrica de alto risco.[28,80]

No Brasil, a implantação do método mãe-canguru objetiva a humanização da assistência ao recém-nascido com baixo peso, e não a substituição da tecnologia das UTI neonatais. O projeto auxilia no desenvolvimento dessas crianças, além de estimular a participação da família, aumentando a adesão ao programa e reduzindo as taxas de complicações e de abandono.

### HOSPITAL AMIGO DA CRIANÇA

A iniciativa Hospital Amigo da Criança é uma estratégia política de saúde, criada pelo Fundo das Nações Unidas para a infância (Unicef) e pela OMS, em 1989, com a intenção de promover o aleitamento materno exclusivo e o aleitamento materno em geral. Na década de 1980, a indústria de alimentos estimulava a divulgação e o uso de fórmulas lácteas artificiais. Para combater esse movimento, criou-se o Hospital Amigo da Criança, que se baseia em práticas dos serviços de saúde em diferentes âmbitos, estimulando profissionais e instituições a utilizarem rotinas benéficas relacionadas ao aleitamento materno. As condutas recomendadas estão resumidas nos "Dez passos para o sucesso do aleitamento materno", definidos pela Unicef em 1989:[8]

1. Ter uma norma escrita sobre aleitamento materno, a qual deve ser rotineiramente transmitida a toda a equipe do serviço.
2. Treinar toda a equipe, capacitando-a para implementar essa norma.
3. Informar todas as gestantes atendidas sobre as vantagens e o manejo da amamentação.

4. Ajudar as mães a iniciarem a amamentação na primeira meia hora após o parto.
5. Mostrar às mães como amamentar e manter a lactação, mesmo se vierem a ser separadas de seus filhos.
6. Não dar ao recém-nascido nenhum outro alimento ou bebida além do leite materno, a não ser que tenha indicação clínica.
7. Praticar o alojamento conjunto: permitir que mães e bebês permaneçam juntos 24 horas por dia.
8. Encorajar a amamentação sob livre demanda.
9. Não dar bicos artificiais ou chupetas a crianças amamentadas.
10. Encorajar o estabelecimento de grupos de apoio à amamentação, para os quais as mães devem ser encaminhadas por ocasião da alta hospitalar.

## LEGISLAÇÃO TRABALHISTA BRASILEIRA DA AMAMENTAÇÃO

A amamentação é direito da lactante e do lactente, garantindo-se o benefício desse ato a ambos e devendo ele ser respeitado e protegido por toda a sociedade. Com o intuito de assegurar esse direito social, a Constituição Federal de 1988 e a Consolidação das Leis do Trabalho trouxeram vários dispositivos trabalhistas, cujo conhecimento é de fundamental importância ao tocoginecologista na prática diária, pois deve procurar estimular a manutenção do aleitamento materno exclusivo pelo período de 6 meses. Descrevem-se a seguir algumas das mais importantes leis sobre o assunto:

- Ato das Disposições Constitucionais Transitórias, art. 10, II, *b*, da Constituição Federal de 1988: garante a estabilidade empregatícia do momento do conhecimento da gravidez até 5 meses pós-parto (não pode haver demissão nesse período sem justa causa).
- Art. 7°, XVIII, Constituição Federal de 1988: garante a licença-maternidade remunerada pelo período de 120 dias após o parto.
- Art. 7°, XIX, e Ato das Disposições Constitucionais Transitórias, art. 10, § 1°, da Constituição Federal de 1988: licença-paternidade de 5 dias a contar do nascimento da criança.
- Art. 391 da Consolidação das Leis do Trabalho: garante a estabilidade empregatícia e proíbe contratos com restrições ao direito de emprego por motivo de casamento ou maternidade.
- Art. 392 da Consolidação das Leis do Trabalho: licença-maternidade de 120 dias.
- Art. 396 da Consolidação das Leis do Trabalho: garante dois descansos especiais não remunerados de 30 minutos durante a jornada de trabalho até os 6 meses de vida da criança, no momento em que a mãe retorna às atividades de trabalho.
- Art. 389 da Consolidação das Leis do Trabalho: garante o direito a creche.
- Lei Federal n. 6.202/1975: dá direto à gestante estudante de manter o aprendizado com exercícios domiciliares.
- Lei Federal n. 10.421/2002: garante período de 30 a 120 dias de licença-maternidade à mãe adotiva, a depender da idade da criança adotada.
- Lei Federal n. 7.210/1984 – arts. 83 e 89: estabelecem a instituição de berçários e creches em penitenciárias.[80]

### PONTOS-CHAVE

- Os benefícios que o aleitamento materno oferece às crianças e lactantes são muito maiores em qualidade e quantidade se comparado ao aleitamento artificial.
- As recomendações da Organização Mundial da Saúde e do Ministério da Saúde estabelecem, como ideal, o aleitamento materno de forma exclusiva até os 6 meses de vida e complementar até 24 meses ou mais.
- As mamas só se tornam completamente desenvolvidas e diferenciadas após terem sido submetidas a ciclo gravídico-puerperal e processo de lactação.
- A lactogênese e a lactopoese são processos fisiológicos, controlados pelo sistema neuroendócrino e, portanto, influenciados por estímulos emocionais exógenos.
- Os benefícios do aleitamento materno são inúmeros e relacionam-se com a saúde e o bem-estar físico materno e infantil, com estreitamento dos laços afetivos entre mãe e filho, além de benefícios de ordem econômica e social.
- A prevalência de aleitamento materno está muito aquém das recomendações da OMS e do Ministério da Saúde. Por esse motivo, é importante reconhecer as causas de desmame precoce com o intuito de desenvolver estratégias e políticas de saúde que visem a prevenir a ocorrência deste.
- A orientação de técnicas adequadas à amamentação tem importante impacto na prevalência do aleitamento materno, além de evitar eventuais complicações e intercorrências.
- Ao contrário do que se acredita, a maioria dos medicamentos pode ser utilizada durante a amamentação com segurança. No entanto, esse uso deve ser cauteloso, seguindo os cuidados preconizados para reduzir os possíveis efeitos adversos ao recém-nascido.
- Raras são as ocasiões em que o aleitamento materno está contraindicado. Nessa eventualidade, orienta-se suspender o aleitamento por meio do enfaixamento mamário, cuja taxa de sucesso está em torno de 70 a 80%.

## REFERÊNCIAS BIBLIOGRÁFICAS

### Artigos de revisão


1. Almeida JAG, Novak FR, Sandoval MH. Recomendaciones técnicas para los bancos de leche humana: control de calidad. Arch Venez Puericul Ped 1998; 61(1): 12-5.
2. American Academy of Pediatrics Committee on Drugs. Transfer of drugs and other chemicals into human milk. Pediatrics 2001; 108(3): 776-89.

3. Anderson PO, Pochop SL, Manoguerra AS. Adverse drug reactions in breastfed infants: less than imagined. Clin Pediatr 2003; 42(4): 325-40.
4. Atkinson HC, Begg EJ, Darlow BA. Drugs in human milk: clinical pharmacokinetic considerations. Clin Pharmacokinet 1988; 14(4): 217-40.
5. Barbosa-Cesnik C, Schwartz K, Foxman B. Lactation mastitis. Jama 2003; 289(13): 1609-12.
6. Berlin CM, Briggs GG. Drugs and chemicals in human milk. Semin Fetal Neonatal Med 2005; 10(2): 149-59.
7. Daly SEJ, Hartmann PE. Infant demand and milk supply. J Hum Lact 1995; 11: 21-37.
8. Giugliani ERJ. Amamentação: como e por que promover. J Pediatr 1994; 70(3): 138-51.
9. Giugliani ERJ. O aleitamento materno na prática clínica. J Pediatr 2000; 76(3): S238-52.
10. Giugliani ERJ. Problemas comuns na lactação e seu manejo. J Pediatr 2004; 80(5): S147-54.
11. Givens ML, Luszczak M. Breast disorders: a review for emergency physicians. J Emerg Med 2002; 22(1): 59-65.
12. Hale TW. Maternal medications during breastfeeding. Clin Obstet Gynecol 2004; 47(3): 696-711.
13. Inch S. Breastfeeding problems: prevention and management. Community Pract 2006; 79(5): 165-7.
14. Jelliffe DB, Jelliffe EFP. Non-puerperal induced lactation. Pediatrics 1972; 50(1): 170-1.
15. Kochenour NK. Lactation suppression. Clin Obstet Gynecol 1980; 23: 1045-9.
16. Lawrence RM, Lawrence RA. Breast milk and infection. Clin Perinatol 2004; 31(3): 501-28.
17. Lawrence RM, Lawrence RA. Given the benefits of breastfeeding, what contraindications exist? Pediatr Clin North Am 2001; 48(1): 235-51.
18. Leng G, Caquineau C, Sabatier N. Regulation of oxytocin secretion. Vitam Horm 2005; 71: 27-58.
19. Michie C, Lockie F, Lynn W. The challenge of mastitis. Arch Dis Child 2003; 88(9): 818-21.
20. Neifert MR. The optimization of breast-feeding in the perinatal period. Clin Perinatol 1998; 25(2): 303-26.
21. Neville MC, McFadden TB, Forsyth I. Hormonal regulation of mammary differentiation and milk secretion. J Mammary Gland Biol Neoplasia 2002; 7(1): 49-66.
22. Rea MF. Os benefícios da amamentação para a saúde da mulher. J Pediatr 2004; 80(5): S142-6.
23. Ripley D. Mastitis. Prim Care Update Obst Gynecol 1999; 6(3): 88-92.
24. Schack-Nielsen L, Michaelsen KF. Breastfeeding and future health. Curr Opin Clin Nutr Metab Care 2006; 9(3): 289-96.
25. Simopoulos AP, Grave GD. Factors associated with the choice and duration of infant-feeding practice. Pediatrics 1984; 74(4 Pt 2): 603-14.
26. Stiehm ER, Keller MA. Breast milk transmission of viral disease. Adv Nutr Res 2001; 10: 105-22.
27. Tully MR. Recipient priorization and use of human milk in the hospital setting. J Hum Lact 2002; 18(4): 393-6.
28. Venancio SI, Almeida H. Método mãe-canguru: aplicação no Brasil, evidências científicas e impacto sobre o aleitamento materno. J Pediatr 2004; 80(5): S173-80.
29. Wilde CJ, Addey CV, Bryson JM, Finch LM, Knight CH, Peaker M. Autocrine regulation of milk secretion. Biochem Soc Symp 1998; 63: 81-90.


### Artigos originais


30. Almeida SG, Dorea JG. Quality control of banked milk in Brasília, Brazil. J Hum Lact 2006; 22(3): 335-9.
31. Auerbach K, Avery JL. Induced lactation: a study of adoptive nursing by 240 women. Am J Dis Child 1981; 135(4): 340-3.
32. Berna-Serna JD, Madrigal M, Berna-Serna JD. Percutaneous management of breast abscesses: an experience of 39 cases. Ultrasound Med Biol 2004; 30(1): 1-6.
33. Bertini G, Perugi S, Dani C, Pezzati M, Tronchin M, Rubaltelli FF. Maternal education and the incidence and duration of breastfeeding: a prospective study. JGPN 2003; 37(4): 447-52.
34. Dewey KG, Nommsen-Rivers LA, Heinig MJ, Cohen RJ. Risk factors for suboptimal infant breast feeding behavior, delayed onset of lactation, and excess neonatal weight loss. Pediatrics 2003; 112(3 Pt 1): 607-19.
35. Eryilmaz R, Sahin M, Tekelioglu MH, Daldal E. Management of lactational breast abscesses. Breast 2005; 14(5): 375-9.
36. Gianni ML, Vegni C, Ferraris G, Mosca F. Usefulness of an assessment score to predict early stopping of exclusive breast-feeding. JGPN 2006; 42(3): 329-30.
37. Giugliani ERJ. Falta de embasamento científico no tratamento dos traumas mamilares. J Pediatr 2003; 79(3): 197-8.
38. Goldberg J, Baute L, Storey L, Park P. Granulomatous mastitis in pregnancy. Obstet Gynecol 2000; 96(5 Pt 2): 813-5.
39. Hall RT, Mercer AM, Teasley SL et al. A breast-feeding assessesment score to evaluate the risk for cessation of breastfeeding by 7 to 10 days of age. J Pediatr 2002; 141(5): 669-74.
40. Hoffman JB. A suggested treatment for inverted nipples. Am J Obstet Gynecol 1953; 66(2): 346-8.
41. Howie PW, McNeilly AS, McArdle T, Smart L, Houston M. The relationship between suckling-induced prolactin response and lactogenesis. J Clin Endocrinol Metab 1980; 50(4): 670-3.
42. Ito S, Blajchman A, Stephenson M, Eliopoulos C, Koren G. Prospective follow-up of adverse reactions in breast-fed infants exposed to maternal medication. Am J Obstet Gynecol 1993; 168(5): 1393-9.
43. Ito S, Koren G, Einarson TR. Maternal noncompliance with antibiotics during breastfeeding. Ann Pharmacother 1993; 27(1): 40-2.
44. Kitoko PM, Réa MF, Venâncio SI, Vasconcelos AC, Santos EK, Monteiro CA. Situação do aleitamento materno em duas capitais brasileiras: análise comparada. Cad Saúde Pública 2000; 16(4): 1111-9.
45. Kleinman R, Jacobson L, Hormann E, Walker WA. Protein values of milk samples from mothers without biological pregnancies. J Pediatr 1980; 97(4): 612-5.
46. Koenig A, Diniz EMA, Barbosa SF, Vaz FA. Immunologic factors in human milk: the effects of gestational age and pasteurization. J Hum Lact 2005; 21(4): 439-43.
47. Kramer MS, Guo T, Platt RW et al. Infant growth and health outcomes associated with 3 compared with 6 months of exclusive breastfeeding. Am J Clin Nutr 2003; 78(2): 291-5.
48. Labarere J, Gelbert-Baudino N, Ayral AS et al. Efficacy of breastfeeding support provided by trained clinicians during an early, routine, preventive visit: a prospective randomized, open trial of 226 mothers-infant pairs. Pediatrics 2005; 115(2 Pt 1): 139-46.
49. Labbok M. Breastfeeding: a woman's reproductive right. Int J Gynecol Obstet 2006; 94(3): 277-86.
50. Lawrence RA, Howard CR. Given the benefits of breastfeeding, are there any contraindications? Clin Perinatol 1999; 26(2): 479-90.
51. Leake RD, Weitzman RE, Glatz TH, Fisher DA. Plasma oxytocin concentrations in men, nonpregnant women, and pregnant women before and during spontaneous labor. J Clin Endocrinol Metab 1981; 53(4): 730-3.
52. Li R, Zhao Z, Mokdad A, Barker L, Grummer-Strawn L. Prevalence of breastfeeding in the United States: the 2001 National Immunization Survey. Pediatrics 2003; 111(5 Pt 2): 1198-201.
53. Marangoni F, Agostoni C, Lammardo AM et al. Polyunsaturated fatty acids in maternal plasma and in breast milk. Prostaglandins Leukot Essent Fatty Acids 2002; 66(5-6): 535-40.
54. Neifert MR. Clinical aspects of lactation: promoting breastfeeding success. Clin Perinatol 1999; 26(2): 281-306.
55. Nemba K. Induced lactation: a study of 37 non-puerperal mothers. J Trop Pediatr 1994; 40(4): 240-2.
56. Noble L, Hand I, Haynes D, McVeigh T, Kim M, Yoon JJ. Factors influencing initiation of breastfeeding among urban woman. Am J Perinatol 2003; 20(8): 477-83.

57. Ryan AS, Wenjun Z, Acosta A. Brestfeeding continues to increase into the new millenium. Pediatrics 2002; 110(6): 1103-9.
58. Schwarz RJ, Shrestha R. Needle aspiration of breast abscesses. Am J Surg 2001; 182(2): 117-9.
59. Silva AP, Souza N. Prevalência do aleitamento materno. Rev Nutr 2005; 18(3): 301-10.
60. Souto GC, Giugliani ER, Giugliani C. The impact of breast reduction surgery on breastfeeding performance. J Hum Lact 2003; 19: 43-9.
61. Theofilogiannakou M, Skouroliakou M, Gounaris A, Panagiotakos D, Markantonis SL. Breast-feeding in Athena, Greece: factores associated with its initiation and duration. JPGN 2006; 43(3): 379-84.
62. Thomsen AC, Espersen T, Maigaard S. Course and treatment of milk stasis, noninfectious inflammation of the breast, and infectious mastitis in nursing women. Am J Obstet Gynecol 1984; 149(5): 492-5.
63. Ulitzsch D, Nyman MK, Carlson RA. Breast abscess in lactating women: US-guided treatment. Radiology 2004; 232(3): 904-9.
64. Venâncio SI, Escuder MM, Kitoko P, Rea MF, Monteiro CA. Freqüência e determinantes do aleitamento materno em municípios do estado de São Paulo. Rev Saúde Pública 2002; 36(3): 313-8.
65. Volpini CCA, Moura EC. Determinantes do desmame precoce no distrito noroeste de Campinas. Rev Nutr 2005; 18(3): 311-9.


## Diretrizes


66. ACOG Committee Opinion N. 361: Breastfeeding: maternal and infant aspects. Obstet Gynecol 2007; 109:479.
67. World Health Organization. Mastitis: causes and management. Department of Child and Adolescent Health and Development, 2000.


## Editoriais/cartas ao editor


68. Dewit O. Evidence-based breast-feeding pratices? J Pediatr Gastroenterol Nutr 2004; 38(5): 477-8.
69. Giugliani ERJ, Lamounier JA. Aleitamento materno: uma contribuição científica para a prática do profissional da saúde. J Pediatr 2004; 80(5): S117-8.


## Livros


70. Almeida JAG, Guimarães G, Novak FR. Ordenha: procedimentos higiênico-sanitários. Brasília: Centro de Referência Nacional para Bancos de Leite Humanos da Fundação Oswaldo Cruz/Ministério da Saúde; 2004.
71. Almeida JAG, Novak FR. Banco de leite humano. In: Santos Jr. LA, editor. A mama no ciclo gravídico-puerperal. São Paulo: Atheneu; 2000. p. 109-11.
72. American Academy of Pediatrics. Breastfeeding. In: Kleinman RE, editor. Pediatric Nutrition Handbook. 6.ed. Elk Grove: American Academy of Pediatrics; 2009. p. 29.
73. Auerbach KG, Riordan J. Atlas clínico da amamentação. Rio de Janeiro: Revinter; 2000. 84 p.
74. Briggs G, Freeman R, Yaffe S. Nystatin. In: Briggs GG, Freeman RK, Yaffe SJ, editors. Drugs in pregnancy and lactation. 8.ed. Philadelphia: Lippincott Williams & Wilkins; 2008.
75. Cunningham FG, Leveno KJ, Bloom SL et al. Puerperium. In: Williams' obstetrics. 22.ed. New York: McGraw-Hill; 2005.
76. Fuchs AR. Physiology and endocrinology of lactation. In: Gabbe SG, Niebyl JR, Simpson JL, editors. Obstetrics: normal and problem pregnancies. 2.ed. New York: Churchill Livingstone; 1991. p. 175-205.
77. Goldfarb L, Newman J. Protocol of induced lactation. In: Riordan J, editor. Breastfeeding and human lactation. Boston: Boston's Jones and Bartlett; 2004.
78. Lawrence RA, Lawrence RM. Breastfeeding: a guide for the medical profession. 5.ed. St Louis: Mosby; 1999.
79. Lee C, Custer JW, Rau RE. Drug Doses (Nystatin). In: Custer JW, Rau R, editors. The Harriet Lane Handbook. 18.ed. Philadelphia: Mosby; 2009. p. 697.
80. Mariani Neto C. Aleitamento materno: manual de orientação da Febrasgo. São Paulo: Ponto; 2006. 162 p.
81. Martins Filho J. Como e por que amamentar. São Paulo: Sarvier, 1984.
82. Martins J. Lactação. In: Neme B, editor. Obstetrícia básica. São Paulo: Sarvier; 2005. p. 215-26.
83. Ministério da Saúde. Amamentação e uso de drogas. Brasília: Secretaria de Políticas de Saúde/Ministério da Saúde; 2000. 72 p.
84. Rezende J, Montenegro CAB. Mamas: lactação. In: Rezende J, editor. Obstetrícia. Rio de Janeiro: Guanabara Koogan; 2005. p. 400-4.
85. Rezende WW. Mastite. In: Zugaib M, Bittar RE, editores. Protocolos assistenciais. 2.ed. São Paulo: Atheneu; 2003.
86. Ruoco RMSA. Lactação e promoção do aleitamento materno. In: Zugaib M, Ruocco R, editores. Pré-natal. 3.ed. São Paulo: Atheneu; 2006. p. 369-81.
87. Ruocco RMSA, Zugaib M. Mastite puerperal. In: Piato S, editor. Tratado de ginecologia. 2.ed. São Paulo: Artes Médicas; 2002. p. 1057-64.
88. Souza AZ, Hegg R. Fisiologia da lactação. In: Halbe HW, editor. Tratado de ginecologia. São Paulo: Roca; 1994. p. 319-24.
89. Sutherland A, Auerbach K. Relactation and induced lactation. La Leche League International, 1985.
90. Zuspan FP, Copeland WE. Lactation suppressants. In: Rayburn WF, Zuspan FP, editores. Drug therapy in obstetric and gynecology. St Louis: Mosby; 1992. p. 304.


## Revisões sistemáticas/metanálises


91. Dennis CL, Jackson K, Watson J. Interventions for treating painful nipples among breastfeeding women. Cochrane Database Syst Rev 2014; 12: CD007366.
92. Kramer MS, Kakuma R. The optimal duration of exclusive breastfeeding: a systematic review. Adv Exp Med Biol 2004; 554: 63-77.
93. World Health Organization. The optimal duration of exclusive breastfeeding: a systematic review. Geneva, 2001.


## Tese


94. Silva IA. Procedimento sistematizado de assistência de enfermagem à puérpera com ingurgitamento mamário. Dissertação (Mestrado). São Paulo: Escola de Enfermagem da Universidade de São Paulo, 1987.


## *Website*


95. Centers for Disease Control and Prevention. Breastfeeding promotion and support. CDC, 2001. Disponível em: https://www.cdc.gov/breastfeeding/faq/index.htm#howlong. Acesso em: 8/11/2022.

# Capítulo 28

# Planejamento familiar



## INTRODUÇÃO

A contenção do crescimento populacional no mundo atual é assunto dos mais relevantes, pois, no presente momento de deterioração irreversível das condições climáticas, as consequências graves penalizam, sobretudo, as populações vulneráveis, muitas das quais são carentes até no que se refere à obtenção dos insumos básicos para a subsistência. São precisamente essas populações, com crescimento exacerbado e sem controle, as que necessitam de enfoque assistencial especializado. Nelas, grande parte dos casais não tem acesso a métodos anticoncepcionais eficazes, o que dificulta um planejamento familiar efetivo. Por consequência, a população de mínimas oportunidades cresce à custa de gravidezes não planejadas.

Dessa forma, quando bem programados e intencionados, os investimentos oficiais e os auxílios internacionais devem prover melhorias nas áreas social e educacional, que são certamente a melhor forma para a mudança do estado atual de crescimento populacional não controlado.[12] O aprimoramento no conhecimento da população, revelado pelos indicadores de qualidade nas referidas áreas, propicia a essa comunidade melhor acesso a informações e, a partir disso, entre vários outros benefícios sociais, permite-lhe desfrutar dos métodos de planejamento familiar. Assim, com a limitação da fertilidade, o impacto negativo das gestações não planejadas, não intencionais e não desejadas pode ser amenizado.[22] Em países de restritas liberdades individuais, como na China, por premência de tempo, utilizam-se atalhos por meio de intensa coerção oficial para a restrição do número de filhos, e lá pesadas multas são instituídas para casais com segundo filho.

Observando-se, em perspectiva, a evolução do comportamento demográfico humano nos últimos anos, estima-se que a taxa de crescimento populacional decline e que, em 2050, atinja apenas níveis de reposição de perdas de vidas. Esse fato deve-se limitar à esfera hipotética, pelas surpreendentes falhas dessas previsões, pois, em 2012, a população global atingiu 7 bilhões, além do que fora prognosticado anteriormente, aumentando em 1 bilhão de pessoas em apenas 12 anos. No próximo meio século, calcula-se que pelo menos 26 bilhões de casais necessitarão de métodos anticoncepcionais.[12] Eis a dimensão do problema.

No entanto, pelo fato de a densidade populacional não depender apenas dos aspectos biológicos, mesmo em países desenvolvidos, a intervenção para a limitação de filhos pode advir externamente aos serviços de saúde. Fatores socioeconômicos, religiosos e políticos exercem fortes influências no controle da natalidade. No legislativo de pelo menos dez estados dos Estados Unidos da América (EUA) e no congresso norte-americano, considera-se válida a notificação dos pais quando há prescrição de anticoncepcionais aos adolescentes. Entretanto, Reddy et al.[74] constataram que pelo menos 60% dos adolescentes abandonariam os métodos e outros cuidados médicos – tratamento de complicações do vírus da imunodeficiência humana (HIV) e outras infecções sexualmente transmissíveis (IST) – se houvesse a notificação obrigatória dos pais. Já Santelli et al.,[79] ao estudarem a população de adolescentes americanas (colegiais), no período de 1991 a 2003, constataram índices crescentes e encorajadores na adoção de anticoncepção com acentuada prevalência do preservativo (38 para 58%).[79]

Várias falhas verificadas nos serviços de saúde no mundo subdesenvolvido explicam, ainda, o montante de gestações indesejadas e, subsequentemente, a quantidade irracional de abortamentos voluntários efetuados nesses países. Kovacs,[7] em 1999, relata, em um estudo elaborado em 16 países do Leste Europeu, as razões desses acontecimentos adversos: baixo nível ou ausência de treinamento dos profissionais de saúde, desconhecimento entre os profissionais e consumidores sobre o planejamento familiar, desinteresse da política pública, falta de fomento para a distribuição dos métodos anticoncepcionais modernos e falha na educação sexual nas escolas. Portanto, países do Leste Europeu, como outros em desenvolvimento, carecem ainda do estabelecimento de programas educacionais extensos em planejamento familiar cuja promoção pode ser responsabilizada a entidades governamentais ou não governamentais. Além disso, nesses países os profissionais comprometidos com o tema devem receber estímulos e informações sobre os detalhes técnicos para aplicar os métodos e obter melhor desempenho em seus atos. Da mesma forma, a educação sexual deve ser encorajada nas escolas.

No Brasil, Espejo et al.,[43] em 2003, investigaram a adequação do conhecimento sobre os métodos anticoncepcionais de amostra populacional de uma metrópole, utilizando como estratégia um questionário cujos resultados expressos em escore dimensionavam diretamente a cognição dos sujeitos sobre o assunto. Os autores concluíram que o conhecimento era inadequado e que mulheres com níveis melhores de escolaridade e situadas no estrato socioeconômico mais alto atingiam maiores escores.

Introduzindo os aspectos da liberdade feminina pela anticoncepção e os aspectos opressivos advindos das condições sociais, Barroso,[23] em 1984, cita o fato de quatro operárias americanas terem se submetido à esterilização para não ter que desistir do emprego, em que estavam expostas a perigosas substâncias teratogênicas e mutagênicas. Expõem-se, com esse fato, a liberdade estrita de escolha, mas sob um contexto social, econômico e cultural restritivo, e o dilema da necessidade de adequação de sua feminilidade às condições de trabalho pela exposição às situações vexatórias do ponto de vista reprodutivo.

Já em países conservadores, de raízes muito tradicionais, como a Turquia, apesar da duvidosa laicidade estatal e do grande predomínio de religiões de larga tradição, sendo a muçulmana a mais prevalente, verificou-se a adesão cada vez maior ao uso de métodos anticoncepcionais em estudo feito entre 1978 e 1988. Em mulheres de 15 a 49 anos, em casuística de 5.257 participantes, constatou-se incremento do uso desses métodos de 38 para 63% entre as casadas e de 50 para 77% entre as mulheres expostas: o coito interrompido era utilizado por 26% das casadas e por 41% de todas as mulheres pesquisadas; 6% usavam abstinência periódica; 5%, duchas pós-coito; 14%, dispositivo intrauterino (DIU); 7%, condom; 6%, pílulas anticoncepcionais; e apenas 2% tinham sido laqueadas. Portanto, verificou-se a maior prevalência dos métodos mais simples e naturais nesse país, em todas as camadas sociais e em todas as regiões geográficas.[49]

Hardy et al.[52] lembram que, no Brasil, as questões relativas à saúde reprodutiva foram incorporadas às agendas de grupos organizados de mulheres por volta de 1980, tema que estava em discussão no mundo desde a década de 1960. As tecnologias anticoncepcionais e a crescente incidência de esterilização eram o foco principal das discussões. Embora o uso de anticoncepcionais hormonais orais (ACHO) ganhasse força descomunal, a esterilização cirúrgica passou a ser praticada de forma ostensiva e abusiva a partir da década de 1970, como atestou Berquó em 1980, segundo relata Barroso. Isso resultou em grande fomento às estatísticas de cesáreas.[23]

É curioso registrar relatos de Petchevsky sobre um relatório norte-americano da câmara dos deputados do país observando a estimativa de 2 milhões de cirurgias desnecessárias realizadas em 1977 a um custo de US$ 4 bilhões e 10 mil vidas. Fato surpreendente relaciona-se ao foco principal do relatório, que questionava as histerectomias como método anticoncepcional nos EUA.[28,107]

A utilização crescente da anticoncepção transitória tem justificativas em fatos observados nos costumes da mulher moderna. O início mais precoce da atividade sexual, conjugado com facilidades no acesso aos métodos anticoncepcionais, é uma delas. Em polo oposto, a postergação da maternidade é justificativa suficiente para uso mais prolongado da anticoncepção pelas mulheres que priorizam a carreira profissional antes da maternidade. Ambas as situações, de certa forma, acarretam menor probabilidade de realização da anticoncepção definitiva, cirúrgica.[13]

O papel do profissional de saúde na iniciação do planejamento familiar parece ser fundamental na escolha e aderência ao método adotado pelas mulheres. Lamvu et al.,[59] em 2006, entrevistaram 433 pacientes e indagaram se o método anticoncepcional utilizado vinculava-se à segurança do método (coerência), que é a razão mais importante para a anticoncepção. Analisando apenas as que encontravam coerência, estas concluem que a escolha teve a influência direta do cuidador de saúde, independentemente do seu conhecimento prévio sobre a eficácia do método em uso.

## DIREITOS REPRODUTIVOS DA MULHER E ANTICONCEPÇÃO

Ainda que na contemporaneidade a mulher esteja fortalecida e amplie rapidamente suas atividades no contexto social por meio de conquistas de maior autonomia e liderança, ela é, ainda, molestada em sua integridade e dignidade notadamente nos segmentos sociais mais primitivos, como ocorre, também, em diversas comunidades brasileiras, em razão da relativa vulnerabilidade física feminina, que lhe confere aparente fragilidade e desproteção. Isso se reflete na força dos movimentos que combatem a violência contra a mulher, cujas repercussões se fazem presentes em diversas discussões com grupos interessados e por meio de manifestações com divulgação efetuada por instrumentos oficiais e não oficiais. O clímax dessas ações foi alcançado na 4ª Conferência Mundial da Mulher, em 1995, ocasião na qual foi elaborada a "Declaração e plataforma para a ação de Beijing".[111] Isso vai ao encontro de várias outras constatações da violência doméstica cometida pelos parceiros, com sérios danos aos aspectos reprodutivos da mulher.[78] A elaboração de documentos emanados de discussões com amplo respaldo de organizações seriamente envolvidas amplia e facilita a divulgação do grave problema, ainda presente porque, por ser conveniente para o gênero dominante, foi historicamente negligenciado.

Na área da anticoncepção, sob o pretexto de haver vantagens preventivas contra a gravidez, mulheres brasileiras submeteram-se à pesquisa terapêutica (com implantes de levonorgestrel), vivendo situações constrangedoras, na década de 1980. A constatação e a denúncia do subjugo das mulheres aos interesses externos forçaram uma ação do Estado brasileiro, que praticou a intercessão por meio do Ministério da Saúde para suspender o estudo.[52] Após esse acontecimento, os debates éticos sobre a questão passaram a ganhar nova dimensão. Reflexo dos acontecimentos internacionais, no território brasileiro o tema sobre o controle da fecundidade ganhou novo fórum, mais abrangente.[52] De outra forma, as inovações tecnológicas certamente trouxeram transformações em amplas áreas da saúde, incluindo a questão do controle da fecundidade. É importante ter em pauta, sempre, a questão ética no estabelecimento de novos rumos e objetivos, com ampla discussão junto aos órgãos representativos.[46]

Em razão do envolvimento de riscos à saúde feminina, com ênfase em possíveis prejuízos aos direitos reprodutivos, vale consignar a pertinência de se destacar, na íntegra, as recomendações da Federação Internacional de Ginecologia e Obstetrícia (Figo) sobre o tema apreciado: saúde reprodutiva.

## RECOMENDAÇÕES DA FIGO

A Figo, por meio de seu comitê para assuntos éticos da reprodução humana e saúde da mulher, produziu vários documentos para estimular o debate entre seus afiliados. Em 1994, este comitê estabeleceu um marco de referência para os tocoginecologistas. Eis a íntegra, publicada nos cadernos do Conselho Regional de Medicina do Estado de São Paulo (Cremesp):[98]

Princípios fundamentais:

1. As mulheres tendem a ser vulneráveis por circunstâncias sociais, culturais e econômicas. No passado, a relação médico-paciente e os cuidados com as pacientes foram, com frequência, dominados pelo paternalismo.
2. O princípio da autonomia enfatiza o importante papel que a mulher deve adotar na tomada de decisões, com respeito aos cuidados de sua saúde. Os médicos deverão observar a vulnerabilidade feminina, solicitando expressamente sua opção e respeitando suas opiniões.
3. Quando for solicitada decisão relativa a cuidados médicos, as mulheres deverão receber informações completas sobre as várias opções terapêuticas disponíveis, incluindo seus riscos e benefícios.
4. Quando um médico não for capaz ou não desejar praticar um ato por razões extramédicas, ou contrárias aos ditames de sua consciência, deverá fazer todo o possível para oferecer adequado encaminhamento.
5. Dada a natureza íntima dos cuidados obstétricos e ginecológicos, existe a necessidade de se proteger a confidencialidade da paciente.
6. Além de oferecer cuidados ginecológicos e obstétricos, os profissionais têm a responsabilidade de considerar o bem-estar da mulher e sua satisfação psicológica.
7. Ao se oferecer os cuidados de saúde à mulher, o princípio de justiça requer que todas sejam tratadas com igual consideração a despeito de sua situação socioeconômica.

## ORIENTAÇÃO EM ANTICONCEPÇÃO

A anticoncepção feminina é efetuada em diferentes fases da vida reprodutiva da mulher, contemplando diversas etapas de suas atividades, da menarca à menopausa. Portanto, engloba desde o período de investimentos em sua formação profissional até a fase de trabalho produtivo, com rendimentos, quando encontra as oportunidades para sua realização pessoal, que modernamente é prioritária em relação aos desejos de reprodução. Para o planejamento familiar referente à programação do número de filhos, não se prescinde do auxílio de métodos anticoncepcionais, prescritos com contornos peculiares. Assim, no intervalo entre as gravidezes, particularmente nas nutrizes, a anticoncepção ganha especial importância em razão da possibilidade do aleitamento e daí a restrição ao uso de alguns métodos hormonais.

Em virtude desse arrazoado, a orientação em anticoncepção deve contemplar a mulher em toda a menacme, protegendo seus direitos reprodutivos, e oferecer oportunidades de desempenhar, na plenitude, sua autonomia para gestar de forma programada.

Para atingir eficácia, além dos aspectos clínicos (doenças) da mulher que restringem o uso de métodos específicos, alguns princípios devem ser respeitados. Eis o que preconiza a Federação Brasileira das Sociedades de Ginecologia e Obstetrícia (Febrasgo) em seu manual de orientação:[103]

1. Comunicação em duas vias.
2. Ajuda às usuárias para tomar decisões voluntárias, informadas e bem pensadas acerca de sua fertilidade e anticoncepção.
3. Ajuda à cliente para usar o método corretamente.
4. Resposta às necessidades e valores individuais de cada usuária.

Com o respeito a esses princípios, a cliente terá condições de conhecer todas as alternativas anticoncepcionais e optar livremente pelo método que lhe convier. Suas condições de saúde, as metas reprodutivas, o tipo de trabalho desempenhado, a possibilidade de acesso aos serviços de saúde, a sexualidade, os valores arraigados e a religião devem ser considerados.[103] Os passos a serem obedecidos incluem a explanação do mecanismo de ação de cada método proposto, seu modo de uso, sua eficácia e os efeitos colaterais.[29]

## PROCEDIMENTOS PRELIMINARES

Antes de se optar por qualquer método anticoncepcional, devem-se realizar alguns procedimentos de interação com as pacientes, incluindo a propedêutica médica. Para facilitar a compreensão, esses procedimentos são classificados em quatro categorias:[103]

- Categoria A: procedimento essencial e obrigatório em todas as circunstâncias para o uso do método anticoncepcional. Estão nesta categoria as orientações sobre: eficácia, efeitos colaterais, uso correto do método, sinais e sintomas por conta dos quais deve procurar o serviço de saúde, proteção contra IST e mudanças no padrão menstrual.
- Categoria B: médica e epidemiologicamente racional em algumas circunstâncias para otimizar o uso seguro do método anticoncepcional, mas pode não ser apropriado para todas as pacientes, em todos os contextos. Pertencem a esta categoria: medida da pressão arterial e exame das mamas.
- Categoria C: pode ser apropriado para boa atenção preventiva, mas não tem relação com o uso seguro do método anticoncepcional. Figuram nesta categoria: exame pélvico (especular e toque bimanual), triagem para IST por testes de laboratório para pacientes assintomáticas e triagem para câncer de colo uterino.
- Categoria D: refere-se a procedimentos não apenas desnecessários, mas também irrelevantes para o uso seguro do método anticoncepcional, como os testes laboratoriais rotineiros (colesterol, glicose, enzimas hepáticas).

## CRITÉRIOS DE ELEGIBILIDADE MÉDICA

Os critérios de elegibilidade médica servem de guia para o profissional orientador. A classificação dos critérios é definida em quatro categorias, segundo a Organização Mundial da Saúde (OMS):[103]

- Categoria 1: o método pode ser usado sem restrições.
- Categoria 2: o método pode ser usado. As vantagens geralmente superam riscos possíveis ou comprovados. As condições desta categoria devem ser consideradas na escolha do método. Se a mulher escolher esta categoria, um acompanhamento mais rigoroso pode ser necessário.
- Categoria 3: o método não deve ser usado, a menos que o profissional de saúde julgue que a mulher pode usá-lo com segurança. Os riscos possíveis e comprovados superam os benefícios. Deve ser o método de última escolha e, caso seja escolhido, um acompanhamento rigoroso se faz necessário.
- Categoria 4: o método apresenta risco inaceitável.

A eficácia da orientação torna-se ainda maior quando houver o estabelecimento de adequada relação interpessoal e se esta for de máxima cordialidade e respeito, qualificativos que permitem prosperar um equilíbrio entre o poder da usuária na escolha e na tomada de decisões e o poder do orientador em contraindicar o uso de métodos prejudiciais à paciente.[103]

Nas consultas de acompanhamento, posteriores à instituição do método escolhido, o grau de satisfação e a tolerância/adaptação da paciente devem ser cuidadosamente inquiridos. As dúvidas e outros eventuais problemas devem ser solucionados.[109] A sexualidade e a prevenção de IST também são tópicos de discussão. Nessa oportunidade, para pacientes insatisfeitas ou com efeitos colaterais intoleráveis, a descontinuidade do método deve ser discutida e sua substituição pode ser proposta.

## MÉTODOS ANTICONCEPCIONAIS

A partir da década de 1970, ocorreram mudanças significativas no aprimoramento de tecnologias anticoncepcionais, notadamente na anticoncepção hormonal. Na administração oral, houve diminuição progressiva da dosagem administrada de estrógenos e a descoberta de novos progestógenos. Enquanto nos sistemas intrauterinos o advento do DIU com levonorgestrel constitui uma novidade alvissareira (tanto para anticoncepção como para adjuvância na terapia hormonal do climatério), anticoncepcionais combinados injetáveis, de uso vaginal, adesivos, anéis vaginais e implantes são outras inovações.

A descrição dos métodos anticoncepcionais a seguir foi elaborada com particular ênfase para o período puerperal e para o período de aleitamento da mulher, sem a supressão de outras situações.

### HORMONAIS[62]

#### Tipos

- Combinados: monofásicos, bifásicos e trifásicos.
- Progestogênicos.

#### Vias de administração

As vias de administração são: oral, intramuscular, vaginal, transdérmica (adesivos), implantes subdérmicos e sistemas intrauterinos.

#### Mecanismos de ação

Os anticoncepcionais hormonais combinados agem por dois mecanismos:

- Inibição da ovulação (principal mecanismo).
- Muco cervical: pela ação progestogênica predominante, torna-se espesso e hostil aos espermatozoides.

#### Eficácia

Por hábito, a eficácia é avaliada pelos relatos de índices de falhas: no primeiro ano, ocorre 0,1 gestação a cada 100 mulheres (1:1.000) que usam o método correta e consistentemente. O motivo mais frequente da falha é o esquecimento nas tomadas, mesmo que seja de apenas uma pílula.[20]

#### Descontinuidade

Em adolescentes, a descontinuidade pode chegar a 50%; em mulheres adultas, pode alcançar índices que variam de 25 a 50%.

#### Anticoncepcionais hormonais orais

Os ACHO, também chamados de pílulas anticoncepcionais, são esteroides utilizados isoladamente ou em associação, com a finalidade precípua de impedir a ovulação. São prescritos também para outras finalidades, por exemplo, nas mulheres com alterações do perfil androgênico, para diminuição dos efeitos estéticos indesejáveis (acne, dermatite seborreica, oleosidade epidérmica, hirsutismo), como ocorre na síndrome dos ovários policísticos.[104]

##### Início do método

- Mulheres com ciclos menstruais: inicia-se o procedimento nos primeiros 7 dias do ciclo. Para obter melhor eficácia, as pílulas de baixa dosagem devem ser utilizadas no primeiro dia da menstruação.
- Após o parto: se a mulher estiver amamentando, deve-se aguardar 6 meses. Se isso não estiver ocorrendo, aguarda-se período de 6 semanas após o parto.
- Após abortamento espontâneo ou provocado: deve-se iniciar o método após a ocorrência do abortamento, preferencialmente nos primeiros dias.

##### Indicações

As pílulas de baixa dosagem podem ser utilizadas pela maioria das mulheres, tenham elas filhos ou não, sejam ou não fumantes até 35 anos. As indicações clínicas para o uso de ACHO de baixa dose, classificadas como categoria 1 da OMS, são:

- Cólica menstrual.
- Anemia ferropriva.
- Irregularidades menstruais.
- Doenças mamárias benignas.
- *Diabetes mellitus* sem doença vascular, renal, ocular ou neurológica.
- Cefaleia leve.
- Varizes.
- Malária.
- Esquistossomose.
- Doenças tireoidianas.
- Doença inflamatória pélvica.

- Endometriose.
- Tumores ovarianos benignos.
- Antecedentes de doença inflamatória pélvica.
- Tuberculose.
- IST.
- Alto risco para infecção pelo HIV.
- Sorologia positiva para HIV.
- Síndrome da imunodeficiência adquirida (Aids).
- Uso de antibióticos, exceto rifampicina.[103]

Nas mulheres com detecção sorológica positiva para o antígeno de superfície do vírus da hepatite B (AgHBs), a categoria é 2. No câncer de colo uterino, pode-se usar a anticoncepção hormonal (categoria 2). Na doença cardíaca valvar, se for não complicada, a anticoncepção hormonal também pode ser utilizada (categoria 2).

### Contraindicações

- Na hipertensão arterial, a anticoncepção hormonal pode ser realizada desde que a pressão arterial não atinja nem ultrapasse 160 × 100 mmHg (categoria 4). Quando os níveis forem de 140-159 × 90-99 mmHg, a categoria é 3.
- Para as fumantes após 35 anos, deve-se prescrever outro método, sem estrógeno (categoria 3).
- Quando houver doença vascular (por exemplo, acidente vascular cerebral – AVC), doença cardíaca isquêmica pregressa ou atual, embolia pulmonar, trombose venosa profunda ou cirurgia de grande porte com imobilização prolongada, não se deve prescrever ACHO (categoria 4).
- As mutações trombogênicas conhecidas (fator V de Leiden; mutação do gene da protrombina; deficiências de proteína S, proteína C e antitrombina III) também são situações em que os ACHO devem ser contraindicados (categoria 4).
- Em caso de doença cardíaca valvar complicada por hipertensão pulmonar, risco de fibrilação atrial ou antecedente de endocardite bacteriana subaguda, os ACHO são contraindicados (categoria 4).
- Quando houver câncer de mama, deve-se evitar ACHO. É de categoria 4 se for atual e de categoria 3 se a história for pregressa ou se não houver recidiva por 5 anos.
- No diabetes com nefropatia, retinopatia ou neuropatia, a classificação é de categoria 3 ou 4.
- Em casos de hepatites ativas, cirrose hepática descompensada e tumores de fígado benignos e malignos, a classificação é categoria 4.
- Rifampicina e anticonvulsivantes (fenitoína, carbamazepina, barbitúricos, primidona, topiramato, oxcarbazepina)[86] pertencem à categoria 3.

#### Puerpério e aleitamento

- Outros métodos, que não os hormonais combinados (categoria 3), devem ser escolhidos.
- Se houver necessidade do método, deve-se cessar o aleitamento ou instituir o método após 6 meses de puerpério (categoria 2).
- Para as mulheres que não amamentam, a anticoncepção hormonal com progestógeno isolado deve ser prescrita 21 dias após o parto e a anticoncepção combinada, após 6 semanas (categoria 1).
- Após abortamentos e gravidez ectópica, complicados ou não, a anticoncepção pode ser imediatamente aplicada (categoria 1).

### Efeitos adversos dos anticoncepcionais hormonais orais

Os problemas mais comuns não indicam a suspensão da administração dos ACHO:

- *Spotting* ou sangramento irregular.
- Vômitos até 1 hora após a tomada da pílula: tomar outra.
- Diarreia ou vômitos durante um período superior a 24 horas: associar condom ou espermicidas, ou suspender atividade sexual até 1 semana após o término do quadro.

#### Ganho de peso

Com relação ao ganho de peso em usuárias de ACHO, é curiosa a observação de maior número de falhas se houver ganho excessivo de peso. Entretanto, um estudo de coorte retrospectivo com 1.916 mulheres demonstrou ausência de associação entre a falha do método e a mudança do índice de massa corporal (IMC).[27]

#### Candidíase vaginal

A anticoncepção hormonal, simultaneamente ao uso de antibióticos, da gravidez e do *diabetes mellitus*, figura como fator predisponente tanto da infecção por *Candida albicans* como por outros fungos.[50]

#### Infarto do miocárdio

O infarto do miocárdio é ocorrência rara de relato de casos e está relacionado ao hábito de fumar.[29]

### Sinais de alerta

Existem riscos para a paciente que apresenta dor intensa e persistente no abdome, no tórax ou nos membros; cefaleia intensa, que começa ou piora após uso de ACHO; perda breve da visão; fosfenas ou linhas em ziguezague e icterícia. Essas situações requerem atendimento médico.

## Tipos de anticoncepcionais hormonais orais

### Pílulas combinadas

As pílulas combinadas apresentam em sua composição estrógeno (etinilestradiol, valerato de estradiol) e progestógeno (norgestrel, levonorgestrel, gestodeno, desogestrel, clormadinona, ciproterona, drospirenona, etonogestrel).

#### *Monofásicas*

As monofásicas são as mais populares, e todas as pílulas (21, 22 ou 24 em cada cartela) apresentam a mesma composição e dose. Algumas cartelas contêm 28 comprimidos, e as últimas quatro ou sete são placebos. Como observação, vale lembrar que, para o uso vaginal, a pílula é monofásica, com 21 pílulas ativas.

#### *Bifásicas*

As bifásicas contêm dois diferentes tipos de pílulas no que se refere às dosagens de seus componentes. Apresentam duas diferentes cores, cuja sequência deve ser respeitada conforme as indicações contidas nas cartelas.

#### *Trifásicas*

As trifásicas contêm três tipos de comprimidos com composição posológica dos dois hormônios. Da mesma forma que as bifásicas, a sequência nas tomadas deve ser seguida conforme as indicações.

#### *Sequenciais*

Este tipo de anticoncepcional não é mais utilizado e seu uso está reservado apenas para terapia de reposição hormonal. Contêm dois tipos de comprimidos: os primeiros 11 com estrógeno apenas, e os dez restantes, com estrógeno e progestógeno.

## Administração do anticoncepcional hormonal oral

### Uso intermitente e contínuo

Desde a sua proposição, os anticoncepcionais hormonais foram formulados para serem administrados de maneira intermitente. São preconizados intervalos de 4 a 7 dias entre as cartelas. Algumas marcas substituem as pausas com comprimidos placebos, com o intuito de diminuir a frequência de falhas por esquecimento.

Em trabalho multicêntrico com ACHO monofásico envolvendo 7.090 clientes, Coutinho et al.,[37] no entanto, verificaram vantagens na administração contínua sobre a intermitente (avaliando-se o hematócrito das pacientes), com administração por via vaginal, em ambas as situações. Outra vantagem atribuída ao uso contínuo é a melhora da tensão pré-menstrual, pois as mulheres permanecem em amenorreia durante o uso da anticoncepção hormonal nesse esquema.

## Anticoncepcionais injetáveis combinados

Componentes (estrógeno natural + progestógeno sintético):

- Cipionato de estradiol, 5 mg + acetato de medroxiprogesterona, 25 mg.
- Valerato de estradiol, 5 mg + enantato de noretisterona, 50 mg.

Considera-se método semelhante ao ACHO. Entretanto, por carência em dados epidemiológicos mais encorpados, sua categorização fica prejudicada e necessita de reavaliações. A administração é mensal.

A eficácia é excelente, com falhas de 0,1 a 0,3% ao ano. Os efeitos secundários são menos frequentes do que os injetáveis de progestógenos. São mais comuns: alterações do ciclo menstrual, *spotting*, sangramento prolongado, amenorreia, ganho de peso, cefaleia e vertigem.

As indicações e contraindicações são semelhantes às dos ACHO. Recomendam-se os anticoncepcionais injetáveis combinados às mulheres que estão em período próximo à menopausa, pois se verificaram vantagens quando o injetável foi avaliado pela averiguação do perfil lipídico e pela densidade mineral óssea.[90]

O injetável combinado deve ser ministrado mensalmente com intervalos entre 27 e 33 dias. Recomenda-se que se fixe o dia do mês para a aplicação do medicamento.

## Adesivo transdérmico

- Composição: etinilestradiol + norelgestromina.

Trata-se de método novo, aplicado sobre a pele nas seguintes regiões recomendadas: nádegas, tronco, abdome ou antebraço. Da mesma forma que os injetáveis combinados, o adesivo transdérmico é comparável aos ACHO. Os efeitos em longo prazo são desconhecidos em razão da escassez de dados.

## Anel vaginal

- Composição: etinilestradiol + etonogestrel liberados de um polímero de acetato de etilenovinil de 54 mm.

Trata-se de novo método anticoncepcional cuja utilização é recomendada da mesma forma que os ACHO. Sua aplicação vaginal não provoca mudanças na microbiota local.

Em recente trabalho na Holanda, com 1.130 mulheres, o método demonstrou ser confiável, seguro e conveniente.

Nos 3 meses de estudo, 80% das mulheres deram continuidade ao método. A interrupção foi motivada pelo desconforto ou pela expulsão durante o intercurso sexual.[76]

## Anticoncepcional hormonal oral de progestógenos

Conhecidos também como minipílula ou, na língua inglesa, *progestogen-only pills* (POP). Esses anticoncepcionais contêm dose baixa do progestógeno: noretisterona 0,35 mg, levonorgestrel 0,03 mg ou lenestrenol 0,5 mg. São apresentados em tabletes com 28 ou 35 pílulas. Seu mecanismo de ação consiste no espessamento do muco cervical impedindo a ascensão dos espermatozoides, na inibição da ovulação em 50% dos casos e na promoção de alterações endometriais. Não provocam malefícios a gestações em curso.

São muito eficazes para a lactante, com falhas estimadas em 5:1.000 mulheres por ano. Para a não lactante, a segurança é menor do que a dos ACHO. Apresentam alta taxa de descontinuidade em razão dos seus efeitos secundários, como sangramentos vaginais irregulares. As mulheres nutrizes toleram melhor o progestógeno oral.

O maior benefício é a ausência de efeitos sobre o aleitamento, sendo método de eleição para esse período da mulher. Inicia-se o seu uso, continuamente, 6 semanas após o parto. Para as mulheres fora do ciclo gravídico-puerperal, inicia-se a qualquer tempo.

Constituem sinais de alerta para usuárias do método: sangramento excessivo, cefaleia intensa que começou ou piorou após uso da minipílula, icterícia e possibilidade de gravidez.

## Anticoncepcional hormonal injetável trimestral

- Composição: acetato de medroxiprogesterona 150 mg em suspensão microcristalina (de depósito).
- Administração: intramuscular, trimestral.
- Mecanismo de ação: inibição da ovulação e espessamento do muco cervical.
- Eficácia: muito grande. O índice de falha é de 0,3:100 mulheres por ano.
- Taxa de continuidade: 50 a 80% no primeiro ano, 40 a 60% no final de 2 anos. Nas adolescentes, a aceitação é menor.
- Efeitos secundários: alterações dos ciclos menstruais, aumento do peso, cefaleia, sensibilidade mamária, desconforto abdominal, alterações do humor, náusea, queda de cabelos, diminuição da libido e acne.
- Retorno lento da fertilidade: em média 4 meses a mais do que os ACHO combinados.
- Riscos: redução da densidade mineral óssea e alteração do metabolismo lipídico.
- Contraindicado para menores de 16 anos.
- Benefícios: muito eficaz; pode ser usado após 6 semanas de puerpério e diminui a incidência de gravidez ectópica, câncer de endométrio, doença inflamatória pélvica e mioma uterino.
- Critério de elegibilidade: categoria 1.

## Implante subdérmico

- Composição: etonogestrel cristalino (68 mg).

O progestógeno é acondicionado em um transportador cilíndrico que mede 4,0 × 0,2 cm e é composto de acetato de etilenovinil. Ao se aplicar o cilindro na subderme da paciente, há liberação de 60 a 70 μg/dia do hormônio entre 5 e 6 semanas. No final do primeiro ano, a liberação é de 35 a 45 μg/dia, 30 a 40 μg/dia no ano seguinte e 25 a 30 μg/dia no terceiro ano.

### Mecanismo de ação

- Inibição da ovulação nos dois primeiros anos de uso. No primeiro ano, os ciclos se tornam ovulatórios em 5%, e no segundo e no terceiro anos, em 2%.
- Muco cervical: ocorre aumento da viscosidade, o que dificulta a penetração dos espermatozoides no canal cervical e no meio intrauterino.
- Efeitos endometriais: diminuição da espessura do endométrio (< 4 mm).

### Duração

O implante tem ação por 3 anos.

### Eficácia

O implante é um dos mais eficazes métodos anticoncepcionais, apresentando taxa zero de falhas em grandes estatísticas. Entretanto, nas usuárias de carbamazepina (Tegretol®) pode haver falhas.[81]

Em estudo conduzido na Tailândia com implante de levonorgestrel, as falhas cumulativas foram: 1,1% no final do terceiro ano, 2% no quarto ano e 4,2% no quinto ano. As taxas de continuidade com o método foram: 98, 91, 83, 78 e 71%, respectivamente, no primeiro, segundo, terceiro, quarto e quinto anos. Os principais motivos para a remoção do implante foram: desejo reprodutivo e distúrbios hemorrágicos, embora os sangramentos tendessem a diminuir com o passar dos anos. Além disso, cloasma e cefaleia foram outros motivos para a interrupção do método.[35]

A taxa de aceitação do método é alta também em adolescentes.[40]

### Efeitos colaterais

- Sangramento ocorre em aproximadamente 11% das usuárias.
- Amenorreia ocorre em aproximadamente 21%.
- Outros efeitos: acne, mastalgia, cefaleia, aumento de peso, diminuição da libido, tonturas, dor no local da injeção e labilidade emocional.[55]

### Aplicação no pós-parto e abortamento

Pode-se aplicar o implante após o parto[72] (idealmente entre 21 e 28 dias) ou após abortamentos tardios. Em abortamentos até 12 semanas, pode-se aplicar imediatamente.

## DISPOSITIVO INTRAUTERINO

Trata-se de método largamente utilizado em todo o mundo, com aproximadamente 100 milhões de usuárias.[87] Recentes pesquisas demonstram que os dispositivos intrauterinos não aumentam os riscos de infecções pélvicas e de infertilidade subsequente. Além disso, existem evidências de que há diminuição no risco absoluto da ocorrência de gestações ectópicas.[8]

### Modelos

- DIU com cobre: feito com material plástico no modelo T de cobre (TCu-380A – Figura 1A) e no modelo Multiload (MLCu-375 – Figura 1C).
- DIU com progestógeno: modelo de plástico envolvido por cápsula que libera continuamente pequenas quantidades de levonorgestrel (sistema LNG-20).
- DIU não medicado: o exemplo mais típico é a alça de Lippes de plástico – Figura 1B. Atualmente, não está disponível no mercado.

### Mecanismo de ação

O DIU age impedindo a fecundação por meio de mecanismo que inibe a progressão dos espermatozoides na cavidade uterina. Admite-se também a hipótese do impedimento da implantação do ovo na cavidade uterina.

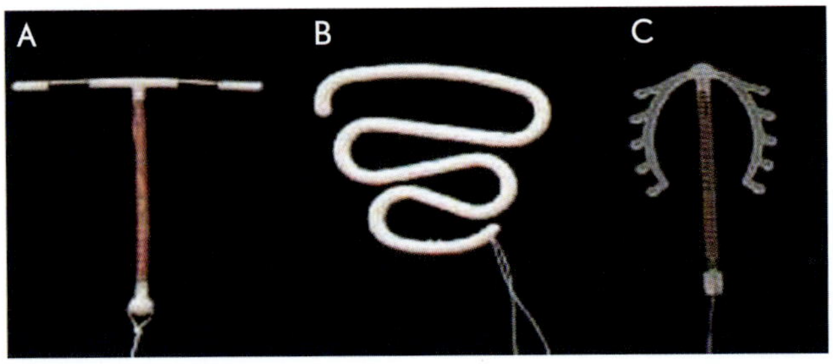


**FIGURA 1.** Tipos de dispositivo intrauterino (DIU). A: T de cobre; B: alça de Lippes; C: Multiload.

### Dispositivo intrauterino com cobre nos modelos T, Multiload e associado à prata (Silverflex) com configuração em T ou Y

### Eficácia

O DIU T de cobre é o mais seguro entre os modelos que contêm cobre (Figura 2).[44] Apresenta índice de falha de 3:1.000 mulheres por ano, enquanto o índice do Multiload atinge 14:1.000 mulheres por ano.

### Continuidade no uso

Índice de continuidade para o modelo T de cobre é de 86:100 mulheres e 88:100 para o Multiload. As causas de descontinuidade são o sangramento excessivo e a dor.

### Efeitos colaterais

Os efeitos colaterais mais comuns são: alterações no ciclo menstrual, sangramento menstrual prolongado e volumoso, *spotting* e dores pélvicas em cólicas menstruais e intermenstruais.

### Riscos

- Perfuração uterina à inserção: mais comum após partos.
- Doença inflamatória pélvica: evidências mais recentes demonstram ausência do incremento do risco desta intercorrência.

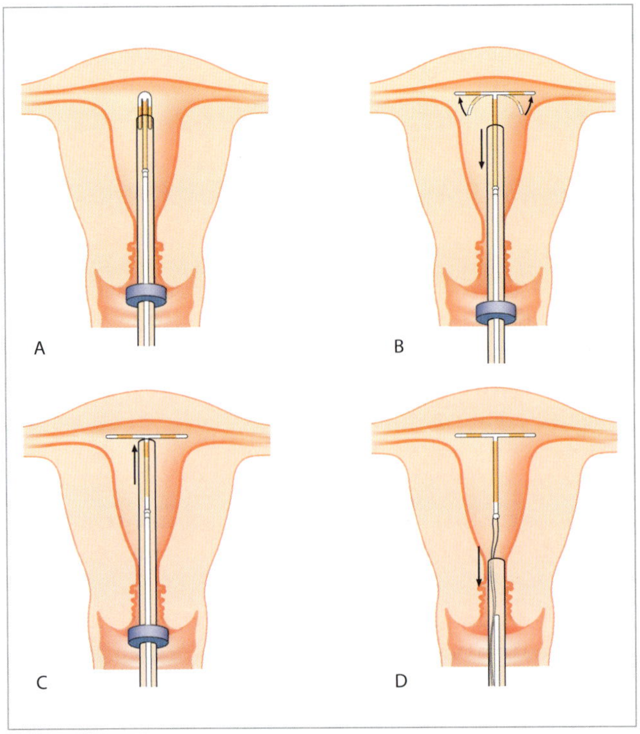


**FIGURA 2.** Inserção de dispositivo intrauterino (DIU) T de cobre. (Figura adaptada de Cunningham et al.[106])

- Lipotimias durante a inserção (efeito vagal).
- Expulsão inadvertida e não percebida (raro).

### Benefícios

Os benefícios dos DIU são: longa duração (o DIU T de cobre é indicado para uso por 10 anos), desnecessidade de substituição de DIU inerte, alta eficácia, ausência de interferência no desempenho sexual, reversibilidade imediata e ausência de interação com medicamentos.

### Modo de uso

O DIU está indicado em várias situações em que o método de ACHO pode ser restrito: tabagismo; uso de medicamentos, incluindo as drogas anticonvulsivantes; antecedente pessoal de hipertensão arterial, câncer de mama e doença cardíaca em que se contraindica a anticoncepção hormonal; história de doença vascular (por exemplo, AVC); obesidade; lactação.

O DIU pode ser inserido inclusive após abortamento, desde que descartada a existência de infecção.

### Critérios de elegibilidade

Para a maioria das situações, classifica-se na categoria 1 da OMS.

### Momento para a inserção[60]

- Mulher com ciclos menstruais: em qualquer momento, desde que afastada a hipótese de gestação em curso. Há possibilidade de sangramento após a inserção. Durante as menstruações, a intensidade da dor é menor. Possíveis desvantagens da inserção durante a menstruação vinculam-se à impossibilidade de se excluir infecção pélvica.
- Após parto: logo após a dequitação[85] ou depois de um período que varia de 4 a 6 semanas.
- Após abortamento: imediatamente, caso não se constate infecção.[17]
- Na cesárea, antes da histerorrafia.
- No parto por via vaginal, após a dequitação.

Na orientação anticoncepcional, entre os procedimentos preliminares ganha importância o exame pélvico (especular e toque bimanual) (categoria A).

### Controle

- Posicionamento na cavidade uterina: a melhor técnica é a ultrassonografia, o que não significa que esse exame seja obrigatório (Figura 3).
- Comprimento dos fios: recomenda-se deixar de 2 a 3 cm. Se houver deslocamento do dispositivo intrauterino, ao exame especular será possível a constatação de fios com maior extensão. Pelo autoexame (toque vaginal), a mulher pode verificar o comprimento dos fios.

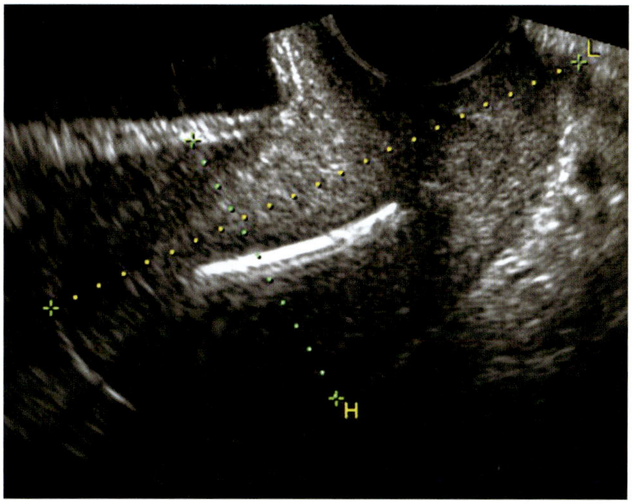


**FIGURA 3.** Ultrassonografia transvaginal (USG TV) demonstrando dispositivo intrauterino (DIU) bem posicionado na cavidade uterina. Verifica-se a extremidade superior do DIU no fundo da cavidade endometrial.

### Remoção

Os motivos pelos quais se pode remover o DIU são: programação de gravidez, efeitos colaterais como dor e sangramento, falha (risco de infecção grave na gravidez com DIU),[87] doença inflamatória pélvica,[87] perfuração do útero,[34,87] deslocamento do dispositivo, prazo expirado e menopausa.

Os sinais de alerta são: ausência de menstruação (na suspeita de gravidez, requer diagnóstico precoce e assistência médica), fios com deslocamento (afastar a hipótese de deslocamento do dispositivo),[18] dores pélvicas não habituais e febre (possível doença inflamatória pélvica pode ser motivo de remoção do dispositivo).

## Dispositivo intrauterino com progestógeno (levonorgestrel)

Esse dispositivo também é conhecido como endoceptivo ou sistema intrauterino liberador de levonorgestrel (Figura 4). Usado como anticoncepcional no tratamento de ciclos hipermenorrágicos,[84] na terapia hormonal, na endometriose e na miomatose uterina.

### Características

Esse dispositivo tem forma de T, com 32 mm de comprimento, com haste revestida com cilindro de polidimetilsiloxano de 19 mm de extensão, contendo 52 mg de levonorgestrel. É radiopaco (Figuras 4 e 5).

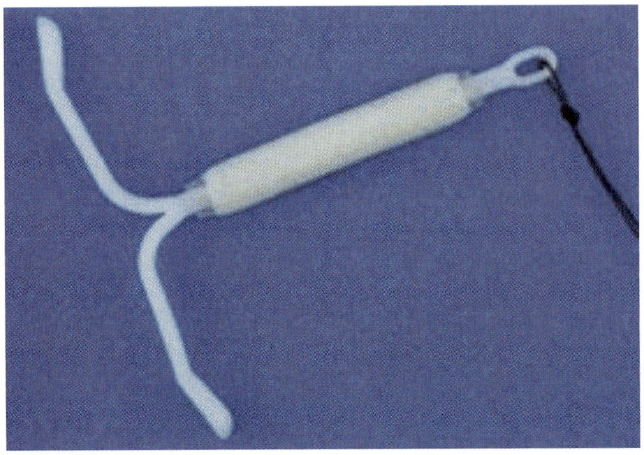

**FIGURA 4.** Dispositivo intrauterino (DIU) medicado com progestógeno.

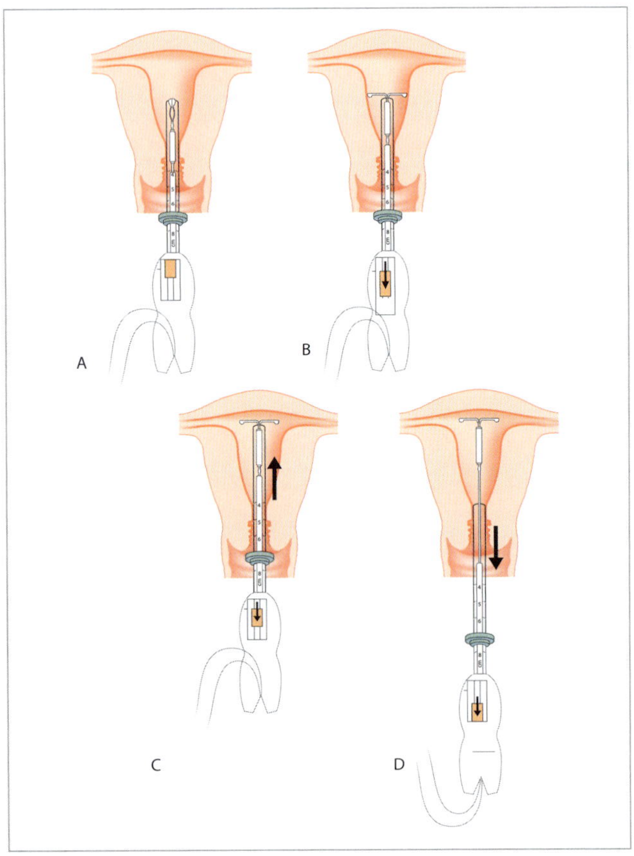


**FIGURA 5.** Inserção de dispositivo intrauterino (DIU) medicado (levonorgestrel). (Figura adaptada de Cunningham et al.[106])

### Mecanismo anticoncepcional

- Efeitos no muco cervical: aumenta a viscosidade e diminui a quantidade, dificultando a migração espermática.
- Efeitos endometriais: atrofia o endométrio 1 mês após a inserção e provoca intensa reação decidual. Pela presença de grande quantidade de levonorgestrel, o endométrio torna-se insensível à ação estrogênica (diminuição dos receptores estrogênicos).
- Inibição da ovulação: em 10 a 55% dos casos, não ocorre ovulação.
- Outros efeitos: efeitos uterovasculares, inibição da motilidade espermática e reação de corpo estranho.

### Eficácia

A taxa de falhas em 5 anos é de 0-0,2:100 mulheres, semelhante à da esterilização cirúrgica.

### Efeitos secundários

- *Spottings* ou manchas nos 2 a 3 meses iniciais.
- Amenorreia: 20% em 1 ano e 50% em 5 anos.
- Efeitos hormonais: mastodínia e acne.
- Outros efeitos: dor abdominal, dor lombar, cefaleia, depressão, náuseas e edema.

Os riscos e os benefícios são semelhantes aos dos DIU de cobre.

### Desempenho clínico

A taxa de continuidade do método em 5 anos oscila de 33 a 46,9:100 mulheres. Pode ser utilizado em várias situações em que há contraindicações ao uso de anticoncepcionais hormonais.

### Critério de elegibilidade

À semelhança de outros modelos de DIU, classifica-se na categoria 1 na maioria das situações.

Na orientação anticoncepcional, entre os procedimentos preliminares, ganha também importância o exame pélvico (especular e toque bimanual) (categoria A), como nos outros tipos de DIU.

### Momento de inserção no pós-parto e pós-abortamento

- Logo após a dequitação[85] durante o aleitamento.
- 6 a 8 semanas após o parto.
- Imediatamente após abortamento, se não houver infecção.

### Duração/substituição

- Duração de 5 anos, período após o qual deverá ser substituído ou retirado.

## MÉTODOS DE BARREIRA

### Condom ou preservativo

É um método anticoncepcional de larga aceitação mundial, com estimativa de 45 milhões de usuários. Grande vantagem sobre outros métodos é a proteção contra IST, entre elas o HIV. Para esse fim, é usado como método complementar de quaisquer outros métodos.

## Características

### Condom masculino

Denominado também camisinha ou preservativo, é uma capa membranosa fina de látex ou de plástico[108] que se ajusta ao pênis ereto, constituindo uma barreira física que isola a vagina do material ejaculado. A maioria é lubrificada com silicone líquido ou com lubrificantes aquosos (Figuras 6 e 7).

### Condom feminino

É uma bolsa membranosa fina de plástico, de forma cilíndrica, que se adapta à vagina e serve de proteção do colo uterino, da vagina e da genitália externa. É constituído pela bolsa com dois anéis nas extremidades: um menor (fechado) que deve ser ajustado ao colo uterino e outro maior que se adapta à genitália externa. É lubrificado e, como o condom masculino, tem a função de barreira protetora, isolando o trato genital inferior feminino do contato com o sêmen (Figuras 8 e 9).

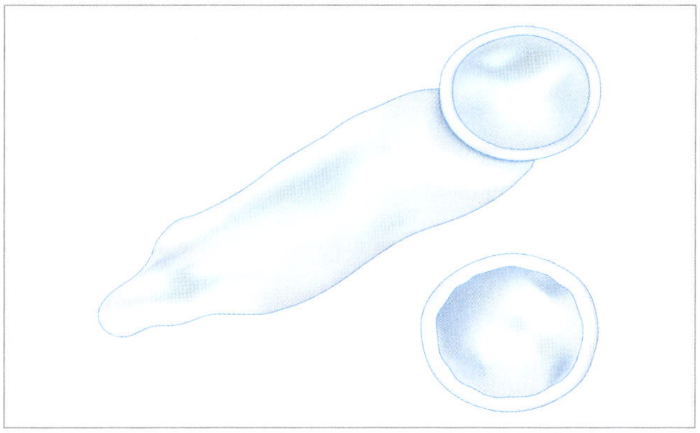

**FIGURA 6.** Condom masculino.

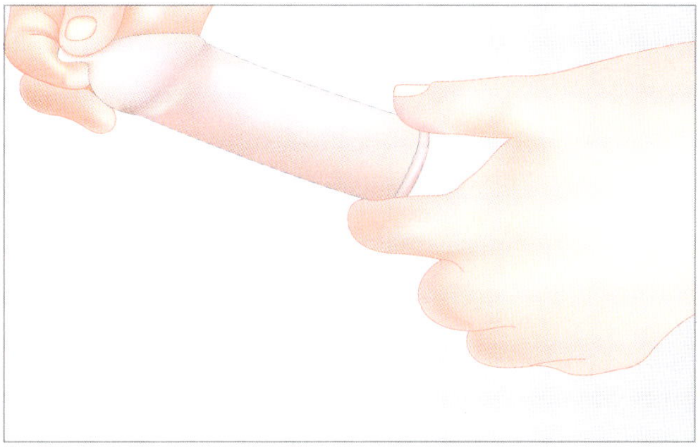

**FIGURA 7.** Ilustração do condom colocado.

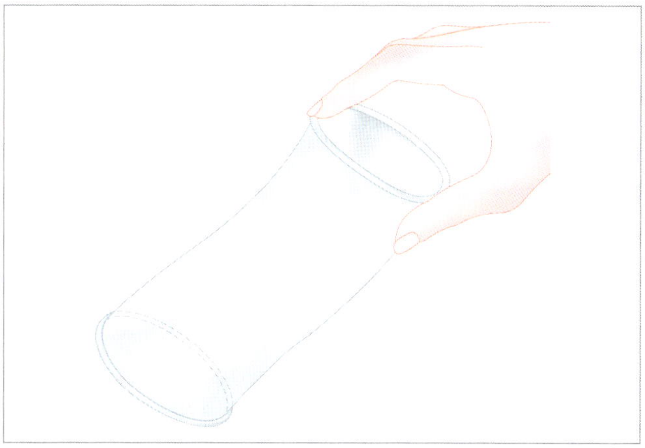

**FIGURA 8.** Condom feminino.

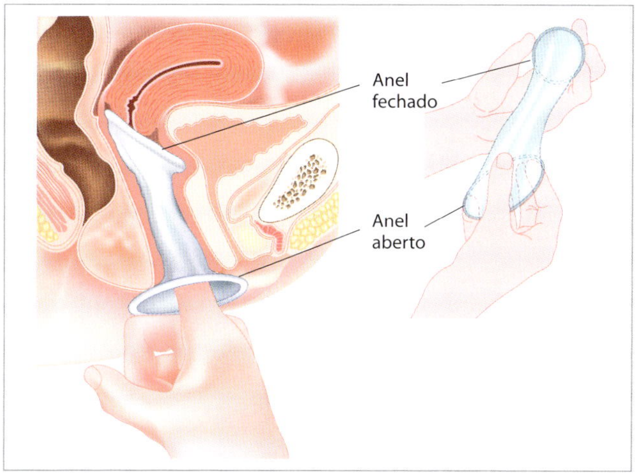


**FIGURA 9.** Ilustração do condom feminino colocado.

## Mecanismo de ação

Como método de barreira, além da proteção contra a ocorrência de gravidez, serve também para a proteção contra as IST e o HIV.[48,53]

## Eficácia

Os índices de falhas são altos, ocorrendo em 14:100 mulheres por ano. Com relação ao condom feminino, as falhas podem chegar a 21:100 mulheres por ano. Deve-se considerar também a boa eficácia do condom masculino na proteção contra as IST (infecção pelo HIV, gonorreia, sífilis, clamídia, tricomoníase), não obstante possa exibir falha na proteção contra o papilomavírus humano e o herpes-vírus.

O preservativo feminino exibe os mesmos níveis de eficácia que o masculino, em que pese haver questionamentos em relação à proteção contra IST e HIV.[45]

## Riscos

Além das falhas, a rotura e o deslocamento do condom ocorrem em cerca de 5%.

### Benefícios

Entre os benefícios do preservativo, além da relatada proteção contra as doenças já mencionadas, verifica-se a diminuição das doenças inflamatórias pélvicas, o que está indiretamente relacionado com a proteção contra as IST. Além disso, os preservativos são seguros quanto aos efeitos sistêmicos, previnem a gestação ectópica e oferecem a oportunidade de anticoncepção ocasional, sem a necessidade de continuidade do método.[53]

### Critérios de elegibilidade

Entre todos os métodos, é o que oferece mínima restrição ao seu uso, como alergia grave ao látex.

### Orientação do casal

As medidas preliminares para o uso do condom são classificadas como de categoria A (essencial e obrigatório em todas as circunstâncias para o uso do método anticoncepcional): discorrer sobre a eficácia, orientar sobre o uso correto do método, orientar a conduta quando há a rotura do condom e comentar sobre a proteção contra as IST.

### Conduta na rotura do condom

- Introduzir espermicida intravaginal, se disponível.
- Lavar o pênis e a vagina com água e sabão, para a proteção contra IST/HIV.
- Anticoncepção de emergência.

## Diafragma

É um método de barreira de uso vaginal. Tem a forma de um capuz côncavo que deve ser adaptado ao colo do útero. Usa-se conjuntamente com geleia espermicida.

### Tipos

De acordo com o círculo metálico de sustentação, podem ser de três tipos:

- Borda plana: de látex, fina e elástica. Disponível nos tamanhos de 55 a 95 mm.
- Borda enrolada: de látex, firme e pouco elástica. Disponível nos tamanhos de 50 a 105 mm (Figura 10).
- Borda em arco: a borda é muito mais firme, com pouca elasticidade. Pode ser indicado para mulheres com alterações no diafragma pélvico. Disponível nos tamanhos de 55 a 95 mm.

### Eficácia

Apresentam, como o condom, altos índices de falhas, chegando a 20:100 mulheres por ano. A proteção contra IST é discutível.

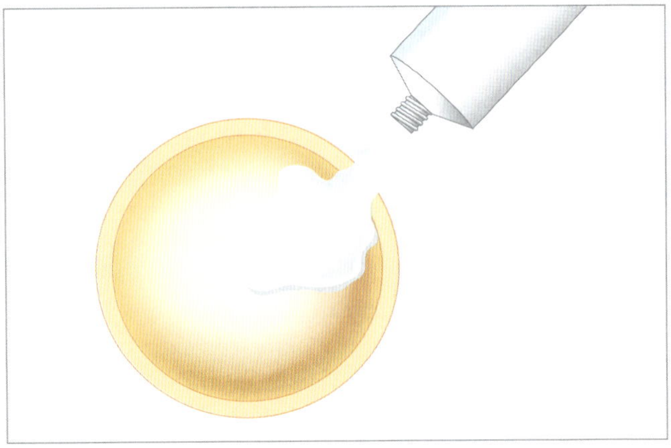

**FIGURA 10.** Diafragma em conjunto com a geleia espermicida.

### Efeitos colaterais

- Infecções do trato urinário.[102]
- Dor pélvica e retenção urinária.
- Irritação genital provocada pelo espermicida.

### Dificuldades no manejo

- A introdução do diafragma implica a introdução de dedos na vagina, procedimento que muitas vezes é constrangedor para as mulheres.
- Pode interromper o coito quando não for inserido previamente ao início do ato sexual.
- Requer o uso de geleia espermicida.
- Pode haver dificuldades na retirada.
- Necessidade de mudança no tamanho, geralmente após partos.

### Riscos e benefícios

Os riscos estão relacionados aos efeitos colaterais, como maior risco de infecção do trato urinário e alergia ao látex ou ao espermicida. Com relação aos benefícios, verificam-se os seguintes aspectos: não há contraindicações prévias, contribui para a proteção contra IST, pode ser utilizado durante o aleitamento e o seu uso pode ser interrompido a qualquer momento.

### Critérios de elegibilidade

No que se refere às questões de saúde (categoria 1), são raras as condições que restringem o uso do diafragma. Entretanto, verifica-se pouca adesão ao método no Brasil.

### Orientação para o uso

São essenciais e obrigatórios (categoria A) o exame pélvico e a orientação sobre a eficácia, o uso correto do método, o que fazer quando houver desconforto e sobre a proteção contra as IST.

### Introdução do diafragma

Deve-se colocar 15 mL de geleia espermicida na parte côncava do dispositivo. Com a parte convexa voltada para baixo, pressionando-se as bordas do círculo, introduz-se o diafragma na vagina, o mais profundo possível. O colo pode ser percebido através de toque digital na parte convexa do diafragma, conferindo o bom posicionamento do dispositivo (Figura 11).

### Remoção

A remoção deve ser feita após um mínimo de 6 horas do coito. Não deve permanecer por mais de 24 horas no interior da vagina. Após a remoção, o diafragma deve ser lavado com água e sabão. Para maior durabilidade, depois de secá-lo é necessário acondicioná-lo em ambiente limpo, seco e escuro.

## Espermicida

Trata-se de método químico de barreira. Como componentes, apresenta o espermicida químico e uma base inerte que promove a aderência do espermicida junto ao colo uterino.

### Características

- Espermicidas: nonoxinol-9 (o mais comum), menfegol e cloreto de benzalcônio.

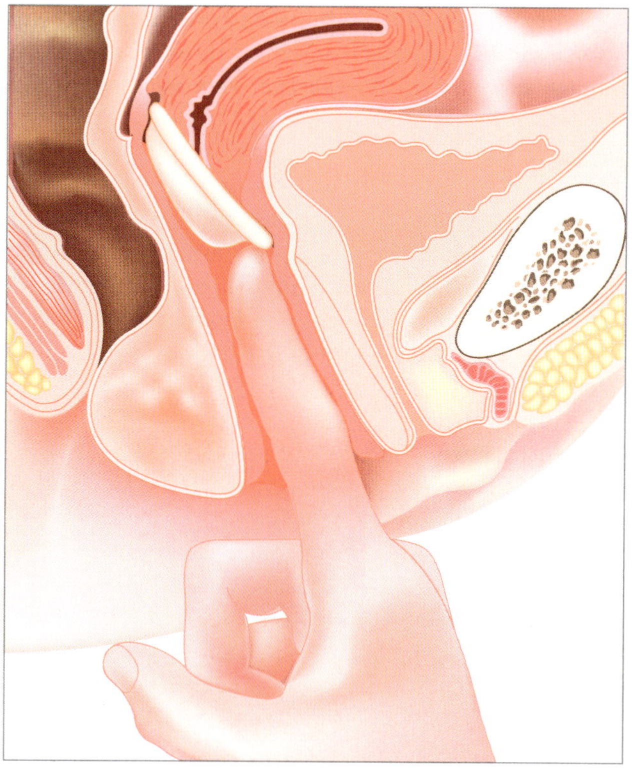

FIGURA 11. Diafragma introduzido.

- Base inerte: creme, geleia, espuma, supositório, comprimido ou filme.

### Mecanismo de ação

Os agentes espermicidas provocam a morte dos espermatozoides ou dificultam a migração destes até as tubas uterinas.

### Eficácia

O espermicida apresenta índices altos de falha (26:100 mulheres por ano) e pode contribuir para a prevenção de algumas IST por ação local do espermicida. A taxa de continuidade do seu uso é desconhecida.

### Efeitos indesejáveis

- O espermicida pode causar úlceras, erosões genitais, prurido e queimaduras.
- Reação alérgica ao produto.
- Lubrificação excessiva pode causar desconforto.
- Comprimidos efervescentes também causam desconforto pela sensação térmica (aumento de temperatura).

### Riscos e benefícios

Os riscos, nunca graves, vinculam-se aos efeitos colaterais, como alergia ao produto e irritações locais por uso muito frequente. Os benefícios estão pautados na facilidade de uso, raras contraindicações, proteção de algumas IST e ausência de efeitos sistêmicos; além disso, o uso de espermicida pode ser interrompido a qualquer momento. Pode ser inserido até 1 hora antes do intercurso sexual. No período puerperal e na lactação, não apresenta contraindicações.

### Critérios de elegibilidade

O espermicida é classificado pela OMS como categoria 1 (pode ser usado sem restrições), na maioria das situações clínicas da mulher. Em que pesem as escassas contraindicações, a aderência ao método é muito pobre, com taxa de continuidade abaixo de 40% após 1 ano.[95]

### Procedimentos para a iniciação no método

Entre os procedimentos, classifica-se como categoria A (essencial e obrigatório em todas as circunstâncias para o uso do método anticoncepcional) no que se refere a orientação sobre eficácia, uso correto do método e conduta quando apresentar desconforto e proteção contra as IST.

## MÉTODOS COMPORTAMENTAIS

Os métodos comportamentais são conhecidos também por métodos de abstinência periódica. Para a aplicação do método, é preciso que a mulher tenha dados corretos sobre o seu período fértil (início e final) e de abstinência. A participação, evidentemente, deve ser de ambos os cônjuges.

### Tipos

- Calendário ou tabela (método de Ogino-Knaus): no início de cada ciclo menstrual, a paciente deve assinalar o início e o fim do período fértil. Para o uso correto desse método, a mulher deve conhecer rigorosamente o seu ciclo. Considera-se a data provável da ovulação 14 dias antes do início da menstruação seguinte. O período fértil é estimado acrescentando-se 3 dias antes e após a data estimada da ovulação.
- Muco cervical (método de Billings): baseado no conceito de que o muco se torna de máxima afiladura no dia da ovulação, quando ocorre pico na produção de estrógeno.[80]
- Temperatura corporal basal: a ação da progesterona provoca aumento da temperatura corporal. Quando identificada a fase secretória, indica-se que o período fértil não é mais vigente.
- Sintotérmico: chamado também de múltiplos indicadores, consiste no uso dos três métodos anteriormente descritos.

### Eficácia

O índice de falha situa-se em 20:100 mulheres no primeiro ano de uso. Pode-se associar o uso do método de barreira em situações de pouca segurança em relação ao período de fertilidade.

### Modo de uso

Embora seja pouco usado, em situações especiais pode se ajustar melhor ao casal, por exemplo: hipertensão arterial, trombose venosa profunda, cefaleia grave, miomatose uterina, hepatite viral e malária com lesão hepática.

### Critérios de elegibilidade

Para a escolha do método, o critério mais importante é a disposição que o casal apresenta para adesão. Além disso, a paciente deve ser inquirida a respeito de possíveis condições que contraindiquem outros métodos mais populares.

### Uso do método no pós-parto e pós-abortamento

A dificuldade de aplicação no período pós-parto e abortamento consiste na impossibilidade de se conhecer o período fértil, especialmente durante o aleitamento. Tanto o método do calendário quanto o do muco cervical e da temperatura corporal não são aplicáveis.

### Procedimentos para o início do método

A orientação do médico quanto ao uso dos três métodos comportamentais requer cuidados redobrados, porque o casal necessita ter pleno conhecimento de como se reconhecer o período ovulatório. Dessa forma, as instruções a respeito de cada método são essenciais e obrigatórias, por exemplo: dos sinais e sintomas da fertilidade, da importância da colaboração e aderência do parceiro, da proteção contra as IST (inexistente nesse método) e da eficácia.

## MÉTODO DE LACTAÇÃO E AMENORREIA

Como anticoncepcional, o método de lactação e amenorreia tem como princípio a amenorreia e a anovulação acarretadas pelo aleitamento e é indicado para os primeiros 6 meses após o parto.[31] Apesar de o aleitamento ser sobejamente conhecido como benéfico para a saúde da criança, a eficácia como anticoncepcional é vista com certo ceticismo. Durante o período lactacional, a falha é de 1,1:100 mulheres em 1 ano quando presente a amenorreia. Por isso, este método é indicado como anticoncepcional nos primeiros 6 meses de aleitamento exclusivo e até 1 ano se a amenorreia persistir.[31,56]

### Mecanismo de ação

O mecanismo consiste na anovulação e amenorreia por inibição hipotalâmica da produção de gonadotrofinas pelos altos níveis de prolactina. A produção de esteroides sexuais torna-se muito baixa em vigência de aleitamento exclusivo.

### Eficácia

A falha do método de lactação e amenorreia é estimada em 2:100 mulheres nos 6 primeiros meses de puerpério. Se a criança receber nutrição complementar ao aleitamento (> 15% do total recebido), se as menstruações retornarem ou se a criança tiver mais de 6 meses de vida, outro método anticoncepcional deve ser adotado.

### Continuidade no uso

O método é de baixa credibilidade. Em um estudo brasileiro,[31] a continuação do método foi observada em 13,4% nos 3 primeiros meses e 5,6% aos 6 meses pós-parto.

### Riscos e benefícios

Não existem riscos. Os benefícios estão relacionados àqueles do aleitamento *per se*, além da anticoncepção conferida. Além disso, facilita a transição para outro método em período apropriado, quando as atividades sexuais aumentam em frequência.

### Critérios de elegibilidade

Nenhuma condição de enfermidade feminina contraindica o método de lactação e amenorreia, exceto nas situações de morbidez da mulher que contraindiquem a amamentação (HIV e algumas formas de mastite). As orientações se aplicam à duração do método e à sua eficácia. Assim, 6 meses após o parto e com o retorno das menstruações, essas contraindicações podem ser consideradas os principais fatores limitantes ao uso do método.

## ANTICONCEPÇÃO NA ADOLESCÊNCIA

A adolescência é um período muito especial, de extrema vulnerabilidade, com vários processos orgânicos e psíquicos em franca transformação, em que o advento de uma gestação não programada frustra expectativas e gera problemas sociais e médicos. Em estudo realizado em Atenas, envolvendo 71.680 nascimentos, Creatsas e Elsheikh[38] verificaram que 7,53% correspondiam a gestações de mulheres com 14 a 19 anos. Nesse grupo de adolescentes, quando elas engravidaram, a proporção de nascimentos foi de 34%; a de perdas involuntárias, 9%; e a de abortamentos voluntários, 57%. Verifica-se assim, nessa amostragem, a penalidade imposta a esse grupo de gestantes, que se submete a procedimentos para solucionar a situação constrangedora de uma gestação não programada.

Investimentos na educação sexual, incluindo orientação quanto aos hábitos saudáveis, a anticoncepção e a profilaxia de IST, são extremamente importantes para se estabelecer melhora nesses índices.[4] Várias fontes de informação podem ser disponibilizadas aos adolescentes na busca de atender às suas necessidades: informais, nas escolas, com os pais e médicos. As orientações advindas dos pais e das escolas resultam em menor probabilidade de gestação. Nas escolas, a educação combinada com aspectos referentes a abstinência e anticoncepção resulta em menores taxas de gestação não planejada. As influências religiosas, inversamente, relacionam-se com maior frequência às gestações não desejadas e contrapõem o tipo de educação sexual recebida dos pais.[94] Da mesma forma, o tipo de constituição familiar também influencia o comportamento sexual, sendo que, quando há desajustes (filhos de mãe solteira, orfandade etc.), há maior risco de desequilíbrio na anticoncepção e no planejamento familiar.[25]

Em virtude dos fatos expostos, a adolescência merece enfoque especial também na prescrição da anticoncepção, a qual se insere em um rol de medidas educativas direcionadas para a boa formação holística da jovem.

### ESCOLHA DO MÉTODO ANTICONCEPCIONAL

Para a prescrição do método anticoncepcional, alguns quesitos gerais e outros específicos da adolescência devem ser obedecidos:[9] eficácia, acessibilidade, efeitos colaterais, facilidade no uso e taxas de aderência ao método (continuidade).

Entre todos os métodos, os ACHO parecem ser de melhor aplicabilidade para esse grupo de mulheres, considerando-se todos os tópicos mencionados. Além de oferecer maior eficácia e acessibilidade, as pílulas de baixa dosagem apresentam efeitos colaterais, em sua maioria, plenamente contornáveis. A restrição ao método relaciona-se ao esquecimento, muito comum para pessoas dessa faixa etária, ainda não acostumadas a assumir compromissos com seriedade.[9] Por conta desse aspecto, poderiam ser oferecidas alternativas, como os progestógenos isolados injetáveis ou implantes, ou ainda os adesivos ou anéis vaginais com estrógenos e progestógenos. Na falha de aderência a esses métodos, a orientação para anticoncepção de emergência é recomendada.[70]

A associação do uso do método de barreira (condom) é necessária para a prevenção das IST. A educação sexual recebida, o grau de conhecimento sobre o HIV e sua transmissão e o uso do condom na iniciação sexual estão intimamente vinculados ao uso consistente de preservativos. A aderência ao método relaciona-se também com o tipo de relação do casal de adolescentes.[41] Nos casais com relacionamento estável, a tendência é usá-lo menos e confiar em outro método, aumentando o risco de transmissão de IST.[73] Em virtude disso, se houver interesse no incremento do uso de condom entre casais estáveis, os órgãos públicos devem romantizar o uso do método, persuadindo o parceiro sobre a representação simbólica do ato (confiança e amor), conforme recomendaram Juarez e Martin.[54]

Existe considerável número de adolescentes que se mostram persistentemente não aderentes às medidas anticoncepcionais. Estudo realizado com 129 adolescentes que foram acompanhadas após terem procurado serviço de saúde por estarem preocupadas com a possibilidade de estarem grávidas e, naquela ocasião, apresentaram um teste negativo de gravidez, mostrou que, apesar do acesso ao serviço de saúde, a orientações e a métodos anticoncepcionais variados, 36% delas apresentaram uma ou mais gravidezes nos 18 meses subsequentes ao teste. Dessa observação, fica clara a necessidade de instituir, nesse grupo, cuidados reprodutivos e acompanhamento sério para evitar tanto gestações não intencionais quanto IST.[77]

## ANTICONCEPÇÃO EMERGENCIAL

A anticoncepção emergencial, também conhecida como pílula do dia seguinte ou anticoncepção pós-coito, é a terapia utilizada para a prevenção de gestações não planejadas após intercurso sexual não protegido. As mulheres que procuram esse método tipicamente têm menos do que 25 anos e são nulíparas.[97] Ao contrário do abortamento médico precoce, esse método evita a ocorrência da gestação.[101] O método não apresenta contraindicações, exceto se existir uma gestação em curso, embora não haja descrições de danos tanto maternos quanto fetais com o uso dos métodos preconizados. O fácil acesso ao método e sua divulgação têm permitido evitar grande número de gestações não desejadas nos EUA.[5]

Constatou-se que na população leiga, incluindo a universitária, existe grande confusão entre a anticoncepção emergencial e o abortamento precoce realizado por meio da pílula abortiva (mifepristona – RU-486). Metade dessa população não sabe diferenciar os dois métodos. Poucas universitárias (34%) discutem o assunto em consultas rotineiras com seu ginecologista. É importante destacar que, se for feita prescrição antecipada de anticoncepção emergencial, isso estimularia o seu uso por esse grupo de estudantes.[36] As tentativas para tornar disponível a anticoncepção emergencial em faculdades norte-americanas foram frustradas, sob a alegação da imoralidade do ato.[26] Em contraposição, não havendo nenhuma orientação prévia, a frequência de uso é menor, como foi constatado em estudo de 800 mulheres com 18 a 49 anos, em que apenas 6% relataram uso desse tipo de anticoncepção.[97]

## MÉTODO

### Levonorgestrel

Esse método é utilizado isoladamente, em duas tomadas com intervalo de 12 horas. A dose de cada comprimido é de 0,75 mg. Preconiza-se que o medicamento seja utilizado até 72 horas após o intercurso sexual não protegido. Em grande estudo randomizado, esse método demonstrou ter eficácia de 85%.[36,100]

### Método de Yuzpe (etinilestradiol 100 μg + levonorgestrel 0,5 mg)

Nesse método, são administrados dois comprimidos com intervalo de 12 horas ou em dose única de levonorgestrel de 1,5 mg. Sua desvantagem é a ocorrência de náuseas e vômitos, que podem ser reduzidos com o uso de antieméticos.[36,100]

### Implante de etonogestrel ou de levonorgestrel

O implante de etonogestrel ou de *pellets* de levonorgestrel (que evita a nidação do ovo) pode ser utilizado segundo algumas evidências laboratoriais verificadas em animais. Tal método, evidentemente, pode ser preconizado para as mulheres que optarem por esse tipo de anticoncepção de longo prazo. Pode ser implantado até 3 dias após o intercurso sexual não protegido.[3,83]

### Anel vaginal

Ao interferir no processo de crescimento folicular observado com seu uso (87,5%), o anel vaginal contendo etinilestradiol (15 μg) e etonogestrel (150 μg) é sugerido como forma de anticoncepção emergencial, com a vantagem da continuidade da ação anticoncepcional em períodos subsequentes.[39]

## MECANISMO DE AÇÃO

O mecanismo de ação dos hormônios utilizados na anticoncepção emergencial varia conforme a fase do ciclo menstrual em que são utilizados. Tanto o progestógeno isolado quanto o combinado inibem ou retardam a ovulação. Alguns estudos demonstraram a hostilidade endometrial à implantação do ovo após a administração dos hormônios.[96] A *Food and Drug Administration* (FDA) aprova apenas esses dois métodos para a finalidade de anticoncepção emergencial.[97]

## PÍLULA ABORTIVA

### Mifepristona (RU-486)

Li et al.[63] observaram 150 casos com uso de mifepristona de 25 mg (dose única por via oral) como anticoncepção emergencial e constataram efetividade de 80,89%.

A anticoncepção pós-coito com uso da pílula abortiva RU-486 (não disponível no Brasil), ainda que indicada para adolescentes vítimas de violência sexual, raramente o é para anticoncepção emergencial em situações corriqueiras, embora seus efeitos colaterais sejam menores e sua eficácia seja grande.[1]

## AUTONOMIA DE FARMACÊUTICOS NA PRESCRIÇÃO DE ANTICONCEPÇÃO EMERGENCIAL

Para facilitar o acesso das mulheres que necessitam de anticoncepção emergencial, existe forte estímulo para a liberação da prescrição para farmacêuticos em países em que sua venda é restrita aos portadores de receita médica, como ocorre na maioria dos países desenvolvidos.[2] Essa medida, adotada na França, resultou em maior uso do método sem prejuízo no uso rotineiro de outras formas de anticoncepção.[69]

De fato, os farmacêuticos parecem ser os únicos que podem realmente incrementar o uso do método de anticoncepção emergencial,[68] embora no Brasil isso seja praxe. Diante dessa constatação, torna-se clara a inadmissibilidade da recusa do farmacêutico em ceder os medicamentos para anticoncepção emergencial, contrapondo-se ao bem-estar público.[91]

## MÉTODOS CIRÚRGICOS

### LAQUEADURA TUBÁRIA

A esterilização cirúrgica é o método mais prevalente no mundo. As últimas estatísticas têm demonstrado grande número de casais que utilizam esse método na China e na Índia, além de outros países com densidade populacional menor, como o Brasil, em que também há grande prevalência do método cirúrgico. Contabilizando as cirurgias efetuadas no mundo, em projeção realizada no início da década de 1990, estima-se que foram executadas aproximadamente 159 milhões de laqueaduras entre 1990 e 2000, metade dos casos na China. A prevalência esperada para o ano 2000 nesses dois países seria de 269 milhões, ou seja, 29% de todos os casais.[75]

No Brasil, segundo Leone e Hinde,[61] a esterilização tem sido responsável pelo exagerado declínio da fertilidade, pelo menos a partir da segunda metade da década de 1970. Esse fato pode sinalizar que mulheres com união instável apresentam melhor fertilidade do que aquelas com união estável. Por sua vez, a análise da estabilidade do casal demonstra menor probabilidade de esterilização cirúrgica feminina na segunda união, porque nessa situação a mulher prefere métodos reversíveis e menos eficazes.

Nos EUA, são realizadas de 700 mil a 1 milhão de esterilizações tubárias por ano, sendo metade no ciclo gravídico-puerperal (geralmente puerperal) e metade efetuada em nível ambulatorial (laqueadura de intervalo). Calcula-se que 11 milhões de mulheres americanas entre 15 e 44 anos façam usufruto do método cirúrgico.[14,64] Mais frequente do que a vasectomia, após incremento de 16 para 42% entre 1965 e 1988, a prevalência de esterilização cirúrgica feminina permaneceu, em 1995, estável em 41%. Idade, paridade, crença religiosa e educação são fatores que exercem fortes influências sobre os métodos cirúrgicos de anticoncepção.[14,32]

A intervenção sobre as tubas uterinas com a finalidade anticoncepcional é utilizada, no Brasil, por cerca de 40% das mulheres em união consensual, segundo dados da Sociedade Civil do Bem-Estar Familiar do Brasil.[65] Isso corresponde a três quartos dos casais que optam pela anticoncepção cirúrgica. Um quarto é submetido à vasectomia.[67]

Até 1997, a esterilização não era recomendada nem regulamentada pelo Ministério da Saúde, sendo autorizada nos casos de risco para a mãe. Com a promulgação da Lei da Esterilização Cirúrgica (Lei n. 9.263/1996), em 1997, o Ministério da Saúde, por meio das Portarias n. 144 e n. 48, incluiu a laqueadura e a vasectomia no grupo de procedimentos cirúrgicos do Sistema Único de Saúde (SUS).[99]

A Lei n. 9.263/1996 exige que os serviços de saúde que se propõem a realizar a esterilização cirúrgica, masculina ou feminina, ofereçam uma equipe multiprofissional, indispensável para o processo decisório do casal quanto à opção cirúrgica de anticoncepção.

A promulgação da Lei n. 14.443, de 2 de setembro de 2022, com vigência a partir de 07 de março de 2023, trouxe mudanças importantes:

1. Quanto à idade ou ao número de filhos vivos – 21 anos ou 2 filhos vivos.
2. Tempo entre a manifestação da vontade e o ato cirúrgico: 60 (sessenta) dias incluindo o período de parto.
3. Na vigência de sociedade conjugal, desnecessidade do consentimento expresso de ambos os cônjuges.

#### Eficácia e falhas

As falhas da laqueadura tubária são excepcionais e estão relacionadas com a técnica cirúrgica. Um terço desses casos é de gestação ectópica,[14] motivo pelo qual a feitura de diagnóstico precoce da gravidez é uma real necessidade.[16]

Uma preocupação das mais relevantes refere-se a possíveis embates jurídicos advindos de falhas no método cirúrgico. Não obstante a probabilidade de falha ser pequena, a recanalização da tuba uterina é uma realidade, e disso pode resultar uma petição judicial impetrada pelo casal contra o médico cirurgião. Embora no Brasil não se tenha registro de grandes complicações nessa esfera, vale registrar que, na legislação germânica, o nascimento de uma criança após falha na esterilização é classificado como dano ou causa de dano, porque ocorre em desacordo com o contrato preestabelecido, que é a base legal para o estabelecimento de sentença contra o médico, que pode arcar com indenização ou pensão.[51] Essa é a justificativa da necessidade de um trabalho de equipe para expor a técnica da laqueadura, suas falhas e realizar avaliação precisa dos aspectos emocionais da paciente (ou do casal) na decisão pela anticoncepção definitiva, por via cirúrgica. A obtenção de um termo de consentimento livre e esclarecido é um dos passos muito importantes.

#### Efeitos secundários

Distúrbios menstruais após esterilização tubária são possibilidades hipotéticas e raras.[14] Como fato bastante auspicioso, verifica-se diminuição no risco de câncer de ovário nas mulheres esterilizadas.[14] Da mesma forma, efeitos benéficos sobre a endometriose podem ser observados.[33] Ao revés, com relação ao câncer de endométrio, parece não haver nenhuma associação com a laqueadura tubária.[58]

## Arrependimento

As taxas de arrependimento oscilam entre 10 e 20% e vinculam-se a vários fatores desconsiderados antes da Lei n. 9.263/1996. Até 1996, por inadequações nas informações, as mulheres não tinham a oportunidade de desempenhar a autonomia em sua plenitude. Por isso, pode-se afirmar ainda que elas não tivessem opção livre e esclarecida, considerando-se o descuido em relação à possibilidade do arrependimento. Carvalho et al.[30] descrevem estudo de coorte no qual observam índice de 10,8% de arrependimento, enquanto Fernandes et al.[47] encontram 14,6% de mulheres arrependidas após laqueadura tubária. O arrependimento ocorre com frequência maior em mulheres operadas antes dos 30 anos, solteiras ou em união conjugal recente, com história de perda de um filho após a laqueadura, com acesso limitado a outros métodos ou quando o procedimento é realizado durante ou logo após o parto.[103]

## Prole ideal e laqueadura

O número ideal de filhos a partir do qual a laqueadura poderia ser efetuada com pequeno risco de arrependimento é variável segundo muitos parâmetros socioculturais e econômicos. Considerando-se apenas o número ideal de filhos verbalizado, a taxa de arrependimento é significativamente maior se este for maior do que o número de filhos vivos da mulher laqueada.[30]

## Reversibilidade

Dos casos de arrependimento, aproximadamente 30% são elegíveis para a reversão.[103] A taxa de sucesso da reversão está diretamente relacionada com a qualidade das tubas remanescentes, especialmente com relação às extremidades. Índice de 31,2% de gravidezes nos casos operados foi observado por Barjot et al.[21] Por regra, quando a laqueadura é realizada na região ístmica, a anastomose se torna mais viável. Após a reversão, são relatadas taxas de gestação ectópica 10 vezes maiores em relação às mulheres não esterilizadas.[103]

## Técnica de realização da laqueadura tubária

Quanto às vias de acesso, as técnicas mais utilizadas são: laparotomia, minilaparotomia, laparoscopia e culdotomia (colpoceliotomia).

A laparotomia é a técnica utilizada com maior frequência. No Brasil, grande contingente ocorre por meio de cesárea, outrora com indicação forjada, especialmente para o ato anticoncepcional. Atualmente, em virtude da regulamentação do planejamento familiar, as indicações são disciplinadas pela formação de comissões em órgãos públicos de assistência à saúde.[103] Essas comissões devem ser constituídas por diferentes profissionais, incluindo especialmente os da psicologia, fundamentais para a avaliação da estabilidade da união do casal.[61]

A técnica de acesso às tubas por via minilaparotômica (Figura 12) é indicada tanto para a laqueadura de intervalo quanto para a puerperal. No puerpério imediato, após parto vaginal, com complementação da anestesia realizada para o parto, a incisão deve ser periumbilical, a qual atende aos critérios estéticos, além de prover maior conforto à paciente. Não existem dificuldades para o acesso às tubas uterinas pelo fato de o útero permanecer volumoso.

Na laqueadura de intervalo, a incisão pode ser transversa e suprapúbica, efetuada sob anestesia de condução. Excepcionalmente, em países carentes, o procedimento pode ser executado com anestesia local, como foi demonstrado na cidade de Gondar (Etiópia), país de crescimento populacional explosivo onde a prevalência de métodos anticoncepcionais entre os casais é menor que 10% e a mortalidade materna é muito alta.[57]

A via laparoscópica (Figura 13) é a preferida quando a laqueadura for de intervalo. Ainda nos primórdios da laparoscopia, Peterson e Behrman[71] realizaram cinquenta laqueaduras com essa técnica de acesso, além de fulguração e secção das tubas. Como complicação, esses autores citaram cinco casos em que as pacientes foram submetidas à laparotomia por sangramento, um caso de perfuração do estômago e um de lesão de serosa intestinal (Figura 13).

A culdotomia apresenta indicação de exceção, considerando-se as dificuldades técnicas, e também por ser uma via de acesso aos órgãos abdominais de uso raríssimo. Esse método não oferece atrativos e vantagens sobre os demais. Em 1979, Whitaker[93] relatou sua experiência nessa técnica e apresentou 585 casos, sendo 13% efetuados no período pós-abortamento imediato (após curetagem uterina ou sucção). Esse autor observou a necessidade de laparotomia em oito casos e nove casos com complicações pós-operatórias (hematomas de fórnice vaginal, abscessos com necessidade de drenagem cirúrgica).

## Quanto ao período

- Gravídico-puerperal: quando a laqueadura é realizada no ciclo gravídico-puerperal, incluindo o pós-abortamento. Está regulamentada, de forma muito restritiva,

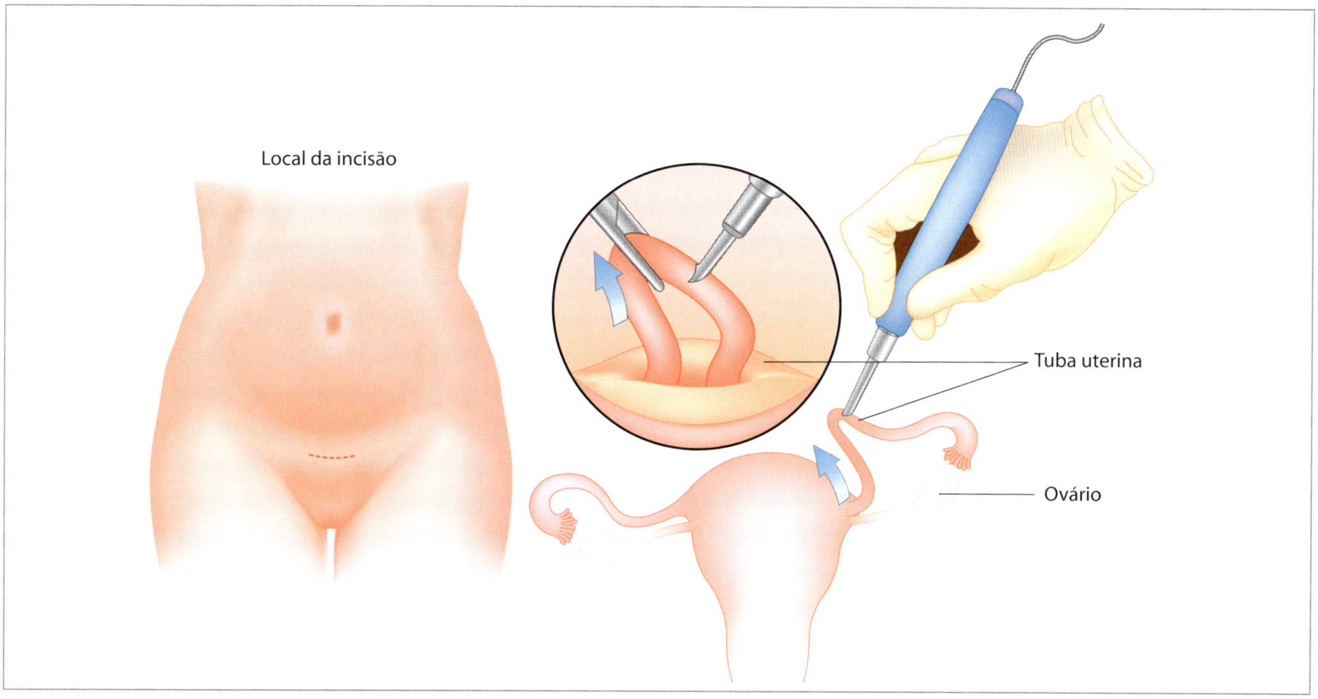


FIGURA 12. Minilaparotomia e laqueadura tubária.

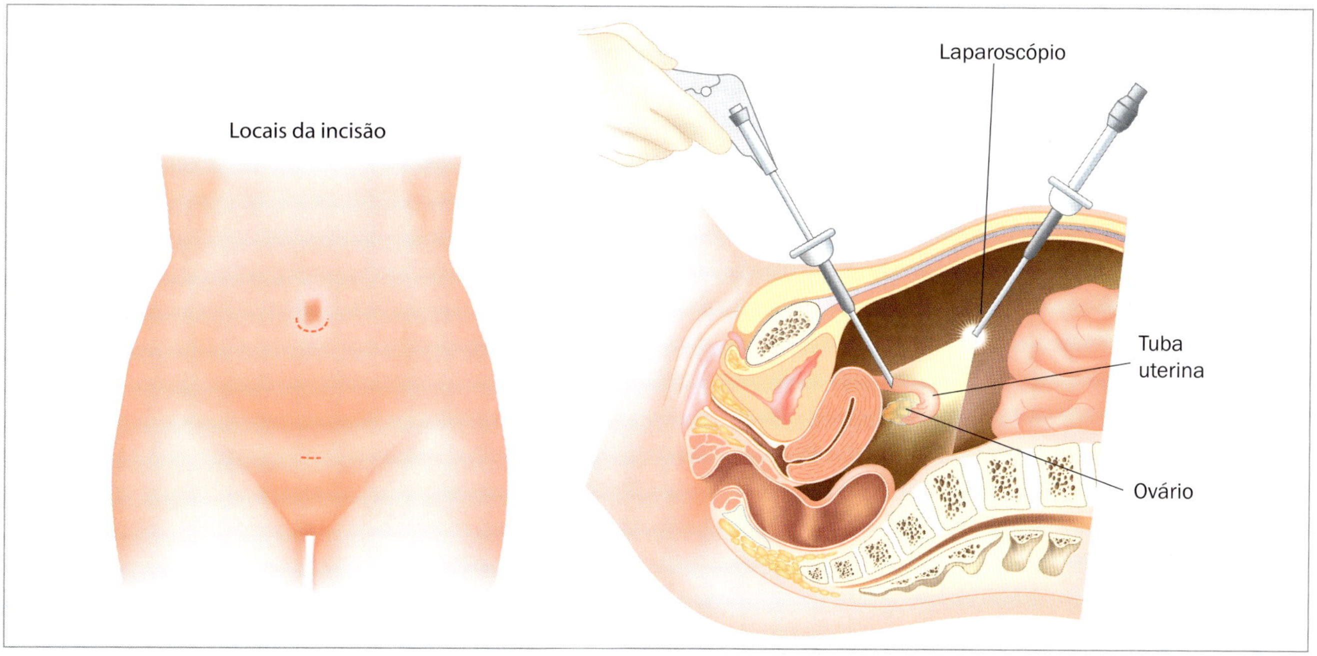


FIGURA 13. Laqueadura por laparoscopia.

pela Lei n. 9.263/1996, que regula o § 7º do art. 226 da Constituição Federal.

- De intervalo: procedimento executado fora do período descrito no item anterior, é também regulamentado pela Lei n. 9.263/1996. Nesse tipo de intervenção, a lei é extremamente permissiva.

No Brasil, a laqueadura realizada durante o período gravídico-puerperal é a mais prevalente. É realizada durante a operação cesariana ou, com menor frequência, por via minilaparotômica com incisão periumbilical, após parto vaginal.[66] Em estudo elaborado em território brasileiro, Fernandes et al.[47] estudaram 335 mulheres laqueadas, das quais 245 (73,1%) realizaram laqueadura no período intraparto e 90 (26,9%), no período de intervalo. No Reino Unido, a frequência de laqueadura intraparto é de 19%.[88]

## Quanto ao tipo de intervenção sobre as tubas uterinas

### "Laqueadura" química

Em países com baixos índices de desenvolvimento, são preconizadas técnicas alternativas não cirúrgicas de obstrução tubária.[6] A injeção transcervical de hidroclorito de quinacrina na dosagem de 216 mg em forma de 6 *pellets*, na primeira fase do ciclo menstrual, é complementada por uma segunda dose administrada após 4 semanas. Considera-se o método válido após 3 meses da segunda dose. Em acompanhamento de 7 meses a 5 anos, a falha observada foi de 2,5%, com poucos efeitos indesejáveis. Esses dados validam o método para ser utilizado como alternativa em países pobres, como a Costa Rica, local de realização dessa observação no período de 1989 a 1993.[15] Em 2001, um estudo comparativo efetuado em Bangladesh revelou a vantagem da aplicação de 252 mg em relação à dose de 180 mg de quinacrina, com falhas, respectivamente, de 1,9 e 3,9%.[24]

### Obstrução tubária por micro-hastes (Essure®)

A introdução de dispositivos intratubários foi sugestão proposta por Schmitz-Rode et al.,[82] que aplicaram micro-hastes, por via intrauterina, em tubas de coelhas. Esses dispositivos, medindo 9 a 18 mm de comprimento e 1,5 a 2,0 mm de diâmetro, tinham a propriedade de autoexpansão após a aplicação e demonstraram boa eficácia nos animais observados.

Mais recentemente, em mulheres, a oclusão tubária pode ser realizada em ambulatório, por via histeroscópica, com utilização de um microdispositivo inserido diretamente nas tubas, sem incisões ou necessidade de anestesia (Figura 14).[42]

### Salpingectomia parcial

A salpingectomia parcial consiste na exérese parcial ou na inutilização segmentar das tubas.

As técnicas que demandam maior complexidade na manipulação das tubas são realizadas em cirurgias laparotômicas, como ocorre na cesárea. Essa é a ocasião de maior comodidade para a realização da esterilização cirúrgica, pelo fato de os passos precedentes serem obrigatórios para a execução do parto operatório (internação, anestesia, laparotomia, pós-operatório etc.). Pastorek e White[10] comentam enfaticamente essa particularidade e preconizam técnicas de intervenção tubária simples e rápidas na execução (técnicas de Pomeroy, Madlener, Irving e Ushida):

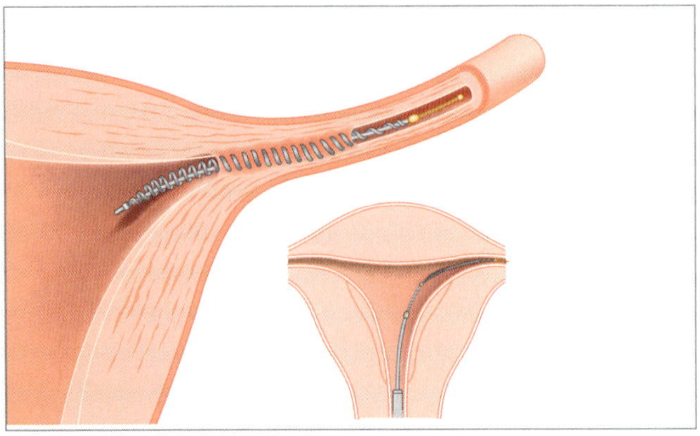

**FIGURA 14.** Inserção de dispositivo intratubário por histeroscopia.

- A técnica de salpingectomia parcial mais popular é a de Pomeroy. Nessa técnica, a tuba é apreendida por meio de pinça de Allis, na região da mesossalpinge com menor vascularização. Ao tracionar a pinça de Allis, forma-se uma alça que, facultativamente, é pinçada com Kocher. Após a soltura dessa última pinça, utiliza-se fio absorvível (categute 0) para proceder à ligadura. Após esse passo, o segmento de tuba (alça) é seccionado e suas extremidades, fulguradas com bisturi elétrico. Com essa técnica, as extremidades remanescentes da tuba uterina são mantidas em contato íntimo, afastando-se após a absorção do fio utilizado (Figura 15). Uma alternativa a essa técnica, que recebe a denominação de técnica de Pomeroy modificada, consiste no uso de fios não absorvíveis e ligaduras realizadas separadamente, de forma que, ao se seccionar o segmento de tuba, as extremidades não permanecem em contato íntimo (Figura 16).
- Exame anatomopatológico dos fragmentos das tubas: é uma recomendação atual para melhor fluência em casos em que há petição judicial.
- A técnica de Madlener é mais simples e consiste na apreensão da tuba e ligadura com fio não absorvível (algodão 2-0). Não se secciona a alça formada sobre o local da ligadura. A taxa de recanalização é maior com o uso dessa técnica (Figura 17).
- Na técnica de Irving, faz-se dupla ligadura com secção de um segmento de tuba, resultando em duas extremidades. A distal é invaginada entre os folhetos da mesossalpinge e a proximal é fixada, introduzindo o segmento em um pequeno túnel criado na parede posterior do útero, na proximidade da tuba.[110]
- A técnica de Ushida é muito trabalhosa e consiste na dissecção da tuba, na região ístmica, com injeção de soro fisiológico entre os folhetos da mesossalpinge. Após a secção e a ligadura, a extremidade proximal (a distal não) é recoberta com o fechamento do peritônio.

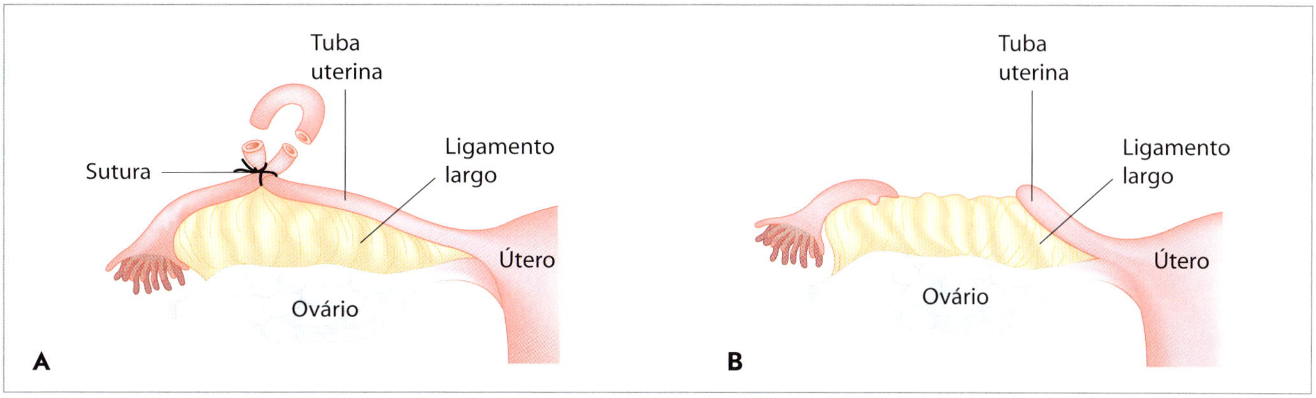


**FIGURA 15.** Técnica de Pomeroy. Observa-se que os cotos se afastam tardiamente, após absorção dos fios.

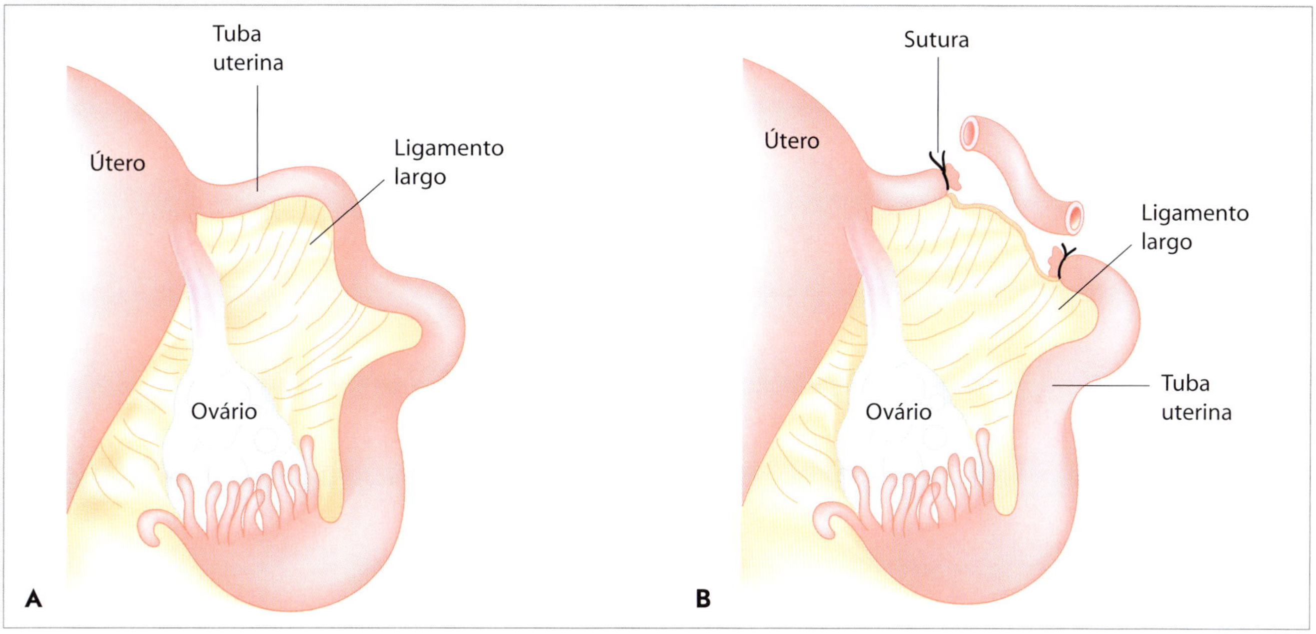


**FIGURA 16.** Técnica de Pomeroy modificada. Observa-se secção de segmento da tuba uterina. Os cotos se afastam imediatamente.

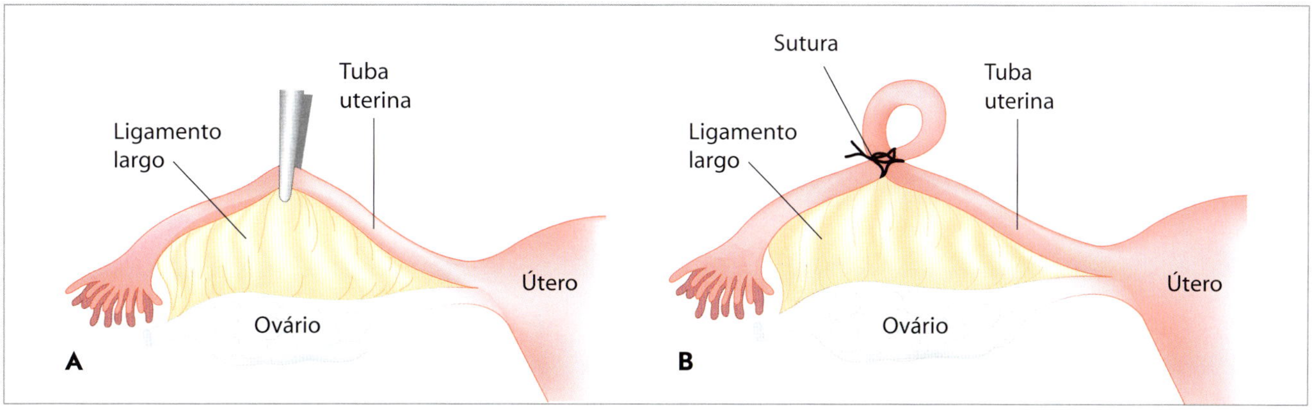


**FIGURA 17.** Técnica de Madlener. A alça de tuba não é seccionada. Os cotos são mantidos em contato íntimo e não se separam, mesmo tardiamente.

### Anéis e grampos

Os anéis são aplicados por meio de dipositivos especiais (após formar uma alça na tuba). O mais utilizado é o anel de Yoon, de silicone. Os grampos causam menor lesão às tubas (grampos de Filshie e de Hulka-Clemens).[103] A vantagem de ambos os dispositivos é a maior possibilidade de reversão[19] (Figura 18).

### Eletrofulguração

A eletrofulguração é uma técnica utilizada quando a via de acesso é laparoscópica. Embora seja de facílima execução, a eletrofulguração, particularmente a bipolar, apresenta grande número de falhas, conforme demonstraram Ayers et al.[19] em casuística de 105 pacientes. Dessas pacientes, dez engravidaram, e se verificou, por meio de histerossalpingografia, 16% de tubas patentes (Figura 19).

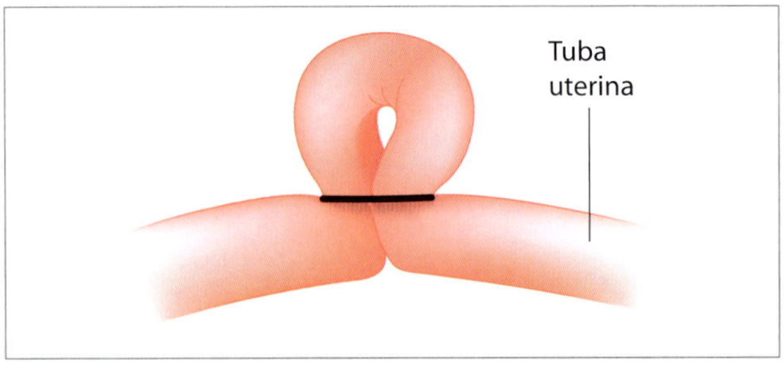


**FIGURA 18.** Obstrução tubária por colocação de anéis.

## Aspectos éticos e legais

Desde 1988, com a promulgação da Constituição Federal, o planejamento familiar passou a ser um direito do cidadão.[103]

O planejamento familiar é definido como um conjunto de ações de regulação da fecundidade centrado na garantia dos direitos a todos, na livre constituição da prole pelo casal ou pela mulher ou homem isoladamente.[89] É dever do Estado assegurar o livre exercício do planejamento familiar, conforme estatuído na Portaria n. 144 do Ministério da Saúde, em 1997.

No território brasileiro, a laqueadura tubária foi realizada por longo tempo sem a mínima fiscalização dos órgãos de saúde, até que a constrangedora taxa de cesáreas começou a chamar a atenção dos epidemiologistas. Na década de 1990, as preocupações chegaram até os le-

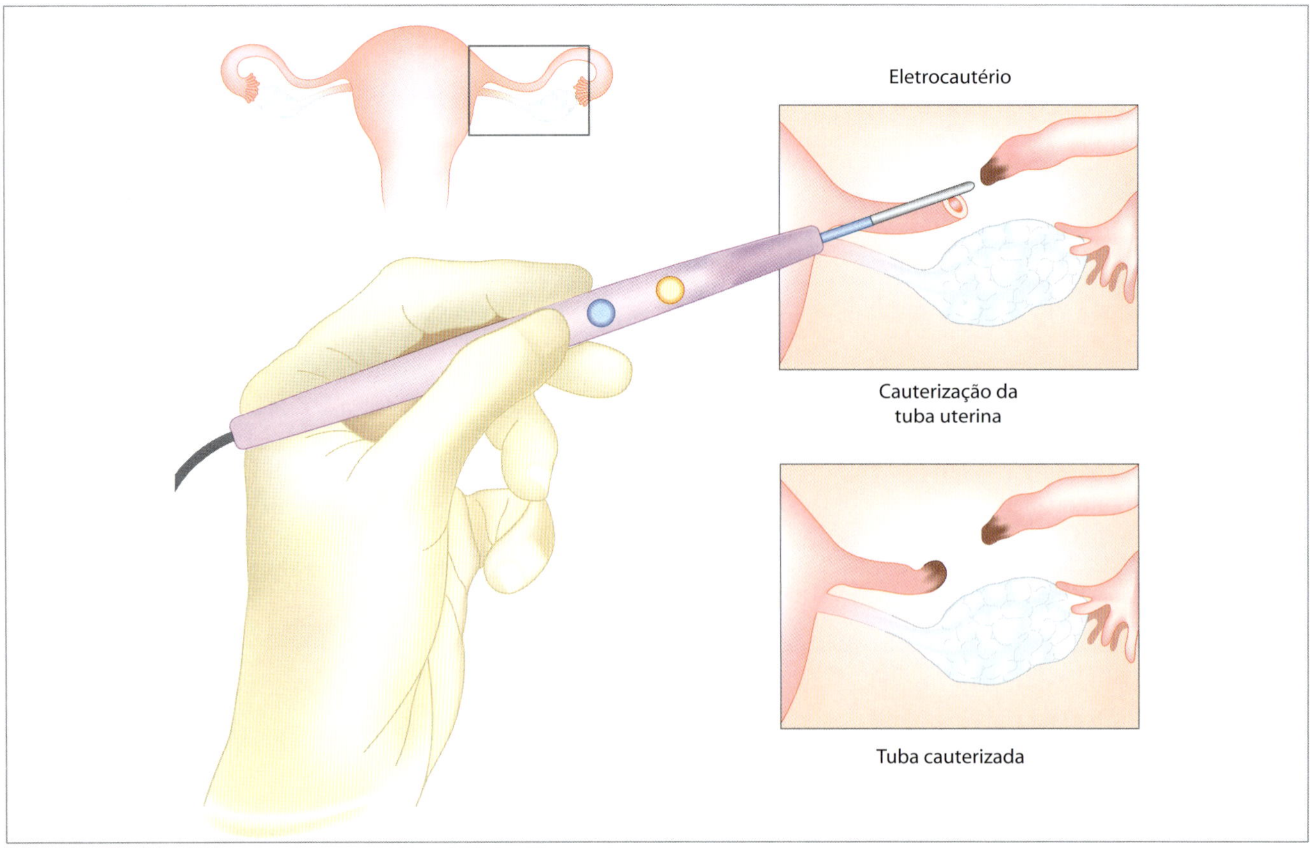


**FIGURA 19.** Eletrofulguração das tubas.

gisladores e, com a finalidade principal de inibir a prática de cesárea para efetuar a laqueadura,[92] surgiu, após muitos trâmites na esfera do Legislativo, a regulamentação da esterilização cirúrgica, incluindo a laqueadura tubária e a vasectomia. Para esclarecer alguns pontos sobre o assunto, alguns passos preliminares serão descritos.

Inicialmente, são lembrados alguns artigos do Código de Ética Médica:[98,105]

Capítulo II

DIREITOS DOS MÉDICOS

É direito do médico:

[...]

IX – Recusar-se a realizar atos médicos que, embora permitidos por lei, sejam contrários aos ditames de sua consciência.

[...]

Capítulo III

RESPONSABILIDADE PROFISSIONAL

É vedado ao médico:

[...]

Art. 14 – Praticar ou indicar atos médicos desnecessários ou proibidos pela legislação vigente no País.

Art. 15 – Descumprir legislação específica nos casos de transplantes de órgãos ou de tecidos, esterilização, fecundação artificial, abortamento, manipulação ou terapia genética.

[...]

Art. 42 – Desrespeitar o direito do paciente de decidir livremente sobre método contraceptivo, devendo sempre esclarecê-lo sobre indicação, segurança, reversibilidade e risco de cada método.

Com objetivos claros de diminuir a taxa de cesáreas, sob coordenação do Ministério da Saúde, foi elaborada e aprovada a lei que estabeleceu as diretrizes e normas para a execução da laqueadura, antes inexistentes (Lei n. 9.263/96). A seguir, descreve-se o dispositivo da Constituição Federal regulamentado pela Lei n. 9.263/96 e trechos dessa lei:

CONSTITUIÇÃO FEDERAL

O PRESIDENTE DA REPÚBLICA, faço saber que o Congresso Nacional decreta e eu promulgo, nos termos do parágrafo 5° do artigo 66 da Constituição Federal, as seguintes partes vetadas da Lei n. 9.263, de 12 de janeiro de 1996.

Art. 226 – A família, base da sociedade, tem especial proteção do Estado.

[...]

§ 7° Fundado nos princípios da dignidade da pessoa humana e da paternidade responsável, o planejamento familiar é livre decisão do casal, competindo ao Estado propiciar recursos educacionais e científicos para o exercício desse direito, vedada qualquer forma coercitiva por parte de instituições oficiais ou privadas.

LEI N. 9.263/96

Art. 10 – Somente é permitida a esterilização voluntária nas seguintes situações:

I – Em homens e mulheres com capacidade civil plena e maior de vinte e cinco anos de idade ou, pelo menos com dois filhos vivos, desde que observado o prazo mínimo de sessenta dias entre a manifestação da vontade e o ato cirúrgico, período no qual será propiciado à pessoa interessada acesso a serviço de regulação da fecundidade, incluindo aconselhamento por equipe multidisciplinar, visando desencorajar a esterilização precoce;

II – Risco à vida ou à saúde da mulher ou do futuro concepto, testemunhado em relatório escrito e assinado por dois médicos.

§ 1° É condição para que se realize a esterilização o registro de expressa manifestação da vontade em documento escrito e firmado, após a informação a respeito dos riscos da cirurgia, possíveis efeitos colaterais, dificuldades de sua reversão e opções de contracepção reversíveis existentes.

§ 2° É vedada a esterilização cirúrgica em mulher durante os períodos de parto ou aborto, exceto nos casos de comprovada necessidade, por cesarianas sucessivas anteriores.

§ 3° Não será considerada a manifestação de vontade, na forma do § 1°, expressa durante ocorrência de alterações na capacidade de discernimento por influência de álcool, drogas, estados emocionais alterados ou incapacidade mental temporária ou permanente.

§ 4° A esterilização cirúrgica como método contraceptivo somente será executada através da laqueadura tubária, vasectomia ou de outro método cientificamente aceito, sendo vedada através da histerectomia e ooforectomia.

§ 5° Na vigência de sociedade conjugal, a esterilização depende do consentimento expresso de ambos os cônjuges.

§ 6° A esterilização cirúrgica em pessoas absolutamente incapazes somente poderá ocorrer mediante autorização judicial na forma da Lei.

Art. 11 – Toda esterilização cirúrgica será objeto de notificação compulsória à direção do Sistema Único de Saúde.

[...]

Art. 14 – [...]

Parágrafo único – Só podem ser autorizadas a realizar esterilização cirúrgica as instituições que ofereçam todas as opções de meios e métodos de contracepção reversíveis.

[...]

Art. 15 – Realizar esterilização cirúrgica em desacordo com o estabelecido no art. 10 desta Lei.

Pena – reclusão, de dois a oito anos, e multa, se a prática não constitui crime mais grave.

Parágrafo único – A pena é aumentada de um terço se a esterilização for praticada:

I – durante os períodos de parto ou aborto, salvo o disposto no inciso II do art. 10 desta Lei;

II – com manifestação da vontade do esterilizado expressa durante a ocorrência de alterações na capacidade de discernimento por influência de álcool, drogas, estados emocionais alterados ou incapacidade mental temporária ou permanente;

III – através de histerectomia e ooforectomia;

IV – em pessoa absolutamente incapaz, sem autorização judicial;

V – através de cesárea indicada para fim exclusivo de esterilização.

### Comentários sobre a Lei n. 9.263

Elaborada sob o arcabouço muito robusto da Carta Magna no qual se insere o tópico planejamento familiar, a Lei n. 9.263/96 surge dissimulando o objetivo principal, que era impor limites à realização de cesárea, como se a única tragédia para os elevados índices dessa cirurgia no Brasil fosse o pretexto de se proceder à esterilização tubária. Evidentemente, outros fatores mais consistentes colaboram com esses índices.

Percebe-se que a legislação aprovada é extremamente permissiva em relação à autonomia do controle da fecundidade, mas, paradoxalmente, muito restritiva para as gestantes. Enquanto se permite, fora do ciclo gravídico-puerperal (gestação, parto, puerpério e abortamento), a laqueadura tubária até em adolescentes (basta ser maior que 25 anos ou ter pelo menos dois filhos, não importando a idade), no parto, ela é permitida em situações muito excepcionais.

Em sinopse, a laqueadura durante o parto (ou pós-parto) deverá ser realizada em duas situações:

- Cesáreas sucessivas (não se especifica o número mínimo de cesáreas).
- Na existência do envolvimento de doenças maternas graves, como: *diabetes mellitus* de longa duração, hipertensão arterial grave, nefropatias, transplantes (rins, coração, fígado), síndrome antifosfolípide (SAF) associada a tromboses, cardiopatias graves etc. Nesses casos, a gravidade do caso deve ser atestada por, pelo menos, dois médicos.

## A CLÍNICA OBSTÉTRICA DO HC-FMUSP E A LEI N. 9.263/96

Atenta e preocupada com a evolução da legislação brasileira e coerente com o pronto cumprimento das novas determinações legais, a Clínica Obstétrica do HC-FMUSP, em 21 de outubro de 1997, 2 meses após a publicação da Mensagem n. 928 no Diário Oficial da União, que restituía dispositivos da Lei n. 9.263/96, enviou pedido de consulta ao Cremesp para este se pronunciar a respeito da esterilização cirúrgica, durante o ciclo gravídico-puerperal, em gestações de alto risco.

Essa questão transformou-se em foco de tensão local, uma vez que o serviço sempre pautara a realização de esterilização cirúrgica em mulheres quando suas enfermidades demonstravam impor-lhes sérios agravantes, durante gestações subsequentes. Seria necessário um melhor esclarecimento sobre as exceções dispostas nessa lei para harmonizar a conduta dos profissionais do serviço diante dessa novidade.

A Consulta recebeu o n. 67.890/97 e o Parecer foi prolatado no dia seguinte (22 de outubro de 1997), aprovado na 2.027ª Reunião Plenária do Cremesp em 24 de outubro de 1997 e homologado na 2.030ª Reunião Plenária, em 28 de outubro de 1997. Nesse parecer, ficou clara a necessidade da participação de equipe multidisciplinar para a avaliação das diferentes situações patológicas maternas e fetais para a aprovação de uma solicitação de esterilização cirúrgica. Embora não tenha força de lei, os pareceres emanados de órgãos disciplinadores, como os conselhos regionais de medicina, são considerados protetores dos profissionais quando surgem situações conflitivas, como o fato em consideração.

Sob o abrigo do parecer favorável, o serviço se considerou autorizado a continuar atendendo aos mesmos princípios que o nortearam anteriormente para a execução da esterilização cirúrgica, durante o ciclo gravídico-puerperal.

Vale reiterar que, entre as gestantes que solicitam a esterilização cirúrgica definitiva, algumas apresentam enfermidades de gravidade extrema, desqualificando-as a se aventurar em novas gestações; ou, alternativamente, algumas doenças fetais graves e incapacitantes de origem genética transmitidas à prole pelos progenitores são exemplos que transformam as mulheres em candidatas a terem encerradas suas funções reprodutivas. Constituem-se circunstâncias às vezes conflitivas, que exigem reflexões sérias e muito ponderadas, necessariamente pautadas nas evidências do saber científico atualizado, articuladas por profissionais qualificados.

De outra parte, pela responsabilidade de pertencer a uma instituição pública comprometida com o ensino, a assistência e a pesquisa, ao constituir uma comissão específica para a finalidade em apreço, houve a necessidade de se elaborar um regimento interno da Comissão de Planejamento Familiar da Clínica Obstétrica do HC-FMUSP, para normatizá-la e oficializá-la. Indubitável ser esta a maneira mais adequada para o cumprimento da Lei, além de ser disciplinador e pedagógico para toda a equipe envolvida no assunto.

A seguir, a descrição, na íntegra, do regimento:

CLÍNICA OBSTÉTRICA DA FACULDADE
DE MEDICINA DA USP
Serviço Prof. Dr. Marcelo Zugaib

COMISSÃO DE PLANEJAMENTO FAMILIAR
REGIMENTO INTERNO

CAPÍTULO I
NATUREZA E FINALIDADE

Art. 1º – A Comissão de Planejamento Familiar da Clínica Obstétrica é um órgão permanente de foro e abrangência restritos à Disciplina de Obstetrícia, de natureza consultiva e deliberativa, no âmbito da análise de solicitações de laqueadura tubária, no período gravídico-puerperal, na Clínica Obstétrica do HC-FMUSP. Tem por finalidade o cumprimento à Lei n. 9.263, de 12 de janeiro de 1996 (publicada no Diário Oficial da União a 15/01/1996), que regulamenta o Parágrafo 7º do artigo 226 da Constituição Federal e da Portaria n. 144, de 20 de novembro de 1997, do Ministério da Saúde.

CAPÍTULO II
ORGANIZAÇÃO

Seção I
Composição

Art. 2º – A Comissão de Planejamento Familiar da Clínica Obstétrica será composta por três membros efetivos e um suplente do corpo clínico (médicos) da Clínica Obstétrica. Contará também com membros da Enfermagem e da Psicologia.

Art. 3º – A composição de todos os membros, efetivos e suplentes, será indicada pelo Professor Titular da Disciplina de Obstetrícia do Departamento de Obstetrícia e Ginecologia da FMUSP.

Art. 4º – A duração do mandato dos membros efetivos da Comissão de Planejamento Familiar da Clínica Obstétrica não será previamente estipulada, cabendo ao Professor Titular designar a substituição de quaisquer membros segundo os interesses administrativos da Disciplina, ou quando qualquer membro solicitar sua substituição ou desligamento.

Art. 5º – A Comissão de Planejamento Familiar da Clínica Obstétrica terá um coordenador escolhido, entre os membros efetivos médicos, pelo Professor Titular da Disciplina de Obstetrícia do Departamento de Obstetrícia e Ginecologia da FMUSP.

Seção II
Atribuições da Comissão de Planejamento Familiar da Clínica Obstétrica

Art. 6º – Compete à Comissão de Planejamento Familiar da Clínica Obstétrica o exame dos aspectos legais, éticos e técnicos da esterilização cirúrgica.

I – Caberá à Psicologia analisar, sob o aspecto emocional e psicológico: o equilíbrio, a cognição e a capacidade de decisão da gestante e/ou do casal quanto à laqueadura tubária;

II – Caberá à Enfermagem e/ou à Equipe Médica explanar todos os métodos transitórios e definitivos de contracepção, cirúrgicos e medicamentosos;

III – Caberá à Equipe Médica analisar, sob o aspecto legal, ético e técnico, do ponto de vista da saúde da interessada (análise dos riscos e dos benefícios), a indicação da esterilização cirúrgica.

Parágrafo único – No exercício de suas atribuições, a Comissão de Planejamento Familiar da Clínica Obstétrica não se responsabilizará pelos atos cirúrgicos vinculados ao processo da esterilização feminina, cabendo à equipe de cirurgia essa responsabilidade.

Seção III
Atribuições dos membros

Art. 7º – O Coordenador terá a incumbência de dirigir, coordenar e supervisionar as atividades e as reuniões da Comissão de Planejamento Familiar da Clínica Obstétrica, e especificamente:

I – Organizar e instalar as reuniões quando necessárias para casos específicos ou em face de mudanças que se fizerem necessárias;

II – Convidar técnicos e personalidades afeitas ao tema para colaborarem em estudos ou participarem na divulgação de assuntos correlatos;

III – Analisar e assinalar a sua opinião nos pareceres sobre as solicitações de laqueadura tubária, segundo as deliberações previamente estabelecidas;

IV – Emitir o parecer final sobre a esterilização cirúrgica, documento fundamental e único para a paciente apresentar à equipe de cirurgia.

Parágrafo único – Em sua ausência, um dos membros médicos terá o encargo de substituí-lo.

Art. 8º – As atribuições dos membros efetivos serão:

I – Analisar e assinalar a sua opinião nos pareceres sobre as solicitações de laqueadura tubária, segundo as deliberações previamente estabelecidas;

II – Discutir e suscitar o pronunciamento da Comissão de Planejamento Familiar da Clínica Obstétrica quanto às questões polêmicas em situações específicas;

III – Substituir o Coordenador nas suas faltas ou impedimentos.

Seção IV
Funcionamento

Art. 9º – Os passos a serem cumpridos para o atendimento à manifestação do desejo de esterilização cirúrgica feminina transcorrerão no Ambulatório da Clínica Obstétrica do HC-FMUSP e envolverá a utilização de 05 (cinco) formulários:

- Formulário de Solicitação de Laqueadura Tubária a ser preenchido pelo médico assistente, responsável pelo setor. O prazo entre o pedido e a data provável do parto deverá ser de no mínimo 60 dias (Parecer Consulta Cremesp n. 59.619/2004).
- Formulário contendo o Termo de Consentimento Livre e Esclarecido a ser firmado pela paciente/casal com a explanação da Enfermagem ou da Psicologia.
- Formulário de Avaliação Multidisciplinar no qual a Psicologia anotará os seus comentários acerca das condições emocionais e psicológicas da gestante/casal, emitindo, no final, a sua conclusão quanto ao aspecto cognitivo e à capacidade de decisão. A Enfermagem deverá anotar sua opinião derivada da entrevista realizada por ocasião do recebimento da solicitação do procedimento e os encaminhamentos realizados.
- Formulário a ser elaborado e assinado pelo Coordenador da Comissão ou, em sua ausência, por um dos membros médicos da Comissão de Planejamento Familiar, quando a deliberação da Comissão, por unanimidade, for FAVORÁVEL à realização da laqueadura tubária.
- Formulário para Pedido de Consultoria elaborado para os casos cuja doença não é de domínio dos especialistas da área obstétrica (Psiquiatria, Oncologia, Neurologia etc.).

Parágrafo primeiro – Todos os documentos serão anexados ao prontuário da paciente.

Parágrafo segundo – A paciente terá posse do quarto formulário (do inciso IV) que deverá ser apresentado à equipe de cirurgia.

Parágrafo terceiro – A Solicitação de Laqueadura Tubária deverá ter, obrigatoriamente, o aval de um dos médicos ou do preceptor da Clínica Obstétrica.

Parágrafo quarto – A Solicitação de Laqueadura Tubária não poderá ser assinada apenas por alunos de graduação, médicos residentes, pós-graduandos, colaboradores ou quaisquer estagiários.

Art. 10 – Caberá à Enfermagem o acolhimento das Solicitações de Laqueadura Tubária e outros documentos pertinentes. Cada solicitação terá seu número de identificação, que deverá ser anotado em espaço reservado.

Parágrafo primeiro – As pacientes deverão anexar à solicitação da esterilização cirúrgica uma cópia das certidões de nascimento dos filhos vivos (Parecer Consulta do Cremesp n. 59.619/2004).

Parágrafo segundo – Todas as solicitações de esterilização cirúrgica serão anotadas, em número sequencial, em um livro de registro sob responsabilidade da Enfermagem.

Art. 11 – A apreciação de cada solicitação resultará em uma das seguintes deliberações:

I – FAVORÁVEL: na situação de concordância unânime na realização da cirurgia. Dessa deliberação resultará o quarto documento a ser entregue à paciente.

II – DESFAVORÁVEL: se um ou mais membros não estiverem de acordo com o procedimento. Nessa situação, não haverá emissão de documento para a paciente.

Art. 12 – Se um dos membros ou a solicitante julgar o caso de muita relevância e, não havendo unanimidade, poderá ser apresentado, para deliberação, ao Professor Titular da Disciplina de Obstetrícia do Departamento de Obstetrícia e Ginecologia da FMUSP.

Art. 13 – Quando houver alguma doença materna para a justificativa da laqueadura e um dos membros não se julgar suficientemente convencido quanto à necessidade do ato operatório, poderá pedir opinião do especialista sobre os efeitos da gestação sobre a doença em questão ou mesmo sobre o prognóstico de tal doente em face à sua enfermidade.

Parágrafo único – Para essa finalidade, existe um formulário específico contendo um texto explicativo para facilitar a compreensão do consultado que não é afeito ao tema.

Art. 14 – Poderão participar das deliberações da Comissão de Planejamento Familiar da Clínica Obstétrica, no momento da apreciação da Solicitação de Laqueadura Tubária, os membros do corpo clínico envolvidos no atendimento do caso.

CAPÍTULO III
DISPOSIÇÕES FINAIS

Art. 15 – Os casos omissos e as eventuais dúvidas surgidas na aplicação do presente Regimento Interno serão dirimidos pelo Professor Titular da Disciplina de Obstetrícia do Departamento de Obstetrícia e Ginecologia da FMUSP.

Art. 16 – O presente Regimento entrará em vigor após aprovação pelo Professor Titular da Disciplina de Obstetrícia do Departamento de Obstetrícia e Ginecologia da FMUSP.

Art. 17 – O trabalho de todos os membros efetivos e membros consultores não será remunerado, sendo considerado de relevância ao interesse público.

## PONTOS-CHAVE

- O planejamento familiar é um dever do Estado e um direito do cidadão.
- Os direitos reprodutivos da mulher preveem autonomia no planejamento familiar.
- A precisão e a completude da orientação médica para a opção pelo método anticoncepcional são indispensáveis.
- A orientação médica deve ser precedida de propedêutica adequada, quando pertinente.
- Todos os métodos transitórios apresentam vantagens e desvantagens, efeitos benéficos e efeitos secundários, às vezes, indesejáveis.
- Os métodos disponíveis apresentam boa segurança anticoncepcional.
- Para a proteção contra as infecções sexualmente transmissíveis, entre elas a infecção pelo vírus da imunodeficiência humana, os melhores métodos são os de barreira, sendo o condom o melhor deles.
- Existe legislação específica para esterilização cirúrgica voluntária que prevê penas de reclusão quando a lei é descumprida.
- Investimentos oficiais na educação e na melhoria das condições sociais e econômicas constituem a melhor forma de se evitar crescimento populacional com gravidezes não desejadas e não planejadas.

## REFERÊNCIAS BIBLIOGRÁFICAS


### Artigos de revisão

1. Derman SG, Peralta LM. Postcoital contraception: present and future options. J Adolesc Health 1995; 16: 6-11.
2. Downing D. Pharmaceutical care in emergency contraception. J Am Pharm Assoc 2002; 42: S38-9.
3. Ellertson C, Shochet T, Blanchard K, Trussell J. Emergency contraception: a review of the programmatic and social science literature. Contraception 2000; 61: 145-86.
4. Feldman E. Contraceptive care for the adolescent. Prim Care 2006; 33: 405-31.
5. Grimes DA, Raymond EG. Emergency contraception. Ann Intern Med 2002; 137: 180-9.
6. Kessel E. Quinacrine sterilization: an assessment of risks for ectopic pregnancy, birth defects and cancer. Adv Contracept 1998; 14: 81-90.
7. Kovacs L. From abortion to contraception in Europe. Eur J Contracept Reprod Health Care 1999; 4: 229-36.
8. Morgan KW. The intrauterine device: rethinking old paradigms. J Midwifery Womens Health 2006; 51: 464-70.
9. Ornstein RM, Fisher MM. Hormonal contraception in adolescents: special considerations. Paediatr Drugs 2006; 8: 25-45.
10. Pastorek JG, White CA. Surgical sterilization at the time of cesarean delivery. Obstet Gynecol Clin North Am 1988; 15: 771-81.
11. Pelland PC. Sterilization by laparoscopy. Clin Obstet Gynecol 1983; 26: 321-33.
12. Sitruk-Ware R. Contraception: an international perspective. Contraception 2006; 73: 215-22.
13. Trussell J, Vaughan B. Contraceptive use projections: 1990 to 2010. Am J Obstet Gynecol 1992; 167: 1160-4.
14. Westhoff C, Davis A. Tubal sterilization: focus on the US experience. Fertil Steril 2000; 73: 913-22.

### Artigos originais

15. Alpizar F. Quinacrine sterilization (QS) in Costa Rica: 694 cases. Int J Gynaecol Obstet 2003; 83(2): S141-5.
16. Annunziata N, Zarcone R, Scotto di Tella L, Dorato F, Vicinanza G. A case of failure of tubal sterilization using Pomeroy's technique. Panminerva Med 1997; 39: 315-6.
17. Aral K, Zorlu CG, Cobanoglu O, Gokmen O. IUD (TCu380A) insertion following induced first trimester abortion. Adv Contracept 1993; 9: 251-5.
18. Assaf A, Gohar M, Saad S, el-Nashar A, Abdel Aziz A. Removal of intrauterine devices with missing tails during early pregnancy. Contraception 1992; 45: 541-6.
19. Ayers JW, Johnson RS, Ansbacher R, Menon M, LaFerla JJ, Roberts JA. Sterilization failures with bipolar tubal cautery. Fertil Steril 1984; 42: 526-30.
20. Barjot P, Graesslin O, Cohen D, Vaillant P, Clerson P, Hoffet M. Pregnancies occurring during oral contraception: lessons from the GRECO study. Gynecol Obstet Fertil 2006; 34: 120-6.
21. Barjot PJ, Marie G, von Theobald P. Laparoscopic tubal anastomosis and reversal of sterilization. Hum Reprod 1999; 14: 1222-5.
22. Barrett G, Wellings K. What is a "planned" pregnancy? Empirical data from a British study. Soc Sci Med 2002; 55: 545-57.
23. Barroso C. Esterilização feminina: liberdade e opressão. Rev Saúde Pública 1984; 18: 170-80.
24. Bhuiyan SN, Begum R. Quinacrine non-surgical female sterilization in Bangladesh. Contraception 2001; 64: 281-6.
25. Bonell C, Allen E, Strange V et al. Influence of family type and parenting behaviours on teenage sexual behaviour and conceptions. J Epidemiol Community Health 2006; 60: 502-6.
26. Brening RK, Dalve-Endres AM, Patrick K. Emergency contraception pills (ECPs): current trends in United States college health centers. Contraception 2003; 67: 449-56.
27. Brunner LR, Hogue CJ. The role of body weight in oral contraceptive failure: results from the 1995 national survey of family growth. Ann Epidemiol 2005; 15: 492-9.
28. Bukovsky I, Schneider D, Weinraub Z, Arieli S, Schreyer P, Caspi E. Sterilization at the time of cesarean section: tubal ligation or hysterectomy? Contraception 1983; 28: 349-56.
29. Cabou C, Lacroix I, Roncalli J et al. Myocardial infarction in a young female smoker taking oral contraception. Arch Mal Coeur Vaiss 2006; 99: 80-5.
30. Carvalho L, Cecatti JG, Osis MJ, Sousa M. Número ideal de filhos e arrependimento pós-laqueadura. Rev Ass Med Bras 2006; 52: 357-61.
31. Cecatti J, Araújo A, Osis M, Santos L, Faúndes A. Introdução da lactação e amenorréia como método contraceptivo (LAM) em um programa de planejamento familiar pós-parto: repercussões sobre a saúde das crianças. Rev Bras Saúde Matern Infant 2004; 4: 159-69.
32. Chandra A. Surgical sterilization in the United States: prevalence and characteristics, 1965-95. Vital Health Stat 1998; 23:1-33.
33. Cheewadhanaraks S. Effect of tubal ligation on pelvic endometriosis externa in multiparous women with chronic pelvic pain. J Med Assoc Thai 2004; 87: 735-9.
34. Chi I, Feldblum PJ, Rogers SM. IUD – related uterine perforation: an epidemiologic analysis of a rare event using an international dataset. Contracept Deliv Syst 1984; 5: 123-30.
35. Chompootaweep S, Kochagarn E, Sirisumpan S, Tang-usaha J, Theppitaksak B, Dusitsin N. Effectiveness of norplant implants among Thai women in Bangkok. Contraception 1996; 53: 33-6.
36. Corbett PO, Mitchell CP, Taylor JS, Kemppainen J. Emergency contraception: knowledge and perceptions in a university population. J Am Acad Nurse Pract 2006; 18: 161-8.
37. Coutinho EM, O'Dwyer E, Barbosa IC et al. Comparative study on intermittent versus continuous use of a contraceptive pill administered by vaginal route. Contraception 1995; 51: 355-8.
38. Creatsas G, Elsheikh A. Adolescent pregnancy and its consequences. Eur J Contracept Reprod Health Care 2002; 7: 167-72.
39. Croxatto HB, Brache V, Massai R et al. Feasibility study of nestorone-ethinylestradiol vaginal contraceptive ring for emergency contraception. Contraception 2006; 73: 46-52.
40. Dabrow SM, Merrick CL, Conlon M. Adolescent girls' attitudes toward contraceptive subdermal implants. J Adolesc Health 1995; 16: 360-6.
41. Davies SL, DiClemente RJ, Wingood GM et al. Predictors of inconsistent contraceptive use among adolescent girls: findings from a prospective study. J Adolesc Health 2006; 39: 43-9.
42. Depes DB, Pereira AMG; Yatabe S, Coelho Lopes RG. Essure: a revolution in female definitive contraception. Einstein 2009; 7(3 Pt 1): 392-3.
43. Espejo X, Tsunechiro M, Osis M, Duarte G, Bahamondes L, Sousa M. Adequação do conhecimento sobre métodos anticoncepcionais entre mulheres de Campinas, São Paulo. Rev Saúde Pública 2003; 37: 583-90.
44. Farr G, Amatya R, Betancourt JD, David M, Alfonso L, Dacalos E. Clinical performance of the TCu 380A and TCu 220C IUDs in four developing country family planning clinics. Contraception 1994; 50: 417-29.
45. Farr G, Gabelnick H, Sturgen K, Dorflinger L. Contraceptive efficacy and acceptability of the female condom. Am J Public Health 1994; 84: 1960-4.
46. Fasouliotis SJ, Schenker JG. Ethical aspects of reproduction in the next century. Ann N Y Acad Sci 2000; 900: 357-74.
47. Fernandes A, Bedone AJ, Paes Leme L, Yamada E. Laqueadura de intervalo e intraparto. Rev Ass Med Bras 2006; 52: 323-7.
48. Fleisher JM, Senie RT, Minkoff H, Jaccard J. Condom use relative to knowledge of sexually transmitted disease prevention, method of birth control, and past or present infection. J Community Health 1994; 19: 395-407.

49. Goldberg HI, Toros A. The use of traditional methods of contraception among Turkish couples. Stud Fam Plann 1994; 25: 122-8.
50. Grigoriou O, Baka S, Makrakis E, Hassiakos D, Kapparos G, Kouskouni E. Prevalence of clinical vaginal candidiasis in a university hospital and possible risk factors. Eur J Obstet Gynecol Reprod Biol 2006; 126: 121-5.
51. Hammerstein J. Legal liability in failed sterilization from the physician's viewpoint. Z Arztl Fortbild (Jena) 1995; 89: 678-81; discussion 681-3.
52. Hardy E, Bento S, Osis MJD, Hebling EM. Pesquisa em contracepção: opinião de pesquisadores, sujeitos e defensoras dos direitos das mulheres. Rev Ass Med Bras 2004; 50(4): 451-6.
53. Hoefnagels C, Hospers HJ, Hosman C, Schouten L, Schaalma H. One measure, two motives: prediction of condom use and interaction between two prevention goals among heterosexual young adults: preventing pregnancy and/or sexually transmitted diseases. Prev Sci 2006; 7: 369-76.
54. Juarez F, Martin TC. Safe sex versus safe love? Relationship context and condom use among male adolescents in the favelas of Recife, Brazil. Arch Sex Behav 2006; 35: 25-35.
55. Kato K, Joachim A, Nielsen P, Habib ND. Norplant and its side effects. Zentralbl Gynakol 1995; 117: 260-2.
56. Kazi A, Kennedy KI, Visness CM, Khan T. Effectiveness of the lactational amenorrhea method in Pakistan. Fertil Steril 1995; 64: 717-23.
57. Kidan KG, Azeze B, Ismail S. Female sterilisation through mini--laparotomy at Gondar College of Medical Sciences. East Afr Med J 2001; 78: 414-7.
58. Lacey Jr. JV, Brinton LA, Mortel R et al. Tubal sterilization and risk of cancer of the endometrium. Gynecol Oncol 2000; 79: 482-4.
59. Lamvu G, Steiner MJ, Condon S, Hartmann K. Consistency between most important reasons for using contraception and current method used: the influence of health care providers. Contraception 2006; 73: 399-403.
60. Lassner KJ, Chen CH, Kropsch LA, Oberle MW, Lopes IM, Morris L. Comparative study of safety and efficacy of IUD insertions by physicians and nursing personnel in Brazil. Bull Pan Am Health Organ 1995; 29: 206-15.
61. Leone T, Hinde A. Sterilization and union instability in Brazil. J Biosoc Sci 2005; 37: 459-69.
62. Lesnewski R, Prine L. Initiating hormonal contraception. Am Fam Physician 2006; 74: 105-12.
63. Li FF, Chen YX, Tang JH. Emergency contraception by low-dose mifepristone: observation of 150 cases. Di Yi Jun Yi Da Xue Xue Bao 2002; 22: 466-76.
64. Mackay A, Kieke B, Koonin L, Beattie K. Tubal sterilization in the United States. Fam Plann Perspect 2001; 33: 161-5.
65. Marcolino C. Planejamento familiar e laquedura tubária: análise do trabalho de uma equipe de saúde. Cad Saúde Pública 2004; 3: 771-9.
66. Minella L. Aspectos positivos e negativos da esterilização tubária do ponto de vista de mulheres esterilizadas. Cad Saúde Pública 1998; 14(1): 69-79.
67. Modotte W, Dias R, Frei F, Dias D, Fernandes F. Estudo comparativo de vias de acesso cirúrgico na contracepção cirúrgica feminina: microlaparoscopia versus minilaparotomia. Rev Bras Ginecol Obstet 2006; 28: 403-9.
68. Monastersky N, Landau SC. Future of emergency contraception lies in pharmacists' hands. J Am Pharm Assoc 2006; 46: 84-8.
69. Moreau C, Bajos N, Trussell J. The impact of pharmacy access to emergency contraceptive pills in France. Contraception 2006; 73: 602-8.
70. Narring F, Roulet N, Addor V, Michaud PA. Abortion requests among adolescents in comparison with young adults in a Swiss region (1990-1998). Acta Paediatr 2002; 91: 965-70.
71. Peterson EP, Behrman SJ. Laparoscopic tubal sterilization. Am J Obstet Gynecol 1971; 110: 24-31.
72. Phemister DA, Laurent S, Harrison Jr. FN. Use of norplant contraceptive implants in the immediate postpartum period: safety and tolerance. Am J Obstet Gynecol 1995; 172: 175-9.
73. Philliber S, Kaye JW, Herrling S, West E. Preventing pregnancy and improving health care access among teenagers: an evaluation of the children's aid society-carrera program. Perspect Sex Reprod Health 2002; 34: 244-51.
74. Reddy D, Fleming F, Swain C. Effect of mandatory parental notification on adolescent girls' use of sexual health care sevices. Jama 2002; 73: 1.
75. Ross JA. Sterilization: past, present, future. Stud Fam Plann 1992; 23: 187-98.
76. Roumen FJ, Berg MM, Hoomans EH. The combined contraceptive vaginal ring (Nuva Ring): first experience in daily clinical practice in The Netherlands. Eur J Contracept Reprod Health Care 2006; 11: 14-22.
77. Sadler LS, Chen JY, Daley AM, Leventhal JM, Reynolds H. Reproductive care and rates of pregnancy in teenagers with negative pregnancy test results. J Adolesc Health 2006; 38: 222-9.
78. Salam A, Alim A, Noguchi T. Spousal abuse against women and its consequences on reproductive health: a study in the urban slums in Bangladesh. Matern Child Health J 2006; 10: 83-94.
79. Santelli JS, Morrow B, Anderson JE, Lindberg LD. Contraceptive use and pregnancy risk among US high school students, 1991-2003. Perspect Sex Reprod Health 2006; 38: 106-11.
80. Scarpa B, Dunson DB, Colombo B. Cervical mucus secretions on the day of intercourse: an accurate marker of highly fertile days. Eur J Obstet Gynecol Reprod Biol 2006; 125: 72-8.
81. Schindlbeck C, Janni W, Friese K. Failure of implanon contraception in a patient taking carbamazepin for epilepsia. Arch Gynecol Obstet 2006; 273: 255-6.
82. Schmitz-Rode T, Ross PL, Timmermans H, Thurmond AS, Gunther RW, Rosch J. Experimental nonsurgical female sterilization: transcervical implantation of microspindles in fallopian tubes. J Vasc Interv Radiol 1994; 5: 905-10.
83. Shirley B, Bundren JC, McKinney S. Levonorgestrel as a postcoital contraceptive. Contraception 1995; 52: 277-81.
84. Skajaa K, Forman A. Levonorgestrel IUD. Ugeskr Laeger 1994; 156: 6884-7.
85. Tatum HJ, Beltran RS, Ramos R, van Kets H, Sivin I, Schmidt FH. Immediate postplacental insertion of GYNE-T 380 and GYNE-T 380 postpartum intrauterine contraceptive devices: randomized study. Am J Obstet Gynecol 1996; 175: 1231-5.
86. Thomas SV. Management of epilepsy and pregnancy. J Postgrad Med 2006; 52: 57-64.
87. Tinelli A, Tinelli R, Malvasi A, Cavallotti C, Tinelli FG. The intrauterine device in modern contraception: still an actuality? Eur J Contracept Reprod Health Care 2006; 11: 197-201.
88. Vessey M, Huggins G, Lawless M, McPherson K, Yeates D. Tubal sterilization: findings in a large prospective study. Br J Obstet Gynaecol 1983; 90: 203-9.
89. Vieira EM, Fábio S, Gueleri W, Picado M, Yoshinaga E, Souza L. Características dos candidatos à esterilização cirúrgica e os fatores associados ao tipo de procedimento. Cad Saúde Pública 2005; 21: 1785-91.
90. von Kesseru E, Etchepareborda JJ, Wikinski R, Beier S. Premenopause contraception with monthly injectable Mesigyna with special emphasis on serum lipid and bone density patterns. Contraception 2000; 61: 317-22.
91. Wall LL, Brown D. Refusals by pharmacists to dispense emergency contraception: a critique. Obstet Gynecol 2006; 107: 1148-51.
92. Waniez P, Wurtz B, Brustlein V. Abuse of caesarean delivery in Brazil: geographic dimensions of a medical aberration. Sante 2006; 16: 21-31.
93. Whitaker Jr. CF. Tubal ligation by colpotomy incision. Am J Obstet Gynecol 1979; 134: 885-8.
94. Williams MT, Bonner L. Sex education attitudes and outcomes among North American women. Adolescence 2006; 41: 1-14.

95. Yadav SC, Gaur LN, Gupta N, Roy M, Saxena NC. Nonoxynol-9 vaginal pessary: a preliminary Indian experience. Natl Med J India 2006; 19: 133-6.
96. Young DC, Wiehle RD, Joshi SG, Poindexter AN. Emergency contraception alters progesterone-associated endometrial protein in serum and uterine luminal fluid. Obstet Gynecol 1994; 84: 266-71.

## Diretrizes

97. American College of Obstetricians and Gynecologists. Clinical management guidelines for obstetrician-gynecologists: emergency contraception. ACOG Practice Bulletin. Obstet Ginecol 2005; 106: 1443-52.
98. Conselho Regional de Medicina do Estado de São Paulo. Referência ética para tocoginecologistas. In: Ética em ginecologia e obstetrícia. São Paulo: Cremesp, 2002.
99. Secretaria de Assistência à Saúde. Portaria nº 144, de 20 de novembro de 1997. Diário Oficial da União, Brasília, 1997.

## Editoriais/cartas ao editor

100. Emergency contraception with levonorgestrel or the Yuzpe regimen. Lancet 1998; 352: 1939-40.
101. Grimes DA. Switching emergency contraception to over-the-counter status. N Engl J Med 2002; 347: 846-9.
102. Steiner MJ, Cates Jr. W. Condoms and urinary tract infections: is nonoxynol-9 the problem or the solution? Epidemiology 1997; 8: 612-4.

## Livros

103. Aldrighi JM, Petta CA. Orientação em anticoncepção: manual de orientação. São Paulo: Febrasgo; 2004.
104. Arie WM, Fonseca AM, Bagnoli VR, Baracat EC. História da anticoncepção. São Paulo: Casa e Leitura Médica; 2009.
105. Código de Ética Médica/Código de Processo Ético Profissional/ Conselho de Medicina, Direitos dos Pacientes. São Paulo: Cremesp; 2009. 96 p.
106. Cunningham FG, Leveno KJ, Bloom SL et al. Williams' obstetrics. 24.ed. New York: McGraw-Hill; 2014.
107. Petchevsky R. Reproductive choice in the contemporary US: a social analysis of female sterilization. In: Michaelson E, editor. And the poor get children. London: Monthly Review Press, 1981.

## Revisões sistemáticas/metanálises

108. Gallo MF, Grimes DA, Lopez LM, Schulz KF. Non-latex versus latex male condoms for contraception. Cochrane Database Syst Rev 2006; (12): CD003550.
109. Halpern V, Grimes DA, Lopez L, Gallo MF. Strategies to improve adherence and acceptability of hormonal methods for contraception. Cochrane Database Syst Rev 2006; (1): CD004317.

## *Websites*

110. Albuquerque L, Miranda R, Santos M. Laqueadura tubária. Disponível em: www.endoscopiaemginecologia.com.br/consenso/laparoscopia/textos/repro_humana/laqueadura.htm. Acesso em: 24/04/2023.
111. Declaração e Plataforma para a Ação de Beijing, 1995. Disponível em: http://www.un.org/womenwatch/confer/beijing/reports/platesp.htm. Acesso em: 17/04/2023.

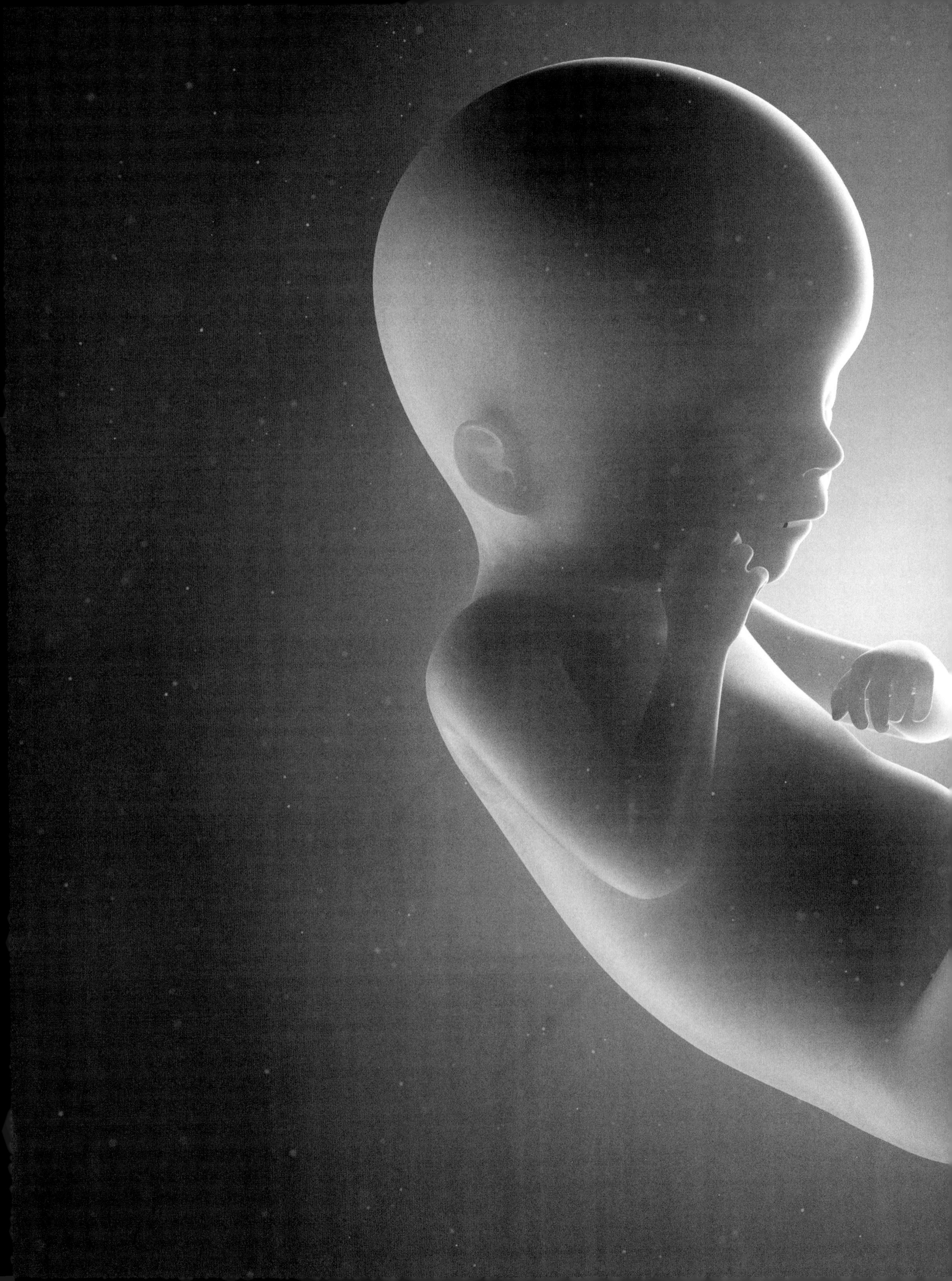

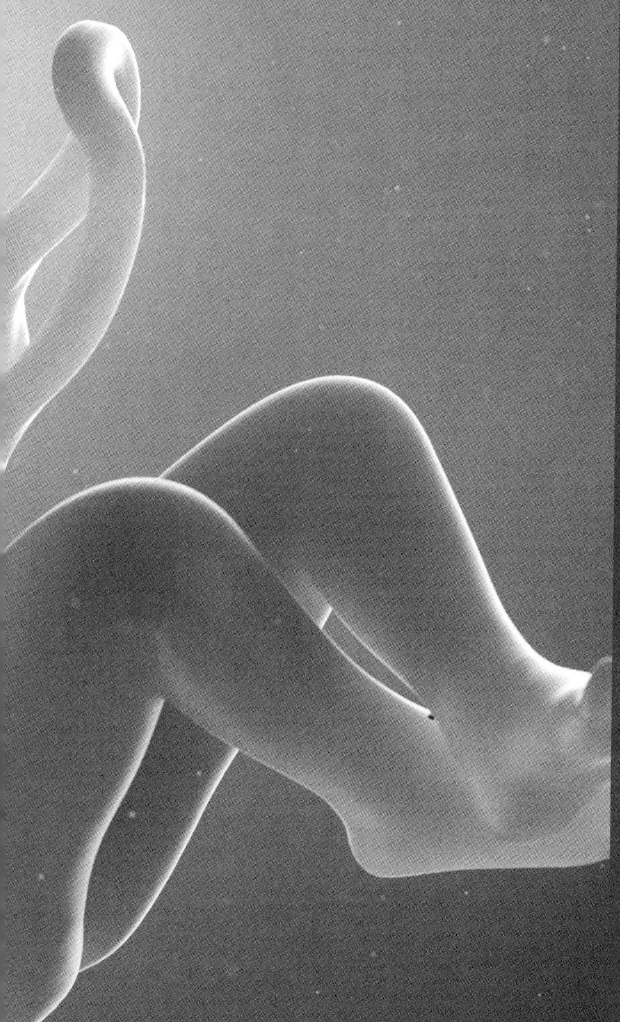

# Seção 5

## Intercorrências obstétricas

Alice de Ofir Maganin, Carlos Tadashi Yoshizaki, Carolina Burgarelli Testa, Cristiane de Freitas Paganoti, Fernanda Cristina Ferreira Mikami, Marco Aurélio Knippel Galletta, Maria de Lourdes Brizot, Maria Rita de Figueiredo Lemos Bortolotto, Mário Henrique Burlacchini de Carvalho, Pedro Paulo Pereira, Rossana Pulcineli Vieira Francisco, Seizo Miyadahira, Silvio Martinelli, Tiago Pedromonico Arrym, Victor Bunduki

# Capítulo 29

# Abortamento



## DEFINIÇÃO

A Organização Mundial da Saúde (OMS), na CID-11, define abortamento como a interrupção da gestação com menos de 22 semanas completas ou com produto da concepção (embrião ou feto) pesando menos de 500 g.[144] Levando-se em conta a viabilidade do produto conceptual, considera-se abortamento a interrupção da gestação antes do feto ser capaz de sobreviver fora do útero.[128] No Brasil, o Ministério da Saúde define como abortamento a interrupção da gravidez até a 20ª ou 22ª semana e com produto da concepção pesando menos que 500 g.[126] Aborto é o produto da concepção eliminado no processo de abortamento.

## CLASSIFICAÇÃO

Quanto à intenção e cronologia, o abortamento pode ser classificado da seguinte forma:

- Quanto à intenção: o abortamento pode ser espontâneo, se ocorrer sem ação deliberada de qualquer natureza, ou induzido (provocado), caso a interrupção da gestação seja resultante de interferência intencional antes de alcançadas as condições mínimas de sobrevivência extrauterina do produto conceptual.
- Quanto à cronologia: o abortamento é denominado como precoce se a perda gestacional ocorrer até 12 semanas e tardio, se ocorrer entre 13 e 20 a 22 semanas de gestação.

## INCIDÊNCIA

O abortamento representa a complicação mais frequente da gravidez. Aproximadamente uma em cada quatro mulheres terá um abortamento espontâneo durante sua vida reprodutiva.[114] Ainda que a real incidência do abortamento seja desconhecida, entre 15 e 20% das gestações clinicamente diagnosticadas terminarão em abortamento.[63,70,122] Por meio da utilização de testes de alta sensibilidade capazes de detectar gestações que ainda não se manifestaram clinicamente, também denominadas gestações bioquímicas, essas taxas podem atingir cifras de até 60%.[61]

## ETIOLOGIA

### ALTERAÇÕES CROMOSSÔMICAS

A maioria dos abortamentos ocorre no primeiro trimestre da gravidez e 50 a 80% apresentam alterações cromossômicas.[28,106] A proporção de perdas fetais consequentes às alterações cromossômicas diminui com a evolução da gestação.

A trissomia autossômica é a alteração mais frequentemente ligada ao abortamento espontâneo de primeiro trimestre e representa 50% dos abortamentos de causa genética. As trissomias mais relacionadas ao abortamento são, em ordem decrescente de frequência, dos cromossomos 16, 22, 21, 15, 13, 2 e 14.[106] Erros na meiose II são a principal explicação para a ocorrência das trissomias e relacionam-se com a idade materna avançada e com a diminuição ou ausência de recombinação meiótica.[13,28,66]

A monossomia do cromossomo X é a segunda causa de alteração cromossômica mais comumente relacionada ao abortamento. Ela está presente em cerca de 7 a 10% dos abortamentos de primeiro trimestre. Aproximadamente 99% dos casos de monossomia do X evoluem para o abortamento. Essa alteração cromossômica geralmente ocorre pela falta de um cromossomo sexual paterno, não havendo correlação com a idade materna.[106]

A triploidia encontra-se associada à mola parcial e os achados patológicos frequentemente encontrados incluem saco gestacional desproporcionalmente grande, degeneração hidrópica parcial das vilosidades coriônicas e hiperplasia do trofoblasto. Os fetos triploides podem apresentar defeitos do tubo neural, onfalocele, dismorfismo facial, fenda labial e sindactilia.[89] Os abortamentos triploides são geralmente relacionados a cariótipos do tipo 69,XXY ou 69,XXX, e originam-se da fecundação por dois espermatozoides (dispermia) ou por um espermatozoide que duplica seu genoma.[10]

A ocorrência de tetraploidia é rara e, portanto, a observação de abortamentos decorrentes de tetraploidia é incomum, sendo que a gestação raramente evolui além da terceira semana. A tetraploidia do tecido embrionário deve ser diferenciada da tetraploidia celular encontrada em aproximadamente 1% das células submetidas à cultura de líquido amniótico, que não apresentam significado clínico.[106]

Em relação ao abortamento habitual, cerca de 3 a 5% dos casais apresentam alterações cromossômicas. A alteração cromossômica mais frequentemente encontrada é a translocação balanceada. A presença de translocação balanceada em um componente do casal, após a recombinação meiótica, pode originar uma translocação não balanceada no produto conceptual, o que é capaz de causar o abortamento. Esse tipo de alteração estrutural do cromossomo é cerca de duas vezes mais frequente na mulher, e a maioria dos indivíduos portadores dessa alteração cromossômica apresenta fenótipo normal.[28,106] Outras alterações cromossômicas encontradas em casais com abortamento habitual são a translocação robertsoniana, o mosaicismo do cromossomo X e as inversões. A frequência de alterações cromossômicas em casais com abortamento habitual parece ser maior em mulheres jovens e com pais e irmãos afetados.[17]

Outra causa cromossômica envolvida na gênese do abortamento habitual é a presença de aneuploidia recorrente em conceptos de casais com cariótipo normal. Entretanto, é possível que em muitos casos esse evento esteja diretamente ligado à idade materna e não seja uma ocorrência aleatória em casais predispostos. A presença de aneuploidia em casos de abortamento recorrente tem sido verificada em aproximadamente 40% dos abortos (produto do abortamento). O prognóstico de uma futura gestação parece ser melhor em casos de aborto aneuploide se comparado com o euploide, contudo, 15% dos casais apresentam conceptos com aneuploidia recorrente. Nesse caso em particular, o diagnóstico genético pré-implantação tem sido oferecido a casais com esse padrão de alteração genética do produto do abortamento.[5]

A avaliação do cariótipo com bandeamento cromossômico do casal e do aborto deve ser realizada em casos de abortamento habitual em que as perdas recorrentes são precoces. Exames que utilizam técnicas *microarrays* de DNA (hibridização genômica comparativa e *array* de polimorfismo de nucleotídeo único – a-SNP) são preferíveis ao bandeamento cromossômico, pois diminuem as falhas de crescimento celular e a contaminação da amostra por células maternas. Em relação ao tratamento do fator cromossômico, de acordo com o diagnóstico propõe-se a fertilização *in vitro*, podendo-se utilizar o diagnóstico genético pré-implantação ou, ainda, a doação de gametas.[84]

## ALTERAÇÕES ENDÓCRINAS

### Defeitos da fase lútea

A implantação ovular em endométrio pobremente preparado, em consequência à produção deficiente de progesterona pelo corpo lúteo, foi aventada no passado como causa de abortamento espontâneo e habitual. Atualmente, os defeitos da fase lútea são considerados causa pouco provável de abortamento e sua pesquisa não faz mais parte da rotina diagnóstica do abortamento habitual. O diagnóstico é baseado, sobretudo, na biópsia endometrial e na dosagem sérica de progesterona, e ambos os métodos apresentam deficiências.[19,53,56] Até o momento, não existem estudos randomizados que demonstrem que a deficiência lútea seja uma entidade verdadeira e também não há evidência científica de alta qualidade que apoie o uso de progesterona para prevenção do abortamento.[18,30,132]

### *Diabetes mellitus*

A taxa de abortamento encontra-se aumentada em mulheres com *diabetes mellitus* tipo 1 que não estão metabolicamente controladas no início da gravidez. Em contrapartida, aquelas que se encontrem adequadamente controladas ou que apresentem *diabetes mellitus* subclínico não apresentam maior risco de perda fetal ou de malformação.[90]

### Tireopatias

A incidência de abortamento mostra-se aumentada em pacientes com evidente tireopatia.[46] Alguns estudos têm demonstrado que pacientes com abortamento apresentam maior incidência de anticorpos antitireoidianos, mesmo na ausência de doença tireoidiana.[43,108] Por outro lado, outros estudos não encontraram relação causal entre a taxa de abortamento e a presença desses anticorpos.[98,99]

Pacientes com abortamento habitual devem ser investigadas quanto a tireopatias no período pré-concepcional e, se necessário, devem ser tratadas para que a gestação ocorra com a função tireoidiana normalizada.

### Síndrome dos ovários policísticos

A síndrome dos ovários policísticos afeta cerca de 10% das mulheres em idade reprodutiva e tem sido considerada causa de abortamento, inclusive de abortamento habitual. Os possíveis mecanismos responsáveis pelo abortamento em pacientes com síndrome dos ovários policísticos são: maior resistência à insulina, com consequente hiperinsulinemia e elevação do hormônio luteinizante, obesidade e hiperandrogenismo. Alguns estudos têm mostrado que o tratamento preconcepcional e durante a gravidez com metformina diminui a taxa de abortamento em pacientes com essa síndrome.[17,76] Por outro lado, resultado de metanálise envolvendo 17 estudos prospectivos com distribuição aleatória das pacientes não demonstrou menor incidência de abortamento em mulheres que fizeram uso de metformina antes da concepção.[136]

## INFECÇÕES

Teoricamente, as infecções maternas (bacterianas ou virais) podem ocasionar abortamento por lesões da decídua, da placenta, das membranas ovulares, do produto conceptual e, também, em função do comprometimento do estado materno. Nesse particular, alguns estudos evidenciaram maior taxa de abortamento em gestantes acometidas por Covid-19, especialmente nos casos graves.[37,81]

A relação entre abortamento tardio e infecção materna pelo *Treponema pallidum* é bem estabelecida, entretanto, para microrganismos como *Chlamydia trachomatis*, *Neisseria gonorrhoeae*, *Streptococcus agalactiae*, herpes-vírus, citomegalovírus e *Listeria monocytogenes*, embora sejam implicados na gênese do abortamento espontâneo, não há uma relação causal bem estabelecida.[106]

## CAUSAS UTERINAS

### Sinéquias intrauterinas (síndrome de Asherman)

As aderências intrauterinas, geralmente secundárias a curetagens pós-abortamento infectado, podem interferir no processo de implantação ovular. Estima-se que entre 15 e 30% das pacientes com aderências intrauterinas desenvolvem abortamento de repetição. Geralmente, essas mulheres apresentam diminuição do fluxo menstrual ou amenorreia.[106] O diagnóstico é realizado por histerossalpingografia ou histeroscopia, e o tratamento consiste na lise das aderências sob visão histeroscópica. Na dependência do grau de sinéquias, para evitar a formação de novas aderências, preconiza-se a inserção de dispositivo intrauterino (DIU) ou de cateter de Foley insuflado. A administração de estrógeno também é recomendada, com o objetivo de provocar proliferação endometrial e proporcionar a reepitelização do endométrio. Aproximadamente 50% das pacientes engravidam após o tratamento cirúrgico, porém a incidência de abortamento mantém-se elevada.[87,106]

### Miomas

A associação entre mioma uterino e gravidez é relativamente comum e varia de 0,1 a 3,9%.[52] Na maioria das vezes, não existe uma relação causal entre abortamento e miomatose uterina. A localização do mioma é mais importante que seu tamanho, sendo os miomas intramurais e principalmente os submucosos que distorcem a cavidade uterina os mais relacionados aos casos de abortamento. Há controvérsia se miomas submucosos são responsáveis por abortamento habitual. Em consequência do mioma, podem ocorrer deciduação deficiente na região de implantação do ovo e rápido crescimento tumoral, resultado dos hormônios produzidos na gestação. Além de prejudicar o desenvolvimento do produto conceptual, em consequência do rápido crescimento tumoral, o mioma pode ter seu suprimento sanguíneo comprometido e sofrer necrose tumoral com liberação de citocinas e, consequentemente, provocar contratilidade uterina e abortamento.[106]

### Incompetência cervical

A incompetência cervical é uma condição que se caracteriza por perda fetal recorrente no segundo trimestre da gravidez, em consequência de insuficiência do sistema de oclusão do colo uterino. Essa inabilidade do colo uterino em manter-se convenientemente ocluído pode ser consequente a um defeito estrutural ou funcional. O diagnóstico clínico de incompetência cervical geralmente é retrospectivo e depende fundamentalmente de uma cuidadosa anamnese obstétrica. Geralmente, ocorre dilatação cervical indolor, ausência de sangramento, protrusão das membranas ovulares na vagina e posterior rotura de membranas, seguida de expulsão fetal, na maioria das vezes com produto conceptual ainda vivo.[3] A incompetência cervical é responsável por 10 a 20% dos abortamentos de repetição.[77]

Entre os fatores etiológicos da incompetência cervical destacam-se as causas traumáticas, como dilatação e curetagem; laceração cervical pós-parto traumático ou pós-abortamento; amputação ou conização do colo uterino.[82] Pode ser ainda de origem congênita, por alteração do colágeno ou em consequência à exposição intrauterina ao dietilestilbestrol.[106]

O diagnóstico clínico de incompetência cervical é baseado fundamentalmente na história obstétrica de perdas fetais recorrentes no segundo trimestre da gravidez (entre 12 e 20 semanas de gravidez) ou partos prematuros extremos (entre 21 e 28 semanas de gestação). Fora da gestação, o diagnóstico é realizado principalmente pela histerossalpingografia durante a fase lútea do ciclo menstrual. A largura da região istmocervical superior a 10 mm é altamente sugestiva de incompetência cervical.[102] Ainda fora da gravidez, a falta de resistência à passagem pelo colo uterino de vela de Hegar nº 8, na segunda fase do ciclo menstrual, também denota a insuficiência do sistema oclusivo do canal cervical.

A ultrassonografia transvaginal, por ser exame de fácil execução e não invasivo, tem sido utilizada no diagnóstico de incompetência cervical durante a gestação. Esse método diagnóstico tem se mostrado superior à ultrassonografia abdominal e perineal na avaliação do comprimento do colo uterino. Avaliam-se, para esse diagnóstico, o comprimento da cérvix, a forma do canal cervical e a presença de protrusão das membranas amnióticas através do canal cervical.

Normalmente, o comprimento do colo uterino permanece praticamente estável até o início do terceiro trimestre da gravidez, quando se encurta progressivamente (Tabela 1).[29] A medida da cérvix entre 22 e 32 semanas permite realizar curva de distribuição pela obtenção de percentis com a finalidade de se estabelecer um padrão de normalidade (Tabela 2).[29] Vários estudos envolvendo ultrassonografia transvaginal no segundo trimestre da gravidez têm demonstrado a acurácia desse exame na predição de parto prematuro em pacientes de risco para tal evento, especialmente nos casos de comprimento cervical

**TABELA 1. Variação do comprimento do colo uterino com o avanço da idade gestacional**

| Idade gestacional (semanas) | Comprimento da cérvix (mm) |
|---|---|
| 14-22 | 35-40 |
| 24-28 | 35 |
| > 32 | 30 |

Tabela adaptada de Williams et al.[29]

**TABELA 2. Valores de percentis 10, 50 e 90 do comprimento do colo uterino entre 22 e 32 semanas, avaliados por ultrassonografia transvaginal**

| Percentis | Comprimento da cérvix (mm) |
|---|---|
| 90 | 45 |
| 50 | 35 |
| 10 | 25 |

Tabela adaptada de Williams et al.[29]

inferior a 25 mm, quando associado ao antecedente de incompetência cervical, ou abaixo de 20 mm como fator isolado.[45,68,75] Outro aspecto avaliado é a dilatação do canal cervical, que altera sua forma cilíndrica para afunilada. Todavia, os poucos estudos randomizados baseados na realização de cerclagem cervical a partir de achados ultrassonográficos como menor comprimento e afunilamento do colo uterino mostram resultados conflitantes, favorecendo a realização da cerclagem na prevenção do parto pré-termo em alguns casos[33] ou não encontrando benefício no emprego dessa cirurgia em outros.[103,138] A herniação das membranas ovulares pelo canal cervical dilatado é sinal ultrassonográfico tardio de incompetência cervical. Na Clínica Obstétrica do HC-FMUSP, realiza-se acompanhamento ultrassonográfico para todas as gestantes com suspeita de incompetência cervical. A ultrassonografia transvaginal é realizada entre 16 e 24 semanas de gestação. Nesse período gestacional, o exame é repetido a cada 2 semanas. Indica-se a cerclagem cervical se o colo uterino for ≤ 25 mm e/ou ocorrer a abertura do orifício interno do colo (afunilamento) com invaginação das membranas para o canal cervical.

O tratamento clássico da incompetência cervical é a realização da cerclagem do colo uterino. O principal objetivo dessa cirurgia é prevenir o encurtamento e a abertura prematura do colo uterino por meio de sutura circular no nível de seu orifício interno. Nos Estados Unidos da América (EUA), cerca de 1% das gestantes são submetidas à cerclagem cervical, atingindo aproximadamente 40 mil cirurgias por ano.[4] A cerclagem cervical é realizada preferencialmente pela via vaginal. As principais técnicas empregadas são a de Shirodkar[105] e a de McDonald.[88] Na Clínica Obstétrica do HC-FMUSP, emprega-se a técnica de McDonald modificada por Pontes, que consiste na realização de duas suturas circulares, a primeira no nível do orifício interno do colo uterino e uma segunda de reforço, cerca de 1 cm abaixo da primeira. As suturas são em bolsa com fio inabsorvível monofilamentar (fio de poliéster nº 5, sendo outra opção o fio de polipropileno nº 2), deixando-se os nós com cerca de 1,5 cm na região anterior do colo uterino (Figura 1).[143] Previamente à cerclagem, preconiza-se a realização de ultrassonografia morfológica de primeiro trimestre, com a finalidade de afastar possíveis malformações do produto conceptual, avaliar a medida da translucência nucal e assegurar sua vitalidade. É importante que se faça, previamente à cirurgia, o tratamento de infecções cervicovaginais, e recomenda-se ainda a abstinência sexual.

A cerclagem pode ser denominada eletiva, terapêutica ou de emergência. A cerclagem eletiva é indicada pelo antecedente obstétrico como: duas ou mais perdas fetais no segundo trimestre da gestação, na ausência de trabalho de parto ou por antecedente de cerclagem por dilatação assintomática do colo uterino no segundo trimestre da gestação. Deve ser realizada antes da ocorrência da cervicodilatação, sendo o período ideal entre 12 e 16 semanas de idade gestacional. Denomina-se cerclagem terapêutica aquela realizada no segundo trimestre da gestação, com antecedente de parto prematuro abaixo de 34 semanas e colo uterino ≤ 25 mm à ultrassonografia transvaginal, antes de 24 semanas de gestação. A cerclagem de emergência é realizada em situações em que há dilatação assintomática do colo uterino e membranas ovulares protrusas através do canal cervical. O limite para realização de cerclagem de emergência geralmente não deve ultrapassar 24 semanas de gravidez; contudo, o consenso clínico para realização de cerclagem emergencial recomenda a análise individualizada de caso. A real efetividade da cerclagem é de difícil comprovação, uma vez que faltam estudos prospectivos e randomizados que incluam somente pacientes com abortamento habitual de segundo trimestre por incompetência cervical.[4,32] Na Clínica Obstétrica do HC-FMUSP, realiza-se a cerclagem de emergência pela técnica proposta por Olatunbosun e Dick.[95] Faz-se a tração dos lábios anterior e posterior do colo uterino com pinças de DeLee e reduz-se a bolsa das águas com chumaço de gaze umedecido em soro fisiológico ou pela introdução de sonda de Foley n. 12 ou 14. Após a redução das membranas amnióticas, procede-se ao procedimento de cerclagem pela técnica de McDonald modificada por Pontes. Não se indica o uso rotineiro de progesterona nos casos de cerclagem eletiva. Entretanto, em casos de cerclagem terapêutica ou de emergência, preconiza-se o emprego de progesterona vaginal na dose de 200 mg, à noite, até 36 semanas de gestação.[129]

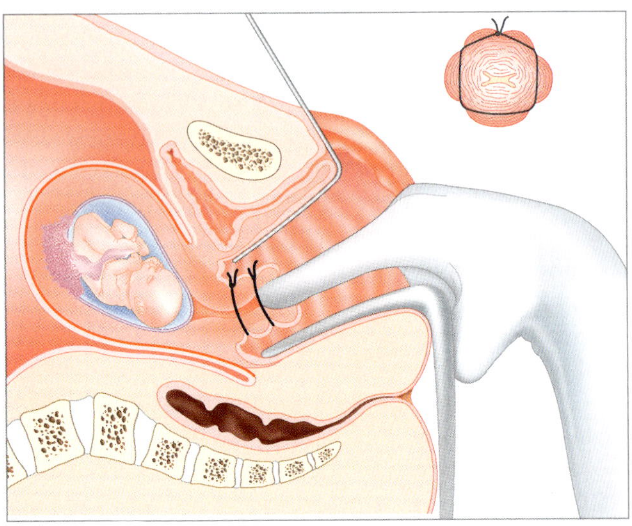

FIGURA 1. Técnica de cerclagem à McDonald, modificada por Pontes. São feitas duas suturas em bolsa, com redução da dilatação cervical. Ao corte transversal da cérvix, evidencia-se a sutura com o nó na região anterior do colo uterino. (Figura adaptada de Pontes.[143])

Os fios da cerclagem devem ser removidos com 37 semanas de gestação ou em qualquer momento, na presença de trabalho de parto prematuro não inibível, rotura prematura das membranas ovulares (RPMO), corioamnionite e óbito fetal. Para aquelas gestantes que serão submetidas a cesárea eletiva com 39 semanas de gestação, pode-se aguardar o momento do parto para a retirada dos pontos de cerclagem. As complicações mais frequentes da cerclagem são afrouxamento da sutura, ocorrência de RPMO, corioamnionite, trabalho de parto prematuro e maior incidência de operação cesariana.

A cerclagem também pode ser efetuada pela via abdominal em casos de impossibilidade técnica de realização de cerclagem pela via vaginal, consequente a defeitos anatômicos do colo uterino ou, ainda, após falha de cerclagem pela via vaginal, em gestação prévia. Estudo envolvendo 101 casos de cerclagem abdominal, em pacientes com história clássica de incompetência cervical, evidenciou taxa de complicações cirúrgicas de 3% (perda sanguínea superior a 500 mL). Entre eles, 7% dos nascimentos ocorreram antes de 32 semanas e a sobrevivência neonatal foi de 93,5%.[85] A revisão sistemática abordando 14 estudos a respeito de cerclagem abdominal após falha de cerclagem pela via vaginal relata que o risco de mortalidade perinatal ou parto prematuro antes de 24 semanas foi de 6% após cerclagem abdominal (intervalo de confiança: 95%, 3,8 a 8,2%) e após cerclagem pela via vaginal foi de 12,5% (intervalo de confiança: 95%, 2,7 a 22,7%). Por outro lado, a probabilidade de complicações graves após a cerclagem abdominal (transfusão sanguínea por sangramento excessivo, lesão de alça intestinal, lesão de bexiga e complicações anestésicas) foi de 3,4% (intervalo de confiança: 95%, 0,01 a 6,8%) e não houve complicação após cerclagem pela via vaginal.[142] Os avanços da cirurgia minimamente invasiva têm permitido a realização da cerclagem abdominal também por via laparoscópica ou ainda por cirurgia robótica. Estudo envolvendo dezenove gestantes, sendo doze submetidas à cerclagem abdominal por via laparoscópica e sete por laparotomia, não evidenciou diferenças estatisticamente significativas em relação à taxa de recém-nascidos vivos nos dois grupos. Apesar do pequeno número de casos, a cerclagem abdominal por via laparoscópica parece ser tão segura e efetiva quanto a realizada por via laparotômica.[44]

## Malformações uterinas

### Defeitos da fusão dos ductos de Müller

As malformações uterinas, como útero unicorno, didelfo, septado, bicorno e arqueado são consequentes às anomalias de fusão dos ductos de Müller, também denominados paramesonéfricos. O útero, as tubas uterinas, a cérvix e parte da vagina originam-se da fusão desses ductos. A mais comum anomalia mülleriana de causa iatrogênica deve-se à exposição intrauterina ao dietilestilbestrol. Os defeitos da fusão dos ductos de Müller são aventados como causa de abortamento habitual (tardio), restrição do crescimento fetal, prematuridade, apresentações anômalas e hemorragia pós-parto.[39] A falta de estudos prospectivos e bem controlados, no entanto, não permite estabelecer uma forte relação causal entre essas anomalias e os efeitos adversos na gravidez. A indicação de cirurgia para correção de malformações uterinas em pacientes com abortamento de repetição é tema controverso e não há evidências do benefício da reconstrução cirúrgica na prevenção de novos abortamentos.[106]

# FATORES IMUNOLÓGICOS

As causas imunológicas relacionam-se com abortamentos de repetição e têm sido exaustivamente estudadas nos últimos anos. Elas podem ser divididas em autoimunes e aloimunes.

## Causas autoimunes

Pacientes com doenças autoimunes apresentam maior probabilidade de perda fetal, contudo somente a síndrome antifosfolípide (SAF) apresenta como critério de definição a presença de perda fetal. Os anticorpos antifosfolipídicos (anticorpo anticardiolipina, anticorpo anticoagulante lúpico e anti-beta-2-glicoproteína I), estão implicados em várias complicações obstétricas, como abortamento habitual, restrição do crescimento fetal (RCF), prematuridade, doença hipertensiva específica da gestação, descolamento prematuro de placenta (DPP) e óbito fetal.[21,24,72,123] Os anticorpos antifosfolipídicos são famílias heterogêneas de imunoglobulinas G (IgG) e M (IgM) e, menos frequentemente, imunoglobulina A (IgA), que reagem contra fosfolípides de membrana carregados negativamente ou contra as proteínas ligadas a fosfolípides envolvidos com a coagulação. Os anticorpos antifosfolipídicos são responsáveis por fenômenos trombóticos, tanto arteriais como venosos, e encontram-se presentes entre 15 e 20% das mulheres com abortamento habitual.[11,55] O mecanismo exato pelo qual esses anticorpos causam abortamento ainda não está completamente esclarecido. Trombose e infartos placentários, com consequente hipoxia fetoplacentária, têm sido descritos em pacientes com perdas fetais no segundo trimestre da gestação e presença de anticorpos antifosfolipídicos. Esses anticorpos também têm sido relacionados a perdas gestacionais nas primeiras semanas de gravidez, por seus efeitos deletérios no trofoblasto humano e, dessa forma, causando prejuízos na implantação ovular e no desenvolvimento embrionário.[27,104] Os principais mecanismos de ação dos anticorpos antifosfolipídicos encontram-se descritos na Tabela 3.[130]

O diagnóstico laboratorial baseia-se na detecção desses anticorpos por meio de imunoensaios e testes funcionais de coagulação. No passado, os anticorpos anticardiolipina eram detectados por radioimunoensaio em fase sólida. Atualmente, prefere-se a utilização de en-

| TABELA 3. Mecanismos fisiopatológicos de ação dos anticorpos antifosfolipídicos |
|---|
| Diminuição da síntese de prostaciclina pelas células endoteliais |
| Inibição da ação dos fosfolípides na ativação do fator X |
| Inibição da síntese das proteínas S e C |
| Bloqueio da ação dos fosfolípides no complexo ativador da protrombina |
| Inibição da ação anticoagulante da anexina V e da beta-2-glicoproteína I |
| Efeito antiprotrombina na superfície plaquetária |
| Ação no efeito da heparina sobre a antitrombina III |
| Agregação plaquetária por interferência nos fosfolípides da membrana plaquetária |

Tabela adaptada de Harris.[130]

saios imunoenzimáticos (Elisa) capazes de identificar anticorpos antifosfolipídicos especificamente direcionados contra a proteína plasmática beta-2-glicoproteína I. A vantagem do Elisa é a capacidade de separar os anticorpos antifosfolipídicos induzidos por infecções daqueles que efetivamente se relacionam ao contexto patológico da SAF.[11] Os critérios utilizados na identificação do anticoagulante lúpico são constituídos de uma etapa inicial com testes de coagulação dependentes de fosfolípides, como tempo de tromboplastina parcial ativada, tempo de coagulação pela diluição do veneno da víbora de Russel e tempo de coagulação de Kaolin. Caso ocorra aumento do tempo de coagulação verificado nos testes, passa-se para uma segunda etapa com acréscimo de 50% de plasma normal ao plasma do paciente. A manutenção do prolongamento do tempo, apesar da diluição com plasma normal, é indicativa da presença de anticoagulante lúpico.[33,35]

Em razão dos fenômenos tromboembólicos envolvidos, a administração de heparina não fracionada (5.000 a 10.000 UI, a cada 12 horas, por via subcutânea) ou heparina de baixo peso molecular (enoxaparina, 40 mg/dia ou, ainda, 1 mg/kg/dia; dalteparina, 5.000 UI/dia, ou, ainda, 100 UI/kg/dia) associada a baixas doses de ácido acetilsalicílico (100 mg/dia, por via oral) representa o tratamento-padrão para pacientes com abortamento de repetição e positividade para anticorpos antifosfolípides. Estudos randomizados têm demonstrado que essa associação é eficaz na prevenção de perda fetal. A taxa de recém-nascidos vivos foi em torno de 80% com a utilização de heparina e AAS e cerca de 40% quando este foi utilizado isoladamente.[83,100] Apesar dos bons resultados obtidos por vários estudos com a associação de heparina e baixas doses de AAS, são frequentes complicações como restrição do crescimento fetal, hipertensão arterial e parto prematuro. A despeito de essa associação ser o tratamento de escolha, ainda são necessários novos estudos, com grande casuística, para determinar a dosagem, o início e a duração ideais do tratamento.[11,74]

## Causas aloimunes

O termo aloimune diz respeito a diferenças genéticas entre indivíduos da mesma espécie. A teoria aloimune para abortamentos de repetição baseia-se em resposta materna anormal para antígenos paternos, ou do trofoblasto. Partindo-se do princípio de que a desigualdade antigênica entre mãe e feto é fundamental para o progredir da gestação, na presença de histocompatibilidade materno-fetal exagerada pode ocorrer uma resposta imunológica alterada e paradoxal (agressora), ocasionando rejeição materna aos tecidos fetais, semelhante ao observado em transplantes. Esse descontrole do mecanismo imune normal provavelmente ocorre na interface materno-fetal, podendo envolver aumento de atividade de células *natural killer* uterinas, que regulam o crescimento da placenta e do trofoblasto, a imunomodulação local e o controle da invasão trofoblástica. O diagnóstico do fator aloimune se baseia no tipo do antígeno leucocitário humano (HLA) do casal, na detecção *in vitro* do fator bloqueador da mulher (cultura mista de linfócitos) e na atividade das células *natural killer*.[26]

A utilização de imunoterapia para tratar casais com abortamento de repetição de causa aloimune tem como objetivo suprimir a atividade das células *natural killer*. A imunoterapia pode ser passiva (imunoglobulina intravenosa) ou ativa (injeção intradérmica de linfócitos paternos). Os estudos demonstram resultados conflitantes a respeito dos resultados com imunoterapia. A maioria dos estudos prospectivos e bem controlados tem falhado em demonstrar os benefícios da imunoterapia em mulheres com abortamento de repetição.[94,134,137] Revisão sistemática com metanálise envolvendo 20 estudos com várias formas de imunoterapia não evidenciou superioridade desse tipo de tratamento em comparação com a administração de placebo na prevenção de abortamento em uma futura gestação.[141] À luz dos conhecimentos de que dispomos atualmente, a utilização de imunoterapia para casais com abortamento de repetição não encontra respaldo para ser utilizada na prática clínica, devendo somente ser empregada de forma experimental em protocolos de pesquisa previamente aprovados pelos comitês de ética em pesquisa (CEP/CONEP). No Brasil, a Agência Nacional de Vigilância Sanitária considera o tratamento imunológico do abortamento de repetição por meio de "vacinas" uma infração sanitária.[145]

# TROMBOFILIAS HEREDITÁRIAS

Trombofilia é um termo utilizado para descrever alterações que predispõem à ocorrência de trombose. Consistem em trombofilias hereditárias as deficiências da antitrombina e das proteínas C e S e as mutações do gene da protrombina, do fator V de Leiden e dos genes da enzima metilenotetraidrofolato redutase.[1]

A literatura a respeito da associação de trombofilias hereditárias e abortamento habitual é controversa. Existem estudos retrospectivos relacionando a presença de trombofilias hereditárias com abortamento recorrente. Estudo envolvendo 1.111 mulheres com antecedente de abortamento de repetição de primeiro trimestre (n = 904) ou pelo menos uma perda fetal acima de 12 semanas (n = 207) comparou a prevalência da mutação do fator V de Leiden com grupo-controle (n = 150) sem antecedente de abortamento. A prevalência da mutação do fator V de Leiden foi significativamente maior nas mulheres com abortamento de repetição de primeiro trimestre (8,8%, 80:904) e nas com abortamento tardio (8,7%, 18:207) em relação ao grupo-controle (3,3%, 5:150).[101] Estudo realizado no Brasil avaliou a prevalência das mutações do fator V de Leiden e do gene da protrombina. Os autores compararam 56 mulheres com história de abortamento com 384 controles. Houve maior prevalência das trombofilias no grupo com antecedente de abortamento. O fator V de Leiden foi encontrado em 4 das 56 pacientes (7,1%) e em 6 das 384 (1,6%) no grupo-controle. A mutação da protrombina foi observada em 2 das 56 (3,6%) das pacientes e 4 das 384 (1%) no grupo-controle.[107] Outros pesquisadores, no entanto, não demonstraram relação entre trombofilias hereditárias e abortamento.[36,59,127] Estudo que comparou cinquenta pacientes com abortamento de repetição com cinquenta mulheres sem história de abortamento não encontrou diferença da prevalência de mutação do fator V de Leiden entre os dois grupos. Houve somente um caso de trombofilia em cada grupo. À luz das evidências científicas atuais, não há justificativa para que se realize a pesquisa rotineira de trombofilias hereditárias em pacientes com abortamento de repetição. Há insuficiente evidência de relação causal e também insuficiente evidência de que a administração de anticoagulante possa melhorar a evolução da gravidez em pacientes com trombofilia hereditária.[133]

## DROGAS E AGENTES NOCIVOS

### Tabagismo

A associação entre tabagismo e abortamento tem sido admitida por muitos estudos; contudo, a maioria não depura adequadamente algumas variáveis de confusão. Mulheres que fumam mais que 10 cigarros/dia apresentam maior risco de abortamento (risco relativo: 1,2 a 3,4).[34,49,60] Vasoconstrição e danos placentários podem estar implicados na gênese do abortamento em fumantes.[106]

### Álcool

Estudos observacionais têm relatado, ainda que de forma inconsistente, que o consumo moderado ou excessivo de álcool na gestação se relaciona com maior risco de abortamento.[47,117] Apesar da difícil interpretação desses estudos, uma vez que existem variáveis de confusão, as gestantes deveriam evitar o consumo habitual de álcool por seu efeito teratogênico e pelo pouco conhecimento a respeito do nível de segurança na gestação.

### Cafeína

Alguns estudos relatam que mulheres que consomem pelo menos 500 mg/dia de cafeína apresentam maior risco de abortamento.[34,50] Por outro lado, em revisão de 15 artigos a respeito da relação entre cafeína e abortamento os autores concluíram, com base nos dados atuais e em função de erros metodológicos apresentados na maioria das pesquisas analisadas, que não se pode estabelecer uma relação causal entre a cafeína e a ocorrência de abortamentos.[22]

## TRAUMA

Frequentemente, atribui-se a ocorrência de abortamento a algum tipo de trauma, como queda ou trauma abdominal direto. No início da gestação, no entanto, o produto conceptual se encontra bem protegido dos traumas abdominais. Estudo com 392 casos e 807 controles não evidenciou relação entre violência física e abortamento.[91] Parece, assim, não haver evidências para se atribuir o abortamento a traumas de menor gravidade. No trauma grave, o produto conceptual pode sofrer trauma direto ou, ainda, sofrer consequências danosas em função do estado hemodinâmico materno (ver Capítulo 62, "Cuidados intensivos e trauma na gestação", da Seção 6, "Intercorrências clínico-cirúrgicas").

# FORMAS CLÍNICAS DE ABORTAMENTO

## AMEAÇA DE ABORTAMENTO

A ameaça de abortamento é complicação frequente e ocorre em 15 a 20% das gestações clinicamente diagnosticadas.[65,72] O quadro clínico caracteriza-se por sangramento vaginal em pequena quantidade, acompanhado ou não de dor em cólica na região hipogástrica. No exame ginecológico, o colo uterino encontra-se fechado e o tamanho do útero é compatível com o atraso menstrual. O exame ultrassonográfico evidencia atividade cardíaca do produto conceptual ou, se a idade gestacional for inferior a 6 semanas, a presença de saco gestacional regular denota boa evolução da gestação. A presença de hematoma subcoriônico (Figura 2) é observada à ultrassonografia entre 4 e 40% dos casos de ameaça de abortamento.[20] Diversos estudos têm evidenciado que os hematomas subcoriônicos, sobretudo os que envolvem mais de 50% do saco gestacional (Figura 3), estão relacionados com maior risco de perda fetal.[38,80]

Aproximadamente 40 a 50% das mulheres que apresentam sangramento vaginal no início da gestação irão abortar. A taxa de abortamento cai consideravelmente,

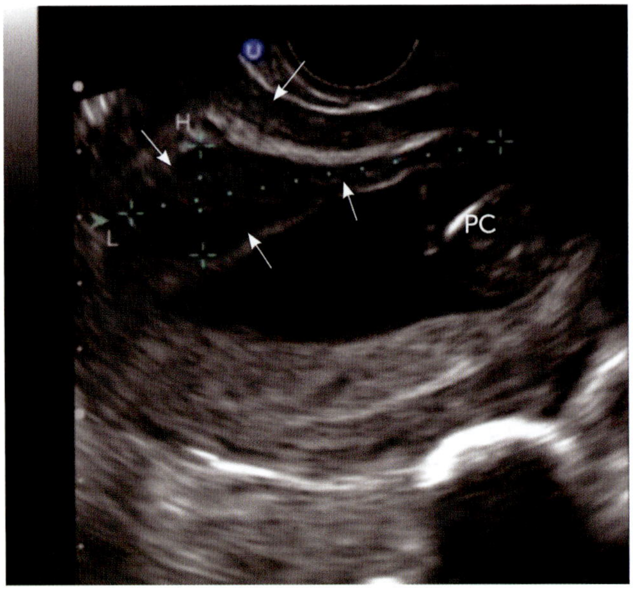


FIGURA 2. Hematoma subcoriônico anterior ao saco gestacional (setas), visualizado por ultrassonografia transvaginal (USG TV) em gestação de 10 semanas. PC: polo cefálico.

para 4 a 10%, se a ameaça de abortamento ocorrer após a visualização de atividade cardíaca do produto conceptual à ultrassonografia.[57,112,113] Alguns estudos evidenciaram resultados adversos, como abortamento tardio, parto prematuro, RCF e RPMO em mulheres com ameaça de abortamento.[73,78,79,116] Um estudo caso-controle realizado no HC-FMUSP comparou os resultados de 257 gestações com ameaça de abortamento que apresentaram atividade cardíaca do produto conceptual entre 6 e 13 semanas de gravidez, com 1.274 gestações sem ameaça de abortamento. Os percentuais de abortamento (11,7 *versus* 2,5%) e prematuridade (17,8 *versus* 12,3%) foram significativamente maiores nas pacientes com ameaça de abortamento. As taxas de óbito fetal e RCF não diferiram estatisticamente entre os grupos.[115]

Ainda que muito utilizada na prática clínica, não há evidências de alta qualidade que recomendações como repouso no leito,[131] administração de gonadotrofina coriônica humana (hCG), uso de relaxantes musculares e suplementação com vitaminas,[133,135] melhore o prognóstico das gestações com ameaça de abortamento.[131]

A progesterona desempenha importante papel na manutenção da gravidez, como induzir alterações secretoras do endométrio durante a segunda fase do ciclo menstrual e propiciar a implantação e o desenvolvimento do zigoto; regula a resposta imunolólgica; e age na musculatura miometrial provocando relaxamento. Alguns estudos têm evidenciado diminuição da taxa de abortamento em gestantes com ameaça de abortamento que fizeram uso de progesterona/progestágenos. Estudo

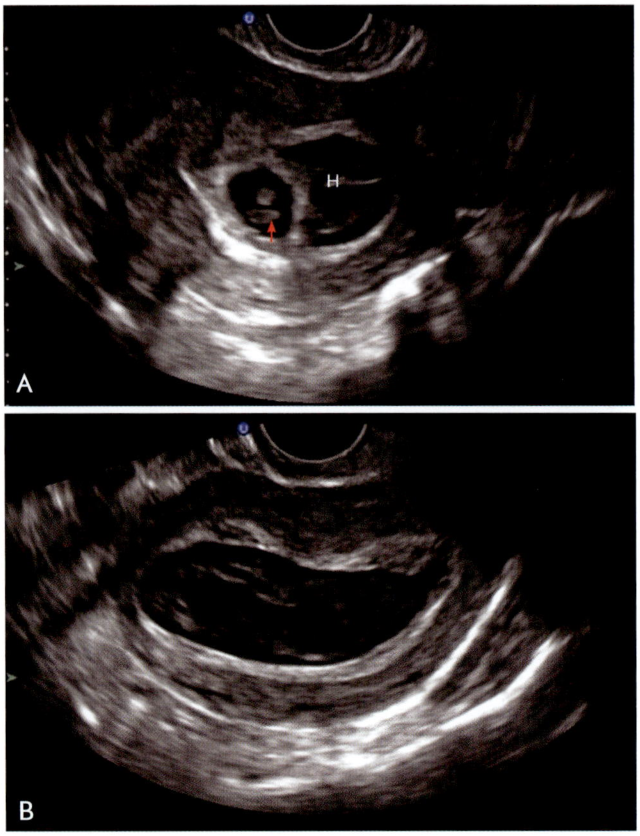


FIGURA 3. Descolamento coriônico volumoso em gestação de 6 semanas. A: identifica-se saco gestacional com embrião e vesícula vitelínica (seta) circundado por grande hematoma coriônico (H); B: imagem ultrassonográfica transvaginal longitudinal paramediana do mesmo caso mostrando volumoso hematoma intrauterino ocupando e distendendo toda a cavidade uterina. O volume estimado do saco gestacional neste exame foi de 2,11 $cm^3$ e o do hematoma, 16,6 $cm^3$.

de revisão sistemática com metanálise realizado pela biblioteca Cochrane[139] com 421 mulheres evidenciou que a taxa de abortamento espontâneo foi significativamente menor no grupo tratado com progestágeno em comparação com placebo ou nenhum tratamento (14 *versus* 26%; risco relativo 0,53; IC 95% 0,35-0,79). Portanto, houve diminuição de 47% do risco de abortamento no grupo tratado com progestágeno. Os progestágenos foram administrados por via oral ou vaginal, e a análise dos subgrupos observou um decréscimo significativo na taxa de abortamento apenas para progestágenos orais, ao passo que a análise da progesterona vaginal não teve poder estatístico suficiente para detectar uma diferença. Outra metanálise[132] verificou o resultado de 660 gestantes que apresentaram ameaça de abortamento e foram divididas em dois grupos: um com 335 pacientes que foram medicadas com didrogesterona por via oral e outro com 325 pacientes que foram tratadas com placebo ou repouso no leito. Houve diminuição estatisticamente significativa na taxa de abortamento do grupo tratado com progestágeno com diminuição de 47% na probabilidade de abortamento no grupo tratado (13 *versus* 24%, *odds ratio* 0,47; IC 95% 0,31-0,7). Revisão sistemática com metanálise realizada pela biblioteca Cochrane[140] envolvendo 7 estudos com 696 mulheres mostra resultados semelhantes aos obtidos na metanálise anterior da mesma instituição. Houve redução na taxa de abortamento no grupo tratado com progestágeno (RR 0,64; IC 95% 0,47-0,87). Somente o subgrupo que foi medicado com progestágeno por via oral apresentou redução estatisticamente significativa no número de abortamentos. Os autores consideraram que o resultado desta revisão sistemática sugere que os progestágenos são provavelmente eficazes no tratamento da ameaça de abortamento (moderada qualidade de evidência pelo sistema GRADE). Este resultado deve ser visto com cautela, uma vez que dos 7 estudos somente um alcançou resultado estatisticamente significativo e, por ser aquele com maior casuística, acabou tendo maior influência no resultado final. O fato de o resultado ser considerado como de moderada qualidade de evidência implica moderada confiança no resultado obtido e trabalhos futuros poderão modificar substancialmente a estimativa do efeito. Recentemente, dois estudos prospectivos, randomizados, duplo-cego e com boa casuística não evidenciaram que o uso de progesterona natural por via vaginal ou didrogesterona por via oral diminuiu a taxa de abortamento em gestantes com ameaça de abortamento. Estudo multicêntrico realizado no Reino Unido que envolveu 4.153 mulheres com ameaça de abortamento no primeiro trimestre não encontrou diferença estatisticamente significante em relação à taxa de abortamento entre o grupo tratado com progesterona natural por via vaginal e o grupo placebo (20 *vs.* 22%, RR 0,91; IC 95% 0,81-1,01).[51] Outro estudo com 406 gestantes com ameaça de abortamento no primeiro trimestre não demonstrou diferença estatisticamente significante na taxa de abortamento entre o grupo que recebeu didrogesterona por via oral e o grupo placebo (12,8 *vs.* 14,3%, RR 0,897; IC 95% 0,548-1,467).[48] Diante do atual cenário, pela falta de evidência científica de boa qualidade, a Clínica Obstétrica do HC-FMUSP não preconiza o uso de progestágenos de forma rotineira para os casos de ameaça de abortamento.

A utilização de imunoglobulina anti-D, na prevenção de aloimunização Rh, para mulheres com fator Rh negativo e não sensibilizadas, que apresentam abortamento, deve fazer parte da prática clínica. Contudo, o emprego dessa profilaxia em mulheres com ameaça de abortamento é controverso. O *Royal College of Obstetricians and Gynaecologists* preconiza o emprego da imunoglobulina anti-D em casos de ameaça de abortamento após 12 semanas de gravidez. Nos casos de sangramento intermitente, após 12 semanas, esse colegiado orienta doses suplementares a cada 6 semanas. Por outro lado, acredita-se ser prudente a administração de imunoglobulina anti-D em casos próximos de 12 semanas de gestação, que apresentam sangramento intenso, com episódios de repetição ou acompanhados de dores abdominais.[146] Por sua vez, o *American College of Obstetricians and Gynecologists* (ACOG) também considera esse tema controverso e avalia que, com base nas insuficientes evidências atuais sobre a necessidade de imunoglobulina anti-D em casos de ameaça de abortamento antes de 12 semanas de gestação, nenhuma recomendação pode ser feita.[125] Na Clínica Obstétrica do HC-FMUSP, preconiza-se administração de imunoglobulina anti-D para todas as pacientes Rh negativo não sensibilizadas com diagnóstico de abortamento, mesmo nos casos de ameaça de abortamento, ainda que as evidências atuais sejam inconclusivas.

## ABORTAMENTO EM CURSO

O abortamento em curso é caracterizado clinicamente por sangramento moderado ou intenso, acompanhado de dor abdominal em cólica, geralmente de forte intensidade. No exame físico, dependendo da intensidade da hemorragia, pode-se evidenciar anemia, taquicardia e hipotensão arterial. No exame especular, observa-se sangramento ativo proveniente do canal cervical, geralmente com presença de restos dos produtos da concepção. O orifício interno do colo uterino encontra-se dilatado no exame de toque vaginal. A ultrassonografia pode evidenciar o descolamento ovular com saco gestacional em posição baixa e dilatação cervical.

### Abortamento completo

Quando o abortamento ocorre no primeiro trimestre da gravidez, principalmente nas 10 semanas iniciais, é comum a expulsão completa dos produtos da concepção. Rapidamente, o útero se contrai e o sangramento, juntamente às cólicas, diminui de intensidade. O orifício interno do colo uterino tende a fechar-se em poucas horas. Ao exame ultrassonográfico, pode não haver evidência de conteúdo uterino; algumas vezes, porém, observa-se mínima quantidade de conteúdo heterogêneo e líquido. Apesar da falta de consenso, a medida da espessura endometrial de até 15 mm ao corte longitudinal mediano do útero à ultrassonografia transvaginal tem sido considerada indicativa de abortamento completo por vários autores (Figura 4).[41,86,93]

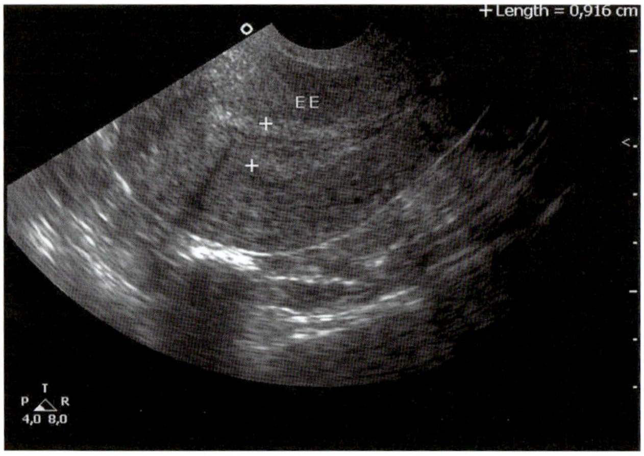


FIGURA 4. Abortamento completo: espessura endometrial ≤ 15 mm, obtida por ultrassonografia transvaginal (USG TV).

## Abortamento incompleto

O abortamento incompleto é mais frequente após 10 semanas de gravidez. Nesses casos, ocorre a eliminação parcial dos produtos da concepção. O sangramento vaginal persiste e, por vezes, torna-se intermitente. O volume uterino é menor que o esperado para a idade gestacional e, no exame de toque, o orifício interno do colo uterino geralmente se encontra pérvio; contudo, algumas vezes pode se apresentar fechado, sendo o diagnóstico realizado pelos achados ultrassonográficos. À ultrassonografia, observa-se a presença de conteúdo intrauterino de aspecto amorfo e heterogêneo, com presença ou não de líquido. A medida da espessura endometrial ao corte longitudinal mediano do útero à ultrassonografia acima de 15 mm tem sido considerada indicativa de abortamento incompleto (Figura 5).[41,86,93] Classicamente, o tratamento de escolha é o esvaziamento cirúrgico do conteúdo uterino, por curetagem ou aspiração manual intrauterina.

## ABORTO RETIDO/GESTAÇÃO ANEMBRIONADA

Denomina-se aborto retido (em inglês, *missed abortion*) a ocorrência de morte embrionária ou fetal antes de 20 semanas de gravidez, associada à retenção do produto conceptual por período prolongado de tempo, por vezes dias ou semanas. Geralmente, as pacientes relatam cessação dos sintomas associados à gravidez (náuseas, vômitos, ingurgitamento mamário). Pode ocorrer sangramento vaginal, na maioria das vezes em pequena quantidade, de forma semelhante ao observado nos casos de ameaça de abortamento. O volume uterino é menor que o esperado para a idade gestacional e o colo uterino encontra-se fechado ao exame de toque. À luz da moderna obstetrícia, a ultrassonografia tem contribuído de forma importante no diagnóstico de morte do produto conceptual nos casos em que ela não se manifestou clinicamente. Atualmente, por meio de ultrassonografia transvaginal, denomina-se morte do produto conceptual a ausência de atividade cardíaca em embriões com comprimento cabeça-nádegas ≥ 7 mm (Figura 6).[9]

Em alguns casos, ocorre a reabsorção do embrião antes da confirmação ultrassonográfica ou o desenvolvimento deste não chega a ocorrer. Essa situação recebe o nome de gestação anembrionada. Os principais critérios, por meio de ultrassonografia transvaginal, são: não visualização de embrião com diâmetro interno médio do saco gestacional ≥ 25 mm (Figura 7).[9,30]

Outros sinais de gestação inicial não evolutiva à ultrassonografia transvaginal são a ausência de embrião com atividade cardíaca após 2 semanas de ultrassonografia

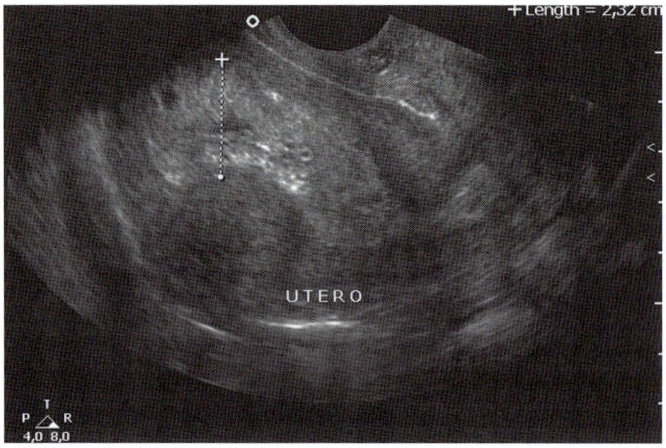


FIGURA 5. Abortamento incompleto: espessura endometrial acima de 15 mm estimada por meio de ultrassonografia transvaginal (USG TV).

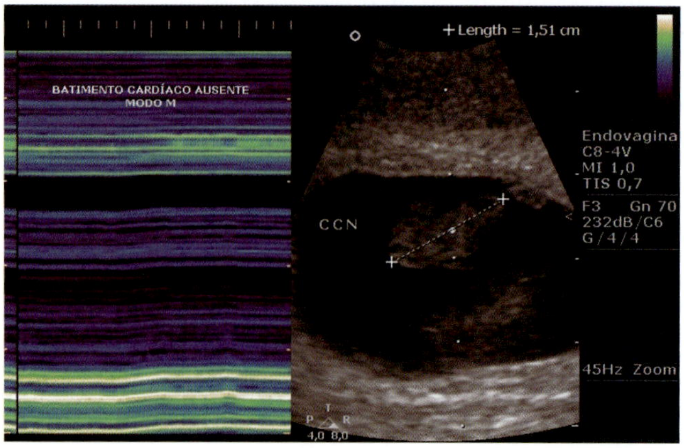


FIGURA 6. Aborto retido: ausência de batimentos cardíacos, em embrião com comprimento cabeça-nádegas (CCN) ≥ 7 mm, à ultrassonografia transvaginal (USG TV).

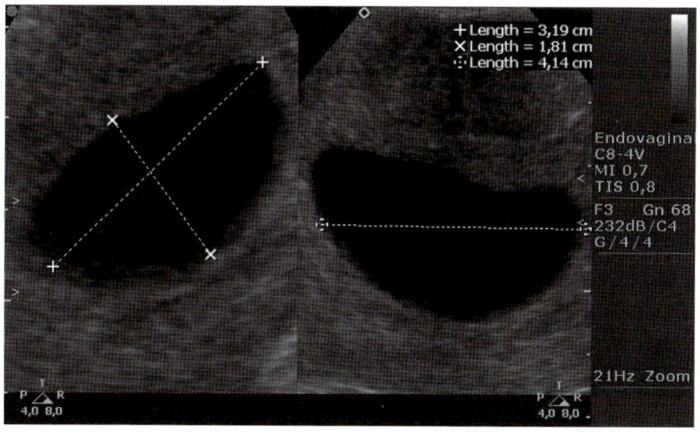


FIGURA 7. Gestação anembrionada: ausência de embrião à ultrassonografia transvaginal (USG TV) com diâmetro interno médio do saco gestacional ≥ 25 mm.

transvaginal que evidenciou saco gestacional sem vesícula vitelínica ou, ainda, ausência de embrião com atividade cardíaca após 11 dias de ultrassonografia transvaginal que visualizou saco gestacional com vesícula vitelínica.[9,30] Muitas vezes, para confirmação diagnóstica, tanto nos casos de aborto retido quanto naqueles de gestação anembrionada, torna-se necessária a repetição do exame ultrassonográfico no prazo de uma semana.

## ABORTAMENTO HABITUAL

O abortamento habitual, também denominado recorrente, classicamente é definido como a ocorrência consecutiva de três ou mais abortamentos espontâneos em gestações clinicamente reconhecidas, em que há comprovação histológica ou ultrassonográfica do produto conceptual, excluindo gestações molares e ectópicas. Incide em cerca de 1 a 3% das mulheres.[25] Essa incidência é superior à esperada caso esse fosse um fenômeno que sucedesse ao acaso, visto que cerca de 15 a 20% das gestações clinicamente reconhecidas terminam em abortamento. Assim, teoricamente, o risco de recorrência espontâneo e aleatório de três abortamentos consecutivos em uma mesma mulher, quando hígida, é em torno de 0,3 a 0,4%.

As causas do abortamento habitual são várias e podem ser divididas em genéticas, anatômicas, endócrinas, infecciosas e imunológicas (anteriormente descritas neste capítulo).

Para fins de investigação diagnóstica, não há motivo lógico para esperar três abortamentos, sendo que a investigação deve ter início com a ocorrência de pelo menos dois abortamentos consecutivos. Cerca de 75% dos casais com abortamento habitual apresentam pelo menos um fator etiológico.[109] O ACOG sugere, com base em evidências científicas disponíveis até o momento, que somente as pesquisas de alteração cromossômica no casal e a presença de anticorpos antifosfolipídicos (anticardiolipina e anticoagulante lúpico) apresentam forte evidência de relação com abortamento habitual.[124] Entretanto, há de se considerar que tanto diretrizes quanto metanálises a respeito de abortamentos de repetição até o momento são baseadas em poucos estudos e, muitas vezes, com aspectos heterogêneos na amostra.[7] Portanto, são necessários, com urgência, mais estudos randomizados envolvendo vários centros de pesquisa, com o intuito de esclarecer as muitas dúvidas, sobretudo relacionadas a diagnóstico e tratamento, em relação a este importante tema.

## ABORTAMENTO INFECTADO

O abortamento infectado, principalmente em países em que a lei proíbe a interrupção da gestação, muitas vezes encontra-se intimamente ligado à ilegalidade, sendo sua prática realizada em condições inadequadas. Cerca de 13% das mortes maternas que ocorrem no mundo são decorrentes do abortamento induzido de forma clandestina. Como a estimativa de morte materna é de 510 mil por ano, preveem-se 67 mil mortes anuais em virtude da prática do abortamento clandestino. Além disso, o abortamento clandestino está associado com considerável morbidade e pelo menos 1:5 (20%) mulheres terá infecção do trato genital, o que pode acarretar futura infertilidade.[147]

As bactérias envolvidas no abortamento infectado são aeróbias e anaeróbias, e merecem destaque: estreptococos beta-hemolíticos, *Enterococcus* spp., *Escherichia coli*, *Peptostreptococcus* spp., *Bacteroides fragilis* e *Clostridium* spp. A infecção que se inicia no útero (endomiometrite) pode se propagar para os anexos (anexite), peritônio pélvico (pelviperitonite), cavidade peritoneal (peritonite generalizada) e, ainda, disseminar-se por via hematogênica (sepse).

O quadro clínico depende do grau de comprometimento da paciente. Nos casos de endomiometrite, geralmente se observam hipertermia, sangramento vaginal discreto (que pode ser acompanhado de saída de material purulento oriundo do canal cervical), dores abdominais em cólica e útero doloroso à palpação. No toque vaginal, o colo uterino apresenta-se geralmente pérvio e doloroso à mobilização. No exame especular, observa-se saída de material purulento proveniente do canal cervical e podem estar presentes lacerações cervicais denunciadoras de abortamento provocado de forma clandestina. Nos casos mais graves, a paciente pode apresentar peritonite generalizada, sepse, insuficiência renal e coagulopatia.

O tratamento é clínico e cirúrgico e consiste, principalmente, em tratar a hipovolemia, combater a infecção e reparar cirurgicamente as lesões e lacerações decorrentes do método utilizado para o abortamento.

Na presença de sangramento vaginal moderado ou intenso decorrente de hipotonia ou atonia uterina, deve-se realizar cateterização de veia calibrosa e infusão de Ringer lactato ou solução salina a 0,9%. Administra-se ocitocina em altas doses (50 U) em 500 mL de solução salina (125 mL/h). Se necessário, administra-se também metilergonovina na dose de 0,2 mg por via intramuscular.

A antibioticoterapia deve ser abrangente, uma vez que na maioria das vezes a infecção é polimicrobiana, com bactérias aeróbias e anaeróbias provenientes das floras intestinal e genital. As doses mais comumente empregadas estão listadas na Tabela 4. As combinações mais comumente utilizadas são clindamicina em associação com gentamicina ou ampicilina/sulbactam. Em pacientes com comprometimento da função renal, pode-se substituir a gentamicina por uma cefalosporina de terceira geração (ceftriaxona).

Em casos de endometrite não complicada, principalmente na ausência de manipulação intrauterina, a antibioticoterapia parenteral deve ser administrada até a paciente encontrar-se afebril e assintomática por pelo menos 48 horas. Após esse período, não há necessidade de manutenção de antibióticos, sequer por via oral, tampouco de internação, podendo a paciente ser liberada para controle ambulatorial. Por outro lado, em casos de sepse, o tempo de tratamento será de pelo menos 14 dias.

O tratamento cirúrgico está indicado nas seguintes condições:

- A demonstração de restos ovulares pela ultrassonografia impõe a necessidade de esvaziamento uterino por meio de curetagem ou aspiração manual intrauterina.
- Nos casos de laceração cervical, pratica-se a sutura do colo uterino e faz-se revisão dos fórnices e das paredes vaginais.
- Diante da evidência de perfuração uterina, impõe-se a laparotomia exploradora para completo inventário do útero e das vísceras abdominais e correção cirúrgica das lesões encontradas. A presença de perfuração uterina com infecção, em regra, é indicação de histerectomia.
- A histerectomia será indicada nas formas disseminadas ou nas localizadas refratárias ao tratamento clínico. Deve ser realizada, sempre que as condições técnicas permitirem, de forma total e, se necessário, radical, com retirada dos anexos e paramétrios caso estejam comprometidos.

Os aspectos clínicos e ultrassonográficos dos diferentes tipos de abortamento encontram-se resumidos na Tabela 5.

## TRATAMENTO

### CONDUTA EXPECTANTE

Nos últimos anos, tem aumentado o interesse por métodos não cirúrgicos de tratamento do abortamento precoce (até 12 semanas de gravidez), também denominado perda gestacional precoce, ou falha gestacional precoce. A alteração do perfil dos abortamentos, sobretudo em países desenvolvidos, fez com que crescesse o interesse por métodos não cirúrgicos de tratamento. A conduta expectante tem sido utilizada em casos selecionados de perda gestacional precoce, com taxas variadas de sucesso, dependendo principalmente do tipo de abortamento e dos sintomas das pacientes.

Em casos de abortamento incompleto, esse tipo de conduta tem sido empregado há alguns anos e mostra resultados estimulantes. Estudo randomizado com 155 mulheres com abortamento incompleto (espessura endometrial entre 15 e 50 mm) comparou o resultado da conduta expectante (n = 103) com dilatação e curetagem (n = 52). A eliminação completa dos produtos da concepção após 3 dias (espessura endometrial inferior a 15 mm) ocorreu em 79% das pacientes submetidas à conduta expectante, enquanto no grupo tratado por dilatação e curetagem, a taxa de sucesso foi de 98%. Não houve diferença estatisticamente significativa entre os grupos quanto a taxas de complicações, eficácia, tempo de sangramento

**TABELA 4. Principais antibióticos empregados no tratamento do abortamento infectado e suas dosagens habituais**

| Antibiótico | Dose | Intervalo | Via de administração |
|---|---|---|---|
| Ampicilina | 1-2 g | A cada 6 horas | Intravenosa |
| Ampicilina/sulbactam | 3 g | A cada 8 horas | Intravenosa |
| Gentamicina | 1,5 mg/kg | A cada 8 horas | Intravenosa |
| | 3,5-5 mg/kg | A cada 24 horas | Intravenosa |
| Ceftriaxona | 1-2 g | A cada 12 horas | Intravenosa |
| Metronidazol | 500 mg | A cada 8 horas | Intravenosa |
| Clindamicina | 600 mg | A cada 6 horas | Intravenosa |
| | 900 mg | A cada 8 horas | Intravenosa |

**TABELA 5. Formas clínicas de abortamento e aspectos à ultrassonografia transvaginal**

| Tipo | Aspectos clínicos | Aspectos ultrassonográficos |
|---|---|---|
| Ameaça de abortamento | Sangramento vaginal leve<br>Ausência de cólicas abdominais ou cólicas de leve intensidade<br>Orifício interno do colo fechado | Saco gestacional regular<br>Embrião com atividade cardíaca compatível com o comprimento cabeça-nádegas<br>Presença ou ausência de hematoma subcoriônico |
| Abortamento completo | História de sangramento<br>Orifício interno do colo fechado ou irá se fechar em poucas horas | Endométrio linear, ou espessura endometrial ≤ 15 mm |
| Abortamento incompleto | Sangramento vaginal importante ou intermitente<br>Cólicas intensas<br>Orifício interno do colo entreaberto e saída de restos ovulares | Ecos intrauterinos agrupados<br>Eco endometrial irregular<br>Espessura endometrial > 15 mm |
| Aborto retido | Sangramento vaginal variável (pode estar ausente)<br>Cessação dos sintomas de gravidez<br>Útero de tamanho menor do que o esperado e orifício interno do colo fechado | Embrião com comprimento cabeça-nádegas ≥ 7 mm sem atividade cardíaca à ultrassonografia transvaginal |
| Gestação anembrionada | Sangramento vaginal variável (pode estar ausente)<br>Orifício interno do colo fechado | Ausência de embrião à ultrassonografia transvaginal com diâmetro interno médio do saco gestacional ≥ 25 mm |
| Abortamento infectado | O quadro clínico depende do grau de comprometimento da paciente (febre, taquicardia, anemia, abdome doloroso e secreção purulenta e fétida proveniente do colo uterino, que se encontra entreaberto) | Retenção dos produtos da concepção<br>Endométrio espesso e irregular |

vaginal e variação na concentração sérica de hemoglobina.[93] Estudo que avaliou 251 mulheres com abortamento incompleto (espessura endometrial entre 15 e 50 mm) relatou que após 7 dias de conduta expectante a taxa de sucesso (espessura endometrial inferior a 15 mm) foi de 83%. Os autores encontraram correlação negativa entre a concentração sérica de progesterona, a espessura endometrial à ultrassonografia transvaginal e o sucesso obtido com a conduta expectante. As taxas de complicação foram pequenas, com 3% das pacientes apresentando infecção e 5% submetidas a tratamento cirúrgico de emergência, em decorrência de dor ou sangramento excessivo.[41]

Por outro lado, em casos de aborto retido ou gestação anembrionada, os resultados obtidos com a conduta expectante parecem ser menos animadores que os observados no abortamento incompleto. Estudo não randomizado ofereceu a conduta expectante, por período de 6 semanas, a 221 mulheres com diagnóstico de aborto retido ou gestação anembrionada, com idade gestacional inferior a 13 semanas. Oitenta e cinco mulheres aceitaram a conduta expectante e as 136 remanescentes foram submetidas a dilatação e curetagem. As taxas de sucesso da conduta expectante e da cirúrgica foram, respectivamente, de 25 e 98%. Outro estudo comparou as taxas de sucesso da conduta expectante em 451 mulheres, nos diferentes tipos de abortamento precoce (incompleto, retido e gestação anembrionada). Após 14 dias de acompanhamento, a taxa de abortamento completo (espessura endometrial inferior a 15 mm), considerando todos os três grupos, foi de 81% (367:451). As taxas de sucesso nos casos de abortamento incompleto, aborto retido e gestação anembrionada foram, respectivamente, de 91 (201:221), 76 (105:138) e 66% (61:92).

A conduta expectante tem sido bem tolerada pelas mulheres, desde que devidamente esclarecidas sobre os riscos e benefícios desse tipo de tratamento. Geralmente, a eliminação do produto conceptual ocorre nas primeiras semanas de acompanhamento. Estudos observacionais apresentam taxa de sucesso entre 25 e 90%, dependendo do tipo de abortamento, do critério de falha e do tempo de seguimento. São necessários, porém, mais estudos, prospectivos e randomizados, ou metanálises com casuística significativa, para que alguns questionamentos sejam solucionados, como taxa de sucesso nos diferentes tipos de abortamento, parâmetros clínicos e laboratoriais preditores de sucesso, tempo ideal de acompanhamento, incidência de complicações (sangramento e infecção), comparação com outros tipos de tratamento (medicamentoso e cirúrgico) e grau de satisfação das pacientes.

## TRATAMENTO MEDICAMENTOSO

O tratamento medicamentoso do abortamento, especialmente o de primeiro trimestre, representa uma nova alternativa para aquelas mulheres que não querem ser submetidas ao tratamento cirúrgico. O misoprostol, um análogo sintético de prostaglandina E1, foi originalmente comercializado para tratamento e prevenção de úlcera péptica em pacientes que fazem uso crônico de anti-inflamatórios não hormonais.[15] Entretanto, por seus efeitos na contratilidade uterina e no esvaecimento cervical, esse medicamento tem sido utilizado na prática obstétrica em várias situações, como no esvaecimento cervical pré-curetagem, no tratamento medicamentoso do abortamento e do óbito fetal, na indução do trabalho de parto e na hemorragia pós-parto.[2,12,23] Em consequência de sua efetividade, da excelente relação custo-benefício, da facilidade de armazenamento e dos seus poucos efeitos colaterais, o misoprostol tem sido empregado com sucesso no tratamento do abortamento precoce.[6]

Após a absorção, o misoprostol é transformado em seu metabólito farmacologicamente ativo, o misoprostol ácido. Ocorre metabolização hepática e menos de 1% de sua forma ativa é excretada pelos rins. As concentrações plasmáticas de misoprostol ácido aumentam rapidamente após administração oral, atingindo o pico máximo 30 minutos após a ingestão e depois declinando rapidamente. O pico máximo plasmático, quando aplicado na vagina, é inferior ao da administração oral; porém, a concentração plasmática do misoprostol é sustentada por período superior a 4 horas.[121] Estudo a respeito da farmacocinética de diferentes vias de administração do misoprostol (oral, sublingual, vaginal e vaginal com adição de água) determinou que a administração sublingual proporcionou maior pico máximo plasmático e concentração plasmática semelhante à observada com a administração pela via vaginal com adição de água, demonstrando que a via sublingual apresenta grande potencial de aplicabilidade.[110] Os principais efeitos adversos do misoprostol, que costumam ser dose-dependentes, são náuseas, vômitos, diarreia, hipertermia e tremor. Embora outras prostaglandinas (E2 e F2-alfa) possam causar infarto do miocárdio e broncoespasmo, esses efeitos não foram descritos com misoprostol.[12] A dose tóxica de misoprostol ainda não foi determinada; contudo, doses cumulativas de até 2.200 μg administradas por período de 12 horas têm sido bem toleradas, sem efeitos adversos importantes.[64]

Para o tratamento da perda gestacional precoce, a maioria dos estudos preconiza a administração de 800 μg de misoprostol por via vaginal a cada 24 horas, por até 2 dias, com taxa de sucesso (abortamento completo) superior a 80% nos casos de aborto retido e gestação anembrionada.[54,92,119]

A eficácia do misoprostol no tratamento da perda gestacional precoce foi comparada com a do tratamento cirúrgico em estudo com 652 mulheres. As pacientes foram randomizadas para tratamento com 800 μg de misoprostol pela via vaginal (n = 491) ou aspiração a vácuo (n = 161). Quando necessário, o misoprostol foi novamente administrado após 48 horas. Nas pacientes conduzidas com tratamento medicamentoso, houve abortamento completo em 84% no dia 8, e 71% de sucesso foi obtido no dia 3. No grupo tratado cirurgicamente, houve 97% de abortamento completo. Internação hospitalar por hemorragia ou endometrite ocorreu em menos de 1% em ambos os grupos.[120]

O uso do misoprostol no tratamento do abortamento de primeiro trimestre tem se mostrado efetivo e seguro. Existem dúvidas, no entanto, principalmente a respeito da segurança do emprego dessa medicação no segundo trimestre da gravidez, sobretudo nas pacientes com cicatriz uterina prévia, uma vez que existem relatos de rotura uterina nessas situações.[31,40,97] Alguns estudos evidenciaram resultados animadores com o emprego desse fármaco no segundo trimestre da gravidez, mesmo em pacientes com antecedente de operação cesariana.[58,71,111] Estudo envolvendo 101 mulheres no segundo trimestre da gravidez, com pelo menos uma cesárea anterior e que foram medicadas com misoprostol para interrupção da gestação não evidenciou ocorrência de rotura uterina. Há necessidade de mais estudos, com maior casuística, para se avaliar riscos e benefícios do emprego do misoprostol, no segundo trimestre da gravidez, em pacientes com cicatriz uterina prévia.

## TRATAMENTO CIRÚRGICO

O tratamento clássico para abortamentos, tanto de primeiro quanto de segundo trimestres, é a curetagem uterina, com eficácia próxima a 100%.[6] A complicação mais frequente é a infecção, atingindo até 10% dos casos, seguida de esvaziamento uterino incompleto (2 a 3%). Complicações com menos de 1% incluem laceração cervical, perfuração uterina, lesão de órgãos pélvicos e hemorragia.[8] Nos EUA, a mortalidade por abortamento espontâneo é inferior a 1:100.000 casos.[62] A conduta cirúrgica está indicada nas situações de urgência, como nos casos de sangramento moderado ou intenso, na presença de infecção e ainda para aquelas mulheres que não desejam esperar a eliminação espontânea ou medicamentosa dos produtos da concepção.

Como tratamento alternativo à curetagem uterina e à aspiração elétrica a vácuo, tem-se preconizado a aspiração manual intrauterina em casos de abortamento de primeiro trimestre. A aspiração representa um sistema de tecnologia simples, com material de baixo custo, que pode ser reutilizado após esterilização. O instrumental é composto por uma seringa de 60 mL de válvula simples ou dupla, que é acoplada à cânula de plástico flexível de espessura variável (3 a 12 mm). Existem vários estudos comparando a aspiração com a curetagem uterina. De maneira geral, esses estudos evidenciam que ambos os métodos são seguros e eficientes no tratamento da perda gestacional precoce; contudo, a aspiração proporciona uma importante diminuição da necessidade de internação hospitalar e dos custos envolvidos no tratamento do abortamento.[42,67,69,96] Estudo prospectivo e randomizado realizado no HC-FMUSP envolvendo 100 pacientes com abortamento incompleto de primeiro trimestre, que foram divididas em dois grupos de 50 pacientes (aspiração *versus* dilatação e curetagem), evidenciou que ambos os procedimentos foram eficazes no tratamento do abortamento (100% de sucesso).[96] Os tempos de realização do procedimento e internação foram significativamente menores no grupo de pacientes submetidas à aspiração, e o decréscimo da concentração de hemoglobina, após o procedimento cirúrgico, foi maior no grupo submetido a dilatação e curetagem.

## ACOMPANHAMENTO

No acompanhamento pós-abortamento, a paciente deve retornar para receber o resultado do exame anatomopatológico do produto do abortamento. Nos casos em que não se obtém material do produto do abortamento para análise anatomopatológica (abortamento completo, conduta expectante ou medicamentosa), a paciente deve retornar após duas semanas para realizar hCG urinário qualitativo (sensibilidade de 25 mUI/mL) e, então, receber alta se hCG negativo. A positividade de hCG urinário após duas semanas da eliminação do produto da concepção requer ultrassonografia transvaginal e dosagem sérica seriada de beta-hCG para verificar a possibilidade de eventual erro diagnóstico e provável gravidez ectópica ou de doença trofoblástica gestacional. As pacientes que não desejam engravidar precocemente devem realizar anticoncepção. Pode-se inserir dispositivo intrauterino após esvaziamento uterino, com exceção dos casos de abortamento infectado ou prescrever anticoncepção hormonal. Aquelas mulheres que desejam engravidar não precisam postergar a concepção por longo período e podem tentar uma nova gravidez assim que estiverem física e psicologicamente aptas. Estudo que comparou nova concepção até 3 meses ou acima de 3 meses, após perda gestacional, demonstrou resultados semelhantes nas taxas de recém-nascidos vivos e abortamento.[118]

### PONTOS-CHAVE

- O abortamento é a complicação mais frequente da gravidez. Aproximadamente uma em cada quatro mulheres terá um abortamento espontâneo durante sua vida reprodutiva.
- A maioria dos abortamentos ocorre nas primeiras 12 semanas de gestação e 50 a 80% apresentam alterações cromossômicas.
- Aproximadamente 40 a 50% das mulheres que apresentam sangramento vaginal no início da gestação abortarão.
- A ultrassonografia é exame fundamental no diagnóstico do tipo de abortamento.
- Cerca de 13% das mortes maternas são decorrentes do abortamento provocado de forma clandestina. Isso equivale a 67 mil mortes por ano.
- O tratamento cirúrgico é a forma mais comum de tratamento do abortamento, porém, as condutas expectante e medicamentosa têm sido empregadas com sucesso, sobretudo no abortamento de primeiro trimestre.

## REFERÊNCIAS BIBLIOGRÁFICAS

### Artigos de revisão

1. Adelberg AM, Kuller JA. Thrombophilias and recurrent miscarriage. Obstet Gynecol Surv 2002; 57(10): 703-9.
2. Allen R, O'Brien BM. Uses of misoprostol in obstetrics and gynecology. Rev Obstet Gynecol 2009; 2(3):159-68.
3. Bengtsson LP. Cervical insufficiency. Acta Obstet Gynecol Scand 1968; 47(1): 7-35.
4. Berghella V, Seibel-Seamon J. Contemporary use of cervical cerclage. Clin Obstet Gynecol 2007; 50(2): 468-77.
5. Carp HJ. Recurrent miscarriage: genetic factors and assessment of the embryo. IMAJ 2008; 10(3): 229-31.
6. Chen BA, Creinin MD. Contemporary management of early pregnancy failure. Clin Obstet Gynecol 2007; 50(1): 67-88.
7. Christiansen OB. Evidence-based investigations and treatments of recurrent pregnancy loss. Curr Opin Obstet Gynecol 2006; 18(3): 304-12.
8. Creinin MD, Schwartz JL, Guido RS, Pymar HC. Early pregnancy failure: current management concepts. Obstet Gynecol Surv 2001; 56(2): 105-13.
9. Doubilet PM, Benson CB, Bourne T, Blaivas M; Society of Radiologists in Ultrasound multispecialty panel on early first trimester diagnosis of miscarriage and exclusion of a viable intrauterine pregnancy, Barnhart KT et al. Diagnostic criteria for nonviable pregnancy early in the first trimester. N Engl J Med 2013; 369(15): 1443-51.
10. Egozcue S, Blanco J, Vidal F, Egozcue J. Diploid sperm and the origin of triploidy. Hum Reprod 2002; 17(1): 5-7.
11. Galli M, Barbui T. Antiphospholipid antibodies and pregnancy. Best Pract Res Clin Haematol 2003; 16(2): 211-25.
12. Goldberg AB, Greenberg MB, Darney PD. Misoprostol and pregnancy. N Engl J Med 2001; 344(1): 38-47.
13. Hassold TJ. Nondisjunction in the human male. Curr Top Dev Biol 1998; 37: 383-406.
14. Hassold T, Hunt P. To err (meiotically) is human: the genesis of human aneuploidy. Nat Rev Genet 2001; 2(4):280-91.
15. Herting RL, Nissen CH. Overview of misoprostol clinical experience. Dig Dis Sci 1986; 31(2): 47S-54S.
16. Homburg R. Pregnancy complications in PCOS. Best Pract Res Clin Endocrinol Metab 2006; 20(2):281-92.
17. Jauniaux E, Farquharson RG, Christiansen OB, Exalto N. Evidence-based guidelines for the investigation and medical treatment of recurrent miscarriage. Hum Reprod Update 2006; 12(6):747-55.
18. Karamardian LM, Grimes DA. Luteal phase deficiency: effect of treatment on pregnancy rates. Am J Obstet Gynecol 1992; 167(5): 1391-8.
19. Lee CS. Luteal phase defects. Obstet Gynecol Surv 1987; 42(5): 267-74.
20. Pearlstone M, Baxi L. Subchorionic hematoma: a review. Obstet Gynecol Surv 1993; 48(2): 65-8.
21. Shahine L, Lathi R. Recurrent pregnancy loss: evaluation and treatment. Obstet Gynecol Clin North Am 2015; 42(1): 117-34.

22. Signorello LB, McLaughlin JK. Maternal caffeine consumption and spontaneous abortion: a review of the epidemiologic evidence. Epidemiology 2004; 15(2): 229-39.
23. Song J. Use of misoprostol in obstetrics and gynecology. Obstet Gynecol Surv 2000; 55(8): 503-10.
24. Stella CL, Sibai BM. Thrombophilia and adverse maternal-perinatal outcome. Clin Obstet Gynecol 2006; 49(4): 850-60.
25. Stirrat GM. Recurrent miscarriage. Lancet 1990; 336(8716): 673-5.
26. Toth B, Jeschke U, Rogenhofer N et al. Recurrent miscarriage: current concepts in diagnosis and treatment. J Reprod Immunol. 2010, 85(1):25-32.
27. Ware Branch D, Eller AG. Antiphospholipid syndrome and thrombosis. Clin Obstet Gynecol 2006; 49(4): 861-74.
28. Warren JE, Silver RM. Genetics of pregnancy loss. Clin Obstet Gynecol 2008; 51(1): 84-95.
29. Williams M, Iams JD. Cervical length measurement and cervical cerclage to prevent preterm birth. Clin Obstet Gynecol 2004; 47(4): 775-83.


### Artigos originais


30. Abdallah Y, Daemen A, Kirk E et al. Limitations of current definitions of miscarriage using mean gestational sac diameter and crown-rump length measurements: a multicenter observational study. Ultrasound Obstet Gynecol 2011; 38(5): 497-502.
31. Al-Hussaini TK. Uterine rupture in second trimester abortion in a grand multiparous woman: a complication of misoprostol and oxytocin. Eur J Obstet Gynecol Reprod Biol 2001; 96(2): 218-9.
32. Althuisius SM, Dekker GA, Hummel P, Bekedam DJ, van Geijn HP. Final results of the Cervical Incompetence Prevention Randomized Cerclage Trial: therapeutic cerclage with bed rest versus bed rest alone. Am J Obstet Gynecol 2001; 185(5): 1106-12.
33. Alving BM, Barr CF, Johansen LE, Tang DB. Comparison between a one-point dilute phospholipid APTT and the dilute Russell viper venom time for verification of lupus anticoagulants. Thromb Haemost 1992; 67(6): 672-8.
34. Armstrong BG, McDonald AD, Sloan M. Cigarette, alcohol, and coffee consumption and spontaneous abortion. Am J Public Health 1992; 82(1): 85-7.
35. Arnout J, Huybrechts E, Vanrusselt M, Vermylen J. A new lupus anticoagulant neutralization test based on platelet-derived vesicles. Br J Haematol 1992; 80(3): 341-6.
36. Balasch J, Reverter JC, Fábregues F et al. First-trimester repeated abortion is not associated with activated protein C resistance. Hum Reprod 1997; 12(5): 1094-7.
37. Balachandren N, Davies MC, Hall JA, et al. SARS-CoV-2 infection in the first trimester and the risk of early miscarriage: a UK population-based prospective cohort study of 3041 pregnancies conceived during the pandemic. Hum Reprod 2022; 37(6): 1126-33.
38. Bennett GL, Bromley B, Lieberman E, Benacerraf BR. Subchorionic hemorrhage in first-trimester pregnancies: prediction of pregnancy outcome with sonography. Radiology 1996; 200(3): 803-6.
39. Ben-Rafael Z, Seidman DS, Recabi K, Bider D, Mashiach S. Uterine anomalies: a retrospective, matched-control study. J Reprod Med 1991; 36(10): 723-7.
40. Berghahn L, Christensen D, Droste S. Uterine rupture during second-trimester abortion associated with misoprostol. Obstet Gynecol 2001; 98(5 Pt 2): 976-7.
41. Blohm F, Friden B, Platz-Christensen JJ, Milsom I, Nielsen S. Expectant management of first-trimester miscarriage in clinical practice. Acta Obstet Gynecol Scand 2003; 82(7): 654-8.
42. Blumenthal PD, Remsburg RE. A time and cost analysis of the management of incomplete abortion with manual vacuum aspiration. Int J Gynaecol Obstet 1994; 45(3): 261-7.
43. Bussen S, Steck T. Thyroid autoantibodies in euthyroid non-pregnant women with recurrent spontaneous abortions. Hum Reprod 1995; 10(11): 2938-40.
44. Carter JF, Soper DE, Goetzl LM, Van Dorsten JP. Abdominal cerclage for the treatment of recurrent cervical insufficiency: laparoscopy or laparotomy? Am J Obstet Gynecol 2009; 201(1): 111.e1-4.
45. Carvalho MH, Bittar RE, Brizot ML, Bicudo C, Zugaib M. Prediction of preterm delivery in the second trimester. Obstet Gynecol 2005; 105(3): 532-6.
46. Castaneda R, Lechuga D, Ramos RI, Magos C, Orozco M, Martinez H. Endemic goiter in pregnant women: utility of the simplified classification of thyroid size by palpation and urinary iodine as screening tests. BJOG 2002; 109(12): 1366-72.
47. Cavallo F, Russo R, Zotti C, Camerlengo A, Ruggenini AM. Moderate alcohol consumption and spontaneous abortion. Alcohol 1995; 30(2): 195-201.
48. Chan DMK, Cheung KW, Ko JKY et al. Use of oral progestogen in women with threatened miscarriage in the first trimester: a randomized double-blind controlled trial. Hum Reprod 2021; 18;36(3): 587-95.
49. Chatenoud L, Parazzini F, di Cintio E et al. Paternal and maternal smoking habits before conception and during the first trimester: relation to spontaneous abortion. Ann Epidemiol 1998; 8(8): 520-6.
50. Cnattingius S, Signorello LB, Anneren G et al. Caffeine intake and the risk of first-trimester spontaneous abortion. N Engl J Med 2000; 343(25): 1839-45.
51. Coomarasamy A, Devall AJ, Cheed V et al. A randomized trial of progesterone in women with bleeding in early pregnancy. N Engl J Med 2019; 380(19): 1815-24.
52. Coronado GD, Marshall LM, Schwartz SM. Complications in pregnancy, labor, and delivery with uterine leiomyomas: a population-based study. Obstet Gynecol 2000; 95(5): 764-9.
53. Coutifaris C, Myers ER, Guzick DS et al. Histological dating of timed endometrial biopsy tissue is not related to fertility status. Fertil Steril 2004; 82(5): 1264-72.
54. Creinin MD, Moyer R, Guido R. Misoprostol for medical evacuation of early pregnancy failure. Obstet Gynecol 1997; 89(5 Pt 1): 768-72.
55. Daboubi MK. Anticardiolipin antibodies in women with recurrent abortion. East Mediterr Health J 2001; 7(1-2): 95-9.
56. Daya S, Ward S, Burrows E. Progesterone profiles in luteal phase defect cycles and outcome of progesterone treatment in patients with recurrent spontaneous abortion. Am J Obstet Gynecol 1988; 158(2): 225-32.
57. Deaton JL, Honore GM, Huffman CS, Bauguess P. Early transvaginal ultrasound following an accurately dated pregnancy: the importance of finding a yolk sac or fetal heart motion. Hum Reprod 1997; 12(12): 2820-3.
58. Dickinson JE. Misoprostol for second-trimester pregnancy termination in women with a prior cesarean delivery. Obstet Gynecol 2005; 105(2): 352-6.
59. Dizon-Townson DS, Kinney S, Branch DW, Ward K. The factor V Leiden mutation is not a common cause of recurrent miscarriage. J Reprod Immunol 1997; 34(3): 217-23.
60. Dominguez-Rojas V, de Juanes-Pardo JR, Astasio-Arbiza P, Ortega-Molina P, Gordillo-Florencio E. Spontaneous abortion in a hospital population: are tobacco and coffee intake risk factors? Eur J Epidemiol 1994; 10(6): 665-8.
61. Edmonds DK, Lindsay KS, Miller JF, Williamson E, Wood PJ. Early embryonic mortality in women. Fertil Steril 1982; 38(4): 447-53.
62. Elam-Evans LD, Strauss LT, Herndon J, Parker WY, Zane S, Berg CJ. Abortion surveillance: United States, 2000. MMWR Surveill Summ 2003; 52(12): 1-32.
63. Ellish NJ, Saboda K, O'Connor J, Nasca PC, Stanek EJ, Boyle C. A prospective study of early pregnancy loss. Hum Reprod 1996; 11(2): 406-12.
64. El-Refaey H, Rajasekar D, Abdalla M, Calder L, Templeton A. Induction of abortion with mifepristone (RU 486) and oral or vaginal misoprostol. N Engl J Med 1995; 332(15): 983-7.

65. Farrell T, Owen P. The significance of extrachorionic membrane separation in threatened miscarriage. Br J Obstet Gynaecol 1996; 103(9): 926-8.
66. Fisher JM, Harvey JF, Morton NE, Jacobs PA. Trisomy 18: studies of the parent and cell division of origin and the effect of aberrant recombination on nondisjunction. Am J Hum Genet 1995; 56(3): 669-75.
67. Fonseca W, Misago C, Fernandes L, Correia L, Silveira D. Use of manual vacuum aspiration in reducing cost and duration of hospitalization due to incomplete abortion in an urban area of northeastern Brazil. Rev Saúde Pública 1997; 31(5): 472-8.
68. Hassan SS, Romero R, Berry SM et al. Patients with an ultrasonographic cervical length ≤ 15 mm have nearly a 50% risk of early spontaneous preterm delivery. Am J Obstet Gynecol 2000; 182(6): 1458-67.
69. Hemlin J, Moller B. Manual vacuum aspiration, a safe and effective alternative in early pregnancy termination. Acta Obstet Gynecol Scand 2001; 80(6): 563-7.
70. Hemminki E, Forssas E. Epidemiology of miscarriage and its relation to other reproductive events in Finland. Am J Obstet Gynecol 1999; 181(2): 396-401.
71. Herabutya Y, Chanarachakul B, Punyavachira P. Induction of labor with vaginal misoprostol for second trimester termination of pregnancy in the scarred uterus. Int J Gynaecol Obstet 2003; 83(3): 293-7.
72. Hertz JB. Diagnostic procedures in threatened abortion. Obstet Gynecol 1984; 64(2): 223-9.
73. Hill LM, Guzick D, Fries J, Hixson J. Fetal loss rate after ultrasonically documented cardiac activity between 6 and 14 weeks, menstrual age. J Clin Ultrasound 1991; 19(4): 221-3.
74. Huong DL, Wechsler B, Bletry O, Vauthier-Brouzes D, Lefebvre G, Piette JC. A study of 75 pregnancies in patients with antiphospholipid syndrome. J Rheumatol 2001; 28(9): 2025-30.
75. Iams JD, Goldenberg RL, Mercer BM et al. The preterm prediction study: can low-risk women destined for spontaneous preterm birth be identified? Am J Obstet Gynecol 2001; 184(4): 652-5.
76. Jakubowicz DJ, Iuorno MJ, Jakubowicz S, Roberts KA, Nestler JE. Effects of metformin on early pregnancy loss in the polycystic ovary syndrome. J Clin Endocrinol Metab 2002; 87(2): 524-9.
77. Javert CT. The incompetent cervix. N Y State J Med 1961; 61: 1262-7.
78. Johns J, Hyett J, Jauniaux E. Obstetric outcome after threatened miscarriage with and without a hematoma on ultrasound. Obstet Gynecol 2003; 102(3): 483-7.
79. Johns J, Jauniaux E. Threatened miscarriage as a predictor of obstetric outcome. Obstet Gynecol 2006; 107(4): 845-50.
80. Jouppila P. Clinical consequences after ultrasonic diagnosis of intrauterine hematoma in threatened abortion. J Clin Ultrasound 1985; 13(2): 107-11.
81. Kiremitli S, Kiremitli T, Uluğ P, et al. Does being infected with SARS-Cov-2 in the first-trimester increase the risk of miscarriage? Acad Bras Cienc 2022; 94(2): e20211283.
82. Kristensen J, Langhoff-Roos J, Kristensen FB. Increased risk of preterm birth in women with cervical conization. Obstet Gynecol 1993; 81(6): 1005-8.
83. Kutteh WH. Antiphospholipid antibody-associated recurrent pregnancy loss: treatment with heparin and low-dose aspirin is superior to low-dose aspirin alone. Am J Obstet Gynecol 1996; 174(5): 1584-9.
84. Lee JM, Shin SY, Kim GW et al. Optimizing the diagnostic strategy to identify genetic abnormalities in miscarriage. Mol Diagn Ther 2021; 25(3): 351-59.
85. Lotgering FK, Gaugler-Senden IP, Lotgering SF, Wallenburg HC. Outcome after transabdominal cervicoisthmic cerclage. Obstet Gynecol 2006; 107(4): 779-84.
86. Luise C, Jermy K, Collons WP, Bourne TH. Expectant management of incomplete, spontaneous first-trimester miscarriage: outcome according to initial ultrasound criteria and value of follow-up visits. Ultrasound Obstet Gynecol 2002; 19(6): 580-2.
87. March CM, Israel R. Gestational outcome following hysteroscopic lysis of adhesions. Fertil Steril 1981; 36(4): 455-9.
88. McDonald IA. Suture of the cervix for inevitable miscarriage. J Obstet Gynaecol Br Emp 1957; 64(3): 346-50.
89. McFadden DE, Robinson WP. Phenotype of triploid embryos. J Med Genet 2006; 43(7): 609-12.
90. Mills JL, Simpson JL, Driscoll SG et al. Incidence of spontaneous abortion among normal women and insulin-dependent diabetic women whose pregnancies were identified within 21 days of conception. N Engl J Med 1988; 319(25): 1617-23.
91. Nelson DB, Grisso JA, Joffe MM et al. Violence does not influence early pregnancy loss. Fertil Steril 2003; 80(5): 1205-11.
92. Ngoc NT, Blum J, Westheimer E, Quan TT, Winikoff B. Medical treatment of missed abortion using misoprostol. Int J Gynaecol Obstet 2004; 87(2): 138-42.
93. Nielsen S, Hahlin M. Expectant management of first-trimester spontaneous abortion. Lancet 1995; 345(8942): 84-6.
94. Ober C, Karrison T, Odem RR et al. Mononuclear-cell immunisation in prevention of recurrent miscarriages: a randomised trial. Lancet 1999; 354(9176): 365-9.
95. Olatunbosun OA, Dick F. Cervical cerclage operation for a dilated cervix. Am J ObstetGynecol 1981; 57: 2.
96. Pereira PP, Oliveira AL, Cabar FR, Armelin AR, Maganha CA, Zugaib M. Comparative study of manual vacuum aspiration and uterine curettage for treatment of abortion. Rev Assoc Med Bras 2006; 52(5): 304-7.
97. Petri AL. Uterine rupture during second trimester abortion induced with misoprostol. Ugeskr Laeger 2003; 165(29): 2894-5.
98. Pratt D, Novotny M, Kaberlein G, Dudkiewicz A, Gleicher N. Antithyroid antibodies and the association with non-organ-specific antibodies in recurrent pregnancy loss. Am J Obstet Gynecol 1993; 168(3 Pt 1): 837-41.
99. Pratt DE, Kaberlein G, Dudkiewicz A, Karande V, Gleicher N. The association of antithyroid antibodies in euthyroid nonpregnant women with recurrent first trimester abortions in the next pregnancy. Fertil Steril 1993; 60(6): 1001-5.
100. Rai R, Cohen H, Dave M, Regan L. Randomised controlled trial of aspirin and aspirin plus heparin in pregnant women with recurrent miscarriage associated with phospholipid antibodies (or antiphospholipid antibodies). BMJ 1997; 314(7076): 253-7.
101. Rai R, Shlebak A, Cohen H et al. Factor V Leiden and acquired activated protein C resistance among 1000 women with recurrent miscarriage. Hum Reprod 2001; 16(5): 961-5.
102. Rubovits FE, Cooperman NR, Lash AF. Habitual abortion: a radiographic technique to demonstrate the incompetent internal os of the cervix. Am J Obstet Gynecol 1953; 66(2): 269-80.
103. Rust OA, Atlas RO, Reed J, van Gaalen J, Balducci J. Revisiting the short cervix detected by transvaginal ultrasound in the second trimester: why cerclage therapy may not help. Am J Obstet Gynecol 2001; 185(5): 1098-105.
104. Sauer R, Roussev R, Jeyendran RS, Coulam CB. Prevalence of antiphospholipid antibodies among women experiencing unexplained infertility and recurrent implantation failure. Fertil Steril 2010; 93(7): 2441-3 (Epub 2009 Dec 4).
105. Shirodkar VN. A new method of operative treatment for habitual abortions in the second trimester of pregnancy. Antiseptic 1955; 52: 299-300.
106. Simpson JL. Causes of fetal wastage. Clin Obstet Gynecol 2007; 50(1): 10-30.
107. Souza SS, Ferriani RA, Pontes AG, Zago MA, Franco RF. Factor V leiden and factor II G20210A mutations in patients with recurrent abortion. Hum Reprod 1999; 14(10): 2448-50.
108. Stagnaro-Green A, Roman SH, Cobin RH, el-Harazy E, Alvarez-Marfany M, Davies TF. Detection of at-risk pregnancy by means of highly sensitive assays for thyroid autoantibodies. JAMA 1990; 264(11): 1422-5.

109. Stephenson MD. Frequency of factors associated with habitual abortion in 197 couples. Fertil Steril 1996; 66(1): 24-9.
110. Tang OS, Schweer H, Seyberth HW, Lee SW, Ho PC. Pharmacokinetics of different routes of administration of misoprostol. Hum Reprod 2002; 17(2): 332-6.
111. Tarim E, Kilicdag E, Bagis T, Ilgin A, Yanik F. Second-trimester pregnancy termination with oral misoprostol in women who have had one cesarean section. Int J Gynaecol Obstet 2005; 90(1): 84-5.
112. Tong S, Kaur A, Walker SP, Bryant V, Onwude JL, Permezel M. Miscarriage risk for asymptomatic women after a normal first-trimester prenatal visit. Obstet Gynecol 2008; 111(3): 710-4.
113. Tongsong T, Srisomboon J, Wanapirak C, Sirichotiyakul S, Pongsatha S, Polsrisuthikul T. Pregnancy outcome of threatened abortion with demonstrable fetal cardiac activity: a cohort study. J Obstet Gynaecol 1995; 21(4): 331-5.
114. Warburton D, Fraser FC. Spontaneous abortion risks in woman: data from reproductive histories collected in a medical genetics unit. Am J Hum Genet 1964; 16: 1-25.
115. Watanabe LC, Brizot ML, Pereira PP, Mustafa SA, Toyama J, Zugaib M. Prognóstico de gestações com ameaça de abortamento entre a 6ª e a 13ª semana que apresentam embrião/feto vivo ao exame ultra-sonográfico. Rev Bras Ginecol Obstet 2002; 24(5): 301-6.
116. Williams MA, Hickok DE, Zingheim RW, Mittendorf R, Kimelman J, Mahony BS. Low birth weight and preterm delivery in relation to early-gestation vaginal bleeding and elevated maternal serum alpha-fetoprotein. Obstet Gynecol 1992; 80(5): 745-9.
117. Windham GC, von Behren J, Fenster L, Schaefer C, Swan SH. Moderate maternal alcohol consumption and risk of spontaneous abortion. Epidemiology 1997; 8(5): 509-14.
118. Wong LF, Schliep KC, Silver RM, Mumford SL, Perkins NJ, Ye A, et al. The effect of a very short interpregnancy interval and pregnancy outcomes following a previous pregnancy loss. Am J Obstet Gynecol 2015; 212(3): 375.e1-11.
119. Wood SL, Brain PH. Medical management of missed abortion: a randomized clinical trial. Obstet Gynecol 2002; 99(4): 563-6.
120. Zhang J, Gilles JM, Barnhart K, Creinin MD, Westhoff C, Frederick MM. A comparison of medical management with misoprostol and surgical management for early pregnancy failure. N Engl J Med 2005; 353(8): 761-9.
121. Zieman M, Fong SK, Benowitz NL, Banskter D, Darney PD. Absorption kinetics of misoprostol with oral or vaginal administration. Obstet Gynecol 1997; 90(1): 88-92.
122. Zinaman MJ, Clegg ED, Brown CC, O'Connor J, Selevan SG. Estimates of human fertility and pregnancy loss. Fertil Steril 1996; 65(3): 503-9.

## Diretrizes

123. American College of Obstetricians and Gynecologists. Antiphospholipid syndrome. ACOG Practice Bulletin. Obstet Gynecol 2012; 120: 1514-21.
124. American College of Obstetricians and Gynecologists. Management of recurrent early pregnancy loss. ACOG Practice Bulletin, 2001.
125. American College of Obstetricians and Gynecologists. Prevention of Rh D alloimmunization: clinical management guidelines for obstetrician-gynecologists. ACOG Practice Bulletin. Obstet Gynecol 2017; 130 (2): e57-e70.
126. Brasil. Ministério da Saúde. Secretaria de Atenção à Saúde. Departamento de Ações Programáticas Estratégicas. Atenção humanizada ao abortamento: norma técnica. Ministério da Saúde, Secretaria de Atenção à Saúde, Área Técnica de Saúde da Mulher. 2. ed. Brasília: Ministério da Saúde, 2011. 60 p.

## Editorial/carta ao editor

127. Pauer HU, Neesen J, Hinney B. Factor V Leiden and its relevance in patients with recurrent abortions. Am J Obstet Gynecol 1998; 178(3): 629.

## Livros

128. Cunningham FG, Leveno KJ, Bloom SL et al. Abortion. In: Williams' obstetrics. 25.ed. New York: McGraw-Hill; 2018. p. 346-70.
129. De Carvalho MHB, Amorim Filho. Incompetência cervical. In: Zugaib M, Bittar RE, Francisco RPV (editores). Protocolos assistenciais da Clínica Obstétrica da FMUSP. 5.ed. São Paulo: Atheneu; 2021. p. 581-9.
130. Harris EN. Antiphospholipid syndrome. In: Klippel JH, Dieppe P, editores. Rheumatology. 2.ed. St Louis: Mosby; 1998. p. 1-6.

## Revisões sistemáticas/metanálises

131. Aleman A, Althabe F, Belizan J, Bergel E. Bed rest during pregnancy for preventing miscarriage. Cochrane Database Syst Rev 2005(2): CD003576.
132. Carp H. A systematic review of dydrogesterone for the treatment of threatened miscarriage. Gynecol Endocrinol 2012; 28(12): 983-90.
133. Devaseelan P, Fogarty PP, Regan L. Human chorionic gonadotrophin for threatened miscarriage. Cochrane Database Syst Rev 2010; CD007422.
134. Fraser EJ, Grimes DA, Schulz KF. Immunization as therapy for recurrent spontaneous abortion: a review and meta-analysis. Obstet Gynecol 1993; 82(5): 854-9.
135. Lede R, Duley L. Uterine muscle relaxant drugs for threatened miscarriage. Cochrane Database Syst Rev 2005; CD002857.
136. Palomba S, Falbo A, Orio F Jr, Zullo F. Effect of preconceptional met-formin on abortion risk in polycystic ovary syndrome: a systematic review and meta-analysis of randomized controlled trials. Fertil Steril 2009; 92(5):1646-58
137. Recurrent Miscarriage Immunotherapy Trialists Group. Worldwide collaborative observational study and meta-analysis on allogenic leukocyte immunotherapy for recurrent spontaneous abortion. Am J Reprod Immunol 1994; 32(2): 55-72.
138. To MS, Alfirevic Z, Heath VC et al. Cervical cerclage for prevention of preterm delivery in women with short cervix: randomised controlled trial. Lancet 2004; 363(9424): 1849-53.
139. Wahabi HA, Fayed AA, Esmaeil SA, Al Zeidan RA. Progestogen for treating threatened miscarriage. Cochrane Database Syst Rev 2011; (12): CD005943.
140. Wahabi HA, Fayed AA, Esmaeil SA, Bahkali KH. Progestogen for treating threatened miscarriage. Cochrane Database Syst Rev 2018; 8: CD005943.
141. Wong LF, Porter TF, Scott JR. Immunotherapy for recurrent miscarriage. Cochrane Database Syst Rev 2014; 21(10): CD000112.
142. Zaveri V, Aghajafari F, Amankwah K, Hannah M. Abdominal versus vaginal cerclage after a failed transvaginal cerclage: a systematic review. Am J Obstet Gynecol 2002; 187(4): 868-72.

## Tese

143. Pontes MD. Circlagem do colo uterino: comparação dos resultados maternos, fetais e perinatais consoante às condições do colo e à época da gestação. Tese (Doutorado). São Paulo: FMUSP, 1990.

## *Websites*

144. International classification of diseases for mortality and morbidity statistics. Disponível em: https://icd.who.int/browse11/l-m/en#/http%3a%2f%2fid.who.int%2ficd%2fentity%2f696502028. Acesso em: 22/03/2023.
145. Posicionamento da Anvisa com relação ao tratamento imunológico do aborto recorrente em reprodução assistida. Disponível em: https://www.gov.br/anvisa/pt-br/centraisdeconteudo/publicacoes/sangue-tecidos-celulas-e-orgaos/notas-tecnicas/2015-2016/nota-tecnica-no-05-de-2016. Acesso em: 22/03/2023.
146. Royal College of Obstetricians and Gynaecologists. The use of anti-D immunoglobulin for Rhesus D prophylaxis, 2011. Disponível em: http://www.rcog.org.uk/files/rcog-corp/GTG22AntiD.pdf. Acesso em: 22/03/2023.
147. Safe abortion: technical and policy guidance for health systems, 2003. Disponível em: https://apps.who.int/iris/bitstream/handle/10665/173586/WHO_RHR_15.04_eng.pdf. Acesso em: 22/03/2023.

# Capítulo 30

# Gravidez ectópica



## INTRODUÇÃO, CONCEITO E CLASSIFICAÇÃO

Denomina-se gravidez ectópica a gestação cuja implantação e desenvolvimento do ovo ocorrem fora da cavidade corporal do útero. Esse termo é mais abrangente que gravidez extrauterina, por incluir a gravidez cervical, a intersticial e a gravidez em cicatriz de cesárea.

A real incidência de gravidez ectópica é difícil de ser mensurada, uma vez que, atualmente, muitas gestações ectópicas são tratadas ambulatorialmente. Nos Estados Unidos da América (EUA), o número de pacientes com diagnóstico de gravidez ectópica aumentou de 17.800 casos em 1970, para 108.800 casos em 1992, representando 2% das gestações referidas naquele país.[56] A maior incidência de gravidez ectópica nos dias atuais pode ser explicada principalmente por dois motivos: aumento da prevalência dos fatores de risco e melhora dos métodos diagnósticos, em especial a ultrassonografia transvaginal e a dosagem sérica da fração beta da gonadotrofina coriônica humana (beta-hCG), que identificam casos de gravidez ectópica em regressão espontânea, anteriormente não diagnosticados.

Apesar do aumento na incidência de gravidez ectópica, a mortalidade por essa enfermidade tem diminuído consideravelmente nas últimas décadas. Entretanto, continua sendo a principal causa de morte materna no primeiro trimestre da gravidez nos EUA, sendo 90% em decorrência de choque hemorrágico.[13] Entre 2011 e 2013, nos EUA, a gravidez ectópica rota foi responsável por 2,7% das mortes relacionadas à gravidez e a principal causa de morte por complicação hemorrágica.[66]

A tuba uterina representa o local mais frequente de ocorrência de gravidez ectópica, sendo responsável por cerca de 95 a 98% dos casos. Nessas gravidezes tubárias, a implantação ocorre na região ampular entre 70 e 80% das vezes; no istmo, em 12%; na região infundibular, entre 6 e 11%; e na porção intersticial da tuba, em 2 a 3%. Gravidez ectópica de localização extratubária é uma entidade rara: somente 1 a 3% é ovariana e outros locais, como abdome e cérvix uterina, representam menos de 1% das gestações ectópicas. A gravidez em cicatriz de cesárea representa, atualmente, mais de 1% de todas as gestações ectópicas (Figura 1).[184] Em se tratando de gravidez após fertilização assistida, algumas formas raras de gravidez ectópica apresentam maior prevalência, como a gravidez intersticial (7,3%), a cervical (1,5%) e a heterotópica (tópica e ectópica), também denominada combinada (11,7%).[21]

## ETIOLOGIA

A gravidez ectópica geralmente se encontra associada a fatores de risco que causam lesão tubária ou alteração no

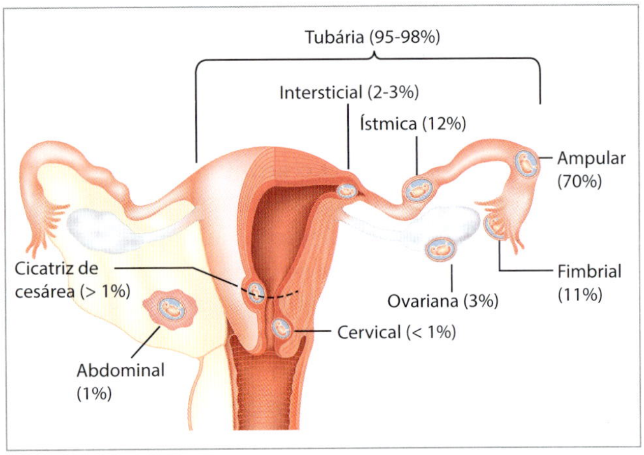


**FIGURA 1.** Locais de implantação e respectivas frequências de ocorrência das gestações ectópicas. (Figura adaptada de Cunningham et al.[184])

transporte ovular. Alguns dos fatores de risco aventados como responsáveis pelo crescente número de casos de gravidez ectópica são:

- Doença inflamatória pélvica: infecções genitais causadas principalmente por *Chlamydia trachomatis* e *Neisseria gonorrhoeae* acarretam alterações significativas nas tubas e, além de causar obstrução tubária, frequentemente geram diminuição no número e no movimento dos cílios, aglutinação das dobras da mucosa com estreitamento da luz tubária, formação de microdivertículos e destruição das fímbrias.[60,65,146] Antecedente de doença inflamatória pélvica confirmada por laparoscopia aumenta o risco de gravidez ectópica em 2 a 7,5 vezes em gestações futuras.[65,174] Em virtude de muitas mulheres com infecção pélvica causada por *Chlamydia trachomatis* serem assintomáticas ou terem sintomas leves, deve-se considerar a possibilidade de a infecção não ser diagnosticada, podendo explicar a razão da falta de paralelismo entre este fator de risco e o aumento da incidência de gravidez ectópica.[2,182]
- Uso de dispositivo intrauterino (DIU): alguns estudos[124,175] consideram o DIU um dos principais fatores de risco para o desenvolvimento de gravidez ectópica, embora não esteja firmada a exata causa disso. Usuárias de DIU apresentam uma razão de chances de 6,4 para gravidez ectópica quando comparadas a grupo-controle.[180] Estudos epidemiológicos[80,113] não demonstraram maior incidência de salpingite nas mulheres que usam esse método anticoncepcional, o que enfraquece a hipótese de este ser o fator que acarretaria incremento nos índices de gravidez ectópica. Na verdade, o DIU apresenta grande eficácia na prevenção da gestação tópica, o que eleva a probabilidade de usuárias desse método desenvolverem gravidez ectópica, quando comparadas a mulheres que não fazem anticoncepção.[41,182,195] Na falha do DIU, o risco de gravidez ectópica é de 1:2 gestações para DIU de levonogestrel, 1:16 gestações para DIU de cobre e 1:50 gestações para aquelas mulheres que não fazem uso de anticoncepção.[9,38]
- Cirurgia tubária prévia: vários autores[65,115,192] reportam maior incidência de gravidez ectópica em pacientes submetidas a cirurgias tubárias, como salpingostomia, reanastomose, fimbrioplastia e lise de aderências. Após esse tipo de cirurgia, a probabilidade de gravidez ectópica é quatro a cinco vezes maior se comparada a grupo-controle, mas não está estabelecido se essa maior probabilidade é consequência da cirurgia reparadora ou se deve a alterações prévias.[114] Gravidez posterior a falha na esterilização tubária também apresenta maior risco de ser ectópica.[58,93,197] Um estudo que acompanhou 10.685 mulheres por período de 10 anos observou que aquelas com menos de 30 anos que haviam sido esterilizadas por cauterização com uso de bisturi bipolar apresentaram probabilidade futura de gravidez ectópica 27 vezes maior em comparação com mulheres de mesma idade submetidas a esterilização por salpingectomia parcial no pós-parto.[134] Esse fato decorre, principalmente, da recanalização ou da formação de fístula uteroperitoneal.[19,115]
- Antecedente de gravidez ectópica: mulheres com antecedente de gravidez ectópica têm risco seis a oito vezes maior de nova gravidez ectópica.[41,89,97,192] Geralmente, 50 a 80% dessas mulheres terão uma futura gravidez, e 10 a 25% experimentarão outra gravidez ectópica. Entretanto, existem inúmeras variáveis envolvidas, como o estado da tuba contralateral, o tipo de tratamento (salpingectomia, salpingostomia, metotrexato), se o tratamento cirúrgico foi realizado por laparotomia ou laparoscopia e a presença de esterilidade anterior ao evento.[114] Estudo que comparou taxa de gravidez ectópica após tratamento clínico com metotrexato e após tratamento cirúrgico evidenciou recorrência de 8% após metotrexato, 9,8% após salpingectomia e 15,4% após salpingostomia.[32]
- Procedimentos relacionados à reprodução assistida: gravidezes decorrentes de reprodução assistida apresentam risco de ser ectópica em 2 a 8% dos casos.[1,7,159] O aumento dos valores sanguíneos de estrógeno, produto do efeito das drogas indutoras de ovulação, pode interferir no mecanismo de transporte tubário por alterar a motilidade nas tubas, facilitando a retenção do ovo em sua extensão.[16] Nos casos de fertilização *in vitro*, especulam-se como causas o uso de volume excessivo de meio de transferência injetado no útero, que extravasaria para a tuba e, ainda, a inadvertida colocação intratubária do cateter de transferência. Nessas situações, a motilidade e os movimentos ciliares da tuba podem ser insuficientes para devolver o ovo à cavidade corpo-

ral do útero, visto que muitas dessas pacientes apresentam como causa de esterilidade o fator tubário.[1,188]

- Anticoncepção de emergência: vários estudos têm relacionado a anticoncepção de emergência com levonorgestrel com aumento da probabilidade de gravidez ectópica. O mecanismo provável pelo qual o levonorgestrel contribui para a ocorrência de gestação ectópica seria a alteração da motilidade tubária, que causa retardo na chegada do ovo à cavidade endometrial.[52,131]

Outros fatores como início precoce da atividade sexual; antecedente de múltiplos parceiros sexuais;[192] tabagismo[7,8,61] e endometriose[200] também são descritos como de risco para gravidez ectópica.

## DIAGNÓSTICO

Para que se possa fazer o diagnóstico precoce de gravidez ectópica, é fundamental "pensar na possibilidade de gravidez ectópica". Para tanto, devem-se associar as manifestações clínicas, a presença de fatores de risco, o exame físico e os exames subsidiários.[10,12,18,133]

### ANAMNESE

Dor abdominal, sangramento vaginal e atraso ou irregularidade menstrual são considerados a tríade clássica de sinais e sintomas que compõem o quadro clínico da gravidez ectópica. Apesar de se apresentarem simultaneamente em apenas 50 a 60% dos casos, pelo menos um deles está presente em praticamente todas as ocorrências.[49,141,177] A queixa de dor abdominal é o sintoma mais frequente, presente em quase todas as pacientes, porém suas características variam consideravelmente. Pode-se encontrar desde um quadro vago de dor em cólica até a presença de dor sincopal e lancinante. Cerca de 50% das pacientes relatam dor no lado da tuba acometida, 25% apresentam dor difusa por todo o abdome e 25%, no lado oposto.[185] Um estudo retrospectivo envolvendo 5.122 casos consecutivos de gravidez ectópica constatou que 98% das pacientes se queixaram de dor abdominal, sendo 59,3% no baixo-ventre; 31,9%, nas fossas ilíacas; 2,3%, no epigástrio; e 0,6%, no hipocôndrio.[177] Outros locais de dor que podem ser mencionados incluem abdome superior, região lombar, região cervical e escápula (sinal de Laffont).

O sangramento vaginal ocorre em 60 a 90% dos casos[49,177,185] em virtude da descamação endometrial decorrente da produção irregular da hCG em casos de gravidez ectópica. Na maioria das vezes, o sangramento é discreto e acompanhado de dor abdominal. As pacientes relatam sangramento brando, vermelho escuro ou acastanhado. Cerca de 15% das mulheres com gravidez ectópica apresentam sangramento vaginal abundante semelhante ao encontrado no abortamento incompleto.[185]

A incidência de atraso menstrual em casos de gravidez ectópica varia de 75 a 95%.[49,177,185] Cerca de 5 a 25% das pacientes não relatam atraso da menstruação, contudo apresentam irregularidade menstrual.[49,177,185] Sendo assim, a presença de atraso ou irregularidade menstrual acompanhada de dor abdominal em mulher com vida sexual ativa, durante o período reprodutivo, deve chamar a atenção do médico para a possibilidade de gestação ectópica.

Outros sintomas observados com frequência em pacientes com gravidez ectópica também são encontrados na gestação tópica, como aumento do volume e da sensibilidade nas mamas, náuseas, vômitos, alterações intestinais e síncope.[12]

### EXAME FÍSICO

Os achados ao exame físico variam de acordo com o estado hemodinâmico da paciente. Podem-se encontrar desde pacientes com exame físico normal até mulheres com evidente instabilidade hemodinâmica. Nos casos de rotura tubária, identifica-se palidez progressiva incompatível com o sangramento vaginal. Em situações nas quais não ocorre choque hemorrágico, as variações de pressão arterial e pulso com a posição da paciente, sentada ou deitada (variação ortostática), são importantes sinais de sangramento. Geralmente, não há modificações na temperatura corporal, mas nas pacientes com evidente choque hemorrágico pode-se observar hipotermia.[185]

Ao exame do abdome, raramente se observa equimose periumbilical (sinal de Cullen). Essa sufusão hemorrágica subcutânea é proveniente de volumosa hemorragia intra-abdominal e, mesmo em tal situação, encontra-se ausente na grande maioria dos casos. Manifesta-se somente em pacientes com parede abdominal pouco espessa ou na presença de hérnia umbilical. Comumente, à palpação do abdome, verifica-se dor localizada em um dos quadrantes em caso de gravidez ectópica íntegra, ou generalizada, após a rotura tubária. Outros achados abdominais também dependem da integridade da gravidez ectópica e são indicadores de irritação peritoneal, manifestando-se por distensão abdominal, descompressão brusca dolorosa (sinal de Blumberg) e diminuição ou parada de ruídos hidroaéreos.

O exame tocoginecológico pode revelar a presença de sangramento vaginal, geralmente em pequena quantidade, escuro, acompanhado de coágulos e restos de decídua. O colo uterino, de forma semelhante ao observado na gestação tópica, em geral se encontra amolecido. Em virtude do acúmulo de sangue e coágulos na pelve, o exame do fundo de saco posterior pode ser extremamente doloroso (sinal de Proust) e por isso é também denominado grito de Douglas. Na maioria dos casos, o útero apresenta-se de tamanho normal; contudo, como consequência da ação hormonal, pode-se verificar amolecimento e discreto aumento do volume uterino, inferior ao esperado para o atraso menstrual. Em cerca de 50% dos casos, pode-se palpar uma massa anexial dolorosa, de consistência e tamanho variados.[185]

## EXAMES SUBSIDIÁRIOS

O primeiro passo após a suspeita clínica de gravidez ectópica é estabelecer o diagnóstico de gravidez. A detecção de hCG, uma glicoproteína produzida pelo sinciciotrofoblasto, urinária ou sanguínea, é o exame primordial para se avaliar a atividade do trofoblasto. O uso de técnicas imunoenzimáticas que empregam anticorpos monoclonais aumenta a sensibilidade e a especificidade das dosagens de beta-hCG. Isso possibilita a detecção desse hormônio em concentrações cada vez mais baixas, tornando o exame efetivo no diagnóstico da gravidez ectópica.[62,187] A positividade da beta-hCG sérica coincide com o estabelecimento da circulação uteroplacentária e pode ser detectada 10 dias após a ovulação.[12,18,187] Os conjuntos laboratoriais para dosagem de beta-hCG obedecem a padrões internacionais de calibração, de acordo com a Organização Mundial da Saúde (OMS). Atualmente, a maioria dos laboratórios utiliza o Terceiro Padrão Internacional (WHO 3rd IS 75/357) ou o Quarto Padrão Internacional (WHO 4th IS 75/589). Deve-se ter em mente que dosagens de beta-hCG realizadas por diferentes padrões de calibração não são equivalentes. Na prática, 1 mUI/mL de beta-hCG obtido por meio do conjunto padronizado pelo Segundo Padrão Internacional equivale a aproximadamente 2 mUI/mL, quando utilizado o Terceiro Padrão Internacional.[121,153,178]

A concentração sérica da beta-hCG em casos de gestação ectópica tende a ser menor do que a observada na gestação tópica evolutiva de mesma idade.[48,87,102] Contudo, é importante esclarecer que uma única dosagem sérica de beta-hCG, independentemente do seu valor, não é capaz de diagnosticar a viabilidade ou a localização da gravidez. O conhecimento do tempo de duplicação do valor da beta-hCG é útil na diferenciação entre a gravidez normal e a ectópica. A gestação tópica inicial exibe a capacidade de duplicar o título de beta-hCG entre 1,4 e 3,5 dias.[2,35,43,98,136] Kadar et al.,[98] em 1981, foram os primeiros a reportar que em duas dosagens consecutivas, com intervalo de 48 horas, a ausência de elevação do título de beta-hCG de pelo menos 66% revela tratar-se, em 85% dos casos, de gravidez ectópica ou de gestação tópica que resultará em abortamento. Cerca de 85% das gestações inviáveis apresentam tempo de duplicação da beta-hCG superior a 2,7 dias, enquanto 13% das gestações ectópicas a duplicam em 48 horas. Estudo mais recente, envolvendo 287 pacientes, redefiniu que em duas dosagens séricas de beta-hCG com intervalo de 48 horas ocorre elevação dos títulos desse hormônio de pelo menos 53% em 99% das gestações evolutivas.[42]

Mais recentemente, estudo envolvendo 1.249 pacientes com gravidez de localização desconhecida determinou que o mínimo aumento de beta-hCG sérica em 48 horas, que resultou em gestação tópica viável, foi de 35%.[143] Portanto, é importante ter em mente que uma gravidez intrauterina viável pode aumentar a hCG mais lentamente do que se imaginava no passado e dessa forma diminuir o risco de interromper inadvertidamente uma gestação tópica evolutiva. A dosagem sérica da progesterona é um exame valioso, especialmente quando existem dúvidas diagnósticas. A concentração sérica desse hormônio reflete sua produção pelo corpo lúteo e pouco se modifica durante o primeiro trimestre de gravidez.[10,25] Valores inferiores a 10 ng/mL estão associados a gestação não evolutiva. Por outro lado, concentrações superiores a 20 ng/mL são consistentes com gestações viáveis;[10] somente 1,5 a 2,5% das gestações anormais apresentam progesterona acima de 25 ng/mL.[187] Progesterona sérica inferior a 5 ng/mL apresenta 99,8% de especificidade na confirmação de uma gravidez anormal.[137] No entanto, como não existe um valor de referência desse hormônio que seja indicativo de gravidez ectópica, a sua utilização fica reservada para os casos de dúvida diagnóstica, após ter sido feita dosagem seriada da beta-hCG e ultrassonografia.

O avanço da ultrassonografia tem sido fundamental no diagnóstico precoce da gravidez ectópica. No passado, o papel desse exame restringia-se à exclusão dessa enfermidade por meio da identificação de gestação tópica. Entretanto, a utilização de aparelhos com maior poder de resolução da imagem e, mais ainda, do transdutor vaginal, torna possível a identificação precoce da gestação tópica e maior definição dos órgãos da pelve, com melhor caracterização das imagens associadas à gravidez ectópica.

Diante da suspeita de gravidez ectópica, o exame ultrassonográfico deve se iniciar pela avaliação do útero. Mesmo antes de o saco gestacional se tornar visível, existem características endometriais distintas entre a gravidez ectópica e a gestação tópica viável. A espessura endometrial em pacientes com gravidez ectópica é significativamente menor do que a observada em mulheres com gestação tópica viável.[90,150]

A identificação de gestação intrauterina diminui sobremaneira a probabilidade de gravidez ectópica, em função da raridade da gestação heterotópica, que acontece mais frequentemente após reprodução assistida.[21] O saco gestacional pode ser visto por ultrassonografia transvaginal a partir de 2,5 a 3 semanas após a implantação (4,5 a

5 semanas a partir do primeiro dia da última menstruação).[10,12] Ele aparece como estrutura em forma de anel, com centro anecoico (líquido) e contorno hiperecoico. Nessa fase da gestação, o saco gestacional localiza-se excentricamente na parte superior do endométrio espessado. Isso facilita a diferenciação entre ele e o pseudossaco gestacional, que pode ocorrer em casos de gravidez ectópica e aparece como uma imagem anecoica, alongada, localizada na região mediana e corresponde à coleção líquida intracavitária.[10,12,180,189]

A sensibilidade da ecografia transvaginal no diagnóstico da gravidez ectópica varia de 54 a 92%.[53,63] Constituem sinais ecográficos de certeza de gravidez ectópica a visualização de saco gestacional situado fora da cavidade corporal do útero contendo vesícula vitelínica e/ou embrião com ou sem atividade cardíaca.[5] A visualização de embrião (ou polo embrionário) com atividade cardíaca e situado em saco gestacional fora da cavidade corporal do útero (Figura 2) ocorre apenas em 15 a 28% dos casos.[54,68,194] Imagens ecográficas sugestivas de gravidez ectópica são: imagem de anel tubário, também conhecida como *"bagel"* ou, ainda, a imagem heterogênea ou complexa, também denominada *"blob"*.[5] A imagem anexial paraovariana semelhante a saco gestacional é denominada anel tubário ou *"bagel"* (Figura 3). Composta de formação anecoica com halo hiperecoico periférico, representa o saco gestacional ectópico circundado por reação trofoblástica.[194] É encontrada em 15 a 69% dos casos de gestação ectópica[54,79,140] e está mais relacionada à gravidez ectópica íntegra.[53] A possibilidade de se encontrar imagens altamente específicas, como embrião vivo e anel tubário, é tanto maior quanto mais precocemente a paciente for submetida à ultrassonografia.[140]

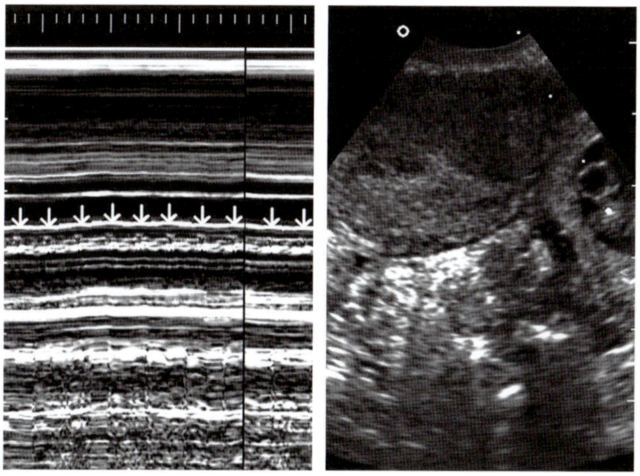

**FIGURA 2.** Embrião com atividade cardíaca localizado fora da cavidade uterina visualizado por meio de ultrassonografia transvaginal (USG TV).

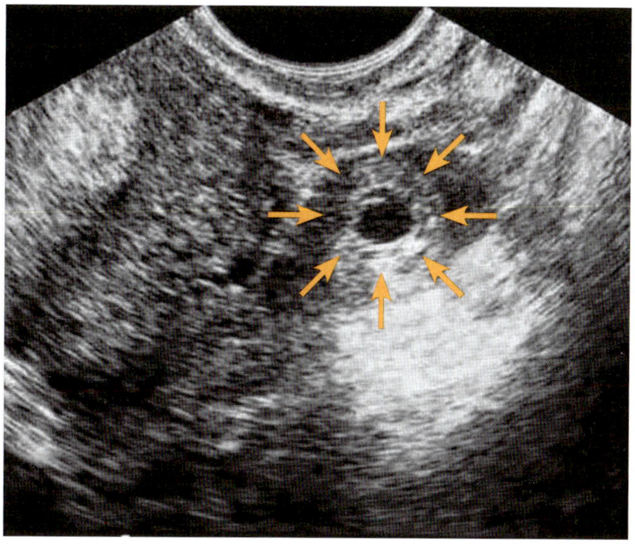

**FIGURA 3.** Imagem de ultrassonografia transvaginal (USG TV) revelando anel tubário ou "*bagel*".

Descreve-se ainda a possibilidade de visualização de formação anexial sólida ou complexa, também denominada *"blob"* (Figura 4). Esse tipo de imagem, quando associada a gravidez ectópica, geralmente representa hematossalpinge ou hematoma pélvico, sendo observada em 19 a 89% dos casos de gravidez ectópica.[35] Imagem de hematossalpinge associa-se com maior frequência a gravidez ectópica rota ou em resolução espontânea.[35,53] Estudo de coorte retrospectivo evidenciou que imagens tipo *"bagel"* e *"blob"*, ainda que não devam ser classificadas como definitivas para gravidez ectópica, deveriam ser consideradas de altíssimo risco, pois apresentam um valor preditivo positi-

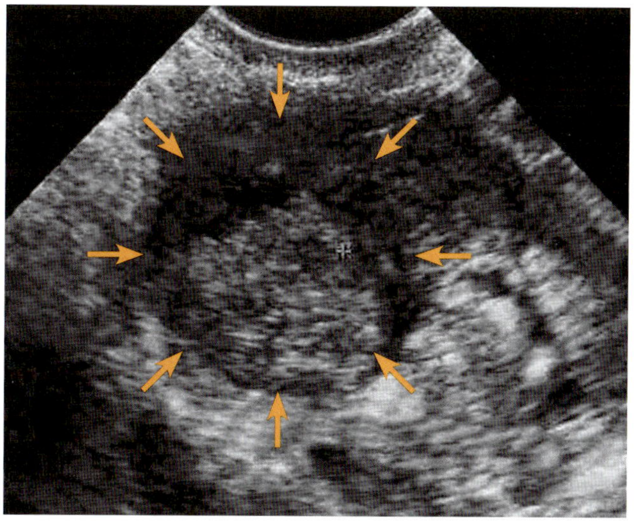

**FIGURA 4.** Imagem de ultrassonografia transvaginal (USG TV) revelando massa anexial complexa "*blob*" (setas).

vo para gravidez ectópica acima de 95%.[125] A observação de líquido livre na cavidade peritoneal também é importante sinal ultrassonográfico dessa enfermidade. Enquanto 10 a 23% das gestações tópicas apresentam líquido livre na pelve, esse achado é observado em 40 a 83% dos casos de gravidez ectópica, e em 15% das vezes representa o único achado ultrassonográfico.[40] A presença de líquido livre pode ser observada como imagem anecoica ou com ecos, sendo o líquido livre com ecos em suspensão mais representativo de hemorragia intraperitoneal. O risco de se tratar de gravidez ectópica aumenta consideravelmente quando a quantidade de líquido na pelve é moderada ou grande, ou ainda quando a presença de líquido com ecos em suspensão está associada a uma imagem de formação sólida anexial (Figura 5). A quantidade de líquido livre pode ser classificada como pequena se ocupar somente o fundo de saco posterior; moderada, se recobrir o fundo uterino e anexos; e acentuada, caso se estenda para goteiras parietocólicas e espaço de Morrison.[40] Artigo de metanálise envolvendo dez estudos aponta que o achado ultrassonográfico de massa anexial paraovariana heterogênea não cística representa a imagem ecográfica com maior acurácia no diagnóstico de gravidez tubária. Apresenta sensibilidade, especificidade, valor preditivo positivo e valor preditivo negativo, respectivamente, de 84,4, 98,9, 96,3 e 94,8%.[194]

Consideradas isoladamente, a dosagem sérica de beta-hCG e a ecografia representam métodos de elevada importância no diagnóstico da gravidez ectópica. Entretanto, seu uso combinado permite diagnosticar praticamente 100% dos casos, evitando, na maioria das vezes, a utilização de técnicas diagnósticas invasivas.[24,40,53] Kadar et al.[98] descreveram uma zona discriminatória de beta-hCG sérica, compreendida entre 6.000 e 6.500 mUI/mL, acima da qual o saco gestacional tópico deveria ser identificado por meio da ultrassonografia pélvica transabdominal. Eles concluem que a ausência desse saco, associada a valores séricos de beta-hCG superiores aos da zona discriminatória, indicaria gravidez ectópica. Na verdade, o valor discriminatório de beta-hCG sérica que impõe a necessidade de observação do saco gestacional tópico depende dos avanços tecnológicos dos aparelhos de ecografia e, portanto, tem diminuído ao longo dos anos. Atualmente, com o emprego da ultrassonografia transvaginal, a maioria dos serviços adota um valor discriminatório entre 1.500 e 2.000 mUI/mL de beta-hCG (Terceiro ou Quarto Padrão Internacional).[40,53,128] A adoção de zona discriminatória de 2.000 mUI/mL diminui o risco de se interferir em uma gestação tópica, porém pode aumentar o tempo para se estabelecer o diagnóstico de gravidez ectópica. Alguns estudos têm documentado o aparecimento de embrião com atividade cardíaca no seguimento de gestações em que saco gestacional não foi visualizado na USG TV com valores de beta-hCG acima de 2.000 mUI/mL.[71,107] Estudo que utilizou modelo de regressão logística para cálculo de probabilidade para visualizar saco gestacional na USG TV avaliou 651 gestantes com sangramento vaginal e/ou dor abdominal, sendo 366 gestações viáveis. Para que se possa obter a probabilidade de 99% de visualizar um saco gestacional intrauterino na USG TV, o valor discriminatório de beta-hCG deve atingir 3.510 mUI/mL. Se utilizados valores de hCG de 1.500 mUI/mL e 2.000 mUI/mL, a probabilidade de visualizar um saco gestacional é, respectivamente, de, 80,4% e 91,2%.[64] A zona discriminatória depende da habilidade do ultrassonografista, da qualidade do aparelho de ultrassom utilizado, de ser gravidez única ou múltipla e das características da beta-hCG utilizada. É importante lembrar que os valores descritos para a zona discriminatória dizem respeito a gestação única; dessa forma, em casos de gestação múltipla, a concentração de beta-hCG pode ser superior a 2.000 mUI/mL e não se observar gravidez intrauterina.[101] Para que se evitem erro diagnóstico e interferência nociva em uma gestação tópica evolutiva, nenhuma conduta deve ser tomada com base somente na dosagem sérica única de beta-hCG.

O conhecimento da zona discriminatória e do tempo de duplicação da beta-hCG, associado à ultrassonografia transvaginal, permite a elaboração do algoritmo para diagnóstico da gravidez ectópica com alta sensibilidade e especificidade (Figura 6). Este tipo de algoritmo utilizado na Clínica Obstétrica do HC-FMUSP se baseia no encontro de imagem suspeita ou de certeza de gravidez ectópica na USG TV. No caso de imagem suspeita de gestação ectópica, utiliza-se o valor discriminatório de beta-hCG

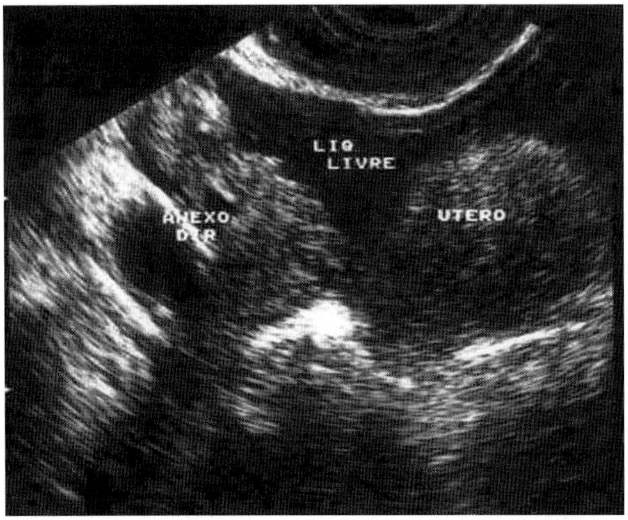


**FIGURA 5.** Imagem de ultrassonografia transvaginal (USG TV) revelando líquido livre na cavidade abdominal.

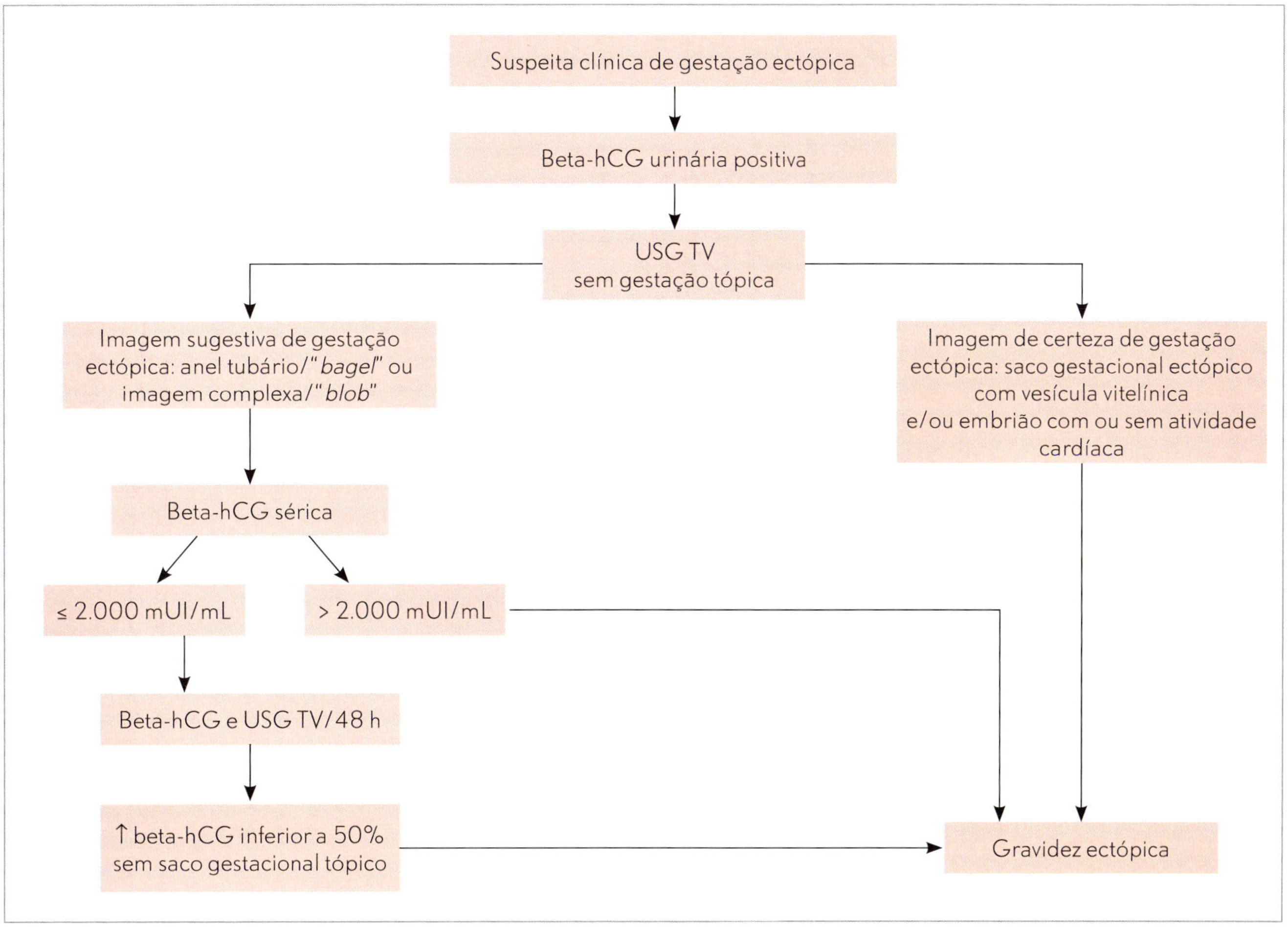


**FIGURA 6.** Algoritmo para diagnóstico de gravidez ectópica. Beta-hCG: fração beta da gonadotrofina coriônica humana; USG TV: ultrassonografia transvaginal.

de 2.000 mUI/mL e aumento mínimo de beta-hCG sérica em 48 horas de 50%. Em situações de gravidez de localização desconhecida, em que a USG TV não identifica imagem de gestação tópica nem de ectópica, com o intuito de diminuir o risco de intervenção desnecessária em gestação tópica e evolutiva, na Clínica Obstétrica do HC-FMUSP dá-se preferência à utilização de um valor discriminatório mais elevado: 3.500 mUI/mL e aumento mínimo de beta-hCG sérica em 48 horas de 35%.[20]

O uso da Dopplervelocimetria colorida transvaginal tem auxiliado no avanço diagnóstico da gestação ectópica, baseando-se na presença de fluxo vascular de velocidade relativamente alta e resistência baixa na imagem sugestiva dessa doença. Originalmente observado em caso de gestação tópica, esse tipo de fluxo é denominado placentário ou peritrofoblástico,[162] mas não é específico de gestações (tópicas ou ectópicas), podendo também ser encontrado em tumores ovarianos e abscessos tubo-ovarianos.[130] A identificação de fluxo placentário na gravidez ectópica varia entre 50 e 87% e parece depender da presença de trofoblasto ativo, do tipo de imagem analisada e do valor sérico de beta-hCG.[103,130,163]

A despeito do grande destaque dos métodos diagnósticos não invasivos, é importante lembrar a possibilidade do emprego de exames invasivos, como a culdocentese, a curetagem uterina e a laparoscopia. A culdocentese permite avaliar o conteúdo líquido presente na pelve. A obtenção de sangue escuro apresentando microcoágulos, embora sem propensão a coagular, significa certeza de hemoperitônio e ocorre em 80 a 96% dos casos de gravidez ectópica.[12,177] Resultados falso-positivos acontecem em cerca de 2,5 a 10% das vezes[12,177] e podem ser devidos a rotura de corpo lúteo hemorrágico, menstruação retrógrada, endometriose e outras causas de hemoperitônio. Nos dias atuais, quando se dispõe da dosagem rápida e precisa da beta-hCG sérica, bem como da ultrassonografia transvaginal, a culdocentese não encontra espaço na aplicabilidade clínica.[12]

A obtenção de material proveniente da cavidade uterina por meio de curetagem ou aspiração manual a vácuo é usada em casos de gestação inviável quando a ecografia não foi capaz de diferenciar a gravidez ectópica do abortamento tópico. Havendo dúvida diagnóstica, com progesterona sérica inferior a 5 ng/mL e comportamento da beta-hCG incompatível com gestação viável, pode-se indicar o esvaziamento uterino.[17,27, 56,157] A observação a fresco de vilosidade coriônica indica a ocorrência de abortamento. Não se obtendo amostra de vilosidade coriônica, mas caso haja queda da beta-hCG sérica de pelo menos 15% entre uma amostra colhida logo após o esvaziamento uterino e outra depois de 24 horas, o diagnóstico é de abortamento completo; entretanto, havendo estabilização ou elevação da beta-hCG sérica, isso significa que o tecido trofoblástico não foi removido e o diagnóstico mais provável é de gravidez ectópica.[157]

Apesar de mais empregada atualmente na terapêutica, a laparoscopia representa importante recurso diagnóstico, sobretudo nos casos em que os métodos não invasivos suscitam dúvidas. Em geral, ela permite excelente exploração da pelve, possibilitando certeza no diagnóstico de gravidez ectópica e, ainda, a averiguação das condições da tuba contralateral, a presença de aderências pélvicas e de lesões de endometriose. Essas informações são importantes no aconselhamento à paciente quanto às possibilidades de uma futura gestação. Algumas vezes, a gravidez ectópica pode ser extremamente pequena e produzir resultados falso-negativos (até 4% dos casos).[31]

O diagnóstico da gravidez ectópica, mesmo nos dias atuais, continua sendo um desafio para o tocoginecologista. Poucas doenças apresentam tanta dificuldade no reconhecimento clínico, sobretudo em sua fase inicial. A maioria das mulheres é examinada mais de uma vez antes de se obter o diagnóstico definitivo. Contudo, uma anamnese zelosa, com especial atenção para a presença de fatores de risco, auxilia na diferenciação entre a gestação ectópica e outras anomalias. O diagnóstico deve buscar diferenciá-la também de outras afecções genitais e extragenitais, sendo as principais:

- Rotura de cisto ovariano: a rotura de cisto de corpo lúteo representa provavelmente a principal causa de erro diagnóstico. Em mulheres que não estão grávidas, um exame negativo de beta-hCG sérica é importante no diagnóstico diferencial; contudo, aquelas que apresentam rotura de corpo lúteo na gravidez com frequência são submetidas a laparoscopia ou laparotomia para elucidação diagnóstica, especialmente diante de hemoperitônio.
- Abortamento: o abortamento espontâneo evitável ou incompleto também é confundido com gravidez ectópica. Geralmente, o sangramento vaginal que acompanha tal afecção é mais abundante que o verificado na gravidez ectópica e existe correlação entre a perda sanguínea e o estado hemodinâmico da paciente. A dor no abortamento tópico é mais rítmica, menos intensa e se localiza na região mediana do abdome. Ao exame ginecológico, verifica-se nesses casos colo mais amolecido e maior volume uterino do que o observado na gravidez ectópica. No Pronto-Socorro do HC-FMUSP, de 247 pacientes com diagnóstico clínico de abortamento evitável, onze (4,5%) apresentavam gravidez ectópica.[172]
- Salpingite: a salpingite aguda ou crônica frequentemente é confundida com gravidez ectópica. Na salpingite também ocorre dor à mobilização do colo uterino, porém este não se encontra amolecido; além disso, pode-se palpar uma massa bilateral, o que não acontece na gravidez ectópica, na qual, na maioria das vezes, a massa é unilateral. A salpingite aguda não é acompanhada de atraso menstrual e sangramento vaginal, mas é comum a presença de febre, que pode estar ausente nas formas não gonocócicas. Ademais, na salpingite a dosagem de beta-hCG é negativa.
- Afecções gastrointestinais: doenças do sistema digestório, como apendicite, pancreatite, colecistite e infecções parasitárias, podem, ainda que raramente, ser confundidas com gravidez ectópica. Náuseas, vômitos, diarreia, tenesmo e dor abdominal também são queixas de pacientes com gravidez ectópica. A anamnese e o exame físico detalhados, acompanhados de teste negativo de beta-hCG, ajudam a dizimar a dúvida diagnóstica.

## TRATAMENTO

Em virtude dos avanços diagnósticos, que possibilitam com bastante frequência a identificação de formas incipientes de gravidez ectópica, o tratamento dessa enfermidade tem sofrido grandes mudanças nas últimas décadas. Se no passado o único objetivo era salvaguardar a vida da paciente por meio da laparotomia com hemostasia e retirada da gravidez ectópica, atualmente, em função do diagnóstico precoce e do melhor conhecimento da fisiopatologia dessa doença, pode-se oferecer, em casos selecionados, condutas terapêuticas mais conservadoras, com o intuito de preservar o futuro reprodutivo das pacientes. O tratamento pode ser cirúrgico (radical ou conservador) ou clínico (medicamentoso ou expectante), porém, a escolha do tipo de terapêutica deve ser individualizada e depende fundamentalmente da integridade ou não da gravidez ectópica, do estado hemodinâmico da paciente, de seu desejo reprodutivo, do local e tamanho da gravidez ectópica e da experiência do médico com o método a ser empregado e da preferência da paciente (Figura 7).

## TRATAMENTO CIRÚRGICO

O tratamento cirúrgico da gravidez ectópica ainda permanece como modalidade terapêutica importante e muitas vezes necessária. Particularmente, nos casos de gravidez tubária, o tratamento cirúrgico pode ser radical (salpingectomia) ou conservador (salpingostomia ou ressecção parcial). Geralmente, indica-se o tratamento cirúrgico na presença de gravidez ectópica rota ou em casos de gravidez ectópica íntegra em que há contraindicação para o tratamento clínico.

### Radical

A salpingectomia pode ser efetuada por laparotomia, por laparoscopia, ou ainda por colpotomia. No passado, o tratamento tradicional em casos de gravidez tubária era a salpingectomia por laparotomia; contudo, nos últimos anos, salvo na presença de contraindicações, prefere-se a via laparoscópica. Recentemente, com o avanço das técnicas de cirurgia vaginal, a salpingectomia por colpotomia posterior (que já fora empregada no passado)[47] voltou a ser preconizada e merece ser considerada, principalmente na impossibilidade da realização de videolaparoscopia.[75,135]

A salpingectomia está indicada naquelas pacientes que não manifestam desejo reprodutivo, quando há gravidez tubária rota (via de regra), recidiva na mesma tuba ou presença de lesão tubária acentuada e na falha de salpingostomia.[3,29,133,191] Do ponto de vista estritamente cirúrgico, a salpingectomia é a cirurgia ideal, uma vez que promove hemostasia adequada e garante a remoção completa do tecido trofoblástico.

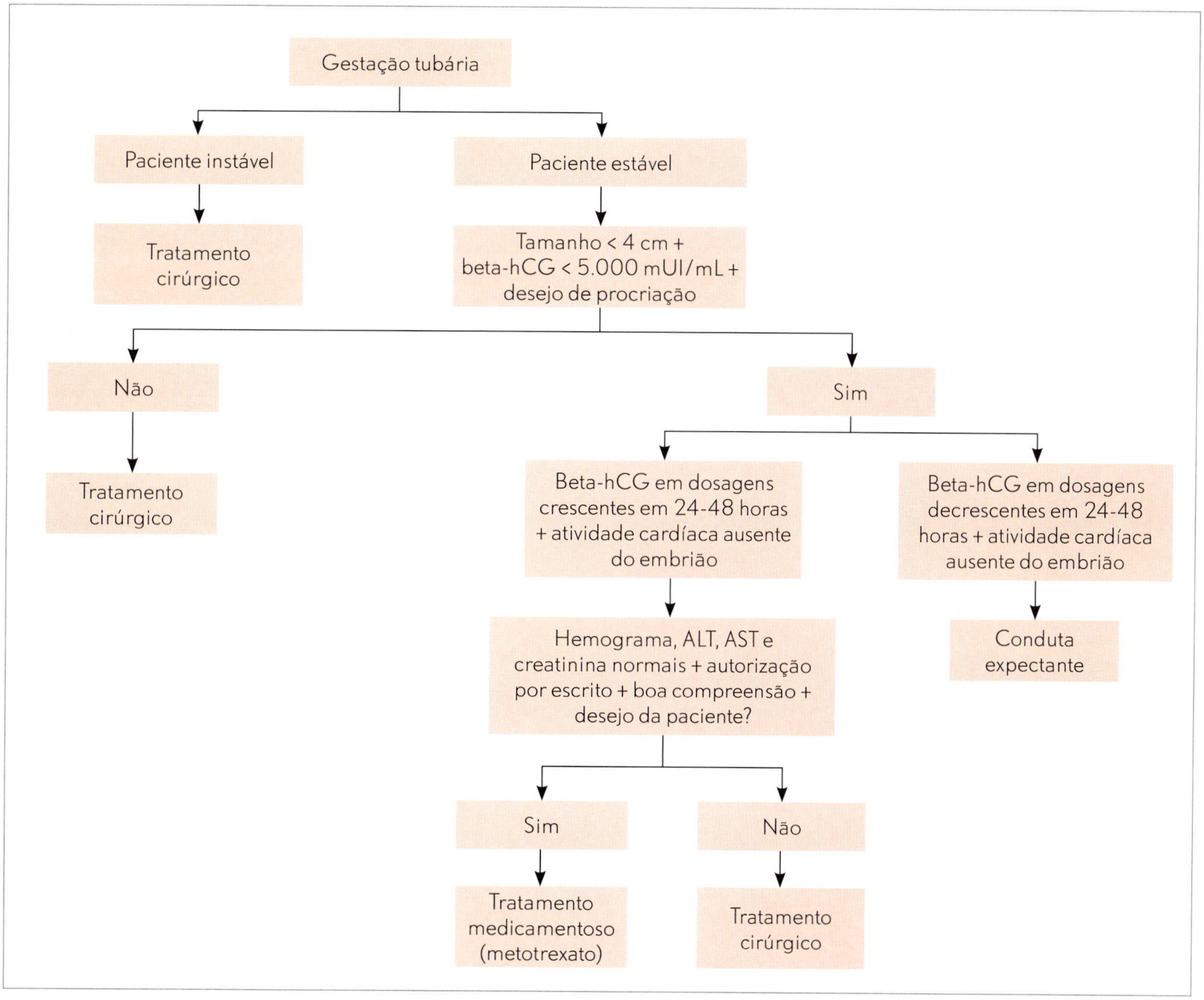


**FIGURA 7.** Tratamento da gestação ectópica. ALT: alanina aminotransferase; AST: aspartato aminotransferase; beta-hCG: fração beta da gonadotrofina coriônica humana.

Trata-se de procedimento simples e consiste na ligadura vascular no nível do istmo proximal e na borda distal da mesossalpinge. Desse modo, o arco vascular formado pela artéria mesotubária é ligado em ambas as extremidades, acrescentando-se ainda a ligadura de vasos anastomosantes entre o plexo mesotubário e o ovariano, especialmente na junção istmoampular.[133] A salpingectomia laparoscópica pouco difere da realizada por laparotomia. Com uma pinça atraumática, apreende-se a tuba, para apresentação desta, e realiza-se pinçamento do vaso e hemostasia em caso de sangramento ativo. Utilizando-se bisturi bipolar, inicia-se a coagulação seguida por secção com tesoura de toda a mesossalpinge. A tuba é retirada pelo trocarte maior.[186]

A ressecção cuneiforme sistemática da porção intramural da tuba não é necessária porque, além de não evitar futura implantação intersticial,[14] aumenta o risco de rotura uterina em uma gestação posterior.[181,191]

## Conservador

Para que se possa indicar uma cirurgia conservadora em casos de gravidez tubária, alguns critérios devem ser respeitados. A paciente deve manifestar desejo reprodutivo, o tamanho da massa anexial não deve exceder 5 cm no seu maior diâmetro, a gravidez ectópica deve ser íntegra e é preciso haver estabilidade hemodinâmica.[3,29,69,133,192]

### Salpingostomia

A salpingostomia por laparoscopia é considerada o padrão-ouro no tratamento de pacientes com gravidez tubária íntegra que desejam preservar o futuro reprodutivo.[29] A técnica da salpingostomia linear consiste na realização de uma incisão de 1,5 a 2 cm de extensão na porção mais distendida da borda tubária livre de mesossalpinge. Com a finalidade de reduzir o sangramento, antes da incisão, injeta-se solução vasopressora diluída (vasopressina ou metilefedrina) na borda livre e na base da gravidez ectópica. A incisão na parede da tuba pode ser efetuada com o auxílio de *laser*, bisturi elétrico monopolar ou tesoura. Introduz-se delicadamente o aspirador/irrigador por essa incisão e, fazendo-se sucessivas sucções e irrigações, o tecido trofoblástico é removido (Figura 8). Em alguns casos, é necessária a tração do tecido trofoblástico localizado no leito de implantação, com o auxílio de pinças de preensão. A remoção agressiva do tecido residual é desnecessária e em geral precipita sangramento. O tecido trofoblástico pode ser retirado pelo próprio aspirador ou pelo trocarte de 10 mm. Pode ainda ser introduzido em saco plástico ou ser seccionado e retirado em partes. A seguir, a tuba é irrigada cuidadosamente e os pontos sangrantes são coagulados com bisturi bipolar.[29,133,186]

### Ressecção segmentar (salpingectomia parcial)

Opta-se pela ressecção segmentar da tuba uterina nos casos em que o local de implantação da gravidez ectópica se encontra muito danificado ou necrosado, ou ainda na persistência de sangramento posterior à salpingostomia.[191] Mesmo havendo controvérsias,[191] alguns cirurgiões recomendam a ressecção segmentar sempre que a gravidez ectópica se implanta na região ístmica,[3,73] visto que a porção proximal da tuba apresenta lúmen mais estreito e camada muscular mais espessa do que a ampola tubária, podendo ocorrer maior grau de lesão tubária quando se verifica esse tipo de implantação.

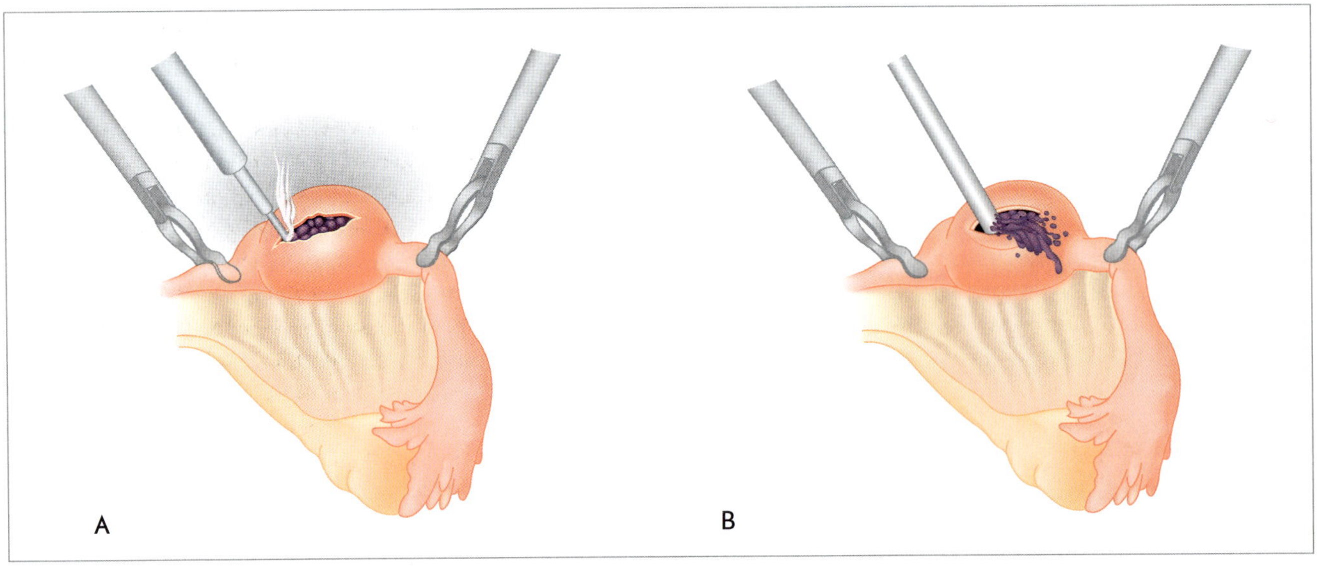


**FIGURA 8.** Salpingostomia. (Figura adaptada de Cunningham et al.[184])

### Ordenha tubária

A chamada ordenha tubária fica reservada aos casos em que o tecido trofoblástico está sendo eliminado espontaneamente pelo infundíbulo, ou seja, somente no abortamento tubário manifesto.[3] Como frequentemente o trofoblasto infiltra a parede do oviduto, extrapolando os limites do lúmen tubário, a realização de um procedimento vigoroso, na tentativa de forçar a expulsão, pode resultar na remoção incompleta do tecido trofoblástico, criar falso pertuito e obstruir a tuba.[3,191]

### Gravidez ectópica persistente

Gravidez ectópica persistente ocorre como consequência da remoção incompleta do tecido trofoblástico funcionante após cirurgia conservadora (salpingostomia), sendo mais frequente depois da laparoscopia. Essa complicação foi descrita em 58 (8,3%) das 699 pacientes submetidas à salpingostomia por laparoscopia, e em 9 (3,9%) das 230 mulheres tratadas com salpingostomia por laparotomia, segundo estudo de Tulandi e Saleh.[29] Após a cirurgia conservadora, deve-se monitorizar semanalmente a beta-hCG sérica, até a sua negativação. Se 24 horas depois da cirurgia houver queda de pelo menos 50% nos valores de beta-hCG, a probabilidade de não ocorrer gravidez ectópica persistente é superior a 85%.[151] Contudo, não há consenso quanto ao melhor tratamento a ser empregado nos casos de persistência da gravidez ectópica. Geralmente, pacientes que apresentam sintomas clínicos de dor abdominal, sangramento e títulos de beta-hCG estáveis ou em ascensão são submetidas a tratamento com dose única intramuscular de metotrexato (50 mg/m$^2$) ou a nova abordagem cirúrgica.[94,133,191] A administração profilática de metotrexato intramuscular (50 mg/m$^2$) diminui a incidência de gravidez ectópica persistente; contudo, é necessário tratar dez pacientes profilaticamente para evitar um caso de gravidez ectópica persistente. Como o metotrexato é um quimioterápico e pode ocasionar efeitos adversos indesejáveis, a utilização profilática desse medicamento é assunto controverso.[195]

## Cirurgia radical *versus* cirurgia conservadora

Infelizmente, até o momento, existem poucos estudos prospectivos bem controlados que comparam o futuro reprodutivo das pacientes submetidas a diferentes formas de tratamento cirúrgico de gravidez ectópica. Alguns estudos retrospectivos sugerem que a taxa de gravidez intrauterina futura posterior à cirurgia conservadora é semelhante ou levemente superior à verificada após a salpingectomia. Um estudo retrospectivo envolvendo 2.635 pacientes que desejavam gravidez futura, sendo 528 submetidas à cirurgia conservadora e 1.246 tratadas por salpingectomia, evidenciou 53% de gravidez intrauterina nas mulheres do primeiro grupo e 49,3% nas do segundo. A recorrência de gravidez ectópica foi, respectivamente, de 14,8 e 9,9%.[32]

Alguns fatores têm sido implicados como sendo de grande influência no futuro reprodutivo, independentemente do tipo de cirurgia empregado. Um estudo com 323 mulheres operadas em decorrência de gravidez ectópica e com desejo de gravidez relatou que, na presença de tuba contralateral normal, houve 85% de gravidez intrauterina e 9% de gravidez ectópica nas gestações futuras, independentemente do tipo de cirurgia (salpingectomia ou salpingostomia) realizada. Por outro lado, se a tuba contralateral se mostrava comprometida, a taxa de gravidez intrauterina foi significativamente menor e a de gravidez ectópica excessiva, respectivamente de 46 e 52%.[169]

Estudo prospectivo envolvendo 446 pacientes com gravidez tubária e tuba contralateral visivelmente saudável foram alocadas em dois grupos (salpingectomia, n = 231, e salpingostomia, n = 215). A randomização foi feita no momento da cirurgia, após a confirmação do diagnóstico de gravidez tubária e a visualização de tuba contralateral saudável. Após acompanhamento de 36 meses, não houve diferença estatística entre os grupos no que se refere à gravidez intrauterina espontânea (60,7% após salpingostomia e 56,2% após salpingectomia).[120]

Diante do exposto, conclui-se que o prognóstico de uma futura gestação após episódio de gravidez ectópica parece depender principalmente dos antecedentes da paciente e do estado da tuba contralateral.

A preservação de tubas danificadas e, por outro lado, a retirada de tubas "saudáveis" têm sido uma preocupação constante daqueles que estudam este tema. Na Clínica Obstétrica do HC-FMUSP, tem-se procurado estudar fatores preditores de lesão tubária, uma vez que se acredita que o comprometimento da função tubária depende da profundidade da penetração do trofoblasto na parede da tuba.[50,51,132] Estudo prospectivo envolvendo análise anatomopatológica de 105 gestações ampulares demonstrou que o grau de penetração do trofoblasto na parede tubária se correlacionou significativamente com o tipo de imagem ultrassonográfica e com os valores de beta-hCG. Imagem de embrião com atividade cardíaca e valores de beta-hCG superiores a 5.990 mUI/mL mostraram-se preditoras de penetração completa do trofoblasto na parede tubária.[51]

## Laparotomia *versus* laparoscopia

Com o desenvolvimento de instrumental adequado e o aprimoramento técnico, procedimentos cirúrgicos como a salpingectomia e a salpingostomia tornaram-se possíveis por videolaparoscopia. Uma metanálise envolvendo 228 pacientes com gravidez ectópica íntegra e estabilidade hemodinâmica comparou a via laparoscópica com a laparotomia no tratamento conservador da gravidez ectópica. Essa pesquisa observou que a laparotomia foi mais efetiva que a laparoscopia nesse tratamento, visto que a segunda esteve relacionada a maior ocorrência de gravidez ectópica persistente. Não houve, porém, diferença estatisticamente significativa na permeabilidade tubária, na taxa de gravidez intrauterina subsequente e na recorrência de gravidez ectópica. Contudo, o tempo de cirurgia, a perda sanguínea, a necessidade de analgesia no pós-operatório, a duração da internação e o tempo de convalescença foram estatisticamente menores quando se utilizou a via laparoscópica. Consequentemente, os custos da laparoscopia, nas estatísticas, foram inferiores aos da laparotomia. Assim, apesar de a laparotomia ser mais efetiva na retirada do tecido trofoblástico em casos de gravidez tubária íntegra, a laparoscopia parece ser o tratamento de escolha, por constituir técnica fácil, segura e de baixo custo.[195]

Vale lembrar que a laparoscopia apresenta algumas contraindicações. A presença de instabilidade hemodinâmica, por exemplo, representa contraindicação absoluta para essa técnica, uma vez que o pneumoperitônio diminui ainda mais o retorno venoso. Gravidez ectópica intersticial, massa com diâmetro de mais de 5 cm, beta-hCG superior a 20.000 mUI/mL e obesidade são contraindicações relativas à via laparoscópica.[186]

## TRATAMENTO CLÍNICO

### Tratamento medicamentoso

Em decorrência de sua reconhecida atividade antitrofoblástica, o metotrexato tem sido a droga mais utilizada no tratamento medicamentoso da gravidez ectópica íntegra. Trata-se de quimioterápico antimetabólico antagonista do ácido fólico que exerce sua ação por meio da inibição, por competição, da enzima di-hidrofolato redutase, que, por sua vez, reduz o ácido di-hidrofólico a ácido tetraidrofólico (ácido folínico ou fator *citrovorum*). Essa inibição bloqueia a produção de purina e timidina e, dessa forma, interfere na síntese do DNA e, consequentemente, na divisão celular. A toxicidade relacionada ao metotrexato em geral depende da via de administração, da dose empregada e da duração do tratamento. A depressão da medula óssea é o principal fator limitante, porém outros efeitos tóxicos são observados, como estomatites, náuseas, vômitos, enterorragia, hepatotoxicidade, nefrotoxicidade, neurotoxicidade, dermatite, alopecia, serosite e pneumonite intersticial. Os efeitos tóxicos dessa droga podem ser atenuados pelo emprego adicional do fator *citrovorum*, geralmente necessário quando se utiliza o quimioterápico por tempo prolongado.[183]

#### Metotrexato intramuscular

Tanaka et al.[161] relataram o primeiro caso de tratamento com metotrexato por via intramuscular em gravidez tubária intersticial. Nos anos seguintes, inúmeros estudos evidenciaram o sucesso com esse medicamento.[67,78,85,95,118,142,155] Os dois principais esquemas de tratamento com metotrexato intramuscular são o de dose única e o de múltiplas doses.

##### Esquema em dose única

Em 1993, Stovall et al.[155] publicaram um estudo com 120 casos de gravidez ectópica de até 3,5 cm de diâmetro, no qual as pacientes foram tratadas ambulatorialmente com dose única de 50 mg/m$^2$ de metotrexato aplicada por via intramuscular. Havendo elevação, manutenção ou queda inferior a 15% nos valores de beta-hCG dosados nos dias 4 e 7, repetia-se a administração de mesma dose no dia 7. Ocorreu sucesso em 113 pacientes (94,2%) e apenas quatro (3,3%) necessitaram de dose complementar em virtude do aumento dos valores de beta-hCG entre os dias 4 e 7. Não foram observados efeitos colaterais nas mulheres tratadas com sucesso, e o índice de permeabilidade tubária ipsilateral, verificado por meio de histerossalpingografia, foi de 82,3%.

A dose única intramuscular de 50 mg/m$^2$ de metotrexato tem sido empregada com sucesso por vários autores[69,85,152] e representa uma alternativa eficaz e segura no tratamento da gravidez ectópica íntegra. Entretanto, mesmo nessa dosagem, o metotrexato pode, ainda que raramente, ocasionar efeitos colaterais importantes, como leucopenia,[96] pneumonite[95] e alopecia,[167] devendo-se realizar acompanhamento rigoroso da paciente. Vale lembrar que esse tipo de medicação é potencialmente teratogênico e, para ser empregado, é fundamental a certeza diagnóstica de gravidez ectópica. Infelizmente, há relatos na literatura de erros diagnósticos em que o metotrexato foi administrado em pacientes com diagnóstico errôneo de gravidez ectópica, mas que na verdade se tratava de gestações tópicas viáveis, resultando em recém-nascidos com graves malformações.[32,170]

Na Clínica Obstétrica do HC-FMUSP, ao se optar pelo tratamento medicamentoso da gravidez tubária, dá-se preferência ao esquema de dose única com 50 mg/m$^2$ de metotrexato por via intramuscular.

Esse esquema é indicado em casos com os seguintes parâmetros:

- Gravidez íntegra de até 4 cm de maior diâmetro.
- Estabilidade hemodinâmica.
- Desejo de procriação.

- Ausência de atividade cardíaca do produto conceptual.
- Beta-hCG sérica ≤ 5.000 mUI/mL e crescente (acima de 10%) em duas dosagens consecutivas (24 a 48 horas).
- Líquido livre limitado à pelve.
- Normalidade de hemograma completo, creatinina e enzimas hepáticas.
- Autorização por escrito após esclarecimento de riscos e benefícios do tratamento proposto.

São contraindicações a esse tratamento:

- Recidiva de gravidez ectópica na mesma tuba.
- Sensibilidade prévia ao medicamento.
- Amamentação.
- Imunodeficiência, úlcera péptica ativa ou doença pulmonar ativa.
- Impossibilidade de acompanhamento adequado.

Protocolo de dose única intramuscular de metotrexato (50 mg/m$^2$):

- Dia 1: dosagem de beta-hCG sérica + normalidade de exames laboratoriais: (hemograma completo, enzimas hepáticas e creatinina) + administração de MTX intramuscular 50 mg/m$^2$.
- Dia 4: dosagem de beta-hCG sérica.
- Dia 7: dosagem de beta-hCG sérica, hemograma completo, enzimas hepáticas e creatinina.

A elevação de beta-hCG sérica no dia quatro não é indicativa de falha terapêutica, podendo ocorrer por destruição de células trofoblásticas e liberação de gonadotrofina na circulação. O declínio de beta-hCG sérica de pelo menos 15% entre os dias quatro e sete permite o acompanhamento semanal até a negativação da beta-hCG sérica. Caso não ocorra queda de beta-hCG sérica de pelo menos 15% entre os dias quatro e sete, pode-se administrar uma segunda dose de MTX intramuscular (50 mg/m$^2$). Se não ocorrer queda dos títulos de beta-hCG após a segunda dose de MTX, deve-se optar por tratamento cirúrgico.

### Esquema de múltiplas doses (dose variável) intramusculares de metotrexato

O esquema de múltiplas doses, também denominado dose variável, foi descrito por Stovall et al.[158] Nesse estudo, foram tratadas ambulatorialmente cem pacientes com gravidez ectópica íntegra de diâmetro máximo de 3,5 cm, segundo ecografia transvaginal. Empregaram-se o metotrexato (1 mg/kg peso/dia por via intramuscular) e o fator *citrovorum* (0,1 mg/kg peso/dia por via intramuscular), alternando-os diariamente, até a queda mínima de 15% do valor sérico de beta-hCG em duas análises consecutivas diárias. Das 96 pacientes (96%) tratadas com sucesso, dezessete necessitaram de dose única de metotrexato e de fator *citrovorum*, ao passo que dezenove tiveram de receber quatro doses do quimioterápico, o número máximo de doses empregadas. Três pacientes (3%) apresentaram elevação sérica considerável de enzima hepática e duas (2%), estomatite; todos esses casos depois da quarta dose do quimioterápico. Permeabilidade tubária ipsilateral foi evidenciada por meio de histerossalpingografia em 49 pacientes (84,5%) das 58 que se submeteram ao exame.

Estudos que comparam os resultados do tratamento da gravidez tubária com metotrexato intramuscular aplicado em dose única e em dose variável são escassos e pouco esclarecedores. Enquanto alguns mostram maior taxa de sucesso com o tratamento por múltiplas doses,[4,195] outros evidenciam resultados semelhantes entre as duas formas de tratamento.[33,109,192] Contudo, recente revisão sistemática envolvendo três estudos randomizados mostrou resultados semelhantes na taxa de sucesso entre os dois regimes terapêuticos (RR 1,07; IC 95%, 0,99-1,17) e aumento no risco de efeitos adversos com o uso do protocolo de múltiplas doses (RR 1,64; IC 95%, 1,15-2,34).[199]

Na Clínica Obstétrica do HC-FMUSP, preconiza-se o esquema de múltiplas doses em casos de gravidez intersticial com valores de beta-hCG acima de 5.000 mUI/mL, administrando-se 1 mg/kg de metotrexato por via intramuscular (nos dias 1, 3, 5 e 7) e 0,1 mg/kg de ácido folínico também por via intramuscular (nos dias 2, 4, 6 e 8), por no máximo quatro doses. Para os casos de gravidez intersticial com valores de beta-hCG de até 5.000 mUI/mL, dá-se preferência ao esquema de dose única, conforme enunciado anteriormente.

#### *Protocolo de múltiplas doses (dose variável) de metotrexato intramuscular*

- Dia 1: dosagem de beta-hCG sérica, normalidade de exames laboratoriais (hemograma completo, creatinina e enzimas hepáticas), 1 mg/kg de metotrexato intramuscular.
- Dia 2: 0,1 mg/kg de ácido folínico por via intramuscular.
- Dia 3: se a dosagem de beta-hCG sérica evidenciar queda de pelo menos 15%, não se aplica metotrexato e acompanha-se a paciente com dosagem semanal de beta-hCG sérica até a negativação. Do contrário, repete-se o esquema de metotrexato alternado com ácido folínico até queda de 15% de beta-hCG sérica, por no máximo quatro doses.

Antes de cada dose suplementar de metotrexato e após 7 dias da última dose do quimioterápico, deve-se averiguar a normalidade dos seguintes exames: hemograma completo, creatinina e enzimas hepáticas. Caso não ocorra diminuição de beta-hCG após quatro doses de metotrexato, deve-se optar pelo tratamento cirúrgico.

#### *Esquema de dose dupla*

O esquema de dose dupla de metotrexato foi desenvolvido com o intuito de reduzir os efeitos adversos resultantes do protocolo de múltiplas doses e também eliminar a necessidade da administração de ácido folínico. Barnhart et al.[39] trataram 101 mulheres com diagnóstico de gestação ectópica com 50 mg/m$^2$ intramuscular de metotrexato nos dias zero e quatro. Uma dose adicional de metotrexato foi administrada no dia sete e/ou dia onze se os níveis séricos de beta-hCG não diminuíram em 15%. O sucesso do tratamento foi obtido em 87% das pacientes. Somente 3% das pacientes tiveram rotura tubária, e o tratamento foi considerado bem tolerado pelas pacientes e os efeitos adversos foram leves e bem tolerados.

#### *Protocolo de dose dupla intramuscular de metotrexato (50 mg/m$^2$)*

- Dia 0: dosagem de beta-hCG sérica + normalidade de exames laboratoriais: (hemograma completo, enzimas hepáticas e creatinina) + administração de MTX intramuscular 50 mg/m$^2$.
- Dia 4: administração de segunda dose de MTX intramuscular 50 mg/m$^2$.
- Dosar beta-hCG sérica nos dias 4 e 7: se ocorrer queda dos títulos de beta-hCG de pelo menos 15%, deve-se acompanhar semanalmente com dosagens semanais de beta-hCG até a negativação. Caso ocorra elevação ou queda nos títulos de beta-hCG, deve-se administrar MTX intramuscular 50 mg/m$^2$ no dia 7.
- Dosar beta-hCG sérica no dia 11: se ocorrer queda dos títulos de beta-hCG de pelo menos 15% entre os dias 7 e 11, deve-se acompanhar semanalmente com dosagens semanais de beta-hCG até a negativação. Caso ocorra elevação ou queda nos títulos de beta-hCG, deve-se administrar MTX intramuscular 50 mg/m$^2$ no dia 11.
- Dosar beta-hCG sérica no dia 14: se ocorrer queda dos títulos de beta-hCG de pelo menos 15% entre os dias 11 e 14, deve-se acompanhar semanalmente com dosagens semanais de beta-hCG até a negativação. Caso ocorra elevação ou queda nos títulos de beta-hCG, deve-se administrar MTX intramuscular 50 mg/m$^2$ no dia 14.
- Caso não ocorra queda nos títulos de beta-hCG após quatro doses de MTX, deve-se considerar falha de tratamento e optar por conduta cirúrgica.

Ainda são poucos os estudos que comparam a eficácia do regime de dose dupla em relação ao de dose única. Revisão sistemática com três estudos randomizados encontrou resultados similares na taxa de sucesso entre os esquemas de dose única e dose dupla de MTX (RR 1,09; IC 95%, 0,98-1,20) e também não evidenciou diferença estatisticamente significante no risco de efeitos adversos (RR 1,33; IC 95%, 0,92-1,94).[199]

Na Clínica Obstétrica do HC-FMUSP, como regra, prefere-se o esquema de dose única para os casos de gravidez tubária. Esta escolha se deve ao fato da semelhança da taxa de sucesso entre diferentes esquemas terapêuticos, menor custo e menor incidência de efeitos adversos com dose única e maior facilidade no acompanhamento das pacientes.

### Metotrexato local guiado por ultrassonografia transvaginal

Os dois maiores estudos[67,77] com injeção local de metotrexato, guiada por ultrassonografia transvaginal, na dose de 1 mg/kg, registraram sucesso de 78 e 83%, e nenhum evidenciou qualquer efeito colateral relativo ao medicamento. Tampouco houve registro de acidente ocasionado pela punção. Na Clínica Obstétrica do HC-FMUSP, Pereira[201] administrou dose única de metotrexato (1 mg/kg), guiado por ultrassonografia transvaginal, em dezoito pacientes com gravidez tubária e saco gestacional ectópico de até 3,5 cm de maior diâmetro, líquido livre limitado ao fundo de saco posterior e título sérico de beta-hCG de até 15.000 mUI/mL. Ele obteve sucesso em 83% dessas mulheres e a permeabilidade tubária ipsilateral foi evidenciada, por histerossalpingografia, em 84% das pacientes que se submeteram ao exame. Também nesse estudo não houve acidente ocasionado pela punção nem se evidenciou qualquer efeito colateral.

Atualmente, na Clínica Obstétrica do HC-FMUSP, utiliza-se o tratamento local com metotrexato (1 mg/kg) guiado por ultrassonografia transvaginal em casos de gravidez cervical e gravidez em cicatriz de cesárea.

Após o tratamento com metotrexato, independentemente da forma de administração, é comum algumas mulheres apresentarem dor abdominal transitória durante a primeira semana, decorrente de processo inflamatório local ou de abortamento tubário. Algumas vezes, é necessária a internação hospitalar para se distinguir dor transitória daquela resultante de rotura tubária. Indica-se intervenção cirúrgica se a dor abdominal for acompanhada de hipotensão ortostática, queda de hematócrito e visualização, por ultrassonografia, de líquido livre na pelve em quantidade moderada ou grande.

Apesar de a concentração sérica de beta-hCG ser excelente indicador de atividade trofoblástica, sua queda não é garantia absoluta de sucesso. Pode ocorrer rotura tubária a despeito da diminuição sérica desse hormônio. Mesmo durante a resolução da gravidez tubária, é possível que o tecido trofoblástico descole da parede desse órgão, causando sangramento intratubário, formação de coágulo, distensão da tuba e rotura desta.[93,168]

Após o tratamento da gravidez ectópica com metotrexato, as pacientes devem ser orientadas quanto ao seu cotidiano. Aconselha-se que não realizem esforços físicos que impliquem risco de rotura tubária e, pelo mesmo motivo, que se abstenham de atividade sexual. Álcool e drogas que possam interferir no metabolismo do metotrexato (como anti-inflamatórios não hormonais, sulfonamidas, tetraciclina, cloranfenicol, fenitoína) têm seu uso proibido por 15 dias. Pelo mesmo período, essas mulheres devem evitar exposição excessiva aos raios solares, em virtude da fotossensibilidade causada pelo metotrexato. As pacientes de sangue com fator Rh-negativo não sensibilizadas devem receber imunoglobulina anti-D. Com o intuito de evitar os possíveis efeitos teratogênicos do metotrexato, as pacientes devem aguardar pelo menos três meses para tentar uma nova gestação.

### Fatores relacionados ao sucesso do tratamento da gravidez tubária com metotrexato

Embora haja consenso quanto a se dever restringir essa modalidade de tratamento a casos de tuba íntegra, estabilidade hemodinâmica e desejo reprodutivo, os demais critérios de seleção, como tamanho da gravidez ectópica, concentração de beta-hCG e progesterona, quantidade de líquido livre e atividade cardíaca do produto conceptual, variam substancialmente.

Estudo retrospectivo avaliou 350 casos de gravidez tubária tratados com dose única de metotrexato intramuscular (50 mg/m$^2$). A taxa de sucesso foi de 91% (320:350). A análise de regressão logística revelou que somente a concentração inicial de beta-hCG teve correlação com o sucesso do tratamento. Houve sucesso em 98% dos casos com valores de beta-hCG abaixo de 1.000 mUI/mL; 92%, se os valores se encontravam entre 1.000 e 4.999 mUI/mL; e somente 81%, se eram superiores a 5.000 mUI/mL.[110] Atualmente, a maioria dos serviços restringe o tratamento da gravidez tubária com metotrexato àquelas pacientes com beta-hCG de até 5.000 mUI/mL.

A presença de atividade cardíaca do produto conceptual também é considerada um sinal associado a falha do tratamento medicamentoso.[110] Estudo de metanálise evidenciou maior probabilidade de falha de tratamento em casos de gravidez tubária com ultrassonografia evidenciando atividade cardíaca do produto conceptual (*odds ratio*: 9,1, intervalo de confiança: 95%; 3,8-22).[193]

Atualmente, as pacientes candidatas ao tratamento medicamentoso com metotrexato são aquelas hemodinamicamente estáveis; com concentração de beta-hCG de até 5.000 mUI/mL; capazes de entender e seguir as recomendações propostas; com massa anexial à ultrassonografia de até 4 cm no maior diâmetro; com funções hepática, renal e hematológica normais; e ausência de batimento cardíaco do embrião/feto à ultrassonografia.

### Custos da conduta medicamentosa com metotrexato

Uma das vantagens do tratamento medicamentoso é que pode ser feito de forma ambulatorial e diminuir os custos envolvidos com a internação e a cirurgia. Alguns estudos[108,124,154] relatam que o tratamento com metotrexato é mais econômico que o cirúrgico, poupando-se até US$ 3.000 por paciente.[124] Entretanto, deve-se considerar que os custos envolvidos em um tratamento são diretos (hospitalares e remuneração da equipe médica) e indiretos (tempo de acompanhamento, exames necessários no acompanhamento e, eventualmente, afastamento das funções habituais). Dessa forma, o tratamento com metotrexato realmente é mais econômico para um seleto grupo de pacientes com baixa concentração inicial de beta-hCG sérica, por exibirem elevada taxa de sucesso e necessitarem menor tempo de acompanhamento. Estudo prospectivo avaliou que nos casos em que a beta-hCG sérica se encontrava abaixo de 1.500 mUI/mL, o tratamento sistêmico com metotrexato foi mais econômico que a salpingostomia por laparoscopia; entre 1.500 e 3.000 mUI/mL, os custos foram similares; e acima de 3.000 mUI/mL, os gastos com o tratamento medicamentoso foram mais elevados que os do tratamento cirúrgico.[119]

## Outros fármacos utilizados no tratamento da gravidez ectópica

- Prostaglandinas: as prostaglandinas causam vasoconstrição e contração da musculatura tubária. Apesar da alta taxa de sucesso verificada com o emprego desse fármaco no tratamento de gravidez ectópica, essa prática tem sido abandonada em virtude dos limitados critérios para seu uso, como beta-hCG inferior a 2.000 mUI/mL e gravidez ectópica menor que 2 cm, além dos efeitos colaterais observados, incluindo edema agudo dos pulmões, dor e vômito.[6]
- Glicose hipertônica: a glicose hipertônica pode ser administrada por laparoscopia ou ultrassonografia transvaginal. Ela age causando necrose asséptica do tecido trofoblástico. Pelo que se tem publicado na literatura médica até os dias atuais, a glicose hipertônica mostra-se eficaz no tratamento da gravidez ectópica incipiente.[84,105] Entretanto, deve-se considerar que em todos os estudos a concentração de beta-hCG não ultrapassava 5.000 mUI/mL e nenhum caso apresentava atividade cardíaca do produto conceptual.
- Cloreto de potássio: o cloreto de potássio tem sido utilizado com o objetivo de causar assistolia no produto conceptual localizado fora da cavidade corporal do úte-

ro. Geralmente, é empregado como adjuvante no tratamento com metotrexato em casos de gravidez cervical[122,190] e de gravidez em cicatriz de cesárea[128] ou como único fármaco nos de gravidez heterotópica.[179]

- Gefitinibe: o gefitinibe é um inibidor seletivo da tirosina-quinase do receptor do fator de crescimento epidérmico. Alguns estudos preliminares mostram maior eficácia desta associação em relação ao uso isolado do metotrexato.[92,148,149] Provavelmente, a utilização desta associação encontre campo, principalmente, no tratamento de formas não tubárias de gravidez ectópica como a gestação intersticial e gravidez em cicatriz de cesárea ou em casos de gravidez tubária com títulos altos de beta-hCG.
- Letrozol: o letrozol é um inibidor não esteroide da aromatase por se ligar de forma competitiva à porção heme do citocromo P450, resultando na redução da síntese de estrogênio. Estudo prospectivo não randomizado com 42 pacientes divididas em três grupos (salpingectomia, metotrexato e letrozol) evidenciou 86% de sucesso em ambos os grupos submetidos a tratamento medicamentoso.[117] Novos estudos são necessários para avaliar a eficácia e a segurança do letrozol no tratamento medicamentoso da gravidez ectópica.

### Conduta expectante

Na evolução natural da gravidez ectópica, alguns casos podem terminar em abortamento tubário ou em reabsorção completa do tecido trofoblástico. As pacientes com gravidez ectópica de pequeno tamanho e concentrações séricas de beta-hCG baixas e em declínio são candidatas para esse tipo de conduta. As taxas de sucesso variam de 48 a 98%.[74,112,145,176] Títulos de beta-hCG inferiores a 1.000 mUI/mL indicam alta probabilidade de sucesso.[166] Após a conduta expectante, como no tratamento medicamentoso, a paciente deve receber acompanhamento rigoroso, com dosagens semanais da beta-hCG sérica até sua negativação. Além disso, deve evitar esforço físico que aumente a pressão intra-abdominal até a negativação da beta-hCG sérica.

Na Clínica Obstétrica do HC-FMUSP, oferece-se a conduta expectante em casos de gravidez tubária nas seguintes condições:

- Gestação ectópica íntegra de até 4 cm quando de maior diâmetro.
- Estabilidade hemodinâmica.
- Desejo de procriação.
- Ausência de atividade cardíaca do produto conceptual.
- Beta-hCG sérica ≤ 5.000 mUI/mL e decrescente (acima de 10%) ou estável (variação de até 10%) em duas dosagens consecutivas (24 a 48 horas).
- Líquido livre limitado à pelve.
- Autorização por escrito após esclarecimento de riscos e benefícios do tratamento proposto.

São contraindicações ao tratamento expectante:

- Recidiva de gravidez ectópica na mesma tuba.
- Impossibilidade de acompanhamento adequado.

No acompanhamento dos casos de tratamento expectante, caso não ocorra queda semanal da beta-hCG sérica superior a 15%, pode-se optar por metotrexato (50 mg/m$^2$) por via intramuscular, em dose única, ou tratamento cirúrgico.

## GRAVIDEZ ECTÓPICA NÃO TUBÁRIA

### GRAVIDEZ OVARIANA

A gravidez ovariana (Figura 9) é a forma mais comum de gravidez ectópica localizada fora do oviduto e corresponde a 0,5 a 3% das gestações ectópicas.[83] A maioria das gestações ovarianas tem rompimento precoce, uma vez que o ovário apresenta pouca capacidade de distensão. As causas desse tipo de gravidez não estão totalmente esclarecidas, contudo alguns estudos relatam uma forte associação com o uso de DIU.[139,171] Em geral, o diagnóstico de gravidez ovariana é feito apenas durante a cirurgia, mesmo assim é muitas vezes confundido com o de corpo lúteo roto, sendo somente possível ter certeza do diagnóstico com o exame anatomopatológico.[89] A ultrassonografia tem possibilitado o diagnóstico de gestação ovariana antes da rotura. Classicamente, a conduta diante dessa gestação é a ooforectomia ou cistectomia por laparotomia. Entretanto, nos dias atuais, muitos casos têm sido tratados com laparoscopia[88] ou tratamento medicamentoso.[100]

### GRAVIDEZ INTERSTICIAL

A gravidez intersticial ocorre em 2 a 4,7% das gestações ectópicas, sendo responsável por 2,5% das mortes maternas nos EUA[15] (Figura 10). A maioria das pacientes apresenta dor, atraso menstrual, sangramento vaginal e, por vezes, choque hemorrágico decorrente de rotura uterina. Em virtude da grande capacidade de distensão miometrial, a rotura uterina em geral ocorre entre a nona e a 12ª semanas de gravidez,[72,76] porém algumas vezes ultrapassa a 16ª semana.[15] Isoladamente, o único fator de risco de gravidez intersticial é a salpingectomia anterior, presente em 25% dos casos.[86,147] A ressecção cuneiforme após a salpingectomia não protege de futura gestação intersticial, e o intervalo entre a salpingectomia e a gravidez intersticial varia de 6 meses a 13 anos.[15] O diagnóstico dessa forma de gravidez muitas vezes é difícil, sendo necessário o

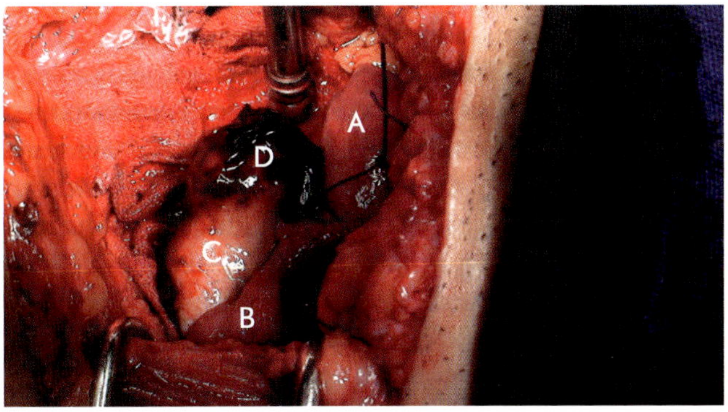


**FIGURA 9.** Gravidez ovariana rota. A: útero; B tuba uterina; C: ovário; D: gravidez ovariana.

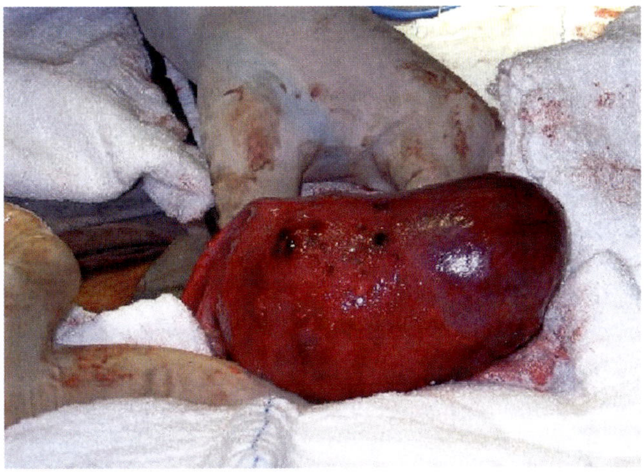

**FIGURA 10.** Gravidez intersticial de 8 semanas.

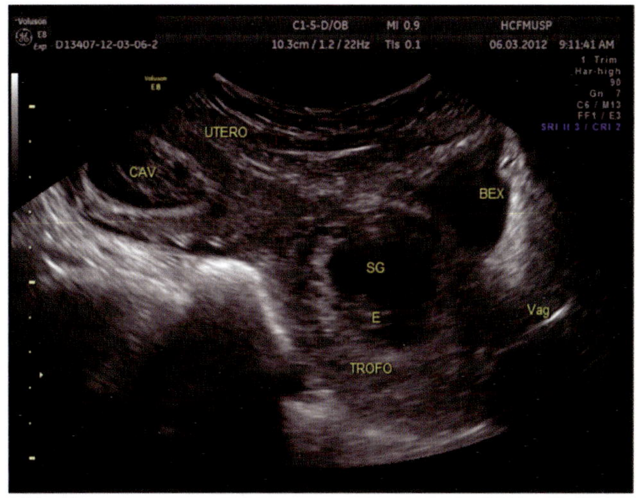


**FIGURA 11.** Imagem ultrassonográfica de gravidez cervical demonstrando o chamado útero "em ampulheta". BEX: bexiga; CAV: cavidade uterina vazia; SG: saco gestacional.

emprego da laparoscopia.[15] Mais recentemente, a ultrassonografia tridimensional[107] e a ressonância nuclear magnética[99] têm auxiliado no diagnóstico não invasivo dessa gestação. Em casos de gestação intersticial íntegra em pacientes com desejo reprodutivo, pode-se optar por condutas conservadoras, tanto clínicas quanto cirúrgicas. A administração local ou sistêmica de metotrexato parece ser alternativa interessante, com taxa de sucesso de 83%.[15] O tratamento conservador por via laparoscópica de certa forma também pode ser uma opção, contudo o cirurgião deve ter grande experiência na realização da sutura por laparoscopia.[123] Pacientes com gestação intersticial tratada de forma conservadora apresentam risco de rotura uterina em gravidez subsequente.[173]

## GRAVIDEZ CERVICAL

A gravidez cervical (Figura 11) é aquela cuja implantação ocorre no canal endocervical. Ela representa menos de 1%[21,129] das gestações ectópicas e tem sido associada a alta morbidade e resultados adversos para o futuro reprodutivo da paciente. O principal fator predisponente é a curetagem uterina, sobretudo aquela realizada com o intuito de interrupção da gestação.[46] A manifestação clínica mais frequente é sangramento indolor no primeiro trimestre da gravidez. Outras características clínicas são orifício externo do colo entreaberto, orifício interno fechado e alargamento desproporcional da cérvix. À ultrassonografia, evidenciam-se a cavidade corporal do útero vazia, o saco gestacional localizado no canal endocervical, o orifício interno do colo uterino fechado, a invasão trofoblástica no tecido endocervical e a presença de fluxo peritrofoblástico.[46] No passado, o tratamento-padrão era a histerectomia total abdominal, porém, atualmente, o tratamento conservador é o mais empregado. O metotrexato sistêmico ou local, acompanhado de cloreto de potássio quando há atividade cardíaca do produto conceptual, apresenta taxa de sucesso acima de 80%.[30] Outras opções terapêuticas incluem dilatação e curetagem com tamponamento por sonda de Foley[37] e embolização das artérias uterinas.[81] Eventualmente, apesar das medidas conservadoras, pode ocorrer hemorragia incoercível, impondo a realização de histerectomia.

## GRAVIDEZ ABDOMINAL

A gravidez abdominal (Figura 12) ocorre na proporção de um caso para cada 10 mil nascidos vivos e representa 0,15 a 1,4%[21,34] das gestações ectópicas. Ela pode ser classificada em primária, se a implantação acontece diretamente sobre o peritônio, ou em secundária, se a nidação abdominal ocorre após abortamento tubário ou extensão intraligamentar. A mortalidade materna é alta, cerca de 7,7

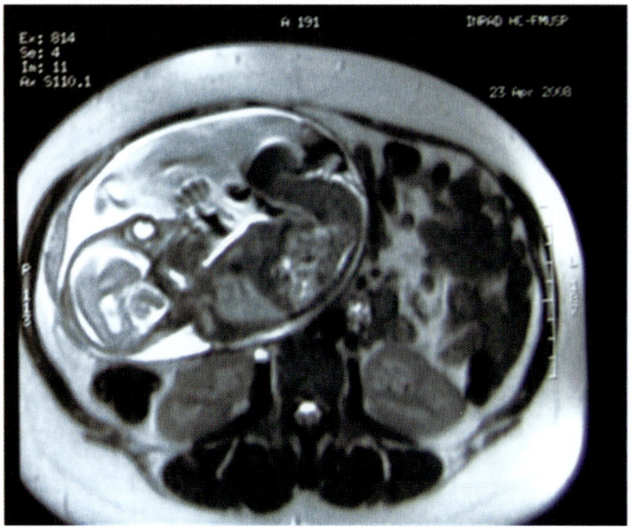

FIGURA 12. Imagem de ressonância magnética evidenciando gravidez abdominal com feto em flanco abdominal direito.

vezes maior que a observada na gravidez tubária e noventa vezes superior à encontrada na gestação intrauterina.[34] Se a placenta for retirada no momento da extração fetal, pode ocorrer sangramento excessivo; se deixada *in situ*, podem advir hemorragia, sepse, abscesso, obstrução intestinal e formação de fístulas intestinais. Os sintomas mais comumente encontrados são amenorreia, dor abdominal agravada pelos movimentos fetais nos casos de gestação avançada, sangramento vaginal e alterações do trânsito intestinal. À palpação, evidenciam-se, em geral, feto disposto em situação transversa ou oblíqua, dor à mobilização fetal e ausência de contratilidade uterina. O diagnóstico é confirmado pelos exames de imagem, como ultrassonografia[111] e ressonância magnética.[36] Frequentemente, observam-se malformações fetais, como assimetria facial e/ou craniana, hipoplasia de membros, alterações articulares (equinovaro) e malformações do sistema nervoso central. O tratamento depende fundamentalmente da vitalidade e da viabilidade do produto conceptual. Classicamente, uma vez estabelecido o diagnóstico de gravidez abdominal, em virtude do elevado risco de complicações maternas, particularmente as hemorragias incoercíveis, procede-se à interrupção da gravidez por laparotomia. Quando o diagnóstico é realizado tardiamente, no entanto, diante de feto vivo e viável, pode-se aguardar, com a paciente hospitalizada, até que o produto conceptual se ressinta com menor gravidade das possíveis consequências da prematuridade.[44] É fundamental que, assim que for atingida a viabilidade fetal, sejam realizados exames comprobatórios do bem-estar do feto. Antes de se efetuar a laparotomia, devem ser instituídos preparo intestinal, antibioticoprofilaxia e adequada reserva de sangue.

A abordagem da placenta é um tópico crucial nos casos de gravidez abdominal. A princípio, deve-se remover a placenta, exceto se esta estiver implantada em região com estruturas vitais ou com vasos de grande calibre.[36] Algumas vezes, a placenta pode ser deixada *in situ* e sua reabsorção pode ser acompanhada por meio de ultrassonografia e dosagem seriada de beta-hCG. Concentração de beta-hCG negativa em alguns meses, enquanto o desaparecimento da massa placentária à ultrassonografia pode levar anos. Algumas complicações podem advir desse tipo de conduta, como hemorragia tardia, formação de abscesso, fístula envolvendo víscera abdominal e sepse.[57] A administração de metotrexato com o intuito de acelerar a reabsorção placentária, em casos de gravidez abdominal avançada, pode produzir grande quantidade de material necrótico e favorecer a instalação de infecção materna grave e óbito por sepse.[138]

## GRAVIDEZ HETEROTÓPICA

Denomina-se gravidez heterotópica (ou combinada) a coexistência de gravidez ectópica e tópica. No passado, sua incidência era de 1:30.000 gestações,[70] porém atualmente varia de 1:3.889 a 1:6.778.[45,91] Em clínicas de reprodução assistida, a incidência desse tipo de gravidez pode atingir taxas altíssimas, chegando até a 1:100 gestações após fertilização *in vitro*.[59] Esse fato decorre da associação entre fator tubário como causa de esterilidade, uso de drogas indutoras de ovulação e transferência de vários embriões. Os sintomas encontrados nessa gravidez não diferem daqueles observados na gravidez tubária. Cerca de 50% dos casos são diagnosticados por ecografia de rotina.[22] Em virtude da gestação intrauterina, a dosagem sérica de beta-hCG não auxilia no diagnóstico, tampouco no acompanhamento após terapêutica conservadora. O tratamento cirúrgico, ainda que envolva riscos anestésicos para a mãe e o feto, é o preferível, entretanto há casos tratados com sucesso com a aplicação de injeção de glicose hipertônica[160] ou cloreto de potássio[11,179] no saco gestacional ectópico. Havendo morte do produto conceptual localizado fora da cavidade uterina, desde que a paciente se encontre assintomática, a conduta expectante pode ser uma alternativa terapêutica.[78] De modo geral, cerca de dois terços dessas gestações intrauterinas resultarão em recém-nascidos vivos, enquanto um terço acabará em abortamento.[28]

## GRAVIDEZ EM CICATRIZ DE CESÁREA

A gravidez em cicatriz de cesárea (Figura 13) representa uma forma rara de gravidez ectópica e tem sido considerada, juntamente ao acretismo placentário, uma consequência das complicações da implantação placentária decorrente do aumento considerável na incidência de operações cesarianas.

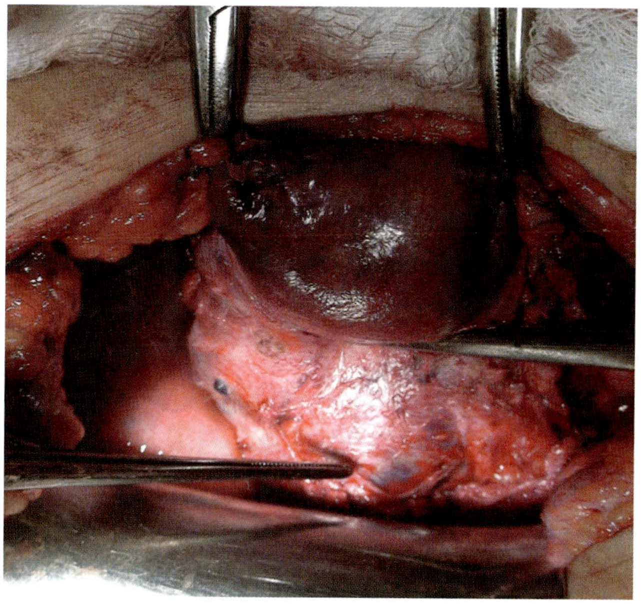

FIGURA 13. Laparotomia (histerectomia) em caso de gravidez em cicatriz de cesárea.

Esse tipo de gravidez ectópica consiste na implantação e no desenvolvimento dos produtos da concepção na intimidade do miométrio de uma cicatriz de cesárea.[104] O primeiro caso de gravidez em cicatriz de cesárea foi descrito em 1978[106] e atualmente centenas de relatos já foram publicados na literatura médica. A verdadeira incidência de gravidez em cicatriz de cesárea é desconhecida, pois essa situação é subnotificada e subdiagnosticada. Estima-se que sua incidência varie de 1:1.800 a 1:2.216 gestações,[144] fazendo com que seja mais frequente que a gravidez cervical. A gravidez em cicatriz de cesárea representa, atualmente, entre 1 e 2% de todas as gestações ectópicas. Estudo retrospectivo relata doze casos de gravidez em cicatriz de cesárea entre 642 casos de gestação ectópica (1,8%). Entre as pacientes com gestação ectópica com pelo menos uma cesárea anterior (198 casos), houve 6,1% (doze casos) de gravidez na cicatriz de cesárea. Esse mesmo estudo relata que a incidência de gravidez em cicatriz de cesárea em futura gravidez de pacientes com cesárea prévia foi de 0,15% (doze casos em em 7.980 pacientes submetidas à operação cesariana).[144] Esse raro tipo de gravidez ectópica representa uma condição de risco iminente e, caso não seja diagnosticado e rapidamente solucionado, pode resultar em rotura uterina, hemorragia e morte materna.[23]

Pouco se conhece a respeito dos fatores predisponentes e parece não haver relação entre o número de cesáreas prévias e a ocorrência de gravidez na cicatriz de cesárea.[198] O diagnóstico da gravidez em cicatriz de cesárea pode ser feito por meio de ultrassonografia tansvaginal, ultrassonografia tridimensional, ultassonografia com Doppler colorido e ressonância nuclear magnética; alguns casos precisam de complementação com auxílio de histeroscopia, cistoscopia ou laparoscopia.[23,25,198]

Na presença de teste positivo para gravidez, os critérios ultrassonográficos (USG TV) no diagnóstico de uma gravidez em cicatriz de cesárea levam em conta:[165]

1. cavidade uterina e endocérvice vazias;
b. saco gestacional e/ou placenta incorporados à cicatriz da histerotomia;
c. nas gestações precoces (≤ 8 semanas), saco gestacional triangular ocupando o nicho da cicatriz;
d. nas gestações com mais de 8 semanas, a forma pode tornar-se redonda ou oval;
e. espessura miometrial fina (1 a 3 mm) ou ausente entre o saco gestacional e a bexiga;
f. canal cervical fechado e vazio;
g. presença de polo embrionário ou fetal e/ou vesícula vitelínica, com ou sem atividade cardíaca;
h. padrão vascular proeminente e intenso no local da cicatriz uterina de cesárea.

Ainda não há consenso quanto à melhor forma para se tratar a gravidez em cicatriz de cesárea. O tratamento deve ser individualizado e depende do desejo de gravidez futura, do tamanho da massa ectópica e da idade gestacional, e da estabilidade hemodinâmica da paciente. A maioria dos autores concorda que a interrupção da gravidez no primeiro trimestre é a melhor forma de se prevenir as temíveis complicações inerentes à implantação miometrial na região da cicatriz de cesárea prévia (hemorragia e rotura uterina).[26] O tratamento, portanto, é variável e inclui conduta expectante, administração sistêmica ou local de metotrexato, cloreto de potássio associado a metotrexato, dilatação e curetagem, histeroscopia, laparoscopia, embolização e histerectomia.[23,25,26,82,144,198]

A implantação do blastocisto na cicatriz de cesárea pode ser endógena (também conhecida como tipo 1), em que o saco gestacional cresce para dentro, em direção ao espaço cervicoistmico, ou exógena (tipo 2), em que o blastocisto encontra-se intimamente implantado na cicatriz de cesárea e cresce para fora em direção à bexiga e à parede abdominal. Aquelas do tipo 1 parecem ter melhor prognóstico e podem resultar em recém-nascidos vivos, enquanto as do tipo 2 podem ocasionar, com maior frequência, rotura uterina no primeiro e no segundo trimestres. A possibilidade de uma gravidez em cicatriz de cesárea, diagnosticada no primeiro trimestre, resultar em recém-nascido vivo no terceiro trimestre é motivo de grande dilema ético. A conduta expectante tem sido oferecida a pacientes que não desejam a interrupção da gravidez, porém existe risco considerável de hemorragia, rotura uterina e histerectomia. Dois estudos relatam os resultados de gestações em cicatriz de cesárea diagnosticadas no primeiro trimestre e que foram submetidas a conduta expectante. Um estudo retrospectivo envolvendo 34 pacientes com diagnóstico de gravidez em cicatriz de cesárea descreve 24 pacientes que apresentavam embrião com atividade cardíaca e oito optaram por tratamento expectante. Houve cinco recém-nascidos vivos (62,5%) cujos partos ocorreram no terceiro trimestre (entre 29 e 36 semanas), contudo em três pacientes (60%) houve necessidade de histerectomia por acretismo placentário. Nas outras três gestações (37,5%) em que as pacientes optaram por conduta expectante ocorreu óbito fetal e houve necessidade de embolização de artérias uterinas em duas delas.[116] Outro estudo com casuística de 60 pacientes diagnosticadas no primeiro trimestre com gravidez em cicatriz de cesárea relata dez pacientes que apresentaram embrião com atividade cardíaca e optaram por conduta expectante. Quatro pacientes (40%) foram submetidas à cesárea eletiva entre 32 e 36 semanas com recém-nascidos vivos. Em três pacientes (70%) que foram submetidas à cesárea, houve necessidade de histerectomia por acretismo placentário. Cinco pacientes (50%) tiveram complicações no segundo trimestre e foram submetidas à histerectomia (três roturas uterinas). Do grupo de dez pacientes, houve necessidade de histerectomia em oito (80%).[164] Revisão sistemática envolvendo 3.127 casos de gravidez em cicatriz de cesárea analisou o resultado de 35 pacientes que se recusaram a interromper a gestação. Houve 20 casos (57%) de recém-nascidos vivos com idade gestacional média de 34 semanas (29-39 semanas). Necessidade de histerectomia ocorreu em 22 pacientes (67%), sendo que em 15 pacientes a histerectomia foi realizada no terceiro trimestre no momento da cesárea por acretismo placentário e, em 7 casos, no segundo trimestre da gestação, houve necessidade de histerectomia por rotura uterina. Esta revisão não evidenciou nenhum caso de morte materna em pacientes submetidas à conduta expectante.[196] Infelizmente, nos dias atuais, ainda é difícil predizer qual caso resultará em sucesso com recém-nascido vivo. Esforços têm sido feitos no sentido de predizer a história natural desse tipo de gravidez ectópica, tendo como base as imagens ultrassonográficas obtidas no primeiro trimestre da gestação. A relação entre o saco gestacional e a espessura da parede anterior do útero tem sido utilizada para predizer o resultado dos casos de gravidez em cicatriz de cesárea.[55] Contudo, ainda há necessidade de estudos prospectivos com grande casuística para confirmar a eficácia da ultrassonografia na predição da evolução dos casos de gravidez em cicatriz de cesárea.

## PONTOS-CHAVE

- A incidência de gravidez ectópica tem se elevado nas últimas décadas, em decorrência do aumento dos fatores de risco e também da melhora dos métodos diagnósticos.
- Mulheres com vida sexual ativa, durante a menacme, que apresentem dor abdominal, sangramento vaginal, atraso e/ou irregularidade menstrual devem ser avaliadas para a possibilidade de gravidez ectópica.
- O uso combinado da dosagem sérica quantitativa da fração beta da gonadotrofina coriônica humana e da ultrassonografia transvaginal é atualmente o padrão-ouro no diagnóstico de gravidez ectópica.
- A salpingectomia por via laparoscópica é o tratamento de escolha para pacientes com prole constituída.
- O tratamento conservador (clínico ou cirúrgico) fica reservado para pacientes com desejo reprodutivo e que preencham critérios específicos de elegibilidade.

## REFERÊNCIAS BIBLIOGRÁFICAS

### Artigos de revisão


1. Abusheikha N, Salha O, Brinsden P. Extra-uterine pregnancy following assisted reproductive technologies. Hum Reprod Update 2000; 6(1): 80-92.
2. Bakken IJ. Chlamydia trachomatis and ectopic pregnancy: recent epidemiological findings. Curr Opin Infect Dis 2008; 21(1): 77-82.
3. Balasch J, Barri PN. Treatment of ectopic pregnancy: the new gynaecological dilemma. Hum Reprod 1994; 9(3): 547-58.
4. Barnhart K, Esposito M, Coutifaris C. An update on the medical treatment of ectopic pregnancy. Obstet Gynecol Clin North Am 2000; 27: 653-67.
5. Barnhart K, van Mello NM, Bourne T, Kirk E, van Calster B, Bottomley C, et al. Pregnancy of unknown location: a consensus statement of nomenclature, definitions, and outcome. Fertil Steril 2011; 95(3): 857-66.
6. Buster JE, Pisarska MD. Medical management of ectopic pregnancy. Clin Obstet Gynecol 1999; 42: 23-30.
7. Chang HJ, Suh CS. Ectopic pregnancy after assisted reproductive technology: what are the risk factors? Curr Opin Obstet Gynecol 2010; 22(3): 202-7.
8. Dekeyser-Boccara J, Milliez J. Smoking and ectopic pregnancy: is there a causal relationship? J Gynecol Obstet Biol Reprod 2005; 34(1): 3S119-23.
9. Furlong LA. Ectopic pregnancy risk when contraception fails: a review. J Reprod Med 2002; 47: 881-5.
10. Fylstra DL. Tubal pregnancy: a review of current diagnosis and treatment. Obstet Gynecol Surv 1998; 53(5): 320-8.
11. Goldstein JS, Ratts VS, Philpott T, Dahan MH. Risk of surgery after use of potassium chloride for treatment of tubal heterotopic pregnancy. Obstet Gynecol 2006; 107(2 Pt 2): 506-8.
12. Graczykowski J, Seifer DB. Diagnosis of acute and persistent ectopic pregnancy. Clin Obstet Gynecol 1999; 42(1): 9-22.
13. Grimes DA. The morbidity and mortality of pregnancy: still risky business. Am J Obstet Gynecol 1995; 170: 1489-94.
14. Kalchman GG, Meltzer RM. Interstitial pregnancy following homolateral salpingectomy. Am J Obstet Gynecol 1966; 96(8): 1139-43.
15. Lau S, Tulandi T. Conservative medical and surgical management of interstitial ectopic pregnancy. Fertil Steril 1999; 72(2): 207-15.
16. Lavy G, DeCherney AH. The hormonal basis of ectopic pregnancy. Clin Obstet Gynecol 1987; 30(1): 217-24.
17. Lipscomb GH, Stovall TG, Ling FW. Nonsurgical treatment of ectopic pregnancy. N Engl J Med 2000; 343(18): 1325-9.
18. Luciano AA, Roy G, Solima E. Ectopic pregnancy: from surgical emergency to medical management. Ann N Y Acad Sci 2001; 943: 235-54.

19. McCausland A. Endosalpingosis ("endosalpingoblastosis") following laparoscopic tubal coagulation as an etiologic factor of ectopic pregnancy. Am J Obstet Gynecol 1982; 143(1): 12-24.
20. Pereira PP, Cabar FR, Gomez ÚT et al. Pregnancy of unknown location. Clinics 2019; 74: e1111.
21. Pisarska M, Carson S. Incidence and risk factors for ectopic pregnancy. Clin Obstet Gynecol 1999; 42(1): 2-8.
22. Rojansky N, Schenker JG. Heterotopic pregnancy and assisted reproduction: an update. J Assist Reprod Genet 1996; 13(7): 594-601.
23. Sadeghi H, Rutherford T, Rackow BW et al. Cesarean scar ectopic pregnancy: case series and review of the literature. Am J Perinatol 2010; 27(2): 111-20.
24. Seeber BE, Barnhart KT. Suspected ectopic pregnancy. Obstet Gynecol 2006; 107(2): 399-413.
25. Smith A, Maxwell D. Caesarean scar pregnancy. BJOG 2007; 114: 253-63.
26. Society for Maternal-Fetal Medicine (SMFM), Miller R, Gyamfi-Bannerman C; Publications Committee. Society for Maternal-Fetal Medicine Consult Series #63: Cesarean scar ectopic pregnancy. Am J Obstet Gynecol 2022; 227(3): B9-20.
27. Stovall TG, Ling FW, Carson SA, Buster JE. Serum progesterone and uterine curettage in differential diagnosis of ectopic pregnancy. Fertil Steril 1992; 57(2): 456-7.
28. Tal J, Haddad S, Gordon N, Timor-Tritsch I. Heterotopic pregnancy after ovulation induction and assisted reproductive technologies: a literature review from 1971 to 1993. Fertil Steril 1996; 66(1): 1-12.
29. Tulandi T, Saleh A. Surgical management of ectopic pregnancy. Clin Obstet Gynecol 1999; 42(1): 31-8.
30. Ushakov FB, Elchalal U, Aceman PJ, Schenker JG. Cervical pregnancy: past and future. Obstet Gynecol Surv 1997; 52(1): 45-59.
31. Weckstein LN. Clinical diagnosis of ectopic pregnancy. Clin Obstet Gynecol 1987; 30(1): 236-44.
32. Yao M, Tulandi T. Current status of surgical and nonsurgical management of ectopic pregnancy. Fertil Steril 1997; 67(3): 421-33.


## Artigos originais


33. Alleyassin A, Khademi A, Aghahosseini M, Safdarian L, Badenoosh B, Hamed EA. Comparison of success rates in the medical management of ectopic pregnancy with single-dose and multiple-dose administration of methotrexate: a prospective, randomized clinical trial. Fertil Steril 2006; 85: 1661-6.
34. Atrash HK, Friede A, Hogue CJ. Abdominal pregnancy in the United States: frequency and maternal mortality. Obstet Gynecol 1987; 69(3 Pt 1): 333-7.
35. Atri M, Stempel J, Bret PM. Accuracy of transvaginal ultrasonography for detection of hematosalpinx in ectopic pregnancy. J Clin Ultrasound 1992; 20(4): 255-61.
36. Ayinde OA, Aimakhu CO, Adeyanju OA, Omigbodun AO. Abdominal pregnancy at the University College Hospital, Ibadan: a ten-year review. Afr J Reprod Health 2005; 9(1): 123-7.
37. Bachus KE, Stone D, Suh B, Thickman D. Conservative management of cervical pregnancy with subsequent fertility. Am J Obstet Gynecol 1990; 162(2): 450-1.
38. Backman T, Rauramo I, Huhtala S, Koskenvuo M. Pregnancy during the use of levonorgestrel intrauterine system. Am J Obstet Gynecol 2004; 190: 50-4.
39. Barnhart K, Hummel AC, Sammel MD, Menon S, Jain J, Chakhtoura N. Use of "2-dose" regimen of methotrexate to treat ectopic pregnancy. Fertil Steril 2007; 87(2): 250-6.
40. Barnhart K, Mennuti MT, Benjamin I, Jacobson S, Goodman D, Coutifaris C. Prompt diagnosis of ectopic pregnancy in an emergency department setting. Obstet Gynecol 1994; 84(6): 1010-5.
41. Barnhart KT, Sammel MD, Gracia CR, Chittams J, Hummel AC, Shaunik A. Risk factors for ectopic pregnancy in women with symptomatic first-trimester pregnancies. Fertil Steril 2006; 86(1): 36-43.
42. Barnhart KT, Sammel MD, Rinaudo PF, Zhou L, Hummel AC, Guo W. Symptomatic patients with an early viable intrauterine pregnancy: HCG curves redefined. Obstet Gynecol 2004; 104(1): 50-5.
43. Batzer FR, Schlaff S, Goldfarb AF, Corson SL. Serial beta-subunit human chorionic gonadotropin doubling time as a prognosticator of pregnancy outcome in an infertile population. Fertil Steril 1981; 35(3): 307-12.
44. Beddock R, Naepels P, Gondry C et al. Diagnosis and current concepts of management of advanced abdominal pregnancy. Gynecol Obstet Fertil 2004; 32: 55.
45. Bello GV, Schonholz D, Moshirpur J, Jeng DY, Berkowitz RL. Combined pregnancy: the Mount Sinai experience. Obstet Gynecol Surv 1986; 41(10): 603-13.
46. Bokio TR, O'Brien JF. Cervical pregnancy. Ann Emerg Med 2001; 38: 177-80.
47. Bradbury WC. The technique of posterior colpotomy. West J Surg Obstet Gynecol 1952; 60(8): 377-86.
48. Braunstein GD, Karow WG, Gentry WC, Rasor J, Wade ME. First-trimester chorionic gonadotropin measurements as an aid in the diagnosis of early pregnancy disorders. Am J Obstet Gynecol 1978; 131(1): 25-32.
49. Breen JL. A 21 year survey of 654 ectopic pregnancies. Am J Obstet Gynecol 1970; 106(7): 1004-19.
50. Cabar FR, Pereira PP, Schultz R, Francisco RP, Zugaib M. Vascular endothelial growth factor and beta-human chorionic gonadotropin are associated with trophoblastic invasion into the tubal wall in ectopic pregnancy. Fertil Steril 2010; 94(5): 1595-600.
51. Cabar FR, Pereira PP, Schultz R, Zugaib M. Predictive factors of trophoblastic invasion into the ampullary region of the tubal wall in ectopic pregnancy. Hum Reprod 2006; 21(9): 2426-31.
52. Cabar FR, Pereira PP, Zugaib M. Intrauterine pregnancy after salpingectomy for tubal pregnancy due to emergency contraception: a case report. Clinics 2007; 62(5): 641-2.
53. Cacciatore B. Can the status of tubal pregnancy be predicted with transvaginal sonography? A prospective comparison of sonographic, surgical, and serum hCG findings. Radiology 1990; 177(2): 481-4.
54. Cacciatore B, Stenman UH, Ylostalo P. Comparison of abdominal and vaginal sonography in suspected ectopic pregnancy. Obstet Gynecol 1989; 73(5 Pt 1): 770-4.
55. Cali G, Forlani F, Timor-Tritsch IE, Palacios-Jaraquemada J, Minneci G, D'Antonio F. Natural history of cesarean scar pregnancy on prenatal ultrasound: the crossover sign. Ultrasound Obstet Gynecol 2017; 50(1): 100-4.
56. Centers for Disease Control and Prevention. Ectopic pregnancies: United States, 1990-1992. MMWR 1995; 44: 46-8.
57. Cetinkaya MB, Kokcu A, Alper T. Follow-up of the regression of the placenta left in situ in an advanced abdominal pregnancy using the Cavalieri method. J Obstet Gynaecol Res 2005; 31: 22.
58. Chakravarti S, Shardlow J. Tubal pregnancy after sterilization. Br J Obstet Gynaecol 1975; 82(1): 58-60.
59. Childs AJ, Royek AB, Leigh TB, Gallup PG. Triplet heterotopic pregnancy after gonadotropin stimulation and intrauterine insemination diagnosed at laparoscopy: a case report. South Med J 2005; 98(8): 833-5.
60. Chow JM, Yonekura ML, Richwald GA, Greenland S, Sweet RL, Schachter J. The association between Chlamydia trachomatis and ectopic pregnancy: a matched-pair, case-control study. Jama 1990; 263(23): 3164-7.
61. Chow WH, Daling JR, Weiss NS, Voigt LF. Maternal cigarette smoking and tubal pregnancy. Obstet Gynecol 1988; 71(2): 167-70.
62. Christensen H, Thyssen HH, Schebye O, Berget A. Three highly sensitive "bedside" serum and urine tests for pregnancy compared. Clin Chem 1990; 36(9): 1686-8.

63. Condous G, Okaro E, Khalid A. The accuracy of transvaginal ultrasonography for the diagnosis of ectopic pregnancy prior to surgery. Hum Reprod 2005; 20(5): 1404-9.
64. Connolly A, Ryan DH, Stuebe AM, Wolfe HM. Reevaluation of discriminatory and threshold levels for serum β-hCG in early pregnancy. Obstet Gynecol 2013; 121(1): 65-70.
65. Coste J, Job-Spira N, Fernandez H, Papiernik E, Spira A. Risk factors for ectopic pregnancy: a case-control study in France, with special focus on infectious factors. Am J Epidemiol 1991; 133(9): 839-49.
66. Creanga AA, Syverson C, Seed K, Callaghan WM. Pregnancy-related mortality in the United States, 2011-2013. Obstet Gynecol 2017;130:366-73.
67. Darai E, Benifla JL, Naouri M. Transvaginal intratubal methotrexate treatment of ectopic pregnancy: report of 100 cases. Hum Reprod 1996; 11(2): 420-4.
68. De Crespigny LC. Demonstration of ectopic pregnancy by transvaginal ultrasound. Br J Obstet Gynaecol 1988; 95(12): 1253-6.
69. DeCherney AH, Boyers SP. Isthmic ectopic pregnancy: segmental resection as treatment of choice. Fertil Steril 1985; 44(3): 307-12.
70. DeVoe RW, Pratt JH. Simultaneous intrauterine and extrauterine pregnancy. Am J Obstet Gynecol 1948; 56: 1119-26.
71. Doubilet PM, Benson CB. Further evidence against the reliability of the human chorionic gonadotropin discriminatory level. J Ultrasound Med 2011; 30(12): 1637-42.
72. Downey GP, Tuck SM. Spontaneous uterine rupture during subsequent pregnancy following non-excision of an interstitial ectopic gestation. Br J Obstet Gynaecol 1994; 101: 162.
73. Elito Jr. J, Reichmann AP, Uchiyama MN, Camano L. Predictive score for the systemic treatment unruptured ectopic pregnancy with a single dose of methotrexate. Int J Gynecol Obstet 1999; 67: 75-9.
74. Elson J, Tailor A, Banerjee S, Salim R, Hillaby K, Jurkovic D. Expectant management of tubal ectopic pregnancy: prediction of successful outcome using decision tree analysis. Ultrasound Obstet Gynecol 2004; 23(6): 552-6.
75. Farrell SA, Al-Ghasham H. Management of ectopic pregnancy through a posterior colpotomy: two cases. J Obstet Gynaecol Can 2008; 30(12): 1137-9.
76. Felmus LB, Pedowitz P. Interstitial pregnancy: a survey of 45 cases. Am J Obstet Gynecol 1953; 66: 1271-9.
77. Fernandez H, Benifla JL, Lelaidier C, Baton C, Frydman R. Methotrexate treatment of ectopic pregnancy: 100 cases treated by primary transvaginal injection under sonographic control. Fertil Steril 1993; 59(4): 773-7.
78. Fernandez H, Lelaidier C, Doumerc S, Fournet P, Olivennes F, Frydman R. Nonsurgical treatment of heterotopic pregnancy: a report of six cases. Fertil Steril 1993; 60(3): 428-32.
79. Fleischer AC, Pennell RG, McKee MS. Ectopic pregnancy: features at transvaginal sonography. Radiology 1990; 174(2): 375-8.
80. Franks AL, Beral V, Cates Jr. W. Contraception and ectopic pregnancy risk. Am J Obstet Gynecol 1990; 163: 1120-3.
81. Frates MC, Benson CB, Doubilet PM, Di Salvo DN, Brown DL, Laing FC. Cervical ectopic pregnancy: results of conservative treatment. Radiology 1994; 191(3): 773-5.
82. Fuchs N, Manoucheri E, Verbaan M, Einarsson JI. Laparoscopic management of extrauterine pregnancy in caesarean section scar: description of a surgical technique and review of the literature. BJOG 2015; 122(1): 137-40.
83. Gaudoin MR, Coulter KL, Robins AM, Verghese A, Hanretty KP. Is the incidence of ovarian ectopic pregnancy increasing? Eur J Obstet Gynecol Reprod Biol 1996; 70(2): 141-3.
84. Gjelland K, Hordnes K, Tjugum J, Augensen K, Bergsjo P. Treatment of ectopic pregnancy by local injection of hypertonic glucose: a randomized trial comparing administration guided by transvaginal ultrasound or laparoscopy. Acta Obstet Gynecol Scand 1995; 74(8): 629-34.
85. Glock JL, Johnson JV, Brumsted J. Efficacy and safety of single-dose systemic methotrexate in the treatment of ectopic pregnancy. Fertil Steril 1994; 62: 716-21.
86. Graham M, Cooperberg PL. Ultrasound diagnosis of interstitial pregnancy: findings and pitfalls. J Clin Ultrasound 1979; 7(6): 433-7.
87. Gretz E, Quagliarello J. Declining serum concentrations of the b-subunit of human chorionic gonadotropin and ruptured ectopic pregnancy. Am J Obstet Gynecol 1987; 156: 940-1.
88. Guirguis RS. Laparoscopic treatment of ovarian ectopic pregnancy. Gynaecological Endoscopy 2000; 9: 129-31.
89. Hallatt JG. Primary ovarian pregnancy: a report of twenty-five cases. Am J Obstet Gynecol 1982; 143(1): 55-60.
90. Hammoud AO, Hammoud I, Bujold E, Gonik B, Diamond MP, Johnson SC. The role of sonographic endometrial patterns and endometrial thickness in the differential diagnosis of ectopic pregnancy. Am J Obstet Gynecol 2005; 192(5): 1370-5.
91. Hann LE, Bachman DM, McArdle CR. Coexistent intrauterine and ectopic pregnancy: a reevaluation. Radiology 1984; 152(1): 151-4.
92. Home AW, Skubisz MM, Tong S, Duncan WC, Neil P, Wallace EM, et al. Combination gefitinib and methotrexate treatment for non-tubal ectopic pregnancies: a case series. Hum Reprod 2014; 29(7): 1375-9.
93. Honore LH, O'Hara KE. Failed tubal sterilization as an etiologic factor in ectopic tubal pregnancy. Fertil Steril 1978; 29(5): 509-11.
94. Hoppe DE, Bekkar BE, Nager CW. Single-dose systemic methotrexate for the treatment of persistent ectopic pregnancy after conservative surgery. Obstet Gynecol 1994; 83(1): 51-4.
95. Horrigan TJ, Fanning J, Marcotte MP. Methotrexate pneumonitis after systemic treatment for ectopic pregnancy. Am J Obstet Gynecol 1997; 176: 714-5.
96. Isaacs JD, McGehee RP, Cowan BD. Life-threatening neutropenia following methotrexate treatment of ectopic pregnancy: a report of two cases. Obstet Gynecol 1996; 88: 694-6.
97. Jones DH. Ectopic pregnancy. An analysis of one hundred consecutive cases. Br J Clin Pract 1966; 20(7): 377-83.
98. Kadar N, Caldwell BV, Romero R. A method of screening for ectopic pregnancy and its indications. Obstet Gynecol 1981; 58(2): 162-6.
99. Katano K, Ikuta K, Matsubara H, Oya N, Nishio M, Suzumori K. A case of successful conservative chemotherapy for intramural pregnancy. Fertil Steril 1999; 72(4): 744-6.
100. Kiran G, Guven AM, Kostu B. Systemic medical management of ovarian pregnancy. Int J Gynaecol Obstet 2005; 91(2): 177-8.
101. Ko JK, Cheung VY. Time to revisit the human chorionic gonadotropin discriminatory level in the management of pregnancy of unknown location. J Ultrasound Med 2014; 33: 465-71.
102. Kosasa TS, Taymor ML, Goldstein DP, Levesque LA. Use of a radioimmunoassay specific for human chorionic gonadotropin in the diagnosis of early ectopic pregnancy. Obstet Gynecol 1973; 42(6): 868-71.
103. Kurjak A, Zalud I, Schulman H. Ectopic pregnancy: transvaginal color doppler of trophoblastic flow in questionable adnexa. J Ultrasound Med 1991; 10(2): 685-9.
104. Lai YM, Lee JD, Lee CL, Chen TC, Soong YK. An ectopic pregnancy embedded in the myometrium of a previous cesarean section scar. Acta Obstet Gynecol Scand 1995; 74(7): 573-6.
105. Lang PF, Weiss PA, Mayer HO, Haas JG, Honigl W. Conservative treatment of ectopic pregnancy with local injection of hyperosmolar glucose solution or prostaglandin-F2 alpha: a prospective randomised study. Lancet 1990; 336(8707): 78-81.
106. Larsen JV, Solomon MH. Pregnancy in a uterine scar sacculus: an unusual cause of postabortal haemorrhage – a case report. S Afr Med J 1978; 53(4): 142-3.
107. Lawrence A, Jurkovic D. Three-dimensional ultrasound diagnosis of interstitial pregnancy. Ultrasound Obstet Gynecol 1999; 14: 292-3.
108. Lecuru F, Robin F, Chasset S, Leonard F, Guitti S, Taurelle R. Direct cost of single dose methotrexate for unruptured ectopic preg-

nancy: prospective comparison with laparoscopy. Eur J Obstet Gynecol Reprod Biol 2000; 88(1): 1-6.
109. Lipscomb GH, Givens VM, Meyer NL, Bran D. Comparison of multidose and single-dose methotrexate protocols for the treatment of ectopic pregnancy. Am J Obstet Gynecol 2005; 192: 1844-7.
110. Lipscomb GH, McCord ML, Stovall TG, Huff G, Portera SG, Ling FW. Predictors of success of methotrexate treatment in women with tubal ectopic pregnancies. N Engl J Med 1999; 341(26): 1974-8.
111. Little KJ, Green MM. Abdominal gestation. J Emerg Med 1995; 13(2): 195-8.
112. Lund JJ. Early ectopic pregnancy treated nonsurgically. J Obstet Br Empire 1955; 62: 70-6.
113. Lurie S, Katz Z, Yechezkeli Y, Lifscitz-Mercer B, Shoham Z. Microscopic salpingitis is not an etiologic factor of tubal pregnancy with intrauterine devices. Int J Fertil Menopausal Stud 1994; 39(6): 333-6.
114. Marchbanks PA, Annegers JF, Coulam CB, Strathy JH, Kurland LT. Risk factors for ectopic pregnancy: a population-based study. Jama 1988; 259(12): 1823-7.
115. McCausland A. High rate of ectopic pregnancy following laparoscopic tubal coagulation failures: incidence and etiology. Am J Obstet Gynecol 1980; 136(1): 97-101.
116. Michaels AY, Washburn EE, Pocius KD, Benson CB, Doubilet PM, Carusi DA. Outcome of cesarean scar pregnancies diagnosed sonographically in the first trimester. J Ultrasound Med 2015; 34(4): 595-9.
117. Mitwally MF, Hozayen WG, Hassanin KMA et al. Aromatase inhibitor letrozole: a novel treatment for ectopic pregnancy. Fertil Steril 2020; 114(2): 361-6.
118. Miyazaki Y. Non-surgical therapy of ectopic pregnancy. Hokkaido Igaku Zasshi 1983; 58: 132-43.
119. Mol BW, Hajenius PJ, Engelsbel S. Treatment of tubal pregnancy in the Netherlands: an economic comparison of systemic methotrexate administration and laparoscopic salpingostomy. Am J Obstet Gynecol 1999; 181(4): 945-51.
120. Mol F, van Mello NM, Strandell A et al.; European Surgery in Ectopic Pregnancy (ESEP) Study Group. Salpingotomy versus salpingectomy in women with tubal pregnancy (ESEP study): an open-label, multicentre, randomised controlled trial. Lancet 2014; 383(9927): 1483-9.
121. Montagnana M, Trenti T, Aloe R, Cervellin G, Lippi G. Human chorionic gonadotropin in pregnancy diagnostics. Ann Clin Biochem 2011; 48(Pt 5): 433-7.
122. Monteagudo A, Tarricone NJ, Timor-Tritsch IE, Lerner JP. Successful transvaginal ultrasound-guided puncture and injection of a cervical pregnancy in a patient with simultaneous intrauterine pregnancy and a history of a previous cervical pregnancy. Ultrasound Obstet Gynecol 1996; 8(6): 381-6.
123. Moon HS, Choi YJ, Park YH, Kim SG. New simple endoscopic operations for interstitial pregnancies. Am J Obstet Gynecol 2000; 182(1 Pt 1): 114-21.
124. Morlock RJ, Lafata JE, Eisenstein D. Cost-effectiveness of single-dose methotrexate compared with laparoscopic treatment of ectopic pregnancy. Obstet Gynecol 2000; 95(3): 407-12.
125. Nadim B, Infante F, Lu C et al. Morphological ultrasound types known as "blob" and "bagel" signs should be reclassified from suggesting probable to indicating definite tubal ectopic pregnancy. Ultrasound Obstet Gynecol 2018; 51(4): 543-9.
126. Nordenskjold F, Ahlgren M. Risk factors in ectopic pregnancy: results of a population-based-control study. Acta Obstet Gynecol Scand 1991; 70(7-8): 575-9.
127. Nyberg DA, Filly RA, Laing FC, Mack LA, Zarutskie PW. Ectopic pregnancy: diagnosis by sonography correlated with quantitative hCG levels. J Ultrasound Med 1987; 6(3): 145-50.
128. Okumura M, Pereira PP, Zugaib M. Ectopic pregnancy in a previous cesarean section scar. Ultrasound Obstet Gynecol 2002; 20: 68-9.
129. Parente JT, Ou CS, Levy J, Legatt E. Cervical pregnancy analysis: a review and report of five cases. Obstet Gynecol 1983; 62(1): 79-82.
130. Pellerito JS, Taylor KJ, Quedens-Case C. Ectopic pregnancy: evaluation with endovaginal color flow imaging. Radiology 1992; 183(2): 407-11.
131. Pereira PP, Cabar FR, Raiza LC, Roncaglia MT, Zugaib M. Emergency contraception and ectopic pregnancy: report of 2 cases. Clinics 2005; 60(6): 497-500.
132. Pereira PP, Cabar FR, Schultz R, Zugaib M. Association between ultrasound findings and extent of trophoblastic invasion into the tubal wall in ampullary pregnancy. Ultrasound Obstet Gynecol 2009; 33(4): 472-6.
133. Pereira PP, Conti Ribeiro SEC, Podgaec S, Zugaib M. Tratamento cirúrgico da gravidez ectópica. Rev Ginecol Obstet 1996; 1: 40-5.
134. Peterson HB, Xia Z, Hughes JM, Wilcox LS, Tylor LR, Trussell J. The risk of ectopic pregnancy after tubal sterilization. US Collaborative Review of Sterilization Working Group. N Engl J Med 1997; 336(11): 762-7.
135. Pinto HC, Jung LK, Wendland E, Heineck SC. Treating ectopic pregnancy with colpotomy. Rev Bras Ginecol Obstet 2012; 34: 118-21.
136. Pittaway DE, Reish RL, Wentz AC. Doubling times of human chorionic gonadotropin increase in early viable intrauterine pregnancies. Am J Obstet Gynecol 1985; 152(3): 299-302.
137. Radwanska E, Frankenberg J, Allen EI. Plasma progesterone levels in normal and abnormal early human pregnancy. Fertil Steril 1978; 30(4): 398-402.
138. Rahman MS, Al-Suleiman SA, Rahman J, Al-Sibai MH. Advanced abdominal pregnancy: observations in 10 cases. Obstet Gynecol 1982; 59: 366-72.
139. Raziel A, Golan A, Pansky M, Ron-El R, Bukovsky I, Caspi E. Ovarian pregnancy: a report of twenty cases in one institution. Am J Obstet Gynecol 1990; 163(4 Pt 1): 1182-5.
140. Rempen A. Vaginal sonography in ectopic pregnancy: a prospective evaluation. J Ultrasound Med 1988; 7(7): 381-7.
141. Sandmire HF, Randall JH. Ectopic pregnancy: a review of 182 cases. Obstet Gynecol 1959; 14(2): 227-33.
142. Sauer MV, Gorrill MJ, Rodi IA. Nonsurgical management of unruptured ectopic pregnancy: an extended clinical trial. Fertil Steril 1987; 48(5): 752-5.
143. Seeber BE, Sammel MD, Guo W, Zhou L, Hummel A, Barnhart KT. Application of redefined human chorionic gonadotropin curves for the diagnosis of women at risk for ectopic pregnancy. Fertil Steril 2006; 86: 454.
144. Seow KM,Huang LW, Lin YH, Lin MY, Tsai YL, Hwang JL. Cesarean scar pregnancy: issues in management. Ultrasound Obstet Gynecol 2004; 23(3): 247-53.
145. Shalev E, Peleg D, Tsabari A, Romano S, Bustan M. Spontaneous resolution of ectopic tubal pregnancy: natural history. Fertil Steril 1995; 63(1): 15-9.
146. Sherman KJ, Daling JR, Stergachis A. Sexually transmitted diseases and tubal pregnancy. Sex Transm Dis 1990; 17(3): 115-21.
147. Simpson JW, Alford CD, Miller AC. Interstitial pregnancy following homolateral salpingectomy: a report of 6 new cases and review of the literature. Am J Obstet Gynecol 1961; 82: 1173-9.
148. Skubisz MM, Horne AW, Johns TG, Nilsson UW, Duncan WC, Wallace EM, et al. Combination gefitinib and methotrexate compared with methotrexate alone to treat ectopic pregnancy. Obstet Gynecol 2013; 122(4): 745-51.
149. Skubisz MM, Tong S, Doust A, Mollison J, Johns TG, Neil P, et al. Gefitinib and methotrexate to treat ectopic pregnancies with a pre-treatment serum hCG 1000-10,000 IU/L: phase II open label, single arm multi-centre trial. EBioMedicine 2018; 33: 276-81.
150. Spandorfer SD, Barnhart KT. Endometrial stripe thicknesses a predictor of ectopic pregnancy. Fertil Steril 1996; 66(3): 474-7.
151. Spandorfer SD, Sawin SW, Benjamin I. Postoperative day 1 serum human chorionic gonadotropin level as a predictor of persistent ectopic pregnancy after conservative surgical management. Fertil Steril 1997; 68(3): 430-4.
152. Stika CS, Anderson L, Frederiksen C. Single-dose methotrexate for the treatment of ectopic pregnancy: Northwestern Memorial

Hospital three-year experience. Am J Obstet Gynecol 1996; 174: 1840-8.
153. Storring PL, Gaines RE, Bangham DR. International reference preparation of human chorionic gonadotrophin for immunoassay: potency estimates in various bioassay and protein-binding assay systems and international reference preparations of the a and b subunits of human chorionic gonadotrophin for immune. J Endocrinol 1980; 84(2): 295-310.
154. Stovall TG, Bradham DD, Ling FW. Cost of treatment of ectopic pregnancy: single-dose methotrexate versus surgical treatment. J Women's Health 1999; 3(1): 445-50.
155. Stovall TG, Ling FW. Single-dose methotrexate: an expanded clinical trial. Am J Obstet Gynecol 1993; 168: 1759-65.
156. Stovall TG, Ling FW, Carson SA, Buster JE. Nonsurgical diagnosis and treatment of tubal pregnancy. Fertil Steril 1990; 54(3): 537-8.
157. Stovall TG, Ling FW, Carson SA, Buster JE. Serum progesterone and uterine curettage in differential diagnosis of ectopic pregnancy. Fertil Steril 1992; 57(2): 456-7.
158. Stovall TG, Ling FW, Gray LA, Carson SA, Buster JE. Methotrexate treatment of unruptured ectopic pregnancy: a report of 100 cases. Obstet Gynecol 1991; 77(5): 749-53.
159. Strandell A, Thorburn J, Hamberger L. Risk factors for ectopic pregnancy in assisted reproduction. Fertil Steril 1999; 71(2): 282-6.
160. Strohmer H, Obruca A, Lehner R, Egarter C, Husslein P, Feichtinger W. Successful treatment of a heterotopic pregnancy by sonographically guided instillation of hyperosmolar glucose. Fertil Steril 1998; 69(1): 149-51.
161. Tanaka T, Hayashi H, Kutsuzawa T, Fujimoto S, Ichinoe K. Treatment of interstitial ectopic pregnancy with methotrexate: report of a successful case. Fertil Steril 1982; 37(6): 851-2.
162. Taylor KJ, Ramos IM, Feyock AL. Ectopic pregnancy: duplex Doppler evaluation. Radiology 1989; 173(1): 93-7.
163. Tekay A, Jouppila P. Color Doppler flow as an indicator of trophoblastic activity in tubal pregnancies detected by transvaginal ultrasound. Obstet Gynecol 1992; 80(6): 995-9.
164. Timor-Tritsch IE, Khatib N, Monteagudo A, Ramos J, Berg R, Kovacs S. Cesarean scar pregnancies: experience of 60 cases. J Ultrasound Med 2015; 34(4): 601-10.
165. Timor-Tritsch IE, Monteagudo A, Santos R et al. The diagnosis, treatment, and follow-up of cesarean scar pregnancy. Am J Obstet Gynecol 2012; 207: 44.e1-13.
166. Trio D, Strobelt N, Picciolo C, Lapinski RH, Ghidini A. Prognostic factors for successful expectant management of ectopic pregnancy. Fertil Steril 1995; 63(3): 469-72.
167. Trout S, Kemmann E. Reversible alopecia after single-dose methotrexate treatment in a patient with ectopic pregnancy. Fertil Steril 1995; 64: 866-7.
168. Tulandi T, Hemmings R, Khafila FAHD. Rupture of ectopic pregnancy in women with low and declining serum b-human chorionic gonadotropin concentrations. Fertil Steril 1991; 56: 786-7.
169. Tuomivaara L, Kappila A. Radical or conservative surgery for ectopic pregnancy? A follow-up study of fertility of 323 patients. Fertil Steril 1988; 50(4): 580-3.
170. Usta IM, Nassar AH, Yunis KA, Abu-Musa AA. Methotrexate embryopathy after therapy for misdiagnosed ectopic pregnancy. Int J Gynaecol Obstet 2007; 99(3): 253-5.
171. Vasilev SA, Sauer MV. Diagnosis and modern surgical management of ovarian pregnancy. Surg Gynecol Obstet 1990; 170(5): 395-8.
172. Watanabe LC, Brizot ML, Pereira PP, Zugaib M. Achados ultra-sonográficos em pacientes com ameaça de abortamento no primeiro trimestre da gestação. Rev Bras Ginecol Obstet 2000; 22: 275-9.
173. Weissman A, Fishman A. Uterine rupture following conservative surgery for interstitial pregnancy. Eur J Obstet Gynecol Reprod Biol 1992; 44: 237.
174. Weström L. Effect of acute pelvic inflammatory disease on fertility. Am J Obstet Gynecol 1975; 121(5): 707-13.
175. World Health Organization. Task force on intrauterine devices for fertility regulation: a multinational case-control study of ectopic pregnancy. Clin Reprod Fertil 1985; 3: 131-43.
176. Ylostalo P, Cacciatore B, Sjoberg J, Kaariainen M, Tenhunen A, Stenman UH. Expectant management of ectopic pregnancy. Obstet Gynecol 1992; 80(3 Pt 1): 345-8.
177. Zugaib M, Barros ACSD, Cha SC, Neme B. Gravidez ectópica: estudo de 5122 casos consecutivos. J Bras Ginec 1985; 95: 17-21.

## Editoriais/cartas ao editor

178. Bangham DR, Storring PL. Standardisation of human chorionic gonadotropin, hCG subunits, and pregnancy tests [letter]. Lancet 1982; 1(8268): 390.
179. Robertson DE, Smith W, Craft I. Reduction of ectopic pregnancy by ultrasound methods. Lancet 1987; 2(8574): 1524.

## Livros

180. Brizot ML, Viegas dos Reis NS. Ultra-sonografia do primeiro trimestre da gestação. In: Okumura M, Zugaib M, editores. Ultra-sonografia em obstetrícia. São Paulo: Sarvier; 2002. p. 43-64.
181. Camano L, de Azevedo AR. Gravidez ectópica. In: Delascio D, editor. Síndromes hemorrágicas da gestação. São Paulo: Sarvier; 1977. p. 63-78.
182. Cartwright PS. Incidence, epidemiology, risk factors and etiology. In: Stovall TG, Ling FW, editores. Extrauterine pregnancy: clinical diagnosis and management. Palatino: McGraw-Hill; 1993. p. 27-63.
183. Chabner BA, Allegra CJ, Curt GA. Antineoplastic agents. In: Hardman JG, Gilman AG, Limbird LE, editores. Goodman & Gilman's: the pharmacological basis of therapeutics. 9.ed. New York: McGraw-Hill; 1996. p. 1233-87.
184. Cunningham FG, Leveno KJ, Bloom SL et al. Ectopic pregnancy. In: Williams' obstetrics. 24.ed. New York: McGraw-Hill; 2014. p. 377-95.
185. Holley JE, Stovall TG. Clinical presentations. In: Stovall TG, Ling FW, editores. Extrauterine pregnancy: clinical diagnosis and management. Palatino: McGraw-Hill; 1993. p. 97-118.
186. Marques JA, Abrão MS, Pereira PP. Tratamento laparoscópico da gravidez ectópica tubária. In: Ueno J, Santos NC, Pinheiro W, Pinotti JA, editores. Cirurgia vídeo-endoscópica em ginecologia. São Paulo: Roca; 1996. p. 177-81.
187. McCord LM, Stovall TG, Wild RA. Serum markers for ectopic pregnancy. In: Stovall TG, Ling FW, editores. Extrauterine pregnancy: clinical diagnosis and management. Palatino: McGraw-Hill; 1993. p. 119-35.
188. Muasher SJ, Garcia JE. Pregnancy and its outcome. In: Jones Jr. HW, Jones GS, Hodgen GD, Rosenwaks Z, editores. In vitro fertilization (Norfolk). Baltimore: Williams & Wilkins; 1986. p. 238-59.
189. Okumura M. Gravidez ectópica. In: Okumura M, Zugaib M, editores. Ultra-sonografia em obstetrícia. São Paulo: Sarvier; 2002. p. 65-80.
190. Pereira PP, Izzo CR, Izzo CPM, Zugaib M. Nonsurgical management of cervical pregnancy: two cases reports. In: IX World Congress on Human Reproduction/V World Conference on Fallopian Tube in Health and Disease; 1996. Philadelphia Book of Abstracts. p. 69.
191. Whitworth CM, Hill GA. Laparotomy for ectopic pregnancy: operative techniques. In: Stovall TG, Ling FW, editores. Extrauterine pregnancy: clinical diagnosis and management. Palatino: McGraw-Hill; 1993. p. 203-17.

## Revisões sistemáticas/metanálises

192. Ankum WM, Mol BW, van der Veen F, Bossuyt PM. Risk factors for ectopic pregnancy: a meta-analysis. Fertil Steril 1996; 65(6): 1093-9.
193. Barnhart KT, Gosman G, Ashby R, Sammel M. The medical management of ectopic pregnancy: a meta-analysis comparing "single dose" and "multidose" regimens. Obstet Gynecol 2003; 101: 778.

194. Brown DL, Doubilet PM. Transvaginal sonography for diagnosing ectopic pregnancy: positivity criteria and performance characteristics. J Ultrasound Med 1994; 13(4): 259-66.
195. Hajenius PJ, Mol BW, Bossuyt PM, Ankum WM, van der Veen F. Interventions for tubal ectopic pregnancy. Cochrane Database Syst Rev 2007; 24(1): CD000324.
196. Maheux-Lacroix S, Li F, Bujold E, Nesbitt-Hawes E, Deans R, Abbott J. Cesarean scar pregnancies: a systematic review of treatment options. J Minim Invasive Gynecol 2017; 24(6): 915-25.
197. Mol BW, Ankum WM, Bossuyt PM, van der Veen F. Contraception and the risk of ectopic pregnancy: a meta-analysis. Contraception 1995; 52(6): 337-41.
198. Rotas MA, Haberman S, Levgur M. Cesarean scar ectopic pregnancies: etiology, diagnosis, and management. Obstet Gynecol 2006; 107(6): 1373-81.
199. Yang C, Cai J, Geng Y, Gao Y. Multiple-dose and double-dose versus single-dose administration of methotrexate for the treatment of ectopic pregnancy: a systematic review and meta-analysis. Reprod Biomed Online 2017; 34 (4): 383-91.
200. Yong PJ, Matwani S, Brace C et al. Endometriosis and ectopic pregnancy: a meta-analysis. J Minim Invasive Gynecol 2020; 27: 352.


## Tese


201. Pereira PP. Tratamento da gravidez tubária íntegra por injeção única de metotrexato no saco gestacional ectópico. Tese (Doutorado). São Paulo: FMUSP; 1996.

# Capítulo 31

# Doença trofoblástica gestacional



## INTRODUÇÃO, CONCEITOS E CLASSIFICAÇÃO

Doença trofoblástica gestacional é um termo genérico que engloba um conjunto de alterações que surgem a partir do trofoblasto e apresentam como característica comum a origem gestacional. Essas alterações se caracterizam pela proliferação anormal dos diferentes tipos de epitélio trofoblástico (sinciciotrofoblasto, citotrofoblasto viloso e trofoblasto intermediário). O termo neoplasia trofoblástica gestacional refere-se às doenças que possuem potencial para invasão local e metástases. Ainda que pouco se conheça a respeito da etiologia da doença trofoblástica gestacional, houve grande avanço no diagnóstico e no tratamento dessa enfermidade. Atualmente, a grande maioria das mulheres com doença trofoblástica gestacional pode ser curada com preservação de seu futuro reprodutivo, desde que respeitados os preceitos de diagnóstico, tratamento e acompanhamento.

A Organização Mundial da Saúde (OMS)[112] classifica a doença trofoblástica gestacional em diferentes entidades histopatológicas (Tabela 1). Nessa classificação, estão incluídas as malformações das vilosidades coriônicas que predispõem ao desenvolvimento de neoplasias malignas (mola hidatiforme) e as neoplasias trofoblásticas gestacionais (coriocarcinoma gestacional, tumor trofoblástico do sítio placentário e tumor trofoblástico epitelioide). A OMS descreve ainda duas entidades benignas (sítio placentário exagerado, ou, em inglês, *exaggerated placental site*, e nódulo de sítio placentário), cujo potencial de evoluir para doença maligna não está bem estabelecido, com exceção de uma recente publicação que descreve o nódulo de sítio placentário atípico, o qual pode coexistir ou progredir para tumor trofoblástico de sítio placentário/tumor trofoblástico epitelioide.[61]

Uma característica importante da doença trofoblástica gestacional é o fato de apresentar marcador biológico

**TABELA 1. Classificação da doença trofoblástica gestacional**

| |
|---|
| **Mola hidatiforme**<br>• Mola completa<br>• Mola parcial |
| **Neoplasia trofoblástica gestacional**<br>• Mola invasora<br>• Coriocarcinoma gestacional<br>• Tumor trofoblástico do sítio placentário<br>• Tumor trofoblástico epitelioide |
| **Outras lesões trofoblásticas**<br>• Nódulo de sítio placentário<br>• Sítio placentário exagerado |

Tabela adaptada de Genest et al.[112]

fidedigno à gonadotrofina coriônica humana (hCG), produzida principalmente pelo sinciciotrofoblasto. Na mola hidatiforme, na mola invasora e no coriocarcinoma, há uma correlação direta entre os valores de hCG, o número de células trofoblásticas e a carga tumoral, refletindo assim o comportamento da doença. Porém, o mesmo não ocorre com o tumor trofoblástico do sítio placentário, tumor trofoblástico epitelioide, sítio placentário exagerado e nódulo de sítio placentário, pois são lesões originárias do trofoblasto intermediário.[1,104]

## MOLA HIDATIFORME

A mola hidatiforme pode ser dividida em mola completa e mola parcial. Essas duas formas diferem quanto aos aspectos histológicos, genéticos e clínicos. Estima-se que, nos Estados Unidos da América (EUA) e na Europa, ocorra um caso de mola hidatiforme para cada mil a 2 mil gestações. Apesar de alguns estudos apontarem maior incidência em países asiáticos e na América Latina, acredita-se que essas informações sejam decorrentes do fato de os dados serem obtidos em locais de referência para o tratamento, não traduzindo a verdadeira incidência na população desses países.[27]

Infecções virais, estado nutricional, defeito das células germinativas, paridade, idade materna, consanguinidade, contracepção oral, antecedente de mola hidatiforme e influência do meio ambiente têm sido considerados fatores de risco para essa doença; entretanto, o verdadeiro papel de cada fator ainda é pouco conhecido.[23,25,27] Há evidências de que a idade materna e o antecedente de mola hidatiforme sejam importantes fatores de risco. Mulheres com idade nos extremos da vida reprodutiva, adolescentes ou acima dos 40 anos, têm maior probabilidade de desenvolver mola hidatiforme.[105] As com mais de 40 anos têm risco relativo dez vezes maior que aquelas entre 20 e 40 anos.[37]

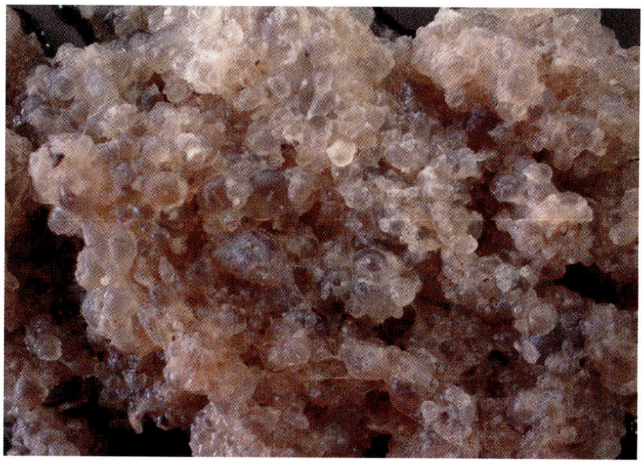

FIGURA 1. Aspecto macroscópico da mola hidatiforme completa em "cacho de uva".

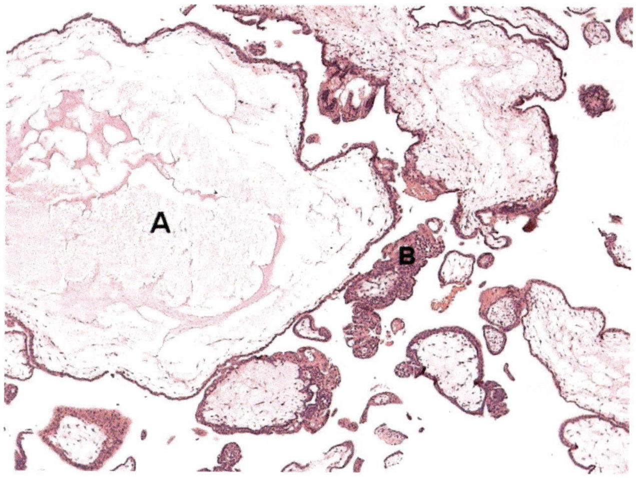


FIGURA 2. Imagem histológica de mola completa com coloração por hematoxilina-eosina (aumento de dez vezes). Nota-se dilatação hidrópica da vilosidade coriônica com formação de cisterna (A) e proliferação do trofoblasto (B).

### MOLA COMPLETA

Na mola completa, não há desenvolvimento de embrião, membranas e cordão umbilical. Macroscopicamente, a mola completa tem o aspecto de "cacho de uva", em decorrência da formação de vesículas que correspondem às vilosidades coriônicas edemaciadas (Figura 1). Do ponto de vista histológico, as vilosidades se encontram alteradas, com dilatação hidrópica e formação de cisterna central repleta de líquido. Não há vaso ou hemácia fetal na vilosidade coriônica. A principal característica histológica é a hiperplasia difusa do citotrofoblasto e do sinciciotrofoblasto[2,93] (Figura 2). No entanto, molas completas precoces (< 10 semanas de idade gestacional) não apresentam alterações histológicas significativas, tornando o diagnóstico histopatológico desafiador. Na dúvida diagnóstica, é possível lançar mão da imuno-histoquímica com marcador p57, que está ausente no trofoblasto viloso de molas completas e presente no trofoblasto viloso de molas parciais e de abortamentos não molares.[41]

Do ponto de vista genético, a mola completa tem seus cromossomos exclusivamente de origem paterna e em sua maioria são 46,XX. Por um mecanismo pouco conhecido, os cromossomos do óvulo estão ausentes. O óvulo "vazio" é fecundado por um espermatozoide 23,X. Ocorre, então, a duplicação do genoma paterno, originando uma célula 46,XX. Cerca de 5 a 10% das molas completas são 46,XY e se originam da fecundação de um óvulo sem carga genética por dois espermatozoides contendo cromossomos X e Y (Figura 3).[92,108]

Do ponto de vista clínico, em razão da maior proliferação trofoblástica, a mola completa apresenta níveis

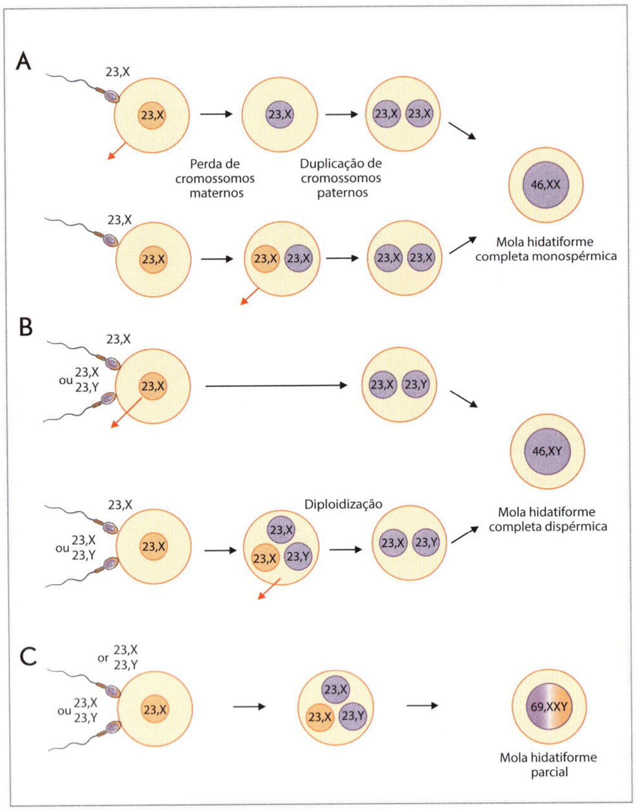


**FIGURA 3.** Fisiopatogenia das gestações molares. A: mola hidatiforme completa monospérmica – fertilização de um oócito por um espermatozoide com duplicação do genoma paterno e perda do genoma materno resultando em cariótipo diploide diândrico (46,XX); B: mola hidatiforme completa dispérmica – fertilização de um oócito por dois espermatozoides com perda do genoma materno resultando em cariótipo diploide diândrico (46,XX ou 46,XY); C: mola hidatiforme parcial – fertilização de um oócito por dois espermatozoides resultando em cariótipo triploide diândrico (69,XXX, 69,XXY ou 69,XYY). (Figura adaptada de Seckl et al.[106])

mais elevados de hCG e maior taxa de complicações clínicas nos casos diagnosticados tardiamente (> 10 semanas de gestação), quando comparados à mola parcial. Em relação à evolução clínica, a mola completa progride para neoplasia trofoblástica gestacional em torno de 15 a 20% dos casos.[20,107]

## MOLA PARCIAL

Na mola parcial, macroscopicamente, pode ser identificado um embrião ou feto com restrição de crecimento e inúmeras malformações, associado a placenta aumentada com presença de vesículas. A análise microscópica pode evidenciar vilosidades normais com vilosidades hidrópicas. A inclusão do trofoblasto dentro do estroma, ainda que não seja patognomônica, é altamente sugestiva de mola parcial. A hiperplasia é focal e em geral limitada ao sinciciotrofoblasto (Figura 4).[2,93] Por apresentar alterações histológicas menos marcantes, o diagnóstico histopatológico de mola parcial em geral é mais difícil que de molas completas, particularmente quando o produto de esvaziamento uterino é obtido em idade gestacional precoce. Na dúvida diagnóstica, métodos complementares podem ser utilizados, como a determinação da ploidia (citometria de fluxo ou hibridização *in situ* fluorescente – FISH) ou análise de microssatélites.[12]

Do ponto de vista genético, aproximadamente 90% das molas parciais se originam da dispermia, que consiste na fecundação de um óvulo normal por dois espermatozoides, resultando em uma célula triploide (69,XXX ou 69,XXY), enquanto os 10% restantes são tetraploides (Figura 3).[64,92]

A mola parcial apresenta menor potencial de evolução para neoplasia trofoblástica gestacional, aproximadamente 5% dos casos progridem para formas malignas de doença trofoblástica gestacional.[107]

As diferenças entre molas hidatiformes completas e parciais estão resumidas na Tabela 2.

## DIAGNÓSTICO

### Quadro clínico

A presença de quadro clínico típico da mola hidatiforme depende da idade gestacional de seu diagnóstico. Em virtude do avanço e da difusão da ultrassonografia, cada vez mais o diagnóstico de gestações molares é precoce, nes-

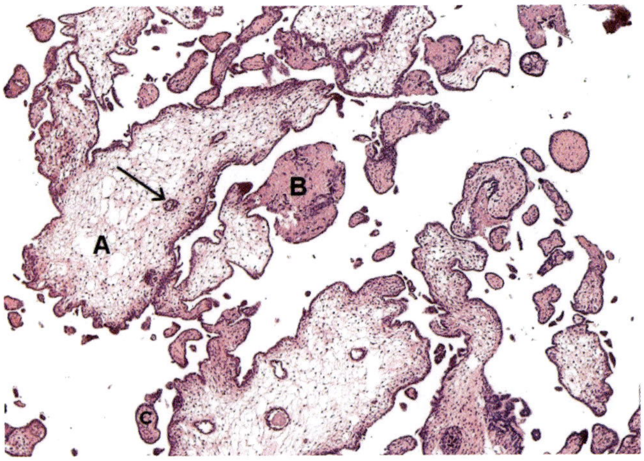


**FIGURA 4.** Imagem histológica de mola parcial com coloração por hematoxilina-eosina (aumento de dez vezes). Notam-se: vilosidade hidrópica (A), proliferação do trofoblasto (B), vilosidade normal (C) e inclusão do trofoblasto no estroma (seta).

TABELA 2. Diferenças entre molas hidatiformes completas e parciais

| Tipo de mola | Características genéticas e patológicas | Características clínicas |
|---|---|---|
| Mola completa | Diploide<br>Ausência de concepto<br>Hiperplasia trofoblástica difusa<br>Hidropsia vilosa difusa | hCG > 100.000 UI/L (em geral)<br>Complicações clínicas são mais comuns (quando diagnóstico tardio)<br>Evolução para neoplasia: 15-20% |
| Mola parcial | Triploide<br>Concepto malformado<br>Hiperplasia trofoblástica focal<br>Hidropsia vilosa focal | hCG < 100.000 UI/L (em geral)<br>Complicações clínicas mais raras<br>Evolução para neoplasia: < 5% |

hCG: gonadotrofina coriônica humana.
Tabela adaptada de Lurain.[20]

ses casos as pacientes são assintomáticas em sua maioria, com o quadro clássico ocorrendo, em geral, a partir do final do primeiro trimestre.[24]

O sangramento vaginal é o sinal mais encontrado nos casos de mola hidatiforme, associado ou não a atraso menstrual. Apresenta-se com coloração escura, em geral em pequena quantidade, e tem início por volta da oitava semana de gravidez. A eliminação espontânea de vesículas é indício patognomônico dessa enfermidade; contudo, atualmente é de ocorrência rara, em virtude do diagnóstico cada vez mais precoce. O sangramento pode vir acompanhado de dores abdominais, geralmente localizadas no hipogástrio.[16,18]

Vômitos estão frequentemente presentes nos casos de mola hidatiforme. A hiperêmese gravídica aparece com mais frequência em casos de mola volumosa e parece estar relacionada aos altos títulos de hCG encontrados nessa doença.[16,18]

Ao exame físico, pode-se notar a discordância entre o volume uterino e o atraso menstrual. O aumento exagerado do volume, consequência da proliferação do conteúdo molar, é o segundo sinal mais frequente em pacientes com mola hidatiforme. Com exceção dos casos de mola parcial com feto, não se identificam partes fetais ou presença de batimentos cardíacos fetais.

As pacientes com mola completa avançada podem apresentar cistos ovarianos (tecaluteínicos) com mais de 6 cm de maior diâmetro, e é comum a ocorrência de dor abdominal por distensão da cápsula ovariana.[68] Os cistos tecaluteínicos originam-se da hiperestimulação ovariana, consequência das altas concentrações de hCG e, uma vez que a mola hidatiforme é esvaziada e a hCG declina, os cistos tecaluteínicos regridem espontaneamente.[76]

Nas molas volumosas, pode-se observar doença hipertensiva específica da gestação (DHEG) antes de 20 semanas, podendo, inclusive, ocorrer evolução para síndrome HELLP e/ou eclâmpsia.[34] Sinais de hipertireoidismo, como taquicardia, extremidades quentes, pele úmida, tremores e exoftalmia, são mais raros e estão associados a molas volumosas, com alta concentração de hCG. O hipertireoidismo é decorrente da estimulação cruzada dos receptores do hormônio estimulante da tireoide (TSH) pela cadeia alfa da hCG, que é idêntica à encontrada em outros hormônios glicoproteicos.[36,74]

## Exames complementares

A hCG é uma glicoproteína produzida pelo trofoblasto, normal ou patológico, composta de duas subunidades (alfa e beta). Valores séricos elevados de hCG, especialmente acima de 200.000 mUI/mL, são altamente sugestivos de doença trofoblástica gestacional; todavia, títulos elevados desse hormônio também são encontrados em casos de gestação múltipla normal. Em gestantes com mola parcial, a concentração de hCG raramente ultrapassa valores acima de 100.000 mUI/mL.[31,110]

A ultrassonografia é o exame mais utilizado no diagnóstico da gestação molar. O aspecto ecográfico da mola hidatiforme depende da idade gestacional e do tamanho das vesículas. O padrão ultrassonográfico mais descrito consiste em múltiplas áreas anecoicas entremeadas por ecos amorfos (imagem em "flocos de neve") (Figura 5), mas esses achados podem estar ausentes em casos de mola parcial ou mola completa inicial.[8,15,47] Na mola parcial, pode-se observar a placenta espessada, hiperecoica e/ou com presença de imagens císticas; o concepto frequentemente se apresenta com restrição de crescimento e malformações estruturais.[15] O aspecto ultrassonográfico de molas hidatiformes precoces pode corresponder ao de gestações incipientes, gestações não evolutivas (anembrionadas ou abortos retidos) ou massa hiperecogênica intrauterina, sendo o título de hCG importante para predizer diagnóstico diferencial pré-esvaziamento e a confirmação diagnóstica será retrospectiva com resultado histopatológico.[87]

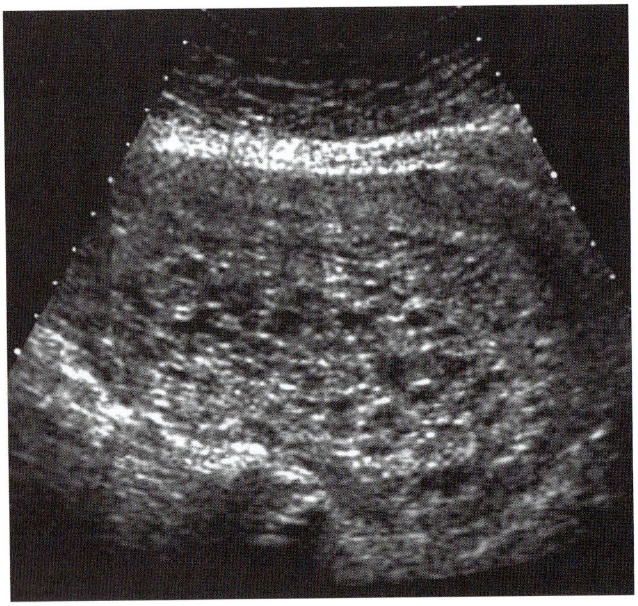

**FIGURA 5.** Aspecto ultrassonográfico de mola hidatiforme em "flocos de neve".

## TRATAMENTO

### Esvaziamento molar

Antes de se iniciar o esvaziamento molar, eventuais alterações devem ser corrigidas, como anemia, tireotoxicose, hipotensão arterial e hipertensão arterial secundária à DHEG. Faz-se necessária a solicitação de exames laboratoriais, entre eles: dosagem sérica de hCG quantitativo, hemograma, tipagem sanguínea e sorologias para HIV e sífilis (conforme orientação do Ministério da Saúde). Se o fundo uterino for igual ou maior que 16 cm, é preciso antecipar-se às possíveis complicações clínicas, com avaliação rigorosa dos sinais vitais e da função tireoidiana, reservando concentrado de hemácias. Nos casos com evidência clínica de hipertireoidismo, é prudente a administração de betabloqueadores antes do esvaziamento molar, com o intuito de prevenir crise tireotóxica induzida pela anestesia e pela cirurgia.[14,28]

Por sua eficácia e pelo menor risco de acidentes, o método de eleição para o esvaziamento da cavidade uterina é a aspiração (elétrica ou a vácuo). Em caso de útero de pequeno volume, compatível com gestação de primeiro trimestre, pode-se utilizar a aspiração manual intrauterina e, para útero maior, dá-se preferência à aspiração elétrica. Nos casos de molas hidatiformes completas, é desaconselhável o uso de misoprostol e ocitocina antes da dilatação cervical, pelo risco aumentado de embolização trofoblástica e hemorragia.[9]

Após anestesia (raquidiana ou geral), inicia-se a dilatação cuidadosa do colo uterino com velas de Hegar. Completada a cervicodilatação desejada, infundem-se 10 UI de ocitocina, diluídas em 500 mL de soro fisiológico, com o intuito de provocar contração uterina e, consequentemente, diminuir o sangramento e a possibilidade de perfuração uterina. A aspiração a vácuo pode ser complementada por curetagem com cureta romba ou fenestrada, caso seja o costume do cirurgião.[14] A infusão de ocitocina deve ser mantida por 6 horas, ou até o sangramento cessar ou ser de pequena quantidade. Nas molas parciais com fetos maiores, opta-se por indução do trabalho de parto e curetagem após eliminação do concepto.

Após o esvaziamento molar, algumas pacientes apresentam taquicardia, taquipneia, confusão mental, ansiedade, hipoxia e alcalose respiratória. Os sinais e sintomas da síndrome do desconforto respiratório, em geral, desaparecem em até 72 horas após o esvaziamento uterino de molas hidatiformes volumosas. Algumas pacientes necessitam de ventilação mecânica para melhor oxigenação. No passado, acreditava-se que essa síndrome associada ao esvaziamento molar fosse consequência exclusivamente da embolização trofoblástica. Hoje, sabe-se que fatores como hipertireoidismo, DHEG, anemia e reposição volêmica iatrogênica contribuem para a ocorrência de insuficiência cardiorrespiratória aguda.[56,97]

A histerectomia é uma alternativa terapêutica válida para mulheres que já têm sua prole constituída e com idade superior a 40 anos, devendo-se aconselhar a paciente quanto ao risco de neoplasia trofoblástica e riscos cirúrgicos inerentes à histerectomia. O risco de transformação maligna diminui consideravelmente após histerectomia em comparação ao observado após esvaziamento molar por aspiração a vácuo ou por dilatação cervical e curetagem. Entretanto, apesar de o risco posterior à histerectomia diminuir para 3 a 5%,[27,45] o acompanhamento deve ser mantido, fazendo-se dosagens seriadas de hCG sérica. Nas pacientes com mais de 40 anos, com úteros volumosos e complicações clínicas, é possível realizar inicialmente em primeiro tempo esvaziamento uterino e, após uma semana, programar histerectomia profilática em segundo tempo, diminuindo assim a morbidade cirúrgica e clínica perioperatória.

De maneira geral, os ovários devem ser preservados, mesmo na presença de cistos tecaluteínicos volumosos, uma vez que estes regridem espotaneamente após vazamento uterino em semanas a meses. A abordagem desses cistos está indicada apenas nos casos raros de abdome agudo por rotura ou torção anexial.

O esvaziamento molar por histerotomia tem indicação muito restrita. Atualmente, só encontra respaldo em casos de mola parcial com feto grande, hemorragia genital considerável e colo desfavorável à indução, pois a realização de histerotomia está associada a maiores taxas de neoplasia trofoblástica gestacional.[113]

Com o intuito de evitar aloimunização ao fator RhD, deve-se administrar imunoglobulina anti-D a todas as pacientes RhD-negativo com mola hidatiforme que não sejam sensibilizadas.[52]

## Quimioterapia profilática

Ainda nos dias atuais, em razão da dificuldade de predizer quem desenvolverá neoplasia trofoblástica gestacional pós-molar, a utilização de quimioterapia profilática continua sendo uma controvérsia. Está indicada somente para pacientes com mola hidatiforme de alto risco (Tabela 3)[110,111] associada à impossibilidade de acompanhamento após o esvaziamento molar.[2] Nessas pacientes, a quimioterapia profilática pode diminuir a ocorrência de neoplasia trofoblástica em 46 a 70%. Contudo, não há benefício para as pacientes com mola hidatiforme de baixo risco.[62] Ademais, ainda que raramente, a quimioterapia profilática pode ocasionar toxicidade grave, e uma parcela de pacientes seria exposta desnecessariamente a agente quimioterápico.[81] Na Clínica Obstétrica do HC-FMUSP, não se indica quimioterapia profilática para pacientes com doença trofoblástica gestacional.

# SEGUIMENTO PÓS-MOLAR

Pacientes com mola hidatiforme completa ou parcial devem ser submetidas a dosagem seriada da fração beta da gonadotrofina coriônica humana (beta-hCG) e avaliação clínica, com objetivo de detecção precoce da neoplasia trofoblástica gestacional. Os sintomas da gestação regridem rapidamente e o sangramento vaginal não costuma permanecer por mais de 1 semana. O útero e os cistos tecaluteínicos diminuem para as dimensões pré-gestacionais em 2 a 3 semanas e em 2 a 4 meses, respectivamente.

Os títulos séricos de beta-hCG devem ser avaliados semanalmente ou a cada 15 dias até atingirem valores normais (inferiores a 5 mUI/mL), com sua manutenção por 3 semanas consecutivas. Após, devem ser mantidas as dosagens mensais da beta-hCG por 6 meses. Geralmente, os valores séricos de beta-hCG tornam-se negativos entre 8 e 10 semanas após o esvaziamento molar.

Estudos recentes têm avaliado o tempo necessário de acompanhamento pós-molar após a normalização da beta-hCG, separando grupos de mulheres com mola hidatiforme parcial e completa. A conclusão dos estudos para mulheres com mola parcial foi similar, mostrando que, após o esvaziamento uterino e independentemente do tempo para normalização da beta-hCG, o risco de evolução para NTG foi em torno de 0,03%.[35,44] Já em decorrência de diagnósticos cada vez mais precoces de gestação molar, há dificuldade histológica na diferenciação entre mola completa e parcial, tornando-se a marcação imuno-histoquímica do p57 essencial. Com isso, a nova proposta para mulheres com diagnóstico histológico de mola hidatiforme parcial e com p57 positivo é que, após normalização da beta-hCG, seja solicitado novo exame em 4 semanas e, se mantido normal o acompanhamento pós-molar, seja possível descontinuar com segurança.[103]

Na Clínica Obstétrica do HC-FMUSP, no período de janeiro de 1975 a dezembro de 2009, 695 pacientes com mola hidatiforme foram submetidas a diferentes formas de esvaziamento uterino (Tabela 4).

O intervalo em que ocorreu com maior frequência a normalização espontânea do beta-hCG no acompanhamento de 179 pacientes com mola hidatiforme na Clínica Obstétrica do HC-FMUSP foi entre 6 e 10 semanas após esvaziamento molar, e o intervalo mais longo, 52 semanas (Tabela 5).

A paciente deve obrigatoriamente realizar anticoncepção durante o acompanhamento pós-molar. Em virtude de

**TABELA 3. Mola hidatiforme de alto risco**

| |
|---|
| hCG > 100.000 mUI/mL |
| Útero grande para a idade gestacional |
| Cisto tecaluteínico > 6 cm |
| Idade materna acima de 40 anos |
| Complicações clínicas (hipertireoidismo, pré-eclâmpsia, embolização trofoblástica, entre outros) |

A presença de um ou mais fatores caracteriza risco elevado de evolução para neoplasia trofoblástica gestacional.
hCG: gonadotrofina coriônica humana.
Tabela adaptada de Cagayan, 2015.[111]

**TABELA 4. Esvaziamento molar e evolução em 695 pacientes atendidas na Clínica Obstétrica do HC-FMUSP (janeiro/1975 a dezembro/2009)**

| Método de esvaziamento molar | Número de pacientes | Evolução para neoplasia trofoblástica gestacional |
|---|---|---|
| Dilatação e curetagem | 636 | 98 (15,4%) |
| Histerotomia | 5 | 0 |
| Dilatação e curetagem + histerectomia total abdominal | 50 | 5 (10%) |
| Dilatação e curetagem + histerectomia subtotal | 1 | 1 |
| Histerectomia total abdominal | 3 | 0 |
| Total | 695 | 104 (14,9%) |

**TABELA 5. Tempo de evolução até beta-hCG < 3,0 mUI/mL após curetagem uterina em 179 pacientes acompanhadas na Clínica Obstétrica do HC-FMUSP**

| Intervalo até normalização do beta-hCG (semanas) | Número de pacientes | % |
|---|---|---|
| Até 4 | 26 | 14,5 |
| 6-10 | 88 | 49,2 |
| 12-16 | 42 | 23,4 |
| 18-22 | 15 | 8,4 |
| 26-30 | 5 | 2,8 |
| 36-52 | 3 | 1,7 |

sua eficácia, a escolha recai nos anticoncepcionais hormonais orais (ACHO). Em um estudo prospectivo e randomizado, verificou-se que o uso desse tipo de anticoncepcional se mostrou eficiente e não aumentou a incidência de neoplasia trofoblástica gestacional após mola hidatiforme.[46] O uso de dispositivo intrauterino (DIU) deve ser desencorajado até a normalização dos títulos de hCG por aumentar o risco de perfuração uterina, hemorragia e infecção na presença de tumor residual.[3] Os demais métodos contraceptivos podem ser utilizados sem restrições em decorrência da doença trofoblástica gestacional.

## GESTAÇÃO GEMELAR COM MOLA COMPLETA E FETO NORMAL COEXISTENTE

Estima-se que a incidência de gestação gemelar em que um feto normal coexiste com uma mola completa seja de 1:22.000 a 100.000 gestações.[30] A suspeita inicial desta condição é realizada por meio da ultrassonografia, em que é possível identificar duas áreas placentárias diferentes: uma massa molar (espessamento placentário com áreas anecogênicas) e uma placenta normal associada a concepto sem malformações (Figura 6). Diagnósticos diferenciais incluem a mola parcial e a displasia mesenquimal da placenta (Tabela 6). Muitas vezes a ultrassonografia não é capaz de concluir o diagnóstico; dessa forma, procedimentos invasivos (amniocentese ou biópsia de vilo corial) são importantes ferramentas para obtenção de material para análise citogenética.[30,65,107,109] Em virtude da raridade da coexistência de molas completas com feto normal, não há literatura extensa neste assunto, portanto o manejo é controverso.[14] As pacientes devem ser alertadas do risco de complicações clínicas (hemorragia genital, hiperêmese, pré-eclâmpsia e hipertireoidismo) e de intercorrências obstétricas (abortamento, óbito fetal, prematuridade).[30,109] Os dois maiores estudos da literatura até o momento demonstraram a possibilidade de desfecho perinatal favorável em 40% dos casos e viabilidade fetal em 60% dos casos se adotada conduta expectante.[65,86] Ambos estudos demostraram que a interrupção eletiva da gestação não apresenta influência na progressão para neoplasia trofoblástica gestacional.[65,86] Dessa forma, o aconselhamento quanto à manutenção da gestação não deve levar em conta o prognóstico oncológico e sim o risco de desenvolver complicações clínicas graves. O risco de evolução para neoplasia trofoblástica nesta condição particular varia na literatura de 15 a 57%, e alguns fatores foram associados a progressão maligna, como hCG elevado, maior evolução para abortamento espontâneo e maior taxa de interrupção da gestação por complicações clínicas graves, levando a menor

**TABELA 6. Diagnóstico diferencial de quadros com a presença de espessamento placentário e alterações císticas associadas a concepto**

| | Mola parcial | Gestação gemelar com mola completa e feto normal coexistente | Displasia mesenquimal da placenta |
|---|---|---|---|
| Placenta | Área placentária única espessada com imagens císticas | Duas áreas placentárias distintas: placenta normal e placenta espessa com alterações císticas | Área placentária única espessada com imagens císticas |
| Concepto | Inviável, múltiplas malformações | Potencialmente viável, ausência de malformações | Potencialmente viável, ausência de malformações ou associação com síndrome de Beckwith-Wiedmann |
| Cariótipo | Triploide | Diploide | Diploide |
| Histologia | Hiperplasia trofoblástica e hidropsia vilosa focal | Duas populações diferentes de vilosidades coriônicas: vilos normais compatíveis com idade gestacional e vilos com intensa hidropsia vilosa e hiperplasia trofoblástica | Hidropsia vilosa e alteração vascular, ausência de hiperplasia trofoblástica |
| Risco de evolução para neoplasia trofoblástica | < 5% | 15 a 57% | Baixo, semelhante a outras gestações não molares |

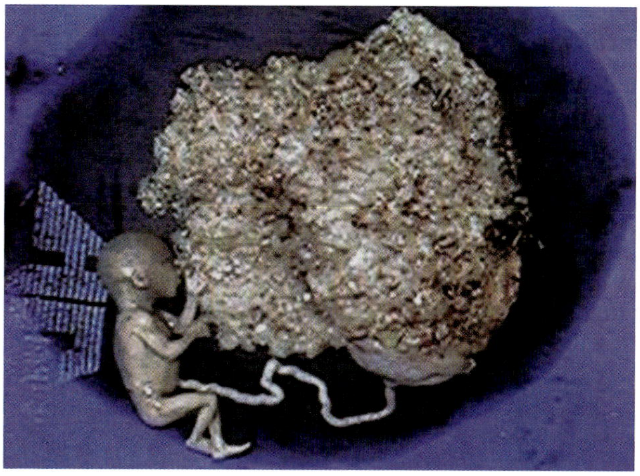

FIGURA 6. Mola completa e feto normal.

viabilidade fetal (não se incluindo casos de interrupção eletiva).[65,109] A via de parto é controversa, pois há poucos dados na literatura sobre essas gestações. Em uma revisão da literatura que incluiu 71 estudos com informações sobre o parto, totalizando 115 gestações com mola completa e feto normal coexistente, 72% dos partos foram cesarianas com diversas indicações clássicas (placenta prévia, iteratividade, apresentação anômala, entre outros) e não clássicas (pela própria raridade da condição e imprevisibilidade do curso do trabalho de parto); dos 32 partos vaginais, apenas 3 foram induzidos; a idade gestacional de término das gestações viáveis variou de 24 a 40 semanas (mediana de 32 semanas).[115]

## MOLA HIDATIFORME RECORRENTE FAMILIAR

O maior fator de risco para ocorrência de mola hidatiforme é o antecedente pessoal de mola hidatiforme. O risco estimado de mola hidatiforme na população geral é de cerca de uma para mil gestações, em mulheres com um episódio anterior de mola hidatiforme, o risco aumenta para cerca de 1 a 2%, sendo 10 a 20 vezes maior.[48] Caso a paciente tenha tido dois episódios de mola hidatiforme, o risco de recorrência aumenta para 13%, sendo um risco 100 vezes maior que uma mulher na população geral.[48] Esse aumento na incidência de mola de acordo com ocorrências anteriores se deve ao fato de algumas pacientes apresentarem uma condição denominada mola hidatiforme recorrente familiar. Estima-se que 50 a 80% dessas pacientes apresentam mutações nos genes NLRP7 e KHDC3L, dando origem a molas hidatiformes biparentais, em contraste às molas esporádicas, que são androgenéticas.[22] Histologicamente, as molas hidatiformes biparentais apresentam características semelhantes a molas completas androgenéticas, não sendo possível sua diferenciação apenas pela morfologia.[88] Pacientes com as mutações genéticas associadas a molas hidatiformes recorrentes familiares possuem chance baixa de conceberem gestações normais; dessa forma, técnicas de reprodução assistida com ovodoação podem ser oferecidas. O risco para neoplasia trofoblástica gestacional em pacientes com mola hidatiforme recorrente familiar não parece estar aumentado em relação a pacientes com mola completa esporádica.[22]

# NEOPLASIA TROFOBLÁSTICA GESTACIONAL

A neoplasia trofoblástica gestacional inclui as formas malignas da doença trofoblástica gestacional, caracterizadas histologicamente como mola invasora, coriocarcinoma gestacional, tumor trofoblástico do sítio placentário e tumor trofoblástico epitelioide.

## MOLA INVASORA

A mola invasora representa uma sequela da mola hidatiforme e caracteriza-se por apresentar vilosidades molares invadindo profundamente o miométrio, portanto, a preservação da estrutura vilositária. Ainda que raramente, pode emitir metástase, sobretudo para pulmões e estruturas pélvicas. É a forma mais encontrada de neoplasia trofoblástica gestacional posterior à mola hidatiforme, sendo de 6 a 10 vezes mais frequente que o coriocarcinoma gestacional.

## CORIOCARCINOMA GESTACIONAL

O coriocarcinoma gestacional é uma forma extremamente agressiva de neoplasia trofoblástica gestacional e caracteriza-se por invadir profundamente o miométrio e os vasos sanguíneos, causando hemorragia e necrose. Esse tipo de tumor dissemina-se de maneira rápida por via hematogênica e emite metástases preferencialmente para pulmões (Figura 7), vagina, fígado e sistema nervoso central (SNC), e com menos frequência para baço, rins e intestinos. Ao passo que a mola invasora sempre é precedida de mola hidatiforme, o coriocarcinoma gestacional pode se originar de qualquer tipo de gestação, estimando-se que em até 50% dos casos surge após gestação não molar (abortamento, gestação normal ou gravidez ectópica).[114] Macroscopicamente, apresenta-se como um tumor sólido vermelho-escuro, cresce em contato com a cavidade uterina e pode invadir profundamente o miométrio, estendendo-se para o peritônio. Do ponto de vista histológico, distingue-se por apresentar um padrão dimórfico de citotrofoblasto e sinciciotrofoblasto, ausência de estroma e invasão vascular do lúmen para a periferia. Ao contrário da mola hidatiforme e da mola invasora, não se evidencia vilosidade coriônica.[2]

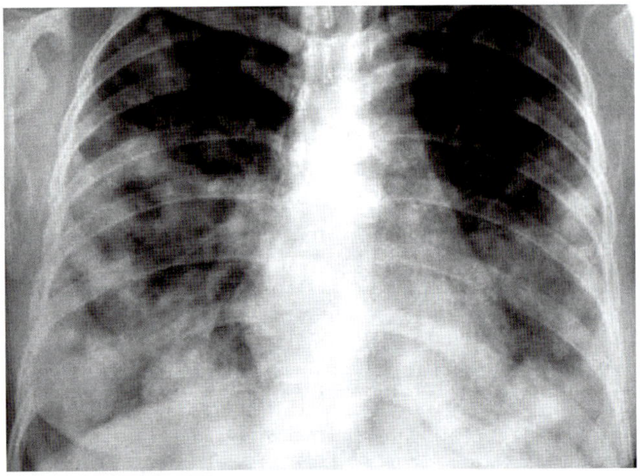

**FIGURA 7.** Radiografia simples de tórax: metástases pulmonares de coriocarcinoma gestacional.

## TUMOR TROFOBLÁSTICO DO SÍTIO PLACENTÁRIO

O tumor trofoblástico do sítio placentário constitui uma forma rara de neoplasia trofoblástica gestacional e tem como característica a ausência de vilosidade coriônica, com proliferação das células trofoblásticas intermediárias do sítio de implantação. Esses tumores apresentam-se como massas sólidas circunscritas ao miométrio; algumas vezes, porém, ocorre projeção do tumor para dentro da cavidade uterina. Podem exibir áreas de hemorragia e necrose, contudo são menos proeminentes que as encontradas no coriocarcinoma gestacional. Microscopicamente, nota-se predomínio das células intermediárias, que em geral são mononucleares, têm citoplasma abundante e caracterizam-se por se infiltrarem entre as células musculares sem destruir o miométrio. O tumor trofoblástico do sítio placentário tem pouca expressão imuno-histoquímica para hCG, forte marcação para o hormônio lactogênio placentário, HLA-G e Mel-CAM, ausência de p63 e alto índice de proliferação (Ki-67 > 10%).[2,13,59] A maioria dos casos apresenta a doença confinada ao útero e baixos níveis de hCG; entretanto, esse tumor pode se estender para fora do útero e atingir ovário, paramétrio, reto e bexiga. Metástases a distância são infrequentes, mas podem ser encontradas nos pulmões, fígado, encéfalo, retroperitônio e linfonodos.[19,26] Entre 53 e 78% das lesões têm como antecedente gestacional uma gravidez de termo, mas o restante é originado de mola hidatiforme ou abortamento.[78]

## TUMOR TROFOBLÁSTICO EPITELIOIDE

O tumor trofoblástico epitelioide também é uma forma rara de neoplasia trofoblástica gestacional e apresenta várias semelhanças com o tumor trofoblástico do sítio placentário: é formado a partir de células trofoblásticas intermediárias; origina-se, com maior frequência, após gestação termo; e produz pouca quantidade de hCG, que em geral não ultrapassa 2.500 mUI/mL. As células malignas do tumor trofoblástico epitelioide se assemelham ao trofoblasto intermediário do córion liso, sendo denominadas trofoblasto intermediário do tipo coriônico. Ele pode coexistir com coriocarcinoma e tumor trofoblástico do sítio placentário. Macroscopicamente, tem como característica uma formação bem definida, formando ninho de células e discreta hemorragia, e comumente se estende para o segmento inferior e a endocérvix, sendo importante o diagnóstico diferencial com carcinoma espinocelular do colo de útero. Do ponto de vista microscópico, esse tumor é formado por células trofoblásticas intermediárias mononucleadas, que se diferenciam daquelas do tumor trofoblástico do sítio placentário por serem menores e apresentarem menos pleomorfismo nuclear. Na análise imuno-histoquímica, possui pouca ou nenhuma expressão de hCG, hormônio lactogênico placentário e Mel-CAM, forte marcação para p63 e proliferação celular (Ki-67 > 10%). Seu padrão de crescimento é nodular, enquanto o do tumor do sítio placentário é do tipo infiltrativo.[2,5,57,59] Esta diferença de crescimento entre os dois tipos de tumor foi descrita, à luz da ultrassonografia com Doppler colorido, por Okumura et al.[75]

## DIAGNÓSTICO

A estabilização ou o aumento da concentração de hCG, após esvaziamento molar, desde que afastada a hipótese de gravidez, impõe o diagnóstico de neoplasia trofoblástica gestacional. A Federação Internacional de Ginecologia e Obstetrícia (Figo) padronizou os critérios para diagnóstico de neoplasia trofoblástica gestacional, sendo necessária a presença de um único critério[103] a saber:

- Pelo menos quatro valores de hCG em platô (variação de ± 10% nos títulos), por no mínimo 3 semanas, nos dias 1, 7, 14 e 21.
- Elevação dos títulos de hCG em pelo menos 10%, por no mínimo três valores ao menos por 2 semanas, nos dias 1, 7 e 14.
- Diagnóstico histológico de coriocarcinoma.
- Evidência de doença metastática em mulher em idade reprodutiva.

Deve-se ressaltar que, na maioria dos casos de neoplasia trofoblástica gestacional, o tratamento é iniciado sem a necessidade de resultado histopatológico de neoplasia maligna. A realização de biópsia nos casos de neoplasia trofoblástica é desaconselhável em razão do risco de hemorragia incoercível.[106]

Um dos mais importantes centros de tratamento de doenças trofoblásticas, localizado no Reino Unido (*Charing*

*Cross Gestational Trophoblastic Disease Centre*), possui critérios adicionais aos da Figo que indicam início do tratamento, como:[106]

- Sangramento genital intenso.
- Evidência de sangramento gastrointestinal ou intraperitoneal.
- hCG maior que 20.000 mUI/mL 4 semanas após esvaziamento molar.

Mulheres com neoplasia trofoblástica gestacional que apresentam antecedente de gestação não molar com frequência têm o diagnóstico de neoplasia trofoblástica gestacional postergado, o que piora o prognóstico da doença. Deve-se aventar a possibilidade de neoplasia trofoblástica gestacional sempre que ocorrer sangramento vaginal anormal após gestação de termo ou abortamento, procedendo-se necessariamente à dosagem sérica quantitativa da hCG para excluir tal hipótese diagnóstica. A presença de doença metastática em mulheres de idade reprodutiva indica necessidade de que seja afastada a possibilidade de neoplasia trofoblástica gestacional metastática, em especial metástases pulmonares, hepáticas, genitais e cerebrais. Também se deve considerar a hipótese de coriocarcinoma gestacional em mulheres que antes da menopausa apresentem neoplasia metastática cujo sítio primário é desconhecido.[28,106]

## Estadiamento da neoplasia trofoblástica gestacional

Após o diagnóstico de neoplasia trofoblástica gestacional, é preciso realizar a pesquisa de metástases e de fatores de risco com a finalidade de estadiamento e posterior tratamento da enfermidade. Além da história clínica e dos exames físico e ginecológico, devem ser solicitados hemograma, avaliação das funções hepática e renal e dosagem sérica quantitativa da hCG. No exame ginecológico, deve-se atentar para a presença de lesões arroxeadas em região vulvar e paredes vaginais, que podem corresponder a metástases. A ultrassonografia pélvica é necessária para avaliação do útero e de seus anexos. A radiografia simples de tórax evidencia as metástases pulmonares. Apesar de a radiografia de tórax detectar apenas 40% das metástases evidentes à tomografia computadorizada, a realização deste último exame não modifica o prognóstico das pacientes com neoplasia trofoblástica gestacional, pois trata-se de micrometástases.[70] Caso haja evidência de metástase pulmonar ou genital, a pesquisa é então complementada com tomografia contrastada ou ultrassonografia de abdome e com ressonância nuclear magnética ou tomografia contrastada de crânio, na busca de metástases hepáticas e no SNC. Na suspeita de coriocarcinoma após gestação não molar, tumor trofoblástico do sítio placentário e tumor trofoblástico epitelioide, é aconselhável que seja realizada investigação completa de metástases (Figura 8).[106]

O estadiamento da neoplasia trofoblástica gestacional tem sido motivo de discussão há muitas décadas. Com a finalidade de uniformizá-lo e, dessa forma, possibilitar a comparação dos resultados de diferentes centros de tratamento dessa enfermidade, a Figo[102] propõe que o estadiamento da neoplasia trofoblástica gestacional seja realizado combinando-se o estadiamento anatômico com o sistema modificado de escore de risco da OMS (Tabela 7).[104] Por exemplo, uma mulher de 42 anos com antecedente de abortamento há 5 meses, dosagem de hCG de 155.000 UI/L, metástase hepática, cinco metástases pulmonares maiores que 3 cm e tumor uterino com 5 cm será estadiada como IV:15. As pacientes com escore menor ou igual a 6 são classificadas como de baixo risco, enquanto as que apresentarem escore 7 ou mais são consideradas de alto risco. Pacientes com escore de risco maior ou igual a 13 são classificadas como doença de ultra alto risco.[105]

## hCG persistente em baixos títulos

Ainda que de ocorrência rara, algumas mulheres apresentam níveis séricos de hCG persistentemente elevados, sendo então submetidas a tratamento cirúrgico ou quimioterápico para neoplasia trofoblástica gestacional desnecessariamente. Nessas condições, as principais hipóteses diagnósticas são:

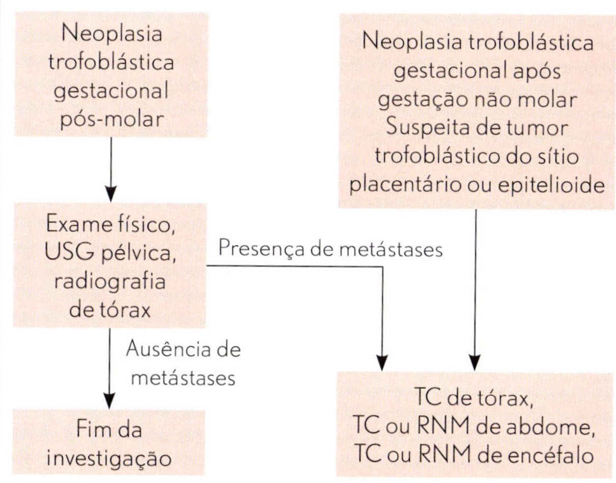


RNM: ressonância nuclear magnética; TC: tomografia computadorizada; USG: ultrassonografia.

**FIGURA 8.** Fluxograma para o estadiamento da neoplasia trofoblástica gestacional.

TABELA 7. Estadiamento da neoplasia trofoblástica gestacional

| **Estadiamento anatômico** | | | | |
|---|---|---|---|---|
| Estádio I | Doença restrita ao corpo uterino | | | |
| Estádio II | Doença estendendo-se para os anexos ou vagina, mas limitando-se a estruturas genitais | | | |
| Estádio III | Doença estendendo-se para os anexos ou vagina, mas limitando-se a estruturas genitais | | | |
| Estádio IV | Outros sítios de metástase | | | |
| **Escore** | **0** | **1** | **2** | **4** |
| Idade (anos) | < 40 | ≥ 40 | – | – |
| Antecedente gestacional | Mola hidatiforme | Abortamento | Gestação de termo | – |
| Intervalo entre gestação e neoplasia (meses) | < 4 | 4-6 | 7-12 | ≥ 13 |
| hCG sérica pré-tratamento (UI/L) | $< 10^3$ | $10^3$ a $10^4$ | $> 10^4$ a $10^5$ | $> 10^5$ |
| Maior tumor incluindo útero (cm) | < 3 | 3 a 4 | ≥ 5 | – |
| Local das metástases | Pulmão | Baço e rim | Gastrointestinal | Fígado e cérebro |
| Número de metástases | – | 1-4 | 5-8 | > 8 |
| Falha em quimioterapia prévia | – | – | 1 droga | 2 ou mais drogas |

Baixo risco: total de escore até 6; alto risco: total de escore ≥ 7; ultra-alto risco: total de escore ≥ 13. São consideradas somente metástases pulmonares diagnosticadas por radiografia simples de tórax e ≥ 3 cm.
hCG: gonadotrofina coriônica humana.
Tabela adaptada de Ngan.[104,105]

- hCG fantasma: resultado falso-positivo gerado por uma interferência nos testes imunométricos para dosagem de hCG em virtude da presença de anticorpos heterófilos no soro da paciente. A maioria das pacientes com hCG fantasma tem títulos baixos desse hormônio; contudo, algumas vezes se verificam concentrações superiores a 200 mUI/mL.[42,84,104] Na suspeita dessa condição, para realizar o diagnóstico diferencial pode-se utilizar a dosagem de hCG por outra metodologia, dosagem em diferentes diluições do soro (não haverá redução proporcional dos títulos de hCG com as diluições quando se tratar de hCG fantasma), pesquisa de hCG na urina (se a hCG sérica estiver acima de 60 mUI/mL, na condição de hCG fantasma, a hCG urinária será negativa, pois os anticorpos heterófilos não são excretados na urina).[20,44,84]
- Hormônio luteinizante e hCG hipofisário: pode ocorrer reação cruzada com o hormônio luteinizante e a secreção aumentada de hCG produzida pela hipófise, principalmente em pacientes na perimenopausa. A utilização de contraceptivos hormonais, com consequente inibição da produção dos hormônios gonadotróficos hipofisários, pode auxiliar no diagnóstico.[20]
- Doença renal: a persistência de títulos baixos de hCG verdadeira pode estar associada à doença renal crônica, que diminui a secreção urinária do hormônio e não corresponde, nesses casos, a uma doença trofoblástica.
- Doença trofoblástica gestacional quiescente: trata-se de uma condição em que há presença de hCG real em títulos < 200 mUI/mL por 3 meses, associada a um antecedente gestacional e sem doença maligna ativa. É um diagnóstico de exclusão e tema controverso na literatura. Essas pacientes devem ser monitoradas em centros de referência.[20]

## TRATAMENTO

### Quimioterapia

As pacientes com neoplasia trofoblástica gestacional de baixo risco (não metastática ou metastática) apresentam índice de cura elevado por meio de quimioterapia,[11] com taxa de recorrência inferior a 5%.[69] Os principais esquemas quimioterápicos para pacientes com neoplasia trofoblástica gestacional de baixo risco encontram-se na Tabela 8.[10,32,38,49,54,77,79,83,90] Após a negativação da hCG, devem-se realizar pelo menos dois ciclos de quimioterapia de consolidação para diminuição da taxa de recidiva da doença.

Pacientes com neoplasia trofoblástica gestacional de alto risco devem ser tratadas com poliquimioterapia. Atualmente, o esquema quimioterápico mais empregado é composto de etoposídeo, metotrexato, actinomicina D, ciclofosfamida e vincristina, sendo denominado EMA-CO (Tabela 9). As pacientes com essa forma e grau de enfermidade que receberam o esquema terapêutico, com ou sem quimioterapia prévia, apresentaram taxa de sobrevida acima de 80%.[71,72] Após a negativação da hCG, é necessário repetir pelo menos três ciclos de quimiote-

**TABELA 8. Esquemas quimioterápicos para neoplasia trofoblástica gestacional de baixo risco**

| | |
|---|---|
| **Metotrexato**<br>0,4 mg/kg/dia IM por 5 dias<br>(dose máxima: 25 mg) | Intervalo de 14 dias[50] |
| **Metotrexato e ácido folínico**<br>Metotrexato 1 mg/kg IM alternando com ácido folínico 0,1 mg/kg IM ou 15 mg VO | Metotrexato – dias 1, 3, 5 e 7<br>Ácido folínico – dias 2, 4, 6 e 8 (intervalo de 14 dias)[33] |
| **Actinomicina D**<br>0,5 mg IV por 5 dias ou<br>1,25 mg/m² IV<br>(dose máxima: 2 mg) | Intervalo de 14 dias[69]<br>Intervalo de 14 dias[71] |
| **Metotrexato e actinomicina D**<br>Metotrexato 0,4 mg/kg/dia IM por 5 dias alternando com actinomicina D 15-19 μg/kg/dia IV por 5 dias | Intervalo de 28 dias[21] |
| **5-fluorouracila**<br>5-fluorouracila 28-30 mg/kg/dia IV por 10 dias | Intervalo de 24 a 31 dias[77] |
| **Etoposídeo**<br>200 mg/m² VO por 5 dias<br>100 mg/m² IV por 5 dias | Intervalo de 14 dias[28]<br>Intervalo de 14 dias[58] |

IM: via intramuscular; IV: via intravenosa; VO: via oral.

**TABELA 9. Esquema EMA-CO para neoplasia trofoblástica gestacional de alto risco**

| | |
|---|---|
| **Primeira etapa: EMA (etoposídeo, metotrexato, actinomicina D)** | |
| Dia 1 | Actinomicina D, 0,5 mg, IV<br>Etoposídeo, 100 mg/m², IV, em 30 minutos<br>Metotrexato, 100 mg/m², IV, seguido de metotrexato, 200 mg/m², IV, em 12 horas |
| Dia 2 | Actinomicina D, 0,5 mg, IV<br>Etoposídeo, 100 mg/m², IV, em 30 minutos<br>Ácido folínico, 15 mg/m², IM ou VO, a cada 12 horas por 4 doses, iniciando 24 horas após o início do metotrexato |
| **Segunda etapa: ciclofosfamida e vincristina** | |
| Dia 8 | Ciclofosfamida, 600 mg/m², IV<br>Vincristina, 1 mg/m², IV, com intervalo de 6 dias |

IM: via intramuscular; IV: via intravenosa; VO: via oral.

**TABELA 10. Esquema EP-EMA para neoplasia trofoblástica de alto risco[92]**

| | |
|---|---|
| **Primeira etapa: EP** | |
| Dia 1 | Etoposídeo, 150 mg/m², IV, em 250 mL de SF, por 30 minutos<br>Cisplatina, 25 mg/m², IV, em 1.000 mL de SF + 7,8 mL de KCl a 19,1%, por 4 horas<br>Cisplatina, 25 mg/m², IV, em 1.000 mL de SF + 7,8 mL de KCl a 19,1%, por 4 horas<br>Cisplatina, 25 mg/m², IV, em 1.000 mL de SF + 7,8 mL de KCl a 19,1%, por 4 horas |
| **Segunda etapa: EMA** | |
| Dia 8 | Etoposídeo, 100 mg/m², IV, em 250 mL de SF, por 30 minutos<br>Metotrexato, 300 mg/m², IV, em 1.000 mL de SF, por 12 horas<br>Actinomicina D, 0,5 mg, em bólus IV |
| Dia 9 | Ácido folínico, 15 mg, VO ou IM, a cada 12 horas (4 doses) – iniciar 24 horas após início do metotrexato |

EMA: etoposídeo, metotrexato e actnomicina D; EP: etoposídeo e cisplatina; IM: via intramuscular; IV: via intravenosa; SF: soro fisiológico; VO: via oral.

**TABELA 11. Esquema TP-TE para neoplasia trofoblástica de alto risco[97]**

| | |
|---|---|
| Dia 1 | Dexametasona, 20 mg, VO (12 horas antes do paclitaxel)<br>Dexametasona, 20 mg, VO (6 horas antes do paclitaxel)<br>Cimetidina, 30 mg, IV, em 100 mL de SF, por 30 minutos<br>Clorfenamina, 10 mg, IV<br>Paclitaxel, 135 mg/m², IV, em 250 mL de SF, por 3 horas<br>Manitol a 10%, IV, em 500 mL, por 1 hora<br>Cisplatina, 60 mg/m², IV, em 1.000 mL, por 3 horas<br>Pós-hidratação, 1.000 mL de SF + 7,8 mL de KCl a 19,1% + 10 mL de $MgSO_4$ a 10%, IV, por 2 horas |
| Dia 5 | Dexametasona, 20 mg, VO (12 horas antes do paclitaxel)<br>Dexametasona, 20 mg, VO (6 horas antes do paclitaxel)<br>Cimetidina, 30 mg, IV, em 100 mL de SF, por 30 minutos<br>Clorfeniramina, 10 mg, IV<br>Paclitaxel, 135 mg/m², IV, em 250 mL de SF, por 3 horas<br>Etoposídeo, 150 mg/m m², IV, em 1.000 mL de SF, por 1 hora |

IV: via intravenosa; SF: soro fisiológico; VO: via oral.

rapia com a finalidade de eliminar todas as células neoplásicas ainda viáveis. Aproximadamente 12,5% das pacientes com neoplasia trofoblástica gestacional de alto risco apresentam recidiva da doença após alcançar remissão inicial.[69] Pacientes com doença quimiorresistente ou recidivante podem ser tratadas com o esquema EP-EMA (Tabela 10) ou o TP-TE (Tabela 11). Pacientes com neoplasia de ultra alto risco ou doença avançada (elevada carga tumoral, hCG > 700.000 mUI/mL, múltiplas metástases) devem receber inicialmente indução com EP de baixa dose (etoposídeo, 100 mg/m²/dia, e cisplatina, 20 mg/m²/dia, por 2 dias, repetidos semanalmente por 1 a 3 semanas) antes de iniciar a poliquimioterapia propriamente dita para diminuir o risco de morte precoce, geralmente decorrente de lise tumoral maciça e insuficiência respiratória.[106]

Em consequência dos elevados índices de cura obtidos por meio de quimioterapia, o tratamento cirúrgico da neoplasia trofoblástica gestacional tem sido empregado em um número reduzido de casos. De maneira geral, a histerectomia está indicada na presença de hemorragia uterina grave, perfuração uterina, tumor trofoblástico do sítio placentário, tumor trofoblástico epitelioide, doença localizada resistente à quimioterapia e redução da carga tumoral em paciente com prole constituída, diminuindo o número de ciclos de quimioterapia.[9,91,106]

### Abordagem das metástases

Muitas pacientes com neoplasia trofoblástica gestacional metastática de alto risco precisarão de uma combinação de vários tipos de terapia para o controle da doença. Cerca de 10 a 15% das metástases acometem o SNC, e o tratamento deste tipo de metástases deve ser individualizada. Os esquemas quimioterápicos mais empregados são EMA-CO ou EP-EMA com alta dose de metotrexato (infusão de 1.000 mg/m$^2$). Alguns centros indicam metotrexato intratecal na dose de 12,5 mg, e outros centros indicam radioterapia.[19,45,105] A irradiação total do cérebro é realizada em frações de 200 cGy/dia, perfazendo uma dose total de 3.000 cGy, porém, como há preocupação com os efeitos cognitivos desta modalidade, alguns centros optam pela radioterapia estereotáxica, principalmente quando não se trata de múltiplos focos de metástases cerebrais.[21,33] A craniotomia está indicada na ressecção de foco tumoral resistente à quimioterapia, após regressão de outras metástases e também para causar descompressão intracraniana secundária à hemorragia, não tendo papel no tratamento primário da metástase cerebral.[29]

Pacientes com metástase hepática são tratadas primariamente com poliquimioterapia, de preferência com esquemas mais intensivos, como EP-EMA e TE/TP,[105] podendo-se associar radioterapia,[51] hepatectomia parcial[53] e embolização seletiva,[38] com o objetivo de diminuir a possibilidade ou para controlar a hemorragia hepática, muitas vezes fatal.

Em relação às metástases pulmonares, a toracotomia, com ressecção do foco metastático ou lobectomia parcial, está indicada em casos de doença resistente à quimioterapia e com nódulo pulmonar isolado, caso não haja outros focos de metástase.[29,84,94] Outros sítios de metástases podem precisar de cirurgia, como nefrectomia[89] e ressecção de alça intestinal.[29] mas em geral a necessidade decorre de complicações, como hemorragia ou obstrução neoplásica.

## ACOMPANHAMENTO APÓS NEOPLASIA TROFOBLÁSTICA GESTACIONAL

Após negativação da hCG, as pacientes com neoplasia trofoblástica gestacional devem fazer o acompanhamento da dosagem sérica desse hormônio mensalmente até completar 1 ano. O risco de recidiva após 1 ano é inferior a 1%.[69] É importante que o acompanhamento com dosagens de hCG continue por 6 a 12 meses após o primeiro ano de remissão da doença.[28]

Na Clínica Obstétrica do HC-FMUSP, entre 1975 e 2009, o índice de remissão completa na neoplasia trofoblástica gestacional (312 pacientes) foi de 96,8%. Houve 100% de remissão nos casos de neoplasia trofoblástica gestacional de baixo risco não metastática (224 pacientes), 97,4% nas pacientes com doença de baixo risco, porém metastática (39 pacientes) e 81% nas de alto risco (49 pacientes).

## TRATAMENTO DO TUMOR TROFOBLÁSTICO DO SÍTIO PLACENTÁRIO E TUMOR TROFOBLÁSTICO EPITELIOIDE

Como o tumor trofoblástico do sítio placentário e o tumor trofoblástico epitelioide apresentam comportamento diferente quando comparados a mola invasora e o coriocarcinoma, o estadiamento de fatores de risco baseado na classificação da OMS não é utilizado para predizer o prognóstico e a escolha da terapêutica. O tumor trofoblástico do sítio placentário e o tumor trofoblástico epitelioide são estadiados apenas do ponto de vista anatômico, segundo a classificação da Figo. Esses tumores são pouco responsivos à quimioterapia, dessa forma o tratamento de excelência no estádio I é cirúrgico, com histerectomia. Nas pacientes com tumor trofoblástico de sítio placentário localizado e desejo reprodutivo, pode ser oferecida a ressecção segmentar complementada com poliquimioterapia; contudo, o tratamento conservador pode ocasionar recidiva da doença.[7,17,66,78,80,95,105] Nas pacientes com doença metastática ou com fatores de pior prognóstico (intervalo > 48 meses entre a gestação e a neoplasia, alto índice mitótico, invasão vascular, miometrial profunda ou da serosa), é aconselhável associar tratamento cirúrgico com poliquimioterapia adjuvante.[57,85]

## GESTAÇÃO APÓS NEOPLASIA TROFOBLÁSTICA GESTACIONAL

Após neoplasia trofoblástica gestacional, recomenda-se a anticoncepção para rastreio de eventuais recidivas por pelo menos 1 ano nas pacientes de baixo risco, 18 meses nas de alto risco e 5 anos nas pacientes de ultra alto risco, com metástase cerebral e/ou hepática, tumor trofoblástico do sítio placentário e tumor trofoblástico epitelioide.

A maior parte das pacientes com doença trofoblástica gestacional apresentará uma gestação subsequente com prognóstico semelhante a gestações de risco habitual.[40,63,96,99,101]

O risco de repetição de gestação molar em uma futura gravidez é de 1 a 2%, por isso é importante que seja realizada uma ultrassonografia precoce para confirmar que a gestação subsequente é normal.[89,99,106] Contudo, parece ser fundamental que, para obter resultados satisfatórios em uma futura gestação, seja respeitado o prazo de 1 ano de anticoncepção. Alguns estudos têm demonstrado maior taxa de abortamentos espontâneos em pacientes que engravidaram com intervalo inferior a 6 meses em relação ao término da quimioterapia.[41,100] Há um aparente aumento na incidência de natimortos nas gestações subsequentes de pacientes que foram submetidas a quimioterapia para neoplasia trofoblástica gestacional, no entanto, a causa ainda é desconhecida.[99] Após o término de qualquer gestação após doença trofoblástica gestacional, deve ser confirmada a normalização do hCG após 4 a 6 semanas do término da gestação subsequente, pois há diversos relatos de progressão da neoplasia trofoblástica após novo evento gestacional.[80]

## PONTOS-CHAVE

- A doença trofoblástica gestacional compreende condições benignas e malignas que têm em comum proliferação anormal da célula trofoblástica.
- Atualmente, a grande maioria das mulheres com doença trofoblástica gestacional pode ser curada, com preservação de seu futuro reprodutivo, desde que respeitados os preceitos de diagnóstico e tratamento precoces.
- A mola completa pode evoluir para neoplasia trofoblástica gestacional em cerca de 20% dos casos; e a mola parcial, em torno de 5% das vezes.
- A estabilização ou a elevação dos títulos de gonadotrofina coriônica humana durante o acompanhamento pós-molar, afastada a hipótese de gravidez, sugerem a ocorrência de neoplasia trofoblástica gestacional, diagnóstico que não necessita de confirmação histológica.
- A quimioterapia, associada ou não à cirurgia, permite altas taxas de cura em pacientes com neoplasia trofoblástica gestacional. Na neoplasia trofoblástica gestacional de baixo risco, o índice de cura é de aproximadamente 100%. A cirurgia é indicada em casos de exceção para o tratamento da neoplasia trofoblástica gestacional.
- As gestações após doença trofoblástica gestacional não apresentam maiores riscos materno-fetais mesmo após quimioterapia, desde que respeitado o intervalo de 6 meses entre o término do tratamento quimioterápico e a nova gestação.

## REFERÊNCIAS BIBLIOGRÁFICAS

### Artigos de revisão


1. Bagshawe KD. Endocrinology and treatment of trophoblastic tumours. J Clin Pathol Suppl (R Coll Pathol). 1976;10:140-4.
2. Bentley RC. Pathology of gestational trophoblastic disease. Clin Obstet Gynecol 2003; 46(3): 513-22.
3. Berkowitz RS, Goldstein DP. Current management of gestational trophoblastic diseases. Gynecol Oncol 2009; 112(3): 654-62.
4. Bracken MB. Incidence and etiology of hydatidiform mole: an epidemiological review. Br J Obstet Gynaecol 1987; 94(12): 1123-35.
5. Cheung AN. Pathology of gestational trophoblastic diseases. Best Pract Res Clin Obstet Gynaecol 2003; 17(6): 849-68.
6. Cole LA, Laidler LL, Muller CY. USA hCG reference service, 10 year report. Clin Biochem 2010; 43(12): 1013-22.
7. Feltmate CM, Genest DR, Wise L, Bernstein MR, Goldstein DP, Berkowitz RS. Placental site trophoblastic tumor: a 17-year experience at the New England Trophoblastic Disease Center. Gynecol Oncol 2001; 82(3): 415-9.
8. Fleischer AC, James Jr. AE, Krause DA, Millis JB. Sonographic patterns in trophoblastic diseases. Radiology 1978; 126(1): 215-20.
9. Hanna RK, Soper JT. The role of surgery and radiation therapy in the management of gestational trophoblastic disease. Oncologist 2010; 15(6): 593-600.
10. Homesley HD. Single-agent therapy for nonmetastatic and low-risk gestational trophoblastic disease. J Reprod Med 1998; 43(1): 69-74.
11. Homesley HD, Blessing JA, Rettenmaier M, Capizzi RL, Major FJ, Twiggs LB. Weekly intramuscular methotrexate for nonmetastatic gestational trophoblastic disease. Obstet Gynecol 1988; 72(3 Pt 1): 413-8.
12. Hui P, Buza N, Murphy KM, Ronnett BM. Hydatidiform Moles: Genetic Basis and Precision Diagnosis. Annu Rev Pathol. 2017 Jan 24;12:449-485. doi: 10.1146/annurev-pathol-052016-100237.
13. Hui P, Martel M, Parkash V. Gestational trophoblastic diseases: recent advances in histopathologic diagnosis and related genetic aspects. Adv Anat Pathol 2005; 12(3): 116-25.
14. Hurteau JA. Gestational trophoblastic disease: management of hydatidiform mole. Clin Obstet Gynecol 2003; 46(3): 557-69.
15. Jauniaux E. Ultrasound diagnosis and follow-up of gestational trophoblastic disease. Ultrasound Obstet Gynecol 1998; 11(5): 367-77.
16. Khoo SK. Clinical aspects of gestational trophoblastic disease: a review based partly on 25-year experience of a statewide registry. Aust N Z J Obstet Gynaecol 2003; 43(4): 280-9.
17. Kim SJ. Placental site trophoblastic tumour. Best Pract Res Clin Obstet Gynaecol 2003; 17(6): 969-84.
18. Kohorn EI. Molar pregnancy: presentation and diagnosis. Clin Obstet Gynecol 1984; 27(1): 181-91.
19. Kurman RJ. The morphology, biology, and pathology of intermediate trophoblast: a look back to the present. Hum Pathol 1991; 22(9): 847-55.
20. Lurain JR. Gestational trophoblastic disease I: epidemiology, pathology, clinical presentation and diagnosis of gestational trophoblastic disease, and management of hydatidiform mole. Am J Obstet Gynecol 2010; 203(6): 531-9.
21. Lurain JR. Gestational trophoblastic disease II: classification and management of gestational trophoblastic neoplasia. Am J Obstet Gynecol 2011; 204(1): 11-8.
22. Nguyen NMP, Slim R. Genetics and Epigenetics of Recurrent Hydatidiform Moles: Basic Science and Genetic Counselling. Curr Obstet Gynecol Rep (2014) 3:55–64
23. Schorge JO, Goldstein DP, Bernstein MR, Berkowitz RS. Gestational trophoblastic disease. Curr Treat Options Oncol 2000; 1(2): 169-75.
24. Seckl MJ, Sebire NJ, Berkowitz RS. Gestational trophoblastic disease. Lancet 2010; 376(9742): 717-29.
25. Semer DA, Macfee MS. Gestational trophoblastic disease: epidemiology. Semin Oncol 1995; 22(2): 109-12.
26. Shih IM, Kurman RJ. The pathology of intermediate trophoblastic tumors and tumor-like lesions. Int J Gynecol Pathol 2001; 20(1): 31-47.
27. Smith HO. Gestational trophoblastic disease epidemiology and trends. Clin Obstet Gynecol 2003; 46(3): 541-56.

28. Soper JT. Gestational trophoblastic disease. Obstet Gynecol 2006; 108(1): 176-87.
29. Soper JT. Surgical therapy for gestational trophoblastic disease. J Reprod Med 1994; 39(3): 168-74.
30. Steller MA, Genest DR, Bernstein MR, Lage JM, Goldstein DP, Berkowitz RS. Natural history of twin pregnancy with complete hydatidiform mole and coexisting fetus. Obstet Gynecol 1994; 83(1): 35-42.
31. Tyrey L. Human chorionic gonadotropin assays and their uses. Obstet Gynecol Clin North Am 1988; 15(3): 457-75.
32. Wong LC, Choo YC, Ma HK. Primary oral etoposide therapy in gestational trophoblastic disease: an update. Cancer 1986; 58(1): 14-7.
33. Wright JD, Mutch DG. Treatment of high-risk gestational trophoblastic tumors. Clin Obstet Gynecol 2003; 46(3): 593-606.

## Artigos originais

34. Acosta-Sison H. The relationship of hydatidiform mole to pre--eclampsia and eclampsia: a study of 85 cases. Am J Obstet Gynecol 1956; 71(6): 1279-82.
35. Albright BB, Shorter JM, Mastroyannis SA, Ko EM, Schreiber CA, Sonalkar S. Gestational trophoblastic neoplasia after human chorionic gonadotropin normalization following molar pregnancy: a systematic review and meta-analysis. Obstet Gynecol 2020; 135(1): 12-23.
36. Amir SM, Osathanondh R, Berkowitz RS, Goldstein DP. Human chorionic gonadotropin and thyroid function in patients with hydatidiform mole. Am J Obstet Gynecol 1984; 150(6): 723-8.
37. Bagshawe KD, Dent J, Webb J. Hydatidiform mole in England and Wales 1973-1983. Lancet 1986; 2(8508): 673-7.
38. Bakri YN, Subhi J, Amer M et al. Liver metastases of gestational trophoblastic tumor. Gynecol Oncol 1993; 48(1): 110-3.
39. Berkowitz RS, Im SS, Bernstein MR, Goldstein DP. Gestational trophoblastic disease: subsequent pregnancy outcome, including repeat molar pregnancy. J Reprod Med 1998; 43(1): 81-6.
40. Braga A, Maestá I, Michelin OC et al. Maternal and perinatal outcomes of first pregnancy after chemotherapy for gestational trophoblastic neoplasia in Brazilian women. Gynecol Oncol 2009; 112(3): 568-71.
41. Castrillon DH, Sun D, Weremowicz S, Fisher RA, Crum CP, Genest DR. Discrimination of complete hydatidiform mole from its mimics by immunohistochemistry of the paternally imprinted gene product p57KIP2. Am J Surg Pathol. 2001 Oct;25(10):1225-30.
42. Cole LA. Phantom hCG and phantom choriocarcinoma. Gynecol Oncol 1998; 71(2): 325-9.
43. Cole LA, Shahabi S, Butler SA et al. Utility of commonly used commercial human chorionic gonadotropin immunoassays in the diagnosis and management of trophoblastic diseases. Clin Chem 2001; 47(2): 308-15.
44. Coyle C, Short D, Jackson L, Sebire NJ, Kaur B, Harvey R et al. What is the optimal duration of human chorionic gonadotrophin surveillance following evacuation of a molar pregnancy? A retrospective analysis on over 20,000 consecutive patients. Gynecol Oncol 2018; 148(2): 254-57.
45. Curry SL, Hammond CB, Tyrey L, Creasman WT, Parker RT. Hydatidiform mole: diagnosis, management, and long-term followup of 347 patients. Obstet Gynecol 1975; 45(1): 1-8.
46. Curry SL, Schlaerth JB, Kohorn EI et al. Hormonal contraception and trophoblastic sequelae after hydatidiform mole: a gynecologic oncology group study. Am J Obstet Gynecol 1989; 160(4): 805-9.
47. Diouf A, Cisse ML, Laico A, Ndiaye D, Moreau JC, Diadhiou F. Sonographic features of gestational choriocarcinoma. J Radiol 2005; 86(5 Pt 1): 469-73.
48. Eagles N, Sebire NJ, Short D, Savage PM, Seckl MJ, Fisher RA. Risk of recurrent molar pregnancies following complete and partial hydatidiform moles. Hum Reprod. 2016 Jun;31(6):1379.
49. Elit L, Covens A, Osborne R et al. High-dose methotrexate for gestational trophoblastic disease. Gynecol Oncol 1994; 54(3): 282-7.
50. Evans Jr. AC, Soper JT, Clarke-Pearson DL, Berchuck A, Rodriguez GC, Hammond CB. Gestational trophoblastic disease metastatic to the central nervous system. Gynecol Oncol 1995; 59(2): 226-30.
51. Gordon AN, Gershenson DM, Copeland LJ, Saul PB, Kavanagh JJ, Edwards CL. High-risk metastatic gestational trophoblastic disease. Obstet Gynecol 1985; 65(4): 550-6.
52. Goto S, Nishi H, Tomoda Y. Blood group Rh-D factor in human trophoblast determined by immunofluorescent method. Am J Obstet Gynecol 1980; 137(6): 707-12.
53. Grumbine FC, Rosenshein NB, Brereton HD, Kaufman SL. Management of liver metastasis from gestational trophoblastic neoplasia. Am J Obstet Gynecol 1980; 137(8): 959-61.
54. Hammond CB, Hertz R, Ross GT, Lipsett MB, Odell WD. Primary chemotherapy for nonmetastatic gestational trophoblastic neoplasms. Am J Obstet Gynecol 1967; 98(1): 71-8.
55. Hammond CB, Weed Jr. JC, Currie JL. The role of operation in the current therapy of gestational trophoblastic disease. Am J Obstet Gynecol 1980; 136(7): 844-58.
56. Hankins GD, Wendel GD, Snyder RR, Cunningham FG. Trophoblastic embolization during molar evacuation: central hemodynamic observations. Obstet Gynecol 1987; 69(3 Pt 1): 368-72.
57. Hassadia A, Gillespie A, Tidy J et al. Placental site trophoblastic tumour: clinical features and management. Gynecol Oncol 2005; 99(3): 603-7.
58. Hitchins RN, Holden L, Newlands ES, Begent RH, Rustin GJ, Bagshawe KD. Single agent etoposide in gestational trophoblastic tumours. Experience at Charing Cross Hospital 1978-1987. Eur J Cancer Clin Oncol 1988; 24(6): 1041-6.
59. Kalhor N, Ramirez PT, Deavers MT, Malpica A, Silva EG. Immunohistochemical studies of trophoblastic tumor. Am J Surg Pathol 2009; 33(4): 633-8.
60. Kanazawa K, Sasagawa M, Suzuki T, Takeuchi S. Clinical evaluation of focal excision of myometrial lesion for treatment of invasive hydatidiform mole. Acta Obstet Gynecol Scand 1988; 67(6): 487-92.
61. Kaur B, Short D, Fisher RA, Savage PM, Seckl MJ, Sebire NJ. Atypical placental site nodule (APSN) and association with malignant gestational trophoblastic disease; a clinicopathologic study of 21 cases Int J Gynecol Pathol. 2015 Mar;34(2):152-8.
62. Kim DS, Moon H, Kim KT, Moon YJ, Hwang YY. Effects of prophylactic chemotherapy for persistent trophoblastic disease in patients with complete hydatidiform mole. Obstet Gynecol 1986; 67(5): 690-4.
63. Kim JH, Park DC, Bae SN, Namkoong SE, Kim SJ. Subsequent reproductive experience after treatment for gestational trophoblastic disease. Gynecol Oncol 1998; 71(1): 108-12.
64. Lawler SD, Povey S, Fisher RA, Pickthall VJ. Genetic studies on hydatidiform moles: the origin of complete moles. Ann Hum Genet 1982; 46(3): 209-22.
65. Lin LH, Maestá I, Braga A, Sun SY, Fushida K, Francisco RP, Elias KM, Horowitz N, Goldstein DP, Berkowitz RS. Multiple pregnancies with complete mole and coexisting normal fetus in North and South America: A retrospective multicenter cohort and literature review. Gynecol Oncol. 2017 Apr;145(1):88-95.
66. Machtinger R, Gotlieb WH, Korach J et al. Placental site trophoblastic tumor: outcome of five cases including fertility preserving management. Gynecol Oncol 2005; 96: 56-61.
67. Matsui H, Iitsuka Y, Suzuka K et al. Early pregnancy outcomes after chemotherapy for gestational trophoblastic tumor. J Reprod Med 2004; 49(7): 531-4.
68. Montz FJ, Schlaerth JB, Morrow CP. The natural history of theca lutein cysts. Obstet Gynecol 1988; 72(2): 247-51.
69. Mutch DG, Soper JT, Babcock CJ, Clarke-Pearson DL, Hammond CB. Recurrent gestational trophoblastic disease: experience of the Southeastern Regional Trophoblastic Disease Center. Cancer 1990; 66(5): 978-82.
70. Mutch DG, Soper JT, Baker ME et al. Role of computed axial tomography of the chest in staging patients with nonmetastatic gestational trophoblastic disease. Obstet Gynecol 1986; 68(3): 348-52.

71. Newlands ES, Bagshawe KD, Begent RH, Rustin GJ, Holden L. Results with the EMA-CO (etoposide, methotrexate, actinomycin D, cyclophosphamide, vincristine) regimen in high risk gestational trophoblastic tumours, 1979-1989. Br J Obstet Gynaecol 1991; 98(6): 550-7.
72. Newlands ES, Bagshawe KD, Begent RH, Rustin GJ, Holden L, Dent J. Developments in chemotherapy for medium and high--risk patients with gestational trophoblastic tumours, 1979-1984. Br J Obstet Gynaecol 1986; 93(1): 63-9.
73. Newlands ES, Mulholland PJ, Holden L, Seckl MJ, Rustin GJ. Etoposide and cisplatin/etoposide, methotrexate, and actinomycin D (EMA) chemotherapy for patients with high-risk gestational trophoblastic tumors refractory to EMA/cyclophosphamide and vincristine chemotherapy and patients presenting with metastatic placental site trophoblastic tumors. J Clin Oncol 2000; 18(4): 854-9.
74. Nisula BC, Taliadouros GS. Thyroid function in gestational trophoblastic neoplasia: evidence that the thyrotropic activity of chorionic gonadotropin mediates the thyrotoxicosis of choriocarcinoma. Am J Obstet Gynecol 1980; 138(1): 77-85.
75. Okumura M, Fushida K, Rezende WW, Schultz R, Zugaib M. Sonographic appearances of gestational trophoblastic disease evolving into epithelioid trophoblastic tumor. Ultrasound Obstet Gynecol 2010; 36(2): 249-51.
76. Osathanondh R, Berkowitz RS, de Cholnoky C, Smith BS, Goldstein DP, Tyson JE. Hormonal measurements in patients with theca lutein cysts and gestational trophoblastic disease. J Reprod Med 1986; 31(3): 179-83.
77. Osathanondh R, Goldstein DP, Pastorfide GB. Actinomycin D as the primary agent for gestational trophoblastic disease. Cancer 1975; 36(3): 863-6.
78. Papadopoulos AJ, Foskett M, Seckl MJ et al. Twenty-five years' clinical experience with placental site trophoblastic tumors. J Reprod Med 2002; 47(6): 460-4.
79. Petrilli ES, Morrow CP. Actinomycin D toxicity in the treatment of trophoblastic disease: a comparison of the five-day course to single-dose administration. Gynecol Oncol 1980; 9(1): 18-22.
80. Pfeffer PE, Sebire N, Lindsay I, McIndoe A, Lim A, Seckl MJ. Fertility-sparing partial hysterectomy for placental-site trophoblastic tumour. Lancet Oncol 2007; 8: 744-6.
81. Ratnam SS, Teoh ES, Dawood MY. Methotrexate for prophylaxis of choriocarcinoma. Am J Obstet Gynecol 1971; 111(8): 1021-7.
82. Roberts JP, Lurain JR. Treatment of low-risk metastatic gestational trophoblastic tumors with single-agent chemotherapy. Am J Obstet Gynecol 1996; 174(6): 1917-24.
83. Rose PG, Piver MS. Alternating methotrexate and dactinomycin in nonmetastatic gestational trophoblastic disease. J Surg Oncol 1989; 41(3): 148-52.
84. Rotmensch S, Cole LA. False diagnosis and needless therapy of presumed malignant disease in women with false-positive human chorionic gonadotropin concentrations. Lancet 2000; 355(9205): 712-5.
85. Schmid P, Nagai Y, Agarwal R et al. Prognostic markers and long-term outcome of placental-site trophoblastic tumours: a retrospective observational study. Lancet 2009; 374(9683): 48-55.
86. Sebire NJ, Foskett M, Paradinas FJ et al. Outcome of twin pregnancies with complete hydatidiform mole and healthy co-twin. Lancet 2002; 359(9324): 2165-6.
87. Sebire NJ, Rees H, Paradinas F, Seckl M, Newlands E. The diagnostic implications of routine ultrasound examination in histologically confirmed early molar pregnancies. Ultrasound Obstet Gynecol 2001; 18(6): 662-5.
88. Sebire NJ, Savage PM, Seckl MJ, Fisher RA. Histopathological features of biparental complete hydatidiform moles in women with NLRP7 mutations Placenta 2013; 34: 50-56.
89. Soper JT, Mutch DG, Chin N, Clarke-Pearson DL, Hammond CB. Renal metastases of gestational trophoblastic disease: a report of eight cases. Obstet Gynecol 1988; 72(5): 796-8.
90. Sung HC, Wu PC, Yang HY. Reevaluation of 5-fluorouracil as a single therapeutic agent for gestational trophoblastic neoplasms. Am J Obstet Gynecol 1984; 150(1): 69-75.
91. Suzuka K, Matsui H, Iitsuka Y, Yamazawa K, Seki K, Sekiya S. Adjuvant hysterectomy in low-risk gestational trophoblastic disease. Obstet Gynecol 2001; 97(3): 431-4.
92. Szulman AE, Surti U. The syndromes of hydatidiform mole: cytogenetic and morphologic correlations. Am J Obstet Gynecol 1978; 131(6): 665-71.
93. Szulman AE, Surti U. The syndromes of hydatidiform mole: morphologic evolution of the complete and partial mole. Am J Obstet Gynecol 1978; 132(1): 20-7.
94. Tomoda Y, Arii Y, Kaseki S et al. Surgical indications for resection in pulmonary metastasis of choriocarcinoma. Cancer 1980; 46(12): 2723-30.
95. Tsuji Y, Tsubamoto H, Hori M, Ogasawara T, Koyama K. Case of PSTT treated with chemotherapy followed by open uterine tumor resection to preserve fertility. Gynecol Oncol 2002; 87: 303-7.
96. Tuncer ZS, Bernstein MR, Goldstein DP, Lu KH, Berkowitz RS. Outcome of pregnancies occurring within 1 year of hydatidiform mole. Obstet Gynecol 1999; 94(4): 588-90.
97. Twiggs LB, Morrow CP, Schlaerth JB. Acute pulmonary complications of molar pregnancy. Am J Obstet Gynecol 1979; 135(2): 189-94.
98. Uberti EM, Fajardo MC, Cunha AG et al. Prevention of postmolar gestational trophoblastic neoplasia using prophylactic single bolus dose of actinomycin D in high-risk hydatidiform mole: a simple, effective, secure and low-cost approach without adverse effects on compliance to general follow-up or subsequent treatment. Gynecol Oncol 2009; 114(2): 299-305.
99. Vargas R, Barroilhet LM, Esselen K et al. Subsequent pregnancy outcomes after complete and partial molar pregnancy, recurrent molar pregnancy, and gestational trophoblastic neoplasia: an update from the New England Trophoblastic Disease Center. J Reprod Med 2014; 59(5-6): 188-94.
100. Williams J, Short D, Dayal L et al. Effect of early pregnancy following chemotherapy on disease relapse and fetal outcome in women treated for gestational trophoblastic neoplasia. Reprod Med 2014; 59(5-6): 248-54.
101. Woolas RP, Bower M, Newlands ES, Seckl M, Short D, Holden L. Influence of chemotherapy for gestational trophoblastic disease on subsequent pregnancy outcome. Br J Obstet Gynaecol 1998; 105(9): 1032-5.

## Diretrizes

102. Kohorn EI, Goldstein DP, Hancock BW et al. Combining the staging system of the International Federation of Gynecology and Obstetrics with the scoring system of the World Health Organization for trophoblastic neoplasia: report of the Working Committee of the International Society for the Study of Trophoblastic Disease and the International Gynecologic Cancer Society. Int J Gynecol Cancer 2000; 10(1): 84-8.
103. Ministério da Saúde. Associação Brasileira de Doença Trofoblástica Gestacional. Linha de cuidados para doença trofoblástica gestacional. (Recurso eletrônico.) Brasília: Ministério da Saúde; 2021.
104. Ngan HYS. The practicability of Figo 2000 staging for gestational trophoblastic neoplasia. Int J Gynecol Cancer 2004; 14(2): 202-5.
105. Ngan HYS, Seckl MJ, Berkowitz RS, Xiang Y, Golfier F, Sekharan PK, Lurain JR, Massuger L. Update on the diagnosis and management of gestational trophoblastic disease. Int J Gynaecol Obstet 2018 Oct;143 Suppl 2:79-85.
106. Seckl MJ, Sebire NJ, Fisher RA, Golfier F, Massuger L, Sessa C; ESMO Guidelines Working Group. Gestational trophoblastic disease: ESMO clinical practice guidelines for diagnosis, treatment and follow-up. Ann Oncol 2013; 24 Suppl 6: vi39-50.
107. Soper JT, Mutch DG, Schink JC. Diagnosis and treatment of gestational trophoblastic disease. ACOG Practice Bulletin. Gynecol Oncol 2004; 93(3): 575-85.

### Editorial/carta ao editor

108. Kajii T, Ohama K. Androgenetic origin of hydatidiform mole. Nature 1977; 268(5621): 633-4.

### Tese

109. Lin LH. Gestação múltipla com mola completa e feto normal coexistente: coorte multicêntrica. Dissertação (Doutorado). São Paulo: Faculdade de Medicina da USP; 2017.

### Livros

110. Berkowitz RS, Goldstein DP. Gestational trophoblastic diseases. In: Hoskins WJ, Perez CA, Young RC, editores. Principals and practice of gynecologic oncology. 3.ed. Philadelphia: Lippincott Williams & Wilkins; 2000. p. 1117-37.
111. Cagayan M. A critical appraisal of prophylactic chemotherapy. In: ISSTD: Hancock B, Seckl, MJ, Berkowitz, RS, editor. Gestational Trophoblastic Disease. 4th ed. http:// isstd .org/gtd-book/2015. (Acesso em: 22/03/2023.)
112. Genest DR, Berkowitz RS, Fisher RA et al. Gestational trophoblastic disease. In: Tavassoli FA, Devilee P, editores. World Health Organization classification of tumours. Pathology and genetics: tumors of the breast and female genital organs. Lyon: IARC Press; 2003. p. 250-6.
113. Fushida K. Moléstia trofoblástica gestacional. In: Neme B, editor. Obstetrícia básica. 3.ed. São Paulo: Sarvier; 2005. p. 341-52.
114. Hertig AT, Mansell H. Tumor of the female sex organs. Part 1: hydatidiform mole and choriocarcinoma. Washington, DC: Armed Forces Institute of Pathology; 1956.

### Apresentação oral em congresso

115. Lin LH. Twin pregnancy with complete mole and coexisting normal fetus: diagnosis and management. XIX Brazilian Congress on Gestational Trophoblastic Disease. Rio de Janeiro, Brazil. 12 October 2018.

# Capítulo 32

# Hiperêmese



## INTRODUÇÃO

Náuseas, acompanhadas ou não de vômitos, podem ocorrer em 50 a 90% de todas as gestações e são chamadas êmese gravídica. Esses sintomas têm início entre 5 e 6 semanas de gestação, com picos em torno de 9 semanas, e usualmente declinam por volta de 16 a 18 semanas.[87] No entanto, em 15 a 20% das gestantes os sintomas podem persistir até o terceiro trimestre, e em 5% até o parto.[74] O desconforto pode ocorrer em qualquer horário e em 80% dos casos persiste o dia todo.

As mulheres com náuseas e vômitos leves durante a gestação têm melhor desfecho do que aquelas que não apresentam tais sintomas e apresentam também menor incidência de abortamento e óbito fetal.[4,87]

Uma pequena porcentagem das gestantes apresenta vômitos incoercíveis, levando a desidratação e desequilíbrio acidobásico e hidroeletrolítico, perda de peso e, em alguns casos, disfunção hepática e renal, hemorragia retiniana e distúrbios nutricionais e neurológicos (encefalopatia de Wernicke). A apresentação mais grave desses sintomas requer hospitalização e é denominada hiperêmese gravídica.

Segundo uma definição proposta para essa doença, ela se caracteriza pela persistência de vômitos acompanhada de perda de peso maior que 5% da massa corporal pré-gravídica e cetonúria, sem outras causas.[7]

Na Clínica Obstétrica do Hospital das Clínicas da Faculdade de Medicina da Universidade de São Paulo, define-se hiperêmese gravídica como a presença de vômitos persistentes associados a pelo menos um dos seguintes critérios: perda superior a 5% do peso corporal pré-gravídico, desidratação ou distúrbio hidroeletrolítico que surgem no primeiro trimestre da gravidez e podem persistir no segundo trimestre, excluídas outras causas.

### INCIDÊNCIA

A verdadeira incidência da hiperêmese gravídica não foi bem definida. Na literatura, varia entre 0,3 e 2%.[23,46,76] As diferenças étnicas e as diversas definições dessa doença podem, em parte, ser a causa dessa variabilidade.

## ETIOLOGIA

A sintomatologia é atribuída a vários fatores, entretanto, sua etiologia ainda é incerta.

A hipótese de que fatores endócrinos seriam a causa primária da hiperêmese gravídica é frequentemente citada. Há teorias que afirmam que os hormônios da gravidez podem causar essa doença, baseadas no fato de que as pacientes que a apresentam estão expostas a altos níveis hormonais no início da gestação. Como ela é mais prevalente nas primeiras semanas de gravidez, período no qual a placenta e o corpo lúteo produzem hormônios como a progesterona e a gonadotrofina coriônica humana (hCG), estes são normalmente associados a sua gênese.[19]

## GONADOTROFINA CORIÔNICA HUMANA

A hCG é o principal hormônio associado à hiperêmese gravídica. O período em que ocorre o pico do nível sérico de hCG coincide com a época de maior incidência dessa afecção (Figura 1). Em outras situações nas quais há elevação dos níveis do hormônio também se observa uma relação direta com os sintomas (por exemplo, gemelidade, mola hidatiforme e gestações com feto do sexo feminino ou com síndrome de Down).[5,24,28,29,38,68,71,84,85]

A fisiopatologia por meio da qual a hCG causaria a hiperêmese ainda é desconhecida. Segundo um mecanismo proposto, esse hormônio promoveria a estimulação da secreção das glândulas do sistema digestório superior ou ainda a estimulação da função tireoidiana, por possuir estrutura molecular semelhante à do hormônio estimulante da tireoide (TSH).[42,55]

De 1968 a 2004, 23 estudos avaliaram a relação entre a hCG e a doença, comparando o nível sérico desse hormônio com os sintomas. Desses, quinze foram publicados após o ano de 1990, onze observaram nível sérico de hCG significativamente aumentado nas pacientes com hiperêmese em relação às pacientes-controle e somente quatro não observaram essa relação. Todos os estudos foram prospectivos e comparativos.[19]

Os pesquisadores que defendem essa teoria tentaram explicar a divergência dos resultados desses estudos prospectivos apontando como causa as diferentes metodologias de análise da hCG, afirmando que essas variações podem interferir na capacidade do exame de detectar subunidades, isoformas e metabólitos do hormônio.[2,25]

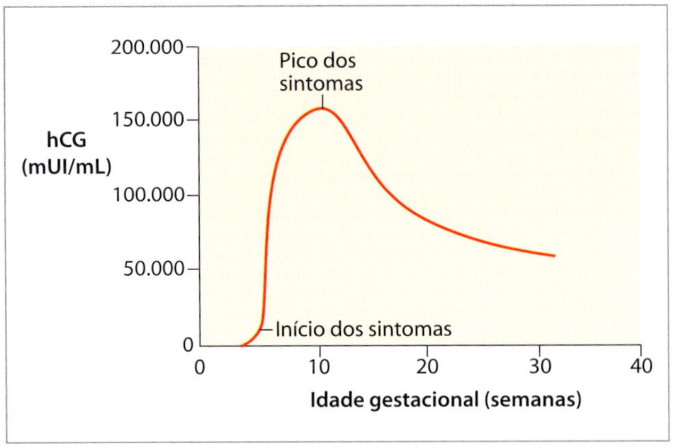


**FIGURA 1.** Ocorrência dos sintomas de náuseas e vômitos e curva da concentração sérica de gonadotrofina coriônica humana (hCG) na gravidez. (Figura adaptada de Furneaux et al.[5])

Outra explicação para esses achados inconsistentes é que a elevação do nível sérico da hCG não é um simples fator causal, mas que isoformas específicas desse hormônio provocariam essa afecção. Essa teoria é embasada em achados nos quais as pacientes com hiperêmese gravídica exibem concentrações elevadas de hCG em meio ácido (pH < 4) no exame de cromatografia em relação às gestantes-controle, comprovando que as características da hCG não são semelhantes nos dois grupos.[45] Em outro estudo, observou-se que as pacientes com sintomas apresentavam níveis significativamente elevados da fração da hCG que continha cadeias asialo-carboidrato.[77]

Os diferentes padrões de isoformas da hCG podem ser resultado de influência ambiental ou de fatores genéticos, o que explicaria as diferentes incidências de hiperêmese gravídica observadas entre as populações.

## PROGESTERONA

Como a atividade hormonal do corpo lúteo está aumentada no primeiro trimestre da gestação, quando a hiperêmese é mais comum, diversos pesquisadores procuraram uma associação entre esse quadro e os níveis de progesterona.

Em revisão de literatura do final da década de 1980, verificou-se que gestantes com náuseas e vômitos tinham níveis significativamente menores de progesterona.[10] Em outro estudo comparativo com um pequeno grupo de gestantes estratificado pela idade gestacional, foram observados níveis significativamente elevados.[83] Todavia, em trabalhos de coorte prospectiva não se verificou correlação entre o nível sérico de progesterona e a gravidade dos sintomas.[49,52,66]

Outro estudo de coorte prospectiva avaliou a utilização de progesterona em gestantes com náuseas e vômitos, não conseguindo correlacionar o alívio dos sintomas com o uso dessa medicação.[3]

Em gestantes com níveis iatrogenicamente elevados de progesterona, em que há múltiplos corpos lúteos causados pela estimulação ovariana medicamentosa, ou em que a progesterona é administrada como suporte da fase lútea, não há um aumento da incidência da doença, o que sugere que os níveis de progesterona (endógenos e exógenos) por si só não causam a hiperêmese.[19]

## ESTRÓGENOS

Hiperêmese gravídica é mais prevalente em condições associadas a níveis elevados de estrógeno,[72] como na gestante com sobrepeso,[30] na primigesta[3] e em gestantes com fetos em que não ocorreu a descida dos testículos.[46] Uma elevada incidência de carcinoma testicular é observada nos filhos de mães que sofreram da doença durante a gravidez. Esses achados somados ao fato de que a náusea é um efeito colateral comum em tratamentos com estrógenos corroboram a hipótese de que esse hormônio pode ser um fator causal da hiperêmese.[30,46]

Uma explicação dessa correlação é que os níveis elevados de estrógeno provocam lentidão no trânsito intestinal e aumento do tempo de esvaziamento gástrico, resultando em acúmulo de fluidos no trato gastrointestinal.

## HORMÔNIO ESTIMULANTE DA TIREOIDE (TSH)

A glândula tireoide é fisiologicamente estimulada no início da gestação. Em alguns casos, os níveis dos hormônios tireoidianos desviam de sua normalidade, provocando um estado conhecido como hipertireoidismo gestacional transitório, que se apresenta em aproximadamente 60% das pacientes com hiperêmese gravídica.[39] A concentração de hCG tem correlação com o grau de estimulação da tireoide e é comprovada por ensaios capazes de aferir a atividade tireotrófica, mostrando que o grau de hipertireoidismo e a concentração de hCG se relacionam diretamente com a gravidade dos sintomas.

Um estudo que avaliou quinze trabalhos prospectivos que comparavam o nível de tiroxina (T4) em pacientes com hiperêmese gravídica e pacientes-controle assintomáticas observou que em onze desses trabalhos foram verificados níveis significativamente maiores de T4 no grupo de pacientes com a afecção. Em nove de treze estudos prospectivos avaliando os níveis de TSH, foram observados níveis significativamente menores desse hormônio no grupo de pacientes que apresentavam os sintomas.[19]

Vários mecanismos podem envolver a estimulação da função tireoidiana durante a gestação. Em decorrência da influência dos estrógenos, a produção de globulinas transportadoras de T4 está aumentada e o metabolismo desse hormônio, diminuído, causando uma diminuição transitória dos níveis séricos de T4 livre. Do ponto de vista renal, o alto *clearance* de iodo provoca a estimulação da tireoide para compensar a relativa deficiência de iodo.[37] Por fim, em virtude da semelhança estrutural com o TSH, a elevação dos níveis séricos de hCG pode causar uma estimulação excessiva da glândula tireoide.[47]

## CÓRTEX DA ADRENAL

Alguns estudos apresentaram diminuição dos sintomas nas pacientes com hiperêmese quando estas utilizavam corticoterapia. Fairweather[3] relatou que os sintomas e as alterações anatômicas no córtex da adrenal na hiperêmese gravídica eram muito semelhantes aos encontrados na doença de Addison e na insuficiência do córtex da adrenal em animais. Esses achados resultaram na hipótese de que essa insuficiência estava relacionada à hiperêmese gravídica. Isso poderia ser a causa da produção insuficiente de hormônio adrenocorticotrófico (ACTH) ou da inabilidade do eixo hipotálamo-hipófise-adrenal em responder ao aumento de demanda na produção da adrenal no início da gestação.

A hipótese foi sustentada pelos achados dos níveis de cortisol significativamente menores em pacientes com vômitos em relação às pacientes assintomáticas,[44] embora outros estudos observassem o inverso.[78,86]

## INFECÇÃO POR *HELICOBACTER PYLORI*

Um aumento da incidência de infecção por *Helicobacter pylori* é observado nas pacientes com hiperêmese[62] e, por isso, essa infecção se tornou uma candidata para seus fatores etiológicos. Em um total de onze estudos caso-controle, buscou-se avaliar a incidência dessa infecção em gestantes com hiperêmese. Observou-se, em oito desses estudos, maior prevalência de infecção por *H. pylori* nas pacientes com a doença em relação ao grupo-controle.[19] Somente em um estudo foi utilizado o exame histológico a partir de biópsia da mucosa gástrica como método diagnóstico, considerado o padrão-ouro para avaliar a presença de infecção por *H. pylori*. Nesse estudo, em 95% das pacientes com hiperêmese o teste foi positivo para *H. pylori*, contra 50% no grupo-controle.[22]

A relação entre a hiperêmese gravídica e a infecção por *H. pylori* é ainda sustentada pela observação de cinco casos de pacientes com a doença que não respondiam ao tratamento convencional, mas tiveram completo alívio dos sintomas com a terapia usada para o tratamento dessa infecção.[33,43]

Essa associação pode ser uma possível explicação para a variação observada na incidência de hiperêmese em diferentes grupos étnicos, pois a taxa de infecção também difere entre as populações;[18] contudo, essa hipótese é suscetível a fatores de confusão como o baixo nível socioeconômico implicado em ambas.[50]

## DEFICIÊNCIA NUTRICIONAL

Alguns trabalhos relatam deficiência de vitamina B6 relacionada à hiperêmese. Estudos avaliando a eficácia do uso dessa vitamina, comparada a placebo, no tratamento de náuseas e vômitos na gestação, apontaram que a vitamina B6 é superior no alívio desses sintomas.[61,81]

Entretanto, não há estudos que mostrem relação dos indicadores bioquímicos do nível sérico de vitamina B6 com a incidência e a gravidade da êmese gravídica. Uma metanálise prospectiva, randomizada, duplo-cega, controlada com placebo e com o uso de piridoxina nas náuseas e vômitos na gravidez não mostrou um efeito significativo sobre os vômitos.[91]

## CAUSAS PSICOLÓGICAS

Historicamente, imaginava-se que os vômitos das gestantes eram o reflexo de vários conflitos psicológicos. As náuseas seriam o resultado do ressentimento contra a gestação ou a ambivalência da mulher despreparada para a maternidade em decorrência da imaturidade da personalidade, de uma forte dependência materna e da ansiedade e da tensão relacionadas à gravidez.[36,58]

A hiperêmese pode ser descrita como uma conversão de sintomas ou um sintoma de histeria, neurose ou depressão e poderia ser o resultado de estresse psicológico, pobreza e conflitos conjugais.[12,34] Os pesquisadores encontraram embasamento para a patogênese psicológica porque as causas biológicas não proveram uma explicação satisfatória: baixas incidências de hiperêmese são observadas em épocas de guerra e de privações; diferenças na incidência são verificadas entre as populações e culturas; e, na admissão hospitalar, a paciente sem a influência do ambiente familiar frequentemente apresenta melhora dos sintomas.[3,12,17]

Outros investigadores se opõem a essas teorias e acham que os sintomas psicológicos são resultado do estresse e da debilitação física da hiperêmese, e não sua causa.[53,63]

## QUADRO CLÍNICO

O quadro clínico é caracterizado por vômitos incoercíveis que podem levar a alterações do equilíbrio acidobásico e hidroeletrolítico, desidratação e perda de peso. Em alguns casos, ocorrem alterações hepáticas, renais, cerebrais e hemorragia retiniana. Caso esses distúrbios não sejam corrigidos, a paciente pode evoluir para desnutrição e deficiência de vitaminas. Em fases mais avançadas, sintomas de psicose tornam-se presentes, aparecendo alucinações e síndrome de Korsakoff, uma doença crônica neuropsiquiátrica caracterizada por alterações do comportamento associadas a perda de memória (amnésia retrógrada) e do aprendizado (amnésia anterógrada).

A síndrome de Wernicke, caracterizada pela tríade confusão mental, alterações oculares e ataxia, pode se instalar em quadros graves de hiperêmese, principalmente naquelas pacientes que foram submetidas a longo período de hidratação venosa à base de solução glicosilada e sem suplementação de tiamina (vitamina B1).[1] Se não for instituída a terapêutica adequada, o quadro pode evoluir para coma e óbito.

## DIAGNÓSTICO

O diagnóstico da hiperêmese gravídica é clínico, porém sem critério uniforme e geralmente de exclusão. Por isso, é importante estabelecer diagnósticos diferenciais entre esta e outras enfermidades que possam causar náuseas e vômitos persistentes, como gastroenterocolite aguda, síndrome dispéptica, hérnia hiatal, colecistite, hepatite, esteatose hepática, apendicite, pancreatite, obstrução intestinal, porfiria, infecção urinária, uremia, tumores cerebrais, enxaqueca, distúrbios psiquiátricos, intoxicação medicamentosa, hipertireoidismo, cetoacidose diabética e iminência de eclâmpsia (Tabela 1).

Não existe nenhum exame laboratorial específico para hiperêmese. Muitos deles, no entanto, são úteis para o diagnóstico diferencial e servem para avaliar a gravidade do caso e estabelecer o prognóstico. Dentre os exames complementares, devem ser destacados hemograma; urina tipo 1; sódio, potássio, ureia e creatinina plasmáticos;

**TABELA 1. Diagnóstico diferencial da hiperêmese gravídica**

| Origem primária | Etiologia |
|---|---|
| Abdominal | Síndrome dispéptica<br>Gastroparesia<br>Hérnia hiatal<br>Gastroenterocolite aguda<br>Hepatite<br>Síndrome HELLP<br>Esteatose hepática aguda gestacional<br>Doenças das vias biliares<br>Apendicite<br>Obstruções intestinais (decorrentes de aderências) |
| SNC | Hidrocefalia sem hipertensão intracraniana<br>Enxaqueca |
| Vestibular | Labirintopatia |
| Sistêmica | Infecções (infecção do trato urinário)<br>Endócrina (cetoacidose diabética, tireotoxicose, insuficiência adrenal, hiperparatireoidismo)<br>Metabólica (uremia)<br>Intoxicação medicamentosa (antibióticos, suplementação vitamínica) |
| Transtornos psiquiátricos | Bulimia<br>Anorexia nervosa<br>Ruminação |

HELLP: hemólise, enzimas hepáticas elevadas, baixa contagem de plaquetas; SNC: sistema nervoso central.

glicemia; amilase ou lipase; TSH e T4 livre; gasometria arterial; enzimas hepáticas e bilirrubinas; ultrassonografia abdominal; e, eventualmente, esofagogastroduodenoscopia (Tabela 2).

**TABELA 2. Exames subsidiários para investigação de gestante com hiperêmese gravídica**

| Exames hematológicos | Exames urinários | Ultrassonografia |
|---|---|---|
| Hemograma<br>Eletrólitos, ureia e creatinina<br>Glicemia<br>Cálcio, fosfato e magnésio<br>Enzimas hepáticas e bilirrubinas<br>Amilase e lipase<br>TSH e T4 livre<br>Exame toxicológico | Urina tipo I e urocultura | Descartar doença trofoblástica gestacional, gestação múltipla, doenças hepáticas e das vias biliares |

T4: tiroxina; TSH: hormônio estimulante da tireoide.

## TRATAMENTO

- Internação hospitalar obrigatória.
- Jejum por 24-48 horas.

### HIDRATAÇÃO

A paciente com hiperêmese normalmente se apresenta desidratada, necessitando de reposição volêmica intravenosa feita em geral com soro glicofisiológico que, além da hidratação, oferece um aporte calórico. Podem ser adicionadas a essa expansão vitaminas como as do complexo B e o ácido ascórbico, a fim de tratar eventual carência vitamínica. O volume a ser administrado depende da intensidade da desidratação.[88]

Uma avaliação clínica de que a paciente está hidratada pode ser feita pela presença de diurese clara. Se mesmo após a reposição volêmica intravenosa a paciente não apresentar diurese, deve-se suspeitar de necrose tubular aguda e, nesse caso, a hidratação deve ser cautelosa para evitar hipervolemia e suas complicações, como edema agudo dos pulmões.

### CORREÇÃO DOS DISTÚRBIOS HIDROELETROLÍTICOS E ACIDOBÁSICOS

Vômitos persistentes causam perdas de ácido clorídrico, cloreto de sódio e cloreto de potássio provenientes do suco gástrico, o que dá início à alcalose metabólica. Em decorrência da desidratação e da perda de íons cloro, a alcalose persiste, pois gera diminuição do ritmo de filtração glomerular com maior reabsorção de sódio e bicarbonato. Dessa forma, desencadeia-se uma alcalose metabólica hipoclorêmica.

O tratamento, portanto, deve preconizar a reposição volêmica com cloreto de sódio, por causa da desidratação, e deve repor o cloro. Se ocorrerem alterações dos níveis séricos de potássio e sódio, esses elementos devem ser repostos até sua devida normalização.

### TERAPÊUTICA MEDICAMENTOSA

O uso da metoclopramida no primeiro trimestre da gravidez não representa aumento do risco de abortamento espontâneo ou de malformações fetais e a associação com a piridoxina parece apresentar maior efetividade na redução da náusea.[14-16,48] Uma metanálise de nove estudos controlados não observou aumento do risco de malformação fetal com a exposição a vários fenotiazídicos, como a metoclopramida, no primeiro trimestre de gestação (risco relativo: 1,03; intervalo de confiança 95%: 0,88-1,22).[40,54] Da mesma forma, o uso de anti-histamínicos no primeiro trimestre da gravidez foi analisado em 24 estudos controlados com mais de 200 mil pacientes e a razão de chance para malformações foi de 0,76 (intervalo de confiança 95%: 0,6-0,94), não se verificando aumento do risco de teratogenicidade.[92]

Em ensaio clínico randomizado avaliando o uso da metoclopramida para o tratamento de náuseas e vômitos em gestantes com hiperêmese gravídica, observou-se que o uso de 10 mg de metoclopramida foi tão eficaz quanto o uso de 25 mg de prometazina[70] e de 4 mg de ondansetrona.[20]

A terapêutica medicamentosa com ondansetrona, um antagonista seletivo dos receptores da serotonina subtipo 3 (5-hidroxitriptamina), é utilizada em pacientes que apresentam quadro grave de náuseas e vômitos durante tratamento quimioterápico. Essa medicação é classificada pela *Food and Drug Administration* (FDA) como uma droga de categoria B e sua utilização comumente é evitada durante o primeiro trimestre da gestação. Apesar de a serotonina não estar implicada na patogênese da hiperêmese, a ondansetrona pode ser uma opção para casos graves e refratários à terapêutica inicial.[26] Os efeitos colaterais mais comuns relatados na utilização da ondansetrona são: cefaleia, fadiga, obstipação e sonolência. A ondansetrona pode causar prolongamento do intervalo QT, particularmente em pacientes com fatores de risco para arritmia, como história pessoal ou familiar de síndrome do QT longo, hipopotassemia ou hipomagnesemia, insuficiência cardíaca, administração concomitante de medicamentos que induzem o prolongamento do intervalo QT e uso de múltiplas doses de ondansetrona. A monitorização com eletrocardiograma e de eletrólitos está recomendada para essas pacientes.[6]

Em um estudo observacional e prospectivo avaliando 41 pacientes que necessitaram de abortamento terapêutico no primeiro trimestre, foram utilizadas três doses de 8 mg de ondansetrona antes do procedimento. Para a avaliação, coletaram-se amostras de sangue materno, de tecido fetal e de fluidos amniótico e celômico. Em todas as amostras foi observada a presença de ondansetrona; e a concentração dessa substância foi maior no tecido fetal e no fluido celômico do que no fluido amniótico.[64] Entretanto, em um estudo controlado com 169 gestantes expostas à ondansetrona no primeiro trimestre e comparadas com dois grupos-controle (gestantes expostas a outro antiemético e gestantes sem exposição medicamentosa), não se observou aumento do risco de malformação do recém-nascido ou desfecho adverso da gravidez.[32] Nenhum benefício foi observado quando essa droga foi comparada ao uso da prometazina em um estudo duplo-cego, incluindo 15 pacientes no grupo de casos e no de controles.[69]

Em estudo com 1.233 pacientes que foram presumidamente expostas a ondansetrona no primeiro trimestre, não se observou associação com malformações maiores, abortamento, baixo peso ou recém-nascidos pequenos para a idade gestacional quando utilizada a ondansetrona para o tratamento de náuseas e vômitos na gestação.[56] Outro estudo mostrou uma possível associação entre a ondansetrona e fenda palatina isolada (*odds ratio* 2,37; IC 95%: 1,18-4,76), mas os dados foram limitados a somente 55 casos expostos à medicação no primeiro trimestre.[21] Em um estudo que avaliou 1.349 pacientes que foram presumidamente expostas a ondansetrona no primeiro trimestre, observou-se a associação com o aumento no risco de defeitos cardíacos (*odds ratio* 1,62; IC 95%: 1,04-2,14), particularmente defeito de septo (*odds ratio* 2,05; IC 95%: 1,19-3,28).[27] Em revisão de literatura no ano de 2020, estimou-se que o risco absoluto pode aumentar para defeitos orofaciais em 0,03% e para defeitos do septo ventricular em 0,3%.[89] Esses dados sugerem que o uso de ondansetrona no primeiro trimestre da gestação pode estar associado a um pequeno aumento de risco de malformação cardíaca, especialmente defeito de septo. A recomendação atual é de que a ondansetrona seja evitada no primeiro trimestre da gravidez e seu uso seja reservado para os casos mais graves.

Uma avaliação de cinquenta pacientes com hiperêmese gravídica revelou que a adição de diazepam na terapia com hidratação e vitamina se mostrou efetiva em reduzir as náuseas. Não foram observados efeitos teratogênicos com a utilização do benzodiazepínico;[31] contudo, o diazepam é classificado pela FDA na categoria D e, dessa forma, deve ser utilizado com cautela e evitado como droga de primeira escolha em casos refratários.[73]

Os corticosteroides podem ser utilizados como terapêutica alternativa nas pacientes refratárias ao tratamento habitual.[8] Wells,[82] em 1953, relatou pela primeira vez o sucesso da cortisona no tratamento da doença. A partir de então, diversos esquemas têm sido propostos. O tratamento da hiperêmese em curto prazo com a metilprednisolona (16 mg, três vezes ao dia), com retirada lenta no decorrer de 2 semanas, foi mais efetivo que o tratamento com a prometazina.[60] Em metanálise, observou-se que a exposição ao corticosteroide no primeiro trimestre da gestação não foi associada a um aumento significativo de malformações. Entretanto, nos estudos de caso-controle notou-se um aumento do risco de fenda labial relacionado à exposição ao corticosteroide no primeiro trimestre (risco relativo: 7,1; intervalo de confiança: 95%, 3-16,7; risco populacional basal de 1:1.000).[91] Dessa forma, a utilização do corticosteroide também deve ser evitada no primeiro trimestre da gravidez e reservada para os casos mais graves. As drogas utilizadas no tratamento da hiperêmese e suas respectivas dosagens estão representadas na Tabela 3.

**TABELA 3. Terapêutica medicamentosa da hiperêmese gravídica**

**Antieméticos**
Antagonista da dopamina
- Metoclopramida
  - 10 mg (comprimido), VO, a cada 8 horas
  - 10 mg (ampola de 2 mL), IV, a cada 8 horas

Anti-histamínicos (bloqueadores H1)
- Dimenidrinato
  - 100 mg (comprimido), VO, até a cada 6 horas
  - 50 mg (ampola de 1 mL), IM, até a cada 4 horas
  - 30 mg (ampola de 10 mL), IV, até a cada 4 horas
- Prometazina
  - 25 mg (comprimido), VO, a cada 4 horas
  - 50 mg (ampola de 2 mL), IM, a cada 8 horas

Antagonista do receptor de 5-hidroxitriptamina
- Ondansetrona
  - 4 mg (ampola de 2 mL), IV, a cada 12 horas

**Sedativos**
Fenotiazídicos
- Levomepromazina
  - 3 mg (solução 4% – 3 gotas), VO, a cada 8 horas

Benzodiazepínicos
- Diazepam
  - 5 mg (comprimido), VO, a cada 8 horas
  - 10 mg (ampola de 2 mL), IV, a cada 8 horas

Corticosteroide
- Metilprednisolona
  - 16 mg (ampola de 1 mL), IV, a cada 8 horas

IM: via intramuscular; IV: via intravenosa; VO: via oral.

## NUTRIÇÃO

Nas primeiras 24 a 48 horas de internação, as pacientes devem permanecer em jejum. Após esse período, é introduzida uma dieta leve hipercalórica, pobre em lípides, que depois progredirá para uma dieta mais consistente. Quando essa tentativa é infrutífera, deve-se optar pela nutrição enteral ou parenteral, dependendo do caso.

A nutrição enteral tem maior sucesso nas gestantes em que a náusea e o vômito estão diretamente relacionados ao consumo de alimentos.[88] A nutrição por sonda nasoenteral pode diminuir os vômitos em razão da redução da estimulação dos receptores gustativos e olfatórios que iniciam a fase digestiva na orofaringe. Quando ocorre aumento do apetite, a dieta enteral é descontinuada e a ingestão de alimentos deve ser aumentada progressivamente até que se possa retirar a sonda. Sempre que possível, a dieta oral é preferível; entretanto, deve ser contraindicada se persistirem as náuseas e os vômitos em virtude do risco de aspiração.

A nutrição parenteral é o método mais seguro e efetivo de suporte nutricional.[41,51,79] Reverte a perda de peso e proporciona oferta de substâncias específicas e necessárias ao metabolismo materno e ao crescimento embrionário durante o primeiro trimestre de gestação. A infusão pode ser inicialmente contínua e posteriormente apenas noturna para permitir a atividade normal da paciente durante o dia. As complicações da nutrição parenteral podem ser sepse relacionada ao cateter, trombose e complicações metabólicas como a hiperglicemia.

As pacientes apresentam aumento da aceitação oral de alimentos, ganho progressivo de peso e manutenção do equilíbrio hidroeletrolítico durante esse tipo de nutrição. Com essa evolução, pode-se diminuir progressivamente a nutrição parenteral até sua suspensão, porém, o cateter deve ser mantido por mais 2 semanas para o caso de ser necessário reiniciá-la.

## PSICOTERAPIA DE APOIO

É comprovado que parte dos casos de hiperêmese gravídica tem relação com distúrbios comportamentais e alterações psicológicas, incluindo distúrbios conversivos. Nesses casos, deve ser enfatizada a utilidade das consultas psicológicas para um projeto de tratamento que faça uso de intervenções diretas nos fatores psicossociais precipitantes e para o desenvolvimento de um tratamento com o intuito de diminuir o estresse.

O tratamento psiquiátrico específico pode ser tanto de suporte como uma intervenção com psicoterapia breve.[11] Resultados satisfatórios e reprodutíveis são obtidos com a hipnose.[9,75]

## ACUPUNTURA E ACUPRESSÃO

A prática de acupuntura se baseia na ideia de que pontos específicos do corpo podem controlar certas funções orgânicas. A estimulação no ponto P6 (também chamado ponto de Neiguan) é utilizada para tratar a náusea e o vômito. Esse ponto localiza-se duas polegadas acima do punho, na face interna do braço, entre os tendões dos músculos flexor radial do carpo e palmar longo. A estimulação pode ser realizada por acupuntura, acupressão ou outra estimulação transcutânea.[13] Rosen et al.[59] relataram que a terapia com estimulação elétrica do ponto P6 é efetiva na redução de náuseas e vômitos, promovendo maior ganho ponderal no tratamento de pacientes sintomáticas no primeiro trimestre da gravidez. Entretanto, um número expressivo de estudos clínicos avaliando a estimulação desse ponto concluiu que a efetividade da estimulação é equivocada.[90]

## GENGIBRE

Previamente, em um pequeno estudo com 27 gestantes comparando o gengibre com placebo, não se observou a efetividade do uso de gengibre em relação ao placebo.[35] Posteriormente, em um estudo maior com setenta gestantes, observou-se que o gengibre (1 g/dia) foi mais efetivo que o placebo em diminuir as náuseas e os vômitos.[80] Igualmente, em dois estudos com 429 gestantes avaliando a utilização de gengibre (500-1.050 mg/dia) *versus* vitamina B6 (30-75 mg/dia), concluiu-se que o gengibre foi tão eficaz quanto a vitamina B6 em diminuir a sintomatologia.[65,67] Em revisão sistemática e metanálise de ensaio randomizado, observou-se que o uso do gengibre diminui as náuseas comparado ao placebo, mas não diminui significativamente os episódios de êmese.[93]

Em relação ao risco de malformações fetais, estudo de coorte prospectivo com 187 gestantes no primeiro trimestre expostas a gengibre, não foi observado aumento das taxas de malformação em relação ao grupo-controle de gestantes expostas a medicações não teratogênicas (por exemplo, o paracetamol).[57]

## VITAMINA B6 (PIRIDOXINA)

A piridoxina é uma vitamina do complexo B que age como uma coenzima necessária ao metabolismo de aminoácidos, carboidratos e lípides. Estudos controlados usando 30 a 75 mg/dia de piridoxina durante 5 dias mostraram que a droga é eficaz no controle dos sintomas.[61,72,81] As mulheres que tomavam vitamina B6 tinham diminuição significativa das náuseas e tendência a redução nos episódios de vômitos quando comparadas com as que receberam placebo. A vitamina B6 não é teratogênica[54] e seu mecanismo de ação para evitar as náuseas e os vômitos não é conhecido. No Brasil, a piridoxina é encontrada associada a outros antieméticos, como o dimenidrinato.

## CONSIDERAÇÕES FINAIS

A etiologia da hiperêmese gravídica ainda é desconhecida e as várias teorias que tentam explicar sua origem são controversas. O diagnóstico é realizado pela avaliação clínica, laboratorial e de exclusão de outras afecções que causam náuseas e vômitos e, em virtude da ausência de uma definição uniforme, sua incidência mostra-se variável entre as populações.

Na atualidade, a morte por essa doença tornou-se um desfecho raro por conta de avanços como a hidratação intravenosa e os tratamentos medicamentoso, nutricional e psicoterapêutico.

**PONTOS-CHAVE**

- Na atualidade, não há consenso na definição da hiperêmese gravídica.
- A hiperêmese é evento raro, com incidência que varia de 0,3 a 2% de todas as gestações.
- A etiologia da hiperêmese ainda é desconhecida.
- O tratamento da hiperêmese se baseia em uma assistência de suporte, com hidratação intravenosa, administração de medicamentos antieméticos e sedativos, psicoterapia e utilização de medicina alternativa.

## REFERÊNCIAS BIBLIOGRÁFICAS

### Artigos de revisão


1. Chiossi G, Neri I, Cavazzuti M, Basso G, Facchinetti F. Hyperemesis gravidarum complicated by Wernicke encephalopathy: background, case report, and review of the literature. Obstet Gynecol Surv 2006; 61: 255-68.
2. Cole LA. Immunoassay of human chorionic gonadotropin, its free subunits, and metabolites. Clin Chem 1997; 43: 2233-43.
3. Fairweather DV. Nausea and vomiting in pregnancy. Am J Obstet Gynecol 1968; 102: 135-75.
4. Flaxman SM, Sherman PW. Morning sickness: a mechanism for protecting mother and embryo. Q Rev Biol 2000; 75: 113.
5. Furneaux EC, Langley-Evans AJ, Langley-Evans SC. Nausea and vomiting of pregnancy: endocrine basis and contribution to pregnancy outcome. Obstet Gynecol Surv 2001; 56: 775-82.
6. Freedman SB, Uleryk E, Rumantir M, Finkelstein Y. Ondansetron and the risk of cardiac arrhythmias: a systematic review and postmarketing analysis. Ann Emerg Med 2014; 64(1): 19-25.e6.
7. Goodwin TM. Hyperemesis gravidarum. Clin Obstet Gynecol 1998; 41: 597.
8. Goodwin TM. Hyperemesis gravidarum. Obstet Gynecol Clin N Am 2008; 35: 401-17.
9. Iancu I, Kotler M, Spivak B, Radwan M, Weizman A. Psychiatric aspects of hyperemesis gravidarum. Psychother Psychosom 1994; 61(3-4): 143-9.
10. Jarnfelt-Samsioe A. Nausea and vomiting in pregnancy: a review. Obstet Gynecol Surv 1995; 42: 422-7.
11. Kim DR, Connolly KR, Cristancho P, Zappone M, Weinrieb RM. Psychiatric consultation of patients with hyperemesis gravidarum. Arch Womens Ment Health 2009; 12: 61-7.
12. Lub-Moss MM, Eurelings-Bontekoe EH. Clinical experience with patients suffering from hyperemesis gravidarum (severe nausea and vomiting during pregnancy): thoughts about subtyping of patients, treatment and counselling models. Patient Educ Couns 1997; 31: 65-75.
13. Magee L, Shrim A, Koren G. Diagnosis and management of nausea and vomiting in pregnancy. Fetal Matern Med Rev 2006; 17: 145-67.
14. Magee LA, Mazzotta P, Koren G. Evidence-based view of safety and effectiveness of pharmacologic therapy for nausea and vomiting of pregnancy. Am J Obstet Gynecol 2002; 186: S256-61.
15. Niebyl JR, Goodwin TM. Overview of nausea and vomiting of pregnancy with an emphasis on vitamins and ginger. Am J Obstet Gynecol 2002; 186: S253-5.
16. Quinla JD, Hill DA. Nausea and vomiting of pregnancy. Am Fam Physician 2003; 68(1): 121-8.
17. Schouenborg LO, Honnens de Lichtenberg M, Djursing H, Sorensen J. Hyperemesis gravidarum. Ugeskr Laeger 1992; 154: 1015-9.
18. Taylor DN, Blaser MJ. The epidemiology of Helicobacter pylori infection. Epidemiol Rev 1991; 13: 42-59.
19. Verberg MFG, Gillott DJ, Al-Fardan N, Grudzinskas JG. Hyperemesis gravidarum: a literature review. Human Reprod Update 2005; 11: 527-39.


### Artigos originais


20. Abas MN, Tan PC, Azmi N, Omar SZ. Ondansetron compared with metoclopramide for hyperemesis gravidarum: a randomized controlled trial. Obstet Gynecol 2014; 123(6): 1272-9.
21. Anderka M, Mitchell AA, Louik C, Werler MM, Hernández-Diaz S, Rasmussen SA; National Birth Defects Prevention Study. Medications used to treat nausea and vomiting of pregnancy and the risk of selected birth defects. Birth Defects Res A Clin Mol Teratol 2012; 94(1): 22-30.
22. Bagis T, Gumurdulu Y, Kayaselcuk F, Yilmaz ES, Killicadag E, Tarim E. Endoscopy in hyperemesis gravidarum and Helicobacter pylori infection. Int J Gynaecol Obstet 2002; 79: 105-9.
23. Bailit JL. Hyperemesis gravidarium: epidemiologic findings from a large cohort. Am J Obstet Gynecol 2005; 193: 811.
24. Basso O, Olsen J. Sex ratio and twinning in women with hyperemesis or pre-eclampsia. Epidemiology 2001; 12: 747-9.
25. Berger P, Schwarz S, Spottl G, Wick G, Mann K. Variants of human chorionic gonadotropin from pregnant women and tumor patients recognized by monoclonal antibodies. J Clin Endocrinol Metab 1993; 77: 347-51.
26. Borgeat A, Fathi M, Valiton A. Hyperemesis gravidarum: is serotonin implicated? Am J Obstet Gynecol 1997; 176: 476-7.
27. Danielsson B, Wikner BN, Källén B. Use of ondansetron during pregnancy and congenital malformations in the infant. Reprod Toxicol 2014; 50: 134-7.
28. Danzer H, Braustein GD, Rasor J, Forsythe A, Wade ME. Maternal serum human chorionic gonadotropin concentrations and fetal sex prediction. Fertil Steril 1980; 34: 336-40.
29. Del Mar Melero-Montes M, Jick H. Hyperemesis gravidarum and the sex of the offspring. Epidemiology 2000; 12: 123-4.
30. Depue RH, Bernstein L, Ross RK, Judd HL, Henderson BE. Hyperemesis gravidarum in relation to estradiol levels, pregnancy outcome, and other maternal factors: a seroepidemiologic study. Am J Obstet Gynecol 1987; 156: 1137-41.
31. Ditto A, Morgante G, la Marca A et al. Evaluation of treatment of hyperemesis gravidarum using parenteral fluid with or without diazepam: a randomized study. Gynecol Obstet Invest 1999; 48: 232-6.
32. Einarson A, Maltepe C, Navioz Y, Kennedy D, Tan MP, Koren G. The safety of ondansetron for nausea and vomiting of pregnancy: a prospective comparative study. Br J Obstet Gynecol 2004; 111: 940-3.

33. El Younis CM, Abulafia O, Sherer DM. Rapid marked response of severe hyperemesis gravidarum to oral erythromycin. Am J Perinatol 1998; 15: 533-4.
34. El-Mallakh RS, Liebowitz NR, Hale MS. Hyperemesis gravidarum as conversion disorder. J Nerv Ment Dis 1990; 178: 655-9.
35. Fischer-Rasmussen W, Kjaer SK, Dahl C, Asping U. Ginger treatment of hyperemesis gravidarum. Eur J Obstet Gynecol Reprod Biol 1991; 38: 19-24.
36. Fitzgerald CM. Nausea and vomiting in pregnancy. Br J Med Psychol 1984; 57: 159-65.
37. Glinoer D, de Nayer P, Bourdoux P et al. Regulation of maternal thyroid during pregnancy. J Clin Endocrinol Metab 1990; 71: 276-87.
38. Goodwin TM, Hershman JM, Cole L. Increased concentration of the free beta-subunit of human chorionic gonadotropin in hyperemesis gravidarum. Acta Obstet Gynecol Scand 1994; 73: 770-2.
39. Goodwin TM, Montoro M, Mestman JH. Transient hyperthyroidism and hyperemesis gravidarum: clinical aspects. Am J Obstet Gynecol 1992; 167: 648-52.
40. Greenberg G, Inman WH, Weatherall JA, Adelstein AM, Haskey JC. Maternal drug histories and congenital abnormalities. Br Med J 1977; 2: 853-6.
41. Hasbun J, Charlin V, von Mulhenbrock R, Munoz H, Yuri C. Total parenteral nutrition in severe hyperemesis gravidarum. Rev Chil Obstet Gynecol 1994; 59: 378-82.
42. Hershman JM. Physiological and pathological aspects of the effect of human chorionic gonadotropin on the thyroid. Best Pract Res Clin Endocrinol Metab 2004; 18: 249-65.
43. Jacoby EB, Porter KB. Helicobacter pylori infection and persistent hyperemesis gravidarum. Am J Perinatol 1999; 16: 85-8.
44. Jarnfelt-Samsioe A, Bremme K, Eneroth P. Steroid hormones in emetic and non-emetic pregnancy. Eur J Obstet Gynecol Reprod Biol 1986; 21: 87-99.
45. Jordan V, Grebe SK, Cooke RR et al. Acidic isoforms of chorionic gonadotrophin in European and Samoan women are associated with hyperemesis gravidarum and may be thyrotrophic. Clin Endocrinol 1999; 50: 619-27.
46. Kallen B. Hyperemesis during pregnancy and delivery outcome: a registry study. Eur J Obstet Gynecol Reprod Biol 1987; 26: 291-302.
47. Kimura M, Amino N, Tamaki H et al. Gestational thyrotoxicosis and hyperemesis gravidarum: possible role of hCG with higher stimulating activity. Clin Endocrinol 1993; 38: 345-50.
48. Lacasse A, Lagoutte A, Ferreira E, Bérard A. Metoclopramide and diphenhydramine in the treatment of hyperemesis gravidarum: Effectiveness and predictors of rehospitalisation. Eur J Obstet Gynecol Reprod Biology 2009; 143: 43-9.
49. Lagiou P, Tamimi R, Mucci LA, Trichopoulos D, Adami HO, Hsieh CC. Nausea and vomiting in pregnancy in relation to prolactin, estrogens, and progesterone: a prospective study. Obstet Gynecol 2003; 101: 639-44.
50. Lee RH, Pan VL, Wing DA. The prevalence of Helicobacter pylori in the hispanic population affected by hyperemesis gravidarum. Am J Obstet Gynecol 2005; 193: 1024-7.
51. Levine MG, Esser D. Total parenteral nutrition for the treatment of severe hyperemesis gravidarum: maternal nutrition effects and fetal outcome. Obstet Gynecol 1988; 72: 102.
52. Masson GM, Anthony F, Chau E. Serum chorionic gonadotrophin (hCG), schwangerschaftsprotein 1 (SP1), progesterone and oestradiol levels in patients with nausea and vomiting in early pregnancy. Br J Obstet Gynaecol 1985; 92: 211-5.
53. Munch S. Women's experiences with a pregnancy complication: causal explanations of hyperemesis gravidarum. Soc Work Health Care 2002; 36: 59-76.
54. Nelson MM, Forfar JO. Associations between drugs administered during pregnancy and congenital abnormalities of the fetus. Br Med J 1971; 1: 523-7.
55. Panesar NS. Human chorionic gonadotropin: a secretory hormone. Med Hypotheses 1999; 53: 136-40.
56. Pasternak B, Svanström H, Hviid A. Ondansetron in pregnancy and risk of adverse fetal outcomes. N Engl J Med 2013; 368(9): 814-23; errata: N Engl J Med 2013; 368(22): 2146.
57. Portnoi G, Chng LA, Karimi-Tabesh L, Koren G, Tan MP, Einarson A. Prospective comparative study of the safety and effectiveness of ginger for the treatment of nausea and vomiting in pregnancy. Am J Obstet Gynecol 2003; 189: 1374-7.
58. Ringler M, Krizmanits A. Psychosomatic aspects of emesis gravidarum: somatic and psychosocial status of females in early pregnancy. Z Geburtshilfe Perinatol 1984; 188: 234-8.
59. Rosen T, de Veciana M, Miller HS, Stewart L, Rebarber A, Slotnick RN. A randomized controlled trial of nerve stimulation for relief of nausea and vomiting in pregnancy. Obstet Gynecol 2003; 102(1): 129-35.
60. Safari HR, Fassett MJ, Souter IC. The efficacy of methylprednisolone in the treatment of hyperemesis gravidarum: a randomized, double-blind, controlled study. Am J Obstet Gynecol 1998; 179: 921-4.
61. Sahakian V, Rouse D, Sipes S et al. Vitamin B6 is effective therapy for nausea and vomiting of pregnancy: a randomized, double-blind placebo-controlled study. Obstet Gynecol 1991; 78: 33-6.
62. Sandven I, Abdelnoor M, Wethe M et al. Helicobacter pylori infection and hyperemesis gravidarum: an institution-based case-control study. Eur J Epidemiol 2008; 23: 491-8.
63. Simpson SW, Goodwin TM, Robins SB et al. Psychological factors and hyperemesis gravidarum. J Womens Health Gend Based Med 2001; 10: 471-7.
64. Siu SN, Chan MTV, Lau T. Placental transfer of ondansetron during early human pregnancy. Clin Pharmacokinet 2006; 45(4): 419-23.
65. Smith C, Crowther C, Willson K, Hotham N, McMillian V. A randomized controlled trial of ginger to treat nausea and vomiting in pregnancy. Obstet Gynecol 2004; 103: 639-45.
66. Soules MR, Hughes Jr. CL, Garcia JA, Livengood CH, Prystowsky MR, Alexander E. Nausea and vomiting of pregnancy: role of human chorionic gonadotropin and 17-hydroxyprogesterone. Obstet Gynecol 1980; 55: 696-700.
67. Sripramote M, Lekhyananda N. A randomized comparison of ginger and vitamin B6 in the treatment of nausea and vomiting of pregnancy. J Med Assoc Thai 2003; 86: 846-53.
68. Steier JA, Bergsjo PB, Thorsen T, Myking OL. Human chorionic gonadotropin in maternal serum in relation to fetal gender and utero-placental blood flow. Acta Obstet Gynecol Scand 2004; 83: 170-4.
69. Sullivan CA, Johnson CA, Roach H, Martin RW, Stewart DK, Morrison JC. A pilot study of intravenous ondansetron for hyperemesis gravidarum. Am J Obstet Gynecol 1996; 174: 1565-8.
70. Tan PC, Khine PP, Vallikkannu N, Omar SZ. Promethazine compared with metoclopramide for hyperemesis gravidarum: a randomized controlled trial. Obstet Gynecol 2010; 115(5): 975-81.
71. Tan PC, Tan NC, Omar SZ. Effect of high levels of human chorionic gonadotropin and estradiol on the severity of hyperemesis gravidarum. Clin Chem Lab Med 2009; 47(2): 165-71.
72. Tan PC, Yow CM, Omar SZ. A placebo-controlled trial of oral pyridoxine in hyperemesis gravidarum. Gynecol Obstet Invest 2009; 67: 151-7.
73. Tasci Y, Demir B, Dilbaz S, Haberal A. Use of diazepam for hyperemesis gravidarum. J Matern Fetal Neonatal Med 2009; 22(4): 353-6.
74. Tierson FD, Olsen CL, Hook EB. Nausea and vomiting of pregnancy and association with pregnancy outcome. Am J Obstet Gynecol 1986; 155: 1017.
75. Torem MS. Hypnotherapeutic techniques in the treatment of hyperemesis gravidarum. Am J Clin Hypn 1994; 37: 1.
76. Tsang IS, Katz VL, Wells SD. Maternal and fetal outcomes in hyperemesis gravidarum. Int J Gynaecol Obstet 1996; 55: 231.

77. Tsuruta E, Tada H, Tamaki H et al. Pathogenic role of asialo human chorionic gonadotropin in gestational thyrotoxicosis. J Clin Endocrinol Metab 1995; 80: 350-5.
78. Unsel N, Benian A, Erel CT. Leptin levels in women with hyperemesis gravidarum. Int J Gynaecol Obstet 2004; 84: 162-3.
79. Vaismana N, Kaidarb R, Levinb I, Lessingb JB. Nasojejunal feeding in hyperemesis gravidarum: a preliminary study. Clin Nut 2004; 23: 53-7.
80. Vutyavanich T, Kraisarin T, Ruangsri R. Ginger for nausea and vomiting in pregnancy: randomized, double-masked, placebo-controlled trial. Obstet Gynecol 2001; 97: 577-82.
81. Vutyavanich T, Wongtrangan S, Ruangsri R. Pyridoxine for nausea and vomiting of pregnancy: a randomized, double-blind, placebo-controlled trial. Am J Obstet Gynecol 1995; 173: 881-4.
82. Wells CN. Treatment of hyperemesis gravidarum with cortisone. Am J Obstet Gynecol 1953; 66: 598-601.
83. Yoneyama Y, Suzuki S, Sawa R et al. The T-helper 1/T-helper 2 balance in peripheral blood of women with hyperemesis gravidarum. Am J Obstet Gynecol 2002; 187: 1631-5.


### Editoriais/cartas ao editor


84. Askling J, Erlandsson G, Kaijser M, Akre O, Ekbom A. Sickness in pregnancy and sex of child. Lancet 1999; 354: 2053.
85. James WH. The associated offspring sex ratios and cause(s) of hyperemesis gravidarum. Acta Obstet Gynecol Scand 2001; 80: 378-9.
86. La Marca A, Morgante G, de Leo V. Hyperemesis gravidarum is not associated with hypofunction of the pituitary-adrenal axis. Am J Obstet Gynecol 1998; 179: 1381-2.


### Livros


87. Association of Professors of Gynecology and Obstetrics. Nausea and vomiting of pregnancy. Washington: Association of Professors of Gynecology and Obstetrics; 2001.
88. Zugaib M, Nomura RMY. Hiperêmese gravídica. In: Rezende J. Obstetrícia. 10.ed. Rio de Janeiro: Guanabara Koogan; 2005. p. 695-702.


### Revisões sistemáticas/metanálises


89. Andrade C. Major congenital malformation risk after first trimester gestacional exposure to oral intravenouns ondansetron. J Clin Psychiatry 2020; 81(3): 20f13472.
90. Matthews A, Haas DM, O'Mathúna DP, Dowswell T, Doyle M. Interventions for nausea and vomiting in early pregnancy. Cochrane Database Syst Rev 2014; 3: CD007575.
91. Park-Wyllie L, Mazzotta P, Pastuszak A et al. Birth deffects after maternal exposure to corticosteroids: prospective cohort study and meta-analysis of epidemiological studies. Teratology 2000; 62: 385-92.
92. Seto A, Einarson T, Koren G. Pregnancy outcome following first trimester exposure to antihistamines: meta-analysis. Am J Perinatol 1997; 14: 119-24.
93. Viljoen E, Visser J, Koen N, Musekiwa A. A systematic review and meta-analysis of the effect and safety of ginger in the treatment of pregnancy-associated nausea and vomiting. Nutr J 2014; 13: 20.

# Capítulo 33

# Alterações do volume de líquido amniótico



## INTRODUÇÃO

Durante todo o desenvolvimento intrauterino, o produto conceptual é envolvido pelo líquido amniótico, que exerce funções importantes na proteção e desenvolvimento do feto.

O líquido protege o feto tanto de traumas mecânicos diretos como de fenômenos compressivos de cordão e é fundamental para o desenvolvimento dos sistemas musculoesquelético, respiratório e gastrointestinal. Exerce importante papel na promoção do crescimento e da diferenciação dos epitélios intestinal e pulmonar pela presença de diversos hormônios, fatores de crescimento, enzimas e outras substâncias. Participa, ainda, na manutenção da homeostase fetal e constitui um ambiente estéril, com propriedades bacteriostáticas, favorável ao desenvolvimento do concepto.[4,6]

O mecanismo de regulação do líquido amniótico é complexo e multifatorial, com a troca de praticamente todo o volume diariamente no 3º trimestre da gravidez. Quando combinada com a cardiotocografia, a quantidade de líquido amniótico é importante marcador de bem-estar fetal.[4] O aumento do risco perinatal, bem como de complicações no parto e no puerpério, está associado a alterações do volume de líquido amniótico, tanto para mais como para menos.[23,24,46]

## FISIOLOGIA

O líquido contido na cavidade amniótica é essencialmente um ultrafiltrado do plasma materno, no início da gestação.[11] Depois do 2º trimestre, a composição do líquido amniótico se torna semelhante à do plasma fetal, quando acontece a difusão do líquido extracelular através da pele fetal.[32]

A urina fetal[58] e o fluido pulmonar[20] passam a ser as principais fontes de líquido amniótico, a partir da 20ª semana de gestação, com a queratinização da pele fetal. O líquido é reabsorvido pelo feto, principalmente, pela deglutição, na sequência, por reabsorção intestinal e por trocas através da superfície das membranas que revestem o cordão umbilical, a face fetal da placenta e a parede uterina.[28,52]

Por volta da 2ª metade da gestação, acredita-se que cerca de 30% do peso corporal do feto seja decorrente da produção urinária diária, e que de 20 a 25% corresponda ao volume deglutido.[52,61] Estudos sugerem que a superfície placentária de um feto de 3 kg absorva aproximadamente 400 mL/dia de líquido amniótico, mobilizando um volume muito pequeno através da placenta.[1,28] Sabe-se que há a possibilidade de o líquido amniótico ser o resultado da interação entre os diversos mecanismos que controlam isoladamente cada uma das vias de entrada e saída na cavidade amniótica, porém o mecanismo regulatório do processo em si é desconhecido até o momento. Na Tabela 1, encontrando resumidas as principais vias de regulação do volume de líquido amniótico.

| TABELA 1. Vias de produção e reabsorção do líquido contido na cavidade amniótica |
|---|
| Produção urinária fetal* |
| Fluido pulmonar fetal* |
| Deglutição fetal seguida de absorção intestinal** |
| Trocas através da pele fetal, da superfície da placenta e do cordão umbilical** |
| Secreções das cavidades oral e nasal |
| Trocas através da membrana amniótica |

* Principais fontes de líquido amniótico.
** Principais vias de reabsorção do líquido amniótico.

Com 32 semanas de gestação, o volume de líquido amniótico atinge os valores máximos, a partir de então diminui gradualmente até o parto. O nomograma da Figura 1 demonstra a possível variação do volume de líquido amniótico em função da idade gestacional da análise de 705 gestações normais.[21]

## AVALIAÇÃO E DIAGNÓSTICO

A ultrassonografia está, na atualidade, instituída como método de escolha para diagnóstico e acompanhamento de alterações no volume do líquido amniótico. No entanto, alguns sinais e sintomas alertam para suspeitas de anormalidades.

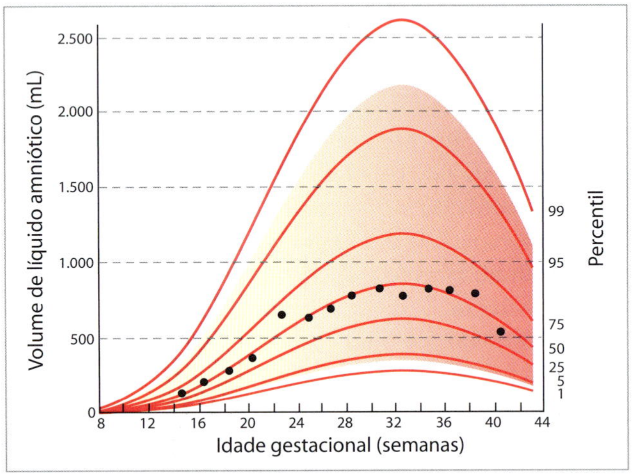


**FIGURA 1.** Volume de líquido amniótico resultado da análise de 705 gestações normais em função da idade gestacional. A área destacada corresponde ao intervalo de confiança de 95%. (Figura adaptada de Brace et al.[21])

## AVALIAÇÃO CLÍNICA

- Oligoâmnio: a suspeita é levantada em caso de o volume uterino ser menor que o esperado para a idade gestacional, a palpação do abdome da gestante permite a percepção da diminuição do líquido, bem como do reconhecimento das partes fetais. Pode haver relato da mãe de redução na movimentação fetal e/ou perda de líquido por via vaginal.
- Polidrâmnio: a altura do útero está maior do que a esperada para a idade gestacional e a pele abdominal se apresenta distendida, lisa e brilhante, com estrias extensas. A gestante pode relatar dispneia. Os fenômenos mecânicos relacionados à sobredistensão uterina e à pressão sobre os órgãos adjacentes causam outras queixas. O volume excessivo do útero pode simular hipertonia, em alguns casos. A identificação das partes fetais está prejudicada à palpação. O feto apresenta com excesso de movimentação, dificultando a ausculta dos batimentos cardíacos, é constatado sinal do "piparote". Edema no baixo ventre materno, bem como nos membros inferiores, é comum. Contrações que caracterizam o trabalho de parto prematuro podem acontecer em quadros agudos, precoces e que se desenvolvem em poucos dias.

## AVALIAÇÃO ULTRASSONOGRÁFICA

A ultrassonografia permite avaliar o volume de líquido e auxiliar no diagnóstico de alterações do volume de líquido amniótico, em casos suspeitos, por critérios subjetivos ou semiquantitativos. A avaliação subjetiva depende fundamentalmente da experiência do operador, por ser necessária a comparação com resultados de diferentes resultados. Entretanto, estudos conduzidos com examinadores experientes demonstram boa correlação entre os dois métodos e pequena variação interobservador.[3]

### Critérios subjetivos

As sugestões para critérios do diagnóstico do volume de líquido amniótico são:

- Oligoâmnio: pequena quantidade de líquido amniótico entre as interfaces fetais e a parede uterina, constatação das pequenas partes fetais muito "aglomeradas" e dificuldade para o estudo da morfologia fetal em decorrência da diminuição evidente do líquido amniótico.[51]
- Polidrâmnio: identificação de grandes bolsões resultado do aumento evidente do volume de líquido amniótico, a divergência entre a quantidade de líquido amniótico e o tamanho do feto, espaços entre este e a parede uterina anterior.[18] A acentuada distensão da cavidade amniótica dos casos graves demonstra uma placenta fina.

Em casos moderados, o estudo morfológico da investigação de malformações fetais associadas pode estar facilitada, porém quando acentuado, o estudo fica mais difícil em virtude do grande distanciamento entre a parede abdominal anterior materna e o feto. A ultrassonografia tem a interpretação potencialmente difícil em razão da frequente hipotensão materna supina, por compressão da veia cava inferior.

## Critérios semiquantitativos

A literatura apresenta alguns métodos para a mensuração da quantidade de líquido amniótico. Atualmente, as técnicas que mensuram o maior bolsão e o índice de líquido amniótico são as mais aceitas e não há evidência de que algum dos métodos seja superior ao outro em comparação direta, nem mais reprodutível. Estudos atuais demonstram que o uso da medida do maior bolsão vertical pode estar associado à menor necessidade de intervenção obstétrica, todavia, sem modificar os resultados perinatais.[5]

Em estudo alemão multicêntrico randomizado que incluiu 1.052 gestações únicas e comparou resultados perinatais em pacientes com oligoâmnio diagnosticado através de medida de maior bolsão vertical *versus* índice de líquido amniótico foi observado que a taxa de diagnóstico no grupo que realizou medida de índice de líquido amniótico foi maior (9,8% *vs* 2,2%, RR 4,51, IC 95%: 2,2-8,57, p < 0,01) e, consequentemente, houve mais induções de parto indicadas por oligoâmnio (32,3% *vs* 26,2%, RR 1,23, IC 95%: 1,02-1,5, p = 0,03). Não houve diferença entre os desfechos perinatais, e a admissão em unidade de terapia intensiva neonatal foi semelhante entre os grupos.[33]

### Técnica do maior bolsão de líquido amniótico

É uma técnica ultrassonográfica para verificar a medida do diâmetro vertical do maior bolsão de líquido amniótico, livre de partes fetais e alças de cordão umbilical (Figura 2). É importante, na execução, evitar cortes oblíquos ou tangentes posicionando o transdutor perpendicular ao contorno da parede abdominal da mãe. O resultado traduz a medida do volume de líquido amniótico e a sua classificação está detalhada na Tabela 2.[65] É útil para a avaliação do volume de líquido amniótico em gestações múltiplas ou quando o fundo uterino não ultrapassa a cicatriz umbilical.

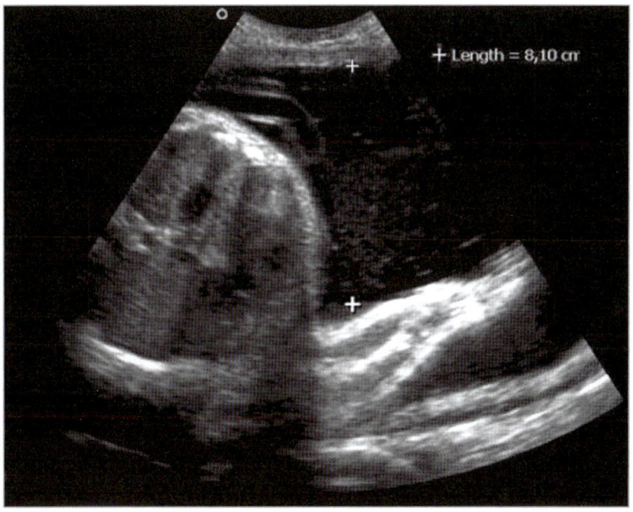


**FIGURA 2.** Exame ultrassonográfico demonstrando maior bolsão vertical de líquido amniótico entre os marcadores.

**TABELA 2. Classificação do volume de líquido amniótico de acordo com a medida do diâmetro vertical do maior bolsão livre**

| Diâmetro do maior bolsão de líquido amniótico | Classificação |
|---|---|
| < 1 cm | Oligoâmnio grave |
| < 2 cm | Oligoâmnio |
| ≥ 2 e < 3 cm | Reduzido |
| 3-8 cm | Normal |
| > 8 e ≤ 12 cm | Polidrâmnio leve |
| > 12 e ≤ 16 cm | Polidrâmnio moderado |
| > 16 cm | Polidrâmnio grave |

## Índice do líquido amniótico

Também conhecida como a técnica dos quatro quadrantes, o índice do líquido amniótico (ILA) foi descrito originalmente por Phelan et al.[50] A gestante é posicionada em decúbito dorsal horizontal e o abdome dividido em quatro quadrantes determinados pela linha nigra e pelo eixo transverso, que passa no nível da cicatriz umbilical materna (Figura 3). A soma das medidas do maior bolsão vertical identificado em cada um dos quadrantes traduz o resultado final (Tabela 3). É uma técnica vantajosa, em razão de ser facilmente padronizada e apresentar boa reprodutibilidade. De preferência, deve ser aplicada a gestantes com mais de 28 semanas e quando o fundo do útero ultrapasse a cicatriz umbilical.

O mapeamento de fluxo colorido é utilizado, hoje em dia, para evitar bolsões que contenham cordão umbilical no interior. Com isso, observa-se o aumento na taxa de diagnóstico de oligoâmnio pela técnica em relação à medida do maior bolsão vertical, sem alteração no prognóstico neonatal. A medida do índice de líquido amniótico, portanto, é eficiente e deve ser considerada no terceiro trimestre.[4,64]

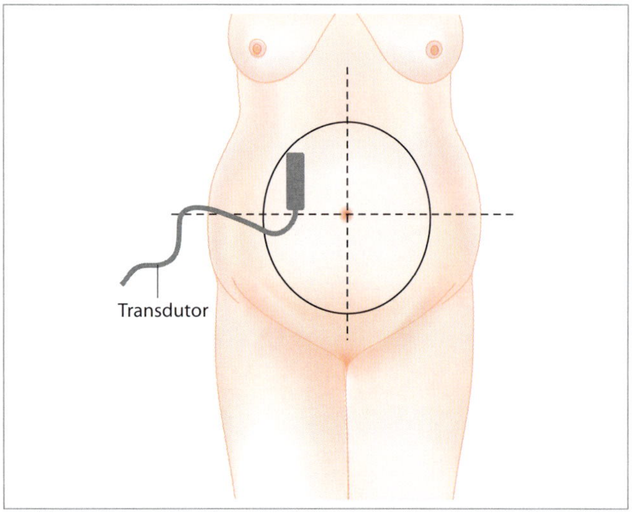


**FIGURA 3.** Ilustração da divisão do abdome materno em quatro quadrantes para medida do índice do líquido amniótico.

**TABELA 3. Classificação do volume de líquido amniótico de acordo com a medida do ILA**

| Índice do líquido amniótico | Classificação |
|---|---|
| ≤ 3 cm | Oligoâmnio grave |
| ≤ 5 cm | Oligoâmnio |
| 5,1-8 cm | Reduzido |
| 8,1-18 cm | Normal |
| > 18 e < 25 cm | Aumentado |
| ≥ 25 cm | Polidrâmnio |

ILA: índice do líquido amniótico.

## OLIGOÂMNIO

O volume de líquido amniótico é classicamente reconhecido como normal quando está entre 300 e 400 mL,[26] estabelecido por técnicas de diluição de corantes. Estima-se que 0,5 a 5,5% das gestações apresentem redução do líquido a depender dos critérios para a classificação e as características da população estudada.[19,41] Consideramos oligoâmnio quando o índice de líquido amniótico é menor ou igual a 5 cm ou medida do maior bolsão vertical menor que 2 cm. Nessa condição, as funções do líquido amniótico podem ser prejudicadas, o que favorece fenômenos compressivos do cordão umbilical, sofrimento fetal e, em graus extremos, óbito do produto conceptual.[66]

### CAUSAS

O oligoâmnio pode ser secundário à perda de líquido amniótico por via vaginal, à ruptura prematura de membranas ovulares, ou resultado de alterações na regulação entre a produção e absorção do líquido na cavidade amniótica. Diante das alterações de regulação, o diagnóstico frequentemente associado a anomalias fetais ou a quadros de insuficiência placentária com restrição do crescimento fetal.

Em situações de anomalias fetais que impedem a eliminação da urina fetal na cavidade amniótica, como agenesia renal bilateral, doença renal cística e obstruções urinárias baixas ou bilaterais, o oligoâmnio é mais evidente a partir do 2º trimestre de gestação e não está associado com redistribuição circulatória fetal.

Diante de insuficiência placentária, sob hipofluxo sanguíneo, ocorrem déficit nutritivo e regime de hipóxia relativa, que desencadeiam a redistribuição da circulação fetal (centralização hemodinâmica), com desvio de maior fluxo sanguíneo para órgãos mais importantes (cérebro, coração e adrenais), em detrimento de outros, como rins, pulmões e sistema digestório. Assim, o oligoâmnio é marcador de insuficiência placentária e sofrimento fetal e está frequentemente relacionado a restrição de crescimento fetal e recém-nascidos pequenos para a idade gestacional.

A presença de oligoâmnio isolado está diretamente relacionada a piores desfechos obstétricos e perinatais. Em metanálise que avaliou 244.493 fetos, Morris et al. encontraram forte associação entre o diagnóstico de oligoâmnio e peso ao nascimento no percentil < 10 (OR 6,31 e IC 95%: 4,15-9,58). Na população de alto risco, após exclusão de casos relacionados à prematuridade, encontraram também associação com mortalidade perinatal (OR 11,54, IC 95%: 4,05-32.9).[7]

Em avaliação de 35.999 gestantes, das quais 2.414 (6,7%) com diagnóstico de oligoâmnio isolado, foi observada maior taxa de indução de trabalho de parto (OR 7,56, IC 95%: 4,58-12,48) e cesariana (OR 2,07, IC 95%: 1,77-2,41) em relação ao grupo com líquido amniótico normal, assim como escore de Apgar menor que 7 no 5º minuto (OR 1,53, IC 95%: 1,3-3,09) e admissão em UTI neonatal (OR 1,47, IC 95%: 1,17-1,84).[12] O risco aumentado de parto cesárea indicado por alterações na frequência cardíaca fetal em pacientes submetidas à indução de trabalho de parto por oligoâmnio em relação àquelas que entram em trabalho de parto espontâneo também foi descrito por Naveiro-Fuentes e colaboradores, em estudo retrospectivo observacional com 1.077 pacientes com oligoâmnio entre 27.708 incluídas (8,9% *vs* 3,1%, p < 0,001).[43]

Em metanálise que incluiu 8.067 gestantes de alto risco e 27.526 gestantes de baixo risco, o oligoâmnio isolado teve relação com presença de síndrome de aspiração meconial (RR 2,83, IC 95%: 1,38-5,77) e parto cesárea por sofrimento fetal (RR 2,2, IC 95%: 1,64-2,85). Em pacientes com doenças, o oligoâmnio esteve relacionado com recém-nascidos pequenos para a idade gestacional (RR 2,35, IC 95%: 1,27-4,34).[8]

Nas gestações múltiplas monocoriônicas, pode haver até 10% de casos com complicações determinadas pela síndrome da transfusão feto-fetal; nas formas mais graves, o feto doador apresenta oligoâmnio (ver Capítulo 38, "Gestação múltipla", da Seção 5, "Intercorrências obstétricas").

Associado ao declínio da função placentária, o diagnóstico de oligoâmnio é frequente no 3º trimestre de gestação, principalmente no pós-datismo, quando ocorre disfunção por senescência placentária.[66] Marks e Divon,[40] acompanharam 511 gestações com pós-datismo e detectaram oligoâmnio (ILA < 5 cm) em 12% da população estudada. Por análise longitudinal, o estudo demonstrou que 121 das gestantes acompanhadas apresentaram, em média, a diminuição de 25% no ILA, por semana. Entretanto, alguns casos podem evidenciar alterações abruptas no volume de líquido amniótico, o que destaca a importância da avaliação do volume de líquido amniótico mais frequente[25] (ver Capítulo 42, "Pós-datismo e gestação prolongada", da Seção 5, "Intercorrências obstétricas").

Alguns casos de redução acentuada do volume de líquido amniótico podem ser causados pela exposição materna a substâncias como os inibidores da síntese de prostaglandinas.[30] Inibidores da enzima conversora da angiotensina são contraindicados durante a gestação por causarem efeito no desenvolvimento renal do feto e oligoâmnio secundário. Os principais fatores e situações associados ao oligoâmnio na gestação estão relacionados na Tabela 4.

| TABELA 4. | Fatores associados à etiologia do oligoâmnio |
|---|---|
| Fetais | RCF<br>Anomalias congênitas |
| Maternos | Síndromes hipertensivas<br>Colagenoses/SAF<br>Diabetes com vasculopatia<br>Desidratação<br>Drogas (inibidores da enzima conversora da angiotensina, inibidores da síntese de prostaglandinas) |
| Placentários | Síndrome de transfusão feto-fetal |
| Outros | RPMO<br>Pós-datismo/gestação prolongada<br>Idiopático |

RCF: restrição do crescimento fetal; RPMO: rotura prematura de membranas ovulares; SAF: síndrome antifosfolípide.

## MORBIDADE ASSOCIADA

A ocorrência de hipoplasia pulmonar e o aumento do risco de óbito perinatal são as principais repercussões da instalação precoce e persistente de oligoâmnio. Aparentemente a idade gestacional do início da oligoâmnio é o principal fator preditor para a sua instalação. O oligoâmnio é reconhecido como preditor isolado para ocorrência de broncodisplasia (OR 2,07, p < 0,001).[42]

Um estudo de Rotschild et al.[56] constatou hipoplasia pulmonar em 16% (14:88) dos casos de rotura de membranas antes de 29 semanas. Evidenciou, ainda, que o risco de hipoplasia apresenta relação inversa com a idade gestacional, diminuindo de 50 para 10 e 1% nos casos em que a RPMO ocorre com 19, 25 e 31 semanas, respectivamente. Em outro estudo, fatores determinantes do prognóstico foram a idade gestacional em que ocorreu a rotura, o período de latência e a gravidade do oligoâmnio.[60] Essa coorte prospectiva demonstrou hipoplasia pulmonar em 13% dos casos e óbito perinatal em 54% (88 casos), de 163 gestações incluídas com história de RPMO entre 15 e 28 semanas. Outras consequências incluem o mau posicionamento das extremidades, a ocorrência de deformidades do polo cefálico e da face.

Em um estudo com o levantamento de 572 gestações de alto risco com diagnóstico de oligoâmnio (ILA < 5 cm) atendidas no HC-FMUSP e subdivididas pela gravidade, Nomura et al.[45] demonstraram que no grupo composto pelos 220 (38,5%) casos com oligoâmnio grave (ILA < 3 cm) foram significativamente maiores as incidências de cardiotocografia anteparto suspeita ou alterada (23,2%), perfil biofísico fetal alterado (10,5%), Dopplervelocimetria da artéria cerebral média com sinais de centralização (54,5%), recém-nascidos pequenos para a idade gestacional (32,7%) e líquido amniótico meconial (27,9%) do que as do grupo com ILA entre 3,1 e 5 cm. Estes outros 352 casos apresentaram cardiotocografia anteparto suspeita ou alterada em 14,9%; perfil biofísico fetal alterado, em 4,3%; Dopplervelocimetria da artéria cerebral média com sinais de centralização, em 33,9%; recém-nascidos pequenos para a idade gestacional, em 21,0%; e líquido amniótico meconial, em 16,8%. O pior resultado perinatal foi verificado nos casos de oligoâmnio grave.

## CONDUTA

Diante do diagnóstico de oligoâmnio, a conduta e o prognóstico dependem da determinação etiológica, de sua gravidade e da idade gestacional.

Na tentativa de determinar a causa primária, são sugeridos os seguintes passos:

- Anamnese cuidadosa.
- Investigação dos sinais e sintomas que indiquem RPMO ou exposição a substâncias e medicamentos.
- Estudo detalhado da morfologia fetal para descartar malformações associadas e avaliar a adequação do cres-

cimento fetal e dos parâmetros da vitalidade fetal nos casos de insuficiência placentária.

Em casos de malformações fetais como agenesia renal e nas cromossomopatias graves, o oligoâmnio não é um parâmetro útil para a definição de conduta obstétrica.

Nas pacientes que apresentem alguma condição clínica que possa justificar o oligoâmnio, tais como diarreia aguda, vômitos e infecções virais, a queda de líquido amniótico pode ser reversível após o tratamento da gestante e sua hidratação (quando permitida). Caso não haja reversão, considerar conduta ativa.

A conduta ativa é indicada em casos de oligoâmnio diagnosticado no termo da gravidez (37 a 42 semanas) e nos casos entre 34 e 37 semanas com oligoâmnio grave (ILA inferior a 3 cm) ou associação de oligoâmnio com restrição de crescimento fetal.

Entre 34 e 37 semanas, nos casos de oligoâmnio isolado e não grave (ILA entre 3 e 5 cm), a análise deve ser realizada caso a caso com base na condição clínica materna e fetal e pode-se considerar conduta conservadora com repouso e hidratação e vigilância materno-fetal intensiva.

Entre 25 e 34 semanas é importante considerar corticoterapia materna para maturação pulmonar fetal. O oligoâmnio grave é relevante para determinar a conduta resolutiva[67] (ver Capítulo 14, "Avaliação da vitalidade fetal", da Seção 3, "Pré-natal", e Capítulo 35, "Restrição do crescimento fetal", da Seção 5, "Intercorrências obstétricas"para uma abordagem mais detalhada).

Para detalhamento da conduta diante de ruptura prematura de membranas ovulares, consulte o Capítulo 37, "Rotura prematura das membranas ovulares", da Seção 5, "Intercorrências obstétricas".

## Hidratação materna

O volume intravascular e a osmolaridade estão relacionados ao estado de hidratação materna. Estudos demonstraram clara associação entre este e o fator regulatório materno do volume de líquido amniótico.[29] Assim há a possibilidade de reverter com reposição volêmica casos de oligoâmnio isolado, provavelmente decorrentes de desidratação materna grave, como quadros com diarreia aguda e vômitos.[57]

Não se tem conhecimento preciso sobre o peso e a importância que o estado de hidratação materna desempenha na determinação do volume de líquido amniótico tanto em gestações normais como naquelas complicadas por oligoâmnio, quando não há alterações tão significativas no estado materno, em razão da pluralidade e da complexidade dos diversos mecanismos regulatórios da homeostase do líquido amniótico. A causa primária da redução do volume de líquido amniótico, provavelmente, tem impacto fundamental, visto que casos decorrentes de anomalias fetais dificilmente são beneficiados por essa forma de intervenção.

Em casos de oligoâmnio isolado, a hidratação materna com fluidos hipotônicos (água livre) é medida bem tolerada e pode ser uma estratégia para aumentar a quantidade de líquido amniótico. Aparentemente, a hidratação por via oral é mais efetiva.[2]

A hidratação da mãe com 2 L de água por via oral em casos de oligoâmnio demonstrou o aumento médio de 30% no ILA.[35] Gestantes que receberam a mesma forma de hidratação, porém apresentavam volume de líquido amniótico normal, o aumento registrado do de 16%.[34] Outro estudo randomizado promoveu a hidratação materna parenteral com solução isotônica e comprovou o aumento do volume de líquido amniótico em gestações de 3º trimestre com oligoâmnio idiopático.[48] No entanto, mais estudos são necessários para determinar precisamente a segurança das alterações da osmolaridade materna induzidas por essa hidratação.

## Amnioinfusão

A fim de criar melhores condições para o diagnóstico, pode-se lançar mão da amnioinfusão, que consiste na realização de amniocentese para infusão de soro fisiológico na cavidade amniótica para a realização do exame ultrassonográfico e para o propósito terapêutico fetal. Há casos na literatura da infusão de 40 a 640 mL de volume.

Fisk et al.[27] realizaram 92 amnioinfusões em gestantes com idade gestacional média de 22 semanas sem história de RPMO. Os resultados das ultrassonografias apontavam 90% de casos (27:30) de anomalia fetal suspeitada previamente e caíram para 13% após amnioinfusão, evidenciando sucesso do procedimento para 95% dos casos acompanhados e encontrando 2% com complicação por corioamnionite.

Em análise retrospectiva de 61 casos submetidos a amnioinfusão diagnóstica entre 17 e 26 semanas de gravidez, Vikraman et al., 2017, encontraram boa resposta à infusão de fluidos, com maior bolsão inicial de 0,6 ± 0,9 cm e pós-procedimento de 3,4 ± 1,7 cm ($p < 0{,}001$), o que possibilitou aumento significativo de detecção de anomalias fetais pós-procedimento ($p < 0{,}001$), sendo que as anomalias detectadas mais frequentes foram as renais (59%).[59]

Dessa forma, a amnioinfusão aparenta ser um importante instrumento para complementação diagnóstica de casos de oligoâmnio grave, auxiliando na definição do prognóstico.

Nove casos com crescimento fetal normal e sem anomalias congênitas submetidos a procedimentos repetidos a intervalos semanais foram submetidos a amnioinfusão para comprovação do papel terapêutico. Os resultados foram três crianças sobreviventes, três foram a óbito neonatal causado por complicações pulmonares, em um caso o óbito foi intrauterino e nos 2 últimos casos a gestação foi interrompida voluntariamente.[27] Estas observações confirmaram que permanece obscuro o papel para amnioinfusão na terapêutica do oligoâmnio visando à prevenção da hipoplasia pulmonar e à melhora dos resultados neonatais.

Mesmo durante o trabalho de parto, não houve registro de efeito benéfico na prevenção da síndrome da aspiração meconial.[62]

### Reparo do defeito

Na intenção de selar nas membranas fetais, nos casos em que o oligoâmnio decorre de RPMO, tem sido utilizados fibrina, plaquetas e crioprecipitado, no entanto, são relatos de casos a maioria dos estudos relacionados ao assunto, sendo poucos tratamentos que examinaram apropriadamente a eficácia e a biossegurança. A produção e a ativação de citocinas inflamatórias, com aumento da contratilidade uterina, podem ser acarretadas pela presença de trombina. Casos tratados com plaquetas e crioprecipitado foram relatados com óbito fetal inexplicado, tornando esses procedimentos considerados experimentais.[9]

## POLIDRÂMNIO

O polidrâmnio é determinado quando o volume de líquido amniótico excede 2.000 mL, situação que ocorre em aproximadamente 0,2 a 2% das gestações.[14,53,67]

Os casos são considerados agudos quando acontecem em poucos dias, são mais frequentes durante o 2º trimestre e mais habituais antes da semana 24 de gestação. Podem cursar com trabalho de parto prematuro e taxas altas de mortalidade perinatal, evidenciando a gravidade do quadro.

As formas crônicas são consideradas as que levam semanas para serem evidenciadas e são mais frequentes no 3º trimestre e a evolução fetal é mais favorável.

A morbidade materna e neonatal e a mortalidade perinatal estão significantemente aumentadas quando há o diagnóstico de polidrâmnio no momento do nascimento, tanto pelas condições maternas e/ou fetais relacionadas ao desenvolvimento do polidrâmnio, como por complicações diretamente relacionadas à distensão uterina.[54,63]

## CAUSAS

São diversas as causas de polidrâmnio, podendo envolver fatores maternos, fetais e/ou placentários (Tabela 5).

**TABELA 5. Causas de polidrâmnio**

| | |
|---|---|
| **Fetais** | Obstruções gastrointestinais<br>Anomalias do sistema nervoso central<br>Tórax com desvio do mediastino<br>Arritmias cardíacas<br>Displasias esqueléticas<br>Infecções congênitas<br>Hidropsia fetal não imune<br>Tumores fetais |
| **Maternas** | *Diabetes mellitus*<br>Aloimunização |
| **Placentárias** | Síndrome da transfusão feto-fetal<br>Corioangioma |

Landy et al.,[37] em uma série com 99 casos, classificaram 60% como idiopáticos e 19% foram relacionados a *diabetes mellitus* materno e 9% a gestações múltiplas e em 12% foram identificadas malformações fetais.

Um estudo mais recente, envolvendo uma série de 272 casos, associou 33% à anomalia fetal, 24% ao *diabetes mellitus* materno e 43% ao polidrâmnio idiopático. Depois do nascimento, 10% dos casos relacionados ao polidrâmnio idiopático apresentaram anomalias estruturais.[16]

O polidrâmnio está relacionado a diversas anomalias fetais. Barkin et al.[18] observaram maior envolvimento dos sistemas nervoso central (SNC) (52%), digestório (47%), cardiovascular (30%), musculoesquelético (19%) e geniturinário (16%), no estudo de fetos com polidrâmnio grave. Na relação sistema orgânico e doença, podem ser citados para anomalias do SNC anencefalia e espinha bífida; sistema digestório, as atresias esofágica e duodenal; e as arritmias cardíacas caracterizam as principais alterações cardiovasculares. Ainda foram evidenciadas hérnias diafragmáticas e as displasias esqueléticas com compressão torácica.

Apesar da relação com malformações fetais, a qualidade de evidência para indicar a pesquisa genética em casos de polidrâmnio idiopático é considerada muito baixa. Em metanálise que avaliou 1.729 gravidezes com polidrâmnio idiopático, a taxa média de alterações cromossômicas foi de 2,8 ± 3,7%, mas sem estudos que avaliassem risco relativo em gestantes de baixo risco.[10]

Em estudo de coorte retrospectiva que avaliou 106.225 casos, Luo et al. encontraram incidência de 0,3% de polidrâmnio idiopático, que se associou com pior prognóstico perinatal, principalmente relacionado a macrossomia fetal (OR 2,8, IC 95%: 2,0-3,8), apresentação fetal anômala (OR 2,5, IC 95%: 1,7-3,7), parto cesárea (OR 2,5, IC 95%: 1,7-3,7) e Apgar de 5º minuto menor que 7 (OR 4,3, IC 95%: 2,4-7,8).[39]

Em estudo retrospectivo com 694 casos em centro único, Wax et al.[15] encontraram maior associação do polidrâmnio transitório idiopático com peso fetal ao nascimento superior a 4.500 g, Apgar de 5° minuto inferior a 7, internação neonatal em UTI e óbito perinatal. O polidrâmnio persistente esteve relacionado, além do pior resultado perinatal, também a pior desfecho materno, com aumento de cesáreas e hemorragia materna.

A principal condição materna associada ao polidrâmnio é o *diabetes mellitus*.[63] A poliúria decorrente da hiperglicemia fetal está provavelmente relacionada ao mecanismo fisiopatológico sugerido pelo polidrâmnio. O aumento da concentração de glicose no líquido amniótico é outra possibilidade, provocando influxo de água para o interior da cavidade amniótica, seguindo o gradiente osmótico. Um estudo prospectivo, no HC-FMUSP, acompanhou 46 gestantes portadoras de *diabetes mellitus* pré-gestacional, de único feto, constatou média ILA significativamente maior a partir de 32 semanas, em 15 casos com recém-nascidos grandes para a idade gestacional (peso superior ao percentil 90). Os mesmos autores ainda constaram que as crianças com maior peso ao nascimento apresentavam ILA superior a 18 cm.[44]

O polidrâmnio foi frequentemente encontrado em gestantes aloimunizadas, em estudos de décadas atrás, cuja mecanismo estava relacionado ao hiperdinamismo da circulação fetal decorrente da anemia grave. Com o aprimoramento das técnicas de vigilância e tratamento, o polidrâmnio tem sido cada vez menos frequente na anemia.

O polidrâmnio associado às gestações monocoriônicas é uma das mais frequentemente encontradas entre as causas placentárias. A presença de anastomoses vasculares entre as duas circulações fetais se complica em razão da síndrome de transfusão feto-fetal grave, em que o feto receptor geralmente é hipervolêmico e apresenta aumento da produção urinária, ocasionando o polidrâmnio.

## MORBIDADE ASSOCIADA

As taxas de morbidade e mortalidade relacionadas ao polidrâmnio são significativamente maiores que as da população geral. A razão é a maior incidência de malformações congênitas maiores e aneuploidias fetais, além dos quadros de doença aloimune grave e *diabetes mellitus* materno não compensado associados.[49] Diante deste quadro, o prognóstico dependerá fundamentalmente do tipo e da gravidade das anomalias fetais e dos cuidados dispensados durante a gestação, o parto e o puerpério.

A gestante estará vulnerável, não somente pelo desconforto respiratório, mas principalmente por complicações como o trabalho de parto prematuro, a RPMO, o descolamento prematuro de placenta (DPP), a apresentação fetal anômala, o parto moroso, a distocia funcional, o prolapso de membros ou cordão, a atonia uterina e a hemorragia pós-parto.[17] A recomendação atual é de que as pacientes com diagnóstico de polidrâmnio tenham seus partos assistidos em centros terciários.[62] Em razão da sobredistensão uterina, o risco de atonia uterina é aumentado, de modo que é importante que essas pacientes sejam incluídas nos protocolos de alto risco de hemorragia puerperal para que sejam prontamente assistidas em caso de sangramento aumentado.

Hill et al.[31] constataram, em um estudo populacional que identificou 102 casos de polidrâmnio, resultado neonatal favorável nos casos classificados como leves, e em 15% destas ocorrências foi encontrada uma causa provável. Para os casos graves, tiveram uma causa provável determinada em 90%, com frequente associação com malformações fetais e pior prognóstico neonatal. Em outro estudo prospectivo com a participação de 151 gestações únicas com diagnóstico de polidrâmnio idiopático, foram encontradas taxas de prematuridade, baixo peso ao nascer e mortalidade perinatal comparáveis ao grupo-controle contemporâneo.[47]

## TRATAMENTO

O polidrâmnio raramente necessita de tratamento. Porém, a origem primária deve sempre ser levada em consideração. A correção das causas maternas e fetais, quando possível, poderá proporcionar melhora do volume do líquido amniótico.

Diante do diagnóstico de polidrâmnio, recomenda-se que, durante o pré-natal, a gestante seja orientada quanto a repouso relativo e que peso e edema maternos, assim como altura uterina, sejam acompanhados. O peso fetal também deve ser avaliado periodicamente, já que é maior a ocorrência de macrossomia associada ao polidrâmnio. Também deve-se atentar para a presença de útero irritável e, quando necessário, deve-se prescrever progesterona por via vaginal (ver Capítulo 36, "Prematuridade", da Seção 5, "Intercorrências obstétricas").

Os quadros que apresentam pouco desconforto materno podem ser conduzidos de forma não intervencionista.

### Amniodrenagem

Os casos que cursam com dispneia e/ou dor abdominal podem receber amniocentese esvaziadora para amenizar temporariamente os sintomas. É realizada pela punção percutânea da cavidade amniótica para drenagem do líquido amniótico (ver Capítulo 67, "Procedimentos invasivos", da Seção 7, "Medicina fetal"). É importante ressaltar que o procedimento, por ser invasivo, não é isento de riscos e que o polidrâmnio pode se refazer em poucos dias.[67]

Não há consenso sobre a quantidade de líquido amniótico que deve ser drenado, nem sobre a velocidade com que o procedimento deve ser feito. É recomendado que o esvaziamento seja lento, no máximo 178 mL/min, com tempo de procedimento de cerca de 30 minutos. Não se deve retirar mais do que 5.000 mL por procedimento, que deve ser finalizado quando o índice de líquido amniótico atingir de 15 a 20 cm ou maior bolsão de 8 cm.

Em casuística conduzida por Leung et al.,[38] foi relatada a incidência de 3% de complicações, as principais foram: rotura de membranas, trabalho de parto prematuro e corioamnionite. Outra complicação relatada foi o DPP, que se dá principalmente quando o esvaziamento é realizado muito rapidamente.

No entanto, no início do trabalho de parto, a amniodrenagem pode ser realizada para reduzir o risco de súbitos esvaziamento e descompressão uterina depois da amniotomia, colaborando na diminuição da chance de complicações, como prolapso de cordão e DPP.

### Inibidores da prostaglandina

Uma das alternativas não invasivas de tratamento é a administração de indometacina à gestante, que parece reduzir a produção de líquido amniótico pelo feto atuando diretamente no epitélio pulmonar e nos rins.[36] A dose preconizada é de 25 mg, a cada 6 horas, durante os 2 primeiros dias e de até 1,5 a 3 mg/kg/dia depois.[22] Uma revisão da literatura demonstrou eficácia da indometacina na redução do polidrâmnio em praticamente todos os casos tratados.[6] No entanto, 70% dos casos tratados apresentaram como efeito colateral a indução do fechamento precoce do ducto arterioso fetal.[55] Sendo assim, o uso exige avaliação diária da função cardíaca fetal. Esta medicação não é administrada no tratamento de gestantes atendidas pela Clínica Obstétrica do HC-FMUSP.

#### PONTOS-CHAVE

- O líquido amniótico é fundamental para o adequado desenvolvimento do produto conceptual e manutenção da homeostase.
- As alterações do volume de líquido amniótico estão associadas a aumento do risco perinatal e complicações no parto e no puerpério.
- As principais vias de produção e absorção do líquido amniótico na segunda metade da gestação são a produção urinária e a absorção intestinal pelo feto, respectivamente.
- A ultrassonografia é o método de escolha para o diagnóstico e o acompanhamento das alterações do volume de líquido amniótico, segundo critérios subjetivos e/ou semiquantitativos.
- Oligoâmnio é a redução do volume de líquido amniótico abaixo de 2 cm de maior bolsão vertical ou 5 cm de índice de líquido amniótico. Suas principais causas são: rotura prematura das membranas ovulares, insuficiência placentária e anomalias do sistema urinário fetal.
- O risco de hipoplasia pulmonar no oligoâmnio está relacionado à idade gestacional em que este se instala e à sua gravidade.
- Polidrâmnio é o aumento do volume de líquido amniótico e está associado a diversas alterações maternas, fetais e placentárias; entretanto, aproximadamente metade dos casos é idiopática.
- Diante do diagnóstico de alteração do volume de líquido amniótico, deve-se conduzir propedêutica minuciosa para tentar determinar a etiologia primária. O acompanhamento e o eventual tratamento desses casos também serão determinados fundamentalmente pela causa específica.

## REFERÊNCIAS BIBLIOGRÁFICAS

### Artigos de revisão


1. Brace RA. Progress toward understanding the regulation of amniotic fluid volume: water and solute fluxes in and through the fetal membranes. Placenta 1995; 16(1): 1-18.
2. Gizzo S, Noventa M, Vitagliano A, Dall'Asta A, D'Antona D, Aldrich CJ, Quaranta M, Frusca T, Patrelli TS. An Update on Maternal Hydration Strategies for Amniotic Fluid Improvement in Isolated Oligohydramnios and Normohydramnios: Evidence from a Systematic Review of Literature and Meta-Analysis. PLoS One 2015; 10(12): e0144334.
3. Goldstein RB, Filly RA. Sonographic estimation of amniotic fluid volume: subjective assessment versus pocket measurements. J Ultrasound Med 1988; 7(7): 363-9.
4. Hughes DS, Magann EF. Antenatal fetal surveillance Assessment of the AFV. Best Pract Res Clin Obstet Gynaecol 2017; 38: 12-23.
5. Lim KI, Butt K, Naud K, Smithies M. Amniotic Fluid: Technical Update on Physiology and Measurement. J Obstet Gynaecol Can 2017; 39(1): 52-58.
6. Moise KJ Jr. Polyhydramnios. Clin Obstet Gynecol 1997; 40(2): 266-79.
7. Morris RK, Meller CH, Tamblyn J, Malin GM, Riley RD, Kilby MD, Robson SC, Khan KS. Association and prediction of amniotic fluid measurements for adverse pregnancy outcome: systematic review and meta-analysis. BJOG 2014; 121(6): 686-99.
8. Rabie N, Magann E, Steelman S, Ounpraseuth S. Oligohydramnios in complicated and uncomplicated pregnancy: a systematic review and meta-analysis. Ultrasound Obstet Gynecol 2017; 49(4): 442-449.
9. Richter J, Henry A, Ryan G, DeKoninck P, Lewi L, Deprest J. Amniopatch procedure after previable iatrogenic rupture of the membranes: a two-center review. Prenat Diagn 2013; 33(4): 391-6.
10. Sagi-Dain L, Sagi S. Chromosomal aberrations in idiopathic polyhydramnios: A systematic review and meta-analysis. Eur J Med Genet 2015; 58(8): 409-15.
11. Seeds AE. Current concepts of amniotic fluid dynamics. Am J Obstet Gynecol 1980; 138(5): 575-86.
12. Shrem G, Nagawkar SS, Hallak M, Walfisch A. Isolated Oligohydramnios at Term as an Indication for Labor Induction: A Systematic Review and Meta-Analysis. Fetal Diagn Ther 2016; 40(3): 161-73.
13. Underwood MA, Gilbert WM, Sherman MP. Amniotic fluid: not just fetal urine anymore. J Perinatol 2005; 25(5): 341-8.
14. Wallenburg HC, Wladimiroff JW. The amniotic fluid: polyhydramnios and oligohydramnios. J Perinat Med 1977; 5(6): 233-43.
15. Wax JR, Cartin A, Craig WY, Pinette MG. Transient idiopathic polyhydramnios: maternal and perinatal outcomes – maternal and perinatal outcomes. J Ultrasound Med 2022; 41(11): 2859-66.

## Artigos originais


16. Abele H, Starz S, Hoopmann M, Yazdi B, Rall K, Kagan KO. Idiopathic polyhydramnios and postnatal abnormalities. Fetal Diagn Ther 2012; 32(4): 251-5.
17. Aviram A, Salzer L, Hiersch L et al. Association of isolated polyhydramnios at or beyond 34 weeks of gestation and pregnancy outcome. Obstet Gynecol 2015; 125: 825.
18. Barkin SZ, Pretorius DH, Beckett MK, Manchester DK, Nelson TR, Manco-Johnson ML. Severe polyhydramnios: incidence of anomalies. Am J Roentgenol 1987; 148(1): 155-9.
19. Bastide A, Manning F, Harman C, Lange I, Morrison I. Ultrasound evaluation of amniotic fluid: outcome of pregnancies with severe oligohydramnios. Am J Obstet Gynecol 1986; 154(4): 895-900.
20. Brace RA, Wlodek ME, Cock ML, Harding R. Swallowing of lung liquid and amniotic fluid by the ovine fetus under normoxic and hypoxic conditions. Am J Obstet Gynecol 1994; 171(3): 764-70.
21. Brace RA, Wolf EJ. Normal amniotic fluid volume changes throughout pregnancy. Am J Obstet Gynecol 1989; 161(2): 382-8.
22. Cabrol D, Landesman R, Muller J, Uzan M, Sureau C, Saxena BB. Treatment of polyhydramnios with prostaglandin synthetase inhibitor (indomethacin). Am J Obstet Gynecol 1987; 157(2): 422-6.
23. Chamberlain PF, Manning FA, Morrison I, Harman CR, Lange IR. Ultrasound evaluation of amniotic fluid volume: the relationship of increased amniotic fluid volume to perinatal outcome. Am J Obstet Gynecol 1984; 150(3): 250-4.
24. Chamberlain PF, Manning FA, Morrison I, Harman CR, Lange IR. Ultrasound evaluation of amniotic fluid volume: the relationship of marginal and decreased amniotic fluid volumes to perinatal outcome. Am J Obstet Gynecol 1984; 150(3): 245-9.
25. Clement D, Schifrin BS, Kates RB. Acute oligohydramnios in postdate pregnancy. Am J Obstet Gynecol 1987; 157(4 Pt 1): 884-6.
26. Croom CS, Banias BB, Ramos-Santos E, Devoe LD, Bezhadian A, Hiett AK. Do semiquantitative amniotic fluid indexes reflect actual volume? Am J Obstet Gynecol 1992; 167(4 Pt 1): 995-9.
27. Fisk NM, Ronderos-Dumit D, Soliani A, Nicolini U, Vaughan J, Rodeck CH. Diagnostic and therapeutic transabdominal amnioinfusion in oligohydramnios. Obstet Gynecol 1991; 78(2): 270-8.
28. Gilbert WM, Brace RA. The missing link in amniotic fluid volume regulation: intramembranous absorption. Obstet Gynecol 1989; 74(5): 748-54.
29. Goodlin RC, Anderson JC, Gallagher TF. Relationship between amniotic fluid volume and maternal plasma volume expansion. Am J Obstet Gynecol 1983; 146(5): 505-11.
30. Hendricks SK, Smith JR, Moore DE, Brown ZA. Oligohydramnios associated with prostaglandin synthetase inhibitors in preterm labour. Br J Obstet Gynaecol 1990; 97(4): 312-6.
31. Hill LM, Breckle R, Thomas ML, Fries JK. Polyhydramnios: ultrasonically detected prevalence and neonatal outcome. Obstet Gynecol 1987; 69(1): 21-5.
32. Jauniaux E, Gulbis B, Jurkovic D, Campbell S, Collins WP, Ooms HA. Relationship between protein concentrations in embryological fluids and maternal serum and yolk sac size during human early pregnancy. Hum Reprod 1994; 9(1): 161-6.
33. Kehl S, Schelkle A, Thomas A, Puhl A, Meqdad K, Tuschy B, Berlit S, Weiss C, Bayer C, Heimrich J, Dammer U, Raabe E, Winkler M, Faschingbauer F, Beckmann MW, Sütterlin M. Single deepest vertical pocket or amniotic fluid index as evaluation test for predicting adverse pregnancy outcome (SAFE trial): a multicenter, open-label, randomized controlled trial. Ultrasound Obstet Gynecol 2016; 47(6): 674-9.
34. Kilpatrick SJ, Safford KL. Maternal hydration increases amniotic fluid index in women with normal amniotic fluid. Obstet Gynecol 1993; 81(1): 49-52.
35. Kilpatrick SJ, Safford KL, Pomeroy T, Hoedt L, Scheerer L, Laros RK. Maternal hydration increases amniotic fluid index. Obstet Gynecol 1991; 78(6): 1098-102.
36. Kirshon B, Moise Jr. KJ, Wasserstrum N, Ou CN, Huhta JC. Influence of short-term indomethacin therapy on fetal urine output. Obstet Gynecol 1988; 72(1): 51-3.
37. Landy HJ, Isada NB, Larsen Jr. JW. Genetic implications of idiopathic hydramnios. Am J Obstet Gynecol 1987; 157(1): 114-7.
38. Leung WC, Jouannic JM, Hyett J, Rodeck C, Jauniaux E. Procedure-related complications of rapid amniodrainage in the treatment of polyhydramnios. Ultrasound Obstet Gynecol 2004; 23(2): 154-8.
39. Luo QQ, Zou L, Gao H, Zheng YF, Zhao Y, Zhang WY. Idiopathic polyhydramnios at term and pregnancy outcomes: a multicenter observational study. J Matern Fetal Neonatal Med 2017; 30(14): 1755-1759.
40. Marks AD, Divon MY. Longitudinal study of the amniotic fluid index in post-dates pregnancy. Obstet Gynecol 1992; 79(2): 229-33.
41. Mercer LJ, Brown LG, Petres RE, Messer RH. A survey of pregnancies complicated by decreased amniotic fluid. Am J Obstet Gynecol 1984; 149(3): 355-61.
42. Nagiub M, Kanaan U, Simon D, Guglani L. Risk Factors for Development of Pulmonary Hypertension in Infants with Bronchopulmonary Dysplasia: Systematic Review and Meta-Analysis. Paediatr Respir Rev 2017; 23: 27-32.
43. Naveiro-Fuentes M, Puertas Prieto A, Ruíz RS, Carrillo Badillo MP, Ventoso FM, Gallo Vallejo JL. Perinatal outcomes with isolated oligohydramnios at term pregnancy. J Perinat Med 2016; 44(7): 793-798.
44. Nomura RMY, Francisco RPV, Maganha CA, Miyadahira S, Neto JDB, Zugaib M. Vitalidade fetal em gestações complicadas com diabete melito pré-gestacional: um estudo longitudinal. Rev Bras Ginecol Obstet 2002; 24(2): 113-20.
45. Nomura RMY, Francisco RPV, Miyadahira S, Zugaib M. Análise dos testes de vitalidade fetal e dos resultados perinatais em gestações de alto risco com oligoidrâmnio. Rev Bras Ginecol Obstet 2002; 24(6): 401-6.
46. Ott WJ. Reevaluation of the relationship between amniotic fluid volume and perinatal outcome. Am J Obstet Gynecol 2005; 192(6): 1803-9.
47. Panting-Kemp A, Nguyen T, Chang E, Quillen E, Castro L. Idiopathic polyhydramnios and perinatal outcome. Am J Obstet Gynecol 1999; 181(5 Pt 1): 1079-82.
48. Patrelli TS, Gizzo S, Cosmi E et al. Maternal hydration therapy improves the quantity of amniotic fluid and the pregnancy outcome in third-trimester isolated oligohy-dramnios: a controlled randomized institutional trial. J Ultrasound Med 2012; 31(2): 239-44.
49. Phelan JP, Park YW, Ahn MO, Rutherford SE. Polyhydramnios and perinatal outcome. J Perinatol 1990; 10(4): 347-50.
50. Phelan JP, Smith CV, Broussard P, Small M. Amniotic fluid volume assessment with the four-quadrant technique at 36-42 weeks' gestation. J Reprod Med 1987; 32(7): 540-2.
51. Philipson EH, Sokol RJ, Williams T. Oligohydramnios: clinical associations and predictive value for intrauterine growth retardation. Am J Obstet Gynecol 1983; 146(3): 271-8.
52. Pritchard JA. Deglutition by normal and anencephalic fetuses. Obstet Gynecol 1965; 25: 289-97.
53. Queenan JT, Gadow EC. Polyhydramnios: chronic versus acute. Am J Obstet Gynecol 1970; 108(3): 349-55.
54. Rajgire AA, Borkar KR, Gadge AM. A clinical study of fetomaternal outcome in pregnancy with polyhydramnios. Int J Reprod Contracept Obstet Gynecol 2017; 6(1): 145-148.
55. Rasanen J, Jouppila P. Fetal cardiac function and ductus arteriosus during indomethacin and sulindac therapy for threatened preterm labor: a randomized study. Am J Obstet Gynecol 1995; 173(1): 20-5.
56. Rotschild A, Ling EW, Puterman ML, Farquharson D. Neonatal outcome after prolonged preterm rupture of the membranes. Am J Obstet Gynecol 1990; 162(1): 46-52.
57. Sherer DM, Cullen JB, Thompson HO, Woods Jr. JR. Transient oligohydramnios in a severely hypovolemic gravid woman at 35

weeks' gestation, with fluid reaccumulating immediately after intravenous maternal hydration. Am J Obstet Gynecol 1990; 162(3): 770-1.
58. van Otterlo LC, Wladimiroff JW, Wallenburg HC. Relationship between fetal urine production and amniotic fluid volume in normal pregnancy and pregnancy complicated by diabetes. Br J Obstet Gynaecol 1977; 84(3): 205-9.
59. Vikraman SK, Chandra V, Balakrishnan B, Batra M, Sethumadhavan S, Patil SN, Nair S, Kannoly G. Impact of antepartum diagnostic amnioinfusion on targeted ultrasound imaging of pregnancies presenting with severe oligo-and anhydramnios: An analysis of 61 cases. Eur J Obstet Gynecol Reprod Biol 2017; 212: 96-100.
60. Winn HN, Chen M, Amon E, Leet TL, Shumway JB, Mostello D. Neonatal pulmonary hypoplasia and perinatal mortality in patients with midtrimester rupture of amniotic membranes: a critical analysis. Am J Obstet Gynecol 2000; 182(6): 1638-44.
61. Wladimiroff JW, Campbell S. Fetal urine-production rates in normal and complicated pregnancy. Lancet 1974; 1(7849): 151-4.

## Diretrizes

62. American College of Obstetricians and Gynecologists. Amnioninfusion does not prevent meconium aspiration syndrome. ACOG Committee Opinion. Obstet Gynecol 2006; 108(4): 1053.
63. Society for maternal-fetal medicine (SMFM). Dashe JS, Pressman EK, Hibbard JU. Evaluation and management of polydramnios. Am J Obstet Gynecol 2018; 219: B2-B8.

## Editorial

64. Wax JR, Pinette MG. The amniotic fluid index and oligohydramnios: a deeper dive into the shallow end. Am J Obstet Gynecol 2022; 227(3): 462-70.

## Livros

65. Hill LM. Abnormalities of amniotic fluid. In: Nyberg DA, Mahony BS, Pretorius DH, editors. Diagnostic ultrasound of fetal anomalies: text and atlas. St Louis: Mosby-Year Book; 1990. p. 38-66.
66. Zugaib, M, Bittar, RE, Francisco, RPV. Protocolos Assistenciais Clínica Obstétrica, FMUSP. 5. ed. São Paulo: Atheneu, 2015. Capítulo 11 – Vitalidade fetal. p. 91-112.
67. Zugaib, M, Bittar, RE, Francisco, RPV. Protocolos Assistenciais Clínica Obstétrica, FMUSP. 5. ed. São Paulo: Atheneu, 2015. Capítulo 51 – Polidrâmnio. p. 453-60.

# Capítulo 34

# Doença hipertensiva específica da gestação

## INTRODUÇÃO

A doença hipertensiva específica da gestação (DHEG) é uma das complicações mais frequentes da gravidez.[131] Embora a evolução seja favorável nas pacientes com formas leves da doença, as formas graves (com eclâmpsia e síndrome HELLP*) constituem importante causa de morbidade materna grave[142] e mortalidade materna e perinatal. Segundo a Organização Mundial da Saúde (OMS), a hipertensão é responsável por 14% dos óbitos maternos no mundo, variando de 12,9% das mortes maternas nos países desenvolvidos a até 22,9% na América Latina.[194] Na avaliação histórica da mortalidade materna na cidade de São Paulo, no período de 1993 a 2016, verificou-se que a hipertensão arterial foi a principal causa de morte durante o ciclo gravídico-puerperal, estando presente em 22,5% dos casos. Desses, a DHEG foi responsável por 62,1% (Figura 1).[198] Nos últimos 30 anos, a hipertensão foi a principal causa de morte materna nos estudos publicados no Brasil.[108]

Além da eclâmpsia e da síndrome HELLP, outras situações graves podem estar associadas à DHEG, como descolamento prematuro de placenta (DPP), coagulação intravascular disseminada (CIVD), hemorragia cerebral, edema pulmonar, insuficiência hepática e insuficiência renal aguda. As complicações perinatais incluem prematuridade, restrição do crescimento fetal (RCF), sofrimento fetal e morte perinatal. Nos últimos anos, vários estudos vêm abordando a importância da DHEG como fator preditor de eventos cardiovasculares futuros na mulher[3] e também suas repercussões fetais na origem da doença cardiovascular do adulto.[18,33]

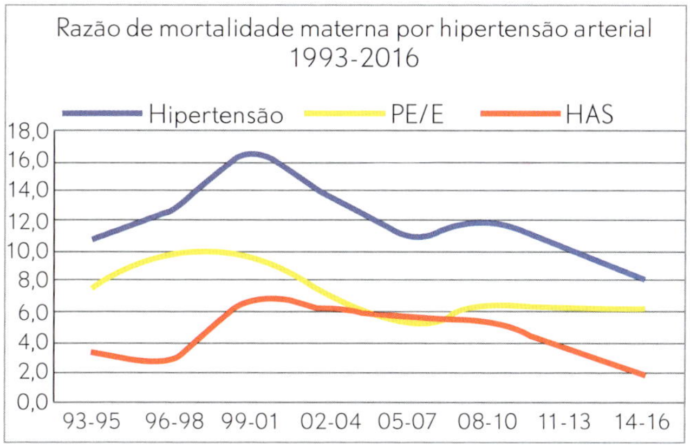


**FIGURA 1.** Série histórica da razão de mortalidade materna por hipertensão arterial e seus componentes – 1993 a 2016. HAS: hipertensão arterial sistêmica; PE/E: pré-eclâmpsia/eclâmpsia. (Figura adaptada de Vega 2018.[198])

* Acrônimo descrito por Weinstein[26] que significa: H – *hemolysis*/hemólise; EL – *elevated liver enzymes*/aumento das enzimas hepáticas; LP – *low platelets*/plaquetopenia.

## CONCEITOS

A DHEG compreende o conjunto das alterações pressóricas observadas na gestação, incluindo a pré-eclâmpsia e a eclâmpsia. Ela é caracterizada pela presença de hipertensão arterial, edema e/ou proteinúria a partir de 20 semanas de gestação, em pacientes previamente normotensas. Eclâmpsia é a ocorrência de convulsões tônico-clônicas generalizadas em gestante com pré-eclâmpsia.[173]

Define-se hipertensão arterial quando a pressão arterial sistólica é igual ou superior a 140 mmHg e/ou a pressão arterial diastólica é igual ou superior a 90 mmHg, adotando-se como pressão arterial diastólica a fase V de Korotkoff (desaparecimento do som) com a paciente sentada, sendo essas medidas confirmadas após 4 horas de repouso. Atualmente, não se valoriza mais o diagnóstico de DHEG diante do incremento de 30 mmHg na pressão arterial sistólica e de 15 mmHg na pressão arterial diastólica.[154] A exclusão desses critérios deve-se à pouca praticidade da proposta e a investigações que não demonstraram complicações nesse grupo de gestantes.[95,113] No entanto, esses casos devem merecer atenção especial se ocorrerem concomitantemente elevação de ácido úrico e proteinúria patológica (≥ 300 mg/24 horas).[162]

Considera-se proteinúria patológica a presença de 300 mg ou mais de proteínas excretadas na urina coletada durante 24 horas. A identificação de proteinúria por meio de fita reagente em amostra isolada de urina é recurso propedêutico importante por fornecer resultado imediato; entretanto, não dispensa confirmação quantitativa em volume de 24 horas. Recentemente, tem sido proposta a determinação da proteinúria pela "relação proteína/creatinina em amostra isolada de urina". Este método se correlaciona bem à proteinúria em urina de 24 horas, com simplificação da execução do exame, pois pode ser feito em uma amostra isolada, e as variações da excreção de proteína conforme a concentração da urina são corrigidas pela determinação simultânea da creatinina urinária.[150] Ainda não existe consenso quanto ao valor da relação proteína/creatinina que seria indicativo de proteinúria significativa na gravidez; diretrizes internacionais aceitam que a proteinúria é considerada significativa pela relação proteína/creatinina em amostra isolada de urina quando a relação (com ambas as medidas em mg/dL) for igual ou superior a 0,3.[150,161] O edema generalizado constitui sinal de alerta para possível desenvolvimento de DHEG. Está presente quando ocorre inchaço de mãos e face. O aumento súbito de peso (> 1 kg/semana) deve ser considerado sinal clínico de importância na identificação do edema generalizado.

## FORMAS CLÍNICAS

Existem várias classificações para as síndromes hipertensivas na gestação.[7,42,150,154,161,173] As mais citadas na literatura são variantes da classificação inicial de Hughes,[173] de 1972 (adotada pelo *American College of Obstetricians and Gynecologists* – ACOG, no mesmo ano) (Tabela 1). Nessa classificação, definem-se:

- Pré-eclâmpsia: desenvolvimento de hipertensão arterial, com proteinúria significativa e/ou edema de mãos e face que ocorre após 20 semanas. Era considerada hipertensa a mulher com pressão arterial sistólica de pelo menos 140 mmHg e/ou pressão arterial diastólica de pelo menos 90 mmHg. A proteinúria significante era definida como pelo menos 0,3 g/L em urina de 24 horas ou de pelo menos 1+ pelo método quantitativo de fita.
- Eclâmpsia: aparecimento de convulsões em paciente com pré-eclâmpsia.
- Hipertensão crônica: hipertensão arterial persistente anterior à gravidez ou anterior a 20 semanas e que se mantém após o puerpério.
- Pré-eclâmpsia ou eclâmpsia associada à hipertensão arterial crônica: aparecimento de pré-eclâmpsia ou eclâmpsia em paciente com antecedente de hipertensão arterial crônica.
- Hipertensão transitória: elevação dos níveis pressóricos no final da gestação ou no início do puerpério (24 horas de pós-parto), sem proteinúria e que retorna aos valores normais em até 10 dias após o parto.
- Doença hipertensiva não classificável: em que as informações obtidas não são suficientes para a classificação.

Na Clínica Obstétrica do HC-FMUSP, adota-se a classificação descrita na Tabela 2 (classificação de Zugaib e Kahhale, modificada de Hughes).[175] Observam-se algumas diferenças em relação à classificação anterior, destacadas a seguir. Não se utiliza o termo hipertensão transitória, porque considera-se que corresponde à fase não proteinúrica da pré-eclâmpsia ou que se trata de recorrência de hipertensão arterial que esteve abrandada no período intermediário da gestação. A hipertensão transitória tende a recorrer em gestações posteriores (cerca de 80% dos casos), sendo provavelmente a maior fonte de diagnósticos equivocados de pré-eclâmpsia em multíparas. Na Clínica Obstétrica do HC-FMUSP, essas gestantes são geralmente classificadas como hipertensas crônicas. Esta classificação também não inclui a categoria de hipertensão não classificável. Por meio da história clínica e dos exames, procura-se sempre classificar a gestante.

**TABELA 1. Classificação das síndromes hipertensivas na gestação segundo Hughes**

| |
|---|
| Hipertensão induzida pela gravidez<br>• Pré-eclâmpsia leve e grave<br>• Eclâmpsia |
| Hipertensão crônica de qualquer etiologia |
| Pré-eclâmpsia ou eclâmpsia associada à hipertensão arterial crônica |
| Hipertensão transitória |
| Doença hipertensiva não classificável |

Tabela adaptada de Hughes.[173]

**TABELA 2. Classificação das síndromes hipertensivas na gestação segundo a Clínica Obstétrica do HC-FMUSP**

| |
|---|
| **DHEG**<br>Pré-eclâmpsia leve<br>• PAS ≥ 140 e/ou PAD ≥ 90 mmHg após 20 semanas de gestação<br>• Proteinúria ≥ 300 mg/24 horas<br>• Edema generalizado<br>Pré-eclâmpsia grave<br>• PAS ≥ 160 e/ou PAD ≥ 110 mmHg, confirmada em duas medidas com intervalo mínimo de 1 a 2 horas<br>• Proteinúria ≥ 2,0 g/24 horas<br>• Alterações renais: oligúria (diurese < 400 mL/24 horas) ou creatinina sérica ≥ 1,2 g/dL<br>• Cianose e/ou edema pulmonar<br>• Iminência de eclâmpsia<br>– Cefaleia, dor epigástrica e alterações visuais<br>Eclâmpsia<br>• Convulsões tonicoclônicas |
| **Hipertensão arterial crônica**<br>Não complicada<br>Complicada<br>• DHEG sobreposta<br>• Insuficiência renal<br>• Insuficiência cardíaca |

DHEG: doença hipertensiva específica da gestação; PAD: pressão arterial diastólica; PAS: pressão arterial sistólica. (Tabela adaptada de Alves et al.[164])

Existem várias classificações utlizadas em diretrizes de diversos países e sociedades, entre as quais se destaca a do ACOG (Tabela 3). Na maioria delas, a presença de proteinúria é condição *sine qua non* para o diagnóstico de pré-eclâmpsia. A mais recente diretriz do ACOG admite o diagnóstico de pré-eclâmpsia na ausência de proteinúria na presença de trombocitopenia, alteração das enzimas hepáticas, insuficiência renal, edema pulmonar ou sintomas visuais e cerebrais (cefaleia, amaurose, escotomas, fosfenas).[150] A Clínica Obstétrica do HC-FMUSP utiliza na assistência a classificação de Zugaib e Kahhale, por entender que ela oferece melhor caracterização dos casos das síndromes hipertensivas da gravidez, permitindo melhor abordagem das pacientes. Note-se que a presença ou não de proteinúria não é um fenômeno estanque: muitas

**TABELA 3. Classificação das doenças hipertensivas na gravidez segundo o *American College of Obstetricians and Gynecologists*[150]**

| | |
|---|---|
| Pré-eclâmpsia | Elevação da pressão arterial após a 20ª semana com proteinúria significativa (> 0,3 g/L em urina de 24 horas)<br>Na ausência de proteinúria, considerar pré-eclâmpsia caso a gestante desenvolva algum dos sinais e dos sintomas de gravidade:<br>• Trombocitopenia (< 100.000/mm³)<br>• Alteração da função hepática (transaminases superiores a duas vezes o valor normal)<br>• Piora da função renal (creatinina > 1,1 mg/dL ou o dobro do valor inicial, na ausência de disfunção renal prévia)<br>• Edema pulmonar<br>• Alterações visuais ou cerebrais (incluindo eclâmpsia)<br>Níveis de pressão arterial ≥ 160 × 110 mmHg também são considerados sinais de gravidade, mas não definidores de pré-eclâmpsia na ausência de proteinúria |
| Hipertensão gestacional | Elevação da pressão arterial após a 20ª semana sem proteinúria |
| Hipertensão arterial crônica | Hipertensão prévia à gestação ou detectada antes da 20ª semana |
| Hipertensão arterial crônica com pré-eclâmpsia sobreposta | Hipertensão prévia à gestação ou detectada antes da 20ª semana com proteinúria (previamente ausente) surgida após a 20ª semana<br>Na presença de proteinúria prévia:<br>• Elevação súbita e progressiva da pressão arterial<br>• Elevação repentina, substancial e sustentada da proteinúria<br>• Trombocitopenia < 100.000/mm³<br>• Elevação das enzimas hepáticas<br>• Dor em hipocôndrio direito e/ou cefaleias intensas<br>• Piora da função renal<br>• Edema pulmonar |

pacientes sem proteinúria passam a apresentá-la na evolução da doença e outras, com proteinúria significativa, deixam de apresentá-la com a estabilização da doença proporcionada pela internação e pelo tratamento.

Segundo os critérios utilizados, observa-se amplo espectro de formas clínicas: pré-eclâmpsia leve, pré-eclâmpsia grave, iminência de eclâmpsia, eclâmpsia, síndrome HELLP e hipertensão arterial crônica com ou sem DHEG sobreposta. A pré-eclâmpsia leve pode progredir rapidamente para as formas mais graves, sem necessariamente apresentar todos os critérios de gravidade. A vigilância cuidadosa durante a assistência pré-natal é fundamental para evitar a piora clínica. Sintomas como cefaleia e distúrbios visuais podem antecipar o agravamento da hipertensão arterial e o surgimento das convulsões. Na iminência de eclâmpsia, destaca-se a tríade cefaleia, dor epigástrica e alterações visuais. A síndrome HELLP representa um agravamento da pré-eclâmpsia, com hemólise, elevação de enzimas hepáticas e plaquetopenia. Da mesma maneira, a eclâmpsia é consequência de uma pré-eclâmpsia grave, com repercussões graves em sistema nervoso central, e caracteriza-se pelo aparecimento de crises convulsivas tônico-clônicas. Todas as formas descritas podem surgir na gestante com hipertensão arterial crônica, ou seja, com doença hipertensiva anterior à gravidez, a qual é considerada não complicada quando as funções renal e cardíaca são normais e quando não há lesão de órgãos-alvo instalada antes da gravidez. A hipertensão arterial crônica é considerada complicada diante da elevação dos níveis tensionais arteriais, da presença de proteinúria e do aumento dos níveis sanguíneos de ácido úrico, caracterizando a instalação da DHEG, ou quando já existir lesão de órgãos-alvo prévia à gestação (cardíaca ou renal).[150,175,187]

Recentemente, a nova classificação da *International Society for Studies of Hypertension in Pregnancy* (ISSHP) vem substiuindo a classificação do ACOG. Entre as principais diferenças estão as formas de HAC (primária, secundária, "jaleco branco" e mascarada), valores laboratoriais de gravidade modificados e a inclusão de alterações fetoplacentárias frequentemente ligadas à pré-eclâmpsia como critérios de gravidade (restrição do crescimento fetal e/ou alterações da Dopplervelocimetria fetal).[153]

## INCIDÊNCIA

As doenças hipertensivas complicam até 10% das gestações.[161] A prevalência da DHEG (pré-eclâmpsia) é classicamente apresentada como sendo de 5 a 8%. Há grande variedade nos dados da literatura, cujas cifras oscilam de 1,7 a 9,8%. Esta grande variação deve-se principalmente à falta de consenso sobre os critérios diagnósticos, sofrendo ainda influência da paridade e de fatores étnicos e socioeconômicos.[187] Em nulíparas, varia de 3 a 7% e em multíparas, de 0,8 a 5%.[51,77,98,132] Em gestações múltiplas, foi observada a incidência de 18%, e em pacientes com antecedente de DHEG em gestações pregressas, foi observada a recorrência em 14 a 39%.[187] O aumento da prevalência de obesidade tem sido relacionado ao aumento da prevalência de DHEG nos países desenvolvidos.

## FATORES DE RISCO

A gestante de risco para DHEG pode ser identificada pela presença de fatores epidemiológicos e clínicos. A maioria dos casos (75%) ocorre em mulheres nulíparas. Entre outros fatores de risco para o desenvolvimento de DHEG e de suas complicações, destacam-se nível socioeconômico desfavorável, idade materna avançada, história familiar de DHEG, obesidade, gestação múltipla, doença trofoblástica gestacional, DHEG em gestação pregressa, *diabetes mellitus*, doença renal, doenças do colágeno e trombofilias (em especial a SAF – síndrome dos anticorpos antifosfolípides) (Tabela 4).[191]

É de conhecimento antigo que a nulípara tem maior risco de apresentar DHEG do que a multípara.[103] Nesta, a DHEG é mais comumente observada em pacientes com hipertensão arterial pré-gravídica ou quando há troca de parceiro.[69]

Não há evidências de que a pré-eclâmpsia leve apresente correlação com o nível socioeconômico. Por outro lado, a eclâmpsia e a síndrome HELLP são mais frequentes nas camadas socioeconômicas menos favorecidas.[59] A falta de assistência pré-natal ou assistência precária impedem o reconhecimento dos fatores de risco e propiciam a evolução das formas leves para formas mais graves de DHEG.

Classicamente, os estudos epidemiológicos demonstram maior distribuição de casos de DHEG nos extremos reprodutivos da vida da mulher, ou seja, abaixo dos 18 e acima dos 40 anos. Como a primeira gestação ocorre com mais frequência em mulheres jovens, a maioria dos casos de DHEG se dá nesse grupo etário. Entretanto, quando são excluídos outros fatores de risco comuns a essa faixa etária (nuliparidade, obesidade, estresse biopsicossocial, pré-natal deficiente), a idade não constitui risco para DHEG.[56,58] Contudo, as formas graves dessa doença determinam mais mortes maternas em mulheres com menos de 30 anos.[194] Nas de idade avançada, a hipertensão arterial essencial, embora mais frequente, favorece a instalação da DHEG. Em revisão sistemática de estudos controlados publicados entre 1966 e 2002, observou-se maior incidência de DHEG em multíparas com idade igual ou superior a 40 anos.[8]

| TABELA 4. Principais fatores de risco para DHEG |
|---|
| Nuliparidade |
| Idade materna avançada |
| História familiar de DHEG |
| Obesidade |
| Gestação múltipla |
| Doença trofoblástica gestacional |
| DHEG em gestação pregressa |
| Hipertensão arterial sistêmica prévia à gestação |
| *Diabetes mellitus* prévio à gestação |
| Doença renal |
| Doenças do colágeno |
| Trombofilias (síndrome dos anticorpos antifosfolípides) |

DHEG: doença hipertensiva específica da gestação.

Estudos evidenciaram a predisposição hereditária à DHEG.[112] Embora alguns autores tenham atribuído essa predisposição à participação de polimorfismos de alguns genes, os resultados ainda permanecem inconsistentes.[63,122]

A obesidade constitui fator de risco para a DHEG. Quanto maior o índice de massa corporal (IMC) pré-gestacional, maior o risco de DHEG.[56] O mecanismo envolvido diante da obesidade pode estar relacionado à presença de intolerância à glicose.[67]

Independentemente da paridade, a incidência de DHEG é de até 30% na gestação múltipla.[20,52] Além disso, nessas gestações, a doença hipertensiva tende a ocorrer em idades gestacionais mais precoces quando comparadas a gestações únicas, sendo, portanto, mais grave nesses casos.

A DHEG está presente com maior frequência nos casos de doença trofoblástica gestacional e também nessa condição surge em idades gestacionais ainda mais precoces, sendo a única situação em que a DHEG pode se manifestar em idades gestacionais inferiores a 20 semanas.

Na presença de feto hidrópico, como na aloimunização Rh, a incidência de DHEG é de aproximadamente 50%, podendo ser observada também em casos de fetos hidrópicos de etiologia não imunológica.[19]

Estudos recentes demonstram que a incidência total de DHEG, assim como a das formas graves da doença, é maior nas mulheres que desenvolveram DHEG em gestação anterior, quando comparadas a nulíparas.[8,81] A morbidade perinatal, igualmente, é maior no primeiro grupo.[81] Portanto, gestantes com história prévia de DHEG merecem atenção especial em nova gestação.[116,187,191]

A incidência de DHEG em pacientes com diabetes pré-gestacional é de cerca de 20%[21] e pode ser maior quanto maior a duração do diabetes e quanto maior o comprometimento vascular e/ou renal.[88]

A relação da DHEG com as trombofilias tem sido contestada nos últimos anos. Trabalhos mais antigos, com menor número de casos e vieses de seleção, mostraram associação frequente, mas estudos e revisões mais recentes não conseguiram comprovar relação com as trombofilias hereditárias, e sim com a síndrome antifosfolípide (trombofilia adquirida).[32,195] A síndrome antifosfolípide é uma doença autoimune que se caracteriza pela presença de anticorpos antifosfolípides circulantes (anticoagulante lúpico e anticardiolipina – anticorpos anti-beta-2-glicoproteína I), associada a manifestações tromboembólicas venosas, arteriais e da microcirculação e/ou a quadro de morbidade obstétrica (abortamentos de repetição, óbito fetal, pré-eclâmpsia grave e insuficiência placentária). Estudo realizado na Universidade de Utah verificou que 50% das gestantes com síndrome antifosfolípide desenvolveram DHEG e 25% dos casos eram de pré-eclâmpsia grave.[49]

Quanto às trombofilias hereditárias, alguns estudos relataram associação com os casos de DHEG, em especial a pré-eclâmpsia grave, precoce ou na presença de síndrome HELLP,[4] mas a maioria das publicações e das análises sistemáticas não conseguiu reunir nível de evidência suficiente para recomendar a pesquisa rotineira dessa condição em pacientes com antecedente de DHEG.[4,22,110,151,152,195] Em estudo prospectivo mais recente, procurou-se avaliar a presença de trombofilias hereditárias em pacientes com a doença hipertensiva da gestação. Foram acompanhadas 5.165 gestantes até o parto, das quais 113 (2,2%) desenvolveram a doença hipertensiva. Nessas pacientes, foram pesquisados fator V de Leiden, mutação do gene de protrombina, mutação do gene da enzima metilenotetraidrofolato redutase e homocisteína. Constatou-se que as trombofilias avaliadas não foram mais frequentes na doença hipertensiva quando comparada ao grupo de gestantes normotensas (14% *versus* 21%, respectivamente).[86] Gerhardt et al.[74] também observaram prevalência semelhante de DHEG em pacientes portadoras de trombofilia e não portadoras, mas notaram que as que tinham a mutação do gene da protrombina apresentavam formas mais graves e precoces da doença, o que levou à hipótese de que a presença da trombofilia seria um cofator na gênese da pré-eclâmpsia ou aceleraria a sua evolução. Em estudo realizado na Clínica Obstétrica do HC-FMUSP, Baptista et al. avaliaram pacientes com formas graves de hipertensão com diagnóstico abaixo de 34 semanas. No grupo, a prevalência de pacientes com trombofilia foi de 23,4%. Não foi observada diferença nos desfechos clínicos maternos e perinatais, mas nas pacientes com trombofilias houve maior prevalência de alterações laboratoriais (plaquetopenia, alteração das enzimas e creatinina).[32]

Em relação aos anticorpos antifosfolípides, os estudos mostram que na doença hipertensiva eles podem ser detectados em 11 a 14% dos casos.[48] Assim, na maioria dos casos de DHEG, não se encontra aumento de anticorpos antifosfolípides circulantes, por isso não é recomendada a sua pesquisa nos casos de risco para a doença, mas sim nos casos graves confirmados ou diante de antecedente pessoal de trombose.[156]

## ETIOLOGIA

A etiologia da DHEG permanece desconhecida, o que dificulta a sua prevenção primária. Em 1916, Zweifel já a caracterizava como a "doença das teorias".[175] Muitas teorias já foram sugeridas, mas a maioria delas foi abandonada com o passar do tempo. Algumas dessas teorias que ainda são consideradas serão apresentadas a seguir (Tabela 5).

| TABELA 5. Teorias relacionadas à etiologia da DHEG |
|---|
| Deficiência da invasão trofoblástica |
| Fatores imunológicos |
| Disfunção endotelial e alterações inflamatórias |
| Predisposição genética |
| Fatores nutricionais |
| Estresse |

DHEG: doença hipertensiva específica da gestação.

## DEFICIÊNCIA DA INVASÃO TROFOBLÁSTICA

A presença da DHEG, mesmo em situações nas quais não exista feto (como nas moléstias trofoblásticas gestacionais), e o fato de a retirada da placenta iniciar o processo de resolução da doença, com melhora dos sintomas, sugerem que a placenta tenha papel de destaque na patogênese da pré-eclâmpsia. Kahhale e Zugaib, em 1995, já questionavam a existência de algum fator placentário, decorrente da isquemia trofoblástica, possivelmente implicado no desenvolvimento da forma clínica de pré-eclâmpsia, denominando-o à época "endotoxina placentária".[175]

No primeiro trimestre, ocorre a primeira onda de invasão do trofoblasto, que atinge os vasos da decídua. A placentação normal completa-se com a invasão da camada muscular média das artérias espiraladas do endométrio pelo sinciciotrofoblasto até aproximadamente o final da 20ª semana, diminuindo a resistência vascular e aumentando o fluxo sanguíneo placentário. A placenta torna-se órgão extremamente vascularizado, que permite as trocas materno-fetais. Esse processo vascular deriva de um intrincado balanço de fatores angiogênicos, antiangiogênicos, citocinas, metaloproteinases, complexo de histocompatibilidade, antígenos leucocitários e fatores de crescimento que cada dia mais são implicados na fisiopatologia da doença. Embora a segunda onda tenha sido mais valorizada, é pouco provável que a primeira onda seja normal, considerando-se as alterações nos vasos deciduais.

Na DHEG, o fluxo uteroplacentário diminui, o que leva à diminuição da oxigenação fetal. Esse efeito é causado pela invasão inadequada do trofoblasto intravascular, impedindo as mudanças fisiológicas normais, principalmente das artérias miometriais.[107,166] Por diversos motivos, contrariamente ao esperado para uma gestação normal, as artérias espiraladas não modificadas pela invasão deficiente do trofoblasto intravascular mantêm a camada muscular média com diâmetro menor e alta resistência (Figura 2). Além disso, também podem surgir alterações inflamatórias e ateromatosas na parede dos vasos.[60] O resultado final é a redução do fluxo sanguíneo no espaço interviloso. Admite-se ainda que essas alterações na perfusão placentária possam ser responsáveis pela ativação endotelial seguida de vasoespasmo (responsável pela ocorrência de hipertensão arterial, oligúria e convulsões), pelo aumento da permeabilidade capilar (responsável pela ocorrência de edema, proteinúria e hemoconcentração) e pela ativação da coagulação (responsável pela plaquetopenia).

## FATORES IMUNOLÓGICOS

Embora ainda sejam desconhecidos os mecanismos imunológicos que protegem o feto de uma possível rejeição, tais mecanismos têm sido aventados para explicar a falta de tolerância entre os tecidos maternos e fetais. Esse fenômeno é responsável pela resposta inflamatória exacerbada que impede a placentação adequada.[172] Os possíveis mecanismos incluem o excesso de carga antigênica fetal, a ausência de anticorpos bloqueadores que teriam um efeito protetor contra a imunidade celular materna, a ativação de polimorfonucleares e do complemento, além da liberação de citocinas citotóxicas e interleucinas.[10] O desequilíbrio entre a quantidade dos dois tipos de linfócitos T, com predomínio dos linfócitos T *helper* 2 (Th2) em relação aos linfócitos T *helper* 1 (Th1), que produzem citocinas, poderia favorecer a instalação da DHEG[15,143] (ver Capítulo 6, "Placenta, sistema amniótico e cordão umbilical", da Seção 2, "Anatomia e fisiologia").

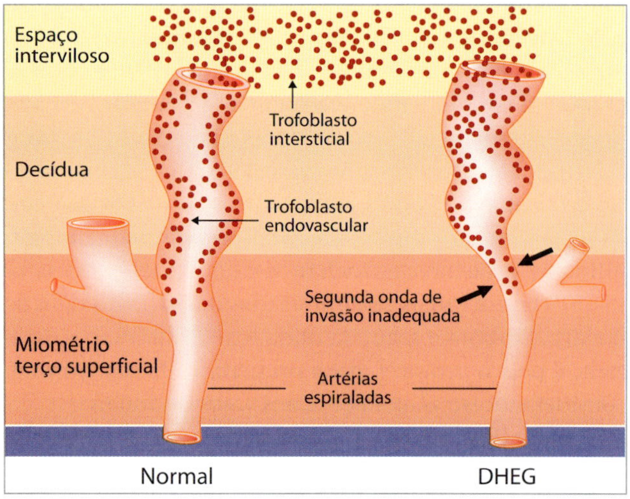


**FIGURA 2.** Invasão do trofoblasto na decídua e em direção às artérias espiraladas na gestação normal e na doença hipertensiva específica da gestação (DHEG).

Entre os fatores epidemiológicos que fortalecem o envolvimento da resposta imunológica na DHEG, destaca-se o fato de essa doença ser mais comum na nulípara do que na multípara.[98] Entretanto, quando há troca de parceiro, sua incidência aumenta.[69] A maioria dos estudos sobre desfechos obstétricos em pacientes submetidas à reprodução assistida com uso de ovodoação relata uma frequência de 20 a 50% de doença hipertensiva, mesmo quando os dados são corrigidos para a idade das pacientes (que usualmente são mais velhas quando necessitam dessa técnica). Supõe-se que a exposição prévia a um mesmo antígeno paterno tenha efeito protetor e um antígeno diferente apresente efeito contrário.

## LESÃO ENDOTELIAL E ALTERAÇÕES INFLAMATÓRIAS

Embora a pré-eclâmpsia pareça se originar na placenta, o tecido mais afetado na apresentação clínica da doença é o endotélio vascular. O endotélio é uma das estruturas vasculares mais complexas e apresenta várias funções importantes. A prevenção da coagulação sanguínea, o controle do tônus vascular e a mediação de trocas entre os espaços intra e extravascular (facilitando ou regulando a passagem de determinadas substâncias) têm importância na DHEG. O endotélio intacto impede a formação de trombos. Na presença de lesão vascular, que pode ser mecânica, química ou metabólica, iniciam-se a cascata de coagulação e a adesão de plaquetas. O endotélio também produz substâncias vasoativas que podem ser vasodilatadoras ou vasoconstritoras. Dentre as vasodilatadoras podem ser citados a prostaciclina e o óxido nítrico. É sabido que os vasos de mulheres com pré-eclâmpsia e os do cordão umbilical de seus recém-nascidos produzem menos prostaciclina do que os de gestantes normais,[68,159] tendo o óxido nítrico efeito semelhante ao da prostaciclina.[12] Diante de lesão endotelial, a produção de ambas as substâncias diminui. Com o processo desencadeado pelo aumento da resistência placentária, com liberação de citocinas e prostaglandinas pró-inflamatórias pela placenta, o endotélio entraria em estresse oxidativo (com produção de ânion superóxido). Essa reação seria a responsável pelo aumento na permeabilidade capilar.[9,75] Nesse caso, além de a célula endotelial perder a capacidade das funções normais, passa a expressar novas funções, produzindo substâncias vasoconstritoras, como endotelina e fatores pró-coagulantes (fator ativador XII e fator tecidual). As lesões ateromatosas vasculares também podem ser resultado do estresse oxidativo. Nesse caso, a lesão endotelial da pré-eclâmpsia apresenta semelhanças com o que acontece na aterosclerose, em que se supõe que o estresse oxidativo desempenhe papel importante.

A mudança na permeabilidade vascular endotelial seria a responsável pelo extravasamento de proteínas sanguíneas para o terceiro espaço (mecanismo responsável pelo aparecimento de proteinúria na fase clínica da doença). Dessa forma, a pressão coloidosmótica do capilar terminal estaria diminuída, o que promoveria também a diminuição do retorno do líquido extravasado pela pressão hidrostática no início do capilar, levando a perda de líquido para o terceiro espaço (edema) e hemoconcentração.[175,187]

## PREDISPOSIÇÃO GENÉTICA

Há evidências epidemiológicas do envolvimento genético na DHEG. Assim, filhas de mães com pré-eclâmpsia têm maior incidência da doença.[54,112] Entretanto, o mecanismo exato da herança ainda é desconhecido. Vários polimorfismos gênicos envolvendo fator de necrose tumoral (TNF), linfotoxina-alfa, interleucina-1 beta já foram associados à pré-eclâmpsia, assim como uma variante do gene do angiotensinogênio.[79,109,122] Em estudo para investigar genes ligados à pré-eclâmpsia, verificou-se o envolvimento do alelo Thr174Met do gene do angiotensinogênio.[93] Outra investigação mais recente, em que foram avaliadas amostras de placentas de mulheres com DHEG e comparadas com as de normotensas, foram detectados 58 genes com diversas funções que têm potencial para estarem relacionados a essa doença, o que demonstra o alto grau de complexidade de sua patogênese.[66]

## FATORES NUTRICIONAIS

Além das causas incontroláveis, fatores ambientais podem aumentar a chance da instalação da DHEG. Há muitos anos, a deficiência ou o excesso de alguns nutrientes têm sido responsabilizados por contribuir para o aparecimento dessa doença. Alguns estudos sugeriram associação inversa entre o consumo de cálcio na dieta e o nível de pressão arterial, mas o seu mecanismo ainda é desconhecido e os resultados dos estudos disponíveis são conflitantes; estudos controlados não mostraram benefício da suplementação,[94] e outros sugeriram benefício apenas em populações com dieta deficitária nesse nutriente.[192] Baseando-se em indícios da presença de marcadores do estresse oxidativo na placenta e na circulação materna, estudos sugeriram que algumas substâncias antioxidantes poderiam, igualmente, evitar a instalação da DHEG.[82,145] Esta possibilidade se mostrou improvável diante dos resultados de dois grandes ensaios multicêntricos que utilizaram vitaminas C e E. Em um estudo controlado e duplo-cego realizado na Inglaterra com gestantes de risco elevado para pré-eclâmpsia para as quais foram prescritos 1.000 mg de vitamina C e 400 UI de vitamina E diariamente – conhecidas pelas suas propriedades antioxidantes – ou placebo, antes de 22 semanas de gestação, constatou-se que não só não houve diminuição da incidência de pré-eclâmpsia, como ainda houve aumento da incidência de recém-nascidos de baixo peso, de acidose fetal e de baixos índices de Apgar nas que receberam as vitaminas.[121] Em outro estudo, o desfecho materno também foi desfavorável.[130] De acordo com os dados disponíveis, a suplementação de vitaminas C e E não confere proteção contra o aparecimento da DHEG.

## ESTRESSE

Estudos epidemiológicos demonstram que o risco relativo de DHEG é maior em situações de estresse.[91,106,136] Na prática clínica, é de conhecimento antigo que o estresse é importante fator no aumento isolado da pressão arterial. Da mesma forma, pode-se supor que, se os fatores emocionais também interferem no sistema imunológico, então facilitam a deposição de imunocomplexos, dificultando a placentação normal. Em consequência da hipoxia placentária, surgiriam os radicais livres, os quais promoveriam a lesão do endotélio. Embora estas hipóteses sejam interessantes, a resposta a um determinado fator estressante é variável de um indivíduo para outro, tornando difícil estabelecer o seu real valor. Estudos experimentais com animais expostos a estímulos estressantes (som, imobilização e superpopulação) revelaram sinais de pré-eclâmpsia.[135] Os resultados desses estudos demonstram que quanto maior o nível de estresse, maiores os níveis de pressão arterial. Este achado é explicado pelas alterações endoteliais, com aumento da atividade simpática vasoconstritora.

## FATORES LIGADOS À ANGIOGÊNESE

Diversos estudos identificaram níveis altos de sFlt1 (*soluble FMS-like tyrosine kinase 1*) na placenta e no soro de pacientes com pré-eclâmpsia. O sFlt1 é uma proteína solúvel que exerce atividade antiangiogênica ligando-se aos fatores angiogênicos (VEGF – *vascular endothelial growth factor* e PlGF – *placental growth factor*), impedindo sua atividade biológica.[14] Os fatores angiogênicos (VEGF e PlGF) ligam-se aos receptores Flt1 na membrana endotelial, permitindo sua sinalização para o desenvolvimento da homeostase vascular na gestação normal. Nas pacientes com pré-eclâmpsia, a forma solúvel sFlt1 liga-se aos angiogênicos circulantes, não permitindo sua sinalização a partir dos receptores de membrana (Figura 3).[13] O VEGF e o PlGF são potentes estimuladores da expansão vascu-

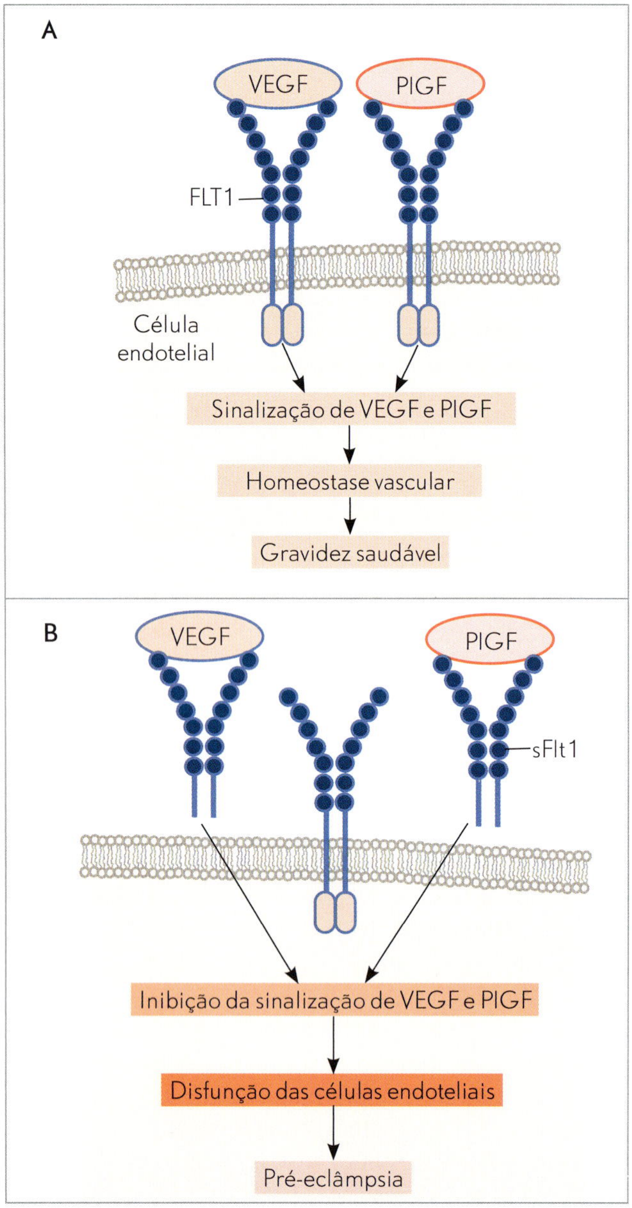


**FIGURA 3.** Antiangiogênicos (sFLT1) e disfunção endotelial na pré-eclâmpsia. Na gestação normal, o PlGF aumenta e o sFlt1 pouco se altera até a 29ª/32ª semana de gestação. A partir dessa fase, ocorrem queda do PlGF e aumento do sFlt1. Nas gestações com pré-eclâmpsia, são observados valores menores de PlGF e maiores do sFlt1. VEGF: *vascular endothelial growth factor*; PlGF: *placental growth factor*; FLT1: *FMS-like tyrosine kinase 1*; sFLT1: *soluble FMS-like tyrosine kinase 1*. (Figura adaptada de Phipps et al., 2019.[13])

lar, mecanismo essencial para o desenvolvimento da unidade uteroplacentária. Outra proteína que tem sido implicada na fisiopatologia da pré-eclâmpsia é endoglina solúvel (sEng), um inibidor solúvel da TGF-β1 (*transforming growth factor beta 1*). Estudos apontam que mulheres com pré-eclâmpsia apresentam níveis mais elevados de sFlt1 e endoglina solúvel (s-Eng) e mais baixos de PlGF e VEGF quando comparadas a mulheres com gestações sem complicações (Figura 4).[96,97] Os níveis circulantes de sFlt1 e PlGF mostram-se alterados várias semanas antes do aparecimento da doença clínica e correlacionam-se com a gravidade da doença. Os fatores antiangiogênicos não seriam propriamente os fatores determinantes da DHEG, mas estariam envolvidos na sua fisiopatologia, surgindo a partir de um insulto inicial ao trofoblasto (genético, imunológico ou isquêmico), e, a partir desse ponto, sua produção aumentada, associada a fenômenos inflamatórios e oxidativos, estaria envolvida no surgimento das lesões sistêmicas características dessa doença. Redman e Staff[16] propõem dois estágios na fisiopatologia da pré-eclâmpsia, o primeiro sendo a placentação inadequada e o segundo a inflamação ligada à ativação do sistema endotelial; o elo entre esses estágios seria o predomínio dos fatores antiangiogênicos sobre os angiogênicos.

Na última década, diversos estudos foram realizados tanto na análise dos fatores antiangiogênicos na fisiopatologia da pré-eclâmpsia quanto na utilização dos testes laboratoriais que dosam esses fatores no seu diagnóstico e predição.[1,14,28-30] Em 2016, Zeisler et al.[144] estudaram o valor preditivo da relação sFlt1/PlGF em mulheres com suspeita clínica de pré-eclâmpsia e observaram que valores dessa relação inferiores a 38 estavam relacionados a não evolução para pré-eclâmpsia em uma semana (valor preditivo negativo). Os valores da relação sFlt1/PlGF associados à predição do diagnóstico de pré-eclâmpsia dependem da faixa de idade gestacional – até a 34ª sema-

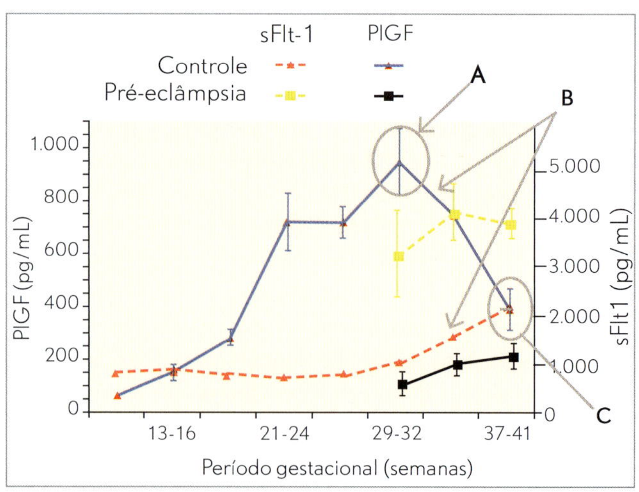


**FIGURA 4.** Evolução dos fatores angiogênicos (PlGF) e antiangiogênicos (sFlt1) nas gestações normais com pré-eclâmpsia. (Figura adaptada de Redman e Staff, 2015.[16])

na valores iguais ou superiores a 85 e de 34 semanas em diante, iguais ou superiores a 110.[139] Em tese realizada no HC-FMUSP, Costa[197] associou os valores desses marcadores com a chance de predizer a pré-eclâmpsia, observando que nas pacientes com hipertensão crônica o desempenho desses testes não foi o mesmo observado nas pacientes com pré-eclâmpsia isolada.

## FISIOPATOLOGIA

Apesar de a hipertensão arterial ser a manifestação mais frequente da DHEG, os achados patológicos indicam que o fator de importância primária não é o aumento da pressão arterial, mas a redução da perfusão tecidual. Esta, por sua vez, é secundária ao vasoespasmo arteriolar e à lesão endotelial, que elevam a resistência periférica total e a pressão arterial (Figura 5).[174] Dessa maneira, na DHEG ocorrem alterações em todos os órgãos, como será discutido a seguir.

## ALTERAÇÕES CARDIOVASCULARES

A pressão arterial é o resultado do débito cardíaco e da resistência periférica total. Apesar de o débito cardíaco ele-

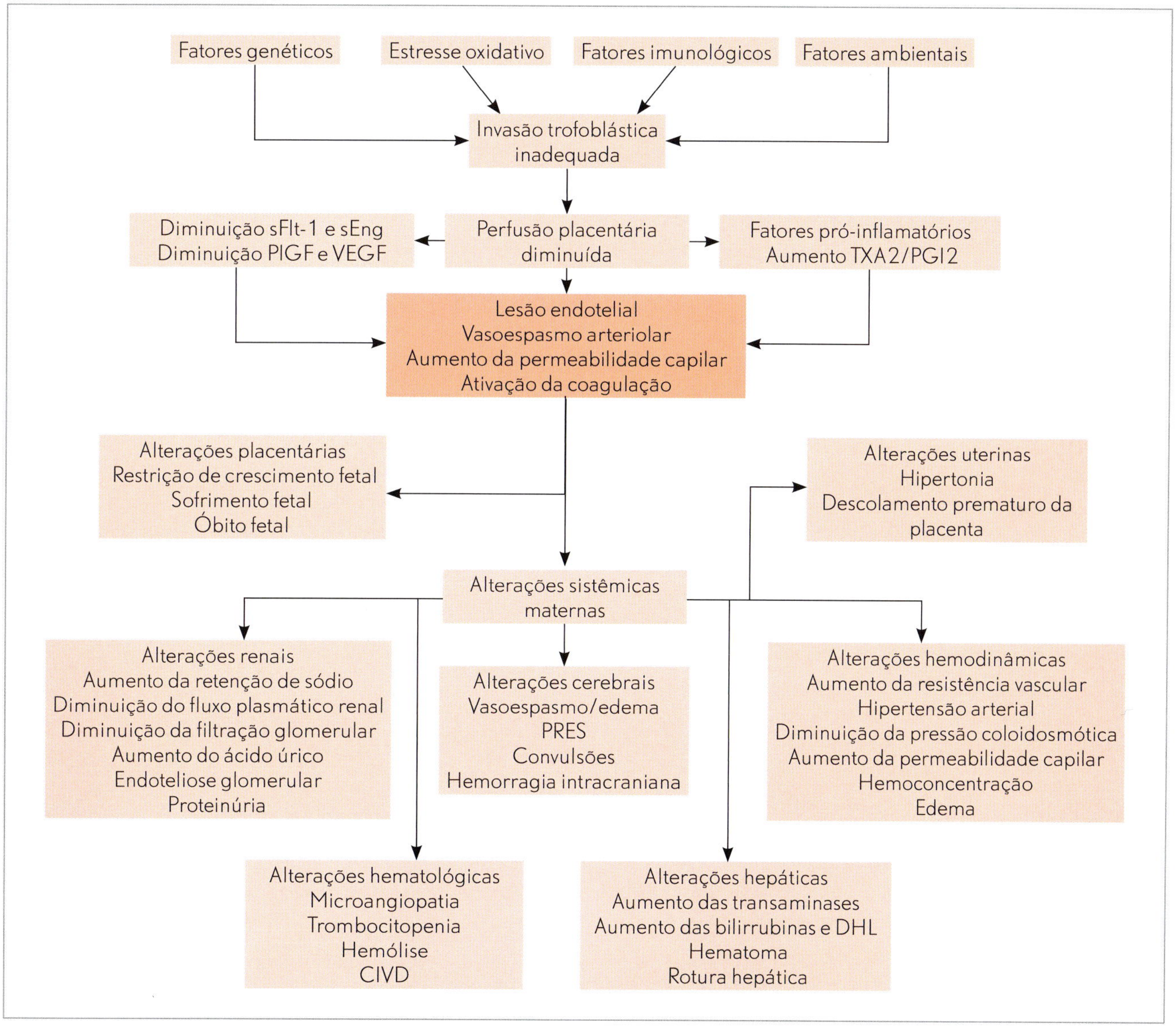


**FIGURA 5.** Alterações fisiopatológicas da doença hipertensiva da gestação (DHEG). CIVD: coagulação intravascular disseminada; DHL: desidrogenase lática; PIGF: *placental growth fator* (fator de crescimento placentário); PRES: *posterior reversible encephalopathy syndrome* (síndrome da encefalopatia posterior reversível); sFlt-1: *soluble FMS-like tyrosine 1* (tirosina quinase-1 solúvel semelhante a FMS); sEng: *soluble endoglin* (endoglina solúvel); TXA2: tromboxano A2/PGI2: prostaciclina; VEGF: *vascular endothelial growth fator* (fator de crescimento endotelial vascular).

var-se em aproximadamente 50% durante a gestação normal, pelo aumento correspondente do volume plasmático, o nível da pressão arterial normalmente não se eleva, chegando mesmo a diminuir na primeira metade da gestação. Esse fato ocorre porque a resistência periférica total se reduz em consequência do desvio do fluxo sanguíneo sistêmico para a placenta, que funciona como um *shunt* arteriovenoso, e também à ação de várias substâncias vasodilatadoras, como a prostaciclina, a prostaglandina E e o óxido nítrico.

Na DHEG, o volume plasmático é menor em comparação com a gestação normal. Com a lesão endotelial ocorre aumento da permeabilidade capilar, havendo extravasamento do plasma para o meio extravascular, o que, por sua vez, dá origem ao edema e à hemoconcentração. Com o aumento da viscosidade sanguínea surgem os fenômenos trombóticos. Em decorrência do vasoespasmo generalizado, a resistência periférica total torna-se elevada, com consequente isquemia em todos os órgãos. Em relação ao débito cardíaco na pré-eclâmpsia, há estudos em que ele se mostra aumentado, normal ou diminuído.[47,65,102] Entretanto, a maioria dos estudos com mulheres com pré-eclâmpsia não tratadas indica débito cardíaco normal ou pouco reduzido.[188] Essa disparidade reflete diferenças na gravidade e na duração do quadro clínico, assim como no tratamento instituído. Portanto, o aumento da resistência periférica total é o principal responsável pela elevação da pressão arterial na DHEG.

Existem evidências consideráveis de estreitamento arteriolar na DHEG, e as alterações no calibre das arteríolas da retina se correlacionam diretamente com a gravidade e os achados de biópsia renal de mulheres com pré-eclâmpsia.[120] Achados semelhantes ocorrem nos vasos do leito ungueal e da conjuntiva. É pouco provável que esse efeito seja determinado pela hiperatividade do sistema nervoso autônomo, uma vez que mulheres com pré-eclâmpsia submetidas a bloqueio ganglionar com drogas simpaticolíticas e à anestesia raquidiana não apresentam diminuição da pressão arterial.[30] Em verdade, segundo alguns estudos, fatores humorais estariam implicados.[30] A partir desses resultados, surgiram vários estudos que avaliaram possíveis fatores humorais responsáveis pelo vasoespasmo. Entre os vasoconstritores endógenos mais estudados, destacam-se as catecolaminas, a angiotensina II e a endotelina. A avaliação desses vasoconstritores sugere participação mínima ou nenhuma das catecolaminas, ao passo que as concentrações da angiotensina II circulantes são menores em mulheres com pré-eclâmpsia.[76] Os níveis plasmáticos de endotelina, vasoconstritor produzido pelas células endoteliais, encontram-se elevados na pré-eclâmpsia. Contudo, as concentrações plasmáticas nessas mulheres são menores do que as necessárias para produzir contração da musculatura lisa vascular *in vitro*.[138] Uma possível explicação para o vasoespasmo presente na DHEG seria a resposta exacerbada a agentes vasopressores, em comparação com a gestante normal.[55,62] As diferenças mais marcantes ocorrem com a angiotensina II. A gestante normal, comparada à não gestante, é refratária aos efeitos pressóricos dessa substância, enquanto a pré-eclâmptica perde essa refratariedade e é altamente sensível à angiotensina II.[27,126,137] Gant et al.,[72] em 1973, realizaram um estudo clássico que demonstrou a hiper-reatividade vascular presente na DHEG. A Figura 6 mostra que a sensibilidade à infusão de angiotensina II se encontra elevada semanas antes do aparecimento da hipertensão arterial. Assim, as mulheres destinadas a desenvolver DHEG (n = 72) tornavam-se progressivamente sensíveis ao efeito pressórico da angiotensina II já a partir de 18 semanas, ocorrendo significância estatística a partir de 24 semanas. A partir de 33 semanas, essas mulheres se aproximavam dos valores não gravídicos, perdendo a refratariedade própria da gravidez. Os dados obtidos revelaram que, nos casos entre 28 e 32 semanas em que a dose pressórica era inferior a 8 ng/kg/min (teste da angiotensina positivo), 90% das gestantes desenvolveram sinais clínicos de DHEG nas 10 a 12 semanas seguintes. Por outro lado, 91% das gestantes cuja dose pressórica era superior a 8 ng/kg/min (teste da angiotensina negativo) permaneceram normotensas durante a gravidez (n = 120). Esse estudo deu origem ainda ao teste pressórico de Gant, também denominado

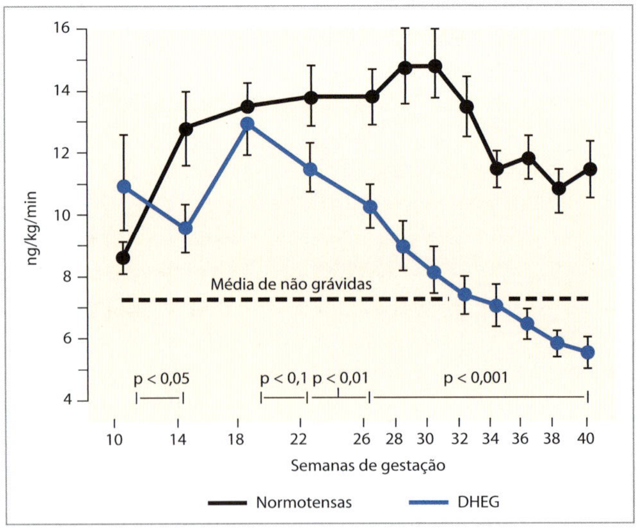


**FIGURA 6.** Comparação da dose média de angiotensina II necessária para desencadear resposta pressórica em 120 nulíparas que se mantiveram normotensas e em 72 nulíparas que desenvolveram doença hipertensiva específica da gestação. (Figura adaptada de Gant et al.[72])

*roll-over test* ou teste do rolamento. Os autores observaram que nas primigestas cuja dose pressórica de angiotensina II era inferior a 8 ng/kg/min e que subsequentemente desenvolviam pré-eclâmpsia, ocorria elevação de 20 mmHg ou mais na pressão diastólica quando essas pacientes eram mudadas do decúbito lateral esquerdo para a posição supina (teste pressórico de Gant positivo). Por outro lado, a mesma alteração na pressão diastólica não era observada naquelas mulheres cuja dose pressórica era maior que 8 ng/kg/min e que permaneceram normotensas durante a gestação (teste pressórico de Gant negativo). Após o estudo original, seguiram-se vários outros, inclusive no Brasil, os quais apresentaram grande variação nas taxas de predição da pré-eclâmpsia.[83,90] As gestantes hipertensas crônicas com teste da angiotensina positivo também têm maior chance de desenvolver DHEG sobreposta, embora com resultados menos favoráveis do que no estudo original.[73] Quanto à possível aplicabilidade do teste pressórico de Gant em gestantes hipertensas crônicas, há resultados que mostram valores preditivos baixos.[84]

## PROSTAGLANDINAS

O desequilíbrio entre prostaglandinas vasodilatadoras (prostaciclinas) e vasoconstritoras (tromboxano A2 – TXA2), com predomínio destas últimas na circulação uteroplacentária, pode estar envolvido no desenvolvimento da DHEG. A lesão endotelial promove a diminuição da prostaciclinas, potente vasodilatador e antiagregante plaquetário. O TXA2, por sua vez, liberado pelas plaquetas ativadas, é um importante vasoconstritor e agregante plaquetário. O aumento da relação TXA2/prostaciclinas favorece o aumento da sensibilidade à infusão da angiotensina II, ou seja, a vasoconstrição.[187]

## ALTERAÇÕES DA COAGULAÇÃO

Evidências histológicas e hematológicas indicam que a coagulação intravascular disseminada pode ocorrer na DHEG.[5,11] Alterações de coagulação intravascular disseminada estão presentes em cerca de 10% dos casos de pré-eclâmpsia grave e eclâmpsia,[127] podendo também se manifestar na DHEG grave por meio do consumo de fibrinogênio e plaquetas, a ponto de causar sangramentos. Nas formas mais leves, as manifestações são subclínicas, mas testes atuais mais sensíveis são capazes de detectar alterações até mesmo nessas formas, o que faz com que persistam dúvidas se tais alterações desempenham papel importante como causa ou consequência do processo patogênico. Entre os indicadores mais sensíveis de coagulação intravascular disseminada destacam-se a plaquetopenia, o aumento dos produtos de degradação da fibrina e do fibrinogênio, a diminuição de antitrombina III e a redução da relação fração coagulante/fração antigênica do fator VIII.[45,61,141] A etiologia dessas alterações da coagulação ainda é controversa. É provável que a lesão vascular secundária ao vasoespasmo seja a responsável direta pela coagulação intravascular disseminada.[124] Entretanto, estudos sugerem que a disfunção endotelial, com a ativação de plaquetas e de componentes da cascata de coagulação, antecede o vasoespasmo e os sinais clínicos dessa doença.[17] Igualmente, é possível que alterações vasculares no sítio de implantação já predisponham a essas alterações da coagulação.

## ALTERAÇÕES RENAIS

Na gestação normal, o fluxo plasmático renal e a filtração glomerular encontram-se aumentados em relação à mulher não grávida. Com essas alterações e em consequência da hemodiluição, os níveis séricos de ureia, creatinina e ácido úrico diminuem.

Na DHEG, a perfusão renal cai e determina reduções no fluxo plasmático renal e na filtração glomerular. Consequentemente, os níveis de ureia e creatinina podem aumentar. Do mesmo modo, a concentração plasmática de ácido úrico eleva-se e está diretamente relacionada à gravidade da doença.[46] É provável que a hiperuricemia decorra da diminuição do *clearance* de ácido úrico, podendo estar relacionada à menor filtração glomerular ou à maior absorção tubular. Na pré-eclâmpsia grave, o vasoespasmo intenso, e não a hipovolemia, promove a lesão tubular; contudo, a pressão de enchimento ventricular permanece normal.[92] Em estudo no qual se infundiu dopamina intravenosa em gestantes pré-eclâmpticas oligúricas, ao se obter a vasodilatação renal, verificou-se aumento do débito urinário, da fração de excreção de sódio e do *clearance* de água livre.[87] Portanto, a infusão de líquidos está contraindicada nessas mulheres.

Alterações anatomopatológicas glomerulares, tubulares e arteriolares estão presentes na DHEG, sendo a lesão glomerular a mais característica.

A lesão glomerular na pré-eclâmpsia tem sido estudada desde o final do século XIX.[119] A presença de proteinúria significativa está, na maioria das vezes, relacionada a esse tipo de lesão, que é a responsável pelo aumento da permeabilidade a proteínas. Há intensa tumefação das células endoteliais do glomérulo, com vacuolização e acúmulo de lipídios, a ponto de ocluírem o lúmen dos capilares, com deposição de material fibrinoide denso entre a lâmina basal e as células endoteliais. Esse quadro histológico, específico da DHEG, foi denominado endoteliose glomerulocapilar (Figuras 7 e 8).[175,185] Apesar da importância dessas lesões renais na DHEG, a realização de biópsia renal é procedimento excepcional, principalmente por-

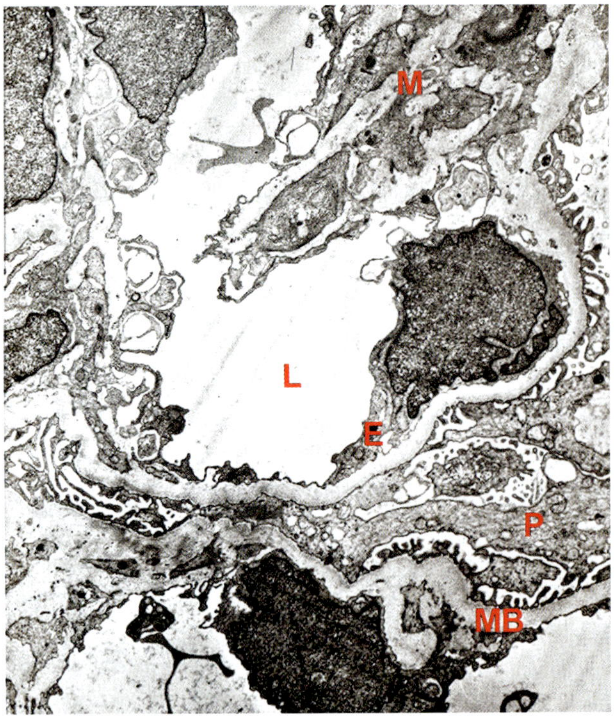


FIGURA 7. Rim normal. L: lúmen capilar; E: citoplasma de célula endotelial; MB: membrana basal; P: podócito; M: área mesangial sem alterações ultraestruturais (microscopia eletrônica, 5.700 X). (Figura retirada de Kahhale et al.[175])

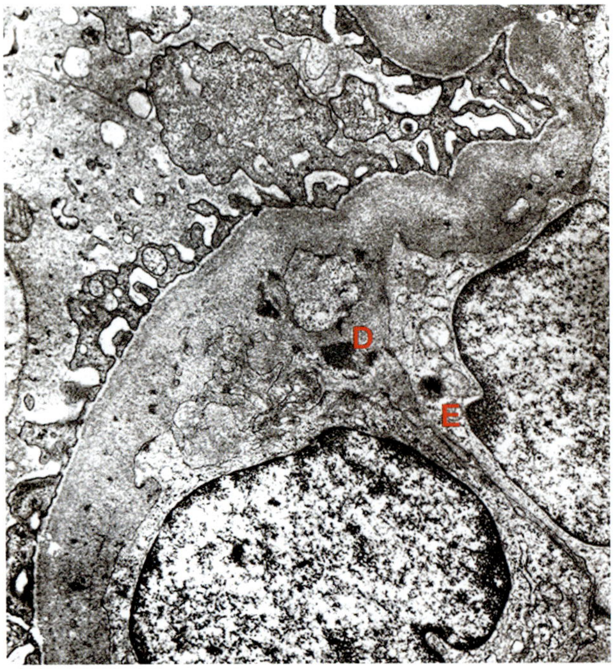


FIGURA 8. Rim com endoteliose glomerular. D: depósitos elétron-densos no espaço subendotelial sem interposição de matriz mesangial; E: células endoteliais tumefeitas e justapostas com oclusão do lúmen capilar (microscopia eletrônica, 5.700 X). (Figura retirada de Kahhale et al.[175])

que as circunstâncias clínicas raramente justificam os riscos. Excetuam-se, no entanto, os casos nos quais ocorre súbita e inexplicável deterioração da função dos rins, diante da possibilidade de algumas formas de glomerulonefrites. Nesses casos, a biópsia é realizada no pós-parto. A endoteliose glomerular é uma lesão reversível que desaparece após a gravidez. Na maioria dos estudos, observa-se que a lesão glomerular da DHEG experimenta um processo de involução à microscopia óptica em cerca de 5 a 10 semanas após o parto.[36,120]

## ALTERAÇÕES HEPÁTICAS

Lesões hepáticas podem ser observadas em mulheres com pré-eclâmpsia grave e eclâmpsia e são secundárias ao vasoespasmo intenso. Em geral, ocorrem dois tipos de lesões: inicialmente, hemorragias periportais e, posteriormente, sinais de necrose, constituindo a necrose hemorrágica periportal.[181] A elevação dos níveis séricos das transaminases é o reflexo de tais lesões. O sangramento intenso pode se estender até a cápsula de Glisson, formando o hematoma subcapsular, que pode evoluir com ruptura e hemorragia intraperitoneal, geralmente fatal. A esteatose hepática aguda da gestação é muitas vezes confundida com formas graves de pré-eclâmpsia e é melhor abordada no Capítulo 55, "Doenças hepáticas, biliares e pancreáticas", da Seção 6, "Intercorrências clínico-cirúrgicas".

## ALTERAÇÕES PULMONARES

Na eclâmpsia, tanto o edema pulmonar como a broncopneumonia aspirativa são causas de insuficiência respiratória grave e estão implicados em até 60% dos casos de óbito materno.[2] Em virtude de o território vascular estar diminuído pelo vasoespasmo, a infusão de soluções cristaloides ou coloides sem monitorização cuidadosa pode causar congestão e edema pulmonar, com insuficiência respiratória.[169] As convulsões, o uso indevido de drogas depressoras do sistema nervoso central (benzodiazepínicos, clorpromazina, prometazina etc.), as obstruções de vias aéreas e a aspiração de secreções nasofaríngeas e gástricas reduzem a ventilação pulmonar, agravam a hipoxia tecidual, própria do vasoespasmo e propiciam a instalação da broncopneumonia aspirativa.[2]

## ALTERAÇÕES CEREBRAIS

As alterações cerebrais observadas na pré-eclâmpsia grave e na eclâmpsia podem ser explicadas por duas teorias: na primeira, a hipertensão grave levaria à vasoconstrição reflexa, com consequente queda do fluxo cerebral, edema citotóxico e eventuais áreas de infarto cerebral; e na segunda teoria, a eclâmpsia representaria uma forma de encefalopatia hipertensiva na qual elevações abruptas da pressão arterial levariam à quebra dos mecanismos de autorregulação da circulação cerebral, com hiperperfusão, disrupção dos capilares, extravasamento de plasma e eritrócitos, com edema vasogênico.[100,169,187] A encefalopatia hipertensiva notada nessas condições é tipicamente observada nas porções posteriores do cérebro, recebendo o nome de "encefalopatia posterior reversível", e essas lesões podem ser observadas em ressonância nuclear magnética da maioria das pacientes com eclâmpsia.[100]

Ao contrário do que se pensava no passado, o edema cerebral raramente tem relação direta com a morte materna por eclâmpsia. Na verdade, ele geralmente está relacionado com o estado pós-convulsivo ou *post mortem*. A hemorragia cerebral, secundária à ruptura de artérias pela gravidade da hipertensão arterial, é, de fato, a responsável pela maioria dessas mortes. Além disso, áreas de infarto cerebral podem estar presentes em aproximadamente 25% das mulheres com eclâmpsia.[100] A Figura 9 mostra os locais mais frequentes de hemorragia cerebral em pacientes com pré-eclâmpsia grave e eclâmpsia.

## ALTERAÇÕES UTEROPLACENTÁRIAS

O fluxo uteroplacentário encontra-se diminuído na DHEG, caracterizando o quadro de insuficiência placentária, principal responsável pelos resultados perinatais adversos. O comprometimento da circulação uteroplacentária, com aumento da resistência, pode ser evidenciado de maneira direta pela Dopplervelocimetria de artérias uterinas e indiretamente pela Dopplervelocimetria de artéria umbilical. A invasão trofoblástica deficiente nas artérias espiraladas diminui o fluxo interviloso, e a vasoconstrição das arteríolas vilosas determina elevação da resistência vascular fetoplacentária, o que, por sua vez, repercute na Dopplervelocimetria umbilical com o achado de resistência vascular aumentada, diástole zero ou reversa. Além das alterações de fluxo sanguíneo, a hipercontratilidade, a hipertonia uterina e o descolamento prematuro de placenta também podem estar presentes nas formas graves de DHEG.[29]

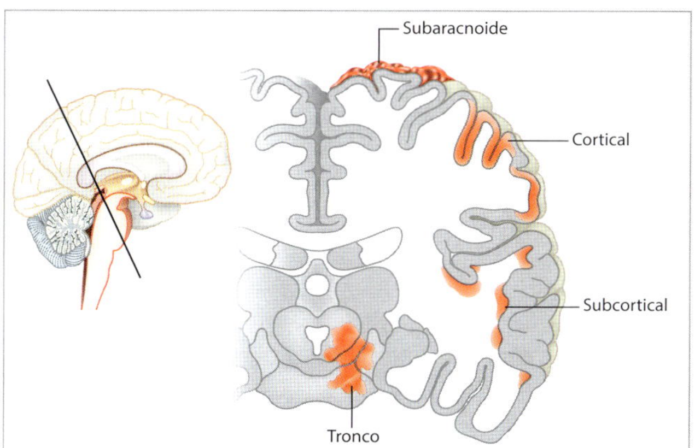


FIGURA 9. Locais mais comuns de hemorragia cerebral em pacientes que apresentam pré-eclâmpsia grave e eclâmpsia. (Figura adaptada de Cunningham et al.[168])

## DIAGNÓSTICO CLÍNICO-LABORATORIAL

A maioria das gestantes na fase inicial da pré-eclâmpsia é assintomática. A rotina propedêutica cuidadosa, com ênfase na anamnese e no exame físico, é fundamental para o diagnóstico precoce (Tabela 6).

O diagnóstico de DHEG deve ser presumido nas gestantes com hipertensão arterial, edema e/ou proteinúria significativa após 20 semanas de gestação. A probabilidade de acerto no diagnóstico clínico é maior se a paciente for primigesta e com história familiar de pré-eclâmpsia ou eclâmpsia.

Embora o curso da DHEG tenha início na ocasião da placentação, as manifestações clínicas geralmente são tardias, ou seja, ocorrem no último trimestre da gravidez. Entretanto, quando essas manifestações surgem em idades gestacionais precoces, guardam relação direta com os piores resultados maternos e perinatais, devendo alertar para a presença de hipertensão arterial prévia à gestação, trombofilias ou doença renal preexistente. A única exceção é a doença trofoblástica gestacional, que pode estar associada à DHEG no início da gestação.

Durante o pré-natal, o diagnóstico de DHEG deve ser o mais precoce possível, com o objetivo de impedir ou

| TABELA 6. Propedêutica na DHEG |
|---|
| **Clínica**<br>Anamnese<br>Exame físico |
| **Complementar**<br>Pré-eclâmpsia leve<br>• Proteinúria<br>• Ácido úrico<br>• Ureia e creatinina<br>Pré-eclâmpsia grave/eclâmpsia<br>• Proteinúria<br>• Ácido úrico<br>• Ureia e creatinina<br>• Hemograma com contagem de plaquetas<br>• Pesquisa de alterações eritrocitárias (esquizócitos)<br>• Bilirrubinas e enzimas hepáticas<br>• Pesquisa de colagenoses<br>• Pesquisa de trombofilias |

DHEG: doença hipertensiva específica da gestação.

detectar a evolução para formas mais graves da doença. Além da rotina geral de pré-natal, as gestantes com risco para o desenvolvimento de DHEG devem ser submetidas a consultas mais frequentes de pré-natal para controle mais apurado do ganho ponderal, medida da pressão arterial, pesquisa de proteinúria e dosagem sérica de ácido úrico e ureia/creatinina. No caso de mulheres com antecedentes de hipertensão arterial crônica, diabetes ou colagenoses, é prudente a solicitação desses exames laboratoriais já na primeira consulta de pré-natal para futuras comparações.

O diagnóstico diferencial de DHEG e hipertensão arterial crônica nem sempre é fácil, sobretudo quando a gestante se apresenta para a primeira consulta de pré-natal após 20 semanas de gravidez. O diagnóstico de DHEG torna-se fácil quando os dados prévios em relação à pressão arterial e à proteinúria são normais. Para aquelas pacientes que apresentam hipertensão arterial antes de 20 semanas ou anterior à gravidez, é feito o diagnóstico de hipertensão arterial crônica com DHEG sobreposta quando há aumento dos níveis pressóricos associados à proteinúria antes ausente. Ademais, colabora também para o diagnóstico a elevação sérica do ácido úrico, anteriormente normal.

Os parâmetros mais importantes para o diagnóstico da DHEG e a propedêutica utilizada na Clínica Obstétrica do HC-FMUSP para diagnosticar a causa da hipertensão arterial e sua gravidade estão presentes nas Tabelas 2 e 6.

## HIPERTENSÃO ARTERIAL

Na gravidez normal ocorre queda da pressão arterial no segundo trimestre, em razão da marcante redução da resistência periférica total.[23] O diagnóstico de hipertensão arterial é feito diante de níveis de pressão arterial sistólica ≥ 140 mmHg e/ou pressão arterial diastólica ≥ 90 mmHg. Devem ser realizadas pelo menos duas medidas de pressão arterial, tomando-se então a segunda como a de definição. A paciente deve permanecer sentada por pelo menos 5 minutos antes da medida da pressão arterial, e o braço em que será feita a medição deve ficar na altura do coração, devendo-se utilizar sempre o mesmo braço nas medidas subsequentes. O manguito para a aferição da pressão arterial deve ser de tamanho adequado. Se tiver a largura habitual (12 cm), pode superestimar a pressão arterial em pacientes obesas cuja circunferência do braço é superior a 31 cm e subestimar se a circunferência for menor do que 23 cm. A pressão sistólica é determinada ao primeiro som arterial audível; e a pressão diastólica, quando desaparece o último som arterial (fase V de Korotkoff). Em 15% das gestantes, o quinto som de Korotkoff está ausente ou próximo de zero. Nesses casos, utiliza-se o quarto som.[150,187]

## EDEMA

O edema leve de mãos, face e membros inferiores é comum na gravidez normal, principalmente no final dela. Por ser um dado considerado subjetivo, as diretrizes internacionais mais recentes não têm dado maior importância a esse aspecto. É considerado patológico o edema depressível e generalizado, o qual sempre deve ser valorizado se associado a hipertensão arterial e ganho exagerado de peso (> 1.000 g/semana) e quando não desaparece ou reduz com o repouso.[175]

## PROTEINÚRIA

A proteinúria constitui importante sinal de DHEG, sendo considerada significativa quando igual ou superior a 300 mg em urina coletada durante 24 horas, na relação proteína/creatinina > 0,3 em amostra isolada de urina, ou ainda quando se observa a presença em fita indicadora (> 1+). A pesquisa de proteinúria por meio de fita indicadora em amostra de urina isolada durante a consulta de pré-natal é um método útil e prático para a confirmação momentânea do diagnóstico de DHEG, porém não afasta a necessidade de confirmação em exame de urina, que pode ser feita tanto em amostra isolada (pela relação proteína/creatinina) quanto em urina de 24 horas (ainda é o exame padrão-ouro, preferível em casos mais graves, com a paciente internada).[150,187]

Quando associada à hipertensão arterial, a proteinúria patológica eleva o risco perinatal e, se associada à pressão arterial diastólica ≥ 95 mmHg, aumenta em três vezes o risco de óbito fetal.[171] Na Clínica Obstétrica do HC-FMUSP foram avaliadas a presença de proteinúria e sua repercussão perinatal em 1.600 gestantes hipertensas.[85] Observou-se que a mortalidade perinatal aumentou 7,6 vezes quando a proteinúria atingiu seu maior valor. Quando, por sua vez, proteinúria e hipertensão arterial diastólica (4+ e > 120 mmHg, respectivamente) estavam em seus valores máximos, a mortalidade perinatal foi 29,2 vezes superior (Figura 10).

## ÁCIDO ÚRICO

A dosagem do ácido úrico sérico é importante para o clínico, pois sua elevação ocorre precocemente na DHEG e pode estar relacionada à queda da filtração glomerular ou a alterações de reabsorção e excreção tubular.[71] Os níveis de hiperuricemia correlacionam-se com o grau de hemoconcentração, gravidade da endoteliose glomerular, gravidade da doença hipertensiva e recém-nascidos de baixo peso.[39,46,78]

Ainda que não seja oficialmente considerada um critério diagnóstico de pré-eclâmpsia, a presença de nível sérico de ácido úrico superior a 6 mg/dL (em gestante com valores anteriormente normais, sem lesão renal prévia e

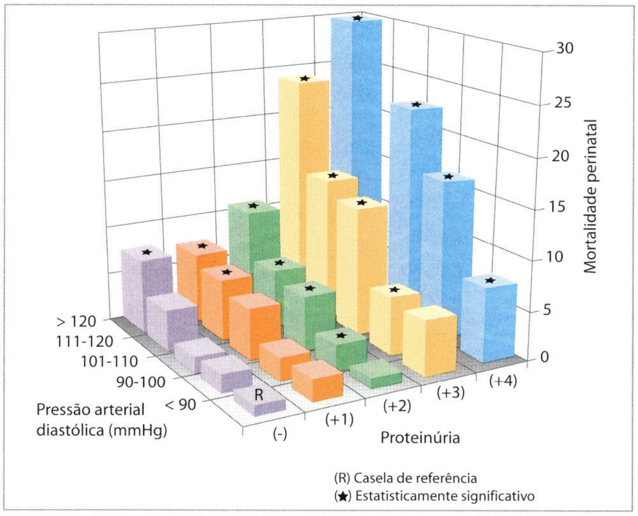


**FIGURA 10.** Mortalidade perinatal em função da proteinúria qualitativa e dos níveis de pressão arterial diastólica nas síndromes hipertensivas na gravidez. (Figura adaptada de Kahhale et al.[85])

sem uso de diuréticos) é altamente sugestiva da presença de DHEG.[150,187]

## OUTROS EXAMES COMPLEMENTARES

Alguns exames complementares são úteis para o diagnóstico das síndromes hipertensivas em suas formas graves e de suas complicações.

- Hemograma com contagem de plaquetas: a plaquetopenia é mais frequente e mais significativa nas pacientes com quadro clínico mais grave de DHEG e de início mais precoce. Quando inferior a 100.000 plaquetas/mm$^3$, é considerada fator de mau prognóstico, principalmente se estiver associada à elevação de enzimas hepáticas – aspartato aminotransferase (AST, antigamente denominada transaminase glutâmico-oxalacética – TGO), alanina aminotransferase (ALT, antigamente denominada transaminase glutâmico-pirúvica – TGP) e desidrogenase láctica (DHL) – e hemólise (síndrome HELLP). É preciso lembrar que existem outras causas de plaquetopenia, como as imunológicas, as medicamentosas e as idiopáticas. Além disso, é importante salientar que a plaquetopenia isolada pode estar presente na gravidez normal (em geral, com níveis superiores a 100.000 plaquetas/mm$^3$). No pós-parto, a contagem de plaquetas retorna à normalidade.[150,187]
- Pesquisa de esquizócitos: em alguns casos graves de DHEG ocorre anemia microangiopática e, consequentemente, reticulocitose, hemoglobinemia e hemoglobinúria. Nesses casos, além da queda do nível de hemoglobina, surgem alterações morfológicas das hemácias – esquizocitose e equinocitose. No pós-parto, essas alterações desaparecem.
- Bilirrubinas e enzimas hepáticas: entre os sinais de hemólise, destacam-se a icterícia e/ou o aumento de bilirrubinas séricas maior ou igual a 1,2 mg% associados ao aumento de DHL (> 600 UI/L). As enzimas hepáticas elevadas assumem significado importante diante de níveis séricos superiores a 70 UI/L.
- Ureia e creatinina: durante a gestação, em função do aumento do ritmo de filtração glomerular, ocorre queda dos níveis séricos de ureia e creatinina.[23] Na DHEG grave, a queda da filtração glomerular acarreta elevação dos níveis de ureia e creatinina. Assim, níveis superiores a 1,1 mg/dL são indicativos de maior repercussão renal da doença.[150]
- Pesquisa de colagenoses: a pesquisa de colagenoses deve ser realizada nas formas graves de DHEG e de instalação precoce. Diante da suspeita clínica de lúpus eritematoso sistêmico (LES), o resultado negativo da pesquisa de anticorpos antinucleares no soro materno exclui esse diagnóstico em 90% dos casos. Quando a pesquisa de anticorpos antinucleares for positiva, preconiza-se a identificação do autoanticorpo (anti-DNA, anti-SM, anti-RNP, anti-Ro, anti-La, anti-Sc170 e anti-Jo). E, uma vez identificado, pode confirmar o diagnóstico de determinada doença reumática, pois alguns deles são marcadores de LES, síndrome de Sjögren, doença mista do tecido conjuntivo, entre outras. A dosagem de complemento no soro auxilia na complementação diagnóstica de doenças que evoluem com a presença de imunocomplexos, com destaque para o LES.
- Pesquisa de trombofilias: as trombofilias adquiridas (síndrome antifosfolípide – SAF) podem estar associadas à DHEG grave e de instalação precoce, e sugere-se a pesquisa dos anticorpos anticardiolipina, anticoagulante lúpico e anticorpos antibeta-2-glicoproteína 1 nessas pacientes.[152,156] A pesquisa de trombofilias hereditárias é questionável (*vide* etiopatogenia).
- Outros diagnósticos de hipertensão arterial secundária: na presença de hipertensão arterial grave e de difícil controle, deve-se suspeitar de outras causas menos frequentes, como feocromocitoma e hipertensão renovascular. O ácido vanilmandélico é o metabólito final comum da adrenalina e da noradrenalina, e sua excreção urinária está aumentada em pacientes portadoras de feocromocitoma. Para a triagem do feocromocitoma, recomenda-se a dosagem urinária de ácido vanilmandélico e de metanefrinas urinárias e catecolaminas séricas. Da mesma maneira, a realização da ultrassonografia de rins está indicada em pacientes com deterioração renal e suspeita de alterações renais anatômicas (por exemplo, doença renal policística).[175] Quando fac-

tível, o Doppler de artérias renais pode ajudar no diagnóstico de estenose arterial. Dificilmente são indicados outros exames com o objetivo de avaliar artérias renais na gestação.

- Tomografia/ressonância nuclear magnética cerebral: o estudo de imagem cerebral, por tomografia ou ressonância nuclear magnética, está indicado nos casos de eclâmpsia em que as convulsões são reincidentes ou na presença de sinais localizatórios de lesão neurológica. Por meio desses exames, é possível a identificação de lesões cerebrais, principalmente a ocorrência de hemorragia, que piora o prognóstico materno.

## PREDIÇÃO E PREVENÇÃO

Os fatores de risco para a DHEG (Tabela 4) devem ser utilizados para predizer a ocorrência da doença, com o objetivo de melhorar a eficiência de programas de rastreamento pela seleção de subgrupos de pacientes com maior risco. Estas últimas devem ser encaminhadas a centros especializados. É importante salientar que a presença de um fator de risco, mesmo que importante, não significa que a paciente esteja extremamente propensa a ter a doença. Mulheres que desenvolveram pré-eclâmpsia na primeira gestação apresentam risco maior (20%) para a doença em gestações subsequentes. Na pré-eclâmpsia grave em primeira gestação, o risco de recorrência é de aproximadamente 30%. Entretanto, quando a doença grave se instala já no segundo trimestre, o risco sobe para 65%.[184] No caso de irmã de paciente com essa doença, o risco é de 14%.

Há vários anos, tenta-se identificar a paciente com risco de DHEG por meio de métodos clínicos, bioquímicos ou biofísicos, com o intuito de separar aquelas mulheres que estão aparentemente bem (assintomáticas), mas desenvolvendo a doença, daquelas que são normais. Entre esses testes, podem ser citados o *roll-over test*, a dosagem de ácido úrico, fibronectina, alterações da coagulação, marcadores de estresse oxidativo, citocinas, peptídios placentários e DNA fetal e a Dopplervelocimetria das artérias uterinas.[25,28,44,50,53,72,146] Índices de pulsatilidade acima do percentil 95 para a idade gestacional e a presença de incisura protodiastólica bilateral a partir de 25 semanas são sinais de invasão trofoblástica deficiente, podendo esta aumentar o risco de DHEG e/ou restrição do crescimento fetal. Entretanto, a maior utilidade desse método está em seu elevado valor preditivo negativo. Em 2004, uma revisão sistemática em que foram incluídos estudos totalizando 211.369 gestantes submetidas a testes clínicos, bioquímicos e biofísicos para a predição da DHEG, apurou-se a baixa acurácia de todos os métodos citados, não havendo até o momento nenhum exame clinicamente útil para predizer a pré-eclâmpsia.[190] Mais recentemente, outros testes laboratoriais têm sido propostos para rastreamento e predição de pré-eclâmpsia, como a detecção de fatores antiangiogênicos (sFlt-1 e s-Eng) ou a relação entre os fatores antiangiogênicos e pró-angiogênicos (PlGF e VEGF), isoladamente ou em associação com testes bioquímicos maternos, dados epidemiológicos e Doppler de artérias uterinas. O desempenho dos dados epidemiológicos isolados *versus* os dados biofísicos e laboratoriais em conjunto com a epidemiologia foi contestado por diversas diretrizes e autores, em razão da dificuldade de reprodutibilidade dos estudos.[150,157,158]

Em 2017, Rolnik et colaboradores[129] publicaram um estudo multicêntrico (ASPRE – *combined multimarker screening and randomised patient treatment with **AS**pirin for evidence-based **PRE**eclampsia prevention*), no qual pacientes de risco foram randomizadas para receber 150 mg por dia de ácido acetilsalicílico (AAS) ou placebo desde o final do 1º trimestre até a 36ª semana de gestação. O estudo foi duplo cego, e o risco foi estimado por múltiplos parâmetros [rastreamento combinado – epidemiologia, pressão arterial média, Doppler de artérias uterinas em ultrassonografia entre 11 e 14 semanas, além de dosagens séricas maternas de PAPP-A (*Pregnancy Associated Protein A*) e PfGF (*Placental Growth Factor*)], obtendo redução da incidência de pré-eclâmpsia pré-termo no grupo tratado com AAS (1,3% x 4,3%) com OR 0,38 (IC 95%: 0,20-074, P < 0,004). O mesmo grupo, ligado à *Fetal Medicine Foundation*,[115] publicou estudo não intervencionista, comparando o rastreamento combinado com o realizado seguindo as recomendações do NICE e do ACOG (dados epidemiológicos), observando superioridade do método combinado, em especial nos casos de pré-eclâmpsia precoce. A partir desses estudos, recentemente a Federação Internacional de Ginecologia e Obstetrícia (FIGO) lançou um "guia pragmático" para rastreamento no 1º trimestre e prevenção da pré-eclâmpsia,[160] no qual apoia a *Fetal Medicine Foundation* na recomendação do rastreamento combinado de 1º trimestre (com antecedentes maternos, pressão arterial média, índice de pulsatilidade de artérias uterinas e dosagem de PlGF), utilizando AAS (100 a 150 mg) nos casos de alto risco, até a 36ª semana. A FIGO reconhece a dificuldade de acompanhamento desse rastreamento em países com baixos índices socioeconômicos, recomendando que nesses casos sejam realizados pelo menos o rastreamento com dados demográficos e epidemiológicos e a medida da pressão arterial média. Na Clínica Obstétrica do HC-FMUSP, acredita-se que o aspecto benéfico dessa proposta é chamar a atenção para o histórico e o exame físico da paciente, e fazer pensar em pré-eclâmpsia e cuidado mais intensivo; entretanto, em países como o nosso, o rastreamento completo ainda está muito longe da realidade. A predição deve se basear em dados epidemiológicos e de anamnese.[150,197] Postula-se ainda o emprego de

AAS em pacientes com nefropatia, lúpus e outras doenças do colágeno em atividade.[150,152,193]

Em virtude do desconhecimento da etiologia da DHEG, não é possível impedir que a doença se instale por meio da prevenção primária. O aconselhamento às gestantes sobre a ingestão de alimentos com baixo teor de sódio, a suplementação de cálcio e vitaminas e a administração de ácido acetilsalicílico não conseguiu diminuir a incidência de DHEG na população geral. Em 1998, o primeiro estudo controlado e duplo-cego demonstrou que a dieta com restrição de sódio não impedia a instalação da pré-eclâmpsia.[89] A suplementação de 2 g de cálcio/dia ou placebo a 4.600 primigestas revelou incidência de pré-eclâmpsia semelhante nos dois grupos.[94] Em 2010, revisão da Cochrane mostrou benefícios da suplementação de cálcio em população com baixa ingestão desse nutriente.[192] O resultado do primeiro grande estudo controlado com vitaminas C e E, sabidamente antioxidantes, quando comparado ao placebo, também não demonstrou diferenças significativas entre os dois grupos.[121] Da mesma maneira, a administração de cápsulas de óleo de peixe, com o intuito de modificar o desequilíbrio das prostaglandinas vasodilatadoras e vasoconstritoras, não conseguiu diminuir a incidência de pré-eclâmpsia.[117] Por fim, a administração de ácido acetilsalicílico (AAS) em baixa dose, com a finalidade de inibir a produção seletiva do tromboxano plaquetário, também não foi capaz de reduzir a frequência da pré-eclâmpsia na população geral,[20,52] embora os estudos mais recentes apontem benefício na população de alto risco.[160]

A prevenção secundária tem por objetivo detectar a doença precocemente enquanto ela é assintomática e quando o tratamento precoce pode impedi-la de progredir. Na DHEG, essa prevenção secundária, embora limitada, pode ser feita no âmbito clínico, considerando-se os fatores de risco (antecedentes e exame físico), além dos marcadores laboratoriais e biofísicos que estão disponíveis.[144,160] A suspeita clínica ou laboratorial de DHEG obriga à assistência mais intensa dessa paciente no pré-natal, visando à detecção e ao tratamento precoces.

A prevenção terciária refere-se aos cuidados clínicos que previnem a deterioração adicional ou reduzem as complicações depois que a doença já é sintomática. Os domínios dessa prevenção se fundem com o tratamento, mas, quando ela é bem realizada, vai além de tratar os sintomas e os sinais, podendo detectar precocemente outras complicações de risco. Sendo assim, a prevenção terciária é particularmente importante na DHEG. Envolve o controle adequado da pressão arterial e a prevenção das formas mais graves e das crises convulsivas, além do controle do crescimento e da vitalidade fetal e a resolução da gestação na impossibilidade de controle da doença e havendo comprometimento da vitalidade.

## CONDUTA CLÍNICA NA PRÉ-ECLÂMPSIA

O tratamento adequado da pré-eclâmpsia visa a diminuir a incidência de complicações maternas, como acidentes vasculares cerebrais, e a morbidade e a mortalidade por eclâmpsia. Embora o tratamento definitivo seja o parto, o controle da doença pelo tratamento conservador permite reduzir as taxas de prematuridade e o tempo de permanência do recém-nascido no berçário.

A seguir, serão apresentadas as normas assistenciais seguidas na Clínica Obstétrica do HC-FMUSP.[165,170]

### MEDIDAS NÃO FARMACOLÓGICAS

#### Repouso

Recomenda-se repouso relativo para as pacientes portadoras de DHEG. O repouso em decúbito lateral esquerdo promove o aumento do fluxo plasmático renal, intensifica a natriurese e, consequentemente, diminui os níveis de pressão arterial. Somado a isso, melhora ainda o fluxo uteroplacentário. Recomendam-se o afastamento das atividades profissionais, a redução dos afazeres domésticos e o repouso em decúbito lateral esquerdo por pelo menos 1 hora no período da manhã e da tarde (ou 2 horas depois do almoço). Para os casos graves, o repouso no leito é feito com a paciente internada.[165]

#### Dieta hipossódica

A recomendação da Clínica Obstétrica do HC-FMUSP é a dieta hipossódica contendo 2 a 3 g de sal/dia. A redução da oferta de sal acarreta queda dos níveis séricos de sódio, com diminuição da reatividade vascular e queda da pressão arterial. Considerando-se que a dieta habitual contém de 10 a 12 g de sal/dia, recomenda-se reduzir o sal adicionado aos alimentos, evitando o uso de saleiro à mesa e o consumo de alimentos industrializados (conservas, frios, embutidos, temperos e molhos prontos).

### TERAPÊUTICA FARMACOLÓGICA

#### Sedação

As gestantes portadoras de DHEG apresentam resposta vascular lábil perante as alterações emocionais. Assim, para diminuir as oscilações pressóricas, recomenda-se a sedação. Nas formas leves, em gestantes acompanhadas em regime ambulatorial, pode-se, eventualmente, optar pela sedação com benzodiazepínicos – diazepam (5 a 10 mg por via oral uma a duas vezes ao dia). Nas formas graves, para gestantes internadas, prefere-se a levomepromazina na dose de 3 mg (3 gotas da solução oral de levomepromazina a 4%) a cada 8 horas.

## Hipotensores

O tratamento das doenças hipertensivas na gravidez é objeto de controvérsias. Nas formas graves, é bem definido que o tratamento reduz a mortalidade e a morbidade maternas graves, diminuindo o risco de eclâmpsia e acidentes vasculares cerebrais. Na hipertensão leve e moderada, em contrapartida, as revisões e os estudos questionam o benefício do tratamento, com a alegação de que não haveria diferença nos desfechos, com possibilidade de maior ocorrência de restrição de crescimento fetal (RCF).[189] Entretanto, a análise dessas revisões mostra que não houve uniformidade quanto ao tipo de doença hipertensiva analisada (hipertensão arterial crônica ou pré-eclâmpsia), quanto ao tipo de medicamento utilizado, nem quanto à época da gravidez na qual o tratamento foi instituído. Além disso, a presença de restrição de crescimento fetal (RCF)[189] é um dado frequente nas síndromes hipertensivas da gravidez, independentemente do tratamento. A terapêutica medicamentosa da hipertensão promove proteção materna e fetal, reduzindo a progressão para as formas graves e ajudando a evitar a prematuridade e suas repercussões neonatais.[165]

O tratamento com drogas hipotensoras deve ser iniciado quando as medidas citadas forem insuficientes para diminuir os níveis pressóricos e a pressão arterial diastólica se mantiver maior ou igual a 100 mmHg. O mais adequado, tanto para a gestante como para o feto, é reduzir os níveis pressóricos em 20 a 30% das medidas diastólicas iniciais. É importante destacar que, ao se iniciar o tratamento com esse tipo de drogas, os retornos ambulatoriais devem ser mais próximos (semanais ou até a cada 3 a 4 dias, se necessário), para a melhor avaliação da resposta materna e fetal. Diante de pré-eclâmpsia grave, hipertensão arterial crônica com pré-eclâmpsia sobreposta e pré-eclâmpsia associada à RCF, o controle materno e fetal deverá ser realizado com a paciente internada.

Nossa primeira droga de escolha foi, durante décadas, o pindolol (betabloqueador não seletivo, com atividade simpatomimética intrínseca), que tinha como característica menor interferência na frequência cardíaca de repouso e no débito cardíaco, com preservação do fluxo uteroplacentário.[175] Infelizmente, esse medicamento foi retirado do mercado e a metildopa voltou a ser utilizada como droga de primeira escolha. A dose inicial de metildopa é de 250 mg por via oral, duas vezes ao dia, com aumento de 250 a 500 mg/dia, até controle pressórico adequado (dose máxima de 2 g/dia). Essa droga pode provocar hipotensão postural e, eventualmente, aumento sérico das enzimas hepáticas (TGO e TGP).

Na Clínica Obstétrica do HC-FMUSP, como segunda opção ou em caso de necessidade de outro hipotensor em associação com a metildopa, utiliza-se o anlodipino (bloqueador dos canais de cálcio) na dose de 5 a 10 mg/dia por via oral (comprimidos de 5 mg). Para o controle pressórico, empregam-se as seguintes posologias progressivas: 5 mg/dia, 5 mg a cada 12 horas. Excepcionalmente, podem ser utilizadas doses maiores (até no máximo 20 mg/dia, sendo que doses superiores a 10 mg/dia são *off label*). O nifedipino, igualmente bloqueador dos canais de cálcio, também pode ser utilizado na dose de 20 a 60 mg/dia por via oral, em apresentação de liberação lenta, em duas a três tomadas ao dia.

Somente associa-se uma nova droga quando se chega à dose máxima das drogas que já estão em uso. No máximo, associam-se três drogas hipotensoras na dose máxima. Na eventual necessidade de introdução de uma terceira droga, podem ser utilizados betabloqueadores (metoprolol ou carvedilol) ou ainda hidralazina por via oral. O uso de atenolol tem sido contraindicado na gravidez e na lactação, por maior ocorrência de restrição de crescimento fetal e maior passagem para o leite. A Tabela 7 esquematiza o tratamento medicamentoso de hipertensão na gestação.

O tipo de medicamento será particularizado conforme a condição clínica da paciente, presença de comorbidades, lesão de órgãos-alvo, idade gestacional e condição fetal.

É importante lembrar que, em gestantes com DHEG, a hemoconcentração e a reatividade vascular aumentadas podem desencadear maior resposta hipotensora. Dessa

**TABELA 7. Tratamento farmacológico na DHEG**

| |
|---|
| **Sedação** |
| Diazepam 5 a 10 mg, VO, uma ou duas vezes ao dia |
| ou |
| Levomepromazina 3 gotas, VO, até de 8 em 8 horas |
| **Hipotensores** |
| Metildopa 500 mg a 2 g/dia, em duas a quatro tomadas |
| Outras opções |
| 1. Bloqueadores de canal de cálcio |
| • Anlodipino (besilato de anlodipino): 5 a 10 mg/dia, em duas tomadas |
| • Nifedipino (de liberação lenta): 20 a 60 mg/dia em duas a três tomadas |
| 2. Betabloqueadores |
| • Metoprolol (succinato de metoprolol): 25 a 100 mg, uma tomada diária |
| • Carvedilol: 12,5 a 50 mg, uma ou duas vezes ao dia |
| 3. Vasodilatadores |
| • Hidralazina: 50 a 150 mg, em duas a três tomadas |

DHEG: doença hipertensiva específica da gestação; VO: via oral.

maneira, recomenda-se cuidado com a dose do medicamento para evitar a hipotensão arterial decorrente de iatrogenia.

## TRATAMENTO DAS COMPLICAÇÕES HIPERTENSIVAS AGUDAS

As complicações hipertensivas agudas caracterizam-se por pressão arterial muito elevada, acompanhada de sintomas, com necessidade de avaliação clínica adequada, incluindo exame físico detalhado e exame de fundo de olho. Em clínica médica, são divididas em urgências hipertensivas, nas quais ocorre elevação da pressão arterial, porém com condição clínica estável, sem comprometimento de órgãos-alvo, e cujo tratamento pode ser feito por via oral, e emergências hipertensivas, condição clínica grave, com lesão progressiva de órgãos-alvo em progressão e risco de morte, exigindo imediata redução da pressão arterial por tratamento parenteral (Tabela 8).

As classificações clínicas incluem a eclâmpsia entre as diversas formas de emergência hipertensiva, entretanto, o obstetra afeito ao atendimento de pacientes portadoras de DHEG sabe que o limite entre urgência e emergência hipertensiva nessas pacientes nem sempre é tão claro e estático. Essa doença apresenta caráter lábil e rapidamente progressivo, e a demora na instituição do tratamento adequado pode levar a complicações graves maternas e/ou fetais. Em gestante hipertensa com cefaleia persistente e/ou epigastralgia, acompanhada ou não de distúrbios visuais, é necessária a observação estrita, pois a negligência na observação da progressão dos sintomas pode levar à demora do tratamento.

A configuração de emergência hipertensiva na gestação está presente com níveis pressóricos elevados, em geral superiores a 110 mmHg de pressão arterial diastólica (eventualmente, mais baixos), associados a cefaleia, distúrbios visuais, edema agudo de pulmões ou cianose ou, mais raramente, presença de sinais de insuficiência coronariana ou dissecção de aorta.

O tratamento dessa condição deve ser pronto e cuidadoso, com o objetivo de reduzir em 20 a 30% os níveis pressóricos. A droga indicada é a hidralazina, utilizando-se 5 mg a cada 15 minutos, pela via intravenosa. Para evitar iatrogenia, recomenda-se a diluição da ampola de hidralazina (1 mL = 20 mg) em 19 mL de água destilada, obtendo-se solução de 1 mg/mL. Se não houver resposta após doses repetidas de hidralazina (até 30 mg no total), utiliza-se o nitroprusseto de sódio (0,25 a 10 mcg/kg/min), com monitorização cuidadosa da pressão arterial, evitando-se quedas abruptas e suspendendo a droga assim que for obtido o efeito hipotensor desejado. O nitroprusseto de sódio é fornecido em frascos de 50 mg, que em solução-padrão são diluídos em 200 mL de soro glicosado a 5% (250 mcg/mL). Deve ser administrado em bomba de infusão contínua, em equipo protegido da luz. A infusão de 1 mL/h fornece 4 mcg/min. De maneira prática, pode-se utilizar a seguinte fórmula para cálculo da infusão utilizada:

$$\text{Infusão (mL/h)} = \frac{\text{dose desejada} \times \text{peso da paciente (kg)}}{4}$$

Assim, para uma paciente de 65 kg, para iniciar o tratamento com a dose de 0,25 mcg/kg/min, devem-se infundir 4 mL/h. O início da ação se dá em 30 segundos, e o pico em 2 minutos. Se necessário, aumenta-se 1 mL/h a cada 10 minutos até obtenção do efeito desejado ou até 10 mcg/kg/min (dose máxima, que não deve exceder 10 minutos de duração, com redução obrigatória para 5 mcg/kg/min). O nitroprusseto deixa de agir 3 minutos após a interrupção da infusão. Outra alternativa ao uso do nitroprusseto de sódio para os casos de emergência hipertensiva sem resposta à hidralazina (em especial nos quadros de edema agudo pulmonar) é a administração de infusão de nitroglicerina (5 a 100 mcg/min em infusão intravenosa contínua).[150,169]

O uso de nifedipino por via sublingual está proscrito em razão da ocorrência de hipotensões arteriais graves com repercussões maternas e perinatais.

Quando, associado à emergência hipertensiva, houver indicação do uso de sulfato de magnésio (profilaxia das convulsões na iminência de eclâmpsia ou eclâmpsia), ele deverá ser utilizado conforme as orientações preconizadas para a eclâmpsia. As diretrizes da ACOG e do Ministério da Saúde no Brasil indicam a administração de sulfato de magnésio em todas as pacientes com pré-eclâmpsia com critérios de gravidade.[150,155] Na Clínica Obstétrica do HC-FMUSP, o sulfato de magnésio é utilizado preferencialmente segundo o esquema de Pritchard, e está indicado nas pacientes com DHEG grave

| TABELA 8. Tratamento das emergências hipertensivas na gestação |
|---|
| Manter a paciente em decúbito lateral esquerdo e dorso elevado |
| Manter acesso venoso com soro glicosado a 5% |
| Hidralazina 5 mg, IV, a cada 15/20 minutos |
| Reduzir os níveis pressóricos em 20-30% |
| Monitorização cuidadosa da pressão arterial |
| Cardiotocografia fetal |
| Outra opção medicamentosa: nitroprusseto de sódio 0,25-10 mcg/kg/min |

IV: via intravenosa.

com sintomas neurológicos (cefaleia, alterações visuais e náuseas/desconforto epigástrico). A conduta mais restritiva reduz o número necessário para tratar (NNT) de 1:129 para 1:36 e é possível na Clínica Obstétrica do HC-FMUSP por conta da estrutura hospitalar (especialistas, vitalidade fetal e laboratório) disponível a qualquer momento.[153,164] É importante frisar que, no caso de transferência de paciente, o esquema de Pritchard (intramuscular) é preferencial.

## CONDUTA OBSTÉTRICA NA PRÉ-ECLÂMPSIA

A DHEG associa-se a maior risco de insuficiência placentária. Dessa maneira, torna-se importante o acompanhamento do crescimento e da vitalidade fetal. Desde que haja bom controle do quadro clínico materno e sejam assegurados o crescimento e a vitalidade fetal, opta-se para que o parto ocorra o mais próximo possível do termo da gestação.

### PRÉ-ECLÂMPSIA LEVE

Na Clínica Obstétrica do HC-FMUSP, prevalece a opinião de que nas formas leves é possível fazer o acompanhamento ambulatorial semanal para avaliação clínica, proteinúria de fita e de vitalidade fetal. No entanto, a vigilância materna e fetal deve ser cuidadosa, pois subitamente podem surgir complicações graves. O controle da vitalidade fetal deve ser realizado pelo menos uma vez por semana a partir do diagnóstico de DHEG. Estando a vitalidade fetal preservada e o quadro clínico materno controlado, aguarda-se o parto até o máximo de 40 semanas, quando se interrompe a gestação, em princípio por indução do trabalho de parto. A internação estará indicada em caso de necessidade de doses crescentes ou de associação de medicamentos anti-hipertensivos (para melhor controle materno), suspeita de progressão para forma grave, ou ainda para melhor avaliação da vitalidade fetal (restrição de crescimento fetal em gestação com menos de 37 semanas). Diante do comprometimento da vitalidade fetal, realiza-se o parto terapêutico (Figura 11). A seguir, será detalhado o modo como é feito o controle do crescimento e da vitalidade fetal no Ambulatório da Clínica Obstétrica do HC-FMUSP:

- Crescimento fetal: medida seriada a cada consulta da altura uterina com fita métrica e ultrassonografia obstétrica mensal (nos casos de RCF, a ultrassonografia deve ser feita quinzenalmente).
- Função placentária: avaliada pela Dopplervelocimetria de artérias umbilicais (na 20ª e na 26ª semanas) e artérias uterinas, a partir da viabilidade fetal. Nos casos leves, o exame será repetido semanalmente, juntamente com os demais exames de avaliação fetal.
- Resposta hemodinâmica fetal: diante de anormalidades na Dopplervelocimetria das artérias umbilicais, analisa-se a resposta hemodinâmica fetal à hipoxia, o que inclui a avaliação da artéria cerebral média e do ducto venoso. Nessas situações, recomenda-se a internação para melhor vigilância fetal.
- Atividades biofísicas fetais (cardiotocografia, movimentos respiratórios, movimentos corporais e tônus muscular fetais) juntamente com a Dopplervelocimetria são avaliados pelo menos uma vez por semana após 34 semanas.

### PRÉ-ECLÂMPSIA GRAVE OU HISTÓRIA DE HIPERTENSÃO ARTERIAL CRÔNICA COM DOENÇA ESPECÍFICA DA GESTAÇÃO SOBREPOSTA

Nas formas graves, a paciente deve ser internada em enfermaria de gestação de alto risco. A gravidez pode ser seguida até que se observe alguma anormalidade que indique sua interrupção ou até que se atinja a idade gestacional de 37 semanas (Figura 12). Na avaliação da vitalidade fetal, utilizam-se os mesmos exames citados no acompanhamento ambulatorial, porém com maior frequência: cardiotocografia fetal, perfil biofísico fetal e exames Dopplervelocimétricos. Até que se consiga o controle adequado da pressão arterial, a avaliação da vitalidade fetal deve ser feita diariamente e depois duas a três vezes por semana. Avalia-se o crescimento fetal por meio da ultrassonografia obstétrica a cada 15 dias. Na presença de alterações da Dopplervelocimetria ou em caso de instabilidade clínica materna, a avaliação da vitalidade fetal deve ser diária.

A interrupção da gestação está indicada diante de controle materno ineficaz ou de alterações da vitalidade.

O término da gestação pode ser imediato ou mediato:

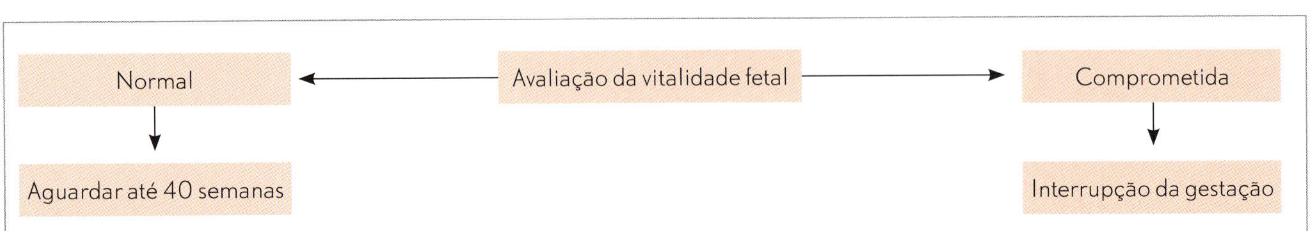


**FIGURA 11.** Tratamento obstétrico da pré-eclâmpsia leve.

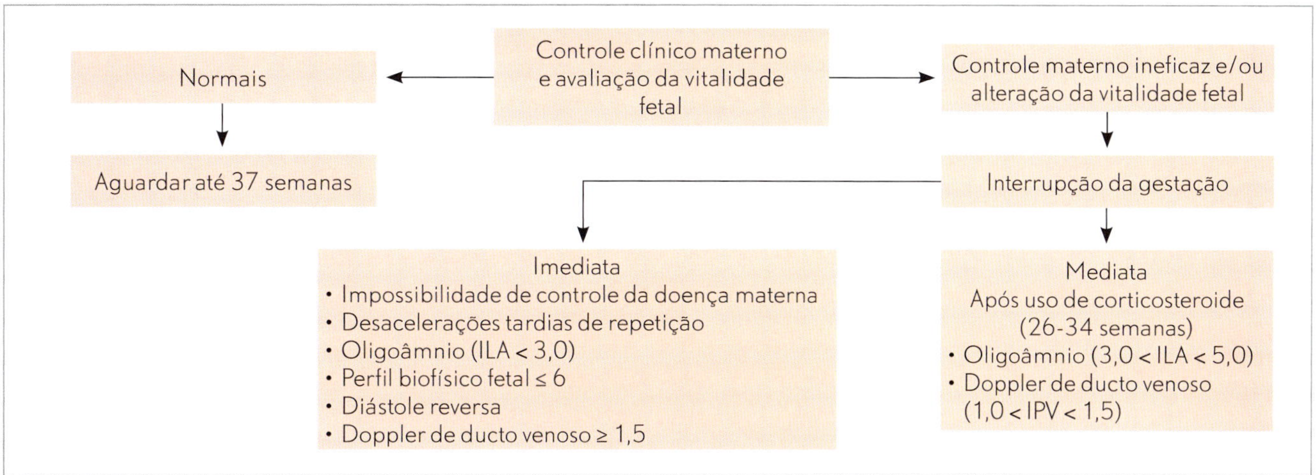


**FIGURA 12.** Tratamento obstétrico da pré-eclâmpsia grave e da hipertensão arterial crônica com doença hipertensiva específica da gestação (DHEG) sobreposta. ILA: índice do líquido amniótico; IPV: índice de pulsatilidade para veias.

- Imediato:
  - Iminência de eclâmpsia.
  - Mau controle pressórico (já em uso de três drogas hipotensoras em dose máxima).
  - Diástole reversa nas artérias umbilicais.
  - Índice de pulsatilidade para veias do ducto venoso ≥ 1,5.
  - Perfil biofísico fetal ≤ 6 (se igual a 6, requer repetição do exame em 6 horas e, se mantido, está indicada a interrupção da gestação).
  - Desacelerações tardias de repetição na cardiotocografia.
  - Oligoâmnio grave (índice do líquido amniótico – ILA – < 3,0 cm).
- Mediato (após uso de corticosteroide antenatal):
  - Índice de pulsatilidade para veias do ducto venoso > 1,0 e < 1,5.
  - Oligoâmnio (ILA entre 3,0 e 5,0 cm).

Na iminência de eclâmpsia, realiza-se o mesmo tratamento da eclâmpsia, com sulfato de magnésio (esquema de Pritchard).[123,125]

O parto terapêutico, quando indicado, pode ser realizado por meio de indução do trabalho de parto. Nesse caso, ao iniciarem as contrações, administra-se o sulfato de magnésio (esquema de Pritchard) para a profilaxia da convulsão no parto e ele é mantido por até 24 horas depois do parto. Durante o trabalho de parto, recomenda-se analgesia locorregional precoce, para reduzir o risco de elevação da pressão arterial associado à dor.

## CONDUTA NO PUERPÉRIO

Após o parto, nos casos leves, a paciente é mantida sem drogas hipotensoras e realizam-se controles da pressão arterial nas primeiras 72 horas após o parto. Quando necessário, diante de pressão arterial diastólica > 90 mmHg, reintroduz-se a medicação anterior. Nas pacientes com formas graves, em uso de medicação em doses maiores ou drogas associadas, sugere-se a manutenção da medicação, com ajustes, até estabilização pressórica da paciente. Em caso de DHEG sobreposta, não são retiradas as drogas. É importante lembrar que no pós-parto de pacientes com síndrome hipertensiva habitualmente ocorre queda dos níveis pressóricos nas primeiras 24 a 48 horas, podendo haver posterior elevação da pressão a partir do terceiro dia até o sétimo dia pós-parto (associada à reabsorção do líquido retido no espaço extravascular, com aumento da volemia). Assim, nas formas graves, recomendam-se alta hospitalar mais tardia e retorno precoce no puerpério para reavaliação da pressão arterial e ajuste medicamentoso, se necessário. O aumento da pressão arterial no puerpério ainda pode estar relacionado ao uso de anti-inflamatórios não hormonais e derivados do ergot, que não devem ser empregados em pacientes hipertensas.[150] Após o parto, se necessário, pode-se lançar mão de medicamentos contraindicados na gravidez, como os inibidores da enzima conversora da angiotensina e os antagonistas dos receptores de angiotensina, sem prejuízo à lactação.

## ECLÂMPSIA

A eclâmpsia caracteriza-se pelo aparecimento de convulsões tonicoclônicas generalizadas, excluindo-se aquelas de outras causas ou alterações do sistema nervoso central (SNC), em gestantes com sinais e sintomas de pré-eclâmpsia. Pode-se manifestar durante a gestação, o parto ou o puerpério.

Sua incidência varia segundo a literatura, sendo mais frequente em condições socioeconômicas desfavoráveis, atendimento pré-natal deficiente e acompanhamento inadequado da pré-eclâmpsia. Enquanto nos países desenvolvidos ocorrem 4 a 6 casos em 10 mil partos e têm se mantido estáveis, nas populações socioeconomicamente desfavorecidas, esse desfecho ocorre entre 6 e 100 casos para o mesmo número de partos.[149,178]

Entre as formas hipertensivas, a eclâmpsia constitui a principal causa de morte materna e perinatal.

Estima-se que a eclâmpsia seja responsável por pelo menos 10% de todas as mortes maternas em países desenvolvidos e por cerca de 50 mil mortes maternas por ano em todo o mundo.[24,64] No maior estudo de coorte realizado, no qual se analisaram 990 casos de eclâmpsia em um intervalo de 22 anos, diversos foram os fatores associados à mortalidade materna, entre os quais idade materna, idade gestacional, intercorrências clínicas preexistentes (por exemplo, hipertensão arterial crônica e doença renal) e gestação gemelar.[99] As complicações maternas mais frequentemente associadas à eclâmpsia são hemorragia cerebral, edema agudo dos pulmões, insuficiência respiratória ou renal e coagulopatia. Por outro lado, o manejo inadequado da eclâmpsia também pode ser responsável pelas mortes maternas, mas a maioria dessas mortes poderia ser evitada com o diagnóstico correto e oportuno e o manejo adequado.

A mortalidade perinatal depende não só da gravidade da pré-eclâmpsia, mas também das complicações da prematuridade, em razão da antecipação do parto.[177]

Embora a morbidade e a mortalidade perinatais na eclâmpsia sejam decorrentes em grande parte da idade gestacional precoce e das condições maternas, as causas diretas mais frequentes são a hipoxia secundária às convulsões maternas e o descolamento prematuro de placenta.[2]

## CLASSIFICAÇÃO PROGNÓSTICA

Na dependência da concomitância de outras intercorrências clínicas, a eclâmpsia pode ser classificada em não complicada, complicada ou descompensada (Tabela 9). Essa classificação tem sido utilizada na Clínica Obstétrica do HC-FMUSP a partir de 1986 e torna possível distinguir o pior prognóstico materno e perinatal relacionado aos casos considerados complicados e, ainda mais, aos descompensados.[37]

**TABELA 9. Classificação prognóstica da eclâmpsia**

| |
|---|
| **Eclâmpsia não complicada**<br>Convulsão sem outras intercorrências |
| **Eclâmpsia complicada**<br>Convulsão acompanhada de uma ou mais das seguintes intercorrências:<br>• Coagulopatia<br>• Insuficiência respiratória<br>• Insuficiência cardíaca<br>• Icterícia<br>• Insuficiência renal aguda<br>• Pressão arterial diastólica ≥ 120 mmHg<br>• Temperatura corporal ≥ 38°C |
| **Eclâmpsia descompensada**<br>Convulsão associada a:<br>• Choque<br>• Coma<br>• Hemorragia cerebral<br>• Necessidade de assistência ventilatória |

## FISIOPATOLOGIA

A pré-eclâmpsia e a eclâmpsia possuem processos fisiopatológicos comuns. Como apresentado anteriormente, apesar das inúmeras investigações científicas já realizadas, os mecanismos fisiopatológicos da pré-eclâmpsia ainda não estão bem estabelecidos. A eclâmpsia, por sua vez, consiste em uma manifestação do comprometimento do SNC da pré-eclâmpsia e, portanto, o motivo do aparecimento das convulsões é desconhecido. Foi sugerida a participação do edema cerebral, da isquemia, da encefalopatia hipertensiva, do infarto cerebral e da hemorragia cerebral. Estudos recentes têm avaliado o papel de fatores circulantes (fatores de crescimento, citocinas, fatores pró-inflamatórios e antiangiogênicos) no endotélio dos vasos cerebrais, demonstrando aumento da permeabilidade capilar; a atividade de aquaporinas também seria reduzida em pacientes com pré-eclâmpsia, dificultando a drenagem de líquido acumulado no cérebro.[187] Contudo, nenhuma dessas condições tem explicado de maneira satisfatória a fisiopatologia da eclâmpsia.

## QUADRO CLÍNICO

A eclâmpsia é caracterizada pelo desenvolvimento de convulsões generalizadas, excluindo-se aquelas de causa neurológica, anestésica, farmacológica ou por complicações metabólicas, em gestantes com os sinais e os sintomas da pré-eclâmpsia. O processo de instalação da eclâmpsia é geralmente gradual, embora em alguns casos a instalação seja rápida e devastadora.

A convulsão típica da eclâmpsia evolui clinicamente em quatro fases, as quais foram assim descritas por Briquet:[1]

- Fase de invasão: pode ser silenciosa ou precedida de grito ou aura. Surgem fibrilações, principalmente em torno da boca, com o aparecimento de contrações em outras regiões faciais. A língua pode ser exteriorizada e, com o fechamento da boca, pode ser atingida e lesada. Os membros superiores ficam em pronação, com o polegar sobre a mão fechada. Esta fase dura cerca de 30 segundos.

- Fase de contrações tônicas: tetanização de todo o corpo com opistótono cefálico. Os masseteres se contraem com força, fechando a boca. O rosto se mostra cianótico e pletórico, com os olhos voltados para cima e as pupilas dilatadas.
- Fase de contrações clônicas: inspiração profunda seguida de expiração estertorosa e saída de muco sanguinolento pela lesão da língua. Pode haver incontinência de fezes e urina.
- Fase de coma: surge diante de convulsões repetidas ou prolongadas em que há perda de consciência e ausência de reflexos com duração de alguns minutos até horas ou dias. Há situações em que as convulsões se tornam frequentes e não ocorrem intervalos entre elas, o que caracteriza o estado de mal convulsivo. Deve-se salientar que o coma prolongado pode estar presente em outros quadros neurológicos, como o acidente vascular cerebral hemorrágico.

Outras manifestações clínicas de insuficiência de diversos órgãos são comuns na eclâmpsia: oligúria ou anúria, insuficiência respiratória, cianose, icterícia e sangramentos. Além disso, pode haver aumento do tônus e da frequência das contrações uterinas e diminuição da frequência dos batimentos cardíacos fetais. Essas alterações em geral acontecem durante as convulsões ou imediatamente depois delas e desaparecem após alguns minutos desde que a hipoxemia materna seja corrigida.

Há situações em que o diagnóstico é dificultado pelos achados do exame físico, que podem sugerir outras entidades clínicas. Nesses casos, deve ser considerado o diagnóstico diferencial com outros estados convulsivos (Tabela 10).

| TABELA 10. Diagnóstico diferencial de eclâmpsia |
|---|
| **Acidente vascular cerebral**<br>Hemorragia cerebral<br>Trombose venosa cerebral<br>Oclusão arterial cerebral<br>Malformação arteriovenosa |
| **Lesões do sistema nervoso central**<br>Tumores<br>Abscesso |
| **Doença hipertensiva**<br>Encefalopatia hipertensiva<br>Feocromocitoma |
| **Epilepsia** |
| **Doenças metabólicas**<br>Hipoglicemia<br>Hipocalcemia<br>Intoxicação hídrica |
| **Doenças infecciosas**<br>Meningite<br>Encefalite |
| **Púrpura trombocitopênica trombótica** |

## TRATAMENTO CLÍNICO

A eclâmpsia é uma emergência obstétrica e necessita de atendimento especializado imediato, cuja sequência correta de medidas deve ser seguida pelos médicos e pela equipe de enfermagem. O tratamento visa a manutenção da função cardiorrespiratória e da oxigenação materna, controle da pressão arterial e correção da hipoxemia e da acidose materna (Tabela 11 e Figura 13). Para o planejamento terapêutico, torna-se importante a realização de alguns exames complementares, como hemograma com contagem de plaquetas, coagulograma, dosagem de ureia, creatinina, sódio, potássio, enzimas hepáticas, ácido úrico, bilirrubinas totais e frações, DHL, gasometria arterial, proteinúria, exame de fundo de olho, eletrocardiograma e tomografia computadorizada (se houver persistência do quadro convulsivo).

| TABELA 11. Medidas gerais na eclâmpsia |
|---|
| Manter a paciente em decúbito lateral esquerdo e com seu dorso elevado |
| Assegurar a permeabilidade das vias aéreas |
| Proteger a língua com cânula de Guedel |
| Realizar nebulização com oxigênio (5 L/min) |
| Fornecer assistência ventilatória quando necessário |
| Instalar monitor cardíaco |
| Manter acesso venoso com soro glicosado a 5% |
| Evitar administração inadequada de fluidos |
| Colher amostras de sangue para avaliação laboratorial |
| Colher urina e manter sondagem vesical de demora |

O mais importante no início é avaliar o estado geral e simultaneamente garantir a oxigenação materna, proteger a língua com cânula de Guedel e evitar a aspiração. Contraindica-se o uso de benzodiazepínicos, pois a convulsão é autolimitada. Os benzodiazepínicos podem favorecer a depressão respiratória e neurológica e promover a diminuição dos reflexos laríngeos, o que facilitaria a aspiração do conteúdo gástrico.[34,35,147,163,175]

Para a prevenção de novas convulsões, utiliza-se o sulfato de magnésio. Desde 1955, quando Pritchard padronizou o tratamento da eclâmpsia com o uso do sulfato

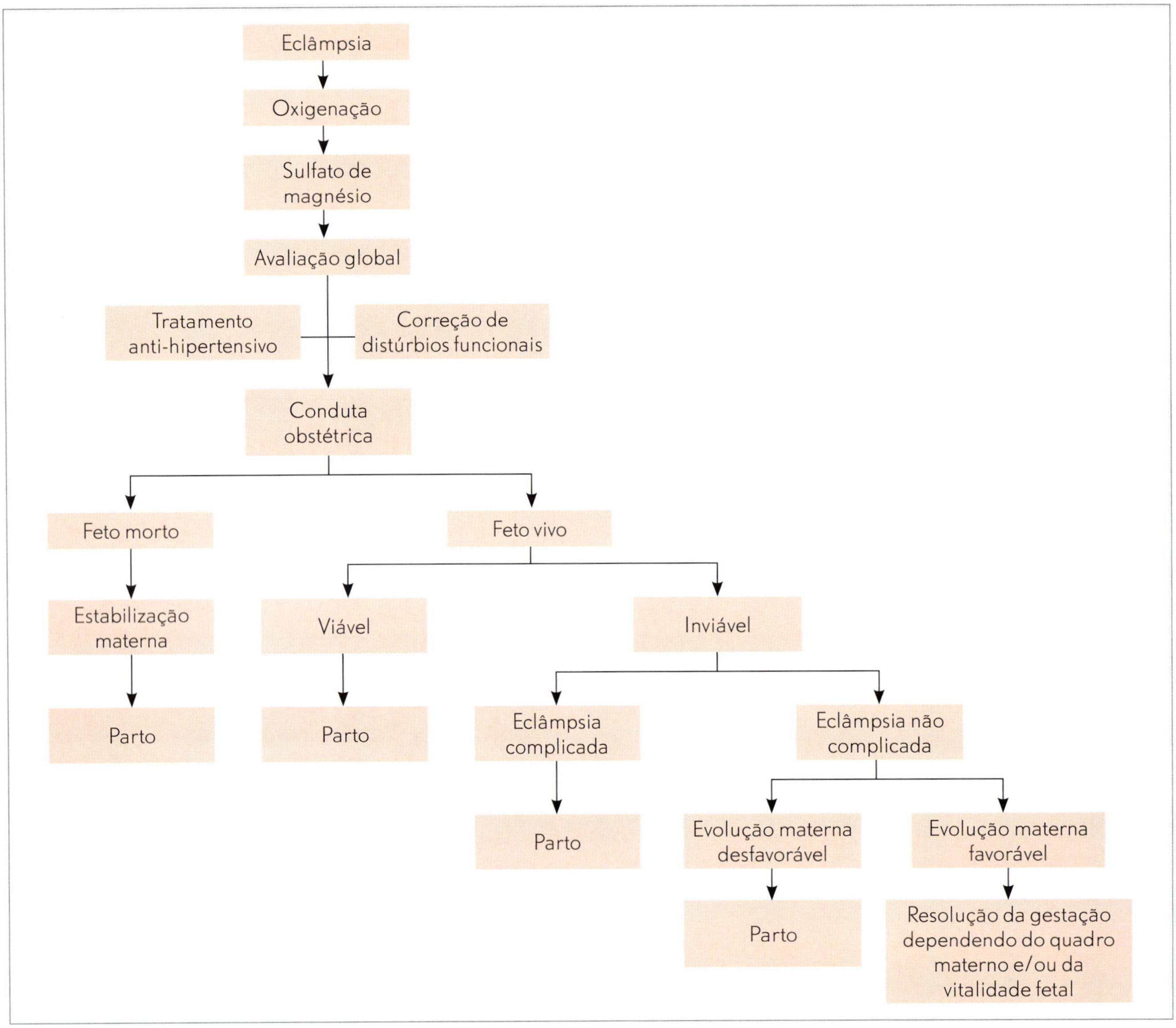


**FIGURA 13.** Tratamento de eclâmpsia.

de magnésio, seu esquema foi repetidamente testado e se manteve superior aos demais tratamentos. Desde a publicação do estudo colaborativo placebo-controlado sobre os benefícios maternos e perinatais do uso do sulfato de magnésio (Magpie), tem havido consenso geral sobre seu uso para a prevenção das convulsões.[105,150] Esse estudo envolveu 10.141 gestantes com pré-eclâmpsia grave de 175 hospitais de atendimento secundário e terciário em 33 países. As convulsões foram significativamente menos frequentes no grupo de gestantes em que se utilizou o sulfato de magnésio, com risco relativo 58% menor do que no grupo placebo.

As observações clínicas e os estudos sugerem que o sulfato de magnésio exerce sua ação anticonvulsivante ao agir diretamente no córtex cerebral. Pelo menos três mecanismos são aventados: possui efeito vasodilatador, bloqueia a excitação e promove transmissibilidade elétrica no tecido cerebral.[40,41]

Quanto a outros agentes anticonvulsivantes, como a fenitoína, os estudos controlados não têm demonstrado vantagens em relação ao sulfato de magnésio. Em um estudo em que 2.138 gestantes com pré-eclâmpsia foram randomizadas para receber sulfato de magnésio ou fenitoína, observou-se o aparecimento de convulsões em 10 casos de um total de 1.089 que utilizaram a fenitoína. As 1.049 gestantes que receberam o sulfato de magnésio não apresentaram convulsões.[101]

De maneira geral, com o sulfato de magnésio se observa controle da convulsão logo após a dose de ataque e, entre 1 e 2 horas a partir da primeira administração, a paciente encontra-se consciente. A vantagem dele sobre os demais anticonvulsivantes é o fato de essa droga, em doses habituais, não produzir depressão do SNC, tanto materno como fetal, ainda que ultrapasse rapidamente a barreira placentária.

O sulfato de magnésio pode ser administrado segundo três diferentes esquemas (Tabela 12).[125,148,182] Na Clínica Obstétrica do HC-FMUSP, utiliza-se o esquema de Pritchard, que associa os esquemas intravenoso e intramuscular. Apenas é empregado o esquema intravenoso de Sibai diante de quadro clínico sugestivo de coagulopatia, contagem de plaquetas abaixo de 70.000/mm$^3$ ou paciente que faz uso de anticoagulantes em doses terapêuticas. Apesar de os esquemas exclusivamente intravenosos apresentarem a vantagem de não provocar dor ou hematoma local decorrente da administração intramuscular, apresentam maior risco de toxicidade pelo magnésio e a monitorização da magnesemia torna-se imprescindível (especialmente em pacientes que apresentam comprometimento da função renal). Níveis de magnésio de até 7 mEq/L não provocam toxicidade, cujo primeiro sinal na mãe é a perda do reflexo patelar ocorrendo já com concentrações plasmáticas superiores a 7 e até 10 mEq/L. Concentrações de 15 mEq/L revelam comprometimento dos músculos envolvidos na respiração e acima de 30 mEq/L podem causar parada cardíaca. A depressão neonatal ocorre apenas nos casos de hipermagnesemia grave. Diante dos efeitos tóxicos da hipermagnesemia, deve ser utilizado o gluconato de cálcio a 10% na dose de 10 mL intravenosos em 3 minutos.

| TABELA 12. Esquemas para o uso de sulfato de magnésio na eclâmpsia |
|---|
| **Esquema de Pritchard**[123,125]<br>Dose de ataque<br>• Sulfato de magnésio (20%) 20 mL (4 g), IV, em 15 a 20 minutos<br>• Sulfato de magnésio (50%) 20 mL (10 g), IM profunda (10 mL – 5 g em cada nádega)<br>Dose de manutenção<br>• Sulfato de magnésio (50%) 10 mL (5 g) IM profunda a cada 4 horas, alternando as nádegas<br>Só deve ser aplicada nova dose se: diurese ≥ 25 mL/h, reflexos profundos preservados e frequência respiratória acima de 14 rpm |
| **Esquema de Zuspan**[148]<br>Dose de ataque<br>• Sulfato de magnésio 4 g, IV, em 20 minutos<br>Dose de manutenção<br>• Sulfato de magnésio 1 g, IV, a cada 1 hora (bomba de infusão)<br>A cada hora, verificar diurese, reflexos e frequência respiratória |
| **Esquema de Sibai**[182]<br>Dose de ataque<br>• Sulfato de magnésio 6 g, IV, em 20 minutos<br>Dose de manutenção<br>• Sulfato de magnésio 2 a 3 g/h (bomba de infusão)<br>A cada hora, verificar diurese, reflexos e frequência respiratória |
| **Antídoto contra os efeitos tóxicos do magnésio**<br>Gluconato de cálcio (10%) 10 mL, IV, lentamente (3 minutos) |
| **Duração do tratamento**<br>Até 24 horas após o parto ou até 24 horas após a dose de ataque (nos casos em que a conduta obstétrica adotada for conservadora) |

IM: via intramuscular, IV: via intravenosa.

Com a persistência de convulsões, apesar da utilização do sulfato de magnésio, ou nos casos confirmados de hemorragia cerebral, realiza-se a administração de fenitoína na dose de 250 mg (1 ampola diluída em soro fisiológico, 250 mL intravenosos em 10 minutos), e repete-se o esquema a cada 30 minutos até completar 750 mg. Para a manutenção, usam-se 100 mg por via intravenosa a cada 8 horas enquanto se mantiver a venoclise. E então, 100 mg por via oral a cada 8 horas, seguindo a orientação do neurologista.

O tratamento hipotensor está indicado diante de pressão arterial diastólica ≥ 110 mmHg, decorridos 20 minutos da dose venosa do esquema de ataque com sulfato de magnésio. Utiliza-se a hidralazina na dose de 5 mg por via intravenosa a cada 15 minutos até o controle da pressão arterial, ou seja, redução de 20 a 30% da pressão arterial diastólica em relação às medidas iniciais. É preciso lembrar que a hidralazina deve ser diluída em 19 mL de água destilada (1 ampola = 1 mL = 20 mg). Para cada aplicação, são utilizados 5 mL da solução.

### Monitorização fetal

Com a estabilização materna, deve-se dar início à avaliação da idade gestacional, do peso e da vitalidade fetal. Bradicardias fetais transitórias com duração de 3 a 5 minutos são comuns após as convulsões e não indicam que a interrupção da gestação deva ser imediata. Depois do episódio convulsivo, é comum o aparecimento de taquicardia fetal compensatória com desacelerações transitórias que desaparecem em 20 a 30 minutos.[118] Apesar de a interrupção da gestação constituir o tratamento definitivo da eclâmpsia, é importante que as avaliações maternas e fetais sejam adequadas e que todas as medidas de correção sejam realizadas antes do nascimento. A estabilização clínica antes do parto melhora as condições perinatais e reduz os riscos maternos.

## TRATAMENTO OBSTÉTRICO

Há autores que sustentam a interrupção da gestação após a estabilização do quadro clínico, independentemente da idade gestacional.[2,156,176] Na Clínica Obstétrica do HC-FMUSP, nos casos de fetos vivos e inviáveis na forma não complicada da eclâmpsia, considera-se a conduta obstétrica conservadora (eclâmpsia intercorrente). O objetivo é estabilizar o curso da doença e reduzir a morbidade e a mortalidade perinatais. Nesse caso, a gestante, após receber as medidas terapêuticas, permanece internada, sob vigilância contínua até a 34 semanas. A interrupção da gestação é antecipada caso ocorra evolução materna desfavorável ou sofrimento fetal (Figura 13).

O ato anestésico na eclâmpsia sempre envolve riscos. O anestesista deve estar treinado para lidar com essas situações. Quando se opta pelo parto (feto vivo e viável), deve-se aguardar de 2 a 3 horas após a dose de ataque do sulfato de magnésio. É fundamental que antes do procedimento anestésico alguns parâmetros como ventilação, oxigenação, quadro convulsivo, pressão arterial, volemia, equilíbrio acidobásico e coagulação sanguínea já tenham sido corrigidos e compensados. Devem-se utilizar, nesse período, drogas que determinem menor interação com a anestesia (evitar, sobretudo, antagonistas do canal de cálcio, especialmente o nifedipino). A pressão arterial deve ser controlada para diminuir o risco de edema agudo dos pulmões e hemorragia cerebral, principalmente na indução da anestesia geral. O controle da pressão arterial e a adequação volêmica são fundamentais para que as técnicas regionais sejam empregadas com segurança. A administração de fluidos intravenosos deve ser conservadora para evitar edema agudo dos pulmões, baseando-se no controle da diurese e da saturação periférica de oxigênio.

A analgesia de parto deve ser precoce e, se bem executada, ajuda a manter a estabilidade hemodinâmica materna e do fluxo sanguíneo uteroplacenário.

A anestesia peridural e a raquidiana podem ser utilizadas quando a contagem de plaquetas for superior a 70.000/mm³ e se o quadro neurológico da paciente permitir.

Caso a anestesia geral seja indicada, sobretudo nos distúrbios da hemostasia e nas complicações neurológicas, deve proporcionar proteção neurovegetativa adequada. Os agentes utilizados são o fentanil em altas doses (15 mcg/kg) associado ao etomidato (0,2 mg/kg).

## SÍNDROME HELLP

A síndrome HELLP é uma entidade clínica que pode ocorrer na pré-eclâmpsia ou na eclâmpsia e se caracteriza por um conjunto de sinais e sintomas associados a hemólise microangiopática, elevação das enzimas hepáticas e plaquetopenia. O termo HELLP foi inicialmente descrito por Louis Weinstein, em 1982, e baseou-se nas iniciais das palavras *hemolysis, elevated liver enzymes* e *low platelet count*.[26]

### HEMÓLISE

O aumento da destruição de eritrócitos é responsável pela hiperbilirrubinemia não conjugada, daí o aparecimento de icterícia. No entanto, a icterícia só é observada quando o nível de bilirrubina ultrapassa 3 mg/dL. Além disso, quando há apenas hemólise, a hiperbilirrubinemia em geral é leve. Valores elevados de bilirrubina sugerem disfunção hepática, com aumento da bilirrubina conjugada.

Como as hemácias possuem grande quantidade de DHL, a hemólise promove a elevação da atividade dessa enzima no soro.

Entre os achados da anemia hemolítica microangiopática, observam-se alterações eritrocitárias que ocorrem em diversas situações clínicas (hipertensão arterial maligna, púrpura trombocitopênica, necrose cortical renal, LES, entre outras) em que há diminuição do nível de hemoglobina e presença de lesões vasculares. Entre as alterações eritrocitárias, destaca-se a presença de esquizócitos e equinócitos (Figura 14).[6] O esquizócito, também denominado célula capacete ou fragmentada, caracteriza-se por apresentar forma discoide alterada, com duas ou três espículas nas extremidades. Acredita-se que essa fragmentação eritrocitária seja secundária à passagem do sangue por pequenos vasos sanguíneos que possuem lesão da camada íntima e/ou deposição de fibrina. O equinócito é outra alteração da morfologia do eritrócito, caracterizada por apresentar várias espículas em sua superfície.

### ELEVAÇÃO DE ENZIMAS HEPÁTICAS

Em decorrência da necrose das células hepáticas, ocorre a elevação das enzimas TGO e TGP (Figura 15). Deve ser salientado que a TGP é um teste mais sensível que a TGO para indicar lesão hepática. Além disso, no comprometimento hepático, pode haver elevação da DHL, embora em níveis inferiores aos da TGO e da TGP.

Apesar de a lesão hepática classicamente descrita na síndrome HELLP ser necrose e hemorragia periportal, com a deposição de fibrina nos sinusoides hepáticos, não se observa relação de tais achados histológicos com a gravidade das alterações enzimáticas.[38]

### PLAQUETOPENIA

A redução do número de plaquetas (< 100.000/mm³) na síndrome HELLP é consequência do aumento da sua destruição (Figura 16). Acredita-se que as plaquetas circulantes aderem ao colágeno vascular exposto pela lesão endotelial. Além disso, o consumo de plaquetas exacerba-se diante da coagulação intravascular disseminada, situação em que se

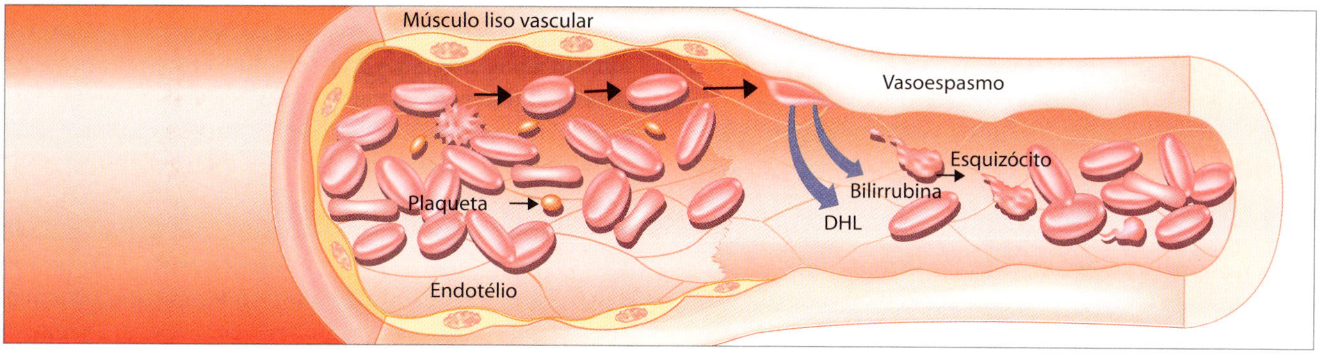


**FIGURA 14.** Hemólise microangiopática na síndrome HELLP. DHL: desidrogenase láctica. (Figura adaptada de Kahhale et al.[175])

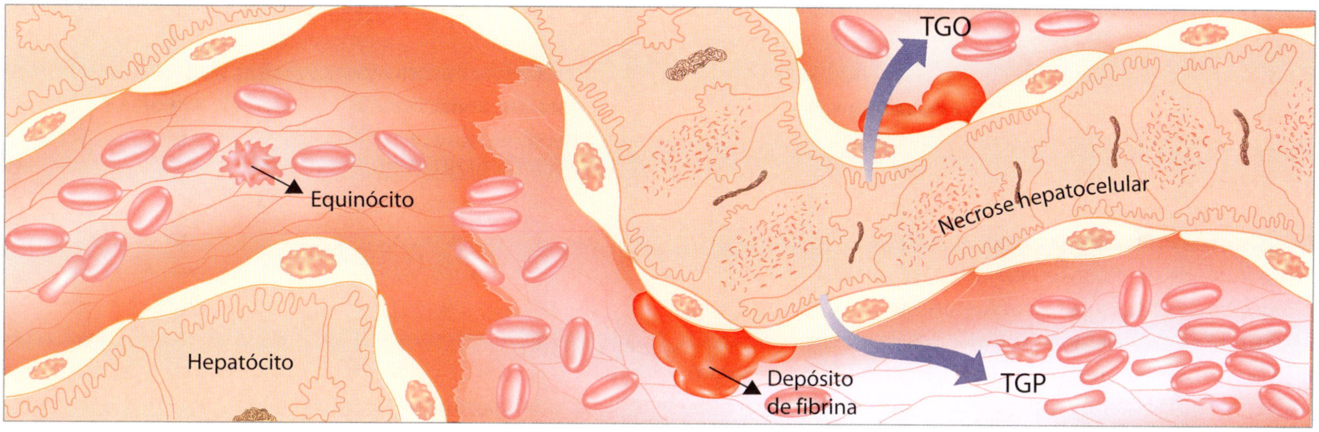


**FIGURA 15.** Alterações hepáticas com elevação de transaminases. TGO: aspartato aminotransferase; TGP: alanina aminotransferase. (Figura adaptada de Kahhale et al.[175])

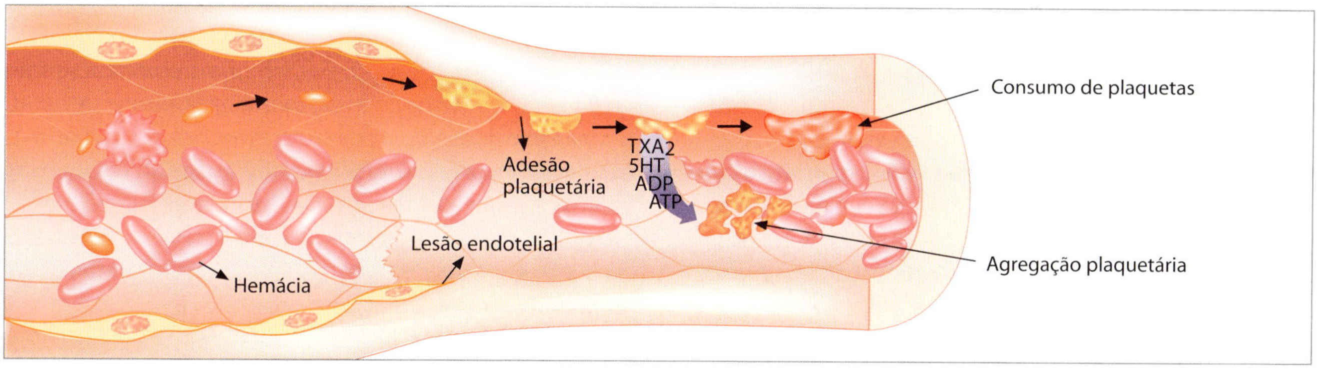


**FIGURA 16.** Plaquetopenia na síndrome HELLP. ADP: difosfato de adenosina; ATP: trifosfato de adenosina; 5HT: 5-hidroxitriptamina; TXA2: tromboxano A2. (Figura adaptada de Kahhale et al.[175])

observam também baixos níveis plasmáticos de fibrinogênio (< 300 mg/dL) e de antitrombina III (< 80%) e aumento do tempo de protrombina (< 70%), além de elevação dos produtos de degradação da fibrina (> 40 mg/mL). Pelo menos três desses valores alterados indicam a presença de coagulação intravascular disseminada, e dois valores alterados, a sua suspeita.[80] Mas há ainda outras causas de aumento de destruição plaquetária, como as imunológicas, as medicamentosas e as idiopáticas.

## INCIDÊNCIA

A incidência da síndrome HELLP varia de 4 a 12% nas gestantes com pré-eclâmpsia grave e é de 11% nas gestantes com eclâmpsia.[133,183] Tal variação reflete a dificuldade em identificar corretamente a doença em razão da utilização de critérios diagnósticos diferentes (habitualmente, a plaquetopenia e as alterações das enzimas hepáticas precedem as alterações ligadas à hemólise, por isso muitos estudos utilizam o termo "HELLP parcial", ou "ELLP", para situações nas quais estão presentes apenas um ou dois dos critérios da síndrome HELLP).

## MORTALIDADE MATERNA E PERINATAL

Os riscos maternos e perinatais são muito elevados. Tem-se relatado mortalidade materna em até 24% dos casos e perinatal em até 30 a 40%.[180] Roelofsen et al.[128] verificaram 22,8% de complicações perinatais graves, com 17,6% de mortes.

## QUADRO CLÍNICO E DIAGNÓSTICO

A sindrome HELLP é um diagnóstico predominantemente laboratorial. As manifestações clínicas são geralmente múltiplas e imprecisas e superpõem-se às da pré-eclâmpsia, sendo comuns as queixas de cefaleia, dor epigástrica e/ou no hipocôndrio direito, perda de apetite, náuseas e vômitos, escotomas e níveis pressóricos elevados. Nos casos mais graves, como na iminência de eclâmpsia e na eclâmpsia, as pacientes apresentam-se com alteração do estado de consciência.

O diagnóstico deve ser o mais precoce possível, e quanto maior o número de sintomas e sinais sugestivos de síndrome HELLP, maior a chance do diagnóstico e a necessidade do tratamento. A confirmação diagnóstica é laboratorial (Tabela 13). A síndrome HELLP é dita completa quando todos os critérios diagnósticos laboratoriais se encontram presentes e parcial quando se verifica apenas parte deles.

Na Clínica Obstétrica do HC-FMUSP, foram estudados 34 casos de síndrome HELLP, nos quais ficou demonstrada a importância dos aspectos epidemiológicos e dos sintomas para o diagnóstico e o prognóstico.[134] As pacientes que apresentaram essa doença eram mais frequentemente brancas ou pardas, multíparas, com pré-eclâmpsia grave ou eclâmpsia, sem antecedentes pessoais de hipertensão arterial crônica, mas com antecedentes familiares. Os sintomas mais importantes foram cefaleia e epigastralgia, e, em 61% dos casos, as pacientes se queixavam desses dois sintomas associados. A presença de sintomas clínicos de epigastralgia, cefaleia e escotomas correlacionou-se mais com a síndrome HELLP e também com os piores níveis de pressão arterial, contagem de plaquetas, transaminases e creatinina séricas. A principal complicação observada foi a insuficiência renal aguda, que ocorreu em 38% dos casos, com desenvolvimento de oligúria e aumento dos níveis de ureia e creatinina. Outras complicações menos frequentes foram descolamento prematuro de placenta (6%), derrames pleurais (6%) e ruptura hepática (3%).

**TABELA 13. Critérios diagnósticos da síndrome HELLP**

| | |
|---|---|
| **Hemólise** | Alterações eritrocitárias (esquizócitos)<br>Aumento de bilirrubina total (> 1,2 mg%)<br>Aumento de DHL (> 600 UI/L) |
| **Elevação de enzimas hepáticas** | TGO e TGP > 70 UI/L |
| **Plaquetopenia** | < 100.000 plaquetas/mm$^3$ |

DHL: desidrogenase láctica; TGO: aspartato aminotransferase; TGP: alanina aminotransferase.

## DIAGNÓSTICO DIFERENCIAL

Algumas situações clínicas podem raramente estar associadas à gravidez e simular a síndrome HELLP. O diagnóstico diferencial deve ser feito com anemias hemolíticas e doenças hepáticas (Tabela 14).

## TRATAMENTO CLÍNICO

O tratamento inicial é o mesmo utilizado para as formas graves de hipertensão arterial, ou seja, estabilização das condições clínicas maternas, profilaxia da convulsão (quando indicada), terapia anti-hipertensiva e avaliação da vitalidade fetal. Portanto, o caso deve ser conduzido em hospital terciário, com estrutura laboratorial completa, banco de sangue e equipe médica multidisciplinar.

Na presença de coagulação intravascular disseminada e/ou contagem de plaquetas abaixo de 70.000/mm$^3$ com iminência de eclâmpsia ou eclâmpsia, ao utilizar o sulfato de magnésio, opta-se pelo esquema intravenoso de Sibai.

Ao se decidir pela conduta conservadora, o acompanhamento dessas gestantes impõe rigoroso controle dos níveis pressóricos, da intensidade da hemólise, da

**TABELA 14. Diagnóstico diferencial da síndrome HELLP**

| | |
|---|---|
| **Anemias hemolíticas microangiopáticas** | Síndrome hemolítico-urêmica<br>• Predomínio do comprometimento renal (insuficiência renal aguda)<br>• Geralmente ocorre após o parto<br>Púrpura trombocitopênica trombótica<br>• Predomínio de sintomas neurológicos (alterações de comportamento) |
| **Esteatose hepática aguda da gravidez** | Presença de hipoglicemia grave e coagulação intravascular disseminada |
| **Outras** | Pancreatopatias<br>Colecistopatias<br>Doenças do tecido conjuntivo (colagenoses) |

lesão hepática, da função renal e da coagulação sanguínea (plaquetas, fibrinogênio, produtos de degradação da fibrina, tempo de protrombina) e da função respiratória (ausculta pulmonar e gasometria arterial).[186] Dessa maneira, os exames laboratoriais utilizados para o diagnóstico da síndrome HELLP devem ser repetidos com intervalos de no máximo 6 a 12 horas para avaliar a evolução da doença. Além disso, a presença de dor epigástrica e no hipocôndrio direito, quando se prolonga, pode ser decorrente de ruptura hepática, complicação rara, porém muito grave. O diagnóstico da ruptura hepática é sugerido pela presença de líquido livre na cavidade peritoneal à ultrassonografia, pela queda da hemoglobina, por sinais de hipotensão arterial e por sinais sugestivos observados na tomografia computadorizada e na ressonância nuclear magnética.

O diagnóstico de insuficiência renal é realizado diante de creatinina sérica acima de 1,2 mg%, associada à oligúria (diurese menor que 400 mL/dia).[150]

O diagnóstico de coagulação intravascular disseminada pode ser clínico quando ocorrer sangramento em diversas regiões do corpo (gengivorragia, hematomas, petéquias, hematúria). E o diagnóstico laboratorial pode ser feito utilizando-se um sistema de pontuação para cada exame alterado: plaquetopenia (> 100.000 plaquetas = 0; < 100.000 = 1; < 50.000 = 2), aumento dos produtos da degradação de fibrina (sem aumento = 0; aumento moderado = 1; grande aumento = 2), alargamento do tempo de protrombina (< 3 s = 0; > 3 s = 1; > 6 s = 2) e diminuição do fibrinogênio (> 1 g/L = 0; < 1 g/L = 1). Resultado maior ou igual a 5 pontos é compatível com coagulação intravascular disseminada e menor do que 5 sugere ausência de coagulação intravascular disseminada.

O uso do corticosteroide no período anteparto tem demonstrado produzir melhoras nos parâmetros laboratoriais (plaquetas, enzimas hepáticas e bilirrubinas).[57] Dessa maneira, indica-se o corticosteroide para os casos cuja interrupção da gestação seja necessária por óbito fetal ou pela gravidade do quadro clínico materno com fetos inviáveis, com o intuito de melhorar as condições clínicas e laboratoriais maternas, principalmente visando à elevação da contagem de plaquetas, o que permite maior segurança para o procedimento obstétrico. Utiliza-se dexametasona, 10 mg, a cada 12 horas até o parto.

## TRATAMENTO OBSTÉTRICO

A conduta obstétrica na síndrome HELLP, em idades gestacionais precoces, é controversa na literatura. Alguns autores são favoráveis à conduta conservadora com os objetivos de estabilizar o curso da doença e reduzir a morbidade e a mortalidade perinatais e também as complicações maternas.[70,114] Outros postergam a gestação com menos de 34 semanas por apenas 48 horas.[179] E há ainda aqueles para os quais a interrupção da gestação é sempre indicada, independentemente da idade gestacional.[128,180]

Na Clínica Obstétrica do HC-FMUSP, prevalece a opinião de que a conduta obstétrica em gestante com síndrome HELLP depende de diversos fatores, como condição clínica e laboratorial materna, vitalidade fetal e idade gestacional. Dessa maneira, em idade gestacional a partir de 34 semanas ou diante de feto viável com vitalidade alterada (conforme os critérios de parto na pré-eclâmpsia grave), interrompe-se a gestação. No entanto, para as gestantes com menos de 34 semanas com vitalidade fetal preservada, adota-se conduta conservadora com rigoroso acompanhamento clínico e laboratorial até 34 semanas (Figura 17). A melhora dos resultados dos exames laboratoriais, a partir da segunda coleta, e o controle adequado dos níveis pressóricos possibilitam a manutenção da gestação. Indica-se a interrupção em caso de piora dos exames laboratoriais ou da condição clínica materna (piora da função renal, congestão pulmonar, eclâmpsia ou iminência de eclâmpsia, dor persistente em hipocôndrio direito) ou sofrimento fetal.

A melhor via de parto para essas gestantes é a vaginal, visto que determina menor sangramento intraoperatório. Assim, se o colo uterino revelar boas condições, induz-se ou conduz-se o trabalho de parto, com vigilância contínua da vitalidade fetal. Nesse caso, se houver plaquetopenia (< 70.000 plaquetas/mm$^3$), ela deve ser corrigida no momento do parto. Deve-se lembrar de que cada unidade de plaquetas transfundida aumenta a contagem sérica em 10.000 plaquetas/mm$^3$.

Diante da impossibilidade de parto vaginal, alguns cuidados são recomendados para a realização da cesárea:

- A paciente deve ser cuidadosamente monitorizada e é necessário solicitar reserva de plaquetas ao banco de sangue.
- Deve ser administrada transfusão de plaquetas (se < 70.000 plaquetas/mm$^3$) na indução anestésica, objetivando-se corrigir a contagem sérica para 100.000 plaquetas/mm$^3$.
- A anestesia do tipo bloqueio pode ser realizada com mais de 70.000 plaquetas/mm$^3$ e na ausência de coagulação intravascular disseminada. A anestesia geral está indicada para casos com coagulação intravascular disseminada ou plaquetopenia abaixo de 70.000 plaquetas/mm$^3$.
- Laparotomia mediana infraumbilical nos casos com coagulação intravascular disseminada. Nos demais casos, preconiza-se a laparotomia transversa (à Pfannenstiel), podendo ser indicada a colocação de drenos subaponeuróticos, dependendo das condições cirúrgicas. A extração fetal deve ser feita sem a compressão do fun-

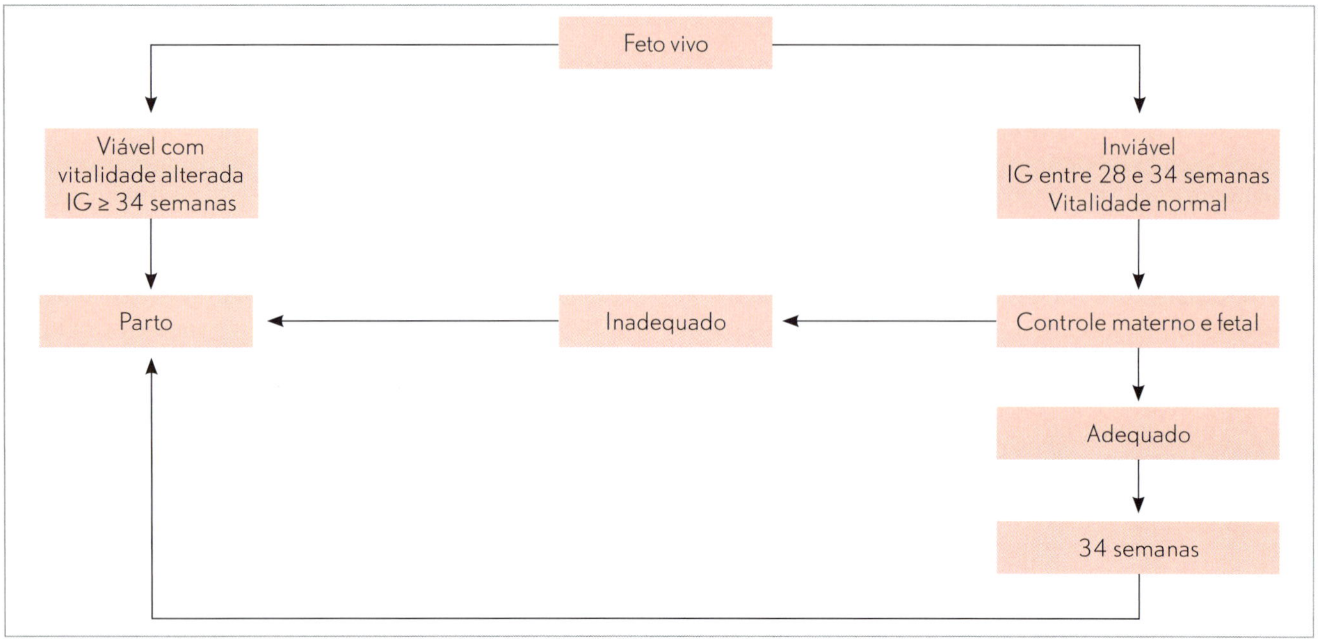


**FIGURA 17.** Tratamento obstétrico na síndrome HELLP. IG: idade gestacional.

do uterino para evitar o risco de ruptura hepática. A hemostasia deve ser rigorosa, e o curativo, compressivo.

- No pós-parto, deve haver vigilância rigorosa em unidade de terapia intensiva para identificar e tratar possível falência de múltiplos órgãos: controle de pressão arterial; balanço hidroeletrolítico; controle de diurese; avaliação pulmonar; reavaliação dos exames laboratoriais a cada 12 horas até sua normalização e manutenção do sulfato de magnésio pelo período de 24 horas.

## PROGNÓSTICO

Conforme abordado no item "Predição e prevenção", as mulheres com história de DHEG apresentam risco de recorrência em gestações subsequentes, principalmente aquelas que tiveram instalação precoce da doença, as que apresentam formas mais graves e aquelas com hipertensão arterial de base.

Na maioria dos casos, a hipertensão arterial e a proteinúria desaparecem após o parto. Se após 3 meses ainda persistir o quadro hipertensivo, deve-se suspeitar de hipertensão arterial crônica. Em relação ao desaparecimento da proteinúria, os dados são mais controversos. De acordo com a maioria dos estudos disponíveis, que são retrospectivos e observacionais, é possível haver doença renal de base quando a proteinúria persiste por mais de 12 semanas de pós-parto. Estudos realizados nos últimos anos indicam que a DHEG pode predispor à hipertensão arterial e a complicações cardiovasculares e renais futuras.[43,140] Em estudo prospectivo com mais de 15.000 mulheres, verificou-se que aquelas que desenvolveram a doença hipertensiva, nas quais houve repetição do quadro em outras gestações, apresentaram elevação significativa da pressão arterial em idades mais avançadas, quando comparadas às normotensas (pressão arterial sistólica 27 mmHg mais elevada e pressão arterial diastólica 12 mmHg mais elevada).[104] Outras repercussões futuras são menos compreendidas. Em estudo com 39 mulheres que tiveram eclâmpsia e que foram submetidas à ressonância nuclear magnética cerebral, após 6 anos da gestação foi verificada prevalência mais elevada de lesões na substância branca do tecido nervoso, quando comparadas ao grupo-controle. No entanto, o significado dessas lesões permanece obscuro, pois essas pacientes não apresentaram disfunção neurológica evidente.[31] A ocorrência de DHEG é fator de predição de doença cardiovascular futura, como tem sido evidenciado por diversos estudos epidemiológicos.[150] A paciente deve ser aconselhada a manter controle clínico periódico e estimulada a adotar medidas de redução de risco cardiovascular.[187]

Quanto ao impacto remoto sobre a saúde do concepto de mães que tiveram DHEG, estudos têm observado que existe maior predisposição a obesidade, hipertensão e eventos vasculares cerebrais (na infância e na fase adulta) quando comparados a filhos de mães que não tiveram essa intercorrência. Essas alterações são dependentes principalmente das condições intrauterinas adversas, pois não são observadas em irmãos que não foram expostos à DHEG.[33,187]

## PONTOS-CHAVE

- A doença hipertensiva específica da gestação, caracterizada pela presença de hipertensão arterial, edema e/ou proteinúria, é uma das complicações mais comuns da gravidez.
- A morbidade e a mortalidade maternas e perinatais são elevadas nas formas graves de doença hipertensiva específica da gestação.
- Embora sua etiologia permaneça desconhecida, a presença de tecido placentário é fundamental para o seu aparecimento. A fisiopatologia da pré-eclâmpsia ainda não foi totalmente esclarecida, mas a placentação inadequada leva à liberação de fatores antiangiogênicos e inflamação endotelial, com repercussão sistêmica.
- Não se dispõe de método satisfatório para prevenção primária e secundária. A prevenção terciária, quando bem conduzida, pode impedir a evolução para as formas graves.
- A assistência pré-natal precária facilita a evolução das formas leves para as formas graves.
- O tratamento clínico e obstétrico das formas graves de doença hipertensiva específica da gestação deve ser conduzido em serviços médicos terciários, visando ao controle clínico materno, à profilaxia das convulsões, ao tratamento anti-hipertensivo e ao controle rigoroso da vitalidade fetal.
- O sulfato de magnésio é o medicamento ideal para a profilaxia das convulsões na iminência de eclâmpsia e na eclâmpsia.
- O momento do parto depende das condições clínicas e laboratoriais maternas, da idade gestacional e da vitalidade fetal.

## REFERÊNCIAS BIBLIOGRÁFICAS


### Anal de congresso

1. Briquet R. Prognóstico e tratamento da eclampsia puerperal. In: II Congresso Brasileiro de Obstetrícia e Ginecologia. Anais, 1948. p. 93-119.

### Artigos de revisão

2. Aagaard-Tillery KM, Belfort MA. Eclampsia: morbidity, mortality and management. Clin Obstet Gynecol 2005; 48(1): 12-23.
3. Ahmed R, Dunford J, Mehran R, Robson S, Kunadian V. Pre-eclampsia and future cardiovascular risk among women: a review. J Am Coll Cardiol 2014; 63(18): 1815-22.
4. Battinelli EM, Marshall A, Connors JM. The role of thrombophilia in pregnancy. Thrombosis 2013; 2013: 516420.
5. Bell WR. Disseminated intravascular coagulation. Johns Hopkins Med J 1980; 146: 289.
6. Brain MC, Dacie JV, Hourihane DOB. Microangiopathic hemolytic anemia: the possible role of vascular lesions in pathogenesis. Br J Haematol 1962; 8: 358.
7. Brown MA, Lindheimer MD, de Swiet M. The classification and diagnosis of the hypertensive disorders of pregnancy: statement from the International Society for the Study of Hypertension in Pregnancy. Hypertens Pregnancy 2001; 20: 9.
8. Duckitt K, Harrington D. Risk factors for pre-eclampsia at antenatal booking: systematic review of controlled studies. BMJ 2005; 330: 565.
9. Hubel CA, Roberts JM, Taylor RN. Lipid peroxidation in pregnancy: new perspectives on preeclampsia. Am J Obstet Gynecol 1989; 161: 1025.
10. Labarrere C. Acute atherosis: a histopathological hallmark of immune aggression? Placenta 1988; 9: 108.
11. McKay DG. Hematologic evidence of disseminated intravascular coagulation in eclampsia. Obstet Gynecol Surv 1972; 27: 399.
12. Moncada S, Palmer RMJ, Higgs EA. Nitric oxide: physiology, pathophysiology and pharmacology. Pharmacol Rev 1991; 43: 109.
13. Phipps EA, Thadhani R, Benzing T, Karumanchi SA. Pre-eclampsia: pathogenesis, novel diagnostics and therapies. Nature Reviews Nephrology. 2019; 15: 275-89.
14. Rana S, Lemoine E, Granger J, Karumanchi SA. Preeclampsia. Circ Res 2019; 124(7): 1094-112.
15. Redman CW, Sack GP, Sargent IL. Preeclampsia: an excessive maternal inflammatory response to pregnancy. Am J Obstet Gynecol 1999; 180: 499.
16. Redman CWG, Staff AC. Preeclampsia, biomarkers, syncytiotrophoblast stress, and placental capacity. Am J Obstet Gynecol 2015; 213(4 Suppl): S9.e1, S9-11.
17. Roberts JM. Endothelial dysfunction in preeclampsia. Semin Reprod Endocrinol 1998; 16: 5.
18. Ryckman KK, Borowski KS, Parikh NI, Saftlas AF. Pregnancy complications and the risk of metabolic syndrome for the offspring. Curr Cardiovasc Risk Rep 2013; 7(3): 217-23.
19. Scott JS. Pregnancy toxaemia associated with hydrops foetalis, hydatiform mole and hydramnios. J Obstet Gynaecol Br Emp 1958; 65: 689.
20. Sibai BM, Caritis S, Hauth J. What we learned about preeclampsia. National Institute of Child Health and Human Development Network of Maternal-Fetal Medicine Units Network. Semin Perinat 2003; 27(3): 239.
21. Sibai BM, Caritis S, Hauth J, Lindheimer M, Van Dorsten P, MacPherson C. Risks of preeclampsia and adverse neonatal outcomes among women with pregestational diabetes mellitus. National Institute of Child Health and Human Development Network of Maternal-Fetal Medicine Units. Am J Obstet Gynecol 2000; 182: 364.
22. Stella CI, Sibai BM. Thrombophilia and adverse maternal-perinatal outcome. Clin Obstet Gynecol 2006; 49(4): 850-60.
23. Tan EK, Tan EL. Alterations in physiology and anatomy during pregnancy. Best Pract Res Clin Obstet Gynaecol 2013; 27(6):791-802.
24. Walker JJ. Sever preeclampsia and eclampsia. Balliere's Best Pract Res Clin Obstet Gynecol 2000; 14: 57-71.
25. Walsh SC. Lipid peroxidation in pregnancy. Hypertens Preg 1994; 13: 1.
26. Weinstein L. Syndrome of hemolysis, elevated liver enzymes and low platelet count: a severe consequence of hypertension in pregnancy. Am J Obstet Gynecol 1982; 142: 159.

### Artigos originais

27. Abdul-Karim R, Assali NS. Pressor response to angiotonin in pregnant and nonpregnant women. Am J Obstet Gynecol 1961; 82: 246.
28. Ahmed Y, van Iddeking B, Paul C. Retrospective analysis of platelet members and volumes in normal pregnancy and in preeclampsia. Br J Obstet Gynecol 1993; 100: 216.
29. Alvarez H, Caldeyro-Barcia R. Fisiopatologia de la contracción uterina y sus aplicaciones a la clínica obstétrica. Mat Inf 1954; 13: 11.
30. Assali NS, Prystowsky H. Studies on autonomic blockade: comparison between the effects of tetraethylammonion chloride (TEAC) and high selective spinal anesthesia on blood pressure of normal and toxemic pregnancy. J Clin Invest 1950; 29: 1354.
31. Aukes AM, Groot JC, Aarnoudse JG, Zeeman GG. Brain lesions several years after eclampsia. Am J Obstet Gynecol 2009; 200: 504.
32. Baptista FS, Bortolotto MR de FL, Bianchini FRM, Krebs VLJ, Zugaib M, Francisco RPV. Can thrombophilia worsen maternal and perinatal outcomes in cases of severe preeclampsia? Pregnancy Hypertens 2018; 11: 81-6.

33. Barker DJP, Eriksson JG, Forsén T, Osmond C. Fetal origins of adult disease: strength of effects and biological basis. Int J Epidemiol 2002; 31(6): 1235-9.
34. Barros ACSD, Kahhale S, Bittar RE, Carrara W, Cardoso MA, Zugaib M. Orientação terapêutica global da eclampsia: resultados da aplicação de um protocolo de tratamento padronizado. Rev Ginecol Obstet 1991; 2(2): 73-8.
35. Barros ACSD, Kahhale S, Zugaib M. Aspectos práticos do tratamento da eclampsia. Rev Ginecol Obstet 1991; 2(2): 91-6.
36. Barros ACSD, Saldanha LB, Paula EJ et al. Correlação entre os diagnósticos clínico e histopatológico renal na doença hipertensiva específica da gestação. Rev Ginecol Obstet 1990; 1(1): 47.
37. Barros ACSD, Zugaib M, Kahhale S, Neme B. Classificação clínica prognóstica da eclampsia. Femina 1986; 14(1): 27-8.
38. Barton JR, Riely CA, Adamec TA, Shanklin DR, Khoury AD, Sibai BM. Hepatic histopathologic condition does not correlate with laboratory abnormalities in HELLP syndrome (hemolysis, elevated liver enzymes and low platelets count). Am J Obstet Gynecol 1992; 167: 1538.
39. Beaufils M, Uzan S, Donsimioni R. Metabolism of uric acid in normal and pathologic pregnancy. Contr Nephrol 1981; 25: 132.
40. Belfort MA, Tooke-Miller C, Allen JC. Changes in flow velocity, resistence indices, and cerebral perfusion pressure in the maternal middle cerebral artery distribution during normal pregnancy. Acta Obstet Gynecol Scand 2001; 80: 104-12.
41. Belfort MA, Varner MW, Dizon-Townson DS. Cerebral perfusion pressure, and not cerebral blood flow, may be the critical determinant of intracranial injury in preeclampsia: a new hypothesis. Am J Obstet Gynecol 2002; 187: 626-34.
42. Bell ET, Dieckmann WJ, Eastmann J. Classification of the toxaemias of pregnancy. The Mother 1940; 1: 13.
43. Berks D, Steegers EAP, Molas M, Visser W. Resolution of hypertension and proteinuria after preeclampsia. Obstet Gynecol 2009; 114: 1307-14.
44. Bewley S, Cooper D, Campbell S. Doppler investigation of uteroplacental blood flow resistance in the second trimester: a screening study for preeclampsia and intrauterine growth retardation. Br J Obstet Gynaecol 1991; 98: 871.
45. Bittar RE, D'Amico EA, Yamamoto L, Kahhale S, Zugaib M. Ativação plaquetária na doença hipertensiva específica da gestação. Rev Bras Ginecol Obstet 1993; 15(4): 155.
46. Bittar RE, Kahhale S, Carrara W, Komagata H, Longo LC, Zugaib M. Uricemia nas síndromes hipertensivas na gestação. Rev Ginecol Obstet 1991; 2(2): 63.
47. Bosio PM, McKenna PJ, Conroy R. Maternal central hemodynamics in hypertensive disorders of pregnancy. Obstet Gynecol 1999; 94: 978.
48. Branch DW, Porter TF, Rittenhouse L. Antiphospholipid antibodies in women at risk for preeclampsia. Am J Obstet Gynecol 2001; 184: 825.
49. Branch DW, Silver RM, Blackwell JL. Outcome of treated pregnancies in women with antiphospholipid syndrome: an update of the Utah experience. Obstet Gynecol 1992; 80: 614.
50. Brubaker DB, Ross MG, Marinoff D. The function of elevated plasma fibronectin in preeclampsia. Am J Obstet Gynecol 1992; 166: 526.
51. Campbell DM, MacGillivray I. Preeclampsia in twin pregnancies: incidence and outcome. Hypertens Pregnancy 1999; 18: 197.
52. Caritis S, Sibai BM, Hauth J. Low-dose aspirin to prevent preeclampsia in women at risk. National Institute of Child Health and Human Development of Maternal-Fetal Medicine Units Network. N Engl J Med 1998; 338: 701.
53. Chappell LC, Seed PT, Brilev A. A longitudinal study of biochemical variables in woman at risk of preeclampsia. Am J Obstet Gynecol 2002; 187: 127.
54. Chesley LC, Cooper DW. Genetics of hypertension in pregnancy: possible single gene control of preeclampsia and eclampsia in the descendents of eclamptic women. Br J Obstet Gynaecol 1986; 93: 898.
55. Chesley LC, Valenti C. The evaluation of tests to differentiate preeclampsia from hypertensive disease. Am J Obstet Gynecol 1958; 75: 1165.
56. Conde-Agudelo A, Belizan JM. Risk factors for pre-eclampsia in a larg cohort of Latin American and Caribbean women. BJOG 2000; 107(1): 75.
57. Crane JM, Tarbasi B, Hutchens D. The maternal benefits of corticosteroids with HELLP syndrome. J Obstet Gynaecol Can 2003; 25(8): 650-5.
58. Davies AG. Geographical epidemiology of the toxemias of pregnancy. Springfield: Charles C Thomas, 1971.
59. Davies AM, Czaczkes JW, Sadovsky E. Toxemia of pregnancy in Jerusalem: epidemiological studies of a total community. Isr J Med Sci 1970; 6: 253.
60. De Wolf F, Wolf-Peeters C, Brosens I. The human placental bed: electron microscopic study of trophoblastic invasion of spiral arteries. Am J Obstet Gynecol 1980; 137: 58.
61. Denson KWE. The ratio of factor VIII-related antigen and factor VIII biological activity as an index of hypercoagulability and intravascular clotting. Thromb Res 1977; 10: 107.
62. Dieckman WJ, Michel HL. Vascular-renal effects of posterior pituitary extracts in pregnancy women. Am J Obstet Gynecol 1937; 33: 131.
63. Dizon-Townson DS, Nelson LM, Easton K, Ward K. The factor V Leiden mutation may predispose women to severe preeclampsia. Am J Obstet Gynaecol 1996; 175: 902.
64. Douglas KA, Redman CWG. Eclampsia in the United Kingdom. Br Med J 1994; 390: 1395-400.
65. Easterling TR, Benedetti TJ, Schumucker BC. Maternal hemodynamics in normal and preeclamptic pregnancies: a longitudinal study. Obstet Gynecol 1990; 76: 1061.
66. Enquobahrie DA, Meller M, Rice K, Psaty BM, Siscovick DS, Williams MA. Differential placental gene expression in preeclampsia. Am J Obstet Gynecol 2008; 199: 566.e1-11.
67. Erez-Weiss I, Erez O, Shoham-Vardi I, Holcberg G, Mazor M. The association between maternal obesity, glucose intolerance and hypertensive disorders of pregnancy in nondiabetic pregnant women. Hypertens Pregnancy 2005; 24(2): 125.
68. Everett RB, Worley RJ, McDonald PC. Effect of prostaglandin synthetase inhibitors on pressor response to angiotensin II in human pregnancy. J Clin Endocrinol Metab 1978; 46: 1007.
69. Feeney JG, Scott JS. Preeclampsia and changed paternity. Eur J Obstet Reprod Biol 1980; 11: 35.
70. Fisher TH. Prolongation of pregnancies complicated by HELLP syndrome. Hypert Pregnancy 2000; 19: 43.
71. Gallery EDM, Györi AZ. Urinary concentration, white blood cell excretion, acid excretion, and acid-base status in normal pregnancy: alterations in pregnancy-associated hypertension. Am J Obstet Gynecol 1979; 135: 27.
72. Gant NF, Daley GL, Chand S. A study of angiotensin II pressor response troughout primigravid pregnancy. J Clin Invest 1973; 52: 2682.
73. Gant NF, Jimenez JM, Whalley PJ. A prospective study of angiotensin II pressor responsiveness in pregnancies complicated by chronic essential hypertension. Am J Obstet Gynecol 1977; 127: 369.
74. Gerhardt A, Goecke TW, Beckmann MW et al. The G20210A prothrombin-gene mutation and the plasminogen activator inhibitor (PAI-1) 5G/5G genotype are associated with early onset of severe preeclampsia. J Thromb Haemost 2005; 3(4): 686-91.
75. Greer IA, Lyall F, Perera T. Increased concentrations of cytokines interleukin-6 and interleukin-1 receptor antagonist in plasma of women with preeclampsia: a mechanism for endothelial dysfunction? Obstet Gynecol 1994; 84: 937.
76. Hanssens M, Keirse MJ, Spitz. Angiotensin II levels in hypertensive and normotensive pregnancies. Br J Obstet Gynecol 1991; 98: 155.

77. Hauth JC, Ewell MG, Levine RJ. Pregnancy outcomes in healthy nuliparas who developed hypertension. Calcium for Preeclampsia Prevention Study Group. Obstet Gynecol 2000; 95: 24.
78. Hawkins TL, Roberts JM, Mangos GJ, Davis GK, Roberts LM, Brown M. Plasma uric acid remains a marker of poor outcome in hypertensive pregnancy: a retrospective cohort study. BJOG Am Int J Obstet Gynaecol 2012; 119(4): 484-92.
79. Hefler LA, Tempfer CB, Gregg AR. Polymorphisms within the interleukin-1bgene cluster and preeclampsia. Obstet Gynecol 2001; 97: 664.
80. Hellgren M, Egberg N, Eklund J. Blood coagulation and fibrinolytic factors and their inhibitors in critically ill patients. Intensive Care Med 1984; 10: 23.
81. Hnat MD, Sibai BM, Caritis S. Perinatal outcome in women with recurrent preeclampsia compared to women who develop preeclampsia as nulliparas. National Institute of Child Health and Human Development Network of Maternal-Medicine Units. Am J Obstet Gynecol 2002; 186: 422.
82. John JH, Ziebland S, Yudkin P. Effects of fruit and vegetable consumption on plasma antioxidant concentrations and blood pressure: a randomized controlled trial. Lancet 2002; 359: 1969.
83. Kahhale S, Barros ACSD, Zugaib M. Teste da hipotensão em decúbito lateral esquerdo. Rev Ginecol Obstet 1990; 1(2): 89.
84. Kahhale S, Barros ACSD, Zugaib M. Teste pressórico de Gant em gestantes com hipertensão arterial crônica. Rev Ginecol Obstet 1990; 1(1): 55.
85. Kahhale S, Bittar RE, Carrara W, Komagata H, Cardoso RHA, Zugaib M. Proteinúria como fator de risco no prognóstico da gestação associada à síndrome hipertensiva. Rev Ginecol Obstet 1992; 3(3): 122.
86. Kahn SR, Platt R, McNamara H. Inhrited thrombophilia and preeclampsia within a multicenter cohort: the Montreal preeclampsia study. Am J Obstet Gynecol 2009; 200: 151.e1-9.
87. Kirshon B, Lee W, Mauer MB. Effects of low-dose dopamine therapy in the oliguric patient with preeclampsia. Am J Obstet Gynecol 1988; 159: 604.
88. Klemetti MM, Laivuori H, Tikkanen M, Nuutila M, Hiilesmaa V, Teramo K. Obstetric and perinatal outcome in type 1 diabetes patients with diabetic nephropathy during 1988-2011. Diabetologia 2015; 58(4): 678-86.
89. Knuist M, Bonsel GJ, Zondervan HA. Low sodium diet and pregnancy-induced hypertension: a multicentre randomized controlled trial. Br J Obstet Gynaecol 1998; 105: 430.
90. Kyle PM, Buckely RN, Kissane J. The angiotensin sensitivity test and low-dose aspirin are ineffective methods to predict and prevent hypertensive disorders in nulliparous pregnancy. Am J Obstet Gynecol 1995; 173: 865.
91. Landsbergis PA, Hatch MC. Psychosocial work stress and pregnancy-induced hypertension. Epidemiology 1996; 7: 346.
92. Lee W, Gonik B, Cotton DB. Urinary diagnostic indices in preeclampsia-associated oliguria: correlation with invasive hemodynamic monitoring. Am J Obstet Gynecol 1987; 156: 100.
93. Levesque J. Implication of an AGT haplotype in a multigene association study with pregnancy hypertension. Hypertension 2004; 43: 1.
94. Levine AN, Hauth JC, Curet LB. Trial of calcium to prevent preeclampsia. N Engl J Med 1997; 337: 69.
95. Levine RJ, Ewell MG, Hauth JC. Should the definition of preeclampsia include a rise in diastolic blood pressure of > 15 mmHg to a level < 90 mmHg in association with proteinuria? Am J Obstet Gynecol 2000; 183: 787.
96. Levine RJ, Lam C, Qian C, Yu KF, Maynard SE, Sachs BP, et al.; CPEP Study Group. Soluble endoglin and other circulating antiangiogenic factors in preeclampsia. N Engl J Med 2006; 355: 992-1005.
97. Levine RJ, Maynard SE, Qian C, Lim KH, England LJ, Yu KF, et al. Circulating angiogenic factors and the risk of preeclampsia. N Engl J Med 2004; 350: 672-83.
98. Long PA, Abell DA, Beischer NA. Parity and preeclampsia. Aust N Z J Obstet Gynecol 1979; 19: 203.
99. López-Llera M. Main clinical types and subtypes of eclampsia. Am J Obstet Gynecol 1992; 166: 4-9.
100. Loureiro R, Leite CC, Kahhale S et al. Diffusion imaging may predict reversible brain lesions in eclampsia and severe preeclampsia: initial experience. Am J Obstet Gynecol 2003; 189(5): 1350-5.
101. Lucas MJ, Leveno KJ, Cunningham FG. A comparison of magnesium sulfate with phenytoin for the prevention of eclampsia. N Engl J Med 1995; 333: 210-5.
102. Mabie WC, Ratts TE, Sibai BM. The central hemodynamics of severe preeclampsia. Am J Obstet Gynecol 1989; 161: 1443.
103. Mac Gillivray I. Some observations on the incidence of preeclampsia. J Obstet Gynaecol Br Emp 1958; 65: 536.
104. Magnussen EB, Vatten LJ, Smith GD. Hypertensive disorders in pregnancy and subsequently measured cardiovascular risk factors. Obstet Gynecol 2009; 14: 961.
105. Magpie Trial Collaborative Group. Do women with preeclampsia, and their babies, benefit from magnesium sulfate? A randomized placebo-controlled trial. Lancet 2002; 359: 1877-90.
106. Marcoux S, Bérubé S, Brisson C. Job strain and pregnancy-induced hypertension. Epidemiology 1999; 10: 376.
107. Meekins JW, Pijnenborg R, Hanssens M. A study of placental bed spiral arteries and trophoblast invasion in normal and severe pre-eclamptic pregnancies. Br J Obstet Gynaecol 1994; 101: 669.
108. Morgan L. Pre-eclampsia and the angiotensinogen gene. Br J Obstet Gynecol 1995; 102: 489.
109. Morse ML, Fonseca SC, Barbosa MD, Calil MB, Eyer FPC. Mortalidade materna no Brasil: o que mostra a produção científica nos últimos 30 anos? Cad Saude Publica 2011; 27(4): 623-38.
110. Muetze S, Leeners B, Ortlepp JR, Tag CG. Maternal factor V Leiden mutation is associated with HELLP syndrome in Caucasian women. Acta Obstet Gynecol 2008; 87(6): 635-42.
111. Nelson TR. A clinical study of preeclampsia. J Obstet Gynaecol Br Emp 1955; 62: 48.
112. Ness RB, Markovic N, Bass D. Family history of hypertension, heart disease and stroke among women who develop hypertension in pregnancy. Obstet Gynecol 2003; 102: 1366.
113. North RA, Taylor RS, Schellenberg JC. Evaluation of a definition of preeclampsia. Br J Obstet Gynaecol 1999; 106: 767.
114. O'Brien JM, Milligan DA, Barton JR. Impact of high-dose corticosteroid therapy for patients with HELLP syndrome. Am J Obstet Gynecol 2000; 183: 921.
115. O'Gorman N, Wright D, Poon LC, Rolnik DL, Syngelaki A, de Alvarado M, et al. Multicenter screening for pre-eclampsia by maternal factors and biomarkers at 11-13 weeks' gestation: comparison with NICE guidelines and ACOG recommendations. Ultrasound Obstet Gynecol 2017; 49(6): 756-60.
116. Olsen SF, Secher NJ, Tabor A. Randomized clinical trial of fish oil supplementation in high risk pregnancies. Br J Obstet Gynaecol 2000; 107: 382.
117. Paré E, Parry S, McElrath TF, Pucci D, Newton A, Lim KH. Clinical risk factors for preeclampsia in the 21st century. Obstet Gynecol 2014; 124(4): 763-70.
118. Paul RH, Koh KS, Bernstein SG. Changes in fetal heart rate and uterine contraction patterns associated with eclampsia. Am J Obstet Gynecol 1978; 130: 165-9.
119. Pels-Leuden F. Beitrag zur pathologischen Anatomie der Puerperaleklampsie. Virchows Arch Patho Anat 1895; 142: 1.
120. Pollak VE, Nettles JB. The kidney in toxemia of pregnancy: a clinical and pathologic study based on renal biopsies. Medicine 1960; 39: 469.
121. Poston L, Briley AL, Seed PT, Kelly FJ, Shennan AH. Vitamin C and vitamin E in pregnant women at risk for pre-eclampsia (VIP trial): randomized placebo-controlled trial. Lancet 2006; 367: 1145.

122. Powers RW, Minich LA, Lykins DA. Methylene tetrahydrofolate reductase polymorphism, folate, and susceptibility to preeclampsia. J Soc Gynecol Invest 1999; 6: 74.
123. Pritchard JA. The use of magnesium íon in the management of eclamptogenic toxemias. Surg Gynecol Obstet 1955; 100: 131-40.
124. Pritchard JA, Cunningham FG, Mason RA. Coagulation changes in eclampsia: their frequency and pathogenesis. Am J Obstet Gynecol 1976; 124: 855.
125. Pritchard JA, Cunningham FG, Pritchard SA. The Parkland Memorial Hospital protocol for treatment of eclampsia: evaluation of 245 cases. Am J Obstet Gynecol 1984; 148: 957.
126. Raab W, Schroeder G, Wagner R. Vascular reactivity and electrolytes in normal and toxemic pregnancy. J Clin Endocrinol 1956; 16: 1196.
127. Roberts JM, May WJ. Consumptive coagulopathy in severe preeclampsia. Obstet Gynecol 1976; 48: 163.
128. Roelofsen AC, van Pampus MG, Aarnoudse JG. The HELLP syndrome: maternal-fetal outcome and follow up of infants. J Perinat Med 2003; 31(3): 201-8.
129. Rolnik DL, Wright D, Poon LC, O'Gorman N, Syngelaki A, de Paco Matallana C, et al. Aspirin versus Placebo in Pregnancies at High Risk for Preterm Preeclampsia. N Engl J Med 2017; 377(7): 613-22.
130. Rumbold AR, Crowther CA, Haslam RR, Dekker GA, Robinson JS, for the ACTS Study Group. Vitamins C and E and the risks of preeclampsia and perinatal complications. N Engl J Med 2006; 354: 1796-806.
131. Samadi AR, Mayberry RM, Zaidi AA. Maternal hypertension and associated pregnancy complications among African-American and other women in the United States. Obstet Gynecol 1996; 87: 557.
132. Sibai BM, Hauth J, Caritis S et al. Hypertensive disorders in twin versus singleton pregnancies. Network of Maternal-Fetal Medicine Units of the National Institute of Child Health and Human Development. Am J Obstet Gynecol 2000; 182: 938.
133. Sibai BM, Ramadan MK, Usta I, Salama M, Mercer BM, Ryan GM. Maternal-perinatal outcome associated with the syndrome of hemolysis, elevated liver enzimes and low platelet count in sever preeclampsia-eclampsia. Am J Obstet Gynecol 1993; 169: 1000-6.
134. Takiuti NH, Kahhale S, Alves EA, Galletta MA, Lippi A, Zugaib M. Síndrome HELLP: análise crítica e considerações fisiopatológicas em 34 casos. Rev Ginec Obst 2000; 11(2): 81-92.
135. Takiuti NH, Kahhale S, Zugaib M. Stress in pregnancy: a new wistar rat model for human preeclampsia. Am J Obstet Gynecol 2002; 186: 544.
136. Takiuti NH, Kahhale S, Zugaib M. Stress-related preeclampsia: an evolutionary maladaptation in exaggerated stress during pregnancy? Medical Hypotheses 2003; 60(3): 328.
137. Talledo OE, Chesley LC, Zuspan FP. Renin-angiotensin system in normal and toxemic pregnancies: differential sensitivity to angiotensin II and norepinephrine in toxemia of pregnancy. Am J Obstet Gynecol 1968; 100: 218.
138. Taylor RN, Varma M, Teng NNH. Women with preeclampsia have higher plasma endothelin levels than women with normal pregnancies. J Clin Endocrinol Metab 1990; 71: 1675.
139. Verlohren S, Herraiz I, Lapaire O, Schlembach D, Zeisler H, Calda P, et al. New gestational phase-specific cut-off values for the use of soluble fms-like tyrosine kinase-1/placental growth factor ratio as diagnostic test for preeclampsia. Hypertension 2014; 63: 346-52.
140. Vikse BE, Irgens LM, Leivestad T, Skjaeven R, Iversen BM. Preeclampsia and the risk of end-stage renal disease. N Engl J Med 2008; 359: 800-9.
141. Weiner CP, Brandt J. Plasma antithrombin III activity: an aid in the diagnosis of preeclampsia-eclampsia. Am J Obstet Gynecol 1982; 142: 275.
142. Yoneyama Y, Suzuki S, Sawa R. Relation between adenosine and T-helper 1/T-helper 2 imbalance in women with preeclampsia. Obstet Gynecol 2002; 99: 641.
143. Zanette E, Parpinelli MA, Surita FG et al. Maternal near miss and death among women with severe hypertensive disorders: a Brazilian multicenter surveillance study. Reprod Health 2014; 11(1): 4.
144. Zeisler H, Llurba E, Chantraine F, Vatish M, Staff AC, Sennström M, et al. Predictive Value of the sFlt-1:PlGF Ratio in Women with Suspected Preeclampsia. N Engl J Med 2016; 374(1): 13-22.
145. Zhang C, Williams MA, King IB. Vitamin C and the risk of preeclampsia – results from dietary questionnaire and plasma assay. Epidemiology 2002; 13: 382.
146. Zhong XY, Laivuori H, Livingston JC. Elevation of both maternal and fetal extracellular circulating DNA concentrations in the plasma of pregnant women with preeclampsia. Am J Obstet Gynecol 2001; 184: 414.
147. Zugaib M, Barros ACSD, Kahhale S, Neme B. Eclampsia: conduta assistencial. Gin Obst Bras 1984; 7(2): 157-68.
148. Zuspan FP. Treatment of severe pre-eclampsia and eclampsia. Clin Obstet Gynecol 1996; 9: 954-72.
149. Zwart JJ, Rochters A, Ory F. Eclampsia in the Netherlands. Obstet Gynecol 2008; 112(4): 820-7.

## Diretrizes

150. American College of Obstetricians and Gynecologists. Hypertension in pregnancy. Report of the American College of Obstetricians and Gynecologists' Task Force on Hypertension in Pregnancy. Obstet Gynecol 2013; 122(5): 1122-31.
151. American College of Obstetricians and Gynecologists. Inherited thrombophilias in pregnancy. ACOG Practice Bulletin. Obstet Gynecol 2013; 122(3): 706-17.
152. Bates SM, Greer IA, Middeldorp S, Veenstra DL, Prabulos A-M, Vandvik PO. VTE, thrombophilia, antithrombotic therapy, and pregnancy: antithrombotic therapy and prevention of thrombosis, 9th ed: American College of Chest Physicians evidence-based clinical practice guidelines. Chest 2012; 141(2 Suppl): e691S-736S.
153. Brown MA, Magee LA, Kenny LC, et al. The hypertensive disorders of pregnancy: ISSHP classification, diagnosis and management recommendations for international practice. Pregnancy Hypertens. 2018; 13: 291-310.
154. Gifford RW, August PA, Cunningham G. Report of the National High Blood Pressure Education Program Working Group on high blood pressure in pregnancy. Am J Obstet Gynecol 2000; 183: 51.
155. Jacinto SOS, Pamplona K, Soares M. Manual técnico de gestação de alto risco – 2012. Brasília: Ministério da Saúde, 2012. 302p. Disponível em www.saude.gov.br/saudemulher.
156. Jesus GR, Agmon-Levin N, Andrade CA et al. 14th International Congress on Antiphospholipid Antibodies Task Force report on obstetric antiphospholipid syndrome. Autoimmun Rev 2014; 13(8): 795-813.
157. LeFevre ML. Low-dose aspirin use for the prevention of morbidity and mortality from preeclampsia: U.S. Preventive Services Task Force recommendation statement. Ann Intern Med 2014; 161: 819-26.
158. National Collaborating Centre for Women's and Children's Health (UK). Hypertension in pregnancy: the management of hypertensive disorders during pregnancy. London: RCOG Press, 2010.
159. National High Blood Pressure Education Program: working group report on high blood pressure in pregnancy. Am J Obstet Gynecol 2000; 183: 51.
160. Poon LC, Shennan A, Hyett JA, Kapur A, Hadar E, Divakar H, et al. The International Federation of Gynecology and Obstetrics (FIGO) initiative on pre-eclampsia: A pragmatic guide for first-trimester screening and prevention. Int J Gynecol Obstet 2019; 145(S1): 1-33.

161. Regitz-Zagrosek V, Roos-Hesselink JW, Bauersachs J, Blomström-Lundqvist C, Cífková R, De Bonis M, et al. 2018 ESC Guidelines for the management of cardiovascular diseases during pregnancy. Eur Heart J 2018; 39(34): 3165-241.

## Editorial/carta ao editor

162. Bussolino F, Benedetto C, Massobrio M. Maternal vascular prostacyclin activity in pre-eclampsia. Lancet 1980; 2: 702.

## Livros

163. Alves EA, Baptista FS, Zugaib M. Eclâmpsia. In: Zugaib M, Francisco RPV (eds.). Protocolos assistenciais: Clínica Obstétrica da FMUSP. 6.ed. São Paulo: Atheneu; 2022. p. 707-12.
164. Alves EA, Baptista FS, Zugaib M. Pré-eclâmpsia. In: Zugaib M, Francisco RPV (eds.). Protocolos assistenciais: Clínica Obstétrica FMUSP. 6.ed. São Paulo: Atheneu; 2022. p. 697-706.
165. Bortolotto MRFL, Zugaib M. Terapêutica da hipertensão arterial na gravidez. In: Zugaib M, Bittar RE, Francusco RO, editores. Protocolos assistenciais da Clínica Obstétrica da FMUSP. 5.ed. São Paulo: Atheneu; 2015.
166. Brosens IA, Robertson WB, Dixon HG. The role of the spiral arteries in the pathogenesis of pre-eclampsia. In: Wynn RM, editor. Obstetrics and gynecology annual. New York: Appleton Century Crofts; 1972. p. 177-91.
167. Cunningham FG, Leveno KJ, Bloom SL, Hauth JC, Gilstrap III LC, Wenstrom KD. Hypertensive disorders in pregnancy. In: Williams obstetrics. 22.ed. New York: McGraw-Hill; 2005. p. 761-808.
168. Cunningham FG, Leveno KJ, Bloom SL et al. Hypertensive disorders. In: Williams obstetrics. 24.ed. New York: McGraw-Hill; 2014. p. 728-79.
169. Foley MR, Strong TH, Garite TJ, editores. Obstetric intensive care manual. 4.ed. New York: McGraw-Hill Education; 2014.
170. Francisco RPV, Zugaib M. Avaliação da vitalidade fetal e conduta obstétrica nas síndromes hipertensivas. In: Zugaib M, Bittar RE, editores. Protocolos assistenciais da Clínica Obstétrica da FMUSP. 4.ed. São Paulo: Atheneu; 2011.
171. Friedman EA, Neff RK. Pregnancy outcome as related to hypertension, edema and proteinuria. In: Lindheimer MD, Katz AI, Zuspan FP, editores. Hypertension in pregnancy. New York: Wiley; 1976. p. 13.
172. Friedman SA, Lindheimer MD. Prediction and differential diagnosis. In: Lindheimer MD, Roberts JM, Cunningham FG, editores. Chesley's hypertensive disorders in pregnancy. 4.ed. Stamford: Appleton & Lange; 2015.
173. Hughes EC. Obstetric-gynecologic terminology. In: Chesley LC, Wynn RM, editores. Hypertensive disorders in pregnancy. New York: Appleton Century Crofts; 1972. p. 7.
174. Kahhale S, Zugaib M. O endotélio e o óxido nítrico na pré-eclâmpsia. In: Ramos JG, Urbanetz AA, editores. Proago-Semcad/Febrasgo. Porto Alegre: ArtMed; 2004. p. 100.
175. Kahhale S, Zugaib M, editores. Síndromes hipertensivas na gravidez. São Paulo: Atheneu; 1995.
176. Martins-Costa S. Conduta clínico-obstétrica na eclâmpsia. In: Morais EM, Mauad Filho F, editores. Medicina materna e perinatal. Rio de Janeiro: Revinter; 2000. p. 146-9.
177. Martins-Costa SH, Ramos JGL. Eclâmpsia. In: Freitas F, Martins-Costa SH, Ramos JGL, Magalhães JA, editores. Rotinas em obstetrícia. 5.ed. Porto Alegre: ArtMed; 2006. p. 414-23.
178. Neme B, Alves EA. Doença hipertensiva específica da gestação: eclâmpsia. In: Neme B, editor. Obstetrícia básica. 3.ed. São Paulo: Sarvier; 2006. p. 284-97.
179. Parpinelli MA, Neme B. Doença hipertensiva específica da gestação: síndrome HELLP. In: Neme B, editor. Obstetrícia básica. 3.ed. São Paulo: Atheneu; 2006. p. 292-7.
180. Ramos JGL, Martins-Costa SH, Valério EG. Síndrome HELLP. In: Freitas F, Martins-Costa SH, Ramos JGL, Magalhães JA, editores. Rotinas em obstetrícia. 5.ed. Porto Alegre: ArtMed; 2006. p. 407-13.
181. Sheehan HL, Lynch JB, editores. Pathology of toxaemia in pregnancy. London: Churchill Livingstone; 1973.
182. Sibai BM. Eclampsia. In: Rubin PC, editor. Hypertension in pregnancy. Amsterdam: Elsevier; 1988. p. 320-40.
183. Sibai BM. Hypertension. In: Gabbe SG, Niebyl JR, Simpson JL, editores. Obstetrics: normal and problem pregnancies. 4.ed. Philadelphia: Churchill Livingstone; 2002. p. 945-1004.
184. Sibai BM. Pre-eclampsia. In: Queenan JT, Hobbins JC, Spong CY, editores. Protocols for high-risk pregnancies. 4.ed. Massachusetts: Blackwell; 2005. p. 441.
185. Spargo B, Lichtig C, Luger AM, Katz AI, Lindeheimer MD. The renal lesion in preeclampsia. In: Lindeheimer MD, Katz AI, Zuspan FP, editores. Hypertension in pregnancy. New York: Wiley; 1976. p. 129-37.
186. Takiuti NH, Zugaib M. Síndrome HELLP. In: Zugaib M, Francisco RP (eds.). Protocolos assistenciais: Clínica Obstétrica FMUSP. 6.ed. São Paulo: Atheneu; 2022. p. 713-720.
187. Taylor RN, Roberts JM, Cunningham FG, Lindheimer MD, editores. Chesley's hypertensive disorders in pregnancy. 4.ed. New York: Elsevier; 2009.
188. Wallenburg HCS. Hemodynamics in hypertensive pregnancy. In: Rubin PC, editor. Hypertension in pregnancy Amsterdam: Elsevier, 1988. p. 66.

## Revisões sistemáticas/metanálises

189. Abalos E, Duley L, steyn DW. Antihypertensive drug therapy for mild to moderate hypertension during pregnancy. Cochrane Database Syst Rev 2015; 2: CD002252.
190. Conde-Agudelo A, Villar J, Lindheimer M. WHO systematic review of screening tests for preeclampsia. Obstet Gynecol 2004; 104: 1367.
191. Duckitt, K. Harrington D. Risk factors for pre-eclampsia at antenatal booking: systematic review of controlled studies. BMJ 2005; 330(7491): 565-70.
192. Hofmeyr GJ, Lawrie T, Atallah AN, Duley L. Calcium supplementation during pregnancy for preventing hypertensive disorders and related problems. Cochrane Database Syst Rev 2010; (8): CD001059.
193. Ruano R, Fontes RS, Zugaib M. Prevention of preeclampsia with low-dose aspirin: a systematic review and meta-analysis of the main randomized controlled trials. Clinics (Sao Paulo) 2005; 60(5): 407-14.
194. Say L, Chou D, Gemmill A et al. Global causes of maternal death: a WHO systematic analysis. Lancet Glob Health 2014; 2(6): e323-33.
195. Skeith L, Rodger M. Anticoagulants to prevent recurrent placenta-mediated pregnancy complications: Is it time to put the needles away? Thromb Res 2017; 151: S38-42.
196. Visser S, Hermes W, Ket JC et al. Systematic review and metaanalysis on nonclassic cardiovascular biomarkers after hypertensive pregnancy disorders. Am J Obstet Gynecol 2014; 211: 373.e1-e9.

## Teses

197. Costa RA. Dosagem seriada dos fatores reguladores de angiogênese soluble fms-like tyrosine kynase-1 (sFlt-1) e placental growth factor (PlGF) para predição de pré-eclâmpsia e pré-eclâmpsia superajuntada. Tese (Doutorado). São Paulo: FMUSP; 2014.
198. Vega CEP. Desafios na redução da mortalidade materna no município de São Paulo. Rev Med 2018; 97(2): 235.

# Capítulo 35

# Restrição do crescimento fetal



## INTRODUÇÃO

A restrição do crescimento fetal (RCF) ainda é uma das principais complicações da gravidez e está associada a risco elevado de óbito fetal, sofrimento fetal intraparto e admissão em unidade de terapia intensiva neonatal.[103,104] Além disso, evidências recentes indicam que a adaptação fetal ao suprimento limitado de nutrientes pode levar a alterações permanentes em sua fisiologia e em seu metabolismo, dando origem a doenças que surgirão posteriormente, na idade adulta, como hipertensão arterial, hipercolesterolemia, coronariopatias e diabetes. Muitos aspectos relacionados a essa enfermidade continuam desafiando os obstetras: o mecanismo exato do crescimento fetal ainda não está totalmente esclarecido, mas sabe-se que é resultante da interação entre o potencial de crescimento genético e vários fatores ambientais, muitos dos quais ainda desconhecidos. Seu diagnóstico, com frequência, é difícil e uma parcela significativa dos casos é identificada apenas após o nascimento. Não há, até o momento, nenhum tratamento clínico que previna ou corrija o crescimento inadequado. O tratamento é eminentemente obstétrico e exige do pré-natalista alto grau de suspeição e atenção aos detalhes da história clínica, ao exame físico e aos resultados dos exames complementares, tornando possível identificar o momento oportuno para o parto, reduzindo, com isso, as futuras complicações.

## DEFINIÇÃO

Há várias definições de RCF citadas na literatura. Em pesquisa sobre o tema, foram identificadas mais de trinta definições sugeridas por diferentes autores;[18] entretanto, o conceito mais aceito na atualidade é a presença de peso fetal abaixo do percentil 10 para a idade gestacional, estimado pela ultrassonografia obstétrica.[2] A confirmação diagnóstica é realizada apenas após o nascimento, quando o peso do recém-nascido for inferior ao percentil 10 para a idade gestacional, segundo curvas-padrão específicas de cada população.[77] No período pós-natal, o recém-nascido é classificado como pequeno para a idade gestacional.

Até meados da década de 1940, todo recém-nascido com peso inferior a 2.500 g era considerado prematuro. McBurney[65] observou, em 1947, que alguns recém-nascidos com peso inferior a esse apresentavam características de maturidade, ou seja, eram pequenos apenas em virtude do crescimento inadequado. Em 1961, a Organização Mundial da Saúde (OMS)[107] mudou definitivamente o conceito de prematuridade, definindo-a como o nascimento com menos de 37 semanas completas de gestação (menos de 259 dias) a partir do primeiro dia do último período menstrual. O recém-nascido com menos de 2.500 g passou a ser denominado de baixo peso, podendo ou não ser prematuro, dependendo da idade gestacional.

Warkany et al.,[109] em 1961, e Gruenwald,[46] em 1963, demonstraram a existência de pequeno para a idade gestacional, estabelecendo-se a partir de então curvas de peso, comprimento e circunferência cefálica em função da idade gestacional. As curvas de crescimento fetal, no entanto, passaram a ter importância com os estudos de Lubchenco et al.,[60] nos quais se utilizou o peso dos recém-nascidos vivos em Denver, nos Estados Unidos da América (EUA).

Battaglia e Lubchenco,[26] em 1967, definiram o recém-nascido pequeno para a idade gestacional como aquele cujo peso está abaixo do percentil 10, sendo adequados para a idade gestacional aqueles com peso entre os percentis 10 e 90, e grandes para a idade gestacional quando acima do percentil 90. Tais curvas foram motivo de críticas, pois foram construídas sob condições que influenciam o peso fetal, o que dificulta a sua aplicação para outras populações. Por exemplo, a população estudada vivia a uma altitude de 1.500 m, situação em que sabidamente há prejuízo do crescimento fetal; não foram considerados fatores epidemiológicos, como idade materna, paridade, raça, estatura materna e condições socioeconômicas; a idade gestacional foi baseada exclusivamente na informação materna. Usher e McLean,[93] em 1969, adotaram critérios mais rígidos para definir o pequeno para a idade gestacional e propuseram o uso de dois desvios-padrão da média para caracterizá-lo, passando do percentil 10 para o percentil 3. Mais recentemente, Manning e Hohler[114] e Manning[113] sugeriram a utilização do percentil 5. Este último autor avaliou 1.560 casos e observou aumento progressivo da morbidade e da mortalidade perinatal à medida que diminuía o percentil do peso ao nascer, principalmente abaixo do 5. Os casos de pior evolução foram os de percentil abaixo de 3 (Figura 1).

Em virtude dos inúmeros fatores epidemiológicos que podem influenciar o peso fetal, a OMS recomenda que cada população tenha sua própria curva de crescimento fetal. É fundamental conhecer com exatidão a idade gestacional, sem a qual é impossível o diagnóstico correto. Além disso, deve-se ter em mente que, ao se empregarem curvas para avaliar o crescimento fetal, pode-se incidir em erros, que serão citados a seguir.

Apesar de haver relação direta entre o pior resultado perinatal e percentil menor de peso para a idade gestacional, esta definição não permite diferenciar os recém-nascidos pequenos constitucionais (PqC), por influência genética, daqueles com déficit de crescimento motivado por um processo patológico. Cerca de 50-70% dos casos de fetos com peso abaixo do percentil 10 são compatíveis com a estatura e a etnia dos pais, não conferindo maior risco perinatal. Gardosi et al.[42] demonstraram que 25% dos recém-nascidos classificados como tendo RCF na verdade apresentavam crescimento normal quando eram considerados parâmetros relacionados a grupo étnico, paridade, peso e altura materna. Em contrapartida, alguns portadores de RCF podem revelar peso acima do percentil 10. Assim, um concepto com potencial de crescimento que resultaria em peso de 4.000 g pode, por não ter sido adequadamente suprido, alcançar somente 3.000 g. Esse peso o inclui entre os adequados para a idade gestacional, embora possa apresentar riscos perinatais. Outro aspecto que pode interferir na interpretação das curvas de crescimento fetal são os nascidos com menos de 37 semanas. Admite-se que a prematuridade, por constituir uma ocorrência anormal, está associada a uma incidência maior de RCF, podendo ser esta a causa da prematuridade. Com isso, curvas de crescimento em idades gestacionais inferiores a 37 semanas que revelem pesos considerados normais podem não corresponder à realidade.

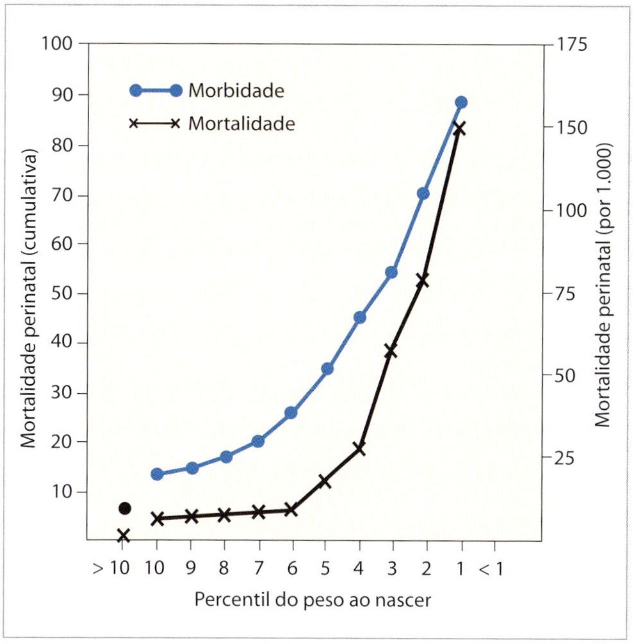


**FIGURA 1.** Relação entre o percentil do peso de recém-nascidos pequenos para a idade gestacional e a morbidade e a mortalidade perinatais. (Figura adaptada de Manning.[113])

## INCIDÊNCIA

A incidência da RCF varia de acordo com a população estudada, os fatores de risco envolvidos, os critérios utilizados para o cálculo da idade gestacional e a curva-padrão utilizada. Com tantas dificuldades, é de se supor que a incidência exata da RCF permaneça desconhecida. Estima-se que 3 a 10% dos recém-nascidos apresentem crescimento restrito.[8]

## MORBIDADE E MORTALIDADE PERINATAIS

Como demonstra a Figura 1, a morbidade e a mortalidade perinatais são elevadas na RCF. O risco é ainda mais elevado quando esses casos não são identificados durante o pré-natal, com mortalidade de 19,8/1.000 nascimentos, comparada a 9,7/1.000 nascimentos, quando a RCF foi detectada.[44]

A morbidade perinatal é cerca de cinco vezes maior do que nos casos em que o peso do recém-nascido é adequado para a idade gestacional, em consequência da maior frequência de hipoxia, aspiração de mecônio, insuficiência respiratória, hipoglicemia, hipocalcemia, policitemia, hipotermia, hemorragia pulmonar e prejuízo no desenvolvimento neuropsicomotor. A mortalidade perinatal é em torno de oito vezes maior do que nos adequados para a idade gestacional, sendo o óbito fetal súbito uma das suas consequências diretamente relacionadas ao grau de restrição.[41,43] Tais complicações ocorrem principalmente no feto pré-termo, mas também podem estar presentes no de termo. No entanto, os recém-nascidos pequenos para a idade gestacional associados à prematuridade com frequência apresentam evolução mais desfavorável. Esse aspecto é relevante, uma vez que a incidência da RCF é maior nos prematuros eletivos, mas também nos espontâneos, quando comparados aos recém-nascidos de termo. Nesses casos, somam-se as complicações relacionadas à prematuridade.[56,72,74,76]

A hipoglicemia neonatal presente nesses casos relaciona-se à redução dos estoques de glicogênio hepático e miocárdico, ao decréscimo da neoglicogênese hepática e à redução do tecido adiposo. A hipocalcemia decorre da prematuridade (pelo atraso na introdução de leite para o recém-nascido) e da ocorrência de hipoxia (por sobrecarga de fósforo devido à lesão celular, aumento dos níveis séricos de calcitonina e diminuição do fluxo de cálcio para o líquido extracelular quando se corrige a acidose). A hipotermia, quando presente, ocorre por causa da perda excessiva de calor por escassez de tecido subcutâneo. A policitemia é consequência da elevação da eritropoetina fetal decorrente da hipoxia crônica intrauterina. Com a hiperviscosidade sanguínea surgem outras complicações, como insuficiência cardíaca, trombose cerebral e insuficiência respiratória. Em decorrência da insuficiência placentária podem surgir outras anomalias hematológicas além da policitemia, como aumento de hemácias nucleadas, plaquetopenia e leucopenia.[64]

Em relação ao prejuízo no desenvolvimento neuropsicomotor, os estudos mostram que, quando o tecido cerebral é comprometido pela hipoxia e desnutrição antes de 34 semanas, surgem problemas de adaptação, irritação e dificuldade de concentração. Entretanto, quando a agressão é muito precoce (antes de 26 semanas), os distúrbios são mais graves, com comprometimento do aprendizado, da fala e da escrita. Apesar de as sequelas neurológicas mais graves serem secundárias à acidose perinatal e a complicações no parto, todas as formas de paralisia cerebral são mais frequentes diante da RCF.[51] Mesmo na ausência de comprometimento neurológico perinatal evidente, tais crianças devem ser monitorizadas na infância em virtude de possíveis transtornos no desenvolvimento neuropsicomotor.[14,58,59]

## CONSEQUÊNCIAS EM LONGO PRAZO

A maioria dos recém-nascidos com crescimento restrito no termo recupera suas medidas de estatura e peso na primeira infância (cerca de 80% deles recuperam suas medidas no primeiro ano de vida). Entretanto, entre aqueles que não se recuperam até 2 anos, cerca de 50% mantêm-se pequenos na idade adulta.[53] Em um estudo no qual se analisou a média da estatura de adultos que nasceram com RCF, verificou-se que o risco de apresentarem estatura menor é 2,5 vezes maior quando comparados a adultos que nasceram com peso adequado.[89]

Além das repercussões citadas anteriormente, o crescimento fetal diminuído pode repercutir negativamente na vida adulta. Estudos epidemiológicos e experimentais têm demonstrado associação entre o crescimento fetal reduzido e a presença de fatores de riscos cardiovasculares na vida adulta, como hipertensão arterial, níveis séricos elevados de triglicérides e baixas concentrações séricas de lipoproteína transportadora de colesterol de alta densidade (HDL), além de resistência à insulina.[37,108,126] Segundo a hipótese de Barker,[108] essas doenças teriam origem na vida fetal, na qual a deficiência de nutrientes, mesmo que temporária, reduziria de maneira irreversível o número de células em alguns órgãos, levando a mudanças na distribuição dos diferentes tipos celulares, no *feedback* hormonal e na atividade metabólica. Embora a programação dessas doenças na vida intrauterina seja aceita pela maior parte da literatura, alguns autores têm questionado essa hipótese, sugerindo uma participação mais importante de outros fatores de risco, como a predisposição genética e fatores ambientais desfavoráveis na idade adulta (tabagismo, alcoolismo e sedentarismo).[48,49,85] Ainda há necessidade de realização de estudos prospectivos para definir quais fatores de risco estão, de fato, relacionados à possibilidade de doenças futuras e, em seguida, desenvolvimento de intervenções durante o pré-natal e o período neonatal que evitem o seu aparecimento.

## CLASSIFICAÇÃO

Vários tipos de classificação já foram propostos levando-se em conta o grau e a proporcionalidade do comprometimento do crescimento fetal e a fase da gestação em que ocorria o dano.

As classificações iniciais da RCF, baseadas em estudos experimentais com animais, eram relacionadas diretamente à etiopatogenia. Winick,[97] em 1970, demonstrou que as fases de crescimento celular dos órgãos fetais (hiperplasia, hiperplasia associada à hipertrofia e hipertrofia) eram comprometidas diante do agente agressor específico e dependiam do período da gestação em que essa agressão ocorria.

Lin e Evans,[112] em 1984, propuseram uma classificação semelhante, que relacionava o agente etiológico com a fase de crescimento celular prejudicada e o tipo clínico observado. O comprometimento fetal e, portanto, o seu prognóstico dependiam do agente agressor, da fase comprometida da gestação e da duração do estímulo nocivo. Segundo essa classificação, a RCF pode ser dividida em três tipos clínicos:

- Tipo I (simétrico): o agente agressor atua precocemente na gravidez, ou seja, durante a embriogênese. Ocorre prejuízo do processo de multiplicação celular (hiperplasia), dando origem a recém-nascido com redução proporcional das medidas corporais (peso, estatura e circunferência cefálica). Os fatores mais frequentemente envolvidos são genéticos, infecções congênitas, drogas e radiações ionizantes. Segundo os autores, esse tipo corresponderia a cerca de 10 a 20% dos casos de RCF, com prognóstico geralmente ruim, já que se associam a incidência elevada de malformações fetais.
- Tipo II (assimétrico): a atuação sobre o feto acontece no terceiro trimestre da gestação, isto é, na fase correspondente ao aumento do tamanho das células (hipertrofia). Dá origem a recém-nascido com redução desproporcional das medidas corporais. O polo cefálico e os ossos longos são pouco atingidos, permanecendo acima do percentil 10, sendo o abdome a região mais comprometida. Ele é típico das insuficiências placentárias e constitui o tipo mais frequente (cerca de 75% dos casos), segundo os autores. O diagnóstico precoce e a condução adequada do caso revelavam bom prognóstico.
- Tipo intermediário: o agente agressor atua no segundo trimestre da gestação, comprometendo tanto a fase de hiperplasia como a de hipertrofia das células. Geralmente, nesses casos, o feto se apresenta com comprometimento cefálico e de ossos longos, mas em grau menor do que no tipo I. Os fatores mais frequentemente envolvidos são desnutrição, uso de determinados fármacos, tabagismo e alcoolismo. Esse tipo é de difícil diagnóstico e corresponderia à minoria dos casos (10%).

Essa classificação tem sua importância conceitual e demonstra que vários fatores podem comprometer o crescimento fetal. O tipo de agente agressor, o momento em que acontece a agressão e o grau de interferência podem determinar o tipo, a gravidade da restrição e o prognóstico perinatal. No entanto, estudos posteriores verificaram que os padrões de crescimento são mais complexos e que pode não haver correspondência direta entre o tipo clínico observado, sua etiologia, frequência e prognóstico.

Outra classificação proposta leva em consideração a idade gestacional de aparecimento da RCF.[82] A RCF tem sido classificada em duas formas: de início precoce e tardio. Essa definição é baseada na época de instalação, associação com pré-eclâmpsia e no resultado do Doppler da artéria umbilical. Quando o aparecimento da RCF ocorre em idade gestacional mais precoce, sua expressão fenotípica, evolução e resultado são diferentes. O padrão típico de alteração progride desde anormalidades precoces do Doppler de artéria umbilical até o sistema venoso, culminando com progressiva deterioração do perfil biofísico fetal. A velocidade de progressão das alterações dos exames de vitalidade fetal é que determinará, na maioria dos casos, o prognóstico destes recém-nascidos, em consequência da prematuridade, sua principal complicação. Além disso, na RCF de início precoce há alta associação com pré-eclâmpsia e mortalidade perinatal. Os principais achados histopatológicos incluem implantação placentária deficiente, perfusão vascular materna ruim, infartos vilosos multifocais e depósito maciço de fibrina perivilosa.[86,103]

A RCF de início tardio normalmente está associada com alterações placentárias menos severas (menos de 30% de função comprometida) e a adaptação cardiovascular do feto não progride além da alteração do fluxo da circulação cerebral. A associação com pré-eclâmpsia é mínima quando comparada à forma de início precoce. Em geral, admite-se que a maior parte dos casos de RCF tardia tenha início após 32 semanas.[82]

Em 2016, 106 especialistas estabeleceram um consenso e avaliaram 19 parâmetros para a classificação da RCF precoce e tardia, utilizando o método Delphi.[45] A idade gestacional de 32 semanas foi considerada limite para a classificação da RCF entre essas duas formas de aparecimento. A RCF precoce foi definida quando, na ausência de anomalias congênitas, a circunferência abdominal (CA) e/ou o peso fetal estimado encontravam-se abaixo do percentil 3 ou na presença de diástole zero ou reversa na artéria umbilical. A RCF precoce também pode ser classificada quando dois dos seguintes parâmetros estiverem presentes:

- Peso fetal estimado e/ou CA abaixo do percentil 10.
- Índice de pulsatilidade (PI) da artéria uterina acima do percentil 95.
- PI da artéria umbilical acima do percentil 95.

A RCF tardia foi definida quando, também na ausência de anomalias congênitas, a circunferência abdominal (CA) e/ou o peso fetal estimado encontravam-se abaixo do percentil 3. A RCF tardia também pode ser classificada quando dois dos seguintes parâmetros estiverem presentes:

- Peso fetal estimado e/ou CA abaixo do percentil 10.
- Redução de mais de 2 quartis no percentil de crescimento.
- Relação cérebro-placentária abaixo do percentil 5.

Um grande desafio nos dias atuais consiste em diferenciar os fetos pequenos constitucionais dos restritos de início tardio. Apesar de o Doppler da artéria umbilical ser normal em ambos os casos, nas formas tardias de RCF outros parâmetros podem estar associados a resultados perinatais adversos. Entre eles, destacam-se alterações do Doppler da artéria cerebral média (ACM), da relação cérebro-placentária, da artéria uterina e percentil de peso abaixo de 3.[10,39,84,95] Essa diferenciação deverá ter importante papel na determinação do melhor momento para a interrupção da gestação nos casos de fetos pequenos que chegam ao termo.

## FATORES DE RISCO

Vários são os fatores que podem estar envolvidos na gênese da RCF (Tabela 1). Tais agentes podem ser de origem exclusivamente fetal, placentária ou materna, ou pode haver associação entre eles. Além disso, quando presentes, não necessariamente se relacionam diretamente com o comprometimento do crescimento. Em cerca de 40% dos casos, a etiologia é desconhecida.

**TABELA 1. Fatores de risco para a RCF**

| Fatores de risco |
|---|
| **Fatores fetais** |
| Cromossomopatias |
| • Trissomia do cromossomo 21 (síndrome de Down) |
| • Trissomia do cromossomo 18 (síndrome de Edwards) |
| • Trissomia do cromossomo 13 (síndrome de Patau) |
| • Monossomia do cromossomo X (síndrome de Turner) |
| • Mosaicismos |
| Outras síndromes genéticas |
| • Defeitos do tubo neural |
| • Acondroplasia |
| • Condrodistrofias |
| • Osteogênese imperfeita |
| Malformações congênitas |
| Infecções |
| • Virais: citomegalovírus, rubéola, herpes-vírus, varicela-zóster, HIV |
| • Por protozoários: toxoplasmose, malária |
| Gestação múltipla |
| **Fatores placentários** |
| Alterações placentárias |
| • Placenta prévia |
| • Placenta circunvalada |
| • Corioangiomas |
| • Inserção velamentosa de cordão |
| • Artéria umbilical única |
| Insuficiência placentária |
| **Fatores maternos** |
| Síndromes hipertensivas |
| Cardiopatias |
| Anemias |
| *Diabetes mellitus* |
| Doenças autoimunes |
| Trombofilias |
| Desnutrição |
| **Fatores ambientais** |
| Estresse, ansiedade e depressão |
| Uso de drogas |
| Alcoolismo |
| Tabagismo |

HIV: vírus da imunodeficiência humana; RCF: restrição do crescimento fetal.

## FATORES FETAIS

### Alterações genéticas e malformações congênitas

No início da vida fetal, o crescimento é determinado geneticamente. Com o evoluir da gestação, tornam-se importantes outros fatores, como o ambiente intrauterino e a nutrição fetal.

Inúmeras são as alterações genéticas acompanhadas por RCF. Estima-se que cerca de 10% dos casos de RCF estejam associados a cromossomopatias e outras alterações genéticas, e 38% dos fetos com cromossomopatias apresentam RCF. Entre as principais alterações genéticas, destacam-se as cromossomopatias, principalmente as trissomias autossômicas (dos cromossomos 13, 18 e 21), e outras alterações cromossômicas como as triploidias, a síndrome de Turner (cariótipo 45,X) e os mosaicismos. Outras malformações, como defeitos abertos do tubo neural, acondroplasia, condrodistrofias e osteogênese imperfeita, também podem estar associadas à RCF. Embora as alterações genéticas com mais frequência estejam associadas ao tipo I de RCF, Bilardo e Nicolaides,[27] ao realizarem cordocenteses em 239 casos de RCF para determinação de cariótipo fetal, observaram alterações cromossômicas relacionadas a RCF do tipo II. Tais achados decorrem de comprometimento placentário simultâneo. Portanto, a presença de RCF do tipo assimétrico precoce também merece atenção para possível etiologia genética.

Muitas malformações congênitas associam-se à RCF. Khoury et al.[54] investigaram 13.074 crianças portadoras de anomalias congênitas importantes, diagnosticadas no primeiro ano de vida, e verificaram que em 22,3% dos casos havia antecedente de RCF. Em geral, quanto mais grave a malformação, maior o comprometimento fetal. O espectro de malformações relacionadas à RCF é amplo e inclui as dos sistemas cardiovascular, nervoso e digestório e dos aparelhos genitourinário e musculoesquelético. Os defeitos cardíacos mais frequentemente associados à RCF incluem a tetralogia de Fallot, a hipoplasia de câmaras esquerdas, a estenose pulmonar e o defeito do septo interventricular. A artéria umbilical única, mesmo na ausência de outras malformações ou aneuploidia, pode estar relacionada à RCF.

### Infecções

As infecções congênitas são responsáveis por aproximadamente 5 a 10% dos casos de RCF e podem ser causadas por vírus, bactérias ou protozoários. As infecções virais, além de causar placentite, levam à viremia fetal, comprometendo a multiplicação celular. Destacam-se o vírus da rubéola, o citomegalovírus, o vírus da imunodeficiência humana (HIV), o varicela-zóster e o herpes-vírus.

Das infecções por protozoários, sabe-se que a toxoplasmose aguda e a malária podem causar RCF. No mundo, cerca de 45 milhões de mulheres grávidas apresentam risco de RCF em decorrência da malária. Em algumas regiões da África, a malária é responsável por aproximadamente 40% dos casos de RCF, os quais têm seu prognóstico agravado pela anemia materna e pela prematuridade.

### Gestação múltipla

Na gestação múltipla, os fetos demonstram uma trajetória de crescimento diferente da gestação única. As curvas de crescimento fetal no gemelar são semelhantes às da gestação única até 30 a 32 semanas de gestação, quando ocorre diminuição progressiva do crescimento fetal nos gêmeos em relação aos únicos; e quanto maior o número de fetos, mais precocemente ocorre o desvio da curva normal de crescimento. Assim, na gestação tripla esse desvio inicia-se entre 27 e 28 semanas. Portanto, a RCF é uma intercorrência frequente na gestação múltipla e está presente em cerca de 20% dos fetos dicoriônicos e em 30% dos monocoriônicos.

A gestação múltipla apresenta alguns agravantes que podem dar origem a RCF grave. As anomalias genéticas são mais frequentes na gemelidade, sobretudo nos monozigóticos. As placentas monocoriônicas dão origem a fetos menores do que as dicoriônicas. Em placentas únicas, o peso dos fetos tende a ser menor do que nas separadas. O diagnóstico de gêmeos discordantes, quando feito antes de 30 semanas, pode estar relacionado à síndrome de transfusão feto-fetal, em que a mortalidade perinatal é maior.[16] O feto transfusor torna-se menor, apresenta massa placentária menor e líquido amniótico diminuído; o transfundido, embora maior, apresenta-se hipervolêmico, policitêmico e com líquido amniótico aumentado.

## FATORES PLACENTÁRIOS

### Alterações placentárias

A placenta prévia associa-se à RCF em cerca de 15% dos casos. Essa associação parece ser devida a um prejuízo na função placentária decorrente de um sítio de implantação deficiente, além da perda constante de sangue. Outras alterações placentárias e de cordão umbilical, como a placenta circunvalada, os corioangiomas, a inserção velamentosa de cordão e a artéria umbilical única, também costumam ser relacionadas à RCF.

### Insuficiência placentária

A diminuição da perfusão uteroplacentária é uma das causas mais importantes de RCF.

Em algumas gestações complicadas pela DHEG e/ou RCF isoladamente, o fluxo uteroplacentário diminui, o que leva à baixa oxigenação fetal. Tal efeito é causado pela invasão inadequada do trofoblasto intravascular, impedindo as mudanças fisiológicas, principalmente das artérias miometriais.[67,111] Já no primeiro trimestre ocorre a primeira onda de invasão do trofoblasto, que atinge os vasos da decídua. A segunda onda de invasão do trofoblasto (miometrial) inicia-se em torno de 16 semanas e completa-se entre 20 e 22 semanas de gestação. Embora essa segunda onda tenha sido mais valorizada, é pouco provável que a primeira seja normal, considerando-se as alterações nos vasos deciduais. Dessa maneira, contrariamente ao esperado para uma gestação normal, as artérias espiraladas não modificadas, pela invasão deficiente do trofoblasto intravascular, mantêm a camada muscular média com diâmetro menor e alta resistência, traduzindo-se em alterações que podem ser verificadas no exame dopplervelocimétrico. Além disso, alterações ateromatosas na parede dos vasos também podem surgir.[38] O resultado final é a redução do fluxo sanguíneo no espaço interviloso.

## FATORES MATERNOS

### Síndromes hipertensivas

As síndromes hipertensivas estão presentes em aproximadamente 30 a 40% dos casos de RCF.[13] Essas incidências elevadas estão relacionadas a comprometimento vascular placentário, com consequente queda do fluxo uteroplacentário presente tanto na DHEG como na hipertensão arterial crônica. Na presença de DHEG, há o agravante da placentação deficiente, como já foi salientado anteriormente. A frequência de RCF nas síndromes hipertensivas tem relação direta com a gravidade do caso. Em 1.600 gestantes hipertensas analisadas na Clínica Obstétrica do HC-FMUSP com níveis pressóricos diastólicos entre 91 e 100 mmHg, a RCF esteve presente em 12,9% dos casos, ao passo que quando superiores a 120 mmHg, ocorreu em 32,2% dos casos. Ainda nesse mesmo estudo, a proteinúria revelou-se importante marcador de doença materna mais grave.[52] Na ausência desta, a RCF ocorreu em 15% dos casos. Na presença de 4+ de proteinúria, foi feito o diagnóstico de RCF em 33,8% dos nascimentos. Em outro estudo, pôde-se constatar que a RCF é mais frequente em gestantes com DHEG que apresentam níveis mais elevados de ácido úrico no sangue (> 6,0 mg%).[28]

## Cardiopatias

A presença de cardiopatia materna predispõe à RCF. O risco fetal está intimamente relacionado ao tipo de cardiopatia e às condições clínicas. No Brasil, a cardiopatia reumática é a mais frequente, em especial a estenose mitral, que corresponde a 90% dos casos. Na Clínica Obstétrica do HC-FMUSP, o acompanhamento prospectivo de 52 gestantes portadoras de estenose de valva mitral revelou a presença de RCF em 31%.[127] Uma frequência tão elevada pode ser explicada pela presença de baixo débito cardíaco fixo, com diminuição da oxigenação materna e fetal.

## Anemias

Embora todos os tipos de anemias possam comprometer o crescimento fetal, as hemoglobinopatias e, principalmente, a anemia falciforme, são as mais importantes. Esta última, além de diminuir demais a oxigenação fetal, eleva a viscosidade do sangue e permite a formação de trombos em nível placentário.

## *Diabetes mellitus*

O diabetes de longa evolução pode causar RCF. Nesses casos, há comprometimento vascular avançado no sítio de implantação placentária com diminuição do fluxo uteroplacentário.

## Doenças autoimunes

Qualquer doença autoimune materna com envolvimento vascular associa-se à RCF com resultados perinatais adversos.

O lúpus eritematoso sistêmico (LES) constitui uma das principais enfermidades do grupo das doenças autoimunes responsáveis pela RCF. A presença de imunocomplexos na membrana basal do trofoblasto, além da vasculite placentária, explica a insuficiência placentária encontrada nesses casos. A presença de hipertensão arterial e de comprometimento renal torna o prognóstico ainda mais sombrio. Berrett,[110] em um estudo que acompanhou gestantes lúpicas, revelou uma incidência de RCF de 30%. Nesses casos, o prognóstico é ainda pior diante da presença concomitante de anticorpos antifosfolipídicos, que aumenta a mortalidade perinatal em cerca de três vezes.[66] No LES, quando a mulher deseja engravidar, o ideal é que a doença não esteja em atividade por pelo menos 6 meses.

## Trombofilias

As trombofilias caracterizam-se por alterações da coagulação sanguínea associadas a predisposição para tromboses e para várias complicações fetais e neonatais, entre elas a RCF. Elas podem ser adquiridas ou hereditárias:

- Entre as adquiridas, destaca-se a síndrome antifosfolípide (SAF), caracterizada pela presença de anticorpos antifosfolipídicos (anticoagulante lúpico e anticardiolipina).
- Entre as hereditárias, as principais são a mutação do fator V (fator V de Leiden) e do fator II (protrombina) e as deficiências das proteínas S e C, além da deficiência da antitrombina.

Os estudos têm mostrado evidências da associação de anticorpos antifosfolipídicos com a presença de RCF. Em um estudo prospectivo, 24% dos recém-nascidos com RCF apresentavam anticorpos antifosfolipídicos circulantes.[75] Em um outro estudo prospectivo, o risco relativo de RCF na presença desses anticorpos foi de 6,22 (IC 95%; 2,43-16,0);[98] contudo, deve-se ter em mente que os anticorpos antifosfolipídicos podem estar presentes em diversas situações clínicas, como nas doenças autoimunes (LES, artrite reumatoide, anemia hemolítica autoimune), doenças tromboembólicas, doenças infecciosas, neoplasias, terapia com certas drogas (hidralazina, fenotiazínicos, procainamida, quinidina e vários antibióticos) e até mesmo em pessoas saudáveis.

Apesar de alguns estudos iniciais demonstrarem que as trombofilias hereditárias eram mais frequentes em grávidas cujos fetos apresentavam crescimento restrito,[61] tal associação passou a ser questionada nos últimos anos. Facco et al.,[119] em revisão sistemática com metanálise, avaliaram a associação da RCF com mutações do fator V de Leiden, do gene da protrombina e da metilenotetra-hidrofolato-redutase (MTHFR). Foram incluídos 14 estudos caso-controle e 5 de coorte. A associação entre trombofilias hereditárias e RCF foi significativa nos estudos tipo caso-

-controle, mas quando outra análise foi feita para excluir vieses, a diferença estatística deixou de existir. Os autores concluíram que não houve associação entre RCF e as trombofilias hereditárias. Múltiplos estudos tipo caso-controle, coorte e de revisão sistemática também não detectaram associação entre o fator V de Leiden e RCF, tanto abaixo do percentil 10 quanto abaixo do percentil 5.[102] Do mesmo modo, não foi demonstrada associação entre a mutação do gene da protrombina e a RCF.[101]

A pesquisa de síndrome antifosfolípide é recomendada em mulheres que pretendem engravidar e que tenham antecedente de RCF, insuficiência placentária ou de óbitos fetais sem causas definidas, e nesses casos a anticoagulação profilática deve ser iniciada precocemente. Por outro lado, não se recomenda pesquisar trombofilias hereditárias nos casos com história de RCF, já que não há evidência suficiente de que a anticoagulação com heparina possa prevenir sua recorrência nesse grupo de pacientes.[101,105] Durante a gestação, uma vez que a RCF já se instalou, não está indicada a pesquisa de rotina das trombofilias.

### Desnutrição

A desnutrição materna grave, quando presente no primeiro e no segundo trimestres, acomete a fase de hiperplasia celular, resultando em lesões irreversíveis, principalmente na esfera neurológica. Sabe-se que existem duas fases de crescimento rápido das células do sistema nervoso: a primeira, neuronal, ocorre entre 15 e 20 semanas; e a segunda, das células da glia, de 30 semanas de gestação até os 2 primeiros anos de vida. Portanto, a oferta inadequada de nutrientes nesses períodos prejudica definitivamente o desenvolvimento neurológico. Já no terceiro trimestre, quando as células crescem principalmente em tamanho, a desnutrição compromete sobretudo o peso fetal.

Embora já esteja bem estabelecido que a deficiência de nutrientes é causa de RCF, ainda se discute qual o grau de desnutrição e quais as deficiências nutricionais que comprometem o crescimento fetal. Assim, um estudo feito com gestantes malnutridas durante a Segunda Guerra Mundial demonstrou que o peso dos recém-nascidos diminuiu significativamente.[23] Por outro lado, outros autores demonstraram que diante de uma restrição calórica forçada de 600 kcal/dia, mantida até 28 semanas, houve diminuição média de peso da ordem de 250 g. Apesar de o peso não ter sido muito comprometido, a mortalidade perinatal foi elevada.[87] Da mesma maneira, embora a maioria dos autores tenha concluído que a restrição calórica desempenha papel primário na deficiência do crescimento fetal, ainda não está bem estabelecido se essa restrição por si só, ou igualmente à deficiência proteica, tem importância na determinação da RCF. Tais estudos são dificultados, mesmo em animais, porque a deprivação proteica impede a ingestão adequada de carboidratos.

Por se tratar geralmente de desnutrição crônica, na maioria das vezes esses recém-nascidos revelam um padrão simétrico de RCF. Isso explica o fato de que, em estudos realizados em populações com más condições nutricionais, a incidência de RCF simétrica aproxima-se de 60% e é muito superior à verificada em países industrializados, nos quais as cifras se situam em torno de 20%.

O estado nutricional materno deve ser avaliado durante o pré-natal, por meio de informações sobre a qualidade e a quantidade dos alimentos ingeridos pela gestante, o peso pré-gestacional e o ganho de peso ao longo da gestação em relação à estatura materna. Embora ainda discutível, admite-se que o ganho médio de peso ideal durante a gravidez seja de 11.000 g. No primeiro trimestre, a média de ganho de peso é pequena – de 1.000 a 2.000 g – ou até mesmo ausente. No segundo e no terceiro trimestres, a média de ganho é de 400 g/semana. Na verdade, o ganho ponderal no terceiro trimestre parece ter mais influência no peso final do recém-nascido. Assim, ganho de peso materno inadequado, principalmente no terceiro trimestre, constitui um sinal de alerta para possível RCF, mas deve ser avaliado em conjunto com outros elementos clínicos.

## FATORES AMBIENTAIS

Entre os fatores ambientais, podem ser citados os componentes hostis externos, incluindo-se entre eles o estresse e o estilo de vida (hábitos e vícios).

Nesse grupo, uma relação de causa e efeito em geral é difícil de ser estabelecida, porque frequentemente está associada a variáveis de confusão, como dieta desbalanceada, uso simultâneo de várias substâncias, estresse e outros aspectos do estilo de vida.

Fatores psicossociais, incluindo o estresse, a ansiedade e a depressão, têm sido apontados como causadores de RCF.[33,78] Supõe-se que nesses casos ocorra redução do fluxo placentário; entretanto, o mecanismo exato pelo qual tal evento é desencadeado ainda permanece desconhecido. Além disso, nessas situações costuma haver um consumo maior de drogas, álcool e cigarros, que também interfere no crescimento fetal.

Qualquer droga que cause efeito teratogênico também é capaz de comprometer o crescimento fetal. Assim, drogas antineoplásicas e alguns anticonvulsivantes, como a fenitoína e a trimetadiona, podem ser responsáveis por alterações morfológicas que incluem a RCF. Outros medicamentos também podem levar à RCF, como os betabloqueadores, em especial o atenolol, e os esteroides. Os narcóticos e drogas correlatas, além de diminuir a ingestão materna de nutrientes, prejudicam a multiplicação celular do feto.

O álcool é um importante agente teratogênico e, portanto, compromete o crescimento fetal. O consumo de álcool diário capaz de comprometer o feto não é conhecido, mas alguns autores avaliam que consumo acima de uma dose diária seja suficiente para prejudicar o crescimento fetal.[96] O álcool e o seu principal metabólito, o acetaldeído, comprometem a circulação uteroplacentária.

O tabaco é outra causa de RCF. Sabe-se que a redução do peso está relacionada com o número de cigarros consumidos por dia, havendo, em média, uma diminuição de cerca de 250 g em recém-nascidos de mães que fumam cerca de 20 cigarros/dia. A agressão ao crescimento fetal se dá mais comumente no final do segundo e durante o terceiro trimestre. Portanto, a gestante que para de fumar até o início do segundo trimestre corre menor risco de ter um recém-nascido com RCF do que aquela que continua fumando ao longo da gestação (1,7 *versus* 6%).[32] Ainda permanece controverso o mecanismo pelo qual o tabaco leva à RCF. Diversas são as possibilidades: a nicotina pode aumentar a resistência vascular placentária, diminuindo o fluxo uteroplacentário, ou ainda o monóxido de carbono, ao promover a formação da carboxiemoglobina, diminui a oxigenação fetal. De preferência, a mulher fumante que planeja engravidar deve interromper o tabagismo na preconcepção. Trata-se de uma das poucas medidas de prevenção primária da RCF.[19,100]

## DIAGNÓSTICO

O acompanhamento obstétrico adequado durante o pré-natal é de suma importância para o diagnóstico da RCF. As gestantes com fatores de risco devem receber maior atenção no que se refere ao crescimento fetal. Um dos fatores de risco que sempre deve ser pesquisado é o antecedente de RCF em gestação prévia, pelo risco de recorrência.

O diagnóstico da RCF só é possível diante da determinação exata da idade gestacional. Datando-se a gestação, podem-se valorizar as medidas da altura uterina e os futuros exames ultrassonográficos. A datação da gestação deve levar em conta a certeza da data da última menstruação (DUM), em concordância com a ultrassonografia obstétrica realizada até 12 semanas ou, pelo menos, com duas ultrassonografias compatíveis até 20 semanas. Daí a importância da realização da ultrassonografia precoce na gestação. Em situações em que a idade gestacional é incerta, a avaliação do crescimento fetal torna-se difícil e deve ser realizada por meio de ultrassonografias seriadas a cada 2 semanas.

### GANHO PONDERAL MATERNO

O ganho de peso materno insuficiente deve nos alertar para a possibilidade de crescimento fetal diminuído. O peso materno deve ser aferido em cada consulta de pré-natal e, para seu acompanhamento, pode-se utilizar a curva de Atalah (Figura 2),[25] que relaciona o índice de massa corporal (IMC) materno com a semana de gestação. O gráfico é dividido em quatro faixas: baixo peso, peso adequado, sobrepeso e obesidade.

### MEDIDA DA ALTURA UTERINA

A medida da altura uterina com a fita métrica menor do que a esperada para a idade gestacional, ou seja, abaixo do percentil 10, constitui sinal clínico suspeito de RCF e deve ser sempre utilizada para o seu rastreamento (Figura 3). É importante que tais medidas sejam seriadas, utilizando-se curvas-padrão próprias da população a ser avaliada (Figura 4).[63]

A medida da altura uterina com a fita métrica apresenta boa taxa de detecção da RCF, com sensibilidade e especificidade acima de 80%. Quando a medida obtida encontra-se acima do percentil 10, a probabilidade de crescimento normal é superior a 90%. Por outro lado, quando essa medida é inferior ao percentil 10, a probabilidade de ser um feto com crescimento restrito é de aproximadamente 60%, ou seja, o seu valor preditivo positivo é baixo. Dessa maneira, a RCF pode ser superdiagnosticada em cerca de 40% dos casos.[62]

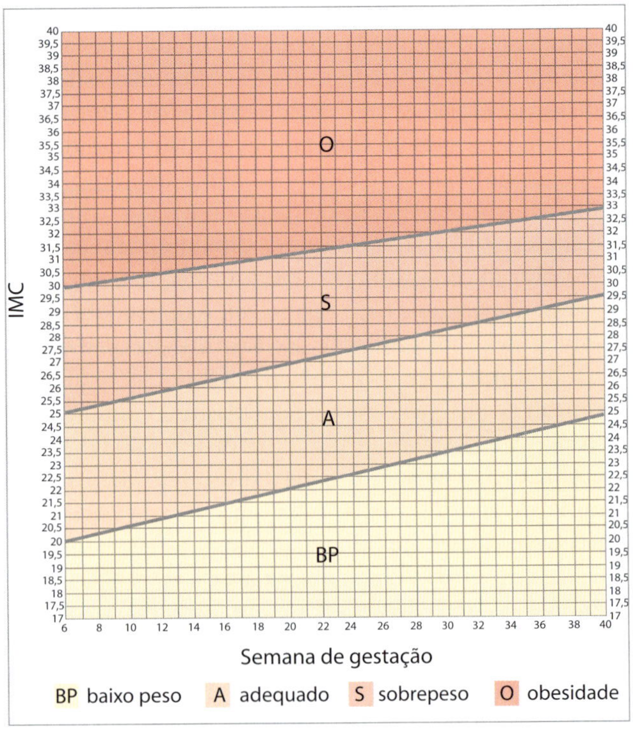


**FIGURA 2.** Gráfico de acompanhamento nutricional da gestante de acordo com o índice de massa corporal (IMC) e a idade gestacional. (Figura adaptada de Atalah et al.[25])

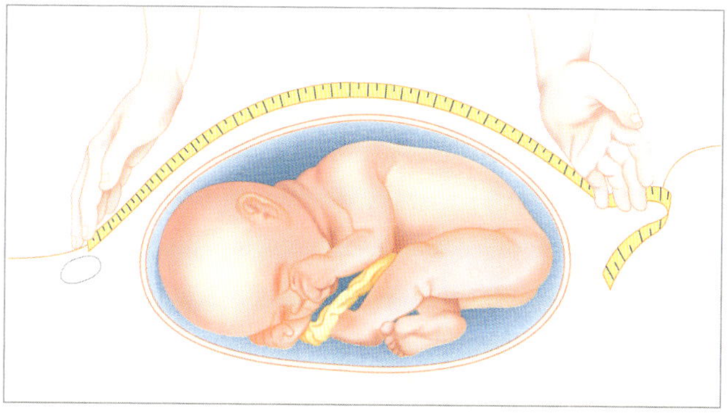

FIGURA 3. Técnica de medida da altura uterina da sínfise púbica (esquerda) ao fundo uterino (direita).

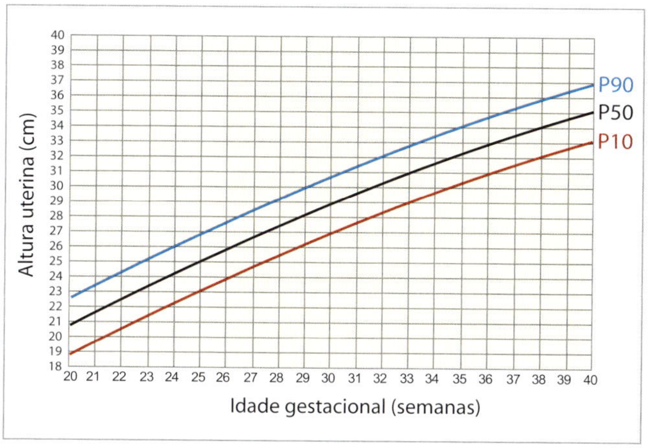


FIGURA 4. Medidas da altura uterina em função da idade gestacional. P: percentil. (Figura adaptada de Martinelli et al.[63])

Em estudo em que foram analisadas gestações com suspeita de RCF, mas não confirmada após o nascimento, a medida da altura uterina foi método útil para afastar esse diagnóstico. Em cerca de 67% dos casos do grupo de falso-positivos, a medida da altura uterina mostrou correlação com o peso de nascimento, e em 56% dos casos do grupo de RCF houve essa associação.[68]

Entre as principais causas de erros do método se destacam o desconhecimento da idade gestacional e a imprecisão na medida da altura uterina. Seu emprego tem pouco valor na situação transversa, na gestação gemelar, no polidrâmnio e na obesidade materna extrema.

## ULTRASSONOGRAFIA

O diagnóstico provável da RCF é feito pela ultrassonografia, que é mais precisa do que a medida da altura uterina.

Na avaliação do crescimento fetal por esse método, diversos parâmetros permitem a detecção e a classificação da RCF. São importantes as medidas do diâmetro biparietal (DBP), da circunferência cefálica (CC), da circunferência abdominal (CA), da relação circunferência cefálica/circunferência abdominal (CC/CA), do comprimento do fêmur (F) e da relação comprimento do fêmur/circunferência abdominal (F/CA). Entre essas medidas, CA é um dos marcadores mais importantes do estado nutricional do feto, por refletir o volume do fígado e da gordura subcutânea abdominal. O volume do fígado depende da quantidade de glicogênio armazenada, que é influenciada por fatores que levam à RCF, especialmente do tipo II. Mesmo diante da estimativa de peso fetal acima do percentil 10, se CA for inferior à esperada para a idade gestacional, deve-se manter a vigilância. Para o cálculo do peso fetal, utilizam-se as medidas do polo cefálico, do abdome e do fêmur. Considera-se a presença de RCF quando o peso do feto se encontra abaixo do percentil 10 em relação à idade gestacional (Tabela 2).[47] Mais recentemente, outras curvas ultrassonográficas foram publicadas, mas ainda não incorporadas na prática clínica.[55,88]

**TABELA 2.** Valores de referência para estimativa ultrassonográfica do peso fetal em gestações únicas

| Idade gestacional (semanas) | Peso (g) | | | |
|---|---|---|---|---|
| | Percentil 3 | Percentil 10 | Percentil 50 | Percentil 90 |
| 20 | 248 | 275 | 331 | 387 |
| 21 | 299 | 331 | 399 | 467 |
| 22 | 359 | 398 | 478 | 559 |
| 23 | 426 | 471 | 568 | 665 |
| 24 | 503 | 556 | 670 | 784 |
| 25 | 589 | 652 | 785 | 918 |
| 26 | 685 | 758 | 913 | 1.068 |
| 27 | 791 | 876 | 1.055 | 1.234 |
| 28 | 908 | 1.004 | 1.210 | 1.416 |
| 29 | 1.034 | 1.145 | 1.379 | 1.613 |
| 30 | 1.169 | 1.294 | 1.559 | 1.824 |
| 31 | 1.313 | 1.453 | 1.751 | 2.049 |
| 32 | 1.465 | 1.621 | 1.953 | 2.285 |
| 33 | 1.622 | 1.794 | 2.162 | 2.530 |
| 34 | 1.783 | 1.973 | 2.377 | 2.781 |
| 35 | 1.946 | 2.154 | 2.595 | 3.036 |
| 36 | 2.110 | 2.335 | 2.813 | 3.291 |
| 37 | 2.271 | 2.513 | 3.028 | 3.543 |
| 38 | 2.427 | 2.686 | 3.236 | 3.786 |
| 39 | 2.576 | 2.851 | 3.435 | 4.019 |
| 40 | 2.714 | 3.004 | 3.619 | 4.234 |

Tabela adaptada de Hadlock et al.[47]

Duas revisões sistemáticas avaliaram a acurácia das medidas ultrassonográficas e do peso fetal estimado.[4,31] Quando utilizado o percentil 10 como limite inferior, houve melhor sensibilidade (S) e especificidade (E) para o diagnóstico de RCF. Em população de baixo risco, a S varia de 0 a 10% e a E de 66 a 99%. Em população de alto risco, o mesmo parâmetro mostra variação de S de 33,3 a 89,2% e de E de 53,7 a 90,9%. O peso estimado pode variar em até 20% em 95% dos casos, quando comparado ao peso de nascimento.[2]

Feito o diagnóstico, as relações CC/CA e F/CA podem sugerir o tipo de RCF. Relação CC/CA superior a 1,0 após 34 semanas ou relação F/CA superior a 23,5 na segunda metade da gestação sugerem RCF assimétrica por estar a CA mais comprometido do que outros parâmetros.

A medida do volume de líquido amniótico tem grande valor prognóstico, pois sua diminuição é indicativa de queda da diurese fetal decorrente da insuficiência uteroplacentária.[73,113] As técnicas ultrassonográficas para a avaliação do volume de líquido amniótico estão descritas no Capítulo 33, "Alterações do volume de líquido amniótico", da Seção 5, "Intercorrências obstétricas". Deve-se lembrar que a RCF é importante fator de risco para a presença de anomalias estruturais fetais. Portanto, diante do crescimento fetal restrito deve-se realizar a ultrassonografia morfológica e a ecocardiografia fetal para a detecção de possíveis malformações fetais.

Apesar da ajuda incontestável da ultrassonografia no diagnóstico da RCF, sua confirmação só é feita após o nascimento, quando o recém-nascido é classificado como pequeno para a idade gestacional se o peso for inferior ao percentil 10 para a idade gestacional correspondente (Figura 5).[120]

## DOPPLERVELOCIMETRIA

Diante do diagnóstico de RCF, a dopplervelocimetria constitui o próximo exame a ser solicitado. Ela permite diferenciar o feto pequeno por insuficiência placentária do pequeno constitucional, além de proporcionar a avaliação do grau de insuficiência placentária.[102]

Inicialmente, devem ser avaliadas as artérias umbilicais. Nas situações patológicas, devido à placentação inadequada, eleva-se a resistência de perfusão e, consequentemente, o fluxo diastólico diminui. Com isso, aumenta a relação sístole/diástole (S/D). Com o agravamento, o fluxo diastólico torna-se nulo (diástole zero) ou reverso (diástole reversa).[81] Vários estudos têm demonstrado

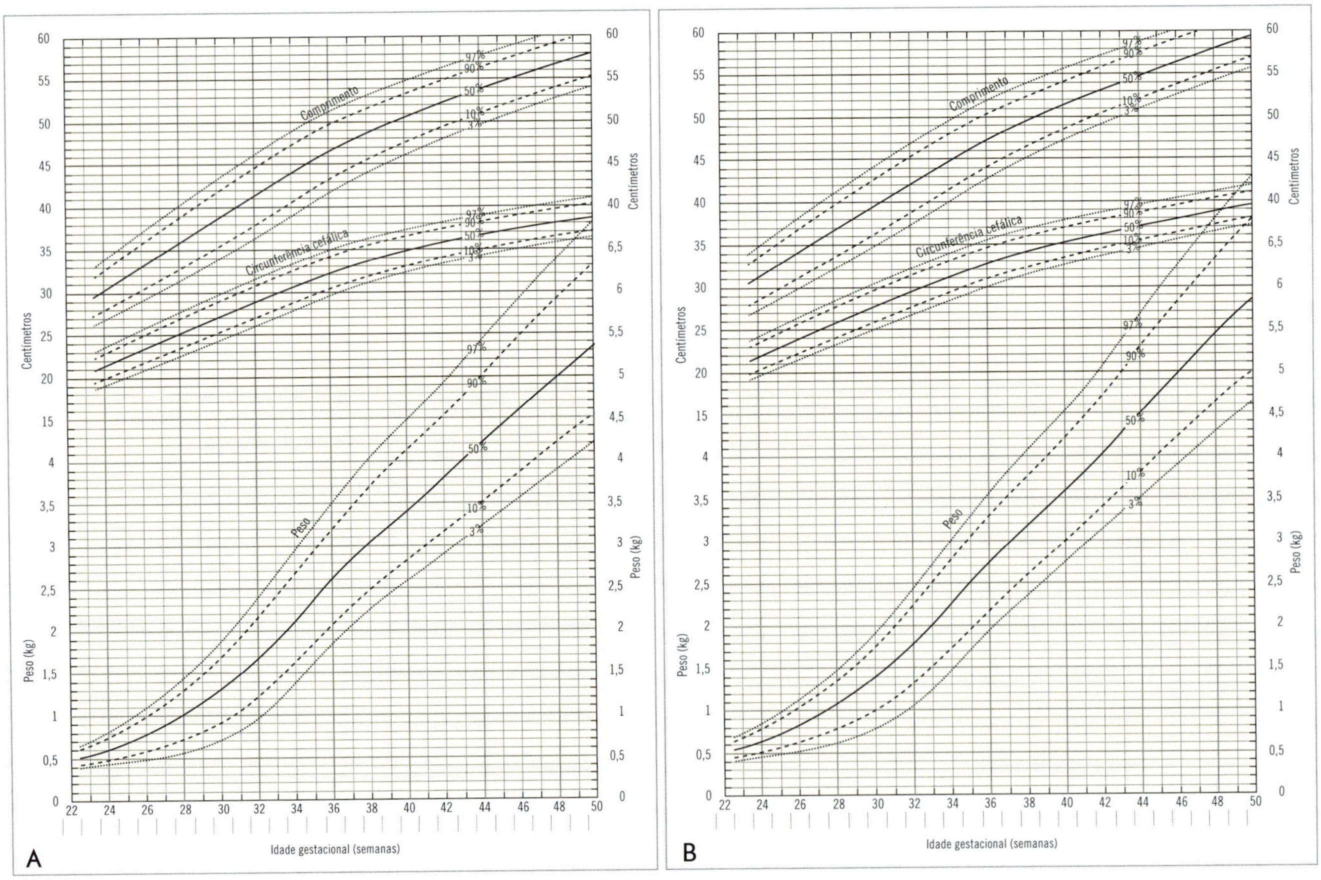


**FIGURA 5.** Peso ao nascer em função da idade gestacional para meninas (A) e meninos (B). (Figura adaptada de Fenton e Kim.[120])

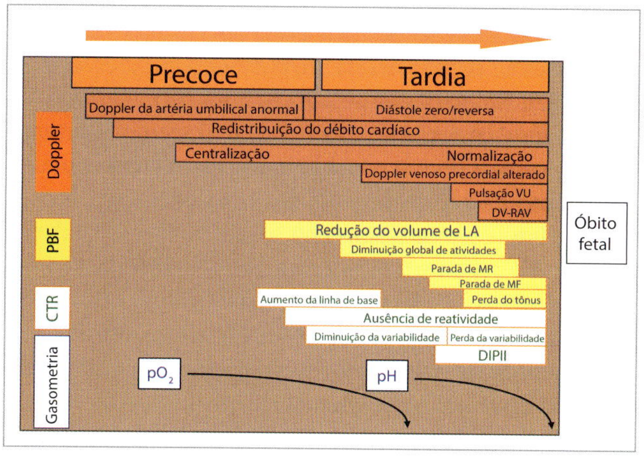


**FIGURA 6.** Resposta fetal precoce e tardia (cardiovascular e variáveis biofísicas) na insuficiência placentária. CTR: cardiotocografia; DV: ducto venoso; LA: líquido amniótico; MF: movimento fetal; MR: movimentos respiratórios; PBF: perfil biofísico fetal; $pO_2$: pressão de oxigênio; VU: veia umbilical. (Figura adaptada de Baschat.[3])

que tais alterações de fluxo nas artérias umbilicais constituem preditores importantes de morbidade e mortalidade perinatal (evidência nível I).[115] O critério de anormalidade adotado para a artéria umbilical consiste no índice de pulsatilidade acima do percentil 95 para a idade gestacional, segundo Arduini e Rizzo.[24]

Uma vez estabelecido o diagnóstico da insuficiência placentária, é importante que se avalie a resposta fetal à hipoxemia, ou seja, se há comprometimento do território arterial e venoso fetal.

O estudo da artéria cerebral média (ACM) fetal informa sobre a redistribuição do fluxo sanguíneo para os territórios mais nobres (centralização), em decorrência da hipoxia. A diminuição do índice de pulsatilidade da ACM reflete vasodilatação secundária à hipoxia.

Estudos indicam que o risco de resultado perinatal adverso nos casos de RCF tardia pode ser melhor avaliado pelo Doppler cerebral, já que o Doppler de artéria umbilical pode não mostrar alterações.[5]

Como critério de anormalidade para a ACM, utiliza-se o índice de pulsatilidade abaixo do percentil 5 para a idade gestacional.[24] Quando o agravo persiste, ocorre vasoconstrição periférica fetal intensa, aumento da pressão diastólica final nos ventrículos, especialmente o direito, e diminuição do fluxo sanguíneo no território venoso durante a sístole atrial, refletindo a alteração observada no Doppler de ducto venoso. Esse é um dos últimos parâmetros que se altera na dopplervelocimetria e, quando anormal, associa-se à acidose fetal.[40]

Em 2005, Baschat et al. publicaram estudo relacionando as alterações arteriais e venosas da dopplervelocimetria com o perfil biofísico fetal (PBF) nos casos de RCF de início precoce (Figura 6).[3] Estes autores demonstraram que a resposta fetal precoce e tardia (cardiovascular e variáveis biofísicas) na insuficiência placentária segue uma progressão relativamente previsível. Elevação do índice de pulsatilidade da artéria umbilical, redistribuição do fluxo cardíaco e centralização são sinais mais precoces e precedem as alterações do PBF e da cardiotocografia. A piora progressiva da insuficiência placentária esteve associada a fluxo diástolico ausente ou reverso da artéria umbilical e alterações do Doppler venoso. Essas alterações, em geral, precedem a perda sequencial das variáveis do PBF, iniciando com diminuição da quantidade de líquido amniótico. Ducto venoso (DV) com onda a ausente ou reversa e ausência de movimentação fetal e tônus estiveram associados a acidemia e alto risco para óbito fetal. As alterações do Doppler foram completas (incluindo o DV) 24 horas antes do PBF diminuir em 75% dos casos; nos restantes (25%), a deterioração do Doppler e PBF inferior a 6 ocorreram simultaneamente.

Ainda comparando o Doppler e o PBF, Crimmins et al.,[6] em 2014, publicam estudo que avaliou algumas características que precedem o óbito fetal (OF) em 987 casos de RCF. Os OF foram divididos de acordo com a IG: 37 casos abaixo de 34 semanas e 10 casos com 34 ou mais semanas. Todos os fetos que evoluíram para OF abaixo de 34 semanas apresentavam peso de nascimento abaixo do percentil 1. O Doppler umbilical e de DV encontravam-se anormais na grande maioria dos casos. Em 22,9% dessas pacientes, o PBF apresentou resultado normal até 1 semana antes de ser constatado o óbito. No grupo com 34 ou mais semanas, 75% dos fetos que evoluíram para OF mostravam percentil de peso ao nascimento abaixo de 1. O único parâmetro de Doppler alterado desse grupo foi a ACM, com vasodilatação. Em 87,5% dessas pacientes, o PBF apresentou resultado normal até 1 semana antes de ser constatado o óbito. Os autores sugerem intervalo menor de acompanhamento (5 dias) para os casos de ACM anormal após 34 semanas. Esse seguimento foi incorporado ao protocolo atual de RCF.

Turan et al., em 2008,[17] avaliaram a progressão das alterações do Doppler e o intervalo para o parto nos casos de RCF precoce. Foram identificados três graus de insuficiência placentária:

- Leve: o Doppler umbilical tornou-se anormal em IG média de 32 semanas, mas o PI não ultrapassou 3 desvios-padrão (DP) acima do normal. A progressão até o parto levou em média 33 dias, e o parto ocorreu com 35 semanas.
- Progressiva: o Doppler umbilical, inicialmente normal, a partir de 29 semanas apresenta aumento do PI (acima de 3 DP), progredindo para ACM anormal, fluxo diastólico umbilical ausente ou reverso, DV anormal e

pulsações de veia umbilical num intervalo de 9 dias em média, com parto em IG de 33 semanas.

- Grave: o PI umbilical já se mostra anormal com 27 semanas de gestação e se associa com rápida progressão (intervalo de 7 dias) para DV anormal e parto em média com 30,6 semanas.

Os autores sugerem que, após o diagnóstico de RCF, deve o Doppler ser repetido semanalmente para determinar o tipo de progressão. Se a idade gestacional for precoce e alterações para o Doppler venoso ocorrerem em intervalo curto, a forma grave estará presente. Para os demais casos é esperada uma evolução mais insidiosa.[51]

Nos casos de RCF tardia, estudos sugerem que o risco de resultado perinatal adverso pode ser melhor avaliado pelo Doppler cerebral fetal, já que o Doppler de artéria umbilical costuma não mostrar alterações.[5] Alterações neurológicas anormais em crianças com esse diagnóstico também têm sido relatadas.[12] Até 20% dos fetos suspeitos para RCF após 32 semanas apresentam diminuição da resistência no Doppler da ACM.[9] Cruz-Martinez et al., em 2011, avaliaram 210 fetos pequenos para a idade gestacional e Doppler umbilical normal e 210 controles, pareados por idade gestacional. Essas gestantes foram submetidas à dopplervelocimetria da artéria cerebral média e sua relação com a artéria umbilical com o objetivo de predizer o risco de parto cesárea, cesariana por sofrimento fetal e acidose neonatal. O Doppler da artéria cerebral média anormal esteve associado com maior risco para parto cesárea (67,7 *versus* 32,4%, p < 0,001) e cesariana por sofrimento fetal (58,1 *versus* 24,0 %, p < 0,001). No subgrupo em que o Doppler cerebral fetal estava normal, a adoção da relação cérebro-placentária pôde distinguir dois grupos com riscos distintos para parto cesárea (51,4 *versus* 27,5%, p < 0,01) e cesariana por sofrimento fetal (37,8 *versus* 20,4%, p = 0,01). A vasodilatação da artéria cerebral média também esteve associada com aumento do risco de acidose neonatal (OR = 9,0). Os autores concluem que o Doppler cerebral pode identificar os fetos pequenos para a idade gestacional de maior risco para cesárea por sofrimento fetal e para acidose neonatal. Essa ferramenta pode ser de auxílio na decisão pela indução de parto nos casos de RCF no termo.[34] Oros et al., em estudo longitudinal que avaliou casos de RCF tardia, encontraram Doppler de ACM anormal em cerca de 15% dos casos.[70] Segundo os autores, a avaliação da ACM pode ser útil para prever o resultado perinatal adverso, de forma independente da artéria umbilical. Além disso, quando se opta pela indução do parto, esse grupo de restritos tardios apresenta risco seis vezes maior de cesárea por sofrimento fetal e quatro vezes maior de acidose metabólica neonatal, em comparação ao grupo de restritos com ACM normal. Outros marcadores sugeridos para o seguimento dos casos de RCF tardia seriam a relação cérebro-placentária, o Doppler da artéria uterina no terceiro trimestre e o percentil de peso abaixo de 3.[5]

A relação cérebro-placentária também tem sido utilizada como um importante preditor de mau resultado perinatal. Nos fetos com RCF tardia, até 35% dos casos apresenta alterações de ACM e/ou relação cérebro-placentária abaixo do percentil 5. Se considerarmos como limite o percentil 10, serão cerca de 39%.[26] DeVore et al., em 2015, descrevem maior incidência de cesárea por sofrimento fetal, maior taxa de acidose neonatal e de admissão em unidade de terapia intensiva neonatal.[7]

## Dopplervelocimetria de artérias uterinas

Segundo alguns estudos, a presença de relação S/D elevada (depois de 20 semanas) e incisura protodiastólica nas artérias uterinas (esta última fisiológica antes de 26 semanas) indicam provável invasão trofoblástica inadequada e risco para RCF.[30,83,91] Em uma revisão sistemática de quinze estudos, verificou-se que o aumento da resistência em artérias uterinas identificou apenas 20% dos casos ocorridos na população geral que evoluíram para RCF; no entanto, o valor preditivo negativo do exame é elevado.[15] Segundo a última revisão da *Cochrane Foundation*, não há evidências que justifiquem o emprego rotineiro do Doppler de artérias uterinas na população geral com o objetivo de rastrear RCF.[118]

As artérias uterinas também têm sido avaliadas na predição de resultado perinatal adverso na RCF tardia (após 32 semanas). Até 20% dos fetos com RCF após 32 semanas pode apresentar alteração do Doppler das artérias uterinas.[62] Em estudo com Doppler de artéria uterina anormal entre 30 e 34 semanas, nos casos de RCF, houve maior taxa de acidose neonatal, maior frequência de óbito fetal, cesárea por sofrimento fetal, pH < 7,0 e Apgar de 5º minuto < 7.[94]

## Cardiotocografia tradicional e computadorizada

A cardiotocografia é um método biofísico que está difundido em todo o mundo, incluindo países em desenvolvimento, e mostra boa correlação com a hipoxemia fetal quando apresenta variabilidade da frequência cardíaca fetal reduzida.[121] A cardiotocografia computadorizada incorpora a metodologia tradicional da cardiotocografia com a vantagem de oferecer outros parâmetros (calculados automaticamente) para a avaliação do bem-estar fetal, como a variação de curto prazo (*short-term variation*).[22] Essa característica diminui a variabilidade inter e intraobservador e torna a avaliação mais precisa; por isso oferece maior acurácia para diagnóstico de acidemia fetal em comparação com o método tradicional, especialmente antes de 32 semanas. Resultados anormais do Doppler de DV, em termos de predição de acidemia, são comparáveis aos da variação de curto prazo anormal da cardiotocografia computadorizada, mas a avaliação técnica do DV é muito mais complexa e, por isso, sujeita a resultados falso-positivos. Infelizmente, ainda é um método menos disponível nos países em desenvolvimento.[92]

## CONDUTA ASSISTENCIAL

O acompanhamento da gestante com RCF deve ser realizado em um centro terciário em virtude das complicações perinatais e da necessidade de avaliações mais complexas. Os principais objetivos quando se suspeita de RCF são: esclarecer a etiologia, estabelecer protocolos de conduta e definir o melhor momento para a resolução da gestação. Considerando-se as avaliações ultrassonográficas e os possíveis fatores etiológicos envolvidos, o manejo dos casos de RCF aparece resumido na Tabela 3.

Quando a RCF surge precocemente, por serem frequentes as causas fetais e maternas, faz-se necessária a realização de rigorosa propedêutica complementar.

A ultrassonografia morfológica fetal deve ser realizada e associada à ecocardiografia fetal. O achado de alterações estruturais incompatíveis com a vida pode tornar desnecessária a realização de outros exames.

Outros testes mais específicos devem ser considerados mediante os dados de história clínica e achados ultrassonográficos. O estudo do cariótipo fetal está indicado na RCF grave precoce, particularmente diante de volume de líquido amniótico normal ou de anomalias estruturais. Na RCF precoce, deve-se solicitar sorologia materna para rubéola, citomegalovírus, varicela-zóster e toxoplasmose. Quando os achados ultrassonográficos sugerem a presença de infecção, a busca por tais entidades deve fazer parte da pesquisa. Os achados ultrassonográficos sugestivos são ventriculomegalia, hidropsia não imune, microcefalia, hemorragia intracraniana ou calcificações, hepatoesplenomegalia e aumento da placenta. Deve-se suspeitar de trombofilia quando a paciente apresentar história de trombose, perda fetal de segundo ou terceiro trimestre, RCF de início precoce ou surgimento precoce de DHEG grave.

Embora não existam evidências científicas de que o repouso materno melhore o crescimento fetal, nos casos em que há insuficiência placentária se recomenda o repouso, pois se supõe que possa melhorar o fluxo uteroplacentário.[11]

A gestante deve ser desencorajada quanto ao tabagismo ou ao uso de drogas ilícitas e deve receber dieta adequada (> 2.500 kcal), se for desnutrida. A alimentação parenteral deve ser utilizada apenas quando se constatam complicações gastrointestinais, como hiperêmese gravídica, pancreatite aguda, retocolite ulcerativa, doença de Crohn, esofagite aguda, gastrite hemorrágica e neoplasias gastrointestinais. Apesar de ainda existirem dúvidas quanto à composição da solução parenteral a ser utilizada durante a gestação, a maioria dos estudos comprova boa tolerância materna e fetal. Ainda nos casos secundários a desnutrição, alguns autores infundiram aminoácidos na cavidade amniótica; entretanto, esse procedimento não mostrou bons resultados, uma vez que exige repetidas amniocenteses, além de os nutrientes não atingirem concentrações adequadas no feto tanto por conta dos distúrbios de deglutição quanto por conta da absorção.

Não há evidências científicas que justifiquem a administração materna de oxigênio inalatório, expansão do

**TABELA 3. Avaliação e manejo da RCF**

| | Pequeno constitucional | Alteração anatômica/anomalia cromossômica/infecção fetal | Insuficiência placentária |
|---|---|---|---|
| Padrão | Simétrico (próximo ao limite da normalidade) | Simétrico (grave) | Assimétrico |
| Líquido amniótico | Normal | Normal/oligoâmnio/polidrâmnio | Normal/oligoâmnio |
| Avaliação adicional | Nenhuma | Cariótipo/reações sorológicas/ reação em cadeia da polimerase (líquido amniótico) | Pesquisa de maturidade fetal |
| Vitalidade fetal | Perfil biofísico fetal e Dopplervelocimetria normais | Perfil biofísico fetal variável e Dopplervelocimetria normal | Perfil biofísico fetal e Dopplervelocimetria alterados |
| Momento do parto | Termo | Depende da etiologia | Depende da idade gestacional, da vitalidade e da maturidade fetal |

RCF: restrição do crescimento fetal.

volume plasmático, beta-adrenérgicos e ácido acetilsalicílico (AAS).[123,125]

Diante da possibilidade da participação de aspectos psicossociais no comprometimento do crescimento fetal, é importante o trabalho em conjunto com outros profissionais para ajudar a gestante a lidar com os problemas do dia a dia.

Pelo exposto, são evidentes as dificuldades de abordagens clínicas em casos de RCF. Considera-se mais importante a realização da propedêutica obstétrica, com o controle da vitalidade fetal ao se atingir a viabilidade, e o planejamento da interrupção da gestação em momento oportuno.

As causas mais comumente relacionadas com a RCF que surgem a partir do terceiro trimestre de gestação estão associadas à insuficiência placentária decorrente de intercorrências maternas ou placentárias, daí a necessidade de manter controle adequado da doença de base e de permanecer atento à vitalidade fetal.

## MOMENTO IDEAL PARA O PARTO

As controvérsias ainda persistem em relação ao melhor momento para o nascimento de fetos com crescimento restrito e prematuros. Sempre deve-se levar em conta as alterações das provas de vitalidade fetal, que refletem a hipoxia crônica e podem resultar em danos neurológicos, e os riscos da prematuridade, que exercem forte influência negativa sobre o resultado final. Dessa forma, desde que a vitalidade fetal esteja preservada, é mais prudente que o nascimento ocorra o mais próximo possível do termo.

No estudo multicêntrico, controlado e randomizado *Growth Restriction Intervention Trial* (GRIT), com 548 gestantes com fetos restritos e prematuros (entre 24 e 36 semanas) e com comprometimento incerto da vitalidade fetal, 40% das gestações foram interrompidas imediatamente e as restantes continuaram sob vigilância até que o quadro evoluísse de maneira mais clara. Não houve diferença de mortalidade entre os grupos; no entanto, entre os fetos com menos de 31 semanas, foram observadas complicações mais graves aos 2 anos de idade em 13% dos partos imediatos, comparados a 5% daqueles em que o nascimento foi postergado, sugerindo que as complicações estavam relacionadas à prematuridade.[90]

No estudo Disproportionate Intrauterine Growth Intervention Trial at Term (DIGITAT), em que foram avaliadas 650 gestantes com RCF após 36 semanas, não houve diferenças significativas entre o grupo com interrupção imediata e o grupo expectante (10 dias depois) considerando-se os resultados neonatais e complicações até os 2 anos de vida.[29] Os autores concluíram que ambas as condutas mostraram resultados semelhantes.

No estudo multicêntrico Trial of Umbilical and Fetal Flow in Europe (Truffle), procurou-se identificar o melhor momento para o parto antes da ocorrência de lesão cerebral ou morte fetal. Esse estudo envolveu 20 centros europeus e 503 pacientes com RCF precoce entre 26 e 32 semanas. Objetivou comparar complicações neurológicas (sobrevivência sem paralisia cerebral ou um escore de Bailey III < 85 aos dois anos de idade), taxa de óbito fetal e de óbito neonatal quando a indicação do parto foi decorrente de índice de pulsatilidade para veias do DV acima do percentil 95, DV com onda a ausente ou reversa ou variação de curto prazo anormal pela cardiotocografia computadorizada. A variação de curto prazo avaliada pela cardiotocografia computadorizada foi considerada anormal quando menor que 3,5 ms entre 26 e 28 semanas e 6 dias e < 4 ms entre 29 e 32 semanas. A idade gestacional média da resolução foi 30,7 semanas e o peso médio de nascimento de 1.019 g. Houve taxa de óbito fetal de 2% e óbito neonatal de 6%. Dos fetos sobreviventes, em 95% dos casos cuja indicação do parto foram alterações tardias do DV (onda a ausente ou reversa) não foi constatada morbidade neurológica aos dois anos de idade, em comparação com taxa de 85% quando a resolução foi baseada nas alterações da variação de curto prazo da cardiotocografia computadorizada.[57] Por outro lado, estudo publicado por Alves et al.[21], em 2008, avaliou resultados pós-natais de acordo com achados do DV (onda a positiva × onda a ausente ou reversa) no dia do parto em 103 recém-nascidos de gestações com fluxo diastólico ausente ou reverso na artéria umbilical. A idade gestacional média foi similar em ambos os grupos (30,0 *versus* 30,9 semanas). Onda a ausente ou reversa no DV esteve associada com os seguintes resultados pós-natais adversos, de forma significante: menor peso de nascimento, menores índices de Apgar de 1º e 5º minutos, pH de artéria umbilical < 7,20, hemorragia pulmonar, trombocitopenia, hipoglicemia, hemorragia intracraniana e óbito pós-natal. Por esse motivo, a resolução da gestação baseada no ducto venoso tem seguido avaliação quantitativa, quando o índice de pulsatilidade para veias encontra-se acima de 1,0. Esta conduta está baseada no estudo de Francisco et al.,[40] de 2006, no qual foram seguidos 91 fetos de gestações com diástole zero ou reversa de artérias umbilicais, e os resultados da dopplervelocimetria do dia do nascimento foram relacionados com o pH da artéria umbilical para a predição de acidose. O índice de pulsatilidade para veias do ducto venoso apresentou correlação com o pH de nascimento, e foi demonstrado que quanto maior esse valor, menor o pH. Quando o índice de pulsatilidade para veias do DV foi igual a 1,0, a probabilidade de pH < 7,20 foi de 50%.

Ainda não está definido qual o limite superior de idade gestacional considerado seguro para a resolução. Em estudo clínico do tipo caso-controle,[1] foram comparados os resultados perinatais de 137 gestantes com suspeita de RCF após 37 semanas (peso estimado pela ultrassonografia < percentil 10) e Doppler de artéria umbilical normal (IP < percentil 95 para a idade gestacional). As gestantes foram divididas em dois grupos quanto à IG de resolução: grupo I,[92] entre 37 semanas e 37 semanas e 6 dias, e grupo II,[91] igual ou acima de 38 semanas. Foram analisadas as seguintes variáveis entre os grupos: mortalidade neonatal, Apgar de 5º minuto, pH de artéria umbilical < 7,2, hipoglicemia, hipocalcemia, icterícia neonatal, sepse neonatal, admissão em unidade de terapia intensiva neonatal e necessidade de intubação orotraqueal. A idade gestacional média de nascimento para o grupo I foi de 37,3 semanas e para o grupo II de 39,1 semanas. O peso médio ao nascer diferiu de forma significativa entre os grupos (grupo I de 2.271 g e grupo II de 2.526 g, p < 0,05). Não houve nenhum caso de óbito fetal nos grupos selecionados. Com exceção da taxa de icterícia neonatal maior no grupo I (80 *versus* 54%, p < 0,05), todas as outras variáveis não apresentaram diferença significante. Os autores concluem que o parto de fetos com suspeita de RCF com Doppler umbilical normal próximo de 40 semanas não acarretou aumento de mortalidade ou morbidade para os recém-nascidos e permitiu que atingissem maior peso e maturidade ao nascimento.

Na Clínica Obstétrica do HC-FMUSP, a propedêutica da vitalidade fetal na RCF é realizada a partir da viabilidade (25 semanas), por meio de dopplervelocimetria, perfil biofísico fetal e cardiotocografia fetal (Figuras 7 e 8). As alterações do Doppler de artéria umbilical são mais precoces do que as alterações do perfil biofísico fetal e da cardiotocografia fetal.

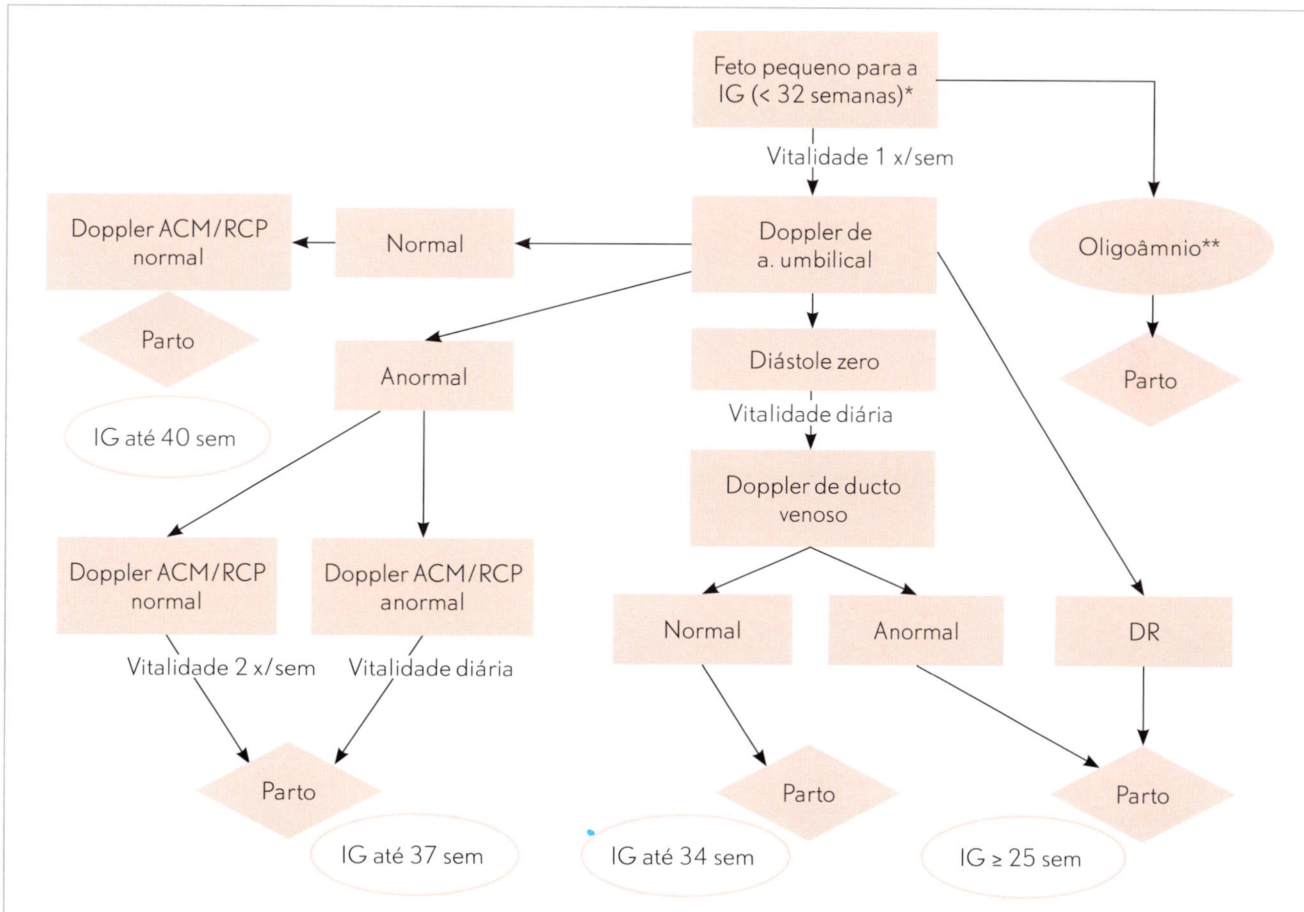


**FIGURA 7.** Conduta obstétrica na restrição de crescimento fetal com idade gestacional inferior a 32 semanas.
ACM: artéria cerebral média; DR: diástole reversa; IG: idade gestacional; RCP: relação cérebro-placentária.
* Se perfil biofísico fetal < 6, está indicada a resolução, independentemente do resultado da dopplervelocimetria. ** Se índice de pulsatilidade de veias (IPV) entre 1,0 e 1,5, oligoâmnio ou DR antes de 34 semanas, preconizam-se ciclo de corticoide e parto após 48 h com intensa vigilância da vitalidade fetal; se IPV > 1,5, o parto é imediato.

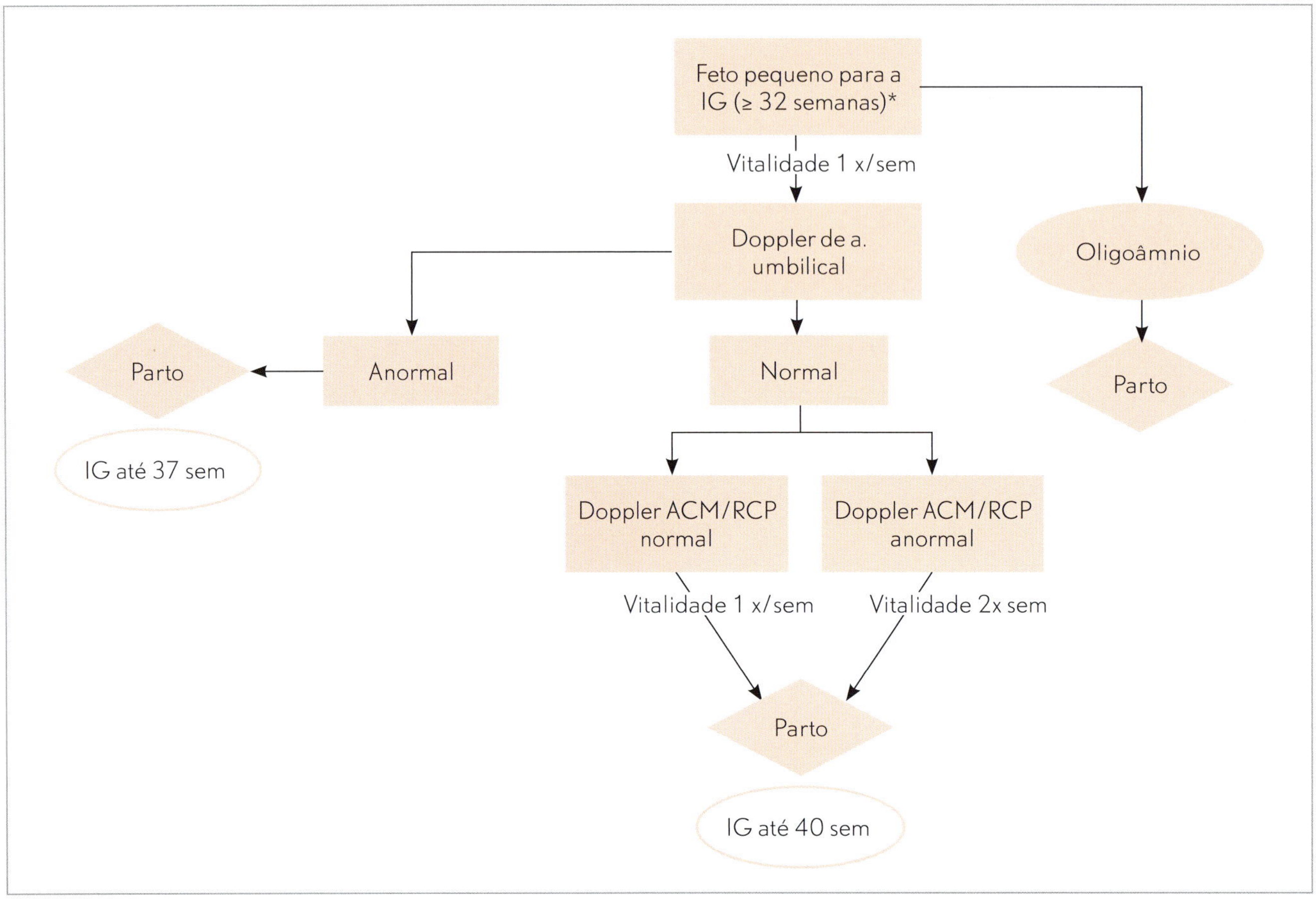


**FIGURA 8.** Conduta obstétrica na restrição de crescimento fetal com idade gestacional de 32 semanas ou mais.
ACM: artéria cerebral média; DR: diástole reversa; IG: idade gestacional; RCP: relação cérebro-placentária.
* Se perfil biofísico fetal < 6, está indicada a resolução, independentemente do resultado da dopplervelocimetria.

Quando o Doppler de artéria umbilical é normal, o diagnóstico mais provável é de um pequeno constitucional. O Doppler anormal de artéria umbilical permite diagnosticar insuficiência placentária e os fetos com maior risco de complicações e de morte perinatal.

O Doppler de ACM tem sido utilizado, mesmo nos casos de Doppler umbilical normal, para selecionar fetos com maior risco perinatal. Nesse caso em particular, preconiza-se realizar avaliação de vitalidade fetal em intervalo menor (a cada 3-4 dias). Quando os exames de vitalidade, incluindo o Doppler de ACM, mantêm-se normais, o diagnóstico mais provável é de um pequeno constitucional e não há necessidade de hospitalização, podendo a gestante ser acompanhada em ambulatório com controle semanal da vitalidade fetal. Nesses casos, a gestação pode ser mantida até 40 semanas desde que não exista associação com doença materna que resulte em insuficiência placentária. Caso ocorra essa associação, deve-se interromper a gestação com 37 semanas.

Ainda é controverso na literatura interromper a gestação baseando-se nos resultados do Doppler de ACM, relação cérebro-placentária e artérias uterinas nos casos de RCF tardia. São necessários mais estudos randomizados para que decisões sejam tomadas com base em fatos clínicos. Além disso, haveria grande impacto na prática clínica, com medidas adicionais de Doppler indicadas em mais de 10% das gestantes.[106] Na Clínica Obstétrica do HC-FMUSP, até o presente momento, esses parâmetros não são utilizados para a decisão do momento do parto.

Diante do achado de Doppler de artéria umbilical anormal, ou seja, PI acima do percentil 95 para a IG, e na ausência de outras alterações das provas de vitalidade fetal, pode-se tentar levar a gestação até 37 semanas. Na diástole zero, interrompe-se a gestação a partir de 34 semanas.

Antes de 34 semanas gestacionais, na presença de diástole zero, a gestante deve ser internada e realiza-se o Doppler de ducto venoso. Se o índice de pulsatilidade para veias situar-se entre 1 e 1,5, faz-se um ciclo de corticosteroide (desde que entre 25 e 34 semanas) e interrompe-se a gestação após 48 horas. A interrupção imediata é indicada quando o índice de pulsatilidade para veias é superior a 1,5.

Se for constatada a presença de oligoâmnio (índice de líquido amniótico < 5) ou diástole reversa pelo Doppler de artéria umbilical, preconiza-se a interrupção da gestação a partir da viabilidade fetal. Nos casos de oligoâmnio, a corticoterapia antenatal está indicada entre 25 e 34 semanas. Já na presença de diástole reversa, a corticoterapia será realizada de forma individualizada, de acordo com os outros parâmetros da vitalidade fetal. Como nos casos de diástole zero, o intervalo entre a administração do corticosteroide e o parto também é acompanhado de intensa vigilância da vitalidade fetal.

Diante de perfil biofísico fetal 0, 2 ou 4, deve-se realizar o parto por conta da elevada associação com sofrimento fetal e óbito intrauterino. Se o perfil biofísico fetal for de 6 com prematuridade relevante, o exame deve ser repetido em intervalo de 4 a 12 horas e, caso permaneça inalterado ou com valor inferior, indica-se a interrupção da gestação. Diante de perfil biofísico fetal 8 ou 10, prossegue-se com a gravidez.

A interrupção da gestação também se impõe por indicação materna decorrente de doença com agravamento clínico.

## CONDUTA ASSISTENCIAL INTRAPARTO

O parto vaginal deve ser preferido nos casos de malformações incompatíveis com a vida. Nos demais casos, a via de parto deve ser individualizada, tendo-se em mente que o feto com RCF é mais suscetível a mudanças bruscas de fluxo uteroplacentário, apresentando maior risco de hipoxia, mecônio e morte intraparto. Portanto, ao se optar pela via vaginal, torna-se imprescindível o controle da vitalidade fetal intraparto.

Na presença de boa oxigenação fetal, apresentação cefálica e peso estimado pela ultrassonografia acima de 1.500 g, a indução do parto pode ser realizada nos casos com indicação de interrupção da gestação. Se o colo uterino for favorável, ou seja, se o índice de Bishop for superior a 6, utiliza-se ocitocina diluída em soro glicosado. Se o colo for desfavorável, faz-se inicialmente a maturação cervical com a aplicação de prostaglandina E2 local e, em seguida, a indução do parto com ocitocina.

Em relação à anestesia, pode-se realizar o bloqueio do nervo pudendo, a anestesia raquidiana ou a anestesia peridural, sendo as duas últimas também empregadas na operação cesariana. Não se utilizam sedativos, tranquilizantes e analgésicos potentes durante o trabalho de parto.

A cesárea deve ser realizada diante de alterações das provas de vitalidade fetal e nas apresentações pélvicas.

O clampeamento do cordão umbilical deve ser precoce, logo após o primeiro movimento respiratório do recém-nascido, a fim de se evitar maior transferência de massa eritrocitária e consequente hiperviscosidade sanguínea.

### PONTOS-CHAVE

- A restrição do crescimento fetal é caracterizada pelo crescimento fetal abaixo do esperado para a idade gestacional, utilizando-se curvas-padrão específicas de cada população.
- A morbidade e a mortalidade perinatais são elevadas na restrição do crescimento fetal.
- O crescimento fetal diminuído pode estar relacionado com doenças cardiovasculares e metabólicas na idade adulta.
- Os fatores de risco para a restrição do crescimento fetal podem ser de origem fetal, placentária e materna.
- A medida da altura uterina deve ser utilizada para o rastreamento da restrição do crescimento fetal. O diagnóstico provável é feito pela ultrassonografia e a sua confirmação é pós-natal.
- Não há tratamento clínico que previna ou corrija o crescimento fetal deficiente.
- A dopplervelocimetria permite diferenciar o feto pequeno patológico do pequeno constitucional, além de avaliar o grau de insuficiência placentária.
- O momento do parto deve ser reservado para quando as situações de risco para o feto ao permanecer no útero se tornarem maiores do que ao receber os cuidados no berçário.

## REFERÊNCIAS BIBLIOGRÁFICAS


### Anal de congresso

1. Martinelli SB, Pereira RE, Nozaki MFGO, Krebs AVLJ, Francisco RPV, Zugaib M. Perinatal outcome in small-for-gestational-age fetuses with normal umbilical artery Doppler after 37 weeks. Fetal Growth 2012; Birmingham, UK.

### Artigos de revisão

2. American College of Obstetricians and Gynecologists. Fetal growth restriction. ACOG Practice Bulletin n. 134. Obstet Gynecol 2013; 121(5): 1122-33.
3. Baschat AA. Arterial and venous Doppler in the diagnosis and management of early onset fetal growth restriction. Early Hum Dev. 2005;81(11):877-87.
4. Chang TC, Robson SC, Boys RJ, Spencer JA. Prediction of the small for gestational age infant: which ultrasonic measurement is best? Obstet Gynecol. 1992;80(6):1030-8.
5. Coelho JH, Martinelli S, Bittar RE, Francisco RP, Zugaib M. Avaliação da artéria cerebral média na restrição de crescimento fetal de início tardio. Femina 2014; 42(2): 83-6.
6. Crimmins S, Desai A, Block-Abraham D, Berg C, Gembruch U, Baschat AA. A comparison of Doppler and biophysical findings between liveborn and stillborn growth-restricted fetuses. Am J Obstet Gynecol. 2014 Dec;211(6):669.e1-10. doi: 10.1016/j.ajog.2014.06.022. Epub 2014 Jun 12.
7. DeVore GR. The importance of the cerebroplacental ratio in the evaluation of fetal well-being in SGA and AGA fetuses. Am J Obstet Gynecol. 2015;213(1): 5-15.
8. Divon MY, Hsu HW. Maternal and fetal blood flow velocity waveforms in intrauterine growth retardation. Clin Obstet Gynecol 1992; 35: 156.
9. Figueras F, Gratacos E. Stage-based approach to the management of fetal growth restriction. Prenatal diagnosis. 2014;34(7): 655-9.

10. Figueras F, Gratacos E. Update on the Diagnosis and Classification of Fetal Growth Restriction and Proposal of a Stage-Based Management Protocol. Fetal Diagn Ther. 2014.
11. Figueroa R, Maulik D. Prenatal therapy for fetal growth restriction. Clin Obstet Gynecol 2006; 49(2): 308.
12. Hernandez-Andrade E, Stampalija T, Figueras F. Cerebral blood flow studies in the diagnosis and management of intrauterine growth restriction. Curr Opin Obstet Gynecol. 2013;25(2):138-44.
13. Maulik D. Fetal growth restriction: the etiology. Clin Obstet Gynecol 2006; 49(2): 228.
14. Pallotto EK, Kilbride HW. Perinatal outcome and later implications of intrauterine growth restriction. Clin Obstet Gynecol 2006; 49(2): 257.
15. Papageorghiou AT, Yu CK, Cicero S, Bower S, Nicolaides KH. Second-trimester uterine artery Doppler screening in unselected populations: a review. J Matern Fetal Neonatal Med 2002; 12: 78.
16. Resnik R. Intrauterine growth restriction. Obstet Gynecol 2002; 99: 490.
17. Turan S, Miller J, Baschat AA. Integrated testing and management in fetal growth restriction. Semin Perinatol. 2008;32(3):194-200.
18. Unterscheider J, Daly S, Geary MP et al. Definition and management of fetal growth restrictions: a survey of contemporary attitudes. Eur Obstet Gynecol Reprod Biol 2014; 174: 41-5.

## Artigos originais

19. Aagaard-Tillery KM, Porter TF, Lane RH, Varner MW, Lacoursiere DY. In utero tabacco exposure is associated with modified effects of maternal factors on fetal growth. Am J Obstet Gynecol 2008; 198: 66.
20. Alexander GR, Himes JH, Kaufman RB, Mor J, Kogan M. A United States national reference for fetal growth. Obstet Gynecol 1996; 87(2): 163-8.
21. Alves SK, Francisco RP, Miyadahira S, Krebs VL, Vaz FA, Zugaib M. Ductus venosus Doppler and postnatal outcomes in fetuses with absent or reversed end-diastolic flow in the umbilical arteries. Eur J Obstet Gynecol Reprod Biol. 2008;141(2): 100-3.
22. Anceschi MM, Ruozi-Berretta A, Piazze JJ, et al. Computerized cardiotocography in the management of intrauterine growth restriction associated with Doppler velocimetry alterations. Int J Gynaecol Obstet 2004; 86(3): 365-70.
23. Antonov AN. Children born during siege of Leningrad in 1942. J Pediatr 1947; 30: 250.
24. Arduini D, Rizzo G. Normal values of pulsatility index from fetal vessels: a cross-sectional study on 1556 health fetuses. J Perinat Med 1990; 18(3): 165-72.
25. Atalah ES, Castilhom CL, Castro RS, Aldea A. Propuesta de un nuevo estándar de evaluación nutricional em embarazadas. Rev Med Chile 1997; 125: 1429-36.
26. Battaglia FC, Lubchenco LO. A practical classification of newborn infants by weight and gestational age. J Pediatr 1967; 71: 159.
27. Bilardo CM, Nicolaides KH. Cordocentesis in the assessment of the small-for-gestational age fetus. Fetal Ther 1988; 3: 24.
28. Bittar RE, Kahhale S, Carrara W, Komagata H, Longo LC, Zugaib M. Uricemia nas síndromes hipertensivas na gestação. Rev Ginecol Obstet 1991; 2(2): 63.
29. Boers KE, Vijgen SM, Bijlenga D et al.; DIGITAT Study Group. Induction versus expectant monitoring for intrauterine growth restriction at term: randomized equivalent trial (DIGITAT). BMJ 2010; 341: c7087.
30. Campbell S, Pearce JMF, Hackett G, Cohen-Overbeek TE, Hernandez C. Qualitative assessment of uteroplacental blood flow: early screening test for high risk pregnancies. Obstet Gynecol 1986; 68: 649.
31. Chauhan SP, Cole J, Sanderson M, Magann EF, Scardo JA. Suspicion of intrauterine growth restriction: Use of abdominal circumference alone or estimated fetal weight below 10%. J Matern Fetal Neonatal Med. 2006;19(9): 557-62.
32. Cliver SP, Goldenberg RL, Cutter GR et al. The effect of cigarette smoking on neonatal anthropometric measurements. Obstet Gynecol 1995; 85: 625.
33. Copper R, Goldenberg RL, Das A et al. The preterm prediction study: maternal stress is associated with spontaneous preterm birth at less than thirty-five weeks' gestation. Am J Obstet Gynecol 1996; 5: 1286.
34. Cruz-Martinez R, Figueras F, Hernandez-Andrade E, Oros D, Gratacos E. Fetal brain Doppler to predict cesarean delivery for nonreassuring fetal status in term small-for-gestational-age fetuses. Obstet Gynecol. 2011;117(3): 618-26.
35. Dasanayake AP, Boyd D, Madianos PN, Offenbacher S, Hills E. The association between Porphyromonas gengivalis-specific maternal serum IgG and low birth weight. J Periodontol 2001; 72: 1491.
36. Dashe JS, McIntire DD, Lucas MJ, Livino KJ. Effects of symmetric and asymmetric fetal growth on pregnancy outcomes. Obstet Gynecol 2000; 96: 321.
37. Desai M, Gayle D, Babu J, Robertson WB. Programmed obesity in intrauterine growth-restricted newborns: modulation by newborn nutrition. Am J Physiol Regul Integr Com Physiol 2005; 288: R91.
38. De Wolf F, Wolf-Peeters C, Brosens I et al. The human placental bed: electron microscopic study of trophoblastic invasion of spiral arteries. Am J Obstet Gynecol 1980; 137: 58.
39. Eixarch E, Meler E, Iraola A, Illa M, Crispi F, Hernandez-Andrade E, et al. Neurodevelopmental outcome in 2-year-old infants who were small-for-gestational age term fetuses with cerebral blood flow redistribution. Ultrasound Obstet Gynecol. 2008;32(7):894-9.
40. Francisco RP, Miyadahira S, Zugaib M. Predicting pH at birth in absent or reversed end-diastolic velocity in the umbilical arteries. Obstet Gynecol. 2006; 107(5): 1042-8.
41. Froen JF, Gardosi JO, Thurmann A, Francis A, Stray-Pedersen B. Restricted fetal growth in sudden intrauterine unexplained death. Acta Obstet Gynecol Scand 2004; 83: 801.
42. Gardosi J, Chang A, Kalyan B, Sahota D, Symmonds EM. Customized antenatal growth charts. Lancet 1992; 339: 283.
43. Gardosi J, Kady SM, McGeown P, Francis A, Tonks A. A classification of stillbirth by relevant condition of death (ReCoDe): population based cohort study. BMJ 2005; 331(7525): 1113-7.
44. Gardosi J, Madurasinghe V, Williams M, Malik A, Francis A. Maternal and fetal risk factors for stillbirth: population based study. BMJ. 2013; 346: f108.
45. Gordijn SJ, Beune IM, Thilaganathan B, Papageorghiou A, Baschat AA, Baker PN, et al. Consensus definition for placental fetal growth restriction: a Delphi procedure. Ultrasound Obstet Gynecol. 2016.
46. Gruenwald P. Chronic fetal distress and placental insufficiency. Biol Neonate 1963; 5: 215.
47. Hadlock FP, Harrist RR, Marinez-Poyer. In utero analysis of fetal growth: a sonographic weight standard. Radiology 1991; 181: 129-33.
48. Hübinette A, Cnattingius S, Ekbom A, de Faire U, Kramer M, Lichtenstein P. Birthweight, early environment, and genetics: a study of twins discordant for acute myocardial infarction. Lancet 2001; 357: 1997.
49. Huxley R, Neil A, Collins R. Unravelling the fetal origins hypothesis: is there really an inverse association between birth weight and subsequent blood pressure? Lancet 2002; 360: 659.
50. Infant-Rivard C, Rivard GE, Yotov WV et al. Absence of association of thrombophilia polymorphisms with intrauterine growth restriction. N Engl J Med 2002; 347(1): 19.
51. Jarvis S, Glinianaia SV, Torrioli MG et al. Cerebral palsy and intrauterine growth in single births: European collaborative study. Lancet 2003; 362: 1106.
52. Kahhale S, Bittar RE, Carrara W, Komagata H, Cardoso RHA, Zugaib M. Proteinúria como fator de risco no prognóstico da gestação associada à síndrome hipertensiva. Rev Ginecol Obstet 1992; 3(3): 122.

53. Karlberg J, Albertsson-Wikland K. Growth in full-term small--for-gestational-age infants: from birth to final height. Pediatr Res 1995; 38: 733.
54. Khoury MJ, Erikson JD, Cordero JF, McCarthy BJ. Congenital malformations and intrauterine growth retardation: a population study. Pediatrics 1988; 82: 83.
55. Kiserud T, Piaggio G, Carroli G, Widmer M, Carvalho J, Neerup Jensen L, et al. The World Health Organization Fetal Growth Charts: A Multinational Longitudinal Study of Ultrasound Biometric Measurements and Estimated Fetal Weight. PLoS Med. 2017;14(1): e1002220.
56. Lackman F, Capewell V, Richardson B et al. The risks of spontaneous preterm delivery and perinatal mortality in relation to size at birth according to fetal versus neonatal growth standards. Am J Obstet Gynecol 2001; 184: 946.
57. Lees CC, Marlow N, van Wassenaer-Leemhuis A et al. 2 year neurodevelopmental and intermediate perinatal outcomes in infants with very preterm fetal growth restriction (TRUFFLE): a randomized trial. Lancet 2015; 385: 2162-72.
58. Leitner Y, Fattal-Valevski A, Geva R. Neurodevelopmental outcome of children with intrauterine growth retardation: a longitudinal, 10-year prospective study. J Child Neurol 2007; 22: 580.
59. Leonard H, Nassar N, Bourke J. Relation between intrauterine growth and subsequent intellectual disability in a ten-year population cohort of children in Western Australia. Am J Epidemiol 2008; 167: 103.
60. Lubchenco LO, Hansman C, Dressler M, Boyd E. Intrauterine growth as estimated from liveborn birth-weight data at 24 to 42 weeks of gestation. Pediatrics 1963; 32: 793.
61. Martinelli P, Grandone E, Colaizzo D et al. Familial thrombophilia and the occurrence of fetal growth restriction. Haematologica 2001; 86(4): 428.
62. Martinelli S, Bittar RE, Zugaib M. Predição da restrição do crescimento fetal pela medida da altura uterina. Rev Bras Ginecol Obstet 2004; 26(5): 383-9.
63. Martinelli S, Bittar RE, Zugaib M. Proposta de nova curva de altura uterina para gestações entre a 20a e a 42a semana. Rev Bras Ginecol Obstet 2001; 23(4): 235-41.
64. Martinelli S, Francisco RPV, Bittar RE, Zugaib M. Hematological indices at birth in relation to arterial and venous Doppler in small-for-gestational-age fetus. Acta Obstet Gynecol Scand 2009; 88: 888-93.
65. McBurney RD. The undernourished full term infant: cases reports. Western J Surg 1947; 55: 363.
66. McNeil HP, Cherterman CN, Krills SA. Immunology and clinical importance of antiphospholipid antibodies. Adv Immunol 1991; 49: 193.
67. Meekins JW, Pijnenborg R, Hanssens M, McFaysden IR, van Assche A. A study of placental bed spiral arteries and trophoblast invasion in normal and severe pre-eclamptic pregnancies. Br J Obstet Gynaecol 1994; 101: 669.
68. Mendes RF, Martinelli S, Bittar RE, Francisco RP, Zugaib M. [Factors associated with false diagnosis of fetal growth restriction]. Rev Bras Ginecol Obstet. 2014; 36(6): 264-8.
69. Offenbacher S, Lieff S, Boggess KA et al. Maternal periodontitis and prematurity (part I): obstetric outcome of prematurity and growth restriction. Ann Periodontol 2001; 6: 164.
70. Oros D, Figueras F, Cruz-Martinez R, Meler E, Munmany M, Gratacos E. Longitudinal changes in uterine, umbilical and fetal cerebral Doppler indices in late-onset small-for-gestational age fetuses. Ultrasound Obstet Gynecol. 2011;37(2): 191-5
71. Ott WJ. Intrauterine growth retardation and preterm delivery. Am J Obstet Gynecol 1993; 168: 1710.
72. Paz I, Gale R, Laor LA. The cognitive outcome of full-term small-for-gestational age infants at late adolescence. Obstet Gynecol 1995; 85: 452.
73. Phelan JP, Smith CV, Broussard P, Small M. Amniotic fluid volume assessment with the four-quadrant technique at 36-42 weeks' gestation. J Reprod Med 1987; 32: 540.
74. Piper JM, Xenakis EMJ, McFarland M, Elliott BD, Berkus MD, Langer O. Do growth-retarded premature infants have different rates of perinatal morbidity and mortality than appropriate-grown premature infants? Obstet Gynecol 1996; 87: 169.
75. Polzin WJ, Kopelman JN, Robinson RD, Read JA, Brady K. The association of antiphospholipid antibodies with pregnancies complicated by fetal growth restriction. Obstet Gynecol 1991; 78: 1108.
76. Rocha CO, Bittar RE, Zugaib M. Neonatal outcomes of late-preterm birth associated or not with intrauterine growth restriction. Obstet Gynecol Intern 2010; ID 231842.
77. Rodrigues FP, Martinelli S, Bittar RE, Francisco RPV, Zugaib M. Comparação entre duas curvas de crescimento para o diagnóstico de recém-nascido pequeno para a idade gestacional. Rev Bras Ginecol Obstet 2015; 37(2): 59-63.
78. Rothberg AD, Lits B. Psychosocial support for maternal stress during pregnancy: effect on birth weight. Am J Obstet Gynecol 1991; 165(2): 403-7.
79. Roza SJ, Steegers EA, Verburg BO et al. What is spared by fetal brain-sparing? Fetal circulatory redistribution and behavioral problems in the general population. Am J Epidemiol 2008; 168: 1145.
80. Salafia CM, Minior VK, Pezzullo JC, Popek EJ, Rosenkrantz TS, Vintzileos M. Intrauterine growth restriction in infants of less than 32 weeks' gestation: associated placental pathologic features. Am J Obstet Gynecol 1995; 173: 1049.
81. Sasaki S, Bittar RE, Martinelli S. Dopplervelocimetria arterial em gestantes com antecedente de crescimento intra-uterino retardado. Rev Bras Ginec Obstet 1998; 20(9): 517.
82. Savchev S, Figueras F, Sanz-Cortes M, Cruz-Lemini M, Triunfo S, Botet F, et al. Evaluation of an Optimal Gestational Age Cut-Off for the Definition of Early- and Late-Onset Fetal Growth Restriction. Fetal Diagn Ther. 2013.
83. Schulman H, Ducey J, Farmakides G et al. Uterine artery Doppler velocimetry: the significance of divergent systolic/diastolic ratios. Am J Obstet Gynecol 1987; 157: 1539.
84. Severi FM, Bocchi C, Visentin A, Falco P, Cobellis L, Florio P, et al. Uterine and fetal cerebral Doppler predict the outcome of third--trimester small-for-gestational age fetuses with normal umbilical artery Doppler. Ultrasound Obstet Gynecol. 2002;19(3): 225-8.
85. Smith GCS, Pell JP, Walsh D. Pregnancy complications and maternal risk of ischaemic heart disease: a retrospective cohort study of 129290 births. Lancet 2001; 357: 2002.
86. Spinillo A, Gardella B, Muscettola G, Cesari S, Fiandrino G, Tzialla C. The impact of placental massive perivillous fibrin deposition on neonatal outcome in pregnancies complicated by fetal growth restriction. Placenta 2019; 87: 46-52.
87. Stein Z, Susser M. The Dutch famine, 1944-1945, and the reproductive process (part I): effects or six indices at birth. Pediatr Res 1975; 9: 70.
88. Stirnemann J, Villar J, Salomon LJ, Ohuma E, Ruyan P, Altman DG, et al. International estimated fetal weight standards of the INTERGROWTH-21st Project. Ultrasound Obstet Gynecol. 2017;49(4):478-86.
89. Strauss RS. Adult functional outcome of those born small for gestational age: twenty-six-year follow-up of the 1970 British birth cohort. Jama 2000; 283: 625.
90. Thornton JG, Hornbuckle J, Vail A, Spiegelhalter DJ Levene M; GRIT Study Group. Infant wellbeing at 2 years of age in the growth restriction intervention trial (GRIT): multicentered randomized controlled trial. Lancet 2004; 364: 513-20.
91. Trudinger BJ, Giles WB, Cook CM. Uteroplacental blood flow velocity-time waveforms in normal and complicated pregnancy. Br J Obstet Gynecol 1985; 92: 39.
92. Turan S, Turan OM, Berg C, et al. Computerized fetal heart rate analysis, Doppler ultrasound and biophysical profile score in the prediction of acid-base status of growth-restricted fetuses. Ultrasound Obstet Gynecol 2007; 30(5): 750-6.
93. Usher R, McLean F. Intrauterine growth of live-born caucasian infants at sea level: standards obtained from measurements in

7 dimensions of infants born between 25 and 44 weeks gestation. J Pediatr 1969; 74: 901.

94. Valino N, Giunta G, Gallo DM, Akolekar R, Nicolaides KH. Uterine artery pulsatility index at 30-34 weeks' gestation in the prediction of adverse perinatal outcome. Ultrasound Obstet Gynecol. 2016;47(3): 308-15.
95. Vergani P, Roncaglia N, Andreotti C, Arreghini A, Teruzzi M, Pezzullo JC, et al. Prognostic value of uterine artery Doppler velocimetry in growth-restricted fetuses delivered near term. Am J Obstet Gynecol. 2002;187(4): 932-6.
96. Windham GC, Fenster L, Hopkins B, Swan SH. The association of moderate maternal and paternal alcohol consumption with birthweight and gestational age. Epidemiology 1995; 6: 591.
97. Winick M. Celular growth in intrauterine malnutrition. Pediatr Clin North Am 1970; 17: 69.
98. Yasuda M, Takakuwa K, Tokunaga A, Tanaka K. Prospective studies of the association between anticardiolipin antibody and outcome of pregnancy. Obstet Gynecol 1995; 86: 555.
99. Yu YH, Shen LY, Zhong M et al. Effect of heparin on fetal growth restriction. Zhonghua Fu Chan Ke Za Zhi 2004; 39(12): 793.

## Comunicação pessoal

100. Mandruzzato G. Prevention of intrauterine growth restriction: are there no effective methods available? J Perinat Med 2009; 37: 573.

## Diretrizes

101. American College of Obstetricians and Gynecologists. Inherited thrombophilias in pregnancy. ACOG Practice Bulletin n. 197. Obstet Gynecol 2018;132:e18-34.
102. American College of Obstetricians and Gynecologists. Intrauterine growth restriction. ACOG Practice Bulletin. Int J Ginecol Obstet 2001; 72: 85.
103. Lees CC, Stampalija T, Baschat A, et al. ISUOG practice guidelines: diagnosis and management of small-for-gestational age fetus and fetal growth restriction. Ultrasound Obstet Gynecol 2020; 56(2): 298-312.
104. Melamed N, Baschat A, Yinon Y, et al. FIGO (International Federation of Gynecology and obstetrics) initiative on fetal growth: best practice advice for screening, diagnosis, and management of fetal growth restriction. Int J Gynaecol Obstet 2021; 152 Suppl 1: 3-57.
105. Royal College of Obstetricians and Gynaecologists. Green-top Guideline no. 31: The investigation and management of the small-for-gestational-age fetus. 2013(2nd edition).
106. Schreurs CA, Mol BW, de Boer MA. Re: Consensus definition for placental fetal growth restriction: a Delphi procedure. Ultrasound Obstet Gynecol. 2017;49(1): 159.
107. World Health Organization. Public health aspects of low birth weight. Third report of the Expert Committee on Maternal and Child Health. Geneva: WHO, 1996.

## Editoriais/cartas ao editor

108. Barker DPJ, editor. Fetal and infant origins of adult disease. London: BMJ Publishing, 1992.
109. Warkany JB, Monroe B, Sutherland BS. Intrauterine growth retardation. Am J Dis Child 1947; 102: 249.

## Livros

110. Berrett CT. Systemic lupus erythematosus in pregnancy. In: UCLA Conference. Ann Intern Med 1981; 94: 667.
111. Brosens IA, Robertson WB, Dixon HG et al. The role of the spiral arteries in the pathogenesis of pre-eclampsia. In: Wynn RM, editor. Obstetrics and gynecology annual. New York: Appleton--Century-Crofts, 1972. p. 177-91.
112. Lin CC, Evans MI. Intrauterine growth retardation: pathophysiology and clinical management. In: Intrauterine growth retardation. New York: McGraw-Hill, 1984.
113. Manning FA. Intrauterine growth retardation. In: Fetal medicine: principles and practice. Norwalk: Appleton & Lange, 1995. p. 317.
114. Manning FA, Hohler C. Intrauterine growth retardation: diagnosis, prognostication and management based on ultrasound methods. In: Fleischer AC, Romero R, Manning FA, editores. The principles and practice of ultrasonography in obstetrics and gynecology. Norwalk: Appleton & Lange, 1991.
115. Maulik D. Doppler velocimetry for fetal surveillance: adverse perinatal outcome and fetal hypoxia. In: Doppler velocimetry in obstetrics and gynecology. 2.ed. Heidelberg: Springer; 2005.
116. Nicolaides KH, Snidjders RJM, Noble P et al. Cordocentesis in the study of growth-retarded fetuses. In: Divon MY, editor. Abnormal fetal growth. New York: Elsevier; 1991.

## Revisões sistemáticas/metanálises

117. Alfirevic Z, Roberts D, Martlew V. How strong is the association between maternal thrombophilia and adverse pregnancy outcome? A systematic review. Eur J Obstet Gynecol Reprod Biol 2002; 101(1): 6.
118. Bricker L, Neilson JP. Routine Doppler ultrasound in pregnancy. Cochrane Database Syst Rev 2000; (2): CD001450.
119. Facco F, You W, Grobman W. Genetic thrombophilias and intrauterine growth restriction: a meta-analysis. Obstet Gynecol. 2009;113(6): 1206-16.
120. Fenton TR, Kim JH. A systematic review and meta-analysis to revise the Fenton growth chart for preterm infants. BMC Pediatr 2013; 13: 59.
121. Grivell RM, Alfirevic Z, Gyte GM, Devane D. Antenatal cardiotocography for fetal assessment. Cochrane Database Syst Rev 2015; (9): CD007863.
122. Howley HE, Walker M, Rodger MA. A systematic review of the association between fator V Leiden or prothrombin gene variant and intrauterine growth restriction. Am J Obstet Gynecol 2005; 192: 694.
123. Kozer E, Costei AM, Boskowic R, Nulman I, Nikfar S, Koren G. Effects of aspirin consumption during pregnancy on pregnancy outcomes: meta-analysis – birth defects. Res Part B Dev Reprod Toxicol 2003; 68: 70.
124. Say L, Gülmezoglu AM, Hofmeyr GJ. Betamimetics for suspected impaired fetal growth (systematic review). Cochrane Pregnancy and Childbirth Group. Cochrane Database Syst Rev 2005; (4): CD00036.
125. Say L, Gülmezoglu AM, Hofmeyr GJ. Maternal oxygen administration for suspected impaired fetal growth (systematic review). Cochrane Pregnancy and Childbirth Group. Cochrane Database Syst Rev 2005; (1): CD000137.
126. Whincup PH, Kaye SJ, Owen CG. Birth weight and risk of type 2 diabetes: a systematic review. Jama 2008; 300: 2886.

## Tese

127. Faccioli R. Área da valva mitral estenótica em gestantes portadoras de doença reumática: correlação com o prognóstico perinatal. Tese (Doutorado). São Paulo: FMUSP; 1990.

# Capítulo 36

# Prematuridade



## CONCEITO

Em 1948, a Organização Mundial da Saúde (OMS) definiu como prematuro todo recém-nascido vivo com peso inferior a 2.500 g.[146] Tal conceito foi amplamente utilizado, até que ficou evidente que o peso de nascimento não poderia ser a única medida de maturidade fetal e que o conceito deveria ser relacionado à idade gestacional. A partir de 1961, a OMS mudou o conceito de prematuridade, passando a considerá-la quando o recém-nascido vivo tem menos de 37 semanas completas de gestação (< 259 dias) contadas a partir do primeiro dia do último período menstrual. O recém-nascido com menos de 2.500 g passou então a ser denominado de baixo peso, podendo ou não ser prematuro, dependendo da idade gestacional.[18] Essa definição omite o limite inferior e considera apenas recém-nascidos vivos. Adota-se o limite inferior de 20 ou 22 semanas completas.[134]

O conhecimento da idade gestacional é fundamental para caracterizar a prematuridade e, para isso, a datação da gravidez deve levar em conta a certeza da data da última menstruação (DUM) e sua concordância com a ultrassonografia obstétrica realizada até 12 semanas ou, pelo menos, duas ultrassonografias compatíveis até 20 semanas. A não observância desses cuidados prejudica o conhecimento exato da idade gestacional, o que faz com que muitos autores ainda abordem o tema considerando apenas o peso do recém-nascido, dificultando sobremaneira a interpretação de vários estudos.

## CLASSIFICAÇÃO

O conceito de prematuridade envolve diferentes situações que, do ponto de vista clínico, podem apresentar diferentes significados.

A prematuridade pode ser classificada segundo a sua evolução clínica decorrente das seguintes situações: espontânea ou eletiva. Na prematuridade espontânea, em que ocorre trabalho de parto prematuro, a etiologia geralmente é multifatorial ou desconhecida, responsável por cerca de 75% dos casos, o que dificulta as estratégias preventivas. Já na prematuridade eletiva, a gestação é interrompida em virtude de complicações maternas – por exemplo, doença hipertensiva específica da gestação (DHEG) e outras doenças maternas – e/ou fetais – por exemplo, restrição do crescimento fetal (RCF) ou sofrimento fetal – e corresponde a 25% dos casos.[90,109] Na Clínica Obstétrica do HC-FMUSP, por se tratar de serviço terciário, 50% dos nascimentos abaixo de 37 semanas decorrem da prematuridade eletiva.[106] No entanto, a prematuridade eletiva também pode ocorrer por aumento de intervenções médicas. Nos Estados Unidos da América (EUA), verificou-se que a elevação da taxa de prematuridade a partir de 1996 é consequente ao aumento da prematuridade eletiva[21] (Figura 1).

Outra maneira de classificar a prematuridade considera a idade gestacional ao nascer:[144]

- Prematuridade precoce: quando o nascimento ocorre antes de 33 semanas e 6 dias. Faz parte deste grupo a prematuridade extrema (20 ou 22 semanas a 27 semanas e 6 dias), que constitui o grupo de maior morbidade e mortalidade neonatal.
- Prematuridade tardia: de 34 semanas a 36 semanas e 6 dias, a qual corresponde a 70% de todos os nascimentos prematuros.

É importante destacar que o nascimento entre 37 semanas e 38 semanas e 6 dias, também denominado termo precoce, traz consigo também maior morbidade relacionada à prematuridade do que aquele ocorrido entre 39 e 40 semanas e 6 dias (termo completo). Portanto, a menos que haja alguma indicação de ordem médica, as interrupções eletivas da gestação devem ser realizadas a partir de 39 semanas.

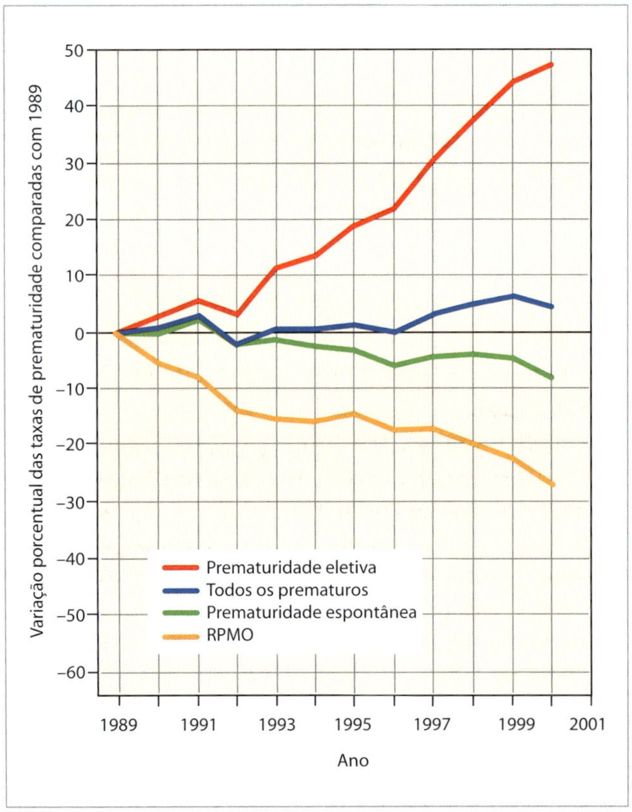


**FIGURA 1.** Variação porcentual nas taxas de prematuridade (nascimentos abaixo de 37 semanas) nos Estados Unidos da América (EUA) de 1989 a 2001 comparadas com o ano de referência (1989). RPMO: rotura prematura das membranas ovulares. (Figura adaptada de Ananth et al.[21])

## IMPORTÂNCIA

A prematuridade e suas sérias consequências representam grave problema de saúde pública, sendo a principal causa de morbidade e mortalidade neonatal.[143]

As complicações neonatais mais comuns incluem síndrome do desconforto respiratório, hemorragia intracraniana, enterocolite necrosante e sepse. Tais intercorrências são mais frequentes em idades gestacionais inferiores a 32 semanas, tornando-se críticas abaixo de 28 semanas (Figuras 2 e 3).[15]

De acordo com o *Centers for Disease Control and Prefention*, em 2015, apesar de os nascimentos antes de 32 semanas terem representado apenas 1,6% dos nascidos vivos nos EUA, eles foram responsáveis por 52% da mortalidade infantil naquele país.[4] Em estudo multicêntrico prospectivo realizado nos EUA com 22.248 nascimentos, entre os anos de 2000 e 2011, verificou-se que as mortes neonatais nas primeiras 12 horas foram mais comumente atribuídas à imaturidade; a partir de 12 horas até 14 dias de vida, consequentes à síndrome da angústia respiratória (SAR); e de 15 dias a 60 dias de vida, decorrentes de enterocolite necrosante. A partir de 60 dias, a broncodisplasia pulmonar predominou como causa principal de morte.[104]

A morbidade é elevada no grupo de recém-nascidos que sobrevivem e diretamente relacionada aos distúrbios respiratórios e às complicações infecciosas e neurológicas. Avaliações do desenvolvimento infantil revelam distúrbios funcionais do sistema nervoso central (SNC) que comprometem principalmente as funções neuromuscu-

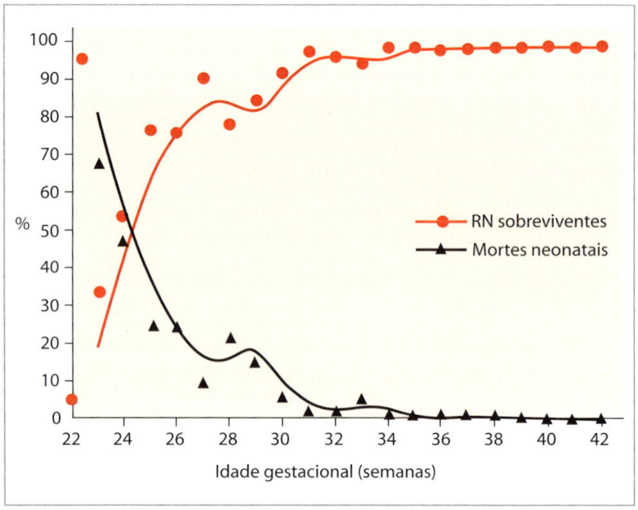


**FIGURA 2.** Frequência de recém-nascidos (RN) sobreviventes e de mortes neonatais em relação à idade gestacional do nascimento. Avaliação de 8.523 nascimentos prematuros, entre 1997 e 1998, em Shelby County, Tennessee. (Figura adaptada de Mercer.[11])

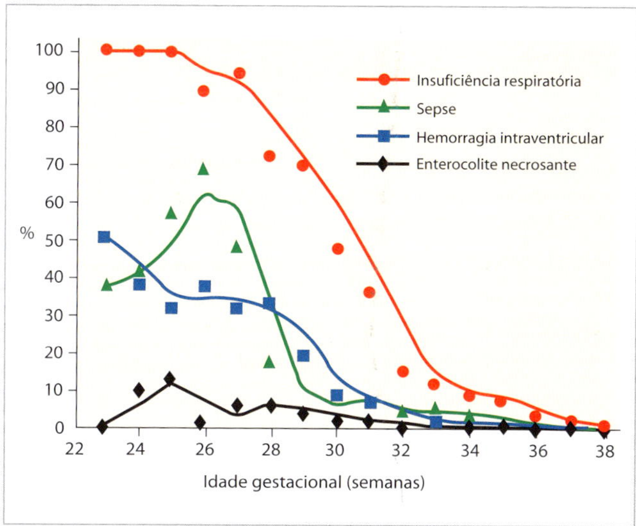


**FIGURA 3.** Frequência de morbidade neonatal entre recém-nascidos prematuros em relação à idade gestacional de nascimento. Avaliação de 8.523 nascimentos prematuros, entre 1997 e 1998, em Shelby County, Tennessee. (Figura adaptada de Mercer.[11])

lar, cognitiva, visual e auditiva, repercutindo em desvantagens neurológicas e psicológicas ao longo de toda a vida do indivíduo.[8,60]

Embora o considerável avanço tecnológico da neonatologia nos últimos anos permita a sobrevivência de prematuros extremos, esses resultados revestem-se de elevados custos financeiros. Observa-se que, quanto menor for o peso ao nascer, maiores os custos (Tabela 1).[152] Nos EUA, os custos da prematuridade atingiram em 2005 US$ 26 bilhões, sendo cerca de US$ 52 mil/recém-nascido prematuro.[180] Estudo realizado em hospital público em São Paulo apontou que o custo médio de hospitalização de prematuros no ano de 2004 foi de US$ 2.017,00, enquanto o total gasto com os cuidados neonatais no período de estudo atingiu cerca de US$ 320.800,00, ou seja, aproximadamente 46% do orçamento do hospital.[45]

Além disso, devem-se ainda ponderar as implicações econômicas que persistem após o período neonatal,[16] pois os problemas da prematuridade vão além dos primeiros anos de vida. Em estudo de revisão sistemática abordando um grupo de prematuros em idade escolar com peso ao nascer inferior a 1.500 g, verificou-se que pelo menos um terço deles apresentava algum tipo de sequela neurológica (Tabela 2).[19] Muitos desses problemas permanecem e podem se agravar na idade adulta. Em estudo, avaliaram-se longitudinalmente dados de 242 sobreviventes que nasceram entre 1977 e 1979 com idade gestacional média de 29 semanas. Os casos foram comparados a um grupo-controle de 233 jovens cujos partos foram a termo.

**TABELA 1. Custo médio segundo o peso ao nascer**

| Peso ao nascer (g) | Custo médio (euros) |
|---|---|
| < 750 | 59.033 |
| 750-999 | 47.846 |
| 1.000-1.499 | 25.965 |
| 1.500-2.499 | 4.800 |
| Média | 14.710 |

Tabela adaptada de Marcos.[152]

**TABELA 2. Frequência de complicações de recém-nascidos com menos de 1.500 g em idade escolar**

| | |
|---|---|
| Sem sequelas | 64,1% |
| Com sequelas graves* | 13,1% |
| Com sequelas moderadas** ou leves*** | 23,8% |

* Graves: retardo mental (QI < 50), paralisia cerebral com incapacidade para andar, cegueira ou surdez.
** Moderadas: retardo mental (QI = 50-70), perda parcial de função auditiva, paralisia cerebral com capacidade para andar.
*** Leves: retardo mental (QI = 70-84), alterações de coordenação, comunicação, aprendizagem ou percepção.
Tabela adaptada de York et al.[19]

Houve diferenças significativas quando feitas as comparações em relação a: quociente de inteligência, paralisia cerebral, cegueira, surdez, alterações do crescimento e outras intercorrências clínicas, como asma, diabetes, anemia, epilepsia, artrites, alterações musculoesqueléticas e transtorno afetivo bipolar.[57]

## EPIDEMIOLOGIA

A incidência da prematuridade varia de acordo com as características da população. Na Europa, por exemplo, a taxa de prematuridade situa-se entre 5 e 10% e vem se mantendo constante há alguns anos.[44] Em contrapartida, tem sido observado aumento de sua incidência em certas regiões, como nos EUA, onde foi observado aumento de 4% em 2019 para 10,1% em 2020 e, então, para 10,5% em 2021. Em 2021, nos EUA, um em cada dez nascidos nasceu de forma prematura.[3] Já em países e regiões em desenvolvimento, as informações sobre as taxas de prematuridade são mais escassas e menos confiáveis. De maneira geral, essas estimativas ignoram os partos que ocorrem em locais mais longínquos e fora do ambiente hospitalar.

Estudo epidemiológico coordenado pela Universidade Federal de Pelotas, no Rio Grande do Sul, com a participação de doze universidades, revelou prevalência de 11,7% de nascimentos prematuros no Brasil.[86] O estudo também mostrou que as regiões Sul e Sudeste são as que têm os maiores percentuais de prematuridade, 12 e 12,5%, respectivamente. No Centro-Oeste, o índice é de 11,5%; no Nordeste, 10,9%; e no Norte, 10,8%.

De acordo com dados do Sistema de Informações sobre Nascidos Vivos (SINASC), em 2020, houve 270.145 nascidos vivos, dos quais 307.380 ocorreram abaixo de 37 semanas, equivalendo a 11,25% de nascimentos prematuros naquele ano (Tabela 3).

Na Clínica Obstétrica do HC-FMUSP, em virtude da grande prevalência de gestações de alto risco, a incidência média vem se mantendo nos últimos anos em 22%. De modo semelhante, outros serviços públicos terciários da mesma região apresentam taxas parecidas.[116]

**TABELA 3. Número de nascidos vivos por regiões e de acordo com a idade gestacional ao nascimento**

| Região | De 22 a 27 semanas | De 28 a 31 semanas | De 32 a 36 semanas |
|---|---|---|---|
| Sudeste | 5.571 | 10.975 | 101.242 |
| Nordeste | 3.844 | 7.753 | 74.666 |
| Sul | 1.796 | 3.760 | 36.429 |
| Norte | 1.377 | 3.198 | 31.160 |
| Centro-Oeste | 1.058 | 2.151 | 22.400 |
| TOTAL | 13.646 | 27.837 | 265.897 |

Tabela adaptada de MS/SVS/DASIS – Sistema de Informações sobre Nascidos Vivos – SINASC.[179]

## FATORES DE RISCO

Classicamente, o parto prematuro é considerado de etiologia desconhecida em cerca de 50% dos casos, mas com frequência ocorre associação de fatores de riscos maternos e fetais, que podem ser classificados em: epidemiológicos, obstétricos, ginecológicos, clínico-cirúrgicos, genéticos, iatrogênicos e desconhecidos (Tabela 4). Em alguns casos, pode haver superposição desses fatores de risco, que pode ser causa tanto de prematuridade espontânea quanto eletiva (Figura 4).

**TABELA 4. Fatores de risco associados à prematuridade**

| |
|---|
| Baixo nível socioeconômico |
| Desnutrição |
| Tabagismo |
| Falta de higiene |
| Extremos etários |
| Gravidez indesejada |
| Estresse |
| Antecedente de parto prematuro |
| Rotura prematura de membranas ovulares |
| Restrição do crescimento fetal |
| Infecção amniótica |
| Sangramento vaginal |
| Placenta prévia |
| Descolamento prematuro de placenta |
| Incompetência cervical |
| Gemelidade |
| Polidrâmnio |
| Infecções genitais |
| Amputação do colo uterino |
| Miomas |
| Malformações uterinas |
| Infecção do trato urinário |
| Bacteriúria assintomática |
| Procedimentos cirúrgicos na gravidez |

### FATORES EPIDEMIOLÓGICOS

#### Socioeconômicos

O nascimento prematuro é um problema de saúde pública global, independentemente dos estágios de desenvolvimento dos países. No entanto, o baixo nível socioeconômico constitui-se forte indicador de risco para prematuridade.

No mundo, nascem cerca de 15 milhões de prematuros anualmente, ou seja, 11% são prematuros de acordo com a OMS.[17] Aproximadamente 90% desses prematuros concentram-se em países pobres ou em desenvolvimento – 11 milhões (85%) nascidos em países da África e da Ásia e 0,9 milhão na América Latina e no Caribe.[149,150] Nível educacional baixo, más condições de higiene, nutrição inadequada, gravidez na adolescência, gravidez indesejada, complicações maternas (p. ex., doenças infecciosas e hipertensão arterial), conflitos familiares, tabagismo, consumo de drogas, estresse constante e falta de assistência pré-natal adequada constituem fatores agravantes.[95]

#### Nutrição inadequada

Apesar de estar bem estabelecida na literatura a relação entre ingestão calórica e crescimento fetal, o mesmo não pode ser dito em relação à duração da gestação. Alguns autores têm relacionado a carência de alguns micronutrientes (p. ex., ferro, vitaminas C, E e D, ácido fólico, zinco etc.) com a prematuridade, embora as evidências ainda não sejam suficientes. Revisões sistemáticas demonstram

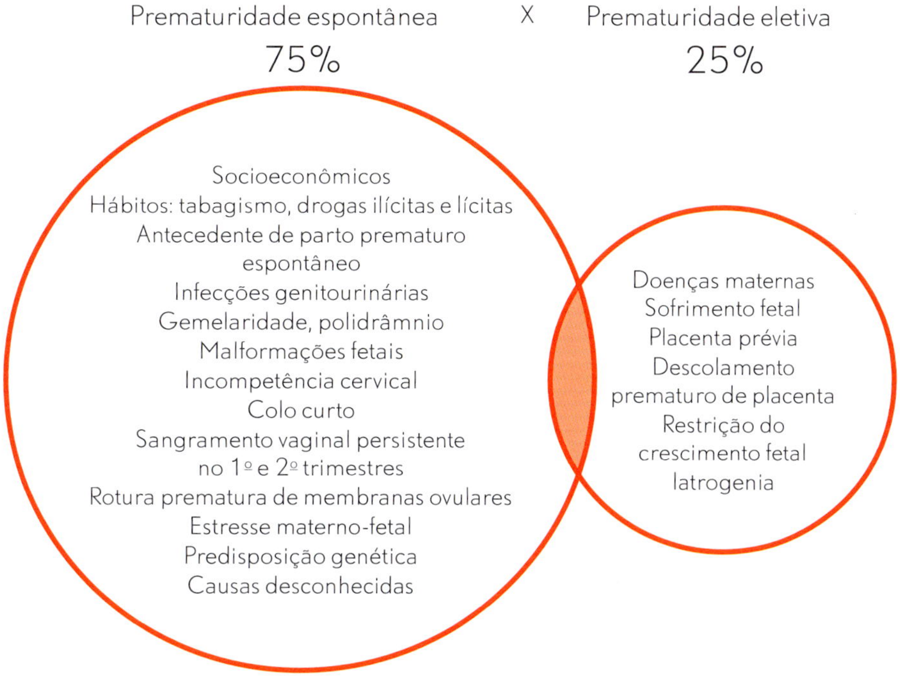


**FIGURA 4.** Classificação da prematuridade segundo a evolução clínica e fatores de risco associados.

que suplementos proteicos e vitamínicos não reduzem as taxas de prematuridade.[58,122,167]

Em revisão sistemática publicada na *Cochrane* em 2018 envolvendo 70 estudos clínicos randomizados (totalizando 19.927 mulheres), houve redução na taxa de partos antes das 37 semanas (13,4% *versus* 11,9%; RR: 0,89, IC: 0,81 0,97) e antes das 34 semanas (4,6% *versus* 2,7%; RR: 0,58; IC: 0,44 0,77) com doses entre 500 e 1.000 miligramas de ômega-3 de cadeia longa com no mínimo 500 mg de DHA a partir de 12 semanas. Mostrou-se, ainda, que talvez haja menor risco de morte perinatal (RR: 0,75, IC: 0,54 1,03) e, possivelmente, menor taxas de admissão em unidades de terapia intensiva (RR: 0,92, IC: 95% 0,83 1,03).[167] Há, porém, achados conflitantes na literatura, com revisão sistemática mais recente publicada na *Cochrane*, em 2021, com 31 estudos clínicos randomizados (totalizando 21.458 pacientes) demonstrando não haver evidência suficiente para corroborar a suplementação de ômega-3 durante a gestação com objetivo de reduzir a taxa de prematuridade.[172]

Mulheres com sobrepeso ou obesas, ao engravidarem, apresentam maior risco de desenvolver complicações como *diabetes mellitus* gestacional e pré-eclâmpsia, que constituem fatores de risco para a prematuridade.

## Idade materna

Os extremos etários podem estar relacionados à prematuridade eletiva.

Há estudos que consideram a adolescência, por si só, risco para a prematuridade.[44,23,178] Entretanto, com frequência, observam-se diferenças entre as opiniões dos autores em relação ao limite de idade abaixo do qual o risco se torna significativo. Alguns o consideram abaixo de 20 anos; outros, abaixo de 18 ou 16 anos; outros ainda consideram que a maior incidência de prematuridade entre as adolescentes está relacionada mais ao baixo nível socioeconômico, à gravidez indesejada, a conflitos familiares e à falta de assistência pré-natal adequada do que à faixa etária propriamente dita.[151]

A maior prevalência de prematuridade em mulheres com idade superior a 35 anos é secundária à maior frequência de intercorrências clínicas e ao uso mais frequente das técnicas de reprodução assistida e gestação gemelar, aumentando a chance para prematuridade eletiva.

## Estresse físico e psicológico

O trabalho físico extenuante constitui fator de risco para a prematuridade; entretanto, a literatura não é uniforme na caracterização do esforço físico como prejudicial. Alguns consideram a posição em pé por longos períodos (acima de 6 horas); outros, subir escadas ou levantar pesos com frequência. Carga horária excessiva (acima de 40 horas semanais) e trabalho noturno também podem comprometer a evolução normal da gestação.[168]

Os primeiros estudos que relacionaram o estresse psicológico com a prematuridade apresentavam resultados contraditórios. No entanto, posteriormente, estudos mais criteriosos demonstraram a importância desse fator de risco para o parto prematuro.[5,62,70] Vários são os tipos de estresse envolvidos, e entre eles está a ansiedade oriunda de condições que ultrapassam a capacidade da mulher de adaptar-se a determinada situação.[141]

No estresse crônico, a ativação do eixo hipotálamo-hipófise-adrenal materno e fetal aumenta a produção do hormônio liberador de corticotrofina (CRH) (Figura 5). Por sua vez, a liberação de catecolaminas diante de situações de estresse agudo estimula os receptores alfa no útero e provoca hipercontratilidade uterina.

### Tabagismo

Vários estudos já documentaram a influência do tabagismo sobre a maior incidência de partos prematuros.[145,160] Segundo alguns autores, a mulher que deixa de fumar ainda no primeiro trimestre de gestação apresenta risco relativo de 1,6 para prematuridade; no entanto, para aquelas que deixam de fumar antes da concepção, o risco relativo é semelhante ao de mulheres não fumantes. Sendo assim, o risco de prematuridade relaciona-se diretamente com o número de cigarros consumidos durante a gestação e não com o tabagismo antes de engravidar.[145]

### Drogas

A literatura cita importante relação entre o consumo de drogas ilícitas e o parto prematuro. O risco é particularmente alto com o uso de cocaína e derivados, situação em que a incidência de parto prematuro pode aumentar em até três vezes quando comparada ao grupo-controle.[38]

## FATORES OBSTÉTRICOS

### Alterações hormonais

Desde a publicação inicial de Csapo,[42] em 1956, sobre a dominância progestogênica na gravidez, a progesterona tem sido alvo de grandes debates. Supõe-se que esse hormônio determine, pelo menos em parte, o estado de quiescência uterina mantido ao longo da gestação, sendo desfeito apenas poucas semanas antes do trabalho de parto. Entre os diversos efeitos da progesterona, destacam-se: diminuição dos receptores de estrógenos, inibição da síntese de ocito-

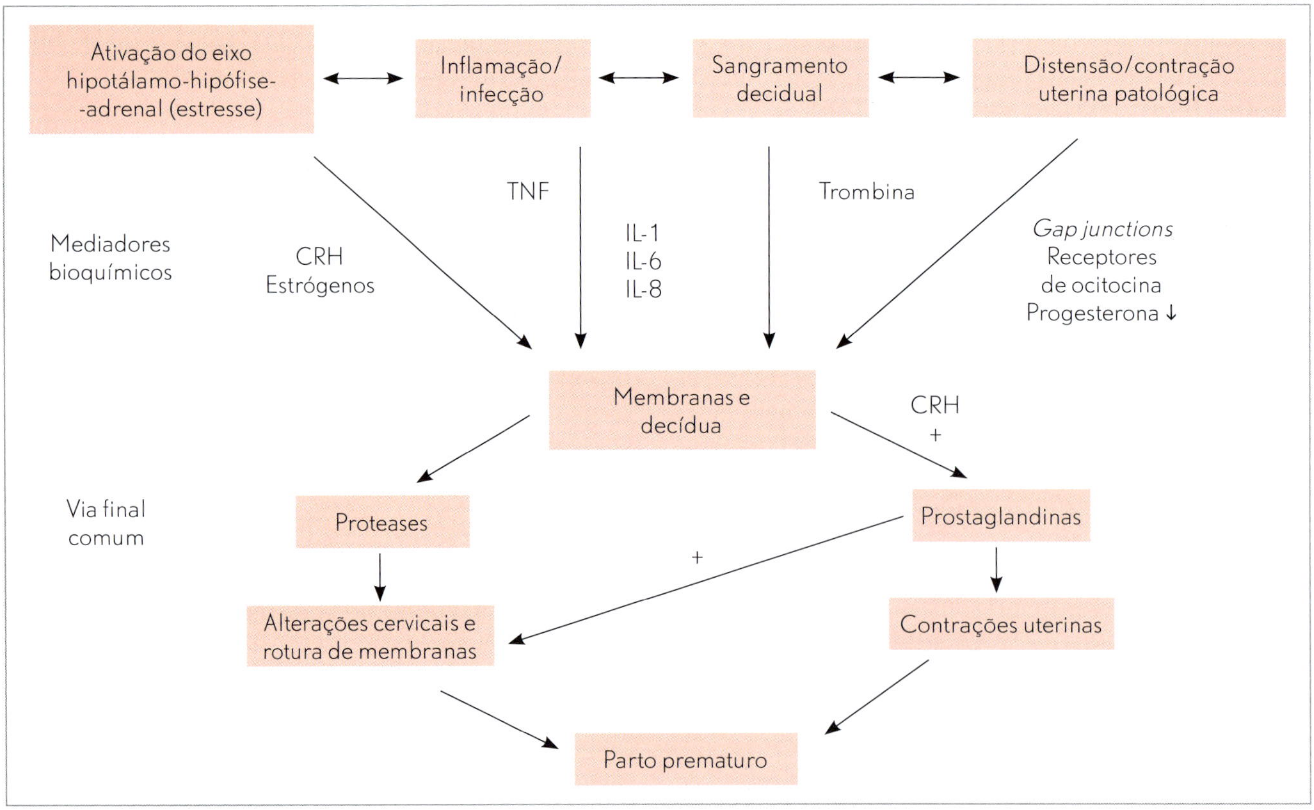


**FIGURA 5.** Principais mecanismos fisiopatológicos que resultam em rotura prematura de membranas ovulares, parto prematuro ou ambos. CRH: hormônio liberador da corticotrofina; IL-1, IL-6 e IL-8: interleucinas; TNF: fator de necrose tumoral. (Figura adaptada de Lockwood e Kuczynski.[10])

cina, diminuição da formação de *gap junctions*, aumento da síntese de receptores beta, diminuição do cálcio livre intracelular e aumento do cálcio nos depósitos (retículo sarcoplasmático). Estudos experimentais em animais (coelhas e ovelhas) demonstraram que a redução sérica da progesterona deflagra as contrações uterinas e o parto.[9,43] Em ovelhas, Liggins[9] demonstrou que a queda do nível sérico desse hormônio no final da gestação ocorre em função da maior atividade da enzima 17-alfa-hidroxilase, que promove a conversão da pregnenolona em estrógeno. A maior atividade dessa enzima se deve ao aumento do CRH e do hormônio adrenocorticotrófico (ACTH) fetal, que estimulam o cortisol pela suprarrenal fetal. É o aumento do cortisol que incrementa a atividade dessa enzima. O estrógeno, por sua vez, ao contrário da progesterona, aumenta a síntese de actina e miosina intracelular, a produção das *gap junctions* e a síntese de receptores de ocitocina e da prostaglandina (prostaglandina F2-alfa). Entretanto, tal sequência de eventos não ocorre na espécie humana, pois a placenta não possui a enzima 17-alfa-hidroxilase e, portanto, não ocorre a conversão placentária de progesterona em estrógeno. Este é formado na placenta a partir de andrógenos – deidroepiandrosterona (DHEA) – da adrenal fetal e não a partir da progesterona. Apesar da queda da progesterona plasmática não preceder o parto em humanos, o aumento da relação estrógeno/progesterona é considerado um dos principais fatores que determinam o aparecimento das contrações uterinas.[87,94] O predomínio estrogênico promove a síntese de receptores de ocitocina, a formação de *gap junctions* no miométrio, a síntese de prostaglandinas, as alterações bioquímicas no tecido conjuntivo cervical e a degradação do colágeno. Além disso, o aumento dessa relação associa-se à queda da atividade da enzima prostaglandina desidrogenase, cuja função é metabolizar as prostaglandinas.[69]

## Incompetência cervical

A dilatação cervical precoce e indolor com a exteriorização das membranas no segundo trimestre da gestação, seguida por rotura destas e/ou infecção com consequente expulsão fetal, constitui a sequência de eventos que ocorre nessa enfermidade, a menos que o diagnóstico seja oportuno e seja instituído o tratamento cirúrgico por meio de cerclagem cervical.

## Sangramentos vaginais

O sangramento decorrente de algum fator mecânico que leve ao descolamento coriodecidual e se manifeste como sangramento vaginal constitui fator de risco para o parto prematuro.[105] Papiernik et al.[102] observaram que o sangramento vaginal ao longo da gestação está associado a risco relativo de parto prematuro de 1,4 a 5,8, quando comparado a alterações cervicais, contrações uterinas ou antecedentes de trabalho de parto prematuro. O sangramento no primeiro trimestre eleva o risco relativo de parto prematuro em duas vezes. Quando ocorre também no segundo trimestre, o risco relativo eleva-se em três vezes.[126] Nessas enfermidades, a maior frequência de trabalho de parto prematuro deve-se provavelmente ao efeito contrátil da trombina (Figura 5).

## Placenta prévia e descolamento prematuro de placenta

Além do sangramento decidual, discutido anteriormente, as complicações maternas e fetais comuns nesses casos costumam resultar em partos prematuros eletivos.

## Polidrâmnio e gemelidade

Presume-se que nesses casos o trabalho de parto prematuro seja desencadeado em decorrência da sobredistensão uterina.

O impacto da gemelidade sobre a prematuridade é inegável. A incidência de gestações múltiplas tem se elevado de forma marcante nos últimos anos. Os fatores epidemiológicos que mais têm contribuído para o seu aumento são idade materna avançada e gestações decorrentes de tratamentos de reprodução assistida.

Na década de 1980, cerca de 2% dos recém-nascidos eram gêmeos e eram responsáveis por 11% das mortes neonatais. Em 2001, 3,2% dos nascimentos foram de gêmeos e associaram-se a 14% das mortes neonatais.[83,85] A prematuridade foi a principal causa de morbidade e mortalidade nesses casos. De maneira geral, a frequência de prematuridade na gemelidade é de aproximadamente 57%, sendo maior quando há mais de dois fetos. A idade gestacional média de nascimento para dois fetos é de 36 semanas; de 33 semanas na presença de três fetos; e de 31 semanas na presença de quatro fetos.[154] Estudos populacionais mais recentes[84] revelam que mais da metade dos gemelares ainda nascem com menos de 37 semanas e que aproximadamente 11% dos nascimentos ocorrem antes de 32 semanas gestacionais. Além disso, a prematuridade também pode ser secundária à morbidade materna, levando-se em consideração o fato de que a doença hipertensiva específica da gestação e outras intercorrências clínicas e obstétricas são mais frequentes na gemelidade do que na gestação única.[39]

## Rotura prematura de membranas ovulares

A rotura prematura de membranas ovulares (RPMO) é fator de risco para o parto prematuro e está presente em cerca de 30 a 40% dos casos. A etiologia da rotura de membranas é, na maioria das vezes, desconhecida. São sugeridos comprometimentos estruturais ou bioquímicos, que causam perda de elasticidade das membranas e aumento da pressão intrauterina ou enfraquecimento das membranas, em decorrência da invasão bacteriana e de reações inflamatórias.

### Malformações fetais

Desconhecem-se os mecanismos pelos quais algumas malformações desencadeiam o trabalho de parto prematuro. Entre elas, destacam-se a anencefalia e a agenesia renal com hipoplasia pulmonar (síndrome de Potter). A anencefalia associada à hipoplasia de adrenal está, por sua vez, mais relacionada à gestação prolongada. Nos casos de malformações acompanhadas por polidrâmnio, o trabalho de parto prematuro provavelmente ocorre por sobredistensão uterina.

### Restrição do crescimento fetal

Alguns autores verificaram que, entre os recém-nascidos prematuros espontâneos, a prevalência de restrição do crescimento fetal pode ser de três a seis vezes maior do que nos a termo.[33,101] As alterações isquêmicas da placenta seriam responsáveis pelo estresse fetal crônico, o que provocaria a liberação de hormônios hipotalâmicos (CRH, ocitocina) e adrenais (cortisol) e promoveria o aumento da contratilidade uterina (Figura 5). Além do mais, a restrição do crescimento fetal é uma das principais causas de prematuridade eletiva.

### Partos prematuros anteriores

O fator de risco clínico mais importante para a prematuridade espontânea é o antecedente de parto prematuro. O antecedente de parto prematuro espontâneo está presente em 10 a 15% das gestações. Embora a maioria das gestantes com essa história evolua para o parto a termo, o risco de repetição da prematuridade é pelo menos duas vezes maior do que na ausência desse antecedente. O risco é ainda maior quanto maior o número de prematuros anteriores e menor a idade gestacional em que ocorreram os partos. Dessa forma, havendo um nascimento prematuro anterior entre 34 semanas e 36 semanas e 6 dias, o risco do segundo ser prematuro é de aproximadamente 17%. Quando se considera o parto anterior antes de 32 semanas gestacionais, o risco se eleva para 35%. Esses percentuais são mais elevados diante do histórico de mais de um parto prematuro.[89]

## FATORES GINECOLÓGICOS

### Encurtamento do colo uterino

As modificações do colo uterino, como o encurtamento e a abertura do orifício cervical interno (OI), podem preceder o parto em 4 a 8 semanas.[129] Os mecanismos envolvidos nessas alterações são desconhecidos, mas supõe-se que haja participação de contrações uterinas silenciosas ou de processo inflamatório local. Sabe-se que a invasão de células inflamatórias locais (neutrófilos) induz à produção de colagenases, que provocam a lise do colágeno, principal componente do colo uterino.[67]

O colo curto está presente em 2 a 3% das gestantes, e a sua detecção é realizada pelo toque vaginal seriado e pela ultrassonografia transvaginal (ver o item "Prevenção e predição").

### Malformações uterinas

Admite-se que a prematuridade espontânea ou eletiva ocorra entre 25 e 50% dos casos de malformações uterinas.[110] Entre elas, destacam-se o útero didelfo, o útero bicorno e o útero septado. Além do aparecimento de contrações uterinas mais frequentes, tais malformações constituem fator de risco para a incompetência cervical. Anomalias de implantação placentária na presença de um septo uterino podem ser causa de descolamento prematuro de placenta.

### Miomas

A presença de miomas volumosos pode ser responsável por sangramentos e RPMO. Os miomas de pior prognóstico são os submucosos e os retroplacentários.

## FATORES CLÍNICO-CIRÚRGICOS

### Infecções

A infecção do trato genital inferior tem sido associada ao parto prematuro.[73] A ascensão de microrganismos à decídua, às membranas fetais e ao líquido amniótico pode desencadear o trabalho de parto prematuro.[13,176]

Diante do processo infeccioso e inflamatório do cório, da decídua ou da cérvix, há liberação de interleucinas (IL-1, IL-6, IL-8) e fator de necrose tumoral, os quais, por sua vez, atraem leucócitos e macrófagos, ativando-os a produzirem elastases e outras proteases que participam da degradação da matriz extracelular cervical. Isso leva ao preparo do segmento inferior e ao esvaecimento do colo uterino (Figura 5). Além disso, as células deciduais, âmnio e citotrofoblasto, na presença da IL-1, podem sintetizar o CRH que, por sua vez, estimula a produção de prostaglandinas (PGF2-alfa, PGE1 e PGE3) pelas membranas e células deciduais, desencadeando aumento da contratilidade uterina.

A frequência de infecções detectadas pela cultura de líquido amniótico é maior quanto menor a idade gestacional de nascimento, principalmente abaixo de 30 a 32 semanas, e atinge cerca de 60% dos casos entre 23 e 24 semanas.[120] No entanto, é menos comum após 34 semanas. A associação entre infecção vaginal, corioamnionite e parto prematuro espontâneo é mais comum na presença de RPMO. Sabe-se que diversas bactérias, por infecção ascendente, atravessam até mesmo as membranas íntegras. Estudos anatomopatológicos de placentas mostram que cerca de 20% dos partos prematuros com membranas intactas apresentam alterações histológicas de corioamnionite.[55] Nas mulheres com parto prematuro espontâneo e membranas intactas, as bactérias mais comumente isoladas são as de baixa virulência e pertencentes à flora vaginal: *Ureaplasma urealyticum*, *Mycoplasma hominis*, *Gardnerella vaginalis*, *Peptoestreptococci* sp. e *Bacteroides* sp. Microrganismos como *Chlamydia trachomatis*, *Trichomonas* sp., *E. coli* e o estreptococo do grupo B são menos frequentes.

Apesar do que foi afirmado anteriormente, não há evidências de que o tratamento de *Chlamydia trachomatis*, *Neisseria gonorrhaea*, *Trichomonas vaginalis* e *Ureaplasma urealyticum* diminua a chance de nascimento prematuro.[82] Entretanto, o tratamento dessas infecções é recomendável para prevenir outras complicações maternas e neonatais. A tricomoníase deve ser tratada com metronidazol na dose de 2 g, por via oral, em tomada única, devendo os parceiros também ser tratados. A infecção por Clamídia é tratada com dose única de 1 g de azitromicina e a Neisseria com 250 mg de ceftriaxona, via intramuscular, em dose única, associada a 1 g de azitromicina. A vaginose bacteriana, no passado denominada vaginite inespecífica, reflete a substituição dos lactobacilos da flora vaginal normal por outras bactérias. A *Gardnerella vaginalis* e o *Mycoplasma hominis* podem ser isolados nessas vaginites. Entretanto, certos anaeróbios, particularmente *Bacteroides* sp., cocos anaeróbios e possivelmente *Mobiluncus* sp., agem em conjunto com a *Gardnerella vaginalis*, inibindo o crescimento de lactobacilos e outras bactérias da flora normal e promovendo a elevação do pH vaginal (pH > 4,5). Os estudos iniciais demonstravam forte associação entre vaginose e parto prematuro, principalmente quando era detectada no início da gestação.[90,111] Embora não seja necessário tratar a vaginose em mulheres assintomáticas fora da gestação, o tratamento passou a ser recomendado durante a gravidez e sobretudo nas gestantes com história de parto prematuro anterior, com o intuito de reduzir o risco de prematuridade sugerido pelos vários estudos.[37,59,88] Estudos mais recentes placebo-controlados não demonstraram a diminuição da taxa de partos prematuros em mulheres submetidas ao tratamento da vaginose assintomática com metronidazol.[2,35] Em dois estudos randomizados placebo-controlados com metronidazol em gestantes assintomáticas portadoras de vaginose ou tricomoníase demonstraram que o tratamento não trouxe benefícios para a prevenção do parto prematuro. Os achados mais recentes têm revelado que a relação entre infecção ascendente, de origem vaginal, e prematuridade é mais complexa do que possa parecer. O maior benefício parece ser a redução dos sintomas, quando presentes. Nesses casos, utiliza-se o metronidazol 500 mg por via oral a cada 12 horas, durante 7 dias, ou metronidazol 250 mg por via oral a cada 8 horas, durante 7 dias. Pode-se também utilizar o metronidazol geleia, intravaginal, durante pelo menos cinco dias, ao deitar. Como terapia alternativa, a vaginose bacteriana pode ser tratada com tinidazol na dose de 2 g/dia, por via oral, durante 2 dias. Outros focos infecciosos têm sido aventados para explicar o desencadeamento do trabalho de parto prematuro. Entre outras infecções, destacam-se as do trato urinário, que, em razão das alterações anatômicas e funcionais da gravidez, são consideradas as infecções bacterianas mais comuns nesse período. A bacteriúria assintomática deve ser igualmente tratada, pois é o principal fator de risco para o desenvolvimento de infecções sintomáticas do trato urinário, incluindo a pielonefrite. Em metanálise de quatorze estudos randomizados que utilizaram antibiótico ou placebo em gestantes com bacteriúria assintomática, demonstrou-se que o tratamento com antibiótico reduziu a incidência de pielonefrite (OR: 0,24, IC: 95%: 0,19-0,32) e a incidência de parto prematuro (OR: 0,60, IC: 95%: 0,45-0,80).[173]

As infecções periodontais têm sido consideradas de risco para o parto prematuro; entretanto, o Consenso Europeu e Americano de Periodontologia, de 2013, concluiu que, embora a terapêutica periodontológica seja segura e melhore a saúde bucal da grávida, ela não exerce influência sobre a taxa de parto prematuro.[93]

## Doenças maternas

Doenças sistêmicas crônicas como *diabetes mellitus*, hipertensão arterial, nefropatias, cardiopatias e hiper ou hipotireoidismo não compensados e as que surgem com a gravidez, como as síndromes hipertensivas, podem resultar em parto prematuro espontâneo ou eletivo em função das complicações maternas ou fetais. Entre as doenças maternas, as síndromes hipertensivas em suas formas graves são responsáveis por incidências elevadas de prematuridade eletiva.[68] Além do mais, a redução do fluxo sanguíneo placentário decorrente de falhas na segunda onda de invasão trofoblástica, como ocorre na pré-eclâmpsia, é responsável pelo estresse fetal crônico, que, por sua vez, provoca a liberação de hormônios hipotalâmicos e adrenais, resultando no aumento da contratilidade uterina (Figura 5).

### Procedimentos cirúrgicos na gravidez

Os procedimentos cirúrgicos na gravidez estão associados ao parto prematuro, principalmente quando realizados na esfera genital. A amputação ou conizações extensas do colo uterino predispõem ao parto prematuro. Quando os procedimentos cirúrgicos são praticados em região extragenital, a ocorrência de prematuridade depende do quanto o ato cirúrgico influi no metabolismo e no estado geral da gestante.

## FATORES GENÉTICOS

Possíveis polimorfismos genéticos maternos e/ou fetais podem estar envolvidos no desencadeamento da resposta inflamatória presente em determinadas situações. Entre eles, destacam-se os polimorfismos de genes relacionados ao TNF-alfa e às interleucinas.[6] Fatos como mulheres que nasceram prematuras terem maior risco de ter filhos prematuros, o risco de parto prematuro ser aumentado diante de antecedentes de prematuridade com o mesmo parceiro e a troca de parceiro reduzir o risco de novo parto prematuro em um terço sugerem predisposição genética.[74] Apesar desses aspectos sugestivos, a participação genética ainda necessita de estudos adicionais.

## FATORES IATROGÊNICOS

Embora o emprego da ultrassonografia no início da gravidez determine com precisão a idade gestacional, esse exame nem sempre é realizado ou muitas vezes é solicitado em fase avançada da gestação, quando o erro do método é maior. Com isso, não é raro observarem-se erros relacionados à determinação da idade gestacional e interrupções prematuras da gravidez em geral por cesáreas eletivas.

Da mesma forma, as antecipações eletivas decorrentes de interpretações errôneas das provas de vitalidade fetal também dão origem a intervenções desnecessárias e à prematuridade iatrogênica.

# FISIOPATOLOGIA

Admite-se que existam quatro mecanismos fisiopatológicos para o parto prematuro: ativação do eixo hipotálamo-hipófise-adrenal (estresse), inflamação e infecção, sangramento decidual e distensão ou contratilidade uterina patológica.[74] O estresse fetal ou materno pode desencadear a liberação de hormônios hipotalâmicos (CRH, ocitocina) e adrenais (cortisol, adrenalina). Os processos inflamatórios e infecciosos (corioamnionite, cervicite) promovem a liberação de endotoxinas e citocinas inflamatórias, como o TNF-alfa e as interleucinas. O sangramento decidual, com a produção de trombina, aumenta a contratilidade uterina. E a sobredistensão uterina é causa de contratilidade uterina aumentada, que ocorre no polidrâmnio e na gemelidade. Na contratilidade uterina anormal, podem estar envolvidos os receptores de ocitocina, a diminuição relativa da progesterona ou as *gap junctions* (Figura 5).

# PREVENÇÃO E PREDIÇÃO

## PREVENÇÃO

A ideia de prevenção do parto prematuro data do final do século XIX, quando na Europa já era observado que operárias submetidas a longas jornadas de trabalho tinham maior risco de prematuridade, fato que caracterizava a natureza social do problema. Ainda nos dias de hoje, sua prevenção constitui-se grande desafio não só por estarem envolvidos fatores socioeconômicos e educacionais, mas também em virtude de várias causas não serem passíveis de prevenção primária ou serem de origem desconhecida. Com o objetivo de facilitar a análise de diversos fatores de risco, foram criados sistemas de pontuação que possibilitam classificar as gestantes em baixo, médio e alto risco, de acordo com fatores sociodemográficos e clínicos.[103] Mas esses sistemas revelaram-se incapazes de identificar de maneira confiável aquelas gestantes com maior risco de parto prematuro.

Embora desejável, a prevenção primária, ou seja, a remoção ou a redução das causas epidemiológicas, geralmente é difícil de ser realizada na prática. Muitos dos fatores de risco relacionados à prematuridade já estão presentes antes da gravidez e, portanto, a abordagem preconcepcional seria o ideal. A avaliação pré-gestacional das condições físicas, psíquicas e sociais visa a detectar possíveis riscos para a futura gestação, como os relacionados com a idade materna (extremos etários), quadros infecciosos, situações de estresse, uso de drogas, medicamentos, desvios nutricionais, entre outros.

Nos últimos anos, tem sido enfatizada a prevenção secundária baseada na identificação de gestantes dos grupos de maior risco para o parto prematuro (p. ex., baixo peso pré-gestacional, história de parto prematuro anterior, colo curto, incompetência cervical, gestação gemelar, sangramentos vaginais de primeiro e segundo trimestres). Dessa maneira, diversas alterações, como as bioquímicas, da contratilidade uterina e das características do colo uterino antes do trabalho de parto, podem ser detectadas por meio de exames adequados. Embora as possíveis intervenções terapêuticas sejam ainda discutíveis, algumas medidas como repouso, na gestação gemelar; cerclagem do colo uterino, na incompetência cervical; e utilização de antibióticos e emprego da progesterona podem impedir o nascimento prematuro.[7,48,49,92] Deve ser salientado que a presença de fatores de risco, por si só, não indica necessariamente que ocorrerá parto prematuro. Os dados do setor de baixo peso fetal da Clínica Obstétrica do HC-FMUSP revelam que aproximadamente 25% das gestantes com antecedente de parto prematuro evoluem para um novo parto prematuro e 75% dos casos atingem o termo da gestação.[28,30,50,130] Assim, esses exames objetivam não só identificar os casos que evoluirão para o parto prematuro como também excluir o risco quando ele não existe, evitando tratamento e custos desnecessários.

Com tais finalidades, o estudo dos marcadores de risco para a prematuridade vem ganhando importância nos últimos anos. O que se procura como atributo de um teste, além de sua capacidade de rastrear com o mínimo de falso-positivos e falso-negativos, são outros fatores que determinem a sua funcionalidade, como simplicidade técnica, reprodução adequada de resultados, boa adesão da paciente, inocuidade e baixo custo.

Deve-se destacar que a aplicação pura e simples de tais métodos não resolve *per si* o problema da incidência elevada de partos prematuros. É fundamental que, juntamente com a utilização desses recursos, o pré-natal seja mais cuidadoso, com consultas médicas mais frequentes – uma a cada quatro semanas até 24 semanas e, a partir de então, quinzenais ou semanais. Tais consultas têm como objetivo verificar eventuais queixas, diagnosticar e tratar infecções vaginais e urinárias e avaliar as contrações uterinas e as condições cervicais pelo exame especular e pelo toque vaginal.

Finalmente, a prevenção terciária por meio da tocólise também não é capaz de evitar o parto prematuro na maioria dos casos, embora o uso do corticosteroide e a antibioticoterapia profilática para o estreptococo do grupo B nessa situação possam diminuir a morbidade e a mortalidade neonatais.[118]

## Medidas preventivas diante do risco de trabalho de parto prematuro

Na condução dos casos de risco de trabalho de parto prematuro, adota-se a classificação de Hobel,[148] que estabelece quatro estágios evolutivos.

### Estágio I

Neste primeiro estágio, situam-se as gestantes com fatores de risco para o parto prematuro. Em tais situações, o importante é a boa assistência pré-natal, que deve ser a mais completa possível, contando com a participação de profissionais da área de saúde relacionados aos problemas mais comuns. Assim, o ideal é que o obstetra atue como membro de uma equipe da qual participem profissionais de enfermagem, assistência social, nutrição e psicologia. Dessa maneira, a gestante poderá receber orientações quanto aos hábitos de higiene, evitando assim as vulvovaginites e corioamnionites; dispor de orientações nutricionais diante da desnutrição calórico-proteica; e obter suporte psicológico nos casos necessários.

#### Ultrassonografia obstétrica e transvaginal

A ultrassonografia obstétrica (transvaginal ou abdominal) deve ser realizada o mais precocemente possível, a fim de estabelecer com precisão a idade gestacional e diagnosticar situações de risco, como a presença de malformações uterinas, miomas e gestação gemelar.

No segundo trimestre, preconiza-se a avaliação ultrassonográfica transvaginal em todas as gestantes (rastreamento universal) entre 20 e 24 semanas, por ocasião da ultrassonografia morfológica, com o intuito de analisar o comprimento do colo uterino. Caso haja suspeita de encurtamento do colo uterino pelo toque vaginal em idades gestacionais mais precoces, a avaliação ultrassonográfica pode ser realizada a partir de 16 semanas.

O comprimento do colo uterino é estável entre 14 e 28 semanas de gestação. No entanto, após 28 a 32 semanas, há um declínio gradual. Dessa forma, a mediana do comprimento cervical é de 40 mm antes de 22 semanas, 35 mm entre 22 e 32 semanas e 30 mm após 32 semanas. Quando o comprimento do colo diminui no segundo trimestre, aumenta o risco de parto prematuro espontâneo[26] – comprimento do colo menor ou igual a 25 mm para gestantes sem história de parto prematuro e inferior a 25 mm para aquelas com esse antecedente. Na Clínica Obstétrica do HC-FMUSP, adota-se como ponto de corte para gestação única, com ou sem antecedente de parto prematuro, o valor menor ou igual a 25 mm. Diante de colo curto, realizam-se acompanhamento ambulatorial a cada 2 ou 3 semanas para avaliação das contrações uterinas, acompanhamento do colo uterino por toque vaginal e/ou ultrassonografia, sendo mandatória a pesquisa de infecção geniturinária. Além disso, inicia-se progesterona natural, por via vaginal, na dose de 200 mg/dia, ao deitar, até a 36ª semana de gestação (Figuras 6 e 7).

Para realizar a medida do comprimento do colo uterino, o transdutor transvaginal é introduzido no fórnice anterior da vagina, em contato com o lábio anterior do colo, sem pressioná-lo. Após a visualização do colo uterino e do canal cervical, realizava-se a medida linear entre o orifício externo e o orifício interno do colo uterino, a qual corresponde ao comprimento do colo.

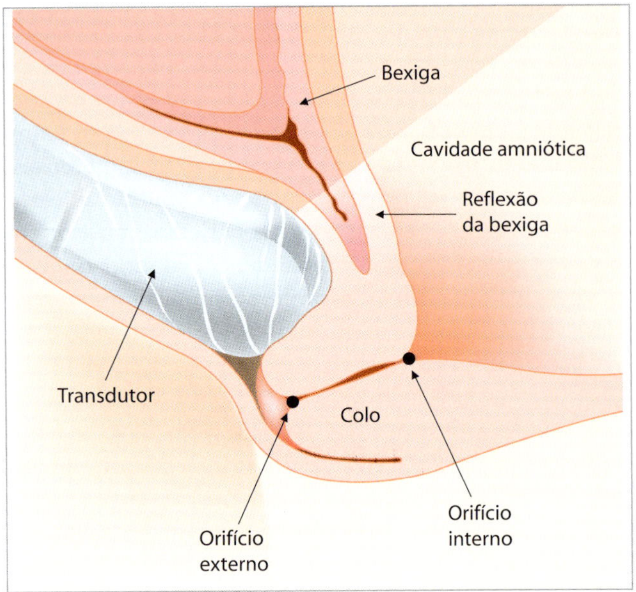


**FIGURA 6.** Ilustração de corte sagital da medida do comprimento do colo uterino pela ultrassonografia transvaginal.

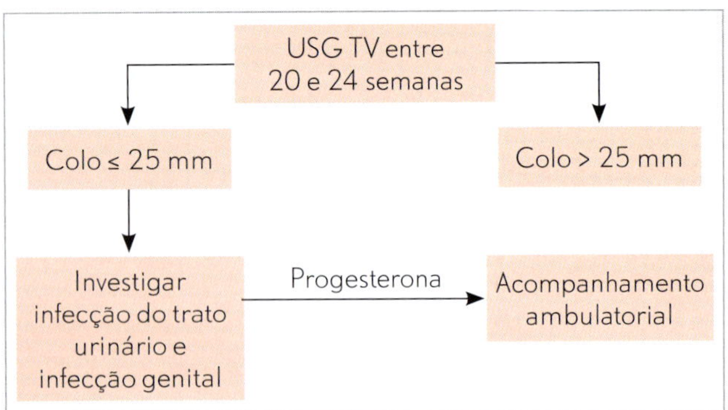


**FIGURA 7.** Utilização da ultrassonografia transvaginal (USG TV) na prevenção do parto prematuro.

Na gestação gemelar, há cerca de duas vezes mais chance de ocorrer um colo curto com 24 a 28 semanas quando comparada a gestações únicas; 40 a 50% com comprimento menor ou igual a 25 mm entre 24 e 28 semanas evoluem com parto prematuro antes de 35 semanas.[52] Consideram-se colo curto na gestação gemelar os casos de colo com medida menor ou igual a 25 mm entre 20 e 24 semanas.

## Gestantes com fatores de risco identificados

Para as gestantes com antecedente de parto prematuro ou com fatores de risco, malformações uterinas ou cirurgia de colo uterino (conização ou cirurgia de alta frequência – CAF), a avaliação transvaginal do colo uterino é iniciada mais precocemente de forma seriada a partir de 16 semanas, com intervalos de 2 semanas, até 24 semanas gestacionais (Figura 8). Diante do colo uterino menor do que 25 mm, há duas condutas:

1. Gestante não está em uso de progesterona vaginal: introduzir a progesterona vaginal na dose de 200 mg à noite até atingir 36 semanas. Deve-se reavaliar o colo uterino em duas semanas. Se persistir o encurtamento, discute-se a introdução do pessário vaginal.
2. Gestante já está em uso de progesterona via vaginal: deve-se discutir a realização da cerclagem terapêutica nos casos de prematuridade anterior em idade gestacional inferior a 28 semanas ou cirurgia de colo uterino se a idade gestacional atual for menor que 24 semanas. Nas demais situações, deve-se discutir a introdução do pessário vaginal também até 24 semanas. Nas gestantes com colo uterino curto, deve ser realizada a pesquisa de infecções vaginais.

## Outros sinais ultrassonográficos

Além da medida do comprimento do colo uterino, outros sinais podem estar associados à prematuridade espontânea, como ausência do eco glandular endocervical (EGE) e presença de *sludge* no líquido amniótico. O EGE é definido como uma área hiperecoica ao redor do canal cervical e pode ser visibilizado pela ultrassonografia transvaginal, principalmente no primeiro trimestre. Essa área está ausente em idades gestacionais avançadas e no trabalho de parto prematuro, o que poderia significar que sua ausência estaria relacionada ao processo de maturação cervical. Alguns estudos sugerem que o desaparecimento precoce do EGE pode predizer o trabalho de parto prematuro.[107,132] Outros autores verificaram que a ausência do EGE isoladamente não prediz o parto prematuro, mas que, associada ao colo curto e ao teste da fibronectina fetal, possui melhores valores preditivos.[24] Em função da heterogeneidade em relação às metodologias utilizadas nos estudos para definir colo curto, ao diagnóstico

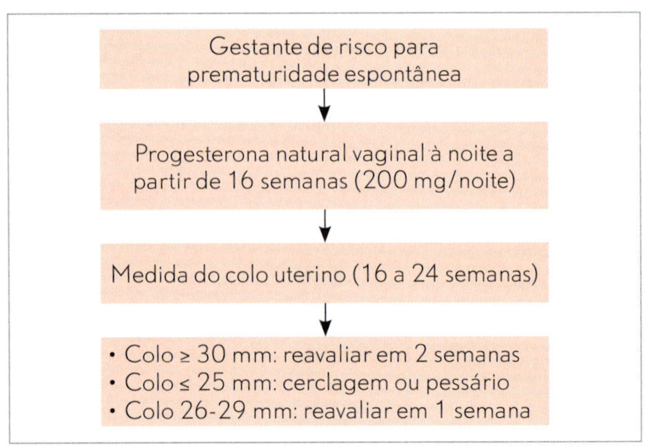


**FIGURA 8.** Conduta assistencial na gestante com fatores de risco para prematuridade espontânea.

de trabalho de parto prematuro e aos diferentes fatores de risco envolvidos nas populações avaliadas, não é possível afirmar que apenas a ausência do EGE seja utilizada rotineiramente para identificar a gestante de risco para o parto prematuro.

Outro sinal ultrassonográfico não menos controverso é o *sludge* no líquido amniótico ou "barro amniótico".[1] É definido como um aglomerado de partículas hiperecoicas que se localiza entre o orifício interno do colo uterino e a apresentação fetal. Sua presença pode estar relacionada a colonização bacteriana ou presença de sangramento por descolamento coriodecidual. Em estudo em que foram avaliadas 84 gestantes com trabalho de parto prematuro e bolsa íntegra e 298 gestantes sem complicações, verificou-se que o *sludge* estava associado a corioamnionite histológica, culturas positivas do líquido amniótico e parto prematuro.[47] Esse foi um estudo retrospectivo que não permitiu que os avaliadores acompanhassem os exames em tempo real, o que pode ter originado viéses na análise de imagens e confusão nos resultados apresentados.

Há um único estudo prospectivo realizado com 310 gestantes submetidas à cariotipagem entre 14 e 24 semanas. Apesar de o *sludge* ter se associado a parto prematuro antes de 32 semanas, a idade gestacional média do exame foi de 17 semanas em pacientes que tinham indicação de amniocentese e não refletiam a população geral.[61] O grupo de Romero et al. publicou relato de um caso e sua posterior investigação complementar sugerindo a hipótese de que o *sludge* é um indicador de invasão bacteriana da cavidade amniótica.[112] Os autores propuseram que a infecção intra-amniótica pode ser crônica e subclínica e pode ser detectada pela ultrassonografia antes do aparecimento dos sintomas de corioamnionite. Nesse relato de caso, foram obtidas imagens de *coccus* aderidos à matriz extracelular, o que é compatível com bactérias na forma de biofilmes ou agregados bacterianos. Essa forma particular de infecção é mais difícil de ser detectada por meio de culturas habituais e é mais resistente ao tratamento com antibióticos. Até o momento, no entanto, não há nenhum estudo controlado que tenha avaliado o uso de antibióticos diante da presença isolada do *sludge* e, portanto, não há evidências que justifiquem sua prescrição, a menos que ocorram outros sinais de infecção. Na Clínica Obstétrica do HC-FMUSP, diante do achado de sludge na ultrassonografia transvaginal, entre 20 e 24 semanas, a conduta é a reavaliação ultrassonográfica em 7 a 14 dias se o colo uterino for normal ou, em caso de colo curto, vigilância materna para infecções e progesterona vaginal.

## Rotinas do pré-natal

As intercorrências clínicas mais comuns nesse estágio, como as doenças que levam à insuficiência placentária, as infecções e o desequilíbrio da flora cervicovaginal, devem ser diagnosticadas e tratadas corretamente. Da mesma forma, as infecções fora do trato genital também devem ser investigadas e tratadas adequadamente, destacando-se a relevância das infecções do trato urinário.

É importante que as gestantes de risco tenham conhecimento dos sintomas e sinais do trabalho de parto, como aparecimento de contrações uterinas regulares durante pelo menos 1 hora, mesmo que indolores, sensação de peso no baixo ventre e alteração no conteúdo vaginal.

A antecipação eletiva do parto, geralmente decorrente de doenças maternas que levam à insuficiência placentária, deve ser praticada com critério após avaliação cuidadosa das provas de vitalidade fetal, a fim de se evitar a prematuridade iatrogênica.

### *Progesterona natural*

Em gestantes assintomáticas com antecedente de parto prematuro espontâneo, utiliza-se a progesterona natural entre 16 e 36 semanas, em doses de 100 a 400 mg/dia pela via vaginal (nível de evidência 1B).[49] Igualmente, diante do diagnóstico de colo curto (≤ 25 mm) pela ultrassonografia transvaginal, indica-se a progesterona natural em doses de 200 a 400 mg/dia pela via vaginal (nível de evidência 1B). Meis et al. demonstraram que o uso do caproato de 17-alfa-hidroxiprogesterona na dose de 250 mg/semana, por via intramuscular, entre 16 e 36 semanas de gestação, também é eficaz em evitar a prematuridade. Entretanto, a forma injetável traz desconforto e dor à paciente, tem custo elevado e não está disponível no mercado brasileiro.[92] Posteriormente, metanálises desses e de outros estudos randomizados confirmaram a redução entre 40 e 50% de partos prematuros nos grupos que utilizaram a progesterona.[134,169] No entanto, até o momento, não há estudo com casuística suficiente que demonstre diminuição significativa das complicações e mortes neonatais decorrentes da prematuridade.

Na gestação gemelar, não há evidências de que a progesterona possa evitar o parto prematuro, embora possa ter alguma eficácia nos casos em que estiver presente colo curto.[31,99]

O uso da progesterona em mulheres submetidas à cerclagem é discutível, porque não existem estudos randomizados e controlados que demonstrem sua utilidade para evitar o parto prematuro.

### *Pessário*

O pessário vaginal muda o ângulo do colo em relação ao corpo uterino, o que alivia a pressão do conteúdo uterino sobre o colo. Além disso, também promove o fechamento do orifício interno do colo uterino, o que impede a ascensão de bactérias em direção ao útero. Considerando esses aspectos, alguns autores indicam o uso do pessário no colo curto. Antes de 2012, apenas alguns estudos observacionais demonstraram que o pessário tinha eficácia equivalente à progesterona.[22] Em 2012, em estudo multicêntrico e randomizado, realizado na Espanha, com 385 gestantes com comprimento do colo ≤ 25 mm, entre 20 e 23 semanas, utilizou-se o pessário de Arabin em um grupo e no outro grupo nada foi utilizado. O grupo pessário teve redução significativa do parto prematuro antes de 28 semanas – 4:190 (2%) *versus* 16:190 (8%) (*OR* 0,23, IC 95%: 0,06-0,74) – e antes de 34 semanas – 12:190 (6%) *versus* 51:190 (27%) (*OR* 0,18, IC 95%: 0,08-0,37). Como efeitos adversos, foram observados leucorreia e desconforto da paciente durante a inserção do pessário.[54] Em razão da falta de controle com placebo e do pequeno número de nascimentos prematuros, seu uso ainda não deve fazer parte da rotina. Além disso, em 2013, foi publicado outro estudo randomizado que não confirmou os achados anteriores.[63] Em relação a gestações únicas, em estudo de Nicolaides KH et al., não houve diferença significativa entre o grupo pessário Arabin (n = 460) e o grupo-controle (n = 464) em relação à taxa de prematuridade espontânea antes de 34 semanas em gestações únicas.[98] E no estudo de Saccone G et al., também não houve diferença significativa quando consideradas as idades gestacionais inferiores a 32 semanas e inferiores a 28 semanas de gestações únicas – grupo pessário Arabin (n = 150) e grupo-controle (n = 150).[114]

No que diz respeito às gestações gemelares, no estudo de Nicolaides KH et al., o uso de pessário Arabin não reduziu significativamente a taxa de prematuridade em idades gestacionais inferiores a 34 semanas (13,6% *versus* 12,9%) em gestações gemelares – (grupo pessário n = 106 casos e grupo-controle n = 108 casos).[97] Já o estudo de Goya et al., publicado um mês após o último estudo citado, os autores demonstraram que diante do comprimento de colo uterino menor ou igual a 25 mm, o uso de pessário Arabin, em 68 casos de gestantes gemelares, diminui a taxa de prematuridade com idade gestacional inferior a 34 semanas (16,2% *versus* 39%) quando comparado a 66 casos do grupo-controle.[53]

O que se pode concluir com esses estudos é que, tanto para gestações únicas como para as gemelares, o uso de pessário para a prevenção da prematuridade continua sendo discutível. Contudo, é evidente que estudos com maior casuística não demonstraram vantagens quanto ao uso do pessário. Diante de colo curto, deve-se optar pela progesterona natural como principal opção até que surjam outros estudos randomizados e controlados com placebo que comprovem a eficácia do pessário em reduzir a prematuridade espontânea.

#### *Cerclagem cervical*

Nos casos confirmados de incompetência cervical, faz-se a cerclagem do colo uterino entre 12 e 16 semanas de gestação. Essa cirurgia apresenta riscos (sangramentos, infecções e roturas de membranas) e o bom senso deve prevalecer para a sua indicação. A cerclagem deve ser praticada apenas nas gestantes com história clássica de incompetência cervical (antecedentes de abortamentos tardios, partos prematuros precoces, de segundo trimestre, com dilatação cervical indolor), nos casos de antecedente suspeito (antecedente de 1 abortamento tardio ou parto prematuro abaixo de 28 semanas, sem etiologia definida; antecedente de cirurgia conservadora do colo uterino, como conização ou cirurgia de alta frequência, e malformações uterinas) associado ao encurtamento do colo à ultrassonografia seriada a partir de 16 semanas e nos casos de cervicodilatação, em que se indica a cirurgia de urgência. Os pontos cirúrgicos são comumente retirados ambulatorialmente entre a 36ª e a 37ª semanas de gestação.

A cerclagem cervical não deve ser indicada para o tratamento do colo curto rastreado pela ultrassonografia transvaginal sem antecedente suspeito nem como rotina na gestação gemelar.

### Estágio II

Por tratar-se do estágio em que ocorrem os eventos bioquímicos do trabalho de parto prematuro, a contratilidade uterina é anormal, mas as alterações cervicais podem ser pequenas ou mesmo estar ausentes (Tabelas 5 e 6). O aparecimento de contrações uterinas sem repercussão cervical constitui-se no que se denomina útero irritável, situação em

**TABELA 5. Parâmetros cervicais a serem avaliados**

| | Sem alteração | Alterado |
|---|---|---|
| Comprimento | > 2 cm | ≤ 2 cm |
| Dilatação | Ausente | Presente |
| Posição | Posterior | Mediana ou anterior |

**TABELA 6. Diferenças clínicas entre trabalho de parto e falso trabalho de parto**

| Trabalho de parto | Falso trabalho de parto |
|---|---|
| Contrações em intervalos regulares | Contrações irregulares |
| Contrações com intensidade crescente | Contrações com intensidade variável |
| Dores predominantemente na região sacral | Dores abdominais |
| Aumento das contrações ao deambular | O deambular não exerce efeito |
| Esvaecimento e dilatação progressivos do colo | Esvaecimento e dilatação: se presentes, não evoluem |

que a gestante deverá ser mantida em repouso e submetida ao uso da progesterona natural via vaginal, na dose de 200 mg/dia, até 36 semanas e, quando necessário, à sedação com benzodiazepínico (diazepam 5 mg/dia) por via oral.

Considera-se contratilidade uterina exacerbada a presença de quatro ou mais contrações por hora, em idade gestacional inferior a 30 semanas, ou seis ou mais contrações por hora, em idade gestacional superior a 30 semanas.

As intercorrências clínicas, quando presentes, devem ser tratadas especificamente e, pela frequência elevada, as infecções urinárias e vaginais devem ser sempre investigadas.

Em gestantes sem ultrassonografia prévia, é imprescindível a realização desse exame com a finalidade de analisar a idade gestacional e as estruturas e o crescimento fetais. Desde que haja viabilidade, ou seja, idade gestacional igual ou superior a 25 semanas, deve-se analisar a vitalidade fetal. Não se utilizam uterolíticos beta-adrenérgicos por via oral, por serem mal absorvidos no trato gastrointestinal. Nas doses habitualmente utilizadas, têm mais efeito placebo do que terapêutico. Para a obtenção dos efeitos desejados, as doses deveriam ser elevadas a um ponto em que os efeitos colaterais seriam insuportáveis. Assim, é mais importante manter a paciente em repouso e sob vigilância contínua e, diante do aumento das contrações uterinas e de mudança progressiva do colo, atuar como no estágio III.

## Estágio III

Neste estágio, existem contrações rítmicas e eficientes para que ocorra a cervicodilatação.

Os critérios utilizados para definir o verdadeiro trabalho de parto prematuro são:

- Contrações uterinas regulares a cada 5 minutos.
- Dilatação cervical de pelo menos 1 cm.
- Esvaecimento cervical.
- Progressão das alterações cervicais.
- Idade gestacional entre 22 semanas e 36 semanas e 6 dias.

No falso trabalho de parto, não ocorre mudança progressiva do colo e as contrações cessam espontaneamente após um período de repouso. Para o diagnóstico diferencial em casos duvidosos, é importante que a gestante permaneça em repouso durante 2 a 3 horas para observação clínica.

Antes de se instituir a terapêutica inibitória, deve-se estar atento às indicações e às contraindicações da tocólise (Tabela 7). A gestante deverá ser hospitalizada e mantida em repouso no leito, e as seguintes providências e avaliações deverão ser realizadas:

- Vitalidade fetal: desde que haja viabilidade fetal, realiza-se a cardiotocografia fetal. Com esta medida, também são monitoradas as contrações uterinas.

**TABELA 7. Condições obrigatórias e contraindicações para tocólise**

| **Condições obrigatórias para tocólise** |
|---|
| Feto vivo sem sinais de sofrimento fetal ou malformações incompatíveis com a vida |
| Dilatação cervical < 4 cm |
| Esvaecimento cervical não pronunciado |
| Membranas fetais íntegras |
| Idade gestacional entre 22 e 34 semanas |
| Ausência de contraindicações |
| **Contraindicações à tocólise** |
| Morte fetal |
| Suspeita ou confirmação de infecção amniótica |
| Anormalidade da vitalidade fetal (cardiotocografia de repouso, Doppler, perfil biofísico fetal e ILA) |
| Suspeita ou confirmação de descolamento prematuro de placenta |
| Rotura prematura de membranas ovulares |
| Placenta prévia sangrante |
| Descolamento prematuro de placenta |
| Síndromes hipertensivas maternas formas graves |
| Doenças maternas graves descompensadas: diabetes, hipertireoidismo, anemia falciforme etc. |
| Cardiopatias* |
| Malformações fetais incompatíveis com a vida |

ILA: índice de líquido amniótico. * Ver Capítulo 47, "Doenças cardiovasculares", da Seção 6, "Intercorrências clínico-cirúrgicas".

- Ultrassonografia para confirmar a apresentação fetal, analisar o volume de líquido amniótico, estimar o peso fetal e a idade gestacional e pesquisar possíveis malformações fetais.
- Exame bacterioscópico e cultura de conteúdo vaginal e anal para o estreptococo do grupo B, coleta do conteúdo endocervical para pesquisa de *Chlamydia trachomatis* e *Neisseria gonorrhoea*. As infecções por *Mycoplasma hominis* e *Ureaplasma urealyticum* devem ser pesquisadas pela cultura de conteúdo endocervical.
- Acesso venoso e coleta de hemograma. Coleta de urina para exame de urina tipo 1 e cultura de urina.

Caso se decida pela inibição das contrações uterinas, a gestante deve ser mantida em repouso absoluto no leito e as contrações e os batimentos cardíacos fetais devem ser monitorizados em intervalos regulares.

## Uterolíticos

Há mais de 50 anos, as drogas uterolíticas são empregadas para inibir o trabalho de parto prematuro e evitar o nascimento prematuro. No entanto, nos últimos tempos, essas drogas têm sido muito questionadas não só porque não conseguem diminuir as taxas de nascimentos prematuros, mas também por seus efeitos colaterais maternos e fetais. Apesar disso, essas drogas são úteis para adiar o nascimento em pelo menos 48 ou 72 horas, tempo suficiente para a utilização do corticosteroide antenatal e instituição da profilaxia da infecção neonatal pelo estreptococo do grupo B, diminuindo, assim, as complicações neonatais. Até o momento, apenas duas drogas foram desenvolvidas especialmente para inibir o trabalho de parto prematuro: a ritodrina e a atosibana. As outras foram adaptadas para esse fim, ou seja, entre outras indicações, também inibem a contratilidade uterina. Várias dúvidas permanecem quando se comparam os resultados de trabalhos científicos sobre os diferentes tipos de uterolíticos. O diagnóstico do trabalho de parto é difícil, principalmente em sua fase inicial, e os critérios adotados para o seu diagnóstico diferem entre os diversos autores. A maioria dos estudos não é realizada de maneira controlada e randomizada, os tamanhos amostrais são em geral pequenos e as comparações feitas entre os diferentes uterolíticos baseiam-se em populações com riscos variados. Frequentemente, observam-se conflitos de interesse e tendenciosidades.

### Beta-agonistas

Entre as drogas beta-adrenérgicas, destacam-se: a terbutalina, o salbutamol, a isoxsuprina, o fenoterol e a ritodrina, embora somente esta última tenha sido aprovada pela *Food and Drug Administration* (FDA) dos EUA para inibir o trabalho de parto. Essas drogas atuam em receptores-beta-1 (coração e intestinos) e predominantemente beta-2 (miométrio, vasos sanguíneos e bronquíolos), estimulando-os e determinando o relaxamento da fibra muscular uterina por diminuição do cálcio livre no interior das células. O mecanismo envolvido nesse efeito consiste na ativação da enzima adenilciclase, que catalisa a conversão do trifosfato de adenosinada (ATP) em monofosfato de adenosina cíclico (AMP cíclico). Este último, por sua vez, diminui o cálcio livre intracelular. No entanto, tais drogas agem em diversos órgãos e, no sistema cardiovascular, são potencialmente perigosas. Além disso, atravessam a placenta, tendo sido descritos inúmeros efeitos colaterais no feto, como taquicardia, hiperinsulinismo, hipoglicemia, hipocalemia e hipotensão arterial.

A ritodrina e a terbutalina são as que têm demonstrado maior eficácia em inibir as contrações por um determinado intervalo de tempo. O esquema terapêutico com a terbutalina é o seguinte (Figura 9): diluem-se 5 ampolas (1 ampola = 0,5 mg) em soro glicosado a 5% (500 mL), que são infundidas por via intravenosa, iniciando-se com 2,5 mcg/min (10 gotas/min); a seguir, aumentam-se 10 gotas/min a cada 20 minutos até um máximo de 80 gotas/min. Uma vez obtida a dose mínima capaz de cessar as contrações, mantém-se o gotejamento por 24 horas.

Caso as contrações não diminuam em 6 horas ou se a tocólise for necessária por mais de 24 horas, deve-se pesquisar a presença de corioamnionite ou insuficiência placentária. Após as 24 horas de administração da droga e na ausência de contrações, diminui-se a infusão em 10 gotas/min a cada 20 minutos, até sua suspensão total. A paciente deve ser mantida em repouso absoluto e sob vigilância por mais 24 horas e, caso ocorra o retorno das contrações, utiliza-se o esquema intravenoso mais uma vez. Os beta-agonistas não devem ser empregados por via oral após a infusão intravenosa, pois os estudos disponíveis não demonstraram a eficácia da administração por essa via em postergar o parto. É preferível utilizar a progesterona, 200 mg a cada 12 horas, via vaginal, concomitantemente à tocólise, mantendo a mesma posologia após a alta hospitalar, até 36 semanas.

Alguns cuidados devem ser tomados por ocasião do uso dos beta-agonistas:

5 amp + 500 mL SG5% IV → BI → 10 gotas/min (30 mL/h)

↑ 10 gotas/min a cada 20 minutos { dose máxima = 80 gotas/min (240 mL/h) inibição das contrações

Manter a dose que inibiu o TPP durante 24h

↓ 10 gotas/min (30 mL/h) a cada 20 minutos até suspensão total

**FIGURA 9.** Esquema terapêutico de utilização da terbutalina. Amp: ampola; IV: via intravenosa; BI: bomba de infusão; min: minuto; TPP: trabalho de parto prematuro.

- Realizar eletrocardiograma materno prévio.
- Controlar com cuidado a frequência cardíaca e a pressão arterial, mantendo a frequência cardíaca materna abaixo de 120 bpm.
- Auscultar periodicamente os pulmões e o coração.
- Monitorizar os batimentos cardíacos fetais.

Deve-se salientar que os efeitos colaterais cardiovasculares, como o edema agudo dos pulmões, são mais frequentes em situações de hipervolemia materna, como no polidrâmnio, na gestação múltipla e em pacientes submetidas à infusão de grande quantidade de líquidos. É importante destacar que, diante da tocólise com beta-agonistas, a administração de líquidos não deve ultrapassar 2 L em 24 horas. Dessa forma, em razão dos importantes efeitos colaterais maternos e fetais, essas drogas estão sendo menos utilizadas como tocolítico.

#### Sulfato de magnésio

Compete com o cálcio, impedindo a sua entrada pela membrana da célula miometrial. A dose utilizada em alguns centros internacionais é de 4 g diluídos em soro glicosado a 10% e infundidos por via intravenosa em 20 minutos, como dose de ataque, seguidos de 2 a 3 g/h até cessarem as contrações uterinas.

A paciente deve ser cuidadosamente monitorada em relação a diurese, frequência respiratória e reflexos patelares. Além disso, deve-se avaliar a magnesemia materna a cada 6 horas. Apesar dos riscos potenciais, poucos efeitos colaterais maternos são observados quando a concentração sérica de magnésio é mantida em níveis terapêuticos (4 a 6 mEq/L). A hipermagnesemia fetal está relacionada à hiporreatividade e à hipotonia. Apesar de o sulfato de magnésio ainda ser utilizado em alguns locais, os estudos mais bem conduzidos não revelam redução da incidência de partos prematuros, da morbidade e da mortalidade neonatal.[40,162] Não se faz uso dessa medicação para inibição do trabalho de parto na Clínica Obstétrica do HC-FMUSP.

### Inibidores de prostaglandinas

Inibem a enzima prostaglandina sintetase. O esquema mais comumente empregado em alguns centros internacionais é o de uma dose inicial de 100 mg de indometacina por via retal seguida de 25 mg por via oral a cada 6 horas, por um período máximo de 48 horas, para idades gestacionais inferiores a 33 semanas. Por atravessarem facilmente a placenta, inibem a síntese de prostaglandinas nos tecidos fetais. Como consequências podem ocorrer enterocolite necrosante, fechamento precoce do ducto arterioso, hipertensão pulmonar primária, oligoâmnio e hemorragia intracraniana. Em virtude dessas intercorrências, a ecocardiografia fetal e a ultrassonografia devem ser realizadas com frequência, a fim de detectarem precocemente sinais de constrição do ducto arterioso e oligoâmnio. Por causa dos efeitos colaterais graves, na Clínica Obstétrica do HC-FMUSP, essas drogas não são utilizadas para inibir o trabalho de parto prematuro.

### Bloqueadores de canais de cálcio

Inibem a entrada do cálcio extracelular através da membrana citoplasmática, impedem a liberação do cálcio intracelular do retículo sarcoplasmático e aumentam a saída do cálcio da célula miometrial. Há vários esquemas de administração, sendo os mais utilizados 20 a 30 mg de nifedipino, por via oral, seguidos de 10 a 20 mg, por via oral, a cada 6 a 8 horas, por até 48 horas, ou 30 mg, por via oral, seguidos de 10 a 20 mg, a cada 4 a 6 horas, por até 48 horas. O efeito colateral materno mais comum é o enrubescimento facial, mas náuseas, cefaleia e hipotensão arterial também podem ocorrer.

Em 2016, van Vliet et al. realizaram ensaio clínico randomizado, controlado e multicêntrico, para comparar a eficácia e a segurança da nifedipina e do atosibana em mulheres com ameaça de parto prematuro, tendo como desfecho primário do estudo uma composição de eventos perinatais adversos, como mortalidade perinatal, displasia broncopulmonar, sepse, hemorragia intraventricular, leucomalácia periventricular e enterocolite necrosante. Ambos os grupos receberam as respectivas medicações por 48 horas. Ao final do estudo, os autores constataram desfechos perinatais e efeitos adversos maternos similares entre os grupos.[123]

Na Clínica Obstétrica do HC-FMUSP, utiliza-se a seguinte posologia, com seus respectivos cuidados:

1. Ataque: nifedipina de ação rápida, 2 cápsulas de 10 mg (20 mg), na primeira hora.
2. Manutenção: nifedipina de ação lenta, 1 cp de 20 mg, a cada 6 horas, pelas próximas 47 horas.

#### Cuidados durante o uso da nifedipina

- Controle de frequência cardíaca + pressão arterial (é necessário cuidado com mulheres com pressão arterial baixa) + ausculta cardíaca a cada 15 minutos na primeira hora. Se os parâmetros estiverem normais na primeira hora, mantém-se a vigilância da pressão arterial e da frequência cardíaca a cada 4 horas.
- A meia-vida (*half-life*) da nifedipina, que é o tempo em que a concentração da droga no plasma cai pela metade, é de 6 a 12 horas e, portanto, longa.

De maneira geral, os estudos até aqui realizados concluem que os antagonistas do cálcio são tão efetivos em adiar o parto quanto os beta-agonistas, porém apresentam menos efeitos colaterais. Entretanto, até o momento, não existem estudos placebo-controlados que avaliem a eficá-

cia do nifedipino. Há apenas estudos comparativos com outras drogas, os quais devem ser interpretados com cautela. Em 2014, foi realizada a revisão sistemática do uso do nifedipino para inibir o trabalho de parto prematuro.[163] Foram incluídos 38 estudos sobre o tema, envolvendo um total de 3.550 pacientes, porém com inúmeros vieses de amostragem, de aferição, de seleção e de confusão, tendo sido apenas um dos estudos com cegamento.

Apesar da facilidade de administração pela via oral, a posologia ideal do nifedipino é desconhecida e não possui registro para ser utilizada como uterolítico (uso *off-label*).

### Antagonistas da ocitocina

O acetato de atosibana é um peptídeo sintético que age competindo com a ocitocina no seu receptor da célula miometrial e reduz os efeitos fisiológicos desse hormônio. Trata-se, portanto, de uma molécula agonista parcial do receptor de ocitocina e que, ao ocupá-lo de forma prolongada, impede que a ocitocina possa estimular as células miometriais. Nos estudos em que foi avaliado, observou-se diminuição significativa das contrações uterinas quando utilizado por via intravenosa, apresentando frequência baixa de efeitos colaterais, os quais são leves, como náuseas, cefaleias, vômitos, tonturas, taquicardia e hipotensão arterial.[120,121] Até o momento, os achados perinatais e neonatais foram semelhantes aos descritos para os beta-agonistas. Na Clínica Obstétrica do HC-FMUSP, a utilização do acetato de atosibana é feita para os casos com contraindicação ao uso da nifedipina.

Sua utilização é feita em três etapas (Figura 10):

1. Inicialmente, uma dose de 0,9 mL (6,75 mg) injetada diretamente na veia durante 1 minuto.
2. Manutenção: duas ampolas de 5 mL em 90 mL de soro glicosado a 5% (solução final de 100 mL) por via intravenosa durante 3 horas na velocidade de 24 mL/h (300 mg/min); posteriormente, utilizam-se os 28 mL restantes da solução anterior em 3 horas e 30 minutos, na velocidade de 8 mL/h, totalizando 6 horas e 30 minutos. Antes de continuar com a administração da droga, monitoram-se as contrações uterinas.
3. Se as contrações persistirem, mantém-se a solução intravenosa de 90 mL de soro glicosado a 5% com duas ampolas de 5 mL de atosibana na velocidade de 8 mL/h até que sejam completadas as 48 horas de tratamento.

A repetição do tratamento com atosibana é possível e, no caso de ser necessária, deve ser iniciada com a injeção em bólus intravenoso. Realizam-se somente duas repetições de tratamento.

Em suma, os uterolíticos devem ser utilizados quando se pretende adiar o parto por pelo menos 48 horas, com o intuito de se administrar o corticosteroide antenatal ou quando é necessária a transferência da parturiente para outro serviço. Não há segurança em relação aos efeitos colaterais maternos e fetais. Sendo assim, os riscos e os benefícios devem ser avaliados em cada caso. Os beta-agonistas são eficazes, mas apresentam vários efeitos colaterais, o que, muitas vezes, impede a infusão da droga em doses suficientes para impedir o nascimento; já o sulfato de magnésio é pouco eficaz como uterolítico. Os antagonistas do cálcio são eficazes, mas ainda existem dúvidas em relação à sua posologia e aos seus resultados. Os antagonistas da ocitocina são eficazes e apresentam poucos efeitos colaterais, porém têm custo de aquisição elevado. No entanto, a infusão da droga, por apresentar poucos efeitos colaterais, permite o tratamento completo e, consequentemente, adiamento eficaz do nascimento, com menor tempo de internação em unidade de terapia intensiva neonatal e berçário, o que leva a menor impacto econômico.

### Corticoterapia

O uso de corticosteroide antenatal para o amadurecimento pulmonar fetal foi aventado pela primeira vez por Liggins[150] em estudo experimental com dexametasona em fetos de ovelhas. Em 1972, Liggins e Howie[75] empregaram a betametasona em mulheres grávidas. Tal estudo

ATAQUE:
1 amp 0,9 mL (6,75 mg), IV, em 1 minuto

MANUTENÇÃO:
2 amp 5 mL + 90 mL SG5% → BI { 24 mL/h → 3h ; 8 mL/h → 3h30min }

Reavaliar contrações → se persistência:
2 amp 5 mL + 90 mL SG5% → BI → 8 mL/h → 12h30min*

**FIGURA 10.** Esquema terapêutico de utilização do acetato de atosibana. * Nova avaliação → se persistência, repetir este esquema até completar 48 horas de utilização da medicação.

demonstrou redução das complicações pulmonares em neonatos prematuros. A partir de então, diversas investigações têm demonstrado os benefícios da terapêutica antenatal com corticosteroide, que, de maneira geral, incluem: redução da incidência de 40 a 60% de membrana hialina entre recém-nascidos de 28 a 34 semanas, menor gravidade da síndrome da angústia respiratória, quando presente, menor incidência de hemorragia intracraniana, menor risco de enterocolite necrosante, maior sobrevida dos recém-nascidos prematuros com melhora da estabilidade circulatória e necessidades reduzidas de oxigenação e de suporte ventilatório. Além disso, observam-se melhores respostas terapêuticas ao uso do surfactante neonatal quando a paciente faz uso de corticosteroide no período antenatal. Embora o corticosteroide não diminua claramente a incidência de síndrome da angústia respiratória em recém-nascidos entre 24 e 28 semanas, parece reduzir a gravidade do quadro e também o risco de hemorragias intraventriculares em mais de 50%. Em metanálise realizada por Crowley,[161] os mesmos resultados foram observados. O mecanismo de ação dos corticosteroides permanece ainda pouco conhecido. A principal teoria admite que atuem em receptores pulmonares fetais, levando à produção de fosfatidilcolina, o principal componente do surfactante. A elevação de sua concentração pode depender tanto do incremento da produção local quanto da redução do ritmo de biodegradação.

Apesar de, em 1994, o *National Institutes of Health* (NIH) dos EUA[139] ter chegado a um consenso favorável à administração de corticosteroides no período antenatal, dúvidas ainda persistem em relação aos efeitos adversos, como infecções maternas e neonatais, supressão da adrenal fetal, alterações cardiotocográficas (diminuição da variabilidade dos batimentos cardíacos fetais), redução do perímetro cefálico e do peso ao nascer, má adaptação fetal à hipoxia e alterações de comportamento na infância. Portanto, os efeitos dos corticosteroides não são específicos para o tecido pulmonar, também têm influências sobre outros tecidos com divisão celular rápida, como demonstrado no tecido cerebral, nos intestinos, no pâncreas e na pele. Essa falta de especificidade constitui o temor de prováveis efeitos deletérios para o concepto em curto ou longo prazo. Desde 1999, têm surgido estudos de acompanhamento em longo prazo de fetos submetidos a esquemas de corticosteroide com repetição semanal, revelando algumas dessas complicações.[25,72] Além disso, recentemente, outro estudo verificou que a exposição materna a várias doses de dexametasona se associou a aumento significativo de leucomalácia e outras anomalias do desenvolvimento neurológico em crianças com 2 anos, quando comparadas a crianças expostas à betametasona.[117] Em 2016, Gyamfi-Bannerman et al. publicaram ensaio clínico randomizado e placebo controlado, envolvendo 2.831 gestantes, acerca da utilização de betametasona em pacientes de alto risco para parto entre 34 semanas e 36 semanas e 6 dias. Os autores constataram que o desfecho primário (necessidade de suporte ventilatório dentro das primeiras 72 horas de vida do recém-nascido) foi significativamente menor no grupo que recebeu a betametasona comparado ao grupo placebo (11,6% *versus* 14,4%; p = 0,02). Foi possível determinar que é necessário tratar 35 mulheres para se prevenir 1 caso do desfecho primário (número necessário para tratamento/NNT = 35). Ainda no grupo que recebeu betametasona, houve redução significativa nas taxas de complicações respiratórias graves (8,1% *versus* 12,1%; p < 0,001; NNT = 25), necessidade de manobras de ressuscitação ao nascimento (14,5% *versus* 18,7%; p = 0,003) e uso de surfactante (1,8% *versus* 3,1%; p = 0,03). Entretanto, os recém-nascidos do grupo betametasona apresentaram incidência maior de hipoglicemia neonatal (24% *versus* 15%; p < 0,001).[56] Com isso, o *American College of Obstetricians and Gynecologists* (ACOG)[136] e a *Society for Maternal-Fetal Medicine* (SMFM)[140] incluíram em suas recomendações a administração de corticoide na prematuridade tardia para aquelas pacientes maiores de idade para parto em idade gestacional entre 34 semanas e 36 semanas e 6 dias. Entretanto, recomenda-se cautela quanto a esta conduta em vista da escassez de dados na literatura a respeito dos efeitos em longo prazo dessa prática.

Na Clínica Obstétrica do HC-FMUSP, emprega-se o corticosteroide entre 25 e 34 semanas de gestação. Utiliza-se a betametasona na dose de 12 mg/dia por via intramuscular com intervalo de 24 horas, num total de duas aplicações. O efeito máximo inicia-se após 24 horas e persiste por 7 dias. Em geral, utiliza-se apenas um ciclo de corticosteroide e dois excepcionalmente em virtude dos efeitos colaterais para o feto. O seu uso é contraindicado na presença de infecções maternas e ovulares, quadro clínico materno descompensado (*diabetes mellitus*, hipertensão e cardiopatias) e úlcera péptica.

Em caso de indisponibilidade da betametasona, pode-se utilizar a dexametasona na dose de 6 mg, por via intramuscular, a cada 12 horas, durante 2 dias (quatro aplicações no total). A corticoterapia deve ser iniciada independentemente da certeza de completar o ciclo total.

## Profilaxia da infecção neonatal pelo estreptococo do grupo B

O estreptococo do grupo B (*Streptococcus agalactiae*) é encontrado na vagina e no reto da mulher grávida em 10 a 30% dos casos. Quando essa bactéria é transmitida da mãe para o feto, o que se dá na maioria das vezes durante o trabalho de parto e no parto, pode levar a sepse neonatal, principalmente no prematuro.

Recomenda-se que seja realizada a pesquisa do estreptococo do grupo B na vagina e no reto durante o terceiro trimestre, entre 35 e 37 semanas.[138] A bacteriúria pelo estreptococo também deve ser considerada de risco. O uso de antibióticos durante a gestação não impede a reinfecção e a transmissão vertical por ocasião do nascimento.

Os fatores de risco mais importantes para a infecção neonatal pelo estreptococo do grupo B são parto prematuro, RPMO pré-termo, RPMO por mais de 18 horas, história de recém-nascido anterior com infecção pela mesma bactéria e febre durante o trabalho de parto (Figura 11). Diante da suspeita ou de diagnóstico de trabalho de parto prematuro, a menos que se disponha de cultura vaginal e retal negativa realizada nas 5 semanas anteriores a ele, a melhor maneira de se evitar a infecção neonatal é o tratamento profilático com antibiótico, utilizado em um dos seguintes esquemas:

- Penicilina G cristalina: ataque com 5 milhões de UI por via intravenosa e 2,5 milhões de UI por via intravenosa a cada 4 horas até o nascimento.
- Ampicilina: ataque com 2 g por via intravenosa e 1 g por via intravenosa a cada 4 horas até o nascimento.

São necessárias pelo menos duas doses de antibióticos com intervalo de 4 horas antes do nascimento. Em caso de alergia à penicilina:

- Sem risco de anafilaxia: 2 g de cefazolina por via intravenosa seguidos de 1 g por via intravenosa a cada 8 horas até o parto.
- Com risco de anafilaxia: 900 mg de clindamicina por via intravenosa a cada 8 horas ou 500 mg de eritromicina por via intravenosa a cada 6 horas até o parto.

Se houver resistência à clindamicina ou à eritromicina, ou diante de suscetibilidade desconhecida, deve-se administrar 1 g de vancomicina por via intravenosa a cada 12 horas até o parto.

## Neuroproteção

Entre as principais sequelas da prematuridade, destaca-se a paralisia cerebral. Trata-se de um grupo heterogêneo de distúrbios graves do movimento e da postura, com comprometimento intelectual ou não, que tem prevalência de dois a três por mil nascidos vivos na população geral.[131] A literatura relata que o risco de paralisia cerebral é oitenta vezes maior em nascidos entre 23 e 27 semanas de gestação quando comparados aos nascidos de termo.[12] O sulfato de magnésio, quando utilizado na mãe antes do parto prematuro, parece diminuir a incidência e a gravidade da paralisia cerebral. O mecanismo de ação ainda não foi esclarecido, mas admite-se que o sulfato de magnésio possua efeitos antioxidantes, reduza as citocinas pró-inflamatórias, bloqueie os canais de cálcio, estabilize membranas, aumente o fluxo sanguíneo cerebral e evite grandes flutuações da pressão sanguínea.[179]

Nos últimos anos, foram realizados estudos randomizados e placebo-controlados que observaram reduções na incidência de paralisia cerebral diante do emprego do sulfato de magnésio na iminência do nascimento prematuro (espontâneo ou eletivo), quando utilizado entre 24 e 32 semanas.[41,81,170] Atualmente, prevalece a orientação de sua infusão na iminência do nascimento prematuro e em idades gestacionais inferiores a 32 semanas. Entre os esquemas mais recomendados na literatura, destaca-se o da Figura 12.[137]

Considerando-se os resultados de estudos observacionais, estudos controlados e randomizados e as metanálises, a administração materna antenatal de sulfato de magnésio para gestantes com risco de parto prematuro possui, até o momento, grau 2B de evidência.

Cultura vaginal e retal entre 35 e 37 semanas para todas as gestantes (exceto gestantes que tiveram bacteriúria assintomática ou infecção urinária ou filho anterior acometido com infecção neonatal precoce pelo estreptococo do grupo B)

**Antibioticoprofilaxia intraparto indicada**

Bacteriúria assintomática ou infecção urinária pelo estreptococo do grupo B na gestação atual

História de filho acometido com infecção neonatal precoce pelo estreptococo do grupo B

Cultura vaginal e/ou retal positiva (exceto nos casos de cesárea eletiva fora de trabalho de parto e com membranas íntegras)

Resultado da cultura vaginal e/ou retal negativo incompleto ou não realizado, com algum dos seguintes fatores:
- Parto antes de 37 semanas
- Rotura prematura das membranas ovulares ≥ 18 horas
- Febre no trabalho de parto ≥ 38°C

**Antibioticoprofilaxia intraparto contraindicada**

Cultura para estreptococo do grupo B positiva na gestação anterior

Cesárea eletiva fora de trabalho de parto e com membranas das águas íntegras, independentemente do status da cultura vaginal/retal

Cultura vaginal e/ou retal negativa, mesmo diante da presença dos fatores de risco (parto < 37 semanas, febre ≥ 38°C, rotura prematura das membranas ovulares ≥ 18 horas)

**FIGURA 11.** Indicações para profilaxia intraparto na prevenção da infecção neonatal precoce pelo estreptococo do grupo B em gestantes.

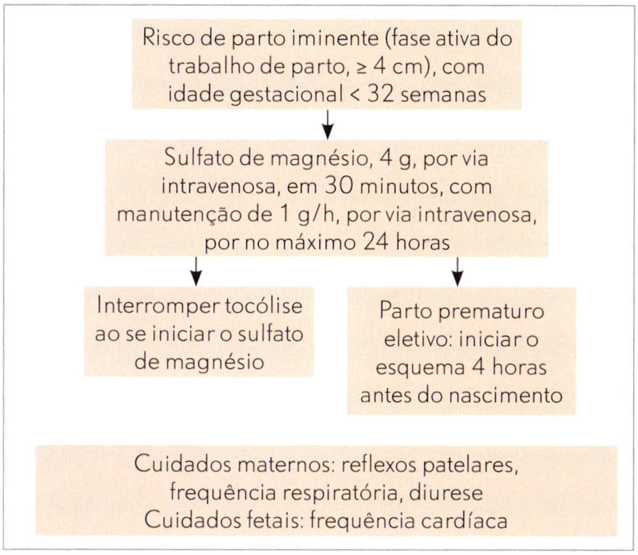


**FIGURA 12.** Esquema de administração do sulfato de magnésio para neuroproteção. (Figura adaptada de *Canadian Guidelines Consensus Group for Neuroprotection*.[137])

O *American College of Obstetricians and Gynecologists* emitiu parecer de que as evidências sugerem que o sulfato de magnésio deva ser utilizado diante da possibilidade imediata de parto prematuro com o objetivo de neuroproteção, mas enfatiza a necessidade de regulamentar os critérios de inclusão, posologia, tocólise concomitante e monitorização materna e fetal.[135]

Os efeitos colaterais maternos mais observados são: náuseas, cefaleia e efeitos tóxicos do magnésio. Raramente, ocorrem parada cardíaca e depressão respiratória. O magnésio atravessa a barreira placentária, podendo-se observar variabilidade diminuída da frequência cardíaca fetal e hipotonia do recém-nascido. O sulfato de magnésio é contraindicado em gestantes com *miastenia gravis*, cardiopatas e aquelas com comprometimento da função renal. O sulfato de magnésio não deve ser escolhido para tocólise apenas pelo seu possível efeito neuroprotetor. Além disso, deve-se evitar o uso concomitante com betamiméticos e bloqueadores dos canais de cálcio, em razão dos riscos de hipocalcemia sintomática, hipotensão arterial e parada respiratória.

Dúvidas ainda persistem até pouco tempo quanto ao uso do sulfato de magnésio.[157,165] As gestantes avaliadas nos estudos citados possuem distribuição heterogênea em relação a complicações obstétricas e idades gestacionais, e as posologias variaram entre os diferentes autores (ataques de 4 a 6 g, por via intravenosa, e nenhuma manutenção até 1 ou 2 g/h). Os tempos mínimo e máximo de exposição intrauterina ao sulfato de magnésio ainda são desconhecidos. No entanto, em casos de indução do parto, não é recomendável a sua infusão por mais de 24 horas.

Não há evidências na literatura que autorizem a repetição do uso do sulfato de magnésio. Além disso, questionava-se na literatura se as metanálises que demonstram resultados aparentemente benéficos não constituiriam resultados falso-positivos em decorrência da imprecisão dos resultados.[32] Em estudo publicado em 2014, em que se comparou o uso do sulfato de magnésio antenatal com risco iminente de parto antes de 30 semanas (n = 443) *versus* placebo (n = 424) e a presença de distúrbios neurológicos na idade escolar (média: 8,4 anos), não se observou diferença significativa entre os dois grupos quanto a incidência de paralisia cerebral, funções motoras anormais e outras alterações cognitivas e comportamentais.[46] Alguns trabalhos mais recentes, incluindo duas revisões sistemáticas, demonstraram redução do risco de hemorragia cerebelar em recém-nascidos prematuros.[177] Em trabalho de 2016 que inclui dez estudos, sendo seis deles estudos clínicos randomizados, envolvendo 18.655 partos prematuros, ficou evidenciada a redução no risco paralisia cerebral (RR 0,61, IC 0,42-0,89, p = 0,01).[174] Em 2020, revisão sistemática envolvendo seis trabalhos, com total de 5.917 mulheres, também concluiu redução estatisticamente significativa no risco de paralisia cerebral do recém-nascido (RR 0,68 IC 0,54-0,85), sem deixar de levar em consideração os riscos maternos no uso dessa medicação, que deve ser feito com monitorização adequada.[127] Na Clínica Obstétrica do HC-FMUSP, seu uso está indicado quando há risco iminente de parto, na fase ativa do trabalho de parto, quando há dilatação a partir de 4 cm e em idade gestacional de até 33 semanas e 6 dias, bem como nos casos de parto prematuro eletivo por alteração da vitalidade fetal.

### Estágio IV

Será apresentado no item "Assistência ao parto", que está mais adiante neste capítulo.

## PREDIÇÃO

### Monitorização das contrações uterinas

A atividade uterina está presente durante toda a gravidez.[20] Quando exacerbada – ou seja, quatro ou mais contrações por hora em idade gestacional menor ou igual a 30 semanas, ou seis ou mais contrações por hora em idade gestacional acima de 30 semanas –, é preocupante. A monitorização das contrações uterinas pode ser feita com a utilização de um tocodinamômetro externo. As gestantes predispostas ao trabalho de parto prematuro apresentam aumento da frequência das contrações uterinas nos dias ou semanas que antecedem o trabalho de parto.[29,50,66]

Esse método apresenta elevado valor preditivo negativo e pode tranquilizar o obstetra e a gestante, por evitar tratamentos e internações desnecessários, mas, por apresentar número elevado de falso-positivos, não é utilizado para rastreamento do parto prematuro. Impõe-se, portanto, mediante o resultado positivo, relacioná-lo a outros indicadores de risco para parto prematuro.

## Medida do comprimento do colo uterino pelo toque vaginal e pela ultrassonografia transvaginal

Sabe-se que o encurtamento do colo e a abertura de seu orifício interno podem ter início semanas antes do trabalho de parto prematuro.[128] Essas alterações resultam de modificações bioquímicas do tecido cervical, como a diminuição da quantidade de colágeno, o aumento do conteúdo de água e alteração na composição da matriz extracelular do colo uterino.[156] Os mecanismos envolvidos nessas modificações são desconhecidos, mas supõe-se que haja a participação de contrações uterinas silenciosas ou de eventual processo inflamatório local. Sabe-se que a invasão de células inflamatórias locais (neutrófilos) causa a produção de colagenases, que provocam a lise do colágeno, principal componente do colo.[67] No parto prematuro, o encurtamento do colo ocorre de maneira semelhante.[102]

As alterações cervicais podem ser detectadas clinicamente pelo toque vaginal seriado. Contudo, na predição do parto prematuro, esse recurso não tem se mostrado útil por apresentar baixa sensibilidade e baixo valor preditivo positivo. Tais resultados são devidos à subjetividade do exame, à grande variação interobservador e à dificuldade em se avaliar o orifício interno do colo.[118]

Com o avanço da ultrassonografia e a utilização de sondas transvaginais, o exame do colo uterino tornou-se mais eficaz, fornecendo uma visão mais real do colo e maior acurácia na predição do parto prematuro em comparação com o toque vaginal (Figura 6). No entanto, isoladamente a medida do colo uterino pela ultrassonografia revela menor probabilidade de parto prematuro do que o antecedente de parto prematuro espontâneo. Como se observa na Figura 13, em que para determinada idade gestacional o antecedente de parto prematuro prediz mais o risco de parto prematuro em idade gestacional ≤ 34 semanas quando comparado do colo curto.[17] Embora a ultrassonografia, em conjunto com a fibronectina fetal, venha sendo um dos métodos mais empregados para a predição do parto prematuro nos últimos anos, ainda não há um consenso sobre as alterações das medidas do comprimento do colo em função da idade gestacional nem tampouco do nível de corte ideal do comprimento do colo abaixo do qual o risco de parto prematuro seja maior. Consequentemente as sensibilidades e especificidades variam muito entre os diversos autores.[17,36,67] Tais diferenças resultam de vários fatores, como a técnica ultrassonográfica empregada, a idade gestacional em que é feito o exame, as diferenças raciais e a presença ou não de fatores de risco para a prematuridade. Ao ser realizado o exame, devem-se evitar alongamentos e encurtamentos artificiais do colo, em função da pressão que é exercida neste e na vagina.

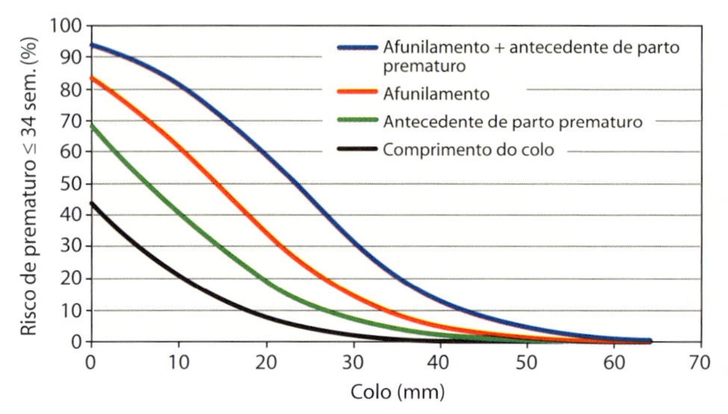


FIGURA 13. Probabilidade para o parto prematuro em idade gestacional ≤ 34 semanas de acordo com o comprimento do colo uterino, presença de afunilamento, antecedente de parto prematuro e presença de afunilamento associado a antecedente de parto prematuro. (Figura adaptada de Carvalho et al.[36])

Na Clínica Obstétrica do HC-FMUSP, compartilha-se da opinião de que a medida do colo uterino pela ultrassonografia transvaginal deva ser usado em todas as gestantes entre 20 e 24 semanas, na mesma ocasião em que se realiza a ultrassonografia morfológica fetal. Quando o comprimento do colo – medida linear entre o orifício interno e o orifício externo – for menor ou igual a 20 mm, considera-se que a gestante tem risco significativo de parto prematuro espontâneo. Embora se considere o ponto de corte de 20 mm, há autores que admitem ser de 15 mm e outros de 25 mm.[100]

## Marcadores bioquímicos

O uso de marcadores bioquímicos para a predição do parto prematuro espontâneo em mulheres sintomáticas (com contratilidade exacerbada e/ou com pequena alteração do colo uterino) é indicado como alternativa à ultrassonografia transvaginal ou em combinação com ela. Considerando-se os mecanismos fisiopatológicos do parto prematuro espontâneo, merecem destaques os marcadores de infecção ou inflamação,[71] ou seja, IL-6 sérica, IL-1, IL-2, IL-8 e TNF-alfa cervicais e os marcadores da degradação da matriz extracelular – a fibronectina fetal (fFN), a proteína-1 fosforilada ligada ao fator de crescimento insulina-símile (phIGFBP-1) e a microglobulina-1 alfaplacentária (PAMG-1). Entre estes, destaca-se a fFN por ser a mais estudada, com melhores resultados, além de estar disponível na Clínica Obstétrica do HC-FMUSP.

A fibronectina fetal é uma glicoproteína de alto peso molecular produzida pelo trofoblasto. Lockwood et al.,[77] por meio de estudo histoquímico, verificaram a presença desta na matriz extracelular adjacente ao trofoblasto. Sua função é assegurar a aderência do blastocisto à decídua. Normalmente, a fibronectina fetal está presente no conteúdo cervicovaginal durante as primeiras 20 a 22 semanas de gestação. A partir de 22 semanas ocorre a fusão do âmnio com o cório e a fibronectina fetal desaparece da vagina até 34 semanas e 6 dias, a menos que ocorra RPMO, na presença de fator mecânico que separe o cório da decídua ou diante de um processo inflamatório-infeccioso ou isquêmico na interface materno-fetal. Na população com risco de parto prematuro, a fibronectina fetal apresenta bons resultados de predição em relação aos marcadores anteriormente citados.[29,166] Além disso, ela tem grande aplicabilidade por seu elevado valor preditivo negativo, fato que a torna muito útil para afastar o risco de prematuridade nas 2 a 3 semanas seguintes à realização do teste. Outros marcadores bioquímicos também foram estudados com acuracidade semelhante à fibronectina, entre elas a proteína-1 fosforilada ligada ao fator de crescimento insulina-símile e a proteína PAMG-1 humana. Na Clínica Obstétrica do HC-FMUSP, os testes bioquímicos não têm seu uso incorporado na assistência pré-natal, apesar da disponibilidade de alguns deles.

Nos últimos anos, surgiram evidências de que o parto prematuro seria precedido por alterações na concentração da proteína-1 fosforilada ligada ao fator de crescimento insulina-símile no conteúdo cervical quando presente entre 24 e 34 semanas, principalmente em gestantes sintomáticas.[28,113,142] Trata-se de uma proteína produzida pela decídua humana cuja função ainda não está totalmente esclarecida. Sua detecção em amostras cervicais por meio de anticorpos monoclonais indica comprometimento decidual. Possivelmente, um fator mecânico, como a contração uterina, a proteólise decorrente de processo inflamatório-infeccioso ou isquemia local determinem a liberação dessa proteína da decídua no sentido do canal cervical.

Em suma, a busca por um marcador preditivo ideal de parto prematuro ainda é um grande desafio. Atualmente, a avaliação do comprimento do colo uterino pela ultrassonografia transvaginal e a fibronectina fetal têm sido os principais marcadores utilizados para a predição do parto prematuro; no entanto, ambos os exames apresentam limitações. Dúvidas ainda existem quanto ao melhor valor de corte para o comprimento cervical, assim como com relação à melhor idade gestacional para realizar os exames. De maneira geral, esses métodos apresentam elevados valores preditivos negativos, ou seja, diante do resultado negativo, o risco do parto ocorrer nos próximos 7 a 14 dias é mínimo. Observa-se também que o resultado do rastreamento é melhor se os dois exames forem associados.

## ASSISTÊNCIA AO PARTO

O trabalho de parto irreversível constitui o estágio IV da classificação de Hobel.[148]

Na assistência ao parto, deve-se ter em mente que as complicações neonatais são significativas para os prematuros com idade gestacional inferior a 32 semanas, e ainda mais graves para aqueles considerados prematuros extremos, ou seja, abaixo de 28 semanas. Dessa maneira, a experiência da equipe médica responsável pela assistência ao parto e a infraestrutura hospitalar são determinantes para a obtenção dos melhores resultados.

No acompanhamento do trabalho de parto prematuro espontâneo ou no parto prematuro eletivo há necessidade da presença de pelo menos dois obstetras experientes. Não se deve esquecer que com frequência a prematuridade está associada a problemas clínicos e obstétricos que envolvem riscos como RPMO, gestação múltipla, placenta prévia, descolamento prematuro de placenta, síndromes hipertensivas etc. O feto prematuro tem menor tolerância à acidose, maior frequência de apresentações anômalas e maior risco de traumas fetais, tornando os procedimentos obstétricos mais difíceis de serem realizados. Portanto, os cuidados com a vitalidade intraparto e a escolha criteriosa da via de parto fazem parte da rotina assistencial. Os anestesistas devem possuir vivência com esses casos a fim de optarem pelo melhor tipo de anestesia. Não só a qualidade técnica da equipe é importante, mas a integração entre os seus membros (obstetras, anestesistas, neonatologistas e enfermagem) deve ser a melhor possível. Uma unidade de terapia intensiva (UTI) neonatal adequada é obrigatória para que o trabalho de toda a equipe envolvida alcance o sucesso esperado. Tais cuidados são confirmados pela literatura, em que estudos epidemiológicos demonstram que a mortalidade de recém-nascidos prematuros com idade gestacional inferior a 32 semanas diminui se o parto for conduzido em centros terciários devidamente capacitados.[164]

O atendimento do parto, diante da prematuridade, deve priorizar os seguintes objetivos:

- Reconhecer e saber valorizar as alterações de vitalidade fetal intraparto.
- Identificar qual a melhor via de parto para o feto em apresentação cefálica e pélvica.

### AVALIAÇÃO DA VITALIDADE FETAL INTRAPARTO

A monitorização intraparto do feto prematuro deve ser feita durante todo o trabalho de parto. O prematuro pode não suportar as contrações e é mais vulnerável à asfixia perinatal, responsável por lesões neurológicas e de diversos órgãos, além de ser uma das principais causas de morte perinatal. Em condições normais, a monitorização dos batimentos cardíacos fetais pode ser feita de maneira intermitente por meio do sonar Doppler. Entretanto, em determinadas situações em que o risco de asfixia é maior, recomenda-se a monitorização eletrônica (cardiotocografia externa) contínua.[149] Enquadram-se nessas situações várias complicações clínicas, obstétricas e fetais que acompanham os partos prematuros espontâneos ou eletivos, como doenças maternas (por exemplo, síndromes hipertensivas), a restrição do crescimento fetal em que a possibilidade de sofrimento fetal intraparto é maior pela insuficiência placentária, a redução do líquido amniótico pela RPMO ou por insuficiência placentária, e situações em que é possível a compressão do cordão umbilical. Tais ocorrências podem comprometer subitamente a oxigenação fetal e prejudicam o prognóstico perinatal.[124] A cardiotocografia externa apresenta elevado valor preditivo positivo de asfixia neonatal para o feto a termo, mas poucos estudos avaliaram a sua importância no prematuro. Além disso, nos prematuros extremos a interpretação do exame é mais difícil por se observarem variabilidade diminuída, linha de base mais alta e quedas da frequência cardíaca fetal, que podem não ter significado clínico por causa do desenvolvimento incompleto do sistema nervoso em função da dominância simpática que ocorre até 26 semanas. Apesar dessas dificuldades, traçados cardiotocográficos considerados anormais para o feto a termo, como a repetição de desacelerações variáveis e tardias ou bradicardias persistentes, também devem ser valorizados no prematuro.[78]

## ESCOLHA DA VIA DE PARTO

Os seguintes aspectos devem ser considerados para a escolha da via de parto: idade gestacional, peso estimado do feto, apresentação fetal, condições do colo uterino, integridade das membranas amnióticas e, como já salientado anteriormente, a possibilidade de monitorização fetal e experiência da equipe envolvida. A literatura internacional cita como limite inferior para se considerar um feto viável: idade gestacional de 24 semanas e peso acima de 500 g. Entretanto, cada serviço possui os seus limites de viabilidade que devem ser conhecidos pela equipe responsável pela assistência. Na Clínica Obstétrica do HC-FMUSP, adotam-se 25 semanas como o limite da viabilidade. Quando o feto é considerado inviável, deve-se preferir a via vaginal para se evitar os riscos médicos associados à cesárea (Figura 14).

### Via de parto na apresentação cefálica

Compete ao obstetra, no decurso da assistência ao parto, evitar não só o sofrimento fetal, mas também os traumatismos obstétricos, ambos importantes no desencadeamento de hemorragia intracraniana. Para isso, é necessário avaliar se as condições são satisfatórias para um parto vaginal. A avaliação da bacia obstétrica é fundamental a fim de se evitar a desproporção cefalopélvica ou a moldagem excessiva do crânio. Nessa eventualidade, o limiar de distensão é menor no prematuro e pode ser ultrapassado e seguido de rompimentos vasculares, com consequente hemorragia cerebral. Por outro lado, apesar de a cesárea ser muitas vezes indicada para salvaguardar a integridade fetal, pode, em algumas situações, ocasionar lesões ao produto conceptual. Dessa maneira, a melhor via de parto no prematuro ainda é assunto controverso. Na literatura, há carência de estudos prospectivos controlados em virtude das inúmeras variáveis que fogem ao controle. Em metanálise realizada pela Fundação *Cochrane*, em 2003, foram avaliados seis estudos randomizados sobre a via de parto em prematuros, totalizando 122 pacientes. Como a amostra foi pequena, houve dificuldades ao se comparar a mortalidade e a morbidade neonatal entre as diferentes vias de parto. Entretanto, os dados obtidos sugeriram que os resultados neonatais não foram melhores com a realização da cesárea eletiva, e o risco de complicações maternas foi sig-

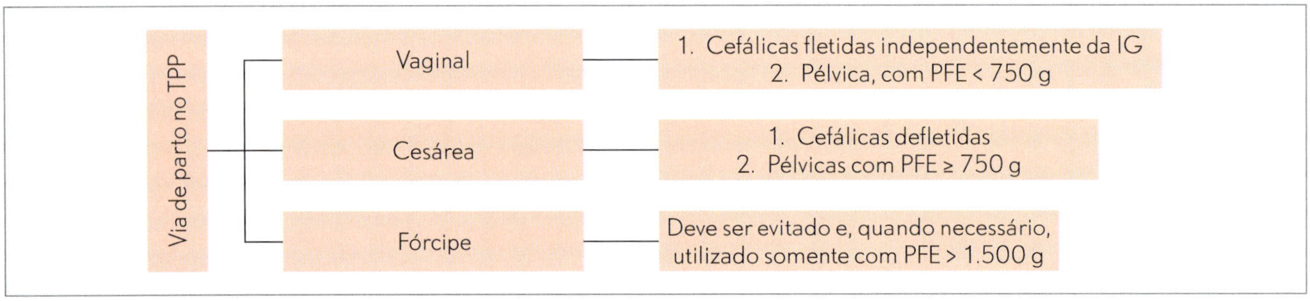


**FIGURA 14.** Escolha da via de parto no trabalho de parto prematuro. IG: idade gestacional; PFE: peso fetal estimado; TPP: trabalho de parto prematuro.

nificativamente maior no grupo em que se praticou essa via.[164] Em estudo mais recente, avaliou-se a relação entre a presença ou não do trabalho de parto e o tipo de parto com a incidência de morte neonatal e sequelas neurológicas em dois anos de seguimento em 982 recém-nascidos entre 500 e 2.000 g e com idades gestacionais superiores a 26 semanas. Embora o trabalho de parto tenha se relacionado a presença de hemorragia intracraniana, morte neonatal e paralisia cerebral, as diferenças não foram significativas. Nos casos de corioamnionite, observou-se aumento significativo de leucomalácia periventricular e morte neonatal. A via de parto em si, cesárea ou parto vaginal, não se correlacionou aos parâmetros avaliados.[108] Apesar de não ter ocorrido diferença estatística, tais autores sugerem que é o trabalho de parto, em determinadas situações, e não a via de parto em si, o fator que se associa mais aos riscos de sequelas neurológicas. Deve-se salientar que a causa que desencadeou o trabalho de parto pode ser a responsável pelas complicações neurológicas e não necessariamente o trabalho de parto. Sabe-se que a infecção, além de desencadear o trabalho de parto, é uma das causas mais importantes de lesão cerebral no recém-nascido.[115]

Dessa maneira, a via vaginal é a recomendada para o prematuro em apresentação cefálica, qualquer que seja o peso e a idade gestacional, desde que a evolução espontânea do parto e as condições materno-fetais sejam boas. Em relação ao parto prematuro induzido, por indicação materna e/ou fetal, as condições devem ser ideais para a sua realização. Julga-se que a via abdominal é a preferencial para fetos com pesos estimados abaixo de 1.500 g, quando os riscos da indução passam a ser maiores do que seus possíveis benefícios.

## Condução do parto pela via vaginal

### Período de dilatação

As recomendações de assistência no período de dilatação no parto prematuro são as mesmas do parto a termo; entretanto, uma vez iniciada a fase ativa, sua evolução pode ser rápida. A dilatação cervical que permite a passagem do maior diâmetro da cabeça fetal é inferior a 10 cm. O número de toques vaginais deve ser limitado ao estritamente necessário. O neonatologista deve ser informado da iminência do nascimento de um prematuro, pois a presença dele na sala de parto é fundamental para que a reanimação do recém-nascido seja adequada. Como já referido anteriormente, a vigilância da vitalidade fetal é obrigatória. Deve-se evitar o uso de analgésicos, tranquilizantes e sedativos, os quais deprimem a respiração do recém-nascido, e preferir a analgesia com anestesia combinada (raquiperidural). As vantagens desse tipo de anestesia são a utilização de menor quantidade de anestésico, menor repercussão hemodinâmica e bloqueio motor praticamente inexistente. O momento adequado da analgesia é quando a parturiente a julga necessária. A amniotomia deve ser tardia, ou seja, a partir de 8 cm de dilatação cervical. Recomenda-se tal atitude pelo efeito protetor da bolsa das águas sobre a cabeça fetal.

### Período de expulsão

As normas de assistência são semelhantes às do parto a termo. Deve-se permitir sua evolução espontânea, evitando-se manobras de extração fetal. A episiotomia, quando realizada, deve possuir extensão suficiente para permitir o nascimento sem resistência perineal. O desprendimento do polo cefálico e do biacromial deve ser lento, a fim de evitar traumas sobre o sistema nervoso central e o plexo braquial, bem como favorecer a expressão torácica durante a passagem pelo canal de parto, permitindo a expansão pulmonar adequada. Não se recomenda a aplicação profilática do fórcipe no prematuro principalmente quando o peso fetal estimado for inferior a 1.500 g, situações em que seu emprego pode ser danoso ao feto. Em outras situações em que haja indicação obstétrica também não é aconselhável o uso de vácuo-extrator, que proporciona maior risco de hemorragia intracraniana. Discute-se qual o tempo ideal para a ligadura do cordão umbilical. No prematuro, recomenda-se que deva ser realizada entre 45 e 60 segundos, mantendo-se o recém-nascido em nível inferior ao da placenta, sem praticar a ordenha. Após esse tempo, há maior passagem de sangue para o recém-nascido, que, apesar de resultar em maiores estoques de ferro e poder evitar a anemia, predispõe a maiores níveis de hematócrito e hiperbilirrubinemia.

### Período de dequitação

Na prematuridade, o período de dequitação tem duração maior do que no parto a termo. Habitualmente, no parto a termo se indica a extração manual quando há retenção placentária, ou seja, a partir de 30 minutos da ultimação do parto. No prematuro, embora não exista um limite definido para se aguardar, não se recomenda essa conduta, desde que não haja hemorragia. Devem-se estimular as contrações uterinas e, caso o obstetra decida pela extração manual, deve ter-se em mente que pode ser difícil e resultar em hemorragia.

### Via de parto na apresentação pélvica

A via vaginal na apresentação pélvica traz maior risco de complicações perinatais do que na apresentação cefálica. É importante salientar que a apresentação pélvica é mais frequente no parto prematuro do que no parto a termo, podendo estar presente em cerca de 25% dos casos com

28 semanas de gestação. As tentativas de parto vaginal na apresentação pélvica estão mais associadas a riscos de traumatismos fetais e prolapso de cordão do que na apresentação cefálica. A cabeça fetal é relativamente maior que o tronco e pode haver dificuldade de seu desprendimento em virtude do colo uterino estar insuficientemente dilatado. Nesse caso, manobras de extração podem causar hipoxia, lesões traumáticas e, consequentemente, sequelas neurológicas.

Atualmente, a maioria dos obstetras realiza sistematicamente a cesárea nos prematuros em apresentação pélvica. Entretanto, não há estudos prospectivos que comparem a via vaginal com a cesárea nos prematuros que se apresentam dessa forma. Os estudos disponíveis são retrospectivos e sugerem que, quando se realiza a cesárea para o nascimento de fetos com menos de 1.500 g em apresentação pélvica, modo de pés, o prognóstico perinatal é melhor, com menor incidência de depressão motora e respiratória, morbidade e mortalidade.[79,147] A falta de estudos prospectivos e randomizados sobre o tema na literatura é explicada pela necessidade de tamanho amostral consideravelmente elevado em relação à incidência de apresentação pélvica em prematuros na população geral. Além disso, vários fatores podem interferir e produzir resultados que desviam dos valores verdadeiros, como as causas do parto prematuro e o tipo de assistência obstétrica e pós-natal. Contudo, a prática da cesárea também pode conduzir a complicações, como dificuldades de extração do polo cefálico e traumatismos fetais. Na Clínica Obstétrica do HC-FMUSP, a cesárea está indicada nas apresentações pélvicas quando o peso fetal estimado for maior ou igual a 750 g.

## Operação cesariana no prematuro

A opção pela via abdominal deve estar de acordo com as indicações obstétricas. Entretanto, na prematuridade deve-se estar atento aos cuidados para facilitar a extração fetal e evitar os traumatismos. Laparotomia muito reduzida e histerotomia segmentar transversa, quando o segmento inferior do útero ainda é espesso, dificultam a extração fetal, prolongam o tempo operatório e aumentam as complicações maternas e fetais. Sendo assim, na ausência de segmento inferior adequado, recomenda-se a incisão segmento corporal. Em situações em que inadvertidamente tenha-se praticado a incisão segmentar transversa e ocorram dificuldades para a extração fetal, deve-se recorrer a uma incisão complementar longitudinal que se assemelha à letra T invertida. A extração do feto prematuro exige que o obstetra seja experiente. As manobras obstétricas devem ser cuidadosas, lentas e delicadas, de preferência com o nascituro empelicado.[13]

As técnicas de eleição para a anestesia são as regionais, raqui ou peridural. A escolha entre raqui e peridural é feita com base nas condições clínicas da gestante e no tempo cirúrgico estimado. Pela prematuridade é preferível a raquianestesia com agulha fina, em que se utiliza menor quantidade de anestésico, com menor comprometimento fetal e maior relaxamento da musculatura, o que facilita a extração do feto e propicia menor risco de traumatismo. Entretanto, essa anestesia apresenta maior risco de hipotensão materna. Nesse sentido, deve-se estar atento às gestantes que foram submetidas à tocólise recente com beta-agonistas ou antagonistas do cálcio, pela possibilidade de interação medicamentosa com o anestésico, o que pode causar hipotensão arterial. Recomenda-se que após a suspensão da tocólise haja um intervalo de pelo menos 2 horas para a realização da anestesia.

### PONTOS-CHAVE

- A prematuridade é a principal causa de morbidade e mortalidade neonatais.
- O parto prematuro pode ser espontâneo ou eletivo.
- A prematuridade espontânea é responsável por 75% dos casos. Sua etiologia é multifatorial e muitas vezes desconhecida.
- Há pelo menos quatro mecanismos fisiopatológicos responsáveis pelo início do trabalho de parto prematuro: ativação do eixo hipotálamo-hipófise-adrenal, inflamação/infecção, sangramento decidual e distensão/contração uterina patológica.
- Sua prevenção primária é difícil de ser instituída. As prevenções secundária e terciária ainda revelam resultados duvidosos.
- A utilização da progesterona para a prevenção do trabalho de parto prematuro é recomendável apenas para gestantes com antecedente de prematuridade espontânea e no colo curto.
- Entre os métodos preditivos, destaca-se a medida do comprimento do colo uterino pela ultrassonografia transvaginal.
- O principal objetivo da tocólise é adiar o parto para a utilização de corticosteroide.
- Na assistência ao parto, deve-se estar atento à vitalidade fetal e o nascimento deve ser o menos traumático possível.

## REFERÊNCIAS BIBLIOGRÁFICAS

### Artigos de revisão

1. Assunção TS, Bittar RE, de Carvalho MHB, Francisco RPW, Zugaib M. A ausência do eco glandular endocervical e a presença de sludge no líquido amniótico podem ser consideradas imagens preditivas de parto prematuro? Femina 2013; 41(1):39-46.
2. Carey JC, Klebanoff MA. What have we learned about vaginal infections and preterm birth? Semin Perinatol 2003; 27(3): 212-6.
3. Centers for Disease Control and Preventiom (CDC). Preterm birth. Disponível em: https://www.cdc.gov/reproductivehealth/maternalinfanthealth/pretermbirth.htm. Acesso em: 17/04/2023.
4. Centers for Disease Control and Prevention (CDC). User guide to the 2015 period linked birth/infant death public use file. Disponível em: ftp://ftp.cdc.gov/pub/Health_Statistics/NCHS/Dataset_Documentation/DVS/periodlinked/LinkPE15Guide.pdf. Acesso em: 17/04/2023.

5. Challis JR, Smith SK. Fetal endocrine signals and preterm labor. Biol Neonate 2001; 79: 163.
6. Crider KS, Whitehead N, Buus RM. Genetic variation associated with preterm birth: a huge review. Genet Med 2005; 7(9): 593-604.
7. Da Fonseca EB, Bittar RE, Damião R, Zugaib M. Prematurity prevention: the role of progesterone. Curr Opin Obstet Gynecol 2009; 21(2): 142-7.
8. Johnston Jr RB, Williams MA, Hogue CJR, Mattison DR. Overview: new perspectives on the stubborn challenge of preterm birth. Pediatr Perinat Epidemiol 2001; 15(2): 3-6.
9. Liggins GC. Initiation of spontaneous labor. Clin Obstet Gynecol 1983; 26: 47.
10. Lockwood CJ, Kuczynski E. Markers of risk for preterm delivery. J Perinat Med 1999; 27: 5-21.
11. Mercer BM. Preterm premature rupture of the membranes. Obstet Gynecol 2003; 101(1): 178.
12. Moster D, Lie RT, Markestad T. Long-term medical and social consequences of preterm birth. N Engl J Med 2008;359:262.
13. Perroni AG, Bittar RE, Zugaib M. Corioamnionite como causa de trabalho de parto prematuro espontâneo. Femina 2006; 34(1): 67-71.
14. Petrou S. Economic consequences of preterm birth and low birthweight. Br J Obstet Gynaecol 2003; 110(20): 17-23.
15. Siffel C, Hirst AK, Sarda SP, Kuzniewicz MW, Li DK. The clinical burden of extremely preterm birth in a large medical records database in the United States: Mortality and survival associated with selected complications. Early Hum Dev 2022; 171: 105613.
16. Silveira MF, Santos IS, Barros AJD, Matijasevich A, Barros FC, Victora CG. Aumento da prematuridade no Brasil: revisão de estudos de base populacional. Rev Saúde Pública 2008; 42(5): 957-64.
17. World Health Organization (WHO). Preterm birth. Disponível em: https://www.who.int/news-room/fact-sheets/detail/preterm-birth. Acesso em: 17/04/2023.
18. World Health Organization (WHO). Public health aspects of low birth weight. Techn Rep Series 1961; 217.
19. York J, Devoe M. Health issues in survivors of prematurity. South Med J 2002; 95: 969-76.


## Artigos originais


20. Alvarez H, Caldeyro-Barcia R. Fisiopatologia de la contracción uterina y sus aplicaciones en la clinica obstetrica. Matern Inf 1954; 13: 11.
21. Ananth CV, Joseph KS, Oyelese Y, Demissie K, Vintzileos AM. Trends in preterm birth and perinatal mortality among singleton: United States, 1989 through 2000. Obstet Gynecol 2005; 105(5): 1084-91.
22. Arabin B, Halbesma JR, Vork F, Hüsbener M, van Eyck J. Is treatment with vaginal pessaries an option in patients with a sonographically short cervix? J Perinat Med 2003: 31:122.
23. Aragão VMF, Silva AAM, Aragão LF et al. Risk factors for preterm births in São Luís, Maranhão, Brasil. Cad Saúde Pública 2004; 20(1): 57-63.
24. Asakura H, Fukami T Kurashina R. Significance of cervical gland area in predicting preterm birth for patients with cervical length and fetal fibronectin. Gynecol Obstet Invest 2009; 68:1-8.
25. Banks BA, Cnaan A, Morgan MA. Multiple courses of antenatal steroids and outcome of premature neonates. Am J Obstet Gynecol 1999; 181: 709-17.
26. Berghella V, Roman A, Daskalakis C, Ness A, Baxter JK. Gestational age at cervical length measurement and incidence of preterm birth. Obstet Gynecol 2007; 110:311.
27. Bittar RE, Fonseca EVB, Carvalho MHB, Martinelli S, Zugaib M. Cervical insulin-like growth factor binding protein-1 in patients at increased risk for preterm delivery: preliminary results. J Perinat Med 2001; 29(I): 522.
28. Bittar RE, Fonseca EB, Carvalho MHB, Martinelli S, Zugaib M. Predicting preterm delivery in asymptomatic patients with prior preterm delivery by measurement of cervical length and phosphorylated insulin-like growth factor-binding protein-1. Ultrasound Obstet Gynecol 2007; 29: 562-67.
29. Bittar RE, Yamasaki AA, Sasaki S, Galletta MA, Zugaib M. Determinação do risco para o parto prematuro através da detecção da fibronectina fetal na secreção cérvico-vaginal e da monitorização das contrações uterinas. Rev Bras Ginecol Obstet 1996; 18: 165-70.
30. Bittar RE, Yamasaki AA, Sasaki S, Zugaib M. Cervical fetal fibronectin in patients at increased risk for preterm delivery. Am J Obstet Gynecol 1996; 175: 178-81.
31. Brizot ML, Hernandez W, Liao AW et al. Vaginal progesterone for the prevention of preterm birth in twin gestations: a randomized placebo-controlled double-blind study. Am J Obstet Gynecol 2015; 213:82.e1-9.
32. Brok J, Huuson LD, Thorlund K. Conclusive meta-analyses on antenatal may be inconclusive! Are we underestimating the risk of random error? Acta Obstet Gynecol Scand 2012; 91:1247-51.
33. Burowisk R, Gahn D, Denning J, Saade G. Impairment of growth in fetuses destined to deliver preterm. Am J Obstet Gynecol 2001; 185(2): 463-7.
34. Cabar FR, Bittar RE, Gomes CM, Zugaib M. O atosibano como agente tocolítico: uma nova proposta de esquema terapêutico. Rev Bras Ginecol Obstet 2008; 30(2): 87-92.
35. Carey JC, Klebanoff MA, Hauth JC. Metronidazole to prevent preterm delivery in pregnant women with asymptomatic bacterial vaginosis. N Engl J Med 2000; 342: 534.
36. Carvalho MHB, Bittar RE, Brizot ML, Maganha PPS, Fonseca EVB, Zugaib M. Cervical length at 11-14 weeks' and 22-24 weeks' gestation evaluated by transvaginal sonography, and gestational age at delivery. Ultrasound Obstet Gynecol 2003; 21: 135-9.
37. Carvalho MHB, Bittar RE, Maganha PPSA, Pereira SV, Zugaib M. Associação da vaginose bacteriana com o parto prematuro espontâneo. Rev Bras Ginecol Obstet 2001; 23(8): 529-33.
38. Cherukuri R, Minkoff H, Feldman J, Parekh A, Glass L. A cohort study of alkaloidal cocaine ("crack") in pregnancy. Obstet Gynecol 1988; 72: 147-52.
39. Conde-Agudelo A, Belizan JM, Lindmark G. Maternal morbidity and mortality associated with multiple gestation. Obstet Gynecol 2000; 95: 899-904.
40. Cox SM, Sherman ML, Leveno KJ. Randomized investigation of magnesium sulfate for prevention of preterm birth. Am J Obstet Gynecol 1990; 163: 767.
41. Crowther CA, Hiller JE, Doyle LW, Haslam RR. (ACTOMgSO4) Collaborative Group. Effect of magnesium sulfate given for neuroprotection before preterm birth: a randomized controlled trial. JAMA 2003; 290: 2669-76.
42. Csapo AL. Progesterone "block". Am J Obstet Gynecol 1956; 98: 273.
43. Csapo AL, Takeda H. Effects of progesterone on the electric activity and intrauterine pressure of pregnant and parturient rabbits. Am J Obstet Gynecol 1965; 91(2): 221.
44. Delnord M, Blondel B, Zeitlin J. What contributes to disparities in the preterm birth rate in European countries? Curr Opin Obstet Gynecol 2015; 27(2): 133-42.
45. Desgualdo CL, Riera R, Zucchi P. Cost estimate of hospital days for premature newborns. Clinics 2011; 66(10):1773-77.
46. Doyle LW, Anderson PJ, Haslam R, Lee KJ, Crowther C. School--age outcomes of very preterm infants after antenatal treatment with magnesium sulfate vs placebo. JAMA 2014; 312(11): 1105-13.
47. Espinoza J, Gonçalves LF, Romero R et al. The prevalence and clinical significance of amniotic fluid sludge in patients with preterm labor and intact membranes. Ultrasound Obstet Gynecol 2005; 25:346-52.
48. Fonseca EVB, Bittar RE, Carvalho MHB, Martinelli S, Zugaib M. Uterine contraction monitoring in pregnant women using vaginal natural progesterone. J Perinat Med 2001; 29(I): 524-5.

49. Fonseca EVB, Bittar RE, Carvalho MHB, Zugaib M. Prophylactic administration of progesterone by vaginal suppository to reduce the incidence of spontaneous preterm birth in women at increased risk: a randomized placebo-controlled double-blind study. Am J Obstet Gynecol 2003; 1884: 419-24.
50. Fonseca EVB, Bittar RE, Zugaib M. Prevenção do nascimento prematuro: importância da monitorização das contrações uterinas. Rev Bras Ginecol Obstet 1999; 21(9): 509-15.
51. Gano D, Ho ML, Partridge JC, Glass HC, Xu D, Barkovich AJ, et al. Antenatal exposure to magnesium sulfate is associated with reduced cerebellar hemorrhage in preterm newborns. J Pediatr 2016; 178: 68-74.
52. Goldenberg RL, Iams JD, Miodovnik M et al. The preterm prediction study: risk factors in twin gestations. National Institute of Child Health and Human Development Maternal-Fetal Medicine Units Network. Am J Obstet Gynecol 1996; 175: 1047.
53. Goya M, de la Calle M, Pratcorona L, Merced C, Rodó C, Muñoz B, Juan M, et al. Cervical pessary to prevent preterm birth in women with twin gestation and sonographic short cervix: a multicenter randomized controlled trial (PECEP-Twins). Am J Obstet Gynecol. 2016; 214(2): 145-52.
54. Goya M, Pratcorona L, Merced C et al. Cervical pessary in pregnant women with a short cervix (PECEP): an open-label randomized controlled trial. Lancet 2012; 379: 1800.
55. Guzick DS, Winn K. The association of chorioamnionitis with preterm delivery. Obstet Gynecol 1985; 65: 11.
56. Gyamfi-Bannerman C, Thom EA, Blackwell SC, Tita ATN, Reddy UM, Saade GR, et al. Antenatal Betamethasone for women at risk of late preterm delivery. N Engl J Med 2016; 374: 1311-20.
57. Hack M, Flannery DJ, Schluchter M, Cartar L, Borawski E, Klein N. Outcomes in young adulthood for very-low-birth-weight infants. N Engl J Med 2002; 346: 149-57.
58. Hauth JC, Clifton RG, Roberts JM et al. Vitamin C and E supplementation to prevent spontaneous preterm birth: a randomized controlled trial. Obstet Gynecol 2010; 116:653.
59. Hauth JC, Goldenberg RL, Andrews WW. Reduced incidence of preterm delivery with metronidazole and erythromycin in women with bacterial vaginosis. N Engl J Med 1995; 333: 1732.
60. Hediger ML, Overpeck MD, Ruan WJ, Troendle JE. Birthweight and gestational age effects on motor and social development. Pediatr Perinat Epidemiol 2002; 16: 36-46.
61. Himaya E, Rhalmi N, Girard M et al. Midtrimester intra-amniotic sludge and the risk of spontantous preterm birth. Am J Perinatol 2011; 28:815-20.
62. Hobel CJ, Dunkel-Schetter C, Roesch SC. Maternal plasma corticotrophin-releasing hormone associated with stress at 20 weeks' gestation in pregnancies ending in preterm delivery. Am J Obstet Gynecol 1999; 180: S257.
63. Hobel CJ, Dunkel-Schetter C, Roesch SC, Castro LC, Arora CP. Maternal plasma corticotropin-releasing hormone associated with stress at 20 weeks' gestation in pregnancies ending in preterm delivery. Am J Obstet Gynecol 1999; 180: S257-63.
64. Hui SY, Chor CM, Lau TK, Lao TT, Leung TY. Cerclage pessary for preventing preterm birth in women with a singleton pregnancy and a short cervix at 20 to 24 weeks: a randomized controlled trial. Am J Perinatol 2013; 30:283.
65. Iams JD, Goldenberg RL, Meis PJ et al. The length of the cervix and the risk of spontaneous premature delivery. N Engl J Med 1996; 334: 567-72.
66. Iams JD, Johnson FF, O'Shaughnessy RW. A prospective random trial of home uterine activity monitoring in pregnancies at increased risk of preterm labor. Am J Obstet Gynecol 1987; 157: 638-43.
67. Junqueira LCU, Zugaib M, Montes GS, Toledo OMS, Kristán RM, Shigihara KM. Morphologic and histochemical evidence for the occurrence of collagenolysis and for the role of neutrophilic polymorphonuclear leukocytes during cervical dilatation. Am J Obstet Gynecol 1980; 138: 273-81.
68. Kahhale S, Carrara W, Bittar RE, Komagata H, Bunduki V, Zugaib M. Mortalidade perinatal nas síndromes hipertensivas. Rev Ginecol Obstet 1991; 2(2): 57-62.
69. Karalis K, Majzoub JA. Regulation of placental corticotrophin--releasing hormone by steroids: possible implication in labor initiation. Ann NY Acad Sci 1995; 771: 551.
70. Kramer MS, Goulet L, Lydon J, Séguin L, McNamara H, Dassa C. Socio-economic disparities in preterm birth: causal pathways and mechanisms. Paediatr Perinatal Epidemiol 2001; 15(2): 104-23.
71. Kurkinen-Räty M, Ruokonen A, Vuopala S et al. Combination of cervical interleukin-6 and 8, phosphorylated insulin-like growth factor-binding protein-1 and transvaginal cervical ultrasonography in assessment of the risk of preterm birth. Br J Obstet Gynecol 2001; 108: 875-81.
72. Lee M, Davies J, Guinn D. Single versus weekly courses of antenatal corticosteroids in preterm premature rupture of membranes. Obstet Gynecol 2004; 103: 274.
73. Lettieri L, Vintzileos AM, Rodis JF, Albini SM, Salafia CM. Does "idiopathic" preterm labor resulting in preterm birth exist? Am J Obstet Gynecol 1993; 168: 1480-5.
74. Li DK. Changing paternity and the risk of preterm delivery in the subsequent pregnancy. Epidemiology 1999; 10: 148-52.
75. Liggins GC, Howie RN. A controlled trial of antepartum glucocorticoid treatment of the respiratory distress syndrome in premature infants. Pediatrics 1972; 50: 515.
76. Lockwood CJ. Biochemical predictors of prematurity. In: Smith R, editor. The endocrinology of parturition: basic science and clinical application. Front Horm Res 2001; 258-68.
77. Lockwood CJ, Senyei AE, Dische MR, Casal D, Shah KD, Thung SN. Fetal fibronectin in cervical and vaginal secretions as a predictor of preterm delivery. N Engl J Med 1991; 325: 669-74.
78. Low JA, Killen H, Derrick EJ. The prediction and prevention of intrapartum fetal asphyxia in preterm pregnancies. Am J Obstet Gynecol 2002; 186(2): 279-82.
79. Main DM, Main EK, Maurer MM. Cesarean section versus vaginal delivery for the breech fetus weighing less than 1500 g. Am J Obstet Gynecol 1983; 146(5): 580-4.
80. Maroziene L, Grazuleviciene R. Maternal exposure to low level air pollution and pregnancy outcome: a population-based study. Environ Health 2002; 9: 1-6.
81. Marret S, Marpeau L, Zupan-Simunek V. On behalf of the Premag trial group. Magnesium sulphate given before very-preterm birth to protect infant brain: the randomized controlled Premag trial. BJOG 2006; 114: 310-8.
82. Martin DH, Eschenbach DA, Cotch MF et al. Double-Blind Placebo-Controlled Trial of Chlamydia trachomatis Endocervical infections in Pregnant Women. Infect Dis Obstet Gynecol. 1997; 5:10.
83. Martin JA, Hamilton BE, Ventura SJ. Births: final data from 2001. Nat Vital Stat Rep 2002; 51: 1-102.
84. Martin JA, Hamilton BE, Ventura SJ et al. Births: final data from 2009. Natl Vital Stat Rep 2011; 60: 1-70.
85. Mathews TJ, Menacker F, MacDorman MF. Infant mortality statistics from the 1999 period linked birth/infant death data set. Nat Vital Stat Rep 2002; 50: 1-128.
86. Matijasevich A, Silveira MF, Matos ACG et al. Estimativas corrigidas da prevalência de nascimentos pré-termo no Brasil, 2000 a 2011. Epidemiol. Serv. Saúde, Brasília, 2013; 22(4):557-64.
87. Mazor M, Hershkomitz R, Cham W et al. Human preterm birth is associated with systemic and local changes in progesterone 17 beta-estradiol ratios. Am J Obstet Gynecol 1994; 171: 231.
88. McDonald HM, O'Loughlin JA, Bigneswaran R. Impact of metronizole treatment in women with bacterial vaginosis flora (Gardnerella vaginalis): a randomized, placebo-controlled trial. Br J Obstet Gynecol 1997; 104: 1391.
89. McManemy J, Cooke E, Amon E, Leet T. Recurrence risk for preterm delivery. Am J Obstet Gynecol 2007; 196(6): 576.e1-6.

90. Meis PJ, Goldenberg RL, Mercer BM. The preterm prediction study: risk factors for indicated preterm birth. Am J Obstet Gynecol 1998; 178: 562.
91. Meis PJ, Goldenber RL, Mercer BM. The preterm prediction study: significance of vaginal infections. Am J Obstet Gynecol 1995; 173: 1231.
92. Meis PJ, Klebanoff M, Thom E. The National Institute of Child Health and Human Development Maternal-Fetal Medicine Units Network. Prevention of recurrent preterm delivery by 17 alpha--hydroxyprogesterone caproato. N Engl J Med 2003; 348: 2379-85.
93. Michalowicz BS, Gustafsson A, Thumbigere-Math V, Buhlin K. The effects of periodontal treatment on pregnancy outcomes. J Clin Periodontol 2013; 40 Suppl 14: S195.
94. Mitchell MD, Edwin S, Silver RT. Potential agonist action of the interleukin I receptor antagonist protein: implications for treatment of women. J Clin Endocrinol Metabol 1993; 76: 1386.
95. Morisaki N, Togoobaatar G, Vogel JP et al. Risk factors for spontaneous and provider-initiated preterm delivery in high and low Human Development Index countries: a secondary analysis of the World Health Organization Multicountry Survey on Maternal and Newborn Health. BJOG 2014; 121 (Suppl. 1):101-109.
96. Ness A, Visintine J, Ricci E, Berghella V. Does knowledge of cervical length and fetal fibronectin affect management of women at threatened preterm labor? A randomized trial. Am J Obstet Gynecol 2007; 197:426e1-e7.
97. Nicolaides KH, Syngelaki A, Poon LC, Matallana CP, Plasencia W, Molina FS, et al. Cervical pessary placement for prevention of preterm birth in unselected twin pregnancies: a randomized controlled trial. Am J Obstet Gynecol 2016; 214: 3.e1-9.
98. Nicolaides KH, Syngelaki A, Poon LC, Picciarelli G, Tul N, Zamprakou A, et al. A randomized trial of a cervical pessary to prevent preterm singleton birth. N Engl J Med 2016; 374: 1044-52.
99. Norman JE, Mackenzie F, Owen P. Progesterone for the prevention of preterm in twin pregnancy (Stoppit): a randomized, double-blind, placebo-controlled study and meta-analysis. Lancet 2009; 373: 2034.
100. Oliveira TA, Pinto de Carvalho CM, Souza E et al. Avaliação do risco de parto prematuro: teste da fibronectina fetal e medida do colo uterino. Rev Bras Ginecol Obstet 2000; 22(10): 633-9.
101. Ott WJ. Intrauterine growth retardation and preterm delivery. Am J Obstet Gynecol 1993; 168: 1710-5.
102. Papiernik E, Bouyer J, Collin D. Precocious cervical ripening and preterm labor. Obstet Gynecol 1986; 67: 238-42.
103. Papiernik E, Kaminski M. Multifactorial study of the risk of prematurity at 32 weeks of gestation: a study of the frequency of 30 predictive characteristics. J Perinat Med 1974; 2: 30-6.
104. Patel RM, Kandefer S, Walsh MC et al. Causes and Timing of Death in Extremely Premature Infants from 2000 through 2011. N Engl J Med 2015; 372(4):331-40.
105. Peckham CH. Uterine bleeding during pregnancy when not followed by immediate termination of pregnancy. Obstet Gynecol 1970; 35: 937.
106. Perroni AG, Bittar RE, Fonseca EBV, Messina ML, Marra KC, Zugaib M. Prematuridade eletiva: aspectos obstétricos e perinatais. Rev Ginec Obstet 1999; 10(2): 67-71.
107. Pires CR, Moron AF, Mattar R, Diniz ALD, Andrade SG, Bussamra LCS. Cervical gland area as an ultrasonographic marker for preterm delivery. Int J Gynecol Obstet 2006; 93(3):214-19.
108. Qiu H, Paneth N, Lorenz JM, Collins M. Labor and delivery factors in brain damage, disabling cerebral palsy, and neonatal death in low-birth-weight infants. Am J Obstet Gynecol 2003; 189(4): 1143-9.
109. Rades E, Bittar RE, Zugaib M. Determinantes diretos do parto prematuro eletivo e os resultados neonatais. Rev Bras Ginecol Obstet 2004; 26(8): 655-62.
110. Raga F, Bauset C, Remohi J. Reproductive impact of congenital Müllerian anomalies. Hum Reprod 1997; 12: 2277.
111. Riduan JM, Hillier SL, Utomo B. Bacterial vaginosis and prematurity in Indonesia: association in early and late pregnancy. Am J Obstet Gynecol 1993; 169: 175.
112. Romero R, Schaudinn C, Kusanovic JP et al. Detection of a microbial film in intraamniotic infection. Am J Obstet Gynecol 2008; 198: 135.e-1.e5
113. Rutanen EM, Karkkainen T, Lehtovirta J, Uotila JT, Hinkula MK, Hartikainen AL. Evaluation of a rapid strip test for insulin-like-growth factor binding protein-1 in the diagnosis of ruptured fetal membranes. Clin Chim Acta 1996; 253: 91-101.
114. Saccone G, Maruotti GM, Martinelli P. Effect of cervical pessary on spontaneous preterm birth in women witu singleton pregnancies and short cervical length. A randomized clinical trial. JAMA 2017; 318(23): 23-17-24.
115. Shaver DC, Bada HS, Korones SB, Anderson GD, Wong SP, Arheart KL. Early and late intraventricular hemorrhage: the role of obstetric factors. Obstet Gynecol 1992; 80(5): 831-7.
116. Souza E, Santos JFK, Bancher MDM, Bertini AM, Camano L. Considerações sobre a prematuridade eletiva na Universidade Federal de São Paulo. Rev Bras Ginecol Obstet 1995; 17: 583-9.
117. Spinillo A, Viazzo F, Colleoni R. Two-year infant neurodevelopmental outcome after single or multiple antenatal courses of corticosteroids to prevent complications of prematurity. Am J Obstet Gynecol 2004; 191: 217.
118. Stubbs TM, van Dorsten JP, Clinton MM. The preterm cervix and preterm labor: relative risks, predictive values and changes over time. Am J Obstet Gynecol 1986; 155: 829-39.
119. The Canadian Preterm Labor Investigators Group. Treatment of preterm labor with the beta-adrenergic agonist ritodrine. N Engl J Med 1992; 327: 308-12.
120. The European Atosiban Study Group. The oxytocin antagonist atosiban versus the beta-agonist terbutaline in the treatment of preterm labor. Acta Obstet Gynecol Scand 2001; 80: 413-22.
121. The Worldwide Atosiban versus Beta-agonists Study Group. Effectiveness and safety of the oxytocin antagonist atosiban versus beta-adrenergic agonists in the treatment of preterm labour. Br J Obstet Gynecol 2001; 108: 133-42.
122. Thorp JM, Camargo CA, McGee PL et al. Vitamin D status and recurrent preterm birth: a nested case-control study in high-risk women. BJOG 2012; 119:1617.
123. van Vliet EOG, Nijman TAJ, Schuit E, Heida KY, Opmeer BC, Kok M, et al. Nifedipine versus atosiban for threatened preterm birth (APOSTEL III): a multicentre, randomised controlled trial. Lancet 2016; 387: 2117-24.
124. Villar J, Abalos E, Carroli G et al. Heterogeneity of perinatal outcomes in the preterm delivery syndrome. Obstet Gynecol 2004; 104(1): 78-87.
125. Watts DH, Krohn MA, Hillier SI. The association of occult amniotic fluid infection with gestational age and neonatal outcome among women in preterm labor. Obstet Gynecol 1992; 79: 351.
126. Williams MA, Mittendorf R, Lieberman E, Monson RR. Adverse infant outcomes associated with first trimester vaginal bleeding. Obstet Gynecol 1991; 78: 14.
127. Wolf HT, Huusom LD, Henriksen TB, Hegaard HK, Brok J, Pinborg A. Magnesium sulphate for fetal neuroprotection at imminent risk for preterm delivery: a systematic review with meta-analysis and trial sequential analysis. BJOG 2020; 127(10): 1180-8.
128. Wood C, Bannerman RH, Booth RJ. The prediction of preterm labor by observation of the cervix and external tocography. Am J Obstet Gynecol 1965; 91: 396-402.
129. Wood C, Bannerman RH, Booth RT, Pinkerton JH. The prediction of premature labor by observation of the cervix and external tocography. Am J Obstet Gynecol. 1965;91:396-402.
130. Yamasaki AA, Bittar RE, Fonseca EVB, Martinelli S, Sasaki S, Zugaib M. Prevenção do parto prematuro: emprego do toque vaginal e da ultra-sonografia transvaginal. Rev Bras Ginecol Obstet 1998; 20: 35-56.

131. Yeargin-Allsopp M, Van Naarden Braun K, Doernberg NS et al. Prevalence of cerebral palsy in 8-year-old children in three areas of the United States in 2002: a multisite collaboration. Pediatrics 2008; 121:547.
132. Yoshimatsu K, Sekiya T, Ishihara K, Fukami T, Otabe T, Araki T. Detection of the cervical gland area in threatened preterm labor using transvaginal sonography in the assessment of cervical maturation and the outcome of pregnancy. Gyencol Obstet Invest 2002; 53:149-56.

## Diretrizes

133. American Academy of Pediatrics and the American College of Obstetricians and Gynecologists. Guidelines for perinatal care. 5.ed. Washington: AAP e ACOG; 2002.
134. American College of Obstetrics and Gynecologists. ACOG Committee Opinion n. 419 October 2008. Use of progesterone to reduce preterm birth. Obstet Gynecol 2008; 112: 963.
135. American College of Obstetrics and Gynecologists. ACOG Committee Opinion n. 455. Obstet Gynecol 2010; 115(3): 669-71.
136. American College of Obstetrics and Gynecologists. ACOG Committee Opinion n. 677 October 2016. Antenatal corticosteroids theraphy for fetal maturation. Obstet Gynecol 2016; 128: e187-94.
137. Canadian Guidelines Consensus Group for Neuroprotection, May 2011. p. 516-29.
138. Centers for Disease Control and Prevention. Prevention of perinatal group B streptococcal disease: morbidity and mortality weekly report 2002; 51: 1-23. Disponível em: http://www.cdc.gov. Acesso em: 22/10/2010.
139. National Institutes of Health. Consens Statement 1994; 12: 1-24.
140. Society for Fetal-Maternal Medicine. Society for Fetal-Maternal Medicine (SMFM) Publications Committee. August 2016. Implementation of the use of antenatal corticosteroids in the late preterm birth period in women at risk of preterm delivery. B13-15.

## Livros

141. Bartilotti MMB. Parto pré-termo. In: Tedesco JJA, Zugaib M, Quayle J, editores. Obstetrícia psicossomática. São Paulo: Atheneu; 1997. p. 179-83.
142. Bittar RE, Fonseca EVB, Carvalho MHB, Martinelli S, Zugaib M. Cervical insulin-like growth factor binding protein-1 in patients at increased risk for preterm delivery: preliminary results. In: Cabero L, Carrera JM. Perinatology. Bologna: Monduzzi; 2001. p. 537-9.
143. Cunningham FG, Leveno KJ, Bloom SL, Hauth JC, Gilstrap III LC, Wenstrom KD. Preterm birth. In: Cunningham FG, Leveno KJ, Bloom SL, Hauth JC, Gilstrap III LC, Wenstrom KD, editores. Williams' obstetrics. 22.ed. New York: McGraw-Hill; 2005. p. 855-80.
144. Cunningham FG, Leveno KJ, Bloom SL, Spong CY, Dashe JS, Hoffman BL, Casey BM, Sheffield JS. Preterm Labor. Williams' obstetrics. 24.ed. New York: McGraw Hill Education; 2014. p. 829-61.
145. Delcroix M, Chuffart M. La grossesse et le tabac. Paris: Presses Universitaires de France; 1999.
146. Drillien CM, editor. The growth and development of the prematurely born infant. Baltimore: Williams & Wilkins; 1964.
147. Fabre González E, Lou Mercadé AC, Rueda Marin S, Orós Lopez D. Manejo clínico del parto pretérmino. In: Cabero Roura L, editor. Parto prematuro. Madrid: Medica Panamericana; 2004. p. 133-43.
148. Hobel CJ. Prevention of preterm delivery. In: Beard RW, Nathanielsz PW, editores. Fetal phisiology and medicine: the basis of perinatology. New York: Marcel Dekker; 1984.
149. Iams JD, Creasy RK. Preterm labor and delivery. In: Creasy RK, Resnik R, editores. Maternal-fetal medicine: principles and practice. Philadelphia: WB Saunders; 2004. p. 623-61.
150. Liggins GC. Prenatal glucocorticoid treatment: prevention of respiratory distress syndrome. In: Moore TD, editor. Report of the 70th Ross Conference on Pediatric Research. Columbus: Ross Laboratories; 1977.
151. Lipshitz J, Pierce PM, Arntz M. Preterm labor. In: Knuppel RA, Drukker JE, editores. High risk pregnancy: a team approach. 2.ed. Philadelphia: WB Saunders; 1993. p. 141-52.
152. Marcos JCM. Consecuencias socio-sanitarias del parto pretérmino. In: Roura LC, editor. Parto prematuro. Madrid: Medica Panamericana; 2004. p. 11-7.
153. Neme B, de Souza E. Intervenções durante a gestação. In: Neme B, editor. Obstetrícia básica. São Paulo: Sarvier; 2006. p. 843-933.
154. Solsona EG, Diesel HF. El impacto de la gemelaridad y multigestación en los sistemas sanitarios. In: Roura LC, editor. Parto prematuro. Madrid: Medica Panamericana; 2004. p. 233-7.
155. Spallici MDB, Bittar RE, Albuquerque PB, Zugaib M. Study of the relation of some maternal variables and premature delivery. In: Cosmi EV, editor. New technologies in reproductive medicine, neonatology, and gynecology. Bologna: Monduzzi; 1999. p. 469-74.
156. Thomson AJ, Norman JE, Greer IA. The cervix. In: Elder MG, Romero R, Lamont RF, editores. Preterm labor. New York: Churchill Livingstone; 1997. p. 445-55.

## Revisões sistemáticas/metanálises

157. Bain E, Middleton P, Crowther CA. Different magnesium sulphate regimens for neuroprotection of the fetus for women at risk of preterm birth. Cochrane Database Syst Rev 2012; (2): CD009302.
158. Beck S, Wojdyla D, Say L et al. The worldwilde incidence of preterm birth: a systematic review of maternal mortality and morbidity. Bull World Health Org 2010; 88-31-8.
159. Blencowe H, Cousens S, Ostergaard MZ et al. National, regional, and worldwide estimates of preterm birth rates in the year 2010 with trends since 1990 for selected countries: a systematic analysis and implications. Lancet 2012; 379:2162-72
160. Castles A, Adams EK, Melvin CL. Effects of smoking during pregnancy: five meta-analyses. Am J Prev Med 1999; 16: 208.
161. Crowley PA. Antenatal corticosteroids therapy: a meta-analysis of the randomized trials, 1972 to 1994. Am J Obstet Gynecol 1995; 173: 322-35.
162. Crowther CA, Hiller JE, Doyle LW. Magnesium sulphate for preventing preterm birth in threatened preterm labour. Cochrane Database Syst Rev 2002; CD001060.
163. Flenady V, Wojcieszek AM, Papatsonis DN, Stock OM, Murray L, Jardine LA, et al. Calcium channel blockers for inhibiting preterm labour and birth. Cochrane Database Syst Rev 2014; 2014(6): CD002255.
164. Grant A, Glazener CMA. Elective cesarean section versus expectant management for delivery of the small baby. In: Cochrane Database Syst Rev 2001; (2): CD000078.
165. Jayaram PM, Mohan MK, Farid I, Lindow S. antenatal magnesium sulfate for fetal neuroprotection: a critical appraisal and systematic review of clinical practice guidelines. J. Perinat Med 2018; 1-8.
166. Leitich H, Egarter C, Kaider A, Hohlagschwandtner M, Berghammer P, Husslein P. Cervicogenic fetal fibronectin as a marker for preterm delivery: a meta-analysis. Am J Obstet Gynecol 1999; 180: 1169-76.
167. Middleton P, Gomersall JC, Gould JF, Shepherd E, Olsen SF, Makrides M. Omega-3 fatty acid addition during pregnancy. Cochrane Database of Syst Rev 2018; 11(11): CD003402.
168. Mozurkewich EL, Luke B, Avni M, Wolf FM. Working conditions and adverse pregnancy outcome: a metaanalysis. Obstet Gynecol 2000; 95: 623-35.
169. Rode L, Langhoff-Roos J, Andersson C. Systematic Review of progesterone for the prevention of preterm birth in singleton pregnancies. Acta Obstet Gynecol Scand 2009; 88: 1180.
170. Rouse DJ, Hirtz DG, Thom E. For the Eunice Kennedy Shriver NICHD Maternal-Fetal Medicine Unites Network. A randomi-

zed, controlled trial of magnesium sulfate for the prevention of cerebral palsy. N Engl J Med 2008; 359: 895-905.

171. Saccone G, Berghella V. Omega-3 long chain polynsaturated fatty acids do prevent preterm birth: a systematic review and meta-analysis. Obstet Gynecol 2015; 125:663.
172. Serra R, Peñailillo R, Monteiro LJ, Monckeberg M, Peña M, Moyano L, Brunner C, Vega G, Choolani M, Illanes SE. Supplementation of omega 3 during pregnancy and the risk of preterm birth: a systematic review and meta-analysis. Nutrients 2021; 13(5): 1704.
173. Smaill F. Antibiotics for asymptomatic bacteriuria in pregnancy. Cochrane Database Syst Rev 2001; CD000490.
174. Zeng X, Xue Y, Tian Q, Sun R, An R. Effects and safety of magnesium sulfate on neuroprotection: a meta-analysis based on PRISMA Guidelines. Medicine (Baltimore) 2016; 95(1): e2451.


## Teses


175. Perroni AG. Análise histológica comparativa entre placentas de partos espontâneos prematuros e a termo. Dissertação (Mestrado). São Paulo: FMUSP, 2004.
176. Vitalle MSS. Adolescência e outros fatores de risco (nível econômico, cuidado pré-natal e tabagismo) como determinantes de prematuridade e baixo peso. Tese (Doutorado). São Paulo: EPM, Unifesp; 2001.


## *Websites*


177. Ministério da Saúde. DATASUS – Tecnologia da Informação a serviço do SUS. Informações de saúde, estatísticas vitais. Disponível em: www.datasus.gov.br. Acesso em: 17/04/2023.
178. Ministério da Saúde. Secretaria de Vigilância em Saúde. Análise dos nascimentos no Brasil e regiões (2000-2004). Disponível em: http://www.saude.gov.br/svs. Acesso em: 17/04/2023.
179. Simhan HN, Himes KP. Neuroprotective effects of in utero exposure to magnesium sulfate. UpToDate, 2015. Disponível em: http://www.uptodate.com/contents/neuroprotective-effects-of-in-utero-exposure-to-magnesium-sulfate. Acesso em: 17/04/2023.
180. The Perinatal Data Center at the March of Dimes. Disponível em: http://www.marchofdimes.com. Acesso em: 17/04/2023.

# Capítulo 37

# Rotura prematura das membranas ovulares



## DEFINIÇÃO E INTRODUÇÃO

A rotura prematura das membranas ovulares (RPMO) é definida consensualmente como a rotura espontânea das membranas coriônica e amniótica comprovadamente antes do início do trabalho de parto. Essa definição independe da idade gestacional; assim, podem-se encontrar casos de RPMO antes de 37 semanas de gestação (rotura prematura das membranas ovulares pré-termo) e no termo.[100,102] O período de latência é definido como o intervalo entre a rotura das membranas e o início do trabalho de parto;[106] no entanto, há dúvidas quanto à duração fisiológica desse intervalo, que é considerado prolongado se for superior a 12 a 24 horas.[108]

Assim, na rotura prematura das membranas ovulares que ocorre no termo, 90% dos casos evoluem para o parto em até 24 horas, enquanto na gestação pré-termo o período de latência é inversamente relacionado à idade gestacional em que ocorreu a rotura das membranas. Quanto menor a idade gestacional, mais preocupante é o prognóstico, sendo de especial interesse os casos de RPMO que ocorrem antes de 34 semanas de gestação.[108]

A rotura prematura de membranas muito precoce, aquela que sobrevém antes da viabilidade fetal, é um evento raro, que complica menos de 1% das gestações. Apesar disso, essa complicação contribui de maneira significativa para a morbidade e a letalidade perinatais e também está associada à morbidade materna aumentada.[47]

Em todos os casos de RPMO, dar informações adequadas e completas à mulher e à família é importantíssimo do ponto de vista da assistência obstétrica. O objetivo deve ser precisar ao máximo o prognóstico materno, perinatal e infantil, inclusive no longo prazo. Devem ser esclarecidas e informadas as intervenções possíveis e capazes de reduzir o risco e melhorar o prognóstico para o binômio mãe-feto.

Mais recentemente e em casos especiais, a RPMO pode ser secundária a procedimentos invasivos fetais, e as particularidades de cada condição que levou ao procedimento podem influenciar o prognóstico, mas de maneira geral não alteram muito a conduta proposta nesses casos. O prognóstico perinatal em casos de RPMO é dominado quase exclusivamente pela presença de prematuridade e suas complicações. Nos casos de rotura muito precoce, a presença de hipoplasia pulmonar passa a ser um fator prognóstico considerável também. Outro fator é a presença ou ausência de infecção, que direciona a conduta a ser executada.

Por fim, a evidência científica disponível com base em trabalhos bem desenhados, prospectivos, com recrutamento aleatório e número suficiente de casos em cada braço da análise é insatisfatória para muitos dos aspectos que envolvem essa complicação obstétrica, em especial para os casos de RPMO sobrevindos antes da viabilidade.

## CONSIDERAÇÕES GERAIS

As membranas e o líquido amniótico funcionam como uma barreira protetora, que gera um ambiente estéril, principalmente em relação à flora bacteriana vaginal, e exercem funções essenciais para a proteção, o crescimento e o desenvolvimento do feto (Tabela 1). Dessa forma, a alteração da integridade da cavidade amniótica interfere nessas importantes funções.[101]

| TABELA 1. Funções do líquido amniótico |
|---|
| Facilita a movimentação fetal |
| Determina o aumento da pressão luminar na árvore traqueobrônquica durante os movimentos respiratórios fetais, favorecendo o desenvolvimento pulmonar |
| Facilita a livre flutuação do cordão umbilical |
| Favorece o desenvolvimento muscular e o crescimento fetal |
| Favorece o desenvolvimento dos sistemas urinário e digestório |
| Protege o feto de traumas externos e de compressões funiculares durante a movimentação fetal e as contrações uterinas |
| Protege contra potenciais contaminações e infecções fetais |

Quanto ao desenvolvimento do feto, a integridade da cavidade amniótica propicia uma tensão correta sobre o tórax fetal, o que é de extrema importância para a boa formação dos pulmões fetais. Assim, em casos de RPMO, pode haver comprometimento da formação pulmonar e consequente hipoplasia dos pulmões fetais, evento que acontece, ao menos em algum grau, em muitos casos de RPMO muito precoce (antes de 24 semanas).[56]

Na população geral, a RPMO ocorre em aproximadamente 1:20 gestações; todavia, excluindo-se os partos prematuros eletivos, os óbitos fetais intrauterinos e as gestações gemelares, sua incidência pode atingir de 25 a 60% das gestantes com parto prematuro antes de 37 e 32 semanas de gestação, respectivamente.[10,14,15,17,86,103]

A RPMO em mulheres com idade gestacional inferior a 37 semanas é um dos problemas mais comuns atualmente na obstetrícia, e há vários pontos controversos em relação à conduta. Entre os principais pontos de divergência, estão a indicação de conduta expectante diante do seu diagnóstico, a necessidade de hospitalização, a antibioticoprofilaxia, o uso de tocolíticos e corticosteroides, os métodos utilizados para diagnosticar infecção e a época ideal do parto.

## INCIDÊNCIA

A incidência da RPMO espontânea em qualquer idade gestacional é de aproximadamente 5 a 10%, sendo associada a um terço de todos os partos prematuros.[17,103] Nos Estados Unidos da América (EUA), a RPMO seria responsável por 32,6% dos partos prematuros segundo Mercer et al.,[61] enquanto dados brasileiros levantados por Passini Jr. et al. em 2014 relatam uma taxa correspondente de 28,7%.[68] No HC-FMUSP, entre 2002 e 2005, ocorreram 7.354 partos; 885 (12%) gestantes apresentaram diagnóstico de rotura prematura das membranas ovulares e 294 dentre estas (33,2%) associaram-se com baixo peso ao nascer. No último levantamento da Clínica Obstétrica do HC-FMUSP, a incidência de RPMO antes de 37 semanas foi de 9% de todas as internações de parto, sendo responsável por 16% dos partos prematuros.[43] Essas taxas são influenciadas pelas características terciárias do serviço, cada vez mais especializado.

## ETIOLOGIA

A etiologia da RPMO pode ser dividida em espontânea ou iatrogênica, sendo a última decorrente de cirurgias cervicais durante a gestação ou de procedimentos invasivos intrauterinos, como amniocentese, biópsia de vilosidades coriônicas e laserterapia. A rotura iatrogênica das membranas ocorre em aproximadamente 1:100 gestantes após amniocentese, e de 3 a 5% após fetoscopia.[5-7,23] No Brasil, devido à baixa prevalência dos procedimentos invasivos, em especial a amniocentese citogenética do segundo trimestre, a participação desses procedimentos como etiologia de RPMO é pouco relevante. Ao contrário da rotura espontânea das membranas, a iatrogênica possui bom prognóstico na maioria dos casos, apresentando resolução espontânea da lesão em um período de 2 a 3 semanas.[6,8,13,23]

Já a etiologia da RPMO espontânea é complexa e multifatorial e envolve fatores que alteram a estrutura das membranas, cujo principal componente é o colágeno,[101,108] sendo os mais importantes:

- Sobredistensão uterina (polidrâmnio e gestação múltipla).
- Fatores mecânicos (contrações uterinas e movimentação fetal).
- Alteração da integridade cervical (incompetência cervical e cerclagem).
- Fatores intrínsecos às membranas (deficiência de alfa-1-antitripsina e síndrome de Ehlers-Danlos).
- Alteração da oxigenação tecidual (tabagismo).
- Diminuição da atividade imunológica bactericida do líquido amniótico.[106]

Estes fatores estão relacionados com infecção ascendente da flora vaginal, sendo esta a causa identificável mais frequentemente associada à RPMO.[108]

As três principais evidências epidemiológicas que ratificam tal associação são maior prevalência de microrganismo no líquido amniótico de mulheres com RPMO, quando comparadas com gestantes com membranas íntegras, maior prevalência de corioamnionite histológica e incidência de RPMO maior em mulheres com infecção do trato genital inferior. Os principais agentes[57,89,109] envolvidos são estreptococos do grupo B, *Gardnerella vaginalis*, *Neisseria gonorrhoeae*, *Escherichia coli*, *Bacteroides* spp., *Peptoestreptococcus* spp. e enterococos. A presença desses agentes determinaria a produção de colagenases e proteases, com alteração da estrutura das membranas, provocando assim sua rotura.[11,101,109]

Estudos sugerem que a patogênese da RPMO pré-termo está relacionada com aumento da apoptose celular na membrana ovular.[101] Como esses estudos demonstraram elevação de proteases específicas no líquido amniótico, pode ser sugerido que um processo infeccioso latente cause a apoptose celular. Por outro lado, em especial nas roturas prematuras pré-termo, poderia haver um enfraquecimento das membranas com as chamadas microfraturas previamente à colonização bacteriana, explicando, então, a predisposição ao rompimento por um estado disfuncional das membranas que facilitaria a colagenólise e a ativação da resposta inflamatória que culminaria com a rotura.[59]

## COMPLICAÇÕES

As principais complicações da RPMO podem ser divididas em dois subgrupos: maternas e fetais/neonatais.

### COMPLICAÇÕES MATERNAS

Entre as complicações maternas, a corioamnionite (também denominada infecção ovular ou intra-amniótica), a endometrite e a bacteriemia são as mais frequentes. Estudos prospectivos demonstram que 70% das RPMO pré-termo apresentam sinais histopatológicos de corioamnionite, um terço das pacientes apresenta bactérias isoladas no líquido amniótico e 30 a 40% apresentam sinais clínicos de corioamnionite com cultura positiva de líquido amniótico. Em levantamento recente da Clínica Obstétrica do HC-FMUSP, observou-se taxa de 23% de corioamnionite clínica, com 29% de corioamnionite histológica, mas a taxa de corioamnionite clinicamente identificável antes do parto foi de apenas 10,8%.[43] Outro levantamento brasileiro recente, realizado no Rio de Janeiro, com RPMO antes da viabilidade (< 26 semanas), indica 39,2% de corioamnionite clínica e sepse em 5,2% dos casos, tendo sido realizada a histerectomia em 2,1% das vezes.[40] Internacionalmente, a sepse materna costuma ser rara em virtude da pronta intervenção obstétrica diante dos sinais maternos de infecção.[74,101,109]

### COMPLICAÇÕES FETAIS/NEONATAIS

As três mais importantes complicações da RPMO pré-termo de origem fetal/neonatal são hipoplasia pulmonar, prematuridade e infecção neonatal.

A RPMO pode evoluir com oligoâmnio, o que pode acarretar deformidades peculiares como fácies característica com orelhas dobradas, nariz achatado e pele enrugada. Podem também ocorrer deformidades de extremidades, principalmente pé torto, que é decorrente da dificuldade de movimentação fetal e de contraturas musculares e flexão. Entretanto, essas deformidades geralmente são reversíveis com fisioterapia.[109]

A principal consequência do oligoâmnio é a hipoplasia pulmonar, que pode ocorrer mais frequentemente em casos de RPMO antes de 20 semanas. A incidência de hipoplasia pulmonar é de 50, 22 e 3% para RPMO abaixo de 20 semanas de gestação, entre 20 e 24 semanas e entre 25 e 28 semanas, respectivamente.[102] Em duas séries que envolveram 82 gestações com diagnóstico de RPMO e idade gestacional inferior a 25 semanas, 55 (67%) evoluíram para óbito intrauterino e 14 (17%) para óbito pós-natal. Com relação aos 27 nascidos vivos, o tempo médio de permanência na unidade de terapia intensiva (UTI) foi de 106 dias. Desses, 13 (48%) receberam alta e 12 (44,5%) apresentaram sequelas graves.[56,82] Mais recentemente, um serviço francês avaliou 94 casos de RPMO antes de 24 semanas de gestação, dos quais 49 (52%) tiveram óbito intrauterino e outros 13 (13,8%) casos ultrapassaram as 33 semanas de gravidez. Analisando-se apenas os 31 casos com parto antes de 33 semanas, 7 evoluíram com hipoplasia pulmonar (22,6%), em taxa superior ao grupo-controle sem RPMO, mas com parto no mesmo período gestacional (1,6%).[52]

A prematuridade é a complicação mais frequente na RPMO e importante causa relacionada com mortalidade e morbidade neonatais. As principais complicações decorrentes da prematuridade são síndrome da membrana hialina, hemorragia intraventricular, enterocolite necrosante e sepse neonatal por imaturidade do sistema imunológico.[33,57,103,109]

As principais morbidades infecciosas que acometem o recém-nascido são infecção local (onfalite e conjuntivite), infecção do trato urinário, pneumonia e septicemia.[33,103]

A hipoxia decorrente de compressão funicular ocorre em 8,5% dos casos de RPMO; na população geral, esse índice é de 1,5%.[29,30]

## AVALIAÇÃO DAS GESTANTES

Diante da suspeita de perda de líquido amniótico, a avaliação da gestante deve adotar a sequência semiológica:[103,104] confirmação do diagnóstico, determinação da idade gestacional, avaliação da presença de infecção materna e/ou fetal, avaliação da vitalidade fetal e hospitalização.[103,106]

### CONFIRMAÇÃO DIAGNÓSTICA

A confirmação diagnóstica da RPMO é feita clinicamente em 90% dos casos.[2,109] A gestante relata perda abrupta de líquido em quantidade que umedece não apenas a roupa íntima, mas também outras peças de roupa, podendo escorrer pela perna. O líquido é translúcido e geralmente inodoro, por isso é importante perguntar ativamente sobre cheiro de urina. Ao exame especular, observam-se a presença de líquido amniótico em fundo de saco vaginal e o escoamento de líquido pelo orifício externo do colo uterino. Às vezes, durante o exame especular, faz-se necessário comprimir o fundo uterino ou solicitar à gestante que realize a manobra de Valsalva para observar o escoamento.

Há apenas um estudo randomizado que avaliou o exame de toque vaginal em comparação com o exame especular após RPMO.[65] Esse estudo concluiu que o exame especular fornece as mesmas informações que o toque digital quanto a dilatação e apagamento cervical; entretanto, informações sobre a segurança do toque vaginal não foram fornecidas. Em virtude da ausência de estudos controlados que comprovem sua segurança, diante da suspeita de RPMO, o toque vaginal não deve ser realizado pelo risco inerente de infecção ou, caso seja extremamente necessário realizá-lo, este não deve ser repetido frequentemente.

Apesar de a grande maioria dos casos apresentar-se com quadro típico, em 17,6% das gestantes com RPMO no HC-FMUSP havia dúvida diagnóstica sobre o quadro no momento da admissão. Nesses casos, podem ser realizados testes que verificam a mudança do pH vaginal de ácido (4,5 a 6,0) para alcalino (7,1 a 7,3). Para tanto, realiza-se a pesquisa com fitas de pH ou então com o chamado teste do fenol, no qual um tampão vaginal é mantido por algum tempo na vagina da paciente e, após sua retirada, observa-se se há mudança de coloração (de laranja para vermelho) quando se instilam algumas gotas do reagente.

Mais recentemente, surgiram outros testes mais fidedignos. Os testes chamados imunocromatográficos realizam a detecção qualitativa de proteínas que têm alta concentração no líquido amniótico, mas são praticamente ausentes na secreção vaginal e no sangue materno, de forma que sua presença no conteúdo vaginal indica a ocorrência de rotura das membranas. São eles:

- Pesquisa da proteína-1 ligada ao fator de crescimento insulina-símile (IGFPB-1, do inglês *insulin-like growth factor binding protein* 1): esse teste foi introduzido recentemente e tem alta sensibilidade e especificidade e é baseado na presença de proteína-1 ligada ao fator de crescimento insulina-símile. Trata-se de uma proteína presente no líquido amniótico em concentrações de 100 a 1.000 vezes maiores do que no soro materno. Os níveis de sua concentração no líquido amniótico aumentam já no primeiro trimestre, permanecendo altos durante toda a gestação, sendo possível, então, utilizar a sua presença em teste laboratorial de fita desde os estágios iniciais da gravidez. Os resultados publicados mostram tanto uma sensibilidade quanto uma especificidade bastante superiores às dos outros testes utilizados em obstetrícia.[22,39]
- Pesquisa da alfamicroglobulina-1 placentária (PAMG-1, do inglês *placental alpha microglobulin-1*): esse teste vem ganhando aplicação por ter excelente rendimento ao detectar a alfamicroglobulina-1 de origem placentária (o chamado PAMG-1). Trata-se de um teste qualitativo de uma substância cuja expressão é muito mais alta no líquido amniótico do que nos outros fluidos, como soro materno, secreção vaginal, urina ou líquido seminal.

Os testes imunocromatográficos têm acurácia bastante aceitável, com altas sensibilidade e especificidade (entre 88 e 100%).[37] São coletados a partir de um *swab* de dácron que retira material da ectocérvix, sendo, em seguida, colocado em um frasco com solução extratora, no qual o *swab* é agitado. Após esse procedimento, retira-se o *swab* e se introduz no frasco uma tira indicadora por pelo menos 40 segundos. A conclusão é dada em 5 minutos, sendo o teste positivo na presença de duas linhas azuis. Apesar de serem fáceis e com bom rendimento clínico, ainda têm alto custo e devem transformar-se em testes de escolha assim que barateados.

Para centros em que não há essa tecnologia laboratorial disponível, vale ressaltar que, em estudo na Clínica Obstétrica do HC-FMUSP, os marcadores imunocromatográficos foram bastante similares aos testes clássicos de fenol vermelho e de pH, na ausência de sangramento;[44] portanto, pode-se afirmar que, no dia a dia, os testes clássicos de pH funcionam muito bem. O uso das novas metodologias deveria se restringir, então, a situações específicas, como a presença de sangue ou vaginose bacteriana.

Outro aspecto importante é que esses novos testes bioquímicos podem ser úteis em casos de rotura bastante precoce, quando não há muito líquido amniótico no conteúdo vaginal.

Vale lembrar, ainda, que a sensibilidade dos testes baseados no pH vaginal é extremamente elevada, variando entre 96 e 99%.[108,109] Entretanto, sua especificidade não é tão alta, e a presença de sangue, líquido seminal, infecções genitais, antissépticos e urina infectada por *Proteus* spp. pode acarretar resultados falso-positivos.[38]

Outro exame que pode ser realizado é a observação da arborização do muco cervical. Após a rotura das membranas, o líquido amniótico, rico em estriol, passa pelo canal cervical e entra em contato com o muco cervical. Esse muco, quando aquecido sobre uma lâmina, apresenta fenômeno de arborização ou de cristalização em folha de samambaia, que pode ser constatado ao microscópio óptico comum. Na ausência de arborização do muco, infere-se que não houve contato do mesmo com o estriol presente no líquido amniótico.[109]

Além desses exames, diante da queixa de perda de líquido amniótico, o exame ultrassonográfico pode revelar diminuição do volume do líquido (Figura 1); entretanto, o achado de oligoâmnio pode ser enganoso e atrapalhar o raciocínio. Segundo dados do HC-FMUSP,[43] a maioria dos casos de RPMO tinha uma quantidade normal de líquido amniótico, com índice de líquido amniótico (ILA) inicial médio de 8,2 e apenas 28% dos casos apresentando-se inicialmente com oligoâmnio (ILA < 5). A avaliação seriada do líquido amniótico, portanto, seria mais importante do que uma avaliação isolada. Além disso, deve-se lembrar de outras causas de oligoâmnio, como insuficiência placentária grave, agenesia renal fetal e uropatia obstrutiva. Deve-se suspeitar de agenesia renal fetal e uropatia obstrutiva, particularmente quando se tratar de idades gestacionais precoces.[12,16,19]

## DETERMINAÇÃO DA IDADE GESTACIONAL

A determinação da idade gestacional é realizada pela história clínica da gestante – data da última menstruação (DUM) – e confirmada por exame ultrassonográfico de primeiro trimestre. A idade gestacional é considerada compatível com a história clínica quando a diferença entre a idade gestacional compatível com o comprimento cabeça-nádega e a idade gestacional menstrual for inferior a 7

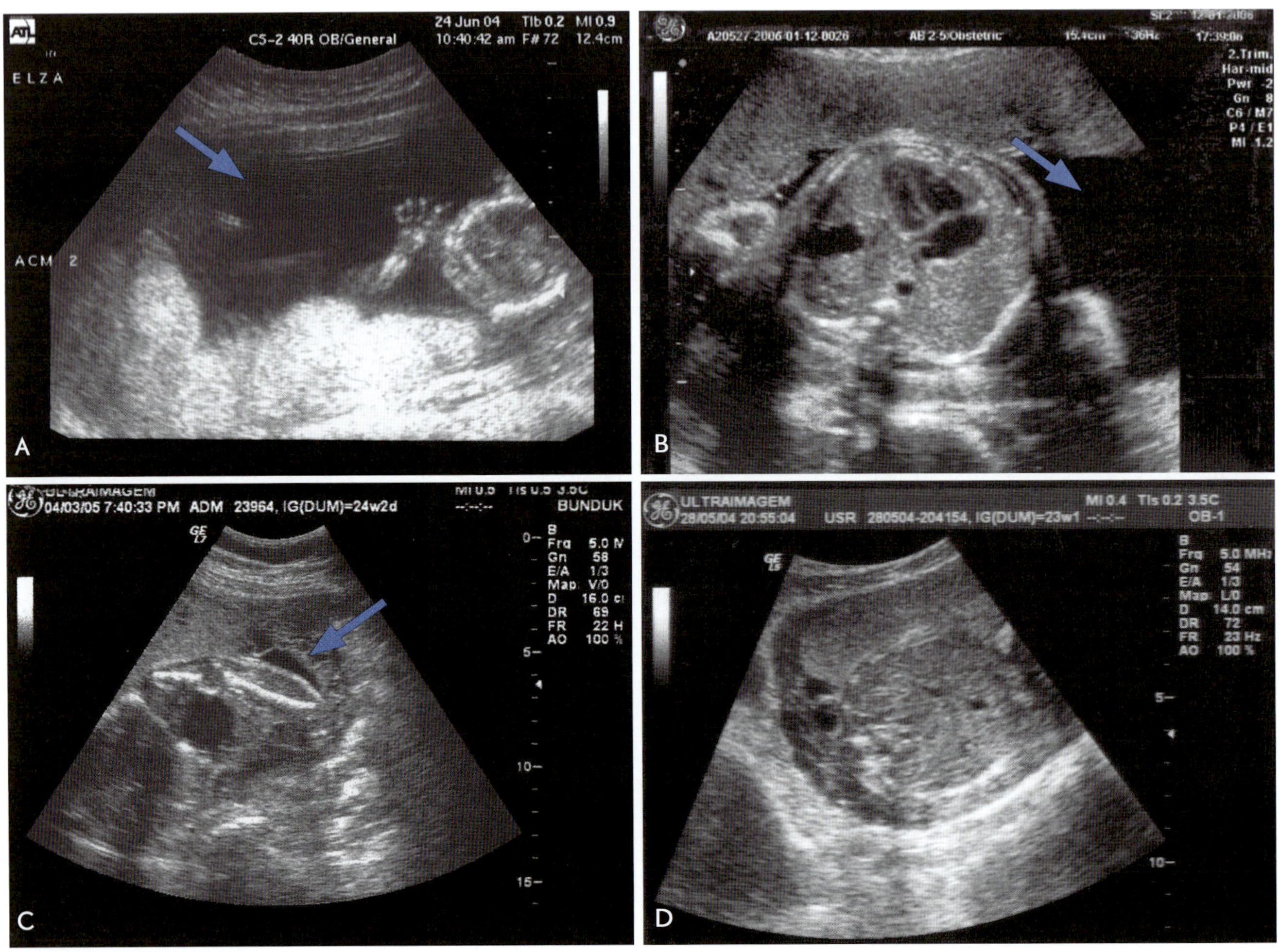


**FIGURA 1.** Imagens de ultrassonografia demonstrando volume de líquido amniótico normal (A e B – setas), sua redução significativa (C – seta) e ausência total de líquido amniótico (D).

dias.[1,119] No segundo e no terceiro trimestres, a diferença entre a biometria fetal e a idade menstrual deve ser inferior a 10 a 14 dias.[1,111] Caso essas diferenças sejam maiores que as referidas, a idade gestacional deve ser determinada pelo exame ultrassonográfico mais precoce e mantida para as demais ultrassonografias realizadas.[1,119]

## AVALIAÇÃO DA PRESENÇA DE INFECÇÃO MATERNA E/OU FETAL

A avaliação da presença de corioamnionite é fundamental para a conduta na RPMO, uma vez que, após o diagnóstico de infecção, a conduta é resolutiva, independentemente da idade gestacional. Entretanto, descartar infecção nem sempre é uma tarefa fácil.[25,28,29,33]

A via de infecção pode ser ascendente a partir da flora vaginal ou hematogênica.[109] Os principais agentes envolvidos na corioamnionite são estreptococos do grupo B, *Gardnerella vaginalis*, peptoestreptococos, fusobactérias, *Escherichia coli*, bacteroides e *Neisseria gonorrhoeae* (Tabela 2).[9,20,21,31,32,41,71,72,89]

Afastando-se outros focos de infecção, o diagnóstico de corioamnionite se baseia na presença de um critério maior (febre ≥ 37,8 °C) ou pelo menos dois dos seguintes sinais:[24,70,109]

- Taquicardia materna (frequência cardíaca > 100 bpm).
- Taquicardia fetal (frequência cardíaca basal > 160 bpm).
- Útero irritável (contrações irregulares).
- Saída de secreção purulenta pelo orifício externo do colo uterino.
- Leucocitose (> 15.000/mm³ ou aumento de 20%).
- Diminuição abrupta da quantidade de líquido amniótico.
- Ausência de movimentos respiratórios no perfil biofísico fetal.
- Aumento maior que 20% da proteína C-reativa (observar que há aumento na gravidez).

**TABELA 2. Principais agentes infecciosos isolados no líquido amniótico por amniocentese**

| Agentes | Frequência (%) |
|---|---|
| Estreptococos do grupo B | 20 |
| *Gardnerella vaginalis* | 17 |
| Peptoestreptococos | 11 |
| Fusobactérias | 10 |
| *Bacteroides fragilis* | 9 |
| Outros estreptococos | 9 |
| *Bacteroides* sp. | 5 |

O diagnóstico de corioamnionite, no entanto, nem sempre é fácil. Conforme dados da Clínica Obstétrica do HC-FMUSP,[43] 70% das pacientes com RPMO tinham valores de proteína C-reativa alterados no momento da internação, com a média laboratorial de 15,3 mg/L. Por outro lado, o uso cada vez mais rotineiro da corticoterapia antenatal propicia aumento artificial dos leucócitos, atrapalhando o raciocínio clínico.

Levantamento recente também realizado na Clínica Obstétrica[90] conseguiu estabelecer um modelo preditivo de corioamnionite histológica, no qual seriam variáveis independentemente preditoras do desfecho as seguintes: queixa de dor abdominal (OR = 11,6), atividade uterina irregular (OR = 5,9), presença de febre (OR = 5,7), período de latência superior a 3 dias (OR = 2,1) e proteína C-reativa final (OR = 1,03 a cada unidade).

## AVALIAÇÃO DA VITALIDADE FETAL

Por causa do risco de sofrimento fetal e óbito fetal intrauterino, preconiza-se a avaliação diária da vitalidade fetal a partir da viabilidade, que deve ser realizada por meio da cardiotocografia e do perfil biofísico fetal.[29,30,64,84] Ressalta-se, novamente, que um parâmetro importante na avaliação do perfil biofísico fetal é a presença de movimentos respiratórios. Alguns estudos relatam que a ausência de movimentos respiratórios ocorre de 24 a 48 horas antes dos sinais clínicos de corioamnionite.[29,84]

## HOSPITALIZAÇÃO

As mulheres com diagnóstico de RPMO que apresentam fetos viáveis devem permanecer em regime de internação hospitalar até o parto, com poucas situações de exceção. As pacientes são mantidas em repouso com monitorização dos sinais clínicos e laboratoriais de infecção e da vitalidade fetal. Há poucos estudos randomizados que avaliam a segurança do regime de controle domiciliar em comparação com a conduta expectante em regime de internação hospitalar,[27,73] para poucas pacientes, mas sem piora do prognóstico e com benefícios econômicos.[27] Recente estudo de revisão sistemática[73] traz mais oito estudos retrospectivos sobre esse tema e aponta que não haveria diferença significativa na taxa de complicações maternas como corioamnionite, descolamento prematuro de placenta e prolapso do cordão umbilical, nem na morbidade neonatal. Por outro lado, haveria prolongamento do período de latência, com maiores idade gestacional e peso ao nascimento e menor tempo de internação, diminuindo os custos significativamente. A maioria dos estudos, no entanto, foi realizada em países europeus, com boas condições de acompanhamento ambulatorial.

A Clínica Obstétrica do HC-FMUSP recomenda conduta expectante em regime hospitalar;[106] no entanto, em situações especiais, sobretudo antes da viabilidade fetal, pode-se adotar conduta expectante em regime domiciliar desde que alguns critérios sejam observados (Tabela 3). A segurança dessa conduta, porém, ainda precisa ser adequadamente avaliada antes que essa recomendação possa ser preconizada rotineiramente. É plausível o controle domiciliar em pacientes que se adequem às condições da Tabela 3.[96]

**TABELA 3. Critérios a serem observados para conduta expectante de exceção em regime domiciliar**

| |
|---|
| Paciente confiável e intelectualmente capaz de seguir as orientações |
| Facilidade de transporte |
| Residência próxima do hospital |
| Permanência hospitalar por pelo menos 72 horas a partir do diagnóstico |
| Monitorização dos movimentos fetais três vezes ao dia |
| Possibilidade de realizar ambulatorialmente avaliação da vitalidade fetal e hemograma entre duas e três vezes por semana |
| Realização de ultrassonografia semanal |
| Apresentação cefálica |
| Ausência de suspeita de corioamnionite |
| Índice de líquido amniótico > 8,0 cm |

Tabela adaptada de Carlan et al.[27]

## ASPECTOS CONTROVERSOS

De maneira pouco explicável e em certo número de casos, acontece de a perda de LA cessar espontaneamente mesmo após uma rotura espontânea. Trabalhos antigos mostram uma estimativa de aproximadamente 14% dos casos em que a perda cessa com a conduta de repouso, em especial quando a rotura ocorre antes de 28 semanas.[121] Nesses casos, parece estar envolvida a evolução da decídua no decorrer da gestação mais do que um verdadeiro mecanismo de reparação das membranas. Outra nuance de muita importância e bastante observada na prática diária de vivência desses casos é que, apesar de algumas pacientes continuarem a perder líquido, boa parcela delas mantém uma quantidade satisfatória de LA com um ILA superior a 5 cm (por volta de 30%).[121] Esses fatos controversos dificultam sobremaneira o estudo científico rigoroso e definitivo das séries publicadas.

A conduta na RPMO apresenta alguns tópicos que geram controvérsia e dificultam a ação do obstetra no seu seguimento, se quiser atuar baseado em dados confiáveis da literatura médica. São discutidos alguns aspectos de conduta diante de questões como efetuar ou não tocólise, administrar ou não a corticoterapia para acelerar a maturação pulmonar fetal, assim como a necessidade ou não de antibioticoprofilaxia. De início, ressalta-se que em idades gestacionais inferiores a 26 semanas não está recomendada a administração de antibioticoprofilaxia, de corticosteroides ou a tocólise. Os aspectos apresentados a seguir aplicam-se, então, para casos com idade gestacional superior a 26 semanas.

### TOCÓLISE

Como a prematuridade aumenta a morbidade e a mortalidade neonatais, parece óbvio que a inibição do trabalho de parto prematuro (TPP) poderia levar a uma melhor evolução nos casos de RPMO. Todavia, a associação entre corioamnionite e RPMO e o fato de o diagnóstico inicial de corioamnionite nem sempre ser factível não permitem a indicação rotineira sem que fortes evidências científicas de seus benefícios sejam demonstradas.

Apesar de a tocólise ainda apresentar pontos controversos e sua utilização não ter demonstrado claramente que há benefícios na sua indicação, 731 obstetras australianos foram questionados sobre a utilização de tocolíticos em casos de RPMO, e desses, 75% afirmaram que utilizam essa prática.[26]

Outro estudo, com 827 especialistas americanos de saúde materno-fetal, demonstrou que apenas 32% dos entrevistados indicariam tocólise em pacientes com RPMO sem contrações, embora 96% o fizessem se houvesse um trabalho de parto prematuro estabelecido.[42] Três estudos randomizados com 235 gestantes utilizaram tocólise profilática e não relataram benefício em prolongar a gestação em relação ao grupo-controle.[38,49,54] Um estudo de caso-controle demonstrou que a tocólise profilática após RPMO poderia aumentar a incidência de período de latência superior a 48 horas, mas não a taxa de tempo de parto inferior a 24 horas, não melhorando o prognóstico neonatal.[50]

Outros três estudos randomizados avaliaram a tocólise em 218 gestantes com RPMO em trabalho de parto,[34,45,85] e apenas um foi duplo-cego, controlado com placebo.[45] Esses estudos não demonstraram benefício estatisticamente significativo para o binômio materno-fetal. Em dois desses estudos, houve certo grau de prolongamento da gestação, porém não estatisticamente significativo.[34,85] Mais recentemente, Wolfensberger et al.[87] demonstraram que aumentar o período de latência por 1 semana ou mais com agentes tocolíticos não diminui a morbidade neonatal, todavia a realização de tocólise profilática aumenta significativamente a morbidade materna. Esse aspecto também foi observado por Combs et al.,[35] em 2004, que relataram 18% de efeitos colaterais com o uso de agentes tocolíticos, indo de arritmia, hipotensão e hipoxemia até precordialgia e vômitos.

Recente revisão sistemática da *Cochrane*, com sete trabalhos avaliados envolvendo 408 mulheres, indicou aumento do período de latência (média de 73 horas), com menor número de partos com duração inferior a 48 horas e maior taxa de Apgar abaixo de 7 no 5º minuto, mas com aumento da necessidade de oxigênio no período neontal e aumento da taxa de corioamnionite.[115]

Na ausência de claro benefício na inibição do trabalho de parto prematuro em pacientes com RPMO, é razoável não utilizar a tocólise, uma vez que tal prática imporia um risco desnecessário sobre a paciente, sem benefícios neonatais comprovados. Assim, diante de tais evidências científicas, a tocólise terapêutica e/ou profilática não é defendida na Clínica Obstétrica do HC-FMUSP.

## CORTICOTERAPIA

Tem sido bem demonstrado que a corticoterapia reduz a incidência de síndrome do desconforto respiratório, hemorragia intraventricular e enterocolite necrosante em recém-nascidos pré-termo com idade gestacional inferior a 34 semanas,[112] porém, o maior temor de seu emprego é aumentar o risco de infecção.[93,98]

Em 1994, o *National Institutes of Health* (NIH) elaborou uma conferência de consenso, e seu comitê concluiu que o emprego de corticosteroides para reduzir a morbidade neonatal na RPMO pré-termo estaria indicado em gestações abaixo de 32 semanas, desde que não houvesse evidências clínicas de infecção; entretanto, alguns pontos controversos deveriam ser mais bem avaliados, entre eles quantas doses e qual o intervalo ideal de repetição.[98]

Apesar de os corticosteroides diminuírem a incidência da síndrome da membrana hialina em tal situação, o sucesso não é o mesmo de quando as membranas estão íntegras, e os resultados mais satisfatórios ocorreram em gestações com idade gestacional inferior a 30 semanas.[93,98]

Nos anos subsequentes, dúvidas surgiram quanto à segurança das repetições. Em 2003, um estudo conduzido também pelo NIH em conjunto com a *Society for Maternal-Fetal Medicine* avaliou os benefícios dos ciclos repetidos de corticosteroides e foi interrompido em razão da maior frequência de baixo peso e restrição do crescimento fetal (RCF) no grupo que recebeu ciclos repetidos. Dessa forma, o *American College of Obstetricians and Gynecologists* (ACOG)[95] e um novo consenso do NIH, em 2000, expressaram dúvidas quanto à repetição dos ciclos de corticosteroides, definindo que a corticoterapia deveria ser administrada diante de forte suspeita de parto prematuro nos próximos 7 dias. As repetições deveriam ser evitadas, pois as complicações seriam mais frequentes após o segundo ciclo.[99] Em estudo publicado em 2004, Lee et al.[53] compararam a administração de corticosteroides em ciclo único com ciclos semanais em 161 gestantes com diagnóstico de RPMO e concluíram que a repetição da corticoterapia acarreta importante aumento das taxas de corioamnionite e de sepse neonatal.

Com base nesses dados, acredita-se que a corticoterapia seja benéfica na diminuição da incidência da síndrome da membrana hialina e da hemorragia intraventricular, principalmente em idades gestacionais inferiores a 32 semanas. Embora seja recomendada em casos de RPMO pelo NIH e pelo ACOG,[94,95,100] persistem dúvidas em relação ao momento ideal de realizar a administração do corticosteroide, à necessidade de repetição e às prováveis complicações imediatas, como maior risco de infecção materna e alterações neonatais com administrações repetidas de corticosteroides.

Com o objetivo de determinar o intervalo entre diagnóstico de RPMO e parto, alguns estudos preliminares pesquisaram métodos capazes de predizer o parto nos próximos 7 dias após o diagnóstico, uma vez que o melhor efeito do corticosteroide ocorre nos primeiros 7 dias de sua utilização e que o risco de repetição é algo que vem sendo bem documentado.[69,80] Em 1998, Rizzo et al.[69] avaliaram o intervalo entre o diagnóstico de RPMO e o parto pelo comprimento cervical e pela concentração de interleucina-6 (IL-6) no líquido amniótico, em 92 pacientes entre 24 e 32 semanas de gestação. O intervalo médio entre internação e parto foi de 4,5 dias (variando de 0 a 36 dias). Em gestantes com comprimento cervical ≤ 20 mm, esse intervalo foi de apenas 2 dias (variando de 0 a 14 dias). Uma análise multivariada demonstrou que a associação do comprimento cervical com a dosagem de interleucina-6 melhora a acurácia de ambos os testes. Em 2004, Tsoi et al.[80] avaliaram o papel do comprimento cervical em 101 gestantes com diagnóstico de RPMO entre 24 e 36 semanas de gestação (mediana de 32 semanas). Foram excluídas pacientes em trabalho de parto ou aquelas com dilatação cervical ≥ 3 cm. Em 58 gestantes (57%), o parto ocorreu na primeira semana de internação, e a análise multivariada demonstrou que os preditores independentes para o parto nos próximos 7 dias foram o comprimento cervical no momento da internação (OR: 0,91; IC: 95%, 0,86 a 0,96, p = 0,001), a idade gestacional do diagnóstico (OR: 1,35; IC: 95%, 1,14 a 1,59, p = 0,001) e a presença de contrações na internação (OR: 3,07; IC: 95%, 1,05 a 8,92, p = 0,039). Apesar de esses resultados preliminares demonstrarem que o comprimento cervical possui potencial efeito preditor para o parto nos próximos 7 ou 14 dias, estudos com maior casuística são necessários para definir quais os outros fatores que poderiam interferir nessa predição, como volume de líquido amniótico, presença de infecção vaginal, idade gestacional da RPMO e fatores demográficos maternos.

Os dados disponíveis na literatura demonstram que a administração de corticoterapia em casos de RPMO entre 32 e 34 semanas de gestação aumenta as taxas de corioamnionite, e nesta fase as complicações inerentes à prematuridade tendem a ser de menor gravidade, de forma que a utilização de corticosteroides pode trazer mais prejuízos que benefícios.[53]

Mais recentemente, houve uma revisão sistemática da *Cochrane*[116] sobre a corticoterapia antenatal para mulheres com risco de parto prematuro. Apesar do pequeno número de trabalhos com RPMO (4 ou 5 na maioria das avaliações), notou-se uma proteção do corticosteroide parecida com aquela em gestantes com membrana íntegra com relação aos parâmetros morte neonatal, morte perinatal, síndrome do desconforto respiratório e hemorragia intracraniana, mas com uma tendência a maior risco de corioamnionite (não significativo). Considerando-se qualquer estado das membranas, pode-se fazer uma avaliação do impacto das doses múltiplas semanais em cerca de oito estudos, com pouco mais de 2 mil pacientes. Nos diversos desfechos analisados, não houve melhora do prognóstico, mas sim uma tendência de maior risco para endometrite. Diante desses fatores, pode-se afirmar que o uso da corticoterapia na RPMO é benéfico e deve ser incentivado, sempre com cuidado para a eventualidade de já haver um quadro infeccioso latente e de que o uso seja até 32 semanas e em ciclo único.

Dessa forma, na Clínica Obstétrica do HC-FMUSP preconiza-se a corticoterapia em casos de RPMO apenas em idades gestacionais inferiores a 32 semanas, desde que afastada a possibilidade de corioamnionite, e com ciclo único de betametasona, na dose de 12 mg por via intramuscular, em duas doses com intervalo de 24 horas. Ressalta-se que se deve ter cautela na interpretação dos exames após a corticoterapia, uma vez que pode haver leucocitose transitória por cerca de 1 semana em decorrência do uso da betametasona. Mais recentemente, buscando-se aumentar a taxa de uso de corticoterapia antenatal nesses casos, mas temendo o risco de administração em casos já com corioamnionite inicial, foi realizado um levantamento no banco de dados da Clínica Obstétrica do HC-FMUSP, tendo se observado que 75% das gestantes que evoluíram posteriormente com corioamnionite já tinham leucócitos acima de 10.100/mcL e proteína C-reativa superior a 9,0 mg/L nos exames laboratoriais iniciais. Assim, passou-se a preconizar no serviço o uso de betametasona já na admissão da paciente se esses exames estiverem em parâmetros inferiores ao citado. Caso contrário, esses exames devem ser repetidos antes de se decidir pela administração.[106]

## ANTIBIOTICOPROFILAXIA

O objetivo da antibioticoprofilaxia é aumentar o período de latência e diminuir a morbidade e a letalidade neonatais. Contudo, alguns cuidados devem ser observados quando a antibioticoprofilaxia é indicada, como a escolha de um antibiótico adequado para a flora microbiana local, o momento correto para seu início, a escolha da melhor via de administração e por quanto tempo este deve ser utilizado. Por sua vez, alguns efeitos indesejáveis, como possibilidade de seleção de microrganismos, risco de toxicidade medicamentosa, atraso no diagnóstico de corioamnionite e desperdício de recursos públicos sem melhora na assistência materna e/ou neonatal, devem ser ponderados antes da utilização dessa profilaxia.

Dessa forma, a indicação de antibioticoprofilaxia deve estar sedimentada em um real benefício para o binômio materno-fetal e uma forte evidência científica da inexistência de efeitos indesejáveis.

Em 1997, o *National Institute of Child Health and Human Development Maternal-Fetal Medicine Units Network* conduziu estudo em 614 gestantes com diagnóstico de RPMO entre 24 e 32 semanas, as quais não receberam corticosteroides.[62] As pacientes foram randomizadas em um grupo placebo e em um grupo que recebeu ampicilina (2 g, a cada 6 horas) e eritromicina (250 mg, a cada 6 horas) por via intravenosa durante 48 horas, seguidas por amoxicilina (250 mg, a cada 8 horas) e eritromicina (333 mg, a cada 8 horas) por via oral durante 5 dias, completando 7 dias de tratamento. A cultura para estreptococos do grupo B foi realizada e as pacientes com cultura positiva foram tratadas. O objetivo primário foi avaliar a incidência de pelo menos uma das seguintes complicações: mortalidade fetal ou neonatal, síndrome do desconforto respiratório, hemorragia intraventricular grave (grau 2 ou 3) diagnosticada por ultrassonografia transfontanela antes da alta hospitalar, enterocolite necrosante e sepse no intervalo de 72 horas após o nascimento. Nesse estudo, a incidência de pelo menos uma dessas complicações (*composite outcome*) foi menor no grupo com antibiótico que no grupo placebo (44,1 *versus* 52,9%; $p = 0,04$). A síndrome do desconforto respiratório (40,5 *versus* 48,7%; $p = 0,04$) e a enterocolite necrosante (2,3 *versus* 5,8%; $p = 0,03$) foram menos frequentes no grupo tratado com antibiótico. No subgrupo com cultura negativa para estreptococos do grupo B, o uso de antibiótico também se associou a menor incidência de pelo menos uma das complicações (44,5 *versus* 54,5%; $p = 0,03$), para síndrome do desconforto respiratório (40,8 *versus* 50,6%; $p = 0,03$), para sepse (8,4 *versus* 15,6%; $p = 0,01$), para pneumonia (2,9 *versus* 7,0%; $p = 0,04$) e para outras morbidades. Houve significativa prorrogação da gestação também nesse grupo ($p < 0,001$).

Em 2001, um estudo multicêntrico denominado Oracle I randomizou pacientes com diagnóstico de RPMO em três grupos: eritromicina 250 mg (n = 1.197), amoxicilina 250 mg com ácido clavulânico 125 mg (n = 1.212) e placebo (n = 1.225), a cada 6 horas por 10 dias ou até o parto.[51] O objetivo primário foi avaliar conjuntamente a incidência de mortalidade neonatal, broncodisplasia ou alterações cerebrais diagnosticadas por ultrassonografia transfontanela antes da alta hospitalar (*composite outcome*). Entre as 2.260 gestações que compuseram a análise final, a comparação entre os grupos eritromicina e placebo revelou que a utilização de eritromicina se associava com significativo menor número de complicações (125 de 1.111 [11,2%] *versus* 166 de 1.149 [14,4%]; p = 0,02); todavia, não foi observada a mesma diferença significativa quando a gestação gemelar foi adicionada na análise final (151 de 1.190 [12,7%] *versus* 186 de 1.225 [15,2%]; p = 0,08). A amoxicilina com ácido clavulânico associada ou não à eritromicina não apresentou nenhum benefício para o recém-nascido de gestações únicas ou gemelares; além disso, houve maior incidência de enterocolite necrosante nesse grupo. Os autores concluíram que o uso de eritromicina está associado com prolongamento da gestação, redução da necessidade de surfactante e de oxigênio após 28 dias de vida e menor incidência de alterações cerebrais e de cultura positiva no sangue dos recém-nascidos.

Uma revisão de 22 estudos randomizados com mais de 6.000 gestantes realizada pela *Cochrane Foundation*[114] em 2003 e atualizada em 2013 avaliou os benefícios dos diferentes tipos de antibióticos em gestantes com RPMO. A análise concluiu que os antibióticos são efetivos para prolongar a gestação em 48 horas a 7 dias e reduzem a incidência de infecção materna e neonatal, mas sem afetar a mortalidade perinatal.

Cinco anos após os estudos iniciais do *National Institute of Child Health and Human Development Maternal-Fetal Medicine Units Network*, Stoll et al.[76] compararam os resultados perinatais de 5.447 nascimentos nos mesmos centros onde a pesquisa anterior havia sido realizada, antes de 1997, com 7.606 nascimentos que ocorreram após a mudança de conduta, com início da utilização rotineira de antibioticoprofilaxia. Verificou-se que a incidência de sepse neonatal precoce foi a mesma antes e após a adoção de antibioticoprofilaxia, entretanto, houve maior frequência de sepse por *Escherichia coli*, sendo 85% delas resistentes à ampicilina. Tais evidências contradizem o real benefício para o binômio materno-fetal postulado pelo primeiro trabalho[62] que determinou importante impacto sobre a metanálise,[114] e, em adição, demonstram um efeito indesejável, ou seja, a resistência bacteriana por provável seleção de flora.

Esse grupo de pesquisa continuou repetindo seu estudo sobre a evolução histórica da sepse neonatal precoce com mais três publicações, em 2005,[77] 2011[78] e 2020,[79] e os resultados se mantiveram no mesmo sentido, com aumento progressivo da sepse por organismos Gram-negativos, especialmente a *E. coli*, e aumento da resistência à ampicilina e até mesmo à gentamicina. Entre os recém-nascidos de muito baixo peso, após um período de estabilidade as taxas de sepse neonatal voltaram a subir na última década, tanto na taxa global, como na específica para Gram-negativo, indicando-se um panorama preocupante.[79] Mercer et al.[63] reavaliaram a casuística do estudo conduzido pelo *National Institute of Child Health and Human Development Maternal-Fetal Medicine Units Network* em 1997, pareando os grupos pela quantidade de líquido amniótico. Nessa última análise, apesar de o período de latência ter sido maior no grupo tratado, a incidência de síndrome do desconforto respiratório foi similar em ambos os grupos. A análise desses estudos permite concluir que a antibioticoprofilaxia é ainda motivo de dúvidas. Apesar de haver aumento do período de latência, é necessário observar a tradução desse benefício para o período neonatal, principalmente com relação aos malefícios da utilização indiscriminada de antibióticos.

Dessa forma, pode-se concluir que, apesar de os estudos citados anteriormente apresentarem um excelente desenho metodológico, há muitas dúvidas quanto ao real benefício do uso de antibióticos em tais mulheres. A revisão da *Cochrane Foundation* relata alguns benefícios (prolongação da gestação e menor risco de infecção materna e neonatal), todavia os estudos não apresentam casuística expressiva para uma conclusão definitiva quanto aos reais benefícios dessa prática. Além disso, 75% das gestantes receberam corticosteroides, o que pode gerar um viés na análise dos resultados, e os pesquisadores não comentam o efeito da colonização por estreptococos do grupo B na maioria dos estudos analisados.

Um editorial publicado na revista *Lancet*, em 2001, realça que os benefícios que atingiram significância estatística nas análises *post hoc* podem ser decorrentes de um erro tipo II, pois quando se examina um grande número de variáveis, como foi o caso desses estudos, critérios mais rigorosos deveriam ser utilizados. Assim, esse editorial não concorda com as conclusões apontadas no estudo de maior casuística[91] de que haveria alguns benefícios no uso de eritromicina em gestantes com RPMO antes de 32 semanas de gestação e que seu uso deveria ser preconizado rotineiramente nesses casos.[91]

Outro editorial, dessa vez no *American Journal of Obstetrics and Gynecology*, alguns anos depois, posicionou-se no mesmo sentido. Afirmava que os estudos disponíveis teriam muitas variáveis confundidoras e que não seriam comparáveis entre si. O tipo de antibiótico a ser usado também não estaria claro e, na verdade, o antibiótico estaria sendo utilizado "às cegas" em 60% das vezes, sem saber o que estava sendo combatido.[92] Na Clínica Obstétrica do HC-FMUSP, diante dessas dúvidas e controvérsias, em casos de RPMO preconiza-se antibioticoprofilaxia apenas para infecção neonatal por estreptococos do grupo B, de curta duração e de forma direcionada para um microrganismo específico, conforme será descrito adiante.

## IDADE GESTACIONAL IDEAL DO PARTO

Há ampla variação na idade gestacional de resolução da RPMO, nos diferentes serviços, inclusive no Brasil.[105,107] Muitos estudos demonstram benefícios da conduta conservadora até 34 semanas em gestações complicadas por RPMO, enquanto entre 34 e 37 semanas gestacionais ainda há muitas controvérsias.[36,60,66,75,113] Um estudo retrospectivo envolvendo 430 gestações complicadas por RPMO demonstrou que a morbidade neonatal foi maior naquelas gestações cujo parto ocorreu com idade gestacional igual ou inferior a 34 semanas, quando comparada àquelas cujo parto ocorreu a partir de 36 semanas.[55]

Um estudo randomizado com 93 gestantes com RPMO entre 32 e 36 semanas e 6 dias de gestação, que foram selecionadas para parto imediato e para parto espontâneo, não demonstrou diferença significativa na morbidade neonatal, embora o grupo-controle (conduta expectante) tenha apresentado maior incidência de infecção materna sem diferença estatisticamente significativa (27,7 *versus* 10,9%; $p > 0,05$).[60] Em outro estudo prospectivo randomizado envolvendo 120 gestantes entre 34 e 37 semanas, houve uma maior incidência de corioamnionite no grupo expectante (16 *versus* 2%; $p < 0,05$), porém, não houve diferença estatística na incidência de sepse.[66]

Uma série retrospectiva de gestações complicadas por RPMO entre 32 e 36 semanas demonstrou que a incidência de síndrome do desconforto respiratório diminui com o avançar da idade gestacional, sendo 22,5% na 33ª semana, 5,8% na 34ª, 10,4% na 35ª e de apenas 1,5% na 36ª semana de gestação.[67]

Apesar de haver uma clara melhora da morbidade neonatal com o avanço da idade gestacional, os resultados já expostos são conflitantes e não possibilitam uma definição quanto à melhor idade gestacional para a resolução das gestações complicadas por RPMO. Novos estudos são necessários para definir a melhor época de resolução entre as gestações que evoluem até 34 semanas. Em 2010, Mateus et al.[58] publicaram uma série de 192 casos de RPMO tardios entre 34 e 36 semanas e demonstraram que a síndrome do desconforto respiratório ocorreu em 35,4% dos casos com 34 semanas a 34 semanas e 6 dias; em 10,5% dos casos, com 35 semanas a 35 semanas e 6 dias; e em 4,1% dos casos em que o nascimento ocorreu com pelo menos 36 semanas completas. Um estudo multicêntrico holandês[81] demonstrou a superioridade da conduta expectante até 37 semanas em comparação com a conduta ativa, com resolução entre 34 e 37 semanas. Apesar de apresentar taxas semelhantes de desconforto respiratório, acidose de cordão e sepse neonatal, o grupo de conduta ativa teve taxas significativamente maiores de febre, hipoglicemia e hiperbilirrubinemia. O grupo de conduta ativa, mesmo com uma taxa de uso de unidade de terapia intensiva neonatal um pouco maior (9 *versus* 2%), apresentou menor média de dias de internação (4,1 *versus* 8,1 dias). É interessante destacar, no entanto, que a média de total de dias de internação no berçário foi maior (8 *versus* 6,5). Além disso, o gasto total com a internação no grupo de conduta ativa foi em média de 754 euros maior do que o grupo de conduta expectante até 37 semanas.[83]

Confirmando esses achados, uma revisão sistemática da *Cochrane* com 12 trabalhos também percebeu melhores resultados com a conduta expectante, mas com outras idades gestacionais envolvidas.[110] Assim, apesar de o boletim do ACOG[97] de 2007 recomendar a resolução das gestações após 34 semanas, a conduta depende do risco ou mesmo de presença de infecção e, no HC-FMUSP, admite-se que se a paciente for hospitalizada em condições estáveis para vigilância infecciosa e permanecer sem sinais de infecção, há benefícios em se prorrogar a gestação até 36 semanas completas.

Assim, na Clínica Obstétrica do HC-FMUSP, adota-se uma conduta menos intervencionista, expectante, com controle rigoroso dos sinais de infecção e da vitalidade fetal até 36 semanas de gestação, uma vez que se tem vivenciado uma baixa frequência de complicações maternas infecciosas graves nesses casos.

## CONDUTA

Diante do diagnóstico de RPMO, interna-se a gestante e a conduta inicial preconizada pela Clínica Obstétrica do HC-FMUSP baseia-se em:[106]

- Confirmação da idade gestacional.
- Pesquisa de sinais de corioamnionite no momento da internação.
- Avaliação da vitalidade fetal.

Diante da normalidade dos dois últimos tópicos, adota-se a conduta descrita a seguir.

## CONDUTA NA RPMO EM GESTAÇÕES ABAIXO DE 36 SEMANAS

Em caso de RPMO em gestações abaixo de 36 semanas, adota-se conduta expectante. Diante dessa conduta, são imprescindíveis o controle da vitalidade fetal e a pesquisa de corioamnionite. Mantém-se a paciente internada e a condução ambulatorial não é rotina na Clínica Obstétrica do HC-FMUSP em virtude das características de sua população.

Na internação, realiza-se o exame especular e colhe-se conteúdo cervical para pesquisa de gonococo e *Chlamydia trachomatis*, além da cultura de introito vaginal e perianal para estreptococos do grupo B.

De acordo com a conduta preconizada pelo *Center for Disease Control and Prevention* (CDC) em consenso publicado em 2010 para a prevenção da infecção neonatal por estreptococos do grupo B, assim que é feito o diagnóstico de RPMO, deve ser colhida a cultura do conteúdo vaginal e perianal para estreptococos do grupo B e, em seguida, inicia-se a antibioticoprofilaxia, que deverá ser mantida por 48 horas, podendo ser interrompida antes se houver resultado negativo da cultura. Utiliza-se a penicilina G cristalina, em dose de ataque de 5 milhões de UI por via intravenosa e, depois, 2,5 milhões de UI por via intravenosa a cada 4 horas. Alternativamente, pode-se usar também dose de ataque de ampicilina de 2 g, por via intravenosa, seguida por 1 g, por via intravenosa, a cada 6 horas. Em caso de alergia à penicilina, pode-se utilizar a clindamicina na dose de 900 mg, também por via intravenosa, a cada 8 horas (ver Capítulo 36, "Prematuridade", da Seção 5, "Intercorrências obstétricas"). Caso haja evolução para trabalho de parto, e o resultado da cultura seja positivo ou não esteja disponível, a antibioticoprofilaxia é mantida até o nascimento. Como o resultado da cultura é considerado válido por cinco semanas, nova coleta deve ser feita após esse período ou entre 35 e 37 semanas.

Deve-se realizar diariamente cardiotocografia e perfil biofísico fetal para avaliação da vitalidade fetal, em razão do maior risco de sofrimento fetal na RPMO. O exame ultrassonográfico permite a avaliação da quantidade de líquido amniótico, e quanto menor for o volume, maior será a correlação com infecção e menor o período de latência, o que pode levar a um pior prognóstico.

No controle infeccioso, utilizam-se os critérios anteriormente mencionados. A cultura de líquido amniótico obtido por amniocentese não deve ser realizada rotineiramente. Estudos demonstraram cultura positiva de líquido amniótico em 8% das gestações a termo com membranas íntegras, sem ocorrência de infecção neonatal e tampouco endometrite.[57] Além disso, existe a possibilidade de contaminação da cavidade amniótica no momento do procedimento. Outro fato que deve ser levado em consideração é a possibilidade de infecção materna e fetal por via hematogênica ou corioplacentária. O hemograma e a dosagem de proteína C-reativa devem ser realizados a cada 2 dias, além do exame clínico e da avaliação diária da vitalidade fetal.

Na Clínica Obstétrica do HC-FMUSP, o diagnóstico de corioamnionite é estabelecido diante da presença concomitante de dois dos seguintes critérios:[106]

- Febre (temperatura ≥ 37,8 °C) sem outro foco aparente.
- Taquicardia materna (frequência cardíaca > 100 bpm).
- Taquicardia fetal (frequência cardíaca basal > 160 bpm).
- Útero irritável ou sensibilidade uterina aumentada.
- Conteúdo vaginal purulento, geralmente com alteração do odor.
- Leucocitose (> 15.000 leucócitos/mm$^3$ ou aumento de 20%).
- Aumento da proteína C-reativa em 20%.
- Diminuição abrupta do índice de líquido amniótico (ILA).
- Ausência de movimentos respiratórios fetais no perfil biofísico fetal).

A presença de febre poderia ser considerada critério maior para o diagnóstico, não sendo necessária a concomitância com os demais; no entanto, costuma vir acompanhada de outros critérios e dificilmente é o único critério presente.

O Ministério da Saúde indica que seriam necessários, para a confirmação do diagnóstico infeccioso, a presença de febre e pelo menos mais dois dos seguintes sinais: útero doloroso, secreção vaginal com odor desagradável, taquicardia materna ou fetal e leucocitose (superior a 15.000 leucócitos/mm$^3$). O protocolo da Clínica difere dos critérios do Ministério porque, na experiência do dia a dia, a febre apresenta-se como critério tardio, surgindo quando outros critérios já estão presentes e quando o quadro séptico já está próximo. Aparentemente, os critérios laboratoriais são mais precoces e mais sensíveis e, com isso, auxiliam na tomada da decisão sem incorrer em risco desnecessário para a gestante.[105] Seguindo esse protocolo de assistência, o serviço tem poucos casos de sepse e praticamente nenhum caso de histerectomia, o que indica a boa segurança da conduta.

Em contrapartida, caso não haja sinais de corioamnionite, de trabalho de parto ou de sofrimento fetal, a interrupção da gestação é feita com 36 semanas, baseada na melhor evolução do recém-nascido no berçário. A via de parto é obstétrica e dá-se preferência à via vaginal, em razão da menor morbidade materna associada.

## CONDUTA DIANTE DO DIAGNÓSTICO DE CORIOAMNIONITE

Diante da corioamnionite, a conduta é ativa, independentemente da idade gestacional. A via de parto preferencial é vaginal, e a antibioticoterapia deve ser iniciada.

Utilizam-se na corioamnionite três tipos de esquemas terapêuticos, a depender da disponibilidade no serviço de atendimento:

- Primeiro esquema: ampicilina na dose de 2 g, por via intravenosa, a cada 6 horas + gentamicina na dose de 1,5 mg/kg, por via intravenosa, a cada 8 horas + metronidazol na dose de 500 mg por via intravenosa a cada 8 horas. A ampicilina e a gentamicina devem ser administradas a partir do momento do diagnóstico, ao passo que a utilização do metronidazol é iniciada após o clampeamento do cordão umbilical.
- Segundo esquema (também em uso e com custos menores): clindamicina na dose de 900 mg, por via intravenosa, a cada 8 horas + gentamicina, 1,5 mg/kg, por via intravenosa, a cada 8 horas.
- Terceiro esquema (adotado mais recentemente, por indicação da Comissão de Controle de Infecção Hospitalar do HC-FMUSP): ampicilina + sulbactam 3 g, por via intravenosa, a cada 6 horas. Alguns autores têm indicado esse esquema como segunda opção ou até como primeira opção para a administração intraparto, com boa eficácia e maior proteção fetal.[4,46]

A antibioticoterapia deve ser mantida até 48 horas após o último episódio de febre, e a ampicilina já constitui boa opção para profilaxia contra a infecção neonatal por estreptococos do grupo B.

## CONDUTA NA RPMO APÓS 36 SEMANAS

A conduta na RPMO após 36 semanas de gestação é ativa, ou seja, inicia-se a indução do parto ou realiza-se cesárea imediatamente, na eventualidade de contraindicação de indução. Optando-se pela resolução por via alta (cesárea), a proteção da cavidade peritoneal com colocação bilateral de compressas úmidas nas goteiras parietocólicas é preconizada.

Na Clínica Obstétrica do HC-FMUSP, não se espera o início do trabalho de parto espontâneo por aumentar o risco infeccioso, sem o benefício de uma possível diminuição na taxa de cesárea, conforme conduta indicada em revisão recente de Middleton et al.[118]

Também não se preconiza a antibioticoterapia profilática, pois parece haver maior taxa de cesárea e maior duração no tempo de hospitalização, sem benefício claro nas taxas de complicações infecciosas, conforme indicado por revisão de Wojcieszek et al.[120] Assim, só se faz a antibioticoterapia se a paciente apresentar resultado positivo para estreptococo do grupo B em pesquisa prévia ou se o resultado for desconhecido.

É importante salientar que os antibióticos devem ser administrados por pelo menos 4 horas antes do nascimento para que a profilaxia seja considerada adequada. Caso haja alergia à penicilina, pode-se utilizar a clindamicina na dose de 900 mg, também por via intravenosa, a cada 8 horas (ver Capítulo 36, "Prematuridade", da Seção 5, "Intercorrências obstétricas").

## FINALIZAÇÃO

Diante do que foi abordado neste capítulo, existem ainda muitas lacunas em nosso entendimento do processo de rotura prematura de membranas ovulares, e, apesar da melhora no atendimento perinatal desses casos, as taxas de rotura continuam altas e representam um dos principais problemas obstétricos. A rotura prematura traz em si potencial de prematuridade e infecções perinatais. Essa falta de compreensão completa dos processos fisiopatológicos envolvidos na rotura também torna difícil o que seria o mais pertinente, ou seja, a prevenção ou ao menos a validação de métodos eficazes de rastreamento precoce. Do lado materno existe morbidade considerável, que também é dominada pelas complicações infecciosas e placentárias (corioamnionite, sepse materna, endometrite, descolamento prematuro ou retenção placentária). Assim, a informação da mãe e do casal com diagnóstico de rotura prematura deve ser a mais extensa e realista possível, com conteúdo explicativo sobre a situação e as prováveis ocorrências na evolução dos casos, tanto no período pré como no pós-natal.

### PONTOS-CHAVE

- As membranas e o líquido amniótico funcionam como uma barreira protetora, que gera um ambiente estéril, principalmente em relação à flora bacteriana vaginal, e exerce funções que são essenciais para a proteção, o crescimento e o desenvolvimento do feto.
- A RPMO é definida como a rotura espontânea das membranas coriônica e amniótica antes do início do trabalho de parto, independentemente da idade gestacional.
- O período de latência é definido como o intervalo entre a rotura das membranas e o início do trabalho de parto, sendo considerado prolongado quando superior a 12 a 24 horas.
- A RPMO iatrogênica, decorrente de cirurgias cervicais ou procedimentos invasivos intrauterinos como amniocentese, biópsia de vilosidades coriônicas e laserterapia, apresenta bom prognóstico.
- A RPMO espontânea possui etiologia complexa e multifatorial, sendo a infecção importante fator associado.

- A principal complicação materna é a corioamnionite, e as neonatais são decorrentes de prematuridade, hipoplasia pulmonar e infecção.
- Diante da suspeita de perda de líquido amniótico, a avaliação da gestante deve adotar os seguintes procedimentos: confirmação do diagnóstico, determinação da idade gestacional, internação hospitalar, pesquisa de infecção materna e/ou fetal e avaliação do bem-estar fetal.
- A conduta expectante exige controle diário do bem-estar fetal e avaliação clínica e laboratorial para afastar infecção materna e/ou fetal. Diante de forte suspeita ou confirmação de infecção, a resolução está indicada.
- A tocólise profilática ou na presença de trabalho de parto prematuro não deve ser indicada, pois não há evidências científicas de benefícios com a sua utilização.
- A corticoterapia em casos de RPMO deve ser realizada apenas em idade gestacional inferior a 32 semanas, em ciclo único, e desde que afastada a possibilidade de corioamnionite.
- A antibioticoprofilaxia no período anteparto com o objetivo de prolongar o tempo de latência é objeto de grandes controvérsias, e não deve ser realizada.
- A antibioticoprofilaxia para infecção neonatal por estreptococos do grupo B deve ser administrada no período anteparto, a partir do momento do diagnóstico de RPMO. A administração do antimicrobiano deve ser suspensa após 48 horas, em não havendo evolução para trabalho de parto, ou se o resultado da cultura for negativo.
- Em não havendo trabalho de parto, sinais de corioamnionite ou de sofrimento fetal, recomenda-se conduta expectante em regime de internação hospitalar e com vigilância infecciosa até 36 semanas, idade gestacional a partir da qual a conduta é ativa.
- Todas as gestantes com diagnóstico de RPMO que apresentem trabalho de parto prematuro devem receber profilaxia para infecção neonatal por estreptococos do grupo B, a menos que tenham resultado negativo de cultura realizada nas últimas cinco semanas.
- Gestantes em trabalho de parto no termo e que tenham apresentado rotura das membranas ovulares há mais de 18 horas devem receber profilaxia para infecção neonatal por estreptococos do grupo B, a menos que tenham resultado negativo de cultura nas cinco semanas precedentes.

## REFERÊNCIAS BIBLIOGRÁFICAS

### Artigos de revisão


1. Bricker L, Garcia J, Henderson J et al. Ultrasound screening in pregnancy: a systematic review of the clinical effectiveness, cost-effectiveness and women's views. Health Technol Assess 2000; 4(16): i-vi, 1-193.
2. Carroll SG, Blott M, Nicolaides KH. Preterm prelabor amniorrhexis: outcome of live births. Obstet Gynecol 1995; 86(1): 18-25.
3. Caughey AB, Robinson JN, Norwitz ER. Contemporary diagnosis and management of preterm premature rupture of membranes. Obstet and Gynecol 2008; 1(1): 11-22.
4. Conde-Agudelo A, Romero R, Jung EJ, Sánchez AJC. Management of clinical chorioamnionitis: an evidence-based approach. Am J Obstet Gynecol 2020; 223(6): 848-69.
5. Deprest J, Jani J, Lewi L et al. Fetoscopic surgery: encouraged by clinical experience and boosted by instrument innovation. Semin Fetal Neonatal Med 2006; 11(6): 398-412.
6. Deprest J, Jani J, Van Schoubroeck D et al. Current consequences of prenatal diagnosis of congenital diaphragmatic hernia. J Pediatr Surg 2006; 41(2): 423-30.
7. Deprest JA, Lerut TE, Vandenberghe K. Operative fetoscopy: new perspective in fetal therapy? Prenat Diagn 1997; 17(13): 1247-60.
8. Devlieger R, Millaar LK, Bryant Greenwood G, Lewi L, Deprest JA. Fetal membrane healing after spontaneous and iatrogenic membrane rupture: a review of current evidence. Am J Obstet Gynecol 2006; 195(6): 1512-20.
9. Gravett MG. Causes of preterm delivery. Semin Perinatol 1984; 8(4): 246-57.
10. Kaltreider DF, Kohl S. Epidemiology of preterm delivery. Clin Obstet Gynecol 1980; 23(1): 17-31.
11. Lockwood CJ, Kuczynski E. Markers of risk for preterm delivery. J Perinat Med 1999; 27(1): 5-20.
12. Maxwell GL. Preterm premature rupture of membranes. Obstet Gynecol Surv 1993; 48(8): 576-83.
13. McElrath T. Midtrimester preterm premature rupture of membranes. UpToDate 2006.
14. Mead PB. Management of the patient with premature rupture of the membranes. Clin Perinatol 1980; 7(2): 243-55.
15. Mercer BM, Lewis R. Preterm labor and preterm premature rupture of the membranes: diagnosis and management. Infect Dis Clin North Am 1997; 11(1): 177-201.
16. Modena AB, Kaihura C, Fieni S. Prelabour rupture of the membranes: recent evidence. Acta Biomed 2004; 75(1): 5-10.
17. Moutquin JM. Classification and heterogeneity of preterm birth. BJOG 2003; 110(20): 30-3.
18. Newton ER. Chorioamnionitis and intraamniotic infection. Clin Obstet Gynecol 1993; 36(4): 795-808.
19. Odibo AO, Talucci M, Berghella V. Prediction of preterm premature rupture of membranes by transvaginal ultrasound features and risk factors in a high-risk population. Ultrasound Obstet Gynecol 2002; 20(3): 245-51.
20. Romero R, Mazor M. Infection and preterm labor. Clin Obstet Gynecol 1988; 31(3): 553-84.
21. Romero R, Mazor M, Wu YK et al. Infection in the pathogenesis of preterm labor. Semin Perinatol 1988; 12(4): 262-79.
22. Rutanen EM. Insulin like growth factors in obstetrics. Curr Opin Obstet Gynecol 2004; 12:163-8.
23. Schucker JL, Mercer BM. Midtrimester premature rupture of the membranes. Semin Perinatol 1996; 20(5): 389-400.
24. Simhan HN, Canavan TP. Preterm premature rupture of membranes: diagnosis, evaluation and management strategies. BJOG 2005; 112(1): 32-7.


### Artigos originais


25. Andersen LF, Svare J, Madsen H, Langhoff-Roos J, Jensen ET, Bruun BB. Group B streptococcal chorioamnionitis and neonatal septicemia following 8 days pivampicillin and metronidazol prophylaxis after premature rupture of membranes: a case report. Eur J Obstet Gynecol Reprod Biol 1991; 38(2): 157-60.
26. Buchanan S, Crowther C, Morris J. Preterm prelabour rupture of the membranes: a survey of current practice. Aust N Z J Obstet Gynaecol 2004; 44(5): 400-3.
27. Carlan SJ, O'Brien WF, Parsons MT, Lense JJ. Preterm premature rupture of membranes: a randomized study of home versus hospital management. Obstet Gynecol 1993; 81(1): 61-4.
28. Carroll SG, Nicolaides KH. Fetal haematological response to intra-uterine infection in preterm prelabour amniorrhexis. Fetal Diagn Ther 1995; 10(5): 279-85.
29. Carroll SG, Papaioannou S, Nicolaides KH. Assessment of fetal activity and amniotic fluid volume in the prediction of intrauterine infection in preterm prelabor amniorrhexis. Am J Obstet Gynecol 1995; 172(5): 1427-35.
30. Carroll SG, Papaioannou S, Nicolaides KH. Doppler studies of the placental and fetal circulation in pregnancies with preterm prelabor amniorrhexis. Ultrasound Obstet Gynecol 1995; 5(3): 184-8.
31. Carroll SG, Papaioannou S, Ntumazah IL, Philpott-Howard J, Nicolaides KH. Lower genital tract swabs in the prediction of in-

trauterine infection in preterm prelabour rupture of the membranes. Br J Obstet Gynaecol 1996; 103(1): 54-9.
32. Carroll SG, Philpott-Howard J, Nicolaides KH. Amniotic fluid gram stain and leukocyte count in the prediction of intrauterine infection in preterm prelabour amniorrhexis. Fetal Diagn Ther 1996; 11(1): 1-5.
33. Carroll SG, Ville Y, Greenough A et al. Preterm prelabour amniorrhexis: intrauterine infection and interval between membrane rupture and delivery. Arch Dis Child Fetal Neonatal 1995; 72(1): F43-6.
34. Christensen KK, Ingemarsson I, Leideman T, Solum T, Svenningsen N. Effect of ritodrine on labor after premature rupture of the membranes. Obstet Gynecol 1980; 55(2): 187-90.
35. Combs CA, McCune M, Clark R, Fishman A. Aggressive tocolysis does not prolong pregnancy or reduce neonatal morbidity after preterm premature rupture of the membranes. Am J Obstet Gynecol 2004; 190(6): 1723-31.
36. Cox SM, Leveno KJ. Intentional delivery versus expectant management with preterm ruptured membranes at 30-34 weeks' gestation. Obstet Gynecol 1995; 86(6): 875-9.
37. Doret M, Cartier R, MNiribel Jet al. Premature preterm rupture of the membrane diagnosis in early pregnancy: PAMG-1 and IGFBP-1 detection in amniotic fluid with biochemical tests. Clin Biochemestry 2013; 46(31): 1816-9.
38. Dunlop PDM, Crowley PA, Lamont RF, Hawkins DE. Preterm premature rupture of membranes, no contractions. J Obstet Gynecol 1986; 7: 92-6.
39. Erdemoglu E, Mungan T. Significance of detecting insulin like growth factor binding protein-1 in cervicovaginal secretions: comparison with nitrazine test and amniotic fluid volume assessment. Acta Obstet Gynecol Scan 2000; 83:622-6.
40. Esteves JS, Carvalho PRN, Sá R, Gomes Junior SC. Maternal and perinatal outcomes in midtrimester rupture of membranes. J Matern Fetal Neonatal Med 2022; 35(18): 3460-6.
41. Fisk NM, Fysh J, Child AG, Gatenby PA, Jeffery H, Bradfield AH. Is C-reactive protein really useful in preterm premature rupture of the membranes? Br J Obstet Gynaecol 1987; 94(12): 1159-64.
42. Fox NS, Gelber SE, Kalish RB, Chasen ST. Contemporary practice patterns and beliefs regarding tocolysis among U.S. maternal-fetal medicine specialists. Obstet Gynecol 2008; 112(1): 42-7.
43. Galletta MAK, Bittar RE, Agra I, Guerra ECL, Francisco RPV, Zugaib M. Epidemiological profile of patients with preterm premature rupture of membranes at a tertiary hospital in São Paulo, Brazil. Clinics 2019; 74: e1231.
44. Galletta MAK, Bittar RE, Rodrigues AS, Francisco RPV, Zugaib M. Comparative analysis of insulin-like growth factor binding protein-1, placental alpha-microglobulin-1, phenol and pH for the diagnosis of preterm premature rupture of membranes between 20 and 36 weeks. J Obstet Gynaecol Res 2019; 45(8): 1448-57.
45. Garite TJ, Keegan KA, Freeman RK, Nageotte MP. A randomized trial of ritodrine tocolysis versus expectant management in patients with premature rupture of membranes at 25 to 30 weeks of gestation. Am J Obstet Gynecol 1987; 157(2): 388-93.
46. Greenberg M, Yeaton-Massey A, Hazard K, et al. Comparison of ampicillin/sulbactam versus ampicillin/gentamicin for treatment of intrapartum chorioamnionitis: a randomized controlled trial. Am J Obstet Gynecol 2015; 212(Suppl): S145.
47. Günes A, Kiyak H, Yüksel S, Bolluk G, Erbiyik RM, Gedikbasi A. Predicting previable preterm premature rupture of membranes (pPPROM) before 24 weeks: maternal and fetal/neonatal risk factors for survival. J Obstet Gynaecol 2022; 42(4): 597-606.
48. Harding JE, Pang JM, Knight DB, Liggins GC. Do antenatal corticosteroids help in the setting of preterm rupture of membranes? Am J Obstet Gynecol 2001; 184:131-6.
49. How HY, Cook CR, Cook VD, Miles DE, Spinnato JA. Preterm premature rupture of membranes: aggressive tocolysis versus expectant management. J Matern Fetal Med 1998; 7(1): 8-12.
50. Jazayeri A, Jazayeri MK, Sutkin G. Tocolysis does not improve neonatal outcome in patients with preterm rupture of membranes. Am J Perinatol 2003; 20(4): 189-93.
51. Kenyon SL, Taylor DJ, Tarnow-Mordi W. Broad-spectrum antibiotics for preterm, prelabour rupture of fetal membranes: the Oracle I randomised trial. Oracle Collaborative Group. Lancet 2001; 357(9261): 979-88.
52. Kieffer A, Cardoso GP, Thill C, Verspyck E, Marret S. Outcome at two years of very preterm infants born after rupture of membranes before viability. PLoS One 2016; 11(11): e0166130.
53. Lee MJ, Davies J, Guinn D et al. Single versus weekly courses of antenatal corticosteroids in preterm premature rupture of membranes. Obstet Gynecol 2004; 103(2): 274-81.
54. Levy DL, Warsof SL. Oral ritodrine and preterm premature rupture of membranes. Obstet Gynecol 1985; 66(5): 621-3.
55. Lieman JM, Brumfield CG, Carlo W, Ramsey PS. Preterm premature rupture of membranes: is there an optimal gestational age for delivery? Obstet Gynecol 2005; 105(1): 12-7.
56. Loeb LJ, Gaither K, Woo KS, Mason TC. Outcomes in gestations between 20 and 25 weeks with preterm premature rupture of membranes. South Med J 2006; 99(7): 709-12.
57. Major CA, Towers CV, Lewis DF, Garite TJ. Expectant management of preterm premature rupture of membranes complicated by active recurrent genital herpes. Am J Obstet Gynecol 2003; 188(6): 1551-5.
58. Mateus J, Fox K, Jain S, Jain S, Latta R, Cohen J. Preterm premature rupture of membranes: clinical outcomes of late-preterm infants. Clin Pediatr 2010; 49(1): 60-5.
59. Menon R, Richardson LS. Preterm prelabor rupture of the membranes: A disease of the fetal membranes. Semin Perinatol 2017; 41(7): 409-19.
60. Mercer BM, Crocker LG, Boe NM, Sibai BM. Induction versus expectant management in premature rupture of the membranes with mature amniotic fluid at 32 to 36 weeks: a randomized trial. Am J Obstet Gynecol 1993; 169(4): 775-82.
61. Mercer BM, Goldenberg RL, Meis PJ, et al.; The National Institute of Child Health and Human Development Maternal-Fetal Medicine Units Network. The Preterm Prediction Study: prediction of preterm premature rupture of membranes through clinical findings and ancillary testing. Am J Obstet Gynecol 2000; 183(3): 738-45.
62. Mercer BM, Miodovnik M, Thurnau GR et al. National Institute of Child Health and Human Development Maternal-Fetal Medicine Units Network. Antibiotic therapy for reduction of infant morbidity after preterm premature rupture of the membranes: a randomized controlled trial. Jama 1997; 278(12): 989-95.
63. Mercer BM, Rabello YA, Thurnau GR et al. The NICHD-MFMU antibiotic treatment of preterm Prom study: impact of initial amniotic fluid volume on pregnancy outcome. Am J Obstet Gynecol 2006; 194(2): 438-45.
64. Moberg LJ, Garite TJ, Freeman RK. Fetal heart rate patterns and fetal distress in patients with preterm premature rupture of membranes. Obstet Gynecol 1984; 64(1): 60-4.
65. Munson LA, Graham A, Koos BJ, Valenzuela GJ. Is there a need for digital examination in patients with spontaneous rupture of the membranes? Am J Obstet Gynecol 1985; 153(5): 562-3.
66. Naef RW, Allbert JR, Ross EL, Weber BM, Martin RW, Morrison JC. Premature rupture of membranes at 34 to 37 weeks' gestation: aggressive versus conservative management. Am J Obstet Gynecol 1998; 178(1 Pt 1): 126-30.
67. Neerhof MG, Cravello C, Haney EI, Silver RK. Timing of labor induction after premature rupture of membranes between 32 and 36 weeks' gestation. Am J Obstet Gynecol 1999; 180(2 Pt 1): 349-52.
68. Passini R, Cecatti JG, Lajos GJ, et al. Brazilian multicentre study on preterm birth (EMIP): prevalence and factors associated with spontaneous preterm birth. PLoS One 2014; 9(10): e109069.
69. Rizzo G, Capponi A, Angelini E, Vlachopoulou A, Grassi C, Romanini C. The value of transvaginal ultrasonographic examina-

tion of the uterine cervix in predicting preterm delivery in patients with preterm premature rupture of membranes. Ultrasound Obstet Gynecol 1998; 11(1): 23-9.
70. Romem Y, Artal R. C-reactive protein as a predictor for chorioamnionitis in cases of premature rupture of the membranes. Am J Obstet Gynecol 1984; 150(5 Pt 1): 546-50.
71. Romero R, Quintero R, Oyarzun E et al. Intraamniotic infection and the onset of labor in preterm premature rupture of the membranes. Am J Obstet Gynecol 1988; 159(3): 661-6.
72. Romero R, Wu YK, Mazor M, Hobbins JC, Mitchell MD. Increased amniotic fluid leukotriene C4 concentration in term human parturition. Am J Obstet Gynecol 1988; 159(3): 655-7.
73. Ryan G, Oskamp M, Seaward P. Randomized controlled trial of inpatient vs. outpatient management of PPROM. Am J Obstet Gynecol 1999; 180: S95.
74. Sebire NJ, Carroll SG, Newbold M, Nicolaides KH. Preterm prelabour amniorrhexis: relation to histological chorioamnionitis. J Matern Fetal Med 1996; 5(5): 227-31.
75. Spinnato JA, Shaver DC, Bray EM, Lipshitz J. Preterm premature rupture of the membranes with fetal pulmonary maturity present: a prospective study. Obstet Gynecol 1987; 69(2): 196-201.
76. Stoll BJ, Hansen N, Fanaroff AA et al. Changes in pathogens causing early-onset sepsis in very-low-birth-weight infants. N Engl J Med 2002; 347(4): 240-7.
77. Stoll BJ, Hansen NI, Higgins RD, et al. Very low birth weight preterm infants with early onset neonatal sepsis the predominance of Gram-negative infections continues in the National Institute of Child Health and Human Development Neonatal research network, 2002-2003. Pediatr Infect Dis J 2005; 24: 635-9.
78. Stoll BJ, Hansen NI, Sánchez PJ, et al. Early onset neonatal sepsis: the burden of group B streptococcal and E. coli disease continues. Pediatrics 2011; 127(5); 817-26.
79. Stoll BJ, Puopolo KM, Hansen NI, et al. Early-onset neonatal sepsis 2015 to 2017, the rise of Escherichia coli, and the need for novel prevention strategies. JAMA Pediatr 2020; 174(7): e200593.
80. Tsoi E, Fuchs I, Henrich W, Dudenhausen JW, Nicolaides KH. Sonographic measurement of cervical length in preterm prelabor amniorrhexis. Ultrasound Obstet Gynecol 2004; 24(5): 550-3.
81. van der Ham DP, Vijgen SMC, Nijhuis JG, et al. Induction of labor versus expectant management in women with preterm prelabor rupture of membranes between 34 and 37 weeks: a randomized controlled trial. PLoS Med 2012; 9(4): e1001208.
82. Verma U, Goharkhay N, Beydoun S. Conservative management of preterm premature rupture of membranes between 18 and 23 weeks of gestation: maternal and neonatal outcome. Eur J Obstet Gynecol Reprod Biol 2006; 128(1-2): 119-24.
83. Vijgen SMC, van der Ham DP, Bijlenga D, et al. Economic analysis comparing induction of labor and expectant management in women with preterm prelabor rupture of membranes between 34 and 37 weeks (PPROMEXIL trial). Acta Obstet Gynecol Scand 2014; 93: 374-81.
84. Vintzileos AM, Campbell WA, Nochimson DJ, Connolly ME, Fuenfer MM, Hoehn GJ. The fetal biophysical profile in patients with premature rupture of the membranes: an early predictor of fetal infection. Am J Obstet Gynecol 1985; 152(5): 510-6.
85. Weiner CP, Renk K, Klugman M. The therapeutic efficacy and cost-effectiveness of aggressive tocolysis for premature labor associated with premature rupture of the membranes. Am J Obstet Gynecol 1988; 159(1): 216-22.
86. White DR, Hall MH, Campbell DM. The etiology of preterm labour. Br J Obstet Gynaecol 1986; 93(7): 733-8.
87. Wolfensberger A, Zimmermann R, Von Mandach U. Neonatal mortality and morbidity after aggressive long-term tocolysis for preterm premature rupture of the membranes. Fetal Diagn Ther 2006; 21(4): 366-73.
88. Yoon BH, Romero R, Moon JB et al. Clinical significance of intra-amniotic inflammation in patients with preterm labor and intact membranes. Am J Obstet Gynecol 2001; 185(5): 1130-6.
89. Yoon BH, Romero R, Moon JB et al. The frequency and clinical significance of intra-amniotic inflammation in patients with a positive cervical fetal fibronectin. Am J Obstet Gynecol 2001; 185(5): 1137-42.

## Comunicações pessoais

90. Galletta MAK, Schultz R, Sartorelli MFGOP, Guerra ECL, Agra IKR, Peres SV, et al. Clinical characteristics, complications, and predictive model of histological chorioamnionitis in women with preterm premature rupture of membranes. PLoS One 2023; 18(4): e0283974.
91. Hannah M. Antibiotics for preterm prelabour rupture of membranes and preterm labour? Lancet 2001; 357(9261): 973-4.
92. Lamont RF. Antibiotics used in women at risk of preterm birth. Am J Obstet Gynecol 2008; 199(6): 583-4.

## Diretrizes

93. American College of Obstetricians and Gynecologists. Antenatal corticosteroid therapy for fetal maturation. ACOG Committee Opinion. Int J Gynaecol Obstet 2002; 78(1): 95-7.
94. American College of Obstetricians and Gynecologists. Antenatal corticosteroid therapy for fetal maturation. ACOG Committee Opinion. Obstet Gynecol 2009; 114:1159-62.
95. American College of Obstetricians and Gynecologists. Antenatal corticosteroid therapy for fetal maturation. ACOG Committee Opinion. Obstet Gynecol 2011; 117(2 Pt 1): 422-4.
96. American College of Obstetricians and Gynecologists. Premature rupture of membranes. ACOG Practice Bulletin. Int J Gynaecol Obstet 1998; 63(1): 75-84.
97. American College of Obstetricians and Gynecologists. Premature rupture of membranes. ACOG Practice Bulletin. Obstet Gynecol 2007; 109:1007-12.
98. National Institutes of Health. Consensus Development Conference. Effect of corticosteroids for fetal maturation on perinatal outcomes. NIH 1994; 95(3784).
99. National Institutes of Health. Consensus Development Panel. Antenatal corticosteroids revisited: repeat courses. Obstet Gynecol 2001; (98).
100. U.S. Department of Health and Human Services. Report on the Consensus Development Conference on the Effect of corticosteroids for fetal maturation on perinatal outcomes. NIH Pub 1994; 95-3784.

## Livros

101. Bell SC, McParland C. Fetal membrane rupture. In: Critchley H, Bennett P, Thornton S, editores. Preterm birth. London: RCOG Press; 2004. p. 197.
102. Carroll SG, Sebire NJ, Nicolaides K. Amniorrexis y parto pretérmino. London: Masson; 1998.
103. Cunningham FG, Leveno JK, Bloom SL, Hauth JC, Gilstrap III LC, Wenstrom KD. Preterm premature rupture of the membranes (PPROM). In: Williams' obstetrics. 22.ed. New York: McGraw-Hill; 2005. p. 177.
104. Fonseca EB. Rotura prematura das membranas. In: Zugaib M, Bittar RE, editores. Protocolos assistenciais da Clínica Obstétrica do HCFMUSP. 3.ed. São Paulo: Atheneu; 2007. p. 483.
105. Galletta MAK. Rotura prematura das membranas ovulares. In: Fernandes CE, Sá MFS (eds.). Tratado de obstetrícia Febrasgo. Rio de Janeiro: Elsevier; 2019. p. 243-51.
106. Galletta MAK. Rotura prematura das membranas ovulares. In: Zugaib M, Francisco RPV. Protocolos assistenciais: Clínica Obstétrica FMUSP. 6.ed. Rio de Janeiro: Atheneu; 2022. p. 665-77.
107. Galletta MAK, Francisco RPV, Braga A, Rezende Filho J. Ruptura prematura das membranas ovulares. In: Rezende Filho J. Rezende obstetrícia. 14.ed. Rio de Janeiro: Guanabara Koogan; 2022. p. 424-31.
108. Keirse JNM, Ohlsson A, Treffers PE, Kanhai HH. Prelabour rupture of the membranes preterm. In: Enkin I, Murray W, Keirse

MJ, editores. Effective care in pregnancy and childbirth. Oxford: Oxford University; 1989. p. 666-93.

109. Major CA, Garite TJ. Preterm premature rupture of membranes. In: Elder MG, Romero R, Lamont RF, editores. Preterm labor. New York: Churchill Livingstone; 1997. p. 153-64.

## Revisões sistemáticas/metanálises

110. Bond DM, Middleton P, Levett KM, et al. Planned early birth versus expectant management for women with preterm prelabour rupture of membranes prior to 37 weeks' gestation for improving pregnancy outcome Cochrane Database Syst Rev 2017; 3(3): CD004735.

111. Bricker L, Neilson JP. Routine ultrasound in late pregnancy (after 24 weeks gestation). Cochrane Database Syst Rev 2000; 2: CD001451.

112. Harding JE, Pang J, Knight DB, Liggins GC. Do antenatal corticosteroids help in the setting of preterm rupture of membranes? Am J Obstet Gynecol 2001; 184(2): 131-9.

113. Hartling L, Chari R, Friesen C, Vandermeer B, Lacaze-Masmonteil T. A systematic review of intentional delivery in women with preterm prelabor rupture of membranes. J Matern Fetal Neonatal Med 2006; 19(3): 177-87.

114. Kenyon S, Boulvain M, Neilson J. Antibiotics for preterm rupture of membranes. Cochrane Database Syst Rev 2003; 2: CD001058.

115. Mackeen AD, Seibel-Seamon J, Muhammad J, Baxter JK, Berghella V. Tocolytics for preterm premature rupture of membranes. Cochrane Database Syst Rev 2014; (2): CD007062.

116. McGoldrick E, Stewart F, Parker R, Dalziel SR. Antenatal corticosteroids for accelerating fetal lung maturation for women at risk of preterm birth. Cochrane Database Syst Rev 2020; 12(12): CD004454.

117. Menezes EV, Yakoob MY, Soomro T, Haws RA, Darmstadt GL, Bhutta ZA. Reducing stillbirths: prevention and management of medical disorders and infections during pregnancy. BMC Pregnancy and Childbirth 2009; 9(1): S4.

118. Middleton P, Shepherd E, Flenady V, McBain RD, Crowther CA. Planned early birth versus expectant management (waiting) for prelabour rupture of membranes at term (37 weeks or more). Cochrane Database Syst Rev 2017; CD005302.

119. Neilson JP. Ultrasound for fetal assessment in early pregnancy. Cochrane Database Syst Rev 2000; 2: CD000182.

120. Wojcieszek AM, Stock OM, Flenady V. Antibiotics for prelabour rupture of membranes at or near term. Cochrane Database Syst Rev 2014; (10): CD001807.

## *Website*

121. Duff P. Preterm premature rupture of membranes. Disponível em: https://www.uptodate.com/contents/preterm-prelabor-rupture-of-membranes-management-and-outcome. Acesso em: 14/03/2023.

# Capítulo 38

# Gestação múltipla

## INTRODUÇÃO

Gestações provenientes de um ou mais ciclos ovulatórios que resultam no desenvolvimento intrauterino de mais de um zigoto ou na divisão de um mesmo zigoto são consideradas gestações múltiplas, independentemente do número final de neonatos.

Sabe-se que sua ocorrência está associada a riscos elevados, tanto para a mãe como para os produtos conceptuais. A mortalidade neonatal, por exemplo, aumenta entre cinco e seis vezes nas gestações múltiplas em comparação com as gestações únicas. O risco de paralisia cerebral, por sua vez, aumenta em oito vezes nas gestações gemelares e, nas gestações trigemelares, atinge cerca de 47 vezes o observado nas gestações únicas. As gestações múltiplas respondem ainda por cerca de 10 a 15% da mortalidade perinatal.[35]

Nas últimas duas décadas, a frequência dessas gestações cresceu vertiginosamente, apontando para a necessidade de se realizar estudos sistemáticos das principais características e das complicações associadas.

## INCIDÊNCIA E EPIDEMIOLOGIA

História familiar materna, aumento da idade materna (até cerca de 37 anos) e aumento da paridade estão associados à ocorrência de gestações dizigóticas e, portanto, aumentam sua frequência.[27] O uso de medicações para induzir a ovulação e a transferência de múltiplos embriões nos ciclos de reprodução assistida, cada vez mais comuns nas últimas décadas, também resultam em maior frequência.[8]

Para as gestações monozigóticas, a incidência é de aproximadamente 1:250 partos e este número oscila muito pouco na natureza. Sabe-se, no entanto, que as chances de divisão do zigoto são maiores em algumas condições, como a demora na passagem do ovo fecundado pelas tubas uterinas e a ocorrência, durante a manipulação realizada nos procedimentos de reprodução assistida, de microtraumas no blastocisto.[101]

Por conta das diferenças demográficas e socioeconômicas entre os países, há variações na incidência de gestações múltiplas. No Japão, observa-se uma taxa de 7:1.000 nascimentos; na Europa e na América do Norte, de 10:1.000 e em alguns países da África chega a 40:1.000.

No Brasil, estudo realizado em hospital terciário da rede privada de São Paulo mostrou que a frequência de partos gemelares passou de 13,5:1.000 nascimentos em 1995 para 29,0:1.000 nascimentos em 1998. Considerando todas as gestações do período estudado, a incidência global de gestações dizigóticas foi de 19,5:1.000 nascimentos e de 4,5:1.000 nascimentos para gestações monozigóticas.[37] Levantamento realizado entre 2000 e 2005 no HC-FMUSP, centro terciário de referência da rede de assistência pública à saúde, demonstrou que os partos gemelares respondem por 3,4% do total de nascimentos.[15]

No município de São Paulo, o número de nascidos vivos de gestações gemelares cresceu 42% entre os anos de 2000 e 2019 (Tabela 1).

## TIPOS DE GESTAÇÃO MÚLTIPLA

É possível classificar as gestações múltiplas, de acordo com a zigoticidade, em:

- Gestações monozigóticas: resultam da divisão de massa embrionária inicial comum, gerando produtos conceptuais com carga genética idêntica. Representam cerca de um terço das gestações gemelares naturalmente concebidas.
- Gestações polizigóticas: resultam da fecundação de mais de um óvulo e geram produtos conceptuais com

**TABELA 1. Classificação dos nascidos vivos segundo o tipo de gravidez no município de São Paulo**

| Tipo de gravidez | Ano | | | | |
|---|---|---|---|---|---|
| | 2000 | 2005 | 2010 | 2015 | 2019 |
| Única | 211.659 (972,7) | 189.500 (973,5) | 186.544 (973,7) | 192.766 (971,3) | 172.435 (970,7) |
| Dupla | 4.353 (20,0) | 4.618 (23,7) | 4.807 (25,1) | 5,500 (27,7) | 5.045 (28,4) |
| Tripla ou de ordem maior | 174 (0,7) | 251 (1,3) | 221 (1,2) | 199 (1,0) | 143 (0,8) |
| Ignorado | 1.414 (6,5) | 284 (1,5) | 3 (0,01) | 7 (0,03) | 6 (0,03) |
| Total | 217.600 | 194.653 | 191.575 | 198.472 | 177.629 |

Valores entre parênteses por mil nascidos vivos.
Tabela retirada do Sistema de Informações sobre Nascidos Vivos do município de São Paulo.

materiais genéticos distintos. Representam aproximadamente dois terços das gestações gemelares naturalmente concebidas.

Sabe-se que as técnicas da reprodução assistida promovem aumento significativo na incidência de gestações múltiplas, mas é importante destacar que o impacto é maior na frequência de gestações dizigóticas do que de gestações monozigóticas.

Outras classificações aplicáveis às gestações múltiplas dizem respeito à corionicidade e ao número de cavidades amnióticas (Figura 1). Nas gestações polizigóticas, cada zigoto desenvolve seus próprios cório (gestações policoriônicas) e âmnio (gestações poliamnióticas). Nas gestações monozigóticas, a divisão da massa embrionária pode ocorrer em momentos distintos resultando em diferentes possibilidades.

- Gestações dicoriônicas diamnióticas: quando a divisão do blastocisto ocorre em até 72 horas após a fertilização, cada massa embrionária desenvolve os próprios cório e âmnio. Representam cerca de um quarto dos casos. Gêmeos com sexos diferentes são sempre dizigóticos e dicoriônicos, portanto, a polizigoticidade pode ser inferida quando há discordância entre os sexos fetais.
- Gestações monocoriônicas diamnióticas: quando a divisão acontece entre o quarto e o oitavo dias após a fertilização, a diferenciação das células que dão origem ao cório já ocorreu, portanto as massas embrionárias compartilharão a mesma placenta, mas serão formadas duas cavidades amnióticas. Ocorrem em 74% das gestações monozigóticas.
- Gestações monocoriônicas monoamnióticas: quando a divisão do blastocisto ocorre entre o oitavo e o 13º dias após a fertilização, a placa coriônica e o saco amniótico já estão formados, então as novas massas embrionárias compartilharão os mesmos cório e âmnio. Representam cerca de 1% dos casos. A monocorionicidade, portanto, sempre implica monozigoticidade.
- Os gêmeos unidos são resultantes de falha na separação completa dos embriões, quando esse processo de divisão ocorre tardiamente (entre o 14º e o 17º dias).

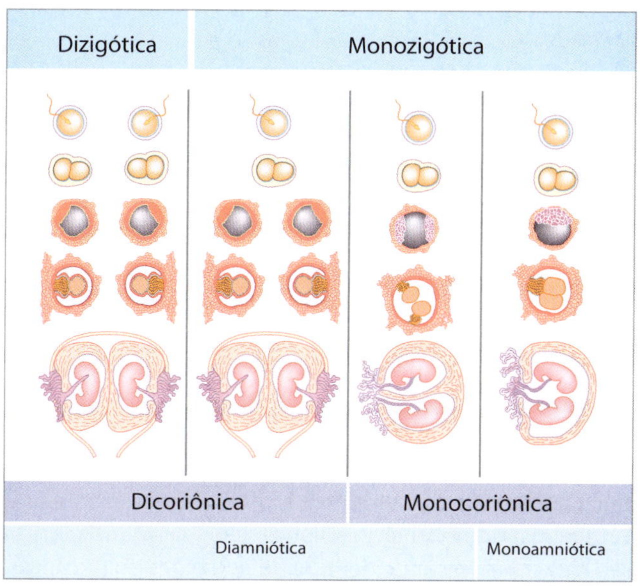


**FIGURA 1.** Esquema dos tipos de gestação gemelar conforme a zigoticidade, a corionicidade e o número de cavidades amnióticas.

Sabe-se que a frequência de complicações fetais é maior nas gestações monocoriônicas do que nas dicoriônicas, portanto a conduta pré-natal a ser adotada, o prognóstico e o resultado da gestação dependem diretamente do conhecimento da corionicidade da gestação. O exame ultrassonográfico precoce determina com acurácia a corionicidade. As gestações monocoriônicas são sempre monozigóticas, ao passo que as dicoriônicas podem ter origem tanto mono como dizigótica. A discordância fetal, por sua vez, indica polizigoticidade. Estudos de DNA permitem determinar se gêmeos do mesmo sexo são mono ou dizigóticos.

## DETERMINAÇÃO DA CORIONICIDADE

Por conta dos maiores riscos envolvidos em uma gestação múltipla monocoriônica, o conhecimento da corionicidade em gestações múltiplas é essencial para guiar o aconselhamento do casal e, principalmente, o manejo dessas gestações.

O primeiro trimestre da gestação é o melhor período para se determinar a corionicidade e a amnionicidade. Indica-se a realização do exame entre 6 e 8 semanas de gestação, por via transvaginal.[65]

O exame ultrassonográfico realizado no primeiro trimestre identifica com acurácia próxima de 100% as gestações dicoriônicas (Figura 2) pela presença de mais de um saco gestacional e um septo espesso entre eles.

A partir de 9 semanas, é possível observar nas gestações dicoriônicas o chamado sinal do lambda (Figura 3), que é a projeção do componente coriônico entre as membranas amnióticas identificada na base da inserção placentária,[20] portanto, a identificação desse sinal em qualquer estágio da gestação constitui evidência de dicorionicidade.

A ausência do sinal do lambda após o primeiro trimestre de gestação não deve ser considerada evidência de monocorionicidade e não exclui a possibilidade de gestação dicoriônica ou dizigótica. Isso decorre do fato de que a camada coriônica regride conforme a gestação evolui, o que dificulta progressivamente a identificação do sinal do

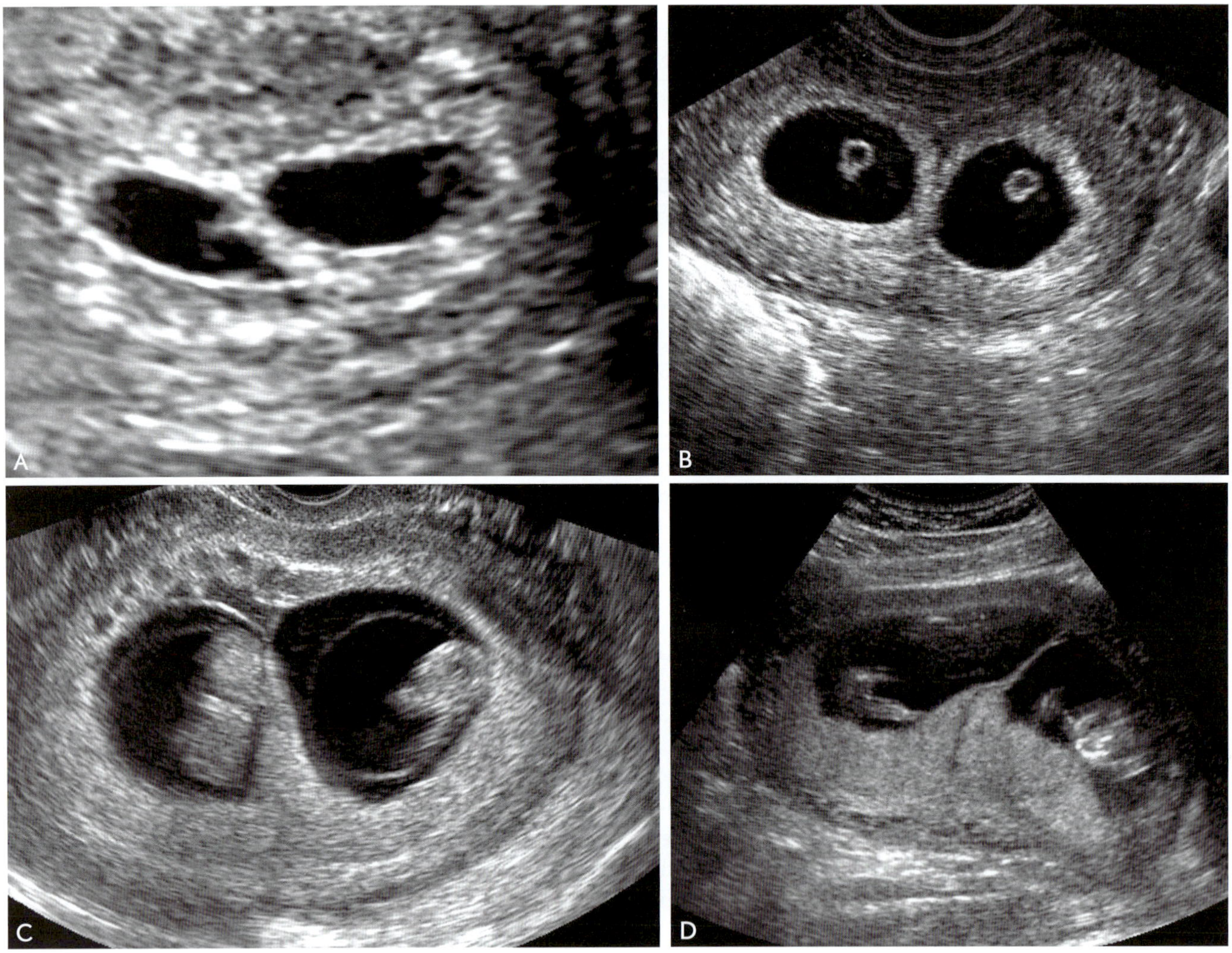


FIGURA 2. Imagens ultrassonográficas de gestação gemelar dicoriônica. A: 5 semanas; B: 6 semanas; C: 8 semanas; D: 12 semanas.

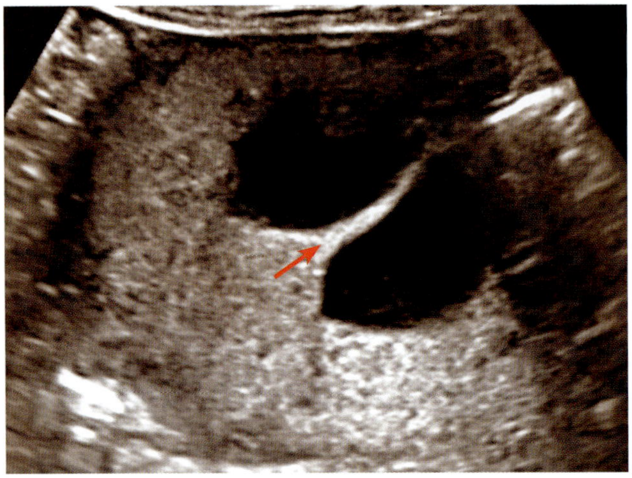

FIGURA 3. Imagem ultrassonográfica identificando o sinal do lambda (seta).

lambda, e as massas placentárias podem se fundir e apresentar aspecto de massa placentária única.

O exame ultrassonográfico de gestações monocoriônicas demonstra, a partir de 7 semanas, a presença de mais de um embrião em um mesmo saco gestacional. A observação do âmnio é possível a partir da nona semana. As membranas amnióticas adjacentes se fundem no final do primeiro trimestre. A visualização de duas cavidades amnióticas divididas por um septo fino que se insere diretamente na placenta, nessas gestações, é conhecida como sinal do T (Figura 4).

A determinação da corionicidade é prejudicada durante o segundo trimestre por conta da maior dificuldade de visualização dos sinais do lambda e do T. Nesse período, a identificação do sinal do lambda, a presença de fetos com sexos discordantes e/ou a observação de placentas inseridas em sítios distintos da cavidade uterina são características que identificam gestações dicoriônicas.

Em fases tardias da gestação, as técnicas propostas para determinação da corionicidade são muito trabalhosas, de difícil reprodução e necessitam de recursos técnicos espe-

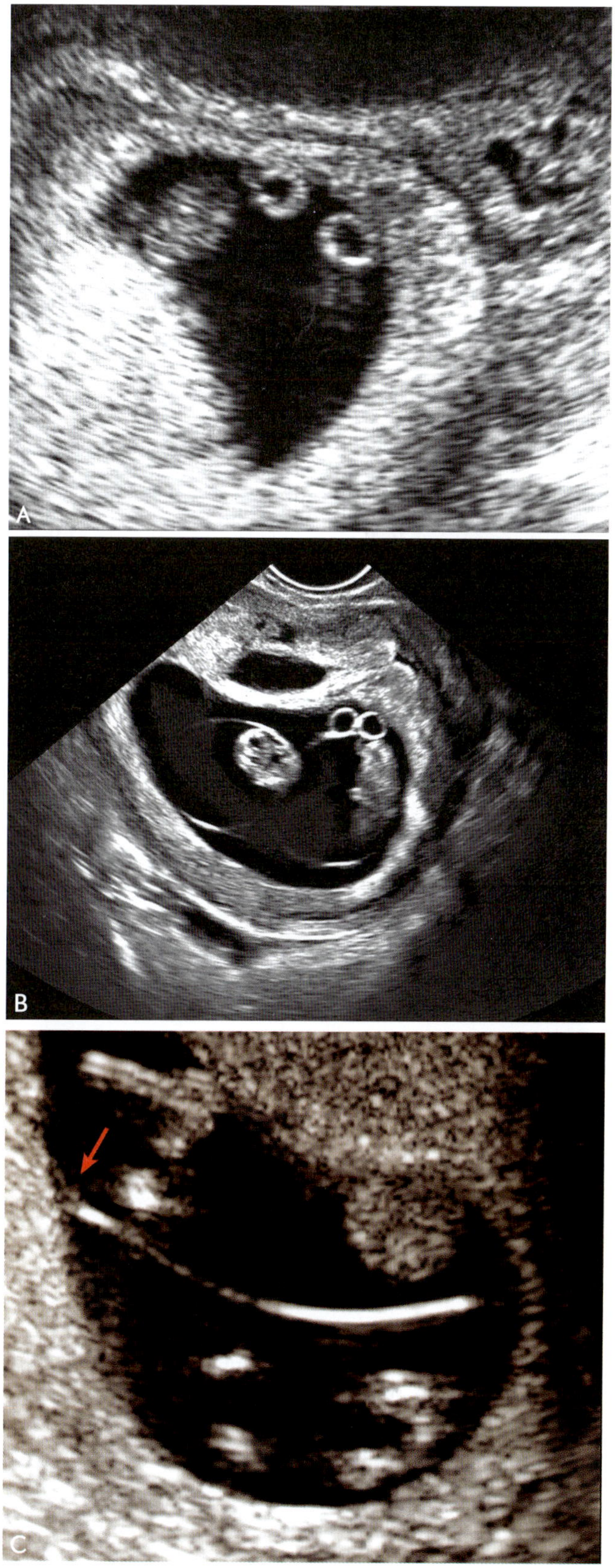

FIGURA 4. Imagens ultrassonográficas de gestação gemelar monocoriônica. A: 6 semanas; B: 8 semanas; C: 12 semanas (seta apontando o sinal do T).

cíficos,[91,98] pois envolvem a avaliação da espessura do septo e a contagem do número de camadas que o compõem.

## DIAGNÓSTICO

Atualmente, o diagnóstico de gestações gemelares é realizado com alta acurácia em exames ultrassonográficos realizados no primeiro trimestre.[59]

Na ausência dessa identificação em gestações mais avançadas, alguns achados clínicos podem indicar gemelidade, com baixa acurácia. A palpação de dois polos cefálicos, a ausculta de dois ritmos cardíacos com frequências diferentes entre si e diferentes da frequência materna e volume uterino maior do que o observado em gestações únicas são exemplos desses achados. Entre 20 e 30 semanas gestacionais, a altura uterina é 5 cm maior nas gestações gemelares do que o esperado para gestações únicas.

## FISIOLOGIA MATERNA

O organismo materno sofre mudanças durante a gravidez para se adaptar à presença do feto que está se desenvolvendo (ver Capítulo 9, "Repercussões da gravidez no organismo materno", da Seção 2, "Anatomia e fisiologia"). Conhecer o mecanismo dessas adaptações permite identificar como a fisiologia materna pode responder às gestações múltiplas. São exemplos de alterações mais acentuadas nas gestações gemelares:

- A expansão volêmica média é de 1.960 mL, conforme observado por Pritchard[7] em estudo longitudinal prospectivo, enquanto a observada em gestações únicas é de 1.570 mL.
- O aumento da volemia e da pré-carga cardíaca provoca aumento também do débito cardíaco. Em gestações gemelares, o débito cardíaco é cerca de 20% maior do que nas gestações únicas, o que provoca um estado hiperdinâmico da circulação materna.[55]
- As queixas de dispneia são mais frequentes nas gestações gemelares, pois o aumento do volume abdominal e, consequentemente, o aumento do recrutamento de músculos acessórios para a respiração são mais acentuados nessas gestações. Também há quadros de pielectasia renal causados pela compressão da drenagem ureteral pelo útero distendido. A homeostase gasosa e o equilíbrio acidobásico são semelhantes aos observados em gestações únicas.[63]

## COMPLICAÇÕES

Sabe-se que a incidência de complicações gestacionais é maior nas gestações múltiplas, com exceção apenas do pós-datismo e da macrossomia fetal. O diagnóstico de baixo peso ao nascer é frequente nessas gestações por conta da maior incidência de prematuridade e restrição do crescimento fetal (RCF).

A síndrome da transfusão feto-fetal e a discordância entre os fetos quanto a alterações morfológicas, alterações de vitalidade fetal e alterações do crescimento fetal são exclusivas das gestações múltiplas.

Entre as complicações maternas, há um aumento na frequência de anemia; hiperêmese gravídica; pré-eclâmpsia; complicações hemorrágicas da gestação, como placenta prévia e descolamento prematuro de placenta (DPP); infecção puerperal; edema pulmonar e óbito.

O diagnóstico e as condutas recomendadas para a maioria dessas complicações, apresentados nos respectivos capítulos, são semelhantes para gestações únicas e múltiplas.

A hipertensão arterial merece destaque pois é uma das complicações gestacionais mais frequentes nas gestações múltiplas.[29] Um estudo multicêntrico prospectivo envolvendo 684 gestações gemelares e 2.946 gestações únicas identificou a ocorrência de pré-eclâmpsia em 5% das gestações únicas, enquanto a frequência nas gestações gemelares foi 13%, com maior prevalência das formas graves e de instalação precoce.[86]

A abordagem da pré-eclâmpsia em gestações únicas é apresentada no Capítulo 34, "Doença hipertensiva específica da gestação", da Seção 5, "Intercorrências obstétricas". O diagnóstico e o tratamento em gestações múltiplas é semelhante, com exceção apenas para os níveis de ácido úrico. Os valores médios em gestações múltiplas sem pré-eclâmpsia é de 5,2 mg/dL e no grupo complicado pela doença hipertensiva específica da gestação (DHEG) esse valor sobe para 6,4 mg/dL.[40,52] Vale destacar também que os valores observados nas gestações gemelares são superiores aos valores habitualmente encontrados em gestações únicas.

Existem estudos e autores que indicam que a incidência de *diabetes mellitus* gestacional não é diferente em gestações múltiplas e gestações únicas, enquanto outros observam que as gestações múltiplas estão associadas a uma maior incidência dessa complicação.[50,80] Apesar de se tratar de uma associação controversa, há muitos serviços que consideram toda gestação múltipla como de alto risco para *diabetes mellitus* gestacional.

## ROTURA PREMATURA DE MEMBRANAS OVULARES

Gestação múltipla é um fator de risco para a ocorrência de rotura prematura de membranas ovulares (RPMO). Essa complicação ocorre em 7 a 10% das gestações múltiplas. A conduta nessa complicação é apresentada no Capítulo 37, "Rotura prematura de membranas ovulares", da Seção 5, "Intercorrências obstétricas".

Procedimentos diagnósticos invasivos, como a amniocentese, podem provocar a rotura das membranas do saco gestacional do segundo gemelar; no entanto, o que ocorre mais comumente é a rotura das membranas do primeiro gemelar.

Em gestações únicas em que a rotura das membranas acontece antes de 36 semanas, o período de latência médio é de 19,5 horas. Comparativamente, um estudo retrospectivo com 116 gestações gemelares[21] identificou que este período é significativamente menor nessas gestações. O período de latência médio observado foi de 11,4 horas.

Nos casos em que o nascimento do primeiro gemelar ocorre antes da viabilidade, raramente é possível postergar com sucesso o parto do segundo gemelar.[112] Pode-se recomendar a adoção de medidas como antibioticoterapia, cerclagem cervical e tocólise para esses casos; no entanto, a conduta expectante deve ser escolhida. É importante manter intensa vigilância com relação ao quadro clínico para identificar precocemente possíveis complicações infecciosas, que podem ser fatais. O feto fica sujeito, ainda, a maiores riscos de complicações como óbito fetal e/ou embrionário, acidentes de cordão e apresentação fetal anômala durante o trabalho de parto.

## PREMATURIDADE

A prematuridade ocorre em 30 a 50% das gestações múltiplas. Por conta dessa frequência elevada, o parto prematuro é o principal fator determinante de morbidade e mortalidade nessas gestações. Ao se comparar crianças nascidas prematuramente em gestações únicas e múltiplas com a mesma idade gestacional, o prognóstico é similar. A maioria das causas de prematuridade está relacionada às indicações de resolução prematura da gestação por conta de complicações da monocorionicidade (síndrome de transfusão feto-fetal, restrição do crescimento fetal seletiva, entre outras). Entretanto, parto prematuro espontâneo também é mais frequente em gemelares por causa da sobredistensão uterina, com aumento da contratilidade miometrial.

A duração média das gestações múltiplas é menor que a de gestações únicas: aproximadamente 35 semanas para gestações gemelares e aproximadamente 32 semanas para gestações trigemelares.

Em estudo realizado no HC-FMUSP envolvendo 390 gestações gemelares sem malformações fetais, observou-se idade gestacional média do parto de 35,5 semanas, sendo que 64% dos partos ocorreram antes de 37 semanas de gestação; 20,3%, com menos de 34 semanas; e 10,3%, antes de 32 semanas.[25]

Sabe-se, também, que gestações monocoriônicas têm maior risco de parto pré-termo se comparadas às gestações dicoriônicas. Em um estudo realizado por Sebire et al.,[83] a incidência de parto antes de 32 semanas foi de 9,2% em gestações monocoriônicas e de 5,5% nas dicoriônicas. Resultados de estudo recente envolvendo 6.225 gestações gemelares, com fetos vivos entre 11 e 13 semanas de gravidez, em que os desfechos das gestações foram avaliados de acordo com a corionicidade, demonstraram taxas de prematuridade para gestações dicoriônicas, monocoriônicas diamnióticas e monocoriônicas monoamnióticas, respectivamente, nas idades gestacionais abaixo de 37 semanas de 48,6, 88,5 e 100%; e abaixo de 32 semanas de 7,4, 14,8 e 26,8%.[61]

O conhecimento dos altos índices de prematuridade já está estabelecido, mas a capacidade de predizer sua ocorrência ainda é baixa. Para essa finalidade, os testes que demonstraram melhor desempenho foram a avaliação cervical ultrassonográfica e a determinação da fibronectina fetal em conteúdo cervicovaginal.

Em um estudo prospectivo, foi realizada a avaliação transvaginal da medida do comprimento cervical em 464 gestações gemelares, entre 22 e 24 semanas. Foram encontradas medidas de colo uterino inferiores a 20 mm em 8% dos casos examinados. A sensibilidade do método para predizer parto antes de 33 semanas foi de 40%.[88]

Em estudo prospectivo desenvolvido na Clínica Obstétrica do HC-FMUSP, observou-se redução gradual ao longo da gestação na média do comprimento cervical em gestações gemelares, passando de 47 mm na 14ª semana para até 32 mm na 33ª semana. A Tabela 2 apresenta os limites inferiores do comprimento cervical encontrados por Fujita et al.[41] em diferentes fases da gestação.

**TABELA 2. Valor médio e percentil 5 da medida do colo uterino segundo diferentes idades gestacionais em 127 gestações gemelares com parto após 34 semanas**

| Idade gestacional (semanas) | Percentil 5 (mm) | Média em mm (IC 95%) |
|---|---|---|
| 16 | 27 | 42 (40,0-44,6) |
| 20 | 25 | 40 (38,9-42,0) |
| 24 | 22 | 38 (36,8-39,4) |
| 28 | 20 | 35 (34,1-36,4) |
| 32 | 16 | 32 (31,0-32,9) |

IC: intervalo de confiança.

A medida do comprimento do colo uterino como preditor de parto pré-termo espontâneo antes de 34 semanas em gestações gemelares foi avaliada por Hofmeister et al. em estudo desenvolvido na Clínica Obstétrica do HC-FMUSP. As avaliações realizadas entre 18 e 21 semanas apresentaram um desempenho preditivo significativamente inferior às realizadas entre 22 e 25 semanas. As medidas realizadas entre 22 e 25 semanas que se encontravam abaixo do quinto percentil apresentaram sensibilidade de 38%, especificidade de 96%, valor preditivo positivo de 59% e valor preditivo negativo de 91%.[51]

Um estudo constatou que o teste de fibronectina fetal realizado com 28 semanas tem sensibilidade de 30% para predizer o parto antes de 32 semanas, com taxa de falso-negativo de 4%. A presença de fibronectina fetal em conteúdo vaginal foi avaliada quinzenalmente em 147 gestações gemelares.[44]

Apesar de esses marcadores de risco para prematuridade em gestações múltiplas serem conhecidos, atualmente não há medidas que comprovadamente reduzam sua incidência.

A realização de cerclagem uterina em gestações gemelares não se mostrou efetiva em metanálises e estudos prospectivos randomizados,[36,67] mesmo em casos com colo curto.[120]

Internação hospitalar rotineira e repouso no leito foram avaliados em uma metanálise.[110] Além de não apresentarem benefícios, a incidência de parto pré-termo foi maior nas gestantes hospitalizadas para repouso. Apesar disso, adequações no estilo de vida da gestante são recomendações de rotina. Preconiza-se redução das atividades físicas, da jornada e da carga de trabalho, com dispensa precoce nos casos necessários.

Estudos prospectivos randomizados também não observaram redução na incidência de trabalho de parto prematuro com o uso de agentes tocolíticos profiláticos.[14,94] Os agentes uterolíticos são capazes de prolongar a gestação por um período de 24 a 48 horas quando administrados durante o trabalho de parto prematuro. Gestantes gemelares que recebem essas medicações devem ser monitorizadas em razão do risco aumentado de edema pulmonar.[102]

Corticosteroides devem ser administrados apenas em gestações viáveis, porém abaixo de 34 semanas, que apresentem fortes indícios de risco de parto nas próximas 48 horas. Utilizam-se as mesmas doses de gestações únicas, pois dosagens para gestações múltiplas não foram estabelecidas na literatura.[109]

O uso de sulfato de magnésio para neuroproteção e redução dos riscos e da gravidade de paralisia cerebral nos recém-nascidos pode ser realizado antes do parto prematuro com menos de 32 semanas nas gestações múltiplas, seguindo as mesmas indicações, posologias e cuidados maternos das gestações únicas (ver Capítulo 36, "Prematuridade", da Seção 5, "Intercorrências obstétricas").

Em gestações gemelares de baixo risco para prematuridade (medida do colo uterino normal), o uso de rotina de progesterona vaginal ou pessário ou a realização de cerclagem cervical não demonstraram eficácia na redução da prematuridade.[25,68,116] Em estudo randomizado duplo-cego placebo-controlado envolvendo gestações gemelares sem história prévia de prematuridade realizado na Clínica Obstétrica do HC-FMUSP, o uso vaginal de óvulos de progesterona natural micronizada na dosagem de 200 mg/dia a partir de 18 semanas até 36 semanas de gestação não demonstrou diferença na idade gestacional do parto, nem na taxa de prematuridade, em comparação com o grupo-placebo.[25] Resultados semelhantes também foram descritos em outros estudos randomizados.

A seguir, são listadas as situações em que se indica o uso de métodos de prevenção da prematuridade em gestações gemelares:

- Incompetência do istmo cervical e cirurgias prévias no colo uterino (conização): beneficiam-se de cerclagem cervical realizada no final do primeiro trimestre.
- Dilatação cervical assintomática antes de 24 semanas: estudo randomizado e com casuística pequena demonstrou benefício significativo com a realização da cerclagem cervical em casos de dilatação cervical assintomática antes de 24 semanas. Os riscos relativos de parto prematuro espontâneo antes de 24, 28, 32 e 34 semanas foram, respectivamente, de 0,35 (intervalo de confiança 95%; 0,16-0,75), 0,49 (intervalo de confiança 95%; 0,26-0,89), 0,65 (intervalo de confiança 95%; 0,46-0,92) e 0,71 (intervalo de confiança 95%; 0,52-0,96). No estudo, antes da realização da cerclagem, foram descartadas ou tratadas vaginoses, infecção urinária e corioamnionite (amniocentese para pesquisa de infecção amniótica ou observação clínica durante 12 horas para observação e monitorização de sinais clínicos maternos e fetais de infecção). Todas as pacientes submetidas à cerclagem receberam antibiótico profilático (cefalosporina ou clindamicina + gentamicina) e indometacina (dose de ataque de 50 a 100 mg seguida por 25 a 50 mg a cada 6 horas, durante 48 horas).[75] Os achados desse estudo randomizado confirmaram dados observados em metanálise realizada anteriormente.[115]
- Colo curto e não dilatado:
  - Cerclagem: resultados de uma metanálise demonstraram benefícios da cerclagem realizada em gestações com colo de até 15 mm, com redução significativa de parto prematuro antes de 34 semanas (risco relativo 0,57; intervalo de confiança 95%; 0,43-0,75). Não foram observados, no entanto, benefícios da cerclagem em gestações com medida do colo entre 16 e 24 mm. E não foi demonstrado benefício nos resultados neonatais. Portanto, apesar de haver indícios de que a cerclagem tem eficácia na redução da prematuridade em colos muito curtos (≤ 15 mm), ainda há necessidade de estudos nesse grupo para demonstrar claramente os benefícios.
  - Progesterona vaginal: diferentemente das gestações únicas, nas gestações gemelares os resultados dos estudos são discordantes com relação à eficácia do uso de progesterona vaginal ou de pessário na redução da prematuridade em casos com colo curto (≤ 25 mm) à avaliação ultrassonográfica. Assim, apesar de uma metanálise demonstrar redução de parto prematuro com o uso de progesterona vaginal para todas as faixas de idades gestacionais abaixo de 34 semanas (risco relativo 0,58; intervalo de confiança 95%; 0,38-0,89) e também reduzir os riscos de resultados compostos de morbidade e mortalidade neonatal (risco relativo 0,59, intervalo de confiança 95%; 0,33-0,98), ainda são necessários estudos específicos em população de gestações gemelares com colo curto.[119] Não introduzir progesterona nos casos de gestações gemelares com colo curto é uma conduta aceitável, pois os dados disponíveis até o momento ainda não permitem fechar uma conduta definitiva.
  - Pessário: resultados conflitantes também são demonstrados nos estudos com uso de pessário cervical, principalmente por conta da heterogeneidade dos pontos de corte das medidas de colo curto consideradas nos estudos. Resultados de estudo randomizado, realizado em gestações gemelares com colo ≤ 25 mm entre 18 e 22 semanas descrevem redução significativa da prematuridade no grupo-pessário em relação ao grupo-controle (risco relativo de parto com menos de 34 semanas de 0,41; intervalo de confiança 95%; 0,22-0,76); entretanto, não foi demonstrado benefício significativo para os resultados neonatais.[45] Em metanálise incluindo cinco estudos randomizados, o uso do pessário não demonstrou redução significativa da prematuridade nas gestações com colo curto; entretanto, nesse estudo foram consideradas medidas do colo ≤ 35 mm. Pode-se afirmar, então, que são necessários estudos mais homogêneos e que demonstrem também o benefício neonatal do uso de pessário em colo curto nas gestações gemelares.[69]

Para as gestações gemelares com achado de colo curto na avaliação ultrassonográfica, não há ainda uma conduta estabelecida para prevenção da prematuridade. Estudos envolvendo os diferentes métodos de prevenção especificamente na população com colo curto estão sendo conduzidos. Espera-se, com isso, definir a conduta ideal para essas gestações.

## RESTRIÇÃO DO CRESCIMENTO FETAL

A restrição do crescimento fetal também é um importante fator de risco para o aumento da morbidade e da mortalidade perinatais nas gestações múltiplas.[49] Conceptos de gestações gemelares têm um risco 10 vezes maior do que os de gestações únicas de nascer com restrição de crescimento.

No HC-FMUSP, no período de 2000 a 2005, foram avaliados os pesos ao nascimento em 395 partos gemelares com dois nascidos vivos em cada. Neste levantamento, 7,7% dos recém-nascidos nasceram com peso menor do que 1.000 g; 16,8%, com peso menor do que 1.500 g e em 9,4% das gestações pelo menos uma das crianças apresentou baixo peso ao nascer.

O estudo que avaliou os resultados de gestações gemelares conforme a corionicidade, na presença de dois fetos vivos entre 11 e 13 semanas, demonstrou que as gestações monocoriônicas diamnióticas apresentam maior taxa de restrição do crescimento fetal (peso ao nascimento < percentil 5) de ambos os fetos (20,2%) em comparação com as gestações dicoriônicas (15,7%), mas as taxas das monocoriônicas monoamnióticas (18,4%) não diferem significativamente das dicoriônicas. As diferenças também foram significativamente maiores para restrição em pelo menos um dos fetos (56,1% nas gestações monocoriônicas diamnióticas; 47,1% nas dicoriônicas e 44,7% nas monocoriônicas monoamnióticas).[61]

O exame clínico de gestações gemelares não permite confirmar o diagnóstico de restrição do crescimento fetal, tornando necessária a estimativa do peso fetal obtida nas avaliações ultrassonográficas. Para isso, é fundamental que a datação da gestação seja estabelecida o mais precocemente possível, de preferência durante o primeiro trimestre. Com a idade gestacional definida, o peso fetal estimado pelos exames ultrassonográficos é comparado com padrões de normalidade previamente estabelecidos.

Durante o primeiro e o segundo trimestres, o padrão de crescimento fetal em gestações gemelares é semelhante ao das gestações únicas, mas a partir de 28 semanas observa-se um ritmo menos acelerado de crescimento dos gemelares.[124] Por isso, durante o terceiro trimestre, fetos de gestações gemelares são menores do que os de gestações únicas com mesma idade gestacional. Assim, se for adotada a prática habitual de empregar curvas de referência baseadas em gestações únicas, distúrbios de crescimento serão diagnosticados em aproximadamente 40% das gestações gemelares.[43]

Na Clínica Obstétrica do HC-FMUSP, foram estabelecidas curvas de normalidade para gestações gemelares com base nos parâmetros ultrassonográficos de crescimento obtidos em um estudo prospectivo em que 125 gestações gemelares não complicadas foram acompanhadas prospectivamente (Figura 5).[60] Outras curvas específicas para gestações gemelares foram publicadas na literatura; entretanto, ainda não há consenso e unanimidade sobre o uso apenas de curvas específicas para gemelares. Os que defendem o uso de curvas de gestações únicas consideram que, apesar de apresentarem um falso-positivo muito maior, essas curvas teriam uma taxa de detecção mais elevada.[43] Na Clínica Obstétrica do HC-FMUSP, utiliza-se a curva específica de gêmeos desenvolvida no serviço.[60]

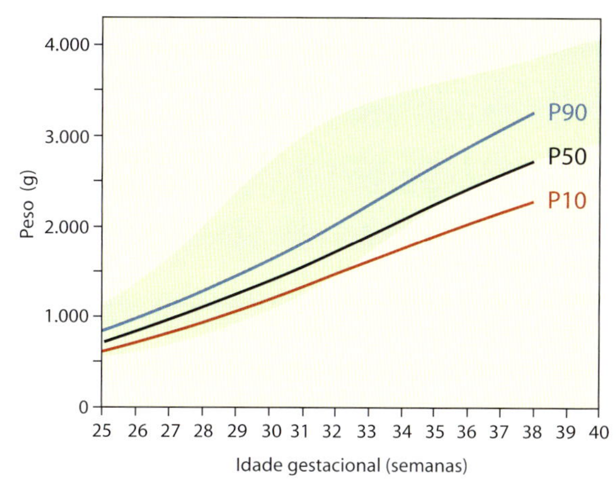


**FIGURA 5.** Curva de referência para peso fetal estimado obtida a partir do acompanhamento longitudinal de 125 gestações gemelares no HC-FMUSP. As linhas contínuas representam os percentis 10, 50 e 90 (P10, P50 e P90). Área em destaque: intervalo de referência para gestações únicas. (Figura adaptada de Liao et al.[60])

Também foi avaliada a efetividade do repouso absoluto no leito e da administração de ácido acetilsalicílico (AAS) em baixas doses nas gestações gemelares. Não foram encontrados benefícios para a prevenção da restrição do crescimento fetal.

Como não existem medidas de prevenção eficazes para desvios do crescimento fetal, é importante identificar as gestações de risco durante o acompanhamento pré-natal. Devem ser realizados exames ultrassonográficos periódicos nessas gestações para permitir o diagnóstico precoce. Caso seja feito o diagnóstico de restrição do crescimento fetal seja confirmado em um ou mais fetos, os possíveis fatores causais devem ser investigados. Nesses casos, além do acompanhamento ultrassonográfico seriado, deve-se instituir medidas de tratamento específicas para as causas de base. Também é importante realizar a avaliação seriada da vitalidade fetal para determinar o melhor momento para interrupção da gestação (para uma abordagem mais aprofundada, ver o Capítulo 35, "Restrição do crescimento fetal", da Seção 5, "Intercorrências obstétricas").

## RESTRIÇÃO DE CRESCIMENTO FETAL SELETIVA (RCF)

A definição mais atual de RCF é baseada em consenso, difere de acordo com a corionicidade e leva em consideração parâmetros isolados e parâmetros contributivos.[58] Peso fetal estimado de um dos fetos abaixo do percentil 3 é considerado fator isolado para diagnóstico de RCF tanto para gêmeos monocoriônicos como dicoriônicos. A presença de pelo menos dois dos quatro fatores contributivos (peso fetal estimado < percentil 10, discordância de peso fetal estimado ≥ 25%, índice de pulsatilidade da artéria umbilical do feto menor > percentil 95, circunferência abdominal < percentil 10) em um dos fetos de gestação monocoriônica classifica como RCF. Nas gestações dicoriônicas, a presença de pelo menos dois dos três fatores contributivos (peso fetal estimado < percentil 10, discordância de peso fetal estimado ≥ 25%, índice de pulsatilidade da artéria umbilical do feto menor > percentil 95) em um dos fetos classifica como RCF.

Em gestações dicoriônicas, a RCF pode ser decorrente de insuficiência placentária, anormalidades de inserção do cordão umbilical ou causas genéticas. Em gestações monocoriônicas, as causas envolvidas podem ser: distribuição desigual do território placentário entre os fetos, desbalanço no fluxo das comunicações vasculares placentárias, anormalidades na inserção do cordão umbilical.[47,48] Nas gestações dicoriônicas, da mesma forma que nas gestações únicas, a Dopplervelocimetria da artéria umbilical é usada para monitorar estes casos. A resolução da gestação será baseada em piora do bem-estar fetal, idade gestacional e chances de sobrevida dos fetos. Vale lembrar que nas dicoriônicas o óbito de um dos fetos não afeta diretamente o outro feto e o acompanhamento da vitalidade e Dopplervelocimetria é igual ao das gestações únicas. Nas gestações monocoriônicas, pelo tipo de comunicações placentárias vasculares entre os fetos, o Doppler da artéria umbilical apresenta padrão distinto das gestações dicoriônicas e únicas. Portanto, o acompanhamento, a conduta e o prognóstico das gestações monocoriônicas vão depender das características do fluxo diastólico da artéria umbilical, ao Doppler do feto menor, que foi classificado por Gratacos em três tipos (Figura 6):[47,48]

- Tipo 1: fluxo diastólico da artéria umbilical positivo, estes casos apresentam discordância leve de peso entre os dois fetos. O prognóstico é favorável para os dois fetos com risco muito baixo de óbito do feto restrito e a idade gestacional média do parto é de 35 semanas. Resultados de metanálise demonstraram sobrevida de 97,9% dos casos.[122]
- Tipo 2: fluxo diastólico da artéria umbilical persistentemente ausente (zero) ou reverso. O prognóstico é desfavorável com alto risco de óbito do feto restrito. É possível, no entanto, a previsão do óbito, uma vez que as alterações são fixas. Óbito fetal é descrito em 16,6% e óbito neonatal, em 6,4%, com 89,3% dos sobreviventes com morbidade neurológica intacta.[46,122] Nesses casos, a idade gestacional média do parto é de 29 semanas.
- Tipo 3: fluxo diastólico da artéria umbilical ausente (zero) ou reverso de forma intermitente. Esse padrão de fluxograma é decorrente das comunicações vasculares do tipo artério-arteriais, representando o fluxo bidirecional na superfície placentária. É o tipo mais imprevisível de óbito. Óbito fetal ocorre em aproximadamente 13,2% dos casos, e óbito neonatal, em 6,8%.[122] Sinais de deterioração nesses casos incluem mudança para padrão persistente de ausência ou fluxo diastólico reverso em artéria umbilical; ducto venoso com índice de pulsatilidade acima do percentil 95 ou oligoâmnio. A idade gestacional média do parto é de cerca de 32 semanas. Apenas 61,9% apresentam morbidade neurológica intacta, mais frequentemente no feto maior.[46,122]

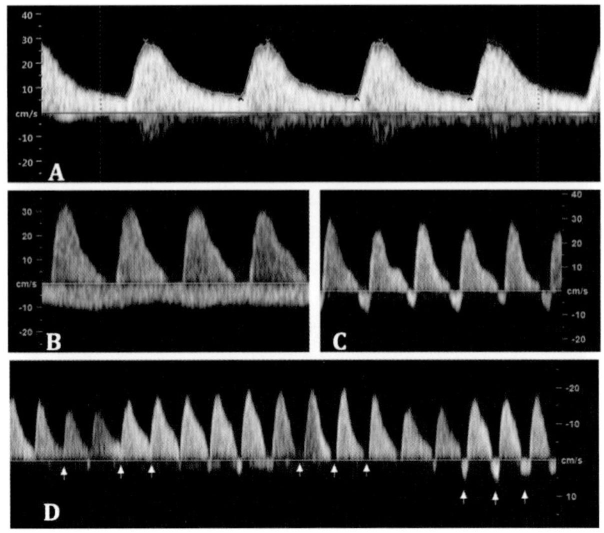


**FIGURA 6.** Sonograma de Dopplervelocimetria de artéria umbilical demonstrando padrão do fluxo diastólico da artéria umbilical de acordo com a classificação de Gratacos. Tipo 1 (A): fluxo diastólico positivo; tipo 2: fluxo diastólico ausente (B) ou reverso (C); tipo 3 (D): fluxo diastólico intermitente (trechos com diástole presente e trechos com diástole ausente).[47,48]

O acompanhamento é realizado por meio dos seguintes parâmetros: ultrassonografia avaliando o peso dos fetos; volume de líquido amniótico; Dopplervelocimetria de artéria umbilical, ducto venoso e artéria cerebral média; perfil biofísico fetal. A frequência do acompanhamento é semanal ou mesmo em intervalos menores conforme a estabilidade ou as alterações dos parâmetros anteriormente citados. A conduta nesses casos pode ser expectante com monitoramento fetal conforme já descrito ou conduta cirúrgica com ablação a *laser* das anastomoses placentárias entre as duas circulações. A escolha da conduta depende da idade gestacional e da possibilidade técnica de realização do procedimento a *laser*.

Pela complexidade do acompanhamento e manejo dessas gestações, recomenda-se que sejam acompanhadas por equipe experiente em seguimento de gemelares com RCF. Vale lembrar que nas gestações monocoriônicas, em razão das comunicações vasculares entre as duas placentas, o óbito de um dos fetos pode repercutir em óbito (15%) ou lesão cerebral (26%) para o outro feto. Portanto, as condutas nessas gestações sempre levam em consideração esses riscos. A conduta da Clínica Obstétrica do HC-FMUSP para acompanhamento desses casos está detalhada no livro *Protocolos assistenciais* da Clínica Obstétrica FMUSP.[106]

## DISCORDÂNCIA DE CRESCIMENTO FETAL

A discordância de crescimento fetal é definida na literatura de diferentes formas:

- Diferença de peso de 250 a 300 g entre os gêmeos maior e menor, em valores absolutos.
- Diferença de peso entre os gêmeos de 1 desvio-padrão em tabela predefinida.
- Diferença entre as circunferências abdominais dos fetos maior que 20 mm.
- Razão da diferença de peso estimado entre os dois fetos pelo peso do maior feto:

(Peso do feto maior – peso do feto menor) / (peso do feto maior × 100)

A última definição é a mais utilizada atualmente, sendo que a maioria dos autores adota o limite de 20 a 25% como parâmetro de normalidade.[23] É importante destacar que nenhuma das definições diferencia se os fetos em questão apresentam ou não restrição do crescimento fetal.

Entre as gestações gemelares, 5 a 15% apresentam discordância de crescimento fetal.[39] Sua ocorrência está associada a maior risco de óbito fetal e mortalidade neonatal.

Sabe-se que diferenças na placentação e no potencial genético individual (nas gestações dizigóticas), anormalidades de inserção do cordão (inserção velamentosa), discordância quanto a malformações congênitas e síndromes genéticas e/ou infecção congênita podem provocar uma discordância de crescimento entre os fetos. Outros fatores que foram relacionados a uma maior frequência de discordância de crescimento fetal em gestação gemelar são nuliparidade materna, gestações monocoriônicas e ocorrência de síndrome da transfusão feto-fetal.

Não há consenso na literatura sobre a discordância de peso, isoladamente, ser considerada um fator de risco na evolução neonatal dos gêmeos. Essa controvérsia se deve às diferenças entre as populações avaliadas e ao parâmetro utilizado como limite para determinar quando a diferença de peso passa a ser considerada discordância. Por isso, deve-se valorizar mais o achado de discordância de crescimento em associação com restrição do crescimento em um ou ambos os fetos e a presença ou não de alterações no Doppler da artéria umbilical.[21]

Nos casos com discordância de peso fetal sem causa aparente, Alam et al.[11] identificaram que a morbidade neonatal está mais relacionada com a corionicidade e a ocorrência de restrição do crescimento fetal do que com a discordância propriamente dita.

Caso seja firmado o diagnóstico de discordância entre os pesos fetais em uma gestação gemelar, recomenda-se que se proceda à vigilância do padrão de crescimento de cada um dos fetos e dos parâmetros de avaliação da vitalidade fetal (volume de líquido amniótico, perfil biofísico fetal e estudo Dopplervelocimétrico). Deve-se dar atenção especial aos casos em que há diagnóstico de restrição do crescimento em um ou mais fetos. Atualmente, não há evidências que justifiquem a resolução da gestação somente em função da ocorrência de crescimento discordante.

## PARADA DO DESENVOLVIMENTO EMBRIONÁRIO E ABORTAMENTO

A frequência de parada espontânea do desenvolvimento embrionário é elevada entre as gestações gemelares diagnosticadas em idade gestacional precoce. O exame ultrassonográfico seriado permite observar a ocorrência desse evento. Em alguns casos, pode ocorrer a parada do desenvolvimento de somente um dos embriões.

Também há maior frequência de abortamento nessas gestações, com maiores índices nas gestações monocoriônicas quando comparadas às dicoriônicas. Ao acompanhar gestações monocoriônicas a partir de 12 semanas de gestação, Sebire et al.[83] observaram uma taxa de abortamento 10% maior nesse grupo do que em gêmeos dicoriônicos. Esse aumento de risco pode ser atribuído às complicações decorrentes do compartilhamento da circulação placentária, fenômeno exclusivo das gestações monocoriônicas.

Esses fatores explicam por que a incidência de gestações múltiplas durante o primeiro trimestre é maior do que no parto.

Denomina-se de *vanishing twin* a interrupção do desenvolvimento de um dos embriões em fase precoce da gestação. Em 2002, 709 gestações múltiplas (549 gemelares, 132 trigemelares e 23 quádruplas) foram avaliadas com acompanhamento ultrassonográfico prospectivo seriado realizado a partir do momento da concepção. Os autores observaram a redução espontânea de pelo menos um embrião até 12 semanas de gestação em 36% das gestações gemelares, em 53% das gestações trigemelares e em 65% das gestações quádruplas. Nesses casos, foi registrada uma redução de 4 a 10 dias na duração da gestação. O peso ao nascimento também tende a ser menor do que nas gestações em que não ocorreu parada do desenvolvimento embrionário, com uma diferença de 119 a 429 g.

Na maioria dos casos, a parada do desenvolvimento de um embrião não apresenta manifestações clínicas ou repercussões para o feto remanescente. Apesar do diagnóstico do evento por meio de exame ultrassonográfico, apenas eventualmente se observa a ocorrência de sangramento vaginal. De maneira geral, quando a parada do desenvolvimento embrionário ocorre durante o primeiro trimestre da gestação, observa-se reabsorção tecidual completa, não sendo observados indícios da placenta e dos anexos no momento do parto ou no exame histopatológico.[2] Essas gestações, no entanto, apresentam alterações nas interpretações dos marcadores bioquímicos no sangue materno (fator de crescimento placentário – PIGF, PAPP-A, sexagem) quando utilizados para rastreamento ou diagnóstico, uma vez que ficam remanescentes na circulação materna células placentárias do *vanishing twin*. O *vanishing twin* também interfere nos resultados dos testes por células de DNA fetal livre no sangue materno usados para rastreamento de anomalias cromossômicas e algumas doenças gênicas.

## ÓBITO FETAL

Gestação gemelar é um fator de risco para óbito fetal. Esse risco é significativamente maior nas monocoriônicas em comparação com as dicoriônicas. Estudo envolvendo 6.225 gestações gemelares com determinação da corionicidade e fetos vivos entre 11 e 13 semanas demonstrou as seguintes taxas de óbito fetal antes de 24 semanas de acordo com a corionicidade: 2,3% nas dicoriônicas (um feto = 0,9%; os dois fetos = 1,9%), 7,7% nas monocoriônicas diamnióticas (um feto = 2,7%; os dois fetos = 6,3%), 21,8% nas monocoriônicas monoamnióticas (um feto = 0; os dois fetos = 21,8%). Nesse estudo, as taxas de óbito perinatal com mais de 24 semanas quando os dois fetos estavam vivos nessa idade gestacional foram de 1% nas dicoriônicas (um feto = 1,4%; os dois fetos 0,3%); 2,5% nas monocoriônicas diamnióticas (um feto = 3,1%; os dois fetos = 0,9%) e 9,3% nas monocoriônicas monoamnióticas (um feto = 4,7%; os dois fetos = 7,0%).[61]

Nas gestações em que ocorre óbito de um dos fetos, há risco aumentado para óbito do outro gemelar, sequelas neurológicas e parto pré-termo.[30,31] O estudo dos dados norte-americanos de gestações múltiplas ocorridas entre 1996 e 1997 também demonstrou associação entre a idade gestacional do óbito fetal de um gemelar e as chances de sobrevivência do(s) outro(s) feto(s) remanescente(s). Quanto mais precoce for o óbito fetal, menores serão essas chances. Essa correlação é mais clara nos casos em que os fetos são de sexos concordantes.[53]

Além da idade gestacional em que ocorre o óbito, fatores como a corionicidade, a causa específica e o intervalo de tempo do óbito fetal até o nascimento do outro gemelar influenciam o prognóstico do(s) gemelar(es) remanescente(s).

Nas gestações monocoriônicas, há 15% de chance de óbito do outro gemelar quando ocorre óbito de um dos fetos.[114] Sequelas neurológicas no gemelar sobrevivente, decorrentes de encefalomalácia multicística, ocorrem em 26% dos casos.[114] Com o óbito de um gemelar, a volemia do feto sobrevivente é transferida para o território vascular do gemelar morto, causando hipotensão e isquemia abruptas no feto sobrevivente. A expansão volêmica do gemelar sobrevivente de gestação monocoriônica pode ser realizada por cordocentese ou transfusão intrauterina. Os resultados decorrentes desses procedimentos ainda são controversos, mas há relatos recentes de sua adoção.[95]

Nas gestações dicoriônicas, pode ocorrer a reabsorção do feto que morre. Caso ele permaneça no útero, envolto pelas membranas, será comprimido contra a parede uterina materna (feto papiráceo). Como não há anastomoses vasculares entre as placentas, o risco de desequilíbrio hemodinâmico para o gemelar remanescente é mínimo. A conduta nesses casos dependerá da causa do óbito fetal. Quando há risco potencial para o feto remanescente, a conduta deve ser adequada para minimizar esse risco. Por outro lado, se não houver risco aumentado para o gemelar remanescente, a conduta pode ser expectante.

A ocorrência de coagulação intravascular disseminada (CIVD) em gestações gemelares com um feto morto é baixa.

Caso ocorra o óbito de ambos os fetos, a via de parto preferencial é a vaginal (ver Capítulo 43, "Óbito fetal", da Seção 5, "Intercorrências obstétricas"). As condições maternas devem ser acompanhadas com exames laboratoriais durante o período de latência do parto.

Quando a maturidade fetal já foi atingida, caso sejam detectados sinais iminentes de óbito de um dos fetos, o profissional pode recomendar a resolução da gestação com o objetivo de salvaguardar as chances do feto comprometido. Por outro lado, se esses sinais forem detectados antes de se atingir a maturidade fetal, a decisão a ser tomada é um dilema. A conduta deve ser individualizada. O objetivo deve ser maximizar as chances de sobrevivência de ambos os fetos ou, pelo menos, do feto normal. A resolução prematura da gestação poderá expor o feto normal aos riscos de sequela e óbito.

## MALFORMAÇÃO FETAL CONGÊNITA

A incidência de anomalias congênitas em nascimentos gemelares é maior do que a encontrada em gestações únicas. Esses valores chegam a 5 a 6%, sendo 2% de malformações maiores e 4%, menores.[29,38] Sabe-se, ainda, que esse aumento é mais acentuado nas gestações monozigóticas, provavelmente por causa do processo de divisão da massa embrionária. As anormalidades encontradas nesse grupo frequentemente estão relacionadas aos defeitos da linha média. Podem ser citados como exemplos a holoprosencefalia, defeitos abertos do tubo neural, extrofia da cloaca e malformações cardíacas.

Em estudo recente envolvendo 6.366 gestações gemelares com os dois fetos vivos entre 11 e 13 semanas de gestação, malformações diagnosticadas pré ou pós-natal foram observadas em 1,7%. A incidência foi significativamente maior nas gestações monocoriônicas (2,8%) se comparadas às dicoriônicas (1,3%).[93]

Na maioria dos casos, as alterações estruturais não são concordantes, ou seja, não estão presentes nos dois fetos de uma gestação gemelar. A taxa de concordância observada para qualquer tipo de malformação foi de 37% para gêmeos monozigóticos e de 17% para os dizigóticos.[54] Nos casos de malformações em apenas um dos fetos, deve-se aumentar as chances de sobrevivência do gêmeo normal, por isso, deve-se adotar uma conduta expectante e evitar o parto prematuro.

Nos casos em que há anomalia letal, pode ser mais vantajoso adotar a conduta expectante. Deve-se avaliar se a condição acarreta também risco de morte ou de sequela para o feto normal (por exemplo, anomalia associada com polidrâmnio, que apresenta risco aumentado de parto pré-termo). O feticídio seletivo do feto anormal não é permitido pela legislação brasileira, mas poderia ser a alternativa para alguns casos. Ecocardiografia fetal deve ser indicada para as gestações gemelares monocoriônicas por conta do maior risco de cardiopatia congênita, relacionada principalmente aos desequilíbrios das comunicações vasculares entre as circulações fetais.

## ANOMALIAS CROMOSSÔMICAS FETAIS

O aconselhamento do casal é mandatório e deve ser realizado antes de se realizar o rastreamento de anomalias cromossômicas. Devem ser abordadas todas as informações sobre segurança e riscos de cada alternativa de rastreamento e diagnóstico invasivo, além de abordar também as implicações de cada resultado possível. É fundamental levar em consideração que muitos dos casais que atualmente vivenciam uma gestação gemelar dispenderam alto custo emocional ao passar por tentativas frustradas de concepção espontânea e/ou por técnicas de reprodução assistida. Esses casais costumam ter também uma idade média mais elevada, o que aumenta o risco de aneuploidias fetais.

A realização do rastreamento de aneuploidias fetais em gestações múltiplas em que pode ocorrer discordância entre os cariótipos fetais suscita diversas discussões clínicas, técnicas e éticas.

A zigoticidade da gestação determina os melhores métodos para rastreamento e diagnóstico de anomalias cromossômicas fetais. Nas gestações monozigóticas, como o material genético é semelhante, o risco de anomalias cromossômicas é igual para ambos os fetos. O cálculo é feito tirando-se a média do risco estimado a partir da avaliação individual de cada feto. Por outro lado, em uma gestação dizigótica, o risco é específico de cada feto. Nesses casos, para determinar as chances de anomalia para a gestação, procede-se à soma dos riscos individuais de cada feto.[62]

### RASTREAMENTO ULTRASSONOGRÁFICO

A medida da translucência nucal realizada entre 11 e 13 semanas de gestação identifica o risco de anomalias cromossômicas. Essa medida é feita durante o exame ultrassonográfico, sendo possível identificar e diferenciar os fetos e realizar a medida da translucência nucal de cada um deles. Nesse momento, também é possível proceder ao exame da morfologia fetal, em busca de outros marcadores ou anomalias estruturais precoces.

Em gestações gemelares, o desempenho da medida da translucência nucal no rastreamento de anomalias cromossômicas é semelhante ao de gestações únicas; no entanto, observa-se aumento na taxa de falso-positivos. A especificidade do exame é menor, pois gestações monocoriônicas com cariótipo normal apresentam translucência nucal aumentada em comparação com gestações dicoriônicas com cariótipo normal (8,4 e 5,5%, respectivamente).[82]

### RASTREAMENTO BIOQUÍMICO

Nas gestações múltiplas, a interpretação das dosagens de marcadores bioquímicos deve levar em consideração a presença de mais um feto (para mais detalhes sobre cada um dos marcadores ultrassonográficos e bioquímicos, sugere-se consultar o Capítulo 64, "Rastreamento das anomalias cromossômicas", da Seção 7, "Medicina fetal").

O rastreamento de marcadores bioquímicos durante o primeiro trimestre apresenta sensibilidade de cerca de 52 a 55% em gestações múltiplas, desempenho inferior ao observado em gestações únicas.[90] A associação desse método com o rastreamento ultrassonográfico reduz a taxa de falso-positivos observada com o uso exclusivo da medida da translucência nucal no exame ultrassonográfico. A taxa de detecção da trissomia do cromossomo 21 com o método combinado é de 89%, consistindo no melhor método para gestações gemelares durante o primeiro trimestre.[118]

## RASTREAMENTO PELO NIPT

Em gestações múltiplas, o rastreamento por DNA fetal livre é mais complexo que em gestações únicas, uma vez que os fetos podem ser monozigóticos, com carga genética idêntica ou dizigótico, e a maior chance é que apenas um feto seja acometido se o teste for positivo. Apesar da fração total de DNA fetal livre na circulação materna ser maior do que nas gestações únicas, a quantidade da fração de DNA fetal livre para cada feto é menor do que nas gestações únicas. Portanto, falha de resultado ocorre em média em 3,6% dos casos (variação de 1,6 a 13,2%). O desempenho do NIPT para rastreamento de trissomias do 21, 13 e 18 é similar àquele observado nas gestações únicas e maior do que o rastreamento combinado (translucência nucal + bioquímico) ou apenas pela translucência nucal.[104] Aconselha-se a não realizar o NIPT quando houver óbito de um dos fetos (*vanishing twin*), em razão dos possíveis resultados falso-positivos ou falso-negativos para o concepto em desenvolvimento. A falha do teste também aumenta em gemelares de mães obesas e pós-FIV. Na gestação gemelar, pós-ovodoação, a técnica de sequenciamento por SPN não pode ser utilizada.[103]

## DETERMINAÇÃO DO CARIÓTIPO FETAL

Durante o aconselhamento do casal, devem ser discutidos os riscos de perda inerentes aos procedimentos invasivos para determinação do cariótipo fetal. É importante que sejam abordadas as chances de erro de amostragem, de mosaicismo placentário e de falha laboratorial, que podem tornar necessária a repetição do procedimento. Também devem ser discutidas as implicações clínicas e éticas dos resultados anormais. Esses procedimentos apresentam como peculiaridade sua alta complexidade técnica e riscos de perda.

Os procedimentos invasivos requerem uma avaliação prévia cuidadosa da gestação para identificação precisa de cada um dos fetos a ser testado. Essa avaliação deve englobar o número e a posição de cada feto, placenta e saco gestacional e, quando possível, a determinação do sexo de cada um deles.

### Amniocentese

A amniocentese é realizada sob orientação ultrassonográfica. Em gestações gemelares, são descritas três técnicas:

- Punção de uma das cavidades amnióticas com uma agulha, aspiração de líquido e retirada da agulha seguidas pela punção da outra cavidade amniótica com outra agulha: é a técnica mais comum. Com essa técnica, o erro de amostragem relatado na literatura é de até 3,5%.[4] Após a aspiração do líquido, pode-se injetar corante na primeira cavidade puncionada para reduzir o risco do erro de coleta, mas essa prática não é recomendada. O uso de equipamentos de alta resolução e a experiência adquirida são as melhores formas de prevenir esses erros.
- Inserção de uma agulha na primeira cavidade amniótica, aspiração do líquido e, para coleta da segunda amostra, inserção da mesma agulha na outra cavidade amniótica através da membrana interamniótica.[3] Os riscos associados a essa técnica são a contaminação da segunda amostra com material da primeira cavidade e a criação de um defeito na membrana. Assim, a gestação gemelar passa a ser considerada monoamniótica iatrogênica.
- Punção simultânea de cada uma das cavidades, permitindo a visualização de uma agulha de cada lado da membrana interamniótica: é a técnica menos empregada.[16]

Após a realização de amniocentese, a literatura descreve taxas de perda da gestação gemelar até 20 semanas de 2,0 a 5,1% (média de 3,2%) e taxas de perda até o término da gestação de 2,7 a 9,4% (média de 5,6%).[10] Metanálise de 2012 demonstra taxas de perda total de 3,07% e de perdas antes de 24 semanas de 2,54%. Não foi observada diferença nos riscos com relação ao número de entradas no útero (uma ou duas entradas).[107]

### Biópsia de vilosidades coriônicas

A biópsia de vilosidades coriônicas pode ser realizada em fase precoce da gestação. Trata-se de procedimento complexo, que exige operadores experientes para ser realizado com riscos menores de perda e erro de amostragem. Pode ser realizada por via abdominal, por via cervical ou pela combinação das duas.

Inicialmente, o risco de contaminação de amostras na realização da biópsia era de cerca de 4 a 5%.[100] Atualmente, com um maior nível de experiência na realização do procedimento, a correta identificação dos limites entre as placentas e a troca do instrumental para cada uma das punções a serem realizadas, esse risco é mínimo. Mesmo assim, pode ser necessária a realização de nova coleta em 2 a 3% dos casos. Esse risco deve ser informado aos pais antes da realização do procedimento.

Após a realização da biópsia de vilosidades coriônicas, a literatura descreve taxas de perda da gestação gemelar até 20 semanas de 2,0 a 8,7% (média de 2,3%) e taxas de perda até o término da gestação de 2,0 a 11,5% (média de 4,6%).[10]

A escolha entre a realização de biópsia de vilosidades coriônicas ou amniocentese deve ser fundamentada na idade gestacional, na localização das placentas, na complexidade técnica, na experiência do operador e no interesse por um diagnóstico mais ou menos precoce. Poucos estudos comparam as duas técnicas em gestações gemelares, sendo que os resultados sugerem que não há diferença quanto às taxas de perdas gestacionais (3,85% para biópsia de vilosidades coriônicas *versus* 4,0% para amniocentese).[87,100]

### Cordocentese

Atualmente, a técnica da cordocentese é pouco utilizada para a determinação do cariótipo fetal, sendo reservada aos casos tardios.

Em estudo recente, a taxa de perda fetal após sua realização em gestações gemelares foi significativamente maior do que a observada em gestações únicas. Nesse estudo, foram avaliadas 84 gestações gemelares, e a taxa de perda fetal após a punção foi de 8,2%.[13] Atualmente, esse procedimento está mais limitado aos casos de anemia, plaquetopenia e hidropsia fetal (ver Capítulo 67, "Procedimentos invasivos", da Seção 7, "Medicina fetal", para mais detalhes sobre cada uma das técnicas mencionadas).

## SÍNDROME DA TRANSFUSÃO FETO-FETAL

A síndrome da transfusão feto-fetal é uma complicação específica e exclusiva das gestações monocoriônicas, atingindo entre 10 e 15% delas.[83] É caracterizada pela transferência não balanceada de sangue entre as circulações dos dois fetos, que ocorre através de anastomoses vasculares arteriovenosas placentárias (Figura 7).

Essa transferência de sangue provoca anemia no gêmeo doador, com restrição do crescimento grave acompanhada de oligúria e oligoâmnio, enquanto o feto receptor recebe uma sobrecarga circulatória e apresenta policitemia, que pode levar ao desenvolvimento de complicações cardíacas e hidropsia.[73] A cavidade amniótica do gêmeo receptor pode sofrer polidrâmnio grave, que acarreta o aumento da pressão intrauterina e pode prejudicar ainda mais a circulação placentária.

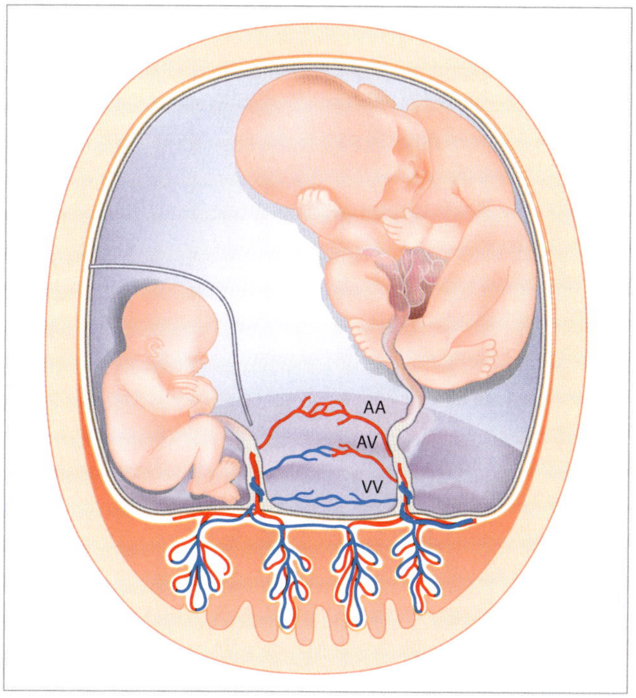


**FIGURA 7.** Esquema da síndrome da transfusão feto-fetal. AA: anastomose arterioarterial; AV: anastomose arteriovenosa; VV: anastomose venovenosa. (Figura adaptada de Cunningham et al.[105])

Observa-se polidrâmnio agudo nos casos graves, sendo possível detectar sua ocorrência entre 16 e 24 semanas de gestação. Sua ocorrência está associada a altas taxas de óbito fetal espontâneo de um ou ambos os fetos, abortamento, RPMO e parto prematuro. A taxa de mortalidade nos casos não tratados chega a 80 a 100%.[78,97]

A Tabela 3 apresenta os achados ultrassonográficos que caracterizam essa síndrome. Uma classificação dessa doença com base nos achados diagnósticos foi proposta por Quintero et al.[72] em 1999 (Tabela 4).

Com o objetivo de melhorar a sobrevida dos fetos, diversas técnicas foram propostas para o tratamento dessa síndrome. Podem ser citadas a amniodrenagem, a cirurgia endoscópica com *laser*, a septostomia e o feticídio seletivo.

### AMNIODRENAGEM

O polidrâmnio decorrente da síndrome de transfusão feto-fetal pode ser progressivo, causando desconforto ma-

| TABELA 3. Critérios para diagnóstico da síndrome da transfusão feto-fetal |
|---|
| Gestação gemelar com confirmação ultrassonográfica da monocorionicidade durante o primeiro trimestre da gestação por meio do sinal do "T". Nos casos sem diagnóstico precoce da corionicidade, o exame ultrassonográfico deverá demonstrar gestação gemelar com fetos do mesmo sexo, massa placentária única e membrana interamniótica fina |
| Os fetos não devem apresentar malformações estruturais |
| Volume excessivo de líquido amniótico (polidrâmnio) na cavidade amniótica do feto receptor, cuja bexiga urinária se apresenta distendida |
| Oligoâmnio na cavidade do feto doador, cuja bexiga urinária muitas vezes não é identificável. Nos casos de *stuck twin*, o feto doador permanece parado e imóvel próximo à parede uterina, onde é mantido fixo pela membrana colapsada do saco amniótico |

| TABELA 4. | Classificação da síndrome da transfusão feto-fetal |
|---|---|
| Estágio 1 | Somente diferença na quantidade de líquido amniótico nas duas cavidades amnióticas |
| Estágio 2 | Diferença na quantidade de líquido amniótico associada à anúria do doador (não visualização da bexiga e oligoâmnio absoluto) |
| Estágio 3 | Diferença de volume de líquido amniótico, anúria e alteração do Doppler do doador |
| Estágio 4 | Diferença de volume de líquido amniótico, anúria do doador, alteração do Doppler e hidropsia do receptor |
| Estágio 5 | Óbito de um dos gêmeos |

Tabela adaptada de Quintero et al.[72]

terno e tornando o útero tenso à palpação. A amniodrenagem é um procedimento de execução fácil e que utiliza materiais simples para retirada do excesso de líquido amniótico. Aliviar o polidrâmnio nesses casos reduz o risco de rotura das membranas e trabalho de parto prematuro e, portanto, pode prolongar a duração da gestação.[79] A ocorrência de reacúmulo de líquido amniótico é frequente. O procedimento pode ser repetido, sendo que o número de intervenções por paciente varia de 1 a 6, com média de 3.[64]

A taxa de sobrevivência após o tratamento depende do estágio da doença. No estágio I, a sobrevivência de um feto é de aproximadamente 60% e dos dois, de 40%. Já em estágios avançados, um feto sobrevive em 40% dos casos e os dois, em 20%. O risco de sequelas neurológicas varia de 17 a 33%.

São observadas complicações em 5 a 10% dos casos. Entre elas, podem ser citadas: óbito fetal ou abortamento até 48 horas após o procedimento, RPMO e descolamento prematuro de placenta.[74,78,96,97]

Na Clínica Obstétrica do HC-FMUSP, foram avaliados os dados de 28 casos de síndrome da transfusão feto-fetal que se encontravam ao menos no estágio 2 da doença e foram submetidos à amniodrenagem. A idade gestacional média na ocasião do diagnóstico foi de 23 semanas (19 a 28 semanas) e o número de amniodrenagens realizadas variou de 1 a 5, com média de 1,5 procedimento por gestação, sendo que o volume médio drenado em cada procedimento foi de 3.236 mL (550 a 6.600 mL). A idade gestacional média do parto foi de 29 semanas (21 a 38 semanas), com 48,1% de nascidos vivos e 65,5% das gestações com pelo menos um feto vivo. O peso médio ao nascimento foi de 1.535 g (450 a 2.620 g). Entre as crianças nascidas vivas, os autores encontraram algum tipo de sequela no desenvolvimento neuropsicomotor de 23%.[24]

## CIRURGIA ENDOSCÓPICA INTRAUTERINA COM *LASER*

Denomina-se cirurgia endoscópica intrauterina com *laser* o procedimento de coagulação com *laser* das anastomoses que comunicam as duas circulações fetais.[32] Para isso, realiza-se o exame direto da superfície placentária, por meio de fetoscopia, para identificar essas anastomoses. O método atua diretamente na fisiopatologia da doença; no entanto, é realizado somente em poucos centros especializados de referência, pois requer material específico e treinamento apropriado.

Após a realização do procedimento, a taxa de sobrevivência de apenas um feto e dos dois é, respectivamente, de 75 e 40% para estágios avançados, com relatos de 4,2% de sequelas neurológicas. Os resultados são significativamente superiores aos da amniodrenagem para estágios 2, 3 e 4.[33,99]

As complicações associadas são as mesmas descritas para a amniodrenagem; no entanto, por ser um procedimento invasivo, a morbidade materna parece ser superior. No HC-FMUSP, ocorre rotura prematura de membranas ovulares em 11% dos casos e a prematuridade espontânea é de 42% após o procedimento endoscópico.[76]

Senat et al.[84] encontraram maior proporção de sobreviventes com essa técnica em comparação com a amniodrenagem (76 *versus* 56%). Também foi observado menor risco de alterações neurológicas quando os recém-nascidos são seguidos até o sexto mês de vida (31 *versus* 52%). Metanálise recente envolvendo números de casos relevantes em cada estágio demonstrou taxas de sobrevida perinatal após o *laser* de pelo menos um dos fetos em 86,9% (estádio I), 85% (estádio II), 81,5% (estádio III), 82,8% (estádio IV) e 54,6% (estádio V).[111]

Na Clínica Obstétrica do HC-FMUSP, realiza-se ablação a *laser* dos vasos comunicantes nos casos de síndrome de transfusão feto-fetal que se apresentam em idade gestacional abaixo de 26 semanas, enquanto para idades gestacionais maiores realizam-se amniodrenagens seriadas.[106]

## SEPTOSTOMIA

Septostomia é uma técnica que envolve a criação de um orifício na membrana interamniótica, comunicando as duas cavidades. É realizada com o mesmo material da amniodrenagem e, muitas vezes, as duas técnicas são empregadas em conjunto. Consegue-se, assim, um efeito combinado de alívio do polidrâmnio e equilíbrio entre as pressões das cavidades amnióticas. A taxa de sobrevivência relatada é de 40 a 83%.[77] Essa técnica apresenta todos os riscos descritos anteriormente para a amniocentese somados ao risco específico de entrelaçamento dos cordões, uma vez que a gestação é efetivamente transformada em monoamniótica.[42] Não há muitos estudos na literatura comprovando a eficiência do método.

## FETICÍDIO SELETIVO

O feticídio seletivo consiste na interrupção seletiva da vida de um dos gêmeos, realizado por meio de técnica que evite o comprometimento circulatório do gemelar sobrevivente. O número de casos relatados até hoje é pequeno.

Esse tipo de intervenção só é indicado quando há sinais de morte intrauterina iminente de um dos fetos. Após o procedimento, apenas um feto tem chance de sobrevivência.

Pode ser realizado a partir do clampeamento do cordão umbilical por fetoscopia ou por embolização vascular guiada pela ultrassonografia. Os riscos maternos associados à intervenção dependem da técnica empregada.

## GÊMEO ACÁRDICO

A ocorrência de gêmeo acárdico representa o grau extremo de anormalidade vascular possível nas gestações monocoriônicas. Ocorre em cerca de 1% dessas gestações.

O gêmeo acárdico apresenta ausência do coração ou presença de um rudimentar, ausência do polo cefálico e podem estar presentes alterações dos membros superiores (Figura 8). O tronco pode apresentar edema acentuado ou se apresentar como uma massa amorfa (Figura 9). As múltiplas e graves malformações estruturais são incompatíveis com a sobrevivência do feto após o nascimento. Sua perfusão sanguínea intrauterina se mantém graças à presença de anastomose arterioarterial com o outro feto (Figura 10).

O gemelar normal (doador) atua como bomba de perfusão para o feto anormal. Em 50 a 70% dos casos, o gemelar normal morre em decorrência de insuficiência cardíaca congestiva ou parto pré-termo acarretado pelo grave

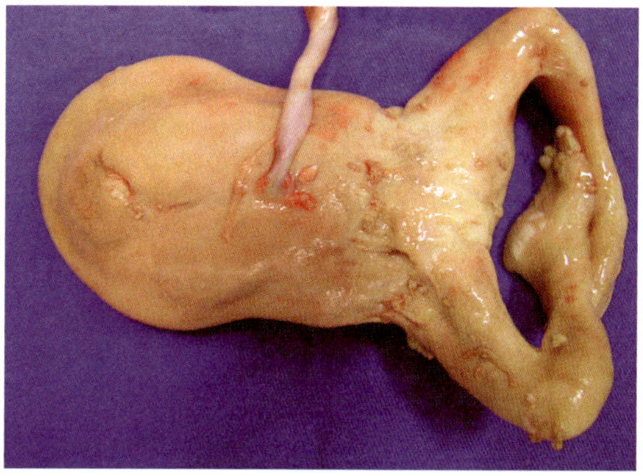

**FIGURA 8.** Feto acárdico preservando morfologia parcial do tronco e dos membros inferiores.

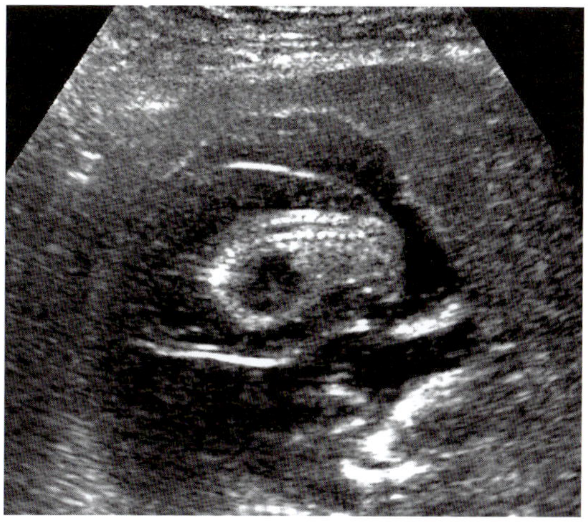

**FIGURA 9.** Imagem ultrassonográfica demonstrando feto acárdico em que é possível visualizar a coluna vertebral e edema acentuado de pele.

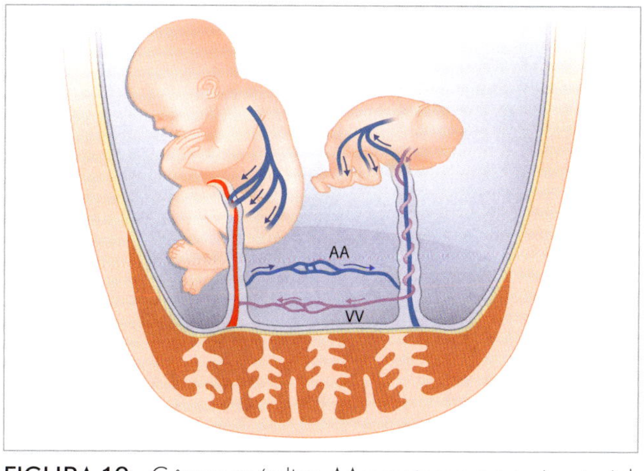


**FIGURA 10.** Gêmeo acárdico. AA: anastomose arterioarterial; VV: anastomose venovenosa. (Figura adaptada de Cunningham et al.[105])

polidrâmnio.[66] Para reverter esse prognóstico, propõe-se a oclusão do fluxo para o gêmeo acárdico, que pode ser realizada por meio de ligadura endoscópica, coagulação com *laser* do cordão umbilical ou embolização dos vasos umbilicais dentro do abdome do feto acárdico, por meio da injeção de álcool absoluto.[117]

Fetos submetidos ao tratamento intrauterino melhoram a sobrevida para cerca de 80%. Sinais de piora do prognóstico por descompensação do feto normal incluem: sinais de insuficiência cardíaca (cardiomegalia, derrame pericárdico, regurgitação tricúspide, ascite, hidropsia), Doppler anormal do feto normal (fluxo diastólico ausente ou reverso em artéria umbilical, ducto venoso com onda a reversa, fluxo pulsátil na veia umbilical), polidrâmnio e peso do feto acárdico igual a 70% ou mais do peso do feto normal. O peso do feto acárdico pode ser estimado subjetivamente ou pela equação a seguir:[66]

$$\text{Peso acárdico (g)} = [-1{,}66 \times \text{maior comprimento (cm)}] + [1{,}21 \times \text{maior comprimento (cm)}^2]$$

Gestações com feto acárdico devem ser encaminhadas precocemente para serviço de referência para acompanhamento seriado (até duas vezes por semana, se necessário) e determinação da necessidade de tratamento (casos com descompensação) ou do melhor momento para sua instituição. Na Clínica Obstétrica do HC-FMUSP, os procedimentos terapêuticos são realizados em idades gestacionais superiores a 16 semanas ou, em caso de encaminhamento tardio com descompensação fetal já na viabilidade, pode-se prescrever corticoterapia para maturação pulmonar e interromper a gestação.[106]

## GESTAÇÃO MONOAMNIÓTICA

Essas gestações correspondem a cerca de 1% de todas as gestações monozigóticas. O risco de óbito fetal intrauterino nessas gestações é de 50 a 70%. Os fatores de risco associados às gestações monoamnióticas estão relacionadas à proximidade dos cordões (enovelamento e interrupção do fluxo), a malformações fetais e à prematuridade.

Seu diagnóstico se baseia na demonstração da presença de dois fetos no interior do mesmo saco gestacional, sem membrana interposta. Também é possível identificar sua ocorrência a partir da observação de enovelamento do cordão umbilical no exame ultrassonográfico (Figura 11).[70]

Diante do diagnóstico de gêmeos monoamnióticos, os pais devem ser informados sobre o elevado risco de óbito súbito inexplicado. Para as gestações monoamnióticas com ambos os fetos vivos com 20 semanas de idade gestacional, o risco de óbito fetal subsequente é de aproximadamente 10%.[108] Há controvérsias sobre o momento ideal para a resolução dessas gestações. Alguns autores defendem o parto com 32 semanas completas,[108] enquanto outros consideram que o risco de óbito súbito diminui no terceiro trimestre e, por isso, postergam a interrupção. Como não há evidências científicas conclusivas, esse limite deve ser estabelecido caso a caso, de acordo com a disponibilidade de recursos de cuidados intensivos neonatais.[121]

Em tese de mestrado,[123] defendida em nosso Departamento, envolvendo 39 gestações monoamnióticas acompanhadas em nosso setor de gestação múltipla, 12,8% (5/39) das gestações apresentaram óbito intrauterino, sendo 7 o número total de óbitos fetais (em duas gesta-

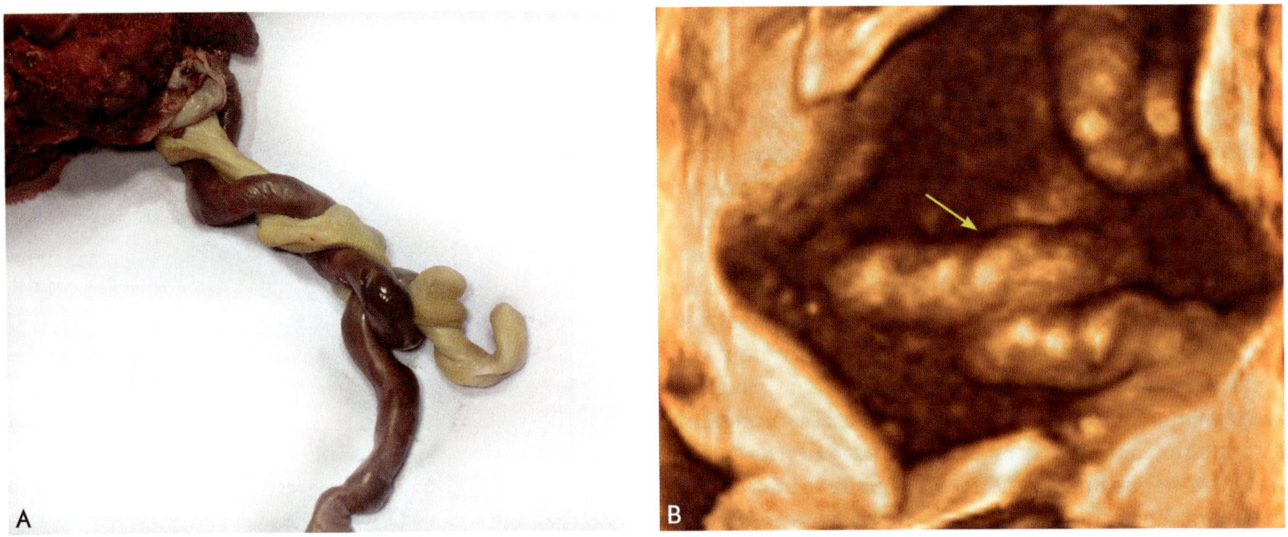


**FIGURA 11.** A: Peça fotografada após o nascimento; B: imagem de exame ultrassonográfico tridimensional demonstrando enovelamento de cordões umbilicais (seta).

ções, dois fetos vieram a óbito). A idade gestacional média do óbito fetal foi de 30,28 semanas. Três fetos apresentavam malformações maiores associadas e em quatro fetos (4/7), não foi encontrada relação causal do óbito, sendo que em duas gestações com fetos sem malformações o óbito ocorreu em idade gestacional acima de 32 semanas. A conduta no nosso setor é resolução da gestação gemelar monoamniótica não complicada com 32 semanas de gestação após realização de corticoterapia para maturação pulmonar. Realizamos o parto antes de 32 semanas se houver malformação fetal associada, alterações de Doppler ou da vitalidade dos fetos ou na presença de complicações como RCF e síndrome da transfusão feto-fetal.

## GÊMEOS UNIDOS

A união de gêmeos (xifópagos) acomete cerca de 1:50.000 gestações. Seu diagnóstico é ultrassonográfico, a partir da identificação de gestação gemelar com massa placentária única, sem a visualização de membrana interamniótica e observando-se que os fetos não se separam (Figura 12).

A união pode ocorrer (Figura 13) em diversas regiões, sendo classificada conforme segue:[9]

- Craniópagos: união pelo polo cefálico.
- Toracópagos: união pela face anterior do tórax.
- Onfalópagos: união pela face anterior do abdome.
- Parápagos: união pela face lateral com união das pelves e sínfise púbica única.
- Isquiópagos: união pela face anterior da região da pelve, com dois sacros e duas sínfises púbicas.
- Pigópagos: união pela face posterior da região pélvica.
- Cefalópagos: união do ápice da cabeça até a região umbilical.

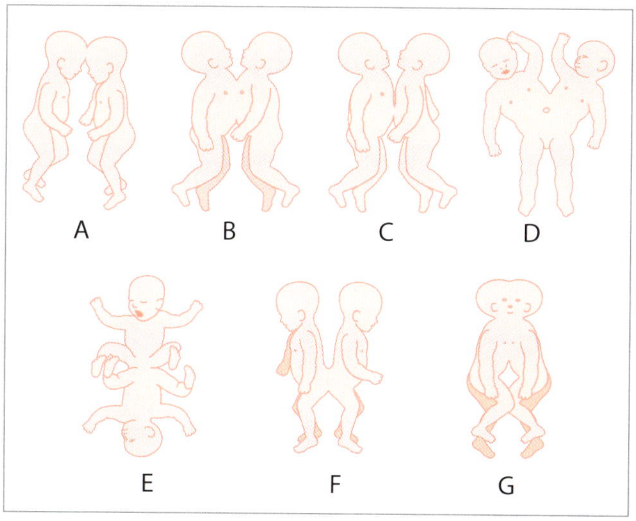


**FIGURA 13.** Gêmeos xifópagos. A: craniópagos; B: toracópagos; C: onfalópagos; D: parápagos; E: isquiópagos; F: pigópagos; G: cefalópagos. (Figura adaptada de Spencer.[9])

O local da união, os órgãos envolvidos, a extensão da união e a presença de malformações influenciam diretamente o prognóstico. Na grande maioria dos casos, é necessário realizar uma ecocardiografia especializada antenatal para avaliar a complexidade da união e a presença provável de cardiopatias. O prognóstico deve considerar as possibilidades de correção das cardiopatias e separação dos fetos (Figura 14). Nos casos com prognóstico letal, após autorização judicial para interrupção da gestação, pode-se tentar o parto vaginal, desde que a idade gestacional seja inferior a 24 semanas e as dimensões atingidas pelos fetos não constituam obstáculo à passagem pelo canal de parto. A idade gestacional do parto deve ser estabele-

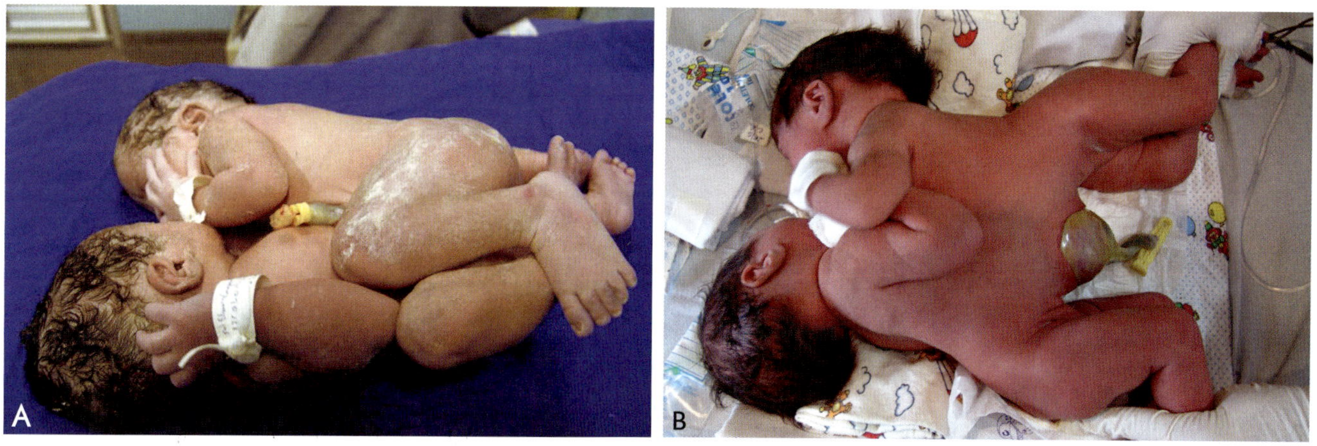

**FIGURA 12.** Gêmeos unidos. A: onfaloisquiópagos; B: toracópagos.

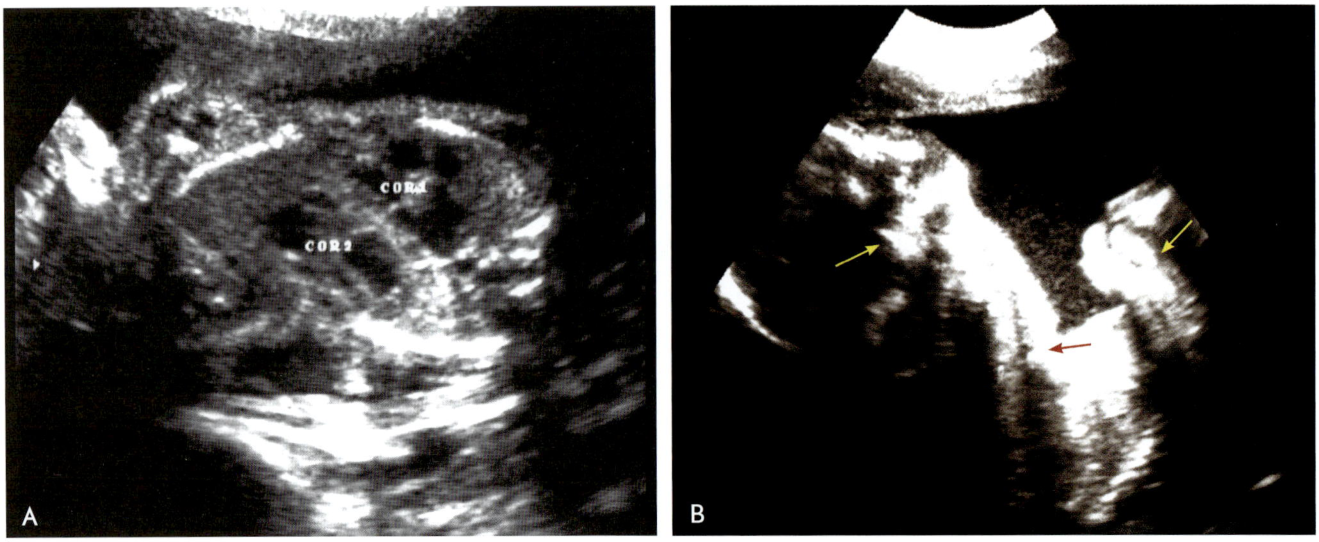

**FIGURA 14.** Imagens ultrassonográficas demonstrando fetos unidos pelo tórax. A: imagem de corte transverso do tórax demonstrando os dois corações; B: imagem sagital demonstrando os dois polos cefálicos (setas amarelas) aderidos ao tronco comum (seta vermelha).

cida de acordo com cada caso, a depender da dificuldade de extração dos fetos e dos riscos maternos relacionados à necessidade de ampliação da abertura uterina para extração fetal. Na Clínica Obstétrica do HC-FMUSP, realiza-se o parto entre 32 semanas (para os casos com prognóstico letal e cuidados paliativos neonatais) e 34 semanas.

Na Clínica Obstétrica do HC-FMUSP, foram acompanhados 36 pares de gêmeos unidos.[26] Malformações cardíacas estavam presentes em 92% desses casos e 62% também apresentavam outros defeitos associados, principalmente anomalias de extremidades, parede abdominal, face e hérnias diafragmáticas. O prognóstico foi considerado letal em 30 casos, sendo a taxa de sobrevivência global de 8% (6:72). Se forem considerados os nascidos vivos, a taxa de sobrevivência foi de 14% (6:44). Nos gêmeos toracópagos que também apresentam união dos corações, a determinação pela ecocardiografia fetal do tipo de compartilhamento cardíaco é imperativa para definição do prognóstico, pois união cardíaca do tipo D (fusão dos átrios e ventrículos) é letal e união do tipo C (fusão dos átrios com ventrículos separados) tem raros casos de sobrevida descritos na literatura.[26]

## GESTAÇÕES TRIGEMELARES OU DE ORDEM MAIOR

A frequência de ocorrência de gestações trigemelares ou de maior ordem cresceu com as técnicas de reprodução assistida além do que foi observado em gestações gemelares. Recentemente, no entanto, o número de embriões transferidos em cada ciclo de reprodução assistida foi reduzido, o que se reflete em uma redução na ocorrência de gestações de ordem maior ou igual a três.

Podem ocorrer gestações mono ou polizigóticas e também podem ser observadas diversas combinações de corionicidade e amnionicidade. Assim como para as gestações gemelares, a corionicidade pode ser determinada com acurácia pela avaliação ultrassonográfica durante o primeiro trimestre (Figura 15). Essa informação auxilia a orientação do manejo durante o restante da gestação.

Todas as complicações citadas anteriormente para as gestações gemelares também ocorrem nas gestações com três ou mais fetos. Seu prognóstico também é muito ruim, em especial nos casos em que o número de fetos é maior ou igual a quatro (Figura 16). Em alguns países, a legislação permite a redução embrionária e essa opção deve ser discutida com o casal.

Assim como nas gestações gemelares, a incidência de partos prematuros é alta e tem significativo impacto perinatal. O maior número de fetos está diretamente associado com diminuição da duração da gestação. A idade gestacional média do parto em trigemelares é em torno de 32 a 33 semanas, sendo que ocorre prematuridade em 90% dos casos.[125] Para as gestações de ordem maior do que três, praticamente todos os casos cursam com parto prematuro.

## GESTAÇÃO COM FETO NORMAL ASSOCIADO À MOLA

A coexistência de um feto normal, com massa placentária normal, e uma mola hidatiforme completa provoca quadros de pré-eclâmpsia grave e de instalação precoce (20% dos casos) ou hemorragia grave. Ambos os quadros exigem a resolução precoce da gestação, com altas taxas de

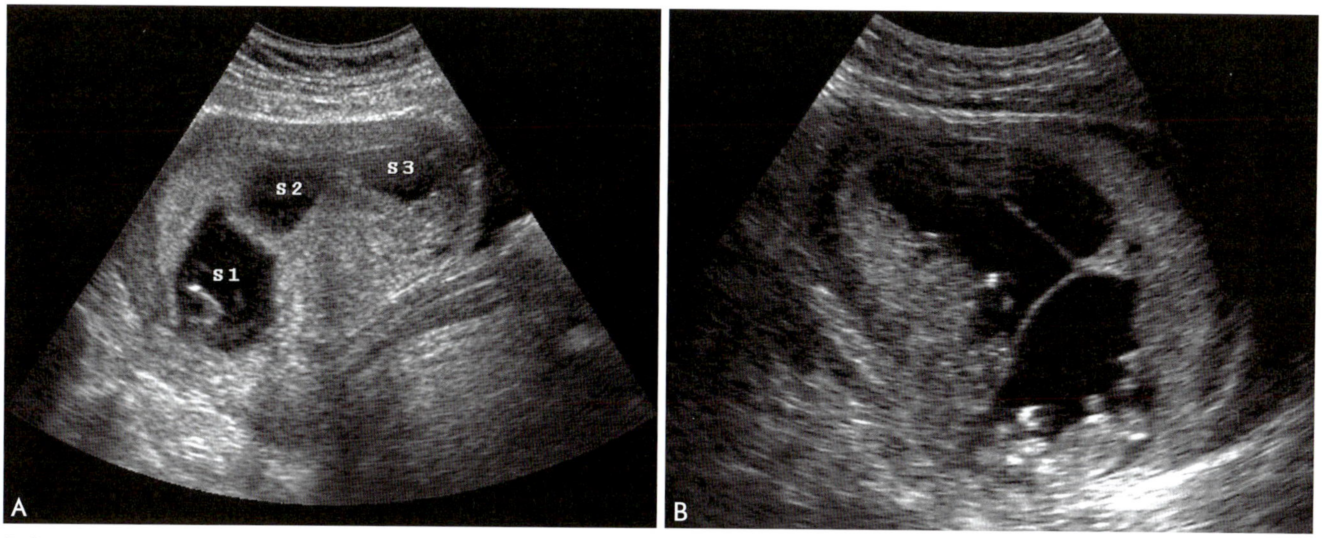


**FIGURA 15.** Imagens ultrassonográficas de gestação trigemelar tricoriônica. A: 9 semanas; B: 11 semanas.

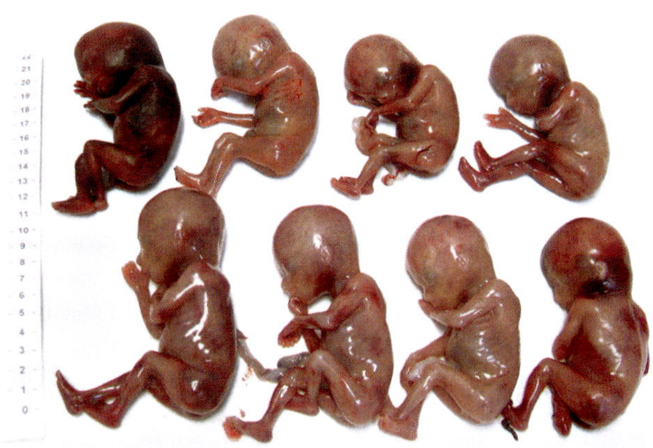

**FIGURA 16.** Gestação de ordem maior com oito fetos de 16 semanas após abortamento espontâneo.

óbito fetal e neonatal. Na literatura, relata-se uma taxa de nascidos vivos de 27 a 38%.[1,81]

A identificação desse diagnóstico demanda aconselhamento ao casal com relação a todos os riscos associados, inclusive o de malignização da doença (tema abordado no Capítulo 31, "Doença trofoblástica gestacional", da Seção 5, "Intercorrências obstétricas").

## ACOMPANHAMENTO PRÉ-NATAL

O número de consultas de acompanhamento pré-natal é maior para gestações gemelares do que para gestações únicas. Não há, no entanto, um número mínimo ideal definido para esses casos. A realização de consultas mais frequentes permite diagnosticar mais precocemente desvios na evolução da gestação, como a ocorrência de pré-eclâmpsia. Na Clínica Obstétrica do HC-FMUSP, as consultas são agendadas em intervalos de 3 a 4 semanas para até 30 semanas de gestação; intervalos de 2 semanas com idade gestacional entre 30 e 34 semanas; e, semanalmente, após 34 semanas de gestação. Esses intervalos podem ser reduzidos de acordo com necessidades individuais.

O atendimento dessas gestantes deve envolver equipe multidisciplinar especializada. Uma abordagem multidisciplinar permite oferecer suporte em diversas áreas. Destacam-se entre elas a nutrição, com a indicação de dieta adequada para atender à maior demanda calórica, de proteínas, vitaminas, minerais e ácidos graxos essenciais; e o serviço de psicologia. No Serviço de Atendimento Pré-Natal da Clínica Obstétrica do HC-FMUSP, a equipe multidisciplinar é responsável por programa educacional efetivo e pelo atendimento especializado dessas gestações de alto risco.

No acompanhamento pré-natal de gestações gemelares, todos os exames laboratoriais preconizados para as gestações únicas são solicitados (abordados no Capítulo 11, "Assistência pré-natal", da Seção 3, "Pré-natal"), podendo-se somar a eles dosagens trimestrais de hemoglobina materna e urocultura, em razão do alto risco de anemia materna e infecção urinária. A ferritina e a vitamina D também são dosadas no primeiro e no terceiro trimestres. A suplementação de ferro e ácido fólico é obrigatória para essas gestantes. A suplementação de ferro é introduzida ainda no primeiro trimestre, com doses de 40 mg/dia, e intensificada no segundo e no terceiro trimestres com doses de 80 mg/dia. A dose de ácido fólico recomendada deve ser de 0,8 a 1 mg/dia e assim permanece durante toda a gestação. Outra alteração com relação ao manejo de gestações únicas é a realização mais precoce da pesquisa de colonização materna por estreptococo do grupo B. Em virtude da menor idade gestacional média do parto em gestações gemelares, essa pesquisa é realizada entre 30 e 32 semanas nesses casos.

Os exames ultrassonográficos periódicos são fundamentais no manejo dessas gestações. Além das indicações e informações que habitualmente são obtidas em gestações únicas a partir desse método diagnóstico (Capítulo 13, "Ultrassonografia", da Seção 3, "Pré-natal"), o acompanhamento de gestações gemelares possui algumas particularidades (Tabela 5). A partir de 16 semanas, indica-se a realização de exame ultrassonográfico mensal em gestações dicoriônicas e quinzenal, para as monocoriônicas. O objetivo é identificar eventual ocorrência de síndrome da transfusão feto-fetal em estágios iniciais e restrição de crescimento fetal.

**TABELA 5. Rotina de acompanhamento ultrassonográfico para gestações gemelares**

| Idade gestacional | Objetivos |
|---|---|
| 11-13 semanas | Determinação da corionicidade e datação da gestação<br>Medida da translucência nucal e pesquisa de outros marcadores de aneuploidias fetais do primeiro trimestre |
| A partir de 16 semanas – monocoriônicas | Avaliação quinzenal para pesquisa de sinais da síndrome da transfusão feto-fetal e restrição de crescimento fetal por meio de: biometria fetal, avaliação de líquido amniótico, avaliação da bexiga fetal, Dopplervelocimetria de artéria umbilical, ducto venoso e artéria cerebral média |
| 18-22 semanas | Exame morfológico fetal<br>Avaliação transvaginal do colo uterino<br>Avaliação de anormalidades de inserção placentária e do cordão umbilical |
| A partir de 20 semanas – dicoriônica | Avaliação mensal do crescimento fetal, volume de líquido amniótico e Dopplervelocimetria, se necessário |

Durante o terceiro trimestre, o crescimento fetal e a vitalidade fetal são acompanhados por meio de exames ultrassonográficos periódicos (Capítulo 14, "Avaliação da vitalidade fetal", da Seção 3, "Pré-natal"). O volume de líquido amniótico nas gestações múltiplas é avaliado pela medida do maior bolsão vertical de cada bolsa amniótica. Medidas ≤ 2 cm indicam líquido diminuído, e medidas ≥ 8 cm (abaixo de 20 semanas) e > 10 cm (≥ 20 semanas) indicam líquido aumentado.

## RESOLUÇÃO DA GESTAÇÃO E PARTO

Apesar de já ter havido muita controvérsia com relação à idade gestacional ideal para resolução das gestações gemelares, na atualidade essa idade já está bem estabelecida e em consenso na maioria dos estudos. Ao redor de 38 semanas, a mortalidade perinatal é mínima, e a partir de então esse risco aumenta.[89] Sabe-se, ainda, que as gestações monocoriônicas, mesmo sem evidências de síndrome da transfusão feto-fetal ou restrição do crescimento fetal, apresentam maior risco de óbito fetal súbito.[17] Esses fatores influenciam a decisão de resolução das gestações e, por isso, é comum a recomendação de resolução de gestações monocoriônicas com 36 semanas completas e de gestações dicoriônicas, com 38 semanas.

Distocias funcionais, apresentação fetal anômala, prolapso de cordão, descolamento prematuro de placenta e hemorragias pós-parto são as complicações mais comuns do parto na gestação múltipla. A assistência a esses casos deve envolver equipe obstétrica experiente, com anestesistas, neonatologistas e equipe de enfermagem. Recomenda-se garantir acesso venoso calibroso, com a gestante em decúbito com inclinação lateral esquerda ou deslocamento uterino. Deve ser mantida oxigenação adequada e a hipotensão materna deve ser evitada. Também é importante garantir o acesso a equipamento de ultrassonografia na sala de parto e a hemoderivados, na retaguarda.

Parto vaginal planejado e cesárea planejada foram comparados em um estudo randomizado envolvendo 1.398 gestações gemelares. Não houve diferença nos desfechos neonatais entre os dois grupos.[18]

A escolha da via de parto deve levar em consideração as apresentações dos fetos e a idade gestacional. Pode-se optar pela via vaginal em gestações a termo quando o primeiro gemelar ou ambos são cefálicos, na ausência de outras complicações. Caso o primeiro gemelar não seja cefálico ou apresente peso estimado menor que o segundo (com diferença de 20%), recomenda-se a realização de cesárea. Também se recomenda a via abdominal para gestações pré-termo com fetos viáveis ou em que o peso estimado seja menor do que 1.500 g.

A condução do trabalho de parto nessas gestações é feita com a administração de ocitócico intravenoso e mantendo-se monitorização contínua de ambos os fetos. É imperativo o uso de analgesia.

Após o nascimento do primeiro feto em gestações monocoriônicas, pela presença de comunicações vasculares, o cordão deve ser clampeado para evitar a exsanguinação do outro gemelar. Só então procede-se à amniotomia da segunda bolsa (quando presente). Deve-se aguardar a evolução por um período máximo de 10 minutos. Se nesse prazo for observada boa evolução e ocorrer insinuação, prossegue-se com o parto por via vaginal. Se a insinuação não ocorrer, deve-se realizar a versão interna e a extração podálica antes de ocorrer o aprisionamento fetal pelo útero contraído. Nesses casos, a fim de evitar a cesárea para o segundo gemelar, podem ser utilizados anestésicos inalatórios para promover o relaxamento uterino e possibilitar a realização das manobras obstétricas. Nos casos em que a apresentação do segundo gemelar for pélvica ou córmica, as manobras habituais para ultimação do parto são realizadas após a amniotomia.

Após o parto, a placenta deve sempre ser encaminhada para estudo anatomopatológico e confirmação da corionicidade.[5] Deve-se estar atento para o risco de atonia uterina e, caso ocorra, são preconizadas as mesmas manobras e medicações das gestações únicas, não sendo recomendada a administração rotineira dos derivados de ergot. A administração de ocitocina de manutenção pode ser prolongada, devendo-se considerar a utilização de soro concentrado, visando evitar a hiper-hidratação.

### PONTOS-CHAVE

- Gestações múltiplas têm apresentado aumento de sua frequência em função do uso mais disseminado de técnicas de reprodução assistida.
- Essas gestações estão associadas com aumento significativo da morbidade e da mortalidade perinatais, quando comparadas às gestações únicas.
- Em razão da maior frequência de complicações, tanto maternas quanto fetais, o acompanhamento pré-natal dessas gestações deve ser orientado para possibilitar o diagnóstico precoce das alterações. Recomenda-se, assim: determinação da corionicidade no primeiro trimestre da gestação; utilização da medida ultrassonográfica da translucência nucal para rastreamento de aneuploidias fetais; acompanhamento quinzenal das gestações monocoriônicas para diagnóstico precoce da síndrome da transfusão feto-fetal; adequação do estilo de vida da gestante para atenuar a carga de atividades físicas em sua rotina diária; vigilância do crescimento e da vitalidade fetais com exames ultrassonográficos periódicos; atendimento multidisciplinar em clínicas especializadas e com suporte de atenção terciária.

## REFERÊNCIAS BIBLIOGRÁFICAS

### Artigos de revisão


1. Bristow RE, Shumway JB, Khouzami AN, Witter FR. Complete hydatidiform mole and surviving coexistent twin. Obstet Gynecol Surv 1996; 51(12): 705-9.
2. Jauniaux E, Elkazen N, Leroy F, Wilkin P, Rodesch F, Hustin J. Clinical and morphologic aspects of the vanishing twin phenomenon. Obstet Gynecol 1988; 72(4): 577-81.
3. Jeanty P, Shah D, Roussis P. Single-needle insertion in twin amniocentesis. J Ultrasound Med 1990; 9(9): 511-7.
4. Jenkins TM, Wapner RJ. The challenge of prenatal diagnosis in twin pregnancies. Curr Opin Obstet Gynecol 2000; 12(2): 87-92.
5. Machin GA. Why is it important to diagnose chorionicity and how do we do it? Best Pract Res Clin Obstet Gynaecol 2004; 18(4): 515-30.
6. Nicolaides KH, Syngelaki A, Poon LC et al. Cervical pessary placement for prevention of preterm birth in unselected twin pregnancies: a randomized controlled trial. Am J Obstet Gynecol 2016; 214(1): 3.e1-9.
7. Pritchard JA. Changes in the blood volume during pregnancy and delivery. Anesthesiology 1965; 26: 393-9.
8. Schenker JG, Yarkoni S, Granat M. Multiple pregnancies following induction of ovulation. Fertil Steril 1981; 35(2): 105-23.
9. Spencer R. Conjoined twins: theoretical embryologic basis. Teratology 1992; 45: 591-602.
10. Weisz B, Rodeck CH. Invasive diagnostic procedures in twin pregnancies. Prenat Diagn 2005; 25(9): 751-8.


### Artigos originais


11. Alam MRC, Brizot ML, Liao AW, Krebs VL, Zugaib M. Early neonatal morbidity and mortality in growth-discordant twins. Acta Obstet Gynecol Scand 2009; 88(2): 167-71.
12. Alexander GR, Kogan M, Martin J, Papiernik E. What are the fetal growth patterns of singletons, twins, and triplets in the United States? Clin Obstet Gynecol 1998 Mar; 41(1): 114-25.
13. Antsaklis A, Daskalakis G, Souka AP, Kavalakis Y, Michalas S. Fetal blood sampling in twin pregnancies. Ultrasound Obstet Gynecol 2003; 22(4): 377-9.
14. Ashworth MF, Spooner SF, Verkuyl DA, Waterman R, Ashurst HM. Failure to prevent preterm labour and delivery in twin pregnancy using prophylactic oral salbutamol. Br J Obstet Gynaecol 1990; 97(10): 878-82.
15. Assunção RA, Liao AW, Brizot ML, Krebs VL, Zugaib M. Perinatal outcome of twin pregnancies delivered in a teaching hospital. Rev Assoc Med Bras 2010 Jul-Aug; 56(4): 447-51.
16. Bahado-Singh R, Schmitt R, Hobbins JC. New technique for genetic amniocentesis in twins. Obstet Gynecol 1992; 79(2): 304-7.
17. Barigye O, Pasquini L, Galea P, Chambers H, Chappell L, Fisk NM. High risk of unexpected late fetal death in monochorionic twins despite intensive ultrasound surveillance: a cohort study. PLoS Med 2005; 2(6): e172.
18. Barrett JF, Hannah ME, Hutton EK et al. A randomized trial of planned cesarean or vaginal delivery for twin pregnancy. N Engl J Med 2013; 369: 1295.
19. Bernáth T, Brizot ML, Liao AW, Cury L, Banduki Neto JD, Zugaib M. Effect of maternal position on cervical length measurement in twin pregnancies. Ultrasound Obstet Gynecol 2002; 20(3): 263-6.
20. Bessis R, Papiernik E. Echographic imagery of amniotic membranes in twin pregnancies. Prog Clin Biol Res 1981; 69A: 183-7.
21. Bianco AT, Stone J, Lapinski R, Lockwood C, Lynch L, Berkowitz RL. The clinical outcome of preterm premature rupture of membranes in twin versus singleton pregnancies. Am J Perinatol 1996; 13(3): 135-8.
22. Blickstein I, Keith LG. Neonatal mortality rates among growth-discordant twins, classified according to the birth weight of the smaller twin. Am J Obstet Gynecol 2004; 190(1): 170-4.
23. Blickstein I, Shoham-Schwartz Z, Lancet M, Borenstein R. Characterization of the growth-discordant twin. Obstet Gynecol 1987; 70(1): 11-5.
24. Brizot ML, Fujita MM, Reis NSV et al. Malformações fetais em gestação múltipla. RBGO 2000; 22(8): 511-7.
25. Brizot ML, Hernandez W, Liao AW, Bittar RE, Francisco RP, Krebs VL, Zugaib M. Vaginal progesterone for the prevention of preterm birth in twin gestations: a randomized placebo-controlled double-blind study. Am J Obstet Gynecol 2015; 213(1): 82.e1-9.
26. Brizot ML, Liao AW, Lopes LM, Okumura M, Marques MS, Krebs V, Schultz R, Zugaib M. Conjoined twins pregnancies: experience with 36 cases from a single center. Prenat Diagn. 2011; 31(12): 1120-5.
27. Bulmer MG. The effect of parental age, parity and duration of marriage on the twinning rate. Ann Hum Genet 1959; 23: 454-8.
28. Cameron AH, Edwards JH, Derom R, Thiery M, Boelaert R. The value of twin surveys in the study of malformations. Eur J Obstet Gynecol Reprod Biol 1983; 14(5): 347-56.
29. Campbell DM, MacGillivray I. Preeclampsia in twin pregnancies: incidence and outcome. Hypertens Pregnancy 1999; 18(3): 197-207.

30. Carlson NJ, Towers CV. Multiple gestation complicated by the death of one fetus. Obstet Gynecol 1989; 73(5Pt1): 685-9.
31. D'Alton ME, Newton ER, Cetrulo CL. Intrauterine fetal demise in multiple gestation. Acta Genet Med Gemellol 1984; 33(1): 43-9.
32. De Lia JE, Cruikshank DP, Keye Jr WR. Fetoscopic neodymium: YAG laser occlusion of placental vessels in severe twin-twin transfusion syndrome. Obstet Gynecol 1990; 75(6): 1046-53.
33. De Lia JE, Kuhlmann RS, Harstad TW, Cruikshank DP. Fetoscopic laser ablation of placental vessels in severe previable twin-twin transfusion syndrome. Am J Obstet Gynecol 1995; 172(4Pt1): 1202-11.
34. Dickey RP, Taylor SN, Lu PY et al. Spontaneous reduction of multiple pregnancy: incidence and effect on outcome. Am J Obstet Gynecol 2002; 186(1): 77-83.
35. Doherty JD. Perinatal mortality in twins, Australia, 1973-1980. Acta Genet Med Gemellol 1988; 37(3-4): 313-9.
36. Dor J, Shalev J, Mashiach S, Blankstein J, Serr DM. Elective cervical suture of twin pregnancies diagnosed ultrasonically in the first trimester following induced ovulation. Gynecol Obstet Invest 1982; 13(1): 55-60.
37. Duccini dal Colletto GM, de Mattos Segre CA, Beiguelman B. Twinning rate in a sample from a Brazilian hospital with a high standard of reproductive care. São Paulo Med J 2001; 119(6): 216-9.
38. Edwards MS, Ellings JM, Newman RB, Menard MK. Predictive value of antepartum ultrasound examination for anomalies in twin gestations. Ultrasound Obstet Gynecol 1995; 6(1): 43-9.
39. Erkkola R, Ala-Mello S, Piiroinen O, Kero P, Sillanpaa M. Growth discordancy in twin pregnancies: a risk factor not detected by measurements of biparietal diameter. Obstet Gynecol 1985; 66(2): 203-6.
40. Fischer RL, Bianculli KW, Hediger ML, Scholl TO. Maternal serum uric acid levels in twin gestations. Obstet Gynecol 1995; 85(1): 60-4.
41. Fujita MM, Brizot ML, Liao AW et al. Reference range for cervical length in twin pregnancies. Acta Obstet Gynecol Scand 2002; 81(9): 856-9.
42. Gilbert WM, Davis SE, Kaplan C, Pretorius D, Merritt TA, Benirschke K. Morbidity associated with prenatal disruption of the dividing membrane in twin gestations. Obstet Gynecol 1991; 78(4): 623-30.
43. Gleason JL, Yeung E, Sundaram R, et al. Developmental outcomes in small-for-gestational age twins using a singleton vs twin birthweight reference. Am J Obstet Gynecol MFM 2021; 3(6): 100465.
44. Goldenberg RL, Iams JD, Miodovnik M et al. The preterm prediction study: risk factors in twin gestations. National Institute of Child Health and Human Development Maternal-Fetal Medicine Units Network. Am J Obstet Gynecol 1996; 175(4Pt1): 1047-53.
45. Goya M, de la Calle M, Pratcorona L, Merced C, Rodó C, Muñoz B, et al.; PECEP-Twins Trial Group. Cervical pessary to prevent preterm birth in women with twin gestation andsonographic short cervix: a multicenter randomized controlled trialPECEP-Twins). Am J Obstet Gynecol 2016; 214(2): 145-52.
46. Gratacos E, Lewi L, Carreras E, et al. Incidence and characteristics of umbilical artery intermittent absent and/or reversed end-diastolic flow in complicated and uncomplicated monochorionic twin pregnancies. Ultrasound Obstet Gynecol 2004; 23(5): 456.
47. Gratacos E, Lewi L, Munoz B, Acosta-Rojas R, Hernandez-Andrade E, Martinez JM, et al. A classification system for selective intrauterine growth restriction in monochorionic pregnancies according to umbilical artery Doppler flow in the smaller twin. Ultrasound in Obstetrics & Gynecology 2007; 30(1): 28-34.
48. Gratacos E, Ortiz JU, Martinez JM. A systematic approach to the differential diagnosis and management of the complications of monochorionic twin pregnancies. Fetal Diagn Ther 2012; 32: 145.
49. Hamilton EF, Platt RW, Morin L, Usher R, Kramer M. How small is too small in a twin pregnancy? Am J Obstet Gynecol 1998; 179(3Pt1): 682-5.
50. Henderson CE, Scarpelli S, LaRosa D, Divon MY. Assessing the risk of gestational diabetes in twin gestation. J Natl Med Assoc 1995; 87(10): 757-8.
51. Hofmeister C, Brizot ML, Liao A, Francisco RP, Zugaib M. Two--stage transvaginal cervical length screening for preterm birth in twin pregnancies. J Perinat Med 2010 Sep; 38(5): 479-84.
52. Hsu CD, Chung YK, Lee IS, Chou K, Copel JA. Maternal serum uric acid levels in preeclamptic women with multiple gestations. Am J Perinatol 1997; 14(10): 613-7.
53. Johnson CD, Zhang J. Survival of other fetuses after a fetal death in twin or triplet pregnancies. Obstet Gynecol 2002; 99(5Pt1): 698-703.
54. Jung YM, Lee SM, Oh S, et al. The concordance rate of non-chromosomal congenital malformations in twins based on zygosity: a retrospective cohort study. BJOG 2021; 128(5): 857.
55. Kametas NA, McAuliffe F, Krampl E, Chambers J, Nicolaides KH. Maternal cardiac function in twin pregnancy. Obstet Gynecol 2003; 102(4): 806-15.
56. Kang HJ, Liao AW, Brizot ML, Francisco RP, Krebs VL, Zugaib M. Prediction of intrauterine death and severe preterm delivery in twin pregnancies discordant for major fetal abnormality. Eur J Obstet Gynecol Reprod Biol 2014; 175: 115-8.
57. Karatza AA, Wolfenden JL, Taylor MJ, Wee L, Fisk NM, Gardiner HM. Influence of twin-twin transfusion syndrome on fetal cardiovascular structure and function: prospective case-control study of 136 monochorionic twin pregnancies. Heart 2002; 88(3): 271-7.
58. Khalil A, Beune I, Hecher K, Wynia K, Ganzevoort W, Reed K, et al. Consensus definition and essentialreporting parameters of selective fetal growth restriction in twin pregnancy: a Delphi procedure. Ultrasound Obstet Gynecol 2019; 53(1): 47-54.
59. LeFevre ML, Bain RP, Ewigman BG, Frigoletto FD, Crane JP, McNellis D. A randomized trial of prenatal ultrasonographic screening: impact on maternal management and outcome. Routine Antenatal Diagnostic Imaging with Ultrasound Study Group. Am J Obstet Gynecol 1993; 169(3): 483-9.
60. Liao AW, Brizot ML, Kang HJ, Assunção RA, Zugaib M. Longitudinal reference ranges for fetal ultrasound biometry in twin pregnancies. Clinics (Sao Paulo) 2012; 67(5): 451-5.
61. Litwinska E, Syngelaki A, Cimpoca B, Frei L, Nicolaides KH. Outcome of twin pregnancy with two live fetuses at 11-13 weeks' gestation. Ultrasound Obstet Gynecol 2020; 55: 32.
62. Meyers C, Adam R, Dungan J, Prenger V. Aneuploidy in twin gestations: when is maternal age advanced? Obstet Gynecol 1997; 89(2): 248-51.
63. Milne JA, Howie AD, Pack AI. Dyspnea during normal pregnancy. Br J Obstet Gynaecol 1978; 85(4): 260-3.
64. Montan S, Jorgensen C, Sjoberg NO. Amniocentesis in treatment of acute polyhydramniosis in twin pregnancies. Acta Obstet Gynecol Scand 1985; 64(6): 537-9.
65. Monteagudo A, Timor-Tritsch IE, Sharma S. Early and simple determination of chorionic and amniotic type in multifetal gestations in the first 14 weeks by high-frequency transvaginal ultrasonography. Am J Obstet Gynecol 1994; 170(3): 824-9.
66. Moore TR, Gale S, Benirschke K. Perinatal outcome of forty-nine pregnancies complicated by acardiac twinning. Am J Obstet Gynecol 1990; 163(3): 907-12.
67. Newman RB, Krombach RS, Myers MC, McGee DL. Effect of cerclage on obstetrical outcome in twin gestations with a shortened cervical length. Am J Obstet Gynecol 2002; 186(4): 634-40.
68. Nicolaides KH, Syngelaki A, Poon LC et al. Cervical pessary placement for prevention of preterm birth in unselected twin pregnancies: a randomized controlled trial. Am J Obstet Gynecol 2016; 214(1): 3.e1-9.
69. Norman JE, Norrie J, MacLennan G, et al.; STOPPIT-2 collaborative group. Evaluation of the Arabin cervical pessary for pre-

vention of preterm birth in women with a twin pregnancy and short cervix (STOPPIT-2): an open-label randomised trial and updated meta-analysis. PLoS Med 2021; 18(3): e1003506.
70. Overton TG, Denbow ML, Duncan KR, Fisk NM. First-trimester cord entanglement in monoamniotic twins. Ultrasound Obstet Gynecol 1999; 13(2): 140-2.
71. Peek MJ, McCarthy A, Kyle P, Sepulveda W, Fisk NM. Medical amnioreduction with sulindac to reduce cord complications in monoamniotic twins. Am J Obstet Gynecol 1997; 176(2): 334-6.
72. Quintero RA, Morales WJ, Allen MH, Bornick PW, Johnson PK, Kruger M. Staging of twin-twin transfusion syndrome. J Perinatol 1999; 19(8Pt1): 550-5.
73. Rausen AR, Seki M, Strauss L. Twin transfusion syndrome: a review of 19 cases studied at one institution. J Pediatr 1965; 66: 613-28.
74. Reisner DP, Mahony BS, Petty CN et al. Stuck twin syndrome: outcome in thirty-seven consecutive cases. Am J Obstet Gynecol 1993; 169(4): 991-5.
75. Roman A, Zork N, Haeri S, et al. Physical examination-indicated cerclage in twin pregnancy: a randomized controlled trial. Am J Obstet Gynecol 2020; 223(6): 902.e1.
76. Ruano R, Brizot ML, Liao AW, Zugaib M. Selective fetoscopic laser photocoagulation of superficial placental anastomoses for the treatment of severe twin-twin transfusion syndrome. Clinics (São Paulo) 2009; 64(2): 91-6.
77. Saade GR, Belfort MA, Berry DL et al. Amniotic septostomy for the treatment of twin oligohydramnios-polyhydramnios sequence. Fetal Diagn Ther 1998; 13(2): 86-93.
78. Saunders NJ, Snijders RJ, Nicolaides KH. Therapeutic amniocentesis in twin-twin transfusion syndrome appearing in the second trimester of pregnancy. Am J Obstet Gynecol 1992; 166(3): 820-4.
79. Schneider KT, Vetter K, Huch R, Huch A. Acute polyhydramnios complicating twin pregnancies. Acta Genet Med Gemellol 1985; 34(3-4): 179-84.
80. Schwartz DB, Daoud Y, Zazula P et al. Gestational diabetes mellitus: metabolic and blood glucose parameters in singleton versus twin pregnancies. Am J Obstet Gynecol 1999; 181(4): 912-4.
81. Sebire NJ, Foskett M, Paradinas FJ et al. Outcome of twin pregnancies with complete hydatidiform mole and healthy co-twin. Lancet 2002; 359(9324): 2165-6.
82. Sebire NJ, Snijders RJ, Hughes K, Sepulveda W, Nicolaides KH. Screening for trisomy 21 in twin pregnancies by maternal age and fetal nuchal translucency thickness at 10-14 weeks of gestation. Br J Obstet Gynaecol 1996; 103(10): 999-1003.
83. Sebire NJ, Snijders RJ, Hughes K, Sepulveda W, Nicolaides KH. The hidden mortality of monochorionic twin pregnancies. Br J Obstet Gynaecol 1997; 104(10): 1203-7.
84. Senat MV, Deprest J, Boulvain M, Paupe A, Winer N, Ville Y. Endoscopic laser surgery versus serial amnioreduction for severe twin-to-twin transfusion syndrome. N Engl J Med 2004; 351(2): 136-44.
85. Senat MV, Loizeau S, Couderc S, Bernard JP, Ville Y. The value of middle cerebral artery peak systolic velocity in the diagnosis of fetal anemia after intrauterine death of one monochorionic twin. Am J Obstet Gynecol 2003; 189(5): 1320-4.
86. Sibai BM, Hauth J, Caritis S et al. Hypertensive disorders in twin versus singleton gestations. National Institute of Child Health and Human Development Network of Maternal-Fetal Medicine Units. Am J Obstet Gynecol 2000; 182(4): 938-42.
87. Simonazzi G, Curti A, Farina A, Pilu G, Bovicelli L, Rizzo N. Amniocentesis and chorionic villus sampling in twin gestations: which is the best sampling technique? Am J Obstet Gynecol 2010 Apr; 202(4): 365.e1-5.
88. Skentou C, Souka AP, To MS, Liao AW, Nicolaides KH. Prediction of preterm delivery in twins by cervical assessment at 23 weeks. Ultrasound Obstet Gynecol 2001; 17(1): 7-10.
89. Soucie JE, Yang Q, Wen SW, Fung K, Walker M. Neonatal mortality and morbidity rates in term twins with advancing gestational age. Am J Obstet Gynecol 2006; 195(1): 172-7.
90. Spencer K. Screening for trisomy 21 in twin pregnancies in the first trimester using free beta-hCG and PAPP-A, combined with fetal nuchal translucency thickness. Prenat Diagn 2000; 20(2): 91-5.
91. Stagiannis KD, Sepulveda W, Southwell D, Price DA, Fisk NM. Ultrasonographic measurement of the dividing membrane in twin pregnancy during the second and third trimesters: a reproducibility study. Am J Obstet Gynecol 1995; 173(5): 1546-50.
92. Sullivan AE, Varner MW, Ball RH, Jackson M, Silver RM. The management of acardiac twins: a conservative approach. Am J Obstet Gynecol 2003; 189(5): 1310-3.
93. Syngelaki A, Cimpoca B, Litwinska E, Akolekar R, Nicolaides KH. Diagnosis of fetal defects in twin pregnancies at routine 11-13-week ultrasound examination. Ultrasound Obstet Gynecol. 2020; 55(4): 474-81.
94. Tambyraja RL, Atputharajah V, Salmon Y. Prevention of prematurity in twins. Aust N Z J Obstet Gynaecol 1978; 18(3): 179-81.
95. Tanawattanacharoen S, Taylor MJ, Letsky EA, Cox PM, Cowan FM, Fisk NM. Intrauterine rescue transfusion in monochorionic multiple pregnancies with recent single intrauterine death. Prenat Diagn 2001; 21(4): 274-8.
96. Trespidi L, Boschetto C, Caravelli E, Villa L, Kustermann A, Nicolini U. Serial amniocenteses in the management of twin-twin transfusion syndrome: when is it valuable? Fetal Diagn Ther 1997; 12(1): 15-20.
97. Urig MA, Clewell WH, Elliott JP. Twin-twin transfusion syndrome. Am J Obstet Gynecol 1990; 163(5Pt1): 1522-6.
98. Vayssiere CF, Heim N, Camus EP, Hillion YE, Nisand IF. Determination of chorionicity in twin gestations by high-frequency abdominal ultrasonography: counting the layers of the dividing membrane. Am J Obstet Gynecol 1996; 175(6): 1529-33.
99. Ville Y, Hecher K, Gagnon A, Sebire N, Hyett J, Nicolaides K. Endoscopic laser coagulation in the management of severe twin-to-twin transfusion syndrome. Br J Obstet Gynaecol 1998; 105(4): 446-53.
100. Wapner RJ, Johnson A, Davis G, Urban A, Morgan P, Jackson L. Prenatal diagnosis in twin gestations: a comparison between second-trimester amniocentesis and first-trimester chorionic villus sampling. Obstet Gynecol 1993; 82(1): 49-56.
101. Wenstrom KD, Syrop CH, Hammitt DG, van Voorhis BJ. Increased risk of monochorionic twinning associated with assisted reproduction. Fertil Steril 1993; 60(3): 510-4.

## Diretrizes

102. American College of Obstetricians and Gynecologists. Multiple gestation: complicated twin, triplet, and high-order multifetal pregnancy. ACOG Practice Bulletin. Obstet Gynecol 2004; 104(4): 869-83.
103. Kozlowski P, Burkhardt T, Gembruch U, Gonser M, Kähler C, Kagan KO, et al. DEGUM, ÖGUM, SGUM and FMF Germany Recommendations for the Implementation of First-Trimester Screening, Detailed Ultrasound, Cell-Free DNA Screening and Diagnostic Procedures. Ultraschall Med 2019; 40(2): 176-93.
104. Palomaki GE, Chiu RWK, Pertile MD, et al. International Society for Prenatal Diagnosis position statement: cell-free (cf)DNA screening for Down syndrome in multiple pregnancies. Prenat Diagn 2021; 41(10): 1222.

## Livros

105. Cunningham FG, Leveno KJ, Bloom SL et al. Multifetal pregnancy. In: Williams' obstetrics. 24.ed. New York: McGraw-Hill; 2014.
106. Garavazzo SEB, Gomez UT. Gemelidade. In: Zugaib M, Francisco RPV. Protocolo assistenciais: Clínica Obstétrica FMUSP. 6.ed. Rio de Janeiro: Atheneu; 2022. p. 645-64.

## Revisões sistemáticas/metanálises

107. Agarwal K, Alfirevic Z. Pregnancy loss after chorionic villus sampling and genetic amniocentesis in twin pregnancies: a systematic review. Ultrasound Obstet Gynecol 2012; 40: 128-34.

108. Allen VM, Windrim R, Barrett J, Ohlsson A. Management of monoamniotic twin pregnancies: a case series and systematic review of the literature. BJOG 2001; 108(9): 931-6.
109. Crowley P. Prophylactic corticosteroids for preterm birth. Cochrane Database Syst Rev 2000; (2): CD000065.
110. Crowther CA. Hospitalisation and bed rest for multiple pregnancy. Cochrane Database Syst Rev 2001; (1): CD000110.
111. Di Mascio D, Khalil A, D'Amico A, Buca D, Benedetti Panici P, Flacco ME, Manzoli L, Liberati M, Nappi L, Berghella V, D'Antonio F. Outcome of twin-twin transfusion syndrome according to Quintero stage of disease: systematic review and meta-analysis. Ultrasound Obstet Gynecol 2020; 56(6): 811.
112. Farkouh L, Sabin E, Heyborne K, Lindsay L, Porreco R. Delayed-interval delivery: extended series from a single maternal-fetal medicine practice. Am J Obstet Gynecol 2000; 183(6): 1499-503.
113. Gil MM, Accurti V, Santacruz B, Plana MN, Nicolaides KH. Analysis of cell-free DNA in maternal blood in screening for aneuploidies: updated meta-analysis. Ultrasound Obstet Gynecol 2017; 50: 302-14.
114. Hillman SC, Morris RK, Kilby MD. Cotwin prognosis after single fetal death: a systematic review and metaanalysis. Obstet Gynecol 2011; 118: 928.
115. Li C, Shen J, Hua K Cerclage for women with twin pregnancies: a systematic review and metaanalysis. Am J Obstet Gynecol 2019; 220(6): 543.
116. Liu Y, Chen M, Cao T, Zeng S, Chen R, Liu X Cervical cerclage in twin pregnancies: An updated systematic review and meta-analysis. Eur J Obstet Gynecol Reprod Biol 2021; 260: 137.
117. Pagani G, D'Antonio F, Khalil A, Papageorghiou A, Bhide A, Thilaganathan B. Intrafetal laser treatment for twin reversed arterial perfusion sequence: cohort study and meta-analysis. Ultrasound Obstet Gynecol 2013; 42(1): 6-14.
118. Prats P, Rodríguez I, Comas C, Puerto B. Systematic review of screening for trisomy 21 in twin pregnancies in first trimester combining nuchal translucency and biochemical markers: a meta-analysis. Prenat Diagn 2014; 34(11): 1077-83.
119. Romero R, Conde-Agudelo A, Rehal A, et al. Vaginal progesterone for the prevention of preterm birth and adverse perinatal outcomes in twin gestations with a short cervix: an updated individual patient data meta-analysis. Ultrasound Obstet Gynecol 2022; 59(2): 263.
120. Saccone G, Rust O, Althuisius S, Roman A, Berghella V. Cerclage for short cervix in twin pregnancies: systematic review and meta-analysis of randomized trials using individual patient-level data. Acta Obstet Gynecol Scand 2015; 94: 352-8.
121. Shub A, Walker SP. Planned early delivery versus expectant management for monoamniotic twins. Cochrane Database Syst Rev 2015; 4: CD008820.
122. Townsend R, D'Antonio F, Sileo FG, et al. Perinatal outcome of monochorionic twin pregnancy complicated by selective fetal growth restriction according to management: systematic review and meta-analysis. Ultrasound Obstet Gynecol 2019; 53(1): 36.


## Teses


123. Affonso MCN. Fatores preditores de mortalidade em gêmeos monoamnióticos. [Dissertação de Mestrado em Medicina. Programa de Obstetrícia e Ginecologia da FMUSP.] Orientador: Adolfo Wenjaw Liao. São Paulo: Faculdade de Medicina da Universidade de São Paulo, 2015.
124. Fujita MM. Avaliação ultra-sonográfica do crescimento fetal em gestações gemelares. Tese (Doutorado). São Paulo: FMUSP, 1998.
125. Maia CB. Predição do resultado perinatal em gestações trigemelares. Dissertação (Mestrado). São Paulo: FMUSP, 2014.

# Capítulo 39

# Placenta prévia



## INTRODUÇÃO

A placenta prévia e o acretismo placentário são causas clinicamente importantes de hemorragia. Apesar de tradicionalmente serem classificados como sangramentos de terceiro trimestre, os princípios discutidos neste capítulo podem ser estendidos a hemorragias a partir de 20 semanas de gestação. Essas condições estão associadas à mortalidade e à morbidade perinatais significativas, por aumento da incidência de prematuridade, baixo peso ao nascer, distúrbios respiratórios e óbitos perinatais.[14]

## DEFINIÇÃO E CLASSIFICAÇÃO

Classicamente, a placenta prévia é definida como a presença de tecido placentário que recobre ou está muito próximo ao orifício interno do colo uterino após 28 semanas. De acordo com a Figura 1, ela pode ser classificada em:[113]

- Placenta prévia: a placenta recobre total ou parcialmente o orifício interno do colo uterino (anteriormente denominada placenta prévia centrototal ou centroparcial).
- Placenta de inserção baixa: a borda placentária se insere no segmento inferior do útero, não chega a atingir o orifício interno e se localiza em um raio de 2 cm de distância dessa estrutura anatômica (anteriormente denominada placenta prévia marginal).

No passado, a dificuldade em definir a margem placentária inferior e sua relação com o orifício interno do colo uterino, assim como a importância clínica de não diagnosticar uma placenta no segmento inferior do útero, levou os autores a incluírem na classificação de placenta prévia o tipo lateral. Esse termo foi considerado de importância clínica limitada e não é mais utilizado, já que até o momento não existe nenhuma definição clara do limite inferior da placenta para que seja necessária a interrupção do parto por via abdominal ou para exames clínicos mais frequentes. Também com o diagnóstico pela ultrassonografia transvaginal ou transperineal, cada vez mais é possível avaliar precisamente a distância entre a margem placentária inferior e o colo uterino.

A maioria das placentas que recobrem o orifício interno do colo no segundo trimestre não mais o recobrirão no termo. Por essa razão, o diagnóstico de placenta prévia no segundo trimestre em gestante assintomática deve ser feito com muita cautela. Durante o trabalho de parto, as relações entre a placenta e o orifício interno do colo modificam-se, e os tipos descritos podem se alterar. Assim, a placenta prévia, completada a dilatação, pode apresentar-se em inserção baixa.[112]

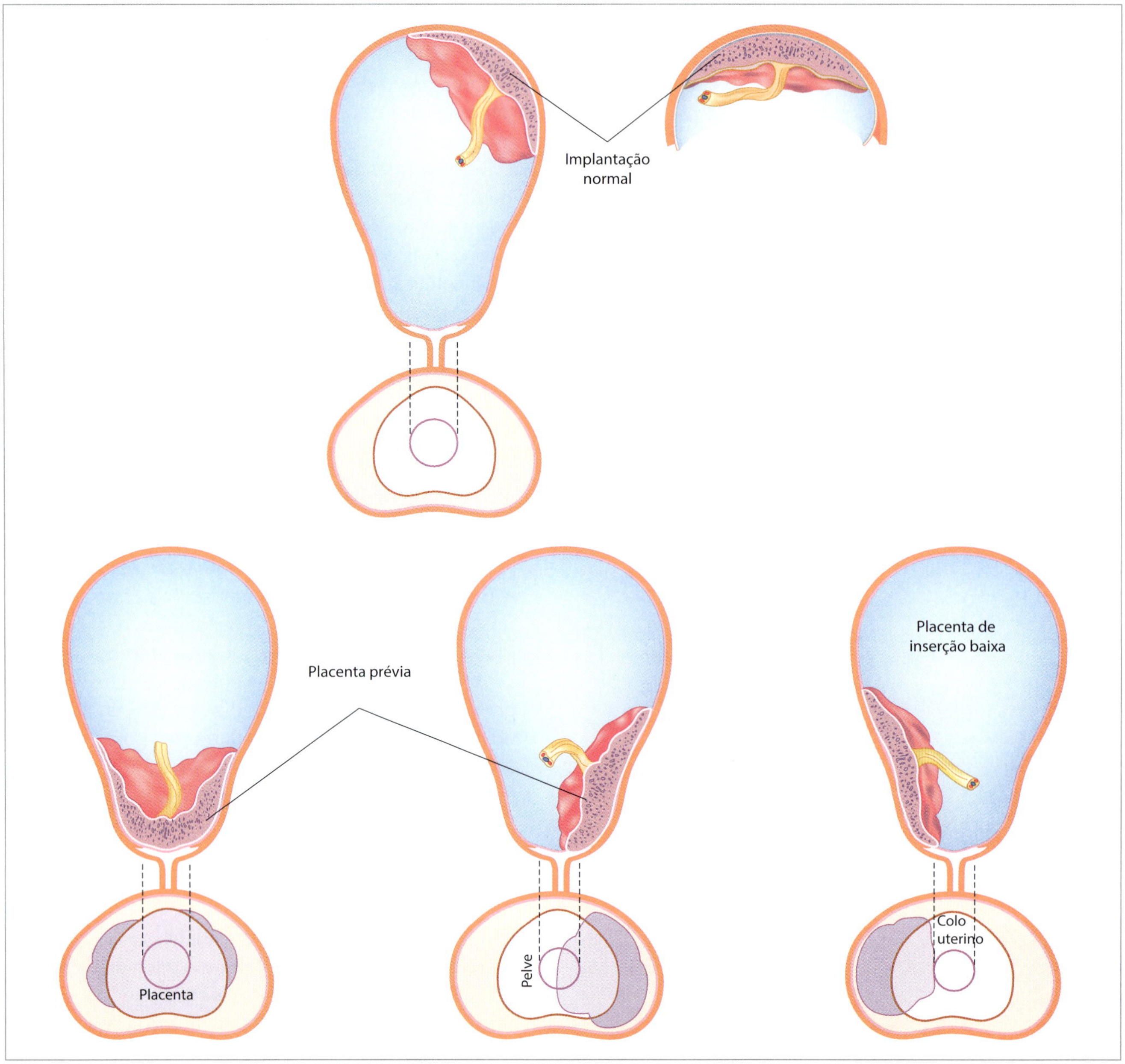


**FIGURA 1.** Tipos de placenta prévia. (Figura adaptada de Edgard.[110])

## MORBIDADE E MORTALIDADE

Em estudo publicado por Crane et al.,[39] as complicações maternas associadas à placenta prévia, em ordem decrescente de ocorrência, estão descritas na Tabela 1.

Nos Estados Unidos da América (EUA), a mortalidade materna é de 0,03% dos casos de placenta prévia.[56] Mesmo com queda de 25%, atingindo menos de 1% nos países industrializados,[108] a mortalidade materna ainda pode ser considerada elevada nos países em desenvolvimento, onde a anemia materna e a falta de recursos hospitalares são mais comuns.

A placenta prévia também está associada a aumento de morbidade e mortalidade perinatais,[40] principalmente pela prematuridade que acarreta, seguida de outras complicações, como restrição do crescimento fetal (RCF), hipoxia e anemia fetal.[38,75,89] A mortalidade perinatal apresentou redução de 60% para menos de 10%[108] nos últimos 40 anos. Há correlação inversa entre a idade gestacional do início do sangramento vaginal e a probabilidade de parto prematuro (quanto mais precoce for o sangramento, maior será o risco de prematuridade).[40] Também foi verificada alta taxa de malformações congênitas em mulheres com placen-

**TABELA 1. Complicações maternas associadas à placenta prévia**

| Complicação | Risco relativo | Intervalo de confiança (95%) |
|---|---|---|
| Histerectomia | 33,26 | 18,19-60,89 |
| Transfusão sanguínea | 10,05 | 7,45-13,55 |
| Hemorragia anteparto | 9,81 | 8,92-10,79 |
| Sepse | 5,50 | 1,31-23,54 |
| Tromboflebite | 4,85 | 1,50-15,69 |
| Hemorragia intraparto | 2,48 | 1,55-3,98 |
| Hemorragia pós-parto | 1,86 | 1,46-2,36 |

ta prévia (2,5 vezes maior), apesar de não serem conhecidos os mecanismos precisos que expliquem essa relação.[80]

A RCF em associação com placenta prévia (em até 16% dos casos) foi relatada por alguns autores,[11,17,28,38] ao contrário de outros.[36,40,75] A RCF em geral é moderada e associada a outros fatores (por exemplo, tabagismo). Entretanto, Ananth et al.,[17] em estudo com 2.744 gestantes, controlado para idade materna, educação, paridade, tabagismo, etilismo, uso de drogas ilícitas, cuidados pré-natais adequados, raça materna e complicações obstétricas, relataram pequeno aumento da prevalência de recém-nascidos com peso pelo menos 25% menor em relação à média para a idade gestacional (risco relativo: 1,37, intervalo de confiança: 95%, 1,25 a 1,50).

## INCIDÊNCIA E FATORES DE RISCO

A placenta prévia complica cerca de 1 a cada 305 partos,[74] com variação de 1:300 a 1:500 gestações.[56] Em 2002, na Clínica Obstétrica do HC-FMUSP, a incidência de placenta prévia no termo foi de 1,9%.[78] Essa incidência parece estar aumentando nos últimos anos, em decorrência do maior número de cesáreas observado. Os fatores de risco para placenta prévia incluem:

- Idade materna avançada: a taxa de placenta prévia é de 0,03% em nulíparas entre 20 e 29 anos *versus* 0,25% em nulíparas com mais de 40 anos.[8]
- Paridade: a multiparidade está associada à placenta prévia. O risco é de aproximadamente 0,2% em nulíparas e pode atingir até 5,0% em grandes multíparas.
- Gestações múltiplas: a frequência de placenta prévia é cerca de 40% maior em gestações múltiplas, quando esse dado é comparado a gestações únicas.[16]
- Número de cesáreas prévias: quando se comparam gestações com uma cesárea anterior e com quatro cesáreas prévias, o risco relativo aumenta de 4,5 (intervalo de confiança: 95%, 3,6 a 5,5) para 44,9 (intervalo de confiança: 95%, 13,5 a 149,5), respectivamente.[18]
- Número de curetagens para abortamentos espontâneos ou induzidos.
- Tabagismo: o risco de placenta prévia está duas vezes aumentado em mulheres tabagistas.[16,49,119]
- Outros: cirurgia uterina,[21,120] uso de cocaína,[71] mulheres que residem em altitudes elevadas e feto do sexo masculino,[12,66] tratamento para infertilidade e antecedente de embolização arterial prévia.[62,69]

Segundo Downes et al.,[44] em artigo recente, a cesárea realizada antes do início do trabalho de parto pode aumentar o risco de placenta prévia em gestação subsequente, se comparada com sua realização no período intraparto ou com casos de parto vaginal.

## FISIOPATOLOGIA

Ainda não está claro por que a implantação de algumas placentas ocorre no segmento inferior do útero e não no fundo uterino. Qualquer problema que leve à deciduação deficiente, forçando o ovo a buscar outros locais para sua oxigenação e nutrição, ou que interfira no processo de nidação, tornando-a tardia e provavelmente mais baixa, pode estar relacionado ao desenvolvimento de placenta prévia.[112] A cicatriz uterina, resultante de histerotomias anteriores, principalmente cesáreas, pode predispor a uma implantação placentária no segmento inferior. Com o avanço da gestação, mais de 90% dessas placentas de inserção baixa identificadas no início da gestação tornam-se altas, com aparente "migração" para regiões mais distantes do colo uterino e do segmento inferior. Apesar de a expressão "migração placentária" ser constantemente empregada, não se acredita que a placenta se mova. Essa "migração" se deve à diferença de crescimento entre os segmentos uterinos superior e inferior. O tamanho do segmento uterino inferior pode aumentar de 0,5 cm com 20 semanas de gestação para mais de 5 cm no termo.[8] Placentas prévias anteriores tendem a migrar mais frequentemente e de forma mais rápida quando comparadas a placentas posteriores. A velocidade média de migração, segundo Cho et al.,[1] para o grupo das placentas anteriores foi de 2,6 mm/semana, enquanto para o grupo das posteriores, de 1,6 mm/semana, verificada no intervalo entre duas ultrassonografias, de segundo e terceiro trimestre.

A placenta também procura alojar-se em local de maior vascularização (fundo uterino), fenômeno denominado trofotropismo, enquanto a porção de trofoblasto que recobre áreas de menor vascularização (colo uterino) costuma sofrer atrofia. Em alguns casos, essa atrofia permite que vasos fiquem em contato direto com as membranas, sem tecido de sustentação placentário ou de cordão (*vasa praevia*). Em casos em que a atrofia for incompleta, poderá se desenvolver uma placenta sucenturiada.

## DIAGNÓSTICO

O diagnóstico de placenta prévia deve sempre ser suspeitado em qualquer gestante com sangramento indolor após 24 semanas. Essas características (ausência de dor e contrações uterinas) têm sido usadas para o diagnóstico diferencial com o descolamento prematuro de placenta (DPP), outra causa significativa de sangramento vaginal na gestação. Como será visto adiante, algumas pacientes com placenta prévia também apresentarão contrações uterinas, além do sangramento vaginal, e necessitarão da ultrassonografia para o diagnóstico definitivo. Portanto, a avaliação ultrassonográfica é imprescindível para o diagnóstico.

### DIAGNÓSTICO CLÍNICO

Classicamente, a placenta prévia manifesta-se por sangramento vaginal indolor, no final do segundo trimestre ou no início do terceiro, imotivado, de início súbito e de coloração vermelho-viva. Esse sangramento ocorre em até 90% dos casos[116] e tende a se repetir, de forma progressiva, agravando-se a cada episódio. A palpação abdominal revela útero de consistência normal e indolor. Contrações uterinas são encontradas após episódio hemorrágico, observando-se tônus normal nos seus intervalos. O exame especular pode mostrar colo uterino de aspecto normal, evidenciar tampão mucoso sanguinolento, coágulo na vagina ou sangramento proveniente da cavidade uterina. Pelo risco de ocasionar hemorragia abundante, o exame de toque vaginal não deve ser feito em caso de suspeita de placenta prévia. Em casos excepcionais, deve ser realizado em locais onde seja possível uma intervenção cirúrgica de emergência.[113] Na prática clínica, porém, é possível verificar manifestações diferentes, com contrações uterinas associadas à hemorragia em 10 a 20% das gestantes.[38,93] Menos de 10% das mulheres são assintomáticas, e o diagnóstico é realizado pelo exame ultrassonográfico.

Aproximadamente 33% das gestantes com placenta prévia apresentarão sangramento antes de 30 semanas. Para esse grupo, há maior risco de prematuridade e mortalidade perinatal,[38,75,93] assim como de necessidade de transfusões sanguíneas. Os sintomas terão início entre 30 e 36 semanas em outros 33% de gestantes, e após 36 semanas para o restante das mulheres.[38,93] Cerca de 10% das pacientes com placenta prévia atingirão o termo sem sangramento. O número de episódios de sangramento e a necessidade de transfusão foram identificados como fatores de predição independentes para cesariana de emergência.[88] Em algumas mulheres, especialmente quando a placenta está implantada próxima, mas sem recobrir o orifício interno do colo, o sangramento não ocorrerá até o início do trabalho de parto e pode variar de pequeno a profuso, podendo até mimetizar um DPP.

Algumas condições estão claramente associadas à placenta prévia, como a rotura prematura de membranas ovulares (RPMO) e as apresentações fetais anômalas.[92] Também observou-se pequeno aumento nas taxas de anomalias congênitas em gestações complicadas por placenta prévia.[59] A causa de hemorragia está relacionada com formação do segmento inferior do útero, contrações uterinas e dilatação do canal cervical, levando à separação coriodecidual. Posteriormente, a ineficiência da contração das fibras miometriais do segmento inferior do útero contribui para a persistência da hemorragia.

### ULTRASSONOGRAFIA

A maioria dos casos de placenta prévia é diagnosticada durante ultrassonografia de rotina em mulheres assintomáticas, em geral durante o segundo trimestre. Mesmo sendo frequentemente utilizada para definir a localização da placenta, a ultrassonografia transabdominal não é precisa no diagnóstico de placenta prévia.[67,94] Vários estudos têm demonstrado a acurácia da ultrassonografia transvaginal e a superioridade dela em relação à transabdominal para esse diagnóstico,[67,94] sendo atualmente considerada o padrão-ouro (Figura 2).[10] Se for empregada a ultrassonografia transabdominal, as taxas de falso-positivos e falso-negativos podem variar de 2 a 25%.[94]

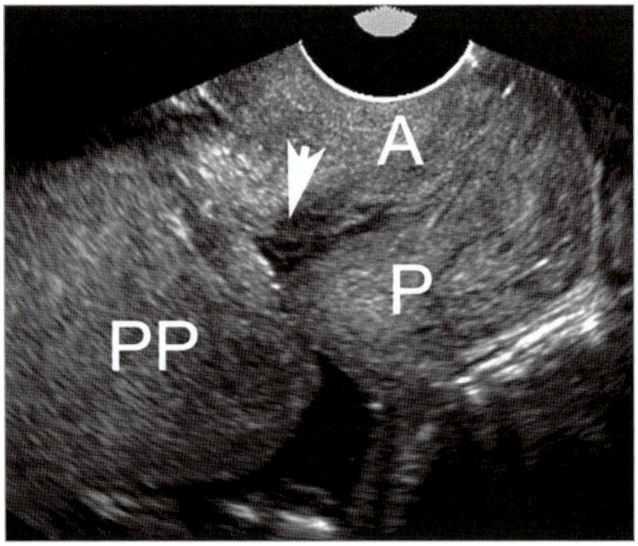


**FIGURA 2.** Ultrassonografia transvaginal em caso de placenta prévia. Seta: orifício interno do colo uterino; A: lábio anterior; P: lábio posterior; PP: placenta prévia. (Figura retirada de Oyelese et al.[9])

A superioridade da ultrassonografia transvaginal para o diagnóstico de placenta prévia pode ser atribuída a vários fatores:

- O exame transabdominal requer o enchimento vesical, que resulta na aproximação das paredes anterior e posterior do segmento inferior do útero, podendo resultar na falsa impressão de placenta prévia nos casos em que esta for normalmente inserida.
- Os transdutores transvaginais estão menos distantes da região de interesse e, por utilizarem frequência de onda maior, as imagens obtidas são de melhor resolução em comparação aos transdutores transabdominais.
- O orifício interno do colo uterino e a borda placentária inferior com frequência não podem ser adequadamente visualizados pela ultrassonografia transabdominal. A posição do orifício interno do colo é mais presumida do que realmente identificada.
- O polo cefálico fetal pode prejudicar a visualização da borda placentária inferior, quando utilizada a via transabdominal, e uma placenta posterior pode deixar de ser reconhecida como prévia.

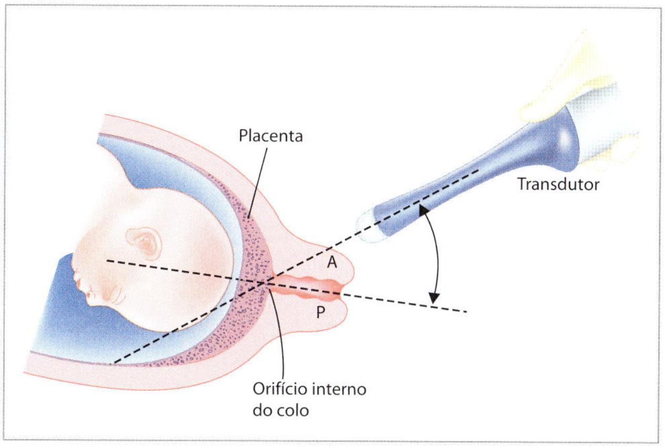


**FIGURA 3.** Técnica para realizar a ultrassonografia transvaginal (placenta prévia). O transdutor transvaginal fica a uma distância de cerca de 2 cm do lábio anterior do colo. O ângulo aproximado entre o transdutor e o canal cervical é de 35°. A: lábio anterior do colo uterino; P: lábio posterior do colo uterino; Placenta: placenta prévia recobrindo totalmente o orifício interno do colo. (Figura adaptada de Oyelese et al.[9])

A maior acurácia da ultrassonografia transvaginal[24] comparada à transabdominal possibilita um menor número de exames falso-positivos, daí a frequência de placenta prévia ser significativamente menor quando se usa a via transvaginal. Vários estudos demonstraram a segurança da ultrassonografia transvaginal para esse diagnóstico,[10,67] sem maior risco de sangramento.[10] Isso ocorre por duas razões principais:

- O transdutor transvaginal é posicionado na vagina em um ângulo que o situa contra o fórnice anterior e o lábio anterior do colo uterino, diferentemente do toque vaginal, em que a articulação da mão permite a introdução do dedo examinador no colo uterino (Figura 3).[10]
- A distância ótima para a visualização do colo uterino é entre 2 e 3 cm para fora da cérvix; por essa razão, o transdutor não está suficientemente introduzido na vagina para que possa manter contato com a placenta.[10]

Enfatiza-se que, nesses casos, o exame deve ser realizado por profissionais experientes, com o transdutor transvaginal introduzido cuidadosamente e acompanhado pelo monitor, evitando assim que haja contato direto com o colo uterino.

A ultrassonografia transperineal foi sugerida como alternativa para a via transvaginal. Mesmo sendo considerada superior à transabdominal para a localização da placenta,[50] não substitui a ultrassonografia transvaginal. Esta última ainda é considerada a técnica de escolha, por ser acurada, segura e muito bem tolerada.

Vários estudos têm demonstrado que a maior parte das placentas que estão localizadas no segmento inferior do útero no primeiro e segundo trimestres não será prévia no momento do parto (Tabela 2).[22,51,66,78,87,95] Entre 10 e 20 semanas, 4 a 6% das gestantes apresentarão ultrassonografia compatível com placenta prévia. Nessa época, a prevalência de placenta prévia é 10 vezes maior em comparação com o terceiro trimestre (0,4%), já que 90% dos casos se resolvem.[46,77] Pode-se predizer a persistência da placenta prévia no termo de acordo com duas características observadas nos dois primeiros trimestres: se esta recobre ou não o orifício interno do colo e, em caso positivo, por qual extensão.[22,51,66,78,87,95]

Quanto mais tarde for feito o diagnóstico de placenta prévia, maior será a probabilidade de sua persistência no momento do parto. Em estudo de Dashe et al.,[42] foi verificada a persistência de placenta prévia segundo o exame ultrassonográfico inicial entre 15 e 19 semanas, 20 e 23 semanas, 24 e 27 semanas, 28 e 31 semanas, e 32 e 35 semanas em 12, 34, 49, 62 e 73% dos casos, respectivamente.[42] Em estudo prospectivo recente envolvendo 275 pacientes com placenta prévia (placenta em contato com o orifício interno do colo) diagnosticada pela ultrassonografia transvaginal entre 18 e 24 semanas, apenas 37 (14%) permaneceram com esse diagnóstico.[57] Na Clínica Obstétrica do HC-FMUSP, foram avaliadas 351 pacientes entre 11 e 14 semanas, relacionando-se a extensão da placenta junto ao orifício interno do colo uterino com a persistência de placenta prévia no termo. Nesse estudo, a incidência de placenta prévia entre 11 e 14 semanas foi de 42,3%, entre 20 e 24 semanas, de 3,9% e no termo, de

**TABELA 2. Estudos de ultrassonografias transvaginais de primeiro ou segundo trimestres na predição de placenta prévia no parto**

| Autor | Idade gestacional à ultrassonografia (semanas) | Incidência de placenta prévia na ultrassonografia de primeiro ou segundo trimestres (%) | Incidência no parto (%) |
|---|---|---|---|
| Mustafa et al.[78] | 20-24 | 3,9 | 1,9 |
| Becker et al.[22] | 20-23 | 1,1 | 0,32 |
| Rosati et al.[87] | 10-16 | 4,9 | 0,37 |
| Taipale et al.[95] | 18-23 | 1,5 | 0,14 |
| Lauria et al.[66] | 15-20 | 1,2 | 0,17 |
| Hill et al.[51] | 9-13 | 6,2 | 0,31 |

1,9%. Foi demonstrado que, quando a borda placentária ultrapassa o orifício interno do colo uterino em 23 mm ou mais entre 11 e 14 semanas, a probabilidade de placenta prévia no termo é de 8%, com sensibilidade de 83,3% e especificidade de 86,1%.[78] Placentas que recobrem totalmente o orifício interno do colo têm maior probabilidade de persistir que placentas que o recobrem parcialmente ou são de inserção baixa.

Sugere-se que seja realizada nova ultrassonografia com 32 semanas para pacientes com placenta prévia ou de inserção baixa, documentadas no segundo trimestre, para sua confirmação. Para melhor programação do parto, é mandatória a realização de ultrassonografia com intervalo de, no máximo, 28 dias antes da resolução.

## RESSONÂNCIA NUCLEAR MAGNÉTICA

A ressonância nuclear magnética consiste em alternativa quando a ultrassonografia transvaginal for inconclusiva para o diagnóstico de placenta prévia. Esse método possibilita um melhor diagnóstico nos casos de placentas posteriores, não sofrendo interferência do polo cefálico fetal.[84] Também permite melhor avaliação da relação entre o tecido placentário e o colo uterino, dadas as características diferentes dos dois tecidos na imagem gerada pela ressonância nuclear magnética.

## CONDUTA

Foram dois os principais fatores responsáveis pela redução significativa das taxas de mortalidade materna e fetal dos casos de placenta prévia nos últimos 50 anos: a conduta expectante e o uso liberal da cesárea.[108] No passado, as gestantes com suspeita de placenta prévia eram submetidas ao toque vaginal, seguido de cesárea imediata, caso esse diagnóstico fosse confirmado. Acreditava-se que o primeiro sangramento (em geral no início do terceiro trimestre) pudesse levar ao óbito materno. Entretanto, MacAfee[70] demonstrou que, se não houvesse interferência, o óbito materno raramente ocorreria e que a alta mortalidade perinatal ocasionada pela placenta prévia devia-se primariamente à prematuridade, a qual poderia ser reduzida substancialmente se fosse adotada conduta expectante conservadora, realizando-se o parto o mais próximo possível do termo.

Mulheres com sangramento vaginal na segunda metade da gestação devem realizar ultrassonografia (de preferência por via transvaginal) para a localização da placenta e, caso haja confirmação de placenta prévia, o toque vaginal é proscrito. Na presença de sangramento vaginal ou contrações uterinas, recomenda-se a internação imediata da gestante para monitorização materna e fetal.

Na vigência de sangramento, deve-se obter acesso venoso calibroso para administrar cristaloides e manter a estabilidade hemodinâmica e o débito urinário adequado (acima de 30 mL/h). A pressão arterial e o pulso maternos devem ser medidos em intervalos que variam de 15 minutos a 1 hora, dependendo da intensidade do sangramento. Devem ser solicitados inicialmente a concentração de hemoglobina e o hematócrito, a determinação do tipo sanguíneo e os exames de avaliação da função renal. De acordo com o volume e a persistência da hemorragia, a hemoglobina e o hematócrito devem ser avaliados a cada 4 a 6 horas. A necessidade de transfusões sanguíneas impõe a dosagem plasmática mais frequente de eletrólitos e dos exames de avaliação da função renal. A não ser que o sangramento seja abundante ou haja outras complicações, a avaliação do sistema de coagulação (fibrinogênio, plaquetas, tempo de protrombina e tempo de tromboplastina parcial ativada) não se faz necessária.[9] O banco de sangue deve ser prontamente comunicado a fim de disponibilizar hemoderivados assim que for necessário. Em mulheres Rh-negativo, deve ser administrada a imunoglobulina anti-D, sendo que o teste de Kleihauer-Betke pode ser de auxílio (pode haver necessidade de doses maiores de imunoglobulina).[9]

A conduta dependerá basicamente da idade gestacional, intensidade da hemorragia e presença ou não de trabalho de parto. Quando o sangramento materno não for intenso (ausência de alteração hemodinâmica materna) em gestações com fetos pré-termo, a conduta expectante pode ser adotada, desde que seja possível um bom controle materno e fetal. Em idade gestacional acima de 37 semanas, indica-se a interrupção da gestação.

## CONDUTA EXPECTANTE

Essa abordagem baseia-se no fato de que 75% dos episódios de sangramento são autolimitados, sem risco imediato para a mãe ou para o feto.[38,46] De forma geral, em 50% dos casos o parto pode ser postergado por pelo menos 4 semanas.[93,100,106] Com a conduta expectante, se a gestação chegar ao termo, pode ser possível realizar parto vaginal em mulheres com placenta de inserção baixa.

Fatores de risco para hemorragia anteparto incluem placenta prévia que oclui o orifício interno do colo, colo uterino curto, placenta anterior, sangramentos repetidos, maior paridade e procedimento intrauterino.[15,54,58,69,91]

As gestantes devem permanecer em repouso e receber suplementação de ferro elementar (60 mg, por via oral, três ou quatro vezes ao dia).

Dois estudos sugerem benefício com a tocólise em casos de mulheres portadoras de placenta prévia e que apresentam contrações uterinas. A dinâmica uterina pode ocasionar esvaecimento do colo e alterações no segmento inferior do útero, levando a sangramento que, por sua vez, estimula mais contrações, criando um círculo vicioso.[24,38,75,91] Sharma et al.,[91] em estudo randomizado com pequeno número de casos, obtiveram prolongamento significativo da gestação, assim como recém-nascidos de peso maior, quando compararam a administração de ritodrina com placebo. De forma semelhante, Besinger et al.,[24] em estudo retrospectivo, relataram que o uso de sulfato de magnésio intravenoso e/ou terbutalina subcutânea em mulheres com diagnóstico de placenta prévia e sintomática foi associado a maior tempo de gestação e maior peso dos recém-nascidos, em comparação com as pacientes que não receberam tocolíticos. Apesar de esses estudos mostrarem benefícios com a tocólise, os betamiméticos podem mascarar sinais clínicos de hipovolemia, como a taquicardia, dificultando o controle clínico da paciente,[113] e, por isso, devem ser evitados. Na Clínica Obstétrica do HC-FMUSP, não se utilizam tocolíticos nos casos de placenta prévia pela falta de benefícios comprovados e pelos possíveis efeitos danosos que pode ocasionar. Os estudos não mostram redução nos episódios de hemorragia após a admissão, da quantidade de sangue perdida, ou do número de transfusões sanguíneas.[119]

Em gestações entre 25 e 34 semanas, na vigência de hemorragia, devem-se administrar corticosteroides de forma individualizada para o amadurecimento pulmonar do feto.

A cerclagem cervical foi sugerida com o objetivo de facilitar a "migração placentária", e com isso reduzir as taxas de complicações. Arias,[19] em estudo randomizado, separou 25 gestantes portadoras de placenta prévia sangrante, entre 24 e 30 semanas, em dois grupos, submetidas à cerclagem ou não. No grupo com cerclagem, o autor encontrou maior idade gestacional no momento do parto e maior peso de nascimento, assim como menores taxas de complicações neonatais. Nesse grupo, os custos hospitalares foram reduzidos e o número de episódios de sangramento também foi menor. Entretanto, em estudo posterior, Cobo et al.[35] selecionaram 39 mulheres com placenta prévia entre 24 e 30 semanas, que foram divididas segundo a realização ou não de cerclagem cervical. Não se observou diferença estatística entre os grupos quanto à idade gestacional no parto, ao prolongamento da gravidez ou ao grau de sangramento. Por não haver evidência científica suficiente que comprove qualquer benefício obtido com a cerclagem, esta não é recomendada para tratamento de placenta prévia.

O controle domiciliar de casos selecionados de placenta prévia foi proposto, apesar de ainda não ter eficácia e segurança comprovadas. Um estudo comparando o acompanhamento domiciliar com o hospitalar dos casos de placenta prévia demonstrou maior duração da gravidez (35,7 *versus* 33,3 semanas), maior peso médio de nascimento (2.442 *versus* 1.824 g) e menores custos hospitalares maternos e neonatais no grupo de gestantes internadas.[41] Posteriormente, Wing et al.,[100] em ensaio clínico prospectivo, sugeriram ser seguro o controle domiciliar dessas gestantes após a cessação completa do episódio inicial de sangramento. Apenas deve ser cogitado o controle domiciliar se o sangramento cessar por no mínimo 48 horas e não houver evidências de outras complicações, como a RCF. As gestantes com diagnóstico de placenta prévia pela ultrassonografia e que nunca apresentaram hemorragia consistem em boa opção para o controle domiciliar. Para que isso seja possível, essas gestantes devem ser orientadas para abstinência sexual e repouso relativo; além disso, devem ser capazes de chegar rapidamente ao hospital.

## CONDUTA ATIVA

Impõe-se a conduta ativa nos casos de sangramento materno intenso, vitalidade fetal alterada, maturidade fetal comprovada ou idade gestacional acima de 37 semanas. Com o avanço da idade gestacional, há risco aumentado de sangramento vaginal significativo que leve ao parto. Por esse motivo, é preferível realizar uma cesárea eletiva para placenta prévia, em boas condições, a um procedimento de emergência. O risco de anemia fetal também é maior nos casos de emergência quando comparados aos eletivos

(28 *versus* 2,8%).[38] Por isso, especialmente nas gestantes com placenta prévia, está indicada a interrupção da gestação com 37 semanas, por cesárea. O risco de sangramento no ato operatório foi significativo (> 2.500 mL) nos casos de idade materna acima de 35 anos, cesárea anterior e colo uterino com aspecto ultrassonográfico semelhante à esponja (mais de cinco áreas hipoecoicas, cada uma medindo mais de 5 mm), segundo estudo recente.[4]

Em alguns casos selecionados de placenta de inserção baixa, pode-se permitir o parto por via vaginal, com rigoroso controle do sangramento.[113] Quatro estudos retrospectivos avaliaram o papel da ultrassonografia transvaginal ou transperineal como auxiliar para a decisão do tipo de parto.[13,25,43,80] Esses estudos sugerem que mulheres com placenta prévia devem realizar ultrassonografia transvaginal no final do terceiro trimestre. A conduta deve ser baseada no risco de sangramento. Oppenheimer e Farine[104] sugerem que, se a distância entre a borda placentária e o orifício interno do colo estiver entre 11 e 20 mm, há pequeno risco de sangramento e menor necessidade de cesárea. Segundo Vergani et al.[13] e Dashe et al.,[3] as incidências de cesárea variaram entre 29 e 31% nessa condição. Já nas placentas localizadas entre 0 e 10 mm do orifício interno, as incidências de operação cesariana foram de 75 a 90%. Esses são casos fortemente associados a sangramento vaginal e, na maioria das vezes, exigem uma cesárea realizada com segurança.[13]

### Feto morto

Nos casos de óbito fetal, a cesárea está indicada quando a placenta estiver em contato com o orifício interno do colo. Os demais casos deverão ser avaliados considerando-se a presença de vários fatores: idade gestacional, número de cesáreas prévias, tempo de óbito, hemorragia, alterações do sistema de coagulação e condições do colo uterino. A placenta prévia não é causa significativa de óbito fetal.[113]

## CUIDADOS NO PARTO

A ultrassonografia transvaginal pré-operatória é de grande auxílio na localização da placenta, permitindo o planejamento da melhor abordagem cirúrgica para cada caso.[26] O obstetra deve evitar, sempre que possível, incisar a placenta durante a histerotomia. Se a placenta ficar à mostra, esta deve ser descolada manualmente no sentido da menor área placentária, para que se possa alcançar a cavidade uterina. Nesses casos, a extração podálica do feto costuma ser mais fácil e deve ser feita o mais rapidamente possível, com o cordão clampeado precocemente.

Nas placentas posteriores, deve ser realizada uma histerotomia transversa. Opta-se pela incisão segmento-corporal (vertical) nos casos de segmento inferior com vasos muito calibrosos, inserção placentária anterior e segmento inferior não formado.[112] Mulheres com placenta prévia recobrindo totalmente o orifício interno do colo, feto em situação transversa e sem desejo reprodutivo podem ser submetidas à histerotomia fúndica vertical.

Quando houver sangramento do leito placentário, além do uso de ocitocina, pode ser feita a compressão da região com compressas e, não havendo sucesso, aplicação de pontos hemostáticos (capitonagem). Outras opções disponíveis, visando ao controle da hemorragia, são a ligadura ou embolização das artérias uterinas ou da artéria ilíaca interna (antigamente denominada artéria hipogástrica) e a histerectomia, nos casos mais graves. É importante que a hemorragia incoercível tenha solução eficaz e rápida, antes que as alterações hemodinâmicas se tornem irreversíveis. Na suspeita de acretismo placentário, deve-se programar o parto com apoio de radiologia intervencionista (cateterização arterial para oclusão temporária), caso haja disponibilidade.

# ACRETISMO PLACENTÁRIO

## DEFINIÇÃO

A expressão "placenta acreta" refere-se a uma placenta que está aderida de forma anormal ao útero, com ausência parcial ou total da decídua basal e desenvolvimento imperfeito da camada fibrinoide. Quando a placenta invade o miométrio, é denominada placenta increta, e quando invade a serosa uterina, percreta, podendo algumas vezes atingir órgãos adjacentes, como a bexiga (Figura 4). A expressão acretismo placentário é geralmente usada para designar as três condições. Pode ocorrer acretismo de todos os cotilédones (total), de alguns (parcial) ou de um ou parte de um deles (focal). Em estudos histológicos de placentas com acretismo, o diagnóstico de placentas acretas, incretas e percretas foi de 79, 14 e 7%, respectivamente.[76,101]

## INCIDÊNCIA

A placenta acreta era muito rara em 1950, ocorrendo em 1 a cada 30.000 partos.[76,86] Nas décadas de 1980 e 1990, a incidência de placenta acreta variou de 1 a cada 533 partos a 1 a cada 2.510 partos nos EUA.[101] Se forem considerados apenas os casos de placenta prévia, em 1952, de cada 1.000 gestantes, apenas 2 apresentavam-se com acretismo.[64] Em 1980, essa frequência foi de 40,5:1.000,[86] em 1985, de 99:1.000[33] e a partir de 1995 já era maior que 150:1.000 gestantes.[76]

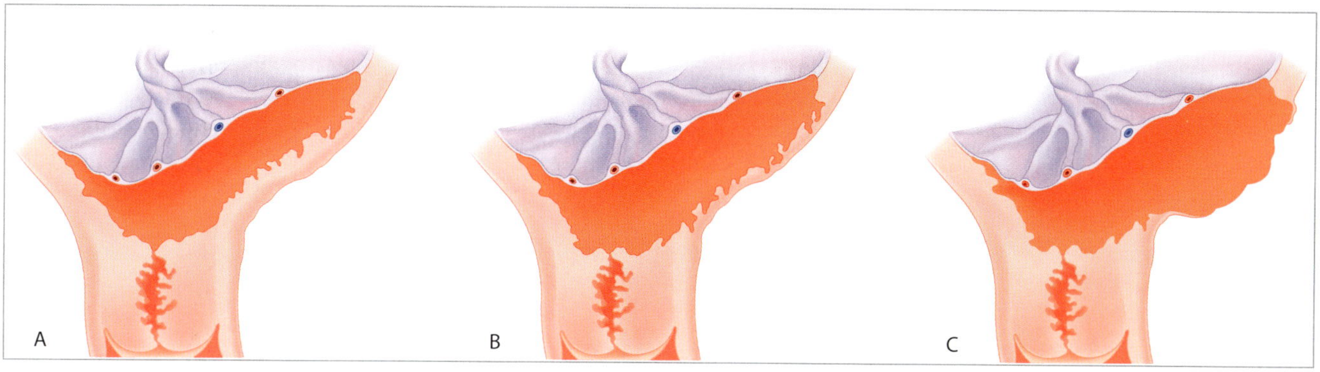


**FIGURA 4.** Inserção da placenta no útero. A: acreta; B: increta; C: percreta. (Figura adaptada de Cunningham et al.[109])

## FATORES DE RISCO

A maioria dos estudos aponta a cesárea anterior como o fator predisponente mais importante para o acretismo placentário, concluindo que, quanto maior for o número de cirurgias, maior será o risco.[30,33,76,99,102] O risco de placenta acreta, de acordo com o antecedente de 0, 1, 2 e 3 ou mais cesáreas prévias, é estimado em 1 a 5%, 11 a 25%, 35 a 47% e 50 a 67%, respectivamente.[33,76,93] Outros fatores de risco para acretismo também considerados são: idade materna acima de 35 anos, aumento da paridade, defeitos endometriais (síndrome de Asherman) e leiomioma submucoso.[76] Em estudo nacional, Correa et al.[37] avaliaram 25.086 partos com acretismo placentário identificado em 23,2% dos 138 casos de placenta prévia. Mais da metade das pacientes com acretismo placentário apresentou antecedente de pelo menos uma operação cesariana e houve relação diretamente proporcional entre o número de cesáreas anteriores e a incidência de acretismo. Wu et al.[101] relataram os seguintes fatores de risco para acretismo num período de 20 anos (1982 a 2002): idade materna avançada (risco relativo: 1,13, intervalo de confiança: 95%, 1,09 a 1,19), duas ou mais cesáreas anteriores (risco relativo: 8,6, intervalo de confiança: 95%, 3,54 a 21,08) e placenta prévia (risco relativo: 51,4, intervalo de confiança: 95%, 10,65 a 248,39).

## FISIOPATOLOGIA

Normalmente o ovo, graças às vilosidades coriônicas, penetra na porção compacta, superficial da decídua, e não alcança a camada esponjosa. Isso permite a clivagem da placenta ao ser descolada. Os danos endometrial e miometrial provocados pela cesárea são responsáveis pela implantação anormal da placenta, com decídua basal fina ou ausente (camada esponjosa) e desenvolvimento imperfeito da camada fibrinoide (camada de Nitabuch). Histologicamente, verifica-se a invasão do miométrio em graus variados pelo trofoblasto, sem oposição da decídua.[107] A penetração na camada esponjosa e no miométrio impede a dequitação e é característica do acretismo placentário.[112]

## DIAGNÓSTICO

Em geral, a primeira manifestação clínica do acretismo placentário consiste em hemorragia profusa, com risco de óbito materno, que ocorre após tentativa de separação da placenta. Toda a placenta ou parte dela permanece firmemente aderida ao útero, sem plano de clivagem, e o volume da hemorragia dependerá da área descolada. Por esse motivo, é muito importante que o diagnóstico de acretismo placentário seja feito no período pré-natal, pois possibilita a adoção de medidas que irão minimizar a morbidade e a mortalidade maternas e fetais. Em casos de placenta percreta, com invasão de bexiga, pode haver hematúria durante a gestação.[120]

As gestantes portadoras de placenta prévia e com antecedente de cirurgia uterina são consideradas de alto risco para acretismo placentário. O exame mais utilizado para o diagnóstico pré-natal de acretismo é a ultrassonografia, reservando-se a ressonância nuclear magnética para os casos duvidosos. Vários estudos também demonstraram a associação entre placenta acreta e elevações inexplicadas da concentração de alfafetoproteína no sangue materno.[55,65,102]

## ULTRASSONOGRAFIA

A eficácia da ultrassonografia para o diagnóstico de acretismo placentário foi relatada por vários autores.[2,47] A interface normal entre a placenta (com aparência homogênea) e a bexiga é caracterizada por um espaço hipoecoico que representa o miométrio e os vasos miometriais retroplacentários (Figura 5). Na presença de acretismo placentário, não mais se individualiza esse espaço hipoecoico, e a placenta apresenta-se contígua à parede vesical (Figura 6). Em recente revisão, Comstock[2] relata os achados ultrassonográficos sugestivos de acretismo placentário:

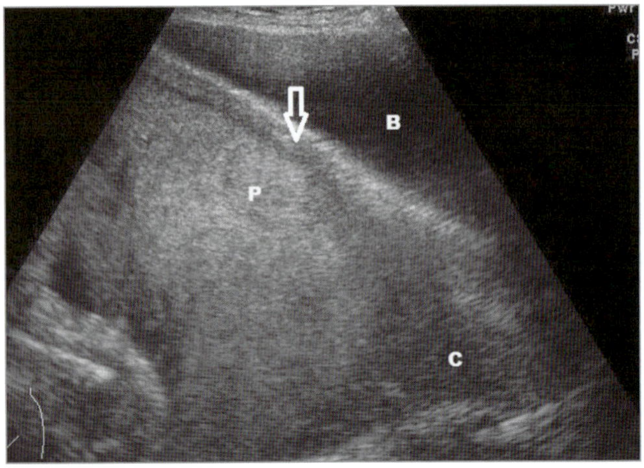


**FIGURA 5.** Placenta prévia sem acretismo: o conjunto parede vesical posterior e parede uterina é regular e identifica-se a imagem hipoecoica correspondente ao espaço interviloso (seta) sob a placenta. B: bexiga; C: colo uterino; P: placenta. (Figura gentilmente cedida pela Dra. Maria Okumura, da Clínica Obstétrica do HC-FMUSP.)

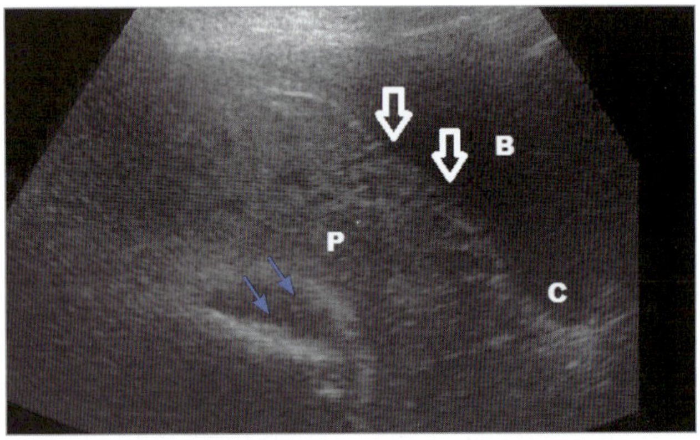


**FIGURA 6.** Sinais ultrassonográficos sugestivos de acretismo: irregularidade do conjunto parede vesical posterior e parede uterina (setas vazias), ausência de imagem hipoecoica correspondente ao espaço interviloso sob a placenta e presença de espaços vasculares lacunares na espessura da placenta (setas cheias). B: bexiga; C: colo uterino; P: placenta. (Figura gentilmente cedida pela Dra. Maria Okumura, da Clínica Obstétrica do HC-FMUSP.)

- Espaços hipoecoicos (lacunas placentárias ou lagos venosos) na espessura da placenta.
- Adelgaçamento do miométrio adjacente à placenta.
- Perda do espaço hipoecoico retroplacentário.
- Protrusão da placenta para o interior da bexiga.

O achado de lacunas placentárias, a partir de 15 a 20 semanas de gestação, consiste no sinal ultrassonográfico mais preditivo de acretismo placentário, com sensibilidade de identificar placenta acreta, increta e percreta de 75, 89 e 76%, respectivamente, e especificidade de 97, 98 e 99%, respectivamente.[117] Essas lacunas podem dar à placenta um aspecto de "queijo suíço" ou de "roída de traça". O risco de placenta acreta é diretamente proporcional ao número de lacunas.[47] A perda do espaço retroplacentário, considerada por muitos o achado mais associado com o acretismo, nessa idade gestacional, teve sensibilidade de apenas 57% e taxa de falso-positivos de 48,4%. Após 20 semanas, a sensibilidade desses achados ultrassonográficos elevou-se para 93 e 80%, para lacunas e perda do espaço retroplacentário, respectivamente.

O Doppler colorido também foi descrito como método auxiliar diagnóstico de acretismo placentário, enfatizando os seguintes achados:[32]

- Fluxo sanguíneo turbulento nas lacunas placentárias (fluxo intraparenquimatoso focal e difuso).
- Hipervascularização na interface bexiga/serosa uterina (Figura 7).
- Proeminente complexo venoso subplacentário.
- Perda dos sinais vasculares subplacentários.

Esses achados foram avaliados em estudo que objetivou identificar o acretismo placentário em 80 mulheres de alto risco.[32] O diagnóstico de acretismo foi suspeitado após ultrassonografia com Doppler colorido em 16 pacientes e

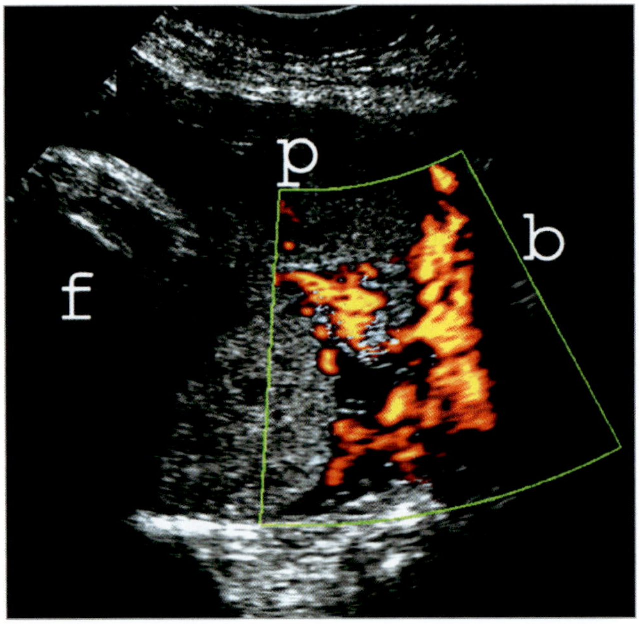


**FIGURA 7.** Doppler colorido em caso de placenta percreta. Observa-se a vascularização da parede vesical. b: bexiga; f: feto; p: placenta. (Figura retirada de Oyelese et al.[9])

posteriormente confirmado por exame anatomopatológico em 14, com sensibilidade de 82% e especificidade de 97%. Apesar do bom resultado desse estudo, na maioria dos casos o Doppler colorido não melhora a acurácia diagnóstica e não deve ser usado isoladamente para esse fim.[9]

## RESSONÂNCIA NUCLEAR MAGNÉTICA

Vários trabalhos relataram o uso da ressonância nuclear magnética para o diagnóstico de acretismo placentário.[68,81,96] A maioria desses estudos foi feita de forma retrospectiva, com pequeno número de casos e sem correlação anatomopatológica.[81] A ressonância nuclear magnética é particularmente útil nos casos de placenta posterior, pois a bexiga não está em posição que evidencie a interface placenta/miométrio e que defina a extensão do envolvimento miometrial, parametrial e vesical.[63,72] Se indicada, o período gestacional entre 24 e 30 semanas parece ser o melhor, com menos resultados falsos positivos e negativos.[7] Mesmo com o relato de muitos autores sugerindo acurácia diagnóstica razoável para a ressonância nuclear magnética, não parece que esse método tenha maior sensibilidade para detectar o acretismo placentário, quando comparado à ultrassonografia, com exceção dos casos de placenta acreta posterior.[2,68] Além disso, a ressonância nuclear magnética tem maior custo e não está disponível em todos os centros. Por esses motivos, a ultrassonografia, até o presente momento, é considerada o método de escolha para o diagnóstico de acretismo, reservando-se a ressonância nuclear magnética para os casos duvidosos.

## COMPLICAÇÕES

A hemorragia intensa é a principal complicação do acretismo placentário, podendo provocar coagulação intravascular disseminada (CIVD), síndrome do desconforto respiratório do adulto, insuficiência renal, histerectomia periparto e morte materna. Em uma metanálise (11 estudos, 700 gestantes), o diagnóstico de acretismo antes do parto levou a menos perda sanguínea de forma significativa (diferença média de 900 mL) e menor taxa de transfusões (diferença média de 1,5 unidade) em comparação com mulheres cujo diagnóstico ocorreu no parto.[115] Os casos de placenta percreta com invasão de bexiga, como já mencionado, podem ser acompanhados de hematúria em intensidade variável. Uma revisão incluindo 109 casos de placenta percreta relatou as seguintes complicações:[79] transfusão de mais de 10 unidades de concentrado de hemácias (44 casos), infecção (31 casos), morte perinatal (dez casos), morte materna (oito casos), ligadura inadvertida do ureter ou formação de fístulas (cinco casos cada) e rotura uterina espontânea (três casos). Recentemente, outro estudo demonstrou que a morbidade materna geral é muito maior nos casos de placenta percreta (86% *versus* 27% quando apenas acreta).[73]

## CONDUTA

Em geral, aceita-se que a histerectomia total abdominal seja o tratamento ideal para os casos de acretismo placentário. Além disso, há consenso quase total de que a placenta deve ser deixada *in situ*, já que tentativas de descolamento placentário frequentemente resultam em hemorragia intensa. Em alguns casos, entretanto, pode haver acretismo apenas focal, e a terapêutica não será tão agressiva. O melhor tratamento para os casos suspeitos de acretismo deve ser planejado, evitando-se, sempre que possível, situações de urgência. Dessa forma, a cirurgia eletiva com 36 semanas de gestação pode diminuir substancialmente o índice de complicações.[31] Um estudo comparando histerectomias periparto eletivas e de urgência mostrou que as pacientes do grupo de urgência apresentaram maior perda sanguínea intraoperatória, estavam mais sujeitas a instabilidade hemodinâmica e mais propensas a receber transfusões sanguíneas.[31] A mortalidade materna é da ordem de 10%.[112]

A paciente deve ser informada da suspeita diagnóstica de placenta acreta e suas potenciais complicações (hemorragia, necessidade de transfusões sanguíneas e cesárea-histerectomia). Quantidades adequadas de sangue e derivados (incluindo crioprecipitado) devem estar disponíveis no momento da cirurgia. É importante que o procedimento seja executado por cirurgião experiente, com equipe treinada e possibilidade de auxílio de outros especialistas, como cirurgião vascular e urologista em hospital terciário.[114] Em algumas situações, pode ser de grande auxílio o uso de sonda vesical de Foley de três vias e a passagem de cateteres ureterais para a confirmação da integridade do trato urinário. Deve também estar disponível um leito na unidade de terapia intensiva para os cuidados pós-operatórios.

### Cateterização por balão

A cateterização por balão pode ser utilizada pelo radiologista intervencionista para ocluir temporariamente a aorta ou as artérias ilíacas internas, a fim de prevenir a hemorragia durante o procedimento cirúrgico.[45,55,61,83] O procedimento requer a inserção de cateteres-balões, por via retrógrada, pelas artérias femorais sob visão fluoroscópica e deve ser feito sob anestesia local ou peridural. Esses cateteres são guiados até as artérias ilíacas internas. Os balões podem ser inflados intermitentemente durante a dissecção (especialmente do segmento inferior do útero), reduzindo acentuadamente a perda sanguínea, conservando o campo seco e facilitando o uso de clampes e suturas. Bell-Thomas et al.[23] relataram sucesso com oclusão da aorta após passagem de cateter transfemoral para controle de hemorragia grave durante cesárea-histerectomia. Uma vantagem adicional da inserção do cateter vascular é que este pode ser mantido *in situ* por várias horas no pós-operatório e utilizado para embolização seletiva de pequenos vasos pélvicos se ocorrer sangramento pós-operatório. Em metanálise recente sobre procedimentos endovasculares no controle da hemorragia em placentas com implantação anormal (80% com acretismo e 20% prévias ou de inserção baixa); 69 estudos, incluindo 1.395 pacientes, quando comparados com a não intervenção, houve redução da perda sanguínea (diferença média de 893 mL) sem diferença no tempo de cirurgia, taxa de histerectomia não programada ou duração da internação hospitalar. Esses procedimentos endovasculares incluíram oclusão por balão das artérias ilíacas internas (34%), da aorta abdominal (33%), artérias uterinas (13%) e artérias ilíacas comuns (1,5%), assim como embolização primária das artérias uterinas (18%), artérias pélvicas colaterais (1%) e divisão anterior da artéria ilíaca interna (< 1%).[118] Na Clínica Obstétrica do HC-FMUSP, a paciente é encaminhada para a radiologia intervencionista no dia do parto e, após a anestesia (duplo bloqueio), é realizada a punção bilateral das artérias femorais seguida de implante dos balões nas artérias ilíacas internas contralaterais. Os balões são fixados nos introdutores e na pele para o transporte até o Centro Obstétrico. No Capítulo 25, " Hemorragia pós-parto", da Seção 4, "Parto e puerpério", esse assunto é mais profundamente abordado.

## Conduta conservadora

A fim de preservar a fertilidade em alguns casos, vários autores relataram tentativas de manter o útero e evitar a histerectomia.[20,29,60,99] Os critérios diagnósticos para acretismo placentário nesses relatos foram variáveis e, em muitos casos, não houve confirmação anatomopatológica.[60,81] Em geral, como descrito, a placenta foi deixada *in situ*, sem tentativas de remoção.[82] Procedimentos adicionais incluem embolização de artérias uterinas, seguida de conduta expectante, extração manual da placenta após um período de tempo (por exemplo, 2 meses),[52] tratamento com metotrexato em doses variáveis,[5,27,48] ressecção do segmento uterino acometido, compressão uterina por meio de suturas e pontos hemostáticos no leito placentário.[20,29,60,99] A conduta conservadora pode permitir a regressão da vascularização pélvica, o que facilitará um procedimento cirúrgico futuro.[95] As pacientes devem receber antibióticos e ocitocina. A concentração da gonadotrofina coriônica humana (hCG) pode se tornar negativa, antes mesmo da completa absorção do tecido placentário, e não deve ser usada como critério isolado para acompanhamento.

A paciente deverá ficar internada por vários dias, acompanhando-se a necrose placentária pela ultrassonografia e Doppler colorido. Em algumas ocasiões, a puérpera necessitará de cirurgia de emergência ou embolização após o procedimento inicial.[29] A conduta conservadora impõe o risco de ter que lidar com hemorragia intensa após período imprevisível, em situação de emergência, em comparação a outro cenário, com todos os recursos à disposição. Além disso, há o risco adicional de infecção intrauterina, importante complicação materna. As pacientes submetidas à conduta conservadora devem ser informadas de que a evolução pode ser imprevisível e de que há risco significativo de complicações graves.

## Conduta ativa

A cesariana deve ser planejada para o fácil acesso ao feto e permitir um campo cirúrgico amplo para a histerectomia. Entre 30 e 60 minutos antes do início da cirurgia, institui-se antibioticoterapia profilática por cefazolina intravenosa, 1 ou 2 g (para obesas), em dose única. Em caso de alergia à cefalosporina, deve-se utilizar clindamicina intravenosa, 600 mg, também em dose única. A incisão recomendada é a mediana infraumbilical, pois permite a ampliação rápida da laparotomia, se necessário, com melhor exposição da cavidade abdominal. Pode-se considerar a laparotomia de Pfannenstiel ampla ou a de Cherney-Maylard. Essa conduta dependerá da localização da placenta: fundo uterino ou segmento inferior.

### Acretismo no fundo uterino

No caso de acretismo total, está indicada a histerectomia total ou subtotal imediata. Se o acretismo for parcial, o tratamento dependerá da extensão, do comprometimento do estado geral e da experiência do obstetra. Indicam-se a extirpação da placenta e a remoção manual dos fragmentos placentários aderentes (curagem ou curetagem uterina). No caso de cesárea, caso haja persistência do sangramento, deve-se fazer o pregueamento endometrial (pontos de capitonagem). Em casos mais graves, outras opções de tratamento incluem o tamponamento uterino, a embolização ou ligadura das artérias uterinas e a histerectomia subtotal ou total (ver o Capítulo 25 "Hemorragia pós-parto", da Seção 4, "Parto e puerpério", para uma abordagem mais aprofundada do assunto). A ligadura das artérias ilíacas internas não deve ser feita de rotina, por demandar mais tempo e ser ineficaz no controle da hemorragia pélvica em 50% dos casos,[34] impossibilitando também a embolização subsequente. Em estudo recente, a média da quantidade de sangue perdido durante a cesárea-histerectomia não diferiu significativamente entre as pacientes submetidas ou não à ligadura das artérias ilíacas internas.[6]

### Acretismo no segmento inferior

Inspeciona-se a pelve para verificar se a placenta é percreta. Deve ser feita incisão vertical no útero acima da placenta (histerotomia fugidia), evitando-se os vasos calibrosos, e o feto deve ser extraído pelo fundo uterino. A localização ultrassonográfica pré-operatória é de grande ajuda para o planejamento do local da histerotomia. A laqueadura do cordão deve ser o mais próximo possível da inserção placentária.

Após a extração fetal, faz-se tração suave do cordão e aguardam-se alguns minutos para possível dequitação. Se houver demora, não se deve proceder à extração manual da placenta. Esta deve ser deixada *in situ* e, com os balões das artérias uterinas insuflados, realiza-se a histerectomia total. O maior sangramento costuma ocorrer durante a retirada do útero. Após fechamento da cúpula vaginal e cuidadosa revisão da hemostasia, desinsuflam-se os balões e procede-se a uma nova revisão. Se houver aumento do sangramento, insuflam-se os balões novamente para a hemostasia. Nesse período, se o sangramento for significativo, pode-se optar por embolização. Há também a possibilidade de tamponamento pélvico com compressas, se o sangramento for difuso e incontrolável (*damage control*). Nessa condição, a retirada das compressas é feita 24 a 48 horas após a cirurgia. No caso de dequitação espontânea no ato cirúrgico, insuflar os balões e fazer a reposição volêmica. Após a cirurgia, os balões devem ser desinsuflados e mantidos no local por algumas horas.[11,12]

### PONTOS-CHAVE

- A placenta prévia e o acretismo placentário são causas importantes de hemorragia materna, com morbidade e mortalidade materna e perinatal elevadas.
- O número de cesáreas anteriores é o principal fator de risco para placenta prévia.
- A forma mais frequente de apresentação clínica da placenta prévia é a hemorragia vaginal indolor, no final do segundo trimestre ou no início do terceiro; contrações uterinas e sangramento podem estar presentes em cerca de 20% dos casos.
- A avaliação ultrassonográfica transvaginal é imprescindível para o diagnóstico de placenta prévia.
- As gestantes portadoras de placenta prévia e com antecedente de cirurgia uterina são consideradas de alto risco para acretismo placentário.
- O diagnóstico de acretismo placentário pode ser sugerido pela ultrassonografia transvaginal ou pela ressonância nuclear magnética, nos casos duvidosos.
- O diagnóstico de acretismo placentário no período pré-natal possibilita a adoção de medidas que irão minimizar a morbidade e a mortalidade materna e fetal.
- A histerectomia total abdominal consiste no tratamento ideal para os casos de acretismo placentário; após a extração do feto, deve ser realizada com a placenta *in situ*, já que tentativas de descolamento frequentemente resultam em hemorragia intensa.
- O apoio da radiologia intervencionista, com a inserção de cateteres-balão até as artérias ilíacas internas ou uterinas, pode reduzir acentuadamente a perda sanguínea durante o procedimento cirúrgico.
- Em raras situações de acretismo placentário, pode-se optar pela conduta conservadora, visando à preservação da fertilidade, e deixar a placenta *in situ*. Essas pacientes devem permanecer sob estrita vigilância e receber informações sobre risco significativo de complicações graves.
- As mulheres com placenta prévia devem ser internadas na vigência de sangramento vaginal ou contrações uterinas.
- Após o primeiro episódio de sangramento, o parto pode ser postergado por pelo menos 4 semanas em cerca de 50% dos casos de placenta prévia, desde que seja possível um bom controle materno e fetal.
- A interrupção por cesárea é recomendada para os casos de placenta prévia, na vigência de sangramento materno intenso, vitalidade fetal alterada, maturidade fetal comprovada ou idade gestacional acima de 37 semanas; em alguns casos selecionados de placenta prévia de inserção baixa, pode-se permitir o parto por via vaginal.

## REFERÊNCIAS BIBLIOGRÁFICAS

### Artigos de revisão


1. Cho JY, Lee YH, Moon MH, Lee JH. Difference in migration of placenta according to the location and type of placenta previa. J Clin Ultrasound 2008; 36(2): 79-84.
2. Comstock CH. Antenatal diagnosis of placenta accreta: a review. Ultrasound Obstet Gynecol 2005; 26(1): 89-96.
3. Dashe JS. Toward consistent terminology of placental location. Semin Perinatol 2013; 37(5): 375-9.
4. Hasegawa J, Matsuoka R, Ichizuka K et al. Predisposing factors for massive hemorrhage during Cesarean section in patients with placenta previa. Ultrasound Obstet Gynecol 2009; 34(1): 80-4.
5. Hudon L, Belfort MA, Broome DR. Diagnosis and management of placenta percreta: a review. Obstet Gynecol Surv 1998; 53(8): 509-17.
6. Iwata A, Murayama Y, Itakura A, Baba K, Seki H, Takeda S. Limitations of internal iliac artery ligation for the reduction of intraoperative hemorrhage during cesarean hysterectomy in cases of placenta previa accreta. J Obstet Gynaecol Res 2010; 36(2): 254-9.
7. Kilcoyne A, Shenoy-Bhangle AS, Roberts DJ, et al. MRI of placenta accreta, placenta increta, and placenta percreta: pearls and pitfalls. AJR Am J Roentgenol 2017; 208:214.00.
8. Lavery JP. Placenta previa. Clin Obstet Gynecol 1990; 33(3): 414-21.
9. Oyelese Y, Smulian JC. Placenta previa, placenta accreta, and vasa previa. Obstet Gynecol 2006; 107(4): 927-41.
10. Timor-Tritsch IE, Monteagudo A. Diagnosis of placenta previa by transvaginal sonography. Ann Med 1993; 25(3): 279-83.
11. Varma TR. Fetal growth and placental function in patients with placenta praevia. J Obstet Gynaecol Br Commonw 1973; 80(4): 311-5.
12. Varma TR. The implication of a low implantation of the placenta detected by ultrasonography in early pregnancy. Acta Obstet Gynecol Scand 1981; 60(3): 265-8.

13. Vergani P, Ornaghi S, Pozzi I et al. Placenta previa: distance to internal os and mode of delivery. Am J Obstet Gynecol 2009; 201(3): 266.e1-5.

### Artigos originais

14. Abu-Heija AT, El-Jallad F, Ziadeh S. Placenta previa: effect of age, gravidity, parity and previous caesarean section. Gynecol Obstet Invest 1999; 47(1): 6-8.
15. Altraigey A, Ellaithy M, Barakat E, Majeed A. Cervical length should be measured for women with placenta previa: cohort study. J Matern Fetal Neonatal Med 2021; 34(13): 2124-31.
16. Ananth CV, Demissie K, Smulian JC, Vintzileos AM. Placenta previa in singleton and twin births in the United States, 1989 through 1998: a comparison of risk factor profiles and associated conditions. Am J Obstet Gynecol 2003; 188(1): 275-81.
17. Ananth CV, Demissie K, Smulian JC, Vintzileos AM. Relationship among placenta previa, fetal growth restriction, and preterm delivery: a population-based study. Obstet Gynecol 2001; 98(2): 299-306.
18. Ananth CV, Wilcox AJ, Savitz DA, Bowes Juniro WA, Luther ER. Effect of maternal age and parity on the risk of uteroplacental bleeding disorders in pregnancy. Obstet Gynecol 1996; 88(4 Pt 1): 511-6.
19. Arias F. Cervical cerclage for the temporary treatment of patients with placenta previa. Obstet Gynecol 1988; 71(4): 545-8.
20. Arulkumaran S, Ng CS, Ingemarsson I, Ratnam SS. Medical treatment of placenta accreta with methotrexate. Acta Obstet Gynecol Scand 1986; 65(3): 285-6.
21. Barrett JM, Boehm FH, Killam AP. Induced abortion: a risk factor for placenta previa. Am J Obstet Gynecol 1981; 141(7): 769-72.
22. Becker RH, Vonk R, Mende BC, Ragosch V, Entezami M. The relevance of placental location at 20-23 gestational weeks for prediction of placenta previa at delivery: evaluation of 8650 cases. Ultrasound Obstet Gynecol 2001; 17(6): 496-501.
23. Bell-Thomas SM, Penketh RJ, Lord RH, Davies NJ, Collis R. Emergency use of a transfemoral aortic occlusion catheter to control massive haemorrhage at caesarean hysterectomy. BJOG 2003; 110(12): 1120-2.
24. Besinger RE, Moniak CW, Paskiewicz LS, Fisher SG, Tomich PG. The effect of tocolytic use in the management of symptomatic placenta previa. Am J Obstet Gynecol 1995; 172(6): 1770-8.
25. Bhide A, Prefumo F, Moore J, Hollis B, Thilaganathan B. Placental edge to internal os distance in the late third trimester and mode of delivery in placenta praevia. BJOG 2003; 110(9): 860-4.
26. Boehm FH, Fleischer AC, Barrett JM. Sonographic placental localization in the determination of the site of uterine incision for placenta previa. J Ultrasound Med 1982; 1(8): 311-4.
27. Bonner SM, Haynes SR, Ryall D. The anaesthetic management of caesarean section for placenta praevia: a questionnaire survey. Anaesthesia 1995; 50(11): 992-4.
28. Brenner WE, Edelman DA, Hendricks CH. Characteristics of patients with placenta previa and results of "expectant management". Am J Obstet Gynecol 1978; 132(2): 180-91.
29. Butt K, Gagnon A, Delisle MF. Failure of methotrexate and internal iliac balloon catheterization to manage placenta percreta. Obstet Gynecol 2002; 99(6): 981-2.
30. Chattopadhyay SK, Kharif H, Sherbeeni MM. Placenta praevia and accreta after previous caesarean section. Eur J Obstet Gynecol Reprod Biol 1993; 52(3): 151-6.
31. Chestnut DH, Dewan DM, Redick LF, Caton D, Spielman FJ. Anesthetic management for obstetric hysterectomy: a multi-institutional study. Anesthesiology 1989; 70(4): 607-10.
32. Chou MM, Ho ES, Lee YH. Prenatal diagnosis of placenta previa accreta by transabdominal color Doppler ultrasound. Ultrasound Obstet Gynecol 2000; 15(1): 28-35.
33. Clark SL, Koonings PP, Phelan JP. Placenta previa/accreta and prior cesarean section. Obstet Gynecol 1985; 66(1): 89-92.
34. Clark SL, Phelan JP, Yeh SY, Bruce SR, Paul RH. Hypogastric artery ligation for obstetric hemorrhage. Obstet Gynecol 1985; 66(3): 353-6.
35. Cobo E, Conde-Agudelo A, Delgado J, Canaval H, Congote A. Cervical cerclage: an alternative for the management of placenta previa? Am J Obstet Gynecol 1998; 179(1): 122-5.
36. Comeau J, Shaw L, Marcell CC, Lavery JP. Early placenta previa and delivery outcome. Obstet Gynecol 1983; 61(5): 577-80.
37. Correa MAC, Orsatto Jr. S, Torloni MR. Influência da cesárea anterior sobre o acretismo em pacientes com placenta prévia. Rev Bras Ginec Obstet 1997; 19: 105-9.
38. Cotton DB, Read JA, Paul RH, Quilligan EJ. The conservative aggressive management of placenta previa. Am J Obstet Gynecol 1980; 137(6): 687-95.
39. Crane JM, van den Hof MC, Dodds L, Armson BA, Liston R. Maternal complications with placenta previa. Am J Perinatol 2000; 17(2): 101-5.
40. Crane JM, van den Hof MC, Dodds L, Armson BA, Liston R. Neonatal outcomes with placenta previa. Obstet Gynecol 1999; 93(4): 541-4.
41. D'Angelo LJ, Irwin LF. Conservative management of placenta previa: a cost-benefit analysis. Am J Obstet Gynecol 1984; 149(3): 320-6.
42. Dashe JS, McIntire DD, Ramus RM, Santos-Ramos R, Twickler DM. Persistence of placenta previa according to gestational age at ultrasound detection. Obstet Gynecol 2002; 99(5 Pt 1): 692-7.
43. Dawson WB, Dumas MD, Romano WM, Gagnon R, Gratton RJ, Mowbray RD. Translabial ultrasonography and placenta previa: does measurement of the os-placenta distance predict outcome? J Ultrasound Med 1996; 15(6): 441-6.
44. Downes KL, Hinkle SN, Sjaarda LA, Albert PS, Grantz KL. Previous prelabor or intrapartum cesarean delivery and risk of placenta previa. Am J Obstet Gynecol 2015; 212(5): 669-e1-6.
45. Dubois J, Garel L, Grignon A, Lemay M, Leduc L. Placenta percreta: balloon occlusion and embolization of the internal iliac arteries to reduce intraoperative blood losses. Am J Obstet Gynecol 1997; 176(3): 723-6.
46. Farine D, Peisner DB, Timor-Tritsch IE. Placenta previa: is the traditional diagnostic approach satisfactory? J Clin Ultrasound 1990; 18(4): 328-30.
47. Finberg HJ, Williams JW. Placenta accreta: prospective sonographic diagnosis in patients with placenta previa and prior cesarean section. J Ultrasound Med 1992; 11(7): 333-43.
48. Frederiksen MC, Glassenberg R, Stika CS. Placenta previa: a 22-year analysis. Am J Obstet Gynecol 1999; 180(6 Pt 1): 1432-7.
49. Handler AS, Mason ED, Rosenberg DL, Davis FG. The relationship between exposure during pregnancy to cigarette smoking and cocaine use and placenta previa. Am J Obstet Gynecol 1994; 170(3): 884-9.
50. Hertzberg BS, Bowie JD, Carroll BA, Kliewer MA, Weber TM. Diagnosis of placenta previa during the third trimester: role of transperineal sonography. Am J Roentgenol 1992; 159(1): 83-7.
51. Hill LM, DiNofrio DM, Chenevey P. Transvaginal sonographic evaluation of first-trimester placenta previa. Ultrasound Obstet Gynecol 1995; 5(5): 301-3.
52. Hong JY, Jee YS, Yoon HJ, Kim SM. Comparison of general and epidural anesthesia in elective cesarean section for placenta previa totalis: maternal hemodynamics, blood loss and neonatal outcome. Int J Obstet Anesth 2003; 12(1): 12-6.
53. Hong TM, Tseng HS, Lee RC, Wang JH, Chang CY. Uterine artery embolization: an effective treatment for intractable obstetric haemorrhage. Clin Radiol 2004; 59(1): 96-101.
54. Huang S, Zuo Q, Wang T, et al. Maternal and neonatal outcomes of repeated antepartum bleeding in 493 placenta previa cases: a retrospective study. J Matern Fetal Neonatal Med 2021; 1-6.
55. Hung TH, Shau WY, Hsieh CC, Chiu TH, Hsu JJ, Hsieh TT. Risk factors for placenta accreta. Obstet Gynecol 1999; 93(4): 545-50.

56. Iyasu S, Saftlas AK, Rowley DL, Koonin LM, Lawson HW, Atrash HK. The epidemiology of placenta previa in the United States, 1979 through 1987. Am J Obstet Gynecol 1993; 168(5): 1424-9.
57. Jansen C, Kleinrouweler CE, van Leeuwen L, Ruiter L, Mol BW, Pajkrt E. Which second trimester placenta previa remains a placenta previa in the third trimester: a prospective cohort study. Eur J Obstet Gynecol Reprod Biol 2020; 254: 119-23.
58. Jing L, Wei G, Mengfan S, Yanyan H. Effect of site of placentation on pregnancy outcomes in patients with placenta previa. PLoS One 2018; 13(7): e0200252.
59. Kancherla V, Raisanen S, Gissler M, Kramer MR, Heinonen S. Placenta previa and risk of major congenital malformations among singleton births in Finland. Birth Defects Res A Clin Mol Teratol 2015; 103(6): 527-35.
60. Kayem G, Davy C, Goffinet F, Thomas C, Clement D, Cabrol D. Conservative versus extirpative management in cases of placenta accreta. Obstet Gynecol 2004; 104(3): 531-6.
61. Kidney DD, Nguyen AM, Ahdoot D, Bickmore D, Deutsch LS, Majors C. Prophylactic perioperative hypogastric artery balloon occlusion in abnormal placentation. Am J Roentgenol 2001; 176(6): 1521-4.
62. King LJ, Dhanya Mackeen A, Nordberg C, Paglia MJ. Maternal risk factors associated with persistent placenta previa. Placenta 2020; 99: 189-92.
63. Kirkinen P, Helin-Martikainen HL, Vanninen R, Partanen K. Placenta accreta: imaging by gray-scale and contrast-enhanced color Doppler sonography and magnetic resonance imaging. J Clin Ultrasound 1998; 26(2): 90-4.
64. Kistner RW, Hertig AT, Reid DE. Simultaneously occurring placenta previa and placenta accreta. Surg Gynecol Obstet 1952; 94(2): 141-51.
65. Kupferminc MJ, Tamura RK, Wigton TR, Glassenberg R, Socol ML. Placenta accreta is associated with elevated maternal serum alpha-fetoprotein. Obstet Gynecol 1993; 82(2): 266-9.
66. Lauria MR, Smith RS, Treadwell MC et al. The use of second-trimester transvaginal sonography to predict placenta previa. Ultrasound Obstet Gynecol 1996; 8(5): 337-40.
67. Leerentveld RA, Gilberts EC, Arnold MJ, Wladimiroff JW. Accuracy and safety of transvaginal sonographic placental localization. Obstet Gynecol 1990; 76(5 Pt 1): 759-62.
68. Levine D, Hulka CA, Ludmir J, Li W, Edelman RR. Placenta accreta: evaluation with color Doppler US, power Doppler US, and MR imaging. Radiology 1997; 205(3): 773-6.
69. Long SY, Yang Q, Chi R, Luo L, Xiong X, Chen ZQ. Maternal and neonatal outcomes resulting from antepartum hemorrhage in women with placenta previa and its associated risk factors: a single-center retrospective study. Ther Clin Risk Manag 2021; 17: 31-8.
70. MacAfee C. Placenta previa: study of 174 cases. J Obstet Gynaecol Br Emp 1945; 52: 313-24.
71. Macones GA, Sehdev HM, Parry S, Morgan MA, Berlin JA. The association between maternal cocaine use and placenta previa. Am J Obstet Gynecol 1997; 177(5): 1097-100.
72. Maldjian C, Adam R, Pelosi M, Rudelli RD, Maldjian J. MRI appearance of placenta percreta and placenta accreta. Magn Reson Imaging 1999; 17(7): 965-71.
73. Marcellin L, Delorme P, Bonnet MP, et al. Placenta percreta is associated with more frequent severe maternal morbidity than placenta accreta. Am J Obstet Gynecol 2018; 219:193.e1.
74. Martin JA, Hamilton BE, Sutton PD, Ventura SJ, Menacker F, Munson ML. Births: final data for 2002. Natl Vital Stat Rep 2003; 52(10): 1-113.
75. McShane PM, Heyl PS, Epstein MF. Maternal and perinatal morbidity resulting from placenta previa. Obstet Gynecol 1985; 65(2): 176-82.
76. Miller DA, Chollet JA, Goodwin TM. Clinical risk factors for placenta previa-placenta accreta. Am J Obstet Gynecol 1997; 177(1): 210-4.
77. Mouer JR. Placenta previa: antepartum conservative management, inpatient versus outpatient. Am J Obstet Gynecol 1994; 170(6): 1683-6.
78. Mustafa SA, Brizot ML, Carvalho MH, Watanabe L, Kahhale S, Zugaib M. Transvaginal ultrasonography in predicting placenta previa at delivery: a longitudinal study. Ultrasound Obstet Gynecol 2002; 20(4): 356-9.
79. O'Brien JM, Barton JR, Donaldson ES. The management of placenta percreta: conservative and operative strategies. Am J Obstet Gynecol 1996; 175(6): 1632-8.
80. Oppenheimer LW, Farine D, Ritchie JW, Lewinsky RM, Telford J, Fairbanks LA. What is a low-lying placenta? Am J Obstet Gynecol 1991; 165(4 Pt 1): 1036-8.
81. Palacios JM, Bruno CH. Magnetic resonance imaging in 300 cases of placenta accreta: surgical correlation of new findings. Acta Obstet Gynecol Scand 2005; 84(8): 716-24.
82. Parekh N, Husaini SW, Russell IF. Caesarean section for placenta praevia: a retrospective study of anaesthetic management. Br J Anaesth 2000; 84(6): 725-30.
83. Paull JD, Smith J, Williams L, Davison G, Devine T, Holt M. Balloon occlusion of the abdominal aorta during caesarean hysterectomy for placenta percreta. Anaesth Intensive Care 1995; 23(6): 731-4.
84. Powell MC, Worthington BS, Sokal M, Wastie M, Buckley J, Symonds EM. Magnetic resonance imaging: its application to cervical carcinoma. Br J Obstet Gynaecol 1986; 93(12): 1276-85.
85. Predanic M, Perni SC, Baergen RN, Jean-Pierre C, Chasen ST, Chervenak FA. A sonographic assessment of different patterns of placenta previa "migration" in the third trimester of pregnancy. J Ultrasound Med 2005; 24(6): 773-80.
86. Read JA, Cotton DB, Miller FC. Placenta accreta: changing clinical aspects and outcome. Obstet Gynecol 1980; 56(1): 31-4.
87. Rosati P, Guariglia L. Clinical significance of placenta previa detected at early routine transvaginal scan. J Ultrasound Med 2000; 19(8): 581-5.
88. Ruiter L, Eschbach SJ, Burgers M, Rengerink KO, van Pampus MG, Goes BY, et al. Predictors for Emergency Cesarean Delivery in Women with Placenta Previa. Am J Perinatol 2016;33(14):1407-14.
89. Salihu HM, Li Q, Rouse DJ, Alexander GR. Placenta previa: neonatal death after live births in the United States. Am J Obstet Gynecol 2003; 188(5): 1305-9.
90. Sekiguchi A, Nakai A, Kawabata I, Hayashi M, Takeshita T. Type and location of placenta previa affect preterm delivery risk related to antepartum hemorrhage. Int J Med Sci 2013; 10(12): 1683-8.
91. Sharma A, Suri V, Gupta I. Tocolytic therapy in conservative management of symptomatic placenta previa. Int J Gynaecol Obstet 2004; 84(2): 109-13.
92. Sheiner E, Shoham-Vardi I, Hallak M, Hershkowitz R, Katz M, Mazor M. Placenta previa: obstetric risk factors and pregnancy outcome. J Matern Fetal Med 2001; 10(6): 414-9.
93. Silver R, Depp R, Sabbagha RE, Dooley SL, Socol ML, Tamura RK. Placenta previa: aggressive expectant management. Am J Obstet Gynecol 1984; 150(1): 15-22.
94. Smith RS, Lauria MR, Comstock CH et al. Transvaginal ultrasonography for all placentas that appear to be low-lying or over the internal cervical os. Ultrasound Obstet Gynecol 1997; 9(1):22-4.
95. Taipale P, Hiilesmaa V, Ylostalo P. Transvaginal ultrasonography at 18-23 weeks in predicting placenta previa at delivery. Ultrasound Obstet Gynecol 1998; 12(6): 422-5.
96. Thorp Jr. JM, Wells SR, Wiest HH, Jeffries L, Lyles E. First-trimester diagnosis of placenta previa percreta by magnetic resonance imaging. Am J Obstet Gynecol 1998; 178(3): 616-8.
97. To WW, Leung WC. Placenta previa and previous cesarean section. Int J Gynaecol Obstet 1995; 51(1): 25-31.
98. Verspyck E, de Vienne C, Muszynski C, Bubenheim M, Chanavaz-Lacheray I, Dreyfus M, et al. Maintenance nifedipine therapy for preterm symptomatic placenta previa: A randomized, mul-

ticenter, double-blind, placebo-controlled trial. PLoS One 2017;12(3):e0173717.
99. Weinstein A, Chandra P, Schiavello H, Fleischer A. Conservative management of placenta previa percreta in a Jehovah's Witness. Obstet Gynecol 2005; 105(5 Pt 2): 1247-50.
100. Wing DA, Paul RH, Millar LK. Management of the symptomatic placenta previa: a randomized, controlled trial of inpatient versus outpatient expectant management. Am J Obstet Gynecol 1996; 175(4 Pt 1): 806-11.
101. Wu S, Kocherginsky M, Hibbard JU. Abnormal placentation: twenty-year analysis. Am J Obstet Gynecol 2005; 192(5):1458-61.
102. Zaki ZM, Bahar AM, Ali ME, Albar HA, Gerais MA. Risk factors and morbidity in patients with placenta previa accreta compared to placenta previa non-accreta. Acta Obstet Gynecol Scand 1998; 77(4): 391-4.
103. Zelop C, Nadel A, Frigoletto Jr. FD, Pauker S, MacMillan M, Benacerraf BR. Placenta accreta/percreta/increta: a cause of elevated maternal serum alpha-fetoprotein. Obstet Gynecol 1992; 80(4): 693-4.

## Comunicação pessoal

104. Oppenheimer LW, Farine D. A new classification of placenta previa: measuring progress in obstetrics. Am J Obstet Gynecol 2009; 201(3): 227-9.

## Diretrizes

105. American College of Obstetricians and Gynecologists. Medically indicated late-preterm and early-term deliveries. ACOG Committee Opinion. Obstet Gynecol 2013; 121(4): 908-10.
106. American College of Obstetricians and Gynecologists. Placenta accreta. ACOG Committee Opinion, 2002. Int J Gynaecol Obstet 2002; 77(1): 77-8.

## Livros

107. Benirschke K, Kaufmann P. Pathology of the human placenta. 4.ed. New York: Springer; 2000.
108. Clark SL. Placenta previa and abruptio placentae. In: Creasy RK, Resnik R, editores. Maternal fetal medicine. 4.ed. Philadelphia: WB Saunders; 1999. p. 616.
109. Cunningham FG, Leveno KJ, Bloom SL et al. Obstetrical hemorrhage. In: Williams' obstetrics. 24.ed. New York McGraw-Hill; 2014. p. 780-828.
110. Edgard JC. Anomalies and diseases of the placenta. In: Edgard JC, Vaux NW. Edgard's practice of obstetrics. 6.ed. Philadelphia: P. Blakinston's Son & Co.; 1926.
111. Mathias L. Placenta prévia. In: Neme B, organizador. Obstetrícia básica. 3.ed. São Paulo: Sarvier; 2005. p. 402-17.
112. Zugaib M, Bittar RE. Placenta prévia. In: Protocolos Assistenciais da Clínica Obstétrica da FMUSP. 4.ed. São Paulo: Atheneu; 2003. p. 359-62.

## Revisões sistemáticas/metanálises

113. Ananth CV, Smulian JC, Vintzileos AM. The association of placenta previa with history of cesarean delivery and abortion: a meta-analysis. Am J Obstet Gynecol 1997; 177(5): 1071-8.
114. Bartels HC, Rogers AC, O'Brien D, et al. Association of implementing a multidisciplinary team approach in the management of morbidly adherent placenta with maternal morbidity and mortality. Obstet Gynecol 2018; 32(5): 1167-76.
115. Buca D, Liberati M, Calì G, Forlani F, Caisutti C, Flacco ME, et al. Influence of prenatal diagnosis of abnormally invasive placenta on maternal outcome: systematic review and meta-analysis. Ultrasound Obstet Gynecol 2018; 52:304.
116. Fan D, Wu S, Liu L, Xia Q, Wang W, Guo X, et al. Prevalence of antepartum hemorrhage in women with placenta previa: a systematic review and meta-analysis. Sci Rep 2017;7:40320.
117. Pagani G, Cali G, Acharya G, Trisch IT, Palacios-Jaraquemada J, Familiari A, et al. Diagnostic accuracy of ultrasound in detecting the severity of abnormally invasive placentation: a systematic review and meta-analysis. Acta Obstet Gynecol Scand 2018; 97:25.
118. Shahin Y, Pang CL. Endovascular interventional modalities for haemorrhage control in abnormal placental implantation deliveries: a systematic review and meta-analysis. Eur Radiol 2018; 28:2713.
119. Shobeiri F, Jenabi E. Smoking and placenta previa: a meta-analysis. J Matern Fetal Neonatal Med 2017;30(24):2985-90.
120. Washecka R, Behling A. Urologic complications of placenta percreta invading the urinary bladder: a case report and review of the literature. Hawaii Med J 2002; 61(4): 66-9.

# Capítulo 40

# Descolamento prematuro de placenta



## DEFINIÇÃO E IMPORTÂNCIA

O descolamento prematuro de placenta (DPP) consiste na separação da placenta normalmente inserida (corpo ou fundo do útero) antes da expulsão do feto em gestação de 20 ou mais semanas completas.[97,98] Essa complicação foi descrita em 1775 e tem, classicamente, grande potencial de morbidade e mortalidade maternas e fetais. Também há maior incidência de coagulopatias, hemotransfusão, histerectomia e infecções puerperais nesses casos.

A rotura de vasos maternos na decídua basal está implicada como causa imediata dessa separação. Raramente, o sangramento pode ser originado das veias fetais e placentárias. O sangue acumulado separa a placenta da decídua inicialmente por meio de uma fina camada. Esse hematoma resultante pode ser pequeno e autolimitado (separação parcial), ou pode continuar a dissecar a interface placenta-decídua, levando à separação quase completa ou completa desta (separação total). Pelo fato de a placenta separada não ser capaz de manter sua função de troca de gases e nutrientes, o feto torna-se progressivamente comprometido à medida que esse processo evolui.

Em geral, uma parte do sangue resultante da separação da placenta contorna as membranas ao longo da cavidade uterina, exteriorizando-se pelo orifício externo do colo uterino (hemorragia externa), como mostra a Figura 1. Menos frequentemente, o sangue fica acumulado entre a placenta descolada e o útero, levando a hemorragia oculta (Figura 2). Identifica-se, assim, o útero de Couve-

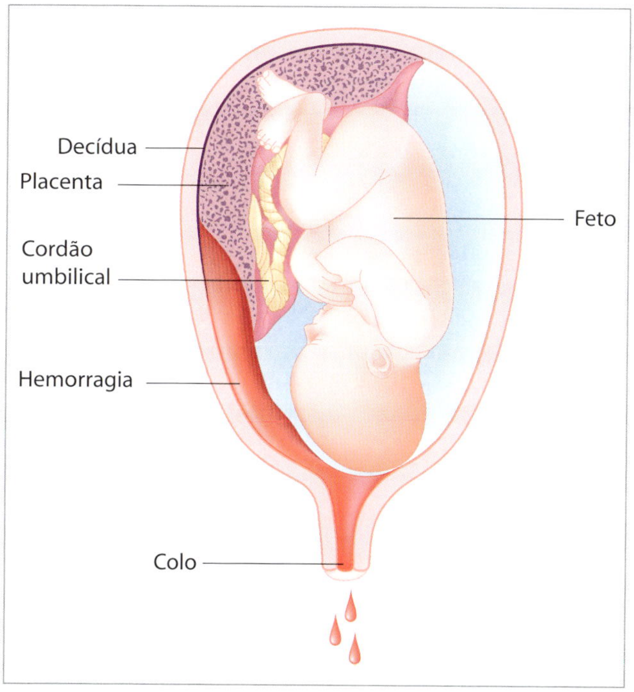


**FIGURA 1.** Descolamento prematuro de placenta com hemorragia externa.

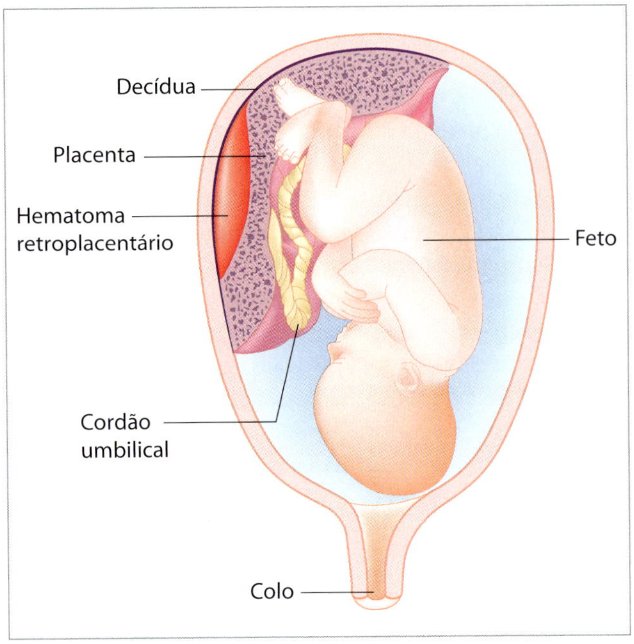


**FIGURA 2.** Descolamento prematuro de placenta com hemorragia oculta.

laire, descrito por Couvelaire em 1911, em que o sangue atravessa o miométrio e atinge a serosa do órgão.

## INCIDÊNCIA

A incidência do descolamento prematuro de placenta varia de 0,3 a 1,0%,[10,38,40,47,49] e essa frequência parece estar aumentando nos últimos anos.[12,19] Esse aumento pode estar relacionado a mudanças nos fatores de risco a que as gestantes estão expostas na atualidade, como idade materna avançada. Além disso, a propedêutica obstétrica mais acurada tem contribuído para o diagnóstico mais precoce do descolamento prematuro de placenta. Na Clínica Obstétrica do HC-FMUSP, entre abril de 2001 e março de 2005, a incidência foi de 51 casos em 8.644 partos (0,59%).[58] O descolamento prematuro de placenta com gravidade suficiente para resultar em óbito fetal apresenta incidência aproximada de 1:830 nascimentos (0,12%).[62] Estima-se que um terço de todas as hemorragias anteparto resulte dessa condição.[62]

## MORBIDADE E MORTALIDADE PERINATAIS

A mortalidade perinatal é elevada nesses casos, e agrava-se ainda mais pela associação com altas taxas de prematuridade terapêutica e por ocorrer mais frequentemente em gestações já complicadas com restrição do crescimento fetal (RCF). Um estudo na Suécia[40] registrou taxa de mortalidade perinatal de 20% e realização do parto por via abdominal em 75% dos casos de DPP. Nos Estados Unidos da América (EUA), a mortalidade perinatal está estimada em 119:1.000 nascimentos.[14] Outros países relatam taxas significativamente menores, como a Noruega,[66] onde a mortalidade perinatal decorrente de descolamento prematuro de placenta diminuiu de 2,5:1.000 nascimentos em 1967 para 0,9:1.000 em 1991. Mesmo para os recém-nascidos a termo, a mortalidade perinatal foi 25 vezes maior quando associada ao descolamento prematuro de placenta.[98] Na Clínica Obstétrica do HC-FMUSP, 23,5% do total de casos de DPP cursaram com óbito fetal.[58] O óbito fetal costuma ocorrer quando há separação de pelo menos 50% da placenta. A maioria dos óbitos perinatais (até 77%) ocorre intraútero; óbitos no período pós-parto decorrem, em geral, da prematuridade associada.[7,15,80]

Mulheres que apresentam qualquer grau de descolamento da placenta têm chance nove vezes maior de óbito fetal, quatro vezes maior de parto prematuro (40 *versus* 9%) e o dobro de restrição do crescimento fetal (14 *versus* 8%), quando comparadas com pacientes sem DPP.[8] Apurou-se em uma série de casos que 81% dos recém-nascidos de gestações que culminaram em descolamento prematuro de placenta se encontravam abaixo da média de peso para a idade gestacional.[1] Na Clínica Obstétrica do HC-FMUSP, nos casos de DPP, a taxa de recém-nascidos pequenos para a idade gestacional é de 25,5% e a idade gestacional média do parto está em torno de 35 semanas.[58] Para os recém-nascidos que sobrevivem, há maior risco de sequelas neurológicas, especialmente por causa da prematuridade associada.[9] Alguns autores relatam 15% de déficits neurológicos significativos no primeiro ano de vida e taxa de paralisia cerebral de 20% em comparação com os controles nascidos de mesma idade gestacional.[98]

## FISIOPATOLOGIA

Ainda não está claro se o descolamento prematuro de placenta resulta de evento único ou é decorrente de alterações de longa evolução da interface uteroplacentária. Em alguns casos decorrentes de trauma, um único fator pode desencadear todo o processo; em outros, a rotura prematura de membranas com inflamação aguda pode ter papel decisivo no início do processo. Entretanto, na maior parte dos casos estão envolvidas anormalidades vasculares e placentárias, incluindo aumento da fragilidade vascular, malformações dos vasos ou placentação anômala,[13,27] sendo a separação da placenta o evento final de uma longa sequência de alterações. É possível que em certos casos esse processo tenha início bem precoce, ainda no primeiro trimestre da gestação.

A causa imediata da separação prematura da placenta é a ruptura de vasos maternos na decídua basal. Mais raramente o sangramento se origina de vasos feto-placentários. O sangue acumulado invade a decídua, separando uma camada fina de decídua da área da placenta sobreposta. As separações placentárias completas ou parciais são causadas por hemorragia arterial de alta pressão na área central da placenta. A hemorragia venosa, com pressão menor, tipicamente na periferia da placenta (separação marginal) tende a ser autolimitada e resulta em área menor de separação.

A associação dessa condição com quadros de insuficiência placentária crônica reforça a hipótese de um processo patológico vascular. Esse fato também está implicado na maior taxa já relatada de distúrbios do crescimento e prematuridade.[66,71] A avaliação histológica de placentas de mulheres com parto prematuro demonstrou evidência de sangramento antigo em 50% dos casos.[71]

As alterações fisiológicas observadas após a invasão trofoblástica das artérias uteroplacentárias podem estar relacionadas com esse processo.[32] Em gestações normais, as artérias espiraladas perdem a camada muscular, transformando-se em vasos dilatados de baixa resistência. Essas alterações decorrem durante a primeira e a segunda ondas de invasão trofoblástica. A ausência dessas modificações está associada à doença hipertensiva específica da gestação (DHEG) e também ao descolamento prematuro de placenta.[27] A invasão trofoblástica deficiente resulta em diminuição do fluxo sanguíneo placentário e em resposta endotelial anormal a substâncias vasoativas. Esses vasos placentários anormais estão predispostos à isquemia e à rotura, levando ao descolamento prematuro da placenta.[32]

## FATORES DE RISCO

Os fatores de risco para o descolamento prematuro de placenta estão listados na Tabela 1.

| TABELA 1. Fatores de risco para o descolamento prematuro de placenta |
|---|
| Hipertensão arterial |
| Rotura prematura de membranas ovulares |
| Trombofilias hereditárias |
| Uso de cocaína |
| Trauma |
| Tabagismo |
| Descolamento prematuro de placenta em gestação anterior |
| Multiparidade |
| Gestação múltipla |
| Rápida descompressão uterina (polidrâmnio) |
| Leiomioma uterino |
| Anomalias uterinas ou placentárias |

## SÍNDROMES HIPERTENSIVAS

As síndromes hipertensivas são as condições que apresentam maior associação com o descolamento prematuro de placenta. Este está fortemente associado à hipertensão crônica materna, pré-eclâmpsia sobreposta e pré-eclâmpsia grave.[13,44,54] Em um estudo de Pritchard et al.,[3] 89 de 192 pacientes com descolamento prematuro de placenta e óbito fetal eram hipertensas (pressão arterial diastólica ≥ 90 mmHg), sendo 50% delas hipertensas crônicas.[3] Pacientes hipertensas têm risco cinco vezes maior de descolamento prematuro de placenta, quando comparadas a mulheres normotensas. Em uma avaliação de 445 pacientes com pré-eclâmpsia grave e eclâmpsia, foi demonstrado que a elevação da pressão arterial e o grau de proteinúria não foram preditivos de descolamento prematuro de placenta, sugerindo que outros fatores etiológicos mais complexos estão associados à doença hipertensiva.[89] Infelizmente, o uso de drogas anti-hipertensivas não parece reduzir o risco de descolamento prematuro de placenta nos casos de hipertensão crônica.[77] Segundo Morgan et al.,[55] mulheres hipertensas tendem a apresentar descolamento prematuro de placenta mais grave.

## CESÁREA PRÉVIA

Estudos populacionais têm sugerido e demonstrado que a cesárea prévia também representa fator de risco para descolamento prematuro de placenta.[35,48,64,67] A cicatriz uterina próxima da implantação da placenta na parede anterior do útero poderia ocasionar perfusão sanguínea deficiente com inadequado fluxo de sangue para os espaços intervilosos, predispondo ao descolamento prematuro de placenta.[39] Um estudo realizado na Clínica Obstétrica do HC-FMUSP, envolvendo 6.495 partos com 34 casos de descolamento prematuro de placenta e 170 controles pareados, não confirmou a associação de descolamento prematuro de placenta com cicatriz uterina de cesárea prévia.[20]

## ROTURA PREMATURA DE MEMBRANAS OVULARES PRÉ-TERMO

O descolamento prematuro de placenta ocorre em 2 a 5% das gestações que em seu decorrer apresentam rotura prematura de membranas ovulares (RPMO) pré-termo.[11,86] O risco aumenta de sete a nove vezes nas mulheres com infecção intrauterina ou oligoâmnio associados à RPMO pré-termo. Alterações agudas da frequência cardíaca fetal são verificadas em cerca de metade das gestações complicadas por descolamento prematuro de placenta e RPMO pré-termo.[51] Resta, no entanto, uma dúvida sobre o papel do descolamento prematuro de placenta como causa ou consequência da RPMO pré-termo. O aumento da trombina decidual causado pelo descolamento prematuro de placenta pode levar ao incremento da produção de proteases, com enfraquecimento das membranas e alterações vasculares locais.[46] Por outro lado, verifica-se que o risco de descolamento prematuro de placenta aumenta quanto maior for o período de latência até o desencadeamento do trabalho de parto.[11,79]

## TROMBOFILIAS HEREDITÁRIAS

Vários estudos sugeriram uma associação entre resultados perinatais adversos, incluindo descolamento prematuro de placenta, e trombofilias hereditárias, assim como homozigoticidade para a mutação da metilenotetraidrofolato redutase (MTHFR), como causa de hiper-homocisteinemia. Foi feita a hipótese de que a trombofilia pode causar insuficiência placentária decorrente de trombose vascular placentária. Outros estudos não apoiam essa associação e as evidências mais recentes são fracas nesse sentido. O principal argumento contra essa hipótese de trombose vascular placentária é que, apesar de a hipercoagulabilidade ser a associação causal, as perdas gestacionais ou abortamentos não são mais frequentes em mulheres com história prévia de tromboembolismo em comparação com a população-controle. A evidência de metanálises de estudos caso-controle nos quais mulheres com comorbidades obstétricas foram comparadas com outro grupo sem essas alterações é que há aumento da prevalência de trombofilias no primeiro grupo com complicações, mas a magnitude dessa associação é modesta, sugerindo mais um fator de contribuição do que uma causa primária.[4,68,69,95,103] Como existe maior associação de trombofilias hereditárias nesse grupo, na Clínica Obstétrica do HC-FMUSP, opta-se pela pesquisa dessas trombofilias nas pacientes com antecedente de descolamento prematuro de placenta e profilaxia com heparina para os casos positivos.

## USO DE COCAÍNA

Cerca de 10% das gestantes usuárias de cocaína apresentarão descolamento prematuro de placenta no terceiro trimestre.[36,52,102] O efeito dessa droga na gênese do descolamento prematuro de placenta ainda não está claro, mas pode estar relacionado à vasoconstrição aguda induzida pela cocaína, que leva à isquemia, vasodilatação reflexa e quebra da integridade vascular. Alguns autores recomendam que mulheres que apresentam descolamento prematuro de placenta sem fator etiológico identificável sejam submetidas a exame toxicológico.[41]

## FATORES MECÂNICOS

O trauma abdominal externo pode causar rápida compressão/descompressão na interface placenta-decídua, levando ao descolamento prematuro de placenta. Quando associado ao trauma, o descolamento prematuro de placenta tende a ser de maior gravidade, ocorrendo em geral nas primeiras 24 horas após o evento traumático.[53] A presença de atividade uterina aumentada, em especial taquissistolia, após trauma abdominal requer maiores cuidados, devendo a monitorização fetal se estender por até 24 horas, avaliando-se também a coagulação materna nesse período.[42] Entretanto, se nas primeiras 4 a 6 horas a monitorização revelar quiescência uterina e padrão normal de variabilidade da frequência cardíaca fetal, e clinicamente não houver sangramento vaginal, rotura prematura de membranas ovulares ou dor à palpação uterina, esse período já será suficiente para a avaliação.[23] Alguns autores sugerem que a tomografia computadorizada com contraste pode auxiliar no diagnóstico de DPP em casos de trauma abdominal (Figura 3). Achados tomográficos sugestivos de DPP incluem áreas retroplacentárias, contíguas, de baixa atenuação, que formam ângulos agudos com o miométrio.[5] Uma rápida descompressão do útero, como observado na rotura prematura de membranas ovulares em casos de polidrâmnio ou após o nascimento do primeiro gemelar, pode também precipitar o descolamento prematuro de placenta. Outros fatores mecânicos incluem a implantação da placenta em regiões anormais do útero ou em miomas, já que esses locais estão mais sujeitos à torção e à deciduação inadequada. Mais raramente, podem também estar associados ao descolamento prematuro de placenta e a casos de placenta circunvalada e cordão umbilical curto.

## TABAGISMO

O tabagismo está associado a risco 2,5 vezes maior de descolamento prematuro de placenta e óbito fetal; consiste em um dos poucos fatores de risco que podem ser modificados.[104] Mulheres que consomem de 10-19 cigarros/dia têm chance 40% maior de apresentar DPP ao longo da gestação.[44] Um mecanismo possível está relacionado à necrose isquêmica periférica decidual observada em fumantes, o que predispõe à erosão dos vasos.[97] Há sinergismo entre os efeitos da hipertensão e do consumo de cigarros.[11]

## HISTÓRIA PRÉVIA DE DESCOLAMENTO PREMATURO DE PLACENTA

O antecedente de descolamento prematuro de placenta eleva o risco de recorrência em gravidez subsequente em cerca de dez vezes.[40] O novo episódio tende a ocorrer em idade ges-

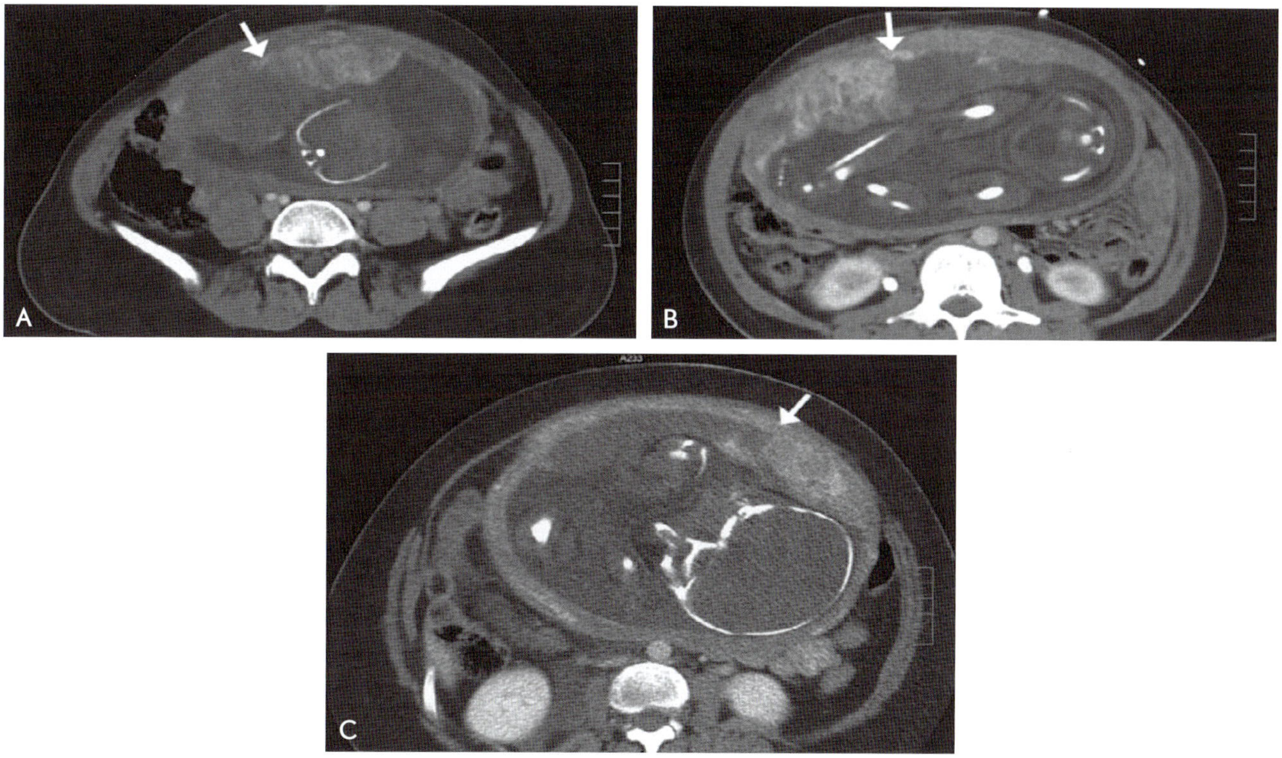


FIGURA 3. Tomografia computadorizada em casos de descolamento prematuro de placenta secundários a trauma abdominal. Áreas mais escuras, de baixa atenuação, correspondem a hematoma. A: 23 semanas; B: 29 semanas; C: 36 semanas. As setas brancas delimitam regiões perfundidas e não perfundidas da placenta. (Figura adaptada de Wei et al.[5])

tacional mais precoce do que nos episódios anteriores, apesar das taxas de mortalidade perinatal serem semelhantes.[43]

## IDADE MATERNA E PARIDADE

O aumento da idade materna e da paridade eleva o risco de descolamento prematuro de placenta.[16] A incidência da complicação entre primíparas e grandes multíparas é de aproximadamente 1 e 2,5%, respectivamente.[97] O mecanismo pelo qual a maior paridade aumenta o risco de descolamento prematuro de placenta não é conhecido, mas fatores relacionados a alterações endometriais, decidualização anormal e vasos uterinos anômalos podem desempenhar papel importante.

## GESTAÇÃO MÚLTIPLA E POLIDRÂMNIO

Há maior risco de descolamento prematuro de placenta nos casos de gestação múltipla.[40,78] Em estudo feito por Spellacy et al.,[78] o descolamento prematuro de placenta ocorreu com frequência três vezes maior em gestações gemelares, quando comparadas a gestações únicas. Esse risco é atribuído à rápida descompressão uterina após o nascimento do primeiro gemelar. Verifica-se mecanismo semelhante nos casos de descolamento prematuro de placenta associado à perda rápida de grande quantidade de líquido amniótico na rotura de membranas ou à amniodrenagem nas gestações complicadas por polidrâmnio.

Alguns casos de descolamento prematuro de placenta, porém, podem não ter relação com os fatores de risco descritos anteriormente. Zugaib et al.,[91] em 1985, relataram ocorrência de DPP após picada de cobra seguida de insuficiência renal e hipercoagulabilidade. Em estudo recente,[6] gestantes que consumiram álcool apresentaram risco 33% maior para DPP. Mulheres com baixo peso pré-gestacional também evoluíram com taxa de DPP 40% maior,[25] enquanto mulheres obesas estiveram menos sujeitas a essa complicação.[72] Esses achados reforçam a importância do estado nutricional durante a gestação como fator de proteção ou de risco para o DPP. Gestações resultantes de reprodução assistida também têm sido associadas a maior risco de DPP.[90] O encontro de anticorpos antitireoperoxidase elevados e hipotireoidismo também tem sido associado com DPP em alguns estudos, incluindo o hipotireoidismo subclínico.[18]

## DIAGNÓSTICO

O diagnóstico de DPP é basicamente clínico, podendo ser auxiliado pela ultrassonografia e sugerido por achados da cardiotocografia. Algumas vezes, o diagnóstico será retrospectivo e feito com base no exame histopatológico da placenta, que pode revelar coágulo retroplacentário ou depressão na face materna (Figura 4). Em casos de DPP agudo, esse achado pode estar ausente, sendo mais comum o encontro de corioamnionite e funisite (inflamação do tecido conjuntivo do cordão umbilical).[30] Nem sempre haverá concordância entre achados clínicos e histopatológicos da placenta. Segundo Elsasser et al.,[30] dos casos de DPP diagnosticados clinicamente, a sensibilidade e a especificidade para a confirmação histológica foram de 30,2 e 100%, respectivamente.

## DIAGNÓSTICO CLÍNICO

Os sinais e sintomas clássicos do descolamento prematuro de placenta são sangramento vaginal, dor súbita e intensa no abdome, dor à palpação do útero e contrações uterinas (taquissistolia ou hipertonia). Entretanto, todos esses sinais podem não estar sempre presentes, e a ausência de um ou outro não exclui o diagnóstico. A quantidade de sangramento vaginal também não apresenta boa correlação com a extensão da hemorragia materna e não deve ser utilizada como parâmetro da gravidade do quadro.[97] Em um estudo prospectivo, nos casos de descolamento prematuro de placenta verificou-se sangramento vaginal em 78%, dor à palpação uterina ou dor abdominal em 66% e taquissistolia ou hipertonia uterina em 34% das pacientes. Trabalho de parto prematuro idiopático foi o diagnóstico inicial em 22% dos casos, até o aparecimento de outros sinais como sangramento vaginal e alterações da frequência cardíaca fetal.[38] Na Clínica Obstétrica do HC-FMUSP, entre 2001 e 2005, o descolamento prematuro de placenta foi seguido por sangramento vaginal em 58,8% dos casos e hipertonia em 39,2%, não havendo diferença significativa entre essas taxas e as verificadas em período anterior (entre 1994 e 1997).[58]

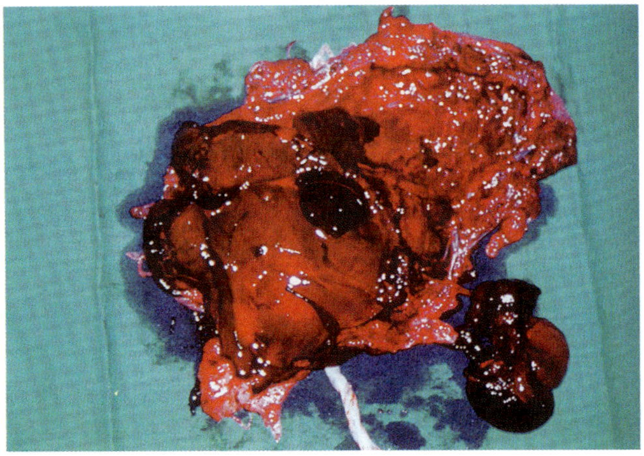

FIGURA 4. Coágulo retroplacentário. (Figura adaptada de Couto et al.[22])

A presença dos sinais clássicos de descolamento prematuro de placenta, com exceção do sangramento vaginal, pode significar hemorragia oculta severa (sangue acumulado entre a placenta e o útero, sem exteriorização pela vagina). Esse quadro pode ocorrer em 20% dos casos dessa complicação. O sangue pode também atravessar o útero e atingir sua superfície serosa (útero de Couvelaire ou apoplexia uteroplacentária), achado tipicamente diagnosticado na cesárea.

No exame físico geral materno, podem-se encontrar convergência tensional, ou seja, valores de pressão arterial sistólica e diastólica mais próximos (observada nas hipertensas por causa do aumento da pressão arterial diastólica), estado de pré-choque ou choque hipovolêmico ou sinais indiretos de coagulação intravascular disseminada (CIVD), como petéquias, equimoses e hematomas. O exame físico obstétrico pode revelar sangramento genital visível externamente, aumento progressivo da altura uterina (nos casos de sangramento oculto), hipertonia e/ou hiperatividade uterina, ausculta fetal difícil ou ausente e bolsa das águas tensa ao toque.[99]

Em contraste com os sinais e sintomas clássicos do descolamento prematuro de placenta descritos anteriormente, pode haver outra forma de apresentação, com sangramento vaginal de pequena monta, às vezes recorrente, com ou sem sensibilidade uterina ou contrações. Nesse caso, não se verifica a presença de coagulopatia e a cardiotocografia é normal. Esse tipo de sangramento tem sido denominado descolamento prematuro de placenta "crônico" ou descolamento prematuro de placenta "parcial" e menos frequentemente está associado à separação da placenta ou à hiperestimulação uterina. Ele pode ser responsável por até 20% dos casos de descolamento prematuro de placenta, com o parto ocorrendo até mais de 1 semana após o descolamento.[29] A diferenciação com o trabalho de parto na sua fase inicial pode ser difícil, sendo sua maior complicação o parto prematuro. No caso de ocorrer no segundo trimestre, especialmente quando associado a oligoâmnio, o descolamento prematuro de placenta crônico tem prognóstico ruim, como relatado em dois estudos, em que apenas 2 de 15 fetos sobreviveram.[73,75] Segundo Shenker et al.,[73] a ocorrência de oligoâmnio está relacionada à inadequada função placentária, levando a baixa perfusão renal fetal.

## COAGULOPATIA

A coagulação intravascular disseminada ocorre em 10 a 20% dos casos de descolamento prematuro de placenta grave (com óbito fetal) e raramente é observada com feto vivo.[1,74] Na Clínica Obstétrica do HC-FMUSP, a coagulação intravascular disseminada apresentou taxa de 7,8% em 51 casos de descolamento prematuro de placenta avaliados.[58] Provavelmente resulta da infusão na circulação materna de fatores tissulares e/ou materiais tromboplásticos originários da decídua anormal ou do leito placentário defeituoso. Apesar de grande quantidade de fibrina se depositar na cavidade uterina quando há descolamento prematuro de placenta grave e hipofibrinogenemia, essa concentração local de fibrina não explica toda a queda verificada no plasma. A coagulação intravascular disseminada também pode estar relacionada à diluição de fatores de coagulação em consequência da hemorragia maciça. Em alguns casos de descolamento prematuro de placenta pode haver hipofibrinogenemia sem coagulação intravascular disseminada. Depósitos de fibrina no espaço intravascular podem resultar na formação de trombos em órgãos distantes, como os rins.

## ALTERAÇÕES DA VITALIDADE FETAL

Nos casos agudos, verificam-se comumente alterações na cardiotocografia (bradicardia ou taquicardia fetal persistente, padrão sinusoidal ou desacelerações tardias) ou no perfil biofísico fetal indicativas de insuficiência uteroplacentária aguda decorrente da hipotensão materna ou de menor superfície placentária funcionante para a troca de oxigênio.

## DIAGNÓSTICO ULTRASSONOGRÁFICO

A ultrassonografia mostra-se mais útil para avaliar a possibilidade de placenta prévia do que para confirmar o diagnóstico de descolamento prematuro de placenta, e deve ser realizada apenas nos casos duvidosos.[60] Sinais ultrassonográficos que podem ser sugestivos de descolamento prematuro de placenta incluem visualização do coágulo retroplacentário (Figura 5), elevações da placa coriônica, aumento localizado da espessura placentária e imagens compatíveis com coágulos no estômago fetal.[100] Em um estudo de Nyberg et al.,[60] foram diagnosticados pela ultrassonografia 57 casos de descolamento prematuro de placenta com hemorragias subcoriônica (entre a placenta e as membranas), retroplacentária (entre a placenta e o miométrio) e pré-placentária (entre a placenta e o líquido amniótico) em 80, 16 e 4% dos casos, respectivamente (Figura 6). O tipo pré-placentário é considerado na literatura como sem relevância clínica, e, na Clínica Obstétrica do HC-FMUSP, não é considerado um verdadeiro DPP, mas apenas um hematoma subamniótico.[99] A hemorragia aguda tem aspecto ultrassonográfico hiperecoico ou isoecoico com a placenta, podendo mimetizar espessamento

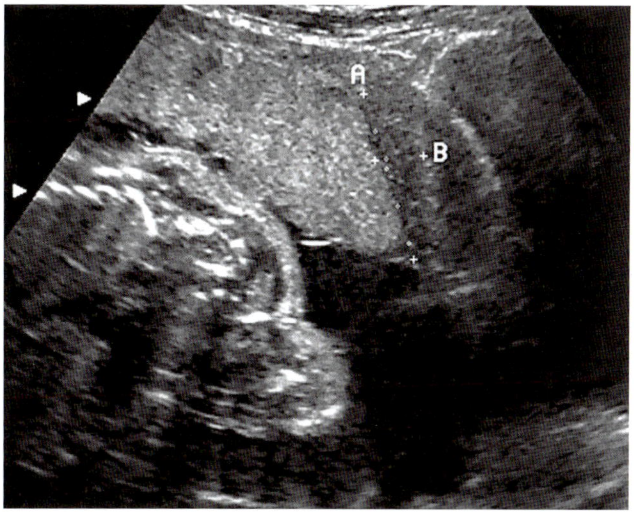


**FIGURA 5.** Ultrassonografia transvaginal com imagem de hematoma retroplacentário. A: limite entre a placenta e o coágulo retroplacentário; B: hematoma; seta superior: placenta; seta inferior: feto.

placentário. Após 7 dias, o hematoma torna-se hipoecoico e após 2 semanas, anecoico. O tamanho e a localização do descolamento prematuro de placenta têm significado prognóstico. Grandes hemorragias retroplacentárias e subcoriônicas estão associadas a mortalidade fetal de 50 e 10%, respectivamente.[61]

## DIAGNÓSTICO LABORATORIAL

Exames laboratoriais não se mostram úteis para o diagnóstico de descolamento prematuro de placenta. Os testes de Kleihauer-Betke para hemoglobina fetal e elevação do CA-125 não demonstraram bons resultados para esse fim.[26,31,50] Em alguns estudos, o dímero D (produto da degradação da fibrina) e a trombomodulina apresentavam-se aumentados em gestações complicadas por descolamento prematuro de placenta;[25,50,57] entretanto, nenhum desses achados é suficiente para diagnosticar ou excluir essa complicação.[56]

A alfafetoproteína materna também pode estar elevada nesses casos. Estudos têm demonstrado relação entre a elevação inexplicada de alfafetoproteína sérica materna no segundo trimestre e complicações na gestação, incluindo o descolamento prematuro de placenta. Van Rijn et al.[85] relataram aumento do risco relativo para descolamento prematuro de placenta em mulheres com elevação inexplicada da alfafetoproteína. Em outro estudo,[17] foi feita a dosagem de alfafetoproteína sérica na admissão de mulheres em trabalho de parto prematuro e com membranas íntegras. Encontrou-se aumento da alfafetoproteína sérica em dois terços dos casos que depois evoluíram para descolamento prematuro de placenta. Segundo esse estudo, o aumento inexpli-

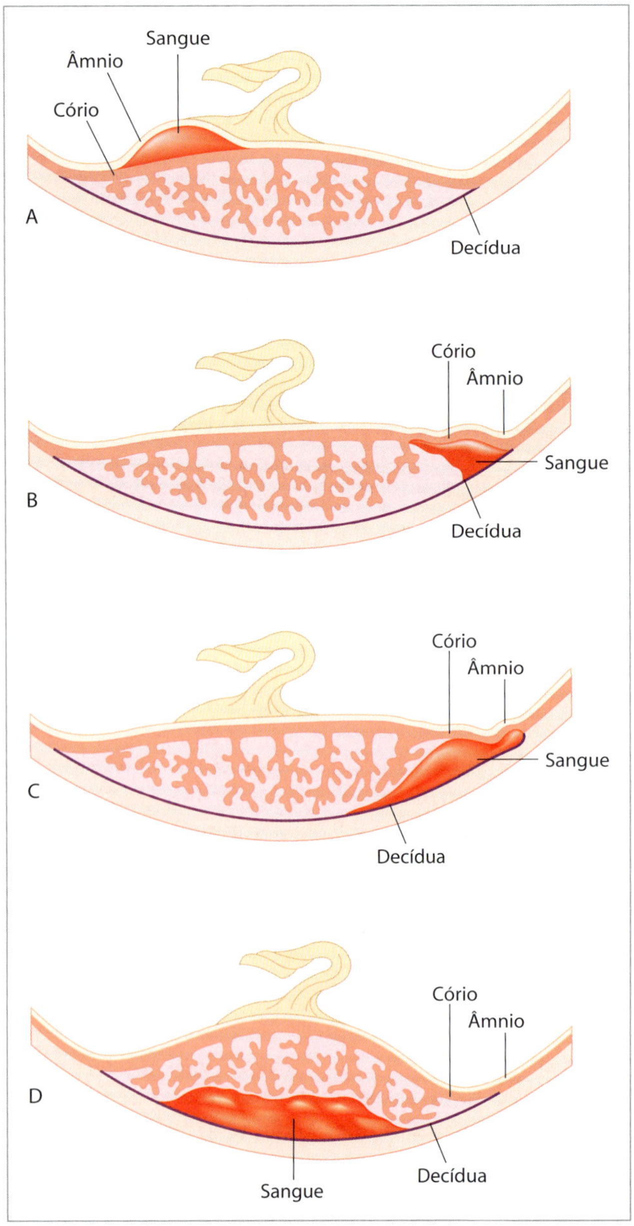


**FIGURA 6.** Diagrama representando os tipos de descolamento prematuro de placenta (DPP). A: descolamento subamniótico (pré-placentário); B: descolamento marginal (subcoriônico); C: descolamento retroplacentário com sangramento exteriorizado; D: descolamento retroplacentário com sangramento oculto. O descolamento representado em A não apresenta relevância clínica e não é considerado como um verdadeiro DPP na Clínica Obstétrica do HC-FMUSP. (Figura adaptada de Kay.[99])

cado da alfafetoproteína sérica pode representar placentação anormal e também mostrar-se útil para a identificação mais precoce das mulheres de alto risco para essa complicação. Ainda não está estabelecida a importância clínica desse achado. Um estudo[37] com mulheres com elevação inexplicada de alfafetoproteína no segundo trimestre não demonstrou redução das complicações na gestação, incluindo o descolamento prematuro de placenta, quando foram realizadas cardiotocografia anteparto e avaliação do volume de líquido amniótico duas vezes por semana.

O aparecimento de coagulopatia, especialmente de hipofibrinogenemia, sugere o diagnóstico. O nível do fibrinogênio tem a melhor correlação com a gravidade da hemorragia,[24] presença de coagulação intravascular disseminada e necessidade de transfusão de hemoderivados.[88] Quando o fibrinogênio plasmático se encontra abaixo de 100 mg% e se associa a trombocitopenia (< 100.000/mm$^3$), o diagnóstico de descolamento prematuro de placenta é altamente provável.

## CONDUTA

Os sinais e sintomas encontrados no descolamento prematuro de placenta podem variar consideravelmente (ver item "Diagnóstico clínico" deste capítulo). Toda gestante com suspeita de descolamento prematuro de placenta deve ser imediatamente hospitalizada. A conduta dependerá de alguns fatores, como condições materna e fetal, idade gestacional e exame do colo uterino. As condutas clínica e obstétrica, descritas a seguir, devem ser simultâneas.

### CONDUTA CLÍNICA

As gestantes com suspeita de descolamento prematuro de placenta devem ser monitorizadas avaliando-se cuidadosamente o estado hemodinâmico materno (pressão arterial, frequência cardíaca, débito urinário), com imediata estabilização da função cardiovascular, quando necessária. Entre os exames laboratoriais iniciais, devem constar avaliação do hematócrito, contagem de plaquetas, gasometria arterial, ureia, creatinina, sódio, potássio, concentração de fibrinogênio, tempo de protrombina, tempo de tromboplastina parcial ativada, produtos de degradação da fibrina e tipo sanguíneo (ABO e RhD).

Na impossibilidade de avaliar a concentração plasmática de fibrinogênio, em situação de urgência, pode-se fazer simplesmente a avaliação da formação e da dissolução de coágulo. A cada hora, obtém-se pequena amostra de sangue, que é colocada em um tubo seco. Então, por meio de movimentos suaves, deve-se trocar o tubo de posição, de vertical para horizontal e vice-versa. A não formação de coágulo entre 5 e 10 minutos após o início do teste consiste em evidência de coagulação deficiente, muito provavelmente relacionada à queda de fibrinogênio e plaquetas.

Medidas iniciais de assistência para os casos de descolamento prematuro de placenta incluem acesso venoso, sondagem vesical e administração de oxigênio úmido. Nos casos mais graves, é necessário ter acesso venoso que permita medir a pressão venosa central (acesso venoso central ou flebotomia).

Quando houver hipovolemia severa ou choque hemorrágico, devem ser administrados cristaloides e/ou transfusões sanguíneas, sendo a reposição realizada o mais precocemente possível. A insuficiência renal aguda pode ocorrer com o descolamento prematuro de placenta, incluindo os casos em que a correção da hipovolemia é insuficiente. Pelo fato de a pré-eclâmpsia com frequência estar presente nas pacientes com descolamento prematuro de placenta, verifica-se maior vasoespasmo renal. Segundo Drakeley et al.,[28] das 72 gestantes com insuficiência renal avaliadas em seu estudo, 32% apresentaram descolamento prematuro de placenta. Dos casos de insuficiência renal, cerca de 75% evoluíram para necrose tubular aguda, evento reversível.[84] Na Clínica Obstétrica do HC-FMUSP, a insuficiência renal aguda ocorreu em 2% dos casos de descolamento prematuro de placenta.[58]

Cada unidade de concentrado de hemácias (300 mL) contém cerca de 200 mL de glóbulos vermelhos e, em uma pessoa adulta, eleva a taxa do hematócrito em 3 a 4% na ausência de sangramento. O hematócrito deve ser mantido acima de 30% e o débito urinário igual ou superior a 30 mL/h. Em gestantes com hipertensão prévia, o próprio sangramento causado pelo DPP pode levar à perda volêmica com consequente queda da pressão arterial e do hematócrito, o que por vezes resulta em uma falsa impressão clínico-laboratorial de aparente normalidade.

Quando forem necessárias múltiplas transfusões, o sistema de coagulação deve ser rigorosamente monitorizado, com medidas de tempo de protrombina, tempo de tromboplastina parcial ativada e contagem de plaquetas, sobretudo a cada cinco unidades de sangue. Se os valores do tempo de protrombina e do tempo de tromboplastina parcial ativada estiverem 1,5 vez acima do normal, devem-se transfundir duas unidades de plasma fresco congelado. Se houver plaquetopenia (< 50.000/mm$^3$), devem ser administradas seis unidades de plaquetas. A Tabela 2 resume o uso e o efeito dos hemoderivados nos casos de emergência. Aumento do tempo de tromboplastina parcial ativada, presença de plaquetopenia (< 100.000/mm$^3$), diminuição do fibrinogênio plasmático (< 150 mg/dL) e concentração dos produtos de degradação da fibrina acima de 20 mg/mL são sinais de coagulação intravascular disseminada.

## CONDUTA OBSTÉTRICA

De modo geral, nos casos de feto vivo e viável, quando o parto vaginal não for iminente, deve-se interromper a gestação por meio de cesárea de emergência. Atualmente, na Clínica Obstétrica do HC-FMUSP, consideram-se viáveis fetos acima de 25 semanas de gestação. Em situações de hemorragia intensa e/ou choque hipovolêmico, associa-se a reposição volêmica (cristaloides e hemoderivados) ao parto imediato, objetivando o controle do sangramento. Se o diagnóstico for duvidoso, com feto vivo e vitalidade normal, essa gestante deve permanecer continuamente monitorizada e sob estrita observação clínica.

### Feto vivo viável

Se o feto está vivo e apresenta viabilidade, a interrupção deve ser imediata e pela via mais rápida. Nos casos em que houver cervicodilatação, recomenda-se a amniotomia ime-

**TABELA 2. Manejo e efeito dos hemoderivados**

| Produto | Conteúdo | Uso e efeitos |
|---|---|---|
| Sangue total (1 unidade = 500 mL) | Todos os componentes | Raramente utilizado. Pode ser administrado em casos de hemorragia maciça e quando se utiliza mais de 5-7 unidades de concentrado de hemácias |
| Concentrado de hemácias (1 unidade = 250-300 mL) | Somente glóbulos vermelhos | 1 unidade aumenta o hematócrito em 3% |
| Plasma fresco congelado (1 unidade = 200-300 mL) | Todos os fatores de coagulação e plaquetas ausentes | Mais usado para a correção de deficiência de múltiplos fatores de coagulação (por exemplo, coagulação intravascular disseminada, doença hepática) |
| | | 1 unidade aumenta o fibrinogênio em 7-10 mg/dL |
| | | Dose usual de 10-15 mL/kg |
| Crioprecipitado (1 unidade = 10-15 mL) | Fibrinogênio e fatores V, VIII, XIII e de von Willebrand | 10 unidades de crioprecipitado aumentam o fibrinogênio plasmático em 70 mg/dL (paciente de 70 kg) |
| Plaquetas (1 unidade = 50 mL) | Plaquetas | 6 unidades aumentam a contagem de plaquetas em aproximadamente 30.000/mm$^3$ em adulto com área de superfície corporal de 2,0 m$^2$ |

diata e, em seguida, a gestante deverá ser encaminhada ao centro obstétrico. A amniotomia é realizada com o objetivo de reduzir a pressão intra-amniótica e, dessa forma, diminuir a entrada na circulação materna de tromboplastina e fatores de coagulação ativados no coágulo retroplacentário.

Se a paciente se encontra em trabalho de parto, hemodinamicamente estável, e com cardiotocografia sem sinais de sofrimento fetal, pode-se aguardar o parto vaginal. Deve-se monitorar o feto com cardiotocografia contínua, já que o descolamento parcial pode progredir rapidamente e uma sala cirúrgica deve estar disponível em caso de urgência. A cesárea é indicada se a mãe se encontrar instável, se houver sinais de sofrimento fetal ou alguma contraindicação ao parto vaginal. Se o achado intraoperatório for de útero de Couvelaire (extravasamento de sangue para o miométrio), apesar de maior risco de sangramento, não está indicada a histerectomia de imediato, já que pode haver resposta a drogas uterotônicas e outras medidas conservadoras (Figura 7).

### Feto vivo inviável ou feto morto

Se as condições maternas estiverem preservadas, deve-se realizar amniotomia imediata, sedação com meperidina, controle dos parâmetros maternos e, quando a evolução do parto não for satisfatória, estimulação com ocitocina. O parto deverá ocorrer dentro de 4 a 6 horas, reavaliando-se os quadros clínico e obstétrico a cada hora.

A amniotomia também é conduta obrigatória nestes casos, pelos mesmos motivos explicados anteriormente.

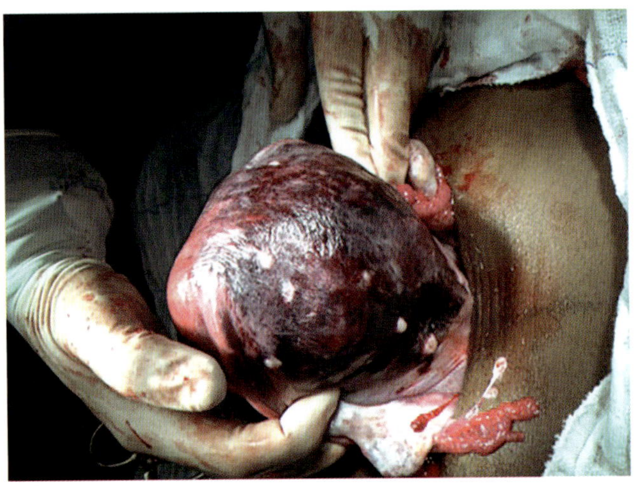

**FIGURA 7.** Útero de Couvelaire (extravasamento de sangue para o miométrio) em caso de descolamento prematuro de placenta em primípara de 25 anos. Houve boa resposta a drogas uterotônicas e a histerectomia foi evitada. (Figura cedida pelo Dr. Silvio Martinelli, da Clínica Obstétrica do HC-FMUSP)

O ocitócico poderá ser empregado nos casos em que a hipertonia não for acentuada.[96]

Se as condições maternas estiverem ruins (hipovolemia, choque, distúrbios hidroeletrolíticos, alterações da coagulação), devem-se corrigir os distúrbios de volemia, anemia e hipoxia o mais rápido possível, interrompendo a gestação pela via mais rápida. A coagulopatia é mais frequente em casos de DPP com óbito fetal. Deve-se considerar a cesárea na presença de sangramento significativo e contraindicações obstétricas ao parto vaginal.

### Descolamento prematuro de placenta crônico

Em caso de descolamento prematuro de placenta crônico, estando o feto maduro, indica-se a interrupção da gestação. Se o feto estiver imaturo ou for inviável, a conduta deve ser personalizada para cada caso no que se refere ao momento e à via do parto. Em 1985, Zugaib et al.[92] descreveram três casos de descolamento prematuro de placenta crônico em que, pela ausência de hemorragia profusa, alteração hemodinâmica e coagulação materna e pela prematuridade extrema, foi possível a conduta inicial expectante.[92]

Se adotada essa conduta, devem-se avaliar os parâmetros maternos em intervalos regulares e realizar monitorização fetal diária, com perfil biofísico fetal e Dopplervelocimetria. Nos casos de hipoxia fetal, dada a progressiva evolução da área do descolamento, a cardiotocografia pode transcorrer com diminuição da variabilidade, ligeira taquicardia, desaparecimento das acelerações transitórias aos movimentos fetais e, em face de maior gravidade, desacelerações.[93] A ultrassonografia deve ser empregada diariamente, para avaliação do volume do coágulo retroplacentário, mesmo nos fetos inviáveis. É preciso lembrar que o descolamento prematuro de placenta crônico apresenta evolução imprevisível.

A corticoterapia pode ser utilizada em gestações entre 25 e 34 semanas. Nos casos em que há alterações maternas, especialmente da coagulação, está indicada a interrupção da gestação.[100] Apesar de alguns estudos mostrarem benefícios com a tocólise[21,76,83] em casos de descolamento prematuro de placenta crônico antes de 36 semanas, ela ainda não é formalmente indicada nessa situação.

## RISCO DE RECORRÊNCIA

O risco de recorrência de descolamento prematuro de placenta em gestação subsequente é de cerca de 5 a 15%, quando comparado ao risco basal de 0,4 a 1,3% da população geral.[81,82,101] Após dois episódios de descolamento prematuro de placenta, esse risco se eleva para 25%.[97] Se o descolamento for grave e ocorrer óbito do feto, há risco de 7% do mesmo resultado em uma próxima gestação.[3] Mulheres que apresentaram descolamento prematuro de placenta também possuem maiores taxas de complicações nas próximas gestações, como recém-nascidos pequenos para a idade gestacional, parto prematuro espontâneo e pré-eclâmpsia, mesmo na ausência de novo episódio de descolamento prematuro.[66]

## PONTOS-CHAVE

- O descolamento prematuro de placenta é uma complicação obstétrica com grande potencial de morbidade e mortalidade, e sua frequência vem aumentando nos últimos anos.
- O diagnóstico de descolamento prematuro de placenta é basicamente clínico e a quantidade de sangramento vaginal não deve ser utilizada como parâmetro da gravidade do quadro.
- O descolamento prematuro de placenta crônico pode estar presente em 20% dos casos e, quando ocorrer no segundo trimestre e associar-se a oligoâmnio, o prognóstico é ruim.
- A ultrassonografia mostra-se mais útil para avaliar a possibilidade de placenta prévia do que para confirmar o diagnóstico de descolamento prematuro de placenta.
- Nos casos mais graves, a correção do estado hemodinâmico materno e o tratamento da coagulopatia devem ser simultâneos à conduta obstétrica.
- Nos casos de feto vivo e viável, a interrupção deve ser imediata, pela via mais rápida.
- A conduta expectante, nos casos de descolamento prematuro de placenta crônico, pode ser adotada em fetos imaturos ou inviáveis, devendo ser rigorosa a avaliação dos parâmetros maternos e fetais, incluindo a ultrassonografia para controle do volume do coágulo retroplacentário.

## REFERÊNCIAS BIBLIOGRÁFICAS

### Artigos de revisão

1. Hibbard BM, Jeffcoate TN. Abruptio placentae. Obstet Gynecol 1966; 27(2): 155-67.
2. Lockwood CJ. Heritable coagulopathies in pregnancy. Obstet Gynecol Surv 1999; 54(12): 754-65.
3. Pritchard JA, Mason R, Corley M, Pritchard S. Genesis of severe placental abruption. Am J Obstet Gynecol 1970; 108(1): 22-7.
4. Simcox LE, Ormesher L, Tower C, Greer IA. Thrombophilia and Pregnancy Complications. Int J Mol Sci. 2015;16(12):28418-28.
5. Wei SH, Helmy M, Cohen AJ. CT evaluation of placental abruption in pregnant trauma patients. Emerg Radiol 2009; 16(5): 365-73.

### Artigos originais

6. Aliyu MH, Lynch O, Nana PN et al. Alcohol consumption during pregnancy and risk of placental abruption and placenta previa. Matern Child Health J 2011 Jul; 15(5): 670-6.
7. Aliyu MH, Salihu HM, Lynch O, Alio AP, Marty PJ. Placental abruption, offspring sex, and birth outcomes in a large cohort of mothers. J Matern Fetal Neonatal Med. 2012; 25(3): 248-52.
8. Ananth CV, Berkowitz GS, Savitz DA, Lapinski RH. Placental abruption and adverse perinatal outcomes. JAMA 1999; 282(17): 1646-51.
9. Ananth CV, Friedman AM, Lavery JA, et al. Neurodevelopmental outcomes in children in relation to placental abruption. BJOG 2017; 124:463.
10. Ananth CV, Keyes KM, Hamilton A et al. An international contrast of rates of placental abruption: an age-period-cohort analysis. PLoS One 2015; 10(5): e0125246.
11. Ananth CV, Oyelese Y, Srinivas N, Yeo L, Vintzileos AM. Preterm premature rupture of membranes, intrauterine infection, and oligohydramnios: risk factors for placental abruption. Obstet Gynecol 2004; 104(1): 71-7.
12. Ananth CV, Oyelese Y, Yeo L, Pradhan A, Vintzileos AM. Placental abruption in the United States, 1979 through 2001: temporal trends and potential determinants. Am J Obstet Gynecol 2005; 192(1): 191-8.
13. Ananth CV, Savitz DA, Bowes Jr. WA, Luther ER. Influence of hypertensive disorders and cigarette smoking on placental abruption and uterine bleeding during pregnancy. Br J Obstet Gynaecol 1997; 104(5): 572-8.
14. Ananth CV, Smulian JC, Demissie K, Vintzileos AM, Knuppel RA. Placental abruption among singleton and twin births in the United States: risk factor profiles. Am J Epidemiol 2001; 153(8): 771-8.
15. Ananth CV, Wilcox AJ. Placental abruption and perinatal mortality in the United States. Am J Epidemiol 2001; 153(4): 332-7.
16. Ananth CV, Wilcox AJ, Savitz DA, Bowes Jr. WA, Luther ER. Effect of maternal age and parity on the risk of uteroplacental bleeding disorders in pregnancy. Obstet Gynecol 1996; 88(4 Pt 1): 511-6.
17. Bartha JL, Comino-Delgado R, Arce F. Maternal serum alpha-fetoprotein in placental abruption associated with preterm labor. Int J Gynaecol Obstet 1997; 56(3): 231-6.
18. Breathnach FM, Donnelly J, Cooley SM, Geary M, Malone FD. Subclinical hypothyroidism as a risk factor for placental abruption: evidence from a low-risk primigravid population. Aust N Z J Obstet Gynaecol 2013; 53(6): 553-60.
19. Broers T, King WD, Arbuckle TE, Liu S. The occurrence of abruptio placentae in Canada, 1990 to 1997. Chronic Dis Can 2004; 25(2): 16-20.
20. Cabar FR, Nomura RMY, Costa LCV, Alves EA, Zugaib M. Cesárea prévia como fator de risco para o descolamento prematuro da placenta. Rev Bras Ginecol Obstet 2004; 26(9).
21. Combs CA, Nyberg DA, Mack LA, Smith JR, Benedetti TJ. Expectant management after sonographic diagnosis of placental abruption. Am J Perinatol 1992; 9(3): 170-4.
22. Couto JCF, Leite JMB, Lages CASL, Machado AV, Oliveira SF. Descolamento crônico da placenta: relato de caso. Rev Bras Ginecol Obstet 2002; 24(3): 201-4.
23. Dahmus MA, Sibai BM. Blunt abdominal trauma: are there any predictive factors for abruptio placentae or maternal-fetal distress? Am J Obstet Gynecol 1993; 169(4): 1054-9.
24. de Lloyd L, Bovington R, Kaye A, et al. Standard haemostatic tests following major obstetric haemorrhage. Int J Obstet Anesth 2011; 20:135.
25. Deutsch AB, Lynch O, Alio AP, Salihu HM, Spellacy WN. Increased risk of placental abruption in underweight women. Am J Perinatol 2010; 27(3): 235-40.
26. Dhanraj D, Lambers D. The incidences of positive Kleihauer-Betke test in low-risk pregnancies and maternal trauma patients. Am J Obstet Gynecol 2004; 190(5): 1461-3.
27. Domissee J, Tiltman AJ. Placental bed biopsies in placental abruption. Br J Obstet Gynaecol 1992; 99: 651-4.
28. Drakeley AJ, Le Roux PA, Anthony J, Penny J. Acute renal failure complicating severe preeclampsia requiring admission to an obstetric intensive care unit. Am J Obstet Gynecol 2002; 186(2): 253-6.
29. Elliott JP, Gilpin B, Strong Jr. TH, Finberg HJ. Chronic abruption-oligohydramnios sequence. J Reprod Med 1998; 43(5): 418-22.
30. Elsasser DA, Ananth CV, Prasad V, Vintzileos AM. Diagnosis of placental abruption: relationship between clinical and histopathological findings. Eur J Obstet Gynecol Reprod Biol 2010; 148(2): 125-30.

31. Emery CL, Morway LF, Chung-Park M, Wyatt-Ashmead J, Sawady J, Beddow TD. The Kleihauer-Betke test: clinical utility, indication, and correlation in patients with placental abruption and cocaine use. Arch Pathol Lab Med 1995; 119(11): 1032-7.
32. Eskes TK. Abruptio placentae: a "classic" dedicated to Elizabeth Ramsey. Eur J Obstet Gynecol Reprod Biol 1997; 75(1): 63-70.
33. Facchinetti F, Marozio L, Grandone E, Pizzi C, Volpe A, Benedetto C. Thrombophilic mutations are a main risk factor for placental abruption. Haematologica 2003; 88(7): 785-8.
34. Goddijn-Wessel TA, Wouters MG, van de Molen EF et al. Hyperhomocysteinemia: a risk factor for placental abruption or infarction. Eur J Obstet Gynecol Reprod Biol 1996; 66(1): 23-9.
35. Hemminki E, Merilainen J. Long-term effects of cesarean sections: ectopic pregnancies and placental problems. Am J Obstet Gynecol 1996; 174(5): 1569-74.
36. Hoskins IA, Friedman DM, Frieden FJ, Ordorica SA, Young BK. Relationship between antepartum cocaine abuse, abnormal umbilical artery Doppler velocimetry, and placental abruption. Obstet Gynecol 1991; 78(2): 279-82.
37. Huerta-Enochian G, Katz V, Erfurth S. The association of abnormal alpha-fetoprotein and adverse pregnancy outcome: does increased fetal surveillance affect pregnancy outcome? Am J Obstet Gynecol 2001; 184(7): 1549-55.
38. Hurd WW, Miodovnik M, Hertzberg V, Lavin JP. Selective management of abruptio placentae: a prospective study. Obstet Gynecol 1983; 61(4): 467-73.
39. Jackson S, Fleege L, Fridman M, Gregory K, Zelop C, Olsen J. Morbidity following primary cesarean delivery in the Danish National Birth Cohort. Am J Obstet Gynecol 2012; 206(2): 139.e1-5.
40. Karegard M, Gennser G. Incidence and recurrence rate of abruptio placentae in Sweden. Obstet Gynecol 1986; 67(4): 523-8.
41. Kerker BD, Horwitz SM, Leventhal JM. Patients' characteristics and providers' attitudes: predictors of screening pregnant women for illicit substance use. Child Abuse Negl 2004; 28(2): 209-23.
42. Kettel LM, Branch DW, Scott JR. Occult placental abruption after maternal trauma. Obstet Gynecol 1988; 71(3 Pt 2): 449-53.
43. Kojima T, Takami M, Shindo R, Saigusa Y, Miyagi E, Aoki S. Perinatal outcomes of recurrent placental abruption. J Matern Fetal Neonatal Med 2021; 34(13): 2192-6.
44. Kramer MS, Usher RH, Pollack R, Boyd M, Usher S. Etiologic determinants of abruptio placentae. Obstet Gynecol 1997; 89(2): 221-6.
45. Kupferminc MJ, Eldor A, Steinman N et al. Increased frequency of genetic thrombophilia in women with complications of pregnancy. N Engl J Med 1999; 340(1): 9-13.
46. Lockwood CJ, Krikun G, Aigner S, Schatz F. Effects of thrombin on steroid-modulated cultured endometrial stromal cell fibrinolytic potential. J Clin Endocrinol Metab 1996; 81(1): 107-12.
47. Lueth A, Blue N, Silver RM, et al. Prospective evaluation of placental abruption in nulliparous women. J Matern Fetal Neonatal Med 2022; 35(25): 8603-10.
48. Lydon-Rochelle M, Holt VL, Easterling TR, Martin DP. First-birth cesarean and placental abruption or previa at second birth. Obstet Gynecol 2001; 97(5 Pt 1): 765-9.
49. Maeland KS, Morken NH, Schytt E, Aasheim V, Nilsen RM. Placental abruption in immigrant women in Norway: a population-based study. Acta Obstet Gynecol Scand 2021; 100(4): 658-65.
50. Magriples U, Chan DW, Bruzek D, Copel JA, Hsu CD. Thrombomodulin: a new marker for placental abruption. Thromb Haemost 1999; 81(1): 32-4.
51. Major CA, de Veciana M, Lewis DF, Morgan MA. Preterm premature rupture of membranes and abruptio placentae: is there an association between these pregnancy complications? Am J Obstet Gynecol 1995; 172(2 Pt 1): 672-6.
52. Mbah AK, Alio AP, Fombo DW, Bruder K, Dagne G, Salihu HM. Association between cocaine abuse in pregnancy and placenta-associated syndromes using propensity score matching approach. Early Hum Dev 2012; 88(6): 333-7.
53. Mehraban SS, Lagodka S, Kydd J, et al. Predictive risk factors of adverse perinatal outcomes following blunt abdominal trauma in pregnancy. J Matern Fetal Neonatal Med 2022; 35(25): 8929-35.
54. Misra DP, Ananth CV. Risk factor profiles of placental abruption in first and second pregnancies: heterogeneous etiologies. J Clin Epidemiol 1999; 52(5): 453-61.
55. Morgan MA, Berkowitz KM, Thomas SJ, Reimbold P, Quilligan EJ. Abruptio placentae: perinatal outcome in normotensive and hypertensive patients. Am J Obstet Gynecol 1994; 170(6): 1595-9.
56. Nolan TE, Smith RP, Devoe LD. A rapid test for abruptio placentae: evaluation of a D-dimer latex agglutination slide test. Am J Obstet Gynecol 1993; 169(2 Pt 1): 265-9.
57. Nolan TE, Smith RP, Devoe LD. Maternal plasma D-dimer levels in normal and complicated pregnancies. Obstet Gynecol 1993; 81(2): 235-8.
58. Nomura RMY, Cabar FR, Machado TRS, Martins AN, Ruocco RMA, Zugaib M. Fatores maternos e resultados perinatais no descolamento prematuro de placenta: comparação entre dois períodos. Rev Bras Ginecol Obstet 2006; 28(6): 324-30.
59. Nurk E, Tell GS, Refsum H, Ueland PM, Vollset SE. Associations between maternal methylenetetrahydrofolate reductase polymorphisms and adverse outcomes of pregnancy: the Hordaland Homocysteine Study. Am J Med 2004; 117(1): 26-31.
60. Nyberg DA, Cyr DR, Mack LA, Wilson DA, Shuman WP. Sonographic spectrum of placental abruption. Am J Roentgenol 1987; 148(1): 161-4.
61. Nyberg DA, Mack LA, Benedetti TJ, Cyr DR, Schuman WP. Placental abruption and placental hemorrhage: correlation of sonographic findings with fetal outcome. Radiology 1987; 164(2): 357-61.
62. Pritchard JA, Cunningham FG, Pritchard SA, Mason RA. On reducing the frequency of severe abruptio placentae. Am J Obstet Gynecol 1991; 165(5 Pt 1): 1345-51.
63. Prochazka M, Happach C, Marsal K, Dahlback B, Lindqvist PG. Factor V Leiden in pregnancies complicated by placental abruption. BJOG 2003; 110(5): 462-6.
64. Rageth JC, Juzi C, Grossenbacher H. Delivery after previous cesarean: a risk evaluation. Swiss Working Group of Obstetric and Gynecologic Institutions. Obstet Gynecol 1999; 93(3): 332-7.
65. Rasmussen S, Irgens LM, Albrechtsen S, Dalaker K. Women with a history of placental abruption: when in a subsequent pregnancy should special surveillance for a recurrent placental abruption be initiated? Acta Obstet Gynecol Scand 2001; 80(8): 708-12.
66. Rasmussen S, Irgens LM, Bergsjo P, Dalaker K. Perinatal mortality and case fatality after placental abruption in Norway 1967-1991. Acta Obstet Gynecol Scand 1996; 75(3): 229-34.
67. Rasmussen S, Irgens LM, Dalaker K. A history of placental dysfunction and risk of placental abruption. Paediatr Perinat Epidemiol 1999; 13(1): 9-21.
68. Rodger MA, Hague WM, Kingdom J, Kahn SR, Karovitch A, Sermer M, et al. Antepartum dalteparin versus no antepartum dalteparin for the prevention of pregnancy complications in pregnant women with thrombophilia (TIPPS): a multinational open-label randomised trial. Lancet. 2014;384(9955):1673-83.
69. Rodger MA, Walker MC, Smith GN, Wells PS, Ramsay T, Langlois NJ, et al. Is thrombophilia associated with placenta-mediated pregnancy complications? A prospective cohort study. J Thromb Haemost. 2014;12(4):469-78.
70. Roque H, Paidas MJ, Funai EF, Kuczynski E, Lockwood CJ. Maternal thrombophilias are not associated with early pregnancy loss. Thromb Haemost 2004; 91(2): 290-5.
71. Salafia CM, Lopez-Zeno JA, Sherer DM, Whittington SS, Minior VK, Vintzileos AM. Histologic evidence of old intrauterine bleeding is more frequent in prematurity. Am J Obstet Gynecol 1995; 173(4): 1065-70.
72. Salihu HM, Lynch O, Alio AP, Kornosky JL, Clayton HB, Mbah AK. Extreme obesity and risk of placental abruption. Hum Reprod 2009; 24(2): 438-44.

73. Shenker L, Reed KL, Anderson CF, Borjon NA. Significance of oligohydramnios complicating pregnancy. Am J Obstet Gynecol 1991; 164(6 Pt 1): 1597-600.
74. Sher G. Pathogenesis and management of uterine inertia complicating abruptio placentae with consumption coagulopathy. Am J Obstet Gynecol 1977; 129(2): 164-70.
75. Shipp TD, Bromley B, Pauker S, Frigoletto Jr. FD, Benacerraf BR. Outcome of singleton pregnancies with severe oligohydramnios in the second and third trimesters. Ultrasound Obstet Gynecol 1996; 7(2): 108-13.
76. Sholl JS. Abruptio placentae: clinical management in nonacute cases. Am J Obstet Gynecol 1987; 156(1): 40-51.
77. Sibai BM, Mabie WC, Shamsa F, Villar MA, Anderson GD. A comparison of no medication versus methyldopa or labetalol in chronic hypertension during pregnancy. Am J Obstet Gynecol 1990; 162(4): 960-7.
78. Spellacy WN, Handler A, Ferre CD. A case-control study of 1253 twin pregnancies from a 1982-1987 perinatal data base. Obstet Gynecol 1990; 75(2): 168-71.
79. Suzuki S. Clinical significance of preterm singleton pregnancies complicated by placental abruption following preterm premature rupture of membranes compared with those without p-PROM. ISRN Obstet Gynecol 2012; 2012: 856971.
80. Tikkanen M, Luukkaala T, Gissler M, Ritvanen A, Ylikorkala O, Paavonen J, et al. Decreasing perinatal mortality in placental abruption. Acta Obstet Gynecol Scand 2013; 92(3): 298-305.
81. Tikkanen M, Nuutila M, Hiilesmaa V, Paavonen J, Ylikorkala O. Prepregnancy risk factors for placental abruption. Acta Obstet Gynecol Scand 2006; 85(1): 40-4.
82. Toivonen S, Heinonen S, Anttila M, Kosma VM, Saarikoski S. Obstetric prognosis after placental abruption. Fetal Diagn Ther 2004; 19(4): 336-41.
83. Towers CV, Pircon RA, Heppard M. Is tocolysis safe in the management of third-trimester bleeding? Am J Obstet Gynecol 1999; 180(6 Pt 1): 1572-8.
84. Turney JH, Ellis CM, Parsons FM. Obstetric acute renal failure 1956-1987. Br J Obstet Gynaecol 1989; 96(6): 679-87.
85. Van Rijn M, Van der Schouw YT, Hagenaars AM, Visser GH, Christiaens GC. Adverse obstetric outcome in low and high risk pregnancies: predictive value of maternal serum screening. Obstet Gynecol 1999; 94(6): 929-34.
86. Vintzileos AM, Campbell WA, Nochimson DJ, Weinbaum PJ. Preterm premature rupture of the membranes: a risk factor for the development of abruptio placentae. Am J Obstet Gynecol 1987; 156(5): 1235-8.
87. Vollset SE, Refsum H, Irgens LM et al. Plasma total homocysteine, pregnancy complications, and adverse pregnancy outcomes: the Hordaland Homocysteine study. Am J Clin Nutr 2000; 71(4): 962-8.
88. Wang L, Matsunaga S, Mikami Y, et al. Pre-delivery fibrinogen predicts adverse maternal or neonatal outcomes in patients with placental abruption. J Obstet Gynaecol Res 2016; 42:796.
89. Witlin AG, Saade GR, Mattar F, Sibai BM. Risk factors for abruptio placentae and eclampsia: analysis of 445 consecutively managed women with severe preeclampsia and eclampsia. Am J Obstet Gynecol 1999; 180(6 Pt 1): 1322-9.
90. Wu P, Sharma GV, Mehta LS, et al. In-Hospital complications in pregnancies conceived by assisted reproductive technology. J Am Heart Assoc 2022; 11(5): e022658.
91. Zugaib M, Barros AC, Bittar RE, Burdmann EA, Neme B. Abruptio placentae following snake bite. Am J Obstet Gynecol 1985; 151(6): 754-5.
92. Zugaib M, Nobile L, Ruocco RMA, Neme B. Evolução crônica do DPP: fantasia ou realidade? Rev Bras Ginecol Obstet 1985; 7(1): 19-21.
93. Zugaib M, Ruocco RMA, Carrara W, Neme B. Descolamento prematuro de placenta, forma crônica: análise cardiotocográfica. Rev Bras Ginecol Obstet 1985; 7(1): 36-9.

## Diretrizes

94. Bates SM, Greer IA, Middeldorp S, Veenstra DL, Prabulos AM, Vandvik PO, et al. VTE, thrombophilia, antithrombotic therapy, and pregnancy: Antithrombotic Therapy and Prevention of Thrombosis, 9.ed. American College of Chest Physicians Evidence-Based Clinical Practice Guidelines. Chest 2012; 141(2 Suppl): e691S-736S.
95. Bates SM, Middeldorp S, Rodger M, James AH, Greer I. Guidance for the treatment and prevention of obstetric-associated venous thromboembolism. J Thromb Thrombolysis. 2016;41(1):92-128.

## Livros

96. Camano L, Souza E. Descolamento prematuro de placenta. In: Neme B, editor. Obstetrícia básica. 3.ed. São Paulo: Sarvier; 2005. p. 402-17.
97. Clark SL. Placentae previa and abruptio placentae. In: Creasy RK, Resnik R, editores. Maternal fetal medicine. 4.ed. Philadelphia: WB Saunders; 1999. p. 620-4.
98. Cunningham FG, Leveno JK, Bloom MD, Hauth JC, Gilstrap III LC, Wenstrom KD. Obstetrical hemorrhage. In: Cunningham FG, Leveno JK, Bloom MD, Hauth JC, Gilstrap III LC, Wenstrom KD, editores. Williams' obstetrics. 22.ed. New York: McGraw-Hill; 2005. p. 809-54.
99. Kay HH. Placenta previa and abruption. In: Gibbs RS, Karlan BY, Haney AF, Nygaard I, editores. Danforth's obstetrics and gynecology. 10.ed. Philadelphia: Lippincott Williams & Wilkins; 2008. p. 385-99.
100. Zugaib M, Bittar RE. Descolamento prematuro de placenta. In: Protocolos assistenciais: Clínica Obstétrica da FMUSP. 6.ed. São Paulo: Atheneu; 2022. p. 737-42.

## Revisões sistemáticas/metanálises

101. Ananth CV, Savitz DA, Williams MA. Placental abruption and its association with hypertension and prolonged rupture of membranes: a methodologic review and meta-analysis. Obstet Gynecol 1996; 88(2): 309-18.
102. Hulse GK, Milne E, English DR, Holman CD. Assessing the relationship between maternal cocaine use and abruptio placentae. Addiction 1997; 92(11): 1547-51.
103. Rodger MA, Betancourt MT, Clark P, Lindqvist PG, Dizon-Townson D, Said J, et al. The association of factor V leiden and prothrombin gene mutation and placenta-mediated pregnancy complications: a systematic review and meta-analysis of prospective cohort studies. PLoS Med 2010; 7(6): e1000292.
104. Shobeiri F, Masoumi SZ, Jenabi E. The association between maternal smoking and placenta abruption: a meta-analysis. J Matern Fetal Neonatal Med 2017; 30:1963.

# Capítulo 41

# Doença hemolítica perinatal



## INTRODUÇÃO

Quando uma gestante RhD-negativo é exposta a sangue com células RhD-positivo, frequentemente por hemorragia feto-materna, ela desenvolve anticorpos anti-D que atravessam a placenta, resultando na destruição de eritrócitos fetais, situação que é denominada doença hemolítica perinatal (DHPN). As manifestações clínicas dessa doença variam de anemia fetal leve assintomática, hidropsia fetal com anemia grave e icterícia até óbito fetal. Antes da introdução de condutas como amniocentese, transfusão intrauterina e parto prematuro seguido de exsanguinotransfusão pós-natal, nos casos das gestantes gravemente sensibilizadas, a DHPN foi causa significativa de mortalidade e morbidade fetal e neonatal.

Essa doença é uma das poucas condições em medicina de que se conseguiu esclarecer todas as etapas evolutivas, desde a fisiopatologia até o tratamento e a prevenção. Em 1940, Landsteiner e Wiener[23] descreveram o grupo Rh. No ano seguinte, o envolvimento desse fator com a doença hemolítica do feto e do neonato foi descrito por Levine et al.[24] Em 1953, descreveu-se a associação de alterações nos valores da espectrofotometria do líquido amniótico com a anemia fetal.[7] E Liley,[3] em 1960, realizou a primeira amniocentese para avaliar a bilirrubina fetal no líquido amniótico por meio da espectrofotometria. Em 1961, Liley[26] descreveu um método de predição da anemia fetal utilizando diferença de densidade óptica (DDO) a 450 nm, e em 1963 realizou a primeira transfusão intrauterina intraperitoneal guiada por radiografia simples.[25] Em 1983, Daffos et al.[16] descreveram um método para puncionar diretamente o cordão umbilical, a cordocentese, e a partir de então essa punção passou a ser a via escolhida para a transfusão intrauterina.

No final da década de 1960, um método de prevenção efetiva, a imunoglobulina anti-D, foi desenvolvido e introduzido na rotina prática.[20] No final do milênio, novas técnicas ultrassonográficas tiveram avanços, possibilitando que as avaliações fetais fossem realizadas de maneira não invasiva. Hoje, com o desenvolvimento da biologia molecular, chegou-se à possibilidade de determinação do fator RhD fetal no sangue materno.

A aloimunização RhD é um problema de saúde pública e sua incidência está relacionada à prevenção. Nos países desenvolvidos, essa incidência é baixa, enquanto nos países em desenvolvimento ainda é um grande problema e causa de muitos óbitos fetais e neonatais. A prevenção adequada diminui a taxa de sensibilização para menos de 1% das gestantes RhD-negativo com fetos RhD-positivo. Portanto, apesar dos avanços em relação ao manejo e ao tratamento, o mais importante é a prevenção, para evitar os riscos fetais inerentes ao tratamento e os custos elevados relacionados ao acompanhamento desses casos.

## INCIDÊNCIA

Durante a década de 1960, antes da introdução da profilaxia da aloimunização, a DHPN ocorria em 1% dos nascimentos. Na década de 1980, essa incidência foi reduzida para 0,2%,[13] com redução do risco de sensibilização de 13% para aproximadamente 0,16%.[58] Entretanto, pelo fato de essa imunização passiva ser temporária, o risco de sensibilização materna ainda existe.

Embora a profilaxia esteja disponível desde 1968, uma revisão dos certificados de nascimentos do ano de 2001 do *Centers for Disease Control and Prevention* (CDC) dos Estados Unidos da América (EUA) demonstrou que a aloimunização RhD ainda afeta aproximadamente 6,7:1.000 nascidos vivos.[32]

## ETIOLOGIA

A etiologia da aloimunização RhD é decorrente da exposição a antígenos eritrocitários não compatíveis, como na transfusão de sangue incompatível, uso de drogas intravenosas e transplante. Porém, a principal causa é a ocorrência de hemorragia feto-materna em gestação de feto RhD-positivo com mãe RhD-negativo. Kleihauer et al.[22] desenvolveram um teste que possibilita identificar e quantificar a hemorragia feto-materna. O teste de Kleihauer consiste na adição de solução ácida (pH = 3 a 3,5) a uma amostra de sangue materno, o que faz com que essas células sofram desnaturação, enquanto as células fetais se mantêm intactas. Esse teste permite diferenciar as hemácias fetais das adultas, possibilitando então o diagnóstico da hemorragia feto-materna. Atualmente, o teste de Kleihauer pode ser substituído pela citometria de fluxo, marcando-se os eritrócitos fetais com anticorpos anti-hemoglobina fetal.[27]

Bowman,[10] em 1986, demonstrou que 75% das gestantes apresentam hemorragia feto-materna no decorrer da gestação e, em 60% desses casos, o volume é menor do que 0,1 mL. Em cerca de 1%, a hemorragia é de 5 mL, e em 0,25%, pode ser maior ou igual a 30 mL. A frequência e o volume da hemorragia aumentam com a evolução da gestação, ocorrendo em torno de 3% das gestações no primeiro trimestre, com um volume de aproximadamente 0,03 mL; em 12% no segundo trimestre, com um volume menor do que 0,1 mL; e em 45% no terceiro trimestre, com volume que pode ser maior do que 0,25 mL. Em razão da maior chance e do maior volume de hemorragia feto-materna no terceiro trimestre, preconiza-se a profilaxia contra aloimunização RhD.

A sensibilização ainda pode ocorrer em situações ou procedimentos que provocam hemorragia feto-materna, como ameaça de abortamento, descolamento prematuro de placenta, trauma materno, biópsia de vilosidades coriônicas, amniocentese, cordocentese, transfusão intrauterina e manipulação obstétrica.

Pode-se detectar eritrócitos fetais na circulação materna a partir de 10 semanas; portanto, pacientes que abortam também correm risco de sensibilização, que é maior nos casos de abortamento induzido (4,5%) do que nos de abortamento espontâneo (2%).[59] Há risco de aloimunização também em gravidez ectópica, gestação molar e síndromes hemorrágicas – placenta prévia e descolamento prematuro de placenta (DPP).[56]

Em todas as situações citadas anteriormente, é preconizada a administração de imunoglobulina anti-D para prevenção da aloimunização.[56]

## FISIOPATOLOGIA

A aloimunização é causada pela exposição materna a antígenos eritrocitários não compatíveis. Cerca de 98% dos casos de aloimunização são devidos à incompatibilidade RhD, ao passo que apenas 2% dos casos de doença fetal são originados de anticorpos atípicos, principalmente contra os antígenos Kell, C e E.[61]

Após exposição primária aos antígenos eritrocitários desconhecidos, ocorre sensibilização por meio da produção inicial de imunoglobulina M (IgM), que não atravessa a barreira placentária por causa de seu grande peso molecular. Posteriormente, em uma segunda exposição ao antígeno desconhecido, ocorre a produção de imunoglobulina G (IgG), que ultrapassa a barreira placentária, aderindo-se à membrana dos eritrócitos e ativando o sistema reticuloendotelial, principalmente no baço, onde acontecem a hemólise e a fagocitose. Os produtos da hemólise fetal são metabolizados no fígado materno. A idade gestacional exata em que esse processo se inicia ainda não é conhecida, porém, sabe-se que pode ocorrer a partir de 10 semanas de gestação.[59]

A magnitude da produção do anticorpo IgG varia de acordo com a carga antigênica e a frequência de exposição. Em geral, quanto maior a carga antigênica e quanto mais frequente a exposição, maior é a produção do anticorpo. Nem todas as pacientes expostas a um antígeno desenvolverão uma resposta imunológica primária, mesmo se a carga antigênica for alta ou a exposição for repetida. Cerca de um terço das mães RhD-negativo expostas ao antígeno D não desenvolverá resposta imunológica.

O anticorpo IgG pertence a uma família de anticorpos com peso molecular semelhante e diferentes graus de avidez pelo antígeno. Em geral, quanto maior a avidez, mais grave é a doença. Dessa forma, pacientes com os mesmos níveis de IgG total podem apresentar variação na gravidade da doença. Além disso, a habilidade do feto em ter uma resposta efetiva à hemólise é o outro fator que modula a gravidade da doença. Por razões desconhecidas, a avidez dos anticorpos IgG tende a aumentar quando o intervalo entre as exposições é prolongado. Quanto maior for o intervalo entre as gestações, mais grave tende a ser a doença. Embora a gravidade da doença tenha esta tendência a se intensificar nas gestações sucessivas, há casos de gestações com fetos acometidos com menor gravidade do que na gestação anterior. Não está claro se existe relação entre o nível absoluto do anticorpo e a gravidade da doença. É possível a ocorrência de doença grave, até letal, com baixo nível de anticorpo e também de doença menos grave com título mais alto. Portanto, o título de anticorpo é usado na verdade como guia do risco da doença e não da gravidade desta. A elevação dos níveis de anticorpos aumenta o risco e a gravidade da doença em relação ao antígeno D, mas isso não é válido para outros antígenos.[59]

A anemia fetal leva à eritropoese medular e extramedular (principalmente no fígado, no baço e na parede intestinal), que é mediada pela eritropoetina fetal. Nesse momento, a presença de eritrócitos jovens na circulação periférica fetal é grande, originando, então, o termo eritroblastose fetal.

A anemia crescente intensifica a eritropoese, sobretudo no fígado do feto, o que leva a um aumento das ilhotas de células eritropoéticas que se coalescem, ocupando a maior parte da estrutura hepática. Essas alterações hepáticas levam a disfunção celular, diminuição do transporte de substâncias, interrupção dos sistemas enzimáticos e insuficiência hepática. O quadro se agrava com a manutenção da hemólise, ocorrendo hipoalbuminemia, hepatoesplenomegalia, hipertensão do sistema porta, ascite, derrame pericárdico e pleural, insuficiência cardíaca, alteração na circulação e na função placentária e, por fim, óbito fetal.

A hidropsia fetal, o aumento da espessura e a alteração da ecotextura placentária podem ser decorrentes da sobrecarga cardíaca, que é exacerbada pela elevação da pressão hidrostática nos capilares venosos, ou ainda da dilatação arteriolar e do aumento da permeabilidade capilar em resposta à hipoxia. A hidropsia pode ainda piorar por causa da diminuição da pressão oncótica intravascular, consequência da hipoproteinemia atribuída à perda extravascular de proteína através do endotélio hipóxico e da diminuição da produção hepática.

No recém-nascido, a hidropsia acarreta acidose metabólica, edema tissular, alterações ventilatórias, imaturidade pulmonar, diminuição da complacência da parede torácica e instabilidade da função cardíaca. Essas alterações aumentam a morbidade e a mortalidade neonatal.

Mesmo em quadros menos graves, com a criança em melhores condições ao nascimento, podem ocorrer anemia em grau variável e aumento da bilirrubina indireta, a qual ultrapassa a barreira hematoencefálica, levando à impregnação cerebral dos núcleos da base, condição denominada *kernicterus*. Os neurônios mortos com bilirrubina acumulada aparecem na cor amarela na necrópsia, daí o nome *kernicterus*, palavra criada por Christian Georg Schmorl em 1904 (*kern* significa núcleo e *icterus*, icterícia, que tem origem no grego *ikteros* e no latim *icteritia*). O *kernicterus* apresenta alta mortalidade neonatal e pode deixar sequelas neurológicas e cognitivas com diferentes graus de acometimento.[55]

## INCOMPATIBILIDADE ABO

A incompatibilidade ABO é relativamente comum, atingindo cerca de 30% das gestações. A hemólise decorrente dessa forma de incompatibilidade é rara (menor do que 2%)[39] e, quando ocorre, é leve, raramente causando anemia fetal grave.

A gravidade observada na aloimunização RhD não ocorre na incompatibilidade ABO, porque há menor número de sítios antigênicos A e B na membrana da hemácia fetal, a maioria dos anti-A e anti-B é IgM e não atravessa a placenta e pequenas quantidades de IgG anti-A e anti-B que atravessam a placenta se ligam a outros sítios antigênicos, pois os tecidos e as secreções expressam antígenos A e B, além das hemácias.[61]

Essa incompatibilidade confere certo grau de proteção contra sensibilização a outros antígenos eritrocitários. Na hemorragia feto-materna, os eritrócitos fetais têm menor tempo de sobrevida por serem destruídos pelos anticorpos maternos anti-A ou anti-B, diminuindo, portanto, o tempo de exposição ao sistema imunológico materno, necessário para a sensibilização ao sistema RhD. Observou-se que em mães RhD-negativo com feto RhD-positivo, o risco de desenvolver anticorpo anti-D é de 1,5% quando há incompatibilidade ABO, ao passo que, na ausência dessa incompatibilidade, o risco é em torno de dez vezes maior (16%).[59]

## ANTÍGENOS DO SISTEMA Rh

O sistema Rh é constituído de mais de 50 antígenos eritrocitários. O antígeno RhD é o mais imunogênico e considerado o de maior importância clínica. Os antígenos do sistema Rh são codificados pelos genes RHD e RHCE, que são homólogos e estão presentes no cromossomo 1 (1p34-36). O sistema possui cinco principais antígenos:

D, C, c, E e e, que são responsáveis pela maioria dos anticorpos clinicamente significantes e dão origem a oito haplótipos (DCe, dce, DcE, Dce, dcE, dCe, DCE, dCE).[62]

Os anticorpos anti-C, anti-c, anti-E e anti-e compartilham muitas características do anti-D (geralmente são IgG e apresentam as mesmas subclasses), mas raramente produzem anemia fetal. Estima-se que 15 a 17% dos caucasianos 3 a 5% dos negros e cerca de 2% dos asiáticos não expressam o antígeno D e são denominados RhD-negativos.[6] O antígeno RhD é composto por 37 epítopos de conformações variadas e qualquer alteração de aminoácidos em uma parte da proteína pode afetar a sequência de epítopos ou determinar o aparecimento de novos epítopos. Portanto, os antígenos do grupo RhD podem apresentar variações quantitativas (RhD-fraco) e qualitativas (RhD-parcial) de sua expressão na membrana eritrocitária.[6,61]

A maioria dos indivíduos RhD-fraco difere dos RhD-positivo normais por apresentar poucos sítios antigênicos nas hemácias, porém os epítopos na porção extracelular não sofrem alterações. Essas hemácias reagem de maneira fraca ou variável com diferentes soros anti-D. Na interpretação clínica, o RhD-fraco se comportaria como RhD-positivo e as gestantes, não sendo necessária a profilaxia antenatal ou pós-natal com imunoglobulina anti-D.[6]

As hemácias RhD-parcial diferem das RhD-positivo por apresentarem alteração em um ou mais epítopos na porção extracelular do antígeno RhD. Por apresentarem epítopos mutados, as gestantes RhD-parcial podem produzir anti-D quando sensibilizadas, portanto devem receber imunoglobulina anti-D nas mesmas situações que as gestantes RhD-negativo.

As pacientes podem ainda apresentar mutação nos sítios intra e extracelular do RhD, levando a fenótipo RhD parcial fraco, no qual há diferença quantitativa e quantitativa, sendo que essas pacientes também podem produzir anti-D se sensibilizadas, devendo assim receber profilaxia contra aloimunização à semelhança das pacientes RhD-negativo. No entanto, a diferenciação entre as variantes do antígeno RhD não é possível apenas por métodos sorológicos, sendo necessário o uso de técnicas de biologia molecular. Dessa forma, caso a caracterização molecular não seja possível, é aconselhável o emprego da profilaxia contra aloimunização nas pacientes com variantes do RhD.[56]

A Figura 1 ilustra os diferentes tipos de variantes RhD nas hemácias.

## ANTICORPOS ATÍPICOS

Os anticorpos atípicos ou irregulares são formados diante da presença de antígenos eritrocitários não RhD, que também podem ser responsáveis pela aloimunização materno-fetal. A sensibilização por antígenos atípicos é rara, sendo que na maioria dos casos existe história prévia de transfusão ou uso de drogas injetáveis.

Os anticorpos atípicos geralmente são IgM, e não provocam doença hemolítica no feto (por exemplo, anti-P) ou raramente o fazem (por exemplo, anti-M, anti-N e anti-S). Contudo, alguns desses anticorpos podem provocar doença hemolítica grave, com óbito intrauterino (por exemplo, anti-C, anti-E e anti-Kell) (Tabela 1). Portanto, gestações em que se verifica a presença de anticorpos irregulares devem ser acompanhadas em centros especializados.[35] Em casos de aloimunização contra antígenos atípicos, pode-se solicitar fenotipagem eritrocitária paterna para se estimar o risco de DHPN, à semelhança da tipagem sanguínea paterna na aloimunização RhD.

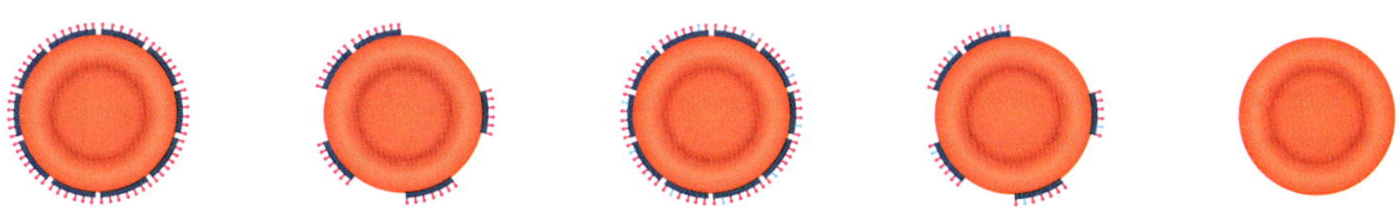

| | RhD positivo | RhD fraco | RhD parcial | RhD parcial fraco | RhD negativo |
|---|---|---|---|---|---|
| **Epítopo** | Normal | Normal | Variante | Variante | Ausente |
| **Número de antígenos** | Normal | Reduzido | Normal | Normal ou reduzido | – |

**FIGURA 1.** Variantes RhD nas hemácias. Fenótipo RhD positivo: hemácia com número adequado de antígenos e presença de todos os epítopos; fenótipo RhD fraco: com quantidade reduzida de antígenos, porém com todos os epítopos RhD; fenótipo RhD parcial: com quantidade normal de antígenos, porém com um ou mais epítopos alterados em cada antígeno; fenótipo RhD parcial fraco: com número reduzido de antígenos e com epitopos alterados nestes antígenos; fenótipo RhD negativo: hemácia sem antígenos.

**TABELA 1. Antígenos eritrocitários associados à doença hemolítica perinatal moderada e grave**

| Sistema | Antígeno eritrocitário |
|---|---|
| Kell | K (K1), K (K2), $Kp^a$, $Kp^b$, K11, K22, Ku, $U1^a$, $Js^b$, $Js^a$ |
| Rh | D, C, c, E, e, $C^w$ e, C, Bea, Ce, Cx, Dw, Ew, Evans, G, Goa7, Hr, Hro, JAL, HOFM, LOCR, Riv, Rh29, STEM, Tar |
| Duffy | $Fy^a$ |
| Kidd | $Jk^a$ |
| MNS | M, N, S, s, $s^d$, U, $En^a$, $Mi^a$, Mur, $Mt^a$, MUT, $M^v$, $V^w$, Far, Hil, Hut, Mit, Mta |
| Colton | $Co^a$, $Co^3$ |
| Diego | $D1^a$, $Di^b$, ELO, $Wr^a$, $Wr^b$ |
| Scianna | Sc2, Rd |
| P | $PP1_{pk}$ ($Tj^a$) |
| Outros antígenos | HUK, JFV, Jones, Kg, MAM, Rd, REIT |

Adaptado de *American College of Obstetrics and Gynecologists*[56,57] e Moise.[4]

A Tabela 1 exemplifica os principais anticorpos irregulares responsáveis por quadro de anemia fetal moderada a grave.

## DIAGNÓSTICO

A primeira etapa no diagnóstico da aloimunização é a solicitação, no início do pré-natal, da tipagem sanguínea e a pesquisa de anticorpos irregulares (PAi) de todas as gestantes. O Coombs indireto apenas indica a presença de algum anticorpo antieritrocitário, ao passo que a PAi é capaz de identificar e titular os anticorpos presentes.

Caso a gestante seja RhD-negativo, deve-se determinar a tipagem sanguínea do parceiro. Se este também for RhD-negativo, o feto será RhD-negativo e a gestante não apresentará risco de sensibilização ou de doença hemolítica perinatal se já for sensibilizada.

Quando o parceiro for RhD-positivo, PAi e titulação devem ser solicitados na primeira consulta, repetidos entre 16 e 18 semanas de gestação e depois mensalmente até o termo. Deve-se lembrar que a paciente RhD-negativo na ausência de anti-D (mesmo que apresente anticorpo atípico na PAi) deve receber profilaxia contra aloimunização conforme exposto na seção "Prevenção" deste capítulo.

Os parceiros RhD-positivo podem ser submetidos à determinação do genótipo RhD. Aproximadamente 45% dos indivíduos RhD-positivo são homozigotos para D e 55% são heterozigotos.[59] Caso os parceiros sejam homozigotos, todos os filhos serão RhD-positivo e, se forem heterozigotos, as chances de ter filho RhD-negativo ou RhD-positivo são iguais.[61] Portanto, para os parceiros heterozigotos pode-se realizar a determinação do RhD fetal no sangue materno, e para os parceiros homozigotos a genotipagem fetal é dispensada.

### DETERMINAÇÃO DO RhD FETAL

A determinação do RhD fetal na vilosidade coriônica ou no líquido amniótico por técnicas de biologia molecular por meio de reação em cadeia da polimerase foi introduzida em meados da década de 1990.[54] Esses métodos não são utilizados na prática clínica por apresentarem riscos como aloimunização e aumento da gravidade da sensibilização pelo aumento da exposição antigênica e riscos inerentes ao procedimento, como perda fetal. Em razão disso, estudos mais recentes têm investigado a determinação do RhD do feto por meio da análise do DNA fetal em sangue materno no primeiro trimestre da gestação. A acurácia desses estudos variou de 70 a 100%,[9,15,19,21,28] permitindo concluir que a determinação do RhD fetal no plasma materno pode ser realizada com acurácia, e atualmente muitos centros no mundo já utilizam esse método de rotina no manejo das gestantes RhD-negativo. No Brasil, ele também é oferecido em laboratórios privados, mas não é normalmente oferecido nos públicos, provavelmente em razão do alto custo relacionado.

## ACOMPANHAMENTO E CONDUTA

### PARÂMETROS NO ACOMPANHAMENTO DE GESTANTES ALOIMUNIZADAS

Pode-se predizer a probabilidade de anemia fetal pela análise de parâmetros como:

- História prévia de gestação afetada por aloimunização.
- Títulos de anticorpos maternos.
- Parâmetros ultrassonográficos fetais.
- Parâmetros Dopplervelocimétricos fetais.
- Cardiotocografia.

#### História prévia

Na presença de história prévia de feto acometido, o comprometimento fetal tende a ser progressivamente mais grave nas gestações seguintes. Uma gestante sensibilizada com um natimorto ou um feto hidrópico em gestação prévia tem 90% de chance de desenvolver hidropsia fetal com evolução para óbito fetal se o concepto for RhD-positivo e não receber tratamento.[35]

A história obstétrica prévia não tem valor na primeira gestação sensibilizada, quando o risco de hidropsia é em torno de 8 a 10%. Também se deve estar atento aos casos com história prévia de hidropsia em que o pai é heterozigoto, pois existe a possibilidade de o feto ser RhD-negativo na gestação atual.

Embora a história prévia de hidropsia fetal não indique a época em que esta vai se estabelecer na gestação atual, em geral ela ocorre no mesmo período ou mais precocemente do que se apresentou na gestação anterior (em geral, 10 semanas antes do pior antecedente). Portanto, a gravidade da doença e a idade gestacional em que a doença se manifestou anteriormente também têm importância na orientação da investigação fetal na gestação atual.[35]

De acordo com o comprometimento do feto e do recém-nascido, a doença pode ser classificada em três formas:[59]

- Leve: ocorre em aproximadamente 45 a 50% dos casos. Ao nascimento, a hemoglobina é maior do que 11 g/dL e a bilirrubina não ultrapassa 20 mg/100 mL, sendo por vezes necessária fototerapia.
- Moderada: acontece em cerca de 25 a 30% dos casos. Essa forma é caracterizada por um grau maior de anemia, porém, com a hemoglobina não menor do que 9 g/dL. A hemólise não é tão importante a ponto de prejudicar a função hepática pela eritropoese, mas, no período pós-natal, a bilirrubinemia indireta é suficientemente elevada para causar encefalopatia bilirrubínica (*kernicterus*), com danos neurológicos irreversíveis e até óbito. Os tratamentos antenatal e pós-natal se fazem necessários; em geral, os recém-nascidos são de termo e necessitam de exsanguinotransfusão.
- Grave: ocorre em 20 a 25% dos casos. Nessas situações, há hidropsia fetal com disfunção hepática e insuficiência cardíaca, geralmente evoluindo para óbito fetal, e no caso de recém-nascido vivo, a compressão e a hipoplasia pulmonar e a insuficiência cardíaca prejudicam a reanimação. Embora muitos fetos hidrópicos estejam gravemente anêmicos, com hemoglobina abaixo de 6 g/dL, há fetos hidrópicos que apresentam hemoglobina superior a 7 g/dL, assim como é possível encontrar fetos não hidrópicos com hemoglobina abaixo de 5 g/dL.[59] Os casos de exsanguinotransfusão em recém-nascidos prematuros, hidropsia fetal, transfusão intrauterina e óbitos fetais e neonatais são classificados neste grupo.

## Títulos de anticorpos maternos

Os títulos de anticorpos maternos determinam se o feto está em risco, mas não predizem com acurácia a gravidade da doença a ponto de ser possível introduzir o tratamento com base somente nesses resultados. Segundo Bowman,[59] o risco de anemia fetal relacionado aos títulos de anticorpos é de 10% para títulos de 1:16, 25% para títulos de 1:32, 50% para títulos de 1:64 e 75% para títulos de 1:128. Entretanto, para nenhum nível de anticorpo o risco é de 100%.

É comum haver variação nos títulos de anticorpos entre os laboratórios; portanto, no acompanhamento a paciente deverá ter os anticorpos titulados no mesmo laboratório, e aumentos maiores do que uma diluição devem ser considerados ascendentes. É importante lembrar que cada laboratório deve determinar o título crítico a partir do qual o feto passa a ter risco de anemia. Na Clínica Obstétrica do HC-FMUSP e nos EUA, utiliza-se o método de diluição em tubo para aplicabilidade clínica.[56] O método em gel apresenta maior sensibilidade para rastrear as gestantes já sensibilizadas, entretanto não há correlação de seus títulos com o método de diluição em tubo ou com o acompanhamento clínico.[56,57] A maioria dos laboratórios considera títulos que variam de 1:8 a 1:32; na Clínica Obstétrica do HC-FMUSP utiliza-se 1:16. Na Europa, os títulos de anti-D circulante são referidos em UI/mL e valores ≥ 15 UI/mL são considerados de risco para anemia fetal.[37]

Nos casos com títulos de anti-D acima de 1:16 em gestantes sem antecedente de aloimunização, indica-se a avaliação do feto para investigação de anemia fetal. O valor absoluto do título não é tão importante quanto sua tendência e, uma vez que se verifique ascensão dos títulos, há necessidade de maior monitorização, sobretudo nos casos em que o marido for homozigoto e houver história prévia de DHPN. As pacientes com antecedente de DHPN devem ser acompanhadas independentemente dos títulos de anticorpos. Em pacientes com antecedente de doença hemolítica perinatal e títulos elevados (acima de 128) há maior risco de desfecho perinatal adverso.[63]

Como os títulos de anticorpos são a base para identificar as gestantes e os fetos de risco, eles devem ser determinados na primeira consulta do pré-natal, entre 16 e 18 semanas e posteriormente a cada 4 semanas, nos casos de gestantes RhD-negativo. Para gestantes com aloimunização envolvendo outros antígenos (Tabela 1), os títulos similares de anticorpos devem ser considerados um guia do risco de anemia fetal, exceto em pacientes sensibilizadas pelo antígeno Kell, porque os anticorpos anti-Kell não se correlacionam com o grau de anemia.[56,57] A associação de diferentes anticorpos está correlacionada com doença hemolítica mais agressiva.[31]

## Parâmetros ultrassonográficos

A avaliação ultrassonográfica do feto faz parte do acompanhamento da gestante aloimunizada. Apesar de ser um exame de sensibilidade limitada em fetos não hidrópicos, a ultrassonografia é importante para detectar alterações precoces, assim como para definir a terapêutica.

O exame ultrassonográfico tem por finalidade identificar as alterações morfológicas que a doença provoca no feto e na placenta, além de avaliar alterações na atividade biofísica do feto e mudanças no volume de líquido amniótico. As alterações observadas à ultrassonografia são consequência das respostas de adaptação e compensação do feto à doença. Portanto, o exame ultrassonográfico tem valor na identificação e na quantificação da gravidade da doença. Entretanto, na ausência de sinais ultrassonográficos, esse exame pouco pode auxiliar na exclusão da presença de anemia ou na predição do curso desta.[18,45]

Os sinais de anemia fetal que podem ser encontrados no exame ultrassonográfico são, por ordem de aparecimento:

- Alteração da ecotextura placentária: a placenta torna-se hiperecoica, sendo este um dos sinais mais precoces; entretanto, o aumento de sua espessura é um sinal mais tardio, que aparece quando geralmente os fetos já se encontram com anemia moderada a grave ou mesmo hidrópicos (Figura 2).
- Derrame pericárdico: sinal precoce de anemia; é decorrente da alteração da função hepática, com consequentes hipoproteinemia e diminuição da pressão coloidosmótica intravascular, o que leva a um extravasamento de líquido para o meio extravascular. Em uma fase inicial, o derrame pericárdico pode ser difícil de ser evidenciado, mas com a progressão da doença ele passa a ser facilmente visibilizado (Figura 3). Com até 3 mm de espessura o derrame pericárdico pode ser um sinal isolado de anemia fetal; porém, quando ultrapassa 4 mm, outros sinais já estão presentes. Cardiomegalia também pode ser um indicador precoce de anemia fetal, e conforme a anemia piora, as paredes dos ventrículos tornam-se mais delgadas, com diminuição da contratilidade.
- Volume de líquido amniótico aumentado: geralmente ocorre em fetos anêmicos, na maioria das vezes de forma discreta, podendo haver polidrâmnio. Em alguns casos com hidropsia grave e em estágio terminal da doença, pode ocorrer oligoâmnio com restrição do crescimento fetal (RCF).
- Ascite fetal: aparece em decorrência da hipertensão do sistema porta. Uma maneira de se tentar diagnosticá-la é avaliar o líquido livre entre as alças do intestino delgado na região pélvica próxima à bexiga. As ascites de graus moderado e grave são facilmente identificáveis pela presença de líquido ascítico circundando todos os órgãos intra-abdominais (Figura 4).

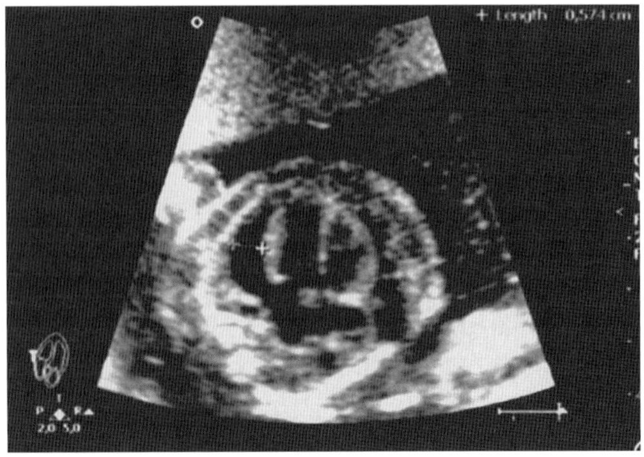

**FIGURA 3.** Derrame pericárdico grave (5,7 mm) em feto com anemia causada por aloimunização RhD.

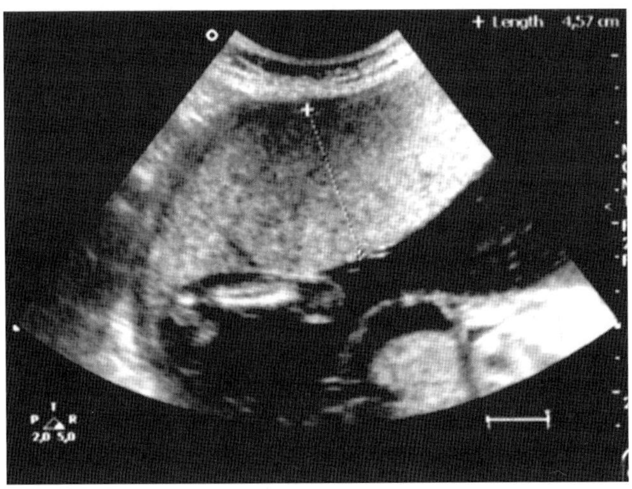


**FIGURA 2.** Placenta hiperecoica e espessada (45,7 mm) em gestação de 21 semanas com feto hidrópico por anemia decorrente de aloimunização RhD.

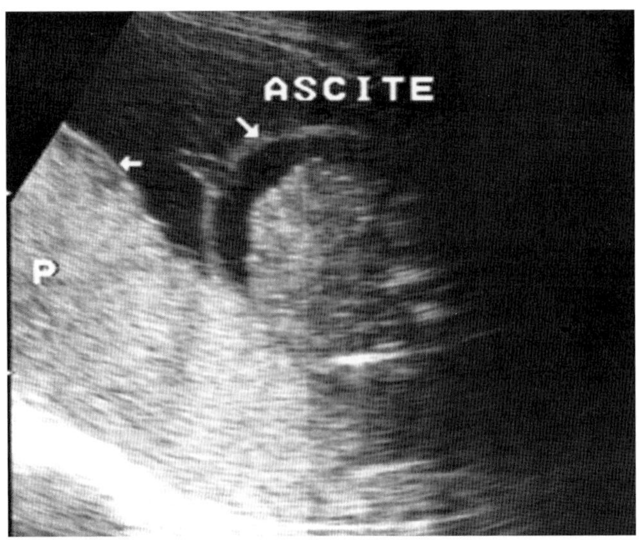


**FIGURA 4.** Ascite em feto com anemia por aloimunização. As setas apontam a ascite e a placenta (P) hiperecoica.

- Edema de subcutâneo: costuma ser um dos sinais mais tardios e, em regra, é generalizado. Juntamente aos sinais de derrame pericárdico e ascite, fecha o quadro de hidropsia fetal (Figura 5).
- Derrame pleural: raramente está presente nas hidropsias imunes, sendo mais frequente nas não imunes.

Na aloimunização, a constatação de hidropsia fetal significa anemia grave. Entretanto, na ausência de hidropsia, não existem sinais ultrassonográficos consistentes que possam distinguir de forma confiável uma doença leve de uma grave. Mesmo com graus elevados de anemia, o feto pode não apresentar hidropsia, sobretudo antes de 24 semanas, devido à maior tolerabilidade a baixa concentração de hemoglobina. Portanto, é importante salientar que os casos de aloimunização, quando se opta pelo acompanhamento ultrassonográfico, devem ser assistidos em serviços com profissionais experientes nessa doença, pois os parâmetros ultrassonográficos iniciais de anemia podem ser subjetivos e depender da experiência do operador em lidar com a doença.

## Parâmetros Dopplervelocimétricos

Na década de 1990, um dos grandes avanços no acompanhamento do feto de risco para anemia foi a observação de que a velocidade máxima do fluxo da artéria cerebral média, quando aumentada, é preditiva de anemia fetal.[29,30,53] Com isso, a Dopplervelocimetria substituiu a amniocentese (propedêutica invasiva) no acompanhamento desses fetos, reduzindo o risco de perda da gestação em decorrência do procedimento invasivo.

Nos fetos anêmicos, ocorre diminuição da viscosidade sanguínea e aumento do débito cardíaco, levando a um estado hiperdinâmico. Nesse caso, a resistência ao fluxo sanguíneo nas artérias uterinas e umbilicais está normal. Entretanto, a anemia fetal está associada a aumento do débito cardíaco, do fluxo sanguíneo na veia umbilical e da velocidade do fluxo na maioria dos vasos fetais (veia cava inferior, aorta torácica, carótida comum, artéria cerebral média e ducto venoso).[8,14,42,44,53]

Apesar de haver aumento da velocidade máxima do fluxo sanguíneo à Dopplervelocimetria em vários vasos, na prática clínica o vaso que revela melhor resultado é a artéria cerebral média, por apresentar melhor facilidade de obtenção com menor ângulo de insonação (< 20°) e maior reprodutibilidade. Para obter o sonograma da artéria cerebral média, esta deve ser insonada no seu terço proximal, com o ângulo entre os eixos do vaso e do feixe de ultrassonografia menor do que 20° (Figura 6).

A velocidade máxima da artéria cerebral média ($V_{máx}$ ACM) aumenta com a idade gestacional em fetos normais e apresenta correlação inversa com os níveis de hematócrito e hemoglobina.[30] Dessa forma, ela é utilizada como parâmetro não invasivo adicional para predizer a anemia fetal. Após as transfusões intrauterinas, ocorre diminuição dessa velocidade, que pode ser explicada pela diminuição transitória do débito cardíaco, pela dilatação dos vasos cerebrais por causa da transfusão, pelo aumento agudo do volume circulatório, pela diminuição da velocidade de fluxo do sangue como consequência do aumento do hematócrito fetal e da viscosidade do sangue e também pela diminuição da saturação de oxigênio nos eritrócitos, decorrente de um grande volume de sangue transfundido.[30]

Vários estudos que avaliaram a sensibilidade desse método na predição da anemia fetal demonstraram a utilidade dele no acompanhamento dos fetos com risco para anemia fetal. Na Tabela 2, são apresentados os diversos

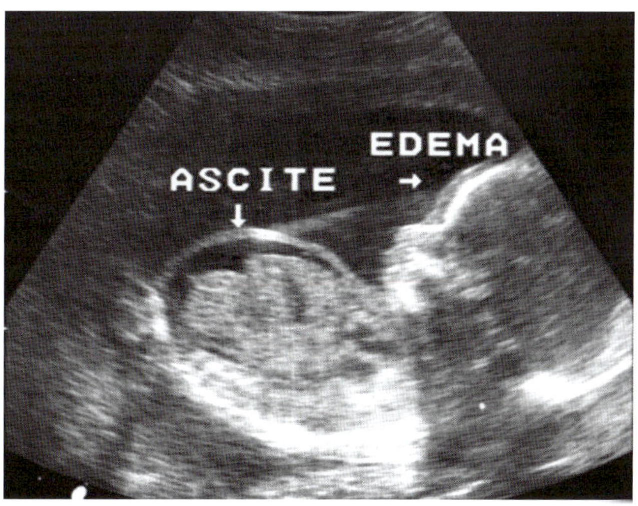


FIGURA 5. Edema de subcutâneo e ascite em feto hidrópico.

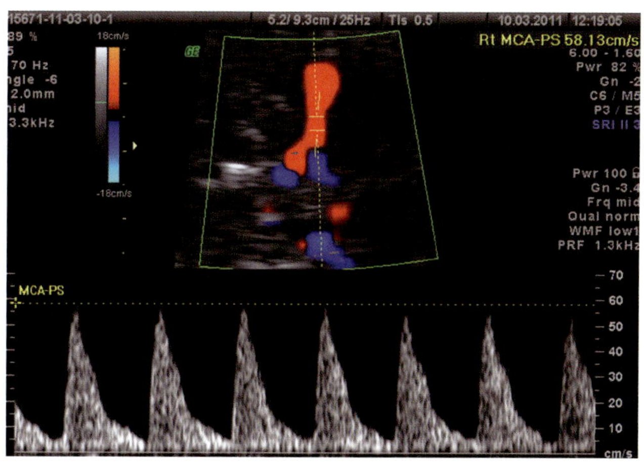


FIGURA 6. Sonograma demonstrando o pico sistólico da velocidade máxima da artéria cerebral média em gestante aloimunizada com 29 semanas de gestação.

**TABELA 2.** Estudos que relatam a predição de anemia fetal moderada/grave por meio da avaliação da velocidade máxima da artéria cerebral média

| Autor | Número de casos | Idade gestacional média (semanas) | Velocidade máxima da artéria cerebral média | | |
|---|---|---|---|---|---|
| | | | Nível de corte | Sensibilidade (%) | Falso-positivos (%) |
| Mari et al.[29] | 111 | 25 (15-36) | 1,5 MoM | 100 | 16 |
| Teixeira et al.[50] | 26 | 25 (15-35) | 1,0 DP | 83 | 20 |
| Zimmermann et al.[55] | 125 | 25 (16-37) | 1,5 MoM | 89 | 23 |
| Deren e Önderoglu[17] | 44 | 28 (24-33) | 1,35 MoM | 100 | 9 |
| Scheier et al.[47] | 58 | 29 (19-38) | 1,5 DP | 96 | 14 |

DP: desvio-padrão; MoM: múltiplos da mediana.

estudos e seus graus de sensibilidade. Deve-se observar que a maioria preconiza como sugestivo de anemia fetal valor acima de 1,5 desvios-padrão (DP) ou 1,5 múltiplos da mediana (MoM).

Apesar de haver curvas nacionais[64] em que os valores são muito próximos aos da curva de Mari et al.,[29] na Clínica Obstétrica do HC-FMUSP, utiliza-se 1,5 múltiplos da mediana da curva de Mari (Tabela 3) para uniformizar a conduta. Existe um *website*[65] que converte os valores da velocidade máxima do pico sistólico obtida em múltiplos da mediana.

**TABELA 3.** Valores do pico sistólico da velocidade máxima da artéria cerebral média (cm/s) ao longo da gestação, demonstrando a mediana e o ponto de corte para 1,5 MoM

| Semanas | Múltiplos da mediana (MoM) | |
|---|---|---|
| | 1,0 (mediana) | 1,5 |
| 18 | 23,2 | 34,8 |
| 20 | 25,5 | 38,2 |
| 22 | 27,9 | 41,9 |
| 24 | 30,7 | 46,0 |
| 26 | 33,6 | 50,4 |
| 28 | 36,9 | 55,4 |
| 30 | 40,5 | 60,7 |
| 32 | 44,4 | 66,6 |
| 34 | 48,7 | 73,1 |
| 36 | 53,5 | 80,2 |
| 38 | 58,7 | 88,0 |
| 40 | 64,4 | 96,6 |

MoM: múltiplos da mediana.
Tabela adaptada de Mari et al.[29]

## Cardiotocografia

O padrão sinusoidal (Figura 7) é característico de fetos comprometidos pela aloimunização e que já se encontram acometidos por anemia e hipoxia.[38,39] Parece não haver relação entre o grau de anemia fetal ou de hipoxia e a duração, a amplitude ou a frequência da oscilação do padrão sinusoidal, embora o padrão sinusoidal com desaceleração seja mais frequente em graus graves de anemia e hipoxemia do que os padrões sem desaceleração.[46] Os padrões não reativos e as desacelerações também são sugestivos de anemia, apesar de muitos fetos com anemia moderada apresentarem padrão reativo. Nicolaides[35] realizou cardiotocografia em 258 fetos anêmicos, antes que fossem submetidos à cordocentese para transfusão intrauterina, e, entre eles, todos os fetos com padrão terminal ou sinusoidal apresentavam anemia grave (déficit de hemoglobina > 4 desvios-padrão) e 82% dos que apresentavam padrões com desaceleração e não reativos tinham anemia moderada ou grave (déficit de hemoglobina > 2

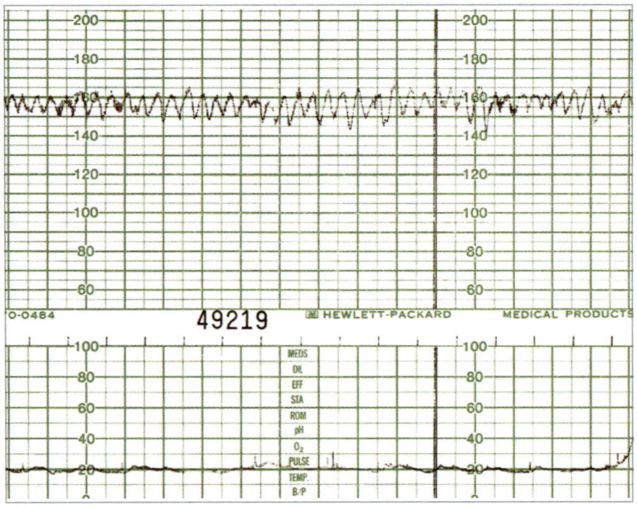


**FIGURA 7.** Traçado de cardiotocografia de feto anêmico demonstrando o padrão sinusoidal.

desvios-padrão). Entretanto, nesse mesmo estudo, o autor observou que em 75% dos traçados de fetos moderadamente anêmicos e em 50% dos fetos com anemia grave havia padrão reativo.

A cardiotocografia costuma ser empregada não para predição de anemia fetal, mas para acompanhamento dos fetos com risco de anemia para a avaliação do bem-estar fetal durante o acompanhamento ultrassonográfico e para monitorização fetal após as transfusões intrauterinas.

## ACOMPANHAMENTO PRÉ-NATAL

É importante salientar que o acompanhamento das gestantes aloimunizadas deve ser realizado por equipe habituada a lidar com tal doença. Isso porque, apesar de alguns parâmetros ultrassonográficos e Dopplervelocimétricos sugestivos de anemia fetal serem objetivos, outros são subjetivos e dependem do operador. O acompanhamento das pacientes deve adotar o seguinte protocolo (Figura 8):

- Nas gestantes não sensibilizadas, deve-se realizar a PAi mensalmente e a profilaxia com imunoglobulina anti-D, segundo o item "Prevenção" deste capítulo.
- Nas gestantes sensibilizadas, sem histórico de DHPN, e com títulos anti-D < 16, realiza-se a determinação mensal dos títulos de anticorpos.
- Nas gestantes com título de anti-D >16, presença de anticorpo atípico hemolítico ou antecedente de DHPN (independentemente do título de anticorpos), são encaminhadas para setor especializado para pesquisa de anemia fetal.
- Na ausência de suspeita de anemia fetal, o retorno é realizado a cada 3 a 4 semanas nos casos sem antecedente ou com história leve. As gestantes com antecedente moderado ou grave são reavaliadas a cada 1 a 2 semanas.
- Todas as pacientes são orientadas a procurar imediatamente o serviço de pronto-atendimento em caso de redução da movimentação fetal.
- Quando a avaliação fetal identifica presença de derrame cavitário, hidropsia ou aumento da velocidade máxima da ACM (> 1,5 MoM), realiza-se cordocentese para determinação do nível de hemoglobina fetal, confirmação de anemia e transfusão intrauterina. Os casos em que essa medida estiver entre 1,5 e 2 MoM, sem antecedente ou com histórico leve de DHPN e sem alterações ultrassonográficas, podem ser reavaliados em 2 a 3 dias, com o intuito de confirmar o aumento da velocidade máxima da ACM e minimizar a taxa de falso-positivos.
- A cardiotocografia é indicada rotineiramente, em conjunto com avaliação do perfil biofísico fetal, para as pacientes aloimunizadas a partir de 32 semanas. O padrão sinusoidal ou a presença de desacelerações podem estar associados à anemia fetal grave.

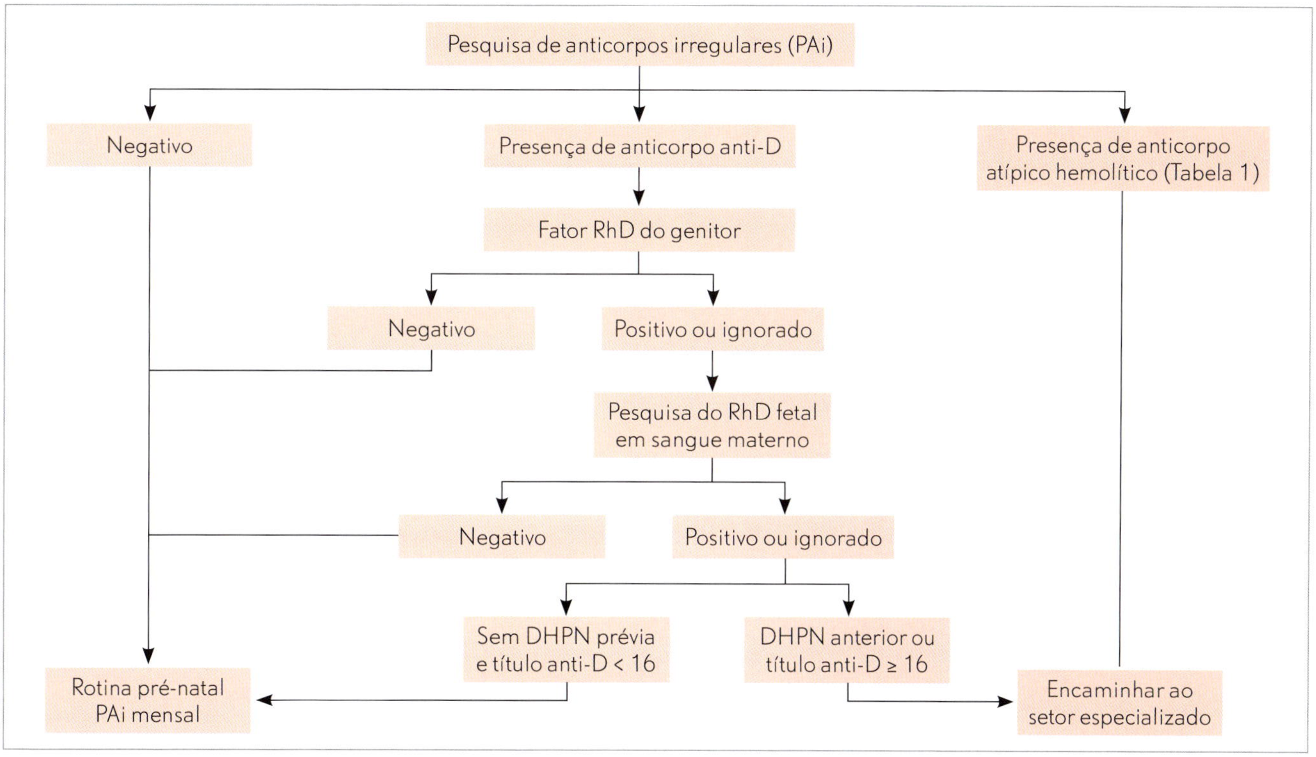


**FIGURA 8.** Fluxograma de acompanhamento das pacientes aloimunizadas na Clínica Obstétrica do HC-FMUSP. DHPN: doença hemolítica perinatal.

## TRANSFUSÃO INTRAUTERINA

O primeiro passo na terapêutica fetal para a aloimunização é a cordocentese, que deve ser guiada pela ultrassonografia para a determinação precisa do local da punção. Deve-se dar preferência para a punção do cordão na inserção placentária. Casos de DHPN antes de 18 semanas de gestação são extremamente raros, porque a hemólise fetal na aloimunização imune necessita da maturação do sistema reticuloendotelial, que começa a ocorrer a partir dessa idade gestacional. Na maioria dos centros, no entanto, prefere-se iniciar a cordocentese a partir de 20 semanas de gestação, quando o cordão já está mais espesso, o que permite um procedimento mais seguro. Na Clínica Obstétrica do HC-FMUSP, a transfusão intrauterina é realizada entre 18 e 34 semanas de gestação. Após essa idade gestacional, a indicação do parto oferece menor risco ao concepto.

Dosa-se imediatamente a hemoglobina no sangue obtido pela cordocentese, enquanto o operador injeta solução salina para confirmar a punção da veia umbilical. Preferencialmente, a transfusão deve ser realizada na veia e, caso se tenha puncionado a artéria, a agulha deve ser reposicionada na veia. É preciso proceder à paralisação fetal (com brometo de pancurônio na dose de 0,1 mg/kg) quando a punção for realizada em alça livre ou quando a placenta for posterior, pois a movimentação do feto pode prejudicar o procedimento. Se a hemoglobina estiver abaixo do normal para a idade gestacional, pode-se infundir o feto com concentrado de hemácias de sangue RhD-negativo que seja também compatível com o tipo sanguíneo ABO materno. Este concentrado deverá apresentar hematócrito superior a 80% e ter sido previamente irradiado. Em gestações normais, a hemoglobina fetal média aumenta linearmente com a idade gestacional, variando de 10,5 g/dL com 16 semanas a 14,8 g/dL com 40 semanas. A anemia é definida como moderada quando existe um déficit na concentração de hemoglobina de 2 a 4 desvios-padrão (2,4 a 4,8 g/dL) do valor esperado para a idade gestacional. Na anemia grave, o déficit é maior do que 4 desvios-padrão.[35] Durante o procedimento, o fluxo do sangue injetado e os batimentos cardíacos devem ser monitorizados de forma contínua pela ultrassonografia. Enquanto se realiza a transfusão, pode ocorrer bradicardia relativa decorrente da expansão do volume sanguíneo fetal. Ao final da transfusão, aspira-se amostra de sangue fetal para determinação da hemoglobina pós-transfusão.

O volume de sangue necessário para corrigir a anemia fetal é calculado considerando-se a hemoglobina fetal pré-transfusão, a hemoglobina do sangue a ser transfundido, a hemoglobina pós-transfusão desejada e o volume fetoplacentário médio para a idade gestacional.[36] Atualmente, o volume fetoplacentário médio é automaticamente calculado por programas de computador previamente alimentados com a fórmula de cálculo.

Após a transfusão, os batimentos cardíacos do feto devem ser monitorizados utilizando-se a cardiotocografia, por um período de 2 horas.

As transfusões subsequentes são programadas considerando-se uma queda média da hemoglobina em torno de 0,3 a 0,4 g/dL/dia, quando a estimativa da hemoglobina estiver abaixo de 10 g/dL. No caso de fetos gravemente comprometidos ou com hidropsia, essa queda pode ser maior e atingir 1 g/dL/dia. Métodos não invasivos como a ultrassonografia, a monitorização dos movimentos fetais, a Dopplervelocimetria e a cardiotocografia também podem auxiliar a determinação do momento para uma nova transfusão. Um estudo recente avaliando a sensibilidade da Dopplervelocimetria da ACM na predição da anemia fetal após transfusão intrauterina demonstrou que ela já não apresenta resultados tão bons como para a predição em fetos não transfundidos, uma vez que as taxas de falso-positivo aumentaram significativamente, com valores de 14, 37 e 90% na primeira, na segunda e na terceira transfusão, respectivamente, para sensibilidade de 95% de detecção de fetos gravemente anêmicos.[48]

Nos casos em que não é possível realizar a transfusão intravascular, realiza-se a transfusão intraperitoneal.

A sobrevida fetal após a transfusão intrauterina é de 94% (com variação de 70 a 100%) para fetos não hidrópicos e de 74% (com variação de 50 a 91%) para fetos hidrópicos.[5,12,51]

## TRATAMENTO ADJUVANTE

O tratamento da DHPN consiste no acompanhamento rigoroso das pacientes, transfusão intrauterina e parto oportunos dependendo da gravidade do quadro e idade gestacional de diagnóstico. Porém, em algumas condições, terapias adjuvantes podem ser utilizadas. Deve-se reforçar que as opções terapêuticas a seguir são de exceção, não devendo ser propostas de rotina.

### Plasmaférese

Na plasmaférese, o plasma contendo anticorpos é removido e substituído por plasma, albumina e solução salina, reduzindo-se assim diretamente os anticorpos maternos e indiretamente os anticorpos fetais. Em alguns casos de aloimunização RhD grave, a plasmaférese pode adiar a necessidade de transfusões fetais.

Esse procedimento pode ser indicado entre 12 e 16 semanas de gestação, pois os níveis de IgG fetais nesse período são 10 a 25% dos níveis maternos. A cada semana, 15 a 20 L de plasma devem ser trocados. A efetividade da troca de plasma deve ser determinada realizando-se medições quantitativas semanais dos níveis de anticorpo anti-D. Embora em geral haja redução de 50 a 75% desses anticorpos, eles aumentam rapidamente quando as trocas de plasma são interrompidas. Com frequência ocorre rebote após 24 a 26 semanas de gestação, mesmo quando a plasmaférese é intensa e continuada.[60]

Esse método não pode ser usado como tratamento de primeira escolha e isolado, pois, apesar da troca intensiva de plasma, pode ocorrer óbito fetal por aloimunização RhD grave.

### Imunoglobulina intravenosa

A transfusão intrauterina, tanto intraperitoneal como intravascular, é uma forma eficiente de tratamento da anemia fetal. Entretanto, alguns fetos já se encontram gravemente comprometidos em fases precoces da gravidez, o que torna a realização desses procedimentos tecnicamente difícil.

O uso de imunoglobulina intravenosa em altas doses tem demonstrado graus diferentes de efetividade no tratamento de doenças imunológicas. Embora o mecanismo de ação da imunoglobulina intravenosa durante a gestação não esteja completamente elucidado, foram propostos como explicações a inibição do *feedback* da produção de anticorpos maternos, o bloqueio competitivo do transporte de anticorpos através da placenta e o bloqueio competitivo dos receptores Fc no sistema reticuloendotelial, diminuindo a fagocitose dos eritrócitos fetais ligados ao anti-D.[6,52]

A imunoglobulina deve ser administrada antes da presença de anemia fetal e, nos casos muito graves, pode ser iniciada ainda em torno de 8 semanas de gestação. A dose recomendada é de 0,4 g/kg de peso materno por 3 dias consecutivos, devendo-se repetir a cada 3 semanas e manter o esquema durante as transfusões intrauterinas. O benefício maior desse tipo de tratamento é postergar a primeira transfusão e aumentar o intervalo entre elas.

### Parto

O parto é realizado entre 34 e 37 semanas nos fetos tratados com transfusão intrauterina ou entre 37 e 40 semanas nos demais casos, sempre individualizando cada caso. A via de parto é de conduta obstétrica.

## PREVENÇÃO

A aloimunização contra um determinado antígeno pode ser prevenida pela administração passiva de anticorpos contra aquele antígeno. Os anticorpos bloqueiam os sítios antigênicos e evitam que os antígenos entrem em contato com os linfócitos do hospedeiro. Para prevenir a aloimunização RhD, administra-se imunoglobulina anti-D para as gestantes RhD-negativo; entretanto, a imunoglobulina não terá efeito se a gestante já for sensibilizada. Portanto, antes da administração da imunoglobulina, a PAi não deve identificar anti-D no sangue periférico da paciente. Nos casos de RhD variante, é aconselhável uso de técnicas de biologia molecular para definir a real necessidade de profilaxia (como no caso de RhD-parcial), porém caso não seja possível a realização da caracterização molecular é aconselhável a profilaxia.[56] Caso haja presença de outro anticorpo antieritrocitário não D, a profilaxia deve ser realizada. A administração de 100 mcg de imunoglobulina anti-D neutraliza pelo menos 4 mL de sangue fetal RhD-positivo na circulação materna. Como a apresentação do frasco de imunoglobulina é de 300 mcg, ele é suficiente para neutralizar uma hemorragia feto-materna grave (15 mL), sendo esta a dosagem mais utilizada. No entanto, quando se deseja utilizar a dosagem exata ou nas suspeitas de hemorragia feto-materna abundante, deve-se fazer o teste de Kleihauer no sangue materno, a fim de quantificar a hemorragia e adequar a dosagem de imunoglobulina.[56]

A imunoglobulina anti-D é produzida a partir do plasma de indivíduos RhD-negativo sensibilizados. Porém, com a redução na prevalência da aloimunização RhD, tem sido necessário o uso de homens voluntários, os quais são submetidos a injeções repetidas de células RhD-positivo. Quando realizada ao longo da gestação, ela tem meia-vida de 3 semanas e cobertura por um período de 12 semanas.

A imunoglobulina anti-D deve ser administrada nas seguintes situações, quando o parceiro for RhD-positivo:[56]

- Em gestantes RhD-negativo, não sensibilizadas, com 28 semanas de gestação. Se o parto ocorrer em até 3 semanas após a dose administrada, não há necessidade de repeti-la no pós-parto.
- No pós-parto de recém-nascido RhD-positivo ou D-fraco.
- Em casos de abortamento.
- Em gravidez molar.
- Em gestação ectópica.
- Quando ocorre óbito intrauterino.
- Após procedimento invasivo (biópsia de vilosidades coriônicas, amniocentese, cordocentese).
- Nas síndromes hemorrágicas durante a gestação (sangramentos de repetição, placenta prévia), devendo ser repetida a cada 12 semanas até o parto. Se houver dúvida com relação à necessidade de complementação antes desse intervalo, por exemplo, nos casos de hemorragia volumosa, pode-se colher, como controle, a PAI – seu resultado positivo comprova a presença de anticorpos circulantes e descarta a necessidade de dose adi-

cional. Nos casos de títulos muito baixos (≤ 1), deve-se repetir o exame semanalmente e, se for observado resultado negativo, deve-se complementar a dose de imunoglobulina.
- Quando há trauma abdominal.
- Na realização de versão cefálica externa.
- Após transfusão de sangue incompatível (300 mcg de imunoglobulina neutralizam 15 mL de concentrado de hemácias ou 30 mL de sangue total), sendo administrados 1.200 mcg a cada 12 horas até completar a dose calculada.

A imunoglobulina no pós-parto deve ser administrada preferencialmente até 72 horas. Após o parto, o sangue do cordão umbilical é examinado para tipagem RhD, teste de Coombs direto (com o objetivo de pesquisar a presença de anticorpos nos eritrócitos fetais) e determinação da concentração de hemoglobina. Se a PAi do sangue materno for negativa e o recém-nascido for RhD-positivo ou não tenha tipagem conhecida, é necessário administrar imunoglobulina anti-D à mãe. Caso a paciente tenha recebido alta sem receber a imunoglobulina, esta poderá ser administrada até 28 dias após o parto, embora quanto mais tempo a profilaxia seja postergada, menor será a possibilidade de efeito.[1]

A quantificação da hemorragia feto-materna era indicada apenas nos casos de risco para hemorragias excessivas (trauma abdominal, descolamento prematuro de placenta, placenta prévia, manipulação intrauterina, gestações múltiplas ou remoção manual da placenta). Entretanto, foi demonstrado que essas indicações identificavam apenas 50% das pacientes que necessitavam de dose adicional de imunoglobulina anti-D.[34] Com base nesses resultados, a *American Association of Blood Banks* passou a recomendar que a hemorragia feto-materna pós-parto fosse quantificada em toda gestante RhD-negativo com recém-nascido RhD-positivo.[49]

## CONSIDERAÇÕES FINAIS

Apesar de o avanço no tratamento da aloimunização ter reduzido as taxas de óbito intrauterino e as perdas perinatais, muitos óbitos ainda ocorrem em razão dessa doença. A sensibilização contra o antígeno D ainda acontece em larga escala nos países em desenvolvimento por causa da deficiência nos programas de prevenção. Uma vez estabelecida a sensibilização, esses casos devem ser monitorizados mensalmente com títulos dos anticorpos; quando títulos de anti-D ≥ 1:16, presença de antecedente pessoal de DHPN ou presença de anticorpos hemolíticos contra antígenos atípicos, deve ser iniciado o acompanhamento fetal para investigação de anemia. A Dopplervelocimetria da ACM tem se mostrado um bom método na predição de anemia fetal e deve ser utilizada no manejo desses casos. Em razão da gravidade e das complicações inerentes ao tratamento (transfusão intrauterina), esses casos precisam ser acompanhados em centros de referência. A determinação do RhD fetal no sangue materno facilita o acompanhamento dos casos, uma vez que em fetos RhD-negativo torna-se desnecessária a monitorização frequente, tranquilizando o casal quanto às chances de comprometimento fetal.

### PONTOS-CHAVE

- A aloimunização RhD é doença que pode ser prevenida e, portanto, todas as indicações para a prevenção devem ser obrigatoriamente seguidas.
- A imunoglobulina anti-D para prevenção da sensibilização está indicada para os casos de gestantes RhD-negativo não sensibilizadas.
- A pesquisa de anticorpos irregulares deve ser solicitada para toda gestante na primeira consulta, mesmo aquelas RhD-positivo.
- Os casos com títulos altos (≥ 1:16) de anticorpos anti-D, antecedente pessoal de doença hemolítica perinatal ou presença de anticorpos hemolíticos contra antígenos atípicos devem ser encaminhados para acompanhamento em centro de referência com monitorização de sinais de anemia fetal por meio de métodos não invasivos (Dopplervelocimetria da artéria cerebral média e ultrassonografia).

## REFERÊNCIAS BIBLIOGRÁFICAS


### Artigos de revisão

1. Bowman JM. Controversies in Rh prophylaxis: who needs Rh immune globulin and when should it be given? Am J Obstet Gynecol 1985; 151: 289-94.
2. Bowman JM. The management of Rh-isoimmunization. Obstet Gynecol 1978; 52(1): 1-16.
3. Liley AW. The technique and complications of amniocentesis. Northwest Med 1960; 59: 581-6.
4. Moise KJ. Fetal anemia due to non-Rhesus-D red-cell alloimmunization. Semin Fetal Neonatal Med 2008; 13(4): 207-14.
5. Schumacher B, Moise KJ. Fetal transfusion for red blood cell alloimmunization in pregnancy. Obstet Gynecol 1996; 88: 137-50.
6. Urbaniak SJ, Greiss MA. RhD haemolitic disease of the fetus and the newborn. Blood Reviews 2000; 14: 44-61.

### Artigos originais

7. Bevis DC. The composition of liquor amnii in haemolitic disease of the newborn. J Obstet Gynaecol Br Emp 1953; 60: 244-51.
8. Bilardo CM, Nicolaides KH, Campbell S. Doppler measurements of fetal and utero-placental circulations: relationship with umbilical venous blood gases measured at cordocentesis. Am J Obstet Gynecol 1990; 162: 199.
9. Bischoff FZ, Nguyen DD, Marquéz-Do D, Moise KJ, Simpson JL, Elias S. Noninvasive determination of fetal RhD status using fetal DNA in maternal serum and PCR. J Soc Gynecol Invest 1999; 6: 64-9.

10. Bowman JM, Pollock JM, Penston LE. Feto-maternal transplacental hemorrhage during pregnancy and after delivery. Vox Sang 1986; 51: 117.
11. Bullock R, Martin WL, Coomarasamy A, Kilby MD. Prediction of fetal anemia in pregnancies with red-cell alloimmunization: comparison of middle cerebral artery peak systolic velocity and amniotic fluid OD 450. Ultrasound Obstet Gynecol 2005; 25: 331-4.
12. Cabral ACV, Taveira MR, Lopes APBM, Pereira AK, Leite HV. Transfusão intra-uterina na isoimunização materna pelo fator Rh. RBGO 2001; 23(5): 299-303.
13. Centers for Disease Control and Prevention. CDC congenital malformation surveillance. Teratology 1993; 48: 545-709.
14. Copel J, Grannum PA, Green JJ et al. Fetal cardiac output in the isoimmunized pregnancy: a pulsed Doppler-echocardiographic study of patients undergoing intravascular intrauterine transfusion. Am J Obstet Gynecol 1989; 161: 361.
15. Costa JM, Giovangrandi Y, Ernault P et al. Fetal RHD genotyping in maternal serum during de first trimester of pregnancy. Br J Haematol 2002; 119: 255-60.
16. Daffos F, Capella-Pavlovsky M, Forestier F. A new procedure for fetal blood sampling in utero: preliminary results of 53 cases. Am J Obstet Gynecol 1983; 146: 985-7.
17. Deren Ö, Önderoglu L. The value of middle cerebral artery systolic velocity for initial and subsequent management in fetal anemia. Eur J Obstet Gynecol 2002; 101: 26-30.
18. Dukler D, Oepkes D, Seaward G et al. Noninvasive tests to predict fetal anemia: a study comparing Doppler and ultrasound parameters. Am J Obstet Gynecol 2003; 188(5): 1310-4.
19. Finning KM, Martin PG, Soothill PW, Avent ND. Prediction of fetal D status from maternal plasma: introduction of a new noninvasive fetal RHD genotyping service. Transfusion 2002; 42: 1079-85.
20. Freda VJ, Gorman JG, Pollack W, Robertson JG, Jennings ER, Sullivan JF. Prevention of Rh isoimunization: progress report of the clinical trial in mothers. Jama 1967; 199: 390-4.
21. Gautier E, Benachi A, Giovangrandi Y et al. Fetal RhD genotyping by maternal serum analysis: a two-year experience. Am J Obstet Gynecol 2005; 192(3): 666-9.
22. Kleihauer E, Braun H, Betke K. Demonstration von fetalem Haemoglobin in der Erythrozyteneines. Blutausstriches Klin Wochenschr 1957; 35: 637.
23. Landsteiner K, Wiener AS. Agglutinable factor in human blood recognized by immune sera for rhesus blood. Proc Soc Exp Biol Med 1940; 43: 223-4.
24. Levine P, Katzin EM, Burnham L. Isoimmunization in pregnancy: its possible bearing on the etiology of eritroblastosis fetalis. JAMA 1941; 116: 825-7.
25. Liley AW. Intrauterine transfusion of fetus in haemolitic disease. Br Med 1963; 5365: 1107-9.
26. Liley AW. Liquor amnii analysis in the management of the pregnancy complicated by rhesus sensitization. Am J Obstet Gynecol 1961; 82: 1359-70.
27. Lloyd-Evans P, Kumpel BM, Bromelow I, Austin E, Taylor E. Use of a directly conjugated monoclonal anti-D (BRAD-3) for quantification of feto-maternal hemorrhage by flow cytometry. Transfusion 1996; 36: 432-437.
28. Lo YMD, Hjelm NM, Fidler C et al. Prenatal diagnosis of fetal RhD status by molecular analysis of maternal plasma. N Engl J Med 1998; 339: 1734-8.
29. Mari G, Deter RL, Carpenter RL et al. Noninvasive diagnosis by Doppler ultrasonography of fetal anemia due to maternal red-cell alloimunization. N Engl J Med 2000; 342: 9-14.
30. Mari G, Rahman F, Olofsson P, Ozcan T, Copel JA. Increase of fetal hematocrit decreases the middle cerebral artery peak systolic in pregnancy complicated by Rhesus alloimunization. J Mat Fetal Med 1997; 6: 206-8.
31. Markham KB, Rossi KQ, Nagaraja HN, O'Shaughnessy RW. Hemolytic disease of the fetus and newborn due to multiple maternal antibodies. Am J Obstet Gynecol 2015; 213(1): 68.e1-5.
32. Martin JA, Hamilton BE, Ventura SJ, Menacker F, Park MM, Sutton PD. Births: final data for 2001. Natl Vital Stat Rep 2002; 51: 1-102.
33. Nardozza LMM, Camano L, Moron AF, Pares DBS, Chinen PA, Torloni MR. Pregnancy outcome for Rh-alloimmunized women. Int J Obstet Gynecol 2005; 90: 103-6.
34. Ness PM, Baldwin ML, Niebyl JR. Clinical high-risk designation does not predict excess fetal-maternal hemorrhage. Am J Obstet Gynecol 1987; 156: 154-8.
35. Nicolaides KH. Management of red blood cell isoimmunized pregnancies. Clin Obstet Gynecol 1994; 46: 1543.
36. Nicolaides KH, Clewell WH, Rodeck CH. Measurement of human fetoplacental blood volume in erythroblastosis fetalis. Am J Obstet Gynecol 1987; 157: 50.
37. Nicolaides KH, Rodeck CH. Maternal serum anti-D antibody concentration and assessment of rhesus isoimmunization. Br Med J 1992; 304: 1155-6.
38. Nicolaides KH, Sadovsky G, Cetin E. Fetal heart rate patterns in red blood cell isoimmunized pregnancies. Am J Obstet Gynecol 1989; 161: 351.
39. Nicolaides KH, Sadovsky G, Visser GH. A heart rate patterns in normoxemic, hypoxemic, and anemic second-trinester fetuses. Am J Obstet Gynecol 1989; 160: 1034.
40. Nishie EN, Brizot ML, Liao AW, Carvalho MHB, Toma O, Zugaib M. A comparison between middle cerebral artery peak systolic velocity and amniotic fluid optical density at 450 nm in the prediction of fetal anemia. Am J Obstet Gynecol 2003; 188(1): 214-9.
41. Oepkes D, Seaward PG, Vandenbussche FPHA et al. Doppler ultrasonography versus amniocentesis to predict fetal anemia. N Engl J Med 2006; 355(2): 156-64.
42. Oepkes D, Vanderbussche FP, van Bel F, Kanhai HHH. Fetal ductus venous blood flow velocities before and after transfusion in red-cell alloimmunized pregnancies. Obstet Gynecol 1993; 82: 237.
43. Queenan JT, Thomas PT, Tomai TP et al. Deviation in amniotic fluid optical density at a wavelength of 450nm in Rh isoimmunized pregnancies from 14 to 40 weeks' gestation: a proposal for clinical management. Am J Obstet Gynecol 1993; 168: 1370.
44. Rightmire DA, Nicolaides KH, Rodeck CH, Campbell S. Fetal blood flow velocities in rhesus isoimmunization: relationship to gestacional age and to fetal haemotocrit in the untransfused patient. Obstet Gynecol 1986; 68: 233.
45. Roberts AB, Mitchell JM, Lake Y, Pattison NS. Ultrasonographic surveillance in red blood cell alloimmunization. Am J Obstet Gynecol 2001; 184(6): 1251-5.
46. Sadovsky G, Visser GH, Nicolaides KH. Heart rate patterns in fetal anemia. Fetal Ther 1988; 3: 216.
47. Scheier M, Hernandez-Andrade E, Carmo A, Dezerega V, Nicolaides KH. Prediction of fetal anemia in rhesus disease by measurement of fetal middle cerebral artery peak systolic velocity. Ultrasound Obstet Gynecol 2004; 23: 432-6.
48. Scheier M, Hernandez-Andrade E, Fonseca EB, Nicolaides KH. Prediction of severe fetal anemia in red blood cell alloimmunization after previous intrauterine transfusions. Am J Obstet Gynecol 2006; 195(6): 1550-6.
49. Snyder EL. Prevention of hemolytic disease of the newborn due to anti-D: prenatal/perinatal testing and Rh immune globulin administration. American Association of Blood Banks Bulletin 1998; 98(2): 1-6.
50. Teixeira J, Duncan K, Letsky E, Fisk NM. Middle cerebral artery peak systolic velocity in the prediction of fetal anemia. Ultrasound Obstet Gynecol 2000; 15: 205-8.
51. van Kamp IL, Klumper FJC, Meerman RH, Oepkes D, Scherjon SA, Kanhai HHH. Treatment of fetal anemia due to red-cell al-

loimmunization with intrauterine transfusions in the Netherlands, 1988-1999. Acta Obstet Gynecol Scand 2004; 83: 731-7.
52. Voto LV, Mathet ER, Zapaterio JL, Orti J, Lede RL, Margulies M. High-dose gammaglobulin (IVIG) followed by intrauterine transfusions (IUTs): a new alternative for the treatment of severe fetal hemolytic disease. J Perinat Med 1997; 25: 85-8.
53. Vyas S, Nicolaides KH, Campbell S. Doppler evaluation of middle cerebral artery in anemic fetuses. Am J Obstet Gynecol 1990; 162: 1066.
54. Yankowitz J, Weiner CP. Modern managment of rhesus disease. Curr Opin Obstet Gynecol 1996; 8: 139-41.
55. Zimmermann R, Durig P, Carpenter R, Mari G. Longitudinal measurement of peak systolic velocity in the fetal middle cerebral artery for monitoring pregnancies complicated by red cell alloimmunization: a prospective multicentre trial with intention-to-treat. BJOG 2002; 109: 746-52.

## Diretrizes

56. American College of Obstetrics and Gynecologists. Practice Bulletin N. 181: Prevention of Rh D Alloimmunization. Obstet Gynecol 2017 Aug;130(2):e57-e70.
57. American College of Obstetrics and Gynecologists. Practice Bulletin N. 192: Management of Alloimmunization During Pregnancy. Obstet Gynecol 2018 Mar;131(3):e82-e90.

## Editorial/carta ao editor

58. Queenan JT. Erythroblastosis fetalis: closing the circle. N Engl J Med 1986; 314: 1448-9.

## Livros

59. Bowman JM. Hemolitic disease (erythroblastosis fetalis). In: Creasy RK, Resnik R, editores. Maternal fetal medicine: principles and practice. 2.ed. Philadelphia: WB Saunders; 1989.
60. Bowman JM. Hemolytic disease (erythroblastosis fetalis). In: Creasy RK, Resnik R, editores. Maternal and fetal medicine: principles and practice. 4.ed. Philadelphia: WB Saunders; 1998.
61. Bowman JM. Maternal blood group immunization hemolitic disease (erythroblastosis foetalis). In: Creasy R, Resnick R, editores. Maternal and fetal medicine. 3.ed. Philadephia: WB Saunders; 1994.
62. Daniels G. Rh blood group system. In: Human blood groups. 2.ed. Oxford: Blackwell; 2002. p. 195-274.

## Teses

63. Campos MVX. Correlação entre títulos de anticorpos anti-D e desfecho gestacional adverso em gestantes com antecedente de doença hemolítica perinatal. Dissertação (Mestrado). São Paulo: Faculdade de Medicina da USP; 2016.
64. Carmo AV. Doppler da artéria cerebral média do feto: valores normais do índice de pulsatilidade e da velocidade máxima. Dissertação (Mestrado). Rio de Janeiro: Faculdade de Medicina da UFRJ; 1997.

## *Website*

65. Expected peak velocity of systolic blood flow in the MCA as a function of gestational age. Disponível em: http://www.perinatology.com/calculators/MCA.htm. Acessado em: 03/04/2023.

# Capítulo 42

# Pós-datismo e gestação prolongada



## INTRODUÇÃO

No pós-datismo e na gestação prolongada, a carência da oxigenação fetal é a preocupação prevalente, diferentemente do que ocorre com as gestantes doentes previamente à gestação e com aquelas que evoluem com intercorrências clínicas gestacionais, nas quais a prematuridade é o evento de maior relevância. Por isso, nas gravidezes que ultrapassam a data provável do parto, a propedêutica obstétrica é direcionada predominantemente para o diagnóstico do sofrimento fetal, resultante da falência placentária por senescência. Por regra, nesses casos, o feto tem desenvolvimento adequado, portanto, sem déficit nutritivo. As taxas de morbidade e mortalidade perinatais são significativamente elevadas em virtude do maior risco, principalmente, da síndrome de aspiração de mecônio e dos tocotraumatismos.[2,46]

Embora classicamente se reconheça que os prejuízos maternos e fetais ocorram após 42 semanas,[26] vários estudos, a partir de 1993,[23] têm proposto a interrupção da gestação entre 41 e 42 semanas.[8,13,18,25,27,47] Essa proposta tem respaldo em vários dados da literatura que apontam significativas taxas de morbidade e mortalidade perinatais com a conduta expectante, aguardando o desencadeamento espontâneo do trabalho de parto.[6,7,33]

A vigilância do bem-estar fetal, nos casos em que interessa a conduta expectante, e a indução do parto são duas estratégias largamente utilizadas porque reduzem os riscos de resultados maternos e fetais adversos.[39]

## CONCEITO

### PÓS-DATISMO

Embora o termo pós-datismo seja de uso comum, sua definição não é clara. É utilizado de forma genérica para designar as gestações que ultrapassam a data provável do parto. Neste capítulo, ele será empregado para definir gestações entre 40 e 42 semanas; diga-se, porém, que a aceitação dessa definição não é unânime.[40] Vale mencionar ainda que essa é uma alternativa confortável para nomear as gestações não definidas classicamente como patológicas, mas que, na atualidade, têm merecido cuidados especiais quanto à vigilância da vitalidade fetal e até quanto à conduta resolutiva.[13,32,39]

### GESTAÇÃO PROLONGADA

Pela conceituação clássica, o termo gestação prolongada designa as gestações que ultrapassam 42 semanas.[2,39] São sinônimas as denominações: serotina, protraída, retardada, pós-termo e pós-maturidade. É reconhecida como uma gestação patologicamente prolongada, com riscos maternos e fetais incrementados.

Por pertinência, cabe introduzir neste texto a opinião do *American College of Obstetricians and Gynecologists* (ACOG), prolatada em 2013 e confirmada em 2017, sobre os subgrupos de gestação de termo:[37]

- Gestação pós-termo: gestação que ultrapassa 42 semanas.
- Termo tardio: 41 + 0 a 41 + 6 semanas.
- Termo completo: 39 + 0 a 40 + 6 semanas.
- Termo precoce: 37 + 0 a 38 + 6 semanas.

## INCIDÊNCIA

A incidência de gestações com 42 semanas ou mais é variável, fato atribuível aos vários fatores que intervêm em sua estimativa, mas oscila entre 3 e 14%.[18,42] Na Clínica Obstétrica do HC-FMUSP, a incidência observada é de 5,3%.[44]

Em estudo recente de população branca norte-americana, não hispânica, abarcando 23.549.360 nascimentos vivos, com 37 semanas ou mais (entre 1992 e 2003), os autores observaram uma queda progressiva da proporção de nascimentos a partir de 40 semanas, no período do estudo. Inversamente, os nascimentos com 37, 38 e 39 semanas ocorreram com frequência progressivamente maior no mesmo período. Após 40 semanas ocorreram 10% dos nascimentos, sendo apenas 0,9% com 42 semanas ou mais.[36]

### FATORES QUE INFLUENCIAM A INCIDÊNCIA DE GESTAÇÃO PROLONGADA

#### Ciclos menstruais

Nos ciclos menstruais irregulares, principalmente na espaniomenorreia, muitas vezes a ovulação é incerta e comumente incide em períodos não reconhecíveis.[40]

#### Utilização de anticoncepcionais hormonais

Em algumas mulheres usuárias de anticoncepcionais hormonais, a gestação pode ocorrer por falha do método. Nessas situações, ou quando as mulheres engravidam após sua interrupção, as ovulações acontecem em datas não conhecidas. Isso acarreta estimativas de taxas falsamente elevadas de gestação prolongada.[2]

#### Ultrassonografia precoce

A realização de ultrassonografia precoce é, hoje, indicada como medida rotineira para estimar corretamente a idade gestacional no primeiro trimestre, período em que o erro é mínimo. Com a incorporação do rastreamento ultrassonográfico de alterações sugestivas de doença de origem genética à rotina da assistência pré-natal, que se efetua nesse período gestacional, a ultrassonografia passou a ser realizada mais amiúde. Ao contrário das duas situações anteriores (irregularidades menstruais e utilização de anticoncepcionais), com o uso dessa técnica e estimativa mais acurada da idade gestacional, a incidência de gestação prolongada decresce.[1,2,9,44]

## ETIOLOGIA

A etiologia da gestação prolongada não é conhecida. As hipóteses mais persuasivas apontam para falha na deflagração do trabalho de parto, a qual ainda perdura indefinida no que se refere ao seu mecanismo intrínseco, embora existam teorias clássicas que versam sobre o tema.[45]

São conjecturadas algumas situações associadas ao pós-datismo, como idade materna avançada, paridade, ascendências grega e italiana, fatores fetoanexiais, excessiva atividade endócrina placentária, fatores miometriais e fatores cervicais.[39,44]

### IDADE MATERNA

Apesar de algumas observações indicarem maior incidência de pós-datismo em gestantes de idade mais avançada, é discutível afirmar que a idade materna seja uma causa de pós-datismo e gestação prolongada.

### PARIDADE

As primigestas parecem ter predisposição maior quando comparadas com as gestantes multigestas.[45]

### ETNIA

Algumas observações demonstram que gregas e italianas apresentam taxas significativamente elevadas dessa intercorrência gestacional.[45]

### FATORES FETOANEXIAIS

De ocorrência rara, dois fatores fetoanexiais são associados à gestação prolongada:

- Na anencefalia, ocorre insuficiência adeno-hipofisária, um fator importante na gênese do prolongamento da gestação.[45]
- A deficiência da sulfatase placentária, cujo diagnóstico se faz por método indireto, ou seja, pela dosagem dos níveis de estriol plasmático materno, ocorre em fetos do sexo masculino. A anormalidade é uma caracterís-

tica ligada ao cromossomo X[21,39,45] e resulta da deleção de um gene, situado nesse cromossomo, que codifica a produção da enzima.[17,21]

## EXCESSIVA ATIVIDADE ENDÓCRINA PLACENTÁRIA

A atividade miorrelaxante da progesterona é muito conhecida. O excesso de produção placentária desse hormônio, em situação hipotética de hiperfunção placentária, é aceito como uma das possíveis etiologias da gravidez prolongada.[45]

## FATORES INTRÍNSECOS DO MIOMÉTRIO

Doenças específicas do miométrio podem dificultar a excitabilidade das fibras miometriais e, por consequência, levar à ausência de trabalho de parto e ao prolongamento da gestação. A adenomiose pode ser uma dessas anormalidades situadas na intimidade do miométrio.[45]

## FATOR CERVICAL

O fator cervical está vinculado à possibilidade de ausência ou deficiência da refratariedade da resposta contrátil do colo uterino.

A contratilidade anormal das fibras musculares (10% da composição do colo) inibe os estímulos miogênicos ou espinhais para a liberação de hormônios relacionados ao trabalho de parto, como as prostaglandinas.[45]

# INFLUÊNCIA NOS RESULTADOS PERINATAIS

## AUMENTO NA MORTALIDADE

Smulian et al.,[32] em 2002, estudando os nascimentos ocorridos de 1995 a 1997 nos Estados Unidos da América (EUA), em um total de 10.614.679 gestações únicas com 24 semanas ou mais, observaram que o patamar mínimo de ocorrência de óbitos fetais acontece entre 38 e 41 semanas. Após 41 semanas, em todas as condições de risco gestacional (alto ou baixo), a taxa de mortalidade fetal demonstrou aumento significativo.[30] Assim, tendo como principal causa a anoxia intrauterina não diagnosticada, as taxas de mortalidade intrauterina e neonatal aumentam consideravelmente.[2,7,32,40] Segundo dados do ACOG,[39] em 2004 a taxa de mortalidade perinatal após 42 semanas de gestação foi o dobro da que ocorreu com 40 semanas, chegando a 4 a 7 *versus* 2 a 3 óbitos por 1.000 nascidos vivos. Conforme a mesma fonte, após 43 semanas, essa taxa aumenta em até seis vezes.

## AUMENTO NA MORBIDADE

Em gestações prolongadas, ocorre acréscimo nos indicadores mórbidos da gestação e principalmente após o nascimento.[2,7,40] A seguir, são descritas as principais anormalidades encontradas.

### Oligoâmnio

Resultante dos fenômenos hemodinâmicos fetais em resposta à hipoxemia, o oligoâmnio ocasiona vulnerabilidade do cordão umbilical às compressões durante as contrações uterinas e os movimentos corporais vigorosos do feto. Esses eventos compressivos funiculares desencadeiam, no feto, resposta parassimpática intensa culminando com a eliminação de mecônio.[14]

### Mecônio ante e intraparto (aspiração)

A persistência do estado hipoxêmico é capaz de causar complicações graves ao feto, como a aspiração intrauterina de mecônio com consequências sombrias.[3,22] Isso acontece tanto no período anteparto quanto no intraparto. Yoder et al.[35] afirmam que a redução dos partos pós-termo é a medida mais importante para a diminuição da síndrome de aspiração de mecônio.

### Macrossomia fetal (tocotraumatismos)

Como resultado da maior duração da gestação, a macrossomia fetal aumenta as probabilidades de distocia do biacromial. Essa anormalidade no período expulsivo do trabalho de parto eleva o risco de traumas maternos e fetais.[24] Segundo Dimitrov et al.,[16] o tipo mais frequente de injúria nesses casos é a fratura de clavícula (90,2%), seguida de paresia por lesão do plexo braquial (7,6%). Vale acrescentar que essa distocia é encontrada em 2 a 3% dos casos de macrossomia.

# INFLUÊNCIA NA MORBIDADE MATERNA

Além das consequências adversas sobre o produto conceptual, o pós-datismo pode afetar também o compartimento materno, incluindo o processo de parturição, como descrito a seguir:

- Observa-se aumento nas taxas de distocias que ocorrem no trabalho de parto, atingindo 9 a 12% dos partos *versus* 2 a 7% daqueles com 40 semanas.[5] A mais prevalente é a distocia do biacromial.[16]
- Constata-se maior número de lesões perineais decorrentes da macrossomia fetal, que se relaciona a graves injúrias do assoalho pélvico com frequência de 3,3%.[33]

- Ocorre, também, maior incidência de cesáreas (duas vezes maior), associada a altos índices de endometrites, hemorragias e doenças tromboembólicas.[5]
- Outro fenômeno que acompanha as gestantes de pós-termo, e que não pode ser negligenciado, é a ansiedade materna, que pode conturbar esse período final da gestação.[39]

# DIAGNÓSTICO

## DIAGNÓSTICO ANTEPARTO

Para o diagnóstico pré-natal da gestação prolongada se faz mister conhecer com precisão a idade gestacional. Para isso, indubitavelmente, a ultrassonografia tem o papel de maior relevância na atualidade. A execução de um exame ultrassonográfico no primeiro trimestre da gestação (erro de ± 7 dias) é essencial para dirimir as dúvidas a respeito da idade gestacional.[39,42] Todos os cuidados relacionados à vigilância fetal se vinculam à acurácia na estimativa dessa variável.

## DIAGNÓSTICO APÓS O PARTO

O diagnóstico após o nascimento pauta-se nas características do recém-nascido, que exibe algumas mudanças relacionadas ao tempo de exposição ao regime de carência crônica de nutrientes e oxigenação.

# CARACTERÍSTICAS DO RECÉM-NASCIDO PÓS-MADURO

## FISIOPATOLOGIA

Todas as características exibidas pelo recém-nascido pós-maduro devem-se ao regime intrauterino de carência de nutrientes e/ou hipoxemia prolongada.

Clifford,[15] em 1954, publicou os seus achados e elaborou uma classificação (graus I, II e III) segundo o nível de gravidade crescente:

- Os achados de grau I são:[45] pele seca, descamativa (plantas dos pés e palmas das mãos), dobras cutâneas excessivas e tecido subcutâneo escasso; unhas longas; cabelos abundantes; ausência ou escassez de lanugem; ossos cranianos mais rígidos e aspecto vigil e envelhecido.
- No grau II, além dessas características, o recém-nascido e outros componentes do conteúdo intra-amniótico apresentam-se tintos de mecônio, em função da presença de líquido amniótico meconial.

No grau III, além de todas as alterações relatadas, somam-se unhas e pele intensamente amareladas e cordão umbilical amarelo-esverdeado.[45]

Vale citar que apenas um sexto dos recém-nascidos resultantes de gestação prolongada exibe as características descritas anteriormente. Por outro lado, o contingente total de recém-nascidos pós-maduros (> 42 semanas) compõe apenas 20% da totalidade daqueles com traços dessa síndrome.[4,28,45] Portanto, torna-se evidente que, após 40 semanas de gravidez, a influência da insuficiência placentária crônica é maior que a pós-maturidade propriamente dita, antes de serem ultrapassados os 294 dias definidores oficiais da gestação prolongada.

# CONDUTA ASSISTENCIAL[7,29,44]

A conduta assistencial obedece a duas estratégias: vigilância do bem-estar fetal e indução do trabalho de parto (Figura 1).

A conduta visa diagnosticar a falência placentária precocemente e evitar os danos ao feto decorrentes de eventual hipoxia.

Na Clínica Obstétrica do HC-FMUSP, recomenda-se que a gestação evolua até o limite de 42 semanas, quando sua interrupção é indicada,[12] independentemente de outros parâmetros, exceto na dubiedade da idade gestacional.

## VIGILÂNCIA DA VITALIDADE FETAL[8,11,29,44]

### Início

Em razão das complicações perinatais citadas, a vigilância da vitalidade fetal deve ser iniciada a partir de 40 semanas e um dia.[7,34,40]

Apesar de não haver benefícios claros, o ACOG relatou, em 2004, considerável frequência de realização dos exames entre 40 e 42 semanas de gestação.[34,40] Tanto o ACOG[39] quanto a *Society of Obstetricians and Gynecologists of Canada*[37] aconselham o início da vigilância fetal com 41 semanas completas de gestação.

### Periodicidade

Os exames do bem-estar fetal devem ser realizados duas vezes por semana.[13,34,41,43]

### Métodos[8,29,34,40,43]

#### Cardiotocografia de repouso e estimulada (teste da estimulação sônica)

Na cardiotocografia de repouso, as desacelerações variáveis causadas pelas compressões do cordão umbilical durante as contrações ou pelos movimentos fetais vigorosos constituem foco de maior importância, pois ocorrem, amiúde, na presença de oligoâmnio.

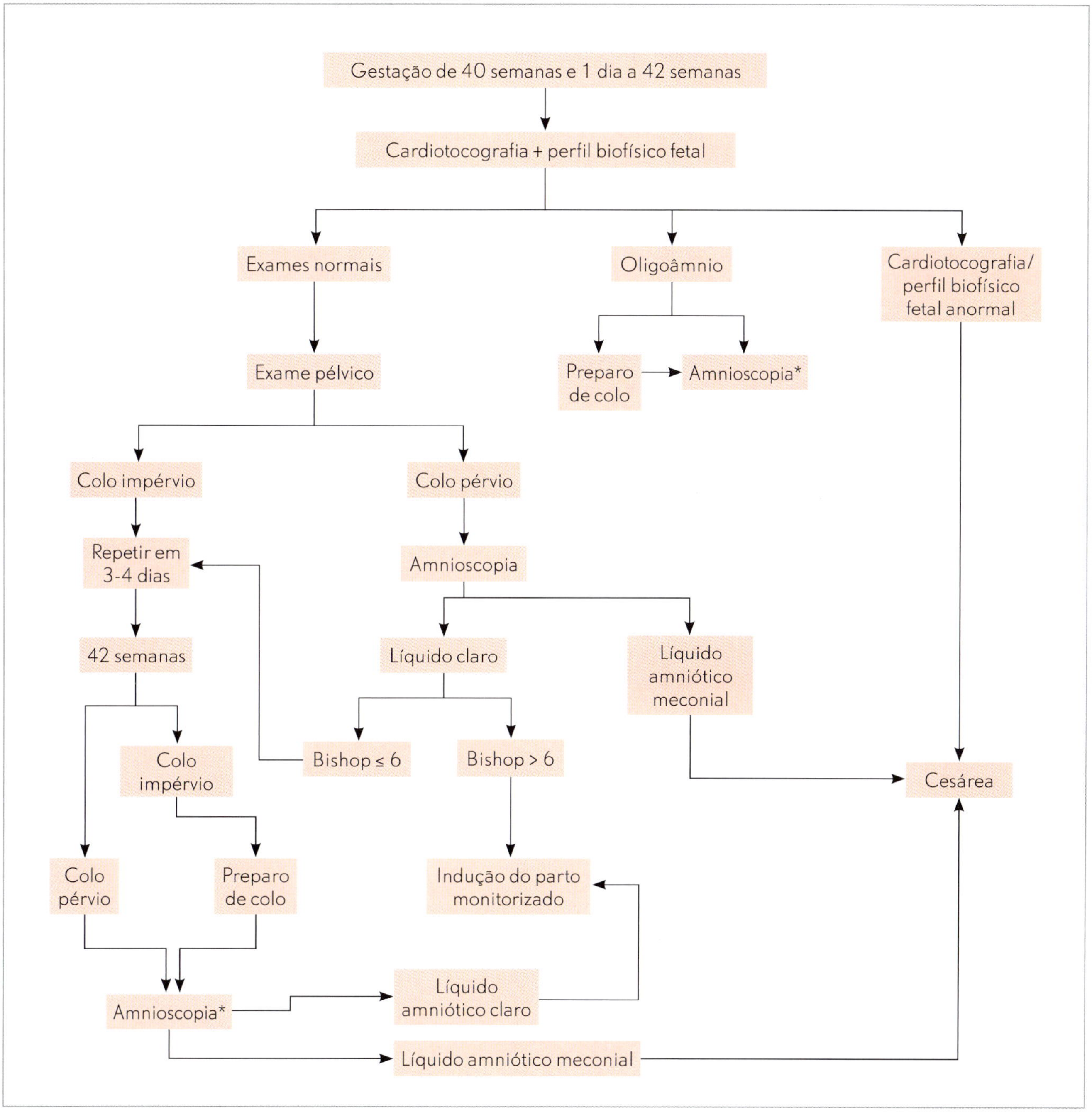


**FIGURA 1.** Protocolo de assistência ao pós-datismo. * Situações em que após a amnioscopia está indicada a resolução da gestação (independentemente do índice de Bishop), encerrando o acompanhamento do pós-datismo.

Quanto ao teste da estimulação sônica, sua aplicação deve ser muito parcimoniosa nos casos suspeitos de líquido amniótico meconial, fato comum em situações de oligoâmnio. Em virtude da reação de "susto" provocada no feto, a ocorrência de movimentos inspiratórios bruscos (*gasping*), com aspiração fetal de mecônio, é uma hipótese a ser considerada.

### Perfil biofísico fetal

O perfil biofísico fetal serve para enfatizar a avaliação do volume de líquido amniótico por meio do índice do líquido amniótico (ILA), pela técnica dos quatro quadrantes.[31] O oligoâmnio é definido quando esse índice é menor que 5 cm,[19] o que indica a interrupção da gestação. O parto pode ser induzido na ausência de líquido amniótico meconial. Em razão da maior importância atribuída ao volume de líquido amniótico, entre todos os parâmetros biofísicos avaliáveis pela ultrassonografia, o uso desse método propedêutico restringe-se, basicamente, à avaliação do índice do líquido amniótico.[41]

Portanto, a vigilância da vitalidade fetal deve incluir, rotineiramente, a cardiotocografia e a avaliação do volume de líquido amniótico com periodicidade de duas vezes por semana.[39,41,43,48] Essa conduta atende, também, às recomendações do *Royal College of Obstetricians and Gynecologists* do Reino Unido.[43]

## INDUÇÃO DO PARTO

### Exame pélvico[29,43]

Atendendo à segunda estratégia (deflagração do trabalho de parto), o exame pélvico tem por objetivo avaliar as condições cervicais para possível indução do parto, em qualquer período do pós-datismo (entre 40 e 42 semanas). Utiliza-se como critério de favorabilidade do colo à indução o índice de Bishop > 6 (Tabela 1).[20]

**TABELA 1. Índice de Bishop**

| Pontuação | 0 | 1 | 2 | 3 |
|---|---|---|---|---|
| Dilatação | 0 | 1-2 cm | 3-4 cm | 5-6 cm |
| Esvaecimento | 0-30% | 40-50% | 60-70% | 80% |
| Altura da apresentação | –3 | –2 | –1 ou 0 | +1 ou +2 |
| Consistência | Firme | Média | Amolecida | – |
| Posição | Posterior | Medianizada | Anteriorizada | – |

Tabela adaptada de Bishop.[10]

É possível deparar-se com as seguintes situações diante desse passo da propedêutica pélvica:

1. Colo impérvio:
   - Acompanhamento e conduta obstétrica conforme os resultados da vigilância da vitalidade fetal.
   - Oligoâmnio: preparo do colo e indução do parto. Quando surgir a cervicodilatação secundária ao preparo do colo, realizar a amnioscopia prontamente.
2. Colo pérvio e índice de Bishop > 6:
   - Nas condições de favorabilidade à indução do trabalho de parto sinalizada pelo índice de Bishop ≥ 6, realiza-se amnioscopia para a verificação das características do líquido amniótico, antes de se iniciar a infusão de ocitocina. A presença de mecônio contraindica a indução do parto, obrigando, nesse caso, a escolha da cesárea como via de parto.
3. Colo pérvio e índice de Bishop ≤ 6.
   - Em condições desfavoráveis à indução do parto, a amnioscopia é realizada com os mesmos objetivos. Se for afastada a presença de mecônio, a conduta é expectante e a repetição dos exames é realizada em 3 a 4 dias. Em contrapartida, a presença de líquido amniótico meconial é indicativa de parto por via abdominal.

Alguns dados da literatura recente apontam para a tendência a dar término à gestação a partir de 41 semanas, a despeito de condições desfavoráveis do colo uterino.[41-43,47,48] Nesses casos, preconiza-se a utilização de fármacos para o preparo do colo, como os análogos da prostaglandina.[38,48,49]

A Figura 1 apresenta um algoritmo para o protocolo de conduta utilizado na Clínica Obstétrica do HC-FMUSP.

**PONTOS-CHAVE**

- As estratégias dos cuidados pautam-se na avaliação da vitalidade fetal e na indução do parto.
- A conduta intervencionista deve ser prontamente assumida quando há comprometimento fetal e oligoâmnio.
- A vigilância do bem-estar fetal deve ser iniciada após a gestação completar 40 semanas.
- A intervenção pode ser realizada prontamente quando há condições favoráveis do colo uterino para a indução do parto.
- O preparo do colo é estratégia útil para a indução do parto quando o colo é desfavorável.
- A redefinição dos termos pós-datismo e gestação prolongada é premente, uma vez que a literatura moderna é unânime em demonstrar riscos aumentados antes de 42 semanas de gestação.

## REFERÊNCIAS BIBLIOGRÁFICAS


### Artigos de revisão

1. Boylan P, McParland P. Fetal assessment in postterm pregnancy. Curr Opin Obstet Gynecol 1991; 3: 41-4.
2. Hollis B. Prolonged pregnancy. Curr Opin Obstet Gynecol 2002; 14: 203-7.
3. Peipert JF, Donnenfeld AE. Oligohydramnios: a review. Obstet Gynecol Surv 1991; 46: 325-39.
4. Vorherr H. Placental insufficiency in relation to postterm pregnancy and fetal postmaturity: evaluation of fetoplacental function; management of the postterm gravida. Am J Obstet Gynecol 1975; 123: 67-103.

### Artigos originais

5. Alexander JM, Leveno KJ. Prolonged pregnancy: induction of labor and cesarean births. Obstet Gynecol 2001; 97: 911-5.
6. Al-Taani M. Pregnancies past the estimated date of confinement: labour and delivery outcome. East Mediterr Health J 2003; 9: 955-60.
7. Arias F. Predictability of complications associated with prolongation of pregnancy. Obstet Gynecol 1987; 70: 101-6.
8. Benedetti TJ, Easterling T. Antepartum testing in postterm pregnancy. J Reprod Med 1988; 33: 252-8.

9. Bennett KA, Crane JM, O'Shea P, Lacelle J, Hutchens D, Copel JA. First trimester ultrasound screening is effective in reducing postterm labor induction rates: a randomized controlled trial. Am J Obstet Gynecol 2004; 190: 1077-81.
10. Bishop EH. Pelvic scoring for elective induction. Obstet Gynecol 1964; 24: 266-8.
11. Bochner CJ, Williams J, Castro L, Medearis A, Hobel CJ, Wade M. The efficacy of starting postterm antenatal testing at 41 weeks as compared with 42 weeks of gestational age. Am J Obstet Gynecol 1988; 159: 550-4.
12. Bodner-Adler B, Bodner K, Pateisky N et al. Influence of labor induction on obstetric outcomes in patients with prolonged pregnancy: a comparison between elective labor induction and spontaneous onset of labor beyond term. Wien Klin Wochenschr 2005; 117: 287-92.
13. Cleary-Goldman J, Bettes B, Robinson JN, Norwitz E, D'Alton ME, Schulkin J. Postterm pregnancy: practice patterns of contemporary obstetricians and gynecologists. Am J Perinatol 2006; 23: 15-20.
14. Clement D, Schifrin BS, Kates RB. Acute oligohydramnios in postdate pregnancy. Am J Obstet Gynecol 1987; 157: 884-6.
15. Clifford S. Posmaturity with placental disfunction: clinical syndrome and pathologic findings. J Pediatr 1954; 44: 1.
16. Dimitrov A, Tsankova M, Nikolov A, Krusteva K, Kalaidzhieva M. Shoulder dystocia: risk factors and fetal outcome. Akush Ginekol 2004; 43: 3-9.
17. Divon MY, Ferber A, Nisell H, Westgren M. Male gender predisposes to prolongation of pregnancy. Am J Obstet Gynecol 2002; 187: 1081-3.
18. Divon MY, Haglund B, Nisell H, Otterblad PO, Westgren M. Fetal and neonatal mortality in the postterm pregnancy: the impact of gestational age and fetal growth restriction. Am J Obstet Gynecol 1998; 178: 726-31.
19. Divon MY, Marks AD, Henderson CE. Longitudinal measurement of amniotic fluid index in postterm pregnancies and its association with fetal outcome. Am J Obstet Gynecol 1995; 172: 142-6.
20. Faltin-Traub EF, Boulvain M, Faltin DL, Extermann P, Irion O. Reliability of the Bishop score before labour induction at term. Eur J Obstet Gynecol Reprod Biol 2004; 112: 178-81.
21. France J, Liggins G. Placental sulfatase deficiency. J Clin Endocrinol Metab 1969; 29: 138-41.
22. Fraser WD, Hofmeyr J, Lede R, Faron G, Alexander S, Goffinet F et al. Amnioinfusion for the prevention of the meconium aspiration syndrome. N Engl J Med 2005; 353: 909-17.
23. Goeree R, Hannah M, Hewson S. Cost-effectiveness of induction of labour versus serial antenatal monitoring in the Canadian Multicentre Postterm Pregnancy Trial. CMAJ 1995; 152: 1445-50.
24. Habek D. Fetal shoulder dystocia. Acta Med Croatica 2002; 56: 57-63.
25. Hannah ME, Huh C, Hewson SA, Hannah WJ. Postterm pregnancy: putting the merits of a policy of induction of labor into perspective. Birth 1996; 23: 13-9.
26. Hovi M, Raatikainen K, Heiskanen N, Heinonen S. Obstetric outcome in postterm pregnancies: time for reappraisal in clinical management. Acta Obstet Gynecol Scand 2006; 85: 805-9.
27. Iqbal S. Management of prolonged pregnancy. J Coll Physicians Surg Pak 2004; 14: 274-7.
28. Manning F. Neonatal complications of postterm gestation. J Reprod Med 1988; 33: 271-6.
29. Miyadahira S, Lopes MAB, Zugaib M. Estudo da gestação no período de 40 a 42 semanas: avaliação da vitalidade fetal e resultados neonatais. Rev Gin Obst 1997; 8: 72-85.
30. Nakling J, Backe B. Pregnancy risk increases from 41 weeks of gestation. Acta Obstet Gynecol Scand 2006; 85: 663-8.
31. Rutherford SE, Smith CV, Phelan JP, Kawakami K, Ahn MO. Four-quadrant assessment of amniotic fluid volume: interobserver and intraobserver variation. J Reprod Med 1987; 32: 587-9.
32. Smulian JC, Ananth CV, Vintzileos A, Scorza WE, Knuppel RA. Fetal deaths in the United States: influence of high-risk conditions and implications for management. Obstet Gynecol 2002; 100: 1183-9.
33. Treger M, Hallak M, Silberstein T, Friger M, Katz M, Mazor M. Post-term pregnancy: should induction of labor be considered before 42 weeks? J Matern Fetal Neonatal Med 2002; 11: 50-3.
34. Usher RH, Boyd ME, McLean FH, Kramer MS. Assessment of fetal risk in postdate pregnancies. Am J Obstet Gynecol 1988; 158: 259-64.
35. Yoder BA, Kirsch EA, Barth WH, Gordon MC. Changing obstetric practices associated with decreasing incidence of meconium aspiration syndrome. Obstet Gynecol 2002; 99: 731-9.
36. Zhang X, Joseph KS, Kramer MS. Decreased term and postterm birthweight in the United States: impact of labor induction. Am J Obstet Gynecol 2010; 203: 124.e1-7.

## Diretrizes

37. American College of Obstetricians and Gynecologists. ACOG Committee Opinion N. 579: Definition of term pregnancy. Obstet Gynecol 2013; 122: 1139.
38. American College of Obstetricians and Gynecologists. Management of late-term and postterm pregnancies. ACOG Practice Bulletin. Obstet Gynecol 2014; 124: 390.
39. American College of Obstetricians and Gynecologists. Management of postterm pregnancy. ACOG Practice Bulletin. Obstet Gynecol 2004; 104: 639-46.
40. American College of Obstetricians and Gynecologists. Management of postterm pregnancy. ACOG Practice Patterns. Int J Gynaecol Obstet 1998; 60: 86-91.
41. Clinical Practice Obstetrics Committee, Maternal Fetal Medicine Committee, Delaney M, Roggensack A, Leduc DC, Ballermann C et al. Guidelines for the management of pregnancy at 41+0 to 42+0 weeks. J Obstet Gynaecol Can 2008; 30(9): 800-23.
42. Mandruzzato G, Alfirevic Z, Chervenak A, Gruenebaum A, Heimstad R, Heinonen S et al. Guidelines for the management of postterm pregnancy. J Perinat Med 2010; 38: 111-9.
43. Royal College of Obstetricians and Gynecologists. Induction of labour. Evidence based clinical Guidelines n. 9. London: RCOG, 2001.

## Livros

44. Braga Filho J. Pós-datismo. In: Vaz FM, Zugaib M, editores. Assistência à gestante de alto risco e ao recém-nascido nas primeiras horas. São Paulo: Atheneu; 1993.
45. Coura Filho O. Gravidez prolongada. In: Rezende J, editor. Obstetrícia. Rio de Janeiro: Guanabara Koogan; 2002.
46. Cunningham FG, Leveno KJ, Bloom SL, Hauth JC, Gilstrap III LC, Wendstrom KD. Postterm pregnancy. In: Williams obstetrics. 22.ed. New York: McGraw-Hill; 2005.

## Revisões sistemáticas/metanálises

47. Crowley P. Interventions for preventing or improving the outcome of delivery at or beyond term Cochrane Database Syst Rev 2000; (2): CD000170.
48. Gülmezoglu AM, Crowther CA, Middleston P. Induction of labor for improving birth outcomes for women at or beyond term. Cochrane Database Syst Rev 2010; 9: CD004945.
49. Sanchez-Ramos L, Olivier F, Delke I, Kaunitz AM. Labor induction versus expectant management for postterm pregnancies: a systematic review with meta-analysis. Obstet Gynecol 2003; 101: 1312-8.

# Capítulo 43

# Óbito fetal



## INTRODUÇÃO

As repercussões da morte do produto conceptual sempre são profundamente marcantes para os casais. Além dessas, as fortes emoções e reações a esse evento atingem também outros familiares, amigos mais próximos e até mesmo os profissionais que lhe prestam atendimento. Essa situação pode ser ainda mais devastadora quando o óbito fetal acontece de forma inesperada.

Nas últimas décadas, as gestações de alto risco passaram a receber um melhor acompanhamento e a frequência de óbitos fetais foi reduzida em decorrência de avanços dos conhecimentos médicos. Apesar disso, a frequência de óbitos fetais ainda é relativamente alta e não há métodos eficazes para predição de sua ocorrência em populações não selecionadas.[6] Essa impossibilidade de determinar a causa provável de uma parcela dos óbitos, mesmo com o arsenal propedêutico disponível nos dias atuais, faz com que esses temas permaneçam relevantes na prática obstétrica contemporânea.

Mesmo com essa limitação ao diagnóstico, o aconselhamento dos casais deve ser o mais embasado e completo possível, esgotando todas as investigações nesses casos com vistas a seu futuro reprodutivo.

## CONCEITO

Entende-se por óbito fetal a morte intrauterina súbita de um feto em qualquer momento durante a gravidez, antes da ocorrência de sua expulsão ou extração completa do organismo materno, independentemente de o cordão umbilical ter sido cortado ou não.[40,46] De acordo com a Organização Mundial da Saúde (OMS), na Classificação Internacional de Doenças para Estatísticas de Mortalidade e Morbidade (CID-11), óbito fetal refere-se à morte intrauterina súbita de um feto, em qualquer momento da gravidez, sendo que se a morte fetal ocorreu após 20 semanas de gravidez ela pode ser relatada como natimorto. Desde 1977, a OMS relatava como natimorto a morte fetal que ocorre após 20 semanas de gestação, ou em fetos acima de 500 g, ou em fetos com comprimento corpóreo (cabeça-calcanhar) acima de 25 cm.[40]

Há muitos autores, no entanto, que preferem definir óbito fetal a partir de 20 ou 22 semanas de gestação;[23,24,26,42] enquanto para outros o limite inferior da idade gestacional pode ser de 28 semanas. Há, ainda, definições que se baseiam em critérios de peso do produto conceptual, entre 350 e 1.000 g, ou em uma combinação da idade gestacional com o peso de nascimento.[18,42]

A definição utilizada na Clínica Obstétrica do HC-FMUSP, por sua vez, caracteriza óbito fetal a partir de 20 semanas.[44] São considerados precoces os óbitos fetais que ocorrem até 28 semanas e tardios aqueles que ocorrem após essa idade gestacional. Também é possível classificar o óbito fetal em relação ao momento do parto como anteparto ou intraparto.

O Ministério da Saúde, em conjunto com o Conselho Federal de Medicina e o Centro Brasileiro de Classificação de Doenças, orientou que a Declaração de Óbito (DO) deve ser emitida para todos os casos de óbito fetal se a gestação teve duração igual ou superior a 20 semanas, ou feto com peso igual ou superior a 500 g, ou estatura igual ou superior a 25 cm.[41]

## INCIDÊNCIA

Sabe-se que os números conhecidos referentes à incidência de óbito fetal são influenciados pelo fenômeno da subnotificação.[18] Além disso, a adoção de diferentes conceitos relacionados à idade gestacional e as diferenças entre as populações estudadas e as regiões geográficas tornam esses números muito variáveis. Apesar desses fatores, a estimativa de óbitos fetais após 28 semanas para a última década é de 2,6 milhões ao ano.[8]

Conceitua-se taxa de mortalidade fetal o número de óbitos fetais (ocorridos a partir de 22 semanas completas de gestação, ou 154 dias, ou fetos com peso igual ou superior a 500 g, ou estatura a partir de 25 cm) por mil nascimentos totais (nascidos vivos mais óbitos fetais), na população residente em determinado espaço geográfico, no ano considerado.

Nos Estados Unidos, em 2014, a taxa de mortalidade fetal foi de 6,11:1.000 nascimentos,[19] não significativamente maior que a taxa encontrada em 2013, de 5,96:1.000 nascimentos.[43]

Um estudo realizado por Duarte et al.[11] no Hospital das Clínicas da Faculdade de Medicina de Ribeirão Preto da USP no período entre janeiro de 1978 e dezembro de 1982 encontrou incidência de 32,7 óbitos fetais acima de 20 semanas a cada 1.000 nascimentos.

Por sua vez, Melo et al.[25] comandaram uma casuística no Hospital de Clínicas de Porto Alegre no período de fevereiro de 1983 a janeiro de 1988, encontrando taxa de mortalidade fetal de 18,5:1.000 nascimentos.

DeLorenzi et al.[10] relataram incidência de 11,3 óbitos fetais para cada 1.000 nascimentos em Caxias do Sul, RS, ao usar o critério de peso acima de 500 g ou idade gestacional mínima de 22 semanas.

A taxa de mortalidade fetal encontrada no Hospital-Maternidade Leonor Mendes de Barros, centro de referência para gestações de alto risco na cidade de São Paulo, foi de 33:1.000 nascimentos no período de agosto de 1996 a maio de 1997.[9]

Conforme levantamento realizado por Schupp,[45] entre os 11.733 partos realizados entre 1993 e 1998 no HC-FMUSP, ocorreram 526 óbitos fetais, resultando em uma incidência de 0,45:1.000 nascimentos.

Estudo publicado por Vieira et al. em 2016 avaliou as taxas de óbito fetal no Brasil entre 1996 e 2012, a partir de registos obtidos pelo Departamento de Informática do Sistema Único de Saúde (DATASUS). Os autores verificaram que houve redução da taxa de óbito fetal de 13,4:1.000 nascimentos em 1996 para 10,0:1.000 nascimentos em 2012.[34]

Denomina-se risco prospectivo de morte fetal o risco de óbito fetal em determinada idade gestacional por 1.000 gestações em curso na mesma idade gestacional. Diferentemente da taxa de mortalidade fetal, não se utiliza o número de nascimentos que ocorrem em um período para avaliar esse risco. Por exemplo, o risco prospectivo de morte fetal com 38 semanas de gestação é calculado pela seguinte equação: número de natimortos entre 38 semanas e 38 semanas e 6 dias dividido por 1.000 gestações em curso no início das 38 semanas de gestação.[30]

Sabe-se que aproximadamente 80% dos casos de óbito fetal acontecem antes do termo e que a metade deles ocorre antes das 28 semanas de gestação.[7] Assim, observa-se uma queda gradativa do risco prospectivo com o aumento da idade gestacional. A partir de 41 semanas, essa relação se modifica e ocorre uma acentuada elevação desse risco (Figura 1).[37]

Nos Estados Unidos, em 2013, o risco prospectivo de morte fetal entre 20 e 22 semanas de gestação foi elevado (0,52 a 0,56), declinando entre 29 a 33 semanas (0,18 a 0,19) e aumentando após 38 semanas de gestação, atingindo pico de 0,62 com 42 semanas de gestação.[43]

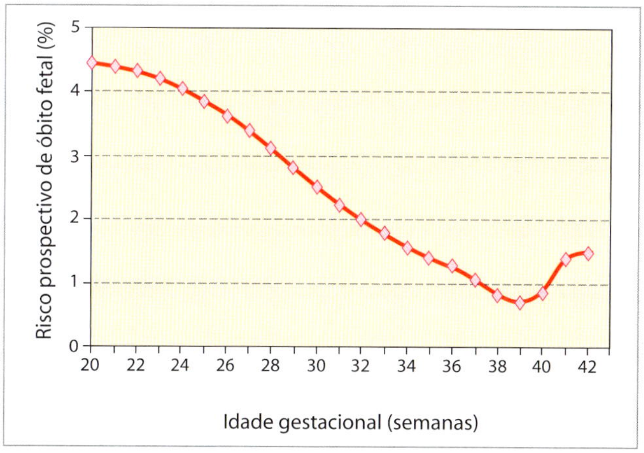


**FIGURA 1.** Gráfico de evolução do risco prospectivo de óbito fetal em função da idade gestacional. (Figura adaptada de Schupp.[45])

Dados estatísticos históricos disponíveis em alguns países desenvolvidos permitem observar que há uma tendência à redução da frequência de óbitos fetais ao longo do tempo.[13] Há uma associação entre a redução das taxas de mortalidade fetal e os índices de saúde da população desses países. Como exemplo, nos EUA a taxa de óbito fetal chega a 1 para cada 160 partos.[22]

## ETIOLOGIA

Apesar de não ocasionarem diretamente óbitos fetais, várias características maternas podem estar associadas a um maior risco de óbito fetal. Entre esses fatores de risco, podem ser citados: idade materna avançada (principalmente superior a 35 anos), obesidade, nuliparidade, raça negra, antecedente de óbito fetal, condições socioeconômicas precárias, baixo nível de instrução escolar, gestação múltipla e pós-datismo.[1,5,15,36]

Diferenças sociais, econômicas e culturais entre as populações se associam a diferentes causas primárias de óbito fetal, o que reflete na relevância associada a cada fator etiológico em diferentes estudos. Um estudo prospectivo realizado na Suécia investigou sistematicamente 188 casos de óbito fetal após 22 semanas a partir de um protocolo previamente estabelecido e encontrou como fatores associados: infecção (24%), insuficiência placentária/restrição do crescimento fetal (RCF) (22%), descolamento prematuro de placenta (19%), complicações clínicas maternas (12%), malformação congênita (10%) e complicações relacionadas ao cordão umbilical (9%); sendo que em 9% dos casos não foi possível determinar a causa provável.[28] Comparativamente, as causas prováveis encontradas em um estudo com 411 gestantes com diagnóstico de óbito fetal no HC-FMUSP, entre 1993 e 1998, foram: malformações fetais em 139 casos (34%); 44 gestantes portadoras de doença hipertensiva específica da gestação (DHEG), hipertensão arterial crônica não controlada ou associação de ambas (11%); e 40 casos de descolamento prematuro de placenta (10%); sendo que para 138 casos (34%) a causa não pôde ser determinada.[45]

A ocorrência de óbitos fetais durante o trabalho de parto está se tornando cada vez mais rara, por conta da melhor monitorização fetal intraparto. Os fatores de risco envolvidos nesses casos são: descolamento prematuro de placenta, sofrimento fetal, prolapso de cordão e apresentação pélvica.[4]

As causas determinantes do óbito fetal são divididas, para fins didáticos, de acordo com a origem em: materna, fetal e anexial. Por tratar-se de uma classificação didática, ela não se aplica perfeitamente a todas as condições. Há causas que podem ser classificadas em mais de um grupo, como ocorre com o descolamento prematuro de placenta (DPP), que pode ser classificado como de origem anexial ou, por estar frequentemente associado à hipertensão arterial materna, como de origem materna. A atresia duodenal, malformação fetal que ocasiona polidrâmnio grave, é outro exemplo claro de limitação dessa classificação. Está associada frequentemente a trissomia do cromossomo 21, mas também pode cursar com rotura de membranas e prolapso de cordão.

Os avanços no conhecimento e na assistência à saúde permitem que muitas causas que antes permaneciam desconhecidas sejam identificadas atualmente. Há uma grande chance de se determinar a causa provável do óbito fetal quando o caso é assistido por uma equipe multidisciplinar experiente com a presença de obstetra assistente e especialistas em medicina fetal, genética médica e patologistas. Apesar disso, ainda não é possível determinar a causa provável do óbito fetal em 25% dos casos.[17,32]

### ORIGEM MATERNA

Entre as principais causas de óbito fetal de origem materna, destacam-se a hipertensão arterial (cujo descontrole também pode estar relacionado a insuficiência placentária e descolamento de placenta) e o *diabetes mellitus* (cuja descompensação, hiperglicemia e hiperinsulinemia podem estar associados a hipoxemia fetal e insuficiência placentária). Além delas, qualquer outra complicação materna que se associe a insuficiência placentária durante a gestação pode causar o óbito fetal.

No Brasil, uma causa importante de óbito fetal ainda é a aloimunização materna a antígenos de superfície eritrocitária, que gera anemia fetal grave e hidropsia.

Outras causas a serem consideradas são a colestase gravídica (pelo acúmulo de ácidos biliares no feto e no líquido amniótico) e o tabagismo ou uso de drogas ilícitas, bem como o uso de alguns medicamentos, como quimioterápicos e anticoagulantes orais, e a intoxicação por chumbo ou mercúrio.

Além dessas gestantes, apresentam risco aumentado aquelas com doenças autoimunes, como lúpus eritematoso sistêmico (LES) e presença de autoanticorpos na circulação (destacando-se o anticoagulante lúpico e os anticorpos anticardiolipina das classes IgG e IgM), e as portadoras de trombofilias hereditárias. Essas gestações estão sujeitas a fenômenos trombóticos placentários que podem causar óbito fetal. Outras possíveis causas são obesidade materna, gestação prolongada, disfunções tireoidianas, infecções (p. ex., sífilis, doença de Chagas, rubéola, citomegalovírus, herpesvírus tipo 2 e vírus da imunodeficiência humana), infecção intra-amniótica e anemia falciforme.

### ORIGEM FETAL

Aproximadamente 25 a 40% do total de óbitos fetais apresentam uma causa de origem fetal.

As principais causas de óbito fetal com origem fetal envolvem anormalidades cromossômicas e malformações estruturais graves, infecções congênitas (como malária, toxoplasmose, listeriose, sífilis, herpes, citomegalovírus, parvovírus B19, rubéola, varicela-zóster, Zika vírus, entre outros), arritmia fetal, anemia fetal acentuada e hidropsia decorrentes da aloimunização materna, e casos de hidropsia não imune.

Outra causa é a restrição de crescimento fetal, considerada a segunda causa mais comum de óbito fetal.[14]

### ORIGEM ANEXIAL

Entre os casos de óbito fetal, cerca de 15 a 25% têm como causa provável distúrbios da placenta, das membranas ou do cordão umbilical.

Deve-se dar destaque especial ao descolamento prematuro de placenta, causa isolada de óbito fetal de origem anexial mais frequente. Insuficiência placentária, infartos extensos e a senescência associada à gestação prolongada podem ser citados também como exemplos de causas de origem placentária.

Pode-se citar a hemorragia feto-materna maciça, que pode ser decorrente de trauma materno grave, descolamento prematuro de placenta, rotura de vasa prévia, corioangioma, coriocarcinoma, versão cefálica e pós-amniocentese. Outra causa é a síndrome de transfusão feto-fetal grave, que pode ocorrer em gestações múltiplas monocoriônicas.

Entre os distúrbios associados ao cordão umbilical, podem ser citados os acidentes com nós verdadeiros, a presença de circulares apertadas, o prolapso de cordão, a torção exagerada do cordão e a rotura de vasa prévia.

## DIAGNÓSTICO

### QUADRO CLÍNICO

Parada da movimentação fetal é a queixa mais comum da gestante em casos de óbito fetal, acompanhada ou não de regressão ou desaparecimento dos sintomas gravídicos subjetivos; apesar disso, os movimentos passivos do produto conceptual no interior da cavidade uterina podem ser percebidos pela gestante mesmo depois da confirmação do diagnóstico.

Ao exame físico, observa-se diminuição do peso corpóreo materno e da turgescência mamária, não sendo mais possível auscultar os batimentos cardíacos fetais. Também se observa redução do líquido amniótico, podendo resultar em diminuição da altura uterina. Se essa redução for muito acentuada, a ausculta da pulsação da aorta descendente materna se torna mais nítida.

Líquido amniótico normal à amnioscopia ou à amniocentese não descarta o possível óbito fetal; no entanto, caso o feto esteja macerado, o líquido amniótico apresentará aspecto achocolatado.

Galactorreia pode ser observada quando o óbito ocorre em fase tardia da gestação.

### PROPEDÊUTICA ULTRASSONOGRÁFICA

A realização de ultrassonografia é fundamental para investigação da suspeita clínica de óbito fetal. Trata-se de um exame de fácil realização e que, para todos os casos, oferece uma confirmação rápida e imediata.

Um profissional experiente consegue acurácia de 100% no exame ao visualizar em tempo real a área cardíaca fetal e detectar a ausência de batimentos cardíacos.

### PROPEDÊUTICA RADIOLÓGICA

O diagnóstico de óbito fetal pelo método radiográfico se baseia em sinais indiretos e muitas vezes tardios do evento. Atualmente, é muito pouco utilizado em razão da alta disponibilidade da ultrassonografia.

Entre os sinais identificados por esse exame, é possível observar mais precocemente a presença de gás no interior do coração e dos vasos fetais de grande calibre e de halo escuro ao redor dos ossos do crânio, decorrente da separação do tecido subcutâneo. Superposição e desalinhamento dos ossos da calota craniana podem ser observados 10 dias após o óbito e, mais tardiamente, também são detectadas a hiperflexão da coluna vertebral e a desorganização da atitude fetal decorrentes da perda do tônus muscular e da maceração dos ligamentos.

Outro exame radiológico realizado há alguns anos era a amniografia com injeção de meio de contraste radiopaco no interior da cavidade amniótica. A ausência do marcador radiopaco no interior do trato gastrointestinal fetal confirma o óbito, pois os movimentos de deglutição do feto são interrompidos.

## COMUNICAÇÃO DO DIAGNÓSTICO DE ÓBITO FETAL

O diagnóstico de óbito fetal é frequentemente inesperado. A maioria das gestantes e seus familiares encontra-se despreparada para receber a notícia de que aquela gestação não é mais viável. Por isso, é fundamental comunicar o óbito pessoalmente à gestante e sua família, procurando fazê-lo de maneira clara, direta e acolhedora, buscando um local calmo, seguro e com privacidade, para melhor compreensão do diagnóstico e para que sejam respeitados os sentimentos dos envolvidos nesse doloroso processo. Após dada a notícia do óbito fetal, os pais podem vivenciar os estágios do luto (negação, raiva, barganha, depressão e aceitação) e, para que o façam de maneira digna, algumas condutas podem ser adotadas para reduzir as chances de depressão e de outros distúrbios psicológicos. São elas: treinar e habilitar os profissionais de saúde para comunicação de más notícias; explicar as possíveis causas e/ou fatores de risco envolvidos que poderiam levar ao óbito; oferecer apoio no encontro da família com o natimorto e na separação dele após esse encontro; explicar e orientar os procedimentos de investigação da causa do óbito e do processo do parto.

## INVESTIGAÇÃO

Oferecer aos pais uma causa para o óbito fetal é importante para ajudar na aceitação da perda. Além disso, a identificação de uma causa provável pode guiar o aconselhamento com relação ao risco de recorrência, possibilitando a implementação de medidas preventivas e terapêuticas em alguns casos. Dessa maneira, é importante que todos os esforços possíveis sejam realizados na investigação das causas do óbito fetal.

Outro dado importante diz respeito às chances de recorrência do evento: uma metanálise demonstrou que, enquanto 2,5% das gestações em mulheres com antecedente de óbito tiveram o mesmo desfecho, apenas 0,4% das gestações em mulheres com filho nascido vivo apresentaram óbito fetal na gestação subsequente.[21]

Todos os eventos relevantes do pré-natal devem ser investigados. Após a extração do produto conceptual, deve-se procurar por feições dismórficas e fazer o registro fotográfico e radiológico do feto.

Caso a gestante não tenha sido submetida a provas sorológicas, este é o momento de solicitar exames para investigação de causas maternas, como:

- hemograma completo, fibrinogênio, eletroforese de hemoglobina, testes de função tireoidiana, exame toxicológico de urina, testes de função hepática, tipo sanguíneo, teste de Kleihauer-Betke, pesquisa de anticorpos irregulares antieritrocitários, fator antinúcleo – FAN, glicemia materna ou hemoglobina glicada. Além disso, devem-se solicitar sorologias para sífilis, toxoplasmose, rubéola, citomegalovírus, herpes, HIV e Chagas. Deve-se realizar pesquisa de trombofilias: deficiência de antitrombina III, deficiência de proteína C, deficiência de proteína S, hiper-homocisteinemia, mutação do fator V de Leiden, mutação do gene da protrombina e síndrome antifosfolípide (pesquisa de anticorpos antifosfolípides, como anticoagulante lúpico, anticardiolipina e antibeta-2-glicoproteína-I).

Desde que se consiga permissão dos pais, por meio de consentimento informado, recomenda-se a realização de necrópsia por profissional experiente a fim de levantar informações importantes sobre o diagnóstico. Em alguns casos, só será possível elucidar a causa do óbito, bem como identificar malformações congênitas, com a realização desse procedimento.[27]

Também é possível encontrar achados consistentes com infecção, descolamento prematuro de placenta e mudanças vasculares, frequentemente associadas a restrição do crescimento fetal ou pré-eclâmpsia, a partir do estudo da placenta, do cordão umbilical e das membranas.[20]

Na ausência de consentimento dos pais, uma alternativa viável à autópsia convencional é a investigação por ressonância nuclear magnética. A realização do exame pode ser particularmente útil na detecção de anomalias renais, neurais e cardíacas, mas tem resultados inespecíficos com relação às alterações abdominais.[33] Encontrou-se concordância de 95% entre os diagnósticos realizados por necrópsia e por ressonância nuclear magnética.[33]

Podem ser realizados também exames laboratoriais como a pesquisa do cariótipo fetal e culturas bacterianas em amostra de líquido amniótico, sangue heparinizado, pele (das regiões inguinal, da coxa ou do calcâneo) e amostras de cartilagem (junção costocondral e/ou patela) (Tabela 1). A qualidade do material obtido e o estado de conservação dos tecidos influenciam diretamente o sucesso desses exames.

Estudos com hibridização genômica comparativa (*microarrays*) são indicados para os casos em que há ano-

**TABELA 1. Roteiro para investigação de casos de óbito fetal**

| Investigação materna |
|---|
| Hemograma completo |
| Fibrinogênio |
| Eletroforese de hemoglobina |
| Exame toxicológico de urina |
| Glicemia em jejum ou hemoglobina glicada |
| Função tireoidiana |
| Função hepática |
| Tipo sanguíneo ABO e Rh e pesquisa de anticorpos irregulares |
| Teste de Kleihauer-Betke |
| Sorologias maternas (sífilis, citomegalovírus, parvovírus, rubéola, toxoplasmose, HIV, Chagas, herpes) |
| Pesquisa de anticorpos antifosfolipídicos: anticoagulante lúpico, anticorpos anticardiolipina e antibeta-2-glicoproteína-I |
| Pesquisa de trombofilias hereditárias |
| **Investigação fetoanexial** |
| Exame macroscópico: sinais dismórficos |
| Necrópsia |
| Radiografia de corpo inteiro do concepto |
| Determinação do cariótipo |
| Bacterioscopia e culturas (inclusive virais) no líquido amniótico |
| Exame histológico de placenta, cordão e membranas |

HIV: vírus da imunodeficiência humana.
Tabela adaptada de *American College of Obstetricians and Gynecologists*.[39]

malia estrutural associada ou história familiar que aumente a possibilidade de causa genética para a perda fetal. Sua realização permite elucidar o resultado em alguns casos e proporciona a detecção de variantes patogênicas.[29]

Vale lembrar que esses exames têm custo bastante elevado, por isso não é possível incorporá-los à rotina propedêutica em todos os casos.

## CONDUTA

A aceitação plena do diagnóstico de óbito fetal, por parte dos pais, pode ser morosa. O apoio psicológico à gestante e a seus familiares é imprescindível para a condução adequada do caso.

A conduta pode ser expectante ou ativa. A escolha entre elas dependerá da avaliação global da paciente e de seu consentimento.

A avaliação global da paciente deve incluir:

- Antecedente pessoal (avaliar as doenças clínicas e obstétricas e compensá-las).
- Antecedente ginecológico e obstétrico (avaliar a presença de cicatriz uterina prévia, que será importante para a determinação da conduta, caso um método de indução seja escolhido).
- Apresentação fetal, peso fetal, idade gestacional, altura uterina e índice de Bishop.
- Análise da presença de malformações fetais: malformações como monstruosidade dupla, hidrocefalia grave e hidropsia podem ser fatores de dificuldade de indução.
- Disponibilidade de métodos para maturação cervical, considerando-se suas indicações e contraindicações.
- Tempo decorrido desde a morte do concepto, uma vez que a conduta difere caso ocorra ou não a retenção do produto conceptual morto.
- Análise de hemograma e coagulograma, que, uma vez alterados, indicam conduta ativa.

### CONDUTA EXPECTANTE

Na ausência de complicações relacionadas ao óbito fetal, pode-se optar pela conduta expectante. Esta pode ser mantida por período máximo de 4 semanas após o diagnóstico de óbito fetal. Nesses casos, o trabalho de parto se inicia espontaneamente em até 2 semanas em 75 a 90% das vezes. De maneira geral, o intervalo entre o óbito e o parto espontâneo é inversamente proporcional à idade gestacional. Nos casos de aloimunização materna, esse intervalo tende a ser mais longo. A conduta expectante deve ser a priorizada, principalmente nos casos de gestantes com cesárea anterior. São contraindicações à conduta expectante:

- Coagulopatia.
- Infecção ovular.
- Rotura prematura de membranas ovulares.
- Descolamento prematuro de placenta.
- Placenta prévia centro-total, centro-parcial ou com quadro de hemorragia grave.
- Aloimunização Rh.
- Distúrbio psíquico.
- Pré-eclâmpsia grave.
- Retenção de feto morto.

Em aproximadamente 5% dos casos, o feto morto permanece no organismo da gestante por mais de 4 semanas. Esses casos são classificados como retenção. A principal complicação decorrente da retenção do produto conceptual após óbito fetal é a coagulação intravascular disseminada (CIVD) da mãe, que ocorre como consequência da liberação de substâncias tromboplásticas do conjunto fetoanexial e pode ser fatal. Por isso, os casos de óbito fetal devem ser monitorizados, realizando-se testes da coagulação materna (coagulograma e contagem de plaquetas) em intervalos regulares, de preferência semanalmente. A identificação de quadros de coagulação intravascular disseminada demanda a realização do parto concomitante com o início de tratamento intensivo da coagulopatia.[29]

### CONDUTA ATIVA

Além das contraindicações à conduta expectante, fatores relacionados à idade gestacional e ao volume do útero, intercorrências clínicas e/ou obstétricas associadas, presença de cicatriz uterina e condições do colo uterino devem determinar uma conduta ativa. Deve-se evitar a cesárea, a fim de preservar as possibilidades para o futuro obstétrico, respeitando-se as indicações clássicas e as contraindicações para indução do parto vaginal (ver Capítulo 17, "Maturação cervical e indução do trabalho de parto" e Capítulo 23, "Cesárea", da Seção 4, "Parto e puerpério"). Quando escolhida a conduta ativa, deve-se internar a gestante e proceder à coleta de tipagem sanguínea, hemograma completo e coagulograma para controle materno.

A indução do parto diante do óbito fetal pode ser feita de diversas formas, porém nem todas as metodologias estão disponíveis em nosso meio. A droga mais utilizada para preparo do colo e indução é o misoprostol, por via vaginal ou por via oral. Quando comparada à via oral, a via vaginal apresenta pico sérico mais tardio e níveis séricos mais prolongados. Por isso, a via de preferência é a vaginal. Os principais efeitos colaterais associados a sua utilização são: vômitos, náuseas e febre (principalmente quando utilizadas doses superiores a 200 mcg).

Outro método possível para a indução de parto em casos de óbito fetal é a utilização da sonda Foley, que pode ser usada em casos com ou sem cesárea anterior.

São consideradas contraindicações absolutas à indução de parto em caso de óbito fetal as seguintes situações:

- Vício pélvico absoluto associado à altura uterina acima de 26 cm.
- Rotura uterina.
- Monstruosidades duplas.
- Cicatriz uterina prévia que não seja segmentar transversa.
- Macrossomia.
- Sinais clínicos de desproporção cefalopélvica.
- Placenta prévia ou massa tumoral prévia.

Na ausência de contraindicações, realiza-se a indução do trabalho de parto. Na Clínica Obstétrica do HC-FMUSP, é adotado o protocolo mostrado a seguir.

## Ausência de cicatriz uterina prévia

- Idade gestacional inferior a 34 semanas.
- Altura uterina ≤ 26 cm:
  A. Colo uterino desfavorável (índice de Bishop ≤ 6):
    - Fase 1: procede-se à indução do parto com dois comprimidos de misoprostol de 200 mcg (400 mcg) via vaginal, em fórnice vaginal posterior, podendo-se repetir a aplicação de 400 mcg, a cada 4 horas, de acordo com a resposta uterina. Caso não ocorra a eliminação do produto conceptual após 2 mg de misoprostol, ou seja, 5 doses (de 400 mcg), deve-se suspender o tratamento durante 12 horas. Após este período, deve-se iniciar novo ciclo de misoprostol 400 mcg, a cada 4 horas e, se após o segundo ciclo não houver a eliminação do produto conceptual, passar para a fase 2.
    - Fase 2: procede-se à indução do parto com sonda Foley. Por meio da passagem de espéculo vaginal para visualização direta do colo uterino, introduz-se sonda Foley n. 16 Fr ou 18 Fr por meio do colo uterino, ultrapassando o orifício cervical interno e insuflando o balão com 30 mL de água destilada, aplicando tração para baixo. A sonda deve ser fixada na face lateral da coxa e mantida tracionada por 24 horas ou até sua expulsão, mesmo que o trabalho de parto tenha iniciado.

  B. Colo uterino favorável (índice de Bishop > 6): procede-se à indução do parto com ocitocina endovenosa, que deve ser preparada diluindo-se 05 UI de ocitocina em 500 mL de soro glicosado a 5% (1 mL para cada 10 mUI de ocitocina), em bomba de infusão contínua, em baixa dose (dose inicial de 2 mUI/min, com acréscimos de 2 mUI/min, a cada 15 minutos, até dose máxima de 32 mUI/min). Lembrar-se de que, se houve maturação cervical prévia, a ocitocina só poderá ser iniciada 4 horas após a última dose do misoprostol. Lembrar-se também de que, em pacientes com restrição de volume, pode ser necessária a diluição diferente de ocitocina. Deve-se limitar a dose diária a 40 UI/dia para evitar o risco de intoxicação aquosa pelo efeito antidiurético da ocitocina.
- Altura uterina > 26 cm:
  A. Colo uterino desfavorável (índice de Bishop ≤ 6) sem contraindicações absolutas à indução:
    - Fase 1: procede-se à indução do parto com um comprimido de misoprostol de 100 mcg (ou 4 comprimidos de 25 mcg) por via vaginal, em fórnice vaginal posterior, podendo-se repetir a aplicação de 100 mcg, a cada 4 horas, de acordo com a resposta uterina. Caso não ocorra a eliminação do produto conceptual após 600 mcg de misoprostol, ou seja, 6 doses (de 100 mcg), deve-se suspender o tratamento durante 12 horas. Após esse período, deve-se iniciar novo ciclo de misoprostol 100 mcg, a cada 4 horas e, se após o segundo ciclo não houver a eliminação do produto conceptual, passar para a fase 2.
    - Fase 2: procede-se à indução do parto com sonda Foley, à semelhança dos casos de altura uterina ≤ 26 cm.

  B. Colo uterino favorável (índice de Bishop > 6): há possibilidade de o parto ocorrer de forma espontânea. Caso não ocorra, procede-se à indução de trabalho de parto com ocitocina, conforme protocolo descrito anteriormente.
- Idade gestacional superior a 34 semanas.
  A. Colo uterino desfavorável (índice de Bishop ≤ 6):
    - Fase 1: procede-se à indução do parto com dois comprimidos de misoprostol de 25 mcg (50 mcg) via vaginal, podendo-se repetir a aplicação de 50 mcg, a cada 4 horas, de acordo com a resposta uterina. Caso não ocorra a eliminação do produto conceptual após 12 horas e o colo se mantiver desfavorável, passar para a fase 2. Se o colo estiver favorável (índice de Bishop > 6), iniciar indução com ocitocina conforme já foi descrito anteriormente.
    - Fase 2: procede-se à indução do parto com sonda Foley, à semelhança dos casos de altura uterina ≤ 26 cm.

  B. Colo uterino favorável (índice de Bishop > 6): procede-se à indução do parto com ocitocina endovenosa, à semelhança dos casos de altura uterina ≤ 26 cm.

## Cicatriz uterina prévia

Para as gestantes com óbito fetal que possuírem cicatriz uterina prévia que não seja a segmentar transversa, a indução está contraindicada pelo elevado risco de rotura uterina.

Para aquelas com cesárea segmentar transversa anterior, a Clínica Obstétrica do HC-FMUSP considera segura a utilização de misoprostol e de sonda de Foley para a indução de parto. Para isso, independentemente da idade gestacional, devem-se respeitar os seguintes critérios e orientações:

- Altura uterina ≤ 26 cm, independentemente do número de cesáreas:
  - A. Colo uterino desfavorável (índice de Bishop ≤ 6):
    - Fase 1: procede-se à indução do parto com dois comprimidos de misoprostol de 200 mcg (400 mcg) via vaginal, em fórnice vaginal posterior, podendo-se repetir a aplicação de 400 mcg, a cada 6 horas, de acordo com a resposta uterina. Caso não ocorra a eliminação do produto conceptual após 1,2 mg de misoprostol, ou seja, 3 doses de 400 mcg, deve-se suspender o tratamento durante 12 horas. Após este período, deve-se iniciar novo ciclo de misoprostol 400 mcg, a cada 6 horas, até 3 doses e, se após o segundo ciclo não houver a eliminação do produto conceptual, passar para a fase 2.
    - Fase 2: procede-se à indução do parto com sonda Foley, à semelhança dos casos de altura uterina ≤ 26 cm nos casos sem cicatriz uterina prévia.
  - B. Colo uterino favorável (índice de Bishop > 6): procede-se à indução de trabalho de parto com ocitocina endovenosa, conforme protocolo descrito anteriormente.
- Altura uterina ≤ 26 cm, com uma cesárea anterior:
  - A. Colo uterino desfavorável (índice de Bishop ≤ 6): procede-se à indução do parto com sonda Foley, à semelhança dos casos de altura uterina ≤ 26 cm, nos casos sem cicatriz uterina prévia.
  - B. Colo uterino favorável (índice de Bishop > 6): procede-se à indução de trabalho de parto com ocitocina endovenosa, conforme protocolo descrito anteriormente.
- Altura uterina > 26 cm, com duas ou mais cesáreas anteriores: nesse caso, a conduta deve ser individualizada.

Analgesia e anestesia são usadas de maneira liberal na assistência ao parto após óbito fetal. A episiotomia é evitada, e o uso de fórcipe é contraindicado. Deve-se revisar o canal de parto, avaliando o segmento inferior nos casos de gestantes com cesárea anterior. Solicitar anatomopatológico de placenta e cordão umbilical após o parto. Aplicar gamaglobulina anti-Rh 300 mcg, intramuscular, nas gestantes Rh negativas não sensibilizadas.

## CONSIDERAÇÕES FINAIS

Observa-se atualmente acentuada redução na incidência de óbitos fetais, com perfil diferente de causas e menor proporção de causas indeterminadas. Esses avanços se devem a um melhor conhecimento da fisiopatologia envolvida em diversas situações clínico-obstétricas obtido a partir dos conhecimentos das áreas de genética médica, medicina fetal, neonatologia e patologia.

O aconselhamento e o acompanhamento dos casais que passaram por esse evento, principalmente com relação à segurança de gestações futuras, também foram modificados e otimizados com a aplicação desses conhecimentos.

### PONTOS-CHAVE

- Óbito fetal é a morte do produto da concepção antes da sua expulsão ou extração completa do organismo materno.
- Apesar da tendência histórica de redução da sua frequência, ainda é um fenômeno de relevância clínica.
- A incidência varia de acordo com a definição empregada e as características e condições de atenção à saúde da população em questão.
- O risco prospectivo de óbito fetal diminui gradativamente com a idade gestacional, e 80% dos eventos ocorrem antes do termo, sendo metade dos casos antes de 28 semanas. A partir de 41 semanas, o risco volta a aumentar.
- Diante da suspeita clínica, a ultrassonografia é mandatória e confirma o diagnóstico de maneira rápida e precisa.
- É importante a investigação da causa provável do óbito fetal para orientação adequada do casal e manejo de gestações futuras. Todavia, em uma parcela significativa dos casos, a causa provável ainda não é determinada.
- Na maioria dos casos, o trabalho de parto se inicia espontaneamente até 2 semanas após o diagnóstico. Quando ocorre a retenção do feto morto por mais de 4 semanas no organismo materno, deve-se estar atento ao risco de coagulação intravascular disseminada.

## REFERÊNCIAS BIBLIOGRÁFICAS


### Artigos de revisão

1. Cnattingius S, Stephansson O. The epidemiology of stillbirth. Semin Perinatol 2002; 26(1): 25-30.
2. Gruenberger W, Gerstner GJ. The causes of antepartum fetal death: a clinico-pathological study. Clin Exp Obstet Gynecol 1980; 7: 210-4.
3. National Center for Health Statistics. Model state vital statistics act and regulations. 1992 revision. Hyattsville (MD): Public Health Service, 1994.

### Artigos originais

4. Alessandri LM, Stanley FJ, Garner JB, Newnham J, Walters BN. A case-control study of unexplained antepartum stillbirths. Br J Obstet Gynaecol 1992; 99(9): 711-8.
5. Cnattingius S, Forman MR, Berendes HW, Isotalo L. Delayed childbearing and risk of adverse perinatal outcome. A population-based study. JAMA 1992; 268: 886.
6. Conde-Agudelo A, Bird S, Kennedy SH, Villar J, Papageorghiou AT. First- and second-trimester tests to predict stillbirth in unse-

lected pregnant women: a systematic review and meta-analysis. BJOG. 2015; 122(1): 41-55.

7. Copper RL, Goldenberg RL, DuBard MB, Davis RO. Risk factors for fetal death in white, black, and hispanic women. Collaborative Group on Preterm Birth Prevention. Obstet Gynecol 1994; 84(4): 490-5.
8. Cousens S, Blencowe H, Stanton C et al. National, regional, and worldwide estimates of stillbirth rates in 2009 with trends since 1995: a systematic analysis. Lancet 2011; 377: 1319.
9. De Aquino MM, Cecatti JG, Mariani Neto C. Risk factors associated to fetal death. São Paulo Med J 1998; 116(6): 1852-7.
10. DeLorenzi DR, Tanaka AC, Ribas FE, Rech FS, Weissheimer L. Perfil epidemiológico da natimortalidade em Caxias do Sul. Rev Cient AMECS 1999; 8: 29-33.
11. Duarte G, Cunha SP, Mauad Filho F, Berezowsky AT, Baruffi I. Feto morto: aspectos conceituais e etiopatogênicos (análise de 437 casos). Rev Bras Ginecol Obstet 1985; 7: 115-8.
12. Feldman GB. Prospective risk of stillbirth. Obstet Gynecol 1992; 79(4): 547-53.
13. Fellman J, Eriksson AW. Stillbirth rates in singletons, twins and triplets in Sweden, 1869 to 2001. Twin Res Hum Genet 2006; 9(2): 260-5.
14. Fretts RC, Boyd ME, Usher RH, Usher HA. The changing pattern of fetal death, 1961-1988. Obstet Gynecol 1992; 79: 35.
15. Fretts RC, Schmittdiel J, McLean FH, et al. Increased maternal age and the risk of fetal death. N Engl J Med 1995; 333: 953.
16. Fretts RC, Usher RH. Causes of fetal death in women of advanced maternal age. Obstet Gynecol 1997; 89(1): 40-5.
17. Gardosi J, Madurasinghe V, Williams M et al. Maternal and fetal risk factors for stillbirth: population based study. BMJ 2013; 346: f108.
18. Greb AE, Pauli RM, Kirby RS. Accuracy of fetal death reports: comparison with data from an independent stillbirth assessment program. Am J Public Health 1987; 77(9): 1202-6.
19. Hoyert DL, Gregory EC. Cause of fetal death: Data from the fetal death report 2014. Natl Vital Stat Rep 2016; 65(7): 1-25.
20. Incerpi MH, Miller DA, Samadi R, Settlage RH, Goodwin TM. Stillbirth evaluation: what tests are needed? Am J Obstet Gynecol 1998; 178(6): 1121-5.
21. Lamont K, Scott NW, Jones GT, Bhattacharya S. Risk of recurrent stillbirth: systematic review and meta-analysis. BMJ 2015; 350: H3080.
22. MacDorman MF, Munson ML, Kirmeyer S. Fetal and perinatal mortality, United States, 2004. Natl Vital Stat Rep 2007; 56: 1-19.
23. Mariani Neto C, Leão EJ, Barreto EM, Kenj G, de Aquino MM, Tuffi VH. Uso do misoprostol para indução do parto com feto morto. Rev Paul Med 1987; 105: 325-8.
24. Mathias L, Nobile LA, Tomioka ES, Neme B. Cesárea com feto morto. J Bras Ginecol 1983; 93: 173-6.
25. Melo LL, Carvalho MR, Wojciechowski M, Bianchim MM. Natimortalidade e malformações congênitas em natimortos: estudo de freqüência, fatores de risco e padrão de defeitos congênitos em uma população de Porto Alegre. Rev AMRIGS 1989; 33: 10-4.
26. Montenegro CA, Santos PR, Lima JR, Rezende J. Indução do parto com feto morto pela administração transcervical de prostaglandina (PGF 2alfa). J Bras Ginecol 1981; 91: 213-6.
27. Mueller RF, Sybert VP, Johnson J, Brown ZA, Chen WJ. Evaluation of a protocol for post-mortem examination of stillbirths. N Engl J Med 1983; 309(10): 586-90.
28. Petersson K, Bremme K, Bottinga R et al. Diagnostic evaluation of intrauterine fetal deaths in Stockholm, 1998-99. Acta Obstet Gynecol Scand 2002; 81(4): 284-92.
29. Reddy UM, Page GP, Saade GR et al. Karyotype versus microarray testing for genetic abnormalities after stillbirth. N Engl J Med 2012; 367: 2185.
30. Sairam S, Costeloe K, Thilaganathan B. Prospective risk of stillbirth in multiple-gestation pregnancies: a population-based analysis. Obstet Gynecol 2002; 100(4): 638-41.
31. Smulian JC, Ananth CV, Vintzileos AM, Scorza WE, Knuppel RA. Fetal deaths in the United States: influence of high-risk conditions and implications for management. Obstet Gynecol 2002; 100(6): 1183-9.
32. Stillbirth Collaborative Research Network Writing Group. Causes of death among stillbirths. JAMA 2011; 306: 2459.
33. Thayyil S, Sebire NJ, Chitty LS et al. Postmortem MRI versus conventional autopsy in fetuses and children: a prospective validation study. Lancet 2013; 382: 223.
34. Vieira MS, Vieira FM, Fröde TS, dOrsi E. Fetal deaths in Brazil: Historical series descriptive analysis 1996-2012. Matern Child Health J 2016; 20(8): 1634-50.
35. Visentin L, Leo L, Alemanno MG et al. Management of patients with intrauterine fetal death. Clin Exp Obstet Gynecol 1996; 23: 263-7.
36. Willinger M, Ko CW, Reddy UM. Racial disparities in stillbirth risk across gestation in the United States. Am J Obstet Gynecol 2009; 201: 469.e1.
37. Yudkin PL, Wood L, Redman CW. Risk of unexplained stillbirth at different gestational ages. Lancet 1987; 1(8543): 1192-4.

### Comunicação pessoal

38. Chiswick ML. Commentary on current WHO definitions used in perinatal statistics. Br J Obstet Gynaecol 1986; 93(12): 1236-8.

### Diretrizes

39. American College of Obstetricians and Gynecologists. Management of stillbirth. ACOG Practice Bulletin. Obstet Gynecol 2009; 1134(3): 748-61.
40. World Health Organization (WHO). Recommended definitions, terminology and format for statistical tables related to the perinatal period and use of a new certificate for cause of perinatal deaths. Modifications recommended by FIGO as amended October 14, 1976. Acta Obstet Gynecol Scand 1977; 56(3): 247-53.

### Livros

41. Brasil. Ministério da Saúde. Conselho Federal de Medicina. Centro Brasileiro de Classificação de Doenças. A declaração de óbito: documento necessário e importante. 3. ed. Brasília: Ministério da Saúde, 2009. (Série A. Normas e Manuais Técnicos)
42. Brasil. Ministério da Saúde. Secretaria de Vigilância em Saúde. Secretaria de Atenção à Saúde. Manual de vigilância do óbito infantil e fetal e do Comitê de Prevenção do Óbito Infantil e Fetal. 2. ed. Brasília: Ministério da Saúde, 2009. 96 p. (Série A. Normas e Manuais Técnicos.)
43. MacDorman MF, Gregory ECW. Fetal and perinatal mortality: United States, 2013. National vital statistics reports; 64(8). Hyattsville, MD: National Center for Health Statistics, 2015.
44. Zugaib M, editor. Zugaib obstetrícia básica. Barueri: Manole; 2015.

### Tese

45. Schupp TR. Óbito fetal em hospital universitário: um estudo exploratório. Dissertação (Mestrado). São Paulo: FMUSP, 2001.

### *Website*

46. World Health Organization (WHO). ICD-11 for Mortality and Morbidity Statistics. Disponível em: https://icd.who.int/browse11/l-m/en#/. Acesso em: 5/04/2023.

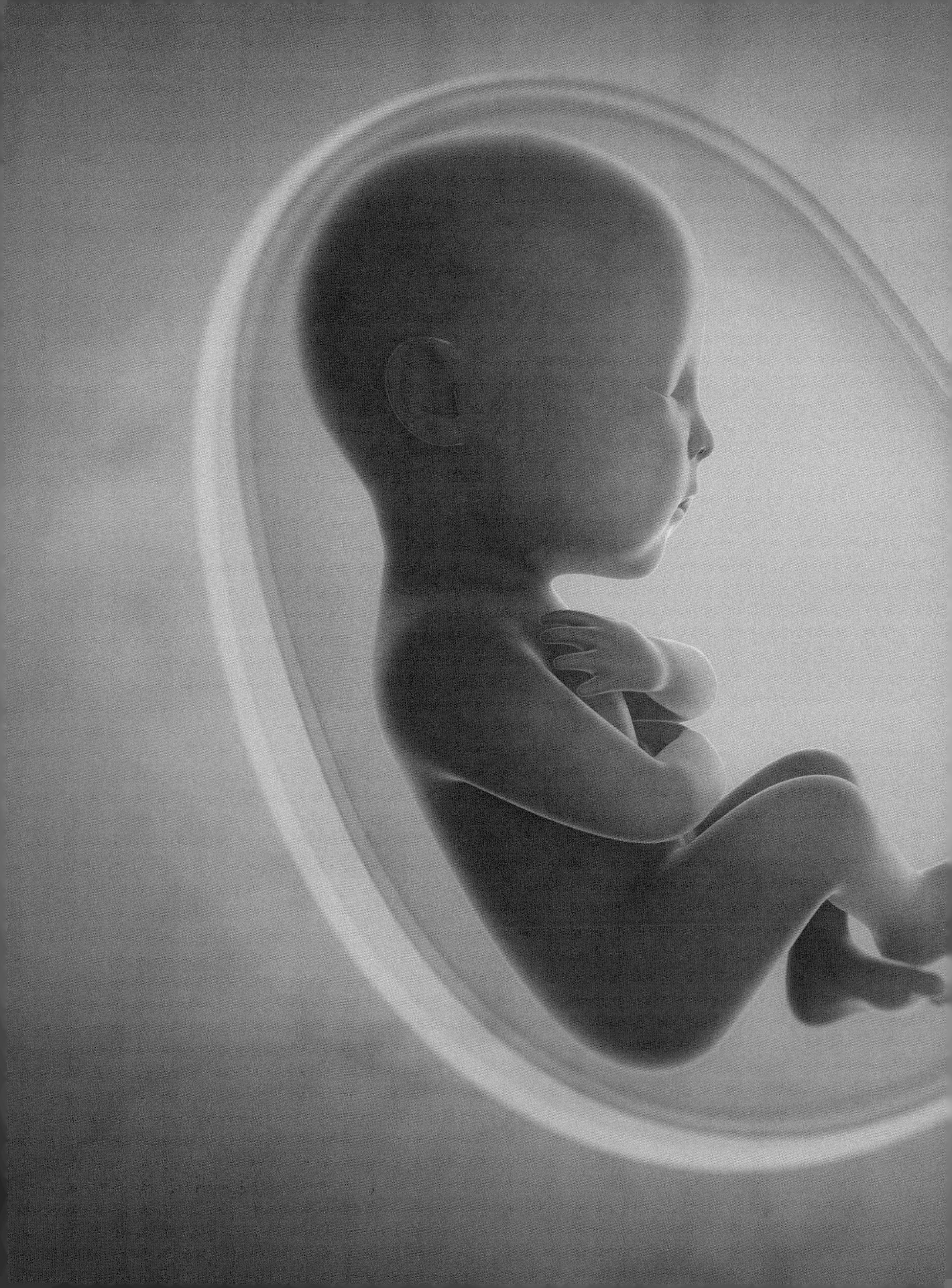

# Seção 6

## Intercorrências clínico-cirúrgicas

Carlos Tadashi Yoshizaki, Carolina Burgarelli Testa, Cristiane de Freitas Paganoti, Danielle Domingues Mangabeira Albernaz, Fernanda Cristina Mikami, Fernanda Spadotto Baptista, Gilmar de Souza Osmundo Junior, Irene Yamamoto do Vale Quaresma, Marco Aurélio Knippel Galletta, Maria Rita de Figueiredo Lemos Bortolotto, Pedro Paulo Pereira, Rafaela Alkmin da Costa, Rossana Pulcineli Vieira Francisco, Tiago Pedromonico Arrym, Veridiana Freire Franco

# Capítulo 44

# Doenças hematológicas



## INTRODUÇÃO

A gravidez normal envolve diversas modificações fisiológicas no sistema circulatório materno, incluindo alterações em seus parâmetros hematológicos. Essas mudanças incluem expansão significativa do volume sanguíneo e do plasma materno, resultando normalmente em diminuição dos valores normais de hemoglobina e de hematócrito, assim como em aumento dos níveis de algumas proteínas plasmáticas, o que provoca alteração do balanço da coagulação e da fibrinólise.[98]

As gestantes apresentam, assim, maior vulnerabilidade para anormalidades hematológicas, por causa das modificações gravídicas. Entre elas, podem ser citadas as anemias hereditárias e plaquetopenias imunológicas e neoplasias – incluindo leucemias e linfomas. Outros distúrbios podem eclodir em decorrência de demandas induzidas pela gravidez, como deficiência de ferro e anemias megaloblásticas. Por sua vez, a gravidez pode fazer aflorar distúrbios hematológicos não previamente diagnosticados, como anemias hemolíticas causadas por hemoglobinopatias ou defeitos de membrana de células vermelhas. Finalmente, qualquer doença hematológica pode se manifestar durante a gestação, como hemólise autoimune ou anemia aplásica.[98]

Por não ser possível avaliar os dados hematológicos de gestantes utilizando-se os parâmetros da população geral, surgem dificuldades para o diagnóstico dos distúrbios hematológicos e a avaliação de seu tratamento. Torna-se, assim, fundamental o conhecimento das modificações hematológicas do período gestacional para o adequado diagnóstico e manejo desses distúrbios durante o ciclo gravídico-puerperal.

## ANEMIAS

Em todo o mundo, a contribuição da anemia para a morbidade e a mortalidade tanto maternas como fetais é bem reconhecida.[12,26] A anemia acomete 38% das gestantes em todo o mundo, e essa incidência sobe para 50% quando são analisados os países em desenvolvimento.[112,113] Estima-se que o risco de morte materna aumente em torno de 2,5 vezes nos países em desenvolvimento quando a gestante apresenta anemia grave,[103] sendo a principal causa a deficiência de ferro.[105] Apesar de as demandas fetais por ferro serem normalmente supridas mesmo com eventuais deficiências maternas, essas podem produzir consequências adversas, incluindo partos prematuros e recém-nascidos com baixo peso.[98]

A definição de anemia fora do ciclo gravídico-puerperal é dada pela concentração de hemoglobina inferior a 12 g/dL. Já durante a gestação o diagnóstico de anemia se dá, no primeiro e no terceiro trimestres, quando os níveis de hemoglobina forem menores que 11 g/dL e o hematócrito for inferior a 33%, e, no segundo trimestre, quando os níveis de hemoglobina forem menores que 10,5 g/dL e de hematócrito menores que 32%. No puerpério, diagnostica-se anemia quando hemoglobina estiver abaixo de 10 g/dL e hematócrito menor que 30%.[89,97,98,101,105,112]

A queda dos níveis de hemoglobina durante a gravidez pode ser explicada pela expansão relativamente maior do volume plasmático comparada com o aumento do volume das hemácias. Essa desproporção é significativamente maior no segundo trimestre. No final da gravidez, a expansão plasmática cessa, enquanto a massa de hemoglobina continua a aumentar.[87,98,101]

Após o parto, os níveis de hemoglobina flutuam, geralmente excedendo os níveis pré-gestacionais. O grau e a magnitude do aumento no puerpério imediato resultam da quantidade de hemoglobina adicionada durante a gravidez e do volume de sangue perdido no parto, associados à diminuição do volume plasmático no puerpério.[98]

A anemia depende primariamente da maior ou menor suplementação de ferro durante a gestação, sendo mais comum entre mulheres de baixo nível socioeconômico;[81,105] entretanto, nos últimos anos, houve um aumento significativo de mulheres em idade reprodutiva submetidas a cirurgias bariátricas disabsortivas, o que ocasionou uma maior prevalência de mulheres sujeitas a anemias carenciais no ciclo gravídico-puerperal (ver Capítulo 52, "Obesidade", da Seção 6, "Intercorrências clínico-cirúrgicas").[67,106]

As etiologias mais comuns para as anemias encontradas na gravidez estão listadas na Tabela 1. A causa específica da anemia é importante para avaliar os efeitos sobre o desfecho da gravidez. Por exemplo, os resultados perinatais são marcadamente piores em mulheres com anemia falciforme. Muitos estudos têm associado anemia – principalmente por deficiência de ferro – com risco aumentado de parto prematuro.[56,59] Ela pode ainda estar associada com restrição do crescimento fetal (RCF) e há também evidências de que possa influenciar a vascularização placentária, por alteração da angiogênese durante os estágios iniciais da gestação, sendo que, por outro lado, a simples suplementação de ferro é capaz de diminuir o risco de baixo peso ao nascer.[55,102] Estudos têm demonstrado alterações nas funções cognitivas de crianças relacionadas à carência de ferro na vida intrauterina, e em estudos com modelos animais alterações metabólicas na vida adulta como aumento de níveis pressóricos, alteração de metabolismo lipídico e obesidade também foram observados.[109] Outro estudo mostrou que modificações persistentes nos genes que regulam a produção hematopoética podem acontecer mediante a deficiência de ferro na vida fetal, acarretando na vida extrauterina diminuição da massa eritrocitária e em outros parâmetros hematimétricos.[49] Na presença de

**TABELA 1. Classificação das anemias, de acordo com a fisiopatologia da doença e conforme a morfologia dos eritrócitos**

| Classificação fisiopatológica | Classificação morfológica |
|---|---|
| Falta de produção (reticulócitos não aumentados)<br>• Falta do fator estimulador (eritropoetina)<br>– Insuficiência renal<br>• Falta do tecido hematopoético<br>– Aplasia ou hipoplasia medular<br>a. Idiopática<br>b. Secundária (drogas, radiações, infecções, toxinas bacterianas)<br>– Infiltrações medulares<br>a. Tumores primários (hematológicos)<br>b. Metástases<br>• Falta de elementos essenciais à produção de glóbulos vermelhos<br>– Ferro (anemia hipocrômica/microcítica)<br>– Vitamina B12 e folato (anemia macrocítica)<br>Excesso de destruição (reticulócitos aumentados)<br>• Defeitos intrínsecos do eritrócito<br>– Talassemias<br>– Outras hemoglobinopatias<br>– Defeitos de membrana<br>– Eritroenzimopatias<br>– Hemoglobinúria paroxística noturna<br>• Defeitos extrínsecos do eritrócito<br>– Anemias hemolíticas autoimunes<br>– Venenos e toxinas<br>– Anemias microangiopáticas<br>Perdas de sangue<br>• Sangramento agudo<br>• Sangramento crônico | Hipocrômicas/microcíticas<br>• Estoques de ferro diminuídos<br>– Anemia ferropriva<br>• Estoques de ferro normais ou aumentados<br>– Talassemias<br>– Anemias sideroblásticas<br>– Anemia das doenças crônicas<br>Normocrômicas/normocíticas<br>• Reticulócitos aumentados<br>– Anemia hemolítica<br>– Anemias por sangramento agudo<br>• Reticulócitos não aumentados<br>– Anemia das doenças crônicas<br>– Insuficiência renal<br>– Hipotireoidismo<br>– Doenças hepáticas<br>– Aplasias e hipoplasias medulares<br>– Síndrome mielodisplásica<br>Macrocíticas<br>• Reticulócitos aumentados<br>– Anemia hemolítica<br>– Sangramento agudo<br>• Reticulócitos não aumentados<br>– Megaloblástica<br>a. Deficiência de vitamina B12 ou folato<br>– Sem megaloblastos<br>a. Aplasia e hipoplasias medulares<br>b. Leucodisplasia<br>c. Hipotireoidismo |

hemoglobina < 6 g/dL, existem efeitos ainda mais danosos ao feto, como diminuição do líquido amniótico, vasodilatação cerebral e alterações da frequência cardíaca.[34]

Embora a anemia materna acarrete efeitos danosos também ao concepto, paradoxalmente, mulheres com níveis muito elevados de hemoglobina têm risco aumentado para resultados perinatais adversos. Um estudo com 173.031 gestações demonstrou que gestantes com concentrações de hemoglobina três desvios-padrão abaixo da média, em idade gestacional de 12 semanas, apresentavam risco aumentado 1,7 vez para parto prematuro, e, inversamente, aquelas cujos níveis estavam três desvios-padrão acima da média com 12 ou 18 semanas tinham risco para restrição do crescimento fetal aumentado 1,3 a 1,8 vez.[75]

## ANEMIA POR DEFICIÊNCIA DE FERRO

As duas principais causas de anemia gestacional e no puerpério são deficiência de ferro e perda sanguínea aguda. Tanto em países desenvolvidos como naqueles em desenvolvimento, a deficiência de ferro continua sendo a causa mais comum.[105]

São fatores de risco predisponentes à anemia ferropriva: múltiplas gestações com intervalo menor que 2 anos; perdas crônicas antes da gestação, como em doenças ginecológicas, parasitoses ou perdas gastrointestinais; baixa absorção de ferro (doença celíaca ou gestações pós-cirurgia bariátrica); deficiência nutricional; fatores físicos e sociais (alcoolismo, depressão).[101]

Em 1989, o *Centers for Disease Control and Prevention* (CDC)[90] estimou que em torno de 8 milhões de norte-americanas em idade reprodutiva apresentavam deficiência de ferro. Em uma típica gestação única, as necessidades maternas de ferro variam em torno de 300 a 800 mg para o feto e 500 mg para a placenta (em média 27 mg/dia), além do disponível para a expansão da massa de hemoglobina materna. Aproximadamente 200 mg são excretados por intestino, urina e pele.[99] Esse montante total excede consideravelmente a capacidade de estocagem de ferro da maioria das mulheres jovens (cerca de 300 mg) e, em geral, não se consegue obter com uma dieta usual.

Com a rápida expansão do volume sanguíneo materno durante o segundo trimestre, a deficiência de ferro se manifesta frequentemente por uma queda apreciável na concentração de hemoglobina. No terceiro trimestre, necessita-se de maior quantidade de ferro para aumento da hemoglobina materna e transporte para o feto. A quantidade de ferro transferida ao feto não se altera, havendo ou não deficiência materna, razão pela qual um feto de uma mãe gravemente anêmica não apresenta deficiência de ferro. Não há, portanto, relação entre o hematócrito fetal e materno.

### Sinais clínicos e exame físico

Os sintomas costumam ser inespecíficos e incluem cansaço, adinamia, fraqueza, sonolência, cefaleia, tontura, zumbido, dispneia, taquicardia e dificuldade de concentração. São comuns as perversões do apetite (pica), sendo que a paciente passa a ter predileção por ingestão de substâncias como terra, tijolo, macarrão cru, arroz cru, gelo etc. Ao exame físico, a gestante apresenta palidez cutaneomucosa, cabelos quebradiços e estomatites.[101]

### Diagnóstico

As evidências morfológicas clássicas de anemia ferropriva (hipocromia e microcitose) (Figura 1) são muito menos proeminentes nas gestantes que em mulheres não grávidas. As anemias ferroprivas moderadas podem não apresentar alterações eritrocitárias, embora os níveis séricos de ferritina sejam reduzidos. A deficiência de ferro durante a gravidez deve-se primariamente à expansão do volume plasmático, sem equivalente aumento da massa de hemoglobina materna.[101]

A avaliação inicial deve incluir o hemograma completo, pesquisa de falcização para mulheres afrodescendentes e dosagem de ferritina e ferro sérico.

Para o diagnóstico da anemia ferropriva, nem sempre apenas os valores de hemoglobina e hematócrito são suficientes, sendo a dosagem de ferritina um recurso importante. Os níveis de ferritina declinam durante a gravidez,[48] sendo considerados indicativos de deficiência de ferro quando abaixo de 30 mcg/L. Nas situações clínicas (p. ex., infecção) em que pode haver aumento da ferritina, níveis de transferrina abaixo de 20% são sugestivos de anemia ferropriva. Na Tabela 2, constam os valores normais de referência adotados na Clínica Obstétrica do HC-FMUSP.[4,101]

As gestantes anêmicas com moderada deficiência de ferro respondem rapidamente à terapia, com rápida elevação da contagem de reticulócitos. Por sua vez, o aumento das taxas de hemoglobina e hematócrito é mais lento

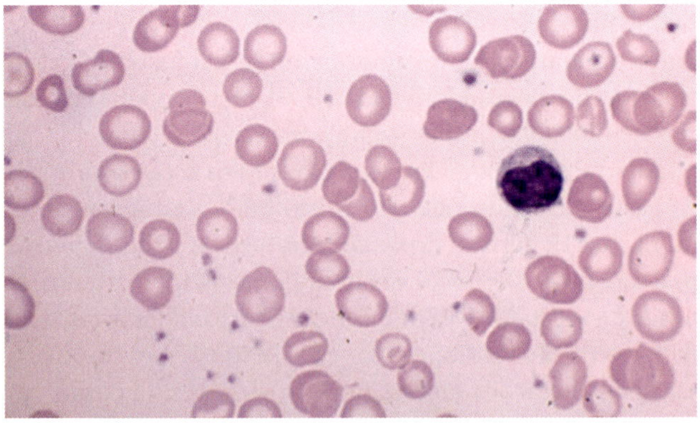

**FIGURA 1.** Imagem de microscopia óptica comum de esfregaço celular de sangue periférico de paciente com anemia ferropriva. A microcitose é evidente, pois a maioria das células é menor que o núcleo do pequeno linfócito presente na foto, e a hipocromia é facilmente percebida como um halo claro central. (Figura adaptada de Lichtman et al.[100])

que nas não grávidas, por causa das diferenças de volume sanguíneo. Os principais resultados laboratoriais da anemia ferropriva estão listados na Tabela 3.

**TABELA 2. Valores normais de referência de exames laboratoriais na gestante adotados na Clínica Obstétrica do HC-FMUSP**

**Exames laboratoriais normais na gestação**

Hemograma completo
- Hemoglobina > 11 g/dL (1º e 3º trimestres) ou 10,5 g/dL (2º trimestre)
- Hematócrito > 33%
- Volume corpuscular médio: 80-95 fL
- Concentração de hemoglobina corpuscular média: 32-36%
- Hemoglobina corpuscular média: 26-32 pg
- Reticulócitos: 1-2% (50-150.000/mm³)
- Coeficiente de variação volumétrica eritrocitária: 11,6-14,8%
- Leucócitos: 5.000-12.000/mL
- Plaquetas: 150.000-400.000/mm³

Dosagem de ferro sérico: 60-100 mcg/dL

Dosagem de ferritina: 15-300 mcg/L (valores < 30 mcg/dL são sugestivos de deficiência de ferro)

Índice de saturação de transferrina > 15% (valores < 20% são sugestivos de deficiência de ferro)

Eletroforese de hemoglobina
- Hemoglobina A1 > 95%
- Hemoglobina A2: 2,5-3,5%
- Hemoglobina F < 1,0%

Índice de segmentação de neutrófilos: média < 3,6 lobos/leucócitos

Hipersegmentação de neutrófilos: > 5% com 5 lobos ou qualquer número com 6 ou mais lobos

**TABELA 3. Principais resultados laboratoriais encontrados na anemia ferropriva**

**Exames complementares na anemia ferropriva**

Hemoglobina < 11 g/dL (1º e 3º trimestres) ou < 10,5 g/dL (2º trimestre)

Microcitose e hipocromia (volume corpuscular médio e hemoglobina corpuscular média diminuídos)

Ferritina sérica < 30 mcg/L

Índice de saturação de transferrina < 20%

Coeficiente de variação de valor eritrocitário > 14,8%

## Tratamento

A suplementação de ferro a partir do segundo trimestre da gestação é recomendada, principalmente naqueles países que são considerados endêmicos para a anemia ferropriva, utilizando-se compostos de ferro como sulfato ferroso em dose ajustada para fornecer 40 a 60 mg/dia de ferro elementar. No entanto, em mulheres com aumento dos depósitos de ferro (anemias hemolíticas com altos níveis de ferritina), a suplementação deve ser evitada. A dose terapêutica indicada é de 120 a 200 mg de ferro elementar, fracionada em três tomadas ao dia, 30 minutos antes das refeições.[101,105,112] Quando ocorrer intolerância gástrica, os comprimidos podem ser ingeridos junto às refeições, o que melhora a aderência das pacientes ao tratamento. Para a reposição dos estoques de ferro, a terapia oral deve ser mantida por 3 meses após correção da anemia. Os níveis da hemoglobina devem aumentar, no mínimo, 0,3 g/dL/semana nas pacientes que respondem à terapia. Não há diferenças quanto ao aumento dos níveis de hemoglobina, qualquer que seja a via de administração. Vários fatores limitam a efetividade das medidas de prevenção, como a pobreza do quadro sintomático, de forma que as pacientes se sentem pouco motivadas a tratar algo de que não se queixam; os efeitos colaterais dos sais de ferro; a longa duração do tratamento; e as queixas resultantes da própria terapia. As modificações na dieta também são muito importantes na prevenção de anemia. A ingestão de carne vermelha, frango, peixe, vegetais de folhas verde-escuras (por exemplo, espinafre e rúcula) e leguminosas (por exemplo, feijão e soja) pode servir como outras fontes de ferro.

Em algumas situações, como intolerância ao ferro por via oral, síndrome de má-absorção, incapacidade do paciente de se medicar por via oral, taxa de perda de ferro superior à possibilidade de reposição e incapacidade de manter níveis séricos adequados de ferro durante programa de hemodiálise, a reposição do ferro deve ser realizada por via parenteral, preferencialmente por via intravenosa. No Brasil, a apresentação intravenosa mais utilizada é o sacarato de hidróxido de ferro, disponível em ampolas de 100 mg e com uma dose recomendada de 400 mg/semana, dividida em duas aplicações (200 mg diluídos em 250 mL de solução cristaloide infundidos lentamente em 2 horas). O objetivo do tratamento é o aumento da hemoglobina 0,5 g/dL/semana.[101] Os principais efeitos colaterais da reposição parenteral do ferro são: dor, inflamação, abscesso, necrose tecidual no local de injeção, manchas na pele, aumento dos linfonodos regionais, sensação de gosto metálico, hipotensão, cefaleia, urticária, náuseas, febre, artralgia, mialgia e até reação anafilática. Por isso, preconiza-se a infusão e reavaliar após 1 hora.[27,76] Outra apresentação de ferro injetável passível de ser administrada em apenas uma dose semanal é a carboximaltose férrica. A dose preconizada e segura em gestantes é de até 1.000 mg/semana (duas ampolas de 500 mg diluídas em 250 mL de cloreto de sódio a 0,9%), infundida em 15 as 30 minutos.[84]

Em contrapartida, discute-se que para o tratamento em fases mais avançadas da gestação o uso do ferro parenteral é preferível pela maior rapidez em elevar a ferritina e menor descontinuidade do tratamento. Assim, a tendência é usar tratamento por via oral no primeiro trimestre e por via parenteral no terceiro trimestre.[1,29,32,94]

Quando a reserva de ferro encontrar-se baixa (ferritina abaixo de 30 mcg/L), mas Hb e Ht ainda estiverem normais, utiliza-se sulfato ferroso na dose de 80 mg/dia de ferro elementar com posterior avaliação do hemograma em um mês. Nesse novo exame, se a ferritina estiver normal, mantém-se o ferro até o final da gestação e puerpério; em contraposição, se houver anemia, deve-se aumentar a dose do sulfato ferroso para 120 mg/dia ou mais se necessário, com verificação de sua eficácia posteriormente com a repetição de hemograma em 3 semanas.

As indicações para transfusão de hemoderivados nestas pacientes ficam reservadas para os casos de instabilidade hemodinâmica, sangramento ativo com isquemia secundária de órgãos-alvo e sofrimento fetal.[101]

## ANEMIA POR PERDA SANGUÍNEA AGUDA

Perdas sanguíneas no início da gestação podem provocar anemia em decorrência de abortamento, gravidez ectópica e mola hidatiforme. Contudo, a ocorrência de anemia por hemorragia obstétrica é muito mais comum no período puerperal. O diagnóstico é confirmado pela queda da concentração de hemoglobina do tipo normocítica e normocrômica. O tratamento baseia-se na reposição do volume plasmático com cristaloides ou coloides e reposição de ferro, ou transfusão sanguínea.[98,101]

Embora não existam dúvidas de que pacientes instáveis hemodinamicamente devam ser transfundidas, para os casos em que não há instabilidade, pairam algumas incertezas, sendo escassos os estudos que descrevam protocolos de manejo da anemia ferropriva por perda sanguínea no puerpério.

Revisão sistemática de 2015 comparou uso de ferro oral com ferro endovenoso e mostrou que, embora o ferro intravenoso tenha menos manifestações gastrointestinais, há mais eventos anafiláticos envolvidos. Esse mesmo estudo compara o uso de ferro endovenoso com transfusão de hemoderivados em pacientes com manifestações cardiológicas da anemia e demonstra que a melhora dos sintomas é significativamente maior naquelas que foram transfundidas. Porém, os autores chamam a atenção para os riscos transfusionais, inclusive com aumento de imunogenicidade em gestações futuras e não conseguem apontar a melhor forma de manejo para essa situação.[107]

Na Clínica Obstétrica do HC-FMUSP, as pacientes que apresentaram perda sanguínea aguda por ocasião do parto são seguidas com controle de níveis de hemoglobina e sintomas clínicos, sendo reavaliadas em geral no segundo pós-parto, quando houve melhor redistribuição de volume. Aquelas que apresentam hemoglobina ≥ 9,0 g/dL são submetidas à reposição de ferro oral terapêutico e recebem alta com essa orientação. As pacientes que apresentam hemoglobina entre 8,0 e 9,0 g/dL deverão ser submetidas à reposição de ferro intravenoso, caso apresentem sintomas clínicos cardiovasculares; caso contrário, poderão ser tratadas com reposição oral. Quando as pacientes apresentam hemoglobina abaixo de 8,0 g/dL, a forma intravenosa de reposição é a mais adequada, e ainda quando o nível de hemoglobina for inferior a 7,0 g/dL, a transfusão de hemoderivados deve ser considerada, exceto se o estado geral da paciente e a ausência de sintomas cardiovasculares permitirem a substituição por reposição endovenosa de ferro.[101] Já a diretriz canadense considera que o manejo dessas pacientes também se baseia em sintomas e níveis de hemoglobina, sendo preferível o uso de ferro oral quando a paciente encontra-se estável e com níveis de hemoglobina entre 9,0 e 11,0 g/dL, e indica-se o uso de ferro endovenoso quando hemoglobina menor que 9,0 g/dL. Esse mesmo grupo indica transfusão de hemoderivados, se hemoglobina menor que 6,0 g/dL.[95]

A administração de ferro endovenoso no puerpério é feita com sacarato de hidróxido de ferro na dose de 200 mg diluídos em 250 mL de soro fisiológico infundidos em 1-2 horas nos dias 1 e 3. Outra opção é a administração de 300 mg de sacarato de hidróxido de ferro em 250 mL de soro fisiológico em 3 horas. O sulfato ferroso deve ser mantido na dose de 120 mg para ser utilizado a partir da semana seguinte da alta hospitalar até o retorno no puerpério, que deve ocorrer com novo hemograma para verificação na consulta pós-parto.

## ANEMIA MEGALOBLÁSTICA

A anemia megaloblástica caracteriza-se pela diminuição na síntese de DNA pela medula óssea, decorrente de deficiência de vitamina B12 ou ácido fólico. Nos países em que os alimentos são enriquecidos com folato e o nível de conscientização sobre a associação entre sua deficiência e os defeitos do tubo neural é alto, a deficiência de folato é relativamente rara.[98,101]

Sugerem anemia megaloblástica as seguintes alterações laboratoriais: diminuição de Hb (6-9 g/dL), macrocitose significativa (VCM > 100 $m^3$), aumento do índice de segmentação de neutrófilos, presença de neutrófilos hipersegmentados, leucopenia e plaquetopenia em casos graves, diminuição dos níveis de ácido fólico e redução nos níveis de vitamina B12.

### Deficiência de ácido fólico

Geralmente encontrada em mulheres que não consomem vegetais de folhas verdes, legumes ou proteína animal, a deficiência de ácido fólico pode também estar relacionada ao consumo excessivo de etanol na gravidez e acomete um terço das mulheres em todo o mundo. Outras causas incluem: gemelaridade, doenças inflamatórias intestinais em atividade e uso de drogas como as anticonvulsivantes. As necessidades de folato passam de valores em torno de 50 a 100 mcg/dia fora da gravidez para em torno de 400 a 800 mcg/dia requeridos na gravidez.[98,101]

Os primeiros sinais são hipersegmentação de neutrófilos e formas jovens de eritrócitos com volume aumentado (Figura 2). Com o aumento da intensidade, surgem eritrócitos nucleados periféricos ao mesmo tempo que na medula se desenvolve eritropoese megaloblástica. A captação de folato pelo feto e pela placenta é tão efetiva que, mesmo em graus severos de anemia materna é possível detectar no feto níveis de hemoglobina de 18 g/dL.[16,20]

## Tratamento

O tratamento consiste em repor ácido fólico e prover orientação nutricional. A utilização de 5 mg/dia de ácido fólico produz alterações importantes já a partir de 4 a 7 dias de tratamento, produzindo normalização de reticulócitos, leucócitos e plaquetas. É importante lembrar que o ferro também deve ser reposto, pois frequentemente ocorre deficiência concomitante dessa substância nesse tipo de anemia.

## Prevenção

Grande atenção tem sido dada à necessidade de uma dieta rica em ácido fólico, não somente para prevenção contra a anemia megaloblástica, mas também pelos estudos que relacionam sua deficiência aos defeitos do tubo neural. O CDC e o *American College of Obstetricians and Gynecologists* (ACOG) recomendam a todas as mulheres em idade reprodutiva o consumo diário de 0,4 mg. Doses mais altas são recomendadas em algumas situações especiais, como gemelidade, anemia hemolítica, doença de Crohn, alcoolismo e algumas doenças inflamatórias da pele. Mulheres com filho anterior com defeito do tubo neural também devem receber doses mais elevadas, preconizando-se nesses casos 4 mg/dia.[98]

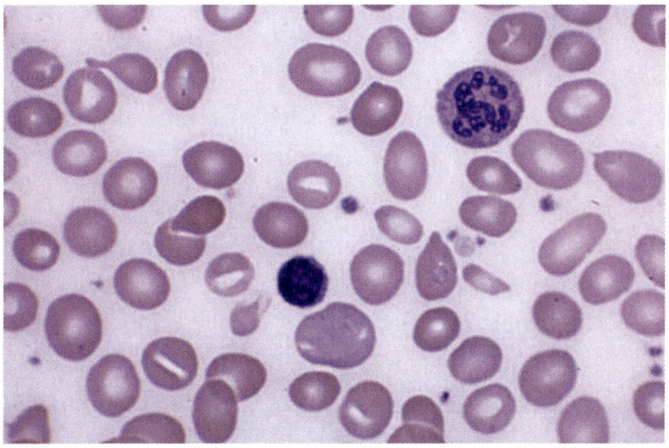

**FIGURA 2.** Imagem de microscopia óptica comum de esfregaço celular de sangue periférico de paciente com anemia megaloblástica por deficiência de folato. Notar a presença de eritrócitos macrocíticos de formato ovaloide, anisocitose, poiquilocitose e hipersegmentação de neutrófilos que acompanha a anemia. As alterações sanguíneas na anemia megaloblástica por deficiência de vitamina B12 são morfologicamente indistinguíveis destas. (Figura adaptada de Lichtman et al.[100])

## Deficiência de vitamina B12

Extremamente rara na gravidez, a deficiência de vitamina B12 decorre de ausência do fator intrínseco (necessário para sua absorção), sendo também denominada anemia perniciosa de Addison, ou em decorrência da deficiência nutricional. É uma doença autoimune muito incomum em mulheres em idade reprodutiva, praticamente encontrada somente em mulheres com antecedente de gastrectomia, com doença de Crohn e ressecção ileal.[98,101,105] O uso de anti-histamínicos e inibidores da bomba de prótons, bem como parasitoses intestinais, podem aumentar o risco da deficiência de vitamina B12 na gestação.[105]

Os níveis de vitamina B12 na gravidez são menores que os pré-gestacionais, pela diminuição das proteínas carreadoras (transcobalaminas).[86] Quando se faz o diagnóstico de anemia megaloblástica por deficiência de vitamina B12, indica-se a administração de cialocobalamina na dose de 1.000 mcg, por via intramuscular, a cada semana, durante 4 semanas. As mulheres com antecedente de gastrectomia podem necessitar de cialocobalamina na dose de até 1.000 mcg por via intramuscular, mensalmente.[98,101]

# ANEMIAS HEMOLÍTICAS ADQUIRIDAS

## Anemia hemolítica autoimune

A anemia hemolítica autoimune é um tipo raro de anemia caracterizada por produção de anticorpos aberrantes, em que os testes de Coombs direto e indireto são positivos. As síndromes anêmicas podem ser classificadas como primárias (idiopáticas) ou secundárias a outras doenças, como linfomas, leucemias, colagenoses, infecções, doenças inflamatórias crônicas e induzidas por drogas.[17]

Os anticorpos antieritrocitários podem ser imunoglobulina G (IgG) ou M (IgM), e as amostras de sangue periférico revelam esferocitose e reticulocitose. Os anticorpos IgM são os responsáveis pela anemia hemolítica, enquanto os anticorpos IgG estão associados à resposta de memória, ativando a produção de IgM. O feto não é afetado, pois os anticorpos IgM não ultrapassam a barreira placentária e os anticorpos IgG não estão associados diretamente à agressão das hemácias.[98]

Os corticosteroides são eficazes para o tratamento, sendo utilizada prednisona na dose de 1 mg/kg/dia ou equivalente. A transfusão de hemácias torna-se complicada pela presença de anticorpos antieritrocitários circulantes, sendo recomendado também o aquecimento das bolsas até a temperatura ambiente para diminuir a destruição celular por aglutininas (*cold agglutinins*).[98,101]

### Anemia hemolítica induzida por drogas

Esse tipo de anemia deve ser diferenciado de outras formas de anemia hemolítica autoimune. Tipicamente moderada, reverte com a suspensão da droga e pode ser prevenida ao se evitar o agente farmacológico causador. Presume-se que o mecanismo seja a droga funcionando como um hapteno que se liga a proteínas celulares, atraindo anticorpos antidrogas. Entre os exemplos de drogas, podem ser citadas penicilinas, cefalosporinas, probenecide, quinidina, rifampicina e tiopental. Além da suspensão da droga, questiona-se a eficácia do uso de corticosteroides. Reconhece-se também a deficiência congênita de glicose-6-fosfato-desidrogenase como relevante causa de anemia hemolítica induzida por drogas, especialmente em mulheres afrodescendentes.[98]

### Anemia hemolítica induzida pela gravidez

Essa forma de anemia pode surgir no começo da gestação, de forma severa, e ser resolvida meses após a gravidez. Não há evidência de mecanismos imunes ou defeitos eritrocitários envolvidos.[80] Há boa resposta ao uso de corticosteroides, podendo-se utilizar prednisona até o parto.

## HEMOGLOBINÚRIA PAROXÍSTICA NOTURNA

Embora às vezes seja confundida com anemia hemolítica, essa entidade caracteriza-se por defeitos em plaquetas, hemácias e granulócitos. Origina-se de uma linhagem monoclonal anormal de células, como uma neoplasia.[8,15]

É uma anemia crônica adquirida com início insidioso, cuja gravidade varia de moderada a letal, e cuja hemoglobinúria se desenvolve a intervalos irregulares, não necessariamente noturna. A hemólise pode se iniciar por transfusões, infecções ou cirurgia. Quase 40% dos pacientes sofrem tromboses venosas, disfunção renal, hipertensão e síndrome de Budd-Chiari.[15]

A sobrevida média é de 10 anos, havendo relatos de remissão espontânea em longo prazo em 15% dos casos.[48] Na gravidez, a doença apresenta também elevadas morbidade e letalidade, complicando-se em 50 a 75% dos casos com trombose venosa profunda no puerpério e com taxas de mortalidade materna de cerca de 10%.[78]

## ANEMIAS HEMOLÍTICAS CAUSADAS POR DEFEITOS ERITROCITÁRIOS HEREDITÁRIOS

Vários defeitos hereditários da membrana das hemácias ou deficiências enzimáticas resultam em desestabilização da dupla membrana lipídica. A perda de lípides da membrana resulta em transtornos de deformação celular com consequente hemólise. Entre elas, citam-se esferocitose hereditária, piropoiquilocitose e ovalocitose.

### Esferocitose hereditária

Diversos déficits moleculares hereditários em proteínas de membrana podem dar origem à síndrome da esferocitose hereditária. Na maioria dos casos, há um caráter autossômico dominante associado à deficiência de espectrina. Outros são autossômicos recessivos ou mutações gênicas *de novo* associadas à deficiência de anquirina, ou outras combinações delas.[85] Essas alterações são caracterizadas por graus variados de anemia e icterícia em consequência da hemólise. A confirmação diagnóstica se dá pela documentação dos esferócitos em esfregaço de sangue periférico (Figura 3), reticulocitose e aumento da fragilidade osmótica.

Na gravidez, as mulheres com esferocitose hereditária geralmente evoluem bem, sendo recomendada reposição de ácido fólico. No *Parkland Memorial Hospital* (Estados Unidos da América – EUA), das 50 gestações em 23 mulheres com esferocitose, observaram-se 8 abortamentos, e 4 entre 42 recém-nascidos nasceram prematuros, com nenhum caso de restrição do crescimento.[60] Resultados semelhantes foram

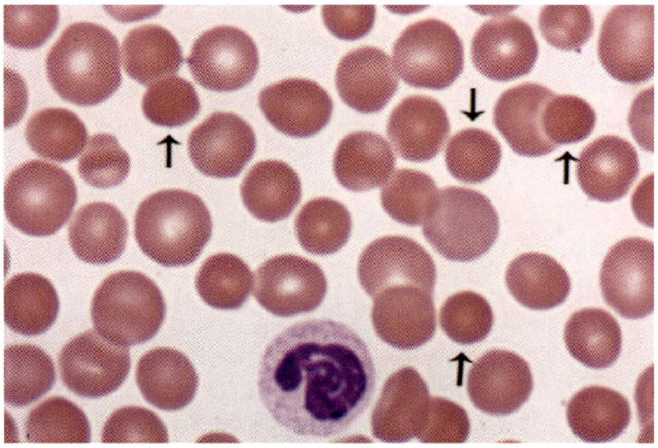

**FIGURA 3.** Imagem de microscopia óptica comum de esfregaço celular de sangue periférico revelando presença de pequenos eritrócitos densos (esferócitos – setas). (Figura adaptada de Lichtman et al.[100])

observados em outros estudos.[70] Os recém-nascidos que herdam a esferocitose podem apresentar hiperbilirrubinemia e anemia já a partir das primeiras 5 semanas de idade.

### Deficiência enzimática de células vermelhas

A deficiência de enzimas que participam do ciclo anaeróbio da glicose pode ocasionar a anemia hereditária não esferocítica, uma doença na maioria dos casos com herança autossômica recessiva. A mais comum é a deficiência de glicose-6-fosfato-desidrogenase, que é uma exceção por ser ligada ao cromossomo X. Há mais de 400 tipos de glicose-6-fosfato-desidrogenase e uma ampla variedade de aspectos clínicos com diferentes graus de gravidade.[5]

Na variante em homozigose, ambos os cromossomos X são afetados. Na forma heterozigótica, somente um cromossomo X é afetado. Infecções e drogas podem induzir hemólise tanto em mulheres homozigóticas como em heterozigóticas. A anemia é geralmente episódica, embora algumas variantes possam induzir hemólise não esferocítica crônica. Como as hemácias jovens contêm mais atividade enzimática que as mais velhas, se não houver depressão da medula óssea, a anemia estabiliza-se ao final e é corrigida imediatamente após a suspensão da droga.

### Deficiência de piruvato cinase

Embora seja incomum, a deficiência de piruvato cinase é provavelmente a segunda deficiência enzimática com herança autossômica recessiva mais frequente. Por causa das transfusões recorrentes em portadores homozigóticos, pode ocorrer excesso de ferro, o que provoca disfunção miocárdica.[39] Há também relato de hidropsia fetal nesses portadores, em que se comprovou anemia nos fetos afetados e houve confirmação diagnóstica da deficiência de piruvato cinase.[45]

O manejo conservador sem transfusões pode, no entanto, ser conseguido com resultado satisfatório.[44] Embora o grau de hemólise crônica seja variável, a maioria dos episódios de anemia grave com deficiência enzimática é induzida por drogas e infecções. Na gravidez, a reposição de ferro e ácido fólico é oferecida. Drogas oxidantes (por exemplo, as sulfas) são evitadas e as infecções bacterianas são tratadas prontamente.

## ANEMIAS APLÁSICA E HIPOPLÁSICA

Raramente encontradas na gravidez, essas anemias geralmente graves são acompanhadas de plaquetopenia, leucopenia e acentuada hipocelularidade na medula óssea.[24] A etiologia pode ser identificada em um terço dos casos e inclui fármacos, infecção, radiação, leucemia, distúrbios imunológicos e doenças adquiridas, como anemia de Fanconi e síndrome de Diamond-Blackfan.[17] Além disso, há fortes evidências de provável mediação imunológica.[24]

### Anemia aplásica na gravidez

Um tipo raro, mas bem identificado, de anemia na gravidez é a aplasia de células vermelhas. Tem sido postulado que a gravidez pode efetivamente induzir um quadro de hipoplasia eritrocitária.[2] Essa forma rara pode ser herdada com um padrão autossômico recessivo e, embora a doença tenda a sofrer recorrência em gestações subsequentes,[51] as alterações parecem não se transferir ao feto. Em algumas mulheres, o primeiro episódio de anemia hipoplásica ocorre durante a gravidez, podendo aumentar ou mesmo haver remissão até o final dela.[31]

O tratamento conservador geralmente tem bons resultados, devendo-se fazer seguimento até o parto. Tratamentos pré-natais com corticosteroides e imunoglobulina intravenosa têm sido relatados,[62] embora muitas pacientes sejam dependentes de transfusão de medula.

Outra forma é a doença de Gaucher, uma condição autossômica recessiva constituída por deficiência de enzimas lisossomais, com envolvimento multissistêmico que provoca, na gravidez, acentuação tanto da anemia como da plaquetopenia.[50]

Os maiores riscos para a grávida com anemia aplásica são hemorragia e infecção.[25] Desde os primeiros relatos, na década de 1960, até hoje, a mortalidade durante ou após a gravidez ocorre em 50% dos casos e quase invariavelmente está relacionada a sangramento ou sepse.

Outra forma é a anemia de Fanconi, uma doença recessiva rara, caracterizada por pancitopenia, hipoplasia da medula óssea e coloração acastanhada em focos da pele decorrente da deposição de melanina. Embora a forma pura na gravidez seja geralmente associada a um melhor prognóstico, pode estar relacionada a múltiplas anomalias congênitas dos aparelhos musculoesquelético e genitourinário.[3]

A conduta deve incluir rastreamento de infecções e pronto tratamento, além de transfusões (hemácias, granulócitos, plaquetas), quando necessárias. Deve-se manter o hematócrito em pelo menos 20% e sempre priorizar a via de parto vaginal.

# HEMOGLOBINOPATIAS

## ESTRUTURA DA HEMOGLOBINA

A hemoglobina consiste em quatro cadeias polipeptídicas interconectadas, cada uma ligada a uma molécula heme (Figura 4). As cadeias polipeptídicas são chamadas alfa, beta, gama, delta, épsilon e zeta. As cadeias hemoglobínicas adul-

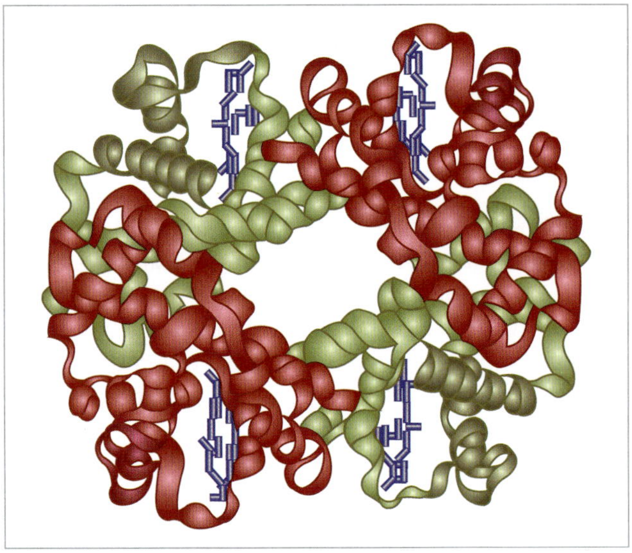

FIGURA 4. Ilustração esquemática da molécula de hemoglobina com duas cadeias alfa (vermelho) e beta (verde), e seus respectivos grupos heme (azul). (Figura adaptada de Jorge.[113])

tas consistem em duas cadeias alfa e outras duas, que podem ser beta (hemoglobina A), gama (hemoglobina F), ou delta (hemoglobina A2). A hemoglobina F (hemoglobina fetal) é a hemoglobina primária do feto de 12 a 24 semanas de gestação. No terceiro trimestre, a produção de hemoglobina F decresce, ao passo que se inicia a produção das cadeias beta e da hemoglobina A. Os genes que codificam as cadeias de alfa-hemoglobina estão localizados no braço curto do cromossomo 16, e os genes da beta-hemoglobina localizam-se no braço curto do cromossomo 11.[98] Hemoglobinopatias são, portanto, anemias causadas por defeitos estruturais nas cadeias globínicas da hemoglobulina (doenças falciformes) ou na redução de sua síntese (talassemia), de transmissão genética.[101] Há aproximadamente 269 milhões de indivíduos afetados em todo o mundo e a cada ano estima-se que nascem mais de 365 mil crianças afetadas. Como essas condições normalmente são piores nos indivíduos homozigotos, existem vários países que adotam programas de aconselhamento genético e testes preconcepcionais no sentido de identificar portadores.[92,104,105]

No Brasil, observa-se alta prevalência da doença, comum entre negros e pardos. Estima-se um total de 8 mil com a forma homozigótica HbSS e aproximadamente 2 milhões de portadores do gene HbS.[101]

## DOENÇAS FALCIFORMES

### Definição

A hemoglobina S resulta de uma substituição de ácido glutâmico por valina na posição 6 da cadeia beta da hemoglobina. Os indivíduos homozigotos (HbSS) apresentarão a anemia falciforme. As hemácias que contêm a hemoglobina S sofrem falcização nas situações de baixa oxigenação. O processo de constante falcização e desfalcização provoca danos na membrana, e a célula pode adquirir irreversivelmente a forma de foice (Figura 5). Esse processo produz isquemia e infarto em diversos órgãos, de forma periódica, produzindo quadros dolorosos agudos denominados crises de falcização.[46,92,101,105,111]

Outra mutação que pode ocorrer é a substituição do ácido glutâmico por lisina, também na posição 6 da cadeia beta da hemoglobina, resultando na hemoglobina C. Da mesma maneira que na mutação anterior, os indivíduos homozigotos (HbCC) apresentam fenótipos piores. Pode haver combinação de defeitos gênicos (HbSC, HbS/Thal, HbAS), porém a pior forma quanto aos efeitos para a mulher e o feto é a forma clássica HbSS.[101,105]

### Diagnóstico

O diagnóstico é feito pela eletroforese de hemoglobina (Tabela 4) e ao hemograma é possível visualizar anemia normocítica normocrômica.[101,105]

### Doença falciforme e gravidez

Gestantes são mais suscetíveis às crises de falcização em decorrência, principalmente após 20 semanas de gestação, do incremento metabólico, da hipercoagulabilidade e da estase vascular. Condição extremamente prevalente entre a população negra, no Brasil estima-se mais de 8 mil afe-

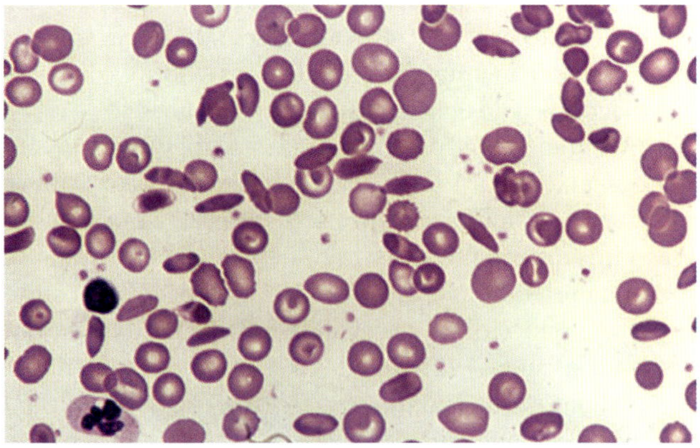

FIGURA 5. Imagem de microscopia óptica comum de esfregaço celular de sangue periférico de paciente com anemia falciforme. Observam-se numerosas células com formato de elipse que correspondem às células irreversivelmente falcizadas. O aspecto denso dessas células reflete a cristalização, pela falcização, da hemoglobina em seu interior. (Figura adaptada de Lichtman et al.[100])

**TABELA 4. Diagnóstico das doenças falciformes**

| Genótipo | Hb (g/dL) | Ht (%) | VCM ($\mu^3$) | Rt (%) | Eletroforese de Hb (%) |
|---|---|---|---|---|---|
| HbSS | 6-10 | 20-30 | 80-100 | 10-15 | S: 80-95<br>$A_2$: 2-3<br>Fetal: 2-20 |
| S-beta$^0$tal | 6-10 | 20-30 | 60-80 | 10-15 | S: 75-95<br>$A_2$: 4-6<br>Fetal: 2-20 |
| S-beta$^+$tal | 8-12 | 30-36 | 65-75 | 3-6 | S: 50-85<br>A: 5-30<br>$A_2$: 4-6<br>Fetal: 2-20 |
| HbSC | 10-12 | 30-36 | 70-90 | 5-10 | S: 50<br>C: 50 |
| Traço falciforme | Hematologicamente normal | | | | $A_1$: 55-65<br>S: 35-45 |

A: hemoglobina A; $A_2$: hemoglobina $A_2$; C: hemoglobina C; Hb: hemoglobina; HbSC: doença falciforme SC; HbSS: doença falciforme homozigótica; Ht: hematócrito; Rt: reticulócito; S: hemoglobina S; S-beta$^0$tal: doença falciforme S com talassemia *major*; S-beta$^+$tal: doença falciforme + talassemia *minor*; VCM: volume corpuscular médio.

tados na forma homozigota.[101] A doença da hemoglobina SS (anemia falciforme) é a que produz quadros mais intensos no período gestacional. São comuns as infecções e complicações pulmonares, fazendo com que a mortalidade materna fique em torno de 1 a 2%.[71] Também são frequentes pré-eclâmpsia e eclâmpsia, eventos tromboembólicos, sangramentos anteparto, descolamento prematuro de placenta, endometrite e infecção pós-parto, maior taxa de cesáreas e necessidade de transfusão. Mais de um terço das gestações em mulheres com doença falciforme termina em abortamento, natimortalidade ou morte neonatal, sendo também comum a associação com restrição do crescimento fetal e prematuridade.[92,101]

As pacientes homozigotas podem apresentar crises de falcização traduzidas por fenômenos vaso-oclusivos acompanhados de dores graves e culminando em isquemia tissular e necrose. Esses episódios de dores normalmente são limitantes e requerem analgesia. Os episódios vaso-oclusivos ocorrem nos diversos territórios vasculares e as manifestações clínicas dependem do órgão acometido. Um local comum em que acontece a isquemia é a medula óssea, que deflagra crises álgicas frequentes, sendo que essas pacientes podem evoluir com osteomielite e osteoporose. Pode haver crises aplásica, megaloblástica, de sequestração e hemolítica. Como resultado dos consequentes episódios de hemólise, essas pacientes desenvolvem icterícia e colelitíase.[46,92,101,105]

Quando o fenômeno isquêmico acontece em território vascular pulmonar, elas podem evoluir com a síndrome torácica aguda (dor torácica pleurítica, febre, tosse, infiltrado pulmonar e hipoxia), que ocorre em aproximadamente 1 a 6% das pacientes com a doença falciforme.[105] O quadro pode progredir para falência respiratória aguda, com 40 a 50% de mortalidade, ou para hipertensão pulmonar.[101]

O aumento do risco trombótico se faz por diversos mecanismos, como a ativação endotelial e de plaquetas que resulta na maior ativação da cascata de coagulação. Além disso, ocorrem também a ativação anormal do sistema fibrinolítico e a comcomitante diminuição de proteínas anticoagulantes naturais. Assim, essas pacientes, quando internadas na vigência de crise de dor ou no pós-parto, deverão ser necessariamente submetidas a anticoagulação profilática com heparina de baixo peso molecular.[95,101,104]

As gestantes com anemia falciforme apresentam algum grau de disfunção cardíaca por hipertrofia ventricular e, havendo hipertensão arterial crônica, esse quadro pode se acentuar.[98,101]

A morbidade e a mortalidade relacionadas à hemoglobinopatia SC são significativamente mais elevadas que nas mulheres não grávidas, chegando a 2%.[71,98] Na gravidez e no puerpério, tornam-se mais comuns as dores ósseas, os episódios de infarto pulmonar e a embolização.[71] Entre as pacientes com hemoglobinopatias SC ou S/Thal, é comum esplenomegalia, podendo haver sequestro esplênico e alto risco de morte materna e fetal.[61,101,105]

## Conduta no pré-natal

É necessário manter adequada suplementação de ácido fólico durante toda a gravidez. A suplementação de ferro será indicada apenas quando houver deficiência de ferro comprovada. Deve-se atentar cuidadosamente para a ocorrência de situações que possam produzir dor, anemia ou ambas, como gravidez ectópica, descolamento prematuro de placenta (DPP), pielonefrite ou apendicite. A hipótese diagnóstica de crise falcêmica deve ser considerada somente após se descartarem outras possíveis causas de dor, febre e piora da anemia.[65,98,101] Podem ocorrer bacteriúria e pielonefrite ocultas, assim como pneumonia, especialmente por *Streptococcus pneumoniae*.[98]

Durante a crise de falcização, deve-se fornecer adequada hidratação aliada ao uso de analgésicos derivados dos opiáceos (codeína, 30 mg, a cada 4 ou 6 horas) para combater as dores intensas, ou paracetamol, 500 mg, a cada 6 horas em casos mais leves. Deve-se fornecer oxigênio se houver hipoxemia, administrado via cateter nasal, 5 L/min, a fim de diminuir a intensidade da falcização no nível dos capilares durante crises. Recomenda-se não utilizar oxigênio de rotina (para evitar crises de falcização), uma vez que pode inibir a eritropoese. Paralelamente, deve-se identificar processos infecciosos, introduzir antibioticoterapia se houver infecção e proceder à transfusão de hemoderivados se necessário. É importante lembrar que, durante a crise vaso-oclusiva, esses fetos podem entrar em um quadro de sofrimento fetal agudo, portanto a vigilância do bem-estar fetal é imprescindível.[101,111]

Estudos têm demonstrado que a transfusão sanguínea não melhora a intensidade das crises álgicas e também não diminui sua duração, porém tem indicações precisas e se faz necessária quando houver queda da hemoglobina e hematócrito de mais de 30%, ou em algumas condições de agravo (Tabela 5).[101,111] Por outro lado, as transfusões profiláticas desempenham importante papel de prevenção contra os episódios vaso-oclusivos. O uso de transfusões profiláticas de rotina durante a gravidez permanece controverso. O consenso atual é de que o manejo deve ser individualizado. Alguns clínicos preconizam transfusões profiláticas em mulheres com história de múltiplos episódios vaso-oclusivos e resultados obstétricos desfavoráveis.[36,92]

Durante o primeiro e o segundo trimestres, as consultas devem ser mensais ou quinzenais, de acordo com a gravidade do caso. Após 28 semanas, as consultas devem ser quinzenais e, após 34 semanas, semanais. Preconizam-se o acompanhamento mensal da Hb e dosagem de ureia e creatinina, bilirrubinas, enzimas hepáticas e urocultura bimensal.

**TABELA 5. Indicações de transfusão de hemoderivados nas anemias falciformes**

| |
|---|
| Instabilidade hemodinâmica |
| Síndrome aguda torácica |
| Acidente vascular cerebral |
| Falência cardíaca por alto débito |
| Falência de múltiplos órgãos |
| Anemia sintomática (dispneia, fadiga) |
| Crise álgica grave e refratária ao tratamento (> 10 dias) |
| Reticulocitopenia |

Tabela adaptada de Parrish et al.[111]

## Avaliação da vitalidade fetal

Recomenda-se a realização de ultrassonografia obstétrica seriada para seguimento do crescimento fetal e do volume de líquido amniótico após 24 semanas, cardiotocografia a partir de 32 semanas e Dopplervelocimetria a partir de 20 semanas de gestação nos casos de mau passado obstétrico ou insuficiência placentária.

## Cuidados periparto

A via de parto é de indicação obstétrica, sendo que não há contraindicação para o parto normal. Durante o trabalho de parto, deve-se manter hidratação adequada associada a oxigenoterapia, se necessária, mantendo saturação de oxigênio acima de 95% (5 L/min) com a paciente em decúbito lateral esquerdo. As mulheres não devem ser excessivamente sedadas, por isso recomenda-se anestesia peridural precoce. A monitorização fetal é imperativa. Se o hematócrito for inferior a 20%, deve-se transfundir hemácias com cuidado para evitar sobrecarga circulatória e edema pulmonar. No pós-parto, deve-se dar atenção a complicações como infecção, tromboembolismo e crise vaso-oclusiva. Deve-se, ainda, estimular deambulação precoce e hidratação e realizar uma boa analgesia por via oral.[101]

## Contracepção e esterilização

Importantes considerações devem ser feitas sobre concepção e, eventualmente, esterilização em mulheres portadoras de anemia falciforme, em virtude da debilidade crônica que a doença causa e em razão da previsível diminuição da expectativa de vida dessas mulheres. O uso de contraceptivos contendo estrógeno e progesterona não tem sido recomendado por muitos clínicos por causa dos potenciais efeitos adversos vasculares, mormente trombóticos, devendo a esterilização permanente ser também uma opção.

## Traço falcêmico

A herança heterozigótica do gene para hemoglobina S resulta em traço falcêmico ou hemoglobina AS. A quantidade de hemoglobina varia em torno de 30% nos indivíduos acometidos. Essa entidade clínica geralmente não está associada ao aumento da taxa de abortamentos, mortalidade perinatal, baixo peso ao nascer ou doença hipertensiva específica da gestação.[82] Existem trabalhos que demostraram maior risco de morte súbita em condições de exercício prolongado descritas em atletas. Há aumento de duas vezes na incidência de bacteriúria assintomática e infecções do trato urinário. No entanto, o traço falcêmico não deve ser um impedimento para a gravidez com base no aumento do risco materno.[101]

## TALASSEMIAS

As talassemias são hemoglobinopatias geneticamente determinadas e caracterizadas por produção deficiente de uma ou mais cadeias peptídicas de globina.[14] A síntese anormal pode resultar em eritropoese ineficiente, hemólise e graus variados de anemia. Classificam-se as talassemias de acordo com a cadeia de hemoglobina envolvida, tendo sido identificadas centenas de síndromes relacionadas. As duas formas principais envolvem deficiência na produção ou na estabilidade das cadeias alfapeptídicas, causando a alfatalassemia, ou das cadeias beta, causando a betatalassemia. A incidência dessas doenças durante a gravidez situa-se em torno de 1:300 a 1:500.[43]

### Alfatalassemias

A existência de quatro genes diferentes para a alfaglobina torna a herança genética das alfatalassemias mais complicada que a das betatalassemias. Quatro síndromes clínicas têm sido identificadas, em razão de defeito na síntese das cadeias de globina. Para cada uma delas, tem sido verificada forte correlação entre a gravidade do quadro clínico e o grau de comprometimento da síntese das cadeias de globina,[14] sendo conhecida a presença de *loci* duplicados no cromossomo 6.[98,101]

Na primeira síndrome, encontra-se uma deleção das quatro cadeias de genes da alfaglobina, caracterizando-se a forma homozigótica da alfatalassemia. A partir do terceiro trimestre, o feto é incapaz de sintetizar cadeias alfa e, então, surge a hemoglobina de Bart, incompatível com a vida. O acometimento fetal é grave, o óbito pode ocorrer na vida intrauterina ou logo após o nascimento, e o feto apresenta as características fenotípicas de hidropsia fetal não imune. Assim, nessa manifestação clínica, não há possibilidade de vida após o nascimento.[98] Complicações comuns às mulheres que gestam um feto com essa mutação são: pré-eclâmpsia, anemia materna, polidrâmnio, hemorragia anteparto e parto prematuro. Para o feto com hemoglobina de Bart, a anemia grave pode ser evidenciada à ultrassonografia pelo estudo da artéria cerebral média com Doppler, que estará com alteração da sua velocidade. Transfusões intrauterinas têm sido tentadas no sentido de tratá-los, porém sem grande sucesso e com risco de sequelas neurológicas graves e malformações.[105]

A deleção de três dos quatro genes resulta na forma heterozigótica, em que há somente um gene funcional da alfaglobina. É também denominada doença da hemoglobina H, sendo compatível com a vida extrauterina. As mulheres geralmente apresentam acentuação do quadro de anemia durante a gravidez, enquanto o neonato apresenta-se bem ao nascimento, mas logo desenvolve quadro de anemia hemolítica,[14] que pode ser grave e similar à encontrada na betatalassemia *major*.[98] As pacientes nessa condição apresentam-se com uma anemia microcítica e podem cursar com hepatoesplenomegalia, colelitíase, defeito de crescimento, trombose e hemocromatose. Aquelas com acúmulo de ferro na circulação podem evoluir com insuficiência hepática e disfunção cardíaca. Durante a gravidez, essas pacientes podem chegar a níveis de hemoglobina de até 6 g/dL e complicações obstétricas são frequentes, incluindo: pré-eclâmpsia, doença cardíaca congestiva, abortamentos, partos prematuros, restrição do crescimento fetal, baixo peso ao nascer e óbito perinatal. O tratamento inclui transfusão de hemoderivados, principalmente quando a taxa de hemoglobina cai a níveis inferiores a 7 g/dL.[105]

Caso haja deleção de dois genes, a síndrome clínica resultante é a alfatalassemia *minor*, que é caracterizada por anemia hipocrômica microcítica de grau leve a moderado. Os conceptos de mães acometidas pela alfatalassemia *minor* não apresentam nenhuma anormalidade clínica e as mães toleram muito bem a gravidez, razão pela qual essa entidade clínica pode passar despercebida durante a gestação.[98,101]

A quarta síndrome relacionada caracteriza-se por uma deleção de um único gene da cadeia de alfaglobina, e a pessoa acometida apresenta o estado de portador, não havendo nenhuma anormalidade clínica evidente.[98]

O diagnóstico laboratorial e clínico está resumido na Tabela 6.[101,105]

### Betatalassemias

As betatalassemias resultam de distúrbio na produção das cadeias de betaglobina[7,14] ou na estabilidade das cadeias alfa, e há mais de 150 mutações no gene da betaglobina descritas na literatura.[22] Há diminuição na produção de cadeias beta, e o excesso das cadeias alfa provoca dano nas membranas celulares. Há dois grandes grupos dessa doença: betatalassemia *major* ou anemia de Cooley e betatalassemia *minor*. A característica marcante das talassemias é a presença de níveis elevados da hemoglobina A2.[22,98]

Na betatalassemia *major*, o neonato é sadio ao nascimento, mas com a queda dos níveis de hemoglobina F, a criança torna-se severamente anêmica[14] e apresenta atraso no desenvolvimento neuropsicomotor.[7] Uma criança encaminhada a um programa transfusional desenvolve-se nor-

**TABELA 6.** Diagnóstico clínico-laboratorial das alfatalassemias

| Número de genes expressos | Fenótipo | Hematócrito | VCM |
|---|---|---|---|
| 4 | Normal | Normal | Normal |
| 3 | Portador são | Normal | Normal |
| 2 | Alfatalassemia *minor* | 32-40% | 60-75 fL |
| 1 | Hemoglobina H | 22-32% | 60-75 fL |
| 0 | Doença de Bart | | |

VCM: volume corpuscular médio.

malmente até o final da primeira década da vida, quando os efeitos do armazenamento de ferro tornam-se aparentes. Vários estudos têm demonstrado importante melhora do prognóstico com o emprego da terapia com desferroxamina.[69] Mulheres acometidas geralmente se tornarão inférteis, pois costumam cursar com hipogonadismo hipogonadotrófico. É comum apresentarem significativa diminuição da expectativa de vida, mesmo com o emprego da terapia transfusional, podendo ter múltiplas disfunções, incluindo cardiológicas, hepáticas e endócrinas.[105]

Na betatalassemia *minor*, a hemoglobina A2, que é composta por duas cadeias alfa e duas cadeias beta de globina, encontra-se aumentada em mais de 3,5% (Tabela 7). Simultaneamente, a hemoglobina F – que é composta por duas cadeias beta e duas cadeias gama de globina – encontra-se aumentada em mais de 2%. Clinicamente, apresenta-se anemia moderada com hipocromia e microcitose (Figura 6). Não há terapia específica para essa doença durante a gravidez, recomendando-se reposição de ferro e ácido fólico. Relata-se aumento em duas vezes na ocorrência de restrição do crescimento fetal e oligoâmnio.[77] Para as pacientes em que se tenha um diagnóstico prévio dessa condição, recomenda-se a pesquisa de eletroforese de hemoglobina do parceiro prévia à gestação para que se faça o aconselhamento reprodutivo.[101]

O diagnóstico pré-natal da betatalassemia pelo emprego da biópsia de vilosidades coriônicas pode ser realizado entre 9 e 13 semanas de gestação. Contudo, essa análise pode ser bastante difícil e com resultados nem sempre satisfatórios.[22]

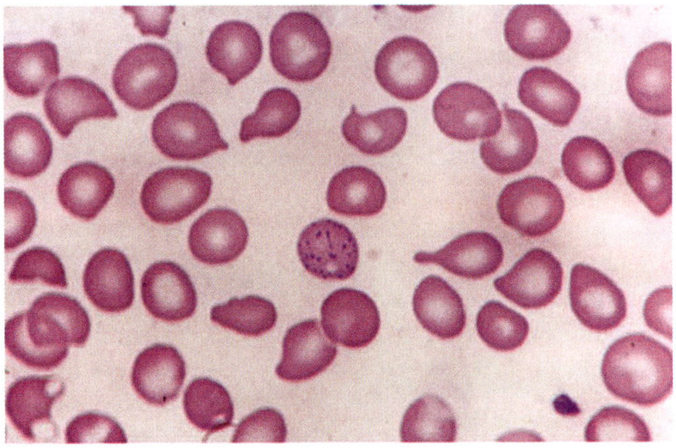

**FIGURA 6.** Imagem de microscopia óptica comum de esfregaço celular de sangue periférico de paciente com betatalassemia *minor*. Observam-se células com formato de lágrima, poiquilocitose frequente, hipocromia e pontilhado basofílico. O pontilhado basofílico é achado quase sempre evidente em casos de betatalassemia *minor* e não é característica de anemias ferroprivas, tornando-se um artifício útil no diagnóstico diferencial entre essas duas apresentações de anemia hipocrômica e microcítica. (Figura adaptada de Lichtman et al.[100])

## POLICITEMIAS

Entre as causas mais importantes para a excessiva produção de eritrócitos durante a gestação, encontra-se a hipoxia crônica decorrente de doenças cardíacas congênitas,

**TABELA 7.** Diagnóstico das betatalassemias

| | Genes da globina beta | Hb A1 | Hb A2 | Hb F |
|---|---|---|---|---|
| Normal | Homozigoto beta | 97-99% | 1-3% | < 1% |
| Talassemia *major* | Homozigoto beta$^0$<br>Homozigoto beta$^+$ | 0 | 4-10% | 90-96% |
| Talassemia *minor* | Heterozigoto beta$^0$<br>Heterozigoto beta$^+$ | 80-95% | 4-8% | 1-5% |

Hb: hemoglobina.

distúrbios pulmonares ou ocasionalmente em pacientes tabagistas há muito tempo.[28] Os resultados perinatais serão tanto piores quanto mais grave for a policitemia. A policitemia vera é uma doença hematopoética mieloproliferativa das células-tronco caracterizada por excessiva proliferação de precursores eritroides, mieloides e megacariocíticos. É um distúrbio genético ou adquirido e visto muito mais frequentemente em pacientes acima dos 45 anos de idade, cujos sintomas se relacionam ao aumento da viscosidade sanguínea e nas quais comumente são observadas complicações trombóticas.[17] Por acometer mulheres com idade mais avançada, a policitemia vera raramente é diagnosticada durante o ciclo gravídico-puerperal. Assim, existem poucos relatos na literatura sobre a conduta e o prognóstico dessa doença em gestantes ou puérperas. Robinson et al.[74] sugerem uma possível conduta para gestantes com policitemia vera. Segundo esses autores, na presença de algum fator de risco como evento tromboembólico prévio, perdas fetais (pelo menos dois abortamentos ou óbitos fetais), restrição de crescimento fetal e pré-eclâmpsia com clara relação com a doença mieloproliferativa, o planejamento preconcepcional se torna fundamental com substituição de medicamentos teratogênicos e controle da doença com interferon-alfa. Recomenda-se o uso de heparina de baixo peso molecular até 6 semanas após o parto para profilaxia de eventos trombóticos. Além disso, em virtude do elevado risco de pré-eclâmpsia e restrição de crescimento fetal, as gestantes e os fetos devem ser seguidos em pré-natal de alto risco com avaliação periódica da vitalidade (Dopplervelocimetria e perfil biofísico fetal) e do crescimento fetal (ultrassonografia fetal). A via de parto preferencial é a vaginal, a qual depende das condições obstétricas.

## DOENÇAS DAS PLAQUETAS

As doenças plaquetárias na gravidez podem ser adquiridas ou idiopáticas, sendo a plaquetopenia prevalente em 7 a 10% das gestações e mais frequentemente associada à anemia hemolítica, pré-eclâmpsia grave ou eclâmpsia, hemorragia grave com transfusões sanguíneas, coagulopatia por consumo decorrente de descolamento prematuro de placenta ou de outros estados hipofibrinogênicos,[18] sepse, lúpus eritematoso sistêmico, trombofilias, anemias aplásica e megaloblástica. Também pode resultar de infecção viral, reação alérgica, exposição a drogas e radiações.[10,110]

### PLAQUETOPENIA GESTACIONAL

Uma das alterações fisiológicas da gravidez corresponde a aproximadamente 75% das plaquetopenias na gestação.[110] Consiste em diminuição da concentração de plaquetas e é geralmente mais evidente no segundo e no terceiro trimestres por causa da hemodiluição.[79] A plaquetopenia gestacional deve ser considerada normal, sendo, portanto, um diagnóstico de exclusão. Na plaquetopenia gestacional, geralmente não há muitas manifestações clínicas, mas pode haver recorrências em gestações seguintes. As dosagens de plaquetas geralmente são superiores a 70.000/mcL, o que na grande maioria dos casos não aumenta o risco hemorrágico no parto, mas pode comprometer o procedimento anestésico, em especial o bloqueio epidural ou a raquianestesia. O parto deve acontecer sempre em centro terciário e por indicação obstétrica. Recomenda-se plasmaférese quando a dosagem de plaquetas for inferior a 50.000/mcL. A normalização dos níveis de plaquetas geralmente acontece em no máximo 1 a 2 meses após o parto.[101,109]

### PÚRPURA TROMBOCITOPÊNICA IMUNE

Também conhecida como púrpura trombocitopênica idiopática (PTI), ou púrpura trombocitopênica primária, é geralmente decorrente da ação de anticorpos (da classe IgG) dirigidos contra as plaquetas,[108] que são destruídas prematuramente no sistema reticuloendotelial, especialmente no baço. Acomete 1-1.000:10.000 gestantes e totaliza aproximadamente 3% das trombocitopenias por ocasião do parto.[110]

Outras formas secundárias de plaquetopenia crônica aparecem em associação com lúpus eritematoso sistêmico, linfomas, leucemias e um grande número de doenças sistêmicas. Também se encontra uma taxa de aproximadamente 10% de pacientes positivos para o vírus da imunodeficiência humana (HIV) com plaquetopenia associada.[19]

Entre as pacientes acometidas, somente um pequeno número apresenta remissão espontânea. Não há nenhuma evidência de que a gravidez aumente o risco de recorrência em mulheres com plaquetopenia imune previamente diagnosticada, nem também que produza piora dessa condição em mulheres com doença ativa.[98] Alguns autores, no entanto, associam piora de resultados maternos e fetais a essa condição, com maior ocorrência de síndromes hipertensivas, *diabetes mellitus*, parto pré-termo e aumento da mortalidade perinatal.[110] Deve ser considerada a necessidade de tratamento para os casos em que a contagem de plaquetas esteja menor que 50.000/mcL.[81,91] Preconiza-se uso de prednisona na dose de 1 mg/kg/dia com o objetivo de se obter melhora do quadro, e muito provavelmente deverá ser continuada ao longo de toda a gravidez. O início da resposta ao tratamento com corticosteroide ocorre, em geral, em 3 a 7 dias. Para os casos mais refratários, deverá ser administrada também imunoglobulina intravenosa, sendo que a resposta máxima a essa terapêutica é de até 2 semanas, período após o qual deve-se reavaliar a paciente e, se necessário, repetir a infusão.[110]

Para as grávidas que não respondem aos corticosteroides ou à imunoglobulina, a esplenectomia pode ser eficaz e será tanto mais difícil tecnicamente quanto mais avançada estiver a gravidez, podendo ser cogitada até mesmo a cesárea eletiva em alguns casos. Outras alternativas descritas por alguns autores incluem o uso de azatioprina, ciclosporina A e rituximabe.[110]

Essas pacientes, paradoxalmente, apresentam um risco protrombótico maior e a tromboprofilaxia com heparina de baixo peso molecular deve ser considerada se a contagem de plaquetas for superior a 50.000/mcL.[110]

A transfusão de plaquetas só é indicada em casos de sangramento ativo com baixa contagem de plaquetas, uma vez que após a transfusão pode haver maior consumo de plaquetas por piora da atividade autoimune.[96]

### Efeitos fetais e neonatais

Os anticorpos IgG associados às plaquetas podem atravessar a placenta e causar plaquetopenia no feto e no neonato; há ocasionalmente relatos de óbito fetal por hemorragia.[23] Apesar de incomum, os fetos gravemente plaquetopênicos apresentam risco aumentado para hemorragia intracraniana durante trabalho de parto e parto e a realização de ultrassonografia transcraniana nesses recém-nascidos é recomendada. As gestantes que evoluem para esplenectomia têm fetos com risco maior de plaquetopenia, uma vez que, embora o procedimento melhore os níveis das plaquetas maternas, não diminui os anticorpos circulantes.[96,110]

Por causa da baixa incidência de grave plaquetopenia e morbidade neonatal, a determinação dos níveis de plaqueta fetal e a realização de cesárea não são necessárias.[33,91]

## PÚRPURA TROMBOCITOPÊNICA TROMBÓTICA

A púrpura trombocitopênica trombótica (PTT) é uma condição caracterizada por anemia hemolítica microangiopática, associada a trombocitopenia, febre, desordens neurológicas e disfunção renal. Ocorre em uma a cada 25 mil gestações. É mais comum em mulheres e 50% dos casos ocorrem em idade fértil.

Traduz-se pela deficiência da proteína de clivagem do fator de von Willebrand, ADAMTS13. A reposição de ADAMTS13 em centros terciários começou a ser realizada em alguns países para as pacientes com a púrpura trombocitopênica trombótica congênita, mas a terapêutica mais utilizada para se garantir a continuidade da gestação é a plasmaférese. A quantidade de plasmaférese é incerta, mas o procedimento deve ser repetido até 2 dias depois de se atingir a contagem de plaquetas de 150.000/mm$^3$. O feto deve ser monitorado por meio de estudo hemodinâmico pela Dopplervelocimetria, por conta do risco de sofrimento fetal.

Assim como as pacientes com púrpura trombocitopênica idiopática, essas gestantes também apresentam maior risco de fenômenos tromboembólicos, fazendo-se necessária a profilaxia com heparina de baixo peso molecular, se possível. O parto não é garantia da remissão da doença. Assim como na púrpura trombocitopênica idiopática, a transfusão de plaquetas deve ser evitada e a transfusão de concentrado de hemácias deve ser reservada aos casos que cursem com anemia.[96,110]

## SÍNDROME HEMOLÍTICO-URÊMICA

De maneira similar à púrpura trombocitopênica trombótica, a síndrome hemolítico-urêmica é uma microangiopatia com maior comprometimento renal que responde pobremente a plasmaférese, uso de antiagregantes plaquetários ou anticoagulantes.[96,110]

## PLAQUETOPENIA ALOIMUNE

A aloimunização plaquetária pode se desenvolver de forma idêntica àquela relacionada aos antígenos eritrocitários, e sua incidência pode variar entre 1:1.000 e 1:5.000 nascimentos.[73] O anticorpo mais comum produzido pela mãe em resposta aos antígenos plaquetários fetais é o anticorpo antiplaquetário. A primeira gestação pode ser afetada em aproximadamente metade dos casos.[53]

## PLAQUETOPENIA ADQUIRIDA

Também conhecida como síndrome de Bernard-Soulier, a plaquetopenia adquirida caracteriza-se por ausência de uma glicoproteína de membrana das plaquetas denominada glicoproteína Ib/IX. Assim, os anticorpos maternos contra esse antígeno fetal podem causar plaquetopenia fetal aloimune, havendo relatos de óbito neonatal resultante de hemorragia intracraniana por plaquetopenia.[42,68]

## OUTRAS PLAQUETOPENIAS

Outras plaquetopenias associadas às síndromes hipertensivas serão abordadas no Capítulo 34, "Doença hipertensiva específica da gestação", da Seção 5, "Intercorrências obstétricas".

## PLAQUETOSE

Também chamada de trombocitose, a plaquetose geralmente é definida como número de plaquetas persistentemente elevado, acima de 450.000/mcL. As causas secundárias de plaquetose reativa são tumores malignos, deficiência de ferro, hemorragia, doenças inflamatórias e distúrbios do tecido conjuntivo. As plaquetas raramente ultrapassam 800.000/mcL nesses casos e o prognóstico depende da doença de base.[98]

Na gravidez, há relatos de associação de plaquetose com abortamento espontâneo, infartos placentários e partos prematuros. Contudo, há relatos de gestações essencialmente normais em mulheres cuja contagem plaquetária média era maior que 1,25 milhão/mcL.[72] Os tratamentos preconizados são realizados com ácido acetilsalicílico, dipiridamol, heparina, aférese de plaquetas ou combinações afins.[9]

## MICROANGIOPATIAS TROMBÓTICAS

Não há ainda comprovação de que essa enfermidade – em que quase sempre há algum grau de plaquetopenia – seja um distúrbio plaquetário primário. O *British Committee for Standards in Haematology* publicou diretrizes sobre diagnóstico e conduta das anemias hemolíticas microangiopáticas trombóticas.[88]

A patogênese consiste na formação de microtrombos (constituídos de plaquetas e pequena quantidade de fibrina) que se desenvolvem no interior das arteríolas e produzem isquemia ou infartos em vários órgãos. O consenso é de que a agregação plaquetária intravascular desencadeia a cascata da coagulação e provoca a falência de órgãos. Levy et al.[58] identificaram que o defeito no gene ADAMTS13, que codifica proteases, resulta em várias apresentações clínicas de microangiopatias trombóticas.[13,64]

Clinicamente, encontram-se plaquetopenia, hemólise e disfunção de múltiplos órgãos. Sintomas neurológicos se desenvolvem em até 90% dos pacientes e incluem cefaleia, alteração de consciência, convulsões, febre ou síncopes.

Entre as alterações hematológicas, a plaquetopenia é geralmente grave, mas são raras as hemorragias intensas. A hemólise produz anemia de moderada a acentuada, e as transfusões são frequentemente necessárias.

Não há evidências de que a gravidez predisponha a microangiopatias trombóticas. Durante um período superior a 25 anos, Dashe et al.[38] encontraram 11 gestações complicadas por essas síndromes ou suas variantes em aproximadamente 275 mil pacientes obstétricas, o que representa uma frequência em torno de 1:25.000 gestações.

O prognóstico para as gestantes com microangiopatia trombótica nesse estudo, após acompanhamento de 9 anos, correlacionou-se com doença renal requerendo diálise, transplante ou ambos; hipertensão arterial grave; e doenças infecciosas adquiridas por transfusão. Duas mulheres morreram por complicações da diálise e uma por infecção pelo vírus da imunodeficiência humana (HIV) transmitido por transfusões.

# DISTÚRBIOS DE COAGULAÇÃO

Embora as hemorragias obstétricas sejam eventos comuns, raramente são consequentes de defeitos inatos dos mecanismos da coagulação. Contudo, algumas síndromes são particularmente relevantes.

## HEMOFILIAS

Há dois tipos de hemofilias vistas com graus variados. Elas são consideradas de grau leve, moderado ou grave, correspondendo a níveis de fatores plasmáticos de 30 a 6%, 5 a 2% ou menos de 1%, respectivamente.[98]

A hemofilia A é uma doença recessiva ligada ao cromossomo X, caracterizada por deficiência do fator VIII:c e mais rara em mulheres que em homens. Nas mulheres heterozigóticas, costuma haver diminuição fisiológica dos níveis de fator VIII.

A hemofilia B (ou doença de Christmas) apresenta características genéticas e clínicas de deficiência de fator IX, que são similares aos da hemofilia A.[11] A administração do fator IX é recomendada quando os níveis estiverem abaixo de 10%.

Sempre que uma mulher apresenta hemofilia A ou B, todos os seus filhos apresentarão a doença e todas as filhas serão portadoras. Se a mãe é uma portadora, metade de seus filhos herdará a doença e metade das filhas será portadora. O diagnóstico pré-natal é possível com biópsia de vilosidades coriônicas.

## DOENÇA DE VON WILLEBRAND

Clinicamente, a doença de von Willebrand é um grupo heterogêneo de aproximadamente 20 distúrbios funcionais, que envolvem aberrações do fator VIII e disfunção das plaquetas, com prevalência de 1 a 2%.[63] O fator de von Willebrand representa uma série de grandes glicoproteínas plasmáticas que formam parte do complexo do fator VIII. Essa glicoproteína é essencial para ativar a adesão plaquetária, além de estabilizar as propriedades coagulantes do fator VIII. Geralmente, é uma doença autossômica dominante, principalmente os tipos I e II (variantes mais comuns). O tipo III é a forma mais grave, considerada de herança recessiva.

As pacientes sintomáticas geralmente apresentam evidência de defeitos plaquetários. A suspeita de doença de von Willebrand deve ser sempre aventada em mulheres que apresentam sangramentos sugestivos de distúrbios crônicos da coagulação. As formas clássicas (tipos I e II), que são mais comuns e de padrão autossômico dominante, costumam ser sintomáticas no heterozigoto. A forma mais grave (tipo III), recessiva, manifesta-se somente se o gene for herdado de ambos os pais (homozigose). O tipo I, que corresponde a 75% dos casos de doença de von Willebrand, caracteriza-se por ser um defeito quantitativo na concentração de fator de von Willebrand. Clinicamente caracteriza-se por epistaxes, hemorragias de mucosas e sangramentos pós-traumas excessivos (inclusive após cirurgia). O diagnóstico laboratorial sugestivo consiste em tempo de sangramento prolongado, tempo de tromboplastina parcial ativada prolongado e antígeno do fator de von Willebrand reduzido. Já o tipo II constitui um defeito qualitativo do fator de von Willebrand, sem alteração quantitativa, mas com manifestações clínicas semelhantes.

Em gestantes normais, os níveis de fator VIII e fator de von Willebrand aumentam durante a gravidez e são mais pronunciados no terceiro trimestre. As gestantes com doença de von Willebrand apresentam geralmente níveis normais de antígenos do fator de von Willebrand e do fator VIII ativado, apesar de sangrarem mais que o normal. Se o fator VIII estiver reduzido ou se a gestante apresentar sangramento, o tratamento será recomendado. A doença de von Willebrand durante a gestação costuma evoluir sem complicações, porém pode ocorrer hemorragia no pós-parto em até 50% dos casos.[66] Assim, no tipo I os níveis de fator VIII devem ser testados não somente no terceiro trimestre, mas também por 1 a 2 semanas após o parto. As pacientes devem ser seguidas quanto ao aumento do fluxo sanguíneo puerperal por pelo menos 1 mês. Os riscos de sangramento parecem ser mínimos quando os níveis de fator VIII são maiores que 40 UI/dL.

A literatura apresenta diversos relatos de desenvolvimento de plaquetopenia grave no final da gestação de pacientes com doença de von Willebrand tipo II, com risco aumentado de desenvolver tromboembolismo pulmonar ao receberem crioprecipitados, o que ocorre em razão da hemorragia pós-parto.[35,37,47] Apesar do possível risco de trombose, essas pacientes podem requerer tratamento com concentrados que contenham derivados plasmáticos do fator de von Willebrand no parto ou no puerpério imediato em casos de sangramento anormal, e com plaquetas se o sangramento não puder ser controlado pelo uso de concentrados de fator de von Willebrand.[35,37,47]

As gestantes com doença de von Willebrand do tipo III necessitam de infusão de concentrados do fator de von Willebrand no parto, na dose de 40 a 80 UI/kg, seguida por doses de 20 a 40 UI/kg/dia por 1 semana. Essas doses são reduzidas nas semanas seguintes.[37]

O uso do acetato de desmopressina anteparto é controverso porque há risco teórico de vasoconstrição, insuficiência placentária e hiponatremia materna. Contudo, um estudo sistemático do uso desse medicamento para tratamento de *diabetes insipidus* durante a gravidez não revelou nenhuma evidência de eventos adversos para a mãe ou para a criança.[37]

## OUTRAS DEFICIÊNCIAS INATAS DOS FATORES DA COAGULAÇÃO

Certo número de coagulopatias raras pode ser herdado de modo similar às hemofilias.

A deficiência do fator VII é uma doença autossômica recessiva rara, cujo gene está localizado no cromossomo 13. Seu tratamento com fator VII:a tem sido relatado durante trabalho de parto, parto e puerpério.[40]

Outra enfermidade extremamente rara é a deficiência do fator X ou fator Stuart-Prower, de caráter autossômico recessivo. Há relatos tanto de descolamento pematuro de placenta[57] como de parto espontâneo sem anormalidades.[30] O tratamento proposto é com transfusão de fator X ou plasma fresco congelado.

Citam-se também as deficiências do fator XI (precursor de tromboplastina plasmática), do fator XII e do fator XIII, todas elas com herança autossômica recessiva e relacionadas a hemorragias obstétricas de graus variados, que podem ser tratadas com o uso de concentrados dos fatores específicos ou de plasma fresco congelado.[54,93]

## TROMBOFILIAS

Trombofilia é toda alteração hereditária ou adquirida do sistema hemostático que aumenta o risco de trombose. São conhecidas diversas proteínas reguladoras que inibem a coagulação. Há proteínas antitrombóticas fisiológicas que agem como inibidoras em sítios estratégicos na cascata da coagulação, a fim de manter a fluidez sanguínea sob circunstâncias especiais. Deficiências inatas dessas proteínas inibitórias e também dos fatores da coagulação podem ser causadas por mutações de genes que influenciam sua síntese, bem como ser resultantes de condições autoimunes adquiridas, como a síndrome antifosfolípide.

Exemplos de trombofilias hereditárias incluem deficiência de antitrombina, proteína C e seu cofator, proteína S, mutação do fator V de Leiden, mutação da protrombina e hiper-homocisteinemia. Esse assunto será abordado com maiores detalhes no Capítulo 45, "Doenças tromboembólicas", da Seção 6, "Intercorrências clínico-cirúrgicas".

### PONTOS-CHAVE

- A gravidez normal cursa com alterações fisiológicas dos parâmetros hematológicos, caracterizadas por aumento da volemia plasmática e hemodiluição com queda da concentração de glóbulos vermelhos.
- Por causa das alterações hematológicas fisiológicas da gestação, a gestante está mais vulnerável a distúrbios hematológicos.
- Na gravidez pode-se encontrar diferentes causas de anemia, como fisiológica (hemodiluição); ferropriva, por perda sanguínea, deficiência de ácido fólico ou de vitamina B12; e as hemolíticas.

- As anemias hemolíticas podem ser adquiridas, como a autoimune e a aloimune, induzida por drogas ou pela gravidez, e por hemoglobinúria paroxística noturna.
- As anemias hemolíticas podem ser hereditárias por defeitos eritrocitários, como esferocitose, deficiência enzimática de células vermelhas e deficiência de piruvato cinase.
- As anemias hereditárias podem ser decorrentes de alterações na síntese das cadeias da hemoglobina, como a anemia falciforme e as talassemias (alfa e beta).
- A hipoxia crônica pode provocar excessiva produção de eritrócitos na gestação. A policitemia vera é uma doença hematopoética mieloproliferativa das células-tronco caracterizada por excessiva proliferação de precursores eritroides, mieloides e megacariocíticos.
- Os principais distúrbios das plaquetas na gestação são as plaquetopenias, que podem ser gestacionais e adquiridas (imunes).
- Podemos observar plaquetoses e os distúrbios microangiopáticos trombóticos, ambos com risco aumentado de trombose no período gravídico-puerperal.
- Os principais distúrbios da coagulação são as hemofilias e a doença de von Willebrand, responsáveis principalmente por hemorragias no parto e no puerpério.

## REFERÊNCIAS BIBLIOGRÁFICAS

### Artigos de revisão


1. Achebe MM, Gafter-Gvili A. How I treat anemia in pregnancy: iron, cobalamin, and folate. Blood 2017; 129(8): 940-9.
2. Aitchison RGM, Marsh JCW, Hows JM et al. Pregnancy associated aplastic anemia: a report of five cases and review of current management. Br J Haematol 1989; 73: 541.
3. Alter BP, Frissora CL, Halperin DS et al. Fanconi's anaemia and pregnancy. Br J Haematol 1991; 77: 410.
4. Auerbach M, Abernathy J, Juul S, et al. Prevalence of iron deficiency in first trimester, nonanemic pregnant women. J Matern Fetal Med 2021; 34(6): 1002-5.
5. Beutler E. Glucose-6-phosphate dehydrogenase deficiency. N Engl J Med 1991; 324: 169.
6. Brabin BJ, Hakimi M, Pelletier D. An analysis of anemia and pregnancy-related maternal mortality. J Nutr 2001; 131: 604S.
7. Cao A, Galanello R. Beta-thalassemia. Genet Med 2010; 12(2): 61-76.
8. Danilov AV, Brodsky RA, Craigo S, Smith H, Miller KB. Managing a pregnant patient with paroxysmal nocturna hemoglobinuria in the era of eculizumab. Leuk Res 2010; 34(5): 566-71.
9. Elliott MA, Tefferi A. Thrombocythaemia and pregnancy. Best Pract Res Clin Haematol 2003; 2: 227.
10. George JV. Platelets. Lancet 2000; 355: 1531.
11. Guy GP, Baxi LV, Hurlet-Jensen A, Chao CR. An unusual complication in a gravida with factor IX deficiency: case report with review of the literature. Obstet Gynecol 1992; 80: 502-5.
12. Kalaivani K. Prevalence & consequences of anaemia in pregnancy. Indian J Med Res 2009; 130: 627-33.
13. Moake JL. Thrombotic thrombocytopenic purpura: survival by "giving a dam". Trans Am Clin Climatol Assoc 2004; 115: 201-19.
14. Muncie Jr. HL, Campbell J. Alpha and beta thalassemia. Am Fam Physician 2009; 80(4): 339-44.
15. Packham CH. Pathogenesis and management of paroxymal nocturnal haemoglobinuria. Blood Rev 1998; 12: 1.
16. Pritchard JA. Changes in blood volume during pregnancy and delivery. Anesthesiology 1965; 26: 393.
17. Provan D, Weatherall D. Red cells II: acquired anaemias and polycythaemia. Lancet 2000; 355: 1260.
18. Sarig G, Vidergor G, Brenner B. Assessment and management of high-risk pregnancies in women with thrombophilia. Blood Reviews 2009; 23: 143-7.
19. Scaradavou A. HIV-related thrombocytopenia. Blood Rev 2002; 16(1): 73-6.
20. Scott D. Anemia in pregnancy. Obstet Gynecol Ann 1972; 1: 219.
21. Viteri FE. The consequences of iron deficiency and anemia in pregnancy. Adv Exp Med Biol 1994; 352: 127.
22. Weatherall DJ, Provan AB. Red cell: inherited anemias. Lancet 2000; 355: 1169.
23. Webert KE, Mittal R, Sigouin C, Heddle NM, Kelton JG. A retrospective 11-year analysis of obstetric patients with idiopathic thrombocytopenic purpura. Blood 2003; 102(13): 4306-11.
24. Young NS, Maciejewski J. The pathophysiology of acquired aplastic anemia. N Engl J Med 1997; 336: 1365.


### Artigos originais


25. Ascarelli MH, Emerson ES, Bigelow CL et al. Aplastic anemia and immune-mediated thrombocytopenia: concurrent complications encountered in the third trimester of pregnancy. Obstet Gynecol 1998; 91: 803.
26. Bánhidy F, Acs N, Puhó EH, Czeizel AE. Iron deficiency anemia: pregnancy outcomes with or without iron supplementation. Nutrition 2010; 1-8.
27. Bayouneu F, Subiran-Buisset C, Baka NE et al. Iron therapy in iron deficiency anemia in pregnancy: intravenous route versus oral route. Am J Obstet Gynecol 2002; 186: 518.
28. Bewer CA, Adelson MD, Elder RC. Erythrocytosis associated with a placental-site trophoblastic tumor. Obstet Gynecol 1992; 79: 846-9.
29. Bhavi SB, Jaju PB. Intravenous iron sucrose vs. oral ferrous fumarate for treatment of anemia in pregnancy. A randomized controlled trial. BMC Pregnancy Childbirth 2017; 17(1): 137.
30. Bofill JA, Young RA, Perry Jr. KG. Successful pregnancy in a woman with severe factor X deficiency. Obstet Gynecol 1996; 88(4 Pt 2): 723.
31. Bourantas K, Makrydimas G, Georgiou I et al. Aplastic anemia: report of a case with recurrent episodes in conservative pregnancies. J Reprod Med 1997; 42: 672.
32. Breymann C, Milman N, Mezzacasa A, Bernard R, Dudenhausen J, FER-ASAP investigators. Ferric carboxymaltose vs. oral iron in the treatment of pregnant women with iron deficiencyanemia: an international, open-label, randomized controlled trial (FER-ASAP). J Perinat Med 2017; 45(4): 443-53.
33. Burrows RF, Kelton JG. Fetal thrombocytopenia and its relation to maternal thrombocytopenia. N Engl J Med 1993; 329: 1463.
34. Carles G, Tobal N, Raynal P et al. Doppler assessment of the fetal cerebral hemodynamic response to moderate or severe maternal anemia. Am J Obstet Gynecol 2003; 188: 794-9.
35. Castaman G, Federici AB, Bernardi M, Moroni B, Bertoncello K, Rodeghiero F. Factor VIII and von Willebrand factor changes after desmopressin and during pregnancy in type 2M von Willebrand disease Vicenza: a prospective study comparing patients with single (R1205H) and double (R1205H-M740I) defect. J Thromb Haemost 2006; 4(2): 357-60.
36. Castro O, Hogue M, Brown BD. Pulmonary hypertension in sickle cell disease: cardiac catheterization results and survival. Blood 2003; 101: 4.
37. Chi C, Shiltagh N, Kingman CE, Economides DL, Lee CA, Kadir RA. Identification and management of women with inherited bleeding disorders: a survey of obstetricians and gynaecologists in the United Kingdom. Haemophilia 2006; 12(4): 405-12.
38. Dashe JS, Ramin SM, Cunningham FG. The long-term consequences of thrombotic microangiopathy (thrombotic thrombocytopenic purpura and hemolytic uremic syndrome) in pregnancy. Obstet Gynecol 1998; 91: 662-8.

39. Dolan LM, Ryan M, Moohan J. Pyruvate kinase deficiency in pregnancy complicated by iron overload. Br J Obstet Gynaecol 2002; 109: 844.
40. Eskandari N, Feldman N, Greenspoon JS. Factor VII deficiency in pregnancy treated with recombinant factor VIIa. Obstet Gynecol 2002; 99: 935-7.
41. Froessler B, Collingwood J, Hodyl NA, Dekker G. Intravenous ferric carboxymaltose for anaemia in pregnancy. BMC Preg Childbirth 2014; 14: 115.
42. Fujimori K, Ohto H, Honda S, Sato A. Antepartum diagnosis of fetal intracranial hemorrhage due to maternal Bernard-Soulier syndrome. Obstet Gynecol 1999; 94: 817-9.
43. Gehlbach DL, Morgenstern LL. Antenatal screening for thalassemia minor. Obstet Gynecol 1988; 71: 801.
44. Ghidini A, Korker VL. Severe pyruvate kinase deficiency anemia: a case report. J Reprod Med 1998; 43: 713.
45. Gilsanz F, Vega MA, Gomez-Castillo E et al. Fetal anaemia due to pyruvate kinase deficiency. Arch Dis Child 1993; 69: 523.
46. Gladwin MT, Sachdev V, Jison ML et al. Pulmonary hypertension as a risk factor for death in patients with sickle cell disease. N Engl J Med 2004; 350: 886.
47. Gojnic M, Fazlagic A, Likic I et al. New approach of the treatment of von Willebrand's disease during pregnancy. Arch Gynecol Obstet 2005; 273(1): 35-8.
48. Goldenberg RL, Tamura T, DuBard M et al. Plasma ferritin and pregnancy outcome. Am J Obstet Gynecol 1996; 175: 1356.
49. Golub MS, Hogrefe CE, Malka R, Higgins JM. Developmental plasticity of red blood cell homeostasis. Am J Hematol 2014; 89(5): 459-66.
50. Granovsky-Grisaru S, Aboulafia Y, Diamant YZ et al. Gynecologic and obstetrics aspects of Gaucher's disease: a survey of 53 patients. Am J Obstet Gynecol 1995; 172: 1284.
51. Harstad TW, Mason RA, Cox SM. Serum erythropoietin quantitation in pregnancy using an enzyme-linked immunoassay. Am J Perinatol 1992; 9: 233.
52. Hillmen P, Lewis SM, Bessler M et al. Natural history of paroxysmal noctural hemoglobinuria. N Engl J Med 1995; 333: 1253.
53. Jaegtvik S, Husebekk A, Aune B, Oian P, Dahl LB, Skogen B. Neonatal alloimmune thrombocytopenia due to anti-HPA 1a antibodies: the level of maternal antibodies predicts the severity of thrombocytopenia in the newborn. BJOG 2000; 107(5): 691-4.
54. Kadir RA, Kingman CE, Chi C et al. Screening for factor XI deficiency among pregnant women of Ashkenazi Jewish origin. Haemophilia 2006; 12(6): 625-8.
55. Kadyrov M, Konsake G, Kingdom J et al. Increased fetoplacental angiogenesis during first trimester in anaemic women. Lancet 1998; 352: 1747.
56. Klenanoff MA, Shiono PH, Selby JV et al. Anemia and spontaneous preterm birth. Am J Obstet Gynecol 1991; 164: 59.
57. Konje JC, Murphy P, Chazal R de, Davidson A, Taylor D. Severe factor X deficiency and successful pregnancy. Br J Obstet Gynaecol 1994; 101(10): 910-1.
58. Levy GG, Nichols WC, Lian EC et al. Mutations in a member of the ADAMTS gene family cause thrombotic thrombocytopenic purpura. Nature 2001; 413(6855): 488-94.
59. Lieberman E, Ryan KJ, Monson RR et al. Risks factors accounting for racial differences in the rate of premature birth. N Engl J Med 1987; 317: 743.
60. Maberry MC, Mason RA, Cunningham FG et al. Pregnancy complicated by hereditary spherocytosis. Obste Gynecol 1992; 79: 735.
61. Maia CB, Nomura RM, Igai AM, Fonseca GH, Gualandro SM, Zugaib M. Acute splenic sequestration in a pregnant woman with homozygous sickle-cell anemia. Sao Paulo Med J 2013; 131(2): 123-6.
62. Makino Y, Nagano M, Tamura K, Kawarabayashi T. Pregnancy complicated with pure red cell aplasia: a case report. J Perinat Med 2003; 31: 530.
63. Mannucci PM, Abildgaard CF, Gralnick HR et al. Multicenter comparison of von Willebrand factor multimer sizing techniques: report of the factor VIII and von Willebrand factor subcommittee. J Thromb Haemost 1985; 54(4): 873-6.
64. Moake JL. Defective processing of unusually large von Willebrand factor multimers and thrombotic thrombocytopenic purpura. J Thromb Haemost 2004; 2(9): 1515-21.
65. Nomura RM, Igai AM, Tosta K, da Fonseca GH, Gualandro SF, Zugaib M. [Maternal and perinatal outcomes in pregnancies complicated by sickle cell diseases]. Rev Bras Ginecol Obstet 2010; 32(8): 405-11.
66. Nomura RM, Igai AM, Zugaib M. Delivery complications and perinatal results in pregnant women with von Willebrand disease. Rev Assoc Med Bras 2008; 54(5): 442-6.
67. Nomura RMY, Dias MCG, Igai AMK, Paiva LV, Zugaib M. Anemia during pregnancy after silastic ring Roux-en-Y gastric bypass: influence of time to conception. Obes Surg 2011; 21: 479-84.
68. Ohto H, Miura S, Ariga H et al. The natural history of maternal immunization against fetal platelet alloantigens. Transfus Med 2004; 14(6): 399-408.
69. Olivieri NF, Brittenham GM, McLaren CE et al. Long-term safety and effectiveness of iron-chelation therapy with deferiprone for thalassemia major. N Engl J Med 1998; 339: 417.
70. Pajor A, Lehoczky D, Szakacs Z. Pregnancy and hereditary spherocytosis. Arch Gynecol Obstet 1993; 253: 37.
71. Powars D, Sandhu M, Niland-Weiss J et al. Pregnancy in sickle cell disease. Obstet Gynecol 1986; 67: 217.
72. Randi ML, Rossi C, Fabris F, Girolami A. Essential thrombocythemia in young adults: major thrombotic complications and complications during pregnancy – a follow-up study in 68 patients. Clin Appl Thromb Hemost 2000; 6: 31.
73. Richmond JR, Koufogianis V, Benjamin A, Warner MN. A case of thrombotic thrombocytopenic purpura and neonatal alloimmune thrombocytopenia in the same pregnancy. BJOG 2003; 110: 533-6.
74. Robinson S, Bewley S, Hunt BJ, Radia DH, Harrison CN. The management and outcome of 18 pregnancies in women with polycythemia vera. Haematologica 2005; 90(11): 1477-83.
75. Scalon KS, Yip R, Schieve LA et al. High and low hemoglogin levels during pregancy: differential risk for preterm birth and small for gestational age. Obstet Gynecol 2000; 96: 741.
76. Sharman JB, Jain S, Mallika V et al. A prospective, partially randomized study of pregnancy outcomes and hematologic responses to oral and intramuscular iron treatment in moderately anemic pregnant women. Am J Clin Nutr 2004; 79: 116.
77. Sheiner E, Levy A, Yerushalmi R et al. Beta-thalassemia minor during pregnancy. Obstet Gynecol 2004; 103: 1273.
78. Solal-Celigny P, Tertian G, Fernandez H et al. Pregnancy and paroxysmal noctural hemoglobinuria. Arch Intern Med 1988; 148: 593.
79. Star J, Rosene K, Ferland J, DiLeone G, Hogan J, Kestin A. Flow cytometric analysis of platelet activation throughout normal gestation. Obstet Gynecol 1997; 90: 562-8.
80. Starksen NF, Bell WR, Kickler TS. Unexplained hemolytic anemia associated with pregnancy. Am J Obstet Gynecol 1983; 146: 617.
81. Taylor DJ, Mallen C, McDougal et al. Effect of iron supplementation on serum ferritin levels during and after pregnancy. Br J Obstet Gynecol 1982; 89: 1001.
82. Tuck SM, Studd JWW, White JM. Pregnancy in women with sickle cell trait. Br J Obstet Gynaecol 1983; 90: 108.
83. van den Broek, Letsky EA, White SA et al. Iron status in pregnant women: which measurements are valid? Br J Haematol 1998; 103: 817.
84. van Wyck DB, Martens MG, Seid MH, Baker JB, Mangione A. Intravenous ferric carboxymaltose compared with oral iron in the treatment of postpartum anemia: a randomized controlled trial. Obstet Gynecol 2007; 110(2 Pt 1): 267-78.

85. Yawata Y, Kanzaki A, Yawata A et al. Characteristic features of the genotype and phenotype of hereditary spherocytosis in the Japanese population. Int J Hematol 2000; 71: 118.
86. Zamorano AF, Arnalich F, Sánchez-Casa E et al. Levels of iron, vitamin B12, folic acid and their binding during pregnancy. Acta Haematol 1985; 74: 92.
87. Zhang QA, Li Z, Ananth CV. Prevalence and risk factors for anaemia in pregnant women: a population-based prospective cohort study in China. Paed Perinatal Epidemiol 2009; 23(4): 282-91.

## Diretrizes

88. Allford SL, Hunt BJ, Rose P, Machin SJ. Haemostasis and thrombosis task force. British Committee for Standards in Haematology guidelines on the diagnosis and management of the thrombotic microangiopathic haemolytic anemias. Br J Haematol 2003; 120(4): 556-73.
89. American College of Obstetricians and Gynecologists. ACOG Practice Bulletin n. 95: anemia in pregnancy. Obstet Gynecol 2008; 112(1): 201-7.
90. Centers for Disease Control and Prevention. CDC criteria for anemia in children and childbearing-aged women. Morb Mortal Wkly Rep 1989; 38: 400.
91. George JN, Woolf SH, Raskob GE et al. Idiopathic thrombocytopenic purpura: a practice guideline developed by explicit methods for the American Society of Hematology. Blood 1996; 88: 3.
92. Koh MBC, Lao ZT, Rhodes E. Managing haematological disorders during pregnancy. Best Pract Res Clin Obstet Gynaecol 2013; 27: 855-65.
93. Letsky EA, Greaves M. Guidelines on the investigation and management of thrombocytopenia in pregnancy and neonatal alloimmune thrombocytopenia. Maternal and Neonatal Haemostasis Working Party of the Haemostasis and Thrombosis Task Force of the British Society for Haematology. Br J Haematol 1996; 95(1): 21-6.
94. Muñoz M, Peña-Rosas JP, Robinson S, Milman N, Holzgreve W, Breymann C, et al. Patient blood management in obstetrics: management of anaemia and haematinic deficiencies in pregnancy and in the post-partum period: NATA consensus statement. Transfus Med 2018; 28(1): 22-39.
95. Royal College of Obstetricians and Gynaecologists. Reducing the risk of venous thromboembolism during pregnancy and the puerperium. RCOG Green-top guideline. 2015.
96. Scully M, Hunt BJ, Benjamin S et al. Guidelines on the diagnosis and management of thrombotic thrombocytopenic purpura and other thrombotic microangiopathies. Br J Haematol 2012; 158(3): 323-35.
97. World Health Organization. WHO recomendations on antenatal care for a positive pregnancy experience. Genebra: WHO; 2016.

## Livros

98. Cunningham FG, Leveno KJ, Bloom SL, Dashe JS, Hoffman BL, Casey BM, Spong CY. Hematological disorders. In: Williams' obstetrics. 25 ed. New York: McGraw-Hill; 2018. p. 1075-1096.
99. FAO/WHO. Joint Expert Consultation report: requirements of vitamin A, iron, folate, and vitamin B12. FAO Food and Nutrition, 23. Rome: FAO; 1988.
100. Lichtman MA, Shafer JA, Felgar RE, Wang NC. Red cell alterations in non-clonal hematological disorders. In: Lichtman's atlas of hematology. New York: McGraw-Hill; 2007.
101. Igai AMK. Anemias. In: Zugaib M, Francisco RPV (eds.). Protocolos assistenciais: Clínica Obstétrica da FMUSP. 6.ed. Rio de Janeiro: Atheneu; 2022.

## Revisões sistemáticas/metanálises

102. Batool AH, Olofin I, Wang M, Spielgman D, Ezzati M, Fawzi WW. Anaemia, prenatal iron use, and risk of adverse pregnancy outcomes: systematic review and meta-analysis. BMJ 2013; 346: f3443.
103. Daru J, Zamora J, Fernández-Félix BM, Vogel J, Oladapo OT, Morisaki N, et al. Risk of maternal mortality in women with severe anaemia during pregnancy and post partum: a multilevel analysis. Lancet Glob Health 2018; 6(5): e548-e554.
104. Higuera D, Bravo M, Guerrero B. Alteraciones de la hemostasia en el síndrome drepanocítico. Invest Clin 2014; 55(2).
105. Lee AI, Okam MM. Anemia in pregnancy. Hematol Oncol Clin N Am 2011; 25: 241-59.
106. Maggard MA, Yermilov I, Li Z et al. Pregnancy and fertility following bariatric surgery: a systematic review. JAMA 2008; 300(19): 2286-96.
107. Markova V, Norgaard A, Jørgensen KJ, Langhoff-Roos J. Treatment for women with postpartumiron deficiency anaemia. Cochrane Database of Systematic Reviews 2015; (8): CD010861.
108. Martí-Carvajal AJ, Peña-Martí GE, Comunián-Carrasco G. Medical treatments for idiopathic thrombocytopenic purpura during pregnancy. Cochrane Database Syst Rev 2009; 7(4): CD007722.
109. McArdle HJ, Gambling L, Kennedy C. Iron deficiency during pregnancy: the consequences for placental function and fetal outcome. Proc Nutr Soc 2014; 73: 9-15.
110. Myers B. Diagnosis and management of maternal thrombocytopenia in pregnancy. Br J Haematol 2012; 158: 3-15.
111. Parrish MR, Morrison JC. Sickle cell crisis and pregnancy. Sem Perinatol 2013; 3(7): 274-9.
112. Peña-Rosas JP, De-Regil LM, Garcia-Casal MN, Dowswell T. Daily oral iron supplementation during pregnancy. Cochrane Database Syst Rev 2015; (7): CD004736.

## *Website*

113. Jorge SG. Hemocromatose. Disponível em: http://www.hepcentro.com.br/hemocromatose.htm. Acessado em: 5/04/2023.

# Capítulo 45

# Doenças tromboembólicas



## INTRODUÇÃO

O tromboembolismo venoso é uma doença potencialmente fatal e causa importante de óbito materno. Sua incidência é de 5 a 50 vezes maior em mulheres grávidas, em comparação com não grávidas da mesma idade.[21,26] A trombose venosa profunda e o tromboembolismo pulmonar, diferentes manifestações do tromboembolismo venoso, são, em geral, passíveis de prevenção e tratamento. Mesmo com marcado declínio da mortalidade por doenças tromboembólicas em países desenvolvidos no último século, o tromboembolismo venoso ainda consiste em um grave problema de saúde pública. Dados recentes dos EUA mostram que o tromboembolismo venoso é responsável por 9,3% das mortes maternas naquele país.[87] Na última revisão de causas de morte materna, a Organização Mundial da Saúde (OMS) descreveu o tromboembolismo como a quinta causa de morte materna em nível global, responsável por 3,2% de todas as mortes maternas no mundo, no período de 2003 a 2012. O mesmo documento salienta que, ao se analisar apenas os países mais desenvolvidos, onde os serviços de saúde estão mais estruturados e o acesso às unidades de assistência pré-natal é universal, essa doença se torna a segunda causa de óbito materno, representando cerca de 13,8%, enquanto a primeira causa é hemorragia (16,3%).[109] No Brasil, na última década, o tromboembolismo é uma das causas indiretas de morte materna mais prevalentes, sendo responsável por 4,2 em cada 100 mil nascimentos com mortes maternas, perdendo para hipertensão (13,8 de cada 100 mil nascimentos) e hemorragia (7,9 de cada 100 mil nascimentos).[114]

## EPIDEMIOLOGIA

O tromboembolismo venoso apresenta incidência de uma para cada 500 a 2 mil gestações, sendo mais comum no período pós-parto.[28,51,53,81,87] Em estudo publicado por Simpson et al.,[78] com avaliação de gestações após 24 semanas, a incidência de tromboembolismo venoso foi de 85:100.000 nascimentos, havendo duas vezes mais eventos tromboembólicos no período pós-parto. A cesárea, a prematuridade e a doença cardíaca prévia foram os fatores de risco pós-natais mais associados a esses episódios, e a multiparidade, o fator de risco antenatal. Heit et al.,[53] ao avaliarem um período de 30 anos, relataram incidência de tromboembolismo venoso de 200:100.000 mulheres/ano, sendo cinco vezes mais frequente no período pós-parto (mais evidente com o tromboembolismo pulmonar). Uma coorte retrospectiva na Dinamarca estudou 1.297.037 gestações no período de 1995 a 2009 e constatou 1.210 casos de trombose venosa profunda. Embora os eventos se distribuíssem de maneira equitativa nos 3 trimestres da gestação, eles foram mais confirmados no primeiro e no terceiro trimestres. Os autores também mostraram uma alta prevalência de eventos nas 3 a 4 primeiras semanas pós-parto.[112]

Após cesárea, o risco de trombose venosa profunda dobra em comparação ao parto vaginal.[81] Além disso, a trombose venosa profunda é mais comum no membro inferior esquerdo. Em um estudo envolvendo 60 gestantes com primeiro episódio de tromboembolismo venoso, em 58 casos a trombose venosa profunda ocorreu no membro inferior esquerdo, em dois casos foi bilateral, e em nenhum ocorreu no membro inferior direito isoladamente.[51,112] Essa distribuição da trombose venosa profunda foi associada à estase venosa do membro inferior esquerdo, resultante da compressão da veia ilíaca comum esquerda pela artéria ilíaca direita (síndrome de Cockett)[43] e do efeito de massa do útero gravídico sobre a veia cava inferior.[51,55]

## PATOGÊNESE E FATORES DE RISCO

Rudolph Virchow descreveu em 1847 a tríade de Virchow, que propõe como condições predisponentes para trombose venosa estase, lesão endotelial e hipercoagulabilidade. Na presença de duas dessas condições, o trombo pode se formar e sabe-se que o risco de todas elas aumenta durante a gestação normal.

### ESTASE

A estase é o fator de risco mais associado à trombose venosa, ocorrendo principalmente por dois motivos: alteração na capacitância venosa e compressão de grandes veias pelo útero gravídico.[52] Existe aumento da estase venosa nos membros inferiores mesmo antes de o útero atingir grandes proporções. Isso ocorre pelo decréscimo da velocidade linear do sangue das veias dos membros inferiores, provavelmente pelo aumento da capacitância venosa induzida por alterações hormonais e consequente incompetência valvular.[52] Macklon et al.[64] avaliaram 24 gestantes com exames de Doppler mensais e observaram dilatação progressiva das veias profundas dos membros inferiores durante a gravidez. Isso correspondeu à diminuição da velocidade sanguínea na veia femoral comum esquerda e na veia cava inferior, mais pronunciada na posição ortostática. O decúbito lateral esquerdo proporcionou aumento significativo na velocidade do sangue em ambos os membros inferiores.

### LESÃO ENDOTELIAL

O parto frequentemente se associa a lesões vasculares e modificações no sítio de inserção placentária, as quais, provavelmente, estão relacionadas com uma maior frequência de tromboembolismo venoso no período pós-parto. Além disso, há ativação endotelial nos casos de pré-eclâmpsia. A cesárea e o parto por fórcipe podem aumentar a lesão endotelial vascular e amplificar esse fenômeno.[28]

### HIPERCOAGULABILIDADE

A gestação é vista como um estado de hipercoagulabilidade. A isso se segue um grande número de mudanças fisiológicas nos sistemas de coagulação e nos sistemas fibrinolíticos, minimizando a perda sanguínea após a dequitação. Essas alterações incluem aumento dos fatores de coagulação I, II, VII, VIII, IX e X, e diminuição da proteína S.[28,87] Um aumento progressivo da resistência à proteína C ativada é observado, normalmente no segundo e no terceiro trimestres.[84] Também aumenta a atividade dos inibidores fibrinolíticos, como os inibidores do ativador de plasminogênio 1 e 2 (PAI-1 e PAI-2), apesar de a atividade fibrinolítica total não estar alterada.[48] O principal fator de risco para um evento tromboembólico na gestação é a história pregressa de tromboembolismo venoso; estima-se que 15 a 25% dos eventos são recorrentes.[87] Existe também um aumento da frequência de tromboembolismo venoso em pacientes com trombofilias hereditárias ou adquiridas na gestação, considerada um fator de risco independente.[21,39,49,77,87,97]

Vários outros fatores de risco estão associados ao tromboembolismo venoso durante a gestação e o puerpério. Em estudo de Ros et al.,[76] o risco relativo para tromboembolismo pulmonar foi de 4,8 para pré-eclâmpsia grave, 3,8 para cesárea, 2,7 para diabetes e 2,3 para gestação múltipla. Outros fatores de risco incluem: história familiar de tromboembolismo, cardiopatias cianóticas ou com risco de trombos cavitários, doenças falciformes, idade acima de 35 anos, uso de anticoagulantes orais, cirurgia ortopédica, hipertensão, câncer, obesidade, tabagismo, trombose venosa superficial, paraplegia, desidratação, doenças infecciosas ou inflamatórias, síndrome nefrótica e imobilização prolongada.[90,91,97,100,110] Em março de 2020, foi decretada pela OMS uma pandemia mundial por covid-19 e, durante o manejo desses casos, percebeu-se que gestantes eram um grupo de risco não só para evoluir para formas mais graves da doença, como também apresentavam maior risco trombótico associado, de modo que aquelas que desenvolvem síndrome respiratória aguda grave (SRAG) por covid-19 devem ser anticoaguladas profilaticamente durante a internação.[103]

A Tabela 1 resume os principais fatores de risco para trombose no ciclo gravídico-puerperal.

## TROMBOFILIAS

As trombofilias são alterações da hemostasia, classificadas em adquiridas e hereditárias, que afetam aproximadamente 15% da população caucasiana e predispõem a fe-

| TABELA 1. Fatores de risco para trombose no ciclo gravídico-puerperal |
|---|
| **Fatores de alto risco** |
| Tromboembolismo venoso prévio: na gestação ou pós-parto, em uso de anticoncepcional combinado oral, sem fator desencadeante |
| Deficiência de antitrombina |
| Fator V de Leiden em homozigose |
| Gene recombinante da protrombina em homozigose (G20210A) |
| Síndrome antifosfolípide |
| Associação de trombofilias |
| Anemia falciforme |
| Proteinúria nefrótica (≥ 3,5 g/24 horas) |
| Cardiopatias: próteses valvares mecânicas, fibrilação ou *flutter* atrial etc. |
| Doenças reumatológicas em atividade com necessidade de internação |
| Neoplasias malignas (pâncreas, estômago, pulmão) |
| Imobilidade no leito por período superior a 1 semana com IMC ≥ 30 kg/m² |
| Síndrome respiratória aguda grave (SRAG) por covid-19 |
| **Fatores de médio risco** |
| Tromboembolismo venoso prévio associado a fator desencadeante |
| Homocisteína > 15 mcmol/L |
| Fator V de Leiden em heterozigose |
| Gene recombinante da protrombina em heterozigose (G20210A) |
| Deficiência de proteína C |
| Deficiência de proteína S |
| Suspeita de síndrome antifosfolípide |
| Câncer (nos últimos 6 meses) |
| Quimioterapia (nos últimos 6 meses) |
| Idade ≥ 40 anos |
| IMC ≥ 40 kg/m² |
| Imobilidade no leito superior a 4 dias antes de cesárea |
| Pielonefrite, pneumonia, infecção puerperal |
| Pneumopatia cianótica |
| Hemorragia superior a 1 L no pós-parto |
| **Fatores de baixo risco** |
| Desidratação/hiperêmese |
| Gestação múltipla |
| Qualquer procedimento cirúrgico na gestação ou puerpério |
| Varizes de grosso calibre |
| Idade ≥ 35 e ≤ 39 anos |
| Multiparidade (três ou mais partos prévios) |

IMC: índice de massa corporal.
Tabela adaptada de *Royal College of Obstetricians and Gynaecologists*[97] e Sultan et al.[110]

nômenos tromboembólicos. As trombofilias hereditárias incluem deficiência de antitrombina, deficiência de proteína C, deficiência de proteína S, hiper-homocisteinemia e mutações genéticas dos fatores V (fator V de Leiden) e II (protrombina). As trombofilias adquiridas incluem a síndrome antifosfolípide (SAF). O efeito das trombofilias hereditárias na cascata de coagulação está demonstrado na Figura 1.

Estima-se que mais de 50% dos eventos tromboembólicos na gestação estejam associados às trombofilias hereditárias.[23,87] O fator V de Leiden é a trombofilia hereditária mais comum, sendo responsável por cerca de 40 a 50% dos casos. As trombofilias, entretanto, não possuem o mesmo risco para a ocorrência de trombose durante a gestação. Dos fatores de risco já citados, a história prévia de tromboembolismo venoso tem grande importância, bem como a história familiar de tromboembolismo em parentes de primeiro grau e jovens.[87,90] Em caso de fator V de Leiden, por exemplo, a gestante com antecedente de tromboembolismo venoso pode aumentar a probabilidade de um episódio trombótico em até cinquenta vezes, de 0,2 para 10%.[34] Algumas características das trombofilias hereditárias estão resumidas na Tabela 2.

## FATOR V DE LEIDEN

Descrito por Bertina, em 1994, na cidade de Leiden (Holanda), caracteriza-se por mutação no gene localizado no cromossomo 1 (substituição da guanina pela arginina na posição 506 do polipeptídio do fator V), que codifica o fator V, tornando-o resistente à degradação da proteína C ativada (Figura 1).[57] Isso diminui a inativação do fator V (pró-coagulante), deixando-o cerca de dez vezes mais resistente e elevando o risco de trombose. O fator V de Leiden é de herança autossômica dominante, e 20 a 40% da população com tromboembolismo é heterozigota para essa alteração. A prevalência para a mutação heterozigota está entre 2 e 15%, predominando na população caucasiana, sendo rara entre asiáticos e negros. A forma homozigota é muito incomum (frequência de 0,02 a 0,1%), mas confere risco de tromboembolismo 80 a 100 vezes maior. A resistência à proteína C ativada normalmente está elevada após o primeiro trimestre, em decorrência de alterações de outras proteínas da coagulação.[84] Portanto, durante a gestação, a avaliação da resistência à proteína C ativada deve ser substituída pela análise do DNA para o fator V de Leiden. A resistência à proteína C ativada também pode ser causada pela síndrome antifosfolípide ou outros defeitos genéticos na molécula do fator V.[10] Em estudo prospectivo de Dizon-Townson,[8] foram avaliadas 5.200 gestantes quanto à presença da mutação do fator V de Leiden. A incidência da forma heterozigota foi de 2,7%. Três gestantes apresentaram tromboembolismo pulmonar e uma trombose venosa profunda (0,8:1.000 gestantes), sem relação com a mutação para o fator V. Os autores concluíram que o rastreamento universal para o fator V de Leiden e a profilaxia de portadoras dessa mutação sem história prévia de tromboembolismo não estão indicados. As mulheres portadoras da forma homozigota da mutação do fator V devem receber profilaxia com heparina durante a gestação.

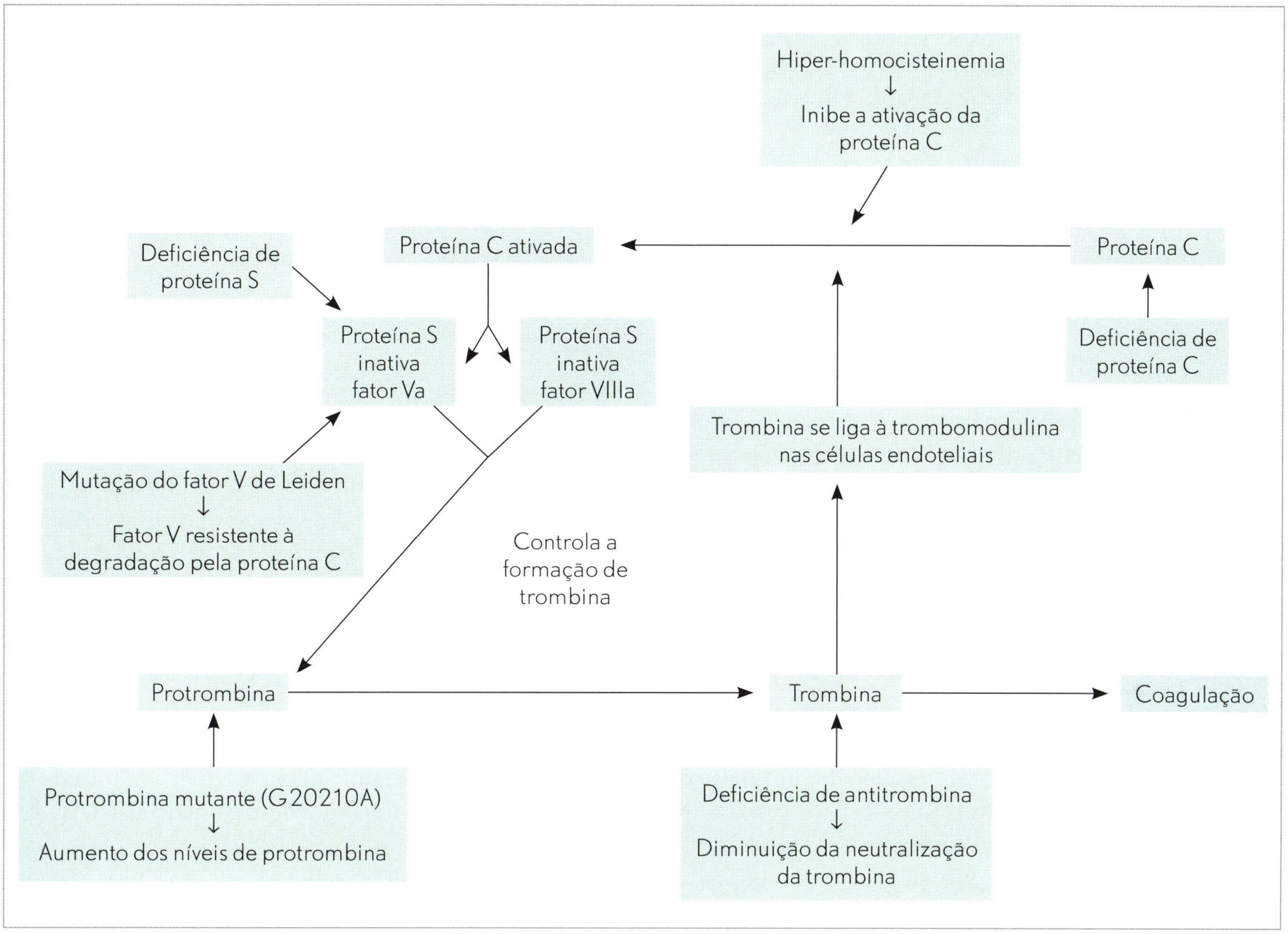


**FIGURA 1.** Efeito das trombofilias hereditárias na cascata de coagulação. (Figura adaptada de Cunningham et al.[100])

**TABELA 2. Trombofilias hereditárias: herança genética, prevalência e risco de tromboembolismo venoso**

| Trombofilia | Herança genética | Prevalência | Risco de tromboembolismo venoso |
|---|---|---|---|
| Fator V de Leiden | AD | 2-15% | 3-8 vezes |
| Protrombina mutante (G20210A) | AD | 2-3% | 3 vezes |
| Deficiência de antitrombina | AD | 0,02% | 25-50 vezes |
| Deficiência de proteína S | AD | 0,1-2,1% | 2 vezes |
| Deficiência de proteína C | AD | 0,2-0,3% | 10-15 vezes |
| Hiper-homocisteinemia | AR | 11% | 2,5 vezes (> 18,5 mcmol/L) e 3-4 vezes (> 20 mcmol/L) |

AD: autossômica dominante; AR: autossômica recessiva.
Tabela adaptada de Lockwood.[23]

## PROTROMBINA MUTANTE

A substituição de guanina por arginina no nucleotídeo de posição 20210 do gene que codifica a protrombina (fator II), descrita por Poort et al.[72] em 1996, cursa com elevação dos níveis séricos de protrombina, um pró-coagulante. A frequência da forma heterozigota para essa mutação é de 2 a 3% na população geral, ocorrendo principalmente em brancos, sendo rara em indivíduos de origem africana, asiática ou descendentes de americanos nativos. Há elevação de 150 a 200% nos níveis séricos da protrombina, o que aumenta o risco de trombose em cerca de duas a três vezes.[8] Estudos caso-controle sugerem aumento do risco de tromboembolismo na gestação entre três e quinze vezes.[49,66] Se houver associação com a mutação do fator V, o risco de trombose será ainda maior.

## DEFICIÊNCIA DE ANTITROMBINA

Esta proteína, anteriormente conhecida por antitrombina III, é um dos inibidores mais importantes da trombina na formação do coágulo.[32] Sua deficiência foi observada pela primeira vez em 1965 em Egberg, na Noruega, e é a mais trombogênica de todas as trombofilias hereditárias, com risco de tromboembolismo variando de 70 a 90% ao longo da vida. A deficiência de antitrombina resulta de várias mutações, deleções, inserções genéticas, sendo geralmente transmitida de forma autossômica dominante. A forma homozigota da deficiência da antitrombina é letal.[18] A prevalência dessa deficiência é muito baixa, acometendo cerca de 1:5.000 indivíduos, e está presente em apenas 1% das pacientes com tromboembolismo. Estima-se que o risco de trombose, nos casos de deficiência de antitrombina, seja de 50 a 60% durante a gestação e 33% no puérperio.[9,23] Seu diagnóstico é feito pela dosagem laboratorial funcional, método cromogênico, com valores considerados normais entre 79 e 131% de atividade. Indivíduos heterozigotos apresentam 40 a 70% de atividade funcional e os homozigotos são raramente descritos, porque culminam em óbito. Sua pesquisa não deve ser realizada durante o uso de heparina, fase aguda do evento trombótico e em hepatopatas.[102]

## DEFICIÊNCIA DE PROTEÍNA S

A proteína S é uma proteína vitamina K-dependente, sendo um cofator necessário para a atividade anticoagulante da proteína C. Sua deficiência é motivada por múltiplas mutações autossômicas recessivas.[88,102] Na circulação, encontra-se sob a forma livre (40%) e ligada (60%). Os níveis de proteína S total, livre e funcional podem ser determinados para o diagnóstico dessa deficiência por meio do método cromométrico, com valores considerados normais entre 55 e 160% de atividade. Todas essas frações diminuem significativamente durante a gestação, podendo chegar a 50% em alguns casos,[23] o que dificulta o diagnóstico. Portanto, o rastreamento em mulheres não grávidas é mais acurado. Se a dosagem na gestação é necessária, no entanto, valores de corte no segundo e no terceiro trimestres têm sido identificados como menores que 30 e 24%, respectivamente.[88] Outros fatores que alteram sua determinação são período pré-menopausa, terapia de reposição hormonal, uso de contraceptivo oral, anticoagulante oral, hepatopatia e fase aguda de trombose. A deficiência de proteína S ocorre entre 0,1 e 2,1% da população, com herança autossômica dominante. A homozigose é rara e fatal, levando o feto a óbito por eventos trombóticos maciços ainda na vida intrauterina (púrpura fulminante neonatal).[54,102]

Os pacientes com essa deficiência apresentam risco para tromboembolismo de cerca de 50% durante a vida.[36] O risco durante a gestação pode ser de até 6%; quando a gestação está associada à deficiência de proteína C, esta se eleva para até 22% no puerpério.[10]

## DEFICIÊNCIA DE PROTEÍNA C

Trata-se de glicoproteína vitamina K-dependente sintetizada pelo fígado e ativada pelo complexo trombina-trombomodulina. É um anticoagulante natural quando ativada e, na presença da proteína S, controla a formação de trombina pela inativação dos fatores V:a e VIII:a (Figura 1). Mais de 160 mutações do gene da proteína C foram descritas, transmitidas por traço autossômico dominante de penetrância incompleta. A prevalência da deficiência de proteína C varia de 2 a 5 a cada mil na população geral. A mutação homozigótica é rara, levando geralmente ao óbito, culminando com púrpura fulminante neonatal.[23,54] Cerca de 50% dos indivíduos heterozigotos sofrem episódios trombóticos durante a vida. O risco de tromboembolismo venoso durante a gestação varia de 3 a 20%, com maior incidência no puerpério.[9,23]

A dosagem é feita pelo método cromogênico, com valores normais de 64 a 128% de atividade. As hepatopatias e o uso de cumarínicos alteram sua dosagem, assim como a fase aguda da trombose e a gestação.[102]

## HIPER-HOMOCISTEINEMIA

A elevação da homocisteína está associada a maior risco de trombose arterial e venosa, principalmente pela ativação do fator V em células endoteliais, que resulta na inibição da ativação da proteína C (Figura 1). Outros mecanismos que podem estar envolvidos são modificações da função plaquetária e de fibrinólise. A homocisteína é produto intermediário na conversão da metionina em cisteína. Em uma das vias desse processo, a homocisteína liga-se ao aminoácido serina na presença de vitamina B6, para formar a cisteína. Em outra via, esta pode ser remetilada para metionina em reação que depende de ácido fólico, vitamina B12 e da enzima metilenotetraidrofolato redutase, que agem como cofatores. Quando a metilenotetraidrofolatorredutase (MTHFR) se encontra deficiente, ocorre acúmulo de homocisteína. A causa mais comum da elevação da homocisteína é a mutação termolábil C667T da enzima 5,10-metilenotetraidrofolato redutase, com troca de citosina por timina no nucleotídeo de posição 667, resultando na substituição da alanina pela valina. Em 1998, foi descrito outro polimorfismo, a troca de glutamato por alanina na posição 1.298 do nucleotídeo da MTHFR resultando na mutação A1298C, que também a transforma em termolábil, principalmente na presença de homozigose.[83] Além da MTHFR, a cistationina beta-sintetase (CBS), as vitaminas B12 e B6, e o ácido fólico são cofatores para a transformação da homocisteína em cisteína. Suas deficiências também podem ocasionar hiper-homocisteinemia.[15,67,88,102] A prevalência da heterozigose para a mutação da MTHFR é de cerca de 10 a 16% para a mutação C677T e de 4 a 6% para a mutação A1298C,[88] com herança autossômica recessiva. Na gestação, são considerados normais níveis de homocisteína de até 12 mmol/L.[23] Níveis entre 16 e 24 mmol/L são considerados hiper-homocisteinemina leve; de 25 a 100 mmol/L, moderada; e maior que 100 mmol/L, grave.

Durante a gestação, o risco de trombose está aumentado em 2 a 3 vezes,[30] sendo ainda maior se houver concomitância com fator V de Leiden ou protrombina mutante.[65] Entretanto, dados recentes apontam risco pequeno de tromboembolismo venoso nos casos de homocisteína elevada.[105] Por esse motivo, o *American College of Obstetricians and Gynecologists* (ACOG) não recomenda a pesquisa de polimorfismos da metilenotetraidrofolato redutase e sim a dosagem de homocisteína na avaliação das causas para tromboembolismo venoso. É importante lembrar que, na vigência de hiper-homocisteinemia, as gestantes cursam com baixo risco de eventos trombóticos e seu manejo clínico envolverá a administração de ácido fólico por via oral e não o uso de anticoagulação profilática na sua prevenção.[88]

## OUTRAS TROMBOFILIAS HEREDITÁRIAS

Recentemente têm sido descritas outras mutações hereditárias que se correlacionaram com risco baixo de tromboembolismo venoso em pacientes não gestantes. Entre elas podem-se citar a deficiência de proteína Z (proteína vitamina K dependente que age na inativação do fator anti X ativado) e a mutação no gene que codifica o inibidor do ativador de plasminogênio tipo I, o PAI-I (*plasminogen activator inhibitor type I*). Embora essas mutações tenham sido correlacionadas a ocorrência de fenômenos tromboembólicos em pacientes não gestantes, o nível de evidência ainda é pobre para se recomendar a pesquisa dessas mutações rotineiramente para gestantes, e tão pouco se demonstrou sua correlação com eventos obstétricos adversos.[87,100]

## SÍNDROME ANTIFOSFOLÍPIDE

A síndrome antifosfolípide (SAF) foi descrita por Hughes em 1983 e caracteriza-se por estado de hipercoagulabilidade mediada por autoanticorpos trombogênicos, responsáveis por alterações clínicas, incluindo o tromboembolismo venoso e arterial e morbidade e mortalidade obstétrica. Esses anticorpos (anticoagulante lúpico e anticardiolipina) são detectados em cerca de 2% dos pacientes com trombose venosa não traumática. Em uma coorte histórica de mulheres com síndrome antifosfolípide, 24% dos eventos tromboembólicos ocorreram na gestação.[77] Em outro estudo prospectivo, o risco de trombose durante a gestação foi de 5% entre mulheres com síndrome antifosfolípide.[39] Postula-se que esses anticorpos possam interferir na função normal dos fosfolípides ou das proteínas que se ligam aos fosfolípides, envolvidos com a coagulação, incluindo a protrombina, proteína C, anexina V e fator tissular. Muitos desses anticorpos estão dirigidos contra a beta-2 glicoproteína I, que tem função anticoagulante. Outro mecanismo proposto é que esses anticorpos levariam à trombose pela ativação de células endoteliais ou dano endotelial.[3]

Gestantes com esta síndrome, além de terem mais riscos trombóticos, apresentam maior incidência de abortamento, óbito fetal, restrição do crescimento fetal, formas graves e precoces de doença hipertensiva específica da gestação, prematuridade e descolamento prematuro de placenta.

A síndrome antifosfolípide tem critérios diagnósticos estritos e bem definidos, que obedecem à normatização da Sociedade Internacional de Trombose e Hemostasia. O diagnóstico é estabelecido na presença de um ou mais critérios clínicos associados a um ou mais critérios laboratoriais:[96]

- Critérios clínicos:
  - Trombose vascular: um ou mais episódios de trombose arterial, venosa ou de pequenos vasos em qualquer tecido ou órgão, com exceção de trombose venosa superficial. Deve ser confirmada por estudo de imagem ou histopatologia. Para confirmação histopatológica, a trombose deve estar presente sem evidência de inflamação na parede do vaso.
  - Morbidade e mortalidade obstétrica:
    a. Um ou mais óbitos de fetos morfologicamente normais, documentados por ultrassonografia ou exame macroscópico direto, com 10 ou mais semanas de gestação.
    b. Um ou mais partos prematuros com neonato morfologicamente normal até 34 semanas de gestação, consequente a pré-eclâmpsia grave, eclâmpsia ou insuficiência placentária.
    c. Três ou mais abortamentos espontâneos inexplicados antes de 10 semanas de gestação, excluídas causas anatômicas ou hormonais maternas e alterações genéticas no casal.
- Critérios laboratoriais:
  - Anticoagulante lúpico presente no plasma em duas ou mais ocasiões, com intervalo mínimo de 12 se-

manas, detectado conforme as normas da Sociedade Internacional de Trombose e Hemostasia.
- Anticorpo anticardiolipina isotipo IgG e/ou IgM presente no soro ou no plasma em títulos moderados ou altos (superior a 40 GPL ou MPL, ou ao percentil 99), em duas ou mais ocasiões, com intervalo mínimo de 12 semanas, medidos por Elisa padronizado.
- Anticorpo anti-beta-2-glicoproteína I isotipo IgG e/ou IgM presente no soro ou no plasma (em títulos acima do percentil 99), em duas ou mais ocasiões, com intervalo mínimo de 12 semanas, medidos por Elisa padronizado.

O intervalo entre o evento clínico (trombose vascular ou morbidade e mortalidade obstétrica) e o marcador laboratorial (anticorpo lúpico, anticorpo anticardiolipina, anti-beta-2-glicoproteína I) não pode ser inferior a 12 semanas nem superior a 5 anos. Títulos baixos de anticorpo anticardiolipina devem ser vistos com cautela, uma vez que 5% das gestantes normais têm anticorpos antifosfolípides e, em sua maioria, não preenchem os critérios para a síndrome, sendo a maior parte desses anticorpos sem propensão trombogênica. Os anticorpos antifosfolípides não trombogênicos podem surgir de forma transitória e fugaz, após infecções, traumas, tromboses de outras etiologias, uso de medicamentos e em função da própria gravidez.[102]

Há alguns anos, tem sido discutida a presença de outras manifestações clínicas que poderiam representar sinal de alerta para o diagnóstico da SAF.[12] Embora a Sociedade Internacional de Trombose e Hemostasia mantenha o critério de Sidney de 2006, já descrito,[95] o *American College of Rheumatology* e a *European Alliance of Association for Rheumatology* trabalham em uma força-tarefa que estuda possíveis novos critérios clínicos e laboratoriais para compor os critérios diagnósticos da SAF, que incluiriam: ataque isquêmico transitório, trombose venosa superficial, livedo reticular, vasculopatia livedoide, hemorragia adrenal, encepalopatia isquêmica, nefropatia aguda ou crônica por anticorpos antifosfolípides, doença cardíaca microvascular, hemorragia pulmonar, insuficiência placentária com desfechos graves antes de 34 semanas, vegetação valvar cardíaca não infecciosa e plaquetopenia.[89]

## TROMBOFILIAS E EVENTOS ADVERSOS OBSTÉTRICOS

Há muito se correlaciona a presença de trombofilias com eventos obstétricos adversos, como perdas fetais, insuficiência placentária e formas graves de pré-eclâmpsia. Porém, esse assunto não é o escopo deste capítulo. Tais assuntos foram discutidos na Seção 5, nos Capítulos 29 ("Abortamento"), 34 ("Doença Hipertensiva Específica da Gestação"), 35 ("Restrição do Crescimento Fetal"), 40 ("Descolamento Prematuro de Placenta") e 43 ("Óbito Fetal").

## DIAGNÓSTICO

O diagnóstico do tromboembolismo venoso é dificultado pelo estado gravídico, em razão da ocorrência de sintomas próprios da gestação semelhantes aos de trombose venosa profunda e tromboembolismo pulmonar. A resistência dos médicos e familiares em expor o feto a doses de radiação, mesmo que pequenas, tem sido considerada também outro fator que posterga o diagnóstico, entretanto, é importante lembrar que a doença pode ter um desfecho fatal.

## DIAGNÓSTICO CLÍNICO

O diagnóstico clínico tanto de trombose venosa profunda como de tromboembolismo pulmonar apresenta baixa sensibilidade e especificidade.[74] Esse problema está aumentado na gestação, já que edema e desconforto dos membros inferiores são comuns no terceiro trimestre e mulheres com trombose venosa profunda podem apresentar-se com dor em região inferior do abdome ou membro inferior.[22] Na gestação, o diagnóstico de trombose venosa profunda foi confirmado em apenas 10% das pacientes.[13,55,112] Dispneia, o sintoma mais frequente em casos de tromboembolismo pulmonar, pode ocorrer em até 70% das gestantes normais, com melhora perto do termo.[31] Para o diagnóstico clínico de trombose venosa profunda, devem ser considerados:[87,101]

- Extremidade acometida com edema, rubor, dor e empastamento.
- Palpação de cordão endurecido no membro afetado.
- Sinal de Homans (flexão dorsal do pé provocando dor na panturrilha).
- Diferença de 2 cm entre a circunferência do membro afetado e o normal.

Para o diagnóstico de tromboembolismo pulmonar, os sintomas são inespecíficos, incluindo:

- Dispneia de início súbito, dor torácica, podendo também ocorrer hemoptise e síncope.
- Taquidispneia, taquicardia, febre (pouco comum).
- Sinais de insuficiência cardíaca congestiva direita, hipotensão, convulsões e deterioração clínica nos casos mais graves.

Em estudo publicado em 2010, Blanco-Molina et al. descreveram características clínicas e resultados de exames diagnósticos em 38 gestantes e 50 puérperas com diagnóstico confirmado de tromboembolismo pulmonar. A maior parte dessas pacientes apresentou dispneia ou dor torácica, como pode ser observado na Tabela 3.[38]

**TABELA 3. Características clínicas e métodos diagnósticos em 88 mulheres com TEP agudo**

| | Gestação | Puerpério |
|---|---|---|
| **Sinais e sintomas (n)** | 38 | 50 |
| Dispneia | 33 (87%) | 38 (76%) |
| Dor torácica | 23 (61%) | 38 (76%) |
| Hemoptise | 1 (3%) | 3 (6%) |
| Síncope | 5 (13%) | 3 (6%) |
| Pressão arterial sistólica < 100 mmHg | 5 (13%) | 2 (4%) |
| Frequência cardíaca > 100 bpm | 11 (29%) | 18 (36%) |
| **Gasometria arterial** | | |
| Níveis $SatO_2$ (n) | 35 | 35 |
| • Média $SatO_2$ (%) | 93 ± 7,7 | 96 ± 3,2 |
| • $SatO_2$ < 90% | 1 (3%) | 1 (3%) |
| Níveis $pO_2$ (n) | 28 | 35 |
| • Média $pO_2$ (mmHg) | 89 ± 25 | 87 ± 30 |
| • $pO_2$ < 60 mmHg | 2 (6%) | 5 (14%) |
| Níveis $pCO_2$ (n) | 28 | 35 |
| • Média $pCO_2$ (mmHg) | 31 ± 2,6 | 33 ± 5,2 |
| • $pCO_2$ < 35 mmHg | 28 (100%) | 24 (69%) |
| **Radiografia simples de tórax (n)** | 22 | 42 |
| Normal | 15 (69%) | 24 (56%) |
| Cardiomegalia | 1 (4,5%) | 3 (7,3%) |
| Derrame pleural | 5 (23%) | 15 (36%) |
| Infiltrado | 2 (9,1%) | 6 (14%) |
| Infarto pulmonar | 3 (14%) | 4 (9,8%) |
| Atelectasia | 2 (9,1%) | 3 (7,3%) |
| Redistribuição da trama vascular | 0 | 1 (2,4%) |
| **Eletrocardiograma (n)** | 38 | 48 |
| Normal | 23 (61%) | 28 (58%) |
| Bloqueio completo de ramo direito | 7 (18%) | 2 (4%) |
| Padrão S1Q3T3 | 7 (18%) | 6 (13%) |
| Onda T negativa | 9 (24%) | 9 (19%) |
| **Cintilografia pulmonar (n)** | 13 | 19 |
| Alta probabilidade | 10 (77%) | 12 (63%) |
| **Tomografia computadorizada helicoidal (n)** | 21 | 39 |
| Alta probabilidade | 19 (90%) | 33 (85%) |
| **Angiografia** | 1 | 1 |
| **Ecocardiografia** | 21 | 17 |

$pCO_2$: pressão parcial de dióxido de carbono; $SatO_2$: saturação arterial de oxigênio; $pO_2$: pressão parcial de oxigênio; TEP: tromboembolismo pulmonar. Tabela adaptada de Blanco-Molina et al.[38]

## EXAMES COMPLEMENTARES

### Laboratoriais

#### Gasometria arterial

Tanto a diminuição da pressão parcial de oxigênio ($pO_2$) (< 80 mmHg) como a elevação da pressão parcial de dióxido de carbono ($pCO_2$) (> 30 mmHg) se mostram com baixas sensibilidade e especificidade para o diagnóstico de tromboembolismo pulmonar. A alcalose respiratória consiste em achado comum tanto na gestação como no tromboembolismo pulmonar. Assim como em não gestantes, o tromboembolismo pulmonar pode cursar com valores normais de $pO_2$, $pCO_2$ e diferença alveoloarterial.[80] Um estudo retrospectivo publicado por Powrie et al.,[73] em gestantes com tromboembolismo pulmonar documentado, mostrou que em 59% dos casos a diferença alveoloarterial estava normal.[73] Em outro estudo (Tabela 4), de casos confirmados de tromboembolismo pulmonar, o encontro de $pO_2$ < 60% ocorreu em 7,1% das gestantes e em 14% das puérperas. Saturação arterial de oxigênio ($SatO_2$) < 90% esteve presente em apenas 2,9% dos casos em cada grupo. A hiperventilação provavelmente foi a responsável por esses achados, já que a maioria das pacientes apresentou hipocapnia ($pCO_2$ < 35 mmHg).[38] A gasometria arterial, entretanto, é importante propedêutica complementar na avaliação inicial dessas pacientes na tentativa de triar os casos mais graves, pois são pacientes que uma vez diagnosticadas serão submetidas a cuidados intensivos.

#### Dímero D

O exame deste produto de degradação da fibrina, o dímero D, possui alto valor preditivo negativo para não grávidas com suspeita de tromboembolismo pulmonar, podendo excluir esse diagnóstico.[62] Os níveis de dímero D são detectáveis no sangue por ensaio imunoenzimático (Elisa) em concentrações acima de 500 ng/mL de unidades equivalentes de fibrinogênio. Infelizmente, esse teste na gestação possui valor limitado, já que os níveis de dímero D aumentam gradualmente com o avanço da gestação, atingindo valores máximos próximo ao parto e no puerpério precoce, mesmo em gestações normais.[50] Tentativas vêm sendo feitas para estabelecer valores normais de dímero D na gravidez,[59,87,98,107] mas esses valores ainda não foram testados na prática clínica. Outros estados mórbidos, como pré-eclâmpsia, descolamento prematuro de placenta, insuficiência cardíaca congestiva e câncer podem também elevar o dímero D. Esse marcador, portanto, presta-se mais para a exclusão do diagnóstico que para sua confirmação, e por isso tem deixado de fazer par-

**TABELA 4. Risco de tromboembolismo venoso com diferentes trombofilias**

| Trombofilia | Prevalência (população geral) (%) | Risco de TEV por gestação (história ausente) (%) | Risco de TEV por gestação (TEV prévio) (%) | Porcentagem de todos os TEV |
|---|---|---|---|---|
| Fator V de Leiden heterozigoto | 1-15 | < 0,3 | 10 | 40 |
| Fator V de Leiden homozigoto | < 1 | 1,5 | 17 | 2 |
| Mutação do gene da protrombina heterozigoto | 2-5 | < 0,5 | > 10 | 17 |
| Mutação do gene da protrombina homozigoto | < 1 | 2,8 | > 17 | 0,5 |
| Fator V de Leiden/mutação do gene da protrombina heterozigoto duplo | 0,01 | 4,7 | > 20 | 1-3 |
| Deficiência de antitrombina (atividade < 60%) | 0,02 | 3-7 | 40 | 1 |
| Deficiência de proteína C (atividade < 50%) | 0,2-0,4 | 0,1-0,8 | 4-17 | 14 |
| Deficiência de proteína S livre (< 55%) | 0,03-0,13 | 0,1 | 0-22 | 3 |

TEV: tromboembolismo venoso.
Tabela adaptada de *American College of Obstetricians and Gynecologists*.[88]

te do fluxograma para o diagnóstico de tromboembolismo pulmonar na gestação e no puerpério.

## Eletrocardiograma

Taquicardia, inversão inespecífica da onda T em V1 e V4, sinais de sobrecarga cardíaca direita tais quais o desvio de eixo para a direita ou bloqueio de ramo direito, bem como o padrão eletrocardiográfico dito S1Q3T3 (presença da onda S em D1 e Q em D3, inversão da onda T em D3) podem estar presentes nos casos de tromboembolismo pulmonar mais extenso, mas a sensibilidade para esse diagnóstico é baixa.[68] Isso também foi demonstrado por Blanco-Molina et al.,[38] como pode ser observado na Tabela 3.

## Ecocardiografia transtorácica

Trata-se de exame não invasivo que pode ser usado na avaliação de pacientes com suspeita de tromboembolismo pulmonar. Embora esse método não forneça o diagnóstico de certeza, pode apontar sinais indiretos, como o aumento de volume e/ou pressão em câmaras cardíacas direitas. Em geral, essas alterações apenas estão presentes em casos de tromboembolismo pulmonar de médio ou grande porte. Em estudo randomizado de pacientes com tromboembolismo pulmonar agudo, a ecocardiografia transtorácica deixou de identificar corretamente 50% dos pacientes com tromboembolismo pulmonar confirmado por angiografia.[69]

## Exames radiológicos

Alguns exames radiológicos são invasivos, desconfortáveis e necessitam de radiação. Por esse motivo, são evitados, sempre que possível, na gestação. Em situações de trombose venosa profunda ou tromboembolismo pulmonar, a demora diagnóstica pode ser mais prejudicial à mãe e ao feto que um possível efeito colateral desses métodos diagnósticos. A utilidade limitada dos elementos clínicos e laboratoriais para esse diagnóstico torna os exames radiológicos essenciais nessa situação. Portanto, recomenda-se que as estratégias diagnósticas sejam as mesmas para a detecção da trombose venosa profunda e tromboembolismo pulmonar entre gestantes e não gestantes.[92]

Na população geral, a acurácia de testes não invasivos para o diagnóstico de trombose venosa profunda atualmente se mostra semelhante à da flebografia. Há falta de estudos prospectivos que avaliem os testes disponíveis, especialmente entre gestantes.

### Trombose venosa profunda

*Ultrassonografia com Doppler*

Por ser não invasiva e de fácil realização, a ultrassonografia com Doppler consiste no primeiro exame a ser solicitado em casos de suspeita de trombose venosa profunda,[2,5] com sensibilidade e especificidade relatadas de 97 e 94%, respectivamente, para trombose venosa profunda em veias proximais.[19] Como esses dados foram coletados entre não gestantes, não se sabe se a acurácia desse método é similar na gestação. A avaliação de segmentos das veias femorais e poplíteas, assim como de todo o sistema venoso proximal pela ultrassonografia com Doppler, tem acurácia semelhante para o diagnóstico de trombose venosa profunda em pacientes sintomáticas.[11] O diagnóstico de trombose venosa profunda mais distal, especialmente abaixo da patela, costuma ser menos preciso, com grandes variações de resultados, relatando-se sensibilidade entre 11 e 100%, e especificidade entre 90 e 100%.[11] Cerca de 20% das pacientes sintomáticas, não gestantes, têm trombose venosa profunda nos vasos da panturrilha, e em aproximadamente um quinto destas pode haver propagação da trombose, entre 7 e 14 dias, para as veias poplíteas e também para as mais proximais, com potencial risco de embolização.[44] Na gestação, a história natural de trombose venosa profunda nos vasos da panturrilha é incerta, podendo ser diferente da observada na população geral, com velocidade maior ou menor de propagação da trombose para as veias proximais. Há tendência atual, para os casos suspeitos, de realizar exames ultrassonográficos seriados (entre 7 e 14 dias) a fim de aumentar a acurácia diagnóstica.[87] Apesar de incomum, a trombose isolada da veia ilíaca na gestação traz um risco significativo de tromboembolismo pulmonar.[33] Nesses casos, o uso da ultrassonografia com Doppler não é um método diagnóstico adequado.[71] Se há suspeita clínica forte de trombose de veias ilíacas (dor lombar e edema de todo o membro inferior), recomenda-se a ressonância nuclear magnética (RNM) para a confirmação.[87,111] Em gestantes com trombose superficial, mas sem trombose venosa profunda, a ultrassonografia seriada também está indicada, com intervalo de 7 dias, pela falta de estudos sobre seu curso natural durante a gestação.[5]

Entretanto, talvez pela disponibilidade desse método em inúmeros centros hospitalares, várias sociedades sugerem, em suas diretrizes, que esse seja o método de eleição para iniciar a investigação de uma suspeita clínica de tromboembolismo venoso.[87,91,92,111]

### Tomografia computadorizada

A tomografia computadorizada é um método disponível em muitos centros, que permite avaliar imagens de veias pélvicas e de extremidades inferiores. A comparação de sensibilidade e especificidade com a ultrassonografia é variável.[47,63] A detecção de trombos em veias pélvicas possui maior sensibilidade que a ultrassonografia isolada, e a combinação das duas técnicas possibilitou a detecção de trombose venosa profunda em até 18% de pacientes com suspeita de tromboembolismo pulmonar, mas sem alterações na tomografia pulmonar.[41] Pelo fato de essa técnica demandar mais tempo para o exame (até 4 minutos de atraso após a injeção do constraste) e maior dose de radiação para a mãe e o feto, é raramente utilizada atualmente, especialmente na gestação.[27]

### Ressonância nuclear magnética

Esse método tem sido cada vez mais utilizado na gestação. Pode detectar trombose venosa profunda em veias pélvicas e proximais dos membros inferiores, com sensibilidade próxima a 100% e especificidade de 90% em população de não gestantes.[45] Apesar da carência de estudos comparativos desse método entre gestantes e não gestantes, um estudo[45] documentou a utilidade da ressonância nuclear magnética, permitindo o diagnóstico de trombose de veias pélvicas quando métodos não invasivos eram de difícil avaliação.

Recente revisão sistemática e *guidelines* sugerem esse método como alternativa, quando a ultrassonografia não conseguiu fazer o diagnóstico, bem como diretrizes internacionais.[91-93,111]

### Flebografia ascendente

Esse exame é considerado o padrão-ouro para o diagnóstico de trombose de membros inferiores, tanto para gestantes quanto para não gestantes, com valor preditivo negativo de 98%.[6] Durante a gravidez, há preocupação com o uso da flebografia, pela exposição do feto à radiação e possibilidade de o próprio exame levar à trombose. Além disso, testes não invasivos possuem acurácia semelhante à da flebografia para esse diagnóstico. Porém, esse é um método alternativo, principalmente em casos suspeitos no puerpério.

Um algoritmo sugerido para os casos com suspeita de trombose venosa profunda durante a gestação pode ser visto na Figura 2.

## Tromboembolismo pulmonar

### Radiografia simples de tórax

Apesar de o estudo radiológico ser normal na maioria dos casos de tromboembolismo pulmonar (Tabela 3),[38] as alterações mais comumente observadas são áreas de infiltrado, atelectasias, elevação diafragmática, derrame pleural e imagem em cunha (cunha de Hampton) com diminuição de vascularização (sinal de Westermark), ou mesmo a proeminência das artérias pulmonares (sinal de Fleischner). A radiografia simples de tórax também pode afastar outras doenças que apresentam quadro clínico semelhante ao do tromboembolismo pulmonar.

### Cintilografia pulmonar

O estudo de ventilação-perfusão (V/Q) é o exame inicial de escolha para o diagnóstico de tromboembolismo pulmonar tanto para gestantes como para não gestantes.[37,87,91,111] Estima-se que apresente valor preditivo negativo de 100% e sensibilidade também de 100%.[111] A cintilografia de perfusão é realizada pela injeção de tecnécio-99 por via intravenosa, acoplado a macroagregados de albumina humana. A distribuição do composto marcado é analisada pelo exame radiológico do tórax, podendo evidenciar áreas de menor perfusão pulmonar. Se a perfusão for normal, por se tratar de exame altamente sensível, afasta-se o diagnóstico de tromboembolismo pulmonar; caso contrário, complementa-se o exame com a cintilografia de ventilação. Este último teste é realizado pela inalação de gases, como o senon-133 ou tecnécio-99, em aerossol. Apesar de a cintilo-

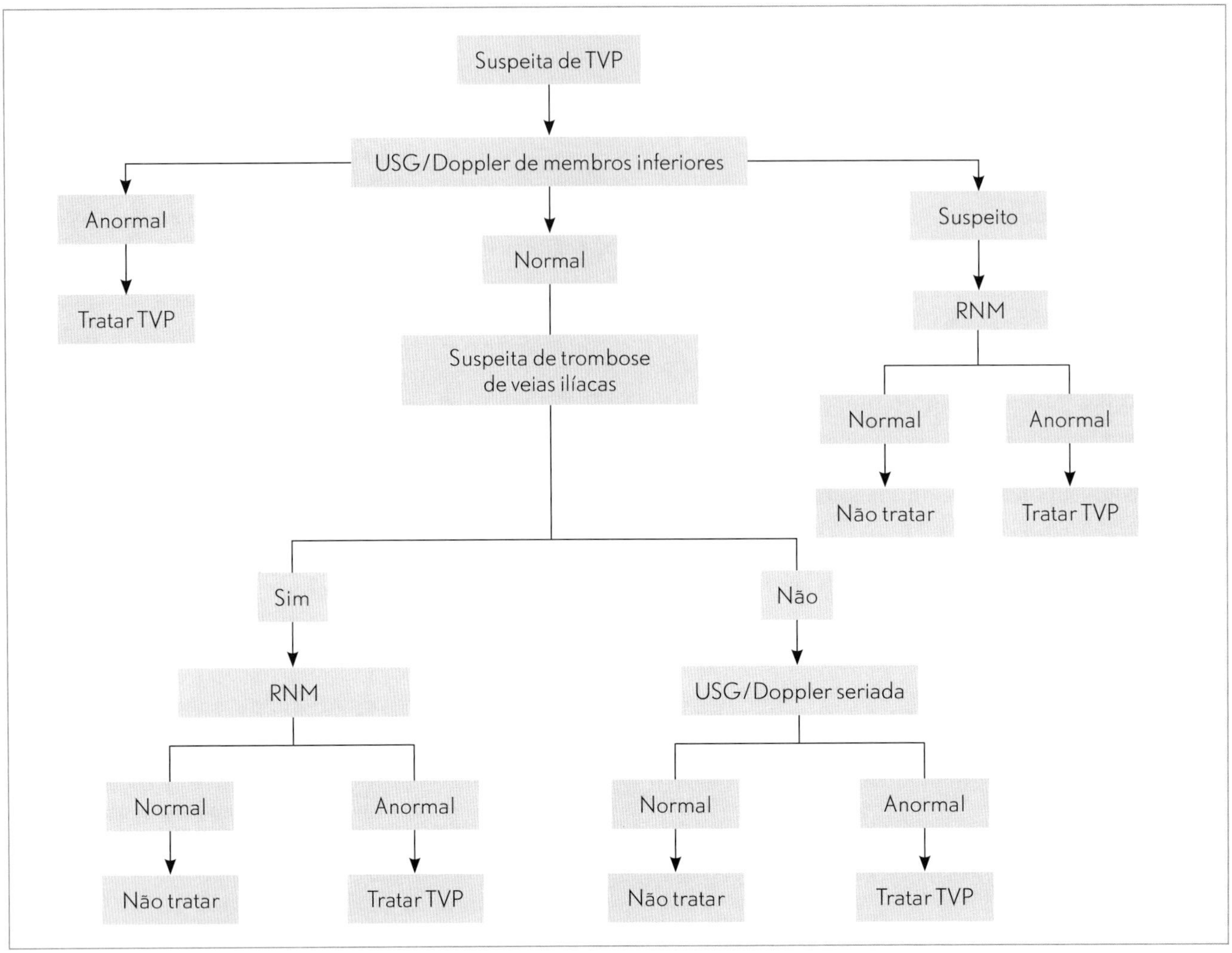


**FIGURA 2.** Algoritmo sugerido para o diagnóstico de trombose venosa profunda. RNM: ressonância nuclear magnética; TVP: trombose venosa profunda; USG/Doppler: ultrassonografia com Doppler.

grafia de ventilação aumentar a probabilidade do diagnóstico em pacientes com defeitos pulmonares de perfusão segmentar ou mais amplos, um exame normal de V/Q não afasta completamente o tromboembolismo pulmonar. Nesse caso, em pacientes clinicamente estáveis, deve-se realizar uma ultrassonografia com Doppler ou pletismografia de impedância para tentar diagnosticar trombose venosa profunda. Pelo fato de o tratamento para trombose venosa profunda e tromboembolismo pulmonar não maciço ser idêntico, a documentação de trombose venosa profunda é suficiente para encerrar a etapa diagnóstica e iniciar o tratamento. Entretanto, exames negativos para trombose venosa profunda também não são definitivos para a exclusão de tromboembolismo pulmonar, já que menos de 30% dos pacientes com tromboembolismo pulmonar têm exame sugestivo de trombose venosa profunda, no momento inicial.[82] A dose total de radiação recebida no estudo completo de V/Q está entre 370 e 540 mcGy, considerada dentro do intervalo aceitável para a dose cumulativa de radiação para o feto (50.000 mcGy ou 5 rads) (Tabela 5). Apesar disso, alguns estudos têm sugerido um pequeno aumento no risco de leucemia na infância de 1:2.800 (risco basal) para 1:2.000 entre crianças expostas a baixas doses de radiação intrauterina.[4,24] O risco fetal é mínimo, se comparado ao risco de morte materna de 15%, caso o tromboembolismo pulmonar não seja corretamente diagnosticado e tratado.[100] Após o exame de V/Q, a paciente deve ser hidratada e orientada quanto a micções mais frequentes, para diminuir a exposição fetal à radiação originada de radionuclídeos presentes na bexiga materna. Quando realizada no puerpério, deve-se evitar a amamentação por até 15 horas após o exame.

## Tomografia computadorizada helicoidal

Há crescente interesse no uso da tomografia computadorizada helicoidal (ou espiral), com necessidade de con-

**TABELA 5. Doses estimadas de radiação (mSv) materna e fetal decorrente de exames radiológicos utilizados na investigação de casos suspeitos de TEP na gestação**

| Exame | Doses estimadas de radiação (mSv) | |
|---|---|---|
| | Fetal | Materna |
| Cintilografia pulmonar (perfusão)$^{99m}$Tc | 0,2-0,6 | 1,0 |
| Cintilografia pulmonar (ventilação)<br>• $^{81m}$Kr<br>• $^{99m}$Tc aerossol | <br><br>0,0001<br>0,3-1,2 | <br><br>0,2<br>0,5 |
| TC (*single slice*) | 0,03-0,06 | 1,6-4,0 |
| TC (*multi slice*) | 0,01-0,02 | 4,0-6,0 |
| TC com flebografia | 5,3 | 2,3-2,7 |
| Angiografia pulmonar | Pelo menos 0,5 | 5,0-30,0 |

$^{81m}$Kr: criptônio 81 m; $^{99m}$Tc: tecnécio 99m; TC: tomografia computadorizada; TEP: tromboembolismo pulmonar.
Tabela adaptada de Scarsbrook et al.[27]

traste intravenoso, para o diagnóstico de tromboembolismo pulmonar. Algumas vantagens desse método incluem: boa especificidade, disponibilidade, segurança, procedimento relativamente rápido, diagnóstico de outras doenças e tecnologia avançada.

Como desvantagens, podem ser citadas: necessidade de interpretação por especialistas, maior custo, necessidade de contraste semelhante à angiografia pulmonar e dificuldade de visualização de certas áreas.

As contraindicações são insuficiência renal e alergia ao contraste.

A tomografia computadorizada helicoidal permite avaliar as artérias pulmonares principais até os ramos segmentares e, possivelmente, os ramos subsegmentares. O feto é exposto a menor dose de radiação em comparação à cintilografia de V/Q.[85] A radiação média estimada para o feto é de 3 a 131 mcGy durante a gestação.[85] A sensibilidade e especificidade estimadas com a tomografia computadorizada helicoidal para o diagnóstico de tromboembolismo pulmonar foram 86 e 100%, respectivamente, e consideradas similares às da cintilografia de V/Q.[111] Em estudo de Raj,[100] a tomografia computadorizada helicoidal apresentou valor preditivo negativo maior que 98%. Em estudo com gestantes e puérperas, a tomografia computadorizada helicoidal confirmou o diagnóstico de tromboembolismo pulmonar em 90% dos casos, no primeiro grupo, e em 85% no segundo (Tabela 3).[38] A tomografia computadorizada helicoidal *multi slice* vem substituindo a angiografia pulmonar como o padrão-ouro para o diagnóstico de tromboembolismo pulmonar, e muitos centros terciários passaram a adotá-la como exame inicial no fluxograma de investigação dessas pacientes.[14,90,93,95]

## Ressonância nuclear magnética

Várias técnicas utilizando a ressonância nuclear magnética foram empregadas em não grávidas para o diagnóstico de tromboembolismo pulmonar; porém, não há estudos que tenham avaliado seu uso em gestantes.[17] A falta de estudos sobre os efeitos para o feto do uso do contraste são um passo limitante para seu uso durante a gestação e a amamentação.[87,111] A ressonância nuclear magnética pode identificar o êmbolo de forma direta ou indireta (falha de enchimento ou pela geração de imagens de perfusão semelhantes às da cintilografia pulmonar).[27] Entre as técnicas disponíveis, *time of flight* MRA (TOF-MRA) tem grande sensibilidade para a detecção de êmbolos pulmonares centrais, mas por causa da pobre resolução espacial e da presença de artefatos (cardíaco e respiratório), a sensibilidade para êmbolos subsegmentares não é adequada.[27] Técnicas não contrastadas mais recentes, como *true fast imaging with steady-state precession* (FISP), mostram-se promissoras, com sensibilidade maior para a detecção de êmbolos do que ressonância nuclear magnética contrastada ou cintilografia pulmonar.[61]

Outra técnica também disponível, a *MR direct thrombus imaging* (MR-DTI), pela detecção da meta-hemoglobina, permite a visualização direta do êmbolo no pulmão simultaneamente com a imagem dos membros inferiores, sem a necessidade de contraste intravenoso (Figuras 3 e 4).[60] Para o diagnóstico de trombose venosa profunda, esse método demonstrou sensibilidade de 98% e especificidade de 96%, quando comparado à ultrassonografia ou à flebografia ascendente. Dados iniciais sugerem que a MR-DTI também demonstra boa acurácia para a detecção de tromboembolismo pulmonar.[60] Apesar de a ressonância nuclear magnética parecer promissora para a avaliação de casos suspeitos de tromboembolismo pulmonar, com sensibilidade e especificidade semelhantes às obtidas com a tomografia computadorizada helicoidal, mas sem radiação, ela ainda não se encontra disponível em muitos centros nem foi adequadamente avaliada em gestantes.

## Angiografia pulmonar

Apesar de ser considerada o padrão-ouro para o diagnóstico de tromboembolismo pulmonar, a angiografia pulmonar é invasiva, desconfortável e associada à mortalidade de 0,5% (principalmente por alergia ao contraste e insuficiência renal).[79] Está indicada apenas quando não houver possibilidade de estabelecer o diagnóstico por outros métodos. Permite a visualização de trombos maiores que 2,5 mm.

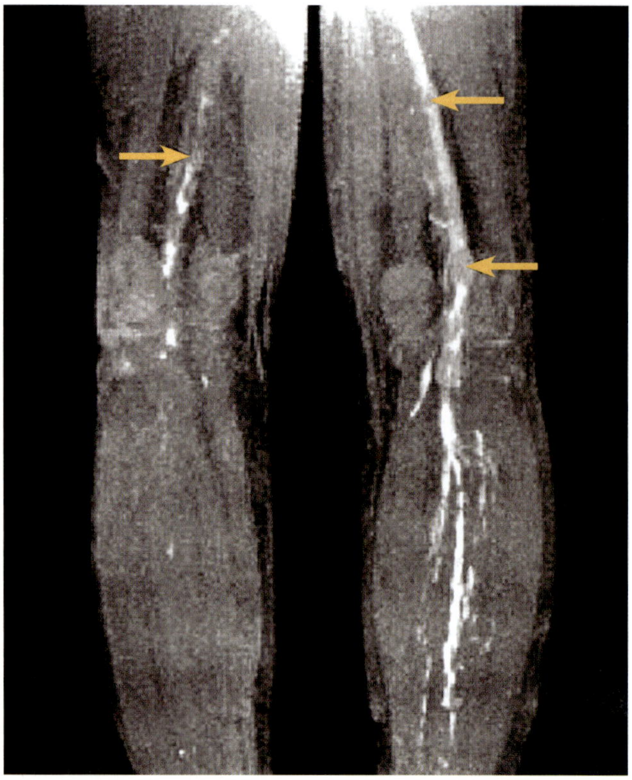

**FIGURA 3.** Ressonância nuclear magnética de membros inferiores (MR-DTI): trombose venosa profunda proximal bilateral, com extensão para a veia ilíaca externa à esquerda (setas). (Figura adaptada de Kelly et al.[60])

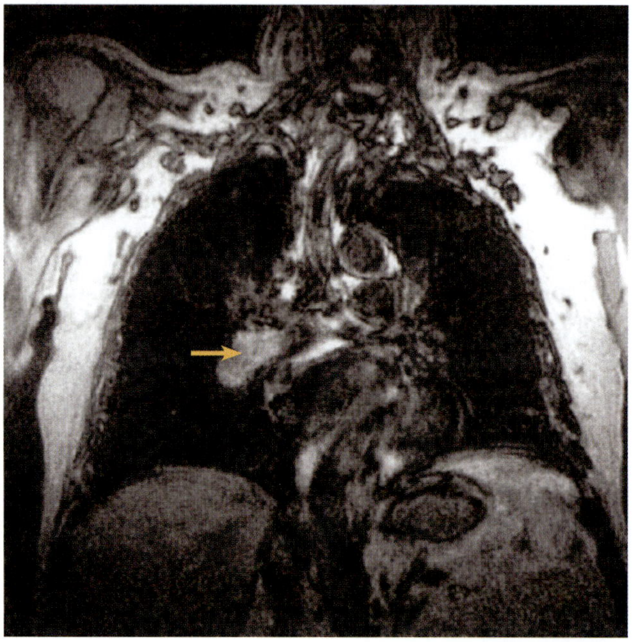

**FIGURA 4.** Ressonância nuclear magnética de tórax (MR-DTI): embolia pulmonar, visualizando-se trombo na artéria pulmonar direita (seta). (Figura adaptada de Kelly at el.[60])

A construção de um algoritmo para a investigação da suspeita de TEP, além de obedecer a lógica do melhor exame e com menor dano ao concepto, também deve avaliar a acessibilidade aos diversos exames em cada serviço, sendo que na maioria das vezes, o início da investigação se dará com a angiotomografia ou o exame de ventilação/perfusão.[87,91,111] A Figura 5 mostra o algoritmo usado para a avaliação de casos suspeitos de tromboembolismo pulmonar durante a gestação, adotado na Clínica Obstétrica do HC-FMUSP a partir de 2015.[95]

## TRATAMENTO

Foram poucos os ensaios clínicos randomizados publicados sobre o tratamento dos casos de tromboembolismo venoso. Muitos estudos consistem em séries de casos ou estão baseados na conduta em não gestantes.[90] O tratamento na gestação é semelhante ao adotado para não gestantes, com exceção da varfarina, que deve ser evitada, principalmente no primeiro trimestre da gestação, pelo seu risco potencial de teratogenicidade.

Recentemente têm sido introduzidos, em pacientes não gestantes, o uso de novos anticoagulantes orais, inibidores diretos de trombina (dabigatran) e inibidores do fator X ativado (rivaroxaban, apixaban). Porém, seu uso não é indicado na gestação, por não existirem estudos de segurança para o feto e por haver evidências de passagem placentárias dessas drogas. Durante a amamentação, o uso dessas drogas também não é aconselhável, pela alta taxa de concentração no leite.[87,90,91]

### MEDIDAS GERAIS

Para os casos de trombose venosa profunda, recomenda-se repouso, elevação dos membros, uso de meias elásticas de alta compressão e deambulação precoce assim que houver melhora dos sinais flogísticos. Um estudo sueco[70] demonstrou, por meio da Dopplervelocimetria, que o uso de meias elásticas aumentou significativamente a velocidade sanguínea na veia femoral durante o terceiro trimestre. Diante de um quadro de tromboembolismo pulmonar, as pacientes devem ser encaminhadas à unidade de terapia intensiva. São necessárias medidas de suporte, como o tratamento da insuficiência cardíaca e respiratória. Deve-se realizar também avaliação seriada da vitalidade fetal, a partir do diagnóstico.

### ANTICOAGULAÇÃO

A trombose venosa profunda e o tromboembolismo pulmonar na gestação são tratados inicialmente de forma idêntica. Vários estudos têm abordado a anticoagulação durante

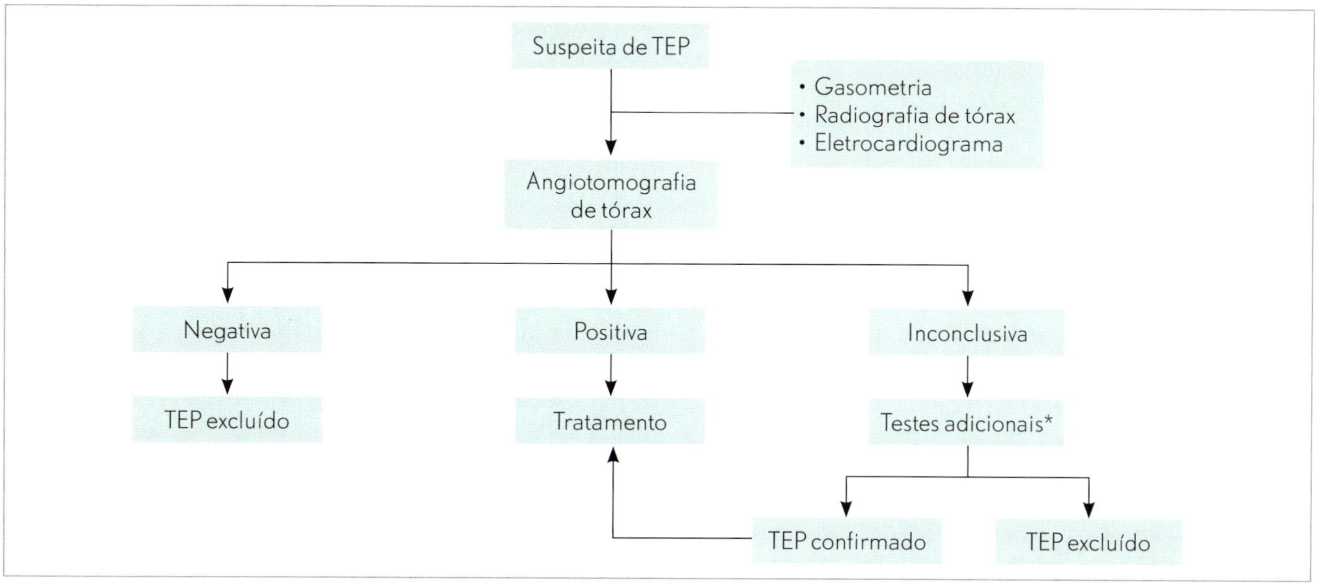


**FIGURA 5.** Algoritmo sugerido para o diagnóstico de tromboembolismo pulmonar. TEP: tromboembolismo pulmonar. * Testes adicionais: cintilografia pulmonar, Doppler de membros inferiores, ressonância nuclear magnética de vasos pélvicos, angiografia ou repetir angiotomografia em 24 a 48 horas.

a gestação.[16,87,89,91] A incidência de resultados adversos em gestantes tratadas com heparina de baixo peso molecular foi semelhante à observada em um grupo de não gestantes.[108]

## Heparina de baixo peso molecular

A heparina de baixo peso molecular deve ser a droga de preferência na gestação, pela comodidade de manuseio, menores incidências de sangramento, plaquetopenia e osteoporose. Essa forma de heparina é obtida de moléculas de alto peso molecular (de 12.000 a 40.000 dáltons), por clivagem química ou enzimática, resultando em fragmentos de 4.000 a 5.000 dáltons, que não são capazes de atravessar a barreira placentária. A ação anticoagulante da heparina de baixo peso molecular é mais específica, mas não exclusiva, pela interação com o fator X ativado. Esta não se liga a proteínas plasmáticas, resultando em biodisponibilidade de 90% e meia-vida de 150 minutos, contra apenas 10% de biodisponibilidade e meia-vida de 30 minutos da heparina não fracionada.[104] Recomenda-se a monitorização do fator anti-X ativado 4 horas após a injeção, a cada 4 a 6 semanas. A dose de heparina deve ser ajustada para que o fator anti-X ativado seja mantido entre 0,6 e 1,1 UI/mL.[87,90]

### Fase aguda

Utiliza-se a enoxaparina (1 mg/kg a cada 12 horas) por via subcutânea.

### Manutenção

As pacientes com trombose venosa profunda ou tromboembolismo pulmonar na gestação devem permanecer anticoaguladas até 6 semanas de puerpério. Caso o fenômeno tromboembólico tenha ocorrido no final da gestação ou do puerpério, o período mínimo de anticoagulação é de 3 a 6 meses. No puerpério, pode-se manter a dose de heparina de baixo peso molecular utilizada na gestação ou então realizar sua substituição por varfarina, mantendo-se a heparina de baixo peso molecular até que o anticoagulante oral atinja nível terapêutico (*international normalized ratio* – INR entre 2 e 3), suspendendo-se então a heparina de baixo peso molecular.[101]

## Heparina não fracionada

A heparina não fracionada é utilizada na gestação quando a heparina de baixo peso molecular não estiver disponível. Sua ação anticoagulante é decorrente de uma sequência pentassacarídica, que tem alta afinidade de ligação com a antitrombina. Essa interação resulta em maior função anticoagulante da antitrombina, inativando várias enzimas da coagulação, entre elas a trombina (fator II:a) e os fatores X:a, IX:a, XI:a e XII:a.[100]

### Fase aguda

A heparina não fracionada por via intravenosa deve ser administrada em dose de ataque em bólus de 5.000 U, seguida de 1.000 U por hora em bomba de infusão contínua. O controle da anticoagulação estará adequado com o tempo de tromboplastina parcial ativada entre 1,5 e 2,5 vezes o valor do controle. Inicialmente, o tempo de tromboplastina parcial ativada deve ser monitorizado a cada 6 horas até que se atinja a dose terapêutica; com a estabilização do quadro, pode-se fazer o controle diariamente. A anticoagulação por via intravenosa é mantida durante um período de 7 a 10 dias. Depois, inicia-se tratamento de manutenção.

#### Manutenção

A administração de heparina não fracionada por via subcutânea deve iniciar-se com dose de 10.000 U a cada 8 horas. Posteriormente, essa dose deve ser ajustada pelo tempo de tromboplastina parcial ativada, que deve situar-se entre 1,5 e 2,5 vezes o valor normal, colhido entre 6 e 8 horas após a aplicação da heparina.[101]

### Efeitos adversos do uso das heparinas

Tanto a heparina de baixo peso molecular como a heparina não fracionada não ultrapassam a placenta. Portanto, não há aumento na incidência de hemorragia fetal ou de teratogênese.[42] O uso prolongado de heparina pode causar osteoporose. O risco de osteoporose associada à heparina é maior com o uso de heparina não fracionada (3%) se comparado à heparina de baixo peso molecular (0,09%) e está relacionado a dois fatores principais: tempo de uso (principalmente acima de 3 meses) e dose (superior a 20.000 U/dia). Para minimizar esse risco, recomenda-se, para todas as gestantes em uso de heparina, aumentar a ingestão de cálcio na dieta para 1,5 g/dia e administrar carbonato de cálcio 500 mg, por via oral, uma vez ao dia.[106]

A trombocitopenia induzida por heparina é evento incomum com o uso de heparina de baixo peso molecular (0,4%), mas pode acontecer em até 3% das pacientes em uso de heparina não fracionada. Trata-se de uma reação idiossincrática que geralmente se instala 5 a 15 dias após o ínicio do uso da droga.[106,113] As plaquetas devem ser monitorizadas regularmente a cada 15 dias no primeiro mês e, depois, mensalmente. Se a contagem de plaquetas for inferior a 70.000/mm³ ou se houver queda de 50% no número prévio de plaquetas, a heparina deve ser suspensa imediatamente. Essa complicação decorre da formação de imunocomplexos IgG-mediada que se ligam à superfície celular, facilitando a destruição plaquetária. A plaquetopenia induzida pela heparina é situação grave e, apesar de plaquetopênicas, as pacientes acometidas têm 10% de risco para trombose arterial.

O risco de sangramento materno é equivalente se comparados o uso das heparinas não fracionadas com o das heparinas de baixo peso molecular, em torno de 2%.[40,106]

### Contraindicações à anticoagulação

Existem situações em que as condições clínicas e de agravo associadas às pacientes com tromboembolismo venoso podem contraindicar o uso das heparinas. A Tabela 6 sintetiza algumas dessas condições.[97] Nessas situações, o uso de profilaxia mecânica com compressor pneumático intermitente de membros inferiores pode ser um recurso (Figura 6).[90]

## PROFILAXIA ANTITROMBÓTICA

As gestantes que não apresentam trombose venosa profunda e/ou tromboembolismo pulmonar na gestação atual, mas que têm risco aumentado para esses eventos, beneficiam-se do uso profilático da heparina. Para as pacientes com episódios recorrentes de trombose venosa profunda ou tromboembolismo pulmonar no passado e que usa-

| TABELA 6. Contraindicações à anticoagulação |
|---|
| Sangramento ativo |
| Hipertensão arterial sistêmica não controlada (≥ 180 × 110 mmHg) |
| Coagulopatia (plaquetas < 70.000/mm³ ou INR > 1,5) |
| Alergia ou plaquetopenia por heparina |
| Insuficiência renal (*clearance* < 30 mL/min) |
| Coleta de liquor < 24 horas |
| Metástase hepática ou cerebral |
| Úlcera péptica ativa |
| Placenta prévia com sangramento |
| Rotura prematura de membranas ovulares com sangramento |
| Uso de drogas que interferem na coagulação ou na hemostasia (anti-inflamatórios, ácido acetilsalicílico) |
| Cirurgia craniana ou ocular < 2 semanas |

INR: *international normalized ratio.*
Tabela adaptada de *Royal College of Obstetricians and Gynaecologists.*[97]

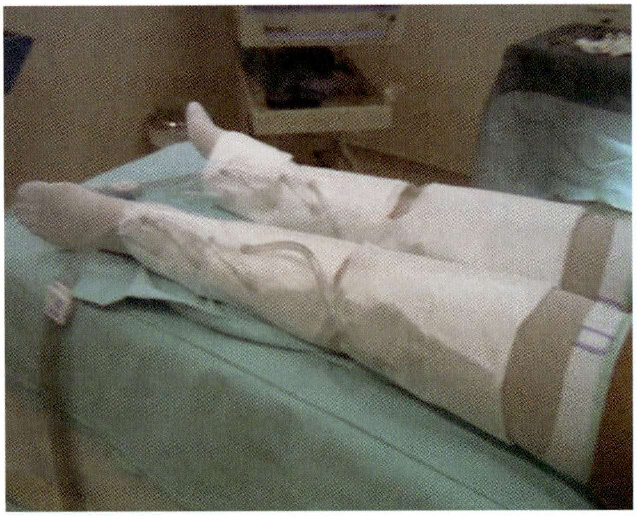

**FIGURA 6.** Compressão pneumática intermitente.

ram varfarina, recomenda-se a sua substituição por heparina de baixo peso molecular por via subcutânea em dose plena (enoxaparina 1 mg/kg, a cada 12 horas) até 6 semanas de gestação. A varfarina cruza a placenta e está associada à embriopatia quando a exposição ocorre entre 6 e 12 semanas de gestação.[42] Se não houver antecedente de fenômeno tromboembólico, mas a gestante apresentar fator de risco trombogênico, como nos casos de trombofilia, recomenda-se dose profilática de heparina de baixo peso molecular subcutânea (enoxaparina 40 mg, uma vez ao dia). Essa dose deve ser corrigida de acordo com o peso da paciente (Tabela 7).[97] Nos casos de homozigose para o fator V de Leiden ou protrombina mutante, na deficiência de antitrombina e nas trombofilias associadas, recomenda-se a administração de dose intermediária de heparina de baixo peso molecular (enoxaparina 1 mg/kg/dia), em função do elevado risco de tromboembolismo, principalmente naquelas que apresentem antecedente familiar de trombose. A Tabela 8 sintetiza o protocolo de profilaxia antitrombótica das trombofilias utilizado na Clínica Obstétrica do HC-FMUSP a partir de 2015. Para as pacientes internadas ou no pós-parto, deve-se também atentar para os riscos trombóticos maiores. Com base em diretrizes mundiais, destaca-se o fato de que na presença de pelo menos um fator de risco maior ou dois fatores de risco moderados essas pacientes também deverão receber doses profiláticas, intermediárias ou até mesmo plenas de heparina de baixo peso molecular, a depender do quadro clínico (Tabela 1).[97,110]

**TABELA 7. Correção da dose profilática de heparina**

| Peso (kg) | Enoxaparina |
|---|---|
| < 50 | 20 mg/dia |
| 50-90 | 40 mg/dia |
| 91-130 | 60 mg/dia |
| 131-170 | 80 mg/dia |
| > 170 | 0,6 mg/kg/dia |

Tabela adaptada de *Royal College of Obstetricians and Gynaecologists*.[97]

## FILTROS DE VEIA CAVA INFERIOR

Estes filtros foram utilizados com sucesso durante a gestação, mas raramente são necessários. As indicações para o uso de filtros de veia cava inferior são:[17,25]

- Pacientes com tromboembolismo agudo e contraindicação para anticoagulação (cirurgia recente, choque hemorrágico, sangramento vigente).
- Pacientes com tromboembolismo agudo e tratamento anticoagulante ineficaz.
- Pacientes com leito vascular pulmonar significativamente comprometido (decorrente de tromboembolismo pulmonar maciço ou hipertensão pulmonar tromboembólica crônica).

Durante a gestação, pode haver dificuldades técnicas para a colocação de filtros de veia cava, devido a presença do útero gravídico. Autores alertam para os riscos durante a gestação de migração do filtro, bem como para o risco de perfuração de veia cava inferior, não sendo esse procedimento uma rotina.[87]

Os filtros de veia cava temporários (removíveis) estão em investigação atualmente, podendo ser de grande utilidade na gestação.[86]

**TABELA 8. Protocolo de profilaxia antitrombótica das trombofilias utilizada na Clínica Obstétrica do HC-FMUSP**

| | Antenatal | Puerpério |
|---|---|---|
| Qualquer situação que indique anticoagulação plena prévia ou durante a gestação<br>TEV prévio (dois ou mais episódios) | Anticoagulação plena ou profilaxia em dose intermediária | Anticoagulação plena ou profilaxia em dose intermediária |
| Trombofilias com alto risco de trombose* | Anticoagulação plena ou profilaxia em dose intermediária (em caso de síndrome antifosfolípide, adicionar ácido acetilsalicílico) | Anticoagulação plena ou profilaxia em dose intermediária (em caso de síndrome antifosfolípide, adicionar ácido acetilsalicílico) |
| Trombofilias de baixo risco** com TEV prévio ou morbidade obstétrica | Anticoagulação profilática | Anticoagulação profilática |
| Trombofilias de baixo risco** sem TEV prévio ou morbidade obstétrica | Vigilância clínica*** | Anticoagulação profilática |

* Trombofilias de alto risco: síndrome antifosfolípide com TEV prévio, mutações (fator V de Leiden e protrombina) em homozigose, deficiência de antitrombina e trombofilias combinadas.
** Trombofilias de baixo risco: deficiência de proteína S, deficiência de proteína C e mutações (fator V de Leiden e protrombina) em heterozigose.
*** Pode ser indicada anticoagulação profilática na presença de fatores de risco adicionais.

## TERAPIA TROMBOLÍTICA

Não há estudos controlados que avaliem a eficácia e a segurança da terapia trombolítica na gestação, mas o risco de hemorragia materna é alto. O uso de agentes trombolíticos (por exemplo, alteplase), comparado ao uso de heparina, promove lise mais rápida de trombos pulmonares e melhora da hipertensão pulmonar.[104] Uma revisão do uso de agentes trombolíticos na gestação mostrou taxa de mortalidade materna de 1,2%, óbito fetal de 6% e complicações hemorrágicas maternas de 8%.[29] A tendência atual é reservar a terapia trombolítica na gestação para casos de tromboembolismo pulmonar maciço com instabilidade hemodinâmica.[35,91]

## CONDUTA NO PARTO E NO PUERPÉRIO

Para as pacientes anticoaguladas, o parto deve ser programado para ocorrer entre 38 e 40 semanas, possibilitando assim a suspensão temporária da heparina de baixo peso molecular. Esta é suspensa 24 horas antes do parto, permitindo a raquianestesia ou bloqueio peridural. Já a heparina não fracionada pode ser interrompida até 12 horas antes do parto. Para as pacientes em uso de anticoagulação profilática, pode-se seguir a gestação e aguardar o trabalho de parto, uma vez que a realização de bloqueio neuro-axial pode ser feito com segurança 12 horas após a última dose de heparina de baixo peso molecular.[87,91,94,101] A via de parto é obstétrica, não havendo contraindicação à maturação artificial do colo uterino nem à indução do parto com ocitocina. Recomenda-se o uso de meias elásticas durante o procedimento. As pacientes são orientadas, caso apresentem contrações ou perda de líquido por via vaginal, a não administrar a próxima dose de heparina e dirigir-se ao hospital de referência. A anticoagulação deve ser reiniciada entre 8 e 12 horas após o parto, qualquer seja a via.[94] No puerpério, devem-se estimular a deambulação precoce e a continuidade do uso das meias elásticas.[101] Pelo fato de tanto a varfarina como a heparina de baixo peso molecular e a heparina não fracionada não se acumularem no leite materno e não induzirem efeito anticoagulante no recém-nascido, esses medicamentos não contraindicam a amamentação.[87,91,101]

### PONTOS-CHAVE

- A trombose venosa profunda e o tromboembolismo pulmonar, diferentes manifestações do tromboembolismo venoso, são, em geral, passíveis de prevenção e tratamento.
- O tromboembolismo pulmonar é responsável por alta mortalidade materna durante a gestação e o puerpério.
- Estima-se que mais de 50% dos eventos tromboembólicos na gestação estejam associados a trombofilias hereditárias.
- A síndrome antifosfolípide também eleva o risco de tromboembolismo durante a gestação.
- O diagnóstico clínico tanto de trombose venosa profunda quanto de tromboembolismo pulmonar é dificultado pelos sintomas próprios da gestação e apresenta baixa sensibilidade e especificidade.
- A ultrassonografia com Doppler consiste no primeiro exame a ser solicitado em casos de suspeita de trombose venosa profunda.
- Para o diagnóstico de trombose venosa profunda, a ressonância nuclear magnética pode complementar a ultrassonografia com Doppler em casos com resultado normal ou na suspeita de trombose de veias pélvicas.
- Na suspeita de tromboembolismo pulmonar, o método diagnóstico inicial do rastreio deverá ser a tomografia computadorizada.
- A heparina de baixo peso molecular deve ser a droga de escolha para a anticoagulação na gestação, nos casos de tromboembolismo venoso.
- O uso prolongado de heparina pode causar osteoporose e trombocitopenia, as plaquetas devem ser monitorizadas durante o tratamento e as gestantes devem ingerir cálcio em quantidades adequadas.
- O parto deve ser programado entre 38 e 40 semanas, suspendendo-se a anticoagulação temporariamente; esta deve ser reiniciada entre 8 e 12 horas após o parto.

## REFERÊNCIAS BIBLIOGRÁFICAS

### Artigos de revisão


1. Andres RL, Miles A. Venous thromboembolism and pregnancy. Obstet Gynecol Clin North Am 2001; 28(3): 613-30.
2. Bates SM, Ginsberg JS. How we manage venous thromboembolism during pregnancy. Blood 2002; 100(10): 3470-8.
3. Branch DW, Khamashta MA. Antiphospholipid syndrome: obstetric diagnosis, management, and controversies. Obstet Gynecol 2003; 101(6): 1333-44.
4. Brent RL. The effects of embryonic and fetal exposure to X-ray, microwaves, and ultrasound. Clin Perinatol 1986; 13(3): 615-48.
5. Chan WS, Ginsberg JS. Diagnosis of deep vein thrombosis and pulmonary embolism in pregnancy. Thromb Res 2002; 107(3-4): 85-91.
6. Chunilal SD, Ginsberg JS. Advances in the diagnosis of venous thromboembolism: a multimodal approach. J Thromb Thrombolysis 2001; 12(1): 53-7.
7. Davis JD. Prevention, diagnosis, and treatment of venous thromboembolic complications of gynecologic surgery. Am J Obstet Gynecol 2001; 184(4): 759-75.
8. Dizon-Townson D. Pregnancy-related venous thromboembolism. Clin Obstet Gynecol 2002; 45(2): 363-8.
9. Eldor A. Thrombophilia and its treatment in pregnancy. J Thromb Thrombolysis 2001; 12(1): 23-30.
10. Eldor A. Thrombophilia, thrombosis and pregnancy. Thromb Haemost 2001; 86(1): 104-11.
11. Fraser JD, Anderson DR. Deep venous thrombosis: recent advances and optimal investigation with US. Radiology 1999; 211(1): 9-24.
12. Garcia D, Erkan D. Diagnosis and management of the antiphospholipid syndrome. N Engl J Med 2018; 379(13): 1290.
13. Ginsberg JS, Greer I, Hirsh J. Use of antithrombotic agents during pregnancy. Chest 2001; 119(1): 122-31.
14. Goldhaber SZ. Pulmonary embolism. Lancet 2004; 363(9417): 1295-305.
15. Hague WM, Dekker GA. Risk factors for thrombosis in pregnancy. Best Pract Res Clin Haematol 2003; 16(2): 197-210.
16. Hirsh J, Raschke R. Heparin and low-molecular-weight heparin: the 7th ACCP Conference on Antithrombotic and Thrombolytic Therapy. Chest 2004; 126(3): 188S-203.

17. Hyers TM, Agnelli G, Hull RD et al. Antithrombotic therapy for venous thromboembolic disease. Chest 1998; 114(5): 561-78.
18. Katz VL. Detecting thrombophilia in ob/gyn patients. Contemp Ob/Gyn 2002: 68.
19. Kearon C, Julian JA, Newman TE, Ginsberg JS. Noninvasive diagnosis of deep venous thrombosis. McMaster Diagnostic Imaging Practice Guidelines Initiative. Ann Intern Med 1998; 128(8): 663-77.
20. Kline JA. New diagnostic tests for pulmonary embolism. Ann Emerg Med 2000; 36(3): 280-1.
21. Kujovich JL. Hormones and pregnancy: thromboembolic risks for women. Br J Haematol 2004; 126(4): 443-54.
22. Lee RV, McComb LE, Mezzadri FC. Pregnant patients, painful legs: the obstetrician's dilemma. Obstet Gynecol Surv 1990; 45: 290-8.
23. Lockwood CJ. Inherited thrombophilias in pregnant patients: detection and treatment paradigm. Obstet Gynecol 2002; 99(2): 333-41.
24. Mole RH. Childhood cancer after prenatal exposure to diagnostic X-ray examinations in Britain. Br J Cancer 1990; 62(1): 152-68.
25. Moser KM, Auger WR, Fedullo PF. Chronic major-vessel thromboembolic pulmonary hypertension. Circulation 1990; 81(6): 1735-43.
26. Rand JH, Luong TH. Thrombophilias: diagnosis and treatment of thrombophilia relating to contraception and pregnancy. Semin Hematol 1999; 36(4): 2-9.
27. Scarsbrook AF, Evans AL, Owen AR, Gleeson FV. Diagnosis of suspected venous thromboembolic disease in pregnancy. Clin Radiol 2006; 61(1): 1-12.
28. Toglia MR, Weg JG. Venous thromboembolism during pregnancy. N Engl J Med 1996; 335(2): 108-14.
29. Turrentine MA, Braems G, Ramirez MM. Use of thrombolytics for the treatment of thromboembolic disease during pregnancy. Obstet Gynecol Surv 1995; 50(7): 534-41.
30. Villarreal C, Garcia-Aguirre G, Hernandez C, Vega O, Borbolla JR, Collados MT. Congenital thrombophilia associated to obstetric complications. J Thromb Thrombolysis 2002; 14(2): 163-9.
31. Weinberger SE, Weiss ST, Cohen WR, Weiss JW, Johnson TS. Pregnancy and the lung. Am Rev Respir Dis 1980; 121(3): 559-81.
32. Weitz JI. Low-molecular-weight heparins. N Engl J Med 1997; 337(10): 688-98.
33. Zierler BK. Ultrasonography and diagnosis of venous thromboembolism. Circulation 2004; 109(12 Suppl 1): I9-14.
34. Zotz RB, Gerhardt A, Scharf RE. Inherited thrombophilia and gestational venous thromboembolism. Best Pract Res Clin Haematol 2003; 16(2): 243-59.

### Artigos originais

35. Ahearn GS, Hadjiliadis D, Govert JA, Tapson VF. Massive pulmonary embolism during pregnancy successfully treated with recombinant tissue plasminogen activator: a case report and review of treatment options. Arch Intern Med 2002; 162(11): 1221-7.
36. Allaart CF, Poort SR, Rosendaal FR, Reitsma PH, Bertina RM, Briet E. Increased risk of venous thrombosis in carriers of hereditary protein C deficiency defect. Lancet 1993; 341(8838): 134-8.
37. Balan KK, Critchley M, Vedavathy KK, Smith ML, Vinjamuri S. The value of ventilation-perfusion imaging in pregnancy. Br J Radiol 1997; 70(832): 338-40.
38. Blanco-Molina A, Rota LL, Di Micco P, et al. Venous thromboembolism during pregnancy, postpartum or during contraceptive use. Thromb Haemost 2010; 103(2): 306-11.
39. Branch DW, Silver RM, Blackwell JL, Reading JC, Scott JR. Outcome of treated pregnancies in women with antiphospholipid syndrome: an update of the Utah experience. Obstet Gynecol 1992; 80(4): 614-20.
40. Cavazza S, Rainaldi MP, Adduci A, Palareti G. Thromboprophylaxis following cesarean delivery: one site prospective pilot study to evaluate the application of a risk score model. Thromb Res 2012; 129(1): 28-31.
41. Cham MD, Yankelevitz DF, Shaham D et al. Deep venous thrombosis: detection by using indirect CT venography. The Pulmonary Angiography-Indirect CT Venography Cooperative Group. Radiology 2000; 216(3): 744-51.
42. Chunilal SD, Bates SM. Venous thromboembolism in pregnancy: diagnosis, management and prevention. Thromb Haemost 2009; 101(3): 428-38.
43. Cockett FB, Thomas ML. The iliac compression syndrome. Br J Surg 1965; 52(10): 816-21.
44. Cogo A, Lensing AW, Prandoni P, Hirsh J. Distribution of thrombosis in patients with symptomatic deep vein thrombosis: implications for simplifying the diagnostic process with compression ultrasound. Arch Intern Med 1993; 153(24): 2777-80.
45. Erdman WA, Jayson HT, Redman HC, Miller GL, Parkey RW, Peshock RW. Deep venous thrombosis of extremities: role of MR imaging in the diagnosis. Radiology 1990; 174(2): 425-31.
46. Faught W, Garner P, Jones G, Ivey B. Changes in protein C and protein S levels in normal pregnancy. Am J Obstet Gynecol 1995; 172(1 Pt 1): 147-50.
47. Garg K, Kemp JL, Wojcik D et al. Thromboembolic disease: comparison of combined CT pulmonary angiography and venography with bilateral leg sonography in 70 patients. Am J Roentgenol 2000; 175(4): 997-1001.
48. Gerbasi FR, Bottoms S, Farag A, Mammen E. Increased intravascular coagulation associated with pregnancy. Obstet Gynecol 1990; 75(3 Pt 1): 385-9.
49. Gerhardt A, Scharf RE, Beckmann MW et al. Prothrombin and factor V mutations in women with a history of thrombosis during pregnancy and the puerperium. N Engl J Med 2000; 342(6): 374-80.
50. Ghirardini G, Battioni M, Bertellini C, Colombini R, Colla R, Rossi G. D-dimer after delivery in uncomplicated pregnancies. Clin Exp Obstet Gynecol 1999; 26(3-4): 211-2.
51. Ginsberg JS, Brill-Edwards P, Burrows RF et al. Venous thrombosis during pregnancy: leg and trimester of presentation. Thromb Haemost 1992; 67(5): 519-20.
52. Goodrich SM, Wood JE. Peripheral venous distensibility and velocity of venous blood flow during pregnancy or during oral contraceptive therapy. Am J Obstet Gynecol 1964; 90: 740-4.
53. Heit JA, Kobbervig CE, James AH, Petterson TM, Bailey KR, Melton LJ. Trends in the incidence of venous thromboembolism during pregnancy or postpartum: a 30-year population-based study. Ann Intern Med 2005; 143(10): 697-706.
54. Hon KL, So KW, Wong W, Cheung KL. Spot diagnosis: an ominous rash in a newborn. Ital J Pediatr 2009; 35(1): 10.
55. Hull RD, Raskob GE, Carter CJ. Serial impedance plethysmography in pregnant patients with clinically suspected deep-vein thrombosis: clinical validity of negative findings. Ann Intern Med 1990; 112(9): 663-7.
56. Janata K, Holzer M, Laggner AN, Mullner M. Cardiac troponin T in the severity assessment of patients with pulmonary embolism: cohort study. BMJ 2003; 326(7384): 312-3.
57. Kalafatis M, Rand MD, Mann KG. The mechanism of inactivation of human factor V and human factor V: a by activated protein C. J Biol Chem 1994; 269(50): 31869-80.
58. Kanal E, Gillen J, Evans JA, Savitz DA, Shellock FG. Survey of reproductive health among female MR workers. Radiology 1993; 187(2): 395-9.
59. Kawaguchi S, Yamada T, Takeda M et al. Changes in d-dimer levels in pregnant women according to gestational week. Pregnancy Hypertens 2013; 3(3): 172-7.
60. Kelly J, Hunt BJ, Moody A. Magnetic resonance direct thrombus imaging: a novel technique for imaging venous thromboemboli. Thromb Haemost 2003; 89(5): 773-82.
61. Kluge A, Muller C, Hansel J, Gerriets T, Bachmann G. Real-time MR with TrueFISP for the detection of acute pulmonary embolism: initial clinical experience. Eur Radiol 2004; 14(4): 709-18.

62. Leclercq MG, Lutisan JG, Van Marwijk Kooy M et al. Ruling out clinically suspected pulmonary embolism by assessment of clinical probability and D-dimer levels: a management study. Thromb Haemost 2003; 89(1): 97-103.
63. Loud PA, Katz DS, Bruce DA, Klippenstein DL, Grossman ZD. Deep venous thrombosis with suspected pulmonary embolism: detection with combined CT venography and pulmonary angiography. Radiology 2001; 219(2): 498-502.
64. Macklon NS, Greer IA, Bowman AW. An ultrasound study of gestational and postural changes in the deep venous system of the leg in pregnancy. Br J Obstet Gynaecol 1997; 104(2): 191-7.
65. Mandel H, Brenner B, Berant M et al. Coexistence of hereditary homocystinuria and factor V Leiden: effect on thrombosis. N Engl J Med 1996; 334(12): 763-8.
66. Martinelli I, De Stefano V, Taioli E, Paciaroni K, Rossi E, Mannucci PM. Inherited thrombophilia and first venous thromboembolism during pregnancy and puerperium. Thromb Haemost 2002; 87(5): 791-5.
67. McDonald SD, Walker MC. Homocysteine levels in pregnant women who smoke cigarettes. Med Hypotheses 2001; 57(6): 792-6.
68. McIntyre KM, Sasahara AA, Littmann D. Relation of the electrocardiogram to hemodynamic alterations in pulmonary embolism. Am J Cardiol 1972; 30(3): 205-10.
69. Miniati M, Monti S, Pratali L et al. Value of transthoracic echocardiography in the diagnosis of pulmonary embolism: results of a prospective study in unselected patients. Am J Med 2001; 110(7): 528-35.
70. Norgren L, Austrell C, Nilsson L. The effect of graduated elastic compression stockings on femoral blood flow velocity during late pregnancy. Vasa 1995; 24(3): 282-5.
71. Polak JF, O'Leary DH. Deep venous thrombosis in pregnancy: noninvasive diagnosis. Radiology 1988; 166(2): 377-9.
72. Poort SR, Rosendaal FR, Reitsma PH, Bertina RM. A common genetic variation in the 3'-untranslated region of the protrombin gene is associated with elevated plasma prothrombin levels and an increase in venous thrombosis. Blood 1996; 88(10): 3698-703.
73. Powrie RO, Larson L, Rosene-Montella K, Abarca M, Barbour L, Trujillo N. Alveolar-arterial oxygen gradient in acute pulmonary embolism in pregnancy. Am J Obstet Gynecol 1998; 178(2): 394-6.
74. Prospective Investigation of Pulmonary Embolism Diagnosis Investigators. Value of the ventilation/perfusion scan in acute pulmonary embolism: results of PIOPED. JAMA 1990; 263(20): 2753-9.
75. Rochat RW, Koonin LM, Atrash HK, Jewett JF. Maternal mortality in the United States: report from the Maternal Mortality Collaborative. Obstet Gynecol 1988; 72(1): 91-7.
76. Ros HS, Lichtenstein P, Bellocco R, Petersson G, Cnattingius S. Pulmonary embolism and stroke in relation to pregnancy: how can high-risk women be identified? Am J Obstet Gynecol 2002; 186(2): 198-203.
77. Silver RM, Draper ML, Scott JR, Lyon JL, Reading J, Branch DW. Clinical consequences of antiphospholipid antibodies: an historic cohort study. Obstet Gynecol 1994; 83(3): 372-7.
78. Simpson EL, Lawrenson RA, Nightingale AL, Farmer RD. Venous thromboembolism in pregnancy and the puerperium: incidence and additional risk factors from a London perinatal database. BJOG. 2001; 108(1): 56-60.
79. Stein PD, Athanasoulis C, Alavi A et al. Complications and validity of pulmonary angiography in acute pulmonary embolism. Circulation 1992; 85(2): 462-8.
80. Stein PD, Goldhaber SZ, Henry JW, Miller AC. Arterial blood gas analysis in the assessment of suspected acute pulmonary embolism. Chest 1996; 109(1): 78-81.
81. Stein PD, Hull RD, Kayali F et al. Venous thromboembolism in pregnancy: 21-year trends. Am J Med 2004; 117(2): 121-5.
82. Turkstra F, Kuijer PM, Van Beek EJ, Brandjes DP, Ten Cate JW, Buller HR. Diagnostic utility of ultrasonography of leg veins in patients suspected of having pulmonary embolism. Ann Intern Med 1997; 126(10): 775-81.
83. van der Put NMJ, Gabreels F, Stevens EMB et al. A second mutation in the methylenetetrahydrofolate reductase gene: an additional risk factor for neural-tube defects? Am J Hum Genet 1998; 62: 1044-51.
84. Walker MC, Garner PR, Keely EJ, Rock GA, Reis MD. Changes in activated protein C resistance during normal pregnancy. Am J Obstet Gynecol 1997; 177(1): 162-9.
85. Winer-Muram HT, Boone JM, Brown HL, Jennings SG, Mabie WC, Lombardo GT. Pulmonary embolism in pregnant patients: fetal radiation dose with helical CT. Radiology 2002; 224(2): 487-92.
86. Zwaan M, Lorch H, Kulke C et al. Clinical experience with temporary vena caval filters. J Vasc Interv Radiol 1998; 9(4): 594-601.


## Diretrizes


87. ACOG Practice Bulletin No. 196: Thromboembolism in Pregnancy. Obstet Gynecol 2018; 132(1): e1-e17.
88. ACOG Practice Bulletin No. 197 Summary: Inherited Thrombophilias in Pregnancy. Obstet Gynecol 2018; 132(1): 249-51.
89. Barbhaiya M, Zuily S, Ahmadzadeh Y, et al.; New APS Classification Criteria Collaborators. Development of a new international antiphospholipid syndrome classification criteria phase i/ii report: generation and reduction of candidate criteria. Arthritis Care Res (Hoboken) 2021; 73(10): 1490-501.
90. Bates SM, Greer IA, Middeldorp S, Veenstra DL, Prabulos AM, Vandvik PO; American College of Chest Physicians. VTE, thrombophilia, antithrombotic therapy, and pregnancy: antithrombotic therapy and prevention of thrombosis, 9.ed: American College of Chest Physicians Evidence-Based Clinical Practice Guidelines. Chest 2012; 141: e691S-736S.
91. Bates SM, Rajasekhar A, Middeldorp S, McLintock C, Rodger MA, James AH, et al. American Society of Hematology 2018 guidelines for management of venous thromboembolism: venous thromboembolism in the context of pregnancy. Blood Adv 2018; 2(22): 3317-59.
92. European Society of Gynecology; Association for European Paediatric Cardiology; German Society for Gender Medicine; Regitz-Zagrosek V, Lundqvist CB, Borghi C, Cifkova R, Ferreira R, Foidart JM. ESC guidelines on the management of cardiovascular diseases during pregnancy: the Task Force on the Management of Cardiovascular Diseases during Pregnancy of the European Society of Cardiology. Eur Heart J 2011; 32(24): 3147-97.
93. Konstantinides SV, Torbicki A, Agnelli G, Danchin N, Fitzmaurice D, Galiè N, et al. Task Force for The Diagnosis and Management of Acute Pulmonary Embolism of the European Society of Cardiology (ESC). Eur Heart J 2014; 35(43): 3033-69, 3069a-3069k.
94. Leffert L, Butwick A, Carvalho B, Arendt K, Bates SM, Friedman A, et al. The Society for Obstetric Anesthesia and Perinatology Consensus Statement on the Anesthetic Management of Pregnant and Postpartum Women Receiving Thromboprophylaxis or Higher Dose Anticoagulants. Anesth Analg 2018; 126(3): 928-44.
95. McLintock C, Brighton T, Chunilal S et al.; Councils of the Society of Obstetric Medicine of Australia and New Zealand; Australasian Society of Thrombosis and Haemostasis. Recommendations for the diagnosis and treatment of deep venous thrombosis and pulmonary embolism in pregnancy and the postpartum period. Aust N Z J Obstet Gynaecol 2012; 52(1): 14-22.
96. Miyakis S, Lockshin MD, Atsumi T et al. International consensus statement on an update of the classification criteria for definite antiphospholipid syndrome (APS). J Thromb Haem 2006; 4(2): 295-306.

97. Royal College of Obstetricians and Gynaecologists. Reducing the risk of venous thromboembolism during pregnancy and the puerperium. Green-top Guideline n. 37a. RCOG 2015.

### Editorial/carta ao editor

98. Morse M. Establishing a normal range for D-dimer levels through pregnancy to aid in the diagnosis of pulmonary embolism and deep vein thrombosis. J Thromb Haemost 2004; 2(7): 1202-4.

### Livros

99. Arruda VR, Souza CA. Tromboembolismo. In: Neme B, editor. Obstetrícia básica. 3.ed. São Paulo: Sarvier; 2005. p. 1325-35.
100. Cunningham FG, Leveno KJ, Bloom SL, Dashe JS, Hoffman BL, Casey BM, Spong CY. Thromboembolic disorders. In: Williams' obstetrics. 25.ed. New York: McGraw-Hill; 2018. p.1004-26.
101. Zugaib M, Bittar RE, Francisco RPV. Tromboembolismo. In: Protocolos assistenciais: Clínica Obstétrica FMUSP. 6.ed. São Paulo: Atheneu; 2022. p 197-206.
102. Zugaib M, Bittar RE, Francisco RPV. Trombofilias. In: Protocolos assistenciais: Clínica Obstétrica FMUSP. 6.ed. São Paulo: Atheneu; 2022. p. 169-80.
103. Zugaib M, Francisco RPV. COVID 19. In: Protocolos assistenciais: Clínica Obstétrica FMUSP. 6.ed. São Paulo: Atheneu; 2022. p. 401-12.

### Revisões sistemáticas/metanálises

104. Agnelli G, Becattini C, Kirschstein T. Thrombolysis vs heparin in the treatment of pulmonary embolism: a clinical outcome-based meta-analysis. Arch Intern Med 2002; 162(22): 2537-41.
105. Den Heijer M, Lewington S, Clarke R. Homocysteine, MTHFR and risk of venous thrombosis: a meta-analysis of published epidemiological studies. J Thromb Haemost 2005; 3(2): 292-9.
106. Greer IA. Anticoagulants in pregnancy. J Thromb Thrombolysis 2006; 21(1): 57-65.
107. Kovac M, Mikovic Z, Rakicevic L et al. The use of D-dimer with new cutoff can be useful in diagnosis of venous thromboembolism in pregnancy. Eur J Obstet Gynecol Reprod Biol 2010; 148(1): 27-30.
108. Sanson BJ, Lensing AW, Prins MH et al. Safety of low-molecular-weight heparin in pregnancy: a systematic review. Thromb Haemost 1999; 81(5): 668-72.
109. Say L, Chou D, Gemmill A et al. Global causes of maternal death: a WHO systematic analysis. Lancet Glob Health 2014; 2: e323-33.
110. Sultan AA, Tata LJ, West J et al. Risk factors for first venous thromboembolism around pregnancy: a population-based cohort study from the United Kingdom. Blood 2013; 121(19): 3953-61.
111. van Mens TE, Scheres LJJ, de Jong PG, Leeflang MMG, Nijkeuter M, Middeldorp S. Imaging for the exclusion of pulmonary embolism in pregnancy. Cochrane Database Syst Rev 2017; 1: CD011053.
112. Virkus RA, Løkkegaard EC, Lidegaard O et al. Venous thromboembolism in pregnancy and the puerperal period: a study of 1210 events. Acta Obstet Gynecol Scand 2013; 92(10): 1135-42.
113. Warkentin TE. HIT paradigms and paradoxes. J Thromb Haemost 2011; 9 Suppl 1: 105-17.

### *Website*

114. Ministério da Saúde. Sistema de Informações sobre Mortalidade. Mortalidade materna, 2012. Disponível em: http://sim.saude.gov.br. Acesso em: 28/03/2023.

# Capítulo 46

# Doenças do tecido conjuntivo



## INTRODUÇÃO

A introdução dos corticosteroides na terapêutica médica, no final da década de 1970, transformou a evolução natural das doenças do tecido conjuntivo, permitindo aumento da expectativa e da qualidade de vida, de modo que um número maior de pacientes com doenças autoimunes passou a atingir idade reprodutiva e engravidar.

Além da utilização dos corticosteroides, também o desenvolvimento de técnicas laboratoriais específicas, especialmente na área de imunopatologia, como a identificação de anticorpos antinucleares e a pesquisa da célula LE, permite o diagnóstico precoce, inclusive de formas pouco sintomáticas, contribuindo para a mudança do prognóstico das mulheres acometidas por essas enfermidades. Assim, hoje existe um grupo de mulheres portadoras de doenças crônicas, em idade fértil, com vida sexual ativa, que necessitam da atenção de ginecologistas e obstetras.

As doenças autoimunes são enfermidades inflamatórias crônicas, multifatoriais, com exuberantes alterações imunológicas caracterizadas pela presença de autoanticorpos ou de células imunologicamente competentes que reagem contra os antígenos do próprio indivíduo. A maioria desses antígenos é formada por organelas citoplasmáticas, como ribossomos, mitocôndrias, nucléolos etc.[6,7] Os anticorpos são polirreativos, de baixa afinidade e, principalmente, da classe imunoglobulina M (IgM).[19,67]

Em grande parte das doenças autoimunes, os autoanticorpos desempenham papel de destaque na gênese da lesão. Em alguns casos, entretanto, os autoanticorpos podem representar apenas marcadores sorológicos dessas doenças, sem nenhuma função patogênica, tornando-se elementos úteis para o diagnóstico das doenças autoimunes. O aparecimento de autoanticorpos também pode acontecer após a ocorrência de traumas teciduais das mais diversas etiologias, independentemente do funcionamento do sistema imunológico, como o aparecimento dos anticorpos antimiosina e antigangliosídios em traumas cardíacos e neurológicos, respectivamente.[13] Nesses casos, os autoanticorpos desaparecem espontaneamente algum tempo depois.

Existem, ainda, situações nas quais os autoanticorpos estão presentes como componentes da autoimunidade normal: eles podem ser identificados em indivíduos idosos, em familiares assintomáticos de pacientes com doenças autoimunes e em indivíduos saudáveis.[36,61]

Para que os autoanticorpos sejam considerados patogênicos, eles devem preencher os critérios a seguir:

- Ter correlação entre a atividade da doença e os níveis séricos dos anticorpos.
- Ser identificada a presença do anticorpo nas lesões.
- Existir melhora clínica concomitante à diminuição ou desaparecimento de seus títulos séricos.

- Ser possível a reprodução da lesão que lhe é atribuída com o anticorpo isolado.
- Ocorrer a produção de autoanticorpo similar que acarrete enfermidade semelhante após a imunização com o autoantígeno em modelos experimentais.[13]

Também se pode observar autoimunidade na resposta imunológica celular (aquela não mediada por anticorpos). Os antígenos do meio ambiente são fagocitados, processados e apresentados aos linfócitos pelos macrófagos. O reconhecimento dessas estruturas estranhas ao organismo só ocorre quando há o reconhecimento concomitante dos antígenos do complexo de histocompatibilidade maior (MHC) do próprio indivíduo. O complexo de histocompatibilidade maior codifica várias proteínas na membrana das células, entre elas os antígenos das classes I e II do antígeno leucocitário humano (do inglês *human leukocyte antigen* – HLA), o principal complexo de histocompatibilidade na espécie humana. Os antígenos da classe I (HLA-A, B e C) estão presentes em quase todas as células nucleadas do organismo humano, enquanto aqueles da classe II só estão presentes em algumas células do sistema imunológico.[14] O reconhecimento do antígeno estranho acoplado aos antígenos da classe I do HLA é fenômeno indispensável para o correto funcionamento da imunidade celular mediada pelos linfócitos CD8+. Por outro lado, para a deflagração de resposta imunológica mediada pelos linfócitos CD4+, é necessário que os antígenos estranhos sejam apresentados pelo macrófago com a participação dos antígenos da classe II do complexo de histocompatibilidade maior.[14]

Como foi destacado, a autoimunidade está presente em fenômenos imunes fisiológicos, sem significado patológico. O mecanismo pelo qual o processo fisiológico se altera e se exacerba, provocando danos ao indivíduo, é desconhecido. Essa transformação pode ser decorrente de uma associação de fatores, especialmente ambientais, genéticos e hormonais.

## LÚPUS ERITEMATOSO SISTÊMICO

O lúpus eritematoso sistêmico (LES) é uma das doenças autoimunes mais frequentes, apresentando maior incidência no sexo feminino (nove mulheres para cada homem acometido), especialmente no período da menacme. Dessa forma, é relativamente comum a ocorrência de gestação nessas pacientes. Acredita-se que o LES atinja 1,8:100.000 indivíduos/ano nos Estados Unidos da América (EUA),[48] notadamente na faixa etária dos 15 aos 35 anos. A enfermidade é agravada por uma série de fatores biológicos (puberdade, gestação, puerpério, cirurgias, infecções, estresse etc.), químicos (uso de determinados medicamentos: procainamida, hidralazina, fenitoína, isoniazida etc.) ou físicos (exposição solar pode desencadear e, habitualmente, piorar a doença).

Essa doença é causada pela perda da tolerância imunológica do indivíduo a vários autoantígenos. Como consequência, observa-se a formação de autoanticorpos que determinam, por meio de mecanismos de hipersensibilidade, agressão às suas próprias células e tecidos. Essa reação imunológica pode levar a lesões vasculares, alterações no tecido conjuntivo e consequente necrose fibrinoide. O exame das lesões teciduais por imunofluorescência mostra a presença de fibrina, imunoglobulinas e frações do sistema complemento. A presença de linfócitos, plasmócitos e macrófagos nos tecidos acometidos pela inflamação lúpica indica a participação da imunidade celular na fisiopatologia da doença.

Os autoanticorpos antinucleares são os mais frequentemente observados. Eles representam imunoglobulinas dirigidas contra diferentes antígenos nucleares, especialmente contra as frações DNA-histona e DNA-dupla hélice. Os anti-DNA-histona são responsáveis pela formação das células LE e os anti-DNA-dupla hélice formam imunocomplexos circulantes que se depositam nos órgãos e tecidos, especialmente nos rins. Na verdade, a presença de quaisquer desses imunocomplexos nos vasos e capilares dos tecidos determina reação inflamatória imunológica e grande parte das manifestações da doença: nefropatia, lesões cutâneas, lesões pulmonares, agressão ao sistema nervoso central etc. Da mesma forma, outros autoanticorpos dirigidos contra hemácias, leucócitos e plaquetas são responsáveis pelas manifestações hematológicas do LES.

Existem duas formas clínicas bem distintas: o lúpus eritematoso cutâneo (acometimento apenas de pele) e o sistêmico (comprometimento de diversos órgãos e tecidos). O lúpus eritematoso cutâneo pode, eventualmente, evoluir para a forma sistêmica da doença; porém, o habitual é que a enfermidade represente apenas uma alteração dermatológica, frequentemente de ordem estética. Os critérios de diagnóstico do LES envolvem: *rash* malar (Figura 1), doença neurológica, *rash* discoide, doença renal, fotossensibilidade, doença hematológica, úlceras orais, alterações imunológicas, artrite, presença de fator antinuclear e serosites (Tabela 1). São necessários quatro desses critérios para a confirmação do diagnóstico de LES.

Após o advento da corticoterapia, o LES não constitui mais doença de prognóstico reservado. Na atualidade, a doença apresenta uma população de doentes crônicos, com evolução clínica favorável; a presença de nefropatia grave ou o comprometimento do sistema nervoso central (SNC) são os principais fatores que determinam pior prognóstico.

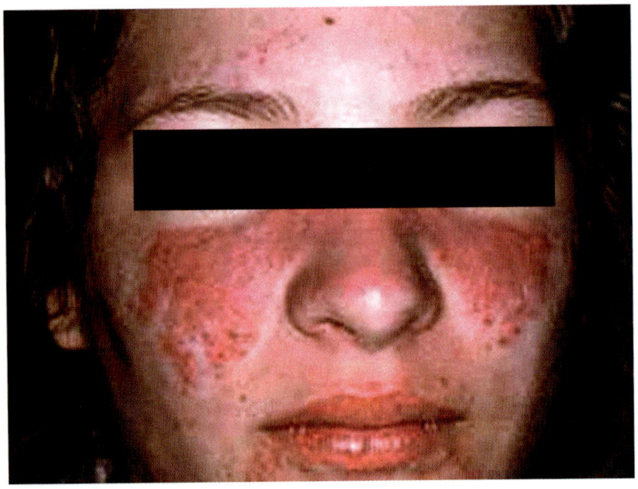

FIGURA 1. *Rash* cutâneo malar ("em borboleta"), característico do lúpus. (Figura retirada de Cedars-Sinai.[75])

| TABELA 1. Critérios de diagnóstico do lúpus eritematoso sistêmico |
|---|
| *Rash* malar |
| *Rash* discoide |
| Fotossensibilidade |
| Úlceras orais |
| Artrite |
| Serosite |
| Comprometimento renal (proteinúria > 0,5 g/24 horas ou cilindrúria anormal) |
| Alterações neurológicas (convulsões ou psicose) |
| Alterações hematológicas (anemia hemolítica, leucopenia, linfopenia ou plaquetopenia) |
| Presença de fator antinuclear |
| Presença de anticorpos anti-DNA nativo, anti-Sm e/ou antifosfolípides (anticardiolipina e/ou anticoagulante lúpico positivos) |

Sm: Smith.

Antes do advento da corticoterapia, o LES reduzia a fertilidade das pacientes ou, até mesmo, impedia a concepção. A gestação era evento pouco comum (ocorria em 1:1.500 mulheres com a doença) e apresentava alta mortalidade materna (25%).[39] Além disso, a insuficiência ovariana prematura ocorria, em alguns casos, graças à presença de anticorpos antiovarianos ou era decorrente da utilização de ciclofosfamida pelas mulheres lúpicas. Para essas pacientes, a idade superior a 30 anos e a dose total acumulada de ciclofosfamida (> 300 mg/kg) representavam os piores indicadores prognósticos de infertilidade após o tratamento.

As pacientes que serão submetidas a tratamento imunossupressor com ciclofosfamida devem considerar a possibilidade de criopreservação dos oócitos antes da exposição à droga. Outra possibilidade é a supressão da função ovariana por meio de drogas – agonistas do hormônio liberador da gonadotrofina (GnRH) ou anticoncepcionais orais combinados em baixas doses –, visando a exercer efeito protetor sobre o ovário que será exposto à ciclofosfamida e, assim, preservar a fertilidade dessas pacientes.

A transmissão hereditária do LES não foi definitivamente estabelecida. Os estudos a respeito da incidência da doença em gêmeos monozigóticos são conflitantes, enfatizando em alguns momentos a presença de componentes hereditários relacionados aos antígenos referentes ao complexo de histocompatibilidade e, em outros, o papel desempenhado por fatores ambientais. Embora o LES raramente ocorra em filhos de mulheres lúpicas, a incidência dessa doença em familiares de mulheres lúpicas é superior à observada na população geral (aproximadamente 2% das crianças desenvolvem LES no futuro).[15]

A gestação está contraindicada enquanto a doença apresentar atividade de lesão renal, neurológica, doença restritiva pulmonar ou miocardite com insuficiência cardíaca associada, pois nessas situações existe maior risco de perda fetal e agravamento do quadro clínico materno. Também se contraindica a gestação para mulheres em uso de ciclofosfamida, leflunomida, mofetilmicofenolato, clorambucil e metotrexato, pois essas drogas se relacionam a malformações congênitas. Nessas situações, deve ser enfatizada a necessidade de anticoncepção.

Inúmeras publicações tentam esclarecer as repercussões da gestação no curso do LES. Os primeiros trabalhos publicados sugeriam que o curso da doença geralmente era agravado pela gestação.[11,22,43] Recentemente, estudos apresentam um conceito diferente a respeito desse assunto, destacando que nem sempre se observa reativação ou agravamento da doença durante o ciclo gravídico-puerperal, não havendo justificativa para a contraindicação da gravidez para essas pacientes, tampouco para a interrupção rotineira. Ainda assim, deve-se atentar para o fato de que a probabilidade de exacerbação do LES durante a gestação e o puerpério pode alcançar de 40 a 50% das doentes.[69] Na maioria dos casos, ocorre manifestação leve da doença (manifestações cutaneoarticulares); porém, em aproximadamente 20% das gestações as exacerbações são graves. Aparentemente, os principais fatores de risco para reativação da doença durante a gravidez são atividade da doença nos 6 meses que precedem a concepção e nefropatia lúpica prévia.

A nefropatia é a manifestação do LES que mais frequentemente se associa a mau prognóstico materno. Quando, no momento da concepção, a portadora de LES está com doença renal ativa, o risco de agravamento da glomerulonefrite chega a 50 a 60% dos casos. Nessas pacientes, podem-se observar, durante a gestação, desenvolvimento de hipertensão arterial sistêmica (HAS), piora da proteinúria (que pode alcançar valores de síndrome nefrótica), diminuição progressiva do *clearance* de creatinina, insuficiência renal e até mesmo morte. Em pacientes lúpicas que engravidam com doença inativa, a probabilidade de reativação diminui para 10 a 30% dos casos.

A disponibilidade de métodos laboratoriais que permitem o diagnóstico precoce de formas leves da doença, a maior experiência com a corticoterapia, a aquisição de novos recursos terapêuticos e a uniformização do tratamento das pacientes acometidas possibilitaram melhores resultados obstétricos. Além disso, muitas manifestações clínicas e laboratoriais, anteriormente atribuídas ao lúpus, na verdade podem representar complicações inerentes à gestação, como hipertensão arterial acompanhada de edema e proteinúria (pré-eclâmpsia), síndrome HELLP, artralgia (com ou sem derrame articular) etc.

Aproximadamente 25% das pacientes com LES desenvolvem algum grau de proteinúria após 24 semanas de gestação, em alguns casos acompanhada de HAS e edema generalizado. As gestantes lúpicas com hipertensão arterial crônica e portadoras de anticorpos antifosfolípides anteriormente à gestação apresentam maior risco de desenvolver pré-eclâmpsia, quando comparadas às gestantes previamente saudáveis.[16] A diferenciação entre glomerulonefrite lúpica e pré-eclâmpsia nem sempre é possível. Sugerem reativação da doença a presença de alterações laboratoriais, como anticorpo anti-DNA-dupla hélice (anti-dsDNA), redução dos níveis séricos de complemento, sedimento urinário com hematúria e/ou cilindros hemáticos, e surgimento de outras manifestações clínicas do LES, como febre, vasculites, serosites, linfonodomegalia, miocardite, pneumopatias etc. Além dessas manifestações, a ausência de melhora do quadro com o término da gravidez também é indicativa de reativação do LES. Por sua vez, a inexistência das alterações laboratoriais descritas e a refratariedade do quadro à corticoterapia sugerem o diagnóstico de pré-eclâmpsia. De qualquer forma, é importante ressaltar que a gestação deve ser evitada sempre que as portadoras de LES estiverem com doença em atividade.[16]

A síndrome HELLP também pode ser confundida com LES ativo, já que esta complicação da doença hipertensiva específica da gestação (DHEG) cursa com hemólise e plaquetopenia. Deve-se ressaltar que as alterações da síndrome HELLP são acompanhadas de elevação de transaminases e de bilirrubinas, além da presença de esquizócitos no sangue periférico (anemia microangiopática da síndrome HELLP).

Não há dúvidas de que o prognóstico da gestação é prejudicado quando a gestante é portadora do LES.[72] São mais frequentes em pacientes lúpicas abortamento espontâneo,[41,51] óbito fetal,[53] prematuridade, restrição do crescimento fetal, DHEG e *diabetes mellitus* gestacional.[19,34] Lockshin e Druzin[74] realizaram estudo prospectivo e relataram que a presença de LES esteve relacionada à maior incidência de alterações placentárias (insuficiência placentária, vasculopatia e trombose tecidual, vilosite crônica).

## ACOMPANHAMENTO DA GESTANTE LÚPICA

A gestação em mulheres portadoras de LES deve ser programada considerando-se:

- Tempo decorrido desde o diagnóstico da doença até o início da gestação maior que 2 anos: nessa condição, existe maior probabilidade de a doença estar estável e a paciente possivelmente estará utilizando baixa dose de corticosteroides.
- Último episódio de reativação da doença há, pelo menos, 6 meses: nessa situação, a paciente provavelmente estará imunologicamente mais equilibrada.
- Creatinina sérica inferior a 1,6 mg/dL, proteinúria inferior a 1 g/24 horas e hipertensão arterial controlada: com esses resultados relacionados à função renal no momento da orientação preconcepcional ou na primeira consulta do pré-natal são obtidos melhores resultados perinatais.

O acompanhamento pré-natal das gestantes lúpicas deve ser realizado por equipe multidisciplinar composta por médico obstetra com experiência no acompanhamento de gestações de alto risco, médico reumatologista, nutricionista, psicólogo e enfermeiros treinados em atendimento de gestação de alto risco, pois as pacientes frequentemente apresentam ansiedade exagerada em relação à doença e ao resultado obstétrico, além de poderem estar acima do peso ideal, já que muitas delas utilizam corticosteroides.

Idealmente, o obstetra deve realizar consulta preconcepcional para melhor planejamento da gestação, a fim de fornecer informações acerca dos riscos e verificar as condições clínicas maternas e medicações em uso. A utilização de ciclofosfamida deve ser interrompida 3 meses antes da concepção, pois existe risco estimado de malformações fetais entre 16 e 22%; observam-se menores incidências de malformações quando a droga é utilizada após o primeiro trimestre da gestação. As principais malformações descritas em estudos em animais são fenda palatina, fenda labial e dismorfismo craniofacial; estudos em humanos relatam anormalidades faciais, de pele, músculos, vísceras e restrição do crescimento fetal.[32]

No início do pré-natal, o médico obstetra deve analisar exames prévios e obter informações sobre as drogas que vinham sendo utilizadas. Não há necessidade de suspensão do uso de prednisona na gestação, pois essa droga não apresenta efeitos teratogênicos na espécie humana, provavelmente por apresentar mínima passagem placentária (a droga é metabolizada pela aromatase placentária). Se, durante a gestação, a paciente apresentar quadro clínico que justifique a utilização de dose superior a 50 mg/dia, dá-se preferência à realização de pulsoterapia com metilprednisolona. Após a realização da pulsoterapia, mantêm-se doses de 40 a 50 mg/dia. Durante a amamentação, as doses diárias podem chegar a 80 mg/dia. Não há comprovação de que o uso profilático de corticosteroides pela gestante com doença em remissão previna exacerbações do LES.[15] A interrupção do uso de cloroquina durante a gestação pode provocar atividade da doença e, por isso, indica-se a manutenção do tratamento. Azatioprina e tacrolimo são medicações que podem ser usadas no período gestacional.

Na primeira consulta, deverão ser solicitados: colpocitologia oncótica, pesquisa de anticorpos antifosfolípides – anticoagulante lúpico e anticardiolipina imunoglobulinas G (IgG) e M (IgM) –, hemograma com plaquetas, coagulograma, ureia, creatinina, ácido úrico, urina tipo 1, proteinúria de 24 horas, *clearance* de creatinina, eletroforese de proteínas, dosagem de complemento total e frações, alanina aminotransferase, aspartato aminotransferase, bilirrubinas, proteína C-reativa e velocidade de hemossedimentação. Esses exames, com exceção da colpocitologia oncótica, devem ser repetidos mensalmente para os casos de lúpus com repercussão sistêmica e a cada trimestre para os casos de doença cutânea.

Os principais sinais e sintomas de atividade da doença durante a gestação são artrite, lesão cutânea, anemia hemolítica, trombocitopenia, febre, hepatite, serosites e lúpus neonatal.[8,23]

Os principais sinais relacionados com alto risco materno e fetal estão listados na Tabela 2.

No acompanhamento pré-natal posterior, é importante a realização de:

- Ultrassonografia morfológica do primeiro trimestre para medida da translucência nucal.
- Ultrassonografia morfológica no segundo trimestre.
- Ultrassonografia obstétrica mensal para avaliação do crescimento fetal.
- Dopplervelocimetria das artérias uterinas e umbilicais na vigência da ultrassonografia morfológica de segundo trimestre. Repetir a Dopplervelocimetria com 25 e 28 semanas. A presença de alteração na Dopplervelocimetria exige vigilância fetal intensiva, principalmente se houver fatores de mau prognóstico associados.
- Cardiotocografia e perfil biofísico fetal a partir de 30 semanas a cada 15 dias até 34 semanas e a cada 7 dias até o momento do parto.
- Ecocardiografia fetal entre 20 e 22 semanas de gestação, o que é especialmente importante para pacientes que possuem anticorpo anti-Ro e/ou anti-La (risco de bloqueio atrioventricular congênito), devendo ser repetida com 28 semanas.

**TABELA 2. Sinais relacionados com alto risco materno e fetal**

| |
|---|
| Hipertensão pulmonar grave (pressão média > 50 mmHg) |
| Doença pulmonar restritiva (capacidade vital forçada < 1 L) |
| Insuficiência cardíaca |
| Insuficiência renal crônica (creatinina > 2,8 mg/dL) |
| Doença renal ativa |
| Antecedente de pré-eclâmpsia grave ou síndrome HELLP |
| AVC nos últimos 6 meses |
| Ativação lúpica grave nos últimos 6 meses |

AVC: acidente vascular cerebral; HELLP: acrônimo para hemólise (*hemolysis*) + elevação de enzimas hepáticas (*elevated liver enzymes*) + plaquetopenia (*low platelets*).

A introdução de ácido acetilsalicílico na dose de 100 mg/dia está indicada nas seguintes situações: lesão renal passada ou presente, síndrome de anticorpo antifosfolípide (SAAF), história pregressa de pré-eclâmpsia grave e anticorpos antifosfolípides positivos, mesmo sem eventos clínicos.

A via de parto segue a indicação obstétrica. Recomenda-se a interrupção da gestação com, no máximo, 40 semanas, em razão dos riscos de insuficiência placentária após esse período. A interrupção eletiva da gestação só é realizada nos casos em que se observa comprometimento do bem-estar materno ou fetal que justifique o término da gestação: sofrimento fetal agudo ou comprometimento grave da saúde materna, independentemente da maturidade pulmonar fetal. As pacientes que, no momento do parto, estiverem utilizando prednisona em dose diária superior a 10 mg devem receber, durante o trabalho de parto ou no momento da cesárea, corticosteroide por via intravenosa, com o intuito de prevenir insuficiência adrenal materna e evitar reativação do LES provocada pelo estresse do parto. O esquema possível é a administração de dose de ataque de 300 mg de hidrocortisona e doses de manutenção de hidrocortisona de 100 mg a cada 8 horas, por 24 horas.

É contraindicada a utilização de ciclofosfamida durante a amamentação, em razão de relatos de imunossupressão neonatal, atraso de crescimento infantil e carcinogênese. Com relação à cloroquina, não há contraindicação formal nesse período.[2,9]

Com relação à anticoncepção, deve haver cautela no emprego de estrogênios na mulher com LES. Os anticoncepcionais orais combinados devem ser evitados em pacientes com doença em atividade, principalmente naquelas com envolvimento renal, pelo risco de agravamento do lúpus.[60] Os estrogênios estão absolutamente contraindicados em mulheres que possuem anticorpos antifosfolipídicos, por causa do risco de tromboembolismo.[60] Os anticoncepcionais que só contêm progesterona não estão associados à reativação do LES nem ao aumento na chance de ocorrência de fenômenos tromboembólicos. Os métodos de barreira, apesar de menos eficazes, são seguros para essas pacientes. Os dispositivos intrauterinos só deverão ser utilizados por pacientes que não estiverem utilizando altas doses de corticosteroides ou outros imunossupressores.

## SÍNDROME DO LÚPUS NEONATAL

A síndrome do lúpus neonatal é definida pela presença de bloqueio atrioventricular congênito e/ou eritema cutâneo fotossensível neonatal. Ocorre em 1 a 2% dos filhos de mães com doenças autoimunes.[1,21] Pode ocorrer em gestantes assintomáticas portadoras dos autoanticorpos anti-Ro/SSa e anti-La/SSB, e, dessas pacientes, aproximadamente um terço desenvolverá doença autoimune após a gestação.[62]

O quadro clínico se caracteriza por *rash* cutâneo eritematoso e de aspecto anular, com atrofia central e bordas ativas, sendo mais comum na região periorbital e no couro cabeludo. O eritema cutâneo fotossensível é transitório, tendendo a desaparecer por volta do sexto mês de vida, período no qual existe a substituição da IgG materna por anticorpos da criança. Além disso, existe comprometimento variável do sistema de condução cardíaco, sendo a manifestação mais grave a ocorrência de bloqueio atrioventricular total (BAVT) irreversível. Casos de bloqueio atrioventricular de 2º grau podem melhorar espontaneamente ou evoluir para bloqueio atrioventricular total. As manifestações cardíacas manifestam-se em torno de 18 a 24 semanas de idade gestacional. Também estão relacionadas com a síndrome outras alterações do sistema de condução cardíaco, assim como alterações hepáticas e hematológicas. Entre as mães que tiveram filhos com bloqueio atrioventricular, a chance de recorrência é de 16%;[5,29] além disso, existem relatos na literatura de discordância entre gêmeos.[35,46,70]

Nos casos em que o diagnóstico de bloqueio atrioventricular é feito ainda durante a vida intrauterina, é necessário acompanhamento cuidadoso do feto para avaliar disfunção cardíaca e hidropsia. O bloqueio atrioventricular total é considerado irreversível. Apesar de controverso, casos de bloqueio atrioventricular de 2º grau podem ser beneficiados com administração de altas doses de fluorcorticosteroides, como a dexametasona. Seu tratamento deve ser realizado quando se observa alteração de condução cardíaca fetal de instalação recente (exame anterior de até 2 semanas estava normal) e antes de 16 semanas de gestação ou nos casos graves que apresentam congestão cardiopulmonar, insuficiência cardíaca grave e miocardite. O tratamento mais comum é realizado com altas doses de dexametasona. Nos casos em que a frequência cardíaca fetal estiver abaixo de 55 bpm ou quando houver insuficiência cardíaca congestiva neonatal, deve-se cogitar a interrupção da gestação. O tratamento para o bloqueio atrioventricular total neonatal consiste em instalação de marca-passo.

## ESCLERODERMIA

A esclerodermia é uma doença do tecido conjuntivo que se caracteriza pela proliferação descontrolada desse tecido na pele, nos músculos, nas estruturas para-articulares, no trato gastrointestinal, nos pulmões, no coração e nas serosas. Paralelamente a essas alterações, observam-se fenômenos vasculares decorrentes da proliferação da camada íntima dos vasos de pequeno calibre, que se expressam clinicamente por lesões isquêmicas de extremidades, hipertensão pulmonar e insuficiência renal.

O espectro clínico da doença é variável. Mais da metade dos pacientes apresenta formas clínicas limitadas à esclerose de pele das extremidades (face, antebraços, mãos) e que evoluem de maneira lenta, sem comprometimento visceral significativo. Na maioria das vezes, o fenômeno de Raynaud faz parte do quadro clínico, geralmente precedendo as demais manifestações clínicas. Cerca de 40% dos pacientes apresentam doença com pior evolução clínica, com esclerose difusa e lesões viscerais precoces. Os casos de esclerose sistêmica incidem predominantemente no sexo feminino, em mulheres na faixa etária compreendida entre 30 e 50 anos de idade.

A literatura médica tem poucos estudos a respeito da interação entre esclerodermia e gestação. Alguns trabalhos registram evolução normal da gestação, com recém-nascidos a termo e sem complicações.[44,68,71] Outros mostram piora da doença materna e/ou morte perinatal. Karlen et al.[47] analisaram 18 casos e verificaram que em 46% deles a evolução da doença não foi alterada pela gestação, em 12% houve melhora clínica e em 42% ocorreu agravamento da esclerodermia, inclusive com morte materna em 22% desses casos, especialmente quando se observou comprometimento renal. Houve, ainda, dois partos prematuros e duas mortes perinatais. Em estudo multicêntrico italiano recente, Taraborelli et al.[66] analisaram 109 gestações de pacientes com diagnóstico de esclerodermia, demonstrando maior risco de prematuridade e de restrição do crescimento fetal, além disso, evidenciou-se que, apesar de rara, a progressão da doença é mais comum em mulheres com anticorpos anti-Scl70 e tempo de início da doença menor que 3 anos.

A presença de nefropatia é fator agravante da gestação, determinando maior chance de ocorrência de perdas fetais, além de maior mortalidade materna.[38,65] A lesão renal assume curso rapidamente progressivo, constituindo a principal causa de morte materna.[17,30,50] Em razão disso, a presença de sinais de nefropatia esclerodérmica (proteinúria, HAS, uremia) é contraindicação formal à gravidez. A gestação pode também predispor à primeira manifestação da nefropatia esclerodérmica em pacientes com função renal previamente normal. Nesses casos, a HAS é a primeira manifestação clínica e pode surgir em qualquer momento do ciclo gravídico-puerperal. A DHEG é o principal diagnóstico diferencial nesses casos.

A gestação de mulher esclerodérmica deve ser considerada de alto risco, mesmo se a paciente for jovem, primípara e sem a presença de marcadores de nefropatia.[47] A esclerose sistêmica pode também levar a manifestações gastrointestinais capazes de interferir na alimentação da gestante, podendo alterar a nutrição materna e o adequado desenvolvimento fetal.

Observa-se elevada incidência de óbito fetal e partos prematuros nas gestantes portadoras das formas graves da doença. Ainda não está esclarecido se a presença de anticorpos antifosfolipídicos teria alguma relação com a alta incidência de perdas fetais.[49] Argueta-Zuniga et al.[24] descreveram a evolução de nove casos de gestação em portadoras de esclerose sistêmica e relataram maior incidência de hipertensão arterial, prematuridade e restrição do crescimento fetal.

A inelasticidade da pele e do tecido celular subcutâneo eventualmente impõe limitações aos movimentos articulares, podendo interferir negativamente no trabalho de parto e no parto vaginal das gestantes com esclerodermia, havendo descrição de distocia decorrente de lesões esclerodérmicas cervicais.[25] A cesárea deve ser considerada em alguns casos.

Aparentemente, a chance de transmissão da doença para o feto é remota, apesar de já ter sido relatada predisposição genética para a enfermidade.[26] Existem poucos casos relatados na literatura de mães com esclerodermia cujos fetos apresentavam áreas restritas de esclerose cutânea.[55]

## ARTRITE REUMATOIDE

A artrite reumatoide é a doença autoimune mais frequente e acomete mulheres em idade reprodutiva, possibilitando a coexistência da doença com a gestação. É uma doença difusa do colágeno com manifestações clínicas predominantemente articulares.[73] São possíveis também manifestações sistêmicas: lesões oculares, pericardite e pleurite, acometimento intersticial pulmonar e vasculite necrosante grave. Os pacientes que apresentam títulos séricos elevados de fator reumatoide frequentemente desenvolvem artropatia erosiva grave e polineuropatia. Os autoanticorpos presentes na artrite reumatoide são dirigidos contra as próprias imunoglobulinas. Existe frequente associação dessa doença com outras de natureza autoimune, como esclerodermia, tireoidite de Hashimoto, síndrome de Sjögren e LES.

As pacientes com artrite reumatoide apresentam, na maioria das vezes, melhora clínica durante a gestação; 70% das gestantes relatam alívio dos sintomas e somente pequena parcela das pacientes não tem modificação no comprometimento articular.[73] Sabe-se, contudo, que aproximadamente 90% das pacientes apresentarão piora dos sintomas nos 3 primeiros meses após o parto.[59]

A evolução satisfatória dessa doença no período gestacional não se relaciona à idade materna, à paridade, ao tempo de evolução da doença ou à ausência do fator reumatoide. O comportamento da doença em uma mesma paciente em gestações subsequentes tende a ser sempre semelhante, ou seja, a melhora da enfermidade na primeira gravidez deverá se repetir em gestações posteriores.

A incidência de abortamentos espontâneos, óbitos fetais ou partos prematuros não é maior entre a população de mulheres com artrite reumatoide, quando comparadas com grupo-controle sem essa doença.[56] A gestação tende a evoluir sem maiores complicações. O comprometimento articular, que por vezes limita a movimentação da paciente, pode influenciar a escolha da via de parto; por exemplo, pode não ser possível parto vaginal em pacientes com acometimento de articulações coxofemorais.

Entre as drogas comumente utilizadas no tratamento de artrite reumatoide, contraindica-se formalmente o uso na gestação de metotrexato e de leflunomida, ambas classificadas como categoria X pela *Food and Drug Administration*. O metotrexato se relaciona a risco de perda fetal e diversas malformações fetais.[28] Não há evidência na literatura demonstrando a segurança da leflunomida na gestação, contudo existem evidências de embriotoxicidade e teratogenicidade em modelos animais.[40] Recomenda-se gestação apenas após dois anos da suspensão da leflunomida. Por outro lado, existem opções seguras bem estabelecidas para o tratamento da artrite reumatoide na gestação: a hidroxicloroquina e a sulfassalazina são drogas comumente utilizadas sem evidência de teratogenicidade ou de desfecho obstétrico insatisfatório em pacientes expostas a elas.[33,52,58]

Apesar da tendência natural de melhora da artrite reumatoide na gravidez, para gestantes persistentemente sintomáticas existe ainda a opção dos corticosteroides sistêmicos. Inibidores do fator de necrose tumoral alfa (TNF-alfa), como o infliximabe, são reservados para pacientes com quadro clínico grave e sem resposta às demais opções terapêuticas. Há poucos dados disponíveis na literatura, contudo, aparentemente, a administração de inibidores do TNF-alfa a gestantes não se associa a malformações ou intercorrências obstétricas.[31,63]

No puerpério, os níveis plasmáticos de cortisol, que se encontram elevados durante toda a gestação, caem abruptamente. O fenômeno correlaciona-se com a maior ocorrência de exacerbação da artrite reumatoide nesse período. Também contribui para o agravamento da enfermidade no período puerperal o aumento dos níveis de prolactina em decorrência do aleitamento (sabe-se que, como o estrógeno, a prolactina pode ser considerada agente acelerador da resposta imunológica). Alguns autores têm identificado risco elevado de aparecimento da artrite reumatoide nos três primeiros meses de puerpério; aparentemente, esse fato também teria relação com os elevados níveis de prolactina.[20,27,45]

## DERMATOPOLIMIOSITE

As polimiosites representam um grupo de doenças raras caracterizadas clinicamente por acometimento muscular proximal. A polimiosite é caracterizada essencialmente por fraqueza muscular proximal, ao passo que a dermatopolimiosite se caracteriza por miosite associada a lesões cutâneas típicas, como o heliotropo (lesão eritematosa ou violácea na pálpebra superior) e o sinal de Gottron (erosão eritematopapular na face extensora das articulações metacarpofalângicas). Os pacientes relatam fraqueza muscular, e o exame histopatológico do músculo acometido revela infiltração dos tecidos por células mononucleares. Acredita-se que os fenômenos citotóxicos representem o processo patogênico que destrói os músculos.[10] Existe ainda associação com manifestações extramusculares, como doença pulmonar intersticial, cardiopatia, disfagia e sobreposição com outras doenças autoimunes.

Essas doenças atingem mulheres na infância ou a partir da 5ª década de vida, o que explica a baixa correlação entre polimiosites e gestação, assim como a escassez de dados na literatura quanto aos desfechos obstétricos em pacientes com dermatopolimiosite. O primeiro caso relatado de gravidez em paciente com dermatomiosite foi tratado com glicocorticoides e teve evolução satisfatória do quadro e da gestação.[42] Parece que a gravidez não piora o prognóstico das pacientes com dermatomiosite,[64] mas a maior incidência de perdas fetais está relacionada com a atividade da doença durante esse período. Os relatos de casos demonstram que as mulheres que engravidaram no período de remissão da dermatomiosite evoluíram favoravelmente, sem complicações obstétricas ou perinatais. Por sua vez, a existência de gestação na vigência de doença em atividade não modificou a evolução da enfermidade, mas aumentou o número de óbitos fetais (37,5%). Da mesma forma, as pacientes que apresentaram desencadeamento da doença durante o ciclo gravídico-puerperal vivenciaram 62% de mortalidade fetal.[12] Não foram descritas alterações placentárias que pudessem explicar as elevadas taxas de mortalidade fetal, tampouco se sabe da presença de anticorpos antifosfolipídicos nessas pacientes, mas recomenda-se avaliação periódica da vitalidade fetal a partir da viabilidade. Rosenzweig et al.[18] estudaram 24 gestações em 18 mulheres acometidas pela doença; observaram exacerbação da doença em 25% dos casos e maior incidência de abortamentos, restrição do crescimento fetal e morte perinatal. Ohno et al.,[54] assim como Papapetropoulos et al.,[57] encontraram resultados semelhantes.

A doença provoca atrofia muscular da cintura escapular e da cintura pélvica. Tal atrofia pode gerar restrições à paciente no que concerne ao trabalho muscular e à postura para o parto, impossibilitando, algumas vezes, o parto por via vaginal. Além disso, o acometimento da musculatura torácica pode comprometer a função respiratória, particularmente no período final da gestação.

O tratamento da dermatomiosite tem como objetivo melhorar fraqueza muscular e lesões cutâneas, assim como prevenir complicações extramusculares da doença. A primeira opção terapêutica costuma ser a administração de corticosteroides sistêmicos, podendo haver associação com azatioprina.[37]

### PONTOS-CHAVE

- O lúpus eritematoso sistêmico é uma das doenças autoimunes mais frequentes, com maior incidência no sexo feminino e em adultos jovens. É comum a ocorrência de gestação nessas mulheres.
- A gestação está contraindicada nos casos em que a doença apresentar atividade de lesão renal, neurológica, síndrome de restrição volumétrica pulmonar ou miocardite com insuficiência cardíaca associada, por maior risco de perda fetal e agravamento do quadro clínico materno.
- O uso de ciclofosfamida deve ser evitado na gestação e nos três meses que antecedem a gravidez.
- Pacientes lúpicas em uso de cloroquina devem manter o uso da medicação na gravidez.
- São mais frequentes em pacientes lúpicas: abortamento espontâneo, óbito fetal, prematuridade, restrição do crescimento fetal, doença hipertensiva específica da gestação, *diabetes mellitus* gestacional e alterações placentárias.

- Os casos de esclerose sistêmica incidem predominantemente no sexo feminino, em mulheres na faixa etária compreendida entre 30 e 50 anos de idade. Alguns trabalhos registram evolução normal da gestação, com recém-nascidos a termo e sem complicações, e outros mostram piora da doença materna e/ ou morte perinatal.
- A presença de nefropatia é fator agravante da gestação, determinando maiores taxas de ocorrência de perdas fetais, além de maior mortalidade materna nos casos de esclerose sistêmica. A gestação de mulher esclerodérmica deve ser considerada de alto risco, mesmo se a paciente for jovem, primípara e não houver presença de marcadores de nefropatia.
- A artrite reumatoide é a doença autoimune mais frequente e acomete mulheres em idade reprodutiva. Na gestação observa-se, na maior parte das vezes, melhora clínica.

## REFERÊNCIAS BIBLIOGRÁFICAS

### Artigos de revisão

1. Boh EE. Neonatal lupus erythematosus. Clin Dermatol 2004; 22(2): 125-8.
2. Borden MB, Parke AL. Antimalarial drugs in systemic lupus erythematosus: use in pregnancy. Drug Saf 2001; 24: 1055-63.
3. Branch W, Khamashta MA. Antiphospholipid syndrome: obstetric diagnosis, management, and controversies. Obstet Gynecol 2003; 101: 1333-44.
4. Buyon JP. Systemic lupus erythematosus and the maternal-fetal dyad. Baillieres Clin Rheumatol 1990; 4(1): 85-103.
5. Buyon JP. The effects of pregnancy on autoimmune diseases. J Leukoc Biol 1998; 63(3): 281-7.
6. Casiano CA, Tan EM. Antinuclear autoantibodies: probes for defining proteolytic events associated with apoptosis. Mol Biol Rep 1996; 23(3-4): 211-6.
7. Casiano CA, Tan EM. Recent developments in the understanding of antinuclear autoantibodies. Int Arch Allergy Immunol 1996; 111(4): 308-13.
8. Clowse ME. Lupus activity in pregnancy. Rheum Dis Clin North Am 2007; 33(2): 237-52.
9. Costedoat-Chalumeau N, Amoura Z, Huong D L, Lechat P, Piette JC. Safety of hydroxychloroquine in pregnant patients with connective tissue diseases: review of the literature. Autoimmunity Reviews 2005; 4: 111-5.
10. Dalakas MC, Hohlfeld R. Polymyositis and dermatomyositis. Lancet 2003; 362(9388): 971-82.
11. Estes D, Larson DL. Systemic lupus erythematosus and pregnancy. Clin Obstet Gynecol 1965; 17: 307-21.
12. Mintz G. Dermatomyositis. Rheum Dis Clin North Am 1989; 15(2): 375-82.
13. Naparstek Y, Plotz PH. The role of autoantibodies in autoimmune disease. Annu Rev Immunol 1993; 11: 79-104.
14. Parkin J, Cohen B. An overview of the immune system. Lancet 2001; 357(9270): 1777-89.
15. Petri M. Hopkins Lupus Pregnancy Center: 1987 to 1996. Rheum Dis Clin North Am 1997; 23(1): 1-13.
16. Repke JT. Hypertensive disorders of pregnancy: differentiating preeclampsia from active systemic lupus erythematosus. J Reprod Med 1998; 43(4): 350-4.
17. Rodnan GP. A review of recent observations and current theories on the etiology and pathogenesis of progressive systemic sclerosis (diffuse scleroderma). J Chronic Dis 1963; 16: 929-49.
18. Rosenzweig BA, Rotmensch S, Binette SP, Phillippe M. Primary idiopathic polymyositis and dermatomyositis complicating pregnancy: diagnosis and management. Obstet Gynecol Surv 1989; 44(3): 162-70.
19. Ruiz-Irastorza G, Khamashta MA. Lupus and pregnancy: ten questions and some answers. Lupus 2008; 17(5): 416-20.
20. Silman AJ. Epidemiology of rheumatoid arthritis. APMIS 1994; 102(10): 721-8.
21. Tseng CE, Buyon JP. Neonatal lupus syndromes. Rheum Dis Clin North Am 1997; 23(1): 31-54.
22. Zurier RB. Rheumatoid disease: an overview. Conn Med 1975; 39(6): 348-53.

### Artigos originais

23. Andrade R, Sanchez ML, Alarcón GS et al. Lumina Study Group. Adverse pregnancy outcomes in women with systemic lupus erythematosus from a multiethnic US cohort: Lumina (LVI) [corrected]. Clin Exp Rheumatol 2008; 26(2): 268-74.
24. Argueta-Zuniga M, Lira J, Ibarguengoitia Ochoa F. Progressive systemic sclerosis and pregnancy. Ginecol Obstet Med 1996; 64: 76-8.
25. Bellucci MJ, Coustan DR, Plotz RD. Cervical scleroderma: a case of soft tissue dystocia. Am J Obst Gynecol 1984; 150: 891.
26. Black CM, Maddison PJ, Welsh KI, Bernstein R, Woodrow JC, Pereira RS. HLA and immunoglobulin allotypes in mixed connective tissue disease. Arthritis Rheum 1988; 31(1): 131-4.
27. Brennan P, Silman A. Breast-feeding and the onset of rheumatoid arthritis. Arthritis Rheum 1994; 37(6): 808-13.
28. Buckley LM, Bullaboy CA, Leichtman L et al. Multiple congenital anomalies associated with weekly low-dose methotrexate treatment of the mother. Arthritis Rheum 1997; 40: 971.
29. Buyon JP, Hiebert R, Copel J et al. Autoimmune-associated congenital heart block: demographics, mortality, morbidity and recurrence rates obtained from a national neonatal lupus registry. J Am Coll Cardiol 1998; 31(7): 1658-66.
30. Cannon PJ, Hassar M, Case DB, Casarella WJ, Sommers SC, LeRoy EC. The relationship of hypertension and renal failure in scleroderma (progressive systemic sclerosis) to structural and functional abnormalities of the renal cortical circulation. Medicine (Baltimore) 1974; 53(1): 1-46.
31. Chambers C, Johnson DL, Jones KL; the OTIS Collaborative Research Group. Pregnancy outcomes in women exposed to anti-TNF-alpha medications: the OTIS Rheumatoid Arthritis in Pregnancy Study. Arthritis Rheum 2004; 50: S479.
32. Clowse ME, Magder L, Petri M. Cyclophosphamide for lupus during pregnancy. Lupus 2005; 14(8): 593-7.
33. Clowse ME, Magder L, Witter F, et al. Hydroxichloroquine in lupus pregnancy. Arthritis Rheum 2006; 54: 3640.
34. Clowse ME, Magder LS, Witter F, Petri M. Early risk factors for pregnancy loss in lupus. Obstet Gynecol 2006; 107(2 Pt 1): 293-9.
35. Cooley HM, Keech CL, Melny BJ, Menahem S, Morahan G, Kay TW. Monozygotic twins discordant for congenital complete heart block. Arthritis Rheum 1997; 40(2): 381-4.
36. Delespesse G, Gausset P, Sarfati M, Dubi-Rucquoy M, Debisschop MJ, van Haelst L. Circulating immune complexes in old people and in diabetics: correlation with autoantibodies. Clin Exp Immunol 1980; 40(1): 96-102.
37. Drake LA, Dinehart SM, Farmer ER et al.; American Academy of Dermatology. Guidelines of care for dermatomyositis. J Am Acad Dermatol 1996; 34: 824.
38. Ehrenfeld M, Licht A, Stessman J, Yanko L, Rosenmann E. Post partum renal failure due to progressive systemic sclerosis treated with chronic hemodialysis. Nephron 1977; 18(3): 175-81.
39. Friedman EA, Rutherford JW. Pregnancy and lupus erythematosus. Obstet Gynecol 1956; 8(5): 601-10.
40. Fukushima R, Kanamori S, Hirashiba M et al. Teratogenicity study of dihydroorotate-dehydrogenase inhibitor and protein tyrosine kinase inhibitor leflunomide in mice. Reprod Toxicol 2007; 24: 310.
41. Gimovsky ML, Montoro M, Paul RH. Pregnancy outcome in women with systemic lupus erythematosus. Obstet Gynecol 1984; 63: 686-92.
42. Glickman FS. Dermatomyositis associated with pregnancy. US Armed Forces Med J 1958; 9(3): 417-25.

43. Grigor R, Edmonds J, Lewkonia R, Bresnihan B, Hughes GR. Systemic lupus erythematosus: a prospective analysis. Ann Rheum Dis 1978; 37(2): 121-8.
44. Hoffman JB, Diamond B. Scleroderma treated with steroids through pregnancy, cesarean section and puerperium. Postgrad Med 1961; 30: 498-501.
45. Jorgensen C, Picot MC, Bologna C, Sany J. Oral contraception, parity, breast feeding, and severity of rheumatoid arthritis. Ann Rheum Dis 1996; 55(2): 94-8.
46. Kaaja R, Julkunen H, Ammala P, Kurki P, Koskimies S. Congenital heart block in one of the HLA identical twins. Eur J Obstet Gynecol Reprod Biol 1993; 51(1): 78-80.
47. Karlen JR, Cook WA. Renal scleroderma and pregnancy. Obstet Gynecol 1974; 44(3): 349-54.
48. Kurland LT, Hauser WA, Ferguson RH, Holley KE. Epidemiologic features of diffuse connective tissue disorders in Rochester, Minnesotta, 1951 through 1967, with special reference to systemic lupus erythematosus. Mayo Clin Proc 1969; 44(9): 649-63.
49. McHugh NJ, Reilly PA, McHugh LA. Pregnancy outcome and autoantibodies in connective tissue disease. J Rheumatol 1989; 16(1): 42-6.
50. Medsger Jr. TA, Masi AT. Survival with scleroderma: a life-table analysis of clinical and demographic factors in 358 male US veteran patients. J Chronic Dis 1973; 26(10): 647-60.
51. Mintz G, Niz J, Gutierrez G, Garcia-Alonso A, Karchmer S. Prospective study of pregnancy in systemic lupus erythematosus: results of a multidisciplinary approach. J Rheumatol 1986; 13(4): 732-9.
52. Mogadam M, Dobbins WO 3rd, Korelitz BI et al. pregnancy in inflammatory bowel disease: effect of sulfasalazine and corticosteroids on fetal outcome. Gastroenterology 1981; 80: 72.
53. Nossent HC, Swaak TJ. Systemic lupus erythematosus: analysis of the interrelationship with pregnancy. J Rheumatol 1990; 17(6): 771-6.
54. Ohno T, Imai A, Tamaya T. Successful outcomes of pregnancy complicated with dermatomyositis: case reports. Gynecol Obstet Invest 1992; 33(3): 187-9.
55. Ohtaki N, Miyamoto C, Orita M, Koya M, Matsuo M. Concurrent multiple morphea and neonatal lupus erythematosus in an infant boy born to a mother with SLE. Br J Dermatol 1986; 115(1): 85-90.
56. Ostensen M, Husby G. A prospective clinical study of the effect of pregnancy on rheumatoid arthritis and ankylosing spondylitis. Arthritis Rheum 1983; 26(9): 1155-9.
57. Papapetropoulos T, Kanellakopoulou N, Tsibri E, Paschalis C. Polymyositis and pregnancy: report of a case with three pregnancies. J Neurol Neurosurg Psychiatry 1998; 64(3): 406.
58. Parke A, West B. Hydroxychloroquine in pregnant patients with systemic lupus erythematosus. J Rheumatol 1996; 23: 1715.
59. Persellin RH. The effect of pregnancy on rheumatoid arthritis. Bull Rheum Dis 1976; 27: 922.
60. Petri M, Kim MY, Kalunian KC et al. Combined oral contraceptives in women with systemic lupus erythemathosus. N Engl J Med 2005; 353: 2550-8.
61. Pollak VE, Mandema E, Kark RM. Antinuclear factors in the serum of relatives of patients with systemic lupus erythematosus. Lancet 1960; 2: 1061-3.
62. Rivera TL, Izmirly PM, Birnbaum BK et al. Disease progression of mothers of children enrolled in the Research Registry for Neonatal Lupus. Ann Rheum Dis 2009; 68: 828.
63. Roux CH, Brocq O, Breuil V et al. Pregnancy in rheumatology patients exposed to anti-tumour necrosis factor (TNF)-alpha therapy. Rheumatology (Oxford) 2007; 46: 695.
64. Silva CA, Sultan SM, Isenberg DA. Pregnancy outcome in adult-onset idiopathic inflammatory myopathy. Rheumatology 2003; 42: 1168.
65. Sood SV, Kohler HG. Maternal death from systemic sclerosis: report of a case of renal scleroderma masquerading as pre-eclamptic toxaemia. J Obstet Gynaecol Br Commonw 1970; 77(12): 1109-12.
66. Taraborelli M, Ramoni V, Brucato A et al. Successful pregnancies but a higher risk of preterm births in patients with systemic sclerosis: an Italian multicenter study. Arthritis Rheum 2012; 64(6): 1970.
67. Ternynck T, Druet P, Avrameas S. Physiological autoimmunity. Rev Prat 1994; 44(1): 36-8.
68. Tischler S, Zarowitz H, Daichman I. Scleroderma and pregnancy: report of a case. Obstet Gynecol 1957; 10(4): 457-9.
69. Wallace EM, Chapman J, Stenson B, Wright S. Antenatal corticosteroid prescribing: setting standards of care. Br J Obstet Gynaecol 1997; 104(11): 1262-6.
70. Watson RM, Scheel JN, Petri M et al. Neonatal lupus erythematosus: report of serological and immunogenetic studies in twins discordant for congenital heart block. Br J Dermatol 1994; 130(3): 342-8.
71. Winkelman E. Pregnancy in advanced systemic sclerosis (scleroderma). J Am Med Women Assoc 1962; 17: 557-61.
72. Yasmeen S, Wilkins EE, Field NT, Sheikh RA, Gilbert WM. Pregnancy outcomes in women with systemic lupus erythematosus. J Matern Fetal Med 2001; 10: 91-6.

## Livros

73. Lipsky PE. Rheumatoid arthritis. In: Braunwald E, Fauci AS, Kasper DL, editores. Harrison's principles of internal medicine. 15.ed. New York: McGraw-Hill; 2001. p. 1880.
74. Lockshin MD, Druzin ML. Rheumatic disease. In: Barron WM, Lindheimer JD, editores. Medical disorders during pregnancy. 2.ed. St Louis: Mosby; 1995. p. 307.

## *Website*

75. Cedars-Sinai. Lupus. Disponível em: https://www.cedars-sinai.org/health-library/diseases-and-conditions/l/systemic-lupus-erythematosus-lupus.html. Acesso em: 23/03/2023.

# Capítulo 47

# Doenças cardiovasculares

## INTRODUÇÃO

A gestação em mulheres portadoras de cardiopatia está associada a altos níveis de morbidade e mortalidade tanto materna como perinatal.[180] Nas últimas décadas, a melhoria da assistência prestada permitiu que a maioria dessas pacientes evoluísse com desfechos favoráveis na gravidez. Entretanto, as doenças cardiovasculares continuam entre as principais causas de morte materna, tanto em nosso meio[69] como em países desenvolvidos,[8,120,186] e a terceira causa entre indivíduos com 25 a 44 anos de idade.[1,30,43,81,127,163,167,172,174]

O estudo das cardiopatias na gestação reveste-se de grande importância clínica na prática obstétrica, pois, embora não seja uma associação muito frequente, apresenta relevantes implicações prognósticas relacionadas às altas taxas de morbidade e mortalidade.[11,80,81,108,110,169,173,177]

## EPIDEMIOLOGIA

A cardiopatia diagnosticada antes ou durante o ciclo gravídico-puerperal tem incidência de 0,3 a 4,2%,[11,80,170] variando conforme a população analisada.

O perfil das doenças cardíacas tem se modificado ao longo dos anos. Em países em desenvolvimento ainda ocorre predomínio de pacientes com cardiopatia reumática.[11,50,56,58,68,80] Na Europa, Canadá e EUA, nota-se predominância de pacientes com cardiopatia congênita,[11,19,163] graças ao grande avanço das técnicas de cirurgia cardíaca e do suporte clínico a esses indivíduos, que mantêm impacto positivo crescente na sobrevida.[9,19,42,154,169]

Em revisão de mil casos atendidos pela Clínica Obstétrica do HC-FMUSP e pelo Instituto do Coração (InCor) de 1989 a 1999, Avila et al.[56] relataram 55,7% de casos com cardiopatia reumática, 19,1% com cardiopatia congênita, doença de Chagas em 8,5%, arritmias em 5,1%, miocardiopatias em 4,3% e outras causas em 7,3%, como doença arterial coronariana, tromboembolismo e endocardite infecciosa. Em estudo realizado no mesmo serviço, de 2001 a 2005, a prevalência de doença reumática foi de 45,8 *versus* 28,6% de cardiopatias congênitas, refletindo a mudança de padrão em centros urbanos brasileiros.[183]

A despeito da baixa prevalência, a cardiopatia persiste como uma das principais causas de morte materna, inclusive nos países desenvolvidos.[20,70,169,188] Nos períodos de 1987 a 1990 e de 1991 a 1997, a cardiopatia foi responsável por 5,6 e 7,7% dos casos de morte relacionada à gravidez nos EUA, respectivamente.[3,5,145] Em dados divulgados pelo *Centers for Disease Control and Prevention* (CDC), nos EUA, as doenças cardiovasculares e a miocardiopatia foram responsáveis por 25% dos óbitos maternos em 2011.[186] Na Europa, dados de 1999 e 2000 mostram que as doenças cardiológicas foram causa de morte materna em 10 e 11% dos casos na França e na Finlândia, respectivamente.[77]

A cardiopatia é a principal causa indireta de morte materna no município de São Paulo,[188] sendo responsável por 23,5% das mortes maternas observadas no Hospital São Paulo (no período de 1979 a 1989)[80] e 10% dos óbitos maternos na Clínica Obstétrica do HC-FMUSP (no período de 1986 a 1998).[178] Nos dois estudos, a maior parte das mortes ocorreu no período puerperal. No município de São Paulo, a cardiopatia foi causa de 106 dos 1.109 casos (9,56%) de morte materna de 1993 a 2002[188] e, no triênio de 2011 a 2013, de 16 dos 225 casos (7,1%) de morte materna. Dados mais recentes do DATASUS mostram, em 2018, mortalidade materna relacionada a doenças cardiovasculares em 7% dos casos em nosso país, sendo que no Estado de São Paulo representa 13% das mortes maternas.[188,189]

Considerando que a descompensação clínica materna pode ocorrer no puerpério tardio, e muitos casos de miocardiopatia periparto se manifestam até 5 meses após o parto, essas cifras podem ser até maiores quando são avaliados os casos de morte materna tardia.[57,77,86]

A morbidade clínica também está elevada nas gestantes cardiopatas.[20] Estudos[128,129] mostram que eventos cardiológicos (edema agudo dos pulmões, arritmias graves e acidentes vasculares cerebrais isquêmicos) ocorreram em 13% das gestações (55% deles no período anteparto). Esses achados foram confirmados no estudo *Registry Of Pregnancy And Cardiac disease* (ROPAC),[120] no qual foi observada maior ocorrência de insuficiência cardíaca congestiva (ICC), não só durante a gravidez, mas também na primeira semana após o parto. A influência da gravidez na cardiopatia será abordada em outro tópico deste capítulo.

## ALTERAÇÕES CARDIOVASCULARES NA GESTAÇÃO NORMAL

As alterações hemodinâmicas na gestação têm como finalidade aumentar o fluxo sanguíneo para a unidade fetoplacentária,[134] visando à provisão adequada de nutrientes e oxigênio necessários ao desenvolvimento e ao crescimento do feto e permitindo a sobrevivência materna ao processo reprodutivo, com margem de segurança.[11] Profundas alterações no sistema circulatório ocorrem, manifestando-se já desde o início da gravidez,[24,108] e com maior intensidade na segunda metade da gestação, parto e puerpério.[21,29,37,134] Tais modificações apresentam características distintas em cada fase do ciclo gravídico e são resultado de complexas interações bioquímicas, hormonais e eletrofisiológicas.[4,46]

Essas alterações produzem importante sobrecarga hemodinâmica sobre o coração materno e é fundamental a familiarização da equipe médica com essas adaptações cardiovasculares.[134] A presença de doença cardíaca pode interferir no curso dessas modificações levando à piora da condição clínica materna,[170] ou afetando o produto da concepção.[29,31,39,78,179]

O volume plasmático materno aumenta em até 10% entre 6 e 7 semanas de gestação e atinge valores até 50% maiores em torno na 32ª semana de gravidez, permanecendo estável após, tornando a circulação materna hiperdinâmica.[46,109]

Ocorre também a redução da resistência vascular sistêmica sem concomitante aumento da demanda metabólica.[44] A queda da resistência periférica tem início em estágios precoces da gravidez, sendo que no primeiro trimestre há uma queda de 40%, com seu nadir entre 14 e 24 semanas. A causa primária da queda de resistência vascular periférica é a vasodilatação arterial periférica, mediada desde o início da gestação pela progesterona e óxido nítrico, sendo que, com o estabelecimento da circulação uteroplacentária, há uma queda mais acentuada. Com isso, ocorre a redução na pré e na pós-carga, ativando os sistemas retentores de líquidos e a liberação de vasopressina e ativação do sistema renina-angiotensina-aldosterona (estimulado pelos níveis crescentes de estrógenos), com reabsorção de sódio pelos rins, o que resulta em retenção hídrica, expansão do volume plasmático e hemodiluição.[4,37,44,171] O aumento mediado por hormônios no volume plasmático é desproporcionalmente maior que o aumento no volume da massa eritrocitária e, portanto, resulta na chamada "anemia fisiológica" da gestação, além de queda de 10 a 15% da pressão coloidosmótica.[37] Em média, o nível de hematócrito reduz para 30 a 38% até 30 semanas de gestação.

Em consequência desses mecanismos iniciais combinados com a elevação da frequência cardíaca (de 20 a 30%) e do volume de ejeção (de 11 a 32%),[11] ocorre aumento do débito cardíaco[134] (aproximadamente 37% com 25 semanas de gestação, e de 40 a 50% entre 24 e 28 semanas[46,116]). Os dados da literatura são conflitantes a respeito do comportamento do débito cardíaco do segundo para o terceiro trimestre de gravidez. A maioria dos estudos mostra que o débito atinge um platô após 26 a 28 semanas, permanecendo assim até o parto;[37] porém, outros estudos relatam que o débito continua aumentando até o termo, embora em menor escala, e outros ainda mostram redução deste no final da gestação, permanecendo, no entanto, em níveis superiores aos observados no início da gravidez.[4,44,46,116] A diminuição (ou estagnação) do débito cardíaco no final da gravidez seria decorrente da redução do volume sistólico, com estabilização da frequência cardíaca nesse período.[4,44]

A contração miocárdica se acentua, as câmaras cardíacas esquerdas aumentam e a resistência vascular periférica diminui,[134] como resultado da ação da progesterona, das prostaglandinas circulantes, dos peptídeos atriais natriuréticos, do óxido nítrico endotelial e da baixa resistência do leito vascular da placenta. O resultado da ação desses fatores é um aumento de aproximadamente 50% no débito cardíaco. O aumento geral na frequência cardíaca, a partir do terceiro trimestre, varia entre 10 e 20 bpm.

A queda da resistência vascular periférica acarreta redução nos níveis de pressão arterial (com queda de 10 e 5 mmHg, respectivamente, nas pressões diastólica e sistólica). A redução da pressão diastólica maior do que a da pressão sistólica leva a alargamento da pressão de pulso. Esse fenômeno já começa a acontecer ao redor de 6 semanas de gestação, tem seu efeito máximo no segundo trimestre (pelo efeito de fístula da circulação uteroplacentária) e persiste até por volta de 30 semanas de gestação, quando os níveis pressóricos começam a subir, atingindo os níveis pré-gravídicos no termo da gestação.[44]

A Figura 1, adaptada de Rao e Ginns,[28] demonstra as alterações hemodinâmicas ao longo da gravidez.

Algumas das alterações hemodinâmicas, especialmente os aumentos no débito cardíaco durante o trabalho de parto e o parto, são relacionadas a medo, ansiedade e dor experimentados pela paciente durante esse estágio. As contrações uterinas ejetam em torno de 300 a 500 mL de sangue a cada contração, aumentando o débito cardíaco em

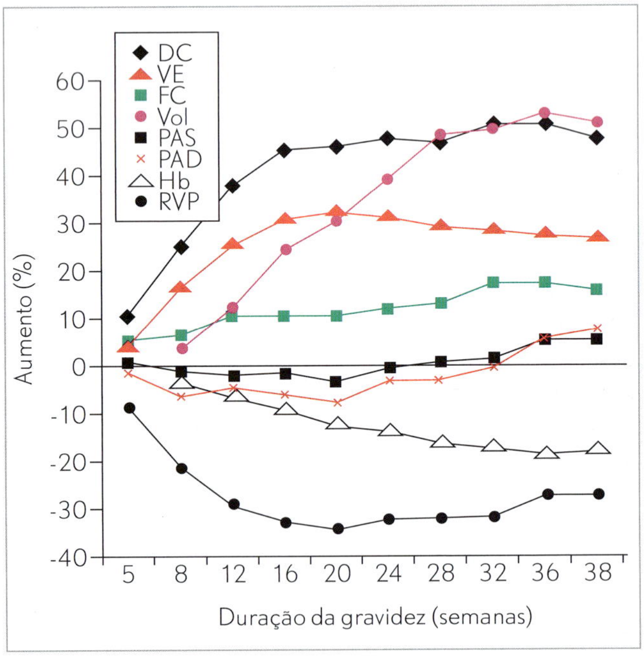


**FIGURA 1.** Alterações hemodinâmicas ao longo da gravidez. DC: débito cardíaco; FC: frequência cardíaca; Hb: hemoglobina; PAD: pressão arterial diastólica; PAS: pressão arterial sistólica; RVP: resistência vascular periférica; VE: volume ejetado; Vol: volume plasmático. (Figura adaptada de Rao e Ginns.[28])

torno de 20 a 30% e o consumo de oxigênio em torno de três vezes. A anestesia loco-regional ajuda a amenizar os efeitos de volume e estabilizar a frequência cardíaca,[71,133] além de reduzir o puxo materno (que aumenta momentaneamente o débito).[99] As mudanças no débito cardíaco também são menos pronunciadas quando a paciente é mantida em decúbito lateral ou na posição.

O aumento da volemia e do débito faz com que a circulação pulmonar também esteja aumentada. E a resistência vascular pulmonar é reduzida (de 30 a 35%), porém com manutenção da pressão média da artéria pulmonar.[4,21,37,44,46,73,115,116,170] As medidas dos parâmetros hemodinâmicos com cateter de Swan-Ganz realizadas no termo da gestação em mulheres normais mostram aumento da frequência e do débito cardíacos (respectivamente de 17 e 43%), diminuição das resistências vasculares periférica e pulmonar (21 e 34%) e redução da pressão coloidosmótica e do gradiente de pressão alveolopulmonar (14 e 28%). Não foram observadas diferenças significativas das pressões arterial média, venosa central e de oclusão de artéria pulmonar, nem do índice cardíaco.

A compressão do útero gravídico sobre a veia cava inferior em posição supina produz diminuição do retorno venoso, reduzindo o débito cardíaco. Em situações normais, essa redução é contrabalançada por um aumento compensatório da resistência vascular periférica; entretanto, quando a compressão é mantida ou a resposta é inadequada, pode ocorrer hipotensão significativa e sintomática.[166] A simples mudança de decúbito de posição supina para lateral é capaz de aumentar o débito cardíaco em 7%.[114] Nas gestações múltiplas, as alterações hemodinâmicas são ainda mais pronunciadas, com aumento do volume de ejeção e da frequência cardíaca, levando o débito cardíaco 20% acima do que é observado nas gestações únicas.[21,96]

Nas primeiras 24 horas de puerpério ocorre grande reabsorção de fluidos, com retorno de aproximadamente 500 ml de sangue da circulação uterina para a circulação, descompressão de veia cava e absorção de terceiro espaço. O débito cardíaco aumenta em até 59% e o volume ejetado em 71% no puerpério imediato.[71,109] Nesta fase, as pacientes com distúrbios cardiovasculares podem ter dificuldade para a adaptação do débito cardíaco e apresentar insuficiência cardíaca descompensada e/ou edema agudo de pulmão.[91]

A maior parte das alterações hemodinâmicas é revertida aos níveis pré-gestacionais dentro das primeiras 2 semanas do período puerperal.

É importante ter em mente que as modificações hemodinâmicas da gravidez podem provocar alterações na sintomatologia, no exame físico e na propedêutica cardiológica de pacientes normais. A Tabela 1 mostra as principais alterações observadas na gestação normal.

| TABELA 1. Achados comuns em gestação normal |
|---|
| **Sintomas** |
| Fadiga, capacidade física diminuída, tontura, síncope<br>Palpitações<br>Dispneia, ortopneia |
| **Exame físico** |
| Distensão das veias do pescoço; intensidade aumentada e desdobramento de B1; desdobramento exagerado de B2; e sopros suaves, mesossistólicos, tipo ejetivo (na borda esternal inferior esquerda ou sobre a área pulmonar) |
| **Eletrocardiograma** |
| Desvio do eixo QRS<br>Ondas Q pequena e P invertida na derivação III (abolida pela inspiração), taquicardia sinusal, maior incidência de arritmias |
| **Radiografia simples de tórax** |
| Posição horizontal do coração<br>Hilo pulmonar aumentado |
| **Doppler e ecocardiografia** |
| Dimensão ventricular esquerda sistólica e diastólica levemente aumentada<br>Aumento moderado no tamanho do átrio direito, ventrículo direito e átrio esquerdo<br>Regurgitação funcional pulmonar, tricúspide e mitral |

Paralelamente às modificações hemodinâmicas, na gravidez se desenvolve um estado de hipercoagulabilidade, com elevação do fibrinogênio e dos fatores VII, VIII, IX e X, além da diminuição da fibrinólise. Essas modificações, associadas à estase venosa, resultam em risco aumentado de fenômenos tromboembólicos,[150,166,169] o que deve ser levado em conta quando há riscos adicionais (pacientes com próteses valvares mecânicas, presença de fibrilação atrial e trombofilias hereditárias ou adquiridas)[11,166] e administração de medicamentos antitrombóticos.[32,150,169,170]

Em gestantes portadoras de afecções cardíacas graves, o risco de morte pode estar triplicado em relação ao observado em mulheres da mesma idade, não grávidas.[157,160] A melhora da assistência pré-natal e cardiológica prestada às gestantes cardiopatas permitiu que houvesse diminuição significativa dos índices de mortalidade materna e fetal.[20] Ainda assim, estudos recentes mostram que a mortalidade fetal e neonatal é quatro vezes maior que a observada em gestações de mulheres normais.[78,119,127]

Uma vez que os mecanismos de adaptação hemodinâmica sejam conhecidos, cabe à equipe assistencial reconhecer como essas alterações irão impactar a paciente portadora de cardiopatia, tanto do ponto de vista anatômico como funcional, e em sua sintomatologia. No seguimento da gestante, pode haver incapacidade do sistema cardiovascular em compensar as demandas impostas, e as medidas terapêuticas serão direcionadas à compensação cardiovascular. Muitas vezes, haverá impacto no débito cardíaco, podendo, em última instância, culminar com acometimento no crescimento e na vitalidade do feto.

## DOENÇAS CARDIOVASCULARES NO CICLO GRAVÍDICO-PUERPERAL

### ACONSELHAMENTO PRECONCEPCIONAL, CLASSIFICAÇÃO FUNCIONAL E ESTRATIFICAÇÃO DE RISCO

A maior parte das mulheres com doença cardiovascular apresenta gestações bem-sucedidas. Contudo, o atraso no diagnóstico e no manejo das gestantes pode representar consequências danosas tanto para a mãe como para o feto.

Diante das condições específicas impostas pela doença cardiovascular à paciente e ao resultado de uma futura gravidez é essencial que se realize uma avaliação preconcepcional multiprofissional, com a estratificação de risco materno e fetal e aconselhamento apropriado. Diante de planejamento de gravidez, cabe ao profissional realizar a orientação adequada, buscar a otimização do quadro clínico, ajuste medicamentoso (se for necessário, troca de medicamentos contraindicados na gravidez) e, se necessário, programar intervenção cirúrgica antes da concepção. O aconselhamento preconcepcional pode até mesmo contraindicar a gestação em situações clínicas de alto risco.[39,104,157,160,164]

O risco de complicações maternas depende do tipo de cardiopatia, tempo de doença, frequência de descompensações, medicação utilizada, tipo e número de cirurgias a que a paciente foi submetida, e eventos cardíacos prévios à gestação.[167,168] A paciente deve ser reavaliada a cada momento, durante a assistência preconcepcional e no ciclo gravídico-puerperal, quanto à classificação funcional (Tabela 2).[160,167] A repercussão da gravidez sobre a cardiopatia pode alterar a sintomatologia, e a classe funcional tem importância não só na estimativa de risco, mas também no prognóstico materno e fetal, e interfere no manejo clínico e na conduta obstétrica.[31,33,157,159,167,171]

As diretrizes mais recentes recomendam que tanto o aconselhamento preconcepcional quanto a conduta durante o pré-natal sejam guiados pela classificação de risco cardiovascular modificada da Organização Mundial da Saúde (OMS), que se mostra superior aos outros escores de risco cardiovascular (CARPREG, CARPREGII, ZAHARA).[39,66,119,157,159] A Tabela 3 sistematiza as principais doenças cardíacas divididas em categorias de risco e as recomendações iniciais de acompanhamento, que serão detalhadas a seguir.[158]

Na eventual situação de gestação não planejada ou quando o aconselhamento não foi realizado previamente à concepção, recomenda-se consulta multidisciplinar para estimativa de risco logo no início da gravidez.[39,152,159,160,167] No pré-natal, as pacientes devem ser encaminhadas a profissionais com experiência no manejo de gestantes e puérperas com doenças cardíacas, com assistência multidisciplinar (não apenas obstetra e cardiologista, mas também neonatologista, anestesiologista, intensivistas e ainda nutricionistas, psicólogos, serviço social e enfermagem).[8,134,157,159,160,167] A avaliação inicial deve incluir uma cuidadosa anamnese, exame físico completo e avaliação laboratorial não invasiva.[8,94,117,136,139,141]

**TABELA 2. Classificação funcional das doenças cardíacas**

| | |
|---|---|
| Classe I | Sintomas ausentes |
| Classe II | Sintomas presentes aos médios esforços |
| Classe III | Sintomas presentes aos mínimos esforços |
| Classe IV | Sintomas em repouso |

Tabela adaptada de *The Criteria Committee of the New York Heart Association*.[176]

## INFLUÊNCIA DAS MODIFICAÇÕES HEMODINÂMICAS GRAVÍDICAS EM GESTANTES CARDIOPATAS

As modificações gravídicas fisiológicas previamente descritas implicam em sobrecarga ao sistema cardiovascular materno e podem implicar em aumento de sintomatologia e em descompensações clínicas, mesmo em pacientes previamente assintomáticas.[103,180] O aumento da volemia, por exemplo, é mal tolerado por pacientes com doenças obstrutivas ou com disfunção de ventrículo sistêmico,[24,39,42,120,157,171] assim como nas portadoras de aortopatias com risco de dilatação ou dissecção.[11] Já a diminuição da resistência vascular periférica, que é bem tolerada em pacientes com insuficiência valvar, pode provocar piora das condições hemodinâmicas e acentuação da cianose nas pacientes com *shunts* direita-esquerda e hipertensão pulmonar, inclusive com aumento de risco de morte súbita em casos de hipovolemia ou redução de retorno venoso.[10,24,49]

As repercussões da gravidez sobre a cardiopatia materna dependem da etiologia da doença, da presença de intervenções cirúrgicas e lesões ou função residual, do tipo de terapêutica empregada, da ocorrência de complicações ou eventos prévios e da condição funcional, sendo que as apresentações clínicas são muito variáveis.[75,167]

O estado funcional cardiovascular materno é preditor de complicações clínicas e obstétricas. Siu et al.,[129] em estudo retrospectivo, observaram complicações clínico-cardiológicas (arritmia, insuficiência cardíaca congestiva com edema pulmonar e acidente vascular cerebral isquêmico) em 45 de 276 gestações de mulheres com cardiopa-

**TABELA 3. Estratificação do risco materno durante o ciclo gravídico-puerperal em função do tipo de doença cardíaca**

| Classe | Risco de acordo com condição clínica | Doença cardíaca | Conduta obstétrica |
|---|---|---|---|
| I | Não há aumento de morbidade e mortalidade materna<br>- Taxa de evento cardiovascular no ciclo gravídico-puerperal de 2,5-5% | • Pequena ou não complicada: estenose pulmonar, ducto arterioso patente, prolapso de valva mitral<br>• Lesões simples reparadas: defeitos de septo atrial ou ventricular, drenagem anômala de veias pulmonares<br>• Batimentos ectópicos atriais ou ventriculares isolados | • Pré-natal habitual<br>• Parto por via obstétrica no termo |
| II | Pequeno aumento na mortalidade materna ou aumento moderado na morbidade<br>- Taxa de evento cardiovascular no ciclo gravídico-puerperal de 5,7-10,5% | • Defeitos de septo atrial ou ventricular não operados<br>• Tetralogia de Fallot corrigida<br>• Arritmias | • Acompanhamento em serviço secundário ou terciário<br>• Parto por via obstétrica com analgesia, no termo |
| II–III | Risco II ou III, a depender da condição clínica materna<br>- Taxa de evento cardiovascular no ciclo gravídico-puerperal de 10-19% | • Disfunção ventricular esquerda moderada<br>• Miocardiopatia hipertrófica<br>• Doença valvar compensada (valva nativa ou bioprótese)<br>• Síndrome de Marfan sem acometimento aórtico<br>• Doença aórtica/valva bicúspide com anel valvar < 45 mm<br>• Coarctação de aorta reparada | • Acompanhamento rigoroso em serviço terciário ou quaternário<br>• Parto programado para o termo por via obstétrica, com analgesia precoce<br>• É recomendada abreviação do período expulsivo |
| III | Aumento significativo de mortalidade materna ou morbidade grave<br>- Taxa de evento cardiovascular no ciclo gravídico-puerperal de 19-27% | • Prótese valvar mecânica<br>• Ventrículo direito sistêmico<br>• Circulação de Fontan<br>• Cardiopatia cianogênica não reparada<br>• Cardiopatia congênita complexa<br>• Síndrome de Marfan com dilatação aórtica > 40-45 mm<br>• Doença aórtica/valva bicúspide com anel valvar > 45-50 mm | • Conduta semelhante à classe II-III<br>• Atenção à anticoagulação |
| IV | Risco de mortalidade materna ou morbidade grave extremamente alto (gestação contraindicada)<br>- Taxa de evento cardiovascular no ciclo gravídico-puerperal de 40-100% | • Miocardiopatia periparto prévia com disfunção ventricular residual<br>• Estenose mitral grave (área valvar < 1,5 $cm^2$), estenose aórtica grave sintomática e/ou disfunção de prótese com repercussão hemodinâmica<br>• Hipertensão arterial pulmonar de qualquer etiologia*<br>• Disfunção de ventrículo sistêmico grave (fração de ejeção < 30% e/ou classe funcional III ou IV da *New York Heart Association*)*<br>• Síndrome de Marfan com dilatação aórtica > 45 mm*<br>• Coarctação congênita grave não corrigida* | • Em pacientes com descompensação clínica apesar de tratamento otimizado, o parto é indicado independentemente da idade gestacional, geralmente por via alta<br>• A cesárea é indicada nos casos de acometimento aórtico, no termo |

* A interrupção pode ser considerada a depender da gravidade clínica.
Tabela adaptada de Ruys et al.[119] e Regitz-Zagrosek et al.[158]

tia (18%). Os eventos cardiológicos estiveram relacionados à presença de classe funcional de acordo com o *New York Heart Association* (NYHA) III ou IV ou cianose, disfunção miocárdica, obstrução da via de saída de coração esquerdo, arritmia e eventos cardíacos prévios à gestação.[129] Esses achados foram confirmados em estudo multicêntrico prospectivo, no qual foi indicado que, na ausência de tais preditores, o risco de complicações cardiológicas na gravidez é de 5%. Na presença de um preditor, o risco de eventos sobe para 27% e, quando existe mais de um preditor, o risco chega a 75%.[128]

Em 2010, Drenthen et al.[78] analisaram 1.302 gestações em mulheres com cardiopatia congênita e observaram que os fatores associados a complicações clínicas maternas foram diretamente relacionados à presença de cardiopatia cianótica, uso de medicação cardiovascular prévio à gestação, obstrução de coração esquerdo e presença de próteses valvares mecânicas.

Em outro estudo multicêntrico, *The Registry on Pregnancy and Cardiac disease* (ROPAC), reunindo vários tipos de doença cardíaca estrutural, foi verificado que o risco de descompensação cardíaca foi correlacionado à presença de sinais de insuficiência cardíaca prévios à gestação, miocardiopatia, classe funcional III ou IV da *New York Heart Association*, grupos de classificação de risco III ou IV da OMS e hipertensão pulmonar.[120]

O risco de morte materna por cardiopatia é comparativamente aumentado nas pacientes com hipertensão pulmonar e síndrome de Eisenmenger (risco de morte de 30 a 50%), síndrome de Marfan com dilatação de raiz da aorta (50%), miocardiopatia periparto na gravidez atual (18 a 50%) e também nos casos de infarto agudo do miocárdio com menos de 2 semanas de intervalo até o parto (50%).[16,39,157] Outras condições cardiológicas apresentam risco um pouco aumentado, como miocardiopatia periparto em gravidez pregressa com disfunção sistólica residual significativa (risco de morte materna de até 19%), estenose mitral (classe funcional III ou IV) e estenose aórtica (de 0 a 2%), presença de próteses valvares mecânicas (de 1 a 4%), coarctação da aorta não corrigida ou cardiopatia congênita cianótica (de 1 a 2%).[16,169]

O estudo ROPAC[119] observou a ocorrência de eventos adversos em relação à classificação da OMS (previamente demonstrada na Tabela 2), e encontrou correlação positiva, sendo que os eventos maternos e perinatais foram mais incidentes quanto maior a classe da doença materna (Tabela 4).[119]

Em alguns casos, a descompensação clínica materna pode estar associada a interrupção de medicamentos, presença de anemia, processos infecciosos, desenvolvimento de forma grave da doença hipertensiva específica da gestação (DHEG), gestação múltipla, ganho de peso excessivo ou atividade física excessiva.[120,146,153,170,171,174] Muitas vezes, é difícil a diferenciação clínica entre piora clínica incipiente e sintomas típicos da gravidez, como dispneia, aumento da frequência cardíaca e edema. Nessas situações, pode-se recorrer à determinação do peptídeo natriurético cerebral (BPN, do inglês *brain natriuretic peptide*), ou sua subfração NT-proBNP, para diferenciar as alterações gravídicas habituais dos sinais precoces de insuficiência cardíaca congestiva.[167,170]

Alguns estudos têm analisado o aumento do NT-proBPN como preditor de eventos cardíacos e deterioração clínica,[97] como uma ferramenta para estratificação de risco em fases iniciais e durante a gestação. Valores de BNP < 100 têm um valor preditivo negativo de 100% para identificar eventos cardiovasculares na gestação.[61,103] e valores de NT-pro-BNP ao longo da 20ª semana de gravidez são preditores isolados de eventos cardiovasculares.[96] Em estudo longitudinal realizado por Blatt et al. com 7 pacientes com cardiopatia dilatada e fração de ejeção de ventrículo esquerdo < 45%, a dosagem de NT-proBNP realizada com 30 semanas de gestação, ao ser comparada com ecocardiograma seriado, apresentou melhor valor prognóstico.[61]

Alguns grupos específicos de doenças cardíacas apresentam peculiaridades que devem ser analisadas. Nas pacientes portadoras de cardiopatias congênitas, a correção cirúrgica prévia à gestação pode melhorar o prognóstico materno,[9,17,27,42,146] com redução das complicações clínicas e obstétricas. Whittemore et al.[146] demonstraram que a boa evolução da gravidez nessas pacientes não dependia apenas da correção cirúrgica, mas também das condições clínicas maternas, com o que concorda Chugh,[153] para quem as gestantes com diminuição da capacidade funcional e da função ventricular sistêmica apresentam maior risco de resultados adversos, mesmo após cirurgia paliativa ou corretiva dos defeitos congênitos. A presença de cianose, mesmo com boa reserva funcional, está associada a riscos adicionais, como a maior frequência de fenômenos tromboembólicos e endocardite infecciosa.[78,111,128,178]

**TABELA 4. Distribuição dos eventos maternos e perinatais de acordo com as categorias de risco da Organização Mundial da Saúde**

| | Total | OMS classe I | OMS classe II | OMS classe III | OMS classe IV | P |
|---|---|---|---|---|---|---|
| Mortalidade materna | 1% | 0 | 1% | 1% | 4% | 0,086 |
| Internação materna | 26% | 13% | 18% | 36% | 66% | < 0,001 |
| Insuficiência cardíaca | 12% | 1% | 6% | 19% | 57% | < 0,001 |
| Cesáreas | 41% | 27% | 37% | 49% | 60% | < 0,001 |
| Hemorragia pós-parto | 3% | 0 | 1% | 5% | 11% | < 0,001 |
| Parto < 37 semanas | 15% | 9% | 15% | 17% | 30% | < 0,001 |
| Óbito fetal | 2% | 0 | 1% | 3% | 6% | 0,001 |
| Óbito neonatal | 1% | 1% | 0 | 0 | 0 | 0,5 |
| Média de peso de recém-nascido (gramas) | 3.010 | 3.109 | 3.074 | 2.925 | 2.735 | < 0,001 |
| Número | 1.321 | 241 | 514 | 504 | 53 | - |

Tabela adaptada de Ruys et al.[119] e Testa.[180]

## REPERCUSSÕES MATERNO-FETAIS DECORRENTES DE CARDIOPATIAS

Na década de 1950, a mortalidade fetal em gestantes portadoras de cardiopatia chegava a 31% quando a paciente apresentava sinais de insuficiência cardíaca congestiva, arritmias graves e doenças associadas (diabetes, nefrite, tuberculose).[38,88] A melhora da assistência pré-natal e cardiológica prestada a essas mulheres permitiu que houvesse melhora significativa dos índices de morbidade e mortalidade tanto maternos quanto fetais. Ainda assim, estudos realizados no Canadá no final da década de 1990 e na Europa, na primeira década do século XXI, demonstraram que a ocorrência de eventos perinatais está significativamente aumentada em gestações de mulheres cardiopatas comparadas às gestantes normais, em especial prematuridade e mortalidade perinatal (10%).[120,127,178] Em dados publicados de estudo de coorte prospectiva que envolve 89 centros em 30 países, foi avaliada a presença de evento cardiovascular conforme condição socioeconômica de 645 mulheres, com achado de que as condições individuais da paciente (classificação funcional, classificação da OMS) são o principal determinante do desfecho, explicando 37% dos eventos. As taxas de desigualdade e de natalidade específicas dos países implicou aumento de até 4% na incidência de eventos.[142]

A evolução da gravidez e o bem-estar do produto da concepção estão intimamente relacionados ao estado funcional materno. Borges et al.[64] estudaram a relação entre o crescimento fetal e as alterações hemodinâmicas e estruturais cardíacas maternas (em gestantes normais), e verificaram que mães que tiveram recém-nascidos de baixo peso tiveram débito cardíaco e diâmetro de átrio esquerdo inalterados ao longo da gestação, ou seja, não apresentaram a mesma intensidade de elevação do débito cardíaco ao longo da gravidez que as mães de recém-nascidos de peso adequado. Com achado semelhante, Vasapollo et al. realizaram um estudo caso-controle com avaliação ecocardiográfica materna em 21 pacientes com gestações únicas e fetos com restrição de crescimento e 21 gestações controle e encontraram no grupo de gestantes com fetos restritos menor débito cardíaco, menor fração de ejeção de ventrículo esquerdo e maior resistência vascular periférica.[144]

Outros estudos também associaram o baixo peso fetal à má adaptação hemodinâmica no início da gravidez[4] e à ausência de expansão da volemia próxima ao termo.[118] Em mulheres portadoras de cardiopatia com capacidade funcional limitada, a dificuldade em acompanhar as modificações hemodinâmicas fisiológicas da gravidez pode ser responsável pela maior frequência de baixo peso fetal.[127] Kampman et al.[179] estudaram a relação entre a função cardíaca materna e a circulação uteroplacentária, observando que existe importante relação entre má adaptação cardiovascular materna e alterações da Dopplervelocimetria. Siegmund et al. avaliaram 138 gestantes com cardiopatia congênita e observaram que a disfunção de ventrículo direito tem impacto na placentação, com aumento de resistência de artérias uterinas desde o primeiro trimestre.[124]

Estudos americanos e indianos[105,128] observaram maior frequência de complicações perinatais (prematuridade, restrição do crescimento e baixa média de peso ao nascimento) em gestantes portadoras de valvopatias em comparação a gestações normais. Os resultados perinatais também foram afetados pela intensidade das lesões valvares: em estenose mitral ou aórtica moderadas e graves, a incidência de parto prematuro foi de 44% e a de restrição do crescimento fetal, de 22%.[87]

Em série de 571 pacientes acompanhadas na Clínica Obstétrica do HC-FMUSP (61% de cardiopatias adquiridas), ocorreram 1,2% de óbitos fetais, 28% de fetos pequenos para a idade gestacional e prematuridade em 22,4% dos casos, sendo que a distribuição de fetos de baixo peso foi semelhante entre diferentes etiologias. O principal fator que influenciou a prematuridade foi a classe funcional materna (25% em classe funcional I/II *versus* 41% em classe funcional III/IV).[183]

Segundo estudo canadense, as gestantes portadoras de cardiopatia apresentaram taxas significativamente aumentadas de trabalho de parto prematuro (15% *versus* 5% em gestantes hígidas), cesáreas (29% *versus* 23%), eventos neonatais (parto com idade gestacional inferior a 37 semanas, peso do recém-nascido abaixo do percentil 10 e presença de síndrome da angústia respiratória do recém-nascido), e a mortalidade perinatal foi quatro vezes a observada nas gestantes hígidas.[127] A ocorrência dessas alterações esteve relacionada a idade materna inferior a 20 ou superior a 35 anos, presença de fatores de risco obstétricos (trabalho de parto prematuro, amniorrexe prematura, incompetência cervical, cesárea prévia, restrição do crescimento fetal, sangramento de primeiro trimestre e alterações placentárias), gestações múltiplas e tabagismo.

São relatados como fatores de risco fetal: cianose materna, disfunção ventricular, comprometimento da capacidade funcional, obstrução de via de saída, redução do fluxo uteroplacentário, anticoagulação e utilização de drogas teratogênicas ou que possam afetar o desenvolvimento fetal.

No estudo de coorte ZAHARA (*Zwangerschap bij Aangeboren Hartafwijkingen*), que seguiu 1.302 gestações em 714 pacientes, houve 19,4% de abortamentos espontâneos e 3,4% de interrupções da gestação, 12% de partos prematuros, 14% de restrição de crescimento fetal e 4% de mortalidade neonatal. Os preditores independentes de risco obstétrico descritos foram presença de próteses valvares mecânicas, cardiopatia cianótica, uso de medicação cardiovascular prévio à gravidez e ainda gestações gemelares e tabagismo.[78]

A repercussão da cianose sobre o produto da concepção é intensa, com altas taxas de perdas fetais e recém-nascidos prematuros e de baixo peso.[78,111,146,178] Presbitero et al.[111] descreveram a evolução de 96 gestações em 44 mulheres com cardiopatias cianóticas, das quais apenas 41 (43%) resultaram em nascidos vivos e 15 (37%) em prematuros. A média de peso dos recém-nascidos a termo foi de 2.575 g.

Enquanto na população geral o risco de cardiopatia fetal congênita é de 0,8 a 1%, o risco de repetição de doenças cardíacas em filhos de mulheres com cardiopatias congênitas é de 2 a 16,1%, podendo atingir taxas de até 50% em casos específicos (como síndrome de Marfan e cardiomiopatia hipertrófica familiar), motivo pelo qual é recomendada a ecocardiografia fetal ou a investigação pós-natal.[19,111,146,154,155,175]

Muitas vezes, a repercussão sobre o produto da concepção não é decorrente apenas da doença materna, mas também do tratamento a ela dispensado. Diuréticos e betabloqueadores podem provocar redução do fluxo placentário, restrição do crescimento fetal e oligoâmnio.[26,153] Outras drogas podem produzir efeitos adversos sobre a gestação – a contratilidade uterina aumentada tem sido relatada com o emprego de disopiramida, e a amiodarona pode levar ao hipotireoidismo fetal.[26] Outros medicamentos comumente utilizados, como a digoxina, os bloqueadores de canal de cálcio (nifedipino, verapamil), os vasodilatadores (hidralazina) e os nitratos, não costumam estar associados a efeitos fetais adversos. A Tabela 5 resume os efeitos na gravidez e na lactação dos principais fármacos de ação cardiovascular.

## ACOMPANHAMENTO PRÉ-NATAL DAS GESTANTES COM DOENÇAS CARDÍACAS

O acompanhamento pré-natal das gestantes com doenças cardíacas deve ser realizado idealmente em hospital terciário ou quaternário, com equipe multidisciplinar, composta por obstetra especializado, cardiologistas e anestesistas familiarizados com o estado gravídico, além de enfermeiros, fisioterapeutas, psicólogos, nutricionistas e assistentes sociais.

Deve-se priorizar o início precoce, com avaliação clínica global da paciente e conscientização sobre os riscos previsíveis da gravidez e da importância do seguimento das orientações e do acompanhamento frequente. As condutas preconizadas de maneira geral na literatura são:[157,161,167,180]

- Controle de peso materno, com a finalidade de minimizar a sobrecarga cardíaca. Eventualmente dieta com restrição de sódio e/ou restrição hídrica (se clinicamente indicado).
- Repouso (na intensidade necessária para auxiliar no controle clínico funcional).
- Controle de anemia, com suplementação de ferro (a anemia pode piorar sintomatologia cardiovascular).
- Detecção precoce e tratamento adequado de infecções, que aumentam o trabalho cardíaco.
- Atenção à saúde dentária, em especial nas pacientes com risco aumentado de endocardite infecciosa.
- Ajuste precoce de medicações, com suspensão/troca de drogas teratogênicas.
- Prevenção da recidiva de doença reumática com penicilina G benzatina 1.200.00 UI intramuscular a cada 21 dias, quando indicado.

IMPORTANTE: A terapêutica farmacológica pode e deve ser usada, respeitando sempre a relação risco/benefício entre a condição clínica materna e o possível risco fetal advindo do medicamento. A suspensão inadvertida do tratamento pode implicar evento cardiovascular materno, com repercussões negativas para a gestante e concepto.

Exames complementares como eletrocardiograma e ecocardiograma devem ser incluídos na rotina do pré-natal. Recomenda-se repetição desses exames no terceiro trimestre ou quando houver piora do quadro clínico. A dosagem sérica do BNP ou do NT-proBNP também pode ser de grande valia na estratificação de risco dessas gestantes e auxiliar à monitorização da terapêutica instituída. O controle trimestral de hemograma materno, a fim de evitar quadro de anemia, também é recomendado. Em alguns casos é indicada propedêutica cardiológica mais direcionada, como Holter, ecocardiografia transesofágica, ressonância nuclear magnética (sem gadolíneo) e, mais raramente, teste de esforço e cateterismo cardíaco.

A avaliação complementar da vitalidade fetal se inicia entre 20 e 24 semanas com o estudo Dopplervelocimétrico das artérias umbilicais e depois, mais amiúde, com o perfil biofísico fetal associado ao estudo hemodinâmico fetal a partir de 28 semanas nos casos mais graves. Objetiva-se atingir o termo completo (40 semanas) nas pacientes dos grupos I e II da classificação de risco da OMS. Nos grupos III e IV, o objetivo é chegar à 37ª semana. Por outro lado, em situações de deterioração clínica que não respondem à terapêutica, considera-se a resolução da gestação, independentemente da idade gestacional.[157,167] A Tabela 6 apresenta a sugestão de acompanhamento usada na Clínica Obstétrica do HC-FMUSP conforme a classificação da OMS e as recomendações mais recentes em literatura.[167]

As pacientes que permanecem em classes funcionais I e II podem ser acompanhadas ambulatorialmente. Se houver descompensação clínica (classe funcional III ou IV), pro-

**TABELA 5. Efeito dos principais medicamentos de ação cardiovascular na gravidez e lactação[35]**

| Medicamento | FDA | Efeitos fetais / neonatais | Lactação |
|---|---|---|---|
| Diuréticos | B (hidroclorotiazida)<br>C (furosemida) | Hipoperfusão placentária, oligoâmnio, trombocitopenia, icterícia | Sim |
| | D (espironolactona) | Espironolactona – risco de anomalias genitais | Não |
| Digitálicos | C | Baixo risco de intoxicação na grávida<br>Tratamento de escolha para arritmias fetais | Sim |
| Betabloqueadores | D (atenolol)<br>C (propranolol, carvedilol)<br>B (pindolol, sotalol, metoprolol) | Teratogênese? (Hipospádia)<br>Todos os outros estão associados a baixo peso fetal, principalmente em doses maiores | Sim |
| Antagonistas dos canais de cálcio | C | Hipotensão acentuada com nifedipino sublingual (hipoperfusão placentária, óbito fetal)<br>Potencialização do efeito tocolítico quando associado a sulfato de magnésio (hipotonia uterina) | Sim |
| Anticoagulantes orais (varfarina) | D | Teratogênese (6,7% de exposição no primeiro trimestre)<br>Atravessa barreira placentária (exige monitorização laboratorial mais intensa – risco de sangramento fetal)<br>Indicados em próteses valvares mecânicas e eventualmente em fibrilação atrial crônica | Sim |
| Inibidores da enzima conversora da angiotensina e antagonistas dos receptores da angiotensina II | D | Teratogênese:<br>Primeiro trimestre: oligoâmnio acentuado com hipoplasia pulmonar e deformidades de extremidades<br>Segundo trimestre: insuficiência renal fetal, óbito fetal e neonatal | Sim (enalapril e captopril)<br>Sem dados quanto às outras drogas |
| Antiarrítmicos | D (amiodarona)<br>C (demais drogas) | Disfunção tireoidiana fetal (indicado apenas em arritmias graves refratárias aos outros antiarrítmicos)<br>Disopiramida – aumento da contratilidade uterina | Amiodarona – não<br>Demais medicamentos – liberados |
| Nitratos | C | Doses maiores – hipotensão, queda da perfusão placentária<br>Efeito tocolítico | Sim |
| Nitroprusseto de sódio | C | Toxicidade fetal (intoxicação cianídrica com uso > 6 horas) | Desconhecida |

FDA: classificação da *Food and Drug Administration* para uso de medicamentos na gravidez: A: estudos controlados não demonstraram risco em qualquer período da gravidez; B: estudos controlados em humanos não demonstraram riscos, embora haja eventuais relatos de efeitos adversos em animais; C: falta de estudos controlados ou existe chance de dano fetal, mas o benefício supera o risco potencial; D: estudos em humanos evidenciaram possibilidade de dano fetal, entretanto, pode ser prescrito se o benefício superar o risco; X: evidências de risco fetal em estudos com animais e/ou em humanos, os benefícios não superam os riscos, ou medicamentos contraindicados na gravidez.

cede-se a internação, quase sempre até o término da gestação. Em todas as consultas, devem-se buscar ativamente os sinais e os sintomas de descompensação cardíaca: frequência cardíaca acima de 100 bpm, dispneia progressiva, estertores crepitantes em bases pulmonares/edema agudo de pulmões, hemoptise, edema progressivo, arritmias com repercussão hemodinâmica ou sinais de baixo débito, cianose e tromboembolismo arterial ou venoso.

A prematuridade espontânea é uma complicação frequente das gestações em mulheres com cardiopatia.[76,86,120,178,183] Como a descompensação cardíaca é o principal fator envolvido no risco de parto pré-termo nesse grupo, a melhor forma de prevenção é o bom controle clínico. Na presença de contratilidade uterina exacerbada em pacientes com cardiopatia, recomenda-se internação, administração de oxigênio, reavaliação da terapêutica clínica e avaliação da vitalidade fetal.

A inibição do trabalho de parto prematuro, por si só, é capaz de provocar descompensação clínica, pois a hidratação piora a hipervolemia, os betamiméticos elevam a frequência cardíaca e podem provocar ou piorar arritmia, o sulfato de magnésio pode levar a baixo débito e toxicidade cardíaca, e mesmo os bloqueadores dos canais de cálcio podem levar à hipotensão. A única alternativa é a administração de antagonista da ocitocina (atosibana), que se faz apenas se a paciente estiver hemodinamicamente estável. A utilização de corticoterapia para aceleração da maturidade pulmonar fetal também deve ser

**TABELA 6. Sugestão de acompanhamento das pacientes segundo protocolos da Clínica Obstétrica do HC-FMUSP**

| Categoria da OMS | I | II | III | IV |
|---|---|---|---|---|
| Pré-natal | Atenção primária | Atenção secundária | Atenção terciária ou quaternária | Atenção quaternária |
| Consultas | Mensais até 28 semanas, quinzenais até 36 semanas e semanais até o parto | | Conforme condição materna. Em geral, quinzenais até 34 semanas, depois semanais até o parto | |
| Ecocardiograma materno | Início da gestação | Início da gestação | Trimestral | Trimestral |
| Ecocardiograma fetal | Se cardiopatia congênita ou outra indicação clínica, entre 24 e 28 semanas | | | |
| Ultrassonografia | Rotina | Rotina | Mensal | Mensal |
| Vitalidade fetal | Habitual | Termo | Avaliação de Doppler de artérias uterinas entre 20 e 24 semanas. Vitalidade quinzenal a partir de 26 semanas (ou conforme viabilidade do serviço) e semanal após 36 semanas | |
| Programação do parto | 40 semanas | 40 semanas | Programado a termo, entre 37 e 40 semanas | Programado a termo entre 37 e 39 semanas* |
| Via de parto | Obstétrica | Obstétrica | Obstétrica, conforme condição materna** | Obstétrica, conforme condição materna** |
| Analgesia | Habitual | Recomendada | Precoce | Precoce |
| Expulsivo | Habitual | Habitual | Abreviação expulsivo | Abreviação expulsivo |
| Puerpério imediato | Habitual | Recuperação pós-anestésica | UTI | UTI |

* Em pacientes com descompensação clínica refratária ao tratamento otimizado, o parto é indicado independentemente da idade gestacional, geralmente por via alta. ** São indicações de cesárea: necessidade de parto em vigência de anticoagulação oral, acometimento aórtico grave, insuficiência cardíaca refratária ao tratamento clínico e hipertensão arterial pulmonar grave – síndrome de Einsenmenger. OMS: Organização Mundial da Saúde; UTI: unidade de terapia intensiva.

vista com extrema cautela em gestantes com cardiopatia, em função do risco de piora materna. Se realmente indicado, apenas se admite seu emprego em pacientes estáveis, internadas e com vigilância clínica.[157,167,180]

## CUIDADOS ESPECÍFICOS COM A ANTICOAGULAÇÃO

Cuidados específicos com a anticoagulação devem ser tomados quando essa terapia estiver indicada. Apesar de cada situação representar complicações possíveis diferentes, recomendam-se retornos mais próximos (2 a 3 semanas até 28 semanas e, depois, semanalmente até o parto). A anticoagulação plena é indicada nas portadoras de próteses valvares mecânicas ou com arritmias como *flutter* ou fibrilação atrial. Já a profilaxia antitrombótica deve ser feita nas pacientes com antecedentes de fenômenos tromboembólicos prévios, dilatação significativa de câmaras cardíacas e disfunção ventricular grave, presença de trombos intracavitários ou pacientes com cardiopatias cianóticas e/ou hipertensão pulmonar.

O esquema mais apropriado de anticoagulação nas pacientes com próteses valvares mecânicas ainda não está estabelecido, uma vez que o uso de antagonista de vitamina K (AVK) está relacionado a menor risco de evento tromboembólico materno, enquanto a heparina é associada a melhores resultados fetais e neonatais.[36] Propostas alternativas têm sido cogitadas, sendo as mais aceitas:[156,158,167,180]

- Primeiro trimestre: utilizar heparina de baixo peso molecular na dose de 1 mg/kg a cada 12 horas. Neste caso, recomenda-se a monitoração com atividade heparínica (ou antiXa entre 0,6 e 1,1).
- Da 13ª até a 36ª semana da gestação, usar anticoagulante oral – dose de acordo com a *International Normatization Relation* (INR), manter INR = 2,5 a 3,5. O controle da anticoagulação oral deve ser mais frequente durante a gravidez, com intervalo de 2 semanas, devido ao aumento dos fatores pró-coagulantes ao longo da gestação, e também devido ao risco de hemorragia fetal em caso de INR elevado.
- Após 36 semanas ou duas semanas antes do parto: retornar para heparina e programar o parto. Na indução de parto, utilizar heparina intravenosa e interromper a infusão quando a paciente entrar em trabalho de parto. Reintroduzir heparina 6 a 12 horas após o parto.
- No puerpério, fazer a transição para anticoagulação oral assim que houver segurança em relação a sangramento perioperatório, suspendendo a heparina (regular ou de baixo peso molecular) quando o INR estiver na faixa adequada.

Nos casos de alto risco para trombose, e em que a paciente usa antagonista de vitamina K (especificamente varfarina em doses iguais ou menores de 5 mg), haveria possibilidade de manter o medicamento no primeiro trimestre mediante esclarecimento dos riscos fetais envolvidos e consentimento da paciente.[158]

O atual *guideline* da *European Society of Cardiology* (ESC), 2018, sugere que as trocas de anticoagulação sejam realizadas sob extrema vigilância, idealmente em ambiente hospitalar.[158] Todavia, há necessidade de adaptação conforme os recursos disponíveis em cada serviço.

## GESTAÇÃO ASSOCIADA ÀS PRINCIPAIS CARDIOPATIAS

### ARRITMIAS CARDÍACAS

As arritmias cardíacas leves são comuns durante a gravidez,[29,38] como taquicardia sinusal, extrassístoles ventriculares e supraventriculares, e geralmente são pouco sintomáticas e bem toleradas sem medicação.[14,27,160] O surgimento de uma arritmia sintomática pode estar associado a outras condições, como anemia, infecção, hipertireoidismo ou embolia pulmonar. As taquiarritmias supraventriculares sustentadas podem ocorrer em até 1,3% de gestações sem anomalias cardíacas estruturais.[101]

A fibrilação atrial pode se manifestar pela primeira vez durante a gestação, especialmente em pacientes com mais idade e em portadoras de anomalias estruturais, cursando com alterações no débito cardíaco, principalmente se associada a alta resposta ventricular, e consequente repercussão fetal, além de aumento do risco de morte materna por mecanismos tromboembólico. A anticoagulação é feita de maneira similar aos casos de próteses valvares mecânicas.[158]

As arritmias mais graves em geral estão associadas a doenças estruturais, congênitas ou adquiridas; arritmias maternas graves não tratadas reduzem o débito cardíaco e, consequentemente, o fluxo uteroplacentário,[101] com possibilidade de repercussão fetal. Em contrapartida, os medicamentos utilizados no tratamento de arritmias podem levar a efeitos indesejáveis sobre o concepto, como a amiodarona (hipotireoidismo fetal) e os betabloqueadores em doses elevadas (restrição de crescimento fetal).[26,101]

Recomenda-se sempre pesar o risco fetal teórico *versus* o benefício materno no momento da decisão de quando e como tratar a arritmia, lembrando que arritmias capazes de levar à insuficiência cardíaca estarão de qualquer forma interferindo no bem-estar do concepto.[14,38,157,160] O objetivo do tratamento é o controle da frequência cardíaca e dos sintomas maternos.

O tratamento de reversão de arritmias agudas (inclusive fibrilação atrial) com repercussão hemodinâmica deve ser instituído prontamente. O tratamento inicial é realizado com manobra vagal. Quando indicados, podem ser utilizados adenosina ou verapamil, assim como a cardioversão elétrica.[14,38,101,169]

A longo prazo, os betabloqueadores são recomendados para o controle de frequência cardíaca nos casos de fibrilação atrial e taquicardia atrial e, caso haja falha, a digoxina e o verapamil são alternativas terapêuticas. O sotalol é recomendado caso haja falha nos bloqueadores nodais. Propafenona é medicação de escolha em pacientes com feixes anômalos, como Wolf-Parkinson-White (WPW).[158]

Em situações mais raras, de arritmias graves, com repercussão clínica, e refratárias a tratamento clínico, pode estar indicada a realização de procedimentos invasivos para a ablação intracardíaca de focos arritmogênicos ou implantes de marca-passos e desfibriladores intracardíacos. Idealmente, esses procedimentos deveriam ser realizados antes da gravidez, mas, quando necessário, podem ser feitos durante a gestação, com mínimo risco.[14,72]

A Tabela 7, adaptada do ESC *guidelines*, 2018, demonstra, conforme o risco de comprometimento hemodinâmico no intraparto, as necessidades específicas para o manejo clínico.[158]

### AORTOPATIAS

As doenças com acometimento aórtico têm sido relacionadas a maior risco de morte materna secundária à dis-

**TABELA 7. Necessidades específicas para o manejo clínico**

| Risco de comprometimento hemodinâmico | | Via de parto | Monitorização | Tratamentos disponíveis | Puerpério |
|---|---|---|---|---|---|
| Baixo | Taquicardia supraventricular paroxística, WPW, FA | Obstétrica | Habitual | Habitual | Habitual |
| Médio | CDI, taquicardia ventricular com doença estrutural, taquicardia ventricular polimórfica, síndrome Brugada | Obstétrica | Telemetria, considerar intravenosa | Adenosina, betabloqueador endovenoso, desfibrilador disponível | Recuperação pós-anestésica |
| Alto | Arritmia instável, QT curto, taquicardia ventricular catecolaminérgica, *torsade de pointes* | Cesárea | Telemetria, recomendada arterial | Betabloqueador endovenoso, antiarrítmico endovenoso, desfibrilador disponível | UTI (cardiológica) no pós-parto |

CDI: cardioversor desfibrilador implantável; FA: fibrilação atual; UTI: unidade de terapia intensiva; WPW: Wolff-Parkinson-White.
Tabela adaptada de Regitz-Zagrosek et al.[158]

secção da aorta, em especial a coartação de aorta e a síndrome de Marfan.

Na coarctação da aorta, estudos recentes mostram que complicações maiores são incomuns, mas continuam sendo motivo de preocupação nessas pacientes, especialmente naquelas com coarctação não corrigida ou ainda com gradiente de coarctação residual pós-cirurgia, nas quais a presença de hipertensão arterial é mais frequente.[59,98,171]

Na síndrome de Marfan, o risco de morte por dissecção da aorta descrito em séries de casos mais recentes varia de 1 a 3%[35,40,106,158] e aumenta com a presença de antecedente familiar, tratamento cirúrgico prévio à gestação e diâmetro de raiz da aorta superior a 4 cm.[35,157] Meijboom et al.[106] observaram apenas um caso de dissecção da aorta em 142 gestações de mulheres com a síndrome. Já Kim et al., em revisão sistemática com 1.112 gestações, encontrou mortalidade de 1,2% e taxa de dissecção de aorta em 7,9%.[15]

Complicações vasculares graves também são descritas nas pacientes com síndrome de Ehlen-Danlos tipo IV (acometimento vascular), com contraindicação à gravidez devido ao alto risco de dissecção de grandes vasos e relatos de ruptura uterina.

Nas pacientes portadoras de síndrome de Turner, a dissecção aórtica é seis vezes mais comum que na população de mesma faixa etária, principalmente quando há associação com valva aórtica bicúspide, dilatação aórtica ou coarctação de aorta. Por isso, a avaliação cardiovascular é obrigatória antes da reprodução assistida.

Diante do acometimento aórtico, a terapia com betabloqueador deve ser instituída para proteção materna, e o feto deve ser monitorado quanto ao seu crescimento e bem-estar. O uso de betabloqueador deve ser mantido no puerpério.

Para diâmetros de aorta abaixo de 45 mm (ou 40 mm em casos com história familiar positiva), a via de parto é obstétrica, com analgesia precoce e abreviação do expulsivo. Em diâmetros aórticos maiores que 45 mm, está indicado parto cesárea, assim como nas pacientes com coarctação de aorta não operada, dissecção de aorta aguda ou crônica e nas pacientes com síndrome de Ehlen-Danlos tipo IV.[158]

A arterite de Takayasu é uma vasculite de etiologia desconhecida caracterizada pela oclusão idiopática da aorta e de seus principais ramos. A doença apresenta uma predileção por mulheres jovens, sendo, dessa forma, ocasionalmente encontrada associada à gestação.[131] Nessa arterite, há um processo inflamatório crônico que determina fibrose das camadas íntima e adventícia, além de degeneração da camada média. Acomete com mais frequência o arco aórtico e seus ramos, principalmente nos locais de emergência destes.

Sua natureza leva a quatro complicações principais: retinopatia isquêmica, hipertensão arterial secundária (quando a artéria renal é afetada), insuficiência aórtica e aneurisma da aorta ou de seus ramos.[131] O tratamento é feito com corticosteroide e outros imunossupressores, se necessário. A gravidez não altera o prognóstico da doença, mas alguns eventos desfavoráveis, como agravamento da hipertensão arterial e insuficiência cardíaca, podem ocorrer. Durante a gestação, recomendam-se redução da dose do corticosteroide, suspensão de imunossupressores com risco de teratogênese (se possível) e administração de ácido acetilsalicílico em baixas doses para prevenção de pré-eclâmpsia sobreposta.[131,157,171] As portadoras que desejam engravidar devem ser esclarecidas a respeito dos riscos de complicações, como a exacerbação da hipertensão arterial já existente, pré-eclâmpsia, insuficiência cardíaca e nascimento de crianças com baixo peso.

## VALVOPATIAS

A doença valvar pode ser congênita ou adquirida, secundária a doença reumática, outras doenças reumatológicas (lúpus, artrite reumatoide), infecção pelo vírus da imunodeficiência humana (HIV), endocardite e trauma.[152] A valvopatia reumática é a doença cardíaca mais prevalente durante a gestação no Brasil.[160]

As mulheres com valvopatias (congênitas ou adquiridas) apresentam maior incidência de insuficiência cardíaca congestiva (de 5,1 a 38%) e arritmias (de 7,3 a 15%).[29,87,105] De maneira geral, as lesões regurgitativas são mais bem toleradas, e as estenoses implicam maior repercussão clínica ao longo da gravidez, pela inabilidade do sistema cardiovascular de se adaptar ao aumento do volume circulante e do débito cardíaco.[99] Portanto, pacientes previamente assintomáticas podem ter sintomas desencadeados e/ou exacerbados diante das modificações gravídicas.[168,180]

Em 52% das gestantes acompanhadas por Hameed et al.,[87] foi necessário o emprego de terapêutica medicamentosa para controle clínico (diuréticos, betabloqueadores, bloqueadores de canal de cálcio, digoxina, hidralazina, ácido acetilsalicílico e heparina). A sobrecarga hemodinâmica da gestação implica risco de insuficiência cardíaca em pacientes com valvopatias, em especial as que provocam obstrução de fluxo no coração esquerdo (estenose mitral e estenose aórtica moderadas ou graves).[120] Em situações de descompensação cardiológica refratária a tratamento clínico, pode haver indicação de valvoplastia percutânea por balão ou até cirurgia cardíaca para valvoplastia ou troca valvar.[5,24,52]

Na estenose aórtica, as complicações maternas estão relacionadas a estenose moderada ou grave (área valvar $< 1$ cm$^2$ ou gradiente transvalvar $> 64$ mmHg).[5,34] Nesses casos, a redução da pré-carga (compressão da veia cava inferior, perda sanguínea e vasodilatação decorrente de anestesia locorregional) pode provocar queda exagerada do débito e hipotensão.[34] As principais complicações podem ocorrer no intraparto, principalmente pela inabilidade em tolerar a redução de pré-carga.[99]

Hameed et al.[87] observaram que 44% das pacientes com estenose aórtica moderada e grave apresentaram congestão pulmonar e 25% apresentaram arritmia. Em estudo recente, no qual foram seguidas 49 gestações (59% com estenose grave), observaram-se eventos cardíacos em 6% dos casos, e não houve nenhuma morte.[125]

As complicações da estenose mitral na gravidez estão principalmente relacionadas ao aumento da frequência cardíaca e do débito cardíaco causados pela gestação e ao estreitamento da valva mitral. Com o aumento da pressão atrial esquerda, a paciente começa a desenvolver sintomas de dispneia, diminuição da capacidade de exercício, ortopneia e dispneia paroxística noturna, podendo apresentar, nos casos mais graves, edema pulmonar. A congestão pulmonar severa pode resultar em hipertensão pulmonar e falência ventricular direita. A gestação é contraindicada para pacientes com estenose mitral grave, recomendando-se a correção valvar antes da concepção.[120,157]

O grau de comprometimento valvar está intimamente relacionado à ocorrência de eventos cardiológicos. Estão associados a eventos cardíacos maternos a classe funcional NYHA, hipertensão arteriolar pulmonar > 30 mmHg, estenose grave (área valvar < 1 cm²) e idade materna avançada.[152,158] Silversides et al.[126] analisaram a evolução de 80 gestações em 74 mulheres com estenose mitral. O edema pulmonar foi observado em 31% dos casos, e arritmias em 11% (com fibrilação atrial em 70% dos casos de arritmias). As taxas de complicações cardíacas foram de 26, 38 e 67%, respectivamente, nas pacientes com estenose mitral leve, moderada ou grave.

Van Hagen et al. avaliaram 390 pacientes com valvopatia mitral reumática e valvas nativas, 273 com algum grau de estenose (19,8% grave), e encontraram taxa de hospitalização por insuficiência cardíaca de 23% (48% nas estenoses graves), com 16 casos de intervenção cirúrgica durante a gravidez (14 percutâneos e 2 abertos).[143] Em nosso meio, Avila et al. relataram piora de classe funcional (de I/II para III ou IV) em até 86% dos casos de gestantes com estenose mitral.[53]

A estenose pulmonar (quase sempre congênita) leve ou já previamente submetida a valvoplastia percutânea ou cirúrgica tolera bem a sobrecarga da gravidez. Nas estenoses graves, podem ocorrer falência cardíaca direita ou arritmias.[5,34,157,178] Em caso de descompensação valvar refratária ao tratamento clínico, pode ser indicada a correção por valvoplastia percutânea (quando possível) ou mesmo a cirurgia cardíaca durante a gestação. A valvoplastia percutânea apresenta menor risco materno e fetal, mas apresenta limitações em sua indicação.[22] A cirurgia cardíaca durante a gravidez é acompanhada de maior risco materno (quando comparada ao procedimento realizado fora deste período) e altas taxas de eventos neonatais (sofrimento e óbito fetal, alterações neurológicas neonatais).[22,52] Na presença de condição clínica que possa sugerir indicação de cirurgia cardíaca após a 28ª semana, deve ser considerada a resolução da gestação.[22]

As lesões valvares com regurgitação (insuficiência mitral e aórtica) não combinadas a lesões estenóticas habitualmente apresentam evolução mais favorável na gravidez. Quando existe disfunção ventricular sintomática, habitualmente é indicado tratamento com diuréticos, digoxina e em substituição a inibidores de enzima conversora da angiotensina, nitratos e/ou hidralazina.[5,10,27,154] As regurgitações valvares atrioventriculares graves associadas às cardiopatias congênitas complexas e a disfunção sistólica grave, o risco de descompensação cardíaca e repercussão materna e fetal é maior.[120,178]

Em gestantes portadoras de próteses valvares, a evolução da gravidez depende do tipo, da posição e do estado da prótese. As pacientes com próteses biológicas normofuncionantes não necessitam de anticoagulação e geralmente apresentam evolução favorável. Avila et al.[56] relataram sintomas de insuficiência cardíaca em 13,7% das gestantes portadoras de biopróteses, não havendo nenhum óbito materno. A aceleração da deterioração de próteses biológicas durante a gravidez foi observada por alguns autores,[6,65,89] porém, em outros estudos,[55,123] tais achados não foram confirmados. A ocorrência de complicações clínicas durante a gravidez está associada à presença de disfunção da prótese ou de arritmias ou disfunções ventriculares residuais.[6,10,56] As próteses valvares com estenose apresentam o mesmo risco de descompensação clínica que as lesões valvares nativas.[152,157]

As complicações em gestações de mulheres portadoras de próteses mecânicas estão relacionadas às dificuldades observadas com a anticoagulação. Como na gravidez existe hipercoagubilidade, há risco aumentado da ocorrência de fenômenos tromboembólicos (de 7 a 23% dos casos), o que exige atenção redobrada com a profilaxia antitrombótica.[150,152,160] Por sua vez, os anticoagulantes orais têm sido relacionados a aumento do número de abortamentos espontâneos, embriopatia varfarínica (em 1,4 a 7,4% dos fetos expostos), sangramentos cerebrais fetais durante a gestação (2%) ou no período periparto e fenômenos hemorrágicos maternos.[6,9,10,32,150,165]

Os esquemas terapêuticos alternativos (heparina regular por via subcutânea e intravenosa, ou mesmo heparina de baixo peso molecular) ainda não tiveram eficácia e segurança comprovadas em estudos controlados.[32,150] Estudos sobre o tema recomendam possível uso de heparina ou heparina de baixo peso molecular no primeiro trimestre, emprego de anticoagulantes orais até 35 semanas de gestação com posterior substituição por heparina intravenosa até 48 horas após o parto e, depois, transição para anticoagulantes orais.[6,10,16,30-32,150,154,157,160] Complicações hemorrágicas no parto e no puerpério têm sido observadas em 2,5% dos casos.[32,35,78,178] A orientação sobre a anticoagulação na gravidez e seu controle estão descritas anteriormente.

## CARDIOPATIAS CONGÊNITAS

### Defeitos septais

Depois da valva aórtica bicúspide, os defeitos do septo interatrial (ou comunicações interatriais) são as lesões cardíacas congênitas mais comumente encontradas em adultos, compreendendo um terço dos casos.[35] A maioria é assintomática até a terceira ou quarta décadas de vida. O defeito tipo *secundum* responde por 70% de todos os casos, e as associações com anormalidades mixomatosas da valva mitral acompanhadas de prolapso são comuns.

A maioria dos clínicos recomenda reparo se a lesão for descoberta em adultos. A gravidez é bem tolerada, a menos que a hipertensão pulmonar se desenvolva, mas isso é raro porque as pressões na artéria pulmonar na gravidez são usualmente baixas.[35,102] Caso se desenvolva arritmia ou insuficiência cardíaca congestiva, o tratamento deve ser oferecido. Se for necessário repouso durante a gravidez, pode ser recomendada a profilaxia antitrombótica com heparina (de baixo peso molecular ou regular).[42,157]

Os defeitos do septo interventricular (ou comunicações interventriculares) costumam fechar espontaneamente em 90% dos casos durante a infância. Aproximadamente 75% dos defeitos são paramembranosos, e os desarranjos fisiológicos estão relacionados ao tamanho do defeito. Em geral, quando o defeito é menor que 1,25 cm$^2$, não há desenvolvimento de hipertensão pulmonar e insuficiência cardíaca congestiva. Quando o tamanho efetivo do defeito é maior que o orifício da valva aórtica, os sintomas se manifestam rapidamente. Por essas razões, muitas crianças passam por correção cirúrgica antes do desenvolvimento do quadro de hipertensão pulmonar. Os adultos com defeitos extensos não corrigidos apresentam falência ventricular esquerda e hipertensão pulmonar, assim como uma alta incidência de endocardite bacteriana.[35,102]

A gravidez é geralmente bem tolerada na presença de *shunts* esquerda-direita de grau pequeno a moderado. Quando as pressões arteriais pulmonares atingem níveis sistêmicos, há, contudo, fluxo reverso ou bidirecional, ou síndrome de Eisenmenger.[42,171] Quando isso acontece, a mortalidade materna atinge incidência em torno de 30 a 50%.[24,54,157,184] Dessa forma, a gravidez é contraindicada e um abortamento terapêutico deve ser oferecido em caso de falha na contracepção.[39,157,160] Casos de endocardite bacteriana são mais comuns nos defeitos não corrigidos e indica-se a profilaxia antimicrobiana no parto. Aproximadamente 10 a 15% da prole dessas mulheres serão acometidas por defeitos do septo interventricular.

De modo geral, tanto nos casos de persistência de canal arterial como nos defeitos septais (ventriculares e atriais) pequenos, a gravidez costuma ter evolução favorável. Os defeitos mais amplos não corrigidos podem estar associados à disfunção ventricular ou à hipertensão pulmonar, que pioram na presença de queda da pressão arterial ou volemia. Nos defeitos septais, é relatada a presença de embolia paradoxal, com acidentes vasculares cerebrais isquêmicos.[45,107] Em razão desse risco, pode estar indicada profilaxia antitrombótica com ácido acetilsalicílico em baixa dose ou heparina em situações de risco tromboembólico aumentado – repouso ou descompensação cardíaca.[9]

### Tetralogia de Fallot

Com o crescente aumento da sobrevida após cirurgia para tetralogia de Fallot – que se caracteriza por estenose pulmonar, defeito do septo interventricular, cavalgamento da aorta sobre o septo e hipertrofia ventricular direita –, um maior número de mulheres está alcançando a idade reprodutiva. Em geral, as pacientes operadas toleram bem a gravidez (classificação OMS II). Todavia, complicações cardíacas como arritmias e insuficiência cardíaca têm sido reportadas em aproximadamente 8 a 12% das pacientes, especialmente nas que precisavam de medicações antes da gravidez.[107,158] São sinais de pior prognóstico: marcante diminuição da saturação arterial de oxigênio, obstrução residual do fluxo de saída ventricular direita, com severa elevação da pressão ventricular e hematócrito materno acima de 62%.[31,57,157]

Nas pacientes com doenças não corrigidas cirurgicamente, bem como nas pacientes com lesões cardíacas complexas cianóticas, costuma ocorrer piora do grau de cianose e hipoxemia secundárias ao aumento do débito associado à queda da resistência vascular periférica, bem como aumento da incidência de fenômenos tromboembólicos (32%).[10,45] O risco de complicações não se limita ao período gravídico-puerperal, podendo persistir por vários meses após o parto, com maior risco de descompensação.[57]

### Transposição dos grandes vasos

Na transposição corrigida das grandes artérias (discordância atrioventricular e ventriculoarterial), a ocorrência de complicações na gravidez está associada à disfunção ventricular e/ou aos bloqueios atrioventriculares.[33] As pacientes com transposição submetidas à cirurgia de Mustard ou Senning também costumam apresentar boa evolução na ausência de disfunção ventricular, arritmias graves e obstrução do desvio venoso pulmonar.[35,45,102,135] Complicações cardiológicas (deterioração da função ventricular e arritmias) ocorrem em 14% dos casos.[35,102] O risco maior está nas situações nas quais o ventrículo direito é sistêmico, com risco de disfunção piorado pela sobrecarga da gravidez.[42,78,135,157] O risco de restrição de crescimento fetal e parto prematuro é de 38%.[158]

Pacientes com ventrículo direito sistêmico (Mustard/Senning ou TGA corrigida), em classe funcional NYHA III ou IV, com disfunção de ejeção de ventrículo sistêmico (< 40%) devem ser desaconselhadas a engravidar.[158]

### Cardiopatias congênitas complexas

Esse grupo engloba pacientes com anatomia cardíaca alterada (com diversas alterações), em geral sem possibilidade de correção cirúrgica ou com realização prévia de cirurgia paliativa (atresia de tricúspide, hipoplasia de ventrículo direito, atresia de artéria pulmonar, ventrículo único etc.). Algumas dessas pacientes foram submetidas à cirurgia de Fontan (na qual o sangue periférico é desviado diretamente para a circulação pulmonar, sem passar pelo coração) ou algum outro tipo de solução paliativa. Nessas pacientes, especialmente aquelas com cianose, o risco materno de tromboembolismo, descompensação clínica e também hemorragia é elevado. As taxas de abortamento, óbito fetal, insuficiência placentária e prematuridade são altas.[42,48,111,171,179,183] Em pacientes submetidas à cirurgia de Fontam a anticoagulação durante a gravidez pode ser considerada.[158]

O aconselhamento preconcepcional é extremamente importante nesse grupo, estando a gestação contraindicada em muitas pacientes.[48,120,157,164] A gravidez não é recomendada para pacientes com circulação de Fontan e saturação < 85%, disfunção ventricular ou regurgitação atrioventricular moderada a importante.[158]

Na gestação, o pré-natal e o parto devem ser realizados em serviço de assistência quaternária, por conta do risco materno e perinatal. O risco materno extrapola o período gestacional, com possibilidade de descompensação por vários meses após o parto.[57]

## HIPERTENSÃO PULMONAR

A hipertensão pulmonar pode ter diversas causas e é definida por uma elevação na pressão arterial pumonar média acima de 25 mmHg na cateterização pulmonar. Pacientes com hipertensão pulmonar são intolerantes às modificações gravídicas e apresentam um risco muito elevado de morbi-mortalidade,[80,130] com maior chance de falência ventricular direita e deterioração clínica, principalmente no fim do 2º trimestre e puerpério.

Na síndrome de Eisenmenger (hipertensão pulmonar associada a defeito do septo interventricular ou canal arterial pérvio), a mortalidade materna vem se mantendo alta nos últimos 50 anos (30 a 50% dos casos).[54,148,162] O mesmo é válido nos casos de hipertensão pulmonar, que pode ser primária ou secundária (decorrente de tromboembolismo pulmonar, doença pulmonar obstrutiva crônica, esquistossomose, vasculites e uso de drogas ou medicamentos). Nesses casos, as mortes (até 52% dos casos) acontecem mais frequentemente no puerpério, podendo ser súbitas, decorrentes de tromboembolismo pulmonar, relacionadas a hipotensão ou hipovolemia, ou ainda associadas a fenômenos hemorrágicos, mais comuns nessa população.[24,49,93,162] Nessas situações, a gravidez é contraindicada, e na sua ocorrência não planejada, recomenda-se interrupção preferencialmente no primeiro trimestre.[157,167,171]

Ao avaliar 28 gestações em pacientes com hipertensão arterial pulmonar secundária à cardiopatia congênita acompanhadas em centros de referência franceses, Ladouceur et al., em 2017, encontraram 20 gestações que evoluíram (> 20 semanas), entre as quais 33% de eventos cardiovasculares. A cianose foi preditora independente de evento materno. As complicações obstétricas aconteceram em 25% das gestações, com 39% de fetos pequenos para a idade gestacional, 67% partos cesárea e 78% prematuridade.[100]

## MIOCARDIOPATIAS

A cardiomiopatia hipertrófica é a doença cardíaca genética mais comum e atinge em torno de 2% da população.[85] O comportamento da miocardiopatia hipertrófica na gravidez depende em grande parte do estado funcional pré-gravídico.[24] Autore et al.[51] mostram que complicações e piora ocorreram em 4% das mulheres em classe funcional I contra 42% em pacientes em classe funcional III e IV. Amaral[182] observou complicações cardiológicas em 47,8% de 23 casos (insuficiência cardíaca em 35%), correlacionadas principalmente ao histórico de forma familiar da doença. Goland observou evento cardiovascular em 23% das 60 gestantes com cardiopatia hipertrófica avaliadas, mais comuns e pacientes com classe funcional ≥ II, e 5% de óbitos fetais.[85] As complicações cardiológicas associam-se também ao grau de hipertrofia, ao aumento do gradiente interventricular e à ocorrência de arritmias ventriculares.[24,29,132]

A miocardiopatia periparto (MCPP) ocorre com uma frequência que varia de 1:1.500 a 1:15.000 gestações. Constitui uma miocardiopatia dilatada de causa desconhecida, em que as pacientes apresentam sintomas de insuficiência cardíaca congestiva que se iniciam no final da gravidez (mais raramente) ou nos 5 meses após o parto. A MCPP é responsável por vários casos de mortalidade materna, até tardiamente (no primeiro ano após o término da gestação).[18,70,171,186] O diagnóstico leva em consideração a ocorrência temporal com o ciclo gravídico-puerperal e a exclusão de outras causas de miocardiopatia.

Elkayam et al.[79] analisaram dados da evolução de 123 pacientes com MCPP, nos quais descreveram associação com hipertensão arterial (43%), tocólise (19%) e gestação gemelar (13%). A mortalidade materna foi de 9%, e 4% dos casos foram submetidos a transplante cardíaco. No caso de MCPP com disfunção ventricular grave, a mortalidade materna pode chegar a 20%.[40]

O tratamento pronto e agressivo da insuficiência relacionada à MCPP logrou redução expressiva da mortalidade e evolução para transplantes cardíacos. O prognóstico das pacientes com a doença em gestações subsequentes depende da recuperação funcional, sendo mais propensas a insuficiência cardíaca congestiva e descompensação clínica quando a fração de ejeção permanece abaixo de 50%.[121,157] A adição da bromocriptina no tratamento pode melhorar a função do ventrículo esquerdo, com melhora nos resultados maternos. Atualmente, os pilares do tratamento da cardiomiopatia periparto em fase aguda são: bromocriptina, terapia oral para insuficiência cardíaca, anticoagulante (heparina baixo peso molecular em dose profilática), vasodilatadores e diuréticos.[151,158]

As miocardiopatias dilatadas virais, idiopáticas, sequelas de MCPP ou ainda de etiologia chagásica (mais frequentes no Brasil) apresentam evolução variável durante a gestação. Nas situações em que a disfunção é grave (fração de ejeção inferior a 45%), há grande possibilidade de deterioração na gravidez e no puerpério.[76,154] Avila et al.[56] relataram 41,8% de complicações em gestantes com miocardiopatia com três casos de óbito, causados por fenômenos tromboembólicos e arritmias graves. Foi ainda observado que o risco de descompensação persiste por vários meses após o parto, com maior ocorrência de eventos cardíacos nas pacientes que engravidaram.[86]

O tratamento das miocardiopatias inclui repouso, restrição hídrica e de sal, vasodilatadores, digitálicos e betabloqueadores. Além disso, recomenda-se realizar anticoagulação profilática quando em vigência de insuficiência cardíaca e até o final do puerpério.[160,167] A função cardíaca geralmente se normaliza dentro de 6 meses do parto em aproximadamente metade das pacientes com essa doença. Por apresentarem risco aumentado para o desenvolvimento de insuficiência cardíaca congestiva e óbito em gestações subsequentes, essas pacientes devem ser desencorajadas quanto a futuras gestações.[18,39,157]

Atualmente, a maior prevalência de gestações em mulheres de idade avançada e de fatores de risco (obesidade, diabetes, hipertensão arterial, tabagismo) tem tornado a gravidez em pacientes com doença arterial coronariana menos rara. Estima-se que o infarto agudo do miocárdio (IAM) ocorra em 3,34 (2,09 a 4,58) por 100 mil gestações,[12] podendo ser secundário a aterosclerose, vasoespasmo, trombose ou dissecção de artéria coronária.[170,177]

A mortalidade no quadro agudo pode ser de 25 a 50%, aumentando em mulheres com menos de 35 anos e quando o infarto acontece no final da gravidez ou com menos de 2 semanas de intervalo até o parto,[40] com perda fetal de 9%.[75] A sobrecarga hemodinâmica no final da gestação pode precipitar quadros de doença coronariana latente e piorar o prognóstico nas pacientes que infartam.[169]

As pacientes previamente submetidas a angioplastia ou revascularização podem engravidar, desde que tenham capacidade funcional preservada.[67,157,162,171] As complicações maternas (insuficiência cardíaca congestiva, arritmia, novo episódio de isquemia) estão associadas à presença de aterosclerose e miocardiopatia isquêmica.[67]

## GESTAÇÃO APÓS TRANSPLANTE CARDÍACO

Com o aumento do número de transplantes em mulheres em idade fértil, dezenas de casos de gestação pós-transplantes têm sido descritos, ainda que a gravidez seja desencorajada nas receptoras. As complicações clínicas são relacionadas aos casos de rejeição (com piora cardiológica), infecções relacionadas à imunossupressão, presença de coronariopatia pós-transplante e hipertensão (relacionada principalmente ao uso da ciclosporina).[3] Quanto às complicações obstétricas, além das decorrentes da cardiopatia e hipertensão, existe o risco de teratogênese causada pelos imunossupressores, principalmente o micofenolato de mofetila (que deve ser suspenso na gravidez) e infecções mais prevalentes nesse grupo de pacientes, em especial por citomegalovírus. A gravidez está contraindicada no primeiro ano após o transplante, quando o risco de rejeição é maior e a imunossupressão é mais agressiva. Após esse período, em pacientes sem rejeição, cardiologicamente estáveis, a gestação é liberada e costuma evoluir bem. Durante o pré-natal, devem ser tomados cuidados com os níveis séricos dos medicamentos imunossupressores, que podem estar fora do nível terapêutico em vigência de hiperêmese ou em função da expansão volêmica da gravidez. Podem ser utilizados corticosteroides, ciclosporina, azatioprina e tacrolimo. O aleitamento está contraindicado pelo uso desses medicamentos, sendo que o bloqueio da lactação deve ser feito preferencialmente por métodos mecânicos, uma vez que o uso dos alcaloides de ergot (bromoergocriptina e cabergolina) podem provocar espasmo coronariano.[3,160,171]

## MANEJO DO PARTO E DO PUERPÉRIO NAS CARDIOPATIAS

Em condições favoráveis, o parto da gestante cardiopata deveria ser espontâneo, sob analgesia peridural e com abreviação do período expulsivo por meio de fórcipe ou vácuo extrator.[34,43,157,160,167]

A indicação do parto nas gestantes com cardiopatia deve ser considerada no termo, entre 37 e 40 semanas, a depender da cardiopatia materna e de seu status funcional, evitando o pós-datismo, com redução nos riscos de cesárea de emergência e de óbito fetal.[158] Nos casos de pacientes com repercussão clínica importante, em insuficiência cardíaca refratária ao tratamento clínico, o parto estará indicado, independente da idade gestacional.[90,158]

É praticamente consenso na literatura referente ao tema que a indicação da via de parto em mulheres cardiopatas deve ser obstétrica,[5,11,27,30,34,121,163,172-174,177] estando a cesárea indicada apenas em pacientes com dissecção aórtica, síndrome de Marfan com dilatação da raiz da aorta, hipertensão pulmonar grave e naquelas com uso atual ou recente de anticoagulantes orais.[34,83,167] Gei e Hankins[11] também recomendam a cesárea em mulheres com indicação de cirurgia para troca valvar no final da gestação, estenose aórtica grave, restrição do crescimento fetal em pacientes com síndrome de Eisenmenger com colo desfavorável e em casos de descompensação hemodinâmica durante o trabalho de parto.

As diretrizes da *European Society of Cardiology* de 2018 sugerem que a cesárea é indicada em pacientes que estejam em trabalho de parto em vigência de anticoagulação oral, com aortopatia grave e com insuficiência cardíaca descompensada. O parto por via alta deve ser considerado em formas graves de hipertensão pulmonar.[158]

Nas situações em que a paciente necessita de parto prematuro terapêutico indicado pela deterioração clínica, é de se esperar que a indução de parto prolongada possa piorar a condição materna. Além disso, em muitas dessas situações a reserva fetal é limitada. Em estudo realizado na Clínica Obstétrica do HC-FMUSP analisando a via de parto em 571 gestações complicadas por cardiopatia materna,[183] foi observado que o sofrimento fetal foi a indicação principal de cesárea (em 22% dos casos). Deve-se lembrar ainda que a realização de cesárea não protege necessariamente as pacientes com cardiopatias de todos os riscos, pois a perda sanguínea é aumentada, bem como os riscos de infecção e tromboembolismo.[121,171]

Nas pacientes de médio e alto risco cardiovascular (grupos II e III da OMS), recomenda-se, na Clínica Obstétrica do HC-FMUSP, parto programado a partir da 37ª semana, com o objetivo de melhorar as condições logísticas de assistência clínica e obstétrica. A indução não é contraindicada nas pacientes clinicamente estáveis.

A maturação cervical com prostaglandina E (misoprostol ou dinoprostona) é segura nas pacientes portadoras de cardiopatia.[157,167] Os métodos mecânicos (como o balão cervical) ficam reservados aos casos em que a resistência vascular sistêmica esteja prejudicada.[158] Durante a indução de parto ou ainda para correção de distocia, a ocitocina pode ser empregada com segurança, com administração controlada por conta de seu efeito antidiurético.[41,157,158,160,167] Sugere-se, na Clínica Obstétrica do HC-FMUSP, o uso de solução concentrada, sempre administrada em bomba de infusão contínua.

Durante o trabalho de parto, a paciente deve evitar o decúbito dorsal horizontal (se possível, preferir decúbito lateral, sentada ou em posição de semi-Fowler, com o dorso elevado) para redução do efeito do útero gravídico sobre a cava e redução do retorno venoso.

A monitorização fetal pode ser realizada de maneira intermitente apenas em partos espontâneos de parturientes assintomáticas do ponto de vista cardiovascular e sem repercussões placentárias e/ou fetais. Em todas as outras situações, a monitorização fetal contínua é recomendada,[158] dadas as possíveis repercussões sobre o feto das alterações hemodinâmicas que ocorrerão durante o parto.

Também é fundamental a monitorização clínica materna cuidadosa (avaliando frequência cardíaca, pressão arterial, ausculta cardíaca e pulmonar). A monitorização mais intensa (cardioscopia contínua, avaliação da pressão intra-arterial) é reservada para os casos mais instáveis ou com potencial de descompensação. A monitorização com cateteres centrais (pressão venosa central ou pressão venocapilar pulmonar) não tem sido utilizada (com exceção de pacientes muito instáveis, com drogas vasoativas), pelo risco de complicações e tromboembolismo.[41,62,157,167,170,171]

A abreviação do período expulsivo (com fórcipe ou vácuo-extrator) tem sido preconizada rotineiramente nas pacientes com doença cardíaca,[158] pois o esforço físico despendido nas manobras de puxo interfere no retorno venoso e no trabalho cardíaco, e, assim, quando realizado repetidamente, aumenta o risco de descompensação hemodinâmica.[31,167,171]

Durante e logo após o parto, recomenda-se muito cuidado com as perdas sanguíneas. O risco de hemorragia é aumentado em pacientes com cianose e também nas que fazem uso de medicação anticoagulante.[128] A anemia decorrente das perdas sanguíneas piora a insuficiência cardíaca. A hemostasia intraoperatória deve ser meticulosa.[167]

A hipotonia uterina deve ser combatida, mas as drogas uterotônicas possuem efeitos cardiovasculares que não devem ser esquecidos: a ocitocina em bólus pode provocar hipotensão grave com colapso hemodinâmico e isquemia cardíaca e deve ser usada em doses menores (5 UI), em infusões repetidas. A metilergonovina provoca vasoconstrição periférica e pulmonar, com hipertensão arterial em ambos os territórios, e seu uso está contraindicado em pacientes com cardiopatia. A prostaglandina F2-alfa também provoca vasoconstrição pulmonar e também não deve ser usada nessas pacientes. O misoprostol é uma prostaglandina E2 e tem efeitos vasculares diferentes da prostaglandina F2-alfa, levando a redução da resistência vascular periférica e também levando a hipotensão em doses maiores.

Ramsey et al.[112] estudaram os efeitos cardiovasculares do misoprostol em pacientes que receberam doses altas (600 mg) para indução de abortamento no segundo trimestre, não observando alterações significativas. Portanto, diante de hipotonia intra ou pós-parto, as drogas de escolha devem ser ocitocina e prostaglandina, sempre com monitorização materna rigorosa.[47,112,157,167]

## ANALGESIA/ANESTESIA

A analgesia do trabalho de parto é de extrema importância em pacientes com doenças cardíacas. Os bloqueios locorregionais reduzem os efeitos hemodinâmicos do trabalho de parto, com estabilização do débito cardíaco. Devem ser indicados precocemente, e com o uso de técnicas que reduzam os efeitos sobre o sistema nervoso autônomo, evitando hipotensão arterial, que pode levar a queda acentuada do retorno venoso e baixo débito. A anticoagulação contraindica a realização de punção lombar.[17,150] Dessa forma, sugere-se parto programado (indução) em pacientes sob profilaxia antitrombótica para permitir o uso de analgesia.[17,41,140,157,167,171]

Quanto à anestesia para cesárea, uma vez que são usadas doses maiores e o bloqueio autonômico é mais intenso, nem sempre é possível o uso das técnicas locorregionais. Nas pacientes com baixo débito, hipertensão pulmonar, doenças valvares obstrutivas, doença coronariana e descompensadas, a anestesia geral poderá ser indicada, bem como naquelas sob anticoagulação.[17,41]

## PROFILAXIA DE ENDOCARDITE INFECCIOSA

A profilaxia de endocardite infecciosa (EI) deve ser administrada antes de procedimentos dentários, endoscopia, procedimentos em tecidos infectados. Sugere-se amoxicilina 2 g, por via oral, 1 hora antes do procedimento. Em caso de alergia a derivados de penicilina, a recomendação é clindamicina 600 mg ou azitromicina 500 mg.

Em procedimentos obstétricos, não complicados com profilaxia cirúrgica de rotina adequada, a profilaxia para EI é questionada.[158] Todavia, diante da impossibilidade de antever complicações e/ou contaminações, a Sociedade Brasileira de Cardiologia mantém a recomendação de antibioticoprofilaxia antes de curetagem pós-aborto, partos vaginais, cesarianas e procedimentos obstétricos invasivos, em pacientes de risco moderado a alto para EI (Tabela 8).[157,160,161,167]

Na Clínica Obstétrica do HC-FMUSP, utilizam-se ampicilina, 2 g, por via intravenosa, e gentamicina, 1,5 mg/kg (até 120 mg), por via intravenosa ou intramuscular, 30 a 60 minutos antes do parto e 6 horas após nas pacientes com alto risco. No caso de alergia à ampicilina, esta deve ser substituída por vancomicina, 1 g, em infusão intravenosa em 1 a 2 horas, apenas antes do procedimento.

## PUERPÉRIO

A maioria dos casos de descompensação cardíaca grave e de óbitos maternos relacionados à cardiopatia (cerca de dois terços) ocorre no puerpério, em especial na primeira

**TABELA 8. Classificação do risco das lesões cardíacas para endocardite infecciosa**

| Risco para endocardite | Lesões cardíacas |
|---|---|
| Alto risco | • Próteses valvares<br>• Endocardite infecciosa prévia<br>• Cardiopatias congênitas cianóticas complexas<br>• *Shunts* sistêmicos pulmonares |
| Risco moderado | • Malformações cardíacas congênitas (exceto comunicações interatriais, comunicações interventriculares e PCA corrigidas ou comunicação interatrial tipo *ostium secundum*)<br>• Disfunção valvar adquirida<br>• Miocardiopatia hipertrófica<br>• Prolapso de valva mitral com regurgitação e/ou espessamento |
| Risco desprezível | • Comunicações interatriais, comunicações interventriculares e PCA corrigidos, comunicação interatrial tipo *ostium secundum* isolada<br>• Revascularização coronária prévia<br>• Sopros fisiológicos<br>• Doença de Kawasaki prévia sem disfunção valvar<br>• Doença reumática prévia sem disfunção valvar<br>• Marca-passos e cardiodesfibriladores implantáveis |

PCA: persistência do canal arterial.
Tabela adaptada de Sociedade Brasileira de Cardiologia.[160]

semana após o parto. Diversos fatores contribuem para o aumento da morbidade nesse período, em especial o aumento da volemia decorrente da mobilização do sangue represado nos vasos pélvicos e em membros inferiores e a reabsorção do líquido do espaço extravascular (fenômeno chamado de "autotransfusão"). Também podem levar a complicação os fenômenos tromboembólicos (pelo aumento da coagulabilidade), anemia e processos infecciosos, levando à piora da insuficiência cardíaca.

Recomenda-se que as pacientes com potencial de piora clínica (grupos II/III, III e IV da OMS) recebam cuidados de terapia intensiva nas primeiras 24 a 48 horas após o parto (até estabilização hemodinâmica) e profilaxia antitrombótica (ver Capítulo 45, "Doenças tromboembólicas", da Seção 6, "Intercorrências clínico-cirúrgicas"), e tenham alta hospitalar mais tardia.

A terapêutica medicamentosa deve ser revista para otimização clínica. No puerpério, os inibidores da enzima conversora da angiotensina e antagonistas dos receptores de angiotensina podem ser utilizados sem prejuízo da lactação.[157,160,167]

Nas pacientes que fazem uso de amiodarona e imunossupressores (transplantadas), a amamentação é controversa em razão da concentração dose-dependente dessas drogas no leite materno. Nesses casos, dá-se preferência aos métodos mecânicos de supressão da lactação (enfaixamento, gelo), uma vez que as drogas habitualmente utilizadas com essa finalidade (estrogênio, derivados do ergot como bromoergocriptina e cabergolina) podem aumentar o risco trombótico ou de vasoespasmo cerebral e coronariano.[7,167,168]

## PROCEDIMENTOS DURANTE A GRAVIDEZ

- Cardioversão elétrica: não apresenta efeitos deletérios fetais (a arritmia grave costuma ter repercussão intensa na vitalidade fetal). Deve ser feita sob sedação, como de costume. A cardioversão química também pode ser realizada, quando indicada, sem temores para o concepto.[7,25]
- Valvoplastia percutânea por balão: apesar da radiação e da utilização do contraste iodado, a valvoplastia percutânea é boa opção à cirurgia cardíaca em gestantes com estenose mitral grave refratária ao tratamento clínico.[158]
- Ablação por cateterismo: é comum que as pacientes com arritmias descompensem ao longo da gestação, com necessidade de drogas antiarrítmicas. A ablação pode ser indicada se insucesso do controle clínico. Se possível, minimizar a exposição à radiação.[14,72]
- Cirurgia cardíaca na gravidez: com a melhora das técnicas cirúrgica, anestésicas e de perfusão, houve queda da mortalidade materna e fetal relacionadas à cirurgia cardíaca na gestação. Entretanto, a perfusão uterina inadequada observada durante o período de circulação extracorpórea pode provocar óbito fetal (30%), hipercontra tilidade uterina e períodos prolongados de sofrimento fetal, com repercussão no desenvolvimento neuropsicomotor dos conceptos. Deve ser indicada apenas em caso de descompensação grave refratária ao tratamento clínico, não passíveis de correção por via percutânea, e de preferência no segundo trimestre (no terceiro trimestre deve-se considerar a antecipação do parto para posterior procedimento cirúrgico cardíaco). É obrigatória a monitorização fetal intraoperatória, a partir da 20ª semana, para avaliar a repercussão sobre o feto).[7,80] É recomendada a administração de progesterona 200 mg/dia, via vaginal, no período perioperatório, para diminuir a contratilidade uterina. Se for necessária a inibição mais efetiva da contratilidade uterina no intraoperatório, pode-se utilizar atosibana sob vigilância clínica intensiva.

## CONSIDERAÇÕES FINAIS

Embora as doenças cardíacas representem uma das principais causas de morte materna e respondam por cerca de 1% das complicações gestacionais, a maioria das pacientes gestantes com doença cardíaca alcança resultados satisfatórios mediante acompanhamento meticuloso. Entre as mais prevalentes, as lesões valvares estenóticas apresentam-se com alto risco tanto para a mãe como para o feto, enquanto as lesões produtoras de regurgitação são bem toleradas pelas mulheres grávidas. As pacientes de risco muito elevado devem ser desencorajadas a engravidar e deve-se oferecer interrupção judicial em caso de uma gestação.

Recomenda-se que obstetras e cardiologistas realizem o acompanhamento conjunto da paciente durante toda a gestação, o que não significa que o obstetra esteja isento da obrigação de ter um conhecimento abrangente tanto das alterações fisiológicas induzidas pela gestação como do possível impacto sobre uma paciente com doença cardíaca. Além desses, outros profissionais podem ser necessários, como psicólogo, nutricionista e fisioterapeuta, entre outros.

Deve-se definir claramente o diagnóstico cardiológico e o estado funcional da cardiopatia com o objetivo de se estabelecer a estimativa de risco e elaborar uma estratégia conjunta para o acompanhamento da paciente. A gestante e seus familiares deverão ter conhecimento do diagnóstico, dos riscos e da estratégia adotada, sendo fundamental a participação consciente da gestante e de seus familiares durante o tratamento.

A estratégia da assistência deverá ser reavaliada a cada visita de pré-natal, atentando-se para as alterações fisiológicas da gravidez e para a repercussão desta sobre o estado funcional da cardiopatia. A definição da via de parto é sempre conduta obstétrica, mas a equipe deverá considerar que os recursos necessários deverão estar disponíveis à paciente no momento do parto (unidades de terapia intensiva materna e neonatal, suporte cardíaco clínico e cirúrgico). A paciente deverá possuir um relatório médico detalhado de sua doença e da estratégia adotada, considerando-se as intercorrências que, eventualmente, possam ser atendidas por outros médicos.

### PONTOS-CHAVE

- A melhor assistência clínica e obstétrica permite evolução favorável na maioria dos casos de doença cardíaca na gravidez, mas as doenças cardiovasculares constituem uma das principais causas de morte materna nos Estados Unidos da América e a principal causa indireta de morte materna no Brasil.
- A cardiopatia afeta de 0,3 a 4,2% das gestações. No Brasil, ainda predominam as pacientes com cardiopatia adquirida (em especial as doenças valvares decorrentes da doença reumática), enquanto nos países desenvolvidos predominam as cardiopatias congênitas.
- O sistema circulatório é profundamente alterado no ciclo gravídico-puerperal, com aumento do fluxo e do volume sanguíneos, queda da resistência periférica, elevação da frequência cardíaca, do volume sistólico e do débito cardíaco. Essas alterações hemodinâmicas podem provocar descompensação clínica de gestantes com cardiopatia.
- Existem várias doenças cardíacas congênitas e adquiridas que apresentam influência marcante nos resultados da gestação, necessitando de acompanhamento pré-natal específico e planejamento para manejo adequado antes, durante e após o parto.
- A repercussão das doenças cardiovasculares sobre a gestação depende do tipo de doença e do grau de acometimento da função cardíaca. A estratificação de risco materno antes e durante a gravidez permite melhor acompanhamento clínico e obstétrico.
- As principais consequências da descompensação cardíaca sobre a gravidez são restrição do crescimento fetal, prematuridade, sofrimento fetal, óbito fetal e óbito materno.
- As pacientes com cardiopatia congênita apresentam maior risco de ter fetos com cardiopatia, recomendando-se a realização de ecocardiografia fetal.
- A indicação da via de parto em mulheres com doença cardíaca deve ser obstétrica, sendo a cesárea recomendada apenas em pacientes com risco de dissecção de aorta e em vigência de anticoagulação oral. A cesárea é indicada mais liberalmente em pacientes com estenose aórtica grave, hipertensão arteriolar pulmonar grave e em pacientes com insuficiência cardíaca descompensada.
- Durante o trabalho de parto da paciente com cardiopatia, recomenda-se analgesia locorregional, vigilância clínica e fetal e abreviação do período expulsivo.
- O acompanhamento durante o pré-natal, o parto e o puerpério de gestantes com doenças cardiovasculares deve ser feito por equipe multiprofissional especializada, coordenado por obstetra e cardiologista, em centro hospitalar com retaguarda de terapia intensiva e cardiologia.

## REFERÊNCIAS BIBLIOGRÁFICAS

### Artigos de revisão


1. Abbas AE, Lester SJ, Connolly H. Pregnancy and the cardiovascular system. Int J Cardiol 2004; 98: 179-89.
2. Bates SM, Greer IA, Hirsch J, Ginsberg JS. Use of antithrombotic agents during pregnancy In: 7th ACCP Conference on Antithrombotic and Thrombolytic Therapy. Chest 2004; 126: 627S-644S.
3. Cowan SW, Davison JM, Doria C, Moritz MJ, Armenti VT. Pregnancy after cardiac transplantation. Cardiol Clin 2012; 30(3): 441-52.
4. Duvekot JJ, Peters LLH. Maternal cardiovascular hemodynamic adaptation to pregnancy. Obstet Gynecol Surv 1994; 49(12): S1-14.
5. Elkayam U, Bitar F. Valvular heart disease and pregnancy: native valves. In J Am Coll Cardiol 2005; 46(2): 223-9.
6. Elkayam U, Bitar F. Valvular heart disease and pregnancy: prosthetic valves. J Am Coll Cardiol 2005; 46(3): 403-10.
7. Elkayam U, Gleicher N, editors. Cardiac problems in pregnancy: diagnosis and management of maternal and fetal disease. 3.ed. New York: Wiley-Liss; 1998.
8. Fennira S, Rejeb MA, Ellouze Y, Khaldi H, Ouertani W, Tellili S et al. Heart diseases in pregnant women. Int J Gynaecol Obstet 2003; 82(2): 153-9.
9. Franklin WJ, Gandhi M. Congenital heart disease in pregnancy. Cardiol Clin 2012; 30(3): 393-4.
10. Fujitani S, Baldisseri MR. Hemodynamic assessment in a pregnant and peripartum patient. Crit Care Med 2005; 33(10): S354-S361.
11. Gei AF, Hankins GDV. Cardiac disease and pregnancy. Obst Gynecol Clin N Am 2001; 28(3): 465-512.
12. Gibson P, Narous M, Firoz T, Chou D, Barreix M, Say L et al. World Health Organization (WHO). Maternal morbidity working group. Incidence of myocardial infarction in pregnancy: a systematic review and meta-analysis of population-based studies. Eur Heart J Qual Care Clin Outcomes 2017; 3(3): 198-207.
13. Head CEG, Thorne SA. Congenital heart disease in pregnancy. Postgrad Med J 2005; 81: 292-8.
14. Joglar JA, Page RL. Management of arrhythmia syndromes during pregnancy. Curr Opin Cardiol 2014; 29(1): 36-44.
15. Kim SY, Wolfe DS, Taub CC. Cardiovascular outcomes of pregnancy in Marfan's syndrome patients: a literature review. Congenit Heart Dis 2018; 13(2): 203-9.
16. Klein LL, Galan HL. Cardiac disease in pregnancy. Obstet Gynecol Clin North Am 2004; 31: 429-52.
17. Kuczkowski KM, van Zundert A. Anesthesia for pregnant women with valvular heart disease: the state-of-the-art. J Anesth 2007; 21(2): 252-7.
18. Lewey J, Haythe J. Cardiomyopathy in pregnancy. Semin Perinatol 2014; 38(5): 309-17.
19. Lupton M, Oteng-Ntim E, Ayida G, Steer PJ. Cardiac disease in pregnancy. Curr Op Obstet Gynecol 2002; 14: 137-43.
20. Moghbeli N, Pare E, Webb G. Practical assessment of maternal cardiovascular risk in pregnancy. Congenit Heart Dis 2008; 3: 308-16.
21. Ouzounian JG, Elkayam U. Physiologic changes during normal pregnancy and delivery. Cardiol Clin 2012; 30(3): 317-29.
22. Pieper PG, Hoendermis ES, Drijver YN. Cardiac surgery and percutaneous intervention in pregnant women with heart disease. Neth Heart J 2012; 20(3): 125-8.
23. Pieper PG, Lameijer H, Hoendermis ES. Pregnancy and pulmonary hypertension. Best Pract Res Clin Obstet Gynaeco 2014; 28(4): 579-91.
24. Pieper PG, Walker F. Pregnancy in women with hypertrophic myocardiopathy. Neth Heart J 2013; 21: 14-8.

25. Pijuan Domènech A, Gatzoulis MA. Pregnancy and heart disease. Rev Esp Cardiol 2006; 59(9): 971-84.
26. Qasqas AS, McPherson C, Frishman WH, Elkayam U. Cardiovascular pharmacotherapeutic considerations during pregnacy and lactation. Cardiol Rev 2004; 12(4): 201-21.
27. Ramsey PS, Ramin KD, Ramin SM. Cardiac disease in pregnancy. Am J Perinat 2001; 18(5): 245-65.
28. Rao S, Ginns JN. Adult congenital heart disease and pregnancy. Semin Perinatol 2014; 38(5): 260-72.
29. Ray P, Murphy GJ, Shutt LE. Recognition and management of maternal cardiac disease in pregnancy. Br J Anaesth 2004; 93(3): 428-39.
30. Reimol SC, Rutherford JD. Valvular heart disease in pregnancy (clinical practice). N Eng J Med 2003; 349(1): 52-9.
31. Ruys TPE, Cornette J, Roos-Hesselink JW. Pregnancy and delivery in cardiac disease. J Cardiol 2013; 61(2): 107-12.
32. Seshadri N, Goldhaber SZ, Elkayam U et al. The clinical challenge of bridging anticoagulation with low-molecular-weight heparin in patients with mechanical prosthetic heart valves: an evidence-based comparative review focusing on anticoagulation options in pregnant and non-pregnant patients. Am Heart J 2005; 150: 27-34.
33. Shum KK, Gupta T, Canobbio MM, Durst J, Shah SB. Family planning and pregnancy management in adults with congenital heart disease. Prog Cardiovasc Dis 2018; 61(3-4): 336-46.
34. Siu SC, Colman JM. Cardiovascular problems and pregnancy: an approach to management. Clev Clin J Med 2004; 71(12): 977-85.
35. Siu SC, Colman JM. Congenital heart disease: heart disease and pregnancy. Heart 2001; 85: 710-5.
36. Steinberg ZL, Dominguez-Islas CP, Otto CM, Stout KK, Krieger EV. Maternal and fetal outcomes of anticoagulation in pregnant women with mechanical heart valves. J Am Coll Cardiol 2017; 69(22): 2681-91.
37. Tan EK, Tan EL. Alterations in physiology and anatomy during pregnancy. Best Pract Res Clin Obstet Gynaecol 2013; 27(6): 791-802.
38. Tan HL, Lie KI. Treatment of tachyarrhythmias during pregnancy and lactation. Eur Heart J 2001; 22: 458-64.
39. Thorne S, MacGregor A, Nelson-Piercy C. Risks of contraception and pregnancy in heart disease. Heart 2006; 92(10): 1520-5.
40. Thorne SA. Pregnancy in heart disease. Heart 2004; 90: 450-6.
41. Turnbull J, Bell R. Obstetric anaesthesia and peripartum management. Best Pract Res Clin Obstet Gynaecol 2014; 28(4): 593-605.
42. Uebing A, Steer PJ, Yentis SM, Gatzoulis MA. Pregnancy and congenital heart disease. BMJ 2006; 332(7538): 401-6.
43. Ueland K. Intrapartum management of the cardiac patient. Clin Perinatology 1981; 8(1): 155-64.
44. van Mook WNKA, Peeters L. Severe cardiac disease in pregnancy: hemodynamic changes and complaints during pregnancy, and general management of cardiac disease in pregnancy. Curr Op Crit Care 2005; 11: 430-4.
45. van Mook WNKA, Peeters L. Severe cardiac disease in pregnancy: impact of congenital and acquired cardiac disease during pregnancy. Curr Op Crit Care 2005; 11: 435-48.
46. van Oppen AC, Stigter RH, Bruinse HW. Cardiac output in normal pregnancy: a critical review. Obstet Gynecol 1996; 87: 310-8.
47. Vercauteren M, Palit S, Soetens F, Jacquemyn Y, Alahuhta S. Anaesthesiological considerations on tocolytic and uterotonic therapy in obstetrics. Acta Anaesthesiol Scand 2009; 53(6): 701-9.
48. Walker F. Pregnancy and the various forms of the Fontan circulation. Heart 2007; 93: 152-4.
49. Weiss BM, Hess OM. Pulmonary vascular disease and pregnancy: current controversies, management strategies, and perspectives. Eur Heart J 2000; 21(2): 102-15.


### Artigos originais


50. Abdel-Hady ES, El-Shamy M, El-Rifai AA, Goda H, Adel-Samad A, Moussa S. Maternal and perinatal outcome of pregnancies complicated by cardiac disease. Int J Gynecol Obstet 2005; 90: 21-5.
51. Autore C, Conte MR, Piccininno M. Risk associated with pregnancy in hypertrophic cardiomyopathy. J Am Coll Cardiol 2002; 40: 1864-9.
52. Avila WS, Gouveia AMM, Pomerantzeff P et al. Maternal fetal outcome and prognosis of cardiac surgery during pregnancy. Arq Bras Cardiol 2009; 93(1): 9-14.
53. Avila WS, Grinberg M, Cardoso LF, Faccioli R, Bellotti G, Pileggi F. Course of pregnancy and puerperium in women with mitral valve stenosis. Rev Assoc Med Bras 1992; 38(4): 195-200.
54. Avila WS, Grinberg M, Snitcowsky R et al. Maternal and fetal outcome in pregnant women with Eisenmenger's syndrome. Eur Heart J 1995; 16: 460-4.
55. Avila WS, Rossi FG, Grinberg M, Ramires JA. Influence of pregnancy after bioprosthesis valve replacement in young women: a prospective five-year study. J Heart Valve Dis 2002; 11: 864-9.
56. Avila WS, Rossi EG, Ramires JA et al. Pregnancy in patients with heart disease: experience with 1000 cases. Clin Cardiol 2003; 26(3): 135-42.
57. Balint OH, Siu SC, Mason J et al. Cardiac outcomes after pregnancy in women with congenital heart disease. Heart 2010; 96(20): 1656-61.
58. Bathla N, Lal S, Kriplani A, Mittal S, Agarwal N, Talwar KK. Cardiac disease in pregnancy. Int J Gynecol Obstet 2003; 82: 153-9.
59. Beauchesne LM, Connolly HM, Ammash NM, Warnes CA. Coarctation of aorta: outcome of pregnancy. J Am Coll Cardiol 2001; 38(6): 1728-33.
60. Berg CJ, Atrash HK, Koonin LM, Tucker M. Pregnancy-related mortality in the United States, 1987-1990. Obstet Gynecol 1996; 88(2): 161-7.
61. Blatt A, Svirski R, Morawsky G, Uriel N, Neeman O, Sherman D et al. Short and long-term outcome of pregnant women with preexisting dilated cardiomypathy: an NTproBNP and echocardiography-guided study. Isr Med Assoc J [Internet] 2010; 12(10): 613-6.
62. Bliacheriene F, Carmona MJC, Barretti C de FM, Haddad CMF, Mouchalwat ES, Bortolotto MR de FL et al. Use of a minimally invasive uncalibrated cardiac output monitor in patients undergoing cesarean section under spinal anesthesia: report of four cases. Rev Bras Anestesiol 2011; 61(5): 610-8, 334-8.
63. Bonnin M, Mercier FJ, Sitbon O et al. Severe pulmonary hypertension during pregnancy: mode of delivery and anesthetic management of 15 consecutive cases. Anesthesiology 2005; 102: 1133-7.
64. Borges VTM, Matsubara BB, Peraçoli JC, Calderon IMP, Abbade JF, Rudge MVC. Influência das alterações hemodinâmicas maternas sobre o desenvolvimento fetal. Rev Bras Ginecol Obstet 2001; 23(3): 147-51.
65. Born D, Martinez EE, Almeida PA, et al. Pregnancy in patients with prosthetic heart valves: the effect of anticoagulation on the mother, fetus and neonate. Am Heart J 1992: 124(2): 413-7.
66. Bredy C, Deville F, Huguet Het al. Which risk score best predicts cardiovascular outcome in pregnant women with congenital heart disease? Eur Heart J Qual Care Clin Outcomes 2022; qcac019.
67. Burchill Lj, Lameijer H, Ross-Hesselink JW et al. Pregnancy risks in women with pre-existing coronary artery disease, or following acute coronary syndrome. Heart 2015; 101: 525-9.
68. Cabral-Castañeda F, Karchmer S, Aguilera Perez R, Muñoz EV, Anguas JR. Perspectiva perinatal de la cardiopatía y embarazo: revisión de 1169 embarazos. Gin Obst Mex 1997; 65: 310-6.
69. Campanharo FF, Cecatti JG, Haddad SM, Parpinelli MA, Born D, Costa ML et al. The impact of cardiac diseases during pregnancy on severe maternal morbidity and mortality in Brazil. PLoS One 2015; 10(12): e0144385.
70. Cantwell R, Clutton-Brock T, Cooper G, Dawson A, Drife J. Saving mothers' lives: reviewing maternal deaths to make motherhood safer: 2006-2008. BJOG 2011; 118 Suppl 1.

71. Carlin A, Alfirevic Z. Physiological changes of pregnancy and monitoring. Best Pract Res Clin Obstet Gynaecol 2008; 22(5): 801-23.
72. Clark JM, Bigelow AM, Crane SS, Khoury FR. Catheter ablation of supraventricular tachycardia without fluoroscopy during pregnancy. Obstet Gynecol 2014; 123 Suppl: 44S-5S.
73. Clark SL, Cotton DB, Lee W, et al. Central hemodynamic assessment of normal term pregnancy. Am J Obstet Gynecol 1989; 161: 1439-42.
74. Clark SL, Phelan JP, Greenspoon J, Horenstein AD. Labor and delivery in the presence of mitral stenosis: central hemodynamic observations. Am J Obstet Gynecol 1985; 152(8): 984-8.
75. Curry R, Swan L, Steer PJ. Cardiac disease in pregnancy. Curr Opin Obstet Gynecol 2009; 21(6): 508-13.
76. Custodio MG, Yamakami L, Bortolotto MR et al. Maternal and perinatal outcome in pa-tients with severe systolic dysfunction. Rev Assoc Med Bras 2008; 54(6): 500-5.
77. Deneux-Tharaux C, Berg CJ, Bouvier-Colle MH et al. Underreporting of pregnancy-related mortality in the United States and Europe. Obstet Gynecol 2005; 106(4): 684-92.
78. Drenthen W, Boersma E, Balci A et al. Predictors of pregnancy complications in women with congenital heart disease. Eur Heart J 2010; 31(17): 2124-32.
79. Elkayam U, Akhter M, Singh H et al. Pregnancy-associated cardiomyopathy: clinical characteristics and a comparison between early and late presentation. Circulation 2005; 111: 2050-5.
80. Feitosa HN, Moron AF, Born D, Almeida PAM. Mortalidade materna por cardiopatia. Rev Saúde Pública 1991; 25(6): 443-51.
81. Franken RA, Rivetti LA, Cordeiro SM, Tedesco JJA, Kadri T. Pode o cardiologista indicar o parto cesáreo? R Bras Ginecol Obstet 1992; 14(1): 48-50.
82. Freitas PF, Drachler M de L, Leite JC, Grassi PR. Desigualdade social nas taxas de cesariana em primíparas no Rio Grande do Sul. Rev Saúde Pública 2005; 39(5): 761-7.
83. Galand S, Elkayam U. Pregnancy and Marfan Syndrome. Ann Cardiothorac Surg 2017; 6(6): 642-53.
84. Genoni M, JenniR, Hoerstrup SP, Vogt P, Turina M. Pregnancy after atrial repair for transposition of the great arteries. Heart 1999; 81: 276-7.
85. Goland S, van Hagen IM, Elbaz-Greener G, Elkayam U, Shotan A, Merz WM et al. Pregnancy in women with hypertrophic cardiomyopathy: data from the European Society of Cardiology initiated Registry of Pregnancy and Cardiac disease (ROPAC). Eur Heart J 2017; 38(35): 2683-90.
86. Grewal J, Siu SC, Ross HJ et al. Pregnancy outcomes in women with dilated cardiomyopathy. J Am Coll Cardiol 2009; 55(1): 45-52.
87. Hameed A, Karaalp IS, Tummala PP et al. The effect of valvular heart disease on maternal and fetal outcome of pregnancy. J Am Coll Cardiol 2001; 37(3): 893-9.
88. Hamilton BE. Cardiovascular problems in pregnancy. Circulation 1954; 9: 922.
89. Hanania G, Thomas D, Michel PL. Pregnancy in patients with heart valve prosthesis: a French retrospective cooperative study. Arch Mal Coeur Vaiss 1994; 71: 196-201.
90. Hebson C, Saraf A, Book WM. Risk assessment and management of the mother with cardiovascular disease. Clinics in Perinatology 2016; 43:1-22.
91. Hegewald MJ, Crapo RO. Respiratory physiology in pregnancy. Clin Chest Med 2011; 32(1): 1-13.
92. Henríquez BC, Evans MG, Massoc LP, Heredia MF. Cardiopatia y embarazo. Rev Chil Obstet Ginecol 2001; 66(3): 214-8.
93. Iserin L, Lévy M. Hypertension artérielle pulmonaire et syndrome d'Eisenmenger. Cardiol Angéol 2004; 1: 348-57.
94. James CF, Banner T, Caton D. Cardiac output in women undergoing cesarean section with epidural or general anesthesia. Am J Obstet Gynecol 1989; 160: 1178-84.
95. Kaemmerer H, Bauer U, Stein JL et al. Pregnancy in congenital cardiac disease: an increasing challenge for cardiologists and obstetricians – a prospective multicenter study. Z Kardiol 2003; 92: 16-23.
96. Kametas N. Maternal cardiac function in twin pregnancy. Obstet Gynecol 2003; 102(4): 806-15.
97. Kampman MA, Balci A, van Veldhuisen DJ et al.; ZAHARA II investigators. N-terminal pro-B-type natriuretic peptide predicts cardiovascular complications in pregnant women with congenital heart disease. Eur Heart J 2014; 35(11): 708-15.
98. Krieger EV, Economy KE, Webb GD Opotowsky AR. Comparison of risk of hypertensive complications of preg-nancy among women with versus without coarcatation of the aorta. Am J Cardiol 2011; 107: 1529.
99. Kuczkowski KM, van Zundert A. Anesthesia for pregnant women with valvular heart disease: the state-of-the-art. J Anesth [Internet] 2007 [cited 2013]; 21(2): 252-7.
100. Ladouceur M, Benoit L, Radojevic J, Basquin A, Dauphin C, Hascoet S et al. Pregnancy outcomes in patients with pulmonary arterial hypertension associated with congenital heart disease. Heart 2017; 103(4): 287-92.
101. Lee JCR, Wetzel G, Shannon K. Maternal arrhythmia management during pregnancy in patients with structural heart disease. Prog Pediat Cardiol 2004; 19: 71-82.
102. Lesniak-Sobelga A, Tracz W, Kostkiewicz M, Podolec P, Pasowicz M. Clinical and echocardiographic assessment of pregnant women with valvular heart diseases: maternal and fetal outcomes. Int J Cardiol 2004; 94: 15-23.
103. Lewey J, Haythe J. Cardiomyopathy in pregnancy. Semin Perinatol 2014; 38(5): 309-17.
104. Limongelli G, Rubino M, Esposito A, Russo M, Pacileo G. The challenge of cardiomyopathies and heart failure in pregnancy. Curr Opin Obstet Gynecol 2018; 30(6): 378-84.
105. Malhotra M, Sharma JB, Tripathii R, Arora P, Arora R. Maternal and fetal outcome in valvular heart disease. Int J Gynecol Obstet 2004; 84: 11-6.
106. Meijboom LJ, Drenthem W, Pieper PG et al. Obstetric complications in Marfan syndrome. Int J Cardiol 2005.
107. Meijer JM, Pieper PG, Drenthen W et al. Pregnancy, fertility, and recurrence risk in corrected tetralogy of Fallot. Heart 2005; 91: 801-5.
108. Nomura RM, Alves EA, Zugaib M. Complicações maternas associadas ao tipo de parto em hospital universitário. Rev Saúde Pública 2004; 38(1): 9-15.
109. Norwitz E, Robinson J, Malone F. Pregnancy-induced physiologic alterations. 4.ed. In: Dildy III G, Belfort M, Saade G, Phelan J, Clark SL, editores. Pregnancy-induced physiologic alterations. Blackwell; 2004.
110. Oron G, Hirsch R, Ben-Haroush A et al. Pregnancy outcome in women with heart disease undergoing induction of labour. BJOG 2004; 111(7): 669-75.
111. Presbitero P, Somerville J, Stone S, Aruta E, Spiegelhalter D, Rabajoli F. Pregnancy in cyanotic congenital heart disease: outcome of mother and fetus. Circulation 1994; 89: 2673-6.
112. Ramsey PS, Hogg BB, Savage KG, Winkler DD, Owen J. Cardiovascular effects of intravaginal misoprostol in the mid trimester of pregnancy. Am J Obstet Gynecol 2000; 183(5): 1100-2.
113. Rao S, Ginns JN. Adult congenital heart disease and pregnancy. Semin Perinatol 2014; 38(5): 260-72.
114. Robson SC, Dunlop W, Moore M. Cardiac output during labor. Br Med J 1987; 295(6607): 1169-72.
115. Robson SC, Hunter S, Boys S, Dunlop W. Serial changes in pulmonary haemodynamics during human pregnancy: a non-invasive study using Doppler echocardiography. Clin Sci 1991; 80(2): 113-7.
116. Robson SC, Hunter S, Boys S, Dunlop W. Serial study of factors influencing changes in cardiac output during human pregnancy. Am J Physiol 1989; 256(4 Pt 2): H1060-5.
117. Robson SC, Hunter S, Moore M, Dunlop W. Haemodynamics changes during the puerperium: a Doppler and M-mode echocardiography study. Br J Obst Gynaecol 1987; 94: 1028-39.

118. Rosso P, Donoso E, Braun S, Espinosa R, Fernandez C, Salas SP. Maternal hemodynamic adjustments in idiopathic fetal growth retardation. Gynecol Obstet Invest 1993; 35: 162-5.
119. Ruys PT, Hall R, Johnson M et al. WHO classification as a risk predictor in pregnancy and heart disease. J Am Col Cardiol 2012; 13(59): E843.
120. Ruys T, Roos-Hesselink J, Hall R et al. Heart failure in pregnant women with cardiac disease: data from the ROPAC. Heart 2014; 100(3): 231-8.
121. Ruys TPE, Roos-Hesselink JW, Pijuan-Domènech A et al. Is a planned caesarean section in women with cardiac disease beneficial? Heart 2015; 101(7): 530-6.
122. Safdar Z. Pulmonary arterial hypertension in pregnant women. Ther Adv Respir Dis 2013; 7(1): 51-63.
123. Salazar E, Espinola N, Roman L, Casanova JM. Effect of pregnancy on the duration of bovine pericardial bioprostheses. Am Heart J 1999; 137: 714-20.
124. Siegmund AS, Kampman MAM, Oudijk MA, Mulder BJM, Sieswerda GT, Koenen SV et al. Maternal right ventricular function, uteroplacental circulation in first trimester, and pregnancy outcome in women with congenital heart disease. Ultrasound Obstet Gynecol 2018.
125. Silversides CK, Colman JM, Sermer M, Farine D, Siu SC. Early and intermediate-term outcomes of pregnancy with congenital aortic stenosis. Am J Cardiol 2003; 91: 1386-9.
126. Silversides CK, Colman JM, Sermer M, Siu SC. Cardiac risk in pregnant women with rheumatic mitral stenosis. Am J Cardiol 2003; 91: 1382-5.
127. Siu SC, Colman JM, Sorensen S et al. Adverse neonatal and cardiac outcomes are more common in pregnant women with cardiac disease. Circulation 2002; 105: 2179-84.
128. Siu SC, Sermer M, Colman JM et al. Prospective multicenter study of pregnancy outcomes in women with heart disease. Circulation 2001; 104: 515-21.
129. Siu SC, Sermer M, Harrison DA et al. Risk and predictors for pregnancy-related complications in women with heart disease. Circulation 1997; 96(9): 2789-94.
130. Stout K, Otto C. Pregnancy in women with valvular heart disease. Heart 2007; 93(5): 552-8.
131. Tanaka H, Tanaka K, Kamiya C, Iwanaga N, Yoshimatsu J. Analysis of pregnancies in women with Takayasu arteritis: complication of Takayasu arteritis involving obstetric or cardiovascular events. J Obstet Gynaecol Res 2014; 40(9): 2031-6.
132. Thaman R, Varnava A, Hamid MS et al. Pregnancy related complications in women with hypertrophic cardiomyopathy. Heart 2003; 89: 752-6.
133. Tihtonen K, Kööbi T, Yli-Hankala A, Uotila J. Maternal hemodynamics during cesarean delivery assessed by whole-body impedance cardiography. Acta Obstet Gynecol Scand 2005; 84(4): 355-61.
134. Tisiaras S, Poppas A. Cardiac disease in pregnancy: value of echocardiography. Curr Cardiol Rep 2010; 12(3): 250-6.
135. Tobler D, Fernandes SM, Walid RM et al. Pregancy outcomes in women with transposition of the great ar-teries and arterial switch operation. Am J Cardiol 2010; 106(3): 417-20.
136. Ueland K. Maternal cardiovascular dynamics: intrapartum blood volume changes. Am J Obstet Gynecol 1976; 126(6): 671-7.
137. Ueland K, Akamatsu TJ, Eng M, Bonica JJ, Hansen J. Maternal cardiovascular dynamics (VI): cesarean section under epidural anesthesia without epinephrine. Am J Obstet Gynecol 1972; 114(6): 775-80.
138. Ueland K, Gills RE, Hansen J. Maternal cardiovascular dynamics (I): cesarean section under subarachnoid block anesthesia. Am J Obstet Gynecol 1968; 100(1): 42-54.
139. Ueland K, Hansen J. Maternal cardiovascular dynamics (II): posture and uterine contractions. Am J Obstet Gynecol 1969; 103(1): 1-7.
140. Ueland K, Hansen J. Maternal cardiovascular dynamics (III): labor and delivery under local and caudal analgesia. Am J Obstet Gynecol 1969; 103(1): 8-18.
141. Ueland K, Hansen J, Eng M, Kalappa R, Parer JT. Maternal cardiovascular dynamics (V): cesarean section under thiopental, nitrous oxide, and succinylcoline anesthesia. Am J Obstet Gynecol 1970; 108(4): 615-22.
142. van Hagen IM, Baart S, Fong Soe Khioe R, Sliwa-Hahnle K, Taha N, Lelonek M et al.; ROPAC investigators. Influence of socioeconomic factors on pregnancy outcome in women with structural heart disease. Heart 2018; 104(9): 745-52.
143. van Hagen IM, Thorne SA, Taha N, Youssef G, Elnagar A, Gabriel H et al.; ROPAC Investigators and EORP Team. Pregnancy outcomes in women with rheumatic mitral valve disease: results from the registry of pregnancy and cardiac disease. Circulation 2018; 137(8): 806-16.
144. Vasapollo B, Valensise H, Novelli GP, Larciprete G, Di Pierro G, Altomare F et al. Abnormal maternal cardiac function and morphology in pregnancies complicated by intrauterine fetal growth restriction. Ultrasound Obstet Gynecol 2002; 20(5): 452-7.
145. Whitehead S, Berg CJ, Chang J. Pregnancy-related mortality due to cardiomyopathy: United States, 1991-1997. Obstet Gynecol 2003; 102: 1326-31.
146. Whittemore R, Hobbins JC, Engle MA. Pregnancy and its outcome in women with and without surgical treatment of congenital heart disease. Am J Cardiol 1982; 50: 641-51.
147. Wong VC, Wang RY, Tse TF. Pregnancy and Takayasu's arteritis. Am J Med 1983; 75:597-601.
148. Yentis SM, Steer PJ, Plaat F. Eisenmenger's syndrome in pregnancy: maternal and fetal mortality in de 1990s. Brit J Ostet Gynaecol 1998; 105: 921-9.
149. Zuber M, Gautschi N, Oeschlin E, Widmer V, Kiowski W, Jenni R. Outcome of pregnancy in women with congenital shunt lesions. Heart 1999; 81: 271-5.


## Diretrizes


150. Bates SM, Greer IA, Middeldorp S, Veenstra DL, Prabulos A-M, Vandvik PO. VTE, thrombophilia, antithrombotic therapy, and pregnancy: Antithrombotic Therapy and Prevention of Thrombosis, 9th ed: American College of Chest Physicians evidence-based clinical practice guidelines. Chest 2012; 141(2 Suppl): e691-736S.
151. Bauersachs J, Arrigo M, Hilfiker-Kleiner D et al. Current management of patients with severe acute peripartum cardiomyopathy: practical guidance from the Heart Failure Association of the European Society of Cardiology Study Group on peripartum cardiomyopathy. Eur J Heart Fail 2016; 18(9): 1096-105.
152. Bonow RO, Carabello BA, Chatterjee K et al. ACC/AHA 2006 guidelines for the management of patients with valvular heart disease: a report of the American College of Cardiology/American Heart Association Task Force on Practice Guidelines (writing Committee to Revise the 1998 guidelines for the manage). J Am Coll Cardiol 2006; 48(3): e1-148.
153. Chugh R. Management of pregnancy in patients with congenital heart disease and systemic ventricular failure. Prog Ped Cardiol 2004; 19: 47-60.
154. European Society of Cardiology. Task force on the management of cardiovascular diseases during pregnancy. Eur Heart J 2003; 24: 761-81.
155. Expert consensus document on management of cardiovascular diseases during pregnancy. Eur Heart J. 2003; 24(8): 761-81.
156. Lip GYH, Collet JP, Caterina R, Fauchier L, Lane DA, Larsen TB et al.; ESC Scientific Document Group. Antithrombotic therapy in atrial fibrillation associated with valvular heart disease: a joint consensus document from the European Heart Rhythm Association (EHRA) and European Society of Cardiology Working Group on Thrombosis, endorsed by the ESC Working Group on Valvular Heart Disease, Cardiac Arrhythmia Society of Southern Africa (CASSA), Heart Rhythm Society (HRS), Asia Pacific Heart

Rhythm Society (APHRS), South African Heart (SA Heart) Association and Sociedad Latinoamericana de Estimulación Cardíaca y Electrofisiología (SOLEACE). Europace 2017; 19(11): 1757-58.

157. Regitz-Zagrosek V, Blomstrom Lundqvist C, Borghi C et al. ESC guidelines on the management of cardiovascular diseases during pregnancy: the Task Force on the Management of Cardiovascular Diseases during Pregnancy of the European Society of Cardiology (ESC). Eur Heart J 2011; 32(24): 3147-97.
158. Regitz-Zagrosek V, Roos-Hesselink JW, Bauersachs J, Blomström-Lundqvist C, Cífková R, De Bonis M et al. 2018 ESC Guidelines for the management of cardiovascular diseases during pregnancy. Eur Heart J 2018; 39(34): 3165-241.
159. Sociedade Brasileira de Cardiologia. I diretriz de insuficiência cardíaca (IC) e transplante cardíaco no feto, na criança e em adultos com cardiopatia congênita. Arq Bras Cardiol 2014; 103(6 Suppl 2): 1-126.
160. Sociedade Brasileira de Cardiologia. Diretriz da Sociedade Brasileira de Cardiologia para gravidez na mulher portadora de cardiopatia. Arq Brasil Cardiol 2009; 93(6 suppl 1): e110-78.
161. Tedoldi CL, Freire CMV, Bub TF et al. Sociedade Brasileira de Cardiologia. Diretriz da Sociedade Brasileira de Cardiologia para Gravidez na Mulher Portadora de Cardiopatia. Arq Bras Cardiol 2009; 93(6 supl.1): e110-e178.

## Editoriais/cartas ao editor

162. Gleicher N, Midwall J, Hochberger D, Jaffin H. Eisenmenger's syndrome and pregnancy. Obstet Gynecol Surv 1979; 34: 721-41.
163. Iserin L. Management of pregnancy in women with congenital heart disease . Heart 2001; 85: 493-4.
164. Kovacs AH, Harrison JL, Colman JM, Sermer M, Siu SC, Silversides CK. Pregnancy and contraception in congeni-tal heart disease: what women are not told. J Am Coll Cardiol 2008; 52(7): 577.
165. Ranjan R, Adhikary D, Saha SK, Mandal S, Hasan K, Adhikary AB. Impact of prosthetic heart valves on pregnancy in Bangladeshi women. Perfusion 2019; 267659118817712.

## Livros

166. Andrade J. Patologias cardíacas da gestação. São Paulo: Edusp; 2000.
167. Bortolotto MRFL, Testa C. Cardiopatias. In: Zugaib M, Bittar RE, Francisco RP, editores. Protocolos assistenciais – Clínica Obstétrica FMUSP. 5.ed. São Paulo: Atheneu; 2015. p. 181-96.
168. Fernandes CE, Sá MFS. Tratado de ginecologia Febrasgo. Rio de Janeiro: Elsevier; 2019. cap. 39, p. 352-64.
169. Foley MR. Cardiac disease. In: Dildy III GA, Belfort MA, Saade GR, Phelan JP, Hankins GDV, Clark SL, editores. Critical care obstetrics. 4.ed. Massachussets: Blackwell; 2004. p. 252-74.
170. Gandhi M, Martin SR. Cardiac disease in pregnancy. In: Foley MR, Strong TH, Garite TJ, editores. Obstetric inten-sive care manual. 4.ed. New York: McGraw-Hill; 2014. p. 103-22.
171. Oakley C, Warnes CA. Heart disease in pregnancy. 2.ed. Massachusetts/Oxford: Blackwell Publishing; 2007
172. Okumura M, Lopes AC. Conduta e prognóstico na gestante cardiopata. In: Lopes AC, Delascio D, editores. Cardiopatia e gravidez. 2.ed. São Paulo: Sarvier; 1994. p. 56-66.
173. Sermer M, Siu SC, Seaward G. Pregnancy complicated by congenital heart disease. In: Gleicher N, editor. Principles and practice of medical therapy in pregnancy. 3.ed. Connecticut: Appleton & Lange; 2002. p. 927-38.
174. Szekely P, Snaith L. Heart disease and pregnancy. London: Churchill Linvingstone; 1974.
175. Testa CB, Bortolotto MRFL, Francisco R. Martins, MA; Flair, JC; Alves, VAF et al., editores. Clínica Médica, v. 1. 2.ed. Barueri; 2016. p. 648-66.
176. The Criteria Committee of the New York Heart Association. Nomenclature and criteria for diagnosis of diseases on the heart and great vessels. 8.ed. Boston: Little/Brown; 1964.
177. Warnes CA, Elkayam U. Congenital heart disease and pregnancy. In: Elkayam U, Gleicher N, editores. Cardiac problems in pregnancy: diagnosis and management of maternal and fetal disease. 3.ed. New York: Wiley-Liss; 1998. p. 39-51.

## Revisões sistemáticas/metanálises

178. Drenthen W, Pieper PG, Roos-Hesselink JW et al Outcome of pregnancy in women with congenital heart disease: a literature review. J Am Coll Cardiol 2007; 49(24): 2303.
179. Kampman MA, Bilardo CM, Mulder BJM et al. Maternal cardiac function, uteroplacental Doppler flow parameters and pregnancy outcome: a systematic review. Ultrasound Obstet Gynecol 2015; 46(1): 21-8.
180. Testa CB, Borges VTM, Bortolotto MRFL. Cardiopatia e gravidez/Pregnancy and maternal heart disease. Rev Med (São Paulo) 2018; 97(2): 177-86.

## Teses

181. Almeida PG. Estudo da mortalidade materna no Hospital das Clínicas da FMUSP no período de 1986 a 1998. Dissertação (Mestrado). São Paulo: FMUSP, 2001.
182. Amaral FMC. Cardiomiopatia hipertrófica e gravidez: evolução materno-fetal. Tese (Doutorado). São Paulo: FMUSP, 2003.
183. Bortolotto MRFL. Estudo dos fatores relacionados à determinação da via de parto em gestantes portadoras de cardiopatias. Tese (Doutorado). São Paulo: FMUSP; 2005.
184. Bortolotto MRFL. Gestação e puerpério em pacientes portadoras da síndrome de Eisenmenger: aspectos maternos e perinatais. Dissertação (Mestrado). São Paulo: FMUSP, 1995.
185. Facciolli R. Área da valva mitral estenótica em gestantes portadoras de doença reumática: correlação com o prognóstico perinatal. Tese (Doutorado). São Paulo: FMUSP, 1990.

## *Websites*

186. Centers for Disease Control and Prevention. Pregnancy Mortality Surveilance System, 2014. Disponível em: http://www.cdc.gov/reproductivehealth/maternalinfanthealth/pmss.html. Acesso em: 25/01/2023.
187. Ministério da Saúde. Sistema de Informações sobre Nascidos Vivos (SINASC). Disponível em: https://opendatasus.saude.gov.br/dataset/sistema-de-informacao-sobre-nascidos-vivos-sinasc-1996-a-2020. Acesso em: 25/01/2023.
188. Ministério da Saúde. Secretaria de Segurança em Saúde. Painel e Monitoramento da Mortalidade Materna. Disponível em: https://svs.aids.gov.br/dantps/centrais-de-conteudos/paineis-de-monitoramento/mortalidade/materna/. Acesso em: 25/01/2023.
189. Prefeitura do Município de São Paulo. Comitê Central de Mortalidade Materna. Relatório do triênio 2011-2013. Disponível em: https://www.prefeitura.sp.gov.br/cidade/secretarias/upload/saude/MM20112013.pdf (DATASUS). Acesso em: 25/01/2023.

# Capítulo 48

# Doenças respiratórias

## INTRODUÇÃO

A gravidez ocasiona mudança significativa de toda a fisiologia respiratória materna. O conhecimento da adaptação cardiopulmonar característica da gestação é fundamental para entender os efeitos das doenças respiratórias nesse período. Observam-se alterações anatômicas, como congestão nasal, mudança do ângulo subcostal, elevação do diafragma e conformação do tórax em barril ao longa da gravidez. Paralelamente, o consumo de oxigênio aumenta de 15 a 20%.[17] Para adequar-se ao aumento da volemia e do débito cardíaco, as adaptações da função pulmonar da gestante resultam em aumento de 30 a 40% do volume corrente, com volume corrente médio de 700 mL/min.[73] A frequência respiratória e a capacidade vital não se alteram, resultando em diminuição de 20% do volume de reserva expiratório, da capacidade residual funcional e do volume residual.[30,37,73] Mediante tais modificações, o trato respiratório da gestante apresenta importante prejuízo adaptativo, de modo que estresses agudos, como broncoespasmo ou infecções, podem culminar com maior facilidade em insuficiência respiratória.[6]

Por sua vez, a queixa de dispneia durante a gestação deve ser cautelosamente avaliada, pois a progesterona tem ação direta no centro respiratório, acarretando aumento do esforço expiratório e proporcionando maior percepção da respiração pela gestante, o que pode ser entendido como "falta de ar" pela paciente.

As adaptações respiratórias e renais da gestante alteram o equilíbrio acidobásico em relação à mulher não gestante. A gravidez resulta em alcalose respiratória compensatória. Como a ventilação-minuto aumenta de 30 a 40%, a pressão parcial de oxigênio no sangue arterial ($pO_2$) aumenta para 100 a 110 mmHg e a pressão parcial de dióxido de carbono no sangue arterial ($pCO_2$) diminui para 27 a 32 mmHg.[73] O pH arterial se mantém em razão do aumento da excreção renal de bicarbonato.[73] As alterações desses valores compensatórios provocadas por alguma doença respiratória podem afetar a oxigenação fetal, e uma pequena alteração no $pCO_2$ e no $pO_2$ pode indicar disfunção respiratória grave, mesmo que clinicamente pareça uma disfunção leve.[6] Os valores de normalidade da gasometria arterial da gestante encontram-se na Tabela 1.

**TABELA 1. Valores de normalidade dos parâmetros gasométricos na gestação (arterial)**

| Parâmetro | Valor |
|---|---|
| Pressão parcial de oxigênio no sangue arterial ($PaO_2$) | 100-110 mmHg |
| Pressão parcial de dióxido de carbono no sangue arterial ($PaCO_2$) | 27-32 mmHg |
| pH | 7,39-7,45 |
| Bicarbonato | 16-22 mEq/L |

## RINITE

### INCIDÊNCIA

As doenças alérgicas são as afecções respiratórias mais frequentes na gravidez e afetam 20 a 30% das mulheres no período gestacional e no puerpério.[42]

### FISIOPATOLOGIA

Quando um alérgeno (p. ex., pó, fungo, talco, tabaco, perfumes, pólen etc.) entra em contato com a mucosa nasal e com as células do sistema imunológico da submucosa, estas liberam mediadores (histamina, prostaglandina D2 e leucotrienos), os quais são responsáveis pela fase de reação precoce (edema tecidual, estimulação glandular, congestão sinusoidal e ativação do nervo sensorial) e pela fase de reação tardia, que causa um influxo eosinofílico.[42]

A rinite pode se agravar pela obstrução nasal causada por mudanças fisiológicas da própria gestação. As alterações hormonais da gravidez podem causar congestão da mucosa nasal, que é secundária ao aumento da circulação sanguínea e da atividade das células da mucosa nasal.[2]

A congestão nasal da rinite da gravidez é limitada no período da gestação, sendo mais proeminente durante o segundo e o terceiro trimestres, e desaparece no puerpério.[57] Os sintomas preexistentes de rinite crônica geralmente se mantêm estáveis durante a gravidez, mas tendem a melhorar em 34% das pacientes e a piorar em 15%.[19]

### QUADRO CLÍNICO E DIAGNÓSTICO

Os sintomas da rinite alérgica são prurido, espirro, rinorreia e congestão nasal.[5] A intensidade da resposta clínica varia de acordo com o alérgeno inalado, a dose dos antígenos, o nível de anticorpos IgG e a liberação de mediadores das células basófilas.[12] Nas pacientes que são sensibilizadas, os sintomas da rinite alérgica são iniciados pela exposição aos alérgenos.[21]

A combinação de cuidadosa anamnese associada a exame físico e alguns exames laboratoriais (p. ex., os testes cutâneos contra alérgenos) normalmente diagnostica a etiologia da rinite.

### TRATAMENTO

A rinite consiste em doença de baixa morbidade e não se correlaciona diretamente a intercorrências obstétricas.[56] Contudo, rinite não tratada acarreta redução da qualidade de vida da gestante, além de interferir no sono e na alimentação, podendo ainda ser fator desencadeante de exacerbações asmáticas, por isso gestantes sintomáticas devem sempre ser tratadas. O tratamento da rinite baseia-se em evitar primariamente o contato com os alérgenos, realizar a lavagem nasal intermitente com soro fisiológico[16,23] e, em segundo plano, utilizar o tratamento medicamentoso.

Com base em estudos humanos sobre teratogênese de drogas, as terapias para rinite alérgica de baixo risco durante a gravidez incluem cromoglicato dissódico intranasal, beclometasona, budesonida e anti-histamínicos de primeira geração (Tabela 2).[5]

**TABELA 2. Tratamento medicamentoso da rinite na gestação**

| Medicamento | Posologia |
|---|---|
| Cromoglicato dissódico 4% | 1 aplicação em cada narina duas a quatro vezes ao dia |
| Beclometasona | Dose total máxima instilada de 400 mg/dia |
| Budesonida | Dose total máxima instilada de 256 mg/dia |
| Dexclorfeniramina | 2 mg, por via oral, a cada 4-6 horas |
| Loratadina | 10 mg, por via oral, uma vez ao dia |

O cromoglicato dissódico é classificado pela *Food and Drug Administration* (FDA) como categoria B, e seu mecanismo de ação consiste em alterar os canais de cloro das membranas celulares e, dessa forma, estabilizar as membranas dos mastócitos. A estabilização das membranas dos mastócitos inibe a liberação de histamina e de mediadores pró-inflamatórios dos terminais nervosos (inflamação neurogênica). Dois estudos envolvendo aproximadamente 500 gestantes não demonstraram aumento do risco de defeitos congênitos com o uso de cromoglicato dissódico inalatório para o tratamento de asma no primeiro trimestre.[52,60]

Os corticosteroides intranasais (beclometasona – categoria C – e budesonida – categoria B) são associados a mínimos efeitos sistêmicos em adultos, constituem a terapia mais eficaz para a rinite alérgica e não estão associados ao aumento de malformações congênitas em humanos. Ainda que os estudos controlados na gravidez sejam limitados, essas drogas podem ser consideradas a primeira linha de tratamento em relação ao tratamento medicamentoso oral, como os anti-histamínicos, os descongestionantes e os estabilizadores do sistema imunológico tecidual, com base na sua eficácia e na pouca absorção sistêmica.[13,80,81] No Serviço de Obstetrícia do HC-FMUSP, rotineiramente, em pacientes sintomáticas que não responderam às medidas comportamentais e à lavagem nasal, introduz-se solução aquosa de budesonida 32 mcg – um jato em cada narina, duas vezes ao dia –, havendo ainda a possibilidade de dobrar a dose inicial. Outra opção medicamentosa é a solução nasal de beclometasona 50 mcg – um jato em cada narina, duas vezes ao dia –, havendo ainda a possibilidade de dobrar a dose inicial.

A primeira geração de anti-histamínicos (dexclorfeniramina – categoria B) parece ser segura na gravidez. Nos estudos em humanos, não foi observado aumento de nenhum tipo de malformação congênita.[5] Em metanálise que examinou a segurança do uso de anti-histamínicos na gravidez, não se observou aumento do risco teratogênico dessas drogas em 200 mil gestações de primeiro trimestre.[79]

Em relação aos anti-histamínicos de segunda geração (cetirizina, astemizol, loratadina e terfenadina), existem poucos estudos em humanos avaliando a sua segurança durante a gestação. Embora a loratadina não tenha sido tão bem estudada como os anti-histamínicos de primeira geração, ela é o anti-histamínico de segunda geração mais bem avaliado, e os relatos de literatura já acumulam coletivamente mais de 2 mil pacientes expostas. A loratadina (categoria B pela FDA) parece não aumentar o risco de malformações congênitas.[5] A desloratadina, principal metabólito dessa droga, é provavelmente tão segura quanto a sua droga precursora, porém, não há estudos conduzidos em humanos.[5] Para a fexofenadina, não há estudos epidemiológicos publicados em humanos.

Os descongestionantes nasais, da mesma forma que os anti-histamínicos de segunda geração, foram pouco estudados e não há conclusão acerca de seu uso na gravidez. Os descongestionantes nasais de curta duração (fenilefrina) podem ser utilizados para aliviar os sintomas, principalmente antes de comer e ao deitar-se, quando não há outra opção medicamentosa.[5] Já os descongestionantes de ação prolongada são contraindicados, pois podem interferir negativamente na circulação uteroplacentária e prejudicar a oxigenação fetal. Essas drogas podem ser utilizadas isoladamente ou em combinação com anti-histamínicos e administradas por via tópica ou sistêmica.

## SINUSITE

### INCIDÊNCIA

O pico da incidência acontece no segundo trimestre da gestação e pode afetar de 20 a 30% das pacientes no período gravídico-puerperal, de maneira semelhante à rinite alérgica.[9]

### FISIOPATOLOGIA

Os mecanismos responsáveis pelo aumento das infecções respiratórias bacterianas durante a gestação ainda continuam incertos. Durante a gravidez, existe uma alteração no sistema imunológico humoral materno, porém essa alteração parece ser seletiva e não em grau mais intenso. A maioria das evidências sustenta que a função da imunidade humoral materna durante a gestação é normal.[74] Até o momento, não há nenhuma reação imunológica que explique o aumento da incidência de sinusite purulenta observado durante a gestação. A suspeita é que a congestão da mucosa nasal decorrente dos efeitos hormonais durante a gravidez seja a principal causa desse aumento da incidência de sinusite purulenta.[9]

## ETIOLOGIA

Os organismos causadores da afecção parecem ser os mesmos que nas pacientes não gestantes. O *Streptococcus pneumoniae*, outros tipos de estreptococos e o *Haemophilus influenzae* são os patógenos típicos que causam a sinusite.[9]

## QUADRO CLÍNICO E DIAGNÓSTICO

Aproximadamente metade das pacientes gestantes com sinusite purulenta documentada não apresenta os sintomas e os sinais clássicos.[57] A gestante com sinusite pode apresentar quadro clínico sutil, com poucos achados físicos ou queixas para sustentar um diagnóstico preciso. Considerando um aumento de seis vezes da frequência de sinusite na gestação, deve-se suspeitar de acometimento dos seios paranasais em gestantes com sintomas nasais persistentes, que não melhoram com medidas conservadoras, como lavagem nasal e medicações sintomáticas.[9]

## TRATAMENTO

A antibioticoterapia é o tratamento de escolha para a sinusite bacteriana, objetivando-se cobertura para os agentes bacterianos mais prevalentes – *H. influenzae*, *M. catarrhalis* e *S. pneumoniae*. A primeira opção antimicrobiana para tratamento de sinusite na gestação é a associação entre amoxicilina e clavulanato. Gestantes alérgicas à penicilina podem ser tratadas com azitromicina.[65] O uso de fluorquinolonas, principal linha de tratamento da sinusite fora do período gravídico, deve ser evitado na gestação, pelo risco potencial de alterações ósseas e cartilaginosas fetais. As principais opções terapêuticas para sinusite em gestante encontram-se na Tabela 3.

Além da terapia antimicrobiana específica, pacientes podem apresentar alívio mais rápido dos sintomas com a associação de lavagem nasal e ciclos curtos de corticosteroides nasais.

**TABELA 3. Antimicrobianos de escolha para o tratamento de sinusite bacteriana na gestação**

| Antibiótico | Posologia |
|---|---|
| Amoxicilina + clavulanato, 500/125 mg | 1 comprimido, por via oral, a cada 8 horas, por 10-14 dias |
| Amoxicilina + clavulanato, 875/125 mg | 1 comprimido, por via oral, a cada 12 horas, por 10-14 dias |
| Azitromicina, 500 mg | 1 comprimido por dia, por viral oral, durante 5 dias |

# ASMA

## INCIDÊNCIA

A asma é uma doença global, estimando-se prevalência mundial entre 2 e 21% em adultos, configurando 300 milhões de asmáticos e, aproximadamente, 250 mil mortes anuais por asma.[68] É considerada a doença respiratória crônica mais comum e mais negligenciada[58] da gestação, apresentando prevalência de 4 a 8% na gravidez, sendo que 20 a 36% das gestantes asmáticas apresentarão alguma exacerbação durante a gestação e 9 a 11% destas necessitarão de atendimento de emergência ou internação.

## FISIOPATOLOGIA

A asma é uma doença respiratória crônica das vias aéreas associada a inflamação crônica, hiper-responsividade das vias aéreas e obstrução reversível ao fluxo aéreo. É caracterizada por episódios de constrição das vias aéreas. Os achados histopatológicos incluem descamação do epitélio das vias aéreas, presença de depósito de colágeno localizado abaixo da membrana basal, edema das vias aéreas, ativação dos mastócitos e infiltração de células inflamatórias, como neutrófilos, eosinófilos e linfócitos (principalmente linfócitos T). Os fatores desencadeantes incluem alérgenos, infecções do sistema respiratório superior, medicações (p. ex., ácido acetilsalicílico e betabloqueadores), poluição, exercício físico, frio e estresse emocional.[50]

## QUADRO CLÍNICO E DIAGNÓSTICO

As exacerbações podem causar uma variedade de sintomas clínicos, incluindo tosse, sibilos e dispneia.

Apesar das modificações da anatomia e da fisiologia que ocorrem na gravidez, os mecanismos e as manifestações da asma durante a gravidez não diferem daqueles que acometem a paciente não gestante. Em um estudo prospectivo dos efeitos da gravidez sobre a asma em 330 mulheres, verificou-se que os sintomas dessa afecção não se modificaram em 33%, melhoraram em 28% e pioraram em 35% dos casos, aproximadamente.[34] Esses dados mostram a evolução da doença mais comumente observada na gravidez.

O curso clínico da asma na gestante é o resultado da interação entre muitos fatores que podem melhorar ou piorar a sua evolução.[20] A causa mais comum de piora da asma na gravidez é a não aderência ao tratamento medicamentoso. Outra causa de piora da asma durante a gravidez é a ocorrência mais frequente de refluxo gastroesofágico decorrente das mudanças mecânicas e fisiológicas do sistema digestório nesse período.[50] Uma outra causa é a presença de rinite, que pode ser encontrada em 10 a 30% das gestantes.[27]

O risco de uma criança de mãe asmática desenvolver a doença na vida é de 6 a 30%, o que dependerá dos seguintes aspectos: se o pai ou mãe são atópicos e se o pai é asmático.[50] Em estudo recente, observou-se que a amamentação está associada à redução do risco de desenvolver a asma nos 2 primeiros anos de vida da criança, porém o efeito protetor não foi observado a longo prazo.[53]

O diagnóstico de asma é eminentemente clínico, caracterizado por quadro respiratório típico e recorrente desde infância, podendo estar intercalado com períodos silentes. Classicamente, os sintomas podem ser desencadeados por esforço físico, variações de temperatura, alérgenos ou poluentes. Casos atípicos com dúvida diagnóstica ou falha da terapia inicial devem ser submetidos a teste confirmatório. As opções diagnósticas incluem:[58]

Espirometria: teste padrão-ouro para avaliação da função pulmonar, permitindo a avaliação de volumes que não se alteram na gestação: VEF1 (volume expiratório forçado no primeiro segundo), CVF (capacidade vital forçada) e da relação VEF1/CVF. Considera-se sugestiva de distúrbio obstrutivo a relação VEF1/CVF inferior a 0,8, e a gravidade dessa obstrução reflete-se no valor do VEF1 (normal: superior a 80% do previsto). A variação do VEF1 maior que 200 mL ou 12% após inalação de broncodilatador comprova a reversibilidade da obstrução do fluxo aéreo (diagnóstico diferencial de doença pulmonar obstrutiva crônica).

Pico de fluxo expiratório (do inglês *peak of expiratory flow* – PEF): medidas diárias do melhor valor de volume expiratório da paciente. Variações diurnas maiores de 20% sugerem diagnóstico de asma.

Os diagnósticos diferenciais devem incluir: doença pulmonar obstrutiva crônica (DPOC), doenças pulmonares restritivas, cardiopatias, vasculites (síndrome de Churg-Strauss), verminoses (síndrome de Loeffler).

## REPERCUSSÕES OBSTÉTRICAS

Em relação ao prognóstico obstétrico, a asma é associada a maiores morbidade e mortalidade perinatais, aumentando risco de abortamento, restrição de crescimento fetal, prematuridade, pré-eclâmpsia e parto cesárea.[44,45] Sabe-se ainda que crises de asma no primeiro trimestre implicam risco maior de malformações fetais inespecíficas, principalmente musculoesqueléticas e cardíacas.[46]

O acompanhamento pré-natal de pacientes asmáticas almeja o bom controle da asma e deve incluir orientação quanto à necessidade de vacinação para gripe.

Gestantes com quadros leves e bem controlados devem realizar ultrassonografia (USG) obstétrica entre 32 e 36 semanas para avaliar peso fetal. Na Clínica Obstétrica do HC-FMUSP, opta-se por controle de vitalidade fetal (cardiotocografia e perfil biofísico fetal) quinzenal a partir de 34 semanas e semanalmente a partir de 37 semanas. Em quadros graves e com controle clínico inadequado, recomenda-se:

- Vitalidade fetal semanal a partir de 30 semanas (ou a partir de viabilidade em casos mais graves).
- USG obstétrica mensal a partir de 30 semanas com o intuito de detecção precoce da restrição do crescimento fetal.

Gestantes com episódios de exacerbações graves no primeiro trimestre devem ser submetidas à avaliação cuidadosa da morfologia fetal.

## CLASSIFICAÇÃO DA ASMA

O consenso do GINA (*Global Initiative for Asthma*) recomenda adoção de classificação dinâmica da asma, ou seja, a paciente deverá ser reclassificada de acordo com seu quadro clínico a cada consulta. Não se categoriza mais a asma em leve, moderada ou grave, optando-se por classificá-la de acordo com o grau de controle. Os critérios de controle incluem ausência de despertares noturnos, ausência de limitação das atividades físicas, sintomas respiratórios e necessidade de uso de medicação de resgate menos que duas vezes por semana (Tabela 4). São consideradas pacientes de risco para evolução desfavorável:

**TABELA 4. Classificação da asma**

| | Controlada | Parcialmente controlada | Não controlada |
|---|---|---|---|
| Sintomas diurnos | < 2 vezes/semana | 2 critérios alterados | 3 ou mais critérios alterados<br>Exacerbação na última semana |
| Limitação das atividades | Não | | |
| Sintomas noturnos | Não | | |
| Uso de medicação de resgate | < 2 vezes/semana | | |
| VEF1 | Normal | | |

VEF1: volume expiratório forçado no primeiro segundo.

- Asma mal controlada nos últimos 12 meses ou exacerbações frequentes no último ano.
- Internações prévias em unidade de terapia intensiva.
- Necessidade de altas doses de medicação.
- Tabagistas.
- VEF1 baixo.

## TRATAMENTO

A mulher asmática com desejo de engravidar deve ser orientada para o fato de que, se a doença for bem controlada, a gestação poderá ter desfecho favorável na maioria dos casos. As pacientes devem receber orientação sobre as medicações de manutenção e de resgate, as provas de função pulmonar, a prevenção da asma, o uso de inaladores e a importância da aderência a um "plano de ação contra a asma". Sem essas orientações no período periconcepcional, as pacientes tendem a suspender a medicação em uso, pois muitas acreditam que as drogas utilizadas podem causar algum mal ao feto.[50] A paciente deve ser informada de que não existe evidência de teratogenicidade associada às drogas utilizadas no tratamento da asma e que, além disso, asmáticas mal controlada têm maior chance de complicações na gestação e malformação fetal.[44-46] As vantagens do controle da asma na gestação claramente sobrepujam eventuais riscos associados ao uso de medicação (nível de evidência A).[58] Não se justifica reduzir ou suspender drogas de controle da asma em gestantes sintomáticas.[58]

O tratamento da asma inicia-se com o controle de eventuais desencadeantes, portanto, devem-se pesquisar ativamente e tratar situações como rinite e doença do refluxo gastroesofágico (DRGE) – comorbidades frequentemente associadas à asma e que podem piorar na gestação, dificultando o controle dos sintomas respiratórios. Além disso, todas as gestantes asmáticas devem ser orientadas quanto a cessação do tabagismo, controle do peso corporal e contato com ambientes mofados, pó doméstico, poluentes e pelos de cães e gatos.

A terapêutica da asma compreende duas estratégias: o controle de sintomas respiratórios agudos (terapia de resgate) e a prevenção de sintomas (terapia de manutenção). A terapia de manutenção tem como objetivos reduzir os sintomas, prevenir exacerbações e remodelamento brônquico e melhorar a qualidade de vida e a função pulmonar.

O tratamento de manutenção da asma é baseado no princípio *step up/step down*, ou seja, as medicações devem ser associadas ou descalonadas progressivamente de acordo com resposta da paciente. As opções terapêuticas incluem (Tabela 5):

**TABELA 5. Terapia de manutenção da asma na gestação**

| Droga | Posologia | Observação |
|---|---|---|
| Corticosteroides inalatórios | | |
| • Budesonida | 400-1.600 mcg/dia | Dose inicial: 200 mcg, a cada 12 horas |
| • Beclometasona | 500-1.000 mcg/dia | Dose inicial: 250 mcg, a cada 12 horas |
| Associações beta-2-agonista longa duração + corticosteroide inalatório | | |
| • Formoterol + budesonida, 12/400 mcg | 1-2 inalações/dia | |
| • Salmeterol + fluticasona, 25/125, 25/250 ou 50/250 mcg | 1 inalação, duas vezes ao dia | |
| Modificador de leucotrieno | | |
| • Montelucaste | 10 mg – 1 comprimido, em dose única diária | |

- Corticosteroide inalatório: ação anti-inflamatória mais efetiva no tratamento da asma, sendo a primeira opção de medicação. Efeitos colaterais incluem rouquidão e candidíase oral (evitada com lavagem bucal após uso da medicação).
- Beta-2-agonista de longa duração inalatório: segunda linha no tratamento da asma, deve sempre ser associado a corticosteroide inalatório.
- Modificador de leucotrieno (montelucaste): antagonista do receptor de leucotrieno, reduz inflamação de vias aéreas e sintomas. Apesar de classificado em categoria B pela FDA, existem poucos estudos na gestação e, portanto, deve ser a terceira linha terapêutica (indicado quando não houver controle da asma mesmo após uso de beta-2-agonista de longa duração associado a corticosteroide inalatório).
- Corticosteroide sistêmico: uso de ciclos curtos de prednisona (40-60 mg/dia por 5-7 dias) pode ser necessário para controle dos sintomas. Em pacientes refratárias às demais medidas, existe opção de ciclo longo de corticosteroide sistêmico em baixas doses, porém com risco de efeitos colaterais sistêmicos (osteoporose, diabetes, hipertensão, catarata, perda de massa óssea e muscular). Uso de corticosteroide sistêmico no primeiro trimestre correlaciona-se a risco aumentado de fenda palatina.
- Outras opções: em casos graves e refratários de asma, existe a opção de utilização de teofilina de longa libera-

ção e/ou de anticorpo recombinante anti-IgE (omalizumabe), porém são opções terapêuticas de eficácia e segurança de uso na gestação pouco estabelecidas.

Pacientes com asma bem controlada podem apresentar sintomas eventuais e, para tais situações, são sempre necessárias a prescrição e a orientação quanto ao uso correto de medicações de resgate. As pacientes que já fazem uso da associação entre beta-2-agonista de longa duração e corticosteroides inalatórios (p. ex., formoterol + budesonida) podem inalar uma dose extra em caso de sintomas eventuais. Esse uso extra de corticosteroide + formoterol pode reduzir o risco de exacerbação grave. Contudo, tal recomendação é válida apenas para as pacientes que fazem uso rotineiro dessa associação (corticosteroide + formoterol), não se aplicando para outros beta-agonistas de longa ação inalatórios.[68]

- Outras opções para resgate dos sintomas são:
- Salbutamol *spray*, 100 mcg: inalação de dois jatos até a cada 6 horas.
- Fenoterol *spray*, 100 mcg: inalação de um a dois jatos até a cada 6 horas.

## MANEJO DA CRISE DE ASMA DURANTE A GESTAÇÃO

Exacerbações são episódios agudos de piora dos sintomas respiratórios, podendo conferir risco à vida da mãe e do feto. Considerando-se que gestantes têm menor capacidade adaptativa a eventos respiratórios agudos, exacerbações de asma devem sempre ser cuidadosamente avaliadas e tratadas. A gravidade dos sintomas não é bom indicador da gravidade da crise. São consideradas pacientes com alto risco de morte por crise de asma aquelas que apresentam:[51,58]

- Antecedente de necessidade de ventilação mecânica.
- Internação hospitalar recente por asma.
- Má adesão ao tratamento.
- Uso de mais que um frasco de salbutamol por mês.
- Comorbidades psiquiátricas.

O manejo da exacerbação de asma inclui classificação da gravidade da crise, avaliação de sinais vitais e de oximetria de pulso (colher gasometria arterial quando a saturação arterial de oxigênio for inferior a 90%), pesquisa e correção do desencadeante, avaliação da vitalidade fetal e quantificação do VEF1, se disponível. Indica-se realização de radiografia de tórax quando houver dúvida diagnóstica, refratariedade do tratamento, necessidade de internação ou suspeita de pneumonia associada.

A terapêutica da exacerbação inclui (Tabela 6):[51]

- Suporte de oxigênio: a saturação arterial de oxigênio deve ser mantida acima de 92 a 95%.
- Beta-2-agonista de rápida ação: terapêutica inicial mais importante, com a via inalatória apresentando melhor eficácia e menos efeitos adversos.
- Corticosteroides sistêmicos (CE): resolução mais rápida da exacerbação e prevenção de recorrência, estão indicados em crises graves, ausência de melhora dos sintomas após inalação, pacientes que já estavam utilizando CE ou que utilizaram recentemente. Sempre que

**TABELA 6. Tratamento medicamentoso das exacerbações asmáticas em gestantes**

| Droga | Posologia | Observações |
|---|---|---|
| Primeiro passo: broncodilatadores inalatórios | | |
| • Salbutamol | 2-4 jatos a cada 20 minutos na primeira hora | A paciente deve ser reavaliada a cada 20 minutos |
| • Inalação: soro fisiológico (10 mL); fenoterol (8-20 gotas); ipratrópio (30-40 gotas) | Uma inalação até a cada 20 minutos na primeira hora | Em gestantes, é recomendável iniciar o tratamento com dose baixa de fenoterol (8-10 gotas) em razão de efeitos colaterais<br>O uso de ipratrópio não é obrigatório, apresentando maior benefício em crises graves |
| Segundo passo: corticosteroides sistêmicos | | |
| • Hidrocortisona | Ataque de 200-300 mg, por via intravenosa | Manutenção com prednisona 40-60 mg (dose máxima: 1-2 mg/kg), em dose única diária, por 5-7 dias<br>Não necessita de desmame |
| • Metilprednisolona | Ataque de 40 mg, por via intravenosa | |
| • Prednisona | 40-60 mg, por via oral | |
| Terceiro passo: magnésio | | |
| • Sulfato de magnésio | 1-2 g de magnésio, por via intravenosa | Diluir 10 mL de sulfato de magnésio a 20% em 100 mL de soro fisiológico – infundir em 20 minutos |

a exacerbação necessitar de CE, este deve ser mantido por 5 a 7 dias.
- Sulfato de magnésio: apresenta ação broncodilatadora, sendo indicado quando não houver resposta à terapêutica inicial ou VEF1 inferior a 30%.
- Metilxantinas (aminofilina): não devem ser utilizadas rotineiramente, pois apresentam maior incidência de efeitos colaterais (arritmias, convulsões) e risco aumentado de intoxicação em gestantes. Além disso, seu efeito benéfico não é bem demonstrado na literatura.

Gestantes que se apresentem com exacerbações graves ou que apresentem resposta parcial à terapêutica inicial devem ser internadas. São indicações de unidade de terapia intensiva e entubação orotraqueal nas exacerbações asmáticas de gestantes:
- Rebaixamento do nível de consciência.
- Pressão arterial parcial de dióxido de carbono superior a 45 mmHg.
- Sinais de fadiga respiratória.
- Iminência de parada cardiorrespiratória (bradicardia, hipotensão, tórax silente, respiração paradoxal).

Pacientes que demandem ventilação mecânica e cuidados intensivos não apresentam necessariamente indicação de interrupção da gestação, desde que haja disponibilidade de unidade de terapia intensiva com experiência no manejo de gestantes. Essas pacientes tendem a sair da exacerbação com medidas clínicas, havendo indicação de cesárea terapêutica apenas em casos refratários – *status asmaticus*. São imprescindíveis, contudo, o controle rigoroso da vitalidade fetal e a indicação de parto em caso de sofrimento fetal. Não há contraindicação para uso de drogas sedativas, como midazolam (classe D), propofol (classe B, porém poucos estudos disponíveis) e fentanil (classe C). É importante lembrar que esses fármacos se associam com depressão respiratória e hipotonia do recém-nascido, além do risco de síndrome de abstinência.

### ASSISTÊNCIA AO PARTO

A via de parto é obstétrica, não havendo contraindicação para parto vaginal. Em gestantes asmáticas bem controladas, a gravidez pode ser mantida até 40 semanas. Casos mais graves com controle clínico inadequado podem ser interrompidos com 37 semanas.

No trabalho de parto e no parto, a exacerbação da asma é incomum por causa da liberação de corticosteroide e adrenalina endógenos, o que é causado pelo estresse durante o evento. Dessa forma, quando a dispneia ocorrer nesse período, outras afecções devem ser descartadas, como embolia pulmonar, edema agudo dos pulmões e aspiração.

Os cuidados no parto e no trabalho de parto incluem manutenção das medicações diárias, monitoração fetal contínua e anestesia precoce – preferencialmente, peridural ou duplo-bloqueio, pois raquianestesia isolada tem maior risco de deterioração da função pulmonar. Gestantes asmáticas que fizeram uso de corticosteroides sistêmicos no último mês devem receber hidrocortisona intravenosa durante o trabalho de parto e nas primeiras 24 horas do puerpério (ataque com hidrocortisona, 200 mg, por via intravenosa e depois 100 mg, por via intravenosa, a cada 8 horas, até 24 horas após o parto).

Não existe contraindicação para a indução do trabalho de parto, contudo análogos da prostaglandina F2-alfa devem ser evitados. Não existe evidência na literatura de contraindicação ao uso de análogos de prostaglandina E1 (misoprostol) em gestantes asmáticas. Em casos de atonia uterina, deve ser evitado o uso de alcaloides do ergot pelo potencial efeito broncoconstritor dos ergotamínicos.[8]

## PNEUMONIA COMUNITÁRIA

### INCIDÊNCIA

Define-se pneumonia adquirida na comunidade (PAC) como aquela em pacientes ambulatoriais ou naqueles internados há menos de 48 horas.[66] Mesmo com o avanço da terapia antimicrobiana e os cuidados respiratórios intensivos, a pneumonia no período anteparto pode estar associada a significativa morbidade materna e fetal.[24,39,43,47] A prevalência estimada de pneumonia na gestação está em torno de 0,78 a 2,7:1.000 partos.[24,47] Essa incidência é similar na população de pacientes não gestantes, com taxa de internação hospitalar por pneumonia de 1,51:1.000 partos contra 1,47:1.000 controles não gestantes.[40] O pico de incidência da pneumonia não está relacionado com a idade gestacional, que é, em média, de 32 semanas no diagnóstico.[40]

### FISIOPATOLOGIA

A pneumonia é resultado da infecção dos bronquíolos distais e alvéolos.[17] Muitos dos organismos são adquiridos pela inalação ou aspiração da secreção nasofaríngea.[17] A infecção causa lesões diretas ao parênquima pulmonar e inflamação intersticial mediada pelo sistema imunológico. Essas lesões resultam em *shunt* pulmonar e criam o distúrbio V/Q, contribuindo para potencializar a hipoxia.[76]

As adaptações fisiológicas maternas na gravidez discutidas anteriormente fazem com que a pneumonia seja menos tolerada durante esse período, havendo maior risco de complicações maternas pela pneumonia de comunidade, incluindo a necessidade de ventilação mecânica em 10 a 20%, bacteriemia em 16% e empiema em 8% dos casos.[43,47]

## IMPLICAÇÕES OBSTÉTRICAS

A pneumonia que complica a gravidez pode provocar trabalho de parto prematuro em 44% dos casos, com parto prematuro em 36%.[43] O risco relativo de o recém-nascido ser pequeno para a idade gestacional em gestação complicada pela pneumonia é de 1,86 (intervalo de confiança: 95%, 1,01 a 3,45), com média de 400 g de peso a menos do que os recém-nascidos de pacientes-controle.[40] Isso pode resultar em neonatos com baixo peso ao nascimento (< 2.500 g), o que representa 33,9% quando esse dado é comparado com 13,6% dos neonatos de pacientes-controle.[47] Outras complicações associadas a PAC e gestação são Apgar de quinto minuto baixo e casariana. A taxa de mortalidade perinatal decorrente de pneumonia anteparto varia de 1,9 a 12%, o que é atribuído a complicações da prematuridade.[35,43] São consideradas gestantes de maior risco para desfecho desfavorável aquelas que apresentem doenças respiratórias coexistentes, anemia, imunossuprimidas e usuárias de cocaína e álcool.

## ETIOLOGIA

Tanto na paciente grávida como na não gestante, o agente etiológico não é identificado em 40 a 61% dos casos de pneumonia de comunidade.[43,55,71] Os agentes bacterianos mais frequentemente identificados na gravidez são o *Streptococcus pneumoniae* (17% dos casos) e o *Haemophilus influenzae* (6% dos casos).[7,10] A pneumonia viral ocorre em 5% dos casos de patógenos identificados durante a gravidez, sendo a varicela-zóster e a influenza as mais comuns.[10] Outros organismos identificados são *Mycoplasma* sp., *Staphylococcus aureus*, *Legionella pneumophila*, *Klebsiella pneumoniae* e *Pseudomonas* sp.[17] Os fungos e os protozoários podem provocar a pneumonia durante a gravidez, principalmente nas pacientes imunossuprimidas. Pacientes com antecedente de bronquiectasias ou aquelas que estão em uso de corticosteroides apresentam risco elevado de PAC por *Pseudomonas aeruginosa*.[24,43,47] A asma materna e a anemia são fatores de risco para desenvolver a pneumonia durante a gravidez, com risco relativo de 5,3 e 9,9, respectivamente.[47]

## QUADRO CLÍNICO E DIAGNÓSTICO

Os sintomas clínicos da pneumonia incluem febre, tosse, dor torácica pleurítica, calafrios e dispneia.[76] Durante a gravidez, 59,3% das pacientes relatam tosse produtiva; 32,2%, desconforto respiratório; e 27,1%, dor torácica pleurítica.[47] O exame físico normalmente revela taquipneia, macicez à percussão, frêmito vocal e tátil, egofonia e uso de musculatura acessória na respiração. Na ausculta respiratória, podem ser observados ruídos adventícios, atrito pleural ou ausência de sons na porção afetada do pulmão. O exame físico apresenta sensibilidade de 47 a 69% e especificidade de 58 a 75% para o diagnóstico de pneumonia.[76]

Munn et al.[47] demonstraram que 98% das pacientes com pneumonia na gestação apresentaram alterações radiográficas, como infiltrado pulmonar, atelectasias, derrame pleural, pneumonite ou edema pulmonar.[47] Outros diagnósticos diferenciais devem incluir embolia pulmonar, colecistite, apendicite e pielonefrite.

Diante do quadro sugestivo de PAC, existe indicação de radiografia simples de tórax (anteroposterior e de perfil) com proteção abdominal, a fim de avaliar complicações (empiema, atelectasias) e diagnósticos diferenciais (tuberculose, tromboembolismo pulmonar, pneumotórax). A avaliação complementar deve incluir ainda:

- Hemograma.
- Ureia e creatinina.
- Saturação periférica de oxigênio.
- Gasometria arterial (sempre que saturação arterial de oxigênio for inferior a 90%).
- Avaliação da vitalidade fetal (se gestação viável).
- HIV (pacientes que necessitem de internação).
- Hemocultura (pacientes que necessitem de internação).

## TRATAMENTO

A decisão de tratamento ambulatorial ou hospitalar deve ser cuidadosamente ponderada em gestantes, pois tal grupo evolui com maior facilidade com insuficiência respiratória. Opta-se por tratamento ambulatorial em gestantes sem comorbidades, idade gestacional abaixo da viabilidade fetal e que apresentem quadros leves de PAC. As demais pacientes devem ser admitidas para antibioticoterapia intravenosa, pelo menos, durante as primeiras 24 a 48 horas do tratamento. Os critérios de internação encontram-se na Tabela 7.[36,67]

Casos que serão tratados ambulatorialmente devem receber antibioticoterapia com cobertura de agentes atípicos (*Mycoplasma* sp., *Legionella pneumophila*, *Chlamydophila pneumoniae*), sendo os macrolídeos os antimicrobianos de primeira opção. A *American Thoracic Society* recomenda a associação de macrolídeos à cefalosporina de segunda ou terceira geração em pacientes cujo quadro clínico demande internação (Tabela 8). Pacientes com antecedente de bronquiectasias, uso crônico de corticosteroides sistêmicos ou fibrose cística devem receber esquema antimicrobiano que inclua um agente com cobertura para pseudômonas (piperacilina + tazobactam, cefepima, meropeném).[26,66,72]

**TABELA 7. Critérios de internação em pneumonia adquirida na comunidade durante a gestação**

| |
|---|
| Idade gestacional viável |
| Comorbidades ou internação no último ano |
| Alterações de exame físico:<br>• Frequência respiratória > 30 irpm<br>• Pressão arterial diastólica < 60 mmHg<br>• Pressão arterial sistólica < 90 mmHg<br>• Frequência cardíaca > 125 bpm<br>• Confusão mental<br>• Temperatura > 40 °C ou < 35 °C |
| Alterações laboratoriais:<br>• Leucócitos < 4 mil ou > 30 mil<br>• Pressão parcial de oxigênio no sangue arterial < 60 mmHg<br>• Pressão parcial de dióxido de carbono no sangue arterial > 50 mmHg<br>• Creatinina > 1,2 mg/dL<br>• Ureia > 45 mg/dL<br>• Hemoglobina < 9 mg/dL ou hematócrito < 30%<br>• pH arterial < 7,35 |
| Alterações radiológicas (derrame pleural, pneumonia multilobar, cavitação) |
| Sepse |

bpm: batimentos por minuto; irpm: incursões respiratórias por minuto.

**TABELA 8. Tratamento da pneumonia adquirida na comunidade durante a gestação**

| Grupo | Antimicrobiano | Posologia | Duração |
|---|---|---|---|
| Pneumonia adquirida na comunidade leve | Azitromicina | 500 mg, uma vez por dia, por via oral | 5 dias |
| | Amoxicilina | 500 mg, a cada 8 horas, por via oral | 7 dias |
| Pneumonia adquirida na comunidade grave | Ceftriaxona + claritromicina | 2 g/dia, por via intravenosa<br>500 mg, a cada 12 horas, por via intravenosa | 7 dias |

A terapêutica da PAC inclui ainda suplementação de oxigênio com intuito de manter a saturação periférica de oxigênio maior que 95%, controle de vitalidade fetal, fisioterapia respiratória e, nos quadros mais graves que levem à restrição ao leito, profilaxia de tromboembolismo venoso. Insuficiência respiratória ocorre em 10% das pacientes, mesmo com a terapia antimicrobiana.[6] Os critérios para indicação de ventilação mecânica são:

- Pressão parcial de oxigênio ($PaO_2$) < 70 mmHg.
- Pressão parcial de dióxido de carbono ($PaCO_2$) > 45 mmHg.
- Rebaixamento do nível de consciência.
- Acidose metabólica persistente.
- Choque séptico.
- Relação entre pressão parcial e fração inspirada de oxigênio ($PaO_2/FiO_2$) < 250.

Não existe evidência de que a antecipação do parto melhore o quadro clínico materno, de modo que as indicações de resolução da gestação devem ser obstétricas. Da mesma maneira, não há contraindicação para inibição do trabalho de parto prematuro em gestantes clínica e hemodinamicamente estáveis.

## TUBERCULOSE

### INCIDÊNCIA

Apesar de queda de 41% na prevalência mundial de tuberculose desde 1990, a epidemia da tuberculose ainda representa questão de saúde mundial, ocorrendo, durante o ano de 2013, nove milhões de casos novos e 1,5 milhão de mortes por tuberculose em todo o mundo. Observa-se ainda uma tendência atual de aumento da incidência, com nítida relação à coinfecção pelo HIV.[82]

O Brasil é considerado pela Organização Mundial da Saúde um dos 30 países com alta carga de tuberculose, apresentando incidência de 31,6 casos por 100 mil habitantes em 2019.[23,61]

### ETIOLOGIA E TRANSMISSÃO

O *Mycobacterium tuberculosis* é um bacilo álcool-ácido resistente e agente etiológico da tuberculose, cuja transmissão se dá por via aérea, por meio da inalação de partículas contendo bacilos expelidos pela tosse, pela fala e pelo espirro de doentes com tuberculose ativa de vias aéreas (pulmões ou laringe).

### QUADRO CLÍNICO E DIAGNÓSTICO

A forma pulmonar é a manifestação mais comum da tuberculose em indivíduos imunocompetentes, tendo por quadro clínico tosse produtiva, escarro mucopurulento ou purulento, hemoptise, cansaço, perda de peso, anorexia e febre (os quais podem estar associados à sudorese noturna), mal-estar e caquexia.[1] Existem ainda manifestações extrapulmonares, como tuberculose pleural, cutânea, renal, peritoneal e neurotuberculosa – e essas formas da doença devem chamar a atenção para possibilidade de imunossupressão concomitante.

O diagnóstico da tuberculose baseia-se em suspeita clínica e confirmação laboratorial da presença do bacilo em secreções e tecidos do paciente, além de detecção de imagem suspeita de tuberculose à radiografia (Figura 1).[1]

Atualmente, os principais métodos diagnósticos para tuberculose pulmonar são:

Baciloscopia direta: pesquisa do bacilo álcool-ácido resistente (BAAR) no escarro, que permite diagnóstico em 60 a 80% dos casos de tuberculose pulmonar. A coleta do escarro deve ser realizada em, pelo menos, duas ocasiões – no momento da suspeita de tuberculose e na manhã seguinte, ao despertar.

Teste rápido molecular para tuberculose (TRM-TB): trata-se de análise de reação de cadeia de polimerase (PCR) em tempo real no escarro. O TRM-TB possibilita a realização de apenas uma amostra de escarro, com sensibilidade superior ao BAAR, além de viabilizar a pesquisar resistência à rifampicina. Atualmente, o TRM-TB é disponibilizado na rede pública em alguns municípios.

Cultura para micobactérias: altas sensibilidade e especificidade, podendo aumentar em até 30% a sensibilidade diagnóstica em casos com BAAR negativo. O Ministério da Saúde preconiza a realização de cultura e teste de sensibilidade antimicrobiana de micobactérias em todos os casos suspeitos para tuberculose.

Desse modo, gestantes com quadro suspeito de tuberculose pulmonar devem realizar radiografia simples de tórax com proteção abdominal, além de baciloscopia no escarro, considerando-se a realização de TRM-TB uma alternativa, se houver disponibilidade do teste. Em todos os casos, deve-se ainda solicitar a cultura para micobactéria.

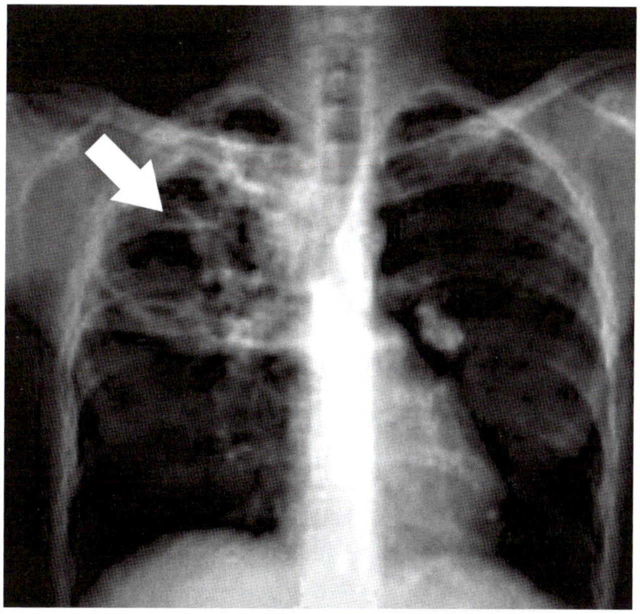

**FIGURA 1.** Imagem típica de paciente com tuberculose pulmonar com infiltrado nodular no terço superior do pulmão direito (seta).

Sempre que houver diagnóstico de tuberculose, deve ser realizada a pesquisa de coinfecção pelo HIV.

## IMPLICAÇÕES OBSTÉTRICAS

A gestação não altera a evolução natural da doença. Em contrapartida, a tuberculose pulmonar não tratada e as formas extrapulmonares podem estar associadas à prematuridade e à restrição de crescimento fetal. Existe relato de detecção de granulomas na placenta e de bacilos no líquido amniótico, predispondo à tuberculose congênita.[48]

## TRATAMENTO

A partir de 2009, com o intuito de aumentar a adesão ao tratamento e combater a resistência antimicrobiana, o esquema de tratamento proposto pelo Ministério da Saúde e pela Organização Mundial da Saúde inclui a administração de quatro drogas cominadas no mesmo comprimido, com dose única diária (esquema RHZE, composto por rifampicina, isoniazida, etambutol e pirazinamida).[63] Todas essas drogas pertencem à categoria C da FDA e costumam ser bem toleradas na gestação. O esquema de tratamento encontra-se na Tabela 9.[61]

O Ministério da Saúde preconiza o tratamento diretamente observado (TOD) como estratégia para aumento das taxas de cura e redução do abandono do tratamento. Nesse sentido, os pacientes devem ingerir a dose única diária dos antimicrobianos na presença de um profissional de saúde, seja na unidade básica de saúde ou em visita domiciliar de agentes de saúde comunitária.[63]

Gestantes em uso de isoniazida devem receber suplementação diária de piridoxina 50 mg (vitamina B6), almejando profilaxia de neuropatia periférica. Pacientes devem ser submetidas ao controle mensal de enzimas hepáticas durante o tratamento e realizar coleta mensal de pesquisa de bacilo álcool-ácido resistente no escarro até a obtenção de duas amostras consecutivas negativas.

Caso a paciente seja bacilífera no período do parto, são necessárias as precauções respiratórias para aerossóis durante o parto. É controversa a necessidade de separar o recém-nascido da paciente bacilífera, a não ser nos casos de bacilo multirresistente, em que a separação está indicada. Não há contraindicação para o uso de leite materno. Se for realizado o aleitamento materno, a paciente deverá utilizar máscara cirúrgica. A lactação é formalmente contraindicada em casos de mastite tuberculosa – apenas na mama comprometida. Por fim, está indicada a profilaxia do recém-nascido com isoniazida.[80]

**TABELA 9. Tratamento da tuberculose pulmonar**

| Regime | Apresentação | Peso | Dose | Duração |
|---|---|---|---|---|
| Quatro drogas | Rifampicina 150 mg, isoniazida 75 mg, pirazinamida 400 mg, etambutol 275 mg (doses fixas combinadas) | 20-35 kg | 2 comprimidos | 2 meses |
| | | 36-50 kg | 3 comprimidos | |
| | | > 50 kg | 4 comprimidos | |
| | | > 70 kg | 5 comprimidos | |
| Duas drogas | Comprimidos de rifampicina + isoniazida 300/150 mg ou 150/75 mg | 20-35 kg | 1 comprimido 300/150 mg | 4 meses |
| | | 36-50 kg | 1 comprimido 300/150 mg + 1 comprimido 150/75 mg<br>ou<br>3 comprimidos 150/75 mg | |
| | | 51-70 kg | 2 comprimidos 300/150 mg ou 4 comprimidos de 150/75 mg | |
| | | > 70 kg | 2 comprimidos 300/150 mg + 1 comprimido 150/75 mg<br>ou<br>5 comprimidos de 150/75 mg | |

Tabela adaptada de Brasil.[63]

## COVID-19

O coronavírus 2 relacionado à síndrome respiratória aguda grave (do inglês, SARS-CoV-2) foi descrito no final de 2019, resultando rapidamente em uma pandemia que já contabiliza aproximadamente 7 milhões dos óbitos e 760 milhões de casos em todo o mundo.[83] Estima-se que, até o final de 2021, 44% da população mundial fora contaminada pelo vírus.[28]

Com o avançar da pandemia, constatou-se que gestantes apresentavam maior risco de admissão à unidade de terapia intensiva, necessidade de ventilação mecânica e óbito que não gestantes.[54] No Brasil, houve 2.056 óbitos maternos por COVID-19, entre o início da pandemia e o primeiro trimestre de 2023.[84]

Em relação aos recém-nascidos, a maioria dos que adquirem a infecção apresenta sintomas leves ou moderados, embora haja relato de choque, insuficiência respiratória grave e óbito.

### MANEJO DA GESTANTE

Pacientes gestantes apresentando febre e/ou sintomas respiratórios devem ser testadas para a infecção pelo SARS-CoV-2. As amostras para análise podem ser obtidas por meio de *swab* de nasofaringe, *swab* nasal, *swab* combinado nasal anterior + orofaringe ou mesmo amostra isolada de saliva.[64] Antes do 3º dia de sintoma, deve-se programar a coleta de material para análise de reação em cadeia da polimerase (PCR) para SARS-CoV-2 após o terceiro dia de sintomas. Entre o 3º e o 7º dias de sintomas, colher *swab* para PCR para SARS-CoV-2. Após o 10º dia colher *swab* PCR para SARS-CoV-2 e considerar solicitar sorologia se a PCR apresentar resultado negativo.

Gestantes com sintomas leves devem ser orientadas a utilizar sintomáticos e permanecer em isolamento domiciliar. É fundamental que a paciente seja monitorada durante o período de isolamento, a fim de pronta detecção de casos que evoluam com piora clínica e demandem internação hospitalar.

Os critérios de internação hospitalar em gestantes infectadas pelo SARS-CoV-2 são:[62]

- Taquipneia (frequência respiratória superior a 24 irpm).
- Saturação periférica de oxigênio inferior a 95%.
- Uso de musculatura respiratória acessória.
- Tiragem intercostal.
- Batimento de asa do nariz.
- Intercorrências clínicas e/ou obstétricas.

Pacientes que apresentem pelo menos um dos critérios acima deverão ser internadas. Os seguintes exames devem ser coletados na internação: hemograma completo, proteína C-reativa, ureia, creatinina, sódio, potássio, aspartato aminotransferase, alanina aminotransferase, bilirrubina total e frações, dímero D, desidrogenase lática, creatinofosfoquinase, troponina, peptídeo natriurético tipo B, eletrocardiograma, tomografia de tórax e ultrassonografia obstétrica.

Em gestantes, admite-se que valores de pressão parcial de oxigênio superiores a 70-75 mmHg (o que equivale à saturação periférica de oxigênio superior a 95%) e de pressão parcial de dióxido de carbono inferiores a 45 mmHg são essenciais para a manutenção das trocas gasosas materno-fetais. Pacientes gestantes apresentando saturação arterial de oxigênio inferior a 95% deverão receber suporte de oxigênio. Já para puérperas, o valor da saturação periférica de oxigênio segue o recomendado para adultas não gestantes, ideal superior a 92%.

A estratégia para aporte de oxigênio dependerá da gravidade do caso, sendo os principais dispositivos (em ordem de gravidade clínica): cateter nasal, máscara não reinalante, máscara de Venturi, máscara de alto fluxo, ventilação não invasiva (CPAP) e tubo orotraqueal acoplado a ventilador mecânico.

Em casos em que ocorra necessidade de uso de oxigênio, o uso de corticoide também está indicado. Nesses casos, recomenda-se também a utilização de profilaxia antitrombótica com enoxaparina.[62] Associação com antiobioticoterapia está indicada apenas naqueles casos com exame de imagem sugestivo de pneumonia bacteriana associada a COVID-19.

Em pacientes que evoluem com formas graves, existe ainda a opção da pronação, como estratégia para recrutamento alveolar e melhora das trocas gasosas e ventilação. Em estudo da Clínica Obstétrica do HC-FMUSP, a pronação de gestantes mostrou-se segura e eficaz, não se relacionando a sofrimento fetal, instabilidade hemodinâmica ou deflagração de parto prematuro.[49]

Nos casos de pacientes em uso de oxigênio suplementar, a avaliação da vitalidade fetal em fetos viáveis deve ser feita diariamente com perfil biofísico fetal. A cardiotocografia pode apresentar variabilidade reduzida em pacientes em uso de sedativos, assim como os movimentos corpóreos podem estar reduzidos ou abolidos em uso de sedativos ou bloqueadores neuromusculares. Se o feto apresentar arritmia cardíaca, está indicada a realização de ecocardiorafia fetal. Sempre que a paciente apresentar queda da saturação de oxigênio, deve-se instalar a cardiotocografia até a normalização desse parâmetro, dando atenção especial a sinais de hipoxemia – taquicardia, bradicardia, aumento ou diminuição da variabilidade e desacelerações tardias. O balanço hídrico da paciente pode influenciar nos valores de índice de líquido amniótico (ILA), sendo assim, pacientes com ILA normal podem ter balanço hídrico negativo, se preciso; com ILA reduzido, devem ter o balanço zerado; com oligoâmnio, devem ter o balanço positivo com a expectativa de aumento do ILA em 24 horas, caso ocorra diminuição ou manutenção do ILA em fetos viáveis, indica-se o parto.

A maturação pulmonar fetal pode ser indicada em pacientes que já estão em uso de corticoterapia por insuficiência respiratória ou nos seguintes casos:

- Gestante sem indicação de uso de corticosteroide e com necessidade de maturação pulmonar fetal: betametasona na dose de 12 mg/dia, por 48 horas. Se possível, postergar para depois do 7º dia de início dos sintomas maternos.
- Gestante com suporte de oxigênio e necessidade de maturação pulmonar fetal: dexametasona na dose de 6 mg, por via endovenosa, a cada 12 horas, por 48 horas. Após 48 horas iniciais, se possível, mudar para metilprednisolona.
- Pacientes já em uso de metilprednisolona: interromper o uso da metilprednisolona e trocar por dexametasona conforme esquema anteriormente mencionado, retornando para metilprednisolona após.

Quanto à indicação do parto, é importante que se pondere o quadro clínico materno e fetal para que se decida sobre a necessidade de interrupção prematura da gestação. Devem-se considerar os riscos neonatais de prematuridade, o risco de piora clínica materna secundária ao procedimento cirúrgico e ainda o risco de deterioração clínica e óbito fetal quando a opção for manter a gestação.

## PONTOS-CHAVE

- Durante a gestação, objetiva-se o controle da asma, recomendando-se não suspender ou reduzir as medicações de controle da paciente.
- Medicações usualmente utilizadas no tratamento de asma não se correlacionam com malformação fetal.
- As doenças alérgicas são as afecções respiratórias mais frequentes na gravidez.
- A incidência de sinusite bacteriana na gravidez é maior quando comparada à incidência em pacientes não gestantes.
- Geralmente, o tratamento da asma segue as mesmas medidas e medicações adotadas nas pacientes não grávidas.
- Preconiza-se tratar a tuberculose com quatro drogas: rifampicina, isoniazida, pirazinamida e etambutol.
- Em mães portadoras de tuberculose ativa bacilífera sob tratamento, o aleitamento materno pode ser mantido, desde que tomadas as devidas precauções, sobretudo o uso de máscara cirúrgica.
- Tratamento de asma inclui o controle de rinite e de refluxo gastroesofágico.
- A infecção pelo SARS-CoV-2 durante o ciclo gravídico-puerperal apresenta maior risco de admissão à unidade de terapia intensiva, necessidade de ventilação mecânica e óbito que em não gestantes.

## REFERÊNCIAS BIBLIOGRÁFICAS

### Artigos de revisão


1. Campbell IA, Bah-Sow O. Pulmonary tuberculosis: diagnostic and treatment. BMJ 2006; 20: 1194-9.
2. Demoly P, Piette V, Daures J-P. Treatment of allergic rhinitis during pregnancy. Drugs 2003; 63(17): 1813-20.
3. Eriksson UK. The pathogenesis of congenital malformations in diabetic prenancy. Diabetes Metab Rev 1995; 11(1): 63-82.
4. Frieden TR, Sterling TR, Munsiff SS, Watt CJ, Dye C. Tuberculosis. Lancet 2003; 362(9387): 887-99.
5. Gilbert C, Mazzotta P, Loebstein R et al. Fetal safety of drugs used in the treatment of allergic rhinitis: a critical review. Drug Saf 2005; 28(8): 707-19.
6. Goodnight WH, Soper DE. Pneumonia in pregnancy. Crit Care Med 2005; 33: S390-7.
7. Graves CR. Pneumonia in pregnancy. Clin Obstet Gynecol 2010; 53(2): 329-36.
8. Hollingsworth HM, Irwin RS. Acute respiratory failure in pregnancy. Clin Chest Med 1992; 13(4): 723-40.
9. Incaudo GA. Diagnosis and treatment of allergic rhinitis and sinusitis during a lactation. Clin Rev Allergy Immunol 2004; 27: 159-77.
10. Lim WS, Macfarlane JT, Colthorpe CL. Treatment of community-acquired lower respiratory tract infections during pregnancy. Am J Respir Med 2003; 2: 221-33.
11. Maccato M. Respiratory insufficiency due to pneumonia in pregnancy. Obstet Gynecol Clin North Am 1991; 18: 289-99.
12. Mazzotta P, Loebstein R, Koren G. Treating allergic rhinitis in pregnancy: safety considerations. Drug Saf 1999; 20(4): 361-75.
13. Mullol J, Obando A, Pujols L, Alobid I. Corticosteroid treatment in chronic rhinosinusitis: the possibilities and the limits. Immunol Allergy Clin North Am 2009; 29(4): 657-68.
14. Nhan-Chang CL, Jones TB. Tuberculosis in pregnancy. Clin Obstet Gynecol 2010; 53(2): 311-21.
15. Patel M, Dennis A, Flutter C, Khan Z. Pandemic (H1N1) 2009 influenza. Brit J Anaesth 2010; 104(2): 128-42.
16. Rabago D, Zgierska A. Saline nasal irrigation for upper respiratory conditions. Am Fam Physician 2009; 80(10): 1117-9.
17. Ramsey PS, Ramin KD. Pneumonia in pregnancy: medical complications of pregnancy. Obstet Gynecol Clin North Am 2001; 28: 553-69.
18. Rodrigo GJ, Rodrigo C. The role of anticholinergics in acute asthma treatment: an evidence-based evaluation. Chest 2002; 121(6): 1977-87.
19. Schatz M. Asthma during pregnancy: interrelationships and management. Ann Allergy 1992; 68(2): 123-33.
20. Schatz M, Zeiger RS. Diagnosis and management of rhinitis during pregnancy. Allergy Proc 1988; 9(5): 545-54.
21. Skoner DP. Allergic rhinitis: definition, epidemiology, pathophysiology, detection, and diagnosis. J Allergy Clin Immunol 2001; 108(1): S2-8.
22. Tamma PD, Ault KA, del Rio C, Steinhoff MC, Halsey NA, Omer SB. Safety of influenza vaccination during pregnancy. Am J Obstet Gynecol 2009; 201(6): 547-52.


### Artigos originais


23. Aspectos epidemiológicos da TBMR em serviço de referência da cidade de São Paulo. Rev Bras Med Trop 2003; 36.
24. Berkowitz K, La Sala A. Risk factors associated with the increasing prevalence of pneumonia during pregnancy. Am J Obstet Gynecol 1990; 163: 981-5.
25. Bozzo P, Djokanovic N, Koren G. H1N1 influenza in pregnancy: risks, vaccines, and antivirals. J Obstet Gynaecol Can 2009; 31(12): 1172-5.
26. Brito V, Niederman MS. Pneumonia complicating pregnancy. Clin Chest Med 2011; 32: 121-32.
27. Clark SL. Asthma in pregnancy. National Asthma Education Program Working Group on Asthma and Pregnancy. National Institutes of Health, National Heart, Lung, and Blood Institute. Obstet Gynecol 1993; 82: 1036-40.
28. COVID-19 Cumulative Infection Collaborators. Estimating global, regional, and national daily and cumulative infections with SARS-CoV-2 through Nov 12, 2021: a statistical analysis. Lancet 2022; 399 (10344): 2351.
29. Dawood FS, Jain S, Finelli L et al. Novel Swine-Origin Infuenza A (H1N1) Virus Investigation Team. Emergence of a novel swine-origin influenza A (H1N1) virus in humans. N Engl J Med 2009; 360: 2605-15.
30. Elkus R, Popovich Jr J. Respiratory physiology in pregnancy. Clin Chest Med 1992; 13(4): 555.
31. Ellington SR, Hartman LK, Acosta M et al. Pandemic 2009 influenza A (H1N1) in 71 critically ill pregnant women in California. Am J Obst Gynecol 2011; 204(6 suppl 1): S21-30.
32. Garavello W, Somigliana E, Acaia B, Gaini L, Pignataro L, Gaini RM. Nasal lavage in pregnant women with seasonal allergic rhinitis: a randomized study. IntArch Allergy Immunol 2010; 151(2): 137-41.
33. Garten RJ, Davis CT, Russell CA et al. Antigenic and genetic characteristics of swine-origin2009 A(H1N1) influenza viruses circulating in humans. Science 2009; 325: 197-201.
34. Gluck JC, Gluck P. The effects of pregnancy on asthma: a prospective study. Ann Allergy 1976; 37: 164-8.
35. Hartert TV, Neuzil KM, Shintani AK et al. Maternal morbidity and perinatal outcomes among pregnant women with respiratory hospitalizations during influenza season. Am J Obstet Gynecol 2003; 189: 1705-12.
36. Goodnight WH, Soper DE. Pneumonia in pregnancy. Crit Care Med 2005; 33 (10): S390-S397.
37. Grindheim G, Toska K, Estensen ME, Rosseland A. Changes in pulmonary function during pregnancy: a longitudinal cohort study. BJOG 2012: 119(1): 94.
38. Jamieson DJ, Honein MA, Rasmussen AS et al. H1N1 2009 influenza virus infection during pregnancy in the USA. Lancet 2009; 374(9688): 451-8.
39. Jenkins TM, Troiano NH, Graves CR et al. Mechanical ventilation in an obstetric population: characteristics and delivery rates. Am J Obstet Gynecol 2003; 188: 549-52.
40. Jin Y, Carriere KC, Marrie TJ et al. The effects of community-acquired pneumonia during pregnancy ending in a live birth. Am J Obstet Gynecol 2003; 18: 800-6.
41. Kurinczuk JJ, Parsons DE, Dawes V et al. The relationship between asthma and smoking during pregnancy. Women Health 1999; 29: 31-47.
42. Mabry RL. Rhinitis of pregnancy. South Med J 1986; 79(8): 965-71.
43. Madinger NE, Greenspoon JS, Ellrodt AG. Pneumonia during pregnancy: has modern technology improved maternal and fetal outcome? Am J Obstet Gynecol 1989; 161: 657-62.
44. Murphy VE, Gibson PG. Asthma in pregnancy. Clin Chest Med 2011; 32: 93-110.
45. Murphy V, Namazy J, Powell H, Schatz M, Chambers C, Attia J, Gibson P. A meta-analysis of adverse perinatal outcomes in women with asthma. BJOG 2011; 118: 1314-23.
46. Murphy V, Wang G, Namazy J, Powell H, Gibson PG, Chambers C, Schatz M. The risk of congenital malformations, perinatal mortality, and neonatal hospitalization among pregnant women with asthma: a systematic review and meta-analysis. BJOG 2013; 120: 812-22.
47. Munn MB, Groome LJ, Atterbury JL et al. Pneumonia as a complication of pregnancy. J Matern Fetal Med 1999; 8: 151-4.
48. Nhan-Chang CL, Jones TB. Tuberculosis in pregnancy. Clin Obstet Gynecol 2010; 53(2): 311-21.
49. Osmundo GS Jr, Paganotti CF, da Costa RA, Silva THDS, Bombonati PC, Malbouisson LMS, et al. Prone positioning: a safe and effective procedure in pregnant women presenting with se-

vere acute respiratory distress syndrome. Vaccines (Basel) 2022; 10(12): 2182.

50. Powrie RO, Larson L, Miller M. Managing asthma in expectant mothers. Treat Respir Med 2006; 5(1): 1-10.
51. Racusin DA, Fox KA, Ramin SM. Severe acute asthma. Semin Perinatol 2013; 37: 234-45.
52. Schatz M, Zeiger RS, Harden K et al. The safety of asthma and allergy medications during pregnancy. J Allergy Clin Immunol 1997; 100(3): 301-6.
53. Sears MR, Greene JM, Willan AR et al. Long-term relation between breastfeeding and development of atopy and asthma in children and young adults: a longitudinal study. Lancet 2002; 360(9337): 901-7.
54. Serra FE, Francisco RPV, Rossi P, Brizot ML, Rodrigues AS. COVID-19 outcomes in hospitalized puerperal, pregnant, and neither pregnant nor puerperal women. PLoS One 2021; 16(11): e0259911.
55. Sheffield JS, Cunningham FG. Community-acquired pneumonia in pregnancy. Obstet Gynecol 2009; 114(4): 915-22.
56. Somoskovi A, Bartfai Z, Tamasi L, et al. Population-based case-control study of allergic rhinitis during pregnancy for birth outcomes. Eu J Obst Gynecol Reprod Biol 2007; 131: 21.
57. Sorri M, Hartikainen-Sorri AL, Karja J. Rhinitis during pregnancy. Rhinology 1980; 18(2): 83-6.
58. Tan KS, Thomson NC. Asthma in pregnancy. Am J Med 2000; 109(9): 727.
59. Tomlinson MW, Caruthers TJ, Whitty JE et al. Does delivery improve maternal condition in the respiratory-compromised gravida? Obstet Gynecol 1998; 91: 108-11.
60. Wilson J. Disodium cromoglicate use during pregnancy. Acta Ther 1982; 8(2): 45-51.


## Diretrizes


61. Brasil. Ministério da Saúde. Secretaria de Vigilância em Saúde. Boletim Epidemiológico Tuberculose 2021. Brasília: Ministério da Saúde; 2021.
62. Brasil. Ministério da Saúde. Secretaria de Atenção Primária à Saúde. Departamento de Ações Programáticas e Estratégicas. Manual de recomendações para a assistência à gestante e puérpera frente à pandemia de COVID-19/Ministério da Saúde, Secretaria de Atenção Primária à Saúde. – Brasília: Ministério da Saúde, 2020.
63. Brasil. Ministério da Saúde. Secretaria de Vigilância em Saúde. Departamento de Vigilância Epidemiológica. Manual de recomendações para o controle da tuberculose no Brasil. 2.ed. Brasília: Ministério da Saúde; 2022.
64. Centers for Disease Control and Prevention. Interim Guidelines for Collecting, Handling, and Testing Clinical Specimens from Persons Under Investigation (PUIs) for Coronavirus Disease 2019 (COVID-19). Disponível em: https://www.cdc.gov/coronavirus/2019-nCoV/lab/guidelines-clinical-specimens.html. Acesso em: 12/04/2023.
65. Chow AW, Benninger MS, Brook I, et al. ISDA Clinical practice guideline for acute bacterial rhinosinusitis in children and adults. Clin Infect Dis 2012; 54 (8): e72.
66. Corrêa RA, Lundgren FLC, Pereira-Silva JL, Frare e Silva RL, Cardoso AP, Lemos ACM, et al. Diretrizes brasileiras para pneumonia adquirida na comunidade em adultos imunocompetentes – 2009. J Bras Penumol 2009; 35 (6): 574-601.
67. Guidelines for the Management of Adults with Community-acquired Pneumonia. Am J Respir Crit Care Med 2001; 163: 1730-54.
68. From the Global Strategy for Asthma Management and Prevention, Global Iniciative for Asthma (GINA) 2022. Disponível em: http://www.ginasthma.org/. Acesso em: 12/04/2023.
69. Hajjar LA, Schout D, Galas FR et al. Guidelines on management of human infection with the novel virus influenza A (H1N1) – a report from the Hospital das Clínicas of the University of São Paulo. Clinics 2009; 64(10): 1015-24.
70. Food and Drug Administration. Department of Health and Human Services. Center for Drug Evaluation and Research. Disponível em: https://www.fda.gov/about-fda/fda-organization/center-drug-evaluation-and-research-cder. Acesso em: 13/04/2023.
71. Guidelines for the management of adults with community-acquired pneumonia. Am J Respir Crit Care Med 2001; 163: 1730-54.
72. Mandell LA, Wunderink RG, Anzueto A, et al. Infectious Diseases Society of America/American Thoracic Society Consensus guidelines on the management of community acquired pneumonia in adults. Clin Infect Dis 2007; 44(Suppl 2): S27.


## Livros


73. Cruikshank DP, Wigton TR, Hays PM. Maternal physiology in pregnancy. In: Gabbe SG, Niebyl JR, Simpson JL, editors. Obstetrics: normal and problem pregnancies. New York: Churchill Livingstone, 1996. p. 93-5.
74. Falkoff R. Lung biology in health and disease. In: Schatz M, Zeiger RS, Claman HN, editors. Asthma and immunological diseases in pregnancy and early infancy. New York: Marcel Decker, 1998. p. 73-90.
75. Heinonen OP, Slone D, Shapiro S. Birth defects and drugs in pregnancy. Littleton: Publishing Sciences Group, 1977.
76. Kasper DL, Braunwald E, Fauci AS et al. Harrison's principles of internal medicine. 16.ed. New York: McGraw-Hill, 2005.
77. Weiner CP, Buhimschi C. Drugs for pregnant and lactating women. Philadelphia: Churchill Livingstone, 2004.


## Revisões sistemáticas/metanálises


78. Kwon HL, Belanger K, Bracken MB. Effect of pregnancy and stage of pregnancy on asthma severity: a systematic review. Am J Obstet Gynecol 2004; 190(5): 1201-10.
79. Seto A, Einarson T, Koren G. Pregnancy outcome following first trimester exposure to antihistamines: meta-analysis. Am J Perinatol 1997; 14(3): 119-24.
80. Weiner JM, Abramson MJ, Puy RM. Intranasal corticosteroids versus oral H1 receptor antagonists in allergic rhinitis: systematic review of randomised controlled trials. BMJ 1998; 317(7173): 1624-9.
81. Yanez A, Rodrigo GJ. Intranasal corticosteroids versus topical H1 receptor antagonists for the treatment of allergic rhinitis: a systematic review with meta-analysis. Ann Allergy Asthma Immunol 2002; 89(5): 479-84.


## *Websites*


82. World Health Organization. Global tuberculosis report 2014. Disponível em http://apps.who.int/iris/bitstream/10665/137094/1/9789241564809eng.pdf?ua=1. Acesso em: 12/04/2023.
83. World Health Organization. WHO Coronavirus (COVID-19) Dashboard. Disponível em: https://covid19.who.int. Acesso em: 12/04/2023.
84. Observatório Obstétrico Brasileiro COVID-19 Gestantes e puérperas. Disponível em: https://observatorioobstetrico.shinyapps.io/covidgestapuerpbr/. Acesso em: 12/04/2023.

# Capítulo 49

# Hipertensão arterial sistêmica



## INTRODUÇÃO

A hipertensão arterial sistêmica (HAS) representa um grave problema de saúde pública em razão de seu profundo impacto sobre o organismo humano, com consequentes agravos que provoca nos pacientes quando não tratados devidamente.[77]

Há muito se sabe que altos níveis pressóricos são responsáveis pela redução da expectativa de vida de seres humanos. Também é sabido que a pressão arterial pode ser avaliada quantitativamente e que apresenta uma relação diretamente proporcional com o prognóstico, isto é, quanto maiores forem os níveis pressóricos, maiores serão as chances de complicações.[24,48,77]

A hipertensão arterial é o principal fator relacionado a mortes no mundo, diretamente ou como fator de risco para doenças cardiovasculares.[73,83] O diagnóstico preciso e o seu correto tratamento podem evitar ou diminuir a gravidade das complicações relacionadas à hipertensão arterial sistêmica.[24,48,77]

Estudos recentes demonstram que a incidência de hipertensão arterial sistêmica vem crescendo entre mulheres na idade fértil e constitui a principal complicação clínica no período gravídico-puerperal. Muitas vezes, essa entidade é responsável por facilitar o desenvolvimento da pré-eclâmpsia (doença hipertensiva específica da gestação – DHEG – sobreposta), que é responsável por elevadas taxas de morbidade e mortalidade maternas e perinatais.

Neste capítulo, serão abordados os principais aspectos da hipertensão arterial sistêmica no período gravídico-puerperal.

## CONCEITO E CLASSIFICAÇÃO

A hipertensão arterial sistêmica é uma condição clínica caracterizada pela elevação sustentada dos níveis de pressão arterial.[70] Frequentemente está associada a outros fatores de risco, como obesidade, síndrome metabólica, diabetes, e é fator de risco independente para outras condições patológicas, como doença renal crônica, doença arterial periférica, acidentes cerebrovasculares, infarto do miocárdio e insuficiência cardíaca.[70,73]

Na gestação, usa-se frequentemente a expressão "hipertensão arterial crônica" para caracterizar essa entidade como de instalação anterior à gestação, ou diagnosticada antes da vigésima semana, para diferenciar da pré-eclâmpsia.[67] Atualmente, prefere-se a denominação hipertensão arterial sistêmica, pois o adjetivo crônico tem valor temporal, o qual pode não ser satisfatório quando o diagnóstico de hipertensão foi firmado na gestação ou mesmo pode não contemplar a hipertensão arterial latente identificada pela primeira vez na gestação.[75,79]

Definir o nível da pressão arterial sistêmica que seria o limite entre o normal e o alterado é um desafio na medicina moderna. Diferentes níveis foram propostos para definir o estado de hipertensão arterial. Em 1939, por exemplo, Robinson e Brucer defendiam nível de corte de 120 × 80 mmHg.[13] Alguns autores chegam a comentar sobre a "falácia do nível de corte definidor da hipertensão arterial sistêmica".[13] É claro que a pressão arterial pode variar em diferentes situações, como período do dia, estresse, atividades físicas etc.[75]

Apesar das dificuldades de definição exata do valor limite dos níveis pressóricos, é bem conhecida a relação direta entre eles e as complicações clínicas nos seres humanos. A expectativa de vida de uma mulher com 45 anos com níveis pressóricos de 145 × 90 mmHg se reduz em 5 anos quando comparada à de uma mulher da mesma idade com pressão arterial de 120 × 80 mmHg.[13,34]

Em 2017, a diretriz das sociedades norte-americanas para prevenção, detecção, avaliação e manejo da hipertensão arterial em adultos[73] correlacionou faixas de pressão arterial sistólica e diastólica com aumento de risco cardiovascular, na dependência da faixa etária e da presença ou não de outros fatores de risco (os mais importantes sendo obesidade, diabetes, tabagismo, dislipidemia, doença renal). Com base na população norte-americana, foram propostos níveis de pressão arterial mais baixo (PAS 130 mmHg e PAD 80 mmHg) para definição de hipertensão arterial. No entanto, as diretrizes europeia e brasileira continuam seguindo a definição tradicional (PAS 140 mmHg e PAD 90 mmHg).[70]

Em obstetrícia, define-se hipertensão arterial quando o nível pressórico for maior ou igual a 140 mmHg (PAS) e/ou 90 mmHg (PAD) em duas medidas.[75,79]

Existem diferentes classificações propostas para a hipertensão arterial sistêmica, de acordo com o tipo da doença e com a gravidade das lesões.

A classificação atualmente recomendada pela Sociedade Brasileira de Cardiologia, pela Sociedade Brasileira de Hipertensão e pela Sociedade Brasileira de Nefrologia leva em consideração os valores pressóricos e os fatores de risco associados (Tabela 1) e é utilizada para estimativa de risco. Entretanto, durante a gestação, preferimos classificar a hipertensão arterial sistêmica conforme a Tabela 2, pois esse tipo de classificação correlaciona-se mais precisamente com o prognóstico perinatal e tem implicações no tratamento obstétrico.

Outros eventos menos frequentes, como acidente vascular cerebral, dissecção da aorta, descolamento de retina e infarto agudo do miocárdio, quando presentes, classificam a hipertensão arterial sistêmica como complicada.

Há ainda a classificação da hipertensão arterial sistêmica quanto à etiologia (Tabela 3).

## EPIDEMIOLOGIA

A hipertensão arterial sistêmica é um dos principais fatores de risco para doenças cardiovasculares, responsável por cerca de 50 a 60% dos casos de óbitos por doença coronariana e por acidentes vasculares cerebrais.[15,88]

Sua frequência estimada é de aproximadamente 37% em países desenvolvidos e de 23% naqueles considerados em desenvolvimento. De um quarto a um terço da população em países desenvolvidos apresenta níveis elevados

**TABELA 2. Classificação da hipertensão arterial sistêmica em gestantes quanto à gravidade**

| |
|---|
| **Não complicada** |
| **Complicada**<br>• DHEG sobreposta<br>• Insuficiência renal<br>• Insuficiência cardíaca |

DHEG: doença hipertensiva específica da gestação.

**TABELA 1. Estratificação de risco no paciente hipertenso de acordo com fatores de risco adicionais, presença de lesão em órgão-alvo e de doença cardiovascular ou renal**

| | PAS 130-139 ou PAD 85-59 mmHg | HAS Estágio 1 PAS 140-159 ou PAD 90-99 mmHg | HAS Estágio 2 PAS 160-179 ou PAD 100-109 mmHg | HAS Estágio 3 PAS ≥ 180 ou ou PAD ≥ 110 mmHg |
|---|---|---|---|---|
| **Sem fator de risco** | Sem risco adicional | Risco baixo | Risco moderado | Risco alto |
| **1-2 fatores de risco** | Risco baixo | Risco moderado | Risco alto | Risco alto |
| **≥ 3 fatores de risco** | Risco moderado | Risco alto | Risco alto | Risco alto |
| **Presença de LOA, DRC, DCV ou DM** | Risco alto | Risco alto | Risco alto | Risco alto |

DCV: doença cardiovascular; DM: *diabetes mellitus;* DRC: doença renal crônica; HAS: hipertensão arterial sistêmica; LOA: lesão em órgão-alvo; PAD: pressão arterial diastólica; PAS: pressão arterial sistólica.
Tabela adaptada da 7ª Diretriz Brasileira de Hipertensão Arterial.[70]

**TABELA 3. Classificação da hipertensão arterial sistêmica quanto à etiologia**

| Hipertensão arterial primária ou essencial |
|---|
| **Hipertensão arterial secundária**<br>• Nefropatias<br>• Doença renovascular<br>• Hiperaldosteronismo primário<br>• Feocromocitoma<br>• Coarctação da aorta<br>• Síndrome de Cushing<br>• Doenças do colágeno<br>• Crise tireotóxica |

de pressão arterial. Essa prevalência vem se mantendo estável com ligeira queda nesses países, porém há relatos de seu aumento naqueles em desenvolvimento.[15,88]

A prevalência da hipertensão arterial sistêmica nos Estados Unidos da América (EUA) vem aumentando – a prevalência é de 32% dos indivíduos acima de 20 anos,[73] afetando 10% das mulheres entre 20 e 44 anos, e 27% entre 45 e 54 anos. Após os 55 anos, 52% das mulheres americanas apresentam hipertensão arterial, com aumento progressivo, até 78% acima dos 75 anos. Esse aumento se deve a inúmeras causas, como a participação socioeconômica mais ativa da mulher no mercado de trabalho, o tabagismo e o uso de contraceptivos hormonais. Além disso, um terço das mulheres norte-americanas hipertensas não possui conhecimento desse diagnóstico.[59] Dados do *National Health and Nutrition Examination Survey*, de 1999 a 2008, indicam que a prevalência de hipertensão em mulheres de 20 a 44 anos de idade é de 7,7%.[15] Um estudo realizado em São José do Rio Preto identificou 25,3% de hipertensão na população geral, com 10,9% no grupo de 18 a 39 anos de idade e 35,2% dos 40 aos 59 anos, sem diferenças significativas na prevalência entre homens e mulheres nessas faixas etárias.[36]

A hipertensão arterial sistêmica é uma das principais complicações clínicas na gestação. A incidência dessa doença no período gravídico-puerperal é extremamente variável, afetando de 6 a 8% das gestações.[15,27] Em países desenvolvidos, representa de 30 a 50% dos casos de hipertensão na gestação.[79] A hipertensão arterial sistêmica pode acarretar prejuízos para o binômio mãe-filho. Atualmente, a mortalidade materna decorrente de hipertensão arterial sistêmica é inferior a 1% dos casos de óbitos maternos. Complicações graves, como acidentes vasculares cerebrais, além de complicações cardíacas e renais, podem ocorrer principalmente nos casos com tratamento ineficaz ou quando a hipertensão arterial não foi tratada antes ou durante a gestação.[33]

A hipertensão arterial sistêmica pode ser complicada pelo surgimento de DHEG sobreposta em 15 a 30% dos casos.[79] O risco de recorrência da DHEG sobreposta é duas vezes maior nas pacientes com hipertensão arterial crônica.[15]

Outra complicação da hipertensão arterial sistêmica na gestação é o descolamento prematuro de placenta (DPP), cuja incidência se encontra mais elevada em gestações com hipertensão arterial (de 1,2 a 1,4%), quando comparadas ao grupo de gestantes normotensas (0,7%), principalmente em hipertensão arterial sistêmica grave (atingindo 8,4% em alguns estudos).[75,79]

Para o produto da concepção, a hipertensão arterial sistêmica pode acarretar restrição do crescimento fetal (RCF) (10% dos casos) e prematuridade (30%), além de risco três vezes maior de óbito perinatal.[79]

## ETIOPATOGENIA E FATORES DE RISCO

Muitos estudos apontam que o fator genético pode estar intimamente associado à hipertensão arterial sistêmica e demonstram o caráter hereditário e populacional. O fator genético também é demonstrado em modelos animais de hipertensão com determinantes genéticos bem estabelecidos.[1,8,9,32,41,49,55,60,64,84] Além disso, a contribuição genética está presente em diversos fatores de risco, como obesidade e diabetes. O padrão de herança genética não está bem definido, se monogênico ou poligênico, mas é importante notar que os fatores genéticos podem atuar em sinergismo com os fatores ambientais, sendo a hipertensão arterial sistêmica considerada uma doença multifatorial.[1,8,9,32,41,49,55,60,64,84]

Alguns fatores estão diretamente envolvidos no aumento da pressão arterial, como idade, sexo, raça, obesidade, resistência a insulina, consumo aumentado de sal, alcoolismo, sedentarismo, estresse etc.

A pressão arterial se eleva com a idade tanto em homens como em mulheres. Geralmente, os indivíduos jovens apresentam elevação principalmente da pressão arterial diastólica, enquanto nos mais idosos ocorre elevação sobretudo da pressão sistólica.[17,25,44,46,53,81]

Muitos estudos demonstram não haver diferença de prevalência nos dois sexos (28,2% em mulheres *versus* 29,8% em homens),[59,83] a qual depende diretamente das características populacionais. A hipertensão arterial sistêmica é mais frequente em homens nos EUA, no Canadá e na Inglaterra. Com relação às mulheres, a hipertensão arterial sistêmica é mais comum na Itália e na Alemanha.[25,44] Além desses fatores, a prevalência de HAS em mulheres difere em grupos etários e quanto à fase do climatério. Assim, a prevalência de hipertensão em mulheres jovens é menor do que em homens da mesma faixa etária.[25,59,73,83]

Quanto à raça, a hipertensão arterial sistêmica é consideravelmente mais frequente em negros (60%) do que em brancos (38%) e amarelos (39%), o que acarreta um risco duas vezes maior na etnia negra (risco relativo: 2,2; intervalo de confiança: 95%, 1,9-2,6).[17,25,44,46,53,81]

Estudos confirmam que a ingestão excessiva de sal na dieta é um fator importante no aumento da pressão arterial. Em razão disso, recomenda-se ingestão diária de sal limitada a 6 g.[23,47,58,74]

A obesidade e o ganho excessivo de peso estão diretamente relacionados ao aumento da pressão arterial.[6] Porém, o mecanismo exato que levaria à elevação da pressão arterial em pessoas obesas permanece incerto. Estudos recentes demonstram que essa relação linear é mais acentuada nos casos de obesidade central.[12,30,37,54] Sabe-se também que o ganho de peso, mesmo que moderado, pode resultar em aumento dos níveis pressóricos. Por sua vez, a redução do peso pode provocar diminuição da pressão arterial.[12,30,37,54] Devemos ainda lembrar que a obesidade frequentemente está associada a outros fatores de risco, como o *diabetes mellitus* e a apneia do sono.

O consumo de bebidas alcoólicas também está associado à elevação dos níveis pressóricos. O efeito desse consumo depende claramente da etnia, da quantidade de álcool e da frequência de ingestão, independentemente do tipo de bebida. Esse efeito é principalmente observado na pressão arterial sistólica. É importante ressaltar que a diminuição da ingestão de álcool está associada à redução do risco de hipertensão arterial sistêmica.[65,72]

O sedentarismo é outro fator de risco importante para a hipertensão arterial sistêmica. Estudos recentes comprovam que a prática de atividade física aeróbia reduz de 3,5 a 4,7 mmHg a pressão sistólica e de 2,5 a 3,2 mmHg a diastólica.[22,45] Assim, a prática de atividade física regular pode ter impacto considerável na prevalência da hipertensão arterial sistêmica e em eventos cardiovasculares.

A relação entre o estresse e os níveis pressóricos é difícil de ser avaliada por causa da complexidade dos agentes estressores. Porém, sabe-se que o estresse, que constitui uma resposta a estímulos ambientais ameaçadores, provoca reações adaptativas para a busca e a manutenção do equilíbrio. Sabe-se que situações de estresse podem acarretar elevação aguda da pressão arterial. Não está bem comprovado que o estresse crônico possa levar à hipertensão arterial sistêmica, o que necessita de novas investigações.

## FISIOPATOLOGIA

A hipertensão arterial sistêmica engloba diversas entidades diferentes, e sua fisiopatologia é variável e diferente da pré-eclâmpsia. Considerando-se a hipertensão arterial sistêmica primária ou essencial, não se encontra etiologia específica ou isolada, porém, sabe-se que a hipertensão arterial sistêmica somente é sustentada em resposta ao aumento do débito cardíaco ou da resistência vascular periférica. Assim, alterações nessas duas forças contribuem para a elevação mantida da pressão arterial.[77] Apesar de poder se analisar separadamente cada uma, anormalidades dos vários sistemas que regulam a pressão arterial são responsáveis pelo seu aumento sustentado. Como a instalação e o desenvolvimento da hipertensão arterial sistêmica são eventos lentos e tardios, no momento do diagnóstico os fatores iniciadores podem não estar mais presentes. Esse fato dificulta a compreensão das possíveis causas da doença.

O principal marcador da hipertensão arterial sistêmica é a elevação da resistência vascular periférica, que pode ser funcional ou por espessamento da parede dos vasos. Do ponto de vista hemodinâmico, outro marcador importante é o aumento do débito cardíaco. No início do processo, pode ocorrer aumento do débito cardíaco, seguido pela elevação da resistência vascular periférica. O aumento do débito cardíaco parece ser comum em jovens hipertensos limítrofes, o que pode ser decorrente do aumento do volume plasmático (pré-carga) ou da elevação da contratilidade cardíaca por maior estimulação simpática.[35,38,50]

Estudos demonstram também valores séricos aumentados de catecolaminas, maior atividade nervosa autônoma simpática, frequência cardíaca elevada e reatividade vascular exacerbada à estimulação alfa-adrenérgica. O estresse repetitivo ou acentuado pode provocar resposta simpática aumentada, a qual responde com aumento do débito cardíaco e maior resistência vascular periférica.[35,38,50] A depressão do controle reflexo dos barorreceptores aórticos e carotídeos parece ser fator importante na patogênese do aumento da atividade simpática na hipertensão arterial sistêmica.[35,38,50,62]

O sistema urinário é fundamental para a manutenção da homeostase hidroeletrolítica do organismo. Assim, agentes vasoativos interferem direta ou indiretamente nesse processo renal de controle hidroeletrolítico e, por consequência, na pressão arterial. Os seguintes fatores estão geralmente alterados na hipertensão arterial sistêmica: sistema renina-angiotensina-aldosterona, sistema nervoso simpático, prostaglandinas, peptídeo atrial natriurético e sistema calicreína-cinina.[7,26]

O sistema renina-angiotensina-aldosterona desempenha papel importante na manutenção da hipertensão arterial sistêmica, por meio da promoção de vasoconstrição sistêmica e renal, do efeito inotrópico positivo sobre o miocárdio, da redução da sensibilidade dos barorreceptores, do aumento do tônus simpático e da retenção hidrossalina pelos rins.[2,5,42,85]

Além disso, na hipertensão arterial sistêmica ocorre disfunção endotelial, a qual é caracterizada por redução na produção e/ou liberação de substâncias vasodilatadoras, como o óxido nítrico e a prostaciclina (PGI2).[56,78]

Na gestante normal, ocorre aumento do volume plasmático em 40% acima dos níveis pré-gestacionais, além da elevação do débito cardíaco. Esses fatores podem provocar o surgimento ou a piora da hipertensão arterial sistêmica.[75,79] Em contrapartida, ocorre queda da resistência vascular periférica (nadir na 20ª semana), com posterior elevação até o termo. Essa queda pode mascarar a hipertensão arterial de mulheres com hipertensão leve, pois a paciente pode apresentar-se normotensa até o final do segundo trimestre. Tanto a pressão arterial sistólica quanto a diastólica elevam-se com o aumento da idade materna e a paridade.[21,28,71]

Em contrapartida, gestantes previamente hipertensas apresentam menores incrementos no volume plasmático, quando comparadas às normotensas. Estudos demonstram que o grau de expansão do volume plasmático é inversamente proporcional à gravidade e à duração do processo hipertensivo. Apesar de não se conhecerem as causas desse achado, postula-se que os fatores anteriormente mencionados participem desse processo fisiopatológico. Como consequência, o fluxo sanguíneo uteroplacentário está diminuído principalmente nas formas graves, causando mais frequentemente restrições de crescimento, sofrimento e mesmo óbitos fetais. Além disso, em muitas situações, pode-se observar piora da hipertensão arterial sistêmica durante a gestação em razão das alterações vasculares funcionais ou anatômicas de longa data.[75,79]

Na gestação com hipertensão arterial sistêmica (crônica), também é possível observar a disfunção endotelial tanto funcional como anatômica. A aterosclerose e as lesões vasculares em exame de fundo de olho constituem lesões decorrentes de hipertensão arterial sistêmica de maior duração. Até mesmo alterações vasculares funcionais podem ser identificadas em gestantes com hipertensão arterial sistêmica, como ausência ou reduzida queda da pressão arterial durante o segundo trimestre da gestação.[28,75,79]

Estudos epidemiológicos e experimentais demonstram que crianças oriundas de gestações complicadas com restrição do crescimento fetal apresentarão maior mortalidade por doenças cardiovasculares na fase adulta em decorrência da hipertensão arterial sistêmica.[3,11,14,19] Esse efeito parece ser consequência das alterações no sistema renina-angiotensina-aldosterona, de nefropatias e mesmo da disfunção endotelial, processos que se iniciam na vida intrauterina.

## DIAGNÓSTICO

Considera-se hipertensão arterial quando se observam duas medidas elevadas de pressão arterial (pressão arterial sistólica ≥ 140 mmHg e/ou pressão arterial diastólica ≥ 90 mmHg com intervalo de no mínimo 4 horas). Diagnostica-se hipertensão arterial sistêmica (ou hipertensão arterial crônica) quando a elevação dos níveis pressóricos é observada antes da gestação ou mesmo quando se identifica essa situação até a 20ª semana da gestação.[75,79]

É importante ressaltar que a técnica de medida deve ser adequada, sendo o manguito proporcional ao tamanho do braço da gestante (se a circunferência do braço da paciente for superior a 34 cm, deve-se utilizar o manguito para adulto grande, pois as medidas podem ser superestimadas). Preconiza-se aferir a pressão arterial durante a gestação posicionando o manguito no braço na altura do coração, com a paciente sempre sentada, com o intuito de diminuir a interferência da compressão uterina sobre os grandes vasos abdominais (Figura 1). A Sociedade Brasileira de Cardiologia, em suas diretrizes de hipertensão arterial publicadas em 2010,[70] preconiza a obtenção das medidas da pressão arterial em ambos os braços (na primeira avaliação), adotando-se como válida a maior medida (a observação de diferença entre as aferições dos membros superior a 20 mmHg na pressão diastólica e/ou 10 mmHg na pressão diastólica deve levar à investigação de hipertensão arterial secundária de causa vascular). A paciente deve estar relaxada, de bexiga vazia e abster-se de falar durante a mensuração. A prática comum de aferi-

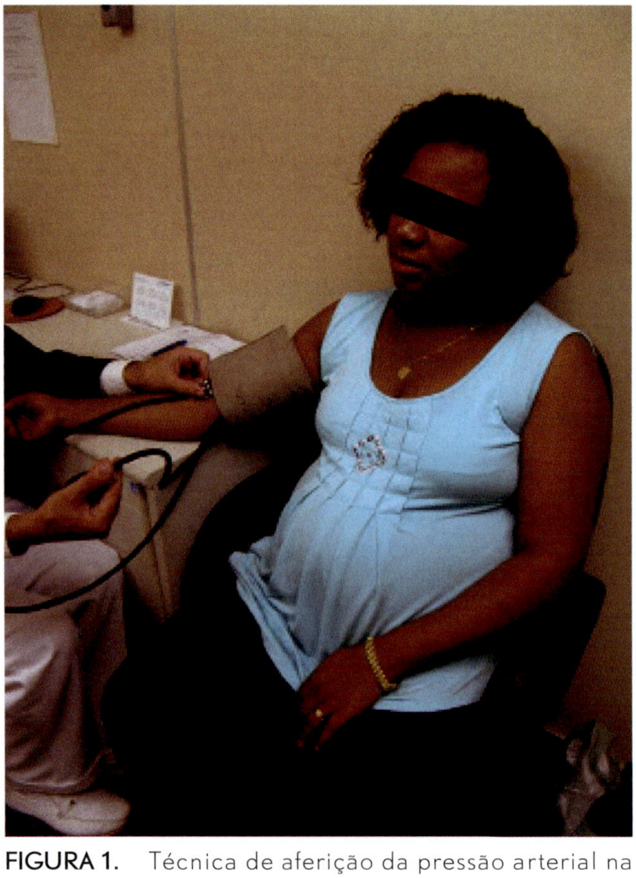

FIGURA 1. Técnica de aferição da pressão arterial na gestação.

ção da pressão no braço superior com a paciente deitada em decúbito lateral deve ser desestimulada, pois o posicionamento do manguito acima do coração diminui falsamente os valores da tensão arterial.[67,70]

Algumas pacientes podem apresentar elevação pressórica apenas no final da gravidez, sem apresentar outros sintomas de pré-eclâmpsia, como edema generalizado e/ou proteinúria significativa (≥ 300 mg em urina de 24 horas), sendo normotensas nos intervalos das gestações. Esse fato é descrito como hipertensão arterial essencial latente. Essa situação permite que o obstetra diagnostique hipertensão arterial sistêmica essencial muitos anos antes que esta se manifeste.[75,79]

Devemos nos atentar ainda à possibilidade de hipertensão de consultório ("jaleco ou avental branco"), ou ainda de hipertensão mascarada (nos casos em que a pressão verificada no serviço de saúde é mais baixa do que a aferida em casa), mesmo na população obstétrica. Diretrizes nacionais e internacionais[70] chegam a recomendar monitoração ambulatorial da pressão arterial (MAPA) ou monitoração residencial da pressão arterial (MRPA) para diferenciação dessas situações, quando indicado (Tabela 4). É importante orientar o paciente quanto ao tipo de esfigmomanômetro (manguito adequado, ver se o aparelho é validado) e à técnica adequada no controle domiciliar. São recomendadas 2 a 3 medidas de manhã (antes da medicação e antes do desjejum) e mais 2 a 3 à noite, antes do jantar (por sete dias, se duas medidas por período, ou cinco dias, no caso de três medidas por período).[70]

Em situações nas quais não é possível a diferenciação entre hipertensão arterial prévia à gestação e DHEG, lança-se mão de outros dados clínicos e laboratoriais que favorecem o diagnóstico de hipertensão arterial sistêmica: ausência de edemas de mãos e faces, de proteinúria e de hiperuricemia; presença de alterações características de fundo de olho, repercussões cardíacas no eletrocardiograma, no ecocardiograma ou na radiografia simples de tórax; função renal alterada; multiparidade com história de hipertensão em gestação anterior; antecedente de hipertensão induzida por anticoncepcionais hormonais; e persistência de hipertensão arterial 6 semanas após o parto.[27,75,79] Além disso, muitos autores têm sugerido que a queda da pressão arterial sistêmica durante o segundo trimestre é menor em gestantes com hipertensão arterial sistêmica, quando comparadas com as normotensas (Figura 2).[51,61] Assim, menor queda da pressão arterial durante o segundo trimestre, mesmo se os níveis pressóricos forem normais, pode sugerir o diagnóstico clínico.

**TABELA 4. Indicações de MAPA e MRPA**

| MAPA ou MRPA |
|---|
| • Diferenciação de hipertensão "do jaleco branco" ou hipertensão mascarada |
| • Queixa de hipotensão postural, pós-prandial ou induzida por medicamentos |
| • Grande variação da PA no consultório na mesma consulta ou em consultas diferentes |
| • Suspeita de pré-eclâmpsia |
| • Confirmação de hipertensão resistente |
| **Indicações específicas de MAPA** |
| • Avaliação do descenso durante o sono, avaliação da variabilidade da PA, discordância importante da PA entre as medidas do consultório e domiciliares |

MAPA: monitoração ambulatorial da pressão arterial; MRPA: monitoração residencial da pressão arterial; PA: pressão arterial.

Na história clínica, antecedentes familiares de hipertensão arterial sistêmica podem contribuir no diagnóstico, assim como os antecedentes pessoais podem indicar uma possível causa de hipertensão arterial sistêmica secundária, quando são relatados problemas renais (nefropatias), hipertireoidismo, apneia do sono ou ainda hipertensão aguda e elevada com sintomas simpaticomiméticos (sugestivos de feocromocitoma).[15,21,27]

Ao exame físico, deve-se atentar para ausculta cardíaca, principalmente na suspeita de hipertensão arterial sistêmica de longa data. A ausculta sobre as artérias renais pode revelar ruído contínuo de lesão renovascular. Palpação dos pulsos radial e femoral deve ser feita simultaneamente para avaliar a possibilidade de coarctação da aor-

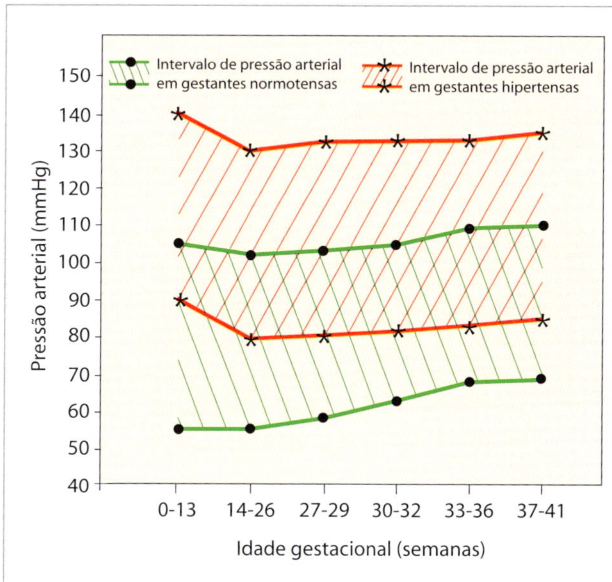


**FIGURA 2.** Comportamento da pressão arterial durante a gestação em gestantes normotensas e com hipertensão arterial sistêmica. (Figura adaptada de Sibai et al.[61])

ta.[75,79] A avaliação do fundo de olho ajuda na avaliação das repercussões vasculares da hipertensão arterial.

A propedêutica complementar dependerá da gravidade de cada caso. Deve-se ressaltar que a incidência de hipertensão arterial sistêmica secundária é baixa, mesmo em mulheres jovens, e os exames adequados para sua identificação podem ser realizados após o parto. A tendência atual é simplificar a investigação das gestantes hipertensas, reservando a pesquisa da hipertensão secundária para os casos resistentes à terapêutica habitual, para pacientes mais jovens com níveis pressóricos muito elevados, ou a partir de dados de anamnese sugestivos de outras causas.[27,71,75,79]

Recomenda-se a pesquisa de lesões de órgãos-alvo em pacientes com hipertensão grave e naquelas com hipertensão de mais longa duração (mais de 5 anos de evolução), ou ainda nas pacientes com suspeita de hipertensão resistente.[4]

Habitualmente, as pacientes com hipertensão de difícil controle ou resistentes (uso de 3 ou mais classes de anti-hipertensivos, sendo um deles diuréticos) apresentam melhora na primeira metade da gestação, seja pelas modificações gravídicas, seja pela maior predisposição da paciente se cuidar durante a gravidez. Mas a manutenção da dificuldade de controle ou a piora nos levam à investigação de causas de hipertensão secundária ou de pré-eclâmpsia superajuntada.[4]

O diagnóstico de pré-eclâmpsia sobreposta à hipertensão arterial sistêmica é realizado, clinicamente, pela observação de piora dos níveis pressóricos associada a edema progressivo (com ganho de mais de 1 kg/semana) ou pelo achado de proteinúria "de novo" acima de 300 mg em urina de 24 horas (ou superior a 0,3 na relação proteína/creatinina em amostra isolada de urina). A determinação da proteinúria de 24 horas ainda é padrão-ouro para o diagnóstico de pré-eclâmpsia; entretanto, a determinação da relação proteína creatinina em amostra isolada de urina facilita o diagnóstico ambulatorial e na sala de emergência. A piora de proteinúria preexistente também é sugestiva de DHEG sobreposta à hipertensão arterial crônica. A elevação dos níveis séricos de ácido úrico também é sugestiva de DHEG sobreposta à hipertensão arterial sistêmica, embora não seja critério diagnóstico na maioria das diretrizes.[67,71]

O roteiro laboratorial utilizado na Clínica Obstétrica do HC-FMUSP está representado na Tabela 5.[75]

## TRATAMENTO CLÍNICO

O objetivo do tratamento clínico da gestante com hipertensão arterial sistêmica é reduzir as complicações maternas e perinatais, diminuindo assim a morbidade e a letalidade do binômio mãe-filho. Esse benefício é atingido pelo controle dos níveis pressóricos, por meio de medidas anti-hipertensivas e de medicamentos hipotensores.[10,15,67,89]

**TABELA 5. Investigação laboratorial da gestante com hipertensão arterial sistêmica**

| |
|---|
| **Exames laboratoriais específicos realizados no primeiro trimestre** |
| Hemograma com contagem de plaquetas |
| Ureia e creatinina |
| Ácido úrico |
| Urina tipo I |
| Proteinúria de 24 horas (ou relação proteína/creatinina em amostra isolada de urina) |
| **Exames para o diagnóstico de DHEG sobreposta (realizados quando houver suspeita clínica ou proteinúria de fita ≥ +)** |
| Ácido úrico |
| Proteinúria de 24 horas (ou relação proteína/creatinina em amostra isolada de urina) |
| **Exames realizados nos casos de DHEG sobreposta (repetição semanal ou nas intercorrências clínicas)** |
| Hemograma com plaquetas |
| TGO e TGP |
| Bilirrubinas totais e frações |
| Desidrogenase láctica |
| Ureia e creatinina |
| **Exames realizados para avaliação de lesões de órgãos-alvo (em pacientes com hipertensão arterial crônica há mais de 5 anos ou de difícil controle, ou ainda para auxiliar na diferenciação entre hipertensão arterial crônica e DHEG)** |
| Eletrocardiograma + ecocardiograma |
| Fundo de olho |
| Ultrassonografia renal |

DHEG: doença hipertensiva específica da gestação; TGO: aspartato aminotransferase; TGP: alanina aminotransferase.
Tabela adaptada de Kahhale et al.[82]

## MEDIDAS ANTI-HIPERTENSIVAS

Não existe consenso quanto à recomendação de repouso para as gestantes com hipertensão arterial sistêmica. Recomenda-se que a paciente evite atividades extenuantes e situações de estresse emocional. Nos casos de hipertensão sistêmica complicada (com DHEG sobreposta, insuficiência cardíaca ou renal), é proposto o repouso físico em decúbito lateral, durante 2 horas após o almoço, visando melhora do fluxo plasmático renal e do fluxo uteroplacentário.[75,76,79]

Quanto à dieta, deve-se desencorajar o uso abusivo do sal e alertar reiteradamente para os perigos decorrentes de sua excessiva ingestão. A dieta habitual contém de 10 a 12 g/dia de sal. É saudável uma pessoa ingerir até 6 g de sal por dia. Para tanto, recomenda-se reduzir o sal adicionado aos alimentos, evitar o saleiro à mesa e reduzir ou abolir os alimentos industrializados, como enlatados, conservas, frios, temperos, molhos prontos e salgadinhos. Salienta-se que os alimentos contêm de 2 a 3 g/dia de sal, aos quais se pode adicionar 1 g de sal (uma colher de café) no almoço e no jantar, exemplificando uma dieta hipossódica.[74-76] A dieta hipossódica não consegue reduzir a ocorrência de DHEG sobreposta, mas ajuda no controla da hipertensão.[15,74,87]

Outros cuidados gerais devem ser indicados a todas as gestantes com hipertensão arterial sistêmica: cuidado com o ganho de peso, atividades físicas regulares, redução da ingestão de gorduras, descontinuação da ingestão de álcool e do tabagismo, assim como redução do estresse emocional.[75,76,79]

## TERAPÊUTICA MEDICAMENTOSA ANTI-HIPERTENSIVA

O emprego de medicação hipotensora na hipertensão arterial sistêmica tem sido objeto de diversos debates na literatura.[15,31,67,70,71,86] Nas pacientes com hipertensão leve e moderada, o tratamento com drogas anti-hipertensivas tem como objetivo principal a redução da mortalidade e da morbidade materna grave associadas à hipertensão grave.[15,70,86] As metanálises que analisaram o tratamento medicamentoso na hipertensão leve e moderada não separaram as pacientes pelo tipo de hipertensão (crônica ou DHEG), nem quanto à época de início da medicação; dessa forma, os resultados observados não podem ser extrapolados para o grupo de pacientes com HAS que inicia tratamento antes ou no início da gestação. Da mesma forma, não existe concordância entre as diversas diretrizes quanto aos níveis de pressão arterial que indicam início de medicação nem quanto às metas do tratamento anti-hipertensivo nas diversas formas de hipertensão na gravidez ao longo do ciclo gravídico.[15,20,67] Alguns grupos de pacientes com HAS parecem beneficiar-se mais do tratamento medicamentoso: aquelas com diabetes prévio à gestação, hipertensão secundária, hipertensão com repercussão em órgãos-alvo, antecedente de acidente vascular cerebral, dislipidemia e perdas fetais prévias.[15,20,27,68]

O estudo CHIPS (*Control of Hypertension In Pregancy Study*)[52] analisou os desfechos maternos e perinatais em pacientes hipertensas conforme o controle da pressão arterial em dois grupos: controle "estrito" (objetivando PA diastólica de até 85 mmHg) *versus* controle "não estrito" (objetivo PA diastólica de 100 mmHg). Não foram observadas diferenças significativas nos parâmetros perinatais entre os dois grupos (mortalidade perinatal, permanência em unidade de terapia intensiva neonatal, prematuridade, baixo peso), nem na ocorrência de pré-eclâmpsia. Mas no grupo com controle menos estrito foram observados mais casos de morbidade materna associada à hipertensão grave.

Mais recentemente, foi publicado outro estudo analisando o tratamento da hipertensão crônica moderada durante a gravidez.[63] Nesse estudo, foram incluídas apenas pacientes com hipertensão antes de 23 semanas de gestação, reduzindo o possível erro de inclusão de pacientes com pré-eclâmpsia. As pacientes com hipertensão leve ou moderada foram randomizadas para tratamento ou controle. No grupo que recebeu o tratamento, houve redução de eventos graves maternos, com taxa semelhante de restrição do crescimento fetal, confirmando os achados do estudo CHIPS, bem como os achados de estudos antigos realizados por Kahhale et al. na Clínica Obstétrica do HC-FMUSP.[43]

Na Clínica Obstétrica do HC-FMUSP, recomenda-se a instituição da terapêutica medicamentosa hipotensora desde o início do pré-natal, quando indicado. Nas gestantes com hipertensão arterial sistêmica que começam o pré-natal antes de 20 semanas, utilizam-se drogas hipotensoras sempre que a pressão arterial diastólica for igual ou superior a 90 mmHg. A meta do controle pressórico nas gestantes com hipertensão arterial sistêmica antes de 20 semanas de gestação é a normalização dos níveis pressóricos, o que propicia melhores condições de invasão trofoblástica, com menor probabilidade de instalação de DHEG sobreposta, restrição do crescimento fetal e alterações da resistência placentária (alterações da Dopplervelocimetria fetal). Porém, quando a terapêutica hipotensora é iniciada no final do segundo trimestre, o objetivo é a redução de 20 a 30% dos níveis pressóricos iniciais.[74-76]

Em relação ao tipo de medicação, a droga classicamente mais utilizada é a metildopa, seguida pelo labetalol (betabloqueador indisponível no Brasil). Preconiza-se, desde 1984, o uso do pindolol, betabloqueador com atividade simpaticomimética intrínseca, que tem ação hipotensora muito efetiva e é praticamente desprovido de efeitos colaterais ou nocivos tanto para a mãe como para o produto da concepção. O tratamento era iniciado com pindolol em doses de 10 a 30 mg/dia, em 2 a 3 tomadas.[74-76] Infelizmente, este medicamento encontra-se fora do mercado há mais de um ano, o que nos obrigou a assumir novo protocolo terapêutico (Tabela 6).

Neste novo protocolo, a primeira droga a ser utilizada é a metildopa. No caso de associação, utilizamos o besilato de anlodipino (bloqueador de canal de cálcio). Em poucos casos foi necessário o uso de uma terceira droga – chegamos a fazer uso do cloridrato de prazosina (já utilizado nas décadas de 1970 e 1980). Trata-se de um bloqueador alfa-adrenérgico, com efeito vasodilatador periférico, seguro na gravidez, mas com a recente indisponibilidade deste medicamento, optamos por deixar a terceira droga em aberto, sendo seu uso adequado à condição clínica da paciente, levando em consideração a idade gestacional,

**TABELA 6. Protocolo da terapêutica medicamentosa da hipertensão arterial (Clínica Obstétrica do HC-FMUSP)**

| |
|---|
| 1ª escolha<br>Metildopa – 750 a 2.000 mg/dia (dividir em 2 a 4 doses) |
| 2ª droga a ser associada<br>Anlodipino – 5 a 10 mg/dia* |
| 3ª droga a ser associada<br>Escolha individualizada (conforme quadro clínico da paciente, idade gestacional, comorbidades associadas, repercussões de órgãos-alvo)<br>Podem ser utilizados betabloqueadores (metoprolol, carvedilol) ou hidralazina – nas doses habituais |

* Em alguns casos, é possível chegar até 20 mg/dia (dividir em 1 a 2 tomadas).

repercussões fetais, repercussões maternas (órgão-alvo) e comorbidades associadas (p. ex., diabetes). Podemos lançar mão de betabloqueadores (metoprolol, carvedilol – evitamos o emprego de atenolol por maior repercussão fetal) ou hidralazina por via oral, nas doses habituais.[4,82]

Nos casos em que a gestante com hipertensão arterial sistêmica iniciar a gestação sob uso de outra terapia medicamentosa hipotensora e estiver adequadamente tratada e controlada, destaca-se que a medicação deve ser mantida, com exceção dos inibidores da enzima conversora da angiotensina e dos antagonistas dos receptores da angiotensina II. Esses medicamentos estão associados a alterações fetais, especialmente quando utilizados além do segundo trimestre (insuficiência renal fetal, oligoâmnio, deformidades de face e das extremidades, hipoplasia pulmonar), e devem ser substituídos durante a gestação e evitados em mulheres com desejo reprodutivo. Em relação ao atenolol, recomenda-se sua substituição por outro medicamento, por estar associado a altas taxas de restrição do crescimento fetal. Os diuréticos tiazídicos, proscritos no passado, podem ser utilizados em baixas doses, quando já usados antes da gestação.[15,20,67] Deve-se lembrar que em muitos casos os medicamentos usados antes ou no início da gravidez podem ter suas doses reduzidas ou mesmo suspensas, uma vez que fisiologicamente ocorre queda dos níveis pressóricos no segundo trimestre, até mesmo naquelas pacientes com hipertensão diagnosticada antes da gestação.[75,76]

O nifedipino pode ser utilizado na dose de 20 a 60 mg/dia, em apresentações de liberação lenta (em duas tomadas ao dia). Outros antagonistas dos canais de cálcio, como a isradipina, já foram utilizados na Clínica Obstétrica do HC-FMUSP, porém sem vantagem sobre anlodipino ou nifedipino. O nifedipino por via sublingual foi proscrito do arsenal terapêutico pela ocorrência de hipotensões graves com repercussões maternas e perinatais importantes.[15,27,67,75,76]

A internação da gestante com hipertensão arterial sistêmica está indicada em qualquer situação descrita na Tabela 7.

**TABELA 7. Critérios para internação de gestantes com hipertensão arterial sistêmica**

| |
|---|
| Diagnóstico de pré-eclâmpsia sobreposta |
| Urgência ou emergência hipertensiva |
| Controle insatisfatório da pressão arterial após correta utilização de terapêutica anti-hipertensiva |
| Comprometimento da vitalidade fetal |

## PROFILAXIA DA PRÉ-ECLÂMPSIA SUPERAJUNTADA

A profilaxia da pré-eclâmpsia superajuntada está indicada em pacientes com risco elevado de pré-eclâmpsia, o que inclui pacientes com antecedente pessoal de hipertensão arterial crônica com repercussão renal ou cardiovascular. Nesses casos, indica-se a administração de ácido acetilsalicílico na dose de 100 mg/dia a partir do primeiro trimestre. Nas pacientes com ingestão inadequada de cálcio, indica-se também a suplementação desse nutriente com carbonato de cálcio na dose de 1 g/dia.

## TRATAMENTO DAS CRISES HIPERTENSIVAS AGUDAS

As crises hipertensivas agudas caracterizam-se por pressão arterial muito elevada, acompanhada de sintomas, com necessidade de avaliação clínica adequada, incluindo exame físico detalhado com exame de fundo de olho. Em clínica médica, são divididas em urgências hipertensivas (na qual existe elevação da pressão arterial, porém com condição clínica estável, sem comprometimento de órgãos-alvo, e na qual o tratamento pode ser feito por via oral) e emergências hipertensivas (condição clínica grave, com lesão progressiva de órgãos-alvo e risco de morte, exigindo imediata redução da pressão arterial por tratamento parenteral).[66,67,71,74-76,79,83]

O obstetra afeito ao atendimento de pacientes portadoras de doença hipertensiva específica da gestação sabe que o limite entre urgência e emergência hipertensiva nessas pacientes nem sempre é tão simples ou estanque. Essa doença apresenta caráter lábil e rapidamente progressivo, e a demora na instituição do tratamento adequado pode provocar complicações maternas ou fetais graves. Em gestante hipertensa com cefaleia persistente e/ou epigastralgia, acompanhada ou não de distúrbios visuais, é necessária a observação estrita, pois a negligência na observação da progressão dos sintomas pode levar à demora do tratamento e a complicações.[75,76]

A configuração de emergência hipertensiva na gestação está presente com níveis pressóricos elevados, em geral superiores a 160 e/ou 110 mmHg (mas eventualmente mais baixos), associados a cefaleia, epigastralgia, distúrbios visuais, edema agudo dos pulmões ou cianose ou ainda na presença de sinais de insuficiência coronariana ou dissecção da aorta.[15,66,67,75,76]

O tratamento dessa condição deve ser pronto e cuidadoso, com o objetivo de redução em 20 a 30% dos níveis pressóricos. A droga indicada é a hidralazina, utilizando-se 5 mg a cada 20 minutos, pela via intravenosa. Para evitar iatrogenia, recomenda-se a diluição da ampola de hidralazina (1 mL = 20 mg) em 19 mL de água destilada, obtendo solução de 1 mg/mL.[18,75,76]

Se não houver resposta após doses repetidas de hidralazina (até 30 mg, no total), pode-se utilizar o nitroprusseto de sódio (0,25 a 10 mcg/kg/min em infusão intravenosa contínua), com monitorização cuidadosa da pressão arterial, evitando quedas abruptas, e com suspensão da droga assim que for obtido o efeito hipotensor desejado. O nitroprusseto de sódio é apresentado em frascos de 50 mg (2 mL) e, em solução-padrão, são diluídos em 248 mL de soro glicosado a 5% (50 mg em 250 mL = 0,2 mg/mL ou 200 mcg/mL). Deve ser administrado em bomba de infusão contínua, em equipo protegido da luz. A infusão de 1 mL/h fornece 4 mcg/min; de maneira prática, pode-se utilizar a seguinte fórmula para cálculo da infusão utilizada:

$$\text{Infusão (mL/h)} = \frac{\text{Dose desejada} \times \text{peso da paciente (kg)}}{4}$$

É importante ressaltar que o nitroprusseto deixa de agir 3 minutos após a interrupção da infusão.[75,76] Outra opção para os casos de emergências sem resposta à hidralazina é a administração de infusão de nitroglicerina (5 a 100 mcg/min em infusão intravenosa contínua).[66,71]

## CONDUTA OBSTÉTRICA

A gestante com hipertensão arterial sistêmica deve iniciar o acompanhamento pré-natal o mais precocemente possível. Deve ser estabelecido bom relacionamento com a paciente para que cumpra as orientações estabelecidas.[75,79]

As consultas pré-natais devem ser mensais até 28 semanas, quinzenais até 34 semanas e semanais após essa idade gestacional até o parto. Em cada consulta pré-natal, além do exame físico, devem ser feitas medidas cuidadosas da pressão arterial e avaliação semiquantitativa da proteinúria (pode-se utilizar fitas reagentes específicas para esse fim, que permitem a realização do exame em amostra de urina fresca sem dificuldades). Recomenda-se o agendamento de retorno precoce (em até 1 semana) após introdução de medicação anti-hipertensiva ou a cada modificação de dose, para reavaliação materna e fetal.

A avaliação fetal inclui exame ultrassonográfico mensal (a partir da viabilidade), para pesquisa de restrição de crescimento fetal. Na presença de restrição do crescimento, a ultrassonografia deve ser repetida a cada 2 semanas. Para avaliação da circulação fetoplacentária e da vitalidade fetal, será feita a Dopplervelocimetria das artérias uterinas e umbilicais com 20, 26 e 32 semanas. A partir de 34 semanas ou anteriormente, quando necessário, é realizado, semanalmente com a consulta pré-natal, o perfil biofísico fetal, que inclui a cardiotocografia.[75,79,80]

As gestantes com hipertensão arterial sistêmica não complicada são acompanhadas ambulatorialmente. Assegurada a vitalidade fetal, permite-se a evolução da gestação até 40 semanas, porém nunca além. Quando a vitalidade fetal estiver comprometida, indica-se o parto terapêutico (ver Capítulo 14, "Avaliação da vitalidade fetal", da Seção 3, "Pré-natal").[75,79,80]

Feito o diagnóstico de hipertensão arterial sistêmica complicada, que inclui a gestante com pré-eclâmpsia sobreposta, a paciente é imediatamente internada. Se a vitalidade fetal estiver normal, aguarda-se a evolução do quadro clínico materno. Controlado o quadro clínico, dentro das 48 horas subsequentes, permite-se então a evolução da gestação até 37 semanas de gestação, com rigoroso controle da vitalidade fetal e da pressão arterial. As indicações de interrupção da gestação na DHEG sobreposta são as mesmas descritas para DHEG grave (ver Capítulo 34, "Doença hipertensiva específica da gestação", da Seção 5, "Intercorrências obstétricas").

Após o parto, pode ocorrer leve queda da pressão arterial nas primeiras 48 horas, com possibilidade de novo aumento da pressão arterial do 3º ao 6º dia após o parto, em decorrência da mobilização do líquido extravascular. Se necessário, a paciente pode voltar a receber medicações proscritas durante a gravidez (como os inibidores da enzima de conversão da angiotensina e os antagonistas dos receptores da angiotensina), sem prejuízo da lactação ou efeitos deletérios sobre o recém-nascido.[15,67,70] No período pós-parto pode haver aumento dos níveis pressóricos ou fisiologicamente (retorno do fluido acumulado no espaço extravascular para dentro dos vasos), ou por iatrogenia (hiper-hidratação, uso de antiinflamatórios não esteroides ou alcaloides do ergot). Nesses casos, o tratamento pode ser mais agressivo, com intuito de evitar complicações, em especial acidentes cerebrovasculares.[4,75]

## PONTOS-CHAVE

- A hipertensão arterial sistêmica representa um grave problema de saúde pública, sendo o principal fator de risco relacionado a mortes por doenças cardiovasculares.
- Os principais fatores de risco para a hipertensão arterial sistêmica são idade, obesidade, diabetes, etnia (afrodescendente), consumo excessivo de sal, alcoolismo, sedentarismo e estresse.
- A fisiopatologia da hipertensão arterial sistêmica se baseia no aumento da resistência vascular periférica e na elevação do débito cardíaco, em resposta a estímulos exacerbados dos sistemas simpático, renal e renina-angiotensina-aldosterona, aliados a disfunção endotelial.
- Na gravidez, a hipertensão arterial sistêmica é chamada de crônica quando diagnosticada antes da vigésima semana ou previamente à gestação.
- A incidência de hipertensão arterial sistêmica vem aumentando em mulheres em idade fértil, constituindo a principal complicação clínica do período gravídico-puerperal.
- A hipertensão arterial sistêmica está relacionada a maior risco de pré-eclâmpsia.
- As repercussões da hipertensão arterial sistêmica sobre a gravidez e o concepto são restrição do crescimento fetal, prematuridade, descolamento prematuro de placenta e óbito (fetal e neonatal).
- O acompanhamento pré-natal e o parto de pacientes com hipertensão arterial sistêmica devem ser realizados em centros de assistência à gestação de alto risco, com recursos de vigilância fetal adequada.
- No pré-natal de gestantes com hipertensão arterial sistêmica, deve-se aventar a hipótese de pré-eclâmpsia sobreposta na presença de edema generalizado e/ou ganho de peso exagerado (> 1 kg/semana).
- O diagnóstico de pré-eclâmpsia sobreposta é feito em casos com aumento dos níveis pressóricos, edema e proteinúria significativa (acima de 300 mg em 24 horas ou relação proteína/creatinina em amostra isolada de urina > 0,3).
- A monitorização fetal deve ser feita por ultrassonografia seriada, Dopplervelocimetria feto-placentária e perfil biofísico fetal.
- Durante o pré-natal, recomenda-se evitar estresse e dieta hipossódica. O tratamento medicamentoso da hipertensão arterial na gravidez reduz as complicações maternas graves.
- Os medicamentos inibidores da enzima conversora da angiotensina e os antagonistas dos receptores da angiotensina estão contraindicados na gravidez.
- A internação estará indicada em presença de pré-eclâmpsia sobreposta, controle pressórico insatisfatório, comprometimento da vitalidade fetal e em urgências ou emergências hipertensivas.

## REFERÊNCIAS BIBLIOGRÁFICAS

### Artigos de revisão


1. Baba T, Neugebauer S, Watanabe T. Diabetic nephropathy. Its relationship to hypertension and means of pharmacological intervention. Drugs 1997; 54(2): 197-234.
2. Beevers G, Lip GY, O'Brien E. ABC of hypertension: the pathophysiology of hypertension. BMJ 2001; 322(7291): 912-6.
3. Bloomfield FH, Oliver MH, Harding JE. The late effects of fetal growth patterns. Arch Dis Child Fetal Neonatal 2006; 91(4): F299-304.
4. Bortolotto MR, Francisco RPV, Zugaib M. Resistant hypertension in pregnancy: how to manage? Curr Hypertens Rep. 2018 Aug 11;20(8):63.
5. Cain AE, Khalil RA. Pathophysiology of essential hypertension: role of the pump, the vessel, and the kidney. Semin Nephrol 2002; 22(1): 3-16.
6. Callaway LK, O'Callaghan M, McIntire HD. Obesity and the hypertensive disorders of pregnancy. Hypertens Pregnancy 2009; 28(4): 473-93.
7. Charra B, Chazot C. Volume control, blood pressure and cardiovascular function: lessons from hemodialysis treatment. Nephron Physiol 2003; 93(4): 94-101.
8. Chen YF. Atrial natriuretic peptide in hypoxia. Peptides 2005; 26(6): 1068-77.
9. Cowan DB, Langille BL. Cellular and molecular biology of vascular remodeling. Curr Opin Lipidol 1996; 7(2): 94-100.
10. Diez J. Review of the molecular pharmacology of Losartan and its possible relevance to stroke prevention in patients with hypertension. Clin Ther 2006; 28(6): 832-48.
11. Fowden AL, Giussani DA, Forhead AJ. Intrauterine programming of physiological systems: causes and consequences. Physiology 2006; 21: 29-37.
12. Francischetti EA, Genelhu VA. Obesity-hypertension: an ongoing pandemic. Int J Clin Pract 2007; 61(2): 269-80.
13. Franklin SS. Pulse pressure as a risk factor. Clin Exp Hypertens 2004; 26(7-8): 645-52.
14. Kallapur SG, Ikegami M. Physiological consequences of intrauterine insults. Paediatr Respir Rev 2006; 7(2): 110-6.
15. Kattah AG, Garovic VD. The management of hypertension in pregnancy. Adv Chronic Kidney Dis; 2013; 20(3): 229-39.
16. Kearney PM, Whelton M, Reynolds K, Muntner P, Whelton PK, He J. Global burden of hypertension: analysis of worldwide data. Lancet 2005; 365(9455): 217-23.
17. Liu PY, Death AK, Handelsman DJ. Androgens and cardiovascular disease. Endocr Rev 2003; 24(3): 313-40.
18. Magee LA, von Dadelszen P. The management of severe hypertension. Semin Perinatol. 2009; 33(3): 138-42.
19. McArdle HJ, Andersen HS, Jones H, Gambling L. Fetal programming: causes and consequences as revealed by studies of dietary manipulation in rats: a review. Placenta 2006; 27(A): S56-60.
20. Moser M, Brown CM, Rose CH, Garovic VD. Hypertension in pregnancy: is it time for a new approach to treatment? J Hypertens 2012; 30(6): 1092-100.
21. Ouzounian JG, Elkayam U. Physiologic changes during normal pregnancy and delivery. Cardiol Clin 2012; 30(3): 317-29.
22. Rice TW, Lumsden AB. Optimal medical management of peripheral arterial disease. Vasc Endovascular Surg 2006; 40(4): 312-27.
23. Rosskopf D, Schurks M, Rimmbach C, Schafers R. Genetics of arterial hypertension and hypotension. Naunyn Schmiedebergs Arch Pharmacol 2007; 374(5-6): 429-69.
24. Rudijanto A. Hypertension: diagnostic problem, challenge and dilemmas. Acta Med Indones 2006; 38(4): 217-23.
25. Safar ME, Smulyan H. Hypertension in women. Am J Hypertens 2004; 17(1): 82-7.
26. Salem MM. Pathophysiology of hypertension in renal failure. Semin Nephrol 2002; 22(1): 17-26.
27. Seely EW, Ecker J. Chronic hypertension in pregnancy. Circulation 2014; 129(11): 1254-61.
28. Tan EK, Tan EL. Alterations in physiology and anatomy during pregnancy. Best Pract Res Clin Obstet Gynaecol 2013; 27(6): 791-802.
29. Vinatier D, Dufour P, Monnier JC. Risks related to chronic arterial hypertension: strategy before pregnancy. Contracept Fertil Sex 1993; 21(11): 821-6.
30. Wadwa RP. Cardiovascular disease risk in youth with diabetes mellitus. Rev Endocr Metab Disord 2006; 7(3): 197-204.

## Artigos originais


31. Ankumah NA, Cantu J, Jauk V, Biggio J, Hauth J, Andrews W, et al. Risk of adverse pregnancy outcomes in women with mild chronic hypertension before 20 weeks of gestation. Obstet Gynecol 2014; 123(5): 966-72.
32. Assie G, Auzan C, Gasc JM et al. Steroidogenesis in aldosterone-producing adenoma revisited by transcriptome analysis. J Clin Endocrinol Metab 2005; 90(12): 6638-49.
33. Bateman BT, Bansil P, Hernandez-Diaz S, Mhyre JM, Callaghan WM, Kuklina EV. Prevalence, trends, and outcomes of chronic hypertension: a nationwide sample of delivery admissions. Am J Obstet Gynecol 2012; 206(2): 134.e1-8.
34. Bensenor IM, Pereira AC, Tannuri AC et al. Systemic arterial hypertension and psychiatric morbidity in the outpatient care setting of a tertiary hospital. Arq Neuropsiquiatr 1998; 56(3A): 406-11.
35. Charkoudian N, Joyner MJ, Barnes SA et al. Relationship between muscle sympathetic nerve activity and systemic hemodynamics during nitric oxide synthase inhibition in humans. Am J Physiol Heart Circ Physiol 2006; 291(3): H1378-83.
36. Cipullo JP, Martin JFV, Ciorlia LAS, Godoy MRP, Cação JC, Loureiro AAC, et al. Prevalência e fatores de risco para hipertensão em uma população urbana brasileira. Arq Bras Cardiol 2010; 94(4): 519-26.
37. Drukteinis JS, Roman MJ, Fabsitz RR et al. Cardiac and systemic hemodynamic characteristics of hypertension and prehypertension in adolescents and young adults: the Strong Heart Study. Circulation 2007; 115(2): 221-7.
38. Drukteinis JS, Roman MJ, Fabsitz RR, Lee ET, Best LG, Russell M et al. Cardiac and systemic hemodynamic characteristics of hypertension and prehypertension in adolescents and young adults: the Strong Heart Study. Circulation 2007; 115(2): 221-7.
39. Dupuis M, Soubrier F, Brocheriou I et al. Profiling of aortic smooth muscle cell gene expression in response to chronic inhibition of nitric oxide synthase in rats. Circulation 2004; 110(7): 867-73.
40. Ghosh B, Mittal S, Kumar S, Dadhwal V. Prediction of perinatal asphyxia with nucleated red blood cells in cord blood of newborns. Int J Gynaecol Obstet 2003; 81(3): 267-71.
41. Grange DK, Balfour IC, Chen SC, Wood EG. Familial syndrome of progressive arterial occlusive disease consistent with fibromuscular dysplasia, hypertension, congenital cardiac defects, bone fragility, brachysyndactyly, and learning disabilities. Am J Med Genet 1998; 75(5): 469-80.
42. Headley SA, Keenan TG, Manos TM et al. Renin and hemodynamic responses to exercise in borderline hypertensives. Ethn Dis 1998; 8(3): 312-8.
43. Kahhale S, Zugaib M, Carrara W, et al. Estudo comparativo de gestantes hipertensas crônicas tratadas e não tratadas com betabloqueador pindolol. Ginecol Obstet Bras 1985; 8(2): 85-9.
44. Kapuku GK, Treiber FA, Hartley B, Ludwig DA. Gender influences endothelial-dependent arterial dilatation via arterial size in youth. Am J Med Sci 2004; 327(6): 305-9.
45. Khoshdel AR, Carney SL, White S. Disturbed hemodynamic cardiac exercise stress test response in non-smoking, normolipidemic, normotensive, diabetic subjects. Diabetes Res Clin Pract 2007; 75(2): 193-9.
46. Laurent P, Albaladejo P, Blacher J, Rudnichi A, Smulyan H, Safar ME. Heart rate and pulse pressure amplification in hypertensive subjects. Am J Hypertens 2003; 16(5 Pt 1): 363-70.
47. Leonard AM, Chafe LL, Montani JP, Van Vliet BN. Increased salt-sensitivity in endothelial nitric oxide synthase-knockout mice. Am J Hypertens 2006; 19(12): 1264-9.
48. Lessa I, Magalhães L, Araujo MJ, Almeida-Filho N, Aquino E, Oliveira MM. Arterial hypertension in the adult population of Salvador (BA), Brazil. Arq Bras Cardiol 2006; 87(6): 747-56.
49. Losito A, Kalidas K, Santoni S, Jeffery S. Association of interleukin-6 -174G/C promotes polymorphism with hypertension and left ventricular hypertrophy in dialysis patients. Kidney Int 2003; 64(2): 616-22.
50. Luo Z, Zeng Y, Wang Q. A study of maternal hemodynamic change during healthy pregnancy and women with gestation hypertension. Biomed Mater Eng 2006; 16(1): 77-82.
51. MacGillivray I, Rose GA, Rowe B. Blood pressure survey in pregnancy. Clin Sci 1969; 37: 395-9.
52. Magee LA, von Dadelszen P, Rey E, Ross S, Asztalos E, Murphy KE, et al. Less-Tight versus Tight Control of Hypertension in Pregnancy. N Engl J Med 2015; 372(5): 407-17.
53. Mahmud A, Feely J. Effects of passive smoking on blood pressure and aortic pressure waveform in healthy young adults: influence of gender. Br J Clin Pharmacol 2004; 57(1): 37-43.
54. Martinez MC, Latorre MR. Risk factors for hypertension and diabetes mellitus in metallurgic and siderurgic company's workers. Arq Bras Cardiol 2006; 87(4): 471-9.
55. Melo LG, Veress AT, Chong CK, Pang SC, Flynn TG, Sonnenberg H. Salt-sensitive hypertension in ANP knockout mice: potential role of abnormal plasma renin activity. Am J Physiol 1998; 274(1 Pt 2): R255-61.
56. Michelson G, Warntges S, Harazny J, Oehmer S, Delles C, Schmieder RE. Effect of NO inhibition on retinal arterial and capillary circulation in early arterial hypertension. Retina 2006; 26(4): 437-44.
57. Mitchell KD, Bagatell SJ, Miller CS, Mouton CR, Seth DM, Mullins JJ. Genetic clamping of renin gene expression induces hypertension and elevation of intrarenal Ang II levels of graded severity in Cyp1a1-Ren2 transgenic rats. J Renin Angiotensin Aldosterone Syst 2006; 7(2): 74-86.
58. Muntzel MS, Crespo R, Joseph T, Onwumere O. Dietary salt loading exacerbates the increase in sympathetic nerve activity caused by intravenous insulin infusion in rats. Metabolism 2007; 56(3): 373-9.
59. Ong KL, Cheung BM, Man YB, Lau CP, Lam KS. Prevalence, awareness, treatment, and control of hypertension among United States adults 1999-2004. Hypertension 2007; 49(1): 69-75.
60. Roman RJ, Hoagland KM, Lopez B et al. Characterization of blood pressure and renal function in chromosome 5 congenic strains of Dahl S rats. Am J Physiol Renal Physiol 2006; 290(6): F1463-71.
61. Sibai BM, Mabie WC, Shamsa F, Villar MA, Anderson GD. A comparison of no medication versus methyldopa or labetalol in chronic hypertension during pregnancy. Am J Obstet Gynecol 1990; 162(4): 960-6.
62. Tanbe AF, Khalil RA. Circulating and vascular bioactive factors during hypertension in pregnancy. Curr Bioact Compd 2010; 6(1): 60-75.
63. Tita AT, Szychowski JM, Boggess K, et al. Treatment of mild chronic hypertension in pregnancy. N Eng J Med 2022; 386: 1781-92.
64. Tuteja N, Chandra M, Tuteja R, Misra MK. Nitric oxide as a unique bioactive signaling messenger in physiology and pathophysiology. J Biomed Biotechnol 2004; (4): 227-37.
65. van Trijp MJ, Beulens JW, Bos WJ et al. Alcohol consumption and augmentation index in healthy young men: the ARYA study. Am J Hypertens 2005; 18(6): 792-6.


## Diretrizes


66. American College of Obstetricians and Gynecologists. ACOG committee opinion: emergent therapy for acute-onset, severe hypertension during pregnancy and the postpartum period. Obstet Gynecol 2015; 125(2): 521-5.
67. American College of Obstetricians and Gynecologists. Hypertension in pregnancy: report of the American College of Obstetricians and Gynecologists' task force on hypertension in pregnancy. Obstet Gynecol 2013; 122(5): 1122-31.
68. American Diabetes Association. Management of diabetes in pregnancy. Diabetes Care 2014; 38(Suppl 1): S77-9.
69. Brown MA, Magee LA, Kenny LC, et al. The hypertensive disorders of pregnancy: ISSHP classification, diagnosis and manage-

ment recommendations for international practice. Pregnancy Hypertens 2018; 13: 291-310.
70. Malachias MVB, Souza WKSB, Plavnik FL, Rodrigues CIS, Brandão AA, Neves MFT, et al. 7ª Diretriz Brasileira de Hipertensão Arterial. Arq Bras Cardiol 2016; 107(3Supl.3): 1-83.
71. Regitz-Zagrosek V, Blomstrom Lundqvist C, Borghi C, Cifkova R, Ferreira R, Foidart JM, et al. ESC guidelines on the management of cardiovascular diseases during pregnancy: the Task Force on the Management of Cardiovascular Diseases During Pregnancy of the European Society of Cardiology. Eur Heart J 2011; 32(24): 3147-97.
72. Sacco RL, Adams R, Albers G et al. Guidelines for prevention of stroke in patients with ischemic stroke or transient ischemic attack: a statement for healthcare professionals from the American Heart Association/American Stroke Association Council on Stroke co-sponsored by the Council on Cardiovascular Radiology and Intervention. Stroke 2006; 37(2): 577-617.
73. Whelton P, Carey R, Aronow W, et al. ACC/AHA/AAPA/ABC/ACPM/ACG/APhA/ASH/ASPC/NMA/PCNA Guideline for the prevention, detection, evaluation and management of high blood pressure in adults: executive summary: a report of the American College of Cardiology/American Heart Association Task Force on Clinical Practice Guidelines. Hypertension 2018; 71(6): 1269-324.

## Livros

74. Amodeo C. Sal e hipertensão arterial. In: Brandão AA, Amodeo C, Nobre F, Fuchs FD, editores. Hipertensão. Rio de Janeiro: Elsevier, 2006.
75. Bortolotto, MRFL; Zugaib M. Hipertensão arterial crônica. In: Zugaib M, Francisco RPV (eds.). Protocolos assistenciais: Clínica Obstétrica FMUSP. 6.ed. São Paulo: Atheneu; 2022. p. 289-300.
76. Bortolotto MRFL, Zugaib M. Terapêutica da hipertensão arterial na gravidez. In: Bittar RE, Zugaib M, editores. Protocolos da clínica obstétrica da FMUSP. 3.ed. Rio de Janeiro: Atheneu, 2007.
77. Brandão AA, Amodeo C, Nobre F, Fuchs FD. Hipertensão. Rio de Janeiro: Elsevier, 2006.
78. Colaço AL, Passaglia RCAT, Nigro D, Fortes ZB, Carvalho MHC. Participação do endotélio vascular. In: Brandão AA, Amodeo C, Nobre F, Fuchs FD, editores. Hipertensão. Rio de Janeiro: Elsevier, 2006.
79. Cunningham FG, Leveno KJ, Bloom SL, Hauth JC, Gilstrap III LC, Wenstrom KD, editors. Williams obstetrics. 22.ed. New York: McGraw-Hill, 2005. p.1043-54.
80. Francisco RPV, Zugaib M. Avaliação da vitalidade fetal e conduta obstétrica nas síndromes hipertensivas. In: Bittar RE, Zugaib M, editores. Protocolos da clínica obstétrica da FMUSP. 3.ed. Rio de Janeiro: Atheneu, 2007.
81. Fuchs SC. Fatores de risco para hipertensão arterial. In: Brandão AA, Amodeo C, Nobre F, Fuchs FD, editores. Hipertensão. Rio de Janeiro: Elsevier, 2006.
82. Kahhale S, Zugaib M, editores. Síndromes hipertensivas na gravidez. São Paulo: Atheneu, 1995.
83. Krieger EM, Lopes HF, Bortolotto LA, Consolim-Colombo FM, Giorgi DMA, De Lima JJG, et al (eds.). Hipertensão arterial: bases fisiopatológicas e prática clínica. São Paulo: Atheneu; 2013.
84. Krieger JE, Pereira AC. Genética da hipertensão arterial. In: Brandão AA, Amodeo C, Nobre F, Fuchs FD, editores. Hipertensão. Rio de Janeiro: Elsevier, 2006.
85. Santos RAS, Ferreira AJ, Pinheiro SVB. Papel do sistema renina-angiotensina. In: Brandão AA, Amodeo C, Nobre F, Fuchs FD, editores. Hipertensão. Rio de Janeiro: Elsevier, 2006.

## Revisões sistemáticas/metanálises

86. Abalos E, Duley L, Steyn DW. Antihypertensive drug therapy for mild to moderate hypertension during pregnancy. Cochrane Database Syst Rev 2014; 2.
87. Bramham K, Parnell B, Nelson-Piercy C, Seed PT, Poston L, Chappell LC. Chronic hypertension and pregnancy outcomes: systematic review and meta-analysis. BMJ 2014; 348: g2301.
88. Kearney PM, Whelton M, Reynolds K, Whelton PK, He J. Worldwide prevalence of hypertension: a systematic review. J Hypertens 2004; 22(1): 11-9.
89. McLean DL, Simpson SH, McAlister FA, Tsuyuki RT. Treatment and blood pressure control in 47964 people with diabetes and hypertension: a systematic review of observational studies. Can J Cardiol 2006; 22(10): 855-60.

# Capítulo 50

# *Diabetes mellitus*



## INTRODUÇÃO

O termo *diabetes mellitus* descreve um grupo de doenças em que se observa metabolismo anormal de carboidratos, caracterizado por hiperglicemia. Essa alteração usualmente decorre de defeitos na secreção e/ou na ação da insulina.

A concomitância entre o *diabetes mellitus* e a gravidez foi, por muitos anos, sinônimo de altas taxas de mortalidade materna e fetal, o que fazia com que muitos desaconselhassem a gestação para essas pacientes. A descoberta da insulina, em 1922, modificou o prognóstico dessa doença, sobretudo com relação ao futuro reprodutivo das mulheres. As taxas de mortalidade materna caíram drasticamente de 45% para valores inferiores a 2%. A mortalidade perinatal também apresentou queda relevante, mas as gestações não planejadas e com controle glicêmico periconcepcional inadequado ainda mantêm as taxas de malformações fetais elevadas.

A observação dos casos ao longo dos anos deixa clara a relação entre a melhora do prognóstico materno e fetal e o controle glicêmico. Assim, o objetivo é conseguir a normoglicemia, o que envolve a monitorização da glicemia capilar de quatro a sete vezes ao dia e ajustes na dieta, no esquema e na dose de insulina e, consequentemente, menores taxas de resultados perinatais adversos, como anomalias fetais, macrossomia, óbito fetal e complicações neonatais.[28,34,37]

A gestação, mesmo para a paciente que convive com seu diabetes há vários anos, irá requerer inúmeras adaptações decorrentes das modificações no metabolismo de carboidratos relacionadas principalmente ao consumo fetal de glicose. É necessário, portanto, já no primeiro contato, fornecer informações à gestante para o entendimento de sua nova condição, permitindo maior adesão ao tratamento e aumentando a possibilidade de sucesso da gestação.

## FISIOPATOLOGIA

A gestação é caracterizada por acréscimo na resistência periférica à insulina e por incremento na produção de insulina pelas células-beta do pâncreas. A resistência à insulina aumenta durante a gestação em virtude da secreção placentária de alguns hormônios considerados diabetogênicos, como hormônio do crescimento, cortisol e hormônio lactogênico placentário.[2] Na gestação, o metabolismo energético pode ser dividido em duas fases distintas:

- A primeira é conhecida como fase anabólica, na qual a glicemia das gestantes tende a diminuir, em especial quando ocorre jejum prolongado.
- A segunda fase é catabólica, com crescente consumo de nutrientes maternos pelo feto. Nela, torna-se evidente o aumento da resistência periférica à insulina (ver Ca-

pítulo 9, "Repercussões da gravidez no organismo materno", da Seção 2, "Anatomia e fisiologia").

Quando as modificações na função pancreática não são suficientes para vencer a resistência à insulina, ocorre o *diabetes mellitus* gestacional. Mesmo nas gestantes com *diabetes mellitus* pré-gestacional, o conhecimento do metabolismo dos carboidratos na gestação é importante para facilitar o ajuste das doses de insulina durante o pré-natal, considerando que, no segundo e no terceiro trimestres, há aumento da necessidade de insulina e, no puerpério, há diminuição considerável.

## CLASSIFICAÇÃO

A classificação do *diabetes mellitus* que tem sido mais utilizada é aquela que se baseia nos fatores etiológicos que determinam a doença. Assim, são definidos quatro grupos: *diabetes mellitus* tipo 1, *diabetes mellitus* tipo 2, *diabetes mellitus* de outros tipos e *diabetes mellitus* gestacional (Tabela 1).[60] A classificação etiológica remete ao conhecimento da fisiopatologia da doença e faz com que a abordagem terapêutica seja direcionada e forneça melhores resultados.

No diabetes tipo 1, a destruição das células-beta pancreáticas é o fator etiológico que responde pela deficiência completa de insulina. Esse tipo da doença se manifesta antes dos 30 anos de idade e mais frequentemente durante a adolescência. Estima-se que os casos de gestantes com diabetes tipo 1 ou tipo 2 correspondam a 1 a 2% de todas as gestações.[52]

**TABELA 1.** Classificação do *diabetes mellitus* de acordo com a etiologia

| |
|---|
| Diabetes tipo 1 |
| Diabetes tipo 2 |
| Diabetes de outros tipos com causas específicas<br>• Defeitos genéticos da célula-beta<br>• Defeitos genéticos da ação da insulina: síndrome da resistência à insulina tipo A<br>• Doenças do pâncreas: pancreatites, carcinomas, pancreatectomia, fibrose cística<br>• Endocrinopatias: acromegalia, doença de Cushing, feocromocitoma, glucagoma<br>• Induzido por drogas: glicocorticoides, betabloqueadores, tiazídicos, digoxina<br>• Infecções: rubéola congênita e citomegalovírus<br>• Formas incomuns: síndrome da resistência à insulina tipo B<br>• Outras síndromes genéticas: Turner, Klinefelter, Prader-Willi, Down |
| *Diabetes mellitus* gestacional |

Tabela adaptada de Metzger et al.[60]

O diabetes tipo 2 é a forma mais comum da doença, respondendo por 90% de todos os indivíduos que apresentam diabetes. É caracterizado por deficiência na secreção e na ação da insulina e ocorre com maior frequência após os 40 anos de idade. Caracteriza-se pelo predomínio da resistência à insulina, com deficiência relativa da sua secreção. Muitos desses casos têm a obesidade como um dos fatores desencadeantes do aumento da resistência periférica à insulina, o que faz com que a orientação nutricional seja suficiente para que se consiga o controle glicêmico.

Reconhecer o momento de manifestação do diabetes (prévio à gestação ou durante a gestação) é importante, pois o mau controle da doença na fase periconcepcional aumenta o risco de malformações fetais. Além disso, quanto mais longe da gestação ocorreu o surgimento do diabetes, maiores as chances de que, no momento da gravidez, já estejam presentes complicações de longo prazo da doença.

Outra classificação bastante útil na assistência a gestantes que apresentam *diabetes mellitus* foi a proposta por Priscilla White,[51] em 1978, posteriormente modificada. Esta avaliava o tempo da doença e a presença de complicações vasculares (Tabela 2). Atualmente, de forma simplificada, reconhece-se que a presença de vasculopatias é fator de risco para resultados materno-fetais adversos.

## *DIABETES MELLITUS* DIAGNOSTICADO NA GESTAÇÃO

O *diabetes mellitus* gestacional era definido como qualquer grau de intolerância a carboidratos diagnosticado pela primeira vez na gestação.[60] Essa definição incluía casos de diabetes tipo 2 não diagnosticados previamente à gestação e que eram classificados (errônea ou temporariamente) como *diabetes mellitus* gestacional. Classificar como portadora de *diabetes mellitus* gestacional uma paciente que apresente diabetes tipo 2 e que, já no primeiro trimestre, exiba níveis glicêmicos elevados faz com que os fetos dessas gestantes, que têm risco aumentado para malformações fetais, sejam considerados de baixo risco. Omori e Jovanovic[66] relataram que pacientes inicialmente diagnosticadas como portadoras de *diabetes mellitus* gestacional, e que posteriormente tiveram diagnóstico confirmado de diabetes tipo 2, apresentaram maior frequência de malformações fetais (12,7%) que aquelas já sabidamente diabéticas tipo 2 no período antenatal (4,0%).

Em 2010, a *International Association of Diabetes and Pregnancy Study Groups* (IADPSG) propôs que o diabetes diagnosticado durante a gravidez fosse classificado de duas formas: diabetes pregresso desconhecido (*overt diabetes*) e *diabetes mellitus* gestacional.[58] Seriam, portanto, consideradas portadoras de diabetes pregresso e desconhecido as pacientes que apresentassem, na primeira consulta de

**TABELA 2. Classificação modificada de Priscilla White**

| | |
|---|---|
| ***Diabetes mellitus* gestacional** | |
| Classe A1 | Controlado apenas com dieta |
| Classe A2 | Controlado com auxílio de insulina |
| **Diabetes pré-gestacional** | |
| Classe A | Controlado apenas com dieta |
| Classe B | Iniciado após os 20 anos ou com duração < 10 anos |
| Classe C | Iniciado entre 10 e 19 anos ou com duração de 10 a 19 anos |
| Classe D | Iniciado antes dos 10 anos, com duração > 20 anos, associado à retinopatia inicial ou associado à hipertensão arterial |
| Classe F | Nefropatia com macroproteinúria (> 0,3 g/24 horas) |
| Classe H | Doença coronariana com evidência clínica |
| Classe R | Retinopatia proliferativa ou hemorragia vítrea |
| Classe T | Transplante renal |

Tabela adaptada de White.[51]

pré-natal, um dos seguintes critérios, utilizados para diagnóstico de diabetes fora da gravidez:

- Glicemia em jejum ≥ 126 mg/dL.
- Hemoglobina glicada ≥ 6,5%.
- Glicemia ocasional ≥ 200 mg/dL.[58]

Na Clínica Obstétrica do HC-FMUSP, as pacientes que apresentarem glicemia de jejum ≥ 126 mg/dL e hemoglobina glicada < 6,5%, ou seu resultado indisponível, deverão realizar a confirmação diagnóstica do diabetes após o puerpério.

Já o *diabetes mellitus* gestacional seria diagnosticado quando se observassem valores de glicemia em jejum na primeira consulta entre 92 e 125 mg/dL ou por meio do teste de tolerância à glicose oral (TTGO) de 75 g realizado entre 24 e 28 semanas por todas as gestantes que apresentem resultado de glicemia em jejum da primeira consulta de pré-natal com valor inferior a 92 mg/dL, ou seja, de forma universal.

## PREVALÊNCIA DE *DIABETES MELLITUS* GESTACIONAL

Considerando-se todos os casos de gestantes com *diabetes mellitus*, a doença gestacional corresponde a aproximadamente 90% dos casos assistidos. Sua prevalência é muito variável, com taxas de 1 a 17,8% de todas as gestações, é influenciada pela distribuição étnica e racial das populações e pelo método escolhido para rastreamento e diagnóstico dessa intercorrência obstétrica.[10,58] Nos últimos anos, tem sido observado aumento gradativo da prevalência da doença, o que é relacionado ao aumento da média de idade e da frequência de obesidade nas gestantes.[7,14]

### Fatores de risco para *diabetes mellitus* gestacional

Algumas condições clínicas são reconhecidas como fatores de risco para o *diabetes mellitus* gestacional e estão listadas na Tabela 3. No entanto, cerca de 90% de todas as gestantes apresentam pelo menos um dos fatores de risco, o que deixa claro que a utilização deles para o rastreamento é insuficiente, visto que não permitem seleção adequada de pacientes para o teste diagnóstico.[1] Esse fato é uma das justificativas para realização do teste diagnóstico de forma universal. Assim, os fatores de risco passaram a ser utilizados como ferramentas para identificar casos com maior risco de desenvolver resultados adversos maternos e fetais durante o acompanhamento pré-natal.[58,61]

## INVESTIGAÇÃO DO DIABETES NA GRAVIDEZ

### Glicemia em jejum na primeira consulta de pré-natal

Considerando-se o fato de que, atualmente, há uma verdadeira epidemia de obesidade e de diabetes tipo 2, é consenso que a investigação de *overt diabetes* deva ocorrer na primeira consulta de pré-natal.[58,61]

Assim, preconiza-se que nessa consulta seja solicitada uma glicemia em jejum (Figura 1). A verificação de glicemia em jejum com valores iguais ou superiores a 126 mg/dL permite o diagnóstico de *diabetes mellitus* pré-gestacional, provavelmente do tipo 2. A paciente que apresentar esse diagnóstico deverá ser acompanhada durante o pré-natal da mesma forma que aquelas que já se sabiam diabéticas.

**TABELA 3. Fatores de risco para o desenvolvimento de *diabetes mellitus* gestacional**

| |
|---|
| Idade materna ≥ 35 anos |
| Sobrepeso materno e/ou ganho excessivo de peso |
| Antecedente familiar de primeiro grau de *diabetes mellitus* |
| *Diabetes mellitus* gestacional em gravidez prévia |
| Intolerância à glicose anterior à gravidez |
| Antecedente de macrossomia fetal e/ou feto grande para a idade gestacional |
| Hipertensão arterial |
| Uso de corticosteroide |
| Antecedente de óbito perinatal |

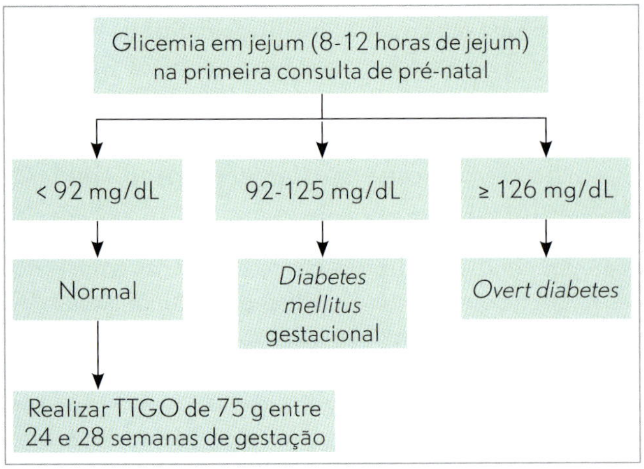


**FIGURA 1.** Avaliação da glicemia em jejum na primeira consulta de pré-natal. TTGO: teste de tolerância à glicose oral.

Valores entre 92 e 125 mg/dL permitirão o diagnóstico de *diabetes mellitus* gestacional, e aqueles inferiores a 92 mg/dL serão representativos da normalidade. Pacientes com valores inferiores a 92 mg/dL deverão realizar, de forma universal, o TTGO de 75 g (jejum, 1 e 2 horas) entre 24 e 28 semanas de gestação.

## Teste de tolerância à glicose oral de 75 g

O TTGO compreende a ingestão de 75 g de glicose anidra diluídos em 100 a 200 mL de água e medidas de glicemia em jejum, após 1 hora e após 2 horas da ingestão da glicose. Deve ser realizado entre 24 e 28 semanas para as pacientes que ainda não tiveram o diagnóstico de *diabetes mellitus* (gestacional ou não) confirmado. O TTGO de 75 g é reconhecido mundialmente como o teste de escolha para o diagnóstico do *diabetes mellitus* gestacional.

No ano de 2010, a IADPSG publicou nova proposta para diagnóstico do *diabetes mellitus* gestacional que tem por fundamento os resultados de estudos realizados com o objetivo de estabelecer a melhor forma de diagnóstico do *diabetes mellitus* gestacional. O principal deles foi o multicêntrico denominado *Hyperglycemia and Adverse Pregnancy Outcome* (HAPO).[58] O estudo HAPO foi prospectivo, multicêntrico, observacional e cego, incluiu aproximadamente 25 mil gestantes e teve por hipótese que os valores de glicemia no TTGO de 75 g se associavam aos resultados adversos maternos e neonatais. Esse estudo permitiu verificar que os valores de glicemia em jejum, da primeira e da segunda horas após o TTGO de 75 g, eram preditores independentes de peso do recém-nascido > 90º percentil, hipoglicemia neonatal, valor de peptídio C > 90º percentil e percentual de gordura corporal no recém-nascido.[26]

Assim, no consenso da IADPSG, define-se que serão utilizados os valores referentes a 1,75 desvio-padrão da média de glicemia obtida no estudo HAPO para determinar os pontos de corte do TTGO de 75 g. Considerando-se ainda que os valores de glicemia em jejum, da primeira e da segunda horas foram considerados preditores independentes dos resultados neonatais adversos, pode-se afirmar que um ou mais valores maiores ou iguais aos valores de referência permitem definir o diagnóstico de *diabetes mellitus* gestacional (Tabela 4).[26,58]

**TABELA 4.** Valores de TTGO com sobrecarga de 75 g para diagnóstico de *diabetes mellitus* gestacional segundo a *International Association of Diabetes and Pregnancy Groups*[58]

| | |
|---|---|
| Jejum | ≥ 92 mg/dL |
| 1 hora | ≥ 180 mg/dL |
| 2 horas | ≥ 153 mg/dL |

A presença de um valor igual ou superior ao estabelecido permite definir o diagnóstico de *diabetes mellitus* gestacional.
TTGO: teste de tolerância à glicose oral.

Uma das principais modificações decorrentes dessa nova proposta é o fato de que houve aumento significativo do número de pacientes que passaram a ser consideradas portadoras de *diabetes mellitus* gestacional. Estima-se pelo estudo HAPO que aproximadamente 17% das gestantes serão classificadas como portadoras de *diabetes mellitus* gestacional.[58]

Em 2015, a Federação Internacional de Ginecologia e Obstetrícia (FIGO) apontou para a importância de que o diagnóstico de hiperglicemia na gestação (*diabetes mellitus* gestacional e *diabetes mellitus*) seja pesquisado em todas as gestações. Considerando, porém, as dificuldades técnicas e econômicas de cada país, a FIGO sugere que cada país deverá analisar e propor a melhor forma possível de diagnóstico de DMG, de acordo com os recursos disponíveis para tanto.[57]

Em 2016, a Federação de Obstetrícia e Ginecologia do Estado de São Paulo (FEBRASGO), a Organização Pan Americana de Saúde/Organização Mundial da Saúde e o Ministério da Saúde apresentaram protocolo de diagnóstico de diabetes gestacional aplicável em todo o Brasil (Figuras 2 e 3). Este protocolo[62] teve como objetivo: proporcionar a todas as gestantes oportunidade de diagnóstico de DMG por meio do melhor teste diagnóstico possível, considerando-se a capacidade técnica e econômica da região; sabe-se também que o teste com melhor sensibilidade e especificidade para o diagnóstico de DMG é o TTGO com 75 g, com os valores propostos pela IADPSG e referendados pela OMS 2013 e pela FIGO 2015. Além destes fatores, levou-se em consideração o fato de que na reanálise do Estudo Brasileiro de Diabetes Gestacional, considerando os critérios propostos pelo IADPSG (2010), OMS

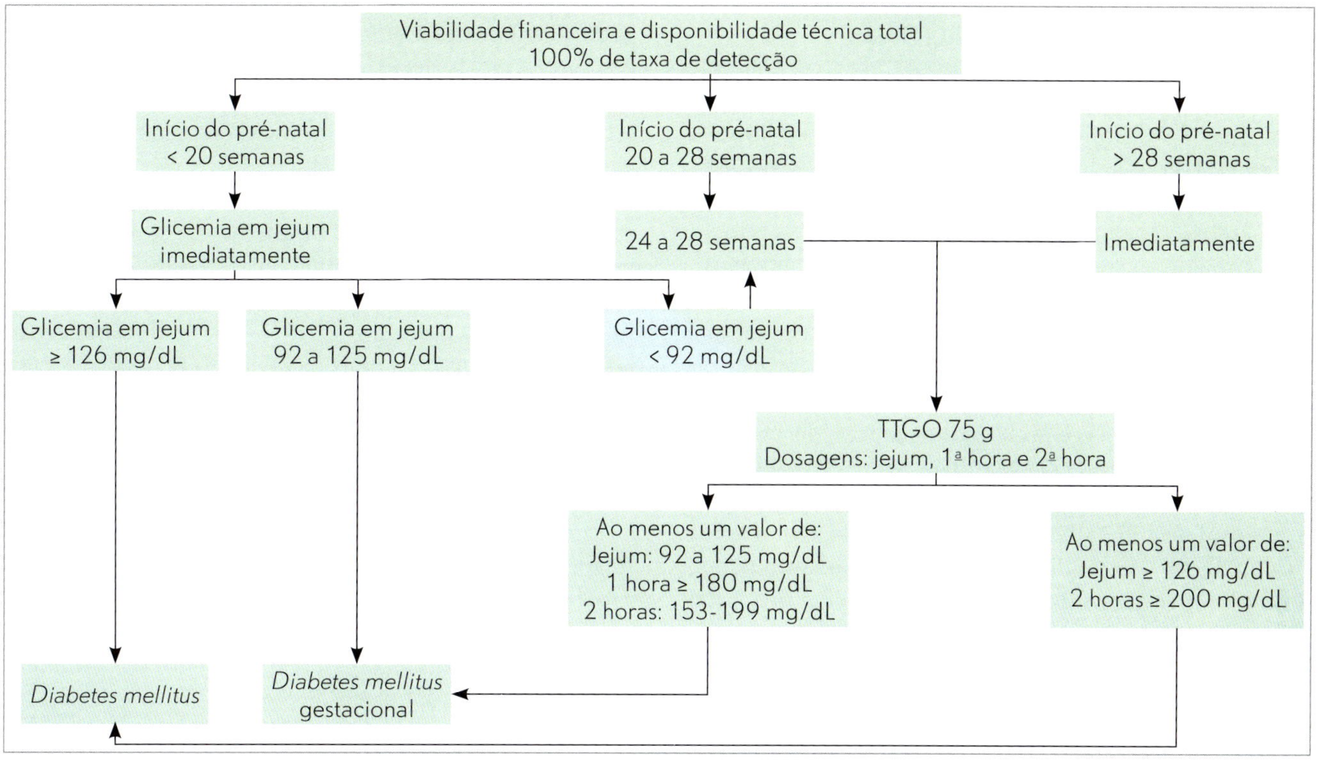


**FIGURA 2.** Diagnóstico de *diabetes mellitus* gestacional com viabilidade financeira e/ou disponibilidade técnica total.[62]

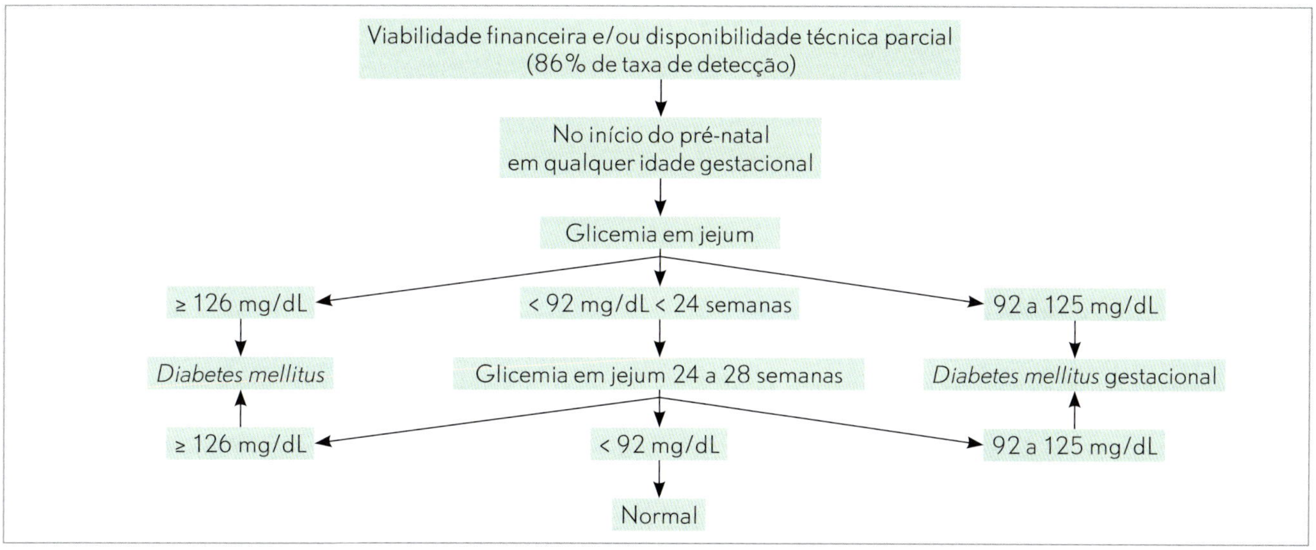


**FIGURA 3.** Diagnóstico de *diabetes mellitus* gestacional com viabilidade financeira e/ou disponibilidade técnica parcial.[62]

(2013) e FIGO (2015), 86% dos casos que teriam diagnóstico de DMG pelo teste de tolerância à glicose de 75 g poderiam ser identificados apenas pela avaliação da glicemia em jejum do teste, pois apresentavam valor maior ou igual a 92 mg/dL.[46]

## ACOMPANHAMENTO PRECONCEPCIONAL E PRÉ-NATAL

Quando a mulher diabética manifesta o desejo de engravidar, deve proceder à avaliação preconcepcional.

## AVALIAÇÃO PRECONCEPCIONAL

A consulta preconcepcional deve visar a todos os pontos descritos no Capítulo 10, "Consulta preconcepcional", da Seção 3, "Pré-natal"; porém, alguns aspectos peculiares referentes às pacientes portadoras de diabetes tipos 1 e 2 merecem considerações.

O objetivo primordial dessa consulta é avaliar e informar a mulher sobre os riscos relacionados à evolução do diabetes e dos possíveis efeitos de sua doença na gestação e vice-versa. Além disso, nesse momento, devem-se instituir medidas que possam melhorar o prognóstico materno e fetal. Apesar de serem conhecidos os benefícios da avaliação preconcepcional, estima-se que apenas um terço das gestações de pacientes portadoras de diabetes seja programado.[54]

A avaliação detalhada da presença e da evolução de complicações clínicas do diabetes é essencial tanto para o aconselhamento preconcepcional quanto para que se tenham condições adequadas ao acompanhamento pré-natal.

### Hipertensão arterial

A hipertensão arterial sistêmica é complicação frequente em pacientes diabéticas, tendo sua prevalência relacionada ao tipo de diabetes, à obesidade, à idade e à etnia. Em pacientes com diabetes tipo 1, a hipertensão é usualmente manifestação de doença renal preexistente e, em diabéticos tipo 2, pode ser considerada parte da síndrome metabólica (obesidade, hiperlipidemia e hiperglicemia). A hipertensão se associa a maior risco de doença cardiovascular, retinopatia e nefropatia.

### Retinopatia diabética

A retinopatia diabética é a complicação vascular mais específica do *diabetes mellitus*, sendo sua prevalência fortemente relacionada à duração da doença. O controle glicêmico adequado é a principal forma de prevenir ou ainda retardar o aparecimento da retinopatia diabética.[47,48] Na maioria das vezes, não há progressão da retinopatia diabética durante a gestação. A exceção a esses casos são aqueles nos quais existe retinopatia proliferativa grave antes da gravidez.[50] Caso a paciente apresente retinopatia, ela deve ser orientada a realizar tratamento prévio à gestação. Caso ocorra progressão da retinopatia, ou mesmo se ela for diagnosticada na gestação, não há contraindicação de laserterapia durante a gravidez.

### Nefropatia diabética

A nefropatia diabética acomete 20 a 40% do total de pacientes com diabetes, sendo uma das principais causas de insuficiência renal crônica.[54] A microalbuminúria, definida como a perda de 30 a 299 mg de albumina em urina coletada durante 24 horas, associa-se a maior risco de desenvolvimento de pré-eclâmpsia, devendo ser avaliada em gestantes com diabetes pré-gestacional.[19,31]

A progressão para macroalbuminúria, valores de 300 mg ou mais em urina de 24 horas, associa-se ao desenvolvimento de insuficiência renal crônica, sendo variável o intervalo de tempo para que a doença se instale. Os controles glicêmico e pressórico são a principal forma de interferir na evolução da nefropatia tanto em pacientes com diabetes tipo 1 quanto naquelas com diabetes tipo 2.[16,39,48] A progressão da doença inclui a diminuição do *clearance* de creatinina e da taxa de filtração glomerular, que deverão ser avaliados sempre que existir macroalbuminúria.

Os efeitos da gestação na função renal não estão bem estabelecidos, podendo ocorrer aumento significativo da proteinúria em muitas pacientes e, após o parto, retorno aos valores pré-gravídicos – o que usualmente acontece quando a concentração de creatinina sérica se situa em valores inferiores a 1,4 mg/dL.[32,38]

A presença de valores de creatinina acima de 1,5 mg/dL, proteinúria maiores ou iguais a 3 g/24 h e hipertensão de difícil controle são associadas a maior risco de progressão da doença materna e à perda de função renal.[59]

### Risco de malformações fetais

Um dos grandes desafios para a diminuição das taxas de mortalidade perinatal em pacientes diabéticas é reduzir a frequência de malformações fetais.[54] Apesar do conhecimento da necessidade de controle metabólico estrito, durante o período periconcepcional e toda a gestação, poucas gestantes se programam realmente para a gravidez e procuram acompanhamento preconcepcional ideal para esse momento. Estudos observacionais apontam que a hiperglicemia nas primeiras 6 a 8 semanas de gestação aumenta o risco de malformações fetais. Isso é evidente tanto para pacientes com diabetes tipo 1 quanto para aquelas com diabetes tipo 2.[23,65] Estas últimas, por apresentarem aparentemente maior facilidade no controle glicêmico, são negligenciadas com frequência.

São mais comumente afetados o aparelho cardiovascular, o sistema nervoso central (SNC), o sistema digestório, o aparelho genitourinário e o aparelho musculoesquelético. As malformações cardíacas, principalmente do septo interventricular, são as mais incidentes.

Uma das propostas para diminuir o risco de malformações fetais é, durante o período preconcepcional, ter como objetivo atingir valores de hemoglobina glicada inferiores a 6,5%. Assim, apenas após alcançar esses valores, a paciente deve engravidar.[12,22,44] Usualmente, consegue-se essa meta em pacientes com diabetes tipo 2, sendo mais difícil o controle ideal em casos de gestantes com diabetes tipo 1, que, muitas vezes, apresentam alta variação glicêmica com frequentes episódios de hiperglicemia alternados com outros de hipoglicemia. Na abordagem da mulher diabética que deseja engravidar, são necessários, portanto, a avaliação clínica detalhada e o controle glicêmico estrito, o que engloba a revisão da orientação dietética, o estudo da rotina da paciente e modificações na terapêutica utilizada.

## ASSISTÊNCIA PRÉ-NATAL

A assistência pré-natal promove o acompanhamento clínico da gestante diabética independentemente da classificação da doença e deve também monitorizar as principais complicações fetais. O tratamento do *diabetes mellitus* na gestação envolve equipe multidisciplinar, e os serviços de pré-natal de alto risco especializados devem contemplar essa necessidade.

Por muitos anos, para a abordagem inicial de gestantes com diabetes, preconizava-se a internação. Da mesma forma, sempre que se considerasse necessário ajuste na insulinoterapia, procedia-se à internação. Atualmente, com o controle da glicemia capilar realizado pela própria gestante, as internações são cada vez menos frequentes, com redução de custos e melhora de seu estado psicológico.

### Abordagem inicial

Na primeira consulta pré-natal, deve-se traçar o panorama que permitirá mapear os maiores riscos de complicações nessas gestações.

### Diabetes tipos 1 e 2

Em geral, essas pacientes procuram atendimento médico ainda no primeiro trimestre de gravidez. Pode-se utilizar a classificação de Priscilla White, que se relaciona com prognóstico neonatal. Contudo, de forma mais simplificada, tem-se preconizado que as pacientes sejam classificadas como portadoras ou não de vasculopatias diabéticas. Aquelas que apresentam vasculopatia são consideradas de maior risco para insuficiência placentária e progressão das complicações do diabetes.[18,51]

Caso a paciente tenha realizado acompanhamento médico preconcepcional, muitas informações, sobretudo as referentes às complicações clínicas, já existirão. Se não tiver sido realizada, é necessária a avaliação de retina por meio de exame de fundo de olho. Esse exame deve ser solicitado no primeiro trimestre – como rastreamento –, no final da gestação e 1 ano após o parto, a fim de assegurar que não houve progressão da complicação.[54] Na presença de retinopatia proliferativa, o exame de fundo de olho será realizado em intervalos de tempo menores e estará indicada a fotocoagulação a *laser*. Os controles glicêmico e pressórico são muito importantes na prevenção e na estabilização da retinopatia diabética.

Na presença de hipertensão arterial sistêmica (HAS), o controle da pressão arterial visa ao sucesso da gestação e também ao prognóstico materno em longo prazo. A *American Diabetes Association* preconiza que os valores de pressão arterial sistólica sejam mantidos entre 110 e 129 mmHg, e os de diastólica entre 65 e 79 mmHg.[54] Drogas anti-hipertensivas serão prescritas de acordo com a necessidade, com exceção dos diuréticos, que devem ser evitados pela associação com redução da perfusão placentária. Durante a gravidez, deve ser descontinuado o uso de bloqueadores dos receptores da angiotensina e de inibidores de enzima conversora da angiotensina, pelo risco de dano fetal.[64] Pacientes com mais de 10 anos de doença devem realizar ecocardiograma com o objetivo de identificar disfunções cardíacas.

A avaliação da função renal consiste em pesquisa de microalbuminúria ou de proteinúria e na determinação dos valores de creatinina sérica. Os resultados conhecidos na primeira consulta serão considerados níveis basais e são importantes fontes para futuras avaliações e comparações. Pacientes que apresentam hipertensão arterial associada ao *diabetes mellitus* ou vasculopatia devem ser tratados com ácido acetilsalicílico na dose de 100 mg/dia, antes de 16 semanas de gestação, para prevenção de pré-eclâmpsia.

Gestantes diabéticas têm risco aumentado em três a cinco vezes de apresentar bacteriúria assintomática, sendo importantes o rastreamento e o tratamento dessa condição clínica.

Têm sido descritas associações entre o diabetes tipo 1 e outras doenças autoimunes. Por isso e por causa dos riscos à gestação inerentes à doença, a função tireoidiana deve ser avaliada já no primeiro contato com a gestante, pois há disfunção em até 41% dos casos.[49] Mesmo as gestantes com função tireoidiana normal apresentam maior risco de tireoidite após o parto, especialmente aquelas que apresentam pesquisa positiva para anticorpos antitireoperoxidase e antitireoglobulina.

A avaliação odontológica também se torna imprescindível, visto que infecções dentárias e periodontais se associam a dificuldade de controle glicêmico e também aumentam o risco de trabalho de parto prematuro.

Torna-se também essencial conhecer o estado metabólico pregresso a fim de estimar o risco de malformação fetal, o que é viável por meio da mensuração da hemoglobina glicada, que reflete o controle glicêmico das últimas 8 a 12 semanas.

A ultrassonografia deve ser realizada no primeiro trimestre e tem como objetivos documentar a viabilidade da gestação, estimar a idade gestacional e permitir a avaliação morfológica inicial em busca de malformações. A medida da translucência nucal agregará informações relativas ao risco de cromossomopatias e malformações cardíacas. A frequência de malformações fetais aumenta expressivamente com valores maiores de hemoglobina glicada, chegando a 20% quando a hemoglobina glicada for superior ou igual a 14% no período periconcepcional.[24,25]

## *Diabetes mellitus* gestacional

As gestantes com diagnóstico de *diabetes mellitus* gestacional na maioria das vezes serão encaminhadas para pré-natal especializado no final do segundo ou no início do terceiro trimestre. As necessidades dessas gestantes são distintas e visam principalmente a verificar a associação com outras doenças, como as síndromes hipertensivas, e a avaliar as repercussões fetais consequentes à intercorrência obstétrica. Depois de estabelecido o diagnóstico, deve ser realizada a ultrassonografia obstétrica com o objetivo de avaliar o crescimento fetal. Essas gestantes também apresentam risco aumentado de bacteriúria assintomática, devendo ser rastreadas e tratadas.

# ACOMPANHAMENTO PRÉ-NATAL

A rotina seguida no ambulatório de endocrinopatias da Clínica Obstétrica do HC-FMUSP aborda casos de diabetes tipos 1 e 2 e de *diabetes mellitus* gestacional, indicando frequência de consultas com intervalos entre 7 e 21 dias, dependendo do controle glicêmico e da presença de complicações maternas e fetais. Na primeira consulta de pré-natal, gestantes com diabetes tipo 1 ou 2 necessitam de avaliação clínica e laboratorial detalhada. A avaliação inicial preconizada para essas pacientes está descrita na Tabela 5.

No acompanhamento das gestantes com diabetes tipo 1 ou 2, os seguintes exames laboratoriais deverão ser repetidos no segundo e no terceiro trimestres de gestação: hemoglobina glicada, microalbuminúria e/ou proteinúria de 24 horas, creatinina sérica e urocultura. Para pacientes com *diabetes mellitus* gestacional, a avaliação aqui descrita não se faz necessária, sendo apenas importante atentar-se para o maior risco de pré-eclâmpsia e de bacteriúria assintomática.

# TRATAMENTO

O tratamento do *diabetes mellitus* na gestação visa ao controle glicêmico estrito, com o objetivo de conseguir a normoglicemia e, com isso, diminuir as complicações maternas e fetais para frequências semelhantes àquelas observadas em gestações normais. É importante que a gestante possa se adaptar às mudanças que ocorrem durante a gestação. Mesmo mantendo controle dietético excelente, a resistência e, portanto, a necessidade de insulina irão aumentar durante a gestação, o que pode levar à introdução desse medicamento ou mesmo a frequentes ajustes de dose de insulina. A parceria entre a gestante e a equipe que irá atendê-la é essencial e será fator determinante no sucesso da gestação.[63]

**TABELA 5. Avaliação inicial da gestante diabética**

| |
|---|
| **Anamnese** |
| Idade de início do diabetes<br>Hábitos nutricionais<br>Atividades físicas<br>Controle glicêmico<br>Frequência/gravidade de episódios de hipoglicemia<br>Complicações do diabetes: retinopatia, nefropatia, neuropatia<br>Associação com hipertensão arterial crônica<br>Doença periodontal<br>Medicamentos utilizados |
| **Exame físico** |
| Estatura, peso e índice de massa corporal<br>Pressão arterial<br>Palpação de tireoide<br>Avaliação dos pés |
| **Exames complementares** |
| Hemoglobina glicada (HbA1C)<br>Perfil lipídico (colesterol total, frações e triglicérides)*<br>Microalbuminúria e/ou proteinúria de 24 horas<br>Creatinina sérica<br>Ácido úrico<br>TSH, T4 livre (caso não tenham sido realizados nos primeiros exames de pré-natal)<br>Anticorpos antitireoperoxidase e antitireoglobulina<br>Urocultura<br>Fundo de olho<br>Ecocardiografia |

* Considerar que existe aumento fisiológico durante a gestação.
ECG: eletrocardiograma; T4: tiroxina; TSH: hormônio estimulante da tireoide.

## Dieta

A educação dietética, muitas vezes, é terapêutica suficiente para atingir o controle glicêmico em pacientes com diabetes tipo 2 e em pacientes com *diabetes mellitus* gestacional. Os objetivos dessa terapêutica são atingir a normoglicemia, evitar a cetose, promover ganho adequado de peso e contribuir para o desenvolvimento e o bem-estar fetal. De maneira geral, estima-se a ingestão de 30 kcal/kg/dia (com ajustes de acordo com o índice de massa corporal pré-gestacional) e que no segundo e terceiro trimestres haja aumento da necessidade calórica diária de cerca de 300 kcal em comparação com a dieta basal no início da gestação.

Em geral, a necessidade calórica estimada situa-se entre 1.800 e 2.200 kcal diárias totais; porém, é importante salientar a necessidade de avaliação individual dos casos.

A dieta é constituída por aproximadamente 50% de carboidratos, 30 a 35% de lípides e 15 a 20% de proteínas e será fracionada em seis refeições (café da manhã, lanche da manhã, almoço, lanche da tarde, jantar e ceia). A distribuição das calorias será em média de 10% no café da manhã, 30% no almoço e 30% no jantar, sendo os 30% restantes divididos entre os dois lanches no decorrer do dia e a ceia.

A participação de nutricionista na elaboração e na flexibilização da dieta é essencial. A avaliação nutricional deve ser iniciada pelo conhecimento da realidade social da paciente, um fator decisivo para sua adesão a essa terapêutica.

Os adoçantes artificiais podem ser ingeridos durante a gestação com moderação, sendo preferido o uso da sucralose, do aspartame ou de adoçantes naturais como a estévia. O aspartame pode ser utilizado na gestação quando ingerido em quantidades habituais. Já o ciclamato deve ser evitado por causa do pequeno número de trabalhos na literatura e da suspeita de ser citotóxico aos linfócitos humanos.

## Atividade física

O acompanhamento das gestantes diabéticas deve ser realizado por profissional afeito ao seguimento dessas pacientes. Exercícios físicos podem promover melhor controle glicêmico; porém, em pacientes diabéticas tipo 1, os exercícios podem promover episódios de hipoglicemia grave – por isso, cada caso deve ser cuidadosamente analisado. Descartadas eventuais contraindicações clínicas ou obstétricas, recomenda-se a realização de 150 minutos de atividade física leve a moderada por semana, adequada para a fase gestacional e o condicionamento da gestante. Deve-se atentar para a hidratação durante o exercício e para os níveis de glicemia antes de iniciar atividade física. Se a glicemia estiver abaixo de 70 mg/dL, é recomendável fazer um lanche leve antes do exercício, a fim de evitar hipoglicemia durante a prática. Caso a glicemia seja superior a 200 mg/dL, a atividade física não deve ser realizada.

Pacientes que rotineiramente praticam atividades físicas e já o faziam previamente à gestação deverão manter suas atividades com as adaptações necessárias a essa nova fase da vida. Pacientes que não tinham esse hábito, por sua vez, em especial as portadoras de diabetes tipo 2 ou *diabetes mellitus* gestacional, poderão ter benefícios com a prática de exercícios físicos apropriados para gestantes e para o trimestre específico da gestação. A realização de atividades físicas diminui a intolerância à glicose, podendo, com isso, reduzir a necessidade diária de insulina.[11,30] Estudo randomizado realizado na Clínica Obstétrica do HC-FMUSP, envolvendo pacientes com *diabetes mellitus* gestacional, demonstrou que a prática de exercícios resistidos se associou à diminuição da necessidade de uso de insulina e ao maior tempo de controle glicêmico considerado adequado.[15]

## Monitorização glicêmica

A monitorização glicêmica feita por meio da glicemia sanguínea capilar (dextro) pela própria paciente é considerada a forma ideal, tanto pela sua segurança como pela diminuição da necessidade de internações. Esse método traz consigo registro detalhado do perfil glicêmico e facilita o entendimento da gestante sobre sua doença, além de possibilitar que ela verifique os efeitos da dieta sobre o controle da glicemia. Recomenda-se que a glicemia sanguínea capilar seja aferida de acordo com o tipo de diabetes e com o tipo de tratamento utilizado:

- Pré-gestacional (tipo 1 ou tipo 2) ou *diabetes mellitus* gestacional em uso de insulina: sete vezes ao dia (perfil glicêmico completo) – jejum, pré-prandial (almoço e jantar), 1 hora pós-prandial (café da manhã, almoço e jantar) e madrugada.
- Gestacional: quatro vezes ao dia (perfil glicêmico simplificado) – jejum e 1 hora pós-prandial (café da manhã, almoço e jantar).

Os valores recomendados nos diferentes momentos do dia são baseados naqueles encontrados em gestantes normais e estão apresentados na Tabela 6. A meta do controle glicêmico é que as glicemias das gestantes com diabetes se situem em valores os mais próximos possíveis daqueles encontrados em gestantes sem diabetes e que haja a menor frequência possível de hipoglicemias. Objetiva-se atingir o mínimo de 70% dos valores dentro da normalidade. É importante salientar que, em gestantes com diabetes tipo 1, os episódios de hipoglicemia podem ser fator limitante para esse controle rigoroso, obrigando a equipe médica a ser mais tolerante com episódios de hiperglicemia.

A avaliação da glicemia sanguínea capilar durante a madrugada, apesar de incômoda, tem sua justificativa, so-

**TABELA 6. Valores de normalidade no perfil glicêmico**

| Horário da coleta | Limite inferior | Limite superior |
|---|---|---|
| Jejum | 70 mg/dL | < 95 mg/dL |
| Pós-café, pós-almoço e pós-jantar (1 hora) | 70 mg/dL | < 140 mg/dL |
| Pré-prandiais e madrugada | 70 mg/dL | < 100 mg/dL |

bretudo em casos de diabetes tipo 1, por ser este o momento do dia em que mais frequentemente se observam hipoglicemias. Muitas vezes, valores de hiperglicemia no jejum são consequência de rebote por hipoglicemias na madrugada, que precisam ser prevenidas e adequadamente tratadas.

A hemoglobina glicada fornece informações sobre a média glicêmica das últimas 8 a 12 semanas. Acredita-se que, durante a gestação, essa medida reflita o controle glicêmico nas últimas 8 semanas. Recentemente, o sistema *flash* de monitoração glicêmica tem sido utilizado como alternativa para o acompanhamento da glicemia no tratamento do *diabetes mellitus*. Esse sistema faz aferições da glicemia intersticial, e não capilar, e dispensa a grande maioria das punções digitais diárias. O uso desse dispositivo foi aprovado pela Agência Nacional de Vigilância Sanitária (Anvisa) para uso durante a gestação.

## Insulinoterapia

A insulina exógena é a terapêutica medicamentosa de escolha no tratamento do diabetes durante a gestação. A administração de insulina deve ser indicada quando a dieta e a atividade física não forem suficientes para o controle metabólico adequado da gestante. A insulina humana é sempre preferida pelo menor risco imunogênico e também pela segurança verificada após anos de uso. Seus análogos (levemir e glargina) têm sido utilizados na gestação e são considerados seguros. As mais utilizadas na gravidez são caracterizadas quanto ao tempo de ação como intermediárias – insulina *neutral protamine hagedorm* (NPH) – ou rápidas – insulina regular. As insulinas de ação ultrarrápida (lispro e asparte), análogas da insulina humana, vêm sendo empregadas na gestação desde 1996 e mostram-se seguras, com passagem transplacentária mínima e sem evidências de teratogênese.[4,53]

### Insulinoterapia no *diabetes mellitus* pré-gestacional

Pacientes com *diabetes mellitus* pré-gestacional do tipo 2 podem apresentar bom controle glicêmico apenas com adequações na dieta, porém, para as pacientes com *diabetes mellitus* tipo 1, em geral, há necessidade de associação de insulina humana NPH (ou dos análogos levemir ou glargina) e insulina de ação rápida ou ultrarrápida. A insulina ultrarrápida (lispro ou asparte) é aplicada 15 minutos antes das refeições, e a insulina rápida (insulina regular), 30 minutos antes.

A necessidade diária de insulina varia sensivelmente durante a gestação. Mantém-se próxima à pré-gestacional nas primeiras 7 semanas de gestação, com diminuição significativa entre 7 e 15 semanas e voltando a se elevar consideravelmente entre 28 e 32 semanas de idade gestacional.[29,43] Outros fatores que contribuem para necessidades maiores são o peso da mulher antes da gestação e o ganho de peso com a evolução da gravidez. Na Clínica Obstétrica do HC-FMUSP, tem-se recomendado para cálculo da dose inicial total (NPH e ultrarrápida ou regular) utilizar para pacientes com diabetes tipo 2, no primeiro, no segundo e no terceiro trimestres da gestação: 0,5 U/kg/dia, 0,7 U/kg/dia e 0,9 U/kg/dia, respectivamente, fracionadas em 2/3 de insulina NPH e 1/3 de insulina regular. Mulheres com diabetes do tipo 1 que já façam uso de insulina também poderão necessitar de ajustes em suas doses. Existem grandes variações individuais, tornando-se necessário, durante o acompanhamento pré-natal, fazer ajustes que permitam adequado controle glicêmico.

É importante deixar claro que, para atingir o controle glicêmico desejado, há necessidade de utilização de múltiplas doses de insulina. Como alternativa para pacientes que fazem uso dessas doses, há a bomba de infusão contínua de insulina por via subcutânea, utilizada com o objetivo de manter os níveis glicêmicos os mais próximos possíveis de valores normais e permitir maior flexibilização do estilo de vida e da alimentação das pacientes diabéticas. Um dos critérios mais importantes para a seleção de gestantes para utilização de bomba de infusão contínua de insulina deve ser a motivação da paciente em obter excelente controle glicêmico. Outro critério a ser considerado é quando, mesmo com utilização de três ou quatro doses diárias de insulina, não se obtém o controle glicêmico desejado e necessário, sobretudo nos casos em que ocorrem múltiplos episódios de hiperglicemia alternados com hipoglicemias. O alto custo de manutenção da bomba de infusão de insulina, assim como o da insulina utilizada, também é fator limitante para o uso desse método. Preconizam-se insulinas de ação ultrarrápida, como a asparte, que se mantêm estáveis nas bombas de infusão. As principais complicações dessa modalidade de dispensação de insulina são a interrupção do fluxo de insulina – que pode levar a descontrole glicêmico importante e, em casos extremos, a cetoacidose –, além de infecção do local de inserção da agulha. Gestantes com nefropatias e, em especial, aquelas que realizam diálise se beneficiam de utilização de bomba de infusão contínua de insulina.[45]

### Insulinoterapia no *diabetes mellitus* gestacional

A introdução da insulina no *diabetes mellitus* gestacional se faz quando a terapêutica dietética e a realização de exercícios físicos não são suficientes para alcançar o controle metabólico desejado. Esquemas terapêuticos que agregam uso de insulinas intermediárias com insulinas rápidas são, sem dúvida, os mais fisiológicos; porém, em vários casos, consegue-se controle glicêmico adequado utilizando-se a insulina de ação intermediária (NPH) fracionada em três tomadas (jejum, almoço e às 22 horas). A dose inicial será calculada de acordo com o peso materno, sendo de 0,5 U/kg/dia, observando-se dose maior pela manhã (metade da dose total diária) e outras duas doses menores no almoço e ao deitar-se (um quarto da dose total diária). Caso necessário, a insulina regular será introduzida antes das refeições.

Estudos realizados na Clínica Obstétrica do HC-FMUSP apontaram fatores capazes de predizer a necessidade de utilização de insulina em pacientes com *diabetes mellitus* gestacional diagnosticado pelo TTGO de 100 g ou pela glicemia em jejum maior ou igual a 92 mg/dL. Estes estudos, baseados nos valores da glicemia no teste e também em fatores clínicos, podem ser instrumentos úteis para que as pacientes mais propensas à necessidade de utilizar insulina sejam encaminhadas a serviços terciários para seu seguimento.[41]

## Outras opções terapêuticas: hipoglicemiantes orais

Os hipoglicemiantes orais têm sido considerados opção terapêutica para pacientes com diabetes tipo 2 ou *diabetes mellitus* gestacional. A metformina é uma droga bastante promissora, mas ainda não liberada pelo *FDA* e pela Anvisa para uso rotineiro durante a gestação.[27] Na Clínica Obstétrica do HC-FMUSP, foi realizado ensaio clínico randomizado comparando-se a utilização de metformina e de insulina no tratamento do *diabetes mellitus* gestacional. Observou-se que o grupo metformina apresentou menor frequência de hipoglicemia neonatal. Não ocorreram complicações maternas e fetais, porém aproximadamente 30% das pacientes do grupo metformina necessitou de insulina complementar.[42] Os resultados foram animadores, mas os fatos de esse medicamento atravessar a barreira placentária e de não existirem estudos que assegurem a sua segurança em longo prazo para os filhos de mães diabéticas fazem com que ainda se considere a insulina como droga de escolha para tratamento do diabetes durante a gravidez.

## Cetoacidose diabética

A cetoacidose diabética é uma emergência médica caracterizada por hiperglicemia, acidose metabólica e aumento dos corpos cetônicos desencadeados pelo déficit de insulina. Ela ocorre em 0,5 a 3% das gestantes diabéticas; porém, é quadro grave e pode evoluir para morte.[6] O quadro clínico é composto por náuseas, vômitos, dor abdominal, poliúria, polidipsia, fraqueza, perda de peso, desidratação, hipotensão, taquicardia e hiperventilação. Habitualmente, encontram-se glicemia acima de 250 mg/dL, podendo ocorrer com valores maiores que 200 mg/dL, e presença de corpos cetônicos na urina. Observam-se ainda acidemia (pH arterial < 7,30) e bicarbonato < 18 mEq/L. Na gestação, há a possibilidade de distúrbio metabólico misto (acidose metabólica compensada por alcalose respiratória), que pode ser identificado pela queda nos valores de bicarbonato (inferior a 15 mEq/L) e da pressão parcial de dióxido de carbono (inferior a 27 mmHg). A conduta inicial no caso de cetoacidose diabética está descrita na Tabela 7.

**TABELA 7. Conduta diante da suspeita de cetoacidose diabética em gestantes**

| |
|---|
| Cuidados gerais: posicionamento da paciente em decúbito lateral esquerdo, jejum, monitorização de padrões hemodinâmicos, obtenção de acesso venoso de grande calibre, oxigenação com máscara (5 L/min), sondagem vesical de demora, monitorização contínua da frequência cardíaca fetal |
| Hidratação: soro fisiológico IV 1.000 mL em 60 minutos (intervalo máximo de tempo para resultado da gasometria e eletrólitos) |
| Confirmação diagnóstica e definição da conduta: gasometria arterial e dosagem de eletrólitos (sódio e potássio) |
| Investigação de quadros infecciosos: hemograma, urina tipo I, urocultura, radiografia de tórax, ECG |
| Avaliação da função renal: ureia e creatinina |

ECG: eletrocardiograma; IV: via intravenosa.

Em 60 minutos, devem-se obter os resultados da gasometria para confirmação do diagnóstico de cetoacidose diabética (pH arterial < 7,30 e bicarbonato inferior a 18 mEq/L ou distúrbio misto) e dosagem dos eletrólitos (sódio e potássio) para definição da conduta a ser adotada. Assim que os resultados desses exames estiverem disponíveis, a seguinte conduta deverá ser implementada:

- Cetoacidose não confirmada: repetir glicemia capilar e, se necessário, administrar insulina para controle glicêmico.
- Cetoacidose diabética confirmada: a conduta é baseada na tríade hidratação, reposição de potássio e insulinoterapia (Figura 4).

É importante apontar que a cardiotocografia deve ser mantida de forma contínua, pois durante a cetoacidose podem ocorrer anormalidades. A cardiocotocografia deve apresentar melhora compatível com a evolução favorável do quadro clínico materno.

## Reposição de bicarbonato

A reposição do bicarbonato só está indicada quando o pH arterial apresentar valor inferior a 7,0 e deverá ser realizada em ambiente de terapia intensiva.

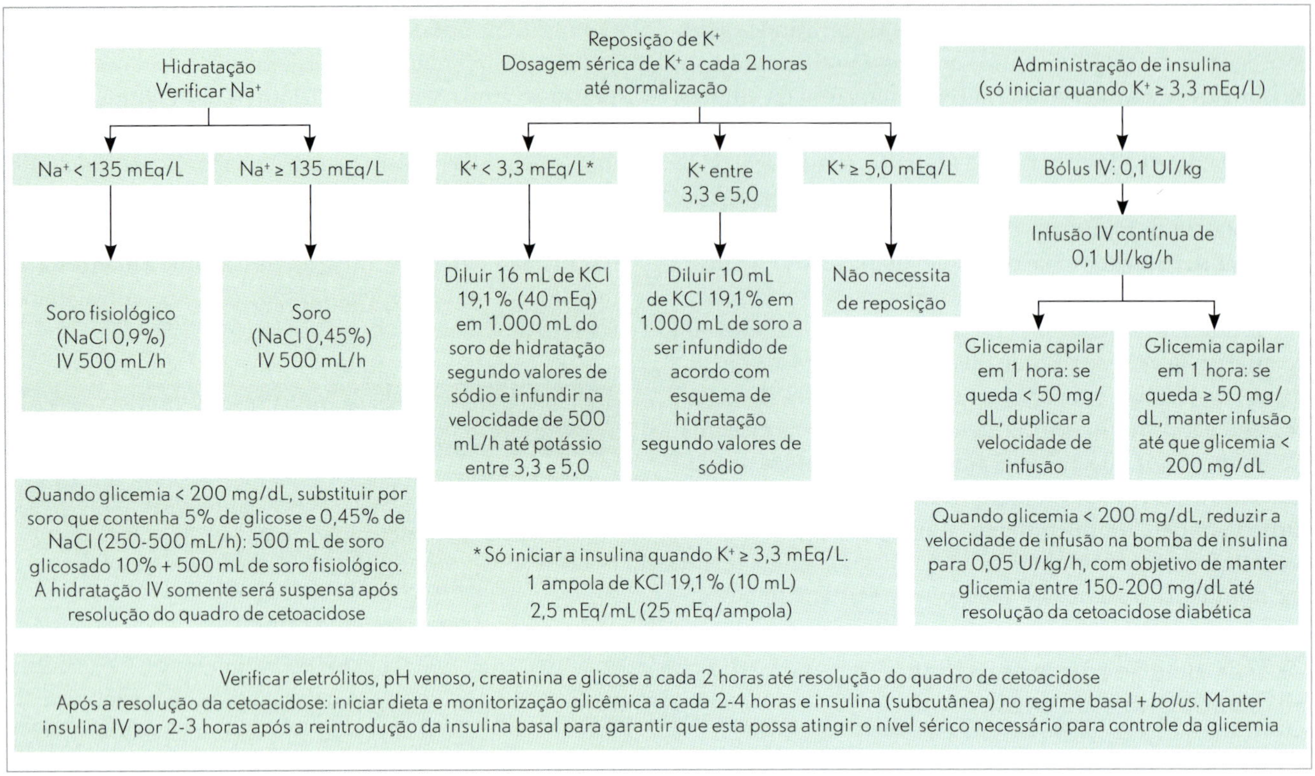


**FIGURA 4.** Conduta em casos de cetoacidose diabética em gestantes. IV: via intravenosa; $K^+$: potássio sérico; KCl: cloreto de potássio; $Na^+$: sódio sérico; NaCl: cloreto de sódio.

## AVALIAÇÃO FETAL

Em todas as gestações em que há diabetes pré-gestacional ou gestacional, é necessária a avaliação fetal pormenorizada durante a gestação.

### Diabetes tipo 1 e tipo 2

Após avaliação inicial no primeiro trimestre que inclui exame ultrassonográfico morfológico do primeiro trimestre com a medida da translucência nucal, devem ser realizadas a ultrassonografia morfológica, entre 18 e 22 semanas, e a ecocardiografia fetal, entre 24 e 28 semanas de idade gestacional. Assim, grande parte das malformações fetais decorrentes do mau controle glicêmico no período periconcepcional pode ser diagnosticada. A avaliação do crescimento fetal deve ocorrer em intervalos de 4 semanas no segundo e no terceiro trimestres.[55]

Saliente-se que pacientes com vasculopatias apresentam risco de insuficiência placentária e, portanto, de restrição do crescimento fetal.[35] Já aquelas que não conseguem atingir controle glicêmico adequado apresentam tendência a macrossomia fetal e polidrâmnio. Pacientes com vasculopatia têm indicação para realizar Dopplervelocimetria de artérias umbilicais com 20, 25 e 32 semanas de gestação, para diagnosticar a insuficiência placentária. Caso sejam observadas alterações nesse exame, será ainda avaliado o perfil hemodinâmico fetal (ver Capítulo 14, "Avaliação da vitalidade fetal", da Seção 3, "Pré-natal"). O perfil biofísico fetal, que inclui a cardiotocografia anteparto, será iniciado com 34 semanas de idade gestacional ou antes disso, a depender da associação com doenças maternas ou evolução do quadro clínico materno e eventuais repercussões fetais, e repetido semanalmente até o parto.

### *Diabetes mellitus* gestacional

Posteriormente à primeira avaliação, preconiza-se a ultrassonografia seriada (mensal) com o objetivo de acompanhar o crescimento fetal. A presença de macrossomia e de todas as suas possíveis complicações relaciona-se amplamente com o controle glicêmico.

O controle da movimentação fetal, apesar de subjetivo e de baixa reprodutibilidade, é simples e prático na orientação da gestante diabética, sendo aplicado, sobretudo, em pacientes em acompanhamento ambulatorial.

Após o diagnóstico de *diabetes mellitus* gestacional, para avaliação da vitalidade fetal realiza-se semanalmente o perfil biofísico fetal, após 34 semanas de idade gestacional, incluindo a cardiotocografia em caso de mau controle glicêmico ou se outras doenças estiverem associadas ao diabetes.

## MOMENTO E TIPO DE PARTO

Diante de paciente com bom controle metabólico, sem repercussões fetais, pode-se permitir a evolução da gravidez até 39 a 40 semanas. Situações especiais como nefropatia diabética, retinopatia proliferativa, macrossomia fetal, dificuldade no controle metabólico, associação com formas graves de hipertensão arterial, restrição do crescimento fetal, peso fetal igual ou superior a 4.000 g, independentemente da idade gestacional e dos sinais de sofrimento fetal podem determinar a antecipação do parto.[65] Mesmo nessas situações consideradas especiais, raramente há necessidade de término da gestação antes de 37 semanas de idade gestacional. A via do parto será determinada pelas condições obstétricas, sendo a via vaginal preferencial, exceto quando existirem contraindicações como peso fetal superior a 4.000 g.[9]

## ASSISTÊNCIA AO PARTO

Durante o trabalho de parto, não se pode negligenciar o controle glicêmico e da vitalidade fetal. É importante considerar que as necessidades de insulina estão diminuídas em decorrência do jejum relativo e da maior utilização de glicose. Assim, as seguintes medidas foram sistematizadas para o controle glicêmico da parturiente:

- Avaliação da glicemia capilar em intervalos de 1 a 4 horas, sendo os valores esperados entre 70 e 140 mg/dL.
- Infusão intravenosa de solução de glicose a 5% (60 mL/h ou 20 gotas/min) nas pacientes mantidas em jejum.

Preconiza-se que a paciente receba, no dia do parto, um terço da dose de insulina NPH normalmente administrada pela manhã. Caso necessário, a correção da hiperglicemia será feita pela administração de insulina regular, sempre se mantendo a infusão de glicose a 5%. Caso se encontrem valores de 140 a 199 mg/dL, utilizam-se duas unidades de insulina regular; valores de 200 a 249 mg/dL requerem quatro unidades de insulina regular; e aqueles iguais ou superiores a 250 mg/dL carecem de uso de seis unidades de insulina regular, hidratação e verificação de cetonúria. Para correção da hipoglicemia, deve-se aumentar a velocidade de infusão do soro glicosado a 5% até que os valores de glicemia capilar estejam dentro dos limites desejados.

Caso a paciente receba o desjejum, como usualmente acontece em casos de indução de trabalho de parto, deverá também receber, além de um terço da dose de insulina NPH, a dose total de insulina rápida ou ultrarrápida prévia ao desjejum.

# PUERPÉRIO

As pacientes com diabetes tipo 1 retornam aos esquemas de insulinoterapia pré-gravídicos, caso tenham engravidado com bom controle glicêmico (HbA1C < 7%) ou têm redução para 1/3 da dose do final da gestação. Devem manter dieta específica, considerando-se também o aumento das necessidades calóricas por causa da amamentação. São frequentes os episódios de hipoglicemia durante ou imediatamente após as mamadas. A dose de insulina deve ser ajustada em virtude da diminuição dos hormônios hiperglicemiantes, do melhor aproveitamento periférico da insulina e também do gasto energético com a amamentação.[65] Pacientes com *diabetes mellitus* tipo 2 poderão utilizar metade da dose de insulina prescrita no final da gestação ou hipoglicemiantes orais para controle glicêmico no período pós-parto.

No puerpério imediato, as pacientes com *diabetes mellitus* gestacional voltam a receber dieta para não diabéticos e a insulinoterapia e o perfil glicêmico são suspensos.

Considerando-se o período de 5 anos após o parto, descreve-se que até 50% das pacientes que apresentaram *diabetes mellitus* gestacional irão se tornar diabéticas.[8] Deve-se realizar teste de sobrecarga de 75 g em intervalo de 6 semanas após o parto, quando se espera que o estado metabólico tenha retornado às condições prévias à gestação (Figura 5).[56,62]

Pacientes intolerantes ou mesmo aquelas que apresentam resultados normais para o teste de sobrecarga de 75 g deverão repeti-lo anualmente ou em no máximo 3 anos para aquelas com resultados normais na avaliação 6 semanas após o parto, pelo risco elevado de virem a se tornar diabéticas.[5] Deve-se ainda proceder à orientação nutricional para essas mulheres, a fim de esclarecer a importância da mudança do estilo de vida para elas, o que inclui controle de peso corporal e prática habitual de atividades físicas.

Não se deve negligenciar a anticoncepção no puerpério, devendo-se orientar a puérpera e com ela discutir a escolha do método ideal para o casal.[65]

# FILHOS DE MÃES DIABÉTICAS

## COMPLICAÇÕES PERINATAIS

Apesar dos avanços conferidos pela utilização da insulina, ainda se observam, nos recém-nascidos de mães diabéticas ou de mulheres que tiveram diagnóstico durante a gestação, maiores morbidade e mortalidade perinatais. A vasculopatia presente em pacientes com doença de longa evolução pode levar a restrição do crescimento fetal e todas as suas complicações; porém, os casos que respondem pela maior parte da morbidade neonatal incluem a presença de macrossomia, hipoglicemia, policitemia, hipocalcemia.

Segundo a hipótese de Pedersen, a hiperglicemia materna acarretaria hiperglicemia fetal, estimulando o pâncreas fetal e resultando em hipertrofia e hiperplasia das cé-

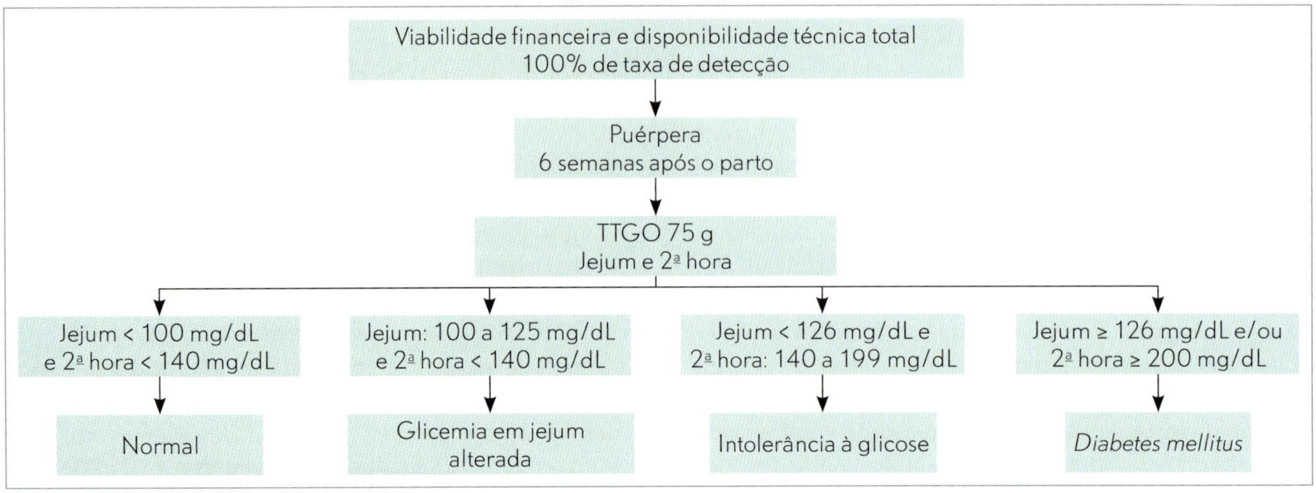


**FIGURA 5.** Avaliação do metabolismo de carboidratos no pós-parto.[62]
TTGO 75 g: teste de tolerância à glicose oral de 75 g.

lulas-beta, com aumento dos níveis de insulina fetal. Com a separação do binômio materno-fetal no nascimento, a transferência de aporte glicêmico é interrompida, levando à hipoglicemia neonatal. A hiperinsulinemia traz ainda a aceleração do crescimento fetal, levando à macrossomia. Fetos macrossômicos apresentam aumento das necessidades de oxigênio, hipoxemia crônica e, decorrente dela, aumento do número de hemácias (policitemia) para compensação do transporte de oxigênio. O aumento das taxas de hemoglobina glicada fetal, ávida por oxigênio, favorece a diminuição do oxigênio sanguíneo livre e a hipoxia tecidual e pode acarretar óbito fetal, o que pode explicar o sofrimento do feto. Por outro lado, a inibição dos mecanismos de maturação pulmonar leva a maiores taxas de síndrome do desconforto respiratório.[37]

Entre as complicações possíveis para o filhos de mães diabéticas, uma das mais conhecidas é a macrossomia, definida por recém-nascidos com peso superior a 4.000 g. A macrossomia preocupa os obstetras, sobretudo pelos riscos que agrega ao parto vaginal, como distocia de ombro, tocotraumatismos e óbito perinatal.[13] A associação entre diabetes não compensado na gravidez e maiores taxas de macrossomia é conhecida, e seu mecanismo parece estar relacionado com a teoria de Pedersen.

A hiperglicemia é também responsável pela ocorrência de diurese osmótica fetal e que leva ao aumento do volume de líquido amniótico e, consequentemente, a polidrâmnio. No diabetes, é possível deparar-se com prematuridade espontânea ligada ao mau controle metabólico e a maiores incidências de polidrâmnio, macrossomia e infecções, sobretudo do sistema urinário; e prematuridade eletiva, em que o parto é propositalmente antecipado por necessidade materna ou fetal. A corticoterapia para maturação pulmonar fetal em gestantes diabéticas é restrita a gestantes com doença bem controlada e deve-se considerar que serão necessários introdução ou ajuste da dose diária de insulina.

A hipoglicemia neonatal é definida como valores de glicemia sérica inferiores a 40 mg/dL no recém-nascido de termo durante as primeiras 12 horas de vida. Acredita-se que o mecanismo que leva o recém-nascido a exibir hipoglicemia é o aumento relativo da secreção de insulina pelo pâncreas de fetos expostos a valores plasmáticos elevados de glicose (teoria de Pedersen).

A policitemia neonatal é complicação comum do diabetes e, à semelhança da hipoglicemia, é decorrente de hiperglicemia e hiperinsulinemia, que levam a diminuição do conteúdo de oxigênio livre arterial e estímulo da eritropoese. Também se descreve maior frequência de hiperbilirrubinemia neonatal em filhos de mãe diabética, além de maior frequência de hipocalcemia e hipomagnesemia nos primeiros dias de vida.

A síndrome do desconforto respiratório, caracterizada por taquipneia, retração da musculatura intercostal, hipoventilação, hipoxia, evidência de broncogramas e densidades granulares finas no parênquima pulmonar à radiografia simples de tórax, ocorre mais frequentemente em casos de diabetes com controle glicêmico irregular. A hiperinsulinemia inibe a ação do cortisol no pulmão fetal, levando à inibição da produção de lecitina pelo pneumócito tipo 2. A lecitina é um fosfolípide presente no surfactante que estabiliza o alvéolo pulmonar durante a expiração, e sua diminuição leva à síndrome do desconforto respiratório.

## Complicações em longo prazo

As crianças nascidas de mães diabéticas têm maiores taxas de obesidade na infância e na vida adulta e ainda têm descritas maiores frequências de diabetes tipo 2 na vida adulta.

## CONSIDERAÇÕES FINAIS

As complicações para os filhos de mães diabéticas são evitadas na maioria das vezes por meio do controle glicêmico rigoroso. Da mesma forma, a prevenção das complicações maternas também depende da manutenção da normoglicemia. Assim, a chave para o sucesso da gestação de pacientes diabéticas reside na efetiva parceria entre a gestante e a equipe multidisciplinar que a atende, tendo todos o objetivo de manter controle glicêmico efetivo.

### PONTOS-CHAVE

- A glicemia em jejum no início da gestação e o teste de tolerância à glicose oral com sobrecarga de 75 g permitem o diagnóstico de *diabetes mellitus* gestacional.
- É essencial a avaliação preconcepcional para gestantes com diabetes tipos 1 e 2.
- As malformações fetais associam-se a controle glicêmico inadequado durante as 8 primeiras semanas de gestação.
- Poderá ocorrer progressão da retinopatia diabética durante a gestação e até 1 ano após o parto.
- Pacientes que apresentam microalbuminúria têm maior risco de desenvolver pré-eclâmpsia.
- A insulina humana é o medicamento de escolha para gestantes diabéticas que não apresentam controle glicêmico adequado com dieta e exercícios físicos.
- A automonitorização da glicemia capilar permite ao paciente aferir o controle glicêmico e diminui as internações de forma segura.
- As complicações perinatais relacionam-se a controle glicêmico inadequado.
- O controle glicêmico é o principal meio para o sucesso de gestações que cursam com diabetes.

## REFERÊNCIAS BIBLIOGRÁFICAS


### Artigos de revisão

1. Brody SC, Harris R, Lohr K. Screening for gestational diabetes: a summary of the evidence for the US Preventive Services Task Force. Obstet Gynecol 2003; 101(2): 380-92.
2. Butte NF. Carbohydrate and lipid metabolism in pregnancy: normal compared with gestational diabetes mellitus. Am J Clin Nutr 2000; 71(5): 1256S-61S.
3. Fong DS, Aiello LP, Ferris III FL, Klein R. Diabetic retinopathy. Diabetes Care 2004; 27(10): 2540-53.
4. Hirsch IB. Insulin analogues. N Engl J Med 2005; 352(2): 174-83.
5. Hollander MH, Paarlberg KM, Huisjes AJ. Gestational diabetes: a review of the current literature and guidelines. Obstet Gynecol Surv 2007; 62(2): 125-36.
6. Ramin KD. Diabetic ketoacidosis in pregnancy. Obstet Gynecol Clin North Am 1999; 26(3): 481-8.
7. Vidaeff AC, Yeomans ER, Ramin SM. Gestational diabetes: a field of controversy. Obstet Gynecol Surv 2003; 58(11): 759-69.
8. Wollitzer AD, Jovanovic L. 10 years later: diabetes mellitus and pregnancy. Endocrinologist 2007; 17(1): 30-4.

### Artigos originais

9. Acker DB, Sachs BP, Friedman EA. Risk factors for shoulder dystocia. Obstet Gynecol 1985; 66(6): 762-8.
10. Amankwah KS, Prentice RL, Fleury FJ. The incidence of gestational diabetes. Obstet Gynecol 1977; 49(4): 497-8.
11. Artal R, Wiswell R, Romem Y. Hormonal responses to exercise in diabetic and nondiabetic pregnant patients. Diabetes 1985; 34: 78-80.
12. Bell R, Glinianaia SV, Tennant PW, Bilous RW, Rankin J. Peri-conception hyperglycaemia and nephropathy are associated with risk of congenital anomaly in women with preexisting diabetes: a population based cohort study. Diabetologia 2012. [no prelo]
13. Benedetti TJ, Gabbe SG. Shoulder dystocia: a complication of fetal macrosomia and prolonged second stage of labor with midpelvic delivery. Obstet Gynecol 1978; 52(5): 526-9.
14. Dabelea D, Snell-Bergeon JK, Hartsfield CL, Bischoff KJ, Hamman RF, McDuffie RS. Increasing prevalence of gestational diabetes mellitus (GDM) over time and by birth cohort: Kaiser Permanente of Colorado GDM Screening Program. Diabetes Care 2005; 28(3): 579-84.
15. De Barros MC, Lopes MA, Francisco RP, Sapienza AD, Zugaib M. Resistance exercise and glycemic control in women with gestational diabetes mellitus. Am J Obstet Gynecol 2010; 203(6): 556.e1-6.
16. Diabetes Control and Complications Research Group. Effect of intensive therapy on the development and progression of diabetic nephropathy in the diabetes control and complications trial. Kidney Int 1995; 47(6): 1703-20.
17. Diabetes Control and Complications Trial Research Group. Effect of pregnancy on microvascular complications in the diabetes control and complications trial. Diabetes Care 2000; 23(8): 1084-91.
18. Diamond MP, Salyer SL, Vaughn WK, Cotton R, Boehm FH. Reassessment of White's classification and Pedersen's prognostically bad signs of diabetic pregnancies in insulin-dependent diabetic pregnancies. Am J Obstet Gynecol 1987; 156(3): 599-604.
19. Ekbom P, Damm P, Feldt-Rasmussen B, Feldt-Rasmussen U, Molvig J, Mathiesen ER. Pregnancy outcome in type 1 diabetic women with microalbuminuria. Diabetes Care 2001; 24(10): 1739-44.
20. Elliott BD, Schenker S, Langer O, Johnson R, Prihoda T. Comparative placental transport of oral hypoglycemic agents in humans: a model of human placental drug transfer. Am J Obstet Gynecol 1994; 171(3): 653-60.
21. Engelgau MM, Herman WH, Smith PJ, German RR, Aubert RE. The epidemiology of diabetes and pregnancy in the US, 1988. Diabetes Care 1995; 18(7): 1029-33.
22. Evers IM, de Valk HW, Visser GH. Risk of complications of pregnancy in women with type 1 diabetes: nationwide prospective study in the Netherlands. BMJ 2004; 328(7445): 915.
23. Farrell T, Neale L, Cundy T. Congenital anomalies in the offspring of women with type 1, type 2 and gestational diabetes. Diabet Med 2002; 19(4): 322-6.
24. Greene MF, Hare JW, Cloherty JP, Benacerraf BR, Soeldner JS. First-trimester hemoglobin A1 and risk for major malformation and spontaneous abortion in diabetic pregnancy. Teratology 1989; 39(3): 225-31.
25. Guerin A, Nisenbaum R, Ray JG. Use of maternal GHb concentration to estimate the risk of congenital anomalies in the offspring of women with prepregnancy diabetes. Diabetes Care 2007; 30: 1920.
26. HAPO Study Cooperative Research Group. Hyperglycemia and Adverse Pregnancy Outcome (HAPO) Study: associations with neonatal anthropometrics. Diabetes 2009; 58: 453-9.
27. Hellmuth E, Damm P, Molsted-Pedersen L. Oral hypoglycaemic agents in 118 diabetic pregnancies. Diabet Med 2000; 17(7): 507-11.
28. Jovanovic L, Druzin M, Peterson CM. Effect of euglycemia on the out-come of pregnancy in insulin-dependent diabetic women as compared with normal control subjects. Am J Med 1981; 71(6): 921-7.

29. Jovanovic L, Knopp RH, Brown Z, Conley MR, Park E, Mills JL et al. Declining insulin requirement in the late first trimester of diabetic pregnancy. Diabetes Care 2001; 24(7): 1130-6.
30. Jovanovic-Peterson L, Durak EP, Peterson CM. Randomized trial of diet versus diet plus cardiovascular conditioning on glucose levels in gestational diabetes. Am J Obstet Gynecol 1989; 161(2): 415-9.
31. Khoury JC, Miodovnik M, LeMasters G, Sibai B. Pregnancy outcome and progression of diabetic nephropathy: what's next? J Matern Fetal Neonatal Med 2002; 11(4): 238-44.
32. Kitzmiller JL, Brown ER, Phillippe M, Stark AR, Acker D, Kaldany A et al. Diabetic nephropathy and perinatal outcome. Am J Obstet Gynecol 1981; 141(7): 741-51.
33. Langer O, Conway DL, Berkus MD, Xenakis EM, Gonzales O. A comparison of glyburide and insulin in women with gestational diabetes mellitus. N Engl J Med 2000; 343(16): 1134-50.
34. Macintosh MCM, Fleming KM, Bailey JA, Doyle P, Modder J, Acolet D et al. Perinatal mortality and congenital malformations in infants born to women with insulin-dependent diabetes mellitus: United States, Canada, and Europe, 1940-1988. Morb Mortal Wkly Rep 1990; 39(21): 363-5.
35. Mills JL, Baker L, Goldman AS. Malformations in infants of diabetic mothers occur before the seventh gestational week: implications for treatment. Diabetes 1979; 28(4): 292-3.
36. Nylund L, Lunell NO, Lewander R, Persson B, Sarby B. Uteroplacental blood flow in diabetic pregnancy: measurements with indium 113m and a computer-linked gamma camera. Am J Obstet Gynecol 1982; 144(3): 298-302.
37. Pedersen LM, Pedersen J. Causes of perinatal death in diabetic pregnancy: a clinico-pathological analysis. Acta Med Scand Suppl 1967; 476: 175-81.
38. Reece EA, Coustan DR, Hayslett JP, Holford T, Coulehan J, O'Connor TZ et al. Diabetic nephropathy: pregnancy performance and fetomaternal outcome. Am J Obstet Gynecol 1988; 159(1): 56-66.
39. Reichard P, Nilsson BY, Rosenqvist U. The effect of long-term intensified insulin treatment on the development of microvascular complications of diabetes mellitus. N Engl J Med 1993; 329(5): 304-9.
40. Sapienza AD, Francisco RP, Trindade TC, Zugaib M. Factors predicting the need for insulin therapy in patients with gestational diabetes mellitus. Diabetes Res Clin Pract 2010; 88(1): 81-6.
41. Souza ACRLA, Costa RA, Paggaib Manoti CF, Rodrigues AS, Zugaib M, Hadar E, et al. Can we stratify the risk for insulin need in women diagnosed early with gestational diabetes by fasting blood glucose? The Journal of Maternal-Fetal Neonatal Medicine 2018; 32(12): 2036-41.
42. Spaulonci CP, Bernardes LS, Trindade TC, Zugaib M, Francisco RPV. Randomized trial of metformin vs insulin in the management of gestational diabetes. Am J Obstet Gynecol 2013; 209: 34.e1-7.
43. Steel JM, Johnstone FD, Hume R, Mao JH. Insulin requirements during pregnancy in women with type I diabetes. Obstet Gynecol 1994; 83(2): 253-8.
44. Suhonen L, Hiilesmaa V, Teramo K. Glycaemic control during early pregnancy and fetal malformations in women with type I diabetes mellitus. Diabetologia 2000; 43(1): 79-82.
45. Trindade TC, Sapienza AD, Francisco RP, Zugaib M. Successful pregnancy in a patient with diabetic nephropathy treated with an insulin pump and dialysis. J Matern Fetal Neonatal Med 2009; 22(12): 1222-3.
46. Trujillo J, Vigo A, Reichelt A, Duncan BB, Schmidt MI. Fasting plasma glucose to avoid a full OGTT in the diagnosis of gestational diabetes. Diabetes Res Clin Pract 2016; 105(3): 322-6.
47. UK Prospective Diabetes Study Group. Effect of intensive blood-glucose control with metformin on complications in overweight patients with type 2 diabetes. Lancet 1998; 352(9131): 854-65.
48. UK Prospective Diabetes Study Group. Intensive blood-glucose control with sulphonylureas or insulin compared with conventional treatment and risk of complications in patients with type 2 diabetes. Lancet 1998; 352(9131): 837-53.
49. Umpierrez GE, Latif KA, Murphy MB, Lambeth HC, Stentz F, Bush A et al. Thyroid dysfunction in patients with type 1 diabetes: a longitudinal study. Diabetes Care 2003; 26(4): 1181-5.
50. VérierMine O, Chaturvedi N, Webb D, Fuller JH. Is pregnancy a risk factor for microvascular complications? The EURODIAB Prospective Complications Study. Diabet Med 2005; 22: 1503.
51. White P. Classification of obstetric diabetes. Am J Obstet Gynecol 1978; 130(2): 228-30.
52. Wier LM, Witt E, Burgess J, Elixhauser A. Hospitalizations related to diabetes in pregnancy, 2008. Rockville: Agency for Healthcare Research and Quality; 2010.
53. Wyatt JW, Frias JL, Hoyme HE, Jovanovic L, Kaaja R, Brown F et al. Congenital anomaly rate in offspring of mothers with diabetes treated with insulin lispro during pregnancy. Diabet Med 2005; 22(6): 803-7.


## Diretrizes


54. American Diabetes Association. Standards of medical care in diabetes, 2015. Diabetes Care 2015; 38(Suppl 1): S1-S2.
55. Brasil. Ministério da Saúde; Organização Pan-Americana de Saúde; Federação Brasileira das Associações de Ginecologia e Obstetrícia; Sociedade Brasileira de Diabetes. Cuidados obstétricos em diabetes mellitus gestacional no Brasil. Brasília: Ministério da Saúde; 2021.
56. Expert Committee on the Diagnosis and Classification of Diabetes Mellitus. Report. Diabetes Care 1997; 20(7): 1183-97.
57. Hod M, Kapur A, Sacks DA, Hadar E, Agarwal M, Di Renzo GC, et al. The International Federation of Gynecology and Obstetrics (FIGO) Initiative on gestational diabetes mellitus: A pragmatic guide for diagnosis, management, and care. Int J Gynaecol Obstet 2015; 131 Suppl 3: S173-211.
58. International Association of Diabetes and Pregnancy Study Groups Consensus Panel; Metzger BE, Gabbe SG, Persson B, Buchanan TA, Catalano PA, Damm P et al. International association of diabetes and pregnancy study groups recommendations on the diagnosis and classification of hyperglycemia in pregnancy. Diabetes Care 2010; 33: 676-82.
59. Kitzmiller JL, Block JM, Brown FM et al. Managing preexisting diabetes for pregnancy: sum-mary of evidence and consensus recommendations for care. Diabetes Care 2008; 31(5): 1060-79.
60. Metzger BE, Coustan DR. Summary and recommendations of the Fourth International Workshop-Conference on Gestational Diabetes Mellitus: the Organizing Committee. Diabetes Care 1998; 21(2): B161-7.
61. Negrato CA, Montenegro Jr. RM, Mattar R, Zajdenverg L, Francisco RP, Pereira BG et al. Dysglycemias in pregnancy: from diagnosis to treatment. Brazilian consensus statement. Diabetol Metab Syndr 2010; 2:27.
62. Organização Pan-Americana da Saúde. Ministério da Saúde. Federação Brasileira das Associações de Ginecologia e Obstetrícia. Sociedade Brasileira de Diabetes. Rastreamento e diagnóstico de diabetes mellitus gestacional no Brasil. Brasília, DF: OPAS, 2016.
63. Organização Pan-Americana da Saúde; Ministério da Saúde; Federação Brasileira das Associações de Ginecologia e Obstetrícia; Sociedade Brasileira de Diabetes. Tratamento do diabetes mellitus gestacional no Brasil. Brasília: OPAS; 2019.
64. Standards of medical care for patients with diabetes mellitus. Diabetes Care 2022; 45(1): S232-43.


## Editoriais/cartas ao editor


65. McElduff A, Ross GP, Lagström JA, Champion B, Flack JR, Lau SM et al. Pregestational diabetes and pregnancy: an Australian experience. Diabetes Care 2005; 28(5): 1260-1.
66. Omori Y, Jovanovic L. Proposal for the reconsideration of the definition of gestational diabetes. Diabetes Care 2005; 28(10): 2592-3.

# Capítulo 51

# Doenças endócrinas



## ADRENAIS

Os distúrbios das glândulas adrenais durante a gestação são raros, mas são acompanhados de morbidade materno-fetal significativa.[50,53] O diagnóstico precoce e tratamento adequado resultam, dessa forma, em melhor prognóstico para a gestante e para o produto conceptual.[53] Por outro lado, o diagnóstico das disfunções adrenocorticais e medulares é um desafio ainda maior durante o período gestacional, já que alterações fisiológicas decorrentes da gravidez se instalam desde o primeiro trimestre, dificultando a interpretação dos testes diagnósticos.

Na gestação normal, o eixo hipotálamo-hipófise-adrenal e o sistema renina-angiotensina-aldosterona apresentam aumento de sua atividade, com consequente hipercortisolismo e hiperaldosteronismo.[54] O aumento do cortisol sérico é decorre nte da sua produção pela unidade fetoplacentária e da refratariedade do eixo hipotálamo-hipófise-adrenal materno a esse aumento hormonal. O hiperaldosteronismo relativo, por sua vez, mantém o balanço eletrolítico de sódio, de acordo com as alterações do volume plasmático que ocorrem durante a gestação.[54] Portanto, as disfunções da adrenal devem ser sempre avaliadas considerando-se as modificações inerentes à gravidez.

### SÍNDROME DE CUSHING

As causas da síndrome de Cushing podem ser adrenais ou não adrenais. Excluídas as medicamentosas, as causas não adrenais incluem os tumores hipofisários produtores de hormônio adrenocorticotrófico (ACTH) e outros tumores que apresentam produção ectópica desse hormônio, como o feocromocitoma.[125] Ao contrário do que se observa em não gestantes, as causas adrenais constituem a maioria das síndromes de Cushing na gravidez, contribuindo com cerca de 50% dos casos.[50,54] O adenoma adrenal único é a causa mais comum, enquanto o carcinoma de adrenal ocorre em aproximadamente 10% das gestantes com síndrome de Cushing.[125] Fora do período gestacional, as causas adrenais são responsáveis apenas por cerca de 15% dos casos da doença. Essa diferença pode ser explicada pelo fato de que as causas adrenais apresentam menor frequência de distúrbios da ovulação, sendo menos relacionadas à infertilidade, e pelo fato de que alguns tipos de adenomas adrenais expressam receptores de hormônio luteinizante (LH) ou gonadotrofina coriônica humana (hCG), e seu crescimento poderia ser estimulado pelo estabelecimento da gestação.[155]

A síndrome de Cushing durante a gravidez está associada a uma série de complicações maternas e fetais. O excesso de cortisol sérico predispõe ao surgimento de hipertensão arterial sistêmica (HAS), *diabetes mellitus*, doença hipertensiva específica da gestação (DHEG), infecções oportunistas, dificuldade no processo de cicatrização e fraturas. Seus efeitos sobre o feto levam a aumento das taxas de abortamento espontâneo, óbito perinatal, trabalho de parto prematuro e restrição de crescimento.[50,53]

O risco dessas complicações torna o diagnóstico e o tratamento da síndrome de Cushing na gravidez de extrema importância. No entanto, alterações fisiológicas próprias da gestação dificultam a precisão diagnóstica, uma vez que os níveis de cortisol plasmático, proteína transportadora de cortisol (CBG) e cortisol urinário livre aumentam consideravelmente, em especial durante o segundo e o terceiro trimestres de gravidez.[54] Os níves de CBG chegam a ser três vezes maiores durante o terceiro trimestre, consequentemente elevando os níveis de cortisol plasmáticos em 2-3 vezes o valor de normalidade.[14]

## Diagnóstico

O quadro clínico da síndrome de Cushing inclui hipertensão arterial, astenia, acúmulo anormal de gordura na face e no tronco, aparecimento de estrias abdominais na cor púrpura e dificuldade na cicatrização de feridas. Outras queixas clínicas podem ser confundidas com sintomas da própria gestação, como ganho de peso, edema, fadiga, instabilidade emocional e intolerência à glicose.[50]

O diagnóstico laboratorial também não é fácil, já que as gestantes apresentam fisiologicamente níveis aumentados de cortisol sérico total e livre, cortisol livre urinário e ACTH (Figura 1). Na gestação normal, no entanto, a variação diuturna dos níveis de cortisol é mantida e essa informação pode ser útil para o diagnóstico da síndrome de Cushing, quando os níveis hormonais ficam persistentemente aumentados. Em razão do aumento da excreção de cortisol no segundo e terceiro trimestres, níveis de cortisol urinário no termo de gestações normais podem ser semelhantes aos encontrados em pacientes com síndrome de Cushing. A Figura 2 esquematiza a abordagem diagnóstica para síndrome de Cushing na gestação.[8,50,53,54,71,128,141]

## Tratamento

O tratamento de escolha para as afecções relacionadas à síndrome de Cushing é cirúrgico. A adrenalectomia poderá ser uni ou bilateral de acordo com a doença em questão, com taxa de nascidos vivos de 87% após o procedimento.[62] A via de escolha para a cirurgia é laparoscópica, a ser realizada preferencialmente no segundo trimestre de gravidez.

Para tumores hipofisários produtores de ACTH, a cirurgia por via transesfenoidal é a recomendada, bem como

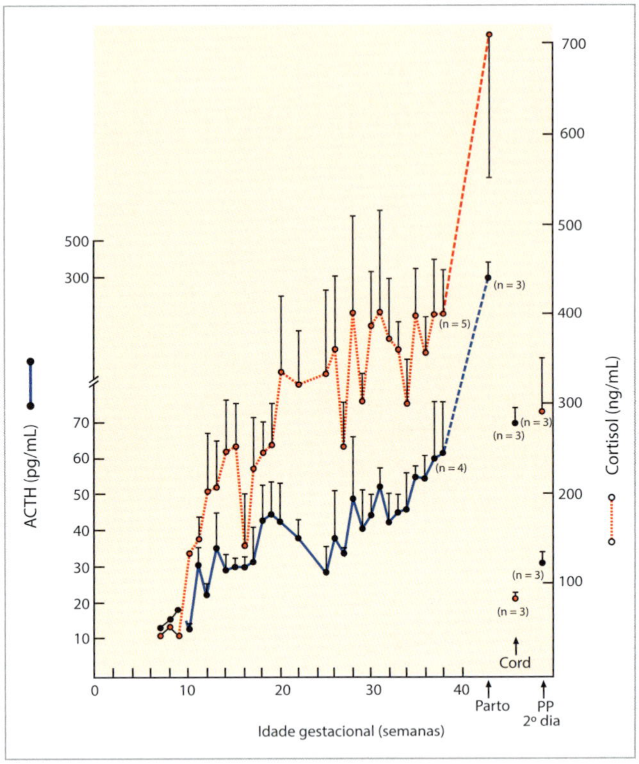


**FIGURA 1.** Aumento sérico de cortisol e hormônio adrenocorticotrófico materno durante a gestação. (Figura adaptada de Lekarev et al.[50])

a ressecção específica para tumores produtores de ACTH ectópico. Nos casos em que o tumor for oculto, inoperável ou metastático, a adrenalectomia bilateral poderá ser uma opção para a cura da síndrome de Cushing, como se procede em pacientes não gestantes.[53]

O tratamento medicamentoso é a segunda opção terapêutica, reservada para circunstâncias nas quais o procedimento cirúrgico não pode ser realizado durante a gravidez. A metirapona é a droga de primeira escolha, capaz de inibir de forma eficaz a produção de cortisol pela adrenal, mas também de predispor ao aparecimento de hipertensão arterial e pré-eclâmpsia.[37] Além disso, a metirapona atravessa a barreira placentária e pode afetar a síntese de esteroides pela adrenal fetal.[14] Devido a um de seus efeitos colaterais (anti-inflamatório, com redução do cortisol sérico), o cetoconazol pode ser usado como segunda opção medicamentosa no controle da produção de cortisol, mas trata-se de droga categoria C de acordo com classificação da *Food and Drug Administration* (FDA) e que bloqueia a esteroidogênese testicular, particularmente prejudicial em fetos masculinos.[10,177] O mitotano, utilizado como terapia coadjuvante nos carcinomas de adrenal, é formalmente contraindicado na gravidez por atravessar a barreira placentária e ser teratogênico.[48]

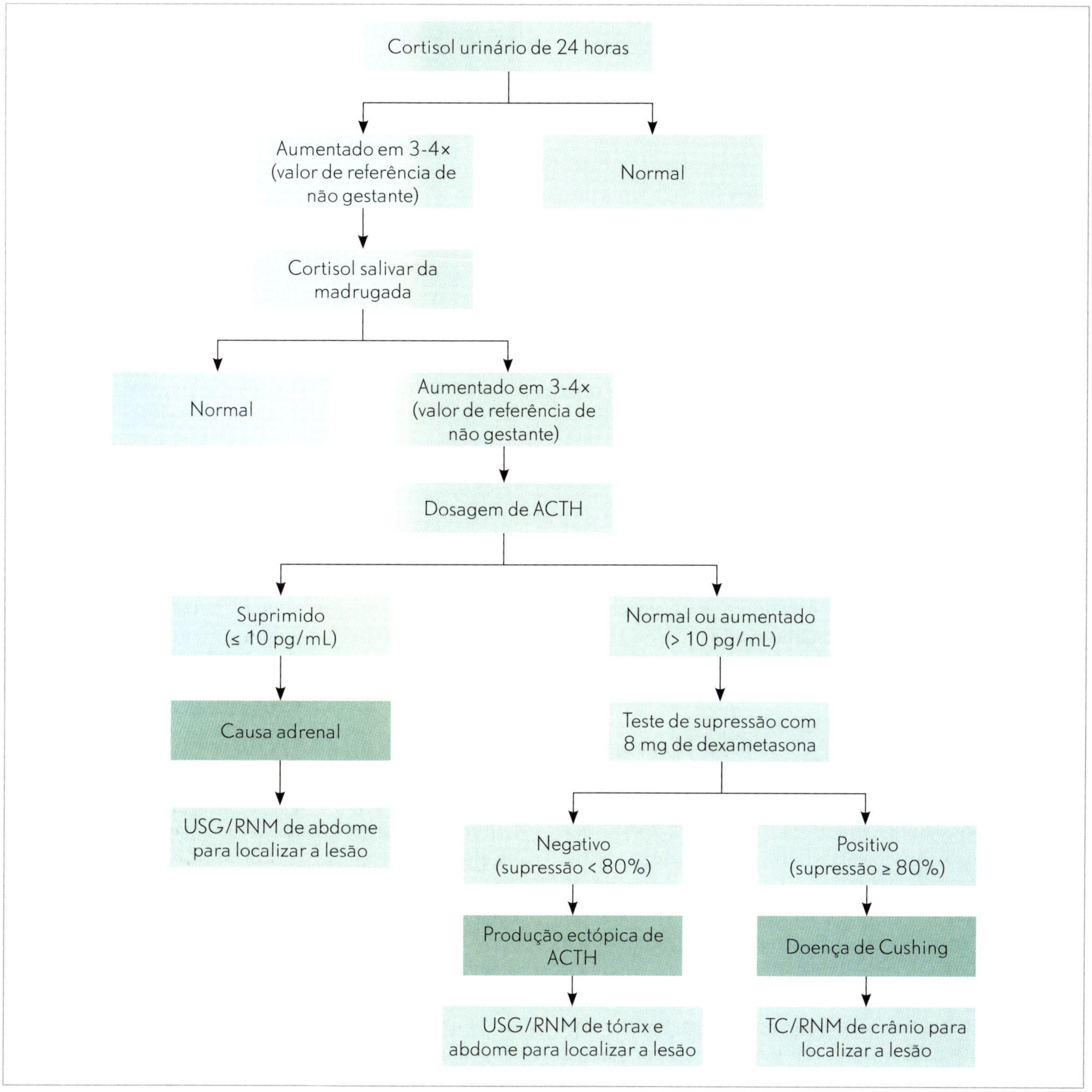


**FIGURA 2.** Abordagem diagnóstica para síndrome de Cushing na gestação. ACTH: hormônio adrenocorticotrófico; RNM: ressonância nuclear magnética; TC: tomografia computadorizada; USG: ultrassonografia.

## INSUFICIÊNCIA ADRENAL PRIMÁRIA

A insuficiência adrenal primária, também denominada doença de Addison, é caracterizada pela incapacidade da glândula em produzir e secretar aldosterona e/ou cortisol.[53] A adrenalite autoimune é a causa mais comum e resulta em atrofia glandular,[144] nem sempre presente em causas infecciosas, neoplásicas e vasculares. A incidência dessa doença é rara, estimada em 1:3.000 nascidos vivos.[50] Sua ocorrência está descrita em apenas cerca de 100 gestantes.[72] Quando tratada adequadamente, a insuficiência adrenal primária não acarreta morbidades para a gestante ou para o feto. No entanto, se não for reconhecida, pode levar a taxas de óbito materno que chegam a 35% durante uma crise.[107] A tuberculose adrenal é uma causa frequente de insuficiência adrenal em países em desenvolvimento.[50] Outra possível causa são as síndromes autoimunes poliglandulares. O tratamento com corticosteroides reduziu muito a mortalidade por doença de Addison nas últimas décadas.[50,107]

### Diagnóstico

O quadro clínico inclui fadiga, perda de peso, vômitos, dor abdominal, hipotensão ortostática, hipoglicemia, hiperpigmentação e distúrbios eletrolíticos. Muitos desses sinais e sintomas podem ser confundidos com os da hiperêmese gravídica. A pesquisa da função do eixo hipotálamo-hipófise-adrenal é mandatória na presença de hipoglicemia persistente, convulsões, coma, hiponatremia grave e acidose metabólica. A hipercalemia está ausente na maioria dos casos devido ao aumento da atividade do sistema renina-angiotensina-aldosterona.[50,110]

Como os níveis de cortisol estão aumentados na gestação, o achado de níveis baixos do hormônio exige o acompanhamento da investigação etiológica. O diagnóstico diferencial consiste em avaliar a integridade do eixo hipotálamo-hipófise-adrenal, procurando a causa de base da insuficiência da glândula. O hipopituitarismo pode ser causa secundária de insuficiência adrenal, e a deficiência de CRH, liberado pelo hipotálamo, causa terciária.[5,53] Testes de estimulação com CRH não são recomendados na gravidez devido à refratariedade da resposta do ACTH e do cortisol ao mesmo.[53,54]

Níveis baixos de cortisol plasmático pela manhã (≤ 3 mcg/dL) são suficientes para o diagnóstico de insuficiência da adrenal.[131] Na primeira metade da gestação, o diagnóstico pode ser excluído com níveis de cortisol superiores a 19 mg/dL. No segundo e terceiro trimestres, níveis de cortisol basais ou estimulados por ACTH acima de 30 mg/dL excluem a possibilidade de doença primária.[131] Valores de cortisol entre 3 e 30 mcg/dL exigem prosseguimento da investigação. Níveis baixos de cortisol associados a níveis elevados de ACTH definem causa primária de insuficiência adrenal. Níveis baixos de cortisol, mas que aumentam após estímulo com ACTH, indicam insuficiência adrenal secundária ou hipofisária. Suri et al.[146] propuseram valores de normalidade para o estado basal e após estímulo com 250 mcg de cortrosina (ACTH sintético) intravenosa para o segundo e o terceiro trimestres de gestação. Esses valores encontram-se na Tabela 1.[146]

**TABELA 1. Valores propostos para o diagnóstico de insuficiência adrenal no segundo e terceiro trimestres da gestação**

| Teste | Trimestre | Mínimo valor basal | Mínimo valor de pico após estímulo |
|---|---|---|---|
| Cortisol sérico (mcg/dL) | Segundo | 7,55 | 22,99 |
| | Terceiro | 8,85 | 20,89 |
| Cortisol salivar (mcg/dL) | Segundo | 0,13 | 1,06 |
| | Terceiro | 0,19 | 1,19 |

Tabela adaptada de Suri et al.[146]

### Tratamento

O tratamento consiste na reposição hormonal com glicocorticoide (preferencialmente hidrocortisona) e mineralocorticoide (fludrocortisona). As doses terapêuticas podem necessitar de reajuste durante a gestação, geralmente o aumento da dose. Portanto, todo cuidado deve ser tomado em relação aos níveis pressóricos e glicêmicos dessas pacientes, que apresentam alto risco para hipertensão arterial e *diabetes mellitus*. Ajustes das doses também são necessários em qualquer circunstância de estresse, incluindo o parto.[5,56] A Tabela 2 mostra os esquemas terapêuticos recomendados em diferentes situações.[40,72]

A via de parto é de indicação obstétrica, sem restrições devido à doença de base. O aleitamento materno exclusivo deve ser estimulado já que apenas 0,5% da dose absorvida de corticosteroide é excretada por litro de leite. Em geral, não é necessária a avaliação do eixo hipotálamo-hipófise-adrenal do recém-nascido, exceto quando for usada dexametasona pela gestante, pois essa droga atravessa a barreira placentária.[53]

## HIPERALDOSTERONISMO PRIMÁRIO

Durante a gravidez normal, o sistema renina-angiotensina-aldosterona apresenta aumento de sua atividade, atingindo, no terceiro trimestre, níveis circulantes de renina e aldosterona entre sete e vinte vezes maiores que os níveis basais.[15,112] Apesar desse estímulo, o sistema renina-angiotensina-aldosterona responde fisiologicamente a sobrecarga salina, diuréticos, alterações posturais e depleção de volume na gestação.[13,112]

O hiperaldosteronismo primário na gravidez é extremamente raro[71] com menos de 60 casos descritos na literatura mundial.[75,90] As principais causas dessa afecção são o adenoma adrenal único e a hiperplasia adrenal bilateral.[136] As principais complicações associadas são restrição de crescimento fetal, descolamento de placenta e óbito fetal.[90]

### Diagnóstico

Clinicamente, o hiperaldosteronismo caracteriza-se por hipertensão arterial de difícil controle, com altos níveis de pressão arterial diastólica, acompanhada de hipopotassemia.[73] Em alguns casos, pode haver melhora da hipertensão arterial com o estabelecimento da gestação devido

**TABELA 2. Terapêutica na doença de Addison (insuficiência adrenal primária)**

| Situação | Medicação | Dose | Via de administração | Intervalo de administração | Dose máxima |
|---|---|---|---|---|---|
| Durante a gestação | Hidrocortisona | 12-15 mg/m² de superfície corporal | VO | 2/3 do total pela manhã e 1/3 à tarde | |
| | Fludrocortisona | 0,05-0,2 mg/dia | VO | Dose única | |
| Crise | Hidrocortisona | 100-200 mg (ataque) e 50-100 mg (manutenção) | IV | A cada 6 ou 8 horas | 200-400 mg/dia |
| | Hidrocortisona | 50-100 mg (autoadministração) | IM | Dose única | |
| Trabalho de parto | Hidrocortisona* | 25 mg | IV | A cada 6 horas | |
| Parto (vaginal ou cesárea) | Hidrocortisona | 100 mg | IM ou IV | A cada 6 horas, até 48-72 horas após o parto | |

* Manter hidratação com soro fisiológico. IM: via intramuscular; IV: via intravenosa; VO: via oral.

ao efeito antimineralocorticoide da progesterona, embora não seja a regra.[58] Acredita-se que as principais manifestações clínicas do hiperaldosteronismo primário, hipertensão e hipercalemia, durante a gestação somente apareceriam se os níveis de progesterona fossem insuficientes para compensar o excesso de aldosterona.[75] Dessa forma, a avaliação da relação progesterona-aldosterona poderia ser utilizada como referência do excesso de mineralocorticoides durante a gestação (valores em gestação normal = 18-80 pmol/L).[75]

A avaliação laboratorial determina definitivamente o diagnóstico ao demonstrar níveis elevados de aldosterona (> 10 ng/dL) acompanhados de níveis suprimidos de renina (menor que o limite inferior do laboratório).[90] O diagnóstico diferencial deve ser realizado por meio de exames imagenológicos, de preferência por ultrassonografia ou ressonância nuclear magnética, na medida em que possibilitam reconhecer a presença de adenoma adrenal.[58,118]

## Tratamento

O tratamento para o adenoma adrenal único é a adrenalectomia, embora esta também possa ser uma opção para a hiperplasia bilateral de adrenal em casos de difícil controle clínico. A adrenalectomia deve ser realizada quando a pressão arterial estiver mal controlada, apesar do uso de drogas anti-hipertensivas, de preferência no início do segundo trimestre de gestação. Casos com controle razoável da pressão arterial, de hiperplasia adrenal bilateral ou diagnosticados próximo ao termo devem ser conduzidos com terapêutica medicamentosa.[86] A possibilidade cirúrgica deve sempre ser discutida com a paciente, esclarecendo riscos e benefícios do procedimento e levando em consideração a sua vontade na escolha da terapia.

O tratamento medicamentoso é composto de suplementação de potássio por via oral e medidas anti-hipertensivas. Os diuréticos bloqueadores específicos da aldosterona são os anti-hipertensivos indicados para essa doença. A espironolactona possui contraindicação relativa na gravidez pelo risco de feminilização do feto masculino.[75,105] A amilorida, considerada categoria C pela FDA, tem sido usada com segurança na gravidez, sem risco aparente de teratogênese.[105,118] Os anti-hipertensivos considerados seguros na gravidez (como a metildopa) têm eficácia limitada no tratamento do hiperaldosteronismo.[105] Os inibidores da enzima conversora da angiotensina são formalmente contraindicados na gestação,[58] mas os inibidores dos canais de cálcio, por sua vez, apresentam-se como uma boa opção de tratamento, por agirem de certa forma como antagonistas dos receptores de mineralocorticoides.[58,118]

A maior preocupação do médico que assiste a gestante com hiperaldosteronismo é o controle pressórico, uma vez que as taxas de descolamento prematuro de placenta são consideravelmente mais altas nesses casos.[53,58] A via de parto é de indicação obstétrica, ou seja, de acordo com as características da gestação, sem influência direta da doença. No entanto, as taxas de cesárea são mais elevadas, em razão de complicações decorrentes do mau controle pressórico, como descolamento prematuro de placenta.

# FEOCROMOCITOMA

A incidência de feocromocitoma é baixa, contribuindo com 0,1% dos casos de hipertensão arterial fora da gravidez. Durante o período gestacional, estima-se que sua prevalência seja de aproximadamente 1:54.000 gestações a termo.[129]

Quando não adequadamente tratada, a doença se associa a altas taxas de morbidade e mortalidade materna e fetal. As células placentárias possuem monoamina oxidase (MAO) e catecol-O-metiltransferase (COMT), que protegem o feto contra exposição ao excesso de catecolaminas; no entanto, a circulação uteroplacentária é muito sensível à estimulação alfa-adrenérgica, impondo risco ao feto.[89] O diagnóstico pré-natal precoce reduz essas taxas ao prever e permitir conduta antecipada no parto, principal momento de risco.[147]

### Diagnóstico

A apresentação clínica mais comum do feocromocitoma é caracterizada por episódios sustentados ou paroxísticos de hipertensão arterial, acompanhados de palidez, cefaleia e palpitações.[129] Esses sintomas podem piorar no decorrer da gestação devido ao aumento da pressão sobre o tumor decorrente do aumento da distensão abdominal, aos movimentos fetais e às contrações uterinas. Além disso, o estrógeno age como fator de crescimento sobre o tumor.[85] Outros sintomas incluem vômitos, dor abdominal, dispneia, dor torácica, convulsão e morte súbita.[99] As crises hipertensivas podem ser precipitadas por dor, medicações e trabalho de parto ou até mesmo pela posição supina, caso o útero aumentado exerça compressão do tumor.[89,147]

O diagnóstico laboratorial é realizado pela dosagem aumentada de catecolaminas livres, metanefrinas ou ácido vanilmandélico (VMA) em urina de 24 horas. São considerados valores de referência para urina de 24 horas normetanefrina < 900 mcg/24 horas, metanefrina < 400 mcg/24 horas, norepinefrina < 170 mcg/24 horas, epinefrina < 35 mcg/24 horas e dopamina < 700 mcg/24 horas.[89] A dosagem sérica também é possível, mas sua realização pode apresentar maior dificuldade técnica.[1,51] A ressonância nuclear magnética e a ultrassonografia de adrenal devem ser realizadas assim que o diagnóstico laboratorial for determinado. Na ausência de imagem adrenal, o que ocorre em 10% dos casos, a pesquisa do local do tumor só deverá ser realizada no período pós-parto por meio de tomografia por emissão de pósitrons (PET *scan*) de todo o corpo.[39]

### Tratamento

O tratamento definitivo é a adrenalectomia, quando o tumor estiver localizado na adrenal, até 24 semanas de gestação. Antes do procedimento deve se realizar preparo da paciente com alfa e betabloqueadores por no mínimo 2 semanas.[85,145]

O tratamento medicamentoso está indicado para casos diagnosticados após 24 semanas de gestação e quando a localização do tumor não for determinada. Inicia-se o tratamento com bloqueio alfa-adrenérgico com fenoxibenzamina, 10 a 20 mg/dia, aumentando-se a dose lentamente até atingir a dose ideal de 1 mg/kg/dia. Após vários dias com alfabloqueio, introduz-se um betabloqueador, para minimizar a taquicardia reflexa, apesar do risco de restrição do crescimento fetal (RCF).[145] Durante as crises hipertensivas, o uso de fentolamina pode ser indicado nas doses de 1 a 5 mg.[145]

A questão mais importante no que se refere ao tratamento medicamentoso é a manutenção adequada da circulação fetoplacentária. Tanto o excesso de catecolaminas como a hipotensão relativa, pelo uso de doses elevadas dos bloqueadores alfa-adrenérgicos, podem levar ao hipofluxo placentário, uma vez que a circulação fetoplacentária não apresenta mecanismos de autorregulação e é diretamente afetada pelos níveis pressóricos maternos. Níveis elevados de catecolaminas levam à vasoconstrição do leito placentário, aumentando o risco de restrição de crescimento fetal, descolamento de placenta e hipóxia intrauterina.[85]

Algumas medicações devem ser evitadas em pacientes com feocromocitoma, uma vez que podem precipitar crises pela liberação repentina de catecolaminas, tais como corticoides, opioides (morfina), antieméticos (metoclopramida), anestésicos (tiopental, quetamina e efedrina) e relaxante muscular (mivacúrio).[85]

O trabalho de parto e o parto vaginal não são recomendados pelo risco de a dor desencadear crise hipertensiva grave de difícil controle.[53,89,143]

## HIPERPLASIA CONGÊNITA DA ADRENAL

A hiperplasia congênita da adrenal é um conjunto de distúrbios hereditários da esteroidogênese adrenal resultante da deficiência de uma ou mais enzimas necessárias para a síntese dos esteroides.[143]

A incidência dessa doença varia de 1:5.000 a 1:15.000 nascidos vivos, de acordo com a população estudada.[143] A deficiência da 21-hidroxilase é a mais comum, com frequência variando de 1,2 a 6% da população.[25] A frequência do gene autossômico recessivo é de 1:200-400. O risco de se ter uma criança com a doença é de 1:4 para casais portadores heterozigotos para a mutação genética.[25,137]

A deficiência da 21-hidroxilase caracteriza-se pela incapacidade de produção de glicocorticoides e mineralocorticoides. A via de esteroidogênese dos hormônios sexuais está intacta, o que a torna a única opção para o acúmulo de metabólitos. A consequência é o aumento da produção de andrógenos adrenais.[25,53,143]

Fetos afetados do sexo feminino estão sob o risco de masculinização das genitálias, e neonatos do sexo masculino, em risco para crises de perda de sódio devido à deficiência de mineralocorticoide, bem como em risco de puberdade precoce.[143]

Existe risco aumentado de abortamento, cesárea, DHEG e RCF nas gestantes portadoras de hiperplasia congênita da adrenal na gestação. Porém, a gravidez não tem efeito sobre a doença quando tratada adequadamente.[53,143]

### Manejo terapêutico na gravidez

O objetivo do tratamento é assegurar a reposição adequada de glicocorticoides e mineralocorticoides para a gestante afetada, bem como prevenir a virilização dos fetos do sexo feminino que apresentam a doença.[17]

Em gestantes com hiperplasia congênita da adrenal, a vigilância pré-natal é muito importante devido ao risco de pré-eclâmpsia.[64] A reposição de corticosteroides é o ponto fundamental do tratamento;[17] a reposição de mineralocorticoide é necessária apenas na forma clássica de hiperplasia congênita da adrenal perdedora de sal.[143] A reposição de glicocorticoides e de mineralocorticoides pode ser feita da mesma maneira já detalhada para a insuficiência adrenal, mantendo-se atenção aos níveis pressóricos e ao controle glicêmico da gestante. A monitorização da doença com dosagens dos níveis séricos de 17-hidroxiprogesterona não traz benefício, já que fisiologicamente há aumento da 17-hidroxiprogesterona e de androgênios na gravidez, o que prejudica a avaliação dos resultados dos exames.[17,50,143]

Os fetos femininos acometidos podem apresentar virilização quando não tratados. A função adrenocortical se inicia com cerca de 7 semanas de gravidez e a diferenciação sexual, por volta de 9 semanas de amenorreia. Apenas um em cada oito fetos terá benefício com o tratamento, e somente se este for iniciado antes de 9 semanas gestacionais. A literatura apresenta dados escassos e controversos sobre as repercussões em longo prazo em crianças expostas a tratamento intrauterino desnecessário, com alguns relatos de pior desenvolvimento cognitivo. Assim, ainda há controvérsias sobre riscos e benefícios de se iniciar precocemente o tratamento para todas as gestantes que apresentarem risco para hiperplasia adrenal congênita, já que a maior parte dos fetos será exposta desnecessariamente à medicação.[148] Essa situação deve ser conversada com o casal e, caso optem pelo tratamento, recomenda-se que seja feito sob acompanhamento especializado, em centro de referência e com assinatura de termo de consentimento livre e esclarecido pelo casal.[50,53,148]

Os avanços na identificação precoce do sexo fetal, na genotipagem do gene CYP21A2 e na possibilidade de se obter DNA fetal precocemente pela biópsia de vilosidades coriônicas têm sido ferramentas importantes para as decisões de se iniciar e manter tratamento apenas para aqueles fetos que terão benefício com ele, ou seja, fetos femininos e acometidos pela doença, sem expor os demais aos riscos associados ao uso prolongado de corticosteroides.[25,50,60,64,74,137,148]

O tratamento é realizado com dexametasona, corticosteroide que ultrapassa a barreira placentária, em dose de 20 mcg/kg/dia, fracionada em três tomadas diárias. Recomenda-se que o tratamento seja iniciado antes de 9 semanas. Idealmente, faz-se a pesquisa do sexo fetal e inicia-se o tratamento nos fetos femininos. Em seguida, realiza-se a pesquisa de mutação genética pela biópsia de vilosidades coriônicas e, caso se identifique feto feminino não acometido pela doença, suspende-se a medicação. Nos casos de fetos femininos acometidos, o tratamento pode ser mantido até o termo. Durante o período neonatal, essas recém-nascidas devem receber corticosteroides porque suas glândulas adrenais foram suprimidas pelo longo período de terapia materna com dexametasona.[50,148]

## HIPÓFISE

A gravidez por si só altera a secreção hormonal e a função hipofisária, tornando difícil o diagnóstico de doenças da hipófise. Durante a gestação normal, a glândula aumenta de tamanho à custa de hipertrofia e de hiperplasia dos lactótrofos produtores de prolactina, graças à ação estimulante do estrógeno.[4,23,106] Concomitantemente, os níveis séricos de prolactina aumentam de forma gradual até o termo, preparando as mamas para a lactação. A secreção hipofisária de hormônio do crescimento (GH) diminui e passa a ser substituída por uma variante molecular do GH produzida pelo sinciciotrofoblasto.[143] Os níveis de ACTH aumentam progressivamente, tanto por meio da produção pela hipófise como pela placenta.[141] O hormônio estimulante da tireoide (TSH), por sua vez, apresenta queda em seus níveis séricos no início da gestação, devido ao estímulo do receptor de TSH pela hCG, retornando a níveis normais até o terceiro trimestre.[34] Por outro lado, a secreção de gonadotrofinas hipofisárias e de hormônio liberador das gonadotrofinas (GnRH) pelo hipotálamo apresenta-se reduzida por causa da produção placentária de esteroides sexuais.

Essas alterações fisiológicas próprias da gravidez tornam complexa a avaliação de anormalidades da função hipofisária, por isso são necessários novos parâmetros diagnósticos e manejo terapêutico específico, mais adequados às particularidades do binômio materno-fetal.

## PROLACTINOMAS

Os adenomas hipofisários produtores de prolactina são os mais comumente encontrados na gravidez. O comportamento desses tumores benignos e seu prognóstico relacionam-se com seu diâmetro, podendo ser subdivididos em microadenomas (≤ 10 mm de diâmetro) e macroadenomas (> 10 mm).[143] Correspondem aos adenomas hipofisários funcionantes mais frequentes, sendo responsáveis por 40% dos casos. Acometem, na maior parte dos casos, mulheres em idade reprodutiva, sobretudo entre a segunda e terceira décadas de vida, sendo, em sua ampla maioria, microprolactinomas.[30,87,88] A presença de um prolactinoma na gestação dificilmente interfere nos resultados obstétricos.[66,143] No entanto, o efeito hormonal da gravidez pode resultar em aumento significativo da glândula, especialmente nos casos de macroprolactinomas.[64,169]

## Diagnóstico

O diagnóstico é realizado, em geral, antes da concepção e, devido à hiperprolactinemia associada, que é causa comum de infertilidade.[181] A produção e a liberação de PRL são mediadas pela via de inibição tônica pela dopamina,[30,87,88] secretada pelo hipotálamo, agindo em diferentes órgãos, como glândulas mamárias (principal), fígado, ovário, testículo e próstata.[3,30] Tem por função primordial estimular a produção e a manutenção da lactação, podendo, também, atuar como fator de crescimento, neurotransmissor ou imunomodulador.[3]

Entre as principais manifestações clínicas decorrentes da hiperprolactinemia, em mulheres, encontram-se a galactorreia, os distúrbios menstruais (oligomenorreia/amenorreia) e a infertilidade.[30,87,169] A PRL reduz a frequência e a amplitude dos pulsos do hormônio liberador de gonadotrofinas (GnRH) e, consequentemente, do hormônio luteinizante (LH). Além disso, também pode ocasionar redução da resposta de *feedback* positivo pelo estrogênio sobre a secreção de gonadotrofinas, bem como apresenta ação direta sobre as células da granulosa dos ovários, reduzindo a secreção de estrogênio e de progesterona.[65,68,87] Nos homens, pode haver impotência, infertilidade e redução da libido.[165]

Além disso, os macroprolactinomas podem causar sintomas relacionados ao efeito de massa, como cefaleia e alterações visuais, decorrentes da compressão do quiasma óptico pelo tumor.[30] Pode ocorrer, também, hipopituitarismo caso haja compressão da haste hipofisária.

Dessa forma, diante de pacientes com sinais e sintomas sugestivos de hiperprolactinemia, é mandatória a avaliação sérica deste hormônio. Entretanto, valores elevados de PRL não são atribuídos somente aos prolactinomas, sendo necessária a exclusão de causas secundárias de hiperprolactinemia.[21,87,165] Para tanto, devem-se realizar adequada anamnese, exame físico e avaliação laboratorial. As principais causas secundárias de hiperprolactinemia estão sumarizadas na Tabela 3.

**TABELA 3. Causas de hiperprolactinemia**

| | |
|---|---|
| **Fisiológicas** | Gestação e lactação<br>Estresse<br>Exercício físico<br>Relação sexual |
| **Farmacológicas** | Antipsicóticos<br>Fenotiazinas, haloperidol, risperidona, clozapina, olanzapina<br>Antidepressivos<br>Tricíclicos, inibidores da MAO, inibidores seletivos dos receptores de serotonina<br>Anti-hipertensivos<br>Verapamil, reserpina, alfametildopa<br>Antieméticos<br>Metoclopramida, domperidona<br>Bloqueadores dos receptores H2<br>Cimetidina, ranitidina<br>Opioides<br>Morfina, metadona<br>Outros<br>Estrógenos, cocaína, heroína, álcool, anestésicos |
| **Patológicas** | Adenomas hipofisários não funcionantes que comprimem a haste hipofisária<br>Craniofaringiomas<br>Meningiomas<br>Germinomas<br>Síndrome da sela vazia<br>Hipofisite linfocitária<br>Doenças hipotálamo-hipofisárias<br>Doenças infiltrativas |
| **Outras doenças** | Hipotireoidismo primário<br>Doença renal crônica<br>Cirrose ou insuficiência hepática<br>Secreção ectópica de prolactina<br>Lesões de tórax<br>Trauma, cirurgia, herpes-zóster |

Tabela adaptada de Wong et al.[87]

Após a exclusão de tais causas, o próximo passo para a confirmação diagnóstica é a realização de ressonância nuclear magnética de sela túrcica para identificação do prolactinoma. Em casos de suspeita de compressão do quiasma óptico, recomenda-se, também, a realização de avaliação neuroftalmológica.[30]

Nos pacientes com prolactinoma, pode haver correlação entre os níveis séricos de PRL e o tamanho tumoral: os microprolactinomas têm valores de PRL entre 100-250 ng/mL, enquanto os macroprolactinomas, entre 250-1.000 ng/mL (valor de referência: até 25 ng/mL). Na presença de valores de PRL de até 100 ng/mL, pode-se suspeitar de causas secundárias.[87,165]

Feito o diagnóstico, o tratamento tem por objetivos restaurar a fertilidade, cessar a galactorreia e controlar o volume tumoral a fim de reduzir os sintomas decorrentes dos efeitos de massa.[30,87] Para tanto, há três opções terapêuticas:

1. Medicamentosa: a medicação de escolha para o tratamento dos prolactinomas é o agonista dopaminérgico, sendo as principais escolhas a bromocriptina e a cabergolina. Ambas promovem redução dos níveis séricos de PRL e do volume tumoral.[30,165] A duração mínima do tratamento medicamentoso deve ser de um ano.[165] A cabergolina é a primeira escolha por apresentar maior eficácia e tolerabilidade, com menor incidência de efeitos colaterais.[83] É administrada na dose de 0,25-0,5 mg, uma ou duas vezes na semana, com aumentos progressivos (até o máximo de 3 mg) mensalmente até a normalização da PRL.[165] Já a bromocriptina é administrada na dose de 0,626-1,25 mg/d, com aumentos a cada 1,25 mg por semana, até a dose máxima de 2,5 mg de 2 a 3 vezes por semana.[165] Tem por efeitos colaterais distúrbios gastrointestinais e hipotensão postural.[32] Para os pacientes com microprolactinoma, o objetivo do tratamento medicamentoso é restabelecer a função gonadal.[31,165] Uma vez normalizados os níveis de PRL, pode-se realizar avaliação anual e, até mesmo, considerar a suspensão da medicação. Já para os pacientes com macroprolactinomas, além da função gonadal, almeja-se a redução do volume tumoral. Dessa forma, pode-se realizar nova RNM de dois a três meses após o início da terapia medicamentosa a fim de avaliar tal redução.[165] A partir do momento em que se obteve valores normais de PRL por dois anos e redução de 50% do tamanho do tumor, inicia-se a redução gradual da dose do AD.[165]
2. Cirúrgica: a ressecção transesfenoidal está indicada para pacientes que apresentam macroprolactinomas com compressão de quiasma óptico e distúrbios visuais que não apresentaram melhora com o tratamento medicamentoso; não normalização dos níveis de PRL mesmo com altas doses do AD; apoplexia sintomática e fístula de fluido cerebrospinal.[30,165] O sucesso da cirurgia depende da experiência do neurocirurgião, dos níveis séricos de PRL, do tamanho tumoral e do grau de invasão. As taxas de recorrência são maiores entre os macroprolactinomas.
3. Radioterapia: indicada para controlar o crescimento tumoral em casos resistentes aos AD que não foram adequadamente controlados por cirurgia. Entretanto, tem altas taxas de efeitos colaterais, como lesão de nervo óptico e hipopituitarismo.[7,12,27,30,165]

O diagnóstico durante a gravidez é raro, mas deve-se suspeitar da presença da doença se houver queixa de cefaleia com distúrbios do campo visual compatíveis com compressão do quiasma óptico (quadrantanopsias e hemianopsias). A dosagem de prolactina é utilizada apenas para o diagnóstico preconcepcional, uma vez que não tem valor durante a gestação, nem mesmo para o seguimento da doença.[66,181]

## Efeitos da gravidez no crescimento do prolactinoma

Durante a gestação, pela ação estrogênica placentária, ocorre hiperplasia dos lactotrofos e, consequentemente, aumento progressivo dos níveis de prolactina, que podem chegar a valores dez vezes maiores que a normalidade.[87,165] No primeiro trimestre, ocorre aumento de tamanho e volume de cerca de 45%, e, por volta do final da gestação, a hipófise cresceu em torno de 136%. O aumento máximo ocorre três dia após o parto, retornando à normalidade seis meses após o parto.[27,68,170]

O risco de expansão volumétrica do tumor durante a gestação depende do tamanho inicial do adenoma e da terapia prévia com irradiação ou cirurgia, nos casos de macroadenomas.[29,66,126,169,181] Como a gravidez funciona como estímulo ao crescimento dos prolactinomas, é de extrema importância investigar ativamente possíveis sintomas sugestivos desse evento (cefaleia e distúrbios do campo visual ou ambos). A Tabela 4 apresenta os efeitos da gravidez no comportamento dos prolactinomas, de acordo com os parâmetros anteriormente citados.

## Agonistas dopaminérgicos e gestação

Tanto a cabergolina como a bromocriptina apresentam passagem pela barreira placentária e podem determinar eventos adversos fetais e/ou neonatais.[65] Até o momen-

**TABELA 4. Efeitos da gravidez no crescimento de prolactinomas**

| Tipo de tumor | Cirurgia ou irradiação prévia | Pacientes com sintomas de crescimento tumoral | Necessidade de cirurgia |
|---|---|---|---|
| Microadenoma | Não | 0-1,6% | 0% |
| Macroadenoma | Não | 15,5-23,2% | 5-20% |
| Macroadenoma | Sim | 2,8-4,4% | 0% |

to, tem-se mais experiência com o uso da bromocriptina do que com a cabergolina na gestação, entretanto, estudos vêm sendo desenvolvidos para demonstrar a segurança da cabergolina na gravidez.[68,165,170]

Embora a segurança de dados seja maior com a bromocriptina, até o momento, não há evidências na literatura de que a cabergolina exerça efeito deletério sobre o desenvolvimento fetal, uma vez que as taxas de malformações entre as pacientes que usaram qualquer uma dessas medicações não é maior que a encontrada na população em geral.[65,68,115]

Dessa forma, pacientes com prolactinomas devem ser orientadas a informar assim que diagnosticarem a gestação, a fim de suspender o AD e minimizar a exposição fetal à medicação.[65,115] Dados da literatura mostram em torno de 6.000 gestações cujas pacientes utilizaram bromocriptina e 968 que utilizaram cabergolina. Dados da literatura não indicam maior risco de abortamento ou malformações nos fetos expostos aos agonistas dopaminérgicos periconcepção.[32,55,78,92,122,170]

## Aconselhamento pré-concepcional, pré-natal e pós-parto

Mulheres com prolactinoma e que desejam engravidar devem ser cuidadosamente avaliadas, tratadas e orientadas quanto às possibilidades de eventos adversos maternos, fetais e neonatais, decorrentes tanto de complicações diretas do tumor, devido à influência hormonal da gestação, como pela ação das medicações agonistas dopaminérgicas no desenvolvimento fetal.[3,68] Para tanto, é de extrema importância que essas pacientes recebam adequada avaliação antenatal multidisciplinar, envolvendo tanto o endocrinologista como o obstetra.

Ao iniciar o tratamento, as mulheres devem ser avisadas de que o restauro da ovulação e da fertilidade pode ocorrer de forma rápida, e, portanto, métodos contraceptivos devem ser iniciados e mantidos até que a doença esteja adequadamente tratada e a gestação possa ser liberada.[68,165,169] A escolha do tratamento mais adequado deve ser individualizada e leva em conta o tamanho do tumor. A bromocriptina acaba sendo a medicação de escolha do tratamento farmacológico para as pacientes com desejo reprodutivo, dada sua maior experiência na literatura.[7,32]

Durante a gestação, há risco de aumento volumétrico do prolactinoma devido à ação estimulatória do estrogênio placentário sobre os lactotrofos,[32] como já mencionado. Com isso, aumentam as chances de aparecimento de distúrbios visuais decorrentes da compressão do quiasma óptico pelo efeito de massa do tumor.[3,68,165,169] Por outro lado, o aumento dos níveis de PRL não necessariamente reflete tal crescimento,[165] uma vez que ocorre aumento fisiológico deste hormônio na gestação, o que faz com que sua dosagem rotineira durante a gravidez não seja de grande valia.

Para as pacientes com macroprolactinomas, objetiva-se que a concepção ocorra somente após a normalização dos níveis séricos de PRL e a redução significativa do tamanho tumoral, a fim de reduzir o risco de compressão do quiasma óptico durante a gravidez.[7,30,31,165]

As pacientes com microprolactinomas têm risco de crescimento tumoral em torno de 10%, elevando para 30% naquelas com macroprolactinomas,[68,165] demonstrando, mais uma vez, a importância do adequado tratamento antes da concepção. Com isso, as pacientes com microprolactinomas podem ser orientadas a suspender o uso do AD assim que confirmada a gestação e a relatar, o mais precocemente possível, o aparecimento de sintomas neurológicos que possam indicar crescimento tumoral, tais como cefaleia intensa e distúrbios visuais.[30,68,165,170]

Já para as pacientes com macroprolactinomas, há duas abordagens possíveis: suspender a medicação assim que confirmada a gestação com adequada vigilância de sintomas ou manter o AD durante toda a gravidez[7,21,165] (principalmente se os macroprolactinomas estiverem muito próximos ao quiasma óptico), após adequada orientação a respeito do uso e efeitos das drogas AD sobre o desenvolvimento e crescimento fetais. Logo, as condutas devem ser individualizadas caso a caso.[140]

Em ambos os grupos de pacientes, mediante queixa frequente dos sintomas neurológicos, deve-se realizar ressonância nuclear magnética (RNM),[30,83,165] sem contraste, bem como exame neuroftalmológico,[7,31] para avaliar crescimento tumoral. Identificado o crescimento, a abordagem mais adequada irá depender da idade gestacional em que a paciente se encontra no momento do diagnóstico. Em gestações mais avançadas, próximas ou após o termo, pode-se considerar a realização do parto e posterior tratamento, quando necessário. Alguns trabalhos têm demonstrado que muitas pacientes podem vir a apresentar remissão espontânea do volume do tumor no puerpério.[55,65,170]

Em contrapartida, em idades gestacionais mais precoces, opta-se pela reintrodução da terapia medicamentosa, sendo a bromocriptina a primeira escolha. Pode-se considerar o uso de cabergolina caso não ocorra resposta adequada à bromocriptina. Em casos de falha ou resistência aos AD, pode-se considerar a realização de ressecção cirúrgica transesfenoidal no segundo trimestre da gestação.[3,55,68,165,169]

No puerpério, as pacientes que desejam amamentar não devem receber terapia com AD, dado seu efeito sobre a supressão da produção de PRL,[165] o que poderia interferir na produção do leite materno. Portanto, caso seja necessário, o tratamento deve ser iniciado após a interrupção completa da amamentação. Não há evidências na literatura de que a amamentação esteja associada ao risco de crescimento tumoral.[3,78,92,122,170]

## ACROMEGALIA

A acromegalia é uma condição rara, com incidência de 4:1.000.000 de novos casos por ano na população geral.[143] Afeta igualmente ambos os sexos e alcança maior incidência entre 40 e 60 anos de idade. A acromegalia é caracterizada pela secreção excessiva de GH e em mais de 99% dos casos é causada por um adenoma hipofisário benigno.[66] Raramente é causada pelo excesso de hormônio liberador do GH (GHRH) secretado pelo hipotálamo, como nos casos de hiperplasia de células somatotróficas, tumores carcinoides ou tumores neuroendócrinos pancreáticos.[143]

Quando atinge adultos jovens, a acromegalia costuma manifestar-se com o crescimento das extremidades e visceromegalias.[102] Além das características fenotípicas, o excesso de GH pode resultar em hipertensão arterial, hipertrofia do ventrículo esquerdo, *diabetes mellitus* e aumento do risco de neoplasia intestinal.[12,102] A expectativa de vida é reduzida devido ao risco aumentado de doença cardiovascular.[102]

### Fisiologia do GH e do IGF-1 durante a gestação

Durante a gestação, ocorre elevação fisiológica do IGF-1(*insulin-like growth factor 1*) sobretudo na segunda metade, com níveis duas a três vezes acima da normalidade, devido à produção placentária de GH, a qual estimula a produção hepática de IGF-1.[9] Esse aumento do IGF-1 gera um estado de retroalimentação negativa sobre a hipófise e o hipotálamo maternos, resultando em supressão da secreção de GH hipofisário ao final da gestação.[16,41]

Já os níveis de GH são resultados tanto do GH produzido pela hipófise materna como da produção placentária e depende do período gestacional: no primeiro trimestre, o GH é praticamente derivado da secreção pulsátil hipofisária materna; em torno de 15 a 17 semanas, passa a ser produzido e secretado de forma contínua pela placenta e, a partir de então, tem sua produção progressivamente aumentada até o final da gestação (Figura 3).[16,41] O GH placentário circula apenas pelo sangue materno.[2]

### Efeitos da acromegalia na gestação

A fertilidade é marcadamente reduzida na acromegalia. Esse fato deve-se à hiperprolactinemia à qual a acromegalia está frequentemente associada, assim como a desequilíbrios na secreção de gonadotrofinas, devido ao efeito inibitório direto do GH/IGF-1 sobre a função ovariana.[16,41,67,102,143] Existe aumento do risco de ocorrência de *diabetes mellitus* e hipertensão arterial na gestação e, portanto, dos riscos materno-fetais decorrentes dessas complicações.

O hormônio do crescimento materno não cruza a barreira placentária e, portanto, não produz repercussões no desenvolvimento e no crescimento fetal. A presença de macrossomia nesses casos é resultado de *diabetes mellitus* materno induzido pelo GH.[143]

### Efeitos da gestação na acromegalia

Há aumento do risco de expansão tumoral durante a gestação, com possibilidade de compressão do quiasma óptico e distúrbios de campo visual.[126] O risco geral de crescimento tumoral durante a gestação é de 10%.[2] Por isso, vigilância pré-natal intensiva é sempre recomendada.[97] Assim como no caso de qualquer outro adenoma hipofisário, tumores maiores que 1 cm de diâmetro requerem avaliação do campo visual e ressonância nuclear magnética de sela túrcica quando houver suspeita de aumento do volume do adenoma.[66,67,167]

As células somatotróficas do adenoma são resistentes à retroalimentação inibitória do IGF-1 e, portanto, a produção hipofisária de GH se mantém. Entretanto, na maioria dos casos, observa-se uma redução dos níveis de IGF-1 comparados aos valores pré-concepcionais. Acredita-se que isso seja causado pelos altos níveis de estrógeno no período gestacional, que, por sua vez, aumenta a afinidade do hormônio pela sua proteína carreadora e inibe as vias sinalizadoras para ativação do GH, levando a um estado de resistência ao GH.[9]

A dosagem de GH na gestação não apresenta benefício diagnóstico ou para o seguimento do caso, já que

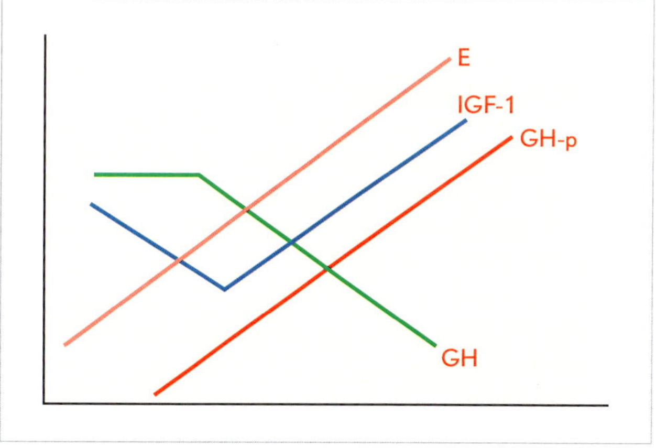


FIGURA 3. Representação esquemática das dosagens de estrogênio (E), *insulin-like growth factor-1* (IGF-1), *growth factor* (GH) e GH placentário (GH-p). (Figura adaptada de Abucham et al.[2])

radioimunoensaios convencionais não são capazes de diferenciar o GH materno daquele produzido pela placenta.[143]

### Tratamento

O melhor tratamento para a acromegalia é a cirurgia com exérese do adenoma antes da concepção.[66] Por esse motivo, estratégias rigorosas de planejamento familiar estão indicadas para essas pacientes até o estabelecimento de terapêutica adequada. Caso a exérese seja necessária durante a gestação, sobretudo em paciente sintomática (alterações visuais e/ou sintomas neurológicos), recomenda-se que seja feita no segundo trimestre.[12]

A radioterapia adjuvante pode ser utilizada apenas fora do período gestacional, nos casos em que a cirurgia não resultar em cura completa.[143] Análogos da somatostatina de longa duração em aplicações intramusculares são a terapia medicamentosa de escolha (octreotide e lanreotide).[38,59,66] Eles são utilizados para controle dos sintomas antes e depois do tratamento cirúrgico. Existem relatos na literatura mundial a respeito da segurança e eficácia do uso dessas drogas durante a gestação, mas não há dados suficientes que permitam a sua utilização rotineira na gravidez, recomendando-se utilizar a medicação naquelas pacientes sintomáticas.[38,67] Mais recentemente, alguns autores relataram sucesso do uso de pegvisomanto, antagonista do receptor de GH, durante a gestação, mas ainda não há dados suficientes sobre a segurança da droga na gravidez.[152]

Os agonistas dopaminérgicos (bromocriptina e cabergolina) apresentam resultados pouco satisfatórios, sendo efetivos em menos de 50% dos casos, geralmente associados à hiperprolactinemia.[67,143] Eles não resultam em redução do tamanho do tumor e têm, portanto, valor limitado em pacientes com acromegalia.[66]

## HIPOPITUITARISMO

O hipopituitarismo pode estar presente antes da concepção ou surgir pela primeira vez durante o ciclo gravídico-puerperal. As causas mais frequentes são tumores hipofisários ou hipotalâmicos, cirurgia da hipófise ou radioterapia de crânio.[143] As causas mais relacionadas à gestação incluem a hipofisite linfocítica e o infarto hipofisário pós-parto (ou síndrome de Sheehan).[66]

A reposição hormonal crítica a ser mantida durante a gestação está relacionada à tiroxina e aos glicocorticoides.[66,143] A necessidade do aumento das doses de tiroxina ao longo da gravidez e de corticosteroides em períodos de estresse, bem como a alteração da via de administração, deve ser baseada na gravidade e na natureza da circunstância em questão. Por esse motivo, é necessário seguimento regular e rigoroso dessas gestantes.

### Hipofisite linfocítica

Hipofisite linfocítica é condição que, na maioria das vezes, ocorre no ciclo gravídico-puerperal, em geral no terceiro trimestre ou durante o puerpério.[143] É caracterizada por infiltração autoimune da hipófise, com consequente expansão da glândula e hipopituitarismo.[178] Cerca de 30% dos casos são acompanhados de outras doenças autoimunes, como tireoidite de Hashimoto, doença de Addison, *diabetes mellitus* tipo 1 e anemia perniciosa. O quadro clínico é compatível com tumores da sela túrcica, com cefaleia, alteração do campo visual, hipotireoidismo e insuficiência adrenal secundários.[178] Uma massa na sela túrcica pode ser visualizada ao exame de ressonância nuclear magnética.[177] O tratamento é realizado por meio de reposição hormonal.[26,153,178]

### Síndrome de Sheehan

A síndrome de Sheehan é uma doença rara na prática clínica[109] e se instala no período pós-parto, sendo característica dos partos complicados por hemorragia e hipotensão.[67] O aumento fisiológico do volume hipofisário durante a gestação torna a glândula vulnerável à instalação de hipotensão, com consequente infarto.[42,67] Clinicamente, as manifestações dessa doença são resultantes da deficiência de hormônios relevantes e incluem amenorreia persistente, incapacidade de lactação, hipotireoidismo, *diabetes insipidus* e insuficiência adrenal secundária.[42,143] O tratamento também consiste na reposição dos hormônios deficientes.[42,67,143,177]

## *DIABETES INSIPIDUS*

Na gravidez, o mecanismo de regulação do balanço hídrico apresenta modificações em seus intervalos de normalidade, de modo a manter a hemodiluição fisiológica da gestação. Dessa forma, a gestante experimenta episódios de sede e liberação de hormônio antidiurético (ADH, na espécie humana corresponde à angina-vasopressina) em níveis de osmolaridade plasmática mais baixos que em mulheres não gestantes.[6,66] A gestação está associada à redução da osmolalidade plasmática de, aproximadamente, 9-10 mOsm/kg, tornando-se evidente no início do primeiro trimestre e persistindo durante toda a gravidez,[27] bem como redução dos níveis de sódio plasmático em torno de 4-5 mEq/mL.[41]

O *diabetes insipidus* central é causado pela redução da produção de ADH pelo núcleo paraventricular do hipotálamo. As possíveis causas dessa doença são adenomas hipofisários com extensão suprasselar, tumores ou metástases hipotalâmicas, doença infiltrativa – como histiocitose de células de Langerhans ou sarcoidose –, trauma causado por neurocirurgia ou acidente, actínica (pós-radiação) e idiopática.[6,66] Sua prevalência é de 1:15.000 partos. A apresentação clínica inclui polidipsia e poliúria.[6,143]

### Patogênese e diagnóstico

O *diabetes insipidus* pode ocorrer durante o ciclo gravídico-puerperal em virtude de:

- Deficiência na produção de ADH (causa central).
- Resistência ao ADH, geralmente associada à doença renal crônica (causa nefrogênica).
- Aumento da produção de vasopressinase placentária (enzima que metaboliza a vasopressina rapidamente).
- Diminuição da metabolização da vasopressinase pelo fígado, associada à disfunção hepática por pré-eclâmpsia grave ou esteatose hepática aguda da gravidez.[66,108]
- Ingestão compulsiva de água (causa psicogênica).[69]
- Síndrome de Sheehan (no período puerperal).[66]

Em pacientes com poliúria (> 3 L/dia) ou polidipsia, o diagnóstico de *diabetes insipidus* será confirmado se identificadas a hipernatremia (> 140 mEq/L) e a hiposmolalidade urinária (< 300 mOsm/kg).[82]

O *diabetes insipidus* central costuma piorar durante a gestação.[66,143] Estatísticas mostram que 60% dos casos diagnosticados antes da gravidez pioram, enquanto 25% permanecem estáveis e 15% melhoram ao longo da gestação.[143] Casos subclínicos de *diabetes insipidus* costumam apresentar quadro clínico mais exuberante durante o ciclo gravídico-puerperal.[66,143]

### Tratamento

O tratamento indicado na gravidez é o uso de acetato de desmopressina (DDAVP) intranasal, na dose de 5 a 20 mcg, duas vezes ao dia. O DDAVP não é degradado pela vasopressinase produzida pela placenta e sua excreção láctea é mínima, o que permite sua utilização durante o aleitamento materno.[6,66,77,143]

O tratamento do *diabetes insipidus* de origem central não acarreta risco para o recém-nascido.[66,143] A doença idiopática também não ocasiona intercorrências na gestação.[143] No entanto, causas tumorais, traumas e doenças infiltrativas podem estar associadas à deficiência na produção e na secreção de ocitocina, levando a anormalidades da progressão do parto e atonia uterina.[66]

Para os casos de *diabetes insipidus* nefrogênico, o tratamento com carbamazepina mostrou-se mais seguro que o uso da clorpropamida,[143] já que esta última pode causar hipoglicemia fetal.[66]

## TIREOIDE

### FUNÇÃO TIREOIDIANA NA GRAVIDEZ

A função tireoidiana é regulada pelo eixo hipotálamo-hipófise, por meio de retroalimentação negativa. Os hormônios tireoidianos agem inibindo o hormônio hipotalâmico estimulador da tireotrofina (TRH) e o TSH, este último produzido na hipófise anterior.[84,161]

O elemento básico para a síntese hormonal tireoidiana é o iodeto, proveniente da dieta e absorvido no trato gastrointestinal. Regiões carentes de iodo podem apresentar endemicamente insuficiência tireoidiana.[44]

No Brasil, até 1980, cerca de 17 milhões de brasileiros apresentavam bócio endêmico. A partir de 1995, com a obrigatoriedade de se adicionar iodo ao sal de cozinha, houve redução da incidência de bócio no país.[179]

Outro elemento importante na produção dos hormônios tireoidianos é a tireoglobulina, glicoproteína sintetizada pela tireoide que fornece a tirosina, elemento presente nas formas precursoras hormonais – monoiodotirosina e di-iodotirosina. O mecanismo de ligação molecular do iodeto à tireoglobulina denomina-se organificação do iodo.[84] Posteriormente, o acoplamento da monoiodotirosina e da di-iodotirosina darão origem aos hormônios tri-iodotironina (T3) e tetraiodotironina ou tiroxina (T4).

Durante o processo de produção hormonal, um papel de destaque é dado à enzima tireoperoxidase (TPO), envolvida em diversas das reações anteriormente relatadas.[84]

A tiroxina (T4) é o principal hormônio circulante e está 85% ligada à TBG, 14% ligada à pré-albumina e 1% na forma livre. O T4 livre, após deiodação periférica, transforma-se em T3 livre, fração ativa do hormônio tireoidiano.[61,161]

A tireoide, como outros órgãos endócrinos, sofre profundas mudanças durante o ciclo gravídico. Precocemente, nas primeiras semanas de gestação, o aumento dos níveis circulantes de estrógenos resulta na diminuição da metabolização hepática da proteína transportadora de hormônios da tireoide (TBG, do inglês *thyroid binding-globulin*), causando aumento de sua concentração sérica e, consequentemente, aumento relativo das formas ligadas dos hormônios tireoidianos (T3 total e T4 total) em comparação às formas livres, que se mantêm pouco ou nada alteradas.[52]

A hCG possui a propriedade de estimular os receptores de TSH em razão da semelhança estrutural de suas moléculas. Esse fato aumenta a produção de hormônios tireoidianos e, por meio de retroalimentação negativa, leva a uma diminuição dos níveis de TSH no início da gestação, os quais retomam seus valores normais a partir do segundo trimestre (Figuras 4 e 5).[22,52]

Essas alterações fisiológicas da função tireoidiana devem ser consideradas na avaliação laboratorial da glândula (Tabela 5).[161] Os ensaios de T4 livre frequentemente não cumprem as normas de desempenho em pacientes grávidas. Para compensar, alguns *kits* apresentaram diferentes padrões de normalidade para gestantes, que geralmente são inferiores aos de pacientes não grávidas. Além disso, os métodos usuais de dosagem de T4 livre sofrem influência dos níveis aumentados de proteína transportadora de hormônios da tireoide na gravidez, assim como dos níveis reduzidos de albumina.[172] Sugere-se que as medições de T4 total são mais confiáveis durante a gestação, mas o intervalo normal de T4 total em grávidas é maior do que em pacientes não grávidas, em razão do excesso de TBG, de modo que também se deve ter cuidado ao interpretar os níveis de T4 total. As concentrações séricas de TSH não são sujeitas a essas dificuldades de mensuração.[123] Os valores de normalidade de TSH e de T4 total estão apresentados na Tabela 6. Pelas variações entre os *kits* nos ensaios de T4 livre, recomenda-se que esse hormônio seja avaliado apenas pelo método ultrassensível de imunoensaio competitivo por quimioluminescência e, nesse caso, sejam considerados os valores de referência adotados pelo laboratório em que forem dosados.

Como consequência do aumento das taxas de filtração glomerular, ocorre aumento da depuração renal de iodo. Essa alteração, se associada a ingestão insuficiente ou limítrofe de iodo, pode ocasionar deficiência na produção hormonal fetal.[44]

A Organização Mundial da Saúde (OMS) recomenda a ingestão diária de 250 mcg de iodo. No Brasil, desde a década de 1950, a iodação de todo o sal destinado ao consumo humano é obrigatória. Desde então, diversas ações para adequação da quantidade de iodo vêm ocorrendo, a fim de prevenir os distúrbios causados pela deficiência de iodo. Em 2003, a faixa de iodação foi ajustada para 20 a 60 ppm. Considerando-se que o consumo médio de sal iodado pela população brasileira é de cerca de 12 g/dia, o Brasil é mais que suficiente para ingestão de iodo. Nas gestantes com ingestão insuficiente, por exemplo, aquelas com dietas restritas em sal, pode-se suplementar iodo com polivitamínicos na dose de 150 mcg/dia. A ingestão diária não deve exceder 500 mcg/dia.[166,173,180]

## FUNÇÃO TIREOIDIANA FETAL

A tireoide e o eixo hipotálamo-hipófise-tireoide do feto se desenvolvem independentemente do estado materno. Por volta de 12 semanas de gestação, a tireoide fetal já é capaz de concentrar iodo e, provavelmente, a partir

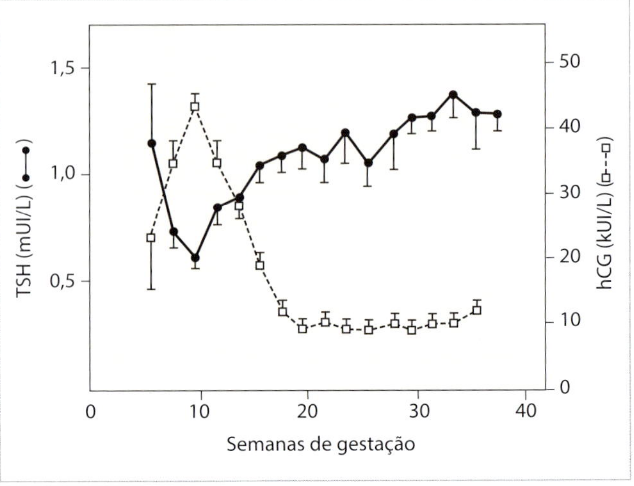


FIGURA 4. Valores do hormônio estimulante da tireoide (TSH) durante a gestação em relação aos níveis de gonadotrofina coriônica humana (hCG). (Figura adaptada de Fantz et al.[22])

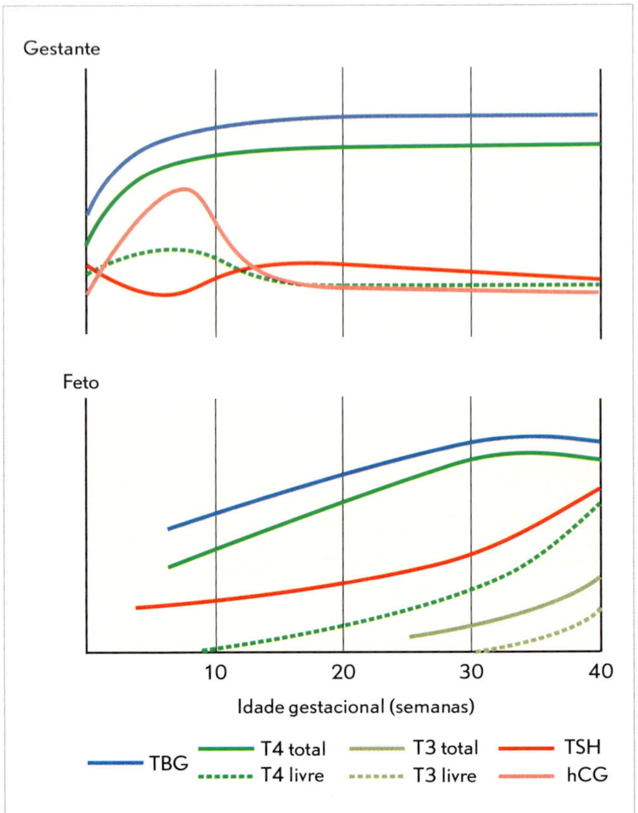


FIGURA 5. Comportamento dos hormônios tireoidianos maternos e fetais durante a gestação. hCG: gonadotrofina coriônica humana; T3: tri-iodotironina; T4: tiroxina; TBG: proteína transportadora; TSH: hormônio estimulante da tireoide. (Figura adaptada de Cunningham et al.[177])

**TABELA 5. Hormônios tireoidianos na gravidez e no puerpério**

| | 1º trimestre | 2º trimestre | 3º trimestre | Puerpério |
|---|---|---|---|---|
| TSH | Normal ou ↓ | Normal | Normal | Normal |
| T3 e T4 totais | Normal | ↑ | ↑↑ | Normal ou ↓ |
| T3 e T4 livres | Normal ou ↑ | Normal | Normal ou ↓ | Normal |

T3: tri-iodotironina; T4: tiroxina; TSH: hormônio estimulante da tireoide.

**TABELA 6. Valores de referência para a dosagem de hormônios tireoidianos durante a gestação**

| Trimestre gestacional | Referência | TSH | T4 total | T4 livre* |
|---|---|---|---|---|
| Primeiro | Limite inferior | 0,1 mUI/L | Multiplicar por 1,5 as referências do laboratório em não gestante para obter as referências em gestante | Valores de referência variam conforme o laboratório |
| | Limite superior | 2,5 mUI/L | | |
| Segundo | Limite inferior | 0,1 mUI/L | Multiplicar por 1,5 as referências do laboratório em não gestante para obter as referências em gestante | |
| | Limite superior | 3,0 mUI/L | | |
| Terceiro | Limite inferior | 0,1 mUI/L | Multiplicar por 1,5 as referências do laboratório em não gestante para obter as referências em gestante | |
| | Limite superior | 3,5 mUI/L | | |

* Pode ser utilizado, quando disponível, o imunoensaio competitivo por quimioluminescência (método ultrassensível).

de 18 a 20 semanas já pode produzir seu próprio aporte hormonal (Figura 5), chegando ao termo com produção hormonal semelhante à do adulto. A placenta é pouco permeável ao iodo e aos hormônios tireoidianos. Acredita-se que apenas 1 a 3% da T4 livre atravesse a placenta em condições normais, protegendo o feto da passagem de excesso de hormônio materno.[33,36] Essa proporção de transporte, no entanto, pode elevar-se para até 30% quando há deficiência hormonal fetal, como nos casos de agenesia da glândula, configurando mecanismo de proteção do concepto.[36]

Durante a vida fetal, a produção normal de hormônios tireoidianos parece ser particularmente importante para o desenvolvimento do sistema nervoso central. Vários processos desse desenvolvimento estão ligados à presença dos hormônios tireoidianos na gestação: desenvolvimento prosencefálico (2 a 3 meses), proliferação neuronal (3 a 4 meses), migração neuronal (3 a 5 meses), organização neuronal (5 meses, pós-natal), migração da glia (6 meses, pós-natal) e mielinização (7 meses, pós-natal).[36,111]

A produção hormonal fetal pode ser influenciada por processos patológicos maternos. Alguns anticorpos antitireoidianos produzidos pela gestante, como o anticorpo antirreceptor de TSH (TRAb), podem resultar em hipertireoidismo fetal devido à sua capacidade de atravessar a barreira placentária. Outras moléculas maiores, como o anticorpo antitireoperoxidase (anti-TPO), parecem não possuir essa capacidade. Por outro lado, medicações utilizadas no tratamento do hipertireoidismo, como a propiltiouracila e o tiamazol (também conhecido por metimazol), que pertencem à classe das tioureias, também podem ultrapassar a barreira placentária e, dessa forma, desencadear hipotireoidismo fetal.[62]

## Rastreamento das disfunções tireoidianas na gestação

Não existe consenso na literatura sobre o rastreamento de disfunções tireoidianas na gravidez. Algumas sociedades preconizam que o rastreamento seja feito ativamente apenas naquelas que apresentam algum fator de risco para a doença (Tabela 7),[162,172,173] enquanto outros grupos consideram que seja válido o rastreamento universal, ainda que não haja consenso entre seus participantes.[70,166] Alguns trabalhos demonstram que o rastreamento baseado em fatores de risco pode levar a perda de cerca de 30% das gestações. Tendo em vista o risco de complicações associado às disfunções tireoidianas, a alta prevalência de fatores de risco observada na população brasileira, a semelhança de sintomas de hipotireoidismo e sintomas fisiológicos da gestação e o relativo baixo custo do tratamento dessas gestantes.

Na Clínica Obstétrica do HC-FMUSP, preconiza-se o rastreamento universal de disfunções tireoidianas pela dosagem sistemática de TSH na primeira consulta de pré-natal, objetivando-se diagnóstico precoce e intervenção

**TABELA 7. Fatores de risco que justificam o rastreamento de disfunção tireoidiana para sociedades que não adotam o rastreamento universal***

| Fatores de risco |
|---|
| Idade superior a 30 anos |
| História familiar de doenças tireoidianas |
| Bócio |
| Anti-TPO ou antitireoglobulina positivos |
| Sintomas ou sinais de hipotireoidismo ou hipertireoidismo |
| Diagnóstico de diabetes tipo 1 ou outra autoimunidade |
| Infertilidade |
| Antecedente de abortamento ou trabalho de parto prematuro |
| Antecedente de irradiação de cabeça ou pescoço ou de cirurgia prévia de tireoide |
| Uso atual de levotiroxina |
| Área com deficiência de iodo |
| Uso recente de contraste iodado |
| Uso de lítio ou amiodarona |
| Obesidade mórbida |
| Duas ou mais gestações prévias |

* Considerando-se que os sintomas de hipotireoidismo e de hipertireoidismo muitas vezes confundem-se com queixas próprias da gravidez, que o hiper e o hipotireoidismo impõem complicações importantes para a gestação e para o concepto, que o tratamento é relativamente simples e seguro e que os fatores de risco associados à doença são muito prevalentes na população brasileira, na Clínica Obstétrica do HC-FMUSP preconiza-se o rastreamento universal.

terapêutica nas pacientes com distúrbios da função tireoidiana.[180] A Tabela 8 sumariza as principais disfunções tireoidianas na gestação.

## HIPERTIREOIDISMO

### Prevalência e etiologia

O hipertireoidismo é uma síndrome desencadeada pela produção e circulação excessiva dos hormônios tireoidianos. Sua principal causa é a doença de Graves, representando 85 a 95% dos casos.[161,162] Outras causas dessa síndrome durante a gravidez são adenoma tóxico, tireoidite subaguda, bócio multinodular, iatrogenia (ingestão excessiva de hormônios tireoidianos) e tireotoxicose gravídica ou hipertireoidismo transitório gestacional (presente nos casos de hiperêmese gravídica, neoplasia trofoblástica gestacional e gestação múltipla).

A prevalência da doença de Graves na gestação é de 0,1 a 0,5%.[161] Na Clínica Obstétrica do HC-FMUSP, nos anos de 2002 e 2003, a prevalência foi de 1,4%, indicando que, mesmo em serviços terciários, ela é incomum.

### Imunologia

O hipertireoidismo na doença de Graves é causado pela produção de TRAb, anticorpo que se liga a receptores de células foliculares da tireoide. Quanto mais altos os níveis circulantes de anticorpos estimuladores, maior a atividade da doença e mais intensas a liberação e a produção hormonal tireoidiana. Os anticorpos podem atravessar a placenta e causar estados de estimulação e inibição da tireoide fetal, ainda que esta última seja incomum.[166,180]

Na maioria dos laboratórios, os anticorpos estimuladores são medidos pela sua capacidade de inibir a fixação de TSH (marcado com isótopos radiativos) a membranas solúveis de células tireoidianas de suínos, sendo o exame

**TABELA 8. Resumo das disfunções tireoidianas na gestação**

| Disfunção | TSH sérico | T4 total sérico | T4 livre sérico* | Tratamento |
|---|---|---|---|---|
| Hipotireoidismo subclínico | 1° trimestre: > 2,5 mUI/L<br>2° trimestre: > 3,0 mUI/L<br>3° trimestre: > 3,5 mUI/L | Normal | Normal | Levotiroxina |
| Hipotireoidismo clínico | 1° trimestre: > 2,5 mUI/L<br>2° trimestre: > 3,0 mUI/L<br>3° trimestre: > 3,5 mUI/L | < 1,5× a referência do laboratório para não gestante | Abaixo dos valores de referência do laboratório | Levotiroxina |
| *Overt* hipotireoidismo | > 10 mUI/L | Normal ou diminuído | Normal ou diminuído | Levotiroxina |
| Tireotoxicose gravídica | < 0,1 mUI/mL | Normal ou pouco aumentado | Normal ou pouco aumentado | Sintomáticos |
| Hipertireoidismo subclínico | < 0,1 mUI/L | Normal | Normal | Não recomendado |
| Hipertireoidismo clínico | < 0,1 mUI/L | > 1,5× a referência do laboratório para não gestante | Acima dos valores de referência do laboratório | Drogas antitireoidianas |

* Imunoensaio competitivo por quimioluminescência (método ultrassensível).

laboratorial de escolha devido à facilidade metodológica e à alta sensibilidade para doença de Graves, oscilando entre 70 e 90%. No entanto, é um método que não distingue os autoanticorpos estimuladores dos anticorpos bloqueadores do receptor do TSH. Na prática, esse detalhe não acarreta problemas, pois o diagnóstico pode ser feito pela elevação hormonal e pelo quadro clínico. Em outras condições, como na predição de disfunção tireoidiana fetal e/ou neonatal, essa determinação é crucial para o diagnóstico. Daí ensaios biológicos com determinação e quantificação dos autoanticorpos antirreceptores de TSH se tornarem necessários.[96]

A ação imunomoduladora da gestação tende a promover melhora da atividade imunológica antitireoidiana. Aliada à elevação da TBG e ao aumento de formas ligadas de hormônio tireoidiano, tradicionalmente há melhora da doença, principalmente no segundo e no terceiro trimestres, o que ocorre em até dois terços das gestantes. Em contrapartida, no puerpério, com o declínio da atividade imunossupressora e a exacerbação da imunidade humoral, há uma tendência à reativação do quadro clínico de hipertireoidismo, principalmente após o terceiro mês pós-parto (Figura 6).[51,58]

## Quadro clínico

Os sinais e sintomas do hipertireoidismo estão relacionados ao estado metabólico hiperdinâmico (Tabela 9).[61]

Em gestantes com hipertireoidismo não compensado e/ou não tratado, é possível observar irritabilidade e agressividade, inquietação, tremores finos, taquicardia e ganho de peso inferior ao esperado ou mesmo perda de peso. Hipertensão e/ou pré-eclâmpsia podem ocorrer nos casos de maior gravidade.[61] Durante a gravidez, o quadro clínico sofre alterações em consonância com a idade gestacional.

No primeiro trimestre de gestação, pela coestimulação provocada pela hCG, observa-se piora do quadro clínico. No segundo e no terceiro trimestres, devido ao efeito imunossupressor e à elevação da TBG, o quadro clínico da doença apresenta-se menos exacerbado.[36]

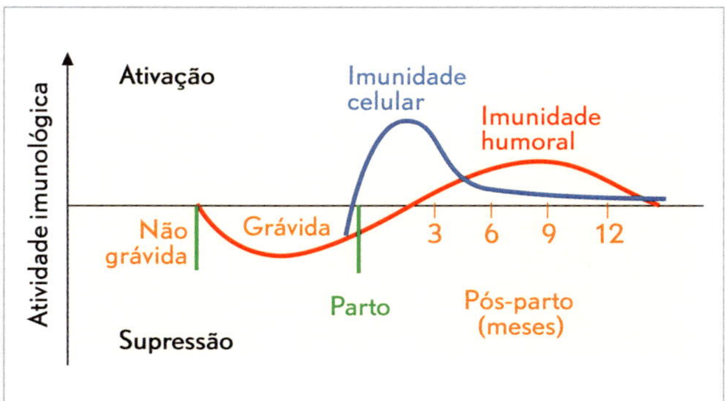


FIGURA 6. Rebote imunológico após a gravidez.

TABELA 9. Principais sinais e sintomas do hipertireoidismo

| |
|---|
| **Sintomas** |
| Palpitações |
| Insônia |
| Irritabilidade, nervosismo |
| Intolerância ao calor |
| Intolerância aos exercícios |
| Prurido |
| Perda de peso |
| Redução do ganho de peso |
| Exoftalmia |
| Lacrimejamento |
| Alteração visual |
| **Sinais** |
| Taquicardia |
| Elevação da pressão arterial |
| Fibrilação atrial |
| Tremores finos de extremidade |
| Hiper-reflexia |
| Bócio |
| Pele quente |
| Urticária |
| Edema pré-tibial |
| Edema periorbitário |
| Proptose |

## Complicações maternas e neonatais

O hipertireoidismo clínico não tratado pode desencadear complicações graves na mãe e em seu concepto (Tabela 10).

As taxas de abortamento e de partos prematuros em gestantes com hipertireoidismo não tratado são significativamente maiores que as taxas em gestantes tratadas. Momotani e Ito[133] encontraram taxas de 25,7 e 12,8% de abortamentos e partos prematuros, respectivamente, em gestantes não tratadas, em comparação com 14,9 e 9,5% em pacientes controladas clinicamente, concluindo que o tratamento do hipertireoidismo na gravidez reduz o risco dessas intercorrências.

Davis et al.[104] estudaram a incidência de insuficiência cardíaca congestiva entre gestantes tratadas e não tratadas e também encontraram diferença significativa (3 *versus* 62%) entre os grupos.[104] Millar et al.[132] avaliaram o risco relativo de ocorrência de baixo peso ao nascer, prematuridade e pré-eclâmpsia grave em pacientes não tratadas, tratadas e em grupo-controle de gestantes normais[132] e não encontraram diferenças significativas entre o grupo-controle e as gestantes tratadas; porém, a diferença foi significativa quando a comparação envolvia o grupo não

TABELA 10. Complicações materno-fetais do hipertireoidismo clínico não tratado

| |
|---|
| **Maternas** |
| Abortamento |
| Pré-eclâmpsia |
| Insuficiência cardíaca congestiva |
| DPP |
| Crise tireotóxica |
| Fibrilação atrial |
| Prematuridade |
| *Diabetes mellitus* gestacional |
| **Fetais** |
| Prematuridade |
| RCF |
| Óbito fetal |
| Bócio fetal |
| Hipotireoidismo fetal |
| Hipertireoidismo fetal e neonatal |
| Baixo peso ao nascer |
| Convulsões no recém-nascido |
| Distúrbios neurocomportamentais do recém-nascido |

DPP: descolamento prematuro de placenta; RCF: restrição do crescimento fetal.

tratado. O risco relativo nesse grupo para baixo peso, prematuridade e pré-eclâmpsia grave foi de 9,2, 16,5 e 4,7, respectivamente.[132]

Pela capacidade de atravessar a barreira placentária, os fetos de mulheres com TRAb ou que estejam em uso de drogas antitireoidianas podem apresentar sinais de hiper ou hipotireoidismo, que incluem aumento do volume da tireoide, restrição do crescimento fetal, hidropsia, bócio, idade óssea avançada, alteração do ritmo cardíaco e insuficiência cardíaca.[166]

## Diagnóstico

O diagnóstico pode ser difícil quando os sintomas são frustros, pois podem ser confundidos com estados hiperdinâmicos da gravidez. O diagnóstico de hipertireoidismo primário é realizado quando a dosagem de T4 total ou de T4 livre se apresenta aumentada e o TSH, suprimido, com presença de autoanticorpos.[11]

A quantificação de T4 (forma total ou livre) tem importância no diagnóstico e na decisão terapêutica. Níveis normais determinam o diagnóstico de hipertireoidismo subclínico, que não está associado a complicações obstétricas. Uma vez que o tratamento clínico implica risco de hipotireoidismo fetal, essas pacientes não devem ser tratadas com tionamidas. Em contrapartida, níveis elevados de T4 livre ou T4 total determinam hipertireoidismo clínico e estão associados às complicações obstétricas já mencionadas; demandam, portanto, tratamento com drogas antitireoidianas.[61,162]

A dosagem laboratorial de autoanticorpos, principalmente daqueles com atividade estimuladora (antirreceptor do TSH – TRAb), também tem importante papel no acompanhamento da gestação:

- A elevação acentuada relaciona-se à atividade autoimune e à estimulação da tireoide do feto, com consequente hipertireoidismo fetal e/ou neonatal. Pode haver dificuldade no controle medicamentoso e necessidade de maiores doses de medicação.
- Baixos níveis de anticorpos têm relação com menor estimulação tireoidiana, sendo bons indicadores para redução ou suspensão da terapêutica antitireoidiana durante a gravidez.[61]

Orientações quanto à dosagem do TRAb durante a gestação:

a. Dosar no início da gestação quando:
   - Doença de Graves em uso de tionamidas.
   - Doença de Graves previamente tratada com iodo radioativo ou tireoidectomia.

b. Dosar novamente entre 18 a 22 semanas de gestação quando:
   - TRAb estiver elevado no início da gestação (> 3 vezes o valor de referência).
   - Houver manutenção do tratamento da doença de Graves com tionamidas no 2º trimestre.

c. Dosar novamente entre 30 a 34 semanas de gestação quando:
   - TRAb estiver elevado no 2º trimestre (> 3 vezes a referência ou > 5,0U/L).
   - Houver manutenção do tratamento da doença de Graves com tionamidas no 3º trimestre.

O principal diagnóstico diferencial é a tireotoxicose gravídica, que está relacionada a altos níveis de hCG, capaz de estimular os receptores de TSH, podendo causar elevação das frações livre e total de T4 e consequente redução dos níveis circulantes de TSH. Essa alteração da função tireoidiana pode causar confusão com o diagnóstico de doença de Graves.[173] Para se estabelecer o diagnóstico diferencial, o quadro clínico de tireotoxicose gravídica está mais relacionado a sinais e sintomas de hiperêmese gravídica do que ao quadro hiperdinâmico típico da doença de Graves. Além disso, a ausência de anticorpos antitireoidianos e a tendência à normalização dos níveis de TSH, concomitante com a queda fisiológica dos níveis da hCG, sugerem o diagnóstico de tireotoxicose gravídica (Tabela 11).[61,95]

**TABELA 11. Diagnóstico diferencial entre doença de Graves e tireotoxicose gravídica**

| Parâmetros | Tireotoxicose gravídica | Doença de Graves |
|---|---|---|
| Sintomas pré-gravídicos | – | ++ |
| Sintomas durante a gestação | –/+ | +/+++ |
| Náuseas e vômitos | +++ | –/+ |
| Bócio e oftalmopatia | – | + |
| Anti-TPO | – | + |
| TRAb | – | + |
| Tendência do TSH ao longo da gestação | Desbloquear | Manter-se bloqueado |

Anti-TPO: anticorpos antitireoperoxidase; TSH: hormônio estimulador da tireoide; TRAb: anticorpo antirreceptor de TSH.

## Tratamento

O hipertireoidismo clínico descompensado na gravidez causa complicações para o concepto e para a gestante. As medicações utilizadas podem apresentar malefício, já que atravessam a barreira placentária e podem desencadear bloqueio da glândula fetal e consequente hipotireoidismo.[103] Por conta disso, o tratamento deve ser cuidadoso e equilibrado. Deve ser utilizada terapêutica mínima, visando a manter os níveis de T4 total ou T4 livre no limite superior da normalidade.[162,166,180]

### Tratamento medicamentoso

Drogas antitireoidianas são o tratamento de escolha durante a gestação. Utilizam-se o propiltiouracila e o tiamazol (também conhecido como metimazol), que pertencem à classe das tioureias. Esses medicamentos atravessam a barreira placentária e podem causar hipotireoidismo fetal com ou sem bócio. Essas drogas são consideradas de categoria D pela FDA, ou seja, apresentam evidências de risco para o feto humano, mas o benefício pode sobrepujar os riscos e justificar seu uso.

O mecanismo de ação desses medicamentos é similar. Ambas inibem a organificação do iodo pela tireoide e têm efeito máximo após aproximadamente 15 dias do início do tratamento. Atribuem-se ainda à propiltiouracila papel inibitório na deiodação do T4 livre em T3 livre, forma ativa do hormônio, e ação na imunidade local tireoidiana.

A propiltiouracila é a droga de escolha para o tratamento do hipertireoidismo no primeiro trimestre, uma vez que apresenta menor passagem placentária que o tiamazol, droga associada a maior risco de malformações fetais, como atresia esofágica e cloacal, déficit psicomotor e, especialmente, *aplasia cutis*.[57,156]

Por sua vez, a propiltiouracila tem sido associada a quadros de hepatite fulminante, motivo por que se tem recomendado que a droga seja substituída pelo tiamazol no segundo trimestre. Atualmente a troca é sugerida, mas não é obrigatória. A equivalência das drogas é de aproximadamente 5 mg de tiamazol para cada 100 mg de propiltiouracila, mas deve-se estar atento ao risco de descompensação clínica quando se realiza a troca entre os medicamentos. Alternativamente, pode-se manter o uso de propiltiouracila no segundo e terceiro trimestres, desde que se faça bimensalmente a vigilância dos efeitos colaterais (hemograma e enzimas hepáticas) junto às dosagens de hormônios tireoidianos. Tal vigilância também deve ser feita com o tiamazol.[162,163,180]

A propiltiouracila é usada na dose de 100 a 600 mg/dia, dividida em três tomadas diárias. A dose inicial sugerida para tratamento é de 100 a 200 mg/dia. O tiamazol é administrado nas doses de 5 a 30 mg/dia, em uma ou duas tomadas diárias, sendo a dose inicial sugerida de 10 a 20 mg/dia.[69,79,180] Doses superiores a essas podem apresentar maior passagem transplacentária para o feto e maior risco de efeitos adversos. Quando a necessidade da droga é crescente e supera o limite de referência, duas possibilidades serão consideradas: não aderência e refratariedade ao tratamento clínico. Nesse momento, pode-se reforçar a aderência ao tratamento ou considerar a troca de uma tionamida por outra, ou ainda considerar a realização de tireoidectomia (em casos individualizados).

Efeitos colaterais atribuídos às tioureias ocorrem em 3 a 5% das pacientes e incluem prurido e *rash* cutâneo, poliartrite migratória lúpus-símile, hepatite medicamentosa (1%) e agranulocitose (1:3.000). Esse evento grave exige suspensão imediata da droga.[179]

É de extrema importância orientar as pacientes quanto aos efeitos adversos das tionamidas. Deve-se suspender imediatamente a medicação e procurar pronto atendimento em caso de:

- Dor de garganta, febre, dor de cabeça ou mal-estar para realizar coleta de sangue para investigar agranulocitose.
- Dor abdominal acompanhada de urina acastanhada e fezes esbranquiçadas para descartar a hipótese de hepatite medicamentosa.

Outra questão a ser considerada é a possibilidade de suspensão da medicação durante a gestação, levando-se em conta que até dois terços dos casos apresentaram melhora durante a gravidez. A suspensão pode ser realizada em 20 a 30% das pacientes, diante das seguintes condições: hipertireoidismo bem controlado com baixas doses de tioureias e baixos níveis de TRAb (abaixo do valor de referência). Devem-se considerar a redução e a eventual suspensão da medicação a partir de 20 semanas de gestação, em especial a partir de 32 semanas, objetivando-se reduzir a passagem da droga ao feto.[61,62]

As tioureias levam de 7 a 15 dias para atingir seu melhor efeito, o que obriga a utilização de drogas coadjuvantes que controlem os sintomas de hiperdinamismo em pacientes descompensadas. O principal medicamento para controlar o estado hiperdinâmico do hipertireoidismo descompensado é o propranolol. Esse medicamento é um betabloqueador e deve ser utilizado nas doses de 40 a 120 mg/dia, divididos em três a quatro tomadas, principalmente em gestantes com frequência cardíaca superior a 100 bpm. Sendo droga coadjuvante, é de uso restrito ao início do tratamento, devendo ser suspensa quando o efeito das tioureias se efetivar. Os principais efeitos fetais do uso prolongado e em altas doses do propranolol são hipoglicemia neonatal e RCF.[36] Pode-se também utilizar o metoprolol na dose de 100 mg/dia.

Outros medicamentos, como os que bloqueiam a liberação do hormônio tireoidiano (iodeto de potássio, solução de lugol forte e dexametasona) são utilizados, excepcionalmente, em situações emergenciais, como na crise tireotóxica.

O controle laboratorial é realizado por meio da dosagem sérica de T4 total a cada 2 semanas nos casos mal controlados (e em todo ajuste de dose) e a cada 4 a 6 semanas nos casos bem controlados, podendo-se utilizar, como alternativa, a dosagem do T4 livre. Deve-se dosar o TRAb no início da gestação e uma vez por trimestre (conforme orientações específicas apresentadas anteriormente), para se avaliar o risco de hipertireoidismo fetal/neonatal. Além disso, a avaliação clínica é fundamental para verificar a evolução do tratamento.

### Tratamento radioativo

O tratamento com iodo radioativo ($^{131}I$) é contraindicado na gravidez.[161] O iodo radioativo pode atravessar a barreira placentária e causar ablação da tireoide fetal após 10 semanas de gestação e hipotireoidismo congênito antes desse período. Recomenda-se intervalo mínimo de 6 meses entre o tratamento com esse agente e a liberação para gravidez.[161,177]

Na amamentação, a terapêutica radioativa também está contraindicada, sendo recomendado que a lactante exposta ao iodo radioativo espere ao menos 120 dias para reiniciar o aleitamento.[15,161]

### Tratamento cirúrgico

A remoção parcial ou total da glândula é medida de segunda linha na gestação, devido aos riscos cirúrgicos e anestésicos. Se indicada, deve ser realizada prioritariamente entre 14 e 22 semanas de gravidez.[61]

Suas indicações principais são refratariedade ao tratamento medicamentoso habitual, necessidade de altas doses de tioureias, alergia a ambas as tioureias, bócios gigantes ou câncer de tireoide.

Uma vez indicada a cirurgia, deve-se objetivar a prevenção de crise tireotóxica com o uso de betabloqueadores, mantendo-se a frequência cardíaca entre 80 e 100 bpm.

Imediatamente após a cirurgia, indica-se reposição hormonal com levotiroxina.[61]

### Tratamento obstétrico

É imprescindível diagnosticar e acompanhar as intercorrências da doença sobre o concepto. A ultrassonografia morfológica entre 20 e 24 semanas de gestação deve atentar para a avaliação do tamanho da tireoide fetal.[166] No HC-FMUSP, foram construídas curvas de normalidade da biometria da tireoide fetal, conforme se observa na Tabela 12.[183]

O aumento das medidas da tireoide fetal é indicativo de bócio e pode ser consequência de:

- Hipotireoidismo fetal, pela passagem das drogas utilizadas no tratamento materno ou mais raramente pela inibição por autoanticorpos.
- Hipertireoidismo fetal, resultante da passagem de anticorpos estimuladores através da placenta. Essa situação pode ser encontrada no grupo de gestantes com tratamento definitivo prévio (iodo radioativo ou cirúrgico) e que apresentam altos níveis de anticorpos estimuladores. O diagnóstico é feito por meio de suspeita clínica (elevação de TRAb, taquicardia fetal).

A ultrassonografia mensal está indicada, pois o hipertireoidismo, principalmente quando descompensado, associa-se a maiores taxas de RCF.[40]

A avaliação do feto por meio da Dopplervelocimetria é instituída a partir da viabilidade fetal e o perfil biofísio fetal, a partir de 26 semanas.

### Parto e puerpério

O parto raramente precisa ser antecipado e a sua via é de indicação obstétrica, exceto nos casos de descontrole clínico grave, nos quais se dá preferência à cesárea.[61] Recomenda-se evitar o pós-datismo.[180]

Após o parto, a necessidade de tioureia pode estar mantida ou aumentada, em razão da atenuação da imunossupressão da gravidez. Orienta-se manter a dose de tioureia utilizada ao final da gestação e realizar a dosagem sérica de TSH e T4 livre ou total após 2 a 3 semanas.[170]

A amamentação em pacientes que utilizam tioureias é assunto controverso, já que um precursor dessas drogas, a tiouracila, apresenta concentração três vezes maior no leite que no plasma materno 2 horas após a administração.[57,61]

A preocupação de obstetras e neonatologistas em relação à passagem de tioureia pelo leite diz respeito ao seu

TABELA 12. Intervalos de normalidade de 95% para perímetro, área e diâmetro transverso da tireoide fetal em função da idade gestacional

| Idade gestacional (semanas) | Intervalo de normalidade | | | | | |
|---|---|---|---|---|---|---|
| | Perímetro (cm) | | Área (cm²) | | Diâmetro transverso (cm) | |
| | Inferior | Superior | Inferior | Superior | Inferior | Superior |
| 22 | 2,30 | 4,08 | 0,07 | 1,07 | 0,80 | 1,55 |
| 23 | 2,45 | 4,23 | 0,15 | 1,16 | 0,86 | 1,61 |
| 24 | 2,60 | 4,37 | 0,24 | 1,24 | 0,91 | 1,66 |
| 25 | 2,74 | 4,52 | 0,32 | 1,33 | 0,97 | 1,72 |
| 26 | 2,89 | 4,66 | 0,41 | 1,41 | 1,02 | 1,77 |
| 27 | 3,03 | 4,81 | 0,49 | 1,50 | 1,07 | 1,82 |
| 28 | 3,18 | 4,96 | 0,58 | 1,58 | 1,13 | 1,88 |
| 29 | 3,33 | 5,10 | 0,66 | 1,67 | 1,18 | 1,93 |
| 30 | 3,47 | 5,25 | 0,75 | 1,75 | 1,24 | 1,99 |
| 31 | 3,62 | 5,39 | 0,83 | 1,84 | 1,29 | 2,04 |
| 32 | 3,76 | 5,54 | 0,92 | 1,92 | 1,34 | 2,09 |
| 33 | 3,91 | 5,69 | 1,00 | 2,01 | 1,40 | 2,15 |
| 34 | 4,06 | 5,83 | 1,09 | 2,09 | 1,45 | 2,20 |
| 35 | 4,20 | 5,98 | 1,17 | 2,18 | 1,51 | 2,26 |
| 36 | 4,35 | 6,12 | 1,26 | 2,26 | 1,56 | 2,31 |
| 37 | 4,49 | 6,27 | 1,34 | 2,35 | 1,61 | 2,36 |

Tabela adaptada de Bernardes.[183]

potencial de ação inibitória na produção dos hormônios tireoidianos no recém-nascido e ao consequente comprometimento do seu desenvolvimento neurológico.

A taxa de excreção láctea da propiltiouracila é de cerca de 0,025% da dose ingerida pela mãe nas primeiras 4 horas. Dessa forma, para cada 200 mg de propiltiouracila ingeridos pela mãe, 149 mcg estariam presentes no plasma do lactente, o que não levaria ao bloqueio efetivo da tireoide da criança.[103] Sabe-se, ainda, que a excreção láctea de tiamazol é cerca de quatro a sete vezes maior do que a de propiltiouracila. Estudos mostram que a ingestão de 40 mg de tiamazol pela lactante resulta na transferência de 70 mcg da droga para o recém-nascido. Isso corresponderia à ingestão de 1,2 mg para um adulto de 70 kg e poderia ocasionar algum grau de bloqueio da glândula do lactente.[103]

Durante o período lactacional, recomendam-se a manutenção da amamentação e o uso de droga antitireoidiana em dose segura. Considera-se que a amamentação é segura em doses de até 450 mg/dia de propiltiouracila e de 20 mg/dia de tiamazol;[180] no entanto, estudos recentes não demonstraram alteração da função tireoidiana em recém-nascidos amamentados por lactantes que usaram até 750 mg de propiltiouracila e até 30 mg de tiamazol diários.[93,134] Orienta-se a lactante a tomar o comprimido da medicação após o término das mamadas, a fim de evitar concomitância com o pico sérico da droga.[93,134] Um novo controle de TSH e T4 livre deve ser solicitado em 6 semanas, ou antes, caso a paciente apresente sinais ou sintomas de descompensação da doença.

Na Tabela 13 é apresentado um esquema para o uso das tioureias na amamentação.

## Crise tireotóxica

A crise tireotóxica é emergência clínica rara que ocorre em 1% das pacientes com hipertireoidismo, atingindo taxas de mortalidade materna em torno de 10%. Caracteriza-se por febre alta, taquicardia, agitação, vômitos, diarreia, desidratação, confusão, estupor, arritmia cardíaca e hipotensão (Tabela 14).[171] Laboratorialmente, encontram-se elevação de T4 livre e supressão de TSH.[161] O tratamento exige cuidados em unidade de terapia intensiva (UTI) e está esquematizado na Figura 7.[163,173]

Cuidados gerais requerem manutenção das vias aéreas pérvias, monitorização dos parâmetros hemodinâ-

**TABELA 13. Recomendações na amamentação de filhos de mulheres com hipertireoidismo**

| | |
|---|---|
| Avaliação da necessidade de terapêutica com tioureias | |
| Dose segura: | • Propiltiouracila < 450 mg/dia |
| | • Tiamazol < 20 mg/dia |
| Fracionar a dose | |
| Ingerir a tioureia após cada mamada | |
| Respeitar intervalo de 3 a 4 horas entre as mamadas | |
| Monitorizar a função tireoidiana do lactente | |

**TABELA 14. Critérios diagnósticos para crise tireotóxica**

| Critério | Pontuação |
|---|---|
| **Disfunção termorregulatória** | |
| Temperatura (°C) | |
| • 37,2-37,7 | 5 |
| • 37,8-38,2 | 10 |
| • 38,3-38,8 | 15 |
| • 38,9-39,3 | 20 |
| • 39,4-39,9 | 25 |
| • ≥ 40 | 30 |
| **Cardiovascular** | |
| Taquicardia (batimentos por minuto) | |
| • 99-109 | 5 |
| • 110-119 | 10 |
| • 120-129 | 15 |
| • 130-139 | 20 |
| • ≥ 140 | 25 |
| Fibrilação atrial | |
| • Presente | 10 |
| • Ausente | 0 |
| Insuficiência cardíaca congestiva | |
| • Ausente | 0 |
| • Leve | 5 |
| • Moderada | 10 |
| • Grave | 15 |
| **Disfunção hepática e gastrointestinal** | |
| Manifestação | |
| • Ausente | 0 |
| • Moderada (diarreia, dor abdominal, náuseas/vômitos) | 10 |
| • Grave (icterícia) | 20 |
| **Distúrbio do sistema nervoso central** | |
| Manifestação | |
| • Ausente | 0 |
| • Leve (agitação) | 10 |
| • Moderada (delírio, psicose, letargia extrema) | 20 |
| • Grave (convulsão, coma) | 30 |
| **História precipitante*** | |
| *Status* | |
| • Positivo | 0 |
| • Negativo | 10 |

Escore ≥ 45 sugere crise tireotóxica instalada; 25-44 sugere crise tireotóxica iminente; ≤ 24 afasta o diagnóstico de crise tireotóxica.
* História preciptante: trauma, infecções, uso de iodo, descontinuidade ou irregularidade do uso de tionamidas, cirurgia (tireoidiana ou outra localização), trabalho de parto e parto. (Tabela adaptada de Ross et al.[171])

micos, administração de líquidos e nutrientes, oxigenoterapia e antipiréticos.

Orienta-se a estabilização do quadro clínico, seguida de reavaliação obstétrica. A resolução da gestação durante tempestade tireotóxica não é recomendada, a não ser em casos de sofrimento fetal ou quando não ocorrer melhora do quadro clínico. A gestação não muda o prognóstico do evento, cuja ocorrência está relacionada ao tempo de mau controle da doença.

## Hipertireoidismo neonatal

O hipertireoidismo neonatal é infrequente, atingindo menos de 1% das crianças nascidas de mães com hipertireoidismo. No entanto, é bastante grave quando não diagnosticado. Ocorre em virtude da passagem de anticorpos estimuladores da mãe para o feto. Durante a gravidez, o feto se beneficia do tratamento materno com tioureias. Após o parto, no entanto, as crianças que permanecerem com elevados títulos de anticorpos maternos podem desenvolver a doença.[103]

## Hipotireoidismo neonatal

O hipotireoidismo neonatal pode ser congênito ou transitório, sendo este induzido por drogas.

A incidência de hipotireoidismo congênito na maioria dos países é de 1:3.500 nascidos vivos. No Brasil, por iniciativa de Benjamin Schimdt (da Associação de Pais e Amigos dos Excepcionais de São Paulo), é realizada a triagem de hipotireoidismo congênito em todos os recém-nascidos desde a década de 1980. Essa pesquisa justifica-se pelas graves repercussões às crianças não tratadas (cretinismo).[179]

O hipotireoidismo neonatal transitório é em geral induzido pelo uso de propiltiouracila e tiamazol. O diagnóstico pode ser intrauterino, e o tratamento é feito reduzindo-se a droga antitireoidiana, quando possível.

Tanto o hiper como o hipotireoidismo podem se desenvolver com bócio fetal e são mais comuns nos casos de hipertireoidismo materno. As Figuras 8 e 9 ilustram imagens de bócio fetal.[116]

# HIPOTIREOIDISMO

## Hipotireoidismo clínico

### Prevalência e etiologia

O hipotireoidismo está mais frequentemente associado à disfunção primária da glândula tireoide. Raramente é secundário a uma doença da hipófise e/ou do hipotálamo.

A doença primária, que leva à destruição da glândula, pode apresentar etiologia diversa, incluindo tireoidi-

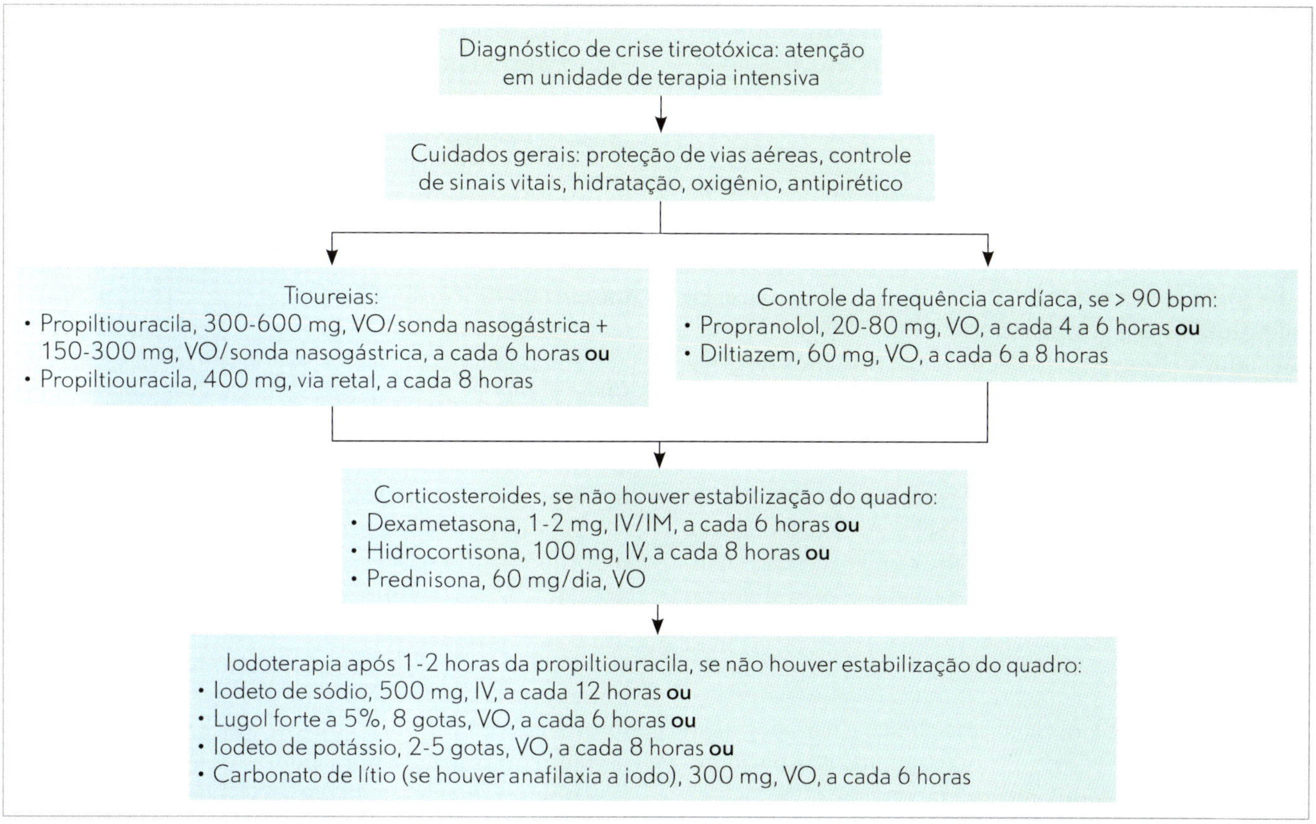


**FIGURA 7.** Tratamento da crise tireotóxica na gestação. IM: via intramuscular; IV: via intravenosa; VO: via oral. (Figura adaptada de Fitzpatrick et al.[24])

te de Hashimoto, tratamento prévio com iodo radioativo, ablação cirúrgica da tireoide ou mesmo a doença de Hashi-Graves em fases mais avançadas. Na doença de Hashi-Graves, encontram-se títulos elevados de anticorpos antitireoidianos, comuns na doença de Hashimoto, e quadro de hipertireoidismo. Com a evolução da doen-

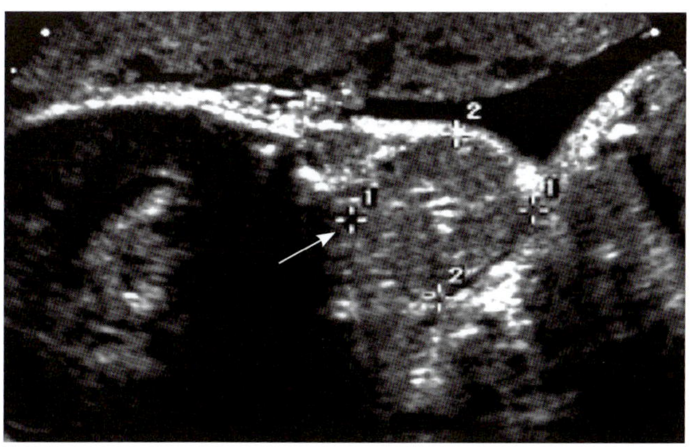

**FIGURA 8.** Imagem ultrassonográfica de bócio fetal, evidenciando medida da tireoide fetal (seta). (Figura retirada de Karabulut et al.[116])

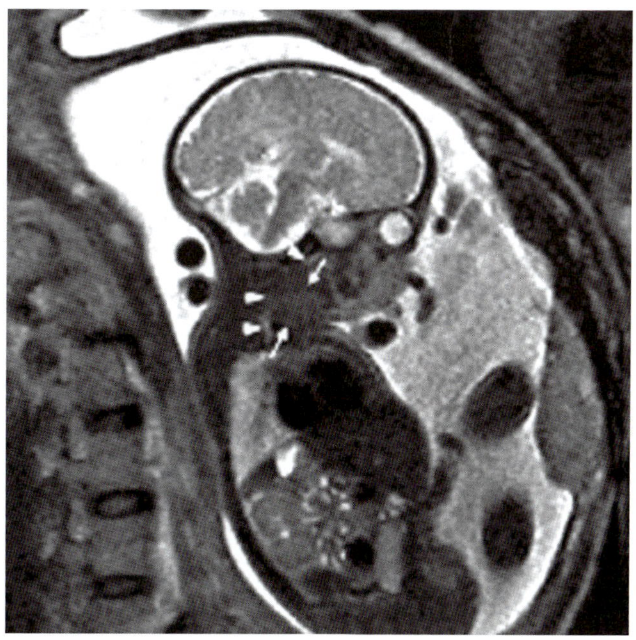

**FIGURA 9.** Imagem de ressonância nuclear magnética de bócio fetal (setas). (Figura retirada de Karabulut et al.[116])

ça, pode-se ter como quadro clínico o hipotireoidismo. É preciso lembrar que pacientes com hipotireoidismo secundário a tratamento prévio de doença de Graves podem apresentar TRAb e todas as repercussões a ele relacionadas, como já discutido anteriormente.

A deficiência de iodo no Brasil é causa pouco comum de hipotireoidismo em virtude da política de iodação do sal.[62,179] O hipotireoidismo é pouco comum na gravidez, principalmente porque, quando não tratado, é causa de infertilidade. Ele acomete cerca de 9:1.000 gestantes.[161] Na Clínica Obstétrica do HC-FMUSP, nos anos de 2002 e 2003, a prevalência do hipotireoidismo foi de 1,2%.

### Quadro clínico

O quadro clínico apresenta-se com fadiga, obstipação, intolerância ao frio, perda de cabelo, aumento de peso, pele seca, câibras musculares, entre outras queixas. O bócio pode ou não existir. Durante a gravidez, esses sintomas podem ser confundidos com queixas típicas da gestação.[177]

### Diagnóstico

O diagnóstico de hipotireoidismo clínico é feito por meio da dosagem do TSH e do T4 total ou livre. Nas pacientes com disfunção glandular primária, espera-se TSH acima dos valores de referência para o trimestre e T4 total ou livre diminuídos. Também pode-se considerar hipotireoidismo clínico (*overt* hipotireoidismo) o achado de TSH maior que 10 mUI/L, a despeito dos níveis de T4 total ou livre.[173] A presença de anti-TPO e antitireoglobulina (anti-TG) relaciona-se com a doença de Hashimoto.

### Complicações materno-fetais

Estudos demonstram taxas aumentadas de complicações materno-fetais nas gestantes com hipotireoidismo não tratado. Observa-se que, na presença desta doença, elevam-se as taxas de intercorrências como abortamento, óbito fetal, prematuridade, pré-eclâmpsia, RCF, anemia e anomalias congênitas.[24,113,162,166,177]

As taxas de abortamento são maiores em mulheres que apresentam hipotireoidismo pré-gestacional. A presença de anti-TPO aumenta em duas vezes o risco de perdas fetais precoces (17 *versus* 8,4%), e estima-se que 6% dos abortamentos são associados à autoimunidade tireoidiana.[32] A presença de TSH elevado também se correlaciona com perdas fetais (3,8 *versus* 0,9%).[49] Quando o TSH é superior a 10 mU/L, essa taxa pode chegar a 8,1%.[49]

O não tratamento, mesmo em formas leves de disfunção tireoidiana, está associado a déficit no desenvolvimento intelectual de crianças em idade pré-escolar e escolar.[162]

Os anticorpos anti-TG e anti-TPO não atravessam a barreira placentária e, portanto, não causam disfunções na tireoide fetal; contudo, os anticorpos bloqueadores do receptor de TSH podem atravessar essa barreira e causar hipotireoidismo neonatal em 1:180.000 neonatos.

## Hipotireoidismo subclínico

O hipotireoidismo subclínico é definido como elevações dos níveis circulantes de TSH (porém abaixo de 10 mUI/L), sem alterações dos valores absolutos dos hormônios tireoidianos (T4 total, T4 livre e T3), em pacientes assintomáticas.

Sua incidência é de 2 a 5% no início da gestação.[162] Klein et al.[117] mostraram que 58% das gestantes com TSH acima de 6 mUI/L têm anticorpos anti-TPO *versus* 11% das gestantes com TSH normal, mostrando etiologia autoimune como a principal causa da doença.[117]

Há divergência na literatura quanto à associação do hipotireoidismo subclínico com maiores taxas de parto prematuro, descolamento prematuro de placenta, pré-eclâmpsia, *diabetes mellitus* gestacional e admissão em UTI neonatal.[97,98,101,150,154] Alterações no desenvolvimento neuropsicológico têm sido observadas em filhos de mulheres com hipotireoidismo subclínico.[124] Um estudo pioneiro realizado por Haddow et al.[175] em 1999 avaliou o quociente de inteligência (QI) de 62 crianças com 8 anos de idade nascidas de mães portadoras de hipotireoidismo subclínico durante a gestação (tratadas e não tratadas) e as comparou com 124 crianças do grupo-controle, em uma região sem deficiência de iodo. Crianças de mães com hipotireoidismo subclínico apresentavam QI em média 4 pontos abaixo do QI das crianças-controle. Esse déficit tornava-se mais importante entre as crianças de mães não tratadas, nas quais a média do QI era 7 pontos mais baixa que a do grupo-controle. As crianças de mães tratadas apresentaram os mesmos resultados do grupo-controle. Apesar desses achados, ainda não existem dados que comprovem que o tratamento do hipotireoidismo subclínico durante a gestação melhore a evolução dessas crianças.[121]

Embora não haja comprovação do benefício do tratamento do hipotireoidismo subclínico durante a gestação, o potencial benefício supera os riscos do uso da levotiroxina sódica.[81] Dessa forma, é preconizado que o tratamento sempre seja instituído mediante o diagnóstico do hipotireoidismo subclínico, principalmente em mulheres com anticorpo anti-TPO positivo.[91,166,168,173,180]

## Tratamento

### Tratamento clínico

O tratamento do hipotireoidismo, tanto clínico quanto subclínico, é realizado por meio de reposição hormonal com levotiroxina sódica administrada uma vez ao dia, preferencialmente em jejum (80% de absorção intestinal). Se for ingerido com alimentos, ou mesmo com outros medicamentos,a absorção desse medicamento é reduzida para 59%.[15]

Para o hipotireoidismo clínico, recomenda-se iniciar o tratamento com 2 mcg/kg/dia, em dose única diária, em jejum, para as pacientes sem tratamento prévio, e aumentar a dosagem de acordo com a medida de TSH, dosado a cada 4 semanas, conforme indicado na Tabela 15.[158] O intuito é manter o TSH dentro do intervalo de referência para a idade gestacional.[161,162,180] Para mulheres que já usavam a levotiroxina antes da gestação, prevendo-se a necessidade de aumento da medicação, provavelmente relacionada ao aumento fisiológico dos níveis de estrógeno, orienta-se que a dose de levotiroxina seja aumentada em cerca de 30% assim que se detecte a gravidez.[162,173]

Para o hipotireoidismo subclínico, sugere-se que se inicie a levotiroxina na dose de 1,2 mcg/kg/dia, em dose única a ser tomada em jejum.[36,49,91] O controle deve ser feito por meio da dosagem de TSH a cada 4 semanas, também tendo como meta manter a concentração de TSH dentro dos valores de normalidade para a idade gestacional. Os ajustes de dose devem ser feitos de acordo com a dosagem do TSH, da mesma forma que para o hipotireoidismo clínico.

A dosagem de TSH e T4 livre deve ser realizada a intervalos de 4 semanas até se atingir controle adequado, a partir de quando pode ser espaçada para cada 6 semanas.[180]

Existe um potencial de piora do hipotireoidismo nos últimos trimestres da gravidez. Compostos à base de ferro e cálcio parecem interferir na absorção intestinal da droga e, portanto, na biodisponibilidade da levotiroxina sódica no plasma materno. Recomenda-se a ingestão desses compostos com intervalo mínimo de 4 horas após a ingestão da medicação.[100] Deve-se coletar hemograma bimensalmente, em razão do maior risco de anemia nas pacientes com hipotireoidismo.

Após o parto, recomenda-se retornar às doses de levotiroxina usadas previamente à gestação naquelas mulheres que já faziam uso do medicamento e estavam bem controladas antes da gravidez. Naquelas em que o hipotireoidismo clínico ou *overt* hipotireoidismo foi identificado na gravidez, orienta-se reduzir em 50% a dose de levotiroxina utilizada antes do parto. Para aquelas com hipotireoidismo subclínico, duas situações são previstas: se a dosagem de TSH ao diagnóstico tiver sido ≥ 5 mUI/L ou se tiver sido detectada a presença de anticorpos anti-TPO ou anti-TG, reduz-se a dose de levotiroxina à metade daquela usada ao final da gravidez; naquelas com anticorpos ausentes e TSH < 5 mUI/L ao diagnóstico, pode-se suspender a medicação após o parto. Em todas as situações descritas, deve-se reavaliar a dosagem de TSH 6 semanas após o parto para ajustes pertinentes da medicação. Não há restrições para a amamentação em mulheres usando levotiroxina.[173,180]

**TABELA 15.** Reajustes da dose de levotiroxina sódica no tratamento do hipotireoidismo conforme a dosagem de TSH

| Dosagem de TSH | Ajuste de dose |
|---|---|
| TSH < 0,1 mUI/L | Reduzir 25 mcg/dia |
| TSH > 2,5 e ≤ 4,0 mUI/L | Adicionar 25 mcg/dia |
| TSH > 4,0 e ≤ 10,0 mUI/L | Adicionar 50 mcg/dia |
| TSH > 10,0 e ≤ 20,0 mUI/L | Adicionar 75 mcg/dia |
| TSH > 20,0 mUI/L | Adicionar 100 mcg/dia |

TSH: hormônio estimulante da tireoide.

### Tratamento obstétrico

O tratamento obstétrico visa a identificar as complicações materno-fetais do hipotireoidismo. As gestantes que não obtiverem bom controle da função tireoidiana devem realizar ultrassonografia mensal após o exame morfológico de segundo trimestre.

A avaliação da vitalidade fetal é realizada a partir de 34 semanas de gestação por meio do perfil biofísico fetal em pacientes com descontrole ou descompensação da doença.

Não há contraindicação para via de parto. Nas gestantes com hipotireoidismo mal controlado, na Clínica Obstétrica do HC-FMUSP, orienta-se a resolução com 40 semanas. Nas gestantes com hipotireoidismo bem controlado e ausência de repercussões fetais, a gestação pode chegar até 42 semanas, devendo-se avaliar a vitalidade fetal a cada 3 dias a partir das 40 semanas.[180]

## HIPOTIROXINEMIA

O efeito de baixas concentrações de T4 livre no soro materno com níveis normais de TSH (hipotiroxinemia) nos resultados perinatais e neonatais não está esclarecido.[97,124,157] Em um estudo, concentrações séricas de T4 livre materno abaixo do percentil 2,5 (com TSH normal) não foram associadas com resultados adversos da gravidez.[157] Casey et al.[97] também não encontraram aumento de complicações em gestações com hipotiroxinemia isolada. Em alguns estudos, crianças e recém-nascidos cujas mães tinham as concentrações de T4 livre reduzidas (com TSH normal) durante a gestação (12 a 20 semanas) tiveram menor média de QI, desenvolvimento psicomotor ou escores comportamentais em comparação com crianças nascidas de mulheres com função tireoidiana normal durante a gestação.[124] Dessa forma, é importante esclarecer que não está indicado o tratamento da hipotiroxinemia durante a gestação.[159]

## DOENÇA AUTOIMUNE COM FUNÇÃO TIREOIDIANA NORMAL

Até 20% das mulheres em idade reprodutiva podem apresentar anti-TPO e anti-TG no início da gestação com função tireoidiana normal.[173]

Aumento do risco de perda fetal, prematuridade, mortalidade perinatal e de feto grande para a idade gestacional tem sido relatado em mulheres eutireóideas com elevados níveis de anticorpos anti-TPO no soro.[127] Mulheres eutireóideas com anticorpos anti-TPO positivo durante tratamento de reprodução assistida por fertilização *in vitro* também apresentam maiores taxas de abortamento. Em uma metanálise de quatro estudos observacionais (com 1.098 mulheres submetidas à fertilização *in vitro*), o risco de abortamento foi duas vezes maior em mulheres eutireóideas com anticorpos anti-TPO (risco relativo: 1,99; intervalo de confiança: 95%, 1,42-2,78).[130]

Essas mulheres têm risco aumentado de desenvolver disfunção tireoidiana na gestação e tireoidite pós-parto.[80] Apesar de ser um grupo-alvo de muitas pesquisas nos últimos anos, não há dados suficientes na literatura que justifiquem o rastreamento periódico durante a gravidez, nem o tratamento dessas gestantes.[162,166,177,180]

Em recente publicação do Guideline da ATA 2017,[159] os autores recomendam que as pacientes que apresentam função tireoidiana normal com anticorpos (anti-TPO ou anti-TG) positivos devem realizar dosagem de TSH mensalmente, a fim de se identificar precocemente qualquer disfunção. Até o presente momento, a literatura ainda é controversa sobre se a levotiroxina, de fato, reduz o risco de abortamento em mulheres com função tireoidiana normal e que possuem anti-TPO positivo. Entretanto, na presença de antecedente de abortamento em gestações prévias, pode-se considerar o tratamento medicamentoso, sendo a dose recomendada de levotiroxina de 25 a 50 mcg/dia.[159]

## TIREOIDITE PÓS-PARTO

A tireoidite pós-parto é uma síndrome que ocorre no primeiro ano após o parto em mulheres sem doença tireoidiana prévia.[162] É uma doença autoimune caracterizada por infiltração inflamatória linfocítica, destrutiva e indolor da tireoide. Acontece em 33 a 50% das mulheres que apresentam anti-TPO ou anti-TG.[173]

A prevalência de tireoidite pós-parto varia de 5 a 10%, oscilando, no Brasil, entre 6,7 e 13,3%, ao se considerar as puérperas acompanhadas durante 1 ano.[94,162]

A etiologia da tireoidite pós-parto não é totalmente conhecida, mas a presença de anticorpos antitireoidianos em grande número de mulheres, a infiltração linfocítica da tireoide e a associação com certos subtipos de HLA apontam fortemente para etiologia autoimune. Atualmente, a tireoidite pós-parto é considerada uma doença causada pelo rebote à imunossupressão da gravidez.[51] A evolução da tireoidite pós-parto cursa com três fases sequenciais: a tireotóxica, a hipotireoidiana e a de recuperação (Figura 10).[49]

A fase de hipertireoidismo, em geral, ocorre de 1 a 3 meses após o parto e dura cerca de 2 meses. Nesse estágio, observa-se um bócio agudo, discreto e indolor, secundário à destruiçnao do tecido tireoidiano e consequente à liberação hormonal. Os sintomas são típicos de hipertireoidismo, e laboratorialmente observam-se TSH diminuído e T4 livre normal ou elevado. A dosagem de TRAb auxilia a exclusão do diagnóstico de Graves.

A fase hipotireoidiana pode ter início entre 3 e 6 meses depois do parto e tende a ocorrer mais precocemente quando precedida pela tireotoxicose do que quando se apresenta isoladamente. Costuma ser temporária, durando de 6 a 8 meses. Nessa fase, podem manifestar-se bócio mais evidente, fadiga, depressão, diminuição da memória, intolerância ao frio, obstipação, espasmos musculares e ganho de peso.

Stagnaro-Green[79] observou em sua casuística que a forma mais comum de apresentação da tireoidite pós-parto foi como hipotireoidismo sem hipertireoidismo prévio, ocorrendo em 43% dos casos. O hipertireoidismo isolado ocorreu em 32% das pacientes e a forma clássica, com hipertireoidismo seguido de hipotireoidismo, foi a menos comum, em 25% das vezes. Raramente, pode ocorrer quadro de hipotireoidismo antes do hipertireoidismo.[49]

O tratamento é distinto para as fases:[162]

- Hipertireoidismo: o hipertireoidismo subclínico pode afetar a qualidade de vida da mulher. Quando necessário, o tratamento é sintomático. Os betabloqueadores são a medicação de escolha para alívio de palpitações, irritabilidade e nervosismo. A morbidade associada ao tratamento depende dos efeitos colaterais dos betabloqueadores. As tioureias não são tratamentos alternati-

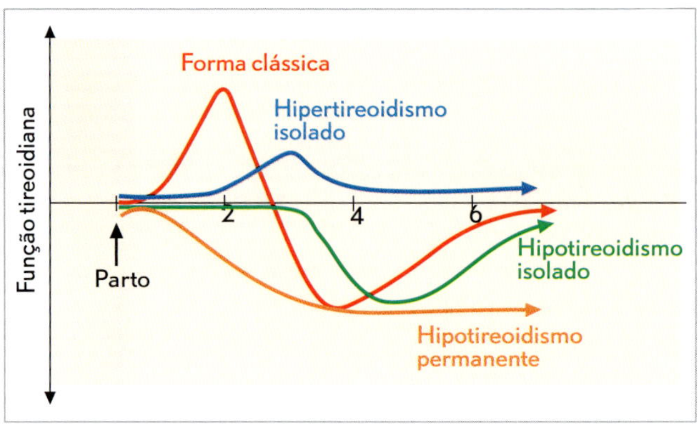


**FIGURA 10.** Possíveis evoluções da tireoidite pós-parto.

vos, pois o hipertireoidismo é causado por tireoidite destrutiva e resulta da liberação de hormônios já formados, e não da produção excessiva desses hormônios. A droga de escolha é o propranolol, porque é facilmente ajustável para a dosagem que alivia os sintomas. A terapia costuma durar menos do que 3 meses.[79] Deve-se monitorar a função tireoidiana a cada 4-8 semanas para acompanhar a evolução do quadro.

- Hipotireoidismo: os benefícios de tratar o hipotireoidismo subclínico incluem o alívio dos sintomas que podem estar presentes (pele seca, intolerância ao frio, fadiga, função cognitiva diminuída) assim como a melhora da fertilidade em mulheres com disfunção ovulatória. Stagnaro-Green[79] propõe iniciar o tratamento com levotiroxina de 50 a 100 mcg/dia em mulheres sintomáticas que desejam engravidar ou naquelas com níveis de TSH acima de 10 mU/L. Uma vez instituído, o tratamento é mantido por até 1 ano após a mulher constituir sua prole.[79] Deve-se monitorar a função tireoidiana a cada 6-8 semanas para acompanhar a evolução do quadro.

A tireoidite pós-parto apresenta como maior complicação o desenvolvimento do hipotireoidismo permanente, o que acontece em até um terço das mulheres acometidas. A tireoidite pós-parto e, particularmente, a persistência do hipotireoidismo permanente, são mais comuns em mulheres com anticorpos anti-TPO presentes no início da gravidez. Por esse motivo, recomenda-se que em mulheres que sabidamente tenham anti-TPO positivo seja dosado o TSH em 6 a 12 semanas após o parto e novamente após 6 meses.[162,166]

## NÓDULOS TIREOIDIANOS

Nódulos tireoidianos podem ser encontrados em 3 a 21% das gestantes.[173] A presença de nódulo tireoidiano palpável ou de bócio é indicativa de investigação ultrassonográfica.[33,76]

A punção aspirativa por agulha fina (PAAF) está indicada nos nódulos maiores que 1 cm ou que apresentem características suspeitas à ultrassonografia, como padrão hipoecogênico, margens irregulares, aumento de vascularização, profundidade maior que a largura e microcalcificações.[33,76,166,173]

A conduta diferencia-se de acordo com o achado citológico da PAAF e a idade gestacional, segundo o algoritmo representado na Figura 11.

A incidência do câncer de tireoide na gravidez é de 1:1.000. A gestação não altera o curso dessa entidade nem o prognóstico.[33,161] Sua presença não está correlacionada a maiores taxas de intercorrências durante a gravidez.[33]

Todavia, com base no diagnóstico da doença, medidas devem ser tomadas dependendo da idade gestacional e do estadiamento do tumor.[33] Na maioria dos casos, o tratamento pode ser postergado até o período pós-parto.[18] Se necessária, a tireoidectomia deve ser realizada no segundo trimestre, adiando-se a radioiodoterapia para o período pós-parto.[33,161]

As taxas de complicação cirúrgica são menores se a tireoidectomia é adiada para depois do parto. Isso foi ilustrado por um estudo retrospectivo de 201 gestantes submetidas a cirurgia de tireoide e paratireoide (92 mulheres submetidas à tireoidectomia por câncer de tireoide; 50 dos 201 procedimentos foram considerados emergentes/urgentes). Quando comparadas com mulheres não grávidas, mulheres grávidas tiveram taxas significativamente maiores de complicações cirúrgicas (11% *versus* 4%) e de complicações endócrinas específicas, definidas como hipoparatireoidismo materno, hipocalcemia ou lesão do nervo laríngeo recorrente (16% *versus* 8%). Mulheres com lesões microfoliculares (neoplasias foliculares) e outros achados citológicos indeterminados ou suspeitos podem representar uma decisão difícil para médico e paciente. Por saber-se que 80 a 95% desses nódulos são benignos, essas mulheres são muitas vezes encaminhadas para avaliação posterior.[119]

# PARATIREOIDES

## METABOLISMO DO CÁLCIO NA GESTAÇÃO

O metabolismo mineral durante a gestação apresenta adaptação à demanda criada pelo feto e pela placenta, que, juntos, absorvem cálcio e outros minerais do organismo materno para formação do esqueleto fetal. Mais ainda, a lactante apresenta alterações fisiológicas para suprir a demanda de cálcio para a produção de leite para o recém-nascido.[47,63]

Durante a gravidez, ocorre transferência ativa de cálcio da circulação materna para a circulação fetal. O produto conceptual consome cerca de 300 mg de cálcio diariamente, em especial no último trimestre (25 a 30 g de cálcio durante toda a gestação). Além desse fenômeno, há maior excreção de cálcio urinário pela gestante, secundária ao aumento da filtração glomerular.[47]

As alterações fisiológicas da gravidez e da lactação levam a um decréscimo dos níveis totais de cálcio sérico materno, sem prejuízo nos níveis de cálcio iônico. O transporte ativo de cálcio através da placenta independe dos níveis séricos de paratormônio (PTH) materno, porém, é parcialmente mediado pela secreção fetal e placentária de proteína relacionada do PTH (PTHrp), a qual regula o transporte placentário de cálcio e evita a desmineralização óssea materna.[45] Com isso, o nível de cálcio total materno decresce, devido à hipoal-

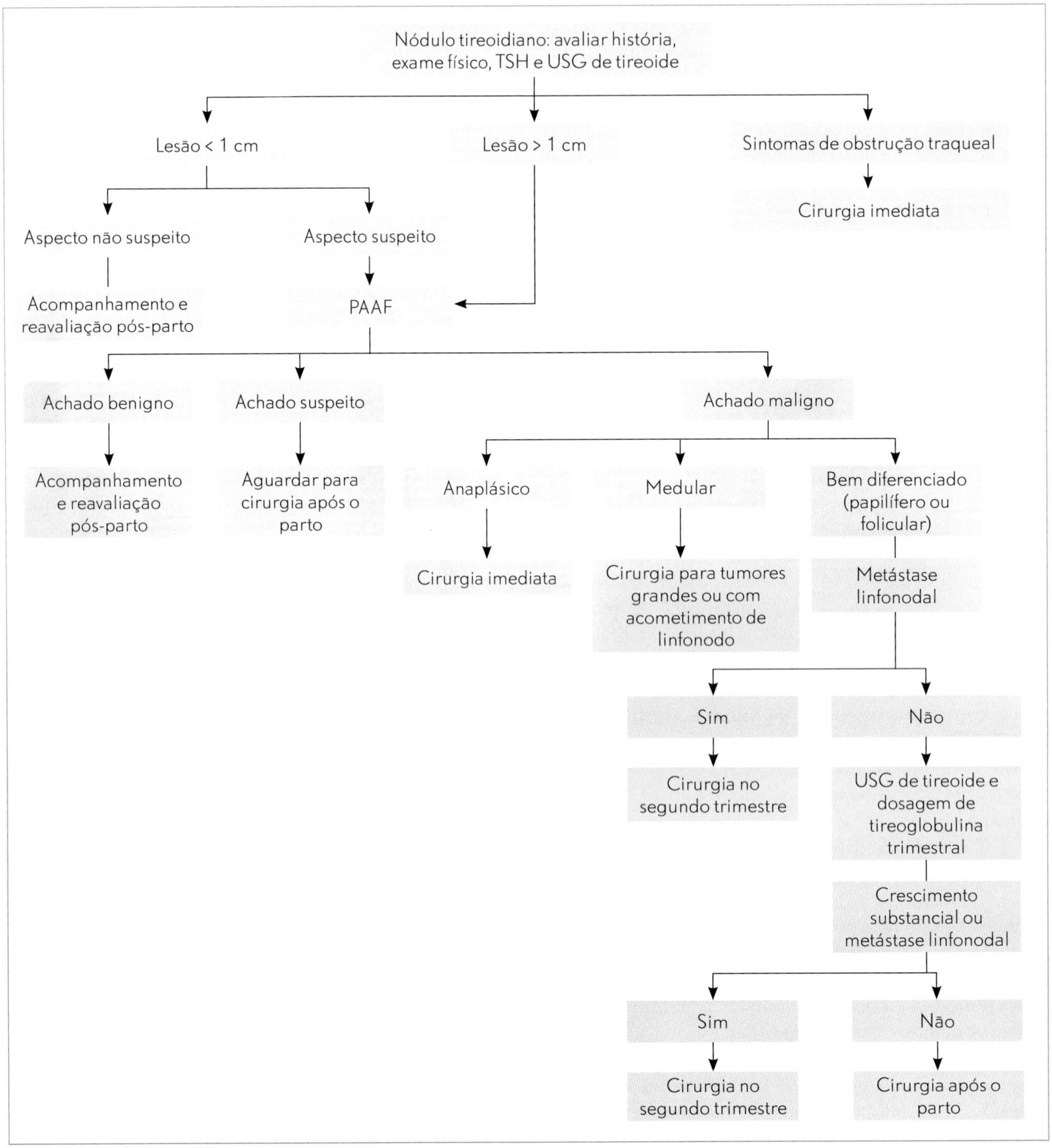


**FIGURA 11.** Algoritmo de acompanhamento e tratamento de nódulos de tireoide detectados na gestação. PAAF: punção aspirativa por agulha fina; TSH: hormônio estimulante da tireoide; USG: ultrassonografia. (Figura adaptada de Stagnaro-Green et al.[173])

buminemia gestacional, enquanto os níveis de cálcio iônico (ativo fisiologicamente) permanecem inalterados.[18] Além disso, o estradiol reduz os níveis séricos de PTH, o qual não atravessa a barreira placentária, assim como a calcitonina.[45]

A glândula paratireoide fetal diferencia-se em torno da 5ª a 6ª semana gestacional, e os níveis de cálcio sérico chegam a ser 0,5 mg/dL acima dos níveis maternos como forma de estimular a mineralização óssea fetal e de prevenir a tetania neonatal.[43,45] A produção de PTH inicia-se por volta da 10ª semana, cuja secreção pode ser regulada tanto pelos níveis de cálcio materno como fetal. Dessa forma, a hipercalcemia materna pode levar à supressão da paratireoide fetal, enquanto a hipocalcemia materna pode estar associada ao hiperparatireoidismo fetal e neonatal secundário, com consequente desmineralização óssea fetal e aumento do risco de fratura intrauterina.[43,45] Estudos recentes comprovam que não há benefício com a suplementação de cálcio durante o ciclo gravídico-puerperal em relação à profilaxia de osteoporose e de redução da massa óssea. Recomenda-se, no entanto, suplementação em casos de maior depleção de cálcio, como em adolescentes, aleitamento de mais de um recém-nascido e intervalo interpartos curto.[63]

## HIPERPARATIREOIDISMO

O hiperparatireoidismo primário é raro na gestação. A etiologia mais comum é o adenoma de paratireoide, responsável por 80 a 90% dos casos de hiperparatireoidismo. A hiperplasia glandular contribui com 15 a 20%; e carcinomas, com 1 a 2% das ocorrências. A hipercalcemia também pode existir em outras situações, como carcinomas de topografias diversas, hipertireoidismo, uso de diuréticos tiazídicos, mieloma múltiplo, intoxicação por calciferol e sarcoidose.[19,143]

Alguns aspectos fisiológicos da gravidez podem mascarar o hiperparatireoidismo, como a hipoalbuminemia, o aumento da filtração glomerular e o transporte placentário de cálcio, que reduzem o cálcio sérico. A maioria das gestantes é assintomática; no entanto, cessados esses mecanismos após o parto, a puérpera está mais sujeita aos sintomas da hipercalcemia.[114] A apresentação mais comum é a nefrolitíase, presente em 24 a 36% das pacientes com hiperparatireoidismo primário.[100,117] Outros sintomas envolvem depressão, constipação, fraturas ósseas, arritmias, fraqueza, vômitos e fadiga, muitas vezes confundidos com sintomas gestacionais. A pancreatite pode ocorrer em 7 a 13% dos casos.[47,63] Em casos mais graves (cálcio sérico acima de 15 mg/dL), pode ocorrer crise hipercalcêmica com agravamento rápido e altas taxas de mortalidade.[63]

As complicações fetais incluem RCF, prematuridade, baixo peso ao nascer e hipocalcemia neonatal.[77] Mesmo casos de hipercalcemia materna leve e assintomática podem levar à supressão das paratireoides fetais durante a gestação, com consequente tetania neonatal. A suplementação de cálcio nos primeiros dias de vida do recém-nascido é de extrema importância para evitar essa complicação.[63,143,164]

O diagnóstico do hiperparatireoidismo primário é caracterizado pelo achado de níveis aumentados de cálcio iônico associados a níveis inapropriadamente aumentados de paratormônio, excluídas outras causas de hipercalcemia, como hipercalcemia hipocalciúrica familiar e as neoplasias endócrinas múltiplas (NEM). As manifestações clínicas estão relacionadas aos níveis séricos de cálcio e a doença pode ser pouco oligossintomática quando os níveis de cálcio estão pouco aumentados. Durante a gestação, o exame de imagem de eleição para identificar nódulos de paratireoide é a ultrassonografia, já que a tomografia e a cintilografia devem ser evitadas na gravidez.[19]

O tratamento de escolha é o cirúrgico, de preferência no período preconcepcional. Nos casos diagnosticados durante a gestação, a remoção das paratireoides, no segundo trimestre, parece aceitável mediante as altas taxas de complicações.[47,63,164] O tratamento da crise hipercalcêmica deve ser imediato e contempla hidratação com solução salina 0,9% (4 a 10 L em 24 horas), uso de furosemida (para aumentar a excreção renal de cálcio) e reposição de magnésio e potássio, quando necessário. O uso de calcitonina também está descrito na crise durante a gestação.[19,47,63]

A idade gestacional e a severidade da hipercalcemia devem ser levadas em consideração ao avaliar riscos e benefícios da conduta conservadora (hiperidratação e suplementação com vitamina D) *versus* cirúrgica. As evidências atuais apontam para a paratiroidectomia como o principal tratamento, preferencialmente realizada no segundo trimestre da gestação, sobretudo quando os níveis séricos de cálcio estão acima de 11mg/dL, enquanto o manejo conservador fica mais destinado àquelas pacientes com formas leves de hiperparatireoidismo.[18,164]

Entre as opções medicamentosas, além da reposição de vitamina D, a calcitonina (categoria B pela FDA), apesar de não apresentar passagem pela barreira placentária, apresenta baixa efetividade no período gestacional, bem como maior risco de taquifilaxia, o que limita seu uso. Os bifosfonados (categoria C pela FDA), muito utilizados para tratar hipercalcemia em não gestantes, na gestação tem seu uso restrito e limitado a crises hipercalcêmica ameaçadoras à vida, uma vez que estudos em animais demonstraram aumento de malformações ósseas. O cinacalcet (categoria C pela FDA), até o momento, foi utilizado em poucas gestantes com bons resultados, porém, mais evidências sobre segurança na gestação são necessárias antes que seu uso seja recomendado na gravidez.[18,45,164]

## HIPOPARATIREOIDISMO

A causa mais comum de hipocalcemia é o hipoparatireoidismo. A deficiência de calciferol é extremamente rara. O hipoparatireoidismo secundário é mais frequente e deve-se, em geral, à paratireoidectomia acidental associada à tireoidectomia.

As manifestações clínicas, quando presentes, incluem câibras, espasmos, tetania, rigidez, agitação, catarata e elevação da pressão intracraniana. A literatura é contraditória sobre melhora ou piora de sintomas de hipocalcemia na gestação, havendo relatos das duas situações.[46]

O hipoparatireoidismo materno parece estar associado a menor peso ao nascimento e maior chance de necessidade de indução de parto.[164]

A hipocalcemia materna implica menor passagem de cálcio ao feto, com consequente hiperparatireoidismo fetal, o que leva a desmineralização esquelética, reabsorção subperióstica e osteíte fibrosa cística.[143]

O tratamento consiste em suplementação de cálcio e vitamina D3 (calcitriol), mas não existem protocolos bem estabelecidos para as doses ao longo da gravidez, devendo-se tentar manter os níveis de cálcio iônico dentro da normalidade, mas evitar efeitos adversos do excesso de cálcio e vitamina D3.[164] Recomenda-se monitorar os níveis séricos de cálcio, durante a gestação, a cada 3-4 semanas e, caso seja necessário ajuste de dose da medicação, que nova avaliação seja feita em 1-2 semanas.[43]

Após o parto, durante a lactação, há aumento da produção da proteína relacionada ao hormônio da paratireoide (PTHrP) pelas glândulas mamárias e a necessidade de suplementação de cálcio e vitamina D3 diminui.[46,47,63,142] Sugere-se dosagem de cálcio semanalmente no primeiro mês pós-parto e mensalmente durante a lactação.[164] Os diuréticos tiazídicos também podem ser utilizados como coadjuvantes, diminuindo a excreção renal. No momento do parto, pode ser necessária a reposição intravenosa de cálcio, especialmente nos casos de tetania hipocalcêmica causada por hiperventilação.[47,63]

## PONTOS-CHAVE

- Na gestação normal existe um estado de hipercortisolismo e hiperaldosteronismo relativo devido à estimulação fisiológica do eixo hipotálamo-hipófise-adrenal e do sistema renina-angiotensina-aldosterona.
- As causas da síndrome de Cushing na gestação são em sua maioria adrenais (adenoma adrenal único), ao contrário do que ocorre fora da gestação.
- O diagnóstico da síndrome de Cushing na gestação é difícil de ser realizado porque os níveis de cortisol sérico aumentam até três vezes no segundo e terceiro trimestres de gravidez.
- A insuficiência adrenal primária, ou doença de Addison, é rara na gravidez e não acarreta intercorrências obstétricas quando tratada, mas pode atingir altas taxas de mortalidade materna durante uma crise.
- A principal causa da doença de Addison é a adrenalite autoimune com presença de anticorpos contra as enzimas 21-hidroxilase e 17-alfa-hidroxilase.
- O tratamento da doença de Addison é realizado com reposição de glicocorticoide (hidrocortisona) e mineralocorticoide (fludrocortisona).
- O hiperaldosteronismo primário se desenvolve com hipertensão de difícil controle e deve ser tratado com amilorida, metildopa ou bloqueador dos canais de cálcio.
- A ocorrência de feocromocitoma é rara na gravidez. O diagnóstico é feito pela elevação de metanefrinas urinárias, e as manifestações clínicas mais prevalentes são episódios sustentados ou paroxísticos de hipertensão arterial, acompanhados de palidez, cefaleia e palpitações.
- O tratamento precoce da hiperplasia congênita da adrenal evita a masculinização de fetos do sexo feminino acometidos.
- O risco de expansão volumétrica dos macroprolactinomas é alto nos casos em que não foi realizada cirurgia ou irradiação do tumor antes da gestação. Nessas circunstâncias, a manutenção da terapia medicamentosa é mandatória.
- A terapia medicamentosa com bromocriptina ou cabergolina pode ser suspensa com 6 semanas de gestação nos casos de microprolactinomas.
- O tratamento de escolha para acromegalia é a exérese cirúrgica do tumor produtor de hormônio do crescimento no período preconcepcional. O planejamento familiar adequado é necessário até o tratamento definitivo da doença.
- O hipopituitarismo pode ocorrer antes ou durante a gestação. Independentemente da causa, o tratamento é realizado por meio da reposição hormonal, em especial de tiroxina e glicocorticoide.
- O *diabetes insipidus* pode ocorrer devido a causas nefrogênicas ou centrais. As causas centrais têm pior prognóstico na gestação.
- Os valores de referência dos hormônios tireoidianos estão alterados na gestação. As frações de tri-iodotironina e tiroxina ligadas à globulina transportadora dos hormônios tireoidianos apresentam-se elevadas durante todo o período gestacional e ocorre redução do hormônio estimulante da tireoide no primeiro trimestre. Por esse motivo, deve-se tomar cuidado na interpretação desses exames durante a gravidez.
- A função tireoidiana fetal está intimamente relacionada ao desenvolvimento do sistema nervoso central. A passagem transplacentária de anticorpos antitireoidianos maternos e de drogas antitireoidianas pode causar doença tireoidiana no feto.
- A principal causa de hipertireoidismo na gestação é a doença de Graves.
- Dois terços dos casos de hipertireoidismo melhoram na gravidez, com rebote da doença no puerpério.
- O tratamento do hipertireoidismo na gestação deve ser criterioso, considerando que tanto a doença mal controlada como a passagem transplacentária das drogas antitireoidianas podem causar malefício fetal.
- A avaliação ultrassonográfica da tireoide fetal é recomendada nas gestantes com hipertireoidismo.
- Deve-se manter a amamentação com o uso de tioureias, desde que em doses seguras.
- A principal causa de hipotireoidismo na gestação é a doença de Hashimoto, caracterizada pela elevação dos níveis circulantes de TSH e pela queda dos níveis de T4 total e livre, na presença de anticorpos antitireoidianos.
- O hipotireoidismo subclínico na gravidez pode estar associado à redução do desenvolvimento intelectual de crianças em idade pré-escolar.
- A tireoidite pós-parto está relacionada ao rebote imunológico do puerpério. A fase de hipertireoidismo deve ser tratada apenas com medicamentos para controle dos sintomas.

- As doenças da paratireoide são raras durante a gravidez. O hipoparatireoidismo é tratado com reposição de cálcio e calciferol (vitamina D).

## REFERÊNCIAS BIBLIOGRÁFICAS

### Artigos de revisão


1. Abdelmannan D, Aron D. Adrenal disorders in pregnancy. Endocrinol Metab Clin North Am 2011; 40: 779.
2. Abucham J, Bronstein MD, Dias ML. Acromegaly and pregnancy: a contemporary review. European Journal of Endocrinology 2017;177:R1-12.
3. Almalki MH, Alzahrani S, Alshahrani F, Alsherbeni S, Almoharib O, Aljohani N, et al. Managing prolactinomas during pregnancy. Frontiers in Endocrinology 2015; 6: 1-5.
4. Amin A, Robinson S, Teoh TG. Endocrine problems in pregnancy. Postgrad Med J 2011; 87(1024): 116-24.
5. Anand G, Beuschlein F. Fertility, pregnancy and lactation in women with adrenal insufficiency. European Journal of Endocrinology 2018;178:R45-53.
6. Ananthakrishnan S. Diabetes insipidus during pregnancy. Best Practice & Research Clinical Endocrinology & Metabolism 2016;30:305-15.
7. Araujo PB, Neto LV, Gadelha MR. Pituitary tumor management in pregnancy. Endocrinol Metab Clin N Am 2015; 44: 181-97.
8. Arnaldi G, Angeli A, Atkinson AB et al. Diagnosis and complications of Cushing's syndrome: a consensus statement. J Clin Endocrinol Metab 2003; 88(12): 5593-602.
9. Assal A, Malcom J, Lochnan H, Keely E. Preconception counselling for women with acromegaly: More questions than answers. Obstetric Medicine 2016; 9(1): 9-14.
10. Berwaerts J, Verhelst J, Mahler C, Abs R. Cushing's syndrome in pregnancy treated by ketoconazole: case report and review of the literature. Gynecol Endocrinol 1999; 13(3): 175-82.
11. Brent GA. Maternal thyroid function: interpretation of thyroid function tests in pregnancy. Clin Obstet Gynecol 1997; 40(1): 3-15.
12. Bronstein MD, Paraiba DB, Jallad RS. Management of pituitary tumors in pregnancy. Nat Rev Endocrinol 2011; 7: 301-10.
13. Brown MA, Wang J, Whitwoth JA. The rennin-angiotensin-aldosterone system in pre-eclampsia. Clin Exp Hypertens 1997; 19(5-6): 713-26.
14. Brue T, Amodru V, Castinetti F. Management of Cushing's syndrome during pregnancy: solved and unsolved questions. European Journal of Endocrinology 2018;178:R259-66.
15. Burrow GN. Thyroid function and hyperfunction during gestation. Endocr Rev 1993; 14(2): 194-202.
16. Cheng V, Faiman C, Kennedy L, Khoury F, Hatipoglu B, Weil R, et al. Pregnancy and acromegaly: a review. Pituitary 2012;15:59-63.
17. Clayton PE, Miller WL, Oberfield SE, Ritzén EM, Sippell WG, Speiser PW. ESPE/ LWPES CAH Working Group. Consensus statement on 21-hydroxylase deficiency from the European Society for Paediatric Endocrinology and the Lawson Wilkins Pediatric Endocrine Society. Horm Res 2002; 58(4): 188-95.
18. Diaz-Soto G, Linglart A, Sénat M-V, Kamenicky P, Chanson P. Primary hyperparathyroidism in pregnancy. Endocrine 2013; 44:591-7.
19. Dochez V, Ducarme G. Primary hyperparathyroidism during pregnancy. Arch Gynecol Obstet 2015; 291: 259-63.
20. Dorin RI, Qualls CR, Crapo LM. Diagnosis of adrenal insufficiency. Ann Intern Med 2003; 139(3): 194-204.
21. Eschler DC, Javanmard P, Cox K, Geer EB. Prolactinomas through the female life cycle. Endocrine 2018; 59: 16-29.
22. Fantz CR, Dagogo-Jack S, Ladenson JH, Gronowski AM. Thyroid function during pregnancy. Clin Chem 1999; 45(12): 2250-8.
23. Feldt-Rasmussen U, Mathiesen ER. Endocrine disorders in pregnancy: physiological and hormonal aspects of pregnancy. Best Pract Res Clin Endocrinol Metab 2011; 25(6): 875-84.
24. Fitzpatrick DL, Russell MA. Diagnosis and management of thyroid disease in pregnancy. Obstet Gynecol Clin N Am 2010; 37: 173-93.
25. Forest MG. Recent advances in the diagnosis and management of congenital adrenal hyperplasia due to 21-hydroxylase deficiency. Hum Reprod Update 2004; 10(6): 469-85.
26. Foyouzi N. Lymphocytic adenohypophysitis. Obstet Gynecol Surv 2011; 66(2): 109.
27. Foyouzi N, Frisbaek Y, Norwitz ER. Pituitary gland and pregnancy. Obstet Gynecol Clin N Am 2004; 31: 873-92.
28. Gallagher MP, Schachner HC, Levine LS, Fisher DA, Berdon WE, Oberfield SE. Neonatal thyroid enlargement associated with propylthiouracil therapy of Graves' disease during pregnancy: a problem revisited. J Pediatr 2001; 139(6): 896-900.
29. Gillam MP, Molitch ME, Lombardi G, Colao A. Advances in the treatment of prolactinomas. Endocr Rev 2006; 27(5): 485-534.
30. Glezer A, Bronstein MD. Prolactinoma. Arq Bras Endocrinol Metab 2014; 58(2): 118-23.
31. Glezer A, Bronstein MD. Prolactinomas. Endocrinol Metab Clin N Am 2015; 44: 71-8.
32. Glezer A, Bronstein MD. Prolactinomas, cabergoline and pregnancy. Endocrine 2014; 47: 64-9.
33. Glinoer D. Maternal and fetal impact of chronic iodine deficiency. Clin Obstet Gynecol 1997; 40(1): 102-16.
34. Glinoer D. The regulation of thyroid function in pregnancy: pathways of endocrine adaptation from physiology to pathology. Endocr Rev 1997; 18: 404-33.
35. Glinoer D. Thyroid nodule and cancer in pregnant women. Ann Endocrinol 1997; 58(3): 263-7.
36. Glinoer D, Delange F. The potential repercussions of maternal, fetal, and neonatal hypothyroxinemia on the progeny. Thyroid 2000; 10(10): 871-87.
37. Hana V, Dokoupilova M, Marek J, Plavka R. Recurrent ACTH-independent Cushing's syndrome in multiple pregnancies and its treatment with metyrapone. Clin Endocrinol (Oxf) 2001; 54(2): 277-81.
38. Herman-Bonert V, Seliverstow M, Melmed S. Pregnancy in acromegaly: successful therapeutic outcome. J Clin Endocrinol Metab 1998; 83: 727-31.
39. Ilias I, Pacak K. Current approaches and recommended algorithm for the diagnostic localization of pheochromocytoma. J Clin Endocrinol Metab 2004; 89(2): 479-91.
40. Kahhale S. Alterações nos sistemas renina-angiotensina-aldosterona e cininakalicreína durante a gestação normal e complicada por hipertensão arterial. Sinop Ginecol Obst 1984; 41: 2224-5.
41. Karaca Z, Kalestimur F. Pregnancy and other pituitary disorders (including GH deficiency). Best Practice & Research Clinical Endocrinology & Metabolism 2001; 25: 897-910.
42. Kelestimur F. Sheehan's syndrome. Pituitary 2003; 6(4): 181-8.
43. Khan AA, Clarke B, Rejnmark L, Brandi ML. Hypoparathyroidism in pregnancy: review and evidence-based recommendations for management. European Journal of Endocrinology 2019; 180: R37-44.
44. Knobel M, Medeiros-Neto G. Moléstias associadas à carência crônica de iodo. Arq Bras Endocrinol Metab 2004; 48(1): 53-61.
45. Komarowska H, Brominska B, Luftmann B, Ruchala M. Primary hyperparathyroidism in pregnancy – a review of literature. Ginekologia Polska 2017; 88(5):270-5.
46. Kovacs CS. Calcium and bone metabolism disorders during pregnancy and lactation. Endocrinol Metab Clin N Am 2011; 40(4): 795-826.
47. Kovacs CS, Fuleihan GE-H. Calcium and bone disorders during pregnancy and lactation. Endocrinol Metab Clin N Am 2006; 35: 21-51.

48. Latronico AC, Mendonça BB. Tumores adrenocorticais: novas perspectivas. Arq Bras Endocrinol Metab 2004; 48(5): 642-6.
49. Lazarus JH, Kokandi A. Thyroid disease in relation to pregnancy: a decade of change. Clin Endocrinol 2000; 53(3): 265-78.
50. Lekarev O, New MI. Adrenal disease in pregnancy. Best Pract Res Clin Endocrinol Metab 2011; 25(6): 959-73.
51. Lenders JW, Pacak K, Eisenhofer G. New advances in the biochemical diagnosis of pheochromocytoma: moving beyond catecholamines. Ann N Y Acad Sci 2002; 970: 29-40.
52. Leung AM. Thyroid function in pregnancy. J Trace Elem Med Biol 2012; 26(2-3): 137-40.
53. Lindsay JR, Nieman LK. Adrenal disorders in pregnancy. Endocrinol Metabol Clin N Am 2006; 35: 1-20.
54. Lindsay JR, Nieman LK. The hypothalamic-pituitary-adrenal axis in pregnancy: challenges in disease detection and treatment. Endocrine Rev 2005; 26(6): 775-99.
55. Maiter D. Prolactinoma and pregnancy: from the wish of conception to lactation. Annales d'Endocrinologie 2016; 77: 128-34.
56. Malchoff CD, Carey RM. Adrenal insufficiency. Curr Ther Endocrinol Metab 1997; 6: 142-7.
57. Mandel SJ, Brent GA, Larsen PR. Review of antithyroid drug use during pregnancy and report of a case of aplasia cutis. Thyroid 1994; 4(1): 129-33.
58. Matsumoto J, Miyake H, Isozaki T, Koshino T, Araki T. Primary aldosteronism in pregnancy. J Nippon Med Sch 2000; 67(4): 275-9.
59. Melmed S, Katznelson L. Treatment of acromegaly. In: Martin KA, ed. UpToDate, 2022. Disponível em: https://www.uptodate.com/contents/treatment-of-acromegaly. Acesso em: 25/01/2023.
60. Merke DP, Auchus RJ. Clinical manifestations and diagnosis of classic congenital adrenal hyperplasia due to 21-hydroxylase deficiency in infants and children. In: Martin KA, ed. UpToDate, 2022. Disponível em: https://www.uptodate.com/contents/clinical-manifestations-and-diagnosis-of-classic-congenital-adrenal-hyperplasia-due-to-21-hydroxylase-deficiency-in-infants-and-children. Acesso em: 25/01/2023.
61. Mestman JH. Hyperthyroidism in pregnancy. Best Pract Res Clin Endocrinol Metab 2004; 18(2): 267-88.
62. Mestman JH. Hyperthyroidism in pregnancy. Endocrinol Metab Clin North Am 1998; 27(1): 127-49.
63. Mestman JH. Parathyroid disorders of pregnancy. Sem Perinatol 1998; 22(6): 485-96.
64. Meyer-Bahlburg HF, Dolezal C, Baker SW, Carlson AD, Obeid JS, New MI. Cognitive and motor development of children with and without congenital adrenal hyperplasia after early-prenatal dexamethasone. J Clin Endocrinol Metab 2004; 89(2): 610-4.
65. Molitch ME. Management of the pregnant patient with a prolactinoma. European Journal of Endocrinology 2015; 172: 205-13.
66. Molitch ME. Pituitary diseases in pregnancy. Sem Perinatol 1998; 22(6): 457-70.
67. Molitch ME. Pituitary disorders during pregnancy. Endocrinol Metab Clin N Am 2006; 35: 99-116.
68. Molitch ME. Prolactinoma in pregnancy. Best Practice & Research Clinical Endocrinology & Metabolism 2011; 25: 885-96.
69. Naves L. Distúrbios na secreção e ação do hormônio antidiurético. Arq Bras Endocrinol Metab 2003; 47: 467.
70. Negro R, Stagnaro-Green AS. Clinical aspects of hyperthyroidism, hypothyroidism, and thyroid screening in pregnancy. Endocr Pract 2014; 20(6): 597-607.
71. Nieman LK. Diagnosis and management of Cushing's syndrome during pregnancy. In: Martin KA, ed. UpToDate, 2022. Disponível em: https://www.uptodate.com/contents/diagnosis-and-management-of-cushings-syndrome-during-pregnancy. Acesso em: 25/01/2023.
72. Nieman LK. Treatment of adrenal insufficiency in adults. In: Martin KA, ed. UpToDate, 2022. Disponível em: https://www.uptodate.com/contents/treatment-of-adrenal-insufficiency-in-adults. Acesso em: 25/01/2023.
73. Okawa T, Asano K, Hashimoto T, Fujimori K, Yanagida K, Sato A. Diagnosis and management of primary aldosteronism in pregnancy: case report and review of literature. Am J Perinatol 2002; 19(1): 31-6.
74. Riepe FG, Sippell WG. Recent advances in diagnosis, treatment, and outcome of congenital adrenal hyperplasia due to 21-hydroxylase deficiency. Rev Endocr Metab Disord 2007; 8(4): 349-63.
75. Riester A, Reincke M. Mineralocorticoid receptor antagonists and management of primary aldosteronism in pregnancy. European Journal of Endocrinology 2015;172:R23-30.
76. Rosas S. Thyroid nodule and pregnancy. Acta Med Port 2003; 16(5): 341-2.
77. Silverberg SJ, Fuleihan GEH. Primary hyperparathyroidism: management. In: Mulder JE, ed. UpToDate, 2022. Disponível em: https://www.uptodate.com/contents/primary-hyperparathyroidism-management. Acesso em: 25/01/2023.
78. Snider PJ. Management of lactotroph adenoma (prolactinoma) before and during pregnancy. In: Martin KA, ed. UpToDate, 2022. Disponível em: https://www.uptodate.com/contents/management-of-lactotroph-adenoma-prolactinoma-before-and-during-pregnancy. Acesso em: 25/01/2023.
79. Stagnaro-Green A. Postpartum thyroiditis. Best Pract Res Clin Endocrinol Metab 2004; 18(2): 303-16.
80. Stagnaro-Green A, Pearce E. Thyroid disorders in pregnancy. Nat Rev Endocrinol 2012; 8: 650.
81. Surks MI, Ortiz E, Daniels GH et al. Subclinical thyroid disease: scientific review and guidelines for diagnosis and management. JAMA 2004; 291(2): 228-38.
82. Thadhani RI, Maynard SE. Polyuria and diabetes insipidus of pregnancy. In: Chakrabarti A, Forman JP, ed. UpToDate, 2022. Disponível em: https://www.uptodate.com/contents/polyuria-and-diabetes-insipidus-of-pregnancy. Acesso em: 25/01/2023.
83. Tirosh A, Shimon I. Current approach to treatments for prolactinomas. Minerva Endocrinologica 2016; 41(3): 316-23.
84. Vaisman, M, Rosenthal D, Carvalho DP. Enzimas envolvidas na organificação tireoideana do iodo. Arq Bras Endocrinol Metab 2004; 48(1): 9-15.
85. van der Weerd K, van Noord C, Loeve M, Knapen MFCM, Visser W, de Herder WW et al. Pheochromocytoma in pregnancy: case series and review of literature. European Journal of Endocrinology 2017;177:R49-58.
86. Webb JC, Bayliss P. Pregnancy complicated by primary aldosteronism. South Med J 1997; 90(2): 243-5.
87. Wong A, Eloy JA, Couldwell WT, Liu JK. Update on prolactinoms. Part 1: Clinical manifestations and diagnostic challenges. Journal of Clinical Neuroscience 2015; 22: 1562-67.
88. Wong A, Eloy JA, Couldwell WT, Liu JK. Update on prolactinoms. Part 2: Treatment and management strategies. Journal of Clinical Neuroscience 2015; 22: 1568-74.
89. Young Jr WF. Clinical presentation and diagnosis of pheochromocytoma. In: Martin KA, ed. UpToDate, 2022. Disponível em: https://www.uptodate.com/contents/clinical-presentation-and-diagnosis-of-pheochromocytoma. Acesso em: 25/01/2023.
90. Young Jr WF. Diagnosis of primary aldosteronism. In: Martin KA, ed. UpToDate, 2022. Disponível em: https://www.uptodate.com/contents/diagnosis-of-primary-aldosteronism. Acesso em: 25/01/2023.

## Artigos originais

91. Abalovich M, Vasquez A, Alcaraz G et al. Adequate levothyroxine doses for the treatment of hypothyroidism newly discovered during pregnancy. Thyroid 2013; 23(11): 1479-83.
92. Auriemma RS, Perone Y, Di Sarno A, Grasso LF, Guerra E, Gasperi M, et al. Results of a single-center observational 10-year survey study on recurrence of hyperprolactinemia after pregnancy and lactation. J Clin Endocrinol Metab 2013; 98(1): 372-9.

93. Azizi F, Hedayati M. Thyroid function in breast-fed infants whose mothers take high doses of methimazole. J Endocrinol Invest 2002; 25(6): 493-6.
94. Barca, MF, Knobel M, Tomimori E, Cardia MS, Medeiros-Neto G. Prevalence and characteristics of postpartum thyroid dysfunction in Sao Paulo, Brazil. Clin Endocrinol 2000; 53(1): 21-31.
95. Caffrey TJ. Transiente hyperthyroidism of hyperemesis gravidarum: a sheep in wolf's clothing. J Am Board Fam Pract 2000; 13(1): 35-8.
96. Cardia MS, Knobel M, Lima N, Gianella-Netto MLCC, Cavaliere H, Medeiros-Neto G. Comparação entre diferentes métodos para avaliar a presença de auto-anticorpos dirigidos ao receptor de TSH em pacientes com moléstia de Graves-Basedow. Arq Bras Endocrinol Metab 2001; 45(6): 563-9.
97. Casey BM, Dashe JS, Spong CY, McIntire DD, Leveno KJ, Cunningham GF. Perinatal significance of isolated maternal hypothyroxinemia identified in the first half of pregnancy. Obstet Gynecol 2007; 109: 1129-35.
98. Casey BM, Dashe JS, Wells CE et al. Subclinical hypothyroidism and pregnancy outcomes. Obstet Gynecol 2005; 105: 239-45.
99. Cermakova A, Knibb AA, Hoskins C, Menon G. Post partum phaeochromocytoma. Int J Obstet Anesth 2003; 12(4): 300-4.
100. Chopra IJ, Baber K. Treatment of primary hypothyroidism during pregnancy: is there an increase in thyroxine dose requirement in pregnancy? Metabolism 2003; 52(1): 122-8.
101. Cleary-Goldman J, Malone FD, Lambert-Messerlian G et al. Maternal thyroid hypofunction and pregnancy outcome. Obstet Gynecol 2008; 112: 85-92.
102. Colao A, Merola B, Ferone D, Lombardi G. Acromegaly. J Clin Endocrinol Metab 1997; 82: 2777-81.
103. Commitee on Drugs. The transfer of drugs and other chemicals into human milk. Pediatrics 1994; 93: 137-50.
104. Davis LE, Lucas MJ, Hankins GD, Roark ML, Cunningham FG. Thyrotoxicosis complicating pregnancy. Am J Obstet Gynecol 1989; 160(1): 63-70.
105. Deruelle P, Dufour P, Magnenant E, Courouble N, Puech F. Maternal Bartter's syndrome in pregnancy treated by amiloride. Eur J Obstet Gynecol Rreprod Biol 2004; 115(1): 106-7.
106. Dinç H, Esen F, Demirci A, Sari A, Gumele HR. Pituitary dimensions and volume measurements in pregnancy and post partum: MR assessment. Acta Radiol 1998; 39: 64-9.
107. Donnelly JC, O'Connell MP, Keane DP. Addison's disease, with successful pregnancy outcome. J Obstet Gynaecol 2003; 23(2): 199.
108. English N, Rao J. Acute fatty liver of pregnancy with hypoglycaemia, diabetes insipidus and pancreatitis, preceded by intrahepatic cholestasis of pregnancy. BMJ Case Rep 2015.
109. Feinberg EC, Molitch ME, Endres LK, Peaceman AM. The incidence of Sheehan's syndrome after obstetric hemorrhage. Fertil Steril 2005; 84(4): 975-9.
110. George LD, Selvaraju R, Reddy K, Stout TV, Premawardhana LD. Vomiting and hyponatraemia in pregnancy. BJOG 2000; 107(6): 808-9.
111. Glinoer D, Riahi M, Grun JP, Kinthart J. Risk of subclinical hypothyroidism in pregnant women with asymptomatic autoimmune thyroid disorders. J Clin Endocrinol Metab 1994; 79(1): 197-204.
112. Gradden C, Lawrence D, Doyle PM, Welch CR. Uses of error: Addison's disease in pregnancy. Lancet 2001; 357(9263): 1197.
113. Hallengren B, Lantz M, Andreasson B, Grennert L. Pregnant women on thyroxine substitution are often dysregulated in early pregnancy. Thyroid 2009; 19: 391.
114. Hirsch D, Kopel Feldt-24,Rasmussen, Nadler V, Levy S, Toledano Y, Tsvetov G. Pregnancy outcomes in women with primary hyperparathyroidism. J Clin Endocrinol Metab 2015; 100(5): 2115-22.
115. Karaca Z, Yarman S, Ozbas I, Kadioglu P, Akturk M, Kilicli F, et al. How does pregnancy affect the patients with pituitary adenomas: a study on 114 pregnancies from Turkey. J Endocrinol Invest 2018; 41: 129-41.
116. Karabulut N, Martin DR, Yang M, Boyd BK. MR imaging findings in fetal goiter caused by maternal Graves disease: case report. J Comput Assist Tomogr 2002; 26(4): 538-40.
117. Klein RZ, Sargent JD, Larsen PR, Waisbren SE, Haddow JE, Mitchell ML. Relation of severity of maternal hypothyroidism to cognitive development of offspring. J Med Screen 2001; 8(1): 18-20.
118. Krysiak R, Samborek M, Stojko R. Primary aldosteronism in pregnancy. Acta Clinica Belgica 2012; 67(2): 130-4.
119. Kuy S, Roman SA, Desai R, Sosa JA. Outcomes following thyroid and parathyroid surgery in pregnant women. Arch Surg 2009; 144: 399.
120. Lakasing L, Williamson C. Obstetrics complications due to antibodies. Best Pract Res Clin Endocrinol Metab 2005; 19(1): 149-75.
121. Lazarus JH, Bestwick JP, Channon S et al. Antenatal thyroid screening and childhood cognitive function [erratum in N Engl J Med 2012; 366: 1650]. N Engl J Med 2012; 366: 493-501.
122. Lebbe M, Hubinont C, Bernard P, Maiter D. Outcome of 100 pregnancies initiated under treatment with cabergoline in hyperprolactinaemic women. Clin Endocrinol 2010; 73(2): 236-42.
123. Lee RH, Spencer CA, Mestman JH et al. Free T4 immunoassays are flawed during pregnancy. Am J Obstet Gynecol 2009; 200(3): 260.e1-6.
124. Li Y, Shan Z, Teng W et al. Abnormalities of maternal thyroid function during pregnancy affect neuropsychological development of their children at 25-30 months. Clin Endocrinol 2010; 72: 825-9.
125. Lindsay JR, Jonklaas J, Oldfield EH, Nieman LK. Cushing's syndrome during pregnancy: personal experience and review of the literature. J Clin Endocrinol Metab 2005; 90(5): 3077-83.
126. Liu C, Tyrrell JB. Successful treatment of a large prolactinoma with carbegoline during pregnancy. Pituitary 2001; 4: 179-85.
127. Loh JA, Wartofsky L, Jonklaas J, Burman KD. The magnitude of increased levothyroxine requirements in hypothyroid pregnant women depends upon the etiology of the hypothyroidism. Thyroid 2009; 19: 269.
128. Lopes LM, Francisco RP, Galletta MA, Bronstein MD. Determination of nighttime salivary cortisol during pregnancy: comparison with values in non-pregnancy and Cushing's disease. Pituitary 2016;19:30-8.
129. Lyman DJ. Paroxysmal hypertension, pheochromocytoma, and pregnancy. J Am Board Fam Pract 2002; 15(2): 153-8.
130. Männistö T, Vääräsmäki M, Pouta A et al. Perinatal outcome of children born to mothers with thyroid dysfunction or antibodies: a prospective population-based cohort study. J Clin Endocrinol Metab 2009; 94: 772.
131. McKenna DS, Wittber GM, Nagaraja HN, Samuels P. The effects of repeat doses of antenatal corticosteroids on maternal adrenal function. Am J Obstet Gynecol 2000; 183(3): 669-73.
132. Millar LK, Wing DA, Leung AS, Koonings PP, Montoro MN, Mestman JH. Low birth weight and preeclampsia in pregnancies complicated by hyperthyroidism. Obstet Gynecol 1994; 84(6): 946-9.
133. Momotani N, Ito K. Treatment of pregnant patients with Basedow's disease. Exp Clin Endocrinol 1991; 97(2-3): 268-74.
134. Momotani N, Yamashita R, Makino F, Noh JY, Ishikawa N, Ito K. Thyroid function in wholly breast-feeding infants whose mothers take high doses of propylthiouracil. Clin Endocrinol 2000; 53(2): 177-81.
135. Mortimer RH, Cannell GR, Addison RS, Johnson LP, Roberts MS, Bernus I. Methimazole and propylthiouracil equally cross the perfused human term placental lobule. J Clin Endocrinol Metab 1997; 82(9): 3099-102.
136. Mulatero P, Stowasser M, Loh KC et al. Increased diagnosis of primary aldosteronism, including surgically correctable form, in

centers from five continents. L Clin Endocrinol Metab 2004; 89(3): 1045-50.
137. New MI, Carlson A, Obeid J et al. Prenatal diagnosis for congenital adrenal hyperplasia in 532 pregnancies. J Clin Endocrinol Metab 2001; 82(12): 5651-7.
138. Nigam R, Bhatia E, Miao D et al. Prevalence of adrenal antibodies in Addison's disease among north Indian Caucasians. Clin Endocrinol 2003; 59(5): 593-8.
139. Putignano P, Toja P, Dubini A, Giraldi FP, Corsello SM, Cavagnini F. Midnight salivary cortisol versus urinary free and midnight serum cortisol as screening tests for Cushing's syndrome. J Clin Endocrinol Metab 2003; 88(9): 4153-7.
140. Saraiva J, Gomes L, Paiva S, Ruas L, Carvalheiro M. Giant macroprolactinoma and pregnancy. Arq Bras Endocrinol Metab 2013; 57(7): 558-61.
141. Sasaki A, Shinkawa O, Yoshinaga K. Placental corticotropin-releasing hormone may be a stimulator of maternal pituitary adrenocorticotropic hormone secretion in humans. J Clin Invest 1989; 84: 1997-2001.
142. Shah KH, Bhat S, Shetty S, Umakanth S. Hypoparathyroidism in pregnancy. BMJ Case Rep 2015; 2015: bcr2015210228.
143. Shehata HA, Ahmed K. Other endocrine disorders in pregnancy. Curr Obstet Gynaecol 2004; 14: 387-94.
144. Stechova K, Bartaskova D, Mrstinova M et al. Pregnancy in a woman suffering from type 1 diabetes associated with Addison's disease and Hashimoto's thyroiditis (fully developed autoimmune polyglandular syndrome type 2). Exp Clin Endocrinol Diabetes 2004; 112(6): 333-7.
145. Strachan AN, Claydon P, Caunt JA. Phaeochromocytoma diagnosis during labor. Br J Anaesth 2000; 85(4): 635-7.
146. Suri D, Moran J, Hibbard JU, Kasza K, Weiss RE. Assessment of adrenal reserve in pregnancy: defining the normal response to the adrenocorticotropin stimulation test. J Clin Endocrinol Metabolism 2006; 91(10): 3866-72.
147. Takai Y, Seki H, Kinoshita K. Pheochromocytoma in pregnancy manifesting hypertensive crisis induced by metoclopramide. Int J Gynaecol Obstet 1997; 59(2): 133-7.
148. Tardy-Guidollet V, Menassa R, Costa JM et al. New management strategy of pregnancies at risk of congenital adrenal hyperplasia using fetal sex determination in maternal serum: French cohort of 258 cases (2002-2011). J Clin Endocrinol Metab 2014; 99(4): 1180-8.
149. Thung SF, Funai EF, Grobman WA. The cost-effectiveness of universal screening in pregnancy for subclinical hypothyroidism. Am J Obstet Gynecol 2009; 200: 267.
150. Tudela CM, Casey BM, McIntire DD, Cunningham FG. Relationship of subclinical thyroid disease to the incidence of gestational diabetes. Obstet Gynecol 2012; 119: 983-8.
151. Vaidya B, Anthony S, Bilous M et al. Detection of thyroid dysfunction in early pregnancy: universal screening or targeted high-risk case finding? J Clin Endocrinol Metab 2007; 92: 203-7.
152. van der Lely AJ, Gomez R, Heissler JF et al. Pregnancy in acromegaly patients treated with pegvisomant. Endocrine 2015; 49: 769-73.
153. Verdu LI, Martin-Caballero C, Garcia Lopez G, Cueto MJ. Ovulation induction and normal pregnancy after panhypopituitarism due to lymphocytic hypophysitis. Obstet Gynecol 1998; 91: 850-2.
154. Wilson KL, Casey BM, McIntire DD, Halvorson LM, Cunningham FG. Subclinical thyroid disease and the incidence of hypertension in pregnancy. Obstet Gynecol 2012; 119: 315-20.
155. Wy LA, Carlson HE, Kane P, Li X, Lei ZM, Rao CV. Pregnancy-associated Cushing's syndrome secondary a luteinizing hormone/human chorionic gonadotropin receptor-positive adrenal carcinoma. Gynecol Endocrinol 2002; 16(5): 413-7.
156. Yoshihara A, Noh JY, Yamaguchi T et al. Treatment of Graves disease with antithyroid drugs in the first trimester of pregnancy and the prevalence of congenital malformation. J Clin Endocrinol Metab 2012; 97: 2396-403.
157. Zimmermann MB, Burgi H, Hurrell RF. Iron deficiency predicts poor maternal thyroid status during pregnancy. J Clin Endocrinol Metab 2007; 92: 3436.

## Diretrizes

158. Abalovich M, Amino N, Barbour LA et al. Management of thyroid dysfunction during pregnancy and postpartum: an endocrine society clinical practice guideline. J Clin Endocrinol Metab 2007; 92: s1.
159. Alexander EK, Pearce EN, Brent GA, Brown RS, Chen H, Dosiou C, et al. American Thyroid Association Guidelines for Diagnosis and Management of thyroid disease during pregnancy and the postpartum 2017. THYROID 2017; 27(3):315-402.
160. American College of Obstetricians and Gynecologists. Subclinical hypothyroidism in pregnancy. ACOG Committee Opinion. Obstet Gynecol 2007; 110: 959.
161. American College of Obstetrics and Gynecology. Thyroid disease in pregnancy. ACOG Practice Bulletin. Int J Gynaecol Obstet 2002; 79: 171.
162. American College of Obstetrics and Gynecology. Thyroid disease in pregnancy. ACOG Practice Bulletin. Obstet Gynecol 2015; 125: 996-1005.
163. Bahn RS, Burch HB, Cooper DS et al. Hyperthyroidism and other causes of thyrotoxicosis: management guidelines of the American Thyroid Association and American Association of Clinical Endocrinologists. Thyroid 2011; 21(6): 593-646.
164. Bollerslev J, Rejnmark L, Zahn A et al. 2021 PARAT Working Group. European expert consensus on practical management of specific aspects of parathyroid disorders in adults and in pregnancy: recommendations of the ESE Educational Program of Parathyroid Disorders. Eur J Endocrinol 2022; 186(2): R33-63.
165. Casanueva FF, Molitch ME, Schlechte JA, Abs R, Bonert V, Bronstein MD, et al. Guidelines of the Pituitary Society for the diagnosis and management of prolactinomas. Clinical Endocrinology 2006; 65: 265–73.
166. De Groot L, Abalovich M, Alexander EK et al. Management of thyroid dysfunction during pregnancy and postpartum: an Endocrine Society clinical practice guideline. J Clin Endocrinol Metab 2012; 97(8): 2543-65.
167. Katznelson L, Laes ER, Melmed S et al. Acromegaly: an Endocrine Society clinical practice guideline. J Clin Endocrinol Metab 2014; 99(11): 3933-51.
168. Lazarus J, Brown RS, Daumerie C, Hubalewska-Dydejczyk A, Negro R, Vaidya B. 2014 European Thyroid Association guidelines for the management of subclinical hypothyroidism in pregnancy and in children. Eur Thyroid J 2014; 3: 76-94.
169. Melmed S, Casanueva FF, Hoffman AR, Kleinberg DL, Montori VM, Schlechte JA, et al. Diagnosis and treatment of hyperprolactinemia: an endocrine society clinical practice guideline. J Clin Endocrinol Metab 2011; 96(2): 273-88.
170. Rabinovich IH, Gomez RC, Mouriz MG, García-Agullo DO. Guía clínica de diagnóstico y tratamento del prolactinoma y la hiperprolactinemia. Endocrinol Nutr 2013; 60(6): 308-19.
171. Ross DS, Burch HB, Cooper DS, Greenlee MC, Laurberg P, Maia AL, et al. American Thyroid Association Guidelines for Diagnosis and Management of Hyperthyroidism and Other Causes of Thyrotoxicosis 2016. Thyroid 2016; 10:1343-433.
172. Sgarbi JA, Teixeira PSF, Maciel LMZ et al. Consenso brasileiro para abordagem clínica e tratamento do hipotireoidismo subclínico em adultos: recomendações do Departamento de Tireoide da Sociedade Brasileira de Endocrinologia e Metabologia. Arq Bras Endocrinol Metab 2013; 57(3).
173. Stagnaro-Green A, Abalovich M, Alexander E et al. Guidelines of the American Thyroid Association for the diagnosis and management of thyroid disease during pregnancy and postpartum. American Thyroid Association taskforce on thyroid disease during pregnancy and postpartum. Thyroid 2011; 21: 1081-125.

## Editoriais/cartas ao editor

174. Brent GA. Diagnosing thyroid dysfunction in pregnant women: is case finding enough? J Clin Endocrinol Metab 2007; 92: 39.
175. Haddow JE, Palomaki GE, Allan WC et al. Maternal thyroid deficiency during pregnancy and subsequent neuropsychological development of the child. N Engl J Med 1999; 341(8): 549-55.

## Livros

176. Cunningham FG, Leveno KJ, Bloom SL, Hauth JC, Gilstrap III LC, Wenstrom KD, editors. Williams' obstetrics. 22.ed. New York: McGrawHill, 2005.
177. Cunningham FG, Leveno KJ, Bloom SL, Hauth JC, Gilstrap III LC, Wenstrom KD. Maternal physiology. In: Williams' obstetrics. 24th ed. New York: McGraw-Hill, 2014.
178. Gillam M, Molitch ME. Lymphocytic hypophysitis. In: Bronstein MD, editor. Pituitary tumors and pregnancy. Norwell: Kluwer Academic Publishers, 2001. p. 131-48.
179. Medeiros-Neto G. Hipotireoidismo congênito no Brasil: como era, como estamos, para onde vamos: aspectos históricos do rastreamento neonatal no Brasil. São Paulo: Sambureau, 2004. 226 p.
180. Mikami FCF, Francisco RPV. Disfunções tireoidianas. In: Bittar RE, Zugaib M. Protocolos assistenciais da Clínica Obstétrica do HC-FMUSP. São Paulo: Atheneu, 2015.
181. Musolino NRC, Bronstein MD. Prolactinomas and pregnancy. In: Bronstein MD, editor. Pituitary tumors and pregnancy. Norwell: Kluwer Academic Publishers, 2001. p. 91-108.

## Revisão sistemática/metanálise

182. Reid SM, Middleton P, Cossich MC, Crowther CA. Interventions for clinical and subclinical hypothyroidism in pregnancy. Cochrane Database Syst Rev 2013; (5): CD007752.

## Tese

183. Bernardes LS. Biometria ultra-sonográfica da tireóide fetal: curvas de normalidade. Dissertação (Mestrado). São Paulo: FMUSP, 2006.

# Capítulo 52

# Obesidade

## INTRODUÇÃO

A obesidade é definida pela Organização Mundial da Saúde (OMS) como o acúmulo anormal ou excessivo de tecido adiposo que pode levar a prejuízos para a saúde, sendo a gravidez considerada fator desencadeante ou agravante para essa condição. Dessa forma, a obesidade se configura como um dos principais fatores de risco em obstetrícia, além de ser um grave problema de saúde pública, sendo classificada pela primeira vez como doença pela OMS em 1948.[73,135]

O diagnóstico da obesidade pode ser feito de diversas maneiras, como a mensuração de pregas cutâneas, a pesagem hidrostática ou a avaliação de impedância bioelétrica. A maioria dessas técnicas, no entanto, é onerosa e requer equipamento complexo e pessoal qualificado.

Outra forma de avaliar esse acúmulo anormal ou excessivo de tecido adiposo é pelo índice de massa corporal (IMC), obtido a partir da divisão do peso pelo quadrado da altura. O IMC é muito utilizado em estudos epidemiológicos por tratar-se de ferramenta barata, prática e facilmente aplicável em grandes populações (fora do período gestacional). Apesar disso, é um marcador que substitui a adiposidade, sem mensurar o tecido adiposo diretamente, e, portanto, não fornece informações a respeito da distribuição de gordura no corpo.[7,11]

$$\text{IMC} = \frac{\text{peso (kg)}}{\text{altura (m)}^2}$$

De acordo com o resultado obtido, o estado nutricional é classificado em baixo peso, peso normal, sobrepeso e obesidade graus I, II e III, conforme detalhado na Tabela 1.

**TABELA 1. Classificação do estado nutricional de acordo com o valor do IMC**

| Classificação | IMC (kg/m²) |
|---|---|
| Baixo peso | < 18,5 |
| Normal | 18,5-24,99 |
| Sobrepeso | 25-29,99 |
| Obesidade | ≥ 30 |
| • Obesidade grau I | 30-34,99 |
| • Obesidade grau II | 35-39,99 |
| • Obesidade grau III | ≥ 40 |

IMC: índice de massa corporal.
Tabela adaptada de Organização Mundial da Saúde.[135]

Não existe consenso quanto à definição de obesidade durante a gestação. Assim, são utilizadas definições como o IMC pré-gravídico (calculado com o peso da primeira consulta pré-natal) igual ou superior a 30 kg/m² ou o peso corporal da gestante superior a 150% do peso ideal.[7,11,30,125,128] Muitos estudos têm apontado que mulheres que iniciam a gravidez com IMC acima do normal têm risco mais elevado para diversas complicações.

Na Clínica Obstétrica do HC-FMUSP, avalia-se o ganho de peso durante o período gestacional com base na curva de Atalah,[42] que permite acompanhar o aumento do IMC da paciente ao longo da gestação, classificando-a em uma entre quatro faixas de peso: baixo, adequado, sobrepeso e obesidade (Figura 1).

## EPIDEMIOLOGIA

### OBESIDADE NO MUNDO

Em todo o mundo, a prevalência da obesidade dobrou desde 1980. De acordo com dados da OMS, em 2014, mais de 1,9 bilhão de adultos (39% da população mundial com mais de 18 anos de idade) apresentavam sobrepeso e 600 milhões eram obesos. Anteriormente considerada um problema exclusivo de países desenvolvidos, a obesidade também apresenta atualmente taxas alarmantes em países subdesenvolvidos e em desenvolvimento, principalmente quando são avaliados cenários urbanos, podendo ser 30% maior que a de países desenvolvidos.[135]

A obesidade materna e suas complicações nos Estados Unidos da América (EUA) são responsáveis por um impacto financeiro estimado em 106,8 milhões de dólares por ano.[115] Caso a prevalência de obesidade continue a aumentar em ritmo semelhante ao do último século, projeta-se, para 2030, o número de 2,16 bilhões de pessoas com sobrepeso e 1,12 bilhão de obesos.[22]

Essa epidemia de obesidade ocorre por diversos fatores. Apesar da predisposição genética ter um papel na suscetibilidade do indivíduo de ganhar peso, o equilíbrio entre ingestão calórica e atividade é o que influencia significativamente essa interação. Os avanços nos meios de transporte associados à disponibilidade de equipamentos que facilitam as atividades diárias e ao menor custo dos alimentos ricos em gordura e açúcar fazem da sociedade moderna um ambiente "obesogênico".

Em 1994, Popkin chamou a atenção para o problema da "transição nutricional" dos países em desenvolvimento. Segundo esse autor, a troca de hábitos nutricionais tradicionais (baseados em grãos, fibras e frutas) por uma dieta ocidentalizada (rica em gordura saturada e alimentos refinados em açúcar) e um estilo de vida sedentário, além do aumento dos níveis de estresse comuns ao meio urbano, resultariam em aumento das taxas de obesidade e doenças crônicas/degenerativas.[28]

**Tabela de Atalah**

| Idade gestacional (semanas) | Baixo peso (IMC inferior a) | Adequado (IMC entre) | Sobrepeso (IMC entre) | Obesidade (IMC superior a) |
|---|---|---|---|---|
| 6 | 19,9 | 20,0-24,9 | 25,0-30,0 | 30,1 |
| 8 | 20,1 | 20,2-25,0 | 25,1-30,1 | 30,2 |
| 10 | 20,2 | 20,3-25,2 | 25,3-30,2 | 30,3 |
| 11 | 20,3 | 20,4-25,3 | 25,4-30,3 | 30,4 |
| 12 | 20,4 | 20,5-25,4 | 25,5-30,3 | 30,4 |
| 13 | 20,6 | 20,7-25,6 | 25,7-30,4 | 30,5 |
| 14 | 20,7 | 20,8-25,7 | 25,8-30,5 | 30,6 |
| 15 | 20,8 | 20,9-25,8 | 25,9-30,6 | 30,7 |
| 16 | 21,0 | 21,1-25,9 | 26,0-30,7 | 30,8 |
| 17 | 21,1 | 21,2-26,0 | 26,1-30,8 | 30,9 |
| 18 | 21,2 | 21,3-26,1 | 26,2-30,9 | 31,0 |
| 19 | 21,4 | 21,5-26,2 | 26,3-30,9 | 31,0 |
| 20 | 21,5 | 21,6-26,3 | 26,4-31,0 | 31,1 |
| 21 | 21,7 | 21,8-26,4 | 26,5-31,1 | 31,2 |
| 22 | 21,8 | 21,9-26,6 | 26,7-31,2 | 31,3 |
| 23 | 22,0 | 22,1-26,8 | 26,9-31,3 | 31,4 |
| 24 | 22,2 | 22,3-26,9 | 27,0-31,6 | 31,7 |
| 25 | 22,4 | 22,5-27,0 | 27,1-31,6 | 31,7 |
| 26 | 22,6 | 22,7-27,2 | 27,3-31,7 | 31,8 |
| 27 | 22,7 | 22,8-27,3 | 27,4-31,8 | 31,9 |
| 28 | 22,9 | 23,0-27,5 | 27,6-31,9 | 32,0 |
| 29 | 23,1 | 23,2-27,6 | 27,7-32,0 | 32,1 |
| 30 | 23,3 | 23,4-27,8 | 27,9-32,1 | 32,2 |
| 31 | 23,4 | 23,5-27,9 | 28,0-32,2 | 32,3 |
| 32 | 23,6 | 23,7-28,0 | 28,1-32,3 | 32,4 |
| 33 | 23,8 | 23,9-28,1 | 28,2-32,4 | 32,5 |
| 34 | 23,9 | 24,0-28,3 | 28,4-32,5 | 32,6 |
| 35 | 24,1 | 24,2-28,4 | 28,5-32,6 | 32,7 |
| 36 | 24,2 | 24,3-28,5 | 28,6-32,7 | 32,8 |
| 37 | 24,4 | 24,5-28,7 | 28,8-32,8 | 32,9 |
| 38 | 24,5 | 24,6-28,8 | 28,9-32,9 | 33,0 |
| 39 | 24,7 | 24,8-28,9 | 29,0-33,0 | 33,1 |
| 40 | 24,9 | 25,0-29,1 | 29,2-33,1 | 33,2 |
| 41 | 25,0 | 25,1-29,2 | 29,3-33,2 | 33,2 |
| 42 | 25,0 | 25,1-29,2 | 29,3-33,2 | 33,3 |

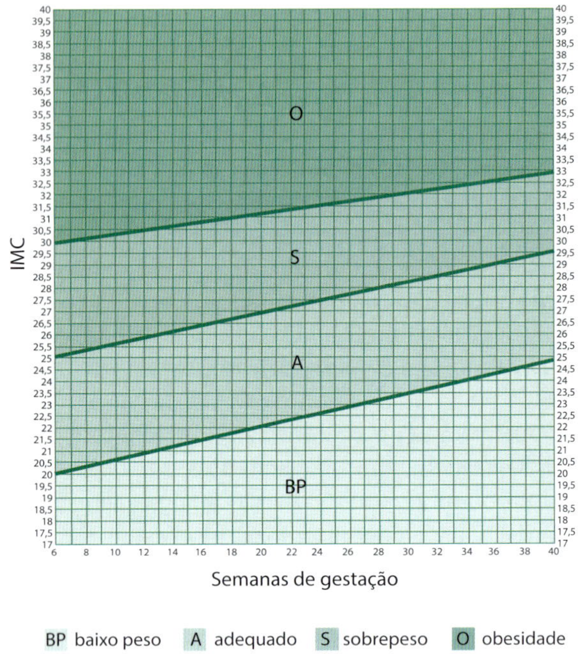


**FIGURA 1.** Tabela e gráfico de Atalah. A: peso adequado; BP: baixo peso; IMC: índice de massa corporal; O: obesidade; S: sobrepeso. Figura adaptada de Atalah et al.[42]

Nos EUA, mais de 50% das gestantes apresentam sobrepeso ou obesidade. Em 2010, 34% das mulheres em idade reprodutiva eram obesas, das quais 7,5% já apresentavam IMC superior a 40 kg/m$^2$. Na Inglaterra, nos anos de 1990, 9 a 10% das gestantes eram obesas, passando para 16 a 19% nos anos 2000. Entre 2003 e 2005, 28% das mulheres inglesas que morreram eram obesas.[5] O *National Health and Nutrition Examination Survey* identificou aumento relativo de 33% na prevalência de obesidade entre mulheres de 20 a 39 anos de idade, passando de 29,8% no biênio 2001-2002 para 39,7% em 2017-2018.[7,63]

## OBESIDADE NO BRASIL

No Brasil, uma pesquisa via contato telefônico, denominada "Vigilância de fatores de risco e proteção para doenças crônicas por inquérito telefônico" (Vigitel), é realizada anualmente pelo Ministério da Saúde desde 2006. O levantamento referente ao ano de 2021 identificou que 57,2% da população brasileira adulta apresenta excesso de peso (homens – 59,9%; mulheres – 55%) e 22,4% dos brasileiros são obesos, com frequência semelhante entre os sexos (homens – 22%; mulheres – 22,6%).[90]

## IMPLICAÇÕES DA OBESIDADE NO CICLO GRAVÍDICO-PUERPERAL

O sobrepeso e a obesidade podem aumentar o risco de complicações durante a gestação, o parto, a anestesia e o pós-parto. Podem ocorrer síndromes hipertensivas, *diabetes mellitus*, abortamentos, partos prematuros e malformações fetais. Além disso, a obesidade se associa a dificuldades para a realização de anestesia locorregional e intubação orotraqueal, bem como aumento nas taxas de cesárea e, consequentemente, envolve maior chance de eventos adversos perinatais (Tabela 2).

**TABELA 2. Complicações maternas e fetais associadas ao sobrepeso e à obesidade (resultados apresentados como risco relativo (RR) e IC 95%)**

| Complicação | Risco (RR e IC 95%) |
|---|---|
| Abortamento em mulheres com IMC ≥ 25 kg/m$^2$ | 1,67 (1,25-2,25) |
| Pré-eclâmpsia | Aumento de 0,54% (0,27-0,8) para cada aumento de 1 kg/m$^2$ no IMC |
| *Diabetes mellitus* gestacional | Sobrepeso: 2,14 (1,82-2,53)<br>Obesidade: 3,56 (3,05-4,21)<br>Obesidade mórbida: 8,56 (5,07-16,04) |
| Malformações fetais | Defeitos do tubo neural: 1,87 (1,62-2,15)<br>Espinha bífida: 2,24 (1,86-2,69)<br>Fendas palatina e labial: 1,2 (1,03-1,4)<br>Hidrocefalia: 1,68 (1,19-2,36)<br>Cardiovascular: 1,3 (1,12-1,51) |
| Outras: | |
| • Feto GIG | 2,36 (2,29-2,42) |
| • Cesárea | 2,01 (1,87-2,15) |
| • Parto instrumentalizado | 1,17 (1,13-,21) |
| • Admissão em UTI neonatal | 1,38 (1,16-1,64) |
| • Hemorragia | 1,2 (1,16-1,24) |
| • Infecção | 3,34 (2,74-4,06) |
| • Óbito fetal | 2,07 (1,59-2,74) |

RR: risco relativo; IC 95%: intervalo de confiança de 95%; IMC: índice de massa corporal; GIG: grande para a idade gestacional; UTI: unidade de terapia intensiva.
Tabela adaptada de Huda et al.[13]

## GRAVIDEZ

### Infertilidade e abortamentos

A obesidade é considerada fator de risco para infertilidade de causa anovulatória. Cerca de 20% dessas pacientes podem apresentar síndrome dos ovários policísticos, o que permite concluir que a maioria das mulheres obesas apresenta outros fatores que contribuem para a infertilidade. Algumas hipóteses apontam para anormalidades em uma série de mecanismos endócrinos, entre eles hiperandrogenismo, diminuição dos níveis de globulina transportadora de hormônios sexuais (SHBG), secreção inapropriada de gonadotrofinas e insulina, aromatização periférica de hormônios sexuais e piora na "receptividade" endometrial, com aumento nos fatores inflamatórios e trombóticos.[3] O risco relativo para abortamento é de 1,2 (IC 95%; 1,01-1,46) e para abortamentos precoces de repetição é de 3,5 (IC 95%; 1,03-12,01; p = 0,04).[83,153]

### Síndromes hipertensivas

A associação entre obesidade e hipertensão arterial sistêmica (HAS), principalmente nas pacientes com síndrome metabólica, está bem estabelecida. Vários estudos também associam a obesidade à pré-eclâmpsia, cujo risco praticamente dobra a cada aumento de 5 a 7 kg/m$^2$ no IMC.[7,13] Estudo retrospectivo norte-americano envolvendo mais de 120 milhões de gestantes identificou associação diretamente proporcional entre taxa de pré-eclâmpsia e a frequência de obesidade. Outros estudos também corroboram esses achados e concluíram que mulheres com obesidade apresentam de três a dez vezes mais chance de desenvolver pré-eclâmpsia quando comparadas às pacientes com IMC normal.[121,151,155,161] Em outro estudo, baseado na etnia das participantes, as obesas de origem latina apresentaram associação ainda maior com a pré-eclâmpsia.[100] Apesar da clara associação entre essas doenças, o processo fisiopatológico envolvido ainda é incerto.[7]

## *Diabetes mellitus*

A obesidade é fator predisponente para o aumento da resistência periférica à insulina, determinando elevação da relação sérica entre insulina e glicose. Fisiologicamente, sobretudo no terceiro trimestre, a própria gestação também provoca aumento da resistência insulínica, com o propósito de aumentar e manter o transporte facilitado de glicose para o feto.

Muitos estudos associam a obesidade ao desenvolvimento de *diabetes mellitus* gestacional. Esse diagnóstico é 3,76 vezes mais frequente do que em pacientes não obesas, com aumento de 0,82% na prevalência de *diabetes mellitus* gestacional para cada 1 kg/m² a mais no IMC.[160] Além disso, o estado pró-inflamatório promovido pela obesidade e pela desregulação placentária na produção de citocinas pode ser o responsável pela maior prevalência de *diabetes mellitus* gestacional nessa população.[95]

O rastreamento e o diagnóstico do *diabetes mellitus* durante a gestação são historicamente controversos. A *American Diabetes Association* (ADA) e a *International Association of Diabetes in Pregnancy Study Groups* (IADPSG), em seus últimos manuais de conduta, preconizam a pesquisa de *diabetes mellitus* gestacional para todas as mulheres, independente da presença de fatores de risco para disglicemia na gestação.[127,134] O diabetes pré-gestacional, principalmente o diabetes tipo 2, associa-se fortemente à obesidade e deve sempre ser pesquisado no início do pré-natal. A pesquisa do diabetes durante a gestação está descrita no Capítulo 50, "*Diabetes mellitus*", da Seção 6, "Intercorrências clínico-cirúrgicas".

## Prematuridade

Os estudos são conflitantes quanto à avaliação das taxas de prematuridade nas pacientes obesas. Alguns demonstram associação, enquanto outros a negam, principalmente quando as variáveis analisadas são controladas para fatores de confusão, como hipertensão e *diabetes mellitus* gestacional. Em um desses estudos, no entanto, mesmo após correção de fatores de confusão, mulheres com IMC superior a 35 kg/m² apresentaram chance 33% maior de parto prematuro.[26,38,51,69,84,91,152,159] Além disso, em estudo populacional com quase 1,6 milhão de nascimentos, a prematuridade extrema (entre 22 e 27 semanas) se mostrou mais frequente em obesas.[51]

## Gestação prolongada

A literatura mostra clara relação entre a gestação prolongada e a obesidade. Em estudo com mais de 186 mil primíparas, identificou-se que quanto maior era o IMC no primeiro trimestre, maior foi a taxa de pós-datismo nas gestações. Corroborando esses dados, outros estudos também associaram maior frequência de indução de parto nessas pacientes.[41,54,104]

Não se sabe ao certo o mecanismo que retarda o início do trabalho de parto, mas uma hipótese é que esteja relacionado ao nível de cortisol endógeno e ao aumento na concentração de estrógeno convertido no tecido adiposo.[22] Dessa forma, o estímulo para o início da maturação cervical uterina e o estímulo para as contrações ficariam inibidos.

Além disso, a idade gestacional frequentemente pode apresentar incertezas em pacientes obesas, pois a maior ocorrência de ciclos anovulatórios pode "alongar" a segunda fase do ciclo menstrual e prejudicar a correta datação da gestação.

## Eventos tromboembólicos

O ciclo gravídico-puerperal é considerado fator de risco para fenômenos tromboembólicos. Fisiologicamente, a diminuição de alguns fatores contrarregulatórios da cascata da coagulação e o aumento de outros fatores de coagulação (fatores I, V, VII, VIII, IX, X e XII) funcionam como mecanismos protetores para o sangramento esperado no momento do parto. Assim, durante o ciclo gravídico-puerperal, a mulher apresenta risco para tromboembolismo venoso (TEV) aumentado em quatro a cinco vezes. A incidência de tromboembolismo venoso no puerpério é de aproximadamente 3 a 7:10.000 nascimentos.

A associação da obesidade com a gravidez claramente pode contribuir para aumentar ainda mais a chance de tromboembolismo venoso em consequência da lesão e da disfunção endoteliais. Em estudo comparando 683 gestantes obesas a 660 gestantes com IMC normal, Edwards et al.[60] encontraram taxa de tromboembolismo venoso de 2,5% no primeiro grupo e de 0,6% no grupo-controle. O *Royal College of Obstetricians and Gynaecologists* (RCOG) recomenda que mulheres com IMC de 30 kg/m² ou mais associado a dois ou mais fatores de risco para tromboembolismo venoso recebam dose profilática de heparina de baixo peso molecular (HBPM) durante o pré-natal e o puerpério. Para pacientes com IMC de 30 kg/m² ou mais e presença de um fator de risco clínico para tromboembolismo venoso, sugere-se a utilização de heparina de baixo peso molecular nos primeiros 7 dias após o parto.[128] Para essa profilaxia, a correção da dose da heparina para o peso pode ser calculada conforme a Tabela 3.

**TABELA 3.** Correção da dose de enoxaparina pelo peso da paciente para profilaxia de tromboembolismo venoso durante a gestação e o puerpério

| Peso (kg) | Dose |
|---|---|
| 91-130 | 60 mg |
| 131-170 | 80 mg |
| > 170 | 0,6 mg/kg/dia |

Tabela adaptada de Denison et al.[128]

### Distúrbios no crescimento fetal

Tanto o grau de obesidade da paciente como o ganho de peso durante a gestação são fatores de risco independentes para estímulo ao crescimento fetal, principalmente se controlados para a presença de doenças que usualmente se associam à obesidade e que também interferem no peso fetal. Ganho de peso superior a 11 kg durante a gestação associa-se fortemente a fetos grandes para a idade gestacional (GIG).

Várias publicações demonstram, ainda, que mulheres obesas apresentam risco relativo aumentado (1,3-3,3) para o desenvolvimento de macrossomia.[11,149] Apesar disso, as taxas de distocia de ombro se mantêm baixas. Obviamente, com o uso cada vez mais disseminado da ultrassonografia em obstetrícia, diante da suspeita de fetos GIG ou macrossômicos, essas pacientes apresentam maior chance de indicação de cesárea eletiva ou indução de parto programada.[22] Acredita-se que a fisiopatologia da macrossomia fetal em gestantes obesas envolva o excesso de oferta de substrato através da passagem placentária e sabe-se, ainda, que existe forte associação entre o IMC materno no início da gestação e a produção de insulina fetal. Além dos altos níveis séricos de glicose e aminoácidos, a liberação de ácidos graxos livres no plasma materno e a produção de insulina fetal levam a estado lipogênico, com maior deposição de gordura tecidual, mesmo em neonatos com peso adequado.

Não há evidências na literatura de relação entre obesidade materna e restrição do crescimento fetal (RCF), mas a frequente associação da obesidade com outras doenças, principalmente as síndromes hipertensivas, pode contribuir para essa intercorrência.

### Malformações fetais

Gestantes obesas apresentam taxas significativamente mais elevadas de malformações estruturais maiores quando comparadas às gestantes com IMC normal. Uma possível deficiência nutricional dessas pacientes (por exemplo, deficiência de folato) pode ser a responsável por esse aumento. Outra hipótese é a ocorrência de diabetes não diagnosticado em pacientes obesas. A razão de chances de ocorrência de malformações fetais nesses casos chega ao dobro das gestantes com IMC normal. Defeitos do tubo neural, cardiovasculares, orofaciais, anorretais, hidrocefalia, hérnias diafragmáticas e onfalocele parecem ser os que mais se relacionam com a obesidade materna.[65,85,89,116,157] Curiosamente, a frequência de gastrósquise é significativamente mais baixa nessa população (OR 0,17; IC 95%; 0,10-0,30).[157]

Outro ponto importante a ser observado é que o aumento na espessura do panículo adiposo pode piorar a acurácia da ultrassonografia e levar ao subdiagnóstico de malformações fetais. Em países nos quais a interrupção da gestação é permitida nesses casos, a falha diagnóstica pode ter implicações significativas.

## PARTO

A programação do parto e seus respectivos cuidados na gestante com obesidade é etapa que exige adequado planejamento da equipe multiprofissional e discussão com o casal, a fim de se evitar complicações maternas, fetais e neonatais.

Em diretriz específica sobre o cuidado dessa população, o RCOG orienta que todas as gestantes com obesidade devem ter um plano terapêutico e adequado planejamento para o momento do parto, cuja discussão deve envolver obstetra, anestesista e a paciente, devidamente documentada no prontuário.[128]

### Via de parto e cuidados intraparto

Tanto o parto normal como a cesárea em gestantes com obesidade podem envolver dificuldades específicas, tornando necessária a avaliação individualizada da opção mais adequada para a paciente.[7,11,30,119,125,128,137]

A primeira fase do trabalho de parto pode ser mais prolongada, com intervalo de tempo de aproximadamente 8 horas até progressão para dilação total (4 cm para 10 cm). Em nulíparas com obesidade, para cada aumento de 10 kg/m$^2$ no IMC, incide um aumento de 0,3 hora na duração do trabalho de parto.[17,30,119] Além disso, há maior chance de falha na indução do trabalho de parto com o aumento da classificação da obesidade (obesidade grau I: OR 1,85, IC 95%, 1,74-1,95; obesidade grau II: OR 2,30, IC 95%, 2,13-2,47; obesidade grau III: OR 2,89, IC 95%, 2,66-3,13).[119]

Entre os mecanismos envolvidos, além de o acúmulo de gordura no canal de parto funcionar como um fator obstrutivo e de haver maior possibilidade de feto GIG ou macrossômico, pode ocorrer, ainda, depósito de colesterol no miométrio, o que interfere na contratilidade uterina e acarreta resposta inadequada à ocitocina.[151,154] Além desses aspectos, pacientes obesas apresentam maior volume de distribuição para as medicações utilizadas para preparo de colo e indução do parto, tornando-as menos efetivas.[21] Outro fator importante é que, teoricamente, os altos níveis de leptina e de colesterol podem inibir a contratilidade da musculatura uterina.[68]

Frequentemente, a monitorização fetal intraparto é comprometida e, por vezes, torna-se impossível realizá-la em gestantes obesas em razão da espessura do panículo adiposo, que também dificulta a avaliação adequada do padrão das contrações uterinas. Essa incapacidade de assegurar o bem-estar fetal pode acarretar maiores índices de cesárea.[7,11,30,119,125,128,137]

Há, ainda, estudos observacionais que demonstram maior taxa de complicações nos partos das pacientes com obesidade. Dietz et al.[56] analisaram 24.423 nulíparas estratificadas pelo IMC pré-gestacional e encontraram taxas de cesárea de 14,3% para mulheres com IMC inferior a 19,8 kg/m² e de 42,6% para aquelas com IMC superior a 35 kg/m². A baixa taxa de cesáreas em pacientes com IMC normal chama a atenção nesse estudo, devendo-se considerar o fato de que pode variar de acordo com as características étnicas de cada população. Chu et al.,[147] em metanálise, encontraram razão de chances para cesárea de 2,05 (IC 95%; 1,86-2,27) para pacientes obesas e de 2,89 (IC 95%; 2,28-3,79) para aquelas com obesidade mórbida.

Para as pacientes que evoluem para parto vaginal, existe dúvida se a obesidade aumentaria a taxa de partos instrumentalizados. Heslehurst et al.,[149] em metanálise, encontraram aumento no risco, tanto para cesáreas como para partos vaginais instrumentalizados, de hemorragia pós-parto, infecções, tempo de internação prolongado e necessidade de cuidados intensivos para o recém-nascido (OR 1,17; IC 95%; 1,13-1,21). Mantakas et al.,[87] entretanto, não encontraram essa associação.

## Cesárea

A obesidade pode estar associada a maiores taxas de cesárea. Há maior chance tanto de cesárea de urgência como eletiva e, para cada aumento de 1 kg/m² no IMC, corresponde a um aumento de 7% na chance de cesárea. Além disso, para cada aumento de 10 kg/m² no IMC, a chance de cesárea é 3,5 vezes maior.[11,30,119,137]

Na literatura, as principais características que levam à maior chance de cesárea em gestantes com obesidade são IMC igual ou superior a 40 kg/m², primigestação e indução de trabalho de parto. Entre as principais indicações de cesárea intraparto, tem-se o trabalho de parto prolongado, a falha de indução, a monitorização fetal inadequada e o sofrimento fetal agudo.[11,30,137]

Outro ponto a ser observado é que o tempo para o preparo pré-cirúrgico (transporte, monitorização e instalação de anestesia), bem como o tempo cirúrgico, é maior nas pacientes obesas, assim como o tempo de incisão da pele e clampeamento do cordão umbilical. Dessa forma, temendo alguma complicação durante a indicação de cesárea de emergência, muitas vezes, esta é indicada de forma eletiva ou mais precocemente no trabalho de parto.

A perda sanguínea intraoperatória também pode ser maior nas pacientes obesas. Estima-se que o volume de sangue perdido ultrapasse os 1.000 mL em 34,9% das obesas em comparação a 9,3% nas não obesas.[98] Nos partos vaginais, lacerações do canal de parto são causa frequente de sangramento de difícil controle.

## Anestesia

O preparo e a realização da anestesia são etapas que exigem cautela e atenção em razão das inúmeras dificuldades que podem advir do procedimento. Além disso, deve-se estar atento às modificações/adaptações fisiológicas nos sistemas respiratório e cardiovascular de indivíduos com obesidade (Tabela 4) e que podem influenciar as decisões da equipe de anestesia.[29,32,33,128]

**TABELA 4. Modificações fisiológicas nos sistemas respiratório e cardiovascular de indivíduos com obesidade**

| **Respiratório** |
|---|
| • Aumento no consumo de oxigênio |
| • Hiperventilação com ↓ $pCO_2$ |
| • Diminuição da capacidade residual funcional e pulmonar total |
| • Redução do volume de reserva expiratório |
| • Rápida diminuição da saturação de oxigênio em momentos de apneia |
| • Elevação do diafragma e maior capacidade de excursão muscular |
| **Cardiovascular** |
| • Aumento do volume sanguíneo |
| • Aumento da frequência cardíaca |
| • Aumento do débito cardíaco |
| • Diminuição da resistência vascular periférica |
| • Hipertrofia ventricular esquerda (dependente do tempo de obesidade) |

$pCO_2$: pressão parcial de gás carbônico; ↓: redução.

O primeiro desafio a ser transposto diz respeito à monitorização da paciente, em especial de sua pressão arterial, que exige manguito adequado ao diâmetro braquial. Assegurar acesso vascular periférico não costuma apresentar maiores dificuldades, mas, se for necessário acesso vascular central, recomenda-se a utilização de ultrassonografia como ferramenta auxiliar. Por sua vez, o manejo das vias aéreas deve ser sempre mais cuidadoso, em razão de maior risco de apneia, aspiração por refluxo gastroesofágico e hipoxia pós-anestésica.

Além disso, a palpação dos espaços intervertebrais para a realização dos bloqueios regionais é prejudicada, assim como o correto posicionamento da paciente para a realização da anestesia locorregional. O tempo de início do efeito anestésico usualmente é mais longo. Cerca de 2% das pacientes obesas necessitam de agulhas maiores do que 8 cm de comprimento. O risco da necessidade de anestesia geral por falha na punção anestésica chega a 62,5% em algumas casuísticas. A indústria farmacêutica disponibiliza agulhas para raquianestesia mais longas que as usuais, próprias para essa população específica. Pacientes obesas, portanto, podem se beneficiar de anestesia peridural com cateter realizada no início do trabalho de parto, com maior tranquilidade e fora de situações de emergência materna ou fetal.[29,30,32,37,47,128]

Em razão das dificuldades técnicas para a realização tanto da anestesia locorregional como da geral, o ideal é que todas as gestantes obesas sejam encaminhadas, em tempo hábil, para adequada avaliação pré-anestésica, com análise da situação e orientação para a pacientes sobre os possíveis riscos inerentes ao procedimento e a melhor programação do ato anestésico.[17,29,32,128,137]

## PUERPÉRIO

### INFECÇÃO DE FERIDA OPERATÓRIA

As infecções de sítio cirúrgico podem ser minimizadas com técnica cirúrgica adequada, hemostasia rigorosa e fechamento do tecido celular subcutâneo (muitas vezes, em mais de um plano).[11] Recomenda-se evitar a incisão longitudinal mediana em virtude do risco de deiscência. Idealmente, a sutura da pele deve ser realizada com pontos separados para que, na ocorrência de pequenos hematomas ou seromas, a drenagem seja possível sem a necessidade de abrir toda a extensão da sutura. O uso de antibioticoprofilaxia por tempo prolongado não mostrou melhores resultados do que a profilaxia com dose única. O risco de infecção nas pacientes obesas parece ser 1,43 vez maior. Essa chance pode dobrar nas obesas que são diabéticas.[82]

Em mulheres com IMC maior que 50 kg/m², um estudo encontrou incidência de 30% de infecção de ferida operatória, principalmente em tabagistas e pacientes com necessidade de uso de algum dreno cirúrgico.[37]

### AMAMENTAÇÃO

Mulheres obesas apresentam chance até três vezes menor de iniciarem a amamentação. Estudos também apontam menor tempo de amamentação, talvez por razões culturais e hormonais. Mulheres obesas podem apresentar anormalidade na resposta à ação da prolactina, bem como maiores dificuldades técnicas para amamentar, sobretudo com relação ao posicionamento do recém-nascido, levando a maiores taxas de abandono da amamentação.[72,78] Além disso, há maior chance de desenvolver baixa autoestima, dificuldade de amamentar em locais públicos, tabagismo e menor nível socioeconômico, que podem funcionar como variáveis de confusão.[151]

## MANEJO DAS PACIENTES COM OBESIDADE DURANTE A GESTAÇÃO E O PUERPÉRIO

Em razão de todas as particularidades dessas pacientes, o cuidado dessas gestantes durante o pré-natal deve ter como foco diminuir o risco de resultados adversos.

Um dos pontos de atenção é quanto ao ganho de peso durante toda a gestação. Em 1990, o *Institute of Medicine* apresentou orientações sobre o ganho de peso materno ideal durante a gestação. Essa orientação foi revista em 2009 e categorizada de acordo com o IMC pré-gestacional, conforme definido pela OMS (Tabela 5). De acordo com essa classificação, considera-se ganho de peso exagerado durante a gestação o aumento de 15,9 kg nas pacientes com IMC pré-gestacional normal e de 11,3 kg naquelas com sobrepeso pré-gestacional.[131,156,158]

O ganho de peso exagerado durante a gestação é forte preditor de complicações. Diversos estudos epidemio-

**TABELA 5. Recomendações de ganho de peso durante a gestação com base no IMC pré-gestacional**

| IMC pré-gestacional | Ganho de peso total (kg) | Média de ganho de peso no segundo e no terceiro trimestres (kg/semana)* |
|---|---|---|
| Baixo peso (< 18,5 kg/m²) | 12,5-18 | 0,51 (0,44-0,58) |
| Peso normal (18,5-24,9 kg/m²) | 11,5-16 | 0,42 (0,35-0,50) |
| Sobrepeso (25-29,9 kg/m²) | 7-11,5 | 0,28 (0,23-0,33) |
| Obesidade (≥ 30 kg/m²) | 5-9 | 0,22 (0,17-0,27) |

* Considera-se ganho de peso de 0,5-2 kg no primeiro trimestre.
IMC: índice de massa corporal.
Tabela adaptada do *Institute of Medicine*.[131]

lógicos o associaram a alterações glicêmicas, síndromes hipertensivas, complicações no parto e complicações cardiometabólicas futuras. Essas complicações ocorrem de forma proporcional ao ganho ponderal. Além disso, Tian et al.,[158] em metanálise de 2015, correlacionaram o ganho de peso excessivo ao aumento no risco de macrossomia. Por outro lado, o baixo ganho de peso durante a gestação aumentou a frequência de restrição do crescimento fetal.[67]

Com relação à obesidade, algumas considerações podem ser rotineiramente adotadas no acompanhamento pré-natal, uma vez que essas intervenções demonstram melhores resultados obstétricos e perinatais.

## CONSULTA PRECONCEPCIONAL

Idealmente, toda paciente com obesidade deveria realizar uma avaliação preconcepcional, possibilitando a discussão com paciente e familiares sobre as complicações maternas e fetais que podem ocorrer na gestação e no parto em virtude do excesso de peso e encorajando, assim, a perda ponderal. Para que se possa obter sucesso na redução de peso, deve-se oferecer avaliação nutricional à paciente e estimular a atividade física. Para tanto, é muito importante também a participação do nutricionista e do educador físico nesse processo.[30,136,143]

Caso não seja possível realizar esse aconselhamento preconcepcional, deve-se conversar com a paciente na primeira consulta de pré-natal a respeito dos riscos e cuidados ao longo da gestação e do parto com o objetivo de melhorar sua adesão ao tratamento.

## SUPORTE MULTIPROFISSIONAL

Uma abordagem multidisciplinar, incluindo suporte nutricional rigoroso e apoio psicológico, é fundamental para o sucesso da gestação, aumentando a adesão da paciente às orientações e reduzindo risco de eventos adversos. Cabe ao profissional nutricionista abordar questões relacionadas ao ganho de peso esperado para a gestante, definido com base no IMC pré-gestacional.[30,125,128,136,143]

A fim de estimular a gestante a manter rotina de atividade física adequada à sua capacidade física, desde que não haja contraindicações à prática, sempre que possível deve-se instituir o acompanhamento conjunto com educador físico habituado aos cuidados durante a gestação.

## CONSULTA DE PRÉ-NATAL

No decorrer da gestação, as consultas de pré-natal devem abranger os seguintes pontos:[30,125,128,136]

- Suplementação com ácido fólico na dose de 5 mg/dia.
- Utilização do esfigmomanômetro com manguito adequado à circunferência braquial da paciente para aferição correta da pressão arterial.
- Investigação diagnóstica para *diabetes mellitus* gestacional ou possível diabetes tipo 2 identificado na gestação (ver Capítulo 50, "*Diabetes mellitus*", da Seção 6, "Intercorrências clínico-cirúrgicas").
- Maior atenção para as medidas de altura uterina, que podem não ser compatíveis com a idade gestacional e oferecer maior dificuldade de mensuração por conta da espessura do panículo adiposo.
- Rastreamento ultrassonográfico morfológico fetal e acompanhamento da estimativa do peso fetal até o termo para melhor decisão da via de parto. A paciente deve ser orientada quanto à possível dificuldade técnica para realização do exame em razão da maior espessura do panículo adiposo.
- Encaminhamento da gestante para avaliação pré-anestésica.
- Vigilância e controle de comorbidades associadas.

## ASSISTÊNCIA AO PARTO E AO PUERPÉRIO

Em virtude das dificuldades e incertezas referentes à via de parto e à anestesia em gestantes com obesidade, preconiza-se o planejamento antecipado do momento do parto. Para tanto, sugerem-se os seguintes cuidados:[11,29,30,128,136,137,143]

- Equipamentos e ambiente hospitalar: sempre que possível, o parto deve ser realizado por obstetra habituado ao cuidado de gestantes com obesidade e, principalmente, com as particularidades de procedimentos cirúrgicos em paciente com obesidade. Nesse sentido, recomenda-se:[11,29,30,128,136,137,143]
  - Ambiente cirúrgico com espaço de circulação e acessibilidade adequados à movimentação da gestante.
  - Vestuários de tamanho adequado para evitar constrangimentos à paciente.
  - Camas, macas, poltronas e cadeiras de rodas de tamanhos adequados ao transporte da paciente.
  - Mobilização e posicionamento da paciente com cuidado para evitar quedas.
  - Materiais cirúrgicos e mesa cirúrgica apropriados para pacientes com obesidade.
  - Utilização de compressor pneumático durante o procedimento cirúrgico, caso haja disponibilidade, em razão do maior risco trombótico nessas pacientes.
  - Utilização de monitor pressórico adequado à circunferência braquial da paciente, a fim de que não haja erros de mensuração da pressão arterial.
  - Utilização de agulhas para raquianestesia e para anestesia peridural de comprimentos adequados.

- Via de parto: deve-se avaliar cuidadosamente, de forma individualizada, em conjunto com a paciente/casal, a via de parto mais adequada (indução de trabalho de parto ou cesárea). Todas as orientações, os cuidados e a decisão final devem ser anotados no plano terapêutico do prontuário da paciente.[128] Entre os pontos a serem ponderados, a vigilância do bem-estar fetal e das contrações uterinas deve ser bem discutida quando a paciente não apresentar contraindicações à tentativa de parto vaginal. Deve-se questionar ainda, para a decisão final, se há condições seguras para monitoração pela cardiotocografia, bem como se há possibilidade de avaliação das contrações uterinas.[11,29,30,128,137] Caso haja indicação para cesárea eletiva ou intraparto, algumas questões relacionadas à técnica cirúrgica devem ser avaliadas e planejadas:[11,29,30,128,136,137,143]
  - Incisão da parede abdominal: não há consenso na literatura sobre o tipo de incisão mais adequada (vertical ou transversa), uma vez que não se dispõe de estudos randomizados avaliando os diferentes tipos de incisões em gestantes obesas. Há estudos retrospectivos, no entanto, que relatam maiores taxas de complicações da ferida em pacientes com incisões verticais quando comparados àquelas submetidas a incisão transversa.[1,11,29,137]

    Apesar disso, deve-se avaliar cuidadosamente a distribuição do peso e do tamanho do panículo adiposo, uma vez que, sobretudo em pacientes que possuem biotipo de abdome em avental, a localização dos pontos de referência do tecido subcutâneo pode ser atípica. Nesses casos, a cicatriz umbilical desloca-se caudalmente de sua localização normal para o nível da crista ilíaca, localizando-se abaixo do segmento inferior do útero e, portanto, torna-se ponto de referência ruim para os órgãos pélvicos. Nesses casos, é mais adequado utilizar a sínfise púbica e a crista ilíaca como pontos de referência para localização dos órgãos pélvicos.[11,29,137]

    Além dessa dificuldade, sabe-se que o tipo de incisão pode influenciar negativamente a exposição da cavidade abdominal e uterina, a extração do recém-nascido, a dor pós-operatória, o esforço respiratório e as complicações infecciosas. Deve-se evitar também dissecção excessiva e múltiplas incisões no tecido subcutâneo para evitar morbidade infecciosa.[1,11,29,137]

    Quanto ao local para incisão na parede abdominal, há duas opções a depender do peso da paciente. A incisão na região suprapúbica pode ser indicada para gestantes com peso de até 180 kg. Deve-se realizar retração cefálica do panículo adiposo para melhor exposição da região, podendo ser feita incisão transversa ou vertical. Sabe-se, no entanto, que essa retração cefálica pode ocasionar restrição cardiopulmonar e atrapalhar a ventilação da paciente. Além disso, após o procedimento, ocorre cobertura da ferida operatória pelo panículo adiposo, o que aumenta a chance de infecções.[12,30,138] Já a incisão supraumbilical pode ser indicada para pacientes com peso acima de 180 kg, sobretudo para aquelas que pesam mais de 272 kg. Caso se opte por incisão vertical nessa região, deve-se realizar a retração caudal do panículo adiposo. Na região supraumbilical, podemos é possível obter boa exposição da cavidade abdominal, porém com exposição subótima do segmento inferior do útero, por isso há a possibilidade de incisões verticais em fundo uterino. Essa opção tem como vantagem evitar a cobertura da ferida operatória.[11,29,137]
  - Histerotomia: deve ser realizada a técnica clássica de histerotomia segmentar; entretanto, em alguns casos, a extração fetal pode ser difícil e demandar a ampliação da incisão para segmento-corporal.[1,11,29,128,137]
  - Fechamento fascial em caso de incisões verticais: incisões verticais na parede abdominal têm chance maior de deiscências e hérnias. Para evitar esse desfecho, recomenda-se o fechamento em massa com pontos de Smead-Jones, englobando, no mesmo ponto, peritônio, músculo, fáscia e tecido subcutâneo.[1,11,29] São descritos três tipos de suturas:
    1. Longe-longe-perto-perto (L1-L2-P3-P4) (Figura 2): a sutura passa lateralmente através da bainha do reto, do peritônio e pela gordura adjacente, e cruza a linha média para pegar a borda medial da fáscia no lado oposto ao da incisão. Os pontos são separados, sendo que os pontos "longe" distam 1 cm da borda medial e os pontos "perto" ficam a uma distância de 0,5 cm da borda medial da sutura.[1,11,29,128,137]
    2. Longe-perto-perto-longe (L1-P2-P3-L4) (Figura 3): o ponto "longe" dista 1 a 1,5 cm da borda da incisão, enquanto o ponto "perto" dista 0,5 cm da borda da incisão. Os pontos são separados.[1,11,29,128,137]
    3. Contínua (Figura 4): são utilizadas duas suturas iniciando em cada extremo da incisão, a 1 cm da borda, e cada ponto distando 1 cm do outro. As suturas são amarradas no ponto médio da incisão.[1,11,29,128,137]
  - Sutura de tecido subcutâneo: sua realização é obrigatória, independente da espessura.[11,29]
  - Sutura da pele: sem superioridade de técnica.[11,29]
- Manejo ativo do terceiro período do parto para evitar quadros de hemorragia pós-parto (ver Capítulo 25, "Hemorragia pós-parto", da Seção 4, "Parto e puerpério").
- Profilaxia de tromboembolismo venoso: durante a cesárea, caso haja disponibilidade no serviço, deve-se uti-

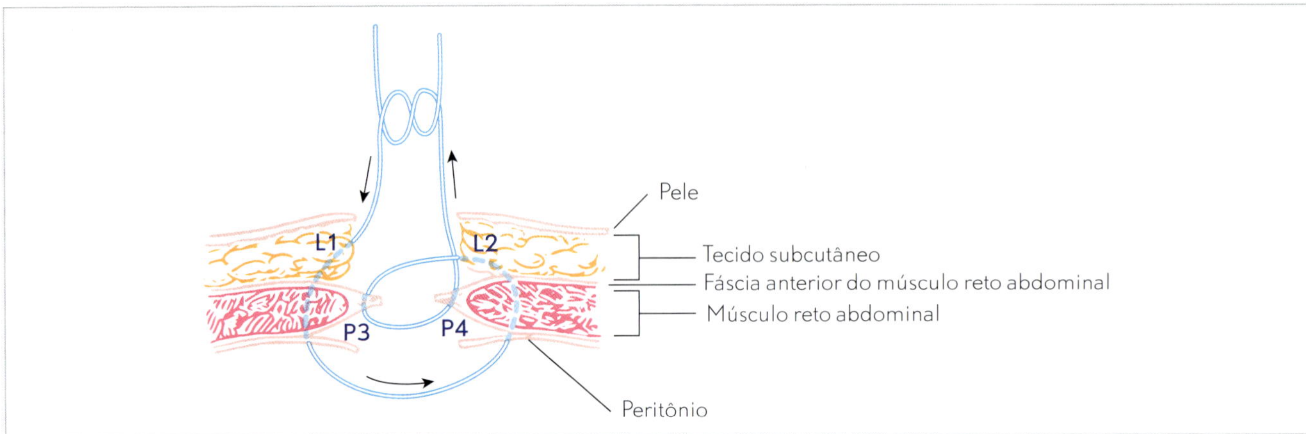


**FIGURA 2.** Pontos de Smead-Jones do tipo longe-longe-perto-perto. (Figura adaptada de Gunatilake e Perlow, 2011.[11])

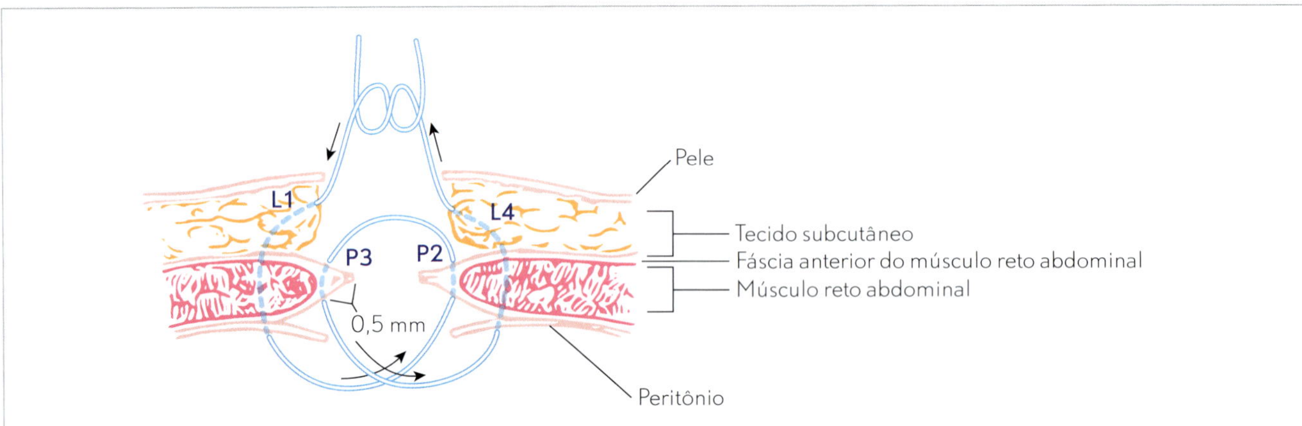


**FIGURA 3.** Pontos de Smead-Jones do tipo longe-perto-perto-longe. (Figura adaptada de Gunatilake e Perlow, 2011.[11])

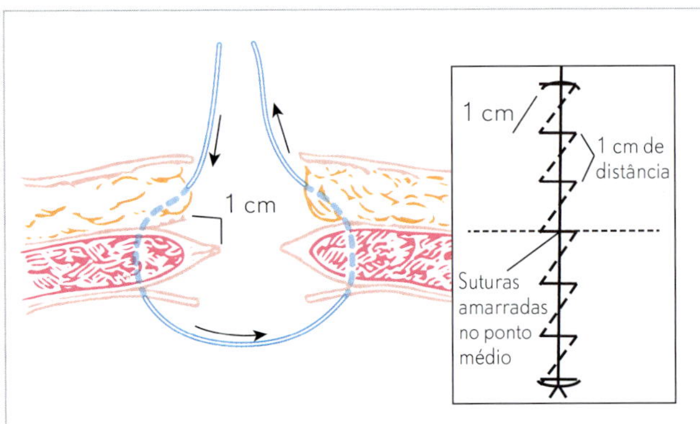


**FIGURA 4.** Pontos de Smead-Jones do tipo sutura contínua. (Figura adaptada de Gunatilake e Perlow, 2011.[11])

lizar compressor pneumático. Após o parto, caso a paciente apresente indicações de profilaxia antitrombótica (ver Capítulo 45, "Doenças tromboembólicas", da Seção 6, "Intercorrências clínico-cirúrgicas"), deve-se ajustar a dose de acordo com o peso da paciente. Também é importante estimular a deambulação precoce e o uso de meias elásticas.

- Profilaxia infecciosa: a fim de evitar infecção de ferida operatória e infecção puerperal, é importante instituir profilaxia infecciosa. Além disso, para gestantes diabéticas, para não associar mais morbidade, é importante sempre manter o controle glicêmico adequado e realizar o procedimento cirúrgico no menor tempo possível.[29,114,120,124] O antibiótico de escolha é a cefazolina aplicada por via intravenosa, cuja dose depende do peso da paciente. Para aquelas com peso até 120 kg, deve-se administrar 2 g, em dose única, e para aquelas com peso superior a 120 kg, administram-se 3 g, também em dose única. Em caso de alergia à cefazolina, utiliza-se como alternativa o esquema com clindamicina 900 mg associada a gentamicina 5 mg/kg, por via intravenosa.[29,114,120,124] Para pacientes com obesidade em que o peso atual for 20% maior que o peso ideal, deve-se usar o peso ajustado para calcular a dose do antibiótico:
  - Peso ideal = 49 + [0,67 × (altura – 152,4)]

- Peso ideal ajustado (kg) = [peso atual (kg) – peso ideal (kg)] × 0,25 + peso ideal (kg)

Não há consenso na literatura sobre a necessidade de dose de manutenção do antibiótico profilático. Na Clínica Obstétrico do HC-FMUSP, a manutenção está indicada em casos de perda sanguínea intraoperatória superior a 1.500 mL ou duração total da cirurgia superior a dois tempos de meia-vida do antibiótico.

## GESTAÇÃO APÓS CIRURGIA BARIÁTRICA

Uma vez que as medidas não cirúrgicas frequentemente levam a perdas pequenas e não sustentáveis de peso,[142] diante da crescente prevalência de obesidade na população, as cirurgias bariátricas têm aumentado substancialmente nos últimos anos. O procedimento é indicado para pessoas com IMC de 40 kg/m$^2$ ou mais ou para aquelas com IMC de 35 kg/m$^2$ ou mais associado a comorbidades como diabetes, hipertensão ou apneia do sono.[34]

A maioria das cirurgias bariátricas é realizada em mulheres[27,36,145] e cerca de 40% dos procedimentos desse tipo em todo o mundo são realizados em mulheres na idade fértil, o que faz com que sejam cada vez mais frequentes gestações em mulheres previamente submetidas a cirurgias bariátricas.[27,35,145] Esse grupo de gestantes apresenta características peculiares que devem ser consideradas durante o pré-natal. Apesar de gestações após cirurgia bariátrica parecerem seguras e muitas vezes reduzirem o risco de complicações gestacionais tipicamente associadas à obesidade, os estudos disponíveis ainda são bastante heterogêneos quanto às metodologias utilizadas, às técnicas cirúrgicas avaliadas, ao IMC pré-gravídico e pós-cirúrgico das gestantes comparadas e à população de referência para comparação, dificultando uma análise adequada dos resultados disponíveis.[16,66,144]

### TIPO DE CIRURGIA BARIÁTRICA

É importante que o obstetra saiba o tipo de cirurgia bariátrica a que a paciente foi submetida, pois as diferentes técnicas apresentam particularidades quanto a possíveis complicações. As cirurgias bariátricas podem ser de três tipos: restritivas, disabsortivas ou mistas[12,27,35,36] (Figura 5).

As cirurgias puramente disabsortivas, como a derivação biliopancreática, estão praticamente em desuso por conta da alta probabilidade de complicações em longo prazo, como insuficiência hepática, insuficiência renal e desnutrição.[12,27,162]

Entre as cirurgias restritivas, as mais realizadas são a gastrectomia vertical e a banda gástrica ajustável, que podem ser feitas por via laparoscópica ou laparotômica. A banda gástrica consiste em uma banda de silicone que cria uma bolsa proximal de estômago de aproximadamente 15 mL cuja vazão pode ser ajustada (aumentada ou diminuída) ao se inflar ou desinflar o dispositivo de controle, que fica acessivelmente alocado no tecido subcutâneo. Nesse procedimento, a perda ponderal se dá pela redução total da ingestão alimentar, com sensação de saciedade precoce. Uma limitação ao método é que o atraso do esvaziamento gástrico promovido pela bandagem pode ser logrado pela ingestão de líquidos ou alimentos pastosos ricos em lípides e carboidratos, comprometendo o emagrecimento.[36] A média de perda de peso em 2 anos após o procedimento é de cerca de 25% do IMC e, por não causar prejuízos absortivos ou alterações neuroendócrinas, são consideradas cirurgias seguras e pouco agressivas.[34,35]

As cirurgias mistas são as mais frequentemente realizadas. Entre elas, o procedimento mais comum é o *bypass* gástrico em Y de Roux,[142] que consiste na criação de uma bolsa de estômago proximal de 15 a 30 mL que se comunica diretamente com o jejuno, impedindo a absorção dos alimentos pelo duodeno e por parte do lúmen jejunal. O procedimento também pode ser realizado por via laparotômica ou laparoscópica. A manipulação duodenal adicional promove mudanças na secreção neuroendócrina que contribuem tanto para a perda de peso como para alterações no metabolismo dos alimentos.[36] A perda ponderal média é de cerca de 35% do IMC em até 2 anos após o procedimento.[34,35]

Apesar de serem escassos os dados disponíveis, parece não haver diferenças significativas quanto aos desfechos gestacionais entre as técnicas frequentemente mais realizadas (banda gástrica ajustável e *bypass* em Y de Roux).[62] Em coorte retrospectiva comparando 394 partos após banda gástrica e 55 partos após *bypass* em Y de Roux, Sheiner et al.[105] não encontraram diferenças entre as técnicas quanto a desfechos gestacionais, como parto prematuro, anemia, síndromes hipertensivas, *diabetes mellitus* gestacional e taxa de cesárea.

Quando comparados os procedimentos por laparotomia e laparoscopia, Sheiner et al.[108] também não encontraram diferenças significativas para os resultados gestacionais e perinatais. Não há, no momento, evidência na literatura sobre superioridade de um método em comparação com outros[36] quanto aos resultados da gestação.

### AVALIAÇÃO PRECONCEPCIONAL

Mulheres em idade fértil submetidas à cirurgia bariátrica merecem orientações especiais no período preconcepcional. É frequente que mulheres obesas tenham ciclos anovulatórios e taxas aumentadas de infertilidade. Após o procedimento cirúrgico, contudo, ocorre rápida melhora na fertilidade dessas pacientes, que podem voltar a ter ciclos

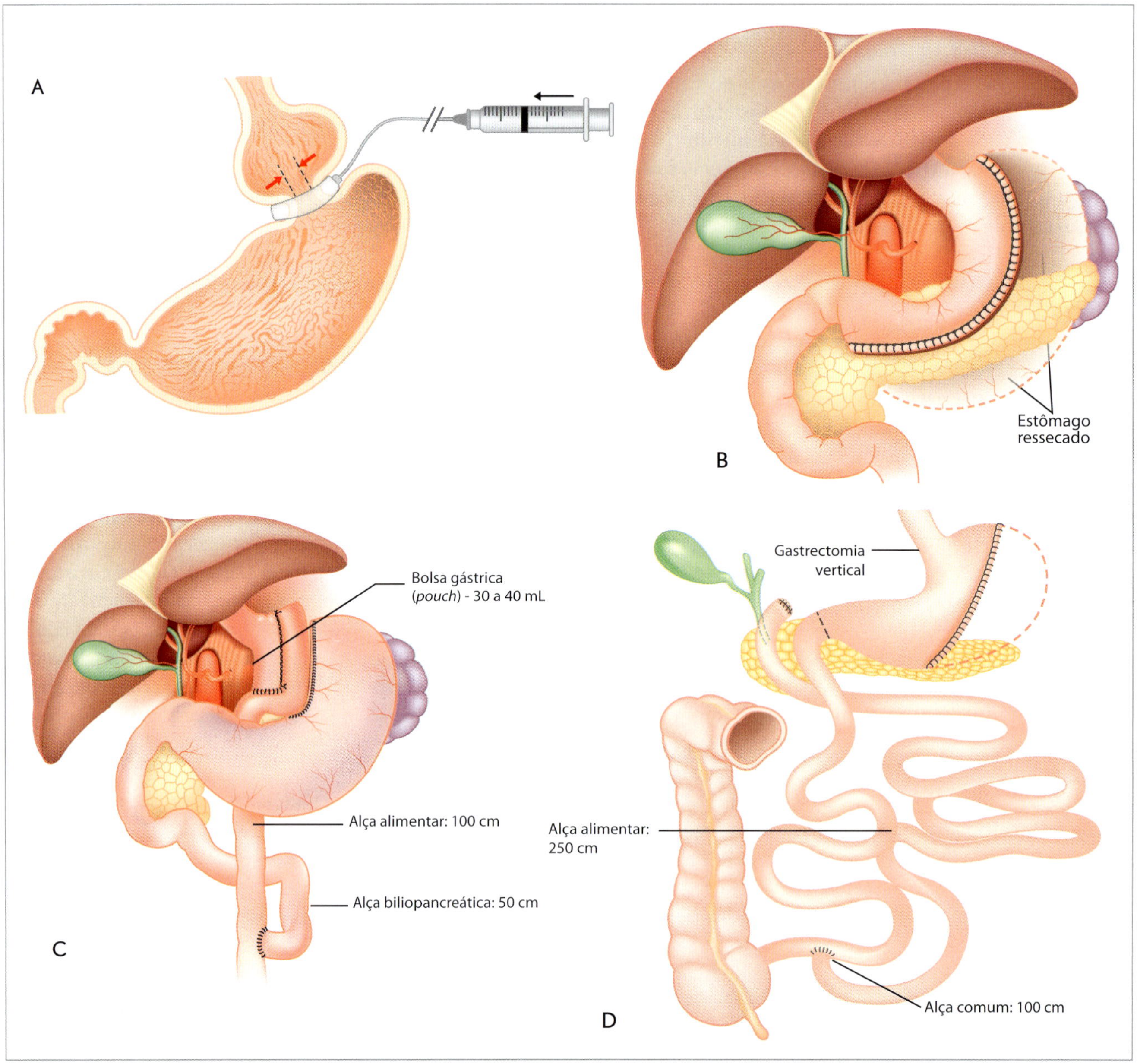


**FIGURA 5.** Principais cirurgias bariátricas. A: banda gástrica ajustável; B: gastrectomia vertical; C: derivação biliodigestiva; D: *bypass* gástrico em Y de Roux.

regulares poucos meses após a cirurgia.[12,27] Especialmente após cirurgias disabsortivas, a ação de métodos contraceptivos orais pode ser prejudicada, motivo pelo qual outras vias de administração devem ser preferidas.[27,123] É importante ressaltar também que, mesmo após a cirurgia bariátrica, muitas mulheres ainda permanecem obesas e as restrições de métodos contraceptivos para esse grupo de pacientes devem ser observadas.

Idealmente, mulheres que foram submetidas a cirurgia bariátrica deveriam realizar planejamento preconcepcional e engravidar apenas quando atingissem um platô de peso e se assegurasse ausência de carências nutricionais.[27] Além disso, é fundamental que sejam identificadas e compensadas comorbidades como diabetes e hipertensão previamente à gestação planejada, já que essas condições são mais frequentes em indivíduos obesos. Apesar da reconhecida importância dessas medidas, apenas uma minoria das gestantes segue um planejamento preconcepcional após cirurgia bariátrica.[64]

Deficiências nutricionais são muito prevalentes após cirurgias bariátricas, principalmente nas técnicas disabsortivas, motivo pelo qual durante a avaliação preconcepcional deve-se investigar e tratar carências nutricionais, estimulando a manutenção dos suplementos vitamínicos, inclusive e especialmente do ácido fólico. Devem ser checados os níveis de hemoglobina, de saturação de transferrina, de vitamina D, de vitamina B1 (tiamina), de vitamina B12 (cobalamina), de folato e o tempo de protamina, que se altera quando há déficit da vitamina K.[12,17,34]

Outro aspecto que merece especial atenção são demandas psicológicas dessas mulheres, pois são comuns medos sobre o ganho de peso do feto, sobre o risco de perder os benefícios adquiridos após a cirurgia e as emoções ambivalentes relacionadas à gestação.[86] De acordo com Lesko et al.,[81] mulheres submetidas a cirurgia bariátrica apresentavam maior prevalência de depressão prévia à gestação quando comparadas a gestantes-controle de mesmo IMC pré-cirúrgico e gestantes com mesmo IMC pós-cirúrgico. Em uma grande coorte sueca, Johansson et al.[75] também relataram maior prevalência de doenças psiquiátricas e de abuso de substâncias em gestações após cirurgia bariátrica em comparação com a população geral.

Também é relevante se destacar que, apesar da perda de peso ser significativa, muitas mulheres acabam engravidando ainda com sobrepeso ou obesidade, o que envolve riscos gestacionais (discutidos anteriormente neste capítulo). Alguns autores relataram que, entre mulheres que engravidaram após cirurgia bariátrica, aquelas que conseguem sair do estado de obesidade antes de engravidar apresentam resultados gestacionais mais favoráveis do que aquelas que engravidam ainda obesas, reforçando a importância do planejamento preconcepcional.[113]

Por tantos motivos mencionados, para o cuidado dessas gestações, inclusive antes da concepção, é indispensável a atuação de equipe multidisciplinar, com participação de profissionais das áreas da nutrição, obstetrícia, psicologia e cirurgia gástrica.

## INTERVALO DE TEMPO ENTRE CIRURGIA BARIÁTRICA E GESTAÇÃO

O *American College of Obstetricians and Gynecologists* (ACOG) recomenda que as mulheres evitem engravidar em até 12 a 24 meses após a cirurgia bariátrica.[123] Um consenso publicado em 2013 pela *American Association of Clinical Endocrinologists*, *The Obesity Society* e *American Society for Endocrine Practice* indica que as mulheres submetidas à cirurgia bariátrica engravidem somente após 12 a 18 meses após o procedimento.[27,133] Essas recomendações, no entanto, não se baseiam em resultados científicos contundentes e diversos estudos não demonstraram desfechos estatisticamente distintos entre mulheres que engravidaram mais precoce ou mais tardiamente após a cirurgia bariátrica.[106]

Também são escassos os resultados sobre a influência desse intervalo no ganho ponderal durante a gravidez, mas gestantes que engravidam em até 1 ano após a cirurgia parecem ganhar menos peso durante a gestação quando comparadas às que adiam para depois de 1 ano.[52]

## GANHO DE PESO DURANTE A GESTAÇÃO

Não existem consensos específicos sobre o ganho de peso na gestação em mulheres com antecedente de cirurgia bariátrica. O que se recomenda atualmente é que sejam seguidas as recomendações do *Institute of Medicine*, de acordo com o IMC no início da gestação.[4,27,128] Para as gestantes submetidas à banda gástrica ajustável, é possível afrouxar ou apertar a banda para ajustar o ganho ponderal quando se julgar que está aquém ou além do esperado.[57,99,110]

Estudos comparando gestações em mulheres com banda gástrica a gestações prévias à cirurgia apontam que o ganho de peso durante a gestação é menor após a intervenção bariátrica.[110] Quando comparadas a mulheres de mesmo IMC, o ganho de peso durante a gravidez de mulheres previamente submetidas a banda gástrica também foi menor.[58]

Ao comparar as técnicas de cirurgia bariátrica, Sheiner et al.[105] relataram que gestantes com banda gástrica laparoscópica apresentaram maior ganho de peso durante a gestação (13,1 ± 9,6 kg) do que aquelas com *bypass* gástrico em Y de Roux (11,6 ± 9,6 kg).

Em coorte retrospectiva realizada na Clínica Obstétrica do HC-FMUSP por Nomura et al.,[93] o ganho ponderal médio em gestantes com antecedente de *bypass* gástrico em Y de Roux foi de 8,4 kg.

Em estudo italiano, Lapolla et al.[79] relataram aumento na taxa de pré-eclâmpsia naquelas que ganharam mais de 10 kg durante a gravidez quando comparadas àquelas que ganharam menos de 10 kg, sem haver, no entanto, diferenças quanto às taxas de abortamento, *diabetes mellitus* gestacional, cesárea, peso ao nascimento ou admissão em unidade de terapia intensiva neonatal. Dixon et al.[57] relataram que, em pacientes submetidas a banda gástrica laparoscópica, foi mais frequente ganho ponderal menor que o recomendado pelo *Institute of Medicine* naquelas que não frequentaram consulta pré-natal no primeiro trimestre.

## COMPLICAÇÕES CIRÚRGICAS DURANTE A GESTAÇÃO

Com o aumento do número de gestantes que engravidam após a realização de cirurgia bariátrica, é crescente também o número de complicações cirúrgicas descritas na literatura. É importante, portanto, que o obstetra conheça o procedimento que foi realizado na gestante, esteja afeito às possíveis complicações e tenha sempre o suporte do gastrocirurgião.[10,27,34]

O aumento do volume abdominal e a cefalização do útero, em função do deslocamento das alças intestinais, predispõem a hérnias e torções causadas pelas mudanças anatômicas no posicionamento das alças e das aderências. A descida da cabeça fetal no termo e, após o parto, a involução uterina são períodos de maiores mudanças anatômicas intra-abdominais, aumentando a chance de complicações cirúrgicas.[27,142] As cirurgias laparoscópicas, apesar de serem atualmente consideradas as técnicas padrão, apresentam maiores riscos de aderência entre alças.[112]

Pacientes previamente submetidas à cirurgia de banda gástrica podem apresentar prolapso gástrico, dilatação da porção proximal do estômago, úlcera gástrica, complicações do acesso subcutâneo do dispositivo de controle de insuflação, migração da banda e obstrução do orifício delimitado pela banda.[18,50] Nessas pacientes, é possível que sintomas obstrutivos, como náusea ou vômito, sejam melhorados pelo afrouxamento da banda, principalmente no primeiro trimestre.[58]

As mulheres que foram submetidas ao *bypass* em Y de Roux podem apresentar estenoses, obstruções intestinais, deiscência dos clampeamentos, hérnias internas e volvos.[34,50]

Muita atenção deve ser dada a gestantes com antecedente de cirurgia bariátrica e queixas que podem ser confundidas com sintomas comuns da gravidez, como náuseas, dores abdominais, constipação e refluxo. O diagnóstico e o tratamento das complicações não podem tardar, de forma que alto grau de suspeição deve ser mantido e o limiar para se decidir pela laparotomia exploradora deve ser baixo, com a decisão tomada conjuntamente com gastrocirurgião, sob pena de se agravar ainda mais o quadro de abdome agudo e comprometer a vida materna.[72,96,112]

## DESFECHOS GESTACIONAIS DE MULHERES PREVIAMENTE SUBMETIDAS A CIRURGIA BARIÁTRICA

### Abortamento

É difícil avaliar a taxa de abortamento em mulheres previamente submetidas a cirurgia bariátrica, uma vez que a maioria dos trabalhos publicados consiste em coortes e estudos de caso-controle retrospectivos e os casos de abortamento não são incluídos para análise.[27]

Os dados descritos nessas publicações são bastante heterogêneos. Em coorte de 84 gestantes que engravidaram após cirurgia bariátrica, a taxa de abortamento encontrada por Pham et al.[99] foi de 3,2%. Em trabalho prospectivo multicêntrico na Bélgica, Devlieger et al.[55] descreveram que a taxa de abortamento nesse grupo de mulheres foi de 2%, e o grupo de Bebber et al.,[43] no Rio Grande do Sul, relatou taxa de abortamento de 23% em mulheres previamente submetidas ao *bypass* gástrico em Y de Roux. Lapolla et al.,[79] avaliando mulheres submetidas a cirurgia de banda gástrica, constataram taxa de abortamento de 10,8%, maior que nos seus grupos-controle de gestantes obesas (2,5%) e naquelas de IMC normal (0,3%).

### Diabetes

Pacientes submetidas a cirurgia bariátrica, especialmente aquelas que fizeram o *bypass* gástrico em Y de Roux, apresentam marcadas modificações do metabolismo glicêmico. A melhora imediata do controle glicêmico após a cirurgia bariátrica acontece pelo aumento da sensibilidade insulínica hepática, mediado pela restrição energética e pelo melhor funcionamento das células beta pancreáticas, secundário às modificações do trânsito intestinal e ao aumento da produção do peptídeo intestinal *glucagon-like peptide-1* (GLP-1). Mais tardiamente, a melhora do controle glicêmico se intensifica em função do aumento da sensibilidade periférica à insulina resultante da perda ponderal.[78]

São sintomas frequentes nas pacientes submetidas a cirurgia bariátrica a hipoglicemia hiperinsulinêmica pós-prandial e o efeito *dumping*, resultantes das modificações do metabolismo glicídico. A obesidade induz o hiperfuncionamento das células beta pancreáticas, que podem persistir com produção aumentada de insulina mesmo após perda massiva de peso e redução da resistência periférica ao hormônio. Assim, ocorre estado de hiperinsulinismo após a alimentação, o que se associa ao consumo calórico reduzido e favorece a hipoglicemia.[34]

Para evitar o sintoma, as mulheres são orientadas a reduzir o consumo de carboidratos de alto índice glicêmico e evitar ingerir líquidos junto com a refeição. Se não houver melhora, é possível associar acarbose (categoria B da *Food and Drug Administration* – FDA) na dose de 25 a 50 mg após as refeições, até três vezes ao dia, que tem como principal efeito colateral o surgimento de flatos e diarreia, com tendência de melhora após algum tempo de uso. Outra opção medicamentosa é a octreotida (categoria B da FDA) na dose de 25 a 100 mg, em injeções subcutâneas aplicadas 15 a 60 minutos antes da refeição. Esse medicamento inibe a liberação de insulina e de peptídeos intestinais.[34]

O efeito *dumping* ocorre nas pacientes submetidas a procedimentos disabsortivos e se dá em duas fases. A fase precoce acontece em 10 a 30 minutos após a ingestão de alimentos ricos em carboidratos e decorre da chegada rápida de nutrientes ao intestino delgado pelo *bypass*. O trânsito rápido desse conteúdo leva a um *shift* osmótico de líquido para dentro do lúmen intestinal, deflagrando resposta vasomotora com palpitações, rubor, fadiga, síncope, sudorese, dor de cabeça, distensão abdominal, náusea, cólica e diarreia. A fase tardia acontece em 1 a 3 horas após a alimentação e decorre da resposta hiperinsulinêmica mediada por peptídeos intestinais, causando hipoglicemia reativa, com sudorese, tremores, alteração de nível de consciência, palpitações e síncope.[2,12,27]

Pelo risco do efeito *dumping*, não se recomenda fazer o teste de tolerância à glicose oral (TTGO) nas pacientes que realizaram cirurgias disabsortivas. Vale ressaltar, ainda, que mesmo as gestantes que fizeram cirurgias puramente restritivas, apesar de não apresentarem efeito dumping, podem não tolerar o volume ingerido para realização do TTGO.[27,146] Alternativamente, o método mais descrito na literatura e realizado na Clínica Obstétrica do HC-FMUSP é o perfil glicêmico simples, com aferição de glicemia capilar em jejum e 1 hora após o início das refeições principais (café da manhã, almoço e jantar) com cardápio habitual da gestante, durante 1 semana, entre 24 e 28 semanas de gestação, época em que seria realizado o TTGO.[2,10,20,27,34,123,138,144] Considera-se diagnóstico de *diabetes mellitus* gestacional quando menos de 70% das medidas estiverem dentro da meta glicêmica (95 mg/dL em jejum e 140 mg/dL nas medidas feitas 1 hora após as refeições).[2,144] Pode-se solicitar também nova glicemia em jejum entre 24 e 28 semanas, com diagnóstico de *diabetes mellitus* gestacional quando o valor for de 92 mg/dL ou superior.

Outras alternativas ao TTGO foram descritas, como o uso de sensor contínuo de glicemia (*continuous glucose monitoring system* – CGMS) por 3 dias,[15,146] mas trata-se de método caro e pouco disponível.[138] A realização de sobrecarga com glicose intravenosa[64] também poderia ser utilizada, mas não há consenso sobre valores diagnósticos e repercussões perinatais para esse teste, uma vez que se sabe que a ingestão oral de glicose induz excursões glicêmicas menores que a administração intravenosa de glicose. Além disso, a ingestão oral regula de maneira diferente a produção de insulina, com a liberação dos peptídeos intestinais, como o GLP-1 e o *glucose-dependent insulinotropic polypeptide* (GIP), que exercem papel importante na homeostase glicêmica.[59,102] Assim, pode-se afirmar que a aferição com o perfil glicêmico simples é a proposta de menor custo e maior aplicabilidade.

Sobre a frequência de *diabetes mellitus* gestacional na literatura, os resultados são bastante inconclusivos, especialmente porque a maioria dos estudos não explicita os critérios diagnósticos adotados[148] e os critérios e métodos para diagnóstico de *diabetes mellitus* gestacional em pacientes submetidas a cirurgia bariátrica não estão padronizados. A incidência de *diabetes mellitus* gestacional descrita na Clínica Obstétrica do HC-FMUSP em coorte retrospectiva avaliada por Nomura et al.[93] foi de 3,3%.

Os dados da literatura são conflitantes sobre a redução no risco de *diabetes mellitus* gestacional após cirurgia bariátrica, apesar de muitos indicarem redução na incidência dessa complicação após o procedimento, especialmente quando comparadas a gestantes mais obesas.[2,27,46,66,148] Em coorte retrospectiva americana, o risco de *diabetes mellitus* gestacional foi menor nas gestantes após cirurgia bariátrica tanto quando comparadas a gestantes de mesmo IMC pré-cirúrgico (obesidade mórbida), como quando comparadas a gestantes de mesmo IMC pós-cirúrgico, que ainda apresentavam obesidade.[81] Em estudo francês tipo caso-controle, também houve redução na incidência de *diabetes mellitus* gestacional em gestantes após realização de banda gástrica laparoscópica quando comparadas a gestantes obesas pareadas por IMC.[58] Na maior coorte publicada sobre o tema, Johansson et al.[75] descreveram que, quando comparadas a gestantes pareadas para o IMC pré-cirúrgico, gestantes submetidas a cirurgia bariátrica apresentaram menor frequência de *diabetes mellitus* gestacional (OR 0,25; IC 95%; 0,13-0,47), além de menor necessidade de insulina para controle da glicemia (0,7 *versus* 3,6%; $p < 0,001$).

Em sua metanálise, ao comparar mulheres obesas com aquelas que realizaram cirurgia bariátrica previamente à gravidez, Yi et al.[162] relataram que o diagnóstico de *diabetes mellitus* gestacional foi menos frequente naquelas submetidas ao procedimento (OR 0,31; IC 95%; 0,15-0,65). Adicionalmente, observaram esse efeito protetor tanto naquelas que engravidaram em até 2 anos após a cirurgia (OR 0,22; IC 95%; 0,14-0,34) como naquelas que engravidaram após 2 anos da cirurgia (OR 0,19; IC 95%; 0,04-0,94).

Em metanálise de estudos de coorte observacionais que avaliou desfechos gestacionais em pacientes submetidas a cirurgia bariátrica, Kwong et al.[150] também encontraram redução da taxa de *diabetes mellitus* gestacional (OR 0,2; IC95% 0,11-0,37).

De acordo com Amsalem et al.,[39] o efeito protetor da cirurgia bariátrica persiste em gestações sucessivas após o procedimento. Os autores descreveram taxas menores de macrossomia tanto na primeira como na segunda gestação após a cirurgia bariátrica quando comparadas a gestações prévias ao procedimento.[39]

Patel et al.,[96] no entanto, não obtiveram diferença significativa na ocorrência de *diabetes mellitus* gestacional comparando gestantes após cirurgia bariátrica a gestantes-controle não obesas, obesas e com obesidade mórbida. Outros autores também não identificaram esse efeito protetor da cirurgia bariátrica para *diabetes mellitus* gestacional em comparação com mulheres de mesmo IMC ou mesmo com a população geral de gestantes, por vezes apresentando até aumento do risco de *diabetes mellitus* gestacional em comparação com grávidas de IMC normal.[45,78,108,148]

Também é preciso apontar que, desde a adoção dos novos critérios diagnósticos para *diabetes mellitus* gestacional propostos pela *International Association of Diabetes and Pregnancy Study Groups* (IADPSG),[132] quase não há estudos sobre o impacto dessa nova forma de diagnóstico na população de mulheres submetidas a cirurgia bariátrica. Em estudo retrospectivo, Freitas et al.[64] compararam a frequência de *diabetes mellitus* gestacional entre gestantes pesquisadas para a doença de acordo com os critérios antigos de Carpenter e Coustan e de acordo com os novos critérios diagnósticos propostos pela IADPSG. Os autores descreveram que pacientes submetidas a cirurgia bariátrica apresentam incremento significativo da glicemia 1 hora após a sobrecarga, com decréscimo acentuado na glicemia em 2 horas e em 3 horas (medida aferida apenas naquelas que fizeram o teste com 100 g de glicose), chegando até a apresentarem hipoglicemia nessas últimas medidas. Dessa forma, como o pico de glicemia ocorreu isoladamente em 1 hora após sobrecarga, os autores relataram que não houve nenhum caso de *diabetes mellitus* gestacional entre as que seguiram os critérios de Carpenter e Coustan (que exigiam dois valores alterados para diagnóstico), mas 50% daquelas rastreadas segundo os novos critérios para *diabetes mellitus* gestacional apresentaram a doença, todas por hiperglicemia isolada após 1 hora de sobrecarga. Nenhuma paciente avaliada nessa casuística apresentou valores de glicemia em jejum alterados no primeiro trimestre e, significativamente, quase 60% das gestantes apresentaram *dumping* após a sobrecarga, apontando que novos métodos de diagnóstico são necessários para esse grupo de gestantes.[64]

Com relação aos resultados perinatais, gestantes com *diabetes mellitus* gestacional após cirurgia bariátrica apresentam resultados semelhantes aos de gestantes com *diabetes mellitus* gestacional que não foram submetidas à cirurgia.[109]

## Síndromes hipertensivas

Assim como para o desfecho de *diabetes mellitus* gestacional, a literatura é controversa, mas muitos estudos apontam que a cirurgia bariátrica reduz o risco de síndromes hipertensivas na gravidez.[31,58,66] Comparando-se pacientes que fizeram cirurgia bariátrica, as gestantes que alcançaram grande perda ponderal e deixaram de ser obesas antes de engravidar apresentaram menor risco de síndromes hipertensivas durante a gravidez se comparadas àquelas que engravidaram ainda com diagnóstico de obesidade.[113] Em casuística da Clínica Obstétrica do HC-FMUSP, a prevalência de hipertensão arterial crônica entre gestantes previamente submetidas a *bypass* em Y de Roux foi de 30% das gestações.[93]

Berlac et al.[45] compararam gestações de mulheres submetidas previamente a *bypass* gástrico em Y de Roux às de mulheres pareadas pelo IMC pré-cirúrgico e também a gestantes não obesas, todas pareadas por idade, paridade e ano do parto. Os autores observaram que a realização da cirurgia bariátrica reduziu os riscos de pré-eclâmpsia, de cesárea de emergência e de asfixia perinatal quando comparados aos de gestantes obesas. Quando comparadas a gestantes com peso normal, no entanto, pacientes submetidas a cirurgia bariátrica apresentaram maior risco de síndromes hipertensivas e seus recém-nascidos apresentaram menor peso ao nascimento e maior frequência de internação em unidade de terapia intensiva neonatal.[45]

Na metanálise de Yi et al.,[162] foi observado efeito protetor da cirurgia bariátrica para síndromes hipertensivas em comparação com gestantes obesas que não foram submetidas ao procedimento (OR 0,42; IC 95%; 0,23-0,78). Quando comparadas gestações pré-cirúrgicas a gestações após cirurgia bariátrica, observa-se redução no risco de síndromes hipertensivas na gestação.[40,44,117,148] Esse efeito protetor parece persistir mesmo em gestações sucessivas após o procedimento, segundo estudo de Amsalem et al.,[39] em que se observou que as taxas de síndromes hipertensivas foram menores tanto na primeira como na segunda gestação após cirurgia bariátrica quando comparadas a uma gestação anterior ao procedimento.

Em oposição a esses achados, Patel et al.[96] não obtiveram diferença significativa na frequência de síndromes hipertensivas entre gestantes submetidas a cirurgia bariátrica e gestantes não obesas, obesas e com obesidade mórbida. Outros autores também não evidenciaram efeito protetor da cirurgia bariátrica para o desenvolvimento de pré-eclâmpsia quando comparadas a gestações de mulheres-controle de igual IMC[78,81] ou de IMC mais alto.[81,102] Ainda, quando comparadas à população geral, Lapolla et al.[79] observaram maiores taxas de pré-eclâmpsia em mulheres submetidas a cirurgia bariátrica. Da mesma forma, Sheiner et al.[108] observaram maior frequência de hipertensão arterial crônica nesse grupo de mulheres, embora não tenham observado diferenças nas taxas de pré-eclâmpsia leve ou grave em comparação com as gestantes da população geral.

## Deficiências nutricionais

Pacientes que realizaram cirurgia bariátrica estão mais suscetíveis a carências nutricionais, mesmo fora do período gestacional.[27,145] Naquelas com antecedente de técnicas restritivas, apesar de serem menos frequentes as deficiências nutricionais,[25] a ingestão de micro e macronutrientes é reduzida. Além disso, a menor acidez gástrica compromete a absorção de ferro, já que prejudica a conversão do $Fe^{3+}$, insolúvel, para $Fe^{2+}$, solúvel. Por conta desse mecanismo, pode-se associar a administração do ferro com vitamina C para aumentar sua absorção.[12,25]

Nas mulheres submetidas a procedimentos mistos, em especial o *bypass* em Y de Roux, além da redução de acidez da mucosa gástrica prejudicando a conversão do $Fe^{3+}$ em $Fe^{2+}$, a transposição do duodeno, onde o ferro seria absorvido, acentua a deficiência desse mineral. A absorção da vitamina B12 no íleo distal também fica prejudicada, pois carece tanto da acidez como do fator intrínseco gástricos. Deficiência de cálcio, folato e vitamina D também são comuns, pois são tipicamente absorvidos no duodeno transpassado, motivo pelo qual deficiências desses micronutrientes devem ser pesquisadas ativamente.[12,27]

Em publicação de Nomura et al.[93] da Clínica Obstétrica do HC-FMUSP, 86,7% das gestantes submetidas ao *bypass* em Y de Roux apresentaram anemia durante a gestação. Os autores constataram maior prevalência de anemia e de necessidade de ferro intravenoso ou transfusão de sangue nas gestantes que engravidaram 4 anos ou mais após a cirurgia.[92] Em sua casuística no Rio Grande do Sul, Bebber et al.[43] identificaram deficiência de vitamina B12 em 53,4% das gestantes, de ferro em 6,7%, de ferritina em 41,7%, de folato em 16,7% e de cálcio em 16,7% delas.

Comparando-se os resultados nutricionais entre pacientes submetidas a três tipos de cirurgia (derivação biliopancreática, *bypass* gástrico em Y de Roux e gastrectomia vertical), Mead et al.[88] relataram que os níveis de hemoglobina e hematócrito diminuíram durante a gravidez para os três procedimentos, os níveis de ferritina reduziram naquelas com derivação biliopancreática, os níveis de ácido fólico aumentaram ao longo da gravidez (muito provavelmente em consequência da administração de rotina de complemento vitamínico durante o pré-natal), os níveis de vitamina B12 mantiveram-se estáveis durante a gravidez nos três grupos (mas inferiores aos níveis pré-cirurgia bariátrica para aquelas com derivação biliopancreática e *bypass* em Y de Roux), a albumina sérica diminuiu durante a gravidez nos três grupos (mas manteve-se dentro dos níveis de normalidade) e os níveis de cálcio, apesar de terem diminuído em sua dosagem absoluta, mantiveram-se constantes na gravidez para os três grupos.

A vitamina K é altamente lipossolúvel e depende de sais biliares para ser absorvida. Especialmente nos procedimentos disabsortivos, em razão do curto contato com sais biliares e da reduzida área de absorção, além da reduzida ingestão de lípides, é mais comum haver deficiência de vitamina K.[61,74] Em estudo de coorte prospectivo, Jans et al.[74] constataram níveis mais baixos de vitamina K em gestantes com antecedente de cirurgia bariátrica do que em gestantes-controle. A reposição oral de vitamina K nessas gestantes foi capaz de normalizar seus níveis séricos.[74] Menos de 10% da vitamina K suplementada, essencial para a atividade dos fatores de coagulação II, VII, IX e X, é transferida pela placenta, o que causa preocupação sobre os riscos de hemorragia intracraniana por deficiência de vitamina K nos recém-nascidos de mulheres que realizaram cirurgia bariátrica, particularmente naquelas que realizaram cirurgias disabsortivas.[61,74] Não há, no entanto, protocolos padronizados para o rastreamento e a reposição de vitamina K na gravidez após cirurgia bariátrica. A cirurgia bariátrica também pode contribuir para a deficiência de vitamina D, que é lipossolúvel e tem a absorção prejudicada nas cirurgias disabsortivas.[24]

Apesar da reconhecida importância da vitamina A para o sistema imunológico e de sua deficiência estar associada a cegueira noturna e microftalmia, mesmo com alguns relatos de casos, a literatura carece de estudos sobre deficiência de vitamina A na gestação após cirurgia bariátrica.[83] É preciso ter cuidado também com o excesso de vitamina A, visto que é frequentemente administrada em associação à vitamina D. Deve-se evitar doses maiores que 5.000 UI/dia, associadas a embriopatia retinoide.[6]

Apesar de não haver consenso sobre aumento do risco de malformações nesse grupo de mulheres,[117] especialmente defeitos abertos do tubo neural, existem relatos de caso na literatura associando malformações e deficiência de folato. Além da redução da ingestão e da absorção, a deficiência de folato pode estar associada à deficiência da vitamina B12, que atua como coenzima para conversão da forma ativa do folato.[139,140,146]

As deficiências de cálcio nem sempre são identificadas pela dosagem sérica, uma vez que existe compensação protetiva dos níveis séricos de cálcio pela reabsorção óssea. Dessa forma, biomarcadores dessa reabsorção são úteis na avaliação da deficiência de cálcio, como o aumento da fosfatase alcalina e do paratormônio (PTH). Em pacientes com acloridria (pela ressecção de mucosa gástrica), a biodisponibilidade do carbonato de cálcio e do citrato de cálcio é, respectivamente, de 4 e 45%, devendo este último ser preferido quando disponível.[27,146]

Em coorte prospectiva multicêntrica, Devlieger et al.[55] atentam para risco de deficiência de micronutrientes como vitamina A, vitamina B1, vitamina B12 e vitamina D, tanto em mulheres previamente submetidas a cirurgias restritivas como nas submetidas a cirurgias disabsortivas, e reforça a importância de se garantir tanto dieta como suplementação vitamínica adequadas nesse grupo de mulheres. Idealmente, recomenda-se que se verifique a cada trimestre os níveis séricos de hemoglobina, ferro, ferritina, vitamina B12, folato, vitamina D e cálcio.[27,97] As deficiências identificadas devem ser corrigidas e monitoradas mensalmente.[27] As doses sugeridas para reposição na gravidez[12,19,25,133] estão descritas na Tabela 6.

TABELA 6. Doses sugeridas para suplementação de micronutrientes durante a gravidez em mulheres com antecedente de cirurgia bariátrica (especialmente cirurgias disabsortivas)

| Micronutrientes | Doses sugeridas |
|---|---|
| Ferro | Profilaxia da anemia: 40-80 mg/dia de ferro elementar, em associação com polivitamínico<br>Anemia materna: 120-200 mg/dia ferro elementar, VO<br>Se necessária via IV:<br>200 mg de sacarato de hidróxido férrico (100 mg/5 mL) diluídos em 250 mL de soro fisiológico, administrados durante 1-2 horas, duas vezes por semana, durante 4 semanas |
| Vitamina B12 (cianocobalamina) | Profilaxia: 1.000 mcg, IM, mensalmente<br>Tratamento: 1.000 mcg, IM, uma vez por semana, durante 4 semanas, seguida por aplicação mensal |
| Ácido fólico | 800 mcg/dia |
| Vitamina D | Dosagem da 25-hidroxivitamina D < 30 ng/mL: introduzir 2.000 UI/dia até normalização (3-4 meses)<br>Após, iniciar dose de manutenção de 600-1.000 UI/dia |
| Vitamina A | Não ultrapassar dose de 5.000 UI/dia em virtude do risco de teratogenicidade<br>Deve ser administrada sob a forma de betacaroteno |
| Cálcio | 1.200 mg/dia |

IV: intravenosa; IM: intramuscular; UI: Unidades Internacionais; VO: via oral.

## Prematuridade

Não existe consenso na literatura sobre a associação entre o antecedente de cirurgia bariátrica e a ocorrência de trabalho de parto prematuro, embora alguns estudos apontem para aumento do risco nessas gestantes,[27,145,148] especialmente naquelas que perderam muito peso antes de engravidar. A taxa de prematuridade observada no grupo de gestantes acompanhadas por Nomura et al.[93] no HC-FMUSP foi de 6,7%, semelhante àquela relatada pelo grupo gaúcho de Bebber et al.,[43] que foi de 6,9%.

Em grande estudo sueco envolvendo 2.511 gestantes previamente submetidas a cirurgia bariátrica pareadas com 12.379 gestantes-controle, Roos et al.[101] observaram aumento no risco de parto prematuro no primeiro grupo, com taxas de 9,7% de partos pré-termo (OR 1,7; IC 95%; 1,4-2,0). No entanto, ao estratificar as gestantes pelo IMC no início da gestação, esse aumento de risco deixou de ser observado naquelas com IMC superior ou igual a 35 kg/m². Ao compararem todas as gestantes submetidas a cirurgia bariátrica exclusivamente às gestantes-controle com esse IMC (não mais pareadas por IMC), o risco de prematuridade manteve-se aumentado no primeiro grupo.[101] Da mesma forma, Lesko et al.[81] também observaram maiores taxas de prematuridade (20%) em gestantes após cirurgia bariátrica do que em grávidas de mesmo IMC pré-gestacional (OR 3,64; IC 95%; 1,49-8,90).

Em contradição com esses dados, Kjaer et al.[78] não observaram diferença na taxa de prematuridade entre gestantes submetidas a cirurgia bariátrica quando comparadas a gestantes de mesma idade, paridade e IMC (OR 1,23; IC 95%; 0,78-1,94). Da mesma maneira, comparando população de gestantes de mesmo IMC pré-cirúrgico, Johansson et al.[75] não observaram diferenças significativas nas taxas de prematuridade para mulheres que realizaram cirurgia bariátrica; em análise multivariada, no entanto, os autores relataram aumento do risco de prematuridade para aquelas que perderam mais de 12,9 kg/m² de IMC após o procedimento.

## Anormalidades do crescimento fetal

Muitos estudos apontam que a realização de cirurgia bariátrica previamente à gestação influencia o ganho de peso intrauterino, como descrito na metanálise de Galazis et al.[148] Como é frequentemente que mulheres desse engravidem ainda obesas, a altura uterina pode ser de mais difícil mensuração, por isso a avaliação seriada com ultrassonografia é ainda mais relevante.[12] Na população estudada por Nomura et al.[93] a incidência de fetos pequenos para a idade gestacional (PIG) foi de 23,3%.

A realização de cirurgia bariátrica previamente à gestação é fator de proteção para o diagnóstico de feto GIG e de macrossomia fetal e fator de risco para o diagnóstico de feto PIG quando comparadas a gestações em mulheres obesas.[27,66,81,101,145] Em recente metanálise de Yi et al.,[162] a chance de apresentar macrossomia foi 60% menor nas mulheres que fizeram cirurgia bariátrica quando comparadas às obesas (OR 0,60; IC 95%; 0,24-0,67) e a chance de feto PIG foi cerca de duas vezes maior naquele grupo (OR 2,16; IC 95%; 1,8-3,66).[162]

Mesmo comparadas a gestantes de igual IMC pré-gestacional, Kjaer et al.[78] observaram que a cirurgia bariátrica exerceu efeito protetor para a ocorrência de fetos GIG (OR 0,31; IC 95%; 0,15-0,65) e de risco para fetos PIG (OR 2,29; IC 95%; 1,33-3,96). Esse efeito foi ainda maior quando avaliadas exclusivamente aquelas submetidas a cirurgia de *bypass* gástrico (OR 0,09 para fetos GIG e OR de 2,78 para fetos PIG). Da mesma forma, ao compararem mulheres de mesmo IMC, Lesko et al.[81] relataram que, apesar de ter sido menor a frequência observada de macrossomia, quando a análise foi ajustada para variáveis maternas, não houve diferença na frequência de macrossomia. A frequência de feto PIG, no entanto, manteve-se maior naquelas previamente submetidas a cirurgia bariátrica mesmo quando ajustadas variáveis de confusão, evidenciando-se o risco para esse desfecho em comparação com as mulheres de mesmo IMC pré-gestacional. Santulli et al.[103] descreveram menor peso ao nascer nos filhos de mulheres previamente submetidas ao *bypass* em Y de Roux do que em gestantes de IMC normal.

Johansson et al.[75] também relataram menor risco de feto GIG e macrossomia e maior risco de feto PIG em gestantes submetidas a cirurgia bariátrica em comparação com gestantes de mesmo IMC pré-gestacional. Quando realizadas análises multivariadas, observou-se que o efeito de proteção para feto GIG foi maior nas gestantes com antecedente de cirurgia bariátrica que perderam mais de 12,9 kg/m$^2$ de IMC após o procedimento e que o efeito de risco para feto PIG foi maior naquelas que engravidaram após 1,8 ano do procedimento.

Por sua vez, ao comparar com a população geral de gestantes, Sheiner et al.[108] observaram não apenas maior frequência de RCF naquelas previamente submetidas a cirurgia bariátrica (5 *versus* 2%; p < 0,001), mas também maior frequência de macrossomia (9,4 *versus* 4,6%; p < 0,001) nesse grupo. Após análise multivariada, os autores relataram perda do efeito de risco para RCF (OR 1,4; IC 95%; 0,9-2,1; p = 0,063), mantendo-se o risco para macrossomia (OR 2,1; IC 95%; 1,4-3; p < 0,001).[108]

Entre as técnicas cirúrgicas, ao comparar cirurgias mistas com aquelas puramente restritivas, Sheiner et al.[105] relataram menor peso ao nascer nas gestações de pacientes que realizaram banda gástrica laparoscópica e gastrectomia vertical do que naquelas em que foi realizado *bypass* em Y de Roux, apesar de não ter havido diferença significativa entre as técnicas quanto às taxas de baixo peso ao nascimento e de macrossomia. Esse resultado diverge da metanálise de Galazis et al.,[148] que sugere que procedimentos restritivos deveriam ser preferidos aos disabsortivos, a fim de se minimizar o risco de RCF.

## Via de parto

As taxas de cesárea são maiores em gestantes obesas do que naquelas com IMC normal; no entanto, não parece haver redução nem aumento significativo na taxa de cesárea em gestantes previamente submetidas a cirurgia bariátrica quando comparadas às gestantes com obesidade.[16,27,31,148,162] Ainda quando pareadas a gestantes com mesmo IMC, a cirurgia bariátrica parece não exercer influência significativa na via de parto.[78]

Apesar de não terem evidenciado diferença nas taxas de cesárea, Lesko et al.[81] apontaram maior frequência de parto vaginal instrumentalizado em gestantes submetidas a cirurgia bariátrica em comparação com mulheres com maior IMC.

Stone et al.[113] relataram que gestantes previamente submetidas a cirurgia bariátrica, mas que conseguiram deixar de ser obesas antes da gestação, apresentaram menores taxas de cesárea que aquelas que ainda permaneciam obesas no momento em que engravidaram.

Em casuística do HC-FMUSP, a taxa de cesárea em gestantes previamente submetidas a *bypass* gástrico em Y de Roux foi de 70%.[93]

Quando comparadas à população geral de gestantes, Sheiner et al.[108] observaram maior frequência de indução de parto (23,8 *versus* 10,9%; p < 0,001) e de falha de indução (1,7 *versus* 0,4%; p < 0,001) naquelas com antecedente de cirurgia bariátrica. Mesmo após ajuste para fatores de confusão, como cesárea prévia, tratamento para infertilidade, rotura prematura de membranas, indução de parto, *diabetes mellitus*, síndromes hipertensivas, obesidade e macrossomia, o antecedente de cirurgia bariátrica persistiu como fator de risco para cesárea, aumentando a probabilidade do procedimento em mais de duas vezes, o que, segundo os autores, parece estar mais relacionado a vieses do cuidador do que a fundamentos fisiopatológicos.

## Mortalidade perinatal

Não há consenso na literatura sobre se o antecedente de cirurgia bariátrica aumenta a morbidade e a mortalidade perinatais e os dados publicados são insuficientes para avaliar esse desfecho, felizmente incomum.[27,145]

Em coorte dinamarquesa publicada por Berlac et al.,[45] a taxa de óbito fetal foi de 0,5%. Roos et al.[101] não observaram diferença significativa entre pacientes submetidas a cirurgia bariátrica e gestantes-controle quanto ao risco de óbito fetal, sendo as frequências encontradas pelos autores de 0,79 e 0,6%, respectivamente. Por sua vez, Lesko et al.[81] relataram maior incidência de óbito perinatal (5,7%) em gestantes após cirurgia bariátrica do que em gestantes-controle de mesmo IMC (OR 19,04; IC 95%; 1,1-358,35), sendo que três dos quatro óbitos de sua casuística foram associados a partos prematuros.

Lapolla et al.[79] observaram maior risco de admissão em unidade de terapia intensiva neonatal para filhos de mulheres submetidas à banda gástrica. Apesar de não terem observado diferença nas taxas de malformações congênitas, Johansson et al.[75] observaram diferença limítrofe no desfecho combinado óbito fetal/neonatal, sendo pouco maior naquelas previamente submetidas a cirurgia bariátrica do que em gestantes pareadas por IMC pré-operatório (OR 2,39; IC 95%; 0,98-5,85; p = 0,06). Em sua metanálise, Galazis et al.[148] encontraram maior risco de admissão em unidade de terapia intensiva neonatal nos casos de gestantes com antecedente de cirurgia bariátrica (OR 1,38; IC 95%; 1,02-1,86), inclusive quando pareadas a gestantes-controle de mesmo IMC pré-cirurgia ou pré-gestacional.

## PONTOS-CHAVE

- A obesidade é definida como o acúmulo anormal ou excessivo de gordura que pode ser prejudicial à saúde.
- A definição de obesidade durante a gestação varia na literatura, mas o método mais utilizado se baseia no índice de massa corporal pré-gravídico e no ganho de peso durante a gestação.
- A obesidade é epidêmica e já supera o tabagismo como principal condição clínica que exige alerta em nível de saúde pública.
- Há forte correlação entre obesidade e síndrome metabólica. A obesidade é reconhecida como importante fator de risco para infertilidade de causa anovulatória, hipertensão arterial sistêmica e resistência periférica à insulina.
- O diagnóstico de *diabetes mellitus* gestacional é 3,76 vezes mais frequente nessas pacientes quando comparadas às não obesas.
- A associação entre obesidade e gravidez aumenta a chance de eventos tromboembólicos nessas pacientes.
- O número de mulheres que engravidam após a realização de cirurgia bariátrica vem aumentando nas últimas décadas e os cuidados nesse grupo devem começar já no período preconcepcional, por equipe multidisciplinar.
- Deve-se buscar ativamente e compensar doenças frequentemente associadas à obesidade, como diabetes, hipertensão e doenças psiquiátricas.
- Deve-se atentar e tratar deficiências de nutrientes, como de ferro, vitamina B12, folato, vitamina K, cálcio e vitamina D.
- Os três tipos de cirurgia bariátrica são: restritivas, disabsortivas e mistas. As mais realizadas são as restritivas (especialmente a banda gástrica) e as mistas (especialmente o *bypass* gás trico em Y de Roux); não há evidência de superioridade de uma técnica sobre as demais quanto aos desfechos gestacionais.
- Recomenda-se que a mulher aguarde 12 a 24 meses após a cirurgia bariátrica para engravidar, a fim de evitar o período de perda de peso acelerada; contudo, não existem evidências suficientes sobre diferença nos desfechos gestacionais daquelas que engravidam antes desse período.
- A gravidez parece não influenciar os resultados da cirurgia bariátrica em longo prazo.
- As mudanças anatômicas da cavidade abdominal durante a gestação predispõem a complicações cirúrgicas, como volvos, hérnias internas, prolapsos de banda e obstruções intestinais. Os sintomas podem ser confundidos com queixas comuns da gravidez, por isso deve-se ter cuidado para não atrasar o diagnóstico e o tratamento precoces.
- Pelo risco de *dumping*, o teste de tolerância à glicose oral não deve ser realizado em mulheres com antecedente de técnicas disabsortivas ou mistas de cirurgia bariátrica. Mesmo naquelas que se submeteram a procedimentos restritivos, o volume a ser ingerido pode não ser bem tolerado. Alternativamente, a pesquisa de *diabetes mellitus* gestacional nessas gestantes é realizada pela medida de glicemia em jejum inicial e por perfil glicêmico simples realizado entre 24 e 28 semanas de gestação. O risco de *diabetes mellitus* gestacional é menor em pacientes submetidas a cirurgia bariátrica do que em gestantes obesas; quando comparadas a gestantes de mesmo índice de massa corporal, de índice normal e à população geral de gestantes; no entanto, existem resultados conflitantes na literatura, apontando risco igual ou até mesmo maior de *diabetes mellitus* gestacional nesse grupo de gestantes.
- O risco de síndromes hipertensivas é menor em pacientes com antecedente de cirurgia bariátrica do que em gestantes obesas; quando comparadas a gestantes de mesmo índice de massa corporal, de índice normal e à população geral de gestantes, no entanto, os resultados da literatura são inconclusivos.
- Deficiências nutricionais são mais frequentes em gestantes com antecedente de cirurgia bariátrica, especialmente naquelas submetidas a técnicas disabsortivas. São mais comuns as deficiências de ferro, vitamina B12, folato, vitamina D e cálcio, cujos níveis séricos devem ser checados a cada trimestre e suplementados quando necessário, em complemento à suplementação vitamínica habitual das gestantes.
- O aumento no risco de prematuridade em gestações após cirurgia bariátrica é mais evidente quando associado a maiores perdas de peso após o procedimento e menor índice de massa corporal no início da gestação.
- A cirurgia bariátrica exerce efeito protetor para macrossomia e fetos pequenos para a idade gestacional quando as gestantes são comparadas com aquelas obesas e/ou de mesmo índice de massa corporal. Em comparação à população geral, gestantes com cirurgia bariátrica prévia apresentam risco maior de macrossomia, provavelmente em decorrência da manutenção da obesidade pós-procedimento e pré-gestacional.
- Pacientes com antecedente de cirurgia bariátrica apresentam taxas de cesárea semelhantes às de gestantes obesas. Em comparação com a população geral, o risco de cesárea é elevado nesse grupo de mulheres.
- Deve-se evitar o uso de anti-inflamatórios não hormonais em puérperas com antecedente de cirurgia bariátrica em virtude do risco aumentado de úlcera gástrica.
- Há maior risco de perda ponderal acentuada e carência nutricional durante a amamentação em mulheres com história de cirurgia bariátrica.

## REFERÊNCIAS BIBLIOGRÁFICAS

### Artigos de revisão

1. Bell J, Bell S, Vahratian A, Awonuga AO. Abdominal surgical incisions and perioperative morbidity among morbidly obese women undergoing cesarean delivery. Eur J Obstet Gynecol Reprod Biol 2011; 154: 16-9.
2. Benhalima K, Minschart C, Ceulemans D, et al. Screening and management of gestational diabetes mellitus after bariatric surgery. Nutrients. 2018; 10(10): 1479.
3. Bongain A, Isnard V, Gillet JY. Obesity in obstetrics and gynaecology. Eur J Obstet Gynecol Reprod Biol 1998; 77(2): 217-28.
4. Carreau A-M, Nadeau M, Marceau S, Marceau P, Weisnagel SJ. Pregnancy after bariatric surgery: balancing risks and benefits. Can J Diabetes 2017; 41: 432-8.
5. Catalano PM, Shankar K. Obesity and pregnancy: mechanism of short term and long-term adverse consequences for mother and child. BMJ 2017; 360: j1.
6. Chagas CB, Saunders C, Pereira S, Silva J, Saboya C, Ramalho A. Vitamin A deficiency in pregnancy: perspectives after bariatric surgery. Obes Surg 2013; 23(2): 249-54.
7. Creanga AA, Catalano PM, Bateman BT. Obesity in pregnancy. N Engl J Med 2022; 387: 248-59.
8. Elshenawy S, Simmons R. Maternal obesity and prenatal programming. Mol Cell Endocrinol 2016; 435: 2-6.
9. Galtier-Dereure F, Boegner C, Bringer J. Obesity and pregnancy: complications and cost. Am J Clin Nutr 2000; 71: 1242S-8S.

10. Guelinckx I, Devlieger R, Vansant G. Reproductive outcome after bariatric surgery: a critical review. Hum Reproduct Update 2009; 15(2): 189-201.
11. Gunatilake RP, Perlow JH. Obesity and pregnancy: clinical management of the obese gravida. Am J Obstet Gynecol 2011; 204(2): 106-19.
12. Harris AA, Barger MK. Specialized care for women pregnant after bariatric surgery. J Midwifery Women Health 2010; 55(6): 529-39.
13. Huda SS, Brodie LE, Sattar N. Obesity in pregnancy: prevalence and metablic consequences. Semin Fetal Neonatal Med. 2010; 15: 70-6.
14. Hunt BJ. The effect of BMI on haemostasis: implications for thrombosis in women's health. Thromb Res 2017; 151(1): 53-5.
15. Jovanovic L. The role of continuous glucose monitoring in gestational diabetes mellitus. Diabetes Tech Therap 2000; 2(Suppl 1): S67-72.
16. Kjaer MM, Nilas L. Pregnancy after bariatric surgery: a review of benefits and risks. Acta Obst Gynecol Scand 2013; 92(3): 264-71.
17. Kobayashi N, Lim BH. Induction of labour and intrapartum care in obese women. Best Pract Res Clin Obstet Gynaecol 2009; 29: 394-405.
18. Kominiarek MA. Pregnancy after bariatric surgery. Obst Gynecol Clin North Am 2010; 37(2): 305-20.
19. Kominiarek MA. Preparing for and managing a pregnancy after bariatric surgery. Semin Perinatol 2011; 35(6): 356-61.
20. Lazear J, Lintner NC, Bode C, Zimberg P. Reproductive concerns and pregnancy after bariatric surgery: practice implications. Bariat Nurs Surg Pat 2012; 7(2): 75-82.
21. Liat S, Cabero L, Hod M, Yogev Y. Obesity in obstetrics. Best Pract Res Clin Obstet Gynaecol 2015; 29: 79-90.
22. Lim CC, Mahmood T. Obesity in pregnancy. Best Pract Res Clin Obstet Gynaecol 2015; 29(3): 309-19.
23. Marciniak A, Patro-Malysza J, Kimber-Trojnar Z, Marciniak B, Oleszczuk J, Leszczynska-Gorzelak B. Fetal programming of the matabolic syndrome. Taiwanese J Obstet Gynecol 2017; 56: 133-8.
24. Medeiros M, Saunders C, Chagas CB, Pereira SE, Saboya C, Ramalho A. Vitamin D deficiency in pregnancy after bariatric surgery. Obes Surg 2013; 23(10): 1679-84.
25. Miler AS. Medication and nutrient administration considerations after bariatric surgery. Am J Health Syst Pharm 2006; 63: 1852-7.
26. Mission JF, Marshall NE, Caughey AB. Pregnancy risks associated with obesity. Obstet Gynecol Clin North Am 2015; 42(2): 335-53.
27. Ouyang DW. Fertility and pregnancy after bariatric surgery. In: Eckler K, editor. UpToDate. Waltham: UpToDate, 2022. Disponível em: https://www.uptodate.com/contents/fertility-and-pregnancy-after-bariatric-surgery. Acesso em: 07/09/2022.
28. Popkin BM. The nutrition transition in low-income countries: an emerging crisis. Nutr Rev 1994; 52(9):285-98.
29. Porreco RP. Cesarean birth: overview of issues for patients with obesity. In: Barss VA, editor. UpToDate. Waltham: UpToDate, 2022. Disponível em: https://www.uptodate.com/contents/cesarean-birth-overview-of-issues-for-patients-with-obesity. Acesso em: 07/09/2022.
30. Ramsey PS, Schenken RS. Obesity in pregnancy: complications and maternal management. In: Barss VA, editor. UpToDate. Waltham: UpToDate, 2022. Disponível em: https://www.uptodate.com/contents/obesity-in-pregnancy-complications-and-maternal-management. Acesso em: 07/09/2022.
31. Sheiner E, Willis K, Yogev Y. Bariatric surgery: impact on pregnancy outcomes. Curr Diabetes Rep 2013; 13(1): 19-26.
32. Shumann R, Eipe N. Anesthesia for the patient with obesity. In: Crowley M, editor. UpToDate. Waltham: UpToDate, 2022. Disponível em: https://www.uptodate.com/contents/anesthesia-for-the-patient-with-obesity. Acesso em: 07/09/2022.
33. Tan T, Sai AT. Anesthesia considerations in the obese gravida. Semin Perinatol 2011; 35: 350-5.
34. Wax JP, Cartin A, Blackstone J. Female reproductive issues following bariatric surgery. Obstet Gynecol Surv 2007; 62(9): 595-604.
35. Willis K, Lieberman N, Shein126er E. Pregnancy and neonatal outcome after bariatric surgery. Best Pract Res Clin Obes 2015; 29(1): 133-44.
36. Willis K, Sheiner E. Bariatric surgery and pregnancy: the magical solution? J Perinat Med 2013; 41(2): 133-40.

## Artigos originais

37. Alanis MC, Villers MS, Law TL, et al. Complications of cesarean delivery in the massively obese parturient. Am J Obstet Gynecol 2010; 203(3): 271.e1-7.
38. Aly H, Hammad T, Nada A, et al. Maternal obesity, associated complications and risk of prematurity. J Perinatol 2010; 30(7): 447-51.
39. Amsalem D, Aricha-Tamir B, Levi I, Shai D, Sheiner E. Obstetric outcomes after restrictive bariatric surgery: what happens after 2 consecutive pregnancies? Surg Obes Relat Dis 2014; 10(3): 445-9.
40. Aricha-Tamir B, Weintraub AY, Levi I, Sheiner E. Downsizing pregnancy complications: a study of paired pregnancy outcomes before and after bariatric surgery. Surg Obes Relat Dis 2012; 8(4): 434-9.
41. Arrowsmith S, Wray S, Quenby S. Maternal obesity and labour complications following induction of labour in prolonged pregnancy. BJOG 2011; 118(5): 578-88.
42. Atalah SE, Castillo CL, Castro RS. Propuesta de um nuevo stândar de evaluacion nutricional um embarazadas. Um Med Chile 1997; 125: 1429-36.
43. Bebber FE, Rizzolli J, Casagrande DS, et al. Pregnancy after bariatric surgery: 39 pregnancies follow-up in a multidisciplinary team. Obes Surg 2011; 21(10): 1546-51.
44. Bennett WL, Gilson MM, Jamshidi R, et al. Impact of bariatric surgery on hypertensive disorders in pregnancy: retrospective analysis of insurance claims data. Brit Med J 2010; 340.
45. Berlac JF, Skovlund CW, Lidegaard O. Obstetrical and neonatal outcomes in women following gastric bypass: a Danish national cohort study. Acta Obstet Gynecol Scand 2014; 93(5): 447-53.
46. Burke AE, Bennett WL, Jamshidi RM, et al. Reduced incidence of gestational diabetes with bariatric surgery. J Am Col Surg 2010; 211(2): 169-75.
47. Butwick A, Carvalho B, Danial C, et al. Retrospective analysis of anesthetic interventions for obese patients undergoing elective cesarean delivery. J Clin Anesthesia 2010; 22(7): 519-26.
48. Cantwell R, Clutton-Brock T, Cooper G, et al. Saving mothers' lives: reviewing maternal deaths to make motherhood safer: 2006-2008. The Eighth Report of the Confidential Enquiries into Maternal Deaths in the United Kingdom. BJOG 2011; 118 Suppl 1: 1-203.
49. Catalano PM, Huston L, Amini SB, et al. Longitudinal changes in glucose metabolism during pregnancy in obese women with normal glucose tolerance and gestational diabetes mellitus. Am J Obstet Gynecol 1999; 180(4): 903-16.
50. Chevrot A, Lesage N, Msilka S, Mandelbrot L. Complications digestives chirurgicales après chirurgie bariatrique pendant la grossesse: expérience d'um centre de périnatalité et de chirurgie bariatrique. J Gynecol Obstet Biol Reprod (Paris) 2015.
51. Cnattingius S, Villamor E, Johansson S, et al. Maternal obesity and risk of preterm delivery. JAMA 2013; 309(22): 2362-70.
52. Dao T, Kuhn J, Ehmer D, Fisher T, McCarty T. Pregnancy outcomes after gastric-bypass surgery. Am J Surg 2006; 192(6): 762-6.
53. Dell'Agnolo CM, Cyr C, Montigny F, Barros Carvalho MD, Pelloso SM. Pregnancy after bariatric surgery: obstetric and perinatal outcomes and the growth and development of children. Obes Surg 2015; 25(11): 2030-9.

54. Denison FC, Price J, Graham C, et al. Maternal obesity, length of gestation, risk of postdates pregnancy and spontaneous onset of labour at term. BJOG 2008; 115(6): 720-5.
55. Devlieger R, Guelinckx I, Jans G, Voets W, Vanholsbeke C, Vansant G. Micronutrient levels and supplement intake in pregnancy after bariatric surgery: a prospective cohort study. PlOs One 2014; 9(12).
56. Dietz PM, Callaghan WM, Morrow B, et al. Population-based assessment of the risk of primary cesarean delivery due to excess prepregnancy weight among nulliparous women delivering term infants. Matern Child Health J 2005; 9(3): 237-44.
57. Dixon JD, O'Brien PE. Birth outcomes in obese women after laparoscopic adjustable gastric banding. Obstet Gynecol 2005; 106(5): 965-71.
58. Ducarme G, Revaux A, Rodrigues A, Aissaoui F, Pharisien I, Uzan M. Obstetric outcome following laparoscopic adjustable gastric banding. Int J Gynaecol Obst 2007; 98(3): 244-7.
59. Dutia R, Brakoniecki K, Bunker P, et al. Limited recovery of b-cell function after gastric bypass despite clinical diabetes remission. Diabetes 2014; 63: 1214-23.
60. Edwards LE, Hellerstedt WL, Alton IR, et al. Pregnancy complications and birth outcomes in obese and normal-weight women: effects of gestational weight change. Obstet Gynecol 1996; 87(3): 389-94.
61. Eerdekens A, Debeer A, Van Hoey G, et al. Maternal bariatric surgery: adverse outcomes in neonates. Eur J Pediat 2010; 169(2): 191-6.
62. Facchiano E, Iannelli A, Santulli P, Mandelbrot L, Msika S. Pregnancy after laparoscopic bariatric surgery: comparative study of adjustable gastric banding and Roux-en-Y gastric bypass. Surg Obes Relat Dis 2012; 8(4): 429-33.
63. Flegal KM, Carroll MD, Kit BK, et al. Prevalence of obesity and trends in the distribution of body mass index among US adults, 1999-2010. JAMA 2012; 307(5): 491-7.
64. Freitas C, Araujo C, Caldas R, Lopes DS, Nora M, Monteiro MP. Effect of new criteria on the diagnosis of gestational diabetes in women submitted to gastric bypass. Surg Obes Relat Dis 2014; 10(6): 1041-6.
65. Gao LJ, Wang ZP, Lu QB, Gong R, Sun XH, Zhao ZT. Maternal overweight and obesity and the risk of neural tube defects: a case-control study in China. Birth Defects Res A Clin Mol Teratol 2013; 97(3): 161-5.
66. Getahun D, Fassett MJ, Jacobsen SJ, Sacks DA, Murali SB, Peltier MR. Perinatal outcomes after bariatric surgery. Am J Obstet Gynecol 2022; 226: 121.e1-16.
67. Halloran DR, Wall TC, Guild C, et al. Effect of revised IOM weight gain guidelines on perinatal outcomes. J Matern Fetal Neonatal Med 2011; 24(3): 397-401.
68. Hehir MP, Morrison JJ. The adipokine apelin and human uterine contractility. Am J Obstet Gynecol 2012; 206(4).
69. Hendler I, Goldenberg RL, Mercer BM, et al. The Preterm Prediction Study: association between maternal body mass index and spontaneous and indicated preterm birth. Am Obstet Gynecol 2005; 192(3): 882-6.
70. Heslehurst N, Lang R, Rankin J, et al. Obesity in pregnancy: a study of the impact of maternal obesity on NHS maternity services. Br J Obstet Gynaecol 2007; 114: 334-42.
71. Hilson JA, Rasmussen KM, Kjolhede CL. Excessive weight gain during pregnancy is associated with earlier termination of breastfeeding among white women. J Nutr 2006; 136: 140-6.
72. Jacquemyn Y, Meesters J. Pregnancy as a risk factor for undertreatment after bariatric surgery. BMJ Case Reports 2014.
73. James WP. WHO recognition of the global obesity epidemic. Int J Obesity 2008; 32 Suppl 7: S120-6.
74. Jans G, Guelinckx I, Voets W, et al. Vitamin K1 monitoring in pregnancies after bariatric surgery: a prospective cohort study. Surg Obes Relat Dis 2014; 10(5): 885-90.
75. Johansson K, Cnattingius S, Naslund I, et al. Outcomes of pregnancy after bariatric surgery. New Engl J Med 2015; 372(9): 814-24.
76. Laitinen J, Jääskeläinen A, Hartikainen AL, et al. Maternal weight gain during the first half of pregnancy and offspring obesity at 16 years: a prospective cohort study. BJOG 2012; 119: 716-23.
77. Li C, Kaur H, Choi WS, et al. Additive interactions of maternal prepregnancy BMI and breast-feeding on childhood overweight. Obes Res 2005; 13: 362-7.
78. Kjaer MM, Lauenborg J, Breum BM, Nilas L. The risk of adverse pregnancy outcome after bariatric surgery: a nationwide register-based matched cohort study. Am J Obstet Gynecol 2013; 208(6).
79. Lapolla A, Marangon M, Dalfra MG, et al. Pregnancy outcome in morbidly obese women before and after laparoscopic gastric banding. Obes Surg 2010; 20(9): 1251-7.
80. Lashen H, Fear K, Sturdee DW. Obesity is associated with increased risk of first trimester and recurrent miscarriage: matched case-control study. Hum Reprod 2004; 19(7): 1644-6.
81. Lesko J, Peaceman A. Pregnancy outcomes in women after bariatric surgery compared with obese and morbidly obese controls. Obstet Gynecol 2012; 119(3): 547-54.
82. Leth RA, Uldbjerg N, Norgaard M, et al. Obesity, diabetes, and the risk of infections diagnosed in hospital and post-discharge infections after cesarean section: a prospective cohort study. Acta Obstet Gynecol Scand 2011; 90(5): 501-9.
83. Machado SN, Pereira S, Saboya C, Saunders C, Ramalho A. Influence of Roux-en-Y gastric bypass on the nutritional status of vitamin A in pregnant women: a comparative study. Obes Surg 2015.
84. Madan J, Chen M, Goodman E, et al. Maternal obesity, gestational hypertension, and preterm delivery. J Matern Fetal Neonatal Med 2010; 23(1): 82-8.
85. Madsen NL, Schwartz SM, Lewin MB, et al. Prepregnancy body mass index and congenital heart defects among offspring: a population-based study. Cong Heart Dis 2013; 8(2): 131-41.
86. Magdaleno R, Pereira BG, Chaim EA, Turato ER. Pregnancy following bariatric surgery: psychological aspects reported by patients in a public service in Southeast Brazil. Eur Psychiat 2012; 27.
87. Mantakas A, Farrell T. The influence of increasing BMI in nulliparous women on pregnancy outcome. Eur J Obstet Gynecol Reprod Biol 2010; 153(1): 43-6.
88. Mead NC, Sakkatos P, Sakellaropoulos GC, Adonakis GL, Alexandrides TK, Kalfarentzos F. Pregnancy outcomes and nutritional indices after 3 types of bariatric surgery performed at a single institution. Surg Obes Relat Dis 2014; 10(6): 1166-73.
89. Mills JL, Troendle J, Conley MR, et al. Maternal obesity and congenital heart defects: a population-based study. Am J Clin Nutrition 2010; 91(6): 1543-9.
90. Ministério da Saúde. Departamento de Vigilância de Doenças e Agravos não Transmissíveis e Promoção de Saúde. Vigilância de fatores de risco e proteção para doenças crônicas por inquérito telefônico (Vigitel), 2021.
91. Nohr EA, Bech BH, Vaeth M, et al. Obesity, gestational weight gain and preterm birth: a study within the Danish national birth cohort. Paediat Perinatal Epidemiol 2007; 21(1): 5-14.
92. Nomura RM, Dias MC, Igai AM, Paiva LV, Zugaib M. Anemia during pregnancy after silastic ring Roux-en-Y gastric bypass: influence of time to conception. Obes Surg 2011; 21(4): 479-84.
93. Nomura RMY, Dias MCG, Igai ANK, Liao AW, Miyadahira S, Zugaib M. Avaliação da vitalidade fetal e resultados perinatais em gestações após gastroplastia com derivação em Y de Roux. Rev Assoc Med Bras 2010; 56(6): 670-4.
94. Oken E, Taveras EM, Kleinman KP, Rich-Edwards JW, Gillman MW. Maternal weight gain during pregnancy and child adiposity at age 3 years. Pediatr Res 2005; 58: 1127.
95. Pantham P, Aye ILMH, Powell TL. Inflammation in maternal obesity and gestational diabetes mellitus. Placenta 2015; 36(7): 709-15.

96. Patel JA, Patel NA, Thomas RL, Nelms JK, Colella JJ. Pregnancy outcomes after laparoscopic Roux-en-Y gastric bypass. Surg Obes Relat Dis 2008; 4(1): 39-45.
97. Pelizzo G, Calcaterra V, Fusillo M, et al. Malnutrition in pregnancy following bariatric surgery: three clinical cases of fetal neural defects. Nutr J 2014; 13: 59.
98. Perlow JH, Morgan MA. Massive maternal obesity and perioperative cesarean morbidity. Am J Obstet Gynecol 1994; 170(2): 560-5.
99. Pham T, Pigeyre M, Caiazzo R, Verkindt H, Deruelle P, Pattou F. Does pregnancy influence long-term results of bariatric surgery? Surg Obes Relat Dis 2015.
100. Ramos GA, Caughey AB. The interrelationship between ethnicity and obesity on obstetric outcomes. Am J Obstet Gynecol 2005; 193(3 Pt 2): 1089-93.
101. Roos N, Neovius M, Cnattingius S, et al. Perinatal outcomes after bariatric surgery: nationwide population based matched cohort study. BMJ 2013; 347: f6460.
102. Salinari S, Bertuzzi A, Guidone C, Previti E, Rubino F, Mingrone G. Insulin sensitivity and secretion changes after gastric bypass in normotolerant and diabetic obese subjects. Ann Surg 2013; 257(3): 462-8.
103. Santulli P, Mandelbrot L, Facchiano E, et al. Obstetrical and neonatal outcomes of pregnancies following gastric bypass surgery: a retrospective cohort study in a French referral centre. Obes Surg 2010; 20(11): 1501-8.
104. Sebire NJ, Jolly M, Harris JP, et al. Maternal obesity and pregnancy outcome: a study of 287,213 pregnancies in London. Int J Obes Relat Metab Dis 2001; 25(8): 1175-82.
105. Sheiner E, Balaban E, Dreiher J, Levi I, Levy A. Pregnancy outcome in patients following different types of bariatric surgeries. Obes Surg 2009; 19(9): 1286-92.
106. Sheiner E, Edri A, Balaban E, Levi I, Aricha-Tamir B. Pregnancy outcome of patients who conceive during or after the first year following bariatric surgery. Am J Obstet Gynecol 2011; 204(1).
107. Sheiner E, Levy A, Menes TS, et al. Maternal obesity as an independent risk factor for caesarean delivery. Paediat Perinatal Epidemiol 2004; 18(3): 196-201.
108. Sheiner E, Levy A, Silverberg D, et al. Pregnancy after bariatric surgery is not associated with adverse perinatal outcome. Am J Obstet Gynecol 2004; 190(5): 1335-40.
109. Sheiner E, Menes TS, Siverberg D, et al. Pregnancy outcome of patients with gestational diabetes mellitus following bariatric surgery. Am J Obstet Gynecol 2006; 194(2): 431-5.
110. Skull AS, Duncombe JE, Fielding GA. Laparoscopic adjustable banding in pregnancy: safety, patient tolerance and effect on obesity-related pregnancy outcomes. Obes Surg 2004; 14: 230-5.
111. Smith J, Cianflone K, Biron S, et al. Effects of maternal surgical weight loss in mothers on intergenerational transmission of obesity. J Clin Endocrinol Metab 2009; 94(11): 4275-83.
112. Socas Macías M, Reguera Rosal J, Alarcón del Agua I, Pérez Vega H, Morales-Conde S. Vomiting, pregnancy, and gastric bypass: a bariatric emergency? Cirugía Española (English) 2014; 92(9): 626-7.
113. Stone RA, Huffman J, Istwan N, et al. Pregnancy outcomes following bariatric surgery. J Women Health 2011; 20(9): 1363-6.
114. Swank ML, Wing DA, Nicolau DP, McNulty JA. Increased-3 gram cefazolin dosing for cesarean delivery prophylaxis in obese women. Am J Obstet Gynecol 2015; (3): 415.e1-8.
115. Trasande L, Lee M, Liu Y, et al. Incremental charges, costs, and length of stay associated with obesity as a secondary diagnosis among pregnant women. Med Care 2009; 47(10): 1046-52.
116. Waller DK, Shaw GM, Rasmussen SA, et al. Prepregnancy obesity as a risk factor for structural birth defects. Arch Pediat Adolesc Med 2007; 161(8): 745-50.
117. Weintraub AY, Levy A, Levi I, Mazor M, Wiznitzer A, Sheiner E. Effect of bariatric surgery on pregnancy outcome. Int J Gynecol Obstet 2008; 103(3): 246-51.
118. Weiss JL, Malone FD, Emig D, et al. Obesity, obstetric complications and cesarean delivery rate: a population-based screening study. Am J Obstet Gynecol 2004; 190(4): 1091-7.
119. Wolfe KB, Rossi RA, Warshak CR. The effect of maternal obesity on the rate of failed indction of labor. Am J Obstet Gynecol 2011; 205: 128.e1-7.
120. Young OM, Shaik IH, Twedt R, et al. Pharmacokinetics cefazolin prophylaxis in obese gravidae at time of cesarean delivery. Am J Obstet Gynecol 2015; 213: 541.e1-7.


## Diretrizes


121. Alberti KG, Zimmet PZ. Definition, diagnosis and classification of diabetes mellitus and its complications. Part 1: diagnosis and classification of diabetes mellitus provisional report of a WHO consultation. Diabet Med 1998; 15: 539-53.
122. Alberti KG, Zimmet P, Shaw J. The metabolic syndrome: a new worldwide definition. Lancet 2005; 366: 1059-62.
123. American College of Obstetricians and Gynecologists. Bariatric surgery and pregnancy. ACOG Practice Bulletin. Obstet Gynecol 2009; 113(6): 1405-13.
124. American College of Obstetricians and Gynecologists. ACOG Practice Bulletin n. 199. Use of prophylactic antibiotics in labour and delivery. Obstet Gynecol 2018; 132: 103-19.
125. American College of Obstetricians and Gynecologists. ACOG Practice Bulletin n. 230. Obesity in pregnancy. Obstet Gynecol 2021; 137(6): e128-44.
126. American College of Obstetricians and Gynecologists. Weight gain during pregnancy. ACOG Commitee Opinion. Obstet Gynecol 2013; 121: 210-2.
127. American Diabetes Association. Classification and diagnosis of diabetes: standards of medical care in diabetes, 2022. Diabetes Care 2022; 45(Suppl. 1): S17-38.
128. Denison FC, Aedla NR, Keag O, et al., Royal College of Obstetricians and Gynaecologists. Care of women with obesity: Green-top Guideline n. 72. BJOG 2019; 126(3): e62-106.
129. Executive Summary of The Third Report of The National Cholesterol Education Program (NCEP) Expert Panel on Detection, Evaluation, and Treatment of High Blood Cholesterol In Adults (Adult Treatment Panel III). JAMA 2001; 285: 2486-97.
130. Grundy SM, Brewer HB Jr, Cleeman JI, et al. Definition of metabolic syndrome: report of the National Heart, Lung, and Blood Institute/American Heart Association conference on scientific issues related to definition. Circulation 2004; 109(3): 433-8.
131. Institute of Medicine and National Research Council Committee to Reexamine IOM Pregnancy Weight Guidelines; Rasmussen KM, Yaktine AL. Weigh gain during pregnancy: reexamining the guidelines. Washington: National Academies Press; 2009.
132. International Association of Diabetes in Pregnancy Study Groups Consensus Panel. International Association of Diabetes and Pregnancy Study Groups recommendations on the diagnosis and classification of hyperglycemia in pregnancy. Diabetes Care 2010; 33(3): 676-82.
133. Mechanick JI, Youdim A, Jones DB, et al. Clinical practice guidelines for the perioperative nutritional, metabolic, and nonsurgical support of the bariatric surgery patient: 2013 update – cosponsored by American Association of Clinical Endocrinologists, the Obesity Society, and American Society for Metabolic & Bariatric Surgery. Surg Obes Relat Dis 2013; 9(2): 159-91.
134. Metzger BE, Gabbe SG, Persson B, et al. International Association of Diabetes and Pregnancy Study Groups recommendations on the diagnosis and classification of hyperglycemia in pregnancy. Diabetes Care 2010; 33(3): 676-82.
135. Organização Mundial da Saúde. Obesity and overweight. Secondary obesity and overweight, 2019. Disponível em: http://apps.who.int/gho/data/node.main.A904?lang=en. Acesso em: 10/10/2022.
136. The Society of Obstetricians and Gynaecologists of Canada. SOGC Clinical Practice Guideline. Guideline n. 391: pregnancy

and maternal obesity part 1 – pre-conception and prenatal care. J Obstet Gynaecol Can 2019; 41(11): 1623-40.
137. The Society of Obstetricians and Gynaecologists of Canada. SOGC Clinical Practice Guideline. Guideline n. 392: pregnancy and maternal obesity part 2 – team planning for delivery and postpartum care. J Obstet Gynaecol Can 2019; 41(11): 1660-75.

## Editoriais/cartas ao editor

138. Adam S, Ammori B, Soran H, Syed AA. Pregnancy after bariatric surgery: screening for gestational diabetes. BMJ 2017; 356: j533.
139. Haddow J, Hill L, Kloza E, Thanhauser D. Neural tube defects after gastric bypass. Lancet 1986; 1(8893): 1330.
140. Martin L, Chavez G, Adams M, et al. Gastric bypass surgery as maternal risk factor for neural tube defects. Lancet 1988; 1(8586): 640-1.
141. Moore KO, Whang EE. Maternal and fetal deaths after gastric bypass surgery for morbid obesity. New Engl J Med 2004; 351(7): 721.
142. Santo MR, Cecconello I. Tratamento cirúrgico da obesidade mórbida: implicações gestacionais. Rev Assoc Med Bras 2010; 56(6): 616-9.

## Livros

143. Paganoti CF. Obesidade. In: Zugaib M, Francisco RPV, editores. Protocolos assistenciais: Clínica Obstétrica FMUSP. 6.ed. São Paulo: Atheneu; 2022.
144. Paganoti CF, Costa RA, Francisco RPV. Diabetes gestacional. In: Zugaib M, Francisco RPV, editores. Protocolos assistenciais: Clínica Obstétrica FMUSP. 6.ed. São Paulo: Atheneu; 2022.

## Revisões sistemáticas/metanálises

145. Akhter Z, Rankin J, Ceulemans D, et al. Pregnancy after bariatric surgery and adverse perinatal outcomes: a systematic review and meta-analysis. PLoS Med 2019; 16(8): 1-20.
146. Apovian CM, Cummings S, Anderson W, et al. Best practice updates for multidisciplinary care in weight loss surgery. Obesity (Silver Spring) 2009; 17(5): 871-9.
147. Chu SY, Kim SY, Schmid CH, et al. Maternal obesity and risk of cesarean delivery: a meta-analysis. Obesity Rev 2007; 8(5): 385-94.
148. Galazis N, Docheva N, Simillis C, Nicolaides KH. Maternal and neonatal outcomes in women undergoing bariatric surgery: a systematic review and meta-analysis. Eur J Obst Gynecol Reproduct Biology 2014; 181: 45-53.
149. Heslehurst N, Simpson H, Ells LJ, et al. The impact of maternal BMI status on pregnancy outcomes with immediate short-term obstetric resource implications: a meta-analysis. Obesity Rev 2008; 9(6): 635-83.
150. Kwong W, Tomlinson G, Feig DS. Maternal and neonatal ourcomes after bariatric surgery; a systematic review and meta-analysis: do the benefits outweigh the risks? Am J Obstet Gynecol 2018; 1-8.
151. Marchi J, Berg M, Dencker A, et al. Risks associated with obesity in pregnancy, for the mother and baby: a systematic review of reviews. Obesity Rev 2015; 16(8): 621-38.
152. McDonald SD, Han Z, Mulla S, et al. Overweight and obesity in mothers and risk of preterm birth and low birth weight infants: systematic review and meta-analyses. BMJ 2010; 341: c3428.
153. Metwally M, Ong KJ, Ledger WL, et al. Does high body mass index increase the risk of miscarriage after spontaneous and assisted conception? A meta-analysis of the evidence. Fertil Steril 2008; 90(3): 714-26.
154. Poobalan AS, Aucott LS, Gurung T, et al. Obesity as an independent risk factor for elective and emergency caesarean delivery in nulliparous women: systematic review and meta-analysis of cohort studies. Obesity Rev 2009; 10(1): 28-35.
155. Salihu HM, De La Cruz C, Rahman S, et al. Does maternal obesity cause preeclampsia? A systematic review of the evidence. Minerva Ginecol 2012; 64(4): 259-80.
156. Skouteris H, Hartley-Clark L, McCabe M, et al. Preventing excessive gestational weight gain: a systematic review of interventions. Obesity Rev 2010; 11(11): 757-68.
157. Stothard KJ, Tennant PW, Bell R, et al. Maternal overweight and obesity and the risk of congenital anomalies: a systematic review and meta-analysiws. JAMA 2009; 301(6): 636-50.
158. Tian C, Hu C, He X, et al. Excessive weight gain during pregnancy and risk of macrosomia: a meta-analysis. Arch Gynecol Obstet 2015.
159. Torloni MR, Betran AP, Daher S, et al. Maternal BMI and preterm birth: a systematic review of the literature with meta-analysis. J Matern Fetal Neonatal Med 2009; 22(11): 957-70.
160. Torloni MR, Betran AP, Horta BL, et al. Prepregnancy BMI and the risk of gestational diabetes: a systematic review of the literature with meta-analysis. Obesity Rev 2009; 10(2): 194-203.
161. Wang Z, Wang P, Liu H, et al. Maternal adiposity as an independent risk factor for pre-eclampsia: a meta-analysis of prospective cohort studies. Obesity Rev 2013; 14(6): 508-21.
162. Yi XY, Li QF, Zhang J, Wang ZH. A meta-analysis of maternal and fetal outcomes of pregnancy after bariatric surgery. Int J Gynaecol Obst 2015; 130(1): 3-9.

# Capítulo 53

# Doenças renais e do trato urinário



## INTRODUÇÃO

As relações da doença renal com a gravidez ainda são pautadas por informações conflitantes. As atitudes de orientação e manuseio dessas pacientes são mais otimistas agora que há 30 anos, quando havia pessimismo com relação às gestações em mulheres portadoras de nefropatias. Entretanto, muitos estudos clínicos e experimentais, embora retrospectivos e nem sempre controlados, têm contribuído para melhor compreensão da real influência que a gestação exerce sobre a história natural de uma nefropatia preexistente, bem como o efeito desta sobre a evolução obstétrica. As opiniões mais recentes sugerem que, na maioria das mulheres nefropatas em que a função é normal ou discretamente alterada, as chances de uma gravidez bem-sucedida estão acima de 90%, e que, aparentemente, não há efeito adverso sobre a evolução da doença renal.[71] Em contraste, se já houver insuficiência renal anterior à concepção, a incidência de complicações maternas e perinatais aumenta substancialmente.[28] A presença de hipertensão arterial piora o prognóstico nessas pacientes, e seu controle adequado representa a única possibilidade de intervir no trinômio nefropatia, hipertensão e gravidez. Dessa forma, é possível reduzir os riscos e minimizar as influências negativas dessa associação sobre a história natural de uma doença renal preexistente, bem como sobre o curso da própria gestação.[15]

## ALTERAÇÕES RENAIS NA GRAVIDEZ

A gravidez exerce profundas modificações fisiológicas anatômicas e funcionais no sistema urinário,[7] e seu conhecimento é indispensável para interpretar precisamente os exames, além de permitir o acompanhamento adequado de gestantes com doença renal (Tabela 1).[1,11,24]

Nesse período, ocorre aumento de 1 a 1,5 cm no comprimento renal, provavelmente pelo incremento do fluxo sanguíneo e do volume vascular renal. No trato urinário, observam-se dilatações na pelve renal e no ureter. A dilatação ureteral fisiológica é caracterizada pelo aumento do lúmen ureteral, acompanhado por diminuição na tonicidade e motilidade de sua musculatura. Essas alterações são mais evidentes no lado direito, pois o ureter desse lado é mais afetado pelo cruzamento com os vasos pélvicos na entrada da pelve.[16] Por efeito da progesterona, o tônus vesical diminui e, como consequência, há refluxo vesicoureteral. A estase urinária predispõe a gestante à bacteriúria assintomática ou infecção urinária franca e à nefrolitíase. A dilatação pielocalicial permanece por semanas após o parto, e as avaliações radiológicas ou ultrassonográficas feitas nesse período devem levar esse fato em consideração.

**TABELA 1. Modificações fisiológicas do sistema urinário durante a gestação**

| Alterações | Descrição | Manifestação clínica |
|---|---|---|
| Aumento das dimensões renais | Aumento de 1 cm | Redução das dimensões renais no puerpério não deve ser confundida com perda de parênquima renal |
| Dilatação de pelve, cálices e ureteres | Assemelha-se à hidronefrose (costuma ser mais intensa à direita) Estase e refluxo vesicoureteral | Diagnóstico diferencial de uropatia obstrutiva; maior risco de infecção urinária; regressão completa 12 semanas após o parto |
| Hemodinâmica renal | Aumento de até 50% no ritmo de filtração glomerular e volume plasmático renal | Queda dos níveis séricos de ureia e creatinina; aumento da excreção urinária de proteínas, aminoácidos e glicose |
| Equilíbrio acidobásico | Redução do limiar renal de bicarbonato | Redução dos níveis séricos de bicarbonato e da $pCO_2$ estimula o centro respiratório |
| Equilíbrio hidroeletrolítico | Alteração da osmorregulação: aumento do limiar do ADH com redução da sede | Queda da osmolaridade plasmática; aumento da secreção de ADH ("*diabetes insipidus*-símile" da gestação) |

ADH: hormônio antidiurético; $pCO_2$: pressão parcial de dióxido de carbono.

Durante a gestação, ocorre retenção gradual e cumulativa de 500 a 1.000 mEq de sódio e de 6 a 8 L de água, distribuídos entre o líquido extracelular (4 a 6 L) e a unidade fetoplacentária. O fluxo plasmático renal efetivo aumenta e, como consequência, o ritmo de filtração glomerular se eleva entre 30 e 50%.[8] Esse aumento se inicia no primeiro trimestre e mantém-se elevado até o termo. No puerpério precoce, o ritmo de filtração glomerular permanece elevado (30 a 40% acima dos valores pré-gravídicos) apesar da queda do fluxo plasmático renal, declinando até os valores normais 1 mês após o parto.[16,24]

Os reais mecanismos responsáveis por essas alterações funcionais não estão completamente esclarecidos e parecem variar ao longo da gestação. O nível de albumina plasmática diminui precocemente na gravidez. Se houver redução concomitante da pressão coloidosmótica dentro do capilar glomerular, isso poderá contribuir para a elevação do ritmo de filtração glomerular. Suspeita-se também que o aumento dos níveis circulantes de aldosterona, corticosteroides, progesterona e prolactina possam ser responsáveis pelas modificações fisiológicas da função renal durante a gestação,[73] assim como pelo aparecimento de hormônio lactogênico placentário e da gonadotrofina coriônica humana (hCG). Igualmente, a angiotensina II e o peptídio atrial natriurético podem influenciar a regulação tônica das arteríolas aferentes e eferentes.

Há indícios recentes de que a relaxina e o óxido nítrico (fator relaxante derivado do endotélio) possam estar envolvidos na gênese dessas alterações, contribuindo para a vasodilatação generalizada e a refratariedade vascular observadas na gravidez normal.[5,11,73]

Por causa do aumento do ritmo de filtração glomerular, os níveis séricos de ureia e creatinina diminuem para valores próximos a 20 e 0,5 mg/dL, respectivamente. Valores iguais ou superiores a 30 e 1 mg/dL, respectivamente, considerados normais para a não gestante, podem refletir transtorno da função renal na gravidez e requerer avaliação complementar.[1,16] Valores de ureia e creatinina no limite superior da normalidade (pelos valores considerados normais fora da gestação) podem refletir disfunção renal.[1] O conhecimento destas alterações é extremamente importante na avaliação da função renal em gestantes.

Em estudo avaliando o ritmo de filtração glomerular pelo *clearance* de creatinina e pelas fórmulas de Cockroft-Gault e MDRD (do inglês *modification of diet in renal disease*) tendo como referência o *clearance* de insulina, Koetje et al.[46] observaram que a hiperfiltração glomerular invalidava a estimativa do ritmo de filtração glomerular pelos métodos indiretos. O nível de ácido úrico plasmático também diminui em 25 a 35%, em razão do aumento do ritmo de filtração glomerular e da redução da reabsorção tubular, atingindo valores abaixo de 4 mg/dL (com o nadir entre 22 e 24 semanas) e retornando aos níveis pré-gravídicos próximo ao termo.[73]

A excreção de proteína aumenta fisiologicamente ao longo da gestação (de 100 para 180 a 200 mg/dia) em razão da combinação de aumento do fluxo plasmático renal, aumento da permeabilidade capilar e redução da reabsorção tubular. É importante lembrar esse fato na análise de amostras isoladas de urina, que, quando concentradas, podem mostrar proteinúria significativa. Nesses casos, é necessário confirmação em proteinúria de 24 horas ou correção pela concentração de creatinina urinária.[16,24] Em estudo realizado por Kattah et al.,[42] foi observado que a perda de proteína pela urina (analisada pela relação albumina/creatinina e proteína/creatinina) aumenta progressivamente ao longo da gestação, com aumentos mais expressivos após a metade da gravidez, e próximo ao parto foi observada proteinúria isolada (definida como relação proteína/creatinina superior a 0,3 na ausência de hipertensão ou doença renal) em 13,4% das gestantes. Em gestações gemelares, a proteinúria aumenta ainda mais, superando 300 mg/dia em 43% dos casos analisados (sem hipertensão) no estudo de Osmundson.[11,51]

## INFLUÊNCIA DA GRAVIDEZ E DA HIPERTENSÃO ARTERIAL NA PACIENTE COM DOENÇA RENAL

A presença de doença renal aumenta a suscetibilidade à pré-eclâmpsia, a qual pode ocorrer mais precocemente, constituindo um dos principais riscos da doença renal na gravidez.[43,69] Em outro extremo, quando o quadro clínico materno não é grave, a própria vasodilatação da gestação exerce um efeito anti-hipertensivo, constituindo uma defesa que atenua as repercussões da própria hipertensão e da nefropatia.[14,65]

O rim previamente lesado é mais suscetível ao dano glomerular quando a pressão intraglomerular aumenta. Admitindo que na vigência de uma condição hipertensiva sistêmica o estímulo vasodilatador da gestação poderia expor o rim materno a um estado de hipertensão glomerular, Pascoal et al.[53] avaliaram as repercussões da hipertensão arterial sobre o curso da nefropatia induzida pela adriamicina em ratas virgens e em ratas grávidas. A gravidez não alterou a evolução da nefropatia em ratas normotensas. Em ratas virgens, a hipertensão arterial acentuou, apenas moderadamente, as alterações morfológicas renais, sem nenhuma repercussão funcional. Entretanto, a hipertensão arterial agravou e acelerou o curso da nefropatia em ratas grávidas. Os autores concluíram que as alterações renais foram substancialmente mais pronunciadas em ratas grávidas hipertensas, o que estabelece inequívoca associação entre o nível da pressão arterial sistêmica e a influência potencial da gravidez sobre a história natural dessa forma de nefropatia experimental. As observações desse trabalho podem representar o contraponto experimental de glomeruloesclerose segmentar e focal associada à endoteliose capilar glomerular, na biópsia renal pós-parto de algumas pacientes que desenvolveram pré-eclâmpsia, sem nenhuma anormalidade renal ou hipertensiva anterior à gestação.[60]

Há controvérsias sobre o fato de a glomeruloesclerose segmentar e focal em gestantes com pré-eclâmpsia representar uma doença glomerular preexistente ou uma variante da lesão renal da pré-eclâmpsia. Foram revisadas 30 biópsias renais de pacientes com pré-eclâmpsia, praticadas na primeira semana após o parto.[54] Oito delas (27%) mostraram glomeruloesclerose segmentar e focal e foi observada endoteliose glomerular em todos os casos. Todas as pacientes com glomeruloesclerose segmentar e focal apresentaram proteinúria em nível nefrótico durante a gravidez. Essas observações sugerem que a vasodilatação renal imposta pela gestação poderia permitir a transmissão da condição hipertensiva sistêmica ao interior do glomérulo e, eventualmente, causar glomeruloesclerose segmentar e focal. Aparentemente, a evolução dessa forma de lesão renal é benigna, e suas manifestações clínicas e laboratoriais desaparecem com o fim do estímulo gerador, que é a própria gravidez.

## DOENÇAS RENAIS

### GESTAÇÃO EM PACIENTES COM DOENÇA RENAL

A coexistência de doença renal e gravidez está associada a diversos eventos adversos maternos e perinatais (Tabela 2).[11] Rins disfuncionais podem não se adaptar às modificações fisiológicas da gravidez, levando a complicações perinatais.[77] Diversos estudos sugerem maior incidência de abortamento, prematuridade, pré-eclâmpsia sobreposta e morbidade e letalidade perinatais. A ocorrência de eventos adversos maternos durante a gravidez (doença hipertensiva da gravidez, eclâmpsia, morte materna) é aumentada de duas a cinco vezes em portadoras de doença renal em comparação com gestantes normais. Muitas das complicações maternas e perinatais observadas podem ser decorrentes não da doença renal em si, mas das complicações da hipertensão induzida pela gravidez.[73,77]

**TABELA 2.** Repercussões maternas e perinatais da gravidez em portadoras de doença renal crônica

| Eventos maternos |
|---|
| • Piora ou perda da função renal |
| • Atividade de doenças preexistentes (por exemplo, atividade lúpica) |
| • Complicações relacionadas ao uso de imunossupressores |
| • Pré-eclâmpsia e suas complicações (síndrome HELLP, eclâmpsia); pré-eclâmpsia superajuntada à hipertensão preexistente |
| • Complicações da gravidez – insuficiência placentária, parto prematuro (espontâneo, terapêutico ou iatrogênico) |
| • Morte materna |
| **Eventos fetais/neonatais** |
| • Abortamento, óbito fetal |
| • Restrição de crescimento fetal/recém-nascidos de baixo peso |
| • Complicações decorrentes da prematuridade |
| • Morte neonatal |

Estudos clássicos e revisões mais recentes, envolvendo grande número de pacientes com doença renal bem definida por biópsias, mostram que há duas situações distintas:[66,72]

- A primeira, mais frequente, é a gestação em pacientes com função renal preservada ou com discreto comprometimento funcional (dosagem de creatinina durante a gestação < 1,4 mg/dL) e sem hipertensão arterial. Nesses casos, é unânime a opinião de que o prognóstico da gestação é bom e a gravidez não afeta adversamente o curso natural da doença. A probabilidade de sucesso é superior a 90%, com 27% de complicações da gestação e menos de 5% de complicações maternas após a gestação.
- No outro extremo, a gestante com insuficiência renal grave (creatinina na gestação > 2,8 mg/dL) e hipertensão arterial não controlada reduz as chances de perda do produto da concepção (sucesso inferior a 50%, com 84% de complicações obstétricas), além de poder deteriorar a doença renal preexistente em mais da metade dos casos.

Entre esses dois extremos, as pacientes que têm índices de creatinina entre 1,4 e 2,8 mg/dL e hipertensão leve ou controlada podem apresentar taxas de sucesso de até 90%, mas com 49% de complicações obstétricas e risco de 25% de complicações a longo prazo. Piccoli et al.,[55] observaram em estudo envolvendo 504 gestantes com doença renal crônica que a frequência de complicações aumentava com a progressão da doença – enquanto nos casos de DRC estágio 1 o peso fetal médio era de 2.966 g, nos estágios 4 e 5 foi de 1.639 g e a prematuridade chegou a 89%.

Mesmo nos casos mais favoráveis, na presença de situações mais graves, como nefropatia lúpica, glomerulonefrite membrano-proliferativa, glomeruloesclerose focal, nefropatia por imunoglobulina A (IgA) e nefropatia por refluxo, o prognóstico materno é mais incerto e pode ser agravado por gestação intercorrente.[44]

Em mulheres nas quais a doença produziu somente disfunção leve, geralmente o ritmo de filtração glomerular (RFG) aumenta durante a gestação, porém com magnitude menor que a observada na gravidez normal. Aumentos da proteinúria acontecem em 50% dessas gestações, podem ser maciços (geralmente acima de 3 g em 24 horas) e causar edema nefrótico. Essa proteinúria não significa necessariamente uma exacerbação da doença. Na ausência de hipertensão, em geral, observa-se boa evolução obstétrica. A perda de proteína em níveis nefróticos está associada a maior risco de trombose, especialmente nas pacientes com fatores de risco adicionais (repouso, imobilidade, obesidade etc.), devendo ser considerada a profilaxia antitrombótica em situações de risco aumentado.[4]

Nos casos de insuficiência renal moderada, quando a creatinina plasmática se encontra entre 1,4 e 2,8 mg/dL, o prognóstico é mais reservado. As preocupações se concentram na deterioração renal e na hipertensão arterial descompensada situações em que o resultado perinatal costuma ser mais limitado e em que pode haver declínio da função renal no puerpério.[28,41] Um estudo multicêntrico analisou a evolução da gravidez de mulheres com disfunção renal,[40] na gravidez, persistindo no pós-parto.[28,41] O estudo multicêntrico realizado por Imbasciati[40] analisou a evolução da gravidez de mulheres com disfunção renal, observando-se pior prognóstico materno (piora da função renal) e perinatal (prematuridade, restrição do crescimento fetal e mortalidade perinatal) quando as pacientes apresentavam previamente à gestação ritmo de filtração glomerular inferior a 40 mL/min/1,73 m$^2$ ou proteinúria superior a 1 g em 24 horas.

Na insuficiência renal grave (creatinina > 2,8 mg/dL), a grande maioria das mulheres apresenta amenorreia e/ou anovulação, com baixa probabilidade de concepção. Na gravidez, a possibilidade de sucesso perinatal é menor e o risco de complicações maternas graves é alto. Essas mulheres devem ser desencorajadas a engravidar. O objetivo é preservar qualquer função renal ainda presente, mesmo pequena, e/ou alcançar reabilitação dessa função com diálise ou transplante, antes de considerar uma possível gravidez.[21,70]

## DISTÚRBIOS DA FUNÇÃO RENAL

### Insuficiência renal aguda

A insuficiência renal aguda é a síndrome caracterizada por rápida perda da função de filtração glomerular, com consequente retenção de produtos derivados de nitrogênio e perturbação dos equilíbrios hidroeletrolítico e acidobásico. Representa uma das mais sérias complicações da gravidez. Sua incidência atual é de aproximadamente 1:10.000 gestações. A incidência tem baixado muito nas últimas duas décadas, pela diminuição da prática do abortamento provocado em condições adversas e melhor assistência pré-natal e obstétrica. Sua etiologia pode ser pré-renal, intrínseca (renal) ou pós-renal (Tabela 3). Séries de casos mais antigas relatam dano renal irreversível em 11,6% das pacientes que desenvolveram insuficiência renal aguda na gravidez. A assistência adequada às pacientes, com a realização de medidas de suporte e diálise (quando necessário), foi responsável pela queda de mortalidade materna nesses casos; entretanto, em países subdesenvolvidos, a insuficiência renal durante a gravidez pode evoluir com óbito materno em até 50% dos casos.[68]

A insuficiência renal aguda na gestação tem uma frequência bimodal, estando associada, no primeiro trimestre, ao abortamento séptico. No final da gravidez e no puer-

**TABELA 3. Classificação e principais causas de insuficiência renal aguda**

| | |
|---|---|
| **Insuficiência renal aguda pré-renal** | |
| Hipovolêmica | Hemorragia, desidratação, náuseas, vômitos, diarreia, uso de diuréticos, diurese osmótica, trauma, hipoalbuminemia, queimadura |
| Insuficiência cardíaca | Doenças do miocárdio, valvares, pericárdicas, arritmias, tamponamento cardíaco, tromboembolismo |
| Alterações vasculares sistêmicas | Sepse, medicamentos hipotensores, anestesia, anafilaxia, cirrose hepática |
| Alterações da autorregulação do fluxo renal | Anti-inflamatórios não hormonais, inibidores da enzima conversora da angiotensina |
| Hiperviscosidade sanguínea | Mieloma múltiplo, macroglobulinemia, policitemia |
| **Insuficiência renal aguda intrínseca** | |
| Obstrução renovascular | • Arterial – placa aterosclerótica, trombos, êmbolos, aneurisma dissecante, vasculite<br>• Venosa – trombose, compressão |
| Doenças glomerulares | Glomerulonefrites, síndrome hemolítico-urêmica, púrpura trombocitopênica, coagulação intravascular disseminada, pré-eclâmpsia, hipertensão arterial sistêmica, colagenoses |
| Necrose tubular aguda | Isquemia e toxinas – hipovolemia, insuficiência cardíaca, vasoconstrição renal, infecção, sepse, descolamento prematuro de placenta, hemorragia pós-parto, contrastes radiológicos, ciclosporina |
| Nefrite intersticial | • Alérgica – antibióticos, anti-inflamatórios não hormonais, diuréticos, inibidores da enzima conversora da angiotensina<br>• Infecciosa – bacteriana, viral ou fúngica<br>• Infiltrativa – linfoma, leucemia, sarcoidose<br>• Idiopática |
| Necrose cortical bilateral (aguda) | • Associada a fenômenos hemorrágicos (descolamento prematuro de placenta, placenta prévia com hemorragia maciça, embolia amniótica ou outras condições associadas à coagulação intravascular disseminada) |
| Depósito intratubular e obstrução | Amiloides, ácido úrico, oxalato, aciclovir, metotrexato, sulfonamidas |
| Rejeição de aloenxertos | Rejeição aos transplantes renais, cardíacos e outros |
| **Insuficiência renal aguda pós-renal (obstrução)** | |
| Ureter | Litíase ureteral, coágulos, neoplasias malignas, compressão extrínseca |
| Bexiga | Bexiga neurogênica, hiperplasia prostática, litíase vesical, neoplasias malignas, coágulos |
| Uretra | Válvula de uretra posterior, estenose uretral, fimose |

pério imediato, relaciona-se com as síndromes hipertensivas nas suas formas graves e complicações hemorrágicas (descolamento prematuro de placenta, placenta prévia e atonia uterina). Outras causas raras de insuficiência renal aguda na gestação incluem hiperêmese gravídica, sepse, esteatose hepática aguda da gravidez e embolia de líquido amniótico.[2,68]

As manifestações clínicas da insuficiência renal aguda na gravidez são semelhantes ao quadro clínico das não grávidas e acompanham-se de sintomas da doença subjacente: choque, septicemia e coagulação intravascular. O diagnóstico da insuficiência renal aguda, independente da causa, é feito pela avaliação seriada de exames (ureia e creatinina séricas, eletrólitos, sedimento urinário). Novamente, é preciso ter em mente que os níveis de ureia e creatinina estão fisiologicamente mais baixos na gestação, e níveis aparentemente normais já indicam redução da função renal.

O tratamento varia de acordo com a etiologia. Baseia-se no tratamento do distúrbio que levou à injúria renal – remoção precoce do tecido necrótico infectado do útero se houver abortamento infectado. A histerectomia pode ser necessária na presença de comprometimento miometrial extenso ou perfuração uterina. Doses adequadas e corretas de antimicrobianos, fluidos e drogas vasoativas podem ser indicados. A insuficiência renal aguda é manuseada sem particularidades, com correção volêmica e dos distúrbios hidroeletrolíticos. No caso de pré-eclâmpsia, o manejo da volemia deve ser feito cuidadosamente, em razão do risco de insuficiência respiratória envolvido. A fase oligúrica da pré-eclâmpsia grave deve ser conduzida com suporte e reposição volêmica mínima.[68] A utilização de anti-infamatórios não hormonais pode precipitar insuficiência renal aguda em pacientes com fatores predisponentes (pré-eclâmpsia, hipovolemia).

Não existe consenso quanto aos níveis de creatinina ou ureia que indicariam o início de diálise na insuficiência renal aguda no ciclo gravídico-puerperal. O tratamento dialítico deve ser considerado com níveis de ureia superiores a 75 mg/dL, creatinina superior a 5,5 mg/dL, ou ainda em situações de sobrecarga volêmica persistente, hipercalemia ou acidose resistente às medidas conservadoras.[68,76]

Nos casos de descolamento de placenta e placenta prévia, o correto tratamento obstétrico, a detecção precoce da hemorragia uterina e a adequada reposição volêmica, por meio de transfusões, podem prevenir a insuficiência renal aguda. Em casos de necrose cortical bilateral renal, pode ser observada hematúria franca associada a oligúria e dor lombar. Exames de imagem (ultrassom ou tomografia) mostram áreas hipodensas no córtex renal.

A recuperação da função renal é habitual, mas, às vezes, podem desenvolver-se necrose renal cortical bilateral, deterioração progressiva da função renal e insuficiência renal terminal.[19]

## Insuficiência renal crônica dialítica e não dialítica

A insuficiência renal crônica consiste no processo fisiopatológico decorrente de inúmeras causas, cujo resultado principal é a disfunção renal progressiva e irreversível, com redução do número e da função glomerular. A uremia é a característica dessa doença. As principais causas de insuficiência renal crônica são *diabetes mellitus* (45%), hipertensão arterial sistêmica (HAS) (35%), glomerulonefrites (15%) e doenças císticas renais (5%).

A gravidez em pacientes com insuficiência renal crônica era desaconselhada em um passado recente. Caso a paciente já estivesse grávida, indicava-se a interrupção da gestação ou, em alguns casos, até mesmo esterilização da paciente, em razão do grande risco materno e do grande número de complicações perinatais.[28,40,75,77]

A gravidez é excepcional em pacientes com doença renal de qualquer etiologia em que haja um prejuízo da função renal suficiente para elevar a creatinina sérica acima de 2 mg/dL.[75] Apesar disso, é cada vez mais comum ocorrer gestação em pacientes com transplante de rim, menos frequente em pacientes com insuficiência renal e ocasional em mulheres que estão em tratamento de diálise.[28,74]

A fertilidade em pacientes com insuficiência renal encontra-se reduzida, com a presença de alterações nos ciclos menstruais e anovulação. Após a introdução de métodos de diálise, o potencial reprodutivo dessas pacientes melhorou. A taxa de concepção em paciente em idade fértil realizando diálise está entre 0,3 e 1,5% por ano,[13] e revisões mais recentes mostram aumento progressivo da taxa de fertilidade, chegando a 3,3 casos em 1.000 pacientes/ano das últimas três décadas.[49,55]

A primeira descrição de gravidez em paciente recebendo hemodiálise foi feita em 1971. Um dos mais completos registros do assunto sobre a frequência e o prognóstico de gravidez em pacientes submetidas à diálise vem da *European Dialysis and Transplant Association*. Em 1980, foram coletados dados referentes a 115 gestações em pacientes tratadas com diálise renal em 19 países. Nessas pacientes em regime dialítico, ocorreram 16 gestações bem-sucedidas, todas com algum grau residual de função renal.[62]

Em 1998, Okundaye et al.[50] realizaram uma revisão de 2.999 unidades de diálise listadas no *Health Care Finance Administration*, dos Estados Unidos da América (EUA), com a finalidade de determinar a frequência e o prognóstico das gestações em pacientes dialisadas. Os autores obtiveram resposta de 930 unidades, o que corresponde a 6.230 mulheres em idade reprodutiva (de 14 a 44 anos), das quais 1.699 recebiam diálise peritoneal e 4.531, hemodiálises. Desse total, 2% das pacientes engravidaram em um período de 4 anos (2,4% em hemodiálise e 1,1% em diálise peritoneal), o que correspondeu a 320 pacientes e 344 gestações. A taxa de sobrevida neonatal foi de 40,2% nas 184 pacientes que engravidaram já recebendo esquema de diálise e 73,6% nas 57 pacientes que começaram a ser submetidas à diálise após a gestação. Entre as complicações maternas, houve dois registros de óbito materno e cinco admissões em unidade de terapia intensiva (UTI) por causa de crise hipertensiva. Em relação aos produtos conceptuais, obtiveram-se os seguintes dados: taxa de sobrevida de 42%, morte neonatal de 7,5%, prematuridade extrema em 6%, abortamento espontâneo em 32%, abortamento terapêutico em 10,5%; e 2% das pacientes ainda se encontravam grávidas no final do estudo.

Romão Jr. et al.[58] realizaram levantamento de mulheres dialíticas grávidas no período de 1988 a 1995, no HC-FMUSP. Esse levantamento foi considerado, na época, a maior casuística de pacientes de um único centro. Nesse estudo, analisou-se o prognóstico de 17 gestações em pacientes com idade média de 28,2 (± 5,9) anos. Desses casos, 5 pacientes iniciaram a diálise após a concepção, enquanto as restantes diagnosticaram a gravidez após um período de 6 a 72 meses em diálise. Observou-se nessa série de casos uma taxa de sucesso de 70,6% nas pacientes submetidas a hemodiálise e 33,3% nas pacientes submetidas a diálise peritoneal ambulatorial contínua. As principais complicações relatadas foram: polidrâmnio (sete casos); oligoâmnio (um caso); *diabetes mellitus* gestacional (dois casos); trabalho de parto prematuro com abortamento espontâneo com 19 semanas, 22 semanas e 28 semanas; hipertensão (oito casos); e peritonite eosinofílica estéril em uma paciente submetida à diálise peritoneal ambulatorial contínua. Anos depois, a série de casos foi ampliada para 52 pacientes, sendo reportada taxa de sucesso em 87% das pacientes dialisadas. Nessa série, os resultados piores foram nas pacientes que apresentaram pré-eclâmpsia, com maiores taxas de prematuridade extrema, baixo peso fetal e menor taxa de sucesso (60%).[46] Mais recentemente, estudo do mesmo centro (Luders et al.[49]) analisou os desfechos de 93 gestações em pacientes seguidas de 2000 a 2017. A evolução foi favorável em 89,2% dos casos, com regime de diálise de 2,6 ± 0,7 horas/dia (15,4 ± 4 horas por semana). Os desfechos perinatais desfavoráveis (definidos como óbito fetal ou parto antes de 30 semanas) foram relacionados à presença de pré-eclâmpsia, lúpus e níveis médios de ureia sérica iguais ou superiores a 35 mg/dL. A presença de polidrâmnio e diurese residual foram preditoras de bom prognóstico fetal.

Para muitas pacientes sob regime dialítico, a concepção pode ser difícil por causa da amenorreia ou dos ciclos anovulatórios. Muito frequentemente essas gestantes suspeitam estar grávidas após o primeiro trimestre, pois a irregularidade menstrual é comum e eventuais atrasos são geralmente ignorados. Os testes urinários não são confiáveis, mesmo se existir urina disponível. A avaliação ultrassonográfica é necessária para confirmar a idade gestacional.[76] Correções da anemia e controle do regime dialítico contribuem para o retorno à fertilidade. Muitos nefrologistas sugerem que mulheres em idade fértil que estejam recebendo terapia dialítica devem receber orientação anticoncepcional para evitar a ocorrência de gestação.[40,74]

Houve grandes progressos em relação ao manejo dessas pacientes não somente pelo aumento do número de casos de diálise, mas também pela introdução de novos métodos, como o uso de membranas de diálise de alto fluxo e diálise peritoneal ambulatorial contínua, e pela introdução da eritropoetina para o tratamento da anemia; além de medicações anti-hipertensivas para melhor controle da hipertensão arterial. Outro motivo para essa melhora nos resultados perinatais, provavelmente, também é decorrente dos esforços de uma equipe multidisciplinar, caracterizada por assistência mais próxima às pacientes, composta por nefrologistas e equipe de diálise, obstetras e neonatologistas.[28,71]

Apesar da melhora dos resultados perinatais, nem sempre as gestações são bem-sucedidas em mulheres com insuficiência renal dialítica. A proporção de morte neonatal permanece mais alta que a da população em geral. Há uma grande taxa de prematuridade, com uma idade gestacional média de 32 semanas. Esses produtos conceptuais têm peso, em sua grande maioria, menor do que 2.000 g, o que reflete os altos índices de prematuridade. Provavelmente, as taxas de restrição do crescimento fetal não são maiores que na população em geral, e a restrição de crescimento fetal é mais frequente na associação com lúpus ou pré-eclâmpsia.[49] Muitos casos de partos prematuros ocorrem principalmente por polidrâmnio, hipertensão materna e rotura prematura de membranas ovulares (RPMO). O polidrâmnio é comum nesse grupo de pacientes, porém sua causa permanece obscura. Foi postulado que, em resposta a uma maior concentração de ureia e nitrogênio placentária, uma maior diurese fetal ocorreria em razão do aumento de solutos, resultando em acúmulo de líquido amniótico. Uma vez que o aumento na frequência da diálise reduz esses níveis, isso poderia diminuir a ocorrência de polidrâmnio e, consequentemente, reduzir os riscos de prematuridade.[12] A relação inversa entre presença de polidrâmnio e efeitos adversos neonatais (mortalidade, prematuridade e baixo peso) estaria então associada a melhor função placentária e regime dialítico mais adequado.[49,58]

Ao nascer, os fetos apresentam as mesmas alterações metabólicas da mãe. A uremia no recém-nascido normaliza-se nas primeiras 24 horas. O desenvolvimento neuropsicomotor não parece diferir do de recém-nascidos de mães não urêmicas e nas mesmas condições obstétricas.[30]

Atualmente, para mulheres com doença renal em estágio final, o transplante de rim é a melhor opção para se conseguir a gestação e a maternidade. Nas mulheres tratadas com diálise, a fertilidade diminui e a chance de obter-se um produto conceptual vivo varia entre entre 10 e 50%.[9,49] Ainda nos casos bem-sucedidos, o aumento da intensidade das sessões de diálise e internações prolongadas durante a gestação e o puerpério, e a associação a prematuridade e baixo peso implicam grande repercussão não só orgânica, mas também social sobre a vida dessas mulheres.

O manejo da hipertensão inclui a revisão do tratamento dialítico, manuseio das medicações anti-hipertensivas e investigação de doença hipertensiva específica da gestação (DHEG). É importante o questionamento quanto a sinais e sintomas de pré-eclâmpsia grave, hemograma completo, coagulograma, testes de função hepática e dosagem de ácido úrico sérico.[76]

A HAS materna é uma situação desafiadora. Do ponto de vista do manejo, é importante a distinção entre a hipertensão decorrente de diálise inadequada daquela decorrente de DHEG. O manuseio correto da diálise nas pacientes grávidas é complicado pela dificuldade de manutenção da volemia; além disso, a medida do peso materno nestes casos não é um parâmetro fiel para avaliar o edema oriundo da pré-eclâmpsia. Outro fator a ressaltar é que muitas dessas pacientes não apresentam diurese, o que torna impossível a detecção de proteinúria e, portanto, dificulta o diagnóstico convencional de DHEG.[63,78]

Em pacientes que apresentem sinais e sintomas de pré-eclâmpsia e piora dos níveis pressóricos mesmo com adequação da diálise e uso de medidas hipotensoras, deve-se sempre ter um alto grau de suspeição para o provável desenvolvimento da DHEG e hipertensão arterial crônica com DHEG sobreposta.[42,63,76]

Se os riscos inerentes à gestação em pacientes que recebem diálise fossem superados para que essas mulheres obtivessem uma gestação bem-sucedida, seria preferível que a gravidez ocorresse nesse período, e não após o transplante. O *Registry for Pregnancy in Dialysis Patients* dos EUA apontou 3 mortes em 382 mulheres dialisadas durante a gravidez. Essas taxas são semelhantes ao número de morte em pacientes dialisadas que não ficaram grávidas. Além disso, quando a gravidez ocorre em pacientes que são submetidas à diálise, não ocorre a exposição fetal aos agentes imunossupressores utilizados em gestantes submetidas a transplante.[9] Em revisão sistemática realizada por Piccoli et al.,[78] a taxa de sucesso foi de 76%, e hipertensão e anemia foram as complicações maternas mais frequentes. Não obstante as complicações perinatais (baixo peso fetal, prematuridade, polidrâmnio e perda fetal), os autores questionam a contraindicação formal de gravidez em pacientes sob diálise.

Em mulheres com doença renal crônica, a gestação pode precipitar o início da diálise por causa da sobrecarga renal. A sobrevida neonatal parece ser melhor em pacientes que engravidaram antes de começar a diálise do que naquelas que engravidaram depois do seu início (74% contra 40% de sobrevida neonatal).[50] Como descrito por Hou,[14] a concepção é mais comum durante o primeiro ano de tratamento, embora também possa ocorrer em mulheres com mais de 10 anos de diálise.

Embora a maioria dos relatos de gravidez seja de pacientes em regime de hemodiálise, há relatos na literatura de gravidezes bem-sucedidas com a modalidade de diálise peritoneal. Até 1982, praticamente todas as pacientes eram submetidas a hemodiálise. A partir de então, foi introduzida a diálise peritoneal ambulatorial contínua. Essa técnica de diálise foi utilizada também na gravidez com poucas gestações prévias bem-sucedidas.[13]

A incidência de gravidez com essa modalidade de diálise é duas a três vezes menor que nas pacientes submetidas à hemodiálise. Essa diferença é provavelmente causada pela presença de fluido hipertônico dialisado na cavidade peritoneal ou por episódios prévios de peritonite, resultando em aderências e falhas na captação e no transporte ovular pela tuba uterina reduzindo as chances de implantação ovular adequada.[14]

Comparada à hemodiálise, a diálise peritoneal permite a manutenção de ambiente uterino estável, sem grandes flutuações de volemia, solutos, eletrólitos e, consequentemente, da pressão arterial. Também está associada a melhores índices de hemoglobina.

Outros aspectos que podem favorecer a opção pela diálise peritoneal ambulatorial contínua são: melhor controle da acidose e da anemia, ausência de necessidade do uso de heparina sistêmica, bem como a possibilidade de utilização da via peritoneal para administração de drogas como a insulina e o sulfato de magnésio, cujas doses devem ser ajustadas em cada caso. Possíveis complicações que podem ocorrer com a diálise peritoneal ambulatorial contínua são a obstrução de cateter e peritonite.

Os problemas relacionados aos níveis pressóricos, ao sofrimento fetal e à prematuridade não diminuíram com o uso da diálise peritoneal ambulatorial contínua quando comparados à hemodiálise. Além disso, houve um discreto aumento na incidência de outras complicações, como polidrâmnio e *diabetes mellitus* gestacional, ambos atribuídos à excessiva oferta de glicose nos banhos de diálise.[14]

A opção ideal ainda não está claramente definida e deveria ser subordinada à experiência do centro dialítico envolvido. Em qualquer alternativa, esforços para manter o nível de ureia pós-diálise inferior a 100 mg/dL, níveis de hemoglobina acima de 7 mg/dL e níveis de pH e eletrólitos estáveis, além de evitar oscilações nos níveis de pressão arterial, são indispensáveis.[71,76]

Davison e Lindheimer[71] recomendam como estratégia dialítica: aumento de 50% nas horas e na frequência das diálises, o que permite melhor manipulação dietética e controle de peso; evitar a hipotensão durante a diálise; assegurar rígido controle da pressão arterial; evitar flutuações rápidas no volume intravascular; pesquisar contrações uterinas decorrentes da alta incidência de parto prematuro; vigiar cálcio plasmático; correção da anemia; e controle da dieta.

## DOENÇAS GLOMERULARES

### Glomerulonefrite

A glomerulonefrite corresponde a um grupo de doenças renais, algumas agudas e autolimitadas e outras de caráter crônico. Caracteriza-se por processo inflamatório no glomérulo com alterações exsudativas, proliferativas e/ou escleróticas. Independentemente da etiologia, as manifestações clínicas representadas pela hipertensão, proteinúria e diminuição da função renal são semelhantes, variando apenas em intensidade. As principais causas de glomerulonefrites em adultos estão representadas na Tabela 4.

**TABELA 4. Principais causas de glomerulonefrites e seus diagnósticos diferenciais**

| Doenças de imunocomplexos (70%) | Diagnóstico diferencial |
|---|---|
| Idiopática<br>Pós-infecciosa (estreptocócica, viral)<br>LES<br>Endocardite bacteriana<br>Nefropatia por IgA<br>Abscessos viscerais | Hipertensão arterial maligna<br>Doenças microangiopáticas trombóticas<br>Nefrites intersticiais<br>Esclerodermia<br>DHEG |
| **Doenças autoimunes sistêmicas (29%)**<br>Granulomatose de Wegener<br>Poliarterite nodosa | |
| **Doenças de membrana basal antiglomerular – síndrome de Goodpasture (1%)**<br>Anticorpos antimembrana basal glomerular | |

DHEG: doença hipertensiva específica da gestação; IgA: imunoglobulina A; LES: lúpus eritematoso sistêmico.

### Glomerulonefrite aguda

A glomerulonefrite aguda pós-estreptocócica é rara na gravidez, tendo frequência relatada de 1:40.000 gestantes. Seu diagnóstico é importante por estar relacionado com perdas fetais, além de simular o quadro de pré-eclâmpsia quando no final da gestação. O tratamento da doença é semelhante ao da paciente não grávida: restrição salina, combate à hipertensão e controle hidroeletrolítico. Pacientes com história de antecedentes de glomerulonefrite aguda, sem evidências atuais de atividade clínica, toleram bem a gravidez.

### Glomerulonefrite crônica

A paciente com glomerulonefrite crônica tem maior probabilidade de desenvolver pré-eclâmpsia sobreposta e em época mais precoce da gestação, o que acarreta pior prognóstico perinatal. A pré-eclâmpsia sobreposta é muito mais frequente nas gestantes com hipertensão e proteinúria que naquelas apenas com proteinúria.[21] O curso da gestação em pacientes com nefropatia por IgA encontra-se associado a complicações hipertensivas e progressão da doença.[19]

Embora sejam descritas gestações bem-sucedidas em pacientes com glomerulonefrite membranoproliferativa, uma alta incidência de complicações materno-fetais, como pré-eclâmpsia sobreposta e deterioração da hipertensão e da função renal, é relatada, particularmente nos casos com depósitos densos intramembranosos (tipo II).[43]

Na glomerulonefrite membranosa, a evolução da gestação é geralmente favorável, e pacientes com doença de lesões mínimas (nefrose lipídica) toleram bem a gravidez. A glomeruloesclerose focal está associada a maior incidência de prematuridade, mortalidade perinatal e agravamento da hipertensão arterial.[44] De maneira geral, a gestação em portadoras de glomerulonefrites não alterou o curso da doença em médio prazo quando a disfunção renal era leve, e as complicações no período gestacional e o risco de piora renal estiveram relacionados à presença de hipertensão arterial e ao tipo de lesão histológica (com pior prognóstico nas pacientes com glomerulonefrite membranoproliferativa, glomeruloesclerose focal e segmentar e nefropatia por IgA.[28]

## Síndrome nefrótica

A síndrome nefrótica corresponde a um espectro de doenças renais cuja principal característica é a proteinúria maciça (> 3,5 g/24 horas), associada à hipoalbuminemia, hiperlipidemia e edema generalizado. A forma mais comum de síndrome nefrótica na gravidez é a pré-eclâmpsia.[76] Pode ser ainda decorrente de doenças de imunocomplexos (idiopática, pós-infecciosa, lúpica, nefropatia por IgA), glomerulonefrite membranosa ou membranoproliferativa, nefropatia diabética, síndrome de Goodpasture (hemorragia pulmonar e síndrome nefrótica), trombose da veia renal e amiloidose. Uma forma rara de nefrose tem sido descrita como "síndrome nefrótica da gravidez", que regride após o parto e reaparece em gestações subsequentes.[28] Algumas dessas doenças são resistentes à corticoterapia e podem ser agravadas pelo seu uso, o que enfatiza a importância do diagnóstico correto. A Tabela 5 apresenta as principais causas de síndrome nefrótica em adultos.

A proteinúria pode ser detectada inicialmente durante a gravidez, seja pelo desconhecimento da doença renal prévia, seja porque a instalação ocorreu no período gravídico-puerperal. A observação no pós-parto tardio diferenciará as causas gravídicas das renais.[28]

A gestação em pacientes com síndrome nefrótica, na ausência de hipertensão e comprometimento significativo da função renal, é de bom prognóstico. A hipoalbuminemia encontrada nessas gestantes potencializa a retenção de líquidos; mesmo assim, o uso de diuréticos é desaconselhável pela diminuição do volume plasmático e pelo comprometimento da perfusão placentária. Nos casos graves, a restrição dietética de sal e a reposição criteriosa e lenta de substâncias coloidosmóticas, como albumina ou plasma fresco, podem ser úteis.[32,35,38,76]

| TABELA 5. Principais causas de síndrome nefrótica |
|---|
| **Glomerulopatia membranosa (30-40%)** |
| Hepatites B e C, sífilis, malária, endocardite |
| Doenças imunes (colagenoses, doença de Graves, tireoidite de Hashimoto) |
| Neoplasias malignas (síndrome paraneoplásica) |
| Induzida por medicamentos |
| **Glomeruloesclerose focal e segmentar (33%)** |
| Idiopática (maioria) |
| *Diabetes mellitus* |
| Nefropatia por refluxo |
| Obesidade |
| **Doença de lesão mínima (20%)** |
| Idiopática (maioria) |
| Induzida por medicamentos |
| Infecção pelo HIV |
| Distúrbios linfoproliferativos |
| **Glomerulonefrites membranoproliferativas** |
| Doenças autoimunes (LES) |
| Hepatites B e C, infecção pelo HIV, endocardite |
| Linfomas e leucemias |
| **Outras** |
| Nefropatia diabética |
| Amiloidose |

HIV: vírus da imunodeficiência humana; LES: lúpus eritematoso sistêmico.

## Síndrome hemolítico-urêmica atípica

A síndrome hemolítico-urêmica atípica, também chamada síndrome hemolítica-urêmica pós-parto ou de insuficiência renal aguda pós-parto idiopática, é um quadro de insuficiência renal rapidamente progressiva que se desenvolve em um período que varia de poucos dias a várias semanas após gravidez e parto sem intercorrências. A puérpera apresenta quadro de anemia hemolítica microangiopática grave associada com anisocitose e esquizocitose. São achados frequentes: hiperbilirrubinemia indireta, hemoglobinúria, reticulocitose e trompocitopenia. Manifestações extrarrenais incluem hipertensão, insuficiência cardíaca, letargia, convulsões e coma.

Inicialmente, esse quadro pode ser confundido com o da síndrome HELLP, descrita em gestantes com quadro de pré-eclâmpsia grave e que se caracteriza por hemólise, elevação das enzimas hepáticas e plaquetopenia; no entanto, a evolução clínica e o período característico de surgimento da síndrome hemolítico-urêmica acabam por diferenciá-la, visto que a síndrome HELLP regride habitualmente de forma rápida após o parto.[47]

A síndrome hemolítico-urêmica típica é desencadeada por toxinas produzidas por bactérias (Shiga-*like*, produzida pela *Escherichia coli*), enquanto a síndrome hemolítico-urêmica atípica é causada pela ativação excessiva do complemento (de origem genética).[16] Outros fatores tinham sido previamente implicados, como infecção viral, descolamento prematuro de placenta, eclâmpsia, retenção de fragmentos placentários e drogas como agentes ocitócicos.[47]

O prognóstico da gestante com síndrome hemolítico-urêmica é reservado. Embora nos relatos iniciais a maioria das pacientes morresse ou sobrevivesse com função renal muito comprometida, isso não representa um achado uniforme.[25]

Na síndrome hemolítico-urêmica atípica, houve melhora do prognóstico dos pacientes com o uso do eculizimabe, droga moduladora da resposta do complemento,[16] além das medidas de suporte e diálise, quando indicado.

## Nefropatia diabética

As alterações metabólicas da gravidez normal são hiperglicemiantes e, por isso, impõem grandes modificações no metabolismo de pacientes com *diabetes mellitus*. Além disso, alguns pacientes com diabetes de longa duração têm complicações vasculares, incluindo insuficiência renal e hipertensão, que representam fatores de risco obstétrico.

Nas últimas duas décadas, a mortalidade materna é reduzida e o prognóstico fetal tem melhorado em todas as classes de pacientes diabéticas, incluindo aquelas com nefropatia. As morbidades fetal e neonatal também têm diminuído embora prematuridade, complicações respiratórias e anomalias congênitas permaneçam com incidência elevada. Em contrapartida, essas gestantes apresentam aumento na prevalência de bacteriúria assintomática e possivelmente maior suscetibilidade a infecções do trato urinário e edema periférico. A prevalência de pré-eclâmpsia é maior nesse grupo de pacientes, e diretrizes recomendam a utilização de ácido acetilsalicílico em baixas doses para sua prevenção.[29,35,36,45,61,66]

Em pacientes com complicações vasculares, como nefropatia ou retinopatia, a gravidez pode alterar o curso natural da doença materna; porém, com rígido controle metabólico da função renal, da pressão arterial e com os modernos recursos de avaliação da maturidade e vitalidade do feto, as pacientes com nefropatia diabética sem insuficiência renal ou hipertensão grave podem obter sucesso em sua gestação.[29,35,36,61] Nesse grupo de pacientes, os benefícios do bom controle pressórico são evidentes desde o início da gestação.[45]

Há pouca evidência de que a nefropatia diabética piore na gravidez. Na maioria dos estudos, não se encontraram evidências de que a gestação afete o curso da doença, mas há elevação no ritmo de filtração glomerular.[56]

Um estudo finlandês publicado em 2015 analisou a evolução de 108 gestantes com nefropatia diabética em dois períodos, de 1988 a 1999 e de 2000 a 2011. A mortalidade perinatal foi de 3% se comparável à de gestações em diabéticas sem nefropatia. O melhor controle da pressão arterial e as modernas técnicas de vigilância da vitalidade fetal empregadas no grupo de 2000 a 2011 reduziram as complicações maternas e perinatais, embora as taxas de prematuridade e permanência de neonatos em unidades de terapia intensiva ainda sejam elevadas.[45]

## Doença dos rins policísticos

A doença dos rins policísticos, autossômica dominante, pode permanecer oculta durante a gravidez, mas uma anamnese cuidadosa sobre doenças familiares e o uso de ultrassonografia pode levar à detecção precoce. As pacientes são assintomáticas quando o prejuízo funcional é mínimo e a hipertensão ausente, o que normalmente ocorre na idade fértil. Podem apresentar maiores incidências de hipertensão e de mortalidade perinatal ao final da gestação, quando comparadas com as irmãs não afetadas por essa doença. A hipertensão arterial foi observada em até 35% das pacientes e a pré-eclâmpsia foi diagnosticada em 16% das pacientes previamente normotensas. A taxa de prematuridade está relacionada à presença de doença hipertensiva.[28] A possibilidade de transmissão para os filhos é de 50% quando o pai ou a mãe têm a doença, e, portanto, o estudo genético pode ser realizado para diagnóstico pré-natal precoce.[57]

As pacientes com doença policística renal autossômica dominante têm maior prevalência de malformações arteriovenosas cerebrais. A realização de exames de imagem cerebral tem sido proposta para a pesquisa de aneurisma antes da decisão da via de parto nessas pacientes.[28]

## Lúpus eritematoso sistêmico

O lúpus eritematoso sistêmico (LES) é uma doença autoimune que afeta principalmente mulheres em idade reprodutiva. Apresenta prevalência de 5:10.000 casos na população e um índice de sobrevivência de 71% em 10 anos, a partir do momento das manifestações em múltiplos órgãos. O prognóstico da doença vem melhorando nos últimos anos, em razão da melhora da terapêutica, da identificação cada vez mais precoce e do atendimento multidisciplinar. Corticosteroides e hidroxicloroquina podem ser utilizados na gestação, não tendo sido observados efeitos adversos fetais.[20] Na literatura médica, não está estabelecido de modo definitivo se a gestação representa um risco para a mulher lúpica. Estudos recentes bem conduzidos contradizem uma impressão antiga e generalizada de que a gestação, por si, não pioraria o LES. Em contrapartida, vale ressaltar que vários trabalhos apontam a relação entre a presença de atividade da doença no momento da concepção e o aumento da morbidade materna durante a gestação. Pode ocorrer atividade lúpica na gravidez em até 40% dos casos, com risco maior nos casos de atividade no período inferior a 6 meses da concepção, antecedentes de múltiplos episódios de atividade e descontinuação de hidroxicloroquina.[27]

O envolvimento renal representa a mais séria complicação do LES. Trabalhos publicados antes de 1980 mostraram com grande frequência a deterioração da função renal e da morte materna durante a gestação em pacientes lúpicas com acometimento renal prévio à gestação. Estudos recentes, contudo, indicam que, nos casos de remissão de doença renal prévia, mesmo grave, a chance de recorrência da nefrite é pequena e que a gestação não influencia o prognóstico. Entretanto, na presença de diminuição da função renal, existe alto risco para exacerbação da hipertensão, aparecimento de proteinúria e deterioração da função renal durante a gestação. Nem sempre a regra da boa evolução com creatinina inferior a 1,4 mg/dL se aplica às pacientes com nefrite lúpica. Pode haver progressão da doença renal em algumas pacientes, a depender da atividade da doença e da ocorrência de doença hipertensiva específica da gravidez.[28]

Ao longo da gestação, há ocasiões em que é especialmente difícil diferenciar a presença de atividade renal consequente ao lúpus da pré-eclâmpsia. Alguns autores concluem que hipertensão e proteinúria na gestação de pacientes lúpicas devem ser consideradas sinais de atividade renal da doença. Outros demonstram que a proteinúria frequentemente não reflete atividade renal da doença, porque não responde à terapêutica com corticosteroide, não está associada com alteração do sedimento urinário e normalmente regride espontaneamente após o parto. A presença de complemento baixo é sugestiva, mas também não serve para estabelecer diferença entre pré-eclâmpsia e nefrite lúpica. Na prática, a existência de nefrite em pacientes com sintomas de pré-eclâmpsia é indicada pela presença de doença extrarrenal, neutropenia, hematúria significativa e/ou cilindros celulares.[27]

O período ideal para a gravidez da paciente lúpica é de 2 anos após o diagnóstico da doença ou, no mínimo, após 6 meses sem atividade desta. As pacientes que têm o diagnóstico de LES firmado durante a gestação seriam de pior prognóstico, provavelmente pelo atraso do diagnóstico, muitas vezes confundido com o de pré-eclâmpsia.[27,28]

Quanto ao prognóstico fetal, não foi observada, durante os últimos anos, melhora tão significativa quanto o materno. As taxas de perdas fetais são altas, variando de 11 a 46%. A taxa de abortamentos espontâneos e de óbitos fetais é o dobro daquela verificada na população normal. Por sua vez, pacientes lúpicas com função renal normal e normotensas no início da gestação apresentam sucesso em 88% dos casos com fetos nascidos vivos e 12% de abortamentos espontâneos.[3,39] São preditores de eventos perinatais (perda fetal, prematuridade, restrição do crescimento fetal) a presença de anticorpos antifosfolípides, nefrite lúpica, atividade inflamatória durante a gestação e hipertensão arterial.[27] Mais recentemente, o estudo PROMISSE avaliou pacientes com lúpus com níveis de creatinina inferiores a 1,2 mg/dL, relação proteína/creatinina inferior a 1.000 mg/g e uso de prednisona de até 20 mg/dia. Nessa população, a taxa de complicações obstétricas foi de 19%, com perda fetal de 4%. Os preditores de eventos adversos foram a presença de anticoagulante lúpico, hipertensão arterial, atividade da doença e plaquetopenia.[31]

Os anticorpos antifosfolípides (anticoagulante lúpico, anticardiolipinas, anticorpos anti-beta-2-glicoproteína 1) estão presentes em até 25% das gestantes com lúpus. A presença desses anticorpos associada a trombose arterial ou venosa ou morbidade materna grave (perdas precoces de repetição, óbito fetal, pré-eclâmpsia e/ou insuficiência placentária grave e precoce) constitui a síndrome antifosfolípide (SAF).[27,28] Na presença da síndrome antifosfolípide em pacientes com lúpus, a probabilidade de perda fetal está ainda mais elevada. Packham et al.[52] observaram perda fetal em 53% dos casos de pacientes lúpicas e portadoras de anticorpos antifosfolípides e em 14% de pacientes com ausência desses anticorpos. A correta identificação de pacientes com a SAF é importante porque o tratamento adequado das gestantes acometidas melhora o prognóstico materno e perinatal[20] (a abordagem da síndrome antifosfolípide é detalhada no Capítulo 45, "Doenças tromboembólicas", da Seção 6, "Intercorrências clínico-cirúrgicas"). A presença de um ou mais desses anticorpos pode exercer impacto na evolução da gravidez de pacientes com lúpus e, por isso, mesmo na ausência dos critérios clínicos que definem a síndrome antifosfolípide, recomenda-se a pesquisa no início do pré-natal.[27]

A terapêutica imunossupressora, se indicada, pode ser feita durante a gravidez, estando contraindicados a ciclofosfamida e o micofenolato de mofetila[28] pelo risco de teratogênese.

## PRÉ-ECLÂMPSIA SOBREPOSTA À HIPERTENSÃO ARTERIAL NAS DOENÇAS RENAIS

A pré-eclâmpsia pode se sobrepor à hipertensão existente em 15 a 30% dos casos, e esse risco aumenta quando a gestante apresenta prejuízo da função renal. Esse fato tem importância prognóstica, pois a pré-eclâmpsia se associa à hipertensão crônica em sua forma mais grave e na época mais precoce da gestação, quando o produto conceptual ainda é imaturo, acarretando desfecho mais sombrio para a mãe e seu feto.[74] O diagnóstico de pré-eclâmpsia sobreposta é definido quando ocorre aumento dos níveis pressóricos, associado à proteinúria anteriormente ausente, ou elevação de seus níveis. Aceita-se também esse diagnóstico quando a elevação da pressão arterial é acompanhada de aumento dos níveis sanguíneos de ácido úrico (> 6 mg/dL) anteriormente normais e em gestante sem uso de diuréticos (ver Capítulo 34, "Doença hipertensiva específica da gestação", da Seção 5, "Intercorrências obstétricas"). Nas pacientes com nefropatia, os valores de ácido úrico estão frequentemente alterados, e mesmo a proteinúria pode já estar presente, dificultando o diagnóstico.[65,73]

Quando não se observam critérios rígidos no diagnóstico da pré-eclâmpsia sobreposta à hipertensão arterial crônica ou à nefropatia, a correlação do diagnóstico clínico com achados de biópsias renais mostra falhas em grande número de casos. O trabalho mais abrangente a esse respeito foi feito por McCartney,[23] no *Chicago Lying-in Hospital*. Esse trabalho relatou importante casuística de 214 biópsias renais efetuadas em pacientes com hipertensão na gestação. Entre 62 primíparas, que deveriam preencher os critérios para serem rotuladas como portadoras de DHEG, identificou-se doença renal crônica em 15 casos (24%). Entre as 152 gestantes múltiparas que preenchiam os critérios clínicos de pré-eclâmpsia sobreposta, havia 50 com doença renal sem alterações características de pré-eclâmpsia e, nesse grupo, 18 tinham glomeruloesclerose focal; 14, doença renal crônica de etiologia incerta; 10, glomerulonefrite crônica; e as 8 remanescentes, pielonefrite crônica. A incidência de doença renal crônica não diagnosticada clinicamente nessas 152 pacientes era de 21% (32 pacientes). Esse estudo mostra que o diagnóstico de doença renal é muito mais prevalente quando se baseia em biópsia renal do que somente no diagnóstico clínico. Os estudos recentes sobre o papel dos fatores reguladores de angiogênese (*fms-like tyrosine kinase-1* – sFlt-1, *placental growth factor* – PlGF e endoglina solúvel) na predição e no diagnóstico da pré-eclâmpsia pura são promissores, mas os resultados na predição da pré-eclâmpsia sobreposta ainda devem ser vistos com cautela.[34]

A realização de biópsia renal durante a gestação é um procedimento pouco usual, principalmente porque as circunstâncias clínicas raramente justificam os riscos. Na maioria das vezes, a biópsia é postergada e realizada após o parto. As exceções se referem aos casos em que ocorre súbita e inexplicável deterioração da função renal, pelo fato de algumas formas de glomerulonefrite rapidamente progressiva responderem a tratamento agressivo, como pulsos de corticosteroides ou plasmaférese.[28]

Uma diferenciação entre hipertensão crônica, nefropatia e DHEG pode, às vezes, ser difícil, pois esse procedimento deve se basear em uma história bem documentada de hipertensão antes de 20 semanas de gestação.

Como no caso da gestante normal, na hipertensa crônica ocorre queda da pressão arterial a partir do segundo trimestre, o que pode dificultar o diagnóstico quando a gestante é vista pela primeira vez e tardiamente no pré-natal.

Na história inicial, a referência de infecções do trato urinário ou "problemas renais" na infância e a alteração do exame de urina sugerem doença do parênquima renal. A rotina seriada do pré-natal e os critérios de internação imediata estão descritos nas Tabelas 6 e 7, respectivamente.

## TRATAMENTO

### TRATAMENTO CLÍNICO

A gestante nefropata deve iniciar o pré-natal o mais precocemente possível. As consultas devem ser quinzenais até 34 semanas, e semanais dessa idade gestacional até o parto.

Deverão ser enfatizados os benefícios do repouso físico, solicitando que sejam feitas pelo menos 8 horas de sono à noite e repouso por mais 2 horas após o almoço, adotando o decúbito lateral, em especial nas pacientes com pré-eclâmpsia sobreposta. O repouso no leito promove aumento do fluxo plasmático renal e a filtração glomerular, o que favorece a natriurese. A perda de sódio altera a

| TABELA 6. Cuidados no acompanhamento pré-natal de gestantes com doenças renais |
|---|
| Avaliação mensal da função renal por meio da dosagem de creatinina sérica e proteinúria de 24 horas |
| Monitorização cuidadosa da pressão arterial para detecção precoce de hipertensão e seu imediato tratamento |
| Detecção precoce da pré-eclâmpsia sobreposta |
| Avaliação do desenvolvimento e do bem-estar fetal |
| Detecção precoce de bacteriúria assintomática ou confirmação de infecção urinária e seu tratamento |

| TABELA 7. Principais critérios para internação das gestantes com doenças renais |
|---|
| Suspeita de pré-eclâmpsia sobreposta |
| Deterioração da função renal evidenciada por aumento dos níveis de creatinina sérica, aparecimento ou aumento súbito de proteinúria |
| Hipertensão arterial de difícil controle, urgência ou emergência hipertensiva |
| Comprometimento do bem-estar fetal |

quantidade desse elemento na parede do vaso, diminuindo sua reatividade que, associada à diminuição da produção de aminas endógenas, auxilia no controle da pressão arterial. Por sua vez, o repouso aumenta o fluxo uteroplacentário, elevando o aporte de nutrientes para o feto.[74,76]

A dieta é hipossódica. O uso abusivo de sal deve ser desencorajado, alertando-se reiteradamente para os perigos decorrentes de sua ingestão excessiva. As dietas que contenham quantidade superior a 6 g de sódio dificultam o controle da pressão arterial, pois as dietas com restrição moderada de sódio contêm cerca de 2 e 3 g/dia de sal.

Entre os cuidados gerais, devem-se combater os fatores que pioram a hipertensão, como infecções do trato urinário, obesidade, estresse emocional e tabagismo.

A função renal deve ser avaliada mensalmente por meio dos níveis séricos de ureia, creatinina, sedimento urinário e proteinúria de 24 horas. Deve ser feita suplementação de ferro para evitar anemia e, na presença desta, aumentar a oferta de ferro (por via oral ou até intravenosa), complementada pela administração de eritropoetina quando necessário.[76]

Por tratarem-se de pacientes de alto risco para pré-eclâmpsia, recomenda-se a administração de ácido acetilsalicílico em baixas doses (85 a 100 mg/dia), do início da gestação até a 36ª semana para prevenção de doença hipertensiva específica da gestação.[66,76] A equipe médica deve estar sempre atenta aos sinais de pré-eclâmpsia (aumento da pressão arterial, edema/ganho de peso, aparecimento ou piora de proteinúria).

A terapêutica farmacológica hipotensora pode ser instituída na primeira consulta pré-natal. O objetivo do controle pressórico nas gestantes com HAS, antes de 20 semanas de gestação, é a normalização dos níveis pressóricos, o que propicia melhores condições de invasão trofoblástica, com menor probabilidade de instalação de DHEG sobreposta, restrição do crescimento fetal e alterações da resistência placentária (diástole zero ou reversa). Nas pacientes portadoras de doenças renais e também nas com diabetes, a meta no tratamento da pressão arterial é obter um controle mais próximo da normalidade para preservação da função renal.[6] Porém, quando a terapêutica hipotensora é iniciada no final do segundo trimestre, o objetivo é a redução de 20 a 30% dos níveis pressóricos iniciais, visando preservar a perfusão placentária.

Pacientes portadoras de hipertensão crônica, adequadamente tratada e controlada, que começam a gestação sob uso de terapia hipotensora, devem ter seus tratamentos continuados, ainda que à base de diuréticos. O tratamento da hipertensão arterial, ainda que leve ou moderada, é particularmente benéfico nas pacientes com nefropatia diabética.[45] Os inibidores da enzima conversora da angiotensina e os inibidores dos receptores de angiotensina II não devem ser utilizados durante a gestação.[76]

O manejo da hipertensão arterial em gestantes com nefropatia e hipertensão crônica ou DHEG deve seguir os mesmos princípios e condutas que estão explicados com maiores detalhes nos capítulos específicos (Capítulo 34, "Doença hipertensiva específica da gestação", da Seção 5, "Intercorrências obstétricas" e Capítulo 49, "Hipertensão arterial sistêmica", da Seção 6, "Intercorrências clínico-cirúrgicas").

Na Clínica Obstétrica do HC-FMUSP, preconizava-se, quando o tratamento hipertensivo fosse indicado, iniciar o tratamento hipertensivo estiver indicado, iniciar o tratamento com pindolol (em doses de 10 a 30 mg ao dia). Se for necessário o emprego de outro medicamento (ou se houver contraindicação ao uso de betabloqueador), procede-se ao uso de metildopa (500 mg a 2 g/dia). Em caso de necessidade de outro hipotensor em associação com pindolol e/ou metildopa, empregam-se os bloqueadores dos canais de cálcio, em especial o anlodipino, de 2,5 a 10 mg/dia. Em casos de hipertensão de difícil controle, temos utilizado doses de anlodipino de até 20 mg/dia.[72] Recentemente a indisponibilidade de pindolol no Brasil nos obrigou a rever o esquema terapêutico, com a utilização da metildopa como droga de primeira linha, seguida pela anlodipina como segunda linha, ficando a terceira droga, quando necessária, de uso mais personalizado (levando em consideração a condição clínica da paciente, bem como repercussão renal ou cardiovascular presentes).

Por seus efeitos danosos ao feto, os inibidores da enzima conversora da angiotensina, como o captopril, e os antagonistas da angiotensina II devem ser substituídos. Na emergência hipertensiva (ver Capítulo 34, "Doença hipertensiva específica da gestação", da Seção 5, "Intercorrências obstétricas", e Capítulo 49, "Hipertensão arterial sistêmica", da Seção 6, "Intercorrências clínico-cirúrgicas") objetiva-se reduzir em 20 a 30% os níveis pressóricos; a droga indicada é a hidralazina, utilizando-se 5 mg a cada 20 minutos, pela via intravenosa. Se não houver resposta após doses repetidas de hidralazina (até 30 mg, no total), pode-se utilizar o nitroprusseto de sódio (0,25 a 10 mg/kg/min), com monitorização cuidadosa da pressão arterial, evitando quedas abruptas, suspendendo a droga assim que for obtido o efeito hipotensor desejado.

Quando associada à emergência hipertensiva houver indicação de sulfato de magnésio (profilaxia das convulsões em iminência de eclâmpsia ou eclâmpsia), este deverá ser utilizado conforme as orientações preconizadas no Capítulo 34, "Doença hipertensiva específica da gestação", da Seção 5, "Intercorrências obstétricas".

Os dados da litratura preconizam o início precoce da diálise para paciente em tratamento conservador da insuficiência renal crônica e a intensificação dela para pacientes em programa dialítico. Na Clínica Obstétrica do HC-FMUSP, inicia-se a diálise em pacientes com ureia ≥ 75 mg/dL e/ou creatinina ≥ 5,5 mg/dL após análise criteriosa de cada caso.

## TRATAMENTO OBSTÉTRICO

As gestantes com nefropatia não complicada são acompanhadas em ambulatório. Inicia-se a propedêutica da vitalidade fetal a partir de 20 semanas, com o uso de ultrassonografia seriada e Dopplervelocimetria, que deverá ser repetida na 26ª e na 32ª semanas. A partir dessa fase, ou antes, nos casos de insuficiência placentária, o perfil biofísico fetal deverá ser repetido semanalmente. Em casos de restrição do crescimento fetal, alteração da Dopplervelocimetria ou instabilidade clínica materna, a avaliação da vitalidade será repetida a intervalos menores, com internação da paciente, se necessário. Assegurada a vitalidade fetal, permite-se a evolução da gestação até 40 semanas, porém nunca além dessa marca. Quando a vitalidade fetal estiver comprometida com suspeita de sofrimento fetal, indica-se o parto terapêutico (ver Capítulo 14, "Avaliação da vitalidade fetal", da Seção 3, "Pré-natal").

Feito o diagnóstico de nefropatia complicada, que inclui a gestante com pré-eclâmpsia sobreposta, a paciente é imediatamente internada. Caso a vitalidade fetal esteja normal, aguarda-se a evolução do quadro clínico materno. Caso o quadro clínico seja controlado nas 48 horas subsequentes, permite-se a evolução da gestação até 37 semanas de gestação, com rigoroso controle da vitalidade fetal. Havendo piora do estado geral materno, interrompe-se a gestação. Caso o feto apresente sinais de sofrimento, a interrupção da gestação dependerá do grau de comprometimento e da idade gestacional.

Nas pacientes em que se propõe a interrupção da gestação abaixo de 34 semanas, aconselha-se o uso de corticosteroides para prevenção da síndrome de angústia respiratória do recém-nascido. Dá-se preferência ao esquema em que se utiliza a betametasona, 12 mg por via intramuscular, uma vez ao dia, durante dois dias.

Os exames clínico e obstétrico indicarão, em cada caso, a via de parto a ser eleita. No entanto, quando se tratar de casos graves, a cesárea tem indicação liberal.

# DOENÇAS DO TRATO URINÁRIO

## INFECÇÃO URINÁRIA

As infecções do trato urinário representam a forma mais frequente de infecção bacteriana no ciclo gravídico-puerperal. A bacteriúria assintomática é a forma mais comum, mas também podem ocorrer envolvimento do trato urinário inferior (causando cistite), alterações dos cálices renais, da pelve renal e do parênquima, provocando um quadro mais grave de pielonefrite.[34,67]

Os microrganismos que causam as infecções urinárias são os da flora perineal normal. A *Escherichia coli* é o patógeno mais frequentemente encontrado, com incidência entre 75 e 90%. Com menos frequência, são encontrados *Proteus* sp., *Klebsiella* sp. e *Enterobacter* sp. Entre os Gram-positivos, podem ser encontrados *Staphylococcus saprophyticus*, *Enterococcus faecalis* e estreptococos do grupo B.[7,10,72]

A localização superior ou inferior da infecção é bastante útil como índice prognóstico e terapêutico. A presença de cilindros leucocitários ou de bactérias recobertas por anticorpos na urina e a diminuição da capacidade de concentração são indicativos de comprometimento renal.

A maioria dos dados epidemiológicos que se referem à gravidez mostra que a bacteriúria durante a gravidez apresenta incidência similar nas não gestantes sexualmente ativas. A frequência varia entre 2 e 11%, sendo mais prevalente em multíparas de baixo nível socioeconômico. É importante o rastreamento dessa condição, uma vez que entre 20 e 40% das portadoras não tratadas evoluirão para um quadro de pielonefrite aguda, o que significa que entre 60 e 70% dos casos de pielonefrite são precedidos por bacteriúria assintomática.[7,10,64]

A cistite aguda durante a gestação mostra características clínicas singulares. Apresenta-se como uma síndrome caracterizada por quadro de urgência, frequência miccional, disúria e incômodos suprapúbicos, sem sintomas de acometimento do quadro geral, como febre e dor à percussão costolombar.[10,67]

Os quadros de pielonefrite são as complicações mais graves e frequentes na gestação, e estão associados ao aumento das morbidades materna e fetal. Ocorrem em 1 a 2% das gestações, e sua incidência depende da prevalência e do tratamento da bacteriúria assintomática. A maioria dos casos ocorre no segundo e terceiro trimestres. Em geral, é unilateral (mais frequentemente do lado direito) e causada por uma bactéria proveniente da infecção do trato urinário inferior. A pielonefrite não tratada está associada a eventos perinatais desfavoráveis (prematuridade, sepse neonatal) e é uma frequente causa de sepse materna.[2,64]

A antibioticoterapia depende do tipo de infecção. Recomenda-se colher cultura de urina antes do início do tratamento, que deve ser iniciado em seguida. No caso de cistite sintomática não complicada, a terapêutica com antibióticos pode ser feita com nitrofurantoína, amoxicilina, cefalosporinas de primeira geração ou ainda fosfomicina trometamol (vide esquemas posológicos na Tabela 8).

**TABELA 8. Esquemas posológicos mais frequentes para o tratamento de infecções baixas do trato urinário na gestação**

| Medicamento | Posologia | Duração |
|---|---|---|
| Nitrofurantoína | 100 mg, por via oral, a cada 6 horas | 7-10 dias |
| Cefalexina | 500 mg, por via oral, a cada 6 horas | 7-10 dias |
| Cefuroxima | 250 mg, por via oral, a cada 12 horas | 7-10 dias |
| Fosfomicina-trometamol | Um sachê (8 g), por via oral, diluído em meio copo d'água | Dose única |

No caso da pielonefrite ou cistite complicada (com febre, hematúria ou recidivas frequentes), o tratamento é iniciado de maneira empírica, pois não existem estudos comparativos para determinar a terapêutica ideal. As cefalosporinas de primeira geração (cefazolina, 1 g, a cada 8 horas, ou cefalotina, 1 g, a cada 6 horas) são utilizadas na maioria dos casos como escolha no primeiro episódio, embora sejam descritos até 12% de resistência de algumas cepas de *Escherichia coli*.[64,72] Esquemas alternativos constituem-se na utilização de cefalosporinas de segunda geração (ceftriaxona, 1 g, por via intravenosa, ou cefuroxima, 750 mg, a cada 12 horas). O tratamento antimicrobiano poderá ser mudado ou adequado em função dos resultados da urocultura e do antibiograma. De toda maneira, gestantes com pielonefrite devem receber antibioticoterapia intravenosa em regime hospitalar (internação) pelo menos no início do tratamento até melhora do estado geral e desaparecimento da febre. Após 72 horas afebril, a antibioticoterapia pode ser dada por via oral.[72,80] Nos casos graves, com sinais de sepse, a paciente deve receber cuidados de terapia intensiva e terapêutica agressiva, com prolongamento da terapêutica antibiótica por via intravenosa.

Após o tratamento da pielonefrite, ou ainda nos casos de bacteriúrias e cistites recorrentes, recomenda-se antibioticoterapia profilática com nitrofurantoína, 100 mg, por via oral à noite, até o parto.[72,79] Após uma semana do tratamento, é importante repetir a urocultura para avaliar se há persistência do agente bacteriano. Recomenda-se também repetir a urocultura ao menos uma vez durante o terceiro trimestre.

## LITÍASE URINÁRIA

A incidência de nefrolitíase durante a gravidez varia entre 0,026 e 0,531%, índice semelhante ao das mulheres não grávidas. Aparece com a mesma frequência em ambos os rins e é rara no primeiro trimestre. De 80 a 90% dos casos ocorrem durante o segundo ou terceiro trimestre de gestação. Sua incidência é maior em multíparas do que em primigestas, com razão de 3:1. Porém, esses índices se equivalem quando ajustados por idade.[22,26]

As complicações decorrentes de nefrolitíase ocorrem na proporção de 1:200 até 1:2.000 gestações. Entre elas, destacam-se pielonefrite aguda, infecções do trato urinário e parto prematuro.[64] A nefrolitíase contribui em até 40% para o parto prematuro.[45] Felizmente, com tratamento conservador, ocorre melhora espontânea dos sintomas em 70 a 80% dos casos.[22,26]

A anatomia normal e as mudanças fisiológicas que ocorrem durante a gravidez podem causar a formação de cálculos. A dilatação fisiológica da pelve renal ocorre em 90% das gestações, inicia-se entre 6 e 12 semanas de gestação e desaparece em um período de 4 a 6 semanas de puerpério. É causada por uma combinação de efeitos hormonais e mecânicos.[24]

A progesterona afeta o músculo liso do ureter no início da gravidez e gera diminuição da peristalse com dilatação do ureter acima da margem pélvica. O lado direito é mais afetado que o esquerdo por causa da dextrorrotação do útero. A compressão mecânica também é uma causa de dilatação.

Outras importantes alterações durante a gravidez influenciam na formação de cálculos renais. O fluxo sanguíneo renal aumenta de 30 a 50%, o que causa aumento do *clearance* de creatinina, ácido úrico e ureia. Na gravidez normal, há um aumento da absorção de cálcio por causa da supressão da produção do hormônio da paratireoide e da elevação do 1,25-di-hidrocolecalciferol, o que gera a hipercalciúria. Contudo, a carga filtrada de citrato, magnésio e glicosaminoglicanos urinários, que inibem a litogênese urinária, está aumentada. Esse fato contrabalanceia com o risco inerente a estase urinária na gestação, o que previne o aumento considerável da frequência de cálculos renais durante a gravidez.[16,22,24,26]

Muitas gestantes apresentam sintomas e sinais de nefrolitíase, como dor abdominal no flanco, náuseas, vômitos e hematúrias microscópica (em 75% dos casos) e macroscópica (em 15% dos casos). Porém, o diagnóstico diferencial deve levar em consideração outras situações, como apendicite, colecistite, pielonefrite e doenças envolvendo o intestino delgado e os órgãos pélvicos.[22,26] Diferentes métodos complementares podem ser utilizados no diagnóstico de nefrolitíase. Porém, em gestantes, a identificação da urolitíase pelos métodos de imagem é dificultada tanto pelas modificações anatômicas da gravidez como pelo temor da exposição fetal à radiação. O aumento do volume do útero e a hidronefrose fisiológica dificultam o diagnóstico pela ultrassonografia. A avaliação pelos métodos radiológicos (radiografia, urografia excretora e tomografia) envolve exposição fetal à radiação. O risco associado à radiação depende da quantidade de radiação utilizada e da idade gestacional. Durante a organogênese, o embrião é muito sensível, e a radiação pode causar teratogênese, retardo mental e pode até ser letal. No início do período fetal, o risco de teratogênese diminui, mas permanece a sensibilidade do sistema nervoso central (SNC) e o risco de aumento de teratogênese. Embora as doses de radiação habitualmente utilizadas em exames de imagem sejam consideradas seguras, a realização desses exames na gestação deve ser cautelosa e criteriosa.[10,22,26]

O tratamento inicial de grávidas com nefrolitíase deve ser conservador, visto que 70 a 80% delas expelem os cálculos espontaneamente. Esse tratamento consiste no aumento da ingestão de líquidos, analgesia e antibióticos, se necessário. A escolha dos analgésicos deve ser feita de forma cautelosa. A codeína deve ser evitada no primeiro trimestre, pois está associada a malformações fetais.[57] Outros tipos de analgésico que devem ser evitados são os anti-inflamatórios não hormonais, os quais aumentam o risco de fechamento prematuro do ducto arterioso, fato associado à hipertensão arterial pulmonar. A morfina pode ser usada em pequenas doses por períodos curtos. Somente 20 a 30% dos casos necessitam de intervenção cirúrgica. Isso ocorre quando há sepse, cólica renal refratária à analgesia, obstrução do rim único, obstrução ureteral bilateral ou falha do tratamento conservador. O tratamento cirúrgico consiste em *stent* ureteral ("duplo J"), nefrostomia ou ureteroscopia. Levando-se em consideração os riscos cirúrgicos e anestésicos, esse tratamento deve ser minimamente invasivo, postergando-se o tratamento definitivo para depois do parto.[22,26]

## GRAVIDEZ APÓS TRANSPLANTE RENAL

O advento dos transplantes renais possibilitou melhor controle e, em alguns casos, a reversão de manifestações da insuficiência renal crônica. Com isso, possibilitou a recuperação da função reprodutiva de mulheres em fases avançadas de uremia, usualmente amenorreicas e inférteis. O reaparecimento das menstruações ocorre em torno de 6 meses após a realização do transplante e está intimamente relacionado com o estado funcional do enxerto.

A ocorrência de gravidez após transplante renal não é incomum, apesar de ter sido relatada queda da taxa de gravidez nesse grupo nas últimas décadas.[37] Nessas situações, as gestações são consideradas de alto risco e as pacientes devem ser assistidas simultaneamente por obstetra e nefrologista. As condições ideais para gestação em pacientes transplantadas incluem, além de bom estado geral, função renal estável por um período de 2 anos após o transplante, creatinina sérica < 2 mg/dL, ausência de hipertensão e proteinúria ausente ou mínima.[74] O acompanhamento pré-natal nessas gestantes engloba a monitorização do desenvolvimento e da vitalidade fetal e atenção particular para a saúde materna, com controle da pressão arterial, da função renal e de possíveis complicações infecciosas.

O curso da gestação dessas mulheres não difere daquele de pacientes não transplantadas. Na maioria dos casos, ocorre melhora da função renal durante a gestação, mas em aproximadamente 15% há deterioração permanente desta. Nesses casos, é frequente a ocorrência de discreta proteinúria (cuja causa ainda não está bem esclarecida), e há maior incidência de pré-eclâmpsia (até 30%) se comparados à população geral.

A incidência de abortamentos é extremamente alta (5 a 45%), e a grande variação dessas taxas deve-se ao fato de muitas dessas gestações serem interrompidas no primeiro trimestre em alguns centros estrangeiros. Das gestações que prosseguem, no entanto, 90% são bem-sucedidas. A prematuridade é observada em aproximadamente 45% dos casos, e a restrição do crescimento fetal (RCF), em 20%. São descritas, ainda, complicações neonatais, como síndrome de desconforto respiratório, leucopenia, infecções, plaquetopenia e insuficiência adrenal.[17,18,37]

Em 1980, uma publicação da *European Dialysis and Transplant Association* relatou 120 casos de gestações bem-sucedidas em dezenove países. Das 97 mulheres transplantadas, nasceram 110 crianças, incluindo gestações múltiplas. A incidência de malformações graves não diferiu da verificada em gestantes sem antecedente de transplante. Em 22 mulheres, houve dano no transplante durante ou após a gravidez.[62]

Chocair et al.[32] relataram acompanhamento, entre 1969 e 1987, de 35 gestações em 31 mulheres submetidas a transplante renal. Houve uma gravidez ectópica. Todas as pacientes receberam azatioprina e prednisona. Na maioria delas, a filtração glomerular era similar à observada na gestação normal. Em cinco casos a função renal piorou progressivamente, e em quatro, verificou-se dano renal preexistente. Não ocorreu pré-eclâmpsia. Constatou-se anemia em 11 gestações e necessidade de transfusão em cinco casos. Quatro pacientes apresentaram infecção do trato urinário, que foi bem controlada com a administração de antibióticos. Uma paciente teve hipertensão grave secundária à rejeição crônica. Foi relatado um caso de sepse secundária a óbito fetal no sexto mês de gestação. Vinte crianças nasceram sem anormalidades, três pacientes foram submetidas a cesárea. Houve quatro abortamentos, sendo dois terapêuticos.

Em 2005, Gutierrez et al.[38] acompanharam 43 gestações em 35 mulheres transplantadas. A média de idade das gestantes foi de 31,7 (± 4,,06) anos. O tempo decorrido entre a gestação e o transplante, em média, foi de 4,32 anos e, no momento da concepção, todas as pacientes envolvidas no estudo apresentavam função renal normal. Ocorreram 19 abortamentos (43,8%), sendo que, entre eles, dez (23%) foram medicamente indicados (abortamentos terapêuticos) e nove (21%) foram espontâneos. Em seis desses casos, em que as pacientes engravidaram com menos de 6 meses completos após o transplante renal, a indicação da interrupção foi pelo critério adotado pelo *European Best Practice for Renal Transplantation*. Excluindo-se esses seis casos de abortamento terapêutico, houve 24 gestações com sucesso em 37 mulheres (65,7%), nas quais o parto foi prematuro em oito casos (29,1%). O aumento dos níveis pressóricos foi a complicação mais frequente (64%). A pré-eclâmpsia foi diagnosticada em nove gestações (37,5%), sendo cinco casos com proteinúria; a deterioração da função renal foi detectada em dois casos. A maioria das pacientes recebeu ciclosporina (20 casos) ou tacrolimo (19 casos). O índice de recém-nascidos com menos de 2.500 g foi de 33,3%. Após o parto, todas as pacientes estavam com a função renal normal. Os autores relataram 65,6% de sucesso e concluíram que a gestação não influenciou negativamente o transplante.

Na maioria das pacientes transplantadas, o parto pode ser realizado por via vaginal, sem nenhuma complicação. Em quase todos os casos descritos, essa via de parto foi utilizada normalmente. O medo de eventual desproporção cefalopélvica pela presença do rim na cavidade pélvica é infundado; contudo, em algumas pacientes com fetos grandes ou com o rim enxertado em posição inadequada – dentro da pelve menor –, a progressão fetal pode se tornar inexequível, tornando mandatória a realização de cesárea. Nesses casos, existe risco de lesão cirúrgica do rim e deve-se tomar cuidado (revisão de prontuário, exames de imagem) para evitar danos intraoperatórios.

O grande temor de toda paciente transplantada que engravida é o de malformação do feto em decorrência dos medicamentos usados. Embora a azatioprina apresente efeitos teratogênicos em animais, com doses bem acima das utilizadas na clínica, em seres humanos as malformações não têm sido observadas com maior frequência em mulheres que recebem prednisona e azatioprina ou ciclosporina em doses baixas.[35]

Além da influência da ciclosporina sobre o feto e a mãe, deve-se analisar o efeito da gestação sobre o metabolismo materno das drogas. Biesenbach et al.[29] descreveram a necessidade de aumento relativo e absoluto de ciclosporina em três gestantes. Assim, com o peso materno aumentado em 17%, foi preciso aumentar a dose da medicação (em mg/kg) em 30% para manter o nível sérico constante. Os autores atribuíram o fenômeno à possível metabolização da droga pelo fígado fetal, além da expansão volêmica (hemodiluição). Recomenda-se monitorização frequente dos níveis séricos dos imunossupressores.

O uso de micofenolato mofetil e sirolimo na gestação está associado à teratogênese. Em 2006, Sifontis et al.[61] descreveram múltiplas malformações em 26% dos nascidos vivos expostos ao micofenolato durante a gestação. Assim, o micofenolato não deve ser utilizado na gravidez.[76] Em contrapartida, o tacrolimo é seguro, sendo empregado mais frequentemente em gestantes com transplantes.[11]

O uso combinado das drogas imunossupressoras predispõe ao aparecimento de infecções, principalmente virais, na mãe e no feto. A estabilidade do enxerto e o curso da gestação podem ser radicalmente alterados por infecções urinárias repetidas ou por hepatites maternas. Por sua vez, o feto pode desenvolver infecção grave por citomegalovírus, herpes simples ou varicela-zóster, comuns em pacientes transplantadas.

O aleitamento materno deve ser evitado nessas crianças, apesar das baixas concentrações de azatioprina e de seus metabólitos no leite, para diminuir, ainda que pouco, a oferta adicional de imunossupressores a um organismo que se formou sob influência desses medicamentos. Menos ainda se conhece sobre a presença de ciclosporina no leite materno, exceto que os níveis, em geral, são maiores que aqueles simultaneamente observados nas amostras de sangue.[36,37,76]

## CONSIDERAÇÕES FINAIS

Estudos recentes, envolvendo grande número de pacientes com doença renal bem definida por biópsias, sugerem uma distinção clara entre duas situações. A primeira ocorre em gestantes com função renal preservada ou discretamente comprometida e sem hipertensão arterial, cujas chances de gravidez bem-sucedida estão acima de 90%. A segunda caracteriza-se pela gestante com insuficiência renal grave e hipertensão arterial não controlada, cujas chances do produto da concepção reduzem consideravelmente, além de poder deteriorar a doença renal preexistente. A presença de hipertensão arterial piora o prognóstico das nefropatias na gestação, devendo ser tratada precoce e adequadamente. O tratamento farmacológico poderá ser feito feito da maneira empregada para os casos de hipertensão arterial sistêmica na gravidez, sendo contraindicados os inibidores da enzima de conversão e bloqueadores dos receptores da angiotensina II. Nos casos de insuficiência renal crônica grave, preconiza-se início precoce da diálise.

A gestação em paciente com transplante renal deve ser encarada como de alto risco e seguida de perto por obstetra e nefrologista. Seu manuseio requer atenção particular para o controle da pressão arterial, da função renal e das complicações infecciosas, bem como a monitorização do desenvolvimento fetal. As malformações não têm sido observadas com maior frequência em mulheres que recebem prednisona, azatioprina, tacrolimo ou ciclosporina em doses baixas. Micofenolato mofetil e sirolimo não devem ser utilizados (teratogênicos).

## PONTOS-CHAVE

- A gravidez acarreta profundas modificações anatômicas e funcionais na fisiologia d o sistema urinário.
- A doença renal crônica está associada ao aumento de risco de pré-eclâmpsia.
- A melhora dos cuidados clínicos e obstétricos promoveu redução das complicações perinatais nas gestantes com doença renal; entretanto, podem ser observados maiores riscos de prematuridade, restrição do crescimento fetal e óbitos perinatais.
- A insuficiência renal aguda geralmente está associada à hipertensão arterial na gravidez, às infecções maternas graves (como sepse) e às síndromes hemorrágicas.
- A gestação em pacientes com insuficiência renal em diálise está associada a complicações obstétricas mais graves, como polidrâmnio, hipertensão arterial, rotura prematura de membranas ovulares, prematuridade e óbito perinatal.
- Em gestantes com doenças renais, as principais doenças glomerulares observadas são as glomerulonefrites crônicas, síndrome nefrótica, síndrome hemolítico-urêmica e nefropatia diabética.
- Em gestantes com lúpus eritematoso sistêmico, a presença de nefrite lúpica é fator de pior prognóstico, porém o controle da doença renal lúpica com hidroxicloroquina e medicamentos imunossupressores permite um resultado obstétrico mais favorável.
- A gestante nefropata deve realizar acompanhamento pré-natal cuidadoso e especializado, o qual deve ser iniciado o mais precocemente possível.
- No tratamento de gestantes com doença renal crônica, são preconizados repouso relativo, dieta hipossódica, restrição hídrica (em presença de insuficiência renal) e terapia medicamentosa anti-hipertensiva (na presença de hipertensão arterial).
- Gestantes com nefropatias devem receber profilaxia para pré-eclâmpsia com AAS, a partir do primeiro trimestre.
- A hemodiálise deve ser realizada na insuficiência reanal crônica grave.
- A infecção urinária é facilitada na gravidez pela estase urinária fisiológica. O tratamento da infecção urinária baixa e da bacteriúria assintomática na gravidez previne o desenvolvimento de pielonefrite, causadora de morbidade obstétrica e perinatal graves.
- A nefrolitíase é um evento raro na gestação e apresenta manifestações clínicas iguais às observadas em mulheres não grávidas. O diagnóstico por imagem é dificultado pelas modificações anatômicas da gravidez e pelo risco de exposição fetal à radiação. O tratamento cirúrgico deve ser realizado, se possível, após o término do período gravídico-puerperal.
- Na gravidez pós-transplante renal, o prognóstico é favorável nas seguintes condições clínicos-laboratoriais: bom estado geral e função renal estável por período de 2 anos após o transplante, creatinina sérica < 2 mg/dL, ausência de hipertensão arterial e proteinúria ausente ou mínima. A escolha de imunossupressores deve levar em conta o risco de teratogênese.

## REFERÊNCIAS BIBLIOGRÁFICAS

### Artigos de revisão


1. Abbassi-Ghanavati M, Greer LG, Cunningham FG. Pregnancy and laboratory studies: a reference table for clinicians. Obstet Gynecol 2009; 114(6): 1326-31.
2. Acharya A, Santos J, Linde B, Anis K. Acute kidney injury in pregnancy: current status. Adv Chronic Kidney Dis 2013; 20(3): 215-22.
3. Adelowo OO, Adetoro OO. Recurrent pregnancy loss and antiphospholipid syndrome: an overlooked association. Afr J Med Med Sci 2010; 39(3): 227-31.
4. Barbano B, Gigante A, Amoroso A, Cianci R. Thrombosis in nephrotic syndrome. Semin Thromb Hemost 2013; 39(5): 469-76.
5. Baylis C, Beinder E, Suto T, August P. Recent insights into the roles of nitric oxide and renin-angiotensin in the pathophysiology of preeclamptic pregnancy. Semin Nephrol 1998; 18(2): 208-30.
6. Bortolotto MR, Francisco RPV, Zugaib M. Resistant hypertension in pregnancy: how to manage? Curr Hypertens Rep 2018; 20(8): 63.
7. Delzell Jr JE, LeFevre ML. Urinary tract infections during pregnancy. Am Fam Physician 2000; 61: 713-21.
8. Dunlop W, Davison JM. Renal haemodynamics and tubular function in human pregnancy. Baillieres Clin Obstet Gynaecol 1987; 1(4): 769-87.
9. Giatras I, Levy DP, Malone FD, Carlson JA, Jungers P. Pregnancy during dialysis: case report and management guidelines. Nephrol Dial Transplant 1998; 13(12): 3266-72.
10. Gilstrap LC, Ramin SM. Urinary tract infections during pregnancy. Obstet Gynecol Clin North Am 2001; 28(3): 581-91.
11. Gonzalez Suarez ML, Kattah A, Grande JP, Garovic V. Renal disorders in pregnancy: Core curriculum 2019. Am J Kidney Dis. 2019 Jan;73(1):119-130.
12. Hou S. Conception and pregnancy in peritoneal dialysis patients. Perit Dial Int 2001; 21 (3): S290-4.
13. Hou S. Peritoneal dialysis and haemodialysis in pregnancy. Baillieres Clin Obstet Gynaecol 1987; 1(4): 1009-25.
14. Hou S. Pregnancy in chronic renal insufficiency and end-stage renal disease. Am J Kidney Dis 1999; 33(2): 235-52.
15. Hussain A, Karovitch A, Carson MP. Blood pressure goals and treatment in pregnant patients with chronic kidney disease. Adv Chronic Kidney Dis 2015; 22(2): 165-9.

16. Hussein W, Lafayette RA. Renal function in normal and disordered pregnancy. Curr Opin Nephrol Hypertens 2014; 23(1): 46-53.
17. Josephson MA, McKay DB. Pregnancy and kidney transplantation. Semin Nephrol 2011; 31(1): 100-10.
18. Josephson MA, McKay DB. Pregnancy in the renal transplant recipient. Obstet Gynecol Clin North Am 2010; 37(2): 211-22.
19. Jungers P, Forget D, Houillier P, Henry-Amar M, Grunfeld JP. Pregnancy in IgA nephropathy, reflux nephropathy, and focal glomerular sclerosis. Am J Kidney Dis 1987; 9(4): 334-8.
20. Khamashta MA. Systemic lupus erythematosus and pregnancy. Best Pract Res Clin Rheumatol 2006; 20(4): 685-94.
21. Lindheimer MD, Katz AI. Gestation in women with kidney disease: prognosis and management. Baillieres Clin Obstet Gynaecol 1987; 1(4): 921-37.
22. McAleer SJ, Loughlin KR. Nephrolithiasis and pregnancy. Curr Opin Urol. 2004; 14: 123-127.
23. McCartney CP. Toxemia of pregnancy – classification. Clin Obstet Gynecol 1966; 9(4): 865-70.
24. Odutayo A, Hladunewich M. Obstetric nephrology: renal hemodynamic and metabolic physiology in normal pregnancy. Clin J Am Soc Nephrol 2012; 7(12): 2073-80.
25. Podymow T, August P, Akbari A. Management of renal disease in pregnancy. Obstet Gynecol Clin North Am 2010; 37(2): 195-210.
26. Shokeir AA. Renal colic: new concepts related to pathophusiology, diagnosis and treatment. Curr Opin Urol 2002; 12: 263-9.
27. Stanhope TJ, White WM, Moder KG, Smyth A, Garovic VD. Obstetric nephrology: lupus and lupus nephritis in pregnancy. Clin J Am Soc Nephrol 2012; 7(12): 2089-99.
28. Vellanki K. Pregnancy in chronic kidney disease. Adv Chronic Kidney Dis 2013; 223-8.

## Artigos originais

29. Biesenbach G, Zazgornik J, Kaiser W et al. Cyclosporin requirement during pregnancy in renal transplant recipients. Nephrol Dial Transplant 1989; 4(7): 667-9.
30. Brem AS, Singer D, Anderson L, Lester B, Abuelo JG. Infants of azotemic mothers: a report of three live births. Am J Kidney Dis 1988; 12(4): 299-303.
31. Buyon JP, Kim MY, Guerra MM, Laskin CA, Petri M, Lockshin MD, et al. Predictors of Pregnancy Outcomes in Patients With Lupus: A Cohort Study. Ann Intern Med 2015; 163(3): 153-63.
32. Chocair PR, Ianhez LE, Paula FJ, Sabbaga E, Arap S. Pregnancy in patients with renal transplantation. AMB Rev Assoc Med Bras 1989; 35(2): 49-52.
33. Cooper WO, Hernandez-Diaz S, Arbogast PG, Dudley JA, Dyer S, Gideon PS et al. Major congenital malformations after first-trimester exposure to ACE inhibitors. N Engl J Med 2006; 354(23): 2443-51.
34. Costa RA, Hoshida MS, Alves EA, Zugaib M, Francisco RP. Preeclampsia and superimposed preeclampsia: the same disease? The role of angiogenic biomarkers. Hypertens Pregnancy.2016; 35(2):139-49.
35. Fischer T, Neumayer HH, Fischer R et al. Effect of pregnancy on long-term kidney function in renal transplant recipients treated with cyclosporine and with azathioprine. Am J Transplant 2005; 5(11): 2732-9.
36. Flechner SM, Katz AR, Rogers AJ, Van Buren C, Kahan BD. The presence of cyclosporine in body tissues and fluids during pregnancy. Am J Kidney Dis 1985; 5(1): 60-3.
37. Gill JS, Zalunardo N, Rose C, Tonelli M. The pregnancy rate and live birth rate in kidney transplant recipients. Am J Transplant 2009; 9(7): 1541-9.
38. Gutierrez MJ, Acebedo-Ribo M, Garcia-Donaire JA et al. Pregnancy in renal transplant recipients. Transplant Proc 2005; 37(9): 3721-2.
39. Ideguchi H, Ohno S, Uehara T, Ishigatsubo Y. Pregnancy outcomes in japanese patients with SLE: retrospective review of 55 pregnancies at a university hospital. Clin Rev Allergy Immunol 2011 [no prelo].
40. Imbasciati E, Gregorini G, Cabiddu G et al. Pregnancy in CKD stages 3 to 5: fetal and maternal outcomes. Am J Kidney Dis 2007; 49(6): 753-62.
41. Imbasciati E, Pardi G, Capetta P, Ambroso G, Bozzetti P, Pagliari B et al. Pregnancy in women with chronic renal failure. Am J Nephrol 1986; 6(3): 193-8.
42. Kattah A, Milic N, White W, Garovic V. Spot urine protein measurements in normotensive pregnancies, pregnancies with isolated proteinuria and preeclampsia. Am J Physiol Regul Integr Comp Physiol 2017; 313: R418-R424.
43. Katz AI, Davison JM, Hayslett JP, Singson E, Lindheimer MD. Pregnancy in women with kidney disease. Kidney Int 1980; 18(2): 192-206.
44. Kincaid-Smith P, Fairley KF. Renal disease in pregnancy. Three controversial areas: mesangial IgA nephropathy, focal glomerular sclerosis (focal and segmental hyalinosis and sclerosis), and reflux nephropathy. Am J Kidney Dis 1987; 9(4): 328-33.
45. Klemetti MM, Laivuori H, Tikkanen M, Nuutila M, Hiilesmaa V, Teramo K. Obstetric and perinatal outcome in type 1 diabetes patients with diabetic nephropathy during 1988-2011. Diabetologia 2015; 58(4): 678-86.
46. Koetje PMJL, Spaan JJ, Kooman JP, Spaanderman MEA, Peeters LL. Pregnancy reduces the accuracy of the estimated glomerular filtration rate based on Cockroft-Gault and MDRD formulas. Reprod Sci 2011; 18(5): 456-62.
47. Kuruvila S, Daniel M, Vedavalli R. Peripartum haemolytic uraemic syndrome complicating pregnancy. J Obstet Gynaecol 2011; 31(1): 84-6.
48. Luders C, Martins Castro MC, Titan SM et al. Obstetric outcome in pregnant women on long-term dialysis: a case series. Am J Kidney Dis 2010; 56(1): 77-85
49. Luders C, Titan SM, Kahhale S, Francisco RP, Zugaib M. Risk factors for adverse fetal outcome in hemodialysis pregnant women. Kidney Int Rep 2018;May3,3(5):1077-88.
50. Okundaye I, Abrinko P, Hou S. Registry of pregnancy in dialysis patients. Am J Kidney Dis 1998; 31(5): 766-73.
51. Osmundson SS, Lafayette RA, Bowen RA, Roque VC, Garabedian MJ, Aziz N. Maternal proteinuria in twin compared with singleton pregnancies. Obstet Gynecol 2014; 124(2 Pt 1): 332-7.
52. Packham DK, Lam SS, Nicholls K, Fairley KF, Kincaid-Smith PS. Lupus nephritis and pregnancy. Q J Med 1992; 83(300): 315-24.
53. Pascoal IF, Saldanha LB, Leo P, Prado MJBA, Marcondes M, Prado EBA. Pregnancy aggravates adriamycin-induced nephropathy in hypertensive rats. Hypert Pregnancy 1993; 12: 248.
54. Pascoal IF, Saldanha LB, Sabbaga E, Kahhale S, Alves EA, Zugaib M. Focal segmental glomerulosclerosis in preeclamptic women. Hypert Pregnancy 1993; 12: 276.
55. Piccoli BP, Minelli F, Versino E, et al. Pregnancy in dialysis patients in the new millennium: a systematic review and meta-regression analysis correlating dialysis schedules and pregnancy outcomes. Nephrol Dial Transplant. 2016;31:1915–1934.
56. Reece EA, Coustan DR, Hayslett JP, Holford T, Coulehan J, O'Connor TZ et al. Diabetic nephropathy: pregnancy performance and fetomaternal outcome. Am J Obstet Gynecol 1988; 159(1): 56-66.
57. Reeders ST, Zerres K, Gal A et al. Prenatal diagnosis of autosomal dominant polycystic kidney disease with a DNA probe. Lancet 1986; 2(8497): 6-8.
58. Romão Jr. JE, Luders C, Kahhale S et al. Pregnancy in women on chronic dialysis. A single-center experience with 17 cases. Nephron 1998; 78(4): 416-22.
59. Rothman KJ, Fyler DC, Goldblatt A, Kreidberg MB. Exogenous hormones and other drug exposures of children with congenital heart disease. Am J Epidemiol 1979; 109(4): 433-9.
60. Shiiki H, Dohi K, Hanatani M et al. Focal and segmental glomerulosclerosis in preeclamptic patients with nephrotic syndrome. Am J Nephrol 1990; 10(3): 205-12.

61. Sifontis NM, Coscia LA, Constantinescu S, Lavelanet AF, Moritz MJ, Armenti VT. Pregnancy outcomes in solid organ transplant recipients with exposure to mycophenolate mofetil or sirolimus. Transplantation 2006; 82(12): 1698-702.
62. Successful pregnancies in women treated by dialysis and kidney transplantation. Report from the Registration Committee of the European Dialysis and Transplant Association. Br J Obstet Gynaecol 1980; 87(10): 839-45.
63. Tan LK, Kanagalingam D, Tan HK, Choong HL. Obstetric outcomes in women with end-stage renal failure requiring renal dialysis. Int J Gynaecol Obstet 2006; 94(1): 17-22.
64. Wing DA, Fassett MJ, Getahun D. Acute pyelonephritis in pregnancy: an 18-year retrospective analysis. Am J Obstet Gynecol 2014; 210(3): 219.e1-6.

## Diretrizes

65. American College of Obstetricians and Gynaecologists. Hypertension in pregnancy. Report of the American College of Obstetricians and Gynecologists' Task Force on Hypertension in Pregnancy. Obstet Gynecol 2013; 122(5): 1122-31.
66. LeFevre ML. Low-dose aspirin use for the prevention of morbidity and mortality from preeclampsia: US Preventive Services Task Force recommendation statement. Ann Intern Med 2014; 161(11): 819-26.
67. Nicolle LE, Bradley S, Colgan R, Rice JC, Schaeffer A, Hooton TM. Infectious Diseases Society of America guidelines for the diagnosis and treatment of asymptomatic bacteriuria in adults. Clin Infect Dis 2005; 40(5): 643-54.

## Livros

68. Asrat T, Nageotte MP. Acute renal failure in pregnancy. In: Foley MR, Strong TH, Garite TJ, editores. Obstetric intensive care manual. 4.ed. New York: McGraw-Hill Education; 2014. p. 179-86.
69. Conrad KP, Stilman IE, Lindheimer MD. The kidney in normal pregnancy and preeclampsia. In: Taylor RN, Roberts JM, Cunningham FG, Lindheimer MD, editores. Chesley's hypertensive disorders in pregnancy. 4.ed. Elsevier; 2015. p. 335-78.
70. Cunnigham F, Leveno K, Bloom S, Hauth J, Gilstrap IL, Wenstrom K. Renal and urinary tract disorders. In: Willians' Obstetrics. 22.ed. New York: Mc Graw-Hill; 2005. p. 1093-110.
71. Davison JM, Lindheimer MD. Renal disease in pregnancy. In: Lee RV, Barron WM, Cotton DB, Coustan DR, editors. Current obstetric medicine. Saint Louis: Mosby-Year Book; 1991. p. 197-228.
72. Hase EA. Infecções do trato urinário. In: Zugaib M, Francisco RPV, editores. Protocolos assistenciais da Clínica Obstétrica da FMUSP. 6.ed. São Paulo: Atheneu; 2022.
73. Kahhale S. Nefropatias. In: Zugaib M, Francisco RPV, editores. Protocolos assistenciais da Clínica Obstétrica da FMUSP. 6.ed. São Paulo: Atheneu; 2022.
74. Kahhale S, Zugaib M. Síndromes hipertensivas na gravidez. São Paulo: Atheneu; 1995.
75. Norman JC, Davison JM. Preeclampsia in pregnant women with chronic hypertension and renal disease. In: Belfort MAT, Steven S, George R, editores. Hypertension in pregnancy. New York: Marcel Dekker; 2003. p. 117-39.

## Revisões sistemáticas/metanálises

76. Duckitt, K. Harrington D. Risk factors for pre-eclampsia at antenatal booking: systematic review of controlled studies. BMJ 2005; 330(7491): 565-70.
77. Nevis IF, Reitsma A, Dominic A et al. Pregnancy outcomes in women with chronic kidney disease: a systematic review. Clin J Am Soc Nephrol 2011; 6(11): 2587-98.
78. Piccoli GB, Conijn A, Consiglio V et al. Pregnancy in dialysis patients: is the evidence strong enough to lead us to change our counseling policy? Clin J Am Soc Nephrol 2010; 5(1): 62-71.
79. Schneeberger C, Geerlings SE, Middleton P, Crowther CA. Interventions for preventing recurrent urinary tract infection during pregnancy. Cochrane Database Syst Rev 2015; 7: CD009279.
80. Vazquez JC, Abalos E. Treatments for symptomatic urinary tract infections during pregnancy. Cochrane Database Syst Rev 2011; (1): CD002256.

# Capítulo 54

# Doenças gastrointestinais

## DOENÇA DO REFLUXO GASTROESOFÁGICO

A doença do refluxo gastroesofágico e seu sintoma mais comum, a pirose retroesternal, são normalmente relatados na gravidez, entretanto raramente repercutem negativamente na saúde materna e fetal. Estima-se que a pirose retroesternal ocorra em 30 a 50% das gestantes, e em algumas populações a incidência chega a 80%.[27,55] Essa doença inicia-se no primeiro ou no segundo trimestre e geralmente persiste no decorrer da gravidez, com piora progressiva até o parto em alguns casos.[30] Outros sintomas podem ser observados na doença do refluxo gastroesofágico, como disfonia, dor torácica, tosse e crise asmática.

### FISIOPATOLOGIA

A patogênese da doença do refluxo gastroesofágico durante a gravidez envolve fatores mecânicos e intrínsecos que afetam o tônus da musculatura do esfíncter esofágico inferior. No início da gravidez, ocorre relaxamento no tônus da musculatura do esfíncter esofágico inferior, retornando à normalidade no puerpério.[2] Van Thiel et al.,[85] ao estudarem sequencialmente quatro pacientes previamente assintomáticas com idade gestacional de 12, 24 e 36 semanas e entre a primeira e a quarta semanas no pós-parto, observaram que, durante todos os estágios da gestação, a pressão do esfíncter esofágico inferior foi inferior à pressão normal (10 a 30 mmHg), atingindo nadir com 36 semanas e retornando à normalidade no período pós-parto[85] (Figura 1). Todas as pacientes se queixaram de pirose retroesternal com 36 semanas.

Nagler e Spiro avaliaram a pressão do esfíncter esofágico inferior em 39 gestantes (vinte pacientes com queixa de pirose retroesternal e dezenove pacientes assintomáticas).[74] As pacientes sintomáticas tinham a pressão do esfíncter esofágico inferior menor em relação às pacientes assintomáticas. Além disso, a pressão do esfíncter esofágico inferior diminuía progressivamente com o aumento da idade gestacional e retornava ao normal após o parto.

Lind et al. avaliaram a pressão do esfíncter esofágico inferior em vinte gestantes, onze com queixa de pirose retroesternal, nove assintomáticas, e em dez mulheres não gestantes como controle.[67] Nas pacientes sintomáticas, a pressão do esfíncter esofágico inferior tendia a ser menor em relação ao controle, porém não foi estatisticamente significativa. As pressões do esfíncter esofágico inferior nas pacientes sintomáticas apresentavam-se nos limites considerados normais, porém eram menores em relação às pressões do esfíncter esofágico inferior nas pacientes assintomáticas.

Fisher et al., ao estudarem oito pacientes, não observaram diferença na pressão do esfíncter esofágico inferior no fim do primeiro trimestre da gravidez em relação à reavaliação depois de 6 semanas pós-abortamento eletivo.[56] Esses autores estudaram a resposta da pressão do esfíncter esofágico inferior à pentagastrina, à metacolina, ao edrofônio e a uma proteína alimentar. Esses agentes não influenciaram na pressão do esfíncter esofágico inferior durante a gravidez quando comparado à reavaliação feita 6 semanas pós-abortamento das respectivas gravidezes. Dessa forma, suspeitou-se que a queda da pressão do esfíncter esofágico inferior durante a gravidez era decorrente dos hormônios sexuais, o estrógeno e a progesterona. O efeito desses hormônios foi estudado em tiras de músculo do esfíncter esofágico inferior de gambás para avaliar a dose-resposta dessa musculatura à acetilcolina e à gastrina.[57] A resposta máxima da musculatura do esfíncter esofágico inferior era diminuída pela presença do estrógeno ou da progesterona, mas, na presença de ambos os hormônios, a diminuição da resposta foi acentuada.

Filippone et al. estudaram cinco pacientes transexuais durante um período-controle sem estimulação hormonal, seguido de um período com administração de estrógeno, progesterona ou ambos.[54] A pressão de repouso do esfíncter esofágico inferior foi significativamente menor durante a terapia com combinação dos hormônios (5,0 ± 0,1 mmHg), quando comparado com o período-controle

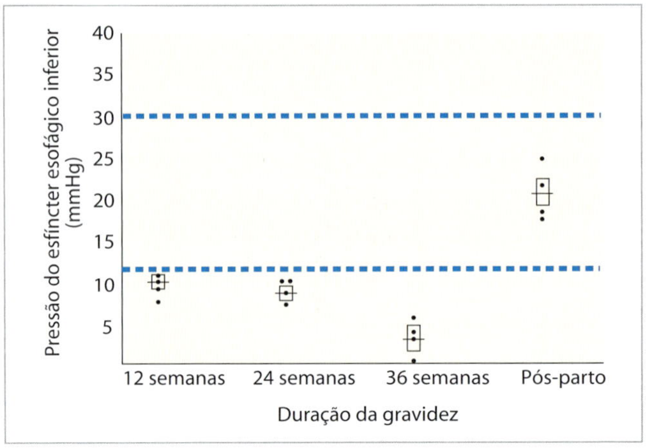


**FIGURA 1.** Pressão do esfíncter esofágico inferior durante a gravidez e no puerpério. Os dados são de quatro pacientes voluntárias durante a gravidez e no período pós-parto. A área entre as linhas tracejadas mostra o intervalo de pressão normal do esfíncter esofágico inferior em pacientes não gestantes e as barras horizontais representam a média ± 1 desvio-padrão para cada período. É possível observar que a pressão diminui progressivamente durante a gravidez, mas retorna à normalidade no período pós-parto. (Figura adaptada de van Thiel et al.[85])

(11,2 ± 2,1 mmHg). Não foi observada a diminuição da pressão do esfíncter esofágico inferior durante a administração isolada de estrógeno ou progesterona. Outro fator que pode ajudar a explicar a doença do refluxo gastroesofágico na gestação é que há uma motilidade esofágica ineficaz com diminuição da amplitude das contrações no esôfago distal[69] associada a aumento do tempo de esvaziamento gástrico[86] e da pressão abdominal na gestação.[82]

## DIAGNÓSTICO

O diagnóstico de doença do refluxo gastroesofágico em paciente grávida, como na não grávida, é realizado inicialmente com base nos sintomas. A apresentação clássica de pirose retroesternal pós-prandial na posição supina ou ao inclinar é um sintoma que apresenta sensibilidade e especificidade de 90% para o diagnóstico de doença do refluxo gastroesofágico.[15] As radiografias contrastadas com bário não são necessárias e devem ser evitadas na gravidez por causa da exposição do feto à radiação. A manometria e o estudo do pH esofágico raramente são necessários durante a gravidez, mas podem ser realizados com segurança. A endoscopia digestiva alta é o procedimento de escolha para avaliar sintomas de refluxo intratáveis ou em suspeita de complicações como a estenose esofágica e deve ser realizada preferencialmente após o primeiro trimestre da gestação.[91]

## TRATAMENTO

A principal medida a ser tomada para o tratamento da doença do refluxo gastroesofágico é a modificação do estilo de vida. A paciente deve realizar alimentação fracionada em pequenas quantidades, evitar dietas ricas em lípides e proteínas, evitar alimentos que podem irritar a mucosa do esôfago, como sucos cítricos, café, derivados de tomate e bebidas alcoólicas, evitar a ingestão de chocolate, diminuir ou parar de fumar, não ingerir alimentos antes de deitar-se (aguardar de 2 a 3 horas), elevar a cabeceira da cama em 15 cm e evitar medicações que diminuam o tônus da musculatura do esfíncter esofágico inferior, como anticolinérgicos, sedativos, teofilina, prostaglandinas e bloqueadores dos canais de cálcio.

Se após essas medidas persistirem os sintomas, utiliza-se o tratamento medicamentoso: antiácidos, antagonistas do receptor H2, agentes pró-cinéticos e inibidores de bomba de prótons.

### Antiácidos

Os antiácidos são normalmente utilizados na gravidez para o tratamento da doença do refluxo gastroesofágico, com segurança para a mãe e o feto. Entre eles, os que contêm bicarbonato devem ser evitados, pois podem precipitar alcalose metabólica materna e fetal.[6] Os antiácidos que contêm magnésio, cálcio ou alumínio, em doses terapêuticas, são considerados aceitáveis na gravidez.[5,6] A segurança e a eficácia dessas medicações foram demonstradas por Land e Dougall,[62] que observaram que 50% das gestantes tiveram alívio dos sintomas de refluxo após 2 semanas em uso de antiácidos que continham magnésio ou alumínio em sua composição e sem aumento da incidência de anomalias congênitas nos recém-nascidos.

### Antagonistas de receptor de H2

Nas pacientes com sintomas mais severos que não responderam à terapia com antiácidos, o antagonista de receptor de histamina 2 é frequentemente efetivo para aliviar os sintomas de refluxo. Em vários estudos, não foi observado aumento da incidência de anomalias congênitas com a utilização desses medicamentos na gravidez.[6,94] A ranitidina e a cimetidina são classificadas pela *Food and Drug Administration* (FDA) como categoria B (Tabela 1).

### Agente pró-cinético

A metoclopramida, uma droga antidopaminérgica e classificada como categoria B pela FDA, alivia os sintomas do refluxo, em razão do aumento do tônus da musculatura do esfíncter esofágico inferior, acelera o *clearance* do esôfago e promove o esvaziamento gástrico.[28] Em estudo realizado em animais usando a metoclopramida com 250 vezes a dose habitual recomendada em humanos, não se observou alteração da fertilidade ou toxicidade fetal.[93] As malformações congênitas ou a toxicidade fetal decorrente da metoclopramida não são observadas nos estudos em humanos.

### Inibidores de bomba de prótons

Os inibidores de bomba de prótons são as drogas mais eficazes para o controle dos sintomas e para o alívio da esofagite causada pela doença do refluxo gastroesofágico. Os inibidores de bomba de prótons são menos utilizados para o tratamento da doença do refluxo gastroesofágico na gestação em relação aos antagonistas de receptores H2; dessa forma, os dados na literatura são limitados para avaliar a sua total segurança na gravidez.[97]

O omeprazol é classificado pela FDA como categoria C porque causa toxicidade fetal em animais.[94] Outros inibidores de bomba de prótons, como lanzoprazol, esomeprazol, pantoprazol e rabeprazol são classificados pela FDA como categoria B.

**TABELA 1. Classificação das drogas quanto ao risco durante a gestação, segundo a *Food and Drug Administration* (FDA)**

| Categoria da droga (percentual de drogas nesta categoria) | Interpretação |
|---|---|
| A (0,7%) | Estudos adequados e controlados não demonstraram risco para o feto no primeiro trimestre da gestação e não existe evidência de risco no restante da gestação |
| B (19%) | Estudos em animais não demonstraram dano fetal; entretanto, não existem estudos bem controlados em gestações humanas; ou estudos em animais demonstraram efeito adverso, mas estudos adequados em gestações humanas não demonstraram risco fetal |
| C (66%) | Risco não descartado. Estudos em animais demonstraram efeitos adversos e não existem estudos adequados em gestações humanas; ou não existem estudos em animais e em gestações humanas; entretanto, o benefício potencial do uso da droga pode justificar o risco potencial |
| D (7%) | Evidência positiva de risco. Estudos adequadamente controlados ou observacionais em gestações humanas demonstraram risco para o feto; entretanto, o benefício potencial pode superar o risco |
| X (7%) | Contraindicação na gestação. Estudos adequadamente controlados ou observacionais em animais ou gestações humanas demonstraram risco fetal que claramente supera qualquer benefício possível à paciente |

Tabela adaptada de *Food and Drug Administration*[92] e Weiner et al.[95]

### Terapia para erradicação do *Helicobacter pylori*

O tratamento da infecção do *Helicobacter pylori* na doença do refluxo gastroesofágico com o esquema de antibióticos associado ao inibidor de bomba de prótons deve ser evitado durante a gravidez, porque o risco de complicação de uma infecção não tratada por um curto período é pequeno e a utilização de terapias para a supressão ácida é eficaz.[6] Mais ainda, evita-se o potencial de teratogenicidade e de outros efeitos colaterais que podem ser causados por esses medicamentos na gravidez.

## ÚLCERA PÉPTICA

A úlcera péptica que ocorre na gravidez deve ser considerada distinta em relação à comum. Existem evidências que consideram que a gravidez altera a apresentação clínica e a história natural da úlcera péptica, por exemplo, a frequência, os sintomas e as taxas de complicações da úlcera péptica diminuem na gravidez.[6] Da mesma forma, os testes para avaliar a suspeita de úlcera péptica pedidos rotineiramente, como as radiografias digestivas altas com contraste de bário, são contraindicados na gravidez por causa do risco de teratogenicidade pela radiação.[4] A endoscopia digestiva alta deve ser indicada com critério e preferencialmente após o primeiro trimestre da gestação para a segurança fetal.

A incidência de úlcera péptica durante a gravidez é estimada na literatura por relatos de casos e estudos clínicos retrospectivos. Vários estudos epidemiológicos observaram diminuição da incidência de úlcera péptica na gestação. Sandweiss et al.[29] relatam uma internação de úlcera péptica ativa em uma revisão de 70.310 internações consecutivas em cinco hospitais de Detroit, no período de 10 anos. Baird[42] encontrou somente 11 gestantes com úlcera péptica em uma revisão de literatura que avaliou 233.550 partos. Em outro estudo com 29.317 gestantes avaliadas em três hospitais, encontraram-se duas pacientes com úlcera péptica de origem duodenal.[47]

Os fatores de riscos para úlcera péptica na gestante são iguais aos verificados na população geral, como tabagismo, idade avançada, uso de anti-inflamatório não hormonal, etilismo, predisposição genética, presença de gastrite e infecção por *Helicobacter pylori*.

## DIAGNÓSTICO

A suspeita diagnóstica de úlcera péptica gástrica ou duodenal dá-se inicialmente com os sintomas que são similares ao da população não gestante e incluem: epigastralgia, anorexia, náusea e vômitos pós-prandiais, distensão abdominal e eructação. A dor de origem ulcerosa é usualmente descrita como uma dor lancinante, pela sensação de fome ou por sensação de queimação, mas alguns pacientes apresentam somente desconforto epigástrico. A dor da úlcera péptica de origem duodenal ocorre classicamente algumas horas após a alimentação ou à noite, e os sintomas são aliviados após a ingestão de alimentos ou de antiácidos.

A realização de radiografias contrastadas com bário é contraindicada na gravidez por causa da exposição fetal à radiação.[4] O exame de escolha para o diagnóstico de úlcera péptica é a endoscopia digestiva alta, que pode ser realizada com segurança na gestação, preferencialmente após o primeiro trimestre.[6] A realização desse exame é recomendada durante a gestação quando os sintomas da úlcera péptica são intensos e refratários ao tratamento medicamentoso ou quando se verificam complicações como hemorragia e obstrução gástrica ou há a suspeita de câncer gástrico ou linfoma.

### TRATAMENTO

O tratamento inicial da úlcera péptica na gravidez é a mudança de estilo de vida e dieta, introdução de antiácidos, antagonista de receptores H2 ou inibidores de bomba de prótons e introdução de antibiótico para tratar a infecção por *Helicobacter pylori*, quando essa bactéria for detectada.

## DOENÇAS INFLAMATÓRIAS INTESTINAIS

A ocorrência das doenças inflamatórias intestinais coincide com o período reprodutivo da mulher. Dessa forma, o impacto da doença e o seu tratamento na gravidez tornam-se importante problema para os obstetras e clínicos.

As duas entidades patológicas das doenças inflamatórias intestinais representadas por doença de Crohn e retocolite ulcerativa normalmente não afetam o curso da gravidez se essas doenças não estiverem em atividade.

A incidência da retocolite ulcerativa é de aproximadamente 1:1.000 mulheres entre 20 e 40 anos de idade, enquanto a doença de Crohn acomete 2 a 4:100.000 mulheres.[36] Apesar de a doença de Crohn e a retocolite ulcerativa serem distintas, o tratamento medicamentoso de ambas utiliza as mesmas drogas.[9,19]

### DOENÇA DE CROHN

Aproximadamente um terço dos casos de doença de Crohn acomete somente o intestino delgado, mais especificamente o íleo terminal. Em metade dos casos, ela acomete o intestino delgado e o colo, frequentemente o íleo terminal e o colo ascendente adjacente. Em 20% dos casos, somente o cólon é afetado. A presença de abscessos, fissuras ou fístulas perianais acomete aproximadamente um terço das pacientes, e a presença de úlcera oral ou acometimento do trato intestinal superior é pouco comum.[24]

Na doença de Crohn, ocorre um processo inflamatório transmural que pode resultar em inflamação da mucosa intestinal, ulceração, estenose, fístula e/ou formação de abscessos.

### RETOCOLITE ULCERATIVA

A retocolite ulcerativa é uma inflamação idiopática que envolve a superfície da mucosa do colo, resultando em friabilidade difusa e úlceras com sangramento. Em aproximadamente 50% das pacientes, a doença confina-se à região do retossigmoide, em 30% estende-se para o ângulo esplênico e em menos que 20% o acometimento é mais proximal, causando colite extensa.[24]

### DIAGNÓSTICO

A suspeita diagnóstica dá-se pelo quadro clínico. A doença de Crohn apresenta-se como uma doença insidiosa, e, como pode acometer locais distintos, os sinais e os sintomas são variáveis. Diarreia intermitente sem sangue acompanhada de mal-estar, perda de peso e febre são mais frequentes nos pacientes com ileíte ou ileocolite.[96] Pela incidência de inflamação, estenose fibrótica ou espasmos pode ocorrer a obstrução intestinal. Essa doença pode apresentar fístulas enterocutâneas, doenças perianais (fístula, fissura e abscesso) e úlceras orais. Os exames endoscópicos ajudam no diagnóstico da doença de Crohn. A observação de estenoses, úlceras e fístulas na endoscopia digestiva alta sugere a doença. A colonoscopia oferece uma vantagem: a realização de biópsias da mucosa do colo e do íleo terminal, quando isso for necessário. Os achados típicos são: úlceras aftoides, úlceras lineares e estreladas, estenoses e áreas com acometimento inflamatório intercalado com áreas sem a doença. Na biópsia, a presença de granuloma sugere fortemente o diagnóstico de doença de Crohn.[17]

Na retocolite ulcerativa, a principal queixa é diarreia sanguinolenta. Por causa da inflamação retal, ocorrem urgência fecal, tenesmo e dor abdominal. Na colite aguda, a retossigmoidoscopia confirma o diagnóstico. A mucosa do retossigmoide apresenta-se edemaciada e friável, com úlceras e muco. Observa-se uma lesão contínua, diferentemente do que ocorre na doença de Crohn.[17] As radiografias com bário são contraindicadas na gravidez por causa da exposição do feto à radiação.

### FERTILIDADE

Em estudos antigos, observou-se que as mulheres com doenças inflamatórias intestinais tinham menos filhos que o esperado. As mulheres que apresentavam o diagnóstico de doenças inflamatórias intestinais antes da primeira gravidez tinham menos filhos, se comparadas às pacientes que tiveram o diagnóstico após a sua primeira gestação e em relação a um grupo-controle sem a doença. Essa diminuição da prole pode ser causada pela opção da paciente diante do diagnóstico das doenças inflamatórias intestinais.[17] Os trabalhos atuais mostram que a fertilidade da mulher está preservada antes e após o diagnóstico da retocolite ulcerativa e aparentemente também com doença de Crohn inativa.[14]

A intervenção cirúrgica pode estar associada com a diminuição da fertilidade, particularmente na retocolite ulcerativa. Em estudo caso-controle histórico de 343 mulheres com retocolite ulcerativa, verificou-se redução de 80% na fertilidade após proctocolectomia com anastomose ileoanal, mas não antes ou após o diagnóstico de retocolite ulcerativa.[79]

## INFLUÊNCIA DAS DOENÇAS INFLAMATÓRIAS INTESTINAIS NA GRAVIDEZ

O curso das doenças inflamatórias intestinais durante a gravidez está relacionado com a atividade da doença no período da concepção.[14] Entre as gestantes com doenças inflamatórias intestinais, aproximadamente um terço terá um episódio de recidiva da doença durante a gestação ou no puerpério; essa taxa de recidiva é semelhante nas pacientes não gestantes com retocolite ulcerativa.[34] Muitas recidivas ocorrem no primeiro trimestre da gravidez, o que é provavelmente causado pela descontinuação medicamentosa nesse período.

Nas pacientes com doença ativa, a gestação pode manter a doença em atividade ou piorar, embora em um terço possa ocorrer remissão da doença, principalmente durante o primeiro trimestre da gravidez.

Não há dados suficientes que estabeleçam um período de remissão da doença antes da gravidez, o qual defina um bom prognóstico materno e fetal.[14]

As gestantes com doenças inflamatórias intestinais não apresentam aumento do risco para abortamento, natimortalidade ou óbito fetal, em comparação com a população em geral em alguns estudos.[52,58,61,68,78] Entretanto, em outros estudos observou-se aumento do risco para prematuridade, pré-eclâmpsia, óbito fetal e baixo peso do recém-nascido em mulheres com doenças inflamatórias intestinais, em particular quando a doença está em atividade.[45,52,71,98]

## TRATAMENTO

O tratamento medicamentoso na gravidez segue o princípio de que é melhor tratar as doenças inflamatórias intestinais em atividade do que não tratar por medo dos eventuais riscos à gestante e ao feto. O tratamento deve seguir as mesmas indicações da paciente não gestante, já que um tratamento inadequado pode piorar a doença e o prognóstico da gravidez.

### Aminossalicilatos

Os aminossalicilatos e também a sulfassalazina (categoria B), a mesalazina (categoria B) e os novos agentes ácidos 5-aminossalicilatos (5-ASA) são as principais drogas para o tratamento da retocolite ulcerativa, com um importante papel para o controle da doença de Crohn. A sulfassalazina é uma droga utilizada há mais de 50 anos para o tratamento das doenças inflamatórias intestinais, e vários estudos demonstraram sua segurança durante a gravidez.[13] As pacientes que utilizam a sulfassalazina devem receber suplementação de ácido fólico para diminuir o risco de defeitos abertos do tubo neural.[13] Estudos prospectivos demonstraram a segurança da mesalazina e de outros agentes 5-aminossalicilatos, com uso oral e tópico em ambos, podendo ser utilizados na gravidez com segurança. A olsalazina é a única droga 5-aminossalicilato que é classificada como categoria C.[43,50,59]

### Corticosteroides

Nas pacientes com doenças inflamatórias intestinais em atividade moderada, os corticosteroides tópicos e por via oral são eficazes para controlar a doença. Essas medicações, entretanto, não têm como indicação a sua utilização como tratamento de manutenção. Os corticosteroides são geralmente considerados seguros durante a gravidez e classificados como categoria B. Em estudos com gestantes com doenças inflamatórias intestinais que foram tratadas com corticosteroides não foi observado aumento da incidência de anomalias congênitas, prematuridade, abortamento espontâneo ou natimortalidade.[70] É preferível o uso de corticosteroides de ação rápida como prednisona, prednisolona e metilprednisolona, porque essas drogas são metabolizadas por enzimas placentárias; dessa forma, o feto é exposto a cerca de 10% da dose materna.[12]

A budesonida é metabolizada pelo fígado e pode ser utilizada por pacientes com doença de Crohn que acomete o íleo ou o colo ascendente. A budesonida tem poucos efeitos colaterais quando comparada com outro corticosteroide, porque apresenta boa atividade anti-inflamatória tópica e baixa atividade sistêmica.[99] Atualmente, a budesonida em cápsula é classificada como categoria C pela FDA.

### Imunomoduladores

Em pacientes esteroide-dependentes que não respondem aos agentes 5-aminossalicilatos, os imunomoduladores como a 6-mercaptopurina e a azatioprina, ambas classificadas como categoria D, são eficazes para o tratamento de manutenção.[10] Na literatura há poucos estudos avaliando essas drogas durante a gravidez para o tratamento de doenças inflamatórias intestinais. Estudos retrospectivos indicam que essas drogas não aumentam o risco de efeitos adversos à gestação e, portanto, elas poderiam ser utilizadas com segurança.[37] Seu uso é justificado naquelas pacientes com doenças inflamatórias intestinais em atividade e refratárias a outras medicações tópicas e orais.

O metotrexato, que é utilizado no tratamento da doença de Crohn refratária a outras medicações, está contraindicado na gravidez porque seus efeitos podem causar abortamento e pelo fato de essa droga ser teratogênica.[12] O metotrexato é classificado pela FDA como categoria X.

### Infliximabe

O infliximabe é um anticorpo monoclonal para o fator de necrose tumoral (TNF) alfa. Trata-se do primeiro agente biológico aprovado para o tratamento de doença de Crohn com refratariedade luminal e fistulização. Em vários relatos de caso, observou-se segurança em sua utilização na gravidez. Essa droga é classificada como categoria B.[20,77]

### Antibióticos

Existem poucos estudos sobre a utilização de antibióticos na doença de Crohn durante a gravidez. O metronidazol é classificado como categoria B pela FDA. Em estudo com mais de 200 gestantes que utilizaram, no primeiro trimestre, o metronidazol para o tratamento de vaginose bacteriana, não foi observada associação com o aumento das taxas de abortamento ou de anormalidades congênitas.[81]

Da mesma forma, há poucos estudos avaliando a utilização de derivados quinolônicos para o tratamento de doença de Crohn na gravidez. Esses estudos que avaliaram a utilização dos derivados quinolônicos por curto período na gravidez não observaram efeitos teratogênicos,[17,44,53] porém há consenso de que os derivados quinolônicos podem causar deformidades na cartilagem fetal. Em razão disso, essa droga deve ser evitada durante a gravidez.[13]

## OBSTIPAÇÃO

A obstipação ou constipação intestinal é frequentemente referida pelas gestantes como diminuição do número de evacuações ou como dificuldade ao evacuar. Drossman[53] propôs três critérios para definir obstipação: dificuldade ao evacuar em mais de 75% das evacuações, fezes endurecidas em 75% das evacuações e duas ou menos evacuações por semana. A incidência de obstipação referida na gravidez varia de 11 a 38% nos estudos que abordaram esse tema.[39,65]

## FISIOPATOLOGIA

A obstipação referida na gestação é uma doença multifatorial que pode ser explicada pela mudança da motilidade do trânsito intestinal e/ou do cólon. A lentidão do trânsito intestinal pode contribuir para a ocorrência de obstipação, em razão do aumento do tempo de absorção de fluidos e eletrólitos. As alterações da fisiologia na motilidade intestinal decorrentes da alteração hormonal na gravidez são causa importante da obstipação, e outros fatores, como a compressão intestinal do útero gravídico dificultando o trânsito intestinal e a diminuição do nível plasmático da motilina, um hormônio estimulador da motilidade gastrointestinal, podem também ser considerados.

O trânsito intestinal pode ser analisado na gestação utilizando-se o teste respiratório com o hidrogênio da lactulose. Depois da ingestão de lactulose, a concentração de hidrogênio respiratório é determinada após 10 minutos de intervalo. A concentração de hidrogênio se eleva quando a lactulose atinge o cólon, já que ela é fermentada pelas bactérias localizadas nessa região. Essa técnica minimiza os efeitos do esvaziamento gástrico por utilizar um pequeno volume de líquido. Dessa forma, deve-se avaliar inicialmente o tempo de esvaziamento do trânsito intestinal. Utilizando essa técnica, Wald et al.[86] mediram o tempo de esvaziamento do trânsito intestinal e os níveis hormonais em 15 gestantes no terceiro trimestre da gravidez e 4 a 6 semanas após o parto. O tempo de esvaziamento do trânsito intestinal foi significativamente maior durante a gravidez, quando os níveis de progesterona e estradiol estão elevados, se comparado com o período pós-parto (134 ± 14 minutos *versus* 93 ± 7 minutos, respectivamente) ($p < 0,01$) (Figura 2). Da mesma forma, Braverman et al.[46] avaliaram o trânsito intestinal em 10 gestantes durante o segundo e o terceiro trimestres e no quarto dia pós-parto. Esses achados foram comparados com oito mulheres na fase folicular do ciclo menstrual e pareados por idade. O tempo de esvaziamento do trânsito intestinal foi prolongado durante a gravidez e retornou aos valores similares aos do grupo-controle depois do parto. Observou-se correlação direta entre os níveis séricos da progesterona e o tempo de esvaziamento do trânsito intestinal. Finalmente, Lawson et al.[63] notaram que o tempo de esvaziamento do trânsito intestinal era prolongado no segundo e terceiro trimestres de gravidez (125 ± 48 minutos e 137 ± 58 minutos, respectivamente) quando comparados com o primeiro trimestre de gravidez ou o puerpério (99 ± 39 minutos e 75 ± 33 minutos, respectivamente). As medidas do tempo de esvaziamento do trânsito intestinal e o nível sérico de progesterona não foram significativamente diferentes quando comparados com o período do puerpério.

## TRATAMENTO

O tratamento para obstipação na gravidez deve ser iniciado com orientação dietética, com aumento da inges-

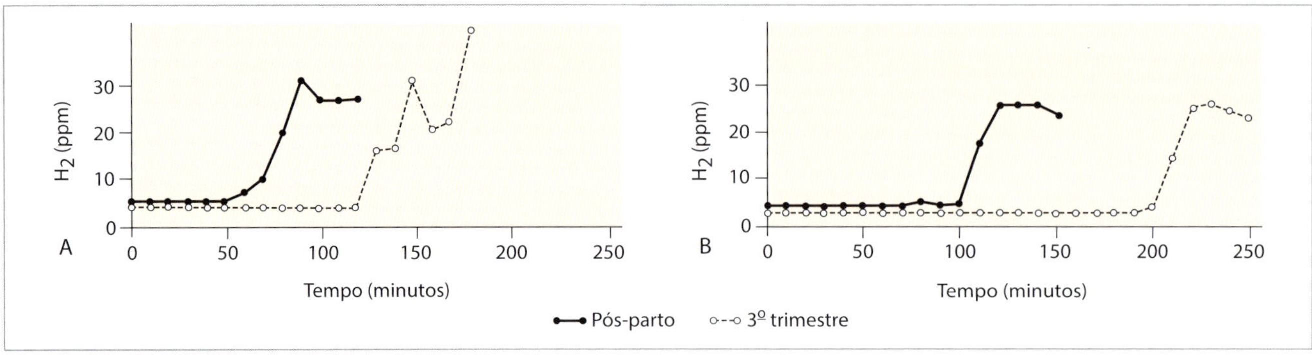


**FIGURA 2.** Teste respiratório com hidrogênio da lactulose durante a gestação e o puerpério. Os gráficos mostram resultados de duas pacientes (A e B) durante o terceiro trimestre de gestação e no período pós-parto. O hidrogênio expirado é mostrado na ordenada e o tempo, na abscissa. As pacientes foram avaliadas duas vezes. Os círculos brancos e as linhas tracejadas representam o resultado do teste nas pacientes no terceiro trimestre, e os círculos pretos e as linhas contínuas representam o resultado no período pós-parto. Observa-se que o tempo foi cronometrado a partir da ingestão da lactulose. O tempo de esvaziamento intestinal foi significativamente maior durante a gravidez em comparação com o período pós-parto. ppm: partes por milhão. (Figura adaptada de Wald et al.[86])

tão de fibras e de líquidos. Na falha dessa conduta inicial, podem-se introduzir medicamentos considerados seguros na gestação.

A utilização de medicamentos à base de fibras com dose de 25 a 40 g/dia é segura e frequentemente eficaz (*psyllium*, metilcelulose, guar, policarbofila cálcica, pectina e semente de linhaça).[35] Os laxativos hiperosmolares, como polietilenoglicol, os açúcares não absorvíveis, como a lactulose e o sorbitol, e a glicerina podem ser utilizados na gravidez com segurança quando houver falha na terapêutica dietética.[18,75] Já os laxativos lubrificantes, como o óleo mineral, devem ser utilizados por períodos curtos pela possibilidade de provocarem má absorção de nutrientes e vitaminas.[35] Os laxativos estimulantes, como a sena e o bisacodil, são seguros na gravidez e não foram relacionados com malformação fetal.[25] O óleo de rícino, um laxativo estimulante, deve ser evitado porque pode provocar contrações uterinas.[35]

## DOENÇA HEMORROIDÁRIA

A doença hemorroidária caracteriza-se por dilatações varicosas do plexo hemorroidário, sua incidência na população em geral varia de 4,4 a 36,4%,[7,60] e estima-se que 50% da população terá doença hemorroidária aos 50 anos de idade.[21] De acordo com a localização e o grau de prolapso, a doença hemorroidária é classificada como:[30] interna, quando os vasos varicosos se localizam acima da linha pectinada e são recobertos com mucosa; e externa, quando os vasos estão localizadas abaixo da linha pectinada e são recobertos por epitélio escamoso. A doença hemorroidária mista é aquela em que os vasos varicosos estão acima e abaixo da linha pectinada. A doença hemorroidária também é graduada de acordo com o grau de prolapso, que é a protrusão da dilatação varicosa abaixo da linha pectinada:[21]

- Grau 1: sangra, mas não há prolapso.
- Grau 2: prolapso durante a defecação, mas que retorna espontaneamente.
- Grau 3: prolapso durante a defecação, mas que requer redução manual.
- Grau 4: permanece com prolapso.

A doença hemorroidária pode aparecer ou piorar na gravidez por causa do aumento da pressão abdominal. O corpo uterino aumentado pode comprimir a veia cava inferior e as veias ilíacas, provocando estase venosa e dificultando o retorno venoso. Outro fator desencadeante nesse período é o aparecimento da obstipação, tema discutido anteriormente.

### DIAGNÓSTICO

O sangramento anal de coloração vermelho-vivo observado após a higiene anal ou presente no vaso sanitário durante a defecação sugere o diagnóstico de doença hemorroidária. O prolapso do vaso hemorroidário pode ocorrer durante a defecação e está associado com uma sensação desconfortável de defecação incompleta. A paciente pode referir a presença de protuberância na borda anal. A doença hemorroidária de grau 4 pode tornar-se estrangulada e causar forte dor na região anal. A ingurgitação progressiva e o encarceramento agudo da variz hemorroidária podem causar trombose e infarto local.

A avaliação deve incluir a anuscopia e o toque retal na posição de decúbito lateral esquerdo. A região perianal deve ser inspecionada para observar se há fissuras, tumores, fístulas e pólipos nessa área. O tamanho, o grau de inflamação e o sangramento devem ser quantificados.

## TRATAMENTO

O tratamento inicial que deve ser realizado é a modificação do estilo de vida e da dieta.[21,22] O aumento da ingestão de alimentos ricos em fibras é útil para a formação de massa fecal e para evitar a obstipação e o esforço ao evacuar. A suplementação de fibras na dieta reduz os episódios de sangramento e desconforto nas pacientes com diagnóstico de doença hemorroidária interna, entretanto, não diminui o grau de prolapso.

Laxativos, banho de assento, pomadas ou gel contendo anestésicos para alívio dos sintomas são recomendados no período de gravidez. Outros procedimentos como uso de bandas elásticas, escleroterapia e hemorroidectomia devem ser realizados após o parto. Nos casos de doença refratária, a cirurgia deve ser postergada para quando o feto for viável.[22] A excisão cirúrgica do tecido sintomático nesse período pode ser realizada com segurança sob anestesia local.[11]

# ABDOME AGUDO

## APENDICITE

A apendicite é a causa mais comum de abdome agudo na gravidez, ocorrendo em aproximadamente 1:1.500 partos.[3,40] O diagnóstico de apendicite na gravidez é um desafio que decorre de poucos sinais e sintomas apresentados nesse período e da mudança da localização do apêndice durante a evolução da gestação. A decisão de operar a paciente deve ser fundamentada nos achados clínicos, como na paciente não gestante. Em várias séries de casos em que se realizou apendicectomia durante a gestação, observaram-se entre 20 e 35% de laparotomias brancas, ou seja, ausência de apendicite.[31]

### Diagnóstico

A apendicite apresenta-se tipicamente como cólica epigástrica ou dor periumbilical que eventualmente irradia e se localiza na fossa ilíaca direita. Em 1932, Baer et al.[41] descreveram a migração do apêndice com base em achados de séries de radiografia em gestantes. Eles descreveram um deslocamento cranial progressivo do apêndice depois do terceiro mês de gestação, atingindo a crista ilíaca no fim do sexto mês. O apêndice retornou à sua localização habitual após o 10º dia pós-parto.

A dor na fossa ilíaca pode ser um sintoma mais sugestivo de apendicite na gravidez.[73] A dor à descompressão brusca e a contratura muscular defensiva não são específicas para o diagnóstico de apendicite na gravidez. Do mesmo modo, a anorexia e os vômitos não são preditores específicos ou sensíveis para o diagnóstico de apendicite, pois tratam-se de sintomas comuns na gravidez e não há presença de febre na maioria dos casos.[31] Durante a gestação, a paciente apresenta leucocitose fisiológica que pode variar de 6.000 a 14.000 células/mm$^3$. Após o parto, esses números podem chegar até 30.000 células/mm$^3$.[31] Dessa forma, a contagem de leucócitos não ajuda no diagnóstico de apendicite na gravidez.

O exame ultrassonográfico com compressão é utilizado para o diagnóstico de apendicite aguda com sensibilidade de 86% em paciente não gestante.[31] A ultrassonografia deve ser o exame de escolha nas gestantes, porque é uma avaliação subsidiária segura e não invasiva. Nas gestantes com suspeita de apendicite, a realização da ultrassonografia com compressão demonstrou ter boa acurácia no primeiro e segundo trimestres da gravidez, porém sua realização é tecnicamente difícil no terceiro trimestre. Em uma série de casos de 42 gestantes com suspeita de apendicite, a ultrassonografia com compressão demonstrou sensibilidade de 100%, especificidade de 96% e acurácia no diagnóstico de 98% para apendicite.[66] Três pacientes não foram avaliadas adequadamente pela dificuldade técnica causada pela gestação avançada (> 35 semanas).

A tomografia computadorizada helicoidal poderá ser um exame subsidiário promissor na gravidez, porém a literatura apresenta poucos trabalhos para avaliar sua segurança. Somente uma série de casos com sete pacientes utilizou esse exame para o diagnóstico de apendicite na gravidez.[48] A tomografia computadorizada helicoidal do abdome em gestante pode ser realizada em 15 minutos com exposição de 0,3 rad para o feto, uma vez que a exposição à radiação aceitável está abaixo de 5 rad.[31]

A imagem de ressonância nuclear magnética pode ser utilizada com segurança na gravidez caso o exame de ultrassonografia seja inconclusivo. Em estudo com 51 gestantes com suspeita de apendicite aguda, foi realizada a imagem de ressonância nuclear magnética quando os achados ultrassonográficos eram inconclusivos ou informações adicionais eram necessárias.[32] Em quatro pacientes, a imagem de ressonância nuclear magnética foi positiva para apendicite e em outras três pacientes foi inconclusiva. A sensibilidade, a especificidade e o valor preditivo negativo foram de 100, 93,6 e 100%, respectivamente.

### Mortalidade e morbidade fetais

O prognóstico fetal depende da presença de perfuração do apêndice. Quando ocorre a perfuração do apêndice, a taxa de perda fetal pode ser maior que 36%; no entanto, se não ocorreu a perfuração do apêndice, a incidência da perda fetal é menor ou igual a 1,5%.[40] A incidência de apendicite supurada é maior no terceiro trimestre (69%) do que no primeiro e segundo trimestres juntos (31%).[87]

As contrações foram comuns após a apendicectomia na gravidez, atingindo 83% dos casos; entretanto, a incidência de trabalho de parto prematuro e parto prematuro não foi alta, variando de 5 a 14%.[38,72]

### Tratamento

O tratamento da apendicite aguda é cirúrgico. É de boa prática evitar manipulações uterinas para diminuir o risco de trabalho de parto prematuro e, consequentemente, de parto prematuro. Se ocorrer perfuração do apêndice, uma parte importante da terapia é a realização de lavagem abdominal copiosa e a utilização de antibiótico de largo espectro. O uso de drenos deve ser particularizado para cada caso. Nessas situações, se o feto é viável, a possibilidade de realizar o parto deve ser aventada porque o risco de óbito fetal é alto.[31]

## COLECISTITE AGUDA

A colecistite aguda é a segunda causa de cirurgia não obstétrica durante a gravidez e ocorre em aproximadamente 1:1.000 gestações.[1,26] A colelitíase é a causa em 90% dos casos.[31] A incidência de colelitíase na gravidez em exames ultrassonográficos de rotina é de 3,5%;[83] entretanto, estatisticamente, a incidência de colecistectomia na gravidez é menor que na paciente não grávida. Provavelmente, essa menor incidência é causada pela resistência dos cirurgiões em realizar o procedimento durante a gravidez.

### DIAGNÓSTICO

Na gestante, os sinais e sintomas são semelhantes aos verificados nas pacientes não gestantes, como náusea, vômitos e súbita dor em cólica na região epigástrica ou no hipocôndrio direito, que pode irradiar para a região lombar, principalmente após a ingestão de alimentos gordurosos. A cólica biliar é normalmente descrita como súbita e persiste aproximadamente por 3 horas. Os sintomas de dor também podem ser localizados em flanco, ombro e região escapular direita.[31]

O sinal de Murphy (dor à palpação no rebordo costal direito à inspiração profunda) é pouco comum na paciente gestante com colecistite. A febre, a taquicardia materna e a taquipneia podem estar presentes. A icterícia é um evento incomum, mas, se presente, pode estar relacionada com obstrução das vias biliares por cálculos. Outras doenças devem ser descartadas quando for considerado o diagnóstico de colecistite, como esteatose hepática gestacional, infarto agudo do miocárdio e síndrome HELLP.

Os níveis séricos de bilirrubina direta e transaminases podem estar elevados na colecistite aguda na gravidez. A fosfatase alcalina é menos útil para o diagnóstico de colecistite aguda porque seus níveis séricos encontram-se normalmente elevados durante a gestação por ação do estrógeno.[31]

O exame ultrassonográfico é o padrão para o diagnóstico dessa doença na gravidez, pois se trata de um teste não invasivo, rápido, seguro e com boa acurácia. A sensibilidade e a especificidade da ultrassonografia em diagnosticar a colecistite são de aproximadamente 96 a 98%.[33]

### TRATAMENTO

O tratamento conservador consiste em utilizar hidratação por via intravenosa, correção dos distúrbios hidroeletrolíticos, repouso intestinal com jejum e sonda nasogástrica, drogas sedativas e antiespasmódicas, introdução de dieta com restrição de lípides e, em casos de sinais de sepse, antibióticos. As taxas de recidiva após o tratamento conservador inicial são altas: 92% no primeiro trimestre, 64% no segundo trimestre e 44% no terceiro trimestre.[84]

Dixon et al.[51] realizaram um estudo retrospectivo com 44 gestantes com cólica biliar: em 26 foi realizado o tratamento conservador e 18 pacientes foram submetidas inicialmente a colecistectomia laparotômica no segundo trimestre. No grupo de pacientes com tratamento conservador, 58% apresentaram episódios de recorrência. A necessidade de nutrição parenteral ocorreu em 8% das pacientes (média de 29 dias) e uma paciente desenvolveu pancreatite aguda. A média de permanência hospitalar foi de 14 dias, sem incluir os dias em que as pacientes permaneceram internadas em decorrência de indicação posterior de colecistectomia. Ocorreu o abortamento espontâneo em 12% das pacientes, ao passo que 15% delas se submeteram ao abortamento terapêutico. Das pacientes que se submeteram inicialmente à cirurgia, duas foram excluídas por perda de acompanhamento, doze evoluíram para parto a termo sem complicações, três se submeteram a abortamento terapêutico e uma teve parto prematuro com 8 meses por pré-eclâmpsia grave. Essa observação de que as pacientes submetidas a cirurgia apresentavam melhor desfecho da gestação foi corroborada posteriormente por outro estudo.[64]

A colecistectomia laparoscópica na gravidez, quando comparada à cirurgia laparotômica, apresenta menor risco de abortamento espontâneo no primeiro trimestre e parto prematuro no terceiro trimestre.[8] Entretanto, há poucos estudos que avaliem a segurança materna e fetal da colecistectomia laparoscópica na gravidez.

## PANCREATITE AGUDA

A incidência de pancreatite aguda na gravidez é de aproximadamente 1:1.500 a 4.000 partos e normalmente ocorre no terceiro trimestre ou no puerpério.[1,26] A colelitíase é a principal causa de pancreatite aguda na gravidez.[31] Outras causas como etilismo, cirurgias abdominais, traumas abdominais, infecções (virais, bacterianas ou parasitárias), medicamentos, úlcera duodenal perfurada, doenças do tecido conjuntivo, hiperlipidemia e hiperparatireoidismo são menos frequentes. O aumento da incidência de pancreatite aguda durante a gestação talvez seja causado pela elevação da pressão intra-abdominal sobre os ductos biliares. A mortalidade e a morbidade podem ser reduzidas se o diagnóstico e o tratamento forem realizados precocemente.

Em alguns estudos, observaram-se taxa de mortalidade materna de 15% e índice de mortalidade fetal de 60%.[80] Outros observaram taxa de mortalidade materna de 37% e índice de mortalidade fetal de 37,9%.[89] A incidência de trabalho de parto prematuro foi de 60%.[90]

### DIAGNÓSTICO

A pancreatite aguda apresenta sinais e sintomas semelhantes na paciente gestante e na não gestante. Os sintomas incluem epigastralgia súbita e de forte intensidade que se irradia para a região dorsal ou em faixa no abdome superior, náusea e vômitos pós-prandiais. A paciente pode se apresentar em posição antálgica, em posição fetal com os membros e tronco fletidos.

Os níveis séricos de amilase e lipase devem ser medidos seriadamente para confirmar o diagnóstico clínico. É importante essa avaliação seriada porque os níveis desses marcadores estão aumentados na gravidez. O limite superior da normalidade para esses marcadores no primeiro e segundo trimestres da gravidez deve ser 100 UI/dL para a amilase e 200 UI/dL para a lipase. Outras doenças, como colecistite aguda, obstrução intestinal, trauma hepático e úlcera duodenal perfurada podem causar a elevação de amilase e lipase. Dessa forma, o cálculo da taxa do *clearance* de amilase/creatinina (Figura 3) pode contribuir para o diagnóstico de pancreatite aguda na gravidez. Essa taxa, que é baixa na gestante normal, está elevada na gestante com pancreatite aguda (Tabela 2).[49] A hipocalcemia pode ser encontrada por causa da saponificação de lípides.

A ultrassonografia abdominal é útil para o diagnóstico de colelitíase, pseudocisto pancreático e abscesso. A tomografia computadorizada raramente é necessária, mas pode avaliar o pâncreas com baixa exposição do feto à radiação.

$$\text{Cam/Ccr\%} = \frac{\textit{clearance}\text{ de amilase}}{\textit{clearance}\text{ de creatinina}} \times 100$$

$$\text{Cam/Ccr\%} = \frac{\dfrac{\text{amilase urinária} \times \text{volume urinário*}}{\text{amilase sérica}} \times \text{tempo*}}{\dfrac{\text{amilase sérica}}{\dfrac{\text{amilase urinária} \times \text{volume urinário}}{\text{creatinina sérica}}} \times \text{tempo*}} \text{X } 100$$

$$\text{Cam/Ccr\%} = \frac{\text{amilase urinária} \times \text{creatinina sérica}}{\text{amilase sérica} \times \text{creatinina urinária}} \times 100$$

FIGURA 3. Fórmula para o cálculo da taxa do *clearance* de amilase/creatinina. Cam/Ccr%: amilase/creatinina; * cancelados o volume urinário e o tempo.

**TABELA 2. Valores médios da taxa do *clearance* de amilase/creatinina em gestantes normais por idade gestacional**

| Idade gestacional (semanas) | Número de pacientes | Cam/Ccr% |
|---|---|---|
| 12 | 11 | 2,3 (0,1) |
| 16 | 9 | 2,3 (0,2) |
| 20 | 9 | 2,2 (0,2) |
| 24 | 9 | 2,2 (0,02) |
| 28 | 7 | 2,0 (0,2) |
| 32 | 9 | 3,6 (0,6) |
| 36 | 10 | 3,0 (0,2) |
| 40 | 7 | 2,8 (0,2) |

Os valores indicados entre parênteses são o erro padrão da média.
Cam/Ccr%: amilase/creatinina.
Tabela adaptada de Devore et al.[49]

### TRATAMENTO

A tríade clássica de tratamento consiste em repouso intestinal, soro de manutenção com correção dos distúrbios hidroeletrolíticos e analgesia. O repouso intestinal é realizado com jejum e sondagem nasogástrica. Ocasionalmente, a paciente pode responder à restrição de toda alimentação oral sem a utilização da sonda nasogástrica. A utilização de fluido por via intravenosa deve ser acompanhada da correção dos distúrbios hidroeletrolíticos, especialmente a hiperglicemia e a hipocalcemia. A meperidina é a droga de escolha para o controle da dor porque produz menos espasmo do esfíncter de Oddi, ao contrário da morfina, que pode provocar esses espasmos.[76]

Quando a paciente apresenta sinais de mau prognóstico como insuficiência respiratória, hipotensão, hipocalcemia e necessidade de reposição hídrica em grande quantidade, esta deve ser encaminhada à unidade de terapia intensiva (UTI). Se a paciente persistir com febre e houver suspeita diagnóstica de sepse, a introdução de antibioticoterapia é imperativa.

A maioria das pacientes responde ao tratamento clínico em poucos dias e pode iniciar dieta líquida após um período de 4 a 5 dias. A cirurgia pode ser necessária em casos refratários ao tratamento medicamentoso, para a remoção de tecido pancreático necrosado e drenagem de abscesso. Se ocorrer colangite ou obstrução biliar, a colangiopancreatografia retrógrada endoscópica deve ser considerada. Esse procedimento para extração de litíase que obstrui o ducto biliar comum mostrou-se seguro e efetivo durante a gravidez.[16,76]

## OBSTRUÇÃO INTESTINAL

A obstrução intestinal na gravidez ocorre em 1:2.500 a 3.500 partos.[31] Sua principal causa são as aderências, que correspondem a 60 a 70% dos casos e ocorrem no primeiro trimestre, durante o terceiro trimestre ou no pós-parto.[31] O volvo é a segunda causa de obstrução intestinal e corresponde a aproximadamente 25% dos casos.[88] Outras causas, como intussuscepção, hérnia e câncer são raras.

A incidência de obstrução intestinal aumentou nas últimas décadas, provavelmente pelo aumento de cirurgias que causam aderências abdominais, como a apendicectomia, principalmente quando o apêndice está supurado.[31]

Em revisão de literatura,[23] observou-se que a mortalidade fetal em decorrência da obstrução intestinal ocorreu em 26% dos casos. Nesse mesmo estudo, observaram-se seis casos de morte materna em 66 casos de obstrução intestinal na gravidez.

### DIAGNÓSTICO

Os sintomas típicos de obstrução intestinal na gravidez são: dor abdominal, obstipação e vômitos. Nos casos de obstrução alta, o período entre os sintomas é normalmente curto (de 4 ou 5 minutos) e frequentemente caracterizado por dor difusa e pouco localizada no abdome superior. A obstrução do cólon pode se manifestar como dor abdominal baixa ou perineal, com intervalo maior entre os sintomas (de 15 a 20 minutos).[31] Ao exame físico, o abdome é usualmente distendido e doloroso.

Se há a suspeita diagnóstica de obstrução intestinal, a radiografia de abdome deve ser realizada. As radiografias de abdome seriadas podem ser necessárias, com intervalo de 4 a 6 horas, para identificar a presença de nível hidroaéreo ou aumento progressivo da dilatação intestinal. Em uma série de casos, observaram-se padrões típicos de obstrução intestinal em 75% dos casos.[23] Se não forem verificados achados típicos na radiografia simples de abdome, as radiografias com a administração de contraste oral podem ser realizadas se houver ainda suspeita de obstrução intestinal. A exposição fetal à radiação ionizante deve ser considerada em relação às mortalidades fetais e maternas resultantes da falha de diagnóstico.[31]

### TRATAMENTO

O tratamento de obstrução intestinal na gravidez não difere do tratamento da paciente não grávida. Primeiramente, inicia-se a reposição hídrica intravenosa e de eletrólitos, realiza-se a descompressão intestinal por sonda nasogástrica com jejum oral e, se a terapêutica clínica falhar, indica-se o tratamento cirúrgico oportunamente. A perda de líquido e eletrólitos decorrente de vômitos, sondagem nasogástrica, perda intraluminal, edema da parede abdominal e líquido peritoneal pode resultar em insuficiência renal pré-renal, hipovolemia, choque e morte.[31] A sondagem vesical de demora deve ser realizada para avaliar o débito urinário.

Se a intervenção cirúrgica for indicada, recomenda-se incisão mediana longitudinal.[31] Dependendo da idade gestacional, como no terceiro trimestre, a interrupção da gravidez pode ser necessária em razão do risco de morte fetal.

O intestino acometido e outras áreas aparentemente sadias devem ser cuidadosamente examinadas por cirurgião experiente, pois pode ocorrer mais de uma área de obstrução. Deve-se também avaliar a viabilidade intestinal para descartar áreas de necrose; se viabilidade alterada for detectada, realiza-se a ressecção segmentar com ou sem anastomose intestinal.

**PONTOS-CHAVE**

- A incidência da doença do refluxo gastroesofágico aumenta de acordo com a idade gestacional e o seu tratamento inicial se baseia na mudança de estilo de vida e na administração de antiácidos.
- A úlcera péptica é uma doença rara durante a gestação.
- O prognóstico da gestação nas pacientes portadoras de doença inflamatória intestinal depende da atividade da doença.
- A constipação intestinal na gravidez aumenta em razão dos fatores que alteram a motilidade do trânsito intestinal e/ou do colo.
- A doença hemorroidária na gestação deve ser tratada clinicamente.
- A principal causa de abdome agudo na gestação é a apendicite.

## REFERÊNCIAS BIBLIOGRÁFICAS

### Artigos de revisão


1. Angelini DJ. Gallbladder and pancreatic disease during pregnancy. J Perinat Neonatal Nurs 2002; 15(4): 1-12.
2. Baron TH, Ramirez B, Richter JE. Gastrointestinal motility disorders during pregnancy. Ann Int Med 1993; 118: 366-75.
3. Black WP. Acute appendicitis in pregnancy. BMJ 1960; 1: 1938-41.
4. Brent RL. Radiation teratogenisis. Teratology 1980; 21: 281-98.
5. Broussard CN, Richter JE. Treating gastroesophageal reflux disease during pregnancy and lactation: what are the safest therapy options? Drug Saf 1998; 19: 325-7.
6. Cappell MS. Gastric and duodenal ulcers during pregnancy. Gastroenterol Clin North Am 2003; 23: 263-308.
7. Gazet JC, Redding W, Rickett JW. The prevalence of haemorrhoids: a preliminary survey. Proc R Soc Med 1970; 63: S78-80.
8. Graham G, Baxi L, Tharakan T. Laparoscopic cholecystectomy during pregnancy: a case series and review of the literature. Obstet Gynecol Surv 1998; 53: 566-74.
9. Habal FM, Kapila V. Inflammatory bowel disease and pregnancy: evidence, uncertainty and patient decision-making. Can J Gastroenterol 2009; 23(1): 49-53.
10. Hanauer S. Medical therapy for ulcerative colitis. Gastroenterology 2004; 126: 1582-92.
11. Hulme-Moir M, Bartolo DC. Hemorrhoids. Gastroenterol Clin North Am 2001; 30: 183-9.
12. Janssen NM, Genta MS. The effects of immunosuppressive and anti-inflammatory medications on fertility, pregnancy, and lactation. Arch Intern Med 2000; 160: 610-9.
13. Kane S. Inflammatory bowel disease in pregnancy. Gastroenterol Clin North Am 2003; 32: 323-40.
14. Katz JA. Pregnancy and inflammatory bowel disease. Curr Opin Gastroenterol 2004; 20: 328-32.
15. Katz PO, Castell DO. Gastroesophageal reflux disease during pregnancy. Gastroenterol Clin North Am 1998; 27: 153-67.
16. Kilpatrick CC, Orejuela FJ. Management of the acute abdomen in pregnancy: a review. Curr Opin Obstet Gynecol 2008; 20(6): 534-9.
17. Korelitz BI. Inflammatory bowel disease and pregnancy. Gastroenterol Clin North Am 1998; 27: 213-24.
18. Lewis JH, Weingold AB. The use of gastrointestinal drugs during pregnancy and lactation. Am J Gastroenterol 1985; 80: 912-23.
19. Mahadevan U. Pregnancy and inflammatory bowel disease. Gastroenterol Clin North Am 2009; 38(4): 629-49.
20. Mahadevan U, Kane S, Sandborn WJ et al. Intentional infliximab use during pregnancy for induction or maintenance of remission in Crohn's disease. Aliment Pharmacol Ther 2005; 21(6): 733-8.
21. Misra MC, Imlitemsu. Drug treatment of haemorrhoids. Drugs 2005; 65: 1481-91.
22. Nisar PJ, Scholefield JH. Managing haemorrhoids. BMJ 2003; 327: 847-51.
23. Perdue PW, Johnson HW, Stafford PW. Intestinal obstruction complicating pregnancy. Am J Surg 1992; 164: 384-8.
24. Podolsky DK. Medical progress: inflammatory bowel disease. N Engl J Med 2002; 347(6): 417-29.
25. Prather CM. Pregnancy-related constipation. Curr Gastroenterol Rep 2004; 6: 402-4.
26. Ramin KD, Ramsey PS. Disease of the gallbladder and pancreas in pregnancy. Obstet Gynecol Clin North Am 2001; 28(3): 571-80.
27. Richter JE. Gastroesophageal reflux disease during pregnancy. Gastroenterol Clin North Am 2003; 32: 235-61.
28. Richter JE. Review article: the management of heartburn in pregnancy. Aliment Pharmacol Ther 2005; 22: 749-57.
29. Sandweiss DJ, Podolsky HM, Saltztein HC et al. Deaths from perforation and hemorrhage of gastroduodenal ulcer during pregnancy and puerperium: review of literature and a report of one case. Am J Obstet Gynecol 1943; 45: 131-6.
30. Sardinha TC, Corman ML. Haemorrhoids. Surg Clin North Am 2002; 82(6): 1153-67.
31. Sharp HT. The acute abdomen during pregnancy. Clin Obstet Gynecol 2002; 45: 405-13.
32. Stanley AD, Tembelis M, Patlas M et al. Magnetic resonance imaging of acute abdominal pain in the pregnant patient. Magn Reson Imaging Clin N Am 2022; 30(3): 515-32.
33. Stone K. Acute abdominal emergencies associated with pregnancy. Clin Obstet Gynecol 2002; 45: 553-61.
34. Subhani JM, Hamilton MI. The management of inflammatory bowel disease during pregnancy. Aliment Pharmacol Ther 1998; 12: 1039-53.
35. Wald A. Constipation, diarrhea and symptomatic hemorrhoids during pregnancy. Gastroenterol Clin North Am 2003; 32: 309-22.
36. Warsof SL. Medical and surgical treatment of inflammatory bowel disease in pregnancy. Clin Obstet Gynecol 1983; 26: 822-31.


### Artigos originais


37. Alstead EM et al. Safety of azathioprine in pregnancy in inflammatory bowel disease. Gastroenterology 1990; 99: 443-6.
38. Andersen B, Nielsen TF. Appendicitis in pregnancy: diagnosis, management and complications. Acta Obstet Gynecol Scand 1999; 78: 758-62.
39. Anderson AS. Constipation during pregnancy: incidence and methods used in its treatment in a group of Cambrideshire women. Health Visitor 1984; 12: 363.
40. Babaknia A, Parsa H, Woodruff JD. Appendicitis during pregnancy. Obstet Gynecol 1977; 50: 40-4.
41. Baer JL, Reis RA, Arens RA. Appendicitis in pregnancy with changes in position and axis of the normal appendix in pregnancy. JAMA. 1932;52:1359–1364.
42. Baird RM. Peptic ulceration in pregnancy: report of a case with perforation. Can Med Assoc J 1996; 94: 861-2.
43. Bell CM, Habal FM. Safety of topical 5-aminosalicylic acid in pregnancy. Am J Gastroenterol 1997; 92: 2201-2.
44. Berkovitch M, Pastuszak A, Gazarian M, Lewis M, Koren G. Safety of the new quinolones in pregnancy. Obstet Gynecol 1994; 84: 535-8.
45. Boyd HA, Basit S, Harpsøe MC, Wohlfahrt J, Jess T. Inflammatory bowel disease and risk of adverse pregnancy outcomes. PLoS One 2015; 10(6): e0129567.
46. Braverman DZ, Herbet D, Goldstein R et al. Postpartum restoration of pregnancy-induced cholecystoparesis and prolonged intestinal transit time. J Clin Gastroenterol 1988; 10: 642-6.
47. Cappell MS, Sidhom O. A multicenter, multiyear study of the safety and clinical utility of esophagogastroduodenoscopy in 20 consecutive pregnancy females with follow-up of fetal outcome. Am J Gastroenterol 1993; 88: 1900-5.
48. Castro MA, Shipp TD, Castro EE et al. The use of helical computed tomography in pregnancy for the diagnosis of acute appendicitis. Am J Obstet Gynecol 2001; 184: 954-7.
49. Devore GR, Braken M, Berkowitz RL. The amylase/creatinine clearance ratio in normal pregnancy and pregnancies complicated by pancreatitis, hyperemesis, and toxemia. Am J Obstet Gynecol 1980; 136: 747-54.
50. Diav-Citrin O, Park YH, Veerasuntharam G. The safety of mesalamine in human pregnancy: a prospective controlled cohort study. Gastroenterology 1998; 114: 23-8.
51. Dixon NP, Faddis DM, Silberman H. Aggressive management of cholecystitis during pregnancy. Am J Surg 1987; 154: 292-4.
52. Dominitz JA, Young JCC, Boyko EJ. Outcomes of infants born to mothers with inflammatory bowel disease: a population-based cohort study. Am J Gastroenterol 2002; 97: 641-8.
53. Drossman DA. Characterization of intestinal function and diagnosis of irritable bowel syndrome by surveys and questionnaires. Gastroenterol Clin Biol 1990; 14: 37C.
54. Filippone M, Malmud L, Kryston L et al. Esophageal and LES pressure (LESP) in male transsexuals treated with female sex hormones. Clin Res 1983; 31: A282.

55. Fill Malfertheiner S, Malfertheiner MV, Mönkemüller K, Röhl FW, Malfertheiner P, Costa SD. Gastroesophageal reflux disease and management in advanced pregnancy: a prospective survey. Digestion 2009; 79(2): 115-20.
56. Fisher RS, Roberts GS, Grabowski et al. Altered lower esophageal sphincter function during early pregnancy. Gastroenterology 1978; 74: 1233-7.
57. Fisher RS, Roberts GS, Grabowski et al. Inhibition of lower esophageal sphincter circular muscle by female sex hormones. Am J Physiol 1978; 234: E243-7.
58. Fonager K, Sorensen HT, Olsen J et al. Pregnancy outcome for women with Crohn's disease: a follow-up study based on linkage between national registries. Am J Gastroenterol 1998; 93: 2426-30.
59. Habal FM, Hui G, Greenberg GR. Oral 5-aminosalicylic acid for inflammatory bowel disease in pregnancy: safety and clinical course. Gastroenterology 1993; 105: 1057-60.
60. Johanson JF, Sonnenberg A. The prevalence of hemorrhoids and chronic constipation: an epidemiologic study. Gastroenterology 1990; 98: 380-6.
61. Kornfeld D, Cnattingius S, Ekbom A. Pregnancy outcomes in women with inflammatory bowel disease: a population-based cohort study. Am J Obstet Gynecol 1997; 177: 942-6.
62. Land GD, Dougall A. Comparative study of Algicon suspension and magnesium trisilicate mixture in the treatment of reflux dyspepsia of pregnancy. Br J Clin Pract 1999; 66: 48-51.
63. Lawson M, Kern Jr. F, Everson GT. Gastrointestinal transit time in human pregnancy: prolongation in the second and third trimesters followed by postpartum normalization. Gastroenterology 1985; 89: 996-9.
64. Lee S, Bradley JP, Mele MM et al. Cholelithiasis in pregnancy: surgical versus medical management. Obstet Gynecol 2000; 95: S70.
65. Levy N, Lemberg E, Sharf M. Bowel habits in pregnancy. Digestion 1977; 4: 216.
66. Lim HK, Bae SH, Seo GS. Diagnosis of acute appendicitis in pregnant women: Value of sonography. Am J Roentgenol. 1992; 159: 539-42.
67. Lind F, Smith AM, McIver DK et al. Heartburn in pregnancy: a manometric study. Can Med Assoc 1968; 98: 571-4.
68. Ludvigsson JF, Ludvigsson J. Inflammatory bowel disease in mother or father and neonatal outcome. Acta Pediatr 2002; 9: 145-51.
69. Marrero JM, Goggin PM, Caestecker JS et al. Determinants of pregnancy heartburn. Br J Obstet Gynaecol 1992; 99: 731-4.
70. Mogadam M, Korelitz BI, Ahmed SW, Dobbins WO 3rd, Baioceo PJ. The course of inflammatory bowel disease during pregnancy and postpartum. Am J Gastroenterol 1981; 75: 265-9.
71. Moser MA, Okun NB, Mayes DC et al. Crohn's disease, pregnancy, and birth weight. Am J Gastroenterol 2000; 95: 1021-6.
72. Mourad J, Elliott JP, Erickson L et al. Appendicitis in pregnancy: new information that contradicts long-held clinical beliefs. Am J Obstet Gynecol 2000; 182: 1027-9.
73. Mourad J, Elliott JP, Erickson L et al. Appendicitis in pregnancy: new information that contradicts long-held clinical beliefs (acute appendicitis in pregnant women – value of sonography). Am J Roentgenol 1992; 159: 539-42.
74. Nagler R, Spiro HM. Heartburn in late pregnancy: manometric studies of esophageal motor function. J Clin Invest 1961; 40: 954-70.
75. Neri I et al. Polyethylene glycol electrolyte solution (Isocolan) for constipation during pregnancy: an observational open-label study. J Midwifery Womens Health 2004; 49: 355-8.
76. Nesbit TH, Kay HH, McCoy MC et al. Endoscopic management of biliary disease during pregnancy. Obstet Gynecol 1996; 87: 806.
77. Nguyen GC, Harris ML, Dassopoulos T. Insights in immunomodulatory therapies for ulcerative colitis and Crohn's disease. Curr Gastroenterol Rep 2006; 8(6): 499-505.
78. Norgard B, Fonager K, Sorensen HT et al. Birth outcomes of women with ulcerative colitis: a nationwide Danish cohort study. Am J Gastroenterol 2000; 95: 3165-70.
79. Ording KO, Juul S, Berndtsson I et al. Ulcerative colitis: female fecundity before diagnosis, during disease, and after surgery compared with a population sample. Gastroenterology 2002; 122: 15-9.
80. Printen KJ, Ott RA. Cholecystectomy during pregnancy. Am Surg 1978; 44(7): 432-4.
81. Rosa FW, Baum C, Shaw M. Pregnancy outcomes after first-trimester vaginitis drug therapy. Obst Gynecol 1987; 69: 751-5.
82. Spence AA, Moir DD, Finlay WEI. Observations on intragastric pressure. Anesthesia 1967; 22: 249-56.
83. Stauffer RA, Adams A, Wygal J et al. Gallbladder disease in pregnancy. Am J Obstet Gynecol 1982; 6: 661-4.
84. Swisher S, Schmit P, Hunt K et al. Biliary disease during pregnancy. Am J Surg 1994; 168: 576-9.
85. van Thiel DH, Gavaler JS, Joshi SN, Sara RK, Stremple J. Heartburn of pregnancy. Gastroenterology 1977; 72: 666-8.
86. Wald A, Van Thiel DH, Hoechstetter BS et al. Effect of pregnancy on gastrointestinal transit. Dig Dis Sci 1992; 27: 1015-8.
87. Weingold AB. Appendicitis in pregnancy. Clin Obstet Gynecol 1983; 26: 801-9.
88. Wenetick LH, Roschen FP, Dunn JM. Volvulus of the small bowel complicating pregnancy. J Reprod Med 1973; 14: 82-3.
89. Wilkinson EJ. Acute pancreatitis in pregnancy: a review of 93 cases and a reportof 8 new cases. Obstet Gynecol Surv 1973; 28: 281-303.
90. Young KR. Acute pancreatitis in pregnancy: two case reports. Obstet Gynecol 1982; 60: 653-7.

## Diretrizes

91. ASGE Standard of Practice Committee; Shergill AK, Ben-Menachem T, Chandrasekhara V et al. Guidelines for endoscopy in pregnant and lactating women. Gastrointest Endosc 2012; 76(1): 18-24.
92. Food and Drug Administration. Department of Health and Human Services. Center for Drug Evaluation and Research. Disponível em: http://www.fda.gov/drugs. Acesso em: 14/03/2023.

## Editorial/carta ao editor

93. Berkovich M, Elbirt D, Addis A et al. Fetal effects of metoclopramide therapy for nausea and vomiting of pregnancy. N Engl J Med 2000; 343: 445-6.

## Livros

94. Briggs GG, Freeman RK, Yaffee SJ, editors. Drugs in pregnancy and lactation: a reference guide to fetal and neonatal risk. 5.ed. Baltimore: Williams & Wilkins; 1998.
95. Weiner CP, Buhimschi C. Drugs for pregnant and lactating women. Philadelphia: Churchill Livingstone; 2004.

## Revisões sistemáticas/metanálises

96. Cornish JA, Tan EKW, Teare J et al. A meta-analysis on the influence of inflammatory bowel disease on pregnancy. Gut 2006; 21.
97. Gill SK, O'Brien L, Einarson TR, Koren G. The safety of proton pump inhibitors (PPIs) in pregnancy: a meta-analysis. Am J Gastroenterol 2009; 104(6): 1541-5.
98. O'Toole A, Nwanne O, Tomlinson T. Inflammatory bowel disease increases risk of adverse pregnancy outcomes: a meta-analysis. Dig Dis Sci 2015 [no prelo].
99. Papi C, Luchetti R, Gili L et al. Budesonide in the treatment of Crohn's disease: a meta-analysis. Aliment Pharmacol Ther 2000; 14(11): 1419-28.

# Capítulo 55

# Doenças hepáticas, biliares e pancreáticas



## INTRODUÇÃO

Diversas doenças podem acometer o fígado, o pâncreas e as vias biliares, com possíveis repercussões clínicas maternas e fetais. Apesar de não serem frequentes, algumas dessas doenças podem ser graves. A compreensão da fisiopatologia e o diagnóstico correto permitem o tratamento precoce e, assim, complicações significativas para o binômio materno-fetal podem ser evitadas.[23,153,154]

## DOENÇAS HEPÁTICAS

Na gravidez, as doenças hepáticas podem ser divididas em: crônicas (prévias à gestação), específicas da gestação ou coincidentes com ela.

As doenças hepáticas específicas da gestação são aquelas que se solucionam após o término da gravidez, como: alteração hepática decorrente de hiperêmese gravídica, coléstase gravídica, esteatose aguda do fígado e alterações hepatocelulares decorrentes de pré-eclâmpsia.[30,151,153,154] Já as doenças hepáticas coincidentes com a gravidez podem ser hepatites virais e induzidas por drogas. Por fim, as doenças crônicas prévias à gestação são hepatites crônicas, cirrose hepática e alterações hepáticas pós-transplantes.[151,153,154]

Neste capítulo, serão abordadas as seguintes doenças: coléstase gravídica, esteatose aguda do fígado, hepatites virais, hepatites crônicas, cirrose hepática, hipertensão portal e varizes esofágicas, hepatites medicamentosas e alterações hepáticas após transplantes de fígado.

### COLÉSTASE GRAVÍDICA

#### Definição

A coléstase gravídica, ou coléstase intra-hepática da gestação, é uma forma reversível de coléstase que algumas gestantes manifestam no terceiro trimestre.[30] É a doença hepática mais comum na gravidez e a segunda maior causa de icterícia no terceiro trimestre, permanecendo atrás apenas das hepatites virais. A lesão histológica principal é a coléstase intra-hepática com bile centrilobular na ausência de células inflamatórias ou mesenquimais.[151,153,154]

#### Epidemiologia e etiopatogenia

Apesar de a causa da coléstase permanecer desconhecida e complexa, aparentemente existe um efeito colestático dos hormônios sexuais que atinge mulheres geneticamente suscetíveis. Em razão das influências genéticas envolvidas, a incidência é variável ao redor do mundo, com média de dez a cem casos a cada 10 mil gestações. Apresenta elevada incidência em localidades como Chile, Bolívia, Escandinávia e China; e baixa nos Estados Unidos da América (EUA) e em Israel. No Chile, a prevalência dessa doença é de 4,7% nas gestações únicas e de 20,9% nas gestações múltiplas, enquanto na Índia relata-se uma incidência de 28%. A taxa de recorrência da doença é elevada, entre 40 e 60%,[42] mas a gravidade varia de uma gestação para outra.[38,115] Usualmente, são mais acometidas mulheres com gestações múltiplas, gravidez por fertilização assistida e mulheres com idade superior a 35 anos.

Recente artigo chinês relata alta prevalência da doença (3,8%) e fatores de risco como idade materna < 25 anos e ≥ 35 anos, baixo peso e obesidade pré-gestacional, presença de AgHBs positivo, gemelaridade, baixa escolaridade materna, ganho de peso gestacional inadequado, multiparidade, fertilização *in vitro*, cesárea prévia e número de abortos ≥ 2. Além disso, a presença de coléstase se associou com aumento do risco de desfechos maternos de cesárea e parto prematuro, e de desfechos neonatais de baixo peso ao nascer e internação em unidade neonatal.[138]

Há autores que defendem que essa doença poderia ser causada por deficiência na metabolização de progesterona. Alguns relacionam a doença com mutações genéticas,[51,94] principalmente a mutação do gene ABCB4, que codifica a proteína que transporta a fosfatidilcolina de dentro para fora da membrana canalicular (MDR3, do inglês *multidrug resistance protein 3*), sugerindo associação entre a redução da atividade desse gene e o desenvolvimento da doença. Outros a correlacionam a um defeito no ATP8B1, gene que codifica o principal receptor para ácidos biliares chamado receptor *farnesoid X*.[64] De qualquer forma, estudos recentes atribuem quase metade dos casos de coléstase gravídica a alterações genéticas, incluindo variações em 8 localizações diferentes.[67] Esse fato sugere que, durante a gestação, há redução generalizada na secreção de bile que, combinada a um defeito subclínico prévio em qualquer desses transportadores, possibilita o acúmulo de ácidos biliares no sangue e os sintomas da coléstase. Não se sabe por que ocorre a redução na excreção de bile, mas a principal hipótese é a de que esse mecanismo esteja relacionado à presença de altos níveis de hormônios circulantes durante o terceiro trimestre da gestação. O fato de que o uso de contraceptivos orais pode induzir coléstase intra-hepática corrobora isso. Além disso, a doença apresenta piora relacionada a gestações múltiplas e pode reincidir com o retorno da menstruação e também durante terapia de reposição hormonal. Ainda não se tem ciência exata de como seriam os mecanismos envolvidos na atuação hormonal. Experimentos em animais *in vivo* mostraram que os metabólitos estrogênicos conjugados podem ser colestáticos, mas a progesterona também deve fazer parte do processo, uma vez que se apresenta em altos níveis no fim da gestação. Esses hormônios apresentam efeito inibitório nos transportadores canaliculares, mas é possível que também ocorra alteração na composição da membrana dos hepatócitos ou que haja redução global na expressão desses transportadores, bem como maior degradação destes. Algumas drogas, como a azatioprina, também alteram o transporte canalicular de ácidos biliares, os quais também estão envolvidos na etiologia da doença. O prurido costuma se antecipar a alterações laboratoriais em 1 a 3 semanas. Embora não se tenha claro de que forma o prurido ocorre, a ideia anterior de que seria por impregnação da pele por ácidos biliares ou por conjugados da bilirrubina atualmente parece não ter papel preponderante, podendo ser principalmente pela ação local de certos lisofosfolipídios e metabólitos de progesterona sulfatados. De qualquer forma, esses potenciais agentes pruritogênicos se ligariam a receptores em fibras C não mielinizadas de coceira na pele, desencadeando o quadro clínico.[5] Mas outra via possível seria ainda o aumento da biodisponibilidade de receptores opioides no cérebro. Por outro lado, variações sazonais nos países de alta incidência sugerem ainda a participação ambiental.[29,109]

## Quadro clínico e diagnóstico

O quadro é iniciado por prurido principalmente nas palmas das mãos e nas plantas dos pés e mais no período noturno com piora progressiva, podendo se tornar contínuo. Aproximadamente 2 semanas depois, surgem as alterações laboratoriais, com icterícia clinicamente detectável em algumas pacientes, podendo se manter até o parto. O prurido piora com o início da icterícia e das alterações laboratoriais, mas não promove lesões dermatológicas específicas. Pode levar, no entanto, à formação de escoriações por trauma de coçadura na pele. Os sintomas geralmente regridem 2 dias após o parto. A maioria dos quadros (mais de 80%) ocorre depois de 30 semanas de gestação, entretanto, casos precoces, ainda no 2º trimestre também são relatados na literatura.

Outros sintomas incomuns são anorexia, desconforto epigástrico, esteatorreia e colúria. A má absorção das gorduras pode provocar perda de peso e deficiência de vitaminas, particularmente de vitamina K, deficiência esta que pode alargar o tempo de protrombina e assim ocasionar hemorragia materna, durante a gravidez e após o parto, e hemorragia intracraniana fetal. Outras causas de prurido e icterícia devem ser excluídas, como colelitíase, cirrose biliar primária, colangite esclerosante, hepatites virais, hepatites autoimunes e hepatotoxicidade por drogas. Dor, hepatomegalia, esplenomegalia ou febre sugerem outras etiologias.[99,121,151]

Os níveis séricos de bilirrubina raramente atingem valores muito elevados, normalmente sem superar os níveis de 6 mg/dL. Elevações superiores fazem pensar em outras hipóteses diagnósticas. A fosfatase alcalina pode ter seus níveis aumentados em até cinco a dez vezes o valor normal; no entanto, deve-se sempre ter em mente que parte desse aumento é fisiológico, graças à produção da enzima pela placenta. Marcador importante da coléstase em outras situações clínicas, a gamaglutamiltranspeptidase (GGT) encontra-se aumentada em cerca de apenas um terço dos casos, sendo no entanto esta alteração mais comum do que a elevação das bilirrubinas, presente em apenas um quarto dos casos. As transaminases (aspartato aminotransferase e alanina aminotransferase) apresentam-se elevadas em 60% das vezes, podendo apresentar-se de duas a dez vezes mais altas em relação ao valor normal. Colesterol e triglicérides podem se apresentar ainda mais elevados quando comparados com os de gestantes sem coléstase gravídica.[31,42]

Para exemplificar a magnitude dessas alterações, levantamento recente no HC-FMUSP demonstrou as seguintes médias de exames laboratoriais na admissão hospitalar: bilirrubina total = 2,2 mg/dL; bilirrubina direta = 1,6 mg/dL; transaminase glutâmico-pirúvica = 83 U/L; transaminase glutâmico-oxalacética = 52 U/L; fosfatase alcalina = 215 U/L; gamaglutamiltranspeptidase = 58 U/L. Como as alterações laboratoriais demoram algumas semanas para se manifestar, é importante que os exames de sangue sejam repetidos semanalmente até confirmação.

Os ácidos biliares são o produto final do metabolismo hepático do colesterol e podem ser o único marcador laboratorial da coléstase gravídica. Embora a dosagem de bilirrubina total e frações seja acessada mais facilmente, o marcador bioquímico com maior acurácia para o diagnóstico dessa morbidade é a dosagem dos ácidos biliares, que apresentam aumento de no mínimo três vezes o valor normal, mas normalmente 10 a 25 vezes o valor de referência, que varia de acordo com o método utilizado. Geralmente, as demais alterações laboratoriais hepáticas são mais precoces do que as dos ácidos biliares.[31,42,64,78,79,96]

Trabalho recente traz um *cut-off* diagnóstico para a dosagem de ácidos biliares de 8,6 mcmol/L, com sensibilidade de 87,6% e especificidade de 93,3%, rendendo uma área sob a curva ROC de 0,937. As gestantes sem coléstase tinham dosagem média de 3,7 mcmol/L, e as com coléstase tinham uma média bem superior, de 20,2 mcmol/L, sendo que 83,8% das gestantes com coléstase possuíam dosagem superior a 10 mcmol/L.[139] Atualmente, a maioria dos autores concorda com níveis diagnósticos de 10 mcmol/L.

Uma vez que a coléstase gravídica é diagnóstico de exclusão, o uso da ultrassonografia abdominal poderá ajudar a excluir a presença de cálculos nas vias biliares ou outras doenças hepáticas. A confirmação histológica é desnecessária, exceto em casos atípicos em que os sintomas se iniciem antes de 20 semanas de gestação, a icterícia preceda o prurido ou ocorra persistência dos sintomas após o parto. Histologicamente, as áreas periportais não apresentam mudança e a arquitetura hepatocelular permanece preservada. As áreas centrilobulares, no entanto, apresentam dilatação dos ductos biliares, muitos contendo rolhas de bile. Estruturalmente, há destruição e atrofia dos microvilos nos canalículos biliares, sendo que essas alterações tendem a regredir após a gestação.[43,100]

As mulheres com coléstase gravídica na gestação prévia, história familiar da doença ou icterícia exacerbada pelo uso de estrógenos devem ser cuidadosamente acompanhadas durante a gravidez. Medidas seriadas de ácidos biliares, bilirrubinas, transaminases e fosfatase alcalina são essenciais.[21,147]

## Tratamento e prognóstico

O prognóstico materno é bom. Prurido e icterícia tendem a regredir rapidamente após o parto, mas a recorrência desse quadro clínico pode acontecer durante gestações subsequentes, no retorno ao ciclo menstrual, no uso de pílula anticoncepcional e na reposição hormonal.[151,153]

O tratamento da coléstase gravídica é aceito por grande parte dos autores, pois, mesmo que o prognóstico materno seja favorável, ainda há risco de sofrimento e óbito fetal, além de parto prematuro.

Algumas medidas para tratamento do prurido, como exposição à luz ultravioleta e utilização de colestiramina, fenobarbital e S-adenosilmetionina, têm apresentado resultados desapontadores em estudos randomizados; no entanto, podem ser benéficas individualmente. A sedação causada pelo uso de fenobarbital e anti-histamínicos, que ultrapassam a barreira placentária durante a gravidez ou pelo leite materno após o parto, pode agravar a dificuldade respiratória do recém-nascido, principalmente quando prematuro. O uso de anti-histamínicos pode ser benéfico para o alívio dos sintomas maternos,[35] mas não age na diminuição dos ácidos biliares e não modifica outras alterações laboratoriais; portanto, não interfere no controle da doença. As doses preconizadas de anti-histamínicos são: hidroxizina 25 mg a cada 6 ou 8 horas; loratadina 10 mg/dia; ou clorfeniramina na dose de 4 mg, a cada 6 horas. O tratamento local com cremes hidratantes, loção de calamina, creme aquoso com mentol a 2% ou *cold cream* pode ajudar em grande parcela dos casos, com alívio do prurido, podendo ser considerado complementar.

O uso do ácido ursodesoxicólico (AUDC), na dose de 600 a 1.200 mg/dia, é considerado atualmente a primeira opção terapêutica, com melhora do prurido em 61% das vezes, além de importante ação nas anormalidades laboratoriais. Revisão sistemática da Cochrane atualizada em 2020, com 26 estudos e 2.007 gestantes, comparando AUDC com placebo, demonstrou melhora do prurido e diminuição nos níveis de ácidos biliares e de ALT, além de diminuição na taxa de prematuridade, mas sem diferença significativa nas taxas de sofrimento fetal e de óbito fetal. De qualquer forma, não houve evidência suficiente para indicar que os demais tratamentos possam ser efetivos.[168] Outro estudo de revisão sistemática, com menor restrição metodológica, analisando 34 estudos e 6.974 mulheres, conseguiu uma conclusão favorável sobre o uso de AUDC na diminuição não só de prematuridade, mas também de líquido meconial e de um *composite* neonatal, que incluía natimortalidade, admissão em UTI neonatal e prematuridade.[166] Estudos em animais, no entanto, têm mostrado possível teratogenicidade do produto, fazendo com que seu uso seja contraindicado no primeiro trimestre. Por conta da má absorção de vitaminas lipossolúveis, preocupa a deficiência da vitamina K e, como consequência, possíveis intercorrências hemorrágicas. Um trabalho recente indicou que, apesar dos índices de coagulograma estarem normais em 98,6% das pacientes com coléstase gravídica, havia hipovitaminose K em 59,2% delas.[74] Assim, a suplementação de vitaminas lipossolúveis, particularmente vitamina K, pode ser necessária, sendo indicada por vários autores.[2,4,71,72,106,156]

Outras drogas de segunda linha seriam a colestiramina, a rifampicina, e a s-adenosilmetionina (SAME), além da dexametasona. Apesar de não haver estudos randomizados controlados, o uso da rifampicina como droga de segunda linha em associação ao ácido ursodesoxicólico é descrito para casos de falha terapêutica. É possível que esse antibiótico potencialize a ação do AUDC e melhore a excreção de ácidos biliares, por funcionar como agonista de um receptor pregnano que intervém em vários processos de desintoxicação hepato-biliar. Contudo, possui potenciais efeitos adversos, como náuseas, inapetência, anemia hemolítica e toxicidade renal. Outra possibilidade terapêutica seria o uso da colestiramina, na dose entre 2-4 e 16 g/dia, que agiria como quelante dos sais biliares, diminuindo sua absorção. Entretanto, está associada a efeitos colaterais como constipação e desconforto abdominal, além de atuar diminuindo a absorção de vitaminas liposolúveis, como a vitamina K, especialmente em doses mais altas.

O aumento da concentração de ácidos biliares maternos pode se correlacionar com a gravidade do prurido e tornar maior o risco de sofrimento fetal. Nos casos adequadamente controlados, com parâmetros laboratoriais normais, não se deve ultrapassar 37 semanas e se indica a interrupção terapêutica da gravidez ao se alcançar o termo, conduta concordante com a maioria das diretrizes internacionais, como a do *Royal College of Obstetricians and Gynecologists* (RCOG) e do *American College of Obstetricians and Gynecologists* (ACOG). Outras sociedades, como a *Society for Maternal-Fetal Medicine*, preferem indicar o parto de acordo com a dosagem de ácidos biliares, permitindo que se prossiga além da 37ª semana quando essa dosagem for menor que 40 micromol/L. A conduta preconizada pela Clínica Obstétrica do HC-FMUSP recomenda parto até 37 semanas, baseando-se nos dados da literatura de aumento da mortalidade fetal após essa idade gestacional. O parto poderá ser antecipado em casos mais graves, com aumento dos níveis de ácidos biliares ou dos demais marcadores, sem resultado terapêutico satisfatório ou se houver suspeita de sofrimento fetal, independentemente da presença de maturidade pulmonar fetal.

Mediante risco de sofrimento fetal e óbito fetal repentino, sem fisiopatologia bem esclarecida, preconiza-se a monitorização da vitalidade fetal (cardiotocografia e perfil biofísico fetal) com base no diagnóstico, diariamente, enquanto as enzimas estiverem alteradas, e 1-2 vezes por semana, quando o quadro laboratorial estiver normalizado. Existem, entretanto, diversos relatos de mulheres com coléstase gravídica e óbito intrauterino mesmo com vitalidade normal. Alguns autores relatam que pode ocorrer um aumento no intervalo PR eletrocardiográfico nesses fetos, o que pode promover parada cardíaca fetal.[151]

Outros associam a coléstase gravídica não só ao aumento no intervalo PR, como também ao aumento na variabilidade de frequência cardíaca fetal (HRV, do inglês *heart rate variability*) e na concentração de N-terminal pro-B-type natriuretic peptide (NT-proBNP), que poderiam se associar com a sobrecarga cardíaca e o óbito fetais. É interessante que o tratamento com AUDC parece atenuar essas alterações cardíacas.[133] O risco de óbito fetal ainda é uma preocupação importante, apesar dos avanços no entendimento da doença e na monitorização do bem-estar fetal. Em estudo americano recente, Puljic et al.[116] apresentam risco de óbito fetal duas vezes maior em relação à população geral, com aumentos progressivos da taxa de natimortalidade de acordo com o aumento da idade gestacional, após 36 semanas, mesmo se controlando variáveis de confusão relevantes, o que nos leva a pensar sobre um adequado balanço entre o risco da prematuridade e do parto terapêutico, que seria desejável após 36 semanas.

Embora não existam boas evidências de estudos randomizados, o uso de vitamina K, seja na mãe nas últimas semanas da gravidez ou no recém-nascido imediatamente após o nascimento, parece ser de boa norma, podendo prevenir sangramento intracraniano fetal ou neonatal, complicação grave associada à diminuição sérica da vitamina K.[2,4,71,72,106,110,119] A administração na mãe deverá ser feita exclusivamente na forma parenteral, estando a via oral contraindicada pela diminuição na absorção, patrocinada pelo uso do AUDC ou da colestiramina.[35]

Estudos recentes em centros de referências de países de alta prevalência da doença têm mostrado prognóstico favorável.[4] O bem-estar materno-fetal está intrinsecamente relacionado com o melhor entendimento da patogênese e do metabolismo dos ácidos biliares, do prurido e da coléstase, assim como do estudo da toxicidade de medicamentos na gestação.[119]

Após o parto, preconizam-se a interrupção das medicações e a observação dos sintomas, com aferição dos níveis de marcadores laboratoriais inicialmente a cada 1 ou 2 dias até a normalização. Caso isso não ocorra, a paciente deve ser encaminhada ao hepatologista para avaliação de doenças hepáticas subjacentes.

## ESTEATOSE HEPÁTICA NA GESTAÇÃO

### Definição

A esteatose hepática se caracteriza pelo acúmulo de microvesículas contendo lípides nos hepatócitos, o que leva à disfunção hepática. O fígado se torna reduzido, macio, amarelo e frágil.

### Epidemiologia

A esteatose aguda da gravidez é uma complicação rara, com incidência que varia em torno de 5:100.000 a 30:100.000 gestações.[14] Geralmente, ocorre no final do terceiro trimestre, ainda que tenham sido descritos casos a partir de 26 semanas de gestação. É mais comum em nulíparas, gestantes com fetos do sexo masculino e gestações múltiplas. Ao contrário da coléstase gravídica, apresenta baixa recorrência nas gestações subsequentes.

### Etiopatogenia

A causa da esteatose hepática na gravidez é desconhecida. Alguns defendem que essa entidade esteja relacionada à desnutrição proteica. Alguns acreditam que, em razão do aumento mitocondrial com corpos densos observado no seu interior, essa doença seja um distúrbio metabólico (os complexos proteicos mitocondriais estariam relacionados à metabolização da cascata oxidativa). Outros postulam que a esteatose hepática é, na realidade, um distúrbio genético.[26,140]

Estudos têm mostrado uma possível relação da doença com alterações metabólicas na via da betaoxidação da mitocôndria. Existe ainda uma frequência maior e já estabelecida de doenças como a síndrome HELLP e a esteatose hepática em mulheres heterozigotas e cujos fetos apresentem homozigose no gene causador da deficiência de desidrogenase 3-hidroxiacil-coenzima A de cadeia longa (LCHAD). Atualmente, cogita-se que, em pacientes acometidas, essa associação pode chegar a 25%.[6] Aparentemente, a patogênese seria secundária a defeitos mitocondriais, sejam relacionados à LCHAD ou a outras enzimas envolvidas na oxidação gordurosa, levando ao acúmulo excessivo de ácidos graxos nos hepatócitos maternos, que por sua vez leva à lipotoxicidade, dano oxidativo, inflamação e necrose de hepatócitos.[103]

Tanto as anormalidades na mitocôndria como o metabolismo intermediário dos ácidos graxos podem estar envolvidos na etiologia da doença. Outros fatores, como o uso de anti-inflamatórios não hormonais ou o uso excessivo de tetraciclina, especialmente em mulheres com disfunção renal, são considerados fatores predisponentes em mulheres suscetíveis.[28,112]

### Quadro clínico e diagnóstico

É comum que a doença seja grave e apresente altas taxas de mortalidade fetal (20 a 50%) e materna (20 a 30%), principalmente quando há atraso em seu diagnóstico.[93] Por outro lado, atualmente, com a melhoria do diagnóstico e do tratamento, as taxas de mortalidade têm diminuído, apesar de ainda apresentar ampla variação. Mais recentemente, a taxa de mortalidade materna tem sido descrita entre 1,8 e 18% e a de mortalidade fetal variando de 9 a 23%.[14] Os sintomas iniciais geralmente são vagos, podendo durar de alguns dias a semanas e se manifestam por mal-estar, fadiga e anorexia, que progridem para náuseas, vômitos, dor abdominal e cefaleia. O quadro clínico pode incluir icterícia, polidipsia, prurido, edema, ascite, sinais de encefalopatia, tremor de mãos tipo *flapping* ou *asterixis*, hipertensão e diátese hemorrágica.[39] O quadrante superior direito do abdome pode apresentar-se doloroso à palpação, mas não há hepatomegalia. Em poucos dias, a paciente pode apresentar também sonolência e ficar comatosa. Não raramente a evolução para um quadro clínico grave e irreversível é rápido, em questão de horas, dificultando o manejo. Hematêmese e sangramento espontâneo ocorrem quando a paciente desenvolve hipoprotrombinemia e coagulação intravascular disseminada (CIVD) derivada de uma parada na produção de fatores coagulatórios. Em alguns casos, ocorre hipofibrinogenemia grave. Acidose metabólica, oligúria e, eventualmente, anúria ocorrem em aproximadamente 50% dos casos. Níveis séricos de amônia e lactato podem estar elevados, refletindo disfunção mitocondrial. Até metade das mulheres com AFLP também pode ter pré-eclâmpsia concomitante.[34] *Diabetes insipidus* pode acompanhar a doença, mas geralmente não persiste após o nascimento. A hipoglicemia é um sintoma comum e, como pouco frequente nos quadros de diagnóstico diferencial, torna-se sinal chave do diagnóstico.[3,23,84]

Os principais diagnósticos diferenciais incluem hepatite fulminante e disfunção hepática associada a doenças como síndrome HELLP ou pré-eclâmpsia. Porém, pode haver sobreposição de sintomas e sinais, sendo desenvolvido mais recentemente uma ferramenta de diagnóstico através dos critérios de Swansea (cidade do País de Gales), que tem se mostrado útil no reconhecimento da esteatose hepática, sem a necessidade de biópsia hepática. Para tanto, seis dos seguintes critérios deveriam estar presentes: náuseas/vômitos, dor abdominal, polidipsia/poliúria, encefalopatia, ascite ou fígado brilhante na ultrassonografia, disfunção renal (creatinina > 1,7 mg/dL), leucocitose (> 11.000/mL), níveis elevados de amônia, níveis elevados das transaminases, níveis elevados de bilirrubina (> 0,8 mg/dL), hipoglicemia (< 72 mg/dL), níveis elevados de ácido úrico (> 5,7 mg/dL), sinais de coagulopatia (tempo de protrombina > 14 segundos) e esteatose microvesicular na biópsia de fígado.[10,14,34]

Na esteatose hepática da gestação, as transaminases apresentam-se elevadas, usualmente 5 a 10 vezes o limite superior, mas geralmente permanecem em torno de 500 UI/L. As bilirrubinas séricas também se apresentam elevadas, mas geralmente permanecem abaixo de 5 mg/dL, raramente atingindo níveis superiores a 10 mg/dL. Como resultado da CIVD, o tempo de protrombina e o tempo de tromboplastina parcial ativada frequentemente se alargam. O baixo nível de fibrinogênio é acompanhado por elevada degradação dos produtos da fibrina como o dímero-D e a protrombina.[3,23,84]

A biópsia hepática revela depósitos microvesiculares de gordura pericentral, com pouco infiltrado inflamatório ou necrose hepática. As áreas periportais geralmente se encontram preservadas. Por conta da coagulopatia associada, não se realiza a biópsia hepática de rotina, a menos que haja grande importância da histologia para estabelecer o diagnóstico definitivo e assim planejar o tratamento. Nesses casos, pode-se administrar plasma concentrado antes da realização do procedimento.[23,127]

Ainda que diversos métodos de imagem, como ultrassonografia, tomografia computadorizada e ressonância nuclear magnética, tenham sido usados para a confirmação do diagnóstico, os resultados ainda não são convincentes. Alguns autores acreditam que a tomografia computadorizada possa estabelecer o diagnóstico ocasionalmente por meio de alterações na densidade hepática; no entanto, estudos mostram que a especificidade é baixa, encontrando-se ainda muitos resultados falso-negativos; por isso a importância dos critérios clínicos e laboratoriais de Swansea.[3,10,14,23,84,85]

### Tratamento

Após o diagnóstico, o parto deve ser realizado o mais precocemente possível. As pacientes com coagulopatia devem ter seus distúrbios corrigidos pela administração de plasma fresco congelado. Em casos de hipofibrinogenemia, o crioprecipitado pode ser necessário. Deve-se oferecer volume com aporte glicêmico adequado, pois a hipoglicemia é comum e pode ser fatal. A monitorização hemodinâmica invasiva pode ser necessária.[127]

O parto vaginal é preferível à cesárea, desde que com intensa vigilância da vitalidade fetal. Se não houver dilatação cervical, podem-se administrar drogas a fim de aumentar a probabilidade de parto vaginal. A cesárea pode ser realizada em casos de piora clínica da paciente. Alguns autores recomendam ainda a cesárea para diminuir o tempo de restauração da função hepática; porém, em vista da coagulopatia, o procedimento pode acarretar diversas complicações.[127]

Uma revisão sistemática apontou benefícios da cesárea em comparação com o parto normal, com diminuição de 44% no risco de morte materna (RR = 0,56; IC 95%: 0,41-0,76) e de 48% na morte perinatal (RR 0,52; IC 95%: 0,38-0,71), em cerca de 500 gestantes avaliadas em 37 artigos, sendo a grande maioria de pacientes asiáticas.[169]

Em função de complicações como acidose, hipoglicemia e hemorragia grave, em alguns casos, os fetos podem estar mortos no momento do diagnóstico; em outros, é possível que os fetos não tolerem o estresse do parto. A morte materna é relatada como resultado de sepse, aspiração brônquica de conteúdo gástrico, insuficiência renal, colapso circulatório, pancreatite e sangramento gastrointestinal. Em 20% dos casos, associa-se uma pancreatite aguda ao quadro. O tratamento é sintomático e de suporte das complicações. Em caso de falha terapêutica, o transplante hepático é uma alternativa, com relativo bom prognóstico, a depender das condições clínicas prévias.[103] Usualmente, a melhora clínica ocorre uma semana após o parto. O diagnóstico e o parto precoces permitem que mãe e filho melhorem suas chances de sobrevivência.[56,73]

Pode-se observar, na Tabela 1, um panorama das características das principais doenças hepáticas na gravidez.

## HEPATITES NA GRAVIDEZ

### Hepatites virais

A hepatite é a doença hepática grave mais comumente diagnosticada em mulheres grávidas. Há pelo menos cinco tipos de hepatite viral: hepatite A, hepatite B, hepatite D (em associação com hepatite B), hepatite C e hepatite E. Durante a fase aguda, as diferentes formas de hepatite são cli-

**TABELA 1. Principais características e diagnóstico diferencial das hepatopatias mais prevalentes da gravidez**

| | Hiperêmese gravídica | Coléstase gravídica | Esteatose aguda da gravidez | Síndrome HELLP | Hepatites virais |
|---|---|---|---|---|---|
| Trimestre | 1º | 2º/3º | 3º (e pós-parto) | 3º (e pós-parto) | 1º/2º/3º |
| Frequência | 0,3-2% | 0,1-5% | 0,01% | 0,2-0,6% | 0,5-1,0% |
| Bilirrubinas | < 4 mg/dL (BD) | < 5 mg/dL (BD) | < 10 mg/dL (BD) | < 5 mg/dL (BI) | 5-10 mg/dL (BD) |
| Transaminases | Elevação 1-2 x (50%) | Elevação 1-5 x | Elevação 5-10 x | Elevação 1-100 x | > 500/1.000 |
| HDL | Normal | Normal | Aumentado | > 600 UI/L | Normal |
| Glicemia | Normal | Normal | Diminuída | Normal | Normal |
| Amilase | Pouco elevada | Normal | Normal | Normal | Normal |
| FA, GGT | Normais | Elevados | Normais | Normais | Elevados |
| Ácidos biliares | Normais | Elevados | Normais | Normais | Normais |
| Ácido úrico | Normal | Normal | Normal | Elevado | Normal |
| Plaquetas | Normais | Normais | Diminuídas | Diminuídas | Normais |
| USG de abdome | Normal | Normal (deve descartar cálculos) | Infiltração gordurosa, fígado brilhante | Geralmente normal ou hematomas e infartos, ruptura da cápsula | Normal |
| Sintomas | Vômitos, desidratação, perda de peso, distúrbios hidroeletrolíticos, cetose | Prurido e icterícia | Dor abdominal, vômitos, polidipsia, poliúria, alterações da coagulação, cefaleia, encefalopatia | Hipertensão, proteinúria, hemólise, dor abdominal (HCD), cefaleia, edema, vômitos | Náuseas e vômitos, cefaleia, mal-estar, febre (VHA) |
| Complicações | Geralmente resolução espontânea | Óbito fetal tardio | Morte materna e perinatal | Morte materna e perinatal | Geralmente resolução espontânea em 1-2 meses |
| Tratamento | Hidratação + antieméticos + nutrição enteral | AUDC + parto com 37 semanas | Parto com 34 semanas + suporte clínico | Parto com 34 semanas ou imediato + suporte clínico | Dieta branda e repouso |
| Recorrência | Sim | Sim | Rara | Sim | Não |

AUDC: ácido ursodesoxicólico; BD: bilirrubina direta; BI: bilirrubina indireta; HCD: hipocôndrio direito; VHA: vírus da hepatite A.
Tabela adaptada de García-Romero et al.[20]

nicamente similares, porém complicações em longo prazo e riscos para a mãe e para o feto são muito diferentes.[57]

Em todas as formas de hepatite, os sintomas podem preceder a icterícia em 1 a 2 semanas. Os sintomas incluem náuseas e vômitos, cefaleia e mal-estar. Febre discreta é mais comum na hepatite A. Os níveis séricos de aminotransferases variam e os picos não correspondem à gravidade da doença. Os níveis de bilirrubina variam de 5 a 20 mg/dL e normalmente continuam a subir, mesmo com a queda dos níveis de aminotransferases. As recuperações clínicas e bioquímicas completas ocorrem geralmente entre 1 e 2 meses em todos os casos de hepatite A e na maioria dos casos de hepatite B e C.[40,57]

### Hepatite A

A hepatite A é causada pelo picornavírus (vírus RNA), cuja transmissão é fecal-oral. Sua transmissão ocorre pela ingestão de água e alimentos contaminados. O período de incubação é de 4 semanas. Os sintomas e sinais podem ser frustros e inespecíficos, sendo que na maioria dos casos não ocorre icterícia. O diagnóstico é confirmado pela identificação de imunoglobulina M (IgM), que pode persistir por vários meses. Anticorpos imunoglobulina G (IgG) persistem promovendo imunidade subsequente. Não existe quadro de hepatite A crônica.[16,17]

No mundo, são diagnosticados cerca de 1,4 milhão de casos novos todos os anos. No entanto, nos países desenvolvidos, as taxas de hepatite A em gestantes são extremamente baixas (0,6:100.000 mulheres), provavelmente em função da vacinação.[54] Já nos países em desenvolvimento, ela está associada a um aumento no número de mortes, tanto maternas quanto perinatais. O *Centers for Disease Control and Prevention* norte-americano recomenda para moradores daquele país a vacinação contra hepatite A antes de visitar o Brasil.[143]

O tratamento consiste em dieta balanceada e diminuição das atividades. O ACOG recomenda internação hospitalar da grávida até que se comprove a sua capacidade de se alimentar adequadamente e que a função hepática esteja melhorando ou, pelo menos, estabilizada.[132,136]

Não há evidência de que o vírus da hepatite A seja teratogênico. O risco de transmissão para fetos é praticamente nulo e, para o recém-nascido, muito pequeno. Estudos demonstram maior risco de prematuridade em gestações complicadas por hepatite A.[132,136]

Mulheres grávidas que se expuseram recentemente à hepatite A devem receber vacina (se o intervalo de tempo entre a exposição e a profilaxia for inferior a 2 semanas) ou gamaglobulina profilaticamente.

## Hepatite B

A hepatite B, causada pelo hepadnavírus (vírus DNA), representa a principal causa de hepatite aguda. Pode resultar em hepatite crônica, cirrose hepática e carcinoma hepatocelular. A doença se torna crônica em 5 a 10% dos casos em geral. A transmissão vertical é responsável por cerca de metade dos casos de infecção crônica no mundo. Apesar das campanhas de vacinação, estima-se que 240 milhões de pessoas tenham infecção crônica pelo vírus da hepatite B no mundo, com mais de 780 mil pessoas morrendo de suas consequências a cada ano.[54] A doença é considerada endêmica na África, na Ásia (centro e sudeste), na China, no Leste Europeu, no Oriente Médio e em algumas áreas da América do Sul.[144] Metade das pessoas infectadas é sintomática e apresenta icterícia. A transmissão do vírus ocorre por via parenteral, contaminação sanguínea ou relação sexual.[15,41,49,50,65,87,128]

Após a contaminação, o marcador sérico é o antígeno de superfície do vírus da hepatite B (Ag-HBs). O antígeno E da hepatite B (Ag-HBe) está presente nas formas ativas agudas e crônicas, o que significa que o vírus está se replicando. Após a infecção aguda, cerca de 90% dos casos evoluem para a cura, apresentando anticorpo contra o antígeno de superfície do vírus (anti-HBs) e anticorpo contra o antígeno do núcleo (*core*) (anti-HBc) e ausência do Ag-HBs. Em 10% dos casos, a doença persiste como hepatite crônica (com Ag-HBs presente). A presença e a permanência de Ag-HBe está associada a maior risco de carcinoma hepatocelular.[15,41,50,87] Os padrões sorológicos e as possíveis interpretações estão demonstrados na Tabela 2.

O curso da infecção por hepatite B parece não ser alterado pela gravidez. A hepatite fulminante, uma complicação da infecção, parece não ser mais prevalente durante a gestação; nesses casos, o tratamento é de suporte. Assim como na hepatite A, há maior risco de prematuridade em gestantes com a infecção pelo HBV.[49,65,128]

A transmissão via placentária é rara.[117] Levantamento de 2012 no Estado de São Paulo relatava 8 casos em 6.233 gestantes acompanhadas na atenção primária, com nenhum caso de transmissão vertical ou perinatal, após 6 dessas crianças terem sido adequadamente vacinadas.[82] A infecção do feto ou recém-nascido ocorre geralmente por meio da ingestão de material infectado durante o parto ou exposição subsequente ao nascimento pela amamentação. Na ausência de qualquer profilaxia, os índices de transmissão vertical em portadoras crônicas de hepatite B são de 10 a 20% dos casos. No entanto, a transmissão sobe para 90% se a mãe for Ag HBe positivo e com alta carga viral. Por isso, é importante o diagnóstico do quadro agudo. Os recém-nascidos podem ser assintomáticos, mas alguns desenvolvem doença fulminante. A maioria, no entanto, tor-

**TABELA 2.** Interpretação dos padrões sorológicos da hepatite B

| Interpretação | Ag-HBs | Ag-HBe | Anti-HBc IgM | Anti-HBc IgG | Anti-HBe | Anti-HBs |
|---|---|---|---|---|---|---|
| Suscetível | – | – | – | – | – | – |
| Incubação | + | – | – | – | – | – |
| Fase aguda | + | + | + | ± | – | – |
| Fase aguda final | + | + | – | + | – | – |
| Início da convalescença | – | – | + | + | – | – |
| Imunidade na infecção passada recente | – | – | – | + | + | + |
| Imunidade na infecção passada | – | – | – | + | – | +* |
| Imunidade na resposta vacinal | – | – | – | – | – | +* |

+: reagente; –: não reagente.
* O anti-HBs pode estar em níveis indetectáveis após muito tempo da vacinação.

na-se doente crônico, com risco significativo de desenvolver, no futuro, carcinoma hepatocelular e/ou cirrose.[130]

A infecção do recém-nascido cuja mãe é portadora crônica pode ser prevenida pela administração de imunoglobulina logo após o nascimento e da primeira dose da vacina do vírus recombinante, até os 7 dias de vida. Além disso, estudos recentes demonstraram que a transmissão pelo aleitamento materno diminui se o recém-nascido receber a imunoglobulina e a vacina.[93] Não há evidências de que a cesárea diminua o risco de transmissão do vírus da hepatite B.[13] Assim, o parto vaginal não é contraindicado nessa situação. O mesmo ocorre quanto ao aleitamento materno, pois não se demonstrou redução do risco de infecção em crianças que receberam aleitamento artificial.[141] Para gestantes portadoras do AgHBs sem diagnóstico ou sem tratamento prévio, realiza-se também a determinação da carga viral no início do pré-natal e na 28ª semana de gestação, para analisar a necessidade de terapia antiviral no final da gestação. É importante avaliar a função hepática e a função renal no início, com 28 semanas e no final da gravidez. O Ministério da Saúde recomenda a prescrição do tenofovir na dose de 300 mg/dia para as gestantes portadoras do AgHBs com carga viral acima de 200.000 UI/mL ou portadoras do AgHBe ou com TGO aumentada acima de duas vezes o limite superior da normalidade, com início entre 28 e 32 semanas até o parto. Após o nascimento, deve-se ponderar a manutenção da medicação ou sua substituição pela infectologia.

Para as pacientes suscetíveis a hepatite B, a vacinação pode e deve ser realizada durante a gestação. Essa medida apresenta bons resultados com taxa de conversão sorológica de quase 95%. Um estudo americano investigou a aplicabilidade de esquema vacinal mais rápido (0-1-4 meses) e demonstrou que seria uma boa opção, com 84% das mulheres que completaram a série vacinal de três doses obtendo soroconversão de 56% após uma dose, 77% após duas doses e 90% após completar três doses. É interessante notar que o índice de massa corporal (IMC) foi inversamente associado às taxas de soroconversão.[126] Seria, portanto, boa opção para mulheres suscetíveis que iniciassem o pré-natal mais tardiamente. Atualmente, o Ministério da Saúde preconiza investigar todas as gestantes com teste sorológico durante o pré-natal, vacinando as suscetíveis com três doses, com segunda dose 1 mês após a primeira, podendo ser a terceira dose com 6 ou 4 meses após a primeira.

## Hepatite C

A hepatite C é causada pelo vírus da família *Flaviviridae* (RNA). A transmissão do vírus ocorre principalmente por via sanguínea, sendo que sua transmissão por via sexual parece ser muito menos significativa quando comparada à transmissão do vírus da hepatite B. A prevalência global da infecção pelo vírus da hepatite C (HCV) é de 2 a 3%, com 130 a 170 milhões de pessoas positivas para o HCV, a maioria infectada cronicamente. A incidência de HCV durante a gravidez é de 1 a 2,4%, mas 3 a 6% das mães infectadas transmitem o HCV ao filho no momento do nascimento, risco que pode duplicar se houver coinfecção pelo HIV.[54,157] Presume-se que 4 milhões de norte-americanos estejam infectados.[25,29]

Após a infecção aguda, o anticorpo contra o vírus da hepatite C (anti-HCV) não é detectável por muito tempo (geralmente 15 semanas). A maioria (75%) das pessoas persiste com viremia crônica, das quais metade apresenta exames laboratoriais hepáticos alterados por mais de um ano. Dessas, 70% apresentam hepatite crônica ativa e 20 a 30% evoluem para cirrose em 20 a 30 anos.[13,87,165]

Os fatores de risco incluem uso de drogas injetáveis, portadores do vírus da imunodeficiência humana (HIV) e outras infecções sexualmente transmissíveis (IST), pacientes em hemodiálise, filhos de portadores da doença, pessoas com transaminases elevadas sem causa aparente e pessoas que receberam transfusões de hemoderivados antes de 1992. Outros fatores de risco ainda poderiam ser enumerados, como comportamentos de alto risco nos parceiros, alta paridade e histórico de abortamentos, raça branca não hispânica, etnia indígena americana e idade materna avançada.[155]

Há poucos estudos sobre complicações gestacionais em pacientes com hepatite C, mas parece haver risco aumentado para restrição de crescimento fetal (OR = 1,53; IC 95%: 1,40-1,68) e para recém-nascidos de baixo peso (OR = 1,97; IC 95%: 1,43-2,71), em comparação com as gestantes negativas para HCV.[162] Além disso, parece haver maior risco de que essas pacientes com HCV crônica evoluam com coléstase gravídica. Uma revisão sistemática com três estudos indica risco vinte vezes maior.[170]

Por ocorrer evolução geralmente benigna na gravidez, parece não haver indicação de tratamento. Ainda não há estudos conclusivos em relação ao uso de imunoglobulinas, porém, alguns defendem seu uso para possível prevenção da doença. Embora o tratamento com antivirais tenha evoluído bastante nos últimos anos, com taxas de cura superiores a 90%, seu uso na gravidez é atualmente contraindicado em virtude da ausência de estudos com as novas medicações, além do efeito teratogênico da ribavirina. Por outro lado, preconiza-se que a gravidez seja evitada por pelo menos 6 meses após o término do tratamento, atualmente fornecido pelo SUS por um protocolo clínico do Ministério da Saúde.[44] Para diminuir o risco de transmissão materno-infantil, é prudente evitar procedimentos invasivos como a amniocentese, assim como a ruptura prolongada das membranas. A infecção pelo HCV não deve influenciar o modo de parto e não é uma contraindicação formal ao aleitamento materno. Na Clínica Obstétrica do HC-FMUSP, a decisão de amamentar tem sido escolha da mãe após ampla discussão com o casal sobre os conhecimentos atuais da transmissão, bem como sobre a dificuldade de se prever as probabilidades da transmissão vertical. Sabe-se que os anticorpos maternos contra o HCV atravessam a placenta e podem persistir por até 18 meses nos recém-nascidos de mães portadoras desse vírus. Dessa forma, o diagnóstico dessas crianças abaixo dos 18 meses depende dos testes moleculares que detectam o RNA viral circulante.[36]

É importante dizer que, até o momento, não há evidências de que haja algum método de prevenção da transmissão vertical no parto. Sendo assim, o ACOG não recomenda o rastreamento desse vírus durante o pré-natal, exceto para pacientes consideradas como de alto risco.[141] No entanto, artigo recente de revisão sistemática indica que, além dos fatores de risco serem muitos, a triagem realizada atualmente falha em até dois terços das mulheres com um fator de risco conhecido que não são rastreados corretamente. Em contrapartida, até 27% das mulheres HCV-positivas não apresentam fatores de risco identificáveis para infecção. Por tudo isso, esses autores são favoráveis ao rastreio universal.[155] Na Clínica Obstétrica do HC-FMUSP, a pesquisa da sorologia materna da hepatite C integra a rotina com o objetivo de conhecer o *status* sorológico materno para acompanhar a função hepática se houver sorologia positiva, além de permitir que a equipe que assistir a paciente tome precauções adicionais para se proteger no momento do parto ou de outras intervenções. Os pricipais exames no acompanhamento pré-natal das pacientes com HCV são TGO, bilirrubinas, fosfatase alcalina, hemograma e coagulograma nos três trimestres, além de ultrassonografia de abdome superior.

### Hepatite D

A hepatite D também é conhecida como hepatite delta, caracteriza-se como coinfecção e é transmitida apenas quando associada com a hepatite B. A transmissão é semelhante à do vírus da hepatite B, porém, com quadro clínico mais grave (75% dos casos evoluem para cirrose). Há poucos dados na literatura sobre a hepatite D na gestação, porém, a transmissão neonatal é rara em razão da profilaxia realizada contra a infecção pelo vírus da hepatite B.[16,17]

### Hepatite E

A hepatite E é uma infecção hepática de curta duração e autolimitada, causada pelo vírus E da hepatite (HEV), um vírus RNA pequeno e não envelopado, pertencente ao gênero Hepevirus e à família Hepeviridae. Esse vírus causa uma doença aguda, de curta duração (2 a 6 semanas) e autolimitada, com sintomas indistinguíveis das demais hepatites. Na maioria dos casos, é uma doença benigna sem complicações, mas pode ser grave na gestante e em imunossuprimidos. Na grávida, pode evoluir para a hepatite fulminante, com mortalidade de 20 a 25%. Com cerca de 20 milhões de casos anuais no mundo, 3 milhões deles são sintomáticos. Trata-se de doença comum na Ásia e na África, mas rara no Brasil. Tem como hospedeiro primário o porco. Sua principal contaminação é fecal-oral, a partir de água contaminada e ingestão de carne de porco mal cozida.[142] Estudo recente de metanálise com 52 estudos (11.663 mulheres grávidas), principalmente de áreas endêmicas, revelou soroprevalência de 3,5% em mulheres assintomáticas e de 49,6% em mulheres sintomáticas. A proporção de transmissão vertical foi de 36,9%. Além disso, a infecção pelo HEV foi associada a óbitos maternos (OR = 7,17; 3,32-15,47), baixo peso ao nascer (OR = 3,23; 1,71-6,10), pequeno para a idade gestacional (OR = 3,63; 1,25-10,49), parto prematuro < 32 semanas (OR = 4,18; 1,23-14,20) e < 37 semanas (OR = 3,45; 2,32-5,13), além de maior taxa de natimortalidade (OR = 2,61; 1,64-4,14). Esses dados demonstram que é uma doença grave e com sérias repercussões na gravidez.[158] Com a globalização e o aumento do fluxo imigratório, é possível que essa doença tenha maior representação no Brasil, merecendo maior atenção dos obstetras.

## Hepatite crônica autoimune

A hepatite crônica autoimune é a terceira forma mais comum de hepatite crônica em mulheres, principalmente quando avaliadas aquelas entre a segunda e a terceira décadas de vida. Sua fisiopatologia é incerta e questiona-se qual seria o gatilho para o ataque hepático por células T em pacientes suscetíveis.

Os efeitos da hepatite crônica sobre a gravidez dependem da intensidade da doença, assim como da presença e do grau de hipertensão portal e insuficiência hepática. Em geral, a gravidez em formas mais graves da doença é incomum, uma vez que a anovulação nessas pacientes é frequente. No entanto, o uso de corticosteroides, associados ou não à azatioprina, aumenta a fertilidade e a sobrevivência em mulheres com hepatite autoimune. Para essas pacientes, quando grávidas, a sugestão é de que o tratamento seja mantido a fim de evitar piora aguda na doença de base. Os efeitos benéficos da terapia em mulheres assintomáticas são incertos. Nessas pacientes, devem ser pesquisadas outras doenças autoimunes em razão da alta frequência de associação. Estudos em pacientes com hepatite crônica revelaram diminuição da fertilidade, aumento da perda fetal e prematuridade, porém não há relatos de aumento de malformações.[9,12,24,92]

### Hepatite induzida por drogas

Muitas drogas possuem efeitos adversos no fígado. Diferentes alterações histopatológicas são observadas na resposta do tecido hepático aos medicamentos hepatotóxicos. Necrose hepatocelular e reação de hipersensibilidade ligadas à imunidade celular são exemplos de alterações histopatológicas encontradas.[63,85,95,109,129,149]

A anamnese e a investigação da possível correlação entre o uso do medicamento e a resposta hepática, assim como entre a suspensão de seu uso e a regressão do quadro clínico, favorecem o diagnóstico de hepatite induzida por drogas. Diferentes manifestações clínicas podem ser observadas, como coléstase induzida por substâncias anabólicas (metotrexato, álcool e valproato de sódio) ou contraceptivos esteroides (estrógenos), semelhante ao fígado gorduroso (tetraciclina), reações idiossincrásicas e respostas imunológicas de hipersensibilidade. As reações idiossincrásicas não dependem da dose, mas, sim, da exposição repetida ao medicamento. As reações imunológicas de hipersensibilidade se manifestam como hepatite aguda, com febre alta e calafrios, icterícia e aumento das enzimas hepáticas. Podem ser causadas pela administração de alfametildopa, isoniazida, halotano e clorpromazina. Algumas drogas, como alfametildopa, penicilina e quinidina, interferem no processo de conjugação hepática da hemobilirrubina, causando elevação das bilirrubinas indiretas; outras, como antimaláricos, sulfonamidas, ácido acetilsalicílico (AAS) e fenacetina, provocam ativação da ação hemolítica com consequente aumento das bilirrubinas indiretas.[63,85,95,109,129,149]

Revisão sistemática de 2017 selecionou 46 artigos apontando 12 agentes potencialmente hepatotóxicos para gestantes: acetaminofeno, alfametildopa, metotrexato, saquinavir, nevirapina, propiltiouracila, metimazol, carbimazol, nitrofurantoína, ácido acetilsalicílico e piperidolato. O tempo de início da reação variou de dias a semanas, e o período da gravidez se concentrou no terceiro trimestre, mas com ampla variação (3-36 semanas). As manifestações clínicas mais comuns foram elevação de transaminases (até 10 vezes o normal), prurido e icterícia. Os fatores de risco mais comuns foram idade avançada e presença de doenças crônicas, com desfechos graves como transplante de fígado e óbito materno e/ou fetal.[8]

O paracetamol (analgésico e antitérmico não hormonal) é uma das drogas mais frequentemente usadas na gestação sem maiores consequências; no entanto, quando ingerido em altas doses, pode causar insuficiência hepática aguda. Um estudo recente demonstrou que o paracetamol é uma das drogas mais utilizadas em tentativas de suicídio.[85] Os sintomas inicias são náuseas, vômito, sudorese, mal-estar e palidez. Depois de um período de latência de 48 horas, o quadro clínico de insuficiência hepática aguda se instala. O antídoto do paracetamol é a acetilcisteína, a qual deve ser administrada inicialmente na dose de 140 mg/kg (dose de ataque), por via oral, seguida de 70 mg/kg, a cada 4 horas, por 72 horas (dose de manutenção). O tratamento deve ser iniciado se a dosagem sérica de paracetamol, que deve ser realizada a cada 4 horas, exceder 120 µg/kg. Caso não seja possível dosar o nível sérico de paracetamol, o tratamento empírico está indicado se a ingestão for superior a 7,5 g. Após a 14ª semana de gestação, o feto tem função suficiente da enzima citocromo P450. Dessa forma, é capaz de metabolizar a droga para sua forma tóxica e pode sofrer as mesmas influências da medicação que o organismo materno. Óbito fetal, insuficiência hepática e sofrimento fetal foram descritos.[63,118]

## ESTEATOSE HEPÁTICA NÃO ALCOÓLICA

A esteatose hepática não alcoólica (NASH) é uma condição intimamente ligada à síndrome metabólica (hipertensão arterial sistêmica, obesidade, dislipidemia e diabetes tipo 2) e está presente em grande parte das pacientes obesas. Essa condição é comumente diagnosticada em exames de rotina (exame de imagem abdominal ou presença de transaminases elevadas) e apresenta bom prognóstico apesar de, em alguns casos, independentemente da gestação, evoluírem para cirrose. É um acometimento hepático que tem chamado a atenção nos últimos anos, não só por ter quase triplicado sua prevalência na última década, mas também por se associar com desfechos obstétricos desfavoráveis. Embora possa ser apenas um marcador da presença da síndrome plurimetabólica, é digna de preocupação a significativa associação verificada com diabetes gestacional (23% *versus* 7-8%), complicações hipertensivas (16% *versus* 4%), hemorragia pós-parto (6% *versus* 3-5%) e parto prematuro (9% *versus* 5-7%), na comparação com pacientes sem doenças ou com outras doenças hepáticas.[124]

## CIRROSE HEPÁTICA

### Definição

A cirrose hepática consiste em doença crônica com lesão irreversível do fígado, em que se observa intensa e extensa fibrose do parênquima hepático com a presença de nódulos.[68,77]

### Epidemiologia

Na gravidez, a cirrose hepática é uma doença pouco frequente, fato explicado pela maior prevalência em faixas etárias mais avançadas com probabilidade menor de gestação. Além disso, mulheres com cirrose hepática geralmente são inférteis. Em contrapartida, a gravidez nessas mulheres é cada vez mais prevalente, em uma era de técnicas modernas de reprodução assistida e melhor conscientização, monitoramento e manejo da doença hepática subjacente. Após superar as dificuldades da subfertilidade e engravidar, as mulheres submetem-se a alto risco obstétrico, que inclui aumento na taxa de hemorragia (principalmente, mas não só a digestiva alta) e descompensação da função hepática.[46] Diferentes agressões hepáticas podem provocar cirrose, como a pós-necrótica decorrente de hepatites crônicas (virais, medicamentosas, alcoólicas ou autoimunes). Outras causas de cirrose hepática são doença de Wilson, desnutrição, coléstase biliar crônica e insuficiência cardíaca.[68,77]

## Quadro clínico

A manifestação clínica é semelhante independentemente da causa da cirrose, mas, sim, da fase evolutiva da doença. Os sintomas gerais são astenia, fadiga, má digestão e flatulência. Sinais de hipoalbuminemia podem estar presentes, como edema e ascite. Em fases mais avançadas, podem surgir sintomas e sinais de alterações metabólicas, como icterícia, hipertensão portal com varizes esofágicas e hematêmese. A hematêmese, sobretudo no terceiro trimestre, pode levar ao óbito materno. Encontram-se, ao exame físico, eritema palmar, teleangectasias e ascite.[52,68,77]

## Prognóstico na gravidez

Estudo caso-controle recente com 126 gestantes com cirrose apontou para o fato de que, já na linha de base, as pacientes com cirrose hepática têm nível mais baixo de plaquetas, hemoglobina, atividade de protrombina e nível mais alto de ALT, bilirrubina total e creatinina. Comparadas ao controle, as pacientes com cirrose hepática apresentaram maior frequência de eventos adversos, incluindo sangramento gengival (7,2% *versus* 1,0%), elevação de ácido biliar (18,6% *versus* 3,1%), infecção (10,3% *versus* 0,5%), cesárea (73,6% *versus* 49,5%), hemorragia pós-parto (13,8% *versus* 2,1%), transfusão de sangue (28,9% *versus* 2,1%), ascite (6,2% *versus* 0%), disfunção de múltiplos órgãos (7,2% *versus* 0,5%) e internações em unidade de terapia intensiva (24,1% *versus* 1,1%). A incidência de eventos adversos maternos graves também foi maior (32,0% *versus* 1,5%). Observou-se também maior frequência de complicações perinatais, incluindo asfixia do recém-nascido (10,2% *versus* 1,1%), recém-nascido de baixo peso (13,6% *versus* 2,6%). Por outro lado, a cirrose hepática relacionada à doença de Wilson apresentou melhor prognóstico.[86]

## Diagnóstico

A anamnese e o exame físico dirigido são fundamentais para o diagnóstico. Pode ocorrer icterícia, edema, distúrbios da coagulação, alterações metabólicas com sinais de hipertensão portal, hepatomegalia, fígado duro, esplenomegalia, ascite, teleangiectasias (*spiders*) e eritema palmar. A ultrassonografia abdominal, a endoscopia da porção superior do sistema digestório e os exames de função hepática (enzimas hepáticas, albumina sérica e tempo de protrombina) são fundamentais no diagnóstico. Na gestação, o diagnóstico pode ser confirmado na inspeção durante a operação cesariana ou por biópsia hepática transcutânea.[52,68,77]

## Tratamento

A cirrose hepática apresenta duas principais complicações na gestação. A primeira está associada à insuficiência hepática, a qual pode provocar prematuridade, restrição do crescimento fetal (RCF) e óbitos maternos e perinatais. Deve-se impor dieta hipossódica e hiperproteica. Na presença de prolongamento do tempo de protrombina, deve-se administrar vitamina $K_1$, de preferência por via intramuscular na presença de síndrome de má absorção intestinal. Nos distúrbios de coagulação, deve-se realizar transfusão de plasma fresco congelado para corrigir o prolongamento do tempo de protrombina e a plaquetopenia.[52,68,77]

Outra complicação da cirrose hepática está diretamente associada à hipertensão portal e às suas consequências.

# HIPERTENSÃO DO SISTEMA PORTA E VARIZES ESOFÁGICAS

A hipertensão do sistema porta ocorre quando a pressão na veia porta aumenta de 10 a 15 mmHg para mais de 30 mmHg. É causada por cirrose hepática ou trombose da veia porta extra-hepática. Como consequência, ocorre drenagem desse fluxo pelas veias gástricas e intercostais e pelo plexo venoso esofágico, originando as varizes.[32,52,89]

Nas pacientes com hipertensão portal, o crescimento uterino e o peso do útero gravídico sobre a veia cava inferior podem provocar maior redirecionamento do fluxo sanguíneo para o sistema ázigos. Essa modificação leva a aumento pressórico nas veias esofágicas, umbilicais e no sistema venoso retal, sendo que Kerr et al.[97] foram os primeiros a encontrar varizes esofágicas transitórias (melhoram após o parto) em 66% dessas gestantes no segundo e no terceiro trimestres. Se o baço for palpável na gravidez, poderá indicar indiretamente o comprometimento hepático com hipertensão portal, sendo interessante avançar com a investigação de imagem e talvez endoscopia digestiva alta.

Aproximadamente um terço das pacientes com varizes apresenta sangramento digestivo. Após 1 ano, a mortalidade varia de 30 a 80% dos casos.[55] Em contrapartida, o tratamento adequado com esclerose ou ligadura endoscópica das varizes reduz a chance de sangramento e as taxas de mortalidade materna.[114]

A hematêmese é o principal sinal clínico. O prognóstico das varizes esofágicas por hipertensão portal na gravidez é claramente dependente de episódios de sangramento. A mortalidade materna é alta nos casos de varizes por hipertensão portal associadas a cirrose hepática (18%), assim como a mortalidade perinatal.[32,69]

Em razão da gravidade da doença, a gravidez deve ser evitada nessas pacientes. Existem diferentes opções terapêuticas para varizes esofágicas na gestação, como escleroterapia, ligadura elástica, tamponamento com balão via endoscópica e *shunt* portossistêmico intra-hepático transjugular por radiologia intervencionista. Os betabloqueadores, como o propranolol, são usados rotineiramente para reduzir a pressão no sistema porta e diminuir o risco de hemorragias.[150]

A erradicação das varizes esofágicas, se possível, deve ser realizada no período preconcepcional. Portanto, em pacientes com história prévia de hemorragia por varizes esofágicas, sua abordagem por endoscopia digestiva alta (EDA) deve ser indicada antes da gestação. Sugere-se que a endoscopia digestiva alta seja repetida ao final do segundo trimestre, em razão das modificações gravídicas e da probabilidade de agravamento das varizes. Esse procedimento deve ser realizado mesmo naquelas cuja endoscopia digestiva alta preconcepcional não apresentou varizes.[122]

O uso de betabloqueadores não seletivos (por exemplo, propranolol) pode diminuir a pressão portal. Seu uso é recomendado para prevenção primária de hemorragia em pacientes com varizes esofágicas grandes. Entretanto, como há associação com restrição do crescimento fetal, bradicardia fetal e hipoglicemia neonatal, seu uso deve ser feito com critério.[122]

Muito mais raramente, em gestantes com hemorragia digestiva recorrente, a derivação intra-hepática portossistêmica transjugular (TIPS, do inglês *transjugular intrahepatic portosystemic shunt*) pode ser uma alternativa viável. Quando a terapia endoscópica e farmacológica falham, e a hemorragia digestiva é ameaçadora à vida, a TIPS pode ser opção para a descompressão do sistema portal.[107]

A via de parto é controversa na literatura. Durante o período expulsivo, o aumento na pressão intra-abdominal pode chegar a triplicar a pressão do sistema venoso portal, podendo piorar a chance de hemorragias digestivas. As seguintes recomendações são propostas na literatura:[122]

- Todas as gestantes com hipertensão portal deveriam ser avaliadas no momento do desejo de concepção. Todas as pacientes com doença hepática crônica estável, com *international normalized ratio* (INR) e albumina normais deveriam se submeter à endoscopia digestiva alta antes de engravidar. Caso esse exame não demonstre varizes, a gravidez pode ser permitida.
- Caso a paciente apresente cirrose e hipertensão portal, a gestação não deve ser recomendada.
- Durante a gestação, devem ser buscados ativamente sinais de descompensação hepática (ascite, encefalopatia, aumento nas taxas de bilirrubinas e coagulopatias).
- Ao final do segundo ou no começo do terceiro trimestre, a endoscopia digestiva alta deve ser repetida e a via de parto deve ser escolhida após essa avaliação. Caso não sejam encontradas varizes, o parto vaginal é permitido. Caso sejam encontradas varizes de pequeno calibre, o parto vaginal pode ser permitido desde que seja abreviado o período expulsivo com o uso de fórcipe ou vácuo-extração. Para pacientes com varizes de grande calibre, a cesárea eletiva deve ser oferecida. Alternativamente, caso seja realizado tratamento para as varizes esofágicas que termine com sucesso antes do início do terceiro trimestre, o parto vaginal com abreviação do período expulsivo pode ser oferecido.
- A restrição de sódio nas pacientes com hipertensão portal e o uso de diuréticos devem ser considerados para redução da pressão portal dessas pacientes no terceiro trimestre.

## TRANSPLANTES HEPÁTICOS

Em 1978, Walcott et al.[135] foram os primeiros a descrever a realização com sucesso de transplante hepático durante o ciclo gravídico-puerperal. Desde então a sobrevida tem melhorado bastante, alcançando 53% em seguimento de 20 anos.[34]

Após sua realização, a fertilidade das pacientes pode retornar, possibilitando a gestação. As pacientes devem ser aconselhadas a adiar a concepção para pelos menos 2 anos após o transplante. Este tempo é fundamental para assegurar função estável do enxerto, permitindo menores doses de imunossupressores e baixo risco de rejeição, assim como de infecções oportunísticas. A complicação obstétrica mais comum é a hipertensão na gravidez, causada em parte por efeito colateral das drogas imunossupressoras. Outras complicações associadas ainda seriam infecções, restrição do crescimento fetal, baixo peso fetal e parto prematuro.[27,34,48]

Revisão sistemática recente,[167] com 38 estudos e 1.131 gestações, com intervalo médio de transplante hepático à gravidez de 59,7 meses entre o transplante e a gravidez, indicou uma taxa de nascidos vivos de 80,4%, com idade gestacional média de 36,5 semanas. A taxa de abortamentos espontâneos (16,7%) foi semelhante à da população geral (10 a 20%), mas as taxas de parto prematuro (32,1%), pré-eclâmpsia (12,5%) e cesárea (42,2%) foram superiores às taxas da população geral. Uma grande preocupação nesses casos, no entanto, é a rejeição do órgão, que ocorre em cerca de 8% das vezes.[66] Para evitar essa grave complicação, importa adequar o esquema de imunossupressores à gravidez. Entre as drogas utilizadas para evitar a rejeição, destacam-se as seguintes:

- Corticosteroides (categoria B pela *Food and Drug Administration* – FDA): são utilizados para manter a imunossupressão. Em humanos, quando em doses altas, eles se associam a maior risco de malformações como lábio leporino ou fenda palatina, além de chance de rotura prematura de membranas ovulares e insuficiência adrenal no recém-nascido. Alguns descrevem maior risco para complicações infecciosas.[104]
- Azatioprina (categoria D pela FDA): é utilizada para a inibição de linfócitos T e interfere na formação de bases púricas. Ela é associada em humanos a parto prematuro, restrição do crescimento fetal, supressão medular e alterações cromossômicas.
- Tacrolimo (categoria C pela FDA): é um macrolídeo imunossupressor. Ele age inibindo algumas enzimas intracelulares e diminuindo a concentração de interleucina-2 e a proliferação de linfócitos T. Ele sofre passagem placentária e também é excretado no leite. É uma das drogas mais utilizadas nessas pacientes e parece se associar a taxas menores de complicações se comparada às outras drogas imunossupressoras.
- Ciclosporina (categoria C pela FDA): é um macrolídeo imunossupressor. Apresenta grande impacto na sobrevida dessas pacientes. Assim como o tacrolimo, apresenta alguns efeitos adversos, como hipertensão, nefrotoxicidade, neurotoxicidade, hipercalemia, hiperuricemia, hipomagnesemia, hiperglicemia, hipertricose e hiperplasia gengival.
- Micofenolato de mofetila (categoria C pela FDA): age como um inibidor das bases púricas (utilizadas para formação de DNA) e inibem a proliferação linfocítica. É uma droga mais nova, ainda com poucos relatos na literatura, com indicação precisa para alguns casos específicos, como as pacientes com transplante de rim e fígado.[6]

Aparentemente, o melhor preditor para o bom resultado materno e neonatal é a função renal antes e no início da gravidez, com maior risco para parto prematuro e complicações hipertensivas.[104]

## SÍNDROME DE BUDD-CHIARI

A síndrome de Budd-Chiari é definida pela trombose das veias hepáticas que produzem congestão e necrose nas áreas centrolobulares do fígado. Apesar de rara, apresenta maior frequência nas gestações de termo ou nos primeiros 2 meses após o parto. Geralmente associada a alguma trombofilia, cursa com dor abdominal, hepatomegalia e ascite. O tratamento é feito com suporte clínico e anticoagulantes e pode, em casos graves, ter consequências catastróficas para o binômio materno-fetal.

Estudo multicêntrico holandês recente,[137] com 45 mulheres, 12 delas com síndrome de Budd-Chiari e 33 com trombose da veia porta, indicava haver algum distúrbio protrombótico subjacente em 23 das 45 mulheres (51%). Trinta e oito mulheres (84%) receberam heparina de baixo peso molecular durante a gravidez. Esses autores descreveram também 76% de recém-nascidos vivos, sendo a maioria a termo (79% dos nascidos vivos). Apesar de não ter ocorrido nenhuma morte materna, uma das pacientes desenvolveu embolia pulmonar durante a gravidez e duas mulheres (4%) tiveram sangramento varicoso, necessitando de intervenção.

# DOENÇAS DAS VIAS BILIARES

## COLELITÍASE E COLECISTITE

### Definição e epidemiologia

A colelitíase corresponde à presença de cálculos na vesícula biliar, enquanto colecistite é a inflamação da vesícula biliar.[53,58]

Aproximadamente 20% das mulheres com mais de 40 anos apresentam colelitíase. Os cálculos biliares são geralmente resultantes do excesso de colesterol. Na gravidez, por conta do aumento do colesterol e da estase nos ductos biliares por ação da progesterona, afirma-se classicamente que haveria maior predisposição à formação de cálculos. Embora esta seja a opinião de vários autores,[53,58] há aqueles que não encontraram essa predisposição.[134] Levantamento da América Central descreve uma incidência baixa,[76] de apenas 0,15%, a maioria no segundo trimestre, com tratamento conservador.

A colecistite aguda geralmente se desenvolve quando há obstrução das vias biliares. Em 50 a 85% dos casos, há infecção bacteriana. A colecistite é a segunda condição cirúrgica mais comum na gravidez (apenas atrás da apendicite) e ocorre em aproximadamente 1:1.600 a 1:10.000 gestações. A colelitíase assintomática é identificada em 3,5 a 10% das gestantes em exames de ultrassonografia obstétrica de rotina, mas apenas 0,1% das gestantes desenvolverá colecistite aguda.[1,47,62]

### Diagnóstico

Clinicamente, as pacientes com colecistite aguda apresentam dor em hipocôndrio direito, anorexia, náuseas e vômitos. Esses sintomas podem ser acompanhados de febre e leucocitose moderada. A ultrassonografia identifica, em 90% dos casos, os cálculos de, no mínimo, 2 mm, com taxas de falso-positivo e falso-negativo de 2 a 4%.[1,47,53,58]

A colelitíase pode causar colecistite aguda quando ocorrer obstrução completa das vias biliares. A colecistite crônica pode se manifestar com sintomas mais brandos ou pode ser assintomática. Quando assintomáticas, pacientes com colecistite e com colelitíase não necessitam de terapia cirúrgica, uma vez que o risco de se tornarem sintomáticas ou apresentarem complicações é inferior a 10% em 5 anos.[152]

### Tratamento

O tratamento da colecistite aguda consiste em sondagem nasogástrica, anti-inflamatórios, hidratação, antibióticos e colecistectomia. Na gravidez, a colecistectomia é indicada em casos sintomáticos, podendo ser realizada por via laparotômica ou laparoscópica.[1,47,53,58] A melhor conduta, a princípio, seria de abordar cirurgicamente apenas nos dois primeiros trimestres, pois tecnicamente a abordagem fica mais difícil no último trimestre, com aumento também nas taxas de prematuridade. No entanto, há relatos de bons resultados em procedimentos realizados mais tardiamente.[7,83]

A colangiopancreatografia retrógrada endoscópica, evitando a fluoroscopia, pode ser utilizada para desobstrução das vias biliares durante a gestação com bons resultados obstétricos e neonatais de acordo com metanálise de 2018.[159] Alguns estudos, no entanto, destacam haver recorrência dos sintomas em até 50% dos casos.[9,22,80,88]

A cirurgia, se for necessária, deve ser feita, pois tem sido demonstrado ser segura e eficaz durante a gravidez, desde que sejam tomadas as devidas precauções. Apesar da cirurgia a princípio dever ser evitada durante a gestação em casos assintomáticos de colecistite crônica calculosa, com agendamento após o puerpério,[59,90] é consenso de vários comitês e sociedades profissionais que nenhuma mulher grávida deva ter adiada ou negada uma cirurgia necessária por causa do seu estado gravídico.[62]

## TUMORES DAS VIAS BILIARES

Os colangiocarcinomas são tumores malignos das vias biliares. Apesar de raros (incidência na população geral de 1 para 100 mil), são extremamente agressivos. Tradicionalmente, são divididos em carcinoma da vesícula biliar, carcinoma das vias biliares extra-hepáticas e adenocarcinoma da papila de Vater.[61] Os cânceres das vias biliares intra-hepáticas são incluídos como tumores malignos hepáticos.

Existem alguns poucos relatos de diagnóstico e tratamento desses tumores durante a gestação.[123]

# DOENÇAS PANCREÁTICAS

## PANCREATITES

### Definição

Conceitua-se como pancreatite o processo inflamatório do pâncreas. A pancreatite aguda é desencadeada por ativação das enzimas digestivas pancreáticas, principalmente pelo tripsinogênio, sofrendo um processo de autodigestão. Caracteriza-se por descontinuidade da membrana e lesões proteolíticas, com edema, hemorragia e necrose.[37,60]

### Epidemiologia

Cerca de 20% dos casos podem apresentar formas graves, com aumento da mortalidade. Em mulheres não grávidas, a pancreatite costuma ser causada por colelitíase (45%) ou por ingestão abusiva de álcool (35%). Na gestação, a colelitíase é a grande responsável pelos processos inflamatórios do pâncreas.[37,45,60] A gestação predispõe à estase biliar e à formação de cálculos biliares,[45] favorecendo a instalação de pancreatites, o que ocorre em 1:1.500 a 1:4.000 gestantes. Outras causas de pancreatite são traumas, medicamentos e infecções virais.[102,120]

Alguns fatores podem predispor à pancreatite, como esteatose hepática na gestação e hipertrigliceridemia. Mutações genéticas também foram associadas a maior risco de desenvolver pancreatite.[19,143,146]

### Quadro clínico e diagnóstico

A pancreatite aguda é caracterizada por dor epigástrica geralmente em faixa acompanhada de náuseas, vômitos e distensão abdominal. Podem estar presentes febre, taquicardia, hipotensão, abdome agudo e, em 10% dos casos, síndrome da resposta inflamatória sistêmica com insuficiência respiratória aguda.[19,37,60,102,120,145,146]

O diagnóstico é confirmado pela elevação da amilase pancreática sérica acima de três vezes o valor normal de referência. É importante ressaltar que os níveis séricos da amilase não têm valor prognóstico, isto é, não se correlacionam com a gravidade da doença. Outras alterações laboratoriais encontradas são: aumento das lipases pancreáticas, leucocitose e elevação discreta das enzimas hepáticas e das bilirrubinas.[19,37,60,102,120,145,146]

O pior prognóstico está associado à insuficiência respiratória, choque hemodinâmico, necessidade de reposição volêmica maciça, hipocalcemia (inferior a 8 mg/dL) e líquido ascítico hemorrágico na paracentese.[19,37,60,102,120,145,146]

## Tratamento

O tratamento consiste em jejum absoluto para manter quiescente a secreção enzimática pelo pâncreas, o alívio da dor e a hidratação intravenosa. Os antibióticos podem ser úteis nas pancreatites necrosantes. A laparotomia com drenagem é indicada em casos de abscesso. Quando necessário, formas alternativas de reposição calórica, como a nutrição parenteral, devem ser utilizadas.[91,98,117,164]

A evolução da gestação é satisfatória na maioria dos casos. Complicações obstétricas como óbitos fetais, prematuridade e sofrimento fetal são mais comuns nas formas graves por causa de hipovolemia, hipoxia e acidose.

Embora fossem descritas no passado altas taxas de mortalidade materna (20%) e fetal (50%), revisão sistemática recente indica prevalência média agrupada de 2,8% (IC 95%: 1,5-5,1%) para a mortalidade materna e de 12,3% (IC 95%: 5,7-24,7%) para a mortalidade fetal, sendo maiores quando o quadro clínico se apresenta no primeiro trimestre.[163]

# TUMORES PANCREÁTICOS

Os tumores malignos de pâncreas representam a quarta causa de óbito por câncer nos EUA. A manifestação clínica é tardia, com dor, perda de peso e icterícia. A ressecção cirúrgica precoce é a única opção terapêutica, porém, apenas 15 a 20% das pacientes são candidatos a pancreatectomia por conta da manifestação tardia da doença. A sobrevida em 5 anos após pancreatoduodectomia é de aproximadamente 30% para os casos em que não há acometimento linfático e de apenas 10% para os casos com linfonodos comprometidos. Existem poucos relatos de casos de câncer de pâncreas na gestação, porém, com alta mortalidade após o parto.[18,108,111]

# TRANSPLANTES PANCREÁTICOS

Em razão da sobrevida de aproximadamente 70% após 3 anos de transplante de pâncreas, o número de gestações após esse procedimento vem crescendo. As principais complicações obstétricas associadas são hipertensão, pré-eclâmpsia, prematuridade e RCF. As complicações menos frequentes são óbitos fetais e rejeição ao órgão transplantado.[70,105]

### PONTOS-CHAVE

- As doenças hepáticas específicas da gestação são: alteração hepática consequente à hiperêmese gravídica, coléstase gravídica, esteatose aguda do fígado e alterações hepatocelulares consequentes à pré-eclâmpsia.
- As doenças hepáticas coincidentes com a gravidez são as hepatites virais e as induzidas por drogas.
- A coléstase gravídica é uma forma reversível de coléstase que ocorre no terceiro trimestre, de causa desconhecida, alta recorrência e bom prognóstico.
- A esteatose hepática é uma doença rara na gestação, caracterizada pela transformação hepática em fígado gorduroso, com perda de função do órgão, apresentando baixa recorrência, etiologia desconhecida e pior prognóstico, devendo ser tratada com a realização do parto e correção dos distúrbios clínicos maternos.
- O curso da hepatite B não se altera durante a gestação, apesar de apresentar riscos maiores de hepatite fulminante.
- Há poucas evidências da influência da gestação no curso da infecção pelo vírus da hepatite C e deste sobre os resultados maternos e perinatais.
- Os efeitos da hepatite crônica autoimune sobre a gravidez dependem da intensidade da doença, assim como da presença e do grau de hipertensão portal e insuficiência hepática.
- A infecção do produto da concepção pelo vírus da hepatite B geralmente ocorre durante o parto e o aleitamento materno. Essa infecção pode ser prevenida pela administração de imunoglobulina e da primeira dose da vacina após o nascimento. Esse fato justifica a realização do rastreamento sorológico durante o pré-natal.
- A cirrose hepática, doença pouco frequente na gestação, consiste em doença crônica com lesão irreversível do fígado em que se observa intensa e extensa fibrose do parênquima hepático com a presença de nódulos.
- As opções terapêuticas para varizes esofágicas na gestação são escleroterapia, tamponamento com balão por via endoscópica, *shunt* portossistêmico intra-hepático transjugular por radiologia intervencionista e uso de betabloqueadores (propranolol) para reduzir a pressão portal e diminuir o risco de hemorragias.
- Os tumores de vias biliares são raros durante a gestação, mas, quando ocorrem, são extremamente agressivos.
- Na gestação, a pancreatite aguda, geralmente causada por estase biliar e colelitíase, caracteriza-se por dor epigástrica, náuseas, vômitos, distensão abdominal e febre, cujo diagnóstico é feito pela dosagem sérica da amilase pancreática.

# REFERÊNCIAS BIBLIOGRÁFICAS

## Artigos de revisão


1. Angelini DJ. Gallbladder and pancreatic disease during pregnancy. J Perinat Neonatal Nurs 2002; 15(4): 1-12.
2. Arrese M, Reyes H. Intrahepatic cholestasis of pregnancy: a past and present riddle. Ann Hepatol 2006; 5(3): 202-5.
3. Baron JM, Baron BW. Thrombotic thrombocytopenic purpura and its look-alikes. Clin Adv Hematol Oncol 2005; 3(11): 868-74.
4. Beuers U. Drug insight: mechanisms and sites of action of ursodeoxycholic acid in cholestasis. Nat Clin Pract Gastroenterol Hepatol 2006; 3(6): 318-28.
5. Beuers U, Wolters F, Elferink RPJO. Mechanisms of pruritus in cholestasis: understanding and treating the itch. Nat Rev Gastroenterol Hepatol 2023; 20(1): 26-36.
6. Boregowda G, Shehata HA. Gastrointestinal and liver disease in pregnancy. Best Pract Res Clinic Obstet Gynaecol 2013; 27(6): 835-53.

7. Brooks DC. Gallstones in pregnancy. Uptodate, abril de 2019. Disponível em: https://www.uptodate.com/contents/gallstones-in-pregnancy.
8. Cano PA, Amariles P. Medicamentos causantes de hepatotoxicidad en el embarazo: revisión estructurada. Rev Colomb Gastroenterol 2017; 32(1): 38-46.
9. Chang MH. Chronic viral hepatitis. Indian J Pediatr 1995; 62(6): 673-9.
10. Ch'ng CL, Morgan M, Hainsworth I, Kingham JG. Prospective study of liver dysfunction in pregnancy in Southwest Wales. Gut 2002; 51(6): 876-80.
11. Clarke A, Kulasegaram R. Hepatitis C transmission: where are we now? Int J STD AIDS 2006; 17(2): 74-80.
12. Conte D, Colucci A, Minola E, Fraquelli M, Prati D. Clinical course of pregnant women with chronic hepatitis C virus infection and risk of mother-to-child hepatitis C virus transmission. Dig Liver Dis 2001; 33(4): 366-71.
13. Delarocque-Astagneau E, Pillonel J, Valk H, Perra A, Laperche S, Desenclos JC. Modes of hepatitis C virus transmission: methodological approaches. Rev Epidemiol Sante Publique 2006; 54: 1S5-14.
14. Donck M, Vercruysse Y, Alexis A, Rozenberg S, Blaiberg S. Acute fatty liver of pregnancy: a short review. Aust N Z J Obstet Gynaecol 2021; 61(2): 183-7.
15. Dore GJ, Guan R, Wasim Jafri SM, Sarin SV, Keeffe EB. Management of chronic hepatitis B in challenging patient populations. Liver Int 2006; 26(2): 38-46.
16. Duff B, Duff P. Hepatitis A vaccine: ready for prime time. Obstet Gynecol 1998; 91(3): 468-71.
17. Duff P. Hepatitis in pregnancy. Semin Perinatol 1998; 22(4): 277-83.
18. Dunkelberg JC, Barakat J, Deutsch J. Gastrointestinal, pancreatic, and hepatic cancer during pregnancy. Obstet Gynecol Clin North Am 2005; 32(4): 641-60.
19. Ellis I. Genetic counseling for hereditary pancreatitis: the role of molecular genetics testing for the cationic trypsinogen gene, cystic fibrosis and serine protease inhibitor Kazal type 1. Gastroenterol Clin North Am 2004; 33(4): 839-54.
20. García-Romero CS, Guzman C, Cervantes A, Cerbón M. Liver disease in pregnancy: Medical aspects and their implications for mother and child. Ann Hepatol 2019; 18(4): 553-62.
21. Germain AM, Carvajal JA, Glasinovic JC, Kato CS, Williamson C. Intrahepatic cholestasis of pregnancy: an intriguing pregnancy-specific disorder. J Soc Gynecol Investig 2002; 9(1): 10-4.
22. Graham G, Baxi L, Tharakan T. Laparoscopic cholecystectomy during pregnancy: a case series and review of the literature. Obstet Gynecol Surv 1998; 53(9): 566-74.
23. Guntupalli SR, Steingrub J. Hepatic disease and pregnancy: an overview of diagnosis and management. Crit Care Med 2005; 33(10 Suppl): S332-9.
24. Hautekeete ML. Hepatotoxicity of antibiotics. Acta Gastroenterol Belg 1995; 58(3-4): 290-6.
25. Hutchinson SJ, Roy KM, Wadd S et al. Hepatitis C virus infection in Scotland: epidemiological review and public health challenges. Scott Med J 2006; 51(2): 8-15.
26. Ibdah JA. Acute fatty liver of pregnancy: an update on pathogenesis and clinical implications. World J Gastroenterol 2006; 12(46): 7397-404.
27. Jabiry-Zieniewicz Z, Dabrowski FA, Pietrzak B et al. Pregnancy complications after liver transplantation. Int J Gynaecol Obstet 2015; 128(1): 27-9.
28. Ko H, Yoshida EM. Acute fatty liver of pregnancy. Can J Gastroenterol 2006; 20(1): 25-30.
29. Langlet P, Lasser L, Sidi B. Hepatitis C in women planning a pregnancy: current opinions. Rev Med Brux 2005; 26(6): 487-91.
30. Lee NM, Brady CW. Liver disease in pregnancy. World J Gastroenterol 2009; 15(8): 897-906.
31. Lindor KD, Lee RH. Intrahepatic cholestasis of pregnancy. Uptodate 2019. Disponível em: https://www.uptodate.com/contents/intrahepatic-cholestasis-of-pregnancy.
32. Lopez-Mendez E, Avila-Escobedo L. Pregnancy and portal hypertension: a pathology view of physiologic changes. Ann Hepatol 2006; 5(3): 219-23.
33. Lunzer MR. Jaundice in pregnancy. Baillieres Clin Gastroenterol 1989; 3(2): 467-83.
34. Ma K, Berger D, Reau N. Liver Diseases During Pregnancy. Clin Liver Dis 2019; 23(2): 345-361.
35. Marschall, Hanns-Ulrich. Management of intrahepatic cholestasis of pregnancy. Expert Rev Gastroenterol Hepatol 2015; 9(10): 1273-9.
36. Mast EE. Mother-to-infant hepatitis C virus transmission and breastfeeding. Adv Exp Med Biol 2004; 554: 211-6.
37. Mitchell RM, Byrne MF, Baillie J. Pancreatitis. Lancet 2003; 361(9367): 1447-55.
38. Mullally BA, Hansen WF. Intrahepatic cholestasis of pregnancy: review of the literature. Obstet Gynecol Surv 2002; 57(1): 47-52.
39. Naoum EE, Leffert LR, Chitilian HV, Gray KJ, Bateman BT. Acute fatty liver of pregnancy: pathophysiology, anesthetic implications, and obstetrical management. Anesthesiology 2019; 130(3): 446-61.
40. Narbey A. Update on viral hepatitis. Nurs Times 2005; 101(20): 55-7.
41. Ornoy A, Tenenbaum A. Pregnancy outcome following infections by coxsackie, echo, measles, mumps, hepatitis, polio and encephalitis viruses. Reprod Toxicol 2006; 21(4): 446-57.
42. Oskan S, Ceylan Y, Ozhan OV, Yildirim S. Review of a challenging clinical issue: Intrahepatic cholestasis of pregnancy. World J Gastroenterol 2015; 21 (23): 7134-7141.
43. Perez Fernandez T, Lopez Serrano P, Tomas E et al. Diagnostic and therapeutic approach to cholestatic liver disease. Rev Esp Enferm Dig 2004; 96(1): 60-73.
44. Pessoa MG, Moraes A. Hepatites virais na gravidez. Femina 2019; 47(1): 37-41.
45. Pitchumoni CS, Yegneswaran B. Acute pancreatitis in pregnancy. World J Gastroenterol 2009; Dec 7; 15(45): 5641-6.
46. Rahim MN, Pirani T, Williamson C, Heneghan MA. Management of pregnancy in women with cirrhosis. United European Gastroenterol J 2021; 9(1): 110-9.
47. Ramin KD, Ramsey PS. Disease of the gallbladder and pancreas in pregnancy. Obstet Gynecol Clin North Am 2001; 28(3): 571-80.
48. Ramirez CB, Doria C. Pregnancy after liver transplantation. Best Pract Res Clin Obstet Gynaecol 2014; 28(8): 1137-45.
49. Ranger-Rogez S, Denis F. Hepatitis B mother-to-child transmission. Expert Rev Anti Infect Ther 2004; 2(1): 133-45.
50. Rathbun RC, Lockhart SM, Stephens JR. Current HIV treatment guidelines: an overview. Curr Pharm Des 2006; 12(9): 1045-63.
51. Reyes H, Sjovall J. Bile acids and progesterone metabolites in intrahepatic cholestasis of pregnancy. Ann Med 2000; 32(2): 94-106.
52. Russell MA, Craigo SD. Cirrhosis and portal hypertension in pregnancy. Semin Perinatol 1998; 22(2): 156-65.
53. Schirmer BD, Winters KL, Edlich RF. Cholelithiasis and cholecystitis. J Long Term Eff Med Implants 2005; 15(3): 329-38.
54. Shao Z, Al Tibi M, Wakim-Fleming J. Update on viral hepatitis in pregnancy. Cleve Clin J Med. 2017 Mar;84(3):202-206.
55. Sharara AI, Rockey DC. Gastroesophageal variceal hemorrhage. N Engl J Med 2001; 345(9): 669-81.
56. Simpson KR, Moore KS, LaMartina MH. Acute fatty liver of pregnancy. J Obstet Gynecol Neonatal Nurs 1993; 22(3): 213-9.
57. Sookoian S. Liver disease during pregnancy: acute viral hepatitis. Ann Hepatol 2006; 5(3): 231-6.
58. Strasberg SM. Cholelithiasis and acute cholecystitis. Baillieres Clin Gastroenterol 1997; 11(4): 643-61.
59. Sungler P, Heinerman PM, Steiner H et al. Laparoscopic cholecystectomy and interventional endoscopy for gallstone complications during pregnancy. Surg Endosc 2000; 14(3): 267-71.

60. Swaroop VS, Chari ST, Clain JE. Severe acute pancreatitis. Jama 2004; 291(23): 2865-8.
61. Tominaga S, Kuroishi T. Biliary tract cancer. Cancer Surv 1994; 19-20: 125-37.
62. Weinstein MS, Feuerwerker S, Baxter JK. Appendicitis and cholecystitis in pregnancy. Clin Obstet Gynecol 2020; 63(2): 405-15.
63. Wilkes JM, Clark LE, Herrera JL. Acetaminophen overdose in pregnancy. South Med J 2005; 98(11): 1118-22.
64. Williamson C, Geenes V. Intrahepatic cholestasis of pregnancy. Obstet Gynecol 2014; 124(1): 120-33.
65. Wright TL. Introduction to chronic hepatitis B infection. Am J Gastroenterol 2006; 101(1): S1-6.
66. Zullo F, Saccone G, Donnarumma L et al. Pregnancy after liver transplantation: a case series and review of the literature. J Matern Fetal Neonatal Med 2021; 34(19): 3269-76.

## Artigos originais

67. Aamann L, Ørntoft N, Vogel I, Grønbaek H, Becher N,Vilstrup H, Ott P & Lildballe DL. Unexplained cholestasis in adults and adolescents: diagnostic benefit of genetic examination. Scandinavian Journal of Gastroenterology 2018; 53 (3): 305-311.
68. Aggarwal N, Sawnhey H, Suril V, Vasishta K, Jha M, Dhiman RK. Pregnancy and cirrhosis of the liver. Aust N Z J Obstet Gynaecol 1999; 39(4): 503-6.
69. Aggarwal N, Sawhney H, Vasishta K, Dhiman RK, Chawla Y. Non-cirrhotic portal hypertension in pregnancy. Int J Gynaecol Obstet 2001; 72(1): 1-7.
70. Allenby K, Campbell DJ, Lodge JP. Vaginal delivery following combined pelvic renal and pancreatic transplant. Br J Obstet Gynaecol 1998; 105(9): 1036-8.
71. Binder T, Salaj P, Zima T, Vitek L. Randomized prospective comparative study of ursodeoxycholic acid and S-adenosyl-L-methionine in the treatment of intrahepatic cholestasis of pregnancy. J Perinat Med 2006; 34(5): 383-91.
72. Bruce K, Watson S. Management of intrahepatic cholestasis of pregnancy: a case report. J Midwifery Womens Health 2007; 52(1): 67-72.
73. Castro MA, Fassett MJ, Reynolds TB, Shaw KJ, Goodwin TM. Reversible peripartum liver failure: a new perspective on the diagnosis, treatment, and cause of acute fatty liver of pregnancy, based on 28 consecutive cases. Am J Obstet Gynecol 1999; 181(2): 389-95.
74. Cemortan M, Sagaidac I, Cernetchi O. Assessment of vitamin K levels in women with intrahepatic cholestasis of pregnancy. BMC Pregnancy Childbirth 2022; 22(1): 534.
75. Chappell LC, Gurung V, Seed PT et al. Ursodeoxycholic acid versus placebo, and early term delivery versus expectant management, in women with intrahepatic cholestasis of pregnancy: semifactorial randomised clinical trial. BMJ 2012; 344: e3799.
76. Chiou YTS, Campos MV. Colelitiasis durante el embarazo. Rev Med Costa Rica Centroam 2000; 67(552): 97-102.
77. Clark JM, Diehl AM. Nonalcoholic fatty liver disease: an underrecognized cause of cryptogenic cirrhosis. JAMA 2003; 289(22): 3000-4.
78. Dann AT, Kenyon AP, Seed PT, Poston L, Shennan AH, Tribe RM. Glutathione S-transferase and liver function in intrahepatic cholestasis of pregnancy and pruritus gravidarum. Hepatology 2004; 40(6): 1406-14.
79. Dann AT, Kenyon AP, Wierzbicki AS, Seed PT, Shennan AH, Tribe RM. Plasma lipid profiles of women with intrahepatic cholestasis of pregnancy. Obstet Gynecol 2006; 107(1): 106-14.
80. Daradkeh S, Sumrein I, Daoud F, Zaidin K, Abu-Khalaf M. Management of gallbladder stones during pregnancy: conservative treatment or laparoscopic cholecystectomy? Hepatogastroenterology 1999; 46(30): 3074-6.
81. Dedecker F, Graesslin O, Palot M, Fortier D, Quereux C, Gabriel R. Acute fatty liver of pregnancy: a rare pathology of the third trimester. Gynecol Obstet Fertil 2006; 34(2): 131-3.
82. Farias NSO, Holcman MM, Compri AP et al. Ocorrência de hepatite B em gestantes e seguimento de crianças expostas no estado de São Paulo, em 2012. Epidemiol Serv Saúde 2020; 29(2): e2019443.
83. Felbinger TW, Posner M, Eltzschig HK, Kodali BS. Laparoscopic splenectomy in a pregnant patient with immune thrombocytopenic purpura. Int J Obstet Anesth. 2007;16(3):281-3.
84. Fesenmeier MF, Coppage KH, Lambers DS, Barton JR, Sibai BM. Acute fatty liver of pregnancy in 3 tertiary care centers. Am J Obstet Gynecol 2005; 192(5): 1416-9.
85. Flint C, Larsen H, Nielsen GL, Olsen J, Sorensen HT. Pregnancy outcome after suicide attempt by drug use: a Danish population-based study. Acta Obstet Gynecol Scand 2002; 81(6): 516-22.
86. Gao X, Zhu Y, Liu H, Yu H, Wang M. Maternal and fetal outcomes of patients with liver cirrhosis: a case-control study. BMC Pregnancy Childbirth 2021; 21(1): 280.
87. Giles ML, Garland SM, Grover SR, Lewin SM, Hellard ME. Impact of an education campaign on management in pregnancy of women infected with a blood-borne virus. Med J Aust 2006; 184(8): 389-92.
88. Glasgow RE, Visser BC, Harris HW, Patti MG, Kilpatrick SJ, Mulvihill SJ. Changing management of gallstone disease during pregnancy. Surg Endosc 1998; 12(3): 241-6.
89. Goh SK, Gull SE, Alexander GJ. Pregnancy in primary biliary cirrhosis complicated by portal hypertension: report of a case and review of the literature. BJOG 2001; 108(7): 760-2.
90. Graham G, Baxi L, Tharakan T. Laparoscopic cholecystectomy during pregnancy: a case series and review of the literature. Obstet Gynecol Surv 1998; 53(9): 566-74.
91. Gupta R, Tandan M, Lakhtakia S, Santosh D, Rao GV, Reddy DN. Safety of therapeutic ERCP in pregnancy: an Indian experience. Indian J Gastroenterol 2005; 24(4): 161-3.
92. Heneghan MA, Norris SM, O'Grady JG, Harrison PM, McFarlane IG. Management and outcome of pregnancy in autoimmune hepatitis. Gut 2001; 48(1): 97-102.
93. Hill JB, Sheffield JS, Kim MJ, Alexander JM, Sercely B, Wendel GD. Risk of hepatitis B transmission in breast-fed infants of chronic hepatitis B carriers. Obstet Gynecol 2002; 99(6): 1049-52.
94. Jacquemin E, Cresteil D, Manouvrier S, Boute O, Hadchouel M. Heterozygous nonsense mutation of the MDR3 gene in familial intrahepatic cholestasis of pregnancy. Lancet 1999; 353: 210-1.
95. Joao EC, Calvet GA, Menezes JA et al. Nevirapine toxicity in a cohort of HIV-1-infected pregnant women. Am J Obstet Gynecol 2006; 194(1): 199-202.
96. Kenyon AP, Piercy CN, Girling J, Williamson C, Tribe RM, Shennan AH. Obstetric cholestasis, outcome with active management: a series of 70 cases. BJOG 2002; 109(3): 282-8.
97. Kerr MG, Scott DB, Samuel E. Studies of the inferior vena cava in late pregnancy. Br Med J 1964; 1(5382): 522.4-33.
98. Kim YW, Zagorski SM, Chung MH. Laparoscopic common bile duct exploration in pregnancy with acute gallstone pancreatitis. JSLS 2006; 10(1): 78-82.
99. Kirkinen P, Ryynanen M. First-trimester manifestation of intrahepatic cholestasis of pregnancy and high fetoplacental hormone production in a triploid fetus: a case report. J Reprod Med 1995; 40(6): 471-3.
100. Kirkinen P, Ylostalo P, Heikkinen J, Maentausta O. Gallbladder function and maternal bile acids in intrahepatic cholestasis of pregnancy. Eur J Obstet Gynecol Reprod Biol 1984; 18(1-2): 29-34.
101. Knight M, Nelson-Piercy C, Kurinczuk JJ et al. A prospective national study of acute fatty liver of pregnancy in the UK. Gut 2008; 57(7): 951-6.
102. Ko C. Biliary sludge and acute pancreatitis during pregnancy. Nat Clin Pract Gastroenterol Hepatol 2006; 3(1): 53-7.
103. Kushner T, Tholey D, Dodge J, Saberi B, Schiano T, Terrault N. Outcomes of liver transplantation for acute fatty liver disease of pregnancy. Am J Transplant 2019; 19(7): 2101-7.

104. Lim TY, Gonsalkorala E, Cannon MD et al. Successful pregnancy outcomes following liver transplantation is predicted by renal function. Liver Transpl 2018; 24(5): 606-15.
105. Lin HM, Kauffman HM, McBride MA et al. Center-specific graft and patient survival rates: 1997 United Network for Organ Sharing (Unos) report. Jama 1998; 280(13): 1153-6710.
106. Liu Y, Qiao F, Liu H, Liu D. Ursodeoxycholic acid in the treatment of intraheptic cholestasis of regnancy. J Huazhong Univ Sci Technolog Med Sci 2006; 26(3): 350-2.
107. Lodato F, Cappelli A, Montagnani M, et al. Transjugular intrahepatic portosystemic shunt: a case report of rescue management of unrestrainable variceal bleeding in a pregnant woman. Dig Liver Dis 2008;40(5):387-90.
108. Lopez Fernandez EM, Martin Malagon A, Arteaga Gonzalez I et al. Mucinous cystic neoplasm of the pancreas during pregnancy: the importance of proper management. J Hepatobiliary Pancreat Surg 2005; 12(6): 494-7.
109. Lyons F, Hopkins S, Kelleher B et al. Maternal hepatotoxicity with nevirapine as part of combination antiretroviral therapy in pregnancy. HIV Med 2006; 7(4): 255-60.
110. Maldonado M, Alhoussein A, Awadalla M, Idler J, Welch R, Puder K, Patwardhan M, Gonik B. Intrahepatic Cholestasis of Pregnancy Leading to Severe Vitamin K Deficiency and Coagulopathy. Case Rep Obstet Gynecol; 2017: 5646247.
111. Marinoni E, Di Netta T, Caramanico L, Tomei B, Moscarini M, Di Iorio R. Metastatic pancreatic cancer in late pregnancy: a case report and review of the literature. J Matern Fetal Neonatal Med 2006; 19(4): 247-9.
112. Mjahed K, Charra B, Hamoudi D, Noun M, Barrou L. Acute fatty liver of pregnancy. Arch Gynecol Obstet 2006; 274(6): 349-53.
113. Nguyen G, Garcia RT, Nguyen N, Trinh H, Keeffes EB, Nguyens MH. Clinical course of hepatitis B virus infection during pregnancy. Aliment Pharmacol Ther 2009; 29: 755-64.
114. Nguyen GC, Dinani AM, Pivovarov K. Endoscopic management and outcomes of pregnant women hospitalized for nonvariceal upper GI bleeding: a nationwide analysis. Gastrointest Endosc 2010; 72(5): 954-9.
115. Paternoster DM, Fabris F, Palu G et al. Intra-hepatic cholestasis of pregnancy in hepatitis C virus infection. Acta Obstet Gynecol Scand 2002; 81(2): 99-103.
116. Puljic A, Kim E, Page J, et al. The risk of infant and fetal death by each additional week of expectant management in intrahepatic cholestasis of pregnancy by gestational age. Am J Obstet Gynecol 2015;212 (5): 667.e1-667.e5.
117. Quan WL, Chia CK, Yim HB. Safety of endoscopical procedures during pregnancy. Singapore Med J 2006; 47(6): 525-8.
118. Riggs BS, Bronstein AC, Kulig K, Archer PG, Rumack BH. Acute acetaminophen overdose during pregnancy. Obstet Gynecol 1989; 74(2): 247-53.
119. Rioseco AJ, Ivankovic MB, Manzur A et al. Intrahepatic cholestasis of pregnancy: a retrospective case-control study of perinatal outcome. Am J Obstet Gynecol 1994; 170(3): 890-5.
120. Robertson KW, Stewart IS, Imrie CW. Severe acute pancreatitis and pregnancy. Pancreatology 2006; 6(4): 309-15.
121. Roncaglia N, Arreghini A, Locatelli A, Bellini P, Andreotti C, Ghidini A. Obstetric cholestasis: outcome with active management. Eur J Obstet Gynecol Reprod Biol 2002; 100(2): 167-70.
122. Rosenfeld H, Hochner-Celnikier D, Ackerman Z. Massive bleeding from ectopic varices in the postpartum period: rare but serious complication in women with portal hypertension. Eur J Gastroenterol Hepatol 2009;21(9):1086-91. (descrição caso)
123. Ruano R, Hase EA, Bernini C, Steinman DS, Birolini D, Zugaib M. Pancreaticoduodenectomy as treatment of adenocarcinoma of the papilla of Vater diagnosed during pregnancy: a case report. J Reprod Med 2001; 46(11): 1021-4.
124. Sarkar M, Grab J, Dodge JL et al. Non-alcoholic fatty liver disease in pregnancy is associated with adverse maternal and perinatal outcomes. J Hepatol 2020; 73(3): 516-22.
125. Savander M, Ropponen A, Avela K et al. Genetic evidence of heterogeneity in intrahepatic cholestasis of pregnancy. Gut 2003; 52(7): 1025-9.
126. Sheffield JS, Hickman A, Tang J et al. Efficacy of an accelerated hepatitis B vaccination program during pregnancy. Obstet Gynecol 2011; 117(5): 1130-5.
127. Sinha A, Olah KS. Acute fatty liver of pregnancy: an unusual presentation. J Obstet Gynaecol 2005; 25(1): 60-1.
128. Stringer M, Ratcliffe SJ, Gross R. Acceptance of hepatitis B vaccination by pregnant adolescents. Am J Matern Child Nurs 2006; 31(1): 54-60.
129. Thomas LA, Cardwell MS. Acute reactive hepatitis in pregnancy induced by alpha-methyldopa. Obstet Gynecol 1997; 90(4 Pt 2): 658-9.
130. Towers CV, Asrat T, Rumney P. The presence of hepatitis B surface antigen and deoxyribonucleic acid in amniotic fluid and cord blood. Am J Obstet Gynecol 2001; 184(7): 1514-8.
131. Ulug U, Mesut A, Jozwiak EA, Bahceci M. Successful pregnancy in a liver transplant recipient following controlled ovarian hyperstimulation and intracytoplasmic sperm injection. J Assist Reprod Genet 2005; 22(7-8): 311-3.
132. Urganci N, Arapoglu M, Akyildiz B, Nuhoglu A. Neonatal cholestasis resulting from vertical transmission of hepatitis A infection. Pediatr Infect Dis J 2003; 22(4): 381-2.
133. Vasavan T, Deepak S, Jayawardane IA et al. Fetal cardiac dysfunction in intrahepatic cholestasis of pregnancy is associated with elevated serum bile acid concentrations. J Hepatol 2021; 74(5): 1087-96.
134. Walcher T, Haenle MM, Kron M et al. Pregnancy is not a risk factor for gallstone disease: results of a randomly selected population sample. World J Gastroenterol 2005; 11(43): 6800-6.
135. Walcott WO, Derick DE, Jolley JJ, Snyder DL. Successful pregnancy in a liver transplant patient. Am J Obstet Gynecol 1978; 132(3): 340-1.
136. Watson JC, Fleming DW, Borella AJ, Olcott ES, Conrad RE, Baron RC. Vertical transmission of hepatitis A resulting in an outbreak in a neonatal intensive care unit. J Infect Dis 1993; 167(3): 567-71.
137. Wiegers H, Hamulyák EN, Damhuis SE et al. Pregnancy outcomes in women with Budd-Chiari syndrome or portal vein thrombosis: a multicentre retrospective cohort study. BJOG 2022; 129(4): 608-17.
138. Wu K, Yin B, Li S, Zhu X, Zhu B. Prevalence, risk factors and adverse perinatal outcomes for Chinese women with intrahepatic cholestasis of pregnancy: a large cross-sectional retrospective study. Ann Med 2022; 54(1): 2966-74.
139. Yadav S, Goel A, Lingaiah R et al. Serum bile acid levels in women with intrahepatic cholestasis of pregnancy in India. J Clin Exp Hepatol 2022; 12(2): 379-83.

## Comunicação pessoal

140. Ibdah JA. Role of genetic screening in identifying susceptibility to acute fatty liver of pregnancy. Nat Clin Pract Gastroenterol Hepatol 2005; 2(11): 494-5.

## Diretrizes

141. American College of Obstetricians and Gynecologists. Viral hepatitis in pregnancy. Practice Bulletin No. 86 October 2007.
142. Brasil. Ministério da Saúde. Departamento de Doenças de Condições Crônicas e Infecções Sexualmente Transmissíveis. Hepatite E. Disponível em: https://www.gov.br/aids/pt-br/assuntos/hepatites-virais/hepatite-e. Acesso em: 05/01/2023.
143. Centers for Disease Control and Prevention. Health information for travelers to Brazil, 2015. Disponível em: http://wwwnc.cdc.gov/travel/destinations/clinician/none/brazil?s_cid=ncezid-dgmq-travel-single-002. Acesso em: 24/1/2023.
144. World Health Organization. Hepatitis B: prevalence, 2015. Disponível em: https://www.who.int/news-room/fact-sheets/detail/hepatitis-b. Acesso em: 05/01/2023.

### Editoriais/cartas ao editor

145. Abu Musa AA, Usta IM, Rechdan JB, Nassar AH. Recurrent hypertriglyceridemia-induced pancreatitis in pregnancy: a management dilemma. Pancreas 2006; 32(2): 227-8.
146. Inoue N, Ito T, Akashi T et al. Acute pancreatitis in the early stages of pregnancy associated with a PSTI gene mutation. Pancreas 2004; 29(3): 242-3.
147. Milkiewicz P, Elias E, Williamson C, Weaver J. Obstetric cholestasis. BMJ 2002; 324(7330): 123-4.
148. Moreno A, Quereda C, Barcena R, Ramon y Cajal-La Paz Liver Transplant Group. Successful pregnancy after orthotopic liver transplantation in a patient with HIV infection. N Engl J Med 2005; 353(23): 2517-8.
149. Phadnis SV, Sangay MR, Sanusi FA. Alpha-methyldopa-induced acute hepatitis in pregnancy. Aust N Z J Obstet Gynaecol 2006; 46(3): 256-7.

### Livros

150. Bacon BR. Cirrhosis and its complications. In: Fauci A, Braunwald E, Kasper DL et al., editores. Harrison's principle of internal medicine. 17.ed. New York: McGraw-Hill; 2008. p. 1971.
151. Cunningham FG, Leveno KJ, Bloom SL, Hauth JC, Rouse DJ, Spong CY. Hepatic, gallbladder and pancreatic disorders. In: Cunningham FG, Leveno KJ, Bloom SL, Hauth JC, Rouse DJ, Spong CY, editores. Williams' obstetrics. 23.ed. New York: McGraw-Hill; 2010. p. 1063-78.
152. Greenberger NJ, Paumgartner G: Diseases of the gallbladder and bile ducts. In: Fauci A, Braunwald E, Kasper DL et al., editores. Harrison's principles of internal medicine. 17.ed. New York: McGraw-Hill; 2008. p. 1991.
153. Rozas A. Hepatopatias na gestação. In: Neme B, editor. Obstetrícia básica. 3.ed. São Paulo: Sarvier; 2006.
154. Soares EC, Nagasako CK, Montes CG. Pancreatite aguda e colecistopatia. In: Neme B, editor. Obstetrícia básica. 3.ed. São Paulo: Sarvier; 2006.

### Revisões sistemáticas/metanálises

155. Andes A, Ellenberg K, Vakos A, Collins J, Fryer K. Hepatitis C virus in pregnancy: a systematic review of the literature. Am J Perinatol 2021; 38(S 01): e1-e13.
156. Bacq Y, Sentilhes L, Reyes HB et al. Efficacy of ursodeoxycholic acid in treating intrahepatic cholestasis of pregnancy: a meta-analysis. Gastroenterology 2012; 143(6): 1492-501.
157. Benova L, Mohamoud YA, Calvert C, Abu-Raddad LJ. Vertical transmission of hepatitis C virus: systematic review and meta-analysis. Clin Infect Dis 2014; 59(6): 765-73.
158. Bigna JJ, Modiyinji AF, Nansseu JR et al. Burden of hepatitis E virus infection in pregnancy and maternofoetal outcomes: a systematic review and meta-analysis. BMC Pregnancy Childbirth 2020; 20(1): 426.
159. Cappell MS, Stavropoulos SN, Friedel D. Systematic review of safety and efficacy of therapeutic endoscopic-retrograde-cholangiopancreatography during pregnancy including studies of radiation-free therapeutic endoscopic-retrograde-cholangiopancreatography. World J Gastrointest Endosc 2018; 10(10): 308-21.
160. Chang MS, Gavini S, Andrade PC et al. Caesarean section to prevent transmission of hepatitis B: a meta-analysis. Can J Gastroenterol Hepatol 2014; 28(8): 439-44.
161. Gurung V, Stokes M, Middleton P, Milan SJ, Hague W, Thornton JG. Interventions for treating cholestasis in pregnancy. Cochrane Database Syst Rev 2013; (6): CD000493.
162. Huang QT, Hang LL, Zhong M et al. Maternal HCV infection is associated with intrauterine fetal growth disturbance: a meta-analysis of observational studies. Medicine (Baltimore) 2016; 95(35): e4777.
163. Hughes DLl, Hughes A, White PB, Silva MA. Acute pancreatitis in pregnancy: meta-analysis of maternal and fetal outcomes. Br J Surg 2021; 109(1): 12-4.
164. Koretz RL, Avenell A, Lipman TO, Braunschweig CL, Milne AC. Does enteral nutrition affect clinical outcome? A systematic review of the randomized trials. Am J Gastroenterol 2007; 102(2): 412-29.
165. McIntyre PG, Tosh K, McGuire W. Caesarean section versus vaginal delivery for preventing mother to infant hepatitis C virus transmission. Cochrane Database Syst Rev 2006; (4): CD005546.
166. Ovadia C, Sajous J, Seed PT, et al. Ursodeoxycholic acid in intrahepatic cholestasis of pregnancy: a systematic review and individual participant data meta-analysis. Lancet Gastroenterol Hepatol 2021; 6(7): 547-58.
167. Valentin N, Guerrido I, Rozenshteyn F et al. Pregnancy outcomes after liver transplantation: a systematic review and meta-analysis. Am J Gastroenterol 2021; 116(3): 491-504.
168. Walker KF, Chappell LC, Hague WM, Middleton P, Thornton JG. Pharmacological interventions for treating intrahepatic cholestasis of pregnancy. Cochrane Database Syst Rev 2020; 7(7): CD000493.
169. Wang HY, Jiang Q, Shi H et al. Effect of caesarean section on maternal and foetal outcomes in acute fatty liver of pregnancy: a systematic review and meta-analysis. Sci Rep 2016; 6: 28826.
170. Wijarnpreecha K, Thongprayoon C, Sanguankeo A et al. Hepatitis C infection and intrahepatic cholestasis of pregnancy: a systematic review and meta-analysis. Clin Res Hepatol Gastroenterol 2017; 41(1): 39-45.

# Capítulo 56

# Doenças neurológicas



## INTRODUÇÃO

As doenças neurológicas são relativamente frequentes em mulheres em idade fértil. Essas morbidades são prévias à gestação e sua evolução não apresenta alterações em função do estado gravídico na maioria dos casos. Manter o controle adequado delas, no entanto, é essencial para um bom resultado perinatal. Conhecer os sintomas das doenças neurológicas de base nas gestantes acompanhadas é fundamental para a diferenciação diagnóstica de complicações agudas de distúrbios gravídicos, como convulsões por escape de crise epiléptica ou por eclâmpsia.

## EPILEPSIA

A crise epiléptica é definida como a ocorrência transitória de sinais e/ou sintomas decorrentes da presença de atividade neuronal síncrona e/ou excessiva no cérebro, que podem ocorrer de forma paroxística, com fenômenos motores, sensitivos e/ou sensoriais, autonômicos, cognitivos ou psíquicos, com ou sem perda de consciência.[21]

Já a epilepsia é caracterizada pela ocorrência de crise epiléptica associada à predisposição sustentada para ocorrência de novas crises. Tradicionalmente, é definida após ao menos duas crises epilépticas não provocadas com um intervalo de mais de 24 horas ou por uma crise associada a um risco superior a 60% de ocorrência de novas crises, que em geral acontece quando existe lesão cerebral ou atividade epileptiforme no eletroencefalograma.[21]

Representa uma doença neurológica grave e frequente na gravidez com incidência de 0,3 a 0,8%. Nos Estados Unidos da América (EUA), aproximadamente um milhão de mulheres em idade fértil apresenta epilepsia, e uma em cada duzentas gestações apresenta complicações por essa intercorrência clínica.[7,69]

A epilepsia pode, por si só, afetar o desenvolvimento fetal, comprometendo a gestação e o parto. A mortalidade materna chega a ser dez vezes maior em pacientes epilépticas quando comparadas às de baixo risco e está associada a maior risco de abortamento espontâneo, hemorragia pré e pós-parto, pré-eclâmpsia, parto prematuro, restrição do crescimento fetal e maiores taxas de indução de parto e cesárea.[174] Portanto, o planejamento da gestação nessas pacientes é o ideal, já que o controle adequado da doença antes de engravidar está associado a maior chance de desfechos favoráveis.[92,153,154]

### ETIOLOGIA E CLASSIFICAÇÃO

As crises epilépticas têm causas diferentes e heterogêneas, que podem ser divididas em seis categorias etiológicas: estrutural, genética, infecciosa, metabólica (ou tóxica), imune e desconhecida. As lesões estruturais englobam lesões isquêmicas ou hemorrágicas cerebrais, trauma cranioencefálico, neoplasia cerebral, entre outras que podem ser evidenciadas em exames de imagem. As alterações metabólicas ou tóxicas e as infecciosas, como encefalite e meningite, podem ser detectadas em exames laboratoriais como glicemia, eletrólitos, proteína C-reativa (PCR), hemograma, toxicológico, análise liquórica, culturas, entre outros. Uma parcela significativa, no entanto, pode não ser detectada em exames de imagem ou laboratoriais, pois a alteração pode estar no funcionamento do tecido neural, como ocorre em alterações genéticas, estruturais e funcionais.

A classificação das crises epilépticas baseia-se na descrição clínica associada aos achados eletroencefalográficos e de neuroimagem, podendo ser divididas em focais e generalizadas. Essa diferenciação é importante para o tratamento adequado, uma vez que apresentam respostas diferentes aos fármacos anticrise.

As crises focais são aquelas que se iniciam em uma região cerebral que determina suas manifestações clínicas iniciais e podem evoluir com propagação, acometendo outras regiões e até mesmo ambos os hemisférios cerebrais, sendo então chamadas de crises tônico-clônicas bilaterais. Podem ter preservação da consciência (crises perceptivas) ou alteração (crises disperceptivas).

Nas crises generalizadas, ocorre o envolvimento simultâneo de ambos os hemisférios cerebrais desde o início. Dependendo da forma e do padrão com que acometem o cérebro, apresentam características distintas, como observado em crises de ausência, mioclônicas, atônicas e tônico-clônicas generalizadas.[21]

Nas crises tônico-clônicas generalizadas, a inconsciência é seguida por contrações musculares tônicas com rigidez postural e, posteriormente, por contrações clônicas generalizadas dos membros. A recuperação da consciência é gradual e a paciente tende a permanecer confusa e desorientada por algum tempo. Já a crise de ausência envolve rápida e fugaz perda de consciência desacompanhada de atividade muscular.

A Figura 1 mostra a classificação completa.

## EPILEPSIA E GESTAÇÃO

A influência hormonal na atividade neuronal e no desencadeamento de crises convulsivas ainda é controversa. A progesterona parece diminuir a excitabilidade neuronal[37] e aumentar o estrogênio, mas estudos clínicos e experimentais com animais não demonstram esses efeitos. Em um estudo de coorte multicêntrico recente, Pennel et al.[125] não encontraram diferença significativa na frequência de crises durante a gestação, porém foi necessário aumento da dose dos fármacos anticrise na maioria delas (74% das gestantes *versus* 31% dos controles).

Durante a gestação, ocorrem diversas alterações fisiológicas que levam a maior depuração plasmática dos anticonvulsivantes com consequente redução de seu nível sérico. A êmese gravídica, a diminuição da motilidade gástrica e o uso de antiácidos reduzem a absorção

**Início focal**

Perceptivas | Disperceptivas

Início motor
- Clônicas
- Automatismos
- Tônicas
- Hipercinéticas
- Atônicas
- Espasmos epilépticos
- Mioclônicas

Início não motor
- Autonômicas
- Parada comportamental
- Cognitivas
- Emocionais
- Sensoriais

Focal para tônico-clônica bilateral

**Início generalizado**

Motoras
- Tônico-clônicas
- Atônicas
- Tônicas
- Mioclônicas
- Mioclono-tônico-clônicas
- Mioclono-atônicas
- Atônicas
- Espasmos epilépticos

Não motoras (ausências)
- Típicas
- Atípicas
- Mioclônicas
- Mioclônicas palpebrais

**Início desconhecido**

Motoras
- Tônico-clônicas
- Espasmos epilépticos

Não motoras
- Parada comportamental

Não classificadas

**FIGURA 1.** Classificação dos tipos de crises epilépticas. (Figura adaptada de Fisher et al.[21])

das drogas, e o aumento do volume plasmático durante a gestação diminui o nível sérico dos medicamentos. Adicionalmente, a maior atividade de enzimas hepáticas, plasmáticas e placentárias aumenta o metabolismo dos anticonvulsivantes e a maior taxa de filtração glomerular contribui para a excreção dessas substâncias. Outros fatores que afetam o curso da epilepsia incluem não aceitação do esquema medicamentoso prescrito, privação de sono, retenção de sal e água, hiperventilação e dor durante o trabalho de parto.

É necessário, portanto, manter vigilância e realizar ajustes frequentes da dose dos fármacos anticrise a fim de evitar escapes de crise durante o ciclo gravídico-puerperal. Idealmente, deve-se obter nível sérico preconcepcional em ao menos dois momentos distintos para utilizar como referência e, durante a gestação, realizar dosagem preferencialmente mensal, com ajuste de dose visando manter o nível sérico acima de 65% daqueles preconcepcionais. Quando há necessidade de ajuste de dose na gravidez, deve-se atentar que no puerpério existe um retorno relativamente rápido para níveis prévios, em geral por volta de 14 dias, sendo necessário reduzir a dose.

A lamotrigina é a que mais sofre mudança, podendo ser necessário dobrar a dose na maioria das mulheres. Além disso, levetiracetam, topiramato e oxcarbazepina também necessitam de atenção com ajuste de doses.

No acompanhamento da gestante epiléptica, objetiva-se mantê-la livre de convulsões, ao mesmo tempo minimizando os efeitos adversos dos anticonvulsivantes sobre a gravidez e o feto, especialmente os possíveis efeitos teratogênicos. Assim, um dos principais preditores da evolução da epilepsia na gestação é o controle pré-gestacional, sendo recomendado um período de 9 meses sem crises antes de engravidar, a fim de obter o controle adequado durante a gravidez.

Um feto parece ser capaz de se recuperar de uma convulsão materna isolada, embora possa ocorrer bradicardia fetal por até 20 minutos após uma crise tônico-clônica generalizada, tanto de início focal como generalizado. Essa alteração pode estar associada a hipóxia e acidose fetal com consequente risco de abortamento e óbito fetal. Raramente, no entanto, o óbito fetal é atribuído à convulsão materna isolada, exceto no estado de mal epiléptico (crises epilépticas repetidas ou prolongadas), que, por sua vez, representa uma ameaça imediata tanto para a mãe como para o feto, com risco duas vezes maior de óbito materno e de 50% de morte fetal.[14]

Dessa forma, é importante o adequado manejo das crises, a fim de fornecer proteção para mãe e feto. A maioria das crises é autolimitada e devem ser adotadas apenas medidas de suporte, como manter as vias aéreas pérvias e oxigenação adequada, monitorizar mãe e feto, obter acesso venoso, investigar fatores desencadeantes (não adesão ao tratamento, mudança recente no esquema terapêutico, interações medicamentosas, alterações metabólicas e infecções) e solicitar avaliação de neurologista. A administração de fármaco anticrise durante as crises é reservada para os casos cuja duração for superior a 5 minutos, pois a partir desse tempo a probabilidade de cessarem espontaneamente é baixa, tendo maior risco de evolução para estado de mal epiléptico. O tratamento a ser instituído deve seguir o esquema mostrado na Figura 2.

Caso sejam necessárias intubação orotraqueal (IOT) e sedação, preconiza-se a resolução da gestação na viabilidade. Caso a paciente necessite de medicação não emergencial para controle das crises, o levetiracetam é uma excelente opção por ter rápida resposta. Pode ser administrada dose de ataque de 60 mg/kg (sugere-se a dose de 1.000 a 3.000 mg, utilizando-se preferencialmente a solução de 100 mg/mL). Outras opções disponíveis são os benzodiazepínicos orais, como clobazam e clonazepam, além do topiramato e da carbamazepina.

Já as crises focais que não evoluem para tônico-clônica bilateral não têm impacto significativo sobre o feto, apesar de existirem alguns relatos de casos indicando sofrimento fetal transitório, com desaceleração dos batimentos por até 3,5 minutos durante crises focais com perda de consciência.[159] No geral, se não forem diferentes do basal, mais longas ou recorrentes, não devem ser feitas mudanças abruptas no tratamento.

Em uma metanálise para a avaliação do impacto da epilepsia na gestação, Viale et al.[174] encontraram maior

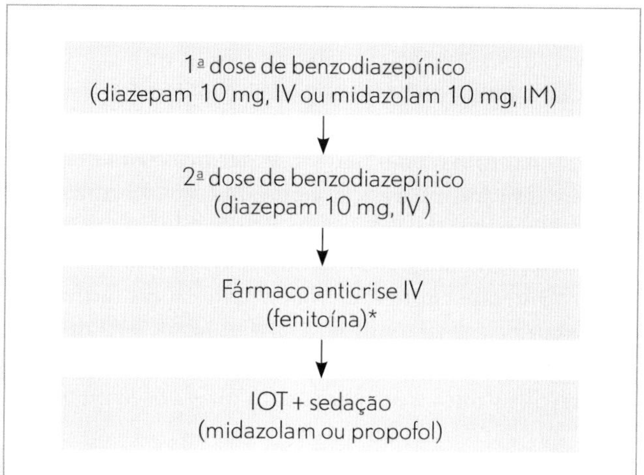


**FIGURA 2.** Fluxograma de manejo da crise convulsiva. * Fenitoína 20 mg/kg (250 mg/5 mL) diluída em 100-250 mL de soro fisiológico e infusão com velocidade máxima de 50 mg/min. IM: via intramuscular; IOT: intubação orotraqueal; IV: via intravenosa.

chance de abortamento espontâneo (RR: 1,54), sangramentos durante a gestação (RR: 1,49), hemorragia pós-parto (RR: 1,29), necessidade de indução de parto (RR: 1,67), cesárea (RR: 1,4), prematuridade (RR: 1,16), síndromes hipertensivas (RR: 1,37), restrição do crescimento fetal (RCF) (RR: 1,26).

Um estudo populacional sueco mais recente[128] corrobora o estudo acima. Pesquisando mais de 1,4 milhão de partos, com 3.586 gestantes epilépticas, percebeu significativo risco elevado para pré-eclâmpsia (RR = 1,24), infecção (RR = 1,85), descolamento prematuro de placenta (RR = 1,68), indução (RR = 1,31), cesárea eletiva (RR = 1,58) e de urgência (RR = 1,09). Para o lado fetal e neonatal, o resultado foi ainda pior: observou-se maior risco para óbito fetal (RR = 1,55), parto prematuro espontâneo (RR = 1,34) ou com indicação médica (RR = 1,24), recém-nascido pequeno para a idade gestacional (RR = 1,25), infecção neonatal (RR = 1,42), qualquer malformação congênita (RR = 1,48) ou malformação congênita grave (RR = 1,61), além de Apgar de 5º minuto entre 4 e 6 (RR = 1,34) ou entre 0 e 3 (RR = 2,42), complicações da asfixia neonatal (RR = 1,75), desconforto respiratório (RR = 1,48) e hipoglicemia neonatal (RR = 1,53). Entretanto, interessantemente, dividindo o grupo das epiléticas entre as que usavam e as que não usavam drogas anticonvulsivantes, não se percebeu nenhuma diferença significativa, a não ser um risco de 30% para a indução de parto.

Sabe-se que alguns medicamentos utilizados no tratamento da epilepsia seriam claramente teratogênicos. A maior parte deles atravessa a barreira placentária e, por ocasião do termo, os níveis séricos materno e do sangue do cordão são aproximadamente iguais.

As malformações atribuídas à utilização de anticonvulsivantes são, especialmente, as fendas orofaciais (dez vezes mais frequentes que na população geral) e as alterações cardíacas. As anomalias fetais, que marcam a síndrome de hidantoína fetal, não são específicas para nenhum anticonvulsivante ou associação de anticonvulsivantes, embora a hipoplasia digital distal e o hipertelorismo estejam mais frequentemente relacionados à fenitoína.

A politerapia apresenta maior risco que a monoterapia, razão pela qual a última é preferida.[88,124,140] Entretanto, parece que o risco associado à politerapia depende dos anticonvulsivantes envolvidos, com maior risco quando o ácido valproico está presente.[101,143,144]

Estudo multicêntrico,[142] com 7.533 gestantes expostas, apresentou taxas diferentes de malformação de acordo com o tipo de anticonvulsivante usado, assim como a dose empregada. A droga com maior taxa de malformações foi o valproato, com 10,3%, seguido por fenobarbital, com 6,5%; fenitoína, com 6,4%; e carbamazepina, com 5,5%. Outras drogas pareceram ser mais seguras, como o topiramato (3,9%), a oxcarbamazepina (3,0%), a lamotrigina (2,9%) e o levetiracetam (2,8%). Quatro drogas demonstraram maior risco quanto maior a dose empregada: valproato, fenobarbital, carbamazepina e lamotrigina. Um ano antes, em 2017, uma publicação de metanálise,[173] ao analisar 96 estudos e quase 60 mil gestantes arroladas, apresentava um quadro semelhante, com risco significativamente aumentado para malformações maiores de praticamente todas as medicações, de tal forma: valproato (OR, 2,93), topiramato (OR, 1,90), fenobarbital (OR, 1,83), fenitoína (OR, 1,67), carbamazepina (OR, 1,37), sendo todas as politerapias significativamente mais prejudiciais do que o controle. Entretanto, algumas medicações não apresentaram risco: a lamotrigina (OR, 0,96; IC 95%: 0,72-1,25) e o levetiracetam (OR, 0,72; IC 95%: 0,43-1,16). Nota-se uma discrepância nos dados em relação à segurança do topiramato. Alguns autores imputam risco aumentado de malformações maiores,[105] enquanto outros apontam para risco em relação a algumas malformações específicas, como os defeitos de septo ventricular (RR = 1,63), os defeitos de septo atrial (RR = 1,88) e as hipospádias (RR = 1,91).[139] Outro artigo[78] estabelece uma taxa de 12,2% de malformações, destacando o fato de que as malformações se concentraram no grupo das pacientes epilépticas, com poucas malformações no grupo de enxaqueca e outras indicações. Adicionalmente, há relatos de malformações em taxas que variam entre 3,2% e 4,9%, em registros de diversos países, sendo significativas apenas para os defeitos de palato.[26]

Outra preocupação associada ao uso dos anticonvulsivantes diz respeito ao desenvolvimento neurocognitivo. Diversos trabalhos têm sido realizados nos últimos anos, demonstrando que o valproato levaria a pior desempenho cognitivo e comportamental nos primeiros anos da infância, em comparação com outras drogas antiepilépticas, incluindo índices de QI, habilidades motoras, de comunicação, de socialização e de desempenho em tarefas diárias comuns.[73,77,89,112,168] Haveria também maior risco de autismo e transtorno do déficit de atenção e hiperatividade na infância.[81,135,159] Embora dados sobre outras drogas sejam limitados, parece que são semelhantes em termos de segurança a longo prazo, exceto o fenobarbital, que também tem sido associado a déficits de neurodesenvolvimento e transtornos comportamentais e emocionais em estudos mais recentes.

Na conclusão da revisão sistemática da Cochrane, os autores salientavam o fato de que a decisão sobre interromper ou não a medicação era difícil tanto para o médico como para a paciente e que vários aspectos deveriam ser pesados nessa decisão. De forma geral, no entanto, não se recomendam redução de dose, troca ou suspensão dos fármacos anticrise durante a gestação, pois mesmo o valproato, que apresenta maiores taxas de malformação fetal e de comprometimento neurocognitivo em médio e longo prazos, é uma droga com excelente perfil no controle das convulsões e sua troca pode levar a escapes de crises.[168] O ideal é que seja feito um planejamento preconcepcional e os ajustes na medicação sejam realizados antes de engravidar. Tendo em vista a diferença no perfil de risco entre os fármacos anticrise, lamotrigina e levetiracetam são as opções de escolha, devendo-se evitar o valproato e, se possível, o fenobarbital, o topiramato e a fenitoína.

Salienta-se também que alguns anticonvulsivantes diminuem a absorção do ácido fólico, predispondo ao surgimento de defeitos abertos do tubo neural. A exposição *in utero* ao ácido valproico está associada a 1 a 2% de risco de defeitos do tubo neural; com risco menor, o mesmo se dá com a exposição à carbamazepina. Apesar de esse aspecto ser característico de todos os anticonvulsivantes comumente empregados, a fenitoína e o fenobarbital são os principais envolvidos. Aconselha-se a suplementação de folato antes da concepção, em dose que varia entre 0,5 e 5 mg/dia.[58]

A coagulopatia causada por deficiência de fatores de coagulação dependentes da vitamina K pode estar presente ao nascimento em neonatos cujas mães receberam fenitoína, fenobarbital ou carbamazepina durante a gestação. Poucos casos são sintomáticos e raramente foi relatado óbito.[86] Os níveis sanguíneos maternos de fatores de coagulação estão normais. A suplementação de vitamina K durante o pré-natal para a prevenção de doença hemorrágica do recém-nascido não é recomendada, pois as evidências científicas são insuficientes. De qualquer forma, aceita-se que injeção de vitamina K, 1 mg, por via intramuscular, deve ser administrada ao recém-nascido após o parto.[39]

A ultrassonografia morfológica deve ser realizada no primeiro e no segundo trimestres na expectativa de detecção de malformações fetais, assim como o ecocardiograma fetal (entre 22 e 28 semanas). A ultrassonografia obstétrica para avaliação de crescimento fetal deve ser realizada mensalmente no terceiro trimestre e exames específicos de vitalidade (perfil biofísico fetal e Dopplervelocimetria fetal) podem auxiliar no acompanhamento dessas gestações, principalmente quando houver suspeita de alteração do crescimento fetal.

A via de parto é de indicação obstétrica e o risco de crises durante o trabalho de parto é baixo, em torno de 1 a 4%. Para ajudar a evitá-las, recomendam-se manter os fármacos anticrise em uso e realizar analgesia de parto precoce.

A amamentação deve ser encorajada, já que a concentração das drogas anticonvulsivantes no leite materno é pequena, sendo a quantidade de droga transferida ao recém-nascido por essa via menor que aquela que normalmente atravessa a barreira placentária durante a gestação.[13]

A anticoncepção deve ser discutida no puerpério dessas pacientes, pois a estimulação da enzima citocromo P450 hepática por alguns dos anticonvulsivantes (carbamazepina, fenobarbital, fenitoína, excarbazepina e topiramato) pode acelerar o metabolismo dos hormônios exógenos e causar falha contraceptiva. Além disso, a lamotrigina tem seu efeito reduzido por contraceptivos contendo estrogênios. Assim, o método mais recomendado é o injetável trimestral, cuja concentração permanece inalterada, além dos dispositivos intrauterinos hormonais e não hormonais e dos métodos de barreira.

## CEFALEIA

Estima-se que 90% da população adulta possa apresentar queixa de algum tipo de cefaleia em alguma época da vida e acredita-se que o número de pacientes com essa queixa que procuram um serviço de emergência varie entre 1 e 3% do total de consultas nessas unidades.[66]

A cefaleia é a queixa neurológica mais comum no período gestacional. A seguir, são apresentadas as causas mais prevalentes de cefaleia em qualquer período da vida do indivíduo, inclusive durante o ciclo gravídico-puerperal.

### ENXAQUECA

A enxaqueca tem distribuição epidemiológica relativamente homogênea e afeta especialmente indivíduos da faixa etária entre 25 e 60 anos, com tendência para picos de prevalência no intervalo entre 30 e 45 anos de idade. A enxaqueca afeta mais mulheres (15-20% da população geral) que homens (5-6% da população geral) e admite-se que a relação da prevalência da enxaqueca na população seja de 3:1 (mulheres/homens).[25,130]

Não se conhece ainda a exata fisiopatologia da enxaqueca, mas sabe-se que as crises acontecem a partir de uma disfunção neuronal que leva a diminuição do fluxo sanguíneo cortical, ativação dos receptores vasculares e meníngeos e consequente estimulação de neurônios sensitivos trigeminais.[54] Dessa forma, é considerada uma síndrome neurovascular, caracterizada pela presença de cefaleias recorrentes de intensidade moderada a grave.[23] Normalmente, é pulsátil ou latejante, frequentemente, hemicraniana. Pode estar acompanhada de outros sintomas como náuseas e/ou vômitos. Suas manifestações sofrem influências de vários fatores externos, como ingestão de certos alimentos ou álcool, privação de sono, jejum prolongado, entre outros. Durante as crises, que podem durar de 4 a 72 horas se não tratadas devidamente, os pacientes podem apresentar intolerância à luz (fotofobia) e ao ruído (fonofobia), havendo tendência para o isolamento em locais que permitam repouso.

Aproximadamente um terço das pacientes apresenta enxaqueca com aura (enxaqueca clássica). A aura da enxaqueca é definida como um conjunto de sintomas neurológicos focais (escotomas, alucinações visuais etc.) que se manifestam de forma gradual em 5 a 20 minutos e duram menos de 60 minutos. Acontece imediatamente antes ou no início da fase álgica, podendo se prolongar por alguns minutos ou por toda essa fase. A enxaqueca crônica é determinada pela presença de cefaleia em pelo menos 15 dias de cada mês, por mais de 3 meses.

## Enxaqueca e gestação

A maioria das mulheres apresenta diminuição da frequência das crises de enxaqueca durante a gestação.[67] Entre 50 e 75% das mulheres com enxaqueca melhoram durante a gravidez, principalmente no segundo e no terceiro trimestres.[27] Apesar disso, 8,4% das mulheres com enxaqueca com aura têm piora das crises e metade fica estável, mantendo o mesmo padrão preconcepcional, provavelmente pelo aumento da reatividade endotelial. Em aproximadamente 15% das mulheres, o primeiro episódio de enxaqueca pode acontecer durante a gestação, especialmente no primeiro trimestre,[2] e essas crises frequentemente são acompanhadas de aura, com sinais e sintomas similares àqueles presentes em outras síndromes clínicas mais graves. A aura também pode se manifestar pela primeira vez na gravidez ou até ocorrer sem cefaleia associada. Por esse motivo, faz-se necessária a avaliação neurológica detalhada.[33]

Mulheres com enxaqueca na gravidez podem ter risco aumentado para pré-eclâmpsia, hipertensão gestacional e fenômenos trombóticos. Alguns autores sugerem associação entre enxaqueca e maior risco de desenvolvimento de síndromes hipertensivas durante a gestação. Em população peruana, gestantes que apresentavam enxaqueca antes de engravidar tiveram risco 3,5 vezes maior de desenvolver pré-eclâmpsia quando comparadas àquelas que nunca haviam tido essa alteração cerebrovascular (IC 95%: 1,9-6,4).[132] De forma semelhante, em população italiana, o risco de desenvolvimento de doença hipertensiva ao longo da gestação foi 2,85 vezes maior em gestantes com enxaqueca quando comparadas às gestantes normais (OR: 2,85; IC 95%: 1,4-5,8), ajustado para idade, história familiar de hipertensão e tabagismo.[93] Uma coorte retrospectiva em Taiwan demonstrou, além de maior risco de pré-eclâmpsia (OR 1,35; IC 95%: 1,03-1,76), maior prevalência de baixo peso fetal (OR 1,15; IC 95%: 1,02-1,30) e parto prematuro (OR 1,25; IC 95%: 1,12-1,39) em mulheres com enxaqueca com aura.[80] Assim sendo, vale a pena explicar os sintomas que podem se associar a tais complicações e incentivar a procura ativa por avaliação na possível presença de outros sinais, assim como a verificação da pressão arterial e de exames de urina.[27]

Em estudo de coorte populacional com 60.435 gestantes, 3.480 destas (5,8%) revelaram ter tido enxaqueca durante os 5 primeiros meses de gestação e 2.525 (72,6% das que referiram cefaleia) utilizaram tratamento farmacoterápico.[122]

Para o tratamento das crises no período gestacional, é fundamental a avaliação do possível risco sobre o feto das medicações rotineiramente utilizadas para essa finalidade.[12] Deve-se iniciar a abordagem com medidas não farmacológicas, como hidratação oral (pelo menos 2 litros de água por dia), higiene do sono (dormir entre 7 e 8 horas diariamente), diminuir o uso do celular, evitar espaçamento das refeições, evitar cafeína, realizar exercícios físicos regulares.[27] Para muitos, a orientação do sono seria a melhor forma de abordagem.[9] Outras medidas não farmacológicas, como acupuntura, repouso, meditação, *biofeedback*, relaxamento e aplicação de gelo, podem ser boas opções.[119,158]

Os analgésicos comuns, como dipirona e paracetamol, podem ser úteis como primeira linha na maioria dos casos, sendo recomendada sua prescrição em conjunto com a metoclopramida, pois, além de agir na melhora das náuseas, potencializam o efeito dos analgésicos. Entretanto, a despeito da utilização dessas drogas, algumas gestantes continuam a apresentar crises intensas, frequentes e refratárias aos tratamentos instituídos, algumas vezes associadas a náuseas e vômitos, com o risco de desidratação e colocando em risco a saúde da paciente e do feto. Crises graves devem ser tratadas de maneira mais agressiva, com a administração de analgésicos e antieméticos (prometazina, ondansetrona, metoclopramida e outros) endovenosos, além de hidratação intravenosa, quando houver necessidade.[149]

A ergotamina e demais drogas derivadas do ergot frequentemente acabam com as crises de enxaqueca com aura; entretanto, esses medicamentos, que apresentam ação vasoconstritora, não devem ser utilizados durante a gestação, pois seu uso está associado à presença de anomalias fetais, aumento da contratilidade uterina, infarto do miocárdio, edema pulmonar, broncoespasmo e isquemia cerebral, especialmente quando as drogas são administradas por via intravenosa.[45,74,97,102,162]

Os triptanos são drogas agonistas dos receptores 5-HT1 da serotonina. O medicamento mais utilizado dessa classe é o sumatriptano, que é mais hidrofílico de todos esses agonistas, diminuindo bastante sua passagem transplacentária (apenas 15%).[9] Tais medicamentos possuem um mecanismo de ação seletivo que os distinguem das outras terapêuticas farmacológicas para enxaqueca. São os únicos fármacos que atuam diretamente no mecanismo da doença, causando vasoconstrição intracraniana e aliviando a cefaleia,[54] além de reduzirem as ocorrências de náuseas e vômitos. Essas drogas podem ser administradas por via oral, intramuscular, retal (supositórios) ou *spray* nasal. Estudo de coorte recente comparou 432 gestantes com enxaqueca que usaram agonistas da serotonina com 1.733 gestantes controles, não observando maiores taxas de malformação, aborto, parto prematuro ou outras complicações obstétricas.[136] Uma metanálise com mais de 4 mil pacientes arroladas já tinha a mesma percepção.[170] No entanto, ainda há pouco estudo sobre a segurança dessas drogas; por isso,recomenda-se cautela na sua utilização, principalmente durante o 1º trimestre da gravidez.[48] Entretanto, podem ser consideradas como drogas de segunda linha, a partir do 2º trimestre.[27] Uma boa opção seria o uso intranasal, principalmente na vigência de náuseas e vômitos, com concentrações séricas semelhantes às da via oral, com 25 mg.[9]

Está indicada profilaxia medicamentosa para as mulheres que apresentam crises recorrentes de enxaqueca durante a gestação.[149,158] As drogas utilizadas como primeira linha para essa finalidade são os betabloqueadores, em especial o propranolol na dose de 20 a 80 mg/dia. Como segunda linha, utilizam-se a riboflavina na dose de 400 a 500 mg/dia, que é segura na gestação, porém com menor eficácia que os betabloqueadores, a memantina e os antidepressivos tricíclicos (amitriptilina 10 a 25 mg/dia). Topiramato e ácido valproico devem ser evitados pelo seu risco teratogênico.[27,44,90,111]

## CEFALEIA TENSIONAL

A cefaleia do tipo tensional se caracteriza por dor cefálica de caráter constritivo, geralmente bilateral, de intensidade leve a moderada, não agravada por atividades físicas de rotina e com duração variável de 30 minutos a 7 dias.[166] Com relação à frequência, a cefaleia tensional pode ser classificada como episódica infrequente, quando ocorrem pelo menos 10 episódios de cefaleia em menos de 1 dia por mês, em média (< 12 dias/ano); episódica frequente, na presença de ao menos 10 episódios ocorrendo em 1 a 14 dias por mês, por mais de 3 meses (12 a 180 dias por ano); ou crônica, quando a frequência iguala ou supera 15 dias por mês por pelo menos 3 meses (> 180 dias por ano).[155] As mulheres são mais acometidas que os homens especificamente no que se refere à sua forma crônica.[133,146]

Com relação à etiopatogenia da cefaleia tensional, acredita-se que ocorra uma disfunção na modulação central da dor, seja por meio de mecanismos bioquímicos ou por mecanismos ligados aos circuitos neuronais. Essa modulação anormal envolve alterações de gânglios da base, sistema límbico e neurônios no tronco encefálico, ocasionando facilitação da neurotransmissão central da dor e sensibilização periférica dos receptores miofasciais para dor, que, aliada à deficiência dos mecanismos antinociceptivos centrais, levaria à eclosão do fenômeno doloroso.[127]

O tratamento da cefaleia tensional envolve terapias farmacológicas e não farmacológicas; as principais técnicas não farmacológicas são: terapia de apoio, técnicas de relaxamento, fisioterapia, *biofeedback* e acupuntura. No tratamento farmacológico, podem ser utilizadas medicações que encerram as crises (ou de ataque) e medicações profiláticas ou preventivas.

As medicações de ataque são os analgésicos comuns (ácido acetilsalicílico, paracetamol, dipirona), isoladamente ou associados com cafeína, ansiolíticos e codeína. Os anti-inflamatórios não hormonais (naproxeno, ibuprofeno e cetoprofeno, entre outros), apesar de eficazes, devem ser evitados durante a gravidez, principalmente no 3º trimestre, pelo risco de fechamento do ducto arterioso fetal.

O tratamento profilático é preconizado em pacientes com crises frequentes (acima de duas crises/semana), de longa duração (superior a 3 a 4 horas) e de intensidade moderada. As drogas mais utilizadas são: antidepressivos tricíclicos (amitriptilina, imipramina, nortriptilina) e os inibidores seletivos de recaptação da serotonina (fluoxetina).

## HIPERTENSÃO INTRACRANIANA IDIOPÁTICA

A hipertensão intracraniana idiopática (HII), também denominada pseudotumor cerebral, é uma doença relativamente rara, acometendo 0,9 a 3,56:100.000 pessoas, que cursa com aumento de pressão intracraniana (maior que 250 mmHg) associada a imagem neurológica e avaliação liquórica normais. Geralmente, acomete mulheres obesas em idade reprodutiva.[43]

O principal sintoma desse quadro é a cefaleia, presente em mais de 90% dos acometidos e pode manifestar-se no VI par. Associa-se ao quadro sensação de "zumbido", paralisia do VI nervo craniano e transtornos visuais de curta duração, geralmente relacionados a mudanças de decúbito e Valsalva. Os sintomas visuais são associados a uma isquemia transitória do nervo óptico, o que gera papiledema quase na totalidade dos doentes e pode levar à perda permanente da visão em até um terço dos pacientes. Seu diagnóstico é de exclusão, e causas secundárias devem ser descartadas. A ressonância nuclear magnética é o exame de imagem de escolha para esses casos. A medida da pressão intracraniana com punção lombar também é utilizada e pode ser feita durante a gestação.[104]

O tratamento sofre pouca influência da gravidez e se baseia no controle de sintomas e na preservação da visão. Recomenda-se evitar ganho excessivo de peso, privação de sono e períodos prolongados de jejum. Analgésicos como paracetamol podem ser utilizados, porém nem sempre atingem a resposta adequada no controle da dor.[50] A droga mais utilizada para o controle da doença é a acetazolamida, inibidor da enzima anidrase carbônica, que reduz diretamente a produção de liquor, porém ainda existem poucas informações sobre sua segurança. Em 2016, houve a publicação de uma possível associação com malformações de membros e oligodontia em criança exposta à droga no primeiro trimestre, recomendando-se cautela em seu uso.[70] Novos estudos, no entanto, já foram realizados com uso da medicação nos três trimestres e nenhum evento adverso neonatal foi relatado; assim, há pouca evidência para apoiar qualquer efeito adverso da droga na gravidez. A dose ideal ainda não foi bem estabelecida, mas recomenda-se utilizar de 250 a 500 mg, duas vezes ao dia.[50] A punção lombar pode ser utilizada como medida temporária na gravidez, principalmente próximo ao parto em casos refratários. Procedimentos cirúrgicos como fenestração da bainha do nervo óptico podem ser realizados em casos selecionados, e a derivação liquórica deve ser evitada na gravidez.[50]

Avaliação oftalmológica deve ser realizada na rotina da gravidez, se possível, a cada 2 a 3 meses ou assim que houver qualquer mudança na visão. Com relação ao parto, ainda há controvérsias na literatura, pois, apesar de as contrações uterinas elevarem a pressão intracraniana, podendo piorar um papiledema preexistente e alguns autores recomendarem cesárea nesses casos, a maioria dos relatos demonstra desfechos favoráveis independentemente da via de parto. Assim, a via de parto deve ser de indicação obstétrica e em caso de parto vaginal recomenda-se analgesia precoce e evitar esforço do período expulsivo, devendo considerar a utilização de fórcipe de alívio. A analgesia por bloqueio regional pode ser utilizada e é preferível à anestesia geral. Deve-se ter atenção especial, no entanto, com as pacientes com derivação ventriculoperitoneal, pois pode ocorrer escape do anestésico pelo *shunt* a depender de sua localização, sendo importante localizá-la corretamente antes de realizar a punção.[3,50] Não há relatos de aumento no risco materno ou fetal de morbidade e mortalidade durante a gestação.[28,50]

## DOENÇAS CEREBROVASCULARES

As doenças cerebrovasculares têm um grande impacto sobre a saúde da população, situando-se entre as principais causas de mortalidade no Brasil.[118] Essas doenças são compostas por um grupo heterogêneo de transtornos vasculares de diferentes etiologias. Estima-se que aproximadamente 85% dos acidentes vasculares cerebrais sejam de origem isquêmica e 15%, hemorrágicos. Entre os hemorrágicos, cerca de 10% são causados por hemorragias intraparenquimatosas e 5%, hemorragias subaracnóideas.[6]

Estudos populacionais estimam o risco de acidente vascular cerebral (AVC) na gestação em torno de 30:100.000.[156] O *Nationwide Inpatient Sample*, uma pesquisa norte-americana que avaliou as gestações com diagnóstico de AVC naquele país nos anos de 2000 e 2001, encontrou uma frequência de 34,2:100.000 partos. Nessa pesquisa, foram identificadas 117 mortes (1,4:100.000 partos).[35,57,108,109]

### ACIDENTE VASCULAR CEREBRAL ISQUÊMICO

O acidente vascular cerebral é definido por um distúrbio cerebral (focal ou global) que dure mais de 24 horas em razão de alteração no suprimento sanguíneo. Esse evento geralmente é extremamente grave, com impacto também no binômio materno-fetal e probabilidade de sequelas.[35]

Nos EUA, estima-se que um clínico que trabalhe em um serviço com 3.300 partos/ano se depare com um caso a cada intervalo de 9 meses a 2 anos. Visto que a prevalência de diabetes, hipertensão, obesidade e síndrome metabólica vem aumentando, é provável que aumente também a incidência do AVC na gravidez. O estado de hipercoagulabilidade promovido pela gestação e principalmente pelo puerpério favorece também o surgimento dessa doença. Em um estudo de coorte realizado na Suécia, encontrou-se risco 33,8 vezes maior de acidente vascular cerebral ocorrido nos 3 dias mais próximos ao parto e 8,3 vezes maior nas 6 semanas pós-parto quando comparado a mulheres não gestantes.[131] A pré-eclâmpsia, as trombofilias e o uso abusivo de drogas vasoconstritoras, como a cocaína, quando presentes, também são fatores de risco.

A pré-eclâmpsia se associa tanto ao acidente vascular cerebral isquêmico como ao hemorrágico. Sua importância é tanta que ela está presente em 25 a 45% dos casos de acidente vascular cerebral durante a gestação, aumentando o risco relativo para essa condição de três a doze vezes. Diversos são os fatores fisiopatológicos que corroboram esse fenômeno: aumento pressórico, lesão endotelial, síndrome HELLP (pela maior agregação plaquetária), depósito intravascular de fibrina, hemoconcentração e ativação da cascata da coagulação.[35]

Outro grupo de risco são as pacientes com cardiopatia congênita com forame oval patente, condição presente em até 24% da população adulta, principalmente quando avaliados casos de acidente vascular cerebral em pacientes jovens. Nessas pacientes, a hipercoagulabilidade, as mudanças fisiológicas cardíacas e a maior propensão a arritmias aumentam a chance da doença. O fechamento do forame oval por via hemodinâmica geralmente pode ser utilizado nesses casos apesar de o procedimento apresentar pouca melhora no resultado final da gestação.[34]

O vaso sanguíneo mais acometido nos quadros de acidente vascular cerebral por embolismo é a artéria carótida interna. O quadro clínico da paciente acometida por acidente vascular cerebral isquêmico inclui instalação súbita de hemiplegia, cefaleia intensa, déficits neurológicos e convulsões. A avaliação clínica deve ser completa, incluindo exame neurológico especializado, ecocardiograma, tomografia computadorizada (TC) de crânio, ressonância nuclear magnética (RNM) e angiografia, quando esse exame for necessário. Contraste iodado pode ser utilizado na tomografia computadorizada durante a gravidez com mínimo risco fetal; já o gadolínio deve ser evitado na ressonância nuclear magnética. A avaliação de colesterol total e frações geralmente se encontra alterada pela própria gravidez e tem pouco valor nessa avaliação.

O tratamento deve ser prontamente estabelecido, com suporte em unidade de terapia intensiva. Analgesia, ácido acetilsalicílico (AAS), uso de anticonvulsivantes para melhora das crises convulsivas (exceto na eclâmpsia, quando o sulfato de magnésio é a droga de escolha) e terapia trombolítica são as medidas mais empregadas nessas situações. Na atualidade, tem-se usado agudamente para casos confirmados de AVC isquêmico o ativador do plasminogênio tecidual (abreviado TPA), que catalisa a conversão do plasminogênio em plasmina, a principal enzima responsável pela lise do coágulo. A forma de TPA fabricada por técnicas de biotecnologia recombinante mais conhecida é a alteplase. O uso deste tipo de medicação trombolítica se restringe a uma janela de oportunidade de 4,5 horas após o início dos sintomas, desde que o componente hemorrágico tenha sido excluído por exame de imagem. Nas pacientes que utilizam tal recurso, a "transformação hemorrágica" pode ocorrer em até 5% dos casos.[62] A alteplase é uma molécula grande que não ultrapassa a barreira placentária e em estudos animais não demonstrou teratogenicidade.[156] Na obstetrícia, há a descrição de apenas 33 casos, sem que houvesse reconhecimento de algum malefício fetal direto. Mas houve duas perdas fetais e duas interrupções terapêuticas da gravidez no 1º trimestre, além de um óbito fetal inexplicado no 2º trimestre, no qual a mãe já referia diminuição da movimentação fetal antes do procedimento. Com base nas evidências desses relatos de caso, a *American Heart Association* e a *American Stroke Association*, a partir de 2018, recomendam a administração de alteplase em pacientes grávidas com acidente vascular cerebral isquêmico, quando os benefícios esperados de melhorias funcionais possam superar os possíveis riscos previstos.[52,172]

Na ocorrência de oclusão de grandes vasos, o tratamento padrão-ouro atual é a trombectomia mecânica em até 6 horas após o início dos sintomas. Em casos selecionados, em até 24 horas, se disponível no serviço, esse procedimento pode ser realizado em gestantes ou puérperas.[156] O risco de recorrência de acidente vascular cerebral isquêmico durante a gestação é baixo, a não ser quando uma causa específica predisponente é identificada. Nesses casos, é muito importante o tratamento das doenças de base associadas e o ácido acetilsalicílico pode ser associado como medicamento profilático. O prognóstico fetal depende da gravidade do caso e da idade gestacional no momento da intercorrência neurológica.[152]

## ACIDENTE VASCULAR CEREBRAL HEMORRÁGICO

A hemorragia intracraniana é uma intercorrência neurológica rara com taxas de mortalidade que variam de 40 a 70%.[53] As causas mais comuns incluem: rotura de aneurismas, malformações arteriovenosas, hemorragia intraparenquimatosa hipertensiva, eclâmpsia, alterações de coagulação, sangramento de tumores cerebrais ou intoxicação por cocaína.[141]

As duas principais formas de acidente vascular cerebral hemorrágico são a hemorragia subaracnóidea e a hemorragia intracerebral. Os sintomas são praticamente os mesmos de sua versão isquêmica e o principal método de diferenciação é o estudo cerebral por imagem.

Kittner et al.[113] analisaram todas as mulheres com idade entre 15 e 44 anos que foram internadas com diagnóstico de infarto cerebral ou hemorragia intracraniana em 44 hospitais entre Maryland e Washington DC, em um período de 4 anos. O risco relativo de hemorragia intracraniana durante a gestação e nas 6 primeiras semanas de puerpério foi de 5,6 quando comparado com os casos de mulheres não grávidas. O risco relativo de sangramento durante a gestação foi 2,5 (IC 95%: 1,0-6,4) e aumentou para 18,2 (IC 95%: 8,7-38,1) no puerpério imediato. Assim como nos casos de acidente vascular cerebral isquêmico, os trabalhos mostram que os 3 dias mais próximos ao parto são o momento de maior risco durante a gestação.[35,116,131] Outros autores já entendem que a hemorragia intracraniana teria uma distribuição uniforme entre todos os trimestres, diferentemente do que a hemorragia subaracnóidea, que ocorreria quase que exclusivamente no 3º trimestre e no periparto.[52]

Recentemente, tem-se associado maior risco de ocorrência de acidente vascular hemorrágico com a paridade das gestantes. Jung et al.[110] estudaram retrospectivamente 459 mulheres com hemorragia intracraniana e relataram que nulíparas e primíparas apresentaram significativamente menor risco de hemorragia intracraniana quando comparadas com mulheres com dois ou mais partos.

A hemorragia subaracnóidea ocorre em 1 a 2 de cada 10 mil gestações. Seu risco é três vezes maior durante a gestação e o puerpério, com pico de incidência no segundo trimestre (85% das vezes).[53] As alterações fisiológicas da gestação, como o aumento no volume sanguíneo e no débito cardíaco, a vasodilatação induzida pelos hormônios gestacionais e as alterações na parede dos vasos são apontadas como causas para o aumento na incidência de hemorragia intracraniana durante esse período.[113] Manifestações e progressão clínicas das hemorragias subaracnóideas durante a gestação não diferem daquelas observadas fora do período gravídico-puerperal, sendo o sintoma mais marcante a cefaleia de forte intensidade (muitas pacientes relatam como a "pior da vida"). Pode ocorrer hipertensão intracraniana em virtude da obstrução da drenagem do sistema ventricular cerebral, sendo os sintomas mais comuns náuseas, vômitos e alteração da visão e do nível de consciência associados à cefaleia. O tratamento deve ser rapidamente instituído com elevação do decúbito, analgesia e ansiolíticos para minimizar dor e agitação e terapia hiperosmolar. O manitol é o mais utilizado e, apesar de estar associado a redução do volume de líquido amniótico, não parece ter efeitos deletérios para o feto.[156]

Aproximadamente 50% das não grávidas morrem nos primeiros momentos após rotura e sangramento de um aneurisma e, quando não há possibilidade de socorro imediato, outras 25 a 35% morrem em decorrência de novo sangramento em período de duas semanas.[17,164] O diagnóstico deve ser feito por meio de tomografia computadorizada, seguida por angiografia cerebral, com o intuito de localizar o foco de sangramento. Recomenda-se utilização de proteção abdominal durante a realização dos procedimentos radiológicos.[46,164] A abordagem terapêutica é semelhante àquela realizada em não gestantes.[56]

Dias e Sekhar[17] estudaram 156 pacientes e constataram que a abordagem cirúrgica precoce possibilita melhor prognóstico materno e perinatal quando comparada com os casos em que as pacientes foram tratadas de maneira conservadora. Observou-se maior proporção de pacientes que recobraram a consciência e que desenvolveram déficits menos graves entre aquelas em que o aneurisma foi "clipado" dentro dos quatro primeiros dias de sangramento (graus de I a III da escala de Hunt e Hess).[17,46] As pacientes que desenvolvem déficits neurológicos mais graves devem ser tratadas com suporte clínico intensivo até que suas condições clínicas se estabilizem, já que a mortalidade é extremamente alta nessas situações.[46,164]

Os aneurismas intracranianos estão presentes em 2 a 5% da população adulta. A chance de rotura do aneurisma se correlaciona diretamente com seu tamanho. O tratamento dos aneurismas por meio de obstrução intravascular com auxílio da radiologia intervencionista é limitado durante a gestação, por conta do dano potencial decorrente da exposição fetal à radiação; nesse aspecto, os protetores abdominais e a melhoria dos equipamentos de angiografia podem diminuir o risco fetal.[114] O parto por via vaginal é opção viável para as pacientes que foram submetidas, com sucesso, ao tratamento cirúrgico dos aneurismas. Recomenda-se utilização de fórcipe para abreviação do período expulsivo do trabalho de parto.[164]

O sangramento decorrente de malformação arteriovenosa cerebral é outra importante causa de hemorragia intracraniana durante a gestação. Enquanto esse sangramento representa apenas 4 a 5% de todas as causas de sangramento intracraniano em mulheres não grávidas, em gestantes essas malformações vasculares representam quase 50% das causas de hemorragia cerebral.[61] Acredita-se que essa maior propensão à rotura e ao sangramento durante a gestação seja decorrente de alterações hemodinâmicas relacionadas às modificações na estrutura da parede dos vasos induzidas pelos hormônios gestacionais, que são associadas a lesão vascular prévia promovida por algumas das doenças de risco relacionadas ao quadro, principalmente a hipertensão arterial crônica.[61,164] Após o primeiro episódio de sangramento, de 27 a 30% das malformações arteriovenosas tendem a apresentar nova hemorragia durante a gestação.[61] O diagnóstico deve ser realizado por meio de tomografia computadorizada ou ressonância nuclear magnética e angiografia cerebral.[82,164] O tratamento imediato consiste em administrar drogas anticonvulsivantes e adoção de medidas que visem a reduzir a pressão intracraniana.[61,82,164] O tratamento definitivo é a excisão cirúrgica da malformação vascular.[61,164] Alguns estudos sugerem que a abordagem cirúrgica imediata favorece o prognóstico de pacientes grávidas que estejam comatosas e que apresentem hematoma extenso.[61] Sangramentos menores podem ser tratados de maneira conservadora, deixando a abordagem cirúrgica para o período pós-parto.[61] Até há pouco tempo, acreditava-se que todas as pacientes com malformação arteriovenosa cerebral deviam ser submetidas à cesárea; atualmente, alguns estudos demonstraram segurança na realização de parto por via vaginal nessas pacientes, desde que:

- As condições hemodinâmicas estejam adequadas.
- Seja oferecida analgesia precoce.
- Seja aplicado fórcipe para abreviação do período expulsivo.[61,82]

## TROMBOSE DO SEIO VENOSO CEREBRAL

A trombose venosa cerebral, geralmente associada com trombose de seio dural, é tradicionalmente relacionada à gestação; em estudo de coorte multicêntrico envolvendo 624 casos, 12% apresentavam trombose venosa cerebral relacionada à gestação.[94] Em outro estudo com 754 pacientes grávidas internadas em uma unidade de terapia intensiva (UTI) em período de 10 anos, 3,5% delas apresentaram trombose de seio venoso cerebral.[121]

Observa-se aumento de fatores de coagulação durante a gravidez,[121] especialmente fatores II, VII e X. O nível de proteína S se encontra diminuído, ao passo que o nível de proteína C se mantém constante.[60] Essas alterações, juntamente à menor atividade do sistema fibrinolítico, resultam em aumento na atividade pró-coagulante durante a gestação e o puerpério.[60] Esse estado de hipercoagulabilidade observado na gestação pode ser responsável pelas complicações trombóticas verificadas nesse período.[121] Os fatores de risco associados com a ocorrência de trombose de seio venoso cerebral na gestação são: extremos de idade materna, hiperêmese, parto por cesárea, infecções, hipertensão materna e trombofilias.[29,109]

A cefaleia é o sintoma mais comum do quadro de trombose venosa cerebral e ocorre em 95% das pacientes. Outras manifestações incluem: crises epilépticas focais (47%), paresias (43%), papiledema (41%), alteração de consciência (39%) e hipertensão intracraniana isolada (20%).[29] O diagnóstico é feito por meio de tomografia computadorizada contrastada, que mostra infartos hemorrágicos bilaterais.[29,164] Menos comum é o acometimento do sistema venoso cerebral profundo, com comprometimento talâmico bilateral e infarto dos gânglios da base.

## DOENÇAS DEGENERATIVAS OU DESMIELINIZANTES

### ESCLEROSE MÚLTIPLA

A esclerose múltipla (EM) é uma doença inflamatória desmielinizante do sistema nervoso central, com presumida origem autoimune e caracterizada por infiltração multifocal de linfócitos T tipo 1 autorreativos do sistema imunológico, através da barreira hematoencefálica.[84]

Fatores exógenos e genéticos são inequívocos na suscetibilidade e na expressão da doença, pois atuam no balanço regulador de citocinas pró-inflamatórias e anti-inflamatórias. A esclerose múltipla apresenta variabilidade ampla de sinais e sintomas clínicos, assim como em sua história natural.[36]

A prevalência de esclerose múltipla varia consideravelmente no mundo e a razão para essa variação não é conhecida. De acordo com Kurtzke e Page,[115] a América do Sul é considerada região de baixa prevalência, com taxa menor que 5:100.000 casos/habitantes. A doença se manifesta geralmente no início da idade adulta, especialmente no período entre 20 e 30 anos de idade e, apesar de ter curso variável, geralmente evolui para a incapacidade física e, consequentemente, psicológica do paciente.[36] A incidência da doença nas mulheres é o dobro da observada nos homens.

A doença pode evoluir de diferentes maneiras. A forma recorrente-remitente evolui em surtos bem individualizados, que podem deixar sequelas, não havendo progressão dos déficits entre os surtos. A forma progressivo-recorrente, que corresponde a 15% dos casos, caracteriza-se desde o início por doença progressiva, porém intercalada por surtos claramente objetivos, com ou sem recuperação total. A forma primariamente progressiva se caracteriza desde o início por doença progressiva, evoluindo com ocasionais estabilizações e discretos períodos de melhora. A forma secundariamente progressiva se caracteriza por uma fase precedente de recorrências e remissões, seguida de progressão dos déficits sem surtos, ou com surtos subjacentes, havendo progressão dos déficits entre os surtos.[32]

Os sintomas clássicos da doença incluem perda da visão ou diplopia e neurite óptica, que é observada em 40% dos pacientes acometidos pela doença. Também são sintomas comuns: disartria, fraqueza muscular, hiper-reflexia, espasticidade muscular, parestesia, ataxia, nistagmo, disfunção vesical etc. O diagnóstico é feito por exclusão e confirmado pela análise do liquor e por exame de ressonância nuclear magnética.

O tratamento da esclerose múltipla deve ser conduzido por médico neurologista com experiência e em centros médicos com recursos para realização de diagnósticos diferenciais. O objetivo do tratamento é retardar as manifestações da doença e proporcionar alívio dos sintomas com aumento da capacidade funcional. A diminuição da resposta inflamatória durante os primeiros surtos da doença reduz o número e a extensão das lesões na substância branca do sistema nervoso central.

Dessa forma, os surtos da doença podem ser tratados com metilprednisolona intravenosa em pulsos para acelerar a recuperação funcional. Além disso, podem ser empregadas terapias modificadoras do curso da doença visando reduzir a resposta inflamatória decorrente das células imunogênicas circulantes. Existem diversas medicações para essa finalidade, destacando-se betainterferona, glatirâmer, fumarato de dimetila, fingolimode, cladribina, imunomoduladores (p. ex., teriflunomida) e anticorpos monoclonais (p. ex., natalizumabe, alentuzumabe, ocrelizumabe).[63,66,84,151]

Os potenciais efeitos colaterais e a monitorização de eventos adversos, incluindo infecções oportunistas, neoplasias emergentes e outras consequências sistêmicas da imunossupressão, devem ser discutidos individualmente. Ainda são necessários mais estudos de segurança e teratogênese para a utilização dessas drogas na gravidez. Até o momento, no entanto, glatirâmer e betainterforona parecem ser os mais seguros durante a gestação e a amamentação, enquanto fingolimode e teriflunomida parecem ter potencial teratogênico e devem ser evitados, assim como cladribina, alentuzumabe e ocrelizumabe. Natalizumabe pode ser utilizado até 34 semanas para pacientes que necessitam de manutenção do tratamento.[5,8,30,63]

A recidiva da doença é baixa durante a gestação, mas aumenta significativamente nos três primeiros meses de puerpério.[85] É descrita a utilização de betainterferona e glatirâmer para prevenção de recidiva ou progressão da doença durante a gestação e recentemente os estudos vêm demonstrando sua segurança quando seu uso é indicado.[76] A doença não afeta a fertilidade nem aumenta a incidência de abortamento espontâneo ou prematuridade. Alguns autores discutem a possibilidade de haver uma diminuição no peso ao nascer para recém-nascidos de mães com EM, em comparação com controles saudáveis, e um aumento na taxa de neonatos pequenos para a idade gestacional.[59]

O Ministério da Saúde brasileiro tem liberado o uso de betainterferona e outras medicações modificadoras do curso da doença para o tratamento da esclerose múltipla remitente-recorrente nos casos em que a evolução clínica da doença se mostra desfavorável, com a recomendação de não usar imunomoduladores nem imunossupressores nos casos de evolução favorável, por possuírem perfil de segurança inadequado na gestação.[151]

Um trabalho brasileiro multicêntrico,[95] com 180 gestantes com esclerose múltipla, a maioria com a forma remitente-recorrente, descreveu semelhança de resultados obstétricos e neonatais entre as 85 gestantes com medicação específica (várias formas de betainterferon e acetato de glatirâmer) e as 95 gestantes sem medicação durante a gravidez, sendo também taxas comparáveis com a população em geral. Em 2019, a *European Medicines Agency* (EMA) publicou uma atualização permitindo o uso de betainterferona na gravidez e na amamentação com base em dois grandes estudos de coorte.[63] Uma coorte multicêntrica envolvendo 26 países europeus e incluindo 948 gestantes, que não demonstrou diferença nas taxas de abortamentos e malformações ao comparar mulheres expostas à betainterferona com a população geral.[100] Uma coorte nórdica com 643 gestantes não encontrou diferença no peso de nascimento em neonatos expostos à droga durante a gestação.[99]

Na gravidez, pode haver piora de disfunções prévias ou aparecimento de novos sintomas, principalmente alterações de marcha no terceiro trimestre, decorrentes das mudanças fisiológicas da gestação. O ganho de peso e a diminuição da mobilidade podem piorar os quadros de desmielinização. A via de parto é de indicação obstétrica, não havendo contraindicação para realização de anestesia ou analgesia epidural.[76]

## DOENÇA DE HUNTINGTON

Representa doença degenerativa do córtex cerebral e gânglios da base e é caracterizada por combinação de movimentos coreicos e demência progressiva. O início dos sintomas tende a ser por volta da quinta década de vida e, por isso, não ocorre frequentemente em gestantes. É de herança autossômica dominante (cromossomo 4) e não há indicação de interrupção da gestação em mulheres acometidas.

## MIASTENIA *GRAVIS*

A miastenia *gravis* é doença neuromuscular que se apresenta sob as formas congênita familiar ou esporádica, congênita neonatal e autoimune adquirida. A etiopatogenia é diferente nas formas neonatal e congênita; as formas adquiridas têm caráter autoimune, com produção de autoanticorpos antirreceptores de acetilcolina que bloqueiam os receptores dessa substância na placa motora pós-sináptica, comprometendo a transmissão neuromuscular. Quase 80% das pacientes apresentam anticorpos antirreceptores de acetilcolina.

A prevalência da miastenia *gravis* varia de 0,3:100.000 a 7,7:100.000 habitantes; a doença pode ocorrer em qualquer faixa de idade, do nascimento aos 80 anos, e as mulheres são mais acometidas do que os homens até a quarta década de vida, com proporção variando de duas a quatro mulheres para cada homem acometido.[68,87,167] Entretanto, sua associação com gravidez é evento raro, existindo a descrição, por relatos de caso, de apenas 44 gestantes acometidas na literatura brasileira.[72,79,96,147]

As principais manifestações são decorrentes do aumento de fraqueza e de fadiga dos músculos voluntários em situações de esforço. Caracteristicamente, essa doença pode envolver todos os grupos da musculatura estriada, de maneira especial aqueles inervados pelos nervos cranianos oculares e pontino-bulbares e a musculatura proximal dos membros.[87,165] São reconhecidas formas clínicas localizadas e generalizadas, em que a gravidade pode ser determinada pela presença de fatores como processos infecciosos, situações de estresse, gestação, entre outros. A fatigabilidade é uma característica marcante dessa doença e pode ocorrer em todos os grupos musculares ou, isoladamente, em alguns grupos específicos.

Os principais sintomas, no início da doença, são: diplopia, ptose palpebral uni ou bilateral, disartria, disfagia, dificuldade para mastigação, dispneia, fraqueza muscular generalizada e fraqueza da musculatura do pescoço e da face.[38] Os músculos das extremidades distais tipicamente são preservados, porém, quando há envolvimento deles, o grau de fraqueza é geralmente menos proeminente ou semelhante ao da musculatura proximal. As manifestações pioram com esforço e melhoram com repouso e com a utilização de drogas anticolinesterásicas.[19]

A miastenia *gravis* pode afetar o desenvolvimento da gestação e gerar comprometimento da mãe e de seu produto conceptual.[126] Como o período de maior risco de complicações dessa doença são os primeiros anos após seu diagnóstico, é válido, quando possível, aconselhar essas pacientes a adiar a gestação. Durante o período gestacional, observa-se piora das manifestações clínicas da doença em um terço das mulheres acometidas, e não há alteração clínica nos outros dois terços. A deterioração da força neuromuscular geralmente se desenvolve no primeiro trimestre da gestação, enquanto os sinais e sintomas da doença tendem a melhorar no decorrer do segundo e terceiro trimestres, períodos nos quais ocorre a imunossupressão relativa da gravidez, podendo ocorrer remissão completa da doença em algumas gestantes. Exacerbação e deteriorização do quadro podem advir no puerpério.

A gravidade das manifestações clínicas da doença em períodos precoces da gestação não permite predizer o resultado gestacional, apesar de a doença estar relacionada à maior ocorrência de abortamentos espontâneos.[41,42] Plauche[41] estudou 164 gestações em 113 pacientes com miastenia *gravis* e observou exacerbação da doença no período anteparto em 35,4% dessas gestações, 14 abortamentos espontâneos, 14 abortamentos terapêuticos, 6 mortes maternas e 12 casos de morte perinatal.[41] Em revisão sistemática recente publicada em 2022, Banner et al.[167] encontraram dados parecidos com 34% de exacerbação da doença na gestação, 6,4% de crise miastênica nesse mesmo período e 8,2% no pós-parto. O risco de morte materna é inversamente proporcional à duração da doença, sendo atribuído maior risco no primeiro ano de sua manifestação e mínimo risco após 7 anos;[51] ainda assim, não há indicação de interrupção da gestação simplesmente pela presença da doença materna. A maior parte dos autores concorda que as gestantes com miastenia *gravis* não seriam mais acometidas por trabalho de parto prematuro ou doença hipertensiva específica da gestação (DHEG).[4,83] Entretanto, alguns autores descrevem uma incidência maior de trabalho de parto prematuro, rotura prematura de membranas e malformações fetais.[18] A situação das pacientes que desenvolvem pré-eclâmpsia grave, entretanto, preocupa pelo fato de o sulfato de magnésio poder desencadear uma crise miastênica grave.

A administração de drogas anticolinesterásicas, como a piridostigmina, é considerada como tratamento de primeira linha e deve ser mantida durante a gestação; pode haver necessidade de aumento da dose empregada em razão do maior tempo de esvaziamento gástrico e menor absorção intestinal das drogas, alterações fisiológicas decorrentes do período gestacional.[55] O tratamento com corticosteroides também deve ser mantido (categoria C), sendo a azatioprina (categoria D) uma alternativa para pacientes que não respondem ao tratamento com corticosteroides e necessitam de controle adequado da doença. Essa droga, quando usada em altas doses, pode causar imunossupressão fetal.[55] A ciclosporina A (categoria C), também utilizada no tratamento, além de ter um controle mais difícil, com mais efeitos colaterais e interações medicamentosas, ainda pode causar baixo peso ao nascimento, prematuridade, abortamento espontâneo, trombocitopenia neonatal transitória, neutropenia e linfopenia. A plasmaférese com imunoglobulina intravenosa está reservada às pacientes em crise miastênica grave.[55,157] O ideal seria que as pacientes miastênicas engravidassem no período de estabilidade da doença, no qual muitas não necessitarão de imunossupressão, com melhores resultados.

Não há indicação de interrupção antes do termo da gestação, e a via de parto é de indicação obstétrica. A evolução do trabalho de parto tende a ser fisiológica, apesar de haver alguns relatos de menor duração do período de dilatação graças ao relaxamento muscular generalizado. Caso seja necessário, a ocitocina pode ser utilizada, evitando-se exposição por tempo prolongado. Deve-se evitar a utilização de drogas analgésicas derivadas de opioide, tranquilizantes, narcóticos, curare ou sulfato de magnésio sempre que possível, pois esses medicamentos atuam prejudicialmente na junção neuromuscular. Nas pacientes que receberam drogas analgésicas com ação sistêmica, a monitorização do padrão respiratório se torna importante. Recomenda-se a realização de analgesia epidural durante o trabalho de parto (diminui a dor e a fadiga muscular) e a utilização de fórcipe para abreviação do período expulsivo do trabalho de parto pode ser necessária, principalmente em caso de fadiga materna ou com exacerbação recente. Caso seja necessária a anestesia geral, bloqueadores neuromusculares devem ser evitados.[91]

A miastenia *gravis* neonatal transitória ocorre em 12 a 20% dos recém-nascidos de mulheres acometidas.[120] Os sinais clínicos se desenvolvem nos primeiros 4 dias de vida e geralmente permanecem por 3 semanas. Os anticorpos antirreceptores de acetilcolina pertencem à classe imunoglobulina G (IgG), podem atravessar a barreira placentária e causar as manifestações neonatais, havendo correlação entre os títulos de anticorpos e a força muscular do recém-nascido. Os principais sinais são: letargia, bradipneia, gemência, fraqueza muscular generalizada e ausência do reflexo de Moro. Os recém-nascidos apresentam dificuldade na sucção e na respiração. O tratamento deve ser instituído com inibidores da acetilcolinesterase, sendo comuns boa evolução clínica e completa remissão do quadro.[75]

## OUTRAS NEUROPATIAS

### SÍNDROME DE GUILLAIN-BARRÉ

A síndrome de Guillain-Barré é uma doença autoimune que conduz à desmielinização e/ou degeneração axonal dos nervos periféricos através de mecanismo de mimetismo molecular. Caracteriza-se por paralisia flácida e arrefléxica ascendente (excetuando a variante de Miller-Fischer) e dissociação albuminocitológica do liquor.

A síndrome tem incidência anual de 1,3 a 1,9:100.000 habitantes.[22,24] Acredita-se que o aumento da incidência verificado nos últimos anos traduza melhoria nos métodos diagnósticos, mais do que o real aumento do número de casos. Rara durante a gestação, atinge predominantemente o sexo masculino, podendo ocorrer em todas as idades, com primeiro pico no final da adolescência e início da idade adulta (que coincide com aumento do risco de infecção pelo citomegalovírus, vírus Epstein-Barr e por *Campylobacter jejuni*) e segundo pico na terceira idade, que pode ser explicado pela falência dos mecanismos imunossupressores.

O diagnóstico é essencialmente clínico. O estudo do liquor e a eletromiografia são importantes adjuvantes diagnósticos. Cerca de dois terços dos doentes com síndrome de Guillain-Barré referem antecedente infeccioso agudo, geralmente infecção dos sistemas respiratório ou digestório ocorrida em um período que varia de 1 a 3 semanas antes e que frequentemente se encontra resolvida no momento do diagnóstico. Em muitos casos, o agente etiológico não é identificado. A infecção por citomegalovírus constitui a associação mais comum com a síndrome; ocorre frequentemente em mulheres jovens e, ao induzir altos títulos séricos de anticorpos anti-GM2 e antiglicolipídeos sulfatados, provoca quadro predominantemente sensitivo, atingindo os nervos cranianos.[107] Mais recentemente, a síndrome tem sido associada com a infecção pelo Zika vírus. A associação com o vírus da imunodeficiência humana do tipo 1 (HIV-1) ocorre geralmente no momento da soroconversão, e a presença de pleocitose linfocítica no liquor deve fazer suspeitar dessa infecção, implicando a sua investigação.[24] A eletromiografia pode ser normal no início do quadro clínico. Posteriormente, dependendo da natureza do processo patológico, ocorre lentificação da condução nervosa, traduzida por aumento das latências distais motoras, diminuição das velocidades de condução, aumento da latência ou ausência das respostas F, registro de denervação ativa e traçados intermediários.[22]

Dependendo das características clínicas, eletrofisiológicas e patológicas, a síndrome divide-se nos seguintes subtipos ou variantes: polirradiculoneuropatia desmielinizante inflamatória aguda, neuropatia axonal sensitivo-motora aguda, neuropatia axonal motora aguda e síndrome de Miller-Fischer.[24,98] O prognóstico é geralmente favorável, com recuperação completa em 80 a 85% dos casos.[103] A evolução depende da natureza do processo patológico (axonal/desmielinizante), verificando-se o início da recuperação entre a segunda e a quarta semanas, com resolução gradual da paralisia em semanas ou meses. No entanto, 10% permanecem com incapacidade residual grave e pouca ou nenhuma recuperação ocorre após dois anos de evolução da doença. De 2 a 5% dos doentes não sobrevivem. Nas fases precoces, a morte é provocada por disautonomia ou falência orgânica, ao passo que nas fases tardias é consequência de complicações relacionadas com a imobilização prolongada, como infecções bacterianas.[117] Embora a imunomodulação constitua a terapêutica principal, as medidas de suporte médico são importantes no tratamento e na prevenção das complicações.

A complicação da gestação pela síndrome de Guillain-Barré é um evento raro, porém com alto potencial de morbidade e mortalidade maternas. Aproximadamente 35% das mulheres com Guillain-Barré durante a gestação necessitam de suporte respiratório, e a mortalidade materna alcança 10%. A manifestação da doença ocorre, geralmente, nos dois últimos trimestres da gestação.

O tratamento deve ser multidisciplinar e contar com a participação de clínicos e obstetras. O uso de imunoglobulina humana intravenosa ou plasmaférese, principalmente se os sintomas forem recentes (1 a 2 semanas), é válida apesar de esses métodos não diminuírem as taxas de mortalidade.[169] A segurança na utilização da plasmaférese durante a gravidez já está bem estabelecida e não há maior risco de complicações advindas desse procedimento em gestantes.

A presença dessa síndrome durante a gestação não é indicação de parto cesáreo. Apesar dos déficits neurológicos frequentemente observados, não é relatado prejuízo da atividade muscular uterina, o que possibilita o parto por via vaginal. A via de parto, portanto, é de indicação obstétrica.

A opção de analgesia e anestesia nessas pacientes deve ser individualmente estudada. Tanto o bloqueio epidural como a anestesia geral apresentam potenciais riscos para essas mulheres. Correta documentação do estado neurológico prévio é fundamental para sua monitorização futura.

### PARALISIA DE BELL

A paralisia facial periférica idiopática, também chamada paralisia de Bell, consiste no acometimento do sétimo nervo craniano, de forma aguda, às vezes precedida por dor na região mastoidiana, que resulta em paralisia completa ou parcial da mímica facial. Podem estar associados distúrbios da gustação, da salivação e do lacrimejamento, além de hiperacusia e hipoestesia na zona de Ramsay-Hunt (parte do pavilhão auricular, orelha externa e membrana timpânica).[163] Estima-se que a incidência da paralisia de Bell seja de 20 a 30 casos para cada 100.000 habitantes, com prevalência ligeiramente maior entre as mulheres. É rara antes dos 10 anos de idade e sua incidência é bimodal com picos na terceira e oitava décadas de vida, dependendo da distribuição etária da população.[15,47] Durante a idade reprodutiva (15 a 44 anos de idade), o risco de desenvolver paralisia de Bell é até duas vezes maior nas mulheres do que nos homens.[145] Os fatores de risco para a paralisia de Bell mais frequentemente relatados são: hipertensão arterial, *diabetes mellitus*, gravidez e puerpério, e a infecção pelo herpes-vírus tipo I.[47,161]

Sawle e Ramsay[49] descrevem que a paralisia de Bell ocorre em 38 a 45:100 mil mulheres grávidas, quando comparada com 17:100 mil mulheres não grávidas em idade reprodutiva. Ainda existe controvérsia sobre o momento da gestação no qual a gestante é mais suscetível à doença. Alguns autores referem aumento de até três vezes na incidência da paralisia de Bell durante o terceiro trimestre da gestação, principalmente nas duas semanas que precedem o parto e nas duas primeiras semanas de puerpério.[161,163] São descritos raros relatos de recorrência da paralisia de Bell em gestações sucessivas. Não se sabe ao certo se a gravidez altera o prognóstico da neuropatia periférica.

Embora seja comum a piora do quadro nas primeiras 48 horas de acometimento nervoso, a maioria dos pacientes evolui para a recuperação em algumas semanas. Ainda hoje existe muita controvérsia a respeito da etiologia e do tratamento.

O diagnóstico da paralisia de Bell é essencialmente clínico, porém é diagnóstico de exclusão. O exame físico demonstra envolvimento difuso do nervo facial, otoscopia normal, ausência de vesículas ou outras anormalidades na pele, sem massas tumorais nas glândulas parótidas.[145] No caso de apresentação atípica, deve-se investigar com exames complementares: análise do liquor, ressonância nuclear magnética, eletroneuromiografia etc. O tratamento inclui proteção ocular para evitar complicações como úlcera de córnea. A metanálise de estudos randomizados indica discreto benefício dos corticosteroides (prednisona, 1 mg/kg/dia, por 5 dias). A administração destes associada a aciclovir deve ser instituída particularmente nas pacientes com prognóstico ruim. Os fatores de bom prognóstico são: paralisia facial incompleta, menor tempo de início da recuperação, menor idade do paciente, ausência de dor retroauricular, reflexo estapediano normal, exame gustatório normal e presença de lacrimejamento. Apesar do bom prognóstico da maioria dos pacientes com essa doença, 30% não melhoram completamente dos sintomas, permanecendo com algum grau de paresia, dor facial e problemas psicológicos.[20] São recomendados ainda: uso frequente de solução oftálmica estéril lubrificante, uso de óculos de proteção, vitaminas do complexo B, prednisona (1 mg/kg de peso corporal ao dia, por 5 dias) e fisioterapia.[145]

## SÍNDROME DO TÚNEL DO CARPO

A síndrome do túnel do carpo é a mais frequente neuropatia de etiologia compressiva da espécie humana e, em geral, acomete as mulheres, atingindo pico de prevalência entre 45 e 54 anos.[137] As taxas de prevalência na população relatadas na literatura são de 0,15 a 5,8% em mulheres e de 0,6 a 1,55% em homens.[137]

O nervo mediano pode ser comprimido na região do túnel do carpo por qualquer proliferação tenossinovial, anormalidade da articulação do punho, tumor ou anomalia muscular. A fisiopatologia da síndrome baseia-se em dois mecanismos:

- Alteração reversível rápida das fibras nervosas, que está relacionada à isquemia. O estudo da condução nervosa nessa fase se mostra normal por causa da ausência de anormalidades estruturais no nervo.
- Anormalidade estrutural que se desenvolve lentamente nas fibras nervosas como resultado da pressão abaixo do retináculo flexor (ligamento transverso do carpo). Nesses casos, o estudo da condução nervosa revela lentificação focal por desmielinização segmentar localizada; secundariamente pode haver degeneração axonal, particularmente nos casos de compressão mais acentuada e por tempo mais prolongado.

Os principais sinais e sintomas variam desde dor, parestesia na área de representação do nervo mediano, predominantemente noturnos, sintomas diurnos posicionais, como os desencadeados ao dirigir automóveis, segurar objetos na mesma posição ou fazer trabalhos manuais, até perda da habilidade manual permanente, queimação, sensação de edema e congestão na mão, acentuada perda sensitiva, inclusive de discriminação de dois pontos, déficit funcional grave e acentuada atrofia muscular nas regiões tenar e de pele.

A investigação básica deve incluir radiografias simples do punho (diagnóstico de fraturas prévias, deformidades locais, doença articular/óssea primária e tumorações locais), exames para investigação de doenças sistêmicas (*diabetes mellitus*, hipertireoidismo, acromegalia ou gota), avaliação de neuropatia periférica (eletroforese de proteínas, biópsia para diagnóstico de amiloidose, exame do liquor e avaliação de doenças do tecido conjuntivo) e teste de gravidez, quando pertinente. O estudo eletrofisiológico positivo confirma o diagnóstico e define a gravidade da lesão nervosa; o estudo negativo, contudo, não exclui o diagnóstico. O diagnóstico diferencial deve incluir radiculopatia cervical, doenças do plexo braquial, neuropatia do nervo mediano proximal, neuropatia periférica, síndrome do desfiladeiro torácico e distúrbios centrais como esclerose múltipla e infarto cerebral.[148]

O tratamento da síndrome, quando não há doença sistêmica, tumoração no punho, deformidade óssea maior ou infecção, deve ser iniciado se a sintomatologia interfere nas atividades diárias da paciente. Inicialmente, recomenda-se tratamento conservador com *splints* (imobilizadores), modificação das atividades, remoção de constrições, analgésicos e anti-inflamatórios não hormonais (exceto em gestantes). O tratamento por injeção local de corticosteroides pode ser feito para casos selecionados e repetido no máximo três vezes com 3 a 6 semanas de intervalo. O tratamento cirúrgico deve ser reservado para casos mais graves ou após tratamento conservador ineficaz.[148] Após a gestação, metade das pacientes podem manter-se sintomáticas por mais de 1 ano e quase um terço, por mais de 3 anos.[171]

## LESÕES ESPINHAIS

Geralmente mais frequentes no sexo masculino, em razão da maior exposição a fatores de risco, as lesões espinhais acometem aproximadamente 12.400 pessoas/ano nos EUA. Entretanto, entre as mulheres acometidas naquele país, 2% estiveram grávidas no último ano. Seu prognóstico depende do local da lesão e da sua gravidade. As gestantes acometidas têm maior chance de parto prematuro e restrição do crescimento fetal. Nessas pacientes, é comum a falta de sensibilidade a dor da contração uterina (principalmente em lesões acima de T12), a depender da lesão. Visto que a prematuridade é mais frequente nessas pacientes, elas devem ser orientadas e treinadas em casos específicos, quando possível, a realizar dinâmica uterina manual. Mesmo sem dor, essas pacientes em alguns casos necessitam de analgesia a fim de se evitar uma disreflexia autonômica (em razão da liberação exagerada de catecolaminas por estímulo nas áreas abaixo da lesão).[16,31,106]

### PONTOS-CHAVE

- As crises epilépticas representam a segunda queixa mais frequente nos consultórios de neurologia. A epilepsia pode, por si só, afetar o desenvolvimento fetal, comprometendo a gestação e o parto.
- O estado de mal epiléptico (crises epilépticas de repetição) é ameaça tanto para a mãe como para o feto, com risco duas vezes maior de óbito materno e risco de 50% de morte fetal.
- Durante a gestação, os níveis séricos das drogas anticonvulsivantes podem se alterar por diversas causas.
- No tratamento da epilepsia, a utilização de politerapia apresenta maior risco de malformações fetais que a monoterapia, razão pela qual esta última é preferida. Alguns anticonvulsivantes diminuem a absorção do ácido fólico, predispondo ao surgimento de defeitos abertos do tubo neural. Aconselha-se a suplementação de folato na dieta antes da concepção, em uma dose que varia entre 0,5 e 5 mg/dia.
- A cefaleia é a queixa neurológica mais comum no período gestacional.
- A maioria das mulheres apresenta melhora da frequência das crises de enxaqueca durante a gestação.
- No tratamento das crises de enxaqueca, analgésicos comuns, como dipirona e paracetamol, podem ser úteis. Crises graves devem ser tratadas de maneira mais agressiva, com a administração de antieméticos e hidratação intravenosa, quando houver necessidade.
- A ergotamina e demais drogas derivadas do ergot apresentam ação vasoconstritora e não devem ser utilizadas sob risco de causarem interrupção da gestação.
- A incidência de acidente vascular cerebral isquêmico associado à gestação e ao puerpério varia de 5 a 210:100 mil partos. Nesses casos, a avaliação clínica deve ser completa, incluindo exame neurológico especializado.
- A trombose venosa cerebral, geralmente associada com trombose de seio venoso, é tradicionalmente associada à gestação. O estado de hipercoagulabilidade pode ser responsável pelas complicações trombóticas verificadas na gestação e no puerpério.
- A miastenia *gravis* pode afetar o desenvolvimento da gestação e gerar comprometimento da mãe e do feto. Durante o período gestacional, pode haver piora das manifestações clínicas da doença, principalmente no primeiro trimestre e no pós-parto imediato.
- Não há indicação de interrupção da gestação pela presença de miastenia *gravis*. A administração de drogas anticolinesterásicas e de corticosteroides deve ser mantida durante a gestação.
- A síndrome de Guillain-Barré que complica a gestação é um evento raro, porém com alto potencial de morbidade e mortalidade materna. A manifestação da doença ocorre, geralmente, nos dois últimos trimestres.

## REFERÊNCIAS BIBLIOGRÁFICAS

### Artigos de revisão

1. Ahmed R, Dunford J, Mehran R et al. Pre-eclampsia and future cardiovascular risk among women: a review. J Am Col Cardiol 2014; 63(18): 1815-22.
2. Aube M. Migraine in pregnancy. Neurology 1999; 53: S26-8.
3. Bagga R, Jain V, Das CP et al. Choice of therapy and mode of delivery in idiopathic intracranial hypertension during pregnancy. MedGenMed 2005; 7(4): 42.
4. Benshushan A, Rojansky N, Weinstein D. Myasthenia *gravis* and preeclampsia. Isr J Med Sci 1994; 30: 229-33.

5. Bilbao MM, Durán SB, Llona JB, Rodriguez-Antigüedad A. Esclerosis múltiple, maternidad y cuestiones relacionadas con el género. Neurología 2019; 34(4): 259-69.
6. Bonita R. Epidemiology of stroke. Lancet 1992; 339: 342-4.
7. Brodie MJ, Dichter MA. Antiepileptic drugs. N Engl J Med 1996; 334(3): 168-75.
8. Buraga I, Popovici RE. Multiple sclerosis and pregnancy: current considerations. Scientific World J 2014; 2014: 513160.
9. Calhoun, Anne H. Migraine Treatment in Pregnancy and Lactation. Curr Pain Headache Rep; 21(11): 46, 2017.
10. Chang BS, Lowenstein DH. Epilepsy. N Engl J Med 2003; 349(13): 1257-66.
11. Cnossen MH, van Ommen CH, Appel IM. Etiology and treatment of perinatal stroke; a role for prothrombotic coagulation factors? Semin Fetal Neonatal Med 2009; 14(5): 311-7.
12. Contag SA, Mertz HL, Bushnell CD. Migraine during pregnancy: is it more than a headache? Nat Rev Neurol 2009; 5(8): 449-56
13. Crawford P. Best practice guidelines for the management of women with epilepsy. Epilepsia 2005; 46(9): 117-24.
14. Crawford P. Epilepsy and pregnancy. Seizure 2002; 11(A): 212-9.
15. De Diego JI, Prim MP, Madero R, Gavilan J. Seasonal patterns of idiopathic facial paralysis: a 16-year study. Otolaryngol Head Neck Surg 1999; 120: 269-71.
16. Devivo MJ. Epidemiology of traumatic spinal cord injury: trends and future implications. Spinal Cord 2012; 50(5): 365-72.
17. Dias MS, Sekhar LN. Intracranial hemorrhage from aneurysms and arteriovenous malformations during pregnancy and puerperium. Neurosurgery 1990; 27: 855-66.
18. Díaz Ogállar MA, Cortés-García N, Linares-Abad M. Miastenia *gravis* y maternidad/Myasthenia *gravis* and pregnancy. Matronas Prof 2018; 19(1): 28-34.
19. Drachman DB. Myasthenia *gravis*. N Engl J Med 1994; 330: 1797-810.
20. Falavigna A, Teles AR, Giustina AD, Kleber FD. Bell's palsy: physiopathology and treatment. Scientia Medica. 2008;18(4): 177-83.
21. Fisher RS, Acevedo C, Arzimanoglou A et al. ILAE official report: a practical clinical definition of epilepsy. Epilepsia 2014; 55(4): 475-82.
22. Fulghan JR, Wijdicks FME. Guillain-Barré syndrome. Crit Care Clin 1997; 13(1): 1-13.
23. Goadsby PJ, Lipton RB, Ferrari MD. Migraine: current understanding and treatment. N Engl J Med 2002; 346(4): 257-70.
24. Hahn FA. Guillain-Barré syndrome. Lancet 1998; 352: 635-41.
25. Henry P. Migraine: epidemiological data, repercussions on daily life and socioeconomic cost. Pathol Biol (Paris) 2000; 48(7): 608-12.
26. Holmes LB, Hernandez-Diaz S. Newer anticonvulsants: lamotrigine, topiramate and gabapentin. Birth Defects Res A Clin Mol Teratol; 94(8): 599-606, 2012.
27. Jarvis S, Dassan P, Piercy CN. Managing migraine in pregnancy. BMJ; 360: k80, 2018.
28. Kesler A, Kupferminc M. Idiopathic intracranial hypertension and pregnancy. Clin Obstet Gynecol 2013; 56(2): 389-96.
29. Kimber J. Cerebral venous sinus thrombosis. Q J Med 2002; 95: 137-42.
30. Krieger S. Multiple sclerosis therapeutic pipeline: opportunities and challenges. Mt Sinai J Med 2011; 78(2): 192-206.
31. Kuczkowski KM. Labor analgesia for the parturient with spinal cord injury: what does an obstetrician need to know? Arch Gynecol Obstet 2006; 274(2): 108-12.
32. Lublin FD, Reingold SC. Defining the clinical course of multiple sclerosis: results of an international survey. National Multiple Sclerosis Society Advisory Committee on clinical trials of new agents in multiple sclerosis. Neurology 1996; 46: 907-11.
33. Lucas S. Medication use in the treatment of migraine during pregnancy and lactation. Curr Pain Headache Rep 2009; 13(5): 392-8.
34. Mattle HP, Meier B, Nedeltchev K. Prevention of stroke in patients with patent foramen ovale. Int J Stroke 2010; 5(2): 92-102.
35. Moatti Z, Gupta M, Yadava R et al. A review of stroke and pregnancy: incidence, management and prevention. Eur J Obstet Gynecol Reprod Biol 2014; 181: 20-7.
36. Noseworthy JH, Lucchinetti C, Rodriguez M, Weinshenker BG. Multiple sclerosis. N Engl J Med 2000; 343: 938-52.
37. O'Brien MD, Gilmour-White SK. Management of epilepsy in women. Postgrad Med J 2005; 81(955): 278-85.
38. Osserman KE, Genkins G. Studies in myasthenia *gravis*: review of a twenty-year experience in over 1200 patients. Mt Sinai J Med 1971; 38: 497-537.
39. Pennell PB. Pregnancy in women who have epilepsy. Neurol Clin 2004; 22(4): 799-820.
40. Perry H, Khalil A, Aarons E, Russell K, O'Brien P. Management of Zika virus in pregnancy: a review. Br Med Bull; 124(1): 157-169, 2017.
41. Plauche WC. Myasthenia *gravis* in pregnancy. Am J Obstet Gynecol 1964; 88: 691-7.
42. Plauche WC. Myasthenia *gravis* in pregnancy: an update. Am J Obstet Gynecol 1979; 135: 691-7.
43. Radhakrishnan K, Ahlskog JE, Garrity JA et al. Idiopathic intracranial hypertension. Mayo Clinic Proceedings 1994; 69(2): 169-80.
44. Robbins MS. Headache in pregnancy. Continuum (Minneap Minn) 2018; 24(4, Headache ): 1092-107.
45. Robertson CE, Black DF, Swanson JW. Management of migraine headache in the emergency department. Semin Neurol 2010; 30(2): 201-11.
46. Roman H, Descargues G, Lopes M et al. Subarachnoid hemorrhage due to cerebral aneurismal rupture during pregnancy. Acta Obstet Gynecol Scand 2004; 83: 330-4.
47. Roob G, Fazekas F, Hartung HP. Peripheral facial palsy: etiology, diagnosis and treatment. Eur Neurol 1999; 41: 3-9.
48. Rubin SM. Migraines in women. Disease-a-month: DM 2015; 61(6): 229-32.
49. Sawle GV, Ramsay MM. The neurology of pregnancy. J Neurol Neurosurg Psychiatry 1998; 64: 711-25.
50. Scott C, Kaliaperumal C. Idiopathic intracranial hypertension and pregnancy: a comprehensive review of management. Clin Neurol Neurosurg 2022; 217: 107240.
51. Scott JS. Immunologic diseases in pregnancy. Prog Allergy 1977; 23: 371-5.
52. Sells CM, Feske SK. Stroke in Pregnancy. Semin Neurol 2017; 37:669-78.
53. Shehata HA, Okosun H. Neurological disorders in pregnancy. Curr Opin Obstet Gynecol 2004; 16: 117-22.
54. Silberstein SD. Migraine. Lancet 2004; 363(9406): 381-91.
55. Stafford IP, Dildy GA. Myasthenia *gravis* and pregnancy. Clin Obstet Gynecol 2005; 48: 48-56.
56. Tang SC, Jeng JS. Management of stroke in pregnancy and the puerperium. Expert Rev Neurother 2010; 10(2): 205-15.
57. Tate J, Bushnell C. Pregnancy and stroke risk in women. Women's Health 2011; 7(3): 363-74.
58. Tettenborn B. Management of epilepsy in women of childbearing age: practical recommendations. CNS Drugs 2006; 20(5): 373-87.
59. Thone J, Thiel S, Gold R, Hellwig K . Treatment of multiple sclerosis during pregnancy - Safety considerations. Expert Opin Drug Saf 2017; 16(5): 523-34.
60. Toglia MR, Weg JG. Venous thromboembolism during pregnancy. N Engl J Med 1996; 335: 108-14.
61. Trivedi RA, Kirkpatrick PJ. Arteriovenous malformations of the cerebral circulation that rupture in pregnancy. J Obstet Gynaecol 2003; 23: 484-9.
62. van der Worp HB, van Gijn J. Clinical practice. Acute ischemic stroke. New Eng J Med 2007; 357(6): 572-9.
63. Varytè G, Arlauskienè A, Ramasˇauskaitè D. Pregnancy and multiple sclerosis: an update. Curr Opin Obstet Gynecol 2021; 33(5): 378-83.
64. Veliskova J. The role of estrogens in seizures and epilepsy: the bad guys or the good guys? Neuroscience 2006; 138(3): 837-44.

65. Walther EU, Hohlfeld R. Multiple sclerosis: side effects of interferon beta therapy and their management. Neurology 1999; 53(8): 1622-7.
66. Ward TN. Management of an acute primary headache. Clin Neurosci 1998; 5: 50-4.
67. Welch KMA. Migraine and pregnancy. Adv Neurol 1994; 64: 77-81.
68. Wiebers DO. Ischemic cerebrovascular complications of pregnancy. Arch Neurol 1985; 42: 1106-13.
69. Yerby MS. Pregnancy, teratogenesis, and epilepsy. Neurol Clin 1994; 12(4): 749-71.

## Artigos originais

70. Al-Saleem AI, Al-Jobair AM. Possible association between acetazolamide administration during pregnancy and multiple congenital malformations. Drug Des Devel Ther 2016; 10: 1471-6.
71. Andrews PI, Massey JM, Howard Jr. JF, Sanders DB. Race, sex, and puberty influence onset, severity, and outcome in juvenile myasthenia *gravis*. Neurology 1994; 44: 1208-14.
72. Assis JL, Marchiori PE, Zambon AA, Scaffl M. Miastenia *gravis* na gravidez e parto/Myasthenia *gravis* in pregnancy and labor. Neurobiologia; 46(1): 3-12, 1983.
73. Baker GA, Bromley RL, Briggs M, Cheyne CP, Cohen MJ, García-Fiñana M et al. IQ at 6 years after in utero exposure to antiepileptic drugs: a controlled cohort study. Neurology 2015; 84(4): 382-90.
74. Bánhidy F, Acs N, Puhó E, Czeizel AE. Ergotamine treatment during pregnancy and a higher rate of low birthweight and preterm birth. Br J Clin Pharmacol 2007; 64(4): 510-6.
75. Belasco C, Carbillon L, Louaib D, Gaudelus J, Uzan M. Neonatal myasthenia *gravis*. Arch Pediatr 2000; 7: 263-66.
76. Bennett KA. Pregnancy and multiple sclerosis. Clin Obstet Gynecol 2005; 48: 38-47.
77. Bromley RL, Baker GA. Fetal antiepileptic drug exposure and cognitive outcomes. Seizure 44 (2017): 225-231.
78. Castilla-Puentes R, Ford L, Manera L, Kwarta RF, Ascher S, Li Q. Topiramate monotherapy use in women with and without epilepsy: pregnancy and neonatal outcomes. Epilepsy Res 2014; 108(4): 717-24.
79. Castro RF, Cunha SP, Duarte G, Nogueira AA, Mauad Filho F, Castro PSAF. Miastenia *gravis* e gravidez: análise de 9 casos / Myasthenia *gravis* and pregnancy: analysis of 9 cases. Rev Bras Ginecol Obstet. 1995; 17(1): 34-42.
80. Chen HM, Chen SF, Chen YH, Lin HC. Increased risk of adverse pregnancy outcomes for women with migraines: a nationwide population-based study. Cephalalgia 2010; 30(4): 433-8.
81. Christensen J, Grønborg TK, Sørensen MJuul, Schendel D, Parner ET, Pedersen LH, Vestergaard M. Prenatal valproate exposure and risk of autism spectrum disorders and childhood autism. JAMA 2013; 309(16): 1696-703.
82. Cirak B, Kiymaz N, Kerman M. Neurosurgical procedures in pregnancy. Acta Cir Bras 2003; 18: 5-9.
83. Cohen BA, London RS, Goldstein PJ. Myasthenia *gravis* and preeclampsia. Obstet Gynecol 1976; 48: 355.
84. Comi G, Filippi M, Wolinsky JS. European/Canadian Multicenter, double-blind, randomized, placebo-controlled study of the effects of glatiramer acetate on magnetic resonance imaging-measured disease activity and burden in patients with relapsing multiple sclerosis. Ann Neurol 2001; 49: 290-7.
85. Confareux C, Hutchinson M, Hours MM. Pregnancy in multiple sclerosis group: rate of pregnancy-related relapse in multiple sclerosis. N Engl J Med 1998; 339: 285-91.
86. Cornelissen M, Steegers-Theunissen R, Kollee L et al. Increased incidence of neonatal vitamin K deficiency resulting from maternal anticonvulsant therapy. Am J Obstet Gynecol 1993; 168: 923-8.
87. Cunha FMB, Scola RH, Werneck LC. Miastenia *gravis*: avaliação clínica de 153 pacientes. Arq Neuropsiquiatr 1999; 57: 457-64.
88. Dansky LV, Andermann E, Andermann F. Marriage and fertility in epileptic patients. Epilepsia 1980; 21(3): 261-71.
89. Deshmukh U, Adams J, Macklin EA, Dhillon R, McCarthy KD, Dworetzky B, Klein A, Holmes LB. Behavioral outcomes in children exposed prenatally to lamotrigine, valproate, or carbamazepine. Neurotoxicol Teratol 2016; 54: 5-14.
90. Dey R, Khan S, Akhouri V, Wootton J, Bajwa ZH. Labetalol for prophylactic treatment of intractable migraine during pregnancy. Headache 2002; 42(7): 642-5.
91. Djelmis J, Sostarko M, Mayer D, Ivanisevic M. Myasthenia *gravis* in pregnancy: report on 69 cases. Eur J Obstet Gynecol Reprod Biol 2002; 104(1): 21-5.
92. Edey S, Moran N, Nashef L. SUDEP and epilepsy-related mortality in pregnancy. Epilepsia 2014; 55(7): e72-4.
93. Facchinetti F, Allais G, Nappi RE, D'Amico R, Marozio L, Bertozzi L et al. Migraine is a risk factor for hypertensive disorders in pregnancy: a prospective cohort study. Cephalalgia 2009; 29(3): 286-92.
94. Ferro JM, Canhao P, Stam J, Bousser MG, Barinagarrementeria F. Prognosis of cerebral vein and dural sinus thrombosis: results of the International Study on Cerebral Vein and Dural Sinus Thrombosis (ISCVT). ISCVT Investigators. Stroke 2004; 35: 664-70.
95. Fragoso YD, Adoni T, Alves-Leon SV, Azambuja ND, Barreira AA, Brooks JB et al. Long-term effects of exposure to disease-modifying drugs in the offspring of mothers with multiple sclerosis: a retrospective chart review. CNS Drugs 2013; 27(11): 955-61.
96. Garcia SAL, Ogata AJN, Lippi UG, Grabert HH. Miastenia *gravis* e gestação: revisão da literatura e relato de seis casos ocorridos em cinco pacientes / Myasthenia *gravis* and pregnancy: review of the literature and report of 6 cases occurred in 5 patients. Rev Paul Med 1989; 107(3): 144-8.
97. Graham Jr JM, Marin-Padilla M, Hoefnagel D. Jejunal atresia associated with Cafergot ingestion during pregnancy. Clin Pediatr 1983; 22(3): 226-8.
98. Hadden RD, Cornblath DR, Hughes RA et al. Plasma Exchange/ Sandoglobulin Guillain-Barré Syndrome Trial Group. Electrophysiological classification of Guillain-Barré syndrome: clinical associations and outcome. Ann Neurol 1998; 44(5): 780-8.
99. Hakkarainen KM, Juuti R, Burkill S et al. Pregnancy outcomes after exposure to interferon beta: a register-based cohort study amongwomen with MS in Finland and Sweden. Ther Adv Neurol Disord 2020; 13: 1756286420951072.
100. Hellwig K, Geissbuehler Y, Sabidó M et al. Pregnancy outcomes in interferon-beta- exposed patients with multiple sclerosis: results from the European Interferon-beta Pregnancy Registry. J Neurol 2020; 267(6): 1715-23.
101. Holmes LB, Mittendorf R, Shen A, Smith CR, Hernandez-Diaz S. Fetal effects of anticonvulsant polytherapies: different risks from different drug combinations. Arch Neurol 2011 Oct; 68(10):1275-81. doi: 10.1001/archneurol.2011.133.
102. Hughes HE, Goldstein DA. Birth defects following maternal exposure to ergotamine, beta blockers, and caffeine. J Med Genet 1988; 25(6): 396-9.
103. Hughes RA, Hadden RD, Rees JH, Swan AV. The Italian Guillain-Barre Study Group. The prognosis and main prognostic indicators of Guillain-Barre syndrome: a multicentre prospective study of 297 patients. Brain 1998; 121(4): 767-9.
104. Huna-Baron R, Kupersmith MJ. Idiopathic intracranial hypertension in pregnancy. J Neurology 2002; 249(8): 1078-81.
105. Hunt S, Russell A, Smithson WH, Parsons L, Robertson I, Waddell R et al. Topiramate in pregnancy: preliminary experience from the UK Epilepsy and Pregnancy Register. Neurology 2008; 71(4): 272-6.
106. Iezzoni LI, Chen Y, McLain AB. Current pregnancy among women with spinal cord injury: findings from the US national spinal cord injury database. Spinal Cord 2015; 53(11): 821-6.
107. Jacobs BC, Rothbarth PH, van der Meché FGA. The spectrum of antecedent infections in Guillain-Barré syndrome: a case control study. Neurology 1998; 51: 1110-5.

108. James AH, Bushnell CD, Jamison MG et al. Incidence and risk factors for stroke in pregnancy and the puerperium. Obstet Gynecol 2005; 106(3): 509-16.
109. Jeng JS, Tang SC, Yip PK. Incidence and etiologies of stroke during pregnancy and puerperium as evidenced in Taiwanese women. Cerebrovasc Dis 2004; 18(4): 290-5.
110. Jung SY, Bae HJ, Park BJ, Yoon BW. Acute Brain Bleeding Analysis Study Group. Parity and risk of hemorrhagic strokes. Neurology 2010; 74(18): 1424-9.
111. Kaniecki R. Headache assessment and management. JAMA 2003; 289(11): 1430-3.
112. Kasradze S, Gogatishvili N, Lomidze G, Ediberidze T, Lazariashvili M, Khomeriki K et al. Cognitive functions in children exposed to antiepileptic drugs in utero – Study in Georgia. Epilepsy Behav2017; 66: 105-12.
113. Kittner SJ, Stern BJ, Feeser BR. Pregnancy and the risk of stroke. N Engl J Med 1996; 335: 768-74.
114. Kizilkilic O, Albayram S, Adaletli I, Kantarci F, Uzma O, Islak C, Kocer N. Endovascular treatment of ruptured intracranial aneurysms during pregnancy: report of three cases. Acta Gynecol Obstet 2003; 268: 325-8.
115. Kurtzke JF, Page WF. Epidemiology of multiple sclerosis in US veterans: risk factors for MS. Neurology 1997; 48: 204-13.
116. Lanska DJ, Kryscio RJ. Risk factors for peripartum and postpartum stroke and intracranial venous thrombosis. Stroke 2000; 31(6): 1274-82.
117. Lawn DN, Wijdicks EFM. Fatal Guillain-Barre syndrome. Neurology 1998; 52(1): 635-7.
118. Lessa I. Epidemiologia das doenças cerebrovasculares no Brasil. Rev Soc Cardiol SP 1999; 4: 509-18.
119. Melchart D, Thormaehlen J, Hager S, Liao J, Linde K, Weidenhammer W. Acupuncture versus placebo versus sumatriptan for early treatment of migraine attacks: a randomized controlled trial. J Intern Med 2003; 253(2): 181-8.
120. Morel E, Eymard B, Vernet-der Garabedian B, Pannier C, Dulac O, Bach JF. Neonatal myasthenia *gravis*: a new clinical and immunologic appraisal on 30 cases. Neurology 1988; 38: 138-42.
121. Munnur U, Karnad DR, Bandi VD et al. Critically ill obstetric patients in an American and an Indian public hospital: comparison of case-mix, organ dysfunction, intensive care requirements and outcomes. Int Care Med 2005; 31: 1087-94.
122. Nezvalová-Henriksen K, Spigset O, Nordeng H. Maternal characteristics and migraine pharmacotherapy during pregnancy: cross-sectional analysis of data from a large cohort study. Cephalalgia 2009; 29(12): 1267-76.
123. Olafsson E, Hallgrimsson JT, Hauser WA, Ludvigsson P, Gudmundsson G. Pregnancies of women with epilepsy: a population-based study in Iceland. Epilepsia 1998; 39(8): 887-92.
124. Omtzigt JG, Los FJ, Grobbee DE et al. The risk of spina bifida aperta after first-trimester exposure to valproate in a prenatal cohort. Neurology 1992; 42(4 Suppl 5): 119-25.
125. Pennell PB, French JA, May RC et al.; MONEAD Study Group. Changes in seizure frequency and antiepileptic therapy during pregnancy. N Engl J Med 2020; 383(26): 2547-56.
126. Pijnenborg JM, Hansen EC, Brolmann HA, Oei SG, Andriessen P, Dellemijn PL. A severe case of myasthenia *gravis* during pregnancy. Gynecol Obstet Invest 2000; 50: 142-3.
127. Rabello GD, Forte LV, Galvão AC. Clinical evaluation of the efficacy of the paracetamol and caffeine combination in the treatment of tension headache. Arq Neuropsiquiatr 2000; 58(1): 90-8.
128. Razaz N, Tomson T, Wikström AK, Cnattingius S. Association Between Pregnancy and Perinatal Outcomes Among Women With Epilepsy. JAMA Neurol 2017; 74(8): 983-91.
129. Richmond JR, Krishnamoorthy P, Andermann E, Benjamin A. Epilepsy and pregnancy: an obstetric perspective. Am J Obstet Gynecol 2004; 190(2): 371-9.
130. Roncolato M, Fabbri L, Recchia G et al. An epidemiological study to assess migraine prevalence in a sample of Italian population presenting to their GPs. Eur Neurol 2000; 43(2): 102-6.
131. Salonen Ros H, Lichtenstein P, Bellocco R et al. Increased risks of circulatory diseases in late pregnancy and puerperium. Epidemiology (Cambridge) 2001; 12(4): 456-60.
132. Sanchez SE, Qiu C, Williams MA, Lam N, Sorensen TK. Headaches and migraines are associated with an increased risk of preeclampsia in Peruvian women. Am J Hypertens 2008; 21(3): 360-4.
133. Schwartz BS, Stewart WF, Simon D et al. Epidemiology of tension type headache. Jama 1998; 279: 381-3.
134. Sharshar T, Lamy C, Mas JL. Incidence and causes of strokes associated with pregnancy and puerperium. A study in public hospitals of Ile de France. Stroke in Pregnancy Study Group. Stroke 1995; 26(6): 930-6.
135. Smith V, Brown N. Prenatal valproate exposure and risk of autism spectrum disorders and childhood autism. Arch Dis Child Educ Pract Ed 2014; 99(5): 198.
136. Spielmann K, Kayser A, Beck E, Meister R, Schaefer C. Pregnancy outcome after anti-migraine triptan use: A prospective observational cohort study. Cephalalgia 2018; 38(6): 1081-92.
137. Stevens JC, Sun S, Beard CM, O'Fallon WM, Kurland LT. Carpal tunnel syndrome in Rochester, Minnesota, 1961-1980. Neurology 1988; 38: 134-8.
138. Sveberg L, Vik K, Henriksen T, Taubøll E. Women with epilepsy and post partum bleeding – Is there a role for vitamin K supplementation? Seizure 2015; 28: 85-7.
139. Tennis P, Chan KA, Curkendall SM, Li DK, Mines D, Peterson C, et al. Topiramate Use during Pregnancy and Major Congenital Malformations in Multiple Populations. Birth Defects Research (Part A) 2015; 103:268-74.
140. Thomas SV, Jose M, Divakaran S, Sankara Sarma P. Malformation risk of antiepileptic drug exposure during pregnancy in women with epilepsy: Results from a pregnancy registry in South India. Epilepsia 2017; 58(2): 274-81.
141. To WK, Cheung RTF. Neurological disorders in pregnancy. Hong Kong Med J 1997; 3: 400-8.
142. Tomson T, Battino D, Bonizzoni E, Craig J, Lindhout D, Perucca E, et al. Comparative risk of major congenital malformations with eight different antiepileptic drugs: a prospective cohort study of the EURAP registry. Lancet Neurol 2018; 17: 530-38.
143. Vajda FJ, Hitchcock AA, Graham J, O'Brien TJ, Lander CM, Eadie MJ. The teratogenic risk of antiepileptic drug polytherapy. Epilepsia 2010; 51(5):805-10.
144. Vajda FJ, O'Brien TJ, Lander CM, Graham J, Eadie MJ. Antiepileptic drug combinations not involving valproate and the risk of fetal malformations. Epilepsia 2016; 57(7):1048-52.
145. Valença MM, Valença LP, Lima MC. Idiopathic facial paralysis (Bell's palsy): a study of 180 patients. Arq Neuropsiquiatr 2001; 59(3-B): 733-9.
146. Vincent M, Rodrigues AJ, Oliveira GV et al. Prevalência e custos indiretos das cefaléias em uma empresa brasileira. Arq de Neuropsiquiatr 1998; 56: 734-43.
147. Wanderley M, Werlang A, Pereira L. Myasthenia *gravis* e gestação: relato de caso e discussão sobre manejo durante gravidez, parto e puerpério / Myasthenia *gravis* and gestation: a case report and discussion on its management during pregnancy, delivery and puerperium. Brasília Med 2012; 49(2): 118-24.


## Diretrizes


148. American Academy of Neurology (AAN). Practice parameter for carpal tunnel syndrome (summary statement). Neurology 1993; 43: 2406-9.
149. American College of Obstetricians and Gynecologists. Migraine and other headache disorders. Clinical Updates in Women's Health Care 2002; I(3).
150. Brasil, Ministério da Saúde. Secretaria de Ciência, Tecnologia e Insumos Estratégicos. Betainterferonas no tratamento da escle-

rose múltipla remitente-recorrente (EMRR). Brasília; CONITEC; jul. 2016.

151. Brasil, Ministério da Saúde. Secretaria de Ciência, Tecnologia e Insumos Estratégicos. Protocolo clínico e diretrizes terapêuticas da esclerose múltipla. Brasília: Conitec; 2022.
152. Einhaupl K, Stam J, Bousser MG et al. EFNS guideline on the treatment of cerebral venous and sinus thrombosis in adult patients. Eur J Neurol 2010; 17(10): 1229-35.
153. Harden CL, Hopp J, Ting TY et al. Management issues for women with epilepsy: focus on pregnancy (an evidence-based review) – I. obstetrical complications and change in seizure frequency: report of the Quality Standards Subcommittee and Therapeutics and Technology Assessment Subcommittee of the American Academy of Neurology and the American Epilepsy Society. Epilepsia 2009; 50(5): 1229-36.
154. Harden CL, Hopp J, Ting TY et al. Practice parameter update: management issues for women with epilepsy: focus on pregnancy (an evidence-based review) – obstetrical complications and change in seizure frequency – report of the Quality Standards Subcommittee and Therapeutics and Technology Assessment Subcommittee of the American Academy of Neurology and American Epilepsy Society. Neurology 2009; 73(2): 126-32.
155. Headache Classification Committee of the International Headache Society. The international classification of headache disorders. 3.ed. Cephalalgia 2018; 38(1): 1-211.
156. Miller EC, Leffert L. Stroke in pregnancy: a focused update. Anesth Analg 2020; 130(4): 1085-96.
157. Sanders DB, Wolfe GI, Benatar M, Evoli A, Gilhus NE, Illa I et al. International consensus guidance for management of myasthenia *gravis*: Executive summary. Neurology 2016; 87(4): 419-25.
158. Sociedade Brasileira de Cefaléia. Recommendations for prophylactic treatment of migraine. Consenso da Sociedade Brasileira de Cefaléia. Arq Neuropsiquiatr 2002; 60(1): 159-69.
159. Tomson T, Battino D, Bromley R et al. Management of epilepsy in pregnancy: a report from the International League Against Epilepsy Task Force on Women and Pregnancy. Epileptic Disord 2019; 21(6): 497-517.

## Editoriais/cartas ao editor

160. Divers M. Vitamin K is important for epilepsy in pregnancy. BMJ 2016; 354: i3929.
161. Steiner I, Cohen O. Peripartum Bell's palsy. Lancet 1996; 347: 1121-2.
162. Verloes A, Emonts P, Dubois M, Rigo J, Senterre J. Paraplegia and arthrogryposis multiplex of the lower extremities after intrauterine exposure to ergotamine. J Med Genet 1990; 27(3): 213-4.

## Livros

163. Adams RD, Victor M, Ropper AH. Principles of neurology. 6.ed. New York: McGraw-Hill; 1997. p. 1376-8.
164. Carhuapoma JR, Tomlinson MW, Levine SR. Neurologic diseases. In: James DK, Steer PJ, Weiner CP, Gonic B, editors. High risk pregnancy: management options. 2.ed. London: WB Saunders; 1999. p. 803-36.
165. Seybold ME. Diagnosis of myasthenia *gravis*. In: Engel AG, editor. Myasthenia *gravis* and myasthenic disorders. Oxford: Oxford University; 1999. p. 146-66.
166. Subcomitê de Classificação das Cefaleias da Sociedade Internacional de Cefaleia. Classificação Internacional das Cefaleias. 2.ed. São Paulo: Farma; 2004. p. 62-73.

## Revisões sistemáticas/metanálises

167. Banner H, Niles KM, Ryu M et al. Myasthenia gravis in pregnancy: systematic review and case series. Obstet Med 2022; 15(2): 108-17.
168. Bromley R, Weston J, Adab N et al. Treatment for epilepsy in pregnancy: neurodevelopmental outcomes in the child. Cochrane Database Syst Rev 2014; 10: CD010236.
169. Hughes RA, Pritchard J, Hadden RD. Pharmacological treatment other than corticosteroids, intravenous immunoglobulin and plasma exchange for Guillain-Barre syndrome. Cochrane Database Syst Rev 2013; 2: CD008630.
170. Marchenko A, Etwel F, Olutunfese O, Nickel C, Koren G, Nulman I. Pregnancy outcome following prenatal exposure to triptan medications: a meta-analysis. Headache J Head Face Pain 2015;55: 490-501.
171. Padua L, Di Pasquale A, Pazzaglia C et al. Systematic review of pregnancy-related carpal tunnel syndrome. Muscle Nerve 2010; 42(5): 697-702.
172. Ryman KM, Pace WD, Smith S, Fontaine GV. Alteplase Therapy for Acute Ischemic Stroke in Pregnancy: Two Case Reports and a Systematic Review of the Literature. Pharmacotherapy 2019; 39(7): 767-74.
173. Veroniki A, Cogo E, Rios P, Straus SE, Finkelstein Y, Kealey R et al. Comparative safety of anti-epileptic drugs during pregnancy: a systematic review and network meta-analysis of congenital malformations and prenatal outcomes. BMC Med 2017; 15(1): 95.
174. Viale L, Allotey J, Cheong-See F, Arroyo-Manzano D,Mccorry D, Bagary M, et al. Epilepsy in pregnancy and reproductive outcomes: a systematic review and meta-analysis. Lancet 2015; 386(10006): 1845-52.

# Capítulo 57

# Doenças psiquiátricas



## INTRODUÇÃO

A gestação é um período de transição que faz parte do processo normal do desenvolvimento da mulher; entretanto, as grandes transformações físicas e emocionais vividas pelas mulheres nesse período podem contribuir para alterações de seu psiquismo. Por ser um fator gerador de ansiedade, a gestação, muitas vezes, torna a mulher mais vulnerável ao desenvolvimento de perturbações emocionais; além disso, alguns autores acreditam que o período gravídico-puerperal é a fase de maior incidência de alterações psíquicas e de transtornos do humor, em particular depressão. Por conta das particularidades desse período, a ocorrência dessas alterações demanda atenção especial com o objetivo de manter ou recuperar o bem-estar materno e prevenir dificuldades futuras para o recém-nascido, pois prejuízos na saúde mental da gestante podem alterar a relação mãe-feto e, futuramente, influenciar negativamente o desenvolvimento da criança. Essa disfunção no relacionamento pode se expressar no recém-nascido em forma de choro, irritabilidade ou apatia e na idade adulta pode chegar a provocar distúrbios afetivos.[56,99]

A intensidade das alterações psicológicas que ocorrem na gestação depende de fatores familiares, conjugais, sociais, culturais e da própria personalidade da gestante. Estima-se que 25 a 35% das mulheres desenvolvem sintomas depressivos nesse período e que até 20% das gestantes podem apresentar os critérios para diagnóstico de depressão.[59,64,65] Estudos apontam que a incidência de sintomas depressivos é maior durante o terceiro trimestre da gestação do que 6 meses após o parto.[39] Considerando-se apenas o período da gravidez, os pesquisadores encontraram um pico na incidência de depressão durante o primeiro trimestre, seguido por uma melhora dos sintomas durante o segundo trimestre e um novo aumento no índice de depressão durante o terceiro trimestre.[64,65,78] Essa constatação contradiz a crença amplamente difundida de que a gravidez é um período de alegria para todas as mulheres.

Os transtornos psiquiátricos ocorridos durante a gravidez, o parto e o puerpério não constituem uma entidade homogênea.[62,67] Podem ser observados desde quadros transitórios benignos até situações graves, que podem culminar em prejuízos irreparáveis para a gestante e o recém-nascido. A literatura demonstra que, apesar de comuns, os transtornos psiquiátricos durante a gravidez são subdiagnosticados e subtratados na prática clínica. Um estudo que investigou 3.472 mulheres grávidas em diversos serviços obstétricos quanto à ocorrência de sintomas de depressão, ao uso de medicações antidepressivas, ao histórico de depressão e ao uso de medicação ou psicoterapia na gestação atual mostrou que 20% das mulheres investigadas tinham critérios suficientes para diagnóstico de depressão e que somente 13,8% delas estavam recebendo algum tipo de tratamento.[69] Também se observou que a ocorrência de transtornos do humor durante a gravidez representa risco de desenvolvimento de depressão pós-parto.

O atendimento pré-natal é o momento para o rastreamento das gestantes para possíveis distúrbios mentais. Recomenda-se que o atendimento represente, ainda, um processo educativo para as mulheres, com a oferta de informações capazes de trazer alívio com relação ao aspecto emocional. Os sintomas de ansiedade, medo e depressão e os antecedentes pessoais e familiares de doenças psiquiátricas devem ser pesquisados e valorizados desde a primeira consulta. Os fatores de risco devem ser avaliados. As mulheres com episódios de depressão maior fora da gestação ou que tiveram depressão pós-parto em gestações anteriores, bem como aquelas vítimas de abuso físico, verbal ou sexual, são mais suscetíveis ao desenvolvimento de distúrbios psiquiátricos.

## DEPRESSÃO MAIOR

Sentimentos de tristeza ou infelicidade são comuns em situações de perda, insucessos ou conflitos nas relações interpessoais e caracterizam um estado emocional normal. Por outro lado, quando há tristeza e ansiedade; culpa e autoacusações; sentimentos de desamparo ou desesperança; visão negativa de si mesmo, da realidade e do futuro; e tais sintomas não desaparecem espontaneamente – sendo desproporcionais à situação ou ao evento que os desencadeou –; quando inexiste uma situação ou evento desencadeante; ou quando o sofrimento é acentuado, comprometendo as rotinas diárias ou as relações interpessoais; o paciente provavelmente é portador de um transtorno depressivo que necessita de acompanhamento especializado.

Doenças mentais estão entre as dez principais causas de incapacidade em todo o mundo, segundo análise dos dados do *Global Burden of Diseases* de 2019,[45] correspondendo a até 16% dos anos de vida vividos com incapacidade.[22] Dados pós-pandemia de COVID-19 revelam aumento expressivo no número de casos de doenças mentais,[36] sendo que o grupo mais afetado foi o de mulheres jovens. A prevalência de depressão maior em gestantes varia entre 10 e 16%.[104] Uma revisão sistemática recente apontou para uma prevalência global de 15%, com diferentes taxas de acordo com o momento da gravidez, sendo de 10,35% no primeiro trimestre, de 6,58% no segundo trimestre e de 26,7% no terceiro trimestre. Mulheres com antecedente depressivo que suspendem a medicação na gravidez estão sob maior risco de reincidência dos sintomas depressivos.[85] Os principais fatores de risco para o desenvolvimento da doença durante a gravidez são falta de suporte social, violência doméstica e antecedente de eventos de vida adversos, e também contribuem fatores como antecedente de depressão, gestação indesejada, baixa renda, baixa educação, uso de álcool e/ou drogas ilícitas e relacionamento pobre com o parceiro.[113]

A quinta edição do *Diagnostic and Statistical Manual of Mental Disorders* (DSM-5)[100] define como depressão maior a presença de episódios recorrentes com duração maior ou igual a 2 semanas, envolvendo impacto negativo em afeto, cognição e funções neurovegetativas.

No diagnóstico da depressão, levam-se em conta sintomas psíquicos, sintomas fisiológicos e evidências comportamentais.

São sintomas psíquicos:

- Humor depressivo, sensação de tristeza, autodesvalorização e sentimentos de culpa: os indivíduos costumam relatar sentimento de que tudo lhes parece sem real importância; creem que perderam, de forma irreversível, a capacidade de sentir alegria ou prazer na vida. Certos pacientes mostram-se mais apáticos que tristes. São frequentes e preocupantes as ideias de suicídio, que podem variar desde o remoto desejo de estar simplesmente morto até planos bem estruturados de cometer suicídio. Os pensamentos relativos à morte devem ser sistematicamente investigados, uma vez que essa conduta pode prevenir atos suicidas propriamente ditos.
- Redução da capacidade de experimentar prazer: ocorre na maioria das atividades, inclusive aquelas antes consideradas agradáveis. Os indivíduos relatam que já não se interessam pelos seus passatempos prediletos e as atividades sociais são frequentemente negligenciadas.
- Fadiga ou sensação de perda de energia: a pessoa pode relatar fadiga persistente, mesmo sem esforço físico. Observa-se aumento do tempo para a execução das tarefas.
- Diminuição da capacidade de pensar, de se concentrar ou de tomar decisões: decisões antes quase automáticas passam a demandar grandes esforços.

Entre os sintomas fisiológicos, podem ser citados:

- Alterações do sono: a insônia ocorre com maior frequência, mas também pode ocorrer sonolência excessiva. A insônia é, mais tipicamente, intermediária (acordar no meio da noite, com dificuldades para voltar a dormir) ou terminal (acordar mais precocemente pela manhã). Pode também ocorrer insônia inicial. Os indivíduos acometidos podem se queixar de sonolência excessiva mesmo durante o dia. É possível também a inversão noite-dia.
- Alterações do apetite: a perda do apetite é a alteração mais comum, mas também pode ocorrer aumento do

apetite. Muitas vezes, a pessoa precisa se esforçar para comer.
- Redução do interesse sexual.

São sintomas comportamentais:
- Retraimento social.
- Crises de choro.
- Comportamentos suicidas.
- Retardo psicomotor e lentificação generalizada, ou agitação psicomotora: os indivíduos relatam sensação de peso nos membros.
- Alterações dos ritmos circadianos: muitas funções circadianas encontram-se alteradas nas depressões, a exemplo da regulação da temperatura e do ritmo de produção do cortisol. Entre as alterações mais notáveis, estão aquelas relacionadas ao ritmo do sono. Cerca de dois terços dos pacientes deprimidos têm diminuição da latência para o início da fase REM (*rapid eyes movements*) do sono.

Algumas vezes, o quadro mais típico pode ser mascarado por queixas de dor crônica (cefaleia, dores vagas no tórax, abdome, ombros e região lombar) associadas com ansiedade.

Não existem escalas desenhadas especificamente para a detecção de depressão maior durante a gestação; assim, com essa finalidade, costuma-se utilizar a *Edinburgh Postnatal Depression Scale*.[34] Um estudo norte-americano testou o inventário de depressão de Beck – uma escala para depressão geral – durante a gestação e obteve sensibilidade de 83%, especificidade de 89%, valor preditivo positivo de 50% e valor preditivo negativo de 98%. O baixo valor preditivo positivo observado pode ser justificado pelo fato de o inventário de depressão de Beck conter itens de sintomas físicos que se confundem com o quadro normal da gestação.[55]

A ocorrência de depressão maior durante a gravidez se relaciona com baixo ganho de peso materno, recusa à amamentação, má aderência ao pré-natal, ideação e comportamento suicida, ocorrência de depressão puerperal e prejuízo para a relação entre mãe e recém-nascido. Sabe-se que o risco de suicídio em gestantes deprimidas é baixo; contudo, pacientes com antecedente de depressão puerperal, antecedente de internação hospitalar psiquiátrica prévio à gestação, adolescentes e pacientes com óbito fetal constituem grupo de maior risco.[21,28,70,107] Em relação às complicações obstétricas, existem evidências de maior ocorrência de prematuridade e restrição de crescimento fetal.[40] Existem ainda indícios de maior risco de psicopatologia nos filhos de mães deprimidas: ansiedade, depressão, transtorno do déficit de atenção e hiperatividade e transtornos de conduta, além de evidências de alterações da aquisição de linguagem.[38,90]

Com relação ao tratamento, em casos de depressão leve e moderada, opta-se por associação entre terapia medicamentosa e psicoterapia, sendo as melhores opções a terapia interpessoal e a terapia cognitivo-comportamental. Não existem evidências de maior risco de óbito fetal, malformações fetais ou prejuízo do desenvolvimento fetal com o uso de antidepressivos tricíclicos ou inibidores seletivos da recaptação de serotonina durante a gestação. Quanto às alterações comportamentais e ao desenvolvimento neuropsicomotor dos recém-nascidos, não há diferenças em crianças expostas a antidepressivos tricíclicos e fluoxetina.[75] Os antidepressivos tricíclicos são utilizados há muito tempo e, portanto, a sua segurança vem sendo estabelecida ao longo dos anos, com classificação de praticamente todos eles como categoria C pela FDA americana. Os inibidores seletivos da recaptação de serotonina, em geral, também apresentam segurança bem estabelecida, sendo a sertralina considerada a droga de primeira escolha. A fluoxetina é amplamente utilizada (categoria B) e sua restrição fica por conta da maior concentração no leite materno e de sua longa meia-vida, o que predisporia ao acúmulo da substância no neonato. Por sua vez, a paroxetina apresenta descrições de risco de cardiopatia fetal, sendo classificada como categoria D.[93] São também considerados seguros na gestação o citalopram e o escitalopram. Ultimamente, tem-se questionado na literatura se há alguma associação entre o uso dos inibidores seletivos da recaptação de serotonina durante a gravidez e o desenvolvimento de autismo na prole. Aparentemente, o risco seria mínimo, com pequeno impacto em números absolutos (o autismo é um distúrbio de pouca incidência). Em contrapartida, muitos questionam se o uso do antidepressivo não seria um marcador da gravidade da depressão e, portanto, a associação com o autismo resultaria de um viés de indicação. O autismo se manifesta com espectro clínico amplo, sendo certamente de etiologia multifatorial, e tem o vínculo da mãe com o bebê como um aspecto afetado, o que também poderia explicar em parte a associação estatística descrita.[103,106,114] Tanto a presença de doença psiquiátrica durante a gravidez sem exposição aos inibidores seletivos da recaptação de serotonina[111] quanto a exposição a esses medicamentos no período preconcepcional[112] associam-se com risco aumentado para autismo, fortalecendo a presunção de confusão por indicação.

Os inibidores da monoaminoxidase (moclobemida e tranilcipromina) são da categoria B. Seus efeitos hipotensores, além da questão dietética (restrição à ingestão de fígado bovino, fígado de galinha, embutidos, queijos, iogurtes, banana, abacate, figo em calda e vinhos), são fatores restritivos para sua utilização na gestação.

Além disso, como o tratamento de alterações do sono pode ajudar na profilaxia de recorrências de transtornos depressivos, às vezes é necessária a utilização de benzodiazepínicos durante a gestação e, nesses casos, estão indicados os agentes de alta potência. O uso desses fármacos deve ser evitado nas semanas que antecedem o parto, em virtude do risco de síndrome de abstinência no neonato, além de quadro de letargia, sonolência excessiva e dificuldade na amamentação. Nos recém-nascidos prematuros, há um aumento do risco para Apgar baixo, hipotermia, necessidade de ventilação e deglutição deficiente.[118,122] Com relação à exposição no primeiro trimestre, parece haver risco aumentado para algumas malformações, como fenda labial ou palatina, síndrome de Dandy-Walker, microftalmia, atresia ou estenose esofágica e estenose da valva pulmonar,[86] mas nem todos autores concordam.[105] Adicionalmente, há indícios de que o uso de benzodiazepínicos poderia se associar com risco aumentado para alterações comportamentais na infância desses recém-nascidos, com transtorno desafiante-opositor e comportamento agressivo, mas ainda com pouca clareza.[29,118]

Na Clínica Obstétrica do HC-FMUSP, a droga de escolha é a sertralina, iniciando com a dose de 50 mg/dia, preferencialmente de manhã. Se houver queixa de insônia concomitante, pode-se associar à levomepromazina 4%, na dose de 3 ou 4 gotas, por via oral, à noite. Outra opção quando há relato de náuseas matinais é fazer o uso de prometazina nas doses de 25 ou 50 mg à noite, tendo efeito sobre ambos os sintomas. Essas drogas são categoria C, permitindo evitar o uso dos benzodiazepínicos.

Pacientes com quadros depressivos graves e refratários à terapia medicamentosa múltipla constituem grupo de indicação de eletroconvulsoterapia, uma técnica rápida, eficaz e segura na gestação. Esse tratamento apresenta altos índices de remissão do quadro depressivo.[32,83] Durante a amamentação, é recomendada a continuidade da medicação antidepressiva, até como forma de evitar a síndrome de má adaptação pós-natal, em virtude da possibilidade de ocorrer abstinência na descontinuidade da medicação. Em contrapartida, devem ser evitados os sedativos, por poderem sedar a criança e, assim, comprometer a amamentação.

Uma vez iniciada a terapêutica farmacológica, é importante que seja assegurado um acompanhamento de pelo menos 1 ano. O tratamento não deve ser suspenso abruptamente e sem critério médico, pois há o risco de recidiva e piora do quadro depressivo, que pode evoluir para depressão crônica, de abordagem mais difícil.

## TRANSTORNO AFETIVO BIPOLAR

O transtorno afetivo bipolar caracteriza-se pela ocorrência de episódios de mania, caracterizados por exaltação do humor, euforia, hiperatividade, diminuição da necessidade de sono, comportamento hipersexualizado e comprometimento da crítica; comumente alternados com períodos de depressão e de eutimia. Os episódios maníacos podem incluir também irritabilidade, agressividade, incapacidade de controlar adequadamente os impulsos, aceleração do pensamento e incapacidade de direcionar a atividade para metas definidas – ou seja, embora ocorra um aumento da atividade, a pessoa não consegue ordenar as ações para alcançar seus objetivos. As fases maníacas prejudicam (ou impedem) o desempenho profissional e as atividades sociais, muitas vezes expondo as pacientes a situações embaraçosas e riscos, como dirigir automóveis sem cuidado, fazer gastos excessivos e apresentar indiscrições sexuais. Acompanhando a exaltação do humor, a paciente pode apresentar delírios de grandeza, de poder ou de perseguição. Alucinações são raras, mas, nesses casos, o quadro clínico pode ser confundido com a esquizofrenia.

Embora mulheres e homens apresentem prevalência semelhante para o transtorno afetivo bipolar, parece que há diferenças entre os sexos quanto ao curso da doença: mulheres têm risco maior de desenvolver ciclagem rápida caracterizada por quatro ou mais episódios afetivos em 1 ano e, possivelmente, apresentar mania mista (forma particularmente desagradável de transtorno bipolar em que os pacientes simultaneamente apresentam sintomas de mania e depressão, durante a qual o humor deprimido ocorre com a agitação maníaca, frequentemente acompanhada de insônia e psicose), além de maior número de episódios depressivos e episódios depressivos mais longos.[8] Essa maior propensão para apresentações do transtorno afetivo bipolar com sintomatologia depressiva poderia refletir uma característica específica da personalidade em mulheres.[1,8] O risco de suicídio é semelhante para homens e mulheres com esse distúrbio e aumenta para ambos na presença de mania mista.[1]

O transtorno afetivo bipolar apresenta prevalência aproximada de 1,6% na população geral. A idade média de início dos quadros bipolares situa-se logo após os 20 anos, mas há casos que se iniciam ainda na adolescência e outros que começam mais tardiamente, após os 50 anos. Entre as mulheres, é mais comum o início tardio da doença, entre 45 e 49 anos de idade.[1,8] Os episódios de mania têm início súbito, com rápida progressão dos sintomas. Com a evolução da doença, os episódios podem se tornar mais frequentes e os intervalos entre as crises podem encurtar.

A relação entre sintomas afetivos e o ciclo menstrual em mulheres com transtorno afetivo bipolar ainda não está completamente esclarecida,[7,8,79] assim como a influência da puberdade, da gravidez e da menopausa no curso do distúrbio. Sabe-se, no entanto, que existe risco aumentado de ocorrerem transtornos de humor no puerpério, sobretudo se existe história de episódios puerperais prévios, e em nenhuma outra época há risco maior.[8] Para algumas mulheres, o primeiro episódio de mania pode acontecer apenas no período puerperal; para outras, a ocorrência de primeiro episódio de depressão no pós-parto pode ser a primeira manifestação de bipolaridade. Quando o primeiro episódio depressivo ao longo da vida ocorre no período pós-parto, há taxas aumentadas de sintomas hipomaníacos e psicóticos, com maior incidência de diagnóstico bipolar subsequente.[115] A chance de uma mulher evoluir para o diagnóstico de transtorno afetivo bipolar após um primeiro episódio de depressão pós-parto é cerca de três vezes maior (15,38% × 5,4%) do que se fosse um primeiro episódio de depressão em outra fase da vida, com risco aumentado para desenvolver sintomas de mania ou hipomania quando exposta a antidepressivos.[23] Por outro lado, o risco de recorrência de um episódio de humor bipolar é significativamente maior no pós-parto do que durante a gravidez ou em períodos fora da gravidez. Aproximadamente 49 a 67% das mulheres com transtorno afetivo bipolar que dão à luz terão perturbação de humor no pós-parto.[115]

Fazem parte do diagnóstico diferencial esquizofrenia, psicoses esquizoafetivas ou cicloides, quadros orgânicos cerebrais (esclerose múltipla, quadros demenciais, sífilis, síndrome da imunodeficiência adquirida – Aids e algumas formas de epilepsia), quadros associados a condições clínicas gerais (síndrome de Cushing e hipertireoidismo), uso de drogas (anfetaminas, cocaína) e síndromes desencadeadas por medicamentos (corticosteroides, antidepressivos).

Os sais de lítio são o tratamento de escolha para a maioria dos casos de mania aguda e para a profilaxia das recorrências das fases de mania e de depressão. Os níveis recomendados para o tratamento situam-se entre 0,6 e 1,2 mEq/L. Em razão da estreita faixa terapêutica, bem como das variações na excreção do lítio, recomenda-se a monitorização periódica de seus níveis séricos, que deve ser mais frequente no início do tratamento, quando as doses forem alteradas, ou a qualquer momento, desde que haja sinais e sintomas de intoxicação pelo lítio (sonolência, fasciculações musculares, tremores mais grosseiros, hiper-reflexia, ataxia, visão turva, fala pastosa, arritmias cardíacas e convulsões). Os efeitos colaterais mais comuns são: sede e poliúria, problemas de memória, tremores de extremidades, ganho de peso, sonolência, cansaço e diarreia. No início do tratamento, são comuns náuseas, presença de fezes amolecidas, sensação de peso nas pernas e cansaço; queixas que tendem a desaparecer com o tempo. A ocorrência de diarreia e tremores grosseiros pode indicar intoxicação e requer imediata avaliação.

São opções terapêuticas à utilização dos sais de lítio: valproato, divalproex, carbamazepina, lamotrigina, clozapina, risperidona, olanzapina, entre outras.

A história psiquiátrica prévia da gestante e a possibilidade de planejamento da gestação podem ajudar na escolha do tratamento. Nos casos graves, com quatro ou mais episódios de mania ou depressão ao longo da vida, está sempre indicada a continuação do tratamento ao longo da gestação, preferencialmente com doses mínimas eficazes e, quando possível, monoterapia. Mesmo doses menores do que as terapêuticas já expõem o feto aos efeitos teratogênicos da droga e aumentam o risco de recaída materna.[3]

De modo geral, os efeitos adversos associados ao uso de fármacos durante a gestação dependem das propriedades de cada substância e da fase em que ocorre a exposição fetal.[20] Os filhos de pacientes tratadas com lítio durante a gestação estão sujeitos a risco de 4 a 12% de anomalias congênitas em comparação com o risco de 2 a 4% para filhos de mulheres da população geral;[8] quando administrado no primeiro trimestre de gravidez, o lítio determina um risco de 0,05 a 0,1% de malformações cardiovasculares (inclusive anomalia de Ebstein), equivalente a 10 a 20 vezes o risco da população geral.[1] Nas últimas semanas de gestação, o uso do lítio pode estar associado à síndrome do *floppy baby* (cianose e hipotonicidade).[1]

Durante a gravidez, a taxa de filtração glomerular materna aumenta, o que indica a necessidade de monitorização dos níveis de lítio ao longo da gestação. Ajustes na dose do medicamento para evitar recaída ou intoxicação muitas vezes são necessários.[20] Além disso, durante o pré-natal deverão ser realizados ultrassonografia obstétrica e morfológica e ecocardiograma fetal entre 18 e 20 semanas de gestação para a detecção de anomalias cardíacas.

Em contrapartida, a utilização de outros estabilizadores do humor que não o lítio também trazem problemas. Algumas destas drogas também são usadas como anticonvulsivantes e, conforme explicitado no Capítulo 56, "Doenças neurológicas", associam-se a riscos de malformação quando usados no primeiro trimestre e de alterações cognitivas e de comportamento quando usados no terceiro trimestre. Tanto o lítio quanto a carbamazepina e o valproato são igualmente classe D pela FDA.

Além dos riscos associados à utilização do lítio, merece destaque também o risco de toxicidade neonatal pelo uso de valproato, apresentando-se com bradicardia, irritabilidade, inquietação, dificuldade de sucção e alteração do tônus muscular. Também foram descritos alteração de função hepática, hipoglicemia e risco de ocorrência de defeitos abertos do tubo neural de 5 a 9% (de 1 a 5% para espinha bífida), quando a droga é utilizada nas primeiras semanas de gravidez.[20] Por sua vez, o risco de ocorrência de espinha bífida em filhos de gestantes que utilizam carbamazepina é de 0,5 a 1% (risco relativo de 1,37).[54] Mesmo após o primeiro trimestre, o risco de espinha bífida em fetos de gestantes usuárias de carbamazepina ou valproato é 15 vezes superior ao da população geral.[1] Esses riscos aumentam com doses mais altas e quando ocorre a utilização simultânea de mais de um anticonvulsivante. Recomenda-se a realização de ultrassonografia morfológica entre 16 e 19 semanas de gestação e, na suspeita de espinha bífida, pode-se avaliar a dosagem sérica materna de alfafetoproteína e amniocentese.[1]

Para a prevenção de defeitos abertos do tubo neural, recomenda-se o uso de ácido fólico (2 a 5 mg/dia) a partir de 4 semanas antes da concepção até completar 12 semanas de gestação.[20] Em caso de exposição fetal a carbamazepina ou valproato, pode haver deficiência de vitamina K, o que por vezes acarreta fenômenos hemorrágicos no período neonatal e aumenta os riscos de anomalias da parte média da face. Por esse motivo, recomenda-se a administração de vitamina K nas doses de 20 mg/dia no último mês de gestação e 1 mg, por via intramuscular, no neonato.[20]

Considerando tais aspectos, a decisão sobre o melhor tratamento na gestante com transtorno afetivo bipolar deveria ser tomada em conjunto com o psiquiatra que atende a paciente. Há casos graves cujo tratamento com lítio estaria mais indicado, não ocorrendo a mesma resposta com os demais estabilizadores; e há casos mais leves em que se pode prescindir do tratamento, com risco menor de ciclagem e retorno dos sintomas. Seria interessante que o primeiro trimestre ficasse livre da exposição a esses medicamentos, mas em alguns casos tal conduta seria temerária. Deve-se lembrar que a crise afetiva de humor dessas pacientes, seja com mania ou com depressão, pode comprometer o acompanhamento pré-natal e até a integridade física das gestantes, motivo pelo qual se deve evitar tais recaídas da doença sempre que possível.

Outro aspecto a ser pensado é que a chance de novo episódio de crise de humor nas gestantes com bipolaridade é maior do que entre aquelas com depressão monopolar, podendo chegar a 70% dos casos. Eventualmente, considerando-se o risco de crise ou em caso de paciente com alto grau de irritabilidade ou agressividade, será possível utilizar também alguma medicação antipsicótica que restrinja a impulsividade da paciente, como risperidona, quetiapina, haloperidol e olanzapina, todas classe C pela FDA e aparentemente seguras durante a gravidez.[115,123] No entanto, o uso dessas medicações requer cuidado, pois elas podem contribuir para aumento do peso e da resistência à insulina. Além disso, todas podem se relacionar com sintomas extrapiramidais e sonolência no recém-nascido, de maneira que devem ser usadas na menor dose possível próximo do parto. Outro problema a ser considerado com o lítio é a sua utilização junto ao parto e à amamentação, pois a litemia pode alcançar níveis perigosos no recém-nascido, principalmente se ocorrer algum quadro de desidratação ou distúrbio metabólico, tão comuns na fase de vida neonatal. O uso dessa medicação durante a amamentação é contraindicado pela *American Academy of Pediatrics* em razão do risco de intoxicação a ele associado.[1] De acordo com as recomendações dessa associação, a amamentação deve ser interrompida ou então deve-se trocar a medicação para carbamazepina ou valproato, que seriam os fármacos mais indicados para tratamento do transtorno afetivo bipolar durante o período de amamentação.

Nos casos em que se optar por manter o tratamento materno com lítio durante esse período, torna-se necessária a monitorização dos níveis séricos de lítio e da função tireoidiana das crianças. Uma boa conduta seria programar a suspensão do tratamento 2 a 3 dias antes do parto, reintroduzindo-se a medicação no pós-parto, com vistas a diminuir a concentração do lítio no sangue fetal e neonatal. Outra conduta acertada seria tentar deixar a dose de lítio a mais baixa possível no final da gravidez. Em ambos os casos, grande parte dos especialistas recomenda que a amamentação seja suspensa na vigência de tratamento materno com lítio.[123] Esses aspectos deverão ser discutidos e decididos junto com a gestante e sua família antes do parto. Há ainda a opção de se trocar o lítio pelo valproato no pós-parto, o que permite a amamentação. Essa troca, no entanto, não costuma ser segura, pois o controle da doença pelo valproato é menor do que o oferecido pelo lítio, devendo ser uma decisão tomada em conjunto com o psiquiatra.

Considerando-se todas esses aspectos, uma boa possibilidade de tratamento seria com a lamotrigina, um fármaco antiepiléptico muito utilizado como estabilizador do humor. Embora seja associada com algumas malformações, sendo a mais descrita a fenda labial ou palatina, as taxas de malformação em monoterapia não excedem 2 a 3%, inferiores às taxas relacionadas às demais possibilidades terapêuticas. A lamotrigina é uma das poucas opções de classe C pela FDA. O problema da lamotrigina é que sua metabolização, predominantemente hepática, aumenta muito durante a gravidez, com queda significativa dos níveis séricos, sendo necessária a monitorização por meio de exames laboratoriais nessa fase. Preconiza-se, nesses casos, o aumento da dosagem, com retorno à dose preconcepcional, logo depois do parto. É considerada por alguns autores como a medicação de primeira escolha no transtorno afetivo bipolar durante a gravidez.[115,123] Por fim, a psicoterapia pode ser útil em alguns casos, mas não evita piora do quadro e deve ser entendida como uma terapia complementar.

## TRANSTORNOS DE ANSIEDADE

Os transtornos de ansiedade são o grupo de transtornos psiquiátricos mais prevalentes na população mundial, com prevalência estimada ao longo da vida de 28,8% e uma prevalência estimada em 12 meses de 18,1%.[63] O DSM-5 classifica como transtornos de ansiedade a ansiedade de superego, fobias específicas, fobia social, transtorno do pânico, agorafobia e transtorno de ansiedade generalizada.[100] A distribuição entre os sexos é equivalente, exceto para as fobias específicas, o transtorno de estresse pós-traumático e o transtorno do pânico, com predominância do sexo feminino.

A ansiedade é uma grande mobilizadora de distonias do sistema nervoso autônomo, por isso o quadro clínico dos transtornos de ansiedade é rico em elementos físicos e vegetativos. Nesse tipo de transtorno, encontram-se sintomas e sinais psíquicos, mas há destaque para os sintomas físicos. Para o diagnóstico, recomenda-se a observância de pelo menos seis dos seguintes sintomas (frequentemente presentes): tremores ou sensação de fraqueza, tensão ou dor muscular, inquietação, fadiga fácil, dispneia ou sensação de fôlego curto, palpitações, sudorese, mãos frias e úmidas, boca seca, vertigens ou tonturas, náuseas e diarreia, rubor ou calafrios, polaciúria, impaciência, resposta exagerada a situações de surpresa, dificuldade de concentração ou déficit de memória, alterações de sono e irritabilidade. Esses sintomas costumam estar relacionados a estresse ambiental crônico e têm um curso flutuante, variável, e tendência à cronificação. Com certa frequência, a ansiedade está associada a depressão, fobia ou outros sintomas emocionais, mas, nesses casos, deverá ser incluída em outras classificações.

A ocorrência de ansiedade paroxística episódica, em contraposição à ansiedade generalizada, é denominada transtorno do pânico. Trata-se de uma crise aguda de ansiedade, com quadro clínico muito exuberante. Caracterizam esse distúrbio ataques de pânico recorrentes, crises de medo agudo e intenso, extremo desconforto, sintomas autonômicos vegetativos e medo de morte iminente. As crises de ansiedade no transtorno de pânico duram minutos e costumam ser inesperadas, ou seja, não seguem situações especiais como na fobia simples ou na fobia social, podendo surpreender o indivíduo. Apesar disso, há pacientes que desenvolvem episódio de pânico diante de determinadas situações conhecidas, como dirigindo automóveis, em multidões, dentro de bancos etc. Esses pacientes podem evitar situações facilitadoras da crise, prejudicando-se social e/ou ocupacionalmente em diversos graus: deixam de dirigir, não entram em supermercados cheios, evitam andar desacompanhados pelas ruas, não conseguem dormir, não entram em avião, não frequentam *shows*, evitam edifícios altos, não utilizam elevadores etc. O transtorno do pânico habitualmente se inicia depois dos 20 anos de idade e é igualmente prevalente entre homens e mulheres quando desacompanhado da agorafobia, mas é duas vezes mais frequente em mulheres quando associado a esse estado fóbico.

Segundo o DSM-5, a característica essencial de um ataque de pânico é um período distinto de intenso medo ou desconforto acompanhado por pelo menos quatro dos seguintes sintomas:

- Palpitações ou ritmo cardíaco acelerado.
- Sudorese.
- Tremores ou abalos.
- Sensações de falta de ar ou sufocamento.
- Sensações de asfixia.
- Dor ou desconforto torácico.
- Náusea ou desconforto abdominal.
- Sensações de tontura, instabilidade, vertigem ou desmaio.
- Sensações de irrealidade ou despersonalização (estar distanciado de si mesmo).
- Medo de perder o controle ou enlouquecer.
- Medo de morrer.
- Parestesias, calafrios ou ondas de calor.[100]

Aproximadamente um terço das pessoas com o transtorno do pânico apresenta depressão antes do início do quadro e, nos dois terços restantes, a depressão ocorre ao mesmo tempo ou após o início do transtorno de pânico.

Agorafobia significa, na prática clínica, medo de sair de casa ou de situações nas quais o socorro imediato não é possível. O termo refere-se a um agrupamento inter-relacionado e sobreposto de fobias que abrangem medo de sair de casa, de entrar em lugares fechados (aviões, ônibus, elevadores, cinemas), de multidões, de lugares públicos, de distanciar-se de casa ou de estar desacompanhado em uma dessas situações. Trata-se do mais incapacitante dos transtornos de ansiedade, sendo que alguns pacientes tornam-se totalmente confinados ao lar. O tratamento médico da agorafobia é o mesmo para os casos de fobia social e fobia específica, compreendendo psicoterapia e uso de antidepressivos, benzodiazepínicos e/ou betabloqueadores.

Em pacientes com transtornos de ansiedade, deve-se planejar o melhor momento para a gravidez, evitando-se a gestação até que ocorra controle do quadro clínico (crises de pânico, agorafobia, depressão etc.). Após a remissão completa dos sintomas, pode-se utilizar psicoterapia cognitivo-comportamental e a gestante deve ser acompanhada por psiquiatra durante o pré-natal.

Um estudo comparou os sintomas em mulheres com transtorno do pânico diagnosticado previamente à gestação e constatou que 43% dessas pacientes apresentaram melhora dos sintomas ansiosos na gestação, 33% tiveram piora e 24% não apresentaram nenhuma alteração.[74] Em estudo de Labad et al.,[66] entre as gestantes portadoras de transtorno obsessivo-compulsivo, 46% apresentaram piora dos sintomas na primeira gestação e 50%, na segunda gestação. Os sintomas de transtorno obsessivo-compulsivo são frequentes e incluem pensamentos e obsessões relacionados a possíveis contaminações da criança e pensamentos obsessivos negativos com relação ao trabalho de parto. A gestação também está associada ao aparecimento do transtorno obsessivo-compulsivo em 13% das mulheres e observa-se piora dos sintomas em até 30% das puérperas.[92]

Talvez o aspecto mais controverso da abordagem às gestantes com ansiedade e pânico seja o tratamento farmacológico. Os betabloqueadores podem ser uma boa opção, mas podem se relacionar com diminuição no fluxo uteroplacentário e restrição do crescimento fetal, principalmente em doses mais altas. Os benzodiazepínicos são a opção mais utilizada, principalmente nas crises, mas apresentam dois problemas: um relacionado a possíveis malformações fetais, quando administrados no primeiro trimestre (descrito anteriormente); e outro diz respeito à administração junto ao parto, podendo levar a quadro de letargia e sonolência nos recém-nascidos. Com exceção desses dois momentos, os benzodiazepínicos poderiam ser usados, mas preocupa a possibilidade de indução enzimática que aumentaria a metabolização, com diminuição na biodisponibilidade, levando à necessidade de doses cada vez maiores, que seria preocupante por maior passagem ao feto. Uma terceira opção de tratamento seria o uso de antidepressivos como forma de prevenção das crises, devendo ser reservados para os casos mais sintomáticos, com maior frequência de crises durante a gravidez.

Uma outra possibilidade de tratamento, principalmente para os casos de transtorno de ansiedade, seria o uso de levomepromazina, que tem efeito sedativo e ansiolítico, e que apresenta maior segurança para o uso na gravidez do que os benzodiazepínicos, sendo de classe C pela FDA.[120,122]

## TRANSTORNOS PSICÓTICOS

A esquizofrenia é uma síndrome clínica complexa que compreende manifestações psicopatológicas variadas: de pensamento, percepção, emoção, movimento e comportamento. Pode ser caracterizada por sintomas positivos (delírios, alucinações, catatonia etc.) e negativos (embotamento afetivo, alogia, falta de vontade). A manifestação desses sintomas varia com as características do paciente e com o tempo, mas o efeito cumulativo da doença é grave e persistente, constituindo um perfil de doença psiquiátrica crônica com prejuízo social para os pacientes acometidos.[88]

Ela acomete aproximadamente 1% da população ao longo da vida e, a cada ano, surgem 50 novos casos de esquizofrenia para cada 100 mil habitantes, o que representa, no Brasil, cerca de 75 mil novos doentes por ano.[101] Na maioria dos pacientes, a doença aparece precocemente, entre os 15 e 18 anos de idade, sendo que o aparecimento da doença antes dos 10 anos é extremamente raro. Em geral, as mulheres têm apresentações mais brandas de esquizofrenia, com início tardio (entre 25 e 35 anos de idade) e menor intensidade de sintomas negativos.[24,51,117]

A esquizofrenia é classificada em diversos subtipos que são definidos pelos sintomas predominantes à época da avaliação: paranoide, desorganizado, catatônico, indiferenciado e residual. Embora as implicações para o prognóstico e o tratamento dos diversos subtipos sejam variáveis, os subtipos desorganizado e paranoide tendem a ser o mais e o menos grave, respectivamente. O diagnóstico de determinado subtipo baseia-se no quadro clínico que ocasionou a avaliação ou internação hospitalar mais recente e pode, portanto, mudar com o tempo. A apresentação pode incluir sintomas característicos de mais de um subtipo.[100]

A característica essencial da esquizofrenia paranoide é a presença de delírios ou alucinações auditivas proeminentes no contexto de uma relativa preservação de funcionamento cognitivo e do afeto. Os delírios podem ser múltiplos ou organizados em um tema coerente e são tipicamente persecutórios ou de grandiosidade. Delírios envolvendo outros temas (p. ex., religiosidade e ciúme) também podem estar presentes. As alucinações são relacionadas ao conteúdo do tema delirante. Aspectos associados incluem raiva, ansiedade, tendência a discussões e afastamento social. Os temas persecutórios predispõem pacientes ao comportamento suicida, enquanto a combinação de delírios persecutórios e grandiosos com raiva pode predispor à violência. Seu início tende a ser mais tardio do que os outros tipos de esquizofrenia. O prognóstico para o subtipo paranoide pode ser melhor do que para os outros tipos de esquizofrenia, particularmente com relação ao funcionamento ocupacional e à capacidade para a vida independente.[100]

As características essenciais da esquizofrenia de subtipo desorganizado são: discurso e comportamento desorganizados e afeto embotado ou inadequado. A desorganização do discurso pode ser acompanhada por atitudes tolas e risos sem relação adequada com o conteúdo do discurso. A desorganização do comportamento, ou seja, a falta de orientação para um objetivo pode levar a uma grave alteração na capacidade de executar atividades cotidianas.

A esquizofrenia catatônica não tem critérios uniformes e os delírios e alucinações, quando presentes, são fragmentados, em vez de organizados em um tema coerente. Os aspectos associados incluem trejeitos faciais, maneirismos e outras estranhezas do comportamento.[100] O início tende a ser precoce ou insidioso, com curso contínuo e sem remissões significativas. Esse tipo também é chamado de hebefrênico. A característica essencial da esquizofrenia catatônica é a acentuada perturbação psicomotora, observando-se: imobilidade motora, atividade motora excessiva (aparentemente desprovida de sentido e não influenciada por estímulos externos), extremo negativismo (manutenção de postura rígida contra tentativas de mobilização ou resistência a toda e qualquer instrução), mutismo, peculiaridades dos movimentos voluntários (adoção voluntária de posturas inadequadas ou bizarras ou por trejeitos faciais proeminentes), ecopraxia (imitação repetitiva dos movimentos de outra pessoa) ou ecolalia (repetição patológica e aparentemente sem sentido de uma palavra ou frase que outra pessoa acabou de falar). Aspectos adicionais incluem estereotipias, maneirismos e obediência ou imitações automáticas.[100] Existem potenciais riscos de desnutrição, exaustão ou ferimentos autoinfligidos.

A característica essencial da esquizofrenia de subtipo indiferenciado é a presença de sintomas que se enquandram no diagnóstico de esquizofrenia, mas não satisfazem os critérios para nenhum dos subtipos.

Por fim, a esquizofrenia de subtipo residual refere-se às pacientes com pelo menos um episódio prévio da doença, nas quais o quadro clínico atual não apresenta sintomas psicóticos positivos (delírios, alucinações, discurso ou comportamento desorganizados), mas que apresentam contínuas evidências da perturbação do comportamento (afeto embotado, discurso pobre ou ausência de volição) ou sintomas positivos atenuados (comportamento excêntrico, discurso levemente desorganizado ou crenças incomuns). Delírios ou alucinações, quando presentes, não são proeminentes. O curso desse subtipo pode ser limitado (transição entre um episódio pleno e a remissão completa) ou ele pode estar presente de forma contínua por muitos anos, com ou sem exacerbações agudas.[100]

As complicações obstétricas e perinatais mais relatadas em pacientes acometidas por esquizofrenia são: baixo peso ao nascimento, prematuridade, trabalho de parto prolongado, maior incidência de apresentações anômalas, pré-eclâmpsia e rotura prematura de membranas ovulares (RPMO). Frequentemente, observa-se sofrimento fetal.[37,102] A relação da doença psiquiátrica com a ocorrência dessas complicações, no entanto, ainda não está perfeitamente estabelecida. A literatura sobre o tema é difícil de ser interpretada, pois são utilizados diferentes métodos para diagnóstico das complicações e critérios variados para o diagnóstico de esquizofrenia; além disso, a maioria dos trabalhos se baseia apenas na lembrança materna das complicações obstétricas, sem registros médicos adequados.

A metanálise de Verdoux et al.[121] mostrou que mulheres que tiveram início da doença antes dos 22 anos de idade têm 2,7 vezes mais chance de complicações no parto e 10 vezes mais chance de serem submetidas a cesárea do que aquelas em que a doença se manifestou mais tardiamente.

## *BLUES* PUERPERAL

*Blues* puerperal, ou *baby blues*, é o distúrbio psiquiátrico mais comum no período puerperal, afetando entre 40 e 80% das mães.[61,76] Caracteriza-se pela ocorrência de sintomas depressivos leves, como disforia (tristeza, irritabilidade, choro fácil, ansiedade), insônia e redução da concentração. Os sintomas tendem a iniciar a partir do terceiro ao quinto dia pós-parto, apresentando piora na primeira semana e, tipicamente, melhora do quadro depressivo após 10 a 14 dias pós-parto. Grussu e Quatraro[50] realizaram interessante estudo longitudinal com 36 primíparas italianas, que foram acompanhadas diariamente pelos primeiros 15 dias pós-parto, observando os seguintes sintomas disfóricos: tensão/ansiedade (alta o tempo todo, mas com pico no 4º dia), desânimo (alto o tempo todo, com pico entre o 3º e o 6º dias), raiva/hostilidade (pico com 9 a 10 dias), fadiga/cansaço (maior nos primeiros 5 dias) e confusão/desorientação (alta nos primeiros 5 dias). O escore total desses sintomas foi maior entre o 4º e 5º dias pós-parto. Claramente, todos esses sintomas têm um pico na primeira semana, com diminuição gradativa desse ponto em diante. O comportamento é muito diferente da depressão pós-parto, em que os sintomas persistem por várias semanas, com piora progressiva.

A causa do *blues* puerperal não é conhecida; entretanto, muitos estudos analisaram as grandes mudanças biológicas que ocorrem durante o trabalho de parto, o pós-parto e o puerpério imediato, assim como os fatores psicossociais e de personalidade envolvidos nesses períodos (Tabela 1).[35,48,61,71,77] Em um estudo com 89 mulheres, Condon e Watson[35] investigaram as causas e os fatores predisponentes para a ocorrência de *blues* puerperal e identificaram que o melhor preditor era a existência de ideias pessimistas a respeito do parto e do período imediatamente seguinte durante as últimas semanas de gestação. Os autores também notaram que os relatos de síndrome pré-menstrual antes da gestação e de sentimentos ambivalentes sobre a gravidez também foram fatores relacionados com a predição da ocorrência do *blues* puer-

| TABELA 1. Fatores de risco relacionados à maior ocorrência de *blues* puerperal |
|---|
| História de depressão |
| Sintomas depressivos durante a gestação |
| História familiar de depressão |
| Alterações de humor pré-menstruais ou relacionadas à utilização de contraceptivos hormonais |
| Estresse relacionado aos cuidados com o recém-nascido |
| Desajuste psicossocial relacionado ao trabalho, às relações interpessoais ou a atividades de lazer |

peral. O'Hara et al.,[77] por sua vez, estudaram os fatores biológicos e psicossociais desse quadro em 182 gestantes: História pessoal ou familiar de depressão, ajustamento social deficiente, ritmo de vida estressante e relato de depressão pré-menstrual também estiveram relacionados à maior incidência desse desajuste emocional. Além disso, de acordo com esses achados, Kennerley e Gath[61] relatam que a ocorrência de ansiedade e humor deprimido durante o período gestacional também esteve relacionada à maior prevalência de *blues* puerperal.

O reconhecimento dos fatores associados a esse quadro é importante porque as pacientes acometidas por *blues* são de alto risco para ocorrência de depressão pós-parto.[53] Acredita-se que aproximadamente 20% das mulheres que tiveram *blues* evoluem com quadro de depressão maior no primeiro ano pós-natal;[77] fato que justifica atenção especial à evolução dos sintomas relacionados durante a gestação e o puerpério.

O quadro de *blues* puerperal requer abordagem terapêutica conservadora, uma vez que a disforia presente é transitória. Intervenções úteis incluem suporte psicossocial e auxílio familiar de forma que a puérpera possa dormir e descansar adequadamente. Providenciar que alguém possa cuidar do recém-nascido durante a noite costuma ser suficiente, mas a utilização criteriosa de tranquilizantes pode ser recomendada. Benzodiazepínicos em baixas doses e por breves períodos, como clonazepam na dose de 0,5 a 1 mg, por via oral, à noite, ou lorazepam na dose de 0,5 a 1 mg, por via oral, à noite, podem auxiliar no controle da insônia. A ingestão de álcool deve ser fortemente contraindicada.

Caso os sintomas não se resolvam dentro de 2 semanas ou piorem, torna-se necessária avaliação cuidadosa quanto à possibilidade de depressão pós-parto.[5,26]

## DEPRESSÃO PÓS-PARTO

Denomina-se depressão pós-parto um episódio depressivo maior com sintomas clínicos como ansiedade, irritabilidade, anedonia, cansaço, alterações de sono, desânimo persistente, sentimentos de culpa, ideação suicida, temor de machucar o filho, diminuição do apetite e da libido, diminuição da cognição e presença de ideias obsessivas ou supervalorizadas. O início dos sintomas ocorre, geralmente, na terceira ou quarta semanas de puerpério,[17] alcançando habitualmente sua intensidade máxima nos primeiros 6 meses. A duração e a gravidade do quadro são extremamente variáveis.[97] Sua incidência durante o primeiro ano pós-parto é de aproximadamente 10 a 15% em mulheres adultas[15,48,124] e de cerca de 26% em adolescentes.[87]

Até 70% das puérperas com episódio de depressão pós-parto em gestação prévia desenvolvem novo episódio em gravidez subsequente; além disso, a ocorrência de depressão pós-parto e/ou *blues* puerperal está associada à maior incidência de quadros depressivos maiores posteriores.[52]

Em uma pesquisa realizada com 5.203 mulheres militares americanas que desenvolveram depressão pós-parto durante um período de 12 anos, identificou-se que essas mulheres, quando comparadas com seus controles pareados de pós-parto sem depressão, estavam em maior risco de transtornos depressivos (RR = 7,3; IC 95%: 5,2-10,3), transtornos de ansiedade (RR = 3,2; IC 95%: 2,5-4,0) e transtornos bipolares (RR = 4,7; IC 95%: 1,9-11,9) subsequentes,[32] o que chama a atenção para os corretos diagnóstico e acompanhamento dos casos.

Os sintomas da depressão pós-parto podem ser confundidos com queixas comuns do puerpério (cansaço, indisposição, dificuldade para dormir e redução da libido), sendo que frequentemente a paciente não percebe que está deprimida. A puérpera também pode se sentir inibida de apresentar suas queixas aos familiares e ao médico por conta da crença social de que deva estar feliz. Whitton et al.[91] avaliaram 78 pacientes com diagnóstico de depressão pós-parto, observando que 68% não perceberam que estavam sofrendo de depressão e que 45% das pacientes ocultaram seus sintomas.

Antecedente pessoal de depressão (antes da gestação ou no período pós-parto) é o fator de maior risco relacionado à depressão pós-parto (Tabela 2), sendo que metade das mulheres que desenvolvem esse distúrbio de humor apresenta início dos sintomas antes ou durante a gestação.[19,39] Menor escolaridade e baixo nível socioeconômico são os fatores mais comumente associados com a depressão pós-parto. Entre os fatores psicossociais com maior associação com o quadro, estão incluídos: baixo suporte social, história de doença psiquiátrica, *blues* puerperal, depressão diagnosticada durante o pré-natal, baixa autoestima, ansiedade pré-natal, estresse, gravidez não planejada, tentativa de interromper a gravidez, transtorno disfórico pré-menstrual e sentimentos negativos com relação à criança. Além disso, gestantes solteiras, tabagistas ou que foram usuárias de drogas ilícitas durante a gestação são mais suscetíveis ao

| TABELA 2. Fatores de risco relacionados à ocorrência de depressão pós-parto |
|---|
| Relação conjugal conflituosa |
| Eventos de vida estressantes nos últimos 12 meses |
| Ausência de suporte familiar e social para a gestação |
| Ausência de suporte emocional e financeiro por parte do cônjuge |
| Ausência de cônjuge |
| Gestação não planejada |
| Tentativa de abortamento na gestação atual |
| Abortamento prévio |
| Antecedente familiar de doença psiquiátrica |
| Ausência de relacionamento afetivo com a própria mãe |
| Não amamentar |
| Desemprego (da puérpera) |
| Antecedente de depressão do marido/parceiro |
| Náuseas e vômitos durante a gestação (relacionados a hiperêmese, irritabilidade uterina ou doença psiquiátrica) |
| Características de personalidade: neuroses e introversão profunda |
| Diabetes prévio ou *diabetes mellitus* gestacional |
| Antecedente pessoal de distúrbio bipolar |

desenvolvimento de depressão pós-parto.[15,31,41,58] Há controvérsias, no entanto, sobre a eficácia da identificação dos fatores de risco para permitir a distinção entre aquelas mulheres que se tornarão deprimidas e as que permanecerão sadias no puerpério. Ensaios clínicos para a prevenção de depressão pós-parto têm demonstrado que os instrumentos de triagem identificam a maioria das mulheres com alto risco para a alteração de humor, mas deixam de identificar algumas mulheres em risco.[13]

No que concerne à etiologia da doença, acredita-se que algumas mulheres possuem sensibilidade particular às alterações hormonais que se iniciam na menarca e que estas aumentam a vulnerabilidade aos fatores de estresse psicológicos, ambientais e fisiológicos que ocorrem durante toda a menacme. Nessas mulheres suscetíveis, tais fatores de estresse poderiam desencadear a alteração de um estado já vulnerável para a manifestação de um transtorno do humor especificamente feminino em momentos de altas flutuações hormonais, como é o caso do parto. A evidência mais clara dessa possível etiologia hormonal foi demonstrada por um estudo que simulou os níveis suprafisiológicos do estradiol e da progesterona em fases avançadas da gestação e sua subsequente retirada (como a que ocorre no pós-parto) em mulheres com ou sem histórico de depressão pós-parto.[27] Os escores na escala de depressão foram significativamente maiores durante a fase da retirada dos hormônios nas mulheres que apresentavam histórico prévio de depressão pós-parto quando comparados aos do grupo de pacientes sem esse antecedente; houve, ainda, melhora subsequente na classificação do humor no primeiro grupo com o retorno da função ovariana. Outros pesquisadores demonstraram interações recíprocas entre o eixo hipotálamo-hipófise-ovário e o sistema serotoninérgico. Os baixos níveis dos hormônios esteroides ovarianos, que são típicos do puerpério, poderiam diminuir a atividade serotoninérgica central e desencadear uma vulnerabilidade maior ao desenvolvimento de sintomas de transtornos do humor nas mulheres suscetíveis. Dessa forma, o transtorno de humor do pós-parto poderia ser alterado pelo "ajuste" dos níveis hormonais ou pela "reversão" da sensibilidade do sistema de neurotransmissores.

Além desses fatores, sabe-se também que a prevalência de transtornos do humor ao longo da vida em familiares de primeiro grau de mulheres com alterações de humor no puerpério é muito maior do que na população geral, o que indica um possível componente genético ou familiar relacionado a esses transtornos.[84] A hipótese de um componente biológico relacionado aos transtornos de humor no período pós-parto foi feita com base na análise desse histórico familiar das pacientes acometidas e em estudos com gêmeos. Há evidências preliminares de que ocorre uma predisposição genética à atividade alterada do sistema de transporte da serotonina em mulheres com síndrome pré-menstrual grave. Ademais, um polimorfismo do gene promotor ligado ao transportador de serotonina foi associado à ocorrência de depressão maior. Embora essa estreita relação entre o sistema serotoninérgico e os hormônios ovarianos ainda não tenha sido estudada em mulheres grávidas ou no pós-parto, é plausível que a diminuição súbita de estrógeno no parto possa desencadear alterações do humor em mulheres geneticamente vulneráveis.[60]

Para o estabelecimento do diagnóstico, faz-se necessária a apresentação dos sintomas na maior parte do dia, todos os dias e durante, pelo menos, 2 semanas; entretanto, a distinção entre os sintomas depressivos e aqueles considerados normais durante o período pós-parto (perda de peso, alteração de sono, menor disposição e menos energia para execução de tarefas rotineiras etc.) nem sempre é fácil. Mulheres com fatores de risco para depressão pós-parto que apresentem *blues* puerperal devem ser cuidadosamente avaliadas, pois pode tratar-se de fase inicial da depressão pós-parto.

Pensamentos repetitivos de incapacidade de cuidar ou mesmo de maus tratos do recém-nascido e ideação suicida podem ocorrer na depressão pós-parto, mas raramente as pacientes os revelam espontaneamente. Geralmente, as pacientes percebem esses pensamentos como intrusivos e inaceitáveis (egodistônicos), e eles não estão necessariamente associados a maior risco de infanticídio ou suicídio. Pacientes com planejamento de suicídio e pacientes com alucinações auditivas que comandem suicídio ou infanticídio devem ser internadas, idealmente em caráter de emergência. Infanticídio na depressão pós-parto é um evento raro, sendo mais provável um mulheres psicóticas e pacientes com antecedente de internação psiquiátrica.[44,96]

Casos leves e moderados (ausência de agressividade, crítica preservada, ausência de sintomas psicóticos e ausência de planejamento suicida e homicida) podem ser tratados ambulatorialmente, sempre com acompanhamento conjunto por psiquiatra. Quando não tratados, os sintomas podem melhorar gradualmente até o sexto mês pós-parto;[43] entretanto, na prática clínica, admite-se que podem ocorrer até 1 ano após o parto.[9] Para casos leves e moderados, a psicoterapia pode ser útil e suficiente;[82] enquanto para casos mais graves existe indicação de tratamento medicamentoso com a utilização de antidepressivos, especialmente aqueles que inibem seletivamente a recaptação de serotonina (fluoxetina, sertralina, paroxetina, citalopram). Não há estudos randomizados e placebo-controlados que ofereçam dados a respeito da eficácia dos antidepressivos para tratamento específico da depressão pós-parto.[109] A utilização desses agentes é baseada na extrapolação dos resultados de estudos realizados na população geral. Os inibidores de recaptação de serotonina são a primeira opção terapêutica por apresentarem menor incidência de efeitos colaterais e menor risco de superdosagem. Um único estudo randomizado comparou a utilização de sertralina com nortriptilina no tratamento de depressão pós-parto e não encontrou diferenças significativas entre os dois grupos que usaram as diferentes drogas no que diz respeito à redução dos sintomas ou à melhora do humor.[95] Espera-se melhora dos sintomas em um período inicial de 6 semanas e, caso isso ocorra, o tratamento deve ser mantido por pelo menos 6 a 12 meses a fim de prevenir recidivas.[18,41] A farmacologia dos psicotrópicos na depressão pós-parto é apresentada na Tabela 3. Alguns psiquiatras associam benzodiazepínicos aos antidepressivos ISRS nas primeiras 1 ou 2 semanas, com intuito de diminuir os efeitos colaterais comuns e indesejáveis, aumentando, assim, a adesão ao tratamento. Porém, se forem utilizados, deve-se estar atento aos efeitos no recém-nascido (sedação e síndrome de abstinência), fazendo uso da menor dose possível. A eletroconvulsoterapia pode ser usada em casos mais graves, com risco de suicídio ou infanticídio, quando a melhora rápida do quadro é imperativa e não se pode esperar mais de 2 semanas para o tratamento farmacológico se tornar eficaz. Comumente, é preciso um total de 3-9 sessões até se conseguir resposta satisfatória.

O auxílio de especialista (psiquiatra) deve ser requerido sempre que possível, até porque é importante a presença deste profissional no acompanhamento da paciente para observar se pode haver evolução para outros quadros, como o transtorno bipolar. Ideação suicida ou homicida

**TABELA 3. Farmacologia da depressão pós-parto**

| Droga | Dosagem (mg/dia) | Uso na amamentação |
|---|---|---|
| **Inibidores seletivos da recaptação de serotonina** | | |
| Sertralina | 50-200 | Sem relato de efeito adverso |
| Paroxetina | 20-60 | Sem relato de efeito adverso |
| Fluvoxamina | 50-200 | Sem relato de efeito adverso |
| Citalopram | 20-40 | Insônia do recém-nascido (dependente da dose) |
| Fluoxetina | 20-60 | Raramente cólicas, irritabilidade e insônia do recém-nascido |
| **Antidepressivos tricíclicos** | | |
| Nortriptilina | 50-150 | Sem relato de efeito adverso |
| Desipramina | 100-300 | Sem relato de efeito adverso |
| **Inibidor da recaptação de serotonina-noradrenalina** | | |
| Venlafaxina | 75-300 | Sem relato de efeito adverso |
| **Outros** | | |
| Bupropiona | 300-450 | Não conhecido |
| Nefazodona | 300-600 | Recém-nascidos: não há dados publicados dos níveis séricos<br>Prematuros: sedação e amamentação deficiente |
| Mirtazapina | 15-45 | Não conhecido |

deve ser pesquisada e, em casos mais graves, a hospitalização psiquiátrica pode ser necessária. Não há contraindicação à amamentação, desde que os cuidados anteriormente descritos sejam tomados.

## PSICOSE PUERPERAL

Os distúrbios psiquiátricos mais graves que podem incidir no período puerperal são os quadros psicóticos. Eles incidem em 1:1.000 a 2:1.000 gestações e tendem a se manifestar nas 2 primeiras semanas pós-parto. Em até 70% dos casos, esses quadros têm características de transtorno bipolar ou depressão maior com traços psicóticos.[18] As pacientes frequentemente exibem sinais de confusão mental e desorientação (às vezes, intercaladas com momentos de lucidez), alucinações, distorção da realidade, insônia e pensamentos anormais ou obsessivos sobre seus filhos. Fantasias e ideações agressivas contra si e contra o recém-nascido são comuns, sendo relatadas taxas de 5% de suicídio e até 4% de homicídio entre essas pacientes.[6] As mulheres com quadros psicóticos prévios à gestação apresentam maior risco para o surgimento desse quadro, assim como as pacientes que apresentaram psicose puerperal em gestação anterior ou têm antecedente de transtorno bipolar. Frequentemente, a psicose puerperal está associada a transtorno bipolar; contudo, pode correlacionar-se com outras morbidades psiquiátricas, como depressão grave psicótica, transtorno esquizoafetivo e esquizofrenia.

O desenvolvimento do quadro psicótico puerperal é considerado uma emergência médica. As pacientes devem ser hospitalizadas, o que torna necessária a mobilização familiar a fim de se garantir cuidados adequados ao recém-nascido. O tratamento também inclui não permitir que a mãe fique sozinha com o recém-nascido pela possibilidade de infanticídio em caso de alucinações (em contrapartida, visitas supervisionadas podem ser estimuladas) e a introdução de drogas antipsicóticas. Casos refratários podem se beneficiar de eletroconvulsoterapia.[57] Deve-se pensar em possíveis quadros orgânicos desencadeadores, como eclâmpsia, tireoidopatias, colagenoses (lúpus, em especial), trombose cerebral e encefalite, pois o tratamento específico será fundamental para o restabelecimento da saúde mental.

## DISTÚRBIOS DE HUMOR, TRANSTORNO OBSESSIVO-COMPULSIVO E SÍNDROME DO PÂNICO NO PUERPÉRIO

No puerpério, existe um risco aproximadamente sete vezes maior de internação por primeiro episódio e duas vezes maior para recorrência de transtorno bipolar. Acredita-se que 20 a 30% das pacientes com transtorno bipolar desenvolvem psicose puerperal e, na população geral, 1:1.000 nascimentos está associado ao desenvolvimento desse quadro.[2]

A profilaxia com estabilizadores do humor parece reduzir significativamente o risco de novos episódios no puerpério. Por outro lado, a interrupção do lítio no puerpério apresenta um risco três vezes maior de recaída do que quando feita em outra fase da vida. Com a manutenção desse medicamento, o risco de recaída cai de aproximadamente 50% para menos de 10%.[20]

Por conta disso, a consideração mais importante na opção pela amamentação deverá ser a saúde da paciente, uma vez que não há medicação psicotrópica absolutamente segura para o lactente.[1] Outro aspecto relevante é o risco de descompensação do transtorno bipolar por conta da privação do sono a que são submetidas as mulheres na época da amamentação. Caso se decida pela amamentação, recomenda-se a administração dos medicamentos imediatamente após as mamadas ou antes de um período de sono prolongado da criança.[1]

A concentração do lítio em lactentes varia entre 10 e 50% da concentração materna, e o uso dessa medicação é contraindicado pela *American Academy of Pediatrics* em razão do risco de intoxicação a ele associado.[1] De acordo com as recomendações dessa associação, a carbamazepina (15 a 65% da concentração materna) e o valproato (0,9 a 40% da concentração materna) são as drogas mais indicadas para tratamento de distúrbios de humor durante o período de amamentação.

A literatura relacionada ao assunto despende maiores atenções aos transtornos de humor que podem ocorrer no período puerperal; entretanto, outros distúrbios psiquiátricos, como transtornos de ansiedade, também podem ter início durante essa etapa da vida da mulher. Um estudo com 59 mulheres que apresentavam transtorno obsessivo-compulsivo mostrou que 39% delas experimentaram os primeiros sintomas da doença no período gravídico-puerperal.[72] Outros estudos mostraram que pacientes com transtorno obsessivo-compulsivo previamente à gestação relataram exacerbação dos sintomas durante a gravidez e o puerpério.[30,92] As fantasias obsessivas incorrem, especialmente, sobre o feto ou recém-nascido e, geralmente, são acompanhadas por vivências depressivas. Em contrapartida, aparentemente a gestação confere proteção contra ataques de pânico,[47] que tendem a recorrer no puerpério.

## ELETROCONVULSOTERAPIA

As gestantes gravemente deprimidas, com ideias suicidas, quadros de mania, catatonia ou psicose podem necessitar de internação e, com frequência, o tratamento de escolha nesses casos é a eletroconvulsoterapia, pois não há relato de efeitos adversos secundários a seu uso durante a gestação.[3] Em uma revisão com 300 casos tratados com eletroconvulsoterapia durante a gestação e publicados nos últimos 50 anos, houve relato de quatro pacientes que apresentaram trabalho de parto prematuro e nenhum caso de descolamento prematuro de placenta (DPP).[12]

A eletroconvulsoterapia conserva lugar de destaque no tratamento dos casos resistentes, mostrando ação antidepressiva e estabilizadora do humor. Em casos refratários, pode ser utilizada até como tratamento de manutenção (em aplicações mensais). Sua aplicação deve sempre ser realizada com o uso de relaxantes musculares (geralmente, succinilcolina), anestesia e oxigenação. Devem-se monitorizar a oximetria, o eletroencefalograma e o eletrocardiograma. Recomenda-se que a eletroconvulsoterapia seja feita com corrente de pulsos breves ("onda quadrada") e aplicada somente por equipe psiquiátrica especializada.

Esse tratamento é efetivo para puérperas, com poucos efeitos adversos para a mãe e seu recém-nascido.[11,80] É particularmente útil nos seguintes casos:

- Quando o tratamento rápido é imperativo e se houver um grupo de profissionais qualificados para executá-lo (psiquiatras, obstetras, anestesistas).[98]
- Para depressão grave, quando sintomas psicóticos estão presentes.
- Em puérperas com risco de suicídio ou homicídio.

Trata-se de tratamento seguro em especial para puérperas que estejam amamentando, pois não há efeitos adversos sobre a lactação. A exposição às drogas anestésicas utilizadas durante o tratamento não se mostrou prejudicial aos lactentes; entretanto, essa exposição pode ser minimizada atrasando a amamentação para algumas horas após a realização da eletroconvulsoterapia ou estocando leite obtido 1 dia antes da realização da terapia.

Três a nove sessões são necessárias para produzir uma resposta efetiva em gestantes e puérperas. As sessões costumam ser realizadas três vezes por semana. Algumas pacientes necessitarão de terapia farmacológica junto à eletroconvulsoterapia para que se consigam a remissão completa dos sintomas e a prevenção de recidiva do quadro.

## PONTOS-CHAVE

- A gestação é um período de grandes transformações na vida da mulher que podem contribuir para alterações de seu psiquismo. Nesse período, há a necessidade de atenção especial para manter ou recuperar o bem-estar materno e prevenir dificuldades para o recém-nascido.
- No tratamento de depressão maior durante a gestação, não existem evidências de maior risco de óbito fetal, malformações ou prejuízo do desenvolvimento fetal com o uso de antidepressivos tricíclicos ou inibidores seletivos da recaptação de serotonina.
- Existe risco aumentado de ocorrerem transtornos de humor no puerpério, sobretudo se existe história de episódios puerperais prévios, e em nenhuma outra época há risco maior.
- Os sais de lítio permanecem como o tratamento de escolha para a maioria dos casos de mania aguda e para a profilaxia das recorrências do transtorno bipolar. A utilização de medicamentos durante a gestação e a amamentação exige a avaliação da relação risco-benefício, uma vez que os riscos para o feto e o recém-nascido dizem respeito tanto à exposição às drogas quanto à ocorrência de doença materna. Nos casos graves (quatro ou mais episódios de mania ou depressão), está sempre indicada a continuação do tratamento ao longo da gestação, preferencialmente com doses mínimas eficazes e, quando possível, monoterapia.
- Em pacientes com transtornos ansiosos, deve-se planejar o melhor momento para a gravidez e a gestação deve ser evitada até que ocorra controle do quadro clínico (crises de pânico, agorafobia etc.). A gestante deve ser acompanhada por psiquiatra durante o pré-natal.
- As complicações obstétricas e perinatais mais comuns em pacientes acometidas por esquizofrenia são: baixo peso ao nascer, prematuridade, trabalho de parto prolongado, maior incidência de apresentações anômalas, pré-eclâmpsia, rotura prematura de membranas ovulares e sofrimento fetal.
- *Blues* puerperal é a desordem psiquiátrica mais comum no período puerperal, afetando de 50 a 80% das mães. Os sintomas ocorrem, geralmente, nas primeiras 2 semanas do puerpério e podem durar de poucas horas a dias. Recomenda-se apenas tratamento de suporte, pois a disforia é transitória.
- A depressão pós-parto é um episódio depressivo maior, com sintomas clínicos como ansiedade, irritabilidade, anedonia, cansaço, alterações de sono, desânimo persistente, sentimentos de culpa, ideação suicida e diminuição do apetite e da libido.
- São fatores de risco para desenvolvimento de depressão pós-parto: menor escolaridade, baixo nível socioeconômico, baixo suporte social, história de doença psiquiátrica, tristeza pós-parto, depressão diagnosticada durante o pré-natal, baixa autoestima, ansiedade pré-natal, estresse, gravidez não planejada, tentativa de interromper a gravidez, síndrome pré-menstrual e sentimentos negativos com relação à criança.
- Os distúrbios psiquiátricos mais graves que podem incidir no período puerperal são os quadros psicóticos. Existe necessidade de internação hospitalar, tratamento farmacológico e acompanhamento psiquiátrico.

## REFERÊNCIAS BIBLIOGRÁFICAS

### Artigos de revisão

1. Arnold LM. Gender differences in bipolar disorder. Psychiatr Clin North Am 2003; 26: 595-620.
2. Brockington I. Postpartum psychiatric disorders. Lancet 2004; 363: 303-10.
3. Burt VK, Rasgon N. Special considerations in treating bipolar disorder in women. Bipolar Disord 2004; 6(1): 2-13.

4. Ernst CL, Goldberg JF. The reproductive safety profile of mood stabilizers, atypical antipsychotics, and broad spectrum psychotropics. J Clin Psychiatry 2002; 63(4): 42-55.
5. Halbreich U. The association between pregnancy processes, preterm delivery, low birth weight, and postpartum depressions – the need for in-terdisciplinary integration. Am J Obstet Gynecol 2005; 193(4): 1312-22.
6. Knops GG. Postpartum mood disorders: a startling contrast to the joy of birth. Postgrad Med 1993; 93(3): 103-4, 109-10, 113-6.
7. Leibenluft E. Diferencias de género en el transtorno depresivo mayor y el transtorno bipolar. Psiquiatría y Salud Integral 2001; 1: 42-7.
8. Leibenluft E. Women with bipolar illness: clinical and research issues. Am J Psychiatry 1996; 153: 163-73.
9. Lusskin SI, Pundiak TM, Habib SM. Perinatal depression: hiding in plain sight. Can J Psychiatry 2007; 52(8): 479-88.
10. Miller LJ. Postpartum depression. Jama 2002; 287(6): 762-5.
11. Miller LJ. Use of electroconvulsive therapy during pregnancy. Hosp Community Psychiatry 1994; 45(5): 444-50.
12. Nonacs R, Cohen LS. Depression during pregnancy: diagnosis and treatment options. J Clin Psychiatry 2002; 63(7): 24-30.
13. O'Hara MW, Gorman LL. Can postpartum depression be predicted? Primary Psychiatry 2004; 11(3): 42-7.
14. Rasmussen SA, Eisen JL. The epidemiology and clinical features of obsessive-compulsive disorder. Psychiatr Clin North Am 1992; 15(4): 743-58.
15. Richards JP. Postnatal depression: a review of recent literature. Br J Gen Pract 1990; 40(340): 472-6.
16. Stowe ZN, Calhoun K, Ramsey C. Mood disorders during pregnancy and lactation: defining issues of exposure and treatment. CNS Spectr 2001; 6: 150-66.
17. Stowe ZN, Nemeroff CB. Women at risk for postpartum-onset major depression. Am J Obstet Gynecol 1995; 173(2): 639-45.
18. Wisner KL, Parry BL, Piontek CM. Clinical practice: postpartum depression. N Engl J Med 2002; 347(3): 194-9.
19. Yonkers KA, Ramin SM, Rush AJ, et al. Onset and persistence of postpartum depression in an inner-city maternal health clinic system. Am J Psy-chiatry 2001; 158(11): 1856-63.
20. Yonkers KA, Wisner KL, Stowe Z, et al. Management of bipolar disorder during pregnancy and the postpartum period. Am J Psychiatry 2004; 161(4): 608-20.


## Artigos originais


21. Appleby L. Suicide during pregnancy and in the first postnatal year. BMJ 1991; 302: 137.
22. Arias D, Saxena S, Verguet S. Quantifying the global burden of mental disorders and their economic value. EClinicalMedicine 2022; 54: 101675.
23. Azorin JM, Angst J, Gamma A, et al. Identifying features of bipolarity in patients with first-episode postpartum depression: findings from the in-ternational BRIDGE study. J Affect Disord 2012; 136(3): 710-5.
24. Bardenstein KK, McGlashan TH. Gender differences in affective, schizoaffective, and schizophrenic disorders: a review. Schizophr Res 1990; 3(3): 159-72.
25. Bitew T, Hanlon C, Kebede E, et al. Antenatal depressive symptoms and perinatal complications: a prospective study in rural Ethiopia. BMC Psychiatry 2017; 17(1): 301-12.
26. Bloch M, Rotenberg N, Koren D, Klein E. Risk factors associated with the development of postpartum mood disorders. J Affect Disord 2005; 88(1): 9-18.
27. Bloch M, Schmidt PJ, Danaceau M, Murphy J, Nieman L, Rubinow DR. Effects of gonadal steroids in women with a history of postpartum de-pression. Am J Psychiatry 2000; 157(6): 924-30.
28. Bonari L, Pinto N, Ahn E, et al. Perinatal risks of untreated depression during pregnancy. Can J Psychiatry 2004; 49: 726.
29. Brandlistuen RE, Ystrom E, Hernandez-Diaz S, et al. Association of prenatal exposure to benzodiazepines and child internalizing problems: a sibling-controlled cohort study. PLoS One 2017; 12(7): e0181042.
30. Brandt KR, Mackenzie TB. Obsessive-compulsive disorder exacerbated during pregnancy: a case report. Int J Psychiatry Med 1987; 17(4): 361-6.
31. Bryan TL, Georgiopoulos AM, Harms RW, Huxsahl JE, Larson DR, Yawn BP. Incidence of postpartum depression in Olmsted County, Minne-sota: a population-based, retrospective study. J Reprod Med 1999; 44(4): 351-8.
32. Bulbul F, Copoglu US, Alpak G, et al. Eletroconvulsive therapy in pregnant patients. Gen Hosp Psychiatry 2013; 35: 636.
33. Chu KM, Emasealu OV, Hu Z, O'Donnell FL, Clark LL. Risk of mental health disorders following an initial diagnosis of postpartum depression, active component, U.S. Armed Forces, 1998-2010. MSMR 2015; 22(6): 6-12.
34. Clark G. Discussing emotional health in pregnancy: the Edinburgh postnatal depression scale. Br J Community Nurs 2000; 5(2): 91-8.
35. Condon JT, Watson TL. The maternity blues: exploration of a psychological hypothesis. Acta Psychiatr Scand 1987; 76(2): 164-71.
36. COVID-19 Mental Disorders Collaborators. Global prevalence and burden of depressive and anxiety disorders in 204 countries and territories in 2020 due to the COVID-19 pandemic. Lancet 2021; 398(10312): 1700-12.
37. Dalman C, Allebeck P, Cullberg J, Grunewald C, Koster M. Obstetric complications and the risk of schizophrenia. Arch Gen Psychiatry 1999; 50: 234-40.
38. Deave T, Heron J, Evans J, Emond A. The impact of maternal depression in pregnancy on early child development. BJOG 2008; 115: 1043.
39. Einarson A, Selby P, Koren G. Abrupt discontinuation of psychotropic drugs during pregnancy: fear of teratogenic risk and impact of counsel-ling. J Psychiatry Neurosci 2001; 26(1): 44-8.
40. El Marroun H, Jaddoe VW, Hudziak JJ, et al. Maternal use of selective serotonin reuptake inhibitors, fetal growth, and risk of adverse birth out-comes. Arch Gen Psychiatry 2012; 69: 706.
41. Evans J, Heron J, Francomb H, Oke S, Golding J. Cohort study of -depressed mood during pregnancy and after childbirth. BMJ 2001; 323(7307): 257-60.
42. Ferrari AJ, Charlson FJ, Norman RE, et al. Burden of depressive disorders by country, sex, age, and year: Findings from the Global Burden of Disease Study 2010. PLoS Med 2013; 10(11): e1001547.
43. Fleming AS, Klein E, Corter C. The effects of a social support group on depression, maternal attitudes and behavior in new mothers. J Child Psy-chol Psychiatry 1992; 33(4): 685-98.
44. Friedman SH, Resnick PJ. Child murder and mental illness in parents: implications for psychiatrists. J Clin Psychiatry 2011; 62: 587.
45. GBD 2019 Mental Disorders Collaborators. Global, regional, and national burden of 12 mental disorders in 204 countries and territories, 1990-2019: a systematic analysis for the Global Burden of Disease Study 2019. Lancet Psychiatry 2022; 9(2): 137-50.
46. George AJ, Wilson KC. Monoamine oxidase activity and the puerperal blues syndrome. J Psychosom Res 1981; 25(5): 409-13.
47. George DT, Ladenheim JA, Nutt DJ. Effect of pregnancy on panic attacks. Am J Psychiatry 1987; 144(8): 1078-9.
48. Gotlib IH, Whiffen VE, Mount JH, Milne K, Cordy NI. Prevalence rates and demographic characteristics associated with depression in preg-nancy and the postpartum. J Consult Clin Psychol 1989; 57(2): 269-74.
49. Grigoriadis S, Wilton AS, Kurdyak PA, et al. Perinatal suicide in Ontario, Canada: a 15-year population-based study. CMAJ 2017; 189(34): E1085-E1092.
50. Grussu P, Quatraro RM. Maternity blues in Italian primipara women: symptoms and mood states in the first fifteen days after childbirth. Health Care Women Int 2013; 34(7): 556-76.

51. Gur RE, Petty RG, Turetsky BI, Gur RC. Schizophrenia throughout life: sex differences in severity and profile of symptoms. Schizophr Res 1996; 21(1): 1-12.
52. Hannah P, Adams D, Lee A, Glover V, Sandler M. Links between early post-partum mood and post-natal depression. Br J Psychiatry 1992; 160: 777-80.
53. Hapgood CC, Elkind GS, Wright JJ. Maternity blues: phenomena and relationship to later post partum depression. Aust N Z J Psychiatry 1988; 22(3): 299-306.
54. Hendrick V, Altshuler LL, Gitlin MJ, Delrahim S, Hammen C. Gender and bipolar illness. J Clin Psychiatry 2000; 61(5): 393-6.
55. Holcomb Jr WL, Stone LS, Lustman PJ, Gavard JA, Mostello DJ. Screening for depression in pregnancy: characteristics of the Beck depression inventory. Obstet Gynecol 1996; 88(6): 1021-5.
56. Isohanni M, Jones P, Kemppainen L, et al. Childhood and adolescent predictors of schizophrenia in the Northern Finland 1966: Birth Cohort – a descriptive life-span model. Eur Arch Psychiatry Clin Neurosci 2000; 250: 311-9.
57. Jones I, Chandra PS, Dazzan P, Howard LM. Bipolar disorder, affective psychosis, and schizophrenia in pregnancy and the post-partum period. Lancet 2014; 384: 1789.
58. Josefsson A, Angelsioo L, Berg G, et al. Obstetric, somatic, and demographic risk factors for postpartum depressive symptoms. Obstet Gynecol 2002; 99(2): 223-8.
59. Josefsson A, Berg G, Nordin C, Sydsjo G. Prevalence of depressive symptoms in late pregnancy and postpartum. Acta Obstet Gynecol Scand 2001; 80(3): 251-5.
60. Kendler KS, Kuhn JW, Vittum J, Prescott CA, Riley B. The interaction of stressful life events and a serotonin transporter polymorphism in the prediction of episodes of major depression: a replication. Arch Gen Psychiatry 2005; 62(5): 529-35.
61. Kennerley H, Gath D. Maternity blues: associations with obstetric, psychological, and psychiatric factors. Br J Psychiatry 1989; 155: 367-73.
62. Kerr-Corrêa F, Fávero RV. Complicações obstétricas: fatores maternos, psicológicos e sociais. Rev ABP-APAL 1991; 13: 143-51.
63. Kessler RC, Berglund P, Demler O, Jin R, Merikangas KR, Walters EE. Lifetime prevalence and age-of-onset distributions of DSM--IV disorders in the National Comorbidity Survey Replication. Arch Gen Psychiatry 2005; 62(6): 593-602.
64. Kitamura T, Shima S, Sugawara M, Toda MA. Psychological and social correlates of the onset of affective disorders among pregnant women. Psychol Med 1993; 23(4): 967-75.
65. Kumar R, Robson KM. A prospective study of emotional disorders in childbearing women. Br J Psychiatry 1984; 144: 35-47.
66. Labad J, Menchon JM, Alonso P, Segalas C, Jimenez S, Vallejo J. Female reproductive cycle and obsessive-compulsive disorder. J Clin Psychia-try 2005; 66(4): 428-35.
67. Luis MAV, Oliveira ER. Transtornos mentais na gravidez, parto e puerpério, na região de Ribeirão Preto, SP. Rev Esc Enfermagem USP 1998; 32: 314-24.
68. Lysell H, Dahlin M, Viktorin A, et al. Maternal suicide: register based study of all suicides occurring after delivery in Sweden 1974-2009. PLoS One 2018; 13(1): e0190133.
69. Marcus SM, Flynn HA, Blow FC, Barry KL. Depressive symptoms among pregnant women screened in obstetrics settings. J Women's Health (Larchmt) 2003; 12(4): 373-80.
70. Marzuk PM, Tardiff K, Leon AC, et al. Lower risk of suicide during pregnancy. Am J Psychiatry 1997; 154: 122.
71. Nappi RE, Petraglia F, Luisi S, Polatti F, Farina C, Genazzani AR. Serum allopregnanolone in women with postpartum "blues". Obstet Gynecol 2001; 97(1): 77-80.
72. Neziroglu F, Anemone R, Yaryura-Tobias JA. Onset of obsessive--compulsive disorder in pregnancy. Am J Psychiatry 1992; 149(7): 947-50.
73. Norshirvani HA, Kasvikis Y, Marks IA, Tsakiris F, Monteiro WO. Gender divergent etiological factors in obsessive-compulsive disorder. Br J Psychiatry 1991; 148: 260-3.
74. Northcott CJ, Stein MB. Panic disorder in pregnancy. J Clin Psychiatry 1994; 55(12): 539-42.
75. Nulman I, Rovet J, Stewart DE, et al. Neurodevelopment of children exposed in utero to antidepressant drugs. N Engl J Med 1997; 336(4): 258-62.
76. O'Hara MW, Schlechte JA, Lewis DA, Varner MW. Controlled prospective study of postpartum mood disorders: psychological, environmen-tal, and hormonal variables. J Abnorm Psychol 1991; 100(1): 63-73.
77. O'Hara MW, Schlechte JA, Lewis DA, Wright EJ. Prospective study of postpartum blues: biologic and psychosocial factors. Arch Gen Psychia-try 1991; 48(9): 801-6.
78. O'Hara MW, Zekoski EM, Philipps LH, Wright EJ. Controlled prospective study of postpartum mood disorders: comparison of childbearing and nonchildbearing women. J Abnorm Psychol 1990; 99(1): 3-15.
79. Rasgon N, Bauer M, Glenn T, Elman S, Whybrow PC. Menstrual cycle related mood changes in women with bipolar disorder. Bipolar Disord 2003; 5(1): 48-52.
80. Reed P, Sermin N, Appleby L, Faragher B. A comparison of clinical response to electroconvulsive therapy in puerperal and non--puerperal psy-choses. J Affect Disord 1999; 54(3): 255-60.
81. Rettew DC, Swedo SE, Leonard HL, Lenane MC, Rapoport JL. Obsessions and compulsions across time in 79 children and adolescents with ob-sessive-compulsive disorder. J Am Acad Child Adolesc Psychiatry 1992; 31: 1050-6.
82. Rojas G, Fritsch R, Solis J, et al. Treatment of postnatal depression in low-income mothers in primary-care clinics in Santiago, Chile: a random-ised controlled trial. Lancet 2007; 370(9599): 1629-37.
83. Sinha P, Goyal P, Andrade C. A meta-review of the safety of electroconvulsive therapy in pregnancy. J ECT 2017; 33(2): 81-8.
84. Steiner M. Postnatal depression: a few simple questions. Fam Pract 2002; 19(5): 469-70.
85. Stewart DE. Clinical practice: depression during pregnancy. N Engl J Med 2011; 365: 1605.
86. Tinker SC, Reefhuis J, Bitsko RH, et al. Use of benzodiazepine medications during pregnancy and potential risk for birth defects, National Birth Defects Prevention Study, 1997-2011. Birth Defects Res 2019; 111: 613-20.
87. Troutman BR, Cutrona CE. Nonpsychotic postpartum depression among adolescent mothers. J Abnorm Psychol 1990; 99(1): 69-78.
88. Ustun TB, Rehm J, Chatterji S, et al. Multiple-informant ranking of the disabling effects of different health conditions in 14 countries. WHO/NIH Joint Project CAR Study Group. Lancet 1999; 354(9173): 111-5.
89. Wadhwa PD, Sandman CA, Porto M, Dunkel-Schetter C, Garite TJ. The association between prenatal stress and infant birth weight and gesta-tional age at birth: a prospective investigation. Am J Obstet Gynecol 1993; 169(4): 858-65.
90. Weissman MM, Wickramaratne P, Nomura Y, et al. Offspring of depressed parentes: 20 years laters. Am J Psychiatry 2006; 163: 1001.
91. Whitton A, Warner R, Appleby L. The pathway to care in post--natal depression: women's attitudes to post-natal depression and its treatment. Br J Gen Pract 1996; 46: 427.
92. Williams KE, Koran LM. Obsessive-compulsive disorder in pregnancy, the puerperium, and the premenstruum. J Clin Psychiatry 1997; 58(7): 330-4.
93. Williams M, Wooltorton E. Paroxetine (Paxil) and congenital malformations. CMAJ 2005; 173(11): 1320-1.
94. Wisner KL, Hanusa BH, Peindl KS, Perel JM. Prevention of postpartum episodes in women with bipolar disorder. Biol Psychiatry 2004; 56(8): 592-6.
95. Wisner KL, Hanusa BH, Perel JM, et al. Postpartum depression: a randomized trial of sertraline versus nortriptyline. J Clin Psychopharmacol 2006; 26(4): 353-60.

96. Wisner KL, Sit DK, McShea MC, et al. Onset timing, thoughts od self-harm, and diagnoses in postpartum women with screen-positive depres-sion findings. JAMA Psychiatry 2013; 70: 490.
97. Wolkind S, Zajicek-Colean E, Ghodsian J. Continuities in maternal depression. Int J Fam Psychol 1988; 1: 167-81.

### Diretriz

98. Altshuler LL, Cohen L, Szuba MP, Burt VK, Gitlin M, Mintz J. Pharmacologic management of psychiatric illness during pregnancy: dilemmas and guidelines. Am J Psychiatry 1996; 153(5): 592-606.

### Editorial/carta ao editor

99. Harrigton R. Causal processes in development and psychopathology. Br J Psychiatry 2001; 179: 93-4.

### Livros

100. American Psychiatric Association. Diagnostic and statistical manual of mental disorders. 5.ed. Washington: APA; 2013.
101. Kaplan HI, Sadock BJ. Compêndio de psiquiatria: ciências comportamentais, psiquiatria clínica. 6.ed. Porto Alegre: Artes Médicas, 1993.
102. McGrath J, Murray RM. Risk factors for schizophrenia from conception to birth. In: Hirsch S, Weinberger D, editors. Schizophrenia. Oxford: Blackwell Scientifc, 1995. p. 187-205.

### Revisões sistemáticas/metanálises

103. Andrade C. Antidepressant exposure during pregnancy and risk of autism in the offspring, 1: meta-review of meta-analyses. J Clin Psychiatry 2017; 78(8): e1047-51.
104. Becker M, Weinberger T, Chandy A, Schmukler S. Depression during pregnancy and postpartum. Curr Psychiatry Rep 2016; 18: 32.
105. Bellantuono C, Tofani S, Di Sciascio G, et al. Benzodiazepine exposure in pregnancy and risk of major mal¬formations: a critical overview. Gen-eral Hospital Psychiatry 2013; 35: 3-8.
106. Brown HK, Hussain-Shamsy N, Lunsky Y, et al. The association between antenatal exposure to selective serotonin reuptake inhibitors and au-tism: a systematic review and meta-analysis. J Clin Psychiatry 2017; 78(1): e48-58.
107. Grigoriadis S, VonderPorten EH, Mamisashvili L, et al. The impact of maternal depression during pregnancy on perinatal outcomes: a systemat-ic review and meta-analysis. J Clin Psychiatry 2013; 74: e321.
108. Grote NK, Bridge JA, Gavin AR, et al. A meta-analysis of depression during pregnancy and the risk of preterm birth, low birth weight, and intra-uterine growth restriction. Arch Gen Psychiatry 2010; 67(10): 1012-24.
109. Hoffbrand S, Howard L, Crawley H. Antidepressant drug treatment for postnatal depression. Cochrane Database Syst Rev 2001; (2): CD002018.
110. Jarde A, Morais M, Kingston D, et al. Neonatal outcomes in women with untreated antenatal depression compared with women without de-pression: a systematic review and meta-analysis. JAMA Psychiatry 2016; 73(8): 826-37.
111. Kaplan YC, Keskin-Arslan E, Acar S, et al. Maternal SSRI discontinuation, use, psychiatric disorder and the risk of autism in children: a meta-analysis of cohort studies. Br J Clin Pharmacol 2017; 83(12): 2798-806.
112. Kaplan YC, Keskin-Arslan E, Acar S, et al. Prenatal selective serotonin reuptake inhibitor use and the risk of autism spectrum disorder in chil-dren: a systematic review and meta-analysis. Reprod Toxicol 2016; 66: 31-43.
113. Lancaster CA, Gold KJ, Flynn HA, et al. Risk factors for depressive symptoms during pregnancy: a systematic review. Am J Obstet Gynecol 2010; 202: 5.
114. Mezzacappa A, Lasica PA, Gianfagna F, et al. Risk for autism spectrum disorders according to period of prenatal antidepressant exposure: a sys-tematic review and meta-analysis. JAMA Pediatr 2017; 171(6): 555-63.
115. Miller L, Ghadiali N, Larusso EM, et al. Bipolar disorder in women. Health Care Women Int 2015; 36(4): 475-98.
116. Okagbue HI, Adamu PI, Bishop SA, et al. Systematic review of prevalence of antepartum depression during the trimesters of pregnancy. Open Access Maced J Med Sci 2019; 7(9): 1555-60.
117. Roy MA, Maziade M, Labbe A, Merette C. Male gender is associated with deficit schizophrenia: a meta-analysis. Schizophr Res 2001; 47(2-3): 141-7.
118. Shyken JM, Babbar S, Babbar S, et al. Benzodiazepines in pregnancy. Clin Obstet Gynecol 2019; 62(1): 156-67.
119. Szegda K, Markenson G, Bertone-Johnson ER, et al. Depression during pregnancy: a risk factor for adverse neonatal outcomes? A critical review of the literature. J Matern Fetal Neonatal Med 2014; 27(9): 960-7.
120. Uguz F. A pharmacological approach to panic disorder during pregnancy. J Matern Fetal Neonatal Med 2016; 29(9): 1468-75.
121. Verdoux H, Geddes JR, Takei N, et al. Obstetric complications and age at onset in schizophrenia: an international collaborative meta-analysis of individual patient data. Am J Psychiatry 1997; 154: 1220-7.
122. Yonkers KA, Gilstad-Hayden K, Forray A, et al. Association of panic disorder, generalized anxiety disorder, and benzodiazepine treatment dur-ing pregnancy with risk of adverse birth outcomes. JAMA Psychiatry 2017; 74(11): 1145-52.
123. Wald MF, Muzyk AJ, Clark D. Bipolar depression: pregnancy, postpartum, and lactation. Psychiatr Clin North Am 2016; 39(1): 57-74.

### *Website*

124. National Mental Health Association. Depression in women. Disponível em: https://mhanational.org/depression-women. Acesso em: 5/04/2023.

# Capítulo 58

# Doenças dermatológicas



## INTRODUÇÃO

A mulher passa por modificações fisiológicas da pele e de seus anexos durante o período gestacional. Essas alterações podem acarretar preocupações para a paciente. Diante desse quadro, é importante diferenciar as doenças dermatológicas das alterações fisiológicas, favorecendo assistência correta à mulher no pré-natal.

A gravidez e o puerpério representam períodos de mudanças para a pele e suas estruturas adjacentes, incluindo cabelos, unhas e mucosas. Todas as mudanças e adaptações do ciclo gravídico-puerperal, sejam elas imunológicas, metabólicas, endócrinas ou vasculares, acarretam alterações cutâneas, que podem ser classificadas em três categorias (Tabela 1):

- Alterações fisiológicas: são consideradas normais, já que atingem a maioria das gestantes.
- Dermatoses específicas da gravidez: afecções cutâneas exclusivas da gestação.
- Dermatoses alteradas pela gravidez: doenças dermatológicas preexistentes.

Todas as alterações dermatológicas, incluindo as fisiológicas, acarretam grande prejuízo físico e emocional para a gestante. As orientações terapêuticas puramente proibitivas já não são mais aceitas, e atualizações frequentes sobre o uso de cosméticos e medicamentos dermatológicos devem ser feitas pelos obstetras. Dessa maneira, o pré-natal promove o benefício assistencial da gestante, não somente sob o prisma físico, mas também emocional e social. Além disso, evita tratamentos que possam causar danos ao feto.

## MODIFICAÇÕES FISIOLÓGICAS DA PELE NA GESTAÇÃO

Ocorrem modificações fisiológicas em diversos órgãos e sistemas do organismo materno no período da gravidez. O conhecimento dessas modificações minimiza o impacto que o diagnóstico errado pode causar à mulher e, também, evita terapêuticas desnecessárias.

### HIPERPIGMENTAÇÃO

Mais comumente notada durante a gravidez, a hiperpigmentação é uma modificação fisiológica que ocorre em cerca de 90% das mulheres grávidas, sendo mais proeminente em mulheres pardas ou negras. É provável que a patogênese da hiperpigmentação esteja associada a maior presença do hormônio estimulador de melanócito e ao incremento de estrógenos e progesterona.[8]

| TABELA 1. Alterações dermatológicas na gravidez |
|---|
| **Alterações fisiológicas** |
| Hiperpigmentação |
| Alterações do tecido conjuntivo |
| Alterações dos anexos |
| Distúrbios vasculares |
| Distúrbios glandulares |
| Tumores cutâneos |
| **Dermatoses específicas da gestação** |
| Penfigoide gestacional |
| Erupção polimórfica da gravidez |
| Erupção atópica da gravidez |
| Colestase intra-hepática da gravidez |
| Psoríase pustulosa da gravidez |
| **Dermatoses alteradas pela gravidez (preexistentes)** |
| Doenças metabólicas |
| • Porfiria cutânea tardia |
| • Acrodermatite enteropática |
| Doenças do tecido conjuntivo |
| • *Pseudoxanthoma elasticum* |
| • Anetoderma |
| • Síndrome de Ehlers-Danlos |
| **Outras afecções dermatológicas** |
| Acne |
| Hidradenite supurativa |
| Psoríase |
| Eritema polimorfo |
| Pênfigos |
| Lúpus eritematoso sistêmico |
| Eritema nodoso |
| Neurofibromatose |
| Sarcoidose |
| Melanoma |
| Molusco contagioso |
| Hanseníase |
| Escabiose |

A hiperpigmentação generalizada é observada, clinicamente, a partir do escurecimento de locais que normalmente têm maior pigmentação, como aréolas, mamilos, genitálias, axilas, raiz das coxas e região periumbilical, tendo diferenças regionais na densidade de melanócitos na epiderme. A hiperpigmentação areolar tem como característica diferencial a hiperqueratose nevoide de mamilo e aréola; é algo raro cujo início tem sido referido no período da gestação ou na puberdade. Já a hiperqueratose nevoide é identificada por lesões papulosas, verrucosas ou filiformes, hiperpigmentadas, de etiologia não conhecida, sendo possível acontecer unilateralmente fora da gestação e, em mais de 50% dos casos, afetar o mamilo e a aréola.[65]

A projeção cutânea da linha alba no abdome, na qual se forma uma linha acastanhada, que passa a ser denominada linha *nigra*, é outro local em que a hiperpigmentação pode ocorrer.

O escurecimento de efélides (sardas), nevos e cicatrizes também pode acontecer durante a gestação, e não se pode afirmar que existe relação entre as modificações nos nevos melanocíticos e o aparecimento de melanoma na gravidez.[9,48,79,97,116] Deve ser realizado acompanhamento clínico e dermatoscópico adequado dos nevos e, caso haja alterações suspeitas no aspecto clínico da lesão, a biópsia com avaliação histopatológica deve ser prontamente realizada.[13]

O melasma (Figura 1) ocorre em 75% das gestantes e fica mais evidente a partir do segundo trimestre, com acometimento frequente na região centro-facial (envolvendo testa, região malar, lábio superior, nariz e queixo), podendo também estar presente na região mandibular. O diagnóstico é baseado no quadro clínico e caracteriza-se por máculas simétricas castanho-acinzentadas ou castanho-escuras com limites maldefinidos. Múltiplos fatores são comprovadamente relacionados ao aparecimento do me-

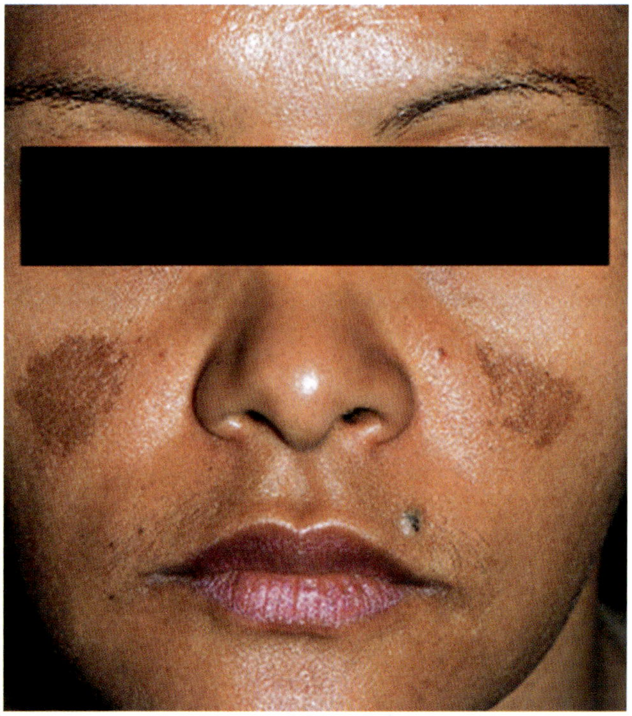

**FIGURA 1.** Melasma gravídico. (Figura gentilmente cedida pelo Prof. Evandro A. Rivitti.)

lasma, entre eles: gravidez, antecedente familiar e principalmente exposição solar.

Histologicamente, essa hiperpigmentação pode ser de dois tipos: epidérmico ou dérmico.[19] O tipo epidérmico é o mais comum (77%) e, aparentemente, é o que melhor responde à terapêutica; suas características são: aumento do número de melanócitos e maior depósito de melanina nos queratinócitos basais e suprabasais, assim como na camada córnea. Já o tipo dérmico (13%) mostra inúmeros melanófagos na derme superficial e profunda. Em torno de 5% dos casos são relativos a melasmas mistos e, algumas vezes, os tipos de melasma não se distinguem, sendo denominados indeterminados, especialmente para pessoas com os fotótipos V e VI. Para diferenciar os tipos epidérmico e dérmico, o exame com a lâmpada de Wood é uma opção, já que os primeiros evidenciam realce da hiperpigmentação ao exame, ao contrário dos segundos, que não se alteram nesse exame.[36,43]

O melasma regride completamente em 70% dos casos,[6] em um intervalo de até um ano após o parto. Muitas vezes o tratamento é postergado durante a gestação porque se trata de condição essencialmente estética e vários procedimentos são relativamente contraindicados nesse período. Porém, o melasma causa um desconforto emocional que não deve ser subestimado, e por isso a orientação e o início da terapêutica ao longo da gravidez trazem efeitos benéficos inquestionáveis.

O tratamento do melasma pode ser difícil, porque é uma condição crônica e a resolução também tende a ser lenta. Casos resistentes ou recorrentes ocorrem com frequência, principalmente quando a exposição à luz solar não é evitada. Os princípios da terapêutica incluem a fotoproteção e o uso de agentes clareadores.

A gestante deve aplicar diariamente filtro solar de amplo espectro contra radiação ultravioleta A e B (UVA e UVB) com fator de proteção solar (FPS) de pelo menos 30. Com relação à composição, a *Food and Drugs Administration* (FDA) já reconheceu as substâncias contidas nos protetores minerais (ou físicos), óxido de zinco e dióxido de titânio, como seguras e eficazes. Já para os ingredientes ativos dos protetores químicos ainda não há dados suficientes para determinar a segurança. Assim, deve-se dar preferência para o uso do protetor solar mineral, além de se desaconselhar a exposição solar direta entre as 10h00 e 15h00. Caso ocorra, o filtro solar deve ser reaplicado a cada 2 ou 3 horas e deve-se usar proteção mecânica (chapéus, bonés).[20]

O ácido azelaico em concentrações de 15 a 20% tem efeito clareador satisfatório e é uma opção segura na gravidez e na amamentação (categoria B). O ácido ascórbico a 5% e o ácido glicólico em concentração menor ou igual a 10% são recomendados principalmente em associação com outros agentes clareadores, e também têm ação segura na gestação.

Nos casos mais graves e refratários ao tratamento clínico, a microdermoabrasão tem mostrado resultados promissores, mas por enquanto não há estudos suficientes que suportem o seu emprego na gestação. Os *peelings* químicos e o *laser* são procedimentos complementares, que podem ser indicados no período pós-parto.[36]

A hidroquinona (2 a 5%) e a tretinoína (0,05 a 0,1%) são drogas de primeira escolha no clareamento do melasma, principalmente quando são usadas em combinação com corticoides tópicos (acetonido de fluocinolona 0,01%). Porém, o uso dessas drogas não é recomendado na gestação por serem classe C pela FDA.

## MODIFICAÇÕES DOS ANEXOS

Nas gestantes, a fase anágena (crescimento ativo dos fios) é prolongada (80% dos fios de cabelo encontram-se nessa mesma fase), por isso é comum a mulher relatar espessamento dos cabelos na gravidez. Apesar disso, em 1 a 5 meses após o parto, há evolução para a última fase do ciclo capilar e uma grande parte do cabelo entra na fase telógena (involução do folículo capilar). Isso dá origem a aumento de até três vezes na queda de cabelo (eflúvio telógeno), podendo persistir por muitos meses no pós-parto. O crescimento capilar normal é retomado em até 15 meses após o parto, mas algumas mulheres relatam recuperação incompleta do volume capilar. Alguns estudos postulam que a etiologia do eflúvio telógeno é hormonal, e ocorre pelo decréscimo dos níveis de tiroxina e estradiol no puerpério.

O uso de biotina (vitamina B8) de 10 a 20 mg/dia mostra benefícios na diminuição da queda de cabelos. Alguns autores preconizam o uso preventivo ainda no período gestacional, mas esse efeito profilático da biotina ainda não foi comprovado. O minoxidil (categoria C), vasodilatador periférico utilizado no tratamento da alopecia androgênica, é contraindicado na gravidez.

Comumente, há também aumento dos pelos no corpo e na face, chamado de hirsutismo, em graus de intensidade variados. Essa manifestação é mais frequente em mulheres morenas. A origem deste fenômeno é um aumento na produção androgênica ovariana. Na maioria dos casos, há regressão até 6 meses pós-parto.

No período gestacional, podem aparecer nas unhas sulcos transversos (sulcos de Beau), leuconíquia (linhas ou manchas brancas nas unhas), hiperqueratose subungueal e onicólise distal. Para esses casos, o tratamento não se faz necessário. A distinção de condições, como psoríase, líquen plano e onicomicoses, deve ser considerada. A etiologia dessa alteração é desconhecida.

## MODIFICAÇÕES DO TECIDO CONJUNTIVO

Usualmente, no final do segundo trimestre da gestação, podem ocorrer as estrias de distensão (*striae gravidarum*), que são lineares e inicialmente violáceas (estrias rubras ou imaturas), surgindo mais comumente no abdome e também em coxas, braços, mamas, axilas e nádegas. Após alguns meses, tornam-se cicatrizes permanentes, pálidas e despigmentadas (estrias *albas* ou maduras). Entre as mulheres brancas, 90% apresentam algum tipo de estrias durante a gestação. Tal situação é muito menos frequente em gestantes de outras etnias.[1,76] O prurido é um sintoma que pode acompanhar o surgimento das estrias.

O estiramento mecânico da pele, a predisposição genética e as alterações hormonais da gravidez constituem um cenário propício ao aparecimento de estrias, principalmente no segundo e no terceiro trimestres. Alguns fatores estão associados a essa lesão cutânea: idade materna inferior a 20 anos, índice de massa corporal (IMC) superior a 26, ganho de peso durante o pré-natal acima de 15 kg e peso do recém-nascido superior a 3 kg.[117]

Embora sejam futuramente menos evidentes, as estrias são consideradas uma importante questão estética para a mulher, uma vez que têm caráter permanente. Afetam comumente a qualidade de vida da mulher, especialmente daquelas que integram atividades relacionadas à exposição das áreas afetadas. Mesmo não trazendo risco à saúde física da mulher, psicologicamente podem ter impacto, podendo afetar a autoestima e a consciência sobre o seu corpo.

As gestantes solicitam do obstetra métodos preventivos e terapêuticos para as estrias, já que estas representam condição inestética e não regridem no pós-parto.[46,132] É importante identificar os fatores predisponentes e, sempre que possível, orientar sobre o IMC adequado pre-concepcional e o ganho ponderal ideal na gestação. Manter a hidratação da pele com cremes e óleos emolientes é uma medida recomendada durante o período pré-natal desde o primeiro trimestre. Uma revisão sistemática da Cochrane de 2006 concluiu que o uso de cremes com extrato de centelha asiática, alfa tocoferol (vitamina E) e colágeno-elastina hidrolisados está associado à prevenção de estrias, especialmente em mulheres com história em gestações prévias.[151] Em nova revisão realizada em 2012, o efeito benéfico dessas substâncias não apresentou diferença estatística (RR 0,74; IC 95%: 0,53-1,03).[148]

A realização de microdermoabrasão seriada (10 a 20 sessões) é uma medida terapêutica descrita na literatura com resultados benéficos para as estrias recentes (até um ano de evolução) e aparentemente segura na gestação. Esse procedimento é feito com cristais de óxido de alumínio, que não são absorvidos e são isentos de efeitos sistêmicos. Porém, faltam estudos conclusivos com gestantes.[14,61,89,96,107,113]

Outros tratamentos têm mostrado resultados promissores, mas são indicados para o período após a amamentação. São eles: uso de creme com tretinoína a 0,05%, ácido glicólico a 20% e ácido ascórbico a 10%; e procedimentos dermatológicos como *Pulsed-Dye laser*, luz intensa pulsada e radiofrequência.

## DISTÚRBIOS VASCULARES

Ocorre no período da gestação, a proliferação de vasos sanguíneos, o que pode acarretar diversas manifestações clínicas que, em sua maioria, tendem a diminuir ou desaparecer após o parto. Caracterizam-se fenômenos de congestão vascular e instabilidade vasomotora, advindos da elevada concentração de estrógeno circulante.[147] Notam-se casos de gengivites decorrentes de fatores irritativos locais e doenças periodontais preexistentes. Em cerca de 80% das gestantes, ocorre a hiperemia gengival. Já a periodontite é um problema relacionado à gengivite durante a gestação.[26] O épulis da gravidez ou *granuloma gravidarum* é lesão pedunculada, eritematosa e friável, que pode se desenvolver na gengiva, especialmente quando hipertrófica.[120]

Como há mais queixas quanto a rinites ou outros sintomas nasais, a mucosa nasal também pode ser acometida.[17] Outras modificações em mucosas podem incluir congestão e eritema notados no vestíbulo vaginal (sinal de Kluge) e alteração na coloração do colo uterino.

Rotineiramente, o edema durante a gravidez é observado, em geral, nos membros inferiores. Aparentemente, a imersão em água pode ter papel benéfico na dinâmica de fluidos do organismo da paciente. Alguns estudos sugerem que forças hidrostáticas oferecem maior fluxo de fluidos para o compartimento intravascular, especialmente para o sistema venoso, acarretando maior diurese e melhora do edema na gestação.[99]

Há sintomas que, em geral, incomodam a paciente, como instabilidade vasomotora, que pode ser manifestada por rubor facial, sensações de calor e de frio, *cutis marmorata* (caracterizada por cianose salpicada transitória), púrpura e urticária.[149] É possível haver surgimento de eritema palmar por volta do segundo mês de gestação, acometendo difusamente a região palmar ou as regiões tenar e hipotenar. A prevalência dessas alterações é de 35% em mulheres negras e de 62,5% em caucasianas, sendo que elas tendem a desaparecer 1 semana após o parto.

Durante a gestação, frequentemente, há o aparecimento de teleangiectasias, ou *spiders* vasculares (Figura 2), proliferações vasculares, que decorrem da dilatação dos vasos e de nova formação vascular, com vasos que se tornam vi-

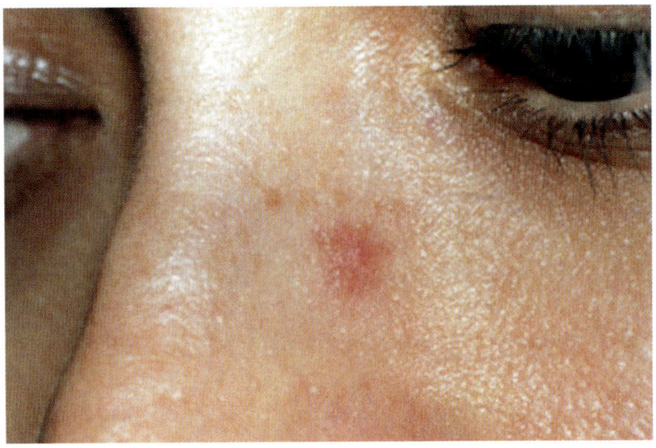

FIGURA 2. Teleangiectasia em região nasal. (Figura gentilmente cedida pelo Prof. Evandro A. Rivitti.)

síveis. Nota-se uma arteríola central da qual saem ramificações em direção à periferia, com formato que se assemelha a uma aranha. Aparecem do segundo ao quinto mês de gravidez e, geralmente, são vistas na região periocular e em área de drenagem da veia cava superior, como pescoço, face, tórax superior, braços e mãos.[82]

Os hemangiomas também são ocorrências vasculares frequentes na gestação, localizados principalmente na face e no pescoço. Apresentam-se como placas eritematopurpúricas, em geral, medindo entre 2 e 10 mm, que desaparecem à compressão.

Até 3 meses após o parto, tanto as teleangiectasias como os hemangiomas tendem a desaparecer, podendo ser tratados se permanecerem após esse período.

## DISTÚRBIOS GLANDULARES

Eventualmente, diversas alterações nas funções glandulares ocorrem na gestação. A atividade de glândulas apócrinas fica menor, levando a maior prevalência de hidradenite supurativa. Já as glândulas écrinas apresentam hiperatividade, com exceção das palmares, e podem apresentar miliária, eczema desidrótico e hiperidrose. A maior concentração de estrógeno circulante aumenta a atividade de glândulas sebáceas. No entanto, o efeito da gestação sobre a acne vulgar é indeterminado. Em torno de metade das pacientes, há hipertrofia das glândulas sebáceas da aréola mamária, constituindo pápulas castanhas chamadas de tubérculos de Montgomery, que se resolvem naturalmente após o parto.

## TUMORES CUTÂNEOS

No segundo trimestre da gestação, podem ocorrer tumores cutâneos, como *granuloma gravidarum* (granuloma piogênico da gravidez ou epúlide da gravidez), decorrentes da proliferação vascular pedunculada, que acomete mais gengivas, lábios e dedos em geral. A lesão é papulonodular, um hemangioma capilar, geralmente único, com menos de 1 cm de diâmetro, e que apresenta desenvolvimento rápido e sangramento frente a pequenos estímulos. Ulceração em sua superfície e relatos de dor são ocorrências possíveis quando as lesões ficam recobertas por uma crosta, regredindo naturalmente após o parto. Se necessário ou caso interfira nas atividades da paciente, o granuloma pode ser removido por eletrocoagulação ou terapia com *laser*.[120]

Desenvolvendo-se tardiamente durante a gestação, o *moluscum fibrosum gravidarum* é um fibroma com aspecto semelhante a uma bolsa, que acomete áreas da face, pescoço, tórax, axilas e regiões com processos inflamatórios. As lesões podem diminuir após o parto; porém, caso persistam ou se houver indicação estética, podem ser facilmente removidas por procedimentos cirúrgicos simples.

No período da gestação, há também tendência de determinados tumores se espalharem, como queloides, dermatofibromas, dermatofibrossarcomas e neurofibromas plexiformes.[6,149]

## DERMATOSES ESPECÍFICAS DA GESTAÇÃO

As dermatoses específicas da gravidez incluem um grupo de doenças cutâneas que ocorrem exclusivamente no período gestacional. Sua classificação já foi modificada várias vezes e a mais aceita atualmente inclui quatro afecções: penfigoide gestacional, erupção polimórfica da gravidez, erupção atópica da gravidez e coléstase intra-hepática da gravidez. A inclusão da psoríase pustulosa da gravidez é controversa, pois ainda está incerto se sua ocorrência é realmente exclusiva do período gestacional. A classificação atual e as denominações anteriores estão resumidas na Tabela 2.

Anamnese e exame físico são essenciais para auxiliar no diagnóstico, sendo importante determinar o início do aparecimento, a localização e o aspecto das lesões, já que os testes de diagnóstico definitivos são raros. O principal sintoma em comum é o prurido, mas cada dermatose tem características específicas.

## PENFIGOIDE GESTACIONAL

Anteriormente conhecido como herpes gestacional, é uma dermatose bolhosa autoimune e rara (1:50.000 gestações), que geralmente ocorre na segunda metade da gestação, mas também pode ocorrer no puerpério em 25% dos casos.[15,56] Sua etiopatogenia é de caráter imunológico e não tem relação com o herpes de origem viral.

**TABELA 2. Classificação atual e denominações anteriores das dermatoses da gravidez**

| Classificação atual | Denominações anteriores |
|---|---|
| Penfigoide gestacional | Herpes gestacional |
| Erupção atópica da gravidez:<br>• Prurigo da gravidez<br>• Foliculite pruriginosa da gravidez<br>• Eczema da gravidez | • Prurigo gestacional de Besnier<br>• Dermatite papular da gravidez |
| Erupção polimórfica da gravidez | • Pápulas e placas urticariformes pruriginosas da gravidez (PUPPP)<br>• Eritema tóxico da gravidez<br>• Erupção cutânea toxêmica da gravidez |
| Coléstase intra-hepática da gravidez | Coléstase gravídica<br>*Pruritus/prurigo gravidarum* |
| Psoríase pustulosa da gravidez | Impetigo herpetiforme |

Tabela adaptada de Lehrhoff e Pomeranz.[28]

O quadro clínico é caracterizado por pápulas e placas urticariformes que são acompanhadas posteriormente de vesículas e bolhas (Figura 3). Na maioria dos casos, as lesões aparecem inicialmente na região periumbilical e progridem de forma centrífuga para a parede abdominal e os membros, normalmente poupando a região palmoplantar, face e mucosa oral.[2] Em geral, melhora consideravelmente no final da gravidez, apresentando nova piora no puerpério imediato e remissão em até 2 meses após o parto. São comuns recorrências durante a menstruação ou com o uso de anticoncepcionais orais.[93] Há possibilidade de retorno do penfigoide gestacional em gestações futuras, geralmente mais precocemente e com quadro clínico grave. Nas gestações posteriores, a regressão da doença no período pós-parto é mais demorada.

O diagnóstico pode ser confirmado com exame anatomopatológico da pele e imunofluorescência direta. Esta pode ser definida como a técnica que permite o exame histopatológico das lesões, revelando depósito linear de complemento (C3) na zona da membrana basal, aspecto significativo para o diagnóstico do penfigoide gestacional. A histopatologia evidencia vesículas subepidérmicas, epiderme esponjosa e alguns linfócitos perivasculares, assim como de infiltrado de histiócitos com preponderância de eosinófilos. Tais achados são semelhantes ao penfigoide bolhoso; no entanto, à microscopia eletrônica, nota-se mais necrose de células basais no herpes gestacional em comparação com o penfigoide bolhoso.[33,121]

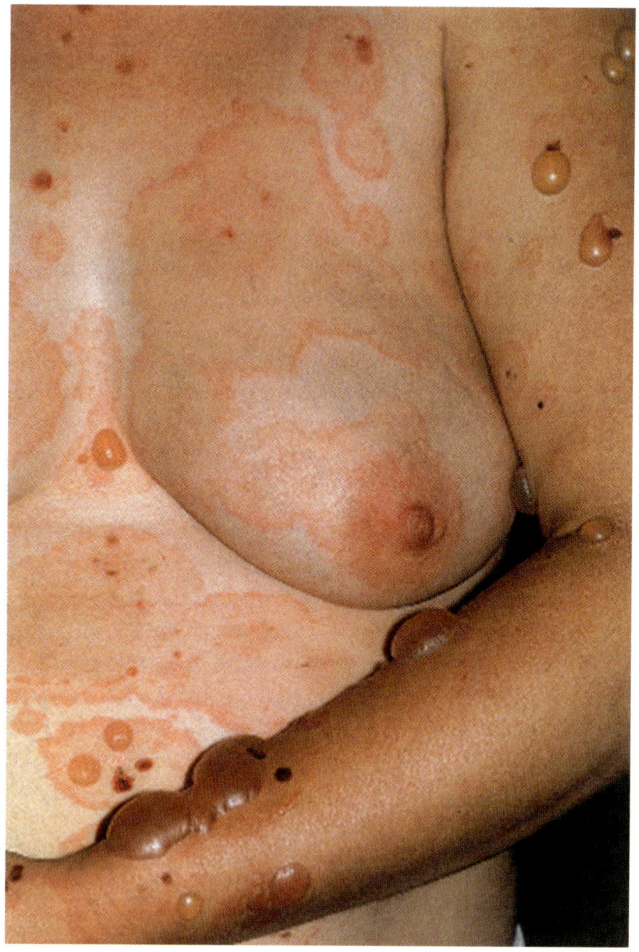

**FIGURA 3.** Penfigoide gestacional. Notam-se placas urticariformes e erupções bolhosas nas mamas, abdome e membro superior. (Figura gentilmente cedida pelo Prof. Evandro A. Rivitti.)

Associado a doenças autoimunes, em especial à doença de Graves, podendo apresentar aumento de anticorpos antitireoidianos. A eosinofilia ou níveis séricos de anticorpos antimembrana basal, aparentemente, não estão relacionados com a gravidade da doença.

Os anticorpos séricos do penfigoide gestacional ativam o complemento pela via clássica, com posterior quimiotaxia de eosinófilos e degranulação, provocando a dissolução das junções entre a epiderme e a derme.[126] Investigações sobre a natureza autoimune dessa doença evidencia que os anticorpos ligados à membrana basal são da classe imunoglobulina G (IgG)[65,98] e que o antígeno é uma proteína de 180 quilodáltons (antígeno 2 do penfigoide bolhoso).

Há associação com antígenos do sistema dos antígenos leucocitários humanos (HLA, do inglês *human leukocyte antigen*): HLA-DR3 (61 a 80%), HLA-DR4 (52%) ou ambos (43 a 50%). O encontro de anticorpos anti-HLA em todas as pacientes com histórico de herpes gestacional sugere possível resposta imunológica contra a expressão de antígenos placentários no período gestacional.[24] Nota-se capacidade de ligação dos anticorpos da herpes gestacional na membrana basal amniótica e maior frequência de antígenos de classe II do complexo de histocompatibilidade no estroma das vilosidades coriônicas, relacionados a aumento do número de linfócitos. Isso embasa a hipótese de que a doença é advinda da resposta imunológica contra antígenos de classe II do haplótipo paterno na zona da membrana basal da placenta, que mostra reação cruzada com a membrana basal da epiderme.[86]

Outras dermatoses da gravidez, em particular a erupção polimórfica, fazem parte do diagnóstico diferencial. Um traço clínico que auxilia na diferenciação é que, geralmente, a erupção polimórfica se inicia nas estrias, enquanto o penfigoide é, frequentemente, periumbilical. A biópsia das lesões e a imunofluorescência direta são os melhores testes para certificar o diagnóstico e o prognóstico.[74] Condições como dermatites alérgicas e reação a drogas podem ocorrer no período gestacional e, portanto, devem ser consideradas.

O tratamento de primeira linha do penfigoide gestacional, particularmente nos casos de lesões avançadas, é o uso de corticosteroides sistêmicos como a prednisolona ou prednisona, na dose de 20-40 mg/dia, devendo ser mantidos por 1-2 semanas após a melhora das lesões e retiradas de forma gradativa após esse período. Alguns autores sugerem aumentar novamente a dose de corticosteroide logo após o parto, com o objetivo de evitar quadros de exacerbação da doença. Quando utilizadas durante a amamentação, recomenda-se um intervalo de 4 horas entre a ingestão das medicações e a amamentação, a fim de minimizar a exposição do recém-nascido.

As lesões urticariformes iniciais podem responder a corticosteroides tópicos associados a anti-histamínicos por via oral ou tratamentos alternativos que incluem dapsona, sulfapiridina, piridoxina e ciclosporina. Na forma crônica da doença, têm sido utilizadas plasmaférese ou imunoglobulina intravenosa em associação com a ciclosporina. Já os casos refratários costumam responder melhor a medicações adjuvantes, como metotrexato, azatioprina, piridoxina e ciclofosfamida, principalmente no pós-parto. O resultado dessa terapêutica é variável e questionável, assim como sua segurança. Sabe-se, por exemplo, que a dapsona pode causar doença hemolítica perinatal.

Alguns estudos descrevem associação com prematuridade e restrição do crescimento fetal (RCF). Em coorte retrospectiva de 61 gestações complicadas por essa doença, 34% dos neonatos nasceram prematuros e outros 34% eram pequenos para a idade gestacional.[77] Indicativos de prognóstico ruim incluem o início da doença no primeiro ou segundo trimestres gestacionais e aparecimento de bolhas na pele materna. Poucos recém-nascidos mostram erupções cutâneas (2,8 a 10%) que se resolvem em algumas semanas em razão da passagem placentária de anticorpos.[58] Há risco materno de recorrência em gestações posteriores e maior risco de desenvolvimento da doença de Graves ao longo da vida.[22]

## ERUPÇÃO POLIMÓRFICA DA GRAVIDEZ

É a dermatose específica mais comum na gravidez, e incide mais frequentemente em primigestas durante o terceiro trimestre ou no pós-parto imediato. Já foi também conhecida como eritema tóxico da gravidez e PUPP (*pruriticurticarial papules and plaque of pregnancy*). Acomete 1:60 a 1:200 das gestações únicas (0,5-1,6%), 2,9% das gestações gemelares e 14% das trigemelares.[81]

A etiologia ainda não foi determinada, mas gestações múltiplas e ganho de peso excessivo parecem estar relacionadas à afecção. Assim, embora estudos clínicos não comprovem, tem sido proposto que as modificações hormonais da gestação ou dos produtos placentários podem estar relacionadas com a etiopatogenia dessa doença ou que as lesões sejam consequência da lesão ocorrida no tecido conjuntivo com a distensão demasiada das estrias.

Clinicamente, caracteriza-se por pápulas e placas pruriginosas que acompanham as estrias gravídicas, poupando a região periumbilical e podendo se disseminar para tronco e extremidades (Figura 4).[69,125] Raramente acomete face e região palmo-plantar e uma minoria se manifesta como pequenas vesículas ou lesões micropapulares (Figura 5). Nas fases tardias, podem desenvolver lesões eczematosas e eritema policíclico.

Seu diagnóstico é essencialmente clínico e o curso da doença é autolimitado e benigno, sem prejuízo materno ou fetal,[41] com resolução em 7 a 10 dias após o parto na maioria dos casos.

Estudos com imunofluorescência direta em geral são negativos, diferenciando a doença do penfigoide gestacional, mas depósitos de imunoglobulinas das classes M (IgM) e A (IgA) e de C3 podem ser encontrados em algumas pacientes.[60]

Aparentemente, há ativação do sistema imune a antígenos maternos ou fetais, uma vez que a histopatologia frequentemente apresenta infiltrado dérmico perivascular linfo-histiocitário[131] e um estudo encontrou DNA fetal nas lesões de pele maternas.[59] Há ainda artigos que descrevem preponderância de fetos masculinos nessa doença.[124]

O tratamento é sintomático, com corticoides tópicos de baixa a média potência (Tabela 3). A terapêutica sistêmica com corticosteroide oral é raramente requisitada, mas pode ser usada nos casos mais graves.[10,125]

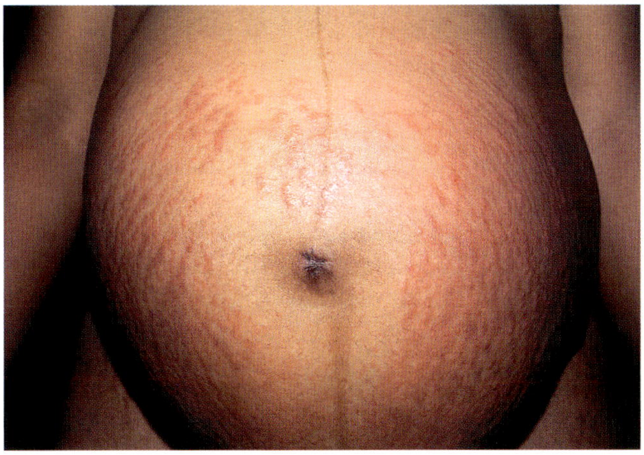

FIGURA 4. Pápulas e placas urticariformes da gravidez. Notam-se pápulas eritematosas no abdome gravídico com estrias. (Figura gentilmente cedida pelo Prof. Evandro A. Rivitti.)

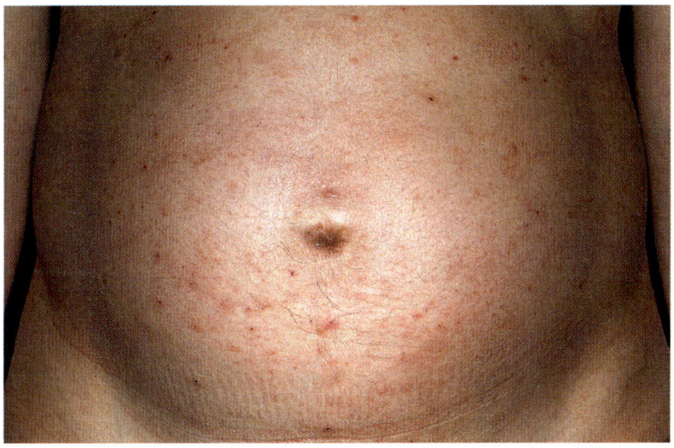

FIGURA 5. Pápulas e placas urticariformes da gravidez. Notam-se pápulas eritematosas no abdome gravídico. (Figura gentilmente cedida pelo Prof. Evandro A. Rivitti.)

## ERUPÇÃO ATÓPICA DA GRAVIDEZ

O termo erupção atópica da gravidez engloba três doenças, antes classificadas separadamente: eczema, prurigo da gravidez e foliculite pruriginosa da gravidez. Trata-se de um grupo heterogêneo de dermatoses que ocorre usualmente em gestantes com predisposição a lesões atópicas.[28]

O tratamento é semelhante para as três entidades e consiste em manter adequada hidratação da pele com emolientes, além de controlar o prurido com corticosteroides tópicos de baixa a média potência (Tabela 3) e anti-histamínicos orais. Casos mais graves são raros, mas, se necessário, pode-se utilizar corticoterapia sistêmica com prednisona ou prednisolona no terceiro trimestre.

**TABELA 3. Corticosteroides tópicos**

| Potência | Formulação |
|---|---|
| Muito alta | Propionato de clobetasol creme ou pomada a 0,05% |
| | Propionato de halobetasol creme ou pomada a 0,05% |
| Alta | Dipropionato de betametasona creme ou pomada a 0,05% |
| | Valerato de betametasona pomada a 0,1% |
| | Acetonida de flucinolona creme a 0,2% |
| | Halcinolona creme ou pomada a 0,1% |
| Média | Valerato de betametasona creme a 0,1% |
| | Valerato de hidrocortisona creme ou pomada a 0,2% |
| | Acetonida de triancinolona creme ou pomada a 0,05% ou loção a 0,1% ou 0,025% |
| Baixa | Hidrocortisona creme ou pomada a 2,5% ou 1% |

É importante atentar para o risco de infecção bacteriana secundária que pode exacerbar as lesões de base para adequado tratamento com antibiótico sistêmico. Os mais utilizados são penicilina, cefalosporina e eritromicina.

### Eczema na gravidez

O eczema é a dermatose específica mais comum, correspondendo a 50% das dermatoses pruriginosas. Ainda há uma discussão sobre ser apenas um eczema que ocorre no período gestacional ou se realmente se trata de uma dermatose específica da gravidez que ocorre exclusivamente nesse período, pois 20% das pacientes apresentam uma exacerbação de uma dermatite atópica preexistente.[28]

As lesões eczematosas afetam os mesmos locais tipicamente acometidos pela dermatite atópica, como face, pescoço e áreas flexoras, e usualmente ocorrem antes do terceiro trimestre. O diagnóstico é clínico, uma vez que a histopatologia é inespecífica e a imunofluorescência é negativa. Os exames laboratoriais são normais, exceto por possível elevação da imunoglobulina E (IgE) sérica.[28]

### Prurigo da gravidez

Anteriormente chamado de prurigo gestacional de Besnier, teve sua primeira descrição em 1904 com o relato de 12 mulheres acometidas com *rash* cutâneo e com intenso prurido no segundo e no terceiro trimestres da gestação, associado a elevados níveis séricos de IgE e história pessoal ou familiar de atopia.[138] Sua incidência é de 1:300 gestações e pode ocorrer nos três trimestres da gravidez.[28]

As lesões caracterizam-se por pequenas pápulas e nódulos eritematosos, na maioria das vezes com escoriações, agrupados no abdome e na face extensora das extremidades. São lesões não vesiculares, com tendência a regredir no pós-parto, podendo deixar uma hiperpigmentação residual pós-inflamatória. As erupções não trazem riscos para o feto nem para a mãe e acredita-se que sejam poucos os quadros de recorrência em gestações subsequentes.

Sua etiologia é desconhecida e o diagnóstico é essencialmente clínico, pois os achados histopatológicos são inespecíficos. É possível encontrar sinais de acantose, hiperqueratose e paraqueratose, sendo que, por vezes, há depósito de fibrina ao longo da epiderme e presença de infiltrado inflamatório perivascular mononuclear na derme superficial. Estudos com imunofluorescência direta evidenciam, de forma consistente, resultados negativos nas lesões do prurigo gestacional.[25]

### Foliculite pruriginosa da gravidez

Inicialmente, a foliculite pruriginosa da gravidez (Figura 6) foi descrita por Zoberman e Farmer,[135] em 1981. Autolimitada e de bom prognóstico, estima-se que ocorra em 1:3.000 gestações. É caracterizada por lesões foliculares, pustulares e papulares, usualmente no tronco, podendo tornar-se generalizadas. Costumam ter início como erupções papulares, eritematosas, com pústulas de aproximadamente 3 a 5 mm, semelhantes à acne, localizadas no dorso, que posteriormente se espalham. É frequente a presença de prurido que pode ser grave, mas há casos assintomáticos descritos.[28]

A etiologia é desconhecida, mas parece ser relacionada à ação hormonal decorrente da gravidez. As lesões usualmente começam no segundo e terceiro trimestres e desaparecem, em geral, 1 mês após o parto.[85]

Pode-se realizar cultura a fim de descartar causas infecciosas de foliculite. O histopatológico é inespecífico, assim como a imunofluorescência direta, que costuma ser negativa.[28,102]

O prognóstico materno e fetal é excelente. Há relatos de predominância de recém-nascidos do sexo masculino, na proporção de 2:1. Além do tratamento preconizado para as erupções atópicas, podem ser utilizados topicamente peróxido de benzoíla a 10% e hidrocortisona a 1%.[21]

## COLESTASE INTRA-HEPÁTICA DA GRAVIDEZ

A colestase intra-hepática (prurido gravídico ou *pruritus gravidarum* – Figura 7) é uma das causas mais frequentes de prurido na gestação. Ocorre em 1:146 a 1:1.293 das gestações nos EUA.[25] Caracteriza-se por ser prurido autotóxico difuso mais comum no terceiro trimestre, de intensidade variável e com tendência a ser generalizado e persistente, desaparecendo após o parto.[45] Em alguns casos, o prurido é acompanhado de icterícia. Não existem lesões cutâ-

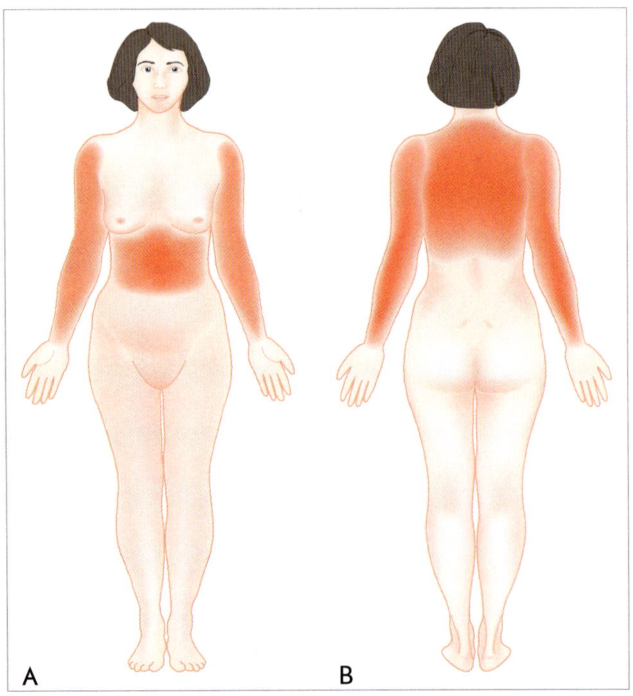


**FIGURA 6.** Áreas acometidas pela foliculite pruriginosa da gravidez. A: vista anterior; B: vista posterior.

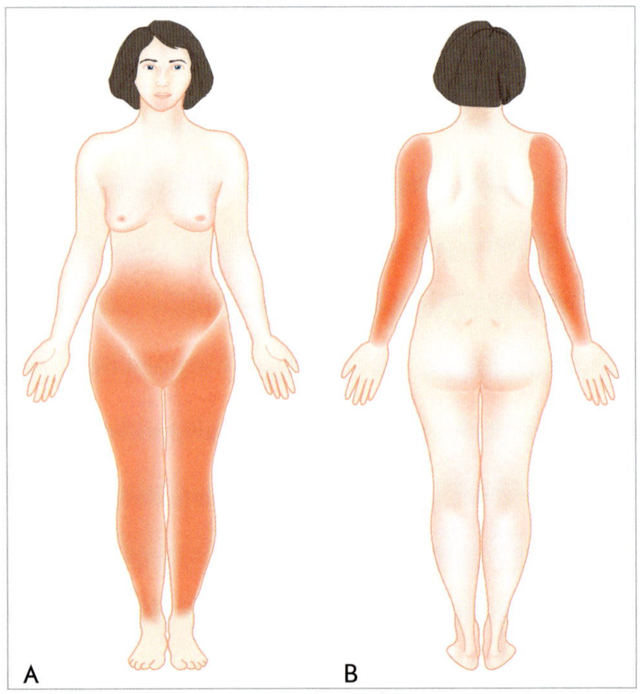


**FIGURA 7.** Áreas acometidas pela colestase intra-hepática. A: vista anterior; B: vista posterior.

neas primárias, apenas escoriações provocadas pela coceira, que comumente se inicia na região palmo-plantar.[51] A história clínica e o quadro laboratorial ajudam no diagnóstico, podendo ocorrer aumento de fosfatase alcalina, transaminases e bilirrubinas, além de sais biliares,[28,146] cuja dosagem sérica é pouco disponível no Brasil.

A etiologia da colestase intra-hepática é difícil e não completamente compreendida, mas é provável que resulte dos efeitos da colestase em mulheres geneticamente suscetíveis.[18] São observados maiores riscos de prematuridade, mecônio no líquido amniótico e perdas fetais.[88]

O único tratamento que reduz os sais biliares, melhorando o prurido e provavelmente o prognóstico fetal, é o ácido ursodesoxicólico. Além disso, a utilização local de cremes ou emolientes, associada a anti-histamínicos por via oral, pode auxiliar no tratamento.[28,101] Preconiza-se a vigilância do bem-estar fetal (ver Capítulo 55, "Doenças hepáticas, biliares e pancreáticas", da Seção 6, "Intercorrências clínico-cirúrgicas").

## PSORÍASE PUSTULOSA DA GRAVIDEZ

Historicamente, já foi chamada de impetigo herpetiforme. Existem controvérsias sobre ser uma dermatose específica da gravidez ou uma variante da psoríase pustulosa generalizada.[29,50,141]

É uma das dermatoses mais graves e potencialmente fatais que podem ocorrer durante a gravidez, sendo fundamentais o rápido diagnóstico e o início precoce do tratamento.[50] As complicações principais estão associadas a insuficiência placentária e desequilíbrio de eletrólitos.[38]

Tipicamente, manifesta-se no início do terceiro trimestre e melhora após o parto;[57,84] no entanto, existem relatos de casos que iniciaram no puerpério. A recorrência em gestações subsequentes é frequente e, aparentemente, pode ocorrer mais precocemente e com manifestações mais graves. Além disso, pode ocorrer pela utilização de anticoncepcionais orais ou durante o ciclo menstrual.[50,75]

Caracteriza-se por placas eritematosas simétricas com pústulas estéreis na periferia da lesão que secam, descamam e coalescem formando crostas (Figura 8). Inicialmente, acomete áreas de flexura, como axila e região inframamária, e se espalha centrifugamente para as extremidades, poupando rosto, palma das mãos e pés, e podendo acometer a mucosa e até o esôfago. Casos graves podem progredir para eritrodermia e resultar em desequilíbrio de eletrólitos, perda de termorregulação e risco de infecção secundária e sepse. Sintomas sistêmicos estão frequentemente associados, incluindo mal-estar, febre, delírio, diarreia, vômito, sintomas de tetania (secundários à hipocalcemia[50]) e falência cardíaca e renal.[51]

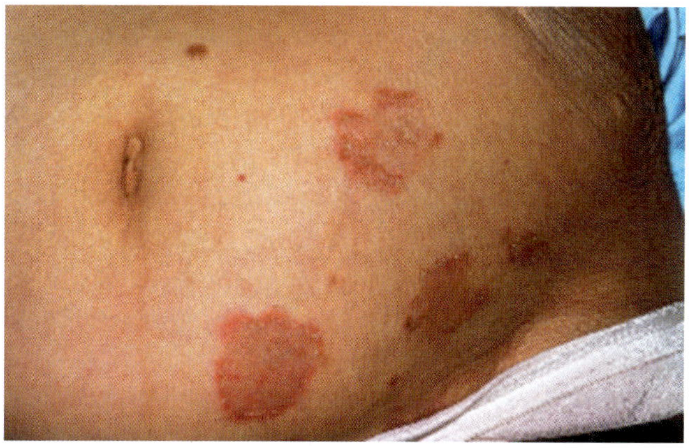

**FIGURA 8.** Psoríase pustulosa da gravidez, antigo impetigo herpetiforme. Notam-se placas eritematosas com pústulas agrupadas nas margens, em abdome gravídico. (Figura gentilmente cedida pelo Prof. Evandro A. Rivitti.)

O prognóstico materno costuma ser favorável quando o início do tratamento é precoce e o acompanhamento é adequado. O desfecho fetal, no entanto, é imprevisível, sendo maior o risco de óbito fetal, natimorto e neomorto precoce, que parecem estar associados à insuficiência placentária. Por isso, recomenda-se a vigilância do bem-estar fetal desde o diagnóstico da doença.[50]

A histopatologia se assemelha à da psoríase pustulosa generalizada. As pústulas possuem neutrófilos que mudam das papilas dérmicas para a epiderme e aumentam, provocando citólise das células epidérmicas. Nas papilas dérmicas, nota-se infiltrado de linfócitos e neutrófilos, além de existirem descrições de células mononucleares na derme e nas pústulas.[42]

Entre os achados laboratoriais, encontram-se leucocitose, velocidade de hemossedimentação aumentada e, circunstancialmente, hipocalcemia com menor concentração de vitamina D secundária ao hipoparatireoidismo, que pode ocorrer nesses casos.[50,110] Originalmente, as pústulas são estéreis, podendo ocorrer infecção secundária. O diagnóstico diferencial inclui a psoríase pustulosa.

Corticosteroide sistêmico, como prednisona, na dose de 60 a 80 mg/dia, é o tratamento de primeira linha. Como tratamento alternativo ou para casos refratários à corticoterapia, pode-se utilizar ciclosporina na dose de 2 a 3 mg/kg/dia.[50,103,139,140] Infliximabe e fototerapia com luz ultravioleta podem ser utilizados como alternativa em casos mais graves e não responsivos às demais medicações, após avaliar risco-benefício.[50] Existem ainda descrições de outros tratamentos com retinoides orais[70] e metotrexato,[78,108,144] mas são contraindicados na gestação.[50]

A reposição de cálcio pode ser necessária, visto que a hipocalcemia é muito comum e pode ter consequências graves. No tratamento de lesões com infecção secundária, antibióticos sistêmicos são recomendados, sendo as cefalosporinas as mais empregadas.[50]

## ALTERAÇÕES CUTÂNEAS PREEXISTENTES

## DOENÇAS METABÓLICAS

### Porfiria cutânea tardia

Considerada a mais conhecida das porfirias, a porfiria cutânea tardia é causada pela deficiência parcial da atividade da enzima uroporfirinogênio-descarboxilase, que provoca acúmulo de uroporfirina e 7-carboxil porfirinogênio, especialmente no fígado, podendo ser herdada geneticamente ou adquirida. Sua incidência é estimada em um caso a cada 70 mil pessoas, sendo que pacientes do sexo masculino são acometidos com mais frequência. No entanto, em decorrência da ingestão de álcool e do maior uso de estrógenos, há aumento da incidência em mulheres.[27,54]

São descritos dois tipos principais:

- Esporádica ou do tipo I: representa cerca de 75% dos casos, nos quais a deficiência enzimática está restrita ao hepatócito. A meia-idade é o período em que a manifestação ocorre principalmente.
- Familiar ou tipo II: a herança é autossômica dominante, com baixa capacidade de penetração, e a deficiência enzimática está presente em todos os tecidos, manifestando-se clinicamente por volta dos 20 anos de idade.[39]

Podendo cursar com hemocromatose, a intensidade das manifestações clínicas está correlacionada com a concentração de ferro sérico, sendo observada sobrecarga na maioria das pacientes.[72] Ocorrem bolhas subepidérmicas, o que as diferencia das outras porfirias do ponto de vista histológico. Na base da bolha subepidérmica, as papilas dérmicas se expandem para o interior da cavidade da bolha, caracterizando fenômeno denominado festonamento. Observam-se corpos eosinofílicos alongados na base das bolhas. O infiltrado inflamatório é discreto ou ausente. São evidenciados depósitos de IgG e C3 em volta dos vasos sanguíneos e na zona da membrana basal pela imunofluorescência direta.[39,54]

Variações são identificadas nas manifestações clínicas da porfiria cutânea tardia, principalmente em áreas sujeitas à ação solar, como face e dorso das mãos e dos pés. Vesículas e bolhas, seguidas de erosões, são identificadas nas pacientes. A fragilidade da pele é característica comum e as bolhas são tensas, não circundadas por inflamação, com conteúdo claro, podendo ser hemorrágicas. Outra alteração cutânea importante é a hiperpigmentação difusa da face e das áreas fotoexpostas.

Fatores externos, como etilismo, sobrecarga de ferro, estrógenos, hepatite C, infecção pelo vírus da imunodeficiência humana (HIV), intoxicação por hidrocarbonetos policlorados e hemodiálise em doentes com insuficiência renal crônica podem desencadear os tipos de porfiria cutânea tardia descritos. A gestação e o pós-parto são períodos em que pode ocorrer a exacerbação da doença. Durante a gestação, a suplementação de ferro pode desencadear o aparecimento da doença.[29,63]

O tratamento da porfiria fora da gestação pode ser realizado com a administração de cloroquina (categoria C) em doses baixas ou pela sangria. A sangria é um procedimento em que aproximadamente 500 mL de sangue são removidos semanalmente, ou a cada 2 semanas, até a hemoglobina atingir 10 g/dL ou o ferro sérico atingir níveis de 50 a 60 mcg/dL.[54,143]

Observar lesões clinicamente e não realizar a suplementação de ferro, além de evitar o consumo de álcool e a exposição solar, integram a conduta estabelecida durante a gestação. Em pacientes com múltiplas recorrências da doença e que não demonstram melhora até o segundo trimestre, a flebotomia pode ser indicada. A cloroquina também pode ser utilizada em casos refratários.[39]

### Acrodermatite enteropática

Trata-se de uma afecção autossômica rara e recessiva em que existe defeito congênito da absorção gastrointestinal de zinco. Caracteriza-se por apresentar quadro de dermatite acral (em partes periféricas) e periorificial, principalmente na infância, diarreia e alopecia.[39]

O diagnóstico é clínico e embasado em baixas concentrações de zinco no plasma ou no soro. As lesões cutâneas são eritematosas e erodidas, e ocasionalmente ocorre formação de bolhas. A administração de 30 a 45 mg/dia de zinco elementar reverte o quadro em poucos dias. O zinco não é teratogênico e pode ser administrado na gestação.[49]

Pode ocorrer queda na concentração de zinco na gestação. Apesar disso, essa redução não pode ser justificada somente pela demanda fetal. O uso de anticoncepcionais orais também se associa à queda nos níveis de zinco. Sugere-se que os estrógenos também exerçam papel nesse mecanismo.

Ocorre caracteristicamente a exacerbação da acrodermatite enteropática durante a gravidez. Apenas depois da exacerbação da doença na gestação é que o diagnóstico é estabelecido em algumas pacientes. Tipicamente, a paciente apresenta história de erupções cutâneas inespecíficas e esporádicas na infância, com remissão durante a puberdade e recorrência das lesões cutâneas no final do primeiro ou no início do segundo trimestre da gestação, com piora progressiva até o parto. No pós-parto, as lesões regridem espontaneamente.

O aparecimento das lesões cutâneas pode ser prevenido e a manifestação clínica da gestante, melhorada, a partir da suplementação oral com zinco mantendo níveis plasmáticos normais.[68]

## DOENÇAS DO TECIDO CONJUNTIVO

### *Pseudoxanthoma elasticum*

A mineralização anormal do tecido conjuntivo ocorre na doença hereditária *pseudoxanthoma elasticum* (Figuras 9 e 10), acometendo vários órgãos, em especial a pele, os olhos e o sistema cardiovascular. O padrão recessivo é responsável por cerca de 90% dos casos nos EUA.[47,114]

No início da adolescência, as manifestações cutâneas surgem e são caracterizadas por pápulas e placas, que apresentam coloração amarelo-clara, pele solta e mole, com excessos, conferindo a aparência denominada "pele de galinha depenada". As dobras cutâneas prevalecem nas axilas e nas regiões inguinais e periumbilical. Alterações retinianas são manifestações precoces da doença.

Com exacerbação das lesões cutâneas, vasculares e retinianas, há relatos de complicações durante a gestação, além de complicações fetais.[133] Para os descendentes, ainda há o risco de transmissão genética da doença.[134] Hemorragia gastrointestinal é a principal complicação materna. O surgimento de hipertensão arterial e fenômenos tromboembólicos relaciona-se a outros riscos. A RCF pode ocorrer e parece estar associada a alterações necróticas e calcificações placentárias.[87] Complicações relacionadas ao parto não são observadas.[66]

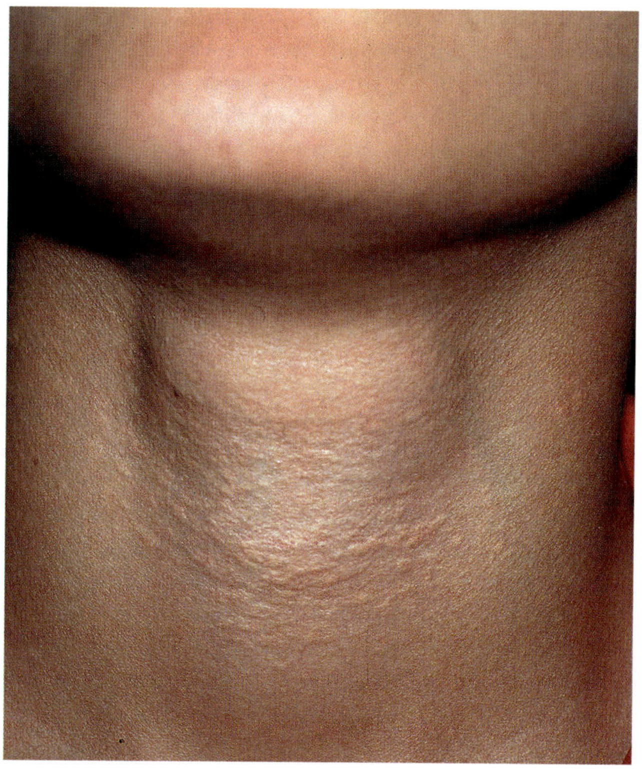

FIGURA 9. *Pseudoxanthoma elasticum*. Notam-se pápulas e placas amarelo-claras em região cervical. (Figura gentilmente cedida pelo Prof. Evandro A. Rivitti.)

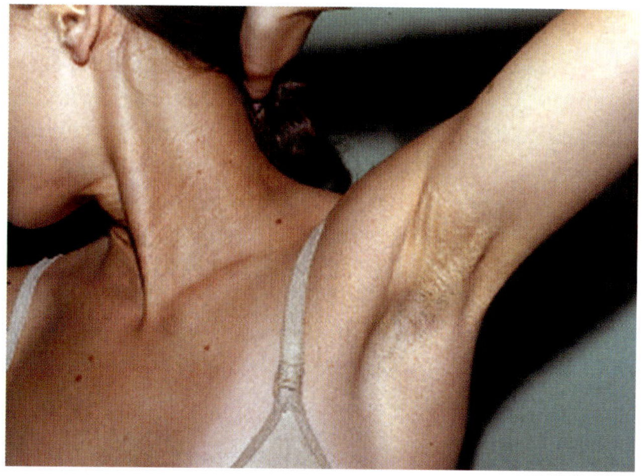

FIGURA 10. *Pseudoxanthoma elasticum*. Notam-se as lesões típicas na região axilar. (Figura gentilmente cedida pelo Prof. Evandro A. Rivitti.)

### Anetoderma

A manifestação clínica do anetoderma, que é uma alteração na elasticidade da derme, caracteriza-se por múltiplas lesões ovais bem definidas, especialmente em tronco e membros. Embora a fisiopatologia não seja bem conhecida, um papel importante parece ser desempenhado por algumas doenças autoimunes, como lúpus, doença de Graves, doença de Addison, anemias hemolíticas e a síndrome antifosfolípide.[47,119,128]

A associação entre anetoderma e gestação é objeto de poucas discussões, considerando-se que não há relatos de piora na gravidez. Entretanto, associação com doenças autoimunes eleva o risco de complicações.[4] Embora seja rara, essa doença pode ser familiar, limitada à pele ou acompanhada de alterações sistêmicas, como atrofia óptica, displasias ósseas e braquidactilia. O acometimento cutâneo caracteriza-se como benigno.[94]

### Síndrome de Ehlers-Danlos

Sofrendo modificação do colágeno e alterações na pele, o tecido conjuntivo é acometido pela síndrome de Ehlers-Danlos, uma doença hereditária. Hipermobilidade articular, hiperelasticidade da pele, fragilidade tissular, suscetibilidade a contusões e dificuldade na cicatrização de feridas são características típicas identificadas nos portadores dessa síndrome. O tipo da doença influencia diretamente as manifestações clínicas e uma série de complicações maternas e fetais está relacionada à gestação, sendo que durante sua evolução descreve-se o agravamento das lesões cutâneas.[47,55]

## OUTRAS AFECÇÕES DERMATOLÓGICAS

A gestação pode ou não intervir no desenvolvimento de muitas mudanças cutâneas preexistentes ou decorrentes de doenças sistêmicas.

### Acne vulgar

A acne, doença inflamatória da unidade pilossebácea, pode se agravar ou não durante a gestação e manifesta-se principalmente na face e no tronco, regiões em que há maior quantidade de glândulas sebáceas. Afeta cerca de 80% dos adultos jovens no mundo, sendo mais comum em mulheres. As lesões comedonianas podem evoluir para pápulas e pústulas, e, nos casos mais intensos, até nódulos e pseudocistos.

Nos casos de acne leve a moderada, o tratamento de escolha é com medicações tópicas, principalmente os antibióticos, sendo a eritromicina e a clindamicina (ambas categoria B pela FDA) as mais utilizadas. O tratamento sistêmico é limitado durante a gestação, mas em casos mais graves antibióticos orais podem ser prescritos por um período de 1 a 2 meses, usualmente combinados com agentes tópicos. O estearato de eritomicina (categoria B) é o antibiótico de escolha durante a gestação após o primeiro trimestre na dose de 500 mg duas vezes ao dia. A forma estolato deve ser evitada porque está associada ao desenvolvimento de hepatite colestática em 10 a 15% dos casos. Tanto a azitromicina quanto a claritromicina são outras opções de antibioticoterapia, e cefalexina e amoxicilina também podem ser utilizadas, mas com menor resposta.[11]

Nos casos mais graves, usualmente com apresentação de nódulos e pseudocistos ou acne *conglobata*, pode ser necessária a administração de glicocorticoides orais em baixas doses na tentativa de melhorar o quadro clínico e prevenir cicatrizes. Prednisona ou prednisolona na dose de 5 a 20 mg/dia, por 2 semanas, são as mais utilizadas (Tabela 4).[11,62]

O ácido azelaico na concentração de 15 a 20% é indicado principalmente nos casos com hipercromia, já que essa droga possui efeito despigmentante da pele. O peróxido de benzoíla a 2,5 a 10% (categoria C) pode ser uma alternativa para o tratamento tópico, preferencialmente em concentrações mais baixas, pois seu uso diminui o risco de resistência bacteriana em combinação com a antibioticoterapia.

Retinoicos tópicos, como tretinoína, adapaleno (ambos categoria C) e tazaroteno (categoria X), apesar da baixa absorção sistêmica, devem ser evitados na gravidez pelo risco de teratogenicidade. O ácido salicílico tópico (categoria C), embora não tenha mostrado toxicidade sistêmica, não é indicado de rotina, mas pode ser utilizado em áreas pequenas e por curtos períodos.

**TABELA 4. Tratamento para acne na gestação**

| Classificação | Tratamento |
|---|---|
| | **Não inflamatória** |
| Grau 1 (leve)<br>Comedoniana | Ácido azelaico a 15 a 20%, à noite |
| | **Inflamatória** |
| Grau 2 (leve a moderada)<br>Papulopustulosa | Ácido azelaico à noite<br>+<br>eritromicina ou clindamicina tópicas com ou sem peróxido de benzoíla a 2,5 a 10% |
| Grau 3 (moderada a grave)<br>Nódulo-cística | Estearato de eritromicina oral 500 mg, 2x/dia<br>+<br>peróxido de benzoíla com ou sem ácido azelaico à noite |
| Grau 4 (fulminante)<br>Conglobata | Estearato de eritromicina oral 500 mg, 2x/dia<br>+<br>peróxido de benzoíla<br>+<br>ácido azelaico<br>+<br>prednisona oral 5 a 20 mg/dia por 15 dias |

Tabela adaptada de Chien et al.[11]

O tratamento sistêmico com a isotretinoína está proscrito na gravidez. Caso a mulher esteja utilizando o produto antes da gestação, deverá aguardar até 4 semanas após o término do seu uso para engravidar. Essa droga tem potencial teratogênico e está associada a várias malformações fetais, dentre elas as malformações cardíacas e do sistema nervoso central. É classificada como categoria X pela FDA.

As tetraciclinas (categoria D) são drogas hepatotóxicas e associadas a deformidades ósseas e manchas dentárias, portanto não são uma opção para a antibioticoterapia oral durante a gravidez ou a amamentação. A terapêutica tópica com retinoides, como a tretinoína e o adapaleno, também deve ser evitada durante a gestação porque há relatos de teratogenicidade, apesar de esses estudos serem descritos com doses sistêmicas e muito superiores àquela utilizada com o uso tópico. Já o ácido salicílico tópico (categoria C), apesar da baixa absorção sistêmica, não é indicado de rotina, mas pode ser utilizado em áreas pequenas e por curtos períodos.

Em casos raros, pode ocorrer a acne neonatal, processo decorrente da passagem androgênica placentária.

## Hidradenite supurativa

É uma afecção inflamatória crônica da pele, de caráter recidivante, que afeta glândulas apócrinas e folículos pilosos,[35] principalmente nas regiões intertriginosas, como axilas (Figura 11) e região inguinal (Figura 12). É mais comum em mulheres do que em homens, principalmente na idade fértil, com uma incidência de 12,1:100.000 mulheres nos EUA.[150] Caracteriza-se pela formação de abscessos recorrentes, que se estendem pelo subcutâneo com edema e destruição de anexos e cicatrizes subsequentes. A patogênese inclui três processos principais: hiperqueratose e dilatação folicular, ruptura folicular com resposta inflamatória e inflamação crônica com distorção arquitetural.[35] Sua evolução na gestação é incerta; no entanto, estudos recentes não têm mostrado alterações na maioria das mulheres (72%), tendo encontrado piora em 8% dos casos e melhora em 20% deles.[38,95,145,150]

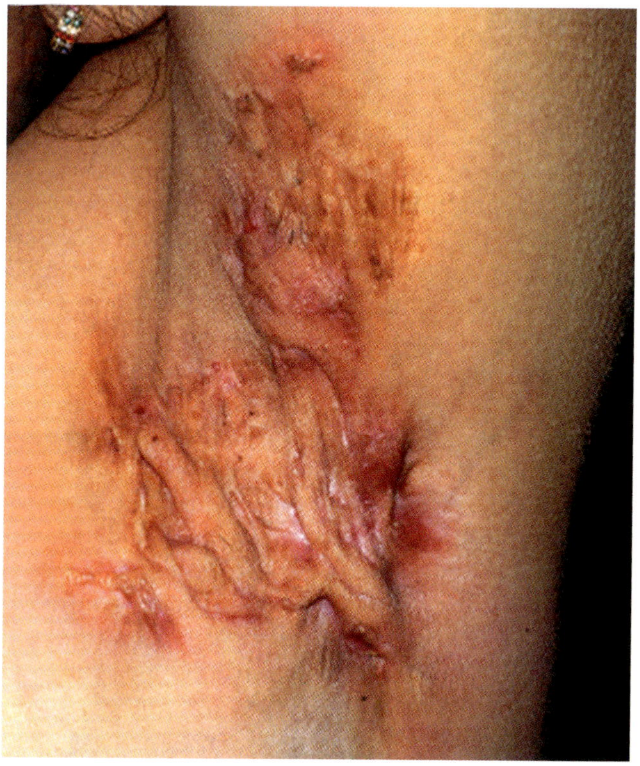

**FIGURA 11.** Hidradenite supurativa em região axilar. (Figura gentilmente cedida pelo Prof. Evandro A. Rivitti.)

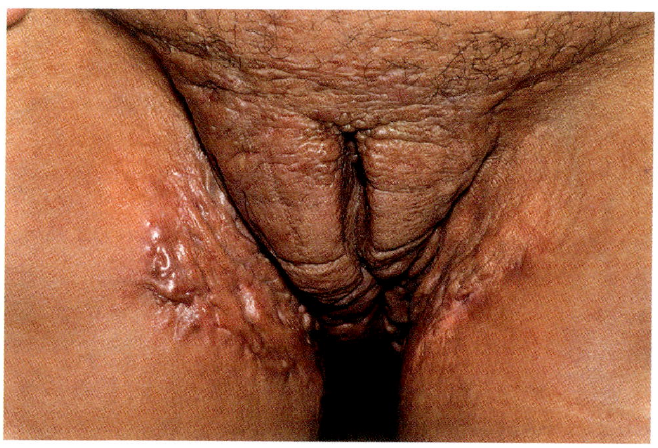

**FIGURA 12.** Hidradenite supurativa em região inguinal. (Figura gentilmente cedida pelo Prof. Evandro A. Rivitti.)

A hidradenite supurativa parece ser benigna, não tendo impacto nos desfechos materno e fetal, porém pode gerar muito incômodo e deve ser tratada adequadamente caso haja exacerbação da doença.

Ainda não existem diretrizes de tratamento da hidradenite supurativa na gestação, então as recomendações são baseadas nas indicações para a população geral, considerando-se a segurança das medicações nesse período. Para casos leves, podem ser utilizados antibióticos tópicos como clindamicina, metronidazol ou eritromicina (todos categoria B), duas vezes ao dia, até melhora das lesões. Já nos casos moderados a graves, a terapia combinada de clindamicina 600 mg/dia (categoria B) e rifampicina 600 mg/dia (categoria C) por 10 semanas é considerada o tratamento de primeira linha e pode ser utilizada na gestação. Como alternativa, pode ser indicado o uso de dapsona por 12 semanas com dose inicial de 50 mg/dia e aumento conforme a resposta clínica. Tetraciclina também é considerada tratamento de primeira linha, porém é contraindicada na gravidez.[35,40]

Adalimumabe e infliximabe, considerados primeira e segunda linha, respectivamente, são imunobiológicos indicados para casos moderados a graves. Apesar de não ter sua segurança comprovada na gravidez, não estão associados a malformação fetal ou desfechos neonatais desfavoráveis, podendo assim, ser utilizados como alternativa caso necessário. Recomenda-se, no entanto, evitar seu uso no terceiro trimestre, uma vez que ocorre passagem pela barreira placentária.[35,40]

Glicocorticoides, colchicina, ciclosporina e metotrexato não têm benefício totalmente comprovado no tratamento da hidradenite e não são considerados seguros na gravidez, devendo ser evitados. Tratamentos hormonais e retinoides são contraindicados na gravidez. Procedimentos cirúrgicos também devem ser evitados, principalmente no primeiro trimestre.[40]

Além do tratamento medicamentoso, são indicadas mudanças no estilo de vida, como cessação de tabagismo e perda de peso, uma vez que a literatura já comprovou diversas vezes a associação de obesidade e tabagismo com a hidradenite supurativa.[35,40]

## Psoríase

Psoríase é uma doença crônica e autoimune caracterizada pelo surgimento de placas eritematosas e descamativas, principalmente em áreas extensoras e no couro cabeludo. A inflamação pode não se limitar à pele, favorecendo um estado pró-inflamatório sistêmico, que se associa com múltiplas comorbidades como sobrepeso, hipertensão, dislipidemia e diabetes, por sua vez associados ao aumento do risco cardiovascular. Além disso, pacientes com psoríase parecem ter impacto psicológico que se associa a maior risco de depressão e suicídio em comparação com a população geral. Sua incidência é de 1,31% no Brasil, sendo comum na idade reprodutiva.[16]

Na gravidez, parece haver uma melhora do quadro na maioria das mulheres, apesar de casos de piora já terem sido descritos, principalmente envolvendo psoríase pustulosa generalizada. Ainda há controvérsias sobre se a psoríase pustulosa da gravidez é uma dermatose específica da gravidez ou uma variante da psoríase pustulosa generalizada. Os casos moderados a graves parecem estar associados a maior risco de complicações na gravidez, como parto prematuro e baixo peso fetal. Acredita-se que esses achados estejam associados ao aumento de citocinas pró-inflamatórias circulantes, porém não se sabe ao certo se em virtude da psoríase em si ou das comorbidades associadas a ela.[16]

O tratamento deve ser indicado de acordo com a gravidade do caso, sendo os imunobiológicos os mais utilizados na gravidez. Cetolizumabe pergol é a droga de primeira linha, seguida por adalimumabe e etanercepte como opção; contudo seu uso deve ser evitado no terceiro trimestre. Outros imunobiológicos, como infliximabe, podem ser utilizados, mas os dados de segurança na gestação são mais limitados. Ciclosporina deve ser evitada, podendo ser utilizadas apenas em casos selecionados. Metotrexato e retinoides são contraindicados por seu alto risco teratogênico.[136]

## Eritema polimorfo

Com centro deprimido e caracterizada pelo aparecimento de lesões eritematopapulosas, urticariformes, vesicobolhosas ou purpúricas, isoladas ou confluentes, o eritema polimorfo ou multiforme é uma doença aguda autolimitada. Acomete o dorso das mãos e dos pés, antebraços, pernas, face e pescoço. As lesões são acompanhadas de ardor ou prurido e, eventualmente, febre e artralgia.[38]

Com formação de imunocomplexos, a fisiopatologia se relaciona à resposta de hipersensibilidade após uso de drogas; infecções bacterianas, virais, fúngicas e por protozoários; e relacionada a tumores malignos. Apresentando recidivas em gestações subsequentes, o eritema surge excepcionalmente na gestação, no terceiro trimestre, involuindo após o parto. Durante a gestação, raramente se observam as formas graves da doença (síndromes de Stevens-Johnson e Lyell).[25]

Para afastar outras causas de eritema polimorfo, como a hanseníase, o exame histopatológico é fundamental. A remoção da causa é indicada para o tratamento. Para os casos leves, utilizam-se corticosteroides tópicos e anti-histamínicos; para as formas bolhosas, soluções secativas e antissépticas são aplicadas; e, por fim, para as formas graves, devem-se usar analgésicos e antibióticos, quando necessários, e corticoterapia sistêmica (prednisona, 40 a 120 mg/dia).[147]

## Pênfigos

O surgimento de bolhas na pele e, por vezes, nas mucosas, acontece por conta dos pênfigos, que são dermatoses. A localização de bolhas na epiderme, camada mais superficial da pele, é uma característica típica da doença. São decorrentes do fenômeno de acantólise, em que se verifica a presença de anticorpos nos espaços intercelulares da camada malpighiana. A interação de autoanticorpos com proteínas desmossomiais está envolvida nesse mecanismo. A perda de adesão celular é resultado disso, provocando o afastamento das células umas das outras, o que leva ao aparecimento de fendas ou bolhas no interior do epitélio, sendo que um líquido ou material sanguinolento as preenchem. Os pênfigos vulgar e foliáceo são os principais tipos. Camadas profundas com acantólise suprabasal e camadas superficiais com acantólise subcorneal podem ser acometidas pelos pênfigos. Essas camadas, tanto as profundas quantos as superficiais, são acometidas, respectivamente, pelo pênfigo vulgar e vegetante e pelo pênfigo foliáceo e eritematoso seborreico. No Brasil, mais exatamente na região Centro-Oeste e nos Estados de Minas Gerais, Paraná e São Paulo, o pênfigo foliáceo apresenta uma variedade denominada "fogo selvagem".

Durante a gestação, o pênfigo vulgar pode piorar, com o aparecimento de erosões, e precede o aparecimento de lesões na pele. A mucosa oral é frequentemente acometida e pode ser a única área afetada. Por existirem relatos de maiores morbidade e mortalidade fetal, tem relevância, embora seja rara.[83,106,111]

No curso da gestação, quando as dermatoses bolhosas são identificadas, por mais que sejam raras, observa-se piora do quadro dermatológico. O prognóstico é favorável para o binômio materno-fetal com a corticoterapia.

## Lúpus eritematoso sistêmico

Caracterizado pelo acometimento de diversos órgãos e sistemas, o lúpus eritematoso sistêmico (LES) é uma doença autoimune. Em mulheres jovens, a doença aparece com maior frequência, enquanto homens são pouco afetados. A fotossensibilidade é uma característica importante nesses casos. A luz solar pode provocar o surgimento ou a piora das lesões cutâneas, especialmente as que se localizam nas áreas sob exposição solar.

Diferentes espectros da doença são encontrados. É conhecida como lúpus cutâneo discoide, com lesões planas, de cor avermelhada, rósea ou violácea quando apenas a pele é afetada. Descamação, pequenos vasos sanguíneos expandidos na superfície e bordas mais escuras são possíveis características das lesões. Culmina em cicatrizes com perda da cor da pele e dos pelos. É possível que as lesões gerem atrofia cutânea.

A gravidez pode provocar algum grau de ativação lúpica em até 60% das pacientes com diagnóstico prévio à gestação. Em pacientes não gestantes, considerando este mesmo período, a frequência de alguma ativação é de 40%.

O diagnóstico e o tratamento do LES na gravidez são abordados no Capítulo 46, "Doenças do tecido conjuntivo", da Seção 6, "Intercorrências clínico-cirúrgicas".

## Eritema nodoso

Frequentemente, durante a gestação, ocorre o eritema nodoso, que é associado a doenças benignas ou malignas, infecções e uso de drogas. Um processo inflamatório dos lóbulos de gordura subcutânea, resultando em reação de hipersensibilidade aos estímulos antigênicos, leva a sua manifestação. Nas panturilhas, apresenta-se por quadro de febre e dores articulares, enquanto nas faces extensoras dos membros inferiores há o aparecimento de nódulos eritematosos, dolorosos e endurecidos distribuídos simetricamente. Em 2 a 6 semanas, as lesões regridem, possibilitando a permanência de mácula residual ou atrofia de pele.[108]

O quadro clínico e os achados histopatológicos fundamentam o diagnóstico. Eritema da hanseníase, vasculite nodular, tromboflebite superficial, periarterite nodosa e goma sifilítica são os principais diagnósticos diferenciais. Depois de afastada a hipótese de causa infecciosa, o tratamento consiste em repouso e corticoterapia sistêmica.[44]

## Neurofibromatose

Também denominada doença de von Recklinghausen, a neurofibromatose do tipo 1 é uma doença autossômica dominante que ocorre em cerca de 1:3.000 nascimentos. O aparecimento de variadas manchas acastanhadas ou escuras (manchas "café com leite"), além de tumores cutâneos, nodulares, flácidos, depressíveis, com anel herniário da base em forma de domo ou pedunculado, caracterizam-se como as manifestações cutâneas da doença. Essa doença também pode ser acompanhada por alterações endócrinas, mentais, neurológicas e ósseas.[130]

Com o aumento do número e do tamanho das lesões, a moléstia pode se agravar durante a gestação. A invasão da parede vascular, provocando hemotórax espontâneo e rotura de artéria renal, é causada pelos neurofibromas. É comum ocorrer hipertensão arterial na gestante com neurofibromatose. Recomenda-se acompanhamento pré-natal cuidadoso com vigilância materna e fetal por conta do maior risco de complicações perinatais na neurofibromatose.[80,127]

No puerpério, a influência dos contraceptivos hormonais no crescimento dos neurofibromas é controversa. Estudos recentes têm demonstrado segurança no uso de métodos combinados orais ou progestágeno oral isolado, devendo-se evitar métodos de depósito como os injetáveis trimestrais. Lammert et al.[104] avaliaram 59 mulheres com neurofibromatose tipo 1 que fizeram uso de contraceptivos hormonais, e 53 das 58 mulheres que receberam métodos orais combinados ou com progesterona isolada não apresentaram modificação no tamanho dos neurofibromas ou notaram discreto aumento. Já aquelas que fizeram uso de progestágenos injetáveis de depósito tiveram crescimento significativo dos tumores.[104]

## Sarcoidose

A pele e outros órgãos, como pulmões, linfonodos, olhos, baço, fígado e ossos, são acometidos por essa doença crônica granulomatosa de etiologia desconhecida. Casos são relatados frequentemente nos EUA, embora seja rara no Brasil, especialmente em negros. A doença pode se exacerbar ou pode haver melhora do quadro clínico durante a gestação. Também durante a gravidez a corticoterapia sistêmica, a cloroquina ou o alopurinol são opções entre os agentes utilizados no tratamento da sarcoidose.[5]

## Melanoma

Geralmente originário de um nevo, o melanoma é o mais maligno de todos entre os tumores cutâneos. Encontram-se na faixa etária reprodutiva cerca de 30 a 35% das portadoras de melanoma. Indivíduos de ambos os gêneros são acometidos por essa doença, embora uma evolução mais favorável pareça ser apresentada por mulheres. Quando o melanoma aparece em pacientes negras, os níveis elevados de hormônio estimulador de melanócitos não parecem ter sido predispostos – ao contrário, a incidência é menor. O quadro clínico é de uma ou várias lesões cutâneas pigmentadas com mudanças em seus contornos, superfície e coloração associadas ou não a prurido, sangramento ou úlcera. Diante de qualquer lesão como a descrita, a biópsia se faz necessária.

Atualmente, acredita-se que o prognóstico do melanoma não se altera com a gestação, embora isso ainda seja controverso na literatura. Quando o melanoma for detectado durante a gravidez, o tratamento deve ser realizado o mais rápido possível, como ocorre na não grávida. O abortamento terapêutico não parece ser efetivo na melhora do prognóstico materno. O tratamento usualmente é a excisão cirúrgica da lesão associada ou não ao esvaziamento linfático local, a depender da classificação da doença.[53]

No feto e na placenta, podem ocorrer lesões metastáticas, embora sejam raras. No fígado, no pulmão, na perna e na região mastóidea, metástases fetais são relatadas e podem ser generalizadas. O feto e a placenta devem ser investigados detalhadamente em gestantes com diagnóstico de melanoma.[1,3,90]

## Molusco contagioso

As pápulas semiesféricas, levemente eritematosas, sésseis, com o centro umbilicado, são manifestações clínicas típicas do molusco contagioso, que é uma afecção causada por um pox-vírus. Na gestação, é geralmente assintomática, aparecendo em pequeno número no abdome e na região genital. O tratamento recomendado envolve sua retirada por curetagem seguida de aplicação local de tintura de iodo.

## Hanseníase

Popularmente chamada de lepra, a hanseníase ou mal de Hansen é uma doença infecciosa crônica cujo agente etiológico é o *Mycobacterium leprae*. É encontrada somente em seres humanos e manifesta condições clínicas, neurológicas e dermatológicas específicas. Ocorre contaminação de um indivíduo para outro, por via respiratória, com a bactéria entrando no organismo a partir da mucosa do nariz. É possível também o contato direto com a pele por meio de feridas de doentes. Apesar disso, é necessário contato íntimo e prolongado para ocorrer contágio – por exemplo, no caso da convivência de familiares na mesma residência. Por isso, é importante examinar os familiares de doentes com hanseníase.[31]

Manchas hipocrômicas, discretamente avermelhadas, com alteração de sensibilidade à temperatura e, eventualmente, diminuição da sudorese sobre a mancha, são as manifestações, na maioria dos casos, da forma indeterminada, que é a forma inicial da doença. Assim, a hanseníase pode permanecer estável ou evoluir para hanseníase tuberculoide ou lepromatosa a partir do estado inicial, dependendo da predisposição particular de cada paciente.[67]

Na gestação, inicialmente, podem aparecer os sinais e sintomas da hanseníase. Mesmo sob tratamento adequado, a mulher pode apresentar exacerbação da doença. A gestação propicia o aparecimento de estados reacionais, principalmente no primeiro e no terceiro trimestres, e no pós-parto, podendo persistir por meses.[31] Os estados reacionais relacionam-se com supressão da imunidade celular na gestação e maior proliferação do bacilo.

Insuficiência placentária e RCF estão entre as complicações fetais observadas. Em cerca de 5% dos casos, pode ocorrer a transmissão vertical. Quando a mãe não está sob tratamento, os recém-nascidos têm risco de contrair a doença, especialmente nas formas intermediária e lepromatosa.[34]

O tratamento recomendado durante a gestação é a utilização da rifampicina; no entanto, a dapsona pode ser mantida. Caso não seja suficiente para controlar a doença, outras medicações podem ser utilizadas, com exceção da talidomida, que é comprovadamente teratogênica. Nesses casos, pode-se usar corticoterapia sistêmica. A clofazimina pode ser utilizada na gestação na prevenção dos estados reacionais, apesar de já terem sido descritas mortes neonatais com o uso dessa droga.[34]

## Escabiose

A infestação pela escabiose (*Sarcoptes scabiei*) é frequente durante a gestação. Geralmente, cursa com prurido intenso com piora no período noturno. O tratamento de escolha é com a permetrina a 5% (categoria B pela FDA), pois essa medicação tem baixa absorção sistêmica e alta efetividade. Recomenda-se repetir o uso da medicação 1 semana após o tratamento para a erradicação total dos ovos. A segunda linha de tratamento é com o benzoato de benzila a 25%. Anti-histamínicos e corticosteroides podem ser necessários para o controle da reação inflamatória e dos sintomas.[53]

### PONTOS-CHAVE

- As alterações fisiológicas da pele que ocorrem durante a gravidez resultam principalmente das modificações hormonais do organismo materno.
- O penfigoide gestacional é uma dermatose específica da gravidez, de natureza autoimune, que apresenta exacerbação da doença na época do parto.
- A psoríase pustulosa da gravidez é rara afecção pustulosa associada a maiores morbidade e mortalidade perinatais.
- A erupção polimórfica da gravidez é a dermatose pruriginosa mais comumente diagnosticada durante a gestação.
- A erupção atópica da gravidez inclui eczema, prurigo da gravidez e foliculite pruriginosa da gravidez e ocorre em mulheres com predisposição à atopia.
- A colestase intra-hepática da gravidez é uma das causas mais frequentes de prurido na gravidez não associado a lesões cutâneas primárias.

## REFERÊNCIAS BIBLIOGRÁFICAS

### Artigos de revisão


1. Alexander A, Samlowski WE, Grossman D et al. Metastatic melanoma in pregnancy: risk of transplacental metastases in the infant. J Clin Oncol 2003; 21(11): 2179-86.
2. Al-Fouzan AW, Galadari I, Oumeish I, Oumeish OY. Herpes gestationis (Pemphigoid gestationis). Clin Dermatol 2006; 24(2): 109-12.
3. Altman JF, Lowe L, Redman B et al. Placental metastasis of maternal melanoma. J Am Acad Dermatol 2003; 49(6): 1150-4.
4. Asherson RA, Frances C, Iaccarino L et al. The antiphospholipid antibody syndrome: diagnosis, skin manifestations and current therapy. Clin Exp Rheumatol 2006; 24(1 Suppl 40): S46-51.
5. Badgwell C, Rosen T. Cutaneous sarcoidosis therapy updated. J Am Acad Dermatol 2007; 56(1): 69-83.
6. Barankin B, Silver SG, Carruthers A. The skin in pregnancy. J Cutan Med Surg 2002; 6(3): 236-40.
7. Bechtel MA, Plotner A. Dermatoses of pregnancy. Clin Obstet Gynecol 2015; 58(1): 104-11.
8. Bieber AK, Martires KJ, Stein JA, et al. Pigmentation and pregnancy: knowing what is normal. Obstet Gynecol 2017; 129(1): 168-73.
9. Borden EC. Melanoma and pregnancy. Semin Oncol 2000; 27(6): 654-6.
10. Brzoza Z, Kasperska-Zajac A, Oles E, Rogala B. Pruritic urticarial papules and plaques of pregnancy. J Midwifery Womens Health 2007; 52(1): 44-8.
11. Chien AL, Qi J, Rainer B, Sachs DL, Helfrich YR. Treatment of acne in pregnancy. J Am Board Fam Med 2016; 29: 254-62.
12. Dahdah MJ, Kibbi AG. Less well-defined dermatoses of pregnancy. Clin Dermatol 2006; 24(2): 118-21.
13. Driscoll MS, Grant-Kels JM. Hormones, nevi, and melanoma: an approach to the patient. J Am Acad Dermatol 2007; 57(6): 919-31.
14. Elsaie ML, Baumann LS, Elsaaiee LT. Striae distensae (stretch marks) and different modalities of therapy: an update. Dermatol Surg 2009; 35(4): 563-73.
15. Engineer L, Bhol K, Ahmed AR. Pemphigoid gestationis: a review. Am J Obstet Gynecol 2000; 183(2): 483-91.
16. Ferrer-Alcala MA, Sánchez-Díaz M, Arias-Santiago S, Molina-Leyva A. Impact of psoriasis and hidradenitis suppurativa in pregnancy, a systematic review. J Clin Med 2021; 10: 5894.
17. Gani F, Braida A, Lombardi C, Del Giudice A, Senna GE, Passalacqua G. Rhinitis in pregnancy. Allerg Immunol 2003; 35(8): 306-13.
18. Geenes V, Williamson C. Intrahepatic cholestasis of pregnancy. World J Gastroenterol 2009; 15(17): 2049-66.
19. Grimes PE. Melasma. Etiologic and therapeutic considerations. Arch Dermatol 1995; 131(12): 1453-7.
20. Gupta AK, Gover MD, Nouri K, Taylor S. The treatment of melasma: a review of clinical trials. J Am Acad Dermatol 2006; 55(6): 1048-65.
21. Holmes RC, Black MM. The specific dermatoses of pregnancy: a reappraisal with special emphasis on a proposed simplified clinical classification. Clin Exp Dermatol 1982; 7(1): 65-73.
22. Jenkins RE, Hern S, Black MM. Clinical features and management of 87 patients with pemphigoid gestationis. Clin Exp Dermatol 1999; 24(4): 255-9.
23. Kaaja RJ, Greer IA. Manifestations of chronic disease during pregnancy. Jama 2005; 294(21): 2751-7.
24. Kelly SE, Black MM. Pemphigoid gestationis: placental interactions. Semin Dermatol 1989; 8(1): 12-7.
25. Kroumpouzos G, Cohen LM. Dermatoses of pregnancy. J Am Acad Dermatol 2001; 45(1): 1-19.
26. Laine MA. Effect of pregnancy on periodontal and dental health. Acta Odontol Scand 2002; 60(5): 257-64.
27. Lambrecht RW, Thapar M, Bonkovsky HL. Genetic aspects of porphyria cutanea tarda. Semin Liver Dis 2007; 27(1): 99-108.
28. Lehrhoff S, Pomeranz MK. Specific dermatoses of pregnancy and their treatment. Dermatol Ther 2013; 26(4): 274-84.
29. Loret de Mola JR, Muise KL, Duchon MA. Porphyria cutanea tarda and pregnancy. Obstet Gynecol Surv 1996; 51(8): 493-7.
30. Lotem M, Katzenelson V, Rotem A, Hod M, Sandbank M. Impetigo herpetiformis: a variant of pustular psoriasis or a separate entity? J Am Acad Dermatol 1989; 20(2 Pt 2): 338-41.
31. Lyde CB. Pregnancy in patients with Hansen disease. Arch Dermatol 1997; 133(5): 623-7.
32. Matz H, Orion E, Wolf R. Pruritic urticarial papules and plaques of pregnancy: polymorphic eruption of pregnancy. Clin Dermatol 2006; 24(2): 105-8.
33. Morrison LH, Anhalt GJ. Herpes gestationis. J Autoimmun 1991; 4(1): 37-45.
34. Moschella SL. An update on the diagnosis and treatment of leprosy. J Am Acad Dermatol 2004; 51(3): 417-26.
35. Narla S, Lyons AB and Hamzavi IH. The most recent advances in understanding and managing hidradenitis suppurativa. F1000Research 2020; 9: 1049.
36. Nussbaum R, Benedetto AV. Cosmetic aspects of pregnancy. Clin Dermatol 2006; 24(2): 133-41.
37. Oumeish OY, Al-Fouzan AW. Miscellaneous diseases affected by pregnancy. Clin Dermatol 2006; 24(2): 113-7.
38. Oumeish OY, Parish JL. Impetigo herpetiformis. Clin Dermatol 2006; 24(2): 101-4.
39. Perez-Maldonado A, Kurban AK. Metabolic diseases and pregnancy. Clin Dermatol 2006; 24(2): 88-90.
40. Perng P, Zampella JG, Okoye GA. Management of hidradenitis suppurativa in pregnancy. J Am Acad Dermatol 2017; 76(5): 979-89.
41. Petropoulou H, Georgala S, Katsambas AD. Polymorphic eruption of pregnancy. Int J Dermatol 2006; 45(6): 642-8.
42. Pierard GE, Pierard-Franchimont C, de la Brassinne M. Impetigo herpetiformis and pustular psoriasis during pregnancy. Am J Dermatopathol 1983; 5(3): 215-20.
43. Prignano F, Ortonne JP, Buggiani G, Lotti T. Therapeutical approaches in melasma. Dermatol Clin 2007; 25(3): 337-42.
44. Requena L, Requena C. Erythema nodosum. Dermatol Online J 2002; 8(1): 4.
45. Riely CA, Bacq Y. Intrahepatic cholestasis of pregnancy. Clin Liver Dis 2004; 8(1): 167-76.
46. Salter SA, Kimball AB. Striae gravidarum. Clin Dermatol 2006; 24(2): 97-100.
47. Silva MR, Pereira LCA, Oliveira GB, Carneiro CS. Connective tissue diseases: pseudoxanthoma elasticum, anetoderma, and Ehlers-Danlos syndrome in pregnancy. Clin Dermatol 2006; 24(2): 91-6.
48. Squatrito RC, Harlow SP. Melanoma complicating pregnancy. Obstet Gynecol Clin North Am 1998; 25(2): 407-16.
49. Stephan F, Revuz J. Zinc salts in dermatology. Ann Dermatol Venereol 2004; 131(5): 455-60.
50. Trivedi MK, Vaughn AR, Murase JE. Pustular psoriasis of pregnancy: current perspectives. Int J Women's Health 2018; 10: 109-15.
51. Tunzi M, Gray GR. Common skin conditions during pregnancy. Am Fam Physician 2007; 75(2): 211-8.
52. Tyler KH. Physiological skin changes during pregnancy. Clin Obstet Gynecol 2015; 58(1): 119-24.
53. Vaughan Jones S, Ambros-Rudolph C, Nelson-Piercy C. Skin disease in pregnancy. BMJ 2014; 348: g3489.
54. Vieira FMJ, Martins JEC. Porfiria cutânea tardia. An Bras Dermatol 2006; 81(6): 573-84.
55. Volkov N, Nisenblat V, Ohel G, Gonen R. Ehlers-Danlos syndrome: insights on obstetric aspects. Obstet Gynecol Surv 2007; 62(1): 51-7.
56. Yancey KB. Herpes gestationis. Dermatol Clin 1990; 8(4): 727-35.

## Artigos originais


57. Abut YC, Bay B, Aldemir T. Postpartum impetigo herpetiformis complicated with hypovolaemic shock. Eur J Anaesthesiol 2009; 26(5): 441-3.
58. Aoyama Y, Asai K, Hioki K, Funato M, Kondo N, Kitajima Y. Herpes gestationis in a mother and newborn: immunoclinical perspectives based on a weekly follow-up of the enzyme-linked immunosorbent assay index of a bullous pemphigoid antigen noncollagenous domain. Arch Dermatol 2007; 143(9): 1168-72.
59. Aractingi S, Berkane N, Bertheau P et al. Fetal DNA in skin of polymorphic eruptions of pregnancy. Lancet 1998; 352(9144): 1898-901.
60. Aronson IK, Bond S, Fiedler VC, Vomvouras S, Gruber D, Ruiz C. Pruritic urticarial papules and plaques of pregnancy: clinical and immunopathologic observations in 57 patients. J Am Acad Dermatol 1998; 39(6): 933-9.
61. Ash K, Lord J, Zukowski M, McDaniel DH. Comparison of topical therapy for striae alba (20% glycolic acid/0,05% tretinoin versus 20% glycolic acid/10% L-ascorbic acid). Dermatol Surg 1998; 24(8): 849-56.
62. Awan SZ, Lu J. Management of severe acne during pregnancy: A case report and review of the literature. Int J Women's Dermatology 2017; 3(3): 145-50.
63. Aziz Ibrahim A, Esen UI. Porphyria cutanea tarda in pregnancy: a case report. J Obstet Gynaecol 2004; 24(5): 574-5.
64. Barth JH, Layton AM, Cunliffe WJ. Endocrine factors in pre and postmenopausal women with hidradenitis suppurativa. Br J Dermatol 1996; 134(6): 1057-9.
65. Baykal C, Buyukbabani N, Kavak A, Alper M. Nevoid hyperkeratosis of the nipple and areola: a distinct entity. J Am Acad Dermatol 2002; 46(3): 414-8.
66. Bercovitch L, Leroux T, Terry S, Weinstock MA. Pregnancy and obstetrical outcomes in pseudoxanthoma elasticum. Br J Dermatol 2004; 151(5): 1011-8.
67. Boddinghaus BK, Ludwig RJ, Kaufmann R et al. Leprosy in a pregnant woman. Infection 2007; 35(1): 37-9.
68. Brenton DP, Jackson MJ, Young A. Two pregnancies in a patient with acrodermatitis enteropathica treated with zinc sulphate. Lancet 1981; 2(8245): 500-2.
69. Buccolo LS, Viera AJ. Pruritic urticarial papules and plaques of pregnancy presenting in the postpartum period: a case report. J Reprod Med 2005; 50(1): 61-3.
70. Bukhari IA. Impetigo herpetiformis in a primigravida: successful treatment with etretinate. J Drugs Dermatol 2004; 3(4): 449-51.
71. Bunker CB, Erskine K, Rustin MH, Gilkes JJ. Severe polymorphic eruption of pregnancy occurring in twin pregnancies. Clin Exp Dermatol 1990; 15(3): 228-31.
72. Bygum A, Christiansen L, Petersen NE, Horder M, Thomsen K, Brandrup F. Familial and sporadic porphyria cutanea tarda: clinical, biochemical and genetic features with emphasis on iron status. Acta Derm Venereol 2003; 83(2): 115-20.
73. Callen JP, Hanno R. Pruritic urticarial papules and plaques of pregnancy: a clinicopathologic study. J Am Acad Dermatol 1981; 5(4): 401-5.
74. Castro LA, Lundell RB, Krause PK, Gibson LE. Clinical experience in pemphigoid gestationis: report of 10 cases. J Am Acad Dermatol 2006; 55(5): 823-8.
75. Chaidemenos G, Lefaki I, Tsakiri A, Mourellou O. Impetigo herpetiformis: menstrual exacerbations for 7 years postpartum. J Eur Acad Dermatol Venereol 2005; 19(4): 466-9.
76. Chang AL, Agredano YZ, Kimball AB. Risk factors associated with striae gravidarum. J Am Acad Dermatol 2004; 51(6): 881-5.
77. Chi CC, Wang SH, Charles-Holmes R, Ambros-Rudolph C, Powell J, Jenkins R et al. Pemphigoid gestationis: early onset and blister formation are associated with adverse pregnancy outcomes. Br J Dermatol 2009; 160(6): 1222-8.
78. Cravo M, Vieira R, Tellechea O, Figueiredo A. Recurrent impetigo herpetiformis successfully treated with methotrexate. J Eur Acad Dermatol Venereol 2009; 23(3): 336-7.
79. Dillman RO, Vandermolen LA, Barth NM, Bransford KJ. Malignant melanoma and pregnancy ten questions. West J Med 1996; 164(2): 156-61.
80. Dugoff L, Sujansky E. Neurofibromatosis type 1 and pregnancy. Am J Med Genet 1996; 66(1): 7-10.
81. Elling SV, McKenna P, Powell FC. Pruritic urticarial papules and plaques of pregnancy in twin and triplet pregnancies. J Eur Acad Dermatol Venereol 2000; 14(5): 378-81.
82. Estève E, Saudeau L, Pierre F, Barruet K, Vaillant L, Lorette G. Physiological cutaneous signs in normal pregnancy: a study of 60 pregnant women. Ann Dermatol Venereol 1994; 121(3): 227-31.
83. Fainaru O, Mashiach R, Kupferminc M, Shenhav M, Pauzner D, Lessing JB. Pemphigus vulgaris in pregnancy: a case report and review of literature. Hum Reprod 2000; 15(5): 1195-7.
84. Fouda UM, Fouda RM, Ammar HM, Salem M, Darouti ME. Impetigo herpetiformis during the puerperium triggered by secondary hypoparathyroidism: a case report. Cases J 2009; 2: 9338.
85. Fox GN. Pruritic folliculitis of pregnancy. Am Fam Physician 1989; 39(3): 189-93.
86. García-González E, Castro-Llamas J, Karchmer S et al. Class II major histocompatibility complex typing across the ethnic barrier in pemphigoid gestationis: a study in Mexicans. Int J Dermatol 1999; 38(1): 46-51.
87. Gheduzzi D, Taparelli F, Quaglino Jr. D et al. The placenta in pseudoxanthoma elasticum: clinical, structural and immunochemical study. Placenta 2001; 22(6): 580-90.
88. Glantz A, Marschall HU, Mattsson LA. Intrahepatic cholestasis of pregnancy: relationships between bile acid levels and fetal complication rates. Hepatology 2004; 40(2): 467-74.
89. Goldberg DJ, Sarradet D, Hussain M. 308-nm excimer laser treatment of mature hypopigmented striae. Dermatol Surg 2003; 29(6): 596-8.
90. Gourley C, Monaghan H, Beattie G, Court S, Love C, Gabra H. Intra-uterine death resulting from placental metastases in adenocarcinoma of unknown primary. Clin Oncol 2002; 14(3): 213-6.
91. Hardikar W, Kansal S, Oude Elferink RP, Angus P. Intrahepatic cholestasis of pregnancy: when should you look further? World J Gastroenterol 2009; 15(9): 1126-9.
92. High WA, Hoang MP, Miller MD. Pruritic urticarial papules and plaques of pregnancy with unusual and extensive palmoplantar involvement. Obstet Gynecol 2005; 105(5 Pt 2): 1261-4.
93. Holmes R, Black MM, Williamson DM, Scutt RW. Herpes gestationis and bullous pemphigoid: a disease spectrum. Br J Dermatol 1980; 103(5): 535-41.
94. Ishida Y, Koizumi N, Shinkai H, Miyachi Y, Utani A. Primary anetoderma: a case report and its modified classification. J Dermatol 2005; 32(12): 982-6.
95. Jemec GB, Heidenheim M, Nielsen NH. Hidradenitis suppurativa: characteristics and consequences. Clin Exp Dermatol 1996; 21(6): 419-23.
96. Kang S, Kim KJ, Griffiths CE, Wong TY, Talwar HS, Fisher GJ et al. Topical tretinoin (retinoic acid) improves early stretch marks. Arch Dermatol 1996; 132(5): 519-26.
97. Katz VL, Farmer RM, Dotters D. Focus on primary care: from nevus to neoplasm: myths of melanoma in pregnancy. Obstet Gynecol Surv 2002; 57(2): 112-9.
98. Kelly SE, Cerio R, Bhogal BS, Black MM. The distribution of IgG subclasses in pemphigoid gestationis: PG factor is an IgG1 autoantibody. J Invest Dermatol 1989; 92(5): 695-8.
99. Kent T, Gregor J, Deardorff L, Katz V. Edema of pregnancy: a comparison of water aerobics and static immersion. Obstet Gynecol 1999; 94(5 Pt 1): 726-9.

100. Kirkup ME, Dunnill MG. Polymorphic eruption of pregnancy developing in the puerperium. Clin Exp Dermatol 2002; 27(8): 657-60.
101. Kondrackiene J, Beuers U, Kupcinskas L. Efficacy and safety of ursodeoxycholic acid versus cholestyramine in intrahepatic cholestasis of pregnancy. Gastroenterology 2005; 129(3): 894-901.
102. Kroumpouzos G, Cohen LM. Pruritic folliculitis of pregnancy. J Am Acad Dermatol 2000; 43(1 Pt 1): 132-4.
103. Lakshmi C, Srinivas CR, Paul S, Chitra TV, Kanchanamalai K, Somasundaram LS. Recurrent impetigo herpetiformis with diabetes and hypoalbuminemia successfully treated with cyclosporine, albumin, insulin and metformin. Indian J Dermatol 2010; 55(2): 181-4.
104. Lammert M, Mautner VF, Kluwe L. Do hormonal contraceptives growth of neurofibromas? A survey on 59 NF1 patients. BMC Cancer 2005; 5: 16.
105. Lim KS, Tang MB, Ng PP. Impetigo herpetiformis: a rare dermatosis of pregnancy associated with prenatal complications. Ann Acad Med Singapore 2005; 34(9): 565-8.
106. Lopez-Jornet P, Bermejo-Fenoll A. Gingival lesions as a first symptom of pemphigus vulgaris in pregnancy. Br Dent J 2005; 199(2): 91-2.
107. McDaniel DH, Ash K, Zukowski M. Treatment of stretch marks with the 585-nm flashlamp-pumped pulsed dye laser. Dermatol Surg 1996; 22(4): 332-7.
108. Mert A, Ozaras R, Tabak F, Pekmezci S, Demirkesen C, Ozturk R. Erythema nodosum: an experience of 10 years. Scand J Infect Dis 2004; 36(6-7): 424-7.
109. Michaud RM, Jacobson D, Dahl MV. Papular dermatitis of pregnancy. Arch Dermatol 1982; 118(12): 1003-5.
110. Moynihan GD, Ruppe Jr. JP. Impetigo herpetiformis and hypoparathyroidism. Arch Dermatol 1985; 121(10): 1330-1.
111. Muhammad JK, Lewis MA, Crean SJ. Oral pemphigus vulgaris occurring during pregnancy. J Oral Pathol Med 2002; 31(2): 121-4.
112. Murase JE, Chan KK, Garite TJ, Cooper DM, Weinstein GD. Hormonal effect on psoriasis in pregnancy and post partum. Arch Dermatol 2005; 141(5): 601-6.
113. Nehal KS, Lichtenstein DA, Kamino H, Levine VJ, Ashinoff R. Treatment of mature striae with the pulsed dye laser. J Cutan Laser Ther 1999; 1(1): 41-4.
114. Neldner KH. Pseudoxanthoma elasticum. Int J Dermatol 1988; 27(2): 98-100.
115. Nguyen LQ, Sarmini OR. Papular dermatitis of pregnancy: a case report. J Am Acad Dermatol 1990; 22(4): 690-1.
116. O'Meara AT, Cress R, Xing G, Danielsen B, Smith LH. Malignant melanoma in pregnancy: a population-based evaluation. Cancer 2005; 103(6): 1217-26.
117. Osman H, Rubeiz N, Tamim H, Nassar AH. Risk factors for the development of striae gravidarum. Am J Obstet Gynecol 2007; 196(1): 62, 1-5.
118. Otterson WN. Diethylstilbestrol in management of papular dermatitis of pregnancy. Am J Obstet Gynecol 1972; 113(4): 570-1.
119. Pascual JC, Gimenez E, Sivera F, Martinez A. Atrophic macules and soft papules in a 24-year-old woman: anetoderma associated with antiphospholipid antibodies. Arch Dermatol 2007; 143(1): 109-14.
120. Powell JL, Bailey CL, Coopland AT, Otis CN, Frank JL, Meyer I. Nd:YAG laser excision of a giant gengival pyogenic granuloma of pregnancy. Lasers Surg Med 1994; 14(2): 178-83.
121. Provost TT, Tomasi Jr. TB. Evidence for complement activation via the alternate pathway in skin diseases: herpes gestationis, systemic lupus erythematosus, and bullous pemphigoid. J Clin Invest 1973; 52(7): 1779-87.
122. Pruett KA, Kim R. Papular dermatitis of pregnancy. Obstet Gynecol 1980; 55(3): S38-41.
123. Raychaudhuri SP, Navare T, Gross J, Raychaudhuri SK. Clinical course of psoriasis during pregnancy. Int J Dermatol 2003; 42(7): 518-20.
124. Regnier S, Fermand V, Levy P, Uzan S, Aractingi S. A case-control study of polymorphic eruption of pregnancy. J Am Acad Dermatol 2008; 58(1): 63-7.
125. Rudolph CM, Al-Fares S, Vaughan-Jones SA, Mullegger RR, Kerl H, Black MM. Polymorphic eruption of pregnancy: clinicopathology and potential trigger factors in 181 patients. Br J Dermatol 2006; 154(1): 54-60.
126. Scheman AJ, Hordinsky MD, Groth DW, Vercellotti GM, Leiferman KM. Evidence for eosinophil degranulation in the pathogenesis of herpes gestationis. Arch Dermatol 1989; 125(8): 1079-83.
127. Segal D, Holcberg G, Sapir O, Sheiner E, Mazor M, Katz M. Neurofibromatosis in pregnancy: maternal and perinatal outcome. Eur J Obstet Gynecol Reprod Biol 1999; 84(1): 59-61.
128. Souza EM, Daldon PE, Cintra ML. Anetoderma associated with primary antiphospholipid syndrome. J Am Acad Dermatol 2007; 56(5): 881-2.
129. Spangler AS, Reddy W, Bardawil WA, Roby CC, Emerson K. Papular dermatitis of pregnancy: a new clinical entity? Jama 1962; 181: 577-81.
130. Stefanidis K, Solomou E, Lagona E et al. MRI investigation for neurofibromatosis type 1 lesions during pregnancy: a case report. Clin Exp Obstet Gynecol 2006; 33(4): 246-8.
131. Tarocchi S, Carli P, Caproni M, Fabbri P. Polymorphic eruption of pregnancy. Int J Dermatol 1997; 36(6): 448-50.
132. Tay YK, Kwok C, Tan E. Non-ablative 1450-nm diode laser treatment of striae distensae. Lasers Surg Med 2006; 38(3): 196-9.
133. Valenzano M, Corticelli A, Podesta M, Nicoletti L, Saffioti S, Derchi L. Pseudoxanthoma elasticum and pregnancy: a case report. Clin Exp Obstet Gynecol 2000; 27(3-4): 215-7.
134. Xiromeritis P, Valembois B. Pseudoxanthoma elasticum and pregnancy. Arch Gynecol Obstet 2006; 273(4): 253-4.
135. Zoberman E, Farmer ER. Pruritic folliculitis of pregnancy. Arch Dermatol 1981; 117(1): 20-2.

## Diretriz

136. Lambert JLW, Seager S, Ghislain PD, et al. Practical recommendations for systemic treatment in psoriasis according to age, pregnancy, metabolic syndrome, mental health, psoriasis subtype and treatment history (BETA-PSO: Belgian Evidence-based Treatment Advice in Psoriasis; part 1). JEADV 2020; 34: 1654-65.

## Editoriais/cartas ao editor

137. Alcalay J, David M, Sandbank M. Facial involvement in pruritic urticarial papules and plaques of pregnancy. J Am Acad Dermatol 1986; 15(5 Pt 1): 1048.
138. Ambros-Rudolph CM, Black MM. From prurigo gestationis Besnier to atopic eruption of pregnancy: the confusing nosology of the less well-defined dermatoses of pregnancy has been largely clarified. Clin Dermatol 2006; 24(6): 545-7.
139. Brightman L, Stefanato CM, Bhawan J, Phillips TJ. Third-trimester impetigo herpetiformis treated with cyclosporine. J Am Acad Dermatol 2007; 56(2): S62-4.
140. Carruthers A. Facial involvement in pruritic urticarial papules and plaques of pregnancy. J Am Acad Dermatol 1987; 17(2 Pt 1): 302.
141. Chang SE, Kim HH, Choi JH, Sung KJ, Moon KC, Koh JK. Impetigo herpetiformis followed by generalized pustular psoriasis: more evidence of same disease entity. Int J Dermatol 2003; 42(9): 754-5.
142. Imai N, Watanabe R, Fujiwara H, Ito M, Nakamura A. Successful treatment of impetigo herpetiformis with oral cyclosporine during pregnancy. Arch Dermatol 2002; 138(1): 128-9.
143. Mascaro JM, Herrero C. New reasons for an archaic treatment: phlebotomy in sporadic porphyria cutanea tarda. Arch Dermatol 2003; 139(3): 379-80.
144. Sardy M, Preisz K, Berecz M, Horvath C, Karpati S, Horvath A. Methotrexate treatment of recurrent impetigo herpetiformis with

hypoparathyroidism. J Eur Acad Dermatol Venereol 2006; 20(6): 742-3.

### Livros

145. Cunningham FG, Leveno KJ, Bloom SL. Williams' obstetrics. 24.ed. New York: McGraw-Hill; 2014.
146. Sampaio SAP, Rivitti EA. Dermatologia. São Paulo: Artes Médicas; 2000.
147. Vergnanini AL. Dermatopatias. In: Neme B, editor. Obstetrícia básica. 2.ed. São Paulo: Sarvier; 2006. p. 500-8.

### Revisões sistemáticas/metanálises

148. Brennan M, Young G, Devane D. Topical preparations for preventing stretch marks in pregnancy. Cochrane Database Syst Rev 2012; 11: CD000066.
149. Kroumpouzos G, Cohen LM. Specific dermatoses of pregnancy: an evidence-based systematic review. Am J Obstet Gynecol 2003; 188(4): 1083-92.
150. Seivright JR, Villa NM, Grogan T, et al. Impact of pregnancy on hidradenitis suppurativa disease course: a systematic review and meta-analysis. Dermatology 2022; 238: 260-6.
151. Young GL, Jewel D. Creams for preventing stretchmarks in pregnancy. (Cochranereview). In: The Cochrane Library, Issue 1, 2006. Oxford: Update Software.

# Capítulo 59

# Infecções sexualmente transmissíveis



## INTRODUÇÃO

A prevalência de infecções sexualmente transmissíveis (IST) vem aumentando na última década, provavelmente pelo retorno a comportamentos de alto risco. A epidemia do vírus da imunodeficiência humana (HIV) desencadeou mudanças no comportamento sexual, reduzindo a prevalência de IST durante as décadas de 1980 e 1990.[15] Contudo, com o controle das taxas de infecção pelo HIV, houve uma redução em relação a atitudes preventivas de transmissão de doenças, promovendo uma nova elevação na incidência de infecções sexualmente transmissíveis na população mundial.[15]

No Brasil, estima-se que mais de 10 milhões de novos casos de IST por ano sejam passíveis de cura completa. Outros 10 milhões de casos abrangem doenças não curáveis relacionadas a infecções pelo HIV, papilomavírus humano, herpes-vírus e hepatites B e C. Por serem infecções típicas da idade reprodutiva, são causa frequente de complicações na saúde ginecológica e obstétrica de mulheres jovens.[116]

A correlação entre a infecção pelo HIV e outras IST é atualmente um problema de saúde pública em esferas mundial e nacional. Sabe-se que pessoas vivendo com HIV apresentam maior vulnerabilidade a contaminação por outras IST. Da mesma forma, os adultos portadores de IST têm maior risco de contrair o HIV, sendo que esse risco é ainda maior para casos de úlceras genitais, particularmente em lesões causadas pelo herpes genital. Em pacientes vivendo com HIV e outra IST concomitantemente, a quantidade de partículas virais é muito maior em secreções genitais, contribuindo, assim, para a maior transmissibilidade do HIV.[58]

Em mulheres jovens, as IST podem ser causa de infertilidade por fator tubário e gravidez ectópica. Na gravidez, essas infecções contribuem para o aumento das taxas de abortamento, restrição do crescimento fetal, malformações do concepto, infecções congênitas, infecção materna (puerperal e de sítio cirúrgico) e, principalmente, prematuridade.

A prematuridade, por sua vez, tornou-se a principal causa de mortalidade neonatal em países desenvolvidos, responsável por 75% dos óbitos,[19] e apresenta-se em ascensão em países em desenvolvimento,[21] como o Brasil. Estudos randomizados realizados na África subsaariana, região de alta prevalência de IST, mostram redução significativa nas taxas de rotura prematura de membranas ovulares, baixo peso ao nascer e infecção puerperal, nos grupos tratados empiricamente para tais infecções.[21]

Assim, a prevenção é o ponto mais importante de atuação do médico ginecologista e obstetra, na tentativa de reduzir a ocorrência de novos casos de IST e de diminuir as possíveis complicações obstétricas. A orientação quanto ao uso de preservativo, a oferta de sorologia e pesquisa diagnóstica de IST para as gestantes e seus parceiros e a ênfase na importância da adesão ao tratamento estão entre as medidas mais importantes do pré-natal em relação à prevenção das IST e de suas complicações.[109]

## ALTERAÇÕES FISIOLÓGICAS DO TRATO GENITAL INFERIOR NA GRAVIDEZ

O ciclo gravídico-puerperal é caracterizado por aumento fisiológico do fluxo vaginal, espessamento da mucosa vaginal e aumento da produção de glicogênio celular, estabelecendo-se, portanto, meio rico para a proliferação de lactobacilos que, ao promoverem glicogenólise, acidificam o ambiente vaginal. Essas modificações dificultam a proliferação de bactérias anaeróbias, constituindo efeito protetor à gestante quanto a infecções genitais.[119,127] Essa proteção é particularmente ineficaz nos casos de infecções fúngicas, que são mais frequentes em meio ácido.[119]

Além desse fator, as alterações imunológicas próprias da gestação diminuem a resistência da gestante a infecções por meio de redução do número de linfócitos CD4, diminuição da resposta de transformação linfocitária e queda dos níveis de imunoglobulina G (IgG).[119,127]

A frequência de infecções do trato genital inferior é muito maior que a de infecções intrauterinas durante a gravidez. Além dos fatores microbiológicos locais, papel de destaque é dado ao muco cervical. As glândulas cervicais hipertrofiadas produzem um muco mais espesso, incapaz de cristalizar-se. Esse efeito é atribuído aos elevados níveis circulantes de progesterona presentes no período gestacional. O muco cervical espessado forma uma espécie de barreira física (denominada rolha de Schröeder) que impede a ascensão de microrganismos para as cavidades amniótica e uterina, protegendo a gestante e o concepto de infecções sistêmicas e, portanto, mais graves.[119]

## CERVICITES E URETRITES

Cervicites são processos inflamatórios do epitélio colunar endocervical que podem associar-se com inflamação da ectocérvix e da mucosa vaginal. A principal etiologia de cervicite é infecciosa e, na maioria das vezes, é causada por *Neisseria gonorrhoeae* ou *Chlamydia trachomatis*. As cervicites que ocorrem no ciclo gravídico-puerperal têm importância prognóstica nos resultados obstétricos e perinatais, uma vez que são causa frequente de complicações, especialmente relacionadas à prematuridade. Afecções dessa natureza também podem provocar infecção inflamatória pélvica e, consequentemente, infertilidade em mulheres em idade reprodutiva.[109]

As uretrites, por sua vez, são processos inflamatórios da uretra, com acometimento ou não da bexiga, que se apresentam com fluxo uretral mucopurulento. São mais frequentes em homens, mas podem estar relacionadas a quadros de cervicites em gestantes, apresentando mesma etiologia.[109]

Em razão de a maioria das pacientes não apresentar sintomas típicos, o diagnóstico de cervicite na gestação é difícil de ser realizado. A presença de corrimento vaginal determina, muitas vezes, a necessidade de se realizar diagnóstico diferencial com vulvovaginites.[109] Na gravidez, as cervicites se manifestam, em grande parte, como trabalho de parto prematuro ou rotura prematura de membranas ovulares (RPMO). Por esse motivo, é de suma importância realizar exame físico ginecológico detalhado na primeira consulta de pré-natal e em todas as ocasiões em que a gestante apresentar queixas pertinentes.

## INFECÇÃO POR CLAMÍDIA

A infecção por *Chlamydia trachomatis* está relacionada a uma série de complicações ginecológicas e obstétricas, a saber: doença inflamatória pélvica, gravidez ectópica, infertilidade e dor pélvica crônica em mulheres em idade reprodutiva.[17] Em homens jovens, essa infecção pode provocar orquiepididimite e, em neonatos, conjuntivite (oftalmia neonatal) e pneumonite, por meio de transmissão vertical.[17] Por ser doença de manifestação clínica silenciosa, o diagnóstico muitas vezes só é realizado na vigência de complicações inerentes a essa infecção.[15] Este fato, aliado ao aumento de sua prevalência, onera o tratamento que é voltado não apenas para a infecção, mas também para suas consequências.[15]

### Etiologia

A infecção é causada pela *Chlamydia trachomatis*, microrganismo parasita obrigatório intracelular de células epiteliais, que possui membrana com características semelhantes às membranas de microrganismos Gram-negativos.[17]

### Epidemiologia

Sua prevalência na população geral varia de 3 a 5%, podendo chegar a índices que variam de 10 a 16% em programas de rastreamento universal.[15] Em estudo brasileiro, a prevalência de clamídia em gestantes foi de 9,3%.[109] No HC-FMUSP, a infecção por clamídia esteve presente em 1,32% de todos os casos de infecções cervicovaginais na gestação.[127]

Os fatores de risco relacionados à infecção pela clamídia são idade menor que 25 anos, troca de parceiro ou múltiplos parceiros, ausência do uso de métodos anticoncepcionais de barreira, interrupção voluntária da gestação e antecedente de IST.[71]

## Repercussões perinatais

No período periconcepcional, a infecção por clamídia está relacionada a infertilidade de causa tubária e gestação ectópica. Durante a gravidez, associa-se, principalmente, à rotura prematura de membranas e à prematuridade.[85] No entanto, parece não haver associação da infecção por clamídia com perdas fetais recorrentes.[18,78]

Mais comumente, a contaminação do recém-nascido ocorre por contato com a flora vaginal materna no momento do parto; contudo, existem relatos de infecção neonatal após parto cesáreo,[60] sugerindo que haja transmissão vertical também por ascensão do microrganismo no trato genital. Em estudo chinês realizado em 1998,[52] detectou-se a presença de DNA de clamídia em 5,1% em biópsias de vilosidades coriônicas realizadas no primeiro trimestre de gestações assintomáticas.

A manifestação neonatal mais comum da infecção por clamídia é a conjuntivite – que costuma ser autolimitada, porém pode evoluir com sequelas. Contudo, cerca de 16% dos recém-nascidos expostos à clamídia podem desenvolver quadro pulmonar conhecido como pneumonia afebril do lactente, caracterizado por dispneia, desconforto respiratório, tosse e febre baixa ou ausente. Essa afecção costuma ter curso benigno, porém pode demandar internação, além de poder evoluir com sintomas de longa duração.[6,86]

## Apresentação clínica

O quadro clínico materno geralmente é inespecífico e pode se manifestar com dor em região hipogástrica, disúria, dispareunia e corrimento mucopurulento, que se exterioriza pelo canal cervical. Oitenta por cento das mulheres portadoras serão oligo ou assintomáticas.[15] Na gravidez, a infecção por clamídia se apresenta muitas vezes por meio de quadro clínico compatível com trabalho de parto prematuro. Por esse motivo, recomenda-se a investigação sistemática dessa infecção nos casos de trabalho de parto prematuro. Formas mais raras de acometimento causam síndrome da artrite reativa (tríade composta por artrite, uretrite e conjuntivite, antigamente denominada síndrome de Reiter) ou linfogranuloma venéreo, que é causado por outro sorotipo da bactéria (ver "Úlceras genitais", neste capítulo).[109]

Quadro clínico de proctite ocorre se a infecção for transmitida por intercurso anal e engloba sangramento, descarga e dor retal, podendo ser confundido com doença inflamatória intestinal.[17] A possibilidade de infecção por clamídia deve ser considerada como diagnóstico diferencial de infecção do trato urinário inferior em pacientes com disúria, leucocitúria e urocultura negativa.

## Diagnóstico

Atualmente, o diagnóstico de infecção cervical pela clamídia baseia-se na detecção da bactéria por meio de teste de reação em cadeia da polimerase (PCR) na secreção endocervical e/ou uretral. A coleta pode ser realizada com *swab* endocervical e também em amostra isolada de urina. A cultura para clamídia é pouco utilizada por causa da dificuldade técnica inerente ao método, embora seja um dos testes padrão-ouro para o diagnóstico de infecção por esse microrganismo (Figura 1).[100,109]

O rastreamento de gestantes, no contexto brasileiro atual, só está recomendado em populações de alto risco para infecção genital ou para prematuridade;[14] no entanto, deve-se ressaltar que atualmente existem considerações internacionais quanto à introdução da pesquisa de clamídia na rotina pré-natal.[80] O *Centers for Disease Control and Prevention* recomenda o rastreamento de clamídia genital na primeira consulta de pré-natal para todas as gestantes com menos de 25 anos de idade, além de rastreamento para clamídia naquelas gestantes com mais de 25 anos que apresentem risco para IST.[102,115]

## Tratamento

O tratamento da infecção por clamídia durante a gestação é mandatório e reduz significativamente o risco de complicações obstétricas e neonatais, sem malefício aparente.[83]

O tratamento de escolha na gravidez é realizado com azitromicina, na dose de 1 g, por via oral, em dose única.[30] Como segunda opção, pode ser utilizada a amoxicilina 500 mg, por via oral, a cada 8 horas, por 7 dias.[75]

Essas drogas são seguras para uso durante a gestação, com a vantagem de que a azitromicina apresenta menos efeitos colaterais e melhor aderência ao tratamento. A doxiciclina e as demais tetraciclinas são contraindicadas na gravidez.

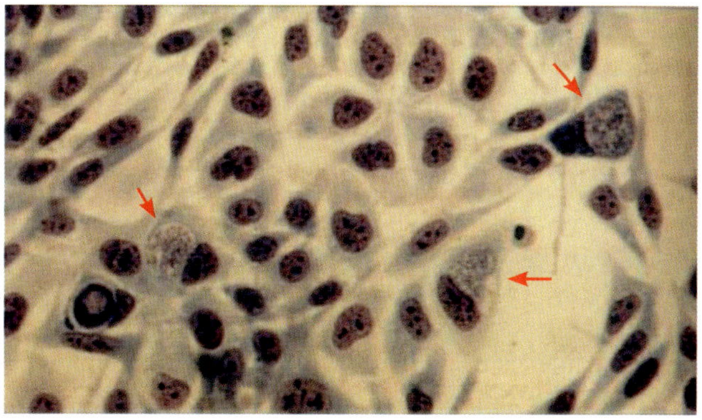

**FIGURA 1.** Cultura celular revelando células com corpúsculos de inclusão citoplasmáticos (setas), confirmando infecção por *Chlamydia trachomatis*.

Na gestação, deve-se colher teste de controle após 3 semanas do fim do tratamento, para confirmar êxito terapêutico.[100,115]

O parceiro sexual da paciente infectada deve ser tratado preferencialmente com azitromicina (dose única) ou doxiciclina (dose de 100 mg por via oral, a cada 12 horas, por 7 dias). Recomenda-se o tratamento do último contactante sexual e de todos os parceiros sexuais dos 60 dias que precederam o início dos sintomas.[10]

As pacientes vivendo com HIV seguem o mesmo esquema terapêutico.

## GONORREIA

A infecção por *Neisseria gonorrhoeae* é, atualmente, menos comum que a infecção por *Chlamydia trachomatis*.[13] Em homens, a infecção costuma apresentar quadro clínico mais exuberante que em mulheres, fazendo-os procurar o serviço de saúde mais precocemente, o que não necessariamente evita a disseminação da infecção e a contaminação de outras pessoas.[13,100] Infelizmente, em mulheres a infecção costuma ser oligossintomática, o que retarda o diagnóstico até o momento em que outras complicações já se instalaram, como doença inflamatória pélvica e, consequentemente, infertilidade.[13]

### Etiologia

A gonorreia é causada pela bactéria *Neisseria gonorrhoeae*, um diplococo Gram-negativo, parasita humano obrigatório.[3] O período de incubação varia de 2 a 5 dias e o risco de transmissão é de 50% por intercurso sexual.[109]

### Epidemiologia

No Brasil, a prevalência de infecção por gonorreia durante a gestação é de aproximadamente 1,5%, maior que a prevalência em mulheres não grávidas, cujo índice gira em torno de 0,9%.[109] Acredita-se que o rastreamento mais rigoroso nesse período seja causa de índices mais elevados. Apenas um terço dessas mulheres apresentará sintomas de infecções sexualmente transmissíveis.[15]

Os fatores de risco para infecção genital por gonococo relacionam-se com idade menor que 25 anos, história de episódio prévio de gonorreia ou outras IST, profissionais do sexo, múltiplos parceiros, uso inconsistente de preservativo e abuso de drogas.[95] A incidência em gestantes adolescentes chega a 2%, o que é considerado fator de maior risco isolado.[100]

A frequência dessa infecção pode estar ainda mais elevada nos casos em que há mais de um fator de risco. As gestantes sexualmente ativas, com outras IST e complicações obstétricas (rotura prematura de membranas ovulares e trabalho de parto prematuro) podem apresentar taxas de até 9% de infecção por gonorreia.[14] O *Centers for Disease Control and Prevention* (CDC) preconiza o rastreamento em todas as gestantes que apresentem ao menos um dos fatores de risco previamente relatados.[100]

### Repercussões obstétricas

Nas gestantes, a gonorreia pode estar associada a abortamento, gravidez ectópica, trabalho de parto prematuro, RPMO, corioamnionite, infecção puerperal, baixo peso ao nascer e infecção neonatal.[19,21]

A infecção neonatal se manifesta mais frequentemente pela *oftalmia neonatorum*, cuja transmissão ocorre durante a passagem pelo canal de parto infectado.[21] O quadro clínico apresenta-se como conjuntivite purulenta por um período que varia de 2 a 3 dias após o parto. Se não tratada, pode causar perfuração do globo ocular e cegueira.[21] Pela gravidade do quadro, realiza-se obrigatoriamente a profilaxia com solução de nitrato de prata a 1% (método de Credé) ou com colírios à base de eritromicina a 0,5% ou tetraciclina a 1% logo após o parto, em todos os neonatos.[19,21,100] Em parturientes sabidamente infectadas pelo gonococo, o tratamento do recém-nascido deve ser sistêmico, com ceftriaxona de 25 a 50 mg/kg/dose, intramuscular e em dose única (dose máxima de 125 mg).[100]

### Apresentação clínica

Cinquenta por cento das pacientes infectadas são assintomáticas.[100] Os sintomas mais frequentes são corrimento purulento, dor em baixo-ventre e disúria sem aumento da frequência urinária (considerando que a infecção uretral sem cistite é mais prevalente quando comparada aos casos de infecção por clamídia).[15] Dispareunia e sinusiorragia são sintomas mais raros.[15] Pode haver dor e secreção anal concomitante.[15] O quadro de cervicite costuma ser mais exuberante que o causado por clamídia, apresentando colo uterino hiperemiado e friável, e corrimento abundante, frequentemente purulento.[109]

Um por cento das pacientes pode apresentar sintomas sistêmicos que variam desde artralgia até meningite e endocardite.[15] No primeiro trimestre, embora sejam raras, podem ocorrer doença inflamatória pélvica e peri-hepatite (síndrome de Fitz-Hugh-Curtis) se a infecção cervical ascender até a região anexial antes que o produto conceptual oblitere completamente a cavidade uterina.[19] O abortamento séptico pode ocorrer nesse estágio.[19]

### Diagnóstico

A cultura em ágar Thayer-Martin ainda é considerada o teste padrão-ouro para o diagnóstico de gonorreia.[13] As secreções endocervicais, uretrais e/ou anais coletadas por meio de *swab* são frequentemente utilizadas para diagnóstico.[15,19] A cultura permite não só o diagnóstico, mas também a realização de testes de suscetibilidade antimicrobiana.[15]

A microscopia direta com coloração de Gram, por sua vez, oferece diagnóstico imediato por meio da visualização de células polimorfonucleares e diplococos Gram-negativos intracelulares,[100] mas a sensibilidade do método é baixa para secreção endocervical (de 37 a 50%), não sendo indicada para investigação diagnóstica em mulheres (Figura 2).[15,109]

Os testes de amplificação de ácidos nucleicos têm maior sensibilidade e especificidade para secreções urogenitais, em especial para amostras isoladas de urina, mas não são recomendados para materiais provenientes de faringe e reto.[13,100] Além disso, recomenda-se a confirmação diagnóstica com cultura do material coletado se realizados testes de reação em cadeia da polimerase e reação de ligase em cadeia, em razão da experiência clínica limitada e do aumento do número de cepas resistentes.[19,109]

Todas as gestantes com gonorreia devem ser avaliadas para infecção concomitante por clamídia.[100] Em populações de alto risco, a coinfecção está presente em torno de 10 a 30% das pacientes,[109] podendo chegar a índices de 50%.[82] Caso essa infecção não possa ser descartada, preconiza-se o tratamento empírico dessas pacientes.[100]

### Tratamento

O tratamento da infecção gonocócica tem se mostrado complexo em decorrência das taxas preocupantes de resistência antimicrobiana de *Neisseria gonorrhoeae*, inclusive com caracterização de resistência às cefalosporinas. Houve recomendação, há alguns anos, de tratamento sempre com duas drogas (ceftriaxona e azitromicina); no entanto, o tratamento duplo não se mostrou superior à monoterapia e ainda expõe o gonococo à azitromicina, aumentando o risco de resistência.[101]

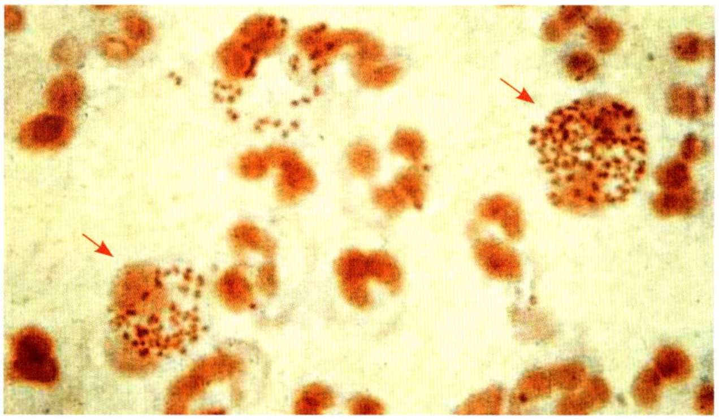

**FIGURA 2.** Coloração de Gram evidenciando diplococos Gram-negativos no interior do citoplasma de neutrófilos (setas), confirmando infecção por *Neisseria gonorrhoeae*.

A recomendação atual é de que gestantes com infecção não complicada pelo gonococo sejam tratadas com monoterapia de ceftriaxona em altas doses:[115]

- Pacientes com peso inferior a 150 kg: ceftriaxona 500 mg, por via intramuscular, em dose única.
- Pacientes com peso superior a 150 kg: ceftriaxona 1.000 mg, por via intramuscular, em dose única.

O uso de quinolonas e de tetraciclinas é proscrito durante a gestação, em razão dos possíveis efeitos sobre o produto conceptual. Os parceiros de pacientes infectadas pelo gonococo devem ser sistematicamente tratados, por conta do risco de reinfecção.[13,15,82,100]

Para as gestantes alérgicas ou intolerantes a cefalosporinas, o CDC recomenda tratamento com associação de azitromicina 2 g, por via oral, em dose única, e gentamicina 240 mg, por via intramuscular, em dose única.[115]

### Conduta obstétrica

Uma vez tratada adequadamente a infecção, a via de parto é determinada por fatores obstétricos. A cesárea está indicada para os casos de infecção ativa não tratada até o momento do parto.

## VULVOVAGINITES

Vulvovaginites são processos inflamatórios do trato genital inferior que acometem vulva, vagina e ectocérvix, sem acometimento da endocérvix. Causas infecciosas são as mais frequentes, oriundas da colonização e da proliferação tanto de microrganismos classicamente transmitidos por via sexual (tricomoníase) como de agentes infecciosos endógenos (vaginose bacteriana e candidíase). Apesar de não serem infecções classicamente consideradas de transmissão sexual, a vaginose bacteriana e a candidíase são abordadas nesse momento por sua importância. A primeira, pelas potenciais complicações obstétricas que acarreta e pela relação com a transmissão de outras IST; a segunda, pela alta prevalência durante a gravidez. Outras fontes de inflamação local englobam agentes químicos (substâncias corrosivas, cáusticas e alergênicas), físicos (trauma, corpo estranho) e hormonais.[109]

A manifestação clássica é o corrimento vaginal, queixa comum no período gestacional. A precisão na investigação diagnóstica facilita o tratamento e aumenta os índices de sucesso terapêutico, evitando recidivas, o que é frequente em gestantes. Muitas vezes, o diagnóstico diferencial com cervicites é difícil de ser realizado devido ao processo inflamatório da ectocérvix, o que é considerado um ponto comum entre as duas entidades. O diagnóstico microscópico deve ser buscado sempre que possível, sendo o exame bacterioscópico com coloração de Gram o melhor método para diagnóstico de vaginose bacteriana. A fita de pH vaginal e o teste das aminas auxiliam na suspeita diagnóstica quando a microscopia não está disponível.[68] O tratamento empírico reserva-se para locais em que os recursos são escassos.

## TRICOMONÍASE

### Etiologia

A tricomoníase é causada por um protozoário flagelado, anaeróbio, móvel, denominado *Trichomonas vaginalis*[109] (Figura 3). É infecção de transmissão essencialmente sexual, cujo risco de ser adquirida é de 60 a 80% em intercurso sexual único.[40]

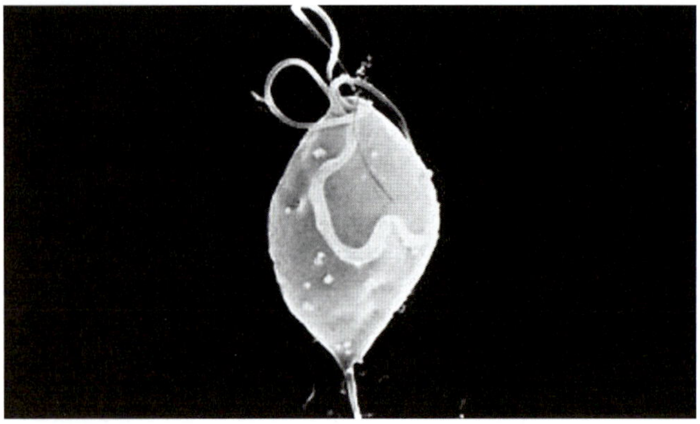

**FIGURA 3.** Microscopia eletrônica de *Trichomonas vaginalis*.

### Apresentação clínica

Clinicamente, a tricomoníase se manifesta como cervicovaginite, com corrimento vaginal amarelo ou amarelo-esverdeado, profuso, com odor fétido e bolhoso ao exame especular. Muitas vezes, esses sintomas e sinais se acompanham de irritação vulvar e uretral intensa. A ectocérvix pode apresentar-se hiperemiada, com pontos de sangramento e aspecto dito "de framboesa". Na colposcopia, o teste de Schiller demonstra a assim chamada "lesão tigroide" em grande número de casos (Figura 4). Ainda assim, muitas mulheres podem ser assintomáticas no momento do exame.[109]

### Repercussões obstétricas

A tricomoníase durante a gestação está relacionada a trabalho de parto prematuro, rotura prematura de membranas ovulares e baixo peso ao nascer. Por ser causa de complicações obstétricas graves, deve ser tratada inclusive em gestantes assintomáticas.[11]

### Diagnóstico

O pH vaginal é, em geral, maior que 4,5. A utilização da fita para avaliação do pH vaginal orienta a suspeita diagnóstica que, sempre que possível, deve ser confirmada.[109]

O diagnóstico pode ser realizado com microscopia da secreção vaginal e visualização direta do protozoário em material colhido a fresco. A sensibilidade do método está entre 60 e 90%. A confecção da lâmina é realizada com uma gota da secreção vaginal e uma gota de soro fisiológico (Figura 5). O exame bacterioscópico mostra abundantes polimorfonucleares e coloração Gram-negativa do parasita. Também se utiliza a coloração de Giemsa para sua visualização.[109,119]

Quando o quadro clínico é sugestivo, mas não se confirma o diagnóstico no exame direto, recomenda-se a cultura de secreção vaginal para o microrganismo (meio de Diamond), que é um método difícil de ser realizado por necessitar de condições especiais (anaerobiose). Na mesma linha está a reação em cadeia da polimerase, que é teste padrão-ouro, mas de acesso restrito.[109]

A presença de tricomonas no exame de colpocitologia oncótica é indicativa de tratamento em gestantes e seus parceiros. Pelo fato de esse protozoário ter a capacidade de alterar a morfologia celular da ectocérvix, recomenda-se repetir o exame de citologia após 3 meses do tratamento.

### Tratamento

O tratamento com metronidazol (2 g, por via oral, em dose única) é seguro em todos os trimestres da gestação, reduzindo rapidamente os sintomas. Esquemas posológicos alternativos com metronidazol 400 mg, por via oral, a cada 12 horas, ou 250 mg, a cada 8 horas, por 7 dias, são igualmente eficazes, com menores efeitos colaterais. O uso de gel vaginal à base de metronidazol é recomendado como terapia adjuvante, para alívio dos sintomas, mas não é eficaz quando utilizado isoladamente. Os parceiros de gestantes infectadas devem ser sempre tratados.[124]

## VAGINOSE BACTERIANA

### Etiologia

A vaginose bacteriana é resultado de desequilíbrio na composição da flora microbiana vaginal, que normalmente é composta por *Lactobacillus* sp. produtores de peróxido de hidrogênio. As alterações da microflora vaginal demonstram presença de microrganismos anaeróbios em grande quan-

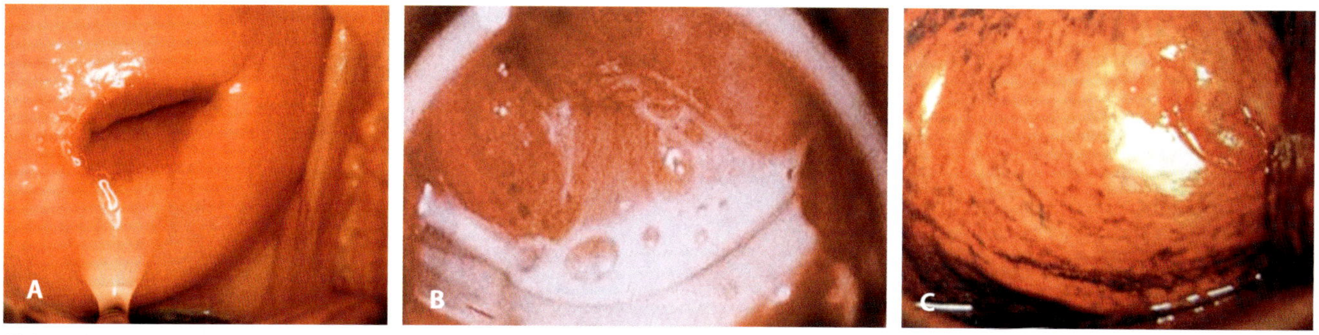


FIGURA 4. Comparação entre colos uterinos de gestantes ao exame especular. A: normal; B: com infecção por tricomoníase; C: teste de Schiller com aspecto tigroide.

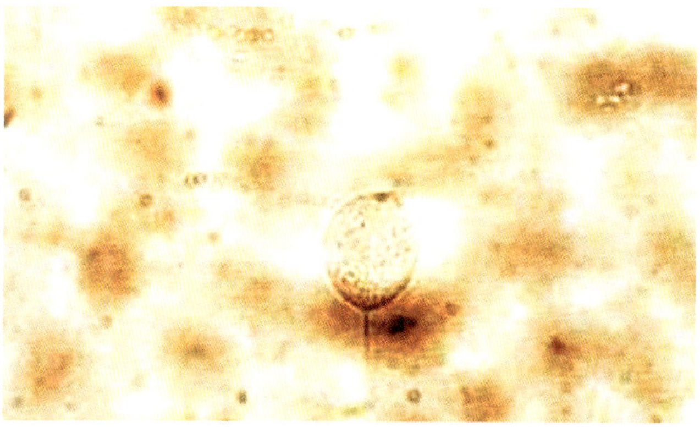

FIGURA 5. Microscopia óptica direta com solução fisiológica demonstrando presença de *Trichomonas* sp.

tidade (*Gardnerella vaginalis*, *Bacteroides* sp., *Mobiluncus* sp., *Prevotella* sp., peptoestreptococos e *Mycoplasma hominis*) associada à diminuição dos *Lactobacillus* sp.[123] A vaginose bacteriana não é infecção transmitida sexualmente, mas pode ser desencadeada após atividade sexual, na qual ocorre elevação do pH vaginal pelo contato com o sêmen.[109]

## Apresentação clínica

A vaginose bacteriana é uma das principais causas de corrimento genital. Em geral, a paciente se queixa de corrimento vaginal amarelo, esbranquiçado e/ou acinzentado, com odor fétido (Figura 6). No entanto, 50% das pacientes não apresentam sintomas. O quadro clínico não envolve colpite ou cervicite, a não ser que esteja associada a outros agentes, como tricomonas.

## Diagnóstico

O diagnóstico pode ser realizado na presença de três ou mais dos seguintes critérios clínicos (critérios de Amsel):[33]

- Presença de corrimento vaginal homogêneo, branco-acinzentado, fluido.
- pH vaginal > 4,5 (testado com fita para detecção de pH vaginal).
- Teste das aminas (também chamado teste de Whiff) positivo: "odor de peixe" após a adição de hidróxido de potássio a 10% em gota da secreção vaginal.
- Presença de *clue cells* à microscopia óptica pela coloração de Gram ou Papanicolaou (Figuras 7 e 8).

Laboratorialmente, utiliza-se o escore de Nugent para diagnóstico de vaginose bacteriana. Na suspeita clínica ou em paciente de risco para parto prematuro, recomendam-se a coleta de secreção vaginal com *swab* e o exame bacterioscópico com coloração de Gram. O escore de Nugent é classificação da flora vaginal em flora normal (escore entre 0 e 3), flora intermediária (escore entre 4 e 6) e presença de vaginose bacteriana (escore entre 7 e 10). Leva em consideração a presença e quantidade de *Lactobacillus* spp., *Gardnerella vaginalis* e/ou *Bacteroides* sp., *Mobiluncus* spp. (Tabela 1, Figura 9).[76]

## Repercussões obstétricas

A vaginose bacteriana está intimamente associada a trabalho de parto prematuro, RPMO, corioamnionite, infecção

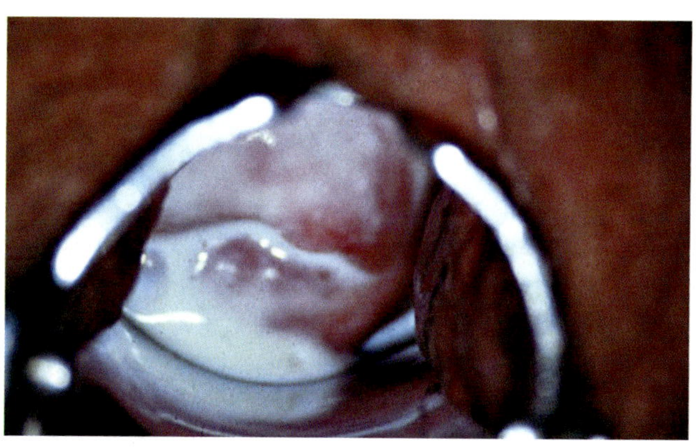

FIGURA 6. Aspecto da vaginose bacteriana ao exame especular.

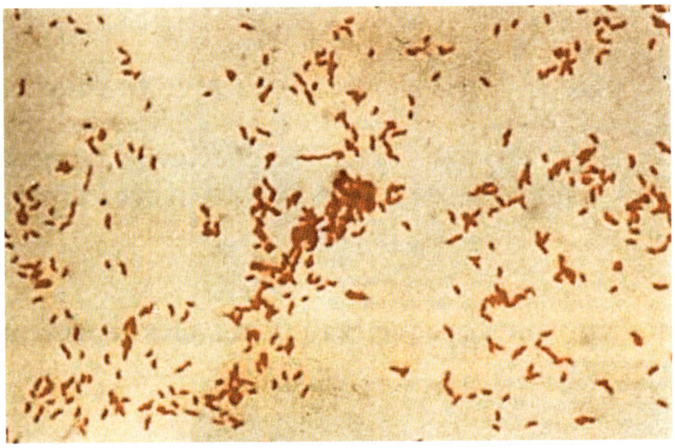

FIGURA 7. Esfregaço de secreção vaginal corado pela coloração de Gram, revelando presença de *Gardnerella vaginalis*.

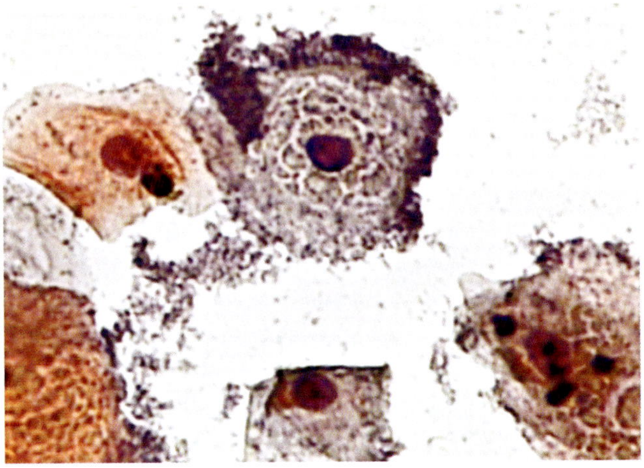

FIGURA 8. Células epiteliais descamadas recobertas por bactérias em sua superfície (*clue cells*) em coloração de Papanicolaou, evidenciando a presença em grande quantidade de *Gardnerella vaginalis*.

puerperal e infecção de sítio cirúrgico. As pacientes que apresentam alto risco para prematuridade (por exemplo, parto pré-termo prévio) devem ser sistematicamente investigadas mesmo que assintomáticas, para redução dos resultados perinatais adversos. Não há vantagens no rastreamento de gestantes que apresentem baixo risco para prematuridade.[61]

## Tratamento

O tratamento na gestação pode ser realizado com metronidazol 500 mg, por via oral, a cada 12 horas ou com gel vaginal de metronidazol a 0,75%, por 7 noites. Não existe evidência de que o tratamento sistêmico seja superior ao tratamento local em relação às taxas de cura e à redução de complicações obstétricas.[115]

**TABELA 1. Escore de Nugent para classificação da flora vaginal e diagnóstico de vaginose bacteriana**

| Pontuação | *Lactobacillus* spp. | *Gardnerella vaginalis* e/ou *Bacteroides* sp. | *Mobiluncus* spp. |
|---|---|---|---|
| 0 | 4+ | 0 | 0 |
| 1 | 3+ | 1+ | 1+ ou 2+ |
| 2 | 2+ | 2+ | 3+ ou 4+ |
| 3 | 1+ | 3+ | |
| 4 | 0 | 4+ | |

Observação: os parâmetros são baseados na quantidade de morfotipos observados por campo microscópico de imersão a óleo com magnificação de 1.000 vezes.
0: nenhum morfotipo presente; 1+: menos que 1 morfotipo presente; 2+: de 1 a 4 morfotipos presentes; 3+: de 5 a 30 morfotipos presentes; 4+: mais que 30 morfotipos presentes.
Escore entre 0 e 3: flora normal; escore entre 4 e 6: flora intermediária; escore entre 7 e 10: presença de vaginose bacteriana.
Tabela adaptada de Nugent et al.[76]

As pacientes intolerantes ao uso do metronidazol têm como segunda opção a clindamicina na dose de 300 mg, por via oral, a cada 12 horas, por 7 dias. Os cremes à base de clindamicina mostraram piores resultados perinatais quando do seu uso isolado nos dois últimos trimestres, devendo-se utilizar este esquema apenas como alternativa terapêutica.[109]

# CANDIDÍASE VAGINAL

## Etiologia

A candidíase vaginal é causa de corrimento genital na gravidez em 20 a 30% dos casos.[90,109] O agente etiológico é fungo comensal dos tratos genital e gastrointestinal. A *Candida albicans* é a principal espécie do microrganismo a originar corrimento, responsável por aproximadamente 85 a 90% das ocorrências.[59] Trata-se de fungo saprófita, capaz de formar pseudo-hifas (Figura 10). Outras espécies, como *C. tropicalis*, *C. glabrata*, *C. krusei* e *C. parapsilosis* contribuem em 10 a 20% dos casos e costumam ser mais resistentes ao tratamento convencional.[59]

## Apresentação clínica

Tipicamente, a candidíase vaginal apresenta-se por meio de corrimento vaginal branco ou branco-amarelado, grumoso, por vezes abundante e sem odor. Ao exame vaginal com espéculo, observam-se placas brancas aderidas às paredes vaginais e ao colo uterino, com aspecto de nata de leite (Figura 11). A mucosa vaginal e vulvar pode mostrar hiperemia e fissuras nos casos de inflama-

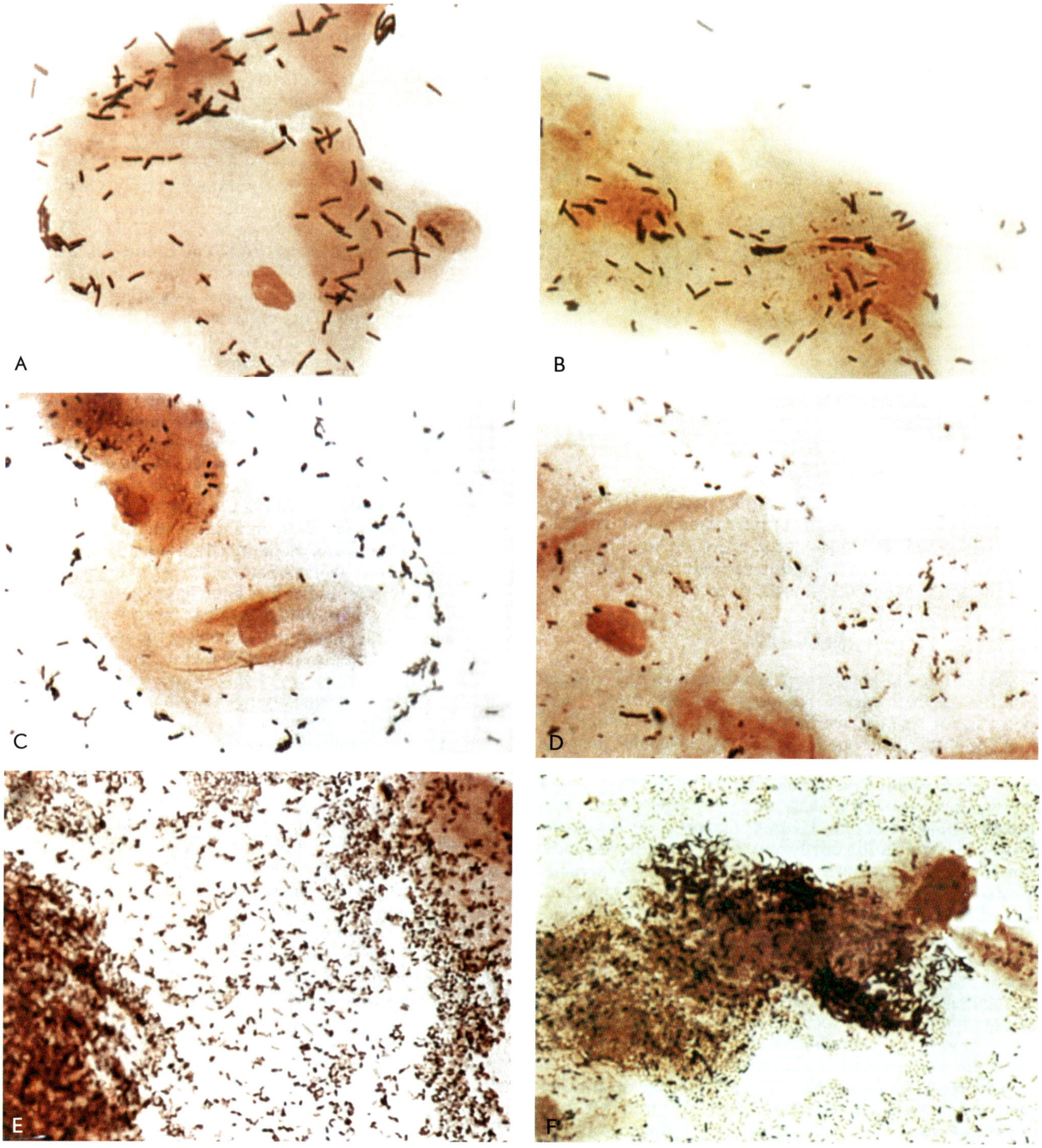

FIGURA 9. Exame bacterioscópico da flora vaginal. Classificação baseada no escore de Nugent. Flora normal (A/Nugent: 0; B/Nugent: 2); flora intermediária (C/Nugent: 4; D/Nugent: 6); vaginose bacteriana (E/Nugent: 8; F/Nugent: 10 – nota-se a presença de *clue cells*). (Figura adaptada de Nugent et al.[76])

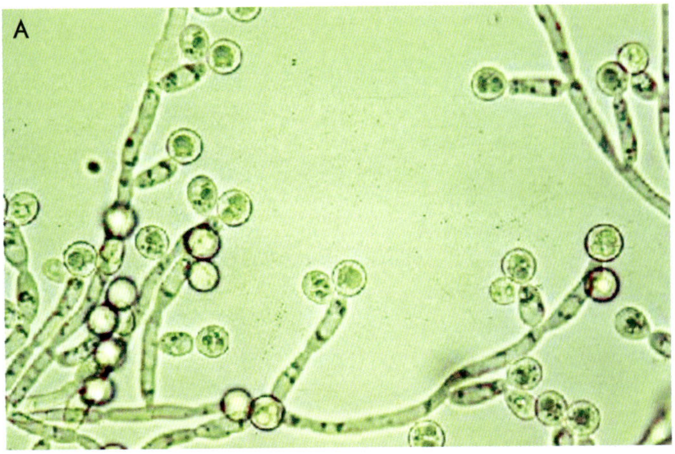


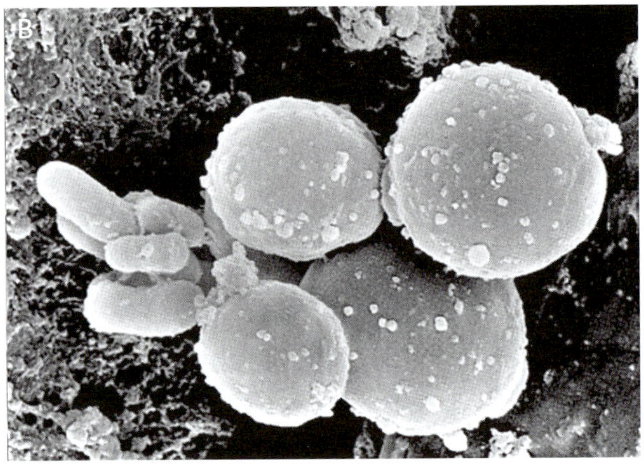


FIGURA 10. *Candida albicans*. A: aspecto à microscopia óptica; B: aspecto à microscopia de varredura eletrônica.

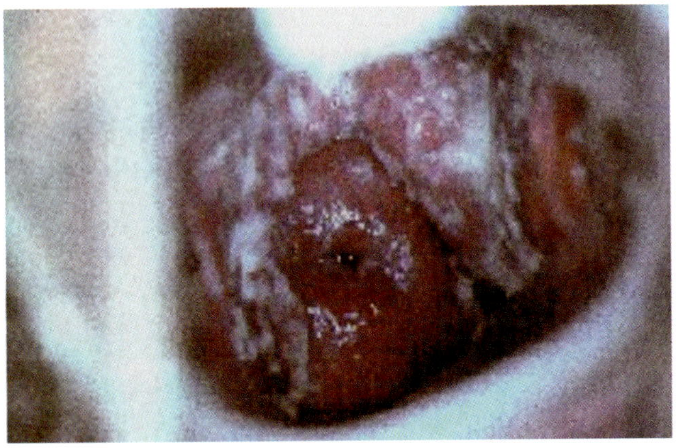

FIGURA 11. Aspecto da candidíase vaginal ao exame especular.

ção intensa. Ardor e prurido acompanham o quadro. As queixas que simulam infecção urinária, como disúria e dor do tipo cólica em hipogástrio, devem gerar suspeita de candidíase.

## Repercussões obstétricas

A candidíase vaginal não modifica o prognóstico perinatal e não está relacionada a complicações obstétricas. A infecção intrauterina é extremamente rara e grave para o feto, ocorrendo em pacientes imunossuprimidas.[50] Por sua vez, a gestação é fator predisponente para o surgimento dessa afecção. Outros fatores que podem levar à reincidência ou refratariedade ao tratamento são:

- *Diabetes mellitus* mal controlado e obesidade.
- Uso de antibacterianos e corticosteroides.
- Imunossupressão (infecciosa, medicamentosa e secundária a outras doenças).
- Uso de tecidos e substâncias alergênicas.[109]

## Diagnóstico

O diagnóstico é clínico e pode ser confirmado pelo exame microscópico direto do conteúdo vaginal, o qual, ao se adicionar hidróxido de potássio a 10% ou soro fisiológico a 0,9%, mostra pseudo-hifas ou esporos. O uso da fita de acidez vaginal revela níveis de pH menores que 4,0. A cultura do fungo exige utilização de meio específico (Sabouraud) e está indicada para casos recorrentes, em que exista forte suspeita de espécie diferente da *C. albicans*.[109,119]

## Tratamento

O tratamento de escolha na gestação consiste em cremes vaginais à base de miconazol, clotrimazol e nistatina, que podem ser usados com segurança[26] (Tabela 2). Ainda existe controvérsia na literatura médica com relação à segurança do uso sistêmico de imidazólicos durante a gestação; por isso, na Clínica Obstétrica do HC-FMUSP, eles não são utilizados. O tratamento do parceiro está indicado na presença de sintomas ou a partir do segundo episódio da gestante, preferencialmente com fluconazol 150 mg, por via oral, em dose única.

A realidade brasileira nem sempre permite a avaliação diagnóstica laboratorial detalhada das gestantes com cervicites e vulvovaginites. Sempre que possível, a investigação etiológica deve ser feita para aumentar as taxas de sucesso terapêutico. Em locais em que não há recursos disponíveis, aceitam-se investigação clínica e tratamento empírico dessas pacientes, em razão dos potenciais riscos obstétricos (Figura 12).

# ÚLCERAS GENITAIS

Na presença de paciente com queixa de úlcera genital, o diagnóstico clínico é de extrema importância, já que o tra-

**TABELA 2. Esquema terapêutico para candidíase vaginal em gestantes**

| Medicação | Concentração | Duração do tratamento | Hora de administração | Via de administração |
|---|---|---|---|---|
| Miconazol | 2% | 7 dias | Ao deitar | Vaginal |
| Clotrimazol | 1% | 6-12 dias | Ao deitar | Vaginal |
| | 100 mg/g | 7 dias | Ao deitar | Vaginal |
| Nistatina | 25.000 UI/g | 14 dias | Ao deitar | Vaginal |

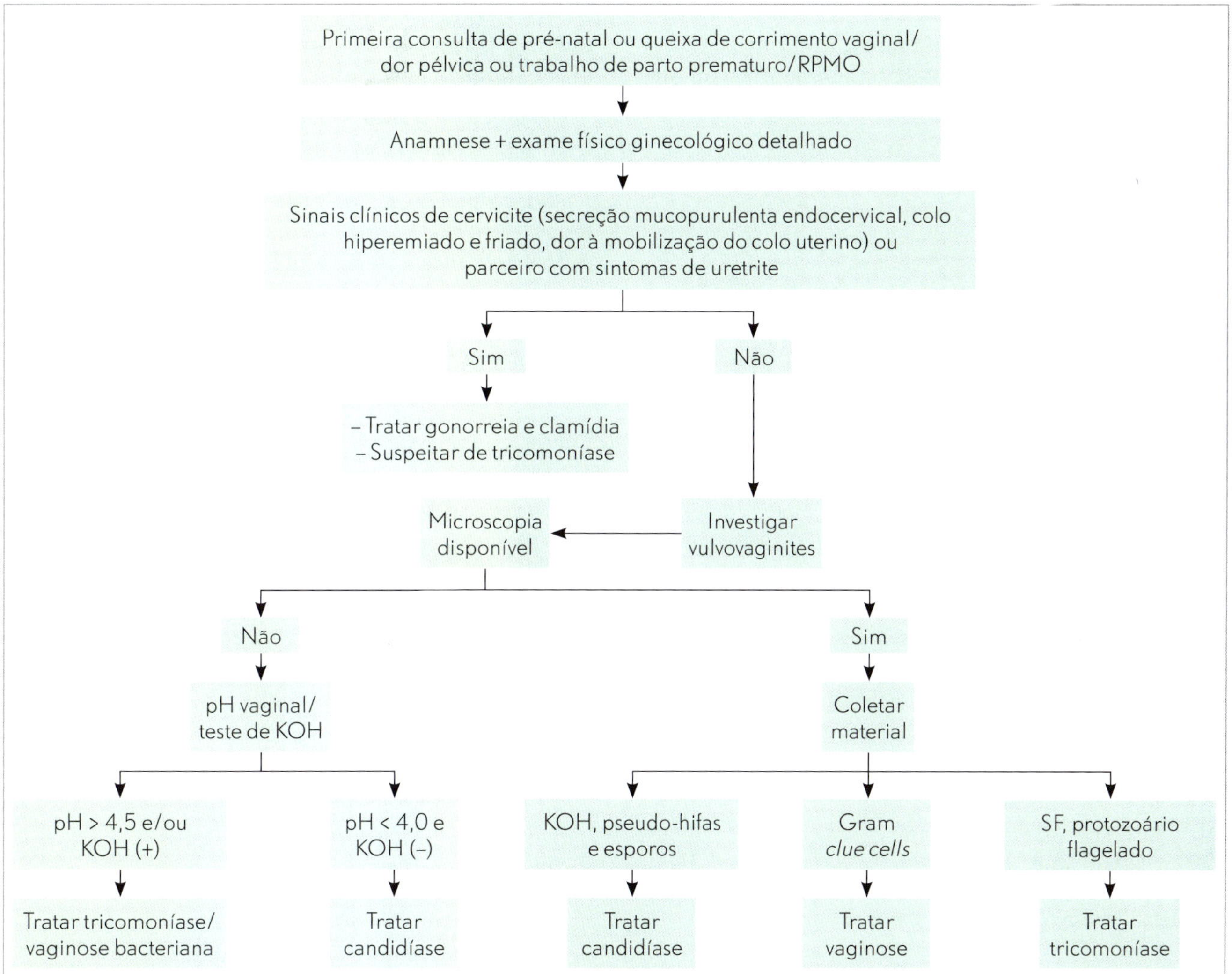


**FIGURA 12.** Conduta em cervicites e vulvovaginites na gestação. KOH: hidróxido de potássio; RPMO: rotura prematura de membranas ovulares; SF: soro fisiológico.

tamento inicial será instituído com base na apresentação clínica. O diagnóstico laboratorial, embora requeira alguns dias, é importante para elucidar o diagnóstico e permite a adequação do tratamento. Assim, o papel do obstetra e ginecologista é imprescindível no que diz respeito a essa forma de apresentação de infecção genital, em especial durante a gestação.

A ocorrência de determinada infecção não exclui a presença concomitante de outra, no que diz respeito a lesões ulceradas. É comum encontrar, por exemplo, úlceras genitais sifilíticas (cancro duro) dolorosas, superinfectadas pelo herpes-vírus. Os microrganismos que mais frequentemente causam esse tipo de lesão genital são *Treponema pallidum* (agente etiológico da sífilis), herpes-vírus e

*Haemophylus ducreyi* (agente etiológico do cancro mole). A associação com o vírus da imunodeficiência humana pode alterar a apresentação clínica, tornando o diagnóstico ainda mais difícil. O risco de transmissão do HIV é dezoito vezes maior em pacientes portadores de úlceras genitais causadas por IST.[109]

O diagnóstico diferencial de úlceras genitais inclui farmacodermias, infecções autoimunes (por exemplo, infecção de Behçet), neoplasias e trauma. O diagnóstico clínico possui grande especificidade, mas baixa sensibilidade, quando baseado na apresentação clássica da ulceração. Recomenda-se o diagnóstico laboratorial complementar em todos os casos de úlcera genital em gestante.[109]

## SÍFILIS

### Etiologia

A sífilis é uma infecção sistêmica crônica causada por uma bactéria do tipo espiroqueta, o *Treponema pallidum* (Figura 13).[12]

### Epidemiologia

Após a descoberta da penicilina, na década de 1940, observou-se uma queda importante na incidência da doença, para novamente ressurgir em taxas dramáticas no fim da década de 1980 e início da de 1990, relacionada à coinfecção pelo HIV. Mais de 80% das mulheres com sífilis estão em idade reprodutiva e, dessa forma, sob risco de transmissão vertical da doença.[12]

A incidência de sífilis no Brasil é de aproximadamente 4% na população geral e 2% em gestantes.[109] O boletim epidemiológico nacional de 2019 registra taxa de detecção de sífilis de 21,4 casos em gestantes a cada 1.000 nascidos vivos, o que representou um aumento de aproximadamente 25% no último ano.[104] Na casuística do serviço de pré-natal da Clínica Obstétrica do HC-FMUSP, essa incidência varia em torno de 0,5%.[122]

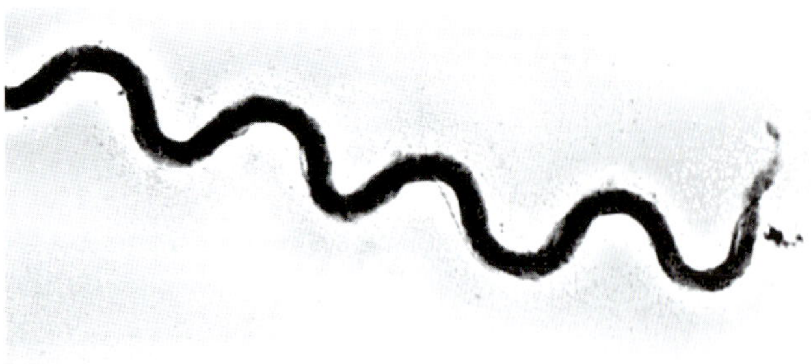

**FIGURA 13.** Microscopia eletrônica do espiroqueta: *Treponema pallidum*.

### Apresentação clínica

A transmissão da sífilis dá-se primordialmente por contato sexual e pode se manifestar de diferentes formas, de acordo com o estágio da doença.[15] O risco de contrair a infecção por meio do contato sexual com uma pessoa com sífilis primária ou secundária varia de 40 a 60%. A inoculação pode ocorrer através de mucosa íntegra ou de pele com solução de continuidade. Os espiroquetas multiplicam-se localmente e invadem as circulações sanguínea e linfática. O período de incubação pode variar de 10 a 90 dias, com média de 20 dias.[12,15,100]

### Sífilis primária

A sífilis primária caracteriza-se pelo desenvolvimento do cancro duro no local de inoculação (Figura 14). O cancro duro é uma úlcera, geralmente única, indolor, de bordos duros e fundo limpo, altamente infectante. Na mulher, a lesão pode surgir em qualquer região do trato genital inferior (vulva, vagina e colo uterino). Por ser indolor, muitas vezes a sífilis passa despercebida e desaparece espontaneamente em um período que varia de 2 a 6 semanas, independentemente do tratamento. A linfadenomegalia generalizada ocorre em 50% das pacientes.[100]

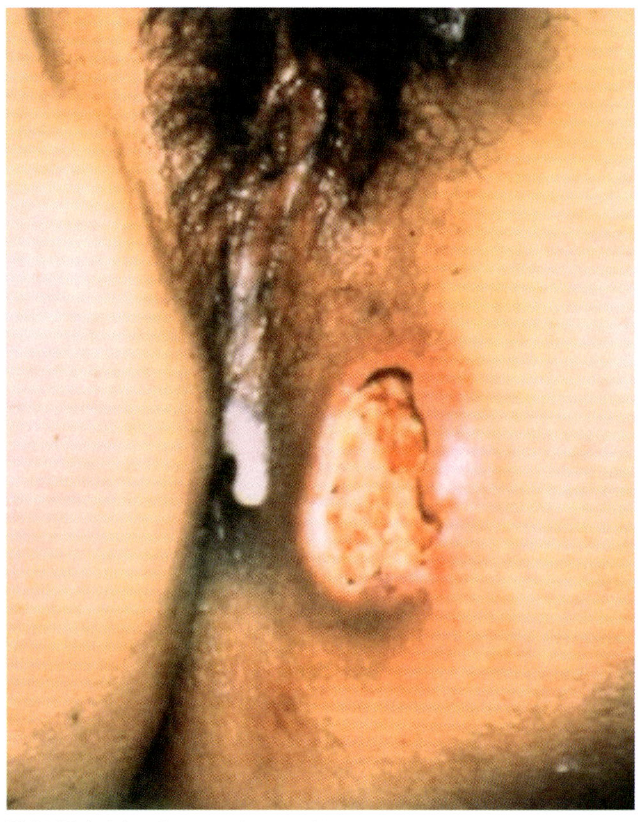

**FIGURA 14.** Cancro duro: sífilis.

## Sífilis secundária

A sífilis secundária, também conhecida por roséola sifilítica, é uma infecção sistêmica disseminada que surge em um período que varia de 1 a 2 meses depois do aparecimento do cancro duro. As lesões são descritas como um exantema maculopapular róseo, de limites imprecisos, que acomete tronco e raízes de membros, estendendo-se por todo o tegumento, incluindo as regiões palmar e plantar (Figura 15). O *rash* cutâneo desaparece espontaneamente entre 2 e 6 semanas.[15]

Esse quadro pode ser acompanhado de sintomas gerais, como febre, cefaleia, fadiga, faringite, adenopatia, perda de peso e artralgia. As lesões hipertróficas em genitália ou em regiões de dobra e atrito (*condilomata lata* ou condiloma plano) e a alopecia de couro cabeludo e sobrancelhas são outras formas da manifestação de secundarismo da sífilis (Figura 16).[12,15,100]

## Sífilis latente

Denomina-se sífilis latente o período entre o quadro de sífilis secundária e terciária. Não há manifestações clínicas durante o período de latência. A sífilis latente é classificada quanto à sua duração, sendo didaticamente dividida em latente recente, ou seja, o período dentro do primeiro ano de infecção após a cessação do secundarismo clínico, e latente tardia, ou seja, a sífilis latente em indivíduo com mais de 1 ano de evolução da doença e que perdura por muitos anos, encerrando-se quando do início da sífilis terciária. Pacientes assintomáticas e que ignoram a duração da sua infecção, ou seja, para as quais se desconhece o tempo de latência, são consideradas como tendo sífilis de duração indeterminada, que deve ser conduzida como latente tardia.[15] Essa divisão didática reflete o fato de que a transmissão tanto interpessoal como vertical da doença é maior no primeiro ano de evolução, período no qual a carga bacteriana na pessoa infectada é máxima.

## Sífilis terciária

A sífilis terciária é ocorrência rara, com o uso rotineiro de penicilinas. No entanto, pode ocorrer em até um terço dos pacientes não tratados. Clinicamente, pode se manifestar por meio de nódulos cutâneos ou gomas sifilíticas, acometimento articular, cardiovascular e neurológico (Figura 17).[100]

O acometimento cardiovascular é principalmente aórtico, também denominado aortite sifilítica, e manifesta-se por aneurisma da aorta, insuficiência aórtica e estenose do óstio coronariano (Figura 18). No sistema esquelético, descrevem-se artrite, periostite e osteocondrite (artropatia de Charcot) (Figura 19).[100]

A neurossífilis é quadro insidioso e grave em que há invasão do espiroqueta no liquor. As sequelas da neurossífilis incluem *tabes dorsalis* (dor intensa em um dermátomo e ataxia locomotora), pupilas de Argyll Robertson (abolição do reflexo pupilar à luz, sem prejuízo do reflexo de acomodação), paresias, convulsões e demência.[12,100]

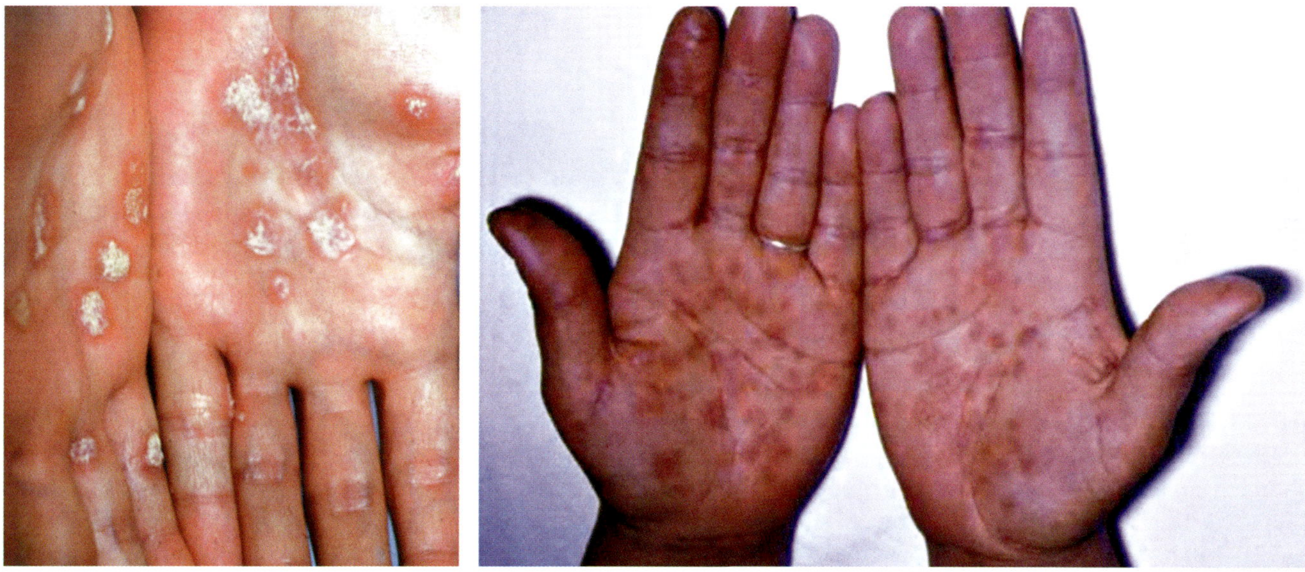

**FIGURA 15.** Roséola sifilítica: lesões palmares. Duas pacientes diferentes com a mesma forma de apresentação do secundarismo da sífilis.

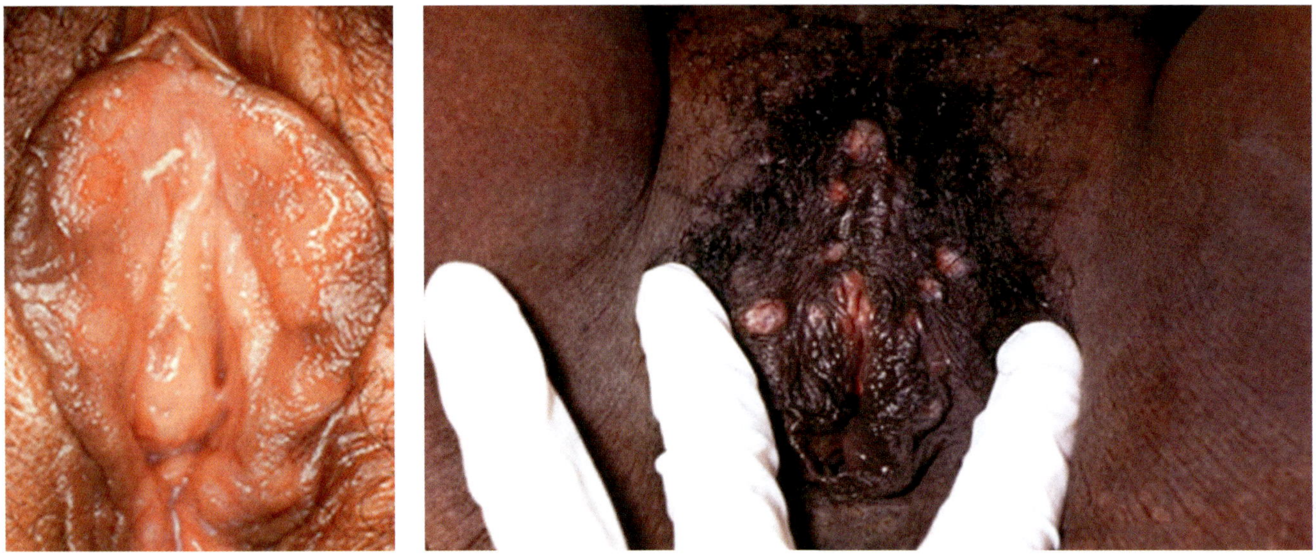

FIGURA 16. Condiloma plano: lesões de sífilis secundária.

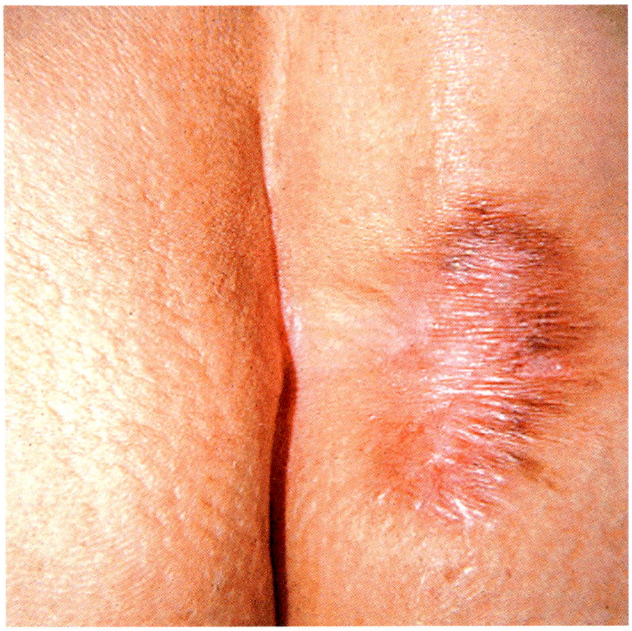

FIGURA 17. Lesão cicatricial de goma sifilítica: apresentação cutânea de sífilis terciária.

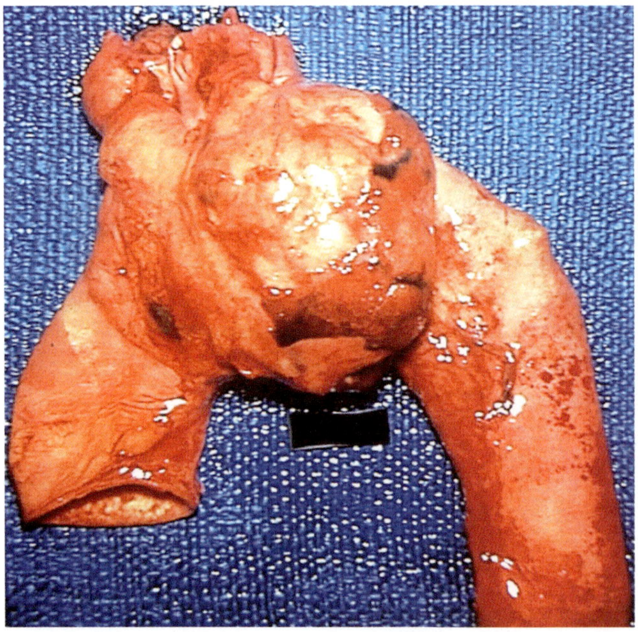

FIGURA 18. Aortite sifilítica. Peça anatômica pós-necrópsia em que se evidencia dilatação (aneurisma) na região do arco da aorta por sífilis terciária.

## Rastreamento e diagnóstico pré-natal

O diagnóstico pode ser realizado por meio da pesquisa direta do agente na lesão primária ou secundária, utilizando-se exame microscópico de campo escuro (Figura 20). Também é possível isolar o treponema em fragmentos de biópsia de tecidos. Nesse caso, o microrganismo é pesquisado por meio de imunofluorescência.[12,122]

O mais comum, no entanto, é o diagnóstico presuntivo de sífilis por meio de testes imunológicos realizados em amostra de sangue. Esses testes se subdividem em treponêmicos e não treponêmicos, de acordo com a especificidade para o *Treponema pallidum*.

### Testes não treponêmicos

Os testes não treponêmicos detectam anticorpos anticardiolipina, anticorpos inespecíficos produzidos durante a infecção pela sífilis; no entanto, esses anticorpos também encontram-se aumentados em outras doenças, como síndrome antifosfolípide e lúpus eritematoso sistêmico.

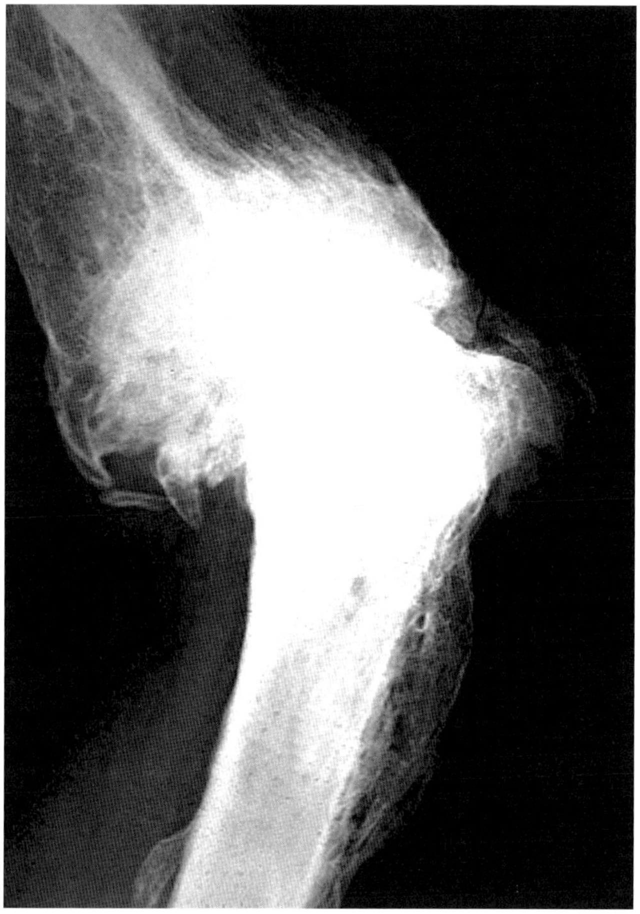

**FIGURA 19.** Lesão osteoarticular da sífilis terciária: imagem radiográfica.

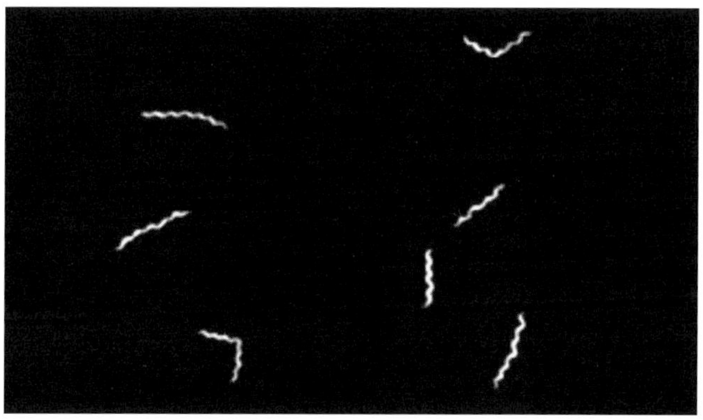

**FIGURA 20.** Microscopia óptica de campo escuro de espiroqueta (*Treponema pallidum*).

Os testes não treponêmicos mais comuns, são a pesquisa laboratorial de infecção venérea (VDRL, do inglês *venereal disease research laboratory*) e o *rapid plasma reagin* (RPR). No Brasil, o VDRL é o exame mais utilizado para rastreamento durante o pré-natal. O teste torna-se positivo 5 a 6 semanas após a infecção, razão pela qual, habitualmente, pode não se encontrar positivo na fase de manifestação clínica do cancro.[24] Esse exame é titulado, ou seja, diluído, e apresenta títulos elevados quando há infecção aguda e, principalmente, na fase secundária da doença.[12,15,100,122]

Durante o pré-natal, o teste de VDRL é utilizado para rastreamento da doença. Recomenda-se a coleta do exame na primeira consulta de pré-natal, entre 28 e 32 semanas de gestação e na admissão à maternidade. Uma vez que há um resultado positivo, a confirmação diagnóstica deve ser realizada com teste treponêmico (Figura 21). Nesses casos, o VDRL será útil no acompanhamento terapêutico por meio do monitoramento dos níveis plasmáticos. É considerada resposta adequada ao tratamento uma queda dos títulos de VDRL em quatro vezes (equivalente a duas diluições), por exemplo, de 1:64 para 1:16.[100] Baixos títulos de VDRL estão presentes nas fases latente e terciária. Quando o título de VDRL é persistentemente baixo (teste de VDRL persistentemente positivo, do soro puro até a diluição 1:4 em paciente adequadamente tratado, assintomático e com reservatório liquórico de treponemas descartado) por mais de 2 anos após o tratamento,[24] pode significar falso-positivo ou cicatriz sorológica. É importante ressaltar, no entanto, que as taxas de verdadeiros falso-positivos do VDRL relatadas na literatura são inferiores a 1%.[28] Entre as causas de falso-positivo, estão doenças infecciosas, como tuberculose, e doenças do colágeno, como o lúpus eritematoso sistêmico. Os testes não treponêmicos tendem a negativar entre 6 e 12 meses após o tratamento, mas podem permanecer positivos em baixos títulos por longos períodos, inclusive por toda a vida do indivíduo, o que se denomina memória ou cicatriz sorológica. Em virtude das baixas taxas de falso-positivos relatadas e o contexto único de relativa urgência no tratamento da infecção no ciclo gravídico-puerperal, deve-se sempre suspeitar de infecção ativa (seja ela nova, persistente ou reinfecção) na gestante quando encontrado qualquer valor positivo no exame de VDRL, já a partir do título 1:1.[44]

## Testes treponêmicos

Os testes específicos, ou treponêmicos, para sífilis são o *fluorescent treponemal antibody absorption test* (FTA-Abs), realizado por meio da imunofluorescência indireta, e o *microhemagglutination assay for treponemal pallidum antibody* (MHA-TP). O FTA-Abs é utilizado para confirmação diagnóstica quando o VDRL é positivo.

Na presença de discordância sorológica com FTA-Abs positivo e VDRL negativo, verificam-se três possibilidades:

- Infecção recente: caso a paciente nunca tenha sido tratada, é possível que apresente infecção recente, uma vez que os testes treponêmicos positivam-se antes dos testes não treponêmicos; portanto, o paciente testado na

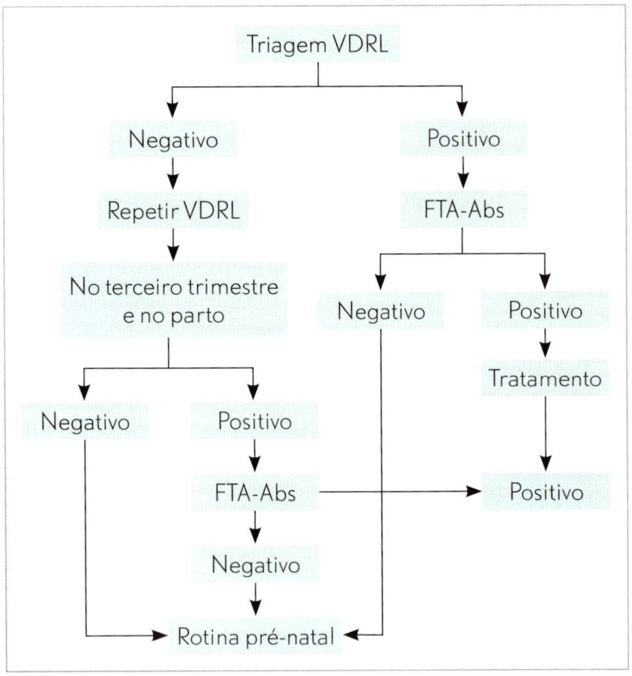


**FIGURA 21.** Protocolo de assistência pré-natal para rastreamento da sífilis. Para o tratamento, deve-se considerar: título do VDRL, história prévia de tratamento, tempo de doença, possível associação com HIV e possibilidade de neurossífilis. Esses fatores podem mudar o esquema terapêutico. FTA-Abs: *fluorescent treponemal antibody absorption test*; HIV: vírus da imunodeficiência humana; VDRL: *venereal disease research laboratory*.

janela de positivação do VDRL pode apresentar apenas o FTA-Abs positivo.

- Sífilis de longa duração: ainda entre pacientes não tratadas, o mesmo padrão laboratorial pode ocorrer em pacientes que se encontram em uma fase mais avançada da história natural da sífilis. Nestes casos de longa evolução, 33% dos infectados migrarão eventualmente para a forma clínica terciária, e os outros 66% permanecerão na forma latente sem nunca apresentar complicações futuras, grupo este em que 50% dos pacientes apresenta negativação sorológica completa e 50% persiste com títulos detectáveis de VDRL. Nesses casos, como não há possibilidade de diferenciar as duas situações (evolução para terciarismo sintomático *versus* permanência na forma latente assintomática),[1] o tratamento empírico se faz necessário.[100]
- Cicatriz sorológica: se a paciente foi adequadamente tratada e acompanhada, o padrão laboratorial de VDRL negativo e FTA-Abs positivo após 2 anos do tratamento, em paciente assintomática e com reservatório liquórico do treponema descartado, deve ser visto como provável cicatriz sorológica.[24]

A punção lombar para análise do liquor está indicada nos casos com sintomas neurológicos, sífilis terciária e resposta inadequada ao tratamento (aumento dos títulos de VDRL).[100] O diagnóstico de neurossífilis é feito por meio da combinação do resultado sorológico positivo e aumento da celularidade e proteínas no liquor (mais que 10 linfócitos/mL e acima de 40 mg/dL de proteínas). A dosagem de testes sorológicos no material da punção é altamente específica, mas pouco sensível, tanto para o VDRL como para o FTA-Abs, razão pela qual a análise dos outros elementos do líquido cefalorraquidiano (proteínas, células, glicose etc.) é importante na interpretação de possível infecção neurológica pela sífilis, e não apenas as provas sorológicas em si.

## Transmissão vertical

Em todas as fases clínicas de manifestação da sífilis, pode haver transmissão vertical da infecção por passagem transplacentária.[27,114]

A transmissão vertical da sífilis primária e secundária ocorre em 50 a 100% dos casos não tratados; na fase latente recente, em 40%; e nas formas latente tardia e terciária, em 10%. Dos fetos de gestantes com sífilis não tratada, de 70 a 100% serão infectados.[27,114] O risco de transmissão vertical cai para 1 a 2% em gestantes tratadas.[88]

Acreditava-se que o feto somente seria acometido a partir de 16 semanas, em razão da imaturidade do sistema imunológico. Essa imaturidade não permitiria o aparecimento da reação inflamatória e, apesar da infecção, não haveria acometimento fetal, levando, em gestações abaixo de 16 semanas, ao abortamento. No entanto, atualmente sabe-se que a presença do *Treponema pallidum* foi constatada em fetos a partir de 9 semanas de gestação.[27,107]

A sífilis congênita está presente em 60% das gestantes não tratadas. Dois terços dos recém-nascidos com sífilis congênita serão assintomáticos. A associação com HIV parece contribuir para a transmissão vertical tanto da sífilis como do próprio HIV.[69,109]

## Repercussões fetais

Sabe-se que 30% dos conceptos de gestantes não tratadas evoluem para óbito fetal, 10% para óbito neonatal e 40% para retardo mental.[27]

As pacientes com sífilis primária, secundária ou latente recente apresentam até 66% de fetos com algum acometimento. Os achados mais frequentes são: alteração da função hepática, hepatomegalia, trombocitopenia, anemia, ascite e imunoglobulina M (IgM) antitreponema fetal presente. Tipicamente, a placenta apresenta-se aumentada e edematosa, com sinais evidentes de processo inflamatório.[88]

O acometimento neonatal pode causar lesões em órgãos internos, como pulmão (pneumonia alba de Virchow), fígado (cirrose hipertrófica), baço e pâncreas. Também cursa com osteocondrite em ossos longos, como o fêmur, a tíbia e o rádio.[69]

Dependendo da época de aparecimento dos sintomas na criança, a sífilis congênita pode ser classificada como recente ou tardia. É denominada recente quando o diagnóstico é realizado até 2 anos de idade. Esses casos costumam cursar de forma semelhante à sífilis secundária, e a criança apresenta exantema bolhoso, hepatoesplenomegalia, anemia hemolítica, icterícia e osteocondrite dolorosa (pseudoparalisia).[29,63]

Quando o diagnóstico é realizado após os 2 anos de vida da criança, denomina-se sífilis congênita tardia. As mais importantes alterações são as neurológicas, como a surdez decorrente da lesão do oitavo par de nervos cranianos. Outras manifestações da infecção incluem ceratite intersticial, periostite dos ossos frontais do crânio, tíbia em sabre e os característicos dentes de Hutchinson (Figura 22).[29,63]

## Tratamento

O tratamento deve ser realizado quando há o diagnóstico da sífilis, por meio da pesquisa direta do agente ou testes sorológicos. Deve-se lembrar que o VDRL pode ser falso-positivo ou cicatriz sorológica até o título de 1:4, porém este evento é muito mais raro do que se pressupõe.[28] Todavia, na dúvida diagnóstica, leva-se em consideração a relação entre risco da infecção e o benefício do tratamento, e no caso das gestantes, como já dito, deve-se sempre tratar a paciente a partir de qualquer valor positivo de VDRL.[12,15,44,100]

O tratamento de escolha é a penicilina, sendo terapêutica tanto para a mãe como para o feto, uma vez que atravessa a placenta. Essa droga previne a sífilis neonatal em 98% dos casos.[32,96] A penicilina é considerada a única droga comprovadamente capaz de tratar a mãe e o feto, portanto, preconiza-se que todas as gestantes sejam tratadas com penicilina – pacientes alérgicas devem ser dessensibilizadas. O *Centers for Disease Control and Prevention* não mais reconhece a eritromicina como opção terapêutica para gestantes com sífilis.[115]

A posologia da penicilina depende do estágio da doença:

- Sífilis primária, secundária e latente recente: penicilina G benzatina, 2.400.000 UI por via intramuscular, em dose única.[32,96]
- Sífilis latente tardia, duração indeterminada e terciária: penicilina G benzatina, 2.400.000 UI por via intramuscular, uma vez por semana, por 3 semanas consecutivas.[32,96]
- Neurossífilis: penicilina G cristalina de 3.000.000 a 4.000.000 UI, por via intravenosa, a cada 4 horas por 10 a 14 dias, seguido de penicilina G benzatina, 2.400.000 UI por via intramuscular, semanalmente, por 3 semanas.[32,96]

Todos os contatos sexuais atuais da paciente devem ser tratados, pois, do contrário, considera-se alta a chance de a gestante se reinfectar após o tratamento, tornando-o inefetivo em termos de proteção para transmissão vertical. Os parceiros sexuais deverão receber dose única de penicilina G benzatina, 2.400.000 UI, por via intramuscular, mesmo que apresentem sorologia negativa para sífilis.

## Sífilis em gestantes vivendo com HIV

A paciente vivendo com HIV pode apresentar testes sorológicos para sífilis negativos (falso-negativo). Quando há sinais clínicos da doença, recomenda-se a realização de outros testes diagnósticos, como biópsia da lesão. Na presença de sintomas e/ou sinais neurológicos, é obrigatória a investigação diagnóstica para neurossífilis.

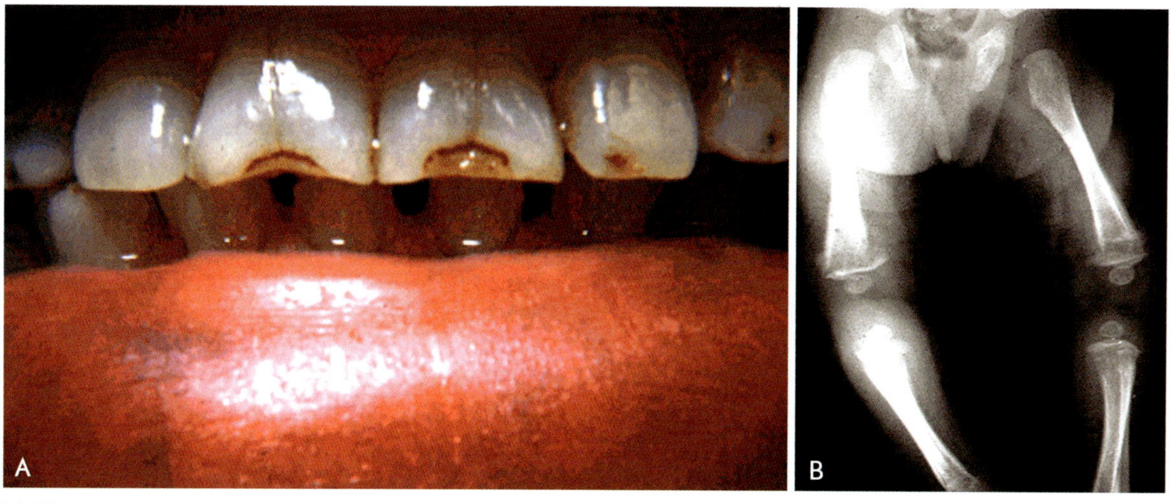


**FIGURA 22.** Sífilis congênita. A: dentes de Hutchinson; B: tíbias em sabre.

O tratamento, na ausência de neurossífilis, é realizado com penicilina G benzatina, 2.400.000 UI por via intramuscular, semanalmente, por 3 semanas.[100]

### Reação à penicilina

Após o tratamento, pode ocorrer a reação de Jarisch-Herxheimer, que se manifesta com tremores, taquicardia, hipotensão, mialgia e febre. Geralmente, essa reação ocorre em um período que varia de 1 a 2 horas após a aplicação de penicilina, com resolução espontânea em 24 horas. Essa reação denota a liberação maciça de lipopolissacarídeos dos espiroquetas, podendo cursar com contrações uterinas, diminuição da movimentação fetal, desacelerações da frequência cardíaca fetal e óbito fetal.[74] Por ser uma reação de origem imunológica em resposta à destruição maciça dos treponemas induzida pela penicilina e à consequente liberação concentrada de antígenos bacterianos, não pode ser considerada uma reação à penicilina propriamente dita.

### Alergia à penicilina

A prevalência de alergia à penicilina é estimada em 5 a 10% dos pacientes, sendo o principal mecanismo a reação de hipersensibilidade mediada por imunoglobulina E (IgE) que se caracteriza por urticária, angioedema, broncoespasmo e anafilaxia. A reexposição à penicilina em pacientes com antecedente de reação mediada por IgE pode acarretar novo episódio de anafilaxia de início imediato e potencialmente fatal. O teste cutâneo com determinantes maiores e menores da penicilina é capaz de identificar indivíduos em risco de hipersensibilidade mediada por IgE à penicilina, encontrando-se taxas de positividade de 10 a 20% nas pacientes que relatam alergia ao composto. Quando o teste cutâneo é positivo, existe um risco de 67% de as pacientes apresentarem reação alérgica, 25 a 50% delas graves ou fatais.[12,27] Indivíduos com teste cutâneo negativo podem ser tratados com penicilina de forma convencional, sem maiores riscos.[115]

Pacientes com antecedente de reação mediada por IgE à penicilina e teste cutâneo positivo devem ser submetidas à dessensibilização – procedimento relativamente simples, rápido e seguro, que pode ser realizado por via oral ou intravenosa. A dessensibilização de gestantes deve ocorrer em ambiente hospitalar e ser executada por profissionais capacitados, seguindo protocolos preestabelecidos.[95] Logo após a dessensibilização, deve ser iniciada a terapêutica com penicilina. Caso a paciente necessite de novos ciclos de penicilina futuramente, ela deverá ser novamente dessensibilizada.[115]

Outro grupo de pacientes com "alergia" à penicilina é composto por indivíduos que manifestaram reações de hipersensibilidade não mediadas por IgE, como síndrome de Stevens-Johnson, necrólise epidérmica tóxica, nefrite intersticial e anemia hemolítica. Essas pacientes não devem ser submetidas ao teste cutâneo nem à dessensibilização, devendo evitar terminantemente o contato com penicilina.[115] Essas gestantes devem ser tratadas com ceftriaxona na dose de 1 g, por via intramuscular, porém com risco de transmissão vertical.

### Controle pós-tratamento

Diante de um caso de sífilis na gestação, é necessária a realização de ultrassonografia morfológica, com avaliação mensal do crescimento fetal. Além disso, é fundamental o monitoramento da resposta imune após o tratamento.

Na gestação, o esquema de acompanhamento da gestante após tratamento é com realização mensal do VDRL e, mediante aumento de duas diluições nos títulos de VDRL (por exemplo, de 1:2 para 1:8), deve-se retratar a paciente e investigar ativamente a possibilidade de reinfecção, além de investigação adequada do(s) parceiro(s).[107] O novo tratamento com três doses de penicilina G benzatina também está indicado nos casos em que o tratamento inicial foi inadequado para a fase da doença (menos que três doses ou intervalo maior que uma semana entre as doses), persistência do título após seis meses do tratamento inicial ou recorrência de sinais ou sintomas de sífilis.

Consideram-se falha de tratamento e, portanto, indicações de novo tratamento as seguintes informações:[112]

- Títulos de VDRL mantidos por mais de 6 meses.
- Aumento de quatro vezes no título do VDRL.

### Tratamento inadequado

O tratamento inadequado associa-se a risco de transmissão vertical do Treponema e ao desenvolvimento de sífilis congênita. São considerados tratamentos inadequados da sífilis na gestação:[112]

- Tratamento realizado com qualquer medicamento que não seja a penicilina.
- Tratamento inadequado para a fase clínica da doença.
- Tratamento incompleto (se a paciente atrasar ou perder uma dose, é necessário recomeçar todo o tratamento).
- Parto antes de 30 dias do término do tratamento.
- Parceiros sexuais não tratados.

## HERPES GENITAL

### Etiologia

O herpes genital é causado por um DNA-vírus, o herpes-vírus. Existem dois tipos de vírus: o herpes-vírus 1 (HSV-1) e o herpes-vírus 2 (HSV-2).[23] O HSV-1 está relacionado à maioria dos casos de infecção primária e de lesões não genitais, como herpes labial, gengivoestomatite e ceratoconjuntivite. O HSV-2, por sua vez, é responsável por grande parte das lesões genitais, embora estas também possam ser causadas pelo HSV-1.[98]

## Epidemiologia

Estudos norte-americanos apontam para uma prevalência de 30% de anticorpos anti-HSV-2 em mulheres em idade reprodutiva.[98] No entanto, apenas 5% dessas mulheres relatam um ou mais episódios prévios de lesão genital. Cerca de 1.500 a 2.000 recém-nascidos por ano contraem herpes neonatal, e a maioria adquire o vírus de mães assintomáticas e sem lesão aparente.[98] É considerada a causa mais comum de úlceras genitais nos EUA.[98]

Estatísticas nacionais revelam prevalência de anticorpos contra HSV-2 entre 22 e 42% da população de gestantes.[109] A porcentagem dessas pacientes que relatam história prévia de lesão genital pelo herpes-vírus varia de 7 a 11%, e 0,3% das parturientes apresentam excreção viral genital na ausência de lesão, o que está de acordo com dados da literatura internacional.[109]

## Apresentação da infecção

Existem três estágios da infecção por herpes-vírus, baseados na apresentação clínica e sorológica.

## Infecção primária

Trata-se da ausência de anticorpos anti-HSV-1 ou anti-HSV-2 no momento em que a paciente adquire a infecção pela primeira vez.[98]

O quadro clínico da infecção herpética primária está relacionado com a imunidade do organismo hospedeiro, podendo variar desde infecção assintomática, que evolui para infecção latente, até quadros de meningite e encefalite. O período de incubação do vírus varia de 2 a 20 dias a partir do contato.[23,98] O quadro clínico mais comum é o de vesículas genitais, que rapidamente evoluem para úlceras bastante dolorosas, com um período de resolução aproximado de 10 a 20 dias (Figura 23). A linfadenomegalia inguinal geralmente acompanha o surgimento das lesões genitais. Outros sintomas como disúria, retenção urinária, proctite e corrimento vaginal podem estar presentes, caso haja acometimento da uretra, do canal anal ou do colo uterino, respectivamente.[23,98]

## Primeiro episódio não primário

Refere-se à aquisição de um dos tipos de herpes-vírus, na presença de anticorpos do outro tipo de herpes-vírus.

Esse estágio da infecção pelo herpes-vírus é caracterizado pelo primeiro episódio clinicamente reconhecido de infecção genital em paciente que, provavelmente, apresentou infecção primária não genital ou assintomática. O quadro clínico apresenta manifestações sistêmicas leves e lesões genitais menores, menos dolorosas, com resolução mais rápida.[98]

## Infecção recorrente

Trata-se da reativação do herpes-vírus genital de infecções prévias. O tipo de herpes-vírus recuperado na lesão coincide com o tipo sorológico.

O quadro clínico varia de acordo com a paciente e seu *status* imunológico. Os sintomas locais predominam sobre os sintomas sistêmicos. A excreção viral genital subclínica também se encaixa nessa categoria, pois é fonte de disseminação da doença, apesar de assintomática.[98]

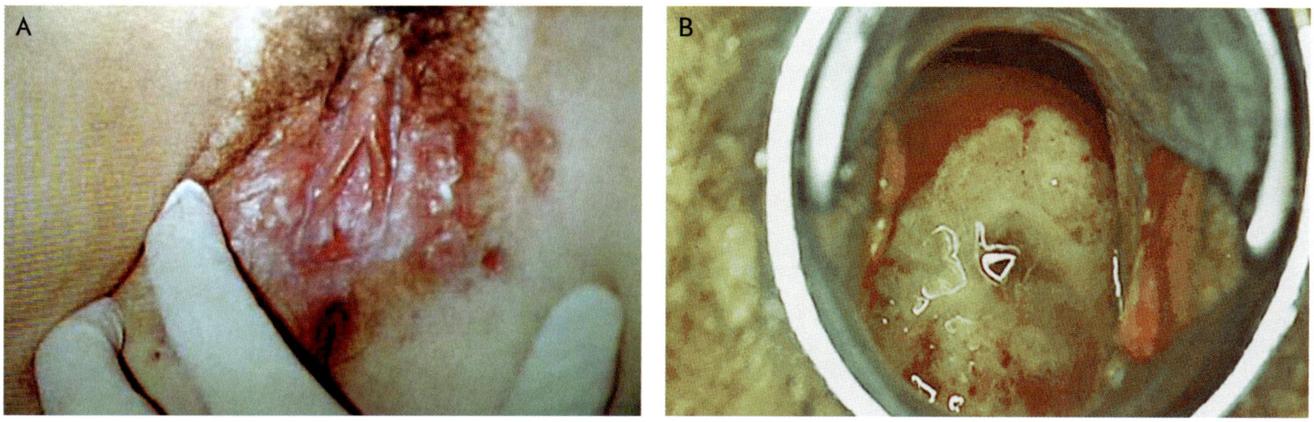


FIGURA 23. Lesões herpéticas. A: em vulva; B: em colo uterino.

## Repercussões obstétricas

O risco de transmissão vertical é maior na infecção primária (de 41 a 50%) em relação ao primeiro episódio não primário (33%) e aos episódios de recidiva (0 a 3%), provavelmente pela ausência de anticorpos maternos.[5]

A transmissão vertical ocorre, em 85% das vezes, durante o parto ou próximo a ele. Teoricamente, a infecção materna primária, na ausência de anticorpos e durante o primeiro trimestre, pode permitir a disseminação hematogênica do vírus, causando uma variedade de malformações, evento este observado apenas em casos isolados.[5,98]

Alguns estudos revelam maiores taxas de prematuridade em gestantes que apresentam infecção primária pelo HSV-2. O risco de trabalho de parto prematuro, no entanto, não está aumentado em gestantes com primeiro episódio não primário ou recorrência da doença.[42]

### Herpes neonatal

É infecção do recém-nascido resultante da passagem por canal de parto contaminado.

O herpes neonatal é uma infecção sistêmica rara, mas potencialmente grave. A maioria dos neonatos adquire a forma leve da doença, que permanece localizada em pele, olhos e boca, e cuja mortalidade é nula. O acometimento do sistema nervoso central e os casos de infecção disseminada apresentam mortalidade que varia de 15 a 57%.[2,4]

## Diagnóstico

O método diagnóstico de primeira escolha é a detecção de partículas virais, utilizando *swabs* para coleta de material da base das úlceras (Figura 24). O material coletado poderá ser analisado por microscopia eletrônica ou cultura do vírus. Novas técnicas baseadas em reação em cadeia da polimerase e em métodos de hibridização vêm sendo cada vez mais utilizadas.[5,98]

A pesquisa sorológica de anticorpos por ensaio imunoenzimático (Elisa) não é específica e, dessa forma, não é capaz de distinguir entre o HSV-1 e o HSV-2. Os testes de *Western blot* são pouco viáveis na prática assistencial em razão do alto custo. Novos testes sorológicos específicos vêm sendo desenvolvidos e trazem novas perspectivas futuras.[23,98]

Assistencialmente, orienta-se a pesquisa de partículas virais no local da lesão nos casos de infecção primária ou primeiro episódio não primário. Na presença de história de infecção recorrente, o diagnóstico é essencialmente clínico, reservando-se as sorologias para fins de pesquisa acadêmica.

O rastreamento universal não é justificável, uma vez que a prevalência de excreção viral assintomática é pequena e sua relação com a infecção neonatal não está bem estabelecida. Da mesma forma, não há dados que justifiquem o rastreamento em pacientes assintomáticas com história prévia de infecção recorrente.[4,5]

## Tratamento

O tratamento é composto de medidas de suporte e terapêutica medicamentosa. As medidas de suporte incluem: analgésicos, banho de assento e gel de lidocaína. O tratamento antiviral deve ser realizado com medicação oral, já que antivirais tópicos não reduzem a dor nem o tempo de doença.[5,23,98]

As medicações antivirais atravessam a barreira placentária, concentram-se no líquido amniótico e chegam ao

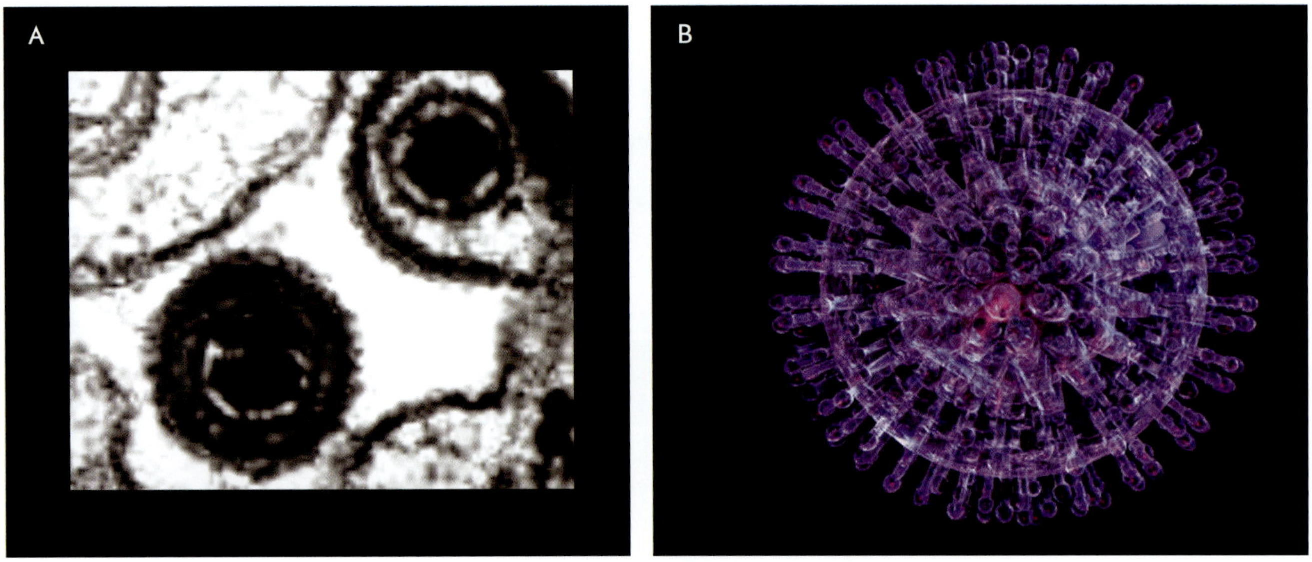


**FIGURA 24.** Partículas virais de herpes-vírus (HSV-2) em microscopia eletrônica (A) e representação gráfica (B).

plasma fetal em níveis terapêuticos. Não há relato de caso com acometimento fetal decorrente do uso dessas drogas em qualquer idade gestacional, sendo estas, portanto, seguras para o uso durante a gravidez.[5]

O tratamento deve ser mantido por 7 a 10 dias, podendo ser prolongado se não houver cura completa das lesões no décimo dia. As opções terapêuticas incluem:

- Aciclovir: 400 mg, três vezes ao dia.
- Valacilovir: 500 mg, duas vezes ao dia.[98]

Devem-se considerar 10 dias de tratamento para pacientes com sorologia positiva para HIV. Os episódios recorrentes devem ser tratados com terapia de supressão profilática de longa duração (aciclovir 400 mg, por via oral, duas vezes ao dia, por todo o período gestacional) sem risco de desenvolver resistência à droga.[35,125]

O *American College of Obstetricians and Gynecologists* recomenda o tratamento supressivo nas últimas semanas da gestação com o intuito de reduzir a recorrência de lesão herpética ativa e, portanto, diminuir o risco de indicação de cesárea. A despeito do efeito protetor quanto às lesões ativas e à redução da carga viral no momento do parto, não existe evidência sobre os efeitos na incidência de herpes neonatal. O tratamento supressor consiste na administração oral de aciclovir, 400 mg, três vezes ao dia, a partir de 36 semanas de gestação até o parto.[97]

### Conduta obstétrica

A cesárea é recomendada para pacientes com lesão ativa no momento do parto, em especial nos casos de primoinfecção, pelo alto risco de transmissão vertical.

Não existe indicação de cesárea em pacientes com lesão herpética ativa não genital, assim como não há indicação de cesárea para pacientes assintomáticas com antecedente de lesão no início da gravidez. A lactação não está contraindicada, excetuando-se casos com lesão herpética ativa em mamas.

## CANCRO MOLE

### Etiologia

O cancro mole ou cancroide é causado por bacilo Gram-negativo da espécie *Haemophylus ducreyi*.[109]

### Epidemiologia

É infecção de ocorrência rara no mundo, surgindo, em geral, em regiões tropicais. Está fortemente associado à coinfecção pelo HIV e outras IST. Estima-se que 10% das pessoas infectadas pelo *H. ducreyi* apresentem infecção concomitante pelo herpes-vírus ou pelo *T. pallidum* na ocasião do diagnóstico.[120] Durante um intercurso sexual, o risco de transmissão é de aproximadamente 80%.[109]

### Apresentação clínica

O período de incubação é de 3 a 14 dias. O quadro clínico típico é de úlcera genital extremamente dolorosa, podendo aparecer como múltiplas lesões. A borda da úlcera é irregular, eritemato-edematosa, com fundo necrótico e de sangramento fácil[20,109] (Figura 25). As lesões distribuem-se geralmente na fúrcula e nas faces internas dos lábios vulvares. A adenopatia inguinal supurativa é extremamente rara na mulher. Descartados sífilis e herpes genital, o diagnóstico se faz clinicamente se a apresentação é típica.[120]

A presença isolada dessa infecção durante o período gestacional não acarreta repercussões obstétricas ou fetais. Considerando que 5% das pacientes apresentarão o assim chamado cancro misto de Rollet (cancro mole associado a cancro duro da sífilis primária na mesma lesão), a investigação diagnóstica para sífilis é obrigatória na suspeita de cancro mole.[109,120]

### Diagnóstico

O diagnóstico definitivo requer a identificação do microrganismo em meio de cultura especial não disponível em todos os centros de saúde. Mesmo quando utilizado, esse método apresenta sensibilidade de apenas 80%.[20,109]

Na prática clínica, a observação direta de bacilos Gram-negativos intracelulares em material obtido de esfregaço da base da lesão ulcerada é método satisfatório para diagnóstico. A reação em cadeia da polimerase é teste padrão-ouro, mas não disponível em nível assistencial.[46]

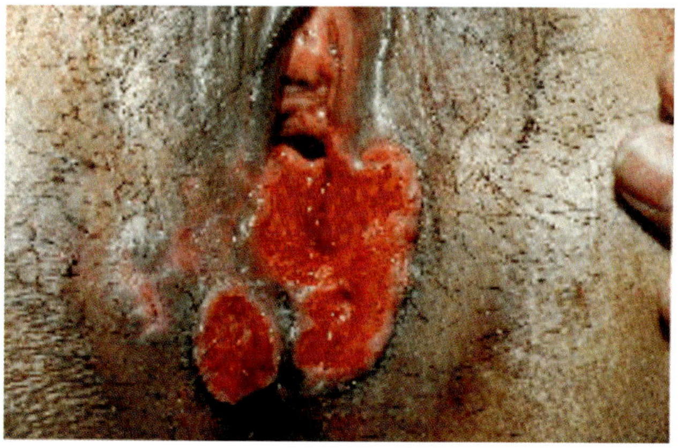

**FIGURA 25.** Lesão de cancro mole.

## Tratamento

O tratamento na gravidez é realizado com azitromicina 1 g, por via oral, em dose única ou com ceftriaxona 250 mg, por via intramuscular, em dose única.

Os parceiros que tiveram contato até 10 dias antes do início dos sintomas da paciente devem ser sistematicamente examinados e tratados.[100]

# LINFOGRANULOMA VENÉREO

## Etiologia

O linfogranuloma venéreo é a apresentação clínica de infecção genital causada por *Chlamydia trachomatis*, diferente da cervicite. Apenas os sorotipos L1, L2 ou L3 são capazes de manifestar-se dessa forma.[100]

## Epidemiologia

É infecção de prevalência rara, mais frequente nas regiões Norte e Nordeste do país e entre homens que fazem sexo com homens.[109]

## Apresentação clínica

Apresenta-se clinicamente em três fases, após período de incubação de 3 a 30 dias.[100] A primeira fase da doença é caracterizada por lesão ulcerada e indolor, que se inicia após a inoculação do agente (Figura 26). As mulheres costumam apresentar essa lesão em qualquer parte da genitália externa, vagina ou colo uterino. Por ser indolor, a lesão geralmente não é notada pela paciente, e, portanto, a oportunidade de tratamento é muitas vezes perdida nesse primeiro momento.[16,109,119]

Se não tratado, o processo de inflamação intensa se instala em cadeias ganglionares, causado por disseminação linfática regional. Essa fase da doença desenvolve-se entre 7 e 40 dias. A localização da adenopatia na mulher depende do local da lesão de inoculação:

- Genitália externa: linfonodos inguinais superficiais ipsilaterais.
- Terço inferior da vagina: linfonodos pélvicos.
- Terço médio da vagina: linfonodos entre o reto e a artéria ilíaca interna.
- Terço superior da vagina e colo uterino: linfonodos ilíacos.[16]

O comprometimento linfonodal leva à coalescência de cadeias ganglionares que, posteriormente, evoluem com supuração e fistulização. Quando ocorre acometimento da região inguinal, o aumento do volume local é denominado "bubão" (Figura 27). De acordo com o local acometido, a infecção segue com sequelas relacionadas à obstrução linfática crônica. As mais graves incluem elefantíase genital, estenose e fístulas retais, uretrais e vaginais.[16,109]

## Diagnóstico

Apesar de ser classificada como infecção ulcerativa, o diagnóstico é geralmente baseado nas manifestações clínicas da segunda e terceira fases da doença. Como a primeira fase (de lesão de inoculação) passa despercebida grande parte das vezes, a apresentação clínica de

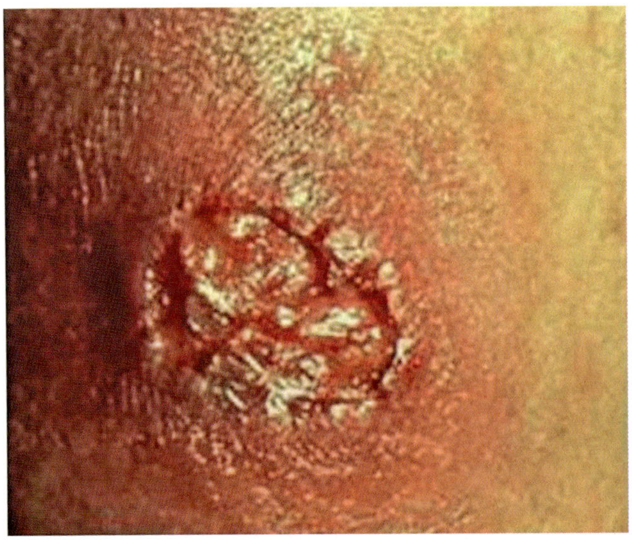

**FIGURA 26.** Úlcera genital de linfogranuloma venéreo (*Chlamydia trachomatis*).

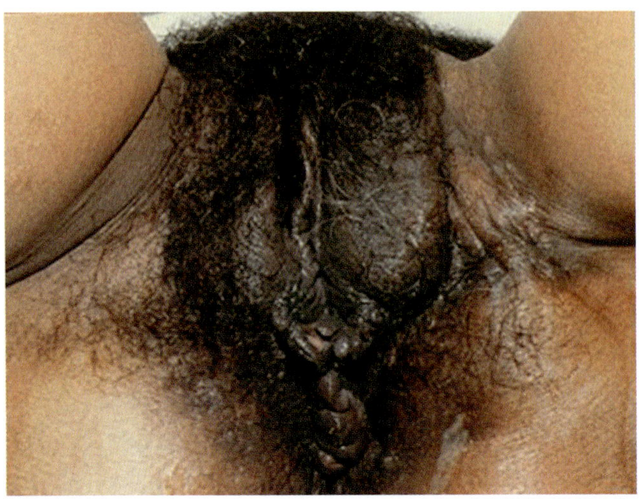

**FIGURA 27.** Fase crônica do linfogranuloma venéreo: síndrome genitorretal, também denominada estiomene.

linfadenomegalia inguinal ou das sequelas anteriormente citadas orienta investigação diagnóstica. A sorologia para clamídia é inespecífica, havendo prova cruzada com infecções de outros sorotipos. A presença de IgM, o aumento de quatro vezes nos títulos de anticorpos e títulos altos são sugestivos de doença aguda. A positividade do teste começa a ocorrer após 4 semanas da inoculação.[100,109]

### Tratamento

Para os casos de linfogranuloma venéreo, o tratamento deve ser realizado preferencialmente com eritromicina e estender-se por 21 dias. O tratamento alternativo com azitromicina na dose de 1 g, por via oral, uma vez por semana, por 3 semanas parece ser eficaz, embora não existam estudos plenamente conclusivos.[100] Na presença de bubão, a drenagem aspirativa é recomendada para alívio dos sintomas. A drenagem incisional ou exérese dos linfonodos acometidos é formalmente contraindicada por aumentar o risco de disseminação da doença.[100,109] A terapia antimicrobiana não reverte as sequelas da terceira fase da moléstia, que pode necessitar de tratamento cirúrgico para sua correção.[16]

## DONOVANOSE

### Etiologia

O granuloma inguinal ou donovanose é uma infecção ulcerativa genital causada por uma bactéria Gram-negativa intracelular, a *Klebsiella granulomatis*, também conhecida por *Calymmatobacterium granulomatis*.[119]

### Epidemiologia

A infecção é de ocorrência rara no mundo e no Brasil, embora seja endêmica em regiões tropicais e subtropicais, em especial em alguns países em desenvolvimento, como Índia, Papua-Nova Guiné, Austrália central e nos países do sudeste africano.[100,109]

### Apresentação clínica

O período de incubação da donovanose varia de 30 a 180 dias. Clinicamente, a infecção se manifesta por lesões ulcerativas progressivas e indolores, bem delimitadas, sem linfadenomegalia inguinal. A lesão é altamente vascularizada, de cor vermelho-carne e sangra com facilidade ao contato. Em geral, a apresentação da infecção se dá por múltiplas ulcerações, com distribuição bilateral em página de livro ou em "espelho", especialmente em bordas e dobras cutâneo-mucosas.[22]

Por sua vez, as lesões podem incluir variantes hipertrófica, necrótica e esclerótica (Figura 28). A infecção bacteriana secundária ocorre com certa frequência e a moléstia pode coexistir com outra infecção venérea.[22,109]

A presença de donovanose não costuma mudar o prognóstico da gestação, não acarretando complicações obstétricas. Não existem relatos de infecção fetal e/ou congênita dessa doença.

### Diagnóstico

A cultura do agente causador da infecção é difícil de ser obtida, e o diagnóstico requer a visualização de corpúsculos de Donovan (Figura 29) em amostras citológicas ou de biópsia local com coloração de Wright, Giemsa ou Leishman. Os testes de reação em cadeia da polimerase para *K. granulomatis* existem, mas não são utilizados em rotina assistencial.[109,119]

Por ser de rara prevalência, o diagnóstico diferencial é importante e inclui outras infecções ulcerativas e granulomatosas, como sífilis, cancro mole, tuberculose, leishmaniose e neoplasias.

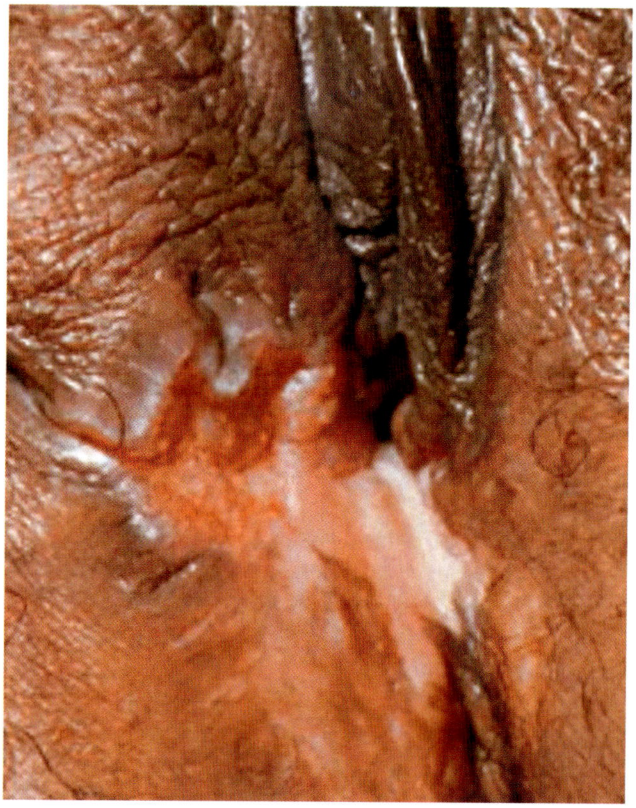

**FIGURA 28.** Lesão de donovanose: forma esclerótica.

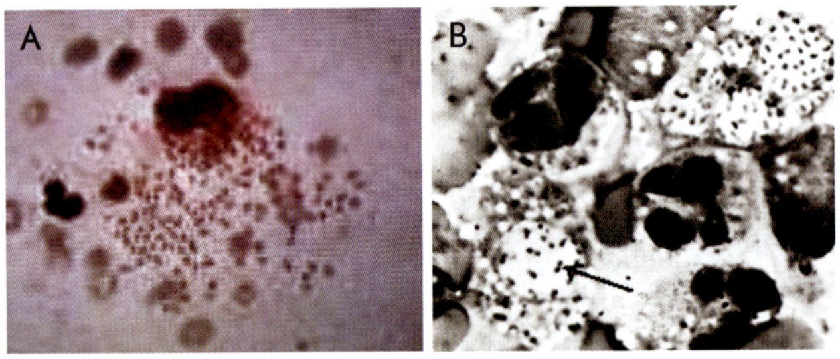


FIGURA 29. Corpúsculos de Donovan. A: microscopia óptica; B: microscopia eletrônica.

### Tratamento

O tratamento na gravidez deve ser realizado com eritromicina na dose de 500 mg, por via oral, a cada 6 horas por, no mínimo, 21 dias ou até a cicatrização completa de todas as lesões, considerada critério de cura. Deve-se considerar o uso de um aminoglicosídeo associado a antibioticoterapia principal (gentamicina, 1 mg/kg/dia, por via intravenosa, a cada 8 horas), pelo fato de não ser possível o uso dos antimicrobianos de primeira escolha durante a gestação (doxiciclina ou ciprofloxacino). A azitromicina na dose de 1 g, por via oral, uma vez por semana, por 3 semanas, parece ser esquema eficaz, mas a literatura carece de dados.[22,109]

Por ser infecção de baixa infecciosidade, o tratamento dos contactantes sexuais não é necessário. As gestantes vivendo com HIV devem ser tratadas com o mesmo esquema antimicrobiano anteriormente citado, que inclui o uso de eritromicina e gentamicina.[100]

## VERRUGAS ANOGENITAIS

As manifestações clínicas de verrugas anogenitais na gestação são as mesmas que ocorrem fora do período gestacional. O principal agente sexualmente transmissível capaz de desenvolver verrugas genitais é o papilomavírus humano (HPV). Esse vírus se manifesta por meio de lesões intraepiteliais genitais, abordadas a seguir, e condilomas.

## PAPILOMAVÍRUS HUMANO

As verrugas anogenitais causadas pelo papilomavírus humano são a IST mais frequente entre aquelas de etiologia viral. São também conhecidas como condiloma acuminado, pela apresentação clínica mais frequente de lesões papilomatosas e múltiplas.

### Etiologia

O papilomavírus humano é vírus composto por DNA dupla-fita, espécie-específico (causa infecção somente em humanos) e altamente infectante. O período de incubação após a exposição ao vírus varia de 3 semanas a 8 meses, podendo chegar a 1 ano ou mais entre inoculação viral e manifestação clínica de verrugas. Os pacientes imunocompetentes têm capacidade de eliminar o vírus em até 2 anos após a inoculação. Existem cerca de 70 tipos de papilomavírus humano, 35 desses responsáveis pelo surgimento de verrugas genitais. Os subtipos 6 e 11 de papilomavírus humano são os mais prevalentes, considerados de baixo risco oncogênico pelo fato de não serem capazes de se integrar ao genoma da célula hospedeira. Por esse motivo, estão associados a manifestações clínicas benignas como condiloma e lesões intraepiteliais de baixo grau. Estima-se que dois terços dos pacientes que apresentam essa manifestação clínica do papilomavírus humano sejam do sexo feminino.[43,57]

### Epidemiologia

Os fatores de risco para infecção pelo vírus incluem múltiplos parceiros sexuais, presença de outras IST associadas, abuso de drogas ilícitas e imunossupressão.[100] As mulheres com cinco ou mais parceiros nos últimos cinco anos apresentam um risco sete vezes maior de manifestar condiloma e doze vezes maior de recorrência das verrugas, quando comparadas a mulheres que têm apenas um parceiro no mesmo intervalo de tempo.[62] As pacientes vivendo com HIV apresentam incidência sete vezes maior de condiloma acuminado.[47] Esses índices são menores em pacientes que fazem uso de terapia antirretroviral.[72]

No ciclo gravídico-puerperal, a incidência de condiloma e sua distribuição nas diferentes regiões da genitália feminina permanecem constantes e condizentes com os riscos típicos de idade e comportamento sexual.

### Transmissão e prevenção

A transmissão do vírus ocorre por contato sexual. O papilomavírus humano pode ser disseminado por meio de intercurso sexual que inclua região oral, genital e mãos. O uso de preservativo não evita a transmissão de modo completamente efetivo, já que não cobre toda a região genital externa.

### Apresentação clínica

A apresentação clínica clássica é de lesões verrucosas cujo número, localização, tamanho e extensão de tegumento acometido são variáveis. Surgem, em geral, com aspecto hiperqueratósico e papilomatoso, mas podem aparecer também como pápulas lisas e planas. Na maioria das vezes, são lesões exofíticas, podendo apresentar-se de forma séssil ou pedunculada. Apresentam-se com a mesma cor da pele das proximidades da lesão ou pode ser rósea, se presente em tecido mucoso. O tamanho das lesões varia de poucos milímetros a vários centímetros, quando há coalescência de lesões.[117]

Em gestantes, pode haver acometimento tanto de regiões externas do trato genital inferior (vulva e região perianal) como de regiões internas (mucosas vaginal, ectocervical e intra-anal). Entre as regiões de maior prevalência, estão fúrcula vaginal, grandes lábios e pequenos lábios. As verrugas externas são muitas vezes acompanhadas de lesões internas cervicais, inclusive de lesão intraepitelial.[66] É frequente a piora da manifestação clínica na gravidez por causa da redução da atividade imunológica celular (Figuras 30 e 31).[9]

As lesões bowenoides são pápulas verrucosas pigmentadas (vermelho-marrom), com histologia compatível com condilomatose associada a carcinoma *in situ* de células escamosas. São raras em gestantes hígidas e devem ser realizadas biópsias sempre que houver suspeita.[25]

Em geral, as pacientes com menor número de lesões são assintomáticas. Além de notar a presença da lesão, a paciente pode queixar-se de sintomas como prurido, sangramento, queimação, dor e corrimento vaginal, que frequentemente se associam ao quadro clínico.[117]

Massas exofíticas muito extensas localizadas no colo uterino ou vagina impedem o parto vaginal, seja pelo fato de funcionarem como tumor prévio, seja pelo risco de sangramento da mucosa, que se apresenta mais friável por causa das modificações gravídicas locais. Lesão anal grande pode, por sua vez, dificultar a defecação por causa da constrição do canal anal.[25,117]

## Diagnóstico

O diagnóstico é clínico, realizado por meio de visualização direta das lesões. O uso de ácido acético a 5% tinge as verrugas de branco (aparência acetobranca), cuja identificação fica facilitada. Lâmpadas brancas e lentes de aumento ajudam na identificação de lesões pequenas. Ferramentas como colposcopia, anuscopia e sigmoidoscopia auxiliam na avaliação da extensão do acometimento de mucosas internas.[25]

A biópsia da lesão reserva-se para casos nos quais o aspecto ou o comportamento pós-terapia foge ao padrão esperado (Tabela 3). O exame histológico demonstra papilomatose acompanhada de hiperqueratose, acantose, paraqueratose e coilocitose. A coilocitose, tipicamente presente em lesões intraepiteliais cervicais, não é com frequência visualizada em verrugas externas. Não se recomenda a utilização de métodos diagnósticos moleculares em verrugas anogenitais (hibridização *in situ*, captura híbrida e reação em cadeia da polimerase).[25]

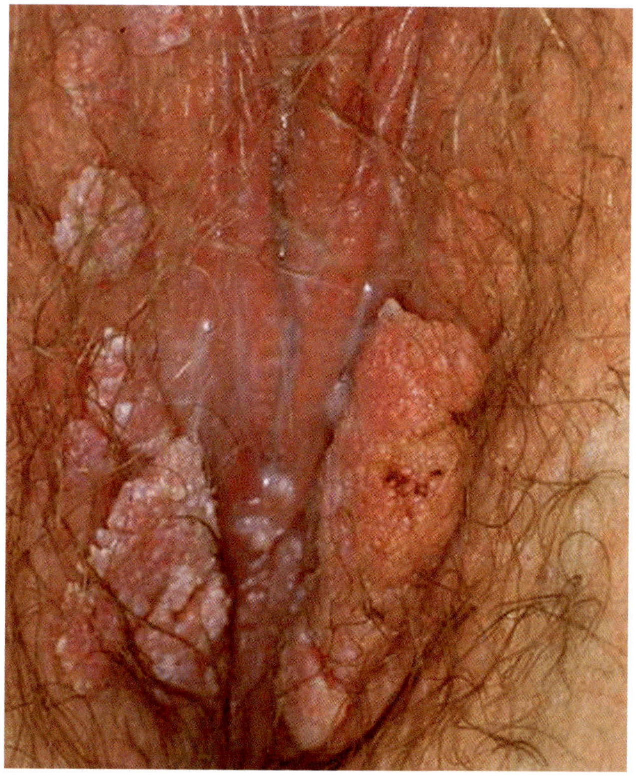

**FIGURA 30.** Condiloma vulvar por HPV. HPV: papilomavírus humano.

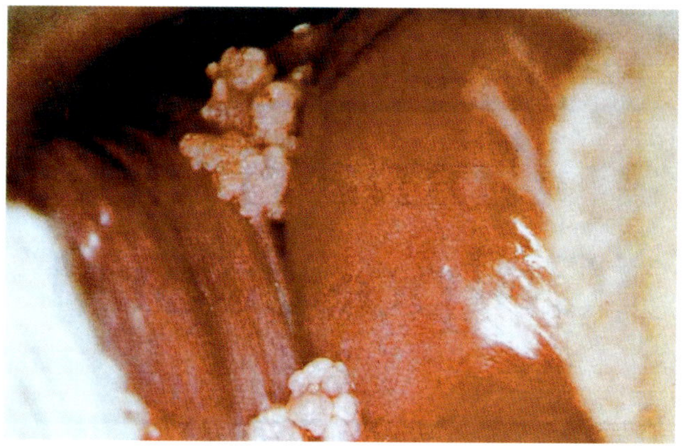

**FIGURA 31.** Condiloma vaginal em gestante por HPV. HPV: papilomavírus humano.

O diagnóstico diferencial é feito com *condilomata lata* (lesão achatada e aveludada da sífilis secundária), molusco contagioso (Figura 32) e remanescentes himenais.

## Repercussões obstétricas

O papilomavírus humano dos sorotipos 6 e 11 pode causar papilomatose respiratória na criança contaminada no

| TABELA 3. Indicações de biópsia de verrugas anogenitais |
|---|
| Aspecto atípico da lesão |
| Pigmentação |
| Ulceração |
| Fixação a planos profundos |
| Infiltração inflamatória |
| Lesões muito extensas |
| Crescimento rápido |
| Pacientes imunossuprimidos |
| Comportamento atípico pós-terapia |
| Ausência de resposta à terapia |
| Recorrência em curto espaço de tempo ou frequente |
| Dúvida diagnóstica |

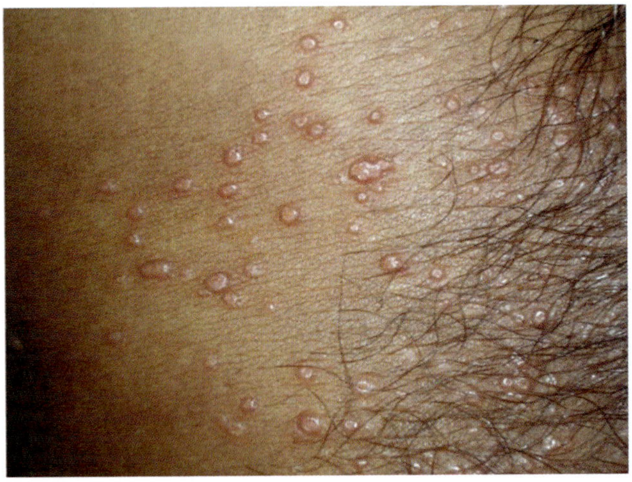

**FIGURA 32.** Molusco contagioso: diagnóstico diferencial de verrugas genitais.

canal de parto. Essa afecção é de difícil controle e apresenta altos índices de recidivas. A rota de transmissão vertical ainda não foi completamente esclarecida, mas relaciona-se com exposição a canal de parto infectado. Os sintomas iniciam entre 6 meses e 10 anos de idade, com quadro clínico de obstrução parcial de vias aéreas que se manifesta por sibilância, estridor e dispneia. O local de acometimento mais frequente é a laringe, mas pode haver extensão para traqueia e pulmões. Podem ser necessários múltiplos procedimentos cirúrgicos. O mecanismo de transmissão vertical do papilomavírus humano ainda não está completamente esclarecido. Acredita-se que o contato direto com o vírus no canal de parto esteja diretamente relacionado; contudo, existe relato de detecção de material genético do papilomavírus humano no líquido amniótico de gestantes com lesão cervical.[37] A cesárea eletiva com indicação simplesmente de evitar a papilomatose respiratória não é recomendada, uma vez que existem estudos demonstrando infecção neonatal em cesárea com membranas ovulares íntegras.[89]

## Tratamento

A indicação de tratamento é baseada na presença de lesões e de sintomas de qualquer ordem. As lesões pequenas e assintomáticas podem ser seguidas clinicamente, com índices de remissão espontânea de 20 a 30% em 3 meses. Na gestação, a frequência de remissão da infecção é menor. As pacientes que serão submetidas a qualquer tipo de terapia para papilomavírus humano devem ser alertadas de que existe a chance de se necessitar de mais de um tipo de tratamento, que mesmo na evidência de sucesso não é sempre possível erradicar o vírus e que as taxas de recidivas são altas.[100]

Deve-se dar atenção especial às formas de tratamento durante a gestação. Podofilina, podofilotoxina, interferon e 5-fluoracil não devem ser usadas durante a gravidez por conta do risco teratogênico. Rotineiramente, não se recomenda o uso de imiquimode em razão da escassez de evidências quanto à segurança de seu uso na gestação. Dessa forma, o arsenal terapêutico indicado para uso domiciliar com medicamentos que podem ser aplicados pela própria paciente inexiste durante essa fase.[100]

O tratamento pode ser realizado por método ablativo químico ou físico (com destruição tecidual) ou por meio de exérese cirúrgica. Utiliza-se com segurança o ácido tricloroacético a 80 ou 90% de concentração, semanalmente, até o desaparecimento das verrugas. É método químico de destruição celular, que ocorre por meio de coagulação proteica. Recomenda-se como terapêutica de primeira escolha para gestantes, podendo ser aplicado inclusive em lesões internas. Os índices de sucesso terapêutico chegam a 70% em 6 meses. Cuidados a serem tomados incluem proteção do tegumento sem lesão que circunda o local de aplicação e neutralização do excesso de ácido com bicarbonato de sódio. O intervalo das aplicações deve ser semanal, com duração média de 6 semanas.[87]

Os métodos terapêuticos físicos de ablação das lesões também são seguros na gravidez. A crioterapia com nitrogênio líquido ou óxido nitroso pode ser usada em nível ambulatorial. O óxido nitroso é mais eficiente para erradicar lesões cervicais, mas contraindicado para verrugas vaginais, porque gera destruição tecidual mais profunda, podendo causar perfurações e fístulas vaginais. A taxa de sucesso terapêutico varia de 60 a 90%, e, geralmente, é necessária mais de uma aplicação. Também é método recomendado na gravidez, em especial nos casos em que não se obteve sucesso com o ácido tricloroacético.[39,73]

A terapia a *laser* em gestantes requer ambiente cirúrgico, anestesia e colposcopia para direcionar o feixe de *laser*. O dióxido de carbono é a substância mais comumente utilizada. É considerada a terapia mais cara, mas com os melhores resultados na gestação (de 70 a 100% de taxa de cura em 1 ano). Os processos ablativos a *laser* podem causar complicações como distúrbios de pigmentação cutânea, inflamação local e ulceração. Reserva-se essa opção terapêutica para áreas de acometimento extenso, multifocal e lesões recidivadas. O uso de máscara pela equipe médica e a higiene rigorosa da região anogenital após o procedimento são os cuidados preconizados.[31,36]

A aspiração ultrassônica é método de ablação física, que destrói o tecido da lesão por ondas de ultrassom, seguido da aspiração e remoção dos restos de epitélio. Parece ser tão eficaz quanto outras formas de tratamento.[81]

A excisão cirúrgica de condilomas com cauterização do leito da verruga com eletrocautério é procedimento de exceção na gravidez, pelo risco aumentado de sangramento, infecção e retração cicatricial. É mais frequentemente indicada para lesões únicas e volumosas, cujo diagnóstico histopatológico é necessário. Pode ser indicada também como opção à terapia a *laser*, pelo menor custo.[65]

As verrugas genitais podem proliferar e se tornar friáveis na gestação. Muitos especialistas preconizam a exérese e o tratamento de condilomas extensos, utilizando-se métodos físicos e cirúrgicos como terapia inicial. A presença de condilomas que atapetam toda a mucosa vaginal deve ser um fator de ponderação entre o risco de parto prematuro e de sofrimento fetal e o benefício do procedimento, levando em consideração a idade gestacional e a via de parto indicada. Por vezes, é aconselhável postergar o procedimento para momento posterior ao período puerperal.[66]

### Via de parto

A cesárea está indicada para todos os casos em que a condilomatose funcione como tumor prévio ou quando houver risco de sangramento excessivo no canal de parto. Não há evidências científicas que comprovem que a cesárea previna a transmissão vertical do papilomavírus humano, uma vez que não se sabe se a via de transmissão é transplacentária, perinatal ou pós-natal.[9,66]

## VÍRUS DA IMUNODEFICIÊNCIA HUMANA

A importância do estudo do HIV na gestação reside no esforço em reduzir as taxas de transmissão vertical da doença. A incidência de síndrome da imunodeficiência adquirida (Aids) em crianças vem decrescendo, e uma série de estudos da literatura médica mundial mostra uma redução significativa das taxas de transmissão vertical. No entanto, 92% das crianças infectadas adquiriram a infecção durante o período periparto.[74]

Na ausência de intervenção, a transmissão vertical do HIV situa-se em torno de 25 a 30%. Estima-se que em gestantes sintomáticas, com quadro clínico de Aids, essas taxas girem em torno de 50%. A redução para níveis inferiores a 2% já é realidade em países desenvolvidos. Na região sudeste do Brasil, o número de crianças infectadas se encontra atualmente abaixo de 4%. O controle da transmissão vertical relaciona-se à qualidade do pré-natal, à profilaxia antirretroviral periparto e à suspensão do aleitamento materno.[99]

Na assistência pré-natal, é de extrema importância o rastreamento adequado da infecção pelo HIV, para que medidas profiláticas sejam tomadas a tempo de obter os melhores resultados possíveis. O uso de terapia antirretroviral combinada em gestantes vivendo com HIV, a fim de manter a carga viral indetectável, tem por objetivos prevenir transmissão vertical, evitar transmissão sexual do vírus e também o aparecimento de infecções oportunistas, que podem levar a complicações obstétricas, como prematuridade.

A Clínica Obstétrica do HC-FMUSP segue as recomendações vigentes do Ministério da Saúde para profilaxia da transmissão vertical do HIV e terapia antirretroviral em gestantes.[112]

## TRANSMISSÃO VERTICAL

A patogênese da transmissão vertical do HIV está relacionada a múltiplos fatores. Setenta e cinco por cento dos casos ocorrem durante o trabalho de parto e o parto, enquanto um quarto ocorre por transmissão intrauterina, principalmente nas últimas semanas de gestação. Há ainda um risco adicional representado pelo aleitamento materno. Os principais fatores de risco classicamente associados à transmissão vertical do HIV incluem carga viral elevada, ausência de tratamento com terapia antirretroviral, vaginose, sífilis, uso de drogas ilícitas, relações sexuais sem preservativo, prematuridade, baixo peso do recém-nascido, procedimentos obstétricos invasivos, bolsa rota por mais de 4 horas, trabalho de parto prolongado e parto vaginal operatório.

Atualmente, em vigência do uso de terapia antirretroviral combinada, estudos vêm demonstrando que não há aumento da ocorrência de transmissão vertical em pacientes submetidas à amniocentese[34,91] ou mesmo após períodos prolongados de bolsa rota,[79] reforçando o conceito de que carga viral elevada e ausência de tratamento são os principais fatores de risco para transmissão.

As taxas de transmissão vertical em gestantes infectadas pelo HIV variam entre 25 e 30% na ausência de medidas profiláticas. Desde 1994, o estudo PACTG 076 mostrou redução de 67,5% de transmissão vertical em pacientes que recebiam zidovudina (AZT) durante a gestação e zidovudina parenteral 3 horas antes do parto, com administração de zidovudina xarope para o recém-nascido.[48] Desde então, estudos comprovam que a associação de três drogas antirretrovirais ativas (HAART, do inglês *highly active antiretroviral therapy*) constitui o padrão-ouro de acompanhamento de gestantes vivendo com HIV, reduzindo a taxa de transmissão vertical para 1 a 2%.

Desse modo, atualmente a prevenção da transmissão vertical baseia-se nos seguintes pilares:

- Uso de terapia antirretroviral ao longo da gestação.
- Zidovudina parenteral anteparto em pacientes com carga viral detectável.
- Zidovudina xarope para o recém-nascido.
- Contraindicação à lactação.

O aleitamento materno está associado a acréscimo do risco de transmissão vertical de 7 a 22%. Atualmente, o Ministério da Saúde brasileiro e o Centro de Controle de Doenças (CDC) norte-americano ainda contraindicam o aleitamento em mulheres vivendo com HIV, independentemente de sua carga viral.

## TRIAGEM SOROLÓGICA E DIAGNÓSTICO

Recomenda-se a realização de teste anti-HIV, sempre precedido de aconselhamento e consentimento verbal para todas as gestantes na primeira consulta de pré-natal, no terceiro trimestre e novamente no momento de admissão à maternidade.

O rastreamento da infecção por HIV durante a gestação deve ser realizado por meio de teste capaz de detectar anticorpos anti-HIV-1 e anti-HIV-2. As principais limitações ao diagnóstico da infecção pelo HIV são o período de janela imunológica, em que não se detecta anticorpos anti-HIV circulantes e os testes de rastreamento são negativos, e o fato de até 1% da população manter carga viral indetectável mesmo sem tratamento ("controladores de elite"). Existem ainda indivíduos "imunossilenciosos" (do inglês, *immunosilents*), que mantêm níveis baixos ou indetectáveis de anticorpos anti-HIV, mesmo após longos períodos de infecção. Objetivando maior sensibilidade, o rastreamento da infecção pelo HIV deve ser realizado em duas etapas:[110]

1. Testes de rastreamento: testes de imunoensaio (Elisa) com alta sensibilidade, podendo apresentar falso-positivo em situações como doenças autoimunes, outras infecções e gestação. Os testes de quarta geração detectam anticorpos anti-HIV e o antígeno p24 a partir de 15 dias após a infecção.
2. Teste confirmatório: testes específicos que detectam antígenos virais (*Western blot, Imuno blot*) e/ou testes moleculares que quantificam a carga viral.

Pacientes com teste de rastreamento negativo são consideradas não infectadas e devem colher novo teste no último trimestre. Quando o teste de rastreamento e o teste confirmatório forem positivos, considera-se que aquela amostra de sangue é positiva para HIV, sendo necessário que a paciente colha uma segunda amostra de sangue para descartar eventual troca de amostras. Situações de discrepância entre os testes de rastreamento e confirmatório devem ser avaliadas cautelosamente. Nesses casos, a amostra é laudada como "amostra indeterminada para HIV" e, especificamente em gestantes, recomenda-se colher em 30 dias nova amostra de sangue para sorologia e realizar a quantificação da carga viral.[110] A interpretação dos testes diagnósticos para HIV encontra-se na Tabela 4.

Existe ainda a possibilidade de testes rápidos para o diagnóstico do HIV. Esses testes estão disponíveis em serviços de atenção primária à saúde e em maternidades, para situações de emergência. A confirmação diagnóstica dá-se mediante dois testes rápidos positivos, com metodologias diferentes. Caso não seja possível realizar um segundo teste rápido de outra metodologia na ocasião, deve-se colher sorologia e amostra para teste de reação em cadeia da polimerase para HIV no sangue materno. Recomenda-se a condução do caso como se a paciente fosse portadora do HIV (AZT intraparto, parto cesáreo quando possível e não amamentar) até que sejam realizados os testes confirmatórios.

## TERAPIA ANTIRRETROVIRAL

A introdução precoce da terapia antirretroviral tem importante impacto na redução da morbidade e da mortalidade de pessoas vivendo com HIV/Aids. Sabe-se que indivíduos em tratamento que mantenham carga viral indetectável e níveis normais de CD4 (> 500 células/mm$^3$) têm expectativa de sobrevida semelhante à da população saudável. Desse modo, recomenda-se, atualmente, introdução precoce da terapia antirretroviral em todas as pessoas com diagnóstico de infecção pelo HIV. Além do impacto na transmissão vertical, a gestação constitui oportunidade para iniciar o tratamento da paciente. Portanto, deve-se prescrever terapia antirretroviral a todas as gestantes vivendo com HIV e seu uso deve ser mantido após o parto.

A utilização de terapia antirretroviral potente diminui drasticamente a carga viral na gestante infectada pelo

**TABELA 4. Interpretação dos testes para diagnóstico da infecção pelo HIV**

| | Resultado | Conduta |
|---|---|---|
| Elisa negativo | Amostra não reagente | Se persistir dúvida quanto à infecção, colher nova amostra em 30 dias |
| Elisa indeterminado | Amostra indeterminada | Repetir exame |
| Elisa e *Western blot* positivos | Amostra reagente | Realizar apenas Elisa em nova amostra para excluir eventual troca de amostra |
| Elisa positivo e *Western blot* negativo ou indeterminado | Amostra indeterminada | Repetir exame em 30 dias e solicitar teste molecular (detecção de carga viral) |

Elisa: imunoensaio – teste de rastreamento; HIV: vírus da imunodeficiência humana; *Western blot*: teste confirmatório.

HIV, reduzindo a transmissão vertical a taxas extremamente baixas. Rotineiramente, a maioria das pacientes vivendo com HIV engravida já fazendo uso de terapia antirretroviral – que deverá ser mantida durante toda a gravidez. Para aquelas pacientes que não estão em tratamento, preconiza-se introdução imediata da terapia antirretroviral.

Os inibidores de transcriptase reversa (zidovudina, lamivudina, tenofovir, entricitabina, nevirapina) e os inibidores de protease (lopinavir, ritonavir, saquinavir, darunavir) são bem tolerados na gestação, podendo haver mais comumente sintomas no trato gastrointestinal, anemia (zidovudina) e alterações do metabolismo de lípides e carboidratos (inibidores de protease). Existem raros casos de pancreatite, esteatose hepática e acidose láctica (diagnóstico diferencial de síndrome HELLP) associados à combinação de estavudina e didanosina – razão pela qual essas duas drogas não devem ser combinadas durante a gestação. São também relatados raros casos de disfunção mitocondrial em gestantes e recém-nascidos expostos a terapia antirretroviral – quadro que tende a ser subclínico em gestantes e pode apresentar-se como alterações do metabolismo ou síndromes convulsivas no recém-nascido. A classificação das drogas antirretrovirais pode ser vista na Tabela 5.

A terapia antirretroviral combinada deve sempre incluir, pelo menos, três drogas ativas e pertencentes a duas classes antirretrovirais diferentes. Pacientes que iniciaram a gravidez em uso de terapia antirretroviral com carga viral indetectável devem manter o mesmo esquema terapêutico.

**TABELA 5. Drogas antirretrovirais**

| Classe | Exemplos | Classificação FDA | Observações |
|---|---|---|---|
| Inibidores da transcriptase reversa análogos de nucleosídeos (ITRN) | Zidovudina (AZT) | C | Mais estudado<br>Evitar se hemoglobinas < 8 g/dL |
| | Tenofovir | B | – |
| | Lamivudina | C | – |
| | Abacavir | C | – |
| | Entricitabina | B | – |
| Inibidores da transcriptase reversa não análogos de nucleosídeos (ITRNN) | Nevirapina | B | Risco de hepatotoxicidade e reação cutânea |
| | Efavirenz | D | Risco de malformação no sistema nervoso central |
| Inibidores de protease | Lopinavir | C | Sempre em associação com ritonavir |
| | Darunavir | B | |
| | Saquinavir | B | |
| | Atazanavir | B | |
| Inibidor de fusão | Enfuvirtida | B | Uso restrito a vírus resistentes<br>Não cobre conteúdo vaginal – contraindica parto vaginal |
| Inibidor de CCR5 | Maraviroque | B | Uso restrito a vírus resistentes<br>Poucos dados disponíveis sobre segurança na gestação |
| Inibidor de integrase | Raltegravir | C | |
| | Dolutegravir | C | |

CCR5: receptor C-C de citocina do tipo 5; FDA: *Food and Drug Administration*.

Na gestante, a introdução de terapia antirretroviral deve, sempre que possível, ser guiada pela genotipagem. Estudo brasileiro de 2014 demonstrou prevalência de aproximadamente 16% de vírus resistentes às drogas de primeira linha em gestantes sem tratamento prévio.[92] As recomendações atuais do Ministério da Saúde para a terapia antirretroviral de gestantes vivendo com HIV e virgens de tratamento incluem:[112]

- Idade gestacional > 13 semanas: associação de tenofovir + lamivudina + dolutegravir.
- Idade gestacional < 13 semanas:
  - Nos casos em que não houver genotipagem disponível e naqueles casos com genotipagem evidenciando resistência ao efavirenz: associação de tenofovir + lamivudina + atazanavir/ritonavir.
  - Pacientes com genotipagem disponível sem resistência viral: associação de tenofovir + lamivudina + efavirenz.

## ACOMPANHAMENTO PRÉ-NATAL

A abordagem inicial da paciente inclui orientação quanto a riscos de transmissão vertical e como evitá-la, investigação do *status* sorológico do parceiro, uso de substâncias ilícitas, anamnese e exame físico detalhados. Devem ser avaliados: comorbidades, infecções oportunistas, tempo de diagnóstico da doença, uso prévio de terapia antirretroviral ou de outros medicamentos, antecedente obstétrico, uso de substâncias e imunizações. As pacientes devem ser orientadas a utilizar preservativo em todas as relações sexuais. Gestação em pacientes vivendo com HIV constitui infecção de notificação compulsória.

As pacientes HIV-positivo devem ter acompanhamento pré-natal em serviço especializado e devem ser acompanhadas por equipe multidisciplinar composta de obstetra, infectologista, enfermeiro, nutricionista, psicólogo e assistente social. Sabe-se que gestação diante da infecção pelo HIV apresenta risco maior de intercorrências obstétricas, como prematuridade, pré-eclâmpsia, *diabetes mellitus* gestacional e restrição do crescimento fetal.

As gestantes devem ser orientadas a procurar o serviço de saúde especializado diante de qualquer queixa que surgir. Ao médico pré-natalista, recomenda-se a pesquisa ativa de infecções por meio de anamnese rigorosa em todas as consultas, em especial para infecções do trato urinário, de vias aéreas superiores, pulmonares, diarreias e corrimentos vaginais. O exame físico completo e detalhado é obrigatório em todas as consultas.[122]

Além dos exames solicitados em rotina antenatal, a paciente vivendo com HIV deve ser investigada sistematicamente para infecções dos diversos sistemas e para possíveis complicações do uso de antirretrovirais. A Tabela 6 demonstra a rotina laboratorial pré-natal nessas pacientes.

Recomenda-se a vacinação de rotina (influenza, hepatite B, antitetânica e coqueluche). Deve-se evitar vacinar gestantes apresentando CD4 < 200 células/mm$^3$ e gestantes no último mês de gestação – por causa do aumento transitório

**TABELA 6. Peculiaridades da rotina laboratorial em gestantes vivendo com HIV**

| Exame | Rotina | Observações |
|---|---|---|
| Hemograma | Primeira consulta e repetir no terceiro trimestre | Avaliação de anemia e plaquetopenia |
| Colpocitologia oncótica | Primeira consulta | Casos alterados devem ser encaminhados à colposcopia (não há contraindicação de biópsia) |
| Enzimas hepáticas | Primeira consulta | Repetir trimestralmente em pacientes recebendo terapia antirretroviral |
| CD4 | Primeira consulta | Repetir 4 semanas após introdução da terapia antirretroviral e com 34 semanas de gestação |
| Genotipagem | Primeira consulta | Deve ser solicitada em pacientes que não fazem uso de terapia antirretroviral |
| Carga viral | Primeira consulta | Repetir 4 semanas após introdução da terapia antirretroviral e com 34 semanas de gestação |
| Prova tuberculínica (reação de Mantoux) | Primeira consulta | Prova tuberculínica > 5 mm sem evidência clínica de tuberculose ativa tem indicação de quimioprofilaxia com isoniazida |
| VDRL | Primeira consulta e terceiro trimestre | – |
| Sorologias | Primeira consulta | Toxoplasmose, citomegalovírus, rubéola, HTLV, hepatites B e C |
| Fundoscopia | Primeira consulta | Se CD4 < 50 células/mm$^3$ |

HIV: vírus da imunodeficiência humana; HTLV: vírus linfotrópico da célula humana; VDRL: do inglês *venereal disease research laboratory* (pesquisa laboratorial de infecção venérea).

da carga viral após imunizações (transativação heteróloga). Não se indica, rotineiramente, vacinação para meningococo e pneumococo durante a gestação de pacientes vivendo com HIV, contudo tais imunizações não são contraindicadas.

Durante as consultas de pré-natal, é necessário avaliar cuidadosamente ganho de peso, variação da pressão arterial e altura uterina, pois essas pacientes apresentam com maior frequência desnutrição, pré-eclâmpsia e restrição de crescimento fetal.

A rotina de ultrassonografias adotada pelo HC-FMUSP inclui a realização de ultrassonografia precoce para estabelecimento correto da idade gestacional, ultrassonografias morfológicas de primeiro e segundo trimestres para pesquisa de eventuais malformações e ultrassonografia obstétrica mensal a partir de 30 semanas. Pacientes que receberam terapia antirretroviral no primeiro trimestre devem realizar um ecocardiograma fetal com 24 a 28 semanas.

A avaliação da vitalidade fetal (cardiotocografia e perfil biofísico fetal) é realizada com 34 e 36 semanas e repetida semanalmente a partir de 37 semanas. Pacientes de maior risco (infecções oportunistas vigentes, imunodepressão materna grave e demais comorbidades) são avaliadas semanalmente a partir de 34 semanas. Opta-se por avaliação da vitalidade fetal a partir de idade gestacional viável em casos graves e na síndrome de reconstituição imune (situação de resposta imune exacerbada mediada por rápida recuperação da contagem linfocitária após introdução da terapia antirretroviral).

Outro aspecto fundamental do acompanhamento pré-natal de gestantes vivendo com HIV é a profilaxia de doenças oportunistas. Pacientes imunocomprometidos apresentam maior suscetibilidade a infecções por agentes não usuais, como toxoplasma, *Pneumocystis jiroveci* e micobactérias do complexo *avium*. Utiliza-se a administração profilática de antimicrobianos de acordo com os níveis de CD4:[112]

- CD4 < 200 células/mm$^3$ (risco de infecção por *Pneumocystis jiroveci*): profilaxia com sulfametoxazol + trimetoprima, 800/160 mg, três vezes por semana.
- CD4 < 100 células/mm$^3$ (risco de infecção por toxoplasma): profilaxia com sulfametoxazol + trimetoprima, 800/160 mg, uma vez ao dia.
- CD4 < 50 células/mm$^3$ (risco de infecção por micobactérias do complexo *avium*): profilaxia com sulfametoxazol + trimetoprima, 800/160 mg, uma vez ao dia, associado a azitromicina, 1.200 mg, uma vez por semana.

## PROFILAXIA DA TRANSMISSÃO VERTICAL DO HIV NO MOMENTO DE PARTO

A administração rotineira de zidovudina intraparto fez parte da assistência pré-natal das gestantes vivendo com HIV nas últimas décadas. De fato, a administração de zidovudina intraparto corresponde à redução significativa das taxas de transmissão vertical em pacientes com carga viral elevada (> 1.000 cópias/mL).

Estudos recentes, no entanto, questionam o impacto da administração de zidovudina intraparto para pacientes com carga viral baixa ou indetectável. Nesse sentido, um estudo retrospectivo envolvendo aproximadamente 11 mil partos de gestantes vivendo com HIV não demonstrou associação entre administração de zidovudina intraparto e redução do risco de transmissão vertical em pacientes com carga viral baixa, sendo que nessa casuística houve 369 partos de pacientes com carga viral inferior a 1.000 cópias/mL sem a administração de zidovudina e nenhum caso de transmissão vertical.[6] Outro estudo multicêntrico com aproximadamente 4.500 recém-nascidos de mães vivendo com HIV também não demonstrou impacto da administração de zidovudina intraparto isoladamente na redução do risco de transmissão do HIV.[115]

Atualmente, na Clínica Obstétrica do HC-FMUSP, segue-se a recomendação do Ministério da Saúde,[112] em consonância com recomendações internacionais, devendo a administração de zidovudina intraparto ser guiada pela carga viral com 34 semanas de gestação:[105]

- Carga viral indetectável: pacientes em uso adequado de terapia antirretroviral que apresentem carga viral indetectável com 34 semanas de gestação não necessitam de zidovudina intraparto.
- Carga viral detectável (qualquer valor): pacientes devem receber zidovudina intraparto.

É importante ressaltar que não se administra zidovudina intraparto apenas para pacientes aderentes ao tratamento. Se houver suspeita de que a paciente não aderiu à terapia antirretroviral, opta-se pela administração de zidovudina.

Pacientes com carga viral detectável ou que não fizeram uso de terapia antirretroviral devem receber zidovudina intravenosa desde o início do trabalho de parto até o clampeamento do cordão umbilical. Essa recomendação se refere a todo tipo de parto, incluindo cesárea eletiva. Nessa situação, a zidovudina deve ser utilizada durante as 3 horas que antecedem a intervenção cirúrgica. A solução de zidovudina deve ser diluída em soro glicosado a 5% e sua concentração não deve exceder 4 mg/mL. Inicia-se a infusão, em acesso venoso individualizado, com 2 mg/kg na primeira hora, seguida de infusão contínua de 1 mg/kg/hora até o clampeamento do cordão umbilical por, no mínimo, mais 2 horas. A zidovudina injetável possui apresentação em frascos de 200 mg em 20 mL, o equivalente a 10 mg/mL. Recomenda-se o cálculo da dose de acordo com o peso da paciente, e a aplicação da droga deve ser realizada por meio de bomba de infusão contínua. Durante o trabalho de parto e parto vaginal, as doses recomendadas são as mesmas e mantém-se a infusão até o clampeamento do cordão umbilical (Tabela 7).[112]

**TABELA 7.** Administração intravenosa de zidovudina profilática

| | Dose | Duração |
|---|---|---|
| Fase de ataque | 2 mg/kg | Durante 1 hora |
| Fase de manutenção | 1 mg/kg/h | Manter até o clampeamento do cordão umbilical<br>Duração mínima de 2 horas |

Zidovudina (frasco-ampola com 20 mL – 10 mg/mL): deve ser diluída em soro glicosado a 5%. A concentração da diluição não deve ultrapassar 4 mg/mL.

## VIA DE PARTO

Antes da padronização do uso de terapia antirretroviral em gestantes, diversos estudos demonstravam menores taxas de transmissão vertical em pacientes submetidas à cesárea. Em metanálise realizada com quinze estudos prospectivos, comprovou-se redução de 50 a 70% do risco de transmissão vertical em partos cesáreos realizados fora de trabalho de parto e com membranas íntegras.[121] Esse panorama foi drasticamente modificado pelo uso disseminado de terapia antirretroviral durante a gestação, sendo que atualmente não se demonstra efeito protetor de cesárea em pacientes tratadas e com carga viral baixa. Em 2007, foi publicado estudo de coorte francês envolvendo 5.271 parturientes, não se evidenciando diferença estatisticamente significativa na transmissão do HIV em pacientes recebendo terapia antirretroviral combinada e com carga viral baixa, segundo o tipo de parto (0,5% para parto vaginal e 0,4% para cesárea). Esse mesmo estudo demonstrou ainda associação entre transmissão vertical e introdução tardia da terapia antirretroviral na gestação, monoterapia com zidovudina e cargas virais altas.[92] Paralelamente, revisão sistemática da Cochrane reforça a ausência de efeito protetor das cesáreas em pacientes em uso de terapia antirretroviral e ressalta maior incidência de complicações puerperais em pacientes vivendo com HIV submetidas ao procedimento.[84]

Tendo sido demonstrada a segurança do parto vaginal em pacientes vivendo com HIV tratadas e com carga viral baixa, a preocupação atual é com os riscos maternos associados à realização rotineira de cesárea nessas pacientes. Estudo europeu multicêntrico publicado em 2001 demonstra associação de cesárea eletiva com maior risco de infecção puerperal, febre puerperal, anemia, maiores períodos de hospitalização e risco maior de nova hospitalização.[67] Nesse sentido, outro estudo norte-americano publicado em 2014 reforça a associação de cesárea eletiva em pacientes vivendo com HIV com maior risco de complicação infecciosa e hospitalização prolongada.[101]

A Clínica Obstétrica do HC-FMUSP adota conduta proposta pelo Ministério da Saúde, em que a via de parto é determinada pela carga viral da paciente com 34 semanas de idade gestacional, desde que esteja em uso de terapia antirretroviral combinada com três drogas ativas.[112] Desse modo:

- Carga viral < 1.000 cópias/mL: via de parto obstétrica.
- Carga viral > 1.000 cópias/mL: cesárea eletiva com 38 semanas de idade gestacional.

Entende-se por cesárea eletiva o parto por operação cesariana realizado fora de trabalho de parto, com membranas ovulares íntegras, tomando-se cautela para realização de técnica hemostática e extração fetal empelicada. Pacientes que fazem uso de enfuvirtida não devem realizar parto vaginal, pois essa droga não atinge concentração vaginal adequada. Na Clínica Obstétrica do HC-FMUSP, tem-se também optado por realizar cesárea eletiva em gestantes com complicações clínicas ou naquelas portadoras de vírus multirresistentes.

Algumas situações merecem destaque, como:

- Gestantes com diagnóstico tardio do HIV durante pré-natal: iniciar imediatamente terapia antirretroviral combinada e programar cesárea eletiva com 38 semanas.
- Gestantes com diagnóstico de infecção pelo HIV no momento da admissão na maternidade: a medida mais importante é a introdução imediata de zidovudina intravenosa. Se a gestante se encontra em trabalho de parto avançado, deve-se conduzir o trabalho de parto; mas caso a gestante encontre-se com dilatação de até 4 cm, bolsa íntegra ou tempo de rotura das membranas inferior a 2 horas, é possível a realização de cesárea após a profilaxia com zidovudina para redução do risco de transmissão vertical.
- Trabalho de parto prematuro: não existe contraindicação à tocólise ou à realização de corticoterapia para maturação pulmonar. Deve-se manter a infusão intravenosa de zidovudina enquanto a paciente apresentar dinâmica uterina.
- Rotura prematura de membranas ovulares: não existe consenso na literatura sobre qual é o melhor momento para o parto, portanto a conduta deve ser personalizada de acordo com o protocolo do serviço.

### Cuidados no parto e com o recém-nascido

As pacientes elegíveis para a realização de cesárea devem ter seu parto agendado com 38 a 39 semanas, para evitar a ocorrência de trabalho de parto espontâneo. Durante o procedimento, recomendam-se a troca das compressas ou dos campos cirúrgicos secundários (sobressalentes) antes da histerotomia e a tentativa de parto empelicado, com o objetivo de reduzir o contato do recém-nascido com secreções maternas contaminadas. A antibioticoprofilaxia cirúrgica é recomendada no mesmo esquema realizado para pacientes HIV-negativo (cefalosporina de primeira geração em dose única).[112]

A condução dos casos de trabalho de parto deve ser realizada evitando-se procedimentos e situações que possam vir a aumentar o risco de transmissão vertical, como amniotomia, toques vaginais repetidos, bolsa rota por mais de 4 horas, trabalho de parto prolongado, realização de episiotomia (se possível) ou parto instrumentado (por fórcipe ou vácuo-extração). Recomenda-se o uso de ocitócicos e antibioticoprofilaxia de rotina.[112]

O parto operatório (episiotomia e fórcipe) não é contraindicado, contudo permanece reservado para situações com indicação obstétrica clara. É importante lembrar que o uso de ergotamínicos para casos de atonia uterina é contraindicado em pacientes que fazem uso de inibidores de protease, pois ambas as drogas competem pela mesma via do citocromo, havendo risco aumentado de pico hipertensivo.

Os cuidados com o recém-nascido incluem evitar aspiração de vias aéreas e a limpeza imediata das secreções e sangue visíveis com compressa úmida, banho em água corrente logo após o nascimento e contraindicação da lactação. Além disso, existe indicação de quimioprofilaxia para o recém-nascido. A opção de quimioprofilaxia depende da estratificação do risco de transmissão vertical (Tabela 8), sendo consideradas de alto risco:[106]

- Mães que não fizeram pré-natal.
- Mães que não receberam terapia antirretroviral durante a gestação.
- Mães com carga viral detectável e que não receberam zidovudina intraparto.
- Mães que iniciaram terapia antirretroviral apenas após a segunda metade da gestação.
- Infecção aguda materna pelo HIV durante gestação ou aleitamento.
- Mães com carga viral detectável no terceiro trimestre (após 28 semanas).
- Mães com carga viral desconhecida.
- Teste rápido positivo no momento do parto, sem diagnóstico prévio de HIV.

Em contrapartida, são classificados como de baixo risco de transmissão vertical aqueles recém-nascidos cujas mães fizeram uso de terapia antirretroviral durante a gestação sem falhas de aderência e apresentam carga viral indetectável a partir do terceiro trimestre (> 28 semanas).

Os casos de baixo risco devem receber quimioprofilaxia com zidovudina por 28 dias, enquanto os casos classificados como de alto risco deverão receber quimioprofilaxia composta pela associação entre zidovudina, lamivudina e raltegravir.

## PUERPÉRIO

Durante o puerpério, a paciente não deve ficar em isolamento, permanecendo em tempo integral com o recém-nascido em alojamento conjunto. Recomenda-se apoio psicológico e social para as pacientes, em especial para aquelas que tiveram diagnóstico durante a gravidez. É imprescindível reforçar a importância de manter suspensão do aleitamento materno e acompanhamento médico ambulatorial tanto para a puérpera como para o neonato. Orientações para uso de preservativo durante intercurso sexual e acompanhamento em serviço de planejamento familiar devem ser preconizados. Para pacientes que foram diagnosticadas no período periparto, deve-se realizar confirmação diagnóstica. A terapia antirretroviral deve ser mantida após o parto, reforçando à paciente os benefícios de continuar tratando.

**TABELA 8. Quimioprofilaxia da transmissão vertical no recém-nascido**

| Cenário clínico | Terapia antirretroviral | Posologia | Duração |
|---|---|---|---|
| Baixo risco | Zidovudina | • Recém-nascido ≥ 35 semanas: 4 mg/kg por dose, a cada 12 horas<br>• Recém-nascido 30-35 semanas: 2 mg/kg por dose, a cada 12 horas, por 14 dias, e 3 mg/kg por dose, a cada 12 horas, a partir do 15º dia de vida<br>• Recém-nascido < 30 semanas: 2 mg/kg por dose, a cada 12 horas | 4 semanas |
| Alto risco | Zidovudina | • Mesma posologia | 4 semanas |
| | Lamivudina | • Recém-nascido > 32 semanas: 2 mg/kg por dose, a cada 12 horas | |
| | Raltegravir | • 1ª semana: 1,5 mg/kg, uma vez por dia<br>• A partir da 2ª semana: 3 mg/kg, a cada 12 horas | |

Tabela adaptada de Ministério da Saúde.[111]

## Inibição da lactação

Preconiza-se inibição dual da lactação por meio de medidas químicas e mecânicas. Na Clínica Obstétrica do HC-FMUSP, recomenda-se o uso de cabergolina (dose única de dois comprimidos de 0,5 mg), respeitando-se as contraindicações clássicas para o uso dessa droga. Pode ser necessária uma segunda dose em até 10% das pacientes.[49,53,112] Além disso, a inibição mecânica deve ser realizada por meio de enfaixamento mamário ou, preferencialmente, com o uso de *top* justo com o intuito de evitar o efeito estigmatizante do enfaixamento.

### PONTOS-CHAVE

- As infecções sexualmente transmissíveis são problema de saúde pública e podem causar diversas complicações no ciclo gravídico-puerperal.
- As infecções sexualmente transmissíveis são causa importante de trabalho de parto prematuro passível de prevenção durante a assistência pré-natal.
- Na gravidez normal, ocorre aumento do fluxo vaginal, redução do pH e espessamento da mucosa local e do muco cervical, que protegem a gestante de infecção do trato genital, com exceção das infecções fúngicas.
- Na presença de corrimento genital ou quadro de trabalho de parto prematuro/rotura prematura de membranas ovulares, é mandatória a investigação de cervicites e vulvovaginites.
- O quadro clínico de infecção por clamídia na gravidez é inespecífico e, na maioria das vezes, assintomático. O rastreamento da infecção só se justifica em populações de alto risco para prematuridade ou para infecção sexualmente transmissível.
- No tratamento de infecção genital por clamídia na gestação, utiliza-se azitromicina, 1 g.
- O tratamento de infecção por gonorreia é realizado com ceftriaxona 250 mg, por via intramuscular, em dose única, associado à azitromicina, 1 g.
- O diagnóstico diferencial de úlceras genitais é difícil de ser realizado, necessitando de investigação laboratorial na maioria das vezes.
- O risco de transmissão do vírus da imunodeficiência humana é dezoito vezes maior em pacientes portadoras de úlceras genitais causadas por infecções sexualmente transmissíveis.
- O rastreamento da sífilis na gravidez tem caráter universal e se faz por meio de teste não treponêmico, o VDRL.
- O tratamento da sífilis no período gestacional deve ser realizado com penicilina, por ser antimicrobiano capaz de atravessar a barreira placentária e tratar o feto. Em pacientes com antecedente de reação anafilática, a dessensibilização ao antibiótico está indicada.
- O tratamento do herpes-vírus na gestação deve ser feito com antivirais por via oral, sem risco para o produto conceptual.
- Na suspeita de cancro mole, deve-se investigar a presença concomitante de sífilis.
- O agente etiológico mais frequente de verrugas genitais na gestação é o papilomavírus humano.
- A cesárea não está indicada para evitar papilomatose respiratória do recém-nascido, uma vez que o mecanismo de transmissão vertical da infecção ainda não está bem estabelecido.
- Podofilina, podofilox e métodos tópicos imunomoduladores de tratamento do papilomavírus humano são formalmente contraindicados na gravidez.
- Apesar da redução significativa das taxas de infecção pelo HIV na infância, a maioria das crianças vivendo com HIV adquiriu a infecção durante o período gestacional ou periparto.
- O sucesso no controle da transmissão vertical do HIV relaciona-se à qualidade do pré-natal, à profilaxia antirretroviral periparto e à suspensão do aleitamento materno e à administração de terapia antirretroviral para o recém-nascido.
- O uso de terapia antirretroviral na gravidez é fundamental, objetivando manter a carga viral indetectável e menor risco de transmissão vertical.
- A triagem sorológica para vírus da imunodeficiência humana é realizada com Elisa. Se o resultado for positivo, ele deve ser confirmado com outro teste (imunofluorescência indireta, *imunoblot* ou *Western blot*) e com a repetição do Elisa em uma segunda amostra de sangue.
- O diagnóstico de HIV deve ser sempre realizado com consentimento verbal da paciente e aconselhamento pré e pós-teste.
- Recomenda-se o uso de terapia antirretroviral em esquema tríplice para gestantes com esquema que inclua preferencialmente tenofovir, lamivudina e raltegravir.
- Durante o pré-natal, devem ser pesquisadas, em todas as consultas, infecções do trato urinário, de vias aéreas superiores, pulmonares, diarreias e corrimentos genitais, que possam vir a complicar a gestação ou piorar o prognóstico da infecção materna.
- Em pacientes com carga viral detectável, a profilaxia periparto da transmissão vertical do vírus da imunodeficiência humana é feita com zidovudina injetável, que atinge níveis séricos adequados com mínimo de três horas de infusão anteparto.
- A cesárea eletiva está indicada para gestantes vivendo com o vírus da imunodeficiência humana com carga viral ≥ 1.000 cópias/mL, independentemente dos valores de CD4, com 38 semanas de gestação.
- A via de parto é de indicação obstétrica em gestantes com carga viral < 1.000 cópias/mL. Permite-se a condução de trabalho de parto em parturientes com vírus da imunodeficiência humana e cervicodilatação maior ou igual a 4 cm e/ou membranas ovulares rotas.
- A suspensão do aleitamento materno é obrigatória, por reduzir as taxas de transmissão vertical do vírus da imunodeficiência humana.

## REFERÊNCIAS BIBLIOGRÁFICAS

### Artigos de revisão


1. Avelleira JCR, Bottino G. Sífilis: diagnóstico, tratamento e controle. An Bras Dermatol 2006; 81(2): 111-26.
2. Avgil M, Ornoy A. Herpes simplex virus and Epstein-Barr virus infections in pregnancy: consequences of neonatal or intrauterine infection. Reprod Toxicol 2006; 21: 436-45.
3. Birley H, Duerden BI, Hart CA. Sexually transmitted diseases: microbiology and management. J Med Microbiol 2002; 51: 793-807.
4. Braig S, Chanzy B. Management of genital herpes during pregnancy: the French experience. Herpes 2004; 11(2): 45-7.
5. Brown ZA, Gardella C, Wald A, Morrow RA, Corey L. Genital herpes complicating pregnancy. Obstet Gynecol 2005; 106(4): 845-56.
6. Darville T. Chlamydia trachomatis infection in neonates and young children. Semin Pediatr Infect Dis 2005; 16(4): 235.

7. Dunn DT, Newell ML, Mayaux MJ et al. Mode of delivery and vertical transmission of HIV-1: a review of prospective studies. J Acquir Immune Defic Syndr 1994; 7: 1064-6.
8. Dunne EF, Markowitz LE. Genital human papillomavirus infection. Clin Infect Dis 2006; 43(5): 624-9.
9. Ferenczy A. HPV-associated lesions in pregnancy and their clinical implications. Clin Obstet Gynecol 1989; 32(1): 191-9.
10. Genc MR. Treatment of genital Chlamydia trachomatis infection in pregnancy. Best Pract Res Clin Obstet Gynaecol 2002; 16(6): 913-22.
11. Heine P, McGregor JA. Trichomonas vaginalis: a reemerging pathogen. Clin Obstet Gynecol 1993; 36(1): 137-44.
12. Hollier LM, Cox SM. Syphilis. Sem Perinatol 1998; 22(4): 323-31.
13. Johnson RA. Diagnosis and treatment of common sexually transmitted disease in women. Clin Cornerst 2001; 3(1): 1-11.
14. Judlin P, Thiébaugeorges O. La surveillance microbiologique de la femme enceinte: quels examens réaliser durant la grossesse? Gynécol Obstét Fertil 2005; 33: 907-13.
15. Kieran E, Hay DP. Sexually transmitted infections. Curr Obstet Gynaecol 2006; 16: 218-55.
16. Mabey D, Peeling RW. Lymphogranuloma venereum. Sex Transmit Infect 2002; 78: 90-2.
17. Manavi K. A review on infection with Chlamydia trachomatis. Best Pract Res Clin Obstet Gynaecol 2006: 1-11.
18. Mardh PA. Influence of infection with Chlamydia trachomatis on pregnancy outcome, infant health and lifelong sequelae in infected offspring. Best Pract Res Clin Obstet Gynecol 2002; 16(6): 847-64.
19. Moodley P, Sturm AW. Sexually transmitted infections, adverse pregnancy outcome and neonatal infection. Semin Neonatol 2000; 5: 255-69.
20. Morse SA. Chancroid and haemophilus ducreyi. Clin Microbiol Rev 1989; 2(2): 137-57.
21. Mullick S, Watson-Jones D, Beksinska M, Mabey D. Sexually transmitted infections in pregnancy: prevalence, impact on pregnancy outcomes, and approach to treatment in developing countries. Sex Transm Infec 2005; 81: 294-302.
22. O'Farrel N. Donovanosis. Sex Transmit Infec 2002; 78: 452-7.
23. Riley L. Herpes simplex virus. Sem Perinatl 1998; 22(4): 284-92.
24. Rotta O. Diagnóstico sorológico da sífilis. An Bras Dermatol 2005; 80(3): 299-302.
25. Sonnex C. Human papillomavirus infection with particular reference to genital disease. J Clin Pathol 1998; 51(9): 643-8.
26. Sullivan C, Smith Jr. LG. Management of vulvovaginitis in pregnancy. Clin Obstet Gynecol 1993; 36(1): 195-205.
27. Values MB, Ramin KD, Ramsey PS. Syphilis in pregnancy: a review. Prim Care Update Ob/Gyns 2000; 7: 26-30.
28. Wolff T, Shelton E, Sessions C, Miller T. Screening for syphilis in pregnant women: evidence for the US Preventive Services Task Force Reaffirmation Recommendation Statement. Ann Intern Med 2009; 150(10): 710-6.
29. Woods CR. Syphilis in children: congenital and acquired. Semin Pediatr Infect Dis 2005; 16: 245-57.

## Artigos originais

30. Adair CD, Gunter M, Stovall TG, McElroy G, Veille JC, Ernest JM. Chlamydia in pregnancy: a randomized trial of azithromycin and erythromycin. Obstet Gynecol 1998; 91(2): 165-8.
31. Adelson MD, Semo R, Baggish MS, Osborne NG. Laser vaporization of genital condylomata in pregnancy. J Gynecol Surg 1990; 6(4): 257-62.
32. Alexander JM, Sheffield JS, Sanchez PJ, Mayfield J, Wendel GD. Efficacy of treatment for syphilis in pregnancy. Obstet Gynecol 1999; 93: 5-8.
33. Amsel R, Totten PA, Spiegel CA, Chen KCS, Eschenbach, Holmes KK. Nonspecific vaginitis. Am J Med 1983; 74: 14-22.
34. Andany N, Letchumanan M, Bondy L et al. Amniocentesis in the HIV-infected pregnant woman: is there still cause for concern in the era of combination antiretroviral therapy? Can J Dis Med Microbiol 2013; 24(3): e91.
35. Andrews WW, Kimberlin DF, Whitley R, Cliver S, Ramsey PS, Deeter R. Valacyclovir therapy to reduce recurrent genital herpes in pregnant women. Am J Obstet Gynecol 2006; 194: 774-81.
36. Arena S, Marconi M, Frega A, Villani C. Pregnancy and condyloma. Evaluation about therapeutic effectiveness of laser CO2 on 115 pregnant women. Minerva Ginecol 2001; 53(6): 389-96.
37. Armbruster-Moraes E, Ioshimoto LM, Leão E, Zugaib M. Presence of human papillomavirus DNA in amniotic fluids of pregnant women with cervical lesions. Gynecol Oncol 1994; 54(2): 152.
38. Bardeguez AD, Shapiro DE, Mofenson LM et al. Effect of cessation of zidovudine prophylaxis to reduce vertical transmission on maternal HIV disease progression survival. J Acquir Immune Defic Syndr 2003; 32(2): 170-81.
39. Bergman A, Matsunaga J, Bhatia NN. Cervical cryotherapy for condylomata acuminata during pregnancy. Obstet Gynecol 1987; 69(1): 47-50.
40. Bowden FJ, Garnett GP. Trichomonas vaginalis epidemiology: parameterising and analyzing a model of treatment interventions. Sex Transm Inf 2000; 76: 248-56.
41. Briand N, Warszawski J, Mandelbrot L, et al. Is intrapartum intravenous zidovudine for prevention of mother-to-child HIV-1 transmission still useful in the Combination Antriretroviral Therapy Era? Clin Infec Dis 2013; 57 (6): 903-14.
42. Brown ZA, Benedetti J, Selke MA, Ashley R, Watts DH, Corey L. Asymptomatic maternal shedding of herpes simplex virus at the onset of labor: relationship to preterm labor. Obstet Gynecol 1996; 87: 483-8.
43. Burk RD, Kelly P, Feldman J et al. Declining prevalence of cervicovaginal human papillomavirus infection with age is independent of other risk factors. Sex Transm Dis 1996; 23(4): 333-41.
44. Campos JEB, Passos FDL, Lemos EA et al. Significado laboratorial dos baixos títulos de VDRL para o diagnóstico da sífilis em gestantes, à luz das provas treponêmicas. J Bras Doenças Sex Transm 2008; 20(1): 12-7.
45. Chiappini E, Galli L, Giaquinto C, et al. Use of combination neonatal prophylaxis for the prevention of mother-to-child transmission of HIV infection in European high-risk infants. AIDS 2013; 27: 991-1000.
46. Chui L, Albritton W, Paster B, Maclean I, Marusyk R. Development of the polymerase chain reaction for diagnosis of chancroid. J Clin Microbiol 1993; 31(3): 659-64.
47. Conley LJ, Ellerbrock TV, Bush TJ, Chiasson MA, Sawo D, Wright TC. HIV-1 infection and risk of vulvovaginal and perianal condylomata acuminata and intraepithelial neoplasia: a prospective cohort study. Lancet 2002; 359(9301): 108-13.
48. Connor EM, Sperling RS, Gelber R et al. Reduction of maternal-infant transmission of human immunodeficiency vírus type 1 with zidovudine treatment. N Engl J Med 1994; 331(18): 1173.
49. Dabis F, Msellati P, Meda N et al. 6-month efficacy, tolerance, and acceptability of a short regimen of oral zidovudine to reduce vertical transmission of HIV in breast-fed children in Cote d'Ivoire and Burkina Faso: a double-blind placebo-controlled multicentre trial. Lancet 1999; 353: 786-92.
50. Donders GG, Moerman P, Caudron J, Van Assche FA. Intra-uterine candida infections: a report of four infected fetusses from two mothers. Eur J Obstet Gynecol Reprod Biol 1991; 38(3): 233-8.
51. Donders GGG, Vereecken A, Bosmans E, Spitz B. Vaginal citokines in normal pregnancy. Am J Obstet Gynecol 2003; 189(5): 1433-8.
52. Dong ZW, Li Y, Zhang LY, Liu RM. Detection of Chlamydia trachomatis intrauterine infections using polymerase chain reaction on chorionic villi. Inter J Gynecol Obstet 1998; 61: 29-32.
53. Dunn DT, Newell ML, Ades AE, Peckham CS. Risk of human immunodeficiency virus type 1 transmission through breastfeeding. Lancet 1992; 340: 585-8.

54. European Collaborative Study. Cesarean section and the risk of vertical transmission of HIV-1infection. Lancet 1994; 343: 1464-7.
55. European Collaborative Study. Exposure to antiretroviral therapy in utero or early life: the health of uninfected children born to HIV infected women. J Acquir Immune Defic Syndr 2003; 32(4): 380-7.
56. European Collaborative Study. Risk factors for mother-to-child transmission of HIV-1. Lancet 1992; 339: 1007-12.
57. Fleischer Jr. AB, Parrich CA, Glenn R, Feldman SR. Codylomata acuminata (genital warts): patiente demographics and treating physicians. Sex Transm Dis 2001; 28(11): 643-7.
58. Ghys PD, Fransen K, Diallo MO et al. The associations between cervicovaginal HIV shedding, sexually transmitted diseases and immunosuppression in female sex workers in Abidjan, Cote d'Ivoire. AIDS 1997; 11(12): F85-93.
59. Giraldo PC, Nowaskonski AV, Gomes FAM, Linhares I, Neves NA, Witkin SS. Vaginal colonization by Candida in asymptomatic women with and without a history of recurrent vulvovaginal candidiasis. Obstet Gynecol 2000; 95(3): 413-6.
60. Givner LB, Rennels MB, Woodward CL, Huang SW. Chlamydia trachomatis infection in infant delivered by cesarian section. Pediatrics 1981; 68: 420.
61. Guerra B, Ghi T, Quarta S et al. Pregnancy outcome after early detection of bacterial vaginosis. Eur J Obstet Gynecol Reprod Biol 2006; 128: 40-5.
62. Habel LA, Van Den Eeden SK, Sherman KJ, McKnight B, Stergachis A, Daling JR. Risk factors for incident and recurrent condylomata acuminata among women: a population-based study. Sex Transm Dis 1998; 25(6): 285-92.
63. Hollier LM, Harstad TW, Sanchez PJ, Twickler DM, Wendel GD. Fetal syphilis: clinical and laboratory characteristics. Obstet Gynecol 2001; 97: 947-53.
64. Ioannidis JP, Abrams EJ, Ammann A et al. Perinatal transmission of human immunodeficiency virus type 1 by pregnant women with RNA virus loads < 1.000 copies/mL. J Infect Dis 2001; 183: 539-45.
65. Jensen SL. Comparison of podophyllin application with simple surgical excision in clearance and recurrence of perianal condylomata acuminate. Lancet 1985; 2(8465): 1146-8.
66. Kemp EA, Hakenewerth AM, Laurent SL, Gravitt PE, Stoerker J. Human papillomavirus prevalence in pregnancy. Obstet Gynecol 1992; 79(5Pt1): 649-56.
67. Kourtis AP, Ellington S, Pazol K et al. Complications of cesarean deliveries among HIV-infected women in the United States. AIDS 2014; 28(17): 2609.
68. Landers DV, Wiesenfeld HC, Heine RP, Krohn MA, Hillier SL. Predictive value of the clinical diagnosis of lower genital tract infection in women. Am J Obstet Gynecol 2004; 190(4): 1004-10.
69. Lee M-J, Hallmarj RJ, Frenkel LM, Priore GD. Maternal syphilis and vertical perinatal transmission of human immunodeficiency virus type-1 infection. Int J Gynecol Obstet 1998; 63: 247-52.
70. Lehman DA, Chung MH, John-StewartGC et al. HIV-1 persists in breast milk cells despite antiretroviral treatmet to prevent mother-to-child transmission. AIDS 2008; 22(12): 1475.
71. Magriples U, Copel JA. Can risk factor assessment replace universal screening for gonorrhea and Chlamydia in the third trimester? Am J Perinatol 2001; 18(8): 465-8.
72. Massad LS, Silverberg MJ, Springer G et al. Effect of antiretroviral therapy on the incidence of genital warts and vulvar neoplasia among women with the human immunodeficiency virus. Am J Obstet Gynecol 2004; 190(5): 1241-8.
73. Matsunaga J, Bergman A, Bhatia NN. Genital condylomata acuminata in pregnancy: effectiveness, safety and pregnancy outcome following cryotherapy. Br J Obstet Gynecol 1987; 94(2): 168-72.
74. Myles TD, Elam G, Park-Hwang E, Nguyen T. The Jarisch-Herxheimer reaction and fetal monitoring changes in pregnant women treated for syphilis. Obstet Gynecol 1998; 92: 859-64.
75. Nadafi M, Abdali KH, Parsanejad ME, Rajaee-Fard AR, Kaviani M. A comparison of amoxicillin and erythromycin for asymptomatic Chlamydia trachomatis infection in pregnancy. Inter J Gynecol Obstet 2005; 90: 142-3.
76. Nugent RP, Krohn MA, Hillier SL. Reliability of diagnosing bacterial vaginosis is improved by a standardized method of Gram stain interpretation. J Clin Microbiol 1991; 29(2): 297-301.
77. Okanda J, Otieno G, Kinuthia J, Kohler P, John-Stewart G. Higher likelihood of 6-months exclusive breastfeeding among HIV infected than uninfected mothers: a household survey in Kenya. Int Breastfeed J 2018; 13: 51.
78. Paukku M, Tulppala M, Puolakkainen M, Anttila T, Paavonen J. Lack of association between serum antibodies to Chlamydia trachomatis and a history of recurrent pregnancy loss. Fertil Steril 1999; 72(3): 427-30.
79. Peters H, Byrne L, De Ruiter A et al. Duration of ruptured membranes and mother-to-child HIV transmission: a prospective population-based surveillance study. BJOG 2016; 123(6): 975-81.
80. Peuchant O, Le Roy C, Desveaux C et al. Screening for Chlamydia trachomatis, Neisseria gonorrhoeae, and Mycoplasma genitalium should it be integrated into routine pregnancy care in French young pregnant women? Diagn Microbiol Infect Dis 2015; 82(1): 14.
81. Rader JS, Leake JF, Dillon MB, Rosenshein NB. Ultrasonic surgical aspiration in the treatment of vulvar disease. Obstet Gynecol 1991; 77(4): 573-6.
82. Ramus RM, Sheffield JS, Mayfield JA, Wendel GD. A randomized trial that compared oral cefixime and intramuscular ceftriaxone for the treatment of gonorrhea in pregnancy. Am J Obstet Gynecol 2001; 185(3): 629-32.
83. Rastogi S, Das B, Salhan S, Mittal A. Effect of treatment for Chlamydia trachomatis during pregnancy. Inter J Gynecol Obstet 2003; 80: 129-37.
84. Read JS, Tuomala R, Kpamegan E et al. Mode of delivery and postpartum morbidity among HIV-infected women: the women and infants transmission study. J Acquir Immune Defic Syndr 2001; 26(3): 236.
85. Rours GI, Dujits L, Moll HA et al. Chlamydia trachomatis infection during pregnancy associated with preterm delivery: a population-based prospective cohort study. Eur J Epidemiol 2011; 26: 493.
86. Schachter J, Grossman M, Sweet RL et al. Prospective study of perinatal transmission of Chlamydia trachomatis. JAMA 1986; 255: 3374.
87. Schwartz DB, Greenberg MD, Daoud Y, Reid R. Genital condylomas in pregnancy: use of trichloroacetic acid and laser therapy. Am J Obstet Gynecol 1988; 158(6Pt1): 1407-16.
88. Sheffield JS, Sánchez PJ, Morris G et al. Congenital syphilis after maternal treatment for syphilis during pregnancy. Am J Obstet Gynecol 2002; 186: 569-73.
89. Silverberg MJ, Thorsen P, Lindeberg H, Grant LA, Shah KV. Condyloma in pregnancy is strongly predictive of juvenile-onset recurrent respiratory papillomatosis. Obstet Gynecol 2003; 101(4): 645-52.
90. Simões JA, Discacciati MG, Brolazo EM, Portugal PM, Dini DV, Dantas MC. Clinical diagnosis of bacterial vaginosis. Int J Gynaecol Obstet 2006; 94(1): 28-32.
91. Simões M, Marques C, Gonçalves A et al. Amniocentesis in HIV pregnant women: 16 years of experience. Infect Dis Obstet Gynecol 2013; 914272.
92. Teixeira ML, Nafea S, Yeganeh N et al. High rates of baseline antiretroviral resistance among HIV-infected pregnant women in a HIV referral centre in Rio de Janeiro, Brazil. Int J STD AIDS 2015; 26(13): 922-8.
93. Tuomala R, Shapiro D, Samelson R et al. Antepartum antiretroviral therapy and viral load in 464 HIV-infected in 1998-1999 (protocol Aids Clinical Trial Group 367). Am J Obstet Gynecol 2000; 182(part 2): abstract 292.
94. Watts DH, Brown ZA, Money D et al. A double-blind, randomized, placebo-controlled trial of acyclovir in late pregnancy for

the reduction of herpes simplex virus shedding and cesarean delivery. Am J Obstet Gynecol 2003; 188(3): 836-43.
95. Wendel Jr GO, Stark BJ, Jaminson RB et al. Penicillin allergy and desensitization in serious infections during pregnancy. N Engl J Med 1985; 312: 1229.
96. Wilkinson D, Sach M. Improved treatment of syphilis among pregnant women through on-site testing: an intervention study in rural South Africa. Transact Royal Soc Trop Med Hyg 1998; 92: 348.

## Diretrizes

97. American College of Obstetricians and Gynecologists. Clinical management guidelines for obstetrician-gynecologists. ACOG Practice Bulletin. Obstet Gynecol 2007; 109(6): 1489.
98. American College of Obstetricians and Gynecologists. Management of herpes in pregnancy. ACOG Practice Bulletin. Int J Gynecol Obstet 2000; 68: 165-74.
99. Brasil. AIDS: boletim epidemiológico, 2002. Ano XVI, n. 1.
100. Centers for Disease Control and Prevention. Sexually transmitted disease treatment guidelines. MMWR 2006; 55(RR-11): 1-94.
101. Fifer H, Natarajan U, Jones L, et al. Failure of dual antimicrobial therapy in treatment of gonorrhea. N Engl J Med 2016; 374(25): 2504-6.
102. LeFevre ML; US Preventive Services Task Force. Screening for chlamydia and gonorrhea: US Preventive Services Task Force recommendation statement. Ann Intern Med 2014; 161(12): 902-10.
103. Ministério da Saúde. Recomendações para terapia anti-retroviral em adultos e adolescentes infectados pelo HIV, 2002/2003. Brasília, 2003. p. 14.
104. Ministério da Saúde. Secretaria de Vigilância em Saúde. Boletim Epidemiológico de Sífilis 2019. Departamento de Doenças de Condições Crônicas e Infecções Sexualmente Transmissíveis. Brasília, Brasil.
105. Ministério da Saúde. Secretaria de Vigilância em Saúde. Departamento de Doenças de Condições Crônicas e Infecções Sexualmente Transmissíves. Coordenação geral de Vigilância das Infecções Sexualmente Transmissíveis. Ofício circular N. 11/2020/CGIST/.DCCI/SVS/MS. Atualização das recomendações de terapia antirretroviral (TARV) em gestantes vivendo com HIV. Brasília, 27 de março de 2020.
106. Ministério da Saúde. Secretaria de Vigilância em Saúde. Departamento de Doenças de Condições Crônicas e Infecções Sexualmente Transmissíves. Nota informativa n. 2/2021/DCCI/SVS/MS. Dispõe sobre a recomendação do medicamento Raltegravir 100 mg (RAL) granulado para suspensão oral no tratamento de crianças expostas ou vivendo com HIV. Brasília, 2021.
107. Ministério da Saúde. Secretaria de Vigilância em Saúde. Diretrizes para o controle da sífilis congênita. Coleção DST-Aids. Série Manuais, n. 62, 2005.
108. Ministério da Saúde. Secretaria de Vigilância em Saúde. Guia de vigilância em Saúde. Brasília, 2014.
109. Ministério da Saúde. Secretaria de Vigilância em Saúde. Manual de controle das doenças sexualmente transmissíveis. Programa Nacional de DST e AIDS. Brasília, 2005.
110. Ministério da Saúde. Secretaria de Vigilância em Saúde. Manual técnico para o diagnóstico da infecção pelo HIV. Brasília, 2014.
111. Ministério da Saúde. Secretaria de Vigilância em Saúde. Protocolo clínico e diretrizes terapêuticas para manejo da infecção pelo HIV em crianças e adolescentes. Brasília, 2014.
112. Ministério da Saúde. Secretaria de Vigilância em Saúde. Protocolo Clínico e Diretrizes Terapêuticas para Prevenção da Transmissão Vertical do HIV, Sífilis e Hepatites Virais. Brasília, 2019.
113. Panel on Treatment of HIV-Infected Pregnant Women and Prevention of Perinatal Transmission. Recommendations for use of antiretroviral drugs in pregnant HIV-1-infected women for maternal health and interventions to reduce perinatal HIV transmission in the United States. Bethesda: Department of Health and Human Services; 2014. Disponível em: https://clinicalinfo.hiv.gov/en/guidelines/perinatal/overview. Acesso em: 25/01/2023.
114. Secretaria de Estado da Saúde – São Paulo. Sífilis Congênita e Sífilis na Gestação. Rev Saúde Pública 2008; 42(4): 768-72.
115. Workowski KA, Bachmann LH, Chan PA, Johnston CM, et al. Sexually transmitted diseases treatment guidelines, 2021. MMWR Recomm Rep 2021; 70 (4):1.
116. World Health Organization. Sexually transmitted and other reproductive tract infections: a guide to essential practice, 2005.

## Livros

117. Bonnez W, Reichman R. Papillomaviruses. In: Mandell GL, Bennett JE, Dolin R, editors. Principles and practice of infectious diseases. 5.ed. Philadephia: Churchill Livingstone; 2000. p. 1630-8.
118. Dorenbaum A. Report of results of protocol Aids Clinical Trial Group 316: international phase III trial for standard antiretroviral (ARV) prophylaxis plus nevirapine (NVP) for prevention of perinatal HIV transmission. For the protocol Aids Clinical Trial Group 316 Study Team. In: VIII Conference on Retroviruses and Opportunistic Infections, Chicago. 2001.
119. Giraldo PC, Simões JA, Duarte G. Doenças sexualmente transmissíveis. In: Neme B. Obstetrícia básica. 3.ed. São Paulo: Sarvier; 2005. p. 572-90.
120. Passos MRL, Nahn Jr. EP, Almeida GLF. Cancro mole. In: Passos MRL, editor. Deessetologia, DST. 5.ed. Rio de Janeiro: Cultura Médica; 2005. p. 245-56.
121. Read J. Mode of delivery and vertical transmission of HIV 1: a meta-analise from fifteen prospective cohort studies (The International Perinatal HIV Group). In: XII World AIDS Conference, Geneva. 1998.
122. Ruocco R. Os exames pré-natais de rotina. In: Zugaib M, Ruocco R, editores. Pré-natal. 3.ed. São Paulo: Atheneu; 2005. p. 299-315.
123. Wang J. Bacterial vaginosis. Prim Care Uptodate Ob/Gyn 2000; 7: 181-5.

## Revisões sistemáticas/metanálises

124. Caro-Paton T, Carvajal A, Martin de Diego I, Matin-Arias LH, Requeijo AA, Pinilla ER. Is metronidazole teratogenis? A meta-analysis. Br J Clin Pharmacol 1997; 44(2): 179-82.
125. Sheffield JS, Hollier LM, Hill JB, Stuart GS, Wendel Jr. GD. Acyclovir prophylaxis to prevent herpes simplex virus recurrence at delivery: a systematic review. Obstet Gynecol 2003; 102: 1396-403.
126. Warszawski J, Tubiana R, Le Chenadec J et al. Mother-to-child HIV transmission despite antiretroviral therapy in the ANRS French Perinatal Cohort. AIDS 2008; 22(2): 289-99.

## Tese

127. Longo e Pereira LC. Infecções cervicovaginais na gestação: prevalência dos agentes etiológicos, fatores de risco e associação com bacteriúria assintomática. Dissertação (Mestrado). São Paulo: FMUSP; 1997.

# Capítulo 60

# Doenças infecciosas parasitárias

## INTRODUÇÃO

As doenças infecciosas parasitárias são afecções que comumente acometem a gestante em razão da alta incidência e prevalência na população, principalmente nas comunidades em que o saneamento básico é deficiente.

Nas gestantes, essas entidades podem ser exacerbadas ou alterar a evolução da gravidez – como é o caso da malária – e debilitar a paciente no aspecto nutricional, como ocorre nas infecções por helmintos. Com o intuito de combater a infecção, a paciente e o produto conceptual podem ser expostos a drogas que são potencialmente prejudiciais ao bem-estar materno-fetal.

Classicamente, as doenças parasitárias se dividem em dois grandes grupos: as doenças causadas por protozoários e as causadas por helmintos. Serão discutidas inicialmente as protozooses de importância clínica na gravidez (giardíase, amebíase, balantidíase, criptosporíase, isosporíase e malária) e, por fim, as doenças causadas por helmintos.

## GIARDÍASE

### ETIOLOGIA

A *Giardia intestinalis* (também denominada *G. lamblia* ou *G. duodenalis*) é o protozoário enteropatógeno humano mais comum.[12] Trata-se de um organismo não invasivo que geralmente se estabelece no lúmen intestinal, frequentemente se adere à mucosa e recobre por aposição as células do epitélio intestinal.[8]

### QUADRO CLÍNICO

O parasita é responsável por diarreia aguda e crônica. A má absorção intestinal causada pela *G. intestinalis* pode ser severa, e a infecção crônica pode causar atraso de crescimento e desenvolvimento em uma criança. A forma mais comum de giardíase é a de portador assintomático.[8]

### DIAGNÓSTICO

O diagnóstico da giardíase se faz com o exame protoparasitológico de fezes, em que se observam os cistos ou os próprios parasitas. Outra possibilidade é o emprego de teste de imunofluorescência direta ou do teste imunoenzimático, realizados em amostras de fezes.[15]

### TRATAMENTO

Em indivíduos imunocompetentes, a *G. intestinalis* é erradicada pelos mecanismos de defesa do hospedeiro humano, sem a necessidade de um tratamento medicamentoso.[8] A administração de uma droga antiprotozoária geralmente reduz a gravidade dos sintomas e a duração da doença.[1,30] Nos pacientes portadores assintomáticos, seu tratamento torna-se discutível principalmente em regiões endêmicas,[8] porém, a medicação normalmente é oferecida.

#### Derivados nitroimidazólicos

Os derivados nitroimidazólicos agem danificando o DNA e causando perda da estrutura helicoidal, rotura da cadeia do DNA, inibição da síntese de ácidos nucleicos e morte celular. O metronidazol é prescrito normalmente em dose de 2 g via oral, uma vez ao dia, por 3 dias, com eficácia de 60 a 100% (média de 92%). Também pode ser prescrito em dose de 250 mg, três vezes ao dia, por 5 dias. É classificado pela *Food and Drug Administration* (FDA) como uma droga categoria B (Tabela 1). Outro nitroimidazólico, o tinidazol, é prescrito em dose de 2 g via oral, em dose única, com eficácia de 80 a 100% (média de 92%),[62] porém, é classificado pela FDA como categoria C.

#### Benzimidazólicos

Os benzimidazólicos, a exemplo do albendazol e do mebendazol, têm atividades antigiárdicas pela habilidade de se ligarem à betatubulina e inibirem a função do citoesqueleto.[9] A dose recomendada de albendazol é de 400 mg, por via oral, uma vez ao dia, por 3 dias; e a dose de mebendazol é de 100 mg, por via oral, duas vezes ao dia, por 3 dias. Ambas as drogas são classificadas pela FDA como categoria C.

#### Nitazoxanida

A nitazoxanida, droga classificada pela FDA como categoria B, tem atividade antiparasitária de largo espectro. Essa droga é derivada da nitrotiazolilsalicilamida e sua atividade parece estar relacionada à interferência na enzima piruvato-ferridoxina-oxidorredutase, bloqueando a transferência de elétrons, que é essencial para o metabolismo de organismos anaeróbios.[43] Não há estudos em mulheres grávidas com o uso da nitazoxanida, mas a droga não mostrou ter efeitos teratogênicos em animais, com dose dezesseis vezes maior do que a utilizada em humanos.[12]

#### Paromomicina

A paromomicina, um aminoglicosídeo não absorvível, é a droga de escolha para o tratamento de giardíase na gravidez. Esse tipo de aminoglicosídeo é pouco absorvido pelo intestino e excretado sem ser metabolizado;[9] entretanto, a droga não é comercializada no Brasil.

**TABELA 1. Classificação das drogas quanto ao risco durante a gestação, segundo a *Food and Drug Administration* (FDA)**

| Categoria da droga (porcentual de drogas nesta categoria) | Interpretação |
|---|---|
| A (0,7%) | Estudos adequados e controlados não demonstraram risco para o feto no primeiro trimestre da gestação e não existe evidência de risco no restante da gestação |
| B (19%) | Estudos em animais não demonstraram dano fetal; entretanto, não existem estudos bem controlados em gestações humanas; ou estudos em animais demonstraram efeito adverso, mas estudos adequados em gestações humanas não demonstraram risco fetal |
| C (66%) | Risco não descartado. Estudos em animais demonstraram efeitos adversos e não existem estudos adequados em gestações humanas; ou não existem estudos em animais e em gestações humanas; entretanto, o benefício potencial do uso da droga pode justificar o risco potencial |
| D (7%) | Evidência positiva de risco. Estudos adequadamente controlados ou observacionais em gestações humanas demonstraram risco para o feto; entretanto, o benefício potencial pode superar o risco |
| X (7%) | Contraindicação na gestação. Estudos adequadamente controlados ou observacionais em animais ou gestações humanas demonstraram risco fetal que claramente supera qualquer benefício possível à paciente |

Tabela adaptada de *Food and Drug Administration*[59] e Weiner et al.[65]

## AMEBÍASE

### ETIOLOGIA

A amebíase acomete por volta de 480 milhões de pessoas no mundo, com mortalidade anual de 40 mil a 110 mil pessoas.[20] A *Entamoeba histolytica*, agente etiológico da amebíase, é patogênica nos seres humanos. Ela pode coexistir com a *Entamoeba dispar*, que é um organismo comensal e mais prevalente que a primeira.[18,20] A transmissão da amebíase ocorre pela ingestão de cistos e por intermédio de alimentos, água, talheres ou mãos contaminados.

### QUADRO CLÍNICO

O quadro clínico da infecção intestinal por *E. histolytica* varia de estado assintomático a doença invasiva grave. Muitos dos indivíduos infectados pela *E. histolytica* se curam espontaneamente, e somente 10% desenvolvem a colite.[10]

A colite aguda causada pela *E. histolytica* pode variar de sintomas leves a intensos ou até mesmo fulminantes, causando perfuração do cólon.[13] O abscesso hepático é a forma extraintestinal mais comum causada pela amebíase. Aproximadamente 20% dos pacientes com abscesso hepático apresentam previamente quadro de disenteria.[13] A infecção hepática pode espalhar-se por contiguidade para as cavidades pleurais e pericárdica. Ocasionalmente, nos pacientes imunodeprimidos a infecção pode se disseminar para outros órgãos, como cérebro e ossos.[8]

### DIAGNÓSTICO

O diagnóstico da amebíase se faz com o exame protoparasitológico de fezes, no entanto, para realizar o diagnóstico diferencial das infecções por *E. dispar* e por *E. histolytica*, utiliza-se a reação em cadeia da polimerase.[18]

### TRATAMENTO

Na paciente gestante, opta-se por tratar a doença, mesmo que assintomática, pelo risco de apresentar a forma extraintestinal da amebíase, ou seja, o abscesso hepático.[13]

Utiliza-se um derivado nitroimidazólico, o metronidazol, que tem ação contra a forma de trofozoíta do parasita, na dose de 500 a 750 mg (20 a 40 mg/kg/dia), três vezes ao dia, por 5 a 10 dias; na forma extraintestinal, o metronidazol é administrado por 10 dias.[8] Outras drogas utilizadas são a etofamida, na dose de 1 g/dia, por 3 dias, e a teclozana, na dose de 500 mg/dia, por 3 dias. Ambas as drogas são consideradas categoria B pela FDA.

## BALANTIDÍASE

### ETIOLOGIA

O *Balantadium coli* é um parasita que raramente acomete o homem.[2] Em geral, esse protozoário infecta outros mamíferos, especialmente porcos e macacos. O porco é o principal reservatório para a doença humana. A infecção pode ocorrer pela ingestão de água ou alimentos contaminados pelo parasita.

### QUADRO CLÍNICO

A infecção pelo *B. coli* causa sintomas similares ao da amebíase, incluindo a colite.

### DIAGNÓSTICO

O diagnóstico é feito ao identificar os trofozoítos ou seus cistos nas fezes ou nos raspados e nas biópsias de úlceras no intestino grosso.

### TRATAMENTO

O tratamento mais comum é realizado com tetraciclina em dose de 500 mg, quatro vezes ao dia, por 10 dias,[34] porém essa medicação não é recomendada durante a gravidez. Utilizam-se também outras medicações às quais o parasita é sensível, como a ampicilina, o metronidazol e a bacitracina, que não são contraindicados na gravidez.[34]

A cirurgia pode ser necessária na colite fulminante, assim como na amebíase, apesar de o tratamento conservador ser preconizado sempre que possível.[8]

## CRIPTOSPORIDIOSE

### ETIOLOGIA

A infecção humana por *Cryptosporidium parvum* foi descrita inicialmente em 1976,[41] embora a sua patogenicidade em animais tenha sido relatada no início do século XX.[5] Outra subsequente descrição em humanos foi feita na década de 1980, em pacientes com síndrome da imunodeficiência adquirida (Aids), quando foi considerada uma doença oportunista.[63] A genotipagem do *C. parvum* demonstrou dois grandes e distintos genótipos: bovino e humano. Esses dois genótipos são designados como espécies distintas, o *C. parvum* e o *C. hominis*; este último infecta predominantemente humanos.[26,42,49]

O oocisto é a forma de ingestão do parasita pelo homem. No intestino delgado, o oocisto é rompido e os esporozoítos, liberados. Os esporozoítos penetram nos enterócitos, onde se desenvolvem em trofozoítos.

### QUADRO CLÍNICO

O quadro clínico da infecção é variável, desde condição assintomática até ocorrência de diarreia aguda autolimitada nos pacientes imunocompetentes. Os pacientes imunocomprometidos com Aids ou com outro estado de imunodepressão podem apresentar diarreia persistente e aquosa.[8]

### DIAGNÓSTICO

O diagnóstico pode ser confirmado pela identificação do parasita nas fezes, utilizando a coloração pelo método de Giemsa. Os métodos de imunofluorescência direta podem ser empregados e têm sensibilidade e especificidade de 99 a 100%. Outras opções são a realização de biópsia de intestino delgado ou utilização da reação em cadeia da polimerase como método alternativo para o diagnóstico da criptosporidiose.

### TRATAMENTO

A paromomicina tem atividade anticriptosporidial e seu uso é compatível na gravidez, porém a droga não é comercializada no Brasil. Em dose de 500 mg, quatro vezes ao dia, por 7 a 14 dias, ela usualmente reduz a diarreia que com frequência se associa à diminuição da excreção dos oocistos.[9]

A nitazoxanida, que tem atividade antiparasitária de largo espectro, pode ser utilizada para o tratamento contra a criptosporidiose, porém, como apontado anteriormente, não há trabalhos que avaliem sua segurança na gravidez.

A azitromicina, que é um antibiótico macrolídeo, foi avaliada em modelos animais e em modelos humanos com criptosporidiose, com resultados preliminares encorajadores.[33] Essa droga é classificada pela FDA como categoria B.

## ISOSPORÍASE

### ETIOLOGIA

A *Isospora belli* é um protozoário do intestino delgado. A infecção por *I. belli* é relativamente incomum, mas é um agente oportunista nos pacientes com Aids. Trata-se de um importante patógeno humano. A forma de infecção humana é pelo oocisto do parasita que libera os esporozoítos, que podem invadir as células do epitélio intestinal.

### QUADRO CLÍNICO

Como a criptosporidiose, a isosporíase causa diarreia autolimitada em pacientes imunocompetentes e crônica nos imunodeprimidos.[8]

### DIAGNÓSTICO

O diagnóstico da isosporíase é realizado por exame protoparasitológico de fezes pelo método de concentração de

Faust ou com o corante álcool-ácido resistente de Kynyoun modificado.

## TRATAMENTO

O tratamento com cotrimoxazol via oral (sulfametoxazol, 800 mg e trimetoprima, 160 mg), quatro vezes ao dia, por 7 dias, alivia a diarreia e elimina o parasita em uma proporção razoável dos casos. Infelizmente, em 50% dos casos, em 12 semanas pode ocorrer recidiva da doença.[31] O retratamento é usualmente eficaz, embora a utilização de cotrimoxazol profilático possa ser necessária.[46,55] Entretanto, a utilização dessa medicação deve ser criteriosa, pois a sulfonamida pode provocar hiperbilirrubinemia por competir no sítio de ligação das proteínas carreadoras de bilirrubinas, quando administrada no terceiro trimestre da gestação. A trimetoprima tem propriedade antagonista do ácido fólico e pode causar anemia e até aumentar o risco dos defeitos abertos do tubo neural, se for utilizada no início da gravidez.

# MALÁRIA

## ETIOLOGIA

A malária é causada por um protozoário (do gênero *Plasmodium*) que é transmitido pelo mosquito do gênero *Anopheles*. Há uma estimativa de 500 milhões de infecções e 2,7 milhões de mortes/ano causadas pela malária; 90% dos casos ocorrem no continente africano.[4] Existem quatro espécies desses protozoários que infectam o homem, as quais são diferenciadas por sua morfologia.

O *P. vivax* e o *P. falciparum* são as duas espécies encontradas mundialmente, e o *P. ovale* e o *P. malariae* são menos frequentes, não letais e mais comumente encontrados em algumas partes do continente africano e da Papua-Nova Guiné.[14] O *P. vivax* é tipicamente não letal e endêmico na Índia, na América Latina e no leste do Mediterrâneo. A maioria dos casos graves com óbito é causada pelo *P. falciparum*. O homem é o único hospedeiro natural desse protozoário.[6]

No Brasil, a malária é uma doença endêmica que ocorre no norte do país, principalmente na região amazônica. O *P. vivax* e o *P. falciparum* são as principais espécies de importância epidemiológica no país.

## CICLO DE VIDA

Quando o homem é picado pelo mosquito infectado do gênero *Anopheles*, ocorre a inoculação dos esporozoítos na circulação sanguínea, e em alguns minutos o parasita invade os hepatócitos. Quando se instala no fígado, o parasita se multiplica silenciosamente por um período que varia de 1 a 2 semanas. Com relação ao *P. vivax* e ao *P. ovale*, o estágio nos hepatócitos pode ser latente (hipnozoítos) e perdurar por anos. Os merozoítos são liberados dos hepatócitos e rapidamente invadem os eritrócitos para iniciar a fase intraeritrocitária, responsável pelos sintomas, pela morbidade e pela mortalidade da doença. O parasita utiliza a hemoglobina como alimento e fonte de sua via metabólica. Nessa fase, o parasita é diferenciado no estágio de trofozoíto e esquizonte.[28,35] Após 48 horas, os esquizontes se rompem e os merozoítos são liberados, fechando o ciclo e invadindo as hemácias novamente. O número de parasitas multiplica-se de forma exponencial, chegando a mais de $10^{12}$ parasitas. Uma pequena porcentagem dos trofozoítos se diferencia em formas sexuais, os gametócitos femininos e masculinos. Esse estágio é responsável pela transmissão do parasita ao mosquito. Os gametócitos podem estar presentes na corrente sanguínea por semanas e não causar sintomas. Os gametócitos se reproduzem sexuadamente no sistema digestório do mosquito após serem ingeridos com o sangue contaminado pelo parasita. Uma alta taxa de cruzamentos e recombinações meióticas ocorre no estágio sexuado e, dessa forma, o parasita pode desenvolver resistência às drogas.[52] Os esporozoítos desenvolvem-se nos oocistos do sistema digestório do mosquito e são transmitidos através da saliva deste enquanto ele se alimenta do sangue humano, quando então são liberados incidentalmente na corrente sanguínea do hospedeiro (Figura 1).[6]

## QUADRO CLÍNICO

O quadro clínico varia de acordo com a imunidade do paciente, e a primoinfecção pode ser mais grave, com maior probabilidade de complicações e óbito.[25]

Na fase aguda, o paciente apresenta paroxismo febril, em quatro períodos sucessivos: frio, calor, suor e apirexia. A instalação súbita de febre se manifesta por sensação de frio intenso e tremores generalizados, que podem ser acompanhados de cefaleia, náuseas e vômitos. O período de calor dura de 2 a 6 horas e tem início quando cessam os calafrios, podendo ser acompanhado de taquipneia, sede e febre alta atingindo 40 °C. O período de sudorese pode perdurar de 2 a 4 horas. Em seguida, a temperatura diminui rapidamente, e os sintomas de cefaleia, sede e mal-estar generalizado desaparecem. Se o paciente não for submetido a tratamento depois de aproximadamente 48 horas (terçã benigna, por *P. vivax*; e terçã maligna, por *P. falciparum*) ou 72 horas (febre quartã, por *P. malariae*), ele voltará a apresentar nova crise de malária, semelhante à anterior, que pode repetir-se várias vezes, com os intervalos mencionados.[61]

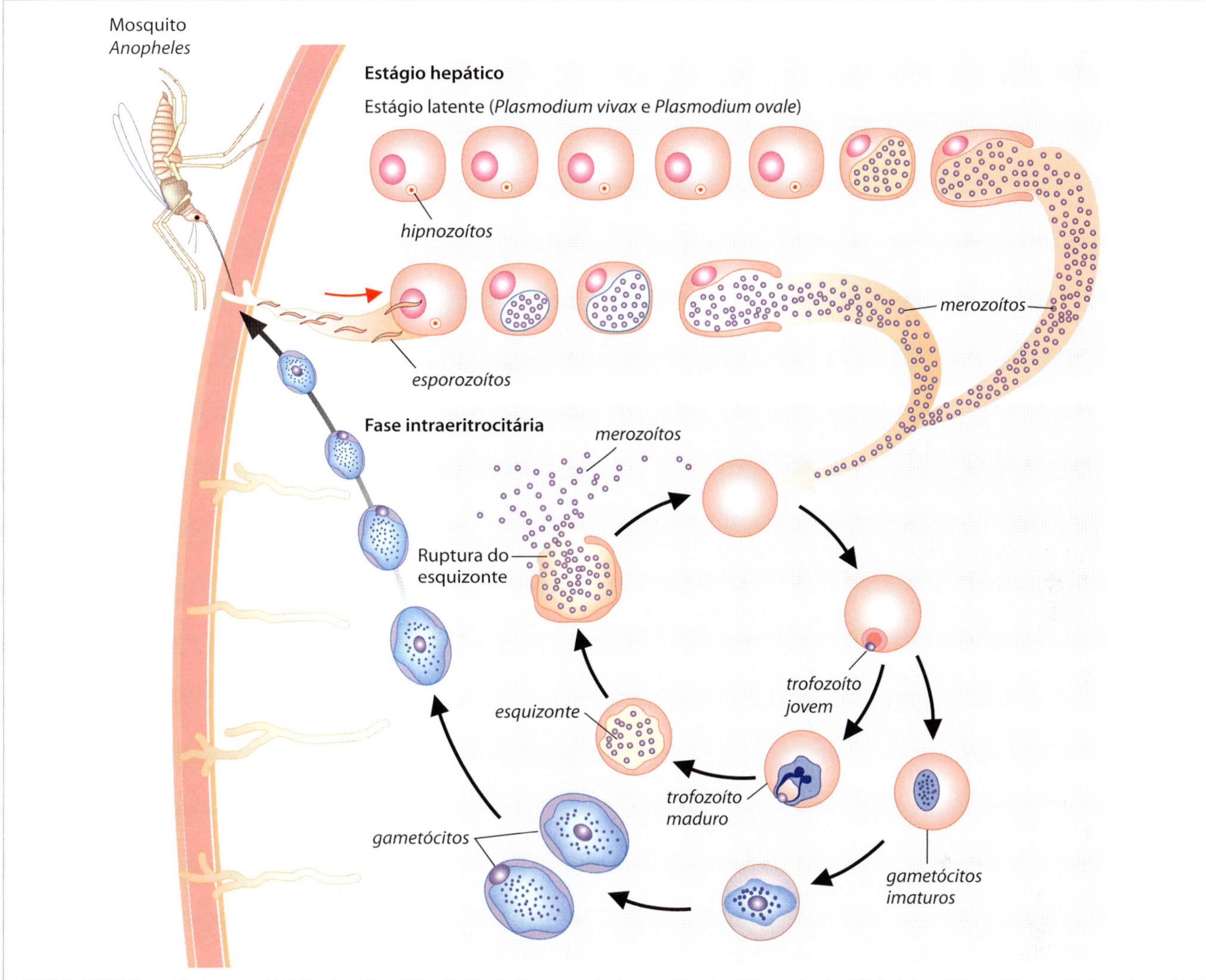


FIGURA 1. Ciclo de vida do *Plasmodium*. (Figura adaptada de Daily.[6])

As formas graves da malária são normalmente diagnosticadas na primoinfecção pelo *P. falciparum* e acometem sobretudo crianças e gestantes. Se o paciente não receber o tratamento adequado e precoce, poderá evoluir para a forma de urgência, com a instalação de complicações que podem evoluir para óbito, como choque, icterícia, anormalidades neurológicas, coma, hipoglicemia, anemia grave, insuficiência renal, insuficiência respiratória, edema agudo dos pulmões, coagulação intravascular disseminada (CIVD) e hemólise maciça.[21,61]

## DIAGNÓSTICO

O diagnóstico é realizado pela identificação do plasmódio no sangue do doente (gota espessa) ou pelo quadro clínico descrito, principalmente naquelas pessoas que moram em áreas endêmicas ou que retornaram de viagem a essas regiões.[21]

Deve-se destacar que a malária é um problema de saúde pública. A malária na gravidez é frequentemente subestimada, embora haja aumento significativo da incidência dessa doença,[16] de suas complicações e da mortalidade tanto materna quanto fetal, principalmente na primoinfecção.[61] Em zonas endêmicas de malária, o índice de infecção por *P. falciparum* é 4,2 vezes maior em grávidas do que em não grávidas nas mesmas condições. Esse fato é observado com maior frequência em primigestas; nas multíparas, o índice de infecção cai progressivamente à medida que as gestações vão se sucedendo.[61] Os abortamentos, óbitos fetais e a prematuridade são comuns nas gestantes com malária.[22] Ainda, a anemia e a insuficiência placentária causadas pela doença podem provocar o baixo peso do recém-nascido, com mais de 5% de óbito perinatal.[11]

Muitos dos efeitos deletérios na gravidez são provavelmente causados pela malária placentária. Os parasitas podem ser encontrados em grande número na placenta quando estes não são localizados no sangue.[48] Em estudo para avaliar a sensibilidade do diagnóstico da doença, observaram-se 47% de sensibilidade no exame de sangue periférico, 63% no exame de esfregaço de placenta e 91% no exame histológico da placenta.[56] O *P. falciparum* se liga a receptores placentários, especialmente ao sulfato de condroitina A, embora este não seja o único receptor. Os mecanismos que causam esse fato e sua fisiopatologia ainda não estão elucidados.[27,40]

## TRATAMENTO

Com relação à utilização de drogas antimaláricas na gravidez, devem-se avaliar os riscos e benefícios. Um consenso é que a malária na gravidez representa risco para a vida materna e fetal. As gestantes com malária devem ser tratadas com droga que seja eficaz e que destrua o parasita rapidamente. Essas drogas teoricamente são menos seguras para o feto. No momento, não há evidências convincentes de que as drogas sejam teratogênicas em humanos, tampouco com relação à sua segurança na gravidez.[21]

A quinina é a droga mais antiga utilizada para o tratamento da malária. Ela pode ter efeito direto na musculatura lisa e, dessa forma, provocar o trabalho de parto prematuro. Além disso, tem efeito sobre o pâncreas e, com o aumento da insulina, pode causar hipoglicemia.[21]

A cloroquina parece ser segura na gestação, porém não se recomenda a sua utilização como monoterapia contra a malária causada pelo *P. falciparum*, por causa da resistência do parasita a ela.[21] A amodiaquina é estruturalmente semelhante à cloroquina,[19] e a sua utilização é recomendada pela Organização Mundial da Saúde (OMS) como droga a ser considerada na gravidez.

A sulfadoxina-pirimetamina e a dapsona clorproguanil[3] são antagonistas de folato e devem ser evitados no primeiro trimestre da gestação.[21]

O uso de arteméter e artesunato na gravidez é muito controverso. Por um lado, essas drogas são teratogênicas em modelos animais no início da gestação,[29] mas, por outro, em mais de mil gestantes que receberam essas drogas durante estágios diferentes da gravidez não foram observados efeitos adversos.[7,23,24,32,39] Justifica-se a sua utilização em gestantes com doenças resistentes às drogas alternativas.

Por último, a mefloquina é recomendada pelo *Centers for Disease Control and Prevention* (CDC) como droga profilática nas gestantes que viajarão para áreas endêmicas de malária, e não foram observados efeitos adversos na gravidez com a dose profilática. Vários estudos demonstram que a profilaxia contra a malária aumenta a chance de desfecho favorável em uma gravidez em populações que vivem em áreas endêmicas.[38,47]

# DOENÇAS POR HELMINTOS

## ASCARIDÍASE

### Etiologia

O *Ascaris lumbricoidis*, um verme que acomete o intestino delgado, pode causar deficiência nutricional com maior impacto na gravidez, alterações pulmonares (síndrome de Loeffler) decorrentes da migração da larva ao pulmão e obstruções intestinais e do ducto biliar. Esse parasita pode ser transmitido pela ingestão de alimentos e água contaminados com os ovos do verme.

### Diagnóstico

O diagnóstico é realizado pelo exame protoparasitológico de fezes.[12]

### Tratamento

Albendazol, 400 mg, por via oral, em dose única; mebendazol, 100 mg, por via oral, duas vezes ao dia, por 3 dias; e pamoato de pirantel, 10 mg/kg/dia, por via oral, por 3 dias são as drogas de escolha para o tratamento contra esses parasitas.[64]

O albendazol e o mebendazol são derivados benzimidazólicos que rompem os microtúbulos celulares e, em teoria, podem interromper a mitose. O albendazol causa embriotoxicidade em embriões de coelhos e ratos,[12,36,37,57] e o mebendazol em embriões de camundongos,[58] ambos com dose por unidade de peso similar ou abaixo daquelas utilizadas em humanos. Por essa razão, essas drogas não devem ser utilizadas no primeiro trimestre da gravidez. Ambas as drogas são classificadas pela FDA como categoria C. Em um estudo placebo-controlado com albendazol para o tratamento de anemia causada por infecções parasitárias em gestantes, utilizou-se dose única de 400 mg de albendazol dada a 61 gestantes no segundo trimestre e não se observaram efeitos adversos na gestação ou no feto.[12] Em outro estudo com o uso de mebendazol para o tratamento de verminose em um grupo de gestantes englobando 5.275 mulheres (407 delas no primeiro trimestre da gravidez), comparado com outro grupo como controle, com 1.737 pacientes que não foram tratadas, não foi observado aumento do número de defeitos congênitos decorrentes do uso de albendazol, embora o tamanho da amostra não seja suficiente para descartar discreto aumento do risco no grupo tratado.[53]

O pamoato de pirantel, uma droga que pode ser utilizada para o tratamento da ascaridíase, é pouco absorvido no trato gastrointestinal, e há estudos insuficientes para avaliar sua segurança em pacientes gestantes. Um estudo em coelhos e camundongos não mostrou que o pamoato de pirantel causou aumento de efeitos teratogênicos ou efeitos adversos ao feto.[45,50] O pamoato de pirantel é utilizado na dose de 20 mg/kg/dia, por 3 dias, após o primeiro trimestre e é classificado pela FDA como categoria C.

## TENÍASE

### Etiologia

A teníase, uma infecção intestinal causada pelo parasita no estágio adulto, ocorre quando o homem ingere carne de porco ou de boi malpassada e contaminada. No caso da tênia transmitida pela carne de porco contaminada (*Taenia solium*), o homem também pode ingerir os ovos do parasita por meio de alimentos contaminados ou água. O resultado da infecção, a cisticercose, pode ser grave se a larva emergir do ovo quando instalado no sistema nervoso central (SNC). O quadro clínico pode se manifestar com cefaleia, convulsão, sintomas psiquiátricos e morte súbita.[44,51]

### Diagnóstico

O diagnóstico de teníase é feito pela identificação das proglótides, dos ovos ou antígenos contra o verme nas fezes. A cisticercose é diagnosticada por sintomas, exames de imagem – tomografia computadorizada ou imagem de ressonância nuclear magnética –, testes sorológicos, resposta ao teste terapêutico ou, raramente, pela biópsia.[54]

### Tratamento

A teníase é tratada após o primeiro trimestre com praziquantel na dose de 10 mg/kg via oral, em dose única, ou, como alternativa, utiliza-se a niclosamida 2 g via oral, em dose única. Apenas nos casos de hiperêmese gravídica, a teníase deve ser tratada mesmo no primeiro trimestre, por causa do risco da autoinfecção com os ovos da tênia. Ambas as drogas são classificadas pela FDA como categoria B.

A cisticercose é tratada com albendazol ou praziquantel. Em razão do risco de processos inflamatórios no SNC causados pelos ovos da tênia, a conduta deve ser individualizada. A niclosamida é ativa contra os vermes adultos, mas os ovos não são afetados. Dessa forma, evita-se o tratamento da *T. solium* com essa droga para que não haja a possibilidade de autoinoculação.

## ESTRONGILOIDÍASE E ANCILOSTOMÍASE

### Etiologia

A estrongiloidíase causada pelo *Strongyloides stercoralis* e a ancilostomíase causada pela *Ancylostoma duodenale* e pelo *Necator americanus* são contraídas de larvas presentes no solo e apresentam, como na ascaridíase, uma fase em que as larvas migram para o pulmão do hospedeiro, provocando sintomas (síndrome de Loeffler) como tosse seca, dispneia e febre. Nos exames subsidiários, observam-se eosinofilia no hemograma e infiltrados pulmonares na radiografia. Após alcançar o pulmão, as larvas atravessam os alvéolos e ascendem para a orofaringe, onde são deglutidas e, no tubo digestivo, transformam-se em larvas adultas.[61]

### Diagnóstico

O diagnóstico, como em outros helmintos, é realizado pelo exame protoparasitológico de fezes.[12]

### Tratamento

O cambendazol é utilizado no tratamento da estrongiloidíase, na dose de 5 mg/kg, por via oral, em dose única, que deve ser repetida após 15 dias. Pode-se ainda administrar tiabendazol 25 mg/kg, por via oral, duas vezes ao dia, por 3 dias, com dose máxima de 3 g/dia. No tratamento da ancilostomíase, são utilizados o pamoato de pirantel e o mebendazol, como na ascaridíase. Essas drogas são classificadas pela FDA como categoria C, e há orientações para que sejam utilizadas após o primeiro trimestre.[64]

## ESQUISTOSSOMOSE

### Etiologia

A esquistossomose, uma doença endêmica no nordeste brasileiro, é causada pelo *Schistosoma mansoni*. Os sintomas da doença são o resultado do processo inflamatório desencadeado pelo sistema imunológico como resposta aos ovos do parasita, que alcançam o sistema porta e, no fígado, acarretam fibrose hepática e hipertensão do sistema porta. Os pacientes com hipertensão do sistema porta frequentemente desenvolvem circulação colateral, incluindo varizes esofágicas e gástricas. A rotura dessas varizes pode resultar em hemorragia maciça e morte do paciente. Em raras situações, os ovos podem migrar para o pulmão, em razão das anastomoses venosas, e causar hipertensão pulmonar.[17]

## Diagnóstico

O diagnóstico é realizado com base em amostras de fezes pela técnica de Kato-Katz ou por ensaios imunoenzimáticos, que detectam o antígeno do esquistossoma, e é confirmado pela técnica de *Western blotting*.[60]

Na gravidez, solicita-se no pré-natal a endoscopia digestiva alta para avaliar a presença e a gravidade das varizes esofágicas no início do terceiro trimestre da gravidez e também se avalia a pressão da artéria pulmonar por meio do ecocardiograma transtorácico. Essa avaliação é muito importante para definir a via de parto e o tipo de anestesia, caso esta seja necessária. A cesárea deve ser preconizada, se houver risco aumentado de rotura das varizes esofágicas no trabalho de parto; e a anestesia geral, nos casos de hipertensão pulmonar, quando indicada a cesárea.

## Tratamento

O tratamento da esquistossomose é realizado no puerpério com praziquantel 40 a 50 mg/kg, por via oral, em dose única, ou com oxamniquina 15 mg/kg, por via oral, em dose única.

# OUTROS HELMINTOS

Outros helmintos, como a enterobíase causada pelo *Enterobius vermiculares* e a tricuríase causada pelo *Trichuris trichiura*, são tratados com mebendazol. O primeiro na dose de 100 mg, por via oral, em dose única mensal, por 6 meses, e o segundo na dose de 100 mg, por via oral, duas vezes ao dia, por 3 dias. Outra opção para o tratamento da enterobíase é o pamoato de pirantel, 10 mg/kg, por via oral, em dose única mensal, por 6 meses.[64]

### PONTOS-CHAVE

- A giardíase é a protozoose mais frequente no ser humano. Nos portadores assintomáticos, o seu tratamento torna-se discutível sobretudo em regiões endêmicas, porém a medicação normalmente é oferecida.
- A amebíase causada pela *Entamoeba histolytica* deve ser sempre tratada por causa do risco de doença extraintestinal.
- As formas graves da malária ocorrem principalmente na primoinfecção causada pelo *Plasmodium falciparum*, em gestantes e crianças.
- A malária placentária pode ser a principal causa das intercorrências obstétricas na gestante infectada pelo *Plasmodium* sp.
- Na esquistossomose, os riscos de hemorragia esofágica durante o trabalho de parto e hipertensão pulmonar devem ser avaliados durante o pré-natal.

# REFERÊNCIAS BIBLIOGRÁFICAS


### Artigos de revisão

1. Adam RD. The biology of *Giardia* spp. Microbiol Rev 1991; 55: 706-32.
2. Arean VM, Koppisch E. Balantidiasis: a review and report of cases. Am J Pathol 1956; 32: 1089-115.
3. Brabin BJ, Eggelte TA, Parise M, Verhoeff F. Dapsone therapy for malaria during pregnancy: maternal and fetal outcomes. Drug Saf 2004; 27(9): 633-48.
4. Breman JG, Alilio MS, Mills A. Conquering the intolerable burden of malaria: what's new, what's needed: a summary. Am J Trop Med Hyg 2004; 71: 1-15.
5. Current WL, Bick PH. Immunobiology of *Cryptosporidium* spp. Pathol Immunopathol Res 1989; 8: 141-60.
6. Daily JP. Antimalarial drug therapy: the role of parasite biology and drug resistance. J Clin Pharmacol 2006; 46(12): 1487-97.
7. Dellicour S, ter Kuile FO, Stergachis A. Pregnancy exposure registries for assessing antimalarial drug safety in pregnancy in malaria-endemic countries. PLoS Med 2008; 30: 5(9): e187.
8. Farthing MJG. Treatment options for the eradication of intestinal protozoa. Gastroenterol Hepatol 2006; 3(8): 436-45.
9. Gardner TB, Hill DR. Treatment of giardiasis. Clin Microbiol Rev 2001; 14: 114-28.
10. Gathiram V, Jackson TF. A longitudinal study of asymptomatic carriers of pathogenic zymodemes of Entamoeba histolytica. S Afr Med J 1987; 72: 669-72.
11. Guyatt HL, Snow RW. Impact of malaria during pregnancy on low birth weight in sub-Saharan Africa. Clin Microbiol Rev 2004; 17(4): 760-9.
12. Jones JL, Schulkin J, Maguire JH. Therapy for common parasitic diseases in pregnancy in the United States: a review and a survey of obstetrician/gynecologists' level of knowledge about these diseases. Obstet Gynecol Survey 2005; 60(6): 386-642.
13. Li E, Stanley SL. Protozoa: amebiasis. Gastroenterol Clin North Am 1996; 25: 471-92.
14. Mendis K, Sina BJ, Marchesini P, Carter R. The neglected burden of *Plasmodium vivax* malaria. Am J Trop Med Hyg 2001; 64: 97-106.
15. Nash TE. Treatment of *Giardia lamblia* infections. Pediatr Infect Dis J 2001; 20(2): 193-5.
16. Nosten F, Rogerson SJ, Beeson JG, McGready R, Mutabingwa TK, Brabin B. Malaria in pregnancy and the endemicity spectrum: what can we learn? Trends Parasitol 2004; 20: 425-32.
17. Ross AGP, Bartley PB, Sleigh AC et al. Current concepts: schistosomiasis. NEJM 2002; 346(16): 1212-20.
18. Stauffer W, Ravdin JI. Entamoeba histolytica: an update. Curr Opin Infect Dis 2003; 16: 479-85.
19. Thomas F, Erhart A, D'Alessandro U. Can amodiaquine be used safely during pregnancy? Lancet Infect Dis 2004; 4(4): 235-9.
20. Walsh JA. Problems in recognition and diagnosis of amebiasis: estimation of the global magnitude of morbidity and mortality. Rev Infect Dis 1986; 8: 228-52.
21. Whitty CJ, Edmonds S, Mutabingwa TK. Malaria in pregnancy. BJOG 2005 Sep; 112(9): 1189-95.
22. Whitty CJM, Allan R, Wiseman V et al. Averting a malaria disaster in Africa: where does the buck stop? Bull World Health Organ 2004; 82(5): 381-4.
23. World Health Organization. Assessment of the safety of artemisinin compounds in pregnancy. Geneva: WHO, 2003.

### Artigos originais

24. Adam I, Elwasila E, Mohammed Ali DA, Elansari E, Elbashir MI. Artemether in the treatment of falciparum malaria during pregnancy in eastern Sudan. Trans R Soc Trop Med Hyg 2004; 98(9): 50913.
25. Anya SE. Seasonal variation in the risk and causes of maternal death in the Gambia: malaria appears to be an important factor. Am J Trop Med Hyg 2004; 70(5): 510-3.

26. Baishanbo A et al. Infectivity of *Cryptosporidium hominis* and *Cryptosporidium parvum* genotype 2 isolates in immunosuppressed Mongolian gerbils. Infect Immun 2005; 73: 5252-5.
27. Beeson JG, Brown GV. Plasmodium falciparum-infected erythrocytes demonstrate dual specificity for adhesion to hyaluronic acid and chondroitin sulfate A and have distinct adhesive properties. J Infect Dis 2004; 189(2): 169-79.
28. Bozdech Z, Llinas M, Pulliam BL, Wong ED, Zhu J, DeRisi JL. The transcriptome of the intraerythrocytic developmental cycle of *Plasmodium falciparum*. PLoS Biol 2003; 1: E5.
29. Clark RL, White TE, Clode AS, Gaunt I, Winstanley P, Ward SA. Developmental toxicity of artesunate and an artesunate combination in the rat and rabbit. Birth Defects Res B Dev Reprod Toxicol 2004; 71(6): 380-94.
30. Davidson RA. Issues in clinical parasitology: the treatment of giardiasis. Am J Gastroenterol 1984; 79: 256-61.
31. De Hovitz JA et al. Clinical manifestations and therapy of *Isospora belli* infection in patients with AIDS. N Engl J Med 1986; 315: 87-90.
32. Deen JL, Von Seidlein L, Pinder M, Walraven GE, Greenwood BM. The safety of the combination artesunate and pyrimethamine–sulfadoxine given during pregnancy. Trans R Soc Trop Med Hyg 2001; 95(4): 424-8.
33. Dionisio D, Orsi A, Sterrantino G et al. Chronic cryptosporidiosis in patients with AIDS: stable remission and possible eradication after long-term, low dose azithromycin. J Clin Pathol 1998; 51: 138-42.
34. Garcia-Laverde A, De Bonilla L. Clinical trials with metronidazole in human balantidiasis. Am J Trop Med Hyg 1975; 24: 781-3.
35. Le Roch KG, Zhou Y, Blair PL et al. Discovery of gene function by expression profiling of the malaria parasite life cycle. Science 2003; 301: 1503-8.
36. Mantovani A, Ricciardi C, Stazi AV, Marci C. Effects observed on gestational day 13 in rat embryos exposed to albendazole. Reprod Toxicol 1995; 9: 265-73.
37. Mantovani A, Ricciardi C, Stazi AV, Ricciardi C. Effects of albendazole on the early phases of rat organogenesis in vivo: preliminary results. Teratology 1992; 46: 25A.
38. McGready R, Cho T, Hkirijaroen L et al. Quinine and mefloquine in the treatment of multidrug-resistant Plasmodium falciparum malaria in pregnancy. Ann Trop Med Parasitol 1998; 92(6): 643-53.
39. McGready R, Cho T, Keo NK et al. Artemisinin antimalarials in pregnancy: a prospective treatment study of 539 episodes of multidrugresistant *Plasmodium falciparum*. Clin Infect Dis 2001; 33(12): 2009-16.
40. Muthusamy A, Achur RN, Bhavanandan VP, Fouda GG, Taylor DW, Gowda DC. *Plasmodium falciparum*-infected erythrocytes adhere both in the intervillous space and on the villous surface of human placenta by binding to the low-sulfated chondroitin sulfate proteoglycan receptor. Am J Pathol 2004; 164(6): 2013-25.
41. Nime FA et al. Acute enterocolitis in a human being infected with the protozoan *Cryptosporidium*. Gastroenterology 1976; 70: 592-8.
42. Ochiai Y, et al. Detection and discrimination of *Cryptosporidium parvum* and C. hominis in water samples by immunomagnetic separation-PCR. Appl Environ Microbiol 2005; 71: 898-903.
43. Ochoa TJ, White Jr. AC. Nitazoxanide for treatment of intestinal parasites in children. Pediatr Infect Dis J 2005; 24(7): 641-2.
44. Owaki Y, Sakai T, Momiyama H. Teratological studies on pyrantel pamoate in rabbits. Oyo Yakuri 1971; 5: 33-9.
45. Owaki Y, Sakai T, Momiyama H. Teratological studies on pyrantel pamoate in rats. Oyo Yakuri 1971; 5: 41-50.
46. Pape JW, Verdier RJ, Johnson WD Jr. et al. Treatment and prophylaxis of *Isospora belli* infections in patients with AIDS. N Engl J Med 1989; 320: 1044-7.
47. Phillips-Howard PA, Steffen R, Kerr L et al. Safety of mefloquine and other antimalarial agents in the first trimester of pregnancy. J Travel Med 1998; 5(3): 121-6.
48. Rogerson SJ, Mkundika P, Kanjala MK. Diagnosis of *Plasmodium falciparum* malaria at delivery: comparison of blood film preparation methods and of blood films with histology. J Clin Microbiol 2003; 41(4): 1370-4.
49. Schindler AR et al. Capillary electrophoretic analysis of fragment length polymorphisms in ribosomal markers of *Cryptosporidium* from humans. Mol Cell Probes 2005; 19: 394-9.
50. Silva NR, Sirisena JLGJ, Gunasekera DPS, Ismail MM, Silva HJ. Effect of mebendazole therapy during pregnancy on birth outcome. Lancet 1999; 353: 1145-9.
51. Sorvillo FJ, Portigal L, DeGiorgio C et al. Cysticercosis related deaths, California. Emerg Infect Dis 2004; 10: 465-9.
52. Su X, Ferdig MT, Huang Y et al. A genetic map and recombination parameters of the human malaria parasite *Plasmodium falciparum*. Science 1999; 286: 1351-3.
53. Torlesse H, Hodges M. Anthelminthic treatment and haemoglobin concentrations during pregnancy. Lancet 2000; 356: 1083.
54. Townes JM, Hoffmann CJ, Kohn MA. Neurocysticercosis in Oregon, 1995-2000. Emerg Infect Dis 2004; 10: 508-10.
55. Trier JS, Moxey PC, Schimmel EM, Robles E. Chronic intestinal coccidiosis in man: intestinal morphology and response to treatment. Gastroenterology 1974; 66: 923-35.
56. VanderJagt TA, Ikeh EI, Ujah IO, Belmonte J, Glew RH, VanderJagt DJ. Comparison of the OptiMAL rapid test and microscopy for detection of malaria in pregnant women in Nigeria. Trop Med Int Health 2005; 10(1): 39-41.
57. Whittaker SB, Faustman EM. Effects of albendazole and albendazole sulfoxide on cultures of differentiating rodent embryonic cells. Toxicol Appl Pharmacol 1991; 190: 73-84.
58. Whittaker SB, Faustman EM. Effects of benzimidazole analogs on cultures of differentiating rodent embryonic cells. Toxicol Appl Pharmacol 1992; 113: 144-51.

## Diretrizes

59. Food and Drug Administration. Department of Health and Human Services. Center for Drug Evaluation and Research. Disponível em: https://www.drugs.com/pregnancy-categories.html#previous. Acesso em: 8/11/2022.
60. Garcia HH, Evans CA, Nash TE et al. Current consensus guidelines for treatment of neurocysticercosis. Clin Microbiol Rev 2002; 15: 747-56.

## Livros

61. Amato Neto V, Henriques O. Parasitoses. In: Neme B, editor. Obstetrícia básica. 2.ed. São Paulo: Sarvier; 2000. p. 470-81.
62. Boreham PFL. Current status of chemotherapy for giardiasis. In: Thompson RCA, editor. Giardia: from molecules to disease. Oxford: CAB International; 1992. p. 317-28.
63. Farthing MJG. Clinical aspects of human cryptosporidiosis. In: Petry F, Karger B, editores. Cryptosporidiosis and microsporidiosis. Contrib Microbiol 2000; 6: 50-74.
64. Nozaki AM. Antiprotozoários. In: Zugaib M, Bittar RE. Protocolos assistenciais da Clínica Obstétrica da FMUSP. 3.ed. São Paulo: Atheneu; 2007. p. 773-6.
65. Weiner CP, Buhimschi C. Drugs for pregnant and lactating women. Philadelphia: Churchill Livingstone; 2004.

# Capítulo 61

# Doenças neoplásicas



## INTRODUÇÃO

As neoplasias malignas são a segunda maior causa de morte entre mulheres na idade reprodutiva, acometendo aproximadamente 2,2% das mulheres com idade entre 14 e 40 anos. Essas doenças acometem cerca de uma a cada mil gestantes.[4] Em decorrência do aumento da idade média da primeira gestação, essa prevalência tende a aumentar.

A ocorrência concomitante de neoplasia maligna com a gestação requer o envolvimento de diversos especialistas, além de uma multiplicidade de técnicas para o correto diagnóstico e a melhor abordagem terapêutica. A abordagem da gestante com câncer deve ser individualizada. De maneira geral, o objetivo da terapêutica, nos estádios iniciais da doença, é curar a paciente, sendo que as condutas são tomadas de acordo com a idade gestacional, o planejamento terapêutico da mãe e o comportamento da neoplasia. Nos casos em que os tumores são pouco responsivos ao tratamento oncológico ou que o prognóstico de sobrevida da paciente seja reservado, procura-se prolongar a gestação até que o feto atinja a maturidade pulmonar.

As neoplasias malignas que mais acometem as mulheres em idade fértil são, principalmente, cânceres de mama, de colo uterino, de tireoide, do sistema nervoso central, melanoma, linfomas e leucemias.

Do ponto de vista biológico e temporal, a neoplasia diagnosticada durante a gestação já devia estar em desenvolvimento antes de a paciente engravidar. Em contrapartida, a doença neoplásica que é diagnosticada nos 12 meses subsequentes ao parto deve ter se iniciado durante a gestação.

## NEOPLASIAS MALIGNAS GINECOLÓGICAS

### CÂNCER DE MAMA

#### Epidemiologia

O câncer de mama é a neoplasia maligna mais frequente entre as mulheres no Brasil. O pico de incidência dessa neoplasia ocorre no período compreendido entre o início do climatério e 5 anos após a menopausa. Aproximadamente 25% dos casos são diagnosticados na pré-menopausa e 15% ocorrem em mulheres com menos de 40 anos de idade.[136]

Os programas de esclarecimento à população e a maior utilização de métodos diagnósticos – mamografia, ultrassonografia, ressonância nuclear magnética – têm contribuído para o aumento no número de casos diagnosticados ao ano. O Instituto Nacional do Câncer estima que, em 2022, foram diagnosticados mais de 73 mil novos casos de câncer de mama no Brasil, número que não ultrapassava 50 mil casos em 2006. Nas regiões Sudeste, Sul, Centro-Oeste, Nordeste e Norte, a previsão é, respectivamente, de 84, 71, 57, 52 e 25 casos novos por 100 mil mulheres ao ano em 2023. Só no Estado de São Paulo, seriam mais de 20 mil novos casos anualmente.[136,142]

Os fatores de risco associados ao câncer de mama na gravidez são semelhantes aos da não gestante. Sabe-se que os antecedentes familiares, a presença de doença proliferativa da mama, a predisposição genética individual e a primiparidade tardia representam os principais fatores de risco para essa neoplasia (Tabela 1). Além disso, o estilo de vida moderno, o estresse vivido nas grandes cidades, a maior incidência de obesidade na população, a progressiva antecipação da menarca, as alterações nos hábitos alimentares e a influência de hormônios na composição final dos alimentos também contribuem para o aumento da incidência de câncer de mama na população.

| TABELA 1. Fatores de risco para o câncer de mama |
|---|
| **Risco muito elevado (risco relativo > 3)** |
| Mãe ou irmã com câncer de mama na pré-menopausa |
| Antecedente de hiperplasia epitelial atípica ou neoplasia lobular *in situ* |
| Suscetibilidade genética comprovada (mutação dos genes BRCA1 e BRCA2) |
| **Risco medianamente elevado (risco relativo entre 1,6 e 3)** |
| Mãe ou irmã com câncer de mama na pós-menopausa |
| Nuliparidade |
| Antecedente de hiperplasia epitelial sem atipia ou macrocistos apócrinos |
| **Risco pouco elevado (risco relativo entre 1 e 1,5)** |
| Menarca precoce (≤ 12 anos) |
| Menopausa tardia (≥ 55 anos) |
| Primeira gestação de termo depois dos 34 anos |
| Obesidade |
| Dieta gordurosa |
| Sedentarismo |
| Terapia de reposição hormonal por mais de 5 anos |
| Ingestão alcoólica excessiva |

Define-se câncer de mama associado à gestação quando ele é diagnosticado durante a gravidez, na lactação, ou até 12 meses após o parto. Atualmente, essa incidência está em torno de 1:3.000 gestações e tem aumentado nos últimos anos, principalmente em razão do adiamento da gravidez após a terceira e quarta décadas de vida.[3,31,51,116]

## Diagnóstico

O rastreamento do câncer de mama deve ser feito a partir dos 40 anos de idade, ou então, nas mulheres que apresentam história familiar de acometimento em parentes de primeiro grau, 10 anos antes da idade do diagnóstico do caso-índice.[11] O rastreamento deve ser realizado preferencialmente antes da gestação, precedendo as alterações hormonais e os demais fenômenos gravídicos representados pelo progressivo aumento no volume e na consistência das mamas, o que dificulta a propedêutica durante o período gravídico-puerperal. Em pacientes jovens de alto risco, a mamografia digital e a ressonância nuclear magnética podem contribuir para a redução das taxas de falso-negativos.[11] Quando necessária, a investigação anatomopatológica deve ser indicada por biópsia por agulha grossa (*core biopsy*), mamotomia, exérese cirúrgica da lesão palpável ou setorectomia de acordo com o caso da paciente.[24]

Em decorrência de deficiências do rastreamento de rotina no período pré-concepcional ou na precocidade e na agressividade de alguns casos de neoplasias malignas da mama, o diagnóstico durante a gestação frequentemente ocorre em estádios avançados da doença e essa demora contribui para a piora do prognóstico. Estima-se que o atraso no diagnóstico de 1 mês aumenta a chance de metástase linfonodal de 1 a 2%[96] e o atraso estimado do diagnóstico na gravidez é de cerca de 2 a 7 meses.

O carcinoma ductal representa 75 a 90% das neoplasias malignas da mama durante a gestação, percentual semelhante ao de mulheres não grávidas. Ao contrário do que se pensava anteriormente, não há aumento no número de casos de carcinoma inflamatório.[62] Estudos demonstraram haver maior prevalência de tumores sem receptores de estrogênio ou de progesterona. Poucos avaliaram a expressão do gene HER2/neu durante a gestação, sendo sua maior positividade ainda controversa.[69,93]

O exame clínico das mamas é obrigatório durante a gestação, normalmente realizado na primeira consulta de pré-natal. No entanto, as modificações fisiológicas gravídicas podem dificultar a distinção clínica entre as lesões benignas e as malignas, sendo necessária uma propedêutica complementar. Essa investigação para o diagnóstico do câncer de mama na gestante é similar à da não gestante. Na suspeita de lesões malignas ao exame físico, os exames recomendados são a ultrassonografia de mamas bilateral, com avaliação das drenagens linfáticas para verificar comprometimento linfonodal das axilas, das regiões claviculares e paraesternais e a mamografia digital bilateral com proteção abdominal, apesar de a sensibilidade desse método ser menor na gestante em virtude da maior densidade mamária decorrente das modificações gravídicas.[2]

A classificação *breast imaging reporting and data system* (BI-RADS) deve ser utilizada na interpretação dos exames radiológicos mamários na gestação à semelhança das pacientes não grávidas.[131]

Durante a gestação e o período de lactação, apesar de não haver contraindicação de utilizar a mamografia (dose de variação de 0,2 a 0,4 cGy), a interpretação dos achados da mamografia deve ser realizada com cautela, pois a maior densidade do parênquima mamário, sua intensa vascularização, o aumento do número de células e a própria lactação dificultam a identificação de lesões pela radiografia, resultando em poucas informações adicionais nesses períodos.[55] Quando for necessária a realização de mamografia em lactantes, está indicado o esvaziamento das mamas imediatamente antes da realização do exame, podendo ser realizado por meio da amamentação ou ordenha mecânica.[137]

A ressonância magnética não é um exame que deve ser solicitado rotineiramente, podendo ser utilizado quando a ultrassonografia não foi satisfatória ou quando sua realização poderá alterar a conduta terapêutica. Os efeitos da ressonância ainda não são totalmente conhecidos no período gestacional, e o contraste de gadolíneo ultrapassa a barreira placentária chegando na circulação fetal, representando risco ao feto por seu efeito teratogênico. Por conta disso, recomenda-se realizar o exame sem o uso do gadolíneo e após o primeiro trimestre, se necessário.[2]

Nas situações em que houver necessidade de avaliação anatomopatológica, a obtenção de material para citologia oncótica por punção aspirativa com agulha fina deve ser evitada por conta das alterações proliferativas que podem surgir em decorrência da própria gestação, tornando grande parte dos resultados inconclusivos. Resultados mais precisos são obtidos com a realização de biópsia com agulha grossa (*core biopsy*) ou mamotomia guiados por ultrassonografia, possibilitando a obtenção de fragmentos de tecido para estudo histopatológico e imuno-histoquímico (receptores para estrogênio e progesterona, HER2, KI-67), exame obrigatório antes de se iniciar a quimioterapia. Em caso de alterações mamográficas sem representações ultrassonográficas, como de microcalcificações suspeitas, a mamotomia guiada por estereotaxia é o método de escolha. É obrigatória a biópsia excisional, com exame anatomopatológico de congelação intraoperatório, sempre que o resultado do exame anatomopatológico for inconclusivo ou mostrar presença de atipias celulares, hiperplasia ductal e carcinoma *in situ* ou ainda quando houver discordância clínica, radiológica e patológica. Nos casos de linfonodos suspeitos, deve ser realizada punção por agulha fina para confirmação citológica de comprometimento linfático.[34]

## Estadiamento

Após o estabelecimento do diagnóstico de câncer de mama, faz-se necessária a pesquisa de metástase para o estadiamento e o tratamento adequados (Tabelas 2 e 3). Nas pacientes com doença localmente avançada (estádio II para a frente) ou com evidência clínica de metástases, deve ser

**TABELA 2. Classificação clínica do câncer de mama pelo sistema TNM**

| | |
|---|---|
| T | Tumor |
| TX | Tumor primário não pode ser avaliado |
| T0 | Sem evidência de tumor primário |
| Tis (CIDS) | Carcinoma ductal *in situ* (carcinoma lobular *in situ* foi retirado, pois é considerado entidade benigna) |
| Tis (Paget) | Doença de Paget do mamilo sem carcinoma invasivo associado e/ou CDIS no parênquima mamário subjacente. Carcinomas no parênquima mamário associados à doença de Paget são classificados de acordo com a doença parenquimatosa, ainda que a doença de Paget deva ser descrita |
| T1 | Tumor com 2 cm ou menos em sua maior dimensão |
| • Tmic | Tumor com até 0,1 cm em sua maior dimensão |
| • T1a | Tumor com mais de 0,1 cm e até 0,5 cm em sua maior dimensão |
| • T1b | Tumor com mais de 0,5 cm e até 1 cm em sua maior dimensão |
| • T1c | Tumor com mais de 1 cm e até 2 cm em sua maior dimensão |
| T2 | Tumor com mais de 2 cm e até 5 cm em sua maior dimensão |
| T3 | Tumor com mais de 5 cm em sua maior dimensão |
| T4 | Tumor de qualquer tamanho com extensão direta para a parede torácica e/ou pele (ulceração ou nódulos macroscópicos). Invasão da derme isolada não configura T4 |
| • T4a | Extensão para a parede torácica. Invasão ou aderência ao músculo peitoral na ausência de invasão de estruturas da parede torácica não configura T4 |
| • T4b | Ulceração e/ou nódulos macroscópicos satélites ipsilaterais e/ou edema da pele que não cumpra critérios para carcinoma inflamatório (incluindo pele em "casca de laranja") |
| • T4c | T4a e T4b associados |
| • T4d | Carcinoma inflamatório |
| N | Linfonodos regionais |
| NX | Linfonodos regionais não podem ser avaliados (não examinados ou removidos previamente) |
| N0 | Ausência de metástases nos linfonodos regionais (imagem ou clínica) |
| N1 | Metástase em linfonodo(s) axilar(es) ipsilateral(is) móvel(is), níveis I e II |
| N2 | Metástase nos linfonodos axilares ipsilaterais fixos e/ou coalescentes ou metástase em linfonodos mamários internos ipsilaterais na ausência de linfonodos axilares acometidos |
| • N2a | Metástase em linofonodos axilares ipsilaterais fixos e/ou coalescentes entre si ou com outras estruturas |

*(continua)*

**TABELA 2. Classificação clínica do câncer de mama pelo sistema TNM (*continuação*)**

| | |
|---|---|
| • N2b | Metástase em linfonodos mamários internos ipsilaterais na ausência de linfonodos axilares acometidos |
| N3 | Metástase em linfonodos infraclaviculares (nível III axilar) com ou sem envolvimento axilar de níveis I ou II; ou metástase em linfonodos mamários internos com acometimento axilar em níveis I ou II; ou metástase em linfonodos supraclaviculares ipsilaterais com ou sem acometimento axilar ou mamário interno |
| • N3a | Metástase em linfonodos infraclaviculares (nível III axilar) com ou sem envolvimento axilar de níveis I ou II |
| • N3b | Metástase em linfonodos mamários internos com acometimento axilar em níveis I ou II |
| • N3c | Metástase em linfonodos supraclaviculares ipsilaterais com ou sem acometimento axilar ou mamário interno |
| M | Metástases |
| M0 | Ausência de metástases a distância (clínica ou imagem) |
| M1 | Presença de metástases a distância (clínica ou imagem) |

Tis: carcinoma *in situ*. Tabela adaptada de Rosa, 2022.[130]

**TABELA 3. Estadiamento do câncer de mama de acordo com as diversas combinações possíveis pelo sistema TNM**

| | | | |
|---|---|---|---|
| 0 | Tis | N0 | M0 |
| IA | T1* | N0 | M0 |
| IB | T0<br>T1* | N1 (microinvasão)<br>N1 (microinvasão) | M0M0 |
| IIA | T0<br>T1*T2 | N1**N1**N0 | M0M0M0 |
| IIB | T2T3 | N1N0 | M0M0 |
| IIIA | T0<br>T1*T2 T3 T3 | N2N2N2N1<br>N2 | M0M0M0<br>M0M0 |
| IIIB | T4T4T4 | N0N1N2 | M0M0M0 |
| IIIC | Qualquer T | N3 | M0 |
| IV | Qualquer T | Qualquer N | M1 |

* Se um câncer foi designado como inflamatório antes da quimioterapia neoadjuvante, o paciente será considerado portador de câncer inflamatório, mesmo se já houve resolução completa dos sinais/sintomas inflamatórios. ** Detecção clínica é definida como a identificação por exames de imagem (excluindo linfocintilografia) ou por exame clínico, com características altamente suspeitas para malignidade ou macrometástases patológicas presumidas baseadas em biópsia aspirativa por agulha fina e exame citológico. Tis: carcinoma *in situ*.

realizada a investigação completa (pulmonar, hepática, óssea e cerebral), ao contrário das pacientes com doença inicial (estádio I) que não necessitam formalmente de toda a pesquisa de metástases. Os exames usualmente utilizados em pacientes não grávidas para o estadiamento são adaptados para a gestante a fim de reduzir os efeitos da radiação no feto.

A avaliação de metástases pulmonares é realizada com radiografia simples de tórax com proteção abdominal (0,06 a 0,08 mGy), porém há limitação no exame das bases pulmonares em razão do crescimento uterino na gestação. Para pesquisa de metástases hepáticas, deve ser utilizada inicialmente a ultrassonografia de abdome. Não é recomendada a cintilografia óssea (0,194 cGy) durante a gestação, pois é rara a ocorrência de metástase óssea nos estádios I ou II da doença, podendo ser realizada após o parto. Em decorrência da produção de fosfatase alcalina placentária, esse não é um bom parâmetro para avaliação inicial de lise óssea. Na gravidez, radiografias simples de crânio ou ossos longos (0,001 cGy) podem ser realizadas com proteção abdominal. Radiografia simples de coluna vertebral (0,275 cGy) e ressonância nuclear magnética serão solicitadas quando houver queixa de dor sugestiva de alterações da coluna para avaliar o risco de fratura patológica e compressão medular. É importante ressaltar que a ressonância nuclear magnética não expõe a gestante e o feto à radiação ionizante, sendo considerada ideal para confirmar o diagnóstico clínico ou radiológico de metástases ósseas, pulmonares, pleurais, hepáticas ou cerebrais. O uso de gadolínio deve ser evitado, se possível, na gestação em razão da falta de informações sobre seus efeitos no concepto. Há poucos dados na literatura quanto à segurança e à eficácia da tomografia de emissão de pósitrons (PET-TC).

Enzimas hepáticas (fosfatase alcalina, transaminase oxaloacética e pirúvica), cálcio sérico (seu aumento indica osteólise) e marcadores tumorais (CA-125, CA15.3 e antígeno carcinoembrionário) podem ser utilizados na monitorização das metástases ou de recidivas da doença, mas não são utilizados como método diagnóstico inicial da doença.

## Tratamento

Os centros de assistência médica que não ofereçam os recursos para o correto estadiamento da doença, bem como adequado tratamento cirúrgico, oncológico e radioterápico e assistência neonatal, devem encaminhar as pacientes para centros médicos especializados.

O tratamento da neoplasia maligna de mama durante a gestação segue as mesmas diretrizes do tratamento em não gestantes com adaptações para reduzir a morbidade fetal, sendo que, de forma geral, o objetivo é curativo. Nesse tipo de neoplasia, na maioria dos casos, a interrupção médica da gestação antes da viabilidade fetal não é recomendada, pois não foi demonstrado benefício nas pacientes que optaram por abortamento induzido.[4,125,128,129]

A estratégia de tratamento do câncer de mama na gestação dependerá do estádio clínico da doença, do tipo de tumor, de sua localização e de suas características, da idade gestacional e do desejo da paciente. Em virtude disso, deve ser realizado em centro de referência que possua equipe multidisciplinar e multiprofissional com obstetras, oncologistas, psicólogos, patologistas, radiologistas, pediatras, entre outros, garantindo que os aspectos biopsicossociais da paciente também sejam levados em consideração, como questões éticas e religiosas.[3,30]

O tratamento cirúrgico pode ser realizado em qualquer trimestre da gestação, com riscos inerentes ao procedimento e mínimo risco fetal. Os exames pré-operatórios incluem hemograma e coagulograma, que deverão ser realizados na semana que antecede a cirurgia. Para aquelas com mais de 40 anos, acrescentam-se eletrocardiograma e demais exames específicos conforme a presença de outras doenças de base (pulmonar, renal, hepática etc.). A reconstrução mamária deve ser postergada para após o parto, evitando-se prolongamento do tempo cirúrgico.[3]

Para gestações acima da viabilidade, a vitalidade fetal deve ser avaliada na véspera da cirurgia por meio de perfil biofísico fetal e Dopplervelocimetria e recomenda-se monitorização da vitalidade com cardiotocografia contínua durante todo o procedimento.[30] Quando a cirurgia for realizada no primeiro ou no segundo trimestre da gestação, recomenda-se verificar a presença de batimento cardíaco fetal imediatamente antes e depois da anestesia geral, além de ultrassonografia obstétrica antes da alta hospitalar.[3,30,39]

Por conta do fato de muitos casos serem diagnosticados tardiamente, a mastectomia e a linfadenectomia axilar são constantemente os procedimentos de preferência. Deve-se ter em mente, ao indicar uma cirurgia conservadora, que pacientes mais jovens possuem doença mais agressiva, com maior risco de recorrência locorregional e doença multifocal. Após a realização de cirurgias conservadoras, a radioterapia complementar está indicada por diminuir o risco de recorrência local e aumentar a sobrevida.

O tratamento da doença não deve ser postergado na gestação, exceto em relação à radioterapia. Esta deve ser realizada no pós-parto, pois na gestação há maior risco de abortamento, óbito fetal, malformações fetais, alterações de crescimento e desenvolvimento, além dos efeitos mutagênicos e carcinogênicos por exposição do concepto à radiação.[83] Seu início pode ser adiado sem prejuízo terapêutico em até 4 meses (16 semanas).

Mediante atraso significativo da adjuvância com radioterapia ou hormonioterapia após cirurgia (como nos casos em que é realizada no primeiro ou no segundo trimestres), quando há indicação de quimioterapia neoadjuvante mas esta não pode ser administrada (por idade gestacional abaixo de 14 semanas), quando há risco de progressão de doença pelo atraso no início do tratamento, tumor grande (> 5 cm) em mama pequena, tumores multicêntricos, tratamento sistêmico não garantido, ou carcinoma inflamatório, não se deve optar por abordagem conservadora.[3,30]

Existe alta probabilidade de recidiva local nos casos em que houver atraso da radioterapia ou hormonioterapia, margens livres inferiores a 1 cm, tumor multifocal ou indiferenciado (grau III histológico), com presença de comedonecrose ou mama pequena em relação ao tumor.[46] Nessas situações, a cirurgia conservadora está contraindicada.

A utilização de tecnécio radioativo ($^{99m}$Tc), seguida de cintilografia mamária, permite a identificação do linfonodo-sentinela. O uso dessa técnica não provoca efeitos adversos no feto, uma vez que o expõe a doses de radiação de 0,08 mGy no final do primeiro trimestre e 0,03 mGy entre 24 e 40 semanas de gestação. Não devem ser utilizados corantes como azul patente na identificação do linfonodo-sentinela no câncer de mama por conta do risco de anafilaxia.[3,73] A biópsia do linfonodo-sentinela não é indicada nos casos de axila ipsilateral clinicamente comprometida (linfonodos palpáveis), câncer de mama inflamatório, cirurgia axilar prévia e após reconstrução mamária.

No estádio III, em presença de tumor com extensão à parede torácica ou edema e ulceração da pele (T4), carcinoma inflamatório (T4d), linfonodos coalescentes ou fixos (N2), metástases para linfonodos da cadeia mamária interna (N3), ou no estádio IV (metástases a distância), a quimioterapia apresenta-se como opção adequada de tratamento, devendo-se prolongar essa abordagem terapêutica no período pós-parto até que existam condições de cirurgia e radioterapia. O atraso na realização do tratamento cirúrgico, em vigência de quimioterapia, parece não alterar o prognóstico materno e permite a evolução da gestação até a maturidade fetal.[18] Em alguns casos, como em câncer de mama primário agressivo e em doença avançada em que o tratamento deverá ser realizado de imediato, como no carcinoma metastático, o aborto terapêutico poderá ser considerado.[3,12,30]

A maioria dos quimioterápicos é considerada categoria D pela classificação da *Food and Drug Administration* (FDA), porém, avaliando riscos e benefícios, sua administração é aceita. Recomenda-se seu uso após 14 semanas de gestação, pois o período de organogênese representa o período de maior risco para malformações congênitas, lesões orgânicas e abortamento. Após esse período, há associação com restrição de crescimento fetal, óbito neonatal, prematuridade e supressão hematopoiética.

As drogas mais utilizadas são a ciclofosfamida e a doxorrubicina, isoladas ou preferencialmente associadas, administradas a intervalos de 21 a 28 dias, em três ou quatro ciclos durante a gravidez.[106] A utilização de quimioterapia deve envolver consenso entre a paciente, familiares, obstetra, oncologista e neonatologista, com contínua reavaliação dos riscos e benefícios maternos e fetais.[12]

Nas gestantes submetidas à quimioterapia, observa-se maior incidência de prematuridade e restrição do crescimento fetal. A quimioterapia pode produzir alterações cognitivas identificadas tardiamente, pois o desenvolvimento do sistema nervoso central (SNC) se estende durante o segundo trimestre da gravidez. Não há, aparentemente, efeitos adversos relatados na infância ou na adolescência dessas crianças.

Para as gestantes que receberem quimioterapia, o acompanhamento obstétrico tem como objetivo antecipar manifestações de insuficiência placentária, restrição do crescimento fetal e óbito fetal, determinando o melhor momento para a interrupção da gestação. Durante o pré-natal, deve-se fornecer orientações relativas a tratamento dentário, higiene oral, tratamento de infecções e controle de neutropenia, com rigoroso acompanhamento do peso materno e da curva de crescimento fetal. Devem ser solicitadas a ultrassonografia morfológica no segundo trimestre, a ultrassonografia obstétrica a cada 3 ou 4 semanas e a avaliação da vitalidade fetal por meio de perfil biofísico e Dopplervelocimetria semanal a partir da viabilidade fetal, para aquelas que estão sendo submetidas à quimioterapia.[3,18,30,49,86]

Nas gestantes que estão utilizando drogas cardiotóxicas, como as antraciclinas, é aconselhável também realizar ecocardiograma transtorácico materno, ecocardiograma fetal e ecocardiograma no período neonatal. Diante da necessidade de interrupção precoce da gestação em fetos viáveis, abaixo de 34 semanas, recomenda-se corticoterapia para maturação pulmonar fetal.

Evita-se o uso de quimioterápicos após as 35 semanas e 2 ou 3 semanas antes da data prevista para o parto, para que este coincida com o nadir das medicações, com o objetivo de reduzir efeitos colaterais maternos no parto e a transferência para o concepto, diminuindo consequentemente a toxicidade neonatal. O parto pode ser programado preferencialmente para 37 semanas, evitando-se a prematuridade e, sempre que possível, pela via obstétrica.

O uso de terapias-alvo, como trastuzumabe, e hormonioterapia com tamoxifeno é contraindicado na gestação. O trastuzumabe é um anticorpo monoclonal que tem afinidade pelo HER2, que, quando é altamente expresso, confere maior agressividade ao tumor. O trastuzumabe está associado à melhor sobrevida nessas pacientes, porém não é recomendado na gestação, pois seu uso pode causar oligoâmnio ou anidrâmnio, hipoplasia pulmonar, anormalidades esqueléticas, óbito fetal e neonatal.[3,30]

O tamoxifeno também não deve ser utilizado na gestação, pois seu uso está associado a malformações em mais de 20% dos fetos expostos, como a síndrome de Goldnhar (displasia oculoauriculovertebral); genitália ambígua e tríade de mandíbula pequena, glossoptose e fenda palatina; abortamento; sangramento genital e óbito fetal.[3,12]

Outras medicações de suporte ao tratamento oncológico podem ser utilizadas, como analgésicos, antieméticos, anti-histamínicos e prednisona. Em pacientes com risco tromboembólico elevado, o uso de heparina profilática deve ser considerado.[78]

Há evidências de que a ooforectomia profilática melhore o prognóstico e diminua a incidência de câncer de mama em mulheres com mutações dos genes BRCA1 e BRCA2.[11] Contudo, mesmo em casos avançados, o aborto terapêutico associado à ooforectomia bilateral profilática não demonstrou melhora da sobrevida.[68]

Em geral, o tratamento materno com quimioterápicos pode ser iniciado ou reiniciado uma semana após o parto. Nesses casos, a amamentação deve ser suspensa por causa da excreção de algumas drogas pelo leite. Preconiza-se a inibição precoce e eficaz da lactação com cabergolina após o parto.

## Prognóstico

A gestação não influencia o curso da doença maligna da mama, sendo que o prognóstico de pacientes grávidas e não grávidas é semelhante na mesma faixa etária. A associação entre gravidez e câncer de mama ocorre em uma população mais jovem, que de uma forma geral apresenta risco elevado para tumores de pior prognóstico (maior chance de metástases, ausência de receptores hormonais e maior grau histológico).[54,93,104]

O prognóstico das pacientes com câncer de mama depende do estadiamento no momento do diagnóstico. Em mais de 70% das mulheres grávidas com câncer de mama, o primeiro diagnóstico foi feito durante a gestação e em estádios avançados da doença (frequentemente, com acometimento de linfonodos e maior risco de doença metastática), o que representa menor sobrevida em 5 anos. A presença de metástase nos linfonodos representa o fator prognóstico mais importante para determinar o risco de recidiva local, a presença de metástases a distância e a sobrevida das pacientes.[14,52]

A gestação em mulheres com história de câncer de mama apresenta bom prognóstico e não altera a sobrevida dessas pacientes. Dessa forma, pacientes que sobreviveram à doença não devem ser desencorajadas a gestar no futuro.[5]

## CÂNCER DE COLO UTERINO

### Epidemiologia

O carcinoma de colo uterino é a terceira doença maligna mais comum em mulheres e é fortemente associado à infecção persistente pelos subtipos de alto risco do papilomavírus humano. O desenvolvimento de programas de prevenção e controle do câncer cervical possibilitou aumento no número de casos diagnosticados de neoplasias intraepiteliais e dos casos iniciais de carcinoma invasor.[33] A incidência do carcinoma invasor de colo uterino é de 4,5:10.000 gestações (1:2.205 gestações); para cada 34 casos de câncer cervical invasor, diagnostica-se um durante a gestação; e, com relação às neoplasias *in situ*, sua ocorrência é de 1:770 gestações.[23] No Brasil, no período entre 1979 e 1998, as taxas de mortalidade pelo carcinoma de colo uterino aumentaram de 3,44 para 4,45:100.000 mulheres, representando acréscimo de 29%.[142]

Os fatores de risco para a ocorrência desse tipo de carcinoma são semelhantes aos relacionados à infecção pelo papilomavírus humano e incluem início precoce da vida sexual ou promiscuidade, imunossupressão – gestação, diabetes, infecção pelo vírus da imunodeficiência humana (HIV), colagenoses, transplante de órgãos, utilização de drogas imunossupressoras ou corticoterapia –, história prévia de infecções sexualmente transmissíveis e tabagismo.

Atualmente, a infecção genital pelo papilomavírus humano (HPV) é a infecção sexualmente transmissível mais prevalente entre adultos jovens. A melhora das técnicas de rastreamento possibilitou a identificação viral até mesmo em pacientes assintomáticas. Acredita-se que 54,6% das mulheres com vida sexual ativa possam estar infectadas pelo papilomavírus humano, das quais apenas 5 a 10% apresentam infecção persistente e 38,4% genótipos de alto risco desse vírus. Existem vários subtipos de papilomavírus humano, e os mais relacionados à ocorrência de carcinoma cervical invasor são os subtipos 16 e 18, ocorrendo em mais de 70% das pacientes com essa neoplasia. Existem outros subtipos considerados de alto risco: 31, 33, 35, 39, 45, 51, 52, 53, 55, 56, 58, 59, 64, 68.

A maior parte das infecções tem regressão espontânea (70% a 90% em 2 anos) e em torno de 10% das mulheres permanecem com infecção persistente. Não há evidência de que a gestação influencie na progressão das lesões intraepiteliais.

### Vacinação contra o papilomavírus humano

O Ministério da Saúde inclui a vacina para o papilomavírus humano no Calendário Nacional de Vacinação desde 2014. Atualmente, existem três tipos de vacina: bivalente, quadrivalente e nonavalente. O Sistema Único de Saúde (SUS) disponibiliza a quadrivalente (subtipos 6, 11, 16 e 18), que, desde 2022, é indicada para meninos e meninas dos 9 aos 14 anos de idade com o esquema de duas doses.[126]

Além disso, também em 2022, a vacina contra o papilomavírus humano foi indicada para mulheres e homens que vivem com o vírus da imunodeficiência humana, transplantados de órgãos sólidos, de medula óssea ou pacientes oncológicos na faixa etária de 9 a 45 anos, com esquema de três doses (0, 2 e 6 meses), independentemente da idade.[126]

### Rastreamento e diagnóstico

O papilomavírus humano infecta a epiderme e as mucosas anogenital e oral. A presença de coilocitose, atipias nucleares, discariose e células multinucleadas sugere infecção pelo papilomavírus humano no exame citológico e histológico. A reação em cadeia da polimerase ou a captura híbrida identificam o DNA viral, confirmando sua presença e o subtipo. A captura híbrida associa métodos de hibridização molecular com antígenos monoclonais, permitindo a avaliação quantitativa com identificação do número de cópias virais por célula.[109] Em razão do custo mais elevado desses exames, há restrição de sua utilização rotineira, fazendo do exame citológico o método mais empregado para o rastreamento da neoplasia de colo uterino e suas lesões precursoras.[63]

O carcinoma invasor do colo uterino pode ser assintomático em até 20% dos casos. Quando presentes, os sintomas mais comuns são sangramento genital, sinusorragia, corrimento vaginal e dor pélvica.[138] As recomendações de rastreamento do câncer de colo uterino são as mesmas nas populações de gestantes e não gestantes. De acordo com a diretriz do Ministério da Saúde, o exame de escolha para rastrear essa doença é a colpocitologia oncótica, que deve ser iniciada aos 25 anos de idade (para pacientes imunossuprimidas, deve ser realizada após o início da atividade sexual).[126] Na Clínica Obstétrica do Hospital das Clínicas da Faculdade de Medicina da Universidade de São Paulo (HC-FMUSP), realiza-se o rastreamento de todas as pacientes que iniciam o pré-natal, independentemente da idade, em razão do perfil das gestantes atendidas nesse serviço e pelas oportunidades de avaliação de pacientes com difícil acesso aos serviços de saúde. A coleta deve ser realizada da mesma forma que em pacientes não gestantes e parece não trazer nenhum risco para a gestação se feita de forma adequada.[126]

A colposcopia compreende um método de avaliação complementar aos resultados alterados da colpocitologia oncótica e tem como objetivos identificar lesões pré-invasivas e invasoras, definir sua extensão, guiar o local de biópsia e fazer o acompanhamento após o tratamento. Tanto a colposcopia quanto a biópsia são seguras durante a gestação.

De acordo com as diretrizes do Instituto Nacional do Câncer (INCA), conforme a lesão citopatológica, existem as seguintes condutas em relação a colposcopia e/ou biópsia:[126]

- Alterações benignas: mantém-se acompanhamento habitual de rastreamento, sendo recomendada a avaliação citológica de acordo com a idade.
- Células escamosas atípicas de significado indeterminado, possivelmente não neoplásicas (ASC-US): conduta deve estar de acordo com a idade da paciente. Para as com menos de 24 anos, o exame citológico deve ser repetido em 3 anos; entre 25 e 29 anos, a citologia deve ser repetida em 12 meses; mais de 30 anos, repetir a citologia em 6 meses. Nos casos em que persista o resultado citológico anormal, a colposcopia está indicada. Para pacientes imunossuprimidas, a colposcopia está indicada independentemente da idade; se normal, repetir a citologia em 6 meses até dois exames normais. A biópsia deve ser realizada apenas nos casos de suspeita de lesão invasiva.
- Células escamosas atípicas de significado indeterminado não se podendo afastar lesão intraepitelial de alto grau (ASC-H): conduta é encaminhar para colposcopia e a biópsia realizada apenas em casos que há suspeita de lesão invasiva. A paciente deve ser reavaliada 90 dias após o parto.
- Células glandulares atípicas de significado indeterminado, possivelmente não neoplásicas (AGC-US) ou em que não se pode excluir lesão intraepitelial de alto grau (AGC-H): encaminha-se a paciente para colposcopia e realiza-se nova coleta citológica. Bióspia deve ser realizada somente se suspeita de lesão invasiva e, se não realizada, reavaliar a paciente 90 dias após a gestação. Na gestação, a avaliação endometrial não é factível.
- Células atípicas de origem indefinida (AOI): conduta igual mediante presença de AGC-US ou AGC-H.
- Lesão intraepitelial de baixo grau (LSIL): para pacientes gestantes, a colposcopia pode levar a sobrediagnóstico e sobretratamento, portanto recomenda-se reavaliação 90 dias após o parto. A paciente imunossuprimida deve ser encaminhada para colposcopia.
- Lesão intraepitelial de alto grau (HSIL): é indicada a colposcopia. Novamente, a biópsia deve ser realizada apenas em casos de suspeita de lesão invasiva e, se não realizada, a paciente deve ser reavaliada 90 dias após o parto. As lesões de alto grau na gravidez têm baixo risco de progressão para invasão. Se confirmar invasão na histologia, o tratamento adequado deve ser realizado.
- Lesão intraepitelial de alto grau, não podendo excluir microinvasão ou carcinoma epidermoide invasor: indicada a colposcopia. Biópsia deve ser realizada apenas em casos de suspeita de lesão invasiva. Qualquer conduta excisional, se necessária, deve ser realizada após 90 dias do parto.
- Adenocarcinoma *in situ* ou invasor: as gestantes devem ser investigadas de forma habitual, sendo indicada a colposcopia, exceto pelo estudo endometrial, que não é factível. A biópsia do colo uterino deve ser realizada apenas em casos com suspeita de doença invasiva. Procedimentos excisionais, se indicados, devem ser realizados 90 dias após o parto.

Na suspeita clínica de piora da lesão, é possível reavaliação citopatológica e colposcópica ainda durante a gestação, com intervalo de 12 semanas entre os exames.

A conduta diante das alterações histológicas durante a gestação, na maioria das vezes, será expectante. A exceção é para casos em que ocorre a detecção de câncer invasivo, sendo o tratamento individualizado para cada caso. De acordo com as diretrizes do INCA, segue conduta proposta para cada resultado histológico:[126]

- NIC I ou negativa: repetir citologia e colposcopia em 6 meses.
- NIC II/III: reavaliação 90 dias após o parto.
- Adenocarcinoma *in situ*: as condutas excisionais devem ser postergadas para 90 dias após o parto.
- Carcinoma epidermoide/adenocarcinoma invasor/outras neoplasias: seguir conduta específica.

Nos casos de doença invasiva, a paciente será encaminhada para estadiamento e tratamento adequados conforme descrito adiante. Em razão das altas taxas de regressão espontânea das neoplasias intraepiteliais, seu tratamento na gestação não é recomendado, além de o tratamento na gestação estar associado com elevada morbidade perinatal e excisão incompleta da lesão.[25] À exceção de carcinoma invasor, a via de parto é obstétrica, e a paciente, de modo geral, deve ser reavaliada após 90 dias do parto.

A pesquisa do DNA HPV, além de servir para rastrear o câncer de colo de útero, é indicada para: estratificar aquelas que precisam realizar ou não colposcopia nos resultados citopatológicos de LSIL/ASC US; investigar outras alterações citológicas com ausência de achado anormal na colposcopia com objetivo de excluir a doença; acompanhar após tratamento excisional, tendo melhor prognóstico quando seu resultado vem negativo. Na Clínica Obstétrica do HC-FMUSP, não se realiza esse teste, em razão da ausência de indicação em período gestacional.

## Estadiamento

O diagnóstico da neoplasia de colo de útero no ciclo gravídico-puerperal é semelhante ao de pacientes fora desse período e depende do estadiamento da doença, no qual o tratamento será baseado. Para fins de estadiamento (Tabela 4), indica-se a realização de avaliação clínica da lesão cervical (identificação de invasão da vagina) e toque retal para avaliar o acometimento de paramétrios. Radiografia de tórax com proteção abdominal deve ser solicitada para pesquisa de metástases pulmonares. Ultrassonografia pode ser utilizada para avaliação hepática e urinária. É preciso ressaltar a possibilidade de dilatação fisiológica dos ureteres durante a gestação. Caso seja necessário, pode-se lançar mão da cistoscopia e da retossigmoidoscopia na pesquisa de invasão de órgãos adjacentes.[35] A ressonância nuclear magnética pode ser útil na avaliação da extensão da doença (tamanho do tumor, comprometimento de outros órgãos ou linfonodos).[41,138]

## Tratamento

O manejo adequado dessas pacientes na gestação requer discussão entre equipe multidisciplinar e devem ser seguidos os mesmos princípios preconizados para as pacientes não gestantes. A conduta deve ser discutida com a paciente e seu parceiro, respeitando, dentro da possibilidade, o desejo do casal.[7]

Se, na análise da peça obtida por conização, for observada a invasão de 3 mm ou menos de profundidade, o estadiamento é definido como carcinoma microinvasor IA1 e, nesses casos, o procedimento cirúrgico anteriormente descrito (biópsia excisional) é considerado propedêutico e terapêutico, pois as metástases para linfonodos pélvicos ocorrem em menos de 1% desses casos. Recomenda-se a cerclagem do colo uterino remanescente após a conização, com controle citológico e colposcopia bimestral durante o pré-natal. Se as margens forem comprometidas e/ou houver embolizção linfovascular, o tratamento recomendado é a histerectomia radical com linfadenectomia pélvica. A conduta deverá ser discutida com a paciente, levando-se em consideração a idade gestacional do diagnóstico, o desejo de manter a gestação, o prognóstico da doença e também o futuro reprodutivo. O parto pode ocorrer por via vaginal e, nos demais estádios, deve ser realizado por cesárea.[114] No puerpério, o acompanhamento citológico e colposcópico tem início 6 semanas após o parto e deverá ser realizado a cada 3 meses nos primeiros 2 anos e a cada 6 meses nos 3 anos seguintes, retornando ao rastreamento rotineiro na sequência.[7] Quando não for possível o correto acompanhamento, na presença de fatores de risco para recidiva ou pacientes com prole constituí-

**TABELA 4. Estadiamento do câncer de colo uterino**

| | |
|---|---|
| Estádio I | O tumor está confinado ao colo do útero (extensão para o corpo uterino pode ser desconsiderada) |
| IA | Tumor invasor identificado apenas microscopicamente<br>Neste estádio, a invasão estromal é limitada a 5 mm |
| • IA1 | Invasão estromal de 3 mm ou menos em profundidade |
| • IA2 | Invasão estromal > 3 mm e não superior a 5 mm em profundidade |
| IB | Lesão clinicamente visível confinada ao colo uterino ou lesão microscópica maior que IA (> 5 mm). O envolvimento do espaço vascular, venoso ou linfático não altera a classificação |
| • IB1 | Carcinoma invasivo em > 5 mm de profundidade estromal e ≤ 2 cm no maior diâmetro |
| • IB2 | Carcinoma invasivo em > 2 cm e ≤ 4cm no maior diâmetro |
| • IB3 | Carcinoma invasivo em > 4 cm no maior diâmetro |
| Estádio II | Tumor invade além do útero, sem acometer parede óssea ou terço inferior da vagina |
| IIA | Tumor envolvendo dois terços superiores da vagina, sem envolvimento parametrial |
| • IIA1 | Lesão clinicamente visível ≤ 4 cm no maior diâmetro |
| • IIA2 | Lesão clinicamente visível > 4 cm em seu maior diâmetro |
| IIB | Tumor com envolvimento parametrial |
| Estádio III | Tumor que se estende à parede óssea (paramétrio) e/ou ao terço inferior da vagina e/ou causa hidronefrose ou exclusão renal e/ou acomete linfonodos pélvicos/para-aórticos |
| IIIA | Tumor que envolve o terço inferior da vagina, sem extensão para parede óssea |
| IIIB | Tumor que se estende à parede óssea e/ou causa hidronefrose ou exclusão renal |
| IIIC | Envolvimento de linfonodos pélvicos e/ou para-aórticos (incluindo micrometástases), independentemente do tamanho e da extensão tumoral |
| • IIIC1 | Os exames de imagem ou biópsia mostram que se espalhou para os linfonodos pélvicos |
| • IIIC2 | Os exames de imagem ou biópsia mostram que se espalhou para os linfonodos para-aórticos |
| Estádio IV | Tumor invade bexiga ou reto ou se disseminou para outros órgãos |
| IVA | Tumor que se estende à mucosa vesical e/ou retal, confirmado histologicamente após cistoscopia ou retossigmoidoscopia<br>Extensão para fora da pelve |
| IVB | Metástases a distância (incluindo disseminação peritoneal, comprometimento dos linfonodos supraclaviculares, mediastinais ou para-aórticos, pulmão, fígado ou ossos) |

Tabela adaptada de Bhatla et al., 2021.[7]

da, a histerectomia total abdominal extrafascial com linfadenectomia seletiva pode ser a alternativa terapêutica.[138]

A invasão com mais de 3 mm e até 5 mm de profundidade, com margens livres, caracteriza o estádio IA2. Nas pacientes com esse estadiamento, no geral, é indicada a histerectomia radical modificada (tipo B). Para casos de baixo risco (sem invasão do espaço linfovascular), histerectomia simples ou traquelectomia, combinada com linfadenectomia pélvica, pode ser o tratamento adequado, sendo a opção da traquelectomia factível durante a gestação. Como exceção, para casos de baixo risco e com desejo reprodutivo futuro, pode-se indicar conização cervical com linfadenectomia pélvica, sendo necessária a vigilância estrita após o procedimento e/ou parto. No puerpério, o acompanhamento citológico e colposcópico tem início 6 semanas após o parto e deverá ser realizado a cada 3 meses nos primeiros 2 anos e a cada 6 meses nos 3 anos seguintes, retornando ao rastreamento rotineiro na sequência.[7]

Nos casos em que as pacientes estiverem com menos de 16-20 semanas de gestação, o tratamento adequado deve ser realizado de forma imediata. As modalidades terapêuticas, como cirurgia e quimioirradiação, devem ser empregadas de acordo com o estadiamento. Nessa idade gestacional, qualquer modalidade de irradiação pode cursar com abortamento.[7]

Quando o diagnóstico for dado após as 20 semanas de gestação, postergar o tratamento definitivo é opção válida para os estadiamentos IA2, IB1 e IB2. Essa conduta não apresentou impacto negativo em relação ao prognóstico se comparado com a população de não gestantes.[12,30]

A resolução da gestação é definida primeiramente de acordo com a doença e a necessidade materna e com o ganho secundário o feto. De acordo com o estadiamento da doença e com as condições do serviço (de preferência, em centro tercirário e com assistência adequada), pode ser realizada a cesárea seguida de histerectomia radical ao mesmo tempo, respeitando-se idade gestacional máxima de 34 semanas.[7]

Nos casos estadiados como IB1, IB2 e IIA1, a evolução da doença, as possibilidades de tratamento e o prognóstico materno-fetal dependem da idade gestacional no momento do diagnóstico:

- Abaixo de 16 semanas, deve ser oferecida a interrupção da gestação por histerectomia total ampliada (nível III de Piver), com ressecção do terço superior da vagina, parametrectomia e linfadenectomia pélvica bilateral (histerectomia radical com útero gravídico). Pode-se optar pelo tratamento radioterápico (braquiterapia e teleterapia) associado à quimioterapia. Quando não há consentimento do casal, aguardam-se até 16 semanas para início da quimioterapia.[67]
- Com idade gestacional superior a 16 semanas e inferior a 26 semanas, recomenda-se o tratamento quimioterápico neoadjuvante com o objetivo de manter a doença sob controle e prolongar a gestação até a viabilidade fetal (conforme a disponibilidade e os índices específicos de sobrevida da unidade de terapia intensiva neonatal do serviço de referência). No período pós-parto, após obtenção de consentimento informado do casal (ou da paciente e seu responsável legal), realiza-se a histerectomia radical.
- Na viabilidade, o parto deve ser indicado e a corticoterapia, realizada, levando-se em consideração a maturidade pulmonar. É preciso expor ao casal os riscos e benefícios da quimioterapia juntamente com a prematuridade. A histerectomia radical deverá ser realizada imediatamente após a cesárea. Nas situações em que tiver sido aplicada a quimioterapia neoadjuvante, recomenda-se esperar 3 a 4 semanas para a recuperação materna e fetal antes da realização do parto.

Nas situações em que existe acometimento mais extenso da doença (estádios IIB-IVA), o prognóstico materno é mais reservado e, embora a interrupção da gestação não apresente benefícios evidentes,[95,98] essa opção é oferecida ao casal antes de 16 semanas para início do tratamento quimio e radioterápico. Quando a idade gestacional for superior a 16 semanas, indica-se quimioterapia neoadjuvante, com interrupção da gestação por histerotomia corporal após 26 semanas seguida de radio e quimioterapia adjuvantes, desde que as condições clínicas permitam.[135] Alguns estudos com pequeno número de gestantes relatam utilização bem-sucedida de paclitaxel e cisplatina para terapia neoadjuvante.[95,98] Embora haja relatos de interrupção da gestação com uso de misoprostol,[98] no HC-FMUSP preconiza-se o esvaziamento uterino por aspiração manual intrauterina (no primeiro trimestre) ou por histerotomia corporal (após 12 semanas), pelo risco de sangramento após uso de misoprostol. Quando a opção for pela manutenção da gestação, com base na viabilidade, deve-se avaliar a vitalidade fetal semanalmente durante os ciclos de quimioterapia e acompanhar mensalmente o crescimento fetal por ultrassonografia obstétrica. Indicam-se, ainda, repouso relativo e abstinência sexual, monitorização hematimétrica e correção de anemia, tratamento precoce de infecções geniturinárias e corticoterapia para aceleração da maturidade pulmonar fetal entre 25 e 34 semanas. Há consenso nos casos de lesão invasiva avançada quanto à opção pela via abdominal para o parto, em decorrência, principalmente, do risco de hemorragia cervical. No caso de carcinoma microinvasor sem lesão residual após conização, em contrapartida, admite-se a possibilidade de parto vaginal. Na presença de lesão residual, está indicada a cesárea.

# CÂNCER DE OVÁRIO E MASSAS ANEXIAIS

## Epidemiologia

A incidência de tumores de ovário na gravidez é de aproximadamente 1:10.000. Esses tumores removidos durante a gestação, em sua maioria, são benignos e cerca de 3 a 6% deles são malignos. O carcinoma epitelial de ovário tem incidência na gravidez em torno de 1:12.000 a 1:50.000, e seu diagnóstico é comumente feito em estágios mais avançados, porém em pacientes mais jovens ele é feito mais precocemente com melhor prognóstico do que nas pacientes mais velhas.[79]

Com relação ao tipo histológico, são mais frequentes os tumores germinativos (45%), seguidos pelos epiteliais (37,5%) e pelos do estroma (10%).[8] Cerca de 5% das massas anexiais diagnosticadas na gestação são neoplasias malignas, comparadas a 15 a 20% em mulheres não grávidas.[28,124] Esse fato decorre da idade das gestantes (geralmente jovens) e do grande número de cistos de corpo lúteo diagnosticados na gravidez.

O diagnóstico pode ser feito logo na primeira consulta pré-natal por meio de exame físico (quando a gestação estiver no início e a massa anexial for de grandes dimensões) ou da ultrassonografia.[82]

## Diagnóstico

As massas anexiais são geralmente assintomáticas, exceto quando ocorre alguma complicação. O exame ultrassonográfico do abdome e da pelve é importante para a decisão do tratamento. Apesar de a ultrassonografia ser excelente método diagnóstico para as doenças ovarianas, nem sempre é possível diferenciar com clareza as neoplasias malignas dos tumores anexiais benignos.[124]

Em um estudo realizado com 131 pacientes que apresentavam massa ovariana suspeita, a ultrassonografia, baseada nas características morfológicas dos tumores, foi capaz de diagnosticar lesões com aspectos de benignidade em 89,3% desses casos; além disso, 95% dos cistos dermoides, 80% dos endometriomas e 71% dos cistos simples foram corretamente diagnosticados. Dos quatorze casos (10,7%) que apresentavam características ultrassonográficas sugestivas de malignidade, houve apenas uma confirmação histológica.[59]

O cisto de corpo lúteo gestacional é a massa anexial mais comum no início da gravidez e raramente excede 6 cm de diâmetro. As doenças ovarianas mais comuns durante toda a gestação são teratoma cístico (21%), cistoadenoma seroso (21%), cisto de corpo lúteo (18%) e cistoadenoma mucinoso. Outro levantamento feito nos Estados Unidos da América (EUA), com 130 casos de massas anexiais diagnosticadas durante a gestação, mostrou incidência de 30,8% de teratoma cístico maduro, 26% de cistoadenoma seroso e mucinoso, 13% de cisto de corpo lúteo e 7% de outros tumores benignos. No total, oito envolviam tumores malignos (6,1%).[124]

Deve-se lembrar que as pacientes que foram submetidas às técnicas de reprodução assistida representam um grupo especial, pois frequentemente apresentam cistos ovarianos identificáveis no primeiro trimestre da gravidez em decorrência da hiperestimulação ovariana.

Mais de 90% dos tumores simples, císticos, uniloculares, com menos de 5 cm de diâmetro, que são diagnosticados no primeiro trimestre da gestação, regridem espontaneamente, portanto não requerem abordagem cirúrgica imediata, podendo-se reavaliar a gestante em até 4 semanas. Por sua vez, a identificação de massa sólida ou cística com vegetações ou septos em seu interior, de crescimento progressivo, fixa e imersa em ascite, com aumento da vascularização ao Doppler, requer abordagem cirúrgica.

Quando não há possibilidade de caracterização precisa do tipo de tumor por meio da ultrassonografia, a ressonância nuclear magnética de pelve pode representar auxílio valioso. Os principais diagnósticos diferenciais são lesões do cólon, miomas pediculados, rim pélvico e malformação congênita do útero. Os marcadores tumorais CA-125, alfafetoproteína, antígeno carcinoembrionário e gonadotrofina coriônica podem elevar-se na gestação, portanto não são interessantes no diagnóstico do câncer de ovário na gravidez, mas podem auxiliar posteriormente no acompanhamento após tratamento.[107,127]

O risco de torção aumenta a partir do segundo trimestre de gestação, à medida que as estruturas anexiais (císticas ou sólidas) assumem posição abdominal ou conformam-se com mais de 5 cm de diâmetro. A torção ocorre mais frequentemente com os cistos ovarianos (especialmente teratomas e cistoadenomas) entre 6 e 14 semanas de gestação e no puerpério imediato. O quadro clínico é caracterizado por dor abdominal súbita e sensibilidade aumentada do abdome em razão da isquemia vascular do órgão torcido. Podem ocorrer ainda choque e peritonite. O exame clínico e a ultrassonografia com Doppler são os métodos propedêuticos de escolha.

## Tratamento

A indicação de tratamento cirúrgico de massas anexiais na gestação deve ser criteriosa, sempre pesando os riscos e os benefícios da abordagem, pois a conduta ativa pode causar prejuízo do binômio materno-fetal, especialmente em virtude de complicações anestésicas e cirúrgicas maternas, parto prematuro e interrupção da gestação. A remoção eletiva das massas anexiais durante a gestação apresenta melhor prognóstico que a retirada do tumor em situações de urgência. A abordagem-padrão para a remoção dessas massas na gravidez é a laparotomia, tendo o cuidado de evitar rotura da cápsula durante o procedimento; entretanto, alguns autores têm demonstrado que a cistectomia e/ou a ooforectomia laparoscópica podem ser realizadas com segurança durante esse período.

Se a massa anexial observada no primeiro trimestre de gestação for unilateral, móvel e cística, deve-se realizar apenas acompanhamento, pois é mínimo o risco de doença maligna. A cirurgia deverá ser realizada após 14 semanas de gravidez, se ocorrerem modificações suspeitas nas características desse tumor, conforme os achados da ultrassonografia seriada. As massas anexiais diagnosticadas no terceiro trimestre de gestação, desde que assintomáticas, devem ser acompanhadas até o parto, pois o útero gravídico pode dificultar o acesso ao tumor durante a laparotomia e ainda desencadear o trabalho de parto.

Tumores de ovário exclusivamente sólidos diagnosticados na gestação devem ser tratados por meio de cirurgia, apesar do baixo risco de malignidade (2 a 5%), a fim de prevenir os riscos de torção, rotura e hemorragia. Quando o diagnóstico for feito no primeiro trimestre da gravidez, o tumor deve ser removido no segundo trimestre. Nos casos de torção anexial, é necessário realizar cirurgia imediata para prevenir necrose extensa do órgão em isquemia, parto pré-termo e até morte perinatal. O tratamento cirúrgico conservador é possível quando o atendimento é rápido e oportuno. Nessas situações, a torção do cisto poderia ser desfeita e a massa, retirada, podendo o ovário manter seu estado funcional.

Embora o câncer de ovário seja exceção em mulheres em idade reprodutiva, massas anexiais complexas devem ser avaliadas, pois há risco de malignidade. A presença de qualquer massa anexial suspeita de malignidade após 14 semanas de gestação é indicação de cirurgia.

O tratamento da neoplasia maligna dos ovários durante a gestação é semelhante àquele realizado para a mulher não grávida. A abordagem terapêutica leva em consideração a idade gestacional no diagnóstico, o estádio da doença, o tipo e o grau histológico do tumor. Todas as neoplasias suspeitas para malignidade, mesmo que aparentemente confinadas a um único ovário, necessitam de estadiamento cirúrgico. Este durante a gestação, consiste na realização de lavado peritoneal para exame citológico, múltiplas biópsias de peritônio, biópsia do ovário contralateral, omentectomia infracólica, apendicectomia e linfadenectomia pélvica e paraórtica.

Uma recomendação geral é de que, se não for possível avaliar adequadamente o peritônio pélvico e o fundo de saco de Douglas por conta do tamanho uterino durante a gestação, uma cirurgia para reestadiamento deve ser realizada no pós-parto.

Nas situações em que um tumor de baixo grau de malignidade é diagnosticado no segundo ou terceiro trimestre da gestação, como há baixo risco de progressão para câncer invasivo, a cirurgia pode ser adiada até o pós-parto.

Nos casos com câncer epitelial de ovário avançado diagnosticados na primeira metade da gestação, a interrupção da gravidez deve ser considerada. Para pacientes que têm desejo de manter a gravidez, deve ser realizada uma anexectomia do lado acometido, seguida de tratamento com quimioterapia durante a gestação. Nesses casos, a cirurgia para citorredução completa deve ser planejada para depois do parto. Nesses casos, deve-se discutir com a paciente e seus familiares o prognóstico da doença neoplásica em decorrência da gestação.[1]

Nos estádios mais avançados da doença, está indicada a histerectomia total com salpingo-ooforectomia bilateral. Em alguns casos, pode-se retardar a realização da histerectomia para que se alcance a maturidade pulmonar fetal. A quimioterapia neoadjuvante pode ser considerada nessas pacientes, sendo discutidos os riscos e os benefícios da quimioterapia diante de prematuridade. Evita-se o uso de quimioterápicos após as 35 semanas e 2 ou 3 semanas antes da data prevista para o parto. Esse intervalo é importante para que tanto a medula óssea materna quanto a fetal se recuperem para o parto. Se o regime utilizado for semanal, recomenda-se que a resolução da gestação não ultrapasse as 37 semanas.[53,115]

### Prognóstico

A interferência do câncer de ovário na evolução da gestação é assunto controverso. Aparentemente, não há piora do prognóstico da doença neoplásica em decorrência da gestação. E o tumor de ovário não acarreta prejuízo para a evolução da gravidez nem para o resultado neonatal, a não ser nos casos em que há caquexia, desnutrição e comprometimento do estado geral da gestante. Ocasionalmente, tumores ovarianos primários ou metastáticos podem causar virilização materna durante a gravidez e, a depender do quanto se postergue o tratamento, pode haver piora do estadiamento.[1,101,119]

## CÂNCER DE ENDOMÉTRIO E VULVA

As neoplasias malignas de endométrio e vulva acometem, caracteristicamente, mulheres na pós-menopausa. Esse fato explica a baixa incidência desses tumores em mulheres gestantes.[40]

Dos poucos casos de câncer de endométrio coexistindo com a gestação descritos na literatura, a maioria deles é representada por adenocarcinomas bem diferenciados.[45] Seu tratamento primário consiste em histerectomia total abdominal e salpingo-ooforectomia bilateral. O tratamento conservador durante a gravidez com a utilização de progesterona já foi descrito na literatura médica; porém, não deve ser a primeira opção terapêutica.[22,132]

Por causa da lenta progressão do carcinoma epitelial da vulva, os autores sugerem que o seu tratamento possa, na maioria das vezes, ser postergado para o período pós-parto, sem prejuízos para a gestante ou para o produto conceptual. Entretanto, a terapêutica deve ser individualizada e decidida após análise do estádio clínico da doença e da profundidade de invasão do tumor.[132] As neoplasias intraepiteliais vulvares também estão associadas à infecção pelo papilomavírus humano e, portanto, são mais incidentes em pacientes jovens em idade reprodutiva. Essas lesões podem progredir para doença invasiva e, por isso, qualquer lesão vulvar suspeita diagnosticada durante a gestação deve ser avaliada por biópsia e estudada histologicamente.[92]

## NEOPLASIAS MALIGNAS NÃO GINECOLÓGICAS

Entre as neoplasias não ginecológicas, o melanoma maligno é o tumor mais prevalente na gestação, acometendo 0,07% das gestantes, seguido pelo câncer de tireoide (0,06%). Os demais tumores não ginecológicos não superam, individualmente, 0,01% das gestações. Em função do reduzido número de casos para cada um dos diversos tipos de neoplasia maligna, não é possível a realização de estudos clínicos prospectivos e randomizados. Assim, a maior parte do conhecimento sobre o prognóstico e as intercorrências terapêuticas ainda é baseada em relatos de casos, pequenos estudos de coorte e revisões.

Quando não for desejável a interrupção da gestação, a utilização da radioterapia e da quimioterapia, principalmente no primeiro trimestre de gravidez, é limitada em função dos efeitos adversos sobre o feto. Essa terapêutica pode ser empregada com maior segurança a partir do segundo trimestre de gestação, especialmente após 20 semanas de gestação.

Progressos no tratamento das neoplasias têm tornado a cura da doença um objetivo atingível. Como regra, não se devem comprometer as possibilidades de cura da gestante com câncer ao modificar ou atrasar o seu tratamento. Entretanto, quando a cura ou um resultado paliativo significativo não forem possíveis, deve-se prezar o bem-estar fetal, protegendo-o dos efeitos dos tratamentos oncológicos e suas complicações.

### MELANOMA

#### Epidemiologia

Melanoma cutâneo é um tumor derivado dos melanócitos presentes na camada basal da epiderme ou nos nevos. Após a transformação maligna, as células do melanoma adquirem a habilidade de penetrar na derme e gerar metástases para linfonodos regionais.[38]

A incidência do melanoma aumentou em todo o mundo nos últimos anos.[17] Nos Estados Unidos da América (EUA), no período de 1992 a 1998, esse aumento foi da ordem de 2,7%; acredita-se que ocorreram mais de 22.400 casos em mulheres no ano de 2001.[75] O aumento da incidência foi acompanhado pela diminuição da idade média no momento do diagnóstico e, atualmente, essa doença representa aproximadamente 8% das neoplasias malignas diagnosticadas durante a gestação.[120]

Foram identificados vários potenciais fatores de risco para o desenvolvimento do melanoma maligno. Alguns são adquiridos, como exposição à luz solar e imunossupressão (causada por drogas ou infecção por HIV, por exemplo), e outros são hereditários, com predisposição familiar, aproximadamente 5 a 10% das pacientes acometidas relatam ao menos um familiar com a mesma doença.[29]

#### Quadro clínico

O quadro clínico de melanoma na mulher gestante não difere daquele apresentado pela população geral, e as regiões anatômicas acometidas pelas lesões também não são diferentes entre as mulheres grávidas e não grávidas. Mudanças no tamanho, na coloração e no formato de quaisquer lesões pigmentadas são os principais sinais dessa neoplasia; dois terços dos melanomas ocorrem em nevos preexistentes. É importante ressaltar que os nevos pigmentados sofrem certo grau de pigmentação fisiológica e aumento de tamanho durante a gestação, o que pode levar a algum atraso no diagnóstico da doença.[100] Todas as lesões suspeitas devem ser avaliadas por meio de biópsia.[38] Sangramento e ulceração são sinais de alerta e merecem ação imediata.

#### Estadiamento

O estadiamento da doença inclui a avaliação do tamanho da lesão tumoral e a análise da pele próxima da lesão. Os locais mais frequentes de metástases são os linfonodos locorregionais e órgãos distantes. A avaliação adicional por métodos de imagem depende dos sintomas referidos pela gestante, da idade gestacional e da necessidade e quantidade de radiofármacos para a realização de cada teste. Em geral, estádios iniciais não requerem extensa avaliação complementar.

#### Tratamento

O tratamento do melanoma é cirúrgico. A ressecção rotineira dos linfonodos ainda é tema controverso.[100] A determinação do linfonodo sentinela é de grande eficácia e pequena morbidade. Em gestantes, podem ser utilizados radiofármacos, com dose de 0,014 mGy de radiação.

## Prognóstico

Não há evidências que sustentem repercussões negativas da gestação sobre a evolução dessa neoplasia. Um estudo de base populacional que comparou mulheres que tiveram melanoma diagnosticado no decorrer da gestação com mulheres que desenvolveram essa malignidade fora do período gestacional não encontrou diferenças significativas no prognóstico da doença em termos de estadiamento, espessura do tumor ou taxa de sobrevida. Também não houve diferença no prognóstico neonatal.[97] Da mesma forma, não existem evidências de que ocorra regressão do tumor maligno após a realização de abortamento terapêutico; e, ao que parece, não há influência dos hormônios femininos na evolução da doença, sendo, por isso, a utilização de métodos contraceptivos hormonais após a gestação considerada segura e oportuna.

O melanoma maligno frequentemente emite metástases para a placenta e para o feto. Dessa forma, a placenta deve ser rigorosamente examinada após o parto e, caso exista a presença de metástases, o recém-nascido deve ser investigado e acompanhado posteriormente para observação do desenvolvimento de doença maligna. Em uma série de 17 casos de metástases placentárias, quatro deles resultaram em morte do produto conceptual.[16]

# TUMORES DA TIREOIDE

## Epidemiologia

Atualmente, a incidência de neoplasia maligna de tireoide nos EUA é de 2,5:100.000 pessoas/ano. Acredita-se que são diagnosticados cerca de 14 a 16 mil novos casos todos os anos e, destes, aproximadamente 1.000 pessoas morrem em decorrência dessa doença.[48] Nódulos tireoidianos (benignos e malignos) são palpáveis em 4 a 7% da população adulta e são nove vezes mais comuns em mulheres.

As alterações da função tireoidiana são comuns ao longo da gestação e têm sido descritas repercussões da gravidez sobre o funcionamento da tireoide e vice-versa, como mudanças no metabolismo do iodo, na concentração plasmática de proteínas transportadoras e alterações imunológicas decorrentes da gestação.[103] Entretanto, apesar de ser a terceira neoplasia maligna mais frequente em gestantes, o tumor de tireoide é pouco comum no período gravídico-puerperal.[9,32] Alguns autores encontraram pequena elevação do risco para câncer de tireoide entre multíparas e mulheres com vários abortamentos prévios.[71,99] Não há informações suficientes sobre os mecanismos biológicos e moleculares que justifiquem as associações encontradas.[43] O principal fator de risco associado ao aparecimento dessa neoplasia, em qualquer época da vida, é a exposição da cabeça e do pescoço à radiação, sendo o carcinoma papilífero o tipo histológico mais encontrado.

## Quadro clínico e diagnóstico

Clinicamente, a neoplasia de tireoide se apresenta como uma massa cervical palpável, firme e não compressível em topografia da glândula; além disso, os linfonodos na região anterior do pescoço podem estar aumentados. Nódulos tumorais de tireoide são, em geral, hipofuncionantes; contudo, em alguns tumores foliculares, pode-se observar secreção de tiroxina, o que provoca quadro clínico de hipertireoidismo.

A gestação pode dificultar o diagnóstico do carcinoma de tireoide, pois, durante esse período, o volume sanguíneo e a filtração glomerular sofrem aumento fisiológico, levando à maior excreção renal de iodo e, consequentemente, a menores níveis plasmáticos dessa substância. Como resposta, a tireoide experimenta processo de hiperplasia glandular,[27] fenômeno não influenciado pelas altas concentrações de estrógeno e progesterona observadas na gestação normal; sabe-se, entretanto, que os casos de bócio diagnosticados no ciclo gravídico-puerperal não devem ser considerados fisiológicos, mas uma consequência do agravamento da deficiência de iodo orgânico.

Recomenda-se a realização de biópsia com agulha fina em todas as gestantes que apresentam nódulos tireoidianos palpáveis, independentemente da idade gestacional. Essa biópsia fornece material para exame citológico capaz de determinar se o nódulo é benigno ou maligno. Os resultados da citologia devem ser analisados conjuntamente com os níveis séricos do hormônio estimulante da tireoide (TSH). É prudente evitar quaisquer métodos de diagnóstico por imagem que utilizem radioisótopos. A realização de ultrassonografia possibilita determinar o tamanho tumoral e monitorizar seu comportamento futuro, bem como detectar eventuais nódulos não palpados ao exame físico ou a presença de linfonodos aumentados.

## Tratamento

Mediante a confirmação diagnóstica de neoplasia tireoidiana, particularmente de tumores papilares bem diferenciados, recomenda-se a realização de tireoidectomia total quando o nódulo ultrapassar 1,5 cm de diâmetro e a gestação estiver no segundo trimestre. O procedimento deve ser realizado, de preferência, em torno de 22 semanas de gestação.[43] Quando ocorrer recusa da paciente, pode-se optar pela terapia de supressão tireoidiana com a utilização de levotiroxina ao longo da gravidez e cuidadoso acompanhamento do crescimento do nódulo por meio de palpação e exames ultrassonográficos. Caso o diagnóstico seja realizado no terceiro trimestre, pode-se aguardar a resolução da gestação no termo para que se proceda à cirurgia.

A realização de tireoidectomia no final do segundo trimestre ou a terapia de supressão tireoidiana até o parto costumam facilitar os cuidados com o recém-nascido. A terapia adjuvante com iodo radioativo pode ser adiada para até 3 a 6 meses depois do parto, caso o tumor seja de baixo grau.

Quando o exame citológico sugere a presença de tumores pouco diferenciados (carcinoma medular ou linfoma de tireoide), o abortamento terapêutico pode ser discutido com o casal, a fim de que se ofereça tratamento combinado à base de cirurgia, radioterapia e quimioterapia de prontidão.

Dosagens seriadas de tireoglobulina não são confiáveis para o seguimento da doença durante a gestação, já que vários fatores ligados à gravidez podem interferir na concentração plasmática desse hormônio. O acompanhamento deve ser realizado por meio de palpação e ultrassonografia, devendo-se intervir somente em caso de confirmação, após biópsia por agulha fina, da persistência ou recidiva da doença. Nas situações em que houver metástase a distância, também deve ser discutida a realização de abortamento terapêutico.[43] O prognóstico em geral é muito bom, especialmente nos casos de carcinoma papilífero (sobrevida de 95% em 5 anos).[48]

## LINFOMAS E LEUCEMIAS

### Linfomas

#### Epidemiologia

Os linfomas representam um grupo heterogêneo de doenças malignas originadas nos órgãos linfáticos. A maioria deles expressa marcadores de linfócitos B, linfócitos T ou ambos.

Aproximadamente 4% de todas as neoplasias diagnosticadas nos EUA são linfomas não Hodgkin, e o risco de desenvolvimento dessa doença ao longo da vida é de 2,08%.[76,134] A incidência da doença é maior entre os homens, e entre as mulheres representa 12,2:100.000 casos. A idade média no momento do diagnóstico é de 65 anos, e a incidência aumenta com a idade, atingindo pico no grupo etário compreendido entre 80 e 85 anos.

A incidência de linfomas durante a gestação é baixa, acometendo 1:10.000 gestantes. Os linfomas Hodgkin, por apresentarem pico de incidência que coincide com a fase reprodutiva das mulheres, dos 20 aos 40 anos de idade, são os mais prevalentes.[94] Não parece existir diferença entre o comportamento clínico dos linfomas em gestantes e não gestantes, assim como a gestação parece não atrasar o diagnóstico dessas neoplasias.[72,88] Da mesma forma, não há diferenças entre os subtipos histológicos dos linfomas entre as gestantes e as não gestantes antes dos 40 anos de idade.[72]

#### Quadro clínico e diagnóstico

No momento do diagnóstico, a doença é assintomática na maioria das pacientes. O aumento de linfonodos cervicais e supraclaviculares é a ocorrência mais comum quando a doença se manifesta, às vezes acompanhado de hepatoesplenomegalia. Outros sinais e sintomas que podem estar presentes são febre, sudorese noturna, perda de peso, fraqueza, perda de apetite, confusão mental ou convulsões etc.[47] Não são recomendáveis, durante a gestação, a realização de investigação tomográfica de corpo inteiro ou o uso de marcadores radioisótopos. A rotina diagnóstica para o estadiamento deve ser a mínima necessária, pois a tendência atual é administrar quimioterapia mesmo em situações de tumores iniciais (estádios I e II). Assim, nas gestantes, uma boa avaliação inicial deve englobar anamnese, exame físico, hemograma, biópsia de medula óssea, radiografia simples de tórax com proteção abdominal, ultrassonografia e, eventualmente, ressonância nuclear magnética.

#### Tratamento

Em geral, recomenda-se evitar a quimioterapia no primeiro trimestre e adiar a radioterapia para depois do parto.[72] Os quimioterápicos mais utilizados são doxorrubicina, bleomicina, vimblastina e dacarbazina, em diferentes combinações. Não parece haver interferência da gestação nas taxas de sobrevida das mulheres com linfoma, nem maior risco de prematuridade ou restrição do crescimento fetal.[88] A associação de gestação e linfoma não é, por si só, indicação de abortamento terapêutico.

A indução do trabalho de parto pode ser realizada a partir da viabilidade fetal, desde que não exista diminuição das células sanguíneas devido ao tratamento citotóxico. O aleitamento materno está contraindicado durante o tratamento quimioterápico. Metástases placentárias e fetais são extremamente raras.

### Leucemias

#### Definição e classificação

As leucemias são proliferações neoplásicas de células imaturas do sistema hematopoético que se caracterizam por diferenciação anormal. As células leucêmicas se dividem e se acumulam rapidamente na medula óssea, e a substituição das células hematopoéticas normais pelas células neoplásicas é a responsável pelos sinais e sintomas da doença. A falência funcional da medula óssea afeta a produção de todas as linhagens celulares sanguíneas, podendo causar anemia (deficiência de hemácias), hemorragias (deficiência plaquetária) e infecções (deficiência leucocitária).

As leucemias podem ser divididas em agudas ou crônicas e linfoides ou mieloides e são doenças incomuns durante a idade reprodutiva. Apesar de tratáveis, poucas são curáveis e o tratamento é complexo. Alguns casos devem ser tratados com quimioterapia por muitos anos, enquanto outros necessitam de transplante de medula óssea.

### Quadro clínico e diagnóstico

O quadro clínico das leucemias é inespecífico e inclui febre, mal-estar geral, fadiga, respiração curta, sangramentos, aparecimento de petéquias e infecções. Esses sinais e sintomas apontam para disfunção hematológica. O diagnóstico é dificultado pela gestação, pois, muitas vezes, esses sintomas e alterações de exames são atribuídos ao próprio período gestacional e suas modificações fisiológicas. O sistema hematológico experimenta várias alterações fisiológicas durante o período gestacional. Entre essas alterações, deve-se citar o aumento de 50% do volume plasmático, acompanhado de incremento de 20 a 50% das hemácias, o que resulta em uma hemodiluição, com níveis de hemoglobina variando de 10 a 12 g/dL. A hematopoese pode ser prejudicada se os estoques de ácido fólico e ferro não forem adequadamente suplementados. Ao longo da gravidez, também pode ser observado aumento do número de leucócitos (até 15.000/$mm^3$). Em geral, o número total de plaquetas não está alterado ou se encontra no limite inferior da normalidade.

Aspirado ou biópsia devem ser realizados se houver suspeita de disfunção da medula óssea, pois esses procedimentos podem ser executados com segurança em qualquer idade gestacional.

### Tratamento e prognóstico

Algumas medidas gerais devem ser adotadas antes do início do tratamento de qualquer paciente com leucemia; são elas: colocação de cateter venoso central para a infusão de quimioterápicos e antibióticos e realização de ecocardiografia para determinação da fração de ejeção do ventrículo esquerdo (que pode ser comprometida pela utilização de antracíclicos, drogas que podem vir a ser administradas). A investigação dos linfonodos abdominais por meio de tomografia computadorizada pode ser adiada para depois da gestação, visto que essa informação não é essencial para a decisão da opção terapêutica mais adequada.

A gestação parece não interferir no curso das leucemias agudas. Praticamente todas as mulheres com leucemia tratadas por meio de quimioterapia ao longo da gravidez sobrevivem até o parto, e cerca de 87% dos fetos nascem vivos.[36] No entanto, a incidência de prematuridade decorrente da quimioterapia (e não da doença) parece estar aumentada.[133] O tratamento dessas neoplasias deve ser iniciado imediatamente após o diagnóstico; porém, há potencial teratogênico se ele for realizado no primeiro trimestre de gestação; contudo, a segurança é boa durante o segundo e terceiro trimestres.[61,91] A quimioterapia permite remissão completa das leucemias agudas em 72 a 76% dos casos; porém, infelizmente, a doença recidiva, em geral no período de 1 ano. As metástases para a placenta e para o feto são raras; no entanto, as leucemias só estão abaixo dos melanomas no que concerne à capacidade de transmissão para o produto conceptual.[16] É preciso, assim, fazer exame anatomopatológico completo da placenta após o nascimento.

O tratamento específico das leucemias crônicas só deve ser realizado no final da gestação, sendo tomadas durante a gravidez apenas as medidas de suporte necessárias. Aproximadamente 96% das mulheres com leucemia crônica sobrevivem até o parto e 84% dos fetos nascem vivos. A realização de transplante de medula óssea deve ser evitada na gravidez. O tratamento com bussulfano é paliativo, havendo apenas melhora do bem-estar das pacientes.

## CÂNCER COLORRETAL

### Diagnóstico

O carcinoma colorretal é raro na gravidez, com incidência estimada de 1:50.000 a 100.000 gestações. O diagnóstico dessa neoplasia durante a gestação nem sempre é fácil, pois, muitas vezes, os sintomas decorrentes da própria gravidez se sobrepõem àqueles da doença: náuseas, vômitos, alterações do hábito intestinal e dor lombar. O sangramento anal pode ser atribuído à presença de doença hemorroidária, também comum na gestação.

Cerca de 65% das neoplasias intestinais diagnosticadas durante a gestação se localizam no reto e 86% delas estão abaixo da reflexão peritoneal.[58] Essa distribuição é o oposto do encontrado na população normal, o que facilita o diagnóstico por meio do toque retal. Ainda assim, o carcinoma colorretal durante a gestação apresenta prognóstico ruim principalmente por conta do atraso no diagnóstico. Esse fato é confirmado pela constatação de que, quando comparadas por estádio da doença, não existem diferenças nas taxas de sobrevida entre gestantes e não gestantes.[58]

Qualquer ocorrência de sangramento anal durante a gestação merece ser investigada com toque retal e, caso os sintomas persistam e não haja causa óbvia para a perda sanguínea, recomenda-se a realização de retossigmoidoscopia e colonoscopia. As gestantes com sintomas intestinais persistentes devem ser encaminhadas ao especialista, visto que o prognóstico das neoplasias do trato gastrointestinal é significativamente melhor nos estádios iniciais da doença.

Ademais, as neoplasias intestinais podem alterar indiretamente o prognóstico gestacional. Observa-se que apenas 78% das gestantes com diagnóstico de câncer colorretal dão à luz fetos vivos, especialmente pela maior incidência de prematuridade e óbitos fetais. Não existem relatos de metástases para o feto e há somente um caso descrito de implantes placentários.[44]

## Tratamento

O tratamento do carcinoma colorretal em mulheres grávidas segue as mesmas regras utilizadas para a população geral e a abordagem terapêutica depende do estádio da doença e da possibilidade de ressecção do tumor. Outros fatores implicados no tipo de tratamento a ser empregado são a idade gestacional no momento do diagnóstico, a paridade, questões ético-legais e o desejo de se preservar o potencial reprodutivo. Quando o diagnóstico for feito antes de 20 semanas de gestação, recomenda-se a realização de cirurgia com o intuito de ressecar toda a lesão; mas, em alguns casos, pode ser necessária a indicação de histerectomia para possibilitar o acesso cirúrgico ao reto, ou se houver implantes no útero. Outra opção é a interrupção da gestação para realização de radio e quimioterapia neoadjuvantes. Quando o diagnóstico dessa forma de câncer for feito entre 20 e 24 semanas de gestação, é possível postergar o tratamento antineoplásico até que se atinja a maturidade fetal; o momento ideal para o parto dependerá das condições de atendimento neonatal.

A via de parto é controversa. A realização de cesárea seria justificada pela possibilidade de se evitar a compressão e os traumatismos sobre o tumor (diminuindo assim os riscos de sangramento e metástases) e de se realizar a cirurgia para ressecção do tumor simultaneamente. Em estádios avançados, quando a abordagem inicial deve ser realizada por meio de radio e quimioterapia, o parto pode acontecer por via vaginal. Nesses casos, a regressão do volume uterino e da vascularização pélvica no puerpério pode facilitar o acesso ao tumor e reduzir a incidência de sangramentos e eventos trombóticos.[117]

# NEOPLASIAS DO SISTEMA NERVOSO CENTRAL

## Epidemiologia

A incidência de tumores do sistema nervoso central (SNC) em gestantes é de aproximadamente 3,6:1.000.000 de nascidos vivos.[77] Observa-se menor incidência desses tumores em gestantes do que em não gestantes, mesmo quando pareadas por idade. Uma possível explicação para esse fato é o potencial antiangiogênico induzido pela progesterona ou outros fatores hormonais que regulam as respostas imunes maternas ao feto em crescimento.[57] A distribuição dos tipos histológicos de tumores do sistema nervoso central, bem como o quadro clínico dessas neoplasias, são semelhantes na população de gestantes e de não gestantes.

## Quadro clínico e diagnóstico

É importante ressaltar que alguns sintomas provocados pela doença podem ser confundidos com manifestações típicas da gestação, por exemplo, náuseas e vômitos (comuns na gravidez e presentes em 25% das pacientes com tumores intracranianos).[121] Cefaleia também é queixa comum durante a gestação, mas, quando associada a náuseas, vômitos ou sintomas neurológicos focais, devem-se utilizar métodos de imagem para melhor investigação.

O diagnóstico de tumores do SNC é feito com o emprego de métodos por imagem, como a tomografia computadorizada ou a ressonância nuclear magnética. A exposição fetal à radiação deve ser evitada sempre que possível.

## Tratamento

Algumas neoplasias, como o glioblastoma multiforme e o astrocitoma anaplásico, são de evolução muito rápida e agressiva e requerem diagnóstico e tratamento imediatos, independentemente da idade gestacional. A família e a paciente devem ser alertadas sobre o péssimo prognóstico dessas neoplasias e que qualquer atraso no início do tratamento pode ser fatal.[118] Para qualquer tipo histológico, recomenda-se a resolução da gestação nos casos que se encontrarem no terceiro trimestre e cuja maturidade fetal permita bom prognóstico para o recém-nascido. Cirurgias estereotáxicas com utilização de radiação podem ser realizadas com segurança para o feto, que receberá apenas pequena fração de energia. Essa abordagem deve ser levada em consideração, depois de se ter a confirmação histológica do tumor por biópsia estereotáxica, para as gestantes cujos fetos ainda estão distantes da viabilidade.[113]

Tumores do SNC de baixo grau de malignidade necessitam de tratamento menos agressivo. Alguns deles podem ter evolução clínica prolongada. Seu controle com corticosteroides e anticonvulsivantes pode permitir que se espere a resolução da gestação no termo antes da instituição de tratamento definitivo para o tumor. A craniotomia poderá ser realizada durante a gestação quando o tratamento for inadiável e o feto ainda não tiver atingido a maturidade pulmonar; é preciso, porém, ter o cuidado de monitorizar o feto durante o procedimento cirúrgico e posicionar a paciente de forma apropriada para manter a circulação materno-fetal.[74] A radioterapia pode ser aplicada a partir do segundo trimestre de gravidez, mas é necessário usar proteção antirradiação para o concepto.[113]

## NEOPLASIAS GINECOLÓGICAS BENIGNAS

### NEOPLASIAS UTERINAS BENIGNAS

#### Pólipos

Os pólipos são resultado de crescimento tecidual localizado que apresenta eixo de tecido conjuntivo vascular coberto por células epiteliais. Sabe-se que tanto o epitélio escamoso da ectocérvix como o epitélio glandular da endocérvix sofrem alterações fisiológicas na gestação, que são aumento no número de células pavimentosas e hiperplasia glandular cervical.

Na maioria das vezes, os pólipos são assintomáticos; entretanto, podem se manifestar por meio de corrimento vaginal, sangramento genital e/ou sinusiorragia. O pólipo cervical aumenta de tamanho e sangra com facilidade durante a gestação, pois é uma estrutura que sofre o fenômeno de deciduação, tornando-se muito vascularizado. Esse sangramento vaginal pode, no entanto, ser confundido com outras causas de sangramento de primeiro trimestre de gestação, como ameaça de abortamento e gestação ectópica.

A realização de exame especular é obrigatória na investigação e no diagnóstico diferencial de abortamento, gestação ectópica ou trauma vaginal. O diagnóstico de pólipo cervical pelo exame especular é simples e fácil.

Completando a propedêutica, realiza-se colposcopia e, quando houver indicação, procede-se à biópsia do colo uterino. A lesão raramente é maligna. O tratamento do pólipo pode ser conservador, se for menor que 2 cm e assintomático. Nos pólipos maiores, com história de sangramento de repetição ou suspeita de malignidade, deve-se realizar a exérese seguida de exame anatomopatológico.

#### Leiomiomas

Os miomas representam o tumor benigno mais comum do trato genital feminino, acometendo 20 a 40% das mulheres durante a vida reprodutiva. Seu pico de incidência é na terceira e na quarta décadas de vida, idade na qual muitas mulheres engravidam. Sabe-se que a presença dos miomas complica potencialmente a fertilidade, a gestação, o parto e o puerpério dessas mulheres.

O correto diagnóstico proporciona tratamento adequado, evitando cirurgias desnecessárias; com tal objetivo, conta-se atualmente com o grande desenvolvimento das técnicas ultrassonográficas e de ressonância nuclear magnética. Esta última fica reservada para os casos em que exista dúvida diagnóstica e para gestantes obesas.[123]

A incidência de mioma na gestação é da ordem de 0,3 a 2,6%.[105] Acredita-se que esses valores podem ser ainda maiores, pois, na maioria dos casos, a gestante portadora de mioma uterino pode permanecer assintomática durante muitos anos.

Acredita-se que os miomas podem crescer sob efeito dos estrógenos na gravidez. Aparentemente, observa-se aumento ou manutenção do volume dos miomas grandes ou pequenos durante o primeiro trimestre da gestação em resposta ao aumento dos estrógenos. No segundo trimestre, o volume dos miomas pequenos permanece inalterado em 55% dos casos ou aumenta de tamanho em 30% das gestações; já os miomas de volumes maiores diminuem em 48% das vezes, provavelmente por mecanismo de saturação inicial dos receptores de estrógenos (*downregulation*), ou não se alteram em 38% dos casos. No terceiro trimestre, independentemente do tamanho dos miomas no início da gestação, os pequenos não se alteram em mais de 60% das gestantes ou diminuem de volume em 35% delas, enquanto os de volumes maiores diminuem em 59% dos casos ou ficam inalterados em outros 29%. Portanto, pode-se concluir ser impossível a previsão do comportamento dos miomas ao longo da gravidez.

A complicação mais comum relacionada aos miomas durante a gestação é a degeneração carnosa ou vermelha, que ocorre em aproximadamente 5 a 8% dos casos.[37,60] A síndrome do mioma doloroso é mais frequente no segundo trimestre de gestação, especialmente entre 14 e 20 semanas, período no qual o crescimento uterino é mais acentuado. Esse fato pode ser decorrente de insuficiência vascular, o que leva ao infarto hemorrágico do mioma. Essas alterações, por sua vez, levam ao estiramento do peritônio e da pseudocápsula que reveste o mioma, dando origem à dor intensa relatada pela gestante. Posteriormente, podem ocorrer hemorragia intersticial e degeneração cística, a qual pode ser encontrada mais habitualmente em pacientes com sintomas dolorosos (70%) do que naquelas assintomáticas (12%).[87]

A liberação de prostaglandinas pelo processo inflamatório observado na área isquêmica do tecido miomatoso pode dar origem a contrações uterinas, o que requer a internação da paciente.[65] Ainda podem fazer parte do quadro clínico febre, leucocitose moderada, náuseas e vômitos. O diagnóstico diferencial deve ser feito com torção do ovário, torção de mioma pediculado (subseroso), apendicite aguda, colecistite aguda e pielonefrite. O tratamento da síndrome do mioma doloroso consiste em repouso no leito, hidratação, analgésicos e antibioticoterapia visando à cobertura de bactérias anaeróbias. Anti-inflamatórios não hormonais devem ser evitados, pelos riscos de fechamento prematuro do canal arterial, hipertensão pulmonar do recém-nascido e alterações plaquetárias com consequente hemorragia neonatal.[84] Em casos selecionados, o uso de anestesia epidural com morfina pode ser necessário para aliviar a dor.

A degeneração miomatosa que não responde ao tratamento sintomático é indicação de intervenção cirúrgica. Complicações da degeneração vermelha, como roturas do útero e coagulação intravascular disseminada, felizmente são raras.

A torção do mioma pediculado é outra causa da síndrome do mioma doloroso e apresenta quadro clínico semelhante, sendo uma das poucas situações em que a miomectomia está indicada durante a gestação, pois pode ser realizada com mínima manipulação uterina.

Não há consenso sobre os efeitos dos miomas no prognóstico da gestação. O impacto depende do tamanho, da localização, do número de miomas e de sua relação com a placenta. Alguns estudos relatam que a presença de miomas maiores que 3 cm na gravidez acarreta maior risco de prematuridade, descolamento prematuro de placenta, retenção placentária, dor pélvica e cesárea.[13,64,87,110,111]

Os miomas de localização segmentar podem atuar como tumor prévio, predispondo a distocias, cesáreas e hemorragia pós-parto, principalmente aqueles de grande volume que desviam do colo uterino. Quando a placenta está em contato com o mioma, são mais comuns complicações como abortamento espontâneo, parto prematuro, descolamento prematuro de placenta, acretismo placentário e hemorragia pós-parto. Exacoustos e Rosati[70] acompanharam 12.708 gestações, das quais 492 com mioma, e observaram aumento na taxa de descolamento prematuro de placenta naquelas com mioma maior que 200 cm$^3$ de localização submucosa e sobreposta à placenta. Sepse pós-parto ocorreu em 4% dessas pacientes, e miomas retroplacentários com mais de 10 cm comprometeram o crescimento fetal.

A miomectomia está indicada durante a cesárea nas situações de miomas subserosos pediculados e em casos selecionados, ou naqueles que dificultam a histerorrafia adequada.[139] Nos demais tipos, esse procedimento pode ocasionar intensa hemorragia, levando à histerectomia em algumas situações. A cesárea seguida por histerectomia é opção de tratamento em pacientes sintomáticas com prole constituída, porém se trata de terapia de exceção. Deve-se dar preferência sempre à histerectomia subtotal, mas, ainda assim, existe grande risco de sangramento e possibilidade de uso de sangue e outros hemoderivados.

O prognóstico de gestações após miomectomia é bom. A via de parto nesses casos deve ser a cesárea por conta do risco aumentado de rotura uterina. Os estudos disponíveis a respeito das taxas de fertilidade e do prognóstico gestacional após embolização das artérias uterinas apresentam resultados divergentes. Existem razões que justificariam pior prognóstico reprodutivo depois da embolização de artérias uterinas, entre as quais se destacam lesão isquêmica do ovário com diminuição da reserva folicular e diminuição da possibilidade de gestação futura (cerca de 2 a 5% das pacientes apresentam menopausa transitória ou mesmo menopausa definitiva); pequena parcela das mulheres pode necessitar de histerectomia devido a quadro isquêmico.

## NEOPLASIAS BENIGNAS DE MAMAS

A gestante pode apresentar qualquer doença de mamas presente na população geral e está predisposta a certas complicações próprias do puerpério (mastites etc.). Quando uma lesão suspeita for diagnosticada, deve-se direcionar a conduta ao diagnóstico preciso e ao tratamento mais adequado, de forma a ser o menos invasivo possível, a fim de não comprometer a gestação e a lactação.

O período não gestacional é o melhor momento para a avaliação clínica das mamas, pois as alterações fisiológicas observadas nesses órgãos ao longo do ciclo gravídico-puerperal diminuem a sensibilidade do exame de palpação mamária e dos métodos de imagem. Mesmo assim, minucioso exame clínico deve ser feito na primeira visita pré-natal. Os achados servirão como base comparativa com alterações futuras que possam surgir durante a gestação e o puerpério. O diagnóstico e o tratamento das alterações mamárias na gravidez devem ser feitos da mesma forma que em outros períodos da vida da mulher.

A mama densa, ingurgitada e vascularizada no período gravídico-puerperal altera a sensibilidade da mamografia pela diminuição de tecido gorduroso, responsável pelo contraste da imagem.[19,20] Além disso, a radiação ionizante do concepto, apesar de mínima, deve ser evitada. Dessa forma, conclui-se que a mamografia não é o melhor método investigativo durante a gestação; entretanto, quando houver forte suspeita de malignidade e o exame for relevante para o diagnóstico, a mamografia pode ser realizada com a utilização de proteção abdominal materna. A ultrassonografia é o método de escolha para estudar lesões palpáveis durante o ciclo gravídico-puerperal por tratar-se de um método simples, seguro, inócuo, de baixo custo e de boa capacidade diagnóstica; contudo, esse exame não apresenta sensibilidade adequada para diferenciar lesões benignas de malignas.

A biópsia por agulha grossa (*core biopsy*) é menos invasiva e apresenta a mesma sensibilidade que a biópsia a céu aberto na avaliação de nódulos sólidos, oferecendo material suficiente para estudo histológico.

O adenoma da lactante, também denominado nódulo da lactação, é um tumor raro. Apesar de sua denominação, é mais comum durante a gestação do que na lactação. Clinicamente, apresenta-se como massa palpável, indolor, bem delimitada, lobulada e de consistência elástica, localizada na periferia da mama, especialmente no quadrante lateral superior. A confirmação diagnóstica é feita por meio de exame histológico.

A secreção papilar sanguinolenta é, até certo ponto, comum na gestação e na lactação. Sua etiologia estaria relacionada à rápida proliferação ductal e à hipervascularização das mamas. Havendo citologia alterada ou derrame papilar com massa palpável, é imprescindível a exérese da lesão para realização de diagnóstico definitivo.

## PONTOS-CHAVE

- A ocorrência de neoplasia maligna na gestação requer abordagem multidisciplinar.
- Nos estádios iniciais da doença, o objetivo da terapêutica é obter a cura da paciente, sendo as condutas tomadas de acordo com a idade gestacional, o planejamento terapêutico e a biologia tumoral.
- Nos casos em que a doença maligna apresenta prognóstico de sobrevida reservado, procura-se prolongar a gestação até a maturidade pulmonar fetal.
- O câncer de mama é a neoplasia maligna mais frequente entre as mulheres no Brasil. O rastreamento desse câncer deve ser realizado antes da gestação, precedendo as alterações hormonais e demais fenômenos que dificultam a propedêutica durante o período gravídico-puerperal.
- A gestação não altera o curso da neoplasia maligna de mama; no entanto, há diversas particularidades no estadiamento e no tratamento das gestantes com câncer de mama.
- O carcinoma de colo uterino é a terceira doença maligna mais comum em mulheres e é fortemente associado à infecção persistente pelos subtipos de alto risco do papilomavírus humano.
- O exame especular, o toque vaginal e a coleta de colpocitologia oncótica fazem parte da propedêutica pré-natal na detecção do câncer de colo uterino.
- A indicação de cirurgia por conta de massas anexiais na gestação deve ser criteriosa quanto ao grau de suspeição de malignidade e à chance de complicação com torção ou rotura do cisto.
- O quadro clínico de melanoma na mulher gestante não difere daquele apresentado pela população geral, e as regiões anatômicas acometidas pelas lesões também não apresentam diferenças entre mulheres grávidas e não grávidas.
- Os miomas submucosos e os intramurais que alteram a cavidade endometrial são os que mais comprometem o futuro reprodutivo. Miomas localizados no colo uterino e aqueles que obstruem os óstios tubários também se associam a infertilidade e complicações no ciclo gravídico-puerperal.
- Os miomas de localização segmentar podem atuar como tumor prévio, predispondo a distocias, cesárea e hemorragia pós-parto. Quando a placenta está em contato com o mioma, são mais comuns complicações como: abortamento espontâneo, parto prematuro, descolamento prematuro de placenta, hemorragia pós-parto e acretismo placentário.

## REFERÊNCIAS BIBLIOGRÁFICAS

### Artigos de revisão


1. Amant F, Berveiller P, Cardonick E. Gynecologic cancers in pregnancy: guidelines based on a third internacional consensus meeting. An-nals of Oncology 2019; 30: 1601-12.
2. Amant F, Deckers S, Van Calsteren K, Loibl S, Halaska M, Brepoels L, et al. Breast cancer in pregnancy: Recomendations of na international consensus meeting. Eur J Cancer 2010; 46(18): 3158-68.
3. Amant F, Loibl S, Neven P, Van Calsteren K. Breast cancer in pregnancy. Lancet 2012; 379(9815): 570-9.
4. Antonelli NM, Dotters DJ, Katz VL, Kuller JA. Cancer in pregnancy: a review of the literature. Part I. Obstet Gynecol Surv 1996; 51(2): 125-34.
5. Azim Jr. HA, Santoro L, Pavlidis N et al. Safety of pregnancy following breast cancer diagnosis: a meta-analysis of 14 studies. Eur J Cancer 2011; 47(1): 74-83.
6. Benedet JL. Progress in gynecologic cancer detection and treatment. Int J Gynaecol Obstet 2000; 70(1): 135-47.
7. Bhatla N, Aoki D, Sharma DN, Sankaranarayanan R. Cancer of the cervix uteri: 2021 update. Int J Gynaecol Obstet 2021; 155 Suppl 1(Suppl 1): 28-44.
8. Boulay R, Podczaski E. Ovarian cancer complicating pregnancy. Obstet Gynecol Clin North Am 1998; 25(2): 385-99.
9. Bradley PJ, Raghavan U. Cancers presenting in the head and neck during pregnancy. Curr Opin Otolaryngol Head Neck Surg 2004; 12(2): 76-81.
10. Brown D, Berran P, Kaplan KJ, Winter WE, Zahn CM. Special situations: abnormal cervical cytology during pregnancy. Clin Obstet Gy-necol 2005; 48(1): 178-85.
11. Calderon-Margalit R, Paltiel O. Prevention of breast cancer in women who carry BRCA1 or BRCA2 mutations: a critical review of the literature. Int J Cancer 2004; 112: 357-64.
12. Cardonick E, Iacobucci A. Use of chemotherapy during human pregnancy. Lancet Oncol 2004; 5(5):283-91.
13. Cook H, Ezzati M, Segars JH, McCarthy K. The impact of uterine leiomyomas on reproductive outcomes. Minerva Ginecol 2010; 62(3): 225-36.
14. Dequanter D, Hertens D, Veys I, Nogaret JM. Breast cancer and pregnancy. Review of the literature. Gynecol Obstet Fertil 2001; 29(1): 9-14.
15. De Vivo A, Mancuso A, Giacobbe A, Maggio Savasta L, De Dominici R, Dugo N et al. Uterine myomas during pregnancy: a longitudinal sonographic study. Ultrasound Obstet Gynecol 2011; 37(3): 361-5.
16. Dildy III GA, Moise Jr. KJ, Carpenter Jr. RJ, Klima T. Maternal malignancy metastatic to the products of conception: a review. Obstet Gynecol Surv 1989; 44(7): 535-40.
17. Errickson CV, Matus NR. Skin disorders of pregnancy. Am Fam Physician 1994; 49(3): 605-10.
18. Falcone T, Bedaiwy MA. Fertility preservation and pregnancy outcome after malignancy. Curr Opin Obstet Gynecol 2005; 17: 21-6.

19. Gemignani ML, Petrek JA. Breast cancer during pregnancy: diag nostic and therapeutic dilemmas. Adv Surg 2000; 34: 273-86.
20. Gemignani ML, Petrek JA. Pregnancy-associated breast cancer: diagnosis and treatment. Breast J 2000; 6(1): 68-73.
21. Goldberg GL, Altaras MM, Block B. Cone cerclage in pregnancy. Obstet Gynecol 1991; 77: 315-7.
22. Gotlieb WH, Beiner ME, Shalmon B et al. Outcome of fertility-sparing treatment with progestins in young patients with endo metrial cancer. Obstet Gynecol 2003; 102(4): 718-25.
23. Hacker NF, Berek JS, Lagasse LD, Charles EH, Savage EW, Moo re JG. Carcinoma of the cervix associated with pregnancy. Obstet Gynecol 1982; 59(6): 735-46.
24. Han SN, Van Calsteren K, Heyns L, Mhallem Gziri M, Amant F. Breast cancer during pregnancy: a literature review. Minerva Ginecol 2010; 62(6): 585-97.
25. Hunter MI, Monk BJ, Tewari KS. Cervical neoplasia in pregnancy. Part 1: screening and management of preinvasive disease. Am J Obstet Gynecol 2008; 199(1): 3-9.
26. Hunter MI, Tewari K, Monk BJ. Cervical neoplasia in pregnan cy. Part 2: current treatment of invasive disease. Am J Obstet Gynecol 2008; 199(1): 10-8.
27. Inzucchi S, Comite F, Burrow G. Graves' disease and pregnancy. Endocr Pract 1995; 1(3): 186-92.
28. Jacob JH, Stringer CA. Diagnosis and management of cancer during pregnancy. Semin Perinatol 1990; 14(1): 79-87.
29. Mansfield PF, Lee JE, Balch CM. Cutaneous melanoma: current practice and surgical controversies. Curr Probl Surg 1994; 31(4): 253-374.
30. Martínez MT, Bermejo B, Hernando C, et al. Breast cancer in pregnant patients: A review of the literature. Eur J Obstet Gynecol Reprod Biol 2018; 230: 222-7.
31. Molckovsky A, Madarnas Y. Breast cancer in pregnancy: a litera ture review. Breast Cancer Res Treat 2008; 108: 333-8.
32. Neale D, Burrow G. Thyroid disease in pregnancy. Obstet Gynecol Clin North Am 2004; 31(4): 893-905.
33. Nevin J, Soeters R, Dehaeck K, Bloch B, van Wyk L. Cervical car cinoma associated with pregnancy. Obstet Gynecol Surv 1995; 50(3): 228-39.
34. Newman LA, Kuerer HM. Advances in breast conservation the rapy. J Clin Oncol 2005; 23(8): 1685-97.
35. O'Mahony S. Endoscopy in pregnancy. Best Pract Res Clin Gastroenterol 2007; 21: 893-9.
36. Pejovic T, Schwartz PE. Leukemias. Clin Obstet Gynecol 2002; 45(3): 866-78.
37. Phelan JP. Myomas and pregnancy. Obstet Gynecol Clin North Am 1995; 22(4): 801-5.
38. Podczaski E, Cain J. Cutaneous malignant melanoma. Clin Obstet Gynecol 2002; 45(3): 830-43.
39. Psyrri A, Burtness B. Pregnancy-associated breast cancer. Cancer J 2005; 11: 83-95.
40. Regan MA, Rosenzweig BA. Vulvar carcinoma in pregnancy: a case report and literature review. Am J Perinatol 1993; 10(4): 334-5.
41. Reznek RH, Sahdev A. MR imaging in cervical cancer: seeing is believing. The 2004 Mackenzie Davidson Memorial Lecture. Br J Radiol 2005; 78 Spec 2: S73-85.
42. Robinson WR, Webb S, Tirpack J, Degefu S, O'Quinn AG. Management of cervical intraepithelial neoplasia during pregnancy with LOOP excision. Gynecol Oncol 1997; 64: 153-5.
43. Rosen IB, Korman M, Walfish PG. Thyroid nodular disease in pregnancy: current diagnosis and management. Clin Obstet Gynecol 1997; 40(1): 81-9.
44. Rothman LA, Cohen CJ, Astarloa J. Placental and fetal involvement by maternal malignancy: a report of rectal carcinoma and review of the li terature. Am J Obstet Gynecol 1973; 116(7): 1023-34.
45. Schammel DP, Mittal KR, Kaplan K, Deligdisch L, Tavassoli FA. Endometrial adenocarcinoma associated with intrauterine preg nancy: a report of five cases and a review of the literature. Int J Gynecol Pathol 1998; 17(4): 327-35.
46. Seli E, Tangir J. Fertility preservation options for female patients with malignancies. Curr Opin Obstet Gynecol 2005; 17: 299-308.
47. Theodossiou C, Schwarzenberger P. Non-Hodgkin's lymphomas. Clin Obstet Gynecol 2002; 45(3): 820-9.
48. Thorneycroft IH. Thyroid cancer. Clin Obstet Gynecol 2002; 45(3): 879-83.
49. Upponi SS, Ahmad F, Whitaker IS, Purushotham AD. Pregnancy after breast cancer. Eur J Cancer 2003; 39: 736-41.
50. Woo JC, Yu T, Hurd TC. Breast cancer in pregnancy: a literature review. Arch Surg 2003; 138: 91-8.

## Artigos originais

51. Andersson TM, Johansson AL, Hsieh CC, et al. Increasing incidence of pregnancy-associated breast cancer in Sweden. Obstet Gynecol 2009; 114: 568.
52. Armbruster-Moraes E, Ioshimoto LM, Leão E, Zugaib M. Preva lence of 'high risk' human papillomavirus in the lower genital tract of Bra-zilian gravidas. Int J Gynaecol Obstet 2000; 69(3): 223-7.
53. Aslam N, Tailor A, Lawton F, Carr J, Savvas M, Jurkovic D. Pros pective evaluation of three different models for the preoperative diagnosis of ovarian cancer. BJOG 2000; 107(11): 1347-53.
54. Beadle BM, Woodward WA, Middleton LP et al. The impact of pregnancy on breast 25. Cancer outcomes in women 35 years. Cancer 2009; 115: 1174-84.
55. Behrman RH, Homer MJ, Yang WT, Whitman GJ. Mammogra phy and fetal dose. Radiology 2007; 243: 605.
56. Benassayag C, Leroy MJ, Rigourd V, Robert B, Honoré JC, Mig not TM et al. Estrogen receptors (ERalpha/ERbeta) in normal and patho-logical growth of the human myometrium: pregnan cy and leiomyoma. Am J Physiol 1999; 276(6 Pt 1): E1112-8.
57. Bengtson NW, Linzer DI. Inhibition of tumor growth by the an tiangiogenic placental hormone, proliferin-related protein. Mol Endocrinol 2000; 14(12): 1934-43.
58. Bernstein MA, Madoff RD, Caushaj PF. Colon and rectal cancer in pregnancy. Dis Colon Rectum 1993; 36(2): 172-8.
59. Bromley B, Benacerraf B. Adnexal masses during pregnancy: accuracy of sonographic diagnosis and outcome. J Ultrasound Med 1997; 16(7): 447-54.
60. Burton CA, Grimes DA, March CM. Surgical management of leiomy omata during pregnancy. Obstet Gynecol 1989; 74(5): 707-9.
61. Claahsen HL, Semmekrot BA, van Dongen PW, Mattijssen V. Successful fetal outcome after exposure to idarubicin and cytosine--arabinoside during the second trimester of pregnancy: a case report. Am J Perinatol 1998; 15(5): 295-7.
62. Clark RM, Reid J. Carcinoma of the breast in pregnancy and lac tation. Int J Radiat Oncol Biol Phys 1978; 4(7-8): 693-8.
63. Cochand-Priollet B, Le Galès C, de Cremoux P et al. Cost-effectiveness of monolayers and human papillomavirus testing compared to that of conventional Papanicolaou smears for cervical cancer screening: protocol of the study of the French Society of Clinical Cytology. Diagn Cytopathol 2001; 24(6): 412-20.
64. Coronado GD, Marshall LM, Schwartz SM. Complications in pregnancy, labor, and delivery with uterine leiomyomas: a population-based study. Obstet Gynecol 2000; 95(5): 764-9.
65. Dildy III GA, Moise Jr. KJ, Smith Jr. LG, Kirshon B, Carpenter Jr RJ. Indomethacin for the treatment of symptomatic leiomyoma uteri during pregnancy. Am J Perinatol 1992; 9(3): 185-9.
66. Downes KJ, Glatt BS, Kanchwala SK et al. Skinsparing mastectomy and immediate reconstruction is an acceptable treatment option for patients with high-risk breast carcinoma. Cancer 2005; 103: 906.
67. Duggan B, Muderspach LI, Roman LD, Curtin JP, d'Ablaing G III, Morrow CP. Cervical cancer in pregnancy: reporting on planned delay in therapy. Obstet Gynecol 1993; 82(4 Pt 1): 598-602.

68. Durrani S, Akbar S, Heena H. Breast cancer during pregnancy. Cureus 2018; 10(7): e2941.
69. Elledge RM, Ciocca DR, Langone G, McGuire WL. Estrogen receptor, progesterone receptor, and HER-2/neu protein in breast cancers from pregnant patients. Cancer 1993; 71: 2499.
70. Exacoustos C, Rosati P. Ultrasound diagnosis of uterine myomas and complications in pregnancy. Obstet Gynecol 1993; 82(1): 97-101.
71. Galanti MR, Lambe M, Ekbom A, Sparen P, Pettersson B. Parity and risk of thyroid cancer: a nested case-control study of a na tionwide Swedish cohort. Cancer Causes Control 1995; 6(1): 37-44.
72. Gelb AB, van de Rijn M, Warnke RA, Kamel OW. Pregnancy-associated lymphomas: a clinicopathologic study. Cancer 1996; 78(2): 304-10.
73. Gentilini O, Cremonesi M, Trifirò G et al. Safety of sentinel node biopsy in pregnant patients with breast cancer. Ann Oncol 2004; 15(9): 1348-51.
74. Giannini A, Bricchi M. Posterior fossa surgery in the sitting position in a pregnant patient with cerebellopontine angle meningioma. Br J Anaesth 1999; 82(6): 941-4.
75. Greenlee RT, Hill-Harmon MB, Murray T, Thun M. Cancer statistics, 2001. CA Cancer J Clin 2001; 51(1): 15-36.
76. Greenlee RT, Murray T, Bolden S, Wingo PA. Cancer statistics, 2000. CA Cancer J Clin 2000; 50(1): 7-33.
77. Haas JF, Janisch W, Staneczek W. Newly diagnosed primary intracranial neoplasms in pregnant women: a population-based assessment. J Neurol Neurosurg Psychiatry 1986; 49(8): 874-80.
78. Hase EA, Barros VIPVL, Igai AMK, et al. Risk assessment of venous thromboembolism and thromboprophylaxis in pregnant women hospitalized with câncer: Preliminary results from a risk score. Clinics 2018; 73: e368.
79. Hase EA, Shinohara HN, Alves Filho JAG, et al. Primary intestinal type mucinous adenocarcinoma of the ovary diagnosed during pregnancy – maternal and neonatal treatment and outcomes: A case report. Front Med 2023; 10: 1138447.
80. Hess LW, Peaceman A, O'Brien WF, Winkel CA, Cruikshank DP, Morrison JC. Adnexal mass occurring with intrauterine pregnancy: report of fifty-four patients requiring laparotomy for definitive management. Am J Obstet Gynecol 1988; 158(5): 1029-34.
81. Hunter MI, Tewari K, Monk BJ. Cervical neoplasia in pregnancy. Part 2: current treatment of invasive disease. Am J Obstet Gynecol 2008; 199: 10-8.
82. Jolles CJ. Ovarian cancer: histogenetic classification, histologic grading, diagnosis, staging, and epidemiology. Clin Obstet Gynecol 1985; 28(4): 787-99.
83. Kal HB, Struikmans H. Radiotherapy during pregnancy: Fact and fiction. Lancet Oncol 2005; 6(5): 328-33.
84. Katz VL, Dotters DJ, Droegemeuller W. Complications of uterine leiomyomas in pregnancy. Obstet Gynecol 1989; 73(4): 593-6.
85. Kawaguchi K, Fujii S, Konishi I, et al. Immunohistochemical analysis of oestrogen receptors, progesterone receptors and Ki-67 in leiomyoma and myometrium during the menstrual cycle and pregnancy. Virchows Arch A Pathol Anat Histopathol 1991; 419(4): 309-15.
86. Krychman ML, King T. Pregnancy after breast cancer. Breast J 2006; 12(4): 363-5.
87. Lev-Toaff AS, Coleman BG, Arger PH, Mintz MC, Arenson RL, Toaff ME. Leiomyomas in pregnancy: sonographic study. Radiology 1987; 164(2): 375-80.
88. Lishner M, Zemlickis D, Degendorfer P, Panzarella T, Sutcliffe SB, Koren G. Maternal and foetal outcome following Hodgkin's disease in pregnancy. Br J Cancer 1992; 65(1): 114-7.
89. Maruko K, Maeda T, Kamitomo M, Hatae M, Sueyoshi K. Trans placental transmission of maternal B-cell lymphoma. Am J Obstet Gynecol 2004; 191(1): 380-1.
90. Mendoza AE, Young R, Orkin SH, Collins T. Increased platelet derived growth factor A-chain expression in human uterine smooth muscle cells during the physiologic hypertrophy of pregnancy. Proc Natl Acad Sci 1990; 87(6): 2177-81.
91. Mesquita MM, Pestana A, Mota A. Successful pregnancy occurring with interferon-alpha therapy in chronic myeloid leukemia. Acta Obstet Gynecol Scand 2005; 84(3): 300-1.
92. Messing MJ, Gallup DG. Carcinoma of the vulva in young women. Obstet Gynecol 1995; 86(1): 51-4.
93. Middleton LP, Amin M, Gwyn K, Theriault R, Sahin A. Breast carcinoma in pregnant women: assessment of clinicopathologic and immunohistochemical features. Cancer 2003; 98: 1055-60.
94. Morgan OS, Hall JS, Gibbs WN. Hodgkin's disease in pregnancy: a report of three cases. West Indian Med J 1976; 25(2): 121-4.
95. Mori T, Hosokawa K, Sawada M et al. Neoadjuvant weekly carboplatin and paclitaxel followed by radical hysterectomy for locally advanced cervical cancer: long-term results. Int J Gynecol Cancer 2010; 20(4): 611-6.
96. Nettleton J, Long J, Kuban D, Shaeffer J, El-Mahdi A. Breast can cer during pregnancy: quantifying the risk of treatment delay. Obstet Gynecol 1996; 87: 414-8.
97. O'Meara AT, Cress R, Xing G, Danielsen B, Smith LH. Malignant melanoma in pregnancy: a population-based evaluation. Cancer 2005; 103(6): 1217-26.
98. Ostrom K, Ben-Arie A, Edwards C, Gregg A, Chiu JK, Kaplan AL. Uterine evacuation with misoprostol during radiotherapy for cervical cancer in pregnancy. Int J Gynecol Cancer 2003; 13(3): 340-3.
99. Paoff K, Preston-Martin S, Mack WJ, Monroe K. A case-control study of maternal risk factors for thyroid cancer in young women (California, USA). Cancer Causes Control 1995; 6(5): 389-97.
100. Pennoyer JW, Grin CM, Driscoll MS, et al. Changes in size of melanocytic nevi during pregnancy. J Am Acad Dermatol 1997; 36(3 Pt 1): 378-82.
101. Powell JL, Bock KA, Gentry JK, White WC, Ronnett BM. Metas tatic endocervical adenocarcinoma presenting as a virilizing ovarian mass during pregnancy. Obstet Gynecol 2002; 100(5 Pt 2): 1129-33.
102. Practice Committee of American Society for Reproductive Medicine; Society of Reproductive Surgeons. Myomas and reproductive function. Fertil Steril 2008; 90(5): S125-30.
103. Premawardhana LD, Parkes AB, John R, Harris B, Lazarus JH. Thyroid peroxidase antibodies in early pregnancy: utility for prediction of post-partum thyroid dysfunction and implications for screening. Thyroid 2004; 14(8): 610-5.
104. Rodriguez AO, Chew H, Cress R, et al. Evidence of poorer survival in pregnancy-associated breast cancer. Obstet Gynecol 2008; 112: 71-8.
105. Rosati P, Bellati U, Exacoustos C, Angelozzi P, Mancuso S. Uterine myoma in pregnancy: ultrasound study. Int J Gynaecol Obstet 1989; 28(2): 109-17.
106. Rovera F, Frattini F, Coglitore A, et al. Breast cancer in pregnancy. Breast J 2010; 16(1): S22-5.
107. Sarandakou A, Protonotariou E, Rizos D. Tumor markers in biological fluids associated with pregnancy. Crit Rev Clin Lab Sci 2007; 44: 151.
108. Sayedur Rahman M, Al-Sibai MH, Rahman J et al. Ovarian car cinoma associated with pregnancy: a review of 9 cases. Acta Obstet Gynecol Scand 2002; 81(3): 260-4.
109. Schneider A, Hoyer H, Lotz B et al. Screening for high-grade cervical intraepithelial neoplasia and cancer by testing for high-risk HPV, rou-tine cytology or colposcopy. Int J Cancer 2000; 89(6): 529-34.
110. Sheiner E, Bashiri A, Levy A, Hershkovitz R, Katz M, Mazor M. Obstetric characteristics and perinatal outcome of pregnancies with uterine leiomyomas. J Reprod Med 2004; 49(3): 182-6.
111. Sheiner E, Biderman-Madar T, Katz M, Levy A, Hadar A, Mazor M. Higher rates of tachysystole among patients with clinically

apparent uterine leiomyomas. Am J Obstet Gynecol 2004; 191(3): 945-8.
112. Siristatidis C, Vitoratos N, Michailidis E et al. The role of the mode of delivery in the alteration of intrapartum pathological cervical cytologic findings during the postpartum period. Eur J Gynaecol Oncol 2002; 23: 358-60.
113. Sneed PK, Albright NW, Wara WM, Prados MD, Wilson CB. Fetal dose estimates for radiotherapy of brain tumors during pregnancy. Int J Radiat Oncol Biol Phys 1995; 32(3): 823-30.
114. Sood AK, Sorosky JI, Mayr N, Anderson B, Buller RE, Niebyl J. Cervical cancer diagnosed shortly after pregnancy: prognostic variables and delivery routes. Obstet Gynecol 2000; 95(6 Pt 1): 832-8.
115. Spitzer M, Kaushal N, Benjamin F. Maternal CA-125 levels in pregnancy and the puerperium. J Reprod Med 1998; 43(4): 387-92.
116. Stensheim H, Møller B, van Dijk T, Fosså SD. Cause-specific survival for women diagnosed with cancer during pregnancy or lactation: a registry-based cohort study. J Clin Oncol 2009; 27(1): 45.
117. Stockholm Rectal Cancer Study Group. Preoperative short-term radiation therapy in operable rectal carcinoma: a prospective randomized trial. Cancer 1990; 66(1): 49-55.
118. Tewari KS, Cappuccini F, Asrat T, Flamm BL, Carpenter SE, Disaia PJ, et al. Obstetric emergencies precipitated by malignant brain tumors. Am J Obstet Gynecol 2000; 182(5): 1215-21.
119. Tinkanen H, Kuoppala T. Virilization during pregnancy caused by ovarian mucinous cystadenocarcinoma. Acta Obstet Gynecol Scand 2001; 80(5): 476-7.
120. Travers RL, Sober AJ, Berwick M, Mihm Jr MC, Barnhill RL, Dunan LM. Increased thickness of pregnancy-associated melanoma. Br J Dermatol 1995; 132(6): 876-83.
121. van Calenbergh SG, Poppe WA, Van Calenbergh F. An intracranial tumour: an uncommon cause of hyperemesis in pregnancy. Eur J Ob-stet Gynecol Reprod Biol 2001; 95(2): 182-3.
122. van de Nieuwenhof HP, van Ham MA, Lotgering FK, Massuger LF. First case of vaginal radical trachelectomy in a pregnant patient. Int J Gynecol Cancer 2008; 18(6): 1381-5.
123. Weinreb JC, Barkoff ND, Megibow A, Demopoulos R. The value of MR imaging in distinguishing leiomyomas from other solid pelvic masses when sonography is indeterminate. Am J Roentgenol 1990; 154(2): 295-9.
124. Whitecar MP, Turner S, Higby MK. Adnexal masses in pregnancy: a review of 130 cases undergoing surgical management. Am J Obstet Gynecol 1999; 181(1): 19-24.

## Diretrizes

125. Helewa M, Lévesque P, Provencher D, Lea RH, Rosolowich V, Shapiro HM; Breast Disease Committee and Executive Committee and Council; Society of Obstetricians and Gynaecologists of Canada. Breast cancer, pregnancy, and breastfeeding. J Obstet Gynaecol Can 2002; 24: 164-84.
126. Instituto Nacional de Câncer José Alencar Gomes da Silva (INCA). Diretrizes brasileiras para o rastreamento do câncer do colo do útero. 2.ed. Rio de Janeiro: INCA, 2016.
127. Marret H, Lhommé C, Lecuru F, et al. Guidelines for the management of ovarian cancer during pregnancy. Eur J Obstet Gynecol Reprod Biol 2010; 149(1): 18-21.
128. National Comprehensive Cancer Network. NCCN clinical practice guidelines in oncology: breast cancer. Disponível em: http://www.nccn.org/professionals/physician_gls/pdf/breast.pdf. Acesso em: 12/04/2023.
129. Peccatori FA, Azim HA Jr, Orecchia R et al.; ESMO Guidelines Working Group. Cancer, pregnancy, and fertility: ESMO clinical practice guidelines for diagnosis, treatment, and follow-up. Ann Oncol 2013; 24(suppl 6): vi160-70.
130. Rosa DD, Assad DX, Bines J, et al. Diretrizes de tratamentos oncológicos recomendados pela Sociedade Brasileira de Oncologia Clínica. SBOC, 2022.

## Livros

131. American College of Radiology. Illustrated breast imaging report and data system (BI-RADS – US). 5.ed. Reston: ACR; 2013.
132. Anderson ML, Mari G, Schwartz PE. Gynecologic malignancies in pregnancy. In: Barnea ER, Jauniaux E, Schwartz PE, editors. Cancer and pregnancy. London: Springer; 2001. p. 33.
133. Brell J, Kalaycio M. Leukemia in pregnancy. In: Trimble EL, Trimble CU, editores. Cancer in Obstetrics and Gynecology. Philadelphia: Lippincott Williams & Wilkins; 1999. p. 177-208.
134. Devita VT, Hellman S, Rosenberg SA. Principles and practices of oncology. 6.ed. Philadelphia: Lippincott Williams & Wilkins; 2001.
135. Eifel PJ, Berek JS, Thigpen JT. Carcinoma of the cervix, vagina, and vulva. In: DeVita VT, editor. Cancer principles and practice of oncology. 6.ed. Philadelphia: Lippincott Williams & Wilkins; 2001. p. 1526-73.
136. Rezende WW, Zugaib M. Câncer de mama e gestação. In: Peixoto S, editor. Pré-natal. 3.ed. São Paulo: Roca; 2004. p. 927-35.
137. Shah E, Saunders C. Breast cancer and pregnancy. In: Barnea ER, Jauniaux E, Schwartz PE, editores. Cancer and pregnancy. London: Springer-Verlag; 2001. p. 21-32.
138. Souen J, Carvalho JP, Pinotti JA. Oncologia genital feminina. 2.ed. São Paulo: Roca; 2001.

## Revisão sistemática/metanálise

139. Kim YS, Choi SD, Bae DH. Risk factors for complications in patients undergoing myomectomy at the time of cesarean section. J Obstet Gynaecol Res 2010; 36(3): 550-4.

## Tese

140. Santos FE. Identificação do papilomavírus humano em gestantes adolescentes por meio da captura híbrida II: correlação com col-pocitologia oncótica convencional em base líquida e colposcopia. Dissertação (Mestrado). São Paulo: FMUSP, 2006.

## *Websites*

141. Brasil. Ministério da Saúde. HPV. Disponível em: https://www.gov.br/saude/pt-br/assuntos/saude-de-a-a-z/h/hpv. Acesso em: 29/03/2023.
142. Ministério da Saúde. Instituto Nacional do Câncer, 2022. Disponível em: https://www.gov.br/inca/pt-br/assuntos/gestor-e-profissional-de-saude/controle-do-cancer-de-mama/dados-e-numeros. Acesso em: 15/03/2023.

# Capítulo 62

# Cuidados intensivos e trauma na gestação



## CUIDADOS INTENSIVOS

As alterações fisiológicas associadas à gravidez tornam as pacientes obstétricas uma população específica de unidade de terapia intensiva (UTI). Elas representam uma população pequena, mas importante, na qual o intensivista cuida de dois pacientes em vez de um. Portanto, é necessária uma equipe multidisciplinar coordenada, incluindo intensivistas, anestesiologistas, obstetras, pediatras, enfermeiros e fisioterapeutas. Manter o bem-estar fetal deve ser equilibrado com a necessidade de suporte avançado de vida especializado para a mãe.[46]

Os motivos mais comuns de internação em UTI estão relacionados a complicações obstétricas, como hemorragias, doenças hipertensivas específicas da gestação (eclâmpsia e síndrome HELLP)[3] e infecção pós-parto. Em relação às condições não obstétricas, existem condições preexistentes que podem piorar durante a gravidez, algumas para as quais a gravidez aumenta o risco de desenvolver doenças e outras que são incidentais à gestação. Condições que podem piorar durante a gravidez incluem doenças autoimunes (p. ex., lúpus eritematoso sistêmico ou miastenia *gravis*), doenças cardiovasculares (p. ex., doença cardíaca congênita, hipertensão arterial pulmonar, doença cardíaca valvular, cardiomiopatias e arritmias), asma, epilepsia e *diabetes mellitus*.[18]

O tratamento das principais causas de internação de gestantes e puérperas em UTI será mais bem detalhado em capítulos específicos deste livro.

Existem vários sistemas de pontuação usados para descrever a gravidade da doença em populações de UTI. Os escores de alerta precoce foram desenvolvidos para uso em pacientes não obstétricas, na tentativa de reconhecer os primeiros sinais de doença crítica iminente. Foram feitas modificações para melhorar a aplicabilidade à pacientes obstétricas, mas a maioria desses escores não ainda foi adequadamente validada nessa população.[18] Portanto, a maioria das pacientes obstétricas é admitida na UTI com base em critérios locais e na prática local. Atualmente, na Clínica Obstétrica HC-FMUSP, é usado o SAPS 3 (*Simplified Acute Physiology Score*).

Na avaliação clínica de pacientes infectadas e na identificação de disfunção orgânica, é utilizado o índice SOFA (*Sequential Organ Failure Assessment*). Na Clínica Obstétrica HC-FMUSP, aplica-se o índice SOFA modificado para a obstetrícia, descrito na Tabela 1. Quando a paciente avaliada atinge pontuação maior ou igual a 2 nesse índice, além de identificada a disfunção orgânica, sabe-se que ela tem maior risco de mortalidade e de permanência prolongada em UTI.[104]

**TABELA 1. Índice SOFA modificado para obstetrícia**

| Sistema | 0 | 1 | 2 |
|---|---|---|---|
| Respiratório $PaO_2/FiO_2$ mmHg | ≥ 400 | < 400-300 | < 300 |
| Coagulação<br>Plaquetas (x $10^3$ m c L) | ≥ 150 | < 150-100 | < 100 |
| Fígado<br>Bilirrubinas (mg/dL) | ≤ 1,2 | >1,2 a 1,9 | > 1,9 |
| Cardiovascular<br>Pressão arterial média ou droga vasoativa | PAM ≥ 70 mmHg | PAM < 70 mmHg | Uso de vasopressor |
| SNC<br>Nível de consciência | Alerta | Resposta à voz | Resposta à dor |
| Renal<br>Creatinina (mg/dL) | ≤ 1,0 | > 1,0-1,4 | > 1,4 |

$FiO_2$: fração inspirada de oxigênio; $PaO_2$: pressão arterial de oxigênio; PAM: pressão arterial média; SOFA: Avaliação Sequencial de Falência Orgânica, do inglês *Sequential Organ Failure Assessment*; SNC: sistema nervoso central. Tabela adaptada de Bowyer et al.[53]

## ALTERAÇÕES FISIOLÓGICAS NA GESTAÇÃO

As alterações fisiológicas maternas implicam diversas consequências no manejo de gestantes. Embora a gravidez e o parto sejam eventos geralmente saudáveis, eles podem, em alguns casos, estar associados a complicações maternas que podem se agravar e levar à morte. As atuais mudanças no perfil das parturientes (aumento da idade da concepção, da taxa de gestações gemelares ou da taxa de mulheres obesas) e das práticas obstétricas (mais cesarianas, induções do parto) podem levar a risco crescente de complicações maternas.[46]

Durante a gravidez, o débito cardíaco e o volume plasmático aumentam de 30 a 50%. Essas alterações estão relacionadas a aumento no volume sistólico e na frequência cardíaca materna. Paralelamente, há queda nas resistências vasculares periféricas. Após o primeiro trimestre, a compressão aortocava induzida pelo útero diminui o retorno venoso e altera a tolerância à posição supina.

As alterações respiratórias incluem aumento da frequência respiratória, aumento da ventilação alveolar, hipocapnia, diminuição da capacidade residual funcional e aumento do consumo de oxigênio. Edema laríngeo e congestão nasal são frequentemente observados. As alterações gástricas induzidas pela progesterona incluem retardo no esvaziamento gástrico e relaxamento do esfíncter esofágico, aumentando, portanto, o risco de aspiração.[46]

## MANEJO DE PACIENTES OBSTÉTRICAS EM UNIDADES DE TERAPIA INTENSIVA

### Segurança de medicamentos

A *Food and Drug Administration* (FDA) atribui categorias de risco a medicamentos dependendo da evidência disponível de risco de dano ao feto (Tabela 2). Essa categoria de risco deve ser investigada ativamente para cada medicamento planejado para administração a qualquer paciente grávida.[18]

**TABELA 2. Classificação de risco de medicamentos usados na gravidez, segundo a *Food and Drug Administration***

| Categoria | Risco |
|---|---|
| A | Em estudos controlados em mulheres grávidas, o fármaco não demonstrou risco para o feto no primeiro trimestre de gravidez. Não há evidências de risco nos trimestres posteriores, sendo remota a possibilidade de dano fetal |
| B | Estudos em animais não demonstraram risco fetal, mas também não há estudos controlados em mulheres grávidas; ou, então, os estudos em animais revelaram riscos, mas que não foram confirmados em estudos controlados em mulheres grávidas |
| C | Não foram realizados estudos em animais, nem em mulheres grávidas; ou, então, os estudos em animais revelaram risco, mas não existem estudos disponíveis realizados em mulheres grávidas |
| D | O fármaco demonstrou evidências positivas de risco fetal humano, no entanto, os benefícios potenciais para a mulher podem, eventualmente, justificar o risco, como em casos de doenças graves ou que ameaçam a vida, e para as quais não existam outras drogas mais seguras |
| X | Em estudos em animais e mulheres grávidas, o fármaco provocou anomalias fetais, havendo clara evidência de risco para o feto, que é maior do que qualquer benefício possível para a paciente |

Tabela adaptada de Brasil, 2010.[109]

## Monitorização fetal

Nos cuidados intensivos obstétricos, o apoio e o tratamento da gestante são o objetivo principal, pois o crescimento e o desenvolvimento normais do feto dependem da saúde da mãe. A monitorização fetal não é empregada antes da viabilidade fetal (idade gestacional mínima na qual o recém-nascido tem ≥ 50% chance de sobrevida e que pode variar em cada serviço). Um equilíbrio deve ser alcançado no momento do parto, em que o risco de permanecer no útero seja maior do que o da prematuridade. O fornecimento de oxigênio suficiente ao feto requer troca gasosa materna, concentração de hemoglobina e débito cardíaco adequados e deve-se evitar um desvio para a direita na curva de oxiemoglobina em razão de acidose ou febre. A monitorização fetal pode auxiliar na determinação da adequação dos parâmetros cardiorrespiratórios e metabólicos maternos. O tipo e o momento de monitorização são aplicados caso a caso e não há regime obrigatório, validado ou mesmo sugerido para monitorização fetal regular na paciente de UTI obstétrica.[18]

A monitorização da frequência cardíaca fetal ajuda a equilibrar a relação risco-benefício de um parto imediato. A monitorização do feto tem sido chamada de "quinto sinal vital" da mãe, pois sua alteração pode significar reanimação materna inadequada.[46]

Deve-se estar atento aos efeitos dos sedativos e dos bloqueadores neuromusculares na cardiotocografia e no perfil biofísico fetal, que devem ser interpretados com cuidado. Na interpretação da cardiotocografia, é importante considerar que os sedativos utilizados na gestante podem reduzir a variabilidade da frequência cardíaca fetal e as acelerações transitórias. Assim, as desacelerações passam a ser o parâmetro principal a ser valorizado.[110]

Outro ponto relevante é a avaliação do volume de líquido amniótico. Apesar de o balanço hídrico negativo estar associado à redução do tempo de ventilação mecânica em pacientes com insuficiência respiratória aguda, por exemplo, sugere-se manter o balanço hídrico zerado em pacientes graves e, se for necessário o uso de diuréticos, monitorizar o índice de líquido amniótico (ILA).[110]

## Via aérea

É prudente planejar uma via aérea potencialmente difícil em casos de entubação na UTI. As alterações fisiológicas da gravidez que podem dificultar a entubação incluem aumento no tamanho da mama e ganho de peso geral, que dificultam o uso de um cabo de laringoscópio de comprimento-padrão durante a entubação; crescimento de pólipos nasais e incidência aumentada de epistaxe, devendo-se evitar vias aéreas nasais e entubação nasal sempre que possível; estreitamento das vias aéreas superiores no terceiro trimestre com aumento do edema das vias aéreas; diminuição do tônus do esfíncter esofágico inferior, elevação da pressão intragástrica em razão do útero gravídico e retardo do esvaziamento gástrico aumentando o risco de aspiração durante a indução da anestesia para entubação e diminuição da capacidade residual funcional combinada com aumento da taxa metabólica basal, resultando em menor tempo de hipóxia após a indução se a entubação for atrasada, mesmo após cuidadosa pré-oxigenação. A oxigenação é a maior prioridade, por qualquer meio possível, depois a entubação.[18] Propofol (B), tiopental (C), etomidato (C) e cetamina (NA) têm sido usados como agentes de indução em anestesia obstétrica, e succinilcolina (C) e rocurônio (C) têm sido usados como relaxantes musculares.[18]

É importante ter em mente o objetivo de se obter a entubação orotraqueal de forma adequada na primeira tentativa, por isso ela deve ser feita pelo profissional mais habilitado para o procedimento (Tabela 3).

| TABELA 3. Programação de entubação orotraqueal em gestantes |
|---|
| 1. Preparar todo o material para a entubação orotraqueal |
| 2. Preparar o ventilador que será utilizado |
| 3. Instalar cardiotocografia e iniciar monitorização fetal se feto viável |
| 4. Realizar o posicionamento adequado da paciente |
| 5. Pré-oxigenar com $FiO_2$ a 100% por 5 minutos por meio de uma máscara facial com bolsa-reservatório e, se em VNI ou CNAF, ajustar a $FiO_2$ para 100% antes da entubação orotraqueal |

CNAF: cateter nasal de alto fluxo; $FiO_2$: fração inspirada de oxigênio; VNI: ventilação não invasiva. Tabela adaptada de Brasil, 2021.[110]

A pré-oxigenação tem por objetivo aumentar as reservas de oxigênio para a paciente e, no caso de gestantes, também para o feto, reduzindo o tempo até a dessaturação, consequentemente o risco de sofrimento fetal.[110] Em caso de idade gestacional abaixo da viabilidade, deve-se verificar a frequência cardíaca fetal antes e depois do procedimento da entubação orotraqueal.

## Sedação

A ventilação na UTI geralmente requer analgesia e/ou sedação para que os pacientes tolerem a entubação endotraqueal ou, na verdade, a própria ventilação mecânica. Todos os sedativos comumente usados na prática da UTI atravessam a placenta em graus variados, dependendo do agente, da dose, da duração da sedação e de qualquer disfunção orgânica que cause eliminação prolongada e acúmulo da droga ou de seus metabólitos. Opioides [p. ex., fentanil (C), morfina (C) e hidromorfona (C)] têm sido usados durante a gravidez. Todos podem causar depressão respiratória, bem como síndrome de abstinência. A equipe pediátrica/neonatal deve estar ciente de todas as medicações utilizadas na gestante, a fim de antecipar e gerenciar possíveis complicações fetais. Os benzodiazepínicos [p.ex., midazolam (D) e lorazepam (D)] são considerados contraindicados durante a gravidez. Eles podem causar depressão respiratória, síndrome do lactente mole e síndrome de abstinência no recém-nascido, e existe a preocupação de que possam causar anormalidades congênitas. Como acontece com todos os medicamentos, o benefício precisa ser ponderado contra o risco de dano em cada caso e, em muitos casos, os benefícios dos benzodiazepínicos os tornam sedativos de UTI aceitáveis em pacientes obstétricas. Midazolam (D) e lorazepam (D) são os benzodiazepínicos mais utilizados para sedação em UTI. O propofol (B) é considerado um anestésico seguro na gravidez. Não há evidência clínica de que a infusão de propofol na mãe leve à "síndrome da infusão de propofol" no feto. A dexmedetomidina (C) é um sedativo cada vez mais usado em UTI. Há poucos dados sobre sua segurança na gravidez, mas há relatos publicados de seu uso no período periparto.[18]

## Relaxamento muscular

Períodos de bloqueio neuromuscular às vezes são necessários no paciente instável de UTI. Em geral, o bloqueio neuromuscular é evitado, mas, se o benefício é considerado superior aos riscos (miopatia, paralisia prolongada ou risco de despertar se não for adequadamente sedado), é usado pelo menor tempo possível (menos de 24-48 horas) na dose mais baixa possível. É importante titular o bloqueio neuromuscular usando o monitoramento da estimulação nervosa periférica. O uso de vecurônio (C) pode levar a um bloqueio prolongado na gravidez a termo ou no período pós-parto. Isso é menos pronunciado para o rocurônio (C). A duração da ação do atracúrio (C) é apenas ligeiramente prolongada, se houver. Os efeitos dos relaxantes musculares não despolarizantes podem ser prolongados pelos efeitos potencializadores do sulfato de magnésio usado na profilaxia de convulsões em pacientes com pré-eclâmpsia. A succinilcolina (C) não parece causar efeitos neonatais, a menos que a mãe tenha deficiência de pseudocolinesterase. Os bloqueadores neuromusculares não despolarizantes, no entanto, atravessam a placenta em um grau pequeno, mas mensurável, e podem causar bloqueio neuromuscular parcial no recém-nascido. Portanto, é aconselhado cuidado ao usar infusões ou doses múltiplas de relaxantes musculares em pacientes grávidas próximas ao parto ou parto potencial.[18]

## Ventilação

A ventilação com pressão positiva pode ser fornecida usando-se um tubo endotraqueal (ou traqueostomia) ou de forma não invasiva por máscara ou capuz apertado.

### Ventilação não invasiva com pressão positiva

O uso de ventilação não invasiva com pressão positiva (VNIPP ou VNI) foi descrito em pacientes grávidas em séries e relatos de casos. Há preocupação, no entanto, com pneumonite de aspiração na paciente gestante. A VNI tem sido usada para diminuir a necessidade de entubação e, talvez, para reduzir a mortalidade na UTI em pacientes com edema pulmonar cardiogênico. Na insuficiência respiratória hipoxêmica causada por pneumonia em pacientes que podem eliminar adequadamente as secreções pulmonares, alguns estudos pequenos demonstraram que a VNI diminui a necessidade de entubação e, possivelmente, a mortalidade na UTI.[18]

Além disso, a VNI tem sido usada com bastante sucesso na UTI como um passo intermediário no desmame de pacientes da ventilação mecânica em situações nas quais há extubação sem suporte, pelo risco de falha. Embora a VNI não tenha sido estudada especificamente em pacientes grávidas, pode haver certas situações em que seu uso pode ser justificado na tentativa de evitar entubação e seus riscos associados (p. ex., pneumonia associada à ventilação mecânica). A ventilação não invasiva requer um paciente que possa tolerar máscara ou capuz apertado e esteja alerta o suficiente para proteger suas vias aéreas.[18]

### Ventilação mecânica

O ventilador está configurado para fornecer troca gasosa suficiente, ao mesmo tempo em que o fornecimento de volume corrente e a pressão de platô nas vias aéreas são limitados para evitar os efeitos deletérios do volutrauma e do barotrauma (ventilação de proteção pulmonar). Pacientes grávidas não foram estudadas quanto aos efeitos de volumes e pressões de platô altos; no entanto, na ausência de qualquer evidência contrária, os volumes correntes devem ser ajustados para ≤ 6 mL/kg de peso corporal ideal e as pressões de platô das vias aéreas não devem exceder 30 $cmH_2O$ (quanto menor, melhor) também em pacientes grávidas. A pressão expiratória final positiva (PEEP) é usada para manter os alvéolos abertos durante todo o ciclo respiratório e evitar os danos causados pelo colapso alveolar e reexpansão a cada respiração ou "atelectrauma". O nível ideal de PEEP é, no entanto, difícil de determinar. Há diminuição da pressão transpulmonar nos estágios posteriores da gravidez (ou seja, aumento da pressão pleural em comparação com a pressão alveolar). Isso pode levar ao colapso alveolar no final da expiração (no qual a pressão transpulmonar pode se tornar negativa).

Em pacientes não gestantes, a saturação arterial de oxigênio de 88 a 95% (correspondente a uma $PaO_2$ de 55 a 80 mmHg) geralmente é suficiente. Para fornecer oxigênio suficiente ao feto em desenvolvimento, é prudente buscar a saturação arterial de oxigênio de 95% em pacientes obstétricas. Ventilação protetora pulmonar, baixos volumes correntes e baixa ventilação minuto podem levar à hipercapnia. Em pacientes não grávidas, essa "hipercapnia permissiva" geralmente é bem tolerada e aceita como consequência de menor risco de evitar lesão pulmonar. A hipercapnia permissiva pode não ser benigna em pacientes grávidas. O excesso de $CO_2$ atravessando a placenta pode causar acidose fetal, embora o grau de acidose hipercárbica que pode causar danos seja desconhecido. A partir das 12 semanas de gravidez, desenvolve-se uma alcalose respiratória compensada. A $PaCO_2$ pré-gestacional de 44 mmHg (pH 7,4, $HCO_3$ 23 mEq/L) cai para 30 mmHg (pH 7,44, $HCO_3$ 17 mEq/L) no termo. Uma $PaCO_2$ materna < 45 mmHg é provavelmente alvo razoável em gestantes, equilibrando o risco de lesão induzida pelo ventilador e a acidose fetal (Tabela 4).[18]

Além de barotrauma, volutrauma e atelectrauma, outra complicação da ventilação mecânica é a pneumonia associada à ventilação mecânica. Isso pode ser reduzido usando-se bochechos antissépticos, elevando-se a cabeceira da cama a 30° e fornecendo profilaxia de úlcera de estresse, podendo tudo isso ser feito com segurança na gravidez.[18]

Quando a ventilação convencional falha, há uma série de intervenções adicionais que foram testadas ao longo dos anos. O posicionamento em pronação melhora a oxigenação na síndrome respiratória aguda grave(SRAG). Não há contraindicação absoluta para o posicionamento prono durante a gravidez, embora a monitorização fetal deva ser avaliada.[18] A posição prona deve ser indicada em situações em que a relação $PaO_2/FiO_2$ seja < 150, especialmente quando necessitam de $FIO_2$ acima de 70% e PEEP 14.

Durante a pronação, recomenda-se a utilização de placas de hidrocoloide e espumas de poliuretano nas áreas mais propensas à formação de escaras, incluindo mamas. Em caso de pronação de gestantes, especialmente após a 24ª semana, pode haver limitações pelo aumento do volume abdominal e deve-se tomar cuidado especial com a proteção do abdome. Assim, recomenda-se a utilização de macas especiais para pronação ou a colocação de coxins, almofadas ou rolos de lençóis que permitam o posicionamento correto da gestante, garantindo a proteção abdominal.[110]

Outro ponto importante é a avaliação imprescindível da vitalidade fetal para assegurar que não haja sinais de comprometimento fetal que indiquem risco de necessidade de resolução da gestação nas próximas 24 horas ou risco de óbito fetal durante a pronação (Dopplervelocimetria de artéria umbilical anormal, oligoâmnio, alterações na cardiotocografia). Essa avaliação deverá ser realizada imediatamente antes e após o posicionamento da gestante. Em caso de puérperas, a pronação, quando indicada, poderá ser realizada imediatamente após cesárea, devendo-se estar atento ao risco de sangramento.[110]

Recomenda-se que, 30 minutos após a estabilização da paciente em posição prona, seja realizada uma gasometria arterial. Em caso de piora hemodinâmica ou de trocas gasosas, deve-se retornar à posição supina. A gestante poderá permanecer em posição prona por período de 16 a 20 horas. Quando retornar à posição supina, deve-se realizar nova gasometria arterial em 4 a 8 horas. Se a $PaO_2/FiO_2$ se mantiver igual ou maior que de 150 mmHg, deve-se manter em posição supina. Caso a $PaO_2/FiO_2$ seja inferior a 150 mmHg, considerar nova pronação.[110]

## PARTO EM UNIDADE DE TERAPIA INTENSIVA

Quando pacientes grávidas em estado crítico com idade gestacional considerada viável pelo serviço são admitidas na UTI, um plano para cesariana de emergência não prevista deve ser implementado o mais rápido possível.

Os fatores que afetarão essa decisão incluem o grau de instabilidade do paciente, intervenções previstas, pes-

**TABELA 4. Comparação da gasometria arterial em gestantes e em não gestantes**

| Gasometria arterial | Não gestante | 1° trimestre | 3° trimestre |
|---|---|---|---|
| pH | 7,40 | 7,42-7,46 | 7,43 |
| $PaO_2$ (mmHg) | 93 | 105-106 | 101-106 |
| $PaCO_2$ (mmHg) | 37 | 28-29 | 26-30 |
| $HCO_3$ (mEq/L) | 23 | 18 | 17 |

$PaCO_2$: pressão arterial de gás carbônico; $PaO_2$: pressão arterial de oxigênio; $HCO_3$: bicarbonato sérico; pH: potencial hidrogeniônico. Tabela adaptada de *Practice Bulletin Critical Care in Pregnancy*.[94]

soal e experiência disponível, duração prevista de permanência na UTI, idade gestacional e probabilidade de parto vaginal *versus* cesariana.[94]

Pode haver maior necessidade de assistência instrumental no parto vaginal, seja porque é aconselhável evitar a manobra de Valsalva em muitas condições médicas maternas seja porque as mulheres que são ventiladas mecanicamente não podem fazer o puxo. A analgesia adequada é apropriada para parturientes na UTI, assim como para qualquer outra parturiente, embora a avaliação da dor possa ser complicada por alteração do estado mental ou dificuldade de comunicação. A dor inadequadamente tratada pode resultar em alterações hemodinâmicas que devem ser antecipadas e tratadas. A analgesia regional é preferida, mas pode ser contraindicada pelo risco de coagulopatia, instabilidade hemodinâmica ou limitações no posicionamento ou cooperação do paciente. Analgésicos parenterais ou inalatórios podem ser usados como alternativa às técnicas neuroaxiais.[94]

O parto cesáreo na UTI deve ser restrito aos casos em que o transporte para a sala de cirurgia não pode ser realizado com agilidade e segurança ou para um procedimento *perimortem*. Se houver previsão de cesariana na UTI, os obstetras devem garantir que o equipamento necessário esteja disponível, incluindo material e campos cirúrgicos, medicações específicas para o parto, aventais e luvas estéreis. A neonatologia também deve estar envolvida no planejamento do parto para garantir que todos os equipamentos de ressuscitação neonatal necessários estejam disponíveis. No entanto, no caso de um procedimento de emergência ou *perimortem*, o caso pode ser iniciado apenas com um bisturi, enquanto outros membros da equipe reúnem equipamentos e recursos adicionais.[94]

## PARADA CARDIORRESPIRATÓRIA

Em caso de parada cardiorrespiratória (PCR), as manobras devem progredir como para a paciente não grávida. As causas de parada cardíaca mais relacionadas à gravidez são sangramento grave, pré-eclâmpsia, embolia pulmonar, embolia de líquido amniótico e trauma.[46] No entanto, existem algumas modificações que se aplicam a pacientes grávidas e uma via aérea difícil deve ser antecipada. Se a paciente estiver recebendo infusão de sulfato de magnésio, esta deve ser interrompida e deve-se administrar gluconato de cálcio (a infusão de magnésio pode causar hipocalcemia). O deslocamento uterino manual para a esquerda deve ser feito, e a monitorização fetal não é realizada no momento da reanimação. Se não houver retorno da circulação espontânea após 4 minutos, deve-se realizar uma cesariana de emergência com o objetivo de parto dentro de 5 minutos do início da ressuscitação. O feto deve ser extraído em um minuto. Essa extração resulta em aumento do volume sanguíneo materno pela liberação da compressão aortocava, aumentando a chance de sucesso na reanimação materna.[46]

## PROBLEMAS ÉTICOS

A aplicação dos princípios éticos de beneficência, não maleficência, autonomia e justiça torna-se mais matizada na gravidez pela presença de dois (ou mais) pacientes. Questões como equilíbrio de direitos da mãe e do feto, ordens de "não reanimar", retirada de solicitações de atendimento e suporte de vida após morte encefálica podem surgir na UTI obstétrica. A resolução de conflitos éticos, muitas vezes, requer consultas de ética ou mesmo intervenção judicial.[18]

## TRAUMA NA GESTAÇÃO

Em países onde as causas clássicas de mortalidade materna se encontram controladas, o traumatismo durante a gestação representa, atualmente, uma das principais causas de óbito materno.[28] Nos Estados Unidos da América (EUA), é a principal causa de morte materna não obstétrica, respondendo os acidentes automobilísticos pela maioria dos casos de óbito materno e fetal pós-trauma.[37,38] Estima-se que, nos EUA, aproximadamente 2% de todos os recém-nascidos vivos foram expostos a algum tipo de acidente automobilístico durante a vida intrauterina.[70] Embora a maioria dos traumas na gestação seja considerada, aparentemente, de menor gravidade, esta afirmação deve ser considerada enganosa, uma vez que 50% dos óbitos fetais ocorrem em traumas considerados menores.[32] Outras causas importantes de trauma na gestação incluem quedas, ferimentos penetrantes e violência doméstica e sexual.

Deve-se aventar a possibilidade de gravidez sempre que se atender uma mulher vítima de trauma em idade reprodutiva. Estima-se que, nos EUA, cerca de 6 a 8% das gestantes sofram acidentes traumáticos, causando 30 mil consultas ao ano por trauma na gestação;[27] contudo, o número real parece ser subestimado.[28,38] Muitas gestações em estágio inicial não são identificadas durante o atendimento de emergência, e as lesões potencialmente graves, que exigem tratamento de urgência em unidade de terapia intensiva, incidem em 3 a 4:1.000 partos.[60] Nos EUA, as causas mais comuns de trauma na gravidez são acidentes automobilísticos (54,6%), agressões violentas (22,3%) e quedas (21,8%). Outras causas menos frequentes incluem suicídio, queimaduras e mordidas de animais.[7]

O conhecimento das alterações anatômicas e funcionais do organismo materno é fundamental para a avaliação adequada da gestante traumatizada (Tabela 5). A mãe e o feto respondem de maneira diferente aos eventos trau-

**TABELA 5. Modificações anatômicas e fisiológicas durante a gestação e sua importância no contexto do trauma**

| Sistema ou órgão | Alterações na gestação | Importância |
|---|---|---|
| Útero | Aumento no tamanho de 7 cm e 70 g para 36 cm e 1.100 g<br>Fluxo sanguíneo aumenta de 60 para 600 mL/min | Após 12 semanas, o útero se torna extrapélvico e mais suscetível a trauma<br>A lesão uterina pode causar hemorragia intensa |
| Cardiovascular | Aumento de 40% no volume sanguíneo<br>Aumento de 40% no débito cardíaco<br>Aumento de 20-30% (10-15 bpm) na frequência cardíaca<br>Queda da PVC de 9 mmHg para 4-5 mmHg no termo | Os sinais de hipotensão aparecem tardiamente, após perdas que ultrapassam 30% da volemia<br>Grandes volumes de soluções cristaloides e sangue são necessários para a correção do choque instalado<br>A posição supina pode diminuir em até 30% o débito cardíaco no termo, devendo ser modificada para o decúbito lateral esquerdo, que promove deslocamento lateral do útero |
| Hematológico | Queda no hematócrito, pois o volume sanguíneo aumenta mais do que a massa de eritrócitos<br>Leucocitose<br>Aumento dos níveis de fibrinogênio e de fatores II, VII, VIII e X<br>Queda nos fatores ativadores de plasminogênio | "Anemia fisiológica" da gestação<br>Cuidado no falso diagnóstico de infecção baseado no aumento de leucócitos<br>Aumento dos riscos de fenômenos tromboembólicos, que se intensificam com a imobilização |
| Respiratório | O diafragma se eleva 4 cm, mas sua excursão aumenta 1-1,5 cm<br>O volume corrente e o volume-minuto aumentam 40%<br>A frequência respiratória não se altera e o volume residual diminui | Queda na $pCO_2$ para 30 mmHg<br>Alcalose respiratória parcialmente compensada<br>Resposta alterada a anestésicos inalatórios, com tempo de indução anestésica mais curto<br>O uso precoce de oxigenoterapia é essencial |
| Digestório | Retardo no esvaziamento gástrico<br>Presença de hipomotilidade<br>Deslocamento do intestino para a porção superior do abdome<br>Tração do peritônio secundária ao aumento uterino | Aumento no risco de aspiração<br>Alteração no padrão de lesão em relação à paciente não gestante em decorrência da alteração na topografia abdominal<br>A diminuição da sensibilidade peritoneal pode dificultar o diagnóstico de peritonite |
| Urinário | Hipomotilidade dos sistemas coletores<br>Dilatação das pelves renais e dos ureteres<br>Bexiga em porção intra-abdominal | Risco maior de infecções pela estase<br>Maior suscetibilidade do sistema urinário ao trauma |

$pCO_2$: pressão parcial de dióxido de carbono; PVC: pressão venosa central.

máticos, e os aspectos básicos dessas alterações devem ser levados em conta a fim de se introduzir a terapia correta. O tratamento da paciente que sofreu trauma por agente externo durante a gestação é uma situação especial e delicada, na qual a atenção do médico deve se dividir entre as lesões maternas e fetais.

Durante a gestação, o volume plasmático aumenta em torno de 40 a 50%, e a elevação máxima ocorre entre 28 e 32 semanas de gravidez. O volume eritrocitário também se eleva, mas em menor grau que o volume plasmático, originando a "anemia fisiológica" da gravidez.

A hipervolemia da gestante representa importante fator de proteção para as perdas sanguíneas que ocorrem durante o parto. Por outro lado, essa hipervolemia acarreta consequências no tratamento da gestante traumatizada. Pode existir perda de até 30% do volume sanguíneo (2.000 mL) sem que se manifestem sintomas de hipotensão.[2] Desse modo, com a hipotensão instalada, faz-se necessária a transfusão de grande quantidade de soluções cristaloides ou de sangue. Além disso, o útero gravídico funciona como um sistema vascular com baixa resistência dependente do fluxo arterial materno. À medida que o choque hipovolêmico se instala, ocorre vasoconstrição periférica, comprometendo a circulação uterina. Apesar dos mecanismos de compensação fetal à hipoxemia, os quais incluem aumento do fluxo no ducto arterioso, vasoconstrição da circulação pulmonar e aumento na afinidade da hemoglobina fetal ao oxigênio, pode haver sérias consequências para o produto conceptual, antes de se instalarem lesões em órgãos maternos.[38]

O efeito hipotensor da compressão da veia cava inferior pelo útero também tende a se intensificar em estados hipovolêmicos. A partir de 20 semanas de gestação, com o crescimento uterino, a veia cava inferior e a aorta podem ficar comprimidas e terem seus fluxos reduzidos na posição supina. No atendimento de urgência à gestante traumatizada, sempre que possível, deve-se evitar essa posição, optando-se pelo decúbito lateral esquerdo.[43]

Acredita-se que o aumento dos níveis sanguíneos de progesterona durante a gravidez seja responsável pela elevação do volume corrente em aproximadamente 40%, ocasionando aumento na ventilação por minuto. O diafragma se eleva e provoca diminuição do volume residual. No final da gestação, o aumento do volume corrente causa hipocapnia, refletindo em maior sensibilidade do centro respiratório às variações de dióxido de carbono.[45] A manutenção adequada da oxigenação é importante na ressuscitação da gestante vítima de trauma em virtude do aumento do consumo de oxigênio na gravidez.

O tempo de esvaziamento gástrico é prolongado durante a gestação. Dessa forma, aconselha-se a passagem de sonda naso ou orogástrica com o intuito de se evitar aspiração do conteúdo gástrico. No terceiro trimestre, o útero desloca o intestino para cima, funcionando como um escudo protetor e tornando o feto e a placenta mais vulneráveis em casos de lesões penetrantes.[16]

O aumento uterino provoca compressão das estruturas retroperitoneais, ocasionando dilatação pielocalicial e ureteral. Essas modificações se intensificam a partir de 10 semanas de gestação e são mais acentuadas do lado direito. No terceiro trimestre, o útero leva parte da bexiga para uma topografia intra-abdominal, aumentando o risco de lesão vesical traumática. A vascularização da bexiga aumenta durante a gestação e suas lesões podem causar importante hemorragia.[20]

Durante o primeiro trimestre de gravidez, o útero se encontra confinado à pelve e protegido pelos ossos que a constituem. Após esse período, ele se torna um órgão intra-abdominal e perde essa proteção óssea, ficando vulnerável a traumas fechados e penetrantes. O fluxo sanguíneo uterino aumenta de forma importante com a progressão da gravidez e no termo desta, praticamente toda a volemia materna passa pela região pélvica a cada 10 minutos. Portanto, mediante um traumatismo uterino, a possibilidade de perda significativa de sangue e instabilidade hemodinâmica sempre deve ser considerada.[14,42]

A rotura uterina é pouco frequente e ocorre em menos de 1% das gestantes vítimas de trauma. Geralmente, está associada com grave impacto abdominal direto, sendo a mortalidade materna em torno de 10%, embora a morte do produto conceptual seja frequente.[33]

## MECANISMO DO TRAUMA

### Trauma fechado

O trauma fechado é o mais frequente durante a gestação, sendo responsável por aproximadamente 90% dos casos e inclui acidentes automobilísticos, quedas, acidentes com pedestres e agressões.[51] Os traumas abdominais leves, usualmente secundários à queda, também são comuns durante a gravidez. A gestante pode se desequilibrar mais facilmente devido à mudança no centro de gravidade de seu corpo, ao relaxamento das articulações, à hipotensão postural e à tendência à fadiga. Mas a principal causa de trauma fechado na gestação são os acidentes com veículos.[43]

O uso do cinto de segurança deve ser estimulado ainda mais durante a gestação, pois impede que a vítima seja projetada para fora do veículo. O cinto de segurança com fixação em três pontos é o ideal, uma vez que reduz a possibilidade de lesão fetal direta e indireta, porque, além de impedir a flexão anterior da gestante sobre o útero, aumenta a superfície sobre a qual as forças de desaceleração se dispersam. A cinta abdominal deve ser colocada o mais baixo possível e a faixa diagonal deve cruzar o meio do ombro, passando entre as mamas,[43] e ficar posicionada lateralmente ao útero, nunca sobre este (Figura 1). É dever do médico obstetra discutir, durante o pré-natal, a importância do uso do cinto de segurança na gestação, esclarecendo a maneira como ele diminui os riscos para a mãe e o feto, bem como orientar sobre seu uso correto. Se utilizados de forma isolada, o cinto de segurança proporciona maior efetividade que o *airbag*; contudo, o uso

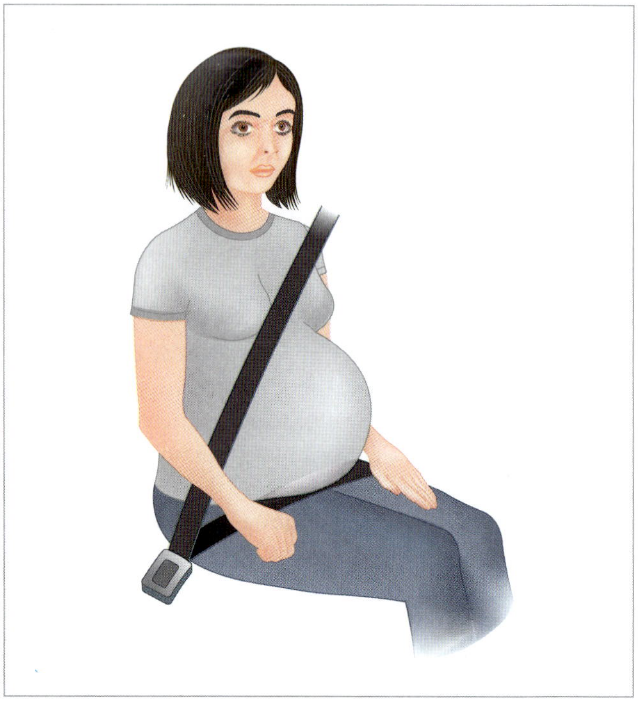

**FIGURA 1.** Posicionamento correto do cinto de segurança com fixação de três pontos na gestação. (Figura adaptada de Cunningham et al.[105])

combinado reduz a mortalidade em 68%.[58] O *airbag* não deve ser desconectado durante a gravidez e seus benefícios superam os riscos, desde que a gestante utilize o cinto de segurança corretamente.[43]

A complicação obstétrica de maior relevância diretamente associada ao trauma abdominal fechado é o descolamento prematuro de placenta (DPP). Cerca de 70% dos óbitos fetais após esse tipo de trauma abdominal são causados por DPP.[34,63] O útero é mais elástico que a placenta e qualquer força direta sobre ele pode descolar a placenta da parede uterina. O DPP ocorre em 40% dos traumas maiores e em 3% dos menores.[43] A rotura uterina é uma complicação rara do trauma abdominal fechado e acontece em apenas 0,6% dos casos; entretanto, trata-se de um evento catastrófico para o binômio materno-fetal, com mortalidade do produto conceptual próxima de 100%.[45] O trauma fetal ocorre em menos de 1% dos casos de trauma abdominal grave. A parede abdominal, o útero gravídico e o líquido amniótico amortecem e dissipam as forças do trauma, protegendo, assim, o feto de lesões secundárias. O trauma craniano fetal pode ocorrer em consequência de fratura da pelve materna, em geral em gestações próximas ao termo, quando o polo fetal já se encontra insinuado na pelve materna.[34,43]

As hemorragias intraperitoneais, especialmente a esplênica, e retroperitoneais são mais frequentes nas gestantes do que nas não gestantes, em consequência do aumento da vascularização. Por outro lado, em virtude da relativa proteção proporcionada pelo útero, as lesões intestinais são mais raras.[33,43,65]

## Trauma penetrante

O trauma abdominal penetrante é usualmente causado por projétil disparado por arma de fogo ou por ferimentos produzidos por armas brancas. Durante o primeiro trimestre de gravidez, o útero encontra-se protegido pelos ossos da pelve e dificilmente é atingido por ferimentos perfurantes abdominais. À medida que a gestação progride, o útero cresce e passa a ocupar um espaço maior na cavidade peritoneal, deslocando outras vísceras para a porção superior do abdome. Como o útero tem paredes com musculatura densa, a maior parte da energia de um projétil ou de um objeto penetrante é dissipada e as lesões de outros órgãos maternos são relativamente raras. Em virtude da proteção que o útero gravídico oferece às vísceras abdominais, a mortalidade por trauma abdominal penetrante é menor na mulher grávida do que na não grávida (3,9 *versus* 12,5%, respectivamente).[43] A relação entre o tamanho do feto e o volume de líquido amniótico aumenta com o progredir da gestação, tornando o produto conceptual um alvo mais fácil de ser atingido ao final da gravidez. As lesões fetais acontecem em 60 a 90% dos casos em que há lesão uterina, com mortalidade perinatal em torno de 70%.[43,66] Além de provocar lesão direta, o instrumento traumático pode provocar lesão no cordão umbilical, na placenta ou nas membranas amnióticas.

Classicamente, recomenda-se que todo trauma abdominal penetrante durante a gravidez seja explorado por laparotomia.[8] Contudo, é possível que se tome conduta conservadora na ausência de lesão visceral ou de grande vaso materno.[43,50,66] A laparotomia exploradora estaria indicada em todos os casos de ferimento penetrante na região do abdome superior, na presença de comprometimento materno ou fetal e projétil de arma de fogo alojado no útero. Durante a realização da laparotomia, devem-se avaliar cuidadosamente as condições uterinas. Nos casos de ferimento penetrante atingindo o útero, a conduta deve ser individualizada e dependerá da idade gestacional e do prognóstico materno-fetal.[22,24,66] No momento de realização da laparotomia, não existe indicação absoluta de se extrair o produto conceptual por meio de cesárea durante o mesmo procedimento cirúrgico. Esta só deve ser realizada se o útero funcionar como obstáculo para a correção da lesão materna, se o feto estiver maduro – na suspeita de lesão uterina que deva ser explorada – ou se o estado clínico da mãe for muito grave. Na ocorrência de óbito fetal, sempre que possível, dá-se preferência ao parto por via vaginal.[43]

## Queimaduras

As queimaduras durante a gestação são eventos raros e devem ser abordadas levando-se em conta que o prognóstico fetal está diretamente relacionado ao grau de lesão materna. No atendimento à mãe, deve ser dada atenção especial à reposição volêmica, ao balanço hidroeletrolítico, à manutenção do volume urinário e à prevenção da sepse. A gestação parece não alterar a sobrevivência materna em relação às queimaduras,[80] que podem provocar abortamento, trabalho de parto prematuro e óbito fetal. Classifica-se a gravidade da queimadura de acordo com a área total de superfície corporal atingida. Quando a área atingida não ultrapassa 20% da área total de superfície corporal, a evolução materna e, consequentemente, a fetal são muito favoráveis. Em contrapartida, nos casos em que as queimaduras atingem mais de 50% da superfície corporal, as taxas de sobrevivência materna e fetal são diminutas.[74] Trabalho de parto prematuro e óbito fetal ocorrem em geral após alguns dias do acidente. Nos casos de queimaduras extensas, com grave repercussão materna, existe indicação de interrupção da gestação que se encontra no terceiro trimestre, com o intuito de preservar o feto contra hipoxia, hipotensão e sepse secundárias às complicações maternas.

## Acidentes com choque elétrico

Acidentes com eletricidade atingindo gestantes são infrequentes e os relatos de casos na literatura são muito raros, dificultando conclusões específicas.[61] A passagem de eletricidade através do corpo humano pode provocar lesões teciduais decorrentes do aumento de temperatura, contração muscular, parada respiratória e fibrilação cardíaca. Os efeitos da corrente elétrica dependem da magnitude desta, dos pontos de entrada e saída da corrente, do tempo de exposição e do peso da pessoa atingida. O útero e o líquido amniótico oferecem baixa resistência à passagem de eletricidade, aumentando os riscos de lesões fetais.[72] A corrente elétrica pode provocar lesões placentárias e alterações na condução de estímulo nervoso no coração fetal. Em geral, o efeito sobre o feto é agudo, ou seja, ou o feto morre imediatamente ou sobrevive e a gestação evolui sem intercorrências. Em razão da pouca experiência no atendimento a esse tipo de acidente, preconiza-se que, caso o feto sobreviva, seja mantida a monitorização da frequência cardíaca fetal por um tempo mais prolongado do que o habitual.

## Agressões e violência sexual

Estima-se que dentre as gestantes que procuram atendimento de urgência com histórico de trauma externo, cerca de 10% foram vítimas de agressão.[56,84] Certamente esse número é subestimado, pois muitas gestantes que alegam terem sofrido traumatismos em quedas, na verdade, foram empurradas ou espancadas; entretanto, não admitem essa versão quando atendidas no pronto-socorro. Além disso, grande parcela das gestantes que sofreram traumatismos leves como resultado de agressões não chega a procurar auxílio médico. Estudo realizado na região de Campinas, no estado de São Paulo, relatou que 6,5% das gestantes sofreram algum tipo de violência física/sexual.[49]

A maioria das vítimas já foi agredida antes da gestação pelo menos uma vez e possivelmente sofrerá futuras agressões. O autor da agressão, na maior parte dos casos, é o parceiro sexual (marido, namorado, companheiro etc.). São características comuns desse grupo de mulheres a presença de baixo ganho de peso, infecções, anemia, alcoolismo, uso de drogas e início tardio do pré-natal.[56]

Parece não haver relação entre idade, raça, estado civil ou condição socioeconômica dentre as vítimas de abuso. Antecedente de depressão, uso de entorpecentes e seguidos quadros de trauma externo, motivando a procura pelo atendimento de urgência, deveriam levantar no médico a suspeita de se tratar de paciente vítima de trauma interpessoal. O agressor, quando presente, pode ter uma atitude de superproteção em relação à vítima e de desprezo para com o médico que lhe presta auxílio. Também a morfologia das lesões deve ser observada. Habitualmente, as agressões se manifestam por lesões proximais da linha média, enquanto as lesões distais sugerem acidente. Equimoses múltiplas em diversas topografias ou concentradas ao redor do pescoço e na cabeça também levam à suspeita de espancamento.[79]

Nos casos de violência sexual, em geral, as lesões nas gestantes produzem menos traumatismos físicos do que nas não gestantes, com mortalidade e morbidade menores. As intercorrências obstétricas são raras. Apesar dessa aparente evolução favorável, trata-se de agressão condenável do ponto de vista moral e ético, que ocasiona traumas psicológicos impossíveis de serem mensurados.[56,79] A violência sexual é crime previsto em lei segundo o Código Penal Brasileiro (art. 213) e pode ser definida como qualquer tipo de atividade de natureza erótica ou sexual que desrespeita o direito de escolha de um dos envolvidos.[98] O atendimento à mulher vítima de violência sexual deve ser realizado por equipe multidisciplinar treinada e composta por médicos, enfermeiros, assistentes sociais e psicólogos.

O exame ginecológico deve ser minucioso e a presença de lacerações importantes impõe imediato reparo cirúrgico. Realiza-se coleta de sangue e de amostra do conteúdo vaginal, com o intuito de se diagnosticar infecção pelo vírus da imunodeficiência humana (HIV) e outras infecções sexualmente transmissíveis (IST), previamente à violência sexual. Com a finalidade de se obter provas médico-legais, deve-se obter material vaginal, anal ou oral, por meio de *swab*, sendo esse material acondicionado em papel-filtro estéril e mantido em envelope lacrado.

De acordo com o Ministério da Saúde ("Protocolo clínico e diretrizes terapêuticas para profilaxia pós-exposição de risco à infecção pelo HIV, IST e doenças virais"),[98] segue a seguinte normatização:

- Sífilis: penicilina G benzatina, na dose de 2.400.000 UI por via intramuscular, em dose única administrando-se 1.200.000 UI em cada nádega. Nos casos de anafilaxia, utiliza-se estearato de eritromicina, na dose de 500 mg por via oral a cada 6 horas, por 15 dias.
- Gonorreia: 500 mg de ceftriaxona por via intramuscular, em dose única.
- Infecção por *Chlamydia* sp.: azitromicina na dose de 1,0 g por via oral, em dose única.
- Tricomoníase: 2,0 g de metronidazol por via oral, em dose única. Conforme orientação do Ministério da Saúde, deve-se evitar o uso de metronidazol no primeiro trimestre da gestação. No entanto, em 2010, o *Centers for Disease Control and Prevention* (CDC) validou achados de diversas publicações recentes da literatura de que o uso do metronidazol é, em verdade, seguro em qualquer fase da gestação.[99]

- Hepatite B: deve-se aplicar dose única de imunoglobulina hiperimune para hepatite B, para as vítimas de violência sexual não vacinadas, na dose de 0,06 mg/kg por via intramuscular, em local diferente daquele em que será aplicada a vacina, não devendo ser aplicada jamais no mesmo membro. A imunoglobulina hiperimune para hepatite B pode ser administrada até, no máximo, 14 dias após a violência sexual, embora se recomende o uso nas primeiras 48 horas. A vacina para hepatite B deve ser aplicada no músculo deltoide ou na região do vasto lateral da coxa. Repete-se outra dose da vacina após 18 meses. A gravidez, em qualquer idade gestacional, não contraindica a imunização para a hepatite B, tampouco a administração de imunoglobulina hiperimune para hepatite B.
- Infecção pelo HIV: a exposição ao HIV representa situação emergencial, pois não há benefício de profilaxia após 72 horas de exposição. O esquema preferencial para profilaxia pós-exposição (PEP) em gestantes com idade gestacional de até 12 semanas é composto de tenofovir (TDF), lamivudina (3TC) e azatanavir (ATV) + ritonavir (RTV) na seguinte posologia: cp coformulado TDF 300 mg + 3TC 300 mg (1 cp, VO, uma vez ao dia) e ATV 300 mg, uma vez ao dia com RTV 100 mg uma vez ao dia. Na impossibilidade de formulação coformulada, faz-se TDF 300 mg 1 cp, VO, 1 vez ao dia + 3TC 150 mg, 2 cp, VO, uma vez ao dia. Para gestantes com mais de 12 semanas de gestação, o esquema de PEP é composto com dolutegravir (DTG) da seguinte forma: comprimido coformulado TDF + 3TC, 300 mg de cada, uma vez ao dia, + DTG 50 mg, 1 cp, uma vez ao dia. A duração da PEP é de 28 dias consecutivos.

## DIAGNÓSTICO E TRATAMENTO

### Avaliação materna

A avaliação e o tratamento da gestante vítima de trauma devem envolver cirurgiões e obstetras capacitados nesse tipo de atendimento. O tipo de lesão, a idade gestacional e as complicações associadas determinarão o prognóstico materno-fetal. Para que os melhores resultados possam ser obtidos, é fundamental que o foco inicial seja a avaliação e a reanimação da gestante, uma vez que o bem-estar do produto conceptual depende das condições maternas. Dessa forma, com raríssimas exceções, a avaliação e a conduta são semelhantes àquelas da paciente não grávida.

Os traumatismos graves em gestantes devem ser avaliados de maneira rápida e eficaz, e o tratamento adequado deve ser imediatamente realizado, com o intuito de minimizar as lesões e as sequelas maternas e fetais. Entretanto, a associação entre a gravidade do trauma materno e fetal não é absoluta e lesões maternas aparentemente triviais podem estar associadas a grave prognóstico fetal. Um estudo envolvendo 203 gestantes admitidas em serviço de pronto-socorro encontrou cinco óbitos fetais em mães sem lesões aparentemente significativas.[79] Nos casos de traumatismos leves e moderados, a incidência de complicações gestacionais, como trabalho de parto prematuro, descolamento prematuro de placenta ou sofrimento fetal, encontra-se próxima de 10%.[68] Já em casos potencialmente fatais (choque materno, rotura de vísceras, traumatismos cranianos), a incidência de perdas fetais pode atingir 40%.[71]

Semelhante ao procedimento para a paciente não grávida, a ressuscitação baseia-se na manutenção da permeabilidade das vias aéreas, na eficiência da ventilação e na restauração do volume circulatório. Em virtude do ingurgitamento gravídico, a mucosa do trato respiratório (nasal, laringe, faringe e traqueia) torna-se edemaciada e friável, com maior possibilidade de sangramento. Dessa forma, pode ocorrer maior dificuldade de entubação orotraqueal na gestante vítima de trauma. As necessidades maternas de oxigênio aumentam durante a gestação, e a hipoxemia, apesar de relativamente bem tolerada pela mãe, pode ser fatal para o feto. Dessa forma, é conveniente aumentar a oferta de oxigênio, por meio de cateter ou máscara, à gestante vítima de trauma.[26,103]

Algumas peculiaridades que envolvem o trauma durante a gravidez não podem ser esquecidas. Em gestações acima de 20 semanas, o retorno venoso ao coração encontra-se diminuído pela compressão da veia cava inferior, agravando o estado de choque hipovolêmico. Assim, após avaliação da coluna cervical e descartada a possibilidade de lesão neurológica, a gestante deve ser transportada e avaliada em decúbito lateral esquerdo. Caso exista suspeita de lesão cervical, a paciente deverá ficar em posição supina com elevação de 10 a 15 cm do quadril direito e o útero desviado manualmente para a esquerda.[103]

Em consequência do aumento do volume plasmático, a gestante pode perder até 30% de sua volemia sem que ocorram alterações hemodinâmicas importantes. Entretanto, o feto pode sofrer consequências danosas, como hipoperfusão do leito placentário e hipoxia, ainda que a gestante não demonstre sinais de instabilidade hemodinâmica. Faz-se necessária a utilização rápida de agentes cristaloides e reposição precoce de sangue para manter a gestante no estado de hipervolemia fisiológica e, assim, minimizar os efeitos deletérios para o produto conceptual, consequentes a hipoperfusão do leito placentário. A utilização de drogas vasopressoras pode reduzir, ainda mais, o fluxo uteroplacentário; contudo, em situações críticas, seu uso pode ser necessário para salvaguardar a vida da gestante.[43]

Após o exame físico inicial, sempre que possível, a paciente será monitorizada em decúbito lateral esquerdo, devendo-se instituir a oximetria de pulso, a determinação do dióxido de carbono e a gasometria arterial. A avaliação da pressão venosa central é fundamental para que se possa corrigir adequadamente a perda de volemia e manter a gestante em estado de hipervolemia fisiológica da gravidez.[103]

Após a avaliação inicial e a estabilização da gestante vítima de trauma, inicia-se minucioso exame abdominal e uterino. A utilização de lavagem peritoneal pode ser de grande valor no diagnóstico de hemorragia intraperitoneal. Contudo, deve-se dar preferência ao lavado peritoneal realizado de forma aberta, com inserção do cateter acima da cicatriz umbilical.[43,103] Deve-se atentar durante a avaliação uterina para a ocorrência de contrações sugestivas de trabalho de parto prematuro ou de hipertonia denunciadora de descolamento prematuro de placenta. Os tocolíticos que possam causar hipotensão arterial são formalmente contraindicados na inibição do trabalho de parto prematuro associado ao trauma. Alguns sinais são sugestivos da ocorrência de rotura uterina, sendo eles dor abdominal, descompressão brusca positiva, partes fetais facilmente palpáveis e posição anômala do produto conceptual (oblíqua ou transversa).

## Avaliação fetal

Acidente externo envolvendo a paciente gestante é capaz de causar ansiedade no mais experiente traumatologista. Quando as lesões maternas são graves, a premissa básica para a terapêutica fetal é o fato de que o bem-estar do feto estará diretamente relacionado ao bem-estar da mãe. Os cuidados obstétricos e a monitorização fetal são etapas importantes do tratamento; porém, a consideração inicial é sempre em relação à mãe. Somente quando ela estiver em condições estáveis é que deve ser iniciada a avaliação da vitalidade fetal.

Como mencionado anteriormente, nem sempre existe relação direta entre a gravidade da lesão materna e a gravidade da lesão fetal. São nesses casos de aparente facilidade de condução que se torna ainda mais importante a correta avaliação da vitalidade do produto conceptual.

A avaliação do bem-estar fetal pode ser realizada por meio de ultrassonografia e cardiotocografia. A ultrassonografia obstétrica é exame valioso na identificação do número de fetos, do cálculo da idade gestacional, da localização placentária e do volume de líquido amniótico.[26,33] A cardiotocografia é exame consagrado ao diagnóstico de sofrimento fetal. A monitorização contínua dos batimentos cardíacos fetais é exame mais sensível que a ultrassonografia para o diagnóstico de descolamento prematuro de placenta.[59] Não há, porém, consenso quanto ao tempo ideal de monitorização do feto, mas parece razoável que para traumas leves, em gestações com fetos viáveis, um período entre 4 e 6 horas seja suficiente.[30,33] A monitorização por períodos mais prolongados não modifica o prognóstico fetal. Recomenda-se monitorização por períodos mais prolongados (até 24 horas) em casos de trauma grave, cardiotocografia com padrão suspeito, presença de sangramento vaginal e contratilidade uterina.[43,59]

Entre 10 e 30% das gestantes vítimas de trauma apresentam evidências de hemorragia fetomaterna,[34,68] mas há controvérsias a respeito da necessidade da realização do teste de Kleihauer-Betke para se avaliar a presença de sangue fetal na circulação materna. Esse teste consiste em se fazer esfregaço de sangue materno e, após a realização de coloração específica, são contadas as hemácias fetais e as adultas. O volume total de sangue fetal na circulação materna é calculado utilizando-se a relação entre células fetais e maternas no esfregaço e o volume estimado total de sangue materno. Sabe-se que volume de sangue fetal entre 0,01 e 0,03 mL provoca sensibilização em até 70% das pacientes RhD-negativo,[103] e essa quantidade de sangue fetal representa aproximadamente três hemácias fetais em 500 mil hemácias maternas. Dessa forma, a obtenção de teste negativo não afasta por completo a possibilidade de hemorragia feto-materna; portanto, acredita-se que toda gestante Rh-negativo não sensibilizada, que tenha sido vítima de trauma envolvendo o útero, deve receber 300 mg de imunoglobulina anti-D. A terapêutica deve ser instituída dentro das primeiras 72 horas.[103] O teste de Kleihauer-Betke deve ser indicado se houver suspeita de hemorragia feto-materna acentuada (acima de 30 mL), para que se faça ajuste na dose de imunoglobulina anti-D.[96]

## Exames de imagem

Os exames de imagem devem ser solicitados logo após a estabilização da gestante. A ultrassonografia, além de avaliar o bem-estar fetal, permite a identificação de hemoperitônio e de sinal sugestivo de lesão visceral.[43] A sensibilidade e a especificidade da ultrassonografia abdominal em determinar hemorragia intra-abdominal são as mesmas na mulher grávida e na não grávida (sensibilidade de 83% e especificidade de 95%).[67] As radiografias devem ser indicadas de acordo com a extensão do trauma, sendo as radiografias simples de coluna cervical, tórax e pelve usualmente necessárias. Sempre que possível, o feto deve ser protegido com escudo abdominal. Os efeitos da radiação dependem basicamente da idade gestacional e da dose administrada. Teratogênese e carcinogênese são as principais preocupações em relação ao uso de radiação ionizante na gravidez. Doses de até 0,5 cGy são consideradas inócuas para o produto conceptual,[5] e doses entre 5 e 15 cGy parecem ter baixo risco de efeitos teratogênicos.[12,44] Como em outros procedimentos na gravidez, o uso de radiografias e tomografias deve ser indicado quando for necessário, isto é, quando o benefício superar os eventuais riscos.[44] A utilização de ressonância magnética pode ser útil em casos de trauma na gravidez. Deve-se evitar, no entanto, o uso de gadolínio, já que mesmo raramente há casos de fibrose nefrogênica sistêmica em crianças e adultos com insuficiência renal.[10]

## Conduta obstétrica

A conduta obstétrica é individualizada de acordo com a idade gestacional e as condições do binômio materno-fetal. A cesárea está indicada na presença de feto viável com sofrimento fetal agudo, descolamento prematuro de placenta, rotura uterina e fraturas pélvicas ou lombossacras instáveis. A taxa de sobrevivência fetal dependerá da idade gestacional, das condições maternas e da assistência de reanimação neonatal. Um estudo envolvendo 32 cesáreas de emergência pós-trauma evidenciou 75% de sobrevivência do produto conceptual nas gestações acima de 26 semanas.[79]

## Cesárea *perimortem*

A cesárea *perimortem* tem sido indicada na presença de parada cardiorrespiratória após 24 a 26 semanas de gestação. Na segunda metade da gravidez, as manobras de ressuscitação são menos efetivas em função da compressão aortocava pelo útero gravídico. O sucesso da cesárea *perimortem* dependerá basicamente do tempo de parada cardiorrespiratória, da idade gestacional, das condições que precipitaram a parada cardiorrespiratória e da disponibilidade de material e equipe treinada no atendimento ao recém-nascido. Na parada cardiorrespiratória por hipovolemia, a taxa de sobrevivência do produto conceptual é menor, uma vez que o feto já sofreu os efeitos da hipoxia prolongada, em virtude dos mecanismos compensatórios que tendem a salvaguardar a vida materna.[21,41] Um estudo de revisão histórica envolvendo 269 casos de cesárea *perimortem* demonstrou que a taxa de sobrevivência do produto conceptual está diretamente relacionada com o tempo entre a parada cardiorrespiratória e o nascimento. Houve sobrevivência do produto conceptual e ausência de sequelas neurológicas sempre que a extração fetal ocorreu até 5 minutos após a parada cardiorrespiratória.[21] Desse modo, mediante casos em que há chance de sobrevivência extrauterina do produto conceptual, a cesárea *perimortem* estaria indicada após 4 minutos do início das manobras de ressuscitação materna. Esse tipo de conduta, além de permitir a obtenção de um recém-nascido em melhores condições, possibilita maior probabilidade de sobrevivência materna.[29]

### PONTOS-CHAVE

- Os motivos mais comuns de internação em UTI estão relacionados a complicações obstétricas, como hemorragias, doenças hipertensivas específicas da gestação (eclâmpsia e síndrome HELLP) e infecção pós-parto.
- As alterações fisiológicas maternas implicam diversas consequências no manejo de gestantes.
- Deve-se estar atento aos efeitos dos sedativos e dos bloqueadores neuromusculares na cardiotocografia e no perfil biofísico fetal.
- Para fornecer oxigênio suficiente ao feto em desenvolvimento, é prudente buscar a saturação arterial de oxigênio acima de 95% em pacientes obstétricas.
- Em caso de parada cardiorrespiratória, as manobras devem progredir como para a paciente não grávida. Se não houver retorno da circulação espontânea após 4 minutos, deve-se realizar uma cesariana de emergência com o objetivo de parto dentro de 5 minutos do início da ressuscitação.
- Deve-se aventar a possibilidade de gravidez sempre que se atender uma mulher vítima de trauma, em idade reprodutiva. Estima-se que cerca de 6 a 7% das gestantes sofram acidentes traumáticos.
- No atendimento de urgência à gestante traumatizada, sempre que possível deve-se evitar a posição supina, optando-se pelo decúbito lateral esquerdo. A complicação obstétrica de maior relevância, diretamente associada ao trauma abdominal fechado, é o descolamento prematuro de placenta. Cerca de 70% dos óbitos fetais após trauma abdominal fechado são consequentes a essa complicação.
- A associação de gravidade entre trauma materno e fetal não é absoluta e lesões maternas aparentemente triviais podem estar associadas a grave prognóstico fetal.

## REFERÊNCIAS BIBLIOGRÁFICAS

### Artigos de revisão


1. Aurangzeb I, George L, Raoof S. Amniotic fluid embolism. Crit Care Clin 2004; 20(4): 643-50.
2. Baker RJ. Evaluation and management of critically ill patients. Obstet Gynecol Ann 1977; 6: 295-315.
3. Baskett TF, Sternadel J. Maternal intensive care and near-miss mortality in obstetrics. Br J Obstet Gynaecol 1998; 105(9): 981-4.
4. Bone RC. The pathogenesis of sepsis. Ann Intern Med 1991; 115(6): 457-69.
5. Brent RL. The effect of embryonic and fetal exposure to x-ray, microwaves, and ultrasound: counseling the pregnant and nonpregnant patient about these risks. Semin Oncol 1989; 16(5): 347-68.
6. Bridwell RE, Carius BM, Long B, Oliver JJ, Schmitz G. Sepsis in pregnancy: recognition and resuscitation. West J Emerg Med 2019; 20(5): 822-32.
7. Brown S, Mozurkewich E. Trauma during pregnancy. Obstet Gynecol Clin North Am 2013; 40(1): 47-57.
8. Buchsbaum HJ. Diagnosis and management of abdominal gunshot wounds during pregnancy. J Trauma 1975; 15(5): 425-30.
9. Chan WS, Ginsberg JS. Diagnosis of deep vein thrombosis and pulmonary embolism in pregnancy. Thromb Res 2002; 107(3-4): 85-91.

10. Chen MM, Coakley FV, Kaimal A, Laros RK Jr. Guidelines for computed tomography and magnetic resonance imaging use during pregnancy and lactation. Obstet Gynecol 2008; 112(2 Pt 1): 333-40.
11. Dado CD, Levinson AT, Bourjeily G. Pregnancy and pulmonary embolism. Clin Chest Med 2018; 39(3): 525-37.
12. De Santis M, Di Gianantonio E, Straface G et al. Ionizing radiations in pregnancy and teratogenesis: a review of literature. Reprod Toxicol 2005; 20(3): 323-9.
13. Duarte AG. ARDS in pregnancy. Clin Obstet Gynecol 2014; 57(4): 862-70.
14. Esposito TJ. Trauma during pregnancy. Emerg Med Clin North Am 1994; 12(1): 167-99.
15. Fernandez-Perez ER, Salman S, Pendem S, Farmer JC. Sepsis during pregnancy. Crit Care Med 2005; 33(10): S286-93.
16. Fisher M, Rivkind AI. Trauma in pregnancy. Harefuah 2004; 143(10): 733-6.
17. Fujitani S, Baldisseri MR. Hemodynamic assessment in a pregnant and peripartum patient. Crit Care Med 2005; 33(10): S354-61.
18. Gaffney A. Critical care in pregnancy--is it different? Semin Perinatol 2014; 38(6): 329-40.
19. Gist RS, Stafford IP, Leibowitz AB, Beilin Y. Anesth Analg 2009; 108(5): 1599-602.
20. Henderson SO, Mallon WK. Trauma in pregnancy. Emerg Med Clin North Am 1998; 16(1): 209-28.
21. Katz VL, Dotters DJ, Droegemueller W. Perimortem cesarean delivery. Obstet Gynecol 1986; 68(4): 571-6.
22. Kuhlmann RS, Cruikshank DP. Maternal trauma during pregnancy. Clin Obstet Gynecol 1994; 37(2): 274-93.
23. Lapinsky SE, Kruczynski K, Slutsky AS. Critical care in the pregnant patient. Am J Respir Crit Care Med 1995; 152(2): 427-55.
24. Lavery JP, Staten-McCormick M. Management of moderate to severe trauma in pregnancy. Obstet Gynecol Clin North Am 1995; 22(1): 69-90.
25. Martin SR, Foley MR. Intensive care in obstetrics: an evidence-based review. Am J Obstet Gynecol 2006; 195(3): 673-89.
26. Mighty H. Trauma in pregnancy. Crit Care Clin 1994; 10(3): 623-34.
27. Mirza FG, Devine PC, Gaddipati S. Trauma in pregnancy: a systematic approach. Am J Perinatol 2010; 27(7): 579-86.
28. Moise Jr. KJ, Belfort MA. Damage control for the obstetric patient. Surg Clin North Am 1997; 77(4): 835-52.
29. Muench MV, Canterino JC. Trauma in pregnancy. Obstet Gynecol Clin North Am 2007; 34(3): 555-83.
30. Oxford CM, Ludmir J. Trauma in pregnancy. Clin Obstet Gynecol 2009; 52(4): 611-29.
31. Parfitt SE, Hering SL. Recognition and management of sepsis in the obstetric patient. AACN Adv Crit Care 2018; 29(3): 303-15.
32. Pearce C, Martin SR. Trauma and considerations unique to pregnancy. Obstet Gynecol Clin North Am 2016; 43(4): 791-808.
33. Pearlman MD, Tintinalli JE. Evaluation and treatment of the gravida and fetus following trauma during pregnancy. Obstet Gynecol Clin North Am 1991; 18(2): 371-81.
34. Pearlman MD, Tintinalli JE, Lorenz RP. Blunt trauma during pregnancy. N Engl J Med 1990; 323(23): 1609-13.
35. Petrone P, Asensio JA. Trauma in pregnancy: assessment and treatment. Scand J Surg 2006; 95(1): 4-10.
36. Pisani RJ, Rosenow III EC. Pulmonary edema associated with tocolytic therapy. Ann Intern Med 1989; 110(9): 714-8.
37. Rudloff U. Trauma in pregnancy. Arch Gynecol Obstet 2007.
38. Shah AJ, Kilcline BA. Trauma in pregnancy. Emerg Med Clin North Am 2003; 21(3): 615-29.
39. Shamshirsaz AA, Clark SL. Amniotic fluid embolism. Obstet Gynecol Clin North Am 2016; 43(4): 779-90.
40. Shapiro JM. Critical care of the obstetric patient. J Intensive Care Med 2006; 21(5): 278-86.
41. Strong Jr. TH, Lowe RA. Perimortem cesarean section. Am J Emerg Med 1989; 7(5): 489-94.
42. Vaizey CJ, Jacobson MJ, Cross FW. Trauma in pregnancy. Br J Surg 1994; 81(10): 1406-15.
43. van Hook JW. Trauma in pregnancy. Clin Obstet Gynecol 2002; 45(2): 414-24.
44. Ware LB, Matthay MA. The acute respiratory distress syndrome. N Engl J Med 2000; 342(18): 1334-49.
45. Weintraub AY, Leron E, Mazor M. The pathophysiology of trauma in pregnancy: a review. J Matern Fetal Neonatal Med 2006; 19(10): 601-5.
46. Zieleskiewicz L, Chantry A, Duclos G, Bourgoin A, Mignon A, Deneux-Tharaux C, Leone M. Intensive care and pregnancy: Epidemiology and general principles of management of obstetrics ICU patients during pregnancy. Anaesth Crit Care Pain Med 2016; 35 Suppl 1: S51-S57.

### Artigos originais

47. Andersen BS, Steffensen FH, Sorensen HT, Nielsen GL, Olsen J. The cumulative incidence of venous thromboembolism during pregnancy and puerperium: an 11 year Danish population-based study of 63300 pregnancies. Acta Obstet Gynecol Scand 1998; 77(2): 170-3.
48. Archer Jr. GW, Marx GF. Arterial oxygen tension during apnoea in parturient women. Br J Anaesth 1974; 46(5): 358-60.
49. Audi CA, Segall-Corrêa AM, Santiago SM, Andrade Mda G, Pèrez-Escamila R. Violence against pregnant women: prevalence and associated factors. Rev Saude Publica 2008; 42(5): 877-85.
50. Awwad JT, Azar GB, Seoud MA, Mroueh AM, Karam KS. High-velocity penetrating wounds of the gravid uterus: review of 16 years of civil war. Obstet Gynecol 1994; 83(2): 259-64.
51. Baerga-Varela Y, Zietlow SP, Bannon MP, Harmsen WS, Ilstrup DM. Trauma in pregnancy. Mayo Clin Proc 2000; 75(12): 1243-8.
52. Benedetti TJ, Cotton DB, Read JC, Miller FC. Hemodynamic observations in severe pre-eclampsia with a flow-directed pulmonary artery catheter. Am J Obstet Gynecol 1980; 136(4): 465-70.
53. Bowyer L, Robinson HL, Barrett H, Crozier TM, Giles M, Idel I, et al. SOMANZ guidelines for the investigation and management sepsis in pregnancy. Aust N Z J Obstet Gynaecol 2017; 57(5): 540-51.
54. Carson JL, Kelley MA, Duff A et al. The clinical course of pulmonary embolism. N Engl J Med 1992; 326(19): 1240-5.
55. Clark SL, Hankins GD, Dudley DA, Dildy GA, Porter TF. Amniotic fluid embolism: analysis of the national registry. Am J Obstet Gynecol 1995; 172(4 Pt 1): 1158-69.
56. Cokkinides VE, Coker AL, Sanderson M, Addy C, Bethea L. Physical violence during pregnancy: maternal complications and birth outcomes. Obstet Gynecol 1999; 93(5 Pt 1): 661-6.
57. Cotton DB, Gonik B, Dorman K, Harrist R. Cardiovascular alterations in severe pregnancy-induced hypertension: relationship of central venous pressure to pulmonary capillary wedge pressure. Am J Obstet Gynecol 1985; 151(6): 762-4.
58. Cummings P, Wells JD, Rivara FP. Estimating seat belt effectiveness using matched-pair cohort methods. Accid Anal Prev 2003; 35(1): 143-9.
59. Dahmus MA, Sibai BM. Blunt abdominal trauma: are there any predictive factors for abruptio placentae or maternal-fetal distress? Am J Obstet Gynecol 1993; 169(4): 1054-9.
60. Drost TF, Rosemurgy AS, Sherman HF, Scott LM, Williams JK. Major trauma in pregnant women: maternal/fetal outcome. J Trauma 1990; 30(5): 574-8.
61. Einarson A, Bailey B, Inocencion G, Ormond K, Koren G. Accidental electric shock in pregnancy: a prospective cohort study. Am J Obstet Gynecol 1997; 176(3): 678-81.
62. Esposito TJ, Gens DR, Smith LG, Scorpio R. Evaluation of blunt abdominal trauma occurring during pregnancy. J Trauma 1989; 29(12): 1628-32.
63. Esposito TJ, Gens DR, Smith LG, Scorpio R, Buchman T. Trauma during pregnancy: a review of 79 cases. Arch Surg 1991; 126(9): 1073-8.

64. Ferrari E, Imbert A, Chevalier T, Mihoubi A, Morand P, Baudouy M. The ECG in pulmonary embolism: predictive value of negative T waves in precordial leads: 80 case reports. Chest 1997; 111(3): 537-43.
65. Flick RP, Bofill JA, King JC. Pregnancy complicated by traumatic diaphragmatic rupture: a case report. J Reprod Med 1999; 44(2): 127-30.
66. Franger AL, Buchsbaum HJ, Peaceman AM. Abdominal gunshot wounds in pregnancy. Am J Obstet Gynecol 1989; 160(5 Pt 1): 1124-8.
67. Goodwin H, Holmes JF, Wisner DH. Abdominal ultrasound examination in pregnant blunt trauma patients. J Trauma 2001; 50(4): 689-93.
68. Goodwin TM, Breen MT. Pregnancy outcome and fetomaternal hemorrhage after noncatastrophic trauma. Am J Obstet Gynecol 1990; 162(3): 665-71.
69. Hudson ER, Smith TP, McDermott VG et al. Pulmonary angiography performed with iopamidol: complications in 1434 patients. Radiology 1996; 198(1): 61-5.
70. Hyde LK, Cook LJ, Olson LM, Weiss HB, Dean JM. Effect of motor vehicle crashes on adverse fetal outcomes. Obstet Gynecol 2003; 102(2): 279-86.
71. Lane PL. Traumatic fetal deaths. J Emerg Med 1989; 7(5): 433-5.
72. Leiberman JR, Mazor M, Molcho J, Haiam E, Maor E, Insler V. Electrical accidents during pregnancy. Obstet Gynecol 1986; 67(6): 861-3.
73. Mabie WC, Barton JR, Sibai B. Septic shock in pregnancy. Obstet Gynecol 1997; 90(4 Pt 1): 553-61.
74. Mabrouk AR, Mahmod Omar AN, Massoud K, Magdy Sherif M, El Sayed N. Suicide by burns: a tragic end. Burns 1999; 25(4): 337-9.
75. Meyer JR. Embolia pulmonar amnio caseosa. Brasil Medico 1926; 2: 301.
76. Morris Jr. JA, Rosenbower TJ, Jurkovich GJ et al. Infant survival after cesarean section for trauma. Ann Surg 1996; 223(5): 481-8.
77. Ogunyemi D. Risk factors for acute pulmonar edema in preterm delivery. Eu J Obstet Gynecol Reprod Biol 2007; 133: 143-7.
78. Padilla C, Palanisamy A. Managing maternal sepsis: early warning criteria to EMCO. Clin Obstet Gynecol 2017; 60(2): 418-24.
79. Poole GV, Martin Jr. JN, Perry Jr. KG, Griswold JA, Lambert CJ, Rhodes RS. Trauma in pregnancy: the role of interpersonal violence. Am J Obstet Gynecol 1996; 174(6): 1873-7.
80. Rayburn W, Smith B, Feller I, Varner M, Cruikshank D. Major burns during pregnancy: effects on fetal well-being. Obstet Gynecol 1984; 63(3): 392-5.
81. Remy-Jardin M, Remy J, Deschildre F et al. Diagnosis of pulmonary embolism with spiral CT: comparison with pulmonary angiography and scintigraphy. Radiology 1996; 200(3): 699-706.
82. Resnik R, Swartz WH, Plumer MH, Benirschke K, Stratthaus ME. Amniotic fluid embolism with survival. Obstet Gynecol 1976; 47(3): 295-8.
83. Rush B, Martinka P, Kilb B, McDermid RC, Boyd JH, Celi LA. Acute respiratory distress syndrome in pregnant women. Obstet Gynecol 2017; 129(3): 530-5.
84. Satin AJ, Hemsell DL, Stone Jr. IC, Theriot S, Wendel Jr. GD. Sexual assault in pregnancy. Obstet Gynecol 1991; 77(5): 710-4.
85. Say L, Chou D, Gemmill A, Tunçalp Ö, Moller AB, Daniels J, et al. Global causes of maternal death: a WHO systematic analysis. Lancet Glob Health 2014; 2(6): e323-33.
86. Sciscione AC, Ivester T, Largoza M, Manley J, Shlossman P, Colmorgen GH. Acute pulmonary edema in pregnancy. Obstet Gynecol 2003; 101(3): 511-5.
87. Stein PD, Athanasoulis C, Alavi A et al. Complications and validity of pulmonary angiography in acute pulmonary embolism. Circulation 1992; 85(2): 462-8.
88. Stein PD, Henry JW. Clinical characteristics of patients with acute pulmonary embolism stratified according to their presenting syndromes. Chest 1997; 112(4): 974-9.
89. Steiner PE, Lushbaugh CC. Maternal pulmonary embolism by amniotic fluid as a cause of obstetric shock and unexpected deaths in obstetrics. JAMA 1986; 255: 2187.
90. Tang LC, Kwok AC, Wong AY, Lee YY, Sun KO, So AP. Critical care in obstetrical patients: an eight-year review. Chin Med J 1997; 110(12): 936-41.
91. van den Berghe G, Wouters P, Weekers F et al. Intensive insulin therapy in the critically ill patients. N Engl J Med 2001; 345(19): 1359-67.
92. Vincent JL, Moreno R, Takala J, Willatts S, De Mendonça A, Bruining H, et al. The SOFA (Sepsis-related Organ Failure Assessment) score to describe organ dysfunction/failure. On behalf of the Working Group on Sepsis-Related Problems of the European Society of Intensive Care Medicine. Intensive Care Med 1996; 22(7): 707-10.
93. Zeeman GG, Wendel Jr. GD, Cunningham FG. A blueprint for obstetric critical care. Am J Obstet Gynecol 2003; 188(2): 532-6.


## Diretrizes


94. American College of Obstetricians and Gynecologists. ACOG. Critical care in pregnancy. Practice Bulletin n. 211. Obstet Gynecol 2019; 133(5): e303-e319.
95. American College of Obstetricians and Gynecologists. Invasive hemodynamic monitoring in obstetrics and gynecology. ACOG Technical Bulletin. Int J Gynaecol Obstet 1993; 42(2): 199-205.
96. American College of Obstetricians and Gynecologists. Obstetric aspects of trauma management. ACOG Educational Bulletin. Int J Gynaecol Obstet 1999; 64(1): 87-94.
97. ARDS Definition Task Force. Acute respiratory distress syndrome: the Berlin Definition. JAMA 2012; 307(23): 2526-3.
98. Brasil. Ministério da Saúde. Secretaria de Vigilância em Saúde. Departamento de Vigilância, Prevenção e Controle das Infecções Sexualmente Transmissíveis, do HIV/aids e das hepatites virais. Protocolo clínico e diretrizes para profilaxia pós-exposição (PEP) de risco à infecção pelo HIV, IST e hepatites virais. Brasília: Ministério da Saúde; 2021.
99. Centers for Disease Control and Prevention. Sexually transmitted diseases treatment guidelines, 2010. Morbidity and Mortality Weekly Report 2010; 59(RR-12). Disponível em: http://www.cdc.gov/mmwr/pdf/rr/rr5812.pdf. Acesso em: 22/03/2023.
100. Levy MM, Evans LE, Rhodes A. The surviving sepsis campaign bundle: 2018 Update. Crit Care Med 2018; 46(6): 997-1000.
101. Singer M, Deutschman CS, Seymour CW, Shankar-Hari M, Annane D, Bauer M, et al. The Third International Consensus Definitions for Sepsis and Septic Shock (Sepsis-3). JAMA 2016; 315(8): 801-10.
102. Terra-Filho M, Menna-Barreto SS. Recomendações para o manejo da tromboembolia pulmonar. J Bras Pneumol 2010; 36: S1-S68.


## Livros


103. American College of Surgeons. Advanced trauma life support: instructor manual committee on trauma. 9. ed. Chicago, 2012. p. 286-96.
104. Arrym TP, Pereira PP. Sepse e choque séptico. In: Zugaib M, Bittar RE, Francisco RPV. Protocolos Assitenciais: Clínica Obstétrica FMUSP. 6.ed. São Paulo: Atheneu; 2022.
105. Cunningham FG, Leveno KJ, Bloom SL et al. Williams' obstetrics. 24.ed. New York: McGraw-Hill; 2014.
106. De Barros VIPVL, Bortolotto MRFL. Tromboembolismo venoso. In: Zugaib M, Bittar RE, Francisco RPV, editores. Protocolos assistenciais da Clínica Obstétrica da FMUSP. 5.ed. São Paulo: Atheneu; 2015. p. 197-206.
107. Gordon MC. Sepse maternal. In: Foley MR, Strong Jr. TH, editores. Terapia intensiva obstétrica: um manual prático. São Paulo: Manole, 1999. p. 110-23.

### Revisão sistemática/metanálise

108. Rathbun SW, Raskob GE, Whitsett TL. Sensitivity and specificity of helical computed tomography in the diagnosis of pulmonary embolism: a systematic review. Ann Intern Med 2000; 132(3): 227-32.

### *Websites*

109. Brasil. Ministério da Saúde. Resolução da Diretoria Colegiada – RDC N. 60, DE 17 DE dezembro de 2010. Disponível em: https://bvsms.saude.gov.br/bvs/saudelegis/anvisa/2010/rdc0060_17_12_2010.pdf. Acesso em: 10/04/2023.
110. Brasil. Ministério da Saúde. Secretaria de Atenção Primária à Saúde. Departamento de Ações Programáticas e Estratégicas. Manual de recomendações para a assistência à gestante e puérpera frente à pandemia de Covid-19 [recurso eletrônico] / Ministério da Saúde, Secretaria de Atenção Primária à Saúde, Departamento de Ações Programáticas e Estratégicas. – 2. ed. – Brasília : Ministério da Saúde, 2021. 84 p. : il. Disponível em: https://bvsms.saude.gov.br/bvs/publicacoes/manual_assistencia_gestante_puerpera_covid-19_2ed.pdf. Acesso em: 10/04/2023.

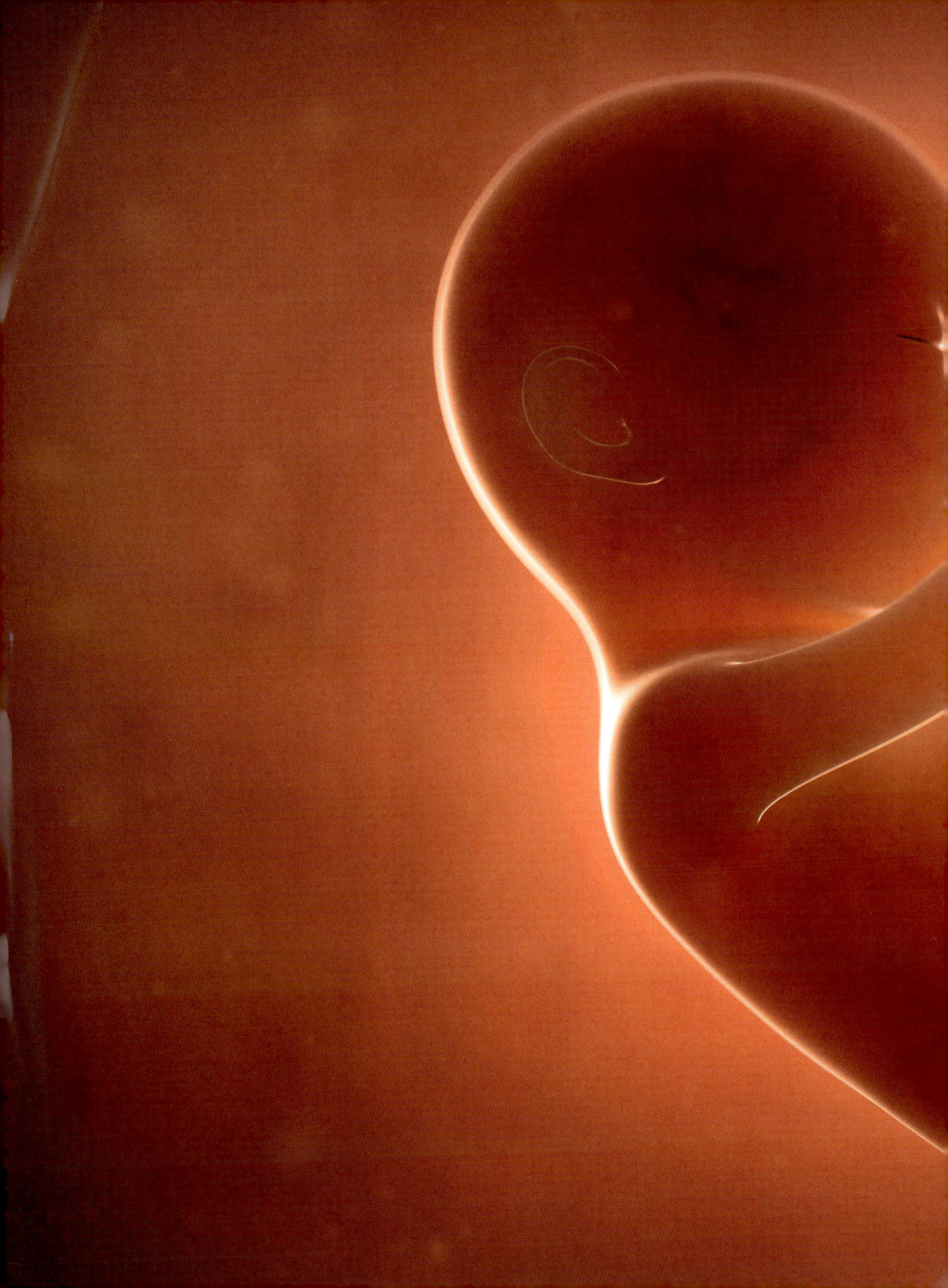

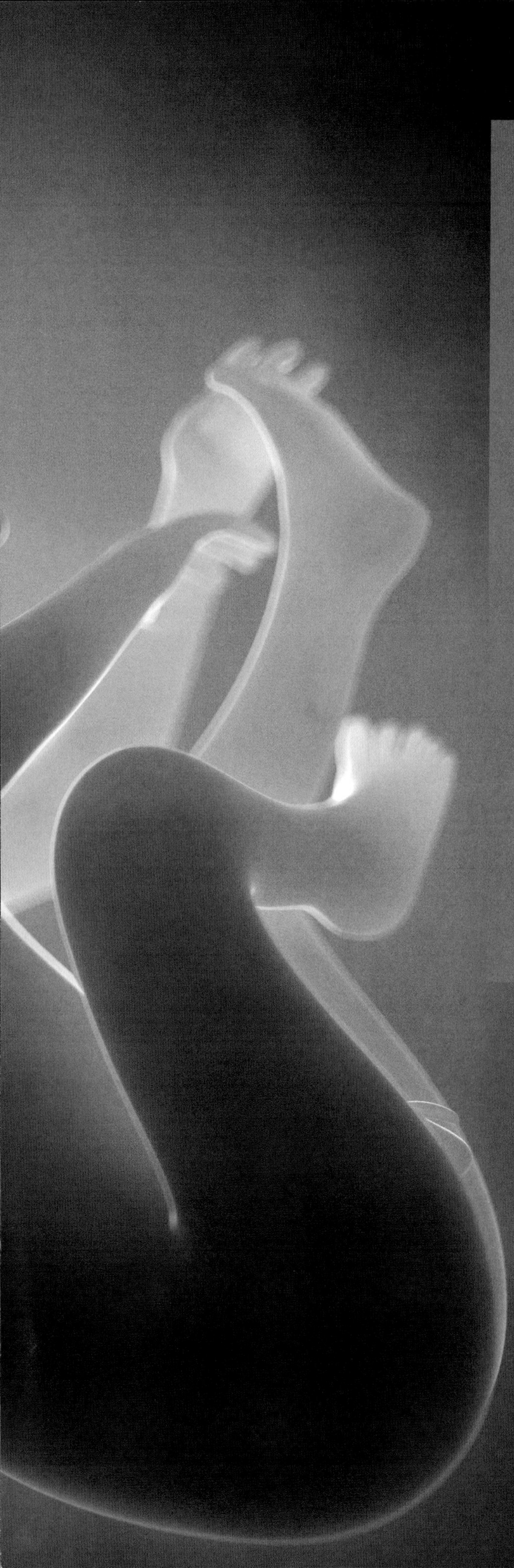

# Seção 7

## Medicina fetal

Gilmar de Souza Osmundo Junior, Mariana Azevedo Carvalho, Mário Henrique Burlacchini de Carvalho, Rossana Pulcineli Vieira Francisco, Victor Bunduki

# Capítulo 63

# Aconselhamento genético



## INTRODUÇÃO

O aconselhamento genético é uma das bases da medicina fetal, definido pela Organização Mundial da Saúde (OMS) como:

> [...] um processo de comunicação que se ocupa com problemas genéticos associados ao aparecimento ou ao risco de aparecimento de doenças genéticas em uma família. Esse processo envolve um ou mais indivíduos com formação específica na tentativa de ajudar um indivíduo ou uma família a: a) estabelecer o diagnóstico e o mecanismo da doença; b) conhecer a provável evolução da patologia, as terapias e alternativas disponíveis; c) obter o risco de repetição para determinados membros da família; d) conhecer os meios de se contornar o risco de repetição; e) encontrar uma decisão que atenda às expectativas dos riscos, dos objetivos e dos valores éticos e religiosos envolvidos, a fim de ajustar da melhor forma possível essa decisão no preparo da família com relação à limitação dos indivíduos afetados e/ou aos riscos de repetição.[43]

O aconselhamento genético envolve aspectos médicos, psicossociais e éticos. Os princípios éticos fundamentais envolvidos no aconselhamento genético referem-se à aceitação da autonomia do indivíduo/casal ao direito à informação mais completa possível e ao caráter confidencial dessas informações. Os dados obtidos durante as entrevistas com o paciente e seus familiares devem ser mantidos, pelo profissional que realiza o aconselhamento, como segredo médico, o qual é universalmente respeitado e protegido pela Constituição. O segredo médico tende, acima de tudo, a resguardar o paciente, pois a sua quebra poderia acarretar danos à reputação, ao crédito, ao interesse moral ou econômico dos pacientes e de seus familiares.[2,14]

Em obstetrícia, o aconselhamento genético tem por objetivos: estimar o risco genético gestacional, avaliar a possibilidade de um diagnóstico pré-natal e propor uma eventual terapia intrauterina.

A relevância do aconselhamento genético está baseada em algumas estatísticas vitais relacionadas às malformações congênitas:

- Aproximadamente 3% dos recém-nascidos têm alguma anomalia congênita estrutural grave.
- Metade dessas anomalias é diagnosticada no nascimento, e as demais na infância ou na vida adulta.
- As doenças genéticas são usualmente associadas às malformações congênitas.
- 40% das doenças genéticas levam a óbito.
- Um terço das crianças hospitalizadas em países desenvolvidos apresenta causas genéticas.
- 20% das doenças crônicas em indivíduos adultos têm como etiopatogênese um componente genético.

- Aproximadamente 50% dos abortos espontâneos de primeiro trimestre têm anomalias cromossômicas.
- 81% das doenças hereditárias são multifatoriais (resultam da combinação de fatores genéticos e não genéticos) ou malformações que não se manifestam até o nascimento.[3]

## PRINCÍPIOS

O aconselhamento genético requer encaminhamento para um geneticista clínico; no entanto, obstetras que lidam com diagnóstico pré-natal devem estar aptos para aconselhar pacientes sobre os principais problemas genéticos e os riscos dos procedimentos invasivos. Dois aspectos são relevantes durante a consulta de aconselhamento genético: a comunicação e a defesa psicológica.

A genética permeia todas as áreas da medicina e, de alguma forma, o aconselhamento genético é realizado por todas as especialidades. Os obstetras, em particular, devem abordar os riscos genéticos na consulta de pré-natal – em geral, já na primeira consulta –, identificando na gestante fatores de risco para ter um filho afetado; oferecer informação; e solicitar os testes de rastreamento e diagnóstico pré-natal. No entanto, diante de uma indicação de aconselhamento genético, o casal deve ser encaminhado a um especialista em genética. Esse médico deve ter formação em genética humana e as seguintes habilidades:

- Reconhecer os modelos de herança mendeliana, multifatorial e poligênica.
- Reconhecer penetrância, não penetrância e expressão variável.
- Conhecer a sensibilidade dos testes genéticos.
- Construir heredograma (árvore genealógica) corretamente.
- Realizar os exames diagnósticos disponíveis.
- Explicar os riscos de acometimento, prognóstico, tratamento e recorrência da condição.

### COMUNICAÇÃO

O primeiro princípio do aconselhamento genético é o da comunicação fácil, para que haja compreensão por parte do paciente. Uma pequena introdução sobre as principais anormalidades genéticas (citogenética, heranças multifatoriais, *single-gene* e teratogênese) é recomendada. O uso de diagramas, tabelas e gráficos e a escrita de palavras incomuns, que devem ser repetidas para reforçar os conceitos importantes, são procedimentos essenciais. Um ponto-chave no aconselhamento genético é a disseminação e a obtenção da informação, a mais acurada possível, sobre o diagnóstico; além disso, o conhecimento da herança familiar é indispensável para um bom aconselhamento.[35]

### DEFESA PSICOLÓGICA

O aconselhamento genético provoca uma defesa psicológica importante entre os envolvidos. O não reconhecimento dessa defesa pode prejudicar o processo do aconselhamento genético. A ansiedade é pequena entre os casais que procuram aconselhamento por idade materna ou alguma anormalidade entre seus parentes. Entretanto, a ansiedade é maior quando há história anterior de óbito intrauterino, filho anterior com malformação ou problema genético e quadro de abortamentos de repetição. O grau de ansiedade pode afetar o grau de compreensão, de forma que quanto maior for a ansiedade, pior será o entendimento sobre a situação.[20,35] Quando passam por resultados obstétricos desfavoráveis, os pais manifestam reações de negação, raiva, culpa e resolução. Somente após um período de 4 a 6 semanas o casal começa a aceitar a situação e a ficar mais receptivo ao aconselhamento genético.

## INDICAÇÕES

O rastreamento de condições genéticas implica uma monitorização de rotina da presença ou ausência de uma determinada condição em indivíduos aparentemente normais. O encaminhamento para o geneticista é feito pelo médico assistente ou pelo próprio paciente. Em geral, os pacientes têm um alto grau de conhecimento sobre os seus riscos.[35]

As principais indicações do aconselhamento genético são apresentadas na Tabela 1.

## CONSULTA GENÉTICA

O aconselhamento genético se inicia com a coleta acurada de informações sobre o maior número possível de membros da família. Há orientação para que se incluam pelo menos três gerações da mesma família. A informação deve ser organizada em forma de heredograma. A informação, em geral, é coletada do membro afetado (denominado probando) que procura o aconselhamento genético. Procura-se anotar o nome completo, a data de nascimento, o número de filhos, abortamentos e óbitos fetais, as patologias presentes na família e a consanguinidade.

Deve-se identificar de quem foi a iniciativa de realizar o aconselhamento genético (médico assistente ou indivíduo interessado), quais questões o paciente deseja ter respondidas e, antes do término da consulta, certificar-se de que não ficaram dúvidas sem esclarecimento.[9] A consulta genética deve ser feita, preferencialmente, antes de iniciada a gravidez, o que possibilita, quando necessário, intervenções que venham a reduzir o risco de acometimento da prole (Tabela 2).[1]

| TABELA 1. Principais indicações do aconselhamento genético |
|---|
| Doença hereditária conhecida ou suspeita na gestante ou familiares; vários membros da família com a mesma condição genética |
| História familiar de câncer em idade precoce ou de aparecimento de doença não maligna em idade anterior à esperada |
| Consanguinidade |
| Diagnóstico de doença com baixa prevalência no gênero |
| Gestação com idade parental avançada (idade materna avançada) |
| Exposição a teratógenos na gestação |
| Grupos étnicos determinados para identificar indivíduos heterozigotos para doenças autossômicas recessivas |
| Presença de malformações fetais, cromossomopatias, deficiência mental, desenvolvimento neurológico alterado em parentes, filho ou filho de um dos pais |
| Abortamento habitual |
| Identificação de uma ou mais alterações estruturais fetais durante a ultrassonografia fetal |
| Resultado anormal do rastreamento combinado (ultrassonografia e bioquímica materna) no primeiro trimestre ou DNA fetal livre (*cell-free DNA*) |
| Alteração no crescimento fetal e pós-natal |

**TABELA 2. Porcentagem de genes semelhantes em parentes consanguíneos na família**

| Parentesco | Genes semelhantes (%) |
|---|---|
| Parentes de primeiro grau | |
| • Gêmeos monozigóticos | 100% |
| • Pai-filho | 50% |
| • Gêmeos dizigóticos | 50% |
| • Irmãos | 50% |
| Parentes de segundo grau | |
| • Meio-irmão | 25% |
| • Tio-sobrinho | 25% |
| • Primos de primeiro grau duplos* | 25% |
| Parentes de terceiro grau | |
| • Primos de primeiro grau | 12,5% |

* Resultado da união de dois irmãos de uma família A com duas irmãs de uma família B. Os filhos desses casais serão primos duplamente.

## ETIOLOGIA DOS DEFEITOS CONGÊNITOS E DISMORFOLOGIA

Os defeitos congênitos são provenientes de quatro vias patogênicas: malformação, deformação, disrupção e displasia.

- A malformação é decorrente de uma programação para o desenvolvimento anormal de algum órgão ou sistema. Ela está intrinsecamente ligada a anormalidades genéticas. Pode-se manifestar desde uma forma leve até a mais grave. Tem risco de recorrência de 1 a 5%. A fusão dos membros inferiores (sirenomelia) é um exemplo de malformação.
- A deformação ocorre quando uma estrutura geneticamente normal se desenvolve com forma anormal por causa de forças mecânicas impostas pelo ambiente intrauterino. O mau posicionamento dos membros em consequência do oligoâmnio é uma deformação. A maioria das deformações tem bom prognóstico.
- A disrupção é mais uma alteração na forma e função que ocorre quando um tecido geneticamente normal é modificado como resultado de uma agressão específica. A agressão pode ser vascular, infecciosa ou mecânica. A síndrome da banda amniótica é um exemplo da disrupção.
- Na displasia, o defeito primário está na falha da organização das células em um tecido normal.[48] O rim displásico, por exemplo, é consequência de uma falha na organização do seu parênquima.

Várias anomalias ou defeitos podem ser classificados como síndrome, o que significa que as alterações têm a mesma etiologia, como a trissomia do cromossomo 18 (síndrome de Edwards). As anomalias que ocorrem numa ordem a partir de uma lesão inicial – como o oligoâmnio, que provoca hipoplasia pulmonar e deformidades de extremidades e de face – são chamadas de sequenciais. Quando as anomalias ocorrem frequentemente associadas, mas não têm a mesma etiologia, são conhecidas como associação.[47]

## TIPOS DE HERANÇAS DAS DOENÇAS GENÉTICAS

As variações fenotípicas normais ou anormais podem ser incluídas em diversas categorias etiológicas:

- Alterações cromossômicas (numéricas ou estruturais).
- Alterações mendelianas ou *single-gene*.
- Alterações multifatoriais ou poligênicas.
- Alterações teratogênicas.

### ALTERAÇÕES CROMOSSÔMICAS

No total, existem 44 autossomos distribuídos em pares numerados de 1 a 22, que diminuem de tamanho progressivamente, e um par de cromossomos sexuais. As anormalidades cromossômicas podem ser numéricas (mais comuns) ou estruturais. Nas alterações numéricas, o indivíduo afetado herda um cromossomo a mais (trissomia), perde um cromossomo (monossomia) ou tem um número maior de conjuntos de cromossomos haploides (poliploidia), como na triploidia (69,XXX), encontrada em abortamentos espontâneos.

As cromossomopatias estruturais são classificadas em translocação, inversão, duplicação, anel cromossômico (*ring chromosome*), regiões frágeis e deleção.

## Trissomia do cromossomo 21

As principais cromossomopatias são as trissomias autossômicas, principalmente a trissomia do cromossomo 21 (síndrome de Down), com uma frequência de 1:800 recém-nascidos. Essa trissomia está relacionada à falha na divisão celular durante a meiose I e tem alta associação com idade materna avançada (Tabela 3).[9,29]

O risco de uma mãe conceber um filho acometido por trissomia diminui quanto maior for a idade gestacional. Isso ocorre por causa da taxa de letalidade espontânea que, na síndrome de Down, é de 30%.[30] Aproximadamente 95% das síndromes de Down resultam da não disjunção do cromossomo 21 (75% durante a meiose I e 25% durante a meiose II). Os outros 25% são secundários a mosaicismo ou translocação. A recorrência de uma mulher que já teve um filho acometido por síndrome de Down é de 0,75% acima do risco da idade materna.[42]

As características físicas da trissomia do cromossomo 21 incluem: braquicefalia (predomínio do diâmetro biparietal sobre o occipitofrontal), fissuras palpebrais oblíquas, pregas epicantais, língua protrusa e hipotônica, orelhas pequenas e de implantação baixa, dedos pequenos, clinodactilia (flexão do 5º dedo da mão medialmente), afastamento do hálux, linha palmar única, cardiopatias e atresia duodenal. Os recém-nascidos são hipotônicos, com peso médio de 2.900 g. Na infância, apresentam retardo mental, porém não tão grave quanto nas outras cromossomopatias. O quociente de inteligência (QI) médio varia de 25 a 70; quando esse índice for maior que 70, deve-se suspeitar de mosaicismo. Aproximadamente 30% da prole de portadores de síndrome de Down é também trissômica.[28] As mulheres são férteis e os homens, em geral, inférteis.[5,36]

Translocações de porções do cromossomo 21 também podem levar à síndrome de Down. São consideradas balanceadas quando não há perda de material genético, e não balanceadas quando há aumento ou diminuição da quantidade de DNA. As translocações podem ter origem paterna, esporádica ou familiar. A mais comum translocação relacionada à síndrome de Down envolve os cromossomos 14 e 21. Quando os pais têm translocação, o risco de ter um filho com translocação não balanceada é de 10% quando a origem é materna e de 2% quando a translocação é paterna. Outros rearranjos que podem resultar em síndrome de Down incluem t(21q;21q) e translocações envolvendo o cromossomo 21 e outros cromossomos que não são membros do grupo D (13 a 15) ou G (21 e 22). Na t(21q;21q), não são formados gametas normais, sendo produzidos apenas zigotos trissômicos ou monossômicos, que resultam geralmente em abortos. Pais portadores de outras translocações apresentam baixo risco para ter filhos com síndrome de Down (Figura 1).[48]

**TABELA 3.** Risco para trissomia do cromossomo 21 conforme idade materna e idade gestacional[31]

| | Idade gestacional (semanas) | | | | |
|---|---|---|---|---|---|
| Idade materna (anos) | 10 | 12 | 16 | 20 | 40 |
| 20 | 1/983 | 1/1.068 | 1/1.200 | 1/1.295 | 1/1.527 |
| 25 | 1/870 | 1/946 | 1/1.062 | 1/1.147 | 1/1.352 |
| 31 | 1/500 | 1/543 | 1/610 | 1/658 | 1/776 |
| 32 | 1/424 | 1/461 | 1/518 | 1/559 | 1/659 |
| 33 | 1/352 | 1/383 | 1/430 | 1/464 | 1/547 |
| 34 | 1/287 | 1/312 | 1/350 | 1/378 | 1/446 |
| 35 | 1/229 | 1/249 | 1/280 | 1/302 | 1/356 |
| 36 | 1/180 | 1/196 | 1/220 | 1/238 | 1/280 |
| 37 | 1/140 | 1/152 | 1/171 | 1/185 | 1/218 |
| 38 | 1/108 | 1/117 | 1/131 | 1/142 | 1/167 |
| 39 | 1/82 | 1/89 | 1/100 | 1/108 | 1/128 |
| 40 | 1/62 | 1/68 | 1/76 | 1/82 | 1/97 |
| 41 | 1/47 | 1/51 | 1/57 | 1/62 | 1/73 |
| 42 | 1/35 | 1/38 | 1/43 | 1/46 | 1/55 |
| 43 | 1/26 | 1/29 | 1/32 | 1/35 | 1/41 |
| 44 | 1/20 | 1/21 | 1/24 | 1/26 | 1/30 |
| 45 | 1/15 | 1/16 | 1/18 | 1/19 | 1/23 |

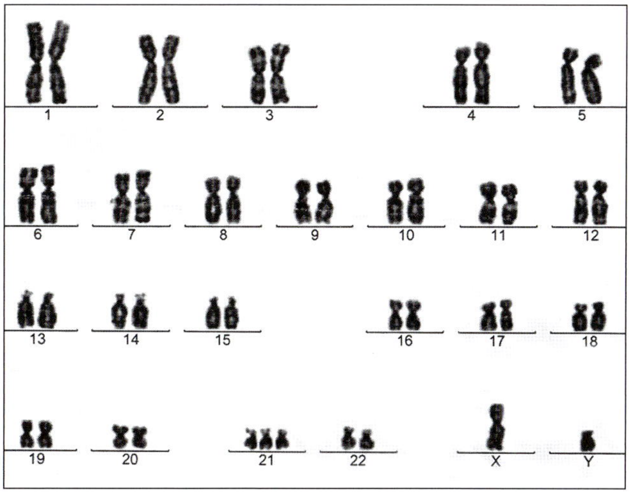


**FIGURA 1.** Cariótipo de feto com trissomia do cromossomo 21.

## Trissomia do cromossomo 18

A trissomia do cromossomo 18 foi descrita inicialmente por Edwards, em 1960, e é a segunda trissomia mais encontrada ao nascimento, com prevalência de 1:3.000 nascimentos.[18] No pré-natal, verificam-se os seguintes achados ultrassonográficos: crânio em forma de morango, cistos de plexo coroide, agenesia de corpo caloso, cisterna magna aumentada, fenda facial, micrognatia (mento protraído), edema nucal, cardiopatia, hérnia diafragmática, atresia esofágica, onfalocele, anomalia renal, meningomielocele, restrição do crescimento fetal (RCF), encurtamento dos membros, aplasia radial, sobreposição dos dedos, pés tortos e "em cadeira de balanço" (Figura 2). O prognóstico neonatal é ruim, com 50% de óbito na primeira semana de vida. Apenas de 5 a 10% sobrevivem ao primeiro ano de vida, cursando com retardo mental grave, limitação verbal grave e incapacidade motora.[39]

## Trissomia do cromossomo 13

A trissomia do cromossomo 13, descrita por Patau et al. em 1960, é a terceira trissomia mais frequente ao nascimento, com prevalência de 1:5.000 nascimentos.[17] A prevalência também aumenta com a idade materna avançada.

As principais malformações da trissomia do cromossomo 13 são: holoprosencefalia (ausência ou clivagem incompleta do prosencéfalo), alterações faciais, microcefalia, anomalias cardíacas, anomalias renais (rins ecogênicos e aumentados de tamanho), onfalocele e polidactilia pós-axial (dedo extranumerário na borda ulnar) (Figura 3). Dessas crianças, 80% morrem no primeiro mês de vida, com sobrevida média de 2,5 dias, e 5% sobrevivem até os 6 meses de vida. A sobrevida até idade adulta é rara e cursa com retardo mental grave e convulsões. Os casos de trissomia do cromossomo 13 com mosaicismo podem ter expressão fenotípica variável e menos grave.[11,12]

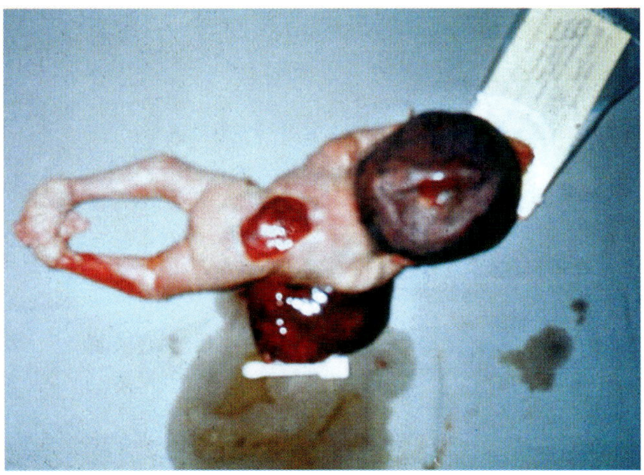

**FIGURA 2.** Feto com espinha bífida, onfalocele e pés tortos bilaterais com alteração cromossômica (trissomia do cromossomo 18).

## Outras trissomias autossômicas

As trissomias podem ocorrer em todos os autossomos, mas usualmente evoluem para abortamento. As trissomias dos cromossomos 8, 9, 14, 16 e 22 existem na forma livre, resultado da não disjunção do par de cromossomos durante a meiose. O mosaicismo trissômico existe, mais comumente, para o cromossomo 16. Todas evoluem com retardo mental de grau variável, várias anomalias somáticas e RCF.

## Monossomia do cromossomo X

A síndrome de Turner (45,X) se caracteriza por malformações somáticas e gônadas indiferenciadas e em fita, representando aproximadamente 40% dos casos de disgenesia

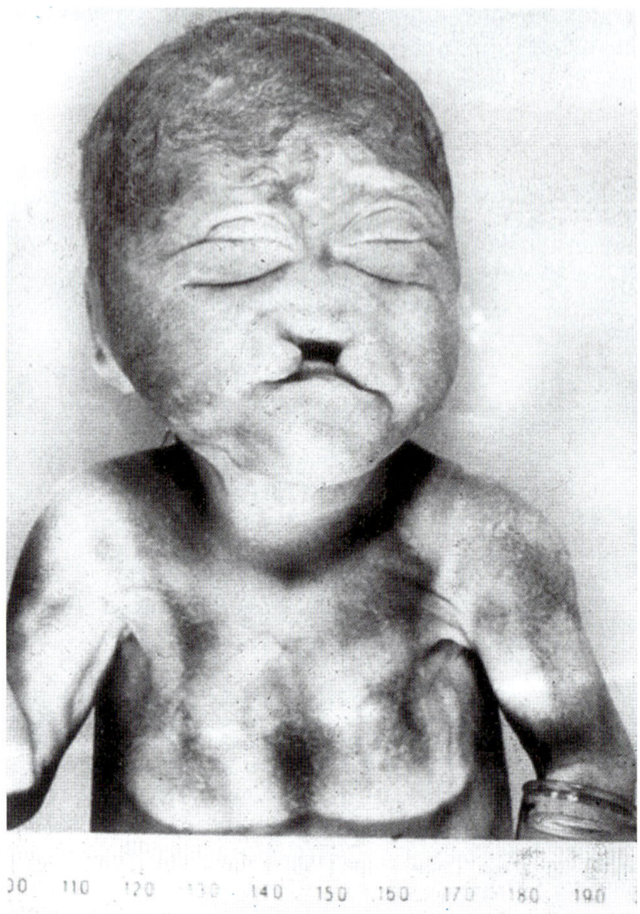

**FIGURA 3.** Fenda labiopalatina mediana em feto com alteração cromossômica (trissomia do cromossomo 13).

gonadal em mulheres. Sua incidência é de 1:2.000 nascidos vivos. Está presente em 10% dos abortamentos de primeiro trimestre e apresenta variável expressão fenotípica, inclusive com alta letalidade nos estágios iniciais da gestação.[31] O braço curto e o longo do cromossomo X contêm determinantes necessários para a diferenciação ovariana e para a estatura normal.[6,41] Os indivíduos com cariótipo 45,X em geral são inférteis, têm baixa estatura e maior incidência de coarctação de aorta. O QI de desempenho é mais baixo que o verbal; no entanto, ambos são considerados normais.

A forma letal apresenta higroma cístico (Figura 4), edema generalizado, derrame pleural, ascite, cardiopatia e rins em ferradura, que podem ser diagnosticados na ultrassonografia durante o pré-natal. A monossomia do X é resultado da perda do cromossomo X paterno e sua prevalência não está associada à idade materna. O mosaicismo é comum, envolve uma linhagem celular 45,X coexistente com células euploides e é mais encontrado em recém-nascidos do que em produtos de abortamento.[15,16]

## Síndrome de Klinefelter

Homens com dois ou mais cromossomos X cursam com azoospermia, FSH e LH aumentados e testosterona diminuída. Os cariótipos mais comuns encontrados na síndrome de Klinefelter são 47,XXY, 48,XXXY e 49,XXXXY (menos comum). O retardo mental é incomum; no entanto, indivíduos 47,XXY apresentam comumente alterações de comportamento e dislexia.[27] O fenótipo é sempre masculino, porém o pênis pode ser hipoplásico e os homens comumente apresentam infertilidade.[26]

## Polissomia do X e do Y

Aproximadamente 1:800 nascidos vivos do sexo feminino tem o cariótipo 47,XXX. A frequência de retardo mental é maior que na população geral, com risco de 5 a 10%, e o QI varia de 60 a 80. A maioria tem fertilidade normal, e a chance teórica de ter um filho com cariótipo anormal é de 50%; entretanto, o risco observado é muito menor.

A presença de mais de um cromossomo Y tem frequência de 1:1.000 nascidos vivos do sexo masculino. Esses indivíduos têm maior predisposição a comportamentos agressivos e estatura elevada. Não se sabe ao certo qual a prevalência de alterações comportamentais, no entanto foi observado que aproximadamente 1% dos 47,XYY serão presidiários, contra 0,1% dos indivíduos cromossomicamente normais. Homens com polissomia do Y têm genitália externa normal.

Para as anomalias cromossômicas ligadas ao cromossomo sexual, a letalidade intrauterina é pequena e a prevalência não está associada à idade materna (Figuras 5 e 6).[33]

## Alterações cromossômicas estruturais

Duplicações e deleções das porções dos autossomos existem e são caracterizadas por retardo mental, anomalias somáticas e características específicas.

A deleção é caracterizada pela ausência de material cromossômico normal, na porção terminal ou intersticial do cromossomo. A parte perdida é descrita como del. Usualmente, a deleção causa falha de crescimento e retardo mental. A síndrome de Angelman é um exemplo de deleção que envolve o cromossomo 15 na região 15q11-q13 e cursa com retardo mental, alteração no crescimento, convulsões, microcefalia, entre outros. A duplicação provoca a presença extra de uma cópia de um segmento do cromossomo. Na inversão, ocorre um rearranjo intracromossômico, de modo que a porção rearranjada fica invertida. Pode

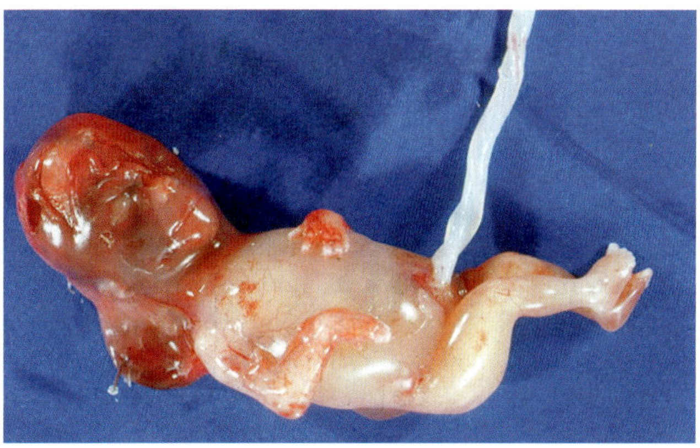

FIGURA 4. Higroma cístico em região nucal em feto com monossomia do cromossomo X (síndrome de Turner).

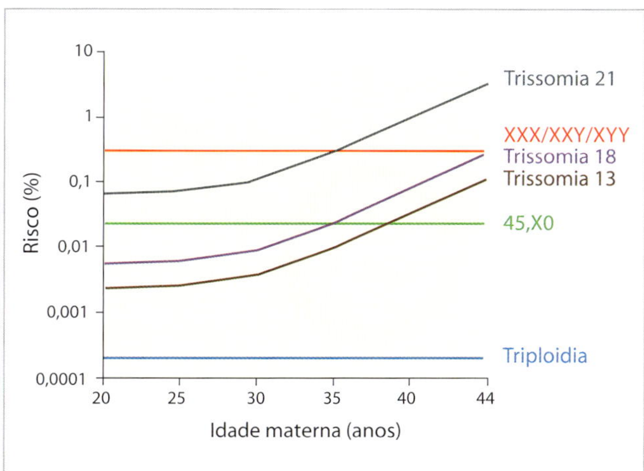


FIGURA 5. Risco de anomalias cromossômicas de acordo com a idade materna.

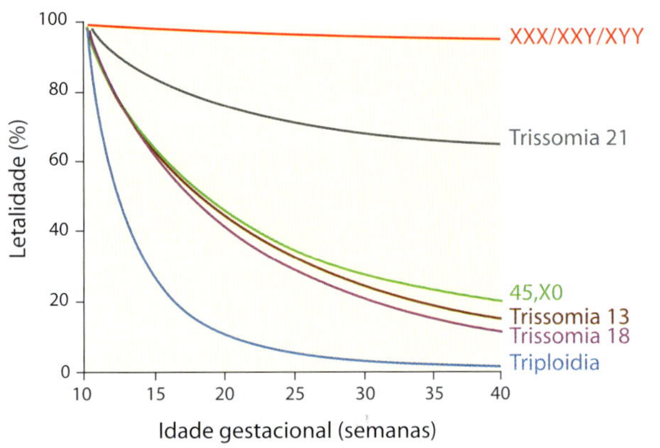


FIGURA 6. Letalidade das anomalias cromossômicas entre 10 e 40 semanas de gestação.

ser paracêntrica (não inclui o centrômero) ou pericêntrica (inclui o centrômero). O anel cromossômico é secundário a uma deleção do telômero normal (e possivelmente de outras sequências subteloméricas), com fusão da parte final formando um cromossomo circular (Figura 7).

Nas translocações, ocorrem rearranjos intercromossômicos que podem ser balanceados (a célula tem conteúdo genético normal, porém é formada numa via estrutural anormal) ou não balanceados (a célula ganha ou perde material genético como resultado do intercâmbio entre cromossomos – Figura 8). As translocações são chamadas de "translocações robertsonianas" (rob) quando há uma fusão dos braços longos dos cromossomos acrocêntricos (cromossomos 13, 14, 15, 21 e 22). Isso pode ocorrer de forma heteróloga – entre cromossomos diferentes, como rob(14;21) – ou homóloga – entre o mesmo cromossomo, como rob(21;21). A forma heteróloga é a mais comum. A incidência da translocação robertsoniana é de aproximadamente 1 em 900 na população, sendo a mais comum a translocação que envolve os cromossomos 13 e 14. O número de cromossomos nos portadores de translocações robertsonianas balanceadas é 45, e não 46. Neste tipo de translocação, ocorre uma segregação anormal dos cromossomos envolvidos durante a meiose, podendo levar à trissomia. Se a translocação for homóloga rob(21;21), o risco de trissomia 21 na prole é de 100%. Nas translocações robertsonianas heterólogas rob(14;21), o risco é de 15% quando a portadora é a mãe e de menos de 1% se o portador for o pai.

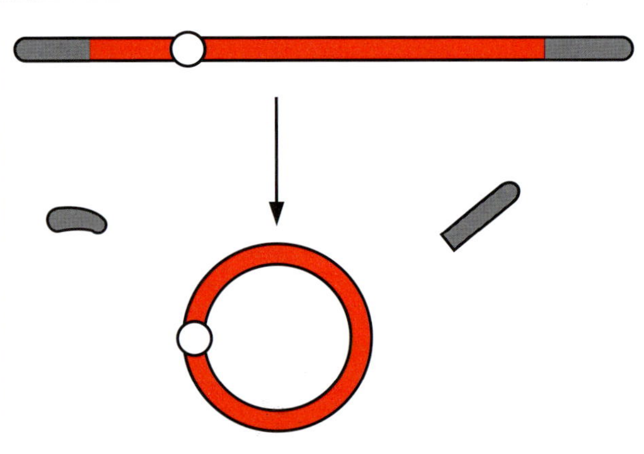

FIGURA 7. Anel cromossômico. As deleções terminais nos dois braços de um cromossomo podem dar origem a um cromossomo em anel se as extremidades livres fraturadas se soldarem. (Figura adaptada de Nussbaum et al.[49])

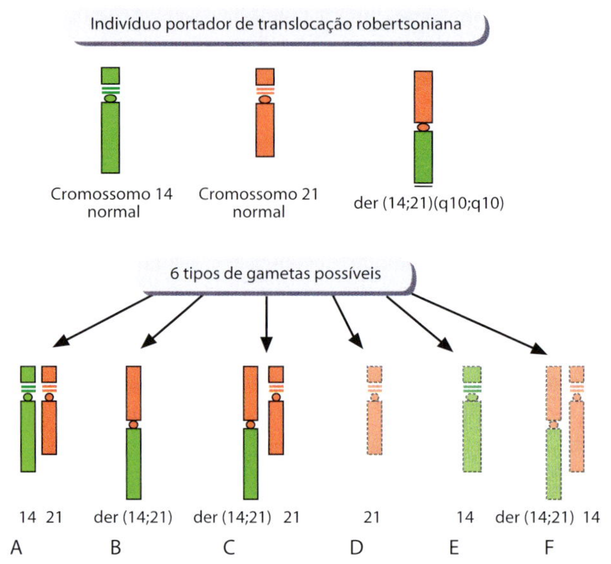


FIGURA 8. Exemplo de translocação robertsoniana envolvendo o braço longo do cromossomo 14 e do cromossomo 21 em indivíduo portador, resultando em: um gameta normal (A), um gameta com translocação balanceada (B), um gameta que dará origem a indivíduo com trissomia do 21 por translocação não balanceada (C) e três gametas com translocações não balanceadas letais (D, E e F). (Figura adaptada de Schrijver et al.[5])

A translocação recíproca é herdada do pai ou da mãe ou por mutação, resultado de falha na meiose. Ocorrem rearranjos entre dois cromossomos diferentes quebrados e, em geral, não há perda de material genético. Os cromossomos rearranjados são denominados cromossomos derivados (der) e também podem ser balanceados ou não. A incidência da translocação recíproca na população é de 1 em 600. Na maioria dos casos, a translocação balanceada não traz repercussões clínicas ao portador. Entretanto, em situações mais raras, o ponto de quebra da translocação pode afetar determinado gene, levando a repercussões clínicas.

Algumas doenças são secundárias à microdeleção cromossômica e não podem ser diagnosticadas pela citogenética usual. Para detecção da microdeleção, é necessário o uso de técnicas de biologia molecular, como o FISH (*fluorescence in situ hybridization*) ou *microarray*. A Tabela 4 lista uma série de doenças associadas à microdeleção que não são diagnosticadas por técnicas de citogenética tradicionais.[38,46]

Algumas microdeleções podem ser rastreadas pelo exame não invasivo de DNA fetal livre na circulação materna. Esse teste é chamado teste pré-natal não invasivo ampliado, NIPT ampliado. Esse exame, além das aneuploidias detectadas no teste tradicional, pesquisa também síndrome da deleção 1p36, síndrome de Wolf-Hirschhorn, síndrome de *cri-du-chat*, síndrome de Angelman e síndrome Di George. No entanto, a casuística publicada com relação a essas síndromes é pequena, por serem doenças muito raras, e em geral envolve apenas estudos retrospectivos. Dessa forma, a sensibilidade do teste é baixa, de aproximadamente 70%, e o valor preditivo-positivo do teste é de apenas 5%, não sendo recomendado seu uso pelas sociedades médicas.[4]

## HERANÇAS MENDELIANAS (*SINGLE-GENE DISORDERS*)

Cada indivíduo tem aproximadamente 100 mil pares de genes ou "unidades de herança", que estão alocados nos 23 pares de cromossomos. Cada par de cromossomos é herdado metade da mãe e metade do pai. As doenças do gene único (mendelianas) são causadas por mutação ou falha em um ou ambos os membros de um par de genes. Os genes podem ser dominantes (quando uma cópia anormal é suficiente para causar a doença, mesmo a outra sendo normal) ou recessivos (quando é necessário que as duas cópias sejam anormais para causar sintomas ou sinais da doença). As doenças causadas por falhas genéticas no cromossomo X são denominadas doenças ligadas ao cromossomo X. Se a falha genética ocorre em gene ligado ao X, homens desenvolvem a doença, enquanto mulheres são usualmente protegidas por uma segunda cópia normal.[36] As doenças ligadas ao X também podem ser dominantes (condrodisplasia *punctata*, por exemplo) ou recessivas (hidrocefalia ligada ao X, displasia espondiloepifisial tardia e alfatalassemia ligada ao X).

As doenças genéticas podem ser autossômicas dominantes ou recessivas (Tabelas 5 e 6).

São exemplos de herança autossômica dominante: distrofia miotônica, neurofibromatose, osteogênese imperfeita dos tipos I e IV, rins policísticos do tipo adulto e acondroplasia. Têm herança autossômica recessiva as síndromes de Potter, Carpenter e Meckel-Gruber, a osteogênese imperfeita do tipo III, a epidermólise bolhosa letal e a maioria dos erros inatos do metabolismo.

### Herança mitocondrial

As células dos mamíferos contêm mitocôndrias com seu DNA próprio. As mitocôndrias são herdadas pelo cito-

| TABELA 4. Síndromes associadas à microdeleção | |
|---|---|
| Síndrome de Williams | del(7)(q11.23) |
| Síndrome de Langer-Giedion | del(8)(q24.11q24.13) |
| Síndrome de WAGR | del(11)(p13) |
| Síndrome Prader-Willi/síndrome de Angelman | del(15)(q11) |
| Síndrome Rubinstein-Taybi | del(16)(p13.3) |
| Síndrome de Miller-Dieker | del(17)(p13.3) |
| Síndrome de Smith-Magenis | del(17)(p11.2) |
| Síndrome de DiGeorge | del(22)(q11.22) |
| Síndrome velocardiofacial | del(22)(q11.22) |
| Síndrome de *cri-du-chat* (síndrome do miado do gato) | del(5)(p15.3) |
| Azoospermia | del(Y)(q11.23) |

| TABELA 5. Características da doença autossômica dominante |
|---|
| Envolvimento de mais de uma geração |
| Homens e mulheres são afetados com frequência e gravidade iguais |
| Risco de 50% de transmissão da doença para filho ou filha |
| Pode ter expressividade diferente em uma mesma família |
| Indivíduo dominante, mas sem manifestação da doença, é chamado de carreador não penetrante (portador) |
| Pode haver expressividade variável (indivíduos afetados na mesma família podem ter manifestações variáveis) |

| TABELA 6. Características da doença autossômica recessiva |
|---|
| Um ou mais filhos afetados com pais não afetados |
| Frequentemente, apenas uma geração afetada, e o número de indivíduos fenotipicamente normais em uma família é maior do que o de indivíduos afetados |
| Homens e mulheres afetados com mesma frequência e gravidade |
| Maior incidência em casos de consanguinidade |
| Pais com filhos afetados por herança autossômica recessiva têm chance de 25% de ter novo filho afetado |
| Dos irmãos, 50% podem ser fenotipicamente normais e portadores do gene recessivo |

plasma do óvulo, de forma que os filhos somente herdam as mitocôndrias da mãe. Os oócitos contêm aproximadamente 100 mil mitocôndrias, enquanto o esperma apenas 100. Algumas doenças são associadas a mutações no DNA mitocondrial. As mulheres com essas mutações transmitem-nas aos seus filhos, enquanto homens com as mesmas mutações não transmitem. A gravidade da doença em portadores de mutação mitocondrial é muito variada. Alguns exemplos de doença de herança mitocondrial são: retinopatia pigmentar, síndrome de Leigh e neuropatia óptica hereditária de Leber.[46]

### Erros inatos do metabolismo

A maioria dos erros inatos do metabolismo tem herança autossômica recessiva e resulta da ausência de uma determinada enzima, levando ao metabolismo incompleto de alguma proteína, açúcar ou lipídio. O aumento nos níveis de metabólitos intermediários é tóxico, o que provoca retardo mental e outras anormalidades. A fenilcetonúria é um exemplo de erro inato do metabolismo que cursa com redução da atividade da enzima fenilalanina redutase. Na forma homozigótica, ocorre uma incapacidade de metabolizar fenilalanina em tirosina. Os níveis elevados de fenilalanina causam retardo mental e hipopigmentação de cabelo, olhos e pele. A fenilcetonúria é rara, com incidência de 1:12.000 nascidos vivos brancos. O diagnóstico precoce dessa condição é importante, pela possibilidade de prevenção de suas consequências por meio da ingestão de alimentos livres de fenilalanina, que deve ser mantida por tempo indeterminado. No período preconcepcional e durante toda a gravidez, os indivíduos com diagnóstico de fenilcetonúria devem ser orientados sobre a restrição de dietas com fenilalanina. A fenilalanina atravessa a barreira placentária, e os níveis maternos elevados causam lesão ou perda fetal.[21,25]

## HERANÇA MULTIFATORIAL

Esse tipo de herança é caracterizado como um grande número de causas genéticas associadas ou não às ambientais. Há associação das duas causas, genética e ambiental, em que o fator genético determina a suscetibilidade, e o ambiental a variação na expressão da doença. O risco de repetição de uma doença de herança multifatorial é menor que 5% quando os pais são normais e na família não existe nenhum outro afetado; se existem dois irmãos acometidos pelo defeito, o risco de o feto também ser afetado situa-se entre 5 e 10%; e se já existem três irmãos afetados, o risco para o feto é maior que 10%.[44] A herança é chamada de poligênica quando ocorre combinação de vários genes sem influência de fatores ambientais. São características da herança multifatorial: acometimento de vários membros da família, o traço ser mais frequente em um dos sexos na família, recorrência maior na união consanguínea e risco de recorrência maior quando acomete mais de um membro familiar. São exemplos de doenças multifatoriais: defeitos abertos do tubo neural, defeitos cardíacos, hipertensão, intolerância à lactose, entre outros.[47]

## RASTREAMENTO EM DETERMINADOS GRUPOS ÉTNICOS

Em adultos, o rastreamento para doença de Tay-Sachs, alfatalassemia, betatalassemia e anemia falciforme está indicado para identificar indivíduos heterozigotos para as doenças autossômicas recessivas com possibilidade de diagnóstico pré-natal. Nos Estados Unidos da América (EUA), a doença de Tay-Sachs, autossômica recessiva, tem uma prevalência aumentada entre judeus asquenazes (do hebraico *ashkenazim*, denota ascendência do leste europeu e da Europa central). O rastreamento dessa doença está indicado entre todos os casais de judeus e também quando apenas um dos dois é judeu. Também está indicado o rastreamento das doenças de Gaucher, Canavan, Niemann-Pick e de fibrose cística.[13] A probabilidade de um judeu asquenaze ser heterozigoto para uma das cinco condições autossômicas recessivas é de 1:7. Na doença de Tay-Sachs, o diagnóstico molecular e o enzimático têm a mesma eficácia.[19]

A detecção da forma heterozigota da betatalassemia entre italianos e gregos e da alfatalassemia entre filipinos e os nascidos no sudeste da Ásia é feita pela medida do volume corpuscular médio encontrado no hemograma. Valores acima de 80 fL excluem heterozigose para alfatalassemia e betatalassemia. Os valores abaixo de 80 fL são geralmente secundários à anemia ferropriva. Porém, essas populações requerem testes genéticos adicionais para afastar a hipótese de talassemia.

A doença falciforme é rastreada entre os africanos e seus descendentes, e sua herança é autossômica recessiva. O diagnóstico confirmatório deve ser oferecido quando um dos pais do indivíduo estudado possui alguma das formas de anemia falciforme, e pode ser feito pela eletroforese de hemoglobina. O diagnóstico pré-natal deve ser feito por determinação do genótipo por análise molecular direta de material coletado por biópsia de vilosidades coriônicas ou em células presentes no líquido amniótico coletado por amniocentese.

Os genes para as doenças discutidas anteriormente já foram isolados e clonados. Entretanto, a heterogeneidade molecular é grande, com exceção da anemia falciforme.

A fibrose cística é rastreada na população americana. Seu gene está localizado no braço longo do cromossomo 7 e codifica a proteína denominada *cystic fibrosis conductance transmembrane regulator*. A expressão fenotípica da doença varia em função do tipo específico de mutação presente e a herança é autossômica recessiva. Aproximadamente 50% dos portadores de fibrose cística têm a mutação (F508); no entanto, nos demais 50% dos portadores, nenhuma mutação é detectada. É causada pela deleção do aminoácido 508, resultando em perda do resíduo da fenilalanina. Na população americana, 70% dos casos de fibrose cística são decorrentes da mutação F508. Essa dificuldade na detecção das mutações também se reflete no diagnóstico pré-natal, uma vez que a identificação do gene da fibrose cística no líquido amniótico ainda não é possível para os casos que não envolvem a mutação do aminoácido 508 (DF508). O diagnóstico pré-natal foi implementado em 2001, com um painel das 25 mutações mais comuns nos EUA. Se as mutações F508 ou a R117H forem identificadas na primeira pesquisa, a amostra é então testada para outras mutações concomitantes (I506 V, I507 V, F508C e 5T/7T/9T). Um teste negativo inicial exclui a fibrose cística resultante das mutações F508 e R117H, reduzindo o risco de ser acometido pela fibrose cística, porém não o eliminando completamente. Dessa forma, quando apenas um dos pais tem a mutação identificada, a pesquisa no líquido amniótico apenas exclui a fibrose cística resultante dessa mutação. Diante de casais em que apenas um tem a mutação (DF508) identificada, o risco de ter um filho afetado é de 1:400.

A prevalência de portadores heterozigotos da fibrose cística entre judeus asquenazes e caucasianos não judeus é de 1:25 a 1:30. Em outros grupos étnicos (asiáticos, hispânicos e afro-americanos), a prevalência é menor. A taxa de detecção para a forma heterozigota chega a 88 a 94% entre os caucasianos e judeus asquenazes, enquanto nos outros grupos étnicos é de aproximadamente 70%.[22,46]

## DIAGNÓSTICO GENÉTICO PRÉ-NATAL

O diagnóstico genético pré-natal pode ser oferecido para casais com risco aumentado de doenças hereditárias. O material para análise pode ser obtido pela biópsia de vilosidades coriônicas, entre 11 e 14 semanas; no líquido amniótico a partir de 16 semanas, por meio da amniocentese; e no sangue fetal, por meio da cordocentese, a partir de 20 semanas. Há risco de 1% de abortamento relacionado à realização desses procedimentos invasivos na gestação.[8] Além do cariótipo fetal por cultura, *microarrays* do DNA para detecção de anormalidades submicroscópicas devem ser oferecidos para casos malformações fetais, óbito fetal e abortamento que requerem investigação genética. O *microarray* é recomendado na presença de fetos com uma ou mais malformações que serão submetidos a procedimento invasivo. Essa técnica identifica ganhos e perdas submicroscópicas no genoma, que são as microduplicações ou adições, envolvendo pelo menos 1.000 pares de bases em tamanho chamadas de *copy number variations* (CNV). O *microarray* irá apontar todas as alterações cromossômicas identificadas no cariótipo fetal e mais algumas doenças genéticas específicas.[40] Estudo multicêntrico demonstrou que em fetos com malformações e cariótipo fetal normal pela citogenética tradicional, com o uso do *microarray* é possível diagnosticar aproximadamente 6% de alterações não detectadas, comparada a 1,7% de novas alterações em fetos sem malformações e cariótipo normal realizado por alguma outra indicação.[34]

Nos casos de doenças monogênicas na família, testes específicos para os genes envolvidos na condição podem ser realizados. Caso não se conheça o gene envolvido, um painel com múltiplos genes pode ser considerado.[45] Quando as anomalias diagnosticadas no exame ultrassonográfico não forem especificadas em um grupo de síndromes, pode-se solicitar o sequenciamento do exoma ou do genoma. Um estudo investigando casos com anomalias e resultado de cariótipo por citogenética e *microarray* normais encontrou 10% de alterações na avaliação do exoma.[24]

Para a realização desse teste, impõe-se um adequado aconselhamento genético pré e pós-teste.[37] As limitações do exoma e do genoma vão além dos custos elevados e da necessidade frequente de se realizar os mesmos testes nos genitores para se obter maiores esclarecimentos com relação aos resultados, por conta das chamadas "variantes de significado desconhecido" (VUS, do inglês *variants of unknown significance*). A interpretação dessas variantes é ainda mais difícil em fetos porque muitas características fenotípicas ainda são limitadas para o diagnóstico por imagem e, portanto, esses testes têm menor detecção do que quando realizados no período neonatal.

A técnica de DNA fetal livre (*cell-free* DNA – NIPT) no sangue materno também possibilita a identificação de risco fetal para as aneuploidias; trissomias do cromossomo 21, 18 e 13; além dos cromossomos X e Y. Esse teste é considerado de rastreamento, não diagnóstico e seu resultado alterado requer confirmação diagnóstica pelos métodos tradicionais de cariótipo fetal (biópsia de vilosidades coriônicas e amniocentese). O teste analisa fragmentos de DNA fetal livre circulantes no sangue materno periférico, que representa aproximadamente 10% do DNA livre total circulante e, em sua maioria, é liberado na circulação materna pela placenta e também pelos eritroblastos fetais. O teste NIPT é explicado com mais detalhes no Capítulo 64, "Rastreamento de Anomalias Cromossômicas", da Seção 7, "Medicina Fetal". Os valores de predição para o teste estão descritos na Tabela 7.[23,51]

**TABELA 7. Valores de predição para o teste de DNA fetal livre**

| | Taxa de detecção | Taxa de falso-positivo |
|---|---|---|
| Trissomia do cromossomo 21 | 99,7 (99,1-99,9) | 0,04 (0,02-0,07) |
| Trissomia do cromossomo 18 | 97,9 (94,9-99,1) | 0,04 (0,03-0,07) |
| Trissomia do cromossomo 13 | 99 (65,8-100) | 0,04 (0,02-0,07) |
| Monossomia do cromossomo X | 95,8 (70,3-99,5) | 0,14 (0,05-0,38) |
| Trissomia do cromossomo 21 (gemelar) | 100 (95,2-100) | 0,00 (0,00-0,03) |

## CONSANGUINIDADE

Dois indivíduos são considerados consanguíneos se tiverem pelo menos um ancestral em comum. A Tabela 2 descreve a porcentagem de genes compartilhados entre indivíduos de uma mesma família. A consanguinidade eleva o risco para doenças autossômicas recessivas ou multifatoriais. A Tabela 8 demonstra o aumento do risco, em porcentagem, para essas doenças em filhos de casais com diferentes graus de consanguinidade, quando comparados ao grupo não consanguíneo.

**TABELA 8. Risco adicional de doenças autossômicas recessivas em filhos de casais com diferentes graus de consanguinidade[50]**

| Consanguinidade | Porcentagem |
|---|---|
| Irmãos, pai *versus* filha | 32 |
| Tio *versus* sobrinha | 18 |
| Primos duplos em primeiro grau | 18 |
| Meio-irmãos | 18 |
| Primos em primeiro grau | 9 |
| Tio *versus* meio-sobrinha | 9 |
| Primos em segundo grau | 5 |
| Primos em terceiro grau | 2,5 |

**PONTOS-CHAVE**

- O aconselhamento genético é o processo em que pacientes e seus familiares com risco aumentado para determinada doença genética são orientados sobre as consequências da doença, a probabilidade de transmissão ou desenvolvimento da condição e os meios de prevenção e terapêutica.
- A história familiar é parte importante de uma consulta médica e um meio de identificação de condições genéticas na família.
- O heredograma é obrigatório na consulta de aconselhamento genético.
- A comunicação fácil é um dos princípios da consulta genética, e os mecanismos de defesa psicológica são comuns entre os indivíduos com risco para determinada condição genética.
- A frequência de malformações estruturais maiores nos recém-nascidos é de aproximadamente 3%.
- As variações fenotípicas normais ou anormais estão relacionadas a alterações cromossômicas, mendelianas, multifatoriais ou teratogênicas.
- O exame do DNA fetal livre circulante no sangue materno é o teste com maior acuracidade para rastreamento das trissomias do 21, 18 e 13 e da monossomia do X.
- A síndrome de Down (trissomia do cromossomo 21) é a principal trissomia da espécie humana, e sua prevalência aumenta com a idade materna.
- As doenças com herança mitocondrial sempre são de origem materna.
- Algumas etnias ou populações têm risco aumentado para determinadas doenças: judeus asquenazes (doença de Tay-Sachs, fibrose cística), americanos (fibrose cística) e negros (anemia falciforme). Nesses casos, deve ser oferecido rastreamento pré-natal para identificação dos riscos de acometimento da prole.

## REFERÊNCIAS BIBLIOGRÁFICAS

### Artigos de revisão


1. Aalfs CM, Smets EM, Haes JC, Leschot NJ. Prenatal genetic counseling in pregnancy: the importance of (early) timely referral. Ned Tijdschr Geneeskd 2001; 145(33): 1577-81.
2. Grantham JJ. Ethical issues and genetic counselling. Contrib Nephrol 1995; 115: 39-43.
3. Holzgreve W, Miny P. Genetic aspects of fetal disease. Semin Perinatol 1989; 13(4): 260-77.
4. Lo KK, Karampetsou E, Boustred C, McKay F, Mason S, Hill M, Plagnol V, Chitty LS. Limited Clinical Utility of Non-invasive Prenatal Testing for Subchromosomal Abnormalities. Am J Hum Genet. 2016 Jan 7;98(1):34-44.
5. Schrijver I, Zehnder JL, Cherry AM. Chromossomal translocations, deletions and inversions. Uptodate 19.2. Disponível em: http://www.uptodate.com/contents/chromosomal-translocations-deletions-and-inversions. Acesso em: 9/01/2023.
6. Sheridan R, Llerena Jr. J, Matkins S, Debenham P, Cawood A, Bobrow M. Fertility in a male with trisomy 21. J Med Genet 1989; 26(5): 294-8.
7. Simpson JL, Rajkovic A. Ovarian differentiation and gonadal failure. Am J Med Genet 1999; 89(4): 186-200.
8. Wright CF, Burton H. The use of cell-free fetal nucleic acids in maternal blood for non invasive prenatal diagnosis. Hum Reprod Update 2009; 15(1): 139-51.


### Artigos originais


9. Aalfs CM, Smets EM, Haes HC, Leschot NJ. Referral for genetic counselling during pregnancy: limited alertness and awareness about genetic risk factors among GPs. Fam Pract 2003; 20(2): 135-41.
10. Antonarakis SE. Parental origin of the extra chromosome in trisomy 21 as indicated by analysis of DNA polymorphisms. Down Syndrome Collaborative Group. N Engl J Med 1991; 324(13): 872-6.
11. Baty BJ, Blackburn BL, Carey JC. Natural history of trisomy 18 and trisomy 13: growth, physical assessment, medical histories, survival, and recurrence risk. Am J Med Genet 1994; 49(2): 175-88.
12. Baty BJ, Jorde LB, Blackburn BL, Carey JC. Natural history of trisomy 18 and trisomy 13: psychomotor development. Am J Med Genet 1994; 49(2): 189-94.

13. DeMarchi JM, Caskey CT, Richards CS. Population-specific screening by mutation analysis for diseases frequent in Ashkenazi Jews. Hum Mutat 1996; 8(2): 116-25.
14. Gordon JW. The morality of prenatal diagnosis. Hum Reprod 1995; 10(4): 767-8.
15. Harbison M, Hassold T, Kobryn C, Jacobs PA. Molecular studies of the parental origin and nature of human X isochromosomes. Cytogenet Cell Genet 1988; 47(4): 217-22.
16. Hassold T, Pettay D, Robinson A, Uchida I. Molecular studies of parental origin and mosaicism in 45,X conceptuses. Hum Genet 1992; 89(6): 647-52.
17. Hook EB. Rates of 47, +13 and 46 translocation D/13 Patau syndrome in live births and comparison with rates in fetal deaths and at amniocentesis. Am J Hum Genet 1980; 32(6): 849-58.
18. Hook EB, Woodburi DF, Akbright SG. Rates of trisomy 18 in livebirths, stillbirths, and at amniocentesis. Birth Defects Orig Artic Ser 1979; 15(5C): 81-93.
19. Kaback M, Lim-Steele J, Dabholkar D, Brown D, Levy N, Zeiger K. Tay-Sachs disease: carrier screening, prenatal diagnosis, and the molecular era – an international perspective, 1970 to 1993. The International TSD Data Collection Network. Jama 1993; 270(19): 2307-15.
20. Kerzin-Storrar L, Wright C, Williamson PR et al. Comparison of genetic services with and without genetic registers: access and attitudes to genetic counselling services among relatives of genetic clinic patients. J Med Genet 2002; 39(12): e85.
21. Koch R, Hanley W, Levy H et al. The Maternal Phenylketonuria International Study: 1984-2002. Pediatrics 2003; 112(6 Pt 2): 1523-9.
22. Macek Jr. M, Mackova A, Hamosh A et al. Identification of common cystic fibrosis mutations in African-Americans with cystic fibrosis increases the detection rate to 75%. Am J Hum Genet 1997; 60(5): 1122-7.
23. Norton ME, Jacobsson B, Swamy GK, Laurent LC, Ranzini AC, Brar H, et.al. Cell-free DNA analysis for noninvasive examination of trisomy. N Engl J Med 2015; 372(17): 1589-97.
24. Petrovski S, Aggarwal V, Giordano JL, et al. Whole-exome sequencing in the evaluation of fetal structural anomalies: a prospective cohort study. Lancet 2019; 393(10173): 758-67.
25. Platt LD, Koch R, Hanley WB et al. The international study of pregnancy outcome in women with maternal phenylketonuria: report of a 12-year study. Am J Obstet Gynecol 2000; 182(2): 326-33.
26. Robinson A, Bender BG, Linden MG. Prognosis of prenatally diagnosed children with sex chromosome aneuploidy. Am J Med Genet 1992; 44(3): 365-8.
27. Robinson A, Bender BG, Linden MG, Salbenblatt JA. Sex chromosome aneuploidy. Denver Prospective Study. Birth Defects Orig Artic Ser 1990; 26(4): 59-115.
28. Scharrer S, Stengel-Rutkowski S, Rodewald-Rudescu A, Erdlen E, Zang KD. Reproduction in a female patient with Down's syndrome: case report of a 46,XY child showing slight phenotypical anomalies, born to a 47,XX, +21 mother. Humangenetik 1975; 26(3): 207-14.
29. Schinzel AA, Adelsberger PA, Binkert F, Basaran S, Antonarakis SE. No evidence for a paternal interchromosomal effect from analysis of the origin of nondisjunction in Down syndrome patients with concomitant familial chromosome rearrangements. Am J Hum Genet 1992; 50(2): 288-93.
30. Snijders RJ, Noble P, Sebire N, Souka A, Nicolaides KH. UK multicentre project on assessment of risk of trisomy 21 by maternal age and fetal nuchal-translucency thickness at 10-14 weeks of gestation. Fetal Medicine Foundation First Trimester Screening Group. Lancet 1998; 352(9125): 343-6.
31. Snijders RJ, Sebire NJ, Nicolaides KH. Maternal age and gestational age-specific risk for chromosomal defects. Fetal Diagn Ther 1995; 10(6): 356-67.
32. Snijders RJ, Sundberg K, Holzgreve W, Henry G, Nicolaides KH. Maternal age and gestation-specific risk for trisomy 21. Ultrasound Obstet Gynecol 1999; 13(3): 167-70.
33. Tabor A, Philip J, Madsen M, Bang J, Obel EB, Norgaard-Pedersen B. Randomised controlled trial of genetic amniocentesis in 4606 low-risk women. Lancet 1986; 1(8493): 1287-93.
34. Wapner RJ, Martin CL, Levy B, Ballif BC, Eng CM, Zachary JM, et al. Chromosomal microarray versus karyotyping for prenatal diagnosis. N Engl J Med. 2012 Dec 6;367(23):2175-84. doi: 10.1056/NEJMoa1203382.
35. Wright C, Kerzin-Storrar L, Williamson PR et al. Comparison of genetic services with and without genetic registers: knowledge, adjustment, and attitudes about genetic counselling among probands referred to three genetic clinics. J Med Genet 2002; 39(12): e84.
36. Zuhlke C, Thies U, Braulke I, Reis A, Schirren C. Down syndrome and male fertility: PCR-derived fingerprinting, serological and andrological investigations. Clin Genet 1994; 46(4): 324-6.


## Diretrizes


37. American College of Obstetricians and Gynecologists' Committee on Practice Bulletins – Obstetrics; Committee on Genetics; Society for Maternal-Fetal Medicine. Screening for fetal chromosomal abnormalities: ACOG practice bulletin, number 226. Obstet Gynecol 2020; 136(4): e48-e69.
38. Bennett RL, Steinhaus KA, Uhrich SB et al. Recommendations for standardized human pedigree nomenclature. Pedigree Standardization Task Force of the National Society of Genetic Counselors. Am J Hum Genet 1995; 56(3): 745-52.
39. Carey JC. Health supervision and anticipatory guidance for children with genetic disorders (including specific recommendations for trisomy 21, trisomy 18, and neurofibromatosis I). Pediatr Clin North Am 1992; 39(1): 25-53.
40. Committee on Genetics and the Society for Maternal-Fetal Medicine. Committee Opinion N.682: Microarrays and Next-Generation Sequencing Technology: The Use of Advanced Genetic Diagnostic Tools in Obstetrics and Gynecology. Obstet Gynecol 2016; 128(6): e262-e268.
41. Saenger P, Wikland KA, Conway GS et al. Recommendations for the diagnosis and management of Turner syndrome. J Clin Endocrinol Metab 2001; 86(7): 3061-9.


## Editorial/carta ao editor


42. Nicolaides KH, Sebire NJ, Snijders RJ, Johnson S. Down's syndrome screening in the UK. Lancet 1996; 347(9005): 906-7.


## Livros


43. Armbruster de Moraes E. Aconselhamento genético. In: Zugaib M, Brizot ML, Bunduki V, editores. Medicina fetal. 2.ed. São Paulo: Atheneu; 1997. p. 24-32.
44. Armbruster de Moraes E. Doenças genéticas não ligadas a aberrações cromossômicas. In: Zugaib M, Pedreira DAL, Bunduki V, editores. Medicina fetal. São Paulo: Atheneu; 1997.
45. Arnold KC, Flint CJ. Prenatal diagnostic testing for genetic disorders. In: Obstetrics essentials. Springer; 2017. p. 237-43.
46. Bonthron DFD, Porteous M, Trainer A. Clinical genetics: a case-based approach. London: WB Saunders; 1998.
47. Cunningham FG, Leveno K, Bloom SL, Hauth JC, Gilstrap III LC, Wenstrom KD, editores. Williams' obstetrics. 22.ed. New York: McGraw-Hill; 2005.
48. Jones KL. Smith's recognizable patterns of human malformation. 5.ed. Philadelphia: WB Saunders; 1997.
49. Nussbaum RL, McInnes RR, Willard HF. Principles of clinical cytogenetics. In: Thompson & Thompson genetics in medicine. 7.ed. Philadelphia: Elsevier Saunders; 2007. p. 59-87.
50. Pinto Jr. WBB. Aspectos genéticos: identificação de famílias e gestantes sob risco de gerar crianças com alterações genéticas. In: Neme B, editor. Obstetrícia básica. 3.ed. São Paulo: Sarvier; 2005. p. 1243-59.


## Revisão sistemática/metanálise


51. Gil MM, Accurti V, Santacruz B, Plana MN, Nicolaides KH. Analysis of cell-free DNA in maternal blood in screening for aneuploidies: updated meta-analysis. Ultrasound Obstet Gynecol 2017; 50(3): 302-14.

# Capítulo 64

# Rastreamento das anomalias cromossômicas



## INTRODUÇÃO

### CONCEITO DE RASTREAMENTO

Rastreamento pode ser definido como a seleção de um grupo da população geral que apresente um risco elevado para determinada condição, para o qual procedimentos ou investigações mais detalhados seriam justificados, muitas vezes com custos mais elevados ou até com risco maior de complicações.[103] Os benefícios à população geral são os objetivos dos métodos de rastreamento, e mais particularmente oferecer informação individual. As anomalias cromossômicas podem ser rastreadas por testes especializados, como a avaliação de proteínas no soro materno, o rastreamento bioquímico, ou por um rol de perguntas, entre as quais a idade materna, no caso de rastreamento para trissomias.

A detecção da trissomia do cromossomo 21 para síndrome de Down é o maior objetivo do rastreamento de aneuploidias fetais, por ser esta a de maior prevalência entre as anomalias cromossômicas. A maioria dos casos da trissomia do 21 detectada no pré-natal nasce viva e chega à idade adulta, embora os marcadores ultrassonográficos possam ser discretos ou ausentes, ao contrário das altas letalidades pré e perinatal que se registra para outras trissomias.

Doenças cromossômicas detectadas no pré-natal possibilitam uma intervenção em possíveis malformações após o nascimento, como em cardiopatias, e ainda o preparo e o cuidado mais adequado para o parto propriamente dito, possibilitando que a gestante seja encaminhada para centros de atenção terciária. É bastante útil em países que permitem a interrupção da gestação legalmente como também naqueles onde é proibida.

Para o rastreamento da síndrome de Down ser considerado de resultado positivo, é preciso que exceda risco de corte preestabelecido. O nível de corte determinado, na maioria dos métodos de rastreamento, é aquele em que, dentro do grupo classificado como positivo, incluem-se aproximadamente 5% de indivíduos normais (5% de falso-positivo). Exemplificando, considerando 1:250 o risco de corte para determinada condição, riscos menores do que este serão considerados negativos (p. ex., 1:500) e riscos maiores referidos como positivos (p. ex., 1:100). Outra forma de avaliar os resultados sem determinar o rastreamento como positivo ou negativo, é fornecendo os riscos individuais (p. ex., 1:450), o que permite que a paciente considere se esse é um bom resultado para si. A utilização dos riscos é principalmente uma forma de combinar várias informações, como idade materna, antecedente pessoal de gestação afetada por anomalia cromossômica, marcadores no soro materno e achados à ultrassonografia.

O rastreamento para anomalias cromossômicas foi iniciado na década de 1970. O método de seleção do grupo de risco foi baseado na idade materna, e a biópsia de vilosidades coriônicas ou amniocentese, um teste invasivo, era disponibilizada para toda gestante com 35 anos ou mais, grupo este com aproximadamente 30% de fetos com trissomia do cromossomo 21, este é o grupo definido como de alto risco, apresentando a taxa de 5% de exames falso-positivos. O percentual de gestações de mulheres com mais de 35 anos aumentou, nas últimas décadas, registrando de 15 a 20%.[34] Por este critério de seleção, mulheres com mais de 35 anos de idade representam aproximadamente 50% de gestações com trissomia do cromossomo 21, com índice falso-positivo esperado de 14%.[95]

Desde meados da década de 1980, outros métodos alternativos foram disponibilizados para selecionar maior risco para anomalias cromossômicas entre gestantes. Em 1984, Merkatz et al.[54] observaram uma associação entre baixos níveis de alfafetoproteína no soro materno e a trissomia do cromossomo 18. Foi o primeiro registro de concentração sérica anormal de proteínas na presença de fetos com anormalidades cromossômicas, o que levantou a hipótese de que os níveis séricos de outros produtos fetoplacentários também poderiam estar alterados. A partir de então, vários outros estudos vêm apontando associação entre trissomia do cromossomo 21 e anormalidades, como níveis anormais de alfafetoproteína, estriol não conjugado, gonadotrofina coriônica humana (hCG) e sua fração beta, bem como da inibina-A, denominados marcadores bioquímicos no soro materno.[40,96]

A princípio, os estudos se concentraram nos marcadores séricos maternos durante o 2º trimestre, mesmo período usado para a determinação do cariótipo fetal, sem rastreamento mais precoce. No início da década de 1980, foi introduzida a biópsia de vilosidades coriônicas, no início dos anos 1990, e descobriu-se que poderia ser utilizada com segurança equivalente à amniocentese depois de 16 semanas, desde que realizada entre 11 e 13 semanas de gestação, ou seja, com decorrência de abortamentos na taxa de 1%.[85] Os pesquisadores então se sentiram estimulados a desenvolver métodos rastreamento que pudessem ser utilizados já a partir do 1º trimestre e passaram a testar os marcadores bioquímicos mais precocemente.[58]

Ainda em 1980, várias publicações apresentaram resultados de ultrassonografia da associação de malformações fetais ou alterações morfológicas sutis (marcadores) e anomalias cromossômicas, entre 16 e 24 semanas.[10] No entanto, a de se registrar que somente profissionais experientes são capazes de detectar anomalias cromossômicas, no 2º trimestre.[7,9,10]

O aumento do fluido na região da nuca do feto e a associação com anormalidades cromossômicas, denominada translucência nucal, foram descritos na década de 1990. Estudos a partir dessa época vêm conseguindo mostrar que quanto maior a medida dessa coleção de fluidos maior a probabilidade da existência de doença genética ou de malformação cardíaca fetal.[59]

## INCIDÊNCIA DAS ANOMALIAS CROMOSSÔMICAS

As trissomias dos cromossomos 21 (síndrome de Down), 18 (síndrome de Edwards) ou 13 (síndrome de Patau); a monossomia do cromossomo X (síndrome de Turner – 45,X); as anomalias crônicas sexuais 47,XXX, 47,XXY e 47,XYY; e a triploidia representam os defeitos cromossômicos mais comuns. A idade materna aumenta o risco para as trissomias, em razão da não disjunção meiótica; já com a idade gestacional diminui, pela letalidade intrauterina. No início do século XX, foi descrita pela primeira vez a associação da idade da gestante com o risco para trissomias, confirmada por diversos autores, posteriormente.

### Trissomia do cromossomo 21

O médico britânico Langdon Down descreveu a síndrome de Down pela primeira vez em 1866, relacionando-a a fatores hereditários.[32] Fraser e Mitchell,[38] em 1876, relacionaram a síndrome à idade materna avançada. Shuttleworth,[83] em 1909, relatou que de um terço à metade dos recém-nascidos com a síndrome nasciam de mães com idade próxima do climatério.

Mulheres com idade até 20 anos apresentam prevalência da trissomia do cromossomo 21 de 1:1.500, enquanto nas com mais de 44 anos o índice aumenta para 1:30.[87,90] Por tradição, no aconselhamento aos pais, apresentava-se o risco baseado na incidência da trissomia do cromossomo 21 no nascimento. O risco para trissomias fetais diminui com a idade gestacional, o que é decorrente da perda fetal espontânea de considerável proporção dos fetos acometidos. Snijders et al.[90] estimaram a taxa de letalidade intrauterina dos fetos acometidos por anomalias cromossômicas de 30% entre 12 e 40 semanas e 21% entre 16 e 40 semanas. A Tabela 1 apresenta a prevalência de trissomia do cromossomo 21 em relação à idade materna e em diferentes períodos da gestação.[90]

### Trissomia do cromossomo 18

Edwards,[33] em 1960, descreveu a trissomia do cromossomo 18, que representa a segunda anomalia cromossômica mais frequente, registrando ao nascimento a prevalência de 0,16:1.000 nascidos vivos.[42] Na maioria dos casos é letal, com o 80% dos óbitos intrauterinos entre 12 e 40 semanas, ou neonatal, porém existem raros óbitos descritos na primeira infância. Na Tabela 2, consta a prevalência da trissomia do cromossomo 18 em diferentes idades maternas e gestacionais.[86]

**TABELA 1. Relação idades materna e gestacional para riscos estimados de trissomia do cromossomo 21**

| Idade materna (anos) | Idade gestacional (semanas) | | |
|---|---|---|---|
| | 12 | 20 | 40 |
| 20 | 1:1.068 | 1:1.295 | 1:1.527 |
| 25 | 1:946 | 1:1.147 | 1:1.352 |
| 30 | 1:626 | 1:759 | 1:895 |
| 31 | 1:543 | 1:658 | 1:776 |
| 32 | 1:461 | 1:559 | 1:659 |
| 33 | 1:383 | 1:464 | 1:547 |
| 34 | 1:312 | 1:378 | 1:446 |
| 35 | 1:249 | 1:302 | 1:356 |
| 36 | 1:196 | 1:238 | 1:280 |
| 37 | 1:152 | 1:185 | 1:218 |
| 38 | 1:117 | 1:142 | 1:167 |
| 39 | 1:89 | 1:108 | 1:128 |
| 40 | 1:68 | 1:82 | 1:97 |
| 41 | 1:51 | 1:62 | 1:73 |
| 42 | 1:38 | 1:46 | 1:55 |
| 43 | 1:29 | 1:35 | 1:41 |
| 44 | 1:21 | 1:26 | 1:30 |
| 45 | 1:16 | 1:19 | 1:23 |

Adaptada de Snijders et al.[86]

## Trissomia do cromossomo 13

Patau et al.,[72] em 1960, descreveram a síndrome do cromossomo 13, que leva seu nome, registrando a prevalência de 0,083:1.000 nascidos vivos, representando a 3ª maior incidência nas trissomias.[41] Sua condição letal, com óbitos intrauterinos na ordem de 80%. Na Tabela 3, constam as diferentes idades maternas e gestacionais na prevalência da trissomia do cromossomo 13.[86]

## Síndrome de Turner

A síndrome de Turner decorre, geralmente, da perda do cromossomo X proveniente do pai. Diferentemente das trissomias, não se relaciona com a idade materna e tem consequência na frequência da concepção de embriões 45,X. A taxa de mortalidade intrauterina é de aproximadamente 75% entre 12 e 40 semanas de gestação e apresenta prevalência de cerca de 1:1.500 casos com 12 semanas, 1:3.000 com 20 semanas e 1:4.000 com 40 semanas.[87] Com fenótipos diferentes, a mortalidade pós-natal não repete a pré-natal. Estudos com material de abortamentos e óbitos intrauterinos apontam que existe variação na gravidade da síndrome, e as doenças cardiovasculares são as mais prevalentes, especialmente a coarctação da aorta. Fetos que apresentam acometimento leve sobrevivem e os casos mais graves e mais letais são aqueles com translucência nucal muito aumentada (por vezes denominada higroma cístico) ou edema fetal generalizado (hidropsia).

## Outras anomalias cromossômicas

Ao nascimento, as anomalias cromossômicas sexuais – 47,XXX, 47,XXY e 47,XYY – têm incidência de 0,17% e aumentam depois dos 40 anos de idade materna.[37] A característica oligo ou mesmo assintomática faz com que a

**TABELA 2. Relação idades materna e gestacional para riscos estimados de trissomia do cromossomo 18**

| Idade materna (anos) | Idade gestacional (semanas) | | |
|---|---|---|---|
| | 12 | 20 | 40 |
| 20 | 1:2.484 | 1:4.897 | 1:18.013 |
| 25 | 1:2.200 | 1:4.336 | 1:15.951 |
| 30 | 1:1.456 | 1:2.869 | 1:10.554 |
| 35 | 1:580 | 1:1.142 | 1:4.202 |
| 38 | 1:272 | 1:537 | 1:1.974 |
| 40 | 1:157 | 1:310 | 1:1.139 |
| 44 | 1:50 | 1:98 | 1:359 |

Adaptada de Snijders et al.[86]

**TABELA 3. Relação idades materna e gestacional para riscos estimados de trissomia do cromossomo 13**

| Idade materna (anos) | Idade gestacional (semanas) | | |
|---|---|---|---|
| | 12 | 20 | 40 |
| 20 | 1:7.826 | 1:14.656 | 1:42.423 |
| 25 | 1:6.930 | 1:12.978 | 1:37.567 |
| 30 | 1:4.585 | 1:8.587 | 1:24.856 |
| 35 | 1:1.826 | 1:3.419 | 1:9.876 |
| 38 | 1:858 | 1:1.606 | 1:4.650 |
| 40 | 1:495 | 1:927 | 1:2.683 |
| 44 | 1:156 | 1:292 | 1:846 |

Adaptada de Snijders et al.[86]

incidência seja claramente subestimada. A incidência não diminui com a idade gestacional uma vez que a taxa de letalidade intrauterina é semelhante à de fetos cromossomicamente normais.

Aproximadamente 2% das concepções reconhecidas com poliploidia (triploidia), no entanto, são raros os nascidos vivos, em virtude da alta letalidade. A prevalência em gestações de 12 semanas e 20 semanas é de 1:2.000 e 1:250.000, respectivamente.[87]

Podem ser de origem paterna (triploidia tipo I ou diândrica) ou materna (triploidia tipo II ou digênica) os cromossomos extranumerários, ambos podem apresentar malformações estruturais. No primeiro caso, o desenvolvimento fetal é normal, com translucência nucal aumentada, placenta espessada com áreas císticas (degeneração molar parcial) e níveis bastante elevados da fração beta da gonadotrofina coriônica humana (beta-hCG). O tipo digênico, de origem materna, apresenta placenta pequena de aspecto normal e níveis diminuídos de beta-hCG, com desenvolvimento assimétrico restrito do feto.

## CÁLCULO DE RISCOS PARA ANOMALIAS CROMOSSÔMICAS

Qualquer gestante tem risco de o feto apresentar uma anomalia cromossômica. Os seguintes aspectos são necessários para o cálculo do risco:[106]

- História prévia de trissomia.
- Risco basal (a depender da idade materna e da idade gestacional), conforme detalhado nas Tabelas 1, 2 e 3.
- Marcadores ultrassonográficos do primeiro trimestre entre 11 e 14 semanas (translucência nucal, osso nasal, fluxo sanguíneo no ducto venoso, presença ou ausência de regurgitação tricúspide) ou do segundo trimestre (hipoplasia ou ausência do osso nasal, fêmur curto, ventriculomegalia, artéria subclávia direita aberrante, hidronefrose, entre outros).
- Marcadores bioquímicos do primeiro trimestre (fração livre da gonadotrofina coriônica humana e proteína plasmática-A associada à gestação – PAPP-A) ou do segundo trimestre (gonadotrofina coriônica, alfafetoproteína, inibina-A e estriol não conjugado – também conhecido como teste quádruplo).

Fatores de correção podem ser feitos a partir desses marcadores, a depender dos resultados dos testes de rastreamento durante a gestação, que multiplicados pelo risco basal originam o risco corrigido. O risco corrigido deverá ser atualizado a cada teste de rastreamento, tomando-se como base o risco anterior.

A detecção de 70% dos casos de trissomia do cromossomo 21 são possíveis no 2º trimestre a partir da associação com a idade materna, os testes bioquímicos entre as semanas 11 e 14 apontam a sensibilidade (taxa de detecção) de cerca de 95% para uma taxa de falso-positivo de 5% para a associação com a utilização de marcadores ultrassonográficos.[91]

### História prévia de trissomia

Antecedente de gestação afetada por trissomia eleva o risco mais que a idade materna. Estudos que avaliaram gestantes com história prévia de trissomia do cromossomo 21 e do cromossomo 18 demonstraram que o risco de recorrência na gestação subsequente foi 0,75% maior do que o risco baseado na idade materna.[90] Assim sendo, para uma gestante de 36 anos com idade gestacional de 12 semanas, o risco aumenta de 1:210 (0,5%) para 1:80 (1,25%), e para uma gestante de 21 anos de 1:1.005 (0,01%) para 1:132 (0,76%).

O cromossomo afetado parece ser dependente do risco de recorrência. Ou seja, uma gestante com história de trissomia do cromossomo 21 terá risco aumentado para a mesma trissomia e não para o cromossomo 13 ou 18.

### Idade materna e gestacional

Para o cálculo de risco basal devem ser considerados os aspectos da idade materna que aumenta esse risco e da gestacional que o diminui, conforme demonstrado nas Tabelas 1, 2 e 3.

### Marcador para cromossomopatia

Denominam-se marcadores os parâmetros ultrassonográficos (translucência nucal e outras alterações morfológicas que podem estar associadas a anomalias cromossômicas) ou bioquímicos (fração beta da hCG, proteína plasmática-A associada à gestação) que se apresentam significativamente diferentes nos fetos acometidos por anomalias cromossômicas em relação aos fetos normais.

Para cada marcador, é calculado um fator de correção que será multiplicado pelo risco basal.

O fator de correção é determinado dividindo-se a porcentagem de fetos com trissomia do cromossomo 21, por exemplo, que apresentam o marcador (uma determinada medida da translucência nucal ou um determinado valor da fração livre da beta-hCG ou a presença do marcador de segundo trimestre), pela porcentagem de fetos normais que apresentam o mesmo marcador. No caso da translucência nucal, quanto maior for a medida, maior será o fator de correção e, portanto, maior o risco de anomalia cromossômica. Segue uma demonstração de como fazer o cálculo o risco:

Risco corrigido = risco basal × razão de probabilidade do marcador específico

Risco basal = baseado na idade materna, idade gestacional e história prévia

## RASTREAMENTO NO PRIMEIRO TRIMESTRE DA GESTAÇÃO

### RASTREAMENTO ULTRASSONOGRÁFICO

#### Translucência nucal

Vários estudos, entre a década de 1980 e o início da década de 1990, levantaram a hipótese da existência de uma possível associação entre os defeitos cromossômicos e o acúmulo anormal de fluido na região da nuca do feto no 1º trimestre da gestação.[23,46,59,94,102] Esse acúmulo de fluido pode ser percebido a olho nu ou por visão embrioscópica, entre a semana 11 e a semana 14, e caracteriza-se por uma região de aspecto transparente por conta do conteúdo aquoso (Figura 1), razão que explica o achado à ultrassonografia que correspondente a uma zona anecogênica adjacente à pele do embrião.

Translucência nucal foi o termo usado por Nicolaides et al.,[59] em 1992, para denominar essa imagem ultrassonográfica. O termo translucência demanda translucidez ou transparência, à passagem de luz pela estrutura, e, no entanto, mesmo que a imagem ultrassonográfica propriamente dita não represente a passagem de luz, mas a passagem do feixe acústico, o termo está fortemente consagrado em razão do uso.

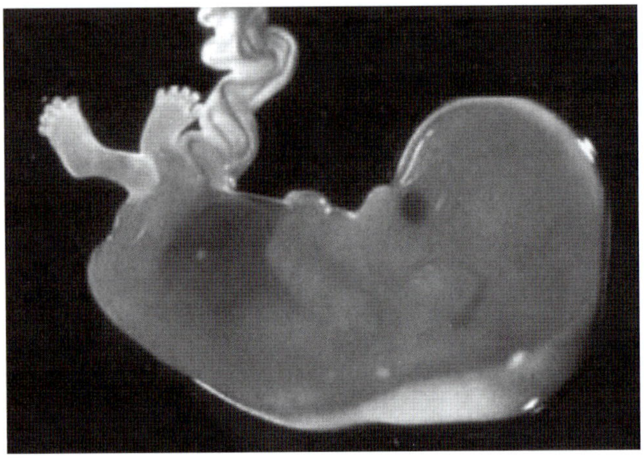

**FIGURA 1.** Acúmulo de fluido na região cervical posterior (nuca) de feto, clinicamente denominada translucência nucal (Figura retirada de Nicolaides et al.[114])

A translucência nucal continuou sendo objeto de estudos,[18,60,69,70] sua associação com anomalias cromossômicas, bem como utilizada como método para o rastreamento de tais anomalias. Estudos prospectivos encontraram as taxas de detecção de 75 a 80% para um falso-positivo de 5% utilizando a translucência nucal no rastreamento da trissomia do cromossomo 21 e outras anomalias cromossômicas, foram analisadas 250 mil gestações e mais de mil fetos com trissomia do 21.[4] O método de rastreamento de anomalias cromossômicas pela medida da translucência nucal entre 11 e 14 semanas de gestação é ainda utilizado em vários países. Um programa informatizado disponibilizado pela *Fetal Medicine Foundation* de Londres para o cálculo de riscos leva em conta a história prévia, a idade materna e a medida da translucência nucal.

À época em que a medida da translucência nucal foi instituída para rastreamento de anomalias cromossômicas, no início da década de 1990, era utilizado um valor discriminatório de 3 mm e, a partir do momento que os aparelhos de ultrassonografia passaram a usar medidas em décimos de milímetros, o valor diminuiu para 2,5 mm.[46,59,60,70] Com a evolução, os estudos demonstraram a relação entre a medida da translucência nucal fetal e a idade gestacional mais avançada, e a medida passou a ter como referência o comprimento cabeça-nádegas, sendo 38 mm o percentil 95 para 2,2 mm, e 2,8 mm para o comprimento de 84 mm, no mesmo percentil, a partir de então foi instituída a relação cabeça-nádegas para determinar uma medida da translucência nucal aumentada.[70] No entanto, o percentil 99 não difere de acordo com o comprimento cabeça-nádegas entre 11 e 14 semanas, sendo de 3,5 mm. É importante saber que a medida da translucência nucal para rastreamento é mais bem realizada com a utilização do programa de cálculo de riscos e não levando em conta, de forma isolada, o seu valor absoluto.

Resultados uniformes são obtidos somente seguindo critérios técnicos rígidos na utilização da translucência nucal como método de rastreamento. Os profissionais interessados na aplicação do rastreamento na prática clínica precisam de pré-requisitos essenciais: motivação, treinamento apropriado e aderência às técnicas-padrão:

- Snijders et al.[86] descreveram a padronização utilizada para medir a translucência nucal (Figuras 2 e 3).
- Na idade gestacional entre 11 semanas e 13 semanas e 6 dias, a medida mínima do comprimento cabeça-nádegas deve ser de 45 mm e a máxima de 84 mm.
- É essencial considerar a medida do comprimento cabeça-nádegas (idade gestacional) para determinar se uma medida da translucência nucal está aumentada ou não.[70]

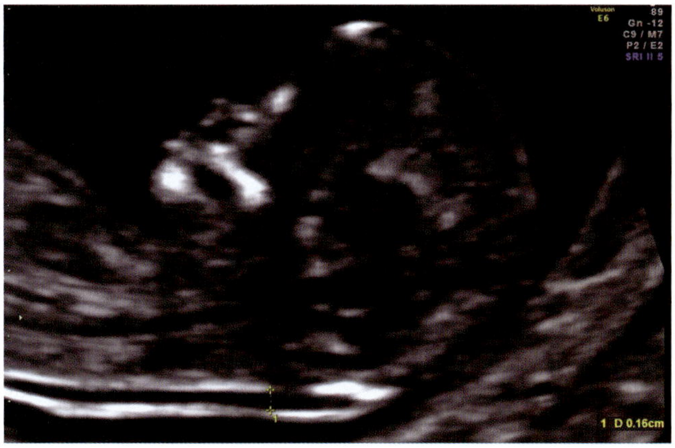


**FIGURA 2.** Imagem ultrassonográfica demonstrando a medida da translucência nucal de 1,6 mm (normal) em feto com 12 semanas de gestação.

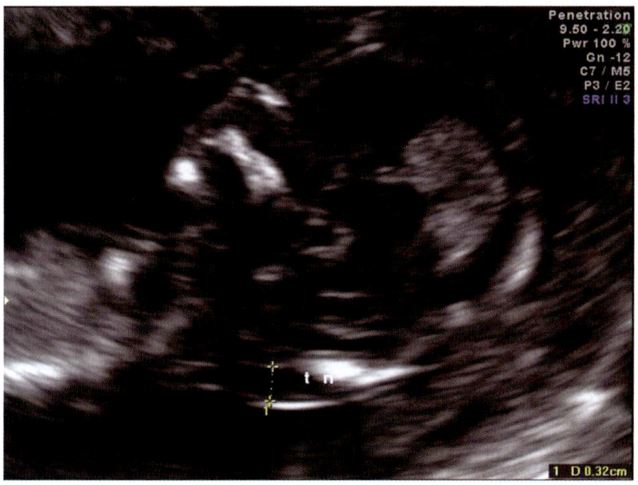


**FIGURA 3.** Imagem ultrassonográfica demonstrando a medida da translucência nucal de 3,2 mm (aumentada) em feto com 12 semanas de gestação.

- Em 95% dos casos, a translucência nucal é medida com sucesso por ultrassonografia transabdominal, para o restante é preciso utilizar o exame via transvaginal.
- Somente o treinamento favorece a obtenção de resultados reprodutíveis e melhora a habilidade em medir a translucência nucal, a prática necessita de 80 a 100 exames via transabdominal e transvaginal, respectivamente, para mostrar bons resultados.[17] Em 95% dos casos, as diferenças nas medidas intraobservador e interobservador devem estar em 0,5 mm.
- O feto deve estar na posição neutra para se obter um adequado corte sagital para a medida utilizada para o comprimento cabeça-nádegas e consequentemente para a medida da translucência nucal. A medida com o feto em hiperextensão pode levar a um falso aumento da translucência nucal acima de 0,6 mm; em hiperflexão, a medida pode resultar diminuída em até 0,4 mm.[97]
- Toda a imagem deve ser praticamente preenchida pela parte superior do tórax e pela cabeça do feto (Figuras 2 e 3). A amplificação da imagem do feto deve poder mostrar pequenos movimentos de cada *caliper*, de tal forma que provoquem mudanças de no máximo 0,1 mm entre os *calipers*.
- Nessa fase da gestação, a pele fetal e a membrana amniótica parecem finas membranas e é preciso cuidado para não confundi-las. Para que o feto se afaste da membrana podem ser usadas algumas estratégias: aguardar que o feto se mova espontaneamente, pedir à gestante para tossir ou usar o transdutor para fazer movimentos de balanço no abdome materno.
- É medida a espessura máxima do espaço anecoico (translucência) entre a pele e o tecido celular subcutâneo que recobre a coluna cervical. Os *calipers* devem ser posicionados de forma que a sua linha horizontal fique na linha que delimita a translucência nucal (Figura 4). Deve ser registrada mais de uma medida da translucência nucal durante o exame e deve ser utilizada para o cálculo do risco a maior medida que tenha sido obtida de forma adequada.
- Em 5 a 10% das gestações, o feto tem o cordão umbilical ao redor do pescoço, casos nos quais pode acontecer um falso aumento na medida da translucência nucal de aproximadamente 0,8 mm.[76] Para o cálculo de riscos, é adequado usar a média das metidas acima e abaixo do cordão, pois podem ser diferentes.
- É recomendado desligar o recurso "harmônica", pois reduz a medida da translucência.[71]

Desde outubro de 1995, as gestantes acompanhadas na Clínica Obstétrica do HC-FMUSP e aquelas encaminhadas para realizar a primeira ultrassonografia ainda no 1º trimestre têm disponível o rastreamento pela medida da translucência nucal. Um estudo publicado em 2001, do

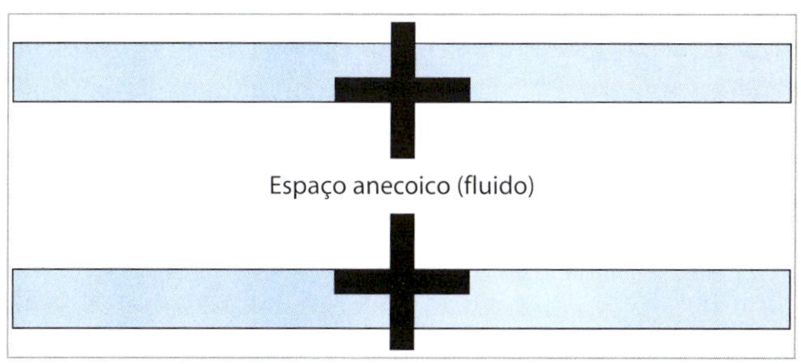


**FIGURA 4.** Esquema do posicionamento dos *calipers* (+) para delimitar a medida da translucência nucal. As listras azuis representam a pele e o tecido celular subcutâneo que recobre a coluna.

mesmo grupo, que obteve a medida da translucência nucal de 2.169 gestações, apontou o percentil 95 em 4,9% dos casos.[18] O risco corrigido após o exame ultrassonográfico foi ≥ 1:100 em 3,4% dos casos e ≥ 1:300 em 7,5%, considerando-se a idade materna, o comprimento cabeça-nádegas e a medida da translucência nucal. Gestantes com idade acima de 35 anos representaram 47% do grupo com anomalias cromossômicas. O risco de corte de 1:100 como o de 1:300 compôs os resultados com 89% de sensibilidade na detecção de anomalias cromossômicas. Em 71% dessas gestações, a translucência nucal estava acima do percentil 95 para o comprimento cabeça-nádegas.

Outras anomalias cromossômicas também apresentam aumento da medida da translucência nucal, como a trissomia dos cromossomos 13 e 18, as triploidias, as síndromes de Turner e Klinefelter, 47,XXX, 47,XYY e outras.[86]

## Translucência nucal aumentada com cariótipo normal

A fisiopatologia da translucência nucal aumentada inclui os seguintes mecanismos possíveis:[107]

- Anomalias cardíacas e dos grandes vasos decorrentes da insuficiência cardíaca.
- A compressão do corpo fetal ou do mediastino decorre da congestão venosa na cabeça e no pescoço, como acontece nos casos de síndrome da banda amniótica, hérnia diafragmática ou tórax estreito nas displasias esqueléticas.
- Alteração na composição da matriz extracelular.
- Anormalidade ou atraso no desenvolvimento do sistema linfático.
- A diminuição dos movimentos fetais decorre da deficiência na drenagem linfática, como nas doenças neuromusculares.
- Anemia fetal ou hipoproteinemia.
- Anemia ou disfunção cardíaca provocada por infecção congênita.

Está estabelecido que a translucência nucal aumentada está associada com um grande número de malformações fetais e síndromes gênicas, conforme vários estudos com fetos cromossomicamente normais.[6,80,99,113] A prevalência aumenta com o aumento da medida da translucência nucal: 2,4% para translucência nucal entre o percentil 95 e 3,4 mm; 7,1% entre 3,5 e 4,4 mm; 12,3% entre 4,5 e 5,4 mm; 16,7% entre 5,5 e 6,4 mm; e 35,6% para medidas acima de 6,5 mm.[6] Em adição, as taxas de abortamento e óbito perinatal se elevam quando há associação com translucência nucal aumentada. A frequência de nascidos vivos e saudáveis em relação a intervalos de medidas da translucência nucal nos fetos com cariótipo normal e nos fetos com cariótipos normal e alterado está demonstrada na Tabela 4.[75,113]

**TABELA 4. Frequência de nascidos vivos e saudáveis em diferentes intervalos de medida da translucência nucal fetal**

| Nível de corte da translucência nucal | Total (n) | Vivo e saudável | |
|---|---|---|---|
| | | Cariótipo normal | Geral (cariótipo normal e alterado) |
| Percentil ≥ 95 e ≤ 2,9 mm | 123 | 95,6% | 92,4% |
| 3-3,4 mm | 57 | 86,4% | 74,5% |
| 3,5-4,4 mm | 34 | 70,8% | 56,6% |
| ≥ 4,5 mm | 32 | 37,5% | 18,8% |

n: número de casos.
Tabela adaptada de Saldanha.[113]

Estudos com maior número de participantes apresentaram melhores resultados, apesar dos dados aqui apresentados. É importante que os pais tenham consciência de que somente a translucência nucal aumentada não atesta incondicionalmente uma malformação fetal, é necessário excluir anomalias cromossômicas. Cerca de 90% das gestações com feto apresentando translucência nucal menor do que 4,5 mm resultarão em recém-nascidos vivos e saudáveis; e de 4,5 a 6,4 mm e ≥ 6,5 mm são de cerca de 80 e 45%, respectivamente.[6]

Em uma revisão recente levantando o desenvolvimento de fetos com translucência nucal aumentada e cariótipo normal, observou-se que se no 2º trimestre forem registradas ultrassonografia e ecocardiografia fetal normais, serão pequenas as chances de alterações no desenvolvimento neurológico, registrando o atraso de 0 a 8%.[99] Estudos utilizando grupo-controle, no entanto, registraram percentuais de atraso diferentes entre si.[80] Concluiu-se que exames posteriores normais apresentam prognóstico favorável em longo prazo, mesmo com preliminares de translucência nucal aumentada, no entanto, há poucos registros de medida maior ou igual a 6,5 mm, por esta razão deve-se ter cautela no aconselhamento aos pais.[80,99]

A prevalência de defeitos cardíacos aumenta com a medida da translucência nucal, variando de 0,8:1.000 quando a translucência nucal está menor do que o percentil 95, para 63,5:1.000 quando a medida da translucência nucal estiver maior do que o percentil 99.[44] Está indicada ecocardiografia fetal especializada caso a translucência nucal esteja aumentada (acima do percentil 95 para determinada medida de comprimento cabeça-nádegas) entre 11 semanas e 13 semanas e 6 dias.

Lopes et al.[49] submeteram 275 fetos com translucência nucal aumentada à ecocardiografia fetal precoce, gestações com menos de 16 semanas, para um estudo conduzido na Clínica Obstétrica do HC-FMUSP, e encontraram alterações cardiológicas nesses fetos. No grupo com cariótipo normal e medida da translucência nucal entre 2,5 e 3,4 mm, a incidência de cardiopatia foi de 1%, aumentando para 12,2% quando a translucência nucal foi de 3,5 mm ou mais.[49]

### Conduta na translucência nucal aumentada

Uma detalhada avaliação da anatomia fetal deve ser conduzida a partir do achado ultrassonográfico de translucência nucal aumentada (acima do percentil 95) no 1º trimestre para excluir a associação de malformações estruturais e discutir a possibilidade de teste invasivo para determinação do cariótipo fetal.

Entre as semanas 16 e 20, os exames morfológicos detalhados em conjunto com ecocardiografia fetal especializada podem excluir ou confirmar defeitos estruturais não detectados em exames anteriores e avaliar a evolução do edema de nuca.

A investigação de infecção fetal por exames sorológicos da gestante podem identificar as causas de um persistente edema de nuca. A investigação de síndrome gênica por análise de DNA deve ser realizada em casos de suspeita ou história familiar e pode ser benéfica se realizada por geneticista clínico.

O prognóstico é mais favorável para os casos em que é percebida a regressão do edema de nuca.

## Translucência nucal nas gestações gemelares

O diagnóstico pré-natal de anomalias cromossômicas em gestações múltiplas é sempre mais complicado, se comparado às gestações únicas, em razão de:

- Serem de aplicação difícil os métodos de rastreamento, como a bioquímica sérica materna.
- Resultados incertos, bem com o risco aumentado de abortamento, fornecidos por técnicas para procedimento invasivo.
- Os fetos poderem ser discordantes para uma anomalia cromossômica.

O método mais efetivo de rastreamento de anomalia cromossômica nas gestações gemelares é a medida da espessura da translucência nucal, determinada por corionicidade. Em gestações dicoriônicas, determina-se a medida da translucência nucal e calcula-se o risco corrigido para cada feto separadamente. A sensibilidade e a taxa de falso-positivos do método são similares àquelas encontradas em gestações únicas.[79]

A taxa de falso-positivos é maior em gestações gemelares monocoriônicas do que em gestações únicas, e o achado de translucência nucal aumentada pode representar um sinal precoce da síndrome da transfusão feto-fetal ou ser um marcador de anomalia cromossômica.

Para cálculo de riscos da trissomia do cromossomo 21, é calculada a média da medida da translucência nucal dos resultados da medida dos dois fetos, o fato de serem geneticamente idênticos e apresentarem o mesmo risco para anomalias cromossômicas.[93]

## Ducto venoso

O ducto venoso constitui *shunt* vascular que comunica a porção intra-hepática da veia umbilical com a veia cava inferior e daí para o átrio direito, levando sangue oxigenado para o forame oval.

O fluxo sanguíneo no ducto venoso é caracterizado por alta velocidade durante a sístole ventricular (onda-S) e a diástole (onda-D) e por queda da velocidade na contração atrial (onda-A), determinando um padrão sonográfico trifásico característico (Figura 5). No 1º trimestre da gestação, a ocorrência de onda-A ausente ou reversa (Figura 6) pode estar associada a anomalias cromossômicas, com sensibilidade na detecção que varia de 65 a 93% para falso-positivos de 4,3 a 20%.[8,15,51,52,57,92,98]

Um estudo que avaliou o ducto venoso de 1.217 casos com 11 a 13 semanas de gestação, para uma casuística da Clínica Obstétrica do HC-FMUSP,[92] encontrou a taxa de 68,2% de anomalias cromossômicas para um falso-positivo de 6,4%. Em todos os casos estava também aumentada a medida da translucência nucal quando o ducto estava alterado e o cariótipo era anormal. A avaliação do ducto venoso por Dopplervelocimetria reduz a taxa de falso-positivo da translucência nucal, no entanto, com menor sensibilidade do que utilização da translucência nucal isolada.

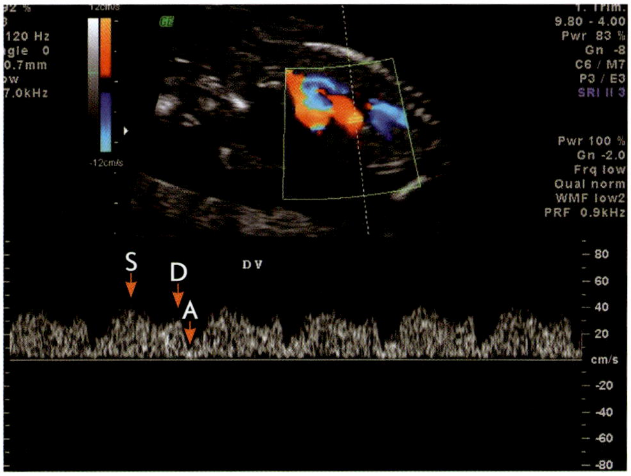


**FIGURA 5.** Imagem ultrassonográfica de feto com 12 semanas de gestação demonstrando sonograma normal do ducto venoso. A: contração atrial; D: diástole ventricular; S: sístole ventricular.

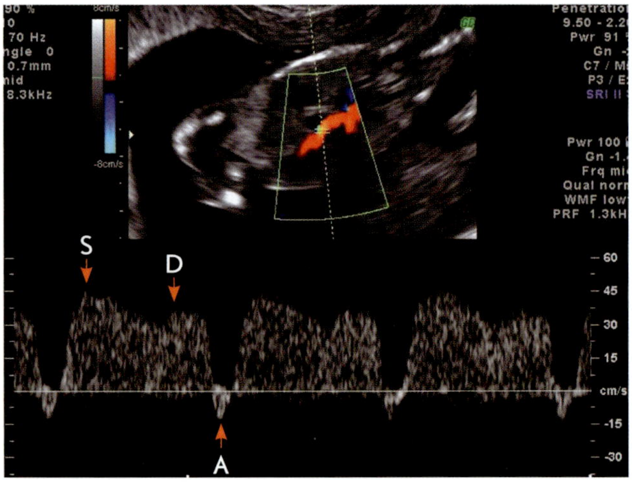


**FIGURA 6.** Imagem ultrassonográfica de feto com 13 semanas de gestação demonstrando sonograma alterado do ducto venoso com onda-A reversa. A: contração atrial; D: diástole ventricular; S: sístole ventricular.

No grupo com cariótipo normal e translucência nucal aumentada, observou-se associação do ducto alterado com cardiopatia.[92] Para o rastreamento de anomalias cromossômicas e cardiopatias fetais, aparentemente, a percepção do ducto venoso alterado não contribui mais para o diagnóstico do que a translucência nucal aumentada. Conclusões para o real valor do ducto venoso nessas condições necessitam de estudos com casuísticas maiores.

## Osso nasal

A calcificação do osso nasal pode ser identificada antes de 11 semanas pelo corte sagital estrito (semelhante àquele necessário para a medida da translucência nucal), como estrutura linear hiperecoica situada imediatamente abaixo da linha da pele do nariz (Figura 7). Acredita-se que fetos com trissomia do cromossomo 21 apresentem atraso na calcificação do osso nasal, em razão de estudos terem registrado 60 a 70% para falta do osso nasal entre 11 e 13 semanas nesses casos (Figura 8) contra menos de 3% dos fetos normais,[25,26,67,68] bem como terem demonstrado que em fetos de gestantes de ascendência africana, conceptos com translucência nucal aumentada e naqueles cujas medidas de comprimento cabeça-nádegas são menores, a identificação do osso nasal não é frequente.[26] A não identificação do osso nasal em fetos caucasianos é de menos de 1% e menos de 10% de fetos africanos, para fetos cromossomicamente normais, assim é preciso levar em consideração a raça na interpretação do osso nasal no 1º trimestre para a medida do comprimento cabeça-nádegas e translucência nucal.[26]

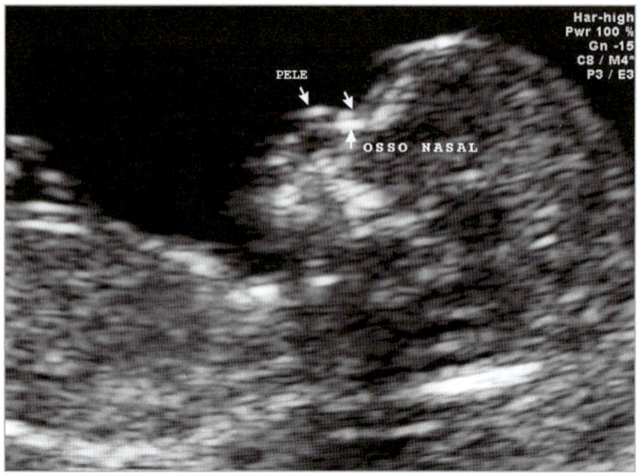


**FIGURA 7.** Imagem ultrassonográfica de feto com 12 semanas de gestação demonstrando a identificação do osso nasal (setas).

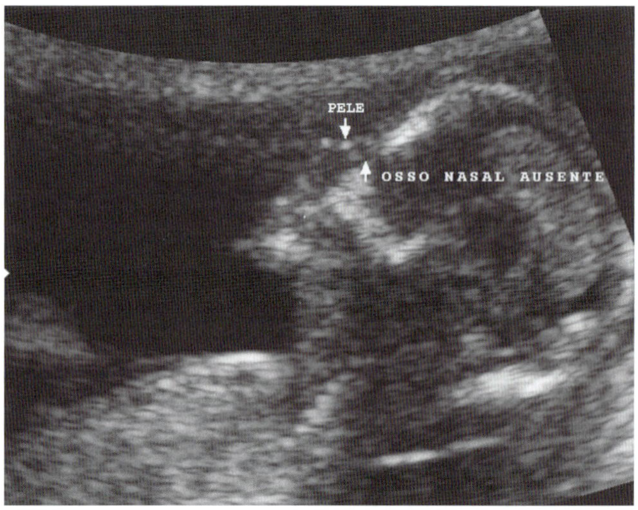


**FIGURA 8.** Imagem ultrassonográfica de feto com 13 semanas de gestação demonstrando a não identificação do osso nasal (setas).

## Regurgitação tricúspide

Foi observada regurgitação tricúspide em aproximadamente 74% dos fetos com trissomia do cromossomo 21 e em 6,9% dos fetos normais, por Doppler pulsátil, no período entre 11 e 13 semanas de gestação.[36,43] Nas Figuras 9 e 10, é demonstrada a avaliação da valva tricúspide no 1º trimestre.

## Outros marcadores

Existem outras alterações ultrassonográficas que podem ser marcadoras das anomalias cromossômicas no primeiro trimestre, além da translucência nucal aumentada.

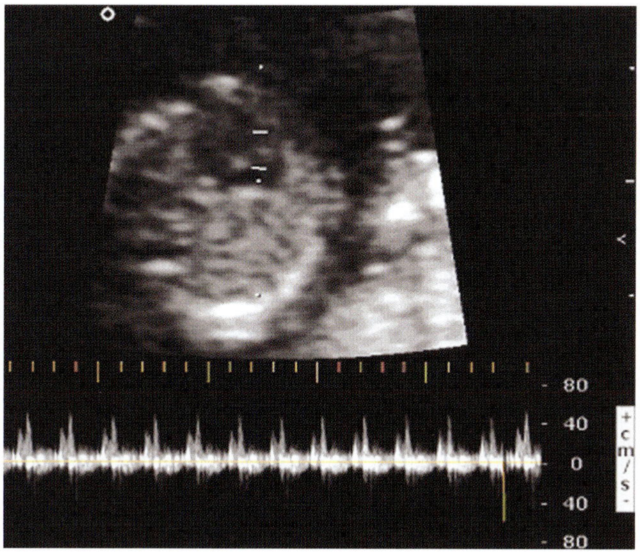


**FIGURA 9.** Imagem ultrassonográfica de feto com 12 semanas de gestação demonstrando Dopplervelocimetria da valva tricúspide sem regurgitação.

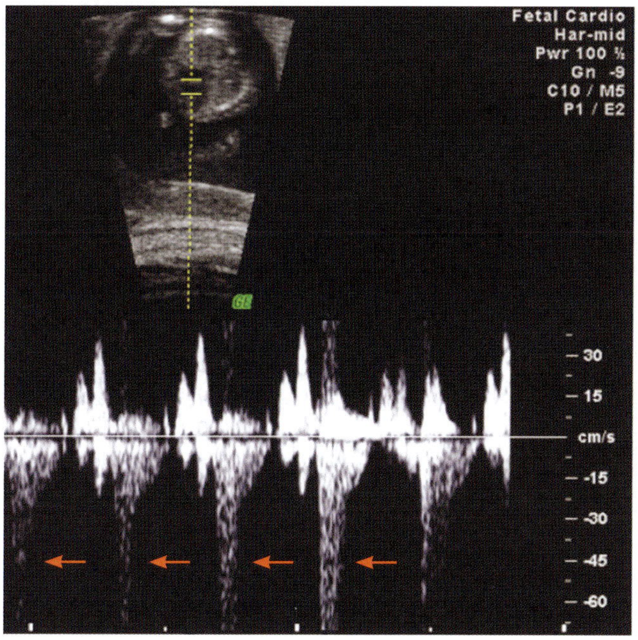


**FIGURA 10.** Imagem ultrassonográfica de feto com 12 semanas de gestação demonstrando Dopplervelocimetria da valva tricúspide com regurgitação (setas).

Existem restrição do crescimento fetal precoce, frequência cardíaca mais baixa do que o normal e onfalocele, em 30% dos casos de trissomia do cromossomo 18.[81] Já a taquicardia fetal (observada em cerca de dois terços dos casos), restrição de crescimento fetal precoce e holoprosencefalia ou onfalocele (presente em cerca de 30% dos casos) caracterizam a trissomia do cromossomo 13.[88]

Cerca de 50% dos casos de taquicardia fetal e restrição de crescimento fetal precoce caracterizam a síndrome de Turner.[78] Observam-se restrição de crescimento fetal assimétrico precoce, frequência cardíaca mais baixa do que o normal e holoprosencefalia, onfalocele ou cisto de fossa posterior com incidência de 40%, além da degeneração molar da placenta, em aproximadamente um terço dos casos de triploidia.[45]

## RASTREAMENTO BIOQUÍMICO

As concentrações no soro materno da fração beta livre da gonadotrofina coriônica humana diminuem significativamente com a idade gestacional (comprimento cabeça-nádegas), enquanto aumentam as concentrações da proteína plasmática-A associada à gestação, conforme demonstrado em estudos da análise do 1º trimestre.[19,20]

A gonadotrofina coriônica humana (hCG) é uma glicoproteína produzida quase exclusivamente pelas células placentárias durante a gestação.

A proteína plasmática-A associada à gestação é uma glicoproteína encontrada na placenta e em outros órgãos, como fígado, baço, estômago (do feto e do adulto),[77] endométrio e tubas uterinas da mulher não grávida.[84] A associada à gestação não tem o papel biológico conhecido, porém uma das funções pode ser a inibição de proteases.

A utilização dos múltiplos da mediana (MoM) facilita a comparação nas diferentes idades gestacionais e entre diferentes laboratórios, e pode ser obtidos por rastreamento bioquímico, calculados dividindo-se o valor da mediana da curva de normalidade para a idade gestacional estimada, depois de ajustes estatísticos para características maternas, como peso, raça e tabagismo.

No 1º trimestre da gestação, a concentração no sangue materno da fração beta livre da hCG está aumentada (média de 2 MoM) e a da proteína plasmática-A diminuída (média de 0,5 MoM), na comparação de fetos normais e portadores da trissomia do cromossomo 21.[19,20,65,110] A distinção entre gestações de fetos normais e afetados não encontra utilidade com outros produtos fetoplacentários.

Os níveis de fração beta livre da hCG, bem como os de proteína plasmática-A associada à gestação estão significativamente baixos nas trissomias dos cromossomos 18 e 13.

A combinação da utilização isolada da proteína plasmática-A associada à gestação e da fração beta livre da hCG associada à idade materna aumentaria a detecção para a trissomia do cromossomo 21 em 54,6 a 62%. Somente a proteína plasmática-A associada à gestação ou da fração beta livre da hCG identificaria 45 a 49% e 33 a 46%, respectivamente.[19,20,65,110]

A concentração no sangue materno da fração beta da hCG ou da proteína plasmática-A associada à gestação com a medida da translucência nucal não resultou associação significativa para os parâmetros bioquímicos e ultrassonográficos, tanto no grupo normal como no grupo com trissomia do 21, conforme avaliaram alguns estudos.[19,20] O cálculo de risco teve aumento de 10% para a detecção da trissomia do cromossomo 21, quando foi utilizada a combinação desses marcadores bioquímicos.[16,73]

Enfatiza-se que a combinação da translucência nucal com a fração beta da hCG e a proteína plasmática-A associada à gestação apresenta o melhor desempenho no rastreamento de anomalias cromossômicas, no 1º trimestre, conforme publicado no boletim de recomendações de rastreamento de anomalias cromossômicas pelo *American College of Obstetricians and Gynecologists* (ACOG).[100]

## Avaliação dos riscos

A combinação da translucência nucal com o bioquímico é o melhor método de rastreamento no 1º trimestre, entre 11 semanas e 13 semanas e 6 dias.

Na avaliação, conforme já descrito, o risco depois da translucência nucal torna-se o risco basal e é corrigido pelo resultado da fração beta livre da hCG e da proteína plasmática-A associada à gestação, sabendo-se que quanto maior for o valor da fração beta livre da hCG, maior será o risco para trissomia do 21. Novamente, para determinada idade gestacional, cada valor da fração beta livre da hCG representa um fator que é multiplicado pelo risco basal para calcular o novo risco. Quanto mais baixos forem os níveis da proteína plasmática-A associada à gestação, maior será o risco de trissomia do 21. Para determinada idade gestacional, cada valor da proteína plasmática-A associada à gestação representa um fator que é multiplicado pelo risco basal para se calcular o novo risco.

Os resultados dos exames ultrassonográfico e bioquímico compõem a aplicabilidade do rastreamento. Assim sendo, o exame bioquímico deve ser realizado antes para que se tenha disponível seu resultado no dia do exame da translucência nucal. Quando disponível equipamento que dose a fração beta livre da hCG e a proteína plasmática-A associada à gestação enquanto a gestante é submetida ao exame ultrassonográfico, cerca de 30 minutos, os dois exames podem ser realizados conjuntamente.[16]

As gestantes podem ser classificadas em alto, intermediário ou baixo risco, como forma de conduzir o rastreamento inicial, translucência nucal + bioquímico, do 1º trimestre,[64] gerando rastreamento de contingência sequencial, assim definido:

- Alto risco: este grupo inclui cerca de 2% da população e 80% dos fetos com anomalias cromossômicas. São as gestantes com risco entre 1:2 e 1:100, que recebem a recomendação para determinação do cariótipo fetal, por procedimento invasivo, cujo benefício em relação ao risco de abortamento é evidente, uma vez que mais de 20 fetos serão diagnosticados para cada perda decorrente do procedimento.
- Baixo risco: neste grupo estão 80% da população e apenas 4% dos fetos acometidos, são as gestantes com risco menor do que 1:1.000, em que uma anomalia cromossômica é muito pouco provável e não participam de outros testes de rastreamento ou procedimentos invasivos, uma vez que o risco de perda pelo procedimento supera os benefícios da punção.[109]
- Risco intermediário: neste grupo, estão 15% da população e aproximadamente 15% dos fetos acometidos. As gestantes apresentam risco entre 1:101 e 1:1.000 e são submetidas a outros marcadores do primeiro trimestre: osso nasal, ducto venoso e regurgitação tricúspide. Outros marcadores devem ser avaliados e, por serem de difícil obtenção e interpretação, necessitam de profissionais altamente treinados para a execução. Essas gestantes também devem ter acesso à análise morfológica detalhada no segundo trimestre,[109] e exame de DNA fetal livre na circulação materna ou podem ser considerados os procedimentos invasivos.

# DNA FETAL LIVRE NO SANGUE MATERNO

O DNA fetal livre é um teste de rastreamento para aneuploidas realizado no sangue materno a partir de 10 semanas gestacionais. Esse exame representa aproximadamente 10% do DNA circulante no sangue materno e é comumente chamado de NIPT, sigla do inglês *non invasive prenatal test*. Existem basicamente dois métodos laboratoriais de avaliação para análise do DNA fetal circulante: sequenciamento massivo randômico e sequenciamento seletivo por SNP. No sequenciamento massivo, a porcentagem do cromossomo avaliado é quantificada e comparada com uma amostra de referência. Se houver uma trissomia, essa porcentagem fica aumentada. No sequenciamento seletivo por SNP, fragmentos do DNA são amplificados e a razão alélica é comparada com fragmentos derivados de outros cromossomos. A razão alélica alterada comparada com a razão dos outros cromossomos utilizados na comparação torna o resultado positivo. Independentemente da técnica escolhida, a *performance* do teste é muito semelhante. O exame não é invasivo, não possui risco de abortamento e oferece altas taxas de detecção das trissomias dos cromossomos 21, 18 e 13. A Tabela 5 apresenta a sensibilidade, a taxa de falso-positivo e o valor preditivo positivo (VPP) para o DNA fetal livre circulante para as principais aneuploidias.[111]

Esse teste é uma excelente alternativa para detectar casos de risco intermediário ou até de alto risco para trisso-

**TABELA 5. Principais aneuploidias e DNA fetal livre circulante**

| | Taxa de detecção | Taxa de falso-positivo | VPP |
|---|---|---|---|
| T21 | 99,7% | 0,04% | 78% |
| T18 | 97,9% | 0,04% | 62% |
| T13 | 99% | 0,04% | 35% |
| Monossomia do X | 95,5% | 0,14% | 31% |
| Não monossomia do X | 93,0% | 0,14% | > 90% |
| T21 (gemelar) | 93,7% | 0,23% | 60% |

VPP: valor preditivo positivo.

mia do cromossomo 21, e pode ser realizado a partir de 10 semanas até o termo, mas o incremento ou a redução do risco prévio depende diretamente da fração fetal (porcentagem do total de DNA livre encontrado que provém da unidade fetoplacentária). Tanto maior será a acurácia do exame quanto maior for a fração fetal (FF), apresentando valor praticamente diagnóstico quando se encontrar acima de 8%.[11] Valores de fração fetal abaixo de 4% não devem ter o resultado reportado.[50] Alguns fatores reduzem os valores da FF; entre os principais estão a obesidade, a idade gestacional < 10 semanas e a triploidia digênica (proveniente da mãe) devido à placenta muito pequena. O mecanismo de redução da fração fetal com a obesidade está relacionado a inflamação e apoptose de células adiposas que aumentam a liberação de cfDNA materno na circulação. As doenças tromboembólicas, a deficiência de vitamina B12 e o uso de anticoagulantes pelo mesmo mecanismo descrito para a obesidade também podem reduzir a fração fetal.

O teste ainda é considerado um método de rastreamento, e os resultados alterados devem ser interpretados em combinação com os achados ultrassonográficos e por cariótipo fetal obtido por biópsia de vilo corial ou amniocentese. A opção do material para cariótipo fetal depende do tipo de alteração encontrada. Para as trissomias do cromossomo 21, pela baixa associação com mosaicismo placentário, a biópsia de vilo corial é recomendada. Já para as trissomias dos cromossomos 13 e 18 e monossomia do X, a presença em mosaicismo confinado à placenta é maior, e a escolha do procedimento invasivo deve ser considerada de acordo com os achados ultrassonográficos.[29] Diante da presença de marcadores ultrassonográficos para as aneuploidias, pode-se oferecer o cariótipo em vilosidades coriônicas. Quando a ultrassonografia é normal, opta-se pelo estudo no líquido amniótico, que reflete o verdadeiro cariótipo fetal.[39]

Por ser um teste de rastreamento, resultados falso-positivo e falso-negativo estão presentes. A Tabela 6 traz as

**TABELA 6. Condições de risco para falso-positivo e falso-negativo no teste de rastreamento**

| Falso-positivo | Falso-negativo |
|---|---|
| • Mosaicismo confinado à placenta | • Mutação pós-zigótica |
| • *Vanishing twin* (óbito de um gemelar) | • Fração fetal baixa |
| • Neoplasia (linfoma Hodgkin ou não Hodgkin, mama, leucemia mieloide crônica, colorretal, mieloma múltiplo, miomatose) | • Obesidade |
| • CNV materna | • Gestação múltipla com redução da fração fetal por feto |
| • Aneuploidia materna (45X, 47XXX, mosaicismo para autossomos) | |
| • Tecido transplantado | |
| • Acaso | |

principais condições que aumentam o risco de um falso-positivo ou falso-negativo do teste.

Em gestações múltiplas, o rastreamento por DNA fetal livre é mais complexo do que em gestações únicas, uma vez que os fetos podem ser monozigóticos, com carga genética idêntica ou dizigóticos, em que a maior chance é de apenas um feto ser acometido se o teste for positivo. A fração fetal é suficiente nas gestações monozigóticas, com média de 10,1%, porém na dizigótica está reduzida (média de 7,7%).[111] A acurácia do teste também é muito semelhante à das gestações únicas, no entanto, a casuística publicada ainda é pequena em comparação aos estudos de gestação única. Aconselha-se não utilizá-lo quando houver óbito de um dos fetos (*vanishing twin*), em razão dos possíveis resultados falso-positivos ou falso-negativos para o concepto em desenvolvimento. A falha do teste também aumenta em gemelares de mães obesas e pós-FIV.[30] Na gestação gemelar, pós-ovodoação, a técnica de sequenciamento por SPN não pode ser utilizada.

Também é possível o estudo de algumas síndromes genéticas relacionadas a microdeleções e doenças monogênicas, além dos outros autossomos pela técnica do DNA fetal livre. Existe variação entre as síndromes genéticas que podem ser avaliadas por essa técnica a depender do teste comercial utilizado, sendo comumente analisadas as seguintes: microdeleção 22q11.2 (síndrome de DiGeorge); microdeleção 4p (síndrome de Wolf-Hirschhorn); microdeleção 1p36; microdeleções 15p (síndrome de Angelman e síndrome de Prader-Willi) e síndrome *cri du chat* (envolvendo o cromossomo 5p). A utilização dessa técnica ampliada para detecção de microdeleções é controversa, pois a prevalência dessas condições na população geral é baixa e não há estudos robustos sobre a acurácia do teste.[82] Entre essas síndromes genéticas, a microdeleção 22q11.2 é a de maior prevalência (1:3.000 a 1:6.000 nascidos vivos) e sabe-se que 5 a 10% dos fetos cursam com cardiopatias cornotruncais, como tetralogia de Fallot, tronco arterioso e interrupção do arco aórtico, tendo maior relevância seu rastreamento do que as outras síndromes.[3]

O teste não invasivo foi capaz de detectar todos os casos de 22q11.2 mais comuns (2,5-3 Mb) e 83% de todas as 22q11.2. A taxa de falso-positivos foi baixa (0,05%), resultando em um valor preditivo-positivo de 53% ou 1 em 2.[28]

O rastreamento das seguintes doenças monogênicas autossômicas dominantes também é possível pelo DNA fetal livre: síndrome de Noonan, displasias esqueléticas, craniossinostoses, Cornélia de Lange, síndrome de Alagille, esclerose tuberosa, síndrome de CHARGE, síndrome de Sotos e síndrome de Rett. Considerando-se uma população de alto risco pela história familiar, malformações fetais (esqueléticas e craniossinostoses), higroma cístico, cardiopatias complexas e idade paterna avançada, 5,7% dos testes são positivos para alguma doença monogênica. Não houve falso-negativos, e a taxa de confirmação foi de 100%; no entanto, essa confirmação foi possível em apenas 53% dos casos. Apesar de ainda em fase de validação, o resultado se mostra promissor.[56]

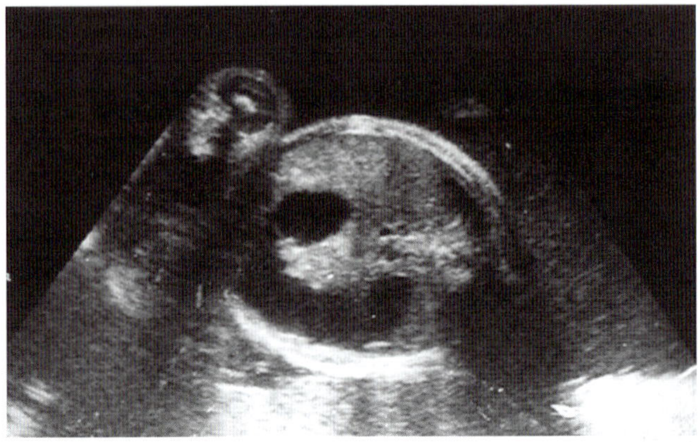

**FIGURA 11.** Imagem ultrassonográfica de corte transverso do abdome de feto com 22 semanas de gestação demonstrando o sinal da dupla bolha, que é característico de atresia ou estenose duodenal.

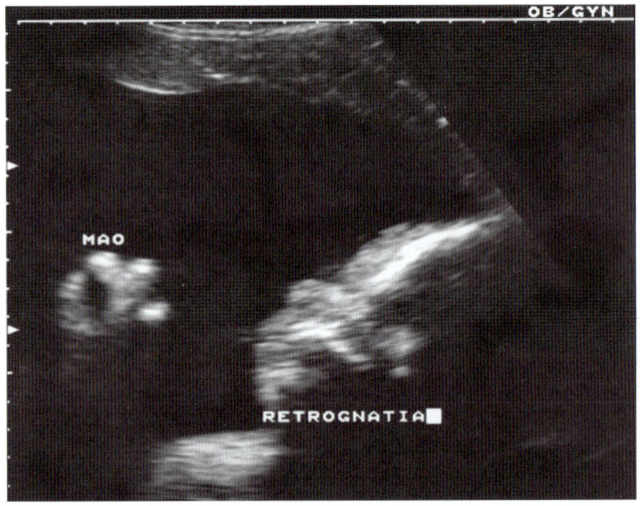


**FIGURA 12.** Imagem ultrassonográfica demonstrando perfil e mão de feto com 24 semanas de gestação, nos quais se evidenciam retrognatia, sobreposição de dígitos da mão e polidrâmnio.

## RASTREAMENTO NO SEGUNDO TRIMESTRE DA GESTAÇÃO

### RASTREAMENTO ULTRASSONOGRÁFICO

A translucência nucal aumentada é o marcador comum para muitas anomalias cromossômicas, no 1º trimestre. Já no 2º e 3º trimestres cada anomalia cromossômica tem seu próprio padrão de alterações.[104]

#### Trissomia do cromossomo 21

Braquicefalia, ventriculomegalia leve, face plana, hipoplasia dos ossos do nariz, edema de nuca, defeitos cardíacos (principalmente defeitos do septo atrioventricular) (Figura 11), atresia duodenal estão associados à trissomia do cromossomo 21, como também atresia duodenal, intestino hiperecoico, pielectasia, fêmur curto, úmero curto, afastamento do hálux, clinodactilia ou hipoplasia da falange média do quinto dígito.[104]

#### Trissomia do cromossomo 18

Polo cefálico em formato de morango, cisto de plexo coroide, agenesia de corpo caloso, anormalidades da fossa posterior, fenda facial, micrognatia (Figura 12) são associados à trissomia do cromossomo 18, e ainda edema de nuca, defeitos cardíacos, hérnia diafragmática, atresia esofágica, onfalocele (geralmente pequena e contendo apenas intestino), malformações renais, meningomielocele, restrição de crescimento, intestino hiperecoico, membros curtos, aplasia de rádio, sobreposição de dígitos, pés tortos ou calcâneo proeminente e artéria umbilical única.[104]

#### Trissomia do cromossomo 13

As malformações mais comuns, na trissomia do cromossomo 13n são holoprosencefalia (Figura 13) associada a malformações faciais, microcefalia, anomalias cardíacas e renais (geralmente rins aumentados de tamanho

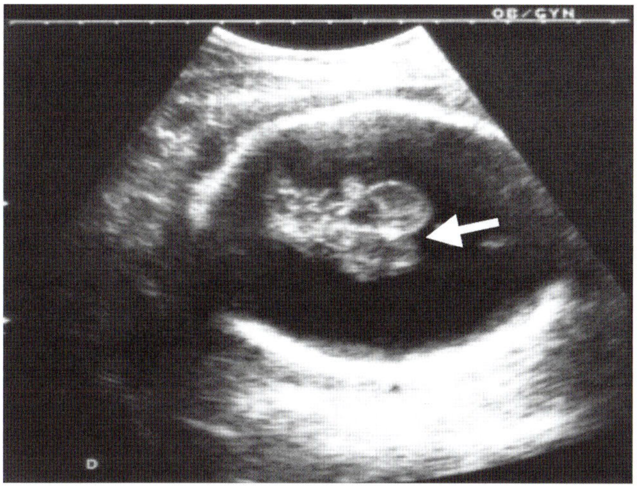


FIGURA 13. Imagem ultrassonográfica de corte transverso do polo cefálico em feto com defeito de clivagem do cérebro (holoprosencefalia), que é malformação comum na trissomia do cromossomo 13. A seta demonstra a fusão das metades talâmicas.

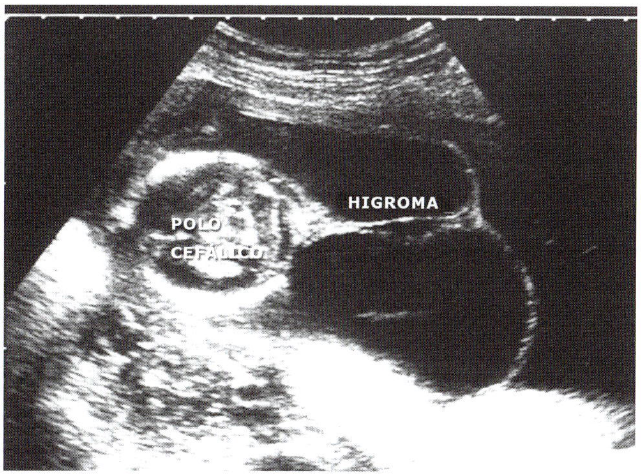


FIGURA 14. Imagem ultrassonográfica de corte transverso da região da nuca demonstrando polo cefálico e higroma cístico, que é alteração comum na síndrome de Turner.

com ecogenicidade aumentada), onfalocele e polidactilia pós-axial.[104]

## Triploidia

A triploidia está associada à mola hidatiforme, quando os cromossomos extras são provenientes do pai e a gestação raramente chega ao 3º trimestre, que pode ser alcançado se forem provenientes da mãe, a placenta terá aspecto normal, porém com a espessura diminuída, com o feto mostrando restrição grave do crescimento assimétrico. Normalmente ainda são observados ventriculomegalia leve, micrognatia, anomalias cardíacas, meningomielocele, sindactilia e deformidade de dígito em posição de carona.[104]

## Síndrome de Turner

A síndrome de Turner pode se apresentar de forma letal e não letal. A primeira exibe higroma cístico (Figura 14), edema generalizado, derrame pleural, ascite, anomalias cardíacas e rins em ferradura, os quais podem se apresentar com hidronefrose leve bilateral. Na forma não letal, as alterações são discretas ou podem estar ausentes.[104]

## Anomalias cromossômicas sexuais

Além da síndrome de Turner, as principais anomalias cromossômicas sexuais são 47,XXX, 47,XXY e 47,XYY, que podem ainda se associar à maior prevalência de alterações detectadas pela ultrassonografia.

### Tipos de anomalias

Alterações ultrassonográficas com suas associações cromossômicas mais frequentes e suas incidências nas anomalias cromossômicas e nos fetos normais estão listadas na Tabela 7.

A classificação dos achados ultrassonográficos geralmente são classificados como maiores ou anomalias estruturais e menores ou marcadores, mesmo ajudando a nortear a conduta, esta classificação é arbitrária.

#### Malformações maiores

As malformações que necessitam de correção cirúrgica após o nascimento são as classificadas como maiores ou anomalias estruturais e que deixam sequelas graves. Incluem nessa classificação holoprosencefalia, ventriculomegalias, higroma cístico, cardiopatias, atresia esofágica, atresia duodenal, onfalocele, malformações renais, hidropsia, entre outras.

Mesmo de forma isolada, algumas dessas malformações apresentam grande associação com anomalias cromossômicas ou demonstram particularidades que indicam a investigação do cariótipo fetal, que é uma das formas de determinar uma causa provável e, assim, estabelecer o risco de recorrência em uma futura gestação. Alguns exemplos são hidrocefalia, holoprosencefalia, displasia renal multicística e hidropsia fetal.

Por outro lado, é desnecessário determinar o cariótipo quando o diagnóstico ultrassonográfico for óbvio, como no caso de displasias esqueléticas. É de bom senso excluir uma anomalia cromossômica no caso de malformação que possa ser corrigida pela cirurgia intraútero ou após o nascimento, principalmente porque

**TABELA 7. Alterações ultrassonográficas mais frequentemente associadas a anomalias cromossômicas**

| Alteração ultrassonográfica | Incidência geral | Incidência de anomalias cromossômicas | | |
|---|---|---|---|---|
| | | Achado isolado | Associado a outras malformações | Observações |
| Ventriculomegalia[98] | 1:1.000 nascimentos | 2% | 17% (trissomias dos cromossomos 21, 18 e 13; triploidia) | Leve e moderada têm maior associação com anomalia cromossômica |
| Holoprosencefalia[98] | 1:10.000 nascimentos | 4% | 39% (trissomias dos cromossomos 13 e 18) | |
| Microcefalia[98] | 1:1.000 nascimentos | – | 15% (trissomia do cromossomo 13 associada a holoprosencefalia) | |
| Cisto de plexo coroide[98] | 2% das ultrassonografias realizadas entre 16 e 24 semanas | 1% | 48% (de associação maior com trissomia do cromossomo 18) | Quando isolado, aconselhar com base no risco da idade materna |
| Agenesia do corpo caloso[98] | 1:1.000 nascimentos | – | Associação maior com trissomias dos cromossomos 18 e 13 | |
| Malformação de Dandy--Walker[98] | 1:30.000 nascidos vivos | — | 40% (trissomias dos cromossomos 18 ou 13 e triploidia) | Aqui, incluem-se agenesia parcial ou completa do vérmis cerebelar e fossa posterior aumentada |
| Cabeça em formato de morango[98] | — | — | Trissomia do cromossomo 18 | Achatamento do occipício e estreitamento da parte frontal (80% das trissomias do cromossomo 18 apresentam esse achado) |
| Braquicefalia[98] | — | — | Associação maior com trissomia do cromossomo 21 | Encurtamento do diâmetro occipitofrontal |
| Fenda labial e/ou palatina[103] | 1:800 nascimentos | Rara | 40% (associação maior com trissomias dos cromossomos 18 e 13) | Quando isolada ou só labial, raramente se associa a cromossomopatias |
| Micrognatia[98] | 1:1.000 nascimentos | — | 60% (associação maior com trissomia do cromossomo 18 e triploidia) | |
| Hipoplasia do osso nasal[24,27] | 1,2% dos fetos com cariótipo normal (15-22 semanas) | — | 62% (principalmente trissomia do cromossomo 21) | |
| Higroma cístico[98] | 0,5% dos abortamentos espontâneos | 52% | 75% (principalmente 45,X) | |
| Edema de nuca[21,62] | 0,6% dos fetos com cariótipo normal (15-22 semanas) | 19% | 33,5% (principalmente trissomia do cromossomo 21) | |
| Hérnia diafragmática[98] | 1:3.000 nascimentos | 2% | 49% (principalmente trissomia do cromossomo 18) | |
| Anomalias cardíacas[98] | 5-10:1.000 nascidos vivos | 16% | 66% (trissomias dos cromossomos 21, 18 e 13; e 45,X) | As cardiopatias estão presentes em 90% das trissomias do cromossomo 18, 50% das trissomias do cromossomo 21 e 40% das 45,X, deleções ou outras cromossomopatias |

*(continua)*

**TABELA 7. Alterações ultrassonográficas mais frequentemente associadas a anomalias cromossômicas *(continuação)***

| | | | | |
|---|---|---|---|---|
| Foco hiperecoico[21,62] | 4% dos fetos com cariótipo normal (15-22 semanas) | 7,1% | 28,2% (trissomia do cromossomo 21) | |
| Onfalocele[98] | 1:3.000 nascimentos | 8% | 46% | Associação principalmente com trissomias dos cromossomos 18 e 13; 60% com 12 semanas, 35% no segundo trimestre, 15% no nascimento |
| Gastrósquise[98] | 1:5.000 | Rara | 20% (trissomia do cromossomo 18) | |
| Atresia esofágica[98] | 1:3.000 | — | 64% (principalmente trissomias dos cromossomos 18 e 21) | |
| Atresia duodenal[98] | 1:5.000 | 38% | 64% (principalmente trissomia do cromossomo 21) | |
| Obstrução intestinal[58] | 1:2.000 | Rara | 17,6% (trissomia do cromossomo 21) | |
| Intestino hiperecoico[21,62] | 0,5% das ultrassonografias (15-22 semanas) | 3,2% | Trissomias dos cromossomos 18 e 13 | |
| Pielectasia[21,62] | 2,6% dos fetos com cariótipo normal (15-22 semanas) | 3,2% | 40% (trissomias dos cromossomos 18 ou 13 e triploidia) | |
| Hidronefrose moderada ou grave, rins multicísticos, agenesia renal[57] | — | — | Trissomia do cromossomo 18 | |
| Fêmur curto[21,58] | 5,2% dos fetos com cariótipo normal (15-22 semanas) | 5,8% | 41,4% (trissomia do cromossomo 21) | |
| Úmero curto[21,62] | 1,5% dos fetos com cariótipo normal (15-22 semanas) | 1,9% | 33,4% (trissomia do cromossomo 21) | |
| Restrição do crescimento fetal[83] | — | 4% | 38% (trissomia do cromossomo 18 e triploidia) | |

muitas dessas condições estão associadas às trissomias dos cromossomos 18 e 13. São algumas as formas dessas condições: fenda facial, hérnia diafragmática, atresia esofágica, onfalocele e muitas das malformações cardíacas. Não existe evidência de risco aumentado para trissomias nos casos de defeitos abertos do tubo neural isolados, gastrósquise isolada ou obstrução do intestino delgado.

## Malformações menores ou marcadores

São alterações não específicas os marcadores de anomalias cromossômicas, diversamente das malformações maiores, e são observadas com frequência em fetos normais, de forma transitória e muitas vezes com repercussões fetais insignificativas.[5] Na Tabela 8, estão os marcadores ultrassonográficos mais encontrados em associação com a trissomia do cromossomo 21.

Entre as semanas 18 e 24, correspondendo ao 2º trimestre de gestação, nem todos esses marcadores são utilizados no rastreamento ultrassonográfico de rotina, devendo-se escolher os marcadores mais facilmente reprodutíveis entre os marcadores que possam ser obtidos em todos os casos. Assim como também são escolhidos aqueles com maior razão de probabilidade positiva ou negativa, e utilizados os marcadores mais estudados na literatura em razão de serem os presentes isoladamente (na ausência de outros marcadores), e que sequer aumentam o risco de doenças cromossômicas.

**TABELA 8. Marcadores ultrassonográficos mais encontrados em associação com a trissomia do 21**

| Marcadores |
|---|
| Ventriculomegalia leve |
| Cisto de plexo coroide |
| Face plana |
| Hipoplasia ou não identificação do osso nasal |
| Edema de nuca |
| Foco cardíaco hiperecoico (*golf ball*) |
| Pielectasia |
| Intestino hiperecoico |
| Úmero curto |
| Fêmur curto |
| Clinodactilia ou hipoplasia da falange média do quinto dígito |
| Afastamento do hálux |

### *Osso nasal hipoplásico ou ausente*

No 2º trimestre, para trissomia do cromossomo 21, este é o principal marcador. Pela imagem ultrassonográfica sagital mediana da face, o osso deve ser identificado (Figura 15). A ausência do osso nasal (Figura 16) e o osso nasal hipoplásico (medindo menos de 5 mm ou abaixo do percentil 5 entre 20 e 24 semanas de gestação [Figura 17]) aumentam o risco prévio para síndrome de Down em 6 a 7 vezes e são considerados achados isolados.[108]

### *Edema nucal ou prega nucal maior do que 6 mm*

No 2º trimestre, estre representa um marcador análogo da translucência nucal. O seu aumento pode não ter significado patológico, é encontrado em aproximadamente 0,5% dos fetos. No entanto, pode estar relacionado a defeitos cromossômicos, anomalias cardíacas, infecção congênita ou síndromes genéticas. O risco prévio para trissomia do cromossomo 21 aumenta de 3 a 4 vezes, na presença de edema de nuca isolado (Figura 18).[2,21,66,108]

### *Ventriculomegalia*

As formas leves da dilatação dos ventrículos cerebrais, com medida do corno posterior dos ventrículos laterais entre 10 e 12 mm, eleva o risco de trissomia do cromossomo 21 em 3 a 4 vezes.[108]

### *Artéria subclávia direita aberrante (ARSA, do inglês* aberrant right subclavian artery*)*

Em cerca de 1% da população, a artéria subclávia direita não emerge, como normalmente, do tronco braquiocefálico à frente da traqueia e segue em direção ao membro superior direito, mas emerge da parede posterior do arco aórtico, posteriormente à traqueia. Esse é um acha-

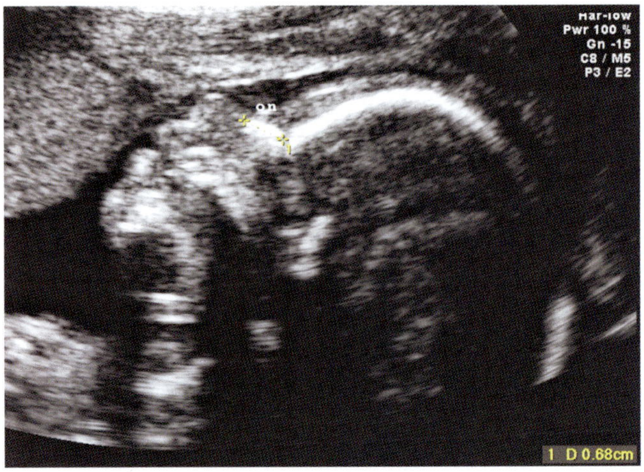


**FIGURA 15.** Imagem ultrassonográfica do perfil de feto com 22 semanas de gestação demonstrando osso nasal de tamanho normal para a idade gestacional.

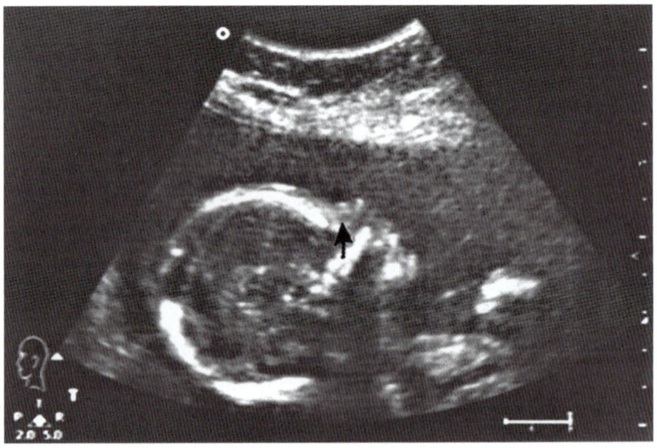

**FIGURA 16.** Imagem ultrassonográfica do perfil de feto com 18 semanas de gestação. A seta demonstra a não identificação do osso nasal.

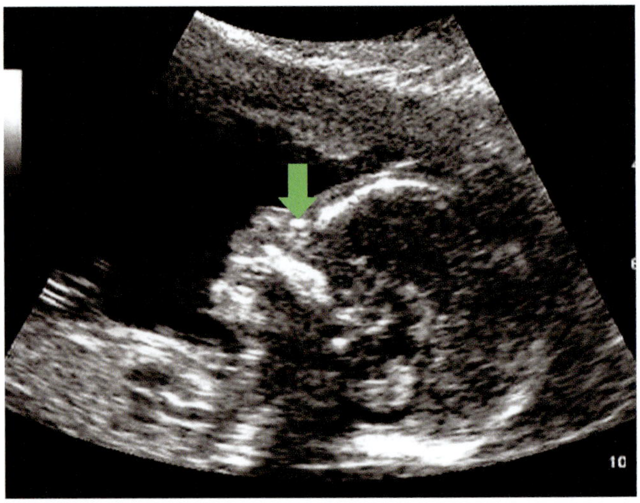

**FIGURA 17.** Imagem ultrassonográfica do perfil de feto com 20 semanas de gestação. A seta demonstra o osso nasal hipoplásico para a idade gestacional.

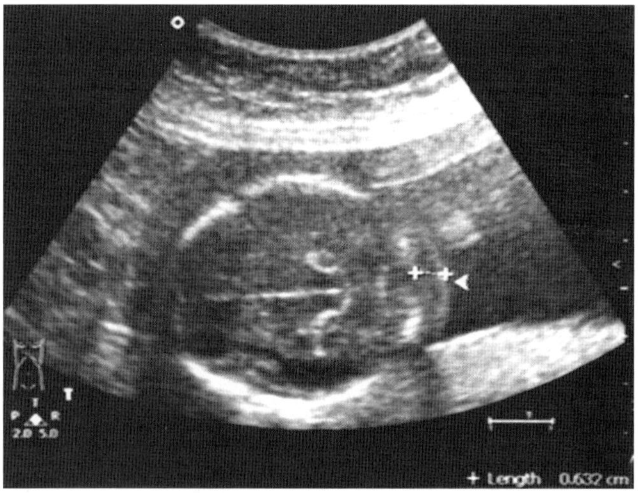


FIGURA 18. Imagem ultrassonográfica de corte transverso do polo cefálico demonstrando medida da prega nucal aumentada (seta) em feto com 20 semanas de gestação.

do isolado, detectado pela ultrassonografia com Doppler que também eleva o risco de trissomia do cromossomo 21 em 3 a 4 vezes.[108]

### Intestino hiperecoico

Normalmente sem significado patológico, é encontrado em aproximadamente 0,5% dos fetos. De causa comumente decorrente de sangramento intra-amniótico, porém, ocasionalmente, pode ser um marcador de fibrose cística (mucoviscidose), insuficiência placentária ou anomalias cromossômicas. Na presença de intestino hiperecoico isolado, o risco para trissomia do 21 pode ser de 1,5 a 3 vezes o risco basal.[2,21,66]

### Fêmur curto

Quando percentil 5 ou quando a relação fêmur medido/fêmur esperado for ≤ 0,91 (em que a medida esperada do fêmur = −9,3105 + [0,9028 × diâmetro biparietal]), o fêmur é considerado curto.[27] Pode ser considerado normal quando este se apresentar curto e o restante da biometria estiver normal. Excepcionalmente será um sinal de displasia esquelética, porém, pode ser um marcador para anomalias cromossômicas. Nas duas maiores séries que descreveram os marcadores de segundo trimestre na presença de fêmur curto, o risco para trissomia do cromossomo 21 foi de 1,6 vez o risco basal.[2,21,66] No entanto, o fêmur curto isolado traz pouca evidência de ser mais comum em fetos com trissomia do 21 do que em fetos normais. Lembrando que indivíduos de etnia oriental normalmente podem apresentar fêmur curto, bem como os de ascendência africana têm a tendência a apresentar fêmur longo.

### Foco hiperecoico no coração (*golf ball*)

Geralmente sem significado patológico, o foco hiperecoico no coração pode ser observado em 4% dos fetos (Figura 19). Em casos de foco isolado, não traz risco significativo para trissomia do 21 em razão de ser encontrado de 1,1 vez o risco basal.[2,21,66]

### Cisto do plexo coroide

Tem algum significado patológico com se apresenta com outros defeitos para elevação do risco para anomalias cromossômicas, mais frequentemente trissomia do 18 e, raramente, trissomia do 21. É encontrado em aproximadamente 1 a 2% dos fetos. Quando isolado (Figura 20), o risco para trissomia dos cromossomos 18 e 21 não seria maior do que o risco basal.[66]

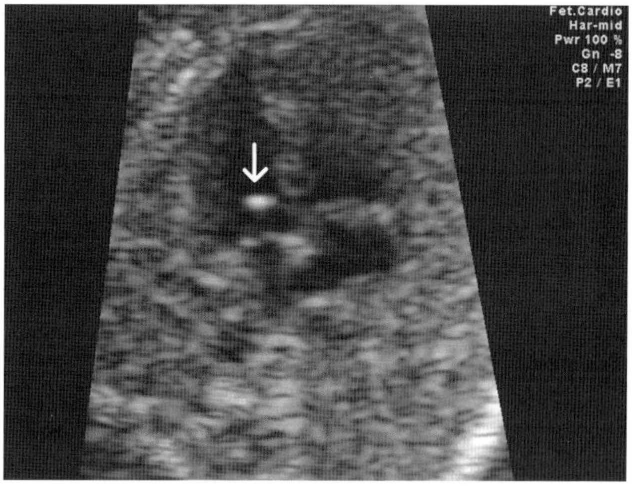


FIGURA 19. Imagem ultrassonográfica do coração fetal demonstrando as quatro câmaras cardíacas. A seta aponta o foco hiperecoico (*golf ball*) em ventrículo esquerdo.

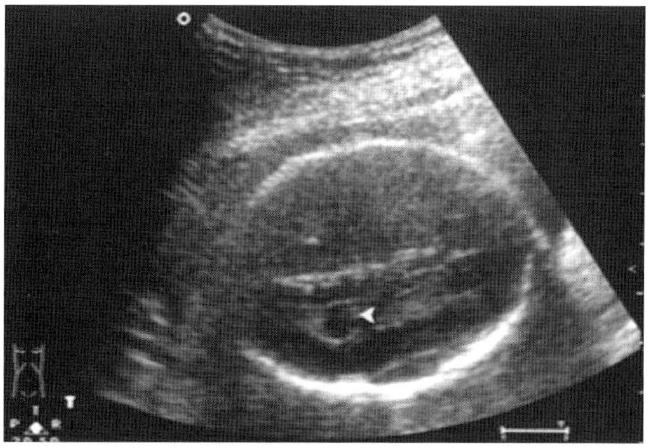

FIGURA 20. Imagem ultrassonográfica de corte transverso do polo cefálico fetal. A seta demonstra cisto de plexo coroide.

*Pielectasia (ou hidronefrose leve)*

A pielectasia é a dilatação das pelves renais, sem se estender aos cálices, é considerada a medida do diâmetro anteroposterior da pelve renal igual ou maior a 5 mm na ocasião da ultrassonografia morfológica de 2º trimestre.[12] Normalmente sem significado patológico, pode ser encontrada em aproximadamente 1 a 2% das gestações. Tem risco mais frequente para a trissomia do cromossomo 21 quando presente em conjunto com outras anomalias. Quando isolada (Figura 21), o risco de trissomia do cromossomo 21 é igual ao risco basal.[2,21,66]

## Espessura pré-nasal

É a medida entre a borda anterior da extremidade inferior do osso frontal, quando presentes, estão localizados na junção com os ossos nasais, e a borda externa da pele suprajacente, no trajeto mais curto, geralmente, em ângulo de 90°, em plano estritamente sagital, semelhante àquele preconizado para avaliação do osso nasal (Figura 22). Alguns estudos descrevem este como um marcador promissor,[53,55] porém, são necessários mais estudos prospectivos para validar sua utilização no contexto clínico.

Fetos com trissomia do cromossomo 21 apresentam essa medida aumentada, em decorrência da idade gestacional avançada, em média de 2,4 mm com 16 semanas para 4,6 mm com 24 semanas.[73] A sensibilidade descrita foi de 58 e 73% (para falso-positivo de 5%).[53,73]

## Número de malformações

O número de defeitos ou marcadores identificados aumenta o risco total para anomalias cromossômicas. Assim recomenda-se uma checagem detalhada de vários marcadores de anomalias cromossômicas para o caso de ser

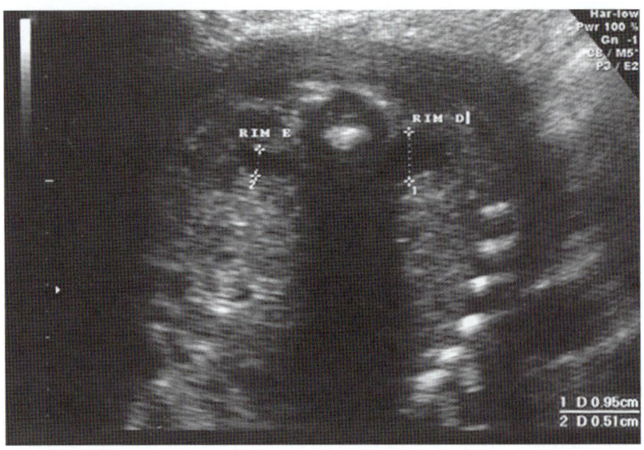


**FIGURA 21.** Imagem ultrassonográfica dos rins de feto com 24 semanas de gestação demonstrando pielectasia renal bilateral.

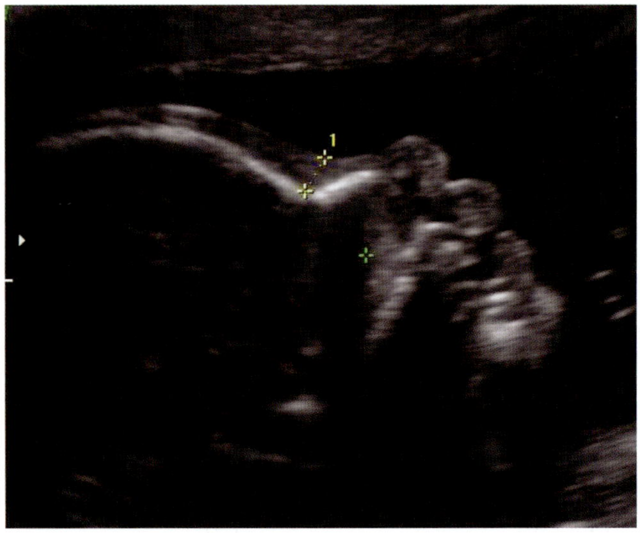

**FIGURA 22.** Imagem ultrassonográfica do perfil fetal, demonstrando a técnica da medida da espessura pré-nasal.

identificado um defeito/marcador no exame ultrassonográfico de rotina. O risco para anomalias cromossômicas aumentará significativamente em casos de serem encontradas outras alterações.[63]

## AVALIAÇÃO DOS RISCOS

No 2º trimestre, ou seja, entre 18 e 24 semanas, a ultrassonografia para rastreamento de anomalias cromossômicas que apresente ao menos um marcador tem sensibilidade de 77% com falso-positivo de 13%.[7] Como a confirmação da investigação para o cariótipo fetal é feita por procedimento invasivo para os casos em que os marcadores estiverem presentes, e como há o risco de implicações decorrentes do falso-positivo alto e do risco de perda fetal relacionados ao procedimento, a melhor maneira de rastrear consiste na utilização de riscos individuais, pelo alto risco para o procedimento invasivo.

O cálculo de risco para anomalias cromossômicas pode ser feito após exame morfológico de 2º trimestre. A razão de probabilidade de ocorrência de trissomia do cromossomo 21 é de 0,3, reduzindo, na ausência de malformações estruturais ou de marcadores.[2,21,66] As fórmulas a seguir demonstram como é estimado o risco:

Risco corrigido = risco basal × razão de probabilidade do marcador específico

Risco basal = baseado em idade materna, idade gestacional, história prévia e resultados de exames prévios (translucência nucal e/ou bioquímico)

Como exemplo de risco, toma-se o caso de uma gestante de 35 anos, na avaliação ultrassonográfica morfológica na semana 20, sem avaliação do 1º trimestre (translucência nucal) e sem história prévia de anomalia cromossômica, como ilustrado na Tabela 1, apresenta risco basal de 1:300. Sem demonstrar anomalia ou marcador ao exame ultrassonográfico, apresenta risco corrigido de aproximadamente 1:1.000 (1:300 × 0,3).[2,21,66]

Uma revisão de literatura realizada por Cicero et al.,[2] utilizando dados de suas séries de casos,[21,66] calculou para o 2º trimestre a razão de probabilidade positiva, ou seja, na presença do marcador, e a razão de probabilidade negativa, ou seja, na ausência do marcador, conforme demonstrado na Tabela 9. Esses autores propõem que se considere, na correção de riscos, a presença ou a ausência de todos os marcadores, em razão de que o achado ultrassonográfico de determinado marcador elevaria o risco basal enquanto sua ausência o reduziria. Tomando-se como exemplo uma gestante do risco 1:1.000, ao exame ultrassonográfico de 20 semanas para *golf ball*, ausentes outros marcadores, a razão de probabilidade combinada seria 1,1 (6,41 × 0,67 × 0,68 × 0,62 × 0,85 × 0,87 × 0,79), e com isso seu risco permaneceria 1:1.000. Caso se encontrassem, por exemplo, somente *golf ball* e pielectasia a razão passaria para 8,42 (6,41 × 6,77 × 0,67 × 0,68 × 0,62 × 0,87 × 0,79), e o risco aumentaria de 1:1.000 para 1:119. Esses valores de razão de probabilidade podem ser modificados na medida em que sejam unificadas séries maiores e a padronização de parâmetros ultrassonográficos, idade gestacional e valores de corte.

A primeira forma sugerida para a correção dos riscos, no início da década de 1990, é de rastrear escores para diferentes marcadores (Tabela 10).[13] O escore zero reduz o risco basal em aproximadamente 3 vezes.[1] O escore 1 não muda o risco basal e o escore 2 aumenta o risco basal, sugerindo investigação do cariótipo fetal. A presença de dois marcadores com ponto 1 totaliza escore 2 para cálculo do risco final, sendo os pontos adicionais. A sensibilidade para escore ≥ 2 é de 75,5% com falso-positivo de 5,7%.[1] A vantagem do sistema de risco individual específico é que a gestante pode decidir se seu risco é aceitável ou não.

**TABELA 10. Pontos para os diferentes achados ultrassonográficos no exame morfológico de segundo trimestre**

| Marcador ultrassonográfico | Pontos |
|---|---|
| Defeito maior | 2 |
| Edema de nuca | 2 |
| Úmero curto | 1 |
| Fêmur curto | 1 |
| Pielectasia | 1 |
| *Golf ball* | 1 |
| Intestino hiperecoico | 1 |
| Cisto de plexo coroide | 1 |

No final da avaliação, os pontos são tabulados como escores.
Tabela adaptada de Bromley et al.[1]

## RASTREAMENTO SEQUENCIAL

Rastreamento sequencial representa as formas que consideram os exames prévios e corrigem o risco anterior pela nova avaliação. Caso os métodos de rastreamento fossem interpretados independentemente, sem considerar o risco prévio, as taxas de detecção para síndrome de Down poderiam ser altas, no entanto, também seriam altos o número de procedimentos invasivos e as perdas fetais relacionadas ao risco. É necessário que os parâmetros de rastreamento

**TABELA 9. Razões de probabilidade para a trissomia do cromossomo 21 na presença ou ausência de marcadores no exame ultrassonográfico de segundo trimestre**

| Marcador ultrassonográfico | Razão de probabilidade positiva | Razão de probabilidade negativa | Razão de probabilidade de marcador isolado* |
|---|---|---|---|
| Edema de nuca | 53,05 | 0,67 | 9,8 |
| Úmero curto | 22,76 | 0,68 | 4,1 |
| Fêmur curto | 7,94 | 0,62 | 1,6 |
| Pielectasia | 6,77 | 0,85 | 1,0 |
| *Golf ball* | 6,41 | 0,75 | 1,1 |
| Intestino hiperecoico | 21,17 | 0,87 | 3,0 |
| Defeito maior | 32,96 | 0,79 | 5,2 |

* O número apresentado nesta coluna corresponde à razão de probabilidade positiva do respectivo marcador já multiplicado pela razão de probabilidade negativa de todos os outros marcadores da tabela.
Dados retirados de Nyberg et al.,[66] Bromley et al.[21] e Cicero et al.[2]

têm de ser independentes para utilizar o rastreamento sequencial. Não existem dados que avaliem a inter-relação entre os marcadores ultrassonográficos do segundo trimestre e a translucência nucal entre 11 e 14 semanas ou rastreamento bioquímico, tanto no primeiro como no segundo trimestres. Entretanto, não existem razões fisiológicas óbvias para tal inter-relação e, portanto, é razoável assumir que eles sejam independentes. Consequentemente, no momento da estimativa de riscos baseada em um marcador, é lógico levar em consideração o resultado dos exames de rastreamento prévios naquela mesma gestação. Tomando-se como exemplo uma gestante de 20 anos, com 20 semanas de gestação, que apresente risco basal de 1:1.295, cuja avaliação da medida da translucência nucal reduziu em 5 vezes o risco, ou seja, cerca de 1:6.475, com um achado de hidronefrose leve, o risco estimado aumentou para 1:4.317 (1,5 vez). Por outro lado, o mesmo marcador para uma gestante de 40 anos leva o risco estimado para 1:55, cujo risco basal inicial era de 1:82.

Os achados de edema de nuca ou anomalias cardíacas, no 2º trimestre, não podem ser considerados isoladamente do rastreamento pela translucência nucal entre 11 e 14 semanas, que representam algumas das exceções para o processo de rastreamento sequencial, assumindo independência entre os marcadores nos diferentes testes de rastreamento. O mesmo se dá com o achado de intestino hiperecoico (que pode ser decorrente de sangramento intra-amniótico) e o fêmur relativamente curto (que pode ser decorrente de insuficiência placentária), que podem acometer conceptos de gestantes hipertensas, por exemplo. Achados ultrassonográficos sugestivos de insuficiência placentária faz com que seja muito improvável a presença de trissomia do cromossomo 21 e deveria levar a aumento na monitoração de sinais de pré-eclâmpsia e restrição do crescimento fetal, em vez da realização de amniocentese, para análise do cariótipo fetal.[2]

## CONSIDERAÇÕES FINAIS

Em muitos países já são normais os programas de rastreamento de anomalias cromossômicas, embora seja uma prática relativamente recente na clínica obstétrica. Estudos e modelos estatísticos vêm se multiplicando com a intenção de possibilitar que se detecte o maior número possível de fetos com probabilidade de defeitos objetivando menor risco que o procedimento invasivo oferece. A detecção de anomalias cromossômicas possibilita melhores cuidados perinatais e aconselhamento quanto ao risco de recorrência em futuras gestações.

A pesquisa do DNA fetal livre no sangue materno entre os métodos não invasivos é o que apresenta melhor acuracidade no rastreamento das aneuploidias. O rastreamento sequencial, realizado de maneira individualizada e crítica, é no momento o método mais difundido e eficaz para o rastreamento de anomalias cromossômicas na população geral.

### PONTOS-CHAVE

- O risco para trissomias fetais será maior quanto maior for a idade materna e menor a idade gestacional.
- Quanto maior for o número de anomalias ou marcadores ultrassonográficos, maior será o risco de anomalias cromossômicas.
- No 1º trimestre da gestação (11 semanas a 13 semanas e 6 dias), preconiza-se o rastreamento para anomalias cromossômicas pela combinação da translucência nucal com a fração beta livre da gonadotrofina coriônica humana e proteína plasmática-A associada à gestação.
- Considerados isoladamente, o rastreamento combinado para doenças cromossômicas no 1º trimestre (entre 11 semanas e 13 semanas e 6 dias) apresenta taxa de detecção significativamente mais alta do que o rastreamento do 2º trimestre.
- O rastreamento por DNA fetal livre é considerado o método de maior acurácia para anomalias cromossômicas e devem ser discutidas suas vantagens e desvantagens com o casal.
- Para a avaliação da translucência nucal e outros marcadores ultrassonográficos, entre 11 semanas e 13 semanas e 6 dias de gestação, é necessário que o examinador siga a padronização da técnica.
- A melhor forma de fornecer o resultado de um teste de rastreamento é utilizando cálculos de risco que consideram a história prévia, a idade materna e o marcador ultrassonográfico ou bioquímico.
- Deve-se esclarecer à paciente a diferença entre rastreamento (fornecer probabilidades) e diagnóstico (certeza) de anomalias cromossômicas.
- Fetos com translucência nucal aumentada e com cariótipo normal, principalmente quando a medida encontra-se acima do percentil 99 (3,5 mm), devem ser acompanhados para que outras alterações possam ser descartadas (cardiopatias congênitas, síndromes gênicas ou malformações). A melhor idade gestacional para a realização do rastreamento ultrassonográfico no 2º trimestre é entre 20 e 24 semanas de gestação.
- Para as gestantes que não realizaram o rastreamento no 1º trimestre, esse procedimento pode ser antecipado para 18 a 20 semanas de gestação.
- Na interpretação do rastreamento de 2º trimestre, deve-se levar em consideração o resultado do rastreamento do 1º trimestre (rastreamento sequencial).
- Na presença de malformação estrutural, deve-se considerar a investigação do cariótipo fetal, independentemente de resultados de rastreamentos prévios.

## REFERÊNCIAS BIBLIOGRÁFICAS

### Artigos de revisão

1. Bromley B, Benacerraf BR. The genetic sonogram scoring index. Sem Perinatol 2003; 27: 124-9.

2. Cicero S, Sacchini C, Rembouskos G, Nicolaides KH. Sonographic markers of fetal aneuploidy: a review. Placenta 2003; 24: S88-S98.
3. Dugoff L, Mennuti MT, McDonald-McGinn DM. The benefits and limitations of cell-free DNA screening for 22q11.2 deletion syndrome. Prenat Diagn 2017; 37(1): 53-60.
4. Nicolaides KH. First trimester screening for chromosomal abnormalities. Sem Perinatol 2005; 29: 190-4.
5. Nyberg DA, Souter VL. Use of genetic sonography for adjusting the risk for fetal Down syndrome. Sem Perinatol 2003; 27: 130-44.
6. Souka AP, Krampl E, Bakalis S, Heath V, Nicolaides KH. Outcome of pregnancy in chromosomally normal fetuses with increased nuchal translucency in the first trimester. Ultrasound Obstet Gynecol 2001; 18(1): 9-17.
7. Yeo L, Vintzileos AM. The use of genetic sonography to reduce the need for amniocentesis in women at high-risk for Down syndrome. Sem Perinatol 2003; 2: 152-9.

## Artigos originais

8. Antolin E, Comas C, Torrents M et al. The role of ductus venosus blood flow assessment in screening for chromosomal abnormalities at 10-16 weeks of gestation. Ultrasound Obstet Gynecol 2001; 17(4): 295-300.
9. Bahado-Sigh RO, Mendilcioglu I, Rowther M et al. Early genetic sonogram for Down syndrome detection. Am J obstet Gynecol 2002; 187: 1235-8.
10. Benacerraf BR, Barss BA, Laboda LA. A sonographic sign for the detection in the second trimester of the fetus with Down's syndrome. Am J Obstet Gynecol 1985; 151: 1078-9.
11. Benacerraf BR, Gelman R, Frigoletto F. Sonographic identification of second-trimester fetuses with Down's syndrome. N Engl J Med 1987; 317: 1371-6.
12. Benacerraf BR, Mandell J, Estroff JA, Harlow BL, Frigoletto FD Jr. Fetal pyelectasis: a possible association with Down syndrome. Obstet Gynecol. 1990; 76(1): 58-60.
13. Benacerraf BR, Neuberg D, Bromley B. Sonographic scoring index for prenatal detection of chromosomal abnormalities. J Ultrasound Med 1992; 11: 449-58.
14. Benacerraf BR, Neuberg D, Frigoletto Junior FD. Humeral shortening in second-trimester fetuses with Down syndrome. Obstet Gynecol 1991; 77: 223-7.
15. Bilardo CM, Muller MA, Zikulnig L, Schipper M, Hecher K. Ductus venosus studies in fetuses at high risk for chromosomal or heart abnormalities: relationship with nuchal translucency measurement and fetal outcome. Ultrasound Obstet Gynecol 2001; 17(4): 288-94.
16. Bindra R, Heath V, Liao A, Spencer K, Nicolaides KH. One stop clinic for assessment of risk for trisomy 21 at 11-14 weeks: a prospective study of 15030 pregnancies. Ultrasound Obstet Gynecol 2002; 20: 219-25.
17. Braithwaite JM, Kadir RA, Pepera TA et al. Nuchal translucency measurement: training of potential examiners. Ultrasound Obstet Gynecol 1996; 8: 192-5.
18. Brizot ML, Carvalho MHB, Liao AW, Reis NSV, Armbruster-Moraes E, Zugaib M. First-trimester screening for chromosomal abnormalities by fetal nuchal translucency in a Brazilian population. Ultrasound Obstetrics and Gynecology 2001; 18: 652-5.
19. Brizot ML, Snijders RJ, Bersinger NA, Kuhn P, Nicolaides KH. Maternal serum pregnancy-associated plasma protein-A and fetal nuchal translucency thickness for the prediction of fetal trisomies in early pregnancy. Obstet Gynecol 1994; 84: 918.
20. Brizot ML, Snijders RJ, Butler J, Bersinger NA, Nicolaides KH. Maternal serum hCG and fetal nuchal translucency thickness in the prediction of fetal trisomies in the first trimester of pregnancy. Br J Obstet Gynaecol 1995; 102: 127.
21. Bromley B, Lieberman E, Shipp TD, Benacerraf BR. The genetic sonogram: a method of risk assessment for Down syndrome in the second trimester. J Ultrasound Med 2002; 21: 1087-96.
22. Bromley B, Lieberman E, Shipp TD et al. Fetal nasal bone length a marker for Down syndrome in the second trimester. J Ultrasound Med 2002; 21: 1387-94.
23. Bronshtein M, Rottem S, Yoffe N, Blumenfeld Z. First trimester and early second trimester diagnosis of nuchal cystic hygroma by transvaginal sonography: diverse prognosis of the septated from the non septated lesion. Am J Obstet Gynecol 1989; 161: 78-82.
24. Bunduki V, Ruano R, Miguelez J, Yoshizaki CT, Kahale S, Zugaib M. Fetal nasal bone length: reference range and clinical application in ultrasound screening for trisomy 21. Ultrasound Obstet Gynecol 2003; 21: 156-60.
25. Cícero S, Curcio P, Papageorgiou A, Sonek J, Nicolaides KN. Absent nasal bone in fetuses with trisomy 21 at 11-14 weeks of gestation: an observational study. Lancet 2002; 358: 1665-7.
26. Cicero S, Rembouskos G, Vandecruys H, Hogg M, Nicolaides KH. Likelihood ratio for trisomy 21 in fetuses with absent nasal bone at the 11-14 weeks scan. Ultrasound Obstet Gynecol 2004; 23: 218-23.
27. Cicero S, Sonec JD, Mckennas DS, Crom CS, Johnson L, Nicolaides KH. Nasal bone hypoplasia in trisomy 21 at 15-22 weeks' gestation. Ultrasound Obstet Gynecol 2003; 21: 15-8.
28. Dar P, Jacobson B, Clifton R, et al. Cell-free DNA screening for prenatal detection of 22q11.2 deletion syndrome. Am J Obstet Gynecol 2022; 227: 79.e1-11.
29. Dar P, Jacobson B, MacPherson C, et al. Cell-free DNA screening for trisomies 21, 18, and 13 in pregnancies at low and high risk for aneuploidy with genetic confirmation. Am J Obstet Gynecol 2022; 227: 259.e1-14.
30. del Mar Gil M, Quezada MS, Bregant B, Syngelaki A, Nicolaides KH. Cell-free DNA analysis for trisomy risk assessment in first--trimester twin pregnancies. Fetal Diagn Ther 2014; 35: 204-11.
31. Dennin RH. DNA of free and complexed origin in human plasma: concentration and length distribution. Klin Wochenschr 1979; 57: 451-6.
32. Down JLH. Observations on an ethnic classification of idiots. Clinical Lecture Reports of the London Hospital 1866; 3: 259.
33. Edwards JH. A new trisomic syndrome. Lancet 1960; 1: 787.
34. Egan JF, Benn P, Borgida AF et al. Efficacy of screening for fetal Down syndrome in the United States from 1974 to 1997. Obstet Gynecol 2000; 96: 979-85.
35. Evans MI, Sonek JD, Hallahan TW, Krantz DA. Cell-free fetal DNA screening in the USA: a cost analysis of screening strategies. Ultrasound Obstet Gynecol 2015; 45: 74-83.
36. Falcon O, Auer M, Gerovassili A, Spencer K, Nicolaides KH. Screening for trisomy 21 by fetal tricuspid regurgitation, nuchal translucency and maternal serum free b-hCG and PAPP-A at 11+0 to 13+6 weeks. Ultrasound Obstet Gynecol 2006; 27: 151-5.
37. Ferguson-Smith MA, Yates JRW. Maternal age specific rates for chromosomal aberrations and factors influencing them: report of a collaborative European study on 52,965 amniocentesis. Prenat Diagn 1984; 4: 5-44.
38. Fraser J, Mitchell A. Kalmuc idiocy. Report of a case with autopsy. J Ment Sci 1876; 98: 169-79.
39. Grati F R, Bajaj K, Malvestiti F, Agrati C, Grimi B, Malvestiti B, et al. The type of feto-placental aneuploidy detected by cfDNA testing may influence the choice of confirmatory diagnostic procedure. Prenat Diagn 2015; 35(10): 994-8.
40. Haddow JE, Palomaki GE, Knight GJ et al. Prenatal screening for Down's syndrome with use of maternal serum markers. N Engl J Med 1992; 327: 588.
41. Hook EB. Rates of 47, + 13 and 46 translocation D/13 Patau syndrome in live births and comparison with rates in fetal deaths and at amniocentesis. Am J Hum Genet 1980; 32: 849-58.
42. Hook EB, Woodbury DF, Albright SG. Rates of trisomy 18 in livebirth, stillbirths, and at amniocentesis. Birth Defects 1979; 15: 81-93.

43. Huggon IC, Figueiredo DB, Allan LD. Tricuspide regurgitation in the diagnosis of chromosomal anomalies in the fetus at 11-14 weeks of gestation. Heart 2003; 89: 1071-3.
44. Hyett JA, Perdu M, Sharland GK, Snijders RJM, Nicolaides KH. Using fetal nuchal translucency to screen for major congenital cardiac defects at 10-14 weeks of gestation: population based cohort study. Br Med J 1999; 318: 81-5.
45. Jauniaux E, Brown R, Snijders RJ, Noble P, Nicolaides KH. Early prenatal diagnosis of triploidy. Am J Obstet Gynecol 1997; 176: 550-4.
46. Johnson MP, Johnson A, Holzgreve W et al. First-trimester simple hygroma: cause and outcome. Am J Obstet Gynecol 1993; 168: 156-61.
47. Kagan KO, Wright D, Baker A, Sahotas D, Nicolaides KH. Screening for trisomy 21 by maternal age, fetal nuchal translucency thickness, free beta-human chorionic gonadotropin and pregnancy-associated plasma protein-A. Ultrasound Obstet Gynecol 2008; 31: 618-24.
48. Lo YM, Corbetta N, Chamberlain PF, Rai V, Sargent IL, Redman CW, et al. Presence of fetal DNA in maternal plasma and serum. Lancet 1997; 350: 485-7.
49. Lopes LM, Brizot ML, Lopes MAB, Ayello VD, Schultz R, Zugaib M. Structural and functional cardiac abnormalities indentified prior to 16 weeks gestation in fetuses with increased nuchal translucency. Ultrasound Obstet Gynecol 2003; 22: 470-8.
50. Mary E. Norton, Bo Jacobsson, Geeta K. Swamy, Louise C. Laurent, Angela C. Ranzini, Herb Brar, et al. Cell-free DNA Analysis for Noninvasive Examination of Trisomy. N Engl J Med 2015; 372: 1589-97.
51. Matias A, Gomes C, Flack N, Montenegro N, Nicolaides KH. Screening for chromosomal abnormalities at 10-14 weeks: the role of ductus venosus blood flow. Ultrasound Obstet Gynecol 1998; 12(6): 380-4.
52. Mavrides E, Sairam S, Hollis B, Thilaganathan B. Screening for aneuploidy in the first trimester by assessment blood flow in the ductus venosus. BJOG 2002; 109: 1015-9.
53. Maymon R et al. Second trimester ultrasound prenasal thickness combined with nasal bone length: a new method of Down syndrome screening. Prenat Diagn 2005; 25(10): 906-11.
54. Merkatz IR, Nitowsky HM, Macri JN, Johnson WE. An association between low maternal serum alpha-fetoprotein and fetal chromosomal abnormalities. Am J Obstet Gynecol 1984; 148: 886-94.
55. Miguelez J, Moskovitch M, Cuckle H, Zugaib M, Bunduki V, Maymon R. Model-predicted performance of second-trimester Down syndrome screening with sonographic prenasal thickness. J Ultrasound Med. 2010; 29(12): 1741-7.
56. Mohan P, Lemoine J, Trotter C, et al. Clinical experience with non-invasive prenatal screening for single-gene disorders. Ultrasound Obstet Gynecol 2022; 59(1): 33-9.
57. Murta CG, Moron AF, Avila MA, Weiner CP. Application of ductus venosus Doppler velocimetry for the detection of fetal aneuploidy in the first trimester of pregnancy. Fetal Diagn Ther 2002; 17(5): 308-14.
58. Nebiolo L, Ozturk M, Brambati B, Miller S, Wands J, Milunsky A. First-trimester maternal serum alpha-fetoprotein and human chorionic gonadotropin screening for chromosome defects. Prenat Diagn 1990; 10: 575.
59. Nicolaides KH, Azar G, Byrne D, Mansur C, Marks K. Fetal nuchal translucency: ultrasound screening for chromosomal defects in first trimester of pregnancy. BMJ 1992; 304(6831): 867-9.
60. Nicolaides KH, Brizot ML, Snijders RJM. Fetal nuchal translucency: ultrasound screening for fetal trisomy in the first trimester of pregnancy. Br J Obstet Gynaecol 1994; 101: 782-6.
61. Nicolaides KH, Cheng H, Abbas A, Snijders RJM, Gosden CM. Fetal renal defects: associated malformations and chromosomal defects. Fetal Diagn Ther 1992; 7: 1-11.
62. Nicolaides KH, Snijders RJM, Cheng H, Gosden CM. Fetal gastrointestinal and abdominal wall defects: associated malformations and chromosomal defects. Fetal Diagn Ther 1992; 7: 102-15.
63. Nicolaides KH, Snijders RJM, Gosden CM, Berry C, Campbell S. Ultrasonographically detectable markers of fetal chromosomal abnormalities. Lancet 1992; 340: 704-7.
64. Nicolaides KH, Spencer K, Avigdou K, Faiola S, Falcon O. Multicenter study of first-trimester screening for trisomy 21 in 75 821 pregnancies: results and estimation of the potential impact of individual risk-oriented two-stage first-trimester screening. Ultrasound Obstet Gynecol 2005; 25: 221-6.
65. Noble PL, Abraha HD, Snijders RJ, Sherwood R, Nicolaides KH. Screening for fetal trisomy 21 in the first trimester of pregnancy: maternal serum free beta-hCG and fetal nuchal translucency thickness. Ultrasound Obstet Gynecol 1995; 6: 390-5.
66. Nyberg DA, Souter VL, El-Bastawissi A, Young S, Luthhardt F, Luthy DA. Isolated sonographic markers for detection of fetal Down syndrome in the second trimester of pregnancy. J Ultrasound Med 2001; 20: 1053-63.
67. Orlandi F, Bilardo CM, Campogrande M, Krants D, Hallahan T, Rossi C et al. Measurement of nasal bone length at 11-14 weeks of pregnancy and its potential role in Down's syndrome risk assessment. Ultrasound Obstet Gynecol 2003; 22: 36-9.
68. Otano L, Aiello H, Igarzabal L, Matayoshi T, Gadow EC. Association between first trimester absence of fetal nasal bone on ultrasound and Down's syndrome. Prenat Diagn 2002; 22: 930-2.
69. Pandya PP, Kondylios A, Hilbert L, Snijders RJM, Nicolaides KH. Chromosomal defects and outcome in 1,015 fetuses with increased nuchal translucency. Ultrasound Obstet Gynecol 1995; 5: 15.
70. Pandya PP, Snijders RJM, Johnson SP, Brizot ML, Nicolaides KH. Screening for fetal trisomies by maternal age and fetal nuchal translucency thickness at 10-14 weeks of gestation. Br J Obstet Gynecol 1995; 102: 957.
71. Pasquini L, Tondi F, Rizzello F, Pontello V, Paoletti E, Fontanarosa M. Impact of tissue harmonic imagng on the measurement of nuchal translucency thickness. Ultrasound Obstet Gynecol 2010; 36(4): 423-6.
72. Patau K, Smith DW, Therman E, Inhorn SL, Wagnes HP. Multiple congenital anomaly caused by an extra chromosome. Lancet 1960; 1: 790-3.
73. Persico N et al. Prenasal thickness in trisomy-21 fetuses at 16-24 weeks of gestation. Ultrasound Obstet Gynecol 2008; 32: 751-4.
74. Raptis L, Menard HA. Quantitation and characterization of plasma DNA in normals and pa-tients with systemic lupus erythematosus. J Clin Invest 1980; 66: 1391-9.
75. Saldanha FAT, Brizot ML, Lopes LM, Liao AW, Zugaib M. Anomalias e prognóstico fetal associados à translucência nucal aumentada e cariótipo anormal. Rev Assoc Med Bras 2009; 55(1): 54-9.
76. Schaefer M, Laurichesse-Delmas H, Ville Y. The effect of nuchal cord on nuchal translucency measurement at 10-14 weeks. Ultrasound Obstet Gynecol 1998; 11: 271-3.
77. Schindler AM, Bischof P. Histochemical localisation of pregnancy-associated plasma protein-A in fetal, infant and adult organs and comparison between antisera. Gynecol Obstet Invest 1984; 18: 88-94.
78. Sebire NJ, Snijders RJ, Brown R, Southall T, Nicolaides KH. Detection of sex chromosome abnormalities by nuchal translucency screening at 10-14 weeks. Prenat Diagn 1998; 18: 581-4.
79. Sebire NJ, Snijders RJM, Hughes K, Sepulveda W, Nicolaides KH. Screening for trisomy 21 in twin pregnancies by maternal age and fetal nuchal translucency thickness at 10-14 weeks of gestation. Br J Obstet Gynaecol 1996; 103: 999-1003.
80. Senat MV, Bussières L, Couderc S et al. Long-term outcome of children born after a first-trimester measurement of nuchal translucency at the 99th percentile or greater with normal karyotype: a prospective study. Am J Obstet Gynecol 2007; 196: 51-6.
81. Sherrod C, Sebire NJ, Soares W, Snijders RJ, Nicolaides KH. Prenatal diagnosis of trisomy 18 at the 10-14-week ultrasound scan. Ultrasound Obstet Gynecol 1997; 10: 387-90.

82. Shi P, Wang Y, Liang H, et al. The potential of expanded noninvasive prenatal screening for detection of microdeletion and microduplication syndromes. Prenat Diag 2021; 41(10): 1332-42.
83. Shuttleworth GE. Mongoloid imbecility. Br Med J 1909; 2: 661-5.
84. Sjoberg J, Wahlstrom T, Grudzinskas JG, Sinosich MJ. Demonstration of pregnancy-associated plasma protein-A (PAPP-A) like material in the fallopian tube. Fertil Steril 1986; 45: 517-21.
85. Smidt-Jehnsen S, Permin M, Pèilip J et al. Randomised comparison of amniocentesis and transabdominal and transcervical chorion villus sampling. Lancet 1992; 340: 1237.
86. Snijders RJM, Noble P, Sebire NJ, Souka A, Nicolaides KH. UK multicentre project on assessment of risk of trisomy 21 by maternal age and fetal nuchal-translucency thickness at 10-14 weeks of gestation. Lancet 1998; 351: 343.
87. Snijders RJM, Sebire NJ, Cuckle H, Nicolaides KH. Maternal age and gestational age-specific risk for chromosomal defects. Fetal Dign Ther 1995; 10: 356-67.
88. Snijders RJM, Sebire NJ, Nayar R, Souka A, Nicolaides KH. Increased nuchal translucency in trisomy 13 fetuses at 10-14 weeks of gestation. Am J Med Genet 1999; 86: 205-7.
89. Snijders RJM, Sherrod C, Gosden CM, Nicolaides KH. Fetal growth retardation: associated malformations and chromosomal abnormalities. Am J Obstet Gynecol 1993; 168: 547-55.
90. Snijders RJM, Sundberg K, Holzgreve W, Henry G, Nicolaides KH. Maternal age and gestation-specific risk for trisomy 21. Ultrasound Obstet Gynecol 1999; 13: 167-70.
91. Spencer K, Spencer CE, Power M, Dawson C, Nicolaides KH. Screening for chromosomal abnormalities in the first trimester using ultrasound and maternal serum biochemistry in a one-stop clinic: a review of three years prospective experience. BJOG 2003; 110: 281-6.
92. Toyama JM, Brizot ML, Liao AW et al. Ductus venosus blood flow assessment at 11 to 14 weeks of gestation and fetal outcome. Ultrasound in Obstetrics Gynecology 2004; 23: 341-5.
93. Vandecruys H, Faiola S, Auer M et al. Screening for trisomy 21 in monochorionic twins by measurement of fetal nuchal translucency thickness. Ultrasound Obstet Gynecol 2005; 25: 551-3.
94. Ville Y, Lalondrelle C, Doumerc S et al. First-trimester diagnosis of nuchal anomalies: significance and fetal outcome. Ultrasound Obstet Gynecol 1992; 2: 314.
95. Wald NJ, Huttly W, Hackshaw AK. Antenatal screening for Down's syndrome with the quadruple test. Lancet 2003; 361: 835-6.
96. Wald NJ, Kennard A, Densem JW, Cuckle HS, Chard T, Butler L. Antenatal maternal serum screening for Down's syndrome: results of a demonstration project. Br Med J 1992; 305: 391.
97. Whitlow BJ, Chatzipapas IK, Economides DL. The effect of fetal neck position on nuchal translucency measurement. Br J Obstet Gynaecol 1998; 105: 872-6.
98. Zoppi MA, Putzolu M, Ibba RM, Floris M, Monni G. First-trimester ductus venosus velocimetry in relation to nuchal translucency thickness and fetal karyotype. Fetal Diagn Ther 2002; 17(1): 52-7.

## Comunicação pessoal

99. Bekker MN. A normal 20-week scan of a euploid fetus with a history of first-trimester increased nuchal translucency: caution or reassurance? Ultrasound Obstet Gynecol 2007; 30: 8-10.

## Diretrizes

100. American College of Obstetrics and Gynecologists. Screening for fetal chromosomal abnormalities. ACOG Practice Bulletin. Obstet Gynecol 2007; 109: 217-27.
101. Hsu LYF, Kaffe S, Jenkins EC et al. Proposed guidelines for diagnosis of chromosome mosaicism in amniocytes based on data derived from chromosome mosaicism and pseudomosaicism studies. Prenat Diagn 1992; 12: 555-73.

## Editorial/carta ao editor

102. Gustavii B, Edvall H. First-trimester diagnosis of cystic nuchal hygroma. Acta Obstet Gynecol Scand 1984; 63: 377-8.

## Livros

103. Cuckle HS, Wald NJ. Principles of screening. In: Wald NJ, editor. Antenatal and neonatal screening. Oxford: Oxford University Press, 1984. p. 1-15.
104. Pilu G, Nicolaides KH. Features of chromosomal defects. In: Pilu G, Nicolaides KH. The 18-23-week scan the diagnosis of fetal abnormalities. London: Parthenon, 1999.
105. Snijders RJM, Farrias M, Von Kaisenberg C, Nicolaides KH. Fetal abnormalities. In: Snijders RJM, Nicolaides KH, editors. Ultrasound markers for fetal chromosomal defects. London: Parthenon, 1996. p. 1-7.
106. Snijders RJM, Sebire NJ, Nicolaide KH. Assessment of risks. In: Snijders RJM, Nicolaides KH. Ultrasound markers for fetal chromosomal defects. London: Parthenon, 1996. p. 63-109.
107. von Kaisenberg, Hyett J. Fisiopatologia da translucência nucal aumentada. In: Nicolaides KH, Sebire NJ, Snijders RJM, editores. O exame ultra-sonográfico entre 11-14 semanas. London: Parthenon, 2000. p. 99-115.

## Revisões sistemáticas/metanálises

108. Agathokleous M, Chaveeva P, Poon LC, Kosinski P, Nicolaides KH. Meta-analysis of second-trimester markers for trisomy 21. Ultrasound Obstet Gynecol 2013; 41: 247-61.
109. Cuckle H, Benn P, Wright D. Down syndrome screening in the first and/or second trimester: model predicted performance using meta-analysis parameters. Semin Perinatol 2005; 29: 252-7.
110. Cuckle HS, Van Lith JM. Appropriate biochemical parameters in first-trimester screening for Down syndrome. Prenat Diagn 1999; 19: 505-12.
111. Gil MM, Accurti V, Santacruz B, Plana MN, Nicolaides KH. Analysis of cell-free DNA in maternal blood in screening for aneuploidies: updated meta-analysis. Ultrasound Obstet Gynecol 2017; 50: 302-14.

## Teses

112. Requeijo MJR. Fenda facial diagnosticada no pré-natal: aspectos epidemiológicos, ultrassonográficos e pós-natais. Tese (Doutorado). São Paulo: FMUSP, 2006.
113. Saldanha FAT. Acompanhamento pré e pós-natal dos casos com translucência nucal fetal aumentada. Tese (Doutorado). São Paulo: FMUSP, 2004.

## *Website*

114. Nicolaides KH, Figueiredo DB. Fetal Medicine Foundation. O exame ultra-sonográfico entre 11-13+6 semanas. Disponível em: http://www.fetalmedicine.com/fmf/FMF-portuguese.pdf. Acesso em: 3/03/2023.

# Capítulo 65

# Malformações fetais

## INCIDÊNCIA E CLASSIFICAÇÃO

As malformações congênitas têm relevante importância na mortalidade perinatal. Sua prevalência na população geral é de 2 a 3%, representando 20 a 30% das mortes perinatais. Por isso, é importante que seja feito o diagnóstico das malformações durante o pré-natal como forma de oferecer aos pais aconselhamento genético apropriado e, quando possível, planejar a terapêutica com as opções de interrupção judicial da gestação, terapias intrauterinas e dar assistência neonatal especializada ao recém-nascido malformado.[58]

As malformações podem ser classificadas em *major*, ou maiores, e *minor*, ou menores. As malformações menores são aquelas sem consequências graves para a saúde e/ou estética do paciente; já as maiores são aquelas letais, incuráveis ou graves e com alto risco de déficit residual. Além disso, as anormalidades estruturais fetais podem ser classificadas conforme seu período de aparecimento, podendo ser precoces, quando já estão presentes no primeiro trimestre da gestação (por exemplo, anencefalia, espinha bífida) ou tardias, quando ocorrem no decorrer da gestação (por exemplo, rins multicísticos).[92]

O tipo de malformação é importante para a avaliação da sensibilidade da ultrassonografia e depende da época de realização do exame para ser vista. Algumas malformações não são passíveis de diagnóstico precoce (por exemplo, estenose duodenal), enquanto outras podem ser diagnosticadas já no primeiro trimestre. A Tabela 1 descreve alguns fatores que influenciam a taxa de detecção ultrassonográfica das malformações fetais.

Em levantamento de 130 casos de malformações avaliados na Clínica Obstétrica do HC-FMUSP, os principais grupos de malformações foram do trato genitourinário (31,1%), do sistema nervoso central (SNC) (14,4%), das extremidades (12,1%) e do coração (12,1%). Desse total, 50,8% foram classificadas como malformações maiores e 43,1% como de início precoce.[33]

Em outro estudo também realizado na Clínica Obstétrica do HC-FMUSP, foram avaliadas 335 gestantes encaminhadas com diagnóstico de malformação maior (Tabela 2). Dessas gestantes, 10% apresentavam história de malformação fetal em gestação anterior, e em metade dos casos houve recorrência da malformação. Em relação à evolução da gestação entre os casos de malformações maiores, 6,8% interromperam a gestação e 16,4% evoluíram com óbito fetal. A taxa de nascidos vivos foi de 76,8%, e, após um mês, 25,7% tinham evoluído para óbito neonatal, ao passo que 51,1% continuavam vivos.[76]

**TABELA 1. Fatores que influenciam a taxa de detecção de malformações fetais pela ultrassonografia**

| |
|---|
| Equipamento de ultrassonografia utilizado |
| Treinamento do operador |
| Duração do exame |
| Tipo de malformação fetal |
| Idade gestacional de realização do exame |
| Biotipo materno |
| Via de realização do exame (abdominal, transvaginal) |

## DIAGNÓSTICO

A ultrassonografia é o mais efetivo método para diagnóstico pré-natal de malformações fetais. A ultrassonografia de escolha para o diagnóstico de malformações fetais é realizada entre 18 e 24 semanas, sendo que o período de preferência da maioria dos protocolos estabelece entre 20 e 22 semanas a época ideal para realização da ultrassono-

**TABELA 2. Distribuição das gestantes segundo o tipo de malformação, em análise realizada no HC-FMUSP entre dezembro de 2005 e dezembro de 2006**

| Tipo de malformação | Número de gestantes | % |
|---|---|---|
| SNC | 94 | 28 |
| Defeito aberto do tubo neural | 22 | 6,6 |
| Face | 3 | 0,9 |
| Tórax | 22 | 6,5 |
| Coração | 30 | 8,9 |
| Parede abdominal | 19 | 5,7 |
| Trato gastrointestinal | 10 | 3 |
| Rins | 31 | 9,2 |
| Extremidades | 11 | 3,3 |
| Tumores de partes moles | 7 | 2,1 |
| Higromas císticos | 7 | 2,1 |
| Hidropsia fetal não imune | 11 | 3,3 |
| Sindrômicos* | 37 | 11 |
| Polimalformados não sindrômicos** | 28 | 8,4 |
| Gemelidade imperfeita | 3 | 0,9 |
| Total | 335 | 100 |

SNC: sistema nervoso central.
* Polimalformado com alteração cromossômica.
** Polimalformado sem alteração cromossômica ou com cariótipo desconhecido.

grafia morfológica fetal do segundo trimestre, que também é chamada de ultrassonografia estrutural do feto. O primeiro diagnóstico intrauterino de anomalia estrutural fetal foi de anencefalia, em 1972. A partir de então, houve uma importante evolução tecnológica dos equipamentos de ultrassonografia que permite, na atualidade, o diagnóstico de malformações menores. A acurácia do exame nesse diagnóstico depende da qualidade do equipamento, da experiência do operador, do órgão afetado, do tipo de malformação, da idade gestacional no momento de sua realização, da política local de diagnóstico pré-natal e da cultura da população local em relação ao rastreamento no pré-natal. Mesmo quando um operador muito experiente utiliza um equipamento de ultrassonografia, algumas malformações podem não ser diagnosticadas antes do parto ou só podem ser identificadas no final da gestação, em razão de sua história natural.

Nesse sentido, nos últimos anos, há uma tendência de estender-se a realização da ultrassonografia morfológica fetal seja para o terceiro trimestre da gestação, visando um maior diagnóstico das malformações de diagnóstico mais tardio, seja estendendo-se o morfológico de primeiro trimestre para muito além da medida da translucência nucal e do simples rastreamento de anomalias cromossômicas.

Seguindo princípios atuais de diagnóstico pré-natal pelos quais devemos almejar um diagnóstico o mais precoce possível, o mais completo possível e de maneira mais rápida possível e, ainda, levando-se em conta avanços no diagnóstico genético com biologia molecular, pudemos testemunhar que publicações novas ocorreram para o diagnóstico fetal já no primeiro trimestre, em especial no que tange às anomalias do sistema nervoso central e da medula. Assim, novos cortes do polo cefálico foram descritos no sentido transversal, coronal e sagital que permitem maior tranquilidade em afirmar a normalidade estrutural do sistema nervoso fetal, bem como acurácia até que satisfatória para os graves ou letais defeitos do sistema nervoso.[84,87]

Como 80 a 90% das malformações congênitas ocorrem em gestantes que não apresentam fator de risco identificável, a ultrassonografia morfológica deve ser oferecida a todas as grávidas durante o pré-natal. Muitas das malformações podem ser diagnosticadas no primeiro trimestre; no entanto, a idade gestacional em que a maioria das malformações pode ser visualizada é entre 20 e 24 semanas. A sensibilidade da ultrassonografia varia de 60 a 85%, com especificidade de aproximadamente 99%, valor preditivo positivo de 89 a 99% e negativo de mais de 98%.[44,47,80] O valor de predição varia com o sistema fetal examinado, sendo maior para as malformações do SNC e menor nas malformações cardíacas. Atualmente, é possível o diagnóstico de malformações já no primeiro trimestre da gestação, com taxa de detecção variando de 22 a 30%, e a sensibilidade aumenta discretamente para a detecção de malformações maiores (aproximadamente 37%).[33,47]

## ETIOLOGIA

As anomalias estruturais têm origem multifatorial ou poligênica, com risco de recorrência de 2 a 3% superior ao risco específico da malformação na população geral. Existe também um risco familiar de malformações: um casal com malformação congênita tem risco de ter um filho com a mesma malformação de 2 a 3% superior ao risco da população geral. Quanto mais distante a relação de parentesco, menor é o risco de recorrência, sendo que, para os parentes mais distantes (2º grau), o risco é menor; e, em parentes de 3º grau, é semelhante ao risco da população geral.[17]

Muitas malformações estão associadas às anomalias cromossômicas. Dentre os fatores etiológicos das malformações congênitas, as aneuploidias são responsáveis por aproximadamente 8%, sendo a prevalência de 50% entre os abortamentos de primeiro trimestre e 5 a 7% dos óbitos intrauterinos e neonatais. As cromossomopatias compatíveis com a vida extrauterina têm uma prevalência de cerca de 0,65% de alterações numéricas e em torno de 0,2% de alterações estruturais.[8,65,92]

Na Tabela 3, estão as principais indicações para coleta de material para análise do cariótipo fetal por procedimento invasivo (biópsia de vilosidades coriônicas, amniocentese ou cordocentese).

## SISTEMA NERVOSO CENTRAL

As malformações do SNC ocorrem em 5,3:1.000 nascidos vivos, sendo sua incidência ainda maior em produtos de abortamento e óbitos fetais. A gravidade dessas malfor-

| TABELA 3. Indicações de pesquisa do cariótipo fetal |
|---|
| Idade materna ≥ 35 anos |
| Antecedente de trissomia autossômica em gestação anterior |
| Antecedente de 47,XXX (triplo X) ou 47,XXY (síndrome de Klinefelter) |
| Translocação balanceada nos pais |
| Pais com cromossomopatia |
| Translucência nucal fetal aumentada |
| Malformação fetal à ultrassonografia |
| Risco elevado após rastreamento bioquímico combinado |
| Resultado da pesquisa de aneuploidia fetal por cfDNA sugestivo de alto risco |

mações é muito variável, indo de malformações compatíveis com risco mínimo de sequelas a condições incompatíveis com a vida, como a anencefalia.

## DEFEITOS ABERTOS DO TUBO NEURAL

Esses defeitos incluem anencefalia, espinha bífida e encefalocele:

- Na anencefalia, há ausência da abóbada craniana (acrania), com degeneração secundária do encéfalo.
- As encefaloceles são defeitos cranianos, normalmente occipitais, com herniação das meninges e eventualmente do encéfalo.
- Na espinha bífida, normalmente localizada na região lombossacral, o arco vertebral é incompleto, com prejuízo para as meninges, a medula e as raízes nervosas expostas. Sua incidência tem uma grande variedade geográfica e temporal: na Inglaterra, a prevalência é de 5:1.000 nascimentos; nos Estados Unidos da América (EUA), de 1,4-2:1.000.

Dentre os defeitos abertos do tubo neural, a anencefalia e a espinha bífida representam cerca de 95% dos casos, e a encefalocele, os 5% restantes. O risco de recorrência é de 3 a 5% quando um parente de 1º grau ou filho anterior é afetado, sendo maior quando há mais parentes afetados. Sua etiologia pode estar associada a anormalidades cromossômicas, mutações gênicas simples, *diabetes mellitus* ou exposição a teratógenos, como drogas antiepilépticas (responsáveis por 10% dos casos).[7]

O diagnóstico de anencefalia no segundo trimestre da gestação é baseado na demonstração de ausência da abóbada craniana e dos hemisférios cerebrais. Entretanto, os ossos faciais, o tronco encefálico e as porções dos ossos occipitais e do diencéfalo normalmente estão presentes. No primeiro trimestre, o diagnóstico pode ser feito depois de 11 semanas, quando, em geral, ocorre a ossificação do crânio. Observa-se progressão da acrania para exencefalia e, finalmente, anencefalia.[61] No primeiro trimestre, a característica patognomônica é a acrania; o encéfalo é completamente normal ou com grau variado de distorção e dilaceração. A anencefalia é uma doença fatal ao nascimento ou, em geral, logo após o nascimento (Figura 1).

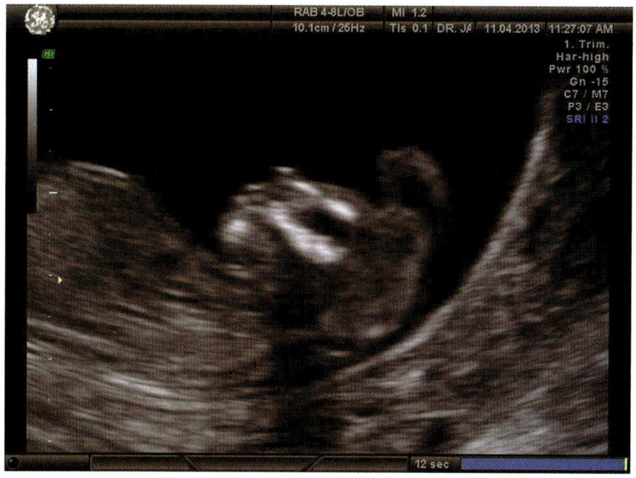


**FIGURA 1.** Corte longitudinal de feto no 1º trimestre demonstrando acrania/anencefalia.

Já o diagnóstico de espinha bífida requer exame sistemático de cada arco vertebral, desde a região cervical até a sacral, em cortes transversal, longitudinal e coronal. Na varredura transversal, o arco vertebral normal aparece como um círculo fechado revestido por pele intacta, enquanto, na espinha bífida, o arco tem forma de U e é associado a uma saliência da meningocele (cisto de parede fina) ou da meningomielocele. A extensão do defeito e qualquer cifoescoliose associada são mais bem visualizadas por varredura longitudinal. Malformações cranianas e encefálicas associadas, como cerebelo "em banana", sinal "do limão" e ventriculomegalia, auxiliam na suspeita de espinha bífida. O tratamento convencional é a correção cirúrgica no período pós-natal preferencialmente até o segundo dia de nascimento. Atualmente, a cirurgia intrauterina da espinha bífida é uma opção viável em centros especializados em cirurgia fetal. A cirurgia intrauterina apresenta redução na necessidade de *shunt* para tratamento da ventriculomegalia e no risco de herniação do cérebro posterior (cerebelo, ponte e medula) em comparação ao tratamento convencional.[3,26,32] Em relação ao prognóstico, as crianças sobreviventes podem ser gravemente comprometidas, com paralisias nos membros inferiores e incontinência dupla. Apesar de a associação com hidrocefalia requerer cirurgia, o quociente de inteligência tende a ser normal.[72] O uso do ácido fólico na dose de 4 mg/dia reduz significativamente o risco de recorrência dos defeitos abertos do tubo neural, se for iniciado 3 meses antes da gestação e mantido pelos primeiros 2 meses desta.

As encefaloceles são reconhecidas como defeitos cranianos com herniação das meninges que podem conter liquor ou tecido cerebral. Elas são mais comumente encontradas em localização occipital (75% dos casos), mas locais alternativos incluem as regiões frontoetmoidal e parietal. O prognóstico é inversamente proporcional à quantidade de tecido cerebral herniado; a mortalidade neonatal é de aproximadamete 40%, e mais de 80% dos sobreviventes são intelectual ou neurologicamente comprometidos.[27]

## HIDROCEFALIA (VENTRICULOMEGALIA)

A hidrocefalia é a dilatação dos ventrículos laterais resultante do aumento de liquor. É classificada em dois grupos: comunicante, quando há uma causa extraventricular;

e não comunicante, quando é secundária a uma obstrução intraventricular. A estenose de aqueduto cerebral (também denominado aqueduto de Sylvius) é a principal causa de hidrocefalia não comunicante e, dentre as causas de hidrocefalia comunicante, a espinha bífida é a principal. A incidência geral é estimada em 0,5-3:1.000 nascidos vivos, e de hidrocefalia isolada, em 0,39-0,87:1.000.[5]

O diagnóstico ultrassonográfico pré-natal baseia-se na dilatação dos ventrículos laterais e é mais fácil quando a dilatação é acentuada e os ventrículos laterais se apresentam como massas císticas grandes, ocupando os hemisférios cerebrais. Nos casos de dilatação leve, é importante a medida do corno posterior do ventrículo lateral (átrio do ventrículo lateral).

Essa malformação é definida como leve quando há dilatação do átrio ventricular e este mede entre 10 e 15 mm, ou quando a relação ventrículo/hemisfério cerebral está entre 0,33 e 0,50 após 20 semanas de gestação. A ventriculomegalia é definida como grave quando a medida do átrio do ventrículo lateral encontra-se acima de 15 mm (Figura 2). O prognóstico neonatal da hidrocefalia depende da gravidade da doença. As formas graves e com aumento da pressão intracraniana são de prognóstico ruim, com alta incidência de retardo no desenvolvimento neuropsicomotor e elevada mortalidade. Espessura máxima do parênquima cerebral menor que 10 mm é um fator de mau prognóstico.[26,90] A hidrocefalia leve isolada, aquela em que o cariótipo é normal e que não é acompanhada de outras malformações, é o grupo de melhor prognóstico. As anomalias cromossômicas estão presentes em 2,7 a 13% de todos os casos de ventriculomegalia, sendo a incidência maior quando há outras anomalias associadas.

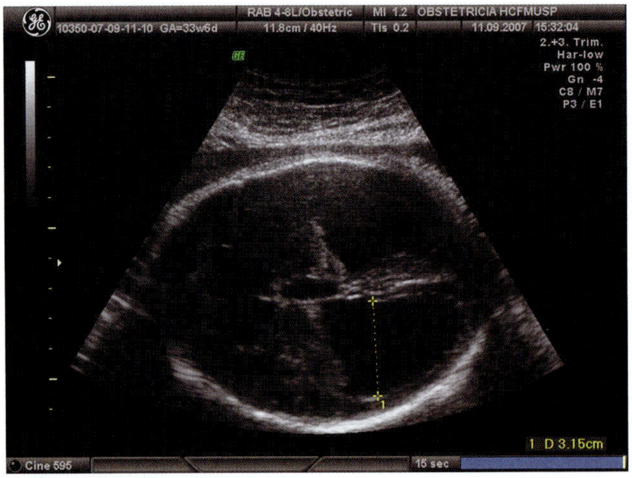


**FIGURA 2.** Corte transversal do polo cefálico fetal à ultrassonografia mostrando dilatação acentuada dos ventrículos laterais, compatível com hidrocefalia grave.

A trissomia do cromossomo 21 foi a cromossomopatia mais encontrada. No grupo de fetos com cariótipo normal e ventriculomegalia leve, a evolução pós-natal mostrou alteração grave do desenvolvimento neurológico em 11,5% dos casos.[10,42]

Em estudo realizado na Clínica Obstétrica do HC-FMUSP envolvendo 36 casos de ventriculomegalia, observou-se que, no grupo com ventriculomegalia leve (dezoito pacientes), 33% apresentaram regressão da normalização do diâmetro do átrio ventricular; em onze casos, a ventriculomegalia manteve-se estável; e, em apenas um, houve piora com evolução para ventriculomegalia grave. Apenas três crianças desse grupo tiveram alteração neurológica leve até 2 anos de idade. No grupo com ventriculomegalia grave (dezenove pacientes), seis pacientes não apresentaram alterações pós-natais do desenvolvimento neurológico (dois necessitaram de intervenção cirúrgica com derivação ventriculoperitoneal). Dos outros 13 pacientes, apenas sete sobreviveram até o segundo ano de vida, sendo que quatro evoluíram com alteração neurológica leve, e três, com alteração grave.[94]

Na Clínica Obstétrica do HC-FMUSP, a via de parto é determinada com base no diâmetro biparietal fetal no momento da resolução da gestação: se esse diâmetro for menor ou igual a 100 mm, a via de parto é determinada por conduta obstétrica; se for maior que 100 mm, o parto é preferencialmente por cesárea. Deve-se sempre evitar a prematuridade para não associar riscos no período neonatal. Nas hidrocefalias graves, com diâmetro biparietal maior que 100 mm, o parto é programado com 38 semanas, a fim de diminuir as dificuldades intraoperatórias de extração do polo cefálico.

## MALFORMAÇÃO DA FOSSA POSTERIOR

As anormalidades da fossa posterior são definidas com base nos achados morfológicos do cérebro posterior:

- Malformação de Dandy-Walker: agenesia parcial ou completa do *vermis* cerebelar, dilatação cística do quarto ventrículo e cisterna magna aumentada com desvio superior do tentório, torcula e sinus transverso.
- Megacisterna: cisterna magna aumentada medindo mais que 10 mm com *vermis* cerebelar normal.
- Cisto de Blake: presença de desvio superior do *vermis* cerebelar morfologicamente normal, com fastígio, tentório e cisterna magna normais.
- Hipoplasia do *vermis* cerebelar isolada: *vermis* cerebelar de tamanho reduzido, mas morfologicamente normal, com fossa posterior de aparência normal.

A malformação de Dandy-Walker tem alta associação com cromossomopatias e outras malformações estruturais fetais que podem não ser diagnosticadas no período pré-natal. Por outro lado, a megacisterna isolada e o cisto de Blake têm baixa associação com cromossomopatias.

## HOLOPROSENCEFALIA

A holoprosencefalia é caracterizada pela falência da divisão do encéfalo anterior no período embrionário, resultando em falha na diferenciação do prosencéfalo em hemisférios cerebrais e ventrículos laterais, que ocorre entre os dias 28 e 32 da gestação. Sua incidência varia de 0,4:1.000 em produtos de abortamentos a 0,06:1.000 em nascidos vivos. Pode ser de três tipos, dependendo do grau da perda de diferenciação:

- Alobar: forma mais grave; à ultrassonografia, observam-se cavidade ventricular única, cerebelo hipoplásico, tálamos fundidos na linha média e agenesia do corpo caloso (Figura 3). Alterações faciais como ciclopia, etmocefalia (hipotelorismo com separação das órbitas), cebocefalia (hipotelorismo com narina única) e fendas labiopalatinas são comuns nessa forma.[41]
- Semilobar: forma na qual existe uma divisão parcial do cérebro, com os ventrículos laterais e hemisférios cerebrais parcialmente separados na porção posterior do cérebro. Os tálamos também estão parcialmente separados; no entanto, na região anterior, existe uma cavidade monoventricular.[64,68]
- Lobar: forma mais sutil, apresenta-se com pequena comunicação dos ventrículos laterais no corno anterior na região do *cavum* do septo pelúcido, que não é visualizado. Os cornos anteriores dos ventrículos laterais se comunicam diretamente com o terceiro ventrículo.[69,70]

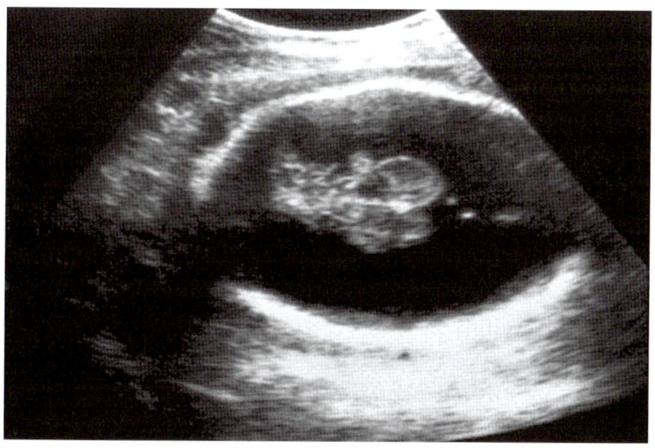

**FIGURA 3.** Corte transversal do polo cefálico demonstrando comunicação entre os hemisférios cerebrais, com ventrículo único e metades talâmicas fundidas em feto com holoprosencefalia alobar.

O diagnóstico pré-natal da holoprosencefalia lobar pela ultrassonografia é muito difícil, podendo-se utilizar a ressonância nuclear magnética, que tem maior acurácia. A holoprosencefalia alobar está frequentemente associada a cromossomopatias, principalmente a trissomia do cromossomo 13. É letal, evoluindo com óbito intrauterino ou neonatal precoce. Na forma semilobar, ocorre comprometimento neurológico grave, enquanto a forma lobar pode evoluir com retardo mental de gravidade variável e até, em alguns casos, sem comprometimento neurológico.[70]

## CISTO DE PLEXO COROIDE

Os cistos de plexo coroide estão presentes em aproximadamente 1% dos fetos entre 16 e 24 semanas, porém em 90% desaparecem por volta da 26ª à 28ª semana gestacional. Esses cistos resultam do acúmulo de liquor e debris celulares nas pregas neuroepiteliais. Correspondem à imagem hipoecoica ou anecoica, arredondada, no interior do plexo coroide, podendo ser únicos ou múltiplos. Os cistos de plexo coroide podem estar associados a outras malformações fetais ou cromossomopatias. Na literatura, a prevalência de cromossomopatias varia de 1%, quando cisto isolado, a 46%, quando o cisto está associado a outras malformações.[92]

## HIGROMA CÍSTICO

O higroma cístico pode se desenvolver como resultado da falha de drenagem do sistema linfático para a veia jugular interna, que leva à dilatação dos vasos linfáticos.[35] As formações císticas variam de tamanho, podendo atingir grandes dimensões. Na região do pescoço, elas são divididas por uma banda fibrosa que corresponde ao ligamento nucal. Os septos podem ser vistos no interior dos cistos. Quando o diagnóstico de higroma cístico é feito no período pré-natal, a mortalidade fica em torno de 50 a 100%,[9,34] sendo frequente a associação com hidropsia e alterações cromossômicas. A associação com aneuploidias varia de 65 a 73%,[1,19] e a maioria dos casos alterados tem cariótipo 45,X0 (síndrome de Turner).

A ocorrência aumentada da síndrome de Turner não está relacionada a idade materna avançada. A associação de higroma cístico e hidropsia fetal tem sido considerada de prognóstico desfavorável e ocorre com uma frequência relativamente elevada (58 a 73%), podendo alcançar mortalidade de até 100%.[19,43] Na maioria dos casos, o óbito intrauterino ocorre nos dois primeiros trimestres da gestação. Pequena parcela de fetos com cariótipo normal pode sobreviver, porém os portadores de anomalias cromossômicas, em geral, não são viáveis.[1]

## TRATO GASTROINTESTINAL

As anomalias do trato gastrointestinal representam aproximadamente 15 a 20% de todas as anomalias congênitas. Nos dias atuais, a maior parte do trato gastrointestinal pode ser avaliada no exame ultrassonográfico e várias anomalias podem ser detectadas durante o pré-natal.

### ATRESIA ESOFÁGICA

A atresia esofágica tem uma incidência que varia entre 2 e 12:10.000 nascimentos, e em cerca de 90% dos casos existe fístula traqueoesofágica associada. Deve-se suspeitar de atresia esofágica quando, no diagnóstico pré-natal, ocorrem a presença de polidrâmnio e a não visualização do estômago em pelo menos dois exames ultrassonográficos.[38] Nos casos de fístula traqueoesofágica associada, o estômago pode ser evidenciado e, assim, somente uma pequena porcentagem poderá ser diagnosticada intraútero. Portanto, a atresia esofágica não deve ser excluída com base simplesmente na visualização do estômago. Outros achados descritos que podem ocasionalmente estar presentes no exame ultrassonográfico são dilatação do esôfago e regurgitação ou vômito fetal, indicando a presença de obstrução gastrointestinal alta.

O polidrâmnio está presente em aproximadamente 60 a 90% das gestações com atresia esofágica; entretanto, a atresia esofágica não é uma causa frequente de aumento do volume de líquido amniótico.[46] A incidência de anomalias cromossômicas associadas à atresia esofágica é em torno de 3 a 4% nos estudos de avaliação pós-natal e de 85% nos de avaliação pré-natal.

A trissomia do cromossomo 18 é a anomalia cromossômica mais frequentemente associada com atresia esofágica. As malformações concomitantes mais frequentes são as anomalias cardíacas (11 a 49%), outras malformações gastrointestinais e anomalias genitourinárias e esqueléticas. O prognóstico neonatal da atresia esofágica, independentemente da presença de fístula traqueoesofágica, depende, sobretudo, das malformações associadas, da idade gestacional, do peso ao nascimento e das complicações respiratórias. Os resultados são melhores quando a atresia esofágica é isolada, o peso do recém-nascido está acima de 2.500 g e ele não apresenta complicações respiratórias.

### ATRESIA DUODENAL

A atresia ou estenose duodenal tem uma incidência de aproximadamente 1:10.000 nascidos vivos. O diagnóstico pré-natal é baseado no achado ultrassonográfico de dupla bolha no abdome fetal (Figura 4) e, na maioria das vezes, está associado com polidrâmnio. A dupla bolha é

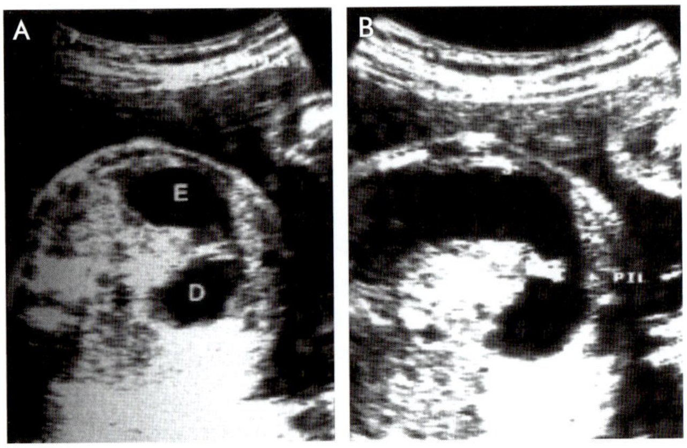


**FIGURA 4.** Atresia duodenal: corte transversal do abdome fetal. A: imagem de dupla bolha (E: estômago; D: duodeno); B: estômago dilatado demonstrando dilatação do piloro (PIL).

a visualização do estômago distendido no quadrante superior esquerdo em conexão com o duodeno proximal dilatado no lado direito.[48] Para confirmação diagnóstica, é necessário demonstrar que existe comunicação entre as duas imagens císticas, indicando que o conteúdo do estômago é drenado para o duodeno. Embora a dupla bolha característica possa ser observada precocemente, desde 20 semanas de gestação, é visualizada com mais frequência entre 26 e 28 semanas. O diagnóstico diferencial deve ser feito com cisto de colédoco, que também se localiza adjacente ao estômago, simulando dupla bolha.[60] Malformações renais císticas também podem simular dilatação de estômago e duodeno, mas, em geral, essas alterações renais estão localizadas posteriormente e mais próximas da coluna do que do estômago.

Em seis estudos com diagnóstico pré-natal de atresia duodenal, a associação com anomalias cromossômicas foi de 56%, e 90% dos casos eram de trissomia do cromossomo 21.[11,39,51] Portanto, no achado ultrassonográfico de dupla bolha é importante investigar outras malformações, realizar ecocardiografia fetal e analisar o cariótipo fetal.

O prognóstico do recém-nascido com suspeita pré-natal de atresia duodenal está intimamente relacionado com as malformações associadas, a idade gestacional no parto, o peso ao nascimento e o tempo necessário para confirmação diagnóstica pós-natal. Em estudo da evolução de 138 casos de obstrução duodenal congênita, foi observada taxa de sobrevida pós-natal de 93%, e 80% dos que morreram apresentavam outras anomalias graves associadas.[16] O seguimento da gestação e a conduta obstétrica não diferem do mencionado anteriormente para atresia esofágica. Deve ser enfatizada a importância de o parto ser realizado em centros terciários, com condições neonatais e cirúrgicas adequadas para a assistência ao recém-nascido. Tanto para atresia esofágica quanto para atresia ou estenose duodenal, a via de parto é ditada por conduta obstétrica.

### OBSTRUÇÃO INTESTINAL

As obstruções intestinais podem ser altas ou baixas. As obstruções baixas incluem malformações anorretais (ânus imperfurado, agenesia anal, agenesia anorretal e atresia retal), doença de Hirschsprung e síndrome relacionada ao mecônio. O prognóstico pós-natal das malformações anorretais depende da localização – alta (reto e ânus) ou baixa (ânus); das malformações associadas; e do peso do recém-nascido. As malformações altas têm um prognóstico pior e taxa de mortalidade em torno de 17%, e os recém-nascidos apresentam menor continência fecal. O diagnóstico pré-natal das obstruções intestinais baixas é difícil.[23]

## DEFEITOS DA PAREDE ABDOMINAL

Os defeitos da parede abdominal incluem onfalocele, gastrósquise, anomalias do pedúnculo (*body-stalk*) e extrofia da cloaca ou da bexiga.

### ONFALOCELE

A onfalocele é a persistência da herniação do conteúdo abdominal na região proximal do cordão umbilical. Esse defeito ventral da parede abdominal apresenta incidência de 2,5:10.000 nascimentos[30] e resulta de falha do intestino em retornar à cavidade abdominal em razão da ausência de fusão dos folhetos laterais (folhetos ectodérmicos).[49] A etiologia é ainda desconhecida, embora possa estar relacionada à herança autossômica recessiva ou multifatorial, com recorrência familiar, ou a fatores etiológicos comuns aos defeitos abertos do tubo neural.[49] O diagnóstico pré-natal baseia-se na demonstração do defeito na linha mediana da parede abdominal, caracterizado pela presença de saco herniário com conteúdo visceral, no qual se insere o cordão umbilical (Figura 5). O saco herniário é formado por uma camada interna (peritônio) e uma externa (membrana amniótica), entre as quais existe uma fina camada de geleia de Wharton. Todos os órgãos abdominais podem herniar, sendo mais frequente encontrar protrusão de alças do intestino delgado, estômago e fígado. O exame ultrassonográfico pode apontar suspeita a partir de 11 semanas de gestação, uma vez que a parede abdominal já se encontra fechada na maioria dos fetos nessa idade gestacional.[36,46,86] Entretanto, como, em cerca de 20% dos fetos, o conteúdo intestinal ainda pode estar fisiologicamente herniado até a 12ª semana, recomenda-se que, na evidência de exteriorização do conteúdo intra-abdominal com 11 semanas, se repita o exame após 10 dias, para confirmação.

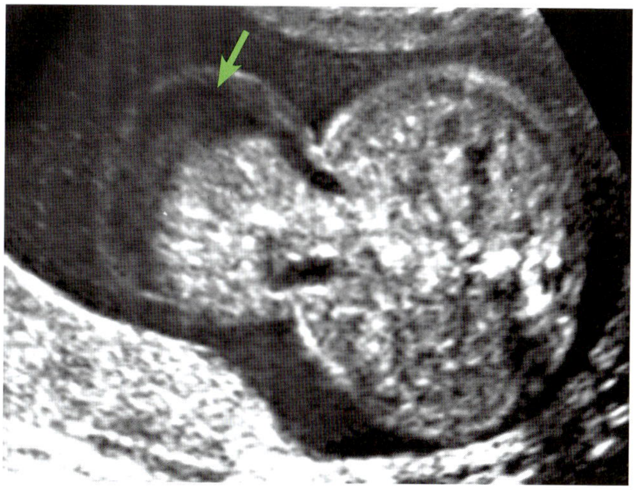

FIGURA 5. Onfalocele: corte transversal do abdome fetal demonstrando herniação de conteúdo abdominal recoberto por peritônio (seta).

A associação de onfalocele com anomalias cromossômicas em casos com diagnóstico pré-natal pode variar de 8 a 67% e a mais comumente encontrada é a trissomia do cromossomo 18, seguida, em ordem de frequência, pelas dos cromossomos 13 e 21.[13] Cerca de 50% ou mais dos casos têm malformações associadas.[13] O prognóstico depende do tipo de anomalias associadas e da presença de cromossomopatia. Quando isolada, a sobrevida pode chegar a 94%. Em estudo realizado na Clínica Obstétrica do HC-FMUSP, foram analisados 51 casos de onfalocele, dos quais 78% tinham malformações associadas e 29%, cromossomopatias. A sobrevida na onfalocele isolada foi de 80% após cirurgia.[66] Em outro recente estudo, foram acompanhadas 47 gestantes com diagnóstico de onfalocele isolada fetal, e a medida da relação diâmetro da onfalocele/diâmetro abdominal (OD/AC) foi avaliada como preditor de evento adverso perinatal. Com relação OD/AC ≥ 0,26 antes da 31ª semana gestacional, a razão de chance para entubação nas primeiras 24 horas foi de 2,6 (IC 95%: 1,2-5,7); para necessidade de dois tempos cirúrgicos, de 5,9 (IC 95%: 1,9-14,4); e para óbito pós-natal, de 4 (IC 95%: 1,9-7,5).[54]

A prematuridade e a restrição do crescimento fetal (RCF) são complicações comuns na presença de onfalocele. A melhor época para o parto é o mais próximo possível do termo e deve ser em centro terciário, com condições neonatais e cirúrgicas adequadas. É sempre mais benéfico encaminhar a gestante antes do parto do que o neonato após este. A cesárea parece ter poucos benefícios em relação ao parto vaginal e ainda não há evidências de que interfira na taxa de sobrevida.[83,85] O maior argumento em favor da cesárea eletiva é o parto programado em ambiente asséptico e com preparo de todas as condições pós-natais necessárias para receber o concepto.

## GASTRÓSQUISE

A gastrósquise é uma fenda que atravessa toda a espessura da parede abdominal sem envolver o cordão umbilical. Quase invariavelmente, o defeito é localizado à direita do cordão e, segundo alguns autores, é decorrente do fechamento incompleto dos folhetos laterais durante a sexta semana de gestação. A incidência de gastrósquise gira em torno de 1:10.000 nascimentos.[31] Alças intestinais e outros órgãos abdominais podem herniar através da abertura paraumbilical da parede, sem, entretanto, apresentar membrana peritoneal recobrindo o conteúdo exteriorizado (o que a diferencia da onfalocele) (Figura 6). A gastrósquise pode ser diagnosticada por meio da ultrassonografia a partir de 12 semanas de gestação,[35] podendo também ser facilmente diferenciada da onfalocele.[52,62] A importância da distinção entre gastrósquise e onfalocele reside no fato de que esta última apresenta uma associação maior com anomalias cromossômicas e outras malformações, o que modifica a conduta e o aconselhamento pré-natal em cada um dos casos.[89]

O prognóstico do recém-nascido com gastrósquise depende, sobretudo, das condições respiratórias, do peso e das condições do intestino ao nascimento. Muitos neonatos apresentam somente acometimento leve das alças e respondem bem ao tratamento cirúrgico primário; contudo, o acometimento intestinal pode ser mais grave e necessitar de ressecção de segmentos necróticos ou atrésicos. O aspecto ultrassonográfico das alças intestinais pode sugerir comprometimento. O parto prematuro poderia apresentar vantagens no que se refere à prevenção do dano intestinal; entretanto, adiciona os múltiplos riscos da prematuridade. Portanto, a alteração ultrassonográfica das alças leva à busca da maturidade fetal, e, somente se esta estiver presente, o parto é indicado. A cesárea é preconizada com o objetivo de minimizar o trauma dos órgãos eviscerados, prevenir infecção e permitir um planejamento do tratamento cirúrgico imediato.[57,85] Porém, vários estudos não demonstraram relação entre a realização da cesárea e a diminuição da mortalidade pós-natal.[21,36,56,85] O parto de escolha em gestantes cujos fetos apresentam gastrósquise, na Clínica Obstétrica do HC-FMUSP, é a cesárea, para o melhor planejamento assistencial por parte da equipe multidisciplinar que atende esses fetos.

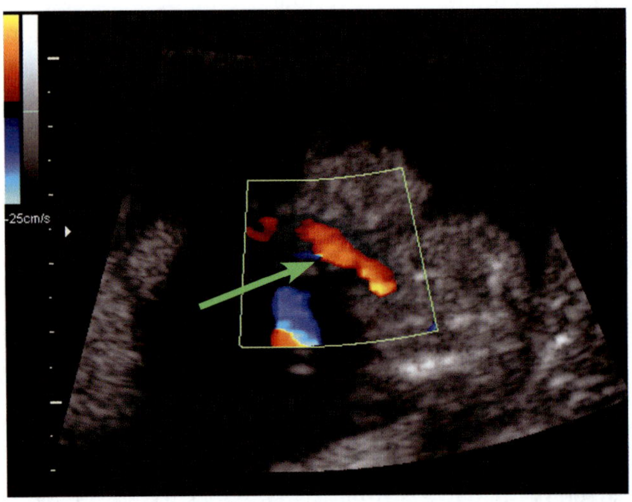


**FIGURA 6.** Gastrósquise: corte transversal do abdome fetal mostrando herniação de intestino com exposição de alças em líquido amniótico e inserção normal do cordão umbilical visualizado ao Doppler colorido (seta).

Em estudo realizado na Clínica Obstétrica do HC-FMUSP, foram acompanhados setenta casos de gestação com gastrósquise fetal isolada em relação aos parâmetros da biometria fetal. Todos os parâmetros tiveram medidas menores nos fetos com gastrósquise do que nos fetos normais. A medida da circunferência cefálica entre 26 e 31 semanas e 6 dias abaixo do percentil 10 foi preditor de risco para baixo peso fetal ao nascer.[32]

## ANOMALIA DO PEDÚNCULO

A anomalia do pedúnculo é um defeito grave da parede abdominal caracterizado pela ausência do cordão umbilical e do umbigo. É uma malformação fatal com incidência de 1:14.000 nascidos vivos. O exame ultrassonográfico sugere suspeita quando revela defeito extenso da parede abdominal com o feto unido à placenta, ausência do cordão umbilical e presença de escoliose em razão da imobilização do tronco fetal. Quando o diagnóstico é realizado intraútero, a opção de interrupção da gestação poderá ser proposta aos pais (solicitação por via judicial), por ser uma malformação letal.[55,59]

# MALFORMAÇÕES NEFROUROLÓGICAS

A incidência de anormalidades do trato urinário diagnosticadas no período pré-natal em população de baixo risco varia de 0,28 a 0,48%.[50,82]

A ausência unilateral de um rim é relativamente comum (1:500 a 1:600 nascimentos) e, em geral, não leva a repercussão clínica. Já a agenesia bilateral é rara (cerca de 0,3:1.000 nascimentos), sendo incompatível com a vida provavelmente por cursar invariavelmente com hipoplasia pulmonar associada (síndrome de Potter).[71] Deve-se ter cuidado com a possibilidade de falso-negativos e, se necessário, proceder à amnioinfusão para melhor caracterizar o exame estrutural ultrassonográfico.

## DISPLASIAS CÍSTICAS DO RIM

As principais displasias císticas do rim são a displasia renal multicística (rins multicísticos) e os rins policísticos infantil e adulto:

- O rim multicístico apresenta massa renal bastante volumosa, contendo cistos que não se comunicam entre si e ocupam toda a extensão renal, e não há evidências de parênquima renal restante nem diferenciação corticomedular. Quando bilateral, o prognóstico é letal, pela associação de oligoâmnio absoluto com hipoplasia pulmonar.[77]
- O rim policístico do tipo infantil caracteriza-se por grandes rins hiperecoicos à ultrassonografia, com perda da diferenciação corticomedular, em geral na ausência de líquido amniótico, e com impossibilidade de visualizar a bexiga. O padrão de herança é autossômico recessivo. O diagnóstico é fácil se os antecedentes familiares forem positivos. O fator prognóstico mais importante é a quantidade de líquido amniótico; porém, diferenciam-se também formas de maior ou menor gravidade de lesão renal pelo aspecto à ultrassonografia. Alguns casos podem evoluir bem no período pós-natal. O aconselhamento genético deve ser realizado se os pais desejarem.[63]
- O rim policístico adulto tem manifestação intrauterina ou neonatal rara. Os rins apresentam-se com aspecto polimorfo e é difícil o diagnóstico no período pré-natal. Geralmente, observa-se a presença de grandes cistos e, ao exame dos rins maternos, é encontrada policistose renal típica. O aconselhamento genético é importante, dada a alta taxa de recorrência (50%), e sua herança autossômica dominante. O aparecimento esporádico da doença (sem antecedente familiar) é raro, mas pode ocorrer.[77]

## ANOMALIAS OBSTRUTIVAS

As anomalias obstrutivas das vias excretoras urinárias constituem um grupo heterogêneo de agressões obstrutivas em diferentes níveis, graus, épocas de aparecimento e naturezas de lesão, podendo estar associadas a oligoâmnio e hipoplasia pulmonar, quando bilaterais. O processo fisiopatológico envolvido é conhecido como displasia renal, termo histopatológico utilizado para designar um conjunto de alterações bem caracterizadas por Potter. Elas incluem a dilatação da cápsula de Bowman e de túbulos que podem, em fases avançadas, formar cistos (visíveis à ultrassonografia), levando a uma proliferação de tecido conjuntivo e a um desarranjo tubular focal.[45] Trata-se de um processo fisiopatológico que afeta fases críticas do desenvolvimento embriológico renal e, portanto, resulta em alteração definitiva da estrutura renal. A possibilidade de diagnosticar essas lesões no período pré-natal abre uma perspectiva para a terapêutica intraútero.[73,74]

O diagnóstico ultrassonográfico das uropatias obstrutivas baseia-se no aumento de volume das cavidades normalmente visíveis do trato urinário ou na visualização daquelas que habitualmente não são visíveis. Nessas uropatias, o oligoâmnio grave, muitas vezes, indica o exame. A bexiga, que normalmente é visível, aparece nessa circunstância globalmente aumentada de volume e muito arredondada (megabexiga), por vezes prolongada pelo orifício uretral. O volume da bexiga pode tornar-se tão importante que ela ocupa todo o abdome fetal, empurrando seu conteúdo e alterando seu contorno. Nessa eventualidade, o oligoâmnio é a regra; contudo, a causa da megabexiga é raramente reconhecida à ultrassonografia, mas permite suspeitar de um obstáculo infravesical, ou pode estar associada a parede abdominal distendida e frouxa (síndrome de *prune belly*).[25] O diagnóstico pode ser feito ainda no primeiro trimestre da gestação. Mais tarde, porém, após um período de evolução, as imagens podem ser diferentes, com dilatações suprajacentes, hidronefrose ou uretero-hidronefrose associadas. Em outros casos, após um período de dilatação, aparece a chamada bexiga "de luta", com paredes bastante espessas e volume urinário reduzido. Ainda é possível constatar o aparecimento de ascite urinária.

As obstruções médias são descobertas no exame estrutural de rotina. Pode-se tratar de uma obstrução no nível da junção ureterovesical ou de uma síndrome de refluxo (não obstrutiva). O seu diagnóstico baseia-se na presença de bexiga normal e de dilatação dos ureteres, que não seriam visualizados normalmente. Os comprometimentos unilateral e bilateral têm frequências iguais. Muitos casos são descobertos tardiamente, às vezes após 28 semanas. Não se deve nunca negligenciar a possibilidade de malformações associadas. O oligoâmnio é encontrado em algumas formas bilaterais graves.

As obstruções altas caracterizam-se pelo aumento da pelve renal e dos cálices, sem aumento subjacente dos ureteres, o que afirma o caráter alto da obstrução, decorrente de alterações na junção ureteropiélica (Figura 7). O oligoâmnio é infrequente, assim como malformações associadas. Detectar as uropatias obstrutivas é relativamente fácil, mas, por outro lado, é muito difícil precisar o nível exato do obstáculo no período pré-natal.[12]

O prognóstico depende classicamente do nível da obstrução, da quantidade de líquido amniótico e da estimativa das condições do parênquima renal.

As lesões mais altas têm prognóstico mais favorável, enquanto as mais baixas, como a da válvula da ure-

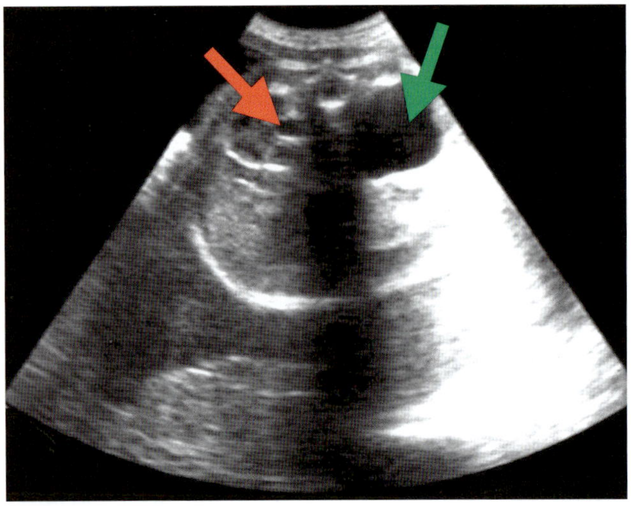

FIGURA 7. Hidronefrose unilateral: corte transversal no nível das lojas renais, em que se identifica a dilatação pielocalicial (seta verde) e o rim contralateral com pelve normal (seta vermelha).

tra posterior, têm prognóstico reservado.[28,75] O volume de líquido amniótico é o parâmetro que indica displasia grave, quando diminuído (oligoâmnio). Porém, está demonstrado que quantidade normal de líquido amniótico não garante a integridade das funções renais. Quanto à estimativa das condições do parênquima renal, a ultrassonografia é o recurso de alta sensibilidade para estágios avançados de displasia.[24] Nesses casos, podem-se observar parênquima renal intensamente hiperecoico; perda da diferenciação corticomedular típica; parênquima comprimido contra a periferia, ou laminar; e a presença de cistos na camada cortical do rim, que têm relação com a destruição do parênquima renal e com alterações profundas das funções glomerulotubulares.[73] A ultrassonografia é incapaz de predizer a função renal pós-natal, sendo necessário, por vezes, analisar os critérios bioquímicos da urina fetal.

## HÉRNIA DIAFRAGMÁTICA

A hérnia diafragmática consiste na falência do fechamento do canal pleuroperitoneal entre a 9ª e a 10ª semanas de gestação, resultando na protrusão de órgãos abdominais para a cavidade torácica. A hérnia de Bochdaleck é a mais comum no período neonatal, caracterizada por um defeito posterolateral. Pode estar localizada no lado esquerdo (80%), no lado direito (15%) ou ser bilateral (5%). Os órgãos mais comumente herniados são estômago, baço e colo, e menos comumente o pâncreas. Nos defeitos do lado direito, é comum o fígado e a vesícula biliar se mostrarem no tórax. A incidência de hérnia diafragmática congênita é estimada entre 1:3.000 e 1:5.000 nascidos vivos.[29,79]

O diagnóstico pré-natal pode ser feito pela visualização de órgãos abdominais ao lado do coração no corte transversal do tórax, em que se obtém a imagem de quatro câmaras cardíacas (Figura 8). Na ausência da imagem do estômago no abdome, deve-se sempre averiguar a possibilidade de hérnia diafragmática. A presença também de malformações associadas (25 a 75%) e cromossomopatias (até 30%) é alta,[2,15,67] e o prognóstico neonatal é ruim, com elevada mortalidade (76 a 80%),[4] sendo o grau de hipoplasia pulmonar determinante para a morte fetal. O parto deve ser feito em centro de referência, com especialistas em neonatologia e cirurgia pediátrica disponíveis.

## CARDIOPATIAS

As cardiopatias congênitas são as malformações mais frequentemente relacionadas à morbidade e à mortalidade na infância, tendo incidência de 8,8:1.000 nascidos vivos. Cerca de metade dos casos são malformações maiores, que necessitam de correção cirúrgica no primeiro ano de vida.[53] A incidência de cardiopatias entre os óbitos intrauterinos também é alta, variando de 0,5 a 39%,[6] e, entre os fetos, estima-se que seja até cinco vezes maior que entre os recém-nascidos. A universalização da ultrassonografia no pré-natal aumentou o diagnóstico das cardiopatias intraútero; no entanto, sua confirmação deve ser sempre feita pela ecocardiografia realizada por profissional com treinamento em cardiologia fetal e pediátrica (ecocardiografia especializada ou nível II). A ecocardiografia pode ser realizada a partir de 18 semanas, mas a 28ª se-

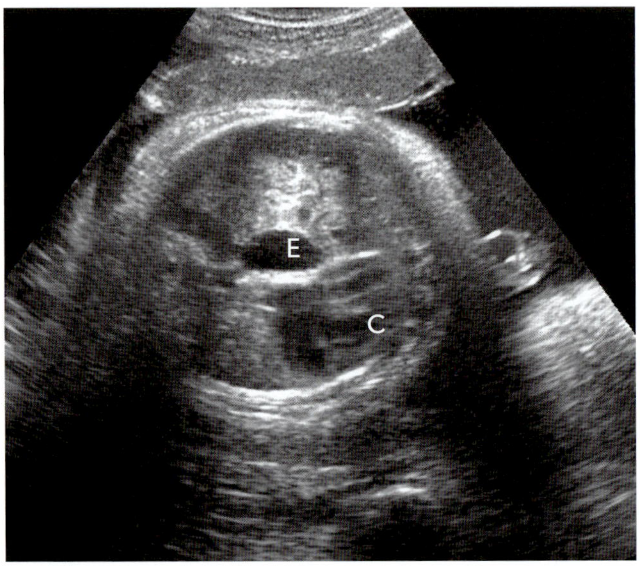


FIGURA 8. Hérnia diafragmática: corte transversal do tórax fetal demonstrando imagem do estômago fetal ao lado do coração, compatível com hérnia diafragmática (C: coração; E: estômago).

mana é a idade gestacional ideal para visualização do coração fetal, com a desvantagem, porém, de ser tardia. Os principais fatores de risco para as cardiopatias fetais são história familiar de cardiopatia congênita, filho ou feto previamente afetado por cardiopatia, história familiar de herança monogênica/síndromes mendelianas, suspeita de cardiopatia à ultrassonografia, presença de distúrbios do ritmo cardíaco, hidropsia fetal não imune, malformações fetais, aneuploidias, doença materna metabólica e exposição materna a agentes cardioteratogênicos.[91]

## ANOMALIAS DO ESQUELETO

A correta avaliação da idade gestacional é fundamental para avaliação das anormalidades esqueléticas do feto. O uso de normogramas para as diferentes idades gestacionais é também importante para a certeza diagnóstica.

As patologias mais encontradas são a polidactilia e a malposição dos pés, que chegam a uma frequência não negligenciável (por volta de 1:300-600 fetos). O período ideal para a melhor avaliação dessas alterações é entre 16 e 24 semanas de gestação. O pé torto congênito, por um lado, é relativamente fácil de ser diagnosticado na ultrassonografia, já que há a presença de parte ou da planta do pé inteira no mesmo plano que os ossos longos da canela. Por outro lado, quando os pés estão bem posicionados, nunca se encontra o osso longo inteiro na longitudinal e a planta do pé no mesmo plano. Assim, no aspecto normal, sempre existe uma visão lateral do pé quando a tíbia ou a fíbula estão vistas na totalidade. Da mesma maneira, a tíbia e a fíbula nunca são vistas quando existe um corte com a planta do pé inteiramente vista.[22]

Ao avaliar os ossos fetais por meio de ultrassonografia, é preciso checar se há alterações de número, como a ausência de um membro ou de seu segmento, bem como a presença de ossos supranumerários (p. ex., polidactilia), seu posicionamento e forma (p. ex., pé torto, mãos mal posicionadas) e aspecto da mineralização óssea. A avaliação da mineralização óssea é dada pela ecogenicidade do osso na ultrassonografia, na qual se evidenciam, por vezes, calos ósseos, ou pela homogeneidade da imagem óssea (ausência de fraturas). Esses parâmetros são mais bem estudados pela radiografia do conteúdo uterino, que é realizada preferencialmente a partir da 32ª semana de gestação.[81]

Completa-se o estudo com a observação da mobilização dos membros e a análise do tórax fetal. O estudo anatômico do tórax deve avaliar se há encurtamento do tórax, estreitamento com cardiomegalia relativa e fraturas de arcos costais, que são aspectos importantes na determinação da letalidade.

O diagnóstico de anomalias esqueléticas está entre os mais difíceis em medicina fetal, em razão da complexidade das situações e da raridade de algumas anormalidades. A idade gestacional no diagnóstico é outro aspecto importante para determinar a letalidade, visto que as anomalias letais são diagnosticadas mais precocemente.

As displasias esqueléticas letais mais frequentes são:

- Displasia tanatofórica: considerada a mais frequente das displasias esqueléticas letais, com a ocorrência estimada em 1:4.000 a 1:15.000 nascimentos. Caracteriza-se ultrassonograficamente pela redução acentuada dos ossos longos com predomínio rizomélico, encurvamento e alargamento de ossos longos, crânio em "trevo", hidrocefalia, macrocrania, corpos vertebrais achatados, "platispondilia".
- Osteogênese imperfeita: caracterizada por distúrbio na síntese do colágeno, apresenta múltiplas fraturas. É subdividida em três grupos (tipos I, II, III), e o subtipo II é o mais frequentemente diagnosticado no período pré-natal, tendo como achados ultrassonográficos micromelia, com encurvamento importante dos ossos longos, hipomineralização múltipla difusa e fraturas múltiplas, cujo diagnóstico no feto é dado pela presença de calos ósseos evidenciados em ossos longos e costelas fetais (aspecto heterogêneo do osso com áreas hipo e hiperecoicas ao longo do osso, conferindo-lhe um aspecto granulado).

## ANOMALIAS GENITAIS

As malformações do trato genital devem ser suspeitadas diante da impossibilidade de se afirmar o sexo fetal após 16 semanas de gestação. Assim, a dificuldade na definição da genitália externa faz suspeitar de genitália ambígua. Trata-se de área da medicina fetal de muita dificuldade tanto de diagnóstico quanto de conduta e aconselhamento. O erro no diagnóstico de sexo fetal não é incomum, e deve-se pedir um retorno com intervalo de duas semanas em casos de dúvida.

O sexo masculino é diagnosticado em cortes transversais e longitudinais do períneo, sendo os primeiros paralelos aos dois fêmures, observando-se o pênis e a bolsa testicular. É possível, ainda, visualizar os testículos a partir de 29 semanas de gestação. A visualização dos testículos é importante para se diferenciar os casos de hiperplasia congênita de suprarrenal em fetos femininos dos casos de hipospadia em fetos masculinos.

A hipospadia, que, como o nome diz, é o posicionamento do meato uretral abaixo da posição normal no final da glande peniana, tem o diagnóstico possível na ultrassonografia pela imagem do pênis pequeno e acotovelado e pela não visualização do canal uretral e do meato uretral. Ainda assim, o diagnóstico pré-natal é difícil e o diferencial é com genitália ambígua em meninas.[89]

O sexo feminino, respeitando-se o mesmo corte descrito anteriormente, ou seja, os transversais do períneo, caracteriza-se pela visualização dos grandes lábios e seu limite com os pequenos lábios representado por duas linhas paralelas ecogênicas, além de linha ecogênica mediana que corresponde ao *introitus* vulvar.

Nas meninas, o diagnóstico de cisto ovariano não é tão raro e caracteriza-se por imagem anecoica em abdome inferior lateralmente à bexiga. Tem como diagnósticos diferenciais o cisto de úraco e mesentérico, a dilatação de alças intestinais e a atresia duodenal.

A genitália feminina com ambiguidade é mais comum na hiperplasia congênita de suprarrenais, que é doença autossômica recessiva, e seu diagnóstico se torna evidente quando há caso familiar ou antecedente obstétrico dessa malformação. O tratamento precoce iniciado até a 5ª semana existe e, na maioria das vezes, evita a hipertrofia de clitóris nas meninas.[20]

No sexo masculino, podem ser identificadas, além das hipospadias, outras anormalidades, como a ectopia testicular, que é diagnosticada após a 30ª semana e pode constituir achado isolado ou associado a outras anomalias, por exemplo, as trissomias do 21, 13 e 18 e a síndrome e de *prune belly*. Existem ainda as hidroceles, que são muito mais comuns em final da gestação e que não têm significado patológico quando isoladas, podendo se acentuar em fetos hidrópicos.

## PARTES MOLES FETAIS

As anomalias de partes moles fetais caracterizam-se pelo higroma cístico, que é determinado por uma grande área cística, com septações na porção occipital fetal. É muito encontrado na síndrome de Turner (cariótipo = 45,X0) e também na trissomia do cromossomo 21 fetal (veja também discussão sobre higroma, anteriormente neste capítulo).

O linfangioma é uma lesão de partes moles que costuma ter distribuição menos simétrica e aspecto mais heterogêneo que os higromas, podendo também ocorrer em outras partes do corpo, como regiões axilares e região sacral.[88]

Quando há acúmulo de líquido em tecido subcutâneo e derrames cavitários (pleural, abdominal, pericárdico), denomina-se hidropsia fetal, que é marcador de inúmeras situações patológicas fetais, como cardiopatias, anomalias esqueléticas, aloimunização Rh e infecções.

Os tumores congênitos são representados, em sua maioria, pelos teratomas, neoplasias histologicamente benignas, mas que geralmente trazem complicações para o concepto. Por vezes, observam-se tumores sólidos localizados, e os mais frequentes são os hemangiomas. Na região sacral, a tumoração mais comumente diagnosticada no período pré-natal é o teratoma sacrococcígeo. Ele pode ter diversos tamanhos e evolui com complicações eventuais em razão de seu grande tamanho e por constituir um verdadeiro *shunt* arteriovenoso, que pode trazer consequências hemodinâmicas graves para o feto.

## MANEJO DAS PACIENTES COM MALFORMAÇÃO FETAL

Diante do diagnóstico de uma ou mais malformações fetais, é importante a realização de um exame morfológico completo para averiguar se há associação com outras malformações. O ecocardiograma fetal deve ser solicitado invariavelmente; em seguida, a gestante deve ser acompanhada em centros de referência com estrutura para atendimento em medicina fetal. Nessa situação, a pesquisa de cariótipo fetal (ou pelo menos o NIPT) para rastreio fino das principais cromossomopatias pode ser oferecida, considerando-se o tipo (alta ou baixa prevalência de cromossomopatia) e o número (quanto maior o número, maior o risco para aneuploidia) de malformações associadas e a idade materna.

Em centro de referência, procede-se ao aconselhamento do prognóstico perinatal com o objetivo de elucidar o acompanhamento da gestação, a programação do parto e a conduta no período neonatal.

Nos casos de malformações que necessitam de cirurgia pós-natal, o parto tem de ser realizado em centros terciários, com equipes de neonatalogia e cirurgia pediátrica disponíveis.

A via de parto nas malformações, em geral, é por conduta obstétrica. Não existem benefícios da indicação da cesárea para a maioria das malformações, uma vez que o parto vaginal ocorre em até 67% dos casos de malformações.[37] A resolução da gravidez em casos de fetos com malformações maiores e letais deveria ser idealmente por via vaginal, visando à preservação do futuro reprodutivo da mulher. Por outro lado, existe maior flexibilização na indicação da cesárea diante de uma malformação. Isso se deve à facilidade de organização do parto e ao preparo da equipe de assistência ao recém-nascido malformado, reduzindo, assim, os imprevistos. A malformação fetal também pode ser causa de distocias que dificultam o parto vaginal.

O acompanhamento pré-natal deve ser feito pelo obstetra, com apoio de equipes de medicina fetal e psicologia, geneticista e cirurgião infantil, obviamente em centros terciários.

## PONTOS-CHAVE

- A prevalência de malformações congênitas é de 2 a 3% na população geral e representa 20 a 30% da mortalidade perinatal.
- As malformações maiores são aquelas letais, incuráveis ou graves e com alto risco de déficit residual.
- O melhor método diagnóstico de malformações fetais é a ultrassonografia, que, quando realizada entre 20 e 24 semanas de gestação, tem uma sensibilidade de aproximadamente 85%.
- As anomalias estruturais têm origem multifatorial ou poligênica, com risco de recorrência de 2 a 3% superior ao risco da população geral.
- Muitas malformações estão associadas a alterações cromossômicas fetais que, por sua vez, normalmente estão relacionadas ao tipo de malformação.
- A hidrocefalia é a malformação cerebral fetal mais comum e seu prognóstico depende da associação com outras anomalias e da gravidade da dilatação ventricular.
- O cisto de plexo coroide, quando isolado, não eleva significativamente o risco de aneuploidias ou alterações neurológicas.
- O higroma cístico tem prognóstico ruim, principalmente quando associado a hidropsia e aneuploidia (síndrome de Turner).
- A onfalocele é uma malformação bastante associada à cromossomopatia (principalmente trissomia do cromossomo 18), enquanto a gastrósquise tem baixa associação. O conteúdo herniado na onfalocele está recoberto por peritônio e, na gastrósquise, exposto ao líquido amniótico.
- A agenesia renal bilateral e o rim multicístico bilateral são malformações incompatíveis com a vida.
- O prognóstico das uropatias obstrutivas depende do nível da lesão, da quantidade de líquido amniótico e da estimativa das condições do parênquima renal.
- Na presença de malformação fetal, deve-se realizar ultrassonografia morfológica e ecocardiografia fetal e indicar pesquisa do cariótipo quando forem encontrados fatores de risco. O parto deve ser feito em centro terciário.

## REFERÊNCIAS BIBLIOGRÁFICAS

### Artigos de revisão


1. Abramowicz JS, Warsof SL, Doyle DL, Smith D, Levy DL. Congenital cystic hygroma of the neck diagnosed prenatally: outcome with normal and abnormal karyotype. Prenat Diagn 1989; 9(5): 321-7.
2. Bollmann R, Kalache K, Mau H, Chaoui R, Tennstedt C. Associated malformations and chromosomal defects in congenital diaphragmatic hernia. Fetal Diagn Ther 1995; 10(1): 52-9.
3. Bruner JP, Tulipan N. Intrauterine repair of spina bifida. Clin Obstet Gynecol 2005; 48(4): 942-55.
4. Butler MW, Stolar CJ, Altman RP. Contemporary management of congenital diaphragmatic hernia. World J Surg 1993; 17(3): 350-5.
5. Habib Z. Genetics and genetic counselling in neonatal hydrocephalus. Obstet Gynecol Surv 1981; 36(10): 529-34.
6. Hoffman JI, Kaplan S. The incidence of congenital heart disease. J Am Coll Cardiol 2002; 39(12): 1890-900.
7. Mills JL, Conley MR. Folic acid to prevent neural tube defects: scientific advances and public health issues. Curr Opin Obstet Gynecol 1996; 8(6): 394-7.
8. Milunsky A, Littlefield JW, Kanfer JN, Kolodny EH, Shih VE, Atkins L. Prenatal genetic diagnosis. N Engl J Med 1970; 283(25): 1370-81.
9. Pijpers L, Reuss A, Stewart PA, Wladimiroff JW, Sachs ES. Fetal cystic hygroma: prenatal diagnosis and management. Obstet Gynecol 1988; 72(2): 223-4.
10. Pilu G, Falco P, Gabrielli S, Perolo A, Sandri F, Bovicelli L. The clinical significance of fetal isolated cerebral borderline ventriculomegaly: report of 31 cases and review of the literature. Ultrasound Obstet Gynecol 1999; 14(5): 320-6.
11. Pryde PG, Bardicef M, Treadwell MC, Klein M, Isada NB, Evans MI. Gastroschisis: can antenatal ultrasound predict infant outcomes? Obstet Gynecol 1994; 84(4): 505-10.
12. Quintero RA. Fetal obstructive uropathy. Clin Obstet Gynecol 2005; 48(4): 923-41.
13. Snijders RJ, Sebire NJ, Souka A, Santiago C, Nicolaides KH. Fetal exomphalos and chromosomal defects: relationship to maternal age and gestation. Ultrasound Obstet Gynecol 1995; 6(4): 250-5.
14. Vintzileos AM, Ingardia CJ, Nochimson DJ. Congenital hydrocephalus: a review and protocol for perinatal management. Obstet Gynecol 1983; 62(5): 539-49.


### Artigos originais


15. Adzick NS, Harrison MR, Glick PL, Nakayama DK, Manning FA, deLorimier AA. Diaphragmatic hernia in the fetus: prenatal diagnosis and outcome in 94 cases. J Pediatr Surg 1985; 20(4): 357-61.
16. Alsulyman OM, Monteiro H, Ouzounian JG, Barton L, Songster GS, Kovacs BW. Clinical significance of prenatal ultrasonographic intestinal dilatation in fetuses with gastroschisis. Am J Obstet Gynecol 1996; 175(4 Pt 1): 982-4.
17. Baird PA, Anderson TW, Newcombe HB, Lowry RB. Genetic disorders in children and young adults: a population study. Am J Hum Genet 1988; 42(5): 677-93.
18. Bernstein HS, Filly RA, Goldberg JD, Golbus MS. Prognosis of fetuses with a cystic hygroma. Prenat Diagn 1991; 11(6): 349-55.
19. Bethel CA, Seashore JH, Touloukian RJ. Cesarean section does not improve outcome in gastroschisis. J Pediatr Surg 1989; 24(1): 1-3; 3-4.
20. Blaschko SD, Cunha GR, Baskin LS. Molecular mechanisms of external genitalia development. Differentiation 2012; 84(3): 261-8.
21. Blott M, Greenough A, Gamsu HR, Nicolaides K, Campbell S. Antenatal factors associated with obstruction of the gastrointestinal tract by meconium. Br Med J 1988; 296(6617): 250.
22. Bogers H, Rifouna MS, Cohen-Overbeek TE, Koning AHJ, Willemsen SP, van der Spek PJ, et al. First trimester physiological development of the fetal foot position using three-dimensional ultrasound in virtual reality. J Obstet Gynecol Res 2019; 45(2): 280-8.
23. Bond SJ, Harrison MR, Filly RA, Callen PW, Anderson RA, Golbus MS. Severity of intestinal damage in gastroschisis: correlation with prenatal sonographic findings. J Pediatr Surg 1988; 23(6): 520-5.
24. Bovicelli L, Rizzo N, Orsini LF, Michelacci L. Prenatal diagnosis of the prune belly syndrome. Clin Genet 1980; 18(1): 79-82.
25. Bruner JP, Tulipan N, Reed G et al. Intrauterine repair of spina bifida: preoperative predictors of shunt-dependent hydrocephalus. Am J Obstet Gynecol 2004; 190(5): 1305-12.
26. Budorick NE, Pretorius DH, McGahan JP, Grafe MR, James HE, Slivka J. Cephalocele detection in utero: sonographic and clinical features. Ultrasound Obstet Gynecol 1995; 5(2): 77-85.
27. Bunduki V, Rossi P, Miguelez J, Miyadahira S, Zugaib M. Malformações fetais do trato urinário. Rev Ginec Obstet 1996; 7: 243-7.
28. Butler N, Claireaux AE. Congenital diaphragmatic hernia as a cause of perinatal mortality. Lancet 1962; 1: 659-63.
29. Calzolari E, Bianchi F, Dolk H, Milan M. Eurocat Working Group. Omphalocele and gastroschisis in Europe: a survey of 3 million births 1980-1990. Am J Med Genet 1995; 58(2): 187-94.
30. Calzolari E, Volpato S, Bianchi F et al. Omphalocele and gastroschisis: a collaborative study of five Italian congenital malformation registries. Teratology 1993; 47(1): 47-55.

31. Carvalho MH, Brizot ML, Lopes LM, Chiba CH, Miyadahira S, Zugaib M. Detection of fetal structural abnormalities at the 11-14 week ultrasound scan. Prenat Diagn 2002; 22(1): 1-4.
32. Centofanti SF, Brizot ML, Liao AW, Francisco RP, Zugaib M. Fetal growth pattern and prediction of low birth weight in gastroschisis. Fetal Diagn Ther 2015; 38(2): 113-8.
33. Chervenak FA, Isaacson G, Blakemore KJ et al. Fetal cystic hygroma: cause and natural history. N Engl J Med 1983; 309(14): 822-5.
34. Chervenak FA, Isaacson G, Tortora M. A sonographic study of fetal cystic hygromas. J Clin Ultrasound 1985; 13(5): 311-5.
35. Cyr DR, Mack LA, Schoenecker SA et al. Bowel migration in the normal fetus: US detection. Radiology 1986; 161(1): 119-21.
36. Dastgiri S, Imani S, Kalankesh L, Barzegar M, Heidarzadeh M. Congenital anomalies in Iran: a cross-sectional study of 1574 cases in the North-West of country. Child Care Health Dev 2007; 33(3): 257-61.
37. Diamond DA, Jeffs RD. Cloacal exstrophy: a 22-year experience. J Urol 1985; 133(5): 779-82.
38. Elliott M, Bayly R, Cole T, Temple IK, Maher ER. Clinical features and natural history of Beckwith-Wiedemann syndrome: presentation of 74 new cases. Clin Genet 1994; 46(2): 168-74.
39. Filly RA, Chinn DH, Callen PW. Alobar holoprosencephaly: ultrasonographic prenatal diagnosis. Radiology 1984; 151(2): 455-9.
40. Gaglioti P, Danelon D, Bontempo S, Mombro M, Cardaropoli S, Todros T. Fetal cerebral ventriculomegaly: outcome in 176 cases. Ultrasound Obstet Gynecol 2005; 25(4): 372-7.
41. Garden AS, Benzie RJ, Miskin M, Gardner HA. Fetal cystic hygroma colli: antenatal diagnosis, significance, and management. Am J Obstet Gynecol 1986; 154(2): 221-5.
42. Garne E, Loane M, Dolk H et al. Prenatal diagnosis of severe structural congenital malformations in Europe. Ultrasound Obstet Gynecol 2005; 25(1): 6-11.
43. Gasser B, Mauss Y, Ghnassia JP et al. A quantitative study of normal nephrogenesis in the human fetus: its implication in the natural history of kidney changes due to low obstructive uropathies. Fetal Diagn Ther 1993; 8(6): 371-84.
44. Green JJ, Hobbins JC. Abdominal ultrasound examination of the first-trimester fetus. Am J Obstet Gynecol 1988; 159(1): 165-75.
45. Guariglia L, Rosati P. Transvaginal sonographic detection of embryonic-fetal abnormalities in early pregnancy. Obstet Gynecol 2000; 96(3): 328-32.
46. Guzman ER. Early prenatal diagnosis of gastroschisis with transvaginal ultrasonography. Am J Obstet Gynecol 1990; 162(5): 1253-4.
47. Hasan S, Hermansen MC. The prenatal diagnosis of ventral abdominal wall defects. Am J Obstet Gynecol 1986; 155(4): 842-5.
48. Helin I, Persson PH. Prenatal diagnosis of urinary tract abnormalities by ultrasound. Pediatrics 1986; 78(5): 879-83.
49. Heydanus R, Raats MA, Tibboel D, Los FJ, Wladimiroff JW. Prenatal diagnosis of fetal abdominal wall defects: a retrospective analysis of 44 cases. Prenat Diagn 1996; 16(5): 411-7.
50. Higginbottom MC, Jones KL, Hall BD, Smith DW. The amniotic band disruption complex: timing of amniotic rupture and variable spectra of consequent defects. J Pediatr 1979; 95(4): 544-9.
51. Hoffman JI, Christianson R. Congenital heart disease in a cohort of 19502 births with long-term follow-up. Am J Cardiol 1978; 42(4): 641-7.
52. Jauniaux E, Vyas S, Finlayson C, Moscoso G, Driver M, Campbell S. Early sonographic diagnosis of body stalk anomaly. Prenat Diagn 1990; 10(2): 127-32.
53. Kirk EP, Wah RM. Obstetric management of the fetus with omphalocele or gastroschisis: a review and report of 112 cases. Am J Obstet Gynecol 1983; 146(5): 512-8.
54. Kiyohara M, Brizot ML, Liao AW, Francisco RP, Tannuri AC, Krebs VL, et al. Should we measure fetal omphalocele diameter for prediction of perinatal outcome? Fetal Diagn Ther 2014; 35(1): 44-50.
55. Lenke RR, Hatch Jr. EI. Fetal gastroschisis: a preliminary report advocating the use of cesarean section. Obstet Gynecol 1986; 67(3): 395-8.
56. Livera LN, Brookfield DS, Egginton JA, Hawnaur JM. Antenatal ultrasonography to detect fetal renal abnormalities: a prospective screening programme. Brit Med J 1989; 298(6685): 1421-3.
57. Lockwood CJ, Scioscia AL, Hobbins JC. Congenital absence of the umbilical cord resulting from maldevelopment of embryonic body folding. Am J Obstet Gynecol 1986; 155(5): 1049-51.
58. Mabogunje OA, Mahour GH. Omphalocele and gastroschisis: trends in survival across two decades. Am J Surg 1984; 148(5): 679-86.
59. Machado RA, Brizot ML, Carvalho MH, Waissman AL, Bunduki V, Zugaib M. Sonographic markers of exencephaly below 10 weeks' gestation. Prenat Diagn 2005; 25(1): 31-3.
60. Mahony BS, Filly RA, Callen PW, Hricak H, Golbus MS, Harrison MR. Fetal renal dysplasia: sonographic evaluation. Radiology 1984; 152(1): 143-6.
61. McGahan JP, Nyberg DA, Mack LA. Sonography of facial features of alobar and semilobar holoprosencephaly. Am J Roentgenol 1990; 154(1): 143-8.
62. Milunsky A. Prenatal diagnosis of genetic disorders. Am J Med 1981; 70(1): 7-8.
63. Milunsky A, Atkins L. Prenatal diagnosis of genetic disorders: an analysis of experience with 600 cases. Jama 1974; 230(2): 232-5.
64. Mustafá SAB, Carvalho MHB, Okumura M, Toro LP, Silva MM, Zugaib M. Onfalocele: prognóstico fetal em 51 casos com diagnóstico pré-natal. Rev Bra Ginecol Obstet 2001; 23(1): 31-7.
65. Nakayama DK, Harrison MR, Chinn DH et al. Prenatal diagnosis and natural history of the fetus with a congenital diaphragmatic hernia: initial clinical experience. J Pediatr Surg 1985; 20(2): 118-24.
66. Nyberg DA, Mack LA, Bronstein A, Hirsch J, Pagon RA. Holoprosencephaly: prenatal sonographic diagnosis. Am J Roentgenol 1987; 149(5): 1051-8.
67. Pilu G, Romero R, Rizzo N, Jeanty P, Bovicelli L, Hobbins JC. Criteria for the prenatal diagnosis of holoprosencephaly. Am J Perinatol 1987; 4(1): 41-9.
68. Pilu G, Sandri F, Perolo A et al. Prenatal diagnosis of lobar holoprosencephaly. Ultrasound Obstet Gynecol 1992; 2(2): 88-94.
69. Potter EL. Bilateral absence of ureters and kidneys: a report of 50 cases. Obstet Gynecol 1965; 25: 3-12.
70. Preis K, Swiatkowska-Freund M, Janczewska I. Spina bifida: a follow-up study of neonates born from 1991 to 2001. J Perinat Med 2005; 33(4): 353-6.
71. Quintero RA, Johnson MP, Romero R et al. In-utero percutaneous cystoscopy in the management of fetal lower obstructive uropathy. Lancet 1995; 346(8974): 537-40.
72. Quintero RA, Shukla AR, Homsy YL, Bukkapatnam R. Successful in utero endoscopic ablation of posterior urethral valves: a new dimension in fetal urology. Urology 2000; 55(5): 774.
73. Qureshi F, Jacques SM, Seifman B et al. In-utero fetal urine analysis and renal histology correlate with the outcome in fetal obstructive uropathies. Fetal Diagn Ther 1996; 11(5): 306-12.
74. Ramos JL, Carvalho MH, Zugaib M. Socio demographic characterization and perinatal outcome of pregnancies with ultrasonographic diagnosis of major fetal malformation in a referral centre. Rev Assoc Med Bras 2009; 55(4): 447-51.
75. Rizzo N. Prenatal diagnosis of genitourinary tract malformations. Fetal Ther 1986; 1(2-3): 108-11.
76. Rizzo N, Gabrielli S, Pilu G et al. Prenatal diagnosis and obstetrical management of multicystic dysplastic kidney disease. Prenat Diagn 1987; 7(2): 109-18.
77. Rodgers BM, Hawks P. Bilateral congenital eventration of the diaphragms: successful surgical management. J Pediatr Surg 1986; 21(10): 858-64.

78. Rosati P, Guariglia L. Transvaginal sonographic assessment of the fetal urinary tract in early pregnancy. Ultrasound Obstet Gynecol 1996; 7(2): 95-100.
79. Rosendahl H. Ultrasound screening for fetal urinary tract malformations: a prospective study in general population. Eur J Obstet Gynecol Reprod Biol 1990; 36(1-2): 27-33.
80. Sermer M, Benzie RJ, Pitson L, Carr M, Skidmore M. Prenatal diagnosis and management of congenital defects of the anterior abdominal wall. Am J Obstet Gynecol 1987; 156(2): 308-12.
81. Shi Y, Zhang B, Kong F, Li X. Prenatal limb defects: Epidemiologic characteristics and an epidemiologic analysis of risk factor. Medicine 2018; 97(29): 1-8.
82. Sipes SL, Weiner CP, Williamson RA, Pringle KC, Kimura K. Fetal gastroschisis complicated by bowel dilation: an indication for imminent delivery? Fetal Diagn Ther 1990; 5(2): 100-3.
83. Snijders RJ, Brizot ML, Faria M, Nicolaides KH. Fetal exomphalos at 11 to 14 weeks of gestation. J Ultrasound Med 1995; 14(8): 569-74.
84. Syngelaki A, Hammami A, Bowwer S, Zidere V, Akolekar R, Nicolaides KH. Diagnosis of fetal non-chromosomal abnormalities on routine ultrasound examination at 11-13 weeks gestation. Ultrasound Obstet Gynecol 2019; 54: 468-76.
85. van de Geijn EJ, van Vugt JM, Sollie JE, van Geijn HP. Ultrasonographic diagnosis and perinatal management of fetal abdominal wall defects. Fetal Diagn Ther 1991; 6(1-2): 2-10.
86. Vintzileos AM, Nochimson DJ, Walzak MP, Conard FU, Lillo NL. Unilateral fetal hydronephrosis: successful in-utero surgical management. Am J Obstet Gynecol 1983; 145(7): 885-6.
87. Volpe N, Dall'Asta E, Di Pasquo T, Frusca T, Ghi T. First trimester neurosonography: technique and diagnostic potential. Ultrasound Obstet Gynecol 2021; 57: 204-14.
88. Zielinski R, Respondek-Liberska M. The role of prenatal ultrasound assessment in management of fetal cervicofacial tumors. Arch Med Sci 2016; 12(4): 850-5.
89. Zograb M. Systematization of ambiguous genitalia. Organogenesis 2016; 12(4): 169-82.

## Livros

90. Jones KL. Smith's recognizable patterns of human malformation. 5. ed. Philadelphia: WB Saunders, 1997.
91. Lopes LZ, Zugaib M. Atlas comentado de cardiologia fetal. São Paulo: Lilian Maria Lopes, 2003.
92. Snijders RJM, von Kaisenberg C, Nicolaides KH. Fetal abnormalities. In: Group TPP, editor. Ultrasound markers for fetal chromosomal defects. London: Parthenon, 1996.

## Revisão sistemática/metanálise

93. Grivell RM, Andersen C, Dodd JM. Prenatal versus postnatal repair procedures for spina bifida for improving infant and maternal outcomes. Cochrane Database Syst Rev 2014; 10: CD008825.

## Tese

94. Ramos CB. Ventriculomegalia cerebral fetal isolada: correlação do diâmetro do átrio com o prognóstico pós-natal. Dissertação (Mestrado). São Paulo: FMUSP, 2006. 75p.

# Capítulo 66

# Infecções congênitas

## INTRODUÇÃO

A exposição de gestantes a determinadas doenças infecciosas pode culminar em disseminação transplacentária do patógeno e consequente infecção do produto conceptual, caracterizando infecção vertical. Infecções congênitas correspondem a importante causa de perdas gestacionais e de morbidade e mortalidade pós-natal.

Entre as infecções de maior relevância em obstetrícia podem ser citadas: citomegalia, parvovirose, rubéola, toxoplasmose, varicela-zóster e zika vírus. A abordagem dessas infecções deve considerar a prevalência, a possibilidade de terapia específica e a gravidade de acometimento fetal.

## INFECÇÃO PELO CITOMEGALOVÍRUS

### EPIDEMIOLOGIA

A infecção pelo citomegalovírus (CMV) apresenta distribuição universal com altas taxas de soroconversão, sendo mais comum em países em desenvolvimento. Na região de Ribeirão Preto, no estado de São Paulo, um levantamento epidemiológico que incluiu 288 gestantes encontrou anticorpos específicos em todos os casos.[36] Sabe-se também que a prevalência de soroconversão para citomegalovírus aumenta com a idade materna.[27]

### AGENTE ETIOLÓGICO

O citomegalovírus pertence à família *Herpesviridae* e é considerado um dos principais patógenos da atualidade. Assim como os demais herpesvírus, o citomegalovírus estabelece infecção, podendo ocorrer episódios de reativação da infecção ao longo da vida do indivíduo.[48]

### MODOS DE TRANSMISSÃO

O citomegalovírus pode ser detectado em secreções da orofaringe, no sêmen, na secreção vaginal, no leite materno, no sangue, na urina e nas lágrimas. A transmissão pode ocorrer de diversas maneiras, sendo as principais: sexual (evidências sugerem alta concentração vaginal de citomegalovírus durante a primoinfecção[45]), contato próximo (transmissão por saliva e trato respiratório superior), hemotransfusão, exposição ocupacional e transmissão vertical.

A taxa de soroconversão anual da população geral é estimada em 2,3%, com maior incidência (29%) observada entre pais de pré-escolares infectados (24% dos infectados).[9]

Reativação e reinfecção podem ocorrer em qualquer momento da vida do indivíduo. Estudo prospectivo com puérperas soropositivas para citomegalovírus demonstrou reinfecção em um terço dos casos nos 3 anos subsequentes.[84]

### INFECÇÃO MATERNA

Infecção primária e episódios de reinfecção pelo CMV ocorrem em aproximadamente de 1 a 4% das gestantes.[7]

#### Diagnóstico clínico

A infecção pelo HIV mais frequentemente é assintomática ou oligossintomática, apresentando quadro clínico inespecífico ou mononucleose-símile. Tal característica da infecção pelo CMV resulta em maior dificuldade para o diagnóstico clínico específico.

#### Diagnóstico laboratorial

O diagnóstico laboratorial é realizado pela pesquisa de anticorpos específicos. A infecção aguda é sugerida pela presença de anticorpos imunoglobulina M (IgM); contudo, testes para IgM apresentam altas taxas de falso-positivos, além de os títulos de IgM poderem se manter detectáveis por meses após o episódio de primoinfecção. Nesse cenário, a Sociedade de Medicina Materno-fetal recomenda que a detecção de IgM não seja utilizada isoladamente como critério diagnóstico.[92]

Para datar a infecção, alguns casos exigem a pesquisa de avidez da imunoglobulina G (IgG). A avidez elevada (> 65%) é sugestiva de infecção há mais de 6 meses; já a avidez baixa (< 30%) sugere infecção primária recente, ocorrendo a menos de 8 a 12 semanas.[2,92]

O diagnóstico de primoinfecção na gestação deve ser realizado por meio da documentação da soroconversão de IgG ou pela associação de IgM e IgG positivas com baixa taxa de avidez de IgG.[92]

#### Rastreamento sorológico

O rastreamento sorológico de rotina durante a gestação ainda é controverso e não é recomendado pelas seguintes razões:[11,89,92]

- É baixa a acurácia para predição de sequelas fetais após infecção primária materna.
- Os exames laboratoriais apresentam limitações para distinguir com certeza casos de primoinfecção dos casos de reativação, além de nem sempre ser possível diferenciar uma infecção atual de infecção prévia à gestação.
- A infecção fetal, em alguns casos, pode ser resultante de reinfecção materna por cepas diferentes do vírus.
- Não há evidência de tratamento ou vacina eficaz.
- A identificação e o isolamento do vírus são de alto custo.

## TRANSMISSÃO VERTICAL

A probabilidade de transmissão fetal, nos casos de infecção materna primária, aumenta com a idade gestacional, apresentando taxas estimadas de 37, 40 e 65% para primeiro, segundo e terceiro trimestres.[80] A infecção se inicia pela placenta, com a replicação do vírus, e em seguida acontece a transmissão para o feto, com o vírus se instalando no epitélio tubular renal.

Menos frequente é a infecção do concepto pela ascensão viral a partir dos órgãos genitais maternos a partir da contaminação do líquido amniótico. O vírus se instala primeiro na orofaringe do feto, para depois atingir o epitélio tubular renal.

Uma terceira via de transmissão da mãe para o feto acontece durante o parto pelo contato do recém-nascido com as secreções do canal de parto ou logo após o nascimento, por meio do leite materno.

A taxa de infecção congênita por citomegalovírus para nascidos vivos varia de 0,2 a 2,5% na população.[4] Estima-se, entre os casos de primoinfecção, 40% de infecção fetal, sendo que dos pacientes infectados 10 a 15% são sintomáticos ao nascimento. Sequelas resultantes da infecção congênita pelo citomegalovírus podem ter apresentação tardia, ocorrendo em aproximadamente 25% dos recém-nascidos sintomáticos.[92]

## INFECÇÃO FETAL

### Acometimento fetal

Achados clínicos típicos de infecção congênita podem ser encontrados em cerca de 10 a 15% dos recém-nascidos de mães que apresentam infecção primária por citomegalovírus durante a gestação. Para as infecções secundárias, alguma sequela pode ser encontrada em menos de 2%.[12]

O acometimento fetal pode ocorrer em qualquer fase da gestação; no entanto, se a infecção ocorrer no primeiro trimestre, as repercussões fetais tendem a ser mais graves.

As possibilidades de acometimento fetal incluem restrição do crescimento, microcefalia, hepatoesplenomegalia (Figura 1), petéquias, icterícia, coriorretinite, trombocitopenia, anemia, alças intestinais hiperecogênicas, alterações do sistema nervoso central (SNC) e alterações cardíacas.[79] Também pode ser considerada a infecção congênita por citomegalovírus em casos de óbito fetal sem causa aparente.[58]

### Diagnóstico

A demonstração direta do citomegalovírus e a pesquisa com técnica de reação em cadeia da polimerase, em amostra de líquido amniótico obtida por amniocentese, podem

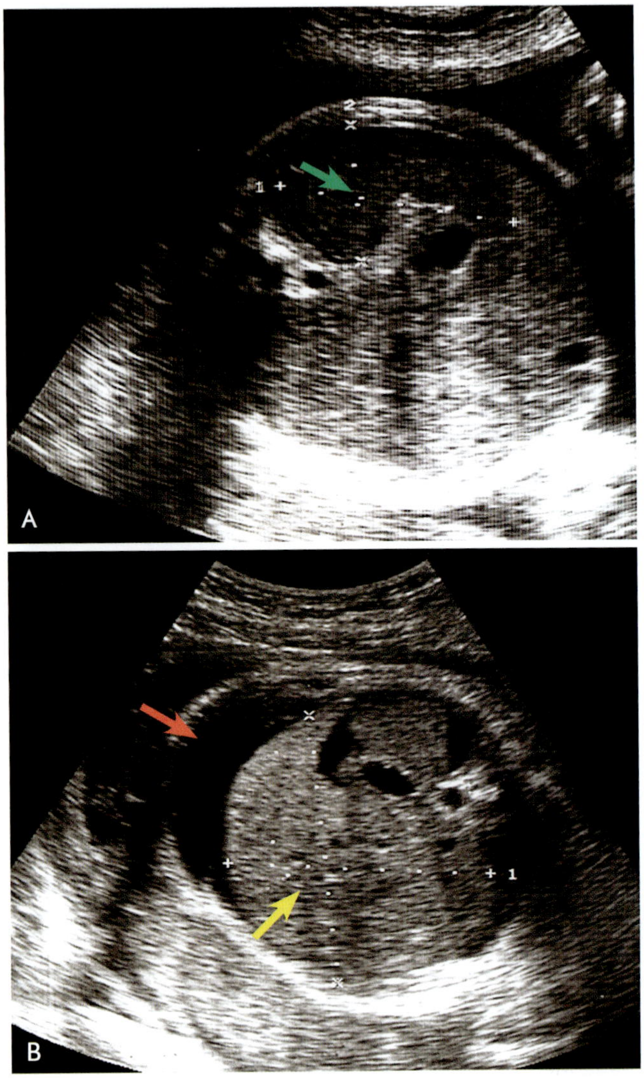


**FIGURA 1.** Imagens ultrassonográficas demonstrando esplenomegalia fetal (seta verde) (A) e hepatomegalia (seta amarela) associada a halo de ascite (seta vermelha) em caso de infecção por citomegalovírus (B).

estabelecer um diagnóstico fetal no caso de infecção materna primária na gestação.[76]

Para melhores taxas de detecção, recomenda-se que a amniocentese seja realizada em idade gestacional maior do que 21 semanas e após 6 semanas do episódio de primoinfecção materna.[92]

### Conduta

Até o momento, não existem opções terapêuticas comprovadamente eficazes para o tratamento da infecção fetal pelo citomegalovírus.[89,92]

Com o intuito de melhorar o prognóstico fetal, reduzir a replicação viral e diminuir a disfunção placentária associada, a administração de imunoglobulina hiperimune para citomegalovírus no tratamento de infecção primária em gestações foi apresentada por alguns estudos.[66] Um estudo randomizado com 124 gestantes, no entanto, não replicou esse resultado, não tendo demonstrado diferença estatística nas taxas de infecção congênita ou nascidos vivos sintomáticos, e até encontrou maior frequência de complicações obstétricas no grupo que recebeu imunoglobulina hiperimune se comparado ao grupo-placebo. Esse estudo não examinou a frequência de surdez nos nascidos.[82]

A aplicabilidade de antivirais no tratamento fetal ainda está em estudo, por isso não se recomenda a administração dessas drogas como tratamento de casos de infecção por citomegalovírus durante a gestação. Estudo envolvendo a administração de gangiclovir às gestantes infectadas sugere redução do déficit auditivo nas crianças infectadas.[61] Um estudo recente apresentou resultados promissores ao avaliar o uso de valaciclovir em fetos infectados por citomegalovírus, sugerindo desfechos neonatais melhores naqueles casos em que não havia alterações ultrassonográficas no sistema nervoso central.[65] Apesar disso, ainda são necessários mais estudos para se estabelecer a efetividade do valaciclovir nos casos de infecção congênita por citomegalovírus. O *American College of Obstetricians and Gynecologists* (ACOG) e a Sociedade de Medicina Materno-fetal não recomendam o uso de antivirais ou de imunoglobulina hiperimune na prática clínica em virtude da falta de evidências robustas que justifiquem a prática.[89,92]

#### Prognóstico

As sequelas da infecção pelo citomegalovírus incluem deficiência visual e/ou auditiva, convulsões, déficit intelectual, paresias e/ou paralisias. São mais frequentes em crianças sintomáticas ao nascimento, que apresentam prognóstico nebuloso e altas taxas de morbidade e mortalidade. A mortalidade é mais rara quando o caso é de reinfecção materna e em crianças assintomáticas.

### PREVENÇÃO

Orientações higiênicas para evitar o contato com secreções de pessoas infectadas são a única forma de prevenção da infecção por citomegalovírus no momento, pois não há vacina disponível para a prevenção primária da infecção.[10]

## PARVOVIROSE

### EPIDEMIOLOGIA

A parvovirose é uma infecção de variação sazonal e distribuição mundial, com picos de incidência no final do inverno e na primavera. A imunidade na população adulta vai de 30 a 60%; no entanto, varia conforme a faixa etária. Crianças apresentam taxas de 2 a 15% e idosos podem atingir 85%.[59]

A incidência de parvovirose em mulheres em idade fértil é de 1 a 5%, sendo maior a incidência em mulheres que trabalham com crianças em idade escolar ou que têm filhos nessa faixa etária.[50,55]

A infecção pode se manifestar em 5% dos indivíduos que foram expostos de maneira casual, aumentando para 20% em casos de exposição prolongada e frequente (por exemplo, no ambiente de trabalho), e pode chegar a 50% para os casos de contato mais próximo e frequente (por exemplo, em ambiente domiciliar).[20]

### AGENTE ETIOLÓGICO

O parvovírus B19 é um vírus DNA de fita simples que pertence à família *Parvoviridae*, subfamília *Parvovirinae*. A partícula viral tem morfologia esférica e não apresenta envelope (envoltório) lipídico, características que a tornam extremamente resistente. Assim, o vírus sofre inativação física somente quando é exposto a radiação gama, formalina ou betapropionolactona.

O vírus é composto por genoma associado a duas proteínas estruturais, denominadas VP1 e VP2. A proteína VP2 constitui cerca de 95% do capsídeo viral e é responsável pelo tropismo viral ao antígeno de superfície celular P, presente em células humanas progenitoras da linhagem eritroide, megacariócitos, células endoteliais, células da placenta, células miocárdicas fetais e células hepáticas.[8]

### MODOS DE TRANSMISSÃO

A via respiratória é a forma mais comum de contaminação, seguida por sangue e derivados, e pela via transplacentária.[81]

### INFECÇÃO MATERNA

#### Evolução clínico-laboratorial

Depois de 6 a 11 dias de incubação, os acometidos podem apresentar sintomas brandos inespecíficos, como febre baixa, mal-estar e mialgia; além disso, passam a eliminar o vírus pelo sistema respiratório. Em 20 a 30% da população adulta, a infecção pode cursar assintomática.[87]

Durante a infecção pelo parvovírus B19, ocorre queda acentuada no número de reticulócitos circulantes. Indivíduos sadios tendem a apresentar diminuição dos níveis de hemoglobina na ordem de 1 g/dL. Em contrapartida, em pacientes com doenças prévias, como doença renal crônica ou anemia falciforme, em que há diminuição da produção ou aumento da destruição de eritrócitos, a infecção pelo parvovírus pode resultar em crise aplásica em virtude da queda já elevada dos níveis de hemoglobina.

Aproximadamente 17 dias depois da infecção, inicia-se a fase exantemática da doença, com possibilidade de haver prurido e/ou poliartralgia simétrica. A face é primeiramente acometida por *rash* cutâneo vermelho-vivo (aspecto de face esbofeteada), que gradativamente se espalha para o tronco e as extremidades. Nesse momento, não é mais possível detectar o vírus na circulação.[22]

A resposta humoral é a mais importante na infecção pelo parvovírus, tendo a imunidade celular um papel secundário. De 10 a 12 dias após a infecção, os anticorpos da classe IgM começam a ser detectados, coincidindo com o período de maior viremia, que persiste por 3 a 6 meses, em média. A imunidade permanente é conferida após o surgimento dos anticorpos IgG, alguns dias depois do surgimento dos anticorpos IgM. Os imunocomprometidos chegam a um estado de anemia crônica em razão da incapacidade de controlar a replicação viral e erradicar o vírus.

### Diagnóstico laboratorial

O diagnóstico sorológico feito a partir da detecção de anticorpos IgG e/ou IgM é possível pelo menos 1 semana após o contágio. Os ensaios imunoenzimáticos e por imunofluorescência são as técnicas laboratoriais mais empregadas.[21] A presença de títulos de IgM altos, mais elevados que os IgG, indica uma infecção recente, possivelmente antes de completar 1 mês, com a possibilidade de o feto já ter sido afetado.

## TRANSMISSÃO VERTICAL

A passagem transplacentária ocorre em aproximadamente 24 a 33% dos casos de primoinfecção durante a gestação.[81]

## INFECÇÃO FETAL

### Acometimento fetal

Na maioria das vezes, os quadros de infecção fetal são assintomáticos e autolimitados, mas a parvovirose pode se relacionar a perdas gestacionais precoces, quadros de anemia e hidropsia fetais, e óbito intrauterino.

Um estudo prospectivo envolvendo gestantes com parvovirose aguda demonstrou taxas de óbito fetal de aproximadamente 6% dos casos com infecção antes de 20 semanas de gestação, não se observando associação entre parvovirose na segunda metade da gestação e óbito fetal.[42]

A ação citotóxica do parvovírus na eritropoiese fetal pode resultar em anemia e/ou hidropsia fetais. Os achados ultrassonográficos da infecção pelo parvovírus B19 incluem: ascite, edema de subcutâneo, derrame pericárdico, hipertrofia miocárdica, cardiomegalia e placentomegalia (Figura 2), além de alterações no volume do líquido amniótico.

A hidropsia infecciosa pode ocorrer em aproximadamente 4% das gestações afetadas,[41] sendo que o risco de evolução para hidropsia fetal aparentemente é maior nos casos de parvovirose na primeira metade da gestação. O quadro pode se instalar até 16 semanas depois da infecção materna, com intervalo médio de aproximadamente

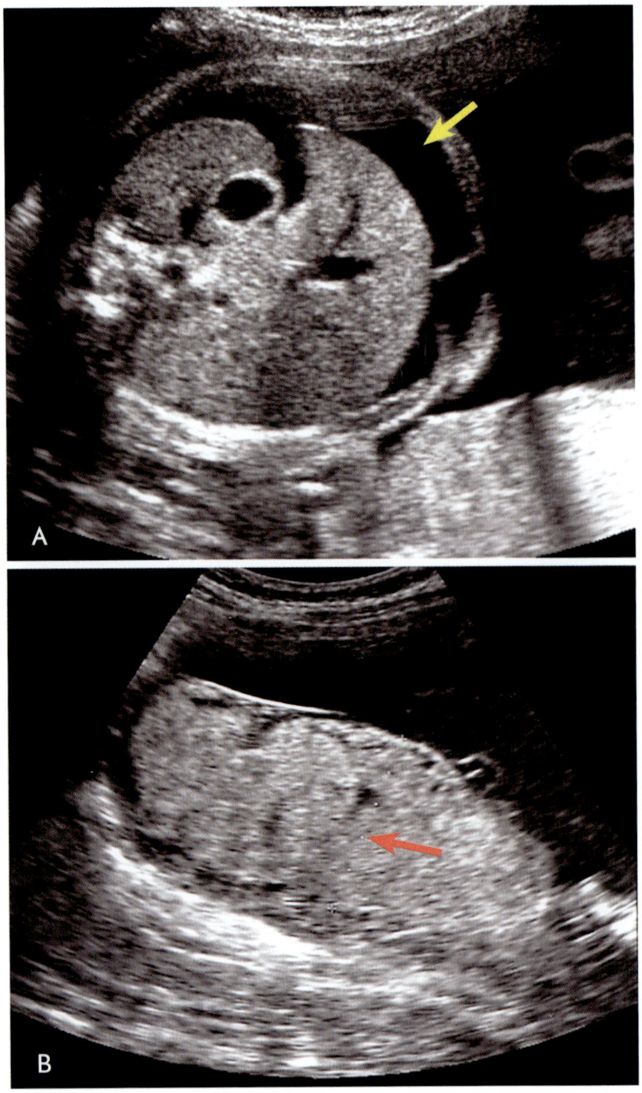


**FIGURA 2.** Imagens ultrassonográficas demonstrando ascite fetal (seta amarela) (A) e placentomegalia (seta vermelha) (B) em gestação acometida pelo parvovírus humano.

6 semanas.[94] Entre os casos relatados na literatura, 80% ocorreram durante o segundo trimestre de gestação, na média de 22 a 23 semanas.[73]

## Diagnóstico e acompanhamento

A sorologia materna deve ser realizada diante da suspeita de exposição ao parvovírus ou em quadro clínico suspeito durante a gestação. Os resultados da análise sorológica incluem:

- IgG positiva e IgM negativa: gestante imune. Não há risco de infecção fetal.
- IgG e IgM negativas: gestante suscetível. Após a confirmação da suscetibilidade materna, devem ser fornecidas orientações para minimizar o risco de infecção durante a gestação. Recomenda-se repetir a sorologia após 1 semana em virtude do risco de janela sorológica silenciosa no início da infecção materna.
- IgM positiva: sugestiva de infecção materna recente. Nesses casos, realiza-se acompanhamento ultrassonográfico fetal seriado a cada 1 a 2 semanas até a 12ª semana após o contágio materno, para pesquisa de sinais de hidropsia fetal e monitoração Dopplervelocimétrica da velocidade de pico sistólico da artéria cerebral média fetal.

O acompanhamento fetal não invasivo por ultrassonografia é mandatório para todos os casos de possibilidade de infecção fetal. Esse método permite diagnosticar os quadros de hidropsia fetal franca e auxilia o diagnóstico da anemia fetal (Figura 3). Pode-se suspeitar de anemia fetal pela observação de aumento na velocidade máxima sistólica da artéria cerebral média, em razão da redução

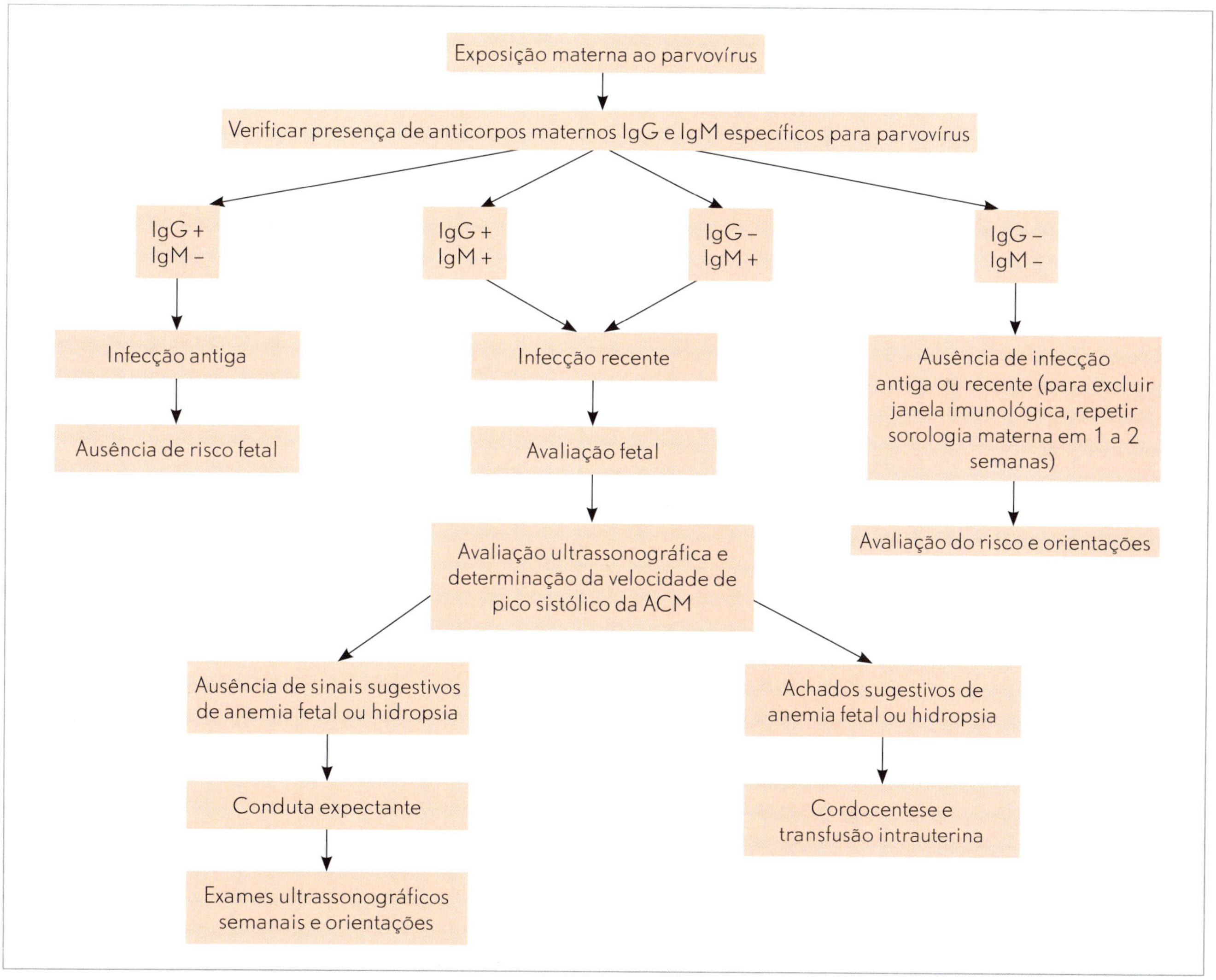


**FIGURA 3.** Algoritmo para acompanhamento dos casos suspeitos de infecção materna pelo parvovírus durante a gestação. ACM: artéria cerebral média; IgG: imunoglobulina G; IgM: imunoglobulina M.

da viscosidade sanguínea e da presença de circulação hiperdinâmica nos fetos acometidos, parâmetro que determina a necessidade de tratamento fetal (ver Capítulo 41, "Doença hemolítica perinatal", da Seção 5, "Intercorrências obstétricas").

Para confirmação da infecção fetal, é necessária a pesquisa do DNA viral por técnica de reação em cadeia da polimerase em amostras de sangue fetal ou de líquido amniótico.

### Tratamento

O tratamento da anemia e da hidropsia fetal se dá por meio de cordocentese para confirmação do diagnóstico da anemia e, quando necessário, por transfusão intrauterina (ver Capítulo 67, "Procedimentos invasivos", da Seção 7, "Medicina fetal"). Deve ser considerado o parto terapêutico nos casos que se apresentam próximos ao termo da gestação.

Tratamento antiviral e imunoglobulinas específicas também ainda não estão disponíveis.

### Prognóstico

Os riscos fetais decorrentes da supressão da eritropoiese e da anemia grave subsequente são os mais graves associados à infecção pelo parvovírus. A mortalidade fetal associada à doença foi significativamente reduzida com as novas técnicas não invasivas de monitorização fetal e com a possibilidade de tratamento dos casos por meio da transfusão intrauterina. Não há evidências de déficit no desenvolvimento das crianças acometidas pela infecção por parvovírus durante a gestação.[34]

## PREVENÇÃO

Não existe uma estratégia eficaz para a prevenção da infecção por parvovírus na gestação em razão de o período de maior transmissibilidade do vírus ser pré-clínico. A identificação das gestantes suscetíveis expostas a situações com risco aumentado de infecção é a recomendação atual. Elas devem receber aconselhamento e monitoração durante toda a gestação.

# RUBÉOLA

## EPIDEMIOLOGIA

A rubéola apresenta sazonalidade, com pico de incidência no final do inverno e no início da primavera. Trata-se de uma infecção com distribuição mundial. Quando ocorre com mulheres na primeira metade da gestação, pode ter efeitos teratogênicos devastadores. Fora da gestação, em geral, tem pouca importância clínica.

## INCIDÊNCIA E PREVALÊNCIA

Programas amplos de vacinação contra rubéola em alguns países têm modificado profundamente o perfil epidemiológico da doença nas últimas décadas, com redução das grandes epidemias.[33,51] Atualmente, existem raros relatos de casos de rubéola congênita em países com ampla distribuição da vacina para sarampo e rubéola. Desse modo, o Brasil recebeu, em 2015, documento de verificação da eliminação da síndrome da rubéola congênita pela Organização Mundial da Saúde (OMS) e pela Organização Panamericana de Saúde (OPAS).

## AGENTE ETIOLÓGICO

O vírus causador da rubéola é um togavírus RNA que contém em seu envelope as glicoproteínas E1 e E2, responsáveis pela indução da resposta humoral do organismo hospedeiro.[47]

## MODOS DE TRANSMISSÃO

A rubéola é transmitida por meio de secreções respiratórias, cujo período se inicia em torno de 1 semana antes de o indivíduo apresentar o quadro clínico, juntamente com a viremia, que perdura por 5 a 7 dias depois da instalação do exantema. A incubação tem um período de aproximadamente 2 semanas.

## INFECÇÃO MATERNA

### Diagnóstico clínico

O quadro apresenta inicialmente febre, linfadenopatia, artralgia e queixas respiratórias, seguidas de *rash* cutâneo que se inicia na face e gradualmente evolui para o tronco e as extremidades. Entre 20 e 50% das infecções, no entanto, têm apresentação assintomática.

### Diagnóstico laboratorial

Testes sorológicos específicos são recomendados em todos os casos de doença exantemática durante a gestação, uma vez que o diagnóstico etiológico não é possível apenas pelo exame clínico. A técnica mais empregada é o ensaio imunoenzimático, além dos testes de inibição da hemaglutinação e de imunofluorescência.

A detecção de anticorpos específicos da classe IgM é possível a partir do quinto dia do início do *rash* cutâneo e persiste por aproximadamente 6 semanas. Infecções por parvovírus e mononucleose infecciosa podem resultar falso-positivo para pesquisa de IgM antirrubéola. Além disso, em alguns casos, a IgM antirrubéola pode permanecer positiva por até 1 ano após a infecção, resultando em dificuldade para interpretação dos testes sorológicos.

A pesquisa da avidez da IgG é importante para determinar quando ocorreu a infecção e para o diagnóstico diferencial de portadores crônicos de IgM. A avidez aumenta progressivamente durante os 3 primeiros meses após a infecção primária. Valores baixos de avidez sugerem infecção recente.

Somente durante a fase aguda da infecção é possível isolar o vírus em materiais biológicos, no entanto essa prática não é corriqueira por ser dispendiosa e pouco disponível.

## INFECÇÃO FETAL

### Acometimento fetal

Gregg,[5] em 1941, foi quem primeiro descreveu a clássica tríade da síndrome da rubéola congênita, que é composta por anormalidade cardíaca (Figura 4), catarata e surdez congênitas. São constantes os achados de defeitos cardíacos, sendo as alterações mais comuns: defeitos do septo interventricular, ducto arterioso patente, estenose pulmonar e coarctação de aorta. Cerca de 50% dos casos apresentam surdez e catarata. Ainda podem ser encontradas alterações radiográficas do esqueleto, meningoencefalites, microcefalia, trombocitopenia, hepatoesplenomegalia e icterícia obstrutiva.

Além das alterações cardíacas, os achados ultrassonográficos podem incluir: ventriculomegalia (Figura 5), microcefalia, acrania, distúrbios do crescimento fetal e anormalidades no volume de líquido amniótico. A Tabela 1 contém as recomendações do *Centers for Disease Control and Prevention* (CDC) para definição dos casos de infecção congênita.

A infecção congênita pela rubéola se associa também a risco aumentado de abortamento e óbito fetal.[17] A investigação conduzida por Andrade et al.,[23] que incluiu 33 casos de gestações com apresentação de rubéola antes de 12 semanas, registrou nove perdas gestacionais (27%).

A nítida correlação entre o risco de rubéola congênita e a idade gestacional em que ocorre a infecção materna foi demonstrada por um estudo com 102 casos de infecção por rubéola na gestação, sendo que nesse grupo a síndrome da rubéola congênita ocorreu em 85% dos casos antes de 12 semanas, em 25% dos casos de infecção entre 13 e 18 semanas e não houve nenhum caso após esse período.[71] Andrade et al.[23] examinaram 27 casos de infecção materna ocorridos após 12 semanas de gestação, acompanhados no setor de medicina fetal da Clínica Obstétrica do HC-FMUSP, não identificando sinais clínicos de

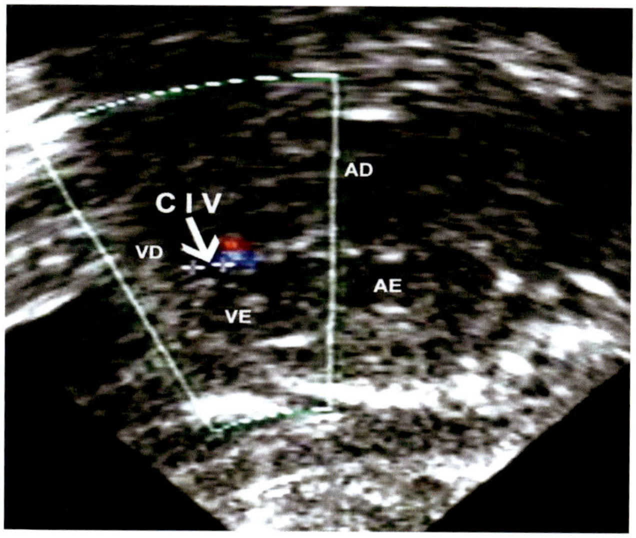


FIGURA 4. Imagem de exame ecocardiográfico, com mapeamento de fluxo colorido, demonstrando comunicação interventricular (seta). AD: átrio direito; AE: átrio esquerdo; CIV: comunicação interventricular; VD: ventrículo direito; VE: ventrículo esquerdo.

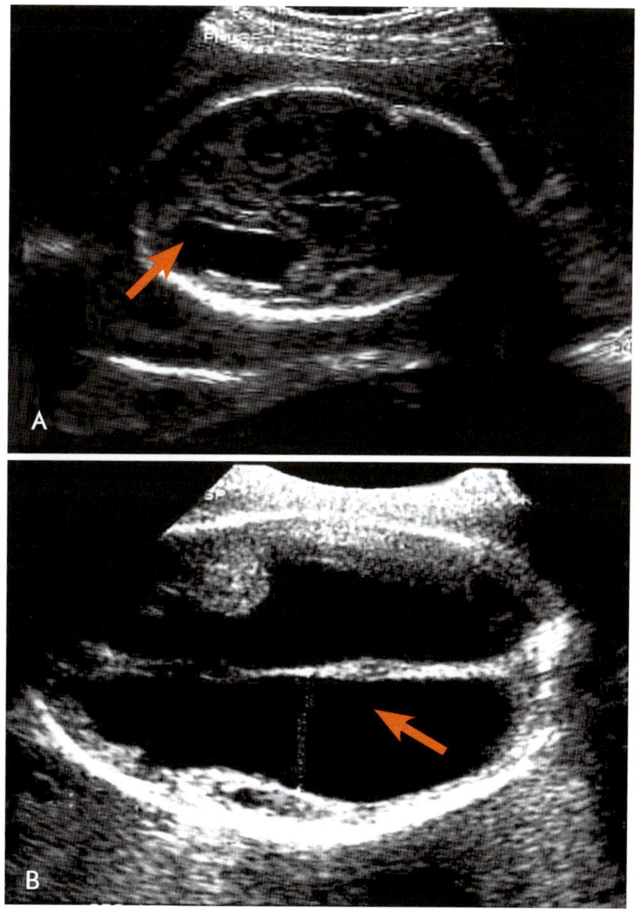


FIGURA 5. Imagens ultrassonográficas demonstrando ventriculomegalia (setas) em fetos acometidos pela síndrome da rubéola congênita.

**TABELA 1. Critérios para definição e classificação da síndrome da rubéola congênita**

| |
|---|
| Diante de crianças que apresentem pelo menos um (na maioria das vezes, mais de um) dos sinais e sintomas:<br>• Categoria 1: catarata, glaucoma congênito, malformação cardíaca, surdez e retinopatia pigmentar<br>• Categoria 2: púrpura, hepatoesplenomegalia, icterícia, microcefalia, atraso no desenvolvimento neuropsicomotor, meningoencefalite e doença óssea radioluzente |
| Caso confirmado: evidências clínicas associadas à confirmação laboratorial |
| Caso provável: não apresenta confirmação laboratorial, porém exibe dois achados listados na categoria 1 ou um achado da categoria 1 associado a outro da categoria 2, sem evidências de outra etiologia |
| Caso suspeito: achados clínicos evidentes, porém sem critérios suficientes para definir como caso provável |
| Somente infecção: evidência laboratorial de infecção, sem sinais ou sintomas clínicos associados |

Tabela adaptada de Centers for Disease Control and Prevention.[30]

envolvimento auditivo ou ocular, nem evidências laboratoriais de infecção congênita nos recém-nascidos.

Infecções de primeiro trimestre estão associadas a surdez, defeitos oculares, cardíacos e do sistema nervoso central e restrição do crescimento fetal. Descrevem-se maior frequência de retinopatia, microcefalia e atraso do desenvolvimento nos casos encontrados no segundo trimestre.[17]

São raros os casos de reinfecção por rubéola na gestação, e associam-se a quadros maternos leves; no entanto, a viremia materna parece se relacionar com acometimento fetal, que apresenta risco estimado de pouco menos de 10% para infecções anteriores a 16 semanas.[75]

### Prognóstico

Maior incidência de glaucoma, retinopatia, surdez neurossensorial, atraso do desenvolvimento neuropsicomotor, baixa estatura, *diabetes mellitus*, disfunções tireoidianas e alguns distúrbios psiquiátricos foram constatados em crianças com história de rubéola congênita acompanhadas em longo prazo.[69]

Panencefalite progressiva e *diabetes mellitus* representam até 20% dos casos de síndrome da rubéola estendida, que é de instalação tardia, geralmente até a segunda ou terceira décadas de vida.[67]

## PREVENÇÃO

Atualmente, não se recomenda a administração de imunoglobulinas em altas doses para gestantes expostas ao vírus da rubéola, pois não demonstrou benefício.

A vacinação de mulheres suscetíveis em idade reprodutiva é a estratégia para prevenção primária da rubéola congênita. A vacina é considerada segura e composta de vírus vivo atenuado. De administração única, ela confere imunidade permanente a cerca de 95% da população exposta. Desde sua introdução, no início da década de 1970, não foram mais registrados casos de infecção e acometimento fetal pós-vacinal, porém ainda permanece o risco teórico do acometimento pela síndrome da rubéola congênita.[29]

Gestantes consideradas suscetíveis devem ser vacinadas somente no puerpério. Em casos de vacinação acidental, deve-se tranquilizar a gestante, no sentido de que um existe risco mínimo de acometimento fetal.

No Brasil, a vacinação contra rubéola acontece rotineiramente desde 1992 para crianças e, depois, para mulheres em idade reprodutiva, em campanhas específicas. Acredita-se que essas medidas foram responsáveis pela redução drástica nos casos de rubéola congênita na década seguinte.[63]

A vacina tríplice viral, contra sarampo, caxumba e rubéola, faz parte do Programa Nacional de Imunizações do Ministério da Saúde. É administrada aos 12 meses de vida com um reforço entre 4 e 6 anos de idade.

# TOXOPLASMOSE

## EPIDEMIOLOGIA

A toxoplasmose apresenta distribuição mundial, com maior incidência em países de clima tropical.

Na Clínica Obstétrica do HC-FMUSP, um estudo da análise do perfil sorológico de 2.330 gestantes com idade gestacional média de 12 semanas constatou a presença de 59% de imunidade para a toxoplasmose.[64] Outro estudo conduzido no Rio de Janeiro[25] demonstrou prevalência de imunidade entre 23 e 84% em uma população de maioria socioeconomicamente carente, sendo que a taxa de suscetibilidade pode variar conforme a população estudada e seus hábitos alimentares e higiene.

### Agente etiológico

A toxoplasmose tem como agente etiológico o *Toxoplasma gondii*. Trata-se de um parasita intracelular obrigatório que, durante seu ciclo de vida, apresenta-se em três formas, conforme demonstrado na Figura 6:

- Oocisto: no hospedeiro definitivo da espécie, o felino, o parasita se multiplica no intestino e, como resultado, os oocistos são eliminados pelas fezes. Quando ingeridos pelo hospedeiro intermediário, os esporozoítos contidos nos oocistos dão início ao estágio dos taquizoítos.

- Taquizoítos: as células nucleadas do hospedeiro intermediário são penetradas ativamente pelos taquizoítos, com altas taxas de multiplicação, até a lise celular e a consequente liberação de novos taquizoítos na circulação. A partir daí, passam a infectar outros tecidos, incluindo sistema nervoso central, olhos, músculos e placenta. A resposta imunológica efetiva é resultado da transformação em bradizoíto, causando maior resposta inflamatória e manifestações clínicas do organismo hospedeiro.
- Bradizoítos: o hospedeiro intermediário aloja os bradizoítos no interior de cistos localizados nos tecidos nervoso e muscular, apresentando baixa atividade de replicação. Nos hospedeiros imunocomprometidos, transformam-se novamente em taquizoítos. Hospedeiros intermediários e definitivos podem ser contaminados por cistos teciduais contendo bradizoítos.

## MODOS DE TRANSMISSÃO

A principal forma de contaminação dos seres humanos é pela ingestão oral, que pode ocorrer pelo consumo de alimentos, água, terra e lixo contendo oocistos provenientes de contaminação por fezes de felinos e/ou pelo consumo de carnes de hospedeiros intermediários que contenham bradizoítos.

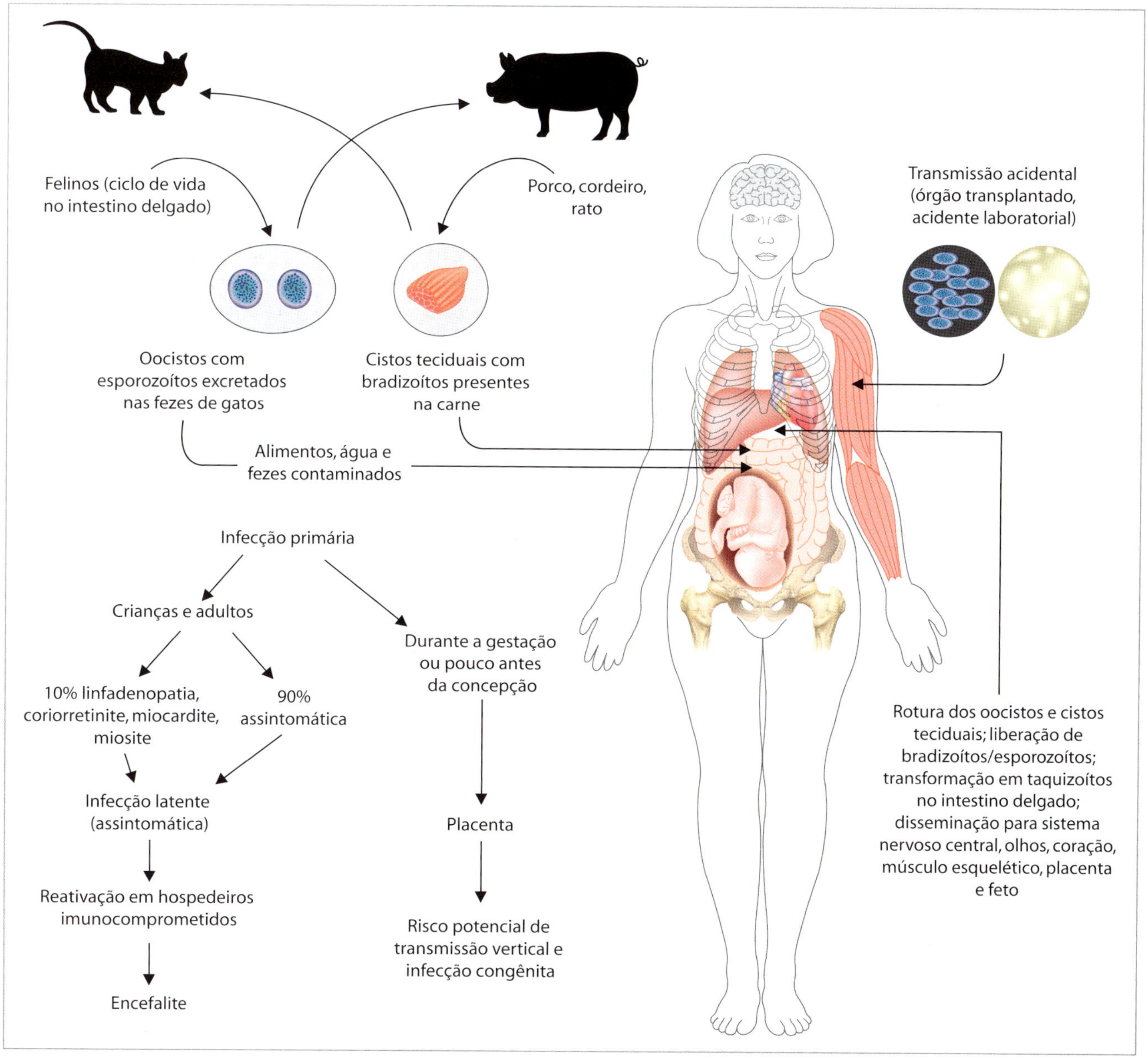


**FIGURA 6.** Ciclo de vida do parasita *Toxoplasma gondii*.

Transplantes de órgãos sólidos ou tecidos, como coração, fígado e rins, são formas menos habituais de transmissão, até mesmo por exposição ocupacional em laboratórios. No aleitamento materno ou no contato humano-humano, não foi constatada transmissão até o momento.

## INFECÇÃO MATERNA

Na rede pública de atenção à saúde da região metropolitana de São Paulo, foi realizado um levantamento epidemiológico que encontrou 22 a 41% de comprometimento de gestantes suscetíveis ao *Toxoplasma gondii*, variando de acordo com a área considerada.[53] A taxa de infecção pela toxoplasmose durante a gestação varia de 0,5:1.000 a 8:1.000 gestantes suscetíveis.[37]

### Diagnóstico clínico

As infecções maternas por *Toxoplasma gondii* geralmente são subclínicas. Manifestações clínicas afetam cerca de 10% dos casos, porém são geralmente inespecíficas e autolimitadas, com quadros de fadiga, mialgia e linfadenopatia occipital e/ou cervical.

Pode haver, ainda, reativação da infecção com quadros graves de encefalite, lesões do sistema nervoso central e pneumonites em indivíduos imunodeprimidos.

### Diagnóstico e acompanhamento laboratorial

O rastreamento pré-natal da soroconversão materna da toxoplasmose e sua condução não encontram consenso na literatura. Na Clínica Obstétrica do HC-FMUSP, a sorologia das gestantes suscetíveis é repetida mensalmente (ver Capítulo 11, "Assistência pré-natal", da Seção 3, "Pré-natal").

O diagnóstico se baseia essencialmente em testes sorológicos realizados nos programas de rastreamento, em razão da alta frequência de infecções assintomáticas. Na primeira semana da infecção, a imunoglobulina M (IgM) tem títulos aumentados rapidamente para desaparecer gradualmente e em intervalos bastante variáveis. Cerca de 1 a 2 semanas após a infecção, surge a imunoglobulina G (IgG), que confere imunidade permanente para a doença. Indivíduos suscetíveis têm resultados negativos para pesquisa de anticorpos IgM e IgG específicos para toxoplasmose, cuja infecção aguda pode ser documentada pela soroconversão dos anticorpos específicos.

Por outro lado, é difícil determinar com exatidão o momento da infecção em quadros assintomáticos, uma vez que os títulos de IgM podem permanecer positivos por até 1 ano e de IgG podem permanecer com títulos altos por vários anos.

Títulos baixos persistentes de IgM ou aqueles resultantes de falso-positivo para IgM conferem maiores dificuldades clínicas durante a gestação. Nesses casos, o achado deve ser reavaliado e não interpretado *per se* como indício de infecção aguda recente. Testes sorológicos seriados, duas a três semanas depois da primeira amostra, podem ser úteis para o esclarecimento diagnóstico, já que, na infecção recente, os anticorpos IgG costumam apresentar títulos crescentes durante as primeiras 8 semanas, enquanto os de IgM podem ou não desaparecer.

A determinação da avidez de IgG também é uma alternativa para diferenciar casos recentes de mais antigos. A capacidade de ligação e a avidez da imunoglobulina aumentam com a maturação da resposta imunológica. Resultados de baixa avidez sugerem primoinfecção recente e títulos altos são sugestivos de infecção há mais de 3 a 5 meses. O tempo necessário para esse aumento da avidez é altamente variável.

## TRANSMISSÃO VERTICAL

Gestantes com imunidade prévia à gestação apresentam risco desprezível de transmissão vertical diante de reinfecção pelo *Toxoplasma gondii*. A infecção primária, por sua vez, acarreta lesões placentárias focais pelas quais o parasita pode ser transmitido para o feto.

A possibilidade de transmissão para o feto está em torno de 6% com 13 semanas, chegando a 72% com 36 semanas, sendo que o risco de acometimento é inversamente proporcional à idade gestacional (Figura 7).[37] Abortamento e óbito fetal podem ser decorrentes de infecções durante o primeiro e o segundo trimestres.

## INFECÇÃO FETAL

### Toxoplasmose congênita

Entre 1993 e 1994, no berçário anexo à maternidade do HC-FMUSP, foram diagnosticados três casos de toxoplasmose congênita entre 1.475 nascidos vivos, o que representa uma incidência de 20:10.000 nascimentos. Essa taxa varia de 1:10.000 a 10:10.000 nascidos vivos em outros países.[18,52]

Coriorretinite, calcificações intracranianas (Figura 8) e hidrocefalia caracterizam a tríade clássica da toxoplasmose congênita. Os principais achados ultrassonográficos secundários são: calcificações intracranianas, dilatações ventriculares, microcefalia, hepatoesplenomegalia, ascite, restrição do crescimento fetal e placentomegalia.

### Diagnóstico

A pesquisa do DNA do parasita representa o padrão-ouro para confirmação do diagnóstico de infecção fetal, utili-

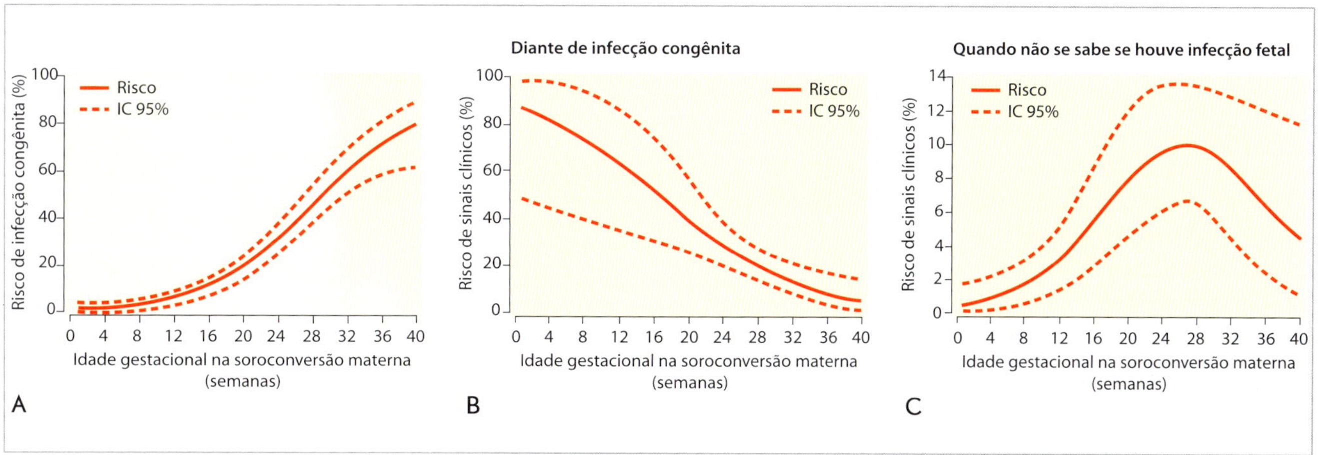


FIGURA 7. Riscos de infecção congênita pelo *Toxoplasma gondii* (A) e presença de achados clínicos antes de 3 anos de vida (B e C), de acordo com a idade gestacional da soroconversão materna. (Figura adaptada de Dunn et al.[37])

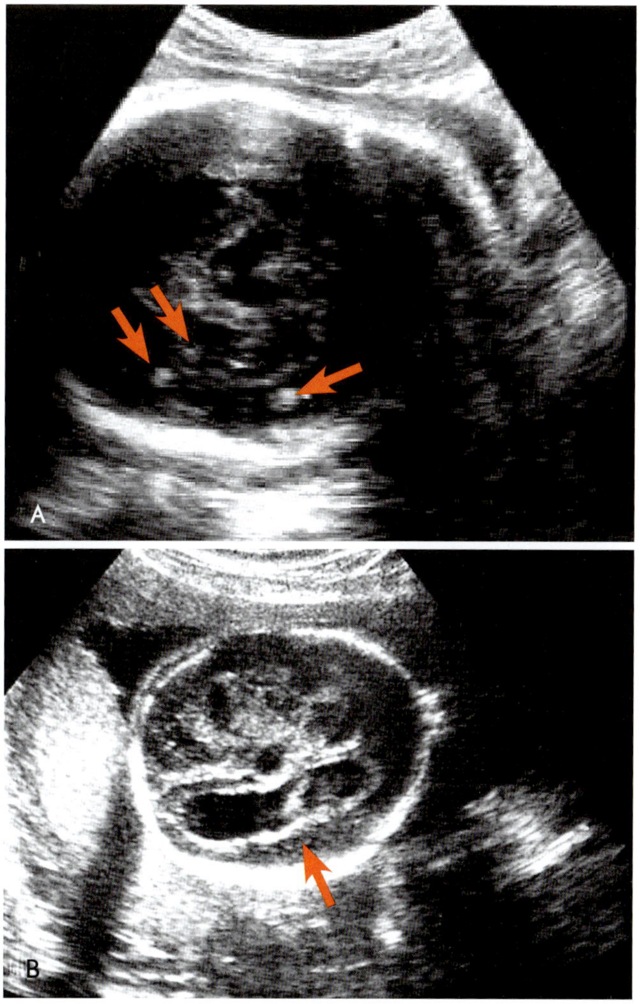


FIGURA 8. Imagens ultrassonográficas demonstrando focos de calcificação intracraniana (setas; A) e halo periventricular (B) em feto acometido pela toxoplasmose congênita.

zando-se amostra de líquido amniótico obtida por meio de amniocentese, pela técnica de amplificação da reação em cadeia da polimerase, entre 17 e 32 semanas de gestação (após esse período, faz-se o tratamento sem investigação do líquido amniótico). Essa técnica tem sensibilidade de 64 a 98,8%.[57,83] Nas gestantes HIV-positivas e nas hepatites ativas, contraindica-se o procedimento invasivo em razão do risco da transmissão vertical desses vírus.

Toxoplasmose congênita foi objeto de um estudo com um grupo de 47 gestantes com IgM positiva encaminhadas ao setor de medicina fetal da Clínica Obstétrica do HC-FMUSP para investigação diagnóstica. Para o diagnóstico, faz-se a análise do líquido amniótico pela técnica de reação em cadeia da polimerase. Os testes demonstraram 100% de sensibilidade e 86,7% de especificidade, registrando também valores preditivo-positivo e negativo de 25 e 100%, respectivamente.[96]

Foi demonstrada sensibilidade superior com reação em cadeia da polimerase em tempo real em comparação com a reação em cadeia da polimerase convencional.[86]

## Conduta

Nos casos de soroconversão materna ou suspeita de infecção recente pelo parasita, a recomendação vigente é a administração de espiramicina à mãe na dose de 3 g/dia pela via oral, que pode ser dividida em três tomadas.[35] O uso de espiramicina tem por objetivo reduzir o risco de passagem placentária do protozoário e de infecção fetal.

A investigação da infecção fetal por meio da pesquisa em líquido amniótico deve ser realizada perante a comprovação de infecção aguda materna. Nos casos em que não se confirma a infecção fetal, recomendam-se manter a administração de espiramicina para a gestante até o final da gestação e realizar acompanhamento com exames ultrassonográficos mensalmente.

Nos casos de confirmação da infecção fetal, a conduta para redução do acometimento é a utilização de pirimetamina, na dose de 50 mg/dia, associada a sulfadiazina, na dose de 3 g/dia (em caso de indisponibilidade da sulfadiazina, podem ser prescritos sulfametoxazol e trimetropim 800/160 mg a cada 12 horas), e a ácido folínico, na dose de 15 mg/dia.[31] Esse esquema terapêutico deve ser mantido até o final da gestação. Um controle hematológico periódico está recomendado para acompanhar o risco de mielotoxicidade. Nos casos mais graves, o acompanhamento ultrassonográfico deve ser quinzenal, assim como devem ser realizadas as avaliações semanais da vitalidade fetal. Nos casos de soroconversão tardia (após 32 semanas), quando não está indicado o procedimento invasivo para a pesquisa do parasita, o tratamento deve ser iniciado em razão do alto risco de transmissão vertical, mesmo sem a confirmação da infecção fetal.

### Prognóstico

Embora a toxoplasmose congênita seja assintomática na maioria dos recém-nascidos, os sinais de sua presença no período neonatal incluem: baixo peso ao nascer, hidrocefalia, microcefalia, calcificações intracranianas, coriorretinite, estrabismo, cegueira, hepatoesplenomegalia, anemia, icterícia, trombocitopenia e convulsões.

Os casos não adequadamente tratados podem apresentar manifestações tardias da doença a partir da infância, incluindo atraso no desenvolvimento motor, dificuldades no aprendizado e episódios de coriorretinite de repetição.

## PREVENÇÃO

A partir da confirmação da suscetibilidade da gestante, deve-se trabalhar pela redução de risco de primoinfecção para prevenção primária da doença congênita, pois ainda não há vacina efetiva para a toxoplasmose. As medidas para redução de risco e prevenção da infecção incluem políticas públicas sanitárias, diminuindo fontes de contaminação, e orientações higiênico-dietéticas às gestantes vivendo em situação de risco (Tabela 2).[16]

**TABELA 2. Medidas para evitar risco de contaminação pelo *Toxoplasma gondii***

| Medidas |
|---|
| Evitar carnes cruas ou malpassadas de qualquer origem |
| Dar preferência às carnes congeladas |
| Evitar ovos crus ou malcozidos |
| Beber sempre água filtrada ou tratada, evitar ingestão ou contato com água de lagoas |
| Usar luvas ao manipular alimentos e carnes cruas |
| Não utilizar a mesma faca para cortar carnes, vegetais e frutas |
| Lavar bem frutas, verduras e legumes |
| Evitar contato com gatos e com tudo o que possa estar contaminado com suas fezes |
| Alimentar os gatos domésticos com rações comerciais |
| Fazer limpeza diária com água fervente do recipiente em que os gatos depositam suas fezes |
| Usar luvas ao manusear a terra ou o jardim |

# VARICELA-ZÓSTER

## EPIDEMIOLOGIA

As condições climáticas influenciam o perfil epidemiológico da infecção pelo vírus da varicela-zóster. Em países de clima temperado, o risco para infecção na gestação é de cerca de 1,5:1.000 a 4,5:1.000 gestações e aproximadamente 90% da população exibe imunidade aos 15 anos de idade. Em comparação, as taxas de imunidade para a população em países de clima tropical são mais baixas (25 a 85%), assim as mulheres em idade reprodutiva têm risco mais acentuado de uma infecção primária.[43]

## AGENTE ETIOLÓGICO

O vírus da varicela-zóster pertence à família *Herpesviridae*, um vírus que infecta exclusivamente humanos. Esse vírus pode permanecer em estado latente até que situações de imunossupressão o reativem.

## MODOS DE TRANSMISSÃO

A transmissão do vírus da varicela-zóster ocorre por contato direto com o líquido vesicular das lesões cutâneas e/ou secreções do trato respiratório e pela inoculação na conjuntiva ocular ou mucosas do nariz e da boca, o que representa alta transmissibilidade.[60]

Depois de 13 a 17 dias de incubação, ocorrem dois estágios de viremia, o primeiro entre 4 e 6 dias e o último entre 10 e 14 dias.

## INFECÇÃO MATERNA

### Diagnóstico clínico

As lesões cutâneas maculopapulares pruriginosas são manifestação característica da doença. Dois dias antes do aparecimento do quadro cutâneo, começa o período de transmissibilidade que persiste por 7 dias, até que crostas cubram as lesões cutâneas.

A pneumonia é a complicação mais comum para adultos. Os fatores de risco associados na gestação incluem tabagismo, terceiro trimestre de gestação, presença de doença pulmonar obstrutiva crônica e imunossupressão.

Pode ser necessário suporte ventilatório nos casos de hipoxemia materna, que são os mais graves. Mesmo com a disponibilidade de terapia antiviral, as taxas de mortalidade ficam entre 3 e 14%, maiores do que as encontradas na população geral.[56] Outros sintomas comuns são febre, tosse seca e dispneia, podendo ocorrer outras complicações de infecção materna, como meningite, encefalite, ataxia cerebelar, glomerulonefrite, miocardite, doença ocular, insuficiência adrenal e morte.[77]

Embora a imunidade adquirida seja permanente para a maioria dos indivíduos, pode ocorrer reativação da infecção latente dos tecidos nervosos em 15% da população infectada. Esses casos são denominados herpes-zóster e caracterizados por lesões vesiculares dolorosas e pruriginosas distribuídas ao longo de dermátomos. A administração de imunoglobulina para a gestante que apresentar lesões dermatológicas sugestivas de herpes-zóster é desnecessária, pois o herpes-zóster tem incidência rara na gestação, além de não haver confirmação de casos de transmissão vertical.[68] Enders et al.[39] conduziram um estudo que incluiu 366 gestantes com herpes-zóster e não encontraram evidências de infecção intrauterina em nenhum dos recém-nascidos.

Falha na manutenção da imunidade permanente, falha na ativação da resposta imunológica ou carga viral excessiva durante a reexposição podem acarretar reinfecção.[54]

### Diagnóstico laboratorial

O quadro clínico da varicela é bastante característico e o exame clínico geralmente é conclusivo. Na suspeita clínica, o estudo sorológico pode ser importante para conduzir as orientações necessárias para redução do risco fetal e para o acompanhamento adequado.

## TRANSMISSÃO VERTICAL

Quando a gestante é infectada antes de 24 semanas de gestação, o risco de transmissão vertical é de 8%, conforme documentado por técnica de reação em cadeia da polimerase.[75] O período de viremia materna provoca a transmissão placentária.[6]

## INFECÇÃO FETAL

### Síndrome da varicela congênita

A síndrome da varicela congênita ocorre em 0,7% das gestantes infectadas pelo vírus varicela-zóster, a maioria no segundo trimestre de gestação. O risco no primeiro trimestre é de 0,55% e no segundo trimestre, de 1,4%, e nenhum caso foi encontrado no terceiro trimestre, conforme documentou uma compilação das coortes publicadas na literatura. Quadros de herpes-zóster na gestação não foram relatados.

A síndrome é caracterizada por lesões cicatriciais dermatológicas com distribuição nos dermátomos (72 a 73%), defeitos neurológicos (48 a 62%), encurtamento de extremidades (46 a 72%), hipoplasia muscular unilateral (20 a 24%), doença ocular (44 a 52%), anormalidades gastrointestinais (19 a 20%) e geniturinárias, além de atraso no desenvolvimento.[3]

Essas gestações apresentam maior frequência de restrição do crescimento fetal e há indicações de que a taxa global de malformações aumenta 1% acima da média da população para casos de infecção pela varicela na gestação. Não há, no entanto, registros de maiores taxas de abortamento ou óbito fetal.

### Varicela neonatal

Há risco substancial de acometimento do recém-nascido quando a infecção materna ocorre próxima ao parto, mesmo sem haver registros de casos de síndrome da varicela congênita adquirida durante o terceiro trimestre da gestação. A passagem transplacentária ou a contaminação durante ou logo após o parto podem acarretar transmissão da infecção.

Cerca de um quarto das crianças adquirem a varicela, mesmo que tenha havido tempo hábil para a produção de anticorpos protetores maternos e transferência para o produto conceptual.[72]

Recém-nascidos infectados devem ser isolados para conter o risco de contaminação no berçário.

### Diagnóstico

Os testes para o diagnóstico de infecção fetal confirmam a contaminação, mas isso não indica acometimento fetal. O método de escolha atual é a pesquisa viral por meio de técnicas moleculares (reação em cadeia da polimerase e hibridização *in situ* por fluorescência) em amostras de líquido amniótico e sangue fetal.[75]

Por sua vez, a avaliação ultrassonográfica é capaz de determinar a doença fetal propriamente dita, com aumento da acurácia após 5 semanas do quadro clínico materno. As alterações ultrassonográficas incluem: alterações de extremidades, microcefalia, hidrocefalia, polidrâmnio, calcificações teciduais (Figura 9) e restrição do crescimento fetal.

### Prognóstico

A taxa de mortalidade para os primeiros meses de vida é de 30% para os casos graves de varicela congênita. O herpes-zóster é outra complicação frequente entre essas crianças (15%) e habitualmente se manifesta durante os primeiros 4 anos de vida.[13]

### Tratamento

Não existe tratamento específico para a infeção pela varicela durante a gestação; contudo, sabe-se que a administração de aciclovir por via oral até 24 horas após o início do quadro clínico se associa com redução do número de vesículas cutâneas e com melhora dos sintomas constitucionais.[92] Casos graves de pneumonite por varicela devem ser tratados com aciclovir por via intravenosa.

O uso de antivirais não se associa à prevenção de infeção congênita por varicela, pois permite apenas evitar quadros clínicos graves na gestante.

## PREVENÇÃO

Gestantes suscetíveis expostas à varicela devem receber imunização passiva por meio da administração de imunoglobulina específica até 96 horas após o contato, mesmo sem comprovação da prevenção de varicela congênita, objetivando-se reduzir as complicações maternas graves decorrentes da infecção.[90] A administração recomendada é de 125 UI/10 kg, até a dose máxima de 625 UI, por via intramuscular. Já está disponível uma fórmula para administração intravenosa, na dose de 400 mg/kg, e que pode atingir níveis séricos efetivos em menor tempo.[62]

Recomenda-se a imunoglobulina para o recém-nascido caso a infecção materna ocorra próxima ao parto, com o intuito de reduzir complicações e mortalidade. Alguns autores têm recomendado, nesses casos, a associação com aciclovir.[72]

A vacinação é a melhor forma de prevenção. A vacina contra varicela tem alto poder imunogênico e é composta por vírus vivo, o que determina a recomendação da utilização pelo menos 1 mês antes da concepção. Para casos de vacinação inadvertida, deve-se tranquilizar a gestante pelo fato de não ter havido relatos de acometimento fetal. A vacina pode ser aplicada com segurança no puerpério, pois não há registro de transferência para o leite materno.[88]

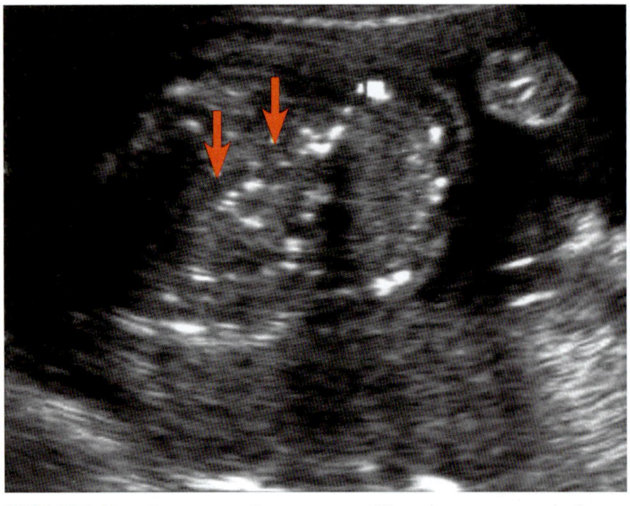

**FIGURA 9.** Imagem ultrassonográfica demonstrando focos intra-hepáticos de calcificação (setas).

# ZIKA VÍRUS

## EPIDEMIOLOGIA

O Zika vírus (ZIKV) é um flavivírus neurotrópico transmitido por mosquitos *Aedes*, encontrado principalmente em regiões de clima tropical e subtropical, como Américas, África, Ásia e Pacífico. Esse vírus foi descrito em 1952 na África, mas existiram casos esporádicos em humanos até o início do século XXI.[19,44,49,78]

Em 2016, a OMS constatou uma epidemia de infecção pelo Zika vírus nas Américas, Caribe e Pacífico, declarando situação de emergência na saúde pública.

O grupo de gestantes constitui a população de maior atenção diante da epidemia de Zika vírus, pois foram descritos casos de microcefalia e malformações do sistema nervoso central resultantes da infecção congênita pelo vírus.[19,44,49,78]

## MODOS DE TRANSMISSÃO

O Zika vírus pode ser detectado em sangue, urina, sêmen, saliva, secreção vaginal, líquido amniótico e leite materno de pacientes infectados. A principal via de transmissão é por meio da picada do mosquito *Aedes aegypti* contaminado. Além disso, a transmissão pode ocorrer por relação sexual desprotegida, hemotransfusão e por via vertical.[91]

## QUADRO CLÍNICO

A infecção pelo Zika vírus tende a ser assintomática na maioria dos casos, sendo que 20 a 25% dos pacientes podem apresentar febre baixa, eritema pruriginoso, artralgia, mialgia e mal-estar.[93]

O Zika vírus apresenta neurotropismo, tendo sido descritas complicações neurológicas em adultos, como síndrome de Guillain-Barré, encefalite, mielite transversa e meningoencefalite.

# INFECÇÃO MATERNA

## Diagnóstico laboratorial

A inespecificidade do quadro clínico da infecção pelo Zika vírus torna necessária a pesquisa laboratorial para confirmação da doença. Durante a fase aguda (primeiros 5 a 7 dias) da doença, a confirmação diagnóstica pode ser realizada por meio de teste da reação em cadeia da polimerase em tempo real.

Após a fase aguda, é possível o diagnóstico sorológico por meio da detecção de imunoglobulina IgM no sangue. Existe a possibilidade, ainda, de teste da reação em cadeia da polimerase para Zika vírus na urina desde o início dos sintomas até 3 semanas de quadro clínico.[93]

## Tratamento

As pacientes sintomáticas tendem a evoluir com quadro clínico leve e autolimitado, não havendo tratamento específico.

Os cuidados incluem sintomáticos para febre e mialgia, além do uso de anti-histamínicos para controle do prurido. Recomendam-se repouso e medidas de proteção individual para evitar a transmissão a contactantes.

# INFECÇÃO VERTICAL

## Acometimento fetal

Durante o período de viremia, o Zika vírus pode atravessar a barreira placentária, infectando o feto, com destacado tropismo pelo sistema nervoso central. A ação do vírus resulta em anormalidades do crescimento, proliferação, diferenciação e migração neuronal.[28,49]

As manifestações no sistema nervoso central em decorrência da infecção congênita foram descritas na epidemia de 2016, destacando-se publicações brasileiras que descreveram anomalias fetais no cérebro associadas à detecção do vírus.[28,49] A gravidade das malformações tende a ser maior em casos de infecção nos dois primeiros trimestres da gestação.[28] Os estudos existentes apresentam resultados controversos quanto à taxa de abortamento nesses casos.

Nos casos de infecção congênita por Zika vírus, destaca-se o achado de microcefalia, definida por circunferência cefálica menor que 2 desvios-padrão para a idade gestacional. Em estudo prospectivo realizado no Rio de Janeiro, gestantes infectadas apresentaram alteração ultrassonográfica em aproximadamente 40% dos casos, alteração de Doppler umbilical em 18% dos casos e alteração de líquido amniótico em 14%.[65]

As alterações de sistema nervoso central observadas incluem: microcefalia, calcificações, ventriculomegalia, hipoplasia cerebelar, lisencefalia, agenesia de corpo caloso, microftalmia e calcificação ocular. Gestações complicadas pela infecção pelo Zika vírus apresentam ainda maior incidência de restrição do crescimento fetal.[65,93]

## Diagnóstico

Em casos com epidemiologia suspeita para Zika e alterações ultrassonográficas sugestivas, o diagnóstico de infecção fetal pode ser realizado por meio da pesquisa de reação em cadeia da polimerase específica para Zika vírus em líquido amniótico. Não existe consenso sobre o intervalo ideal entre a infecção materna e a realização da amniocentese para melhor sensibilidade do teste.[93]

É importante também considerar a investigação de outras infecções congênitas que podem ter manifestações semelhantes no sistema nervoso central, como citomegalovírus e toxoplasmose.

## Prognóstico

Existem poucas informações sobre as sequelas neurológicas e o prejuízo no desenvolvimento cognitivo nos casos de infecção congênita pelo Zika vírus, pois se trata de uma doença descrita apenas em 2016. Sabe-se, no entanto, que lesões cerebrais semelhantes em outras infecções congênitas, como citomegalovírus e toxoplasmose, associam-se com prognóstico neurológico ruim, incluindo atraso do desenvolvimento neuropsicomotor, déficit intelectual, diminuição da acuidade visual e surdez neurossensorial.[93]

Com relação ao prognóstico neonatal, a gravidade da microcefalia pode ser utilizada para predição do prognóstico neurológico. Fetos com circunferência cefálica menor que 3 desvios-padrão apresentam maior incidência de comprometimento do desenvolvimento neurológico.[93]

### PONTOS-CHAVE

- A infecção pelo citomegalovírus é a infecção intrauterina mais comum e incide em até 2,5% dos nascidos vivos. A despeito da frequência e de ser causa importante de surdez e déficit neurológico na infância, não se recomenda o rastreamento sorológico de rotina durante a gestação. Quando há comprovação de infecção primária durante a gestação, o risco de acometimento fetal é de cerca de 10%.
- A parvovirose é, via de regra, infecção de evolução favorável do ponto de vista materno. Nos fetos, pode ocasionar anemia grave, hidropsia e óbito fetal. Diante de casos suspeitos ou comprovados de infecção materna, é mandatório o acompanhamento ultrassonográfico com exame Dopplervelocimétrico para pesquisa de sinais de anemia fetal e tratamento antenatal, quando indicado.

- A síndrome da rubéola congênita é doença grave e potencialmente erradicável com a vacinação de mulheres em idade reprodutiva. Os casos de infecção materna durante a primeira metade da gestação, particularmente no primeiro trimestre, embora tenham menor risco de transmissão vertical, apresentam alto risco de acometimento fetal se houver infecção do concepto.
- O rastreamento sorológico da toxoplasmose na rotina do pré-natal permite identificar e orientar gestantes suscetíveis quanto ao risco de infecção e medidas higiênico-dietéticas cabíveis. Em gestantes suscetíveis, o exame sorológico é repetido a cada 2 meses. Diante da soroconversão, institui-se a quimioprofilaxia com espiramicina e avaliam-se os riscos de transmissão e acometimento fetais de acordo com a idade gestacional. Diante da comprovação de infecção fetal, institui-se terapêutica com sulfadiazina e pirimetamina.
- Diante de infecção materna pelo vírus da varicela-zóster, recomenda-se tratamento com aciclovir para evitar as complicações graves na gestação. A síndrome da varicela congênita ocorre em cerca de 1% dos casos e o risco está relacionado aos 2 primeiros trimestres. Nos casos graves de infecção congênita, a taxa de mortalidade é alta durante os primeiros meses de vida. Recomenda-se a administração de imunoglobulina para varicela para gestantes suscetíveis expostas ao vírus.

## REFERÊNCIAS BIBLIOGRÁFICAS

### Artigos de revisão


1. Centers for Disease Control and Prevention (CDC). Risks associated with human parvovirus B19 infection. MMWR Morb Mortal Wkly Rep 1989; 38: 81-7.
2. Collinet P, Subtil D, Houfflin-Debarge V, Kacet N, Dewilde A, Puech F. Routine CMV screening during pregnancy. Eur J Obstet Gynecol Reprod Biol 2004; 114(1): 3-11.
3. Enders G. Varicella-zoster virus infection in pregnancy. Prog Med Virol 1984; 29: 166-96.
4. Gaytant MA, Steegers EA, Semmekrot BA, Merkus HM, Galama JM. Congenital cytomegalovirus infection: review of the epidemiology and outcome. Obstet Gynecol Surv 2002; 57(4): 245-56.
5. Gregg NM. Congenital cataract following German measles in the mother. Trans Ophthalmol Soc Aust 1941; (3): 35-46.
6. Grose C, Itani O. Pathogenesis of congenital infection with three diverse viruses: varicella-zoster virus, human parvovirus, and human immunodeficiency virus. Semin Perinatol 1989; 13(4): 278-93.
7. Hagay ZJ, Biran G, Ornoy A, Reece EA. Congenital cytomegalovirus infection: a long-standing problem still seeking a solution. Am J Obstet Gynecol 1996; 174(1 Pt 1): 241-5.
8. Heegaard ED, Brown KE. Human parvovirus B19. Clin Microbiol ver 2002; 15(3): 485-505.
9. Hyde TB, Schmid DS, Cannon MJ. Cytomegalovirus seroconversion rates and risk factors: implications for congenital CMV. Rev Med Virol 2010; 20(5): 311-26.
10. Pass RF, Burke RL. Development of cytomegalovirus vaccines: prospects for prevention of congenital CMV infection. Semin Pediatr Infect Dis 2002; 13(3): 196-204.
11. Peckham C, Tookey P, Logan S, Giaquinto C. Screening options for prevention of congenital cytomegalovirus infection. J Med Screen 2001; 8(3): 119-24.
12. Revello MG, Gerna G. Diagnosis and management of human cytomegalovirus infection in the mother, fetus, and newborn infant. Clin Microbiol Rev 2002; 15(4): 680-715.
13. Sauerbrei A, Wutzler P. The congenital varicella syndrome. J Perinatol 2000; 20(8 Pt 1): 548-54.
14. Smego Jr. RA, Asperilla MO. Use of acyclovir for varicella pneumonia during pregnancy. Obstet Gynecol 1991; 78(6): 1112-6.
15. Tan MP, Koren G. Chickenpox in pregnancy: revisited. Reprod Toxicol 2006; 21(4): 410-20.
16. Tenter AM, Heckeroth AR, Weiss LM. Toxoplasma gondii: from animals to humans. Int J Parasitol 2000; 30(12-13): 1217-58.
17. Webster WS. Teratogen update: congenital rubella. Teratology 1998; 58(1): 13-23.


### Artigos originais


18. Ancelle T, Goulet V, Tirard-Fleury V. La Toxoplasmose chez la femme enceinte en France en 1995: resultats d'une enquete nationale perinatale. Bul Epidemiol Hebdomadiare 1996; 51: 227-9.
19. Anderson KB, Thomas SJ, Endy TP. The emergence of Zika virus: a narrative review. Ann Intern Med 2016; 165(3): 175.
20. Anderson LJ, Gillespie SM, Torok TJ, Hurwitz ES, Tsou CJ, Gary GW. Risk of infection following exposures to human parvovirus B19. Behring Inst Mitt 1990; (85): 60-3.
21. Anderson LJ, Tsou C, Parker RA et al. Detection of antibodies and antigens of human parvovirus B19 by enzyme-linked immunosorbent assay. J Clin Microbiol 1986; 24(4): 522-6.
22. Anderson MJ, Higgins PG, Davis LR et al. Experimental parvoviral infection in humans. J Infect Dis 1985; 152(2): 257-65.
23. Andrade JQ, Bunduki V, Curti SP, Figueiredo CA, Oliveira MI, Zugaib M. Rubella in pregnancy: intrauterine transmission and perinatal outcome during a Brazilian epidemic. J Clin Virol 2006; 35(3): 285-91.
24. Andrus JK, Periago MR. Elimination of rubella and congenital rubella syndrome: United States, 1969-2004. Morb Mortal Wkly Rep 2005; 54(11): 279-82.
25. Bahia-Oliveira LM, Jones JL, Azevedo-Silva J, Alves CC, Orefice F, Addiss DG. Highly endemic, waterborne toxoplasmosis in north Rio de Janeiro state, Brazil. Emerg Infect Dis 2003; 9(1): 55-62.
26. Ballou WR, Reed JL, Noble W, Young NS, Koenig S. Safety and immunogenicity of a recombinant parvovirus B19 vaccine formulated with MF59C. J Infect Dis 2003; 187(4): 675-8.
27. Bate SL, Dollard SC, Cannon MJ. Cytomegalovirus seroprevalence in the United States: the national health and nutrition examination surveys, 1988-2004. Clin Infec Dis 2010; 50 (11): 1439.
28. Brasil P, Pereira JP, Moreira ME, Nogueira RMR, Damasceno L, Wakimoto M. Zika virus infection in pregnant women in Rio de Janeiro. N Engl J Med 2016; 375(24): 2321.
29. Centers for Disease Control and Prevention. Rubella vaccination during pregnancy: United States, 1971-1988. Morb Mortal Wkly Rep 1989; 38(17): 289-93.
30. Centers for Disease Control and Prevention. Rubella and congenital rubella syndrome: United States, 1994-1997. Morb Mortal Wkly Rep 1997; 46(16): 350-4.
31. Daffos F, Forestier F, Capella-Pavlovsky M et al. Prenatal management of 746 pregnancies at risk for congenital toxoplasmosis. N Engl J Med 1988; 318(5): 271-5.
32. Daffos F, Grangeot-Keros L, Lebon P et al. Prenatal diagnosis of congenital rubella. Lancet 1984; 2(8393): 1-3.
33. Davidkin I, Peltola H, Leinikki P. Epidemiology of rubella in Finland. Euro Surveill 2004; 9(4): 13-4.
34. Dembinski J, Haverkamp F, Maara H, Hansmann M, Eis-Hubinger AM, Bartmann P. Neurodevelopmental outcome after intrauterine red cell transfusion for parvovirus B19-induced fetal hydrops. BJOG 2002; 109(11): 1232-4.
35. Desmonts G, Couvreur J. Congenital toxoplasmosis: a prospective study of 378 pregnancies. N Engl J Med 1974; 290(20): 1110-6.
36. Duarte G, Kawasaki E, Figueiredo LTM, Yamamoto AY, Carlucci RH. Estudo soroepidemiológico sobre citomegalovírus em parturientes e recém-nascidos. Rev Bras Ginecol Obstet 1994; 16: 153-8.

37. Dunn D, Wallon M, Peyron F, Petersen E, Peckham C, Gilbert R. Mother-to-child transmission of toxoplasmosis: risk estimates for clinical counselling. Lancet 1999; 353(9167): 1829-33.
38. Duryea EL, Sánchez PJ, Sheffield JS et al. Maternal human immunodeficiency virus infection and congenital transmission of cytomegalovirus. Pediatr Infect Dis J 2010; 29(10): 915-8.
39. Enders G, Jonatha W. Prenatal diagnosis of intrauterine rubella. Infection 1987; 15(3): 162-4.
40. Enders G, Miller E, Cradock-Watson J, Bolley I, Ridehalgh M. Consequences of varicella and herpes zoster in pregnancy: prospective study of 1739 cases. Lancet 1994; 343(8912): 1548-51.
41. Enders M, Klingel K, Weidner A et al. Risk of fetal hydrops and non-hydropic late intrauterine fetal death after gestational parvovirus B19 infection. J Clin Virol 2010; 49(3): 163-8.
42. Enders M, Weidner A, Zoellner I, Searle K, Enders G. Fetal morbidity and mortality after acute human parvovirus B19 infection in pregnancy: prospective evaluation of 1018 cases. Prenat Diagn 2004; 24(7): 513.
43. Fairley CK, Miller E. Varicella-zoster virus epidemiology: a changing scene? J Infect Dis 1996; 174(3): S314-9.
44. Focosi D, Maggi F, Pistello M. Zika virus: implications for public health. Clin Infect Dis 2016; 63(2): 227.
45. Forman MS, Vaidya D, Bolorunduro O et al. Cytomegalovirus kinetics following primary infection in healthy women. J Infect Dis 2017; 215: 1523.
46. Fowler KB, Stagno S, Pass RF. Maternal immunity and prevention of congenital cytomegalovirus infection. JAMA 2003; 289(8): 1008-11.
47. Frey TK, Abernathy ES, Bosma TJ et al. Molecular analysis of rubella virus epidemiology across three continents, North America, Europe, and Asia, 1961-1997. J Infect Dis 1998; 178(3): 642-50.
48. Gandhi MK, Khanna R. Human cytomegalovirus: clinical aspects, immune regulation, and emerging treatments. Lancet Infec Dis 2004; 4(12): 725.
49. Garcez PP, Loiola EC, Costa RM et al. Zika virus impairs growth in human neurospheres and brain organoids. Science 2016; 352(6287): 816.
50. Gillespie SM, Cartter ML, Asch S et al. Occupational risk of human parvovirus B19 infection for school and day-care personnel during an outbreak of erythema infectiosum. JAMA 1990; 263(15): 2061-5.
51. Glismann S. Rubella in Denmark. Euro Surveill 2004; 9(4): 12-3.
52. Guerina NG, Hsu HW, Meissner HC et al.; The New England Regional Toxoplasma Working Group. Neonatal serologic screening and early treatment for congenital Toxoplasma gondii infection. N Engl J Med 1994; 330(26): 1858-63.
53. Guimarães AC, Kawarabayashi M, Borges MM, Tolezano JE, Andrade Jr HF. Regional variation in toxoplasmosis seronegativity in the São Paulo metropolitan region. Rev Inst Med Trop São Paulo 1993; 35(6): 479-83.
54. Hall S, Maupin T, Seward J et al. Second varicella infections: are they more common than previously thought? Pediatrics 2002; 109(6): 1068-73.
55. Harger JH, Adler SP, Koch WC, Harger GF. Prospective evaluation of 618 pregnant women exposed to parvovirus B19: risks and symptoms. Obstet Gynecol 1998; 91(3): 413-20.
56. Harger JH, Ernest JM, Thurnau GR et al. Risk factors and outcome of varicella-zoster virus pneumonia in pregnant women. J Infect Dis 2002; 185(4): 422-7.
57. Hohlfeld P, Daffos F, Costa JM, Thulliez P, Forestier F, Vidaud M. Prenatal diagnosis of congenital toxoplasmosis with a polymerase-chain-reaction test on amniotic fluid. N Engl J Med 1994; 331(11): 695-9.
58. Iwasenko JM, Howard J, Arbuckle S et al. Human cytomegalovirus infection is detected frequently in still-births and is associated with fetal thrombotic vasculopathy. J Infect Dis 2011; 203(11): 1526-33.
59. Kelly HA, Siebert D, Hammond R, Leydon J, Kiely P, Maskill W. The age-specific prevalence of human parvovirus immunity in Victoria, Australia, compared with other parts of the world. Epidemiol Infect 2000; 124(3): 449-57.
60. Kido S, Ozaki T, Asada H et al. Detection of varicella-zoster virus (VZV) DNA in clinical samples from patients with VZV by the polymerase chain reaction. J Clin Microbiol 1991; 29(1): 76-9.
61. Kimberlin DW, Lin CY, Sanchez PJ et al.; National Institute of Allergy and Infectious Diseases Collaborative Antiviral Study Group. Effect of ganciclovir therapy on hearing in symptomatic congenital cytomegalovirus disease invoving the central nervous system: a randomized, controlled, trial. J Pediatr 2003, 143: 16-25.
62. Koren G, Money D, Boucher M et al. Serum concentrations, efficacy, and safety of a new, intravenously administered varicella zoster immune globulin in pregnant women. J Clin Pharmacol 2002; 42(3): 267-74.
63. Lanzieri TM, Prevots DR, Dourado I. Surveillance of congenital rubella syndrome in Brazil, 1995-2005. J Pediatr Infect Dis 2007; 2(1): 15-22.
64. Lebech M, Andersen O, Christensen NC et al.; Danish Congenital Toxoplasmosis Study Group. Feasibility of neonatal screening for toxoplasma infection in the absence of prenatal treatment. Lancet 1999; 353(9167): 1834-7.
65. Leruez-Ville M, Ghout I, Bussières L et al. In utero treatment of congenital cytomegalovirus infection with valacyclovir in a multicenter, open-label, phase II study. Am J Obstet Gynecol 2016; 215(4): 462.e1-462.e10.
66. Maidji E, Nigro G, Tabata T et al. Antibody treatment promotes compensation for human cytomegalovirus-induced pathogenesis and a hypoxia-like condition in placentas with congenital infection. Am J Pathol 2010; 177: 1298-310.
67. McIntosh ED, Menser MA. A fifty-year follow-up of congenital rubella. Lancet 1992; 340(8816): 414-5.
68. McKinlay WJ. Herpes zoster in pregnancy. Br Med J 1980; 280(6213): 561-2.
69. Menser MA, Dods L, Harley JD. A twenty-five-year follow-up of congenital rubella. Lancet 1967; 2(7530): 1347-50.
70. Michaels MG, Greenberg DP, Sabo DL, Wald ER. Treatment of children with congenital cytomegalovirus infection with ganciclovir. Pediatr Infect Dis J 2003; 22(6): 504-9.
71. Miller E, Cradock-Watson JE, Pollock TM. Consequences of confirmed maternal rubella at successive stages of pregnancy. Lancet 1982; 2(8302): 781-4.
72. Miller E, Cradock-Watson JE, Ridehalgh MK. Outcome in newborn babies given anti-varicella-zoster immunoglobulin after perinatal maternal infection with varicella-zoster virus. Lancet 1989; 2(8659): 371-3.
73. Miller E, Fairley CK, Cohen BJ, Seng C. Immediate and long-term outcome of human parvovirus B19 infection in pregnancy. Br J Obstet Gynaecol 1998; 105(2): 174-8.
74. Morgan-Capner P, Miller E, Vurdien JE, Ramsay ME. Outcome of pregnancy after maternal reinfection with rubella. CDR (Lond Engl Rev) 1991; 1(6): R57-9.
75. Mouly F, Mirlesse V, Méritet JF et al. Prenatal diagnosis of fetal varicella-zoster virus infection with polymerase chain reaction of amniotic fluid in 107 cases. Am J Obstet Gynecol 1997; 177(4): 894-8.
76. Nigro G, Mazzocco M, Anceschi MM, La Torre R, Antonelli G, Cosmi EV. Prenatal diagnosis of fetal cytomegalovirus infection after primary or recurrent maternal infection. Obstet Gynecol 1999; 94(6): 909-14.
77. Pahud BA, Glaser CA, Dekker CL, Arvin AM, Schmid DS. Varicella zoster disease of the central nervous system: epidemiological, clinical, and laboratory features 10 years after the introduction of the varicella vaccine. J Infect Dis 2011; 203(3): 316-23.
78. Petersen LR, Jamieson DJ, Powers AM, Honein MA. Zika vírus. N Engl J Med 2016; 374(16): 1552.

79. Picone O, Teissier N, Cordier AG et al. Detailed in utero ultrasound description of 30 cases of congenital cytomegalovirus infection. Prenat Diagn 2014; 34(6): 518-24.
80. Picone O, Vauloup-Fellous C, Cordier AG et al. A series of 238 cytomegalovirus primary infections during pregnancy: description and outcome. Prenat Diagn 2013; 33(8): 751-8.
81. Prospective study of human parvovirus (B19) infection in pregnancy. Public Health Laboratory Service Working Party on Fifth Disease. BMJ 1990; 300(6733): 1166-70.
82. Revello MG, Lazzarotto T, Guerra B et al.; CHIP Study Group. A randomized trial of hyperimmune globulin to prevent congenital cytomegalovirus. N Engl J Med 2014; 370(14): 1316-26.
83. Romand S, Wallon M, Franck J, Thulliez P, Peyron F, Dumon H. Prenatal diagnosis using polymerase chain reaction on amniotic fluid for congenital toxoplasmosis. Obstet Gynecol 2001; 97(2): 296-300.
84. Ross SA, Arora N, Novak Z, Fowler KB, Britt WJ, Boppana SB. Cytomegalovirus reinfections in healthy seroimmune women. J Infect Dis 2010; 201(3): 386.
85. Verstraelen H, Vanzieleghem B, Defoort P, Vanhaesebrouck P, Temmerman M. Prenatal ultrasound and magnetic resonance imaging in fetal varicella syndrome: correlation with pathology findings. Prenat Diagn 2003; 23(9): 705-9.
86. Wallon M, Franck J, Thulliez P et al. Accuracy of real-time polymerase chain reaction for Toxoplasma gondii in amniotic fluid. Obstet Gynecol 2010; 115(4): 727-33.
87. Woolf AD, Campion GV, Chishick A et al. Clinical manifestations of human parvovirus B19 in adults. Arch Intern Med 1989; 149(5): 1153-6.

## Diretrizes

88. American Academy of Pediatrics Committee on Infectious Diseases. Varicella vaccine update. Pediatrics 2000; 105(1 Pt 1): 136-41.
89. American College of Obstetricians and Gynecologists. Practice bulletin no. 15: cytomegalovirus, parvovirus B19, varicella zoster, and toxoplasmosis in pregnancy. Obstet Gynecol 2015; 125 (6): 1510.
90. Centers for Disease Control and Prevention. Updated recommendations for use of VariZIG: United States, 2013. Morb Mortal Wkly Rep 2013; 62(28): 574-6.
91. Falcão M, Bandeira AC, Luz K et al. Guia de manejo da infecção pelo vírus zika. São Paulo: Sociedade Brasileira de Infectologia; 2016.
92. Society for Maternal-Fetal Medicine; Hughes BL, Gyamfi-Bannerman C. Diagnosis and antenatal management of congenital cytomegalovirus infection. Am J Obstet Gynecol 2016; 214(6): B5-11.
93. World Health Organization. Interim Guidance Update: pregnancy management in the context of Zika virus infection. Geneva: World Health Organization; 2016.

## Revisão/metanálise

94. Yaegashi N, Niinuma T, Chisaka H et al. The incidence of and factors leading to parvovirus B19-related hydrops fetalis following maternal infection: report of 10 cases and meta-analysis. J Infect 1998; 37(1): 28-35.

## Tese

95. Pires M. Toxoplamose e gravidez: diagnóstico pré-natal pelo método de PCR e resultados pós-natais. Dissertação (Mestrado). São Paulo: FMUSP, 1999.

## *Website*

96. Centers for Disease Control and Prevention (CDC). Progress toward control of rubella and prevention of congenital rubella syndrome: worldwide, 2009. Disponível em: http://www.cdc.gov/mmwr/preview/mmwrhtml/mm5940a4.htm. Acesso em: 10/01/2023.

# Capítulo 67

# Procedimentos invasivos



## INTRODUÇÃO

Diante do diagnóstico de risco fetal aumentado para a ocorrência de aneuploidias ou alterações citogenéticas ou doenças monogênicas, faz-se necessária a investigação de material genético fetal. Apesar de as técnicas de rastreamento terem melhorado consideravelmente com o advento do rastreamento fetal não invasivo (NIPT – *non-invasive prenatal testing*), o diagnóstico de certeza ainda exige a obtenção e cultura de células fetais. Dessa forma, é imprescindível que o obstetra tenha conhecimento dos principais procedimentos invasivos e suas indicações, pois estes encontram-se disponíveis a partir do 1º trimestre de gravidez.

## PROCEDIMENTOS DIAGNÓSTICOS

Para a investigação fetal, os procedimentos invasivos diagnósticos incluem:

- Biópsia de vilosidades coriônicas.
- Amniocentese.
- Cordocentese.
- Amnioinfusão.
- Fetoscopia.

### BIÓPSIA DE VILOSIDADES CORIÔNICAS

A biópsia de vilosidades coriônicas consiste na obtenção de amostras de vilosidade coriônica no nível do cório frondoso. Mohr, em 1968,[73] foi o primeiro a propor estudar uma amostra de tecido fetal no 1º trimestre de gestação. Hahnemann et al.,[47] no mesmo ano, por histeroscopia, fizeram a primeira tentativa de biópsia de vilosidades coriônicas. Alguns anos depois, em 1975, pesquisadores do Hospital Tietung, em Anshan, na China, descreveram uma biópsia de vilosidades coriônicas realizada por cânula de aspiração introduzida no útero através do colo uterino, porém ainda sem visualização ultrassonográfica. Somente no início da década de 1980, as biópsias de vilosidades coriônicas transcervical[55,56,110] e/ou transabdominal[98] começaram a ser guiadas por ultrassonografia. A análise do material obtido por biópsia foi objeto de desenvolvimento e aprimoramento de várias técnicas laboratoriais,[30,97] e na atualidade a biópsia de vilosidades coriônicas está introduzida na rotina do diagnóstico pré-natal, a partir da evolução das técnicas citogenéticas e dispõe de resultados semelhantes aos obtidos com a amniocentese. Uma particularidade da avaliação das vilosidades coriônicas é que, por avaliar células do trofoblasto e não células fetais, pode haver uma incidência baixa de mosaicismo confinado à placenta. Nesses casos, deve-se realizar a amniocentese para avaliação de células fetais (fibroblastos).

## Indicações

O diagnóstico pré-natal por biópsia de vilosidades coriônicas é indicado nas seguintes condições:

- Risco aumentado para anomalias cromossômicas: a decisão pela realização do procedimento deve ser realizada pelo casal após aconselhamento, e deve-se considerar o risco de ser encontrada uma anomalia cromossômica e o risco de um procedimento invasivo.
- As principais condições que aumentam o risco de anomalias cromossômicas incluem:
  - Idade materna avançada: apesar de o aumento da idade materna aumentar o risco de cromossomopatias, atualmente a idade não é mais critério isolado para indicação de procedimento. Deve-se realizar o aconselhamento do casal considerando-se o cálculo de risco realizado no primeiro trimestre (para mais detalhes dos riscos relacionados com a idade materna, ver Capítulo 64, "Rastreamento das anomalias cromossômicas", da Seção 7, "Medicina fetal").
  - Antecedente de cromossomopatia e/ou filho anterior portador de malformações sugestivas de cromossomopatia ou portador de doença gênica.
  - Presença de translocação balanceada em um ou em ambos os genitores.
  - Concepção em período menor do que 3 meses após a irradiação de células germinativas de um dos genitores.
  - Resultado alterado no rastreamento no primeiro trimestre de gestação (translucência nucal, translucência nucal + rastreamento bioquímico) (ver Capítulo 64, "Rastreamento das anomalias cromossômicas", da Seção 7, "Medicina fetal").
  - Malformação fetal identificada à ultrassonografia de 1º trimestre.
- Doenças gênicas:
  - Análise do DNA: a análise de DNA possibilita o diagnóstico de várias doenças, como as autossômicas dominantes (síndrome de Noonan, rins policísticos, retinoblastoma, coreia de Huntington, distrofia miotônica, neurofibromatose, entre outras), doenças autossômicas recessivas (hiperplasia congênita da adrenal, rins policísticos, alfatalassemia, betatalassemia, anemia falciforme, fibrose cística, síndrome adrenogenital, fenilcetonúria, doença de Tay-Sachs, entre outras), doenças ligadas ao cromossomo X (p. ex., distrofia muscular de Duchenne, distrofia muscular de Becker, epidermólise bolhosa, hemofilia A, hemofilia B, adrenoleucodistrofia e retinite pigmentosa) e inclusive doenças raras de herança mitocondrial (síndrome de Leigh, miopatia mitocondrial infantil letal etc.).
- Erros inatos do metabolismo: muitas são as doenças metabólicas causadas por erros inatos do metabolismo, que resultam da falta de atividade de uma ou mais enzimas específicas ou de defeitos no transporte das proteínas, como galactosemia, GM 1-gangliosidoses, GM 2-gangliosidoses tipos Tay-Sachs e Sandhoff, hemocistinúria, leucodistrofia metacromática, doença de Fabry, doença de Gaucher tipos I, II e III, doença de Krabbe, doença de Niemann-Pick tipos I a IV, VI e VII, alteração da piruvatodesidrogenase e cistinose.

## Técnica

O período ideal para a realização do procedimento situa-se entre a 11ª e a 13ª semanas, quando é possível obter células com um bom índice mitótico e o feto já se encontra fora de risco de redução de membros, o que pode ocorrer quando esse procedimento é realizado mais precocemente.

Biópsias de vilosidades coriônicas tardias, ou seja, no período de mais de 14 semanas de gestação, estariam reservadas para diagnóstico de casos de oligoâmnio ou óbito fetal.

Os primeiros estudos mostravam que resultados da biópsia de vilosidades coriônicas depois de 13 semanas de gestação determinariam a diminuição no processo mitótico coriônico, conforme alguns estudos. No entanto, um estudo comparativo implementado por D'Alprà et al.,[30] com biópsias de vilosidades coriônicas tardias com as de 1º trimestre, não encontrou diferença significativa no índice de mitoses, na qualidade de metáfases, na porcentagem de contaminação com células maternas e na falha de coleta. O mesmo resultou de um estudo de Byrne et al.[25] que obtiveram resultados semelhantes na biópsia de vilosidades coriônicas e na amniocentese realizadas no mesmo período da gestação, para o sucesso da coleta e dos resultados citogenéticos. Dessa forma, é possível realizar o procedimento na 14ª semana.

A biópsia de vilosidades coriônicas pode ser realizada de duas maneiras, transabdominal ou transcervical. Deve ser realizado depois de um exame ultrassonográfico que comprove a vitalidade do feto, a idade gestacional e a localização do trofoblasto.[9] Deve ser guiado ininterruptamente pela ultrassonografia.

## Biópsia de vilosidades coriônicas transabdominal

A técnica transabdominal é a mais utilizada. O paciente deve ser colocado em decúbito dorsal, normalmente com a bexiga cheia, com o auxílio da ultrassonografia determina-se o local da punção, realiza-se a antissepsia da região marcada, com anestesia local da pele e do tecido celular subcutâneo, sem vasoconstritor, fazendo-se a coleta pelo trajeto que ofereça a maior extensão de cório.

A agulha utilizada é de calibre de 18 Gauge, introduzida em ângulo de 45° em relação ao transdutor sob visão direta e contínua do ultrassonografista, de maneira que permita ser visualizada por inteiro (Figura 1). À agulha deve ser acoplada uma seringa de 20 mL com aproximadamente 2 a 5 mL de meio de transporte; pressão negativa é aplicada, fazendo-se movimentos de vaivém na extensão do cório. As vilosidades devem aparecer como pequenos fragmentos esbranquiçados no fundo da seringa, 10 a 25 mg de material coletado podem ser suficientes para avaliação citogenética e enzimática, dependendo da qualidade de tecido obtido e da técnica laboratorial utilizada.[97]

Obstáculos como a interposição de alças intestinais e leiomiomas grandes, ou a impossibilidade de se atingir a placenta sem invadir o saco gestacional são contraindicações relativas ou absolutas para realizar a biópsia de vilosidades coriônicas transabdominal. O procedimento deve ser adiado se houver sangramento vaginal, até que tenha cessado.

## Biópsia de vilosidades coriônicas transcervical

A paciente deve ser colocada em posição de litotomia e receber antissepsia da vulva, da vagina e da cérvix. Uma avaliação ultrassonográfica do útero deve determinar a posição e o local de implantação da placenta, este último representa o principal critério de escolha entre as vias transabdominal e transcervical.[9,93,94] Em seguida, um espéculo é introduzido para a visualização do colo uterino. Depois de avaliado o útero pela ultrassonografia, molda-se o cateter (1,5 mm de polietileno com um mandril maleável ou uma cânula metálica) de acordo com a posição da placenta. Mantendo-se a visualização pela ultrassonografia, o cateter é introduzido através do orifício externo do colo uterino, passando pelo orifício interno do colo e direcionado para a área da amostra no centro do cório. A seringa já preparada é inserida depois de removido o mandril, aplicando pressão negativa, com remoção do cateter suavemente para trás, aspirando o material e ao mesmo tempo retirando o cateter. Sendo necessária maior quantidade de material, pode ser repetido o procedimento com um novo cateter.

As contraindicações para a realização da biópsia de vilosidades coriônicas transcervical incluem infecção por herpes genital, canal cervical ou placenta inacessível, miomas no istmo e flexão uterina acentuada,[22] bem como infecção vaginal ativa, que mesmo que tenha recebido tratamento adequado não seria suficiente para remover o risco de infecção ascendente. Nulíparas, mulheres cujo comprimento do colo do útero tenha mais de 5 cm e útero retrovertido são outros fatores que dificultam tecnicamente o procedimento.[9]

## Biópsia de vilosidades coriônicas transabdominal *versus* transcervical

Muitos estudos compararam as duas técnicas de biópsia, transcervical e transabdominal, observando que na primeira foi necessária a realização de maior número de punções, bem como houve maior incidência de perdas fetais espontâneas, maior sangramento, maior contaminação por células maternas e maior tempo de duração do procedimento.[9,22,51,52,99] Foram encontradas taxas semelhantes de mortes fetais em ambas as técnicas, por comparação em alguns estudos, porém o procedimento transcervical apresentou maior número de complicações.[51,52,114] Além disso, observou-se incidência de bacteriemia maior na via trans-

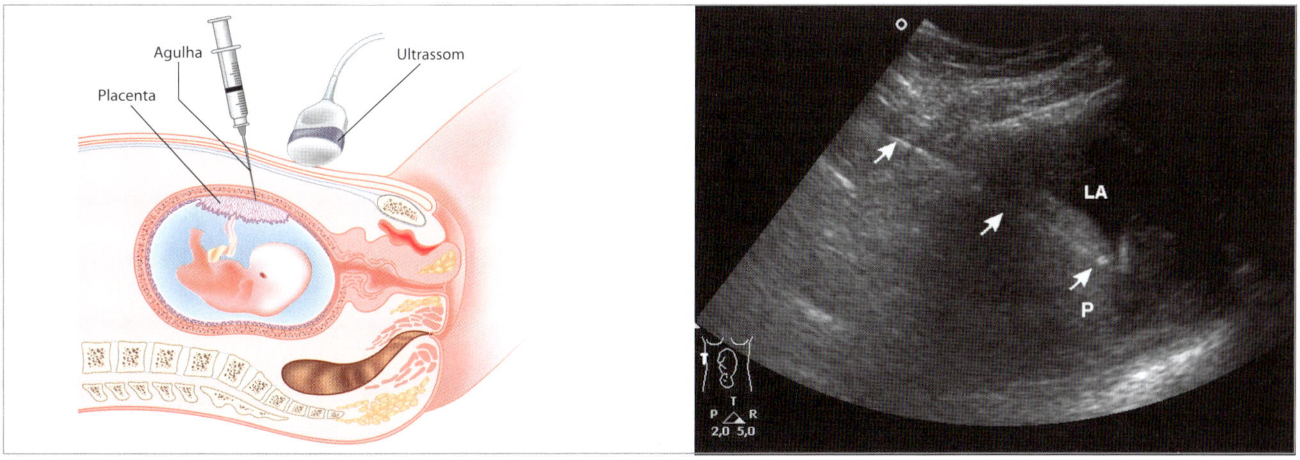


FIGURA 1. (A) ilustração esquemática da biópsia de vilosidades coriônicas; (B) biópsia de vilosidades coriônicas guiada por ultrassonografia em placenta (P) de localização posterior. O trajeto da agulha na pele, no útero e na placenta é demonstrado pela linha branca (setas). LA: líquido amniótico.

cervical (4,1% de *versus* nenhuma ocorrência pela via transabdominal)[95] sem, no entanto, qualquer manifestação clínica de sinais de infecção.

Sendo assim, não há um consenso quanto à melhor via para a coleta de vilosidades coriônicas. Depois da introdução da biópsia por via transabdominal, a via transcervical foi praticamente abandonada, pela preferência dos centros.

## COMPLICAÇÕES E RISCOS

### Perda fetal

O total de perdas fetais até o termo da gestação foi comparado, a partir de pacientes selecionadas ainda no 1º trimestre, por alguns estudos randomizados que comparam resultados da biópsia de vilosidades coriônicas com o da amniocentese no 2º trimestre (Tabela 1).[25,72,82,97,106] As conclusões foram de que o risco do procedimento é semelhante (gira em torno de 1% para perda fetal inerente ao procedimento), desde que os examinadores sejam experientes em biópsia de vilosidades coriônicas.[2]

Em 2009, em um estudo dinamarquês de coorte baseado em registros nacionais observou 32.852 amniocenteses a 31.355 biópsias de vilosidades coriônicas e a taxa de perdas fetais < 24 semanas foi semelhante, sendo de 1,4 e 1,9% para amniocentese e biópsia de vilosidades coriônicas, respectivamente.[102] No ano seguinte, Tabor e Alfirevic[14] analisaram riscos relacionados a procedimentos invasivos e concluíram que os dados de estudos randomizados, revisões sistemáticas[117] e de registros[102] são consistentes com risco de perda de 0,5 a 1%, tanto para amniocentese como para biópsia de vilosidades coriônicas. Já em 2015, uma revisão e metanálise conduzida por Akolekar et al.[122] apontou que o risco do procedimento invasivo parece ser na verdade ainda menor, uma vez que se deve levar em conta a diferença entre as taxas de perda após a realização de procedimentos invasivos e a taxa de perdas espontâneas em casos nos quais nenhum procedimento foi realizado. Os autores encontraram as taxas de 0,22% de risco de perda para biópsia de vilosidades coriônicas e 0,11% para a amniocentese.[122]

**TABELA 1. Estudos comparando o total de perdas fetais após biópsia de vilosidades coriônicas transabdominal (no primeiro trimestre da gestação) e amniocentese (no segundo trimestre da gestação), até o termo da gestação**

| Estudo | Número de casos | Perda fetal (BVC) | Perda fetal (amniocentese) | p |
|---|---|---|---|---|
| Canadian Collaborative CVS-Amniocentesis Clinical Trial Group (R)[26] | 2.391 | 7,6% | 7,1% | NS |
| Rhoads et al.[84] | 2.886 | 7,2% | 5,7% | NS |
| MRC (R)[74] | 3.201 | 13,6% | 9,0% | p < 0,05 |
| Young et al.[108] | 2.000 | 4,0% | 3,6% | NS |
| Smidt-Jensen et al. (R)[99] | 2.069 | 6,3% | 6,4% | NS |

BVC: biópsia de vilosidades coriônicas; NS: não significativo; p: significância estatística; R: estudo randomizado.

### Rotura prematura de membranas ovulares (RPMO)

Raramente é decorrente de biópsia de vilosidades coriônicas transabdominal.

### Infecção

A biópsia de vilosidades coriônicas transabdominal aponta raramente resultado de corioamnionite, da ordem de 1:1.000 casos, em razão de a agulha não conseguir atingir a membrana amniótica e também pela propriedade dos tecidos maternos agirem como barreira aos processos infecciosos por suas propriedades antibacterianas.[3] Punções tecnicamente erradas poderiam incorrer risco de corioamnionite, caso tivesse ocorrido punção de intestino. Nenhum caso de óbito materno foi relatado por um levantamento da literatura, que os relacionassem diretamente com a biópsia de vilosidades coriônicas.

### Sorologias maternas positivas

Usuárias de drogas antirretrovirais registram risco reduzido de transmissão vertical para HIV. No entanto, aconselha-se a evitar procedimentos invasivos, como biópsia de vilosidades coriônicas, amniocentese e cordocentese em gestantes soropositivas para vírus da imunodeficiência humana (HIV), hepatite C ou B ativa.

### Sensibilização Rh

Em 5 a 10% das biópsias de vilosidades coriônicas transabdominais podem ocorrer hemorragia feto-materna maior que 0,1 mL. Deve-se sempre realizar profilaxia após a realização do procedimento em gestantes Rh negativas não sensibilizadas.

### Anomalias congênitas

Biópsia de vilosidades coriônicas realizada em idade gestacional menor que 10 semanas foram apontadas por várias publicações, depois de 1991, como associadas a amputação transversa de membros, micrognatia e microglossia.[38,39,46] A incidência estimada após biópsia de vilosidades coriônicas precoce foi de 1:200 a 1.000 casos e a incidência conhecida de redução transversa de membros na população geral é de aproximadamente 1,8:10.000 nascidos vivos.[85] Hipoperfusão, embolização ou liberação de substâncias vasoativas e redução do fluxo uteroplacentário são os mecanismos que sugerem relação ao procedimento.[85,116] Ainda há registros de outras etiologias para a associação, como rotura de membranas, com consequente oligoâmnio, aprisionamento de membros no espaço extracelômico e tromboembolismo originado de vasos placentários lesados.[110] A realização da biópsia de vilosidades coriônicas somente a partir da 11ª semana de gestação é recomendada a fim de riscos de redução de membros.

### Sintomas maternos

Os batimentos cardíacos fetais devem ser verificados logo após o procedimento. É possível a ocorrência de cólicas leves e sangramento discreto ou *spotting* após uma biópsia, estas têm registro de se manifestar em 1 a 2% dos casos, e as gestantes devem ser informadas a respeito.[120] Na biópsia de vilosidades coriônicas transabdominal é observada maior frequência de cólica abdominal, por outro lado a forma transcervical registra mais sangramento vaginal.[120] Devem ser investigadas as relações com o procedimento nos casos de febre e/ou outro sinal de infecção. Nas queixas de cólica ou sangramento vaginal, a gestante deve manter repouso e diminuição da atividade física.

## AMNIOCENTESE

É o primeiro método invasivo diagnóstico e é um procedimento realizado desde 1960[53] e início de 1970,[75] a amniocentese pode ser descrita com a obtenção de líquido amniótico da cavidade uterina pela via transabdominal. Até a atualidade permanece como o procedimento mais utilizado na rotina diagnóstica pela facilidade técnica e dos resultados laboratoriais.

### Indicações

É indicada mais frequentemente no sentido de investigar o material genético fetal para realização de testes genéticos (cariótipo fetal, PCR, *microarray* e exoma) e de pesquisar infeções fetais. Nos casos de polidrâmnio, pode ter o propósito de drenar o líquido amniótico (amniodrenagem).

### Técnica

A partir da 16ª semana de gestação é o período que se recomenda a proceder a amniocentese para estudo genético, porém se realizada em fases mais avançadas (após 24 semanas) corre-se o risco de menor possibilidade de um resultado laboratorial por limitações técnicas em caso de cultura de fibroblastos (cariótipo fetal). Para as outras técnicas genéticas, a idade gestacional avançada não seria um fator limitante e pode ser indicada.[33]

Não há necessidade de internação para a realização do procedimento, que pode ocorrer em consultório ou ambulatório obstétrico. Primeiramente a paciente deve realizar uma ultrassonografia, para conferir a idade gestacional, a localização da placenta, o volume de líquido amniótico e a vitalidade fetal.

Ainda sob a visão da ultrassonografia, escolhe-se um bolsão de líquido amniótico livre de partes fetais e, de preferência, sem placenta no trajeto. Para a punção pode ser utilizada uma agulha de calibre 20 ou 22 Gauges (Figura 2). Após a retirada da agulha, com seringa de 1 mL, aspira-se o líquido amniótico, desprezando o primeiro mililitro coletado. Na sequência, a coleta deve ser realizada com uma seringa de 20 mL. O volume aspirado deve variar conforme a idade gestacional, deve ser usualmente de 15 a 20 mL ou 1 mL por semana de idade gestacional. A seringa deve ser desconectada e a agulha retirada depois da aspiração. Ao término, a presença de sangramento intra-amniótico deve ser avaliada, bem como a vitalidade fetal.

### Profilaxia com antibióticos

Permanece controversa a utilização de profilaxia com antibióticos (azitromicina ou amoxacilina/ácido clavulânico) antes da amniocentese para reduzir a perda fetal, conforme apontaram alguns estudos. Gramellini et al., em um estudo retrospectivo, demonstraram que a prática não colaborou para a redução do risco de abortamento.[44] Giorlandino et al., por meio de um estudo prospectivo randomizado, administrando azitromicina, demonstraram redução significativa do risco de abortamento (0,03% no grupo de intervenção *versus* 0,28% no grupo-controle) e de rotura de membranas (0,06% no grupo de intervenção *versus* 1,12% no grupo-controle).[41] Entretanto, este estudo foi largamente criticado por falta de seguimento até o parto, conduzido por um único operador, alta taxa de RPMO e consequente óbito fetal até 4 semanas após o procedimento no grupo-controle, o que gerou pouco in-

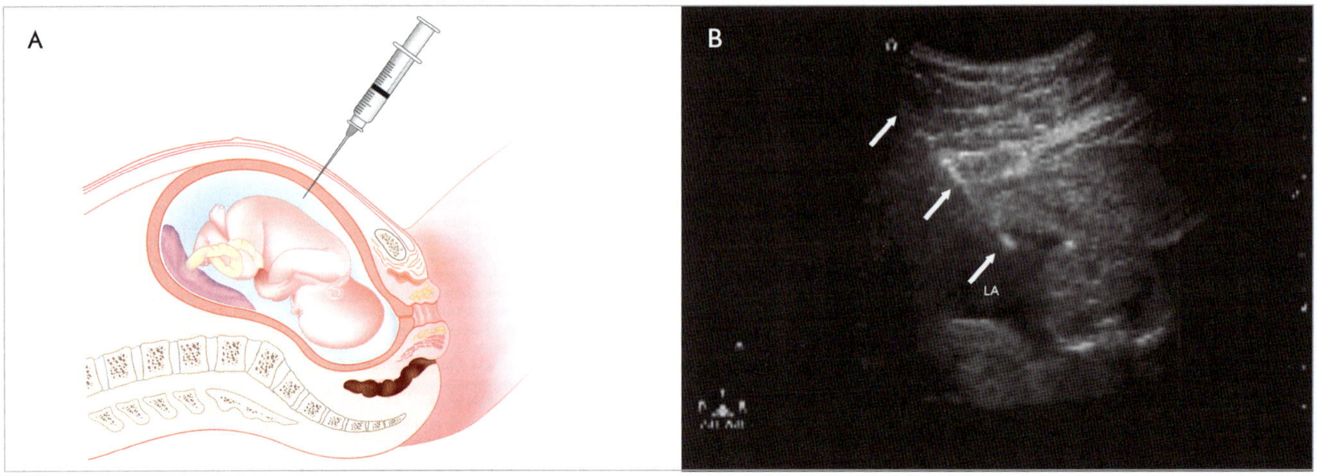


**FIGURA 2.** A: ilustração esquemática da realização da amniocentese; B: amniocentese guiada por ultrassonografia. O trajeto da agulha na pele e no útero, demonstrado pela linha branca, e sua ponta no líquido amniótico (LA) estão indicados pelas setas.

teresse para, na conduta prática, a inclusão de antibioticoterapia profilática antes da amniocentese.

## Complicações e riscos

As complicações mais comuns da amniocentese são as mesmas registradas em gestação que não passaram por procedimento invasivo, sangramento vaginal, rotura prematura de membranas, corioamnionite e perda fetal, sendo assim, é necessário comparar um grupo exposto ao procedimento com outro para entender o risco adicional imposto à gestante.

## Perda fetal

Um grupo dinamarquês[101] de 4.606 gestantes de baixo risco e saudáveis participou de uma investigação para perda fetal após amniocentese (a idade materna era de 25 a 34 anos). Foram formados dois grupos, aleatoriamente, um deles submetido somente ao exame de ultrassonografia, grupo-controle, e o outro, à amniocentese no 2º trimestre. As gestações do grupo-controle registraram 0,7% de perda fetal até a 28ª semana, e o grupo submetido à amniocentese teve 1,7% de perdas. Como já citado anteriormente, as taxas de perda fetal encontradas em revisão sistemática com metanálise publicada em 2015[118] foram significativamente menores do que 1%. Outro estudo publicado em 2017, com uma coorte retrospectiva de 29.201 gestantes, mostrou que o risco de perda após amniocentese foi entre 0,17 e 0,52% quando realizada por operador experiente.[19]

Para a diminuição dos riscos fetais, é importante salientar a importância da experiência do profissional que realiza o procedimento. E mesmo não havendo estudos que demonstrem claramente maior risco de perda fetal quando a punção é transplacentária, aconselha-se evitá-la. Há registros de que o risco de abortamento aumenta com o maior número de inserções uterinas. Como já citado anteriormente, as taxas de perda fetal encontradas em revisão sistemática com metanálise publicada em 2015[122] foram significativamente menores do que 1%.

## Rotura prematura de membranas ovulares

As taxas de risco de rotura de membranas após amniocentese de 2º trimestre são de 0,8 a 2% dos casos e pode ser 1% maior que a observada nas pacientes não submetidas ao procedimento.[101] Aproximadamente 90% dos casos são autolimitados e associados com bons resultados da gestação.[28,43]

## Infecção

A ocorrência de corioamnionite é rara, com taxas de cerca de 0,5 a 1,5:1.000 procedimentos, e aparentemente pode estar relacionada com a introdução acidental da flora normal da pele ou do intestino na cavidade uterina.[82] Em decorrência de perdas crônicas de líquido amniótico também pode ocorrer infecção ascendente. Febre baixa e sintomas semelhantes a quadros gripais podem ser sinais precoces de infecção intrauterina, pois estes podem ser discretos, razão pela qual a suspeita precoce de uma possível infecção pode impedir o agravamento da corioamnionite e a evolução para um quadro de sepse. A repetição da amniocentese, para exame bacterioscópico e cultura é conveniente na paciente que apresenta febre sem origem óbvia, logo após um procedimento invasivo, para indicação precisa de tratamento e se for o caso interrupção da gestação na confirmação de infecção, uma vez que a evolução para choque séptico e morte materna pode ser rápida. Um levantamento envolvendo mais de 100 mil procedimentos apontou somente dois casos de óbito materno decorrente de choque séptico pós-amniocentese.[32] Outra pesquisa que levantou casos de choque séptico e amniocentese encontrou 18 óbitos relacionados com o procedimento.[115,118]

### Sensibilização Rh

Em 2 a 3% das amniocenteses de 2º trimestre pode ocorrer pelo menos 0,1 mL hemorragia feto-materna, podendo sensibilizar cerca de 2,1 a 5,4% das gestantes de risco.[21] Portanto, toda gestante Rh-negativo deve receber a imunoglobulina anti-D ao realizar esse procedimento invasivo.

### Anomalias congênitas

Na população submetida à amniocentese, não há consenso em relação à maior incidência de anomalias congênitas e outras alterações, como dificuldades respiratórias neonatais e deformidades ortopédicas.

### Amniocentese precoce

Dá-se o nome de precoce à amniocentese realizada antes da 15ª semana de gestação e, conforme estudos com maiores casuísticas e randomizados abrangendo este período, há maior risco de perda fetal com o procedimento que com a biópsia de vilosidades coriônicas ou mesmo a amniocentese após a 15ª semana.[27,77,100] Existe a suspeita de que esse risco possa estar relacionado com o fato de que no 1º trimestre existem dois sacos, a cavidade amniótica e o celoma extraembrionário. Neste período há necessidade de maior número de inserções de agulha, em razão de a fusão incompleta do âmnio e do cório determinar uma membrana frouxa nessa fase da gestação. O procedimento precoce também apresenta maior risco de complicações, como perda de líquido amniótico e pé torto congênito.[27,77,81,100]

Sendo assim, as evidências disponíveis sugerem que a amniocentese não deve ser realizada antes da 15ª semana de gestação e idealmente deve ocorrer após a 16ª semana.

## ASPECTOS LABORATORIAIS

### Técnica de investigação genética

A citogenética clássica é importante para a análise de alterações cromossômicas numéricas e estruturais, cuja acurácia pela cultura de células demonstrou resultados da ordem de 97,5 a 99,6% para a biópsia de vilosidades coriônicas[64,68,84] e de 99,4 a 99,8% para líquido amniótico.[74] Portanto, os dois procedimentos mostram-se semelhantes em relação ao sucesso nos resultados das amostras obtidas e ao intervalo entre a obtenção da amostra e o resultado da análise do cariótipo.

O mosaicismo, que ocorre em aproximadamente 1% dos casos, é a principal indicação para a realização de amniocentese após biópsia de vilosidades coriônicas.[105] A realização da amniocentese é necessária para esclarecimento em razão de o mosaicismo apresentar duas ou mais linhagens diferentes de células na mesma amostra, o que pode refletir um mosaico verdadeiro no feto, um mosaico confinado ao trofoblasto ou artefato de cultura. Nesta situação, deve-se obter amostra do líquido amniótico para o caso de origem exclusiva das vilosidades coriônicas, e do sangue fetal, se o mosaicismo se der no líquido amniótico.

A falha de cultura para a amniocentese apresenta índices que variam de 0,2 a 1%.[101,107] Há grande possibilidade de se obter falso-positivo ou nenhum resultado mesmo utilizando laboratórios com condições ideais para a avaliação citogenética da amniocentese. A falha de cultura ocorre geralmente por déficit de células viáveis, falha de crescimento celular em cultura ou contaminação com microrganismos. São extremamente raros os erros diagnósticos e clínicos após a amniocentese, mas podem ocorrer em decorrência da falha de coleta, manuseio e identificação, por contaminação com células maternas ou ainda por mosaicismo. Desprezar o primeiro mililitro de líquido amniótico no momento do procedimento pode assegurar que não haja erro diagnóstico, que pelas estatísticas é muito pequeno, mesmo se células maternas possam estar presentes no líquido amniótico em 0,1 a 0,2% dos casos.

A análise citogenética convencional do líquido amniótico ou das vilosidades coriônicas não detecta algumas alterações em segmentos genômicos muito pequenos ou mesmo marcadores supranumerários e rearranjos de regiões subteloméricas.[60] A comparação do número de cópias de DNA de um genoma-controle com o genoma do paciente representa, como a técnica de microarray (CGH *array* ou SNP *array*), uma das técnicas modernas desenvolvidas especialmente para suprir tais deficiências.[13,66] Por essa técnica é possível detectar qualquer desequilíbrio na dosagem de DNA, incluindo aneuploidias, deleções e duplicações. Portanto, a técnica de microarray avalia milhares de *loci* em uma única análise, sendo mais detalhista que a citogenética convencional e a hibridização *in situ* com fluoresceína, com incremento médio de 6% no diagnóstico etiológico.[13,66]

A obtenção do resultado do cariótipo por cultura de células pode levar de 10 a 14 dias para se formar; sendo assim, no intuito de abreviar o tempo para o resultado da análise, nos últimos anos, foram desenvolvidos métodos de citogenética molecular para análise do cariótipo fetal que proporcionam um resultado em 24 a 48 horas,[7,59,70,92] como a hibridização *in situ* com fluoresceína, a reação em cadeia da polimerase com fluoresceína quantitativa e a amplificação de sondas (PCR) com múltiplas ligações dependentes, já em uso na rotina de muitos centros em diversos países, a escolha de um dos 3 métodos dependerá da experiência do laboratório. Esses métodos avaliam somente as alterações cromossômicas mais comuns envolvendo os cromossomos 21, 13, 18, Y e X[59,70,92] e são realizados com vilosidades coriônicas, líquido amniótico e sangue fetal, apresentando altas sensibilidade e especificidade. Em vários centros de medicina fetal no mundo, a técnica de microarray é considerada primeira linha de investigação em caso de anomalia estrutural, com realização concomitante de PCR para cromossomos X, Y, 13, 18 e 21. Além disso, a técnica de exoma começou a ser utilizada amplamente também quando há suspeita de doenças monogênicas,[69] e no futuro pode haver uma tendência em ser utilizada como primeira linha de investigação.

## PROCEDIMENTO INVASIVO NAS GESTAÇÕES MÚLTIPLAS

Gestantes com idade mais avançada apresentam maior frequência de gestações múltiplas, por maior chance natural ou em decorrência do tratamento para infertilidade, acarretando maior risco de anomalias cromossômicas relacionado à idade materna. Dessa forma, o profissional precisa ter conhecimentos a respeito de riscos dos procedimentos para esta situação, propiciando substrato para adequado aconselhamento ao casal.

As coletas de amostras dos dois fetos necessitam ser criteriosas e oferecem maior grau de complexidade ao operador, cujo procedimento oferece risco de 5% de abortamentos, se realizado antes da 16ª semana de gestação, e 15% de risco depois deste tempo.[35] Ademais, o diagnóstico de um feto anormal é um desafio ético e médico para os pais e para o obstetra, uma vez que, dependendo da corionicidade, da malformação diagnosticada e da idade gestacional, em alguns países o casal pode ter a opção de realizar a redução seletiva.

Antes de qualquer procedimento invasivo é importante o mapeamento criterioso da posição dos fetos e placentas, de forma que o feto possa ser adequadamente vinculado ao material genético coletado posteriormente.

Para indicação da técnica adequada deve-se considerar a corionicidade da gestação. Nas gestações monocoriônicas pode-se realizar somente uma punção caso não haja discordância de malformações, pois o material genético dos fetos é idêntico. Havendo discordância de malformações, alguns autores advogam coleta separada, pois há relatos descritos de gestações monocoriônicas com discordância de material genético (gestação monocoriônica heterocariotípica), evento esse que é raro.

A forma mais comum de coleta em gestações dicoriônicas é a realização de 2 punções separadas, de forma a individualizar bem o material genético de cada feto.[5] Outra possibilidade é a realização de coleta das duas cavidades amnióticas com a mesma agulha, em uma única inserção, avançando para o segundo saco através da membrana amniótica. Para garantir que seja coletado material de cada um dos fetos e a punção em ambas as bolsas, alguns autores advogam o uso do corante índigo carmim (1 mL) injetado na bolsa amniótica já puncionada. Este corante não apresenta risco. Já o uso de azul de metileno é contraindicado pela possibilidade de acarretar malformações fetais.

Já na biópsia de vilosidade coriônicas, a gestação dicoriônica oferece um desafio para as coletas, especialmente se as placentas estiverem no mesmo lado do útero, o que registra possibilidade de 5% de falta de precisão para obter um material adequadamente representativo. Deve-se atingir os dois extremos das placentas com uma única entrada da agulha no útero, para assegurar que os dois fetos tenham seus cariótipos analisados, ou ainda realizar duas punções separadas com duas agulhas.

Os seguintes fatores determinarão a escolha da técnica diagnóstica, biópsia de vilosidades coriônicas ou amniocentese:

- O risco de anomalia genética (cromossômica ou gênica), avaliado no 1º trimestre pelo rastreamento ultrassonográfico com a medida da translucência nucal e pelo risco de ocorrência de doença gênica. Dar preferência à biópsia de vilosidades coriônicas nos casos de alto risco.
- A probabilidade da realização de redução seletiva, pois antes da 16ª semana incorre em risco de aproximadamente 5% para abortamento, e de 15% após esse período.[35]
- A idade gestacional.
- As dificuldades técnicas específicas de cada caso.

As poucas séries de estudos publicados envolvendo risco de perda fetal em gestações gemelares relacionada a procedimentos invasivos são de casuísticas pequenas e estudos randomizados inexistem sobre o assunto. Algumas das séries referem taxas de risco para perda fetal, até 24 semanas, variando de 2,3 a 8,1%.[1,9,17,41,61,109] Um estudo que comparou um grupo de 476 gestações gemelares submetidas à amniocentese com 489 gestações únicas submetidas à amniocentese e 477 gestações gemelares que realizaram apenas ultrassonografia, todas na mesma idade gestacional, após 4 semanas do procedimento, apontou a perda fetal significativamente maior no grupo submetido à amniocentese (2,7%) do que nos únicos submetidos ao mesmo procedimento (0,6%) ou nos gêmeos sem procedimento (0,6%).[109] O resultado do risco relativo de perda fetal levantado por uma metanálise envolvendo 2.026 amniocenteses em gemelares foi de 2,42%.[123]

A biópsia de vilosidades coriônicas em gestações gemelares não apresentou perdas fetais maiores ou diferença no sucesso da obtenção da amostra comparada à biópsia de vilosidades coriônicas em gestações únicas ou à amniocentese clássica em gestações gemelares, em resultado de comparações entre os dois procedimentos.[17,80]

Um estudo, que comparou riscos de perda fetal relacionados à biópsia de vilosidades coriônicas com amniocentese, demonstrou que não há diferença significativa na perda para gestações com menos de 24 semanas (3,85 *versus* 4%) e na rotura prematura de membranas (8,2 *versus* 10%) entre os dois procedimentos.[96]

Os mesmos autores não observaram diferenças significativas ao comparar uma ou duas punções na avaliação de perdas relacionadas ao número de entradas no útero, se única ou dupla, tanto para amniocentese como para biópsia de vilosidades coriônicas, mesmo sendo a casuística muito aquém da necessária para conclusões definitivas.[96]

## CORDOCENTESE

A cordocentese é a obtenção de sangue fetal a partir da punção transabdominal do cordão umbilical do feto. Antes de 1982 o sangue era coletado por técnicas bastante invasivas, como a histerotomia[40] ou a fetoscopia.[48,119] A partir da evolução dos exames ultrassonográficos, o que permitiu, por exemplo, que Daffos et al.,[32] em 1983, começassem a realizar coletas guiadas pelo exame, garantindo grande difusão para o método, pela segurança e a diminuição dos riscos associados ao procedimento. A punção intracardíaca e a porção intra-hepática da veia umbilical são outras formas de se obter o sangue fetal.[121]

A cordocentese colaborou para o melhor conhecimento da biologia fetal normal, como também para a aplicação de propedêutica e terapêutica adequadas nos casos de doença fetal. Possibilitando, por exemplo, o tratamento de anemias, trombocitopenias, arritmias e outras doenças fetais por meio de injeção intravenosa de componentes do sangue e de drogas diretamente no feto.

Resumindo, a medicina fetal como é conhecida na atualidade deve seus horizontes à cordocentese. Na avaliação e terapêutica fetal da aloimunização Rh, a cordocentese mudou drasticamente o conhecimento da doença, e a utilização da transfusão intravascular melhorou os índices de sucesso terapêutico. Embora a cordocentese esteja reservada à investigação que envolve o sangue fetal, como para diagnóstico de tratamento de anemia, em razão do desenvolvimento da biologia molecular que permitiu a investigação de infecções pelo líquido amniótico, por técnicas de reação em cadeia de polimerase.

### Indicações

A cordocentese tem sido reservada para investigar casos que envolvam gestações com mais de 20 semanas e que necessitem de investigação hematológica, microbiológica e tratamento fetal, sobretudo nos casos de anemia fetal, embora tenha as mesmas indicações dos procedimentos de biópsia de vilosidades coriônicas e amniocentese, porém com risco mais acentuado que os outros procedimentos.

### Técnica

A cordocentese pode ser realizada por técnicas variadas, desde simples antissepsia da pele e punção com agulha esterilizada em ambiente ambulatorial até a assepsia cirúrgica com sedação materna e fetal.

O exame ultrassonográfico permite a visualização adequada e a escolha do melhor sítio para a punção, que vai depender de fatores como a localização da placenta e a posição do feto. Embora a maioria dos autores ainda deem preferência a executar a inserção pelo cordão umbilical, pela razão de ser menos móvel (Figura 3), outros dão preferência à porção intra-hepática da veia umbilical para a coleta.[121]

Primeiramente deve-se proceder à antissepsia, em seguida a pele deve ser anestesiada usando 1 a 3 mL de lidocaína a 2%, podendo-se chegar a um total de 10 mL por procedimento. Uma agulha do tipo espinal, de calibre 20 ou 22 Gauges, com comprimento variando de 8 a 15 cm, deve ser utilizada para a punção do cordão e guiada visualmente pela ultrassonografia. A ponta da agulha deve ser introduzida no cordão, preferencialmente na veia umbilical. O mandril é retirado e acopladas seringas de 1 ou de 3 mL e executada uma aspiração delicada para aspirar entre 1 e 4 mL de sangue, a depender dos exames a que se destinam e da idade gestacional. Para finalizar o procedimento, deve-se injetar uma pequena quantidade de soro fisiológico para verificar pela observação qual o vaso puncionado. Porém, somente o teste de Kleihauer-Betke e o hemograma da amostra trarão a certeza de que a amostra seja de origem fetal.

### Complicações e riscos

Óbito fetal, bradicardia fetal, sangramento do local de punção, trombose dos vasos umbilicais, hematoma de cordão e/ou da placa coriônica e hemorragia feto-materna são as complicações imediatas à cordocentese. Também podem ocorrer corioamnionite e descolamento prematuro de placenta (DPP).[8,54]

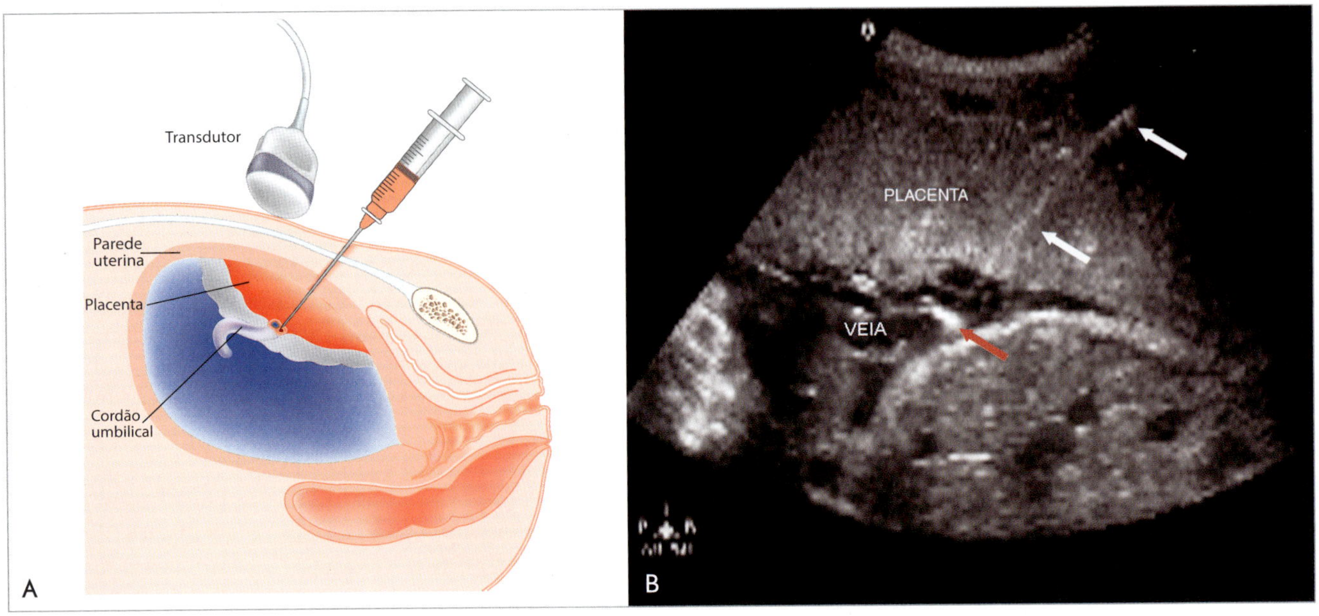


FIGURA 3. A: ilustração esquemática da realização da cordocentese; B: cordocentese guiada por ultrassonografia em gestação com placenta de localização anterior. O trajeto da agulha na pele, no útero e na placenta é demonstrado pela linha branca (setas brancas) e sua ponta na veia umbilical pelo ponto branco (seta vermelha).

A maioria dos fetos submetidos ao procedimento já tem risco de óbito espontâneo pela própria história natural de sua doença, como fetos hidrópicos, malformados, portadores de aneuploidias ou anêmicos, o que dificulta a certeza do risco de óbito pelo procedimento em si. Naqueles com menor risco, as taxas podem variar de 0,2 a 2,3%.[8] No entanto, de forma geral, o risco de perda fetal considerado é de 1%, podendo variar conforme a experiência do operador, a facilidade técnica apresentada (localização placentária, volume de líquido amniótico) e a doença fetal envolvida.

### Amniocentese para pesquisa de maturidade fetal

Com a utilização de surfactantes nos recém-nascidos prematuros de gestações de risco, esse procedimento tornou-se obsoleto,[104] e não é mais indicada a pesquisa de maturidade fetal para indicar o momento do parto, mesmo em casos de dúvida em relação à idade gestacional correta.[113]

## AMNIOINFUSÃO

Com o intuito de desacelerar a frequência cardíaca fetal durante o trabalho de parto por compressão do cordão umbilical, foi proposto primeiramente em 1983 a infusão de solução salina a 0,9% ou solução de Ringer lactato na cavidade amniótica, nos casos de líquido amniótico ausente ou diminuído.[72] No entanto, os resultados de vários estudos que investigaram o benefício do procedimento foram controversos, inclusive permanece sem indicação do American College of Obstetricians and Gynecologists.[112] Os benefícios serviriam para versão cefálica externa;[16] para reverter ou amenizar compressões funiculares;[72] e para diluir ou diminuir a densidade do mecônio intraparto objetivando a redução dos riscos da síndrome de aspiração meconial.[49]

Para a situação de anteparto, a amnioinfusão pode ser diagnóstica ou terapêutica. Nos casos de oligoâmnio grave[45] para diagnóstico pré-natal mais acurado, como na suspeita de agenesia renal bilateral,[37] há indicação da realização da amnioinfusão diagnóstica. A versão terapêutica é utilizada para prevenir complicações relacionadas ao oligoâmnio grave decorrente da rotura prematura de membranas, como hipoplasia pulmonar, complicações neurológicas (paralisia cerebral, tetraplegia, surdez e cegueira) e deformidades esqueléticas. Por outro lado, permanece controversa na literatura os reais benefícios da amnioinfusão na melhora das complicações ou mesmo da sobrevida nos casos de rotura prematura de membranas, e não tem sido indicada.

As contraindicações para o procedimento são: corioamnionite, idade gestacional maior que 32 semanas, presença de contrações uterinas, sangramento vaginal ou descolamento de placenta, imunossupressão materna, monitorização fetal demonstrando desacelerações tardias ou bradicardias.[45]

Na Clínica Obstétrica do HC-FMUSP, o esclarecimento para essas formas de diagnóstico já tem resoluções a contento com a tecnologia moderna, o que faz com que essa técnica não seja necessária. E nos casos de rotura prematura de membranas, o procedimento não é isento de risco materno, o que não traz crédito à amnioinfusão para fins terapêuticos.

## PROCEDIMENTOS TERAPÊUTICOS

### FETOSCOPIA

A possibilidade de coletas diretas de sangue fetal sob visualização endoscópica foi permitida pelo desenvolvimento do fetoscópio, que permite ainda a identificação de anormalidades fetais e transfusões intrauterinas. A fetoscopia originou os primeiros diagnósticos feitos com sangue e pele fetal e biópsia do fígado do feto e na atualidade vem sendo substituída pela ultrassonografia para a maioria dos procedimentos diagnósticos em medicina fetal, mas é utilizada para procedimentos terapêuticos quando forem necessárias intervenções cirúrgicas fetais.

#### Indicações diagnósticas

Para precisar diagnósticos de alteração de superfície (pele e extremidades) ou para conduzir biópsia de pele, a fetoscopia diagnóstica foi substituída pela tecnologia, bem como para precisar as alterações de superfícies, sem que seja necessário invadir a cavidade amniótica. A biologia molecular por meio de biópsia de vilosidades coriônicas ou mesmo diagnóstico pré-implantacional são métodos mais atuais para o diagnóstico de doenças hereditárias de pele (p. ex., epidermólise bolhosa, ictiose, albinismo oculocutâneo) que a fetoscopia ou mesmo a biópsia de pele guiada com ultrassonografia.[36]

#### Indicações terapêuticas

A fetoscopia terapêutica tem a maior aplicabilidade, na atualidade, para complicações envolvendo placenta, cordão e membranas fetais.

##### Fetoscopia na placenta, no cordão e nas membranas: indicações

- Na síndrome de transfusão fetofetal, em gestações gemelares monocoriônicas, em que a anastomose entre a circulação dos dois fetos pode ser visualizada com o fetoscópio, e os vasos comunicantes entre eles são coagulados com *laser*.[4]
- Na oclusão do cordão umbilical do feto malformado, em gestações gemelares monocoriônicas, principalmente nos casos de gêmeo acárdico, utilizando energia bipolar, *laser*, energia monopolar ou radiofrequência.[15]
- Na oclusão dos vasos que suprem corioangiomas, a fim de se prevenir a insuficiência cardíaca e a hidropsia fetal.[12]
- Na lise de bandas amnióticas, para prevenir as deformidades ou amputação das estruturas constritas.[87]

##### Cirurgia fetal endoscópica: indicações

- Na hérnia diafragmática congênita isolada, a oclusão traqueal (com balão) para prevenção da hipoplasia e hipertensão pulmonar.[4,88]
- Na oclusão a *laser* dos vasos que suprem o teratoma sacrococcígeo, para a prevenção de insuficiência cardíaca, hidropsia fetal e parto prematuro decorrente do polidrâmnio.
- Na descompressão da traqueia fetal, em caso de obstrução de vias aéreas superiores decorrente de atresia de laringe.[63]
- Em caráter experimental:
  - Na obstrução baixa do trato urinário, a cistoscopia diagnóstica para diferenciar válvula de uretra posterior, atresia uretral ou síndrome Prune-Belly, e pode auxiliar no aconselhamento do prognóstico. Da mesma forma, a cistoscopia fetoscópica e a ablação a *laser* poderiam ser utilizadas em casos bem selecionados de obstrução baixa grave.[89,90]
  - Para a correção da espinha bífida por fetoscopia[23] vem sendo testada na Europa[62] e no Brasil. Foi publicado recentemente um estudo com 300 casos, e os resultados neurológicos no primeiro ano de vida foram semelhantes com a técnica aberta, porém ainda não há seguimento a longo prazo.[91] Contudo, não há ainda estudos randomizados comparando a técnica por fetoscopia com a correção da mielomeningocele por cirurgia aberta (histerotomia) ou com a conduta expectante.
  - Na valvoplastia aórtica ou pulmonar nos casos de estenoses para prevenir as hipoplasias ventriculares, procedimento realizado em alguns centros.[71]

A fetoscopia agora se restringe a um número pequeno de casos que necessitam ser realizados em centros com equipe de referência e devidamente treinada para acompanhamento e controle de programas específicos, a fim de se avaliar a eficácia do tratamento, no entanto, é fato que trouxe novos estímulos à terapia cirúrgica fetal. (Mais detalhes sobre o assunto encontram-se aprofundados no Capítulo 68, "Cirurgia fetal", da Seção 7, "Medicina fetal".)

### DERIVAÇÕES, PUNÇÕES E DRENAGENS

Derrame pleural isolado, hidropsia fetal não imune com derrame pleural importante, malformação adenomatoide cística do pulmão (macrocística) e uropatia obstrutiva baixa são as indicações mais importantes para as derivações ou colocação de drenos intrauterinos.

Evitar a compressão de tecido normal pelo líquido acumulado é a indicação da colocação de dreno, para todos os casos. É necessária a seleção adequada de cada caso para derivação, em razão da alta taxa de complicação. Esses casos devem ser encaminhados a centros de referência, pois a experiência nesses procedimentos é importante para o sucesso do tratamento.

As principais indicações encontram-se explicitadas a seguir.

## Derivação toracoamniótica

Casos de malformação adenomatoide cística e derrame pleural compressivos são candidatos à derivação toracoamniótica:

- Malformação adenomatoide cística do tipo macrocística: na presença de desvio do mediastino que possa levar à hidropsia fetal ou à hipoplasia pulmonar e na presença de hidropsia fetal. A drenagem do cisto pode ser tentada antes da colocação do dreno e, caso não haja reenchimento do cisto, não há necessidade de colocação do dreno.
- Derrame pleural compressivo com desvio de mediastino e eversão do diafragma ou hidropsia: a investigação do cariótipo fetal e a colocação do dreno devem ser feitas no mesmo ato; conforme a necessidade, o dreno pode ser colocado uni ou bilateralmente. Imediatamente após a intervenção, é observada a expansão pulmonar em caso de derrame compressivo. A sobrevida posterior ao dreno bilateral varia de 29 a 42%,[20] enquanto no unilateral é de cerca de 96%.

## Derivação vesicoamniótica

A derivação vesicoamniótica está indicada em casos selecionados de megabexiga e oligoâmnio decorrentes de uropatia obstrutiva baixa, desde que a função renal encontra-se preservada. Para a investigação bioquímica da função renal fetal é necessária a coleta de urina ou sangue fetal. A coleta de urina é realizada por punção renal, na qual a pelve renal é puncionada do lado do rim com melhor aspecto ou da bexiga. Complicações com o dreno são referidas em até 48% dos casos, sendo a principal o deslocamento para a cavidade amniótica ou peritoneal, obstrução ou perda da drenagem.[5] Em um estudo que avaliou séries que realizaram esse procedimento intrauterino, os autores relataram que 87,5% dos casos apresentaram insuficiência renal no pós-natal, concluindo que para 47% dos casos, não houve melhora do prognóstico renal, apesar de a derivação ter melhorado a chance de sobrevida.[10]

## Punção de cistos intra-abdominais

A tendência atualmente é pela não punção de cistos intra-abdominais, uma vez que não estejam comprimindo estruturas vizinhas e causando disfunção de outros órgãos, sendo assim a determinação da origem de cistos de forma invasiva (estudando-se a bioquímica do líquido da coleção) deve ser evitada.

## Drenagem de ascite

Casos de ascite não têm recomendação de colocação de dreno. A drenagem fica reservada somente para o caso do volume causar compressão torácica ou dificuldade no parto.

## Amniodrenagem

Polidrâmnio com dispneia progressiva, dor abdominal persistente e contratilidade uterina excessiva têm indicação de amniodrenagem, com o objetivo de diminuir o desconforto materno e prevenir complicações associadas ao polidrâmnio, como o parto prematuro e a rotura prematura de membranas.

A síndrome da transfusão feto-fetal representava a maioria dos casos antes do advento da fotocoagulação a *laser* das anastomoses placentárias por fetoscopia, procedimento de eleição para tratamento da doença. Na impossibilidade de realização da fetoscopia, a amniodrenagem deve ser realizada, pois permite desfecho melhor do que a conduta expectante.

Em gestações únicas há uma grande gama de causas de polidrâmnio sintomático necessitando de amniodrenagem, sendo as principais obstruções altas do trato gastrointestinal e malformações do sistema nervoso central.

As principais complicações do procedimento são parto prematuro, rotura prematura de membranas, descolamento de placenta e corioamnionite representam as complicações relacionadas com o procedimento.[65]

Em estudo realizado na Clínica Obstétrica do Hospital das Clínicas da Universidade de São Paulo foram comparadas complicações em 44 gestantes de gestações únicas que tiveram polidrâmnio severo sintomático e necessitaram que fosse realizada a amniodrenagem com 91 gestantes com polidrâmnio severo para as quais não foi necessária a realização do procedimento. Não se observou diferença significativa entre os grupos, sugerindo que muitas das complicações podem ser inerentes ao aumento abundante do líquido amniótico. Apesar disso, e como esse foi o primeiro estudo comparando os 2 grupos, deve-se sempre monitorar a gestante e o feto em busca de prevenir-se as complicações em potencial após a realização do procedimento.[58]

### Técnica de amniodrenagem

- Antissepsia rigorosa.
- Sob visualização e monitoração contínua por ultrassonografia, escolhe-se o maior bolsão distante da inserção placentária.
- Agulha de calibre 18 a 20 Gauges.
- Sistema de drenagem fechada, a vácuo.
- Velocidade de esvaziamento de no máximo 178 mL/minuto, com tempo de procedimento de aproximadamente 30 minutos.[55]
- Drenagem máxima de 5.000 mL por procedimento.
- O objetivo é a normalização do volume de líquido amniótico com maior bolsão menor do que 8 cm.

## TRANSFUSÃO INTRAUTERINA

Liley realizou a primeira transfusão intraperitoneal, em 1963,[67] e pela melhora considerável das taxas de sobrevida, foi utilizada em vários centros do mundo por mais de 20 anos.

Em 1981,[86] a transfusão intravascular começou a ser realizada por fetoscopia, que veio evoluindo e, com o apoio da ultrassonografia,[30] trouxe avanços aos cuidados perinatais, melhorando sobremaneira as taxas de sobrevida de fetos com anemia grave e hidropsia.

A anemia fetal é a mais importante indicação para a transfusão intrauterina, contudo casos de trombocitopenia fetal também podem receber a recomendação.

A via de eleição é a transfusão vascular. Está indicada quando observações à ultrassonografia confirmam sinais de anemia fetal, como o aumento da velocidade sistólica na artéria cerebral média ou a presença de hidropsia fetal no período entre 18 e 34 semanas de gestação. A opção pelo parto é feita após esta idade gestacional.

Até a 26ª semana de gestação, a transfusão intrauterina pode ser realizada em ambulatório, a partir desta idade gestacional passa a ser considerada um procedimento hospitalar, com a necessidade de centro obstétrico como garantia de suporte para o caso de ser preciso realizar um parto de emergência. O risco de perda fetal relacionado com o procedimento é de 1,7% para cada punção (o Capítulo 41, "Doença hemolítica perinatal", da Seção 5, "Intercorrências obstétricas", oferece abordagem mais aprofundada desse procedimento).[103]

A transfusão intraperitoneal tem indicação restrita a casos muito graves e precoces de suspeita de anemia fetal, uma vez que a correção é lenta e, como não se obtém sangue do feto, não se tem parâmetro da anemia ou dos valores de hemoglobina pós-transfusão. Na Clínica Obstétrica do HC-FMUSP, é realizada quando existe a suspeita de anemia fetal em idade gestacional menor que 18 semanas e a punção do cordão umbilical está dificultada por causa da localização placentária posterior, com grande risco na punção funicular, tanto pela localização como por sua pouca espessura.

### PONTOS-CHAVE

- A biópsia de vilosidades coriônicas e a amniocentese são procedimentos seguros e indicados para o diagnóstico de alterações cromossômicas, gênicas e moleculares fetais, bem como para a pesquisa de infecções.
- Para profissionais treinados, o risco de perda fetal relacionado com o procedimento de biópsia de vilosidades coriônicas (entre 11 e 13 semanas) é o mesmo da amniocentese (após 15 semanas), ou seja, menos de 1%.
- A amniocentese precoce (realizada com menos de 15 semanas) apresenta maior risco de abortamento e de pé torto congênito e não está indicada.
- Estão disponíveis técnicas moleculares de avaliação do cariótipo fetal, com resultados mais rápidos que a citogenética. Técnicas genéticas como microarray e exoma possibilitam incremento da taxa de diagnóstico etiológico.
- Na atualidade, a cordocentese apresenta poucas indicações, entre elas aquelas em que se faz necessária a análise do sangue fetal.
- Aparelhos de alta resolução, possibilitando melhor visualização da anatomia fetal, e recursos como a ultrassonografia 3D e a ressonância nuclear magnética fizeram a fetoscopia diagnóstica cair em desuso, sendo praticada na atualidade apenas a fetoscopia terapêutica.
- As punções e a colocação de drenos estão indicadas em casos específicos e podem reduzir a morbimortalidade.
- A amniodrenagem está indicada nos casos de polidrâmnio com sintomas maternos intratáveis.
- A transfusão intrauterina é amplamente aplicada no tratamento de anemias e, mais raramente, trombocitopenias fetais aloimunes.

## REFERÊNCIAS BIBLIOGRÁFICAS

### Artigos de revisão

1. Anderson RL, Goldberg JD, Golbus MS. Prenatal diagnosis in multiple gestation: 20 years' experience with amniocentesis. Prenat Diagn 1991; 11: 263-70.
2. Brambati B. Chorionic villus sampling. Current Opinion in Obstet Gynecol 1995; 7: 109.
3. Brambati B, Tului L. Chorionic villus sampling and amniocentesis. Curr Opin Obstet Gynecol 2005; 17: 197-201.
4. Deprest J, Jani J, Lewi L et al. Fetoscopic surgery: encouraged by clinical experience and boosted by instrument innovation. Sem Fetal Neonatal Med 2006; 11: 398-412.
5. Evans MI, Andriole S, Evans SM. Screening and Testing in Multiples. Clin Lab Med 2016; 36(2): 289-303.
6. Evans MI, Harrison MR, Flake AW, Johnson MP. Fetal therapy. Best Pract Res Obstet Gynaecol 2002; 16 (5): 671-783.

7. Faas BHW, Cirigliano V, Bui TH. Rapid methods for targeted prenatal diagnosis of common chromosome aneuploidies. Seminars in Fetal Neonatal Medicine 2011; 16: 81-7.
8. Ghidini A, Sepulveda W, Lockwood CJ, Romero R. Complications of fetal blood sampling. Am J Obstet Gynecol 1993; 168(5): 1339-44.
9. Isada NB, Johnson MP, Pryde PG, Hallak M, Evans MI. Technical aspects of transcervical chorionic villus sampling. Fetal Diagn Ther 1994; 9: 19.
10. Johnson MP, Freedman A. Fetal uropathy. Curr Opi Obstet Gynecol 1999; 11: 185-94.
11. Pruggmayer M, Baumann P, Schutte H et al. Incidence of abortion after genetic amniocentesis in twin pregnancies. Prenat Diagn 1991; 11: 637-40.
12. Quarello E, Bernard JP, Leroy B, Ville Y. Prenatal laser treatment of a placental chorioangioma. Ultrasound Obstet Gynecol 2005; 25: 299-301.
13. Shaffer LG, Bui TH. Molecular cytogenetic and rapid aneuploidy detection methods in prenatal diagnosis. Am J Med Genet 2007; 145C: 87-98.
14. Tabor A, Alfirevic Z. Update on procedure-related risks for prenatal diagnosis techniques. Fetal Diagn Ther 2010; 27: 1-7.
15. Wong AE, Sepulveda W. Acardiac anomaly: current issues in prenatal assessment and treatment. Prenat Diagn 2005; 25: 796-806.

### Artigos originais

16. Adama van Scheltema PN, Feitsma AH, Middeldorp JM, Vandenbusshe FP, Oepkes D. Amnioinfusion to facilitate external cephalic version after initial failure. Obstet Gynecol 2006; 108: 591-2.
17. Antsaklis A, Souka AP, Daskalakis G, Kavalakis Y, Michalas S. Second-trimester amniocentesis vs. chorionic villus sampling for prenatal diagnosis in multiple gestations. Ultrasound Obstet Gynecol 2002; 20: 476-81.
18. Appelman Z, Caspi B. Chorionic villus sampling and selective termination of a chromosomally abnormal fetus in a triplet pregnancy. Prenat Diagn 1992; 12: 215-7.
19. Bakker M, Birnie E, Robles de Medina P, Sollie KM, Pajkrt E, Bilardo CM. Total pregnancy loss after chorionic villus sampling and amniocentesis: a cohort study. Ultrasound Obstet Gynecol 2017; 49(5): 599-606.
20. Bernascheck G, Deutinger J, Hansmann M, Bald R, Holzgreve W, Bollmann R. Feto-amniotic shunting: report of the experience of four European centres. Prenat Diagn 1994; 14: 821-33.
21. Bowman J, Pollock J. Transplacental fetal hemorrhage after amniocentesis. Obstet Gynecol 1985; 66: 749-54.
22. Brambati B, Terzian E, Tognoni G. Randomized clinical trial of transabdominal versus transcervical chorionic villus sampling methods. Prenat Diagn 1991; 11: 285.
23. Bruner JP, Richards WO, Tulipan NB, Arney TL. Endoscopic coverage of fetal myelomeningocele in utero. Am J Obstet Gynecol 1999; 180: 153-8.
24. Bui T-H, Iselius L, Lindsten J. European collaborative study on prenatal amniotic fluid cell cultures. Prenat Diagn 1984; 4: 145-62.
25. Byrne D, Marks K, Azar G, Nicolaides KH. Randomized study of early amniocentesis versus chorionic villus sampling: technical cytogenetic comparison of 650 pacients. Ultrasound Obstet Gynecol 1991; 1: 235-240.
26. Canadian Collaborative CVS-Amniocentesis Clinical Trial Group. Multicentre randomised clinical trial of chorion villus sampling and amniocentesis. Lancet 1989; 1: 1.
27. CEMAT Group. Randomised trial to assess safety and fetal outcome of early and mid-trimester amniocentesis. Lancet 1998; 251: 242-7.
28. Crandall B, Howard J, Lebherz T. Follow-up of 2000 second-trimester amniocentesis. Obstet Gynecol 1980; 56: 625.
29. Cullen MT, Reece EA, Whetham J, Hobbins JC. Embryoscopy: description and utility of a new technique. Am J Obstet Gynecol 1990; 162: 82.
30. D'Alprà L, Nocera G, Tibiletti MG et al. 'Late' chorionic villus sampling: cytogenetic aspects. Prenat Diagn 1993; 13: 239.
31. Daffos F, Capella-Pavlovsky M, Forestier F. A new procedure for fetal blood sampling in utero: preliminary results of fifty-three cases. Am J Obstet Gynecol 1983; 146: 985-7.
32. Daffos F, Capella-Pavlovsky M, Foresier F. Fetal blood sampling via the umbilical cord using a needle guided by ultrasound: report of 66 cases. Prenat Diagn 1983; 3: 271-7.
33. Daum H, Ben David A, Nadjari M, et al. Role of late amniocentesis in the era of modern genomic technologies. Ultrasound Obstet Gynecol 2019; 53(5): 676-85.
34. Elchalal U, Shachar IB, Peleg D, Schenker JG. Maternal mortality following diagnostic 2nd trimester amniocentesis. Fetal Diagn Ther 2004; 19: 195-8.
35. Evans MI, Dommergues M, Wapner RJ et al. Efficacy of transabdominal multifetal pregnancy reduction: collaborative experience among de world's largest centers. Obstet Gynecol 1993; 82: 61-6.
36. Fassihi H, Eady RAJ, Mellerio JE et al. Prenatal diagnosis for severe inherited skin disorders: 25 years' experience. Br J Derm 2006; 154: 106-13.
37. Feldman B, Hassan S, Kramer RL, Kasperki SB, Evans MI, Johnson MP. Amnioinfusion in the evaluation of fetal obstructive uropathy: the effect of antibiotic prophylaxis on complication rates. Fetal Diagn Ther 1999; 14: 172-5.
38. Firth HV, Boyd PA, Chamberlain P, MacKenzie IZ, Lindenbaum RH, Huson SM. Severe limb abnormalities after chorionic villus sampling at 56-66 days' gestation. Lancet 1991; 337: 762.
39. Firth HV, Boyd PA, Chamberlain PF, Mackenzie IZ, Morris-Kay GM, Huson SM. Analysis of limb reduction defects in babies exposed to chorionic villus sampling. Lancet 1994; 343: 1069.
40. Freda VJ, Adamsons KJ. Exchange transfusion in utero. Am J Obstet Gynecol 1964; 89: 817.
41. Ghidini A, Lynch L, Hicks C et al. The risk of second-trimester amniocentesis in twin gestation: a case-control study. Am J Obstet Gynecol 1993; 169: 1013-6.
42. Giorlandino C, Cignini P, Cini M et al. Antibiotic prophylaxis before second-trimester genetic amniocentesis (APGA): a single-centre open randomised controlled trial. Prenat Diagn 2009; 29(6): 606-12.
43. Gold R, Goyert G, Schwartz D. Conservative management of second-trimester post-amniocentesis fluid leakage. Obstet Gynecol 1989; 74: 745.
44. Gramellini D, Fieni S, Casilla G, Raboni S, Nardelli GB. Mid-trimester amniocentesis and antibiotic prophylaxis. Prenat Diagn 2007; 27(10): 956-9.
45. Gramellini D, Piantelli G, Delle Chiaie L, Rutolo S, Vadora E. Amnioinfusion in the management of oligohydramnios. J Perinat Med 1998; 26: 293-301.
46. Grupo Italiano Diagnosi Embriofetali. Transverse limb reduction defects after chorion villus sampling: a retrospective cohort study. Prenat Diagn 1993; 13: 1051.
47. Hahnemann N, Mohr J. Genetic diagnosis in the embryo by means of biopsy from extra-embrionic membranes. Bull Eur Hum Genet 1968; 2: 23.
48. Hobbins JC, Mahoney MJ. In utero diagnosis of haemoglobinopathies: technic for obtaining fetal blood. New Eng J Med 1974; 290: 1065.
49. Hofmeyr GJ. Amnioinfusion for meconium-stained liquor. Curr Opin Obstet Gynecol 2000; 12: 129-32.
50. Hsu L, Perlis T. United States survey on chromosome mosaicism and pseudomosaicism in prenatal diagnosis. Prenat Diagn 1984; 4: 97.
51. Jackson L, US NICHD Collaborative CVS Study Group. Transcervical and transabdominal chorionic villus sampling are com-

parably safe procedures for first trimester prenatal diagnosis: preliminary analysis. Am J Hum Genet 1990; 47: A279.

52. Jackson LG, Zachary JM, Fowler SE, Desnick RJ, Golbus MS. A randomized comparison of transcervical and transabdominal chorionic villus sampling. National Institute of Child Health and Human Development Chorionic-Villus Sampling and Amniocentesis Study Group. N Engl J Med 1992; 327: 594.
53. Jacobson CB, Barter RH. Intrauterine diagnosis and management of genetic defects. Am J Obstet Gynecol 1967; 99: 795-8.
54. Jauniaux E, Donner C, Simon P, Vanesse M, Hustin J, Rodesch F. Pathologic aspects of the umbilical cord after percutaneous umbilical blood sampling. Obstet Gynecol 1989; 73: 215-8.
55. Jauniaux E, Holmes A, Hyett J, Yates R, Rodeck C. Rapid and radical amniodrainage in the treatment of severe twin-twin transfusion syndrome. Prenat Diagn 2001; 21: 471-6.
56. Kazy Z, Rozovsky IS, Bakharev VA. Chorion biopsy in early pregnancy: a method of early prenatal diagnosis for inherited disorders. Prenat Diagn 1982; 2: 39-45.
57. Kazy Z, Stygar AM, Bakharev VA. Chorionic biopsy under immediate real time (ultrasonic) control. Orv Hetil 1980; 121: 2765.
58. Kleine RT, Bernardes LS, Carvalho MA, de Carvalho MH, Krebs VL, Francisco RP. Pregnancy outcomes in severe polyhydramnios: no increase in risk in patients needing amnioreduction for maternal pain or respiratory distress. J Matern Fetal Neonatal Med 2016; 29(24): 4031-4.
59. Klinger K, Landes G, Shook D. Rapid detection of chromosome aneuploidies in uncultured amniocytes by using fluorescence in situ hybridization (FISH). Am J Hum Genet 1992; 51: 55.
60. Knight SJ, Flint J. The use of subtelomeric probes to study mental retardation. Methods Cell Boil 2004; 75: 799-831.
61. Ko TM, Tseng LH, Hwa HL. Second-trimester genetic amniocentesis in twin pregnancy. Int J Gynecol Obstet 1998; 61: 285-7.
62. Kohl T, Herin R, Heep A et al. Percutaneous fetoscopic patch coverage of spina bifida aperta in the human: early clinical experience and potential. Fet Diagn Ther 2006; 21: 185-93.
63. Kohl T, Hering R, Bauriedel G et al. Fetoscopic and ultrasound-guided decompression of the fetal trachea in a human fetus with Fraser syndrome and congenital high airway obstruction syndrome (CHAOS) from laryngeal atresia. Ultrasound Obstet Gynecol 2006; 27: 84-8.
64. Ledbetter DH, Zachary JM, Simpson JL et al. Cytogenetics results. US Collaborative Study on CVS. Prenat Diagn 1992; 12: 317-45.
65. Leung WC, Jouannic JM, Hyett J, Rodeck C, Jauniaux E. Procedure-related complications of rapid amniodrainage in the treatment of polyhydramnios. Ultrasound Obstet Gynecol 2004; 23: 154-8.
66. Levy B, Dunn TM, Kaffe S, Kardon N, Hirschhorn K. Clinical applications of comparative genomic hybridization. Genet Med 1998; 1: 4-12.
67. Liley AW. Intrauterine transfusion of foetus in haemolitic disease. Br Med 1963; 5365: 1107-9.
68. Lippman A, Tomkins DJ, Shime J, Hamerton JL. Canadian multicentre randomized clinical trial of chorion villus sampling and amniocentesis. Final report. Prenat Diagn 1992; 12: 385-408.
69. Lord J, McMullan DJ, Eberhardt RY, Rinck G, Hamilton SJ, Quinlan-Jones E et al.; Prenatal Assessment of Genomes and Exomes Consortium. Prenatal exome sequencing analysis in fetal structural anomalies detected by ultrasonography (PAGE): a cohort study. Lancet 2019; 393(10173): 747-57.
70. Mansfield ES. Diagnosis of Down syndrome and other aneuploidies using quantitative polymerase chain reaction and small tandem repeat polymorphisms. Hum Mol Genet 1993; 2: 43-50.
71. McElhinney DB, Marshall AC, Wilkins-Haug LE et al. Predictors of technical success and postnatal biventricular outcome after in utero aortic valvuloplasty for aortic stenosis with evolving hypoplastic left heart syndrome. Circulation 2009; 120(15): 1482-90.
72. Miyazaki FS, Taylor NA. Saline amnioinfusion for relief of variable or prolonged decelerations. A preliminary report. Am J Obstet Gynecol 1983; 146: 670-8.
73. Mohr J. Foetal genetic diagnosis: development of techniques for early sampling of foetal cell. Acta Pathologica Microbiolabic Scandinavia 1968; 73: 7377.
74. MRC Working Party on the Evaluation of Chorionic Villus Sampling: Medical Research Council European trial of chorionic villus sampling. Lancet 1991; 337: 1491.
75. Nadler HL, Gerbie AB. Role of amniocentesis in the intrauterine detection of genetic disorders. N Engl J Med 1970; 182: 596-9.
76. NICHD. Midtrimester amniocenteses for prenatal diagnosis: Safety and accuracy. Jama 1976; 236: 1471-6.
77. Nicolaides K, Brizot ML, Patel F, Snijders R. Comparison of chorionic villus sampling and amniocentesis for fetal karyotyping at 10-13 weeks' gestation. Lancet 1994; 344: 435.
78. Pedreira DA. Keeping it simple: a "two-step" approach for the fetoscopic correction of spina bifida. Surg Endosc 2010; 24(10): 2640-1.
79. Pedreira DA, Zanon N, Sa RA et al. Fetoscopic single-layer repair of open spina bifida using a cellulose patch: preliminary clinical experience. J Matern Fetal Neonatal Med 2014; 27(16): 1613-9.
80. Pergament E, Schulman JD, Copeland K et al. The risk and efficacy of chorionic villus sampling in multiple gestations. Prenat Diagn 1992; 12: 377-84.
81. Philip J, Silver RK, Wilson RD et al. Late first-trimester invasive diagnosis: results of an international randomized trial. Obstet Gynecol 2004; 103: 1164-73.
82. Porreco R, Young P, Resnik R. Reproductive outcome following amniocentesis for genetic indications. Am J Obstet Gynecol 1982; 43: 653.
83. Reece EA, Homko CJ, Wiznitzer A, Goldestein I. Needle embryofetoscopy and early prenatal diagnosis. Fetal Diagn Ther 1995; 10: 81-2.
84. Rhoads GG, Jackson LG, Schlesselmann SE et al. The safety and efficacy of chorionic villus sampling for early prenatal diagnosis of cytogenetic abnormalities. N Engl J Med 1989; 320: 609-17.
85. Rodeck CH. Fetal development after chorionic villus sampling. Lancet 1993; 341: 468.
86. Rodeck CH, Kemp JR, Holman CA, Whitmore DN, Karnicki J, Austin MA. Direct intravascular fetal blood transfusion by fetoscopy in severe rhesus isoimmunisation. Lancet 1981; 1: 625-7.
87. Ronderos-Dumit D, Briceño F, Navarro H, Sanchez N. Endoscopic release of limb constriction rings in utero. Fetal Diagn Ther 2006; 21: 255-8.
88. Ruano R, Duarte SA, Pimenta EJ et al. Comparison between fetal endoscopic tracheal occlusion using a 1.0-mm fetoscope and prenatal expectant management in severe congenital diaphragmatic hernia. Fetal Diagn Ther 2011; 29(1): 64-70.
89. Ruano R, Sananes N, Sangi-Haghpeykar H et al. Fetal intervention for severe lower urinary tract obstruction: a multicenter case-control study comparing fetal cystoscopy with vesicoamniotic shunting. Ultrasound Obstet Gynecol 2015; 45(4): 452-8.
90. Ruano R, Yoshisaki CT, Salustiano EM, Giron AM, Srougi M, Zugaib M. Early fetal cystoscopy for first-trimester severe megacystis. Ultrasound Obstet Gynecol 2011; 37(6): 696-701.
91. Sanz Cortes M, Chmait RH, Lapa DA et al. Experience of 300 cases of prenatal fetoscopic open spina bifida repair: report of the International Fetoscopic Neural Tube Defect Repair Consortium. Am J Obstet Gynecol 2021; 225(6): 678.e1-11.
92. Schouten JP, McElgunn CJ, Waaijer R, Zwijnenburg D, Diepvens F, Pals G. Relative quantification of 40 nucleic acid sequences by multiplex ligation-dependent probe amplification. Nucleic Acids Res 2002; 30: 57.
93. Silver RK, MacGregor SN, Muhlbach LH, Knutel TA, Kambich MP. Congenital malformations subsequent to chorionic villus sampling: outcome analysis of 1048 consecutive procedures. Prenat Diagn 1994; 14: 421.

94. Silver RK, MacGregor SN, Sholl JS, Hobart ED, Waldee JK. An evaluation of the chorionic villus sampling learning curve. Am J Obstet Gynecol 1990; 163: 917.
95. Silverman NS, Sullivan MW, Jungkind DL, Weinblatt V, Beavis K, Wapner RJ. Incidence of bacteremia associated with chorionic villus sampling. Obstet Gynecol 1994; 84: 1021.
96. Simonazzi G, Curti A, Farina A, Pilu G, Bovicelli L, Rizzo N. Amniocentesis and chorionic villus sampling in twin gestation: which is the best sampling technique? Am J Obstet Gynecol 2010; 202: 365.e1-5.
97. Simoni G, Brambati B, Danesino C et al. Efficient direct chromosome analyses and enzyme determinations from chorionic villi samples in the first trimester of pregnancy. Hum Genet 1983; 63: 349.
98. Smidt-Jensen S, Hahnemann N, Jensen PKA et al. Experience with fine needle biopsy in the first trimester an alternative to amniocentesis. Clin Genet 1984; 26: 272.
99. Smidt-Jensen S, Permin M, Philip J et al. Randomised comparison of amniocentesis and transabdominal and transcervical chorionic villus sampling. Lancet 1992; 340: 1237.
100. Sundberg K, Bang J, Smidt-Jensen et al. Randomised study of risk of fetal loss related to early amniocentesis versus chorionic villus sampling. Lancet 1997; 305: 697-703.
101. Tabor A, Philip J, Madsen M, Bang J, Obel EB, Norgaard-Perdersen B. Randomised controlled trial of genetic amniocentesis in 4,606 low-risk women. Lancet 1983; 1287: 1293.
102. Tabor A, Vestergaard CHF, Lidegaard O. Fetal loss rate after chorionic villus sampling and amniocentesis: an 11-year national registry study. Ultrasound Obstet Gynecol 2009; 34: 19-24.
103. Van Kamp IL, Klumper FJC, Meerman RH, Oepkes D, Scherjon SA, Kanhai HHH. Treatment of fetal anemia due to red-cell alloimmunization with intrauterine transfusions in the Netherlands, 1988-1999. Acta Obstet Gynecol Scand 2004; 83: 731-7.
104. Varner S, Sherman C, Lewis D, Owens S, Bodie F, McCathran CE, Holliday N. Amniocentesis for fetal lung maturity: will it become obsolete? Rev Obstet Gynecol 2013; 6(3-4): 126-34.
105. Vejerslev LO, Mikrelsen M. The European collaborative study on mosaicism in chorionic villus sampling: data from 1986 to 1987. Prenat Diagn 1989; 9: 575.
106. Ville Y, Bernard JP, Doumerc S et al. Transabdominal fetoscopy in fetal anomalies diagnosed by ultrasound in the first trimester of pregnancy. Ultrasound Obstet Gynecol 1996; 8: 11-5.
107. Worton R, Stern R. A Canadian collaborative study of mosaicism in amniotic fluid cell cultures. Prenat Diagn 1984; 4: 131.
108. Young SR, Shipley CF, Wade RV et al. Single center comparison of results of 1000 prenatal diagnosis with chorionic villus sampling and 1000 diagnosis with amniocentesis. Am J Obstet Gynecol 1991; 165: 255.
109. Yukobowich E, Anteby EY, Cohen SM et al. Risk of fetal loss in twin pregnancies undergoing second trimester amniocentesis. Obstet Gynecol 2001; 98: 231-4.

### Comunicações pessoais

110. Evans JA, Hamerton JL. Limb defects and chorionic villus sampling. Lancet 1996; 347(9000): 484-5.
111. Leugn WC, Lao TT. Rapid aneuploidy testing, traditional karyotyping, or both. Lancet 2005; 366: 97-8.

### Diretrizes

112. American College of Obstetricians and Gynecologists. Amnioninfusion does not prevent meconium aspiration syndrome. ACOG Committee Opinion. Obstet Gynecol 2006; 108: 1053.
113. American College of Obstetricians and Gynecologists. Avoidance of nonmedically indicated early-term deliveries and associated neonatal morbidities. ACOG Committee Opinion N. 765. Obstet Gynecol 2019; 133(2): 156-63.

### Editoriais/cartas ao editor

114. Brambati B, Simoni G. Fetal diagnosis of trisomy 21 in the first trimester of pregnancy. Lancet 1983; 1: 586.
115. Hovav Y, Hornstein E, Pollack RN et al. Sepsis due to Clostridium perfringens after second-trimester amniocentesis. Clin Infect Dis 1995; 21: 235-6.
116. Lipson AH. Transverse limb deficiency, oromandibular limb hypogenesis sequences, and chorionic villus biopsy: human and animal experimental evidence for uterini vascular pathogenesis. (Letter). Am J Med Genet 1993; 47: 1141.
117. Mujezinovic F, Alfirevic Z. Procedure-related complications of amniocentesis and chorionic villus sampling. Obstet Gynecol 2007; 110: 687-94.
118. Poutamo J, Keski-Nisula L, Kuopio T, Heinonen S. Amniocentesis: a routine procedure, but invasive. Prenat Diagn 2003; 23: 762-70.
119. Rodeck CH, Campbell S. Umbilical cord insertion as source of pure fetal blood for prenatal diagnosis. Lancet 1979; i: 1244.

### Livros

120. Evans MI, Johnson MP. Chorionic villus sampling. In: Evans MI, editor. Reproductive risks and prenatal diagnosis. Norwalk: Appleton & Lange; 1992. p. 175.
121. Nicolaides KH, Snijders RJM. Cordocentesis. In: Evans MI, editor. Reproductive risks and prenatal diagnosis. Connecticut: Appleton & Lange; 1992. p. 201.

### Revisões sistemáticas/metanálises

122. Akolekar R, Beta J, Picciarelli G, Ogilvie C, D'Antonio F. Procedure-related risk of miscarriage following amniocentesis and chorionic villus sampling: a systematic review and meta-analysis. Ultrasound Obstet Gynecol 2015; 45(1): 16-26.
123. Millaire M, Bujold E, Morency AM, Gauthier RJ. Mid-trimester genetic amniocentesis in twin pregnancy and the risk of fetal loss. J Obstet Gynecol Can 2006; 28: 512-8.

# Capítulo 68

# Cirurgia fetal



## INTRODUÇÃO

Quase cem anos se passaram desde os primeiros relatos de tentativas de proceder a atos cirúrgicos em fetos, mas os princípios e os desafios continuam praticamente os mesmos, ou seja, a luta contra a prematuridade, que tem sido difícil ou mesmo impossível de controlar, e a convicção de que os atos invasivos de fato trarão benefício ao produto da concepção e a certeza de que o dano fetal decorrente da malformação pode ser revertido ou, ao menos, paliado.

Os primeiros relatos de cirurgias em fetos datam de 1925, ainda em modelo animal, quando Bors praticou a amputação de membros em fetos suínos. Mais tarde, e aí inaugurando a era moderna de procedimentos terapêuticos em fetos, Adamson, em 1966, e Ascensio, em 1969, relataram 15 transfusões sanguíneas fetais praticadas a céu aberto.[7] Após isso, houve uma lacuna de 15 anos, quando Harrison, em 1985, apresentou os *shunts* vésico-amnióticos em casos de uropatia obstrutiva baixa fetal. Paralelamente, Harrison relatou a colocação de derivações ventrículo-amnióticas em fetos de macacos com hidrocefalia, mostrando melhora neurológica. Michael Harrison é reconhecido como o pai da cirurgia fetal. Ele criou, no início dos anos 1980, o *Fetal Treatment Center*, na Universidade de São Francisco, onde iniciou a realização de tratamentos cirúrgicos abertos para desobstrução do trato urinário fetal inferior, ressecção de malformação adenomatoide cística (MACC) e reparo de hérnia diafragmática congênita (HDC). Com seus *trainees*, organizou centros de tratamento fetal em muitos dos maiores hospitais pediátricos dos Estados Unidos da América (EUA).[43]

No final dos anos 1980 e 1990, então, apresentam-se muitos resultados de experimentação em animais e alguns atos em seres humanos, tanto para cirurgia a céu aberto como fetoscópica e endoscópica, mas os cateteres eram por demasiado grossos (5 mm). No final dos anos 1990 e na primeira década de 2000, desenvolveram-se instrumentos (cateteres de menos de 2 mm e endoscópios de fibra que podem passar em agulhas de 17 ou 18 Gauge) e técnicas cirúrgicas mais adequadas. Surgiram, então, os primeiros trabalhos com rigor científico sobre benefícios dos atos cirúrgicos e quais seriam os mais adequados.

Outro pioneiro na história das cirurgias fetais é Julian De Lia. No início dos anos 1980, ele desenvolveu uma técnica inovadora para o tratamento da síndrome de transfusão feto-fetal (STFF), a fotocoagulação a *laser* das anastomoses placentárias.[5] À época, chegou a afirmar que esse seria o procedimento mais realizado para o tratamento de fetos doentes. Inicialmente o ato foi testado em modelos animais para, em seguida, ser realizado em humanos por meio de fetoscopia, com o acesso à cavidade uterina sendo obtido por meio de laparotomia e histerotomia.[5]

No mesmo período, na Europa, considerava-se que as cirurgias abertas para tratamento de anomalias fetais acarretavam morbidade materna em taxas muito altas, o que impulsionava a busca por alternativas menos invasivas. Um grande marco da época foi a modificação da técnica para o tratamento de fetos com diagnóstico de STFF. Ville e colaboradores, junto à equipe do Dr. Kypros Nicolaides, em Londres, adotaram a técnica de De Lia, porém o acesso à cavidade amniótica passou a ser obtido de forma percutânea, sem a necessidade da laparotomia e, portanto, reduzindo a morbidade do procedimento aberto.[5,43]

No Brasil, os procedimentos invasivos cirúrgicos sobre o feto humano, excetuando-se as transfusões, começaram a ser praticados no final dos anos 1980 e início dos anos 1990, com derivações para hidrocefalias, colocação de drenos urinários e derivações torácicas praticadas em centros universitários como a Universidade Federal de São Paulo (Unifesp) e a Universidade de São Paulo (USP). No início dos anos 2000, as cirurgias a céu aberto para meningomielocele fetal tiveram início na Unifesp e na Universidade Estadual de Campinas (Unicamp) e hoje, após a retomada do programa de cirurgia fetal impulsionada pela publicação do estudo controlado americano MOMS (ver adiante), estão ativas em vários centros brasileiros. A via endoscópica para tratamento da meningomielocele fetal também foi reiniciada em São Paulo e hoje é objeto de grande atenção por parte dos pesquisadores.

Os procedimentos cirúrgicos fetais surgiram da necessidade clínica,[10] pois há muito se sabia que algumas patologias congênitas podiam causar dano progressivo e irreversível ainda no ambiente intrauterino. Desse raciocínio, surgiu a hipótese de que o reparo antenatal de algumas lesões seria capaz de prevenir ou reverter o dano tecidual, restaurar o desenvolvimento normal e permitir sobrevida com qualidade.

As bases do tratamento cirúrgico do feto continuam sendo o conhecimento da fisiopatologia das lesões fetais (e os avanços das ciências básicas e da genética contribuem demais para isso) e o conhecimento da história natural daquelas patologias potencialmente tratáveis com desenvolvimento de técnicas e aparelhos adaptados ao feto, isso após experimentação animal completa – e por que não exaustiva – e em modelos animais de fato representativos.

Já o instrumento científico de obtenção de evidências com estudos controlados, caso-controle, prospectivos e com recrutamento aleatório infelizmente é escasso na literatura médica. Por fim, nesta breve introdução, relata-se que o grau de evidência I, até o momento, só foi obtido para alguns atos específicos de cirurgia fetal. São eles: tratamento a céu aberto para meningomielocele fetal (espinha bífida), fetoscopia e oclusão traqueal com balão em casos de hérnia diafragmática fetal e tratamento a *laser* para ablação das anastomoses feto-fetais em casos de síndrome de transfusão feto-fetal.

## CORREÇÃO INTRAUTERINA PARA MENINGOMIELOCELE FETAL

A espinha bífida faz parte do grupo dos defeitos abertos do tubo neural, estando entre as malformações congênitas mais comuns do sistema nervoso central. Resulta do fechamento incompleto do tubo neural, que ocorre por volta da 4ª semana de gestação, com padrão de herança multifatorial, sob influência de fatores genéticos e ambientais.

Pode ser classificada em aberta ou fechada, de acordo com a presença ou não de tecido neural na lesão, sendo os quadros abertos frequentemente associados a complicações mais graves.[42] A forma mais comum da espinha bífida aberta é a meningomielocele, quando a lesão se apresenta de forma cística com o placoide neural em seu interior.[58]

As principais consequências da patologia consistem em disfunções motoras e distúrbios esfincterianos (tanto urinário como anal), alterações cognitivas e hidrocefalia, além da frequente presença de herniação de estruturas cerebrais posteriores através do forame magno, como o cerebelo, a ponte e a medula, que agravam as alterações já mencionadas.[28]

Nos Estados Unidos, sua incidência é estimada em 3-4 para cada 10.000 nascidos vivos, taxa que vem se mantendo estável após a fortificação mandatória de grãos e cereais com ácido fólico, que foi iniciada naquele país em 1998. Em todo o mundo, estima-se uma incidência entre 2-6 para cada 10.000 nascidos vivos.[10]

É uma doença que acarreta grande morbidade aos pacientes, além do alto custo com tratamento e acompanhamento ao longo da vida, sem mencionar a dedicação e o cuidado que precisam ser dispensados pela família e por cuidadores dos doentes.[42]

O dano neurológico na MMC fetal é proposto de acordo com a *two-hit hypothesis*: anormalidades primárias congênitas no desenvolvimento anatômico expõem a medula espinhal relativamente normal a danos secundários devido a contato com o líquido amniótico, trauma direto, pressão hidrodinâmica, ou uma combinação desses fatores,[1] constituindo, assim, o racional para o fechamento dessas lesões ainda na vida intrauterina, com o objetivo de evitar ou amenizar tais danos. Na década de 1980, a correção antenatal da MMC foi testada em modelos animais de diferentes espécies, como macacos, ratos, porcos e ovelhas, com bons resultados, o que permitiu a realização da cirurgia em humanos.

Até pouco tempo atrás, o tratamento clássico da patologia era feito imediatamente após o nascimento, quando era realizada a correção cirúrgica com o fechamento da lesão. Entretanto, essa intervenção não era capaz de reverter os danos já causados às raízes nervosas expostas ao líquido amniótico e a traumas mecânicos durante toda a gestação, de forma que muitos pacientes apresentavam comprometimento das habilidades motoras e hidrocefalia com necessidade de derivação ventricular, apenas para mencionar duas das principais complicações associadas à meningomielocele.[54]

O primeiro caso de correção intrauterina para a MMC fetal em humanos foi relatado em 1997, sendo um procedimento endoscópico para a cobertura do placódio neural com enxerto de pele.[19] Entretanto, devido aos maus resultados, a técnica foi abandonada. Depois disso, começaram a ser relatados casos de fetos operados pela técnica aberta com bons resultados,[1] posteriormente difundindo o procedimento entre outros centros. Até 2003 já haviam sido relatados mais de 90 casos de fetos operados pela técnica aberta,[18,40,54] mas não havia comparação com grupos controle, o que era feito com coortes históricas, sendo os casos operados altamente selecionados.

Por essas razões, o *National Institutes of Health* (NIH), nos EUA, patrocinou um estudo multicêntrico, prospectivo e randomizado comparando os desfechos entre as cirurgias pré-natal e pós-natal, que ficou conhecido como MOMS.[11] O estudo teve início em 2003 e foi interrompido em 2010, após recrutamento de 183 pacientes, devido à eficácia superior da cirurgia pré-natal em análise inicial. Os resultados mostraram redução da necessidade de derivação ventriculoperitoneal com 1 ano de vida, melhora nas funções motoras e cognitivas aos 30 meses de vida e reversão da herniação do tronco cerebral. Apesar dos resultados positivos, o estudo demonstrou aumento de risco para rotura prematura de membranas ovulares (RPMO), oligoâmnio e parto prematuro.

Após esse grande estudo randomizado, publicado em 2011, ficou evidente que a correção intrauterina das lesões fetais era capaz de reduzir a morbidade da doença de forma significativa, uma vez que seus principais benefícios incluíram a melhora da habilidade motora das crianças e a redução na necessidade de derivação ventricular.[19] A partir de então, a cirurgia intrauterina para correção da meningomielocele fetal tornou-se o padrão ouro no tratamento desses pacientes, passando a ser realizada em centros de referência em todo o mundo.[17] Assim, ficou comprovada a eficácia superior da correção intrauterina de MMC em relação à cirurgia pós-natal quando utilizados os mesmos critérios de inclusão e exclusão, o que permitiu que novos centros de medicina fetal em todo o mundo passassem a realizar o procedimento de forma rotineira, disseminando a técnica.

Apesar da clara evidência do benefício na correção cirúrgica pré-natal, permanece a busca por uma técnica cirúrgica menos invasiva e que traga menos morbidades maternas e fetais. Nesse sentido, Botelho et al. desenvolveram um aprimoramento da técnica cirúrgica a céu aberto com menor incisão uterina (mini-histerotomia), o que levou a menores taxas de RPMO, separação corioamniótica e deiscência da cicatriz uterina, além de menor taxa de prematuridade extrema (após 34 semanas).[17] Essa técnica é utilizada na Clínica Obstétrica do HC-FMUSP. Em casuística da Clínica de reparo intrauterino a céu aberto para meningomielocele fetal em hospital público, foram obtidos 39 casos com acompanhamento completo. Cinquenta por cento das pacientes eram pretas ou pardas e 50%, brancas. O nível da lesão era torácico em 5,1%; L1 ou L2, em 21%; L3 ou L4, em 46%; e L5 ou S1, em 28%, sendo que 25% dos fetos eram portadores de raquísquise. A idade gestacional média da cirurgia foi de 24,5 semanas. A taxa de prematuridade foi de 75%, e 30,8% eram prematuros de até 31 semanas e 6 dias. Assim, 70% dos fetos nasceram em idade gestacional de 32 ou mais semanas, entre os quais 23% nasceram a termo (mais de 36 semanas e 6 dias). A rotura prematura de membranas ovulares ocorreu em 47% dos casos. A derivação ventriculoperitoneal pós-natal foi necessária em 34% dos casos, e complicações maternas graves ocorreram em 25% das mães, sendo a maioria corioamnionite com infecção e uma histerectomia em uma grande multípara (primeira paciente da série). A mortalidade fetal e neonatal foi de 8%.[49]

## CORREÇÃO VIA ENDOSCÓPICA

Seguindo a tendência natural na evolução da medicina fetal em todo o mundo, com o objetivo de desenvolver técnicas o menos invasivas possível e com menores riscos maternos e fetais, é importante acompanhar a evolução da abordagem fetoscópica, como é realizada em casos de diferentes patologias. Submetendo pacientes à correção intrauterina de meningomielocele fetal também pela via fetoscópica poderemos contribuir para a definição do papel que essa técnica promissora terá no tratamento da doença.

Apesar de as tentativas iniciais para a correção de meningomielocele fetal por fetoscopia não terem tido resultados encorajadores,[1] grupos de pesquisadores no Brasil e na Alemanha vêm desenvolvendo longos projetos há mais de duas décadas com o objetivo de alcançar resultados semelhantes – ou superiores – aos da técnica aberta, porém com menores riscos maternos e de complicações obstétricas.[41,46] Mais recentemente, um grupo dos EUA retomou a técnica fetoscópica.[14] Os resultados desses estudos ainda não nos permitem concluir que a abordagem fetoscópica é superior à técnica aberta, mas parece ser apenas uma questão de tempo para que o seu aperfeiçoamento permita alcançar esse resultado. Nesse contexto, trabalhos utilizando a via endoscópica também têm sido relatados,[25,41,46] mas com resultados ainda não superiores aos da técnica a céu aberto, necessitando de novos estudos prospectivos bem desenhados comparativos, com recrutamento aleatório e pareamento adequado dos casos para que as vias e as técnicas possam ser comparadas de maneira adequada e satisfatória.

O HC-FMUSP iniciou as primeiras cirurgias fetais para correção da meningomielocele pela via aberta no ano de 2015, e hoje está entre os poucos hospitais universitários no Brasil que oferecem a cirurgia pelo Sistema Único de Saúde (SUS). Em países como o Brasil, em que a legislação permite a interrupção da gestação apenas em três situações muito bem definidas (fetos com anencefalia, gestações resultantes de violência sexual e pacientes com patologias graves cuja gestação coloque sua vida em risco), é muito importante que serviços públicos de saúde estejam aptos a realizar o melhor tratamento disponível, especialmente em casos de doenças cuja repercussão social é tão importante.

Os benefícios da cirurgia intrauterina para correção da meningomielocele fetal incluem melhora das habilidades motoras, redução da necessidade de derivação ventricular e melhor desempenho cognitivo nos pacientes submetidos ao procedimento.

Apesar do benefício indiscutível do procedimento pré-natal, muitas são as complicações a ele relacionadas, principalmente a alta taxa de prematuridade e aquelas relacionadas ao futuro obstétrico das gestantes, incluindo a obrigatoriedade de partos exclusivamente por via alta devido ao maior risco de rotura uterina.[35]

É muito importante para a comunidade médica e para a população brasileira que procedimento de tamanha relevância seja realizado por um hospital universitário e público, aplicando e difundindo conhecimento, além de contribuir diretamente para a melhora da saúde da população. O fato de o tratamento ser realizado em um hospital universitário com custos financiados pelo SUS pode ser capaz de eliminar alguns vieses de seleção e publicação presentes em outros trabalhos com financiamento privado.

## Procedimento

A técnica de correção a céu aberto, a única que tem grau de evidência 1, com estudos caso controle, de recrutamento aleatório e prospectivos, segue normas estritas que podem ser reproduzidas em vários centros e dão uniformidade aos diversos conjuntos de dados obtidos em várias partes do mundo. São elas:

- Critérios de inclusão
  - Gravidez única.
  - Meningomielocele com limite superior entre T1 e S1.
  - Evidência de herniação da fossa posterior (Chiari II).
  - Idade gestacional entre 19 semanas e 25 semanas e 6 dias.
  - Cariótipo fetal normal.
  - Idade materna ≥ 18 anos (ou consentimento do responsável legal em caso de menores de idade).
- Critérios de exclusão
  - Presença de malformações não relacionadas à meningomielocele.
  - Cifose acentuada ou grave (≥ 30°).
  - Colo curto à ultrassonografia transvaginal (≤ 20 mm).
  - Descolamento prematuro de placenta.
  - IMC ≥ 35 kg/m².
  - Contraindicação à cirurgia (incluindo histerotomia prévia no segmento ativo do útero).

Proceder avaliação morfológica fetal ultrassonográfica minuciosa, sendo observados os critérios de inclusão e exclusão ao tratamento cirúrgico pré-natal. Se consideradas elegíveis, é realizado aconselhamento a respeito dos riscos e benefícios do procedimento. Optando pela sua realização, as pacientes devem seguir em pré-natal de medicina fetal. A realização de ecocardiograma fetal é mandatória para a exclusão de cardiopatias associadas. Ainda, deve-se aplicar termo de consentimento livre e esclarecido para que seja assinado pelas pacientes.

Se consideradas inelegíveis, ou se optarem pela não realização da cirurgia pré-natal após aconselhamento, as pacientes também serão matriculadas no pré-natal e encaminhadas para realização de ecocardiograma fetal, de forma que mantenham acompanhamento da gestação no serviço até o parto.

O procedimento cirúrgico é realizado em conjunto pelas equipes de anestesiologia, obstetrícia e neurocirurgia e em centro cirúrgico perfeitamente equipado. A técnica cirúrgica inclui: paciente sob anestesia geral e duplo bloqueio; incisão ampliada da pele a Pfannenstiel; abertura da cavidade abdominal por planos anatômicos; exteriorização do útero; histerotomia de 3-4 cm com bisturi frio; marsupialização da membrana amniótica com sutura contínua; esvaziamento da cavidade amniótica; colocação de afastador Ankeney para exposição adequada da lesão fetal; correção da meningomielocele pela equipe de neurocirurgia; histerorrafia em 3 planos com preenchimento da cavidade amniótica por até 500 mL de Ringer-lactato diluídos com 500 mg de vancomicina; reposicionamento uterino na cavidade abdominal; fechamento da cavidade abdominal, do tecido subcutâneo e da pele.

Após a cirurgia, as pacientes permanecem internadas em ala de patologia obstétrica, recebendo alta cerca de seis dias após o procedimento quando apresentam evolução habitual, sem intercorrências. São orientadas a fazer uso de progesterona por via vaginal na dose de 200 mg/dia, bem como de nifedipina em até 80 mg/dia (conforme os níveis pressóricos), até a idade gestacional de 36 semanas e 6 dias. O parto é programado por via alta para idade gestacional de 37 semanas.

O acompanhamento pós-cirúrgico ocorre com retornos a cada duas semanas para avaliações ultrassonográficas seriadas, e a cada 28/21/14/7 dias para avaliações clínicas no pré-natal conforme a rotina do setor em cada período da gestação e de acordo com a presença de comorbidades e/ou ocorrência de complicações.

Para as pacientes que não são submetidas à correção intrauterina da meningomielocele fetal, o acompanhamento ultrassonográfico se dá a cada quatro semanas, e os retornos às consultas de pré-natal ocorrem conforme a rotina do setor, a cada 28/21/14/7 dias. O parto é programado também por via alta com idade gestacional de 37 semanas, e a correção da meningomielocele neonatal é realizada pela mesma equipe de neurocirurgia que opera as lesões fetais, preferencialmente nas primeiras 24 horas de vida do recém-nascido.

Após o nascimento, os recém-nascidos permanecem sob os cuidados das equipes de neonatologia e neurocirurgia. Após a alta, são encaminhados para acompanhamento com diversas especialidades, além das duas acima mencionadas, incluindo urologia e ortopedia. Os dados das crianças após a alta são obtidos dos prontuários eletrônicos e físicos.

### Riscos e benefícios

Os riscos são aqueles inerentes a qualquer procedimento cirúrgico de grande porte, incluindo os riscos anestésicos, infecciosos, de sangramento, trombóticos, entre outros, além dos riscos obstétricos e fetais/neonatais.

O acompanhamento de um protocolo estrito e rigoroso diminui as possibilidades de ocorrência de tais riscos, porém não os anula, de forma que as pacientes devem ser muito bem informadas para poderem tomar uma decisão consciente.

Os benefícios são aqueles envolvendo a melhora no prognóstico pós-natal de crianças com meningomielocele fetal, como evidenciado pelo grande estudo randomizado MOMS, com melhora da função motora, redução da necessidade de derivação ventricular e melhora do desempenho cognitivo. Como em qualquer intervenção fetal, os benefícios indiscutíveis da cirurgia para correção intrauterina de meningomielocele pela cirurgia aberta acarretam altas taxas de complicações obstétricas, incluindo rotura prematura de membranas ovulares, parto pré-termo, separação corioamniótica, descolamento prematuro de placenta, corioamnionite e deiscência da cicatriz uterina.[6,44]

### Casuística do HC-FMUSP

Os dados preliminares dos primeiros 24 casos de cirurgia a céu aberto para correção de meningomielocele fetal no HC-FMUSP mostraram: a idade gestacional média no procedimento foi de 24,7 semanas (de 21-26), o parto ocorreu em média após 8,5 semanas (de 1,5 a 14,3 semanas), 11 pacientes (46%) cursaram com RPMO, em média após seis semanas do procedimento. As complicações mais observadas foram hipotensão, corioamnionite (em cinco casos) além de uma mãe com derrame pleural e uma que cursou com trombose venosa central. Houve, ainda, dois casos de descolamento prematuro de placenta (8%). A idade gestacional do parto nessa pequena série inicial foi de 17% antes de 30 semanas, 42% entre 30 e 34 semanas, 17% de 35 a 37 semanas e tivemos fetos de termo (gestação de 37 semanas ou mais) em 24% dos casos. O peso ao nascer foi maior que 2.550 g em 8 casos (33%), entre 1.550 e 2.499 g em 11 casos (46%). Cinco fetos tiveram o peso ao nascer menor que 1.500 g (21%). Observaram-se, ainda, atonias uterinas (três casos), deiscência de cicatriz (dois casos). Houve um caso de sepse com histerectomia em uma grande multípara (primeira paciente da série). Houve ainda um óbito fetal intraoperatório e um óbito neonatal precoce. A taxa de derivação nesses casos foi de 28%.

Analisando aspectos intraoperatórios em 15 pacientes, observou-se que o tamanho da histerotomia foi de 3,5 cm em média, que uma versão externa do feto foi necessária em 20% dos casos e que a duração da cirurgia foi em média de 4 horas. Não se observaram complicações anestésicas nesses casos e houve um caso de sangramento moderado sem necessidade de transfusão sanguínea. Um total de 15% dos fetos apresentou bradicardia, sendo que uma reverteu e outra resultou em óbito fetal intraoperatório. Um terço dos casos necessitou de algum tipo de incisão na pele ou de membrana de colágeno para aliviar tensão e permitir fechamento da lesão.

## FOTOCOAGULAÇÃO A *LASER* DE ANASTOMOSES PLACENTÁRIAS NA SÍNDROME DE TRANSFUSÃO FETO-FETAL

A STFF, uma complicação das gestações gemelares monocoriônicas, afeta cerca de 10-15% dessas gestações,[57] com taxas gerais de mortalidade atingindo 73-100%, e torna-se clinicamente evidente entre 16 e 26 semanas na maioria dos casos.[3] Decorre do estabelecimento de fluxo de sangue desigual entre os gemelares. As anastomoses vasculares são tradicionalmente compostas de anastomoses arterioarteriais (AA), venovenosas (VV) ou arteriovenosas (AV). Anastomoses AA ou VV têm fluxo bidirecional na superfície da placa coriônica, formando comunicações diretas entre artérias e veias dependentes relativamente do gradiente de pressão vascular entre as duas circulações fetais. As anastomoses AV são profundas e representam território placentário compartilhado que recebe sangue arterial de um gemelar e fornece sangue venoso (oxigenado) para o outro feto. Essas anastomoses são visíveis na superfície da placa coriônica como artéria e veia não pareada que penetra na placa coriônica em estreita proximidade uma da outra. Seu fluxo é unidirecional apenas e pode causar desbalanços e a síndrome da transfusão feto-fetal.[22] Acredita-se que as anastomoses AA são protetoras contra o desenvolvimento da STFF, uma vez que gestações gemelares monocoriônicas que não desenvolveram STFF apresentam 84% das anastomoses do tipo artério-arterial, contra apenas 24% nas que evoluíram com STFF. O diagnóstico da STFF é ultrassonográfico com um dos gemelares apresentando líquido amniótico reduzido (doador) e o outro, líquido amniótico aumentado (receptor). Esse quadro pode evoluir com uma série de alterações fetais e, eventualmente, com óbito de um ou de ambos os gemelares. A principal e mais aceita forma de classificar a STFF foi proposta por Quintero et al. em 1999.[48] Utilizando critérios ultrassonográficos, eles dividiram a síndrome em cinco estágios. Apesar de os estágios de Quintero de certa forma predizerem os resultados gestacionais, seu uso é aconselhado como forma de identificação da gravidade da doença e não como uma avaliação sequencial desta, uma vez que casos podem pular os estágios e não se apresentar sequencialmente. Ou seja, um caso pode evoluir diretamente do estágio I para o IV ou mesmo o STFF já se manisfetar no estágio III sem ter passado pelos estágios I e II.

O tratamento de eleição da STFF é a ablação a *laser* das anastomoses vasculares placentárias, proposta pelo obstetra Julian De Lia e pelo patologista Kurt Benirschke.[21] Inicialmente realizada em animais, teve sua primeira execução em fetos humanos em 1988, sendo realizada por fetoscopia por meio de laparotomia e histerotomia, sob anestesia geral ou regional. Em 1992, Ville et al. desenvolveram uma técnica menos invasiva, que, em vez de laparotomia, realizava a fotocoagulação a *laser* por via endoscópica percutânea e sob anestesia local.[55]

Em 2004, Senat et al. publicaram um estudo randomizado, controlado e multicêntrico com 142 mulheres comparando a cirurgia endoscópica à amiorredução no tratamento da STFF abaixo de 26 semanas.[51] Esse estudo mostrou maiores taxas de sobrevida perinatal e melhores desfechos neurológicos no grupo tratado por fetoscopia nos estágios de Quintero I a IV, consagrando esse método como o tratamento de escolha a partir de 16 semanas de gestação (Tabela 1). A idade gestacional superior para realização da fotocoagulação a *laser*, em alguns centros, é de 26 ou 28 semanas. Idade a partir da qual o parto pode ser programado após corticoterapia para maturidade pulmonar.

**TABELA 1. Classificação de Quintero para síndrome de transfusão feto-fetal (STFF)**

| Estágio | Critério |
|---|---|
| Estágio I | Oligoâmnio no feto doador (maior bolsão vertical ≤ 2 cm ) e polidrâmnio no receptor (maior bolsão vertical ≥ 8 cm até 20 semanas ou > 10 cm após 20 semanas), com bexiga do doador ainda visível |
| Estágio II | Bexiga do feto doador não visível |
| Estágio III | Doppler arterial ou venoso anormal em um dos fetos: diástole ausente ou reversa na artéria umbilical, diástole ausente ou reversa no ducto venoso ou veia umbilical pulsátil |
| Estágio IV | Hidropsia em pelo menos um dos fetos |
| Estágio V | Óbito de pelo menos um dos fetos |

Tabela adaptada de Quintero et al.[48]

Antes da realização do procedimento cirúrgico, todas as gestantes devem ser submetidas a ultrassonografia para avaliação da presença de malformações discordantes e estagiamento da doença. O colo uterino deve ser avaliado via transvaginal por ser preditor do parto prematuro e de mau resultado gestacional. A opção de cerclagem ou colocação de pessário pode ser discutida em casos de comprimento do colo uterino menor que 20 mm. O procedimento é realizado com a paciente anestesiada (duplo bloqueio), com o uso de antibioticoprofilaxia e tocólise intra e pós-operatória por 24 horas. As posições fetais, das inserções placentárias dos dois cordões umbilicais e a placenta devem ser mapeadas. A inserção do fetoscópio é feita pela bolsa no feto receptor.[32]

Os primeiros trabalhos publicados descreviam uma técnica não seletiva de ablação dos vasos, na qual todos os vasos que atravessam a membrana amniótica são coagulados.[2] Essa técnica foi gradualmente substituída pela ablação seletiva, na qual são coaguladas apenas as anastomoses vasculares, definindo uma zona conhecida como equador vascular (ou zona compartilhada da placenta). Em seguida, a ablação seletiva passou a ser feita de forma sequencial (primeiro as AV, em seguida as VV e por último as AA).[47]

Mais recentemente, foi proposta a técnica de dicorionização equatorial de Solomon, cujo objetivo é causar uma separação completa dos territórios da placenta monocoriônica.[13] É realizada por meio da aplicação do *laser* de forma a conectar os vasos anteriormente coagulados, criando uma linha virtual que corresponde ao equador vascular. Suas vantagens incluem reversão das alterações hemodinâmicas, redução de recorrência de STFF e de complicações como a sequência anemia-policitemia (TAPS), além de proteger o gêmeo sobrevivente na ocasião de óbito de um deles, uma vez que são formados dois sistemas vasculares completamente independentes.[2]

No pós-operatório, é realizada ultrassonografia no primeiro dia para documentar a viabilidade fetal, o volume amniótico e as mudanças nos achados relacionados a STFF, particularmente o enchimento da bexiga do feto doador e nos parâmetros do Doppler fetal. Hidropsia fetal transitória e onda a ausente ou reversa no ducto venoso do feto doador podem ser observadas sem relação com mau prognóstico, por refletir possivelmente uma adaptação hemodinâmica da interrupção do fluxo entre os fetos. A avaliação do coração fetal por ecocardiografia antes e após o procedimento também é preconizada para diagnóstico de sobrecarga cardíaca ou estenose valvar pulmonar.[33]

Após a alta, nova avaliação ultrassonográfica é realizada uma semana após e, caso haja normalização dos achados, o acompanhamento poderá ser a cada duas semanas.

As principais complicações fetais pós-fotocoagulação a *laser* incluem óbito fetal, discordância da hemoglobina fetal e persistência da STFF. O óbito fetal ocorre em um dos fetos em aproximadamente 33% dos casos de forma igual entre doador e receptor, e o duplo óbito ocorre em 4%. Aproximadamente 60% dos óbitos são detectados em 24h e 75%, dentro de uma semana. Outra complicação mais rara é a discordância de hemoglobina entre os fetos, chamada de *Twin anemia polycythemia sequence* – TAPS –, que ocorre em 3 a 6% espontaneamente nas gestações monocoriônicas e em até 13% dessas gestações pós-fotocoagulação a *laser*. O diagnóstico é feito pelo aumento da velocidade do pico sistólico da artéria cerebral média superior a 1,5 MoM em um feto e abaixo de 0,8 no outro feto. Na maioria das vezes, o feto receptor torna-se anêmico e o doador, policitêmico. O tratamento é feito por transfusão intrauterina ou repetição do procedimento de fotocoagulação. A persistência da STFF é diagnosticada, em geral, uma semana após o procedimento e ocorre em aproximadamente 14% dos casos. Dependendo da idade gestacional da recorrência e das condições técnicas, os tratamentos possíveis são: repetição da fotocoagulação para ablação das anastomoses vasculares, amniorredução e parto prematuro. Outras complicações mais raras incluem lesões isquêmicas de membros, microftalmia, atresia intestinal, constrição de membros e/ou cordão umbilical por banda amniótica.[20,52]

Entre as complicações gestacionais após o procedimento, são observados rotura prematura das membranas ovulares (aproximadamente 24%), DPP, corioamnionite (2%) e abortamento (7%).[56]

Os principais desafios para o tratamento da STFF na atualidade incluem dúvidas quanto ao benefício da fotocoagulação das anastomoses no estágio I de Quintero,[4] uma vez que há a possibilidade de estabilização ou resolução espontânea do quadro, e a redução nos riscos de parto prematuro e sequelas neurológicas dos fetos que sobrevivem após a cirurgia.

No setor de gemelar da Clínica Obstétrica do HC-FMUSP, foram computados 58 casos submetidos a terapia com *laser* para síndrome de transfusão feto-fetal. Quarenta e cinco por cento dos casos tiveram os dois gemelares com alta hospitalar e liberação para casa; e em 28% dos casos, ao menos um gemelar teve alta – considerando o critério de pelo menos um gêmeo em casa, totalizou-se 73%. As gestações com nenhum gêmeo sobrevivente representaram 26% do total. O intervalo entre o procedimento e o parto foi de 9,64 semanas (mínimo de 0,28 semana e máximo de 18 semanas). A idade gestacional média no parto foi de 31,32 semanas, sendo o mínimo de 23,14 semanas e o máximo de 38 semanas. Em quinze casos, o procedimento foi realizado antes de 26 semanas; em 28%, antes de 28 semanas; em 36%, antes de 30 semanas; em 67%, antes de 34 semanas; e em 85%, antes de 36 semanas. Após a aplicação do *laser*, se houver alguma complicação (restrição de crescimento fetal, sequência anemia-policitemia, recidiva da STFF, sequela, RPMO etc.), o parto é feito com 34 semanas na Clínica Obstétrica do HC-FMUSP. Se a evolução for sem complicações, a meta é realizar o parto com 36 semanas, limite semelhante ao utilizado para todos os gemelares monocoriônicos e diamnióticos. Partos com mais de 36 semanas são realizados somente nos casos que tiveram um óbito fetal de um dos fetos e, assim, tornaram-se gestações únicas.

Na Tabela 2 encontram-se outras indicações da fotocoagulação a *laser* além da STFF.

**TABELA 2. Outras indicações de fotocoagulação a *laser* além da STFF**

| |
|---|
| Síndrome da sequência anemia-policitemia em idade gestacional < 26 semanas |
| Restrição de crescimento fetal seletivo tipos I e II com STFF |
| Restrição do crescimento fetal seletivo tipo II sem STFF em idade gestacional < 26 semanas |
| Sequência TRAP para oclusão do fluxo sanguíneo do gêmeo acárdico |

STFF: síndrome da transfusão feto-fetal; TRAP: *twin reversed arterial perfusion* (perfusão arterial reversa gemelar).

## OCLUSÃO TRAQUEAL FETAL EM FETOS COM HÉRNIA DIAFRAGMÁTICA CONGÊNITA GRAVE

Hérnia diafragmática congênita é uma malformação rara que ocorre em 1 a cada 4.000 nascimentos, sendo mais comum do lado esquerdo. O defeito na formação do diafragma cursa com consequente herniação das vísceras abdominais para o tórax.[26] Os pulmões não se desenvolvem adequadamente, havendo hipoplasia pulmonar e hipertensão pulmonar,[53] e sintomas respiratórios ao nascimento. O diagnóstico no período pré-natal é realizado por ultrassonografia, e, uma vez realizado, é necessária avaliação com especialista em medicina fetal para organização do acompanhamento e do cuidado pós-natal. A mortalidade global é alta, em torno de 50% dos casos, e é possível estratificar a gravidade no período pré-natal avaliando-se a medida do pulmão contralateral à hérnia e a quantidade e o tipo de estruturas herniadas. Para isso utiliza-se a relação pulmão-cabeça, que é a medida do pulmão contralateral à hérnia dividida pela medida do polo cefálico. Inicialmente utilizava-se essa medida isoladamente, mas, como o crescimento do pulmão apresenta evolução diferente do polo cefálico, passou-se a utilizar a medida da relação pulmão-cabeça observada sobre a esperada (RPC o/e), que apresenta menor variabilidade com a idade gestacional. Dessa forma, fetos com hérnia diafragmática podem ser classificados como tendo hérnia grave (mortalidade de cerca de 80-90%), hérnia intermediária (mortalidade em torno de 50%) ou hérnia leve (mortalidade em torno de 20-30%).[36,37]

Historicamente a proposição de cirurgia fetal para hérnia diafragmática iniciou-se na década de 1980, e as primeiras tentativas foram de correção da hérnia por cirurgia aberta.[34] No entanto os altos índices de prematuridade associados às dificuldades técnicas na correção, particularmente em relação à acomodação das vísceras herniadas de volta na cavidade abdominal, fizeram com que a técnica de correção de hérnia diafragmática aberta fosse abandonada. Baseando-se no modelo da atresia congênita de vias aéreas superiores (em inglês, sigla *CHAOS*), observou-se que fetos com atresia de laringe têm pulmões com maior volume pulmonar, maior número de alvéolo e menor musculatura nas arteríolas pulmonares.[9] Postulou-se então que a oclusão da traqueia poderia ocasionar melhora da hipoplasia pulmonar em fetos com hérnia diafragmática, e essa hipótese foi posteriormente testada. Os primeiros estudos utilizaram o acesso aberto para clampeamento da traqueia com clipe.[31] Posteriormente, passou-se à técnica fetoscópica, que é a utilizada atualmente. Estudos histológicos em animais demonstraram que a oclusão traqueal fetoscópica efetivamente propiciava melhora do volume pulmonar em fetos de ovelhas.[30] A primeira grande série de casos avaliando a eficácia do procedimento foi publicada em 2009, e demonstrou melhora considerável na sobrevida de fetos com hérnia diafragmática grave quando a oclusão traqueal foi realizada, em comparação ao controle histórico no qual o procedimento não foi realizado.[38] Estudos randomizados realizados em nosso meio demonstraram melhora da sobrevida pós-natal com a oclusão traqueal (OR variando de 5,9 [IC 2,11-16,79[8,50]] a 10,8 [IC 2,09-51,2[12]] nas diferentes metanálises realizadas), estando esta indicada nas formas graves. Os principais desafios permanecem sendo a alta frequência de prematuridade pós-cirúrgica e a necessidade de permanência perto de centro de referência para a retirada de urgência do balão caso haja trabalho de parto prematuro antes dessa retirada. Encontra-se em estudo a indicação da oclusão traqueal nas formas intermediárias.[59]

## TÉCNICA

A maior parte dos centros preconiza a oclusão traqueal entre 26 e 28 semanas. O procedimento é realizado por fetoscopia utilizando-se fetoscópio de 1,3 mm. Prepara-se o material (Figura 1). É realizada analgesia ou anestesia materna, realiza-se posicionamento fetal de forma a obter-se acesso à boca e à traqueia sem interposição de estruturas nobres, como placenta e vasos maternos ou fetais. O feto recebe anestesia por via intramuscular (procedimento guiado por ultrassom) (Figura 2), e então o fetoscópio é inserido na traqueia fetal e o balão insuflado a meia distância entre as cordas vocais e a carina (Figura 3). Quando necessário, é realizada amniodrenagem.

## ACOMPANHAMENTO

Uma vez o balão endotraqueal posicionado, é realizado acompanhamento a cada duas semanas com o intuito de avaliar-se o posicionamento adequado do balão (Figura 4) e sinais de risco aumentado de prematuridade (encurtamento do colo ou polidrâmnio excessivo). Dessa forma, objetiva-se identificar situações que possam exigir retirada precoce do balão, uma vez que o parto com o balão ocluindo a traqueia ocasionará óbito neonatal por obstrução das vias aéreas. Em algumas situações é necessária

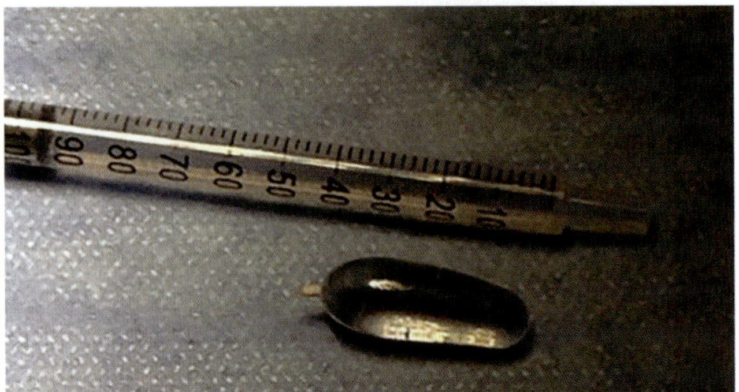

**FIGURA 1.** Balão a ser posicionado na traqueia fetal.

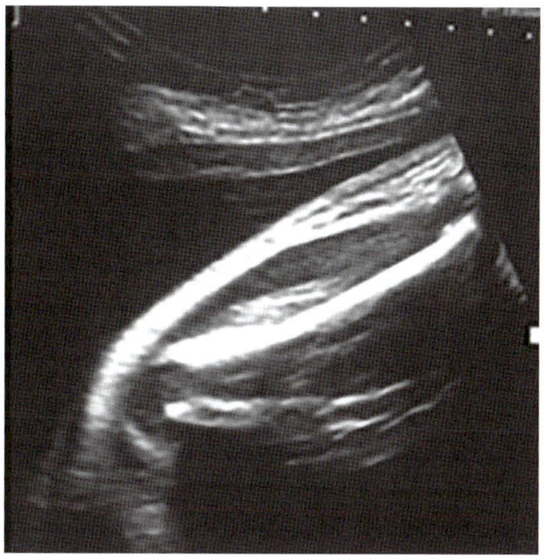

FIGURA 2 Imagem ultrassonográfica do acesso da coxa fetal para punção para anestesia intramuscular.

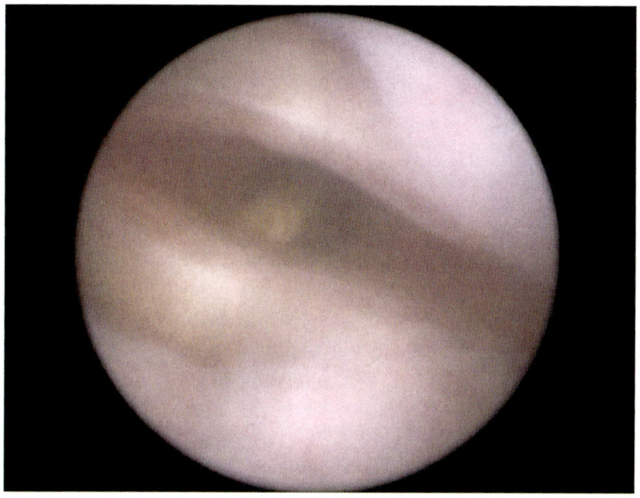

FIGURA 3. Imagem do balão posicionado na traqueia fetal visível após as cordas vocais.

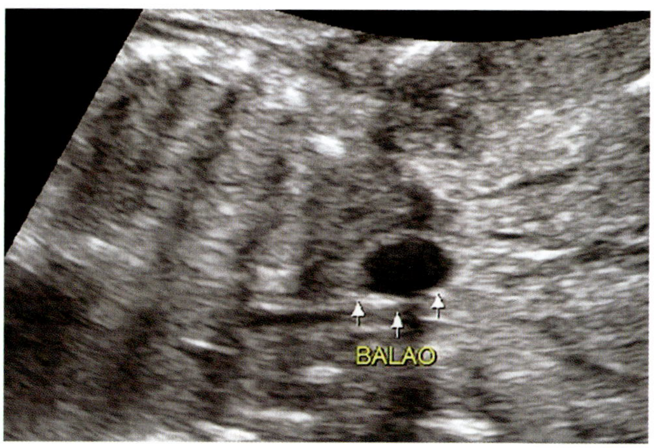


FIGURA 4. Aspecto ultrassonográfico do balão endotraqueal bem posicionado.

a indicação de EXIT.[16] É descrito óbito neonatal relacionado à impossibilidade de retirada do balão em cerca de 8% dos fetos submetidos ao procedimento.[38]

## RETIRADA

A retirada é agendada eletivamente na 34ª semana, e pode ser realizada por punção guiada por ultrassom ou por fetoscopia, com a gestante e o feto sob anestesia.[39]

Após a retirada, o acompanhamento pré-natal deve continuar normalmente e deve-se programar o parto em centro terciário com experiência no manejo do neonato com hérnia diafragmática. Os dados de 2018 a 2021 do setor de malformações fetais torácicas não cardíacas da Clínica Obstétrica do HC-FMUSP mostraram um total de 44 casos de colocação de balão endotraqueal. Em dois casos, houve perda de acompanhamento (4,5%). A idade gestacional na colocação do balão foi menor ou igual a 28 semanas em 90% dos casos e superior a 28 semanas em 10% dos casos. Todos os casos eram de suspeita de hipoplasia pulmonar moderada ou grave à ultrassonografia, independentemente do lado da herniação, e tinham relação pulmão-cabeça menor que 1,00 ou volume pulmonar observado inferior a 35% com relação ao esperado. Dos 42 casos acompanhados até o berçário ou óbito fetal, houve três óbitos fetais (7,1%) e 22 óbitos neonatais (52%), com mortalidade global de 59,1%. Rotura prematura de membranas ovulares ocorreu em 17 casos (40,5%). A idade gestacional no parto para os nascidos vivos foi de 34 semanas ou mais em 33 casos (84,7% dos 39 casos que tiveram nascidos vivos), e em seis casos o parto ocorreu antes de 34 semanas (15,3%). Procedimento EXIT foi necessário em quatro casos (10,2%).

Em 2021, foram publicados dois artigos com resultados de estudos randomizados versando um sobre a colocação de balão em casos de hérnia diafragmática fetal grave e outro sobre casos de hérnia moderada. Novamente, foi demonstrado benefício com a realização desse tratamento intrauterino, com maior diferença entre o grupo tratado e não tratado quanto à sobrevivência nos casos de hérnias diafragmáticas com suspeita de hipoplasia pulmonar grave (pulmão observado/esperado menor ou igual a 25%).[23,24]

## FUTUROS DESAFIOS EM CIRURGIA FETAL

O controle e a diminuição da incidência de prematuridade ainda representam um grande desafio. Foram testados *plugs* e selantes para serem usados em fetoscopia, mas os resultados ainda são desanimadores.[29,45] Deve-se, portanto, realizar acompanhamento de perto e instituir medidas gerais de prevenção de prematuridade, como pesquisa ativa de infecções, para todas as pacientes submetidas à cirurgia fetal.

Outro grande desafio em nosso país ainda é o referenciamento no tempo correto. Observa-se alta frequência de diagnóstico tardio no Sistema Único de Saúde, impedindo o acesso das gestantes no período adequado a centros que realizam o tratamento. O atraso ao acesso muitas vezes contraindica a cirurgia, impactando sobremaneira a morbimortalidade perinatal.

Ainda, objetiva-se instituir e testar, de forma aleatorizada, medidas menos invasivas para tratamento fetal. A via fetoscópica para tratamento de meningomielocele fetal está em teste. Algumas medidas não cirúrgicas, como o uso de ultrassom focado de alta intensidade, poderão, no futuro, ser testadas para substituir a coagulação a *laser* de anastomoses placentárias.

Ênfase especial deve ser dada ao acompanhamento e tratamento da dor fetal. Se hoje não se discute mais a necessidade de realizar anestesia fetal para os procedimentos, o acompanhamento da dor pós-cirúrgica ainda é incipiente, e não existem modelos validados de avaliação e quantificação da dor fetal. Recentemente, a equipe da Clínica Obstétrica do HC-FMUSP propôs a construção de escala de avaliação da dor fetal[15] que, quando validada, poderá servir de guia no acompanhamento e no tratamento da dor potencialmente gerada pelas cirurgias fetais, particularmente após a correção intrauterina de meningomielocele fetal.

Além das dificuldades supracitadas, um grande desafio que permeia todo o processo médico, não sendo diferente no âmbito do diagnóstico pré-natal e das cirurgias fetais, é o treinamento das equipes em habilidades de comunicação, particularmente em comunicação de más notícias. Tem-se estudado e discutido cada vez mais que a comunicação adequada diminui a incidência de estresse pós-traumático e depressão após eventos que ameaçam a vida, e existem protocolos descritos de comunicação em obstetrícia. O treinamento da equipe em comunicação pode propiciar à gestante e seus familiares melhores desfechos psicológicos diante de eventos tão perturbadores quanto o filho ter uma doença que exige cirurgia fetal.

## CONSIDERAÇÕES FINAIS

A evolução das técnicas diagnósticas e terapêuticas em medicina fetal trouxe um avanço considerável para o tratamento fetal. Procedimentos a céu aberto e fetoscópicos foram desenvolvidos e permitem o acesso ao feto e o tratamento de diversas doenças. No entanto ainda é escassa a evidência I para a maior parte dos tratamentos fetais, tendo sido obtida até o momento somente para alguns atos específicos em cirurgia fetal (tratamento a céu aberto para meningomielocele fetal [espinha bífida], fetoscopia, oclusão traqueal com balão em casos de hérnia diafragmática fetal e tratamento a *laser* para ablação das anastomoses feto-fetais em casos de síndrome de transfusão feto-fetal). As pacientes elegíveis para cirurgia fetal devem ser referenciadas o quanto antes para centros especializados em cirurgia fetal e acompanhadas cuidadosamente após a realização da cirurgia, com o intuito de minimizarem-se os riscos inerentes ao procedimento.

### PONTOS-CHAVE

- Os procedimentos cirúrgicos fetais surgiram da necessidade clínica, pois sabe-se que algumas patologias congênitas podem causar dano progressivo e irreversível ainda no ambiente intrauterino. Com isso, o reparo antenatal de algumas lesões pode ser capaz de prevenir ou reverter o dano tecidual, restaurar o desenvolvimento normal e permitir sobrevida com qualidade.
- O tratamento clássico da meningomielocele era a correção cirúrgica com o fechamento da lesão, imediatamente após o nascimento. Entretanto, essa intervenção não era capaz de reverter os danos já causados às raízes nervosas expostas ao líquido amniótico e a traumas mecânicos durante toda a gestação.
- Após o estudo MOMS, publicado em 2011, a correção intrauterina das lesões fetais mostrou ser capaz de reduzir a morbidade da doença de forma significativa, uma vez que seus principais benefícios incluíram a melhora da habilidade motora das crianças e a redução na necessidade de derivação ventricular. Assim, a cirurgia intrauterina para correção da meningomielocele fetal tornou-se o padrão-ouro no tratamento desses pacientes, uma vez que sua eficácia mostrou-se superior à correção cirúrgica pós-natal, quando utilizados os mesmos critérios de inclusão e exclusão.
- Os benefícios da cirurgia intrauterina para correção da meningomielocele fetal incluem melhora das habilidades motoras, redução da necessidade de derivação ventricular e melhor desempenho cognitivo. Dentre as complicações, estão a alta taxa de prematuridade e aquelas relacionadas ao futuro obstétrico das gestantes, incluindo a obrigatoriedade de partos exclusivamente por via alta em razão do maior risco de rotura uterina.
- O tratamento de eleição da STFF é a ablação a *laser* das anastomoses vasculares placentárias, que foi realizada pela primeira vez em fetos humanos em 1988.
- A idade gestacional superior para realização da fotocoagulação a *laser*, em alguns centros, é de 26 ou 28 semanas, idade a partir da qual o parto pode ser programado após corticoterapia para maturidade pulmonar. Antes da realização do procedimento cirúrgico, todas as gestantes devem ser submetidas a ultrassonografia para avaliação da presença de malformações discordantes e estagiamento da doença, bem como medida do comprimento do colo uterino.
- As principais complicações fetais pós-fotocoagulação a *laser* incluem óbito fetal, discordância da hemoglobina fetal e persistência da STFF. Outra complicação mais rara é a discordância de hemoglobina entre os fetos, chamada de *twin anemia polycythemia sequence* (TAPS). Entre as complicações gestacionais após o procedimento, são observados rotura prematura das membranas ovulares, DPP, corioamnionite e abortamento.

- Estudos randomizados demonstraram melhora da sobrevida pós-natal de fetos com hérnia diafragmática com a oclusão traqueal por balão, estando indicada nas formas graves. Os principais desafios permanecem sendo a alta frequência de prematuridade pós-cirúrgica e a necessidade de permanência perto de centro de referência para a retirada de urgência do balão caso haja trabalho de parto prematuro antes dessa retirada. A maior parte dos centros preconiza a oclusão traqueal entre 26 e 28 semanas.
- A retirada do balão endotraqueal é agendada eletivamente na 34ª semana e pode ser realizada por punção guiada por ultrassom ou por fetoscopia, com a gestante e o feto sob anestesia.

## REFERÊNCIAS BIBLIOGRÁFICAS

### Artigos de revisão


1. Adzick SN. Fetal surgery for spina bifida: Past, present and future. Seminars in Pediatric Surgery 2013; 22: 10-7.
2. Benoit RM, Baschat AA. Twin-to-twin transfusion syndrome: prenatal diagnosis and treatment, Am J Perinatol 2014; 31: 583-94.
3. Berghella V, Kaufmann M. Natural history of twin-twin transfusion syndrome. J Reprod Med 2001; 46: 480-4.
4. Blumenfeld YJ, Belfort MA. Updates in fetal spina bifida repair. Curr Opin Obstet Gynecol 2018; 30: 123-9.
5. De Lia J, Kuhlmann, R. Twin-to-twin transfusion syndrome – 30 years at the front. Am J Perinatol 2014; 31: S7-S12.
6. Kabagambe SK, Jensen GW, Chen YJ, Vanover MA, Farmer DL. Fetal surgery for myelomeningocele: A systematic review and meta-analysis of outcomes in fetoscopic versus open repair. Fetal Diagn Therapy 2017; 1: 1-14.
7. Maselli KM, Badillo A. Advances in fetal surgery. Ann Trans Med 2016; 4(20): 394-400.
8. Shan W, Wu Y, Huang G, Zeng L, Miao, Yuan, et al. Fetal endoscopic tracheal occlusion for severe congenital diaphragmatic hernia – a systemic review and meta-analysis of randomized controlled trials. J Pak Med Assoc 2014; 64(6): 686-9.
9. Vidaeff AC, Szmuk P, Mastrobattista JM, Rowe TF, Ghelber O. More or less CHAOS: case report and literature review suggesting the existence of a distinct subtype of congenital high airway obstruction syndrome. Ultrasound Obstet Gynecol 2007; 30(1): 114-7.
10. Vrecenak JD, Flake AW. Fetal surgical intervention: progress and perspectives. Pediatr Surg Int 2013; 29(5): 407-17.


### Artigos originais


11. Adzick NS, Thom EA, Spong CY, et al. A randomized trial of prenatal versus postnatal repair of myelomeningocele. N Engl J Med 2011; 364: 993-1004.
12. Araujo Júnior E, Tonni G, Martins WP, Ruano R. Procedure-related complications and survival following fetoscopic endotracheal occlusion (FETO) for severe congenital diaphragmatic hernia: systematic review and meta-analysis in the FETO era. Eur J Pediatr Surg 2017; 27(4): 297-305.
13. Baschat AA, Barber J, Pedersen N, Turan OM, Harman CR. Outcome after fetoscopic laser ablation of placental anastomoses vs equatorial laser dichorionization for the treatment of twin-to-twin transfusion syndrome. Am J Obstet Gynecol 2013; 209(3): e1-e8.
14. Belfort MA, Whitehead WE, Shamshirsaz AA, et al. Fetoscopic open neural tube defect repair: development and refinement of a two port, carbon dioxide insufflations technique. Obst Gynecol 2017; 129: 734-43.
15. Bernardes LS, Ottolia JF, Cecchini M, Filho AGA, Teixeira MJ, Francisco RPV, et al.; Grupo de Estudo da Dor Fetal (Fetal Pain Study Group). On the feasibility of accessing acute pain-related facial expressions in the human fetus and its potential implications: a case report. Pain Rep 2018; 3(5): e673.
16. Berrington JE, Stafford FW, Macphail S. Emergency EXIT for preterm labour after FETO. Arch Dis Child Fetal Neonatal 2010; 95(5): F376-7.
17. Botelho RD, Imada V, da Costa KJR, et al. Fetal myelomeningocele repair through a mini-histerotomy. Fetal Diagn Ther 2017; 42: 28-34.
18. Bruner JP, Tulipan N, Paschall RL, et al. Intrauterine repair of myelomeningocele, `hind brain restoration' and the incidence of shunt-dependent hydrocephalus. JAMA 1999; 282: 1819-25.
19. Bruner JP, Tulipan NB, Richards WO. Endoscopic coverage of fetal open myelomeningocele in utero. Am J Obstet Gynecol 1997; 176: 256-7.
20. Cavicchioni O, Yamamoto M, Robyr R, et al. Intrauterine fetal demise following laser treatment in twin-to-twin transfusion syndrome. BJOG 2006; 113: 590-4.
21. De Lia JE, Cukierski MA, Lundergan DK, Kochenour NK. Neodymium-yttrium-aluminium-garnet laser occlusion of rhesus placental vasculature via fetoscopy. Am J Obstet Gynecol 1989; 160: 485-9.
22. De Paepe ME, Shapiro S, Greco D, et al. Placental markers of twin-to-twin transfusion syndrome in diamniotic-monochorionictwins: A morphometric analysis of deep artery-to-vein anastomosis. Placenta 2010; 31(4): 269-76.
23. Deprest JA, Benachi A, Gratacos E, et al. Randomized trial of fetal surgery for moderate left diaphragmatic hernia. N Engl J Med 2021; 385(2): 119-29.
24. Deprest JA, Nicolaides KH, Benachi A, et al. Randomized trial of fetal surgery for severe left diaphragmatic hernia. N Engl J Med 2021; 385(2): 107-18.
25. Degenhardt J, Schurg R, Winamo A, et al. Percutaneous minimal--access fetoscopic surgery for spina bifida aperta. Part II: maternal management and outcome. Ultrasound Obstet Gynecol 2014; 44: 525-31.
26. Deprest J, Gratacos E, NIcolaides KH. Fetoscopic tracheal occlusion (FETO) for severe congenital diaphragmatic hernia: evolution of a technique and preliminary results. Ultrasound Obstet Gynecol 2004; 24: 121-6.
27. Deprest J, Toelen J, Debyser Z, et al. The fetal patient – ethical aspects of fetal therapy. F, V & V in Ob Gyn 2011; 3(3): 221-7.
28. Edmonds LD, James LM. Temporal trends in the prevalence of congenital malformations at birth based on the birth defects monitoring program, United States, 1979-1987. MMWR CDC Surveill Summ 1990; 39: 19-23.
29. Engels AC, Van Calster B, Richter J, DeKoninck P, Lewi L, De Catte L, et al. Collagen plug sealing of iatrogenic fetal membrane defects after fetoscopic surgery for congenital diaphragmatic hernia. Ultrasound Obstet Gynecol 2014; 43(1): 54-9.
30. Evrard VA, Verbeken EA, Vandenberghe K, Lerut T, Flageole H, Deprest JA. Endoscopic in utero tracheal plugging in the fetal lamb to treat congenital diaphragmatic hernia. J Am Assoc Gynecol Laparosc 1996; 3: S11.
31. Flake AW, Crombleholme TM, Johnson MP, Howell LJ, Adzick NS. Treatment of severe congenital diaphragmatic hernia by fetal tracheal occlusion: clinical experience with fifteen cases. Am J Obstet Gynecol 2000; 183(5): 1059-66.
32. Gratacos E, Van Schoubroeck D, Carreras E, et al. Impact of laser coagulation in severe twin-twin transfusion syndrome on fetal Doppler indices and venous blood flow volume. Ultrasound Obstet Gynecol 2002; 20: 125-30.
33. Gratacos E, Van Schoubroeck D, Carreras E, et al. Transient hydropic signs in the donor fetus after fetoscopic laser coagulation in severe twin-twin transfusion syndrome: incidence and clinical relevance. Ultrasound Obstet Gynecol 2002; 19(5): 449-53.
34. Harrison MR, Adzick NS, Longaker MT, Goldberg JD, Rosen MA, Filly RA, et al. Successful repair in utero of a fetal diaphragma-

tic hernia after removal of herniated viscera from the left thorax. N Engl J Med 1990; 322(22): 1582-4.

35. Hisaba WJ, et al. Intrauterine myelomeningocele repair postnatal results and follow-up at 3.5 years of age – initial experience from a single reference service in Brazil. Childs Nerv Sist 2012; 28: 461-7.
36. Jani J, Keller RL, Benachi A, Nicolaides KH, Favre R, Gratacos E, et al.; Antenatal-CDH-Registry Group. Prenatal prediction of survival in isolated left-sided diaphragmatic hernia. Ultrasound Obstet Gynecol 2006; 27(1): 18-22.
37. Jani J, Nicolaides KH, Keller RL, Benachi A, Peralta CF, Favre R, et al.; Antenatal-CDH-Registry Group. Observed to expected lung area to head circumference ratio in the prediction of survival in fetuses with isolated diaphragmatic hernia. Ultrasound Obstet Gynecol 2007; 30(1): 67-71.
38. Jani JC, Nicolaides KH, Gratacós E, Valencia CM, Doné E, Martinez JM, et al. Severe diaphragmatic hernia treated by fetal endoscopic tracheal occlusion. Ultrasound Obstet Gynecol 2009; 34(3): 304-10.
39. Jiménez JA, Eixarch E, DeKoninck P, Bennini JR, Devlieger R, Peralta CF, et al. Balloon removal after fetoscopic endoluminal tracheal occlusion for congenital diaphragmatic hernia. Am J Obstet Gynecol 2017; 217(1): 78.e1-78.e11.
40. Johnson MP, Adzick NS, Rintoul N, et al. Fetal myelomeningocele repair: short-term clinical outcomes. Am J Obstet Gynecol 2003; 189: 482-7.
41. Kohl T. Percutaneous minimally invasive fetoscopy surgery for spina bifida aperta. Part I: surgical technique and perioperative outcome. Ultrasound Obstet Gynecol 2014; 44: 515-24.
42. Lary JM, Edmonds LD. Prevalence of spina bifida at birth-United States, 1983-1990: a comparison of two surveillance systems. MMWR, CDC Surveill Summ 1996; 45: 15-26.
43. Moise KJ, Jr MD. The History of Fetal Therapy. Am J Perinatol 2014; 31: 557-66.
44. Moldenhauer JS. Fetal myelomeningocele repair: the post-MOMS experience at the Children´s Hospital of Philadelphia. Fetal Diagn Ther 2015; 37: 235-40.
45. Papanna R, Mann LK, Moise KY, Johnson A, Moise KJ Jr. Absorbable gelatin plug does not prevent iatrogenic preterm premature rupture of membranes after fetoscopic laser surgery for twin-twin transfusion syndrome. Ultrasound Obstet Gynecol 2013; 42(4): 456-60.
46. Pedreira DAL, Zanon N, Nishikuni K, et al. Endoscopic surgery for the antenatal treatment of myelomeningocele: the CECAM trial. Am J Obstet Gynecol 2016; 214: 111.e1-11.
47. Quintero RA, Ishii K, Chmait RH, Bornick PW, Allen MH, Kontopoulos EV. Sequential selective laser photocoagulation of communicating vessels in twin-twin transfusion syndrome. J Matern Fetal Neonatal Med 2007; 20(10): 763-8.
48. Quintero RA, Morales WJ, Allen MH, Bornick PW, Johnson PK, Kruger M. Staging of twin-twin transfusion syndrome. J Perinatol 1999; 19: 550-5.
49. Rocha LSN, Bunduki V, Amorim Filho AG, et al. Open fetal myelomeningocele repair at a university hospital: surgery and pregnancy outcomes. Arch Gynecol Obstet 2021; 304(6): 1443-54.
50. Ruano R, Yoshisaki CT, da Silva MM, Ceccon ME, Grasi MS, Tannuri U, et al. A randomized controlled trial of fetal endoscopic tracheal occlusion versus postnatal management of severe isolated congenital diaphragmatic hernia. Ultrasound Obstet Gynecol 2012; 39(1): 20-7.
51. Senat MV, Deprest J, Boulvain M, Paupe A, Winer N, Ville Y. Endoscopic laser surgery versus serial amnioreduction for severe twin-to-twin transfusion syndrome. N Engl J Med 2004; 351(2): 136-44.
52. Sueters M, Middeldorp JM, Lopriore E, Oepkes D, Kanhai HH, Vandenbussche FP. Timely diagnosis of twin-to-twin transfusion syndrome in monochorionic twin pregnancies by biweekly sonography combined with patient instruction to report onset of symptoms. Ultrasound Obstet Gynecol 2006; 28: 659-64.
53. Tovar JA. Congenital diaphragmatic hernia. Orphanet J Rare Dis 2012; 7: 1.
54. Tulipan N, Hernanz-Schulman M, Bruner JP. Reduced hindbrain herniation after intrauterine myelomeningocele repair: a report of four cases. Pediatr Neurosurg 1998; 29: 274-8.
55. Ville Y, Hecker K, Ogg D, Warren R, Nicolaides K. Successful outcome after Nd:YAG laser separation of chorioangiopagus-twins under sonoendoscopic control. Ultrasound Obstet Ginecol 1992; 2: 429-31.
56. Yamamoto M, El Murr L, Robyr R, Leleu F, Takahashi Y, Ville Y. Incidence and impact of perioperative complications in 175 fetoscopy-guided laser coagulations of chorionic plate anastomoses in fetofetal transfusion syndrome before 26 weeks of gestation. Am J Obstet Gynecol 2005; 193: 1110-6.

### Editorial/carta ao editor

57. Blickstein I. Monochorionicity in perspective. Ultrasound Obstet Gynecol 2006; 27(3): 235-8.

### Livro

58. Bunduki V, Zugaib M. Atlas de ultrassom fetal normal e malformações. 2.ed. São Paulo: Atheneu, 2011.

### *Website*

59. Total trial. Disponível em: https://totaltrial.eu. Acesso em: 21/04/2023.

# Capítulo 69

# Propedêutica complementar



## ULTRASSONOGRAFIA TRIDIMENSIONAL

A ultrassonografia tridimensional (3D) é indubitavelmente uma das ferramentas para avaliação fetal que mais evoluíram desde os anos de 1990. À medida que vem conquistando o seu espaço na prática obstétrica moderna, essa técnica também tem suscitado uma série de debates. As discussões e controvérsias vão desde as indicações médicas precisas para realização desse exame em fetos normais ou portadores de alguma anormalidade até a validade de sua utilização com o único propósito de entretenimento dos pais.[35]

Certamente, uma das grandes vantagens da ultrassonografia tridimensional sobre a convencional é a maior facilidade com que as imagens obtidas são reconhecidas e interpretadas. Esse recurso facilita o entendimento do tipo e da extensão de determinadas anormalidades fetais pelos pais e por outros profissionais que não estão afeitos à imagem bidimensional, como geneticistas, cirurgiões pediátricos e neonatologistas envolvidos na equipe multidisciplinar que atende esses casos. Da mesma forma, torna-se mais fácil tranquilizar gestantes de alto risco para malformações fetais exibindo imagens tridimensionais que demonstram a anatomia normal de seu feto.

### ASPECTOS TÉCNICOS

#### Aquisição do bloco tridimensional

Durante o exame ultrassonográfico bidimensional, é identificada a região fetal de interesse, isto é, de onde se deseja obter o bloco tridimensional. Esse volume é composto por uma série de planos bidimensionais que são obtidos sucessivamente por meio de um movimento de varredura do transdutor durante pequena fração de tempo. A qualidade do bloco obtido depende, portanto, dos mesmos fatores que interferem em um exame ultrassonográfico convencional. Outras variáveis importantes incluem o ângulo de incidência do feixe acústico, o nível de contraste e a velocidade de varredura do transdutor.

O movimento de varredura do transdutor pode ser tanto manual como automático. Em obstetrícia, dá-se preferência ao último, pois reduz os artefatos de distorção na imagem capturada. Os planos obtidos formam, assim, um bloco de informações que pode ser processado e exibido sob diferentes modos. Esse bloco também pode ser armazenado para processamento posterior, sem a necessidade da presença da paciente, ou ser enviado por meio digital para especialistas a distância (telemedicina).

## Processamento das imagens

O volume obtido pode ser rodado ao redor de qualquer um dos três eixos espaciais (x, y e z), sofrer ajuste da curva de contrastes para ressaltar órgãos ou tecidos de interesse e determinadas áreas podem ser subtraídas do bloco original com o uso de ferramentas eletrônicas.

É possível reconstruir imagens bidimensionais em praticamente qualquer plano espacial ou visualizar os três planos ortogonais simultaneamente no modo de exibição multiplano. Esses recursos são particularmente vantajosos quando a estrutura fetal de interesse se encontra em posição de difícil avaliação pelo modo bidimensional (Figura 1). Pode-se também obter a exibição das imagens em múltiplos planos paralelos, semelhante ao que se obtém na tomografia computadorizada e na ressonância nuclear magnética.[20]

O modo de exibição mais comumente utilizado é o de superfície. Nele, a superfície pode ser observada sem os tecidos subjacentes e, na maioria das vezes, a superfície examinada é a da pele fetal (Figura 2). Outros modos de exibição permitem ressaltar estruturas hipo ou hiperecoicas. No modo mínimo, são ressaltadas estruturas hipoecoicas, como os cistos, enquanto no modo de exibição denominado máximo (ou de transparência) são filtradas e representadas na tela somente as estruturas hiperecoicas, como os ossos (Figura 3).

A aquisição do bloco tridimensional pode ser realizada simultaneamente ao mapeamento de fluxo colorido, ou *power* Doppler, proporcionando informações sobre índices de vascularização de estruturas específicas e ressaltando o trajeto espacial dos vasos estudados (Figura 4).[13]

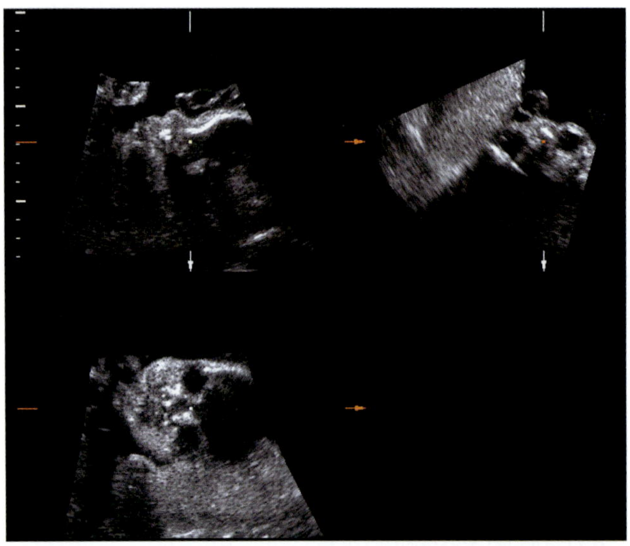

**FIGURA 1.** Imagem do modo tridimensional multiplanar exibindo polo cefálico fetal em três planos ortogonais: sagital (quadrante superior esquerdo), transversal (quadrante superior direito) e coronal (quadrante inferior esquerdo).

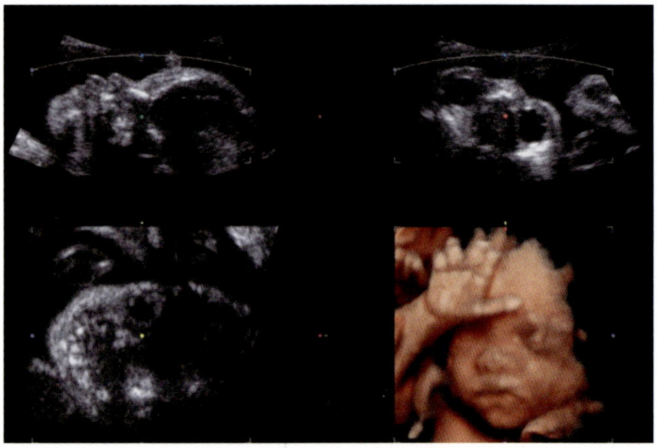

**FIGURA 2.** Imagem tridimensional demonstrando a reconstrução da face fetal no modo de superfície (quadrante inferior direito).

Em razão de sua complexidade anatômica, principalmente na vigência de malformações, o estudo da anatomia cardíaca em centros terciários tem sido complementado por um recurso denominado *spatial and temporal image correlation* (STIC), o qual consiste na reconstrução tridimensional do coração em movimento permitindo estudos multiplanos e de superfície.[32]

Os aparelhos mais modernos são dotados de tamanho poder de processamento que atualmente é possível capturar, processar e exibir as imagens tridimensionais obtidas em uma taxa de até 40 quadros por segundo e em tempo real. Esse recurso é também chamado de ultrassonografia quadridimensional (4D) e tem sido amplamente utilizado nos estudos do comportamento fetal.[5]

## APLICAÇÕES EM PROPEDÊUTICA FETAL

Diante do diagnóstico ou da suspeita de anormalidades fetais pela ultrassonografia convencional, a realização do estudo tridimensional pode trazer uma melhor compreensão da malformação ou até acrescentar novos achados ao caso.

O exame 3D pode ser vantajoso em situações como fenda facial, micrognatia, probóscide, alterações da orelha, defeitos da parede abdominal, genitália ambígua, tumores fetais, displasias esqueléticas com desproporção de segmentos corporais ou deformidades de extremidades (Figura 5).

É, no entanto, necessário ressaltar que a qualidade das imagens da superfície fetal está diretamente relacionada à presença de quantidade suficiente de líquido amnióti-

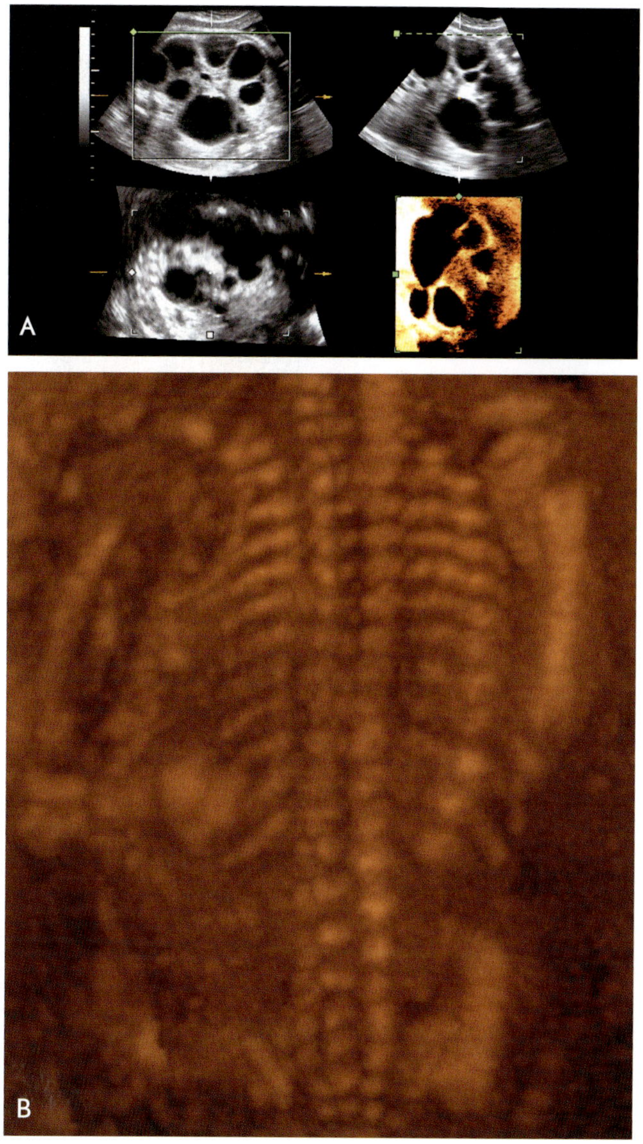


**FIGURA 3.** A: modo de transparência mínimo ressaltando imagens císticas renais; B: imagem tridimensional em modo de exibição máximo da coluna vertebral.

co em contato com a superfície de interesse e também ao posicionamento fetal favorável.

A possibilidade de reconstruir praticamente qualquer plano espacial a partir do bloco tridimensional tem ajudado nos casos em que a posição fetal é desfavorável. Isso ocorre, por exemplo, no caso de estruturas fetais intracranianas medianas (Figura 6).

A dificuldade muitas vezes encontrada em se obter um bom plano sagital mediano para a medida da translucência nucal foi abordada por um estudo que examinou o emprego do exame tridimensional para obtenção desse plano. Os autores demonstraram que havia prejuízo da resolução da imagem quando o bloco não era obtido a partir de imagem sagital já adequada. Além disso, quando os blocos foram adquiridos de maneira aleatória, a medida da translucência nucal foi possível em somente 60% dos casos examinados e frequentemente não era confiável para uso clínico.[24] Outro estudo demonstrou que a padronização na obtenção do bloco tridimensional permitiu a medida da translucência nucal a partir do bloco tridimensional em 29 casos examinados e as medidas obtidas apresentaram ótima correlação com aquelas obtidas no modo bidimensional.[29] Apesar disso, a técnica tridimensional não se mostrou superior à técnica bidimensional para a medida da translucência nucal, por isso sua utilização não faz parte da prática clínica.

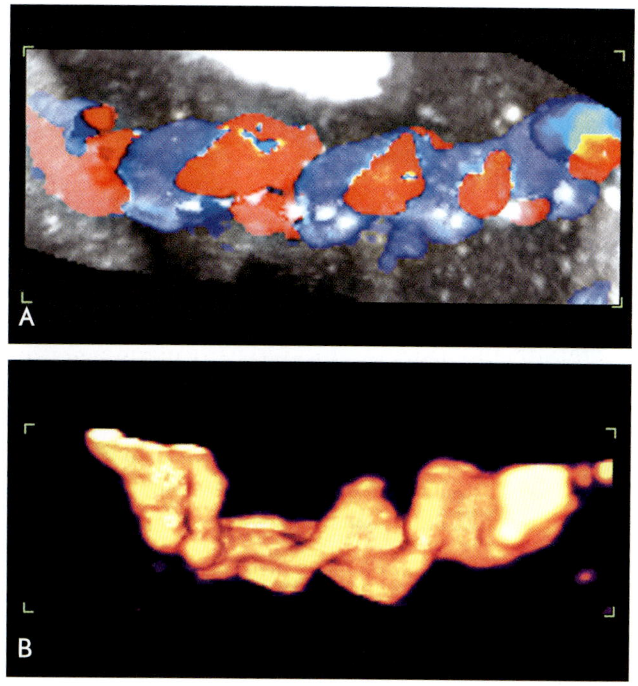


**FIGURA 4.** Imagens tridimensionais de trechos de cordão umbilical demonstrados por Doppler colorido (A) e *power* Doppler (B).

A perspectiva de se realizar um estudo morfológico fetal completo exclusivamente a partir de blocos tridimensionais foi examinada por Benacerraf et al.[10] Apesar de o tempo médio necessário para concluir o exame morfológico fetal, por meio da navegação dos blocos tridimensionais, ter sido menor do que no exame convencional, a inspeção anatômica fetal não foi satisfatória em 5 dos 25 casos estudados. Em estudo mais recente envolvendo análise de 273 blocos tridimensionais, adquiridos segundo técnica padronizada com 12 semanas de idade gestacional, os autores demonstraram avaliação satisfatória e concordante das estruturas fetais investigadas em pelo menos 74% dos casos.[16] Recentemente, foi publicado um estudo preliminar para verificar a viabilidade de

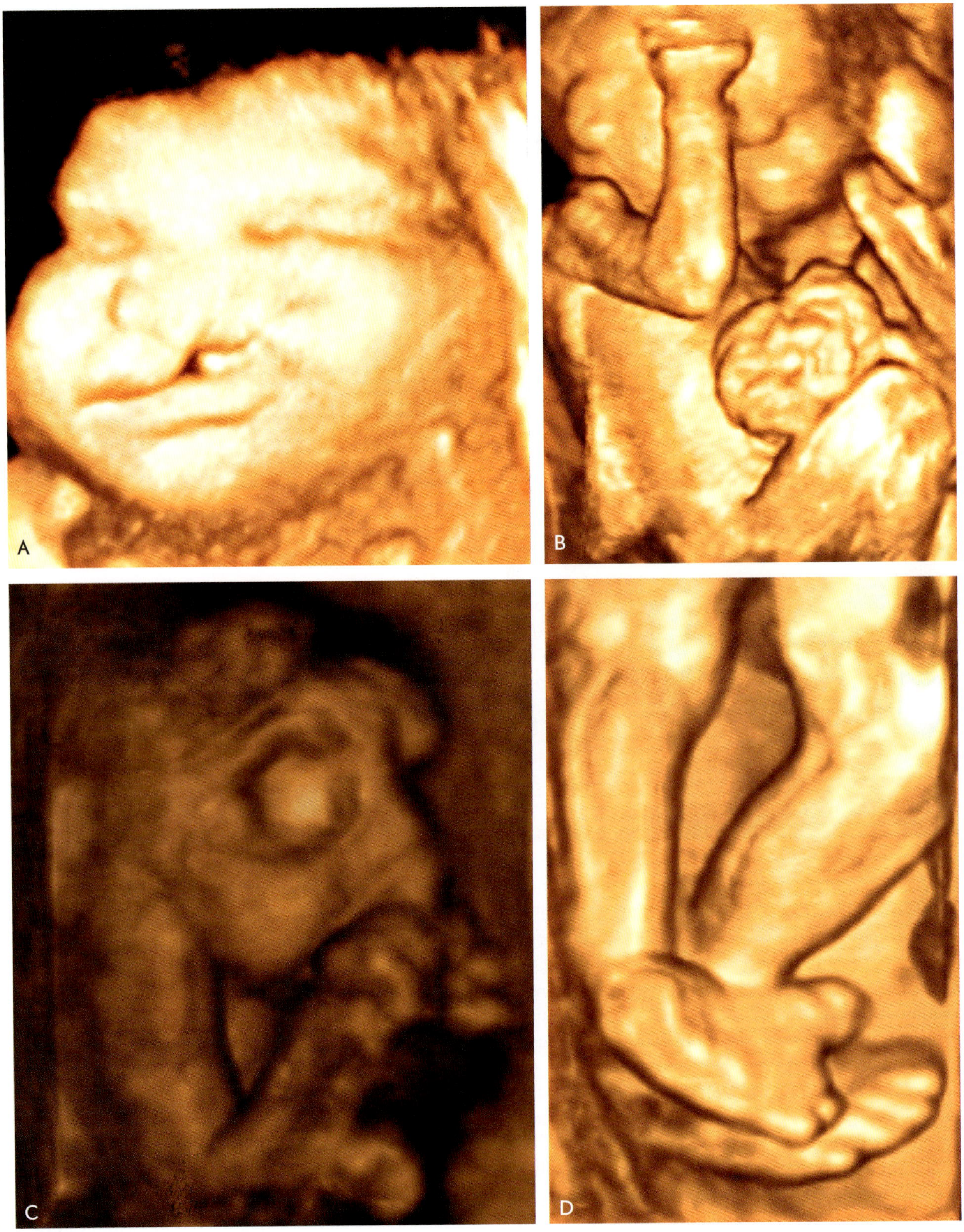


**FIGURA 5.** Exemplos de malformações fetais demonstradas pela ultrassonografia tridimensional. A: fenda labial; B: gastrosquise; C: anencefalia; D: pé torto.

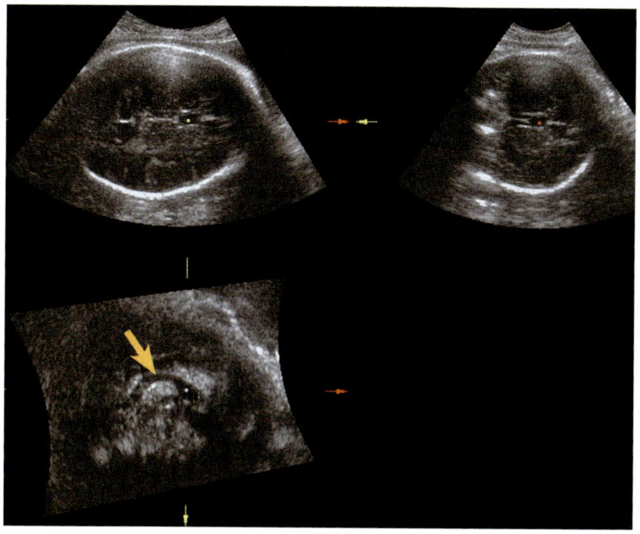

FIGURA 6. Imagem do corpo caloso (seta) reconstruída a partir de bloco tridimensional do polo cefálico fetal.

uma medição automatizada tridimensional com o uso de inteligência artificial para o conjunto completo de parâmetros biométricos convencionais, que pudessem ser utilizadas em atendimento-padrão. Os resultados finais ainda não foram publicados, mas esse protocolo deverá ser aplicado em estudo prospectivo muticêntrico para mostrar a reprodutibilidade da técnica.[4] A partir do bloco tridimensional, além da reconstrução de planos bidimensionais para realização da biometria fetal, é possível estimar o volume de diferentes estruturas por meio de um programa denominado *virtual organ computer-aided analysis* (Vocal).

Pelas limitações técnicas, até o presente momento, não é possível estimar o volume corporal total de fetos no final do segundo e terceiro trimestres da gestação. Os estudos têm se concentrado na avaliação da cavidade amniótica e de estruturas como placenta, sistema nervoso, fígado, extremidades, pulmões e tumores, e comparam os achados em gestações normais com aquelas acometidas por anormalidade cromossômica e/ou restrição do crescimento fetal (RCF), presença de hérnia diafragmática e diabetes materno. Em casos de teratoma sacrococcígeo, pode-se também utilizar o índice de vascularização associado ao Vocal, o que contribui com o manejo clínico desses casos, identificando os de pior prognóstico.[33]

A determinação de volume por meio da ultrassonografia tridimensional ainda é um procedimento demorado. Estudos continuam abordando a utilidade dessa técnica em temas como acompanhamento do crescimento fetal, predição de restrição do crescimento fetal e hipoplasia pulmonar, dentre outros.

Por causa de sua conformação espacial, algumas estruturas ósseas curvilineares são de difícil representação por um único plano da ultrassonografia bidimensional. Nesses casos, o modo de exibição máximo é instrumento muito útil para a reconstrução tridimensional e permite visualização semelhante à que se obtém em imagens radiográficas. Esse modo permite melhor entendimento da relação entre as diferentes partes das extremidades, auxilia na determinação do nível de lesão dos defeitos de coluna vertebral e demonstra a presença de eventuais tortuosidades, curvaturas ou fraturas. Além disso, permite identificar alterações do comprimento das costelas e conformação do arcabouço ósseo da caixa torácica, achados frequentes nas displasias esqueléticas fetais.[17]

Na Clínica Obstétrica do HC-FMUSP, foi realizado um estudo prospectivo envolvendo 50 fetos, em que o volume pulmonar foi calculado pela ultrassonografia tridimensional e pela ressonância nuclear magnética, constatando-se correlação positiva e significativa entre os cálculos obtidos pelas duas técnicas.[25]

Os ossos da calota craniana podem ser estudados quanto ao seu grau de calcificação e o recurso tridimensional também permite identificar alterações nas suturas cranianas, como as de fechamento da sutura metópica em casos da síndrome de Apert e outras malformações envolvendo estruturas da face e da linha média do sistema nervoso central (SNC).[15]

O estudo dos vasos por meio da reconstrução tridimensional encontra sua principal utilidade nos casos de corioangiomas, *vasa* prévia, malformações vasculares fetais como o aneurisma da veia de Galeno e no estudo do suprimento vascular de lesões pulmonares.[27]

## CONSIDERAÇÕES FINAIS

A ultrassonografia tridimensional é uma tecnologia relativamente nova, decerto com muitos avanços por virem. Gradualmente, vem conquistando seu espaço como recurso útil em diagnóstico pré-natal, o que contribui para melhor conhecimento e compreensão de diversas situações e condições fetais. Todavia, a ultrassonografia convencional bidimensional continua sendo o instrumento primário de avaliação fetal nos dias atuais e, muito provavelmente, continuará assim no futuro próximo. Praticamente todos os diagnósticos demonstrados pela ultrassonografia tridimensional podem ser realizados pela ultrassonografia bidimensional, e estudos comparando os dois métodos certamente estarão sujeitos à subjetividade de interpretação, uma vez que uma boa imagem tridimensional tem como pré-requisito fundamental a aquisição de boas imagens bidimensionais. Da maneira como se apresenta atualmente, ainda não há argumentos que justifiquem a aplicação desse novo método de exame, muitas vezes onerosa, de maneira global e irrestrita.

## RESSONÂNCIA NUCLEAR MAGNÉTICA

O primeiro relato sobre o uso da ressonância nuclear magnética (RNM) durante a gestação data de 1983.[36] Desde então, diversas melhorias tecnológicas dos aparatos utilizados e das técnicas de aquisição e processamento dos sinais eletromagnéticos aumentaram sensivelmente a resolução das imagens obtidas e reduziram significativamente o tempo necessário nas sequências de aquisição das imagens.

Com essas mudanças, o método superou o maior obstáculo técnico imposto pelos artefatos de movimentação fetal e seu uso na gestação se tornou crescente, principalmente, durante a última década. Indubitavelmente, a ultrassonografia continua sendo o pilar central da propedêutica fetal; entretanto, a ressonância nuclear magnética ganhou aplicabilidade clínica para investigação complementar da anatomia fetal diante de algumas condições específicas em que a ultrassonografia deixa dúvidas.

Atualmente, os fatores limitantes para a difusão do método são o seu custo elevado e a concentração da experiência na interpretação das imagens fetais em alguns poucos profissionais e/ou centros de referência.

## ASPECTOS TÉCNICOS E DE SEGURANÇA

Até o presente, não há relatos de efeitos adversos do emprego da ressonância nuclear magnética durante a gestação no desenvolvimento e no crescimento do produto conceptual.[8] Todavia, o Comitê de Segurança da *American College of Radiology* preconiza que os estudos sejam realizados somente durante o segundo e o terceiro trimestres da gestação, evitando-se a realização desse exame durante o primeiro trimestre.[34]

Os meios de contraste baseados no gadolínio são classificados como categoria C. Não é recomendado seu uso rotineiro nos exames de ressonância nuclear magnética durante a gestação, pois esses meios de contraste cruzam livremente a barreira placentária e são absorvidos pelo feto.

Além do seu caráter não ionizante e não invasivo, outras vantagens que a ressonância nuclear magnética apresenta são a possibilidade de reconstruir a imagem obtida em praticamente qualquer plano espacial, com amplo campo de visualização e proporcionando excelente contraste entre as partes moles fetais. Ademais, a qualidade das imagens obtidas não é influenciada pela quantidade de líquido amniótico presente, pela espessura da parede abdominal materna, pela posição fetal e pelo grau de calcificação de seus ossos; daí sua importância nos casos em que o exame ultrassonográfico apresenta limitações técnicas.

### Sequências de aquisição

Dentre as sequências de aquisição de imagens, a mais utilizada é a *single-shot fast spin-echo* – também conhecida por *half-fourier acquisition single-shot turbo spin-echo* (Haste) –, pois combina rapidez e imagens em T2 com alto contraste e nível de resolução das partes moles fetais.[2] Utiliza um único pulso de radiofrequência; o tempo necessário para aquisição é menor que um segundo por corte. Para o estudo de tecidos ricos em gordura, estruturas calcificadas ou quando há suspeita de componente hemorrágico, dá-se preferência à utilização de imagens adquiridas em T1 pela sequência *fast low-angle shot*.

Além do estudo anatômico propriamente dito, novas técnicas descritas abrem a perspectiva de investigar inclusive aspectos dinâmicos e funcionais dos órgãos fetais. Por meio da espectroscopia e da ressonância nuclear magnética de difusão e funcional, estudos investigativos exploram aspectos, como o grau de resposta de determinadas porções do sistema nervoso central à estimulação e tentam detectar alterações sugestivas de isquemia e hipoxia tecidual, além da quantidade de determinados aminoácidos presentes nos tecidos.[1] O principal órgão explorado por essas novas técnicas é o sistema nervoso central; porém, já se tenta predizer a maturidade fetal pela análise da composição de fosfolípides presentes no surfactante pulmonar, por meio da espectroscopia.[12]

## APLICAÇÕES EM PROPEDÊUTICA FETAL

Apesar do uso crescente da ressonância nuclear magnética para avaliação fetal, a ultrassonografia continua sendo o alicerce central da propedêutica fetal. O exame da ressonância tem indicação precisa diante de casos com diagnóstico de malformação fetal ou quando o estudo ultrassonográfico não proporciona todas as informações necessárias relativas à anatomia fetal. Assim, esse exame complementar pode trazer informações e achados adicionais que alteram significativamente o aconselhamento, o diagnóstico ou até mesmo o manejo terapêutico desses casos.[22,31]

Diante da efetividade e da reprodutibilidade desse método no estudo da morfologia fetal, as principais indicações para esse exame são as anormalidades que envolvem o sistema nervoso central e as torácicas.

### Sistema nervoso central

Há grande controvérsia no papel adicional da ressonância nuclear magnética com relação à ultrassonografia nas anomalias de sistema nervoso central, visto que ambas são dependentes dos examinadores.

A indicação mais frequente de ressonância nuclear magnética para avaliação do sistema nervoso central fetal é a ventriculomegalia. Estudos mais antigos mostravam superioridade marcante em comparação com a ultrassonografia; no entanto, recente metanálise comparando a ressonância nuclear magnética com a neurossonografia em casos de ventriculomegalia leve ou moderada mostrou que, quando se realiza uma neurossonografia dedicada, o incremento de novas alterações detectadas na ressonância é baixo, em torno de 5%. Contudo, se for realizada a ultrassonografia do sistema nervoso central avaliando apenas o plano axial do polo cefálico, a ressonância detectaria 16,8% a mais de alterações estruturais.[37] Em estudo multicêntrico com análise restrospectiva incluindo 556 fetos, a ressonância nuclear magnética detectou alterações adicionais em 5,4% dos casos, incluindo casos de hemorragia, polimicrogiria, lisencefalia, heterotopia etc. Além disso, 3,8% dos casos tiveram alterações detectadas somente após o nascimento.[30] É importante salientar que algumas das lesões foram detectadas apenas na ressonância por serem imagens evolutivas, como a hemorragia intracraniana.

Outro ponto importante é que a avaliação ultrassonográfica do sistema nervoso central complementada por via endovaginal diminui o número de falso-negativos.[23]

A ressonância nuclear magnética pode auxiliar, no entanto, na elucidação diagnóstica quando é necessário estudo mais detalhado de fossa posterior, anormalidades do septo pelúcido (como displasia septo-óptica), holoprosencefalia, encefalocele, hemorragias intracranianas, malformações arteriovenosas, tuberosidades corticais e cistos aracnoides (Figura 7).[21]

A ressonância nuclear magnética permite ainda uma melhor diferenciação entre as substâncias branca e cinzenta, superando indubitavelmente a ultrassonografia na avaliação das mudanças decorrentes dos processos de migração neuronal, mielinização e formação de giros e sulcos. Isso torna possível o diagnóstico de distúrbios de migração neuronal, como a lisencefalia e a polimicrogiria, em casais de alto risco.[1] Contudo, na maioria dos casos, o diagnóstico ainda é tardio, habitualmente já no terceiro trimestre da gestação.

## Tórax

Nas sequências T2 da ressonância nuclear magnética, o pulmão apresenta aspecto uniforme com alto sinal, em razão de seu conteúdo líquido, o que proporciona contraste acentuado com os órgãos circunvizinhos. Também é possível distinguir o tecido pulmonar normal de lesões

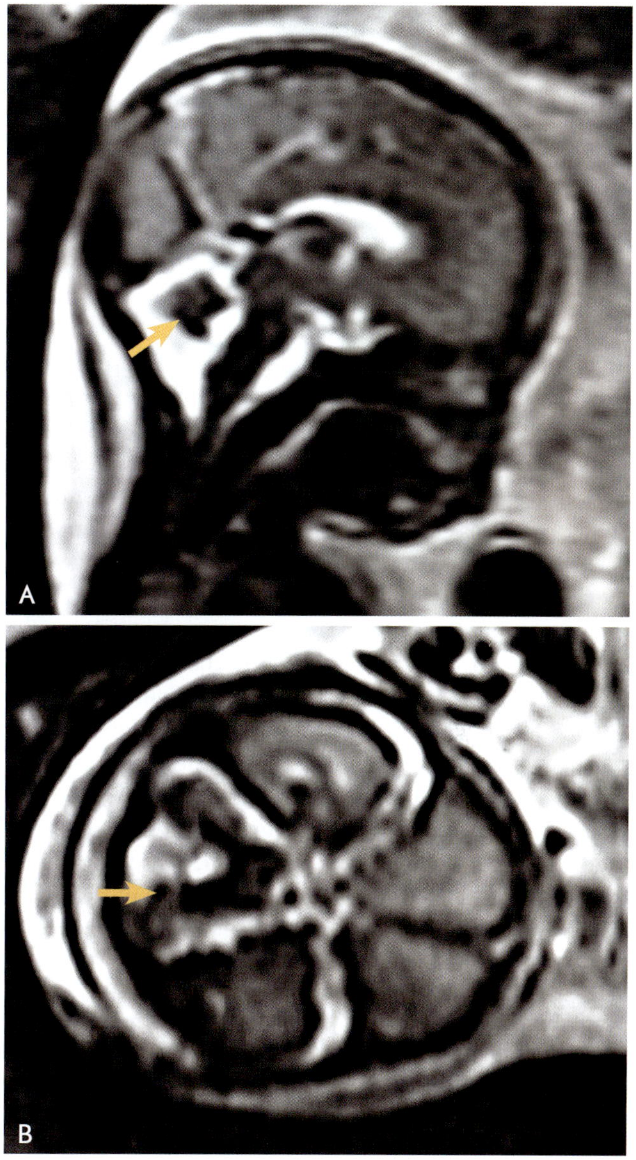


**FIGURA 7.** Ressonância nuclear magnética fetal. A: imagem sagital demonstrando hipoplasia cerebelar (seta); B: imagem axial demonstrando agenesia do vérmis cerebelar (seta).

como a doença adenomatoide cística e o sequestro broncopulmonar.[18] Apesar disso, o exame não é indicado de rotina, pois a ultrassonografia tem alta sensibilidade na detecção dessas lesões.

A ressonância nuclear magnética pode ser indicada nos casos em que há suspeita de hérnia diafragmática e possíveis diagnósticos diferenciais, como hérnia de Morgagni mediastinal ou eventração diafragmática.[14] Além disso, ela pode complementar a avaliação em um feto com hérnia diafragmática, pois diferencia claramente os pulmões dos órgãos circunvizinhos, como o fígado e as alças intestinais, sendo possível estimar o volume pulmonar total, inclusive o ipsilateral à hérnia.[25] A ressonância nuclear magnética é capaz de quantificar a herniação hepática para o interior da cavidade torácica, fator relacionado ao prognóstico nessa doença.[9,14]

### Outros órgãos e sistemas

A ressonância nuclear magnética é pouco indicada nos casos de malformação fetal do sistema digestório e da parede abdominal. Pode, contudo, auxiliar na identificação de hemorragia intra-abdominal e na localização de obstruções e atresias intestinais. O volume hepático, determinado por meio da ressonância nuclear magnética, tem sido estudado como marcador de acúmulo de glicogênio hepático e crescimento fetal, com o intuito de melhor acompanhar os casos de restrição do crescimento fetal.[7]

As alterações do sistema urinário cursam frequentemente com oligoâmnio, que é um fator limitante do exame ultrassonográfico. Diferentemente da ultrassonografia, a qualidade das imagens da ressonância nuclear magnética não sofre interferência da quantidade do líquido amniótico presente ou da posição fetal. Dessa forma, nos casos em que se evidencia rim hiperecoico, ao exame ultrassonográfico, a ressonância nuclear magnética passa a ser instrumento valioso, pois ajuda a distinguir diferentes formas de doença renal cística (por exemplo, rim multicístico displásico *versus* doença policística) e variantes do córtex renal normal.[26]

### Planejamento cirúrgico

O estudo multiplano pela ressonância nuclear magnética permite boa avaliação da relação entre estruturas e órgãos adjacentes, provendo informações anatômicas que podem ser úteis no planejamento cirúrgico de determinadas condições fetais. Nos fetos que apresentam tumores volumosos do pescoço (como higromas císticos, teratomas e bócios), a ressonância nuclear magnética permite estudar o grau de invasão das estruturas adjacentes e identificar os casos em que haja compressão das vias aéreas. Dessa maneira, fornece informações que permitem planejar adequadamente o parto e eventuais intervenções cirúrgicas necessárias no período neonatal imediato.[19] O mesmo ocorre com os teratomas sacrococcígeos; nesses casos, são avaliados a profundidade e o grau de extensão do tumor para os órgãos e tecidos da pelve, passo importante no planejamento cirúrgico.[6]

Pelo fato de a ultrassonografia tridimensional e a ressonância nuclear magnética apresentarem indicações diferentes, são poucos os trabalhos, habitualmente relatos de caso, que comparam diretamente os dois métodos. Um estudo que examinou seis casos de holoprosencefalia fetal em idade gestacional média de 24,8 semanas concluiu que a ultrassonografia é útil para identificar os dismorfismos faciais associados a esses casos e facilita a compreensão dos achados pelos pais. A ressonância nuclear magnética, por sua vez, não acrescentou informações adicionais a essa casuística. Em contrapartida, em relato de caso de tumor facial fetal, o estudo pela ressonância nuclear magnética permitiu avaliar detalhadamente a relação da massa com a orofaringe e a traqueia, possibilitando adequado planejamento para o parto.[11,28]

### Exame necroscópico fetal

Em razão da relutância de muitos casais para realizar uma avaliação necroscópica fetal completa e da importância da confirmação do diagnóstico, além do achado de outras anomalias associadas, a ressonância nuclear magnética tem sido proposta como instrumento para investigação não invasiva com maior aceitação dos familiares.[3]

## CONSIDERAÇÕES FINAIS

Apesar da crescente importância da ressonância nuclear magnética como recurso propedêutico e sua clara indicação diante de determinadas situações e condições fetais, esse exame ainda tem como principais limitações o seu alto custo e a baixa disponibilidade, além de ser um método recomendado somente a partir do segundo trimestre da gestação, proporcionando diagnósticos muitas vezes tardios na gestação.

#### PONTOS-CHAVE

- A ultrassonografia convencional bidimensional é a ferramenta primária e, na maioria dos casos, suficiente para avaliação da morfologia e rastreamento de anormalidades fetais.
- Diante de determinados diagnósticos de malformações fetais ou da suspeita de alteração no exame ultrassonográfico bidimensional, pode ser necessária a complementação propedêutica por meio da ultrassonografia tridimensional ou da ressonância nuclear magnética.
- A qualidade do bloco tridimensional adquirido depende dos mesmos fatores que interferem no exame ultrassonográfico convencional.
- De acordo com a estrutura fetal que se deseja estudar, diferentes modos de processamento e exibição das informações contidas no bloco tridimensional podem ser utilizados.
- As principais indicações da ressonância nuclear magnética são para o estudo do sistema nervoso central e das estruturas torácicas fetais.
- Os principais reveses da ressonância nuclear magnética são decorrentes dos artefatos de movimentação fetal, do alto custo e da limitada disponibilidade de centros e especialistas capacitados para interpretação dos exames.

## REFERÊNCIAS BIBLIOGRÁFICAS


### Artigos de revisão

1. Garel C. New advances in fetal MR neuroimaging. Pediatr Radiol 2006; 36(7): 621-5.
2. Levine D, Hatabu H, Gaa J, Atkinson MW, Edelman RR. Fetal anatomy revealed with fast MR sequences. Am J Roentgenol 1996; 167(4): 905-8.
3. Thayyil S, Chitty LS, Robertson NJ, Taylor AM, Sebire NJ. Minimally invasive fetal postmortem examination using magnetic resonance imaging and computerised tomography: current evidence and practical issues. Prenat Diagn 2010; 30(8): 713-8.

### Artigos originais

4. Grandjean GA, Berveiller P, Hossu G, Noble P, Chamagne M, Morel O. Prospective assessment of reproducibility of three-dimensional ultrasound for fetal biometry. Diagn Interv Imaging 2020; 101(7-8): 481-7
5. Andonotopo W, Medic M, Salihagic-Kadic A, Milenkovic D, Maiz N, Scazzocchio E. The assessment of fetal behavior in early pregnancy: comparison between 2D and 4D sonographic scanning. J Perinat Med 2005; 33(5): 406-14.
6. Avni FE, Guibaud L, Robert Y et al. MR imaging of fetal sacrococcygeal teratoma: diagnosis and assessment. Am J Roentgenol 2002; 178(1): 179-83.
7. Baker PN, Johnson IR, Gowland PA et al. Measurement of fetal liver, brain and placental volumes with echo-planar magnetic resonance imaging. Br J Obstet Gynaecol 1995; 102(1): 35-9.
8. Baker PN, Johnson IR, Harvey PR, Gowland PA, Mansfield P. A three-year follow-up of children imaged in utero with echo-planar magnetic resonance. Am J Obstet Gynecol 1994; 170(1 Pt 1): 32-3.
9. Bebbington M, Victoria T, Danzer E et al. Comparison of ultrasound and magnetic resonance imaging parameters in predicting sur-vival in isolated left-sided congenital diaphragmatic hernia. Ultrasound Obstet Gynecol 2014; 43(6): 670-4.
10. Benacerraf BR, Shipp TD, Bromley B. How sonographic tomography will change the face of obstetric sonography: a pilot study. J Ultrasound Med 2005; 24(3): 371-8.
11. Chen CP, Shih JC, Hsu CY, Chen CY, Huang JK, Wang W. Prenatal three-dimensional/four-dimensional sonographic demonstration of facial dysmorphisms associated with holoprosencephaly. J Clin Ultrasound 2005; 33(6): 312-8.
12. Clifton MS, Joe BN, Zektzer AS et al. Feasibility of magnetic resonance spectroscopy for evaluating fetal lung maturity. J Pediatr Surg 2006; 41(4): 768-73.
13. De Paula CF, Ruano R, Campos JA, Zugaib M. Quantitative analysis of placental vasculature by three-dimensional power Doppler ultrasonography in normal pregnancies from 12 to 40 weeks of gestation. Placenta 2009; 30(2): 142-8.
14. Dütemeyer V, Cordier AG, Cannie MM, et al. Prenatal prediction of postnatal survival in fetuses with congenital diaphragmatic hernia using MRI: lung volume measurement, signal intensity ratio, and effect of experience. J Matern Fetal Neonatal Med 2020; 35(6); 1036-44.
15. Faro C, Chaoui R, Wegrzyn P, Levaillant JM, Benoit B, Nicolaides KH. Metopic suture in fetuses with Apert syndrome at 22-27 weeks of gestation. Ultrasound Obstet Gynecol 2006; 27(1): 28-33.
16. Fauchon DE, Benzie RJ, Wye DA, Cairns DR. What information on fetal anatomy can be provided by a single first-trimester transabdominal three-dimensional sweep? Ultrasound Obstet Gynecol 2008 Mar; 31(3): 266-70.
17. Garjian KV, Pretorius DH, Budorick NE, Cantrell CJ, Johnson DD, Nelson TR. Fetal skeletal dysplasia: three-dimensional US – initial experience. Radiology 2000; 214(3): 717-23.
18. Hubbard AM, Adzick NS, Crombleholme TM et al. Congenital chest lesions: diagnosis and characterization with prenatal MR imaging. Radiology 1999; 212(1): 43-8.
19. Hubbard AM, Crombleholme TM, Adzick NS. Prenatal MRI evaluation of giant neck masses in preparation for the fetal exit procedure. Am J Perinatol 1998; 15(4): 253-7.
20. Leung KY, Ngai CS, Chan BC, Leung WC, Lee CP, Tang MH. Three-dimensional extended imaging: a new display modality for three-dimensional ultrasound examination. Ultrasound Obstet Gynecol 2005; 26(3): 244-51.
21. Levine D, Barnes PD, Madsen JR, Li W, Edelman RR. Fetal central nervous system anomalies: MR imaging augments sonographic diagnosis. Radiology 1997; 204(3): 635-42.
22. Levine D, Barnes PD, Robertson RR, Wong G, Mehta TS. Fast MR imaging of fetal central nervous system abnormalities. Radiology 2003; 229(1): 51-61.
23. Paladini D, Donarini G, Rossi A. Indications for MRI in fetal isolated mild ventriculomegaly 'And then, there were none'. Ultrasound Obstet Gynecol 2019; 54: 151-5.
24. Paul C, Krampl E, Skentou C, Jurkovic D, Nicolaides KH. Measurement of fetal nuchal translucency thickness by three-dimensional ultrasound. Ultrasound Obstet Gynecol 2001; 18(5): 481-4.
25. Peralta CF, Kazan-Tannus JF, Bunduki V et al. Evaluation of the agreement between 3-dimensional ultrasonography and magnetic resonance imaging for fetal lung volume measurement. J Ultrasound Med 2006; 25(4): 461-7.
26. Poutamo J, Vanninen R, Partanen K, Ryynanen, Kirkinen P. Magnetic resonance imaging supplements ultrasonographic imaging of the posterior fossa, pharynx and neck in malformed fetuses. Ultrasound Obstet Gynecol 1999; 13(5): 327-34.
27. Ruano R, Benachi A, Aubry MC et al. Prenatal diagnosis of pulmonary sequestration using three-dimensional power Doppler ultrasound. Ultrasound Obstet Gynecol 2005; 25(2): 128-33.
28. Shih JC, Hsu WC, Chou HC et al. Prenatal three-dimensional ultrasound and magnetic resonance imaging evaluation of a fetal oral tumor in preparation for the ex-utero intrapartum treatment (Exit) procedure. Ultrasound Obstet Gynecol 2005; 25(1): 76-9.
29. Shipp TD, Bromley B, Benacerraf B. Is 3-dimensional volume sonography an effective alternative method to the standard 2-dimensional technique of measuring the nuchal translucency? J Clin Ultrasound 2006 Mar-Apr; 34(3): 118-22.
30. The ENSO Working Group. Role of prenatal magnetic resonance imaging in fetuses with isolated mild or moderate ventriculomegaly in the era of neurosonography: a multicenter study. Ultrasound Obstet Gynecol 2020; 56: 340-7.
31. Twickler DM, Magee KP, Caire J, Zaretsky M, Fleckenstein JL, Ramus RM. Second-opinion magnetic resonance imaging for suspected fetal central nervous system abnormalities. Am J Obstet Gynecol 2003; 188(2): 492-6.
32. Vinals F, Poblete P, Giuliano A. Spatio-temporal image correlation (STIC): a new tool for the prenatal screening of congenital heart defects. Ultrasound Obstet Gynecol 2003; 22(4): 388-94.
33. Wohlmuth C, Bergh E, Bell C, et al. Clinical monitoring of sacrococcygeal teratoma. Fetal Diagn Ther 2019; 46: 333-40.

### Diretriz

34. Kanal E, Borgstede JP, Barkovich AJ et al. American College of Radiology White Paper on MR Safety: 2004 update and revisions. Am J Roentgenol 2004; 182(5): 1111-4.

### Editoriais/cartas ao editor

35. Benacerraf BR. Three-dimensional fetal sonography: use and misuse. J Ultrasound Med 2002; 21(10): 1063-7.
36. Smith FW, Adam AH, Phillips WD. NMR imaging in pregnancy. Lancet 1983; 1(8314-5): 61-2.

### Revisão sistemática/metanálise

37. Di Mascio D, Sileo FG, Khalil A, et al. Role of magnetic resonance imaging in fetuses with mild or moderate ventriculomegaly in the era of fetal neurosonography: systematic review and meta-analysis. Ultrasound Obstet Gynecol 2019; 54: 164-71.

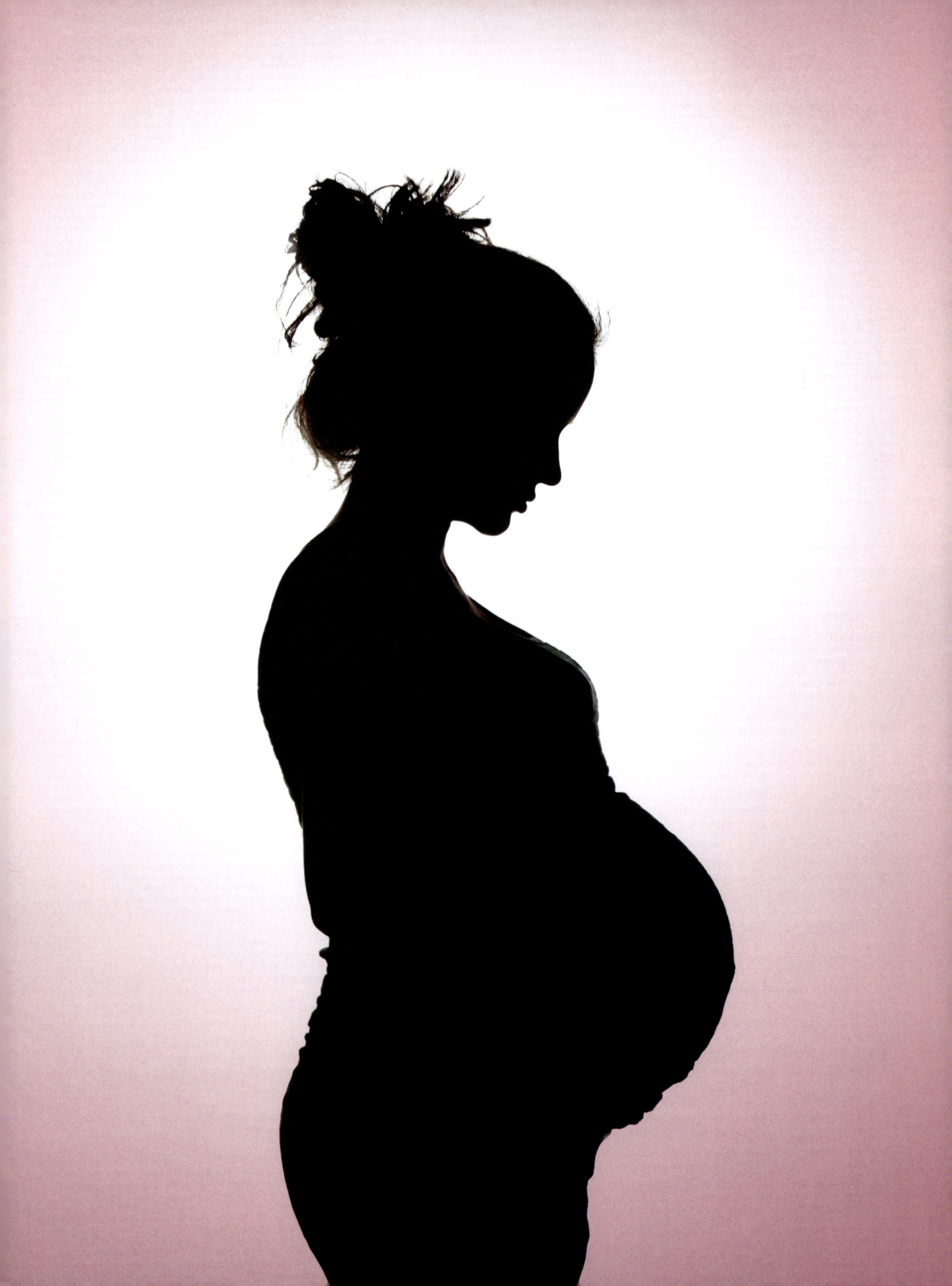

# Seção 8

## Aspectos éticos e jurídicos da obstetrícia

Fábio Roberto Cabar, Marcelo Zugaib

# Capítulo 70

# Bioética e biodireito

## BIOÉTICA

Em 1927, em um artigo publicado no periódico alemão *Kosmos*, Fritz Jahr utilizou pela primeira vez a palavra bioética (*bio* + *ethik*). Esse autor caracterizou-a como o reconhecimento de obrigações éticas, não apenas com relação ao ser humano, mas para com todos os seres vivos.[26] No final de seu artigo, Fritz Jahr propôs um "imperativo bioético": "respeita todo ser vivo essencialmente como um fim em si mesmo e trata-o, se possível, como tal".

A palavra apareceu novamente no início da década de 1970 na obra de Van Rensselaer Potter,[36] para quem a finalidade da bioética consistia em auxiliar a humanidade no sentido de participação racional – porém cautelosa – no processo de evolução biológica e cultural, ou seja, trata-se de um compromisso com o equilíbrio e a preservação dos indivíduos, com o ecossistema e a vida do planeta.

Em 1978, a bioética foi definida na *Encyclopedia of Bioethics* como "o estudo sistemático da conduta humana no âmbito das ciências da vida e da saúde considerada à luz de valores e princípios morais".[91] Na segunda edição, em 1995, passou a figurar como: "[...] o estudo sistemático das dimensões morais das ciências da vida e do cuidado com a saúde, utilizando uma variedade de metodologias éticas em um contexto multidisciplinar".[86]

De acordo com Maria Helena Diniz:

> [...] a bioética seria então uma nova disciplina que recorreria às ciências biológicas para melhorar a qualidade de vida do ser humano, permitindo a participação do homem na evolução biológica e preservando a harmonia universal. Seria a ciência que garantiria a sobrevivência na Terra, que está em perigo, em virtude de um descontrolado desconhecimento da tecnologia industrial, do uso indiscriminado de agrotóxicos, de animais em pesquisas ou experiências biológicas e da sempre crescente poluição aquática, atmosférica e sonora.[86]

Fabriz, por sua vez, entende que a bioética representa um estudo acerca da conduta humana no campo da vida e da saúde humana e acerca do perigo da interferência nesse campo pelos avanços das pesquisas biomédicas e técnico-científicas.[89]

Contemporaneamente, a bioética pode ser vista como uma possibilidade configuradora de um paradigma com finalidade de criar um novo discurso sobre a vida, estabelecendo uma nova ética em resposta ao dogmático discurso científico moderno. Essa nova perspectiva de ética não se coloca como possuidora da verdade, mas objetiva considerar os vários aspectos que se relacionam com a complexidade da ciência no campo da biomedicina e entende que a variedade de ideias pode gerar saídas criativas e humanamente adequadas. A partir disso, afirma-se que a bioética não é ciência autônoma, mas, sim, uma disciplina a serviço das biociências, que permite o estudo multidisciplinar da conduta humana na área das ciências da vida (aquelas que têm por objeto compreender a vida em suas diversas formas e todas as condutas a ela inerentes). Até o momento, a bioética destacou-se nas áreas da saúde e da biologia.

É preciso ter em mente que os valores e princípios morais são elementos indispensáveis à bioética.

## BIODIREITO

Se existem algumas indagações acerca da bioética, elas se multiplicam quando há referência ao biodireito. Pode-se dizer, em um primeiro momento, que o biodireito é o ramo do direito que trata da teoria, da legislação e da jurisprudência relativas às normas reguladoras da conduta humana em face dos avanços da medicina, da biologia e da biotecnologia.

A partir do século XX, os conceitos e institutos do direito civil se revelaram insuficientes para regular as relações sociais que surgiram como resultado dos avanços científicos e tecnológicos da medicina. Surgiu, assim, o biodireito, que viria tratar dessas novas realidades e relações sociais, as quais colocam em causa o homem não apenas como ser individual, mas como espécie. Chega-se, assim, ao conceito de biodireito como a positivação das normas bioéticas e como a positivação jurídica de permissões de comportamentos médico-científicos e de sanções pelo descumprimento dessas normas.

As leis têm o objetivo de garantir a tutela da convivência social. De acordo com o pensamento clássico do direito natural e dos direitos humanos, a pessoa humana é, juridicamente, sempre sujeito de direito. Portanto, o direito é, por princípio, igual para todos, não admite diferenças.

Entendido como instrumento de proteção à vida, o direito se fundamenta em normas que correspondem às estruturas civil e penal. A civilização ocidental, conforme sua evolução, criou demandas de novas formas de direitos inalienáveis, também abarcadas sob a tutela e a garantia do Estado. Assim, uma série de direitos denominados fundamentais, por serem considerados inatos e originários, foi legitimada pela Declaração Universal dos Direitos Humanos, de 1948. Tais direitos se fundamentam nos conceitos de natureza humana e dignidade da pessoa, somados ainda a outros direitos como à saúde, à privacidade, à intimidade, à liberdade de religião etc.

A bioética objetiva prevenir a ocorrência de erros que prejudiquem o respeito do destino das pessoas como seres humanos e, assim, estabelece regras para o progresso da ciência, sem interrompê-lo.

O biodireito e a bioética, por delimitarem e se relacionarem diretamente com o respeito à dignidade humana, ganham um sentido humanista em seu vínculo com a justiça. Eles se fundamentam no reconhecimento da necessidade de preservar a dignidade do ser humano a partir da plena realização de sua personalidade. A bioética estabelece, por meio de seus princípios clássicos, um modelo do tipo contratualista, que limita a atuação do médico ao mesmo tempo que salvaguarda sua intervenção. Nesse sentido, biodireito e bioética devem ser articulados a fim de dar suporte à prática médica ética e humanizada.

## PRINCÍPIOS BÁSICOS

No direito, denominam-se "princípios" os juízos abstratos de valor que orientam sua interpretação e sua aplicação. Eles possuem caráter de dever/obrigação, representam uma ordem a ser acatada. De acordo com Alexandre Aboud, os princípios orientam e implementam o direito por caminhos abstratos, que dão rumo a todo um sistema normativo. Constituem, portanto, normas hierarquicamente privilegiadas, com predominância sobre outras regras por formarem o arcabouço do ordenamento jurídico.[17]

Os princípios apresentados no Relatório Belmont, publicado em 1978, nos Estados Unidos da América (EUA), pela *National Commission for the Protection of Human Subjects of Biomedical and Behavioral Research*,[87] são os instrumentos clássicos para abordagem da bioética. Esses princípios éticos foram estabelecidos pela comissão do governo norte-americano para regerem a atuação em pesquisas com seres humanos e se dividem em três fundamentos: o respeito pelas pessoas, a beneficência e a justiça. Rapidamente, observou-se sua aplicação na ética clínica, destacada por Beauchamp e Childress,[83] que subdividiram a beneficência para distingui-la da não maleficência.

Assim, a bioética se fundamenta em quatro princípios básicos (autonomia, beneficência, não maleficência e justiça), mas há uma ampla gama de valores jurídicos, éticos e morais que também norteiam a prática clínica.

### PRINCÍPIO DO RESPEITO À VIDA

As normas morais, as regras de direito, as políticas sociais e públicas e os direitos humanos são justificados em grande parte pelo princípio do respeito à vida. Ele estabelece e reconhece a necessidade da proteção da vida individual e, indiretamente, de toda vida humana. Assim, analisar as definições de vida humana é imprescindível para compreender os dilemas da bioética.

O termo vida designa as diversas formas observadas na natureza – animal, vegetal e humana. A ideia de vida humana, no que diz respeito a esse princípio bioético, tem dois sentidos a se conhecer: a vida humana metabólica (biológica, dos órgãos e sistemas que compõem o corpo humano) e a vida humana pessoal (relacionada ao desenvolvimento da capacidade de consciência e de relações interpessoais).

A partir dessas duas possibilidades de interpretação, surgem duas correntes do pensamento ético:

- Vitalismo: entende a vida humana biológica como sagrada, preciosa, de valor absoluto, de forma que todos os meios de ação devem ser utilizados com o objetivo de proteger e prolongar a vida, mesmo que com qualidade diminuída.
- Humanismo: considera a vida biológica como suporte da vida pessoal, sendo que o sentido e o valor da vida humana advêm dessa vida pessoal, caracterizada pela capacidade inicial de vida consciente e relacional. Desse pensamento decorre o princípio da inviolabilidade da vida. Nesse contexto, a vida biológica não é considerada um bem absoluto, mas, sim, relativo à capacidade de consciência e de relação. Englobam o respeito à vida a proteção do suporte biológico; a preocupação com a saúde, o bem-estar e a qualidade de vida; e a promoção de todas as capacidades da pessoa. O direito à vida está atrelado, portanto, à dignidade da pessoa humana.

O respeito à vida engloba, ainda, os direitos à privacidade, à integridade física e moral e à existência. Os cuidados com a integridade física do corpo humano são, por conseguinte, expressão do princípio de proteção à vida, já que a preocupação com a qualidade de vida deve ser fator importante nas decisões éticas no campo biomédico, tanto aquelas individualizadas como em relação à saúde pública e à alocação de recursos. Promover a qualidade de vida das pessoas e das populações é um aspecto a ser considerado na tomada de decisões éticas na área da saúde. Conforme essa ótica, a integridade moral é também um valor ético e social da pessoa humana e da família. A moral individual representa a honra da pessoa em sua dimensão imaterial. O respeito à integridade moral integra o princípio de respeito à vida. O direito à existência, por sua vez, consiste no direito de estar e permanecer vivo, de não ter interrompido seu processo vital.

O respeito à vida constitui princípio fundamental da sociedade, que não pode ser refutado.

## PRINCÍPIO DA BENEFICÊNCIA E DA NÃO MALEFICÊNCIA

Promover o bem-estar e a qualidade de vida como manifestação do respeito à vida levanta a questão da beneficência. Como é possível reconhecer pela etimologia do termo (do latim, *bene facere*), refere-se à ação a ser feita com o objetivo de fazer o bem, comportando ainda um fator adicional de não fazer o mal, também denominado não maleficência.

O princípio da beneficência dá origem a várias noções que norteiam ações de promoção da vida e da saúde. De modo geral, abrange o imperativo de que sejam atendidos os interesses importantes e legítimos dos indivíduos e que sejam evitados danos a essas pessoas. A imagem do médico demonstrada na tradição hipocrática se pauta a partir deste princípio, como se observa no trecho:

> [...] usarei o tratamento para o bem dos enfermos, conforme minha capacidade e juízo, mas nunca para fazer o mal e a injustiça; no que diz respeito às doenças, criar o hábito de duas coisas: socorrer ou, ao menos, não causar danos.

As regras que delimitam objetivamente esse princípio abarcam "não fazer o mal", "aumentar ao máximo as vantagens" e "reduzir ao mínimo os inconvenientes". A partir de uma perspectiva ética, as implicações são mais amplas, pois o princípio evoca mais ações de respeito à vida, como não matar, não ferir, não prejudicar, não fazer o mal, prevenir afastando o mal, maximizar as vantagens e diminuir os riscos, agir conforme o melhor interesse do próximo, diminuir o sofrimento, promover o bem-estar e a qualidade de vida e preocupar-se com o outro.

A beneficência integra as obrigações dos profissionais da saúde. Discute-se, no entanto, o alcance exato da obrigação de beneficência, pois alguns a consideram um dever moral, enquanto a atividade profissional do médico é vista como uma vocação, a depender de seu engajamento.

O princípio da não maleficência, por sua vez, representa a obrigação de não acarretar dano intencional ao paciente – deriva de uma máxima da ética médica: *primum non nocere* ("primeiro não prejudicar"). A atuação médica deve sempre evitar prejuízos ou agravos à saúde e reduzir os efeitos adversos ou indesejáveis em procedimentos diagnósticos ou na terapêutica.

## PRINCÍPIO DA AUTONOMIA

Diversos significados são admitidos para o termo autonomia – autodeterminação, direito de liberdade, privacidade, escolha individual, livre vontade, comportamento gerado pelo próprio indivíduo e ser propriamente uma pessoa –, sendo que há duas condições essenciais para que ela exista: liberdade (independência) e ação (capacidade de ação pela vontade). O indivíduo autônomo age livremente conforme o próprio plano. Ter sua autonomia diminuída é, de alguma forma, ser controlado por outros ou ser incapaz de deliberar ações conforme os próprios desejos e planos.

Autodeterminação refere-se à capacidade de fazer as próprias escolhas, realizando os atos sem coação, e desde que não faça com que outro sofra algo que não consentiu. Essa aptidão para consentir depende de três capacidades essenciais:

- Compreender as explicações fornecidas e as implicações do ato.
- Deliberar sobre as possíveis escolhas em função de seus valores e metas.
- Expressar claramente a própria escolha.

O princípio da autonomia diz respeito, portanto, à garantia da liberdade do ser humano. Demanda respeitar a vontade e a consciência individuais, para que cada um tome suas próprias decisões, na escolha ou nos atos.

Os fundamentos desse princípio são oriundos das filosofias políticas do século XVIII, quando ocorreu significativa mudança cultural no Ocidente. O indivíduo ganhou primazia sobre o Estado, e a liberdade tornou-se a expressão da autonomia da vontade. Em conjunto com a onda social em favor dos direitos da pessoa, verificou-se o reconhecimento do indivíduo como senhor de sua vida e de suas decisões como regra geral da autonomia.

Engelhardt[88] propõe uma mudança desse paradigma para uma nova forma denominada princípio do consentimento. Sua proposta se baseia na observação de que não está em jogo algum valor possuído pela autonomia ou pela liberdade, mas, sim, o reconhecimento de que a autoridade moral secular deriva do consentimento dos envolvidos em um empreendimento comum.

A autonomia, portanto, não é uma noção absoluta, pois talvez não exista autonomia perfeita. Seu exercício decorre do desenvolvimento da capacidade individual de harmonizar dentro de si o embate entre desejo e razão.

Na área médica, esse princípio requer que o profissional respeite a vontade do paciente, seus valores morais e suas crenças. Exige, portanto, o reconhecimento do domínio de cada um sobre a própria vida e o respeito à intimidade do paciente.[86] A influência do médico nas decisões do paciente que se submete a uma investigação diagnóstica ou a um tratamento é limitada por esse princípio.

Algumas pessoas são aptas a realizar certos atos, mas inaptas para outros. Assim, o respeito à autonomia exige atenção constante e minuciosa. Os indivíduos capazes de deliberar sobre suas escolhas pessoais devem ser respeitados em função de sua capacidade de decisão. O ser humano tem o direito de decidir sobre questões relacionadas a seu corpo e sua vida, de forma que qualquer ato médico deve ser previamente autorizado pelo paciente.

A Federação Internacional de Ginecologia e Obstetrícia (Figo), representada por seu Comitê para Assuntos Éticos de Reprodução Humana e Saúde da Mulher,[63] determina como referência ética para os cuidados ginecológicos e obstétricos que:

> [...] o princípio da autonomia enfatiza o importante papel que a mulher deve adotar na tomada de decisões com respeito aos cuidados de sua saúde. Os médicos deverão observar a vulnerabilidade feminina, solicitando expressamente sua escolha e respeitando suas opiniões.[62]

O Código de Ética Médica (Resolução do Conselho Federal de Medicina n. 2.217/2018), em seu art. 22, não permite ao médico deixar de obter o consentimento do paciente ou de seu representante legal após esclarecê-lo sobre o procedimento a ser realizado, salvo em caso de risco iminente de morte.[52]

Essas diretrizes denotam o direito do paciente, no exercício de sua autonomia, de consentir ou recusar procedimentos diagnósticos ou terapêuticos, por livre manifestação de sua vontade.

A manifestação da vontade se materializa no termo de consentimento livre e esclarecido, documento que registra a anuência do paciente aos atos médicos. A obtenção desse termo deve ser realizada mediante uma conduta ética que contemple os seguintes aspectos: linguagem acessível, em conformidade com as características culturais e sociais de cada um; clareza e objetividade na explicação do procedimento proposto ou da terapêutica oferecida; ponderação dos riscos e benefícios associados; esclarecimento sobre eventuais alternativas disponíveis para a situação em questão; respeito aos valores individuais; e, em se tratando de gestantes, discussão com o casal, pois a participação do pai é fundamental à medida que há um terceiro envolvido (o feto).

É imperativo que o consentimento seja dado de forma livre e consciente, na ausência de qualquer prática coercitiva. O médico deve estimular a paciente a apresentar todas suas dúvidas e a manifestar suas expectativas e preferências. A autonomia se expressa, portanto, como princípio de liberdade moral que determina que todo e qualquer ser humano é agente autônomo e como tal deve ser respeitado, independentemente de sua moral própria.

## PRINCÍPIO DA JUSTIÇA E DA EQUIDADE

Em latim, a palavra *jus* se refere a "o que é correto, digno" e deu origem ao termo *justitia* – em português, justiça. Entende-se que há justiça quando se obtém o que se merece, quando se recebe o que é devido ou quando se colhe o que se tem direito. Corresponde, portanto, a uma tradição comum que estabelece o que convém fazer em uma coletividade.

Para a fundamentação filosófica, a justiça é colocada no centro da ética. As normas são concebidas tendo em vista o bem comum, buscando enfrentar os conflitos de interesses que surgem entre indivíduos, grupos e valores – como a liberdade, a igualdade e a fraternidade. O princípio da justiça assume, além da dimensão individual, uma dimensão coletiva, ao tratar de interesses, valores e ideais dentro de uma sociedade.

Em bioética, essa noção é reconhecida no campo da justiça distributiva, na justa repartição de encargos e vantagens, de forma que aquilo a que um sujeito tem direito é determinado a partir da comparação com os seus pares. Essa justiça estimula a retidão na alocação dos recursos (dar a cada um o que lhe é devido) e, portanto, delimita as regras adequadas de investimento na área da saúde e as possibilidades de acesso a esses recursos.

A justiça, concebida para atingir um bem comum, pode, às vezes, tornar-se injusta para determinadas pessoas, por isso criou-se a noção de equidade. Esse termo designa a disposição de respeitar os direitos de cada um com imparcialidade, preocupando-se com o próprio indivíduo. Esta interpretação é liberal e benévola e considera o paciente individualmente, tratando-o com igualdade em relação aos outros. Por esse princípio, entende-se que uma pessoa é vítima de injustiça quando lhe é negado um bem ao qual tem direito e que, portanto, lhe é devido. Assim, deve haver equidade na distribuição de bens e benefícios no que tange a realização de pesquisas em saúde envolvendo seres humanos.

## PRINCÍPIO DA CONFIDENCIALIDADE E DA PRIVACIDADE

Confidencialidade tem um amplo significado. Em linhas gerais, refere-se ao fato de que uma informação deve permanecer secreta, pois foi obtida em confidência ou aborda assunto que deve permanecer em sigilo (assuntos da vida privada). O termo privacidade, por sua vez, abarca o conjunto de informações que dizem respeito a um indivíduo e que ele mesmo pode decidir manter sob seu exclusivo controle, inclusive divulgando-as a quem, quando e onde desejar. Esses dois princípios são protegidos na Constituição Federal, que estabelece como invioláveis a intimidade, a vida privada, a honra e a imagem das pessoas.

A proteção constitucional da vida privada visa a proteger as pessoas em dois aspectos: segredo e liberdade da vida privada. O primeiro é condição necessária à plenitude da personalidade, no sentido de que a pessoa deve ter liberdade de viver sua vida privada sem perturbação de terceiros. Podem ser considerados atentados aos segredos da vida privada a divulgação, que consiste em tornar de conhecimento público eventos relevantes da vida pessoal e familiar de terceiro, e a investigação por meio da pesquisa de acontecimentos referentes à vida pessoal e familiar.

A existência e o respeito a esses princípios se respaldam, portanto, sobre o respeito ao princípio da autonomia, pois partem do pressuposto de que a pessoa tem o direito de guardar para si os próprios segredos, permitindo a revelação apenas dos aspectos de sua vida pessoal que considerar convenientes. Destaque-se, ainda, a distinção existente entre a vida privada e a pública, mesmo que de forma individualizada, em conformidade com tal princípio.

A confiança estabelecida na relação médico-paciente é resguardada, portanto, por esse princípio, que determina ao médico a possibilidade de conhecimento de aspectos da intimidade da pessoa.

## PRINCÍPIO DA PRUDÊNCIA

O profissional da saúde deve ser prudente e prever complicações que possam comprometer a saúde do paciente e sua qualidade de vida em longo prazo. O princípio da prudência se refere justamente aos conselhos ou mandamentos que envolvem a importância da prevenção de danos aos pacientes.

Uma atuação prudente, portanto, permite um bom aconselhamento sobre as ações alheias.

Em qualquer operação humana, são necessários os hábitos da virtude moral e da virtude da prudência, já que o primeiro hábito importa à qualidade moral da intenção e o segundo se posiciona acerca de cada aspecto da realização desse fim.

Devem compor o interesse dos pesquisadores, além do desenvolvimento do saber, aspectos que não dizem respeito à sua pesquisa propriamente dita e aos seus resultados. De forma semelhante, a distinção entre desejos pessoais e a demanda pela saúde e pela medicina não pode ser menosprezada, pois não é prudente responder a todos os desejos e anseios se houver prejuízo à saúde. A prudência ganha destaque em um ambiente de progressivo desenvolvimento científico e tecnológico, especialmente no que tange a aplicação de descobertas. Esse princípio exige que se tome o tempo necessário para refletir e se esforçar para prever o imprevisível.

# ABORTO

A palavra aborto se origina das palavras *ab* ("privação") e *ortus* ("nascimento") e significa, portanto, privação de nascimento. Em obstetrícia, "aborto" designa o produto do processo de abortamento, que é a acepção técnica mais aceita para o processo; entretanto, pela representação social do vocábulo aborto, este será aqui utilizado com o significado de interrupção da gravidez.

Conceitua-se clinicamente o aborto como a interrupção voluntária ou não da gravidez antes de 20 semanas de gestação ou quando o peso fetal for inferior a 500 g. Judicialmente, no entanto, corresponde à interrupção da gravidez antes de seu termo normal, seja de causa espontânea ou provocada.[86]

Entende-se que o aborto fere o direito à vida, mas a legislação vigente no Brasil prevê exceções à sua criminalização. Sua ocorrência pode ser natural, acidental, criminosa ou legal (permitida). A permissão pela lei é mutável de acordo com o momento histórico de cada sociedade. Há ainda um elemento subjetivo a ser considerado: quando não há consenso da gestante, diz-se que o aborto é "sofrido"; a anuência da gestante caracteriza-o como "consentido"; e se a gestante é o agente atuante em sua ocorrência, é considerado "procurado". Há ainda o aborto considerado terapêutico, realizado com o objetivo de salvar a vida da gestante ou afastá-la de mal sério e iminente em decorrência de uma gravidez anormal.

Na sociedade brasileira, a discussão sobre a descriminalização do aborto é polarizada por duas correntes opostas: uma que propõe a descriminalização total ou parcial do aborto e outra que pretende mantê-lo como crime, com punição mais ou menos grave. Trata-se de tema polêmico, que suscita a discussão de aspectos éticos e morais de difícil ponderação, pois abrange questões bioéticas conflitantes, para as quais não existe solução imediata. O princípio do respeito à vida humana tem precisamente o objetivo de proteger o direito à vida, considerado o bem maior da vida em sociedade. Para aplicá-lo à temática do aborto, é essencial compreender as discussões sobre quando a vida se inicia: a fecundação do óvulo pelo espermatozoide e, portanto, a existência do ovo fecundado é considerada por alguns como o momento em que o direito à vida é adquirido; a nidação, momento a partir do qual a gravidez se estabelece no ambiente intrauterino, é considerada por outros como ponto de partida; o início da atividade cerebral é um marco estipulado por outro grupo; e, por fim, há os que acreditam existir vida somente após o nascimento.

A própria definição do conceito de vida, portanto, é bastante complexa. Ela pode ser entendida como o período compreendido entre a concepção e a morte, ou como a continuidade de todas as funções de um organismo vivo. Essa complexidade justifica a necessidade de consciência sobre o respeito à vida humana. É nesse contexto que se insere a temática do aborto.

## ABORTO LEGAL

Verifica-se uma tendência mundial à liberação do aborto que pode ser entendida como resultado da revolução sexual iniciada na década de 1960 e da nova posição que a mulher assume na sociedade ocidental. Em 1986, 36 países apresentavam leis que permitiam a sua realização por fatores sociais, médicos ou mesmo sem razões específicas. Dez anos depois, mais dez países desenvolvidos e nove em desenvolvimento acabaram com as restrições ao aborto.[1]

No Brasil, o aborto é considerado crime e está previsto no Código Penal, Título I ("Dos crimes contra a pessoa"), Capítulo I ("Dos crimes contra a vida"), da Parte Especial. Essa legislação protege a vida do feto, sem fazer distinção entre embrião, óvulo fecundado e feto[64] – na gravidez molar, em que ocorre o desenvolvimento anormal do ovo, não há uma tutela penal específica. Embora o feto não seja considerado pessoa perante o direito civil, a existência de sua expectativa de direito fundamenta a existência de normas penais que, pelo princípio do direito à vida, o tutelem.

A interrupção voluntária da gravidez que implique morte do produto da concepção, independentemente do estágio de desenvolvimento em que se encontre a gestação, é considerada legalmente como aborto. A legislação brasileira só prevê três formas de aborto legal, duas delas previstas no art. 128 e incisos do Código Penal e outra em um julgamento de arguição de descumprimento de preceito fundamental (ADPF):

- Aborto necessário ou terapêutico (previsto no art. 128, I): se não houver outro meio de salvar a vida da gestante, o médico que pratica o aborto não é punido.
- Aborto sentimental ou humanitário (descrito no art. 128, II): regulamenta a prática do aborto nos casos em que a gravidez resulta de estupro.
- Interrupção de gestação de fetos anencéfalos: é a terceira e mais recente forma de aborto permitida no país desde que o Supremo Tribunal Federal julgou procedente a ADPF n. 54, de forma a declarar inconstitucional a interpretação segundo a qual a interrupção dessas gestações é considerada crime, tipificado nos arts. 124 e 126 do Código Penal.[95]

Para a realização do aborto terapêutico em razão da existência de risco à vida materna, o Conselho Regional de Medicina do Estado de São Paulo[84] estabelece as seguintes recomendações:

- Avaliação por dois médicos (idealmente, três) indicando a interrupção da gravidez, sendo um deles especialista na doença que está motivando a interrupção.
- Registro das justificativas no prontuário médico da paciente, explicitando de forma clara que a interrupção da gestação é a única e mais adequada maneira de preservar a saúde da gestante.
- Realização somente após esclarecimento sobre a necessidade do procedimento e do consentimento expresso da gestante (ou do responsável legal).

**TABELA 1. Recomendações para o aborto terapêutico nos casos de risco à vida materna**

| |
|---|
| Avaliação realizada por dois médicos (ideal que sejam três), indicando a interrupção da gravidez, sendo um deles especialista na doença que está motivando a interrupção |
| Registro das justificativas no prontuário médico da paciente, explicitando de forma clara que a interrupção da gestação é a única e mais adequada maneira de preservar a saúde da gestante |
| Realização somente após o consentimento expresso da gestante (ou do responsável legal) e esclarecimento sobre a necessidade do procedimento |
| Garantia do acompanhamento por equipe multiprofissional, especialmente por psicólogos. Individualização da conduta em situações especiais, como coma, choque, câncer, quimioterapia e radioterapia, e discussão em conjunto com toda a equipe médica. Informação do fato à diretoria clínica da instituição |
| Não é necessária a autorização judicial |

- Garantia do acompanhamento por equipe multiprofissional – especialmente por psicólogos –, bem como a individualização da conduta em situações especiais, como coma, choque, câncer, quimioterapia e radioterapia; e discussão em conjunto com toda a equipe médica mediante informação do fato à diretoria clínica da instituição.
- Dispensa da necessidade de autorização judicial.

Já o aborto sentimental é admitido por lei desde que a interrupção seja efetuada por médico, com prévia anuência da gestante ou, se incapaz, de seu representante legal. Uma vez comprovada a violência ou o delito sexual, não há exigência legal de anuência do Ministério Público ou da autoridade policial, não sendo necessária autorização judicial nem a apresentação de boletim de ocorrência. A dispensa da autorização judicial é decorrente da norma não incriminadora.[95] Também não é preciso que haja condenação judicial pelo estupro.

A Portaria n. 2.561/2020, do Ministério da Saúde, dispõe sobre o Procedimento de Justificação e Autorização da Interrupção da Gravidez nos casos previstos em lei, no âmbito do Sistema Único de Saúde (SUS). O Procedimento de Justificação e Autorização da Interrupção da Gravidez nos casos previstos em lei compõe-se de quatro fases, que deverão ser registradas no formato de termos, arquivados anexos ao prontuário médico, garantida a confidencialidade desses termos. A primeira fase será constituída pelo relato circunstanciado do evento, realizado pela própria gestante, perante 2 (dois) profissionais de saúde do serviço. A segunda fase ocorrerá com a intervenção do médico responsável, que emitirá parecer técnico após detalhada anamnese, exame físico geral, exame ginecológico, avaliação do laudo ultrassonográfico e dos demais exames complementares que porventura houver. A terceira fase se verifica com a assinatura da gestante no Termo de Responsabilidade ou, se for incapaz, também de seu representante legal, e esse termo conterá advertência expressa sobre a previsão dos crimes de falsidade ideológica (art. 299 do Código Penal) e de aborto (art. 124 do Código Penal), caso não tenha sido vítima de crime de estupro. A quarta fase se encerra com o termo de consentimento livre e esclarecido.

Em caso de dúvida sobre a origem da gravidez em questão, o médico pode, por livre exercício de sua autonomia, recusar-se a efetuar o procedimento do aborto de acordo com o disposto no Capítulo II, inciso IX, do Código de Ética Médica. Esse dispositivo permite ao médico "recusar-se a realizar atos médicos que, embora permitidos por lei, sejam contrários aos ditames de sua consciência". Vale lembrar, no entanto, que nessa situação a mulher deve ser encaminhada a outro profissional que concorde com a realização do procedimento, pois este é seu direito previsto na legislação vigente no Brasil.

## ABORTO CRIMINOSO

Observa-se que muitas mulheres, por motivações diversas (entre elas, fatores econômicos, sociais ou pessoais), buscam realizar o aborto clandestinamente nos países em que esta é uma prática proibida, por meio de formas conhecidamente perigosas que colocam em risco suas próprias vidas, induzindo o término da gestação por substâncias químicas abortivas ou por processos mecânicos. Os perigos do aborto clandestino são um argumento apontado pelos defensores da descriminalização do aborto como justificativa para seu posicionamento.

O aborto criminoso é, em geral, decorrente de gestação não planejada e não desejada. O quadro clínico se manifesta conforme o método abortivo utilizado. Abortos realizados ilegalmente tendem a ser feitos de maneira a colocar sob condições de risco a gestante, sem os cuidados médicos necessários, o que, muitas vezes, propicia processos infecciosos e complicações hemorrágicas.

Em algumas vezes, o aborto provocado pode ser diagnosticado baseando-se na história clínica e nos sinais do exame ginecológico. O acesso a todas as informações necessárias para assegurar o tratamento adequado pode ser dificultado pelo receio da paciente de ser discriminada ou descuidada em seu tratamento, ou mesmo o medo de ser denunciada à polícia. Buscando minimizar isso, o médico deve procurar o estabelecimento de boa interação com a paciente, criando vínculo de confiança na relação médico-paciente, deixando claro, inclusive, seu compromisso com o sigilo que deve ser mantido quanto às informações apresentadas em virtude do segredo médico. O Código Penal proíbe, inclusive, que essas informações obtidas em razão do exercício profissional sejam divulgadas e o sigilo seja quebrado por médicos, enfermeiros e demais profissionais, mesmo quando o fato caracterize realização de crime (art. 154).[95]

## ABORTO POR ANOMALIA FETAL

O diagnóstico pré-natal foi aprimorado com o avanço tecnológico da medicina, o que possibilita a detecção precoce de malformações fetais – muitas não são compatíveis com a vida extrauterina.

Para descontinuar a gravidez de feto com anomalias caracterizadas incompatíveis com a vida, é necessária a concessão de alvará judicial, o que objetiva descaracterizar o ato do crime de aborto e tornar possível o atendimento da gestante tanto em hospitais públicos como em privados.

Sobre a interrupção da gravidez nos casos de malformação fetal letal, ainda não existe legislação específica, o que demonstra a necessidade de interpretação da lei e de discussão por juristas e sociedade em geral sobre o tema. Nesses casos de anomalia, por se tratar de uma interpretação da lei, esta pode se posicionar tanto favorável como contrária ao aborto.[109]

Desta forma, uma vez que a vida é impossibilitada de ocorrer, notadamente nos casos de anencefalia, o que está em questão não é o direito ou não à vida, não existindo o bem jurídico típico tutelado pelo direito. O que se argumenta é que a interrupção voluntária da gravidez de um feto com esse tipo de anomalia não é suporte fático para o crime de aborto. Aqueles contrários à posição favorável ao aborto de feto com anomalia incompatível com a vida argumentam que se estaria encobrindo ideais de eugenia.

Conceitos morais individuais e conceitos éticos sociais precisam ser distinguidos de maneira clara, sendo necessário separar convicções religiosas da legislação vigente. Muitas vezes, a autorização da justiça representa uma aprovação social para a interrupção da gravidez, o que elimina sentimentos de culpa gerados pelos julgamentos morais.[21]

Por meio da ADPF n. 54, ajuizada em 2004, a Confederação Nacional dos Trabalhadores da Saúde solicitou ao Supremo Tribunal Federal (STF) que a antecipação terapêutica do parto de feto anencéfalo fosse descaracterizada como aborto e pediu a concessão à gestante com tal diagnóstico do direito de descontinuar a gravidez, sem necessidade de autorização judicial ou qualquer outra forma de autorização do Estado. O STF julgou procedente essa ação e publicou o acórdão da ADPF n. 54, na qual decidiu que é incompatível com a Constituição a interpretação de que a interrupção da gravidez de feto anencéfalo é conduta tipificada nos arts. 124, 126 e 128, incisos I e II, do Código Penal. Ou seja, a partir de então, a interrupção de gestação de feto anencéfalo ficou descaracterizada como crime de aborto.

A Resolução n. 1.989/2012 do Conselho Federal de Medicina definiu as diretrizes para o diagnóstico de anencefalia com antecipação terapêutica do parto, que engloba exame ultrassonográfico realizado a partir da 12ª semana de gestação e deve conter:

- Duas fotografias, identificadas e datadas: uma com a face do feto em posição sagital e outra com a visualização do polo cefálico no corte transversal, demonstrando a ausência da calota craniana e de parênquima cerebral identificável.
- Laudo assinado por dois médicos, capacitados para tal diagnóstico.[52]

Há a possibilidade de interromper a gravidez em países desenvolvidos. Na Austrália e nos EUA, diagnósticos de distúrbios metabólicos determinam o percentual de 100% de interrupção da gravidez. Quando o diagnóstico é de anomalia cromossômica, na Suíça, as mulheres interrompem a gravidez; essa porcentagem de interrupções varia de 94 a 100% nos EUA. Neste país e na Inglaterra, a detecção de espinha bífida acarreta o aborto em 100% das gestações, enquanto na Austrália, a porcentagem é de 95%.

Optar pela interrupção da gravidez se relaciona com relatos de preocupação com o sofrimento da criança e da família.[16] São considerados relevantes, entre os fatores referentes à opção de levar ou não a gestação ao termo, o compromisso pessoal com a opção pela interrupção e a qualidade de vida da criança e da família, enquanto entre as razões que levam as gestantes a prosseguir com a gravidez está a oposição ao aborto.[3] Entre as mulheres que já possuem filhos com anomalia congênita, quando questionadas sobre a interrupção ou não de uma gravidez com feto acometido, 66% delas aprovam a realização do aborto em casos de fetos com anomalias graves.[4]

Em estudo feito na Clínica Obstétrica do HC-FMUSP, no qual foram entrevistadas 35 mulheres 30 dias depois de terem efetuado a suspensão da gestação por malformação fetal letal, observou-se que não foram relatadas dúvidas a respeito das atitudes tomadas no processo de interrupção judicial da gravidez em 51,4% delas; e 43% compreenderam que a tomada de decisão é uma ação pragmática de enfrentamento da realidade. Dúvidas vivenciadas pelas pacientes desse estudo estavam associadas sobretudo ao diagnóstico. Dúvidas de ordem moral quanto ao aborto foram relatadas por uma menor proporção das mulheres.[22] Estudo realizado nos EUA mostrou que a opção pela manutenção ou não da gravidez, nos casos de fetos acometidos por alguma anormalidade, parece estar relacionada com a perspectiva da qualidade de vida da criança e da família e com o compromisso pessoal.[20]

Com exceção da anencefalia, casos de outras anomalias fetais incompatíveis com a vida, por não encontrarem previsão nas normas legais, necessitam de autorização judicial para realizar o aborto. Requisitos relacionados pelo Conselho Regional de Medicina do Estado de São Paulo[84] para a solicitação deste estão mostrados na Tabela 2.

| TABELA 2. Requisitos para a solicitação de autorização judicial para a interrupção da gestação em casos de anomalia fetal incompatível com a vida |
|---|
| Livre manifestação da vontade da gestante de interromper a gestação em função do diagnóstico da anomalia fetal |
| Um ou mais exames de ultrassonografia morfológica, assinados por dois médicos, comprovando os achados referentes à anomalia fetal |
| Realização de avaliação psicológica da gestante |
| Relatório ou laudo do médico assistente esclarecendo à autoridade judicial que o feto não terá sobrevida ao nascer |
| Solicitação escrita pela gestante ou pelo casal à autoridade judicial requerendo a interrupção da gestação com base nos laudos médicos |

Em situações de anomalias raras, devem ser providenciadas ao juiz cópias de artigos científicos descrevendo o prognóstico da anomalia fetal, com vista a facilitar a decisão judicial.

## ASPECTOS ÉTICOS DA SUSPENSÃO DA GESTAÇÃO DEPOIS DO DIAGNÓSTICO PRÉ-NATAL

Em julho de 2008, o Comitê para Aspectos Éticos da Reprodução Humana e Saúde da Mulher da Figo divulgou um relatório[61] com recomendações a respeito da suspensão da gestação depois do diagnóstico pré-natal, assunto que deve ser discutido por todos os interessados, já que impacta de maneira relevante o exercício da especialidade.[40]

Há grande facilidade para a identificação antenatal de um relevante número de anomalias fetais, algumas que conhecidamente acometem o feto de maneira grave, em virtude da acurácia do diagnóstico pré-natal e da diversidade de procedimentos disponíveis, como rastreamento bioquímico para síndrome de Down (trissomia do cromossomo 21) ou defeitos do tubo neural, biópsia de vilosidades coriônicas, cordocentese, amniocentese, pesquisa de DNA fetal em sangue materno e diagnóstico genético pré-implantacional. Além destes, há outros equipamentos e técnicas para diagnósticos, por exemplo, Doppler, ultrassonografia de alta definição, ressonância nuclear magnética, tomografia helicoidal, hibridização *in situ* por fluorescência, reação em cadeia da polimerase, genética molecular, entre outros.

Dar aos pais a informação sobre a identificação de doenças congênitas, que têm ou não a possibilidade de ser tratadas no período pré ou pós-natal, ou sinalizar uma possível interrupção da gravidez são os principais objetivos do diagnóstico pré-natal em países onde toda essa tecnologia é disponibilizada. Situações em que é difícil a tomada de decisões podem ser facilitadas e evitadas pelo diagnóstico pré-implantacional, sobretudo para doenças hereditárias de acometimento grave à saúde.

Danos físicos, psíquicos e sociais para os pais e para os demais membros da família do casal podem ser desencadeados pelo nascimento e pelo desenvolvimento pós-natal de criança gravemente malformada. Há a possibilidade de alguns pais optarem por serem informados no período antenatal, visando a preparação para o nascimento, enquanto outros podem julgar que saber sobre o problema poderá ocasionar grande dano. Pode ser considerado antiético privar a família da chance de se preparar para o nascimento de recém-nascido gravemente comprometido, por isso é essencial para a conduta ética do médico atuante na medicina fetal respeitar o princípio da autonomia.

### Legislação sobre a interrupção da gravidez em casos de anomalia

Há muitas divergências entre legislações sobre a interrupção da gravidez em casos de anomalia fetal – existem os países que legalizam o procedimento até o limite da viabilidade fetal, que é geralmente a 24ª semana; os que não permitem nenhum tipo de aborto; e os que permitem o aborto a qualquer momento, até o termo da gestação. A interrupção feita na segunda metade da gestação é capaz de acarretar o nascimento de neonato nativivo extremamente malformado ou acometido. Em geral, para garantir o óbito fetal antes da interrupção, são efetuadas providências nos casos em que esta é feita depois da 22ª semana.

Como abordado anteriormente, em alguns países a autorização para o aborto só é concedida quando a anomalia fetal for particularmente grave, não compatível com a vida extrauterina. É nessa situação que está o Brasil, que permite o procedimento somente nos casos de anencefalia; no entanto, nos casos de outras malformações incompatíveis com a vida, há possibilidade de a interrupção da gravidez ser autorizada também. Não há, porém, definição médica que caracterize a gravidade da doença fetal para essa decisão, nem existe um preceito definido de "vida normal". A capacidade de os pais suportarem física, emocional e socialmente a condição da criança é um fator bastante condicionante para a aceitabilidade, mesmo que a vida tenha alto grau de comprometimento.

Quando acontece de o diagnóstico da doença fetal ser comprovadamente grave, por exemplo, nos casos de cardiopatia congênita irreparável e malformação cerebral maior, a interrupção da gravidez é, muitas vezes, aceita. Já em outras circunstâncias a escolha pela interrupção se baseia em risco muito alto de deficiência e comprometimento mental e não por diagnóstico comprovado. Há ainda situações de descoberta de anomalias cromossômicas pela amniocentese ou de malformações do sistema nervoso central (SNC) por exame ultrassonográfico de rotina que mesmo ainda sem prognóstico clínico conhecido incitam a solicitação dos pais de interrupção da gravidez. Não foi estabelecida uma lista normativa apontando doenças em que seria passível de justificação indicar a interrupção da gravidez, portanto, a avaliação de cada caso precisa ser feita de modo individual.

O diagnóstico pré-natal, na maioria dos países em que a interrupção da gestação é legalizada, é feito por centros especializados com atendimento multidisciplinar, que inclui obstetras, patologistas, geneticistas, pediatras, cirurgiões pediátricos, enfermeiros, assistentes sociais, psicólogos, entre outros. A interrupção médica da gestação, quando é conveniente, é sugerida, mas nunca imposta aos pais. É um direito destes ser informados por completo sobre a condição de seus fetos. Sempre causa espanto para os pais o diagnóstico de malformação fetal, e neste momento deve-se fornecer não apenas conselhos médicos, mas também apoio afetivo e psicológico. Para que os pais iniciem o luto e o processo de recuperação, é habitual que se recomende que o feto natimorto seja apresentado.

## RECOMENDAÇÕES SOBRE A INTERRUPÇÃO DA GESTAÇÃO APÓS O DIAGNÓSTICO PRÉ-NATAL

Anatomicamente, muitos neonatos prematuros, já apresentam terminações nervosas para dor, por isso muito cuidado deve ser tomado para aliviar ou prevenir o sofrimento de recém-nascidos prematuros, fazendo-se uso de medicamentos ou precauções apropriadas. Aceita-se que os fetos sentem esse mesmo nível de dor e respondem a esses estímulos e que, em decorrência disso, é preciso garantir que recebam o mesmo tratamento medicamentoso. Se os pais optarem pela manutenção da gravidez, todo cuidado apropriado, inclusive medicação para alívio da dor, precisa ser tomado por todo o tempo necessário.

A Figo apresenta algumas recomendações sobre a interrupção da gravidez depois do diagnóstico pré-natal. A primeira é que, além da prática do rastreamento ultrassonográfico de rotina, nenhuma mulher deve ser convidada ao processo de diagnóstico pré-natal sem que antes seja informada plenamente sobre os objetivos, eventualmente a interrupção da gravidez, e os riscos possíveis de aborto, pois deve-se levar em consideração que há possibilidade de isso não ser condizente com as crenças culturais, pessoais e religiosas da paciente. Portanto, uma vez realizado o diagnóstico pré-natal de doença ou malformação fetal grave, não tratável e incompatível com a vida normal, em países onde a prática da interrupção da gestação é aceita, a interrupção da gravidez deve ser oferecida aos pais, mas nunca, mesmo que diante de grande gravidade da malformação fetal, se deve submeter a paciente ao aborto médico contra suas crenças pessoais, culturais ou religiosas. O conhecimento sobre a condição do feto deve ser plenamente informado aos pais para que estes decidam; mas é vetado aos médicos impor suas preferências pessoais ou crenças e influenciar a escolha dos pais, que, neste momento, encontram-se brutalmente fragilizados e vulnerabilizados por conta da doença de seus fetos.

Outra recomendação aponta para o fato de que não se deve apresentar a interrupção da gestação após diagnóstico pré-natal como um aborto, mas sim como uma indução farmacológica do parto prematuro, indicada apenas pelo motivo de o feto, inteiramente digno de compaixão, estar afetado por doença ou malformação grave e não tratável, e deixar claro que contará com toda assistência que for necessária para alívio da dor e ajuda profissional ao parto.

A Figo recomenda também que é importante oferecer aconselhamento sobre as opções destinadas a assegurar o óbito fetal. Quando a interrupção da gestação após a 22ª semana é legalmente permitida, a preferência da maioria das mulheres e dos casais seria por evitar o nascimento do feto ainda com vida nas circunstâncias de malformação congênita grave. A interrupção da gestação após esse período deve ser precedida pelo feticídio, que se inicia com a administração de medicação analgésica e de anestésicos na circulação fetal. Como já indicado, para melhor iniciar o processo do luto, os casais que se sentirem suficientemente fortalecidos podem optar por ver seu feto após o parto. É desejável que os pais aceitem a necrópsia e eles devem ser aconselhados de maneira correta sobre seu benefício, visando melhorar o aconselhamento em futura gravidez. A futura criança nunca deve ser considerada substituta do feto morto. Opções para o funeral do feto devem ser oferecidas aos pais, de acordo com suas crenças. Assistência apropriada deve ser oferecida para o neonato doente ou malformado se os pais optarem pela manutenção da gravidez após o diagnóstico pré-natal.

## OBJEÇÃO DE CONSCIÊNCIA

Por motivação religiosa ou outras, a objeção de consciência é um direito garantido pela liberdade individual. O direito de não ser obrigado a realizar quaisquer procedimentos em que possam ser violadas convicções de foro íntimo precisa ser reconhecido como legítimo, afora por encargos legais compulsórios. A recusa, porém, não pode violar o direito de outrem e há a obrigação ética de enviar a paciente a outro profissional. A objeção de consciência se define pela possibilidade de recusa, por parte de um indivíduo, de realizar certo preceito legal, recorrendo ao imperativo de sua consciência. Entre as justificativas éticas admitidas nos apelos à objeção de consciência, a mais significativa é o respeito à integridade moral do indivíduo.[47]

Em medicina, o reconhecimento da objeção de consciência se baseia no princípio da tolerância à diversidade moral. Esse princípio dispõe que precisa ser considerada a visão moral de outros indivíduos e que as crenças éticas não podem ser impostas, porém é questionável a razoabilidade deste no que se refere a padrões estabelecidos. Exemplo disso é a aplicação do princípio da autonomia, a partir da qual pacientes competentes têm o direito moral de recusar intervenções médicas. Não é concebido que a objeção de consciência autorize o médico a dispensar o consentimento informado. Nota-se, assim, que a objeção de consciência não é aceita se padrões éticos não forem seguidos.

Mesmo quando se refere a práticas endossadas em normas estabelecidas pela ética médica, a objeção baseada na consciência tem peso moral relevante. Contudo, a dignidade e o bem-estar também têm limites, de maneira similar a outros valores e interesses, como a autonomia do paciente, e não se aceita que médicos tenham maior ou menor livre permissão para se isentar do cuidado do paciente.[48] Chervenak e McCullough[23] apresentaram, nesse contexto, argumentos éticos que dispõem como lidar com pacientes em casos de interrupção da gestação. O médico tem obrigação ética de informar adequadamente a paciente e encaminhá-la, em tempo, para outro profissional, mesmo que ele apresente objeção de consciência à realização do aborto.

## Princípios éticos para o encaminhamento da paciente

Beneficência e autonomia são os princípios éticos que devem embasar o encaminhamento da paciente. O ponto de vista clínico, baseando-se na beneficência, cria o compromisso de agir em busca de atendimento específico que melhor atenda à necessidade da paciente. Pela premissa da beneficência, encaminhamento direto deve ser feito, como ocorre, a título de exemplo, se a paciente opta pela interrupção da gravidez por malformação fetal letal e o médico assistente manifesta objeção de consciência para realizar o processo ou pedir a autorização, caso em que o encaminhamento para serviço que oriente e prepare a paciente para o procedimento autorizado judicialmente. A obrigação ética da busca de atendimento em serviço terceirizado especializado para a complexidade do procedimento é verificada.

O encaminhamento da paciente deve ser feito de maneira direta quando o médico assistente se julga inapto para atender especificamente a esse caso e o conduz para outro médico ou serviço. Esse tipo de encaminhamento médico é associado a comunicação direta com o médico ou serviço a fim de que a paciente receba todo o atendimento preciso em tempo hábil para a efetiva solução de seu problema, assegurando assim o dever médico de que a paciente receba o cuidado médico necessário. Não há fundamento na objeção de consciência para negar o encaminhamento adequado.

Por sua vez, o encaminhamento indireto se dá quando há solicitação por parte da paciente de determinada intervenção. Mesmo que seja, do ponto de vista clínico, segura e efetiva, essa solicitação não é baseada no princípio da beneficência, mas sim somente na autonomia. Procedimentos cirúrgicos realizados exclusivamente para fins cosméticos estão incluídos nesse caso. Também é baseada na autonomia a indicação de interrupção de gravidez normal em mulher saudável nos países onde o aborto é legalmente permitido. Com base na autonomia, o encaminhamento pode ser executado indiretamente, de maneira que conceda informação sobre outros profissionais, porém não se faz necessário se certificar de que o encaminhamento se concretize. Nos locais em que o aborto de gravidez normal em mulher saudável é legalmente permitido, devem ser respeitadas a escolha pessoal e as crenças de cada mulher, portanto os médicos não possuem competência avaliativa embasada se o caso for julgado apenas clinicamente. Não existe a obrigação ética de assegurar o encaminhamento direto nesses casos, mas ele é permissível. Nos países em que a interrupção da gestação não é ilegal, o médico precisa se preocupar com a proteção da paciente no que diz respeito a possíveis danos à sua fertilidade, à sua saúde ou mesmo à sua vida, por isso, é razoável esperar que encaminhe a paciente a organizações de cuidados à saúde que efetuem o aborto de forma segura.

# CONSIDERAÇÕES FINAIS

A questão do aborto é extremamente polêmica, carregando argumentos que se manifestam plenos de emotividade. Ao mesmo tempo em que o feto é classificado como ser autônomo, possuidor de vida própria, que precisa ser tutelado pela sociedade, tem seus anexos desenvolvidos como estruturas, que necessitam apenas do abrigo do ventre materno para crescimento e desenvolvimento, é também parte do organismo da mulher, que tem direito à livre disposição de seu corpo. Em vista disto, a escolha pela realização ou não do procedimento é questão de consciência da gestante e do médico que o pratica, das questões éticas e morais que envolvem o tema e das normas legais em vigor no país.

## REPRODUÇÃO ASSISTIDA

Gerar novos indivíduos é a finalidade da reprodução humana. Se, por algum motivo, essa possibilidade está vetada pelos meios tradicionais de reprodução natural, técnicas de reprodução assistida que se valem de medicamentos ou procedimentos são empregadas. Com o sucesso do nascimento do primeiro ser humano gerado *in vitro*, Louise Brown, em 1978, na Inglaterra, esses procedimentos ganharam notoriedade. Na Austrália, em 1984, nascia outra criança, chamada Baby Zoe, a primeira a se desenvolver a partir de um embrião criopreservado.

A definição de reprodução humana assistida consiste na interferência humana no processo de reprodução natural, objetivando criar a possibilidade de pessoas com problema de infertilidade serem pais. As mudanças e o aperfeiçoamento atuais de novas técnicas de reprodução assistida oferecem da simples inseminação à manipulação genética, sendo ampla a variedade de métodos disponível.

Diretrizes e normas legais que norteiam o uso de novas tecnologias reprodutivas, estabelecendo limites para os procedimentos realizados, foram criadas a partir de 1990 em muitos países, sendo que no Brasil, a Resolução n. 2.320/2022 do Conselho Federal de Medicina[55] instituiu as "Normas éticas para a utilização das técnicas de reprodução assistida". Aspectos como o uso do termo de consentimento; a doação de espermatozoides, óvulos, pré-embriões e embriões; a seleção de sexo; a seleção de embriões com base na evidência de doenças ou problemas associados; a maternidade substitutiva; a clonagem; a pesquisa e o congelamento (criopreservação) de embriões; e a redução embrionária são de maior importância em reprodução humana.

### DIREITOS SEXUAIS E REPRODUTIVOS

Pela definição da Organização Mundial da Saúde (OMS), o conceito de saúde é determinado não apenas como a ausência de doença, mas como um completo estado de bem-estar físico, mental e social.[75] O resguardo desse bem-estar do indivíduo consiste no direito à saúde e nele estão inseridos os direitos sexuais e reprodutivos – concedidos a uma pessoa para que seja possível usufruir de saúde reprodutiva, ou seja, vida sexual segura e satisfatória, com capacidade de reproduzir e liberdade de decisão a respeito de quando e quantas vezes fazê-lo.

Com frequência, constata-se esterilidade feminina ou masculina durante a busca por meios para se alcançar a desejada gravidez e ter um filho com ajuda de técnicas de reprodução assistida. A esterilidade deve ser vista como problema de saúde reprodutiva, sendo o acesso aos tratamentos de saúde direito garantido pela Constituição. Um direito do ser humano fundamentalmente reconhecido é o de ter filhos.[37]

É importante enfatizar que, mesmo que a concepção e a reprodução façam parte da intimidade e da liberdade dos casais, é preciso respeitar o dever e a responsabilidade para com os filhos gerados. Assim, desde que tenha concordado expressamente por meio do consentimento esclarecido, todo casal poderá ser beneficiário das técnicas de reprodução assistida.

Estão estabelecidas no art. 1.597 do Código Civil Brasileiro[101] as hipóteses de presunção de paternidade, entre as quais está inserida a inseminação artificial heteróloga. Os critérios para determinação da paternidade são presunção de paternidade, biológico e, por último, socioafetivo. Portanto, o direito à paternidade é reconhecido não somente da perspectiva estritamente biológica, baseada no material genético necessário para que a fecundação aconteça. A paternidade abarca o vínculo construído pelo relacionamento paterno-filial, embasado por uma "verdade socioafetiva",[90] que não é biológica.

### CONSEQUÊNCIAS DA FERTILIZAÇÃO *IN VITRO*

Várias modalidades de tratamento para a infertilidade do casal são oferecidas pela medicina moderna. A obtenção de óvulos que são fertilizados em laboratório consiste na fecundação artificial *in vitro*, com participação genética do parceiro ou de um doador. Em seguida, embriões são transferidos diretamente para a cavidade uterina. A transferência intratubária de gametas ou outras técnicas mais complexas que abrangem óvulos ou embriões doados, ou ainda a cessão temporária do útero, também podem ser efetuadas.

Nessas situações, são inúmeros os desdobramentos éticos. Inicia-se profunda reflexão sobre os procedimentos a serem feitos quando há indicação médica e desejo do casal pela fertilização *in vitro*, buscando preservar os direitos fundamentais do filho gerado e também de cada um dos pais. A criança deve ser reconhecida não apenas como um meio de se corrigir o problema da infertilidade, mas também como um fim em si mesmo.[86]

Ao contrário da procriação pelas vias naturais, outro ponto relevante aborda a criação do ser humano em laboratório. Com a micromanipulação de gametas, a procriação artificial representa a instrumentação da reprodução humana. O direito da criança de nascer de forma digna deve ser assegurado, objetivando sempre a saúde e o desenvolvimento de uma gravidez com sucesso. Poderão ser utilizadas as técnicas de fertilização *in vitro* no diagnóstico e no tratamento de doenças genéticas ou hereditárias

Conforme disposto no art. 1º da Lei Federal n. 9.263/96, o planejamento familiar é direito de todo cidadão.[97] Para o planejamento familiar, a esterilização voluntária, masculina e feminina, é permitida quando realizada dentro dos critérios estabelecidos pela lei. Na Tabela 3, estão apresentados os critérios para realização da esterilização cirúrgica, de acordo com os arts. 10, 11 e 14 da Lei Federal n. 9.263/96.

O art. 15 da Lei Federal n. 9.263/96[97] dispõe sobre a realização de esterilização cirúrgica da seguinte forma:

> Art. 15. Realizar esterilização cirúrgica em desacordo com o estabelecido no art. 10 desta Lei.
> Pena – reclusão, de dois a oito anos, e multa, se a prática não constitui crime mais grave.
> Parágrafo único. A pena é aumentada de um terço se a esterilização for praticada:
> I – durante os períodos de parto ou aborto, salvo o disposto no inciso II do art. 10 desta Lei.
> II – com manifestação da vontade do esterilizado expressa durante a ocorrência de alterações na capacidade de discernimento por influência de álcool, drogas, estados emocionais alterados ou incapacidade mental temporária ou permanente;
> III – através de histerectomia e ooforectomia;
> IV – em pessoa absolutamente incapaz, sem autorização judicial;
> V – através de cesárea indicada para fim exclusivo de esterilização.

| TABELA 3. Critérios para a realização da esterilização cirúrgica |
|---|
| Homens e mulheres em capacidade civil plena e maiores de 21 anos de idade, ou com pelo menos dois filhos vivos |
| Prazo mínimo de 60 dias entre a manifestação da vontade e o ato cirúrgico, período no qual deve ser propiciado ao interessado acesso a serviço de planejamento familiar, com aconselhamento por equipe multidisciplinar, visando a desencorajar a esterilização precoce |
| A esterilização deve ser realizada por laqueadura tubária, vasectomia ou outro método cientificamente aceito |
| Deve constar em prontuário médico o registro da expressa manifestação da vontade, em documento escrito e firmado, após informação dos riscos da cirurgia, possíveis efeitos colaterais, dificuldade de reversão e opções de anticoncepção reversíveis existentes |
| Não será considerada a manifestação da vontade expressa durante a ocorrência de alterações na capacidade de discernimento por influência de álcool, drogas, estados emocionais alterados ou incapacidade mental temporária ou permanente |
| A esterilização cirúrgica em pessoas absolutamente incapazes somente poderá ocorrer mediante autorização judicial |
| É obrigatório o preenchimento de ficha de registro individual de notificação de esterilização, devendo ser encaminhada ao Sistema Único de Saúde com cópia a ser arquivada no prontuário do paciente |
| Os estabelecimentos hospitalares interessados em realizar esterilização cirúrgica devem ser credenciados junto ao Sistema Único de Saúde |

O Código de Ética Médica veda ao médico:

- Praticar ou indicar atos médicos desnecessários ou proibidos pela legislação vigente no País (art. 14).
- Descumprir legislação específica nos casos de transplantes de órgãos ou de tecidos, esterilização, fecundação artificial, abortamento, manipulação ou terapia genética (art. 15).
- Desrespeitar o direito do paciente de decidir livremente sobre método contraceptivo, devendo sempre esclarecê-lo sobre indicação, segurança, reversibilidade e risco de cada método (art. 42).

O Código reitera ainda que o médico deve sempre esclarecer sobre a indicação, a segurança, a reversibilidade e o risco de cada método anticoncepcional.

O aconselhamento preconizado por equipe multidisciplinar deve ter como escopo o desencorajamento por método anticoncepcional definitivo, pois a taxa de arrependimento deve ser sempre considerada, principalmente na ausência de situações de risco à saúde da mulher. O pedido de reversão da esterilização e de retorno da função reprodutora, que nem sempre é possível com toda a eficiência necessária, é motivado pelo estabelecimento de novos vínculos conjugais no futuro ou pela perda de filhos. Nesse sentido, é essencial que o casal receba toda a informação disponível sobre os métodos existentes e que se propicie um intervalo de tempo para que a decisão esteja bem consolidada antes da tomada de decisão pela esterilização cirúrgica.

A laqueadura tubária é método anticoncepcional cuja eficácia não é absoluta, pois, ainda que mínima, existe a remota probabilidade de insucesso do método com superveniente gravidez, aspecto de grande relevância que deve ser levado em conta. A taxa de gravidez (falha do método) é de 0,1 a 0,3 a cada cem mulheres por ano. O boletim técnico do *American College of Obstetricians and Gynecologists* (ACOG)[49] relata um estudo observacional envolvendo 10.685 mulheres, no qual, apesar de a esterilização tubária ser altamente efetiva, o risco de falha se mostrou substancialmente maior do que se acreditava, com probabilidade acumulada de falha em 5 anos de 13:1.000 procedimentos (1,3%). Um artigo publicado pela *American Academy of Family Physicians*[2] destaca o seguinte: "Embora a esterilização tubária seja destinada a prevenir permanentemente a concepção, falhas ocorrem". Relata ainda que a taxa de falha – gravidez por cem mulheres nos primeiros 12 meses após o procedimento – é de 0,5 (0,5%), e de 1,85 (1,85%) para 10 anos cumulativos".

Podem influenciar na recanalização espontânea do órgão, resultando na falha do método anticoncepcional, condições especiais de cada paciente, suas diferenças orgânicas, fatores relacionados a sua natureza biológica, que são de difícil mensuração. Trata-se de reação particular do organismo da paciente que não é passível de previsão. A despeito da laqueadura tubária ser considerada método anticoncepcional definitivo, pois a denominação é utilizada apenas em razão da baixa expectativa de reversibilidade da capacidade reprodutiva, o médico não tem como garantir efetividade de 100% com esse método de esterilização.

Para que sejam minimizados eventuais questionamentos judiciais sobre o pleno esclarecimento da paciente a respeito da questão, esses aspectos devem ser contemplados quando do aconselhamento do casal e devem estar expressos no documento em que a paciente consente com a realização da esterilização cirúrgica.

## TRANSFUSÃO DE SANGUE

Toda transfusão de sangue deve ser realizada de forma criteriosa por envolver risco. Quando possível, é preferível programar e realizar a transfusão autóloga. No entanto, em situações de emergência, isso não é possível e faz-se necessária a terapia transfusional. Conforme o regulamento técnico de medicina transfusional, está assegurado o direito à transfusão sanguínea a todos que dela precisem.[68]

A área clínica da medicina transfusional é constituída por atividades complementares como a transfusão de sangue, as técnicas e as estratégias que evitam a necessidade de sangue.[14] Recentes avanços na segurança e na qualidade do sangue e o aumento dos custos associados com a terapia transfusional têm levado a uma reavaliação da prática nessa área da medicina. O receptor pode ser exposto a sérias complicações, como a aquisição de doenças transmissíveis, reações transfusionais, sensibilização imunológica, aumento no custo do tratamento e ansiedade gerada no paciente e nos familiares envolvidos, quando a realização desse procedimento é feita de forma não criteriosa. Soma-se, ainda, o desperdício de um material nobre, em razão do elevado custo de sua adequação para fins terapêuticos e proveniente do generoso ato da doação.

Por ser ato de solidariedade, a doação de sangue deve ser voluntária e, portanto, não remunerada, direta ou indiretamente, conforme o art. 199, § 4º, da Constituição Federal, que veda qualquer tipo de comercialização. É também doação anônima, bilateralmente, pois o doador não tem conhecimento sobre quem recebeu e o receptor desconhece quem doou o sangue. Deve ser absolutamente preservado o sigilo das informações prestadas pelo doador antes, durante e depois do processo de doação. Todo doador assina um termo de consentimento livre e esclarecido, no qual consente em doar seu sangue para utilização em qualquer paciente que dele necessite. Também concorda com a realização de todos os testes necessários e exigidos pelas leis e normas técnicas vigentes.

O médico especializado nessa área fica a cargo da responsabilidade técnica e administrativa dos serviços de hemoterapia, assegurando o cumprimento das normas técnicas e a adequação das indicações da transfusão de sangue e de seus componentes. O sangue coletado para finalidade terapêutica deve ser submetido a testes para evitar riscos ao receptor e também a fracionamento para a obtenção de componentes, possibilitando o uso de uma unidade doada por vários pacientes. Um rigoroso programa de controle de qualidade do sangue e do material utilizado na coleta e no armazenamento deve ser garantido pelos órgãos executivos de atividades hemoterápicas.

O acesso aos dados constantes no cadastramento do doador de sangue transfundido ou a transfundir deve ser permitido à autoridade sanitária e ao receptor da transfusão de sangue ou a seus familiares, preservando-se a identidade do doador.

Entretanto, geralmente por razões religiosas, um paciente pode se recusar a receber a transfusão de sangue. Nessa situação, em cada caso é importante considerar o direito à liberdade de consciência e crença para que a bioética e o biodireito possam orientar a conduta a ser adotada. O tema será tratado com mais detalhes a seguir.

### RECUSA NA TRANSFUSÃO DE SANGUE POR MOTIVO RELIGIOSO

A crença religiosa é um direito humano fundamental e prende-se à convicção pessoal de cada um, que influencia sua vida e revela uma preferência individual e subjetiva. O art. 5º, VI, da Constituição Federal dispõe que a liberdade de consciência e de crença é inviolável e assegura o livre exercício de cultos religiosos. Trata-se do direito de livremente expressar seu pensamento em matéria religiosa e moral.

Na esfera médica, a recusa à transfusão de sangue possui importantes reflexos, pois acarreta dilemas éticos na medida em que os médicos estão condicionados a considerar a manutenção da vida como o bem supremo; no âmbito jurídico, debate-se se é direito do paciente recusar o tratamento médico por objeção de consciência quando este, aparentemente, é o único meio apto a lhe salvar a vida.[105]

A liberdade de consciência, no contexto da liberdade de pensamento, é a livre opinião de cada um com base na sua verdade, em qualquer domínio – ideológico, filosófico ou religioso. A liberdade de crença é a liberdade religiosa, que consiste na possibilidade de livre escolha da sua orientação religiosa. E não se esgota na fé e na crença pessoal, mas envolve todos os consectários que advêm dessa liberdade, protegendo os locais de culto e suas liturgias.

O ordenamento jurídico brasileiro não é violado pelas práticas religiosas das testemunhas de Jeová, pois a recusa dos membros desse grupo religioso de receber transfusão de sangue é apenas uma forma de o fiel externar a sua fé. Essa orientação religiosa é seguida pelos indivíduos em todos os momentos de suas vidas. A adesão à religião é a crença em uma realidade transcendente, superior a todas as outras, acarretando a obediência a normas cujas origens estão além de qualquer poder humano e que regulam o pensamento e a ação.

A Declaração Universal dos Direitos Humanos preceitua que todo ser humano tem direito à liberdade de pensamento, consciência e religião. A liberdade individual está ligada à autonomia da pessoa de escolher suas normas e valores com base na vontade própria. A autonomia em saúde envolve o poder de decisão do paciente sobre a aceitação da terapêutica proposta. Isso está claramente apoiado no art. 24 do Código de Ética Médica,[51] que veda ao médico "deixar de garantir ao paciente o exercício de decidir livremente sobre sua pessoa ou seu bem-estar, bem como exercer sua autoridade para limitá-lo". O art. 31 do mesmo Código também veda ao médico "desrespeitar o direito do paciente ou de seu representante legal de decidir livremente sobre a execução de práticas diagnósticas ou terapêuticas, salvo em caso de iminente risco de morte". Além disso, o art. 15 do Código Civil legitima a recusa a tratamentos médicos, como transfusões de sangue, ao prescrever: "ninguém pode ser constrangido a submeter-se, com risco à vida, a tratamento médico ou a intervenção cirúrgica".[101]

Portanto, ao escolher tratamento isento de transfusão sanguínea, a paciente testemunha de Jeová está exercendo o direito de decidir sobre a terapêutica proposta. Quando a situação permitir, o tratamento médico alternativo será a conduta ética a ser adotada. Entretanto, se a condição coloca em risco a vida do paciente, questiona-se se ele perderia o direito fundamental à liberdade de crença religiosa.

Em regra, a transfusão de sangue reveste-se de caráter de urgência, não podendo ser precedida de tratamento alternativo nem de formalismos, mas as decisões relativas à assistência à saúde não envolvem apenas questões médicas e devem ser baseadas nos valores fundamentais de cada um, inclusive respeitando-se a crença religiosa do paciente. Ciente da recusa do paciente, o médico deve buscar todos os métodos alternativos ao seu alcance e respeitar o direito do paciente; na impossibilitado de prosseguir no atendimento, pode o profissional renunciar, desde que um médico substituto assuma a responsabilidade pelo tratamento do paciente.[51]

Sendo urgentes e inadiáveis o tratamento médico, a intervenção cirúrgica e a transfusão de sangue não consentida, no entanto, prevalece diante da ciência o valor da vida do paciente e do interesse da comunidade, pois a vida é um bem coletivo, que interessa mais à sociedade que ao indivíduo. O Código de Ética Médica[51] possibilita a intervenção compulsória do médico em situações de iminente risco de morte. O médico não precisa de autorização judicial ou policial para efetuar a transfusão de sangue diante do iminente risco à vida, mesmo se não autorizada a transfusão pelo paciente ou pelos familiares, por ser um ato de estrito cumprimento do dever legal de salvar vidas humanas.[65,86]

A Resolução n. 1.021/80 do Conselho Federal de Medicina apresenta a interpretação dos dispositivos deontológicos em caso de haver recusa à transfusão de sangue. Afirma que, em situação de iminente perigo à vida, não deverá o médico deixar de praticá-la, apesar da oposição do paciente ou de seus responsáveis a permiti-la. O médico, obedecendo ao Código de Ética Médica, deverá observar a seguinte conduta:

> 1º Se não houver iminente perigo à vida, o médico respeitará a vontade do paciente ou de seus responsáveis.
> 2º Se houver iminente perigo de morte, o médico praticará a transfusão de sangue, independentemente de consentimento do paciente ou de seus responsáveis.

Em termos legais, tanto a transfusão compulsória como o respeito à vontade do paciente (não intervenção) poderão dar margem a demandas jurídicas contra o médico, que deverá decidir conforme o seu arbítrio. Alguns profissionais recorrem ao Poder Judiciário, sustentando que a transfusão de sangue é a única terapia para salvaguardar a vida do paciente, buscando na tutela jurisdicional uma decisão para o conflito. Entretanto, é necessária cautela nas declarações de que existe risco de morte do paciente que justifique exigir, com urgência, o amparo do Judiciário. Na tentativa de transferir para o Judiciário o risco de uma decisão eminentemente médica, apesar da incerteza sobre a real necessidade e a eficácia da terapia transfusional, alguns profissionais da área da saúde imaginam o pior cenário na solicitação de alvará para realizar a transfusão. Sob a fundamentação de que o direito à vida deve prevalecer sobre o direito à liberdade de religião, porquanto o primeiro se trata do bem maior, direito indisponível, decisões judiciais autorizadoras de procedimentos hemoterápicos contra a vontade do paciente têm sido concedidas. Entretanto, sob o argumento de que o paciente recusa a transfusão, a própria busca de autorização judicial já revela a desnecessidade do provimento jurisdicional, pois, se fosse real, não haveria tempo hábil para isso. Segundo Ligiera,[106]

> [...] não há propriedade em se falar em colisão entre direitos fundamentais, até porque se tratam de direitos de um mesmo titular, que não pretende dispor de nenhum deles [...] sendo o direito à vida e o direito à liberdade protegidos e considerados igualmente invioláveis pela Constituição Federal (art. 5º, *caput*), há que se buscar, sempre que possível, a conciliação de ambos.

### AUTONOMIA DA GESTANTE DE RECUSAR A TRANSFUSÃO DE SANGUE

Questiona-se se, por motivo de crença religiosa, poderia a gestante recusar-se a receber transfusão de sangue que salvaria a própria vida e a vida do feto. O direito de crença, neste caso, se sobreporia ao direito à vida do feto. Na situação da paciente gestante, é necessário ponderar até qual momento ela terá autonomia para recusar o procedimento transfusional sem colocar em risco o produto conceptual. Tratando-se de crianças, os juízes têm admitido a transfusão contrariando o desejo dos pais, por considerarem que, por não ser possível a manifestação de vontade do menor, o seu direito à vida prevalece sobre a vontade parental.[86]

Se entre os direitos à vida e à liberdade de religião apresentar-se uma situação que venha a colocá-los em risco, de tal sorte que apenas um deles possa ser atendido, aparecerá a incidência absoluta do princípio do primado do direito mais relevante, que é indubitavelmente o direito à vida. Por tal razão, qualquer ofensa ao direito constitucional da liberdade religiosa, ainda que sem o consenso da gestante ou de seus familiares, não entrará na categoria de atos ilícitos, pois estará protegendo a vida materna e a fetal.

## ATENDIMENTO À GESTANTE PORTADORA DO HIV

### DIREITOS REPRODUTIVOS E CONFIDENCIALIDADE

As necessidades reprodutivas estão presentes nas mulheres e são marcadas por contextos sociais, culturais e morais. A maternidade, como parte do desempenho de determinado papel social, é esperada ou desejada pelas mulheres e encontra-se ameaçada quando essas apresentam a condição de serem portadoras do vírus da imunodeficiência humana (HIV).[34] O atendimento à gestante portadora do HIV é situação em que é essencial a discussão ética.

Não há impedimentos éticos para a utilização de técnicas de reprodução assistida entre casais sorodiscordantes. Nesses casos, poderia haver o receio de que a mulher soronegativa para o HIV fosse contaminada pelo marido soropositivo, colocando em risco o feto. Contudo, com a utilização de técnicas específicas de reprodução assistida, a possibilidade de ocorrer tal contaminação é infinitamente menor, pois uma separação criteriosa dos espermatozoides reduz os níveis de HIV no sêmen, possibilitando o uso dessas técnicas.[64]

As decisões reprodutivas são permeadas por ideais de maternidade e paternidade, com valores que demonstram a necessidade do cuidado da criança pelos pais, afastando daquela quaisquer riscos. Apesar do avanço no conhecimento científico e da implantação de medidas de prevenção da transmissão vertical do HIV, esse risco permanece e a gestante portadora do HIV tem a possibilidade de transmitir a infecção à prole. A taxa de transmissão vertical pode ser reduzida para cifras inferiores a 2% com o uso combinado de determinadas intervenções. Entretanto, essa redução dependerá da época do diagnóstico da infecção, com melhores resultados quando precocemente detectada. Por esse motivo, tão logo se inicie o pré-natal, o teste anti-HIV deverá ser oferecido a todas as gestantes independentemente de ser caracterizada qualquer situação de risco para a doença. A realização do teste, entretanto, será voluntária e confidencial. O acesso às ações de aconselhamento é um direito de toda gestante.[67]

O apoio às decisões reprodutivas das mulheres portadoras do HIV deve respeitar a autonomia de cada uma. Nem todo profissional considera facilmente aceitável a possibilidade de expor a criança de mãe soropositiva ao risco de contaminação, mesmo que esse risco seja baixo e controlado. No entanto, o papel do médico deve ser puramente informativo, fornecendo todos os dados disponíveis sobre os riscos maternos associados à gravidez e o risco de transmissão vertical, bem como informações sobre a terapêutica a ser adotada durante o pré-natal. Para o casal ou para a mulher, o sentido e o eventual desejo de ter filhos poderão estar associados a justificativas relacionadas a diferentes contextos sociais e à vivência conjugal.[35]

Qualquer medida discriminatória à gestante portadora do HIV deve ser evitada.[29] O apoio familiar e o suporte emocional de profissionais da saúde ajudam no enfrentamento da doença na gravidez, minimizando angústias e medos. A soropositividade para o HIV traz muito sofrimento às gestantes e se faz necessário suporte emocional sistemático por meio de um aconselhamento continuado.[19] O médico ou a instituição de assistência médica não podem negar assistência futura à mulher infectada que decide engravidar. Caso o médico mantenha relação de trabalho com entidade pública ou privada que inclua atendimento a pacientes gestantes, deve manter seu compromisso de atendimento, independentemente de sua maneira pessoal de encarar a situação e de seus sentimentos a esse respeito. As mesmas considerações evidentemente valem para as instituições de assistência médica.[57]

No atendimento à gestante portadora do HIV, a privacidade, a intimidade e a garantia do sigilo sobre seu estado de saúde devem ser respeitadas, cabendo somente à paciente o direito de decidir a quem prestar informações sobre sua condição sorológica. A violação desses direitos poderá ensejar a reparação de danos materiais e/ou morais pelo pagamento de indenizações arbitradas pelo Judiciário. Entretanto, o profissional terá a obrigação de revelar a soropositividade sempre que configure situação que possa colocar alguém em risco de contrair a doença. A quebra do sigilo médico também estará justificada mediante o dever do médico de informar o cônjuge ou o parceiro sexual da portadora do HIV para proteção de sua saúde, mesmo que exista a recusa a revelar a moléstia por parte da paciente.

A redução da transmissão vertical pelo uso de drogas antirretrovirais pela mãe, durante a gestação e no parto, e pelo recém-nascido, nos primeiros meses de vida, torna obrigatória a prescrição dessa terapêutica, podendo-se considerar omissão por parte do médico a não prescrição. Ao comprometer a possibilidade de início precoce do tratamento, com chance de usufruir da medicação disponível gratuitamente na rede pública, ocorrerá prejuízo para o feto, aumentando o risco para a transmissão vertical.

## ACONSELHAMENTO PRÉ E PÓS-TESTE ANTI-HIV

O aconselhamento é processo de escuta ativa, individualizada, que possibilita estabelecer relação de confiança entre o profissional médico e a gestante. Nesse intercâmbio de informações, o médico deve procurar identificar situações de risco para a exposição ao HIV e outras infecções sexualmente transmissíveis. De acordo com o Ministério da Saúde do Brasil, durante o acompanhamento pré-natal, é dever do médico solicitar à mulher a realização do exame para detecção do HIV, com aconselhamento pré e pós-teste, resguardado o sigilo profissional. Deve ainda fazer constar no prontuário médico a informação de que o exame anti-HIV foi solicitado, bem como o consentimento ou a negativa da mulher para realizar o exame.[67]

O emprego do teste sorológico como método de triagem na identificação de indivíduos portadores do HIV torna-se imprescindível em determinadas situações, como na seleção de doadores de sangue, no aconselhamento preventivo em exame pré-natal ou pré-nupcial, entre presidiários, em determinadas classes profissionais etc.[86] Para tanto, contudo, os testes devem ser realizados apenas com o consentimento prévio e esclarecido do paciente, fornecido após informações completas e detalhadas, garantindo o sigilo em relação ao resultado e respeitando a decisão de se submeter a eles. A autonomia das pessoas precisa ser respeitada.

Nesse sentido, é de fundamental importância o aconselhamento pré-teste da gestante. Não se esgota no simples oferecimento e consentimento para a testagem, mas se propõe a rever crenças, costumes e condições de vulnerabilidade; promover ações que visem a aproximar a mulher dos serviços de saúde, bem como a construção de alternativas individuais e coletivas de proteção e cuidado da saúde. Segundo Souza et al.,[39] na realização do teste anti-HIV em gestantes, é comum estarem presentes, no comportamento e nas falas das gestantes, diferentes estados emocionais, o que sugere ser momento propício para o profissional da saúde realizar uma relação de ajuda, diminuindo medos e tensões.

No aconselhamento pós-teste, o significado do resultado obtido no teste deve ser reforçado e discutido pelo profissional. Durante todo o processo, este deverá avaliar as condições emocionais e a capacidade de entendimento da mulher, usando linguagem clara e simples, abordando-a com isenção de julgamentos, evitando atitudes coercitivas e garantindo a confidencialidade e o sigilo das informações compartilhadas.

O profissional deve colocar-se à disposição para prestar esclarecimentos, independentemente do resultado obtido (negativo, indeterminado ou positivo). Caso o teste se revele negativo, recomenda-se a repetição do exame no final da gestação se a gestante enquadrar-se em um dos critérios de vulnerabilidade – usuária ou parceira de usuário de drogas injetáveis, ou portadora de alguma infecção sexualmente transmissível (IST) em prática de sexo inseguro. O profissional deve estar atento às reações da paciente e ao impacto do diagnóstico diante do resultado positivo. É importante lembrar o caráter confidencial do teste e permitir o tempo que for necessário para que a mulher, e somente ela, sinalize o momento e a pessoa que deverá compartilhar com ela o diagnóstico, prestando-lhe o suporte psicológico que se fizer necessário. Em momento oportuno, o profissional deverá discutir com a paciente a necessidade de realização do teste anti-HIV em seu parceiro.

## DIREITO DA MULHER PORTADORA DO HIV DE INTERROMPER A GESTAÇÃO

Pela legislação brasileira, o aborto legal não é previsto no caso de risco de doença para o feto nessa situação. Em relação à infecção pelo HIV, inexiste evidência de influência negativa tanto para o desenvolvimento da gestação quanto para possível agravamento da doença materna em decorrência da própria gestação. A legislação em vigor não oferece substrato para a interrupção da gestação somente pelo fato de a mãe ser portadora do HIV ou por ter manifestado a Aids. O aborto terapêutico é indicado somente se existir risco para a vida da gestante.

## CONSIDERAÇÕES FINAIS

Os profissionais da saúde podem encontrar dificuldades para superar a visão da paciente fragilizada pela doença, preocupando-se com o impacto futuro na sobrevivência das crianças dessas gestantes portadoras do HIV ou com a Aids. Em particular por ser grande o número de mulheres de baixo nível socioeconômico, é imprescindível a participação do setor público na disponibilização da medicação antirretroviral.

A feminização da epidemia precisa fazer frente às necessidades de saúde e qualidade de vida da mulher de forma integral, pois os serviços que atendem as pacientes soropositivas refletem uma lenta adequação. A importância de divulgação de resoluções como a do Conselho Regional de Medicina do Estado de São Paulo (Resolução n. 95/2000), a qual dispõe que serviços e instituições de saúde públicos e privados devem proporcionar condições para o exercício profissional, disponibilizando exames, medicamentos e outros procedimentos necessários ao diagnóstico e ao tratamento da infecção pelo HIV em gestantes, bem como assistência ao pré-natal, ao parto, ao puerpério e ao recém-nascido.

# TRANSPLANTE DE ÓRGÃOS E TECIDOS HUMANOS

Nos últimos anos, o país tem apresentado notável desenvolvimento na área de transplantes de órgãos e tecidos. Em 2017, segundo dados do Sistema Nacional de Transplantes, foram realizados 27.474 transplantes de órgãos e tecidos no Brasil. O transplante mais utilizado foi o de córneas, seguido pelo de rins.[108]

Transplante é a ablação ou amputação de órgão com função própria de um organismo para ser instalado em outro e exercer as mesmas funções. Enxerto é a secção de uma porção do organismo, próprio ou alheio, para instalação no mesmo organismo ou no de outrem, com fins estéticos e terapêuticos, sem exercício de função autônoma; um enxerto plástico é a inserção de um tecido em outro local para ser parte integrante deste. Alguns profissionais utilizam o termo enxerto como sinônimo de transplante.

A Lei Federal n. 9.434/97[98] (modificada parcialmente pela Lei n. 10.211/2001), que dispõe sobre a remoção de órgãos, tecidos e partes do corpo humano para fins de transplante e tratamento, não diferencia transplante de enxerto, utilizando os vocábulos indistintamente. Conforme a legislação citada, o transplante só poderá ser realizado em paciente com doença progressiva ou incapacitante, irreversível por outras técnicas terapêuticas. Deverá ser feito por estabelecimento de saúde, público ou particular, e por equipe médico-cirúrgica devidamente credenciada pelo órgão de gestão nacional do SUS e mediante autorização, concedida somente depois da realização, no doador, de todos os testes de triagem para diagnóstico de infecções e afecções. A realização do transplante dependerá ainda da verificação de compatibilidade por testes específicos no receptor.

## NORMAS JURÍDICAS NO TRANSPLANTE DE ÓRGÃOS E TECIDOS

### Transplantes de órgãos e tecidos *post mortem*

Utilizando-se critérios definidos pela Resolução do Conselho Federal de Medicina n. 1.480/97,[50] a retirada de órgãos, tecidos ou partes deve ser feita após o diagnóstico de morte encefálica, a não ser que haja parada cardíaca irreversível comprovada por eletrocardiograma. A constatação da morte deve ser registrada por dois médicos que não sejam integrantes das equipes de remoção e transplantes, e é admitida a presença de médico de confiança da família, a não ser que sua demora torne o processo inviável. Nesse caso, a demora deve ser registrada no relatório. Se a família for financeiramente carente, poderá pedir o acompanhamento de médico indicado pela direção local do SUS.

A prova incontestável da morte encefálica é exigida, com declaração médica da cessação da atividade cerebral, embora a pulmonar e a cardiovascular se mantenham por processos artificiais. A comunicação de que foi verificado caso de morte encefálica deve ser encaminhada com urgência por parte do estabelecimento de saúde para a Central de Notificação, Captação e Distribuição de Órgãos do seu Estado. Os prontuários médicos devem ser arquivados e mantidos por, no mínimo, 5 anos; eles devem conter os resultados, os laudos do diagnóstico e os detalhes dos atos cirúrgicos relativos aos transplantes.

De acordo com o art. 4º da Lei Federal n. 9.434/97,[98] com redação dada pela Lei Federal n. 10.211/2001,[100] uma vez constatada a morte encefálica:

> A retirada de tecidos, órgãos e partes do corpo de pessoas falecidas para transplantes ou outra finalidade terapêutica dependerá da autorização do cônjuge ou pa-

rente, maior de idade, obedecida a linha sucessória, reta ou colateral, até o segundo grau inclusive, firmada em documento subscrito por duas testemunhas presentes à verificação da morte.

Na operação de retirada, o corpo deve passar por manutenção homeostática, ou seja, técnica que garanta circulação e oxigenação do corpo, evitando a deterioração:

- O pulmão tem prazo de 3 horas entre a retirada e o transplante.
- Rins, pâncreas, fígado e coração precisam ser transplantados em poucas horas ou minutos após a morte do doador.
- Córnea, pele e dura-máter podem ficar estocadas por poucos dias.

Depois da retirada dos órgãos, para que o corpo possa ser entregue à família a fim de sepultá-lo ou cremá-lo, o cadáver deve ser recomposto de maneira a recuperar o máximo possível da aparência anterior. As regiões sem pele devem ser cobertas, e as cavidades, preenchidas com material adequado.

## DETERMINAÇÃO DA MORTE ENCEFÁLICA E A QUESTÃO DA VIDA RESIDUAL

A cessação total e permanente das funções vitais, ou seja, a parada cardíaca prolongada e a ausência de respiração, determina comumente a morte, mas, para efeito de transplante, a lei considera a morte encefálica mesmo que os outros órgãos estejam funcionando, apesar de ativados por drogas e/ou aparelhos.

Desse modo, não se espera a parada cardiorrespiratória com a consequente autólise dos órgãos; basta ocorrer dano encefálico irreversível impedindo a manutenção das funções vitais. Recursos de terapia intensiva são empregados a fim de garantir a perfusão dos demais órgãos. Com o objetivo de salvar uma vida, deve-se atuar imediatamente sobre o cadáver doador, mantendo seus órgãos em funcionamento até a retirada. Apenas as córneas podem ser retiradas depois de ocorrida a parada cardíaca.

A morte encefálica, ou seja, a abolição total e definitiva das atividades do encéfalo, de que todas as demais funções dependem, é muito difícil de diagnosticar. É imprescindível a constatação por médicos especialistas e com alto sentido ético, mediante critérios técnico-científicos. Há quem recorra ao eletroencefalograma plano, no qual se constata o silêncio ou a não subsistência de impulsos elétricos no centro nervoso. Assim, qualquer atividade biológica que o resto do organismo registre importaria apenas em subsistência de vida simplesmente celular, pois o indivíduo estaria definitivamente desintegrado como pessoa.

O Conselho Federal de Medicina, na Resolução n. 2.173/2017,[50] declara que a parada total e irreversível das funções encefálicas equivale à morte e lista os critérios para sua constatação:

- Clínicos: coma não perceptivo, ausência de reflexos do tronco cerebral: reflexo fotomotor, reflexo córneo-palpebral, reflexo oculocefálico, reflexo vestíbulo-calórico, reflexo de tosse; também é obrigatória a realização do teste de apneia.
- Complementares: é obrigatória a realização de exames complementares para demonstrar, de forma inequívoca, a ausência de perfusão sanguínea ou de atividade elétrica ou metabólica encefálica e obtenção de confirmação documental dessa situação. A escolha do exame complementar levará em consideração a situação clínica e as disponibilidades locais, devendo ser justificada no prontuário. Os principais exames a ser executados em nosso meio são os seguintes: angiografia cerebral, eletroencefalograma, Doppler transcraniano, cintilografia, SPECT cerebral.

Ainda de acordo com a resolução citada, a parada total e irreversível das funções encefálicas deverá ser constatada pela observação desses critérios registrados em protocolo aprovado pela comissão de ética da instituição hospitalar.

Apesar de tudo, o problema da determinação da morte persiste, pois esses critérios são, na verdade, prognósticos, e não diagnósticos; além disso, o teste de apneia consiste em grande risco para o paciente doador, podendo comprometer a circulação de sangue no cérebro de maneira irreversível.

A teoria da morte cerebral superior, que afirma que as funções críticas que definem o ser humano seriam as nervosas superiores (consciência psicológica, memória etc.), que usam os hemisférios cerebrais como instrumentos, não poderia ser aceita diante da gravidade da questão. Desaparecendo essas funções, o indivíduo estaria em estado vegetativo persistente; seria um morto apesar de seu coração continuar batendo e seu pulmão, respirando sem auxílio de aparelho.

Para fins de transplantes, é prudente acatar-se apenas a teoria da morte encefálica total, segundo a qual o óbito ocorre só em caso de morte do tronco encefálico, local em que se situam os centros nervosos superiores, responsáveis por sustentar a respiração e a circulação sanguínea.

## UTILIZAÇÃO DE ÓRGÃOS DE GRUPOS POPULACIONAIS COM AUTONOMIA REDUZIDA

Pela sua vulnerabilidade, certos grupos populacionais podem figurar como doadores de tecidos e órgãos, como embriões, fetos, recém-nascidos, portadores de malformações neurológicas incompatíveis com a vida (anencéfalos), menores, incapazes e prisioneiros.

## UTILIZAÇÃO DE CÉLULAS EMBRIONÁRIAS PARA FINS DE TRANSPLANTE

Existem notícias sobre estudos abordando a clonagem terapêutica, isto é, a utilização de células de origem embrionária para clonagem de tecidos que possam ser utilizados em transplantes parciais de órgãos. Discute-se se a realização de experiências com embriões ou fetos seria ética, ainda que para possibilitar o desenvolvimento de órgãos ou tecidos que possam vir a ser transplantados com o objetivo de salvar a vida de outrem.

Ética e juridicamente, discute-se se é possível admitir esse tipo de experimentação com células embrionárias. A legislação brasileira, por meio da lei dos organismos geneticamente modificados (Lei Federal n. 11.105/2005),[102] veda a clonagem, não permitindo experiências com esse escopo.

## PLANEJAR GESTAÇÃO PARA FINS DE TRANSPLANTE

A gravidez especificamente planejada para que se tenha possibilidade de utilizar o feto como doador de células para o tratamento de outra pessoa é outra situação discutida, tal como é relatado nos casos em que a mulher engravidou para utilizar células nervosas do feto para tratamento de seu pai, portador de doença neurológica degenerativa. Nesse caso, a criança passou a ser apenas um meio para a obtenção de um fim.

É juridicamente inadmissível também a criação de embriões humanos em laboratório como repositórios de tecidos e órgãos para fins de transplante, pois constitui afronta à dignidade da pessoa humana.

No entanto, do ponto de vista ético, a concepção específica e deliberada de uma criança apenas como meio de obtenção de medula óssea em benefício de um irmão também é discutida, pois o ser humano como tal deve ser um fim, e não um meio. No entanto, é incalculável o benefício ao filho adoentado caso possa receber o transplante, pois será um modo de salvar o bem maior: a vida. Nessa situação, é necessário que os pais exerçam a autonomia de decidir por uma nova gestação de forma responsável, concedendo ao filho gerado todas as condições e o tratamento de filho, e não apenas de um doador de tecido, pois é possível que, no futuro, essa criança gerada como meio de tratamento de outro possa sofrer danos psicológicos com a situação de sua concepção.

## ANENCÉFALO COMO DOADOR DE ÓRGÃOS OU TECIDOS

O anencéfalo é o embrião, feto ou recém-nascido que não possui os hemisférios cerebrais, mas possui apenas a parte do tronco encefálico, que permite o funcionamento dos centros de respiração e circulação sanguínea, funções vitais. Pode nascer com vida, falecendo horas ou dias após o nascimento. Alguns afirmam que os anencéfalos poderiam ser utilizados como doadores de órgãos e tecidos. Discute-se se seria possível, ética e juridicamente, manter o anencéfalo em unidade de terapia intensiva (UTI) somente para utilizar seus órgãos e tecidos para fins de transplante e também se seria ético programar o parto apenas para utilizar os órgãos do anencéfalo para transplante.

O anencéfalo poderá ser doador de órgãos e tecidos somente se preencher os critérios legais de morte cerebral e o processo de doação terá de ser iniciativa dos pais. No entanto, não se justifica manter o anencéfalo em UTI neonatal apenas para prolongar o funcionamento de seus órgãos vitais e, assim, beneficiar aquele que receberá o transplante em prejuízo de sua dignidade.

## TRANSPLANTE INTERVIVOS SENDO O DOADOR INCAPAZ

Questiona-se se é justo e ético que a remoção de órgãos e tecidos de um filho menor para ser transplantado em outro filho ou em parente próximo seja decidida pelos pais e se a simples anuência destes seria suficiente ou seria necessária uma autorização judicial.

Do ponto de vista ético, parece ser admissível que os pais ou o representante legal possam consentir com a doação de tecidos regeneráveis (como medula óssea ou sangue) de seu filho menor somente se houver uma necessidade terapêutica que justifique essa decisão. A remoção de órgão vital, mesmo que duplo (rim), não é considerada ética, pois poderá prejudicar a integridade física da criança, causando-lhe alguma deficiência, mesmo mediante anuência e autorização dos pais ou do responsável legal, para fins de transplante.

As pessoas com deficiência mental devem ser protegidas de qualquer ato abusivo, não sendo permitido que expressem sua vontade, por terem capacidade limitada de discernimento. Há impedimento de serem doadores, por terem também imunidade suprimida e apresentarem maiores riscos.

Contudo, o art. 9º, § 6º, da Lei n. 9.434/97[98] e o art. 15, § 8º, do Decreto n. 2.268/97[94] dispõem que o transplante de medula óssea de doador juridicamente incapaz que apresente comprovada compatibilidade imunológica poderá ser efetuado com consentimento de ambos os pais e autorização judicial; contudo, o ato não deve oferecer risco à sua saúde.

## TRANSPLANTE INTERVIVOS SENDO O DOADOR PRISIONEIRO

Não é considerada ética nem moralmente justificável a troca de benefícios pela doação de órgãos e tecidos, pois isso seria uma forma de comercialização e banalização do corpo humano. Por ter sua autonomia reduzida, o presidiário não pode ser doador de órgãos ou tecidos para fins de transplante intervivos.

## CONSENTIMENTO LIVRE E ESCLARECIDO DO RECEPTOR DE ÓRGÃOS E TECIDOS

O receptor de órgãos e tecidos para fins de transplante, além de ser portador de moléstia progressiva ou incapacitante, irreversível por outras técnicas terapêuticas, pode se submeter a essa intervenção cirúrgica somente com consentimento expresso. Em termos compreensíveis, a excepcionalidade, os possíveis riscos do procedimento e as sequelas previsíveis devem ser explicados para o receptor no aconselhamento a fim de que seja concedido o consentimento.

Se o receptor for juridicamente incapaz (art. 3º do Código Civil brasileiro),[101] se suas condições de saúde impedirem ou comprometerem a manifestação válida de sua vontade, se não puder se comunicar por via oral ou escrita, ou mesmo se não souber ler ou escrever, o consentimento para a realização do transplante será dado por um de seus pais ou pelo responsável legal, e na ausência destes caberá ao médico assistente decidir, para poder mantê-lo vivo (art. 10, § 1º, da Lei n. 9.434/97).[98]

O consentimento deve ser documentado e conter as informações necessárias sobre o procedimento e as perspectivas de êxito ou insucesso transmitidas de forma clara ao receptor ou, quando ele for incapaz, aos seus pais ou representante legal. Deve-se observar que ninguém é obrigado a se submeter a um tratamento cirúrgico com risco à vida ou à saúde.

A gratuidade da disposição de órgãos e tecidos, em vida ou *post mortem*, para fins de transplante e tratamento, é requerida, de acordo com o art. 199, § 4º, da Constituição Federal, e com o art. 1º da Lei n. 9.434/97.[98]

Vários países da Europa e da África tomaram medidas proibitivas em relação à comercialização de órgãos e tecidos, mas essa atividade é de difícil controle. Na Índia, o comércio de rins é significativo, e pacientes dos países ocidentais com grande poder aquisitivo se dirigirem a esse país em busca de transplante de rim, estimulados por "corretores" indianos.

No Brasil, as leis que regulamentam os transplantes são avançadas demais para a sociedade, o que impossibilita a adoção de suas medidas prontamente. A conscientização da nação é imprescindível para que se garanta respeito à dignidade da pessoa humana e proteção da vida e da integridade físico-psíquica dos pacientes-receptores. É importante também viabilizar e tornar mais eficaz o *modus operandi* da doação, com maior operacionalização do banco de órgãos e tecidos humanos, de modo a criar eficiente infraestrutura hospitalar de alto nível e qualidade. Para que se possa salvar vidas humanas e recobrar a saúde dos pacientes, todos os esforços são exigidos.

## ASPECTOS ÉTICOS DA CESÁREA A PEDIDO

A sociedade médica discute sobre as indicações para a operação cesariana desde o início do século XX. A cesárea era reservada apenas para os casos de absoluta desproporção cefalopélvica antes do advento dos antimicrobianos e das transfusões sanguíneas. Em 1985, a OMS divulgou a assertiva de que nenhum benefício adicional é esperado, do ponto de vista da saúde, quando a taxa de cesárea ultrapassar o limite de 15%.[74]

A cesárea a pedido é conceituada como a operação cesariana realizada na ausência de qualquer indicação médica ou obstétrica e feita a pedido da gestante; é a cesárea realizada em atendimento à livre manifestação de vontade, pelo desejo e/ou conveniência da gestante. Feldman e Freiman[24] utilizaram a expressão inicialmente na situação em que se observa a escolha materna pela cesárea em fetos com maturidade pulmonar, após explicação sobre os riscos e benefícios do procedimento. A justificativa para a realização da cesárea a pedido tem sido objeto de críticas, tanto do ponto de vista médico como do ponto de vista ético-legal.[81]

A expressão cesárea eletiva, por sua vez, tem sido utilizada para denominar a cesárea realizada antes do trabalho de parto e com membranas ovulares íntegras, não apenas em atendimento ao desejo da paciente, mas também por indicação médica ou obstétrica. No entanto, a cesárea eletiva deve ser compreendida como a via eleita por ser a melhor opção, após ponderação dos riscos e benefícios, não apenas por parte da paciente, mas também pelo consenso atingido entre a gestante e seu obstetra.

Entretanto, a opinião das mulheres é de grande relevância nesse assunto. Em pesquisa realizada com gestantes de terceiro trimestre atendidas no HC-FMUSP, a maioria expressou que deseja o parto vaginal.

A discussão sobre a realização do procedimento cirúrgico apenas para atender à manifestação de vontade da gestante é grande. No entanto, a escolha da via de parto representa o respeito à liberdade individual. Em conferência organizada pelo *National Institutes of Health* dos EUA, em março de 2006, foram discutidos os principais aspectos da cesárea a pedido.[70] Com base em revisão sistemática da literatura pertinente, a declaração final da conferência concluiu que não há evidências suficientes que permitam avaliar plenamente os riscos e benefícios da cesárea a pedido quando comparada ao parto vaginal espontâneo.

Os principais riscos associados à cesárea relacionam-se à maior morbidade materna, às restrições ao porvir obstétrico e ao desconforto respiratório do recém-nascido quando realizada antes de 39 semanas. Os benefícios incluem a possibilidade de o parto ser programado, evitando-se situações de emergência do período intraparto, a preservação do assoalho pélvico e a redução na transmissão vertical de infecções.

## OPÇÃO PELA CESÁREA

Os princípios da bioética devem pautar o processo de decisão médica na cesárea a pedido. Muito se discute sobre a ética da realização da cesárea a pedido materno sem indicação médica, pois existem questionamentos sobre se a conduta adotada se encaixaria dentro dos princípios bioéticos.

O princípio da beneficência deve atender ao desejo da mulher quando a via de parto solicitada concorda com o conceito de promover o bem-estar físico, psíquico e mental da paciente, uma vez que será atendido o seu desejo. Quando realizada sob o prisma da indicação médica (por exemplo, placenta prévia), a cesárea eletiva promoverá a saúde da paciente e de seu filho; no entanto, na ausência de motivo médico, não se sabe se poderá provocar danos. A análise dos riscos e benefícios individuais de cada caso, sempre amparada pelo bom senso e pela razoabilidade, trará subsídios para essa tomada de decisão. A cesárea eletiva estará eticamente justificada se os benefícios suplantarem os riscos; caso contrário, não. O princípio da não maleficência deve guiar a análise dos riscos do procedimento. Não existe ausência de risco, tanto para o parto vaginal como para a cesárea.

Apesar de toda a conotação de normalidade do parto vaginal, a parturição é evento muitas vezes imprevisível. O bom senso indica que o normal é o bom resultado materno e perinatal, que pode ser atingido tanto pelo parto vaginal como pela cesárea.

A justiça e a autonomia são dois outros princípios da bioética a serem considerados nessas situações na escolha da melhor via. A justiça entende que a alocação de recursos pelos sistemas de saúde deve ser equitativa, respeitando-se o bem-estar de toda a sociedade. Do ponto de vista econômico, os custos do parto vaginal não diferem significativamente dos da cesárea eletiva. Caso a cesárea seja indicada no período intraparto ou no segundo período, é claro que os custos serão praticamente dobrados, e os riscos maternos e fetais também sofrerão incremento substancial.

Sem dúvida, a autonomia da paciente é o princípio que deve sempre ser respeitado em todas as condutas médicas da relação médico-paciente. Dessa forma, o médico deve informar, de maneira clara e simples, os riscos e benefícios da cesárea e do parto vaginal para determinada paciente, de tal modo que ela possa exercer de forma plena a sua autonomia. Nesse processo de decisão, a paciente confrontará as suas crenças com as informações oferecidas pelo médico, que deverá auxiliá-la a compreender e a participar ativamente do processo de decisão da via de parto.

O direito da negativa é o direito de não concordar que pode ser exercido pela paciente uma vez proposto o procedimento. No entanto, a cesárea a pedido constitui situação em que a paciente solicita um procedimento que, sob o ponto de vista médico, pode ser desnecessário ou pode não ser recomendado para o caso. Nessas situações, o médico deve informar a paciente sobre os riscos e benefícios, expondo seus argumentos para concordar ou não com o pedido. A decisão é conjunta, pois, caso não se atinja um consenso, o médico deverá exercer a sua autonomia, recusando-se a realizar o procedimento e encaminhando a paciente para outro profissional.

A decisão pela via de parto deve ser resultado da discussão que contemplará o desejo da paciente e a posição do médico assistente. Ambos devem chegar ao consenso de que a via a ser escolhida esteja fundamentada nos princípios da bioética e da razoabilidade.

De acordo com o Conselho Federal de Medicina, é ético o médico atender à vontade da gestante de realizar parto cesariano, garantidas a autonomia do médico e da paciente e a segurança do binômio materno-fetal. A Resolução CFM n. 2.284/2020[56] determina que:

- É direito da gestante, nas situações eletivas, optar pela realização de cesariana, garantida por sua autonomia, desde que tenha recebido todas as informações de forma pormenorizada sobre o parto vaginal e a cesariana, seus respectivos benefícios e riscos. A decisão deve ser registrada em termo de consentimento livre e esclarecido, elaborado em linguagem de fácil compreensão, respeitando as características socioculturais da gestante.
- Para garantir a segurança do feto, a cesariana a pedido da gestante, nas situações de risco habitual, somente poderá ser realizada a partir da 39ª semana de gestação, devendo haver o registro em prontuário.
- É ético o médico realizar a cesariana a pedido, e se houver discordância entre a decisão médica e a vontade da gestante, o médico poderá alegar o seu direito de auto-

nomia profissional e, nesses casos, referenciar a gestante a outro profissional.

## ÉTICA EM MEDICINA FETAL

A medicina fetal, compreendida como parte integrante da obstetrícia, objetiva avaliar a saúde e a vitalidade fetal e tem como princípio fornecer informações sobre diagnósticos e prognósticos fetais, indicando e orientando a paciente sobre a melhor forma de atuação de acordo com cada situação.[44]

A introdução de novos métodos na propedêutica fetal foi possibilitada pelo avanço tecnológico. A ultrassonografia obstétrica passou a ser utilizada nos países desenvolvidos na década de 1950, chegando ao Brasil nos anos 1970. Atualmente, é possível a confirmação de muitas hipóteses diagnósticas sobre a condição fetal por conta do aprimoramento das técnicas e dos equipamentos, colocando os pais em contato direto com uma realidade cujo acesso só seria possível após o nascimento.[28,31,32]

Muitas gestantes são submetidas ao exame de ultrassonografia obstétrica. Geralmente, esse método propedêutico de diagnóstico pré-natal busca obter informações que confirmem a saúde do feto, eliminando ou minimizando os medos e anseios da existência de malformações fetais.[91] Entretanto, eventualmente, diagnósticos desfavoráveis são estabelecidos quando são detectadas anomalias no produto conceptual.

Resultados perinatais e o manejo das gestações mudaram de maneira significativa a evolução do diagnóstico pré-natal. Em decorrência desse avanço, muitas doenças e condições fetais que até o momento do nascimento não eram diagnosticadas passaram a ser. Em algumas situações, há inclusive a possibilidade de tratamento intrauterino. Realizar procedimentos invasivos (por exemplo, amniocenteses, biópsias de vilosidades coriônicas, cordocenteses e, recentemente, cirurgias fetais a céu aberto), no entanto, não exclui riscos materno-fetais. Em especial com relação a anormalidade fetal, é possível também que o simples diagnóstico pré-natal ocasione situação de intensa ansiedade, uma vez que o processo de reflexão do casal é essencial para que escolhas sejam conscientemente feitas, trazendo satisfação com o que for decidido. A condução dos casos, nesse contexto, precisa ser guiada pela aplicação dos preceitos bioéticos.[42]

### ACONSELHAMENTO AO CASAL EM CASOS DE ANORMALIDADE FETAL

O auxílio à paciente que é esperado quando o diagnóstico de malformação fetal é informado se caracteriza pelo esclarecimento, de maneira neutra, a respeito do prognóstico, bem como sobre procedimentos diagnósticos e terapêuticos que possam auxiliar no caso.

Para que o casal possa remeter suas reflexões às próprias crenças e convicções, é importante que o profissional seja imparcial. Isso desencadeará um processo de decisão que poderá auxiliar, eventualmente, a discussão sobre a execução de procedimentos invasivos associados às vezes a riscos fetais ou, até mesmo, sobre a interrupção ou não da gestação.[43]

Com a utilização de exames não invasivos, como a avaliação da translucência nucal fetal pela ultrassonografia morfológica de primeiro trimestre, a medicina fetal estabelece riscos para o acometimento fetal pela análise de parâmetros específicos. A possibilidade de esclarecimento do diagnóstico pela propedêutica invasiva é discutida com o casal quando o risco para as anomalias cromossômicas se apresenta elevado. Nessa situação, é necessária a discussão dos riscos maternos e fetais envolvidos para que o casal faça a escolha de realizar ou não qualquer procedimento. Oferece-se então a possibilidade de, com base em material obtido pela biópsia de vilosidades coriônicas ou pela amniocentese, análise do cariótipo fetal.

As avaliações fetais resultam em diagnóstico de normalidade na maioria das vezes. Ao se detectar alguma anomalia, solicita-se ao casal discutir a conduta a ser seguida. Em geral, a expectativa do casal esbarra no enfrentamento do diagnóstico, e este se vê obrigado a refletir sobre o futuro. Melhores condições são proporcionadas para uma tomada consciente de decisões se há ativa participação do profissional médico. É complicado, porém, o estabelecimento de um padrão sobre como informações do acometimento fetal devem ser apresentadas, reiterando o fato de o atendimento multidisciplinar ser necessário nesses casos, em que é fundamental para o processo de escolha o acompanhamento psicológico.

Quando há a opção pela interrupção da gravidez em casos de anomalia fetal incompatível com a vida extrauterina, na assistência pré-natal os profissionais de saúde devem se abster de emitir julgamentos. A equipe que auxilia a paciente deve buscar seguir condutas claras quanto aos processos que serão adotados. Em estudo efetuado em seis hospitais da Califórnia, nos EUA, foi registrado o percentual de 77% de enfermeiras que estariam de acordo com o atendimento às pacientes internadas para interrupção da gestação por anomalia fetal letal.[30]

A necessidade de visualizar o feto, apesar de todos os problemas e anomalias, é demonstrada por algumas mães, para que consigam, plenamente, crer no diagnóstico e estabelecer para essa vivência um sentido psíquico. Por sua vez, por acreditarem que isso dificultaria o luto, outras pacientes optam por não entrar em contato. Trata-se de uma decisão pessoal e os profissionais que realizam o atendimento devem respeitar a autonomia da paciente. Os pais, mesmo que decidam pela interrupção, compreendem o processo como a escolha do momento da perda, no qual se mantém o vínculo de afetividade com a "criança", assim o casal exige que haja para com o feto cuidado e respeito.

Nem sempre é absolutamente considerado o princípio da autonomia da paciente grávida quando se trata de medicina fetal, visto que são dois, a gestante e o feto, os pacientes assistidos, ou até mais nos casos de gestações múltiplas. O feto, nesse sentido, tem interesses que em geral são assegurados pela mãe. Tendo em vista a expectativa de direitos do feto, discute-se sobre as características que acarretariam obrigações para com ele, por parte da própria gestante e do médico que a assiste. Sobre a questão do feto como paciente, uma abordagem alternativa, desvinculada da necessidade de se estabelecer critérios para conceder *status* moral independente, baseia-se na garantia de que haja potencial benéfico oferecido pela atuação do profissional médico.[6,76]

## ACONSELHAMENTO PARA A REALIZAÇÃO DE PROCEDIMENTOS INVASIVOS

É necessária e compete ao profissional especialista em medicina fetal a discussão sobre riscos intrínsecos aos procedimentos fetais efetuados intraútero. A simples comunicação dos riscos é insuficiente porque, às vezes, observa-se que não é inteiramente entendida a real dimensão do procedimento que será efetuado. É necessário que as probabilidades apresentadas subjetivamente sejam interpretadas nos contextos cultural e pessoal. A tomada de decisões efetuada de forma imediata é imprudente. Se for proporcionado tempo razoável para os pais refletirem a respeito de suas convicções, é possível que haja um efeito benéfico.

O termo de consentimento esclarecido, delimitando a responsabilidade do médico que executa o procedimento, assegura a autonomia do casal. A elaboração desse documento formal, escrito, que explica de maneira sucinta as informações apresentadas ao casal e os aspectos discutidos em conjunto, é a forma mais recomendada quando houver indicação para procedimentos invasivos. Na Tabela 4, estão elencados os aspectos que o texto deve abranger.

Na área de cirurgia fetal, há grande complexidade ética envolvida na investigação clínica. É possível que conflitos no equilíbrio de interesses materno-fetais sejam trazidos pelo prognóstico reservado de determinadas doenças fetais. Utilizando-se de um processo de consentimento informado adequado para recrutar e inscrever pessoas, é necessário que pesquisadores definam um padrão de cuidado que considere os critérios de seleção e se os médicos têm a obrigação de dar referência para tal investigação.[5]

**TABELA 4. Conteúdo do termo de consentimento esclarecido para procedimentos em medicina fetal**

| |
|---|
| Identificação da paciente e de seu responsável legal, se necessário |
| Nome do procedimento proposto |
| Descrição técnica, em termos simples e claros, evitando tecnicismos |
| Possíveis riscos e insucessos |
| Complicações prévias e posteriores ao procedimento |
| Descrição do procedimento anestésico, se pertinente |
| Destino do material coletado no procedimento |
| Explicação sobre eventual mudança de conduta durante o procedimento, caso seja previsível |
| Declaração de que as explicações foram efetivamente entendidas |
| Explicação sobre a possibilidade de revogar o consentimento |
| Confirmação de autorização, com local e data do procedimento |
| Assinatura da paciente e de testemunhas |
| Assinatura do profissional |

Há expectativas elevadas e por vezes falsas geradas pela divulgação midiática das intervenções cirúrgicas pré-natais como opções terapêuticas.

Na cirurgia fetal, o conflito mais prevalente é o equilíbrio correto entre riscos que têm associação com a gestante e com o feto e o potencial benéfico direcionado para o feto somente. Principalmente na histerotomia, o benefício ao feto pode ser acarretado por intervenção cirúrgica de maior porte, porém ocasiona risco à vida da gestante.[75]

Existe a obrigatoriedade do consentimento livre e esclarecido dos pais do feto ou, a depender da situação, dos responsáveis legais da mãe. O consentimento deve ser dado quanto aos riscos do procedimento, principalmente, para a mãe (riscos de morte, no tocante à gravidez em curso e ao futuro obstétrico), e não apenas sobre o potencial risco para o feto. Além disso, destaca que é necessária a constituição de equipe médica que englobe, ao menos, médicos especialistas das áreas de diagnóstico por imagem (ressonância nuclear magnética e ultrassonografia), terapia intensiva de adulto e neonatal, genética e anestesia, além dos cirurgiões pediátricos e obstetras.

## EXPERIMENTAÇÃO ENVOLVENDO SERES HUMANOS

Nos últimos cem anos, em virtude do intenso desenvolvimento científico e tecnológico vivenciado pela humanidade, admirável progresso tem sido promovido pela pesquisa envolvendo seres humanos. A necessidade constante de o ser humano otimizar o seu próprio bem-estar, e, em consequência disto, melhorar também a qualidade de vida de grupos de pessoas ou de toda uma população, justifica-se por um traço próprio da espécie humana: a busca pelo conhecimento.

Especialmente na área biomédica, novos conhecimentos científicos podem ser trazidos pela experimentação envolvendo seres humanos em muitas situações. Entre elas, pode-se citar: desenvolvimento de vacinas; descoberta de medicamentos novos; aperfeiçoamento de técnicas cirúrgicas, do diagnóstico e do tratamento de doenças; domínio sobre técnicas de reprodução humana; estudos da fisiologia e da genética humanas; elucidação de fatores de risco; etc.

## DIREITOS DOS PARTICIPANTES ENVOLVIDOS

Cada vez mais frequente na sociedade, a participação de seres humanos como sujeitos da pesquisa demanda que se estabeleçam normas para regulamentação dessa prática garantindo que os direitos dos participantes sejam assegurados. Os preceitos que devem servir de norte para se realizar pesquisas envolvendo seres humanos são determinados por normas e/ou diretrizes éticas nacionais e internacionais, trazendo como base os princípios bioéticos, que consistem em beneficência, não maleficência, autonomia e justiça. Contudo, esses preceitos não são os únicos que necessitam ser seguidos; também são relevantes os princípios ético-jurídicos que norteiam a conduta moral da sociedade.[7]

A justificativa ética dessas pesquisas vem sendo a expectativa do achado de novos benefícios para a saúde humana. O ser humano traz em si a característica de formular perguntas para buscar novos conhecimentos; o comportamento pesquisador do ser humano é, portanto, caracterizado por essa busca por respostas, que pode se dar sob a forma de verdade científica.

O fato de todas as pessoas nascerem essencialmente iguais garante a todas igualdade em dignidade e direitos. Todos nascem livres, liberdade que, existente no interior de cada um, se manifesta pela inteligência e pela consciência. Por isso, é necessário respeito à liberdade de cada um de usufruir de seus direitos, pois isso não é uma obrigação, mas sim uma faculdade da pessoa humana. É indispensável, todavia, que todos tenham acesso igualitário aos direitos humanos fundamentais, independentemente de classe social, gênero, cor da pele, preferência política ou religiosa, profissão etc. Segundo Dallari,[85] o ser humano, por suas características naturais, é dotado de inteligência, consciência e vontade – o que há de mais valioso –, e tem uma dignidade que o coloca acima de todas as coisas da natureza.

Deve haver sempre, em todos os lugares e da mesma maneira para todos, respeito pela dignidade da pessoa humana, acima de tudo quando seres humanos são escolhidos e convidados a fazer parte como sujeitos da pesquisa em experimentações científicas.

### Normas éticas internacionais

Nem sempre se presenciou a ética em pesquisa, partindo de experimentos abusivos feitos por médicos nazistas em prisioneiros de campos de concentração até o caso da pesquisa sobre a sífilis, finalizada em 1972 (caso Tuskegee),[111] e também, mais recentemente, a pesquisa com gestantes HIV-positivas em que, mesmo quando já se conhecia o benefício do tratamento da doença com medicamentos antirretrovirais, elas não foram tratadas com essa terapêutica.

O art. 1º da Declaração Universal dos Direitos Humanos determina claramente que todos os homens nascem livres e iguais no que diz respeito a dignidade e direitos, são possuidores de razão e consciência e devem agir com espírito de fraternidade em relação uns aos outros.

Um ano antes da Declaração Universal dos Direitos Humanos, em 1947, foi criado o primeiro código internacional para pesquisas que envolvem seres humanos, chamado Código de Nuremberg.[103] Estabeleciam-se, pela primeira vez, recomendações internacionais sobre os aspectos éticos em relação à pesquisa que envolve seres humanos, motivo pelo qual este documento é um acontecimento muito importante para a história da humanidade. Ao respeitar como referencial ético a importante característica da autonomia dos sujeitos, estabelecia, como preceito básico, a necessidade absoluta de a pessoa humana consentir voluntariamente, o que deve ser observado para que o experimento seja aceito das perspectivas moral, ética e legal.

A Declaração de Helsinque (1964) foi a segunda norma internacional instituída mundialmente, pela *World Medical Association* (Federação de Associações Médicas de 78 países), pois, apesar de o Código de Nuremberg já estar vigorando havia 17 anos, nessa época apareceram indícios de que pesquisas médicas estavam sendo realizadas de maneira antiética. Nem todos os países, na realidade, acataram como norma delineadora os princípios éticos em pesquisas, porque muitos argumentavam que conseguir o consentimento para a pesquisa funcionaria como uma barreira burocrática para a realização desta.

Essa declaração contém normas e diretrizes disciplinadoras da pesquisa clínica envolvendo seres humanos, determinando diferenciação entre pesquisa clínica combinada com o cuidado profissional e pesquisa clínica não terapêutica, o que objetiva, atendendo à pressão dos pesquisadores, tornar flexível o princípio da autodeterminação na pesquisa com cuidado profissional.[62]

A *National Commission for the Protection of Human Subjects of Biomedical and Behavioral Research*, criada pelo Congresso dos EUA em 1977, estabeleceu princípios gerais que possibilitassem oferecer soluções para, nos casos apresentados, garantir a proteção dos direitos humanos, de forma que fossem aceitos pela maioria. Constituem esses princípios parte do conhecido Relatório Belmont, documento abrangente e doutrinário publicado em 1978 por essa comissão, que concebe como princípios éticos básicos o respeito à pessoa, à beneficência e à justiça.[72]

Elaborado em conjunto com a OMS pelo *Council for International Organizations of Medical Sciences*, outro importante documento são as "Diretrizes internacionais propostas para pesquisa biomédica com seres humanos". Apesar de trazer "pesquisa biomédica" em seu título, o foco principal de seu conteúdo é a área médica.

## Normas éticas nacionais

A Resolução do Conselho Nacional de Saúde n. 1/88 foi a primeira resolução brasileira que abordou aspectos associados à pesquisa envolvendo seres humanos, porém, por se deter mais à pesquisa com fármacos, não teve grande repercussão na comunidade científica nacional.

Conforme relatado por Hossne, apenas em 1995 começou o processo de revisão dessa resolução, que foi encaminhada a várias associações com a finalidade de que novo texto fosse estabelecido.[62] Foi elaborada, com grande participação da sociedade, a Resolução do Conselho Nacional de Saúde n. 196/96, com aprovação ocorrida sob obrigação ético-jurídica, estabelecendo padrões de conduta para proteger a integridade física e psíquica, a saúde, a dignidade, a liberdade, o bem-estar, a vida e os direitos dos envolvidos nessas investigações.[86] Qualquer pesquisa que envolva seres humanos é contemplada por essa resolução, que, além disso, relaciona os princípios que precisam ser seguidos para a realização desse tipo de experimento e instaura a criação dos Comitês de Ética em Pesquisa, órgãos responsáveis por acompanhamento e avaliação dos aspectos éticos dessas pesquisas. Garantir a segurança dos sujeitos da pesquisa é um dos principais objetivos dos comitês, visando, nos casos em que há o dever de as realizar, fazer análises paternalistas.[78] Todavia, não são ilimitadas nem a autoridade nem a legitimidade dessas instituições, uma vez que, dentro de uma política democrática e social, estão sujeitas a avaliações.[9]

A Resolução do Conselho Nacional de Saúde n. 196/96 demonstrou avanço quando comparada às declarações e diretrizes internacionais por reconhecer que toda pesquisa implica risco, podendo este ser psíquico, moral, cultural e espiritual, e não somente na forma de dano físico, e aplicado também a coletividades, não apenas a indivíduos. Áreas temáticas especiais que posteriormente seriam regulamentadas por resoluções complementares foram definidas também por essa resolução, sendo elas: reprodução humana, pesquisa com novos medicamentos e vacinas, biossegurança, populações indígenas, experimentos com novos equipamentos e pesquisas conduzidas do exterior.

Preservar os direitos dos sujeitos das pesquisas é uma preocupação das orientações e diretrizes nacionais e internacionais com base nos princípios bioéticos. Quando se exige que haja o consentimento do indivíduo que fará parte da pesquisa, há a pretensão de garantir o exercício da autonomia, porque o sujeito poderá ou não aceitar sua participação no experimento ao ser esclarecido. Quando os comitês de ética em pesquisa avaliam a proposta da pesquisa, a não propositura de procedimentos ou terapêuticas que possam produzir malefícios aos participantes é algo que deve ser assegurado.[10] Os procedimentos aqui tratados procuram assegurar os direitos humanos fundamentais dos sujeitos envolvidos na pesquisa.

Como já mencionado, toda pesquisa envolve riscos não somente ao indivíduo, mas também à coletividade, sendo que bens coletivos merecem a tutela da sociedade, por exemplo, grupos notadamente vulneráveis como crianças e adolescentes, idosos, deficientes etc. ou ainda as minorias étnicas e religiosas. Aqui, o que está em foco é a tutela dos direitos de terceira e quarta gerações,[69] que consistem em direitos de titularidade coletiva, que abarcam a família, o povo, a nação, as coletividades regionais e étnicas e a própria humanidade. Já se trata do reconhecimento de particularidades que caracterizam os povos de acordo com suas contingências e experiências históricas específicas e não mais de uma interpretação genérica e essencialista do ser humano. Assim, uma nova abordagem dos direitos se dá, passando de uma concepção genérica para uma específica que leva em consideração as diversas esferas sociais. Surgem em decorrência disso declarações de direitos da criança, do deficiente mental, do deficiente físico, da mulher, entre outros. Por isso, quando realizadas pesquisas com esses grupos populacionais, deve haver análise em um contexto social contemplando os diplomas legais específicos, como o Estatuto da Criança e do Adolescente, Estatuto do Idoso etc.

Procurando garantir que a lei e as normas reguladoras sejam aplicadas, a comunidade científica utiliza diversos mecanismos. Por exemplo, para que haja a possibilidade de uma pesquisa ser tema de estudo na pós-graduação, receber financiamento de órgãos de fomento ou ser publicada em periódicos nacionais ou internacionais, é preciso que seja aprovada pelos comitês de ética em pesquisa. Assim, busca-se assegurar que recebam o merecido reconhecimento científico apenas as pesquisas com aprovação do ponto de vista ético.[80]

Propondo normas e diretrizes que abrangem os avanços tecnológicos e científicos, com forte alinhamento bioético, a Resolução do Conselho Nacional de Saúde n. 196/96 foi de grande importância para o cenário de pesquisas no Brasil.

A importância do tema "ética em pesquisa" na formação de pesquisadores e na consolidação dos grupos de pesquisa no país fica evidente a partir do crescimento do número de investigações científicas envolvendo humanos no Brasil.[104] Normas que buscam assegurar os direitos dos sujeitos da pesquisa e que precisam ser interpretadas em face dos costumes e da realidade da pesquisa no Brasil, em conformidade com a legislação nacional, são apresentadas por diplomas nacionais e internacionais que regulam a prática da pesquisa clínica envolvendo seres humanos.

Especialmente pelo avanço tecnológico que a elaboração de projetos de pesquisa em áreas temáticas especiais propicia, novos conhecimentos acerca da interpretação das normas e diretrizes propostas serão trazidos a partir da discussão dos preceitos bioéticos que devem ser respeitados nas experimentações científicas.

São temas de grande complexidade as pesquisas na área da reprodução humana, que abrangem manipulação de gametas, estudo com células-tronco embrionárias e estudos de clonagem humana. Tratando de organismos geneticamente modificados, a Lei Federal n. 11.105/2005,[102] que, para fins de pesquisa e terapia, libera o uso de células-tronco embrionárias obtidas de embriões humanos produzidos por fertilização *in vitro* e não utilizados no respectivo procedimento, em seu art. 5º, § 2º, deixa claro que as instituições e serviços que efetuam pesquisa ou terapia com células-tronco embrionárias humanas precisam submeter seus projetos a análise e aprovação dos respectivos comitês de ética em pesquisa. Segundo o art. 5º, § 3º, da Lei n. 11.105/2005 e o art. 15 da Lei n. 9.434/97,[98] a comercialização desse material biológico é vedada, caracterizando como crime sua prática. Também são estabelecidos como crimes por essa lei:

- Uso do embrião humano em desacordo com suas diretrizes.
- Prática de engenharia genética em célula germinal humana, zigoto humano ou embrião humano.
- Realização de clonagem humana.

Mesmo para fins de pesquisa, entende-se que essas práticas estão proibidas.

É preciso que, com os frequentes avanços na genética, sejam discutidas as características éticas da manipulação de material genético na elaboração de bancos de DNA, na descoberta de genes novos e no patenteamento da sequenciação genética, buscando assegurar para os pesquisadores nacionais a propriedade intelectual da descoberta.

Investigações envolvendo povos indígenas, comunidades restritas de deficientes, idosos, menores, gestantes ou outros grupos de indivíduos reconhecidamente vulneráveis devem ser realizadas com cuidado estrito, visando a preservar direitos individuais e coletivos desses indivíduos.

Sobre a questão das responsabilidades ética, civil e criminal do pesquisador e do patrocinador caso a pesquisa acarrete danos aos sujeitos envolvidos ou mesmo à coletividade caso o conhecimento científico gerado for errôneo, ainda não há muita discussão. Mesmo após o término do protocolo de investigação, há a necessidade de se abordar a obrigatoriedade das indenizações e da garantia de tratamento aos sujeitos pesquisados com a melhor terapêutica constatada.

Os seguintes aspectos envolvem os conflitos característicos da ética em pesquisa:

- A ponderação entre o bem-estar dos indivíduos e o bem comum da sociedade como um todo.
- As responsabilidades do profissional de saúde em relação ao seu paciente e suas responsabilidades como pesquisador.[33]
- As exigências de acesso a novos tratamentos e a necessidade de assegurar a sua correta indicação, eficácia e equilibrada relação custo-benefício.

## VULNERABILIDADE DOS SUJEITOS DA PESQUISA

O conceito de vulnerabilidade é definido pela Resolução do Conselho Nacional de Saúde n. 466/2012 como:

> [...] estado de pessoas ou grupos que, por quaisquer razões ou motivos, tenham a sua capacidade de autodeterminação reduzida ou impedida, ou de qualquer forma estejam impedidos de opor resistência, sobretudo no que se refere ao consentimento livre e esclarecido.

Faz-se necessário, contudo, situar o sujeito também na esfera social da qual faz parte e nas características socioculturais que intervêm na sua vida e saúde.[92] A suscetibilidade de indivíduos e coletividades, em diferentes graus e naturezas, determina e define a vulnerabilidade, escolhendo pela participação ou não como sujeitos de certa pesquisa.

A definição de sujeito vulnerável, em se tratando de análise ética das relações nas pesquisas com seres humanos, abrange também os que, a despeito de serem plenamente capazes e autônomos, não são capazes de livre escolha ou de manifestar sua decisão por conta de condições sociais, culturais, étnicas, políticas, econômicas, educacionais e de saúde que impossibilitam esta manifestação.

A vulnerabilidade, portanto, não diz respeito apenas àqueles que têm o exercício da sua autonomia limitado, pois não há associação evidente entre a ausência de autonomia e a vulnerabilidade.[25] Enquanto a autonomia é individual, relaciona-se somente à pessoa como indivíduo, a vulnerabilidade é consequência de uma relação histórica em que a diferença entre segmentos sociais diferenciados se converte em desigualdade.

Há a possibilidade de a vulnerabilidade, enquanto função das desigualdades nas relações sociais, culturais, políticas e econômicas, apresentar-se de maneira individual ou coletiva. Quando uma doença de alta gravidade atinge população de condição socioeconômica baixa, esse desequilíbrio é evidenciado. Também se apresenta a vulnerabilidade em certos estados de saúde, quando há repercussões nas condições de vida e saúde do indivíduo.

Portadores de doenças graves, nesse sentido, por estarem em condições limítrofes, demonstram às vezes poucas chances de envolvimento em investigações científicas de pesquisa clínica, e os protocolos determinam condições estritas, regulando a inclusão de pacientes, não lhes permitindo a chance de tentarem terapêuticas novas que, eventualmente, poderiam trazer benefícios à sua condição de saúde.[13] Para o desenvolvimento de novas terapêuticas, o desafio central é o estabelecimento do necessário equilíbrio entre o interesse público e os direitos individuais dos pacientes.[45]

Concentrar esforços para que durante o planejamento da pesquisa mecanismos sejam elaborados para preservar os direitos e a dignidade dos sujeitos em situação de vulnerabilidade é necessário, mesmo que os pacientes não tenham consciência plena disso. Em nome do interesse público, muitas vezes, rígidas restrições ao uso de novos medicamentos e novos procedimentos são estabelecidas com o objetivo de garantir, ao máximo, a segurança de pacientes contra substâncias nocivas e também, individualmente, proteger o sujeito de si próprio.[15]

Ao elaborar o protocolo de pesquisa, em especial na preparação do termo de consentimento livre e esclarecido, é preciso propiciar formas de deixar de forma extensa e cuidadosa explícito o que se deseja realizar, de maneira que incentive os sujeitos vulneráveis a decidirem livremente. Essa atitude não deve ser confundida com paternalismo, porque apenas o próprio paciente tem a possibilidade de saber o que melhor lhe convém, uma vez que, em linguagem acessível, os esperados objetivos e resultados da pesquisa lhe sejam elucidados, bem como eventuais riscos e implicações. É um dever do pesquisador dar ao paciente liberdade para escolher.

A formação de comitês comunitários que possam aconselhar a respeito do consentimento individual dos sujeitos de pesquisa em situação de vulnerabilidade é sugerida por alguns autores. Fariam parte desses comitês membros da comunidade específica, que possuam identificação com o paciente por apresentarem histórias, símbolos, linguagem e cultura semelhantes. Nessas populações, esses membros atuariam paralelamente ao processo de aquisição do termo de consentimento livre e esclarecido.[41]

Na abordagem ao sujeito da pesquisa no que se refere à vulnerabilidade, há três concepções a serem utilizadas:

- Concepção individual: centra-se na autonomia da pessoa para receber todas as informações e decidir por livre convencimento, procedimento instrumentado pelo termo de consentimento livre e esclarecido.
- Concepção programática: incluem-se aqui a implementação do sistema de comitês de ética em pesquisa e da Comissão Nacional de Ética e Pesquisa com participação e representatividade de usuários nas comissões em análise de projetos, acesso dos sujeitos aos comitês e acompanhamento das pesquisas por parte dos comitês de ética em pesquisa.
- Concepção social: abrange a justa seleção dos sujeitos da pesquisa, considerando os conflitos de interesse e as condições da comunidade, como a pobreza, as desigualdades sociais, o acesso às ações e aos serviços de saúde e educação, o respeito às diferenças culturais e religiosas, a marginalização de grupos e as relações de gênero e com as lideranças dos grupos e coletividades.[92]

Pesquisadores e sujeitos devem ter uma relação baseada na ética e no princípio do respeito à dignidade da pessoa humana. Para que se mantenha o respeito à ética nas relações humanas, o reconhecimento de que se esteja estabelecendo relação desigual, motivada por quaisquer das causas anteriormente discutidas, impõe esforços no sentido de superar essa desigualdade.

A questão da vulnerabilidade não deve ater sua discussão somente ao termo de consentimento livre e esclarecido, sendo necessário ir além da relação entre pesquisador e sujeito da pesquisa, compreendendo as condições sociais e considerando os fatores socioestruturais que interferem na vida e na saúde da pessoa.

## ÉTICA EM PESQUISAS QUE ENVOLVEM GESTANTES

Os princípios da beneficência e da não maleficência devem ser o norte das pesquisas realizadas em gestantes, já que há uma vulnerabilidade na unidade materno-fetal por haver entre a mãe e o feto potencial conflito de interesses. Na gravidez, pesquisas terapêuticas podem beneficiar a mãe, o feto ou ambos. A pesquisa será justificada quando gerar benefícios a ambos, superando os riscos. Caso apresente possível benefício somente para o feto, entretanto, é necessário garantir que, para que a investigação seja permitida, a mãe aceite, de maneira consciente, os riscos. A pesquisa terapêutica, em algumas situações, pode beneficiar a mãe com possibilidade de risco para o feto, devendo existir, por parte da mãe, interesse pessoal em participar, podendo inclusive haver melhora de suas chances de sobrevivência a doenças graves. A possibilidade de aceitação do risco para o feto será tanto maior quanto maior o benefício materno.[12] Grande aceitabilidade dos pais tem sido demonstrada em estudos com acompanhamento em longo prazo de crianças após o diagnóstico intrauterino de anomalias, o que indica que, aos sujeitos da pesquisa, essa forma de investigação é potencialmente benéfica.[37]

Para garantir que seja realizado o processo de consentimento obedecendo-se as normas existentes, quando gestantes são incluídas em protocolos de pesquisa, precisam ser realizados alguns esforços. Riscos potenciais para o feto devem ser informados às pacientes, bem como riscos a sua própria saúde. Principalmente quando um medicamento nunca testado antes é prescrito em grávidas, a qualidade do consentimento informado deve ser melhor no contexto de investigação do que na prática clínica. Os comitês de ética em pesquisa devem dedicar especial atenção à revisão dos documentos, pois, em última instância, recai sobre eles a responsabilidade de garantir que os pesquisadores forneçam toda informação relevante, e que esta seja compreendida pela gestante.[79]

## RESPONSABILIDADE NAS PESQUISAS

Não é possível separar o ato humano livre e responsável do juízo ético e, portanto, da responsabilidade nas modernas relações sociais emergentes da conscientização do indivíduo mediante as pesquisas que envolvem seres humanos. Heloísa H. Barboza, em suas considerações a respeito do tema, afirma: "Parece-nos que, no momento, não podemos indagar até que ponto o cientista pode ir, mas até onde o jurista brasileiro já tem de chegar".[82]

Inúmeras dúvidas sem respostas imediatas persistem na consciência jurídica sobre os limites do direito na regulamentação da vida privada e os valores que devem nortear a legislação, uma vez que várias éticas estão envolvidas.

A necessidade do direito de acompanhar a evolução da sociedade, principalmente quando em favor da pessoa humana, é evidente. O jurista não apenas racionaliza o presente, mas também deve programar-se para o futuro.

## RESPONSABILIDADE CIVIL

A ordem jurídica estabelece deveres que podem ser negativos ou positivos para atingir seus objetivos, de acordo com a natureza do direito a que corresponde. O dever jurídico é a conduta externamente adotada pelo indivíduo, imposta pelo direito positivo, e sua violação caracteriza ato ilícito, que pode acarretar dano a alguém, que, por sua vez, gerará um novo dever, o de reparar o dano.

A responsabilidade civil é a reparação de dano causado a outrem em decorrência do descumprimento de um dever jurídico. Ou seja, responsável é o indivíduo que deve ressarcir o prejuízo decorrente da violação de uma obrigação em razão do seu descumprimento. Para atingir o dever de indenizar – e, consequentemente, ser responsável – é necessário que o ato seja ilícito; a conduta, culposa e o dano e o nexo, causais.[73]

Os atos ilícitos emanam direta ou indiretamente da vontade e ocasionam efeitos jurídicos que são contrários ao ordenamento. O ato ilícito traduz-se em um comportamento voluntário que transgride um dever. Desse modo, para que o ato lhe possa ser imputado, não basta a imputabilidade do agente; a responsabilidade subjetiva exige também o elemento da culpa. O Código Civil define ato ilícito (art. 186) como "aquele que, por ação ou omissão voluntária, negligência ou imprudência, violar direito e causar dano a outrem, ainda que exclusivamente moral".

Especificamente, só não constituem conduta ilícita os atos em que a menor parcela de vontade não intervém. Dessa forma, tanto no dolo como na culpa há conduta voluntária do agente: no dolo, o agente quer a ação e o resultado, ao passo que na culpa ele só quer a ação, vindo a atingir o resultado por desvio acidental de conduta em decorrência de imperícia, negligência ou imprudência.

Em matéria de responsabilidade, o que se avalia é uma conduta do agente, ou um encadeamento de atos ou fatos. É interessante saber se essa conduta reflete a obrigação de indenizar a reparação do dano. Conforme o Código Civil, art. 927: "aquele que, por ato ilícito [...], causar dano a outrem, fica obrigado a repará-lo".

Não basta o agente ter praticado conduta ilícita, tampouco a vítima ter sofrido um dano; é preciso que esse dano tenha sido causado pela conduta do agente, ou seja, que exista entre ambos uma relação de causa e efeito. Daí a relevância do chamado nexo causal (uma pessoa é responsável quando é suscetível de ser sancionada). Essa relação é chamada direta quando diz respeito ao próprio causador do dano; e quando se refere a terceiro ligado de forma direta ou indireta ao ofensor, é chamada indireta. Se o agente responsável pelo dano não puder ser identificado, a vítima ficará sem ressarcimento. Procura-se, no ordenamento, o ideal de que todos os danos sejam ressarcidos.

Surge a noção de culpa presumida ao proceder à análise sob o prisma do dever genérico de não prejudicar, fundamento da teoria da responsabilidade objetiva, segundo a qual o agente é responsável pelos riscos e perigos que sua atuação promove. Trata-se da chamada teoria do risco, em que o agente, independentemente da existência de culpa, obtém vantagens ou benefícios e, em razão disso, deve indenizar os danos que ocasiona. Isso ocorre em inúmeras situações nas quais a impossibilidade de comprovação da culpa inviabiliza a indenização para a parte presumivelmente mais vulnerável.

Esse mesmo raciocínio se aplica aos patrocinadores de projetos de pesquisas que envolvem seres humanos, nas quais os sujeitos da pesquisa se equiparam aos consumidores, como parte hipossuficiente na relação estabelecida.

Ademais, os projetos de pesquisa patrocinados muitas vezes apresentam o desenvolvimento de novas terapêuticas que podem ser utilizadas comercialmente no futuro e podem gerar, portanto, uma relação de consumo entre patrocinador e sujeito da pesquisa.

## RESPONSABILIDADE ÉTICA

Os preceitos dos códigos de ética de cada categoria profissional devem ser seguidos pelos diversos profissionais envolvidos nas atividades de pesquisa envolvendo seres humanos. Alguns dispositivos do Código de Ética Médica são úteis para a compreensão da matéria em estudo, quando é vedado ao médico causar dano ao paciente, por ação ou omissão, caracterizável como imperícia, imprudência ou negligência (art. 1º), bem como quando se proíbe a realização de pesquisa envolvendo seres humanos sem o termo de consentimento livre e esclarecido, após as devidas explicações sobre a natureza e as consequências da pesquisa (art. 101). "O § 1º desse artigo (Código de 2018) estabelece que, no caso de o paciente participante de pesquisa ser criança, adolescente, pessoa com transtorno ou doença mental, em situação de diminuição de sua capacidade de discernir, além do consentimento de seu representante legal, é necessário seu assentimento livre e esclarecido na medida de sua compreensão".

Para evitar danos aos participantes da pesquisa, o pesquisador tem o dever de se cercar de cuidados. No entanto, se algum malefício resultar dela ou se ocorrer a morte de um dos sujeitos da pesquisa por complicação decorrente da própria investigação, questiona-se sua responsabilidade.

Os médicos, além da responsabilidade perante a Justiça, também são subordinados às normas éticas da profissão, de modo que um indivíduo pode ser acionado juridicamente pela pesquisa se sofrer dano pelo profissional médico. Se o profissional tiver agido com o zelo e o cuidado exigidos para a pesquisa envolvendo seres humanos e tiver respeitado os princípios éticos citados, terá sólidos elementos para fundamentar sua defesa. Caso contrário, estará sujeito aos rigores da lei. Todos os cidadãos respondem pelos seus atos.

## RESPONSABILIDADE PENAL

É considerada apenas a responsabilidade direta do agente, isto é, do causador do dano ou da ofensa, do transgressor da norma no âmbito do direito penal.[73] A noção de punição de terceiro não participante da conduta é afastada em princípio, pois a pena não pode transpor a pessoa do agente.

Quando a ilicitude é penal, com a descrição da conduta penal tipificada no ordenamento, a responsabilidade penal gera o dever de indenizar. A sentença penal condenatória faz coisa julgada no âmbito cível, pois já ficaram decididas a existência do fato e a autoria do delito, do ato ilícito, no juízo penal. Entretanto, a sentença penal absolutória não terá influência na ação indenizatória.

Os ilícitos de maior gravidade social são reconhecidos pelo direito penal e a conduta pode constituir crime e ato ilícito passível de indenização, ocorrendo concomitantemente a persecução criminal e ação de ressarcimento. O ilícito civil é de menor gravidade e o interesse de reparação do dano é de ordem privada. Quando a conduta exige punição pessoal do agente transgressor, o ordenamento descreve-a como conduta criminalmente punível. Homicídio e lesões corporais trazem repercussões simultâneas, tanto para o direito de punir do Estado como para o interesse de reparação do dano para a vítima.

O Código Penal brasileiro (art. 91, I) considera um dos efeitos da condenação criminal o de "tornar certa a obrigação de indenizar o dano causado pelo crime". O juízo penal não estabelece o valor do dano; este será arbitrado no processo civil, quando for feita a liquidação dos danos com base em princípios de direito material e processual.

Nesse caso, o fato pode não constituir crime, mas pode gerar o dever de indenizar, em razão da grande amplitude do conceito de ilícito civil.

## CONSIDERAÇÕES FINAIS

Há ainda muitos desafios para o aprimoramento do sistema de controle das pesquisas envolvendo seres humanos no Brasil. A Comissão Nacional de Ética e Pesquisa tem metas e desafios permanentes que objetivam aumentar a abrangência do sistema, ou seja, a capacidade de captar projetos de diversas áreas para apreciação nos comitês de ética em pesquisa.

A necessidade de maior atuação integrada dos comitês de ética em pesquisa para que apresentem critérios e procedimentos comuns é evidente, principalmente estimulando-se a contínua capacitação de seus membros. Para atuação independente e ágil dos protocolos, as instituições com interesse em promover a pesquisa devem oferecer condições mínimas estruturais para o funcionamento dos comitês de ética em pesquisa, aprimorando a qualidade dos trabalhos.

As pesquisas que apresentem natureza potencialmente exploradora da relação pesquisador-sujeito da pesquisa merecem atenção, assegurando-se a efetiva incorporação de normas e diretrizes nacionais e internacionais, com o escopo de proteger os sujeitos da pesquisa.[11]

As responsabilidades do sistema comitês de ética em pesquisa/Comissão Nacional de Ética e Pesquisa e a participação de outros órgãos governamentais na fiscalização dos protocolos em andamento no país devem ser revistas. A integração com o Conselho Nacional de Saúde e os conselhos municipais de saúde, o Ministério da Saúde e outros órgãos, como a Agência Nacional de Vigilância Sanitária (Anvisa) – que realiza acompanhamento dos eventos adversos –, a Fundação Nacional de Saúde e a Fundação Nacional do Índio – que efetua pesquisas em áreas indígenas –, promoverá meios para uma maior averiguação do correto andamento das pesquisas nas diversas instituições, muitas vezes públicas, de ensino ou de pesquisa.

A exigência de aprovação ética dos projetos a serem financiados, publicados ou apresentados merece atenção dos órgãos de fomento, conselhos editoriais de revistas científicas e organizadores de eventos científicos. É necessário haver maior participação da população em geral, dos usuários de serviços de saúde, dos pesquisadores e patrocinadores, com interação transparente e ágil, respeitando os princípios da bioética, a fim de que se possa assegurar o correto desenvolvimento da ciência.

## PONTOS-CHAVE

- Bioética é a reflexão, de ordem ética, sobre os problemas oriundos do progresso das ciências biomédicas com a aplicação de novas tecnologias. Tem como objetivos buscar soluções para conflitos na análise de problemas biomédicos concretos e determinar regras de comportamento sobre questões que terão impacto na sociedade.
- Biodireito é uma disciplina que contrapõe questões do respeito à vida humana diante do amplo e difuso avanço da biomedicina, por meio de estudos jurídicos que tenham a vida como objeto principal.
- A temática do aborto é polêmica por provocar opiniões variadas que envolvem aspectos éticos e morais, nem sempre fáceis de serem ponderados, pois são questões bioéticas conflitantes para as quais não existem soluções imediatas.
- O direito de ter filhos é reconhecido como direito fundamental do ser humano. Apesar de a concepção e a reprodução pertencerem à intimidade e à liberdade dos casais, é importante enfatizar o dever e a responsabilidade com cada filho gerado.
- As normas que regulam o planejamento familiar não visam a induzir o comportamento sexual ou social, mas preconizam a oferta de serviços de aconselhamento ou planejamento por instituições públicas ou privadas.
- A decisão pela via de parto deve ser resultado da discussão que contemplará o desejo da paciente e a posição do médico assistente. Ambos devem chegar a um consenso em que a via a ser escolhida esteja fundamentada nos princípios da bioética e da razoabilidade.
- Em medicina fetal, o princípio da autonomia da paciente gestante nem sempre é encarado de forma absoluta, pois são dois ou mais os pacientes assistidos: a gestante e o(s) feto(s).

## REFERÊNCIAS BIBLIOGRÁFICAS

### Artigos de revisão


1. Alanguttmacher Institute. An overview of clandestine abortion in Latin America. New York: AGI; 1994.
2. Baill IC, Cullins VE, Pati S. Counselling issues in tubal sterilization. Am Fam Physician 2003; 67(6): 1287-94.
3. Bell M, Dtoneman Z. Reactions to prenatal testing: reflections of religiosity and attitudes toward abortion and people with disabilities. Am J Mental Retard 2000; 105(1): 1-13.
4. Breslau N. Abortion of defective fetus: attitudes of mothers of congenitally impaired children. J Marriage Family 1987; 49: 839-45.
5. Chervenak FA, McCullough LB. Ethics of fetal surgery. Clin Perinatol 2009; 36(2): 237-46.
6. Chervenak FA, McCullough LB, Skupski D, Chasen ST. Ethical issues in the management of pregnancies complicated by fetal anomalies. Obstet Gynecol Surv 2003; 58(7): 473-83.
7. Emanuel EJ, Wendler D, Grady C. What makes clinical research ethical? Jama 2000; 283(20): 2701-11.
8. Flake AW. Surgery in the human fetus: the future. J Physiol 2003; 547(Pt 1): 45-51.
9. Garrard E, Dawson A. What is the role of the research ethics committee? Paternalism, inducements, and harm in research ethics. J Med Ethics 2005; 31: 419-23.
10. Glasziou P. Ethics review roulette: what can we learn? That ethics review has costs and one size doesn't fit all. BMJ 2004; 328: 121-2.
11. Hoffman NG. Toward critical research ethics: transforming ethical conduct in qualitative health care research. Health Care for Women International 2004; 25: 647-62.
12. Lupton MGF, Williams DJ. The ethics of research on pregnant women: is maternal consent sufficient? BJOG 2004; 111: 1307-12.
13. McCauley-Elsom K, Gurvich C, Lee S, Elsom S, O'Connor M, Kulkarni J. Vulnerable populations and multicentred research. Int J Ment Health Nurs 2009; 18(2): 108-15.
14. Razouk FH, Reiche EMV. Characterization, production and indication of the principal blood components. Rev Bras Hematol Hemoter 2004; 26(2): 126-34.
15. Upshur REG. Principles for the justification of public health intervention. Can J Public Health 2002; 93(2): 101-3.
16. Wertz D, Fletcher J. Feminist criticism of prenatal diagnosis. Response Clinic Obstetric Gynecology 1993; 35(3): 541.


### Artigos originais


17. Aboud A. Princípio da supremacia do interesse público sobre o privado: destruição, reconstrução ou assimilação? Revista Jurídica Consulex. Ano XXII. No 267. Ano 2008. p. 63-64).

18. Aramesh K. Iran's experience with surrogate motherhood: an Islamic view and ethical concerns. J Med Ethics 2009; 35(5): 320-2.
19. Araujo MAL, Queiroz FPA, Melo SP, Silveira CB, Silva RM. Gestantes portadoras do HIV: enfrentamento e percepção de uma nova realidade. Cienc Cuid Saude 2008; 7(2): 216-23.
20. Bell M, Stoneman Z. Reactions to prenatal testing: reflection of religiosity and attitudes toward abortion and people with disabilities. Am J Ment Retard 2000; 105(1): 1-13.
21. Benute GRG, Gollop TR. O que acontece com os casais após o diagnóstico de malformação fetal? Femina 2002; 30(9): 661-3.
22. Benute GRG, Nomura RMY, De Lucia MC, Zugaib M. Interrupção da gestação após o diagnóstico de malformação fetal letal: aspectos emocionais. Rev Bras Ginecol Obstet 2006; 28(1): 10-7.
23. Chervenak FA, McCullough LB. The ethics of direct and indirect referral for termination of pregnancy. Am J Obstet Gynecol 2008 Sep; 199(3): 232.e1-3.
24. Feldman GB, Freiman JA. Prophylactic cesarean section at term? N Engl J Med 1985; 312(19): 1264-7.
25. Guimarães MCS, Novaes SC. Autonomia reduzida e vulnerabilidade: liberdade de decisão, diferença e desigualdade. Bioética 1999;7:21-4.
26. Jahr F. Bio-ethik. Eine Umschau über die ethichen Beziehung des Menschen zu Tier und Pflanze. Kosmos 1927; 24: 2-4.
27. Kasai KE, Nomura RM, Benute GR, de Lucia MC, Zugaib M. Women's opinions about mode of birth in Brazil: a qualitative study in a public teaching hospital. Midwifery 2010 Jun; 26(3): 319-26.
28. Locock L, Crawford J, Crawford J. The parent's journey: continuing a pregnancy after a diagnosis of Patau's syndrome. BMJ 2005; 331(7526): 1186-9.
29. Mantell JE, Smit JA, Stein ZA. The right to choose parenthood among HIV-infected women and men. J Public Health Policy 2009 Dec; 30(4): 367-78.
30. Marek MJ. Nurses' attitudes toward pregnancy termination in the labor and delivery setting. J Obstet Gynecol Neonatal Nurs 2004; 33(4): 472-9.
31. Marteau T, Drake H, Bobrow M. Counselling following diagnosis of a fetal abnormality: the differing approaches of obstetricians, clinical geneticists, and genetic nurses. J Med Genet 1994; 31(11): 864-7.
32. Marteau TM, Dormandy E. Facilitating informed choice in prenatal testing: how well are we doing? Am J Med Genet 2001; 106(3): 185-90.
33. Merrit M. Moral conflict in clinical trials. Ethics 2005; 115(2): 306-30.
34. Oliveira LA, Franca Jr. I. Reproductive demands and health care for people living with HIV/AIDS: limits and possibilities within the context of specialized health services. Cad Saúde Pública 2003; 19(2): S315-23.
35. Paiva VL, Latorre MR, Gravato N, Lacerda R. Enhancing care initiative: sexuality of women living with HIV/AIDS in São Paulo. Cad Saúde Pública 2002; 18(6): 1609-19.
36. Potter VR. Bioethics, the science of survival. Perspectives in Biology and Medicine 1970; 14: 127-53.
37. Ramsay L, Howe DT, Wellesley D. Parental attitude to participating in long-term follow-up studies of their children's health after in utero diagnosis of abnormalities. Prenat Diagn 2009; 29(3): 207-12.
38. Shrage LJ. Book note: "Making babies: is there a right to have children?". Ethics 2005; 115(3): 647.
39. Souza NR, Carmo TMD, Bernardes EH, Silva AT, Lima AP. Percepções das gestantes na realização do teste anti-HIV (Elisa) em um centro de testagem e aconselhamento em DST/AIDS de uma cidade do Estado de Minas Gerais. DST J Bras Doenças Sex Transm 2008; 20(1): 24-31.
40. Statham H, Solomou W, Green J. Late termination of pregnancy: law, policy and decision making in four English fetal medicine units. BJOG 2006 Dec; 113(12): 1402-11.
41. Strauss RP, Sengupta S, Quinn SC, Goeppinger J, Spaulding C, Kegeles SM et al. The role of community advisory boards: involving communities in the informed consent process. Am J Public Health 91(12): 1938-43.
42. Strong C. Fetal anomalies: ethical and legal considerations in screening, detection, and management. Clin Perinatol 2003; 30(1): 113-26.
43. Van der Pal-de Bruin KM, Graafmans W, Biermans MC, Richardus JH, Zijlstra AG, Reefhuis J et al. The influence of prenatal screening and termination of pregnancy on perinatal mortality rates. Prenat Diagn 2002; 22(11): 966-72.
44. Williams C. Dilemmas in fetal medicine: premature application of technology or responding to women's choice? Sociol Health Illn 2006; 28(1): 1-20.


### Comunicações pessoais


45. Edwards SJL. Restricted treatments, inducements, and research participation. Bioethics 2006; 20(2): 77-91.
46. Ferrari J. A autonomia da gestante e o direito pela cesariana a pedido. Revista Bioética 2009; 17(3): 473-95.
47. Wicclair MR. Conscientious objection in medicine. Bioethics 2000 Jul; 14(3): 205-27.
48. Wicclair MR. Is conscientious objection incompatible with a physician's professional obligations? Theor Med Bioeth 2008; 29(3): 171-85.


### Diretrizes


49. ACOG Practice Bulletin. Benefits and risks of sterilization. Obstet Gynecol 2003; 102(3): 647-58.
50. Conselho Federal de Medicina. Resolução CFM n. 2.173/2017. Define os critérios do diagnóstico de morte encefálica. Publicado no DOU de 15 de dezembro de 2017, Seção I, p. 274-6. Disponível em: https://sistemas.cfm.org.br/normas/visualizar/resolucoes/BR/2017/2173. Acesso em: 16/03/2023.
51. Conselho Federal de Medicina. Resolução CFM n. 2.217/2018. Aprova o Código de Ética Médica. DOU de 01 de novembro de 2018, Seção I, p. 179. Disponível em: https://sistemas.cfm.org.br/normas/visualizar/resolucoes/BR/2018/2217. Acesso em: 16/03/2023.
52. Conselho Federal de Medicina. Resolução n. 1.989/2012. Disponível em: http://www.portalmedico.org.br/resolucoes/CFM/2012/1989_2012.pdf. Acesso em: 16/03/2023.
53. Conselho Federal de Medicina. Resolução CFM n. 2.168/2017. Adota as normas éticas para a utilização das técnicas de reprodução assistida – sempre em defesa do aperfeiçoamento das práticas e da observância aos princípios éticos e bioéticos que ajudam a trazer maior segurança e eficácia a tratamentos e procedimentos médicos –, tornando-se o dispositivo deontológico a ser seguido pelos médicos brasileiros e revogando a Resolução CFM n. 2.121, publicada no DOU de 24 de setembro de 2015, Seção I, p. 117. Disponível em: https://sistemas.cfm.org.br/normas/visualizar/resolucoes/BR/2017/2168. Acesso em: 16/03/2023.
54. Conselho Federal de Medicina. Resolução CFM n. 2.144/2016. É ético o médico atender à vontade da gestante de realizar parto cesariano, garantida a autonomia do médico, da paciente e a segurança do binômio materno-fetal. Publicada no DOU de 22 de junho de 2016, Seção I, p. 138. Disponível em: https://sistemas.cfm.org.br/normas/visualizar/resolucoes/BR/2016/2144. Acesso em: 16/03/2023.
55. Conselho Federal de Medicina. Resolução CFM n. 2.294/2021. Adota as normas éticas para a utilização das técnicas de reprodução assistida. Brasília. 2021.
56. Conselho Federal de Medicina. Resolução CFM n. 2.284/2020. Dispõe que é ético o médico atender à vontade da gestante de realizar parto cesariano, garantidas a autonomia do médico e da paciente e a segurança do binômio materno-fetal. Brasília. 2020.
57. Conselho Regional de Medicina do Estado de São Paulo. Processo Consulta n. 98/1992. Aprovado em Sessão Plenária em 14 de fevereiro de 1992.

58. Conselho Regional de Medicina do Estado de São Paulo. Resolução do Cremesp n. 143, de 30 de maio de 2006. Diário Oficial do Estado, Poder Executivo. São Paulo, 9 jun. 2006. p. 100.
59. Federação Brasileira das Associações de Ginecologia e Obstetrícia, organizador. Manual de Orientação em Anticoncepção. Disponível em: www.febrasgo.org.br. Acesso em: 16/03/2023.
60. Fernandes JS. Bioética, biodireito e religião no diálogo sobre a eutanásia: contribuições para o aprofundamento do biodireito a partir do magistério da Igreja. In: Sá MFF, Naves BTO, editores. Bioética, biodireito e o novo Código Civil de 2002. Belo Horizonte: Del Rey; 2004. p. 3-49.
61. Figo Committee for the Ethical Aspects of Human Reproduction and Women's Health. Ethical aspects concerning termination of pregnancy following prenatal diagnosis. Int J Gynaecol Obstet 2008 Jul; 102(1): 97-8.
62. Hossne, WS. Prefácio à edição brasileira. In: Diretrizes éticas internacionais para a pesquisa biomédica em seres humanos. Preparadas pelo Council for International Organizations of Medical Sciences, em colaboração com a Organização Mundial da Saúde (OMS). São Paulo: Loyola; 2004. p. 8.
63. International Federation of Gynecology and Obstetrics. Recommendations on ethical issues in obstetrics and gynecology by the FIGO committee for the ethical aspects of human reproduction and women's health, 2003. p. 232.
64. Jesus D. Direito Penal. 24. ed. São Paulo: Saraiva. 2001. p. 122.
65. Kfouri Neto M. Responsabilidade civil do médico. 5. ed. São Paulo: Revista dos Tribunais, 2003. p. 173.
66. Ministério da Saúde. Conselho Nacional de Saúde. Comissão Nacional de Ética em Pesquisa. Manual operacional para comitês de ética em pesquisa, 4. ed. 2008. 138p.
67. Ministério da Saúde. Programa Nacional de DST e Aids. Recomendações para profilaxia da transmissão vertical do HIV e terapia antirretroviral em gestantes: manual de bolso. Brasília: Ministério da Saúde; 2010. 172 p.
68. Ministério da Saúde. Resolução da Diretoria Colegiada n. 153, de 14 de junho de 2004. Determina o Regulamento Técnico para os procedimentos hemoterápicos, incluindo a coleta, o processamento, a testagem, o armazenamento, o transporte, o controle de qualidade e o uso humano de sangue, e seus componentes, obtidos do sangue venoso, do cordão umbilical, da placenta e da medula óssea. Disponível em: www.saude.mg.gov.br/images/documentos/RES_153.pdf.
69. Nascimento J. Direitos humanos: questões metodológicas e sua aplicação social. In: Nascimento J, coordenador. Os direitos humanos e sua articulação prática com os sistemas sociais. Campo Grande: UCDB; 2001.
70. National Institutes of Health State-of-the-Science Conference Statement. Cesarean delivery on maternal request. Obstet Gynecol 2006; 107(6): 1386-97.
71. Romeo Casabona CM. El derecho y la bioetica ante los límites de la vida humana. Madrid: Centro de Estudios Ramón Areces; 1994. p. 217.
72. The Belmont Report. Ethical principies and guidelines for the protection of human subjects of research. The National Comission for the Protection of Human Subjects of Biomedical and Behavioral Research. Department of Health, Education and Welfare 1979; 18: 2-5.
73. Venosa SS. Direito civil: responsabilidade civil. 4. ed. São Paulo: Atlas; 2004. p. 13.
74. World Health Organization. Appropriate technology for birth. Lancet 1985; 2: 436-7.
75. World Health Organization. Constitution of the World Health Organization: basic documents. Genebra: WHO; 1946.
76. Zugaib M, Quayle J, Bunduki V. A ética em medicina fetal. In: Zugaib M, Pedreira DAL, Brizot ML, Bunduki V, editores. Medicina fetal. 2. ed. São Paulo: Atheneu; 1991. p. 6-14.


### Editoriais/cartas ao editor


77. Farmer D. Fetal surgery. BMJ 2003; 326(7387): 461-2.
78. Garattini S, Bertele V, Bassi LL. How can research ethics committees protect patients better? BMJ 2003; 326: 1199-201.
79. Macklin R. Enrolling pregnant women in biomedical research. Lancet 2010; 375(9715): 632-3.
80. Muccioli C. O Comitê de Ética em Pesquisa (CEP) e as publicações científicas. Arq Bras Oftalmol 2004; 67: 195-6.
81. Young D. Confrontation in Kansas city. Birth 2000; 27: 153-5.


### Livros


82. Barboza HH. A filiação: em face da inseminação artificial e da fertilização in vitro. Rio de Janeiro: Renovar; 1993.
83. Beauchamp TL, Childress JF. Principles of biomedical ethics. New York: Oxford University Press; 1979.
84. Conselho Regional de Medicina do Estado de São Paulo. Ética em ginecologia e obstetrícia. 3.ed. São Paulo; 2004.
85. Dallari DA. Direitos humanos e cidadania. São Paulo: Moderna; 2002.
86. Diniz MH. O estado atual do biodireito. 3.ed. São Paulo: Saraiva; 2006.
87. Durand G. Introdução geral à bioética: história, conceitos e instrumentos. São Paulo: Loyola; 2003.
88. Engelhardt HT. Fundamentos de bioética. São Paulo: Loyola; 1998, p. 17.
89. Fabriz DC. Bioética e direitos fundamentais. Belo Horizonte: Mandamentos; 2003. p. 75.
90. Fachin LE. Estabelecimento da filiação e paternidade presumida. Porto Alegre: Sérgio Antônio Fabris; 1992.
91. Sgreccia E. Manual de bioética. São Paulo: Loyola; 1996. p. 43.
92. Zoboli ELCP, Fracoli LA. Vulnerabilidade do sujeito de pesquisa. Cadernos de Ética em Pesquisa 2001; 8: 20-1.


### Revisão sistemática/metanálise


93. Mansfield C, Hopfer S, Marteau TM. Termination rates after prenatal diagnosis of Down syndrome, spina bifida, anencephaly, and Turner and Klinefelter syndromes: a systematic literature review. European Concerted Action: DADA (Decision-making after the diagnosis of a fetal abnormality). Prenat Diagn 1999; 19(9): 808-12.


### *Websites*


94. Brasil. Decreto n. 2.268, de 30 de junho de 1997. Regulamenta a Lei n. 9.434, de 4 de fevereiro de 1997, que "dispõe sobre a remoção de órgãos, tecidos e partes do corpo humano para fins de transplante e tratamento". Disponível em: http://www.planalto.gov.br/ccivil_03/ decreto/1997/D2268.htm. Acesso em: 16/03/2023.
95. Brasil. Decreto-lei n. 2.848, de 7 de dezembro de 1940. Código Penal. Disponível em: http://www.planalto.gov.br/ccivil_03/Decreto-Lei/Del2848.htm. Acesso em: 16/03/2023.
96. Brasil. Lei n. 8.069, de 13 de julho de 1990. Dispõe sobre o Estatuto da Criança e do Adolescente e dá outras providências. Disponível em: http://www.planalto.gov.br/ccivil_03/LEIS/L8069.htm. Acesso em: 16/03/2023.
97. Brasil. Lei n. 9.263, de 12 de janeiro de 1996. Regula o § 7º do art. 226 da Constituição Federal, que trata do planejamento familiar, estabelece penalidades e dá outras providências. Disponível em: http://www.planalto.gov.br/ccivil_03/LEIS/L9263.htm. Acesso em: 16/03/2023.
98. Brasil. Lei n. 9.434, de 4 de fevereiro de 1997. Dispõe sobre a remoção de órgãos, tecidos e partes do corpo humano para fins de transplante e tratamento e dá outras providências. Disponível em: http://www.planalto.gov.br/ccivil_03/LEIS/L9434.htm. Acesso em: 16/03/2023.
99. Brasil. Lei n. 9.656, de 3 de junho de 1998. Dispõe sobre os planos e seguros privados de assistência à saúde. Disponível em: http://www.planalto.gov.br/ccivil_03/LEIS/L9656.htm. Acesso em: 16/03/2023.
100. Brasil. Lei n. 10.211, de 23 de março de 2001. Altera dispositivos da Lei n. 9.434, de 4 de fevereiro de 1997, que "dispõe sobre a remoção de órgãos, tecidos e partes do corpo humano para

fins de transplante e tratamento". Disponível em: http://www.planalto.gov.br/ccivil_03/LEIS/LEIS_2001/L10211.htm. Acesso em: 16/03/2023.

101. Brasil. Lei n. 10.406, de 10 de janeiro de 2002. Institui o Código Civil. Disponível em: http://www.planalto.gov.br/ccivil_03/LEIS/2002/ L10406.htm. Acesso em: 16/03/2023.
102. Brasil. Lei n. 11.105, de 24 de março de 2005. Estabelece normas de segurança e mecanismos de fiscalização de atividades que envolvam organismos geneticamente modificados (OGM) e seus derivados, cria o Conselho Nacional de Biossegurança (CNBS), reestrutura a Comissão Técnica Nacional de Biossegurança (CTNBio), dispõe sobre a Política Nacional de Biossegurança (PNB). Disponível em: http://www.planalto.gov.br/ccivil_03/_Ato2004-2006/2005/Lei/L11105.htm. Acesso em: 16/03/2023.
103. Código de Nuremberg, 1946. Disponível em: http://law2.umkc.edu/faculty/projects/ftrials/nuremberg.htm. Acesso em: 16/03/2023.
104. Freitas CBD. Os comitês de ética em pesquisa: evolução e regulamentação. Disponível em: http://revistabioetica.cfm.org.br/index.php/revista_bioetica/article/view/347/414. Acesso em: 16/03/2023.
105. Leiria CS. Transfusões de sangue contra a vontade de paciente da religião Testemunhas de Jeová. Uma gravíssima violação de direitos humanos. Jus Navigandi Teresina 2009 Abr 1; 2100. Disponível em: http://jus2.uol.com.br/doutrina/texto.asp?id=12561. Acesso em: 16/03/2023.
106. Ligiera WR. Tutelas de urgência na recusa de transfusão de sangue. Jus Navigandi Teresina 2009 Jul 31; 2221. Disponível em: http://jus2.uol.com.br/doutrina/texto.asp?id=13243. Acesso em: 16/03/2023.
107. Martins FA, Rocha JCB, Carvalho BS, Monteiro BAG, Santos LFF, Martins MR et al. Maternidade de substituição no ordenamento jurídico brasileiro e no direito comparado. In: Âmbito Jurídico Rio Grande 2009 Out 1; 69. Disponível em: http://www.ambito-juridico.com.br/site/index.php?n_link=revista_artigos_leitura&artigo_id=6607. Acesso em: 16/03/2023.
108. Ministério da Saúde. Dados estatísticos da Coordenação Geral do Sistema Nacional de Transplantes. Disponível em: http://www.saude.gov.br/component/content/article/40573-estatisticas. Acesso em: 16/03/2023.
109. Pontes MS. A anencefalia e o crime de aborto: atipicidade por ausência de lesividade. Disponível em: http://jus2.uol.com.br/doutrina/texto.asp?id=7538. Acesso em: 16/03/2023.
110. Supremo Tribunal Federal. Ação Direta de Inconstitucionalidade n. 3.510. Disponível em: http://www.stf.jus.br/portal/processo/verProcessoAndamento.asp?incidente=2299631. Acesso em: 16/03/2023.
111. Tuskegee Syphilis Study Legacy Committee. Final report of the Tuskegee Syphilis Study Legacy Committee, 1996-05-20. Disponível em: http://exhibits.hsl.virginia.edu/badblood/. Acesso em: 16/03/2023.

# Capítulo 71

# Ética profissional

## INTRODUÇÃO

Ética profissional é uma parte da ética aplicada associada a um conjunto de atividades humanas socialmente produtivas, que estabelece um conjunto de regras morais de conduta que o profissional deve observar em sua atividade, para valorizar sua classe e bem servir aos que dela dependem.[35] Há códigos de ética profissional que integram a legislação para todos os trabalhadores de acordo com as respectivas funções de cada categoria.[24]

A atividade profissional dos médicos exige atualização constante sobre a legislação e também a respeito dos problemas decorrentes em sua área de atuação. Como profissionais da saúde, os médicos devem tomar cuidados especiais, como:

- Conhecer técnicas científicas específicas da área.
- Possuir autorização estatal para exercer sua função profissional, por meio do registro no conselho profissional.
- Exercer atividades com equipamentos adequados.
- Contar com a disponibilidade de medicamentos imprescindíveis para a boa prática médica.
- Dispor de outros profissionais auxiliares com conhecimento específico.

A atuação em ambientes que não estejam de acordo com os cuidados apresentados expõe o médico ao risco de cometer falha ética ou profissional.

O médico tem autonomia profissional em sua profissão, pois sua atividade parte de seu conhecimento a fim de modificar a realidade de um paciente, determinando procedimentos a serem seguidos. Além disso, pela natureza do objeto de trabalho, isto é, o ser humano, a medicina é um processo contínuo de educação que exige a atualização técnica dos profissionais frequentemente. Contudo, essa autonomia não pode deixar de acompanhar regras e parâmetros, assim, acordos e modelos de conduta devem ser estabelecidos para limitar a atuação médica, o que consiste na denominada ética profissional.

A profissão médica exige que o paciente se sinta confortável para relatar o necessário na consulta, confiando que aquilo será mantido em sigilo pelo médico, assim como fazem advogados e sacerdotes sobre o que diz respeito a seus clientes e fiéis. O sigilo médico é um elemento intrínseco à atividade profissional do médico. Além disso, as orientações e recomendações são vistas como ordens a serem cumpridas, frequentemente vistas também como uma forma de aconselhamento pessoal, pois presume-se que o médico seja um modelo social que interfere na vida privada dos pacientes. Desse modo, é essencial ao exercício da profissão que a ética profissional esteja associada aos seguintes aspectos:

- Bom relacionamento entre médico e paciente.
- Respeito ao sigilo médico.
- Honestidade na conduta.
- Relação de respeito entre profissionais.
- Não mercantilização excessiva da profissão.

Além disso, esse profissional deve permanecer atualizado a respeito de conhecimentos específicos de sua área de atuação. Reclamações decorrentes de falha profissional por negligência, imperícia ou imprudência podem gerar processos judiciais contra médicos, nos quais paciente e familiares buscam ressarcimento diante do dano material e/ou moral sofrido em função da não efetividade do processo de tratamento ou da conduta adotada.[46] A negligência é caracterizada quando o profissional deixa de fazer o esperado e atua com descaso sem seguir precisamente os procedimentos exigidos; quando o médico adota procedimentos de risco sem conhecimento científico específico ou sem explicá-los ao paciente, isto é, atua sem cautela, configura-se imprudência; e caracteriza-se por imperícia quando o profissional apresenta despreparo técnico ou intelectual, deixando de observar as normas recomendadas. Observa-se que o médico tem obrigação de empregar os melhores meios possíveis em favor do paciente, sem garantia obrigatória de resultado favorável – exceto tratando-se de cirurgia plástica estética, anestesia e outros procedimentos em que o profissional se compromete com o resultado, segundo o entendimento jurídico dominante.

A partir disso, verifica-se o quanto a relação médico-paciente merece cuidado e atenção profissional, pois pode ser definida como uma relação de confiança, que envolve não apenas a empatia e o zelo, mas principalmente a aplicação correta do conhecimento científico. É importante ainda que o profissional se empenhe a fim de compreender a realidade do paciente, tendo em mente que o possível deve ser feito para tratar do caso e verificar se sua habilidade é o bastante para tratar o paciente ou se é necessário encaminhá-lo a um profissional especialista.

## ÉTICA EXIGIDA PELO TOCOGINECOLOGISTA

Todas as atividades profissionais devem ser praticadas por uma pessoa qualificada de acordo com sua área, bem como devidamente habilitada e com autorização legal para exercer sua profissão de acordo com a legislação vigente. Portanto, a definição normativa da atuação do médico se torna necessária, procurando atender às demandas da atualidade, considerando que, no atendimento multidisciplinar do paciente, diversos profissionais atuam na área de serviços da saúde.

Em 2013, o exercício da medicina foi regulamentado pela Lei Federal n. 12.842, de 10 de julho de 2013, e entende-se por ato médico[19] todo procedimento técnico-profissional praticado por um médico legalmente habilitado e dirigido para:

- Promoção da saúde e prevenção (profilaxia) da ocorrência de enfermidades (prevenção primária).
- Prevenção da evolução das enfermidades ou execução de procedimentos diagnósticos ou terapêuticos (prevenção secundária).
- Prevenção da invalidez ou reabilitação dos enfermos (prevenção terciária).

O médico responde por todos os seus atos caracterizados como falhas de acordo com a culpa (imperícia, imprudência ou negligência) ou o dolo. A assistência médica tem como objetivo promover a saúde do paciente, investigando suas enfermidades, verificando quais são os potenciais riscos que ele corre e ensinando medidas preventivas médicas. O emprego dos atos médicos é uma função privativa para quem é legalmente graduado em medicina, em estabelecimento educacional oficial, e que esteja formalmente vinculado ao Conselho Regional de Medicina (CRM) de seu respectivo estado.

As legislações instituidoras das profissões definem os atos que são privativos de seus agentes e dos que podem ser compartilhados com outros profissionais. Com relação aos atos médicos, eles podem não ser privativos do profissional, como o atendimento prestado paciente, entretanto, eles não lhe podem ser negados.

Os atos médicos podem não se restringir à realização de procedimentos de natureza clínica, também há atos de natureza pericial, administrativa (planejamento e direção de serviços e programas) e política (assessoria e conselho). Atos não exclusivos da medicina, mesmo que associados a médicos, podem ser compartilhados com agentes de outras profissões, em virtude de sua natureza ou de definição legal, como as cirurgias bucomaxilofaciais e a psicoterapia. Procedimentos típicos de outras profissões dentro da área da saúde também podem ser realizados por médicos, como aplicar injeções parenterais, fazer curativos e coletar material biológico para exames. Entretanto, há procedimentos que podem ser considerados como privativos dos médicos (Tabela 1).

| TABELA 1. Procedimentos privativos dos médicos |
|---|
| Diagnóstico de enfermidades, indicação e realização de procedimentos terapêuticos e diagnósticos |
| Elaboração da anamnese clínica, relatórios de exames e respectivos laudos |
| Execução e solicitação de exames físicos, psíquicos e complementares visando ao diagnóstico de enfermidades ou ao acompanhamento terapêutico |
| Solicitação, indicação, execução, interpretação, emissão de laudos e valorização de exames principais e complementares ou quaisquer outros procedimentos destinados ao diagnóstico médico |
| Realização de procedimentos clínicos, cirúrgicos ou quaisquer outros com finalidade diagnóstica, profilática, terapêutica ou de reabilitação |
| Realização de perícias administrativas, cíveis ou penais em sua área de competência |
| Acompanhamento, assessoria, avaliação e controle da assistência aos enfermos |
| Indicação e execução de medidas de reabilitação em pessoas prejudicadas por enfermidade |
| Atestação médica de condições de saúde, deficiência e doença |
| Atestação do óbito, exceto em casos de morte natural em localidade em que não haja médico |
| Direção de serviços médicos |
| Planejamento, execução, controle, supervisão e auditoria de serviços médico-sanitários oficiais ou privados |
| Ensino das disciplinas médicas ou matérias relacionadas com sua atividade profissional |

## PROFISSIONALISMO NA OBSTETRÍCIA

Regras de conduta socialmente codificadas, como normas, valores, princípios e regras éticas, devem ser aderidas e submetidas a todos os profissionais de acordo com sua respectiva profissão. A necessidade pública e a relevância social são o que diferencia uma profissão da outra, por meio dos limites de ação e competências de seus agentes definidos em lei e pela formação promovida e controlada pelo Estado (geralmente, de nível superior), legalmente regulamentada, de caráter oficial ou oficialmente reconhecida.

O obstetra, por exercer práticas peculiares e de grande risco em sua atividade profissional, dispõe de atos privativos à especialidade com relação ao atendimento da mulher no ciclo gravídico-puerperal. A especialidade vem se transformando profundamente, reflexo não apenas de avanços científicos, mas também de mudanças sociais. Nos Estados Unidos da América (EUA) e em outros países desenvolvidos, apresentou-se a figura jurídica da má prática, isto é, a imperícia, o tratamento não apropriado pelo médico. No Brasil, isso também tem motivado processos judiciais que acusam não só danos sofridos pela gestante, como também por seu concepto.[4,44]

A ética profissional, isto é, códigos de ética e de conduta prescritos para determinada atividade profissional, deve, portanto, ser encarada como uma forma de compensar a sociedade pelos direitos que lhe são outorgados pela lei. Os médicos obstetras têm sua atividade profissional caracterizada por dois fatores significativos que a distinguem de outras equivalentes: a vulnerabilidade pessoal da gestante e a incerteza do obstetra diante do resultado das condutas terapêuticas executadas. A relação médico-paciente refere-se à atividade profissional médica em geral, enquanto, na obstetrícia, a interação que se estabelece é entre obstetra, gestante e feto. O paciente não é apenas o cliente do médico, o que traduz conotação contratual e mercantil da medicina, por isso há a expressão "relação médico-paciente", na qual a interação humana e ética entre o paciente e quem trata dele é evidenciada.

Na tocoginecologia, a relação médico-paciente exige que limites estritos no relacionamento sejam estabelecidos e mantidos em função do desequilíbrio, inerente ao poder e aos conhecimentos, existente entre o médico e a paciente. Esse desequilíbrio contribui para a vulnerabilidade das pacientes, de modo que há uma obrigação concomitante por parte dos médicos em propiciar uma situação confortável para as pacientes tomarem decisões de forma autônoma e esclarecida. Não respeitar os limites dessa relação destrói a confiança, elemento essencial para o cuidado da saúde. Por essas razões, a Federação Internacional de Ginecologia e Obstetrícia (Figo) considera que um médico se relacionar romântica ou sexualmente com uma paciente que está sendo tratada por ele é inaceitável, em qualquer momento ou circunstância.[34]

A obstetrícia, de acordo com sua natureza profissional extremamente complexa, é marcada como fenômeno social, técnico-científico e humano. O médico obstetra assume dimensão ética em decorrência das responsabilidades no desempenho de sua atividade e na garantia da dignidade humana, essencial ao binômio materno-fetal.

## CONDIÇÕES DE TRABALHO

Atualmente, o profissional médico está sobrecarregado, com excesso de trabalho em regime de plantão, múltiplas inserções, contratação precária sob a forma de remuneração por procedimento e baixa remuneração.[3] No entanto, é absolutamente necessário que as condições de trabalho permitam a prática apropriada das atividades profissionais para que um médico possa atender ao paciente da melhor forma. A tocoginecologia, particularmente, demanda recursos humanos e materiais adequados para seu exercício em clínicas ou hospitais.

Para a assistência ginecológica e de pré-natal em âmbito ambulatorial, é aconselhado que:

- O local de atendimento garanta conforto mínimo ao profissional e à paciente, possibilitando também a presença de um acompanhante.
- Haja condições adequadas para que os exames obstétrico e ginecológico sejam efetuados com privacidade.
- Disponha-se do material necessário para o exame da paciente.
- A assistência ao parto seja oferecida em hospitais e maternidades com instalações que permitam adequado atendimento obstétrico.
- Os hospitais e as maternidades estejam preparados para situações de urgência e emergência, dispondo de serviços de apoio diagnóstico e terapêutico, serviço de hemoterapia e acesso à unidade de terapia intensiva (UTI) adulto ou neonatal, se necessário.

A legislação trabalhista deve ser respeitada pelo médico e pelas instituições de saúde, considerando-se profissional com carteira de registrada, ou estabelecer contratos, nas situações de prestação de serviço. A relação de confiança é fundamental, assim como respeitar os direitos individuais. Normas de atendimento devem ser fornecidas aos profissionais e o acesso a essas informações, garantido. O médico deve respeitar regras institucionais relacionadas à segurança e ao aprimoramento técnico dos procedimentos, porém, uma conduta que seja, para ele, mais adequada em benefício de seus pacientes não pode ser censurada, principalmente quando se tratar de ordem econômica, o que pode acarretar prejuízos ao paciente e até mesmo comprometer a reputação do profissional.[10,15,24]

O médico tem o direito de suspender suas atividades, individuais ou coletivas, quando as condições de trabalho não forem adequadas, com ressalvas para casos de urgência e emergência, conforme tratado no inciso V do Capítulo II do Código de Ética Médica.[24] Se o caso em questão estiver relacionado com a inadequação da instituição para o profissional exercer sua função ou com a baixa remuneração pelo serviço prestado, a participação dos médicos em greves é justificável – o movimento grevista deve ser comunicado de imediato ao CRM do local.

O direito à greve está previsto na Constituição Federal (art. 9º) como direito social dos trabalhadores, os quais podem decidir quando exercê-lo e quais interesses devem ser defendidos. Contudo, nos serviços essenciais de assistência médica e hospitalar, há a obrigação, que é de conhecimento de todos, de que sindicatos, empregados e trabalhadores devem prestar serviços essenciais de acordo com as necessidades básicas da comunidade, que incluem aquelas que, quando não executadas, coloquem em perigo iminente a sobrevivência, a saúde ou a segurança da população (art. 11 da Lei Federal n. 7.783/1989).[51] Mesmo quando promovidos por médicos residentes, se não há relação de emprego, mas de ensino, os movimentos grevistas são considerados éticos quando de acordo com o que é estabelecido pelo Código de Ética Médica.[9,10,24]

Deve haver incentivo para que os médicos participem de eventos de atualização científica e profissional como congressos ou reuniões clínicas organizadas para a discussão de temas específicos. Também deve ser estimulado que os médicos participem de comissões hospitalares, pois seu conhecimento é aprimorado em diferentes setores: comissão de ética médica, de infecção hospitalar, de revisão de prontuários, de mortalidade materna etc.

## EQUIPE CIRÚRGICA

A composição da equipe cirúrgica está regulamentada na Resolução do Conselho Federal de Medicina (CFM) n. 1.490/98.[17] A responsabilidade direta a respeito dos membros que compõem a equipe que atuará no processo cirúrgico é detida pelo médico-cirurgião principal, que pode, inclusive, determinar o número de assistentes necessários e a qualificação técnica dos componentes da equipe, a qual deve ser composta exclusivamente por profissionais da área da saúde.[41] O assistente deve ter qualificação para substituir o cirurgião titular caso ocorra algum impedimento no ato cirúrgico.

O estudante de medicina, por sua vez, é aconselhado pelo CFM a atuar na qualidade de auxiliar ou como instrumentador cirúrgico, quando em programa de treinamento e devidamente supervisionado pela equipe de preceptores. De qualquer forma, averiguar se há necessidade da participação de um instrumentador no ato cirúrgico é um decisão que deve ser tomada de acordo com o discernimento do cirurgião principal.

Um enfermeiro, regularmente inscrito no conselho de origem, também pode atuar na condição de instrumentador quando devidamente habilitado. Essa atividade pode ser estendida também aos estudantes de enfermagem, desde que em programas de treinamento e supervisionados pela equipe formadora.

A cesárea é um procedimento que não deve ser realizado por apenas um cirurgião, pois qualquer cirurgia feita por apenas um médico-cirurgião configura um ato imprudente e negligente. A previsão de auxiliar deve ser resultante de indicação médica na assistência ao parto vaginal.[12]

## ATESTADO MÉDICO

Frequentemente, o atestado médico é pedido durante a consulta pelo paciente ao médico e, por ser um direito dele, não pode ser negado.[22] O profissional médico pode atestar o que considerar adequado e ético ao exercício de sua profissão, contando sempre com o consentimento expresso do paciente sobre o que será informado no documento, que deve refletir o estado do paciente e, se necessário, indicar cuidados a serem tomados. Esse documento tem fé pública, ou seja, presume-se que seja verídico até que se prove o contrário, e o médico é o responsável pelo conteúdo do documento, que deve contar estritamente com seu parecer técnico.

Podem ser elaborados vários tipos de atestado, como os citados a seguir e outros:

- Atestado de sanidade.
- Atestado admissional e demissional.
- Atestado de afastamento.
- Atestado de portador de doenças.
- Atestado de perícia médica.
- Atestado de óbito.

Na elaboração de um atestado médico, segundo a Resolução n. 1.658/2002, do CFM,[22] o médico assistente deve observar os seguintes procedimentos:

- Especificar o tempo concedido de dispensa à atividade, necessário para a completa recuperação do paciente.
- Estabelecer o diagnóstico, quando expressamente autorizado pelo paciente.
- Registrar os dados de maneira legível.
- Identificar-se como emissor, mediante assinatura e carimbo ou número de registro no CRM.

O médico deve estar alerta sobre as normas do Código de Ética Médica:

- É vedado ao médico expedir documento médico sem ter praticado o ato profissional que o justifique, que seja tendencioso ou que não corresponda à verdade (art. 80).
- É proibido usar o ato de atestar como forma de obter vantagens (art. 81).
- Tem o dever de atestar atos executados no exercício profissional, quando solicitado pelo paciente ou seu responsável legal (art. 91).
- É proibido o uso de formulários de instituições públicas para atestar fatos verificados em clínica privada (art. 82).

A respeito de especificar o diagnóstico no atestado, é importante lembrar que os médicos podem fornecer atestados apenas com o diagnóstico codificado, exceto quando por justa causa, exercício de dever legal, solicitação do próprio paciente ou de seu representante legal (art. 5º da Resolução n. 1.658/2002 do CFM).[22]

Esse documento é muito reconhecido socialmente e, por isso, é frequentemente falsificado. O tipo mais comum de falsificação diz respeito às relações trabalhistas, com o tempo de afastamento adulterado. A alteração do código da doença, por sua vez, é bem menos comum, mas ainda assim possível com a substituição da enfermidade detectada por outra mais grave, que implique mais tempo de repouso.

Falsificar o atestado médico é uma atividade ilícita tipificada no Código Penal,[47] que criminaliza a falsificação de documentos públicos (art. 297) ou particulares (art. 298). Quando o atestado é elaborado pelo médicos com informações falsas, a pena imposta pela lei é de detenção de 1 a 12 meses, com aplicações de multa se o crime foi cometido para fins lucrativos (art. 302). Se houver de indícios de falsidade no atestado, detectado em uma perícia por um médico, o mesmo é obrigado a representar o CRM de sua jurisdição.

Esses problemas de falsificação podem ser diminuídos por meio de algumas medidas que o médico pode tomar, como destacar o período que o paciente deve ficar em repouso em numeral e por extenso – "2 (dois) dias" – ou deixar os espaços em branco sem possibilidade de serem utilizados, a fim de evitar que informações impróprias sejam inseridas no documento oficial. O médico também pode usar papel timbrado informando seus dados básicos (nome, número de inscrição no CRM, jurisdição, endereço e telefone), dificultando, desse modo, que o atestado seja copiado para outro papel. Além disso, o computador pode ser utilizado para a impressão do documento, evitando que ele seja rasurado.

Não se deve fornecer atestados com a data retroativa, mas sempre com a data correta do atendimento prestado. Se a data for retroativa, o mais provável é que implique erro para a pessoa que receberá o atestado. Além disso, no prontuário do paciente, o médico deve escrever o tempo de repouso que recomendou, pois, posteriormente, pode ser importante para confirmar os dados do atestado. Tratando-se de casos mais importantes, como doenças graves ou repouso por período prolongado, o médico pode guardar uma cópia do atestado no prontuário do paciente.

Também é importante saber que cobrar valor adicional pelo atestado não é justificável, afinal, ele é parte integrante do ato médico que se inicia com o atendimento do paciente. Com relação a acompanhantes, não há nada na lei que permita a elaboração de um atestado nessas condições.

## RELAÇÃO COM PROFISSIONAIS DA ÁREA BIOMÉDICA

O ato médico também engloba a solicitação de exames complementares, sendo que cabe ao médico pedi-los como rotina ou com urgência se tratando de algum caso grave. Ao profissional de enfermagem, por sua vez, compete assegurar que os exames solicitados sejam realizados.[14]

Os médicos que realizaram a solicitação dos exames são profissionalmente ligados aos médicos que são responsáveis por realizar exames diagnósticos e procedimentos terapêuticos que envolvam a mesma paciente. Quando um exame específico é solicitado, o médico deve ficar atento para ser claro nas especificações da indicação dos procedimentos diagnósticos e terapêuticos, fornecendo todas as informações para auxiliar os profissionais dos serviços de apoio.

O médico deve dar atenção para situações em que a paciente questiona o profissional examinador na realização de exames diagnósticos sobre o resultado deles. Não raramente, a gestante pergunta sobre a normalidade do feto e da gestação durante a ultrassonografia. Essa condição dificulta a relação médico-paciente, pois algumas pacientes pressionam os profissionais que realizam os procedimentos diagnósticos a opinar a respeito do que foi verificado no exame. O médico que solicitou os exames é o profissional mais indicado para comunicar o resultado, afinal, foi com ele que a paciente se relacionou inicialmente. A paciente deve ser orientada pelo médico examinador a levar o laudo do exame realizado para seu médico particular.[38] É preferível que a paciente se comunique verbalmente e diretamente com o médico solicitante do exame, seja por telefone ou pessoalmente, em especial em casos que há achados significativos que podem requerer conduta médica urgente.[36] Se houver constatação de alguma anormalidade caracterizando situação de urgência ou emergência, ou mesmo de que o resultado do exame possa exigir uma modificação das condutas terapêuticas, o médico responsável pela realização do exame deve tomar a iniciativa de realizar ou propor procedimentos, sendo que o contato prévio com o médico assistente deve ser sempre estabelecido, exceto em caso iminente de risco à vida.

Quando enfermeiros realizam sua especialização na área obstétrica, geralmente trabalham com uma equipe médica. É necessário que os atos realizados pelo conjunto sejam dirigidos e supervisionados pelo médico-chefe da equipe, que será o responsável pela conduta profissional de cada integrante.[8]

## ÉTICA NA ASSISTÊNCIA AO PARTO

Modificações relevantes têm sido apresentadas com relação à atenção que é prestada às mulheres durante o parto. Quando se está prestando assistência ao parto, a ética merece destaque, já que muitas questões são feitas sobre isso, em especial quando se trata da humanização do parto.

O respeito à autonomia do paciente é essencial na relação médico-paciente no processo de humanização da própria assistência médica, seja ambulatorial ou hospitalar, particularmente na assistência ao parto. Os modelos antigos, que se baseavam em uma assistência obstétrica prestada que contava com vários procedimentos a que a mulher era submetida – os quais ela aceitava de forma passiva – e no qual havia excesso de manipulação, seja por procedimentos ou medicações, têm sido cada vez menos utilizados. Tanto condições materiais e de recursos humanos inadequadas como uso de tecnologia de forma inapropriada e excessiva, com intervenções desnecessárias e potencialmente danosas à saúde da paciente, são fatores que configuram a má assistência à saúde. Novos modelos que realçam aspectos éticos da assistência com respeito à dignidade humana têm se destacado.

No pronto atendimento de uma maternidade, onde pacientes são avaliadas quanto às condições do trabalho de parto, é importante ressaltar que na maioria das vezes o médico não conhece a gestante e nem mesmo está ciente da evolução do seu pré-natal. A boa assistência é assegurada por anamnese cuidadosa e exame físico apurado no momento da consulta. Deve-se documentar o atendimento em ficha própria e anexar a documentação de exames. As condutas adotadas, de internação ou recusa da gestante, e os procedimentos alternativos oferecidos também devem ser documentados. A relação médico-paciente deve privilegiar o acolhimento A gestante, geralmente em estado frágil por conta da insegurança com relação à evolução do trabalho de parto, deve ser acolhida pelo médico conforme a relação estabelecida no início, e deve-se orientá-la, assim como a sua família, quanto aos motivos que justificam a conduta oferecida.

No momento da decisão pela internação da parturiente, o médico deve favorecer a permanência de um acompanhante no trabalho de parto, podendo ser um familiar ou quem a parturiente designar.[32] Na assistência ao parto de fato, deve-se legitimar explicitamente qualquer procedimento cirúrgico no prontuário médico, destacando os motivos que conduziram à indicação, sendo que a justificativa do procedimento deve ser apresentada e discutida com a parturiente. Os cuidados no puerpério imediato também devem ser documentados, pois são medidas tomadas visando a prevenção de complicações nesse período, especialmente quando há maior risco.

## O TRABALHO MULTIDISCIPLINAR EM OBSTETRÍCIA

As vantagens da assistência multidisciplinar são evidentes, tanto no atendimento pré-natal como no acompanhamento do trabalho de parto. A paciente recebe assistência da melhor forma de diferentes profissionais de diversas áreas que atuam distintamente, mas com o objetivo de garantir o bem-estar materno.

A partir do avanço que a tecnologia teve nas últimas décadas, o conceito de que o parto é um evento médico surgiu descartando as atividades de outros profissionais com conhecimento para fazer parte do ato, como psicólogos, fisioterapeutas, assistentes sociais ou enfermeiros obstétricos. No entanto, o que se observa é que o trabalho multidisciplinar gera grandes benefícios.

Com o atendimento multidisciplinar, a aplicação de várias medidas educativas que contribuem para atenuar a ansiedade materna é possibilitada, como as listadas a seguir e outras:

- Pré e pós-consultas de pré-natal.
- Visitas prévias ao hospital ou maternidade.
- Programas educativos com o objetivo de preparar para o parto a partir de atividades educativas e de psicoprofilaxia.
- Orientação dietética e nutricional.
- Programas de aleitamento materno.
- Orientação sobre os cuidados com o recém-nascido.

Conforme o art. 11, parágrafo único, da Lei Federal n. 7.498/86, os enfermeiros obstétricos devidamente habilitados podem:[50]

- Prestar assistência à parturiente e ao parto vaginal.
- Identificar as distocias obstétricas e tomar providências até a chegada do médico.
- Realizar episiotomia e episiorrafia e aplicação de anestesia local, quando necessárias.

É importante que o médico saiba que, se for solicitado, ele deve assumir a assistência ao parto imediatamente. No trabalho multidisciplinar, é de fundamental importância que todos os profissionais envolvidos saibam solicitar a colaboração e contribuir para o funcionamento da equipe, reconhecendo e respeitando os limites de competência de cada um. Desse modo, os profissionais devem estabelecer uma parceria entre eles, além de agregar e promover a atuação em conjunto com o objetivo de melhorar os resultados maternos e neonatais.

## ÉTICA NA METODOLOGIA DE ENSINO DA TOCOGINECOLOGIA

Como profissão médica, a tocoginecologia e o método utilizado para seu ensino merecem considerações por conta dos cuidados para que se deve atentar com relação a diversos aspectos da atividade médica.

A prática médica é ensinada a partir da apresentação das particularidades relevantes em qualquer área da medicina. As atitudes e posturas do professor são encaradas como um modelo para alunos e pacientes. Durante a formação profissional, os alunos e médicos residentes devem observar as atitudes do professor na consulta com a paciente, como se deve dirigir adequadamente a ela, atentando-se para esclarecer dúvidas e inseguranças, além de orientá-la sempre com respeito, estimulando a participação e transmitindo informações.

A especialidade médica da tocoginecologia atua com foco no sistema genital feminino, na sexualidade, além de fantasias e tabus. Esses fatores devem ser abordados naturalmente, verificando a fisiologia do sistema genital e os desvios da normalidade, com cuidado para não fugir dos aspectos didáticos e pedagógicos e desmoralizar a aula. Se o aluno ou a paciente demonstrarem qualquer constrangimento durante o exame físico, o professor deve conversar reservadamente para ajudar o aluno a administrar e adequar essa situação. Na presença dos alunos e das pacientes, as visitas didáticas, ou mesmo assistenciais, devem acontecer com cuidado para respeitar a paciente como um agente ativo, podendo participar da consulta, ouvindo e sendo ouvida, a fim de que ela não se sinta apenas um objeto de estudo. As discussões devem ser feitas adotando-se uma postura de compreensão quando a paciente participar; quando não forem compreensíveis, devem ser bem explicadas para que a paciente não conclua nada de forma errada.

Os alunos devem se grupar na enfermaria ou no ambulatório, atentando-se para se apresentarem com trajes adequados, demonstrando respeito, seja por trajarem roupa branca ou avental, o que indica que atuam profissionalmente no hospital, ou pela postura na anamnese e no exame físico. Durante as consultas, assim como em procedimentos cirúrgicos e propedêuticos, não se deve conversar paralelamente, pois isso atrapalha o estabelecimento da relação médico-paciente.

Ao ser atendido pelo médico, qualquer paciente tem seu próprio corpo exposto, como também o que está sentido no momento da consulta. Porém, quando se trata do exame físico específico do sistema genital, a paciente se encontra em um momento de fragilidade e vulnerabilidade. Assim, para evitar o constrangimento na anamnese e no exame físico, o pudor das pacientes deve ser respeitado com dignidade. No exame físico, deve-se cobrir as pacientes obrigatoriamente, despindo-as somente o necessário para realizar o exame e tornando a cobri-las.

A partir do respeito e da ética, deve-se realizar visitas ou discussões de casos em que o objetivo é analisar as condutas tomadas, especialmente na área obstétrica, evitando-se que críticas às condutas adotadas sejam feitas na frente de pacientes. Os aspectos técnicos devem ser privilegiados pela discussão, enquanto as correções devem ser feitas com respeito, configurando o elemento construtivo do debate.

## PRONTUÁRIO MÉDICO

Considerado um documento único, um conjunto de informações faz parte do prontuário médico, assim como sinais e imagens registradas, todos constituídos por meio de fatos, acontecimentos e situações sobre a saúde do paciente e o auxílio prestado a ele, legalmente, sigiloso e científico, que configura a possibilidade de que os membros da equipe multidisciplinar se comuniquem e também a continuidade do atendimento ao indivíduo (art. 1º da Resolução n. 1.638/2002 do CFM).[20] Não apenas para colaborar para que o atendimento do paciente seja feito da melhor forma, mas também para o médico poder se defender em possíveis questões judiciais e nos conselhos de medicina, quando necessário, o prontuário é um instrumento fundamental, pois comprova o atendimento do paciente e o estado clínico relatado.[1]

O prontuário médico é de responsabilidade do médico assistente e dos demais profissionais que participam do atendimento, assim como é da hierarquia estabelecida entre médicos, de acordo com suas determinadas áreas de atuação, dentro da instituição (objetivando sempre a melhor qualidade da prática médica) e também da hierarquia médica que se constitui pelos chefes de equipe, da clínica, do setor até o diretor da divisão médica e/ou diretor técnico (art. 2º da Resolução n. 1.638/2002 do CFM).[20]

Como uma prova, o prontuário pode ser utilizado para confirmar ações que possam ser apresentadas na Justiça. O prazo mínimo é de 20 anos, a partir do último registro, para que os prontuários sejam preservados em suporte de papel, segundo a Resolução n. 1.821/2007 do CFM.[21] Após esse prazo, pode-se usar meios de registro competentes para garantir a restauração absoluta dos dados contidos no prontuário (por exemplo, microfilmagem), e os originais poderão ser destruídos. A mesma resolução autoriza a digitalização dos prontuários dos pacientes, contanto que o modo de armazenamento dos documentos digitalizados obedeça a norma específica de digitalização contida nos parágrafos a seguir e, após análise obrigatória da Comissão de Revisão de Prontuários, as normas da Comissão Permanente de Avaliação de Documentos da unidade médico-hospitalar geradora do arquivo. Os métodos de digitalização devem reproduzir todas as informações dos documentos originais.

Para que os profissionais que preencheram o prontuário sejam reconhecidos, as anotações devem ser feitas de forma legível. O uso do carimbo não é obrigatório expressamente por lei, podendo o médico escrever seu nome de forma legível e seu número de inscrição no CRM. O modo como o prontuário deve ser preenchido é ressaltado pelo art. 11 do Código de Ética Médica, impedindo que o médico componha uma receita ou um atestado secretamente ou de modo ilegível, ou, ainda, que assine folhas de receituários, laudos, atestados, entre outros documentos médicos, em branco. O art. 87 determina que o médico deve elaborar um prontuário médico, de forma legível, para cada paciente. É necessário que seja enfatizado que não preencher o prontuário ou não preenchê-lo adequadamente configura uma situação em que o esclarecimento das autoridades sobre a veracidade dos fatos apresentados é praticamente inviabilizada.

Tanto para a paciente como para o médicos e demais profissionais da área da saúde, o prontuário é um instrumento a que se deve prestar muita atenção por seu valor. Quando o médico precisa do prontuário como documento em uma possível defesa judicial diante das autoridades, seu preenchimento correto e completo é o que o torna importante e confere uma grande ajuda. Para a instituição responsável pelo atendimento médico, o desenvolvimento de propostas de ações na saúde pública e para que o auxílio médico prestado seja analisado, assim como para o ensino, é relevante.

## DOCUMENTOS GERAIS DO PRONTUÁRIO MÉDICO

Os documentos exigidos na composição do prontuário médico estão demonstrados na Tabela 2. Ao atender uma paciente em trabalho de parto ou parto, é importante ressaltar que a preparação do partograma é essencial. Muitos juristas consideram a ausência desse documento como descuido no atendimento médico, já que é um documento de grande relevância para a averiguação dos fatos e de condutas adotadas no decorrer do acompanhamento da parturiente. Além disso, o Ministério da Saúde estabelece o preenchimento obrigatório do prontuário médico no momento do atendimento ao parto.

**TABELA 2. Documentos que devem compor o prontuário do paciente**

| |
|---|
| Formulários com dados de identificação |
| Folha de anamnese, exame físico e hipóteses diagnósticas |
| Evolução e prescrição médica (para os doentes internados, a evolução e prescrição devem ser diárias, com data e horário em que foram realizadas) |
| Evolução e prescrição realizadas em folhas separadas nas unidades de terapia intensiva, em razão do grande número de informações e medicamentos usados |
| Evolução e prescrição de enfermagem e de outros profissionais assistentes (fisioterapia, fonoaudiologia, psicologia etc.). Nos doentes internados, a evolução e a prescrição devem ser diárias, com data e horário em que foram realizadas |
| Exames complementares (laboratoriais, de imagem e outros) e seus respectivos resultados |
| Exames de imagem devem ficar em envelopes ou pastas próprias |
| Formulário de descrição cirúrgica |
| Partograma (em obstetrícia) |
| Anestesia: ficha de avaliação pré-anestésica, ficha de anestesia e ficha da sala de recuperação pós-anestésica |
| Formulário de débitos do centro cirúrgico ou obstétrico (gastos de sala) |
| Formulário do resumo de alta hospitalar |

## O QUE NÃO DEVE SER FEITO NO PRONTUÁRIO

Devem-se seguir algumas normas durante o preenchimento do prontuário. Com relação ao que não deve ser feito no prontuário médico, as recomendações são:

- Os dados e informações da paciente não devem ser preenchidos a lápis.
- O uso de líquido corretor (corretivo ou "branquinho") não é indicado, pois se trata de um documento.
- O preenchimento do prontuário é imprescindível, portanto, não devem ser deixadas folhas em branco.
- Anotações que não se referem ao paciente não devem ser feitas pelo médico, uma vez que este deve prestar assistência ao paciente com muita atenção.

## ACESSO AO PRONTUÁRIO

O prontuário é um documento que pertence à grávida. O médico é proibido pelo art. 88 do Código de Ética Médica de negar uma solicitação do paciente para ver seu prontuário médico, sua ficha clínica, entre outros. Explicações devem ser dadas ao paciente quando pedido para seu melhor entendimento, com exceção de quando puder gerar riscos ao paciente ou a terceiros.

O laudo do diagnóstico e do tratamento indicado é um direito do paciente e deve ser entregue a ele, contando com o nome do profissional que prestou assistência e seu número de registro no órgão de regulamentação e controle da profissão (CRM) – o paciente pode, inclusive, solicitar cópias de seu prontuário. O art. 86 do Código de Ética Médica, por sua vez, obriga o médico a fornecer o laudo médico, se requerido, ao paciente quando houver necessidade de encaminhamento ou transferência a fim de continuar com o tratamento ou para firmar a alta.

No caso do paciente ser incapaz, o direito de solicitar o acesso ao prontuário é do responsável legal, como também de receber cópias ou laudos de dados do paciente.

Casos em que autoridades judiciais, policiais e o Ministério Público solicitam dados de prontuários médicos e fichas médicas não acontecem com muita frequência. A Resolução n. 1.605/2000 do CFM determina que o conteúdo do prontuário ou da ficha médica não deve ser mostrado sem que o paciente autorize. No juízo cível, é o Código de Processo Civil que sustenta a requisição de informações pelo juiz de Direito, enquanto o Código de Processo Penal (art. 234) ampara o juízo criminal.

O Ministério Público faz a solicitação de informações baseado na Constituição Federal (art. 129). A violação indica exposição do médico ou do diretor clínico à pena do crime de desobediência prevista no art. 330 do Código Penal.[47] Quando se atende a solicitação legal, o que foi requerido deve ser focado e cumprido de forma objetiva. Além disso, a maioria das requisições parte do próprio paciente que, com seu advogado, está em busca de seus direitos a partir do juízo cível.

Os arts. 11 e 73 do Código de Ética Médica determinam a confidencialidade médica, que proíbe o médico de expor um fato de que venha a ter conhecimento por conta da profissão, exceto ao se tratar de alguma das seguintes situações:

- Motivo justo: se houver um fator incidental e liberatório para a exposição, baseado na necessidade de legítima defesa. Esse caso caracteriza a colisão de dois interesses, na qual se sacrifica um ideal ético em função de amparar outro interesse.
- Dever legal: restringe-se a situações em que uma doença tem de ser comunicada obrigatoriamente, de acordo com o disposto no art. 269 do Código Penal,[47] ou quando se tratar de um crime de ação penal pública incondicionada, cuja comunicação não submeta o paciente a um procedimento criminal, conforme o art. 66, inciso II, da Lei de Contravenções Penais.[48]
- Consentimento do paciente: o fato pode ser exposto se o paciente permitir, a partir de uma declaração por escrito, de acordo com as determinações do novo Código de Ética Médica.

Convém ressaltar que a comunicação obrigatória não implica a remessa da ficha ou prontuário médico, mas apenas da informação objetiva e pertinente.[18]

Se um paciente encaminhado ao hospital para atendimento em uma circunstância de urgência e emergência for vítima de algum crime, as autoridades policiais devem ser informadas pelo médico sobre os fatos observados. Em um cenário assim, a conduta e compromisso do médico em função de cumprir o dever legal o amparará e não será considerado quebra da confidencialidade profissional ou crime contra o paciente. No entanto, se o caso for de vítima de estupro, maior de idade e capaz, a queixa da vítima é necessária para a apuração desse crime, sendo que um atestado só pode ser elaborado a partir do seu consentimento.[45]

O prontuário geralmente é solicitado por instituições privadas, como empresas de convênios médicos e companhias de seguro, e, a menos que o paciente autorize, o médico não pode informar seus dados. Também é determinado que "serviços de auditoria só poderão ter acesso a prontuários no local onde os serviços médicos assistenciais foram prestados, sendo-lhes vedada a retirada de cópias", de acordo com o Parecer n. 05/2003 do CFM.[7]

A privacidade é um direito assegurado pela Constituição Federal e, por isso, o prontuário deve ser protegido em virtude de seu conteúdo, isto é, o laudo do diagnóstico da doença apresentada, o estado de saúde do paciente e até mesmo dados pessoais do paciente, para os quais se deve prestar mais atenção porque podem gerar algum prejuízo a ele. O paciente deve se sentir seguro com relação à ética do médico para que possíveis segredos ou informações relevantes não deixem de ser relatados e, assim, fazer com que o atendimento médico seja prejudicado e ocorra a omissão de saúde, o que pode vir a provocar um grave risco social.[11]

## PLANTÃO

Pode-se definir por plantão o horário de serviço em que um profissional exerce suas atividades nos serviços de saúde. Habitualmente, o tocoginecologista realiza plantões em serviços de pronto atendimento ou em maternidades. Assim como as demais especialidades têm regras que coordenam esse tipo de atendimento, a tocoginecologia também tem, as quais são igualmente aplicáveis aos responsáveis pelos plantões de disponibilidade ou a distância.

A elaboração das escalas de plantão dos médicos deve ser feita pelo próprio corpo clínico da instituição hospitalar, com o respaldo do diretor clínico, que é responsável por seu cumprimento exemplar. As escalas devem ser expostas em um local público, para que seja de conhecimento dos pacientes e dos demais membros das equipes.[28]

### PASSAGEM DE PLANTÃO

Considerando-se uma situação em que o médico obstetra está realizando plantão em um estabelecimento hospitalar e seu período termina, para deixar o local, ele deverá passar os dados das pacientes das quais ele estava cuidando para o seu substituto, a fim de que o atendimento possa ter continuidade. O plantão não poderá ser abandonado antes que o substituto chegue ao estabelecimento, sendo obrigatório que outro plantonista o aguarde para transferir seu posto no plantão. Se o médico não respeitar esses procedimentos, estará infringindo os arts. 8º e 9º do Código de Ética Médica.

Deve-se comunicar ao diretor clínico se o substituto não comparecer, para que se providencie a substituição do profissional, mesmo que um profissional que não faz parte do corpo clínico da instituição tenha que ser contatado e precise de deslocar. Essa medida deve ser aplicada o mais rapidamente possível, evitando-se que o médico que já estava no plantão e apresenta desgaste por sobrecarga de trabalho permaneça no hospital por mais tempo.

A substituição de equipes que estão envolvidas em um procedimento cirúrgico quando o período de plantão termina é outro fator que pode gerar dúvidas. Se essa troca for impossível, o indicado é que a equipe que iniciou a cirurgia permaneça até o final.

## ABANDONO OU FALTA AO PLANTÃO

No Código de Ética Médica, delimitam-se as incumbências dos profissionais escalados para o cumprimento de plantões em serviços de urgência/emergência. O plantonista é proibido, pelos arts. 7º, 8º e 9º, de cometer as seguintes faltas:

- Deixar de auxiliar em setores de urgência/emergência, mesmo apoiado pelo parecer majoritário da categoria, quando for de sua responsabilidade fazê-lo.
- Afastar-se das atividades sem deixar substituto, mesmo que temporariamente.
- Não se apresentar ao plantão no horário estabelecido previamente ou abandoná-lo sem o substituto ter chegado à instituição hospitalar – exceto se um contratempo devidamente justificado tiver ocorrido.

Pode-se considerar como impedimento justificável para sua ausência em caso de doença que impeça o profissional de exercer suas atividades como médico com eficiência, catástrofes naturais que impeçam sua chegada ao trabalho, greves do transporte público, entre outros.

Quando a escala de plantões que foi aceita pelo tocoginecologista não for cumprida, isso caracteriza uma violação grave, que é independente da manifestação de danos às possíveis pacientes (omissão de socorro) durante seu período de plantão.[29] Além das repreensões éticas decorrentes, também pode determinar punições de ordem civil e penal, além das administrativas.

O diretor clínico deve ser comunicado pelo tocoginecologista, com prazo razoável de antecedência, quando sua ausência no plantão para que foi escalado previamente puder ser prevista, possibilitando a escalação de outro profissional para substituí-lo. Essa medida contribui para evitar problemas de falta ou abandono de plantão. O prazo mínimo de 96 horas foi definido pelo Conselho Regional de Medicina do Estado de São Paulo (Cremesp), em seu Parecer n. 60.732/98, como aceitável nessas circunstâncias.[31]

O médico algumas vezes percebe que a instituição hospitalar em que cumpre o plantão não é adequada para a prática da tocoginecologia, assim como para o atendimento de casos de urgência/emergência. A ausência do plantão não é justificável por isso, pois não há nada que autorize o profissional médico a se ausentar do plantão. Nessa situação, o médico plantonista deve assegurar que a paciente seja atendida da melhor forma e, em conformidade com os incisos III e V do Capítulo II do Código de Ética Médica, avisar aos órgãos habilitados (Comissão de Ética Médica ou CRM) sobre as precárias condições de trabalho nessa instituição.

## TROCA DE PLANTÃO

Frequentemente, são feitas alterações das escalas de plantão, o que é permitido desde que elas sejam previamente fixadas e comunicadas a todo o corpo médico. Deve-se comunicar ao diretor clínico do hospital oficialmente e, de preferência, por meio de documento escrito e assinado pelos médicos interessados. Se essa providência não for adotada, o tocoginecologista cujo nome consta na escala original será responsabilizado se algum médico se ausentar naquele dia.

## PLANTÃO DE DISPONIBILIDADE

Estabelecido pela Resolução n. 74/96 do Cremesp,[32] o plantão de disponibilidade ou plantão a distância tem como objetivo regularizar a jornada de trabalho do profissional que se propõe a se apresentar na instituição hospitalar e realizar o atendimento pronto e específico quando solicitado. É discutido a respeito de como esse procedimento deve ser denominado, se "plantão" ou "sobreaviso", visto que o profissional médico não está no local em que os pacientes são atendidos, mas está disponível de acordo com um período programado anteriormente. A localização imediata do profissional responsável pelo plantão deve ser possível dentro do estabelecimento de saúde e deve ter condições de ir até o paciente rapidamente.

A Resolução Cremesp n. 142, de 23 de maio de 2006, declarou que compete ao diretor clínico, ao diretor técnico e à comissão de ética das instituições de saúde, no âmbito do Estado de São Paulo, decidirem quais especialidades devem constituir escalas de disponibilidade e quais devem manter médicos de plantão no local, considerando o porte dos hospitais, a demanda pelos serviços e a complexidade do atendimento. O médico do corpo clínico das instituições de saúde pode decidir livremente participar da escala de "estado de disponibilidade" de acordo com suas respectivas especialidades ou com plantão fixo no local – exceto em situações que possam comprometer a assistência à população. O médico que cumprir "escala de disponibilidade" deve ser remunerado, pelo menos, por um terço do valor pago ao médico do plantão no local, sem prejuízo do recebimento dos honorários em razão dos procedimentos praticados.

Portanto, a presença do médico do plantão no ambiente em que o serviço será prestado é muito importante. Aciona-se o médico em sobreaviso quando se percebe que um especialista em determinada área é necessário. No momento em que se assume o paciente, o médico de sobreaviso se torna responsável pelo mesmo. O atendimento é de responsabilidade da equipe de plantão e vem antes disso. O profissional em sobreaviso, porém, é identificado como responsável em uma circunstância em que, por sua culpa, não for possível contatá-lo e, por conta disso, o paciente for prejudicado porque não conseguiu receber o atendimento especializado, isto é, pelo ato médico que era necessário não ter sido realizado em decorrência da falta de conhecimento específico da equipe de plantão.

O tráfego nos grandes centros urbanos é um fator que deve ser considerado, pois o profissional pode ser impedido pela dificuldade em se locomover até o estabelecimento hospitalar, o que pode gerar riscos ao atendimento, como danos aos pacientes. O prejuízo gerado em decorrência da demora do atendimento deve ser assumido pela instituição em que se realiza o serviço e pelo profissional que concorda em realizar o serviço nessas condições.

Segundo a Resolução n. 74/96 do Cremesp, é obrigatório que um médico disponível para realizar o plantão esteja em qualquer unidade de saúde na qual pacientes estiverem internados ou em observação.[32] Enquanto em pronto-socorros, por sua vez, a Resolução n. 1.451/95 do CFM,[16] que lida com esse tema, declara que, além de ser uma obrigação, profissionais especialistas em anestesiologia, clínica médica, pediatria, cirurgia geral e ortopedia devem constituir a equipe de plantão. Dessa forma, a equipe básica de assistência em pronto-socorro não é constituída por especialidades como ginecologia e obstetrícia. É recomendado que, por mais que uma regulamentação específica para que maternidades funcionem não exista, a equipe seja composta por, no mínimo, obstetra, anestesista, neonatologista e enfermeiro obstetra. Aconselha-se que o médico especialista permaneça na instituição de saúde mesmo se a demanda for pequena,[41] o que costuma acontecer em hospitais de pequeno porte ou em localidades do interior.

## PUBLICIDADE E MEDICINA

Os médicos em geral têm uma grande preocupação a respeito da publicidade médica, que possui duas linhas distintas: uma focada na propagação de atividades profissionais e habilidades do médico e outra na disseminação de conhecimentos científicos. É necessário que ambas as linhas estejam de acordo com os princípios éticos, assim como com a legislação em vigor.

A ética profissional não deve ser esquecida, por mais que os médicos tenham o direito de fazer publicidade de seus serviços, que é como eles podem se tornar conhecidos e oferecer seus serviços à comunidade. Se a publicidade médica não obedecer princípios éticos da profissão, a medicina pode ser banalizada por conta da livre informação, que é a base da nossa sociedade. Os conselhos de medicina têm o dever de fiscalizar a atividade ética da divulgação das práticas médicas.

No planejamento da publicidade médica, o compromisso ético principal, segundo a Comissão de Divulgação de Assuntos Médicos do Cremesp, deve atender os seguintes princípios:[39]

- O objetivo dos profissionais de medicina deve ser a saúde do ser humano e, desse modo, a profissão não deve ser vista como uma forma de comercialização.
- O foco da publicidade não deve ser apenas o lucro, mas divulgar de forma correta o trabalho que está sendo oferecido.
- A decisão do paciente sobre o que lhe é mais adequado deve ser tomada de forma autônoma e não influenciada pela publicidade.

A publicidade médica se baseia na propagação dos serviços prestados pelo médico ao público a partir de qualquer meio de divulgação que seja de atividade profissional com iniciativa, participação e consentimento do médico.[39] O conceito de publicidade como "qualquer forma remunerada de difusão de ideias, mercadorias ou serviços, por parte de um anunciante identificado" é determinado pela a Lei Federal n. 4.680 de 1965, da legislação nacional, que regulamenta a publicidade e a propaganda profissionalmente. A suspensão de anúncios ou possíveis alterações recomendadas são feitas pelo órgão julgador da ética publicitária, que é o Conselho Nacional de Autorregulamentação Publicitária no Brasil. O contrato celebrado com o consumidor passou a ser composto pela publicidade com a vigência do Código de Defesa do Consumidor, o que surtiu efeito na legislação. Assim, os princípios específicos da publicidade baseados no Código de Defesa do Consumidor são quatro: veracidade (art. 37, §1º), clareza, correção (princípio da ordem pública ou da legalidade) e informação (necessidade de fundamentação técnica e científica) (arts. 4º, VI, e 36).

O Conselho Federal de Medicina, por meio da Resolução CFM n. 1.974/2011, alterada parcialmente pela Resolução n. 2.133/2015,[26] torna legal a publicidade médica e parâmetros para que os vários tipos e/ou modalidades de publicidade sejam adequados para a divulgação da atividade profissional são traçados, instituindo que:

- O nome do profissional, sua especialidade e/ou área de atuação, se estiver registrada no CRM, o número da inscrição no CRM e o número de registro de qualificação de especialista (RQE), se o for, devem constar no anúncio.

- O nome do diretor técnico médico e seu respectivo número de inscrição no CRM, com o qual seja possível localizar o estabelecimento de saúde, devem ser apresentados em anúncios de clínicas, hospitais, casas de saúde, entidades de prestação de assistência médica e outras instituições de saúde.
- Métodos científicos que não detenham reconhecimento científico para extensa utilização não devem ser propagados.
- O esclarecimento e a educação da comunidade devem ser o foco da participação na divulgação de assuntos profissionais, e não a propaganda pessoal e interesses sensacionalistas, sendo que o nome e o número de inscrição no CRM são obrigatórios para a identificação do médico.
- O médico não deve permitir que seu nome seja incluído em concursos ou similares, cuja finalidade seja escolher o "médico do ano", "destaque", "melhor médico" ou outras denominações que tenham objetivo promocional ou de propaganda, individual ou coletivo.
- A divulgação de endereços e/ou telefones de consultórios é considerada antiética durante entrevistas.
- A exposição de pacientes em fotografias, vídeos de cirurgias ou outros meios de divulgação amador é terminantemente proibida.
- Podem-se expor fotos e vídeos de cirurgias apenas em reuniões científicas com a autorização do paciente.
- Mesmo contando com o consentimento do paciente, publicar fotos que contenham o registro do pré e do pós-operatório de pacientes é proibido.
- Nos trabalhos e eventos científicos em que a exposição da figura de paciente for imprescindível, o médico deverá obter a autorização expressa do mesmo ou de seu representante legal previamente.
- O médico não é proibido de exercer a função de mais de uma especialidade; porém, propagar publicitariamente a prática de mais de duas especialidades é proibido. Por sua vez, a enumeração de doenças, órgãos ou sistemas compreendidos na especialização é permitida.
- Desde que as condições que determinam a proibição da divulgação do telefone e do endereço do médico sejam respeitas, o mesmo pode conceder entrevistas à mídia.
- Por ser caracterizado como mercantilização da profissão, a divulgação de preços de cirurgias ou mesmo de uma média de preços ou de planos de financiamento não deve ser feita pelo médico.
- Comercialização e propagação de conteúdos que não se caracterizam como educacionais em veículos de comunicação populares não são permitidas ao médico.
- Quando *softwares* que sirvam de suporte às decisões médicas são propagados e comercializados, a participação de um médico nessas atividades configura infração ética.
- É proibido que médicos se valham de sua profissão para participar de anúncios de empresas comerciais de qualquer natureza (art. 116 do Código de Ética Médica).
- A divulgação de conteúdo médico na Internet não configura infração ética, desde que respeite as condições do Código de Ética Médica e em obediência à Resolução n. 1.974/2011 do Conselho Federal de Medicina e ao Decreto-lei n. 4.113/42.

## RESPONSABILIDADE MÉDICA

Quando se passa a responder pelos danos causados a alguém, a noção de responsabilidade irrompe. Dessa forma, responsabilidade é a habilidade adquirida por que uma pessoa ou organização tem a obrigação de responder por seus atos, sem relação com a vontade dos outros. Caracteriza-se por uma conquista significativa da vida em sociedade, pois é necessária para o convívio social. A responsabilidade é praticada em diversos âmbitos, pois exige-se responsabilidade civil, penal, ética, administrativa, moral e social. Desse modo, somente os fatores essenciais da responsabilidade civil, penal e ética que têm relação com as atividades profissionais da tocoginecologia serão levantados.

Ao exercer as atividades da profissão médica, o profissional deve obedecer princípios fundamentais para a atividade, atentando-se para que a atuação profissional seja ética. A conduta voluntária ou involuntária, direta ou indireta, definida como conduta profissional imperita, imprudente ou negligente que acarreta prejuízo ao paciente configura erro médico. Sob o prisma jurídico, este é o mau resultado involuntário, oriundo ou de complicações estruturais, quando as condições de trabalho forem inapropriadas, ou de atuação médica danosa ao paciente, que pode gerar o dever de indenizar.[40]

Sempre que há dano por ação ou omissão, a responsabilidade civil se estabelece, relacionando a causa desse dano e um ato profissional definido por erro, isto é, conduta inadequada, embora o responsável por ele não desejasse prejudicar ninguém. Essa culpa é firmada por imperícia, imprudência ou negligência. Cabe ao responsável pelo dano, seja por ação ou por omissão, repará-lo a partir do ressarcimento dos danos provocados ao paciente.[45]

O despreparo técnico ou intelectual do profissional caracteriza imperícia, que se dá quando o médico exerce uma atividade sem o conhecimento apropriado, em função de seu ofício ou por falta de técnica, e não se atenta devidamente aos cuidados indicados. O médico tem o dever de atualizar seus conhecimentos, aperfeiçoando-se continuadamente para o atendimento. Atua-se com imperícia no caso de um médico desatualizado utilizar uma técnica inapropriada ou de maneira superficial, podendo causar danos à saúde do paciente. Os conhecimentos adquiridos na graduação ou na especialização (residência médica) não devem ser encarados pelos médico como o suficiente para se acomodar. Progressivamente, o dever de permanecer atualizado de acordo com os avanços da medicina e os pôr em prática é imposto a esses profissionais.[40,45]

Quando o médico se responsabiliza por procedimentos de risco sem ter suporte científico ou sem esclarecer o paciente da forma que deveria, seja por ação ou por omissão, configura imprudência do profissional.[40] A imprudência abrange a negligência, pois se caracteriza imprudente o profissional que atua sem a cautela adequada, sujeitando o paciente a riscos dispensáveis.

Se o médico deixar de realizar deveres obrigatórios ou exercer funções da profissão com descaso, configura-se como negligência médica. Essa atitude é vista como negativa para o médico, pois ele não se dedica ao tratamento do paciente, não atua com a necessária diligência e não tem o cuidado que a profissão exige. Alguns exemplos de negligência médica citados por Diniz,[40] entre outros, são:

- Abandonar o paciente, sem prestar o atendimento quando necessário (art. 7º do Código de Ética Médica).
- Omitir tratamento (art. 32 do Código de Ética Médica), isto é, deixar de realizar a cesárea com o objetivo de salvar o feto.
- Omitir informações a respeito do quadro clínico do paciente ao médico substituto (art. 55 do Código de Ética Médica).
- Não realizar exame pré-anestésico.
- Deixar o plantão sem ter certeza de que seu substituto chegaria pontualmente.
- Errar no diagnóstico por ter deixado de examinar o paciente.
- Fazer uso de caligrafia ilegível quando estiver escrevendo uma receita médica, possibilitando que ocorra a troca de medicamentos por engano (art. 11 do Código de Ética Médica).
- Esquecer compressas na cavidade abdominal do paciente em cirurgia, especialmente quando se trata de procedimento eletivo e sem complicações intraoperatórias.

No âmbito penal, a responsabilidade profissional ocorre no plano da infração do Código Penal. Crimes e infrações penais são definidos pelas condutas pessoais tipificadas previamente em leis penais. A culpa, que abrange o sentido estrito, e o dolo, que é o que sempre acarreta responsabilidade criminal. Responsabilizado por adotar uma conduta ativa ou passiva (ação ou omissão), o agente não quer o resultado quando se trata da culpa em sentido estrito. Quando a culpa é dolosa, porém, o agente tem como objetivo causar realmente algum dano ou assume o risco de acabar por gerá-lo. Se o caso for de a conduta médica vir a preencher alguma figura tipificada como crime ou contravenção penal, a punição judicial criminal será objeto de processo.

Há crimes que só médicos podem vir a cometer. A omissão de notificação (art. 269 do Código Penal) e o delito de dar atestado falso (art. 302 do Código Penal) estão inclusos nessa categoria. Com relação à omissão de socorro, pode ser considerado um crime que todos, não só o médico, podem cometer, pois prestar assistência a uma pessoa ferida é um dever social comum a todos. A figura penal da omissão de socorro (art. 135 do Código Penal) é proporcionada pelo dever de solidariedade humana, sendo que essa conduta só não será considerada obrigatória quando quem for auxiliar a vítima correr risco pessoal. Caracteriza-se também como conduta ilícita penal (art. 282 do Código Penal) a prática da profissão médica sem estar devidamente habilitado (inscrição no órgão de classe – CRM) ou quando ultrapassam limites que nem mesmo médicos têm o direito de tocar.[45]

A infração de uma ou mais exigências do Código de Ética e conduta profissional do médico é que define a responsabilidade ética. Nesses caso, os fatos serão investigados pelos sindicatos e, quando indicado, pelo processo ético-disciplinar se forem denunciados ao CRM. Na prática, a responsabilidade é indicador de profissionalismo muito relevante. A avaliação da responsabilidade profissional deve ser feita por seu comportamento frente a clientes, colegas e sociedade.

Desse modo, avalia-se a responsabilidade do médico a partir da análise com cuidado das condutas praticadas por ele de acordo com o caso. A análise da responsabilidade é vista complexamente pela grande diversidade de teorias científicas e de escolas e correntes médicas. Quando o médico deixar de realizar procedimentos já estabelecidos, muitos testados e de acordo com órgãos internacionais, a irresponsabilidade se torna maior e é mais facilmente identificada, embora seja fato que novas técnicas e terapêuticas surgem sempre na ciência médica. Para que a vida do paciente seja salva, há casos em que o médico deve atuar com coragem e rapidez, enquanto há outros em que é necessário que se seja extremamente prudente e ponderado.[46]

Atualmente, o Código de Defesa do Consumidor (Lei Federal n. 8.078/90) também alcança o tratamento médico,[53] sendo que o paciente é colocado na posição de consumidor e o médico ou pessoa jurídica prestadora do serviço mediante remuneração, na de fornecedor de serviços. Não é possível considerar, porém, que um contrato negociado cuidadosamente seja exatamente um contrato nos moldes da Lei de Proteção ao Consumidor, como tipicamente ocorre entre médicos e pacientes. Não é comum que se vejam contratos de adesão nesse âmbito.[43]

A responsabilidade médica deve englobar tanto estabelecimentos hospitalares, clínicas, associações e sociedades de assistência como pessoas jurídicas que, agindo pelos seus prepostos, devem responder por eventual dano provocado, e não apenas a responsabilidade individual do profissional liberal. A responsabilidade do médico como profissional liberal individual se mantém no campo subjetivo, isto é, a culpa deve ser confirmada para a responsabilidade civil ser definida (art. 14, § 4º, do Código de Defesa do Consumidor),[53] mesmo que em caso de falha da pessoa jurídica na prestação de serviço médico independa de culpa (art. 14 do Código de Defesa do Consumidor).[53]

A situação do médico no Brasil é reflexo global da conjuntura socioeconômica dessa classe profissional. A prática médica como uma missão foi muito prejudicada pela maioria dos profissionais. A mercantilização da profissão e a medicina popular têm influenciado bastante a relação médico-paciente.

## PROCESSO OBSTÉTRICO ÉTICO-PROFISSIONAL

A tocoginecologia é a especialidade que mais recebe denúncias no Cremesp, sendo que, entre 1996 e 2002, aproximadamente 12% das denúncias registradas foram respondidas. Dessas denúncias, 86% são referentes à obstetrícia e 14% à ginecologia.[38]

Em ordem decrescente, as principais queixas na área da obstetrícia são:

- Auxílio ao parto com óbito do recém-nascido.
- Auxílio ao parto com complicações maternas.
- Recém-nascidos que apresentam sequelas no parto.
- Auxílio ao parto com óbito materno.
- Auxílio ao parto com óbito materno e do recém-nascido.
- Pré-natal com relatos de mau acompanhamento, medicação errada, cuidados e exames negligenciados, má assistência com relação ao tipo de parto, não observação de sintomas abortivos e eclâmpsia.
- Prática do aborto e complicações.
- Laqueadura sem autorização.
- Problemas com anestesias.
- Infecção puerperal.
- Corpo estranho.

Também em ordem decrescente, as principais queixas na área da ginecologia são relativas a:

- Prática de assédio sexual.
- Complicações de histerectomia.
- Tratamento clínico ginecológico.
- Complicações relativas a outras cirurgias ginecológicas.
- Laqueadura tubária.
- Acarretamento de aborto.
- Efetuação de cirurgia sem autorização.
- Diagnóstico de tumor de mama apresentando falhas.
- Cauterização do colo uterino.

A cobrança inadequada e em excesso de honorários profissionais e problemas na relação médico-paciente também caracterizam queixas. Por configurarem infração ética, algumas atitudes frequentes devem ser evitadas, como:

- Atendimento a distância.
- Prescrição de medicamentos sem que a paciente tenha realizado exames.
- Delegação de responsabilidade médica a profissionais sem habilitação apropriada.

A responsabilidade ético-disciplinar é normatizada pelo Código de Ética Médica,[24] respeitando a boa prática médica, contando com respaldo da Lei Federal n. 3.268/57,[49] que regulamenta os Conselhos Regionais de Medicina e as sanções disciplinares para infrações ao Código.

A prerrogativa legal de receber denúncias, promover a apuração dos fatos, julgar os profissionais e deliberar a respeito de qual sanção deve ser aplicada de acordo com a infração do Código de Ética Médica é função do CRM. A supervisão da ética profissional e a incumbência de julgar e corrigir a classe médica são de competência do Conselho Federal e dos Conselhos Regionais de Medicina no Brasil, sendo responsáveis por cuidar e melhorar todos os meios ao seu alcance, a prática da ética médica e o prestígio e bom conceito da profissão, assim como dos que a exerçam legalmente.[49]

O Código de Processo Ético-Profissional (Resolução n. 2.306/2022 do CFM) regulamenta as etapas do processo de investigação da denúncia.[27] O CRM em que os médicos que cometerem infração do Código de Ética Médica estavam inscritos na época em que se sucedeu uma determinada a atividade passível de penalidade é que tem o poder de disciplinar e aplicar punições aos mesmos. O art. 22 da Lei Federal n. 3.268/57 prevê as sanções disciplinares do médico.[49] A advertência confidencial em aviso reservado deve ser a medida inicial, sendo seguida por censura confidencial em aviso reservado, censura pública em publicação oficial, suspensão do exercício profissional por até 30 dias e cassação do exercício profissional, a qual necessita ser permitida pelo Conselho Federal.

## CONSENTIMENTO ESCLARECIDO

O acordo estabelecido previamente pelo paciente, ou pelo responsável, a respeito da realização de determinado procedimento diagnóstico ou terapêutica configura consentimento esclarecido. O Termo de Consentimento Esclarecido se refere ao documento assinado pelo paciente, ou pelo responsável, que formaliza esse acordo estabelecido com o médico, consentindo expressamente que o procedimento proposto seja realizado. Deve-se prestar esclarecimentos ao paciente sobre informações pertinentes, abordando riscos, benefícios e eventuais propostas alternativas, em linguagem clara, compreensível e objetiva no processo de obtenção de seu consentimento, a fim de que sua autonomia seja exercida plenamente.

A finalidade do Termo de Consentimento Esclarecido é formalizar e documentar as explicações oferecidas das consequências e dos riscos, assim como a concordância do paciente com o que foi proposto. Pode-se realizar verbalmente, transcrito no prontuário ou simplificado a termo em um documento específico, mas não deve ser imposto, pois não exclui nenhuma responsabilidade do médico e não tem valor para evitar possível pedido de indenização futura.[13]

O Termo de Consentimento, além de ter como objetivo assegurar a autonomia plena do paciente, visa delimitar a responsabilidade do médico que realiza os procedimentos.[55] Além disso, o Código de Ética Médica, em seu art. 22, determina que o médico não pode deixar de obter o consentimento do paciente, ou do representante legal, após esclarecer o mesmo a respeito do procedimento que será realizado, exceto se houver risco iminente à vida.

Porém, não se trata de um simples consentimento esclarecido, mas tem também a responsabilidade permanente de aconselhar, seguindo procedimento simples ou complexo. O dever geral de informação e o dever específico do aconselhamento é englobado pelo dever de informação do médico. Apesar de não haver limite absoluto entre informar e aconselhar, quando o médico aconselha o paciente, a comunicação de um conteúdo próprio que trata da proposta de acordo com a situação do paciente, indicando qual é a melhor solução, para que o paciente decida conscientemente sobre o procedimento proposto, faz parte desse ato.[45]

Não se deve elaborar o texto do Termo de Consentimento Esclarecido com tecnicismo ou detalhes excessivos, proporcionando a compreensão do paciente, ou de seu representante legal, sobre o que está sendo proposto, possibilitando, inclusive, que venha a mudar de opinião antes que o procedimento médico seja realizado. Em linhas gerais, deve conter:

- Identificação do paciente ou de seu responsável.
- Nome do procedimento.
- Descrição técnica utilizando termos leigos e claros.
- Possíveis falhas.
- Complicações pré e pós-operatórias.
- Descrição da anestesia, se necessária.
- Destino da peça operatória, se houver peça.
- Explicação quanto à possibilidade de mudar a conduta durante o procedimento.
- Declaração de que as explicações foram efetivamente entendidas.
- Confirmação da autorização, com local e data da intervenção cirúrgica.
- Modelo para revogação da cirurgia.
- Assinatura das testemunhas.

A decisão do profissional prevalece nas situações de emergência, nas quais iminente perigo à vida ou graves perigos para a saúde pública se caracterizam. O Termo de Consentimento não será aplicado se o paciente demonstrar recusa ao procedimento explicitamente. Deve-se, no entanto, documentar a recusa no prontuário do paciente, em que os motivos que suscitaram essa decisão deverão ser relatados. Em casos assim, é indicado que o aconselhamento do paciente seja feito com a companhia de um familiar ou amigo, para o consentimento ou a recusa do paciente seja testemunhada pelo acompanhante.

Deve-se praticar o Consentimento Esclarecido a partir das normas estabelecidas no Código de Ética Médica, devendo comunicar ao paciente o diagnóstico, o prognóstico, os riscos e objetivos do tratamento (art. 34), deixando que o paciente exerça seu direito de tomar sua decisão a respeito da execução de práticas diagnósticas ou terapêuticas livremente (art. 31) e assegurando ao paciente o direito de tomar decisões sobre sua pessoa ou seu bem-estar livremente, sem limitá-lo por meio da autoridade médica (art. 24). Entretanto, a fim de que o termo não se transforme em um contrato com atribuição de soluções ou com condições que aliviem a responsabilidade do profissional, que passe a responsabilidade a terceiros ou que impulsione o paciente a abandonar seus direitos.

O médico não está livre do processo por um possível erro, considerando-se um resultado negativo, simplesmente pela assinatura do termo, assim como a responsabilidade do médico não pode ser ignorada se participou ou foi indicado a um ato profissional. Se solicitado, documento será utilizado como comprovante e, por isso, caracteriza-se como um significativo instrumento de defesa profissional.

## RELAÇÃO MÉDICO-PACIENTE

Envolvendo a interação entre as pessoas, a complexidade da profissão médica resulta de sua estrutura como atividade humana. Em cada relação profissional, há modalidades particulares de interação e a relação médico-paciente as coloca em foco, como:

- Uma relação socioeconômica, em vista de que a prática de todas as atividades profissionais, inclusive da atividade médica, supõe a existência de um contrato de prestação de serviço.

- Uma relação técnico-científica, pois uma atividade com fundamento científico e determinada a controlar a natureza em benefício das pessoas em geral e de cada paciente em particular é o foco que todo procedimento médico deve ter.
- O aperfeiçoamento do conhecimento científico que os seres humanos detêm.

Considera-se uma relação intersubjetiva a relação médico-paciente definida pela ajuda entre alguém que precisa dela e aquele que pode concedê-la. Não se deve reduzir o ato médico a uma atividade técnico-científica, especialmente na atividade clínica em que se apresenta uma interação entre alguém que necessita de ajuda e um profissional apto, capaz e habilitado a ajudá-la. No entanto, nem todas as questões colocadas pelas enfermidades e para as necessidades dos pacientes são respondidas pelo conhecimento científico.

Entretanto, valendo-se de sua posição, todo profissional tende a se relacionar com o paciente com determinada vantagem. Quando a relação médico-paciente é estabelecida em casos graves ou situações de urgência e emergência, essa distinção é bem mais visível. A necessidade do rigor médico talvez seja demonstrada por essa falta de simetria em desfavor do paciente. As atitudes do profissional médico com particularidades são motivadas pela insegurança com relação às conclusões dos atos médicos; essas atitudes não devem se comprometer com resultados, por mais fácil que pareça ser, mas com o empenho profissional.

Uma importante fase da vida reprodutiva da mulher é assistida pelo médico obstetra. Exige-se que o profissional preste redobrada atenção aos processos fisiológicos da gestação e do parto, às possíveis complicações e à situação de vulnerabilidade desse momento da vida da mulher. Dessa forma, deve-se fundamentar a relação médico-paciente na confiança que paciente confere a seu obstetra, o qual deve corresponder às expectativas desse relacionamento, obedecendo-se as condições da ética profissional.

Com relação ao relacionamento com pacientes e familiares, o Código de Ética Médica determina algumas proibições ao médico. De acordo com os preceitos éticos mencionados, deve-se basear a relação médico-paciente em alguns fatores, como:

- Respeito à autonomia do paciente sobre a execução de práticas diagnósticas ou terapêuticas (art. 31).
- Utilização de todos os meios disponíveis para o diagnóstico e tratamento em favor do paciente (art. 32).
- Atendimento em casos de urgência quando não houver outro profissional em condições de fazê-lo (art. 33).
- Garantia de prestar informações ao paciente sobre o tratamento, salvo quando possa provocar-lhe dano, devendo, então, comunicar seu representante (art. 34).
- Não exagero quanto à gravidade do diagnóstico ou prognóstico (art. 35).
- Não abandono do paciente sob seus cuidados (art. 36).
- Prescrição somente mediante exame direto do paciente, salvo casos de urgência (art. 37).
- Respeito ao pudor de qualquer pessoa sob seus cuidados (art. 38).
- Apoio à realização de conferência médica quando solicitado pelo paciente (art. 39).
- Não procura de qualquer vantagem física, emocional, financeira ou política (art. 40).
- Não utilização de meios que procurem abreviar a vida do paciente (art. 41).
- Respeito aos direitos reprodutivos (art. 42).
- Elaboração de prontuário legível para cada paciente (art. 87).
- Respeito ao acesso do prontuário pelo paciente (art. 88).
- Fornecimento de laudo médico quando solicitado pelo paciente (art. 86).

O profissional deve tomar, ao máximo, o princípio da prudência como base, prevenindo eventuais complicações, sem comprometer a relação médico-paciente quando se está acompanhando os processos fisiológicos da gravidez e do parto. A valorização das queixas da paciente, dos sinais e sintomas é importante, instituindo boa comunicação com a paciente e a família. Desse modo, o Cremesp apresenta as seguintes recomendações:

- Prestar atendimento humanizado com bom relacionamento pessoal, dedicação e atenção.
- Dispor-se a ouvir a paciente e sua família, esclarecer dúvidas e compreender expectativas, registrando-as no prontuário.
- Explicar, de forma simples e compreensível, o diagnóstico, o tratamento, as possíveis complicações e o prognóstico.
- Deixar que a paciente exerça sua autonomia e escolha o tratamento livremente.
- Manter-se consciente dos limites da medicina e não omitir a verdade à paciente.
- Disponibilizar-se nas situações de urgência.
- Recomendar outro médico sempre que o atendimento especializado for necessário ou se problemas que venham a comprometer a relação médico-paciente aconteçam.

Se a relação médico-paciente fosse estabelecida apropriadamente, muitos processos de pacientes contra médicos no Juízo Cível e nos Conselhos Regionais de Medicina poderiam ser evitados. Desentendimentos provocados pela quebra dessa relação costumam originar muitas das queixas apresentadas.

## ATENDIMENTO ÉTICO RELACIONADO A QUEIXAS SEXUAIS

Ao atuar profissionalmente, o profissional com especialização em obstetrícia e ginecologia aborda sistematicamente fatores da vida sexual da paciente. Ao lidar com pacientes com queixas sexuais, exige-se que o médico adote uma postura extremamente profissional e que atue cautelosamente para não prejudicar a relação médico-paciente. Talvez o contexto em que a postura ética do médico produza efeitos terapêuticos de forma mais clara seja o da sexualidade, enquanto atos antiéticos geram grandes e graves iatrogenias.[22]

Frequentemente, mulheres relatam que suas funções biológicas sofrem interferência de suas emoções, especialmente no aspecto sexual. Quando esse tema é abordado, o médico ouve as queixas e relaciona o aparecimento dos sintomas aos eventos emocionais. O profissional não deve minimizar esses relatos emocionais no atendimento, pois se o médico se comportar dessa maneira, conflitos com a paciente poderão ser motivados, particularmente com aquelas que exigem mais atenção para as questões emocionais.

Atitudes mais racionais, com queixas objetivas, sinais e sintomas específicos, não devem ser esperadas por todas as pacientes, pois nem todas são capazes de apresentar suas queixas assim. Portanto, deve-se refletir a respeito dessas diferenças de comportamento entre pacientes antes de tratar sobre queixas sexuais. Nem todas as queixas sexuais são passíveis de serem solucionadas, porém o reconhecimento de afecções específicas e a orientação para a solução dos problemas da paciente são fatores a que o médico deve se atentar sem adotar atitudes discriminatórias.

O Cremesp recomenda que o médico evite as seguintes atitudes durante a anamnese:

- Não se dispor a ouvir a paciente.
- Prescrever medicamentos ineficazes inoportunamente.
- Desvalorizar ou mesmo ignorar a queixa sexual da paciente.
- Pressupor que toda queixa sexual se baseia no emocional, encaminhando a paciente brusca, apressada e prematuramente para psicólogo ou psiquiatra.[38]

Geralmente, a paciente enfrenta uma grande dificuldade na busca por auxílio no tratamento de queixas sexuais, enquanto ela deveria se sentir livre para expor sua queixa, sem se sentir inibida. O sofrimento da paciente pode ser prolongado por anos em função do alto custo emocional. A postura médica que age efetivamente na paciente é a que se adota ao se dispor a ouvir, com interesse e atenciosamente.

O médico deve prestar atenção a algumas recomendações durante o exame físico:

- Deve-se respeitar e atender o pedido de acompanhante durante o exame físico, independentemente do gênero do ginecologista.
- O contato físico no exame físico deve ser apenas o estritamente necessário em função da avaliação indispensável para o diagnóstico.
- Os procedimentos que serão realizados e seu objetivo devem ser explicados pelo médico para a paciente de forma que ela compreenda, em particular, as etapas dos exames obstétrico e ginecológico.

Por contribuir para o resultado terapêutico positivo na abordagem dos distúrbios sexuais, a participação ativa e colaboradora do parceiro sexual é recomendável durante o tratamento. Isso ocorre, porém, somente quando ambos participam de modo livre e espontâneo, senão o benefício esperado não será obtido.

O médico não deve expor fatos confiados a ele pela paciente anteriormente na presença do parceiro, a menos que receba autorização prévia da paciente, pois deve-se respeitar a privacidade dela. Para que a relação médico-paciente não sofra nenhum prejuízo, deve-se atentar a esses cuidados.

## ASSÉDIO SEXUAL NA RELAÇÃO MÉDICO-PACIENTE

Uma espécie de coerção de caráter sexual realizada por alguém hierarquicamente superior em relação a um subordinado, normalmente em ambiente de trabalho ou acadêmico, é o que denota a expressão assédio sexual. No Brasil, a Lei n. 10.224, de 15 de maio de 2001,[54] que modificou o Código Penal ao introduzir o art. 216-A, define o assédio dessa maneira: "constranger alguém com intuito de obter vantagem ou favorecimento sexual, prevalecendo-se o agente da sua condição de superior hierárquico ou ascendência inerentes ao exercício de emprego, cargo ou função". A pena imposta a quem pratica assédio é de detenção de 1 a 2 anos.

Portanto, a prática da violência para exercer o ato, assim como a da persuasão, não é observada no assédio sexual, mas sim o poder característico ao emprego, cargo ou função, que pode ser associado ao ato profissional do médico e à posição profissional que o mesmo ocupa na relação médico-paciente. Considera-se assédio sexual o uso de um poder que o agente não detém como indivíduo, mas como profissional – neste caso, o poder da confiança que a paciente deposita em seu médico.

Considerando-se a relação médico-paciente, a posição do médico sempre é superior em razão de sua influência profissional. A relação, por si só, é assimétrica, em função da idealização que é feita do médico, como se ele fosse um ídolo ou um ente superior.

Compete ao médico identificar uma possível confusão da paciente associada à relação médico-paciente, tomando medidas para encaminhá-la para psicoterapia, se necessário. Mesmo que o médico seja impelido pelas circunstâncias ou que venha a sofrer algum constrangimento por parte da paciente, o profissional não pode se deixar iludir com as fantasias da paciente, pois ainda se caracterizaria como assédio sexual. O médico poderá ser responsabilizado criminalmente pela aproximação sexual em casos assim.

É importante salientar a dificuldade de provar os fatos uma vez apresentada a denúncia na Justiça ou no CRM, já que geralmente trata-se da palavra de uma parte contra a de outra. Para a investigação dos fatos, qualquer documentação é relevante (cartas, recados etc.), incluindo testemunhos de pessoas que presenciaram fatos significativos. Segundo o Cremesp, na execução de exames ginecológicos, recomenda-se que os médicos os realizem sempre na presença de um auxiliar e/ou acompanhante da paciente.[38] Tanto no exame físico como no exame ginecológico, é indicado que todo e qualquer procedimento seja minuciosamente explicado e justificado.

Durante o exame ginecológico, se a paciente recusar a presença de terceiros, o médico deve respeitar sua decisão, pois o art. 31 do Código de Ética Médica proíbe o médico de desrespeitar o direito da paciente de tomar decisões livremente a respeito da execução de práticas diagnósticas ou terapêuticas, exceto se houver perigo iminente à vida. Nessas situações, para que o profissional assegure sua defesa se houver denúncia no CRM ou qualquer demanda judicial, o prontuário médico deve ser utilizado ao extremo.

A tocoginecologia é uma especialidade médica que costuma ser relacionada a denúncias e processos de assédio sexual. Durante o atendimento, indicativos dados pela paciente a respeito de algum comportamento que julgou inadequado e que venha a gerar queixa devem ser observados pelo médico. A necessidade de apoio e orientação emocional pode ser confundida por desejo por mais intimidade ou até por uma insinuação erótica. O despreparo profissional de ginecologistas é um fator que costuma ser ressaltado nos tribunais.

A paciente pode fantasiar o médico em algumas situações, encarando-o como um ser muito especial e diferente, com o poder mágico de resolver seu problema sexual. Se o profissional não perceber isso, poderá ser envolvido em uma relação médico-paciente distorcida, fazendo com que a paciente entenda que foi enganada pelo médico, podendo, inclusive, pensar que foi usada como objeto sexual.

Também pode acontecer de o profissional se encontrar em uma fase delicada da vida com perda da autoestima sexual, iludindo-se ou fantasiando que a solução para o seu problema seja a paciente. Se a paciente se deixar envolver, também haverá quebra da relação médico-paciente, acarretando prejuízo para ambos e podendo motivar processos judiciais.

Caso a paciente se comporte inadequadamente, o relacionamento terá dificuldades, e se o profissional não se sentir seguro tecnicamente para resolver a situação, com dificuldade para manter o limite ético que a profissão exige, é prudente abandonar o atendimento e encaminhar a paciente a outro profissional, comunicando a paciente previamente e fornecendo todos os dados necessários para o médico que vier a assumir o caso (art. 36, § 1º, do Código de Ética Médica).[24]

Encerrar de forma ética e definitiva a relação profissional e pessoal com a paciente pode ser a última oportunidade antes de o crime de assédio sexual se concretizar. É importante, porém, salientar que os contatos ocorridos com a ex-paciente ainda assim podem definir crime de assédio sexual mesmo depois de algum tempo e que a relação médico-paciente tenha sido encerrada formalmente.

## ALTA A PEDIDO

O médico, e somente ele, pode conferir alta hospitalar ao paciente. É um direito do paciente hospitalizado ter um médico responsável por sua internação, isto é, que o auxiliará até que receba alta. Apesar disso, há situações em que o próprio paciente, ou seu responsável, pede alta hospitalar, o que é denominado alta a pedido. Para abordar o assunto, é essencial que a alta a pedido em situação de risco de morte seja distinguida daquela sem situação de risco.

Quando a situação não for de risco à vida, o direito do paciente de tomar decisões com autonomia e livremente sobre si mesmo ou seu bem-estar e também a respeito da prática de atividades diagnósticas ou terapêuticas deve ser respeitado pelo médico de acordo com o Código de Ética Médica (arts. 24 e 31). Assim, a partir do respeito pela autonomia do paciente, a alta deve ser concedida. O prontuário deve contar com o relato das condições do paciente e dos fatos que motivaram sua decisão. Se o paciente em questão for criança ou adolescente, a decisão deve ser declarada por seus responsáveis legais.

Quando o paciente estiver em uma situação muito grave e a alta puder colocar sua vida em risco, a alta hospitalar pode ser recusada pelo médico, já que essa exceção consta no Código de Ética Médica (art. 31).[24] Considerando que não é obrigatório que o médico siga a vontade do paciente ou de seu responsável nessas condições, o tratamento dispensado deve ser continuado, pois a vida do paciente é de sua responsabilidade e deve ser assegurada.

Há situações especiais em que o encaminhamento a outro centro hospitalar ou a outro médico pode ser necessário por conta da alta. O encaminhamento formal da responsabilidade da paciente para outro profissional que esteja disposto a assumi-la pode ser feito pelo médico, concedendo a alta a pedido para que o acompanhamento da paciente ocorra em outra instituição quando ela não estiver de acordo com o tratamento proposto ou se a conduta for considerada inadequada por falta de recursos.

Desse modo, a situação da paciente determinará se a alta a pedido é possível ou não, sendo que compete apenas ao médico avaliar as consequências desse procedimento. Prejuízos à vida e à saúde do paciente podem ser causados pela alta a pedido assim que o tratamento é interrompido. Em caso de agravamento da saúde do paciente, o profissional que concedeu alta poderá ser responsabilizado; portanto, deve-se documentar esse procedimento rigorosamente, contando com testemunhas que possibilitem a comprovação de que o paciente foi devidamente esclarecido sobre os riscos da alta hospitalar e que, mesmo assim, insistiu em solicitá-la (Consulta n. 26.574/92, do Cremesp).[30]

Esses casos devem ser observados atentamente pelos profissionais da área da saúde, sob pena de falhar em seu comportamento. A alta hospitalar é uma função restritamente médica, por isso cabe ao médico concedê-la, sendo que se a chefia do serviço, o diretor clínico ou convênios médicos solicitarem-na e, em sua opinião, a alta não for possível, o mesmo não deve acatar a solicitação. As atividades da profissão médica devem ser exercidas com autonomia, o que é um direito do profissional, que deve se fundamentar nos princípios éticos e legais.

## ATENDIMENTO À GESTANTE ADOLESCENTE

O atendimento à gestante adolescente, por conta de ela não ter capacidade plena, é marcado por particularidades e muitos cuidados devem ser tomados, visando a conservação da privacidade da adolescente. Seja qual for a idade da paciente, ser atendida sozinha, em espaço privado para consulta, é um direito dela, porque a gravidez na adolescência é um fenômeno complexo, que pode estar relacionado a fatores econômicos, educacionais e comportamentais, levando a problemas que geralmente são enfrentados na maternidade precoce.[6] No Brasil, as taxas de gravidez na adolescência variam muito de serviço para serviço, porém, estima-se que aproximadamente 20 a 25% do total de mulheres gestantes sejam adolescentes.[35]

É considerado adolescente pelo Estatuto da Criança e do Adolescente (Lei Federal n. 8.069/90)[52] o indivíduo entre 12 e 18 anos de idade. De acordo com o Código Civil de 2002, considera-se que o adolescente entre os 12 e 16 anos não tem total capacidade cognitiva para se responsabilizar pessoalmente por seus atos como civil. Aqueles que têm idade maior que 16 e menor que 18 anos são relativamente incapazes e estarão aptos a praticar os atos civis somente após completarem 18 anos de idade; entretanto, a emancipação prevista em lei (art. 5º, parágrafo único e incisos, do Código Civil de 2002) pode autorizar o adolescente a exercer os atos civis, considerando que não são mais incapazes. Segundo a lei, "pela concessão dos pais mediante instrumento público, se o menor tiver 16 anos completos; pelo casamento; pelo exercício de emprego público efetivo; pela colação de grau em curso superior; e pelo estabelecimento civil ou comercial, ou pela existência de relação de emprego, desde que, em razão deles, o menor com 16 anos completos tenha economia própria" (Código Civil de 2002).

Portanto, deve-se refletir a respeito desses aspectos na relação médico-paciente. Embora a lei estabeleça os limites da capacidade civil de forma clara e direta, o Código de Ética Médica, no art. 74, estabelece a seguinte orientação a respeito da postura ética relacionada ao sigilo médico: "é vedado revelar sigilo profissional relacionado a paciente menor de idade, inclusive a seus pais ou representantes legais, desde que o menor tenha capacidade de discernimento, salvo quando a não revelação possa acarretar dano ao paciente". Assim, o atendimento ao adolescente resguarda a confidencialidade de sua vida particular.

Pode-se entender como confidencialidade o compromisso selado entre a adolescente e o médico, em que os dados coletados no atendimento não serão transmitidos aos pais ou ao responsável legal sem que a adolescente autorize explicitamente. Esse compromisso de sigilo se apoia em regras de ética, por princípios morais e da autonomia.[5]

É importante considerar que a relação médico-paciente deve ser estabelecida de forma conveniente e firme, favorecida pela privacidade e pela confidencialidade, e, desse modo, a adolescente se sentirá livre e à vontade para suavizar sua insegurança e, assim, ser auxiliada efetivamente. Indica-se que o atendimento seja empreendido por uma equipe multidisciplinar e deve-se incentivar a paciente a envolver a família no acompanhamento de seu estado, pois, se os pais ou o responsável ainda não souberem do que se passa, a gravidez, por si só, geralmente justifica a quebra do sigilo da consulta.

O contato com a família nem sempre é possível na realidade, pois nem sempre os familiares estão presentes na vida da paciente e há a possibilidade de nem se saber onde os encontrar. Nesses casos, é necessário que as pacientes recebam suporte social e emocional por meio de recursos públicos. Os profissionais que lidam com adolescentes devem estar alertas para identificar circunstâncias de risco.

As recomendações quanto ao atendimento de adolescentes são:[42]

- O adolescente deve ser encarado pelo médico como um indivíduo com competência crescente e seu atendimento deve se basear em uma postura distinta da que se tem no atendimento de adultos.
- Todo adolescente, assim como todas as pessoas de forma geral, tem sua vida particular e ela deve ser respeitada pelo médico que está fazendo seu tratamento, por isso ele deve se sentir acolhido e receber todo o auxílio médico focado em sua saúde e seu bem-estar.
- Assim que se passa a cogitar que o adolescente tem capacidade plena de analisar seu estado e de tentar resolvê-lo por conta própria, receber o atendimento médico sem que os pais ou responsáveis estejam com ele no momento da consulta é um direito dele, certificando-se de que os processos diagnósticos, terapêuticos ou profiláticos fundamentais sejam executados e se mantenham confidenciais. Desse modo, é uma opção do jovem, responsabilizando-se totalmente por seu tratamento. O conteúdo das consultas será informado para os pais ou responsáveis, assim como em situações com relação à sexualidade e à prescrição de métodos anticoncepcionais, com o claro consentimento do adolescente.
- É recomendado que a família participe do atendimento médico ao adolescente, pois é desejável que os familiares acompanhem seu estado, mas tanto a família como o jovem devem esclarecer os limites desse envolvimento.
- Tanto quando se tratar de primeira consulta como quando for um retorno, o médico não deve se sentir impedido de atender o jovem por conta da ausência dos pais ou responsáveis.
- A presença dos pais ou responsáveis e seu consentimento se fazem obrigatórios em situações consideradas de risco, como gravidez, uso de drogas, não adesão a tratamentos recomendados, doenças graves, risco à vida ou à saúde de terceiros; além de quando se trata de casos em que procedimentos mais complexos precisam ser tomados, como biópsias e intervenções cirúrgicas.
- O paciente menor de idade deve ser avisado em todos os momentos em que a quebra do sigilo médico for inevitável, esclarecendo-se o porquê da medida tomada.

## PONTOS-CHAVE

- A atividade do médico exige atualização constante sobre a legislação e os problemas relativos à atuação profissional.
- O profissional médico tem obrigação de meio, isto é, o médico tem a obrigação de empregar os melhores meios em favor do paciente, sem ter a obrigação de garantir o resultado favorável, salvo nos casos de cirurgia plástica estética, anestesia e outros procedimentos em que o profissional promete o resultado.
- As relações de trabalho entre o médico e as instituições de saúde devem respeitar a legislação trabalhista quando o profissional é empregado ou estabelecer contratos nas situações de prestação de serviço.
- O atestado médico é um direito do paciente, não podendo ser negado quando solicitado, e o médico é o responsável pelo conteúdo do documento, que deve refletir estritamente seu parecer técnico.
- A responsabilidade pelo prontuário médico cabe ao médico assistente, aos demais profissionais que compartilham do atendimento e à hierarquia médica da instituição, nas suas respectivas áreas de atuação.
- O sigilo médico está estabelecido no Código de Ética Médica, que veda ao médico a revelação de fato de que venha a ter conhecimento em virtude da profissão, salvo justa causa, dever legal ou autorização expressa do paciente.
- No processo de obtenção do consentimento esclarecido, o paciente deve receber todas as informações pertinentes, abordando riscos, benefícios e eventuais propostas alternativas, em linguagem clara, compreensível e objetiva, para que possa exercer plenamente sua autonomia.

## REFERÊNCIAS BIBLIOGRÁFICAS


### Artigo de revisão

1. Oselka G. Prontuário médico. Rev Assoc Med Bras 2002; 48(4): 286.

### Artigos originais

2. Cavalieri Filho S. A responsabilidade médico-hospitalar à luz do Código de Defesa do Consumidor. Revista da Emerg 1999; 2(5): 87-99.
3. Nascimento Sobrinho CL, Carvalho FM, Bonfim TAS, Cirino CAS, Ferreira IS. Condições de trabalho e saúde dos médicos em Salvador, Brasil. Rev Assoc Med Bras 2006; 52(2): 97-102.
4. Pearlman MD. Patient safety in obstetrics and gynecology: an agenda for the future. Obstet Gynecol 2006; 108(5): 1266-71.
5. Saito MI, Leal MM, Silva LEV. A confidencialidade no atendimento à saúde de adolescentes: princípios éticos. Pediatria 1999; 21: 112-6.

### Diretrizes

6. Chalem E, Mitsuhiro SS, Ferri CP, Barros MCM, Guinsburg R, Laranjeira R. Gravidez na adolescência: perfil sócio-demográfico e comportamental de uma população da periferia de São Paulo, Brasil. Cad Saúde Pública 2007; 23(1): 177-86.
7. Conselho Federal de Medicina. Parecer Consulta CFM n. 05/2003. Dispõe sobre serviços de auditoria que só poderão ter acesso a prontuários no local onde os serviços médicos assistenciais foram prestados. Aprovado em Sessão Plenária em 5 de janeiro de 2003.
8. Conselho Federal de Medicina. Parecer Consulta CFM n. 17/2002. Dispõe sobre o acompanhamento médico em partos realizados por enfermeiras obstétricas. Aprovado em Sessão Plenária em 11 de janeiro de 2002.

9. Conselho Federal de Medicina. Parecer Consulta CFM n. 20/2002. Dispõe sobre greve de médico residente. Aprovado em Sessão Plenária em 12 de março de 2002.
10. Conselho Federal de Medicina. Parecer Consulta CFM n. 21/2000. Dispõe sobre questionamento referente ao atendimento a paciente do SUS. Aprovado em Sessão Plenária em 14 de julho de 2000.
11. Conselho Federal de Medicina. Parecer Consulta CFM n. 22/2000. Dispõe sobre fornecimento de prontuário às autoridades. Aprovado em Sessão Plenária em 24 de agosto de 2000.
12. Conselho Federal de Medicina. Parecer Consulta CFM n. 26/98. Dispõe sobre a qualidade da assistência ao parto. Aprovado em Sessão Plenária em 9 de setembro de 1998.
13. Conselho Federal de Medicina. Parecer Consulta CFM n. 30/2000. Dispõe sobre consentimento pós-informado. Aprovado em Sessão Plenária em 13 de dezembro de 2000.
14. Conselho Federal de Medicina. Parecer Consulta CFM n. 53/99. Dispõe sobre a solicitação de exames complementares por enfermagem. Aprovado em Sessão Plenária em 30 de setembro de 1999.
15. Conselho Federal de Medicina. Parecer Consulta CFM n. 67/99. Dispõe sobre os limites de cesarianas. Aprovado em Sessão Plenária em 30 de setembro de 1999.
16. Conselho Federal de Medicina. Resolução CFM n. 1.451/95. Estabelece estruturas para prestar atendimento nas situações de urgência-emergência, nos pronto-socorros públicos e privados. Diário Oficial da União. Brasília, 1995. p. 3666.
17. Conselho Federal de Medicina. Resolução CFM n. 1.490/98. Dispõe sobre a composição da equipe cirúrgica e da responsabilidade direta do cirurgião titular. Diário Oficial da União. Brasília, 1998. p. 174.
18. Conselho Federal de Medicina. Resolução CFM n. 1.605/2000. O médico não pode, sem o consentimento do paciente, revelar o conteúdo do prontuário ou ficha médica. Diário Oficial da União. Brasília, 2000. p. 30.
19. Conselho Federal de Medicina. Resolução CFM n. 1.627/2001. Define o ato profissional de médico como todo procedimento técnico-profissional praticado por médico legalmente habilitado. Diário Oficial da União. Brasília, 2001.
20. Conselho Federal de Medicina. Resolução CFM n. 1.638/2002. Define prontuário médico e torna obrigatória a criação da Comissão de Prontuário nas instituições de saúde. Diário Oficial da União. Brasília, 2002. p. 184-5.
21. Conselho Federal de Medicina. Resolução CFM n. 1.639/2002. Aprova as "Normas técnicas para o uso de sistemas informatizados para a guarda e manuseio do prontuário médico", dispõe sobre tempo de guarda dos prontuários, estabelece critérios para certificação dos sistemas de informação e dá outras providências. Diário Oficial da União. Brasília, 2002. p. 124-5.
22. Conselho Federal de Medicina. Resolução CFM n. 1.658/2002. Normatiza a emissão de atestados médicos e dá outras providências. Diário Oficial da União. Brasília, 2002. p. 422.
23. Conselho Federal de Medicina. Resolução CFM n. 1.701/2003. Estabelece os critérios norteadores da propaganda em Medicina, conceituando os anúncios, a divulgação de assuntos médicos, o sensacionalismo, a autopromoção e as proibições referentes à matéria. Diário Oficial da União, 2003.
24. Conselho Federal de Medicina. Resolução CFM n. 2.217/2018. Aprova o Código de Ética Médica. DOU de 01 de novembro de 2018, Seção I, p.179. Disponível em: https://sistemas.cfm.org.br/normas/visualizar/resolucoes/BR/2018/2217. Acesso em: 02/05/2023.
25. Conselho Federal de Medicina. Parecer 04/2015 – Relator Mauro Luiz De Britto Ribeiro. Dispõe sobre a participação de auxiliares nos procedimentos cirúrgicos. Brasília, 2015.
26. Conselho Federal de Medicina. Resolução CFM n. 2.133/2015. Altera o texto do Anexo I – Critérios para a relação dos médicos com a imprensa (programas de TV e rádio, jornais, revistas), no uso das redes sociais e na participação em eventos (congressos, conferências, fóruns, seminários etc.) da Resolução CFM n. 1.974/2011. Brasília, 2015.
27. Conselho Federal de Medicina. Resolução CFM n. 2.306/2022. Institui o Código de Processo Ético-Profissional. Brasília, 2022.
28. Conselho Regional de Medicina do Estado de São Paulo. Parecer Consulta Cremesp n. 15.063/94. Dispõe sobre divulgação de escala à população. Aprovado em Sessão Plenária em 15 de fevereiro de 1995.
29. Conselho Regional de Medicina do Estado de São Paulo. Parecer Consulta Cremesp n. 22.791/87. Dispõe sobre falta a plantão. Aprovado em Sessão Plenária em 26 de janeiro de 1988.
30. Conselho Regional de Medicina do Estado de São Paulo. Parecer Consulta Cremesp n. 26.574/92. Dispõe sobre alta a pedido: RN internado. Aprovado em Sessão Plenária em 29 de março de 1994.
31. Conselho Regional de Medicina do Estado de São Paulo. Parecer Consulta Cremesp n. 60.732/98. Dispõe sobre falta a plantão sem aviso e sem justificativa/avisar uma hora antes do horário previsto, sem indicar substituto. Aprovado em Sessão Plenária em 29 de janeiro de 1999.
32. Conselho Regional de Medicina do Estado de São Paulo. Resolução Cremesp n. 74/96. Versa sobre plantão de disponibilidade de trabalho. Diário Oficial do Estado. São Paulo, 1996. p. 80.
33. Estado de São Paulo. Lei Estadual n. 10.689, de 30 de novembro de 2000. Dispõe sobre permanência de acompanhantes dos pacientes internados nas unidades de saúde do Estado. Diário Oficial do Estado. São Paulo, 2000. p. 1.
34. International Federation of Gynecology and Obstetrics. Ethical issues in obstetrics and gynecology by the Figo Committee for the Study of Ethical Aspects of Human Reproduction and Women's Health. London: Figo, 2009. 376p.
35. Ministério da Saúde. Secretaria de Políticas de Saúde. Área de saúde do adolescente e do jovem. Cadernos Juventude, Saúde e Desenvolvimento 1999; 1.


## Editorial/carta ao editor


36. Sandro F. Aspectos ético-legais em imaginologia. Radiol Bras 2003; 36(1): 3-6.


## Livros


37. Bittar ECB. Curso de ética jurídica: ética geral e profissional. 2.ed. São Paulo: Saraiva, 2004. p. 407.
38. Conselho Regional de Medicina do Estado de São Paulo. Ética em ginecologia e obstetrícia. 3.ed. São Paulo: Conselho Regional de Medicina do Estado de São Paulo, 2004.
39. Conselho Regional de Medicina do Estado de São Paulo. Ética em publicidade médica. 2.ed. São Paulo: Conselho Regional de Medicina do Estado de São Paulo, 2006.
40. Diniz MH. O estado atual do biodireito. 3.ed. São Paulo: Saraiva, 2006.
41. Kfouri Neto M. Responsabilidade civil do médico. 5.ed. São Paulo: Revista dos Tribunais, 2003.
42. Miyadahira S. A bioética e a prática da obstetrícia. In: Zugaib M, Ruocco R, editores. Pré-natal: Clínica Obstétrica da FMUSP. 3.ed. São Paulo: Atheneu, 2005. p. 5-19.
43. Nunes Jr. VS, Serrano YAP. Código de Defesa do Consumidor interpretado. 2.ed. São Paulo: Saraiva, 2005.
44. Rezende J. Aspetos médico-legais e éticos da obstetrícia. In: Rezende J, editor. Obstetrícia. 10.ed. Rio de Janeiro: Guanabara Koogan, 2005. p. 1477-517.
45. Sebastião J. Responsabilidade médica: civil, criminal e ética. 3.ed. Belo Horizonte: Del Rey, 2003.
46. Venosa SS. Direito Civil: responsabilidade civil. 4. ed. São Paulo: Atlas, 2004.


## *Websites*


47. Brasil. Decreto-lei n. 2.848, de 7 de dezembro de 1940. Código Penal. Disponível em: http://www.planalto.gov.br/ccivil_03/Decreto-Lei/Del2848.htm. Acesso em: 02/05/2023.
48. Brasil. Decreto-lei n. 3.688, de 3 de outubro de 1941. Lei das Contravenções Penais. Disponível em: http://www.planalto.gov.br/ccivil_03/decreto-lei/del3688.htm. Acesso em: 02/05/2023.

49. Brasil. Lei n. 3.268, de 30 de setembro de 1957. Dispõe sobre os Conselhos de Medicina e dá outras providências. Disponível em: http://www.planalto.gov.br/ccivil_03/Leis/L3268.htm. Acesso em: 02/05/2023.
50. Brasil. Lei n. 7.498, de 25 de junho de 1986. Dispõe sobre a regulamentação do exercício da enfermagem, e dá outras providências. Disponível em: http://www.planalto.gov.br/ccivil_03/Leis/L7498.htm. Acesso em: 02/05/2023.
51. Brasil. Lei n. 7.783, de 28 de junho de 1989. Dispõe sobre o exercício do direito de greve, define as atividades essenciais, regula o atendimento das necessidades inadiáveis da comunidade, e dá outras providências. Disponível em: http://www.planalto.gov.br/ccivil_03/Leis/L7783.htm. Acesso em: 02/05/2023.
52. Brasil. Lei n. 8.069/90. Dispõe sobre o Estatuto da Criança e do Adolescente e dá outras providências. Disponível em: http://www.planalto.gov.br/ccivil_03/LEIS/L8069.htm. Acesso em: 02/05/2023.
53. Brasil. Lei n. 8.078, de 11 de setembro de 1990. Dispõe sobre a proteção do consumidor e dá outras providências. Disponível em: http://www.planalto.gov.br/ccivil_03/Leis/L8078.htm. Acesso em: 02/05/2023.
54. Brasil. Lei n. 10.224, de 15 de maio de 2001. Altera o Decreto-lei n. 2.848, de 7 de dezembro de 1940 – Código Penal, para dispor sobre o crime de assédio sexual e dá outras providências. Disponível em: http://www.planalto.gov.br/ccivil_03/Leis/LEIS_2001/L10224.htm. Acesso em: 02/05/2023.
55. Sotto D. O dever de informar do médico e o consentimento informado do paciente: medidas preventivas à responsabilização pela falta ou deficiência de informação. Jus Navigandi 2003; 8(178). Disponível em: http://jus2.uol.com.br/doutrina/texto.asp?id=4635. Acesso em: 02/05/2023.

# Capítulo 72

# Direitos da mulher no ciclo gravídico--puerperal



## INTRODUÇÃO

Apesar de a saúde ser um direito garantido pela Constituição Federal, frequentemente esse direito é violado e o acesso à saúde fica prejudicado ou inexiste. Isso acontece, muitas vezes, porque as pessoas não têm conhecimento dos seus direitos. O profissional de saúde é elemento essencial na disseminação desse conhecimento.

Ao longo da gestação, é importante que os direitos da mulher e da criança sejam respeitados garantindo que a gravidez seja saudável e o parto, seguro.

Há no ordenamento jurídico brasileiro e em tratados internacionais diversas normas que visam à defesa e à promoção dos direitos da mulher e do recém-nascido. A "Declaração de Barcelona sobre os direitos da mãe e do recém-nascido", composta em 2001, durante o V Congresso Mundial de Medicina Perinatal, por exemplo, teve o propósito de estabelecer que o processo da reprodução humana ocorra, em qualquer lugar do mundo, em circunstâncias que garantam o bem-estar físico, mental e social, tanto da mãe quanto do recém-nascido. As considerações dessa importante declaração estão apresentadas na Tabela 1.

A obstetrícia tem presenciado mudanças relevantes nos últimos anos, que não se referem apenas aos novos recursos tecnológicos ou à modernização da medicina, mas se relacionam às modificações no comportamento social. Houve crescente transformação na relação entre médico e paciente, que orienta especialmente em direção a uma reformulação dos valores que a prática médica recomenda.

A maternidade assume lugar especial no meio social, pois a mãe é a força fundamental da família, assim, a gravidez deve ser vivida de modo pleno pela paciente, pelo pai da criança e por toda a sua família. Para que isso ocorra sem problemas, os profissionais da área da saúde devem estimular as mulheres a se informar sobre legislação, funcionamento dos serviços de saúde e sobre o processo na área da saúde, para que elas possam exigir o tratamento respeitável e decente a que todo cidadão tem direito.

## DIREITOS DA GESTANTE

Como qualquer paciente, a gestante tem seus direitos estabelecidos e dispõe de legislação específica, que tem como base o respeito à dignidade humana no cuidado para com o paciente. A Lei Estadual n. 10.241, de 17 de março de 1999,[25] do Estado de São Paulo (popularmente conhecida como "Lei Mário Covas"), por exemplo, trata de vários aspectos dos direitos dos usuários dos serviços e das ações de saúde no Estado.

Todos têm direito ao atendimento prestado nos cuidados de sua saúde, mesmo durante feriados ou greves, sem distinção de raça, idade, sexo, posição socioeconômi-

| TABELA 1. Declaração de Barcelona sobre os direitos da mãe e do recém-nascido |
|---|
| A maternidade deve ser de livre eleição |
| Toda mulher tem direito a receber educação e informação sobre saúde reprodutiva, gravidez, parto, lactação e cuidados neonatais |
| Todas as mulheres têm direito, em qualquer país do mundo, a que os governos garantam assistência sanitária correta, com eliminação de riscos desnecessários |
| Toda mulher tem direito a receber informação adequada sobre os procedimentos e avanços tecnológicos, tanto diagnósticos quanto terapêuticos, utilizados durante a gravidez e o parto |
| Toda mulher tem direito à nutrição adequada durante a gravidez |
| Toda mulher assalariada tem direito a não ser marginalizada por causa de uma gravidez |
| Nenhuma mulher sofrerá discriminação, nem será submetida à marginalização social, por causa de uma interrupção voluntária de sua gravidez |
| O direito à maternidade não pode ser limitado pelos poderes públicos com base em critérios demográficos ou sociais |
| Toda mulher tem direito e dever de compartilhar as decisões do processo reprodutivo com o pai da criança |
| Toda mulher tem direito a ser informada dos benefícios da lactação materna com início imediatamente após o parto |
| Toda mulher tem direito a participar do processo de decisão (diagnóstico e/ou terapêutico) que afete tanto a ela como a seu filho |
| As mulheres que dão à luz em determinada instituição têm direito a decidir sobre a vestimenta (própria e do recém-nascido), o destino da placenta e outras práticas culturalmente importantes para cada pessoa |
| As mulheres grávidas usuárias de drogas, afetadas pela Aids ou por outros problemas médicos ou sociais têm direito à ajuda em programas específicos |
| Toda mulher tem direito à sua intimidade, e os profissionais devem respeitá-la. Os profissionais de saúde e a sociedade em geral não devem aceitar a falta de recursos como escusa para o não cumprimento dos direitos de saúde reprodutiva das mulheres |

ca, nacionalidade, entendimento político, religião ou pelo fato de ser portador de qualquer doença infectocontagiosa.

Nos hospitais particulares que mantêm convênio com o Sistema Único de Saúde (SUS), assim como em toda a rede pública, os serviços devem ser gratuitos. É direito de todos a identificação por nome e sobrenome, e não podem ser usados modos impróprios, desrespeitosos ou preconceituosos. Os profissionais da saúde devem estar identificados por meio de crachá, em local visível, contendo seu nome completo, função e cargo.

Em consultas e internações, que devem ser agendadas antecipadamente e não podem ultrapassar 30 minutos de espera, todo paciente tem direito a acompanhante, se assim desejar. Durante o parto, pode-se solicitar a presença do pai da criança ou de qualquer acompanhante indicado pela parturiente. As visitas devem ser feitas em horários que não comprometam as atividades médicas e sanitárias.

Tão logo aconteça a consulta, todo paciente tem o direito de ser informado sobre a condição de sua saúde, de modo claro, objetivo e compreensível, com o diagnóstico e os tratamentos a que será submetido.

Caso haja a necessidade de transferência ou de encaminhamento a outro profissional ou unidade de saúde, ele tem direito a declaração, atestado ou laudo médico, cuja função é a continuidade do tratamento ou por ocasião da alta. Também tem o direito de verificar o seu prontuário, exigir cópias desse documento, bem como anotações sobre seu histórico, evolução clínica, exames, conduta terapêutica e outros aspectos. Exames diagnósticos ou procedimento terapêutico devem ter autorização antecipada do paciente, que poderá inclusive negar a sua realização. O paciente deve ser informado sobre o exame a que vai ser submetido e a sua finalidade. Ele tem direito de consentir ou recusar a se sujeitar a experimentação ou pesquisas. A retirada de algum órgão do corpo só poderá ser realizada com autorização prévia do paciente, que deve exigir rigor na esterilização dos materiais e instrumentos ou o uso de materiais descartáveis, segundo as normas técnicas exigidas.

Durante o período de estadia em clínicas ou hospitais, a segurança e a integridade física da paciente devem ser asseguradas tanto nos estabelecimentos de saúde públicos como nos privados. Há também o direito de acesso às contas referentes às despesas de seu tratamento, como exames, medicação, internação e outros procedimentos médicos. O paciente tem direito a manter sua privacidade para satisfazer suas necessidades fisiológicas. Tem direito a alimentação correta e higiênica tanto no leito como no ambiente em que estiver internado ou aguardando atendimento.

O fornecimento da declaração de nascimento, com informações do parto e do recém-nascido, é uma obrigação de todo hospital ou maternidade. Além dos profissionais necessários, a paciente tem o direito de que a maternidade mantenha a presença do neonatologista durante o parto, bem como o direito de exigir a realização do teste para detectar a fenilcetonúria nos recém-nascidos.

Uma morte digna e serena também é um direito do paciente, podendo, desde que lúcido, optar pelo local ou acompanhamento e ainda se deseja ou não o uso de tratamentos dolorosos e extraordinários que possam prolongar a vida. Familiares de paciente falecido devem ser imediatamente avisados da morte e receber declaração de óbito emitida pelo médico que o atendia, exceto quando houver evidências de morte violenta ou se a causa for desconhecida.

O médico ou qualquer outro profissional de saúde que tenha acesso ao prontuário só poderá apresentar seu conteúdo com expressa autorização do paciente, ou em caso de riscos à saúde de terceiros, à saúde pública ou por dever legal. O sigilo profissional é garantia fundamental do paciente.

Quanto ao fornecimento de medicamentos pelo poder público, o paciente tem direito a receber não só medicamentos e equipamentos básicos, mas também os de alto custo. As receitas devem ser elaboradas com o nome genérico do medicamento, de forma legível, com assinatura do médico e carimbo contendo o número do registro no respectivo conselho profissional.

A Portaria n. 1.820/2009, do Ministério da Saúde, revogou a Carta dos Direitos dos Usuários da Saúde (Portaria n. 675/2006). Ela dispõe sobre os direitos e deveres dos usuários da saúde nos termos da legislação vigente. De acordo com essa portaria, a Carta dos Direitos dos Usuários da Saúde deve ser disponibilizada a todas as pessoas por meios físicos e na internet, no endereço eletrônico: www.saude.gov.br.

## DIREITOS NO PRÉ-NATAL E NO PARTO

A gestante, em situação vulnerável, deve ser acolhida em serviços de saúde que ofereçam atendimento durante o pré-natal e no momento do parto, com especial atenção aos seus direitos.

O direito à informação significa transmitir conhecimentos de forma simples, objetiva e respeitosa, adaptada ao *status* cultural da paciente e de seus familiares. Segundo as orientações do Ministério da Saúde,[11] as informações devem abordar hipóteses diagnósticas; diagnósticos confirmados; exames solicitados; objetivos dos procedimentos diagnósticos, cirúrgicos, preventivos ou terapêuticos; riscos, benefícios e inconvenientes das medidas diagnósticas e terapêuticas propostas; duração prevista do tratamento proposto; no caso de procedimentos diagnósticos e terapêuticos invasivos ou cirúrgicos, a necessidade ou não de anestesia, seu tipo e duração; partes do corpo afetadas pelos procedimentos; instrumental a ser utilizado; efeitos colaterais, riscos ou consequências indesejáveis; duração prevista dos procedimentos e tempo de recuperação; finalidade dos materiais coletados para exame; evolução provável do problema de saúde; informações sobre o custo das intervenções.

A paciente tem direito a receitas e prescrições terapêuticas, que devem conter: nome genérico das substâncias prescritas; clara indicação de posologia e dosagem; escrita impressa, datilografada ou digitada, ou em caligrafia legível; textos sem códigos ou abreviaturas; nome do profissional e seu número de registro no órgão de controle e regulamentação da profissão legíveis; assinatura do profissional e data.

O pré-natal é realizado pelo acompanhamento da paciente durante a gestação, a fim de assistir a evolução da gravidez, preparo para o parto, aleitamento e cuidados com o recém-nascido. As pacientes devem possuir o cartão de pré-natal devidamente preenchido, com informações da mãe e sobre as consultas e resultados dos exames realizados.

Ao fim da gravidez, a paciente não recebe alta do pré-natal; ela será assistida até que o parto ocorra. Ela necessita de acompanhamento médico sobretudo nas semanas finais. Ao totalizar 40 semanas, deve ser conduzida à maternidade para acompanhamento com verificação de vitalidade fetal, ou antes, caso seja exista situação que indique a resolução da gestação.[12]

Ao ser levada para a maternidade, ou caso precise ser encaminhada a um serviço com atendimento de maior complexidade, deve receber relatório de encaminhamento observando: texto legível ou datilografado/digitado ou por meio eletrônico; resumo da história clínica, hipóteses diagnósticas, tratamento realizado, evolução e motivo do encaminhamento; não utilização de códigos ou abreviaturas; nome legível do profissional e seu número de registro no órgão de controle e regulamentação da profissão, assinado e datado; identificação da unidade de referência e da unidade referenciada.

Quando se trata de direito a receber alimentos, existe o reconhecimento de que os alimentos gravídicos são dispositivos legais que amparam as gestantes. Os alimentos gravídicos visam a auxiliar a mulher gestante nas despesas decorrentes da gravidez, da concepção ao parto, sendo, pois, a gestante a beneficiária direta desse benefício, ficando, por via de consequência, resguardados os direitos do próprio nascituro. Assim, nos casos em que há recusa de pagamento desse sustento, a gestante e/ou puérpera poderá buscar a tutela do Judiciário, a fim de que tenha seu direito garantido. Importante ressaltar que, para pleitear os alimentos gravídicos na justiça, não há a necessidade de comprovação de vínculo matrimonial (casamento, união estável) ou mesmo de relacionamento duradouro. Nessa ação judicial, serão fixados valores razoáveis a serem pagos durante a gestação para custear alimentação, assistência médica e psicológica, exames complementares, internações, parto, medicamentos e demais prescrições indicadas pela equipe obstétrica. Na XI Jornada de Direito Civil, em 2022, enunciado proposto pela advogada Anna Figueiredo foi aprovado e publicado, declarando que as despesas com doula e com amamentação fazem parte dos alimentos gravídicos.[7]

Com relação à determinação da via de parto, a Resolução CFM n. 2.144/2016 resolve que é ético o médico atender à vontade da gestante de realizar parto cesariano em situações eletivas, garantidas a autonomia do médico e da paciente e a segurança do binômio materno-fetal. Para isso, a gestante deve receber todas as informações de forma pormenorizada sobre o parto vaginal e a cesariana, seus respectivos benefícios e riscos; essa decisão deve ser registrada em termo de consentimento livre e esclarecido, elaborado em linguagem de fácil compreensão, respeitando as características socioculturais da gestante. Para garantir a segurança do feto, a cesariana a pedido da gestante somente poderá ser realizada a partir da 39ª semana de gestação, devendo ser feito o registro em prontuário. Reforce-se que, se houver discordância entre a decisão médica e a vontade da gestante, o médico poderá alegar o seu direito de autonomia profissional e, nesses casos, referenciar a gestante a outro profissional.[8]

A respeito desse mesmo assunto, existe projeto de lei no Senado e na Câmara dos Deputados que visa a garantir às gestantes o direito de escolher a via de parto. Da mesma forma, alguns estados promulgaram leis que garantem esse direito, ressaltando-se que se trata de norma frequentemente contestada no Judiciário, tendo sido a de São Paulo, por exemplo, revogada pelo Tribunal de Justiça desse estado. É assunto sensível e polêmico, que deve ser bastante discutido pelos vários setores da sociedade.[9]

## DIREITO A ACOMPANHANTE NO PARTO

A Lei Federal n. 11.108, de 7 de abril de 2005,[22] e a Portaria do Ministério da Saúde n. 2.418, de 2 de dezembro de 2005,[26] regimentam a existência de acompanhante para mulheres em trabalho de parto, parto e pós-parto imediato nos hospitais públicos e conveniados com o SUS. Entende-se que a existência de acompanhante na ocasião do parto oferece benefícios decorrentes do apoio à paciente no período intraparto. Deve haver um esforço para garantir esse direito às parturientes, para que recebam apoio de sua família ou de pessoas próximas.

Na assistência à saúde, na consulta ambulatorial ou na internação, a presença do acompanhante é um tema que muitas vezes ficava sob os critérios dos profissionais e dos serviços, que determinavam em quais casos poderiam permitir ou mesmo estimular tal presença. Com o Estatuto da Criança e do Adolescente, os serviços de saúde públicos passaram a aceitar e a incentivar a presença de acompanhante durante a internação de crianças e adolescentes. Esse procedimento vem sendo discutido também para os idosos e para as parturientes.

Muitas vezes, o isolamento das pessoas queridas durante o trabalho de parto desencadeia aumento do estresse da parturiente, interferindo no parto e prolongando-o. Resultados positivos são vistos com a presença do acompanhante, com maior satisfação no parto.[16] O parto humanizado advoga em favor dos direitos das mulheres no momento do parto; no entanto, parece desconsiderar as diferenças socioculturais entre as mulheres.[6]

Aspectos técnicos isolados e diferenças culturais devem ser analisados. Os serviços de saúde devem apresentar infraestrutura propícia e preparada para que a estadia do acompanhante seja boa para todos. Um estudo com profissionais da saúde constatou que o suporte do acompanhante é concebido como sendo de grande importância, sem problemas na assistência com a sua presença.[1]

A Lei Estadual n. 10.241,[25] de 1999, garante, nos hospitais públicos do Estado de São Paulo, a assistência do pai da criança junto da paciente para presenciar o parto. Essa assistência humanizada ao parto recomenda a participação dos pais no nascimento, e esse comportamento vai ao encontro do maior comprometimento dos homens com os cuidados dos filhos.[2] Com a Lei Federal n. 11.108,[22] de 2005, esse direito foi ampliado para todo o Brasil, garantindo que as assistências de saúde do SUS, da rede própria ou conveniada, sejam obrigadas a autorizar a presença, junto à parturiente, de um acompanhante em todo o período de trabalho de parto, parto e pós-parto imediato. A lei determina ainda que o acompanhante seja indicado pela parturiente.[4]

No entanto, apesar de a legislação nacional apresentar crescentes modificações, o que mostra interesse por favorecer possíveis mudanças na cultura dos serviços de saúde, isso ainda precisa ser debatido nas conjunturas da própria instituição e na esfera da crítica e da autocrítica do padrão da assistência hospitalar. Mesmo que ainda residam posturas dignamente nobres, não será o bastante para que as instituições de saúde sejam capazes de oferecer o melhor acolhimento dos desejos e das expectativas das pacientes.[3]

## CONHECIMENTO ANTECIPADO DA MATERNIDADE PARA O PARTO

A paciente tem o direito de visitar o hospital onde o seu parto acontecerá.[23] De acordo com o art. 1º da Lei n. 11.634, de 27 de dezembro de 2007,[23] "toda gestante assistida pelo SUS tem direito ao conhecimento e à vinculação prévia à: I – maternidade na qual será realizado seu parto; II – maternidade na qual ela será atendida nos casos de intercorrência no pré-natal". Desse modo, o atendimento pré-natal deve informar qual é a maternidade de referência para a gestante, conforme cada caso. O hospital ao qual se vinculará a paciente deverá ser habilitado para oferecer a assistência precisa de acordo com o estado de risco gestacional e também em situação de puerpério.

## PROTEÇÃO DA MATERNIDADE PELO ESTATUTO DA CRIANÇA E DO ADOLESCENTE

A Lei Federal n. 8.069, de 13 de julho de 1990, ou Estatuto da Criança e do Adolescente, colocou o Brasil à frente no que concerne à proteção à criança e ao adolescente no mundo. Este estatuto vem garantindo, desde quando foi criado, não somente as realizações educativas à criança e ao adolescente, mas igualmente favorece a proteção à vida e à saúde, conforme o cumprimento de políticas sociais e públicas que auxiliem o nascimento e o desenvolvimento sadio e equilibrado de modo digno.

Nesse sentido, os arts. 8º, 9º e 10 do Estatuto da Criança e do Adolescente determinam o resguardo à maternidade e ao nascimento, efetivando ações para a gestante, a fim de garantir que o pré-natal e o parto transcorram dignamente. Determina também a obrigação da atenção pré-natal e perinatal; da assistência alimentar à gestante e à nutriz; do apoio ao aleitamento materno; do registro nos prontuários e da identificação do recém-nascido; da prevenção de problemas com diagnóstico precoce de doenças metabólicas; e do alojamento conjunto.

As normas inseridas no art. 7º do Estatuto da Criança e do Adolescente têm o objetivo de assegurar a vida e a nutrição da gestante, permitindo o desenvolvimento adequado da criança e assegurando todos os direitos relativos à proteção do direito do nascituro, promovendo um nascimento sadio e harmonioso.

O Estatuto da Criança e do Adolescente garante ainda o direito à amamentação. Em seu art. 9º, determina que o poder público, as instituições e os empregadores devem fornecer meios adequados ao aleitamento materno. Tal direito se estende também às mães que se encontram sob a custódia do Estado, ou seja, que se encontram em presídios em cumprimento de pena.

São obrigatórios aos hospitais e demais instituições de saúde que prestam assistência à gestante, segundo este estatuto: manutenção do registro das atividades desenvolvidas, por meio de prontuários individuais, pelo prazo de 18 anos; a identificação do recém-nascido com o registro de sua impressão plantar e digital e da impressão digital da mãe, sem prejuízo de outras formas exigidas pela autoridade administrativa competente; a viabilização de exames visando ao diagnóstico e à terapêutica de anormalidades no metabolismo do recém-nascido, bem como prestação de orientação aos pais; o fornecimento de declaração de nascimento em que constem as intercorrências do parto e do desenvolvimento do neonato; e a garantia de alojamento conjunto, possibilitando ao recém-nascido a permanência junto à mãe.

## REGRAS PARA DIREÇÃO DE VEÍCULOS

Ao conduzir veículos automotores, a paciente precisa se atentar para cuidados relativamente simples, todavia importantes, para evitar e prevenir prejuízos à saúde do binômio materno-fetal,[15] principalmente em relação ao uso correto do cinto de segurança. De acordo com a Associação Brasileira de Medicina do Tráfego, a correta utilização desse item de segurança pode reduzir em 50% o risco de ferimentos graves ou de acidentes fatais após colisões.

Na legislação brasileira, a gestante não é proibida de dirigir; no entanto, os sintomas que decorrem da gestação podem colocá-la em risco desde o primeiro trimestre de gravidez. No começo da gestação, as náuseas e as tonturas podem afetar a capacidade de conduzir o veículo, favorecendo a ocorrência de acidentes no trânsito. Assim, incentiva-se que a gestante seja desencorajada a dirigir veículos.

## RECOMENDAÇÕES PARA VIAGENS AÉREAS

As viagens aéreas, principalmente as de longa duração, que exigem maior período de imobilidade, podem representar desconforto para a gestante. A Associação Brasileira de Agências de Viagem, a partir da 36ª semana de gravidez, mesmo sem complicações, solicita atestado médico, apesar de a viagem aérea não oferecer riscos nem à mãe nem à criança. A partir da 38ª semana, a gestante só poderá viajar de avião acompanhada do médico. Durante a viagem, é recomendável a realização de exercícios leves com as pernas, para evitar a imobilidade prolongada.

No período pós-parto, não existem restrições específicas para a mãe, entretanto, o neonato só pode viajar de avião depois de completar 1 semana de vida.

## DIREITOS TRABALHISTAS

A mulher moderna tem importante papel no mercado de trabalho. A Constituição Federal de 1988, em seu art. 7º, ao dispor sobre os Direitos dos Trabalhadores, enfatiza a proteção do mercado de trabalho da mulher, por meio de incentivos específicos na legislação (por exemplo, art. 7º, XX, da Constituição Federal). A desigualdade de salários em razão do sexo do trabalhador é proibida (art. 7º, XXX, da Constituição Federal e art. 5º da Consolidação das Leis do Trabalho), assim como diferença na realização de funções e em critérios de admissão. Outras leis também resguardam a mulher, admitindo sanções quando houver discriminação na concessão de empregos (Lei Federal n. 5.473/1968).[19]

A maternidade tem sua proteção expressamente prevista na Seção V, do Capítulo II, do Título III, da Consolidação das Leis do Trabalho, cujo art. 391 esclarece que não constitui motivo justo para a rescisão do contrato de trabalho da mulher o fato de ela ter se casado ou de estar grávida. Ressalta ainda que não serão autorizadas em regulamentos de qualquer natureza, contratos coletivos ou individuais de trabalho, restrições ao direito da mulher ao seu emprego por motivo de casamento ou de gravidez. Ainda, a confirmação do estado de gravidez advindo no curso do contrato de trabalho, mesmo que durante o prazo do aviso prévio trabalhado ou indenizado, garante à empregada gestante a estabilidade.

Embora a mulher tenha alcançado vários direitos, ainda é preciso existir meios mais igualitários entre os sexos, o que evidencia a importância da negociação coletiva na regulamentação das relações de trabalho.[5]

## PROTEÇÃO À MATERNIDADE

O direito à estabilidade do emprego é um direito da gestante, de acordo com o que é previsto na Constituição Federal (art. 10, II, *b*, do Ato das Disposições Constitucionais Transitórias), segundo a qual é proibida a dispensa arbitrária ou sem justa causa da gestante, desde a confirmação da gravidez até 5 meses após o parto.[14] Em algumas convenções coletivas, cláusulas com duração maior ou especificações sobre o modo de comunicação da gravidez podem ser adotadas.

A mulher deve avisar imediatamente a empresa em que trabalha, com uma cópia do exame ou atestado médico que legitime o diagnóstico, assim que descobrir a gravidez. No momento em que a empresa é informada, esta fica proibida de demitir sem justa causa. Segundo o Tribunal Superior do Trabalho, o desconhecimento pela empresa do estado gravídico não exime o direito ao pagamento da indenização que decorre da estabilidade (Tribunal Superior do Trabalho, Súmula n. 244). Se ocorrer demissão sem motivo, tal súmula também assegura a reintegração da gestante no emprego se esta acontecer no período de estabilidade; caso contrário, a prerrogativa delimita-se aos salários e outros direitos referentes ao período de estabilidade (Súmula n. 244).

Outras leis garantem proteção à gestante: durante a gravidez, sem perda salarial, a empregada tem o direito de modificar sua função, quando a saúde assim o solicitar, sendo garantido o retorno à função anterior quando retomar o emprego (art. 392, § 4º, I, da Consolidação das Leis do Trabalho). A dispensa do horário de trabalho pelo período necessário para comparecer, no mínimo, a seis consultas médicas e exames complementares (art. 392, § 4º, II, da Consolidação das Leis do Trabalho) também é assegurada.

Decisão definitiva, por maioria dos votos, do Supremo Tribunal Federal declarou inconstitucional o dispositivo inserido na CLT pelo art. 1º da Lei n. 13.467/2017 (incisos I e II do art. 394-A da CLT). De acordo com a Corte Suprema brasileira, gestantes e lactantes não podem desempenhar atividades em ambiente insalubre de qualquer grau, bem como não são obrigadas a apresentar atestado médico para serem afastadas.[10] Ambiente insalubre é aquele que expõe o trabalhador a fatores cotidianos acima da normalidade, considerados de risco, pois podem prejudicar a saúde, seja pela sua natureza, pelo tempo de exposição ou pela intensidade, por exemplo, ruído, umidade ou radiação.

Outros direitos que são assegurados à gestante trabalhadora são: receber uma declaração de comparecimento todas as vezes que for às consultas de pré-natal ou fizer algum exame, de tal forma que as faltas ao trabalho serão sempre justificadas. Além disso, até a criança completar seis meses, há o direito de ser dispensada do trabalho todos os dias, por dois períodos de meia hora ou um período de uma hora, para amamentação. Por fim, importante ressaltar que o empregador não pode exigir atestados de gravidez ou quaisquer outros que tenham objetivo discriminatório para fins de admissão ou manutenção do emprego de mulheres.

## LICENÇA-MATERNIDADE

É denominada licença-maternidade pela Consolidação das Leis do Trabalho (art. 392) a licença garantida à gestante (art. 7º, XVIII, da Constituição Federal). Pode ter início a partir do 28º dia antes do parto e mediante apresentação, pela empregada, do atestado médico, sem prejuízo do emprego e do salário, com a duração de 120 dias.

Trata-se de uma proteção à mulher que trabalha que, por motivos de natureza biológica, precisa descansar, a fim de se restabelecer do desgaste físico e mental produzido pela gravidez e pelo parto e assegurar a presença da mãe com a criança por período significativo para o desenvolvimento infantil. Apesar disso, se o parto for antecipado, a licença é garantida por igual período integral a partir da data de afastamento, o que vale também para a licença iniciada posteriormente, que não prejudicará o período de direito.

Segundo a Lei n. 11.770, de 9 de setembro de 2008, a licença-maternidade pode ser ampliada por 60 dias, desde que o empregador faça parte do Programa Empresa Cidadã.[24] As empresas podem, facultativamente, de acordo com esse programa, aumentar o tempo de licença por mais 60 dias. Essa prorrogação é assegurada à empregada da pessoa jurídica que adotar o programa, desde que a empregada faça requisição até o fim do primeiro mês após o parto, e deve ser provida logo após a licença-maternidade. Caso façam a opção pelo prazo maior, os empregadores terão que pagar o salário e a previdência social dessas empregadas durante o afastamento, podendo abater essa quantia do imposto de renda. A empregada que desfrutar desse direito não poderá realizar trabalho remunerado no período em que estiver de licença e o bebê não poderá ser colocado em creche ou organização similar, valendo também para as empregadas que adotarem uma criança. Conforme decisão do Supremo Tribunal Federal, após o julgamento de mérito da Ação Direta de Inconstitucionalidade (ADI) 6.327, na sessão virtual finalizada em 21/10/2022, ficou decidido que, nos casos mais graves, como internações que excederem o período de duas semanas, a licença-maternidade se inicia após a data de alta da mãe ou do recém-nascido, o que ocorrer depois. Conforme o ministro relator do voto, não há previsão em lei de extensão da licença, em razão da necessidade de internações mais longas, especialmente nos casos de crianças nascidas antes de 37 semanas de gestação, e a medida é a forma de suprir essa omissão legislativa.

Tema bastante controverso, cuja repercussão poderá afeta muitos casos pendentes, é a questão da possibilidade de extensão da licença-maternidade para mães em uniões homoafetivas femininas. Tratando desse tema, a Procuradoria Geral da República opinou fixação de duas teses para esses casos, uma no sentido de que é possível conceder licença-maternidade à mãe não gestante cuja companheira engravidou após procedimento de inseminação artificial; a segunda recomendação seria que se vedasse a concessão da licença-maternidade em duplicidade dentro da mesma entidade familiar, assegurado a uma delas benefício análogo à licença-paternidade. O ministro Luiz Fux ratificou a decisão do Tribunal de Justiça do Estado de São Paulo, decidindo que: "A origem do direito à licença-maternidade encontra razões nas circunstâncias pós-parto, como a amamentação ou a recuperação físico-psíquica da mãe, mas também é um direito concedido pelo fato de que possibilita o convívio familiar e o cuidado com a criança. Tem como fonte o convívio integral com o filho durante os primeiros meses de vida, constituindo-se uma proteção à maternidade e possibilitando o cuidado e apoio do filho no estágio inicial de sua vida. Independentemente da origem da filiação".

A licença-maternidade da empregada gestante não está condicionada ao nascimento com vida do bebê, ou seja, no caso de nascimento de natimorto, a licença-maternidade e os demais direitos estão assegurados à mulher. Na seara previdenciária, o "natimorto" é o ser humano que nasceu sem vida ou morreu por ocasião do parto, antes de respirar, a partir da 23ª semana ou sexto mês da gestação. O § 5º do art. 343 da Instrução Normativa n. 77/2015 do INSS é taxativo ao prever que: "Tratando-se de parto antecipado ou não, ainda que ocorra parto de natimorto, este último comprovado mediante certidão de óbito, a segurada terá direito aos 120 dias previstos em lei, sem necessidade de avaliação médico-pericial pelo INSS". Vale dizer que o legislador entende que, apesar de o feto ser natimorto, tal fato não retira da trabalhadora o direito à estabilidade provisória prevista legalmente, pois a referida garantia tem a função de permitir à mulher uma melhor recuperação do parto e do trauma psicológico sofrido por ela.

Da mesma forma ocorre quando o bebê nasce e falece antes do término do período de estabilidade; o fato de a criança ter nascido com vida não elide a pretensão da licença-maternidade e a estabilidade, conforme disposto no art. 392 da Consolidação das Leis do Trabalho e na lei previdenciária.

Em caso de abortamento certificado por atestado médico, a grávida terá direito a um descanso remunerado de 2 semanas, sendo assegurado o direito de ocupar a função realizada antes de seu afastamento.

Para efeito de cálculo de férias, 13º salário, fundo de garantia do tempo de serviço, aposentadoria, enfim, para todos as disposições legais, a licença-maternidade é ausência legal remunerada.

## LICENÇA-MATERNIDADE DE MÃE ADOTIVA

O direito à licença-maternidade é também assegurado à mãe adotiva (art. 392-A, da Consolidação das Leis do Trabalho). Nesse caso, a licença deve oferecer a oportunidade de mãe e filho se adequarem à nova realidade, integrando-os, visando ao melhor desenvolvimento da criança, para que, futuramente, exista uma relação adulta sadia e afetiva.

A licença para a mãe adotiva será de 120 dias no caso de criança até 1 ano de idade; de 60 dias no caso de criança a partir de 1 até 4 anos de idade, e de 30 dias no caso de criança a partir de 4 até 8 anos de idade. O documento que assegura o direito é o termo judicial de guarda à adotante.

## ALEITAMENTO MATERNO

O suporte à maternidade tem caráter social, uma vez que a família é a base da sociedade e precisa ser protegida. É importante que a mãe esteja integralmente livre para cuidar do recém-nascido, principalmente nos primeiros meses de vida, sobretudo para o aleitamento materno.

Como citado acima, durante a jornada de trabalho, a lactante tem direito a dois descansos especiais remunerados, de 30 minutos cada um, podendo esse período ser aumentado em virtude da necessidade e da saúde da criança até que ela complete 6 meses. A proteção da amamentação também é assegurada pelo Estatuto da Criança e do Adolescente (art. 9º).

O art. 400 da Consolidação das Leis do Trabalho enfatiza que os locais destinados à guarda dos filhos das mães trabalhadoras, no período da amamentação, precisam ter, no mínimo, saleta de amamentação, berçário, cozinha dietética e instalação sanitária.

### LICENÇA-PATERNIDADE

A licença-paternidade é a ausência do empregado ao trabalho, por 5 dias, por ocasião do nascimento do filho. Para tal, o empregador pode aceitar como suficiente o atestado da maternidade onde a criança nasceu. A licença-paternidade é de natureza salarial, que fica a cargo do patrão. Apesar disso, o seu pagamento depende da apresentação da certidão de nascimento da criança. A contagem da licença inicia-se a partir da data em que aconteceu o parto da mulher.

A participação ativa do pai na criação do filho, desde o nascimento, é de grande importância para a família. Com essa licença, é permitido ao pai dar maior assistência à mãe e ao filho. A licença permite ainda que seja efetuado o competente registro de nascimento.

## DIREITO EDUCACIONAL

Foi instituído, pelo Decreto-lei n. 1.044, de 21 de outubro de 1969,[18] o chamado "regime de exceção", que é indicado a alunos que necessitam de tratamento excepcional, oferecendo a eles, como modo de compensar a ausência às aulas, tarefas domiciliares com orientação da respectiva escola. Assim também a Lei Federal n. 6.202/1975[20] ampliou essa norma às estudantes em gestação, determinando que, a partir do oitavo mês de gestação e durante 3 meses, a gestante que estuda poderá entrar no regime de exercícios domiciliares. Desse modo, de acordo com essa lei, o início e o fim do período em que é permitido o afastamento serão determinados por comprovação médica, que deverá ser apresentada à direção da escola. Em casos excepcionais, desde que comprovados mediante atestado médico, o tempo de repouso, antes e depois do parto, poderá ser estendido. É garantido às estudantes gestantes o direito à realização dos exames finais.

## DIREITOS SOCIAIS

Diversos são os direitos sociais das gestantes e eles são assegurados à mulher no período de gestação, tendo como objetivo a proteção da maternidade e o reconhecimento do período de vulnerabilidade da mulher. Entre esses direitos, estão: assento preferencial em meios de transporte coletivo; acesso à porta da frente de lotações; atendimento em caixas especiais; e prioridade nas filas de bancos e supermercados, caso estes não possuam caixas especiais.

Gestantes, lactantes e pessoas com crianças de colo deverão ter atendimento prioritário em serviços públicos, empresas concessionárias de serviços públicos e instituições financeiras, segundo a Lei Federal n. 10.048, de 2000,[21] que ainda assegura que as empresas públicas de transporte e as concessionárias de transporte coletivo precisam reservar assentos devidamente identificados a pessoas nessas condições.

Vale ressaltar que a gestante tem direito a transporte público gratuito de acordo com a lei federal, embora alguns municípios tenham legislação própria que assegura o transporte público gratuito à gestante. Na cidade de São Paulo, o Decreto Municipal n. 46.966/2006 criou a Rede de Proteção à Mãe Paulistana. Assim, todas as grávidas podem ser cadastradas nas unidades básicas de saúde, tendo as gestantes o direito de requerer passagens gratuitas de ônibus por meio de bilhetes eletrônicos, a fim de realizar os exames ou comparecer às consultas de pré-natal. Esse benefício é estendido para o primeiro ano de vida do recém-nascido, assegurando o transporte para o atendimento da criança.

Se a família da mãe for beneficiária do Programa Bolsa Família, há direito ao benefício variável extra na gravidez e após o nascimento do bebê – para ter acesso ao auxílio, é preciso comparecer ao Centro de Referência em Assistência Social (CRAS) do município.

## DIREITOS ESTUDANTIS

Além de visar que o ambiente profissional afete o mínimo possível a vida da gestante, as leis brasileiras intentam garantir os mesmos benefícios nos ambientes estudantil e acadêmico. Por isso, as gestantes podem, por exemplo, cumprir compromissos escolares em suas casas e ter direito à licença-maternidade sem qualquer tipo de prejuízo. Dessa forma, a Lei n. 6.202/1975 garante à estudante grávida o direito à licença-maternidade sem prejuízo do período escolar. De forma semelhante, o Decreto-lei n. 1.044/1969 determina que a estudante que estiver grávida poderá cumprir, a partir do oitavo mês de gestação, os compromissos escolares em casa.

O início e o fim do período de afastamento serão determinados por atestado médico, que deve ser apresentado à direção da escola; em qualquer caso, o direito à prestação dos exames finais é assegurado às estudantes grávidas.

## ACESSO A MEDICAMENTOS ESSENCIAIS

O acesso aos medicamentos por meio do SUS é um direito previsto na Constituição e na legislação complementar, no entanto nem todas as gestantes, ao apresentar um problema de saúde, conseguem obter os medicamentos necessários ao seu tratamento. A saúde é direito de todos e dever do Estado e todos têm direito aos medicamentos, que devem ser assegurados a partir de políticas sociais e econômicas que tenham em vista a redução do risco de doença e de outros agravos e o acesso universal e igualitário às ações e serviços para sua promoção, proteção e recuperação. A atenção à saúde deve ser integral, conforme estabelece também a Lei n. 8.080/1990, ou seja, o Estado deve fornecer tudo o que for necessário para prevenir e curar as doenças, inclusive os medicamentos.[13,22]

O cumprimento da legislação e das normas de política de medicamentos é da competência de cada esfera do governo (federal, estadual e municipal). Ao Ministério da Saúde, que representa o governo federal, cabem as tarefas de coordenar e de descentralizar as ações e serviços de âmbito nacional, repassando para as unidades estaduais as obrigações que envolvem seus municípios.

A falta de medicamentos tem gerado processos na justiça requerendo seu fornecimento a pacientes que necessitam, mas não encontram na rede pública de saúde e não podem comprá-lo. Não é qualquer medicamento, no entanto, que pode ser requerido. É importante que ele tenha comprovação científica adequada de sua eficácia, segurança e qualidade.

Já que todos têm direito de acesso ao SUS, é necessária apenas a prescrição médica ou odontológica para receber o medicamento nas unidades públicas. Também os cidadãos atendidos por planos de saúde privados ou por médicos particulares têm esse direito garantido. Todavia, o atendimento de pedidos sem previsão e programação interfere no abastecimento ou resulta em sobras e desperdício. Em face desse problema de planejamento, diversas unidades de saúde só fornecem medicamentos para pacientes que moram na área de abrangência do serviço. Para isso, o SUS elencou a Relação Nacional de Medicamentos, que é a listagem oficial de medicamentos considerados básicos e fundamentais para o tratamento de grande parte das doenças e problemas de saúde. Quando o paciente precisa de medicamento específico que está em falta na rede pública, ele pode apelar ao Poder Judiciário, a fim de obter os remédios de que necessita. Geralmente, a justiça, a partir da lei, garante esse direito aos que solicitam. A primeira providência a ser tomada em caso de falta de medicamento é formalizar o pedido do remédio por meio de uma carta tanto dirigida ao responsável pela unidade de saúde ou hospital, quanto ao secretário municipal de saúde. Caso o problema não seja resolvido pelas autoridades municipais em tempo razoável, pode-se recorrer ao Ministério Público (promotores de justiça) ou diretamente ao Poder Judiciário, a fim de que as autoridades públicas consertem as falhas na disponibilização ou na distribuição de medicamentos importantes. A Defensoria Pública Estadual também pode auxiliar a defesa dos direitos do cidadão.

**PONTOS-CHAVE**

- A gestante tem seus direitos estabelecidos e legislação própria.
- Todo paciente tem o direito de ser informado sobre sua condição de saúde, com o diagnóstico e os tratamentos a que será submetido.
- O médico que tenha acesso ao prontuário só poderá apresentar seu conteúdo com autorização da gestante, em caso de dever legal ou em caso de risco à saúde de terceiros ou à saúde pública.
- Há garantia legal para presença de acompanhante durante todo o trabalho de parto, parto e pós-parto imediato.
- A paciente tem o direito de visitar o hospital onde seu parto ocorrerá.
- A gestante tem garantida por lei a estabilidade no trabalho.
- Diversos são os direitos sociais das gestantes e eles são assegurados às mulheres durante a gestação, visando a proteção da maternidade e o reconhecimento do período de vulnerabilidade da mulher.

## REFERÊNCIAS BIBLIOGRÁFICAS


### Artigos originais

1. Bruggemann OM, Osis MJD, Parpinelli MA. Apoio no nascimento: percepções de profissionais e acompanhantes escolhidos pela mulher. Rev Saúde Pública 2007; 41(1): 44-52.
2. Carvalho MLM. Participação dos pais no nascimento em maternidade pública: dificuldades institucionais e motivações dos casais. Cad Saúde Pública 2003; 19(2): S389-98.
3. Deslandes SF. A ótica de gestores sobre a humanização da assistência nas maternidades municipais do Rio de Janeiro. Ciência e Saúde Coletiva 2005; 10(3): 615-26.
4. Hotimsky SN, Alvarenga AT. A definição do acompanhante no parto: uma questão ideológica? Estudos Feministas 2002; 10(2): 461-81.
5. Sanches S, Gebrim VLM. O trabalho da mulher e as negociações coletivas. Estud Av 2003; 17(49): 99-116.
6. Tornquist CS. Paradoxos da humanização em uma maternidade no Brasil. Cad Saúde Pública 2003; 19(2): S419-27.

### Diretrizes

7. Conselho da Justiça Federal. Despesas com doulas e amamentação fazem parte dos alimentos gravídicos. XI Jornada de Direito Civil. 2022.
8. Conselho Federal de Medicina. Resolução CFM n. 2.144/2016. Brasília. 2016.
9. Congresso Nacional. Câmara dos Deputados. Projeto de Lei n. 768/2021. Apensado ao Projeto de Lei n. 3.635/2019. Brasília. 2021.
10. Supremo Tribunal Federal. Ação Direta de Inconstitucionalidade n. 5.938, rel. Min. Alexandre de Moraes. Brasília. 2019.
11. Ministério da Saúde. Carta dos direitos dos usuários da saúde. Brasília: Ministério da Saúde; 2006.

## Livros

12. Conselho Regional de Medicina do Estado de São Paulo. Ética em ginecologia e obstetrícia. 3.ed. São Paulo: Conselho Regional de Medicina de São Paulo; 2004.
13. Conselho Regional de Medicina do Estado de São Paulo; Conselho Regional de Farmácia do Estado de São Paulo; Instituto Brasileiro de Defesa do Consumidor. Medicamento: um direito essencial. São Paulo: Conselho Regional de Medicina do Estado de São Paulo; 2006.
14. Nascimento AM. Iniciação ao Direito do Trabalho. 30.ed. São Paulo: Saraiva; 2004.
15. Pereira PP. Aspectos legais a serem considerados pela gestante. In: Zugaib M, Ruocco R, editores. Pré-natal: clínica obstétrica da FMUSP. 3.ed. São Paulo: Atheneu; 2005. p. 21-4.

## Revisão sistemática/metanálise

16. Hodnett ED, Gates S, Hofmeyr GJ, Sakala C. Continuous support for women during childbirth. Cochrane Database Syst Rev 2003; (3): CD003766.

## *Websites*

17. Associação Brasileira de Medicina de Tráfego. Diretrizes: o uso de cinto de segurança durante a gravidez. Disponível em: https://diretrizes.amb.org.br/_BibliotecaAntiga/uso-do-cinto-de-seguranca-durante-a-gravidez.pdf. Acesso em: 4/04/2023.
18. Brasil. Decreto-lei n. 1.044, de 21 de outubro de 1969. Dispõe sobre tratamento excepcional para os alunos portadores das afecções que indica. Disponível em: http://www.planalto.gov.br/ccivil_03/decreto-lei/del1044.htm. Acesso em: 4/04/2023.
19. Brasil. Lei n. 5.473, de 10 de julho de 1968. Regula o provimento de cargos e dá outras providências. Disponível em: http://www.planalto.gov.br/ccivil_03/leis/L5473.htm. Acesso em: 4/04/2023.
20. Brasil. Lei n. 6.202, de 17 de abril de 1975. Atribui à estudante em estado de gestação o regime de exercícios domiciliares instituído pelo Decreto-lei n. 1.044, de 1969, e dá outras providências. Disponível em: http://www.planalto.gov.br/ccivil_03/Leis/1970-1979/L6202.htm. Acesso em: 4/04/2023.
21. Brasil. Lei n. 10.048, de 8 de novembro de 2000. Dá prioridade de atendimento às pessoas que especifica, e dá outras providências. Disponível em: http://www.planalto.gov.br/ccivil_03/leis/l10048.htm. Acesso em: 4/04/2023.
22. Brasil. Lei n. 11.108, de 7 de abril de 2005. Altera a Lei n. 8.080, de 19 de setembro de 1990, para garantir às parturientes o direito à presença de acompanhante durante o trabalho de parto, parto e pós-parto imediato, no âmbito do Sistema Único de Saúde (SUS). Disponível em: http://www.planalto.gov.br/ccivil_03/_Ato2004-2006/2005/Lei/L11108.htm. Acesso em: 4/04/2023.
23. Brasil. Lei n. 11.634, de 27 de dezembro de 2007. Dispõe sobre o direito da gestante ao conhecimento e a vinculação à maternidade onde receberá assistência no âmbito do Sistema Único de Saúde. Disponível em: http://www.planalto.gov.br/ccivil_03/_Ato2007-2010/2007/Lei/L11634.htm. Acesso em: 4/04/2023.
24. Brasil. Lei n. 11.770, de 9 de setembro de 2008. Cria o Programa Empresa Cidadã, destinado à prorrogação da licença-maternidade mediante concessão de incentivo fiscal, e altera a Lei n. 8.212, de 24 de julho de 1991. Disponível em: http://www.planalto.gov.br/ccivil_03/_Ato2007-2010/2008/Lei/L11770.htm. Acessoem: 4/04/2023.
25. Estado de São Paulo. Lei Estadual n. 10.241, de 17 de março de 1999. Dispõe sobre os direitos dos usuários dos serviços e das ações de saúde no Estado e dá outras providências. Disponível em: https://www.al.sp.gov.br/repositorio/legislacao/lei/1999/lei-10241-17.03.1999.html. Acesso em: 4/04/2023.
26. Ministério da Saúde. Portaria n. 2.418, de 2 de dezembro de 2005. Regulamenta, em conformidade com o artigo 1º da Lei n. 11.108, de 7 de abril de 2005, a presença de acompanhante para mulheres em trabalho de parto, parto e pós-parto imediato nos hospitais públicos e conveniados com o Sistema Único de Saúde (SUS). Disponível em: http://bvsms.saude.gov.br/bvs/saudelegis/gm/2005/prt2418_02_12_2005.html. Acesso em: 4/04/2023.

# Índice remissivo

## B



## C

## D

## F



## G

## H

## I

## L



## M

## N



## O

## P

## Q



## R

## S

T

U



V

## Z